Hagers Handbuch

der Pharmazeutischen Praxis
5., vollständig neubearbeitete Auflage

Herausgeber
F. von Bruchhausen, G. Dannhardt, S. Ebel, A. W. Frahm,
E. Hackenthal, R. Hänsel, U. Holzgrabe, K. Keller, E. Nürnberg,
H. Rimpler, G. Schneider, P. Surmann, H. U. Wolf, G. Wurm

Wissenschaftlicher Beirat
R. Braun, S. Ebel, G. Franz, P. Fuchs, H. Gebler, G. Hanke,
G. Harnischfeger, H. Sucker

Die Einzelbände des Gesamtwerks haben die Titel:

Band 1
G. Wurm (Hrsg.)
Waren und Dienste
ISBN 3-540-52142-9

Band 2
E. Nürnberg, P. Surmann (Hrsg.)
Methoden
ISBN 3-540-52459-2

Band 3
H. U. Wolf (Hrsg.)
Gifte
ISBN 3-540-52633-1

Band 4–6 (3 Teilbände)
R. Hänsel, K. Keller, H. Rimpler, G. Schneider (Hrsg.)
Drogen

Band 7–9 (3 Teilbände)
F. v. Bruchhausen, G. Dannhardt, S. Ebel, A. W. Frahm, E. Hackenthal, U. Holzgrabe (Hrsg.)
Stoffe

Band 10
Register

R. Hänsel K. Keller H. Rimpler
G. Schneider (Hrsg.)

Drogen A–D

Unter besonderer Mitarbeit von
G. Heubl und S. Greiner

Bearbeitet von

R. D. Aye, I. Bauer, T. W. Baumann, M. Beck, A. Beil, W. Blascheck, N. Brand, U. Braun-Sprakties, R. Brenneisen, A. Burger, R. Carle, N. Chaurasia, B. Diettrich, U. Eilert, W. Ferstl, M. Fett, G. Franck, B. Frank, B. Gehrmann, P. Gorecki, L. Gracza, S. Greiner, M. W. Grubert, S. Hampe, R. Hänsel, G. Harnischfeger, G. Henkler, A. Hensel, G. Heubl, A. Hiermann, K. Hiller, K. Hoffmann-Bohm, B. Hohmann, U. Hölscher, K.-H. Horz, O. Isaac, P. Junior, J. Jüptner, J. Jurenitsch, M. Kämpfer, T. Kartnig, F. Khaliefi, C. Kletter, M. Kober, H. P. Koch, H. Koehler, B. Kopp, J. Kraus, Lj. Kraus, W. Kreis, L. Langhammer, R. Liersch, U. Lindequist, D. Loew, M. Luckner, K. Mathys, I. Merfort, H. Miething, S. Moeck, S. Mundt, D. Paper, H. Pilgrim, P. Proksch, O. Ratka, H.-W. Rauwald, J. Reichling, C. Schennen, W. Schilz, H. Schleinitz, S. Schmidt, K. Schneider, E. Scholz, T. Schöpke, H. Schwarze, S. Schweins, B. Schwell, R. Seitz, C.-P. Siegers, P. Simon, U. Sonnenborn, V. Ssymank, K. Staesche, E. Stahl-Biskup, W. Steuding, H. Stuppner, E. Teuscher, H. Thober-Miething, B. Uehleke, M. Veit, D. Warncke, M. Wink, U. Wissinger-Gräfenhahn, B. Zepernick.

Mit einem Geleitwort des wissenschaftlichen Beirats

Mit 141 Abbildungen und 897 Formeln

Mit 176 Arzneipflanzengattungen, 421 Arzneipflanzenarten und 830 Drogen

Springer-Verlag Berlin Heidelberg GmbH

Professor Dr. R. Hänsel
Westpreußenstraße 71
8000 München 81

Dr. K. Keller
Institut für Arzneimittel
des Bundesgesundheitsamtes
Liebenwalder Straße 21
1000 Berlin 65

Professor Dr. H. Rimpler
Albert-Ludwigs-Universität
Institut für Pharmazeutische
Biologie
Schänzlestraße 1
7800 Freiburg

Professor Dr. G. Schneider
Taunusstraße 29
6236 Eschborn 2

ISBN 978-3-642-63468-0 ISBN 978-3-642-58087-1 (eBook)
DOI 10.1007/978-3-642-58087-1

CIP-Titelaufnahme der Deutschen Bibliothek
Hagers Handbuch der pharmazeutischen Praxis / Hrsg. F. von Bruchhausen ... – 5., vollst. neubearb. Aufl. – Berlin : Heidelberg : New York : London : Paris : Tokyo : Hong Kong : Barcelona : Budapest : Springer.
NE: Bruchhausen, Franz von [Hrsg.]
5., vollst. neubearb. Aufl.
Bd. 4. *Drogen:* A–D / R. Hänsel ... (Hrsg.). Bearb. von R. D. Aye ... – 1992
NE: Hänsel, Rudolf [Hrsg.]; Aye, Rolf-Dieter

Softcover reprint of the hardcover 1st edition 1992

Satz, Druck- und Bindearbeiten: Appl, Wemding
14/3145-5 4 3 2 1 0 – Gedruckt auf säurefreiem Papier

Geleitwort

Seit über 100 Jahren ist „Hagers Handbuch der Pharmazeutischen Praxis" ein anerkanntes und umfassendes Nachschlagewerk für alle, die sich in Apotheken, in der pharmazeutischen Industrie, in pharmazeutischen Hochschulinstituten und Untersuchungslaboratorien mit Arzneimitteln und ihren Ausgangsstoffen beschäftigen.

Hans Hermann Julius Hager wurde am 03. Januar 1816 als Sohn des Regimentsarztes Dr. Johannes Hager in Berlin geboren. Wie sein Vater wollte er Arzt werden, doch dieser veranlaßte ihn, den Apothekerberuf zu ergreifen, wahrscheinlich weil es im Haus Hager finanziell nicht zum besten bestellt war. Mit 16 Jahren begann er seine Lehrzeit in der Löwen-Apotheke in Salzwedel. 1838 erhielt er eine Anstellung in einer Apotheke in Perleberg, in der sich sein wissenschaftliches Talent entfalten konnte, so daß er 1841, ohne vorher ein Studium absolviert zu haben, mit Glanz das Staatsexamen bestand. Im darauffolgenden Jahr erwarb er die Stadt-Apotheke in Frauenstadt in Niederschlesien. Schon während seiner Lehrzeit veröffentlichte er einen „Leitfaden für stöchiometrische Berechnungen", während der Zeit als Apothekenleiter in Frauenstadt erschien das „Handbuch der pharmaceutischen Recepturkunst" als Vorläufer seiner späteren „Technik der pharmaceutischen Receptur". Es folgten 1855 und 1857 Kommentare zu der preußischen, sächsischen, hannöverschen, hamburgischen und schleswig-holsteinischen Pharmakopöe unter dem Titel „Die neuesten Pharmakopöen Norddeutschlands" in zwei Bänden. Da seine Bücher ein unerwartetes Echo fanden, verkaufte er seine Apotheke, um sich als freischaffender Autor ganz der pharmazeutischen Schriftstellerei zu widmen.

Seit 1859 wohnte er in Berlin, richtete sich dort ein Privatlaboratorium ein und gab bereits im ersten Jahr seines Berlinaufenthaltes die „Pharmaceutische Centralhalle" heraus, eine unabhängige Fachzeitung, die vorwiegend der wissenschaftlichen Pharmazie gewidmet war und 109 Jahrgänge erlebte.

Andere Beispiele seines literarischen Schaffens sind das „Manuale pharmaceuticum", das bis 1891 sechs Auflagen und von 1902 bis 1931 drei weitere Auflagen erlebte, die „Adjumenta varia chemica et pharmaceutica" von 1860, ein „Lateinisch-deutsches Wörterbuch der Pharmakopöen" von 1863 und 1869 eine vergleichende Untersuchung der englischen, französischen, deutschen, schweizerischen und russischen Arzneibücher. Ab 1860 gab er den „Pharmazeutischen Kalender" heraus, 1863 folgten die „Industrieblätter", die vor allem das Geheimmittelunwesen bekämpfen sollten. 1866 folgte Hagers Buch über das „Microscop und seine Anwendung", das bis 1920 zwölfmal aufgelegt worden ist.

Um abseits der Großstadt ungestörter arbeiten zu können, kaufte er sich 1871 ein kleines Landhaus, die Pulvermühle bei Fürstenberg a.d.

Oder. Hier kommentierte er in den Jahren 1873 und 1874 die Pharmacopoea Germanica und setzte seine 1860 begonnene fruchtbare Zusammenarbeit mit dem Verleger Julius Springer in der Herausgabe von „Hagers Handbuch für die Pharmazeutische Praxis“ fort.

Obwohl seine Bücher eine außergewöhnlich große Verbreitung fanden, konnten sie den Autor nicht vor einer allmählichen Verarmung retten. 1881 mußte er die Pulvermühle verkaufen und nach Frankfurt/Oder übersiedeln. Dort richtete er sich wiederum ein Laboratorium ein. Aus finanziellen Gründen war er dann 1896 gezwungen, auch dieses wieder aufzugeben. Er zog zu seinem Sohn nach Neuruppin. Dort ist er dann 1897 völlig verarmt gestorben.

1876 erschien die erste Auflage des Hager, Handbuch für die Pharmazeutische Praxis mit zwei Teilbänden, die wegen der großen Nachfrage nachgedruckt werden mußten. Schon 1880 folgte der erste Ergänzungsband, weitere Ausgaben des Werkes erschienen in den Jahren 1880, 1882, 1883, 1886, 1887, 1888, 1891 und 1893. Der „Hager“ wurde in allen Auflagen von der Fachöffentlichkeit mit großem Lob aufgenommen und fand reißenden Absatz. Es war das Verdienst von Hermann Hager, jede Substanz, Droge oder Zubereitung, die er beschrieb, in mehreren Mustern in seinem Laboratorium selbst untersucht zu haben.

Seit dem Erscheinen der 4. Auflage sind über 20 Jahre vergangen, eine Zeit, in der die pharmazeutischen Wissenschaften eine rasante Entwicklung durchgemacht haben. Mit der Internationalisierung des Arzneimittelwesens ist der Bedarf an Informationen über die eigenen Grenzen hinaus zunehmend gestiegen. Neue Untersuchungs- und Bestimmungsmethoden sind in die pharmazeutische Analytik, neue Darreichungsformen, neue Arzneistoffe und Diagnostika in die Therapie eingeführt worden.

Der Springer-Verlag hat sich daher entschlossen, dieser Entwicklung mit der neu konzipierten 5. Auflage gerecht zu werden. Die Fülle wissenschaftlicher Erkenntnisse und Daten mußten im „Hager“ auf ca. 10000 Druckseiten komprimiert werden, die in fünf Sachgebiete mit insgesamt neun Bänden geteilt wurden. Als 10. Band wird ein Gesamtregister aller Bände erscheinen.

Als Herausgeber konnten für die einzelnen Bände gewonnen werden:

Band 1
Gisela Wurm, Essen
Waren und Dienste

Band 2
Eberhard Nürnberg, Erlangen; Peter Surmann, Würzburg
Methoden

Band 3
Hans-Uwe Wolf, Ulm
Gifte

Band 4–6
Rudolf Hänsel, München; Konstantin Keller, Berlin;
Horst Rimpler, Freiburg; Georg Schneider, Eschborn
Drogen

Band 7–9
Franz von Bruchhausen, Berlin; Gerd Dannhardt, Frankfurt;
Siegfried Ebel, Würzburg; August Wilhelm Frahm, Freiburg;
Eberhard Hackenthal, Heidelberg; Ulrike Holzgrabe, Bonn
Stoffe

Band 10
Register

Die Bände erscheinen in der Reihenfolge ihrer Fertigstellung, beginnend mit Band 1. Zu jedem Band gehört ein Sachverzeichnis, das um den Inhalt des jeweils neu erschienenen Bandes ergänzt wird.

Zu Beginn eines jeden Bandes sind ein Inhaltsverzeichnis, ein Gesamtabkürzungsverzeichnis sowie das Verzeichnis der Standardliteratur abgedruckt. Spezialliteratur ist am Ende der Monographie angegeben, in der sie zitiert wird. Die Auswahl der in den einzelnen Monographien aufgeführten Handelsprodukte und Fertigarzneimittel stellt kein Werturteil dar, sie sind lediglich als Beispiele aufzufassen und sollen den Arzneistoff für den Leser näher charakterisieren. Kombinationsarzneimittel werden nur in Ausnahmefällen genannt.

Pharmazie und Medizin sind als Wissenschaft ständig in Fluß. Soweit in diesem Werk eine Dosierung oder eine Applikation erwähnt wird, darf der Benutzer zwar darauf vertrauen, daß Autoren, Herausgeber und Verlag größte Mühe aufgewandt haben, daß diese Angaben dem Wissensstand bei Fertigstellung des jeweiligen Bandes entsprechen. Dennoch ist jeder Leser aufgefordert, insbesondere bei der Anwendung von Fertigarzneimitteln, die Gebrauchsinformationen zu prüfen, um in eigener Verantwortung festzustellen, ob die hier gegebenen Empfehlungen für Dosierung und Beachtung der Kontraindikationen gegenüber den Angaben im „Hager" noch dem Stand der Erkenntnisse entsprechen.

Der Band 1 „Waren und Dienste" enthält den derzeitigen Stand des Wissens auf den Gebieten „Verbandmittel, Mittel und Gegenstände zur Kranken- und Säuglingspflege, ärztliche Instrumente, Säuglingsernährung, Schädlingsbekämpfung und Pflanzenschutz, Impfschemata, Diagnostika, ältere Prüfmittel und Reagenzien, Rezepturvorschriften, Tierarzneimittel und Heil- und Mineralwässer".

Der Band 2 „Methoden (der pharmazeutischen Technologie und der pharmazeutischen Analytik)" beschreibt allgemeine Meßtechniken, die Parameter der Stoffbeschreibungen, die Qualitätskontrolle, die Grundoperationen zur Herstellung und die Bewertung von Arzneimitteln und deren Darreichungsformen.

Der Band 3 „Gifte“ informiert über Chemikalien, Suchtstoffe, Inhaltsstoffe von Giftpflanzen und Gifttieren, Biozide sowie deren Reaktionen im Stoffwechsel, Vergiftungssymptome, Krankheitserscheinungen und ihre Therapie mit Antidoten.

Die Bände 4 bis 6 behandeln das große Gebiet der Arzneipflanzen, Drogen und andere Rohstoffe biologischen Ursprungs, gegliedert nach Gattungen. Hierbei handelt es sich um biologische Ausgangsstoffe, die in der Therapie mit Arzneimitteln angewandt werden, aber auch solche, die in der Reformwaren-, Gewürz- und Parfümindustrie und in den besonderen medizinischen Therapierichtungen eine Rolle spielen. Neben den üblichen Arzneibuchdrogen der europäischen Staaten und der USA sind auch wichtige Drogen des Handels aufgenommen.

In den Bänden 7 bis 9 werden die wichtigsten Daten chemisch definierter Stoffe oder Stoffgemische dargestellt. Dazu gehören Synonyma, Zugehörigkeit zu bestimmten Arzneibüchern, Kriterien der Verschreibungspflicht, Strukturformeln, Angaben zur Synthese und Löslichkeit, Eigenschaften, Identitäts-, Reinheits- und Gehaltsbestimmungen, zur Stabilität, Lagerung, Anwendung sowie eine ausführliche Darstellung der Pharmakologie und der medizinischen Anwendung.

Der Herausgeberbeirat dankt den Herausgebern der einzelnen Bände und den über 300 Autoren für ihr unermüdliches Engagement und die ungeheure Arbeit, die solch ein umfangreiches Werk, wie der 10-bändige Hager, macht. Der Herausgeberbeirat dankt dem Springer-Verlag für seine Bereitschaft, das Wagnis eingegangen zu sein, die 5. Auflage des Hager herauszugeben.

Dezember 1991

Wissenschaftlicher Beirat
R. Braun, S. Ebel, G. Franz
P. Fuchs, H. Gebler
G. Hanke, G. Harnischfeger
H. Sucker

Vorwort

Das Wissen über Arzneipflanzen, ihre Drogen und deren Inhaltsstoffe hat seit dem Erscheinen der 4. Auflage dieses Handbuches rasant zugenommen. Die Konzeption der Neuauflage mußte diesen Sachverhalt berücksichtigen. Daher wurden die Drogen von den chemisch definierten Stoffen getrennt und in separaten Bänden abgehandelt.

Alle Drogen-Monographien der 4. Auflage wurden, soweit in der Neuauflage berücksichtigt, gemäß einem erweiterten Monographieaufbau neu bearbeitet.

Um dem Benutzer das Auffinden der umfangreichen Informationen zu erleichtern, sind die Monographien in drei Ebenen gegliedert: Jede Monographie umfaßt, wie schon in der 4. Auflage, eine Pflanzen-, Tier- oder Mikroorganismen-Gattung. Im Unterschied zur 4. Auflage werden nun bei jeder Gattung Angaben zu Taxonomie, Morphologie, Inhaltsstoffgruppen und behandelten Arten gemacht. Unterhalb der Gattungsebene werden in alphabetischer Reihenfolge die drogenliefernden Arten und bei jeder Art, ebenfalls in alphabetischer Reihenfolge, die zugehörigen Drogen behandelt. Auch innerhalb der einzelnen Ebenen wird ein Strukturschema eingehalten, das gewährleistet, daß vergleichbare Informationen bei verschiedenen Monographien in aller Regel auch an vergleichbarer Stelle gefunden werden. Jede Monographie enthält Angaben zur Systematik und Verbreitung der Gattung und der Arten, morphologische Beschreibungen der Arten und Drogen sowie Angaben zu Inhaltsstoffen, Analytik, Wirkung und Verwendung. Die Angaben basieren bei Inhaltsstoffen und Wirkungen generell, bei anderen Gebieten so weit wie möglich auf Primärliteratur, die in der Regel zitiert wird. Lediglich bei umfangreichen Literaturverzeichnissen werden statt aller Originalarbeiten auch zusammenfassende Arbeiten (reviews) zitiert, über die der Einstieg in die Originalliteratur möglich ist. Die Neuauflage besitzt durch die Auswertung von Originalarbeiten bei der Beschreibung von Arzneipflanzen und Drogen eine bislang noch nicht erreichte breite Datenbasis. Der aktuelle Stand der phytochemischen Analytik erlaubt, qualitative und quantitative Prüfungsmethoden mehr als in der 4. Auflage des Handbuches zu berücksichtigen und auch häufiger Angaben zur Konzentration von Drogeninhaltsstoffen zu machen. Der schematische Aufbau einer Drogen-Monographie ist am Beispiel der Gattung Cinchona verdeutlicht (s. Abb. auf S. X).

Das geltende Arzneibuch bestimmte die Auswahl der Drogen. Hinzugezogen wurden die deutschsprachigen Pharmakopöen ÖAB und Helv. Ein Sonderfall ist das AB-DDR. Die Vorbereitung der Neuauflage hatte noch das AB-DDR zu berücksichtigen. Seit 1990 ist das AB-DDR nicht mehr rechtsgültig und wird nur in begründeten Ausnahmefällen (wie z. B. Analytik) weiterhin zitiert. Des weiteren werden Arzneibücher der

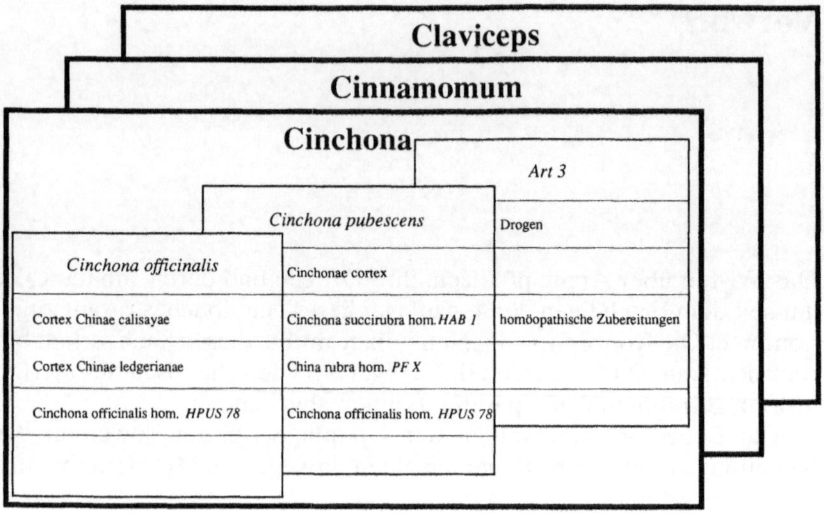

Aufbau einer Drogen-Monographie am Beispiel der Gattung Cinchona

EG-Staaten, das Europäische Arzneibuch, das Internationale Arzneibuch und Monographiesammlungen wie der DAC86, EB6 und BHP83 berücksichtigt.

Drogen, die als Bestandteil von Fertigarzneimitteln in Deutschland auf dem Markt sind oder gehandelt werden sowie Drogen aus nichteuropäischen Ländern, wurden im Interesse des Benutzers zusätzlich aufgenommen.

In der Homöopathie verwendete Zubereitungen wurden größtenteils aufgenommen, wenn sie im HAB 1, HAB 34, PF X oder HPUS aufgeführt sind. Die Bearbeitung einiger weniger Drogen konnte bis zur Drucklegung des Bandes, nicht in der aktuellen, den neuen Ausgaben der Arzneibücher bzw. den neuesten Erkenntnissen über pharmakologische Eigenschaften gerecht werdenden Form, abgeschlossen werden. Die Veröffentlichung in diesem Band wurde deshalb zurückgestellt, was bei dem einheitlichen Aufbau der Monographien gleichbedeutend war mit der Rückstellung der jeweiligen Gattung. Der Verlag bereitet eine geeignete Ergänzung vor.

Durch das Arzneimittelgesetz von 1976 (AMG 1976) hat sich der Stellenwert pflanzlicher Arzneimittel gefestigt. Sie sind heute, gesetzlich verankert, Teil einer rationalen Therapie. Seit 1978 hat die Aufbereitungs- und Zulassungskommission für die phytotherapeutische Therapierichtung und Stoffgruppe, die Kommission E, am Bundesgesundheitsamt Deutschlands das wissenschaftliche Erkenntnismaterial zur Wirksamkeit und Unbedenklichkeit pflanzlicher Arzneimittel systematisch bewertet und ihre Auffassung in Monographien niedergelegt. Das Ergebnis dieser Aufbereitung nach § 25, Abs. 7, AMG 1976 wurde in der Neuauflage vollständig berücksichtigt. Neueste Ergebnisse wie die Risikobewertung von Drogen mit Pyrrolizidinalkaloiden und die Risikobewertung von Arzneipflanzen mit Anthranoiden sind beachtet.

Dieser neue Erkenntnisstand mußte zu einer Trennung der Angaben zur Indikation in einerseits solche, die durch Monographien der Kommission E, aktuelle Zulassungsentscheidungen des Bundesgesundheitsamtes oder durch ausreichende klinische Prüfung gesichert sind, und andererseits in solche, zu denen entsprechende Belege nicht vorliegen, führen. Letztere wurden in einem speziellen Abschnitt „Volkstümliche Anwendung und andere Anwendungsgebiete" aufgenommen.

Bei den Angaben zur Pharmakologie und Toxikologie war ebenfalls eine Neubearbeitung nötig. Auch in diesen Abschnitten haben die Herausgeber darauf Wert gelegt, soweit wie möglich anhand von Originalliteratur präzise Angaben zu den pharmakologischen und toxikologischen Eigenschaften der Drogen zu machen. In Verbesserung der 4. Auflage sind alle Angaben mit Referenzen versehen, so daß die experimentellen Einzelheiten zugänglich sind. Erstmalig und einmalig für ein deutschsprachiges Werk dieser Art finden sich, soweit es der Quelle entnehmbar war, konkrete Angaben zu der untersuchten Zubereitung, zur Dosis, Applikationsweise und zu Art und Ausmaß des beobachteten Effekts. Soweit Angaben in der Literatur fehlten oder nicht zugänglich waren, wird darauf hingewiesen. Hierbei wird auch auf ältere, teilweise pauschalierende Angaben eingegangen, für die bei der Bearbeitung keine Literaturbelege auffindbar waren.

Bei der Nutzen-/Risikobewertung homöopathischer Arzneimittel besteht in der pharmazeutischen Praxis häufig erhebliche Unsicherheit. Inzwischen liegen jedoch auch für diesen Bereich Aufbereitungsergebnisse der Kommission D nach § 25, Abs. 7, AMG 1976 für die homöopathische Therapierichtung und Stoffgruppe vor. Die im Bundesanzeiger veröffentlichten Monographien wurden bei allen homöopathischen Arzneimitteln berücksichtigt. Hierdurch konnte die Verläßlichkeit der Angaben in diesem Gebiet deutlich verbessert werden.

Der Rückgriff auf schwierig zu beschaffende Originalliteratur war nur dank des persönlichen Bemühens aller Autoren möglich, das von den Herausgebern durch Online-Recherchen, Recherchen in der Datenbank Medline und in besonderen Fällen durch Recherchen in den DIMDI-Datenbanken Toxall und RTECS unterstützt wurde.

Unser Dank gilt den 95 Autoren für ihre sorgfältige, kompetente Arbeit und für die gute Zusammenarbeit mit den Herausgebern und dem Springer-Verlag. Den notwendigen redaktionellen Vorgaben des Verlages im Rahmen eines Handbuches und den Forderungen der Herausgeber für Manuskripte und Revisionen haben alle Autoren auch unter Zeitdruck Verständnis entgegengebracht.

Der Erscheinungstermin und der limitierte Umfang des vorliegenden Bandes ließen es nicht zu, daß alle eingereichten Manuskripte aufgenommen werden konnten. Die Herausgeber und der Springer-Verlag haben die Voraussetzung geschaffen, alle vorliegenden Manuskripte bzw. Revisionen in geeigneter Form innerhalb der 5. Auflage erscheinen zu lassen.

Die geforderten Detail-Aussagen in den Drogen-Monographien waren von den Autoren allein nicht in jedem Fall zu erbringen, so daß die Herausgeber auf die tatkräftige Unterstützung weiterer Mitarbeiter angewiesen waren. Hierzu sind auch Organisationshilfen und die Redaktion des Springer-Verlages zu rechnen. Allen nachstehend genannten Mitarbeitern danken wir vielmals:

Herrn Dr. H.-J. BIGALKE für die Organisation der Hager-Datenbanken, die Arbeiten am Register und die Texterfassung sowie die Zusammenarbeit mit der Druckerei bei der Konvertierung der erfaßten Manuskripte in das Satzprogramm.

Frau BLÜMER-SCHWINUM für die Teilbearbeitung des Registers und für die Soforthilfe bei der Texterfassung und Korrektur.

Frau S. GREINER für die Neufassung von Manuskriptteilen zur Homöopathie.

Frau S. HAGER für Datenbank-Online-Recherchen, das ChemText und ChemBase gestützte Zeichnen chem. Formeln und die Organisation externer Arbeiten der Texterfassung und des Zeichnens chemischer Formeln.

Herrn Priv.-Doz. DR. G. HEUBL für die Begutachtung und Neufassung von systematischen und botanischen Manuskriptteilen.

Frau DR. K. HOFFMANN-BOHM für die Überarbeitung und Neufassung von Manuskriptteilen und die redaktionelle Durchsicht der Manuskripte.

Frau A. MOSER für die Organisation der Arbeitsabläufe zwischen Herausgebern, Autoren, externen Mitarbeitern und dem Springer-Verlag, die Terminüberwachung und die Mithilfe bei der Texterfassung und den Korrekturen.

Herrn Dr. D. SCHENK für die Bearbeitung des kumulierenden Gesamtregisters.

Frau Dr. R. SEITZ für die Beschaffung schwer zugänglicher Literatur und die Überarbeitung von Manuskriptteilen zur Homöopathie.

Frau Prof. Dr. E. STAHL-BISKUP für die Korrektur und Neufassung von Manuskriptteilen auf dem Gebiet Analytik und Inhaltsstoffe.

Die Herausgeber danken darüber hinaus dem Springer-Verlag, insbesondere Herrn Dr. P. Heinrich, für die gute Zusammenarbeit und die engagierte Förderung des HAGER.

München, Berlin, Freiburg, Frankfurt
im Juli 1992

RUDOLF HÄNSEL
KONSTANTIN KELLER
HORST RIMPLER
GEORG SCHNEIDER

Synopse der Arzneipflanzengattungen

Gattung	Autoren
Abelmoschus	Kraus J.
Abies	Frank/Fett
Abroma	Grubert
Acacia	Harnischfeger
Acanthosicyos	Grubert
Achillea	Jurenitsch
Achyranthes	Liersch/Hoffmann-Bohm
Achyrocline	Burger/Stuppner
Aconitum	Teuscher
Acronychia	Eilert
Adhatoda	Seitz
Adiantum	Hoffmann-Bohm/Heubl
Adlumia	Schneider K.
Adonis	Junior
Aegopodium	Hohmann
Aerva	Grubert
Aesculus	Beck
Aethusa	Thober-Miething
Agathis	Harnischfeger
Agathosma	Schwell
Ageratum	Proksch
Agropyron	Gorecki/Seitz
Agrostemma	Hoffmann-Bohm
Ailanthus	Hoffmann-Bohm/Heubl/ Seitz
Ajuga	Proksch
Akebia	Kletter
Alcea	Blaschek
Alchemilla	Moeck
Alchornea	Schneider K.
Aletris	Liersch
Alkanna	Hoffmann-Bohm/Heubl
Alliaria	Schennen
Allium	Aye/Jüptner/Ferstl
Alnus	Proksch
Aloe	Beil/Rauwald
Aloysia	Seitz
Althaea	Blaschek
Amaranthus	Braun-Sprakties
Amomum	Chaurasia
Anacardium	Braun-Sprakties
Anagallis	Grubert
Anamirta	Hänsel/Seitz
Ananas	Carle
Anemarrhena	Seitz/Hänsel
Anemone	Ssymank
Anthemis	Isaac
Anthyllis	Burger
Apium	Frank/Warncke
Apocynum	Diettrich/Luckner/Seitz
Aquilaria	Kletter
Aquilegia	Paper
Arachis	Hänsel/Stahl-Biskup/Zepernick
Aralia	Sonnenborn/Schweins
Arbutus	Kraus/Gehrmann/Hänsel
Arctostaphylos	Hoffmann-Bohm/Simon
Armeniaca	Seitz
Armoracia	Kartnig
Arnica	Merfort
Artemisia	Proksch/Wissinger-Gräfenhahn
Asarum	Hoffmann-Bohm/Gracza
Ascophyllum	Hensel
Aspalathus	Steuding
Asparagus	Kartnig
Aspidium	Seitz
Aspidosperma	Hoffmann-Bohm
Astragalus	Scholz
Astrantia	Hiller
Atriplex	Burger/Stuppner
Atropa	Lindequist
Avena	Hiermann
Baccharis	Seitz/Proksch
Ballota	Chaurasia
Banisteria	Brenneisen
Baptisia	Staesche/Schleinitz
Barosma	Hoffmann-Bohm
Begonia	Kämpfer/Rauwald
Bellis	Schöpke/Hiller
Berberis	Kreis
Bergenia	Gorecki
Betula	Gorecki/Seitz
Bifidobacterium	Sonnenborn
Boophane	Kober/Rauwald
Borago	Ratka
Bovista	Seitz
Bowdichia	Burger
Bowiea	Diettrich/Luckner
Brassica	Mundt/Teuscher
Breynia	Liersch
Bryonia	Reichling
Bunium	Stahl-Biskup
Bupleurum	Schweins/Sonnenborn
Buxus	Kreis
Calamintha	Hohmann
Calendula	Isaac
Calla	Koehler
Calluna	Kraus Lj./Gehrmann/Seitz
Calotropis	Diettrich/Luckner
Caltha	Horz/Reichling
Camellia	Teuscher
Cannabis	Schmidt
Capsella	Seitz/Gorecki
Capsicum	Chaurasia/Henkler
Cardiospermum	Franck

Gattung	Autoren
Carex	Koch/Hoffmann-Bohm
Carlina	Ratka/Seitz
Carum	Stahl-Biskup
Cassia	Staesche/Schleinitz
Castanea	Scholz
Catha	Brenneisen/Mathys
Caulophyllum	Hoffmann-Bohm/Heubl
Ceanothus	Hoffmann-Bohm/Heubl
Centaurea	Koch/Hampe
Centaurium	Hoffmann-Bohm/Heubl/Seitz
Centella	Kartnig/Hoffmann-Bohm
Cephaelis	Kreis
Cerbera	Diettrich/Luckner
Cereus	Seitz
Cetraria	Kartnig/Ferstl
Chaenomeles	Kletter
Chaerophyllum	Stahl-Biskup
Chamaecytisus	Wink
Chamaemelum	Isaac
Chamomilla	Carle
Cheiranthus	Diettrich/Luckner/Schwell
Chelidonium	Hoffmann-Bohm/Stahl-Biskup/Gorecki
Chimaphila	Seitz
Chondrodendron	Kreis
Chondrus	Miething/Hänsel
Chrysanthemum	Seitz
Cichorium	Scholz
Cinchona	Hoffmann-Bohm/Langhammer
Cinnamomum	Chaurasia
Claviceps	Teuscher
Cochlearia	Kartnig
Coffea	Baumann/Seitz
Cola	Seitz/Gehrmann/Kraus Lj.
Colchicum	Teuscher
Collinsonia	Thober-Miething
Colutea	Grubert
Commiphora	Moeck
Conium	Teuscher
Convallaria	Koehler/Kopp/Loew
Conyza	Hoffmann-Bohm
Copernicia	Zepernick/Hänsel/Stahl-Biskup
Coriandrum	Brand
Cornus	Hoffmann-Bohm
Corydalis	Kreis
Corylus	Proksch
Corynanthe	Chaurasia
Costus	Kletter
Cotyledon	Schilz
Coutarea	Seitz
Crataegus	Bauer/Hölscher
Cryptostegia	Diettrich/Luckner
Cucumis	Miething
Cucurbita	Reichling/Horz
Cuminum	Stahl-Biskup
Curcuma	Staesche/Schleinitz
Cyamopsis	Grubert
Cymbopogon	Hänsel/Uehleke
Cynanchum	Seitz
Cynara	Brand
Cypripedium	Veit
Cytisus	Wink
Dactylopius	Kraus Lj./Gehrmann/Khaliefi
Datura	Lindequist
Dicentra	Kreis
Dictamnus	Eilert/Hoffmann-Bohm
Dieffenbachia	Koehler
Digitalis	Luckner
Doronicum	Proksch
Dregea	Luckner/Diettrich
Drimia	Seitz
Drimys	Reichling/Horz
Dryas	Schennen
Dryopteris	Pilgrim

Abkürzungsverzeichnis

AAS	Atomabsorptionsspektroskopie
Abb.	Abbildung
Abk.	Abkürzung
abs.	absolut
AChE	Acetylcholinesterase
Ac_2O	Acetanhydrid
Akt.	Aktivität
alkal.	alkalisch
allg.	allgemein
AMG	Arzneimittelgesetz
Anm.	Anmerkung
anorg.	anorganisch
Ant.	Antagonist
ant.	antagonistisch
anschl.	anschließend
Anw.	Anwendung
Appl.	Applikation
appl.	appliziert
ApBetrO	Apothekenbetriebsordnung
aq.	wasserhaltig, mit Wasser solvatisiert
ASK	Arzneimittel-Stoffkatalog
asymm.	asymmetrisch
Aufl.	Auflage
auss.	ausschließlich
bakt.	bakteriell
BAN	British Approved Names
bas.	basicum (Basisch)
Bd.	Band
Beh.	Behandlung
belg.	belgisch
ber.	berechnet
Best.	Bestimmung
best.	bestimmt
betr.	betrifft, betreffen, betreffend
Bez.	Bezeichnung
bez.	bezogen
biol.	biologisch
Biotr.	Biotransformation
Biov.	Bioverfügbarkeit
BRS	Biologische Referenz-Substanz
BTM	Betäubungsmittel
BuOH	Butanol
bzgl.	bezüglich
Bzl.	Benzen (Benzol)
bzw.	beziehungsweise
ca.	circa, ungefähr
CAS	Chemical Abstracts Services
CCD	Gegenstromverteilung
CD	Circulardichroismus
ChE	Cholinesterase
chem.	chemisch
chron.	chronisch
conc.	concisus (geschnitten)
Cort.	Cortex (Rinde)
crist.	christallisatus (kristallin)
CRS	Chemische Referenz-Substanz
d	Dublett
dän.	dänisch
DC	Dünnschichtchromatographie, Dünnschichtchromatogramm
DCCC	Tröpfchengegenstromverteilung
DCF	Denomination commune française
dest.	destillatus (destilliert)
dgl.	dergleichen, desgleichen
d. h.	das heißt
dil.	dilutus (verdünnt)
Diss.	Dissoziation
diss.	dissoziiert
div.	diverse
D, L	Konfigurationsbezeichnungen
DLM	Dosis letalis minimum
DMF	Dimethylformamid
DMSO	Dimethylsulfoxid
Dos.	Dosierung, Dosis
dt.	deutsch
ED	mittlere Einzeldosis
EG-Nr.	Stoffe und Zusatzstoffe nach Zusatzstoff-Zulassungsverordnung
Eig.	Eigenschaft
einschl.	einschließlich
Elh.	Elementarhilfe
Elim.	Elimination
elim.	eliminieren, eliminiert
engl.	englisch
entspr.	entspricht, entsprechend
entw.	entweder
Erkr.	Erkrankung
Errb.	Erregbarkeit
Erythr.	Erythrocyten
Est.	Erstarrungstemperatur
et al.	et alii
etc.	et cetera
Eth	Diethylether
EtOH	Ethanol
evtl.	eventuell
Exp.	Experiment
exp.	experimentell
Extr.	Extractum (Extrakt)
EZ	Esterzahl
Fbg.	Färbung
FIA	Fließinjektionsanalyse
finn.	finnisch
Fl.	Flüssigkeit
fl.	flüssig
Flor.	Flores (Blüten)
FM	Fließmittel
Fol.	Folia (Blätter)
Fp.	Flammpunkt

Fruct.	Fructus (Früchte)
frz.	französisch
FT	Fourier Transformation
GC	Gaschromatographie
gem.	geminal
ges.	gesättigt
Gew.	Gewicht
GFC	Gelfiltrationschromatographie
ggf.	gegebenenfalls
GKl.	Giftklasse/Giftklassifizierung
Gl.	Gleichung
Glyc.	Glycerol 85 %
GPC	Gelpermeationschromatographie
grch.	griechisch
HAc	Essigsäure
H.I.	Hämolytischer Index
HN	Hager Nr.
holl.	holländisch
hom.	homöopathisch
HPLC	Hochdruckflüssigkeitschromatographie
Hrsg.	Herausgeber
HWZ	Halbwertszeit
hygr.	hygroskopisch
i	iso
i.a.	intraarteriell
i.c.	intracutan
IC	Ionenchromatographie
ICt_{50}	Produkt aus Konzentration und Zeit, das in 50% aller Fälle zur Kampfunfähigkeit führt
IE	Internat. Einheit
i.m.	intramuskulär
Ind.	Indikator
Indk.	Indikation
indiv.	individuell
Inf.	Infusion (Infusion)
inhal.	inhalativ/inhalatorisch
Inj.	Injektion
Inkomp.	Inkompatibilitäten
INN	International Nonproprietary Name (Internationaler Freiname)
Int.	Intensität
Inter.	Interaktion
IP	Isoelektrischer Punkt
i.p.	intraperitoneal
IR	Infrarot
irr.	irreversibel
isl.	isländisch
it.	italienisch
i.v.	intravenös
IZ	Iodzahl
jug.	jugoslawisch
KG	Körpergewicht
KIndk	Kontraindikation
Komb.	Kombination
Komm	Kommentar
Konj.	Konjugation
konst.	konstant
Konz.	Konzentration
konz.	konzentriert
korr.	korrigiert
krist.	kristallisiert, kristallin
l	löslich
LC_{Lo}	niedrigste in der Literatur angegebene tödliche Konzentration
LCt_{50}	Produkt aus Konzentration und Zeit, das in 50% aller Fälle zum Tod führt
LD_{Lo}	niedrigste in der Literatur angegebene tödliche Dosis
LD_{min}	minimale Letaldosis
LD_{50}	Letaldosis (50%)
Leuk.	Leukocyten
Lign.	Lignum (Holz)
ll	leicht löslich
LM	Lösungsmittel
LPLC	Niederdruckflüssigkeitschromatographie
Lsg.	Lösung
m	Multiplett
m	meta
männl.	männlich
MAK	Maximale Arbeitsplatzkonzentration
max.	maximal
med.	medizinisch
MeOH	Methanol
Metab.	Metabolisierung
metab.	metabolisiert
MHK	Minimale Hemmkonzentration
min.	minutus (zerkleinert)
MPLC	Mitteldruckflüssigkeitschromatographie
MS	Massenspektrum, Massenspektrometrie
Mus.	Muskulatur
Nachw.	Nachweis
nat.	natürlich
n.B.	nach Bedarf
Nd.	Niederschlag
NFN	Nordiska Farmakopenämnden
NIR	Nahes Infrarot
nmiH	nicht mehr im Handel
NMR	Kernmagnetische Resonanz
norw.	norwegisch
o	ortho
o.a.	oder anderes auch, oben angegeben(e)
OHZ	Hydroxylzahl
opt.	optisch
ORD	Optische Rotationsdispersion
org.	organisch
Ox.	Oxidation
p	para
p.a.	pro analysi
PAH	Polycyclische Aromatische Kohlenwasserstoffe
par.	parenteral
p.c.	percutan
PEG	Polyethylenglycol (Macrogol)
Pet	Petrolether
pH	negativer dekadischer Logarithmus der Hydroniumionenkonzentration
phad.	pharmakodynamisch
phak.	pharmakokinetisch
pI_{50}	negativer Logarithmus derjenigen Konzentration eines Hemmstoffs, die zu einer 50%igen Hemmung führt.
p.o.	per os
pol.	polnisch
port.	portugiesisch
POZ	Peroxidzahl
ppm	Teile je Million Teile (parts per million)

prim.	primär
Pro.	Prophylaxe
PrOH	Propanol
pul.	praktisch unlöslich
pulv.	pulveratus (pulverisiert)
pur.	purus (rein)
PSC	Präparative Schichtchromatographie
q	Quartett
qual.	qualitativ
quant.	quantitativ
quart.	quartär
R	Reagenzien/Lösung europäisch (DAB 9)
Rad.	Radix (Wurzel)
RCCC	Rotating locular counter current chromatography
reag.	reagierend
Red.	Reduktion
regelm.	regelmäßig
rel.	relativ
res.	resistent
Rf	Retentionsfaktor
Rg.	Reagenz
Rhiz.	Rhizoma (Rhizom)
Rkt.	Reaktion
RN	Reagenzien/Lösung national (DAB 9)
R.S.	Konfigurationsbezeichnung nach CIP
R_{st}	R_{st}-Wert (Standard)
rum.	rumänisch
russ.	russisch
RV	Urtitersubstanz (DAB 9)
s	Singulett
s.	siehe
S.	Seite
s. a.	siehe auch
SC	Säulenchromatographie
s. c.	subcutan
schwed.	schwedisch
Sdt.	Siedetemperatur
sek.	sekundär
Sem.	Semen (Samen)
SL	Systemnummer der Stoffliste
sl	schwer löslich
sll	sehr leicht löslich
Smt.	Schmelztemperatur
SmtEut	eutektische Schmelztemperatur
s. o.	siehe oben
sog.	sogenannt
Sol.	Solutio (Lösung)
sol.	solutus (gelöst)
span.	spanisch
Spec.	Species (Teemischung)
spez.	spezifisch
ssl	sehr schwer löslich
ssp.	Subspecies
Stip.	Stipites (Stiele)
Stoffw.	Stoffwechsel
s. u.	siehe unten
Subl.	Sublimation
subl.	sublimatus (sublimiert)
subt.	subtilis (fein)
Supp.	Suppositorium (Zäpfchen)
Sym.	Symptom
symp.	symptomatisch
symm.	symmetrisch
Synth.	Synthese
synth.	synthetisch
Sz	Substanz
SZ	Säurezahl
t	Triplett
T	Teil(e)
Tab.	Tabelle
TD	mittlere Tagesdosis
Temp.	Temperatur
tert.	tertiär
tgl.	täglich
ther.	therapeutisch
ther. M.	therapeutische Maßnahmen
THF	Tetrahydrofuran
tierexp.	tierexperimentell
Titr.	Titration
titr.	titratus (eingestellt)
TMS	Tetramethylsilan
Tol.	Toluen (Toluol)
tox.	toxisch. toxikologisch
Toxk.	Toxikokinetik
Tr.	Tropfen
tsch.	tschechisch
türk.	türkisch
UA	Unverseifbare Anteile
u. a.	und andere, unter anderem
Übpf.	Überempfindlichkeit
ung.	ungarisch
Ungt.	Unguentum (Salbe)
unk.	unkompliziert
USAN	United States Adopted Names
usw.	und so weiter
u. U.	unter Umständen
UV	ultraviolett
UW	unerwünschte Wirkungen
Vak.	Vakuum
Verb.	Verbindung
verd.	verdünnt
Verg.	Vergiftung
Verm.	Verminderung
Vert.	Verteiler
Verw.	Verwendung
vet.	veterinärmedizinisch
vgl.	vergleiche
VgS.	Vergiftungssymptom(e)
Vis	sichtbares Licht
Vol.	Volumen
vomed.	volksmedizinisch
Vork.	Vorkommen
Vorschr.	Vorschrift
VVol.	Verteilungsvolumen
weibl.	weiblich
WHO	Weltgesundheitsorganisation
WKM	Wirkmechanismen
wl	wenig löslich
Wst.	Wirkstoff
z. B.	zum Beispiel
Zers.	Zersetzung
zit.	zitiert
ZNS	Zentralnervensystem
z. T.	zum Teil
Zul.-Nr.	Zulassungsnummer
Zus.	Zusammensetzung
zus.	zusammen

Standardliteratur und verbindliche Kürzel

AB-DDR	Minister für Gesundheitswesen der DDR (1987). Arzneibuch der DDR. 2. Ausgabe. Akademie-Verlag, Berlin
Ana	Florey K (Hrsg.) (1972–1986) Analytical Profiles of Drug Substances Bd. 1–15, 1. Aufl., Academic Press, New York London
APr	Dinnendahl V. Fricke U (1982) Arzneistoffprofile Bd. 1–5. 1. Aufl. mit 5 Ergänzungslieferungen 1983–87. Govi-Verlag GmbH Pharmazeutischer Verlag, Frankfurt/Main
Arg 66	Famacopea Argentina 1966
Arg 78	Farmacopea Nacional Argentina, Edicion 6, 1978
BAz	Bundesanzeiger, herausgegeben vom Bundesminister der Justiz
Belg VI	Pharmacopée Belge VI (1982), J. Duculot-Gembloux
Belg IV	Pharmacopée Belge IV (1930) und Nachträge bis 1953. F. & N. Dantinne, Strée
Belg V	Pharmacopée Belge V (1962–1968), Bd. 1–3 und Nachträge
BHP 83	British Herbal Medicine Association (1983) British Herbal Pharmacopoeia. Megaron Press. Bournemouth
BHP 90	British Herbal Medicine Association (1990) British Herbal Pharmacopoeia
BP 68	British Pharmacopoeia XI (1968) und Nachtrag 1971, The Pharmaceutical Press, London
BP 88	British Pharmacopoeia XLI (1988), Her Majesty's Stationary Office, London
BPC 73 [68, 63, 59, 54, 49, 34]	British Pharmaceutical Codex X (1973) [IX (1986). VIII (1963), VII (1959), VI (1954). V (1949), IV (1934)]
BPC 79	The Pharmaceutical Codex (1979), The Pharmaceutical Press, London
BPVet	British Pharmacopoeia (Veterinary) und Nachträge (1977)
Brasil 1	Farmacopeia dos Estados Unidos do Brasil (1926)
Brasil 2	Farmacopeia dos Estados Unidos do Brasil (1959)
Brasil 3	Farmacopeia dos Estados Unidos do Brasil (1976)
BVetC53	British Veterinary Codex (1953)
CF 49	Codex Français = Pharmacopoea Gallica = Pharmacopée Française VII (1949)
CF 65	s. PF VIII
CFT	Benigni R, Capra C, Cattorini PE (1962) Piante Medicinali, Chimica, Farmacologia e Terapia. Inverni& Della Beffa. Mailand
ChinPIX	The Pharmacopoeia Commission of PRC (1988) Pharmacopeia of the People's Medical Publishing House, Beijing
CRC	Duke IA (1986) CRC-Handbook of Medicinal Herbs, 3. Print, CRC-Press. Boca Raton
CsL 2	Pharmacopoea Bohemoslovenica II (1954) und Nachtrag
CsL 3	Pharmacopoea Bohemoslovenica III (1970) und Nachtrag (1976)
DAB 6	Deutsches Arzneibuch 6. Ausgabe (1926) und Nachträge, R. v. Deckers Verlag, G. Schenck, Berlin
DAB 7	Deutsches Arzneibuch 7. Ausgabe (1968) und Nachträge, Deutscher Apotheker-Verlag, Stuttgart, Govi-Verlag GmbH, Frankfurt/Main
DAB 8	Deutsches Arzneibuch 8. Ausgabe (1978) und Nachträge, Deutscher Apotheker Verlag, Stuttgart, Govi-Verlag GmbH, Frankfurt/Main
DAB 9	Deutsches Arzneibuch 9. Ausgabe (1986) Wissenschaftliche Verlagsgesellschaft, Stuttgart, Govi-Verlag GmbH, Frankfurt/Main
DAB 9 N 1	1. Nachtrag 1989 zum Deutschen Arzneibuch 9. Ausgabe 1986. Wissenschaftliche Verlagsgesellschaft, Stuttgart, Govi-Verlag GmbH, Frankfurt/Main
DAB 9 N 2	2. Nachtrag 1990 zum Deutschen Arzneibuch 9. Ausgabe 1986. Wissenschaftliche Verlagsgesellschaft, Stuttgart, Govi-Verlag GmbH, Frankfurt/Main
DAB 10	Deutsches Arzneibuch 10. Ausgabe (1991) Deutscher Apotheker Verlag, Govi-Verlag GmbH, Frankfurt/Main
DAC 79	Arbeitsgemeinschaft der Berufsvertretungen Deutscher Apotheker (Hrsg.) (1979) Deutscher Arzneimittel-Codex (und Ergänzungslieferungen), Govi-Verlag, Pharmazeutischer Verlag, Frankfurt/Main, Deutscher Apotheker Verlag, Stuttgart
DAC 86	Bundesvereinigung Deutscher Apothekerverbände (1986), Deutscher Arzneimittel-Codex 1986 mit Ergänzungen, Deutscher Apotheker Ver-

	lag, Stuttgart, Govi-Verlag, Frankfurt/ Main
Dan IX	Pharmacopoea Danica IX (1948) und Nachträge
Disp Dan	Dispensatorium Danicum (1963) und alle Nachträge bis 1973, Hrsg. von Danmark, Farmakopekommissionen, Kopenhagen Busck
EB 6	Ergänzungsbuch zum Deutschen Arzneibuch, 6. Ausg. (1941), Dr. Hans Hösel, Deutscher Apotheker Verlag, Berlin
Egypt 84	Egyptian Pharmacopoeia 1984
FEu	Tutin TG, Heywood VH, Burges NA, Valentine DH, Waleters SM, Webb DA (Hrsg.) (1964–1980) Flora Europaea Vol. I–V, At the University Press, Cambridge
FN Belg V	The Belgian National Formulary V (1977)
FNFr	Formulaire Nationale de France I (1974) und Ergänzungsband (1976)
GHo	Treibs W (Hrsg.), Gildemeister E, Hoffmann F (1956–1968) Die ätherischen Öle Bd. 1–8, 4. Aufl., Akademie Verlag, Berlin
HAB 1	Homöopathisches Arzneibuch, 1. Ausgabe (1978), 1.–4. Nachtrag (1985), Deutscher Apotheker Verlag, Stuttgart, Govi-Verlag, Frankfurt/ Main
HAB 34	Homöopathisches Arzneibuch (1934), Verlag Dr. Willmar Schwabe, Berlin
Hag	List PH, Hörhammer L (Hrsg.) (1977) Hagers Handbuch der Pharmazeutischen Praxis, 4. Aufl., Bd. 1–8, Springer-Verlag, Berlin Heidelberg New York
Heg	Conert HJ, Jäger EJ, Kadereit JW, Schultze-Motel W, Wagenitz G, Weber HE (Hrsg.) (1964–1992) Gustav Hegi Illustrierte Flora von Mitteleuropa, Bände I–VI, 2. u. 3. Aufl., Paul Parey, Berlin Hamburg
Helv V	Pharmacopoea Helvetica V (1933) und Nachträge
Helv VI	Pharmacopoea Helvetica VI (1971) und Nachträge, Eidgenössische Drucksachen- und Materialzentrale, Bern
Helv VII	Pharmacopoea Helvetica VII (1987), Eidgenössische Drucksachen- und Materialzentrale, Bern
Hgn	Hegnauer R (1962–1992) Chemotaxonomie der Pflanzen, Bd. I–X, Birkhäuser Verlag, Basel Stuttgart
Hisp IX	Farmacopea Oficial Espanola IX (1954)
Hop	Hoppe HA (1975–1987) Drogenkunde Vol. 1–3, 8. Aufl., W. de Gruyter Verlag, Berlin New York
HPUS 78	Homoeopathic Pharmacopeia of the United States VIII (1978) mit Supplement A (1982)
Hung VII	Lang B (Hrsg.) (1986) Pharmacopea Hungarica VII, Akademiai kiado, Budapest
IndP 55	Pharmacopoeia of India I (1955)
IndP 66	Ministry of Health (1966) Pharmacopoeia of India II, The manager of publications, Delhi
IndP 85	Ministry of Health&Family Welfare (1985), Pharmacopoeia of India III, Publications&Information Directorate (CSIR), New Dehli
IndPC 53	Mukerji B (1953) The Indian Pharmaceutical Codex, Council of Scientific & Industrial Research, New Delhi
Ital 6	Farmacopea Ufficiale del Regno d'Italia VI (1940), Istituto poligrafico dello stato, Rom
Ital 7	Farmacopea Ufficiale della Repubblica Italiana VII (1965), Istituto poligrafico dello stato P. V., Rom
Ital 8	Farmacopea Ufficiale della Repubblica Italiana VIII (1972), Bd. 1–3, Istituto poligrafico dello stato P. V., Rom
Ital 9	Farmacopea Ufficiale della Repubblica Italiane IX (1985), Instituto poligrafico e zecca dello stato, Rom
Jap XI	The Pharmacopeia of Japan 11th Edition (1986) The Society of Japanese Pharmacopoeia, Jakuji Nippo, Ltd., Tokyo
Jug IV	Pharmacopoea Jugoslavica IV (1984)
Kar 58	Karrer W (1958) Konstitution und Vorkommen der organischen Pflanzenstoffe – exclusive Alkaloide, Birkhäuser Verlag, Basel Stuttgart
Kar 81	Karrer W, Huerlimann H, Cherbuliez E (1981–1985) Konstitution und Vorkommen der organischen Pflanzenstoffe exclusive Alkaloide Erg. Band, Teile 1 und 2, Birkhäuser Verlag, Basel Stuttgart
Kir	Kirk RE, Othmer DF (1978–1984) Encyclopedia of Chemical Technology, Bd. 1–25, 3. Aufl., Interscience Publ. (John Wiley&Sons Inc.), New York
Kle 78	Kleemann A, Engel J (1978) Pharmazeutische Wirkstoffe: Synthesen, Patente, Anwendungen, Ergänzungsband 1982–1987, 1. Aufl., Georg Thieme Verlag, Stuttgart New York
Kle 82	Kleemann A, Engel J (1982) Pharmazeutische Wirkstoffe: Synthesen, Patente, Anwendungen, 2. Aufl., Georg Thieme Verlag, Stuttgart New York
Kol	Kolthoff IM, Elving PJ (Hrsg.) (1959–1980). Treatise in Analytical Chemistry, Interscience Publishers Inc., New York
Kom	Hartke K, Mutschler E (Hrsg.) (1986) Kommentar zum Deutschen Arzneibuch 9. Ausg., Bd. 1–3, Wissenschaftliche Verlagsgesellschaft, Stuttgart
LBö	Landolt-Börnstein (1961–1986) Zahlenwerte und Funktionen aus Naturwissenschaften und Technik (Gruppe 1: Vol. 1–9, Gruppe 2: Vol. 1–17. Gruppe 3: Vol. 1–22, Gruppe 4: Vol. 1–5, Gruppe 5: Vol. 1–4, Gruppe 6:

Vol. 1–2), Springer-Verlag, Berlin Heidelberg New York

LHi — Fiedler HP (1979) Lexikon der Hilfsstoffe, 3. Aufl., Editio Cantor, Aulendorf

MAK — Henschler D (Hrsg.) (1972–1988) Gesundheitsschädliche Arbeitsstoffe. Toxikologisch-arbeitsmedizinische Begründung von MAK-Werten, Verlag Chemie, Weinheim

Man — Manske RHF, Rodrigo RGA, Brossi A (Hrsg.) (1950–1988) The Alkaloids Vol. 1–33. Academic Press, San Diego New York Berkeley Boston London Sydney Tokio Toronto

Mar 28 — Reynolds JEF (Hrsg.) Martindale (1982) The Extra Pharmacopoeia, 28. Edition, The Pharmaceutical Press, London

Mar 29 — Reynolds JEF (Hrsg.) Martindale (1989) The Extra Pharmacopoeia. 29. Edition. The Pharmaceutical Press, London

MB — MB Formulary (1959). Apotekarsocietetens Förlag, Stockholm

MC — De Stevens G (Hrsg.) (1963–1985) Medicinal Chemistry Vol. 1–20, Academic Press, New York London

Mex P 52 — Farmacopea Nacional de los Estados Unidos Mexicanos (1952)

MI — Budavari S, The Merck Index (1989) 11. Auflage, Merck&Co. Inc., Rahway New Jersey

Ned 5 — Nederlandse Pharmacopee V (1926)

Ned 6 — Nederlandse Pharmacopee VI (1958), Staatsdrukkerij – en uitgeverijbedrijf, 's-Gravenhage

Ned 7 — Nederlandse Farmacopee VII (1971), Staatsuitgeverij, 's-Gravenhage

Ned 9 — Nederlandse Farmacopee IX (1983–87), staatsuitgeverij/'s-gravenhage

NF XIV [XIII, XII, XI, X] — American Pharmaceutical Association (1975) [(1970, (1965), (1960), (1955)] National Formulary XIV [XIII, XII, XI, X]

NF XV ff. — vereinigt mit USP XX ff., s. dort

Nord 63 — Pharmacopoea Nordica, Editio Danica III (1963), Nyt Nordisk Forlag Arnold Busck, Kopenhagen

Nord IV — Pharmacopoea Nordica. Editio Danica, IV (1975), Udgivet i medfor af lov om apothekervaesenet. Kopenhagen, und Ergänzungsbände

Norv V — Pharmacopoea Novegica V (1939)

ÖAB 9 — Österreichisches Arzneibuch 9. Ausgabe (1960), Bd. 1–2, Österreichische Staatsdruckerei, Wien

ÖAB 81 — Österreichisches Arzneibuch (1981), Bd 1–2, Österreichische Staatsdruckerei, Wien

ÖAB 90 — Österreichisches Arzneibuch (1990) und 1. Nachtrag, Verlag der Österreichischen Staatsdruckerei, Wien

Pen — Penso G (1983) Index plantarum medicinalium totius mundi eorumque synonymorum, O. E. M. F., Mailand

PF VIII — Pharmacopée Française = Codex Français VIII (1965)

PF IX — Pharmacopée Française IX (1973)

PF X — La Commission Nationale de Pharmacopée (1988), Pharmacopée Française X. L' Adrapharm, Paris, und Supplements

PhEur — Europäisches Arzneibuch, 2. Ausgabe

PI Ed I/1 — Pharmacopoea Internationalis I (1955), Internationales Arzneibuch, Bd. 1, Wissenschaftliche Verlagsgesellschaft mbH, Stuttgart

PI Ed I/2 — Pharmacopoea Internationalis I (1957), Internationales Arzneibuch, Bd. 2, Wissenschaftliche Verlagsgesellschaft mbH, Stuttgart

PI Ed II — Pharmacopoea Internationalis II (1967)

PI 1 — WHO (1979) Pharmacopoea Internationalis, Vol. 1, Berger-Levrault, Frankreich

PI 2 — WHO (1981) Pharmacopoea Internationalis, Vol. 2, Presses Centrales, Schweiz

PI 3 — WHO (1988), Pharmacopoea Internationalis, Vol. 3, Presses Centrales, Schweiz

Pol IV — Farmakopea Polska IV (1965)

Portug 35 — Pharmacopeia Portuguesa (1935)

Portug 46 — Farmacopeia Portuguesa VI (1946) und Ergänzungsbände 1961 und 1967

Pro — Prous JR (Hrsg.) (1976–1988) Drugs of the Future Vol. 1–13, JR Prous S. A. Publishers, Barcelona

RoD — Roth L, Daunderer M (Hrsg.) (1985) Gifte, Krebserzeugende gesundheitsschädliche und reizende Stoffe, Ordner 1–4, Ecomed-Verlag, Moderne Industrie, München

Rom IX — Farmacopeea Romana, Editia A, IX-A (1976), Editura medicala

Ross 9 — Gosudarstwiennaja Farmakopoea IX SSSR, Nationale Pharmakopöe Nr. 9 der UdSSR

Ross 10 — Gosudarstwiennaja Farmakopoea X SSSR, Nationale Pharmakopöe Nr. 10 der UdSSR

SG — Bundesamt für das Gesundheitswesen, Schweizer Giftliste, Ausg. 1987, Eidgenössische Drucksachen- und Materialzentrale, Bern

Svec 46 — Svenska Farmakopen XI (1946)

TurkP — Türk Farmakopesi (1974)

Ull — Bartholome E, Bickert E, Hellmann H (Hrsg.) (1972–84) Ullmanns Enzyklopädie der technischen Chemie Bd. 1–25, 4. Aufl., Verlag Chemie, Weinheim

USD 60 — United States Dispensatory (1960)

USP XIX — United States Pharmacopeial Convention (1975), The United States Pharmacopeia USP XIX

USP XVIII [XVII, XVI, XI]	United States Pharmacopeial Convention (1970) [(1965), (1950), (1935–1939)] The Pharmacopeia of the United States of America USP XVIII [XVII, XVI, XI]
USP XX	United States Pharmacopeial Convention (1980), The United States Pharmacopeia USP – XXNF XV
USP XXI	United States Pharmacopeial Convention (1985), The United States Pharmacopeia USP XXI – NF XVI
USP XXII	United States Pharmacopeial Convention (1989), The United States Pharmacopeia USP XXII – NF XVII
Wst	Weast RC, Selby SM (1987/88) CRC-Handbook of Chemistry and Physics, 68. Ed., The Chemical Rubber Co., Cleveland Ohio
Zan	Zander R, Encke F, Buchheim G, Seybold S (1984), Handwörterbuch der Pflanzennamen, 13. Aufl., Eugen Ulmer, Stuttgart
Zem	Herz W, Griesebach H, Kirby GW, Tamm Ch (Hrsg.) (1938–1989) Zechmeister L, Fortschritte der Chemie organischer Naturstoffe, Bände 1–54, Springer-Verlag, Heidelberg

Physikalische Größen

Größe	Zeichen
Absorption	$A^{1\%}_{1\,cm}$
– spezifische	
Absorption, Koeffizient	
– dekadischer	$\alpha(\lambda)$
– molarer dekadischer	$\kappa(\lambda)$
Absorptionsvermögen	A, D_i
Aktivität	a
Aktivitätseffizient	f
Arbeit	w, W
Avogadro-Konstante	L, N_A
Beschleunigung	a
Boltzmann-Konstante	R
Brechzahl	n
Chemische Verschiebung	δ
Chemisches Potential	μ
Dichte	ρ
– relative	d
Dielektrizitätskonstante (Permittivität)	ε
Dielektrizitätszahl (Permittivitätszahl)	ε_r
Diffusionskoeffizient	D
Druck	p
elektr. Dipolmoment	p_e
elektr. Leitfähigkeit	γ
elektr. Feldkonstante	ε_o
elektr. Feldstärke	E
elektr. Ladung	Q
elektr. Oberflächenpotential	χ
elektr. Potential	
– äußeres	ψ
– inneres	V, Φ
elektr. Spannung	U
elektr. Widerstand	R
elektrochem. Durchtrittsfaktor	α
elektrochem. Potential	μ
elektromot. Kraft	E
elektrokin. Potential (Zetapotential)	ζ
Energie	w, W
– innere	U
– freie	A
– kinetische	E_{kin}
– potentielle	E_{pot}
Enthalpie	
– freie	H
– spezifische	G
Entropie	
– molare	S
Fallbeschleunigung	g_u
Faraday Konstante	F

Größe	Zeichen
Fläche	A
Frequenz	f, ν
Geschwindigkeit	v
Geschwindigkeitsgefälle	D
Geschwindigkeitskonstante	k
Gleichgewichtskonstante	K
Impuls	p
Kapazität	C
Kraft	F
Kopplungskonstante	J
Ladungszahl	z
Länge	l
Leistung	P
Lichtgeschwindigkeit	c_o
magn. Flußdichte	B
Masse	m
Massengehalt	ω
Massenkonzentration	β
Molalität	b
molare Leitfähigkeit	Λ
Molmasse	M
Oberflächenkonzentration	Γ
Oberflächenspannung	σ, γ
Osmotischer Druck	Π
Periodendauer	T
Plancksche Konstante	h
relative Atommasse	A_r
relative Molekülmasse	M_r
Schubmodul	G
Schubspannung	τ
Stoffmenge	n
Stoffmengenkonzentration	c
stöchiometr. Faktor	ν
Stromstärke	I
Temperatur	
– Celsius-T.	t
– thermodynamische	T
Überführungszahl	t
Überspannung	η
Viskosität	
– dynamische	η
– kinematische	ν
Volumen	V
Volumenkonzentration	σ
Wellenlänge	λ
Wellenzahl	$\tilde{\nu}$
Winkelgeschwindigkeit	ω
Zeit	t

Autorenverzeichnis

Ay Dr. Rolf-Dieter Aye
Kranen-Apotheke
Lünertorstraße 5
2120 Lüneburg

IB Dr. Ingeborg Bauer
c/o Dr. Willmar Schwabe
Willmar-Schwabe-Str. 4
7500 Karlsruhe

TB Priv.-Doz. Dr. Thomas W. Baumann
Universität Zürich
Institut für Pflanzenbiologie
Zollikerstr. 107
CH-8008 Zürich

MB Dr. Michael Beck
c/o Klinge Pharma
Medizinische Abteilung
Berg am Laim Str. 129
8000 München 80

AB Anette Beil
Höhenweg 19
6350 Bad Nauheim

WB Prof.Dr. Wolfgang Blaschek
Universität Kiel
Institut für Pharmazie
Abt. Pharmazeutische Biologie
Grasweg 9
2300 Kiel

Br Dr. Norbert Brand
c/o Galenika Dr. Hetterich GmbH
Postfach 1753
8510 Fürth 1

BS Dr. Ursula Braun-Sprakties
Wendelinusstraße 45
5120 Herzogenrath

Be Priv.-Doz. Dr. pharm. Rudolf Brenneisen
Universität Bern
Pharmazeutisches Institut
Pharm. Phytochemie & Pharmakognosie
Baltzerstr. 5
CH-3012 Bern

Bu Prof. Dr. Artur Burger
Universität Innsbruck
Institut für Pharmakognosie
Innrain 52
A-6020 Innsbruck

RC Dr. Reinhold Carle
c/o Asta Medica AG
Weismüllerstr. 45
Postfach 100105
6000 Frankfurt/M.

NC Dr. Neera Chaurasia
Am Sonnenhof 12
8700 Würzburg 25

Di Dr. Beate Diettrich
Martin-Luther-Universität
Halle-Wittenberg
Sektion Pharmazie
Weinbergweg 15
O-4050 Halle

Ei Dr. Udo Eilert
Institut für Pharm. Biologie
Mendelssohnstraße 1
3300 Braunschweig

Fl Apotheker Wolfgang Ferstl
Thierschplatz 4a
8000 München 22

MF Monika Fett
Universität Würzburg
Inst. f. Pharmazie
und Lebensmittelchemie
Am Hubland
8700 Würzburg

GF Dr. Gisela Franck
c/o Deutsche Homöopathie Union
Otto-Straße 24
7500 Karlsruhe 41

BF Dr. Bruno Frank
Lehmgrubenweg 9
8702 Hettstadt

Gn Dr. Beatrice Gehrmann
Universität Hamburg
Institut für Angewandte Botanik
Abteilung Pharmakognosie
Bundesstraße 43
2000 Hamburg 13

PG Prof. Dr. Piotr Gorecki
Institut für Heilpflanzenforschung
Libelta 27
PL-61707 Poznan

LG Dr. Lajos Gracza
c/o Carl Müller GmbH & Co. KG
Bahnhofstr. 33–35 + 40
Postfach 869
7320 Göppingen

GS Ärztin Sibylle Greiner
Altes Hofgut
3579 Frielendorf-Lenderscheid

MG Dr. Meinhard W. Grubert
Johannes-Gutenberg-Universität
Institut für Pharmazie
Saarstraße 21
6500 Mainz

Hm Apothekerin Silke Hampe
Amalienstraße 18
8000 München

RH Prof. Dr. Rudolf Hänsel
Westpreußenstr. 71
8000 München 81

GH Prof. Dr. Götz Harnischfeger
Breiter Weg 15
3380 Goslar

HG Dr. Günter Henkler
Inst. f. Arzneimittel
Seestraße 10
1000 Berlin 65

Hl Dr. Andreas Hensel
c/o ASTA Pharma AG
Weismüllerstraße 45
Postfach 100105
6000 Frankfurt 1

Hu Priv.-Doz. Dr. Günther Heubl
Kirschstraße 32a
8029 Sauerlach

AH Prof. Dr. Alois Hiermann
Institut für Pharmakognosie
Universitätsplatz 4
A-8010 Graz

Hi Prof. Dr. Karl Hiller
Humboldt-Universität
Chemie WB Pharmazie
Goethestraße 54
O-1120 Berlin

HB Dr. Kerstin Hoffmann-Bohm
Emmeringer Str. 37
8089 Emmering

Ho Dr. Bertold Hohmann
Institut für Angewandte Botanik
Marseiller Str. 7
2000 Hamburg 36

Hh Dr. Ulrich Hölscher
Dr. Willmar Schwabe Arzneimittel
Willmar-Schwabe-Str. 4
Postfach 410925
7500 Karlsruhe 41

KH Dr. Karl-Heinrich Horz
Aartal-Apotheke
Friedhofstraße 4
6348 Herborn-Seelbach

Ic Dr. Otto Isaac
Liesingstraße 8
6450 Hanau 9 (Großauheim)

Ju Prof. Dr. Peter Junior
Neue Uhlen-Apotheke
Bahnhofstraße 1
4939 Steinheim

JJ Apothekerin Jacqueline Jüptner
Panoramastraße 23
7900 Ulm

Jh Prof. Dr. Johann Jurenitsch
Universität Wien
Institut für Pharmakologie
Währinger Str. 25
A-1090 Wien

MK Dr. Marga Kämpfer
c/o Evang. Krankenhaus Hamm
Werlerstr. 110
4700 Hamm

Ka Prof. Dr. Theodor Kartnig
Institut für Pharmakognosie
Universitätsplatz 4/1
A-8010 Graz

FK Dr. Faeis Khaliefi
Pharmazeutische Naturprodukte
Im Höfle 4
7321 Dürnau

CK Dr. Christa Kletter
Universität Wien
Institut für Pharmakologie
Währinger Str. 25
A-1090 Wien

Ko Apotheker Martin Kober
Johann Wolfgang Goethe-Universität
Inst. f. Pharm. Biologie
Georg-Voigt-Str. 16
Postfach 111932
6000 Frankfurt/M. 11

Kh Prof. Dr. Heinrich P. Koch
Universität Wien
Institut für Pharm. Chemie
Währinger Str. 10
A-1090 Wien

Kr Dr. Hildegard Koehler
Universität Regensburg
Pharmazeutische Biologie
Universitätsstraße 31
8400 Regensburg

Kp Prof. Dr. Brigitte Kopp
Universität Wien
Pharmakognostisches Institut
Währinger Str. 25
A-1090 Wien 9

Ks Priv.-Doz. Dr. Joseph Kraus
Karlstr. 13
7987 Weingarten

LK Prof. Dr. Ljubomir Kraus
Universität Hamburg
Institut für Angewandte Botanik
Abteilung Pharmakognosie
Bundesstraße 43
2000 Hamburg 13

WK Priv.-Doz. Dr. Wolfgang Kreis
Universität Tübingen
Pharmazeutisches Institut
Auf der Morgenstelle 8
7400 Tübingen

LH Prof. Dr. Liselotte Langhammer †

RL Dr. Reinhard Liersch
c/o Madaus AG
Postfach 91 05 55
5000 Köln 1

UL Dr. Ulrike Lindequist
Ernst-Moritz-Arndt-Universität
Sektion Pharmazie
Friedrich-Ludwig-Jahn-Str. 17
O-2200 Greifswald

DL Prof. Dr. Dieter Loew
Katernberger Str. 255
5600 Wuppertal 1

ML Prof. Dr. Martin Luckner
Martin-Luther-Universität
Halle-Wittenberg
Sektion Pharmazie
Weinbergweg 15
O-4050 Halle

Ma Karoline Mathys
Universität Bern
Pharmazeutisches Institut
Baltzerstraße 5
CH-3012 Bern

IM Priv.-Doz. Dr. Irmgard Merfort
Institut für Pharm. Biologie
Gebäude 26.23
Universitätsstraße 1
4000 Düsseldorf 1

HM Dr. Holger Miething
Mühlenstraße 4
1000 Berlin 45

SM Leb.-Chemikerin Sabine Moeck
c/o Fa. Steiner & Co.
Ostpreußendamm 72/73
1000 Berlin 45

Mu Dr. Sabine Mundt
Ernst-Moritz-Arndt-Universität
Friedrich-Ludwig-Jahn-Str. 17
O-2200 Greifswald

Pa Dr. Dietrich Paper
Pharmazeutische Biologie
der Universität Regensburg
Universitätsstraße 31
8400 Regensburg

Pi Doz. Dr. Horst Pilgrim
Ernst-Moritz-Arndt-Universität
Friedrich-Ludwig-Jahn-Str. 17
O-2200 Greifswald

PP Prof. Dr. Peter Proksch
Universität Würzburg
Inst. f. Botanik u. Pharm. Biologie
LS f. Pharm. Biologie
Mittlerer Dallenbergweg 64
8700 Würzburg

Ra Otto Ratka
c/o Martin Bauer GmbH
Dutendorfer Str. 5–7
8531 Vestenbergsgreuth

Rd Prof. Dr. Hans-W. Rauwald
Johann Wolfgang Goethe-Universität
Inst. f. Pharm. Biologie
Georg-Voigt-Str. 16
Postfach 11 19 32
6000 Frankfurt/M. 11

Rg Prof. Dr. Jürgen Reichling
Inst. f. Pharm. Biologie
Im Neuenheimer Feld 364
6900 Heidelberg

CS Dr. Carola Schennen
Zum Ziegeleiteich 6
3326 Oelber am Weißen Wege

Sz Dr. Winfried Schilz
c/o Birkenweg
Pharm. Fabrik GmbH
Postfach 12 44
8752 Kleinostheim/Main

SH Apothekerin Hildegard Schleinitz
Rhône-Poulenc Rorer GmbH
Nattermannallee 1
5000 Köln 30

St Dr. Stephan Schmidt
Rheingaustraße 42 B
6238 Hofheim a. Ts.

SD Dr. Kurt Schneider
Universität Wien
Pharmakognostisches Institut
Währinger Str. 25
A-1090 Wien 9

ES Dr. Eberhard Scholz
Albert-Ludwigs-Universität
Inst. f. Pharm. Biologie
Schänzlestr. 1
7800 Freiburg

TS Dr. Thomas Schöpke
Humboldt-Universität zu Berlin
Sektion Chemie/Bereich Pharmazie
Goethestraße 54
O-1120 Berlin-Weißensee

Sa Dipl.-Leb. Chem. Hildegund Schwarze
Inst. f. Arzneimittel
Seestraße 10
1000 Berlin 65

Sc Dipl.-Biol. Sabine Schweins
Dr. Poehlmann & Co. GmbH
Pharmazeutische Fabrik
Abt. f. Biologische Forschung
Loerfeldstraße 20
Postfach 13 65
5804 Herdecke

Sw Dipl.-Biol. Bettina Schwell
Rendelerstraße 20
6000 Frankfurt am Main

RS Dr. Renate Seitz
c/o Springer-Verlag GmbH & Co. KG
Agnes-Bernauer-Platz 8
8000 München 21

Si Prof. Dr. Claus-Peter Siegers
Medizinische Hochschule
Institut für Toxikologie
Ratzeburger Allee 160
2400 Lübeck 1

Su Dr. Peter Simon
Deisenhofener Str. 40
8000 München 90

So Dr. Ulrich Sonnenborn
c/o Firma Poehlmann
Loerfeldstraße 20
5804 Herdecke

VS Priv.-Doz. Dr. Volker Ssymank
Cheruskerstr. 15
3300 Braunschweig

Se Dr. Karin Staesche
Rhône-Poulenc Rorer GmbH
Nattermannallee 1
5000 Köln 30

SB Prof. Dr. Elisabeth Stahl-Biskup
Institut für Angewandte Botanik
Bundesstraße 43
2000 Hamburg 13

Sg Dr. Wolfgang Steuding
c/o Salus-Haus
Postfach 11 80
8206 Bruckmühl (Obb.)

Sp Dr. Hermann Stuppner
Universität Innsbruck
Inst. f. Pharmakognosie
Innrain 52
A-6020 Innsbruck

ET Prof. Dr. Eberhard Teuscher
Ernst-Moritz-Arndt-Universität
Sektion Pharmazie
Friedrich-Ludwig-Jahn-Str. 17
O-2200 Greifswald

TM Dr. Hermine Thober-Miething
Mainzer Str. 3
1000 Berlin 31

BU Dr. Dr. Bernhard Uehleke
Sebastian-Kneipp-Forschungsinstitut
8039 Bad Wörishofen

MV Dr. Markus Veit
An der Stadtmauer 1a
8700 Würzburg-Heidingsfeld

Wa Diethilde Warncke
c/o Kneipp-Werke
Steinbachtal 43
Postfach 59 60
8700 Würzburg 1

MW Prof. Dr. Michael Wink
Ruprecht-Karls-Universität
Inst. f. Pharm. Biologie
Im Neuenheimer Feld 364
6900 Heidelberg

WG Dr. Ulrike Wissinger-Gräfenhahn
Institut für Arzneimittel
Seestraße 10
1000 Berlin 65

Ze Dr. Bernhard Zepernick
Tollenseestraße 46 B
1000 Berlin 37

Abelmoschus

HN: 2010700

Familie: Malvaceae.

Tribus: Hibisceae.

Gattungsgliederung: Die Gattung Abelmoschus MEDIK. besteht aus 10 bis 15 Arten; die wichtigsten sind *A. esculentus* (L.) MOENCH , *A. manihot* MEDIK. und *A. moschatus* MEDIK. Die Gattung besitzt große Ähnlichkeit mit der Gattung Hibiscus und wurde in älteren Floren oft in diese eingegliedert. Neuere Floren dagegen behandeln die Gattung Abelmoschus generell getrennt von der Gattung Hibiscus.[1]

Gattungsmerkmale: Gewöhnlich einjährige, aufrechte, 1 bis 2 m hohe Kräuter mit meist einfach, sternförmig behaarten Stielen, Stengeln und Blättern. Blätter 15 bis 25 cm lang, herzförmig bis rund, drei- bis siebenfach gelappt, länglich zugespitzt mit herzförmiger Basis (teilweise mit Nervatur); Blattrand gezähnt, Blattstiele ebensolang oder länger als die Blätter. Nebenblätter länglich und behaart. Blüten einzeln und blattwinkelständig; Außenkelch 4- bis 16blättrig, länglich und teilweise behaart. Kelch fast bis zur Spitze röhrenförmig, fünfzähnig, zur Blütezeit an einer Seite aufreißend, scheidenartig (spathaähnlich), vor der Fruchtreife abfallend. Kelchblätter 2,5 bis 5 cm lang; Fruchtknonten fünffächrig; fünf Griffel, am Grund verwachsen; Narben discusförmig. Frucht ist eine eiförmige bis lineallängliche, spitz zulaufende, 5 bis 25 cm lange, leicht bis borstig behaarte, vielsamige Kapsel. Die bis zu 1 cm langen Samen sind nierenförmig, gerippt und dunkelbraun bis schwarz gefärbt.[1]
Die Gattung Hibiscus kann aufgrund verschiedener Kelchmerkmale von der Gattung Abelmoschus unterschieden werden. Im Gegensatz zu Abelmoschus besitzt Hibiscus einen regelmäßig geteilten Kelch, der auch während der Fruchtzeit erhalten bleibt (s. a. Hibiscus).

Verbreitung: Tropen und Subtropen beider Hemisphären mit Schwerpunkt Südostasien; außerdem kleinere Kulturen von *A. esculentus* und *A. moschatus* in Südosteuropa (Türkei, Griechenland, Bulgarien).

Inhaltsstoffgruppen: In den Samen fettes Öl, ätherisches Öl und β-Sitosterol; Saure Membranschleime in Wurzeln und Früchten; Anthocyane in den Blüten.

Drogenliefernde Arten: *Abelmoschus esculentus:* Abelmoschi esculenti fructus.
Abelmoschus manihot: Abelmoschi radix.
Abelmoschus moschatus: Abelmoschus aetheroleum, Abelmoschi semen, Abelmoschus hom. *HAB34*, Abelmoschus (Hibiscus) hom. *HPUS79*.

Abelmoschus manihot MEDIK.

Synonyme: *Hibiscus manihot* L.

Botanische Beschreibung: Einjähriges, aufrechtes, 1,2 bis 1,8 m hohes, behaartes Kraut; Stengel vereinzelt mit Stacheln besetzt. Blätter 9 cm lang, herzförmig, gesägt, spitzkantig oder mehr oder weniger handförmig, fünf- bis siebenfach gelappt, schuppig, mit kleinen, harten Haaren; Ausbuchtungen selbst unterschiedlich geteilt, in der Regel spitz zulaufend. Blattstiele 5 bis 12,5 cm lang und bestachelt. Nebenblätter 1 cm lang, linear-lanzettlich, mit harten Borsten am Rand. Blütenstiele nicht länger als 2,5 cm, axillär und doldenförmig an den Enden der Verzweigungen, kräftig, teilweise mit einigen Stacheln. Außenkelchblätter länger oder auch kürzer als der Kelch, 1,3 bis 2 cm lang, oval-lanzettlich. Kelch leicht zottig, 2,2 cm lang; Corolla 5 bis 12 cm im Durchmesser, Kronblätter gelb mit einem roten Fleck in der Mitte. Die Frucht ist eine 3,8 cm lange, eiförmige, fünfkantige, borstig behaarte und spitz zulaufende Kapsel. Die Samen sind schwach entwickelt.[9]

Inhaltsstoffe: In den Blüten Cyanidin-3-glucosid und Cyanidin-3-sambubiosid.[2]

Verbreitung: Heimisch in Japan und Korea.

Anbaugebiete: Japan, Korea und China.

Drogen: Hibisci radix (Hibiscus) *Jap62*.

Abelmoschi radix (Abelmoschuswurzel)

Synonyme: Hibisci radix.

Sonstige Bezeichnungen: Dt.: Hibiscuswurzel; engl.: Hibiscus root.

Monographiesammlungen: Hibisci radix (Hibiscus) *Jap62*.

Definition der Droge: Die Droge besteht aus der Hauptwurzel ohne Seitenwurzel und Periderm *Jap62*.

Stammpflanzen: *Abelmoschus manihot* MEDIK.

Herkunft: Die Droge dürfte hauptsächlich aus Kulturen im ostasiatischen Raum (Japan, Korea, China) stammen.

Ganzdroge: Die spindelförmige Hauptwurzel, die mitunter verzweigt ist, zeigt die Abbruchstellen der Seitenwurzeln. Sie ist 0,5 bis 1 cm dick, etwa 10 cm lang und läuft am unteren Ende spitz zu; außen gelblichbraun, zerreibbar, faserig und nicht brechbar. Der Querschnitt zeigt eine durch ein dunkel gefärbtes Kambium deutlich vom gelblich gefärbten Xylem abgetrennte Rinde. Phloem deutlich dreieckig. Nach[15] und *Jap62*.

Pulverdroge: *Sensorische Eigenschaften.*
Geschmack: Schleimig.
Geruch: Fast geruchlos.
Mikroskopisches Bild. Der Querschnitt zeigt einige Schichten dünnwandiger Korkzellen manchmal noch vorhandenen Periderms, denen sich nach innen zu ein Rindenparenchym anschließt, in dessen Zellen Calciumoxalatdrusen und Stärkekörner liegen; im Phloem zahlreiche Gruppen von Faserbündeln, die strahlenartig zur Mitte hin angeordnet sind. In der Rinde große, verstreut liegende Schleimzellen als gelbe Punkte. Das Xylem besteht aus einzelnen oder mehreren Gefäßen, die radiär angeordnet sind, sowie aus Fasern, Faserbündeln und einigen Holzparenchymzellen, die von eins bis fünf Zellen breiten Markstrahlen durchzogen werden. Das nur spärlich vorhandene Mark ist im unteren Teil der Wurzel nicht mehr wahrnehmbar. Holzparenchymzellen und Markstrahlen enthalten Stärkekörner, aber nur wenig Schleimzellen. Nach[15] und *Jap62*.

Inhaltsstoffe: Saures Schleimpolysaccharid mit 17 % Proteinanteil und einem mittleren Molekulargewicht von 25 300 d. Der Polysaccharidteil setzt sich aus L-Rhamnose, D-Galacturon- und D-Glucuronsäure im Verhältnis 1,2:1:1 zusammen. Die Hauptkette des Polysaccharids besteht aus $1 \rightarrow 2$ verknüpfter L-Rhamnose und $1 \rightarrow 4$ verknüpfter Galacturonsäure. Die D-Glucuronsäure ist über das C_3 der Galacturonsäure an die Hauptkette gebunden.[8,18]

Identität: Mischt man 1 g des groben Pulvers mit 10 mL Wasser, so entsteht eine weißliche, schleimige Flüssigkeit, die fast geschmacklos ist *Jap62*.

Reinheit: *Ranzigkeit:* Die unter "Identität" erhaltene schleimige Flüssigkeit darf keine gräulich-braune Farbe und keinen sauren Geschmack besitzen noch nach Ammoniak riechen.
Asche: Höchstens 7 % *Jap62*.

Volkstümliche Anwendung und andere Anwendungsgebiete: Als Umschlag bei Wunden, Entzündungen und Schwellungen.
Die Wirksamkeit der Droge ist gegenwärtig nicht belegt.

Reproduktionstoxizität: Bei Hamstern wurde nach der Gabe eines Alkoholextraktes (50 % *V/V*) aus der ganzen Pflanze in einer Dosierung von 500 mg/kg eine herabgesetzte Fertilität beobachtet, die auf einer Verhinderung der Nitation beruhte.[19]

Toxikologische Daten: *LD-Werte.* 562 mg/kg, bestimmt an der Maus mit einem Alkoholextrakt aus der ganzen Pflanze bei i. p. Gabe.[20]

Gesetzl. Best.: *Offizielle Monographien.* Hibisci radix *Jap62*.

Abelmoschus moschatus MEDIK.

Synonyme: *Bamia abelmoschus* R. BR., *Hibiscus abelmoschus* L.

Sonstige Bezeichnungen: Dt.: Ambrette, Abelmoschus; engl.: Musk mallow; frz.: Abelmosc, Ambrette, Herbe musguée; it.: Ambretta; span.: Abelmosco, Ambarina.

Botanische Beschreibung: Einjähriges, aufrechtes, 1 bis 1,25 m hohes Kraut mit sternförmig behaarten, selten unbehaarten Stielen, Stengeln und Blättern. Blätter 15 bis 25 cm lang, herzförmig bis rund, drei- bis siebenfach gelappt, länglich zugespitzt mit herzförmiger Basis, z. T. mit Nervatur. Blattstiele ebensolang oder länger als die Blätter; Nebenblätter länglich und behaart. Blüten einzeln und blattwinkelständig. Fünf bis sieben Außenkelchblätter, behaart, lineal, ca. 1,5 cm lang. Kelchblätter ca. 3 cm lang; Corolla 7,5 cm im Durchmesser, Kronblätter gelb mit purpurrotem Punkt am Grunde; Blütenblätter eiförmig, leicht behaart; Filamentröhre unbehaart. Frucht ist eine eiförmige bis lineal-längliche, spitz zulaufende, 5 bis 8 cm lange, mehr oder weniger behaarte, vielsamige Kapsel. Samen nierenförmig, dunkelbraun bis schwarz, ca. 3,5 mm groß mit erhöhten Rippen.[1]

Inhaltsstoffe: Saure Membranschleime (bis zu 35 %; Rhamnogalacturonane) in den Wurzeln und Früchten.
Cyanidin-3-sambubiosid, Cyanidin-3-glucosid, Myricitin-3-glucosid in den Blüten.[2,3]

Verbreitung: Heimisch in Ost- und Westindien, Java, Afrika (Ägypten, Angola, Seychellen), Südamerika, jedoch im gesamten Tropengebiet verbreitet.

Anbaugebiete: Kultivierung in den meisten Tropengebieten, insbesondere in Indien.

Drogen: Abelmoschi aetheroleum (Ambretteöl), Abelmoschi semen (Abelmoschussamen), Abelmoschus hom. *HAB34*, Abelmoschus hom. *HPUS79*.

Abelmoschi aetheroleum (Ambretteöl)

Synonyme: Oleum Abelmoschi (seminis).

Sonstige Bezeichnungen: Dt.: Ambretteöl, Moschuskernöl; engl.: Oil of Ambrette; frz.: Essence d'Ambrette.

Definition der Droge: Das ätherische Öl der Samen.

Stammpflanzen: *Abelmoschus moschatus* MEDIK.

Herkunft: Die Droge dürfte vorwiegend aus Kulturen gewonnen werden; Hauptlieferland ist Indien.

Gewinnung: Durch Wasserdampfdestillation aus den Samen (Ausbeute: 0,2 bis 0,6 %); das ätherische Öl ist vorwiegend in der äußeren Samenschale lokalisiert.[4]
Sensorische Eigenschaften. Geruch: Fruchtig, blumig, moschusartig.

Inhaltsstoffe: 0,2 bis 0,6 % mit Farnesylacetat (2-*trans*-6-*trans*, weniger 2-*cis*-6-*trans*) als Hauptbestandteil; weiterhin makrocyclische Lactone wie 7-Hexadecen-16-olid (= Abrettolid) und 5-Tetradecen-14-olid, beide Träger des typischen Moschusgeruches. Daneben Octadecenolid und Spuren von C_{10} bis C_{14}-Fettsäureacetaten.[4,5]

Sonst. Verwendung: *Kosmetik.* Das ätherische Öl (Moschuskernöl) gilt in der Parfümindustrie wegen des moschusartigen Geruchs als wertvolles Produkt. *Industrie/Technik.* Das ätherische Öl wird in der Likörindustrie zur Herstellung von Chartreuselikör verwendet.[15]
In der Lebensmittelindustrie zur Aromatisierung von Süßspeisen und nichtalkoholischen Getränken.[16]

Abelmoschi semen (Abelmoschussamen)

Synonyme: Alceae egyptiaceae, Grana moaschata, Semen Alceae moschata, Semen Moschi arabici.

Sonstige Bezeichnungen: Dt.: Abelmuschuskörner, Ambrettekörner, Bisamkörner, Moschuskörner; engl.: Musk seed; frz.: Grains d'ambrette, Graine de musc; it.: Ambretta; span.: Semillas de abelmosco.

Definition der Droge: Die getrockneten Samen.

Stammpflanzen: *Abelmoschus moschatus* MEDIK.

Herkunft: Die Droge dürfte vorwiegend aus Kulturen gewonnen werden; Hauptlieferland ist Indien.

Gewinnung: Die Samen werden an der Luft getrocknet.

Ganzdroge: Nierenförmige, seitlich etwas zusammengedrückte, harte, 3 bis 3,5 mm lange, 2,5 bis 2,7 mm breite, graubraune Samen mit parallel verlaufenden, hellbraunen Rippen auf dunklem Grund.[15]

Pulverdroge: *Sensorische Eigenschaften.*
Geschmack: Würzig.
Geruch: Moschusartig, vor allem beim Erhitzen.
Mikroskopisches Bild. Hellbraun bis dunkelbraunes Pulver; charakteristisch für den Querschnitt der Samenschale ist die unter der Epidermis gelegene Palisadenschicht aus etwa 75 µm langen, radial gestreckten, blaßgelblichen, dickwandigen Zellen mit kurzem Lumen und Lichtzone.

Verfälschungen/Verwechslungen: Foenugraeci semen (Bockshornsamen).

Inhaltsstoffe: *Ätherisches Öl* (= Moschuskernöl). Zusammensetzung siehe Abelmoschi aetheroleum. *Fettes Öl.* 10 bis 17 %, nahezu ausschließlich im Embryo und Endosperm lokalisiert. Hauptbestandtei-

le sind Palmitinsäure, Ölsäure, Linolsäure und Stearinsäure. Außerdem 16-Hydroxypalmitin-, 18-Hydroxyöl-, 9,10-Epoxy-18-hydroxyöl- und 9,10, 18-Trihydroxyölsäure, die hauptsächlich in der Kutinschicht der Samenschale vorkommen.[5]
Andere Inhaltsstoffe. Im unverseifbaren Anteil des Öls β-Sitosterin und β-Sitosterin-β-D-glucosid.[6] α-Cephaelin, Phosphatidylserin und Phosphatidylcholin im Öl.[7]

Volkstümliche Anwendung und andere Anwendungsgebiete: Die Droge wird in Form unterschiedlicher Zubereitungen (Tinktur, Aufguß) innerlich und äußerlich zur Behandlung von Schlangenbissen, bei Krämpfen, bei krampfartigen Magenerkrankungen- und Darmerkrankungen, bei Appetitlosigkeit sowie in der chinesischen Volksmedizin zur Behandlung von Kopfschmerzen angewendet. Die Droge wird auch in der Ayurveda-Medizin eingesetzt.[9,16]
Die Wirksamkeit der vorwiegend im südostasiatischen Raum angewendeten Droge ist gegenwärtig nicht belegt.

Sonst. Verwendung: *Industrie/Technik.* Die Samen und daraus hergestellte Tinkturen werden zur Herstellung von Bitterschnäpsen verwendet.[16]

Abelmoschus hom. *HAB 34.*

Synonyme: Bisamkörner.

Monographiesammlungen: Abelmoschus *HAB 34.*

Definition der Droge: Getrocknete Samen.

Stammpflanzen: *Abelmoschus moschatus* MEDIK.

Zubereitungen: Urtinktur und flüssige Verdünnungen nach *HAB 34*, herzustellen nach U4.
Eigenschaften: Die Urtinktur hat eine hellgelbe Farbe, einen schwach moschusartigen Geruch und einen etwas scharfen Geschmack.

Reinheit: Urtinktur:
- Relative Dichte *HAB 34*: 0,831 bis 0,833;
- Trockenrückstand *HAB 34*: 0,88 bis 0,96 %.

Anwendungsgebiete: Entsprechend dem homöopatischen Arzneimittelbild.
Dazu gehört: Beklemmungsgefühl im Brustkorb.

Dosierung und Art der Anwendung: Soweit nicht anders verordnet: 1- bis 3mal täglich 5 bis 10 Tropfen, 1 Messerspitze Verreibung, 1 Tablette oder 5 bis 10 Streukügelchen einnehmen.

Unerwünschte Wirkungen: Nicht bekannt.
Hinweis: Es können vorübergehend Erstverschlimmerungen vorkommen, die jedoch unbedenklich sind.

Abelmoschus hom. *HPUS 79.*

Synonyme: Hibiscus.

Monographiesammlungen: Abelmoschus *HPUS 79.*

Definition der Droge: Getrocknete Samen.

Stammpflanzen: *Abelmoschus moschatus* MEDIK.

Zubereitungen: Urtinktur aus 100 g grobem Pulver mit Alkohol *USP* (94,9 Vol.-%) zur Herstellung von 1000 mL Tinktur. Dilutionen (D2 und höher) werden mit Alkohol *HPUS* (88 Vol.-%) hergestellt. Angewendet werden Dilutionen und Triturationen von D1 und höher.

Abelmoschus esculentus (L.) MOENCH.

Synonyme: *Hibisci esculentus* L.

Sonstige Bezeichnungen: Dt.: Okra, Griechische Bohnen, Gombo; engl.: Edible Hibiscus, Lady's finger; frz.: Bamia, mauve comestible; port.: Quiabo.

Botanische Beschreibung: Einjährig, mehr oder weniger borstig behaart mit einfachen und gegabelten Haaren; Stengel aufrecht, bis 2 m. Blätter langgestielt, herz- bis kreisförmig, fünf- bis siebenfach gelappt. Acht bis zehn Außenkelchsegmente. Kronblätter 2,5 bis 5 cm, hellgelb mit dunkelroten Flecken an der Basis. Narben dunkelrot. Die Frucht ist eine 6 bis 25 cm lange, spitzzulaufende, sechskantige und im oberen Bereich etwas gefurchte Kapsel. Samen gestreift und behaart.[9]

Verwechslungen: Keine.

Inhaltsstoffe: In den Blüten 11 Flavonolglykoside mit Quercetin und Gossypetin als Aglykone sowie drei Anthocyane mit Cyanidin als Aglykon.[2,10]
Im Samen ca. 10 % fettes Öl (Okra-Öl), das sich im wesentlichen aus Palmitin-, Öl-, Linolen-, Arachidon- und Eikosansäure zusammensetzt. Charakteristisch ist das Vorkommen der Cyclopropensäuren Malval- und Sterculiasäure sowie der *cis*-12,13-Epoxyölsäure.[14]
In den Wurzeln ca. 4 % Schleimpolysaccharide mit Rhamnogalacturonan-Grundstruktur und Seitenketten, bestehend aus kürzeren 1,4-Galactaneinheiten. Glucuronsäure kommt als terminaler Zucker vor. Die Polysaccharide sind zu 7 % acetyliert und weisen einen Proteingehalt von ca. 20 % auf. Das mittlere Molekulargewicht beträgt 170 000 d.[11,21]

Verbreitung: *Abelmoschus esculentus* ist in den Tropen beheimatet, wird aber wegen der eßbaren Früchte auch in Südeuropa und Amerika angebaut.[17]

Anbaugebiete: Tropen, insbesondere in Indien. Aber auch in Südeuropa (Türkei) und Amerika.[17]

Drogen: Abelmoschi esculenti fructus (Abelmoschusfrüchte).

Abelmoschi esculenti fructus

Sonstige Bezeichnungen: Dt.: Okra(früchte), Gombo(bohnen), Griechische Hörnchen; engl.: Long Green, Common Okra, Lady's finger; frz.: Mauve comestible.

Definition der Droge: Frische, unreife Früchte.

Stammpflanzen: *Abelmoschus esculentus* (L.) MOENCH.

Herkunft: Die Droge dürfte hauptsächlich aus Kulturen in tropischen Regionen, aus Südeuropa, der Türkei und Amerika stammen.

Ganzdroge: 6 bis 25 cm lange, schlanke, spitz zulaufende, schnabelartige, sechskantige Kapsel, die einem verbreiterten Fruchtboden aufsitzt.

Inhaltsstoffe: Ca. 3% Schleimpolysaccharide mit Rhamnogalacturonan-Grundstruktur und kurzen 1,4-Galactan-Seitenketten mit einem Acetylierungsgrad von 5,5%. Der Proteinanteil beträgt ca. 10% und das mittlere Molekulargewicht beläuft sich auf 170000 d.[12,13,21]

Wirkwertbestimmung: *Hypoglykämische Wirkung.* Der aus den unreifen Früchten isolierte, wasserlösliche Kohlenhydrat-Protein-Komplex bewirkt in der Maus bei i.p. Applikation von 10, 30 und 100 mg/kg eine Senkung des Blutzuckerspiegels um bis zu 30%, gemessen 7 h nach Applikation. Der hypoglykämische Effekt war bei den Dosierungen von 30 und 100 mg/kg auch nach 24 h noch nachweisbar.[21]
Die Signifikanz der beobachteten Effekte ist aufgrund des verwendeten statistischen Auswerteverfahrens (einseitiger Student's *t*-Test) fraglich.
Antikomplementäre Wirkung. Der wasserlösliche Kohlenhydrat-Protein-Komplex zeigt in Dosierungen von 0,5 und 1 mg/mL eine schwache antikomplementäre Wirkung, ermittelt in vitro mit normalem Humanserum.[21]

Volkstümliche Anwendung und andere Anwendungsgebiete: Die Früchte werden als Abkochung angewendet bei Dysurie und Gonorrhö sowie in Form von Umschlägen bei entzündlichen Erkrankungen.[9]
Die Wirksamkeit bei den angegebenen Indikationen ist gegenwärtig nicht belegt. *Sonstige.* Bei ca. 30% der Bauern, die *A. esculentus* anbauen, wurde eine Kontaktdermatitis gegen *A. esculentus* festgestellt.[22]

Sonst. Verwendung: *Haushalt.* – Die unreifen Früchte als säuerliches Gemüse.[17]
– Die Samen als Kaffeersatz (Gombokaffee).

1. Hui-Lin Li (1977) Flora of Taiwan, Vol 3:710–711
2. Lowry JB (1976) Phytochemistry 15:1395–1396
3. Nair AGR (1964) Current Sci (India) 33:431
4. Nee TY, Cartt S, Pollard MR (1986) Phytochemistry 25(9):2157–2161
5. Maurer B, Grieder A (1977) Helv Chem Acta 60(4):1155–1160
6. Misra G, Sharma VN, Mitra CR, Kaul KN (1961) Soap, Parfumery & Cosmetics 34:761–762
7. Srivastava KC, Rastogi SC (1969) Planta Med 17:189–191
8. Tomoda M, Suzuki Y (1977) Chem Pharm Bull 25:3061–3065
9. Kirtikar KR, Basu BD, An ICS, Blatter E, Caius JF, Mhaskar KS (Eds.) (1933) Indian Medicinal Plants, Lalit Mohan Basu (Publ), Allahabad, India, Vol. 1:330–339
10. Hedin PA, Lamar PL, Thompson AC, Minyard JP (1968) Amer J Bot 55:431–437
11. Tomoda M, Shimizu N, Gondo R (1985) Chem Pharm Bull 33:3330–3335
12. Bhat UR, Tharanathan RN (1986) Carbohydr Res 148:143–147
13. Tomoda M, Shimada K, Saito Y, Sugi M (1980) Chem Pharm Bull 28:2933–2940
14. Farooqi JA, Ahmad I (1986) Fette Seifen Anstrichmittel 11:459–461
15. Hag, Bd. V, S. 77–80
16. Leung AY (1800) Encyclopedia of Common Natural Ingredients, Wiley & Sons, Chichester, Brisbane, Toronto, S. 27–28
17. Franke W (1989) Nutzpflanzenkunde, Georg Thieme Verlag, Stuttgart New York, S. 231–232
18. Tomoda M, Suzuki Y, Satoh N (1979) Chem Pharm Bull 27:1651–1656
19. Aswal BS, Bhakuni DS, Goel AK, Kar K, Mehrotra BN, Mukherjee KC (1984) Indian J Exp Biol 22:312–332
20. Abraham Z, Bhakuni DS, Garg HS, Goel AK, Mehrotra BN, Patnaik GK (1986) Indian J Exp Biol 24:48–68
21. Tomoda M, Shimizu N, Gonda R, Kanari M, Yamada H, Hikino H (1989) Carbohydr Res 190:323–328
22. Matsushita T, Aoyama K, Manda F, Ueda A, Yoshida M, Okamura J (1989) Contact Dermatitis 21:321–325

Ks

Abies

HN: 2018100

Familie: Pinaceae.

Unterfamilie: Abietoideae.

Tribus: Abietineae.

Gattungsgliederung: Die Gattung Abies MILL. besteht aus etwa 40 Arten.[1,87]

Gattungsmerkmale: Immergrüne Bäume; Äste am stärker entwickelten Stamm wirtelig angeordnet von flacher Form; keine eigentlichen Kurztriebe vorhanden. Blätter an Langtrieben, stets einzeln stehend, schraubig angeordnet, oft mehr oder weniger gescheitelt (zweireihig in einer Ebene stehend), nadelförmig, flach mit elliptischem Querschnitt und zwei deutlich erkennbaren Harzkanälen, nicht gestielt, kurz oberhalb der Basis etwas zusammengezogen und mit verbreiterter runder Basis dem Zweig aufsitzend. Blätter am Ende ausgerandet, stumpf oder abgerundet, helle Spaltöffnungsbänder meistens nur auf der Nadelunterseite, bei einigen Arten Stomata auf Nadelober- und -unterseite; Blattnarbe kreisrund, keine Blattkissen; Zweige nach dem Abfallen der Nadeln daher fast stets glatt.

Blütenstände einhäusig; zylindrische, aufrecht stehende Zapfen, in einem Jahr reifend, verlieren Deck- und Samenschuppe mit den Samen bei der Reife, während die Spindel (Zapfenachse) noch mehrere Jahre am Zweig stehen bleibt; Keimblätter meist 5 bis 7; Holz geruchlos, von weiß-gelblicher bis rötlich-brauner Farbe, keine deutliche Grenze zwischen Saft- und Hartholz, normalerweise keine Harzkanäle, Markstrahlen sehr fein. Nach Verwundung treten vertikale traumatogene Harzbehälter auf. Harzbehälter zwischen Rinde und Holz ("Harzblasen") äußerlich als kleine Beulen erkennbar.[1,2]

Verbreitung: Wahrscheinlich ursprünglich aus Asien stammend, verbreitete sich die Gattung westwärts nach Europa und ostwärts nach Amerika über die Behring-Brücke. Sie kommt ausschließlich innerhalb der gemäßigten Zone der nördlichen Erdhalbkugel vor und ist in Europa weitverbreitet, vor allem in Mittel- und Südeuropa, Nordafrika, Asien (Himalaya) und Nordamerika. Sie ist überwiegend im Gebirge, in nördlicheren Breiten auch in tieferen Lagen zu finden. Die Bestände sind teilweise in industrialisierten Gegenden durch Luftverschmutzung bedroht.[2,3,88]
Weiterführende Literatur s.[4]

Inhaltsstoffgruppen: *Terpentin.* Es ist ein Balsam und wird aus Harzblasen am Stamm der Bäume gewonnen; es besteht aus einem flüchtigen Anteil, dem Terpentinöl, einem ätherischen Öl, das ähnlich wie das ätherische Öl der Blätter aus Monoterpenen zusammengesetzt ist, wobei aber Terpenalkohole und ihre Ester fehlen, und einem nichtflüchtigen Anteil, einem Harz, das aus Diterpensäuren und teilweise auch Diterpenalkoholen sowie deren Estern besteht. Bicyclische Diterpene vom Labdan-Typ mit Hydroxy-Gruppen am C_8 und C_{13} (*cis*-Abienol, Epimanool, Epitorulosol) überwiegen.[49] Abietinol und Abietinal sind spezifisch für Abies-Arten.[87]

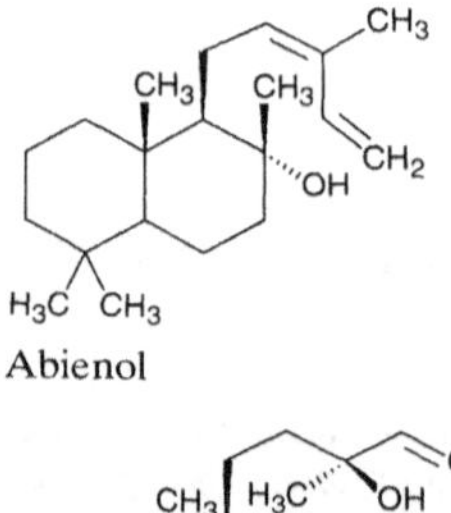

Abienol

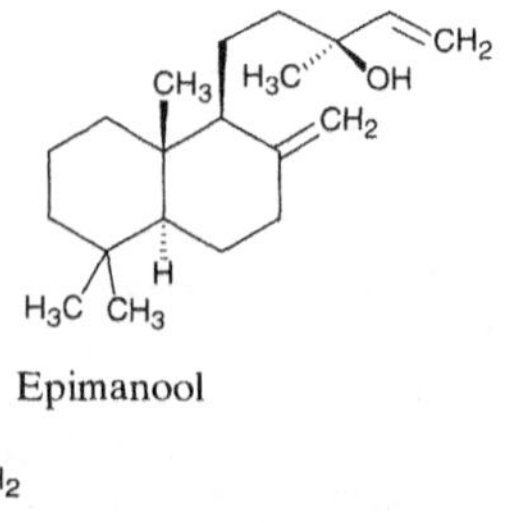

Epimanool

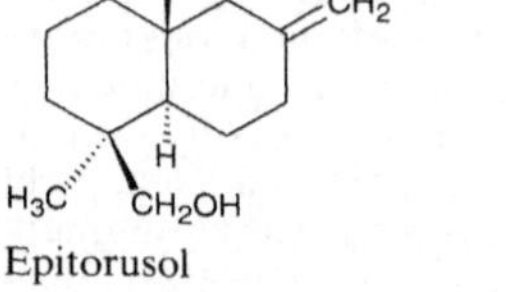

Epitorusol

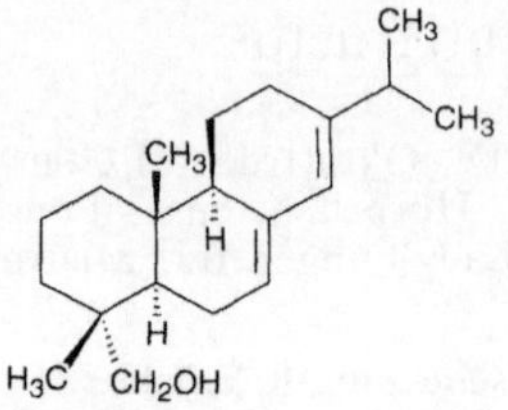

Abietinol

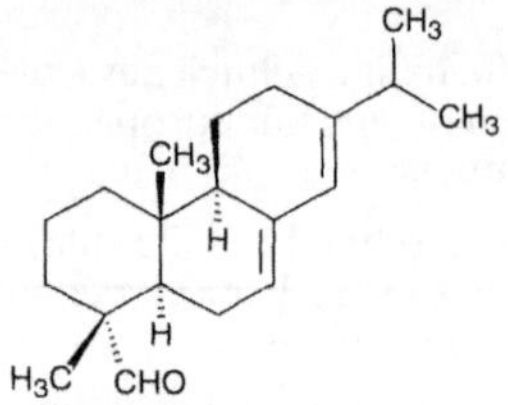

Abietinal

Ätherisches Öl. Es befindet sich vor allem in den Blättern, aber auch in ähnlicher Zusammensetzung im Terpentin (s. dort).
Die Zusammensetzung des ätherischen Öles ist typisch für die Gattung bzw. einzelne Arten. In der Gattung können Fenchon, Fenchol und Fenchylacetat vorkommen, ebenso Thymol und Methylthymol, während α-Terpinen und 1,8-Cineol nicht vorkommen (Abgrenzung zu anderen Gattungen wie Picea und Pinus).[3,87]
Phenolische Verbindungen. Resveratrol, ein Stilbenderivat, welches in der Familie der Pinaceen auch als Glykosid Piceid vorkommen kann.[87]

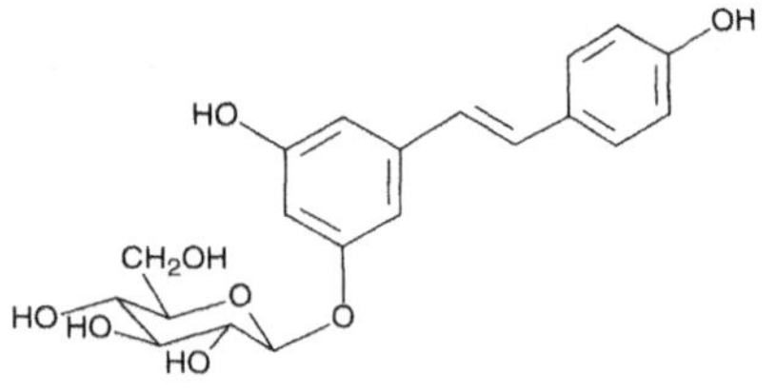

Piceid

Flavonoide und verwandte Verbindungen. In den Blättern: Allgemein verbreitet, vor allem Leucoanthocyane und Anthocyane; Flavonolglykoside vom Quercetin- und Kämpferol-Typ, seltener Glykoside des Myricetins und Taxifolins, Bisflavonoide fehlen bei Pinaceen gänzlich.
In der Rinde: Catechingerbstoffe, vermutlich Kondensationsprodukte von Leucoanthocyanen und phenolischen Stilbenen; Catechine, Flavanonole und Flavonole vermutlich nur als deren Begleitstoffe. Die Zusammensetzung der Gerb- und Begleitstoffe ist in den einzelnen Genera unterschiedlich.
Im Holz: Keine flavonoiden Verbindungen.[87]
Wachse. Blätter enthalten Wachs vom Estolid-Typ. Die Rinde enthält ein dem Suberin ähnliches Wachs besonders im Korkgewebe. Es ist aufgebaut u. a. aus: Behensäure, Lignocerinsäure, Lignocerylalkohol (= Tetracosanol) und Ferulasäure.

Das Wachs des Holzes unterscheidet sich von dem der Blätter und der Rinde. Phthalsäureester scheinen hier charakteristisch zu sein.[87]

CH_3-$(CH_2)_{20}$-COOH

Behensäure

CH_3-$(CH_2)_{22}$-COOH

Lignocerinsäure

CH_3-$(CH_2)_{22}$-CH_2OH

Tetracosanol

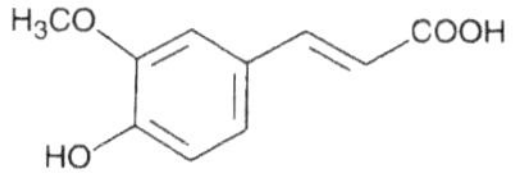

Ferulasäure

Zucker. Cyclite in Blättern und Holz. Im Kernholz und der Außenrinde einiger Abies-Arten wurden Glucose und Arabinose, im Saftholz und der Innenrinde der selben Arten Glucose, Fructose, Saccharose und Raffinose gefunden. Die Winterblätter können oft beträchtliche Mengen Raffinose speichern.[87]

Fettes Öl im Samen (20 bis 60 %). Mit einem hohen Gehalt an ungesättigten Fettsäuren stellt es den Hauptreservestoff der Pinaceen-Samen dar. Der Anteil an Öl-, Linol- und Linolensäure ist vom Klima abhängig, wobei der Linolensäure-Anteil bei nördlichen Arten deutlich höher als bei mediterranen liegt. Tropische Arten enthalten keine Linolensäure im Samen.[87]

Drogenliefernde Arten: *Abies alba:* Abies-alba-Sprossen (Tannenzweigspitzen), Abies-alba-Zapfenöl (Edeltannenzapfenöl), Abietis albae aetheroleum (Edeltannennadelöl), Ätherisches Öl der Edeltannensamen, Terebinthina alsatica (Straßburger Terpentin).

Abies balsamea: Abietis balsameae aetheroleum (Balsamtannennadelöl), Balsamum canadense (Kanadabalsam).

Abies cephalonica: Abietis cephalonicae aetheroleum (Abies-cephalonica-Nadelöl).

Abies fraseri: Balsamum canadense (Kanadabalsam).

Abies nordmanniana: Abietis nordmannianae aetheroleum (Abies-nordmanniana-Nadelöl).

Abies sibirica: Abietis sibiricae aetheroleum (Sibirisches Fichtennadelöl).

Abies alba Mill.

Synonyme: *Abies argentea* DC, *Abies candicans* Fisch., *Abies excelsa* Lk., *Abies nobilis* A. Dietr. [non Lindl.], *Abies pectinata* DC., *Abies picea* Lindl. [non Miller], *Abies taxifolia* Desf., *Abies vulgare* Poir., *Picea pectinata* Loud., *Pinus abies* Du Roi, *Pinus pectinata* Lam., *Pinus picea* L.

Sonstige Bezeichnungen: Dt.: Edeltann, Edeltanne, Silbertanne, Tännling (im Deutschen häufig keine Unterscheidung von Fichte), Tan, Tanne, Weißtanne, Wittdann; engl.: Common silver fir, European silver fir, Silver fir, Swiss pine, White deal; frz.: Sapin, Sapin pectiné; dän.: Aedelfyr; holl.: Gewone Zilverspar; it.: Abete bianco, abezzo, nostrale o comune, pezzo; romanisch: Avez, aviez, viez.

Systematik: *Abies alba* c. v. *brevifolia* = *Abies pectinata* c. v. *brevifolia* Carr., Zwergform. *Abies alba* c. v. *columnaris* = *Abies pectinata* c. v. *columnaris* Carr., säulenförmiger Wuchs. *Abies alba* c. v. *compacta* = *Picea pectinata* c. v. *compacta* Parsons, Zwergform. *Abies alba* c. v. var. *microphylla* = *Abies pectinata* c. v. var. *microphylla* Carr., Zwergstrauch. *Abies alba* c. v. *pendula* = *Abies pectinata* c. v. *pendula* Hort. ex Carr., Hängetanne. *Abies alba* c. v. *pyramidalis* = *Abies pectinata* c. v. *pyramidalis* Hort. ex Carr., Wuchs schmal kegelförmig. *Abies alba* c. v. *tortuosa* = *Abies picea* c. v. *tortuosa* Lawson, korkenzieherartige Äste. *Abies alba* c. v. *virgata* = *Abies alba* c. v. *virgata* (Casp.) Zederbaur, lange hängende Äste.

Botanische Beschreibung: Ein bis etwa 55 m, selten bis 75 m hoher Baum. Die Rinde von jungen Bäumen ist gräulich und weich, zerbricht später in Schuppen. Die Zweige sind glatt, nicht gefurcht. Jungtriebe grau, reichlich behaart. Nadeln 1 bis 3 cm lang, 1,8 bis 2,3 mm breit; Oberseite dunkelgrün glänzend, gerillt; Unterseite gräulich mit zwei weißen Spaltöffnungsstreifen, die mit dem bloßen Auge wahrzunehmen sind (an stark beschatteten Zweigen und älteren Nadeln weniger deutlich). Nadeln gescheitelt, stumpfspitzig ausgerandet, Blattspitze gekerbt, niemals stechend. Harzkanäle am Blattrand gelegen.

Winterknospen klein, eiförmig, *harzlos*. Zapfen 10 bis 16 cm lang, 3 bis 5 cm dick, vor der Reife grünlich, mehr oder weniger braunrot überlaufen, mit hervorragenden Deckschuppen. Herbstholz gut unterscheidbar, kennzeichnet die Jahresringe.[1,2]

Verwechslungen: Evtl. *Abies nordmanniana*.[2]

Inhaltsstoffe: Die Nadeln, Zweige, Samen, das Harz der Harzblasen und die Rinde enthalten ätherisches Öl, das qualitativ, teilweise auch quantitativ ähnlich zusammengesetzt ist (s. Inhaltsstoffe von Abietis albae aetheroleum).[87]

In den Blättern wurde das γ-Pyron Maltol zu 0,5 % nachgewiesen, außerdem enthalten sie Saccharose, Glucose, Fructose und Raffinose mengenmäßig in absteigender Folge. Im Winter vergrößert sich die Anzahl und Menge der vorhandenen Zucker, vor allem der Raffinose.[5]

Die Nadeln enthalten außerdem Kaffeesäure, Chlorogensäure, Cumarin[50] und Flavanonole (in Mesophyll, Phloem, Endodermis und Transfusionsgewebe).[56]

Im Wachs der Nadeln findet man Junipersäure zu 0,17 % Trockengewicht der Nadeln.[87]

Das Cuticula-Wachs besteht weiter aus ω-Hydroxyfettsäuren, Nonacosan-10-ol, freien Fettsäuren, Octyl- und Methylestern langkettiger Fettsäuren, α- und ω-Diolen, sekundären Diolen, Alkanen und Diterpensäuren.[53]

Der Gerbstoffgehalt der Rinde beträgt ca. 5% Catechin-Gerbstoffe in der trockenen Stammrinde, bestimmt mittels Hautpulvermethode.[87]
Sie enthält auch das Triterpen Abietospiran.[51]
Das Holz der Zweige enthält Sesquiterpene vom Juvabion- und Epijuvabion-Typ, wie auch bei einigen anderen Abies-Arten (*A. balsamea*, *A. lasiocarpa*). Diese Sesquiterpene sind Analoge zu den Juvenil-Hormonen der Insekten (IJHA)[6] und können als deren Vorstufen betrachtet werden. (+)-Juvabion zeigt eine starke Wachstumshemmung gegenüber Pilz-Mycelien.[85] In der Kambialzone wurden niedermolekulare Substanzen, die als Vorläufer für die Zellwandstrukturen gelten, zur Zeit des Austreibens nachgewiesen (in %-Anteilen der neutralen Fraktion nach Aufarbeitung): Coniferin (ein Glucosid des Coniferylalkohols, Synonyme: Abietin, Laricin, Coniferosid) 6,8%, Xylose (in Spuren), Pinit 19,3%, Glucose 8,0%, Fructose 13,9%, Galaktose (in Spuren), Sequoyit 6,4%, Saccharose 41,0%, D-Inosit 0,1%, Myoinosit 0,8%, Raffinose 1,3%, höhere Oligosaccharide 2,0%. Im Frühjahr sind im Kambialsaft keine Zuckeralkohole nachweisbar. Die Zusammensetzung ist qualitativ, aber nicht quantitativ ähnlich der anderer Pinaceen-Arten. Folgende Säuren sind in der Kambialzone enthalten (in %-Anteilen der sauren Fraktion): Chinasäure 35,3%, Äpfelsäure 13,4%, Shikimisäure 5,7%.[7]

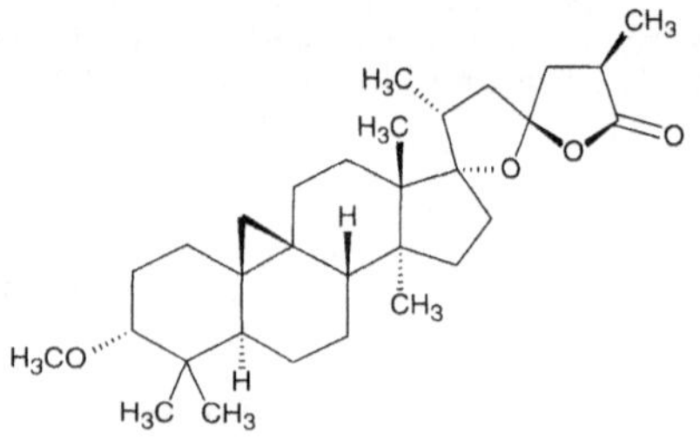

Abietospiran

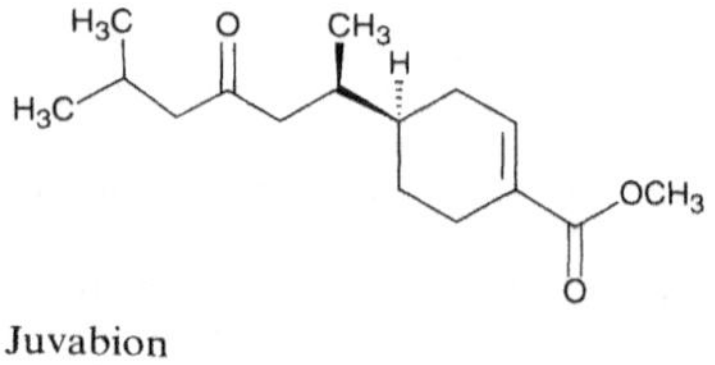

Juvabion

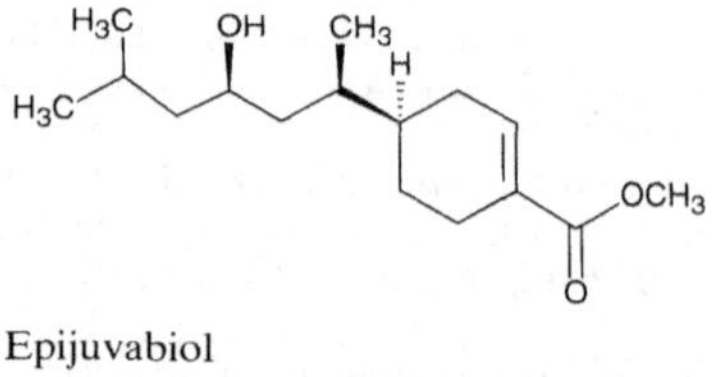

Epijuvabiol

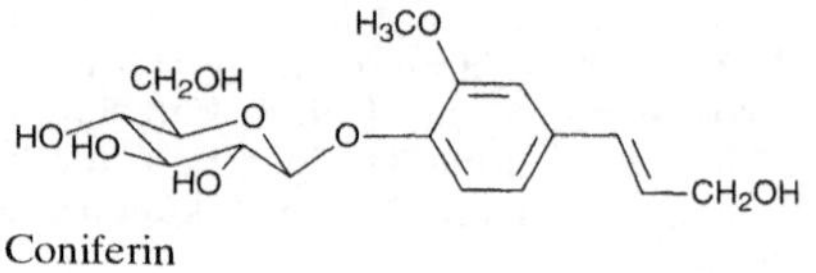

Coniferin

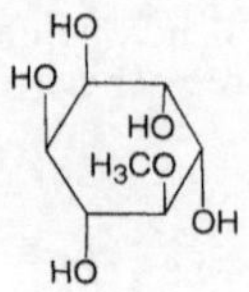

Pinit

Verbreitung: *Abies alba* ist heimisch in den mittel- und südeuropäischen Gebirgen bis 1600 m (selten 1900 m); von Spanien bis Kleinasien und den südöstlichen Karpaten, vom Norden Sachsens bis Sizilien und Korsika. In Deutschland ist sie vor allem im Schwarzwald und in Thüringen anzutreffen.
Sie bevorzugt schattige Lagen und Gegenden mit hoher Luftfeuchtigkeit; bildet große Wälder in reiner oder überwiegend reiner Form.[2,88]

Drogen: Abies-alba-Sprossen, Abies-alba-Zapfenöl, Abietis albae aetheroleum, Ätherisches Öl der Edeltannensamen, Terebinthina alsatica.

Abies-alba-Sprossen (Tannenzweigspitzen)

Synonyme: Piceae turiones recentes, Turiones Pini.

Sonstige Bezeichnungen: Dt.: Frische Fichtenspitzen.

Definition der Droge: Frische, etwa 10 bis 15 cm lange Triebe.

Stammpflanzen: *Abies alba* MILL.
Es erfolgt häufig keine Unterscheidung zwischen Tannen- und Fichtenzweigspitzen. Die Aufbereitungsmonographie der Kommission E am BGA "Piceae turiones recentes" nennt *Picea abies* KARSTEN und/oder *Abies alba* MILL. als Stammpflanzen.[24]

Herkunft: S. Abietis albae aetheroleum.

Gewinnung: Sammlung der Triebe im Frühjahr.

Ganzdroge: S. Beschreibung der Art.

Inhaltsstoffe: Ätherisches Öl, das dem Tannennadelöl sehr ähnlich bzw. mit diesem identisch ist.
S. Abietis albae aetheroleum.

Zubereitungen: Fichtennadelextrakte, Abkochungen u. a. Auszüge. Die Extrakte enthalten je nach Herstellungsverfahren größere Mengen Gerbstoffe.[25] Wegen des starken Verlustes an ätherischem Öl während der Abkochung und dem Eindicken wird dem Extrakt oft nachträglich wieder etwas ätherisches Öl zugesetzt.

Identität:
- Organoleptisch: Aussehen s. Beschreibung der Art.
- Mittels Dünnschichtchromatographie nach Destillation des ätherischen Öls; s. Abietis albae aetheroleum.
- Gaschromatographisch nach Destillation des ätherischen Öls; s. Abietis albae aetheroleum.

- Durch Head-Space-Gaschromatographie der Nadeln z. B. mit folgenden Parametern: Thermostatisierung: 30min 90°C GC-Säule: DB-FFAP 25m, 0,25mm im Durchmesser; lineare Trägergasgeschwindigkeit 20,8cm/s.; Temperatur-Programm: 4min 45°C; 15°C/min bis 60°C, 10min 60°C, 3°C/min bis 120°C, 5°C/min bis 200°C.[17]

Gehalt: Die Zweigspitzen enthalten 0,2bis0,5% ätherisches Öl.

Gehaltsbestimmung: Volumetrische Bestimmung des Gesamtgehaltes an ätherischem Öl durch Wasserdampf-Destillation nach der Methode *DAB10*. Destillationszeit 5bis6h, Pflanzenmaterial möglichst zerkleinern.

Wirkungen: Sekretolytisch, schwach antiseptisch, durchblutungsfördernd.[24]

Anwendungsgebiete: Innerlich bei Katarrhen der Luftwege, äußerlich bei leichten Muskel- und Nervenschmerzen.[24]

Dosierung und Art der Anwendung: *Droge.* Aus der zerkleinerten Droge wird eine Abkochung hergestellt und dem Badewasser zugesetzt oder die zerkleinerte Droge wird in einem Leinensäckchen im Badewasser geschwenkt. Eine derart hergestellte Zubereitung kann auch für feuchte Umschläge genutzt werden.[25] *Zubereitung.* Galenische Zubereitungen zur inneren und äußeren Anwendung z. B. als Extrakt oder Ätherisches Öl in Badepräparaten, Einreibungen und Sprays. Dosierung: Innerlich: Mittlere Tagesdosis der Zubereitungen entsprechend 5bis6g frischer Zweigspitzen. Äußerlich: In Bädern entsprechend 200bis300g frischer Zweigspitzen für ein Vollbad.[24]

Volkstümliche Anwendung und andere Anwendungsgebiete: Junge Triebe als Tee bei grippöser Bronchitis und alten bronchitischen Prozessen.[26]
Im Frühjahr gesammelte Knospen als Dekokt gegen Rheumatismus; die Flüssigkeit wird an den betroffenen Stellen eingerieben.[19]
Diese Anwendungsgebiete sind nicht belegt.

Dosierung und Art der Anwendung: Zur Einnahme als Tee: 10g junge Triebe auf 150 mL siedendes Wasser.[26]

Unerwünschte Wirkungen: Keine Angaben bekannt.[24]

Gegenanzeigen/Anwendungsbeschr.: Keine Angaben bekannt.[24]

Sonst. Verwendung: *Kosmetik.* Herstellung von Tannenduftessenzen, Badezusätzen, körperpflegenden Einreibungen, Desinfektionsmitteln.

Gesetzl. Best.: *Offizielle Monographien.* Aufbereitungsmonographie der Kommission E am BGA "Piceae turiones recentes (Frische Fichtenspitzen)".[24]

Abies-alba-Zapfenöl (Edeltannenzapfenöl)

Synonyme: Abietis fructuum aetheroleum, Oleum Templini.

Sonstige Bezeichnungen: Dt.: Templinöl; engl.:Cone oil.

Definition der Droge: Das aus Fruchtzapfen durch Wasserdampfdestillation gewonnene ätherische Öl.

Stammpflanzen: *Abies alba* MILL.

Herkunft: Schweiz, Tirol, Jugoslawien, Deutschland: Schwarzwald, Thüringer Wald.[8,55]

Gewinnung: Durch 5- bis 6stündige Wasserdampfdestillation der im August oder September gesammelten oder gepflückten einjährigen Fruchtzapfen. Die Ausbeute beträgt ca. 0,7% in Abhängigkeit von Standort und Witterung. Zerschlagen der Zapfen und Aufbrechen der Samenschale erhöhen die Ausbeute.[55]

Ganzdroge: Farblose, angenehm balsamisch – etwas an Zitrone und Orange erinnernd – riechende Flüssigkeit.[55]

Verfälschungen/Verwechslungen: Z. B. durch Fichtenzapfenöle; häufig, da Tannenzapfen zur Dekkung des Bedarfs nicht ausreichend vorhanden sind.[9,55]

Minderqualitäten: Bei zu langer Destillation oder zu wenig Wasser; erkennbar durch brenzligen Geruch.[55]

Inhaltsstoffe: Hauptbestandteil ist Limonen, ferner α-Pinen, Borneol, Bornylacetat, Sesquiterpene.[27]

Identität:
- Organoleptisch: Aussehen, Geruch.
- Gaschromatographisch: S. Abietis albae aetheroleum.

Reinheit: Physikalische und chemische Konstanten:[8,55] d_{15}: 0,851bis0,870; α_D: −60° bis 84°; n_D^{20}: 1,472bis1,475; mit 5bis8Vol.-Teilen Ethanol 90%, klare, selten schwach trübe Lösung. Bei 150bis170°C sollen 11%, bei 170bis185°C 37% des Öls übergehen; bei höheren Temperaturen erfolgt Zersetzung unter Essigsäureabspaltung.[55] GC-Prüfung auf die Isomerenverteilung der Terpene wie z. B. α-Pinen, Limonen, auf Beimischungen synth. Terpene.[77,86]

Gehalt: Estergehalt: 0bis6%, berechnet als Bornylacetat.[55]
Freie Alkohole: 2,9bis4,2% berechnet als Borneol.[8]
Gesamt-Alkohole: 4,3bis6,7%, berechnet als Borneol.[8]

Gehaltsbestimmung: S. Abietis albae aetheroleum.

Lagerung: Vor Licht geschützt, in einem dicht verschlossenen Gefäß.

Volkstümliche Anwendung und andere Anwendungsgebiete: Wie Edeltannennadelöl (Abietis albae aetheroleum).

Dosierung und Art der Anwendung: Als Inhalationslösung, als Badezusatz. *Zubereitung.* Edeltannenzapfenöle werden ähnlich wie Edeltannennadelöle und meist in Kombination mit diesen in Zubereitungen wie Einreibungen, Erkältungs-Balsamen usw. verwendet. S. Abietis albae aetheroleum.

Sonst. Verwendung: *Kosmetik.* Zusatz zu Duftessenzen, in der Parfüm- und Seifenindustrie. *Industrie/Technik.* Wegen des hohen Gehaltes zur Gewinnung von Limonen.

Abietis albae aetheroleum (Edeltannennadelöl)

Synonyme: Oleum abietis albae, Oleum Abietis pectinatae.

Sonstige Bezeichnungen: Dt.: Abies-alba-Nadelöl, Silbertannenöl, Weißtannennadelöl.

Monographiesammlungen: Piceae aetheroleum (Fichtennadelöl) *DAB 10*.

Definition der Droge: Das aus Nadeln und Zweigspitzen durch Wasserdampfdestillation gewonnene ätherische Öl *DAB 10*.

Stammpflanzen: *Abies alba* MILL.

Herkunft: Hauptlieferländer sind (1985): Rumänien, Jugoslawien, Bulgarien, Polen, Albanien.
Früher: Hauptsächlich Tirol (Thal-Assling), Jugoslawien (Carniola), Deutschland: Schwarzwald (Freudenstadt) und auch Niederösterreich.[55]

Gewinnung: Durch 5- bis 6stündige Wasserdampfdestillation der Zweige mit Nadeln meist von gefällten Bäumen; Ausbeute: 0,25 bis 0,35 %, teilweise bis 0,6 %; im Frühjahr und Winter ist die Ausbeute geringer.
Wird der Destillationsrückstand mit heißem Wasser extrahiert, so erhält man Tannennadelextrakte, die nach Aufkonzentrierung und Zusatz geringer Mengen ätherischen Öls auch pharmazeutisch verwendet werden.[8,55]

Ganzdroge: Edeltannennadelöl ist eine farblose bis schwach gelbliche, balsamisch angenehm riechende Flüssigkeit mit leicht bitterem, etwas kratzendem Geschmack.[55]

Verfälschungen/Verwechslungen: Es kommen Verfälschungen mit Zapfenölen, Terpentinölen, sibirischem Fichtennadelöl, mit Camphen, Bornylacetat und Pinenen oder anderen Pinaceen-Ölen vor.[8,55]

Minderqualitäten: Bei längerem Lagern der Zweige vor der Destillation ist das ätherische Öl qualitativ minderwertig.

Inhaltsstoffe: Für das ätherische Öl dieser Art scheint das folgende Terpen-Spektrum charakteristisch zu sein: Santen 2 bis 3,5 %, Tricyclen 1 bis 2,5 %, Camphen 9 bis 20 %, Bornylacetat 2 bis 10 %, hoher α-Pinen- (6 bis 35 %) und Limonen-Gehalt (25 bis 55 %) neben geringen Mengen β-Pinen, β-Phellandren und Myrcen. Der Δ^3-Caren-Gehalt kann hoch oder niedrig sein (es gibt evtl. 2 Phänotypen). Die Zusammensetzung ist je nach Herkunft verschieden.[3,6,10] Quantitative Zusammensetzung s. Lit.[10,12,13,75,86]
Es bestehen nur geringe Unterschiede zwischen den ätherischen Ölen aus den Nadeln und den Zweigen.[12]

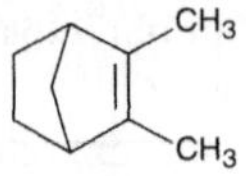

Santen

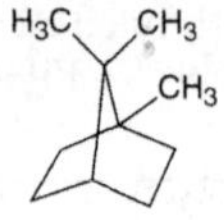

Tricyclen

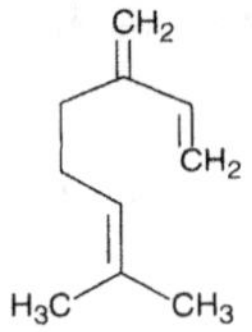

Myrcen

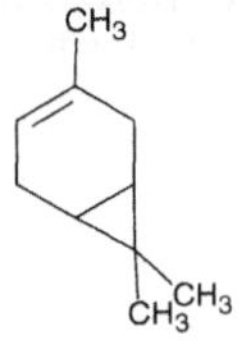

Δ^3-Caren

Identität:
- Dünnschicht-Chromatographie *DAB 10* auf Kieselgel:[14]
- Fließmittel: Toluol-Ethylacetat (93 + 7)[14] oder nach *DAB 10* Zweifachentwicklung mit Dichlormethan;
- Referenzlösung: Bornylacetat und Borneol;
- Detektion mit Anisaldehyd-Reagenz nach *DAB 10*.
- Auswertung: Im Frontbereich erscheinen schwach violett die Terpenkohlenwasserstoffe, darunter die braungraue Hauptzone des Bornylacetats; in der Mitte folgt ein rosa gefärbter Bereich. Unter der braungrauen Zone des Borneols (vgl. Referenzlösung) weitere deutlich erkennbare braungraue bis blauviolette Zonen.
- Gas-Chromatographie: Z. B. auf apolaren Trennsäulen wie DB-1, OV 1, Sil 5, vgl. Lit.[11,12], aber auch Trennsäulen mittlerer (OV-17, SE-54) und hoher Polarität (Carbowax 20 M, FFAP, WG 11).

Geräteparameter z. B.: Dünnfilmkapillarsäule aus Glas der Fused silica 25 oder 50 m lang, Innendurchmesser 0,25 mm, Temperaturprogramm: 7 min isotherm 70 °C, dann mit 3 °C/min bis 200 °C.[12]

Reinheit:
- Physikalische Konstanten: d_{15}: 0,867 bis 0,880; α_D: –34 ° bis –67 °; n_D^{20}: 1,473 bis 1,476; Löslichkeit: In 4 bis 10 Vol.-Teilen Ethanol 90 % teilweise mit geringer Trübung löslich. Bei 170 °C sollen 55 % und mehr des Öls überdestillieren.[8,55]
- Chemische Kennzahlen: SZ: bis 2,0; EZ: 19 bis 25, nach Acetylierung: 29 bis 34.[8,55]
- Gaschromatographisch: Bedingt durch unterschiedliche Herkunft der Öle ist die Spanne bei den Kennzahlen relativ groß. Daher lassen sich Verfälschungen nur schlecht erkennen. Besser

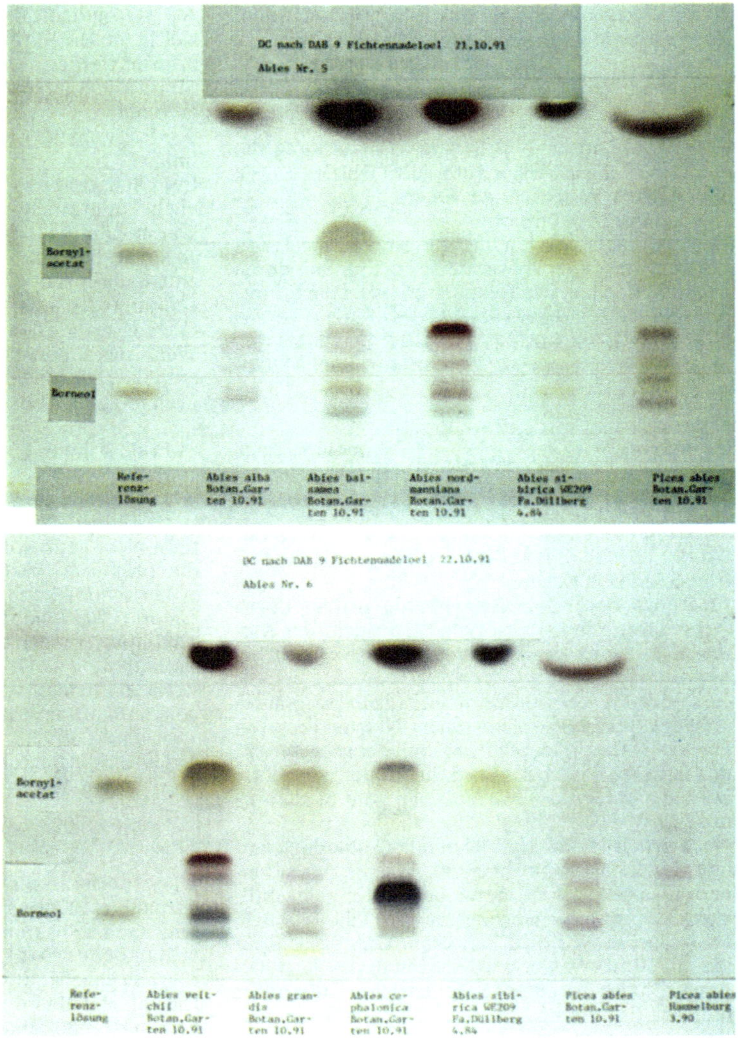

DC nach *DAB9* = *DAB10* oder Lit.[14] Fichtennadelöl

geeignet ist die GC (s. a. Identitätsprüfung). Die GC-Prüfung auf Isomerenverteilung opt. aktiver Terpene wie z.B. α- und β-Pinen, Limonen und Camphen kann wertvolle Hinweise auf evtl. Beimischungen synthetischer Komponenten oder anderer ätherischer Öle liefern.[77,86] Jedoch ist auch die gaschromatographische Prüfung auf Verfälschung und Identität nicht voll befriedigend, weil die Variationsbreite der Tannennadelöle sowie der Fichten- und Kiefernnadelöle sehr groß ist und diese Koniferenöle untereinander ähnlich sind. Vgl. hierzu auch Lit.[10,12,86]

Gehalt: Estergehalt: 5,7 bis 8,9 % (berechnet als Bornylacetat).
Freie Alkohole: 2,6 bis 2,8 % (berechnet als Borneol).
Gesamt-Alkohole: 8,2 bis 9,5 % (berechnet als Borneol).[8,55]

Trotz der heute allgemein üblichen Gehaltsbestimmung der einzelnen Ätherischölbestandteile durch Gaschromatographie und der Beurteilung der Öle aufgrund ihres Musters an Einzelkomponenten vor allem im wissenschaftlichen Bereich, erfolgen die Spezifikationen und Beurteilungen der Handelsware auch heute noch häufig anhand dieser Kennzahlen, die durch Gruppenbestimmungen ermittelt werden.
Gehalte der einzelnen Ätherischölbestandteile, s. Inhaltsstoffe.

Gehaltsbestimmung: *Estergehalt.* Ca. 1,5 g Öl, genau gewogen, werden mit 5 mL Ethanol 95 % und einigen Tropfen Phenolphthaleinlösung (1 % in Ethanol) versetzt, mit 0,1 N Natriumhydroxidlösung neutralisiert und anschließend mit 10,00 mL 0,5 N Natriumhydroxidlösung versetzt. Die Mischung wird 1 h lang auf dem Wasserbad unter

Rückflußkühlung zum Sieden erhitzt und nach dem Abkühlen mit 0,5 N Salzsäure zurücktitriert.[8]

$$\text{Estergehalt in \%} = \frac{A \times M}{20 \times E}$$

A = Anzahl mL 0,5 N Natriumhydroxidlösung, die zur Verseifung der Ester verbraucht wurden.
M = Molekulargewicht des Esters.
E = Einwaage in Gramm.
Diese Berechnung gilt nur für einbasische Ester. Für 2basische oder 3basische ist das Ergebnis durch 2 bzw. 3 zu teilen. Die Bestimmung setzt die Kenntnis des Molekulargewichtes des Esters voraus (196,28 für Bornylacetat). Der Estergehalt läßt sich auch aus der Esterzahl (z. B. bestimmt nach Arzneibuch) berechnen mit:

$$\text{Estergehalt in \%} = \frac{M \times \text{Esterzahl}}{56{,}104 \times 10} \text{ (für einbasische Ester)}$$

56,104 ist die relative Molekülmasse von KOH. Für 2- oder 3basische Ester muß das Ergebnis durch 2 bzw. 3 dividiert werden.
Freie Alkohole. Die Bestimmung erfolgt durch Acetylierung[8] und entspricht im Prinzip der Methode *PhEur* zur Bestimmung der Hydroxylzahl bei Menthol:
10 g oder mL Öl werden mit 10,0 mL Essigsäureanhydrid und 2,0 g wasserfreiem Natriumacetat in einem 100 mL-Acetylierungskölbchen gemischt und nach Aufsetzen des Rückflußkühlers vorsichtig auf einer *trockenen* Wärmequelle zum Sieden erhitzt.
Nach genau 1 h läßt man 15 min lang abkühlen und gibt durch das Kühlrohr 50 mL Wasser zu. Auf einem Dampfbad wird 15 min lang unter gelegentlichem Umschwenken erhitzt, um den Überschuß an Essigsäureanhydrid zu zerstören. Unter Nachspülen mit 10 mL Wasser wird der Inhalt des Acetylierungskolbens in einen Scheidetrichter überführt und kräftig durchgeschüttelt. Nach vollständiger Phasentrennung und Ablassen der Wasserphase wird das verbleibende Öl mehrmals mit je 100 mL gesättigter Kochsalzlösung ausgeschüttelt, bis es gegenüber Lackmuspapier neutral reagiert (normalerweise 3 Waschvorgänge). Das restliche Öl wird mit wasserfreiem Natriumsulfat getrocknet und filtriert (wenn das Öl korrekt gewaschen wurde, werden nicht mehr als 0,2 mL 0,1 N wäßrige Natriumhydroxid-Lösung pro Gramm acetyliertes Öl zur Neutralisation der verbliebenen Säurespuren benötigt). Das auf diese Weise acetylierte Öl wird verseift wie unter "Estergehalt" beschrieben. Um exakte Ergebnisse zu erhalten, ist es notwendig, genau 2,0 g Natriumacetat zu verwenden und genau 1 h unter Rückfluß zum Sieden zu erhitzen! (Ausnahme bildet Citronellöl, welches 2 h erhitzt werden muß.) Wenn das ätherische Öl vernachlässigbare Mengen verseifbare Anteile enthält, kann die Menge freier Alkohole nach folgender Formel berechnet werden:

$$\text{Alkoholgehalt in (\%)} = \frac{A \times M}{20 \times (S - (0{,}021 \times A))}$$

A = Anzahl mL 0,5 N Natriumhydroxidlösung, welche für die Verseifung des acetylierten Öles verbraucht werden.
M = Molekulargewicht des Alkohols (154,25 für Borneol).
S = Einwaage des acetylierten Öles bei der Verseifung.
Bei Ölen, deren Alkohol-Komponenten noch wenig bekannt sind, wird statt des Gehaltes freier Alkohole häufig die Esterzahl nach Acetylierung angegeben. Sie errechnet sich nach: 28,05 · A/S. Sie entspricht ihrem Zahlenwert nach der Anzahl mg Kaliumhydroxid, die zur Verseifung der Ester in 1 g Öl benötigt werden.
Wenn das ätherische Öl relevante Mengen Ester enthält, errechnet sich die Menge freier Alkohole nach folgender Formel:

$$\text{\% Freie Alkohole} = \frac{B \times M}{(56{,}104 \times 10) - (0{,}42 \times B)}$$

wobei B = Esterzahl nach Acetylierung minus Esterzahl ist. Obwohl dieser Ausdruck mathematisch nicht ganz korrekt ist, ist er genau genug für die praktische Arbeit und traditionell von den Ätherischöl-Chemikern verwendet worden.
Gesamt-Alkohole. Freie Alkohole und veresterte Alkohole ergeben in Summe den Gehalt an Gesamtalkoholen. Der Gehalt läßt sich berechnen, wenn die beiden vorhergehenden Gehalte (Estergehalt und freie Alkohole) bestimmt werden:[8]

$$\text{\% Gesamt-Alkohole} = \left(\frac{A \times M}{20 \times (S - (0{,}021 \times A))}\right) \times \left(1 - \frac{42{,}04 \times E}{100 \times (M + 42{,}04)}\right)$$

Diese Formel unterstellt, daß alle im Original-Öl enthaltenen Ester als Essigsäure-Ester vorliegen.
Die Gehaltsbestimmung einzelner Ätherischölbestandteile erfolgt heute überwiegend gaschromatographisch. Methodik s. u. Identität. Die Auswertung erfolgt über die relativen Peakflächen der einzelnen Komponenten.

Lagerung: Vor Licht und Wärme geschützt in einem dicht verschlossenen, dem Verbrauch angemessenen Gefäß (Autoxidation der ungesättigten Monoterpenkohlenwasserstoffe ist möglich).

Wirkungen: Das ätherische Öl wirkt an den Bronchialschleimhäuten sekretolytisch und schwach antiseptisch, an der äußeren Haut hyperämisierend.[15] Die expektorierende Wirkung bei systemischer Zufuhr ist nicht eindeutig nachgewiesen. Inhalativ gut expektorierend wirken bestimmte Bestandteile des Öles, wie insbesondere Camphen, Limonen und α-Pinen; unwirksam sind *p*-Cymen, Terpineol und Phellandren.[16] Die Substanzen wurden in einer Konzentration von 1 % (in Alkohol oder Mineralöl gelöst) dem kochenden Wasser im Tank eines Inhalators zugesetzt und von Versuchstieren (Ratten, Kaninchen) inhaliert. Die Volumenzunahme der Atemwegsflüssigkeit wurde gemessen. Bei Dosierungen unterhalb der Geruchsschwelle war die Wirkung am größten. Bei höheren Konzentrationen in der Atemluft ging die Wirkung zurück (bei deutlich wahrnehmbarem Geruch), bis bei hohen Konzentrationen schließlich kein Effekt mehr meßbar war (stark riechende Luft).[16] Bezüglich der schleimlösenden Wirkung werden zwei Wirkungsmechanismen diskutiert:[78]

- Resorption und direkte Wirkung auf die Sekretionsdrüsen bei der Ausscheidung über die Lunge,[80]
- Reflektorische Stimulation der Bronchialsekretion über den Magen.[80]

Arzneiformen, die ätherisches Öl enthalten und zum Lutschen bestimmt sind, wirken über die reflektorische Auslösung der Speicheldrüsensekretion und des Schluckreflexes; damit wird der Hustenstoß unterdrückt.[78]

Resorption: Die Resorption kann über die Lunge,[84] den Magen-Darm-Trakt[80] und die Haut erfolgen. Bei cutaner Zufuhr sind Resorptionsquote und Resorptionsgeschwindigkeit substanzabhängig sehr unterschiedlich.[80–83] Die Prüfung erfolgte beispielsweise dadurch, daß das Auftreten des auf die Haut von Versuchstieren applizierten ätherischen Öles in der Atemluft durch verschiedene chemische Reaktionen verfolgt wurde (z. B. Vanillin-Salzsäure-Reaktion). Die Resorption von Terpenen aus Bädern ist sehr gut, wie an Fichtennadelölbädern gezeigt werden konnte:[76] Bei einer Konzentration von 7 g äth. Öl/100 L Badewasser und 20 min Badedauer betrug die vom Menschen resorbierte Terpenmenge zwischen 36 mg bei α-Pinen und 6 mg bei Borneol.

Elimination: Die Elimination erfolgt über die Niere und die Lunge. Im Tierversuch sind die Öle spätestens 2 h nach cutaner Applikation in der Ausatemluft nachweisbar.[80] Sauerstoffhaltige Ätherischöl-Komponenten (Menthol, Borneol) werden überwiegend als Glucuronide ausgeschieden, während sauerstofffreie Substanzen wie z. B. die Terpene Pinen, Camphen, Phellandren und Ketone wie Campher und Fenchon zunächst der Einführung einer OH-Funktion bedürfen, bevor auch sie glucuronidiert werden können. Daher wird ein Großteil dieser Terpene bereits über die Lungen ausgeschieden.[80]

Anwendungsgebiete: Innerlich und äußerlich bei katarrhalischen Erkrankungen der Atemwege.
Äußerlich bei Rheumatismus, neuralgischem Schmerz, Verspannungszuständen.[15]

Dosierung und Art der Anwendung: *Droge.* Innerlich: Z. B. 3mal täglich 4 Tropfen in etwas Wasser oder auf einem Stück Zucker.
Inhalation: Mehrmals täglich einige Tropfen in heißes Wasser geben und die Dämpfe einatmen.
Äußerlich: Mehrmals täglich einige Tropfen an den betroffenen Bezirken einreiben.[15,18]
Zubereitung. Inhalation: Erkältungsbalsam: 5 bis 10 cm langen Salbenstrang mit ca. 1 L Wasser überbrühen und aufsteigende Dämpfe einatmen.
Äußerlich:

- Flüssige oder halbfeste Zubereitung (10- bis 50 %ig in Salben, Gelen, Linimenten, Ölen, Emulsionen) mehrmals täglich einreiben, bei Erkältung Hals, Rücken und Brust, bei Rheumatismus, Arthritis, Neuralgien die betroffenen Bezirke.[15,18]
- Als Badezusatz.
- Als Fichtennadel-Franzbranntwein auf die betroffenen Körperstellen einreiben, als Waschung, Anwendung bei Massagen; Einreibung auf Stirn, Schläfen und Nacken.[79]

Innerlich:

- Bonbons: Mehrmals täglich 1 bis 2 lutschen.
- Als Rhinologika zur Anwendung in der Nase; dabei ist zu beachten, daß ätherische Öle lähmend auf die Zilientätigkeit wirken können.[78]

Volkstümliche Anwendung und andere Anwendungsgebiete: In Oberitalien bei rheumatischen Erkrankungen, Arthritis und Neuralgien, ähnlich dem Straßburger Terpentin.[19] Des weiteren bei Bindegewebsentzündung, Verstauchungen, Muskelkater, Zerrungen. Franzbranntwein bei Quetschungen, Blutergüssen, bei Entzündungen, zum Schutz gegen Decubitus, zur Erfrischung.[78]
Diese Anwendungsgebiete sind bisher nicht belegt.

Unerwünschte Wirkungen: Autoxidationsprodukte des Δ^3-Carens können zu Ekzembildungen führen; an Haut und Schleimhäuten können verstärkte Reizerscheinungen auftreten; Bronchospasmen können verstärkt werden.[15]

Gegenanzeigen/Anwendungsbeschr.: Asthma bronchiale und andere obstruktive Bronchialerkrankungen. Keuchhusten.[15]

Rezepturen: In alkoholischer Lösung als "Fichtennadel-Franzbranntwein" mit anderen ätherischen Ölen gemischt, z. B. Standard-Zulassung: Franzbranntwein mit ätherischem Öl.[79]

Sonst. Verwendung: *Kosmetik.* Als Badeessenzen, Deodorants, Riechstoffe für Seifen (gilt als typischer Wald-Duft). Der Geruchsträger ist Bornylacetat, noch feiner im Geruch ist die synthetische Abwandlung Bornylisobutyrat. *Haushalt.* Raumsprays zur Geruchsverbesserung.

Gesetzl. Best.: *Standardzulassung.* Fichtennadel-Franzbranntwein.[79] *Offizielle Monographien.* Aufbereitungsmonographie der Kommission E am BGA "Piceae aetheroleum (Fichtennadelöl)".[15]

Ätherisches Öl der Edeltannensamen

Definition der Droge: Das aus den Samen durch Wasserdampfdestillation gewonnene ätherische Öl.

Stammpflanzen: *Abies alba* MILL.

Gewinnung: Durch Wasserdampfdestillation der zerquetschten Samen mit einer Ausbeute von ca. 12 bis 13 %; bei ganzen Samen beträgt die Ausbeute nur 2,3 %. Im Samen befindet sich das ätherische Öl zwischen Schale und Kern.[55] In Testa (6,7 bis 11 %), Endosperm (1,9 bis 3,2 %) und Embryo (0,8 bis 2,3 %).[52]

Inhaltsstoffe: 90 bis 95 % Monoterpenkohlenwasserstoffe, darunter Limonen in größeren Mengen, α-Pinen, β-Pinen, Δ^3-Caren; 5 bis 10 % Sesquiterpene und oxidierte Monoterpene, z. B. Terpineol, Borneol.[23,55] Weitere Inhaltsstoffe sind Copaborneol und Cadinol.[52] Die Monoterpenkohlenwasserstoff-Gehalte im Harz der Samen sind abhängig von der Lage der Harzbehälter auf der Oberfläche der Samen.[59]

Identität: S. Abietis albae aetheroleum.

Reinheit: Konstanten: d_{15}: 0,8629 bis 0,8668; α_D: –68 °14' bis 76 °38'; n_D^{20}: 1,47636 bis 1,47812; SZ: 0,5 bis 1,8; EZ: 0,9 bis 3,7, entsprechend 0,3 bis 1,3 % Bornylacetat; Löslichkeit: Löslich in 7 und mehr Vol.-Teilen Ethanol 90 %. GC-Prüfung auf die Isomerenverteilung der Terpene wie z. B. α-Pinen, Limonen auf Beimischung synth. Terpene.[77,86]

Gehaltsbestimmung: S. Abietis albae aetheroleum.

Lagerung: S. Abietis albae aetheroleum.

Wirkungen: Wesentlicher Bestandteil von Abies-alba-Zapfenöl; s. dort.

Anwendungsgebiete: S. Abies-alba-Zapfenöl.

Dosierung und Art der Anwendung: S. Abies-alba-Zapfenöl.

Sonst. Verwendung: S. Abies-alba-Zapfenöl.

Terebinthina alsatica (Straßburger Terpentin)

Synonyme: Terebinthina argentoratensis.

Sonstige Bezeichnungen: Dt.: Kontinentales Terpentin; engl.: Strasbourg turpentine; frz.: Térébenthine d'Alsace, Térébenthine de Strasbourg, Térébenthine de Vosges; it.: Trementino de abeto, Trementino de Alsacia.

Definition der Droge: Der in kleinen Harzblasen am unverletzten Baum enthaltene Balsam. Die Droge zählt zu den feinen Terpentinen.

Stammpflanzen: *Abies alba* MILL.

Herkunft: Hauptlieferländer sind Frankreich, besonders das Elsaß (Vogesen), Österreich und Südtirol.[9]

Gewinnung: Das durch Anbohren, Anstechen oder Öffnen der Harzbehälter austropfende Terpentin wird in kleinen Blechkannen aufgefangen. Die Ausbeute ist sehr gering.[55]

Ganzdroge: *Geruch.* Erinnert an Melisse und Zitrone, weniger an Terpentinöl.
Geschmack. Balsamisch, etwas scharf, bitterer Nachgeschmack.
Eigenschaften. Das Terpentin ist hell, klar und durchsichtig, von sirupartiger Konsistenz und setzt kleine Kristalle ab.
Löslich in: Ether, Chloroform, Eisessig, Essigether, Amylalkohol, Benzol, Toluol, Schwefelkohlenstoff, Tetrachlorkohlenstoff; teilweise löslich in: Methanol, Ethanol, Aceton, Petrolether; pH-Wert: Schwach sauer.
Das ätherische Öl aus Straßburger Terpentin hat einen besonders feinen Geruch.[9,55]

Verfälschungen/Verwechslungen: →Pinus (Terpentin).

Inhaltsstoffe: Das Terpentin enthält 24 bis 26 % leichtflüchtiges und 4 bis 6 % schwerflüchtiges ätherisches Öl, 12 bis 16 % Resen, 0,05 bis 0,08 % Bernsteinsäure, 1 bis 2 % Bitterstoffe.[9] Nach neueren Arbeiten enthält das Harz zu 39 % Harzsäuren, dabei hauptsächlich Abietinsäure.[73] 50,6 % der Harzbestandteile sind neutrale Diterpenoide, davon 0,5 % Kohlenwasserstoffe und 38 % oxidierte Komponenten, darunter z. B. Dehydroabietinol, Abietinol (s. a. Inhaltsstoffgruppen der Gattung Abies), Palustrol, Levopimarinol und *cis*-Abienol.[74] Im ätherischen Öl sind 19 Mono- und 24 Sesquiterpene enthalten,[58] darunter: D-α-Pinen 39 %, β-Pinen 3 %, Δ^3-Caren 4,5 %, Limonen 53 %, Camphen, Myrcen, β-Phellandren in Spuren (s. a. "Edeltannennadelöl"), ein Sesquiterpenalkohol, *n*-Pentadecadienal, Pinolhydrat.[9] Folgende neue Sesquiterpene wurden identifiziert: 10*S*,11*S*-Himachala-2,4-dien, 10*S*,11*S*-Himachala-3(12),4-dien, 4*S*,5*S*,10*S*-Selin-6-en-4-ol, Humula-4,9-dien-8-ol.[58]

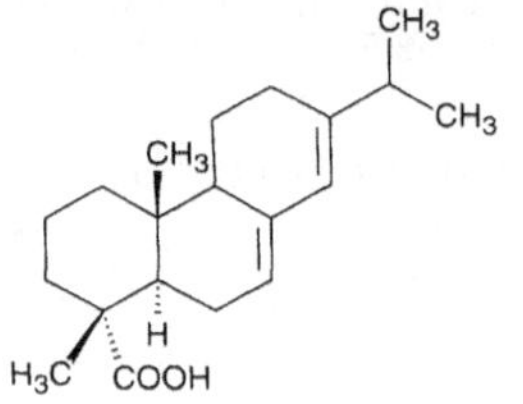

Abietinsäure

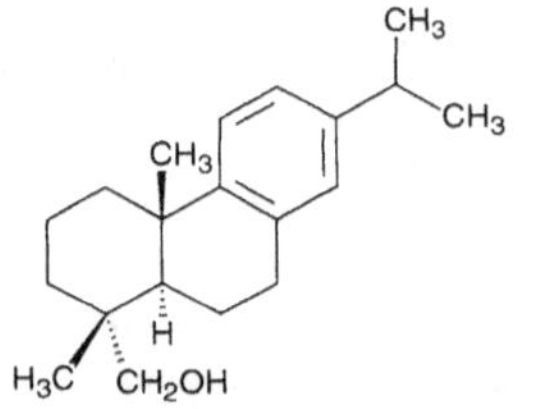

Dehydroabietinol

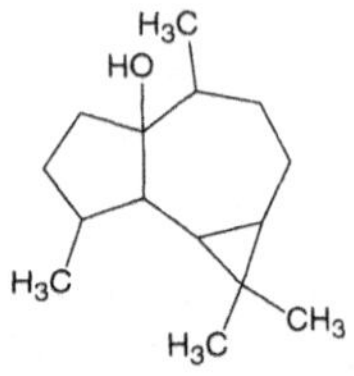

Palustrol

Identität:
- Organoleptisch: Geruch, Geschmack, Aussehen (s. Ganzdroge).
- Gaschromatographisch nach Wasserdampfdestillation des ätherischen Öls: Identifizierung der oben genannten Inhaltsstoffe.
  Vgl. Identitätsprüfung Abietis albae aetheroleum.

Reinheit: Das ätherische Öl aus dem Terpentin hat folgende Kennzahlen: d_{15}: 0,8650 bis 0,8695; α_D: –7 °15' bis 12 °38'. Es kommen auch rechtsdrehende Terpentinöle vor. n_D^{20}: 1,46925 bis 1,47211; SZ: 0; EZ: 3,7 bis 11,2; Löslichkeit: in 6 und mehr Vol.-Teilen Ethanol 90 %; Siedeverhalten im Ladenburg-Kolben bei 749 mm Druck: 160 bis 164 °C: 56 %, 164 bis 170 °C: 20 %, 170 bis 180 °C: 9 %, > 180 °C: 15 %.[55]

Gehalt: Das Terpentin enthält 24 bis 28 % ätherisches Öl,[55] Zusammensetzung s. Inhaltsstoffe.

Gehaltsbestimmung: Volumetrische Bestimmung des Gesamtgehaltes an ätherischem Öl durch Wasserdampfdestillation.

Lagerung: Vor Licht geschützt, in dicht verschlossenen Behältnissen, da das Terpentin oxidationsempfindliche Substanzen (z. B. Δ^3-Caren) enthält und verharzt.

Wirkungen: Aufgrund der ähnlichen Zusammensetzung wie Pinus-Terpentin sind ähnliche pharmakologische Eigenschaften zu erwarten.
Das Terpentin wirkt, äußerlich angewendet, hautreizend und durchblutungsfördernd.[20]

Anwendungsgebiete: Äußerlich und innerlich bei chronischen Erkrankungen der Bronchien mit starker Sekretion; äußerlich bei rheumatischen und neuralgischen Beschwerden.[20]

Dosierung und Art der Anwendung: *Droge.* Zur Inhalation werden einige Tropfen in heißes Wasser gegeben und die Dämpfe eingeatmet.
Zur äußeren Anwendung einige Tropfen an den betroffenen Bezirken einreiben.[20]
Zubereitung. Pflaster zum Aufbringen auf die zu behandelnden Hautbezirke; 10- bis 50 %ige flüssige und halbfeste Zubereitungen wie Salben, Gele, Emulsionen, Öle zum Einreiben der betroffenen Bezirke; als Inhalat.[20]

Volkstümliche Anwendung und andere Anwendungsgebiete: Früher sagte man dem Harz eine koagulierende Wirkung nach (Paracelsus). Es wurde gegen Schwindsucht, veralteten Husten, Blutspeien, als Purgens und als Magenmittel verwendet.[21] Heute nur noch äußerlich, zur Behandlung von Blutergüssen und Verstauchungen. Im Nordosten Italiens wird Straßburger Terpentin äußerlich gegen Arthritis, Lumbago und Rheumatismus direkt oder in Mischung mit Wachs, Olivenöl und tierischem Fett angewendet, teilweise auch in Mischung mit anderen Drogen als Einreibung.[19] Diese Anwendungsgebiete sind bisher nicht belegt.

Unerwünschte Wirkungen: Es treten mitunter Hautunverträglichkeiten und Ekzeme auf.

Gegenanzeigen/Anwendungsbeschr.: Überempfindlichkeit gegenüber terpenoiden ätherischen Ölen. Bei Inhalationen: Akute Entzündungen der Atmungsorgane.[20]

Toxikologische Eigenschaften: Bei äußerer, häufiger und besonders großflächiger Anwendung können Vergiftungserscheinungen auftreten, z. B. Nieren- und ZNS-Schäden.[20]

Sonst. Verwendung: *Industrie/Technik.* Zur Herstellung von Lacken und künstlichen Farben.

Gesetzl. Best.: *Offizielle Monographien.* Aufbereitungsmonographie der Kommission E am BGA "Gereinigtes Terpentinöl".[20]

Abies balsamea Mill.

Synonyme: *Abies aromatica* Rafinesque, *Abies balsamifera* Michx., *Abies minor* Duhamel, *Picea balsamea* Loud., *Pinus balsamea* L.

Sonstige Bezeichnungen: Dt.: Balsamtanne, Hemlockstanne, Schierlingstanne; engl.: American silver fir, Balm of gilead, Balsam, Balsam fir, Blister fir, Fir pine, Fir tree, Hemlock Spruce fir, Silver pine, Single pine; frz.: Perusse, Sapin du Canada.

Systematik: *Abies balsamea* var. *hudsonia* (Bosc ex Jacques) Fernald et Weatherby = *A. hudsonia* Jacques = *A. balsamea* var. *hudsonica* Kent, Zwergform. *Abies balsamea* c. v. *macrocarpa* = *Abies balsamea* var. *macrocarpa* Kent, Blätter und Zapfen länger. *Abies balsamea* c. v. *nana* = *Picea balsamea* var. *nana* Nelson, Zwergform mit kugeligem Wuchs, Nadeln kürzer und sehr schmal. *Abies balsamea* f. *phanerolepis* (Fernald) Rehder = *Abies balsamea* var. *phanerolepis* Fernald = *Abies intermedia* Fulling non Saporta, kleinere Zapfen. *Abies balsamea* c. v. *Variegata* = *Picea balsamea* var. *variegata* Knight, Nadeln weiß panaschiert.

Botanische Beschreibung: Ein 10 bis 20 m hoher Baum. Die Rinde von jungen Bäumen ist weich, aschfarben und mit Harzblasen bedeckt, später wird sie matt rötlich-braun und zerbricht in Schuppen. Junge Triebe glatt, grau behaart. Nadeln 1,5 bis 3 cm lang, 1,3 bis 1,6 mm breit, relativ weich, an jungen Zweigen auf der Oberseite eine V-förmige Rinne bildend oder gescheitelt, stumpfspitzig, niemals stechend. Am Grunde wenig schildförmig verbreitert; unterseits mit 2 weißen schmalen Spaltöffnungsbändern mit je 4 bis 8 Spaltöffnungslinien, auch oberseits an der Spitze fast immer einige Spaltöffnungen; zerrieben stark aromatisch duftend; die Harzkanäle liegen in der Blattmitte. Knospen klein, rundlich und stark harzig, wie glasiert. Die Umrisse der Schuppen lassen sich nicht erkennen. Zapfen 6 bis 9 cm lang, 2 bis 4 cm dick, mit eingeschlossenen oder leicht vorragenden Deckschuppen. Holz hell, weich, astreich. Aufgrund der schlechten Qualität keine wirtschaftliche Nutzung.[1,2]

Verwechslungen: Häufig mit *Abies fraseri*.

Inhaltsstoffe: Ätherisches Öl ist in Nadeln, Zweigen, Rinde und dem Harz der Harzblasen enthalten (s. Inhaltsstoffe der Drogen).
Das Epicuticular-Wachs der Nadeln (0,7 % bez. Tg). hat folgende Zusammensetzung: 7 % langkettige Methylester der Kettenlänge C_{22} bis C_{34}, vor allem Triacontansäuremethylester und Dotriacontansäuremethylester, 9 % Hexyl- und Octylester, langkettige Säuren im Bereich von C_{24} bis C_{34}, aber auch langkettige Alkohole mit Octansäure oder Decansäure verestert, 14 % Nonacosan-10-ol, 20 % freie Säuren der Kettenlänge C_{16} bis C_{30}, Hauptkomponente ist die Säure der Kettenlänge C_{24} (Lignocerinsäure), 3 % Diterpensäuren, darunter Dehydroabietinsäure und geringe Mengen Abietinsäure und Isopimarsäure, 1 % freie Alkohole der

Kettenlänge C_{18} bis C_{30}, 1 % freie Diole, u. a. Nonacosan-5,10-diol, wenig Nonacosan-4,10-diol u. a.[27] Gerbstoffe sind in den Blättern zu 5%, in der Stamm- und in der Wurzelrinde zu 12% enthalten (bestimmt nach Hautpulvermethode).[87]
Das Holz enthält Sesquiterpene vom Juvabion-Typ: Juvabion, Dehydrojuvabion, Epijuvabion (4*R*,1'*S*), 4'-Dehydroepijuvabion (4*R*,1'*S*), Epijuvabiol (4*R*,1'*S*,3'*S*) und 4*R*,1'*SR*-Diastereomere.[28,29] Diese Stoffe sind Analoga zu den Juvenil-Hormonen von Insekten. Juvabion hemmt das Wachstum verschiedener Pilze.[85] (Strukturformeln s. *Abies alba.*)
In den Nadeln, Zweigen und der Rinde wurden quartäre bzw. oxidierte Amine, Polyphenole (Tannin, Leukocyanin), langkettige Alkohole, Triterpene (*β*-Amyrin und Betulin; teilweise *α*-Amyrin, Lupeol und Allobetulin) und Phytosterole (Campesterol, *β*-Sitosterol in Mengen < 5%) nachgewiesen; in den Zweigen außerdem Flavonoide und in den Nadeln Stigmasterol.[30,31]

Verbreitung: Weit verbreitet in Kanada und im Norden der Vereinigten Staaten. Vor allem in tiefgelegenen, sumpfigen Gebieten, im Gebirge aber auch bis 1500 m. Bei uns als Zierbaum angepflanzt.[2,88]

Drogen: Abietis balsameae aetheroleum, Balsamum canadense.

Abietis balsameae aetheroleum (Balsamtannennadelöl)

Synonyme: Oleum abietis balsameae.

Sonstige Bezeichnungen: Dt.: Abies-balsamea-Nadelöl; engl.: Balsam fir needle oil.

Monographiesammlungen: Piceae aetheroleum (Fichtennadelöl) *DAB 10*.

Definition der Droge: Das aus Nadeln und Zweigspitzen durch Wasserdampfdestillation gewonnene ätherische Öl *DAB 10*.

Stammpflanzen: *Abies balsameae* MILL.

Herkunft: Nordamerika, Kanada; dort weit verbreitet, aber mit geringer wirtschaftlicher Bedeutung.[55]

Gewinnung: Das ätherische Öl wird aus frischen Zweigspitzen mit Nadeln durch Wasserdampfdestillation mit Ausbeuten von 0,6 bis 1,4% gewonnen. Die Ausbeute ist von Januar bis März und im September am größten, von April bis August am geringsten.[55]

Ganzdroge: Der Geruch erinnert an das Öl von Schierling (Hemlock, *Conium maculatum*) und Fichte. Daher auch die Namen: Schierlingstanne, Hemlocktanne für die Stammpflanze.

Inhaltsstoffe: Die Hauptbestandteile sind:
β-Pinen 24 bis 35%, *α*-Pinen 6 bis 11%, Camphen 6 bis 11%, Limonen 3 bis 11%, *β*-Phellandren 4 bis 10%, Bornylacetat 8 bis 23%; außerdem: Santen, Tricyclen, Myrcen, Δ^3-Caren, Terpinolen, *β*-Caryophyllen, Borneol.[12,37,86]
Als für die Art charakteristische Substanzen findet man Fenchon in geringen Mengen, Fenchol und Fenchylacetat in Spuren.
Das Öl der ostkanadischen Balsamtanne unterscheidet sich durch seinen hohen Δ^3-Carengehalt (7 bis 30%) von dem der westkanadischen Tanne, in dem diese Substanz fehlt.[3]
Das Öl der Nadeln differiert von dem der Zweige: Der Santengehalt des ersteren ist höher und es enthält Tricyclen, Myrcen und außer Bornylacetat auch andere oxidierte Terpene.[38]
Genaue qualitative und quantitative Zusammensetzung des Balsamtannenöls s. Lit.[3,12,37,38,55]
Die Terpene variieren in Abhängigkeit von Alter oder Entwicklungsstadium der Blätter, Zweige und Knospen; auch die Destillationsbedingungen haben Einfluß.[8,39,40]

Identität:
- Gaschromatographisch: Methodik: S. Abietis albae aetheroleum.
- Dünnschicht-Chromatographie Fichtennadelöl *DAB 10*. S. Abietis albae aetheroleum.

Reinheit: Physikalische und chemische Konstanten: d_{20}: 0,8800 bis 0,8890; α_D^{20}: −19° bis −29°; n_D^{20}: 1,4727 bis 1,4779; SZ: 0,23 bis 0,85; EZ: 18,2 bis 52,4; VZ: 18,7 bis 47,2; Löslichkeit: Löslich in 4,2 bis 7,2 Vol.-Teilen Ethanol 90%.[8,55] GC-Prüfung auf isomerenreine Terpene wie z. B. *β*-Pinen, Limonen, auf Beimischung synth. Terpene.[77,86]

Gehaltsbestimmung: Gaschromatographisch, Methodik s. Abietis albae aetheroleum. Auswertung über Peakflächenprozente.

Lagerung: Vor Licht geschützt, in einem dicht verschlossenen Gefäß.

Wirkungen: S. Abietis albae aetheroleum.
Die antibakterielle *In-vitro*-Wirksamkeit der Inhaltsstoffe nimmt in folgender Reihenfolge ab: Phellandren, Fenchon, Limonen, *β*-Pinen, *α*-Pinen (getestet an verschiedenen, teilweise pathogenen Bakterienstämmen: *Bacillus cereus, Bacillus subtilis, Escherichia coli, Proteus vulgaris, Pseudomonas aeruginosa, Sarcina lutea, Serratia marcescens, Streptococcus faecalis, Staphylococcus aureus*).[41]
Die Substanzen wurden im Konzentrationsbereich von 1:500 bis 1:8000 im Nährmedium verdünnt eingesetzt. Das Nährmedium enthielt 10.000 Testkeime pro mL.

Anwendungsgebiete: S. Abietis albae aetheroleum.

Dosierung und Art der Anwendung: S. Abietis albae aetheroleum.

Unerwünschte Wirkungen: S. Abietis albae aetheroleum.

Gegenanzeigen/Anwendungsbeschr.: S. Abietis albae aetheroleum.

Sonst. Verwendung: Als Duftstoffe in Haushalt und Industrie.

	A. balsamea westlich			A. balsamea östlich			A. fraseri		
	von	bis	Mittelw.	von	bis	Mittelw.	von	bis	Mittelw.
a-Pinen	7,0	11,0	**9,1**	10,2	56,3	**30,2**	45,5	77,5	**64,8**
β-Pinen	28,0	46,0	**39,8**	18,2	54,1	**32,7**	22,1	14,0	**28,5**
3-Caren	0,0	0,0	**0,0**	0,0	20,6	**3,2**	1,5	35,0	**8,8**
Myrcen	1,0	3,5	**2,5**	0,2	1,4	**1,0**	0,0	0,5	**0,1**
Limonen	34,5	58,0	**44,4**	0,4	39,0	**13,8**	0,1	7,5	**1,6**
β-Phellandren	3,5	5,5	**4,4**	1,4	34,5	**18,8**	1,5	4,0	**21**
Camphen	0,0	0,0	**0,0**	0,0	0,3	**0,1**	0,0	1,0	**0,2**
Terpinolen	0,0	0,0	**0,0**	0,0	0,8	**0,1**	0,0	0,0	**0,0**
Sabinen, α-Phellandren, α-Thujen waren in keiner der Proben vorhanden.									

Monoterpene im ätherischen Öl des Balsams einzelner Bäume

Gesetzl. Best.: *Offizielle Monographien.* Aufbereitungsmonographie der Kommission E am BGA "Piceae aetheroleum (Fichtennadelöl)".[15]

Balsamum canadense (Kanadabalsam)

Synonyme: Terebinthina canadensis.

Sonstige Bezeichnungen: Dt.: Kanadisches Terpentin; engl.: Balsam of fir, Balsam of gilead, Canada turpentine; frz.: Baume du Canada, Térébenthine du Canada; it.: Balsamo del Canada.

Monographiesammlungen: Balsamum canadense *EB6*; Canada Balsam *BPC34*.

Definition der Droge: Der durch Aufstechen der Harzanschwellungen der Rinde gewonnene Balsam *EB6*.

Stammpflanzen: *Abies balsamea* MILL.; *Abies fraseri* POIRET; *Tsuga canadensis* (L.) CARR. (= *Abies canadensis* MICHX.).

Herkunft: Kanada und USA, vor allem aus der Provinz Quebec.[55]

Gewinnung: Zwischen Mitte Juli und Mitte August werden die in der Rinde der Stämme und den dickeren Ästen vorkommenden, schon außen sichtbaren Harzbeulen mit der scharfen, schnabelförmigen Mündung eines eigenartig geformten, kleinen, eisernen Kännchens angestochen. Der ausfließende Balsam wird in dem Kännchen aufgefangen. Es wird täglich entleert und erneut in die Harzanschwellungen gesteckt. Nach jeder Saison sollte der Baum 1 bis 2 Jahre ruhen, sonst wird die Ausbeute sehr gering.
Durch Wasserdampfdestillation des Kanadabalsams wird das Kanadabalsamöl gewonnen.[55]

Ganzdroge: Blaßgelbe oder grünlichgelbe, schwach fluoreszierende, vollständig klare und durchsichtige, stark klebende Flüssigkeit, die angenehm balsamisch, nicht terpentinartig riecht, würzig, etwas bitter schmeckt und die Konsistenz dünnen Honigs besitzt. An der Luft verdickt sich Kanadabalsam allmählich, erstarrt schließlich, bleibt aber stets klar.
Vollständig löslich in Chloroform, Benzol, Toluol, Xylol, Schwefelkohlenstoff, fast völlig in Ether und Terpentinöl, nur unvollständig in absolutem Alkohol und Ethanol 90 % *EB6*. Das ätherische Öl ist eine meist farblose Flüssigkeit, Geruch nach Edeltannenzapfenöl.[8]

Verfälschungen/Verwechslungen: Es kommen Verschnitte mit Kolophonium vor.[9]

Inhaltsstoffe: Der Balsam enthält 16 bis 27 % ätherisches Öl, das hauptsächlich aus Monoterpenkohlenwasserstoffen (*α*-Pinen, *β*-Pinen, Limonen, *β*-Phellandren) besteht. Daneben kommen auch geringe Mengen Sesquiterpenkohlenwasserstoffe (z. B. Bisabolen, Longifolen) und oxidierte Monoterpene (z. B. Linalool, Citronellylacetat, *α*-Terpineol, Thymolmethylether, Bornylacetat) vor.[32,33] Es gibt offensichtlich 2 Typen: I: Westlicher Typ von Candle Lake, Saskatchewan; II: Östlicher Typ von St. John, Newfoundland. Beide unterscheiden sich in der quantitativen Zusammensetzung der Monoterpene deutlich.[32]
70 bis 80 % des Balsams besteht aus Harz mit etwa 50 % Harzsäuren; davon 50 % *α*- und *β*-Canadinolsäure, 20 % Canadoresen, 13 % Abietinsäure, 8 % Neoabietinsäure, Palustrinsäure, Dextropimarsäure, Canadinsäure, u. a. Nach Lit.[22] soll das Harz aus Resen, 2 amorphen Säuren (*α*- und *β*-Canadolinsäuren) und kristalliner Canadolsäure (isomer zu Abietinsäure) bestehen. Es wurde der Diterpenalkohol Abienol isoliert.[34]
Weitere Bestandteile sind: Bitterstoffe, Bernsteinsäure, Essigsäure, Ameisensäure.[9]

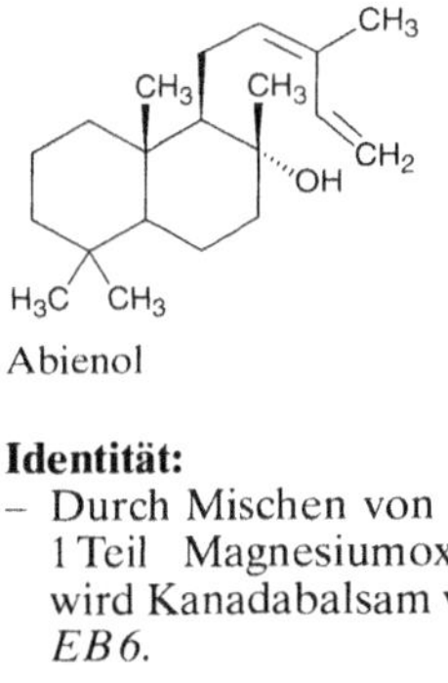

Abienol

Identität:
- Durch Mischen von 6 Teilen Kanadabalsam mit 1 Teil Magnesiumoxid (gebrannte Magnesia) wird Kanadabalsam verdickt und schließlich fest *EB6*.

- Organoleptisch: Geruch, Geschmack, Aussehen (s. Ganzdroge).
- Gaschromatographisch nach Destillation des ätherischen Öls. Methode: S. Abietis albae aetheroleum.
- Dünnschichtchromatographie der Harzsäuren.[35]

Reinheit:
- Kolophonium: Erkennbar durch unvollständige Klarheit des Balsams.
- Physikalische und chemische Konstanten des Balsams: Dichte etwa 0,994 *EB6*; SZ: 82 bis 97; VZ: 89 bis 100. Das Oleoresin ist rechtsdrehend.[9]
- Physikalische und chemische Konstanten des ätherischen Öls: d_{22}: 0,885 bis 0,865; α_D: −26° bis −36°; n_D^{20}: 1,4730 bis 1,47809; SZ: 0 bis 1,23; EZ: 2,24 bis 3,7; EZ nach Acetylierung: 15,1; Löslichkeit: Löslich in 6 und mehr Vol.-Teilen Ethanol 90 %.[8,55]

Gehaltsbestimmung:
- Volumetrische Bestimmung des Gesamtgehaltes an ätherischem Öl durch Wasserdampfdestillation.
- Einzelne Komponenten des ätherischen Öles gaschromatographisch nach Destillation. Methode: S. Abietis albae aetheroleum.

Lagerung: Vor Licht geschützt, in einem dicht verschlossenen Behältnis.

Dosierung und Art der Anwendung: Wie Terpentin, s. Terebinthina alsatica (Straßburger Terpentin).

Volkstümliche Anwendung und andere Anwendungsgebiete: Früher in Pillen bei Bronchial- und Urethralerkrankungen.[9] In Kanada innerlich gegen Husten und bei Verletzungen.[8]
Kanadische Indianerstämme behandeln mit dem Balsam Blutergüsse, Verbrennungen, Erkältungen, Knochenbrüche und Wunden.
Ebenso verwenden sie die Rinde der Stammpflanzen für Wundverbände und bei Gonorrhoe, die Knospen bei Verstopfung, die Zapfen bei Koliken und alle drei Organe gegen Durchfall.[36]
Diese Anwendungsgebiete sind bisher nicht belegt.

Unerwünschte Wirkungen: S. Terebinthina alsatica.

Gegenanzeigen/Anwendungsbeschr.: S. Terebinthina alsatica.

Sonst. Verwendung: *Kosmetik.* Als Fixativ in Parfüms und in Düften, die einen frischen, kiefernartigen Geruch haben. *Industrie/Technik.* Kitt für optische Apparate, zum Kitten von Linsen. Zum Einschließen mikroskopischer Präparate, meist mit Chloroform oder Xylol verdünnt. Nach dem Festwerden wirkt der Balsam wie transparenter Hartlack.

Abies cephalonica LOUDON

Synonyme: *Abies luscombeana* LOUD., *Abies panachaica* HELDREICH, *Abies peloponnesiaca* HAAGE, *Abies reginae amaliae* HELDREICH, *Picea cephalonica* LOUD., *Pinus abies* var. *cephalonica* PARLATORE, *Pinus cephalonica* ENDL.

Sonstige Bezeichnungen: Dt.: Griechische Tanne; engl.: Grecian fir.

Systematik: *A. cephalonica* var. *apollinis* (LINK) BEISSNER = *Abies apollinis* LINK; Zweige gelblich, Nadeln oberseits dichter stehend, unterseits nur einzelne abwärts oder vorwärts gerichtet. Nahe verwandt sind weiter:
Abies borisii-regis MATTFELD = *Abies alba* var. *acutifolia* TURRILL, den Merkmalen nach zwischen *Abies cephalonica* und *Abies alba* stehend, evtl. ein Hybrid der beiden Arten. *Abies x bornmuelleriana* MATTFELD, Hybrid von *Abies cephalonica* x *Abies nordmanniana.*[1,2]

Botanische Beschreibung: Ein bis 30 m und mehr hoher Baum. Rinde graubraun, in rechteckige Platten zersprungen, Zweige glatt, nicht gefurcht und kahl.
Nadeln meist allseitig vom Zweig abstehend, 1,4 bis 3 cm lang, 2 mm breit, scharf einspitzig und stechend, Oberseits glänzend grün, gerillt, mit wenigen Spaltöffnungen an der Spitze; Unterseite mit 2 weißen Spaltöffnungsbändern; Knospen harzig; Zapfen 15 bis 20 cm lang, 3 bis 6 cm dick, mit hervorragenden, zurückgeschlagenen Deckschuppen.[1,2]

Inhaltsstoffe: Ätherisches Öl ist in den Nadeln (0,4 % s. Inhaltsstoffe der Droge), Zweigen (α-Pinen, Camphen, Borneol, Isoborneol),[42] der Rinde (α-Pinen, β-Pinen, Limonen),[43] den Zapfen (> 16 % Ausbeute bei zerquetschten Früchten) und dem Balsam (ca. 17 %)[44] enthalten.
Das Öl des Balsams ähnelt den Pinus-Terpentinölen und enthält α-Pinen, β-Pinen, Limonen, Phellandren und Δ^3-Caren.

Verbreitung: Im Gebirge Griechenlands und auf den ionischen Inseln zu finden, bis in eine Höhe von 2100 m, vor allem auf dem Peloponnes, den Inseln Kefallinia (daher der Art-Name), Euböa und Thasos. Bei uns als Zierbaum.[45,88]

Drogen: Abietis cephalonicae aetheroleum.

Abietis cephalonicae aetheroleum

Synonyme: Oleum abietis cephalonicae.

Sonstige Bezeichnungen: Abies-cephalonica-Nadelöl, Nadelöl der griechischen Tanne.

Monographiesammlungen: Piceae aetheroleum (Fichtennadelöl) *DAB 10.*

Definition der Droge: Das aus den Nadeln und Zweigspitzen durch Wasserdampfdestillation gewonnene ätherische Öl *DAB 10.*

Stammpflanzen: *Abies cephalonica* LOUD.

Herkunft: Griechenland, ionische Inseln.

Inhaltsstoffe: Das ätherische Öl der Nadeln besteht zu 85% aus Monoterpenkohlenwasserstoffen. Die Hauptkomponenten sind: β-Pinen ca. 35%, α-Pinen ca. 20%, Camphen ca. 9%, Limonen ca. 12%. Daneben kommen auch oxidierte Monoterpene (z. B. α-Terpineol (ca. 6%), Bornylacetat (ca. 6%)) und Sesquiterpene (z. B. β-Caryophyllen, α-Humulen) vor.
Weitere Bestandteile sind: Santen (1,4%), Bornylen (< 0,1%), Tricyclen (0,3%), Myrcen (1,4%), α-Phellandren (0,3%), α-Terpinen (0,1%), γ-Cymen (< 0,1%), β-Phellandren (4,4%), γ-Terpinen (0,1%), Terpinolen (0,8%), Linalool (0,4%), α-Fenchon (0,3%) Camphelenaldehyd (0,3%), Campher (< 0,1%), Camphenhydrat (0,3%), Borneol (0,2%), Terpinen-4-ol (0,2%), Piperiton (0,2%), α-Terpinylacetat (0,7%).[45]
Weil der Santengehalt im Pentan/Diethylether-Extrakt kleiner ist als im destillierten Öl, entsteht Santen vermutlich zusätzlich als Artefakt bei der Destillation.[45]

Identität:
- Gaschromatographie: Methode s. Abietis albae aetheroleum.
- Dünnschicht-Chromatographie Fichtennadelöl *DAB 10*. Methode s. Abies albae aetheroleum.

Reinheit: Physikalische und chemische Konstanten: d_{20}: 0,8995; α_D: −20°; n_D^{20}: 1,4774; SZ: 3,29; EZ: 48,14; EZ: nach Acetylierung: 73,3.[89]

Gehaltsbestimmung: Gaschromatographisch; Methodik s. Abietis albae aetheroleum. Auswertung über Peakflächenprozente.

Lagerung: Vor Licht geschützt, in einem dicht verschlossenen Gefäß.

Wirkungen: S. Abietis albae aetheroleum.

Anwendungsgebiete: S. Abietis albae aetheroleum.

Dosierung und Art der Anwendung: S. Abietis albae aetheroleum.

Volkstümliche Anwendung und andere Anwendungsgebiete: Abkochung der Blätter als Blutreinigungsmittel; das Harz der Rinde und der Zapfen in abführenden Pillen; in Salben bei Hautverletzungen, bei Magenbeschwerden und Erkrankungen des Respirationstrakts; bei Verstauchungen und Blutergüssen (auch tiermedizinisch).[46] Diese Anwendungsgebiete sind bisher nicht belegt.

Unerwünschte Wirkungen: S. Abietis albae aetheroleum.

Gegenanzeigen/Anwendungsbeschr.: S. Abietis albae aetheroleum.

Gesetzl. Best.: *Offizielle Monographien.* Aufbereitungsmonographie der Kommission E am BGA "Piceae aetheroleum (Fichtennadelöl)".[15]

Abies fraseri (PURSH) POIR.

Synonyme: *Abies humilis* LA PILLAYE, *Picea fraseri* LOUD., *Pinus fraseri* PURSH.

Sonstige Bezeichnungen: Dt.: Frasers Tanne; engl.: Balsam fir, Double fir balsam, Double spruce, Healing balsam, Mountain balsam, She balsam fir, Silver fir, Southern balsam fir.

Systematik: *Abies fraseri* cv. *Prostrata* = *Abies fraseri* f. *prostrata* REHDER, Buschform.

Botanische Beschreibung: Ein 10 bis 20 m hoher Baum mit starren Ästen. Rinde weich, dünn, mit Harzblasen, später schuppig werdend. Zweige nicht gefurcht, glatt, Jungtriebe dicht mit rötlichen kurzen Haaren besetzt. Nadeln gescheitelt, 1,2 bis 2,2 cm lang, 1 bis 1,6 mm breit, relativ weich, kaum glänzend, stumpfspitzig ausgerandet, niemals stechend, zerrieben stark aromatisch durftend, auf der Oberseite meist in Spitzennähe Spaltöffnungslinien, die zuweilen bis zum Grund herablaufen; unterseits 2 breite, kreideweiße Spaltöffnungsbänder mit je 6 bis 12 Spaltöffnungslinien.
Knospen klein, rundlich und weniger beharzt, die Umrisse der Schuppen noch erkennbar, Zapfen 3 bis 5 cm lang, 2 cm dick, mit weit hervorragenden und zurückgeschlagenen Deckschuppen. Holz hell, weich, schwach, Hartholz vom Weichholz nicht unterscheidbar.[1,2]

Verwechslungen: *Abies balsamea* MILL.

Inhaltsstoffe: Ätherisches Öl ähnlich dem von *Abies balsamea* in Nadeln, Zweigen und im Balsam (Oleoresin) der Rinde.[32,33]
Gerbstoffe sind enthalten in Blättern 6,9%, in der Stammrinde 11% und in der Wurzelrinde 12,3%.

Verbreitung: Nördliche und mittlere Vereinigte Staaten, südlich der Verbreitung von *Abies balsamea*.

Drogen: Balsamum canadense.

Balsamum canadense (Kanadabalsam)

S. *Abies balsamea*

Abies nordmanniana (STEVEN) SPACH

Synonyme: *Picea nordmanniana* LOUDON, *Pinus abies* PARLATORE, *Pinus nordmanniana* STEVEN.

Sonstige Bezeichnungen: Dt.: Kaukasische Tanne, Nordmannstanne; engl.: Caucasian fir, Crimean fir, Nordmann's fir.

Systematik: *Abies nordmanniana* c.v. *Aurea* = *Abies nordmanniana* var. *aurea* BEISSNER, Blätter mit goldener Schattierung. *Abies nordmanniana* var. *equi-trojani* GUINIER et MAIRE = *Abies x equi-trojani* ASCHERS et SINT; evtl. Hybrid von *Abies cephalonica* und *Abies nordmanniana*, ähnelt *Abies x bornmuelleriana*.[1,2]

Botanische Beschreibung: Ein bis 60 m hoher Baum mit weicher, dünner, gräulicher Rinde, die an alten Bäumen rauh wird und in Schuppen bricht, wie die Rinde von *A. alba*. Äste reichen bis zum Boden, sie fallen am unteren Teil des Stammes nicht ab.
Zweige glatt, nicht gefurcht, Jungtriebe schwach behaart oder kahl. Nadeln nicht oder weniger deutlich gescheitelt, jedenfalls nicht nach beiden Seiten flach abstehend; 1,2 bis 4 cm lang, 2 bis 2,5 mm breit, derb, stark glänzend, die Oberseite der jungen Zweige meistens ganz verdeckend; stumpf, abgerundet oder leicht ausgerandet, unterseits mit weißen Spaltöffnungsstreifen, oberseits stets ohne Spaltöffnungen, zerriebene Nadeln nicht nach Orange duftend; Knospen stumpf, abgerundet, mit anliegenden Schuppen, harzlos; meist 4 Endknospen an den Zweigspitzen, Zapfen bis 15 cm lang und 5 cm dick, mit Harz bedeckt, tragen hervorragende, umgebogene Deckschuppen.[1,2]

Inhaltsstoffe: Ätherisches Öl in Nadeln (0,24 bis 0,35 %), Zweigen (s. Abietis nordmannianae aetheroleum), Rinde und Harz. Im Harz wurden 37 Mono-, Sesqui- und Diterpene identifiziert, darunter α-Pinen, β-Pinen, β-Phellandren, Δ^3-Caren, Limonen, Camphen, Myrcen; Longifolen, Caryophyllen, Longipinen, α-Humulen, γ-Muurolen; Dehydroabietan, Abietadien, Methyldehydroabietinsäure und 15-Hydroxymethyldehydroabietinsäure.[47]
Der Gerbstoffgehalt der Stammrinde beträgt 10,5 %, der der Wurzelrinde 9,1 % (bezogen auf die trockene Rinde, bestimmt mittels Hautpulvermethode).[87]
Das Estolid-Wachs der trockenen Nadeln enthält 0,1 % Junipersäure, keine Sabinasäure;[87] außerdem Paraffine der Kettenlänge C_{14} bis C_{35}, deren Gehalt und Zusammensetzung in ein und zwei Jahre alten Nadeln unterschiedlich ist:
Hauptkomponente in 1 Jahr alten Nadeln ist Tricosan (C_{23}), in 2 Jahre alten Nadeln Nonacosan (C_{29}); andere Komponenten sind Pentacosan (C_{25}), Heptacosan (C_{27}) Hentriacontan (C_{31}); die Paraffin-Zusammensetzung ist spezifisch für jede Art.[48]

Verbreitung: Heimisch im westlichen Kaukasus, auf der Krim und angrenzenden Gebieten Kleinasiens; bei uns als Zierbaum.[55,88]

Drogen: Abietis nordmannianae aetheroleum.

Abietis nordmannianae aetheroleum (Abies-nordmanniana-Nadelöl)

Sonstige Bezeichnungen: Dt.: Kaukasisches Tannennadelöl.

Monographiesammlungen: Piceae aetheroleum (Fichtennadelöl) *DAB 10*.

Definition der Droge: Das aus den Nadeln und Zweigspitzen durch Wasserdampfdestillation gewonnene ätherische Öl *DAB 10*.

Stammpflanzen: *Abies nordmanniana* (STEVEN) SPACH.

Herkunft: Kaukasus, Kleinasien.

Gewinnung: Durch Wasserdampfdestillation aus den Nadeln.[55]

Inhaltsstoffe: Das ätherische Öl besteht überwiegend aus Monoterpenkohlenwasserstoffen und fällt durch einen relativ niedrigen Gehalt an Bornylacetat von 4 bis 11 % auf, wobei die Angaben schwanken.[12,55] Hauptkomponenten sind α-Pinen ca. 34 %, β-Pinen ca. 17 %, Δ^3-Caren ca. 19 %, β-Phellandren ca. 11 %, Camphen ca. 4 %. Weitere Monoterpene: Sabinen (0,3 %), Myrcen (2,3 %), Limonen (1,6 %). Daneben auch oxidierte Monoterpene und Sesquiterpene: Bornylacetat (0,2 %), β-Caryophyllen (1,4 %), α-Humulen (0,4 %).[12]

Identität:
- Gaschromatographisch. Methode s. Abietis albae aetheroleum.
- Dünnschichtchromatographie *DAB 10*. S. Abietis albae aetheroleum.

Reinheit: Konstanten: $d_4^{17,8}$: 0,9410; d_4^{20}: 0,8685; α_D: –38,12°; $[\alpha_D]$: –4,2°; SZ: 0 bis 3,6; EZ: 42,6 bis 92,5; VZ: 93,8 bis 107,0; EZ: nach Acetylierung: 101,2.[55]

Gehaltsbestimmung: Gaschromatographisch, Methodik s. Abietis albae aetheroleum. Auswertung über Peakflächenprozente.

Lagerung: Dicht verschlossen, vor Licht geschützt.

Wirkungen: S. Abietis albae aetheroleum.

Anwendungsgebiete: S. Abietis albae aetheroleum.

Dosierung und Art der Anwendung: S. Abietis albae aetheroleum.

Unerwünschte Wirkungen: S. Abietis albae aetheroleum.

Gegenanzeigen/Anwendungsbeschr.: S. Abietis albae aetheroleum.

Gesetzl. Best.: *Offizielle Monographien.* Aufbereitungsmonographie der Kommission E am BGA "Piceae aetheroleum (Fichtennadelöl)".[15]

Abies sibirica LEDEB.

Synonyme: *Abies heterophylla* K. KOCH, *Abies pichta* FORBES, *Abies semenovii* FEDTSCHENKO, *Picea pichta* LOUD., *Pinus pichta* ENDL., *Pinus sibirica* TURCZ.

Sonstige Bezeichnungen: Dt.: Sibirische Edeltanne; engl.: Sibirian fir, Sibirian silver fir.

Botanische Beschreibung: Ein bis 30 m hoher Baum, Rinde weich, grau, mit zahlreichen Harzblasen; Zweige glatt, nicht gefurcht; Jungtriebe grau, schwach behaart. Nadeln 1 bis 2,7 cm lang, 1 bis 1,3 mm breit, stumpf, auffallend weich, an jungen Zweigen die Zweigoberseite dicht bedeckend; gerieben stark duftend, auf der Oberseite in Spitzennähe oft mit Spaltöffnungslinien, auf der Unterseite

mit weißgrauen, schmalen Spaltöffnungsbändern, je Band 4 bis 8 Stomatalinien. Knospen klein, rundlich und stark harzig, daher glasig und die Umrisse der Schuppen nicht erkennbar.
Zapfen mit verborgenen Deckschuppen, 5 bis 9 cm lang, 2 bis 4 cm dick.[1,2]

Inhaltsstoffe: Die Nadeln enthalten 1,3 bis 2% ätherisches Öl; während die Nadeln bis Mitte Juli wachsen, steigt die Ausbeute an ätherischem Öl noch bis Ende August; bei ein- oder zweijährigen Nadeln nimmt sie wieder ab, wobei die relative Menge Bornylacetat sich während der Vegetationsperiode nicht verändert.[55]
Außerdem werden in den Nadeln Triterpene vom Lanostan- und Cycloartan-Typ gefunden, z. B. 24-Methylen-3,4-seco-cycloart-4(28)-en-3-säure, Abiesonsäure, 24-*cis*-Abiesondimethylester, Isofirmansäure, (24*E*)-Lanosta-8,24-dien-3,23-dion-26-säure. Auch Triterpene mit dem Grundkörper des Mariesitans kommen vor.[63,65–68,70,71]
Der Gehalt an Harzen und phenolischen Verbindungen in der Rinde ist von der geographischen Region und der Jahreszeit abhängig. Der Gesamt-Harzgehalt liegt bei 14 bis 26%, ist im September am höchsten und im Juni am niedrigsten; der Gesamt-Gehalt der Phenole liegt bei 4 bis 7,4% und ist im Juni am höchsten im November am niedrigsten.[54] Im Harz sind 11 oxidierte Mono- und 7 oxidierte Sesquiterpene enthalten (5,8 bzw. 0,7%). Die Monoterpen-Fraktion besteht aus 93% Bornylacetat; die Sesquiterpen-Fraktion aus 67% α-Bisabolol.[60]
Außerdem enthält das Harz den bicyclischen Diterpenalkohol Abienol $C_{20}H_{34}O$.[87] Die polaren Harzsäuren sind mehrfach oxidierte Triterpene vom Lanostan- und Cycloartan-Typ, darunter Abiesolidsäure, Abiesonsäuredimethylester,[61,62,64] außerdem Triterpenlactone.[69]

Verbreitung: Im Norden und Osten Rußlands, Sibirien, Altaigebirge, Turkestan, in Europa als Zierbaum.[2]

Drogen: Abietis sibiricae aetheroleum.

Abietis sibiricae aetheroleum (Sibirisches Fichtennadelöl)

Synonyme: Oleum Abietis sibiricae, Oleum Pini sibiricum, Pini sibiricae aetheroleum.

Sonstige Bezeichnungen: Dt.: Sibirisches Edeltannennadelöl; engl.: Fir oil, Pine oil, Siberian fir needle oil, Siberian fir oil.

Monographiesammlungen: Piceae aetheroleum *DAB 10*; Oleum Pini sibiricum *EB 6*; Siberian Fir Oil *BPC 49*.

Definition der Droge: Das aus den Nadeln, Zweigspitzen und Ästen durch Wasserdampfdestillation gewonnene ätherische Öl *DAB 10*.

Stammpflanzen: *Abies sibirica* LEDEB., nicht: *Picea obovata* LEDEB. die sibirische Fichte!

Herkunft: Europäisches Rußland, Distrikt von Wjatka,[8] Altai-Gebirge.

Gewinnung: Die Destillation erfolgt in unterschiedlich konstruierten Apparaten und dauert je nach Größe der Heizung und des Apparates 12 bis 24 h. Letzterer beeinflußt auch die Ausbeute und die Qualität.
Der Wasserdampf wird meist durch die Zweigspitzen geleitet; nach Kühlung wird das ätherische Öl aufgefangen. Beste Destillationszeit sind Frühjahr und Sommer, im Winter ist die Ausbeute am schlechtesten; außerdem ist sie umso größer, je niedriger der Holzanteil und je höher der Nadelanteil ist.[55] Die Rinde hat verglichen mit Nadeln und Holz den niedrigsten Gehalt an ätherischem Öl.[72]

Ganzdroge: Farblose bis schwach gelbgrünliche, optisch aktive, angenehm balsamisch riechende Flüssigkeit *EB 6*. Klare, farblose bis schwach gelbe Flüssigkeit von angenehm, aromatisch-erfrischendem Geruch und leicht bitterem, etwas kratzendem Geschmack; mischbar mit Ethanol *DAB 10*.

Verfälschungen/Verwechslungen: Unterschiedliche Fraktionen von Kiefernnadelölen, synthetisches Isobornylacetat und *R*, *S*-Bornylacetat.[8]

Minderqualitäten: Nach längerem Lagern der Zweigspitzen ungünstige Ausbeute und Beschaffenheit des Öls.[55]

Inhaltsstoffe: Das Öl der grünen Pflanzenteile enthält die 1,6fache Menge oxidierte Terpene gegenüber dem Rindenöl, welches einen höheren Anteil Sesquiterpene (14,5% gegenüber 5,5%) hat. Qualitativ ähneln sich die Öle sehr; γ- und α-Muurolen fehlen im Nadelöl.[72] Die Hauptbestandteile sind: Bornylacetat 20 bis 40%, Camphen 10 bis 26%, α-Pinen 8 bis 20%, β-Pinen 3 bis 13%, Δ^3-Caren bis 12%, Limonen 5 bis 20%, β-Phellandren 3 bis 8%, Fenchylacetat 1,5 bis 2%, geringe Mengen Myrcen, Terpinolen, Borneol und Terpinylacetat, α-Phellandren, Sesquiterpene (z. B. Caryophyllen, α-Humulen).[3,8,10,12,55,57,72]
Die genaue quantitative Zusammensetzung ist abhängig vom Holz- und Rindenanteil, aber auch von der Jahreszeit und vom Wachstumsstadium.[72]
Strukturformeln s. a. *Abies alba*.

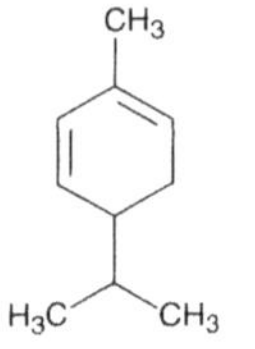

Phellandren

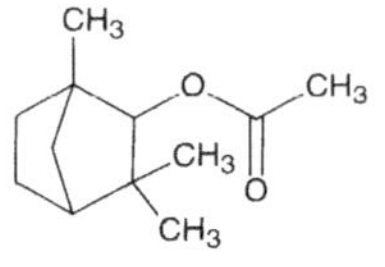

Fenchylacetat

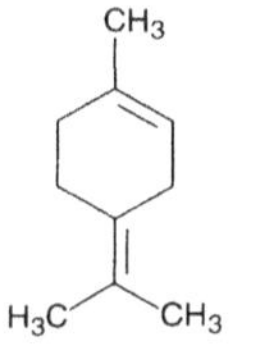

Terpinolen

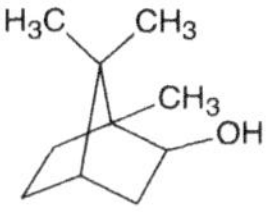

Borneol

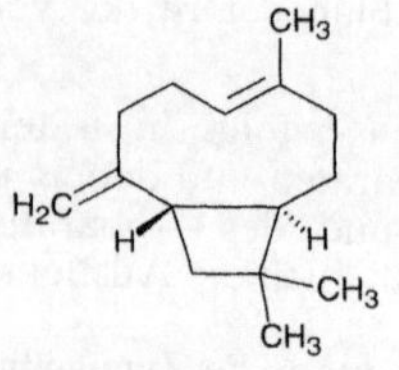

Caryophyllen

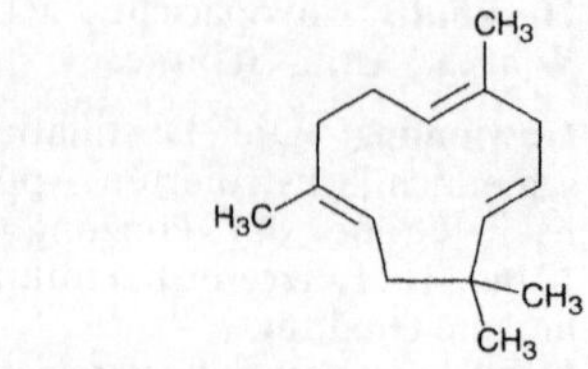

Humulen

Identität:
- Gaschromatographisch: Methodik s. Abietis albae aetheroleum.
- Dünnschichtchromatographie Fichtennadelöl *DAB 10*; s. Abietis albae aetheroleum. Auffällig ist ein hoher Gehalt an Bornylacetat neben geringen Mengen Terpenkohlenwasserstoffen.

Reinheit: Chemische und physikalische Konstanten: Sibirisches Fichtennadelöl *EB 6*: α_D^{20}: −37° bis −45°; Dichte: 0,894 bis 0,924; Brechungsindex: 1,468 bis 1,473; 1 mL ätherisches Öl muß sich in 1 mL 90 %igem Ethanol lösen.
d_{15}: 0,887 bis 0,918; α_D: −35° bis −49°; n_D^{20}: 1,469 bis 1,473; SZ: bis 2,5; EZ: 62 bis 87; Löslichkeit: Löslich in 10 bis 14 Vol.-Teilen Ethanol 80 %, meist mit geringer Trübung und in 0,5 bis 1 Vol.-Teilen Ethanol 90 % klar, vereinzelt Opaleszenz.[8,55]
Fichtennadelöl *DAB 10*: Dichte: 0,870 bis 0,910; Brechungsindex: 1,468 bis 1,478; Optische Drehung: −20,0 bis −56,0° bei 10 cm Schichtdicke; SZ: Max. 1,0.

Gehalt: Der Estergehalt beträgt 29 bis 41 %, berechnet als Bornylacetat.

Gehaltsbestimmung: Estergehalt: S. Abietis albae aetheroleum.
Gaschromatographisch. Methodik s. Abietis albae aetheroleum. Auswertung über Peakflächenprozente.

Lagerung: Das Öl ist oxidationsempfindlich, daher muß es kühl in dicht verschlossenen Gefäßen, vor Licht geschützt gelagert werden *Mar 29*. Die Gefäße sollen möglichst gefüllt sein. Öle verschiedener Lieferungen dürfen nur dann gemischt werden, wenn sie der Monographie *DAB 10* entsprechen. Öle, die 1 Jahr gelagert sind, sollen überprüft werden. Danach sollen sie alle 6 Monate überprüft werden *DAB 10*.

Wirkungen: S. Abietis albae aetheroleum.

Anwendungsgebiete: S. Abietis albae aetheroleum.

Dosierung und Art der Anwendung: S. Abietis albae aetheroleum.

Unerwünschte Wirkungen: S. Abietis albae aetheroleum.

Gegenanzeigen/Anwendungsbeschr.: S. Abietis albae aetheroleum.

Sonst. Verwendung: Parfümierung von Seifen, Badepräparaten, Spray-Flüssigkeiten, zur Bereitung von Desinfektionsmitteln, Inhalierflüssigkeiten.

Gesetzl. Best.: *Offizielle Monographien.* Aufbereitungsmonographie der Kommission E am BGA "Piceae aetheroleum (Fichtennadelöl)".[15]

1. Fitschen J (1987) Gehölzflora, Quelle & Meyer, Heidelberg Wiesbaden
2. Dallimore W, Jackson AB (1951) Handbook of Coniferae and Ginkgoaceae, Edward Arnold, London
3. von Rudloff E (1975) Biochem Syst Ecol 2:131–167
4. Liu TS (1971), A monograph of the genus Abies. Department of Forestry, College of Agriculture, National Taiwan University, Taipei Taiwan, S. 608
5. Atanasiu L (1968) Stud Cercet Biol, Ser Bot 20:503–507
6. Manville JF, Bock K, von Rudloff E (1977) Phytochemistry 16:1.967–1.971
7. Kretz A (1973) Planta 110:1–14
8. Guenther E (1972) The Essential Oils, Bd. 6, Robert E Krieger Publishing Company, Huntington, New York, S. 222–234
9. Hag, Bd. 2, S. 869–870
10. Glasl H, Wagner H (1980) Dtsch Apoth Ztg 120:64–67, 126–130
11. Glasl H, Wagner H (1974) Dtsch Apoth Ztg 114:146–151
12. Kubeczka K, Schultze W (1987) Flavour Fragrance J2:137–148
13. Scheffer JC, Koedam A, Gijbels MJM, Baerheim Svendsen A (1976) Pharm Weekblad 111:1.309–1.315
14. Wagner H, Bladt S, Zgainski EM (1983) Drogenanalyse, Springer Verlag, Berlin Heidelberg New York
15. BAz Nr. 154 vom 21.08.1985, mit Änderung im BAz Nr. 50 vom 13.03.1990
16. Boyd EM (1972) Arzneim Forsch (Drug Res) 22:612–616
17. Frank B (1991) Eigene, bisher unveröffentlichte Untersuchungen
18. Fintelmann V, Menßen HG, Siegers CP (1989) Phytotherapie Manual, Hippokrates Verlag, Stuttgart
19. Cappelletti EM, Trevisan R, Caniato R (1982) J Ethnopharmacol 6:161–190
20. BAz Nr. 90 vom 15.05.1985, mit Änderung im BAz Nr. 50 vom 13.03.1990
21. Madaus G (1938) Lehrbuch der biologischen Heilmittel, Thieme, Leipzig
22. USD 55
23. Kubeczka KH (1991) Persönliche Mitteilung
24. BAz Nr. 193 vom 15.10.1987
25. Weiss RF (1982) Lehrbuch der Phytotherapie, Hippokrates, Stuttgart
26. Janson P (1937) Ärztliche Sammelblätter 30:154–156
27. Tulloch AP (1987) Phytochemistry 26:1.041–1.043
28. Subrahmania Ayyar K, Krishna Rao GS (1967) Tetrahedron Lett: 4677–4682
29. Manville JF (1976) Can J Chem 54:2.365–2.371
30. Chandler RF, Hooper SN (1982) J Ethnopharmacol 6:275–285
31. Hooper SN, Chandler RF (1984) J Ethnopharmacol 10:181–194
32. Zavarin E, Snajberk K (1972) Phytochemistry 11:1.407–1.421
33. Lee CJ, Snajberk K, Zavarin E (1974) Phytochemistry 13:179–183
34. Gray PS, Mills JS (1964) J Chem Soc: 5.822–5.825
35. Challen SB, Kucera M (1968) J Chromatogr 32: 53–63
36. Chandler RF, Freemann L, Hooper SN (1979) J Ethnopharmacol 1:49–68

37. Shaw AC (1953) Can J Chem 31:193–199
38. Hunt S, von Rudloff E (1974) Can J Botan 52:477–487
39. von Rudloff E, Granat M (1982) Can J Bot 60:2.682–2.685
40. Simard S, Hachey JM, Collin GJ (1988) J Wood Chem Technol 8:561–573
41. Smirnoff WA (1972) J Invertebrate Pathology 19:32–35
42. Rutovskii BN, Vinogradowa IV (1927) Trans Sci Chem Pharm Inst Moscow 17:131
43. Berton A, Chararas C (1967) C R Hebd Seances Acad Agric Fr 53:1.238
44. Emmanuel EJ (1912) Arch Pharm 250:104
45. Koedam A (1981) Fitoterapia 52:25–30
46. Tammaro F, Xepapadakis G (1986) J Ethnopharmacol 16:167–174
47. Shmidt EN, Khan VA, Isaeva ZA, Drebushchak TD, Dubovenko ZhV, Kemertelidze EP, Pentegova VA (1982) Khim Prir Soedin 2:189–194
48. Neubeller J (1990) Gartenbauwissenschaft 55:55–59
49. Pentegova VA, Shmidt EN, Raldugin VA (1978) Terzisy Dokl-Sov-Indiiskii Simp Khim Prir Soedin, 5th, 72. Akad Nauk Armyanskoi SSR: Yerevan, USSR
50. Kowalska M (1980) Rocz Akad Roln Poznaniu 117:55–60
51. Steglich W, Klaar M, Zechlin L, Hecht HJ (1979) Angew Chem 91:751
52. Dorer M, Dorer M (1980) Farm Vestn (Ljubljana) 31:31–36
53. Frenzel B, Gueth S (1989) Angew Bot 63:259–277
54. Chernyaeva GN, Dolgodoarova SY, Butanaeva VN (1989) Rastit Resur 25:415–419
55. GHo, Bd. IV, S. 165–201
56. Feucht W, Schmid PPS (1988) Angew Bot 62:21–30
57. Kolenikova RD, Tagiltsev YG (1988) Dev Food Sci 18 (Flavors Fragrances):601–605
58. Khan VA, Pentegova VA (1988) Khim Prir Soedin 2:193–197
59. Cermak J (1987) Trees (Berlin) 1:94–101
60. Titova TF, Zhan VA, Dubovenko ZhV, Pentegova VA (1987) Khim Prir Soedin 3:460–461
61. Raldugin VA, Sudakova OV, Bol'shakova VI, Yaroshenko NI, Shmidt EN, Pentegova VA (1986) Khim Prir Soedin 4:517–518
62. Raldugin VA, Gatilov Yn V, Bagryanskaya I Yu, Yaroshenko NI (1986) Khim Prir Soedin 5: 584–588
63. Roshchin VI, Raldugin VA, Baranova RA, Pentegova VA (1986) Khim Prir Soedin 5:648–649
64. Raldugin VA, Gatilov Yn V, Rybalova TV, Rashkes Ya V (1986) Khim Prir Soedin 6:688–696
65. Raldugin VA, Kukina TP, Yaroshenko NI, Pentegova VA (1987) Khim Prir Soedin 2:306–307
66. Raldugin VA, Shevtsov SA, Yaroshenko NI, Gatilov Yn V, Bagryanskaya I Yu, Demenkova LI, Pentegova VA (1987) Khim Prir Soedin 6:824–831
67. Shevtsov SA, Raldugin VA (1988) Khim Prir Soedin 3:364–371
68. Raldugin VA, Shevtsov SA, Roshchin VI, Pentegova VA (1988) Khim Prir Soedin 6:816–820
69. Yaroshenko NI, Raldugin VA (1989) Khim Prir Soedin 2:220–225
70. Raldugin VA, Shevtsov SA, Shakirov MM, Roshchin VI, Pentegova VA (1989) Khim Prir Soedin 2:207–212
71. Shevtsov SA, Raldugin VA (1989) Khim Prir Soedin 2:212–219
72. Chernyaeva GN, Barakov TV (1983) Khim Prir Soedin 6:718–721
73. Bol'shakova VI, Demenkova LI, Shmidt EN, Pentegova VA (1987) Khim Prir Soedin 2:212–214
74. Bol'shakova VI, Demenkova LI, Shmidt EN, Pentegova VA (1988) Khim Prir Soedin 6:812–816
75. Stefanescu E (1979) Rev Padurilor-Ind Lemnului, Celul Hirtie [Ser.] Silvic Exploat Padurilor 94:369–372
76. Römmelt H, Drexel H, Dirnagl K (1978) Die Heilkunst 91:1–5
77. Kreis P, Hener U, Mosandl A (1990) Dtsch Apoth Ztg 130:985–988
78. Steinegger E, Hänsel R (1988) Lehrbuch der Pharmakognosie und Phytotherapie, Springer-Verlag, Berlin Heidelberg New York
79. Braun R (Hrsg.) (1988) Standardzulassungen für Fertigarzneimittel, Deutscher Apotheker Verlag, Stuttgart, Zulassungs-Nr. 5399.99.99 vom 12.03.1986: Fichtennadel/Franzbranntwein
80. GHo, Bd. I, S. 116
81. Bürgi E (1942) Die Durchlässigkeit der Haut für Arzneien und Gifte, Springer-Verlag, Berlin
82. Stähli (1940) Inaugural-Dissertation, Bern
83. Macht DJ (1939) Arch Int Pharmacodyn 63:43
84. Hafner (1937) Arch Exp Path Pharmak 186:621
85. Yoneyama S, Togashi I, Oikawa H, Aoyoma M (1990) An antifungal substance in the relative mood oil of todomatsu, Abies sacchalinensis Mast. Mokuzai Gakkaishi 36:777–780
86. Wilhelm E, Stahl-Biskup E (1991) 22. International Symposium on Essential Oils, St. Vincent-Aosta (Italy), Poster 8
87. Hgn, Bd. I (1962) S. 373–420, Bd. VII (1986) S. 504–523
88. Heg, Bd. I, Teil 2 (1981) S. 35–45

BF/MF

Abroma

HN: 2007000

Familie: Sterculiaceae.

Tribus: Byttnerieae (nach[1] Theobromeae).

Gattungsgliederung: Die Gattung Abroma Jacq. besteht aus 2 bis 3 Arten. Ältere Synonyme der Gattungsbezeichnung sind Ambroma sowie Theobroma.[2] Heute grenzt man die Gattungen Abroma L. f. und Theobroma streng voneinander ab. So ist die Gattung Abroma gekennzeichnet durch trockene Kapselfrüchte und Samen, welche Endosperm und dünne Kotyledonen aufweisen. Bei der Gattung Theobroma treten demgegenüber indehiszente fleischige Früchte auf und die Samen sind ohne Endosperm, jedoch mit dickfleischigen Keimblättern versehen.[1]

Gattungsmerkmale: Reich verzweigte Sträucher oder kleine Bäume mit großen, herzförmigen, ganzen oder gelappten Blättern und reichlicher Sternhaarbekleidung, in die einfache, starre Trichome eingestreut sind. Die ansehnlichen purpurroten Blüten in wenigblütigen, endständigen oder blattgegenständigen Cymen. Die einzelne Blüte ist zwittrig, radiärsymmetrisch, 5zählig und mit doppeltem Perianth. Kelch tief geteilt, mit ganzrandigen, lanzettlichen Sepalen. Kronblätter frei, mit konkaver Kappe und großer, gestielter, breitspatelförmiger oder umgekehrt-eiförmiger Spreite. Staminaltubus kurz, apikal mit 5 Antherenfascikeln, wobei jedes

Staminabündel 3 bis 4 fast sitzende Antheren trägt. Alternierend damit 5 ziemlich große, gestutzte, blumenblattähnliche Staminodien. Fruchtknoten oberständig, 5fächrig, mit zahlreichen Samenanlagen in jedem Fach. Griffel 5, kurz. Kapselfrucht mit dünnem Perikarp, 5eckig, geflügelt und lokulizider sowie septizider Dehiszenz. Samen zahlreich, klein, ohne Arillus und mit Nährgewebe.[3,4]

Verbreitung: Tropisches Asien, Indien, Pakistan, Philippinen, Indonesien, malayisches Archipel bis Australien, Sunda-Inseln, Molukken, China.

Inhaltsstoffgruppen: Phytochemische Untersuchungen liegen bislang nur für *Abroma augusta* vor. Triterpene und Sterine, wie Friedelin, Taraxerol und Abromasterin, β-Sitosterin sind in Blättern, Sproßachsen oder Wurzeln nachgewiesen. Lipide der Samenöle, reich an Linolsäure- und Palmitinsäure.[5,24] Schleimstoffe, wasserlösliche Kohlenhydrate aus Sproßachsen isoliert.[6]
Aliphatische Alkohole, langkettige aliphatische Diole aus Blättern isoliert.[7]

Drogenliefernde Arten: *Abroma augusta*: Abroma-augusta-Wurzelrinde, Abroma-augusta-Wurzel.

Abroma augusta (L.) L. f.

Synonyme: *Abroma alata* Blanco, *A. angulata* Lamk., *A. angusta* L. f., *A. communis* Blanco, *A. elongata* Lam., *A. fastuosa* Jacq., *A. fastuosum* Gaertn., *A. mollis* DC., *A. obliqua* Presl., *A. Wheleri* Retz, *Ambroma alata* Blanco, *A. augusta* (L.) L. f., *A. communis* Blanco, *Theobroma augusta* L..[2,8,25]

Sonstige Bezeichnungen: Dt.: Abrome; engl.: Devil's cotton, perennial Indian hemp; frz.: Abrome; Assam: Gunakhiakarai; Bengal.: Olatkambol, Ulatkambal, Ulutkambal; Ceyl.: Ulatkambal; Hindi: Kumal, Ulatkambal, Sanukapashi; Indochin.: Bom vang, Tai meo; Nepal: Sanukapasi; Philip.: Anabo; Tamil.: Sivapputtutti; Malays.: Rami sengat, Tuto; Sunda-Ins.: Kaworo, Kichachangkir; Moluk.: Kapas hantu; Java: Kapasan lawe; Sumatra: Rebong pengajoh.

Botanische Beschreibung: Strauch oder kleiner Baum von 2 bis 3 m Höhe und behaarten Zweigen. Blätter zart, behaart und am Ende zugespitzt; die oberen eiförmig oder lanzettlich, herzförmig, manchmal ganzrandig, bis 15 cm lang und kurz gestielt. Die unteren Blätter rund bis herzförmig, mehr oder weniger gelappt und gezackt, etwa 15 cm lang und 10 bis 12 cm breit; bei jungen Bäumen zumeist breiter; länger gestielt. Blüten in endständigen oder den Blättern gegenüberstehenden wenigblütigen Cymen. Einzelne Blüte bis 5 cm im Durchmesser, gelblich bis rot-violett. Kelchblätter blaßgrün, lanzettlich, zugespitzt; etwa 2,5 cm lang. Antheren sitzend, sehr klein, gruppenweise alternierend mit weiß-purpurnen Staminodien. Die Frucht ist eine septizide 5eckige Kapsel von etwa 4 cm Durchmesser mit 5 stark entwickelten Flügeln. Plazentarleisten mit langen, seidigen Haaren. Samen zahlreich, mit Endosperm, geradem Embryo und dünnen, herzförmigen Keimblättern.

Inhaltsstoffe: Triterpene sind in Blättern, Sproßachsen und Wurzeln nachgewiesen. Die Blätter enthalten Taraxerol, Taraxerylacetat, während Sproßachsen und Wurzeln Friedelin führen.[7,9–11]
Sterine treten in Blättern, Sproßachsen und Wurzeln auf. β-Sitosterin ist anzutreffen in Blättern und Sproßachsen, während die Wurzeln β-Sitosterin, Stigmasterin und Abromasterin enthalten.[7,9,10,12,13]
Alkaloide unbekannter Struktur sind in Wurzeln in geringer Menge vorhanden.[6]
Cholin und Betain, aus Wurzeln extrahiert.[7] Octacosandiol tritt im Kernholz der Sproßachsen auf;[12] Octacosanol, aliphatischer Alkohol $C_{32}H_{66}O$ und zwei aliphatische Diole, $C_{26}H_{54}O_2$ und $C_{28}H_{58}O_2$, aus Blättern isoliert.[7]
Fette Öle sind mit 20,2 % in Samen enthalten; eine Analyse der Lipide ergab 71,5 % Linolsäure, 14,4 % Palmitinsäure, 9,4 % Ölsäure, 3,8 % Stearinsäure und in Spuren weitere Fettsäuren.[5]
Wasserlösliche Kohlenhydrate frischer Sproßachsen enthalten Zucker, Alditole, Cyclitole mit Glucose und Mannose als Hauptanteil; Myo-Inositol, Glycerol, Erythritol, Threitol sowie ein Polysaccharid aus Rhamnose und Glucuronsäure sind ebenso nachgewiesen.[6] Fasern werden aus dem Bast der Sproßachsen gewonnen und wegen ihrer weichen, seidigen Beschaffenheit vielfach verwendet.[15,16]

Verbreitung: *Abroma augusta* ist besonders häufig anzutreffen in den wärmeren Regionen Indiens von Uttar Pradesh bis Sikkim, Khasia Hills und Assam; ferner in Pakistan, im tropischen Asien, Philippinen, malayisches Archipel, Indonesien, Sunda-Inseln, Molukken, China und Nord-Australien. In Ostafrika, Uganda, Tanganyika, wird *Abroma augusta* zur Fasergewinnung angebaut.

Drogen: Abroma-augusta-Wurzelrinde, Abroma-augusta-Wurzel.

Abroma-augusta-Wurzel

Sonstige Bezeichnungen: Abroma root.

Definition der Droge: Getrocknete, verholzte Wurzel.[17]

Stammpflanzen: *Abroma augusta* (L.) L. f.

Ganzdroge: Die intakte verholzte Wurzel ist reich verzweigt, im oberen Abschnitt knorrig verdickt und sehr leicht.[17]

Inhaltsstoffe: Triterpene, darunter Friedelin, aus Petroletherextrakten erhalten; nachgewiesen über Smt. 247 bis 250 °C und IR-Spektrum.[11,13]
Sterine, insbesondere Abromasterin A und Abromasterin B, β-Sitosterin und Stigmasterin aus Petroletherextrakten nachgewiesen.[7,13]
Cholin, Betain und eine basische Verbindung, als Picrat Smt. 223 bis 227 °C; isoliert als Reineckat.[7] Schleimstoffe in großer Menge im Kaltwasserex-

trakt.[20] Ferner nachgewiesen sind Harze in geringer Menge; festes Öl; Alkaloide, 0,01 %.[20]

Volkstümliche Anwendung und andere Anwendungsgebiete: Bei Einnahme: Zur Auslösung oder Verstärkung der Menstruation; zur Regulierung des Menstruationsflusses; bei schmerzhafter Dysmenorrhoe, bei Amenorrhoe.[2,23]

Reproduktionstoxikologie: Hemmung der Implantation und abortive Wirkung.
Nach p.o. Verabreichung einer Einzeldosis von 50 mg/kg KG der Trockenrückstände verschiedener Wurzelextrakte an Tag 1 bzw. Tag 6 der Trächtigkeit wurde an der Maus mit dem Petroletherextrakt bei 95% der Tiere eine Implantation verhindert. Die Ethanol-, Chloroform- und Benzolextrakte waren weniger effektiv (30 bis 40 % Hemmung). Eine abortive Wirkung trat mit den Ethanol-, Petrolether- und Chloroformextrakten bei 82 bis 90 % der Tiere, mit dem Benzolextrakt bei 28 % der Tiere auf. Angaben zu Kontrollen sowie eine biometrische Auswertung der Daten fehlen.[21,22]

Abroma-augusta-Wurzelrinde

Synonyme: Abroma.

Sonstige Bezeichnungen: Engl.: Abroma root bark; Assam: Gunakhiakarai; Bengali: Ulatkambal; Gujerati: Olatkambal; Hindi: Olatkambal; Oriya: Pisacho-gonjai; Tamil.: Sivapputtutti.

Monographiesammlungen: Abroma *IndP 32*, *Ind. P.C. 53*.

Definition der Droge: Die Wurzelrinde *IndP 32;* die frische oder getrocknete Wurzelrinde *Ind. P.C. 53*.

Stammpflanzen: *Abroma augusta* (L.) L. f.

Herkunft: Sammlung aus Wildvorkommen oder Anbau in Indien; besonders in Uttar Pradesh, Sikkim, Khasi hills, Assam und Bengalen.

Gewinnung: Die Droge kann zu jeder Jahreszeit gesammelt werden *IndP 32*.

Schnittdroge: *Sensorische Eigenschaften.* Geruch- und geschmacklos, schleimig; zäh, jedoch nicht brüchig.
Makroskopische Beschreibung.[17] Die luftgetrocknete Wurzelrinde ist 0,5 bis 1 mm dick; die Breite ist abhängig von Alter und Durchmesser der Wurzel. Äußere Oberfläche der Rinde dunkelbraun und längsrunzelig mit kleinen warzigen Strukturen. Innenseite gelblich-weiß mit Längsriefen. Die in Wasser eingeweichte Wurzelrinde wird im inneren Bereich sehr schleimig; dieser in großer Menge vorhandene Schleim ist klebrig und in kaltem Wasser nach 3 bis 4 Tagen vollständig extrahierbar. Schneidet man die frische Wurzelrinde an, so tritt reichlich Schleimstoff aus. Der innere Bereich der Wurzelrinde ist reich an faserigen Strukturen.
Mikroskopisches Bild.[17] Die Wurzelrinde zeigt weitgehend sekundären Bau und wird nach außen durch ein Periderm begrenzt. Die Korkschicht, Phellem, ist schwächer ausgebildet als das auf das Korkkambium nach innen hin folgende, breitere Phelloderm. Die in radialen Reihen vorliegenden parenchymatischen Phellodermzellen enthalten zahlreiche Stärkekörner und Calciumoxalatdrusen. Sekretzellen mit braunem, harzigem Inhalt treten hier ebenfalls auf. Der dominierende Teil der Rinde wird von der nach innen zu folgenden sekundären Rinde eingenommen. Diese weist zahlreiche Markstrahlen auf, die sich nach außen hin verbreitern. Die dazwischen gelegenen Bereiche sind durch Bastfasergruppen in Hart- und Weichbast unterteilt. Schleimzellen und große lysigene Schleimhöhlen besonders zahlreich in den verbreiterten Markstrahlen. Calciumoxalatdrusen vereinzelt in den Markstrahlzellen; Stärkekörner hier besonders zahlreich. Hartbast in unterbrochenen tangentialen Bänderungen aus 3 bis 4 mm langen mit 14 bis 16 µm breiten Faserzellen. Stärkekörner einteilig, kugelig und 5,5 µm und größer. Schleimhaltige Sekrethöhlen in 2 bis 3 tangentialen ringförmigen Anordnungen *Ind. P.C. 53*.

Inhaltsstoffe: S. Lit.[17]
Exakte Analysen der Wurzelrinden-Droge allein liegen bislang nicht vor.
So werden in der älteren Literatur nur die folgenden, zumeist recht allgemein gehaltenen Angaben gemacht. Demnach enthält die Wurzelrinde reichlich Schleimstoffe, ferner Kohlenhydrate, Harze, Phlobaphene, eine inulinähnliche Substanz, Spuren eines Alkaloids (0,01 %) und wasserlösliche Basen (0,1 %); Hydroxysäuren, Magnesiumsalze und Calciumsalze, Phosphate *Ind. P.C. 53*.

Zubereitungen: Extractum Abromae Liquidum (Liquid extract of Abroma) *Ind. P.C. 53*/ Succus Abromae (Juice of Abroma) *Ind. P.C. 53*.

Reinheit: Fremde Beimengungen: Fremde organische Beimengungen nicht mehr als 2 % *Ind. P.C. 53*. Asche: Asche 16,2 %.[17]

Lagerung: Die geschnittene trockene Wurzelrinde ist in luftdichten Glasgefäßen aufzubewahren *IndP 32*.

Wirkungen: *Uterustonisierende Wirkung.* Die Zugabe von 250 mg von mit EtOH 95 % gewonnenen Trockenextrakten aus der Wurzel und der Wurzelrinde sollen *in vitro* den Tonus von Uterus-Streifen verschiedener Species – Ratte, Kaninchen, Meerschweinchen, Mensch – erhöhen. Eine Konzentrationsangabe sowie nachvollziehbare Angaben zu den Effekten der verschiedenen Extrakte fehlen. 60 mg/kg KG zeigten am Hunde-Uterus in situ keinen Effekt.[18] Angaben zur Art der Verabreichung fehlen.[18] Die Ergebnisse der Versuche sind, allein wegen fehlender experimenteller Angaben, kaum interpretierbar.

Volkstümliche Anwendung und andere Anwendungsgebiete: Zur Auslösung oder Verstärkung der Menstruation; zur Regulierung des Menstruationsflusses; bei schmerzhafter Dysmenorrhö.[19]
Kontrollierte klinische Studien zum Nachweis der Wirksamkeit liegen bisher nicht vor.

Dosierung und Art der Anwendung: *Droge. Gebräuchliche Einzeldosis:* Innerlich: 2 g des Wurzelrindensaftes *Ind. P.C. 53. Zubereitung. Gebräuchliche Einzeldosen der Zubereitungen:* 2 bis 4 mL Extractum Abromae Liquidum *Ind. P.C. 53*, 2 bis 4 mL Succus Abromae *Ind. P.C. 53.*

1. Hutchinson J (1967) The genera of flowering plants. Vol. II, Clarendon Press, Oxford
2. Quisumbing E (1951) Medicinal plants of the Philippines, Bureau of Printing, Manila
3. Schumann K (1895) Sterculiaceae. In: Engler A, Prantl K (Hrsg.) Die natürlichen Pflanzenfamilien, III. Teil, Abt. 6, Engelmann, Leipzig, S. 86
4. Backer CA, Bakhuizen van den Brink RC (1963) Flora of Java, Vol. I, Noordhoff, Groningen
5. Bedi KL, Atal CK (1971) Planta Med 20(2):181–186
6. Nahar lN, Mosihuzzaman M, Chowdhury TA, Rahman S (1988) J Bangladesh Acad Sci 12(2):207–210
7. Dasgupta B, Basu K (1970) Experientia 26(5):477–478
8. Wiesner J (1927) Die Rohstoffe des Pflanzenreichs, 4. Aufl., Engelmann, Leipzig
9. Chaudhury NA, Gupta PK (1969) J Indian Chem Soc 66(9):849–850
10. Mukherjee KS, Badruddoja S (1977) J Indian Chem Soc 54(6):647–648
11. Chandler RF, Hooper SN (1979) Phytochemistry 18:711–714
12. Mukherjee KS, Badruddoja S (1978) Curr Sci 47(9):301
13. Ali S, Ahsan M, Hahn G (1958) Pak J Sci Ind Res 1:305–308
14. Srivastava GP, Basu NK (1956) Indian J Pharmacy 18:472–475
15. Ambasta SSP (Hrsg.) (1986) The useful plants of India. Publications & Information Directorate, CSIR, New Delhi
16. Brown WH (1920) Philippine fiber plants. In: Brown WH (Hrsg.) Minor products of Philippine forests. Vol. I, Bureau of Printing, Manila
17. Mitra GC, Bal SN (1947) Indian J Pharmacy 9:120–125
18. Sharma M, Mishra SS (1969) Indian J Physiol Pharmacol 13:139–141
19. Kirtikar KR, Basu BD (1975) Indian medicinal plants, 2nd ed., M/S Periodical Experts, New Delhi
20. Chopra RN (1958) Indigenous drugs of India, 2nd ed. Dhur & Sons Private Limited, Calcutta
21. Pakrashi A, Basak B, Mookerji (1975) Indian J Med Res 63(3):378–381
22. Kamboj VP, Dhawan BN (1982) J Ethnopharmacol 6:191–226
23. Kong YC, Xie JX, But PPH (1986) J Ethnopharmacol 15:1–14
24. Hgn, Vol. 6 (1973) S. 461
25. Pen, S. 2

MG

Acacia

HN: 2003100

Familie: Mimosaceae (Fabaceae, Leguminosae).

Unterfamilie: Mimosoideae.

Tribus: Acacieae.

Gattungsgliederung: Die Gattung Acacia Mill. umfaßt etwa 900 Arten, die in drei Untergattungen mit insgesamt sechs Sektionen aufgeteilt und nachstehend mit zugehörigen, wirtschaftlich wichtigen Species aufgeführt sind:
– Untergattung Acacia
Sektion Acacia: – Untersektion Pluriseriae, z. B. *A. caven* Moll., *A. farnesiana* (L.) Willd., *A. giraffae* Willd.; – Untersektion Uniseriae, z. B. *A. arabica* Willd. s. l., *A. horrida* (L.) Willd., *A. kirkii* Oliv., *A. leucophloea* (Roxb.) Willd., *A. seyal* Del., *A. tortilis* (Forsk.) Hayne;
– Untergattung Aculeiferum
Sektion Aculeiferum, z. B. *A. caffra* (Thunb.) Willd., *A. catechu* Willd., *A. senegal* (L.) Willd., *A. modesta* Wall.; Sektion Monocanthea;
– Untergattung Heterophyllum
Sektion Pulchelloidea; Sektion Uninervea, z. B. *A. armata* R. Br., *A. dealbata* Link, *A. decurrens* (Vent.) Willd., *A. pycnantha* Benth.; Sektion Heterophyllum: – Untersektion Globiferae, z. B. *A. melanoxylon* R. Br.; – Untersektion Spiciferae, z. B. *A. longifolia* (Andr.) Willd.

Gattungsmerkmale: Teilweise mit Dornen versehene Bäume, Sträucher, selten Kräuter. Blätter doppelt gefiedert, oft mit vieljochigen Blättchen, bisweilen auf einen blattartigen Stiel (Phyllodium) reduziert; Nebenblätter häufig nicht vorhanden oder klein, in manchen Fällen zu Dornen umgebildet. Blüten zahlreich, meist gelb, seltener weißlich, in gestielten, kugeligen Köpfchen oder zylindrischen Ähren stehend. Blütenstände einzeln oder zu zweit, seltener gebüschelt in den Blattachseln stehend, bisweilen auch an den Zweigenden traubig oder rispig angeordnet. Blüte zwittrig. Kelch glockenförmig, gezähnt oder gelappt, selten aus kleinen Fransen oder gänzlich fehlend. Blütenblätter frei oder mehr oder weniger untereinander oder mit den Staubblättern verwachsen, selten gänzlich fehlend. Staubblätter zahlreich, freistehend oder am Grunde miteinander verwachsen. Fruchtknoten sitzend oder gestielt, zwei bis vielsamig. Hülsenfrucht, je nach Art eiförmig bis linear, gerade bis gedreht oder gekrümmt, flach bis rund, häutig bis holzig, zweiklappig oder nicht aufspringend; Inneres der Hülse gekammert oder nicht unterbrochen, mit Fruchtmark ausgefüllt; Hülse seltener in einzelne, einsamige Glieder zerfallend. Samen meist eiförmig, quer- oder längsgerichtet, zusammengedrückt, vielfach mit Arillus.[1,2,3]

Verbreitung: Tropische und subtropische Zonen der Erde, in Afrika und Australien sehr zahlreich vertreten.

Inhaltsstoffgruppen: *Polysaccharide.* Fast alle Acacia-Arten liefern Polysaccharide (Gummen), die

aus verzweigten Arabinogalactanen bestehen. Jeweils etwa 30 bis 45 % des Gummis sind aus D-Galactose- und L-Arabinosegrundeinheiten aufgebaut. Zusätzlich stellen D-Glucuronsäure, 4-*O*-Methyl-D-Glucuronsäure und L-Rhamnose kleinere Anteile an der Struktur. Die genaue Zusammensetzung variiert nicht nur zwischen verschiedenen Individuen derselben Art, sondern auch zwischen den Gummitränen desselben Baumes.[4] Die Gummen bestehen aus einem breiten Spektrum ähnlicher Moleküle mit derselben, allgemeinen o. a. Zusammensetzung. Den Kern dieser Polysaccharide bilden hauptsächlich β-1,3, daneben auch β-1,6 verknüpfte Galactoseeinheiten. Am *C*-6 oder *C*-4 dieser zentralen Galactosekette sind β-1,3 verknüpfte Arabinosereste mit angelagerten Uronsäurederivaten angefügt.
Gegenionen dieser anionischen Polysaccharide sind Calcium, Magnesium und Kalium.
Zwischen der Struktur der Gummen und der systematischen Stellung der Acacia-Arten bestehen klare Zuordnungen.[5]
Polyphenolische Verbindungen.
Flavonole. In den Blättern sind vor allem Quercetinglykoside, in erster Linie Rutin, verbreitet. Vereinzelt konnten auch Kämpferol-, Isorhamnetin-, Myricetin- und Mearnsetinglykoside nachgewiesen werden. Für das Kernholz scheinen Flavonole mit fehlender 5-Hydroxygruppe wie Fisetin und Robinetin charakteristisch zu sein.[6,7]
Flavone. Luteolin- und Apigeninglykoside, *C*-Glykosylapigenine wie Vicenin-2, Vitexin und Isovitexin in den Blättern.[6,7]
Flavanone/Flavanonole. Flavanone wie Naringenin und ihre Glykoside in den Blättern; Flavanonole wie Fustin und Dihydrorobinetin im Kernholz.[6,7]
Leucoanthocyanidine. Vor allem in Rinde, Holz und Früchten, zu einem geringeren Teil auch in den Blättern: Einfache Flavan-3,4-diole, Dimere bis Polymere (s. Gerbstoffe) aus Flavan-3,4-diolen und Catechinen. Leucoanthocyanidin-Typen: Leucofisetinidin, Guibourtacacidin, Melacacidin und Teracacidin. Diese z. T. Acacia-spezifische Substanzen und ihre Verhältnisse zueinander werden u. a. als chemotaxonomisches Merkmal verwendet.[6,7]
Gerbstoffe. In den Blättern kondensierte Gerbstoffe vom Catechintyp, die sich von 5,7,3',4'-Tetrahydroxyflavan-3-ol- und -3,4-diol-Monomeren ableiten sollen;[8] unterschiedliche Gerbstoffgehalte je nach Acacia-Art: Etwa zwischen 1,5 % (*A. senegal* (L.) WILLD.) und 21,8 % (*A. arabica* WILLD. s. l.), ber. auf das Trockengewicht der Blätter (Hautpulvermethode).
In Holz, Rinde und Frucht vieler Acacia-Arten finden sich komplexe Leucoanthocyanidin-Catechin-Polymere (s. Leucoanthocyanidine).[6,7]
Phenolcarbonsäuren. Salicylsäure, Gentisinsäure und Gallussäure in den Blättern.[6,7]
Protoalkaloide. In den Blättern von mehreren Acacia-Arten nachgewiesen:
Phenylalanin- und Tyrosinabkömmlinge: β-Phenylethylamin, *N*-Methyl-β-phenylethylamin, Tyramin, *N*-Methyltyramin, Hordenin; Tryptophanabkömmlinge: Tryptamin, *N*-Methyltryptamin, Dimethyltryptamin; Histidinabkömmling: *N*-Cinnamoylhistamin.[9]
Non-proteinogene Aminosäuren. Etwa 15 verschiedene non-proteinogene Aminosäuren, wie z. B. *S*-Carboxyethylcystein, konnten in den Samen verschiedener Acacia-Arten aufgefunden werden.[10]
Tri- und Tetraterpenoide. Vor allem in Rinde und Samen finden sich pentacyclische Triterpene wie Oleanolsäure oder Echinocystinsäure; in den Blüten β-Carotin und Lutein.[11]
Cyanogene Verbindungen. Soweit bekannt, scheinen cyanogene Glykoside zur phytochemischen Charakterisierung von Acacia-Arten geeignet zu sein: (*R*)-Prunasin kommt vorzugsweise in den Blättern australischer Acacia-Arten und (*S*)-Proacacipetalin in den Blättern von Acacia-Arten afrikanischer und amerikanischer Herkunft vor.[12]

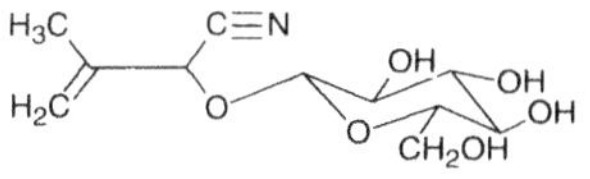

Proacacipetalin aus Lit.[12]

Drogenliefernde Arten: Praktisch alle baumartigen Species der Gattung Acacia liefern Gummen, die in der Volksmedizin und regionalen Technologien zur Anwendung kommen.
Arabisches Gummi des Welthandels wird zu über 90 % aus der in Afrika verbreiteten Art *A. senegal* (L.) WILLD. gewonnen; Andere afrikanische Acacia-Arten wie *A. seyal* DEL., *A. abysinnica* HOCHST., *A. horrida* (L.) WILLD., *A. kirkii* OLIV. oder *A. giraffae* WILLD. spielen nur eine untergeordnete Rolle. Als Stammpflanzen werden *A. senegal* (L.) WILLD. oder "andere afrikanische Acacia Arten" genannt in:
Acaciae gummi *DAB 10 (Eur), ÖAB 90, Helv VII;*
Acacia *USP XXII;*
Acacia gummi dispersione desiccatum *DAB 10 (Eur), ÖAB 90, Helv VII.*
Zur Gummengewinnung wurden und werden heute noch folgende Arten verwendet:
Indische Gummisorten liefern *A. arabica* WILLD. s. l., *A. catechu* WILLD., *A. farnesiana* (L.) WILLD., *A. ferruginea* (ROXB.) DC, *A. leucophloea* (ROXB.) WILLD. und *A. modesta* WALL.;
Australische Gummisorten liefern *A. dealbata* LINK, *A. decurrens* (VENT.) WILLD., *A. homalophylla* A. CUNN. und *A. pycnantha* BENTH.;
Amerikanisches Gummi liefert vor allem *A. angico* MART.
A. albida DEL.: Acacia-albida-Rinde.
A. arabica WILLD. s. l.: Acacia-arabica-Früchte, Acacia-arabica- Gummi, Acacia-arabica-Rinde.
A. brevispica HARMS: Acacia-brevispica-Wurzel.
A. catechu WILLD.: Catechu, Catechu hom. *HAB 34.*
A. farnesiana (L.) WILLD.: Acacia-farnesiana-Blütenöl.
A. giraffae WILLD.: Acacia-giraffae-Samen.
A. kirkii OLIV.: Acacia-kirkii-Stammrinde, Acacia-kirkii-Wurzel, Acacia-kirkii-Wurzelrinde.
A. leucophloea (ROXB.) WILLD.: Acacia-leucophloea-Rinde.
A. mellifera (VAHL) BENTH.: Acacia-mellifera-Stammrinde, Acacia- mellifera-Wurzel.

A. pennata WILLD. SHEMBA: Acacia-pennata-Blätter.
A. pentagona (SCHUMACH. et THONN.) HOOK. f.: Acacia-pentagona-Wurzel.
A. robusta BURCH: Acacia-robusta-Blätter, Acacia-robusta-Wurzel.
Acacia stuhlmannii TAUB.: Acacia-stuhlmannii-Wurzel.
A. tortilis (FORSK.) HAYNE: Acacia-tortilis-Wurzel.
A. xanthophloea BENTH.: Acacia-xanthophloea-Stammrinde, Acacia-xanthophloea-Wurzel.

Acacia albida DEL.

Inhaltsstoffe: Der Stamm liefert afrikanisches Gummi (s. Acaciae gummi).[17]

Verbreitung: Transvaal und Südwestafrika.[42]

Drogen: Acacia-albida-Rinde.

Acacia-albida-Rinde

Definition der Droge: Rinde.[42]

Stammpflanzen: *A. albida* DEL.[42]

Zubereitungen: Decoct.[42]

Volkstümliche Anwendung und andere Anwendungsgebiete: Ein Decoct der Rinde wird in Afrika gegen Durchfall verwendet.[42]

Acacia arabica WILLD. s. l.

Synonyme: *A. adansonii* GUIL. et PERR., *A. adstringens* SCHUM. et THOM., *A. arabica* WILLD. var. *adansoniana* DUB., *A. arabica* WILLD. var. *adansonii* CHEV., *A. arabica* WILLD. var. *adstringens* BAK., *A. nilotica* DEL. var. *adansonii* KTZE., *A. nilotica* DEL. var. *adstringens* CHIOV., *A. nilotica* DEL. var. *kraussiana* BRENAN, *A. nilotica* DEL. var. *subalata* BRENAN, *A. scorpioides* L. var. *adstringens* CHEV., *A. vera* WILLD., *Mimosa adstringens* SCHUM. et THOM., *Mimosa arabica* ROXB. , *Mimosa nilotica* DEL. var. *adansoniana* HILL., *Mimosa nilotica* DEL. var. *adansonii* KTZE., *Mimosa nilotica* DEL. var. *adstringens* CHEV., *Mimosa nilotica* DEL. var. *kraussiana* BRENAN, *Mimosa nilotica* DEL. var. *subalata* BRENAN.

Sonstige Bezeichnungen: Dt.: Sont, Ssantbaum; indisch: Babul, Kikar; Nigeria: Bagaruwa namiji.

Systematik: *A. arabica* WILLD. s. l. ist ein Sammelbegriff für eine Reihe sehr naher verwandter Subspecies und Varietäten.

Botanische Beschreibung: Baum, unterschiedlicher Größe, meist einstämmig, bis zu 6 m hoch, mit kompakter, runder bis flacher Krone, die Spreitung oftmals die Höhe übertreffend (Schirmakazie). Ältere Zweige kahl, jüngere unter 15 bis 20 mm Durchmesser, filzig-flaumhaarig bedeckt. Rinde des Stammes und der älteren Zweige schwarz, rissig, mit einer innerhalb der Risse bis in das Rotbraune gehenden Farbe. Nebenblattdornen fast gerade, am Fuß gedrungen, weiß bis bronze, bis zu 9 cm lang, paarweise an den Nodien. Blattfiedern des doppelt gefiederten Blattes in etwa drei bis 12 Paaren, an kahler bis flaumhaariger Blattspindel stehend; Blattspindel an der Basis zwischen dem ersten Fiederpaar eine Drüse, an den oberen Fiederpaaransätzen gelegentlich eine bis zwei Drüsen tragend; Fiederblättchen jeweils oblong, stumpf, kahl bis dünn bewimpert. Blüten gelb, süß duftend. Blütenstandstiele etwa zwei bis sechs, aus den oberen Achseln hervorgehend, je 3 bis 5 cm lang mit kopfigen Blütenständen. Kelch kurz, vielfach gelappt; Blütenblätter fast vollkommen verwachsen, etwa doppelt so groß wie die Kelchblätter. Hülsenfrucht gerade bis leicht gekrümmt, flach bis convex, durch tiefe Einschnürungen segmentiert, glatt, 12 bis 16 cm lang, 1,5 cm breit, in trockenem Zustand schwarz bis dunkelrot. Samen 7 mm mal 6 mm groß, mit derselben Farbe wie die Hülse.[3,13]

Inhaltsstoffe: Die Blätter enthalten Quercetinglykoside, nämlich Isoquercitrin und Quercetin-3-sophorosid, und weisen einen Flavonolgehalt von 1,9 % auf, ber. auf das Hauptglykosid Isoquercitrin (spektralphotometrische Bestimmung von Flavonoid-$AlCl_3$-Komplexen nach Römisch zit. nach Lit.[7]). In den Blättern konnten außerdem Gallussäure, (+)-Catechin, (+)-Gallocatechin, (–)-Epicatechin-3-gallat und (–)-Epigallocatechin-3-gallat nachgewiesen werden. Der Gehalt an Catechingerbstoffen (vgl. Inhaltsstoffgruppen der Gattung Acacia) ist mit 21,8 %, ber. auf das Trockengewicht der Blätter, bemerkenswert hoch (Hautpulvermethode).[7]

Verbreitung: Nilgebiet, Äthiopien, Ostafrika, Angola, Mozambique, Südafrika, Arabien, Persien, Afghanistan bis nach Indien.

Drogen: Acacia-arabica-Früchte, Acacia-arabica-Gummi, Acacia-arabica-Rinde.

Acacia-arabica-Früchte

Sonstige Bezeichnungen: Dt.: Indischer Gallus; engl.: Bablah, Babul, Gambia pods; frz.: Galles d'Indes; arabisch: Garrat, Neb-Neb; Hindi: Kikar.

Definition der Droge: Die getrockneten Hülsenfrüchte.[16,17]

Stammpflanzen: *A. arabica* WILLD. s. l.[16,17]

Herkunft: Ägypten, Nord-Afrika (Sudan), Ostindien, Senegambien.

Ganzdroge: Ostindischer Bablah (*A. arabica* WILLD. var. *indica*): Hülsenfrucht zehn- bis 12-gliedrig; Glieder stark eingeschnürt bis perlschnurartig, 1 bis 1,5 cm lang, 3 bis 4 mm dick, scharfrandig, feingeadert, mit dichtem, grauem Wollüberzug bedeckt; leicht in beide Einzelteile trennbar, Oberflä-

che der Innenseite bräunlichgelb; Jedes Glied mit einem breitelliptischen, abgeplatteten Samen, 5 bis 7 mm lang, 4 bis 6 mm breit, braun, am Rande mit einer hellbraunen bis rötlichen, abstreifbaren, faserigen Masse bekleidet (Arillus). Breitfläche des Samens charakteristisch; weißliche Linie sich parallel zur Samenkontur um eine zentrale, dunkelbraune Fläche ziehend; Nabelstrang mit einer länglichrunden, erhabenen Schwiele noch am Samen haftend. Die Handelsware besteht nur aus einzelnen oder zwei bis drei vereinigten Hülsengliedern.[16]
Ägyptischer Bablah (*A. nilotica*-Gruppe, Syn. *A. arabica* WILLD. s. l.): Hülsen mit denselben Merkmalen wie für Ostindischen Bablah beschrieben, Oberfläche jedoch kahl, meist glänzend dunkelbraun bis grünlich schwarz. Die Handelsware besteht gewöhnlich nur aus Einzelgliedern.[16]
Gousses de Gonaké (*A. arabica* WILLD. subsp. *adansonii*): Hülsen innen deutlich, außen undeutlicher gegliedert; 16 bis 20 cm lang, 15 bis 20 mm breit, 4 bis 6 mm dick; außen graufilzig, nach Abstreifen des Haarüberzuges schwarzbraun, grob astförmig geadert. Sonstige Merkmale wie für Ostindischen Bablah beschrieben.[16,17]

Schnittdroge: Ostindischer Bablah (*A. arabica* WILLD. var. *indica*): Die Anatomie entspr. dem Bauplan der Leguminosenfrüchte. Perikarp der Hülse stark behaart; Haare 200 µm lang, einzellig, derbwandig; Spaltöffnungszellen im Querschnitt kurz gehörnt; Atemhöhle in der trockenen Frucht stark reduziert, kaum erkennbar; Schicht aus schmalen Zellen mit je einem länglichen Calciumoxalatkristall unmittelbar darauffolgend, einreihig; Kollenchym anschließend, in große, dickwandige, getüpfelte, längsgestreckte Parenchymzellen übergehend; davon gut abgegrenzt Zone verholzter, poröser, gerundeter Steinzellen, ein- bis vierreihig; Gerbstoffschicht nachfolgend, mächtig, zusammenhängend, harzig, mit nur noch vereinzelten Resten der ursprünglichen, jetzt obliterierten Parenchymzellen. Perikarp nach innen durch eine aus mehreren, sich kreuzenden Faserzellen gebildeten Faserschicht mit Kristallzellauflagerungen begrenzt.
Ägyptischer Bablah (*A. nilotica*-Gruppe, Syn. *A. arabica* WILLD. s.l.): Keine Behaarung, ansonsten ähnliche Merkmale wie für Ostindischen Bablah beschrieben; während die Kollenchymzellen beim Ostindischen Bablah im Verhältnis zur nachfolgenden Parenchymschicht weniger stark ausgeprägt sind, besitzt der Ägyptische Bablah ein in Kaliumhydroxid stark quellendes, breites Kollenchym und nur wenige Reihen dickwandiger Parenchymzellen.
Gousses de Gonaké (*A. arabica* WILLD. subsp. *adansonii*): Merkmale wie für Ostindischen Bablah beschrieben.[16,17]

Verfälschungen/Verwechslungen: Hülsenfrüchte anderer Acacia-Arten, wie z. B. *A. farnesiana* (L.) WILLD.

Inhaltsstoffe: Kondensierte Gerbstoffe (s. Inhaltsstoffgruppen der Gattung Acacia).[16,22] Der Gehalt an Gerbstoff liegt nach Lit.[16] bei 25 %, nach Lit.[22] bei 41,7 %.

Identität: Alle o.a. Acacia-Früchte sind hart und spröde. Im Querbruch zeigen sie eine harzige, rote oder gelbbraune bis schwarzbraune Schicht aus Gerbstoff; in wäßriger, alkal. Lösung tiefrotbraun.[16]

Volkstümliche Anwendung und andere Anwendungsgebiete: Ein Decoct aus den Früchten wird zur Behandlung von Erkrankungen des Urogenitalsystems eingesetzt.[23] Die Wirksamkeit bei diesem Anwendungsgebiet ist nicht belegt.

Sonst. Verwendung: *Industrie/Technik.* Als Gerbmittel zur Erzeugung besonders dauerhaften, starken Leders; im Ursprungsgebiet für diesen Zweck heute noch in größeren Mengen eingesetzt.[42]

Acacia-arabica-Gummi

Sonstige Bezeichnungen: Dt.: Amrad-Gummi, Babul-Gummi, Karachi-Gummi, Sant-Gummi, Sunt-Gummi.

Definition der Droge: Getrocknetes Gummi.[16]

Stammpflanzen: *A. arabica* WILLD. s. l.[16]

Herkunft: Indien, Westafrika, Anrainerstaaten des Roten Meeres.

Ganzdroge: Große, z. T. rötlich gefärbte, tränenförmige Gummistücke; vollkommen in Wasser löslich zu einem hellen, geschmacklosen Schleim.[16]

Verfälschungen/Verwechslungen: Vielfach im Gemisch mit anderen Acacia-Gummen, wie z. B. von *A. farnesiana* (L.) WILLD.

Inhaltsstoffe: Entspr. Arabischem Gummi (s. dort), jedoch zusätzlich kondensierte Gerbstoffe (s. Inhaltsstoffgruppen der Gattung Acacia), die unter Mitwirkung der im Gummi enthaltenen Oxidasen an der Luft zu gefärbten Verbindungen oxidiert werden und so die Rotfärbung der Droge bedingen.

Identität: Die Droge weist ähnliche Eigenschaften wie Arabisches Gummi auf; Die wäßrige Lösung ist jedoch rechtsdrehend.

Volkstümliche Anwendung und andere Anwendungsgebiete: Nach Lit.[22] wird die Droge in Indien bei Diarrhoe, Dysenterie und Diabetes eingenommen. Die Wirksamkeit bei diesen Anwendungsgebieten ist nicht belegt.

Sonst. Verwendung: *Industrie/Technik.* Zur Bereitung von Malerfarben und Appreturen.

Acacia-arabica-Rinde

Synonym: Acaciae arabicae cortex.

Sonstige Bezeichnungen: Dt.: Akazienrinde, Bablah Rinde; engl.: Acacia Bark, Babul Bark, Wattle Bark.

Definition der Droge: Die geschälte Stammrinde.[17]

Stammpflanzen: *A. arabica* WILLD. s. l.[17]

Herkunft: Indischer Subkontinent, Ostafrika (Plantagenware).

Ganzdroge: *Geschmack.* Schleimig, adstringierend. *Geruch.* Schwach nach Lohe.
Makroskopisches Bild. Rotbraune, holzig-harte Rinde; außen von schwärzlicher, meist längs- und querrissiger Borke bedeckt, innen rot, längsstreifig, faserig; leicht in tangentiale Schichten teilbar.[17]

Verfälschungen/Verwechslungen: Unter dem Namen Acaciae arabicae cortex ist auch die Rinde der australischen Art *A. decurrens* (VENT.) WILLD. im Handel.[17]

Inhaltsstoffe: Kondensierte Gerbstoffe (s. Inhaltsstoffgruppen der Gattung Acacia) und Gallusäure mit 17 bis 20 %.[17]

Volkstümliche Anwendung und andere Anwendungsgebiete: Im indischen Kulturraum als adstringierende Droge eingesetzt; in Form des Decocts zur Einnahme bei Durchfall, in der Gynäkologie bei Vaginalausfluß, als Einlauf bei Hämorrhoiden und als Gurgelwasser bei Gingivitis. Im letzteren Fall wird ein Decoct aus Akazien- und Mangorinde als besonders wirksam angesehen.[22] Eine klinische Belegung fehlt.
In England wurde ein Decoct aus der Droge bei Mundschleimhautentzündungen und Paradontose verwendet.[24]
Die Wirksamkeit bei diesen Anwendungsgebieten ist nicht belegt.

Sonst. Verwendung: *Industrie/Technik.* Als Gerbstofflieferant in der Gerberei.

Acacia brevispica HARMS

Sonstige Bezeichnungen: Ost-Tansania: Msewa.[25]

Inhaltsstoffe: Die Blätter enthalten nicht näher definierte phenolische Verbindungen und Gerbstoffe.[26]

Verbreitung: Nordost-, Ost- und Südafrika.[25]

Drogen: Acacia-brevispica-Wurzel.

Acacia-brevispica-Wurzel

Definition der Droge: Wurzel.[25]

Stammpflanzen: *A. brevispica* HARMS.[25]

Zubereitungen: Decoct.[25]

Volkstümliche Anwendung und andere Anwendungsgebiete: Ein Decoct der Wurzeln wird in Afrika, besonders in Ost-Tansania, von den Einheimischen zur Hustenbekämpfung getrunken. Außerdem wird die Wurzel (keine Angabe der Zubereitungsform) dort gegen Eingeweidewürmer, Schlangenbisse, Unfruchtbarkeit bei Frauen und zur sexuellen Anregung eingesetzt.[25] Eine Belegung der Wirksamkeit ist nicht erfolgt.

Acacia catechu WILLD.

Synonyme: *A. catechuoides* WALL., *A. polyacantha* WILLD., *A. Wallachiana* DC., *Mimosa catechuoides* ROXB., *Mimosa sundra* ROXB.

Sonstige Bezeichnungen: Dt.: Gerberakazie; Hindi: Khair, Katha; Sanskrit: Khadira.

Botanische Beschreibung: Baum, mittelgroß; Rinde braun; Zweige flaumig behaart. Blattstiel der doppelt gefiederten Blätter etwa 15 cm lang, mit einer großen Drüse am Grund und mehreren kleineren zwischen den oberen Fiedern. Fieder etwa 5 bis 7 cm lang; Fiederblättchen sitzend, sehr dicht, leicht grün, unter 1 cm groß. Dornen spärlich, relativ kurz, in Gruppen zu zwei Stück stehend. Blüten sitzend oder fast sitzend, in Ähren; Ähren aus den Blattachseln hervorgehend; Blütenkelch etwa 1 bis 2 mm groß, mit grauen Haaren besetzt; Blütenkrone gelb. Hülsenfrucht etwa 10 bis 15 cm lang, dunkelbraun, geädert, mit sechs bis acht Samen.[2,27]

Inhaltsstoffe: In Holz und Rinde kondensierte Gerbstoffe vom Catechintyp (vgl. Inhaltsstoffgruppen der Gattung Acacia); in Blättern und Blüten Flavonole wie Quercetin, Rutin, Hyperosid, Quercitrin und Fisetin, Flavone wie Luteolin-7-glucosid,

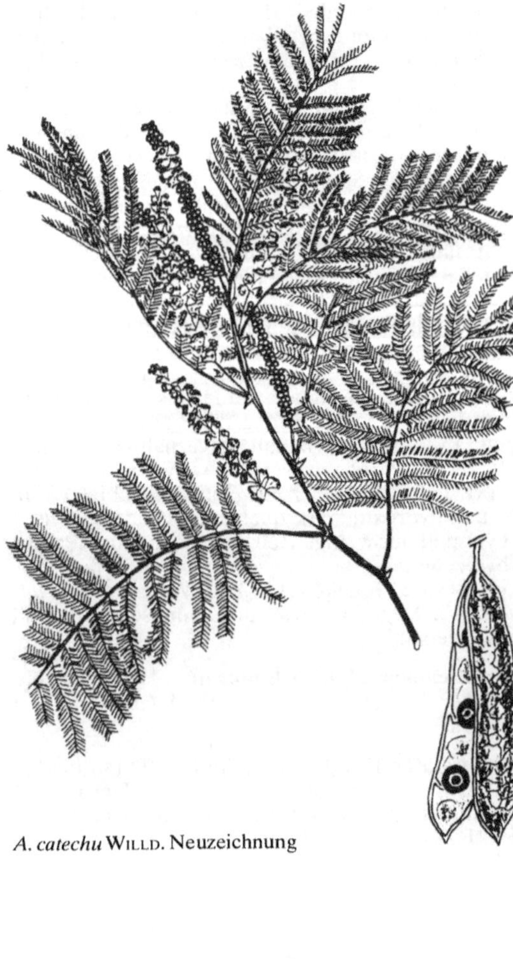

A. catechu WILLD. Neuzeichnung

und *C*-Glykosylflavone wie Vicenin-2 und Vitexin; Der Stamm liefert indisches Gummi (s. Acaciae gummi).[7,24]
Die Blätter weisen einen Flavonolgehalt von 0,4% auf, ber. auf das Hauptglykosid Hyperosid (spektralphotometrische Bestimmung von Flavonoid-$AlCl_3$-Komplexen nach Römisch zit. nach Lit.[7]).
Der Gehalt an Catechingerbstoffen beträgt 2,3%, ber. auf das Trockengewicht der Blätter (Hautpulvermethode).[7]
Die frische Pflanze (keine Angaben, ob Kernholz oder Blätter gemeint sind) soll an Catechinen nur (–)-Catechin enthalten.[17,18]
Die Zweige enthalten blutdrucksenkende, bisher noch nicht identifizierte Substanzen.[41]

Verbreitung: Indien, Burma.

Drogen: Catechu, Catechu hom. *HAB 34*.

Catechu (Katechu)

Synonyme: Catechu nigrum, Extractum Catechu, Succus Catechu, Terra Catechu, Terra japonica.

Sonstige Bezeichnungen: Dt.: Pegu; engl.: Acacia Catechu, Black Catechu, Catechu Black, Cutch; frz.: Cachou; chinesisch: Ercha; Hindi: Katha, Khair; it.: Terra giapponica; Sanskrit: Khadira; span.: Cato de Pegù.

Monographiesammlungen: Catechu *DAB 6*, *Helv V*; Black Catechu *BPC 49*; Catechu Black *BHP 83*.

Definition der Droge: Der aus dem Kernholz durch Auskochen und Eindicken bereitete Extrakt *DAB 6*, *Helv V*; Der aus dem Kernholz bereitete, getrocknete Extrakt *BPC 49*, *BHP 83*.

Stammpflanzen: *A. catechu* WILLD.

Herkunft: Indien, Indochina, Malaysia.

Gewinnung: Das zerkleinerte Kernholz wird etwa 12 Stunden lang mit Wasser gekocht; dann entfernt man die ausgelaugten Holzteile, dampft den Extrakt bis zur sirupartigen Konsistenz ein, läßt ihn unter Umrühren erkalten und schließlich in Formen erstarren. Die getrocknete Masse wird in unregelmäßige Stücke gebrochen.[17,30]

Handelssorten: Pegu Catechu (Syn. Bombay Catechu) ist die gebräuchlichste Sorte, daneben Bengalisches Catechu, Malakka Catechu und Camou Catechu.[17]
Der heutige Handel bietet lediglich Catechu *DAB 6* an.

Ganzdroge: *Geschmack.* Zusammenziehend bitter, zuletzt süßlich.
Geruch. Geruchlos.
Makroskopisches Bild. Großmuschelig brechende, auf der ganzen Bruchstelle gleichmäßig dunkelbraune, bisweilen porig-löchrige Stücke.[47]
Eigenschaften: Die Droge ist teilweise in kaltem Wasser löslich; vollständig löslich in kochendem Wasser, beim Abkühlen aber wieder auskristallisierend; der in kaltem Wasser unlösliche Rückstand besteht im mikroskopischen Bild aus vielen kleinen Kristallen.

Verfälschungen/Verwechslungen: Als Verfälschungen beschrieben sind Extrakte aus *Hämatoxylon campechianum* L. und Samen von *Areca catechu* L. (→ Areca), Teerprodukte und Beimengungen aus Tonerde, Alaun, Eisen(II)carbonat und Sand.[42]
Hinweis: In *BP 88*, *Jap XI* u.a. wird als "Catechu" der eingedickte Extrakt von *Uncaria gambir* (HUNT.) ROXB. (→ Uncaria), Rubiaceae, verstanden. Er führt im Gegensatz zum hier behandelten "black Catechu" die Bezeichnung "pale Catechu".[29]

Inhaltsstoffe: *Flavonole.* Fisetin, Quercetin, Quercitrin.[17,29,30]
Flavanoide. Neue Analysen fehlen. Nach älteren Angaben enthält die Droge zwischen 2 und 12% Catechine, und zwar (+)- und (–)-Catechin und (+)- und (–)-Epicatechin, sowie nicht näher definierte, kondensierte Catechingerbstoffe zwischen 20 und 60%; daneben rote Pigmente. Das Mengenverhältnis dieser Substanzen zueinander wird von dem Herstellungsverfahren, d.h. Höhe und Einwirkungsdauer der Temperatur, bestimmt (vgl. *A. catechu* WILLD.).[17,29,30]

Zubereitungen: Extractum Catechu *EB 6* – Katechuextrakt: Durch 2maliges, je 3tägiges Ausziehen von 1T. Katechu mit 5T. Wasser und Eindampfen zur Trockne zu bereiten. Ausbeute 75%.
Extractum Catechu spirituosum, Catechu depuratum: Katechu 100T., Weingeist (90%) 75T., Wasser 75T. nach 8tägigem Ausziehen wird filtriert und zur Trockne eingedampft. Ausbeute 70%.
Tinctura Catechu (Katechutinktur) 1:5 in Ethanol 70% (*V/V*) *DAB 6*; Eigenschaften: Katechutinktur ist dunkelbraun, nur in dünner Schicht durchsichtig und schmeckt zusammenziehend. Tinctura Catechu 1:5 in Ethanol 40% (*V/V*) *BHP 83*.

Identität: *Catechu. Helv V*:
- Löslichkeit: In kaltem Wasser lösen sich mindestens 60% der Droge, in heißem Wasser mindestens 85%, in Ethanol 90% (*V/V*) mindestens 60% und in Ethanol 70% (*V/V*) mindestens 75%;
- Mikroskopie: Kleine, in Glycerin eingebettete Drogenfragmente polarisieren stark; Läßt man von der Seite des Deckglases Wasser hinzufließen, erkennt man zahlreiche, nadelförmige Kristalle, eingebettet in der Grundmasse;
- Nach Behandlung der Droge mit konz. Essigsäure finden sich im unlöslichen Rückstand unter dem Mikroskop fast nur noch Gefäße und Holzfasern; Probe zur Unterscheidung von der Droge "Catechu" (Syn. Gambir) von *Uncaria gambir* (HUNT.) ROXB. (→ Uncaria), welches auch Blattreste aufweist.

Nachweis der Catechingerbstoffe:
Die wäßrige Lösung der Droge ist eine braunrote, trübe Flüssigkeit, die Lackmuspapier rot färbt; Beim Erkalten der erhitzten, wäßrigen Lösung der Droge scheidet sich im Dekantat ein reichlicher, brauner Niederschlag ab *DAB 6*; Die ethanolische

Lösung der Droge färbt sich nach Zusatz verd. Eisenchloridlösung (1 + 9) grünschwarz *DAB6*, *Helv V*; Eine einprozentige Lösung der Droge zeigt auf Zugabe von 0,1-prozentiger Eisenchloridlösung eine Grünfärbung, die nach Zusatz von fünfprozentiger Kaliumhydroxidlösung nach Purpur hin umschlägt *BHP83*. Der nach vollkommenem Ausziehen von 1 g Katechu mit siedendem Weingeist verbleibende Rückstand darf unter dem Mikroskop im Phloroglucin-Salzsäurepräparat nur rot gefärbte Teilchen aufweisen; Probe des *DAB6* zur Unterscheidung von Gambir.
Tinctura Catechu. Katechutinktur rötet Lackmuspapier; eine verd. wäßrige Lösung der Tinktur färbt sich auf Zusatz von Eisenchloridlösung grünschwarz *DAB6*.

Reinheit: *Catechu.*
- Wasser unlöslicher Rückstand: Höchstens 15% *DAB6*; höchstens 20% *Helv V*.
- Verbrennungsrückstand: Höchstens 6% *DAB6*; höchstens 10% *Helv V*; höchstens 8% *BHP83*.
- Ethanol 90% (*V/V*) unlöslicher Rückstand: Höchstens 30% *DAB6*; höchstens 15% *Helv V*.
- Ethanol 90% (*V/V*) löslicher Extrakt: Mindestens 60% *BPC49*, *BHP83*.
- Feuchtigkeitsgehalt: Höchstens 16% *Helv V*.

Tinctura Catechu.
- Alkoholzahl: Nicht unter 7,3 *DAB6*.

Volkstümliche Anwendung und andere Anwendungsgebiete: Als adstringierende Droge bei chronischen Katarrhen der Schleimhäute, bei Dysenterie sowie gegen Blutungen innerlich eingenommen; äußerlich als Bestandteil von Zahntinkturen, Mund- und Gurgelwässern.[17]
Die Anwendung in blutstillenden Pulvern, Verbandwässern und Einspritzungen ist obsolet.[17]
BHP83 sieht als spezifische Indikation für die als Antisepticum und Adstringens angesehene Droge vor: Chronische Diarrhoe mit Colitis. Daneben ist angegeben: Dysenterie, Colitis mucosa, Gingivitis, Stomatitis, Pharyngitis (als Gurgel- und Mundwasser).
In der Hindu-Medizin ist Catechu Bestandteil von Rezepturen zur Behandlung ulzerierter Mundschleimhaut, Halsentzündungen und Zahnschmerzen.[23]
In China wird die Droge bei schwerheilbaren Geschwüren, Hautkrankheiten mit wäßrigen Exsudaten, Ulzerationen im Mundbereich mit Blutungen und bei Schmerzen verbunden mit traumatischen Verletzungen angewendet.[43]
Aufgrund des Gerbstoffgehaltes erscheint ein Teil der Indikationen, vor allem leichte Entzündungen der Mund- und Rachenschleimhaut, plausibel, jedoch liegt derzeit kein besonderes Erfahrungsmaterial dazu vor.

Dosierung und Art der Anwendung: *Droge.* Dreimal täglich 0,3 bis 2 g oral *BHP83*; Einnahme: Einzeldosis 0,5 g;[21] Einnahme: 0,1 bis 0,3 g.[17] *Zubereitung.* Tinctura Catechu *DAB6*: zur Einnahme Einzeldosis 2,5 g; für Mundspülungen und Schleimhautpinselungen unverdünnt.[21]

Wechselwirkungen: Inkompatibilitäten: Mit alkalisch reagierenden Zubereitungen, Metallsalzen und Gelatine.

Sonst. Verwendung: *Industrie/Technik.* Zur Gerbung in der Lederindustrie; früher als Bestandteil von Zusätzen zur Verhinderung der Kesselsteinbildung in Dampferzeugungsanlagen.[42]

Catechu hom. *HAB34*

Monographiesammlungen: Catechu *HAB34*.

Definition der Droge: Durch Auskochen des Kernholzes und anschließendes Eindicken gewonnener Extrakt.

Stammpflanzen: *A. catechu* WILLD.

Zubereitungen: Tinktur nach § 4 *HAB 34*, mit Ethanol 90% (*V/V*).

Gehalt: Arzneigehalt der Tinktur 1%.

Anwendungsgebiete: Die Anwendungsgebiete sind nicht ausreichend belegt.[31]

Gegenanzeigen/Anwendungsbeschr.: Bei Einnahme nicht bekannt. Parenteral ab D6 nicht bekannt.[31]

Gesetzl. Best.: *Offizielle Monographien.* Aufbereitungsmonographie der Kommission D am BGA "Catechu".[31]

Acacia farnesiana (L.) WILLD.

Synonyme: *Farnesiana odora* GASPAR ROXB., *Mimosa farnesiana* LINN., *Vachellia farnesiana* (L.) WIGHT et ARN.

Sonstige Bezeichnungen: Dt.: Cassiestrauch; engl.: Cassie-oil plant, Huisache, Opopanax, Popinac, Sponge tree, Sweet acacia, West-Indian blackthorn; frz.: Casilier de Farnèse, Cassier ancien, Cassier du Levant; arabisch: Baram, Futna; it.: Acacia farnese, Farnesia odorosa; port.: Esponjeira.

Botanische Beschreibung: Strauch bis kleiner Baum. Äste schlank, zickzack verlaufend. Rinde graugefleckt. Nebenblattdornen etwa 1 bis 3 cm lang. Blattstiele der Fiederblätter flaumigbehaart, am Grunde kleine Drüse tragend; Fiedern zwei bis sechs Paare, etwa 3 bis 5 cm lang; Fiederchen etwa zehn bis 20 pro Fieder, etwa 4 bis 6 mm groß, an der Unterseite geädert, grün, kahl. Stiele des Blütenstandes 2 cm lang; Blüten gelb, duftend, mit kleinem Kelch; Krone 3 mm lang, trichterförmig; Staubblätter unverwachsen, 5 mm groß; Pistill 5 bis 6 mm groß; Samenanlagen des Fruchtknotens in zwei Reihen. Hülsenfrucht rotbraun, bis 7 cm lang, mit 5 bis 6 mm großen, olivbraunen Samen.[27]

Inhaltsstoffe: Die Rinde und Hülsen enthalten kondensierte Gerbstoffe vom Catechintyp (vgl. Inhaltsstoffgruppen der Gattung Acacia); Der Stamm liefert Gummi (s. Acaciae gummi); in den Blättern befinden sich Flavon- und Flavonolglykoside, nämlich Luteolin-7-glucosid, Isoquercitrin, Rutin und Quercetin-4'-glucosid, sowie das Di-*C*-Glykosylflavon Vicenin-2. Der Flavonolgehalt der Blätter beträgt 1,4%, ber. auf das Hauptglykosid Rutin (spektralphotometrische Bestimmung von Flavonoid-$AlCl_3$-Komplexen nach Römisch zit. nach Lit.[7]) und der Gehalt an Catechingerbstoffen 2,4%, ber. auf das Trockengewicht der Blätter (Hautpulvermethode).[7] Das ätherische Öl der Blüten enthält Anisaldehyd, Benzylalkohol, Cuminaldehyd, Farnesol, Geraniol, Nerolidol, Salicylsäure und Terpineol (CRC). Die Hülsen enthalten bis zu 23% Gerbstoffe, ebenso die Rinde.

Verbreitung: Ursprünglich in der Karibik beheimatet, heute vor allem als Zierpflanze und in Kultur in allen subtropischen und tropischen Gebieten der Erde zu finden.

Anbaugebiete: Ägypten, Nord-Afrika, USA, Südfrankreich.

Drogen: Acacia-farnesiana-Blüten, Acacia-farnesiana-Blütenöl, Acacia-farnesiana-Rinde.

Acacia-farnesiana-Blüten

Sonstige Bezeichnungen: Cassieblüten.

Definition der Droge: Die Blüten.

Stammpflanzen: *A. farnesianae* (L.) WILLD.

Volkstümliche Anwendung und andere Anwendungsgebiete: Krampfstillender Teeaufguß, Aphrodisiacum.[42]

Acacia-farnesiana-Blütenöl

Sonstige Bezeichnungen: Dt.: Cassieblütenöl; engl.: Sweet acacia oil.

Definition der Droge: Das aus den Blüten gewonnene ätherische Öl.[32]

Stammpflanzen: *A. farnesiana* (L.) WILLD.[32]

Gewinnung: Durch Extraktion der Blüten mit heißem Fett oder Petrolether erhält man eine Masse von tiefdunkelbrauner Farbe und salben- bis wachsartiger Konsistenz, die im Handel als "Concrète" bezeichnet wird.
Aus dem "Concrète" wird durch Wasserdampfdestillation und anschließender Etherextraktion die Ätherischölfraktion gewonnen, die im Handel als Cassieblütenöl bzw. "Absolue" bezeichnet wird.[32]

Ganzdroge: Cassieblütenöl besitzt eine Duftnote, die eine Kombination von würzig und blumig darstellt.[32]

Verfälschungen/Verwechslungen: "Cassieblütenöl" von *A. caven* MOLL., "Mimosablütenöl" von *A. dealbata* LINK.

Inhaltsstoffe: Das ätherische Öl besitzt vorwiegend Terpenverbindungen, daneben auch aromatische Aldehyde, Alkohole und Carbonsäuren: Anisaldehyd, Benzylalkohol, Benzaldehyd, Cuminalkohol, Cuminaldehyd, Farnesol, Geraniol, Geranylacetat, α-Ionon, Linalool, Linalylacetat, Methylsalicylat, Nerolidol und Terpineol in unterschiedlichen Mengen.[32,33]

Identität: Dichte des Absolue: 1,040 bis 1,575; $[\alpha]_{25}^{D}$ = −0°30' bis −0°40'; zur Unterscheidung des Acacia-farnesiana-Blütenöles vom Acacia-caven-Blütenöl, dessen flüchtige Bestandteile zu 90% aus Eugenol bestehen, dient die gaschromatographische Analyse.[32]

Volkstümliche Anwendung und andere Anwendungsgebiete: Die Ätherischöl-Rohmasse, das "Concrète", wird als Einreibung bei Kopfschmerzen verwendet.[32] Klinische Belege fehlen.

Sonst. Verwendung: *Pharmazie/Medizin.* Zur Parfümierung von Körperpflegemitteln. *Kosmetik.* Einsatz in Extraitnoten, speziell in Kombination mit Jasmin und Rose.

Acacia-farnesiana-Rinde

Sonstige Bezeichnungen: Indonesisch: Nagasaria.

Definition der Droge: Die Rinde.

Stammpflanzen: *A. farnesianae* (L.) WILLD.

Volkstümliche Anwendung und andere Anwendungsgebiete: Astringens und Demulcens.[44]

Acacia giraffae WILLD.

Sonstige Bezeichnungen: Dt.: Kameldorn.

Inhaltsstoffe: Der Stamm liefert afrikanisches Gummi (s. Acaciae gummi).[17]

Verbreitung: Südafrika.[42]

Drogen: Acacia-giraffae-Samen.

Acacia-giraffae-Samen

Definition der Droge: Der Samen.[42]

Stammpflanzen: *A. giraffae* WILLD.[42]

Ganzdroge: Samen grünlichblau, fetthaltig, 1,2 cm lang, 0,8 cm breit, 0,4 cm dick.[42]

Volkstümliche Anwendung und andere Anwendungsgebiete: Die Samen werden als Kaffeesurrogat zur Anregung verwendet.[42]

Acacia kirkii Oliv.

Sonstige Bezeichnungen: Ost-Tansania: Mkongowe.[25]

Inhaltsstoffe: Der Stamm liefert afrikanisches Gummi (s. Acaciae gummi).[17]

Verbreitung: Ostafrika, Zimbabwe, Angola.[25]

Drogen: Acacia-kirkii-Stammrinde, Acacia-kirkii-Wurzel, Acacia-kirkii-Wurzelrinde.

Acacia-kirkii-Stammrinde

Definition der Droge: Stammrinde.[25,34]

Stammpflanzen: *A. kirkii* Oliv.[25,34]

Volkstümliche Anwendung und andere Anwendungsgebiete: Die Stammrinde (keine Angabe der Zubereitungsform) wird in Afrika bei Rückenschmerzen verwendet.[34] Anwendung klinisch nicht belegt.

Acacia-kirkii-Wurzel

Definition der Droge: Wurzel.[25,35]

Stammpflanzen: *A. kirkii* Oliv.[25,35]

Volkstümliche Anwendung und andere Anwendungsgebiete: In Afrika, vor allem in Ost-Tansania, werden die Wurzeln zusammen mit Hühnerfleisch gekocht und die Suppe von den Frauen gegen Unfruchtbarkeit getrunken.[25] Außerdem wird die Wurzel (keine Angabe der Zubereitungsform) bei Magenerkrankungen verwendet.[35] Die Anwendungen sind klinisch nicht überprüft.

Acacia-kirkii-Wurzelrinde

Definition der Droge: Wurzelrinde.[25,36]

Stammpflanzen: *A. kirkii* Oliv.[25,36]

Inhaltsstoffe: Ein phytochemisches Screening der alkoholischen Extrakte der Wurzelrinde zeigte die Anwesenheit von Gerbstoffen und Flavonoiden an.[36]

Zubereitungen: Abkochung.[25]

Volkstümliche Anwendung und andere Anwendungsgebiete: In Ost-Tansania wird eine Abkochung der Wurzelrinde zur Krebsbekämpfung eingenommen.[25] Die Anwendung ist klinisch nicht belegt.

Acacia leucophloea (Roxb.) Willd.

Synonyme: *Mimosa leucophloea* Roxb.

Sonstige Bezeichnungen: Engl.: Pilang, Rini; Bengalen: Gohira; Burma: Herwar; Indonesien: Pelang, Pilang; Thailand: Cha laep da eng; Vietnam: A bu.

Botanische Beschreibung: Baum, 10 bis 35 m hoch, mit tiefgehender Hauptwurzel, wenigen Nebenwurzeln, breiter Krone. Rinde grau bis hellbraun, im Alter schwarz und rauh werdend. Untere Zweige paarig, mit geraden bis leicht gebogenen, dunkelbraunen bis schwarzen, manchmal weißen, 2,5 cm langen Dornen besetzt. Blätter zweifach gefiedert; Fieder vier bis 13 Paar; Fiederblättchen 3 bis 11 mm lang, 0,5 bis 1,7 mm breit, sechs bis 30 Paar pro Blatt; Rachis 3,5 bis 8,5 cm lang. Blütenstände gelblichweiße, kugelförmige Köpfchen, ca. 1 cm im Durchmesser, in ca. 30 cm langen, terminal dicht behaarten Rispen an 0,4 bis 1,3 cm langen Stielen stehend. Blüten sitzend; Kelch 0,8 bis 1,2 mm lang; Krone 1,3 bis 2 mm lang. Staubblätter 20 bis 25. Hülsenfrucht langgestreckt, gerade oder leicht gebogen, 6 bis 15 cm lang, 7 bis 11 mm breit, 3 mm dick, kahl, dunkelbraun, mit fünf bis 12 Samen, nicht aufspringend. Samen variierend, rund bis trapezförmig, 5,5 bis 6,5 mm groß, zusammengedrückt, dunkelbraun.[37]

Inhaltsstoffe: Der Stamm liefert Gummi (vgl. Acaciae gummi); in den Blättern und Früchten wurden nicht näher definierte cyanogene Substanzen ge-

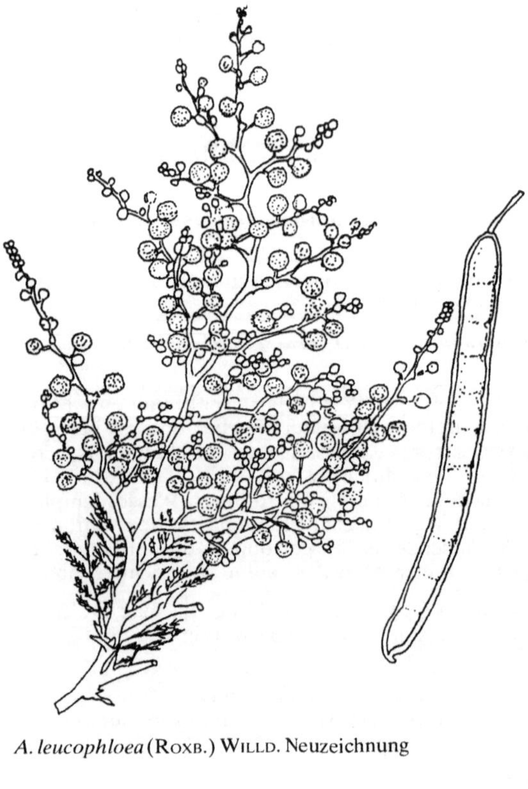

A. leucophloea (Roxb.) Willd. Neuzeichnung

funden (vgl. Inhaltsstoffgruppen der Gattung Acacia).[37] In der Rinde befinden sich nicht näher definierte Gerbstoffe (s. Acacia-leucophloea-Rinde). Der Gerbstoffgehalt nimmt mit dem Alter der Bäume zu.[37]

Verbreitung: Burma, Thailand, Vietnam, Indonesien, Indien, Nepal, Pakistan, Ceylon.

Anbaugebiete: Anbau im gesamten indischen und südostasiatischen Raum, besonders in Thailand, Indonesien, Burma, Java, Tamil Nadu.

Drogen: Acacia-leucophloea-Rinde.

Acacia-leucophloea-Rinde

Sonstige Bezeichnungen: Dt.: Pilangrinde; engl.: Pilang bark.

Definition der Droge: Getrocknete Rinde.[37]

Stammpflanzen: *A. leucophloea* (Roxb.) Willd.[37]

Herkunft: Indonesien, Indien.

Gewinnung: Die Rinde wird zu Beginn der jährlichen Wachstumsperiode geschält, in Stücke von 50 × 10 cm Größe geschnitten und in der Sonne zwei bis drei Tage lang getrocknet. Dabei verliert sie etwa ein Drittel ihres Gewichts. Pro Baum werden etwa 10 bis 80 kg Rinde gewonnen. Die Rinde muß wegen Anfälligkeit gegenüber Pilzinfektionen relativ kurzfristig verarbeitet werden.[37]

Ganzdroge: Grauweiße Rinde; leichtspaltbare Stücke von 30 bis 40 cm Länge, z. T. auch gehackt.[37]

Schnittdroge: *Mikroskopisches Bild.* Rindenstückchen mit mächtigem, primärem Rindenparenchym, zahlreichen, einfachen Kristallschläuchen; sekundäre Rindenparenchym dünnwandig, mit gerbstoffreicher Masse homogen gefüllt; Markstrahlen ein- bis dreireihig.[37]

Inhaltsstoffe: 11 bis 20 % Gerbstoff (Bestimmungsmethode nicht angegeben).[37]

Volkstümliche Anwendung und andere Anwendungsgebiete: Zubereitungen (keine Spezifizierung) zur Stärkung, besonders in der Rekonvaleszenz.[37]

Sonst. Verwendung: *Industrie/Technik.* Zur Herstellung und Verfeinerung von Arak. In Kombination mit der Rinde von *Cassia fistula* L. (Syn. Trengguli bark) zur Gerbung; Das Leder erhält dabei eine rote Färbung.[37]

Acacia mellifera (Vahl) Benth.

Sonstige Bezeichnungen: Ost-Tansania: Mnoa, Msasa.[25]

Botanische Beschreibung: Baum oder Strauch.[25]

Inhaltsstoffe: In den Blättern wurden die *C*-Glykosylflavone Vicenin-2, Isovitexin und Vitexin (Hauptglykosid) sowie das Flavonolglykosid Rutin nachgewiesen.[7,38] Der Gehalt an Catechingerbstoffen in den Blättern (vgl. Inhaltsstoffgruppen der Gattung Acacia) liegt bei 3,7 %, ber. auf das Trokkengewicht (Hautpulvermethode).[7] Im Samenöl wurde Vernolsäure gefunden.[39]

Verbreitung: Tropisches Afrika und Arabische Halbinsel.[25]

Drogen: Acacia-mellifera-Stammrinde, Acacia-mellifera-Wurzel.

Acacia-mellifera-Stammrinde

Definition der Droge: Stammrinde.[25,35]

Stammpflanzen: *A. mellifera* (Vahl) Benth.[25,35]

Inhaltsstoffe: Ein phytochemisches Screening der alkoholischen Extrakte der Stammrinde zeigte die Anwesenheit von Gerbstoffen und Saponinen an.[36]

Zubereitungen: Decoct.[25]

Volkstümliche Anwendung und andere Anwendungsgebiete: Ein Decoct der Stammrinde wird in Afrika, besonders in Ost-Tansania, von den Einheimischen zur Krebsbekämpfung eingenommen. Außerdem wird die Stammrinde (keine Angabe der Zubereitungsform) dort gegen Magenbeschwerden, Lungenentzündung, Unfruchtbarkeit, Malaria und Syphilis eingesetzt.[25,35]
Die frische, zerstoßene Stammrinde wird zur Behandlung von Mastitis auf die Brüste gegeben.[25] Alle Anwendungen sind klinisch nicht belegt.

Acacia-mellifera-Wurzel

Definition der Droge: Wurzel.[25]

Stammpflanzen: *A. mellifera* (Vahl) Benth.[25]

Zubereitungen: Decoct.[25]

Volkstümliche Anwendung und andere Anwendungsgebiete: Ein Decoct der Wurzeln wird in Ostafrika als Mittel gegen Impotenz, Unfruchtbarkeit, Durchfallerkrankungen, Menstruationsbeschwerden und zur sexuellen Anregung verwendet.[25,38] Die Anwendungen sind klinisch nicht überprüft.

Acacia pennata Willd. Shemba

Botanische Beschreibung: Kleiner Baum oder Strauch, mit der Fähigkeit Ranken zu bilden. Blätter doppelt gefiedert, mit kleinen Blattfiederchen, dorniger Hauptachse. Blüten weiß oder hellgelb, in 12 mm breiten, kugeligen Köpfchen stehend; Blütenstand endständige Rispe. Hülsenfrucht dünn, flach, bis 8 cm lang, acht bis 14 Samen enthaltend.

Verbreitung: Aride Zonen des westlichen, tropischen Afrikas; Indien und Südostasien.[40]

Drogen: Acacia-pennata-Blätter.

Acacia-pennata-Blätter

Definition der Droge: Blätter.[34,40]

Stammpflanzen: *A. pennata* WILLD. SHEMBA.[34,40]

Zubereitungen: Preßsaft;[34] Decoct.[40]

Volkstümliche Anwendung und andere Anwendungsgebiete: Die frisch zerstoßenen Blätter werden zur Behandlung oraler Entzündungen angewendet, die getrockneten, pulv. Blätter bei Entzündungen des Harntraktes eingenommen und auf Wunden aufgetragen.[34] An der Elfenbeinküste wird der Preßsaft als Einlauf bei Hodenentzündung und der Decoct bei Kopfschmerzen, Gliederschmerzen und zur Fiebersenkung eingesetzt.[40] Die Anwendungen sind klinisch nicht belegt.

Acacia pentagona (SCHUMACH. et THONN.) HOOK. f.

Sonstige Bezeichnungen: Ost-Tansania: Magowela.[25]

Botanische Beschreibung: Holziges Rankengewächs.[25]

Verwechslungen: Tropisches Afrika.[25]

Drogen: Acacia-pentagona-Wurzel.

Acacia-pentagona-Wurzel

Definition der Droge: Wurzel.[25]

Stammpflanzen: *A. pentagona* (SCHUMACH. et THONN.) HOOK. f.

Inhaltsstoffe: Ein phytochemisches Screening der alkoholischen Extrakte der Wurzeln zeigte die Anwesenheit von Alkaloiden an.[36]

Zubereitungen: Decoct.[25]

Volkstümliche Anwendung und andere Anwendungsgebiete: Ein Decoct der Wurzeln wird in Afrika bei Ammenorrhoe eingenommen,[25] klinisch nicht weiter belegt.

Acacia robusta BURCH.

Sonstige Bezeichnungen: Ost-Tansania: Mkongowe, Muhemba, Mwangang'ombe, Mwanzi.[25]

Botanische Beschreibung: Baum.[25]

Verbreitung: Tansania.[25]

Drogen: Acacia-robusta-Blätter, Acacia-robusta-Wurzel.

Acacia-robusta-Blätter

Definition der Droge: Blätter.[25]

Stammpflanzen: *A. robusta* BURCH.[25]

Zubereitungen: Decoct.[25]

Volkstümliche Anwendung und andere Anwendungsgebiete: Ein Decoct der Blätter wird in Tansania bei Gonorrhoe und Magen- und Darmbeschwerden getrunken. Die frisch zerstoßenen Blätter werden bei Schwellungen topisch angewendet.[25] Die Anwendungen sind klinisch nicht belegt.

Acacia-robusta-Wurzel

Definition der Droge: Wurzel.[25]

Stammpflanzen: *A. robusta* BURCH.[25]

Inhaltsstoffe: Ein phytochemisches Screening der alkoholischen Extrakte der Wurzeln zeigte die Anwesenheit von Gerbstoffen und Flavonoiden an.[36]

Zubereitungen: Decoct.[25]

Volkstümliche Anwendung und andere Anwendungsgebiete: Ein Decoct der Wurzeln wird in Tansania bei Dysmenorrhoe, Unfruchtbarkeit und Schistosomiasis getrunken. Die getrockneten Wurzeln werden in Öl verrieben und auf Beulen topisch angewendet.[25] Die Anwendungen sind klinisch nicht belegt.

Acacia senegal (L.) WILLD.

Synonyme: *A. verek* GUILL. et PERR., *A. rupestris* STOCKS, *Mimosa senegal* L., *Mimosa senegalensis* LAM.

Sonstige Bezeichnungen: Dt.: Verek Akazie; engl.: Gum arabic tree; frz.: Acacie gomme arabique, Gommier, Gommier blanc; arabisch: Samgh hashsháb, Hashab; Gambia: Kol-Kol; Indien: Khor, Kumta; it.: Acacia del Senegal; Senegal: Verek.

Systematik: Varietäten: *A. senegal* var. *leiorhachis* BRENAN und *A. senegal* var. *rostrata* BRENAN.

Botanische Beschreibung: Baum, niedrig, mit bis 6 m hohem, mehr oder weniger geneigtem, 12 bis 25 cm dickem Stamm; Äste knorrig, gewunden, spreizend, mit dünner Schirmkrone. Holz sehr hart, Splintholz weiß, Kernholz schwarz; Rinde faserig, außen grau, innen rostfarben. Blätter doppelt paarig gefiedert, 2 bis 3 cm lang, mit drei bis fünf Paar Fiederen pro Blatt; Fiederchen zehn- bis 15-paarig, schmal, graugrün, bis 5 mm lang, gegenständig, sehr kurz gestielt; zwei bis drei Nebenblätter, kurz, hakenförmig, zu Dornen metamorphosiert, an der Basis der Blattspindel sitzend; Blattspindel oberseits rinnig, mit gelben, fleischigen Drüsen. Blütenstände bis 10 cm lang, in den Blattachseln

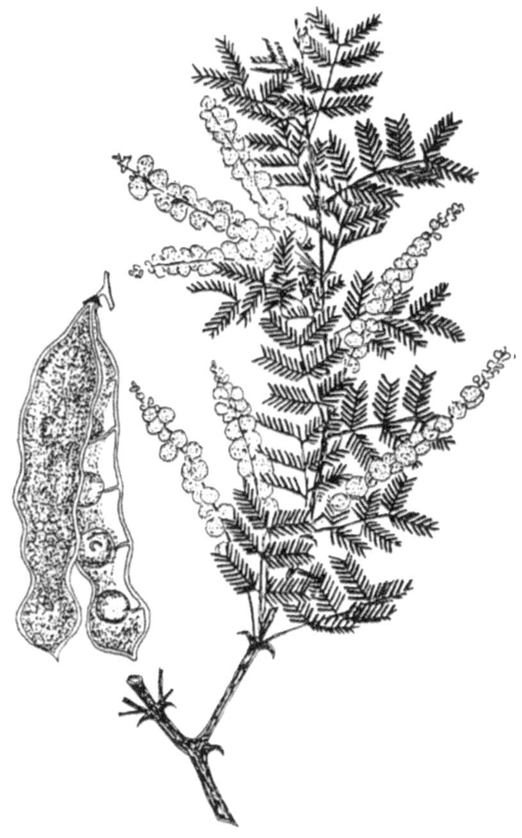

A. senegal (L.) WILLD. Neuzeichnung

entspringend; Blüten weiß, in walzenartigen, mäßig dichten Ähren stehend; Kelch becherförmig, fünfzählig; fünf Blütenblätter, lanzettlich. Staubblätter lang, zahlreich, am Grunde verbunden, nur wenige Pollinien in den Thekae. Fruchtknoten linear; Hülsenfrucht 10 cm lang, mit fünf bis sechs braunen, glänzenden Samen.[3,13]

Inhaltsstoffe: In den Blättern wurden die Quercetinglykoside Isoquercitrin und Rutin und das 6,8-Di-*C*-Glucosylapigenin Vicenin-2 nachgewiesen. Der Flavonolgehalt, ber. auf das Hauptglykosid Rutin, wird mit 0,7 % % angegeben (spektralphotometrische Bestimmung von Flavonoid-$AlCl_3$-Komplexen nach Römisch zit. nach Lit.[7]). Die Blätter enthalten ferner Salicylsäure und Gallussäure. Der Gehalt an Catechingerbstoffen (vgl. Inhaltsstoffgruppen der Gattung Acacia) liegt bei 1,5 %, ber. auf das Trockengewicht der Blätter (Hautpulvermethode).[7]

Verbreitung: Verlangt heißes, trockenes Klima; findet sich im tropischen Savannengürtel Afrikas, im Süden der Sahara, vor allem in Kordofan, Sennaar, Senegal, Gambia, daneben auch in Arabien, Beludschistan und im Sind.

Anbaugebiete: Forstähnlicher Anbau, zusammen mit anderen gummiliefernden Acacia-Arten in den Regionen, die an die West- und Südwestsahara angrenzen, wie z. B. Senegal, Gambia, Elfenbeinküste, Nord-Dahomey und Nord-Nigeria.[14] Anbau liefert nur einen Teil der Droge, meist Wildsammlung.

Drogen: Acaciae gummi, Acaciae gummi dispersione desiccatum.

Acaciae gummi (Arabisches Gummi)

Synonyme: Acacia, Gummi arabicum, Gummi senegalense.

Sonstige Bezeichnungen: Dt.: Akazien-Gummi, Kordofan-Gummi, Mimosen-Gummi, Senegal-Gummi; dän.: Arabisk gummi; engl.: Arabic gum, Gum acaciae; frz.: Gomme arabique, Gomme de Sénégal; holl.: Arabische gom; it.: Gomma arabica; port.: Goma arábica; span.: Goma arábiga, Goma de acacia.

Monographiesammlungen: Acacia gummi (Arabisches Gummi) *DAB 10 (Eur), ÖAB 90, Helv VII;* Acacia *USP XXII, Mar 29.*

Definition der Droge: Arabisches Gummi ist eine an der Luft erhärtete gummiartige Ausscheidung, die auf natürliche Weise oder nach Einschneiden des Stammes und der Zweige austritt *DAB 10 (Eur)*; Acacia ist die getrocknete, gummiartige Ausscheidung der Stämme und Zweige *USP XII.*

Stammpflanzen: *DAB 10 (Eur), USP XXII* lassen als Stammpflanzen *A. senegal* (L.) WILLD. oder "andere afrikanische Acacia-Arten" zu; Als Hauptlieferant kommt allerdings nur *A. senegal* (L.) WILLD. in Frage, da andere afrikanische Arten (vgl. Drogenliefernde Arten der Gattung Acacia) kein pharmakopöenkonformes Gummi liefern und lediglich als Untermischungen eine Rolle spielen (s. Minderqualitäten der Droge Acaciae gummi).

Herkunft: Die Hauptmenge an Arabischem Gummi kommt aus der Sudan-Region Nordostafrikas, z. B. Sudan-Kordofan, Senaar, Oberägypten-Nubien, Äthiopien und Somalia, aus der Senegambiaregion, z. B. Senegal, Gambia, Elfenbeinküste, Nord-Dahomey und Nord-Nigeria. Arabisches Gummi wird in verschiedenen Bezirken gesammelt, an Märkten sortiert und dann z. B. nach Port Sudan geschickt, von wo die Ware heutzutage in Containern mit 20 Tonnen zur Verladung gelangt.

Gewinnung: Arabisches Gummi ist das Ergebnis einer Wundinfektion des Baumes, wobei über die Art dieser Infektion, ob pilzlich oder bakteriell, Unklarheit besteht. Gummi wird nur von Bäumen, die sich in physiologischen Streßsituationen befinden, gebildet.[15] Alle Faktoren, die die Lebenskraft des Baumes schwächen, wie ausgelaugter, magerer Boden, geringe atmosphärische Feuchtigkeit verbunden mit großer Hitze, sind Stimuli für gute Gummiproduktion.
Die Wundinfektion kann auf natürliche Art entstehen, z. B. durch bohrende Insekten und weidende Tiere, oder wird durch den Menschen induziert. Zu

diesem Zweck wird die Rinde des Baumes nach Entfernen der unteren Äste so angeschnitten, daß unter Schonung des Kambiums das Holz nicht erreicht wird. Die angeritzte Rinde wird dann nach oben und unten in ca. 4 cm breite und ca. 60 cm lange Streifen abgerissen. Bei heißem Wetter beginnt sofort die Exsudation. Das flüssige Exsudat trocknet an der Luft zu glasigen Stücken ein. Die Exsudate werden wöchentlich gesammelt, an der Sonne nachgetrocknet und nach Farbe und Größe sortiert. Die Ernte erfolgt an etwa drei bis 12 Jahre alte Bäume und beginnt nach der Regenzeit, wenn die Blätter abzufallen beginnen, etwa im November, und endet im Juni.[15]

Handelssorten: Acaciae gummi wurde ursprünglich nach Herkunft gehandelt, was sich in der alten Bezeichnung "Gummi arabicum" wiederspiegelt; die verschiedenen Handelstypen sind eher ein Zeichen der lokalen Gepflogenheiten der Auslese als ein Merkmal analytisch-chemisch definierter Unterschiede.
Im Handel sind eine ganze Reihe von äußerlich verschiedenen Typen erhältlich. Sieht man von ihrer äußeren Form und ihrem Aussehen ab, das auf Verunreinigungen in Folge lokaler Aufarbeitungstechniken und Bewertungsnormen zurückzuführen ist, so sind physikalisch und chemisch meist große Übereinstimmungen festzustellen.
Traditionell erfolgt die Beurteilung nach der äußeren Erscheinung, wie Größe der Stücke, Farbe, optische Klarheit, etc.. Als beste Qualität werden tränenförmige, fast durchsichtige Stücke mit nur geringer Abweichung der Farbe von weiß zu leicht gelb bis strohfarben erachtet. Da das Gummi in der Sonne gebleicht wird, ist die Trocknung an der Oberfläche bei den tropischen Temperaturen schneller als die Diffusion der Feuchtigkeit aus dem Inneren der Tränen. Das führt im Verlauf der Trocknung zu sehr vielen kleinen Rissen und Sprüngen, die ein opakes mit größerem Weißegrad versehenes Erscheinungsbild der kommerziellen Droge vermitteln. Das Erscheinungsbild selbst ist aber kein Indikator für die Verwendbarkeit der Droge, die über Farbe, Löslichkeit, Viskosität und Klarheit ihrer Lösung sowie über Abwesenheit von Verunreinigungen bewertet wird (s. a. Identität und Reinheit).
Die geringer bewerteten Handelsqualitäten des Nordostafrikanischen Gummis sind von gelb über alle Abstufungen bis rot gefärbt. Die schlechtesten Typen enthalten größere Mengen an Verunreinigungen wie Schmutz, Rinde, Sand, z. T. feinverteilt, im Gummi.
Nordafrikanische Handelssorten:[15–17]
Kordofan Gummi/ Berkam Gummi; Gezireh Gummi; Senaar Gummi/ Gedaref Gummi; Geddah (Dschidda) Gummi.
Westafrikanische Handelssorten:
"Gomme de bas du fleuve" vom Unterlauf des Senegal; "Gomme du haut du fleuve" vom Oberlauf des Senegal; "Galam Gummi"/ "Mediné Gummi"; "gomme friable"/ "Salebreida Gummi" vom Mittellauf des Senegal.
Daneben gibt es noch die Handelssorten "Louga" oder "Louga Ferlo" und "Dur" aus Mali.[15,16,17]

Ganzdroge: Kugelige, ovale bis nierenförmige Stücke von 1 bis 3 cm Durchmesser, "Tränen" genannt; gelblich-weiß, gelb oder schwach bernsteinfarben, z. T. mit rötlichem Schimmer; zerbrechlich, opak, häufig mit rissiger Oberfläche. Die Droge zerbricht leicht in eckige, unregelmäßige, weißliche bis schwach gelbliche, glasglänzende, durchsichtige Stücke mit muscheligem Bruch. Die ganzen "Tränen" zeigen häufig in der Mitte eine kleine Höhlung.[48]
Eigenschaften: Die Droge ist geruch- und geschmacklos und klebt an der Zunge; in der doppelten Gewichtsmenge Wasser fast vollständig, aber sehr langsam löslich, wobei nur ein geringer Rückstand an pflanzlichen Teilchen zurückbleibt; Die erhaltene schleimige Flüssigkeit ist farblos bis gelblich, zähflüssig, klebrig, durchscheinend und reagiert schwach sauer gegen Lackmuspapier; Die Droge ist in Ethanol und Ether unlöslich.[48]
Die Droge ist hygroskopisch und besitzt ein MW von ca. 240.000, einen Wassergehalt zwischen 13 bis 15 % sowie eine Dichte von 1,3 bis 1,6, die wegen der oft eingeschlossenen Luft nicht leicht zu bestimmen ist; Die Löslichkeit in Wasser ist temperaturabhängig: 37 g Arabisches Gummi lösen sich bei 15 °C in 100 g Wasser, bei 90 °C dagegen bereits in 40 g Wasser; Nach dem Lösen kann mineralisierter Rückstand wie Sand in geringen Mengen auftreten; die wäßrige Lösung der Droge ist linksdrehend (vgl. Identität), wirkt diastatisch, d. h. Stärkekleister werden aufgelöst, und ist mit Glycerin und Propylenglykol klar mischbar. Die Droge selbst ist in Glycerin und Propylenglykol nur wenig löslich und in Ethanol-Wasser-Gemischen von mehr als 52 % Ethanol unlöslich.

Schnittdroge: s. Ganzdroge.

Pulverdroge: Die gepulverte Droge ist weiß bis gelblichweiß; im Mikroskop sind eckige, unregelmäßige, farblos glänzende Stücke zu erkennen. Stärke und pflanzliches Gewebe sind nur in Spuren sichtbar; geschichtete Membranen sind nicht vorhanden.[48]
Das *USP XXII* unterscheidet neben der Ganzdroge "Acacia" noch zwischem "flockigem Acacia", "gepulvertem Acacia", "granulärem Acacia" und "sprühgetrocknetem Acacia".

Verfälschungen/Verwechslungen: Nach *DAB 10 (Eur)*, *USP XXII* ist nur das Gummi von *A. senegal* (L.) WILLD. oder "anderer afrikanischer Acacia-Arten" offizinell. Damit sind Gummen asiatischer, australischer oder amerikanischer Species (s. unter Drogenliefernde Arten der Gattung Acacia) nicht gestattet.
Auf Untermischungen anderer pflanzlicher Polysaccharide, wie Agar, Traganth oder Sterculia-Gummi, wird nach *DAB 10 (Eur)* ausdrücklich geprüft (s. Reinheit).
Nicht offizinelle Gummen anderer Pflanzen, die ähnliche Anwendungen wie Acaciae gummi besitzen, heutzutage jedoch geringe oder gar keine Bedeutung haben, sind in Auswahl:
Cajugummi von *Anacardium occidentale* L. (Anacardiaceae) (→ Anacardium); Circuelagummi

von *Hymenaea Courbaril* L. (Caesalpiniaceae); Dhauragummi von *Anogeissus latifolia* WALLD. (Combretaceae); Mesquitegummi von *Prosopis dulcis* KUNTH (Mimosaceae); Gummi von Bombax-Arten, Kirsch-, Pflaumen- und Aprikosengummi.[17]

Minderqualitäten: Gummi von *A. senegal* (L.) WILLD. ergibt linksdrehende Lösungen, entspr. den Anforderungen des *DAB 10 (Eur)* (s. Identität). Gummen von *A. seyal* DEL. und anderer afrikanischer Arten sind zwar nach den o. a. Arzneibüchern zugelassen, werden aber gegenüber dem Gummi von *A. senegal* als qualitativ inferior angesehen, da ihre Lösungen rechtsdrehend sind. Sie dürfen nur als Verschneidung oder "natürliche Untermischung" in geringem Maße vorhanden sein.

Inhaltsstoffe: Die Droge besteht zu 80 bis 90 % aus einem Gemisch verschiedener Polysaccharide und zu 10 bis 15 % aus Proteinen. Der Hauptanteil sind saure Polysaccharide vom Arabintyp. Sie liegen primär als Calciumsalze vor, z. T. aber auch als Magnesium- und Kaliumsalze.

schleim ist schwach gelblich, schwach opalisierend und schmeckt fade.

Mucilago Gummi arabici (Gummischleim) *ÖAB 90*: Lösen von 100 Teilen Arabischem Gummi in 200 Teilen dest. Wasser mit 0,2 Teilen *p*-Hydroxybenzoesäuremethylester und 0,1 Teilen -propylester durch Erhitzen im strömenden Wasserdampf; Eigenschaften: Gelbliche, opalisierende, viskose, klebrige Flüssigkeit, geruchlos, fade schmeckend; mit Wasser mischbar.

Identität: *Acaciae gummi. DAB 10 (Eur)* sieht sechs Prüfungen auf Identität vor; Die Proben umfassen neben direkt positiven Identitätsprüfungen (Prüfung A, D, E) auch Nachweise, die nach dem Ausschlußprinzip arbeiten, d. h. es wird über das Nichtvorhandensein bestimmter, Verfälschungen kennzeichnender Merkmale auf eine positive Identität geschlossen (Prüfung B, C, F).

- Prüfung A: Für eine 10 %ige Lösung der Droge wird eine Linksdrehung vorgeschrieben. Gummi von *A. senegal* (L.) WILLD. besitzt in einer 10 % Lösung eine spezifische Linksdrehung von $[\alpha]_D^{29} = -25°$ bis $-39°$. Gummi von anderen Aca-

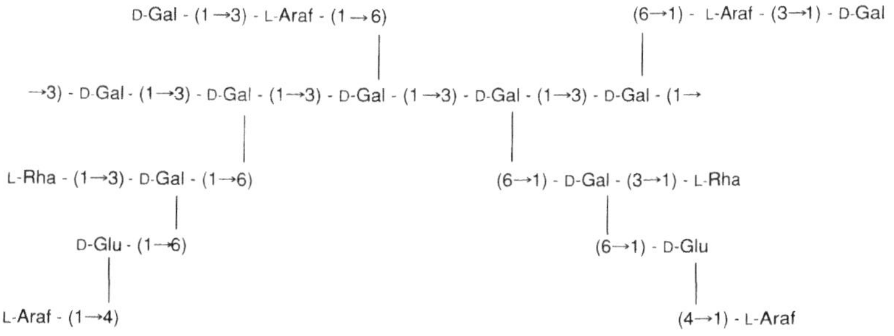

Es handelt sich bei Acaciae gummi um heteropolymolekulare verzweigte Arabinogalaktane. *β*-1,3 verknüpfte D-Galactoseeinheiten, die etwa 40 bis 60 % der Zuckergrundmoleküle des Polysaccharids darstellen, bilden die Hauptkette des Zukkeranteils. An diese sind Seitenketten aus *β*-1,6 verknüpften Oligosacchariden gebunden, die sich aus L-Arabinose (30 bis 40 %), L-Rhamnose (10 bis 15 %), D-Glucuronsäure (10 bis 18 %) und 4-*O*-Methyl-D-Glucuronsäure (1 %) zusammensetzen.[18]

Nach Lit.[19] werden etwa 80 % des Gummis von einem Arabinogalactan der o. a. Zus. mit einem MW von 270 000 gebildet. Weitere 10 % bestehen aus einem Arabinogalactan-Protein-Komplex, der aus fünf Kohlehydrateinheiten zusammengesetzt ist, die über Hydroxyprolin und Serin an ein Protein von 1600 Aminosäuren fest gebunden sind. Das MW des Glycoproteinkomplexes liegt bei 1 450 000. In der Droge sind ebenfalls Enzyme vorhanden, Oxidasen und Peroxidasen, aber auch Amylase.

Zubereitungen: Mucilago Gummi arabici (Gummischleim) *DAB 6*: Lösung von 1 Teil Arabischem Gummi in 2 Teilen Wasser; Eigenschaften: Gummi-

cia-Arten, wie z. B. *A. seyal* DEL. (Syn. Talha-Gummi/ gomme friable/ Salabraida) zeigt dagegen Rechtsdrehung und ist damit nicht zugelassen. Mischungen bzw. schlechtsortierte Provenienzen, die soeben noch linksdrehend sind, sind aber erlaubt.

- Prüfung B: Hydrolyse der pulv. Droge mit verd. Schwefelsäure und DC-Trennung des erhaltenen Monosaccharidgemisches:
- Referenzsubstanzen: Arabinose, Glucose, Galactose, Rhamnose;
- Sorptionsmittel: Mit Natriumdihydrogenphosphat imprägniertes Kieselgur;
- Fließmittel: Aceton – 1-Butanol – 1,6 % (*m/V*) wäßrige Natriumdihydrogenphosphatlösung (50 + 40 + 10);
- Detektion: Aminohippursäure-Reagenz, Auswertung im Vis;
- Auswertung: Im Chromatogramm der Untersuchungslösung ist die gelblichbraune Galactosezone, die rötlichbraune Arabinosezone und die gelbe Rhamnosezone anhand der Referenzsubstanzen identifizierbar. Eine gelblichbraune Glucose-Zone oder "andere Zonen, besonders im oberen Teil des Chromatogramms" (Fucose oder

Xylose), die auf eine Verfälschung bzw. einen Verschnitt mit Agar oder Traganth hinweisen, dürfen nicht vorhanden sein.

- Prüfung C: Die pulv. Droge bildet in Ethanol 40bis50% ein weißes, dickes Gel; Unterscheidung von Sterculia-Gummi.
- Prüfung D: Probe auf Calciumionen mit Hilfe von Ammoniumoxalatlösung, wobei eine Trübung entstehen soll. Die Probe verläuft nicht immer positiv. Die Prüfung auf Calciumionen *DAB10* mit Glyoxalbishydroxyanil im Alkohol als Reagens funktioniert besser. Der Grund für die Schwierigkeiten in der Testmethode liegt darin, daß das Filtrat der wäßrig-ethanolischen Drogenlösung nach Ansäuern mit Essigsäure zu sauer wird. Die Trübung auf Zusatz von Ammoniumoxalat funktioniert aber nur bei einem pH um 6. Daher sollte folgende Modifizierung vorgenommen werden:[20] Zu 5ml der Prüflösung werden langsam unter Schütteln 5ml Ethanol 96% zugesetzt. Dann werden fünf Tropfen 0,5% (*m/V*) Methylrotlösung in Alkohol zugefügt. Anschließend wird tropfenweise bis zum Indikatorumschlag nach Gelb verd. Ammoniaklösung hinzugegeben (pH etwa 6). Bei Anwesenheit von Calciumionen trübt sich auf Zugabe von Ammoniumoxalatlösung die Prüflösung sofort.
- Prüfung E: Die wäßrige Lösung der pulv. Droge wird mit Guajak-Tinktur und Wasserstoffperoxid auf die im Arabischen Gummi als Begleitsubstanzen vorhandenen Peroxidasen geprüft. Bei Peroxidaseeinwirkung wird Guajakharz durch Wasserstoffperoxid zu Guajakblau oxidiert. Der Test ist nicht besonders und nur dann aussagekräftig, wenn das Reagenz in Ordnung ist: Es muß frisches Guajakharz verwendet sein, das Harz muß glasartig aussehen und darf nicht überlagert sein. Die Reagenzlösung selbst muß frisch zubereitet werden.
- Prüfung F: Bildung eines Niederschlages bei Zugabe bas. Blei(II)acetatlösung zur wäßrigen Prüflösung. Die Probe ist auch bei Traganth positiv (zur Unterscheidung von Traganth s. Reinheit).

USP XXII läßt lediglich mit verd. bas. Blei(II)acetatlösung auf Identität prüfen (vgl. Prüfung F).

AB-DDR sieht folgende Identitätsprüfungen vor:

- Bildung eines weißen Niederschlags auf Ethanolzugabe zur wäßrigen Lösung der pulv. Droge;
- Nachweis vorhandener Peroxidasen mittels Benzidin und Wasserstoffperoxid, wobei sich Benzidinblau bildet (vgl. Prüfung E);
- Prüfung auf Calciumionen mittels Ammoniumoxalatlösung (vgl. Prüfung D);
- Bildung eines weißen Niederschlags mit bas. Blei(II)acetatlösung (vgl. Prüfung F).

Mucilago Gummi arabici DAB6: Gummischleim darf Lackmuspapier nur schwach röten.

Reinheit: *Acaciae gummi.* Während man bei der Ganzdroge unerlaubte Beimengungen schon rein optisch erkennen kann, ist für die Pulverdroge eine eingehende Reinheitsprüfung erforderlich.

- Gesamtasche: Höchstens 4,0% *USP XXII*.
- Säureunlösliche Asche: Höchstens 0,5% *USP XXII*.
- Trocknungsverlust: Höchstens 15,0% *DAB10 (Eur), USP XXII*.
- Unlösliche Substanzen: Höchstens 0,5% *DAB10 (Eur)* höchstens 1,0% *USP XXII* nach Lösen in heißer, salzsaurer Lösung. Es handelt sich bei diesen Verunreinigungen um unzulässige Mengen von Rinden, Holz, Sand, etc.
- Agar, Traganth *DAB10 (Eur)*:
  Auf Zusatz von nichtbasischer Blei(II)acetatlösung darf sich kein Niederschlag bilden. Hierdurch ergibt sich die Möglichkeit der Unterscheidung der Droge von Traganth (vgl. Identität Prüfung F).
  Auf Zusatz von Jodlösung darf keine rote oder olivgrüne Färbung auftreten; Agarose enthält helixartige Zuckerpolymere, die mit Jod über die entstehende Einschlußverbindung eine Blaufärbung ergeben.
  Traganth *AB-DDR*: Messung der Lichtabsorption der wäßrigen Drogenlösung bei 620nm gegen Wasser; Extinktion höchstens 0,250.
- Stärke, Dextrin *DAB10 (Eur), USP XXII*: Nach Aufkochen und Wiedererkalten der wäßrigen Drogenlösung darf auf Zusatz von Jodlösung keine blaue oder rötlichbraune Färbung auftreten; Auch hier erfolgt die Probe über die Jodeinschlußverbindung, die allerdings bei Dextrin nur schwache Rosafärbung zeigen kann.
- Agar, Sterculia-Gummi *DAB10 (Eur)*: Die pulv. Droge wird unter dem Mikroskop mit frischer Rutheniumlösung versetzt. Saure Polysaccharide, Bestandteile des Agar und Sterculia-Gummis, färben sich tiefrot, was nach Waschen des Präparates mit Wasser im Mikroskop gut erkennbar ist.
- Saccharose, Fructose *DAB10 (Eur)*: Der Nachweis auf Abwesenheit erfolgt durch Erhitzen der salzsauren Drogenlösung mit Resorcin. Bei Anwesenheit der Zucker erfolgt deren Umwandlung zu Hydroxymethylfurfural, das über die Seliwanoff-Reaktion mit Resorcin zu einem gelben oder rosa Triarylmethanfarbstoff umgesetzt wird.
- Tannin *DAB10 (Eur), USP XXII*: Prüfung auf Polyphenole mit Eisen(III)chloridlösung; Bei Anwesenheit entsteht eine tiefblaue Farbe. Da Tannine einen adstringierenden Geschmack haben und, nach ihrer Luftoxidation zu gefärbten Verbindungen, die Farbe der Droge vom hellen Gelb bis Weißton ins Rote und zu größerer Intensität verändern, scheint eine gewisse Beziehung zwischen Farbe, Geschmack und Tanningehalt zu bestehen. Da Tannine aus den mitgeernteten Rindenstückchen in die Droge gelangen können, ist ihr Vorhandensein auch ein Anzeichen minderer Qualität.
- Mikrobielle Verunreinigung:
  Keimzahl. Höchstens 10^4 lebensfähige Mikroorganismen je g Droge, durch Auszählen auf Agarplatten bestimmt *DAB10 (Eur)*.
- Spezifische Mikroorganismen: *Escherichia coli DAB10 (Eur)*, und Salmonellen-Arten

USP XXII dürfen nicht vorhanden sein. Da Arabisches Gummi aus tropischen Ländern mit nicht immer ausreichenden hygienischen Verhältnissen kommt und u.a. als pharmazeutisch-technologischer Hilfsstoff verwendet wird, erscheint diese Untersuchung gerechtfertigt.

- Grenzprüfungen *USP XXII*: Arsen 3 ppm; Blei 0,001 %; Schwermetalle 0,004 %.

Mucilago Gummi arabici. ÖAB 90: Prüfung auf Dextrin, Stärke, Traganth und Saccharose analog Gummi arabicum; zusätzlich Prüfung auf

- alkalisch reagierende Stoffe und freie Säuren: Mit Wasser verd. Gummischleim muß sich auf Zusatz von Methylrotlösung rot, von Bromphenolblaulösung grün oder blau färben;
- Abwesenheit von Oxidasen und Peroxidasen: Mit Wasser verd. Gummischleim darf nach Zusatz von Wasserstoffperoxid und Benzidin keine blaue oder grünblaue Färbung zeigen; Bildung von Benzidinblau (vgl. Identität der Droge Acaciae gummi Prüfung E).

Gehaltsbestimmung: Eine Gehaltsprüfung muß aus der Definition der Droge heraus entfallen (s. Sonstige Verwendung).

Lagerung: *Acaciae gummi.* Dicht verschlossen *DAB 10 (Eur), USP XXII.*
Mucilago Gummi arabici. Kühl, in kleinen, ganz gefüllten Flaschen *DAB 6*; Vor Licht geschützt, in gut schließenden, höchstens 100 ml fassenden Gefäßen *ÖAB 90.*

Volkstümliche Anwendung und andere Anwendungsgebiete: Arabisches Gummi wird auch heute noch als Mucilaginosum bei Katarrhen und Diarrhöen eingenommen und ist Bestandteil von Hustenbonbons, die als Gummibonbons vorliegen.
Die Verwendung als kolloidale, i.v. gegebene parenterale Lösung bei Schock ist obsolet.
In der Veterinärmedizin wird die Droge bisweilen bei leichten Durchfällen von Kleintieren, Fohlen und Kälbern eingesetzt.[17]
Im Ursprungsgebiet wurde und wird die Droge als Nahrungsmittel verwendet. Die Truppen des Mahdi sollen auf ihren Zügen 1882 bis 1899 nur von ihr gelebt haben, was aber bei dem geringen Nährwert der Droge wohl in den Bereich der Sage zu verweisen ist.[15]
Die Anwendung bei Reizzuständen im Mund- und Rachenbereich könnte durchaus sinnvoll sein; Die Wirksamkeit ist aber gegenwärtig nicht ausreichend belegt.

Unerwünschte Wirkungen: *Allergische Wirkungen.* Nach Einnahme oder Inhalation der Droge werden selten Überempfindlichkeitsreaktionen beobachtet.[45]

Sonst. Verwendung: *Pharmazie/Medizin.* Als Klebe- und Bindemittel in festen Dareichungsformen, Stabilisator in kolloidalen Lösungen und Suspensionen, anionenaktiver Emulgator zur Herstellung von O/W Emulsionen.
Bei der Verarbeitung ist folgendes zu beachten: Präzipitate und Gele bilden sich bei der Verarbeitung mit Mineralsäuren, Eisensalzen, Borax, bas. Bleiacetat, Alkohol, Sulfaten, Oxalaten, Natriumsilikaten, Gelatine und ammoniakalischen Lösungen. Aufgrund des Gehalts an Enzymen sollte die Droge nicht verarbeitet werden mit oxidationsempfindlichen Arzneistoffen, wie z.B. Pyrogallol, Guajakol, Thymol, Adrenalin und Morphin, und oxidationsempfindlichen Extrakten, wie z.B. Chinarinden-, Ratanhia- und Kolanußextrakt. Abtötung der Oxidasen erfolgt durch Erhitzen in Wasserdampf, während trockenes Erhitzen selbst auf 115 °C keine Inaktivierung bringt. Sprühgetrocknetes Arabisches Gummi (s. Acaciae gummi dispersione desiccatum) kann jedoch verwendet werden, da durch den Sprühtrocknungsprozeß die Enzyme zerstört werden.[42,45] *Industrie/Technik.* Die Droge findet in geringem Umfang Verwendung als Klebstoff, bei der Bereitung von Tinten, Farben und Appreturen; in großem Ausmaß in der Lebensmittelindustrie für ähnliche Zwecke wie im pharmazeutischen Bereich.
Kontor-Gummi bzw. Etikettenleim erhält man durch Auflösen folgender Substanzen in der angegebenen Reihenfolge: 100 T. Arabisches Gummi, 140 T. Wasser, 10 T. Glycerin, 20 T. verd. Essigsäure (30 % *V/V*) und 6 T. Aluminiumsulfat. Man füllt nach dem Absetzen kleinere Gefäße; zum Kleben auf Papier, Pappe, Holz, Glas, Porzellan, Metall, u. a.
Wasserfester Gummilack: Gummischleim wird mit Kaliumdichromatlösung vermischt und die damit überzogenen Gegenstände, wie Papierschilder oder Glassachen, dem Sonnenlicht ausgesetzt.[42]
Eine Gehaltsprüfung der Droge entfällt zwar, aber die Klebkraft der Droge und die Viskosität einer definierten Konzentration, die beide von technischer Bedeutung sind, können geprüft werden. Eine einfache Methode zur Klebkraftprüfung ist die von Hirschsohn (zit. nach Lit.[15]). Gips wird mit zehnprozentiger Gummilösung verrieben und zu einer Stange geformt. Durch angehängte Gewichte wird die Zerreißkraft geprüft.
Die Viskosität einer Lösung von Arabischem Gummi ist von Konzentration, Temperatur, Elektrolytzusatz und pH-Wert abhängig.[14] Allg. ist die Viskosität bei Konzentrationen über 25 %, niedriger Temperatur, Abwesenheit von Salzen und bei neutralem pH-Wert sehr groß.

Acaciae gummi dispersione desiccatum (Sprühgetrocknetes Arabisches Gummi)

Synonyme: Gummi arabicum dispersione desiccatum.

Monographiesammlungen: Acaciae gummi dispersione desiccatum (Sprühgetrocknetes Arabisches Gummi) *DAB 10 (Eur), ÖAB 90, Helv VII.*

Definition der Droge: Sprühgetrocknetes Arabisches Gummi wird aus einer Lösung von Arabischem Gummi erhalten *DAB 10 (Eur)*. Dabei werden die im Arabischen Gummi vorhandenen Oxidasen und Peroxidasen inaktiviert.[46]

Stammpflanzen: S. Acaciae gummi.

Herkunft: S. Acaciae gummi.

Gewinnung: S. Acaciae gummi.
Gewinnung durch Sprühtrocknung einer Lösung von Arabischem Gummi.[46]

Handelssorten: S. Acaciae gummi.

Pulverdroge: Weißliches Pulver, welches, mit Ethanol 96% (*V/V*) suspendiert, unter dem Mikroskop kleine, kugelige Teilchen mit einem Durchmesser von 4 bis 40 µm erkennen läßt. Die Kugeln besitzen eine zentrale Höhlung mit einer bis mehreren Luftblasen. Flache Fragmente sind in geringem Umfang vorhanden, pflanzliches Gewebe fehlt *DAB 10 (Eur)*.
Eigenschaften: Die Droge besitzt die für Acaciae gummi beschriebenen Eigenschaften, mit Ausnahme der Löslichkeit: Die Droge löst sich vollständig und rasch in der doppelten Menge Wasser *DAB 10 (Eur)*.

Verfälschungen/Verwechslungen: S. Acaciae gummi.

Minderqualitäten: S. Acaciae gummi.

Inhaltsstoffe: S. Acaciae gummi.

Identität: *DAB 10 (Eur)*: Die Droge muß den für Acaciae gummi *DAB 10 (Eur)* beschriebenen Identitätsprüfungen (Prüfung A, B, C, D, F), mit Ausnahme der Prüfung auf Peroxidasen (Prüfung E) entsprechen.
Nach Lit.[46] sollte die Prüfung E (s. Identität Acaciae gummi) beibehalten werden und die Abwesenheit von Peroxidasen gefordert werden, da sie in vielen Zubereitungen unerwünscht sind.

Reinheit: *DAB 10 (Eur)*: Die Droge muß den für Acaciae gummi *DAB 10 (Eur)* beschriebenen Reinheitsprüfungen, mit Ausnahme der Prüfung auf "unlösliche Substanzen", entsprechen. Abweichend davon darf der Trocknungsverlust höchstens 10% und die Sulfatasche höchstens 5,5% betragen.

Volkstümliche Anwendung und andere Anwendungsgebiete: Vgl. Acaciae gummi.

Sonst. Verwendung: *Pharmazie/Medizin.* Vgl. Acaciae gummi. *Industrie/Technik.* Vgl. Acaciae gummi.

Acacia stuhlmannii Taub.

Sonstige Bezeichnungen: Ost-Tansania: Mumbwe, Mluziluzi.[25,38]

Verbreitung: Ost- und Südafrika.[25,38]

Drogen: Acacia-stuhlmannii-Wurzel.

Acacia-stuhlmannii-Wurzel

Definition der Droge: Wurzel.[25]

Stammpflanzen: *A. stuhlmannii* Taub.[25]

Zubereitungen: Abkochung.[25]

Volkstümliche Anwendung und andere Anwendungsgebiete: Eine Abkochung der Wurzeln wird in Tansania als Mittel gegen Impotenz und Unfruchtbarkeit eingesetzt;[25] klinisch nicht belegt.

Acacia tortilis (Forsk.) Hayne

Sonstige Bezeichnungen: Ost-Tansania: Mkongowe.[25]

Inhaltsstoffe: In den Blättern wurden die Flavonolglykoside Isoquercitrin, Rutin, Myricetin-3-galactosid, Mearnsitrin und Isorhamnetin-3-rutinosid, das Flavonglykosid Luteolin-7-glucosid und das 6,8-Di-*C*-Glucosylapigenin Vicenin-2 nachgewiesen. Der Flavonolgehalt, ber. auf das Hauptglykosid Rutin, wird mit 2,2% angegeben (spektralphotometrische Bestimmung von Flavonoid-$AlCl_3$-Komplexen nach Römisch zit. nach Lit.[7]). Der Gehalt an Catechingerbstoffen (vgl. Inhaltsstoffgruppen der Gattung Acacia) liegt bei 6,3%, ber. auf das Trockengewicht der Blätter (Hautpulvermethode).[7]

Verbreitung: Nordöstliches, östliches und südwestliches tropisches Afrika.[25]

Drogen: Acacia-tortilis-Wurzel.

Acacia-tortilis-Wurzel

Definition der Droge: Wurzel.[25]

Stammpflanzen: *A. tortilis* (Forsk.) Hayne.[25]

Zubereitungen: Decoct.[25]

Volkstümliche Anwendung und andere Anwendungsgebiete: Ein Decoct der Wurzeln dient in Tansania als Mittel bei unregelmäßiger Menses.[25] Klinische Untersuchungen fehlen.

Acacia xanthophloea Benth.

Sonstige Bezeichnungen: Ost-Tansania: Mwerera.[25]

Verbreitung: Ost- und Südafrika.[25]

Drogen: Acacia-xanthophloea-Stammrinde, Acacia-xanthophloea-Wurzel.

Acacia-xanthophloea-Stammrinde

Definition der Droge: Stammrinde.[25]

Stammpflanzen: *A. xanthophloea* BENTH.[25]

Inhaltsstoffe: Ein phytochemisches Screening der alkoholischen Extrakte der Stammrinde zeigte die Anwesenheit von Anthocyanidinen, Cumarinen, Flavonoiden, Saponinen, Gerbstoffen, Steroiden oder Triterpenoiden, Carotenoiden und ätherisches Öl an.[36]

Zubereitungen: Decoct.[25]

Volkstümliche Anwendung und andere Anwendungsgebiete: Ein Decoct der Stammrinde wird in Ostafrika gegen Krebs und Sichelzellenanämie getrunken.[25] Klinische Nachweise der Wirksamkeit fehlen.

Acacia-xanthophloea-Wurzel

Definition der Droge: Wurzel.[25]

Stammpflanzen: *A. xanthophloea* BENTH.[25]

Volkstümliche Anwendung und andere Anwendungsgebiete: Die Wurzeln (keine Angabe der Zubereitungsform) werden in Ostafrika bei Bauchschmerzen eingesetzt.[25] Klinische Studien fehlen.

1. Vassal J (1972) Bull Soc Hist Natur de Toulouse 108:125–247
2. Engler A, Prantl K (1894) Die natürlichen Pflanzenfamilien, Bd. III, 3, Engelmann W, Leipzig-Berlin
3. Hutchinson J (1964) The genera of flowering plants, Vol. I, Clarendon Press, Oxford
4. Anderson DMW, Dea ICM, Karamalla KA, Smith JF (1968) Carbohydr Res 6:97
5. Anderson DMW, Dea ICM (1969) Phytochemistry 8:167–176
6. Harborne JB (1971) Distribution of Flavonoids in the Leguminosae. In: Harborne JB, Boulter D, Turner BL (Hrsg.) Chemotaxonomy of the Leguminosae, Academic Press, London New York, S. 31
7. Thieme K, Kogali A (1975) Pharmazie 30:736–743
8. Clark-Lewis JW, Dainis J (1968) Austral J Chem 21:425 zit. nach Lit.[7]
9. Mears JA, Mabry TJ (1971) Alkaloids in the Leguminosae. In: Harborne JB, Boulter D, Turner BL (Hrsg.) Chemotaxonomy of the Leguminosae, Academic Press, London New York, S. 73
10. Bell EA (1971) Comparative Biochemistry of Non-Protein Amino Acids. In: Harborne JB, Boulter D, Turner BL (Hrsg.) Chemotaxonomy of the Leguminosae, Academic Press, London New York, S. 179
11. Harborne JB (1971) Terpenoid and Other Low Molecular Weight Substances of Systematic Interest in Leguminosae. In: Harborne JB, Boulter D, Turner BL (Hrsg.) Chemotaxonomy of the Leguminosae, Academic Press, London New York, S. 257
12. Secor JB, Conn EE, Dunn JE, Seigler DS (1976) Phytochemistry 15:1.703–1.706
13. Carr JD (1976) The South-African Acacias, Johannisburg
14. Mantell CL (1954) Technology of Gum Arabic. In: Am Chem Soc (Hrsg.) Advances in Chemistry, Vol. II, Washington, S. 20–31
15. Tschirch A (1912) Handbuch der Pharmakognosie, CH Tauchnitz, Leipzig
16. Wiessner Jv (1914) Die Rohstoffe des Pflanzenreichs, Engelmann W, Leipzig Berlin
17. Berger F (1964) Handbuch der Drogenkunde, W Maudrich, Wien
18. Clarke AE, Anderson RL, Stone BA (1979) Phytochemistry 18:521–529
19. Randall RC, Phillips GO, Williams PA (1989) Food Hydrocolloids 3:65–75
20. Kartnig, T (1990) Persönliche Mitteilung
21. Haffner F, Schultz OE, Schmid W (1984) Normdosen gebräuchlicher Arzneistoffe und Drogen, 7. Aufl., Wissenschaftliche Verlagsgesellschaft, Stuttgart
22. Chopra RN (1958) Indigenous Drugs of India, 2. Aufl., UN Dhur & Sons, Calcutta
23. Shri SP Ambasta (Hrsg.) (1986) The Useful Plants of India, Publications and Information Directorate CSIR, New Delhi
24. Wren RC (Hrsg.) (1988) Potters New Cyclopaedia of Botanical Drugs and Preparations, CW Daniel Co., Saffron Walden GB
25. Chhabra SC, Mahunnah RLA, Mshiu EN (1990) J Ethnopharmacol 29: 295–323
26. Reed JD, Horvath PJ, Allen MS, Van Soest PJ (1985) J Science Food Agricult 36:255–261
27. Hooker JD (1879) The Flora of British India, L Reeve & Co., Brook Ashford Kent
28. Freudenberg K, Böhme O, Purrmann L (1922) Berichte d Dtsch Chem Ges 55:1.734, zit. nach Lit.[17]
29. Leung AY (1980) Encyclopedia of Common Natural Ingredients, a Wiley-Interscience Publication, John Wiley & Sons, New York Chichester Brisbane Toronto
30. BHP 83, S. 53–54
31. BAz Nr. 22a vom 03.02.1988
32. Gildemeister E, Hoffmann Fr (1929) Die Ätherischen Öle, L Staackmann, Leipzig
33. El-Hamidi A, Sidrak I (1970) Planta Med 18:98–100
34. Watt JM, Breyer-Brandwijk MG (1962) Medicinal and Poisonous plants of Southern and Eastern Africa, 2nd ed., E & S Livingstone Ltd., Edinburgh London
35. Kokwaro O (1976) Medicinal Plants of East Africa, African Literature Bureau, Kampala Nairobi Dar-es-Salaam
36. Chhabra SC, Uiso FC (1990) Fitoterapia 61:307–316
37. Westphal E, Jansen PCM (1989) Plant Resources of South East Asia, Pudoc, Washington
38. Hedberg I, Hedberg O, Madati P, Mshigeni KE, Mishiu EN, Samuelsson G (1983) J Ethnopharmacol 9:105–128
39. Mannan A, Farooqi JA, Ahmad J, Mukarram M, Asif M (1983) J Oil Technol Ass of India 15:91
40. Morton JF (1990) J Ethnopharmacol 29:245–266
41. Sham JSK, Chiu KW, Pang PKT (1984) Planta Med 50:177–180
42. Hag, Bd. 2, S. 873–875
43. ChinP IX
44. CRC
45. Mar 29
46. Kom
47. DAB 6
48. DAB 10 (Eur)

GH

Acanthosicyos

HN: 2007200

Familie: Cucurbitaceae.

Tribus: Cucurbiteae.

Subtribus: Cucumerinae.

Gattungsgliederung: Die Gattung Acanthosicyos WELW. ex HOOK. f. besteht nur aus einer Art.[1]

Gattungsmerkmale: Fast aufrechte, bis 1,5 m hohe, vom Grunde an sehr ästige, blattlose, starre Sträucher. Ohne Ranken, aber mit zahlreichen paarweisen Dornen; dichte Hecken bildend. Wurzel dick, fleischig, sehr lang. Diözisch. Blüten radiärsymmetrisch, mit doppeltem Perianth; pentamer. Kelchröhre kreiselförmig, kurz, mit fünf freien, abgerundeten, ledrigen Endabschnitten. Corolla dick, ledrig, mit fünf etwas gestutzten, gerippten Endabschnitten. Männliche Blüten einzeln oder gebüschelt, grüngelb. Stamina drei bis fünf; Filamente frei, linear, zottig behaart. Pistill rudimentär. Weibliche Blüten einzeln, grün; mit fünf linealischen, am Grunde behaarten Staminodien. Fruchtknoten kugelig, warzig, coenocarp, mit fünf Plazenten und zahlreichen Samenanlagen. Griffel säulenförmig, dick; Narben fünf, groß. Die Frucht, eine vielsamige Schließfrucht vom Typ einer Beere, ist kugelig und von der Gestalt einer großen Orange; die harten, verfestigten äußeren Perikarpschichten bilden hökkerig-warzige Strukturen.[2]

Verbreitung: Südliches Afrika; im Süden von Angola, in Südwest-Afrika und in Südafrika.

Inhaltsstoffgruppen: Triterpenoide Bitterstoffe, als Cucurbitacine in freier oder glykosidischer Form. Samen reich an fettem Öl und an Protein.

Drogenliefernde Arten: *A. horridus*: Acanthosicyos-horridus-Samen.

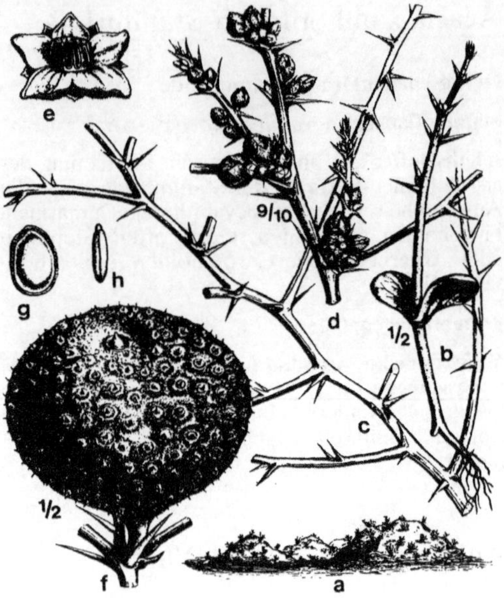

A. horridus a Sanddünen mit Narashecken bewachsen, b Keimpflanze, c Steriler Zweig, d Männlicher Blütenzweig, e Männliche Blüte, f Reife Frucht, g Reifer Samen, längs durchschnitten, h Embryo von der Seite gesehen. Aus Lit.[2]

Acanthosicyos horridus WELW. ex HOOK. f.

Synonyme: *A. horrida* WELW., *A. horrida* HOOK.

Sonstige Bezeichnungen: Dt.: Naraspflanze, Narapflanze; engl.: Nara plant, naras; Namibia: Naras, nara; Angola: Calungo, Longale, Mughala, Nara, Nhara.

Botanische Beschreibung: Starre, sehr ästige, blattlose, von paarweise stehenden großen Dornen bedeckte zweihäusige Sträucher mit dicken, langen Pfahlwurzeln. Die Wurzel erreicht bei Armesdicke oft eine Länge von 15 m, während die oberirdischen Sproßachsen kaum mehr als 2 cm Durchmesser erreichen. Blätter klein, schuppenförmig, früh abfallend; erwachsene Pflanzen blattlos. Zweige und Dornen grün, die Photosyntheseaufgabe der fehlenden Blätter übernehmend. Xeromorpher Habitus, Reduktion der Blätter, ledriges Perianth, fleischige lange Pfahlwurzel als Anpassung an den extremen Lebensraum.[3] Reife Früchte gelb-orange, mit orange-gelber Pulpa, 15 bis 20 cm im Durchmesser und bis 1,5 kg schwer. Blütezeit ab Oktober, Fruchtreife von Dezember bis März. Unreife Früchte wie die harte Rinde von bitterem Geschmack; die reifen Früchte aromatisch säuerlichsüß, im Geschmack einer Ananas ähnlich, jedoch durch Oxalatkristalle im rohen Zustand bei Verzehr Brennen im Mund verursachend.[4,5] Samen zahlreich, fast weiß und in der Form kleinen Mandeln ähnlich.

Inhaltsstoffe: Cucurbitacine treten in unreifen Früchten auf als Cucurbitacin B und D;[6] bei der Fruchtreife nimmt die Konzentration an Cucurbitacinen ab. Samen sind arm oder frei von Cucurbitacinen.[7] Aus getrockneten Wurzeln nachgewiesen sind die Cucurbitacine B, D, G und H, alle als Glykoside;[6,12] ferner Dihydrocucurbitacin D, 3-Epi-iso-Cucurbitacin D, Dihydrocucurbitacin B und 0,07 % Dihydro-epi-iso-Cucurbitacin D.[8] Elaterase-Aktivität des Fruchtfleisches unreifer und reifer Früchte, wie auch ein Enzym der Pulpa reifer Früchte, welches Milchgerinnung herbeiführt, sind nachgewiesen.[6] Fette Öle der Samen vom Öl-Linolsäuretyp.[12] Lysinarme Samenproteine.[9]

Verbreitung: In küstennahen, trockenen Sandwüsten im Süden von Angola, bei Mossamedes; in Südwestafrika, bei Swakopmund, Walvis Bay, Lüderitzbucht, Orange River; in der Kapprovinz im Namaqualand. *A. horridus* ist extrem an das Leben auf trockenen Sanddünen angepaßt; weil der Flugsand sich bei der Naraspflanze ansiedelt, verlängern sich ihre Triebe in demselben Maße, so daß die Pflanze immer herausragt.

Drogen: Acanthosicyos-horridus-Samen.

Acanthosicyos-horridus-Samen

Sonstige Bezeichnungen: Engl.: Butterpits, naras, naras seed.

Definition der Droge: Die intakten Samen reifer Früchte.

Stammpflanzen: *A. horridus* WELW. ex HOOK. f.

Herkunft: Sammlung aus Wildbeständen; hauptsächlich aus Südwestafrika, besonders aus der Umgebung der Walvis Bay und Swakopmund.

Ganzdroge: Die Samen sind länglich-oval, verdickt und in der Nähe des Hilum etwas schief gestutzt; 13 bis 16 mm lang, 9 bis 11 mm breit und 6 bis 7 mm dick. Die fast weiße Samenschale ist hart und glatt.[1,3] Embryo groß, mit fleischig verdickten Keimblättern. Gewicht der Samen etwa 0,38 bis 0,39 g.[4]

Inhaltsstoffe: Lufttrockene Samen enthalten bis zu 41,7 % Protein und bis zu 54,6 % fettes Öl.[4] Das hellgelbe, nichttrocknende Öl ist vom Öl-Linolsäuretyp, Speiseöltyp.[12] Es ist von äußerst mildem Geschmack und vergleichbar dem Mandelöl.[6] Die Samenproteine haben ein mittleres Molekulargewicht von 377.000 für die schwer lösliche Hauptfraktion und ein mittleres Molekulargewicht von 58 000 für die leichter lösliche Fraktion.[10] Das Protein der Samen ist arm an Lysin.[9]

Reinheit: Aschegehalt der intakten Samen bis 4,8 %.[4]

Sonst. Verwendung: *Kosmetik.* Das Öl der gemahlenen Samenkerne wird traditionell zum Ölen der Haut angewandt.[11] *Haushalt.* Die gekochten Samen, die weniger fettes Öl enthalten als die rohen Samen, aber reicher an nußartigem Aroma sind, werden wie Nüsse gegessen und zur Bereitung von Backwaren verwendet.[4]

1. Hutchinson J (1967) The genera of flowering plants, Dicotyledones, Vol. II, Clarendon Press, Oxford
2. Müller EGO, Pax F (1894) Cucurbitaceae. In: Engler A, Prantl K (Hrsg.) Die natürlichen Pflanzenfamilien, IV. Teil, 5. Abt., Engelmann, Leipzig, S. 23
3. Meeuse ADJ (1962) Bothalia 8:1–111
4. Versfeld W, Britten GF (1915) S Afr J Sci 12:232–238
5. Herre H (1975) Namib und Meer 5/6:27–31
6. Watt JM, Breyer-Brandwijk MG (1962) The medicinal and poisonous plants of Southern and Eastern Africa, 2nd Ed., Livingstone, Edinburgh London
7. Teuscher E, Lindequist U (1987) Biogene Gifte, 1. Aufl., Fischer, Stuttgart New York
8. Hylands PJ, Magd MS (1986) Phytochemistry 25:1.681–1.684
9. Schwartz HM, Bürke RP (1958) J Sci Food Agric 3:159–162
10. Joubert FJ, Cooper DC (1954) J S Afr Chem Inst 7: 99–106
11. Dentlinger U (1977) Munger Afr Libr Notes 38:1–39
12. Hgn, Bd. III, S. 614, und Bd. VIII, S. 363, 369

MG

Achillea

HN: 2000100

Familie: Asteraceae (Compositae).

Unterfamilie: Asteroideae.

Tribus: Anthemideae.

Gattungsgliederung: Die Gattung Achillea L. besteht aus etwa 120 Arten und wird in fünf Sectionen eingeteilt:[1]

- Sectio Millefolium (ADANS.) W.D.J. KOCH, z. B. mit *A. asiatica* SERG., *A. crithmifia* WALDST. ex KIT., *A. lanulosa* NUTT., *A. nobilis* L., *A. tomentosa* L. und *A. virescens* (FENZL) HEIMERL und s. *A. millefolium*-Gruppe.
- Sectio Ptarmica (MILL.) W.D.J. KOCH, mit *A. atrata* L. s. l., *A. clavenae* L., *A. erba-rotta* ALL., *A. macrophylla* L., *A. moschata* WULF., *A. nana* L., *A. oxyloba* (DC.) SCHULZ-BIP., *A. ptarmica* L., *A. salicifolia* BESS.
- Sectio Achillea, mit *A. santolina* L., *A. santolinoides* LAG.
- Nur wenige Arten gehören den Sectionen Babounya (DC.) O. HOFFM. (*A. fragrantissima* (FORSK.) SCHULZ-BIP.) und Arthrolepis (BOISS.) BOISS. an.

Gattungsmerkmale: Pflanzen ausdauernd, krautig oder halbstrauchig, Sproß meist nur oberwärts verzweigt. Blütenkörbchen klein, in dichten Trugdolden; Hülle halbkugelig, becherförmig oder fast zylindrisch; Körbchenboden flach, gewölbt bis kegelförmig, mit häutigen, stumpfen Spreublättern, die nur wenig schmäler als die mehrreihigen, länglich lanzettlichen Hüllkelchblätter sind. Randblüten weiblich, gelb, weiß oder rosa, einreihig, zygomorph und meist zungenförmig; Scheibenblüten zwittrig, weiß oder gelb, radiärsymmetrisch und fünfzipfelig. Achänen glatt, kahl, im Querschnitt oval, an allen Blüten gleich. Pappus fehlend. Laubblätter einfach oder mehrfach fiederschnittig bis ungeteilt.[1]

Verbreitung: Europa, vor allem östliches Mittelmeergebiet; Vorderasien. Wenige Arten in den gemäßigten Teilen Europas, Asiens, Japans und Nordamerikas. Im mitteleuropäischen Raum sind nur die Sectionen Millefolium und Ptarmica vertreten. Die Section Achillea hat eine mediterran-asiatische Verbreitung.[1]

Inhaltsstoffgruppen: Ätherisches Öl, teilweise mit Azulenen; Sesquiterpenlactone, vor allem Guajanolide, darunter Azulenbildner, Germacranolide und Eudesmanolide; Amide und Polyine;[2,3] Flavone, Flavonole und deren Glykoside, je nach Sippe *C*-Glykosylflavone, 6-substituierte Flavonol-3-*O*-glykoside und/oder Flavon-7-*O*-glykoside.[4,5]
Das Vorkommen von Azulenbildnern (Proazulenen) ist kein durchgängiges Merkmal innerhalb der Gattung Achillea und wird mit der Chromosomenzahl in Zusammenhang gebracht.[6,7] Die einzelnen Arten der Gattung Achillea weisen teilweise unterschiedliche Chromosomensätze auf und können azulenogene oder nichtazulenogene Pflanzen her-

vorbringen. Proazulene finden sich hauptsächlich bei tetraploiden Arten (*A. collina* und *A. lanulosa*) sowie bei den diploiden Kleinarten *A. asplenifolia* und *A. roseo-alba*, sie fehlen jedoch bei den meisten weiteren diploiden Arten (*A. moschata*, *A. ptarmica*) und bei der octoploiden *A. pannonica*. Auch innerhalb der Taxa ist eine große Variabilität festzustellen, z. B. ist die hexaploide *A. millefolium* s. str. meistenorts aber nicht überall proazulenfrei.[5]

Drogenliefernde Arten: *A. millefolium*-Gruppe: Millefolii flos, Millefolii herba, Achillea millefolium hom. *HAB 1*, Achillea millefolium ferm. 33d hom. *HAB 1*, Millefolium hom. *PFX*, Millefolium hom. *HPUS 78*.
Zu beachten ist jedoch die Einschränkung der Arzneibücher, die nur *A. millefolium* L. als Stammpflanze nennen.
A. moschata: Ivae moschatae herba.

Achillea millefolium-Gruppe

Synonyme: *A. asplenifolia* VENT. = *A. millefolium* L. ssp. *asplenifolia* (VENT.) WEISS = *A. millefolium* L. var. *asplenifolia* (VENT.) FIORI = *A. millefolium* L. var. *crustata* ROCHEL;
A. collina J. BECKER ex REICHENB. = *A. millefolium* L. ssp. *collina* (BECKER ex REICHENB.) WEISS;
A. distans WALDST. et KIT. ex WILLD. = *A. tanacetifolia* ALL. var. *distans* (WILLD.) POSPICHAL = *A. millefolium* L. ssp. *tanacetifolia* FIORI;
A. distans ssp. *distans* = *A. tanacetifolia* ALL. = *A. dentifera* DC.;
A. distans ssp. *stricta* (SCHLEICHER ex GREMLI) JANCHEN = *A. stricta* SCHLEICHER ex GREMLI = *A. stricta* var. *breynina* BECK = *A. stricta* var. *alpicola* (HEIMERL) BECK;
A. millefolium L. s. str. = *A. millefolium* ssp. *millefolium* var. *vulgaris* (L.) HAYEK;
A. millefolium L. ssp. *sudetica* (OPIZ) WEISS = *A. sudetica* OPIZ = *A. haenkeana* TAUSCH = *A. millefolium* L. var. *alpestris* WIMM. et GRAB.;
A. pannonica SCHEELE = *A. collina* BECKER ex REICHENB. var. *pannonica* (SCHEELE) BECK = *A. millefolium* L. ssp. *pannonica* (SCHEELE) HAYEK = *A. millefolium* L. var. *lanata* W.D.J. KOCH;
A. roseo-alba EHREND. = *A. millefolium* L. var. *pedemontana* BRIQ. et CAVILL.;
A. setacea WALDST. et KIT. = *A. millefolium* L. ssp. *setacea* (WALDST. et KIT.) CELAK.[1]

Sonstige Bezeichnungen: Dt.: Bauchwehkraut, Blutstillkraut, Feldgarbe, Gachelkraut, Gänsezungen, Grützblume, Grundheil, Kachel, Katzenschwanz, Leiterl, Schafgarbe, Schafrippe, Schafzunge, Tausendblatt, Zangeblume; engl.: Blood wort, Milfoil, Nosebleed, Sanguinary, Tansy, Thousand Seal, Woundwort, Yarrow; frz.: Millefeuille; dän.: Roliike; holl: Duisenblad; it.: Millefoglio; span.: Milenrama.

Systematik: Folgende Arten bzw. Kleinarten werden zur A. millefolium-Gruppe gezählt: *A. asplenifolia* VENT., *A. collina* BECKER ex REICHENB., *A. distans* WALDST. et KIT. ex WILLD. ssp. *distans*, *A. distans* ssp. *stricta* (SCHLEICHER ex GREMLI) JANCHEN, *A. millefolium* L. ssp. *millefolium*, *A. millefolium* L. ssp. *sudetica* (OPIZ) WEISS, *A. pannonica* SCHEELE, *A. roseo-alba* EHREND., *A. setacea* WALDST. et KIT.,[8] sowie weitere Lokalsippen.[11]
Die taxonomische Bewertung der zu diesem Polyploidkomplex gehörenden Sippen wird sehr unterschiedlich vorgenommen.[8–11,13] Sie reicht vom Extremstandpunkt, daß alle Sippen nur Unterarten von *A. millefolium* L. sind,[9] bis zu der Einstellung, daß alle Sippen eigenständige Arten darstellen.[1] Für die Aufnahme aller Sippen spricht wohl auch die überaus schwierige Bestimmbarkeit von Einzelpflanzen. Rel. gut abgegrenzt sind die meist diploiden aber auch tetrapoloiden Sippen *A. asplenifolia*, *A. roseo-alba*, *A. setacea* sowie die hexaploide Sippe *A. distans*. Dagegen ist die tetraploide Sippe *A. collina* oft nur schwer von der hexaploiden *A. millefolium* und der octoploiden *A. pannonica* zu unterscheiden. Ältere Literatur[10] rechnet zu *A. millefolium* L. nur folgende Unterarten: *A. millefolium* ssp. *collina* (BECKER) REICHENB., *A. millefolium* ssp. *millefolium* var. *vulgaris* (L.) HAYEK, *A. millefolium* ssp. *pannonica* (SCHEELE) HAYEK und *A. millefolium* ssp. *sudetica* (OPIZ) WEISS.

Botanische Beschreibung: 0,1 bis 1,5 m hohe Pflanzen mit ausdauerndem, waagrechtem Wurzelstock, der aus den unterirdischen Ausläufern hervorgeht, meist mit sterilen Blattrosetten. Blätter mehrfach (bis vierfach) fiederschnittig, mit zahlreichen Fiederabschnitten erster Ordnung; basale Blätter 3 bis 25 cm lang, 0,5 bis 5 cm breit, oft tiefer geteilt als die stengelständigen; untere Blätter meist gestielt, obere sitzend mit basal vergrößerten Fiedern, die als Öhrchen bezeichnet werden. Becherförmige Hülle 3 bis 6 mm lang, meist fünf weiße, rosa oder purpurne Randblüten; Achänen 1,5 bis 2 mm lang. Unterscheidungsmöglichkeiten für die einzelnen Sippen finden sich in Lit.[11,13]

Verwechslungen: Die einzelnen Vertreter der *A. millefolium*-Gruppe weisen mit wenigen Ausnahmen große morphologische Ähnlichkeit auf und hybridisieren teilweise sehr stark, weshalb eine eindeutige Identifizierung nur bei typischen Exemplaren gelingt. Erschwert wird die Identifizierung auch durch modifikative Einflüsse auf die Merkmalsausbildung, so daß mit Verwechslungen gerechnet werden muß. Vor allem in Südosteuropa existieren einige Arten (*A. crithmifolia* WALDST. et KIT., *A. nobilis*, *A. odorata* L., *A. virescens*), deren Identifizierung nur auf der Basis eingehender Artbeschreibung[13] möglich ist. Einzelne Vertreter der Section Ptarmica (z. B. *A. moschata*, *A. nana*) zeigen ebenfalls große Ähnlichkeit mit der *A. millefolium*-Gruppe, unterscheiden sich jedoch im wesentlichen durch das Auftreten von mehr als sechs Zungenblüten pro Körbchen.

Inhaltsstoffe: Die oberirdischen Pflanzenorgane enthalten ätherisches Öl, dessen Gehalt im Laufe der Ontogenese stark variiert: Während der Blütenentwicklung steigend erreicht er kurz vor dem Aufblühen ein Maximum von 0,8 bis 1,4 % und

sinkt danach auf 0,3 % ab. In ähnlicher Weise steigt der Gehalt an azulenbildenden Inhaltsstoffen im Laufe der Vegetationsperiode an. Azulenbildner sind nur in den Compositendrüsenhaaren, nicht aber in den Exkretgängen anzutreffen. Der Gehalt an ätherischem Öl nimmt in der Reihenfolge Blütenstände, Blätter, Stengel analog der zahlenmäßigen Verteilung der Drüsenhaare innerhalb der Pflanze ab. Die Wurzeln enthalten kein ätherisches Öl. Spez. Veränderungen der Drüsenhaare, gekennzeichnet durch Ausbildung von Riesendrüsen und wesentliche Vermehrung der Drüsenzahl, weisen auf die Verwendung von Herbiziden hin. Gleichzeitig beeinflussen viele Herbizide den Stoffwechsel in der Drüsenzelle, sie können z.B. die Dehydrogenaseakt. und die Proazulenproduktion in den Drüsen vermindern oder gänzlich blockieren.[14,15]
Die Wurzeln enthalten bis zu ca. 0,003 % Polyine und ungesättigte Amide: Neben Ponticaepoxid Isobutylamide der Decadiensäure, Decatriensäure, Decatetraensäure, cyclische Amide wie 2*E*,4*E*,6*Z*-Decatriensäure-(2,3-dehydropiperidid), 2,4,6,8-Decatetraensäure-(2,3-dehydropiperidid) und *N*-Isobutyl-2*E*,4*E*,8*Z*-decatriensäureamid.[16]
Mineralstoffe und Schwermetalle wie Si, Fe, Mn, Zn, Pb, Cu, Cr, Ni, Co, Mo und Be werden in *A. millefolium* angereichert (0,001 bis 0,3 %). Es besteht eine Korrelation zwischen der Anreicherung der Elemente in der Pflanze und dem Mineralgehalt des Bodens und der Luft. Insbesondere für Kupfer und Blei kann *A. millefolium* als Monitor der Luftkonz. dienen.[17]

Verbreitung: Die einzelnen Sippen der *A. millefolium*-Gruppe besiedeln unterschiedliche Areale.
A. asplenifolia: Osteuropa, in Feuchtwiesen; *A. collina*: Mittel- bis Osteuropa, in sonnigen Sand- und Steppenrasen und auf Ruderalstandorten; *A. distans*: Süd-, Südost- bis Mitteleuropa, in hochgrasigen Wiesen, lichten Wäldern und Gebüschen, vorwiegend im montanen Bereich; *A. millefolium*: Europa, in Fett- und Weidewiesen; *A. pannonica*: Mittel-, Süd- und Südosteuropa, in Trockenrasen; *A. roseo-alba*: Alpensüdrand von der Schweiz bis Jugoslawien, kleinere Areale nördlich der Alpen, in Wiesen; *A. setacea*: Osteuropa, in Trockenrasen, die Westgrenze verläuft durch Mitteldeutschland und die Schweiz, eher selten.

Drogen: Millefolii flos (Schafgarbenblüten), Millefolii herba (Schafgarbenkraut), Achillea millefolium hom. *HAB 1*, Achillea millefolium ferm. 33d hom. *HAB 1*, Millefolium hom. *PF X*, Millefolium hom. *HPUS 78*.

Millefolii flos (Schafgarbenblüten)

Synonyme: Flos millefolii.

Monographiesammlungen: Millefolii flos *Helv VII*.

Definition der Droge: Getrocknete Blütenstände (Doldenrispen) *Helv VII*.

Stammpflanzen: *A. millefolium* L. *Helv VII*.

Herkunft: S. Millefolium herba.

Gewinnung: S. Millefolium herba.

Ganzdroge: Blütenstände meist einzeln vorliegend, teilweise sitzen noch einige zusammen an einem gemeinsamen Stiel, dieser ist bis zu 1 cm lang, grün, schwach filzig behaart und leicht gerillt.
Weitere, die Blütenstände betreffende Merkmale s. Millefolii herba.

Schnittdroge: *Geschmack.* Leicht bitter und gewürzhaft.
Geruch. Charakteristisch aromatisch.
Mikroskopisches Bild. Epidermis der Stiele besteht in Flächenansicht aus langgestreckten Zellen mit gestreifter Cuticula und führt Spaltöffnungen sowie Gliederhaare, die sich aus einer etwas größeren Basalzelle, 3 bis 5 dickwandigen Zellen von quadratischem Umriß und einer sehr langen, dickwandigen Endzelle zusammensetzen. Weitere die Blütenstände betreffende Merkmale s. Millefolii herba.

Pulverdroge: S. Millefolii herba.

Verfälschungen/Verwechslungen: S. Millefolii herba.

Inhaltsstoffe: S. Millefolii herba.

Zubereitungen: S. Millefolii herba.

Identität: Prüfung auf Proazulene *Helv VII*: Die Blütenköpfchen werden in einer Lsg. von Dimethylaminobenzaldehyd in HAc 98 %, Phosphorsäure (H_3PO_4) 85 % und Wasser 10 min lang im Wasserbad erwärmt. Die Fl. färbt sich blaugrün bis dunkelblau. Weitere Prüfvorschr. s. Millefolii herba.

Reinheit: *Droge.*
- Fremde Bestandteile: Höchstens 3 %, Trugdoldenstiele höchstens 10 %, mit 50 g Droge best. *Helv VII*.
- Sulfatasche: Höchstens 10 %, mit 1,0 g pulv. Droge best. *Helv VII*.

Gehalt: Mindestens 0,2 % (*m/m*) ätherisches Öl *Helv VII*.

Gehaltsbestimmung: Ätherisches Öl *Helv VII*: Nach Destillation der ganzen oder geschnittenen Droge mit Wasser wird das Destillat mit Natriumchlorid versetzt und mehrmals mit Pentan ausgeschüttelt. Die vereinigten Pentanauszüge werden über wasserfreiem Natriumsulfat getrocknet und filtriert und anschl. das LM bei 45 °C auf dem Wasserbad abdestilliert. Nach Trocknung im Exsikkator wird der Rückstand gewogen.

Lagerung: Gut verschlossen, vor Licht geschützt lagern *Helv VII*.

Wirkungen: *Antiinflammatorische Wirkung.* Die s.c. Appl. von 40 mg/kg KG einer aus nicht näher definierten Protein-Kohlenhydrat-Komplexen bestehenden Fraktion des Wasserextr. der Blütenköpfchen vermindert bei Mäusen die Ausbildung hefeinduzierter Pfotenödeme um 35 % gegenüber den Kontrolltieren. Indometacin (40 mg/kg) und

Phenylbutazon (40 mg/kg) zeigen im Vergleich dazu in diesem Testmodell eine Entzündungshemmung um 44 bzw. 26 %.[18]
Vgl. a. Millefolii herba.

Volkstümliche Anwendung und andere Anwendungsgebiete: Vgl. Millefolii herba.

Millefolii herba (Schafgarbenkraut)

Synonyme: Herba Millefolii.

Sonstige Bezeichnungen: Dt.: Achillea-millefolium-Kraut, Feldgarbenkraut, Garbenkraut, Jungfrauenkraut, Katzenkraut, Schafgarbenkraut, Schafrippenkraut; engl.: Milfoil, Yarrow; frz.: Herbe de millefeuille, Herbe au charpentier; it.: Erba di millefoglie; span.: Yerba de milefolio.

Monographiesammlungen: Herba Millefolii *ÖAB 90*, *AB-DDR*, Schafgarbenkraut *DAC 86*, Millefolium *BHP 90*, Achillea *Mar 29*.

Definition der Droge: Die zur Blütezeit gesammelten und getrockneten oberirdischen Teile *ÖAB 90*; die getrockneten, grob zerkleinerten Triebspitzen *AB-DDR*; die während der Blüte gesammelten und getrockneten Sprosse mit höchstens 3 mm dicken Stengeln *DAC 86*.

Stammpflanzen: Alle Monographiesammlungen nennen als Stammpflanze nur *A. millefolium* L. Wegen der schweren Abgrenzung der Arten muß dennoch mit der gesamten Artengruppe *A. millefolium* s. l. als Stammpflanzenreservoir gerechnet werden.

Herkunft: Aus Wildbeständen und Kulturen; Hauptlieferländer sind die südost-und osteuropäischen Länder, besonders die GUS, Bulgarien, Jugoslawien, Ungarn, Polen, die CSFR und Deutschland.

Gewinnung: Lufttrocknung im Schatten, um Azulenverluste gering zu halten; Dauer bei günstiger Witterung sieben Tage. Mit IR-Strahlen kann eine gleichwertige Droge in 4 bis 6 h erhalten werden.[19]

Ganzdroge: Sprosse 1 bis 7 mm, im Durchmesser rundlich (*A. asplenifolia*, *A. roseo-alba*) oder kantig, kahl oder schwach behaart (*A. asplenifolia*, *A. roseo-alba*, teilweise auch bei *A. millefolium*) bis stark behaart (vor allem an den Stengelknoten), des öfteren rötlich überlaufen, unverzweigt bis stark verzweigt, wenige bis viele Körbchenstände (Trugdolden) tragend. Körbchen 2 bis 4 mm breit, 3 bis 6 mm lang, an der Außenseite kahl (*A. asplenifolia*) oder schwach bis dicht wollig (*A. pannonica*) behaart. Zungen- und Röhrenblüten weiß bis rosa. Blätter mehr oder weniger tief fiederschnittig, Abschnitte höherer Ordnung sehr schmal (unter 0,5 mm bei *A. setacea*) bis sehr breit und flächig (über 2 bis 3 mm bei *A. distans*). Rhachis im Querschnitt rhomboedrisch ungeflügelt bis sehr breit (über 2 mm bei *A. distans*) und geflügelt. Blattdimensionen s. *A. millefolium*-Gruppe.

Schnittdroge: *Geschmack.* Schwach bitter.
Geruch. Leicht aromatisch.
Makroskopisches Bild. Im Gesamteindruck hellgrün, durch die zahlreichen zerbrochenen, markhaltigen Stengelteile und die Körbchen auch gelblich-weißlich. Stengelstücke von 0,2 mm (Körbchenstiele) bis zu 3(4) mm im Durchmesser, außen graugrün bis rötlich, kahl bis stärker behaart, des öfteren längsrippig, im Inneren mit hellem, oft zerrissenem Mark. Körbchen im Umriß oval, im blühenden Zustand parallelrandig, im abgeblühten Zustand nach oben verbreitert, dann Spreublätter sichtbar; die dachziegelartige Anordnung der Hüllblätter ist auffällig, Hüllkelchblätter länglich eiförmig, äußere deutlich kürzer als die inneren; Rand trockenhäutig, zart gefranst, grün bis dunkelbraun gefärbt. Behaarung stark variierend, kahl bei *A. asplenifolia*, schwach behaart bei *A. roseo-alba*, teilweise auch bei *A. collina* und *A. setacea*, stark auf der ganzen Fläche behaart nur bei *A. pannonica*. Zungenblüten je nach Stammpflanze cremeweiß bis gelblichweiß oder rosa gefärbt. Röhrenblüten nur bei Lupenbetrachtung erkennbar. Fiederblattstruktur auch in der Schnittdroge sichtbar, Größe der einzelnen Fiederblättchen stark variabel, Behaarung von nahezu kahl bis stark wollig. Stücke der Rhachis mit kaum bis stark geflügeltem Rand und hervortretendem Mittelnerv. Bei Lupenbetrachtung ist auch die Knorpelspitze der Fiederblattspitzen gut zu sehen.
Mikroskopisches Bild. Epidermiszellen der Blätter wellig-buchtig, häufig mit einer cuticularen Längsstreifung und beiderseits mit großen, elliptischen, anomocytischen Spaltöffnungen versehen. Deckhaare oft mehrere 100 µm lang mit mehrzelligem Stiel und einer sehr langen, gewundenen Endzelle. Compositendrüsen, Typ A *DAB 10*, zweizellreihig mit etagenförmig angeordneten Zellen, in die Epidermis eingesenkt, vorwiegend an der Corollröhre zu finden. Mesophyll äquifacial gebaut, oberseits mit 2 bis 3 Reihen Palisadenzellen, unterseits die Schwammparenchymzellen auch palisadenartig angeordent. Stengel und Hüllkelch mit ähnlichen Haaren wie die Blätter, äußere Markzellen des Stengels verholzt und getüpfelt, innere unverholzt; Hüllkelchblätter mit sehr stark verdickten und reichlich getüpfelten Fasern. Epidermiszellen der Corollblätter mit stumpfkegelförmigen, zart gestreiften Papillen und kleinen Calciumoxalatdrüsen; Fruchtknoten ebenfalls mit zahlreichen kleinen Oxalatdrüsen (5 bis 15 µm); Pollenkörner, etwa 30 µm, gerundet-dreiseitig, dreiporig, mit grobstacheliger Exine.[12,54]

Pulverdroge: Graugrünes Pulver mit zahlreichen Blatt-, Stengel- und Hüllkelchfragmenten mit den charakteristischen einzellreihigen Deckhaaren und Compositendrüsenhaaren; flächige Verbände der Hüllkelchfasern; dicke, oft mit Spiral-, Netz- und Hoftüpfelgefäßen vergesellschaftete Faserbündel aus den Stengeln; Fragmente der Blumenkrone und des Fruchtknotens sowie zahlreiche Pollenkörner.[54]

Verfälschungen/Verwechslungen: Mit großer Wahrscheinlichkeit finden sich in den aus südosteuropäischen Staaten kommenden Drogen auch andere, möglicherweise zur *A. millefolium*-Gruppe gehörende Arten, z. B. *A. asiatica* SERG. Zur Unterscheidung s. Lit.[6,19a]

Minderqualitäten: In der Droge sollte der Anteil an derben Stengelstücken gering sein. Droge von nicht Azulen bildenden Sippen sind als minderwertig anzusehen.

Inhaltsstoffe: *Ätherisches Öl.* Die Droge enthält 0,1 bis über 1 % ätherisches Öl mit bis zu 40 % Azulen, die sich bei der Destillation aus Vorstufen bilden. Durchschnittlich sind zwischen 6 bis 19 % Azulen (Chamazulen) enthalten. Die Farbe des Öles variiert demgemäß von gelblich bis schwarzblau. Das Öl enthält weiterhin eine Vielzahl von Monoterpenen, darunter je nach Herkunft des Öles in prozentual variabler Zusammensetzung: Hauptsächlich (1*S*:4*S*)(–)-Campher (bis 20 %), *β*-Pinen (bis 23 %), 1,8-Cineol (bis 10 %), Caryophyllen (bis 10 %), (+)*α*-Pinen (ca. 5 %), Bornylacetat (ca. 2 %) und Isoartemisiaketon (bis über 8 %).[20–24]
Genuine Sesquiterpene. Guajanolide: Achillicin (= 8*α*-Acetoxy-10-epi-artabsin), 8*α*-Angeloxy-10-epi-artabsin, 8*α*-Tigloxy-10-epi-artabsin,[25] 8-Desacetyl-8*α*-tigloylmatricin, 8-Desacetyl-8*α*-tigloyl-4-epi-matricin,[26] 2,3-Dihydrodesacetoxymatricin,[27] Rupicolin A, Rupicolin B,[28] 1,4-Peroxide,[29] 7,8-Guajanolid-Derivate,[30] und Achillin, Desacetoxymatricarin (= Leucodin) und 11,13-Dehydrodesacetylmatricarin.[5,28,31,32]

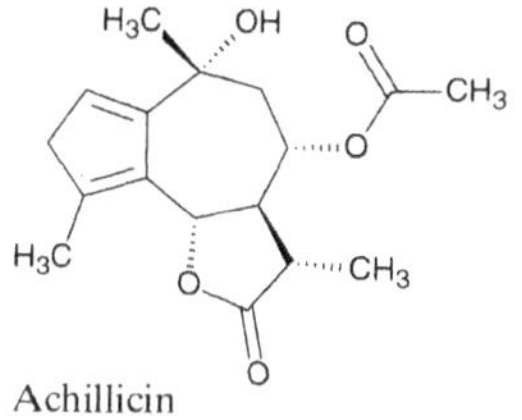

Achillicin

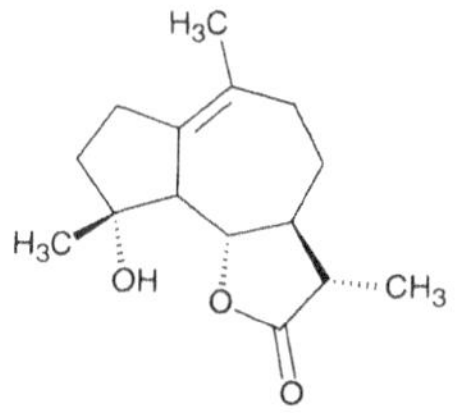

2,3-Dihydrodesacetoxymatricin

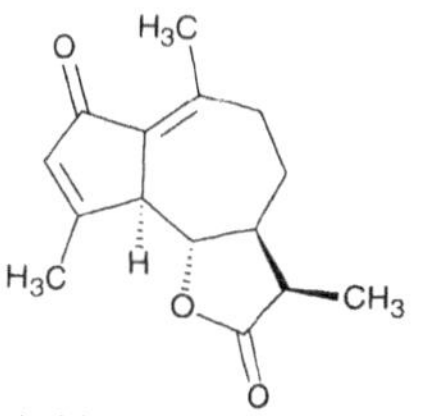

Achillin

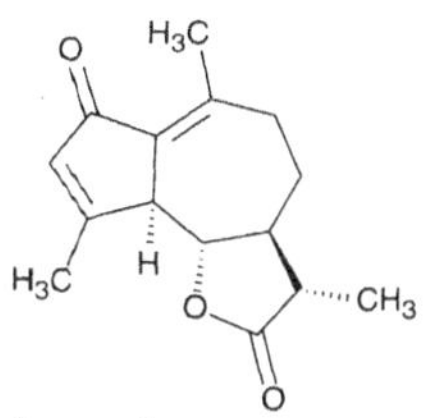

Leucodin

3-Oxa-guajanolide: 3-Oxa-Derivate von Achillicin und dessen Analoga.[33]
Germacranolide: Acetylbalchanolid, Millefolid, Millefin und Achillifolin.[34]
Flavone/Flavonole. Neben geringen Mengen der freien Aglyka Apigenin und Luteolin vor allem ihre 7-*O*-Glucoside; Quercetinglykoside wie Rutin; *C*-Glykosylapigenine wie Swertisin, Vicenin-2, Vicenin-3, Schaftosid und Isoschaftosid; mehrfach methoxylierte Flavone wie Casticin, Artemetin und 5-Hydroxy-3,6,7,4'-tetramethoxyflavon.[35–37]
Stickstoffhaltige Verb. Betaine (ca. 0,05 %) wie L-(–)-Hydroxystachydrin (= Achillein = Betonicin) und L-(–)-Stachydrin.[38]

Zubereitungen: Extr. Millefolii (Schafgarbenextr.) *EB6*; Extr. Millefolii fluidum (Schafgarbenfluidextr.) 1:1 *EB6*.

Identität: Nach *AB-DDR* und *DAC86* wird die Prüfung auf Proazulene durch Erhitzen des Chloroformextr. mit 4-Dimethylaminobenzaldehyd-Rg. durchgeführt. Die nach dem Erkalten mit Petrolether geschüttelte Lsg. muß deutlich blau gefärbt sein. Proazulenfreie Drogen ergeben eine gelbbräunliche Fbg. Die Blaufbg. wird durch Umsetzung der 10-Epi-artabsin-, Matricin- und 7,8-Guajanolid-Derivate, nicht aber durch die 3-Oxa-guajanolide[33] bedingt.[25–28]
DC des ätherischen Öles nach *DAC86*:
- Referenzsz: Caryophyllen (I) und Guajazulen (II).
- Sorptionsmittel: Kieselgel 60.
- FM: Toluol-Ethylacetat (95 + 5).
- Detektion: Anisaldehydlsg. und Erhitzen auf 100 °C.
- Auswertung: Im Chromatogramm des ätherischen Öles erscheinen im Vis zwei Zonen gleichen Rf-Wertes und gleicher Fbg. wie Referenzsz. I und im oberen Rf-Bereich eine Zone mit Rf und Fbg. wie Referenzsz. II.

Reinheit: *Droge.*
- Fremde Beimengungen: Höchstens 2 % fremde Beimengungen *ÖAB 90*, *BHP 90*; höchstens 1 % unschädliche Beimengungen *AB-DDR*; höchstens 3 % fremde Bestandteile, der Anteil mehr als 3 mm dicker Stengel darf 2,0 % nicht übersteigen, der Anteil sonstiger fremder Bestandteile 1 % *DAC86*.
- Stengelteile: Höchstens 50 %, mit 5 g Sz geprüft *AB-DDR*.
- Asche: Höchstens 10 % *BHP 90*.
- Salzsäureunlösliche Asche: Höchstens 1 % *ÖAB 90*, *DAC86*.
- Sulfatasche: Höchstens 10 % *ÖAB 90*.
- Bitterwert: Höchstens 5000 *DAC86*.
- Trocknungsverlust: Höchstens 10 % *ÖAB 90*, *DAC86*.

Gehalt: Mindestens 0,2 % ätherisches Öl und 0,005 % Azulen *ÖAB 90*; mindestens 0,04 bis 0,07 % Matricin, ber. auf die bei 105 °C getrocknete Droge *AB-DDR*; mindestens 0,15 % (*V*/*m*) ätherisches Öl und 0,005 % (*m*/*m*) Azulen, bezogen auf die getrocknete Droge *DAC86*.

Gehaltsbestimmung: Photometrische Messung des durch Wasserdampfdestillation gewonnenen und in Xylol aufgenommenen Öles bei 600 nm gegen Guajazulen als Standard *AB-DDR*. Der Gesamtproazulengehalt wird als Matricin berechnet, obwohl Matricin in der Droge bisher nicht nachgewiesen wurde.

Volumetrische Bestimmung des Gesamtgehaltes an ätherischem Öl durch Wasserdampfdestillation unter Zusatz von Xylol *ÖAB 90*. Photometrische Bestimmung des Azulen-Gehaltes durch Extinktionsmessung des durch Wasserdampfdestillation gewonnenen, in Xylol aufgefangenen und in MeOH gelösten ätherischen Öles bei 610 nm; ber. wird auf Azulen *ÖAB 90, DAC 86*.

Lagerung: Höchstens 18 Monate *AB-DDR*; dicht verschlossen, vor Licht geschützt *DAC 86*.

Wirkungen: *Antiinflammatorische Wirkung*. 11,13-Dehydrodesacetylmatricarin und eine Proazulenfraktion aus *A. asplenifolia* zeigten bei topischer Anwendung ödemhemmende Wirkung.[28,30] Vgl. a. Millefolii flos.
Spasmolytische Wirkung. Flavonhaltige methanolische und wäßrige Extr. sowie eine nicht näher definierte Flavonfraktion zeigen in Dos. entspr. 0,5 g Schafgarbenkraut etwa die gleiche spasmolytische Wirkung wie 0,5 mg Papaverin. Testmodell: Isolierter Kaninchendünndarm, jeweils durch 5 mg Bariumchlorid gereizt.[39]
Antimikrobielle Wirkung. Die Droge soll *in vitro* eine antibakterielle Akt. gegen *Mycobacterium phlei* (Agar-Diffusions-Test) zeigen.[40] Da die Versuchsanordnung nicht näher beschrieben ist, kann das Testergebnis nicht bewertet werden.

Anwendungsgebiete: *Bei Einnahme*. Gegen Appetitlosigkeit und dyspeptische Beschwerden. Diese Anw. ist aufgrund der in *A. millefolium* enthaltenen Bitterstoffe (Guajanolide der Matricarin-Reihe und die Germacranolide Acetylbalchanolid, Millefolid und Millefin) plausibel.
Bei leichten krampfartigen Magen-Darm-Galle-Störungen und bei Magenkatarrh.[42]
In Sitzbädern. Bei schmerzhaften Krampfzuständen psychovegetativen Ursprungs im kleinen Bekken der Frau (Pelvipathia vegetativa).[41]

Dosierung und Art der Anwendung: *Droge. Gebräuchliche ED der Droge.*
- Innerlich: 2 bis 4 g der getrockneten Droge als Infus.
- Äußerlich: Für Sitzbäder 100 g Schafgarbenkraut auf 20 mL Wasser.

Schafgarben-Bad. 50 bis 100 g Droge mit heißem Wasser 20 min extrahieren, kolieren und dem Badewasser zusetzen.
Teebereitung. 2 Teelöffel (2 bis 4 g,[42] 1,5 g *ÖAB 90*) Schafgarbenkraut werden mit ca. 150 mL heißem Wasser übergossen und nach 10 min durch ein Teesieb gegeben. Wenn nicht anders verordnet wird 3- bis 4mal tgl. eine Tasse frisch bereiteter Teeaufguß warm zwischen den Mahlzeiten getrunken.[42]
Zubereitung. Gebräuchliche ED der Zubereitungen. 3 Teelöffel Frischpflanzensaft;[41] 0,5 g Extr. Millefolii *EB 6*; 1,5 g Extr. Millefolii fluidum 1:1 *EB 6*; 2 bis 4 mL Fluidextr. 1:1 in 25 %igem Alkohol *BHP 83*; 2 bis 4 mL Tinktur 1:5 in 45 %igem Alkohol *BHP 83*.

Unerwünschte Wirkungen: *Allergische Wirkungen*. Seltene Fälle von allergischen Rkt. mit Ausschlägen, Bläschenbildung und Juckreiz nach äußerlicher oder innerlicher Anw.;[43] Fälle von Kontaktdermatitis[43a] ("Wiesendermatitis") und Kreuzrkt. mit anderen Compositen.[44]

Gegenanzeigen/Anwendungsbeschr.: Übpf. gegen Schafgarbe und andere Compositen.[41]

Volkstümliche Anwendung und andere Anwendungsgebiete: Die Schafgarbe wird bei Leber-Galle-Leiden, bei Blasen- und Nierenerkr., bei Menstruationsstörungen, bei Durchfällen sowie gegen Fieber und Schmerzen verwendet.
Äußerlich werden Schafgarbenextr. oder Zubereitungen des ätherischen Öles zur Beh. von Entzündungen, Wunden, Hämorrhoiden, Blutungen, Blutergüssen, Verbrennungen und zur Red. von übermäßiger Schweißbildung (in Form von Bädern) eingesetzt.
Die Wirksamkeit der Droge bei den genannten Anw. ist gegenwärtig nicht belegt.

Sonst. Verwendung: *Kosmetik*. Als Zusatz zu Antiseborrhoe-Shampoos, Gesichtscremes und Lotionen. In der Parfümerie als krautig nuancierender Bestandteil von Chyprenoten. *Haushalt*. Als Küchengewürz wird die frische Pflanze für Salate, Eintöpfe, fette Speisen und Weichkäse verwendet.

Gesetzl. Best.: *Standardzulassungen*. Nr. 1249.99.99. *Offizielle Monographien*. Aufbereitungsmonographie der Kommission E am BGA "Achillea millefolium".[41]

Achillea millefolium hom. *HAB 1*

Synonyme: Millefolium.

Monographiesammlungen: Achillea millefolium *HAB 1*.

Definition der Droge: Frische, oberirdische Teile blühender Pflanzen.

Stammpflanzen: *A. millefolium* L.

Zubereitungen: Urtinktur und fl. Verdünnungen nach *HAB 1*, Vorschrift 3a; Eigenschaften: Die Urtinktur ist eine olivgrüne bis bräunliche Fl. von schwach bitterem Geschmack.

Identität: *Urtinktur nach HAB 1*: Gelbe Fbg. der Urtinktur nach Zugabe von verd. NaOH-Lsg.; beim Erhitzen der Mischung Blaufbg. von angefeuchtetem rotem Lackmuspapier durch die Dämpfe; unbeständige braunrote Fbg. der Urtinktur nach Versetzen mit Phloroglucin/HCl. DC-Prüfung einer Methylenchlorid-Ausschüttelung aus der mit Wasser verd. Urtinktur:
- Referenzsz.: Borneol, Menthol.
- Sorptionsmittel: Kieselgel HF_{254}.
- FM: Chloroform-EtOH (96 + 4).
- Detektion: Direktauswertung im UV 254 und 365 nm; Detektion mit Anisaldehyd-Reagenz.
- Auswertung: Im Chromatogramm der Untersuchungslösung erkennt man nach Detektion mit dem Anisaldehyd-Reagenz im Vis ein charakteristisches Muster von etwa 7 farbigen Zonen, die

zuvor bei der Direktauswertung im UV 254 nm teils Fluoreszenzlöschung und im UV 365 nm teils gelbe bzw. dunkelviolette Fluoreszenz gezeigt hatten. Zahl und Färbung weiterer Zonen können je nach Herkunft des Krautes schwanken.

Reinheit: *Urtinktur.*
- Relative Dichte *(PhEur)*: 0,896 bis 0,915.
- Trockenrückstand *(DAB)*: Mindestens 1,4 %.

Lagerung: Vor Licht geschützt lagern.

Anwendungsgebiete: Die Anwendungsgebiete entsprechen dem homöopathischen Arzneimittelbild. Dazu gehören: Hellrote Blutungen; Krampfaderleiden; Krampfschmerz.[45]

Dosierung und Art der Anwendung: *Zubereitung.* Soweit nicht anders verordnet:[45] Ein- bis dreimal tgl. 5 bis 10 Tr., 1 Messerspitze Verreibung, 1 Tablette oder 5 bis 10 Streukügelchen einnehmen. Injektionslösungen zweimal wöchentlich 1 mL s.c. injizieren.

Unerwünschte Wirkungen: Nicht bekannt. Hinweis: Es können vorübergehend Erstverschlimmerungen vorkommen, die jedoch unbedenklich sind.[45]

Gesetzl. Best.: *Offizielle Monographien.* Aufbereitungsmonographie der Kommission D am BGA "Achillea millefolium".[45]

Achillea millefolium ferm. 33d hom. *HAB 1*

Monographiesammlungen: Achillea millefolium ferm. 33d *HAB 1*.

Definition der Droge: Frische, oberirdische Teile blühender Pflanzen.

Stammpflanzen: *A. millefolium* L.

Zubereitungen: Urtinktur und fl. Verdünnungen nach *HAB 1*, Vorschrift 33d.
Eigenschaften: Die Urtinktur ist eine gelbbräunliche Fl. mit schwach bitterem Geschmack und bitterem, säuerlich-süßem, herbwürzigem Geruch.

Identität: *Urtinktur HAB 1*: Gelbe Fbg. der Urtinktur nach Zugabe von verd. NaOH-Lsg.; beim Erhitzen der Mischung Blaufbg. von angefeuchtetem rotem Lackmuspapier durch die Dämpfe; Bildung eines beständigen Schaumes (4 Stunden) nach Zugabe von Eisen(III)chloridlsg. DC-Prüfung einer Methylenchlorid-Ausschüttelung aus der mit Wasser verd. Urtinktur:
- Referenzsubstanzen, Sorptionsmittel, Fließmittel und Detektion analog Achillea millefolium hom. *HAB 1*.
- Auswertung: Im Chromatogramm der Untersuchungslösung erkennt man nach Detektion mit dem Anisaldehyd-Reagenz im Vis ein charakteristisches Muster von mindestens 7 farbigen Zonen, die zuvor bei der Direktauswertung im UV 254 nm teils Fluoreszenzlöschung und im UV 365 nm teils hellblaue Fluoreszenz gezeigt hatten.

Reinheit: *Urtinktur.*
- Relative Dichte *(PhEur)*: 1,004 bis 1,030.
- Trockenrückstand *(DAB)*: Mindestens 1,0 %.
  pH-Wert *(PhEur)*: 3,0 bis 4,2.

Lagerung: Vor Licht geschützt.

Millefolium hom. *PFX*

Synonyme: *Achillea millefolium.*

Monographiesammlungen: Millefolium pour préparations hom. *PFX*.

Definition der Droge: Die frische, blühende Ganzpflanze.

Stammpflanzen: *A. millefolium* L.

Ganzdroge: *Geruch.* Campherartig, aromatisch. Zur Beschreibung der oberirdischen Pflanzenteile s. *A. millefolium*-Gruppe und Millefolii herba.
Rhizom. Kriechendes, braunes Rhizom, mit zahlreichen mehr oder weniger rötlichen Wurzelfasern, Blattnarben und einer aufrechten, bis zu 70 cm hohen Spindel.[55]

Zubereitungen: Urtinktur nach der Monographie "Préparations Homéopathiques" *PFX*, mit Ethanol 65 % (*V/V*); Eigenschaften: Die Urtinktur ist eine bräunlich-grüne Flüssigkeit mit einem aromatischen Geruch und einem leicht adstringierenden Geschmack.

Identität: *Droge.* Die Droge muß der makroskopischen Identitätsprüfung genügen.
Urtinktur. Nach Zugabe von verd. NaOH-Lsg. zur Urtinktur Erhitzen der Mischung; Blaufbg. von angefeuchtetem rotem Lackmuspapier durch die Dämpfe. Rote Fbg. der Urtinktur nach Versetzen mit Phloroglucin/HCl. Gelbfbg. der Urtinktur nach Zusatz von verd. NaOH-Lsg. zur Urtinktur; Rkt. auch positiv nach Verdünnen (1:100) der Urtinktur mit Wasser.

Reinheit: *Urtinktur.*
- Ethanolgehalt: Zwischen 60 und 70 % (*V/V*).
- Trockenrückstand: Höher oder gleich 1,00 %.

DC-Chromatographie der Urtinktur *PFX*:
- Sorptionsmittel: Kieselgel G.
- FM: Toluol-Ethylacetat-wasserfreie Ameisensäure (40 + 40 + 20).
- Detektion: Direktauswertung im UV 365 nm. Detektion mit Naturstoffreagenz.
- Auswertung: Bei der Direktauswertung und nach Detektion mit Naturstoffreagenz zeigen sich im UV 365 nm charakteristische Muster verschiedenfarbig fluoreszierender Flecken.

Millefolium hom. *HPUS 78*

Synonyme: Als lateinische Synonyme werden *A. alba*, *A. millefolium*, *A. myriophylli* und *A. setacea* ohne Autorenangabe angeführt *HPUS 78*.

Monographiesammlungen: Millefolium *HPUS 78*.

Definition der Droge: Die ganze, frische Pflanze.

Stammpflanzen: Nur durch ungenaue Angaben von Synonymen definiert *HPUS 78*. Nach der relativ weit gefaßten Pflanzenbeschreibung wären zumindest alle Arten der *A. millefolium*-Gruppe zulässig.

Zubereitungen: *Urtinktur.*
- Herstellung: Zu einer feuchten Pflanzenmasse, bestehend aus 100 g Festanteil und 200 mL Pflanzensaft, gibt man 200 mL dest. Wasser und 635 mL Alkohol 94,9 % (*V/V*) zur Bereitung von 1000 mL Urtinktur.

Dilutionen. D2 (2 ×) enthält 1 Teil Urtinktur, 3 Teile dest. Wasser und 6 Teile Alkohol; D3 (3 ×) und höher mit Alkohol 88 % (*V/V*).
Medikationen. D3 (3 ×) und höher.

Gehalt: *Urtinktur.* Arzneigehalt $^1/_{10}$.

Achillea moschata Wulfen in Jacq.

Synonyme: *Achillea erba-rotta* All. ssp. *moschata* (Wulfen) Vaccari, *A. genipi* Murr., *A. livia* Scopoli, *Ptarmica moschata* (Wulfen) DC.

Sonstige Bezeichnungen: Dt.: Almkamille, Bergschafgarbe, Frauenkraut, Frauenraute, Gratreifeni, Ivapflanze, Jochgramille, Jochkamille, Moschusiva, Moschus-Schafgarbe; engl.: Musk milfoil; frz.: Achillée musquée, Dzenepi blanc, genepi blanc; it.: Genipi.

Botanische Beschreibung: Pflanze ausdauernd, 7 bis 20 cm hoch, angenehm aromatisch duftend. Stengel aufrecht, unverzweigt, nach oben zu behaart (Deck- und Drüsenhaare). Laubblätter praktisch ohne Deckhaare, aber drüsig punktiert, einfach fiederteilig, mit lanzettlichen, ungeteilten oder ein- bis dreizähnigen Abschnitten; Rhachis meist etwas breiter als die Fieder. Köpfchen zu einem 3- bis 25köpfigen Ebenstrauß vereinigt, Köpfchenstiel mindestens so lang, meist aber dreimal so lang wie das Köpfchen, Hülle glockig (4 bis 5 mm lang), behaart, Hüllblätter stumpf, grün, gekielt, alle braun bis schwarzhäutig berandet, locker langhaarig; Zungenblüten 6 bis 8, weiß, ca. 4 mm lang; Früchte ca. 2 mm lang.[1]

Verwechslungen: *A. nana* L., *A. atrata* L. und *A. clusiana* Tausch[10,56] fehlt der für *A. moschata* Wulfen charakteristische moschusartige Geruch.
A. nana ist ausdauernd, 5 bis 10(20) cm hoch; Stengel aufrecht, unverzweigt; Laubblätter lang behaart, fast wollig zottig, die Endzipfel der Blätter eiförmig oder lanzettlich stachelspitzig; Blütenstand sehr dicht, bis 15 mm breit; Hülle glockig, bis 5 mm hoch, Hüllblätter wenigreihig, länglich zottig, in der Mitte grün, unten mit hervortretendem hellem Mittelnerv, am Rande dunkelbraun; Früchte ca. 2 mm lang.[1]
A. atrata ist 8 bis 30 cm hoch; Stengel aufrecht, unten kahl, oberwärts weichhaarig; Laubblätter behaart, niemals drüsig punktiert, einfach bis doppelt fiederteilig mit schmalen (höchstens 0,5 mm breiten) einfachen oder 3- bis 5spaltigen Abschnitten; Körbchen 3 bis 15, 11 bis 18 mm breit mit 7 bis 12 weißen Zungenblüten, Zungen 3 bis 5 mm lang; Früchte ca. 2 mm lang, bleich; Hülle kurzglockig, Hüllblätter länglich stumpf, grün, schwarzhäutig berandet, zerstreut behaart.[1]
A. clusiana wird bis 30 cm hoch; Blätter doppelt bis dreifach fiederschnittig mit borstlichen, nur ca. 0,5 mm breiten Zipfeln; Körbchen 9 bis 12 mm breit, 4 bis 5 mm hoch, ihr Stiel höchstens dreimal so lang wie das Körbchen; Zungen 3 bis 4 mm lang.[1]

Verbreitung: Silikatalpen, Steinschuttböden vom Mt. Blanc-Massiv bis in die Niederen Tauern.

Drogen: Ivae moschatae herba.

Ivae moschatae herba

Synonyme: Herba Achilleae moschatae, Herba Genippe veri, Herba Ivae moschatae.

Sonstige Bezeichnungen: Dt.: Achillea moschata-Kraut, Bisamkraut, goldenes Wilmaskraut, Iva, Ive, Moschusschafgarbenkraut, weißes Genipkraut, weißes Wilmaskraut, Wildniskraut, Wildfräuleinkraut, Wildfräuli-Chrut; it.: Erba d'iva, Erba uliva, Genipi, Taneda.

Monographiesammlungen: Herba Ivae moschatae *EB 6*.

Definition der Droge: Die getrockneten, zur Blütezeit gesammelten oberirdischen Teile *EB 6*.

Stammpflanzen: *A. moschata* Wulfen *EB 6*.

Herkunft: Wildsammlungen im Alpenraum.

Gewinnung: Lufttrocknung im Schatten.

Ganzdroge: Stielrunde, fast kahle Stengel; kahle, kammförmig fiederteilige Blätter mit geflügelter, ganzrandiger Spindel und lanzettlichen, punktierten Abschnitten; Blütenkörbchen in einfachen Doldentrauben zu 5 bis 9 an der Spitze des Stengels stehend.[1]

Schnittdroge: *Geschmack.* Gewürzhaft, bitter.
Geruch. Stark aromatisch-moschusartig.
Die Schnittdroge ist vor allem gekennzeichnet durch Bruchstücke der Stengel und durch die großen Körbchen, deren Hüllblätter meist abstehen, sowie durch die rel. weißen Zungen. Die Blätter sind in geringerer Zahl vorhanden. Im Körbchen zahlreiche, häutige Spreublätter, die meist braunrandig sind (Unterscheidung zu Millefolii herba).
Mikroskopisches Bild. Blätter unifacial, oberseits 2 bis 3, unterseits meist 2, seltener 3 Reihen von Palisadenzellen; Spaltöffnungen an beiden Epider-

men, unterseits reichlicher, aus 3 bis 6 (meist 4) Epidermiszellen bestehend; 4- bis 6zellige Gliederhaare, deren Endzelle drei- bis sechsmal länger als die basale Region; Pollenkörner rund, gelblich, ca. 32 bis 35 µm im Durchmesser, mit Stacheln; Hüllkelchblätter und Spreublätter mit zerfranstem, einschichtigem Rand; Achänen mit etwas keilförmiger, abgeflachter Gestalt.

Pulverdroge: Zahlreiche Etagendrüsen an den Bruchstücken, Gliederhaare, Blütenteile (Staubblätter, Röhrenblütenzipfel, zweischenklige, papillöse Narbe) sowie Fragmente der Hülle. Die Pulverdroge ist sehr schwer von Millefolii herba zu unterscheiden (Geruch, Geschmack).

Verfälschungen/Verwechslungen: Achillea-nana-Kraut, Achillea-atrata-Kraut und Achillea-clusiana-Kraut fehlt der für Ivae moschatae herba charakteristische moschusartige Geruch. Als "Genepikraut" (Genepi des Alpes) kommt auch das Kraut von *Artemisia glacialis* L. in den Handel.[46]

Inhaltsstoffe: *Ätherisches Öl.* Die Droge enthält 0,3 bis 0,6 % ätherisches Öl mit Campher, Bornylacetat, Carveol, Cineol (22,9 %), Thujon, Geranylacetat, 4-Terpineol und Chamazulen (Destillationsartefakt).[47–53]
Cumarin. Scopoletin.[53]
Flavon. Apigenin.[53]
Stickstoffhaltige Verb. 1-Methylpipecolinsäuremethylbetain. Das Vorkommen von L-(–)-Hydroxystachydrin (vgl. Millefolii herba) ist nicht gesichert.[38]

Zubereitungen: Iva-Likör (Ivabitter): 300 g frische oder 75 bis 100 g getrocknete Droge mit 500 mL Feinsprit und 500 mL Wasser ansetzen und unter öfterem Umschütteln zehn Tage stehen lassen, abgießen und nach Belieben mit Zuckersirup mischen.[51]

Reinheit: Asche: Höchstens 15 % *EB 6.*

Gehalt: Mindestens 0,4 % ätherisches Öl *EB 6* best. mit 10 g Droge.

Volkstümliche Anwendung und andere Anwendungsgebiete: Bei Appetitlosigkeit, Magenverstimmungen, Blähungen, seltener bei Husten, bei ungenügender Harnabsonderung; äußerlich zur Wundbeh. analog Millefolii herba.[51]
Die Wirksamkeit der Droge bei den genannten Anwendungsgebieten ist gegenwärtig nicht belegt.

Gesetzl. Best.: *Artenschutz.* Die Pflanze unterliegt dem Artenschutz gemäß BArt SchV, Anl. 1.

1. Heg (1964-1979) Bd. 6, Teil 3, S. 310-349
2. Greger H, Grenz M, Bohlmann F (1982) Phytochemistry 2:1.071–1.074
3. Greger H, Hofer O (1989) Phytochemistry 28:2.363–2.368
4. Valant K (1978) Naturwissenschaften 65:437–438
5. Hgn (1989) Bd. 8, S. 300
6. Oświecimska M (1974) Planta Med 25:389–395
7. Plchová S, Spurná V, Karpfel Z (1970) Planta Med 19:76–82
8. Ehrendorfer F (Hrsg.) (1973) Liste der Gefäßpflanzen Mitteleuropas, Gustav Fischer Verlag, Stuttgart
9. Guinochet M, de Vilmorin R (1982) Flore de France, Bd. 4, Editions du centre national de la recherche scientifique, Paris, S. 1.442–1.444
10. Berger F (1954) Handbuch der Drogenkunde, Bd. IV, Verlag für medizinische Wissenschaften Wilhelm Maudrich, Wien
11. Saukel J, Länger R (1992) Phyton (Austria): 3:185–207
12. ÖAB 90
13. Dabrowska J (1982) Acta Univ Wratislav, B. 419, Prace Botaniczne XXIV
14. Wollensah A (1984) Dissertation, Mathematisch-Naturwissenschaftliche Fakultät der Universität Saarbrücken
15. Stahl E, Wollensah A (1986) J Plant Physiol 122:93–96
16. Bohlmann F, Zdero C (1973) Chem Ber 106:1.328–1.336
17. Pillegaard K, Johnsen I (1984) Ecol Bull 36:97–102
18. Goldberg AS, Müller EC, Eigen E, Desalva SJ (1969) J Pharm Sci 58:938–941
19. Kučera M (1956) Pharmazie 11:604–609
19a. Lenkey KB (1961) Phar Acta Helv 36:43–505
20. Chandler RF, Hooper SN, Harvey MJ (1982) Econ Bot 36:203–223
21. Verzár-Petri G, Cuong BN, Radics L, Ujszászi K (1979) Herba Hung 18:83–95
22. Haggag MY, Shalaby AS, Verzár-Petri G (1975) Planta Med 27:361–366
23. Falk AJ, Bauer L, Bell CL, Smolenski SJ (1974) J Nat Prod (Lloydia) 37:598–602
24. Popescu H, Katz E (1978) Farmacia 26:51–54
24a. Kastner U, Saukel J, Zitterl-Eglseer K, Länger R, Reznicek G, Jurenitsch J, Kubelka W (1992) Sci. Pharm. 60:87–99
25. Kastner U, Jurenitsch J, Lehner S, Baumann A, Robien W, Kubelka W (1991) Pharm Pharmacol Lett:27–28
26. Kastner U, Jurenitsch J, Glasl S, Baumann A, Robien W, Kubelka W (1991) Pharm Pharmcol Lett:53–54
27. Verzár-Petri G, Cuong BN, Tamás J, Radics L, Ujszászy K (1979) Planta Med 36:273–274
28. Zitterl-Eglseer K, Jurenitsch J, Korhammer S, Haslinger E, Sosa S, Della Loggia R, Kubelka W, Franz C (1991) Planta Med 57:444–446
29. Rücker G, Manns D, Breuer J (1990) Arch Pharm 23:678
30. Kastner U, Reznicek G, Jurenitsch J, Kubelka W, Baumann A, Robien W, Sosa S, Della Loggia R (1990) Planta Med 56:531
31. Romo de Vivar A, Olmos F (1968) Rev Soc Quim Mex 12:212–214
32. Smolenski SJ, Bell CL, Bauer L (1967) J Nat Prod (Lloydia) 30:144–149
33. Kastner U, Jurenitsch J, Baumann A, Robien W, Kubelka W (1991) Pharm Pharmacol Lett:55–56
34. Ulubelen A, Öksüz S, Schuster A (1990) Phytochemistry 29:3.948–3.949
35. Valant-Vetschera KM (1984) Sci Pharm 52:307–311
36. Valant-Vetschera KM (1985) Biochem Syst Ecol 13:119
37. Valant-Vetschera KM, Wollenweber E (1985) In: Farkas L, Gabor M, Kallay F (Hrsg.) Flavonoids and Bioflavonoids, Szeged, Ungarn, S. 213–221
38. Pailer M, Kump WG (1960) Arch Pharm 293:646–654
39. Hörhammer L (1961) Congr Sci Farm Conf Commun 21st, Bericht vom Internationalen Kongress der Pharmazeutischen Wissenschaft, 4.–8. Sept. 1961, Pisa, S. 578–588

40. Domberger K, Lich H (1982) Pharmazie 37:215–221
41. BAz Nr. 22a vom 01.02.1990
42. Standard-Zulassung für Fertigarzneimittel (1987/89) Govi-Verlag, Pharmazeutischer Verlag, Deutscher Apotheker-Verlag, Frankfurt
43. Lewin L (1929) Gifte und Vergiftungen, Verlag von Georg Stilke, Berlin, S. 754–755
43a. Hausen BM (1991) Dtsch Apoth Ztg 131:987–996
44. Rodrigues EGHN, Mitchell JC (1976) Phytochemistry 15:1.573–1.580
45. BAz Nr. 29a vom 12.02.1986
46. Gildemeister E, Hoffmann F (1960) Die ätherischen Öle, 3. Ausg., Bd. 3, S. 645
47. Sacco T, Nano GM, Frattini C (1972) Essenze Deriv Agrum 42:316
48. Sacco T, Nano GM, Frattini C (1972) Atti Conv Naz Olii Essenziali: 113
49. Sacco T, Nano GM, Frattini C (1976) Essenze Deriv Agrum 46:169
50. Günther (1952) The Essential Oils, D van Nostran Comp, Toronto New York London
51. Flück H, Jaspersen-Schib R (1978) Unsere Heilpflanzen, 6. Aufl., Otto-Verlag, Thun
52. Seaman FC (1982) The Botanical Review 48:121–595
53. Nano GM, Appendino G, Bicchi C, Frattini C (1981) Riv Ital EFFOS 63, S. 113
54. DAC 86
55. PF X
56. EB 6

Jh

Achyranthes

HN: 2006000

Familie: Amaranthaceae.

Unterfamilie: Amaranthoideae.[1]

Tribus: Amarantheae.[1]

Subtribus: Achyranthinae.[1]

Gattungsgliederung: Die Gattung Achyranthes L. besteht aus ca. 10 Arten.[1,2]

Gattungsmerkmale: Mehrjährige Kräuter, Blätter gegenständig, Blütenstand lang, locker; Blüten anfangs aufrecht, später zurückgebogen. Perianth mit vier bis fünf schmal lanzettlichen, später verhärtenden und gerippten Segmenten. Staubblätter zwei bis fünf, abwechselnd mit Staminodien. Filamente unten zu einer Röhre verwachsen. Früchte hängend.[1]
Zur Abgrenzung gegenüber den nahe verwandten Gattungen Achyropsis (Moq.) Hook. und Pandiaka Hook. sowie gegenüber der Gattung Alternanthera Forskal, zu der heute viele ehemalige Achyranthes-Arten gehören, s. Lit.[3,4]

Verbreitung: Tropische Regionen Afrikas, Asiens, Südamerikas; teilweise in Südeuropa.

Inhaltsstoffgruppen: *Phytoecdysteroide.* Ecdysteroide, wie z.B. Ecdysteron (= β-Ecdyson, 20-Hydroxyecdyson) und Inokosteron, wurden bei *A. aspera*,[5,6] *A. bidentata*,[7] *A. fauriei*[8] und anderen Achyranthes-Arten[9,10] nachgewiesen.

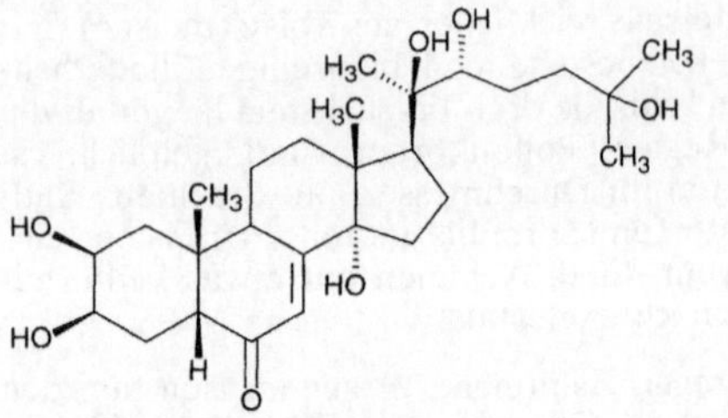

Ecdysteron

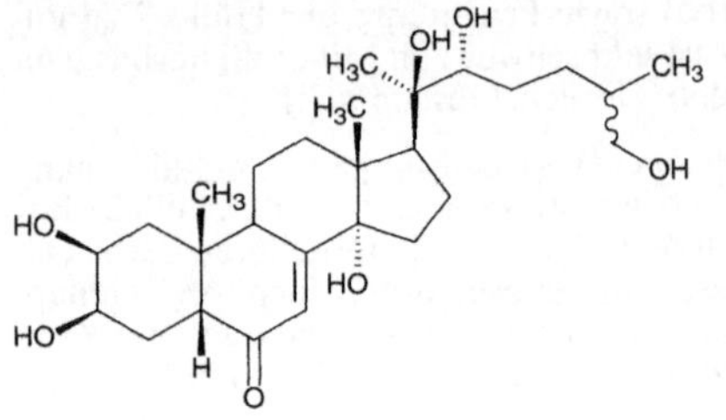

Inokosteron

Triterpensaponine. In *A. aspera* und *A. bidentata* wurden Saponine mit Oleanolsäure als Hauptsapogenin aufgefunden.[10]

Drogenliefernde Arten: *A. aspera*: Achyranthes-aspera-Wurzel.
A. bidentata: Achyranthes-bidentata-Wurzel.
A. fauriei: Achyranthes-fauriei-Wurzel.

Achyranthes aspera L.

Synonyme: *Achyranthes argentea* Decne., *A. canescens* R. Br., *A. grandifolia* Moq., *Cyathula prostrata* De Wild. non Blume.

Sonstige Bezeichnungen: Engl.: Prockly Chaff Flower Duke; Pinyin: Dakou cao.

Systematik: Für *A. aspera* werden folgende Varietäten beschrieben:
- var. *borbonica* (Willd. ex G. A. Schultes) C. C. Townsend;[11]
- var. *pubescens* (Moq.) C. C. Townsend;[11]
- var. *sicula* (Moq.) C. C. Townsend;[11]
- var. *velutina* (Hook. et Arn.) C. C. Townsend.[11]

Botanische Beschreibung: Mehrjährige krautige Pflanzen, teilweise verholzend, 0,2 bis 2 m groß, aufrecht, einfach oder verzweigt; Stengel mehr oder weniger vierkantig; Blätter oval oder eiförmig, 5 bis 22 cm lang, 1,3 bis 8 cm breit, glatt bis seidig behaart; Blüten zwittrig, anfangs dichte, später lockere Ähre, 8 bis 34 cm lang; Blütenstiel 1 bis 6 cm lang; Hochblätter lanzettlich, blaß bis hellbraun, häutig, 1,75 bis 5 mm lang; Perianth weißlich bis hellgrün oder rotpurpurn, 5 Segmente, 3 bis 7 mm lang; Staubblätter 5, Filamente 1,5 bis 4,5 mm lang, Pseudostaminodien gestutzt oder schwach gekerbt, auf dem Rücken dicht unter der Spitze mit einer langgefransten, das Pseudostaminodium weit überragenden Schuppe; Griffel schmal, 1 bis 4 mm lang; Fruchtkapsel länglich, eiförmig, 1 bis 3 mm lang; Samen länglich eiförmig, weich.[1]

Inhaltsstoffe: In Blättern und Stengeln wurde Ecdysteron nachgewiesen.[5]
Die Samen enthalten neben fettem Öl[10] Triterpensaponine: Die Achyranthes-Saponine A und B mit Oleanolsäure als Sapogenin und einer aus Rhamnose, Glucose und Glucuronsäure bestehenden, an die 3-OH-Gruppe des Genins gebundenen Zuckerkette; Saponin B stellt den (1→ 28)-Galactosylester des Saponins A dar;[12] in unreifen Samen finden sich außerdem die strukturell sehr ähnlichen Achyranthes-Saponine C und D.[13] Als Nebensapogenin tritt die Maslinsäure (= Crataegolsäure) auf.[14]
In einem phytochemischen Screening wurden in den Trocknungsrückständen methanolischer Extrakte aus frischen Blättern, Blüten und Wurzeln Alkaloide mit Mayers, Wagners und Dragendorff-Reagenz nachgewiesen. Ob die positiven Alkaloidreaktionen durch Betaine oder Betalaine, die in der Familie der Amaranthaceae häufig vorkommen,[10,15] hervorgerufen werden, kann derzeit nicht geklärt werden, da bisher keine Strukturaufklärung erfolgte.[16]

Verbreitung: Afrika, Ostindien, Ostpakistan, Australien.

Drogen: Achyranthes-aspera-Wurzel.

Achyranthes-aspera-Wurzel

Definition der Droge: Die getrocknete Wurzel.

Stammpflanzen: *Achyranthes aspera* L.

Herkunft: Ostasien.

Inhaltsstoffe: *Phytoecdysteroide.* 0,25 % Ecdysteron (bez. auf Trockengewicht); Inokosteron.[5]
Protoalkaloide. Betain ($C_5H_{11}NO_2$).[17]
Saponine. Aus der Wurzel wurde ein Rohsaponin isoliert, das nach Hydrolyse Oleanolsäure als Sapogenin liefert.[18]

Identität: Mögliche Identitätsprüfung:
DC-Nachweis der Phytoecdysteroide:[19]
- Sorptionsmittel: Kieselgel.
- FM: Chloroform-Methanol (8 + 2).
- Detektion: Direktauswertung im UV 254 nm; Besprühen mit Vanillin-Schwefelsäure-Reagenz.
- Auswertung: Ecdysteroide geben Fluoreszenzlöschung im UV 254 nm (Enonsystem); nach Besprühen färben sie sich olivgrün im Vis und geben bläuliche Fluoreszenzen im UV 365 nm.

Wirkungen: *Antibakterielle Wirkung.* Der wäßrige Wurzelextrakt zeigt nur gegen *E. coli* antibakteriel-

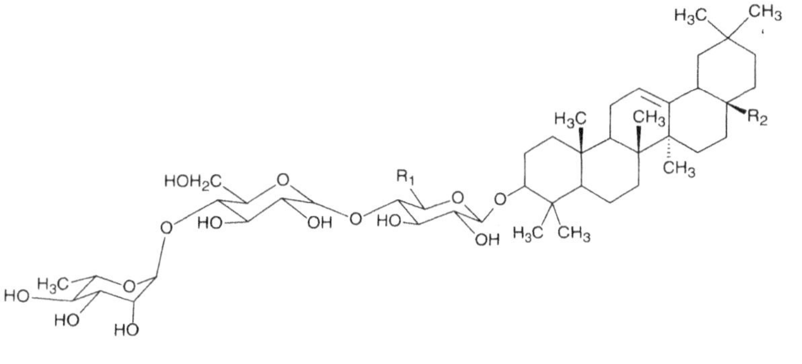

Achyranthes-Saponin A : $R_1 = R_2 = COOH$

Achyranthes-Saponin B : $R_1 = COOH$, $R_2 =$ 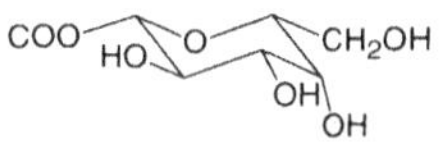

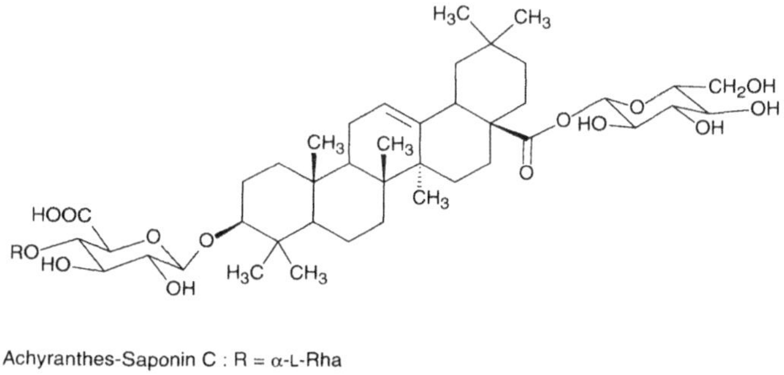

Achyranthes-Saponin C : R = α-L-Rha

Achyranthes-Saponin D : R = α-L-Rha-(1→4)-β-D-Glc

le Wirkung, nicht jedoch gegen grampositive Bakterien. Über den MHK-Wert liegen keine Angaben vor.[20]

Wirkung auf den Uterus. Der Trockenextrakt aus dem Methanol- oder Acetonauszug der Wurzel verhindert bei Ratten in einer Dosis von 200 mg/kg KG bei oraler Applikation vom ersten bis zum sechsten Schwangerschaftstag die Implantation.[21] Angaben zum Verhältnis Droge : Extrakt fehlen.

Der wäßrige Wurzelextrakt und die wasserlösliche Fraktion aus dem alkoholischen Wurzelauszug rufen an isolierten Uteri trächtiger und nicht-trächtiger Albino-Ratten, Meerschweinchen und Kaninchen längerandauernde Kontraktionen hervor.[22] Angaben zur Dosis, Applikation und zur Höhe der erzielten Wirkung fehlen. Die Ergebnisse können daher nicht bewertet werden.

Entwässernde Wirkung. Zwei Guppen (A und B) von je vier katheterisierten männlichen Ratten erhalten 40 mL/kg KG Wasser peroral, worauf die nach 4 h ausgeschiedene Urinmenge gemessen wird. Nach weiteren 48 h erhalten die Tiere der Gruppe A 0,5 mL eines wäßrigen Wurzelextraktes, entspr. 1 g Droge, die Tiere der Gruppe B 0,5 mL der wäßrigen Fraktion eines alkoholischen Wurzelauszuges, entspr. 0,5 g Droge, peroral verabreicht; das Gesamtvolumen an verabreichtem Wasser bleibt gleich (40 mL/kg KG). Die ausgeschiedene Urinmenge wird wieder nach 4 h gemessen. Gruppe A zeigt nun eine etwa 1,5fache, Gruppe B eine 3fache Steigerung der Urinausscheidung gegenüber der Messung vor der Drogengabe.[22] Da nur Durchschnittswerte der beiden Gruppen und keine, bei den einzelnen Tieren gemessenen Werte angegeben werden, sind die Ergebnisse schlecht zu beurteilen.

Volkstümliche Anwendung und andere Anwendungsgebiete: In Indien wird die mazerierte Wurzel zur Schmerzlinderung nach Skorpionstichen eingesetzt.[23] Außerdem wird die Droge zur Entwässerung,[24] zur Fruchtabtreibung und gegen Husten[25] eingesetzt. Die Wirksamkeit der Droge bei den genannten Indikationen ist nicht belegt.

Akute Toxizität: *Tier.* S. toxikologische Daten.

Reproduktionstoxikologie: s. Wirkungen.

Toxikologische Daten: *LD-Werte.* Der eingeengte wäßrige Wurzelextrakt (1 mL Extrakt entspr. 2 g Droge) zeigt im akuten Toxizitätstest an Albino-Ratten folgenden LD_{50}-Wert: 7,16 mL/kg KG Ratte bei i. v. Applikation. Als Todesursache wird lediglich Lungenversagen beschrieben.[22]

Sonst. Verwendung: *Landwirtschaft.* Die in der Wurzel enthaltenen Phytoecdysteroide können möglicherweise als Schädlingsbekämpfungsmittel verwendet werden.[26] Verschiedene Wirkmechanismen zur Insektenabwehr werden diskutiert, so z. B. Fraßabwehr,[27] Eingriff in den Entwicklungszyklus der Insekten nach oraler[28] oder transcutaner[29] Aufnahme der Phytoecdysteroide mit anschl. Tod der Elterntiere oder der Nachkommen; einen Überblick gibt Lit.[30]

Achyranthes bidentata BLUME

Synonyme: *Achyranthes javanica* MOQ.

Sonstige Bezeichnungen: Pinyin: Niú xi.

Botanische Beschreibung: Im Gegensatz zu *A. aspera* sind bei *A. bidentata* die Pseudostaminodien unregelmäßig gezähnt und mit einer mehr oder weniger dorsalen rudimentären Schuppe ausgestattet.[31,32]

Verbreitung: Afrika, Indien, Philippinen, China.

Drogen: Achyranthes-bidentata-Wurzel.

Achyranthes-bidentata-Wurzel

Synonyme: Achyranthis Radix, Achyranthis Bidentatae Radix, Radix Achyranthis Bidentatae.

Sonstige Bezeichnungen: Dt.: Achyranthes-Wurzel; engl.: Achyranthes Root, Twotooth Achyranthes Root; chinesisch: Huaniniuxi, Niuxi.

Hinweis: In manchen Gegenden Chinas wird unter der Bezeichnung "Niuxi" die Wurzel von *Achyranthes aspera* L. oder *A. longifolia* (MAKINO) MAKINO verwendet.[23]

Monographiesammlungen: Achyranthis Bidentatae Radix *ChinP IX*; Achyranthes Root *Jap XI*.

Definition der Droge: Die getrocknete Wurzel *ChinP IX*, *Jap XI*.

Stammpflanzen: *Achyranthes bidentata* BLUME.

Hinweis: Während *ChinP IX* nur *A. bidentata* als Stammpflanze zuläßt, erlaubt *Jap XI* für "Achyranthis Radix" sowohl *A. bidentata* als auch *A. fauriei* (s. Achyranthes-fauriei-Wurzel).

Herkunft: China.

Gewinnung: Die Droge wird im Winter, wenn die oberirdischen Teile verwelkt sind, ausgegraben, von Haarwurzeln und Erde befreit, in kleinen Bündeln der Sonnentrocknung ausgesetzt, bis das Äußere runzelig wird, dann zweimal geschwefelt, gleichmäßig zugeschnitten und endgültig sonnengetrocknet.[34]

Ganzdroge: *Geschmack.* Süßlich, etwas bitter und zusammenziehend;[34] schwach süßlich, schleimig.[35]
Geruch. Schwach.[34,35]

Dünn und lang zylindrisch, manchmal schwach gekrümmt, im oberen Teil verdickt, nach unten zu schlanker werdend, 15 bis 50 cm lang, mit größten Längen bis zu 90 cm, 0,4 bis 1 cm im Durchmesser. Die Außenhaut graugelb oder blaßbraun, mit leicht gewundenen oder länglichen Runzeln, querlaufenden Lenticellen und verstreuten Seitenwurzelnarben. Das Gewebe ist hart und spröde, mit kurzem Bruch, wird beim Anfeuchten weich, die Bruchstellen werden glatt, gelblich braun und wirken dann hornig und ölig. Das Xylem der Gefäßbündel ist groß, gelblich weiß, mit vielen getüpfelten, am äußeren Rand verstreuten Gefäßbündeln, die in zwei bis vier Wirteln angeordnet sind.[34] s. a. Lit.[35]

Mikroskopisches Bild: Querschnitt: Kork bestehend aus mehreren Zell-Lagen, Rinde schmäler; Gefäßbündel in zwei bis vier unterbrochenen Wirteln angelegt, kleiner in den äußeren Wirteln mit manchmal nur ein bis einigen Gefäßen, von Kambium ringförmig umgeben; nach innen zu größere Gefäßbündel; Xylem bestehend aus Gefäßen, Holzfaser- und Holzparenchymzellen, das Zentralxylem in Zweier- und Dreiergruppen angeordnet; in den Parenchymzellen häufig Calciumoxalatsand.[34] Keine Stärkekörner.[35]

Inhaltsstoffe: *Phytoecdysteroide.* Ecdysteron, Inokosteron,[9] Rubrosteron.[36]

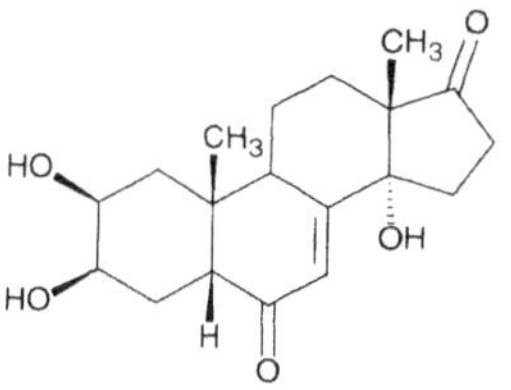

Rubrosteron

Saponine. Aus den Wurzeln wurde ein Rohsaponin isoliert, das nach Hydrolyse Oleanolsäure als Sapogenin liefert.[15]

Zubereitungen: Radix Achyranthis Bidentatae mit Wein *ChinP IX*: Unter Rühren werden die Wurzelstücke mit Wein bis zur Trockene erhitzt.
Niuxi:[37] Die Droge wird von Verunreinigungen befreit, gewaschen, durchfeuchtet, verbliebene Wurzelköpfe werden entfernt, zuletzt wird die Droge in Stücke geschnitten und getrocknet.
Jiuniuxi:[37] Die in Stücke geschnittene Droge wird nach der Jiuzhi-Methode zur Trockene geröstet.

Identität: *Droge.* Beim Beobachten der Bruchoberfläche unter UV-Licht kann man eine gelblich-weiße Fluoreszenz erkennen *ChinP IX*.
Die pulv. Droge wird mit Wasser versetzt und kräftig geschüttelt; es bildet sich beständiger, feiner Schaum *ChinP IX, Jap XI*.
Nach salzsaurer Hydrolyse eines ethanolischen Drogenauszuges und Ausschütteln der hydrolysierten, wäßrigen Lösung mit Petrolether erfolgt eine DC-Prüfung der zur Trockene eingeengten, in Ethanol aufgenommenen Petroletherphasen *ChinP IX*:

- Referenzlsg.: Oleanolsäure-CRS-Lsg.
- Sorptionsmittel: Kieselgel H/P Platten, mit 0,5% Natriumcarboxymethylcellulose angereichert.
- FM: Chloroform-Methanol (40 + 1).
- Detektion: 50%ige ethanolische Molybdatophosphorsäurelsg., Erhitzen auf 110°C 10 min lang; Auswertung im Vis.
- Auswertung: Nachweis der Oleanolsäure, die nach Hydrolyse der in der Droge enthaltenen Saponine freigesetzt wird.

Reinheit: *Droge.*

- Stengelanteile: Höchst. 5% *ChinP IX, Jap XI*.
- Fremde Beimengungen: Außer den oben erwähnten Stengelanteilen dürfen höchst. 1% fremde Beimengungen in der Droge enthalten sein *ChinP IX, Jap XI*.
- Trocknungsverlust: Höchst. 17% (6 h Trocknung) *ChinP IX, Jap XI*.
- Asche: Höchst. 9% *ChinP IX*; höchst. 10% *Jap XI*.
- Säureunlösliche Asche: Höchst. 1,5% *ChinP IX, Jap XI*.

Lagerung: Kühl und trocken lagern; vor Insektenfraß schützen *ChinP IX*.

Wirkungen: *Entwässernde Wirkung.* Nach i.v. Applikation eines Decoctes oder alkoholischen Extraktes aus der Wurzel zeigt sich bei anaesthesierten Kaninchen oder Hunden eine diuretische Wirkung.[33] Da nähere Angaben fehlen, sind die Ergebnisse nicht überprüfbar.
Entzündungshemmende Wirkung. Eine alkoholische Zubereitung (keine Spezifizierung) aus der Wurzel hemmt durch Formaldehyd induzierte Rattenpfotenödeme.[33] Nähere Angaben liegen nicht vor. Eine Beurteilung der Ergebnisse ist daher nicht möglich.
Schmerzstillende Wirkung. Krümmtest: Die durch Essigsäure oder Kaliumantimontartrat hervorgerufene chemische Stimulation der Bauchhöhle wird durch i.p. Applikation eines Wurzeldecoctes gehemmt.[33] Nähere Angaben fehlen. Eine Bewertung des Versuchs ist daher nicht möglich.
Wirkung auf Herz und Kreislauf. Die i.v. Applikation eines Decocts oder eines alkoholischen Extraktes (keine Spezifizierung) aus der Wurzel führt bei anaesthesierten Hunden, Katzen oder Kaninchen zu Blutdrucksenkung bei gleichzeitiger Stimulierung der Atmung.[33]
Nach Applikation eines alkoholischen Wurzelextraktes sinkt die Schlagkraft des isolierten Froschherzes sowie des Herzes einer anaesthesierten Katze.[33]
Nähere Angaben fehlen, so daß die Ergebnisse nicht bewertet werden können.
Wirkung auf den Uterus.
Droge: Die Droge (keine Angabe der Zubereitungsform) ruft an isolierten Uteri trächtiger und nicht-trächtiger Kaninchen und trächtiger Katzen Kontraktionen hervor. An Uteri nicht-trächtiger Katzen und an Meerschweinchen-Uteri zeigt die Droge dagegen eine relaxierende Wirkung.[33]
In klinischen Versuchen zur Cervix-Dilatation bei therapeutisch indizierten Abtreibungen in China wurde die getrocknete Wurzel direkt in den Zervikanal eingeführt. Dabei war die Droge wirksamer als die ansonsten übliche Anwendung eines metallenen Dilatators.[33]
Nähere Angaben liegen nicht vor, so daß die Ergebnisse nicht überprüfbar sind.
Saponine. Achyranthes-bidentata-Saponine (keine Spezifizierung) verhindern an Mäusen in einer Dosis von 125 bis 1000 mg/kg KG bei Applikation per Schlundsonde dosisabhängig die Schwangerschaft. An Ratten konnte die kontrazeptive Wirkung nicht bestätigt werden.[7]
Am isolierten Rattenuterus zeigen die Saponine dosisabhängig Kontraktilitätserhöhungen. Am Ka-

ninchen konnte dieser Effekt *in vivo* bestätigt werden.[38]
Nähere Angaben liegen nicht vor, so daß die Ergebnisse nicht überprüfbar sind.

Volkstümliche Anwendung und andere Anwendungsgebiete: In China wird die Droge traditionell angewandt bei Schmerzhaftigkeit der Hüft- und Kniegelenke mit Schwäche in den Beinen, bei Amenorrhoe mit Völlegefühl (Druckbeschwerden) im Unterbauch; bei Schwindel bedingt durch Hyperaktivität der Leber.[34]
Die Wirksamkeit der Droge bei den genannten Indikationen ist nicht belegt.

Dosierung und Art der Anwendung: *Droge.* 4,5 bis 9 g.[34]

Gegenanzeigen/Anwendungsbeschr.: In der Schwangerschaft mit Vorsicht zu verwenden.[34]

Achyranthes fauriei Lev. et Van.

Sonstige Bezeichnungen: Japanisch: Hinata-inokozuchi.

Botanische Beschreibung: Blätter elliptisch bis oval eiförmig, 10 bis 15 cm lang, 4 bis 10 cm breit, deutlich behaart; Hochblätter eiförmig mit ausgeprägter Mittelrippe; Öhrchen der Brakteolen dünn, häutig, ca. 0,5 mm lang; Perianth 5 bis 5,5 mm lang; Pseudostaminodien quadratisch, schwach gezähnt bis ganzrandig, Griffel ca. 1 mm lang.[4]

Verbreitung: China, Japan.

Drogen: Achyranthes-fauriei-Wurzel.

Achyranthes-fauriei-Wurzel

Synonyme: Achyranthis Radix.

Sonstige Bezeichnungen: Engl.: Achyranthes Root.

Monographiesammlungen: Achyranthes Root *Jap XI.*

Definition der Droge: Die getrocknete Wurzel *Jap XI.*

Stammpflanzen: *Achyranthes fauriei* Lev. et Van.
Hinweis: *Jap XI* läßt als Stammpflanzen von "Achyranthis Radix" *A. fauriei* und *A. bidentata* zu (s. Achyranthes-bidentata-Wurzel).

Ganzdroge: *Jap XI* gibt für Achyranthes-fauriei-Wurzel dieselbe Beschreibung an wie für die Wurzel von *A. bidentata* (s. daher Achyranthes-bidentata-Wurzel).

Schnittdroge: *Jap XI* gibt für Achyranthes-fauriei-Wurzel dieselbe Beschreibung an wie für die Wurzel von *A. bidentata* (s. daher Achyranthes-bidentata-Wurzel).

Inhaltsstoffe: *Phytoecdysteroide.* Ecdysteron, Inokosteron.[8,39–44]

Sonstiges. Betain; γ-Aminobuttersäure, Bernsteinsäure, Oxalsäure, Apfelsäure, Zitronensäure, Phosphorsäure; Methylpalmitat, Methyllinolat; Stigmasterol, β-Sitosterol, β-Sitosterol-β-D-glucosid, Stigmasterol-β-D-glucosid.[6]

Identität: s. Achyranthes-bidentata-Wurzel.

Reinheit: s. Achyranthes-bidentata-Wurzel.

---

1. Townsend CC (1985) Achyranthaceae. In: Polhill FM (Hrsg.) Flora of Tropical East Africa, Balkema AA, Rotterdam Boston, S. 1–7, 100–105
2. Heg (1959–79) Bd. III, Teil 2, S. 464, 519–521
3. Townsend CC (1980) Kew Bulletin 34:238
4. Ohwi J (1965) Flora of Japan, Smithonian Institution, Washington, S. 419
5. Banerji A, Chintalwar GJ, Joshi NK, Chadha MS (1971) Phytochemistry 10:2.225–2.226
6. Takemoto T, Ogawa S, Nishimoto N (1967) Yakugaku Zasshi 87:1.463–1.468
7. Zhu H, Che X (1987) Xi'an Yike Daxue Xuebao 8:246–249
8. Hikino H, Mohri K, Hikino Y, Arihara S, Takemoto T, Mori H, Shibata K (1976) Tetrahedron 32:3.015–3.021
9. Takemoto T, Ogawa S, Nishimoto N, Hirayama H, Taniguchi S (1968) Yakugaku Zasshi 88:1.293–1.297
10. Hgn, Bd. VIII, S. 28–31
11. Townsend CC (1974) Kew Bulletin 29:473–474
12. Hariharan V, Rangaswami S (1970) Phytochemistry 9:409–414
13. Seshadri V, Batta AK, Rangaswami S (1981) Indian J Chem Section B 20B:773–775
14. Batta AK, Rangaswami S (1973) Phytochemistry 12:215
15. Hgn, Bd. III, S. 84–89
16. Sinha SKP, Dogra JVV (1985) Int J Crude Drug Res 23:77–86
17. Kapoor VK, Singh H (1966) Indian J Chem 4:461
18. Khastgir HN, Sen Gupta P (1958) J Indian Chem Soc 35:529, zit. nach Lit.[15]
19. Steinegger E, Hänsel R (Hrsg.) (1988) Lehrbuch der Pharmakognosie und Phytopharmazie, 4. Aufl., Springer, Berlin Heidelberg New York London Paris Tokyo
20. Elmi AS, Baerheim Svendsen A, Schaeffer JJC, Verpoorte R (1986) J Ethnopharmacol 17:283–288
21. Prakash AO (1986) Int J Crude Drug Res 24:19–24
22. Gambhir SS, Sanyal AK, Chowdhury NK (1965) Indian J Physiol Pharmacol 9:185–188
23. Uphof JC (1968) Dictionary of Economic Plants, 2. Aufl., J Cramer Verlag, New York
24. Chopra RN (1958) Indigenous Drugs of India, 2nd edition, Art Press, Calcutta, S. 662
25. Nadkarni KM (1954) Indian Materia Medica, Vol. 1, 3rd edition, Popular Book Depot, Bombay, S. 21, zit. nach Lit.[22]
26. Krug A (1982) Dtsch Apoth Ztg 122:1.543–1.546
27. Schoonhoven LM, Derksen-Koopers I (1973) Entomol Exp Applic 16:141–145, zit. nach[30]
28. Takemoto T, Ogawa S, Nishimoto N, Mue K (1967) Yakugaku Zasshi 87:1.481–1.483
29. Rees HH (1971). In: Goodwin TW (editor) Aspects of terpenoid chemistry and biochemistry, Academic Press, London, S. 181–222, zit. nach Lit.[30]
30. Camps F (1991) Plant ecdysteroids and their interaction with insects. In: Harborne JB, Tomas-Barberan FA (Hrsg.) Ecological Chemistry and Biochemistry of

Plant Terpenoids, Clarendon-Press, Oxford, S. 330–376

31. Townsend CC (1973) Kew Bulletin 28:145–146
32. Backer CA (1949) Flora Malesiana 4:87–89
33. Chang HM, But PPH (Hrsg.) (1987) Pharmacology and Applications of Chinese Materia Medica, Vol. I, Chinese Medicinal Material Research Centre, The Chinese University of Hong Kong, S. 223–228
34. ChinP IX, S. 101
35. Jap XI, S. 1.094
36. Hikino H, Ogawa S, Nishimoto N, Takemoto T (1971) Japan JP 46/27472 [71/27472], 10:2
37. Stöger EA (1991) Arzneibuch der chinesischen Medizin, Monographien des Arzneibuches der Volksrepublik China 1985 und nachfolgender Ausgaben, 2. Aufl., Deutscher Apotheker Verlag, Stuttgart
38. Zhu H, Che X (1987) Zongcaoyao 18:161–164
39. Tomita Y, Sakurai F (1974) J Chem Soc, Chem Commun:434–435
40. Takemoto T, Ogawa S, Nishimoto N, Yen KY, Abe K, Sato T, Osawa T, Takahashi M (1967) Yakugaku Zasshi 87:1.521–1.523
41. Takemoto T, Ogawa S, Nishimoto N (1967) Yakugaku Zasshi 87:1.469–1.473
42. Takemoto T, Ogawa S, Morita M, Nishimoto N, Dome K, Morishima K (1968) Yakugaku Zasshi 88:39–43
43. Takemoto T, Ogawa S, Nishimoto N, Mue K (1967) Yakugaku Zasshi 87:1.474–1.477
44. Takemoto T, Ogawa S, Nishimoto N (1967) Yakugaku Zasshi 87:1.474–1.477

RL/HB

Achyrocline

HN: 2004500

Familie: Asteraceae (Compositae).

Unterfamilie: Asteroideae (Tubuliflorae).

Gattungsgliederung: Die Gattung Achyrocline umfaßt nach[1] 42 Arten und nach[2,3] 20 bis 25 Arten, die nicht näher untergliedert werden.

Gattungsmerkmale: Pflanzen halbstrauchig, am Grund ästig verzweigt. Dicht wollig bis filzig behaart. Blätter wechselständig, lineal-lanzettlich, einfach, ganzrandig, dicht behaart, oft mit Drüsenhaaren; Köpfchen knäuelig gehäuft oder in Trugdolden angeordnet, wenigblütig, mit drei bis elf Röhrenblüten, die randlichen Blüten rein weiblich, die zentralen zwittrig. Involucrum zylindrisch, mehrreihig, gelblich oder rötlich. Weibliche Blüten zwei- bis neun-, mit fadenförmiger Kronröhre, vierzähnig; zwittrige Blüten ein- bis drei-, die Kronröhre fünfzähnig oder fünflappig. Staubblätter fünf, die Antheren an der Basis pfeilförmig. Pappus weiß, einreihig, etwas länger als die Kronröhre. Achänen ellipsoidisch, wenig zusammengedrückt, kahl, fein papillös. Pollen etwa 35 µm im Durchmesser, tricolporat, mit stacheliger Exine.[2,3,4]

Verbreitung: Bevorzugt in Süd- und Zentralamerika, aber auch im tropischen Afrika und auf Madagaskar.[1,4]

Inhaltsstoffgruppen: Lediglich fünf Arten sind näher untersucht worden; Flavonoide und Kaffeesäurederivate scheinen in der gesamten Gattung verbreitet zu sein; jeweils nur aus einer Art sind ungewöhnliche Epoxybutoxyderivate von Flavonoiden und Calleryaninderivate isoliert worden; Ätherisches Öl wurde in einer Art nachgewiesen.[5–9]

Drogenliefernde Arten: *A. alata*: Achyrocline-alata-Kraut; *A. bogotensis*: Achyrocline-bogotensis-Kraut; *A. flaccida*: Achyrocline-flaccida-Kraut; *A. satureioides*: Achyrocline-satureioides-Blüten, Achyrocline-satureioides-Kraut; *A. tomentosa*: Achyrocline-tomentosa-Kraut.[1,4,10]

Achyrocline alata (H.B.K.) DC.

Synonyme: *A. flavescens* GRISEB., *A. pterocaula* DC., *A. vautheriana* DC.

Botanische Beschreibung: Stengel gerade, krautig, glatt, geflügelt. Verzweigungen nur im oberen Teil der Pflanze. Blätter schmal herablaufend, lanzettlich, zugespitzt; die dichtbehaarte Blattunterseite ist dreinervig. Blütenkörbchen knäuelig in endständigen Trauben; sie werden durch schuppige, stumpfe, leicht bräunliche Deckblätter geschützt.[10]

Verbreitung: Die Heimat is Equador.[1]

Drogen: Achyrocline-alata-Kraut.

Achyrocline-alata-Kraut

Definition der Droge: Das zur Blütezeit gesammelte und getrocknete Kraut.

Stammpflanzen: *A. alata* (H.B.K.) DC.

Herkunft: Ausschließlich von Sammlungen aus Wildvorkommen in Südamerika.

Inhaltsstoffe: *Terpen-Derivate.*[11] Squalen (0,004 %), Caryophyllen (0,006 %), Copaen (0,009 %).
Phloroglucin-Derivate.[11] Iso-Butoxygeranylphloroglucin (0,012 %), 2-Methylbutoxygeranylphloroglucin (0,008 %), Achyroclinepyron, 3-Methylachyroclinopyron.

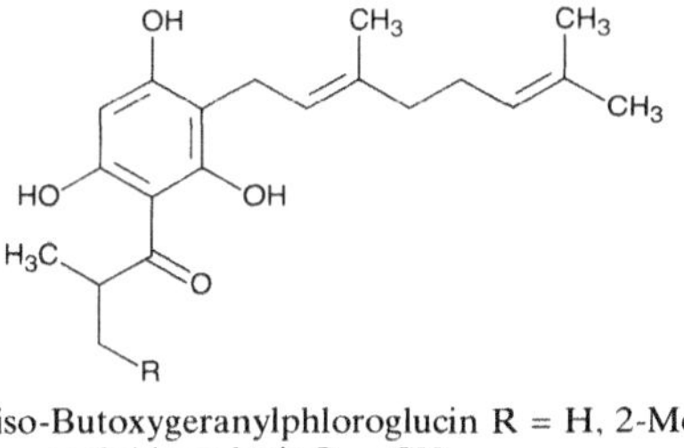

iso-Butoxygeranylphloroglucin R = H, 2-Methyl-butoxygeranylphloroglucin R = CH_3

Labdan-Derivate.[11] 15,16,17-Trihydroxy-ent-labda-7(8),13*E*-diene liegen im Spurenbereich vor.
Flavonole.[5,12,13] Quercetin (0,01 %) und Quercetin-3-methylether (0,0025 %), Gnaphalin (0,03 %),

Isognaphalin, Quercetin-3-methylether als 7-*O*-(0,01 %) und 4'-*O*-glucosid (0,004 %).
Flavone.[5] Apigenin.
Kaffeesäure und deren Ester.[5] Kaffeesäure, Chlorogensäure und Isochlorogensäure.

Volkstümliche Anwendung und andere Anwendungsgebiete: Verwendung ähnlich wie Achyrocline-satureioides-Kraut (s. Droge Achyrocline-satureioides-Kraut), speziell gegen Störungen des Gastrointestinaltraktes.[13]

Achyrocline bogotensis D.C.

Botanische Beschreibung: Stengel aufrecht, krautig, spinnwebartig-wollig behaart. Blätter herablaufend, schmal, zugespitzt mit nur einem Hauptnerv, die Oberseite ist kahl, die Unterseite seidig behaart. Je fünf zylindrische Blüten von schuppigen Hüllblättern umhüllt in endständigen, knäueligen Blütenkörbchen. Hüllblätter außen stumpf, innerwärts schwach spitz zulaufend.[10]

Verbreitung: Die Heimat ist Kolumbien.[1]

Drogen: Achyrocline-bogotensis-Kraut.

Achyrocline-bogotensis-Kraut

Definition der Droge: Das getrocknete blühende Kraut.

Stammpflanzen: *A. bogotensis* D.C.

Herkunft: Sammlungen aus Wildvorkommen in Südamerika.

Inhaltsstoffe: Bisher wurden aus den Blättern und den Blüten 5-Hydroxy-7,8-dimethoxyflavon, 5-Hydroxy-3,7,8-trimethoxyflavon und 3,5-Dihydroxy-6,7,8-trimethoxyflavon nachgewiesen.[15]

Achyrocline flaccida (Wein.) DC.

Sonstige Bezeichnungen: Span.: Marcela hembra, Marcela macho, Flaso yatei caá, Marcella.[16,17]

Botanische Beschreibung: Stengel buschig verzweigt, schlaff, graufilzig behaart. Blätter sitzend, einfach, länglich-lanzettlich, dreinervig; der Blattrand ist nach unten eingerollt. Blattoberseite ist fein spinnwebartig-behaart, die Unterseite graufilzig; ca. fünf Blütenkörbchen in endständigen, büscheligen Trauben; die Hüllblätter sind schuppig gelblich bis rötlich, zugespitzt.

Inhaltsstoffe: Charakteristisch für diese Art ist das Vorkommen von Epoxyflavonen.[5,16]

Verbreitung: Nordargentinien und Südbrasilien.[16]

Drogen: Achyrocline-flaccida-Kraut.

Achyrocline-flaccida-Kraut

Definition der Droge: Das getrocknete blühende Kraut.

Stammpflanzen: *A. flaccida* (Weinm.) DC.

Herkunft: Sammlungen aus Wildvorkommen in Südamerika.

Inhaltsstoffe: *Flavanone.*[5,16,18] 5-Hydroxy-7-(3-methyl-2,3-epoxybutoxy)flavanon, Naringin-5-methylether, 7,4'-Dihydroxy-5-methoxyflavanone.
Flavone.[5,16,18] Chryoseriol, 4'-Hydroxy-5-methoxy-7-(3-methyl-2,3-epoxybutoxy)flavon (0,0025 %).
Flavonole.[5,16,18] Quercetin, Quercetin-3-methylether, Tamarixetin als Aglykon und als 7-Glucosid, Galangin, Galangin-3-methylether, Gnaphalin (0,0025 %) und Isognaphalin (0,002 %), 5,7,8-Trihydroxy-3-methoxyflavon (0,004 %), 5-Hydroxy-3,8-dimethoxy-7-(3-methyl-2,3-epoxybutoxy)flavon (0,001 %).

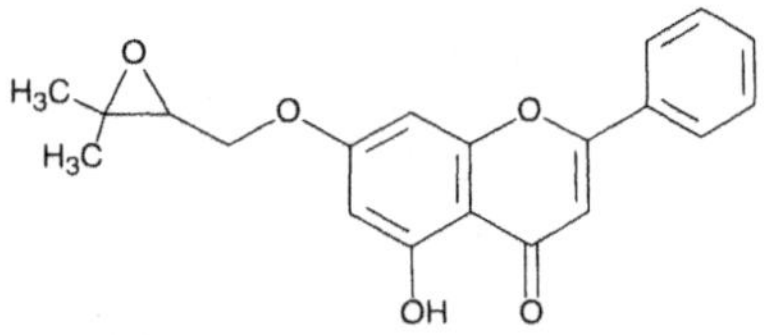

5-Hydroxy-7-(3-methyl-2,3-epoxybutoxy)-flavanon

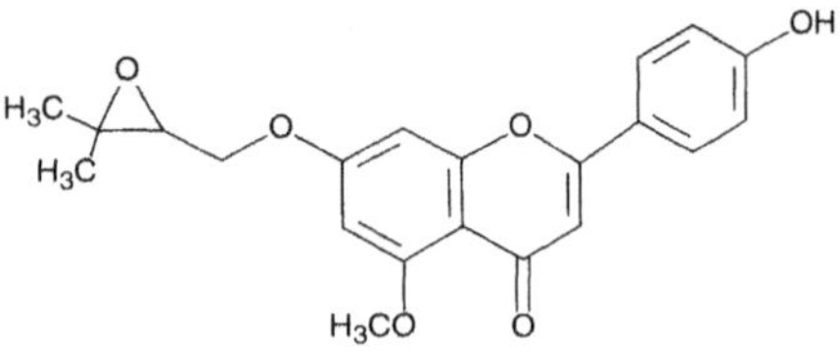

4'-Hydroxy-5-methoxy-7-(3-methyl-2,3,-epoxybutoxy)-flavon

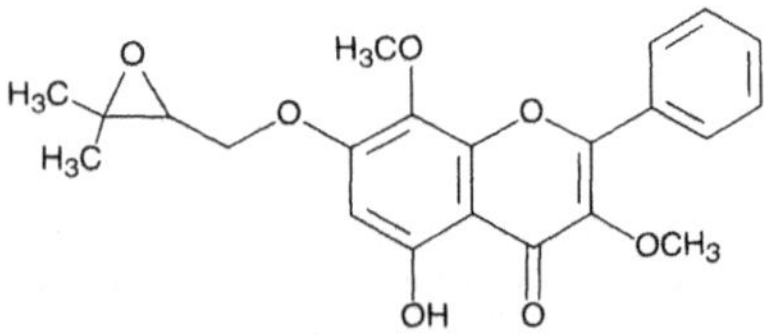

5-Hydroxy-3,8-dimethoxy-7-(3-methyl-2,3-epoxybutoxy)-flavon

Chalkone.[16] 2,4,4'-Trihydroxy-6'-methoxychalkon.
Kaffeesäure und Kaffeesäureester.[18] Kaffeesäure, Chlorogensäure und Isochlorogensäure.

Wirkungen: *Antibakterielle Aktivität.* Zur Lokalisierung der antibakteriellen Aktivität wurden die blühenden oberirdischen Pflanzenteile mit 50 %igem Ethanol extrahiert und der zur Trockene eingedampfte Extrakt zwischen Wasser und Dichlormethan (DCM) verteilt. Der DCM-Extrakt wurde gegenüber den Bakterienstämmen *Bacillus subtilis, Micrococcus luteus* und *Staphylococcus aureus* mittels Bioautographie unter Verwendung von Kieselgel oder Polyamid DC-Platten getestet (Angaben über die bei der Extraktion erhaltenen Extraktmengen und über die zur Testung eingesetzten Mengen sind der Literatur nicht zu entnehmen). Als wirksame Einzelsubstanzen wurden erkannt: 7,4'-Dihydroxy-5-methoxy-flavanon, 2,4,4'-Trihydroxy-6'-methoxy-chalkon und Quercetin-3-methylether. Die minimale Inhibitionskonzentration (MIC) für die letzten beiden Verbindungen wurde mit 100 µg/L ermittelt.[16,17]

Dosierung und Art der Anwendung: *Droge.* Teezubereitung: 20 bis 30 g des getrockneten Krautes pro Liter Wasser.[19]

Volkstümliche Anwendung und andere Anwendungsgebiete: In Südamerika Verwendung von heißen wäßrigen Extrakten als Mittel mit tonisierenden, belebenden, antihelmintischen und spasmolytischen Eigenschaften, sowie gegen Fieber, Asthma und Menstruationsbeschwerden.[18-22] Die Wirksamkeit bei den genannten Anwendungen ist gegenwärtig nicht belegt.

Achyrocline satureioides (LAM.) DC.

Synonyme: *Achyrocline candidans* DC., *A. citrans* GRISEB., *A. mathiolaefolia* DC., *A. mollis* BENTH., *A. vargasiana* DC., *A. satureioides* (LAM.) var. *citrina* LORENTZ.

Sonstige Bezeichnungen: Port. (Brasilien): Marcella, Macella, Macella do Campo, Viravira, Alecrim da parede; span. (Peru): Coronilla, Coronilla sacha; span. (Venezuela): Birabira, Miramira, Viravira; span. (Argentinien): Juan Blanco, Marcela, Marcela Hembra, Marcelita, Suso, Viravira, Yateycaá, Yerba de Chiro.[23]

Systematik: Vereinzelt wird zwischen *A. satureioides* (LAM.) DC., *A. satureioides* (LAM.) DC. var. *albicans* BAKER und *A. satureioides* (LAM.) DC. var. *citrina* LORENTZ unterschieden.[24,25]
Eindeutige botanische und phytochemische Unterschiede zwischen diesen Varietäten sind der Literatur jedoch nicht zu entnehmen.

Botanische Beschreibung: Pflanze halbstrauchig, mit basaler Verzweigung und mehreren aufsteigenden Stengeln, 30 bis 40 (50) cm hoch, dicht wollig behaart. Blätter lineal-lanzettlich, weißfilzig behaart, 30 bis 50 (75) mm lang und 1,5 bis 4 (8) mm breit. Köpfchen sehr zahlreich, meist knäuelig gehäuft, mit vier bis acht Blüten; ein bis drei zentrale Blüten, zwittrig mit röhriger Krone, die randlichen drei bis sechs Blüten rein weiblich, mit fadenförmiger Krone; Involucrum zylindrisch, etwa 5 mm hoch, drei- bis vierreihig, mit 9 bis 14 lanzettlichen, dicht wollig behaarten bis drüsigen, gelblich oder rötlichen Hüllblättern. Achänen 0,7 bis 0,8 mm lang, ellipsoidisch, kahl, fein papillös.[2,3,26]

Inhaltsstoffe: Charakteristisch für diese Achyrocline-Art sind Calleryaninderivate mit Kaffee- und Protocatechusäure. C_{13}-Acetylen-Verbindungen wurden in den Wurzeln nachgewiesen.[7,27]

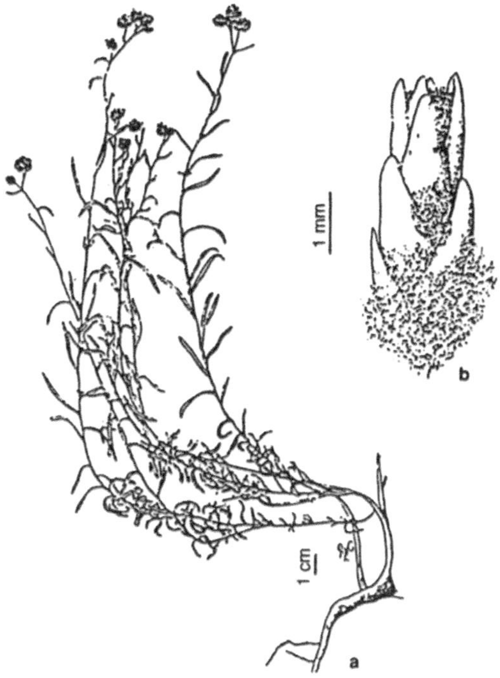

a Habitusbild von *A. satureioides* (LAM.) DC. b Blütenköpfchen von *A. satureioides* (LAM.) DC.

Verbreitung: Die Pflanze stammt aus Brasilien, ist aber in ganz Südamerika verbreitet; bevorzugt trokkene Stellen.[1,4]

Drogen: Achyrocline-satureioides-Blüten, Achyrocline-satureioides-Kraut.

Achyrocline-satureioides-Blüten

Sonstige Bezeichnungen: Span.: Marcela-Blüten.

Definition der Droge: Die getrockneten Blütenstände.

Stammpflanzen: *A. satureioides* (LAM.) DC.

Herkunft: Wahrscheinlich ausschließlich von Sammlungen aus Wildvorkommen in Südamerika.

Ganzdroge: Die Blütenstände bestehen aus jeweils fünf bis sechs Blütenköpfchen, die von acht bis neun schiffchenförmigen, blaßgelben Hüllkelchblättern geschützt werden. Am Grunde der Hüllkelchblätter befindet sich ein durch zahlreiche Drüsenhaare kräftig gelb gefärbter Fleck. Wenige weibliche Zungenblüten mit fadenförmiger, dreizähniger Zunge. Die Länge der Zungenblüten von 3 mm entspricht annähernd der Länge der Röhrenblüten im Zentrum des Körbchens; Zwittrige Röhrenblüten mit fünfblättriger Korolle, zweiteiliger Narbe mit papillöser Oberfläche und klebrigem Griffel. Fünf epipetale Staubgefäße mit freien Staubfäden reichen bis etwa zur Mitte der Korollenblüten. Antheren mit 4 Kammern, die die gelben, triporaten Pollen einschließen. Fruchtknoten unterständig, von einem Pappus mit ca. 20 Borsten umgeben. Achänen grau mit papillöser Oberfläche. Blätter: Oberseite spärlich behaart, hellgrün, Unterseite grau mit Deckhaaren; der Mittelnerv ist eingesenkt, die Sekundärnerven wenig auffällig.[26]

Inhaltsstoffe: Mit Ausnahme des ätherischen Öles, das gezielt in den Blüten untersucht worden ist, sind sämtliche anderen Inhaltsstoffe aus dem blühenden Kraut isoliert worden. Als Bestandteile des ätherischen Öles wurden identifiziert: Pinen, Limonen, *p*-Cymol, Caryophyllen, 1,8-Cineol, Caryophyllen-1,10-epoxid; Mengenangaben über die einzelnen Verbindungen sind der Literatur nicht zu entnehmen.[8,9]

Anwendungsgebiete: Es liegen weder kontrollierte klinische Studien noch entsprechende Erfahrungsberichte vor.

Dosierung und Art der Anwendung: *Droge.* Innerlich: 20 g der getrockneten Blüten mit 1 L heißem Wasser überbrühen.[19]

Volkstümliche Anwendung und andere Anwendungsgebiete: In Südamerika Verwendung wäßriger Blütenextrakte bei Asthma und bei Menstruationsbeschwerden.[19] Die Wirksamkeit bei den genannten Anwendungen ist gegenwärtig nicht belegt.

Achyrocline-satureioides-Kraut

Sonstige Bezeichnungen: Span.: Marcela-Kraut.

Definition der Droge: Das getrocknete blühende Kraut.

Stammpflanzen: *A. satureioides* (LAM.) DC.

Herkunft: Wahrscheinlich ausschließlich von Sammlungen aus Wildvorkommen in Südamerika.

Mikroskopisches Bild: Stengel gegliedert, schlauchförmig mit ca. 20 Gefäßbündeln; der basale Teil zeigt eine abnorme Struktur mit kortikalen Leitbündeln, die von zahlreichen Fasern umgeben sind. Das Xylem besteht aus unregelmäßig angeordneten Tracheen, die Hoftüpfel mit gekreuzten Öffnungen aufweisen. Wurzeln mit triarcher Struktur; Steinzellennester in der schmalen Rindenschicht; auch hier abnorme Struktur mit kortikalen Gefäßbündeln; Leitungselemente im Phloem von Faseranhäufungen umgeben; Markstrahlen zwei- bis fünfreihig aus dickwandigen Zellen mit Tüpfeln. Blätter bifazial mit einreihiger Palisadenschicht; Mesophyll aus drei bis vier Zellreihen. Blattoberseite mit Deckhaaren aus zwei bis drei Gelenkzellen und einer langen, dünnen Endzelle. Seltener zu finden sind Drüsenhaare, deren Stiel aus fünf Schichten zu je zwei Zellen aufgebaut ist und eine endständige Drüsenzelle zeigt (Compositendrüsen). Blattunterseite mit zahlreichen Stomata, Deck- und Drüsenhaaren. Das Grundparenchym umschließt drei bogenförmig angeordnete Leitbündel; Zentralnerv mit kleinzelliger Epidermis und vielen Deckhaaren; Kollenchymzellen mit verdickten Ecken. Frucht von einzelnen Gefäßbündeln durchzogen und einer benachbarten Schicht großer, mit Pigment gefüllter Zellen.[26]

Inhaltsstoffe: *Flavonole.*[5,7,24,28] Als frei vorliegende Aglykone wurden Quercetin und Galangin und die entsprechenden 3-Methyletherderivate isoliert; weiters Tamarixetin, Gnaphalin, Isognaphalin (0,05 %), Alnustin (0.01 %), 5-Hydroxy-3,6,7-trimethoxyflavon, 7-Hydroxy-3,5,8-trimethoxyflavon, 3,5,7,8-Tetramethoxyflavon, Quercetagetin und Quercetin jeweils als 3,7- und 7,3'-Dimethyletherderivat. Als 7-Glucoside wurden Quercetin und Tamarixetin isoliert.

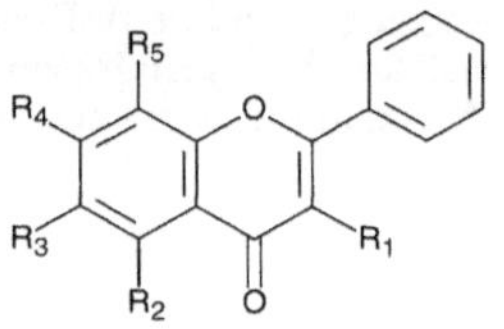

Flavonoide	R_1	R_2	R_3	R_4	R_5
Isognaphalin	$-OCH_3$	$-OH$	$-H$	$-OCH_3$	$-OH$
Galangin	$-OH$	$-OH$	$-H$	$-OH$	$-H$
Alnustin	$-OCH_3$	$-OH$	$-OCH_3$	$-OCH_3$	$-H$

Phenole und Phenolcarbonsäuren.[5,7] So z. B. Calleryanin = 3,4-Dihydroxybenzylalkohol-4-*β*-D-glucosid, Kaffeesäure, Caffeoyl-calleryanin, Protocatechuoyl-calleryanin.

Pyronderivate.[29,30] Neben 6-(4'-Hydroxytransstyryl)-4-methoxy-2-pyron sind Italidipyron und 23-Methyl-6-*O*-desmethylauricepyron bekannt.

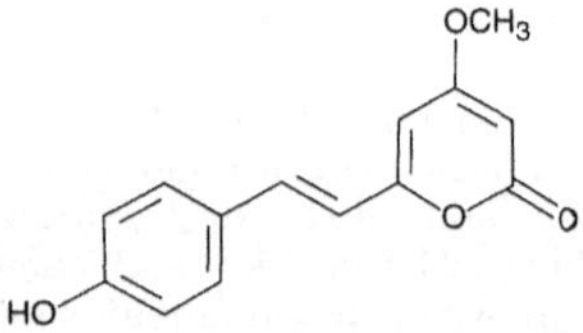

6-(4'-Hydroxytransstyryl)-4-methoxy-2-pyron

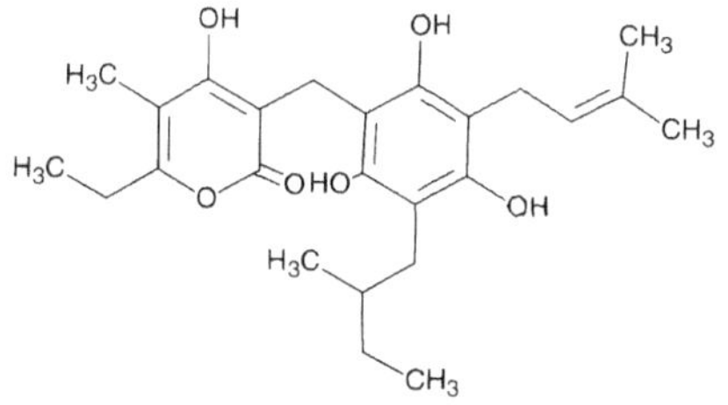

23-Methyl-6-*O*-desmethyllauricepyron

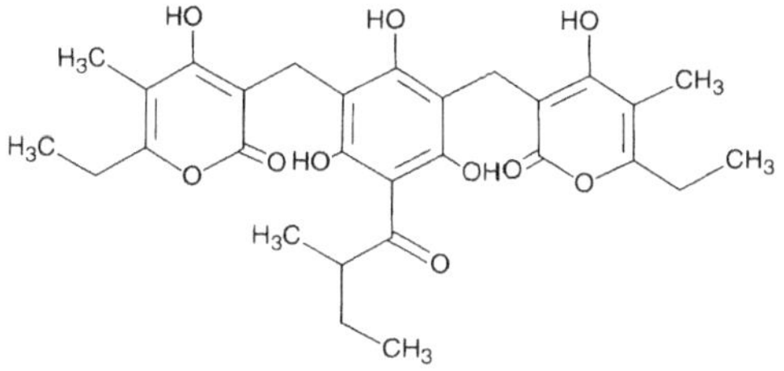

Italidipyron

Polysaccharide.[23,31,32] Drei Heteroglykane, ein 4-*O*-Methylglucuronoxylan (AS 1) und zwei Glykanogalakturonane mit rel. Molmassen von 43.000, 7.600 und 15.000 wurden isoliert; die beiden Glykanogalakturonane (AS 3 und AS 4) zeigen einen relativ einfachen strukturellen Aufbau mit einer Hauptkette bestehend aus (1→ 4)-α-Galakturonsäure und einzelnen (1→ 2)-verknüpften Rhamnoseeinheiten. Die Seitenketten sind aus kurzen Galaktan-, Arabinan- oder Xylanketten aufgebaut und über die C-4-OH-Gruppe der Rhamnoseeinheiten mit der Hauptkette verbunden. Das 4-*O*-Methylglucuronoxylan (AS 1) besteht aus (1→ 4)-verknüpfter Xylose. 15 % der Xylosereste sind über die OH-Gruppe in Position C-2 mit 4-*O*-Methylglucuronoxylan verknüpft.

Wirkungen: *Immunmodulierende Wirkung.* Die Glykanogalakturonane AS 3 und AS 4 zeigten bei *in vitro* Messungen der Chemilumineszenz (0.01 mg/mL) und im Carbon-Clearance Test (10 mg/kg Maus i. p.) eine starke Stimulierung von Granulozyten (18 bis 33 %) bzw. eine Aktivierung des mononuklearphagozytären Systems [RC_{tr}/RC_c = 1,8 (AS 3) bzw. 2,2 (AS 4)]. Dieselben Komponenten (1 mg/mL) zeigten in einem *in vitro* Testsystem zur Messung der Komplementaktivität eine Reduktion der Hämolyse um 92,9 (AS 3) bzw. 97,1 % (AS 4). In einem modifizierten Testsystem nach Dutton wurde der Einfluß der beiden Polysaccharide AS 3 und AS 4 auf die Lymphozytenproliferation gemessen. Als Meßparameter dieses *in vitro* Testmodelles diente der Einbau von ^{3}H-markierten Thymidin. AS 3 stimulierte die Lymphozytenproliferation nur mäßig (60 % bei 100 µg/mL), AS 4 erwies sich mit einer Stimulierung von 140 % bei einer Konz. von 100 µg/mL als sehr aktiv.[23,33]
Antiexsudative Wirkung. Die antiphlogistische Wirkung von wäßrigen und alkoholischen Extrakten wurde im Rattenpfotenödemtest bestimmt. Die Herstellung der wäßrigen Extrakte erfolgte über Mazeration und Dekoktion, der alkoholische Extrakt wurde über Mazeration zubereitet. Es wurde jeweils 30 g Blütenmaterial extrahiert. Nach Entfernen des Extraktionsmittels wurden folgende Ausbeuten an Trockenextrakte erhalten: 1,5 g wäßriges Mazerat (E_1), 13,3 g wäßriger Dekokt (E_2) und 11,4 g alkoholisches Mazerat (E_3). Diese Trockenextrakte wurden auch in anderen, unten beschriebenen Testmodellen verwendet und werden in Folge jeweils nur mehr als E_1, E_2 und E_3 bezeichnet. E_1 reduzierte die Ödembildung bei einer Konz. von 100 mg/kg i. p. um 71 %, E_2 und E_3 bei einer Dosierung von 500 mg/kg i. p. um maximal 77 % bzw. 95 %. Die aus dem ethanolischen Extrakt E_3 isolierten Hauptflavonoide, Quercetin, Quercetin-3-methylether und Luteolin bewirkten in einer Dosierung von 20 mg/kg i. p. eine Hemmung der Ödembildung um 41, 49 und 40 %. Indometacin als Vergleichssubstanz ergab eine Ödemhemmung von 56 % (10 mg/kg i. p.).[34]
Analgetische Wirkung. Mazerat (E_1), Dekokt (E_2) und alkoholischer Auszug (E_3) der Blütendroge ergaben eine signifikante analgetische Wirksamkeit im klassischen Mäusekrümmungstest (i. p.-Applikation von 150 mg/kg bzw. 200 mg/kg von E_1 und E_2 zeigten eine stärkere Analgesie als Aspirin in einer Dosierung von 100 mg/kg).[34]
Spasmolytische Wirkung. Der alkoholische Extrakt E_3 führte am isolierten Dünndarm von Ratten in einer Dosierung von 16 µg/mL zu einer Reduktion der Maximalkontraktion um 53,8 %. Die aus E_3 isolierten Einzelflavonoide Quercetin und Quercetin-3-methylether (30 µg/mL) reduzierten die Maximalkontraktion um 22 bzw. 32 %.[34]
Sedative Wirkung. Verlängerung der Pentobarbital-Schlafzeit. Der i. p. oder p. o. verabreichte Dekokt E_2 (200 bzw. 500 mg/kg) steigerte die durch Pentobarbital eingeleitete Schlafzeit um bis zu 60 %.[34,35]

Anwendungsgebiete: Es liegen keine kontrollierten klinischen Studien vor.

Volkstümliche Anwendung und andere Anwendungsgebiete: In Südamerika Verwendung wäßriger Zubereitungen des blühenden Krautes oder nicht näher bezeichneter Pflanzenteile in der Tumortherapie, bei Infektionen, Diabetes, bei Koliken und Erkrankungen des Gastrointestinaltraktes.[14,34,36]
Die Wirksamkeit bei den genannten Anwendungen ist gegenwärtig nicht belegt.

Achyrocline tomentosa Rusby

Synonyme: *Achyrocline polycephala* Rusby, *A. rupestris* Cabr.

Sonstige Bezeichnungen: Südamerika: Vira, viravira.

Botanische Beschreibung: Pflanze halbstrauchig, basal verholzt, mit zahlreichen aufsteigenden Ästen, bis 110 cm hoch, dicht wollig behaart. Blätter lanzettlich, 8 bis 135 mm lang und 1,5 bis 35 mm breit, auf der Unterseite dicht filzig behaart. Köpfchen mit vier bis sechs Blüten, davon ein bis zwei

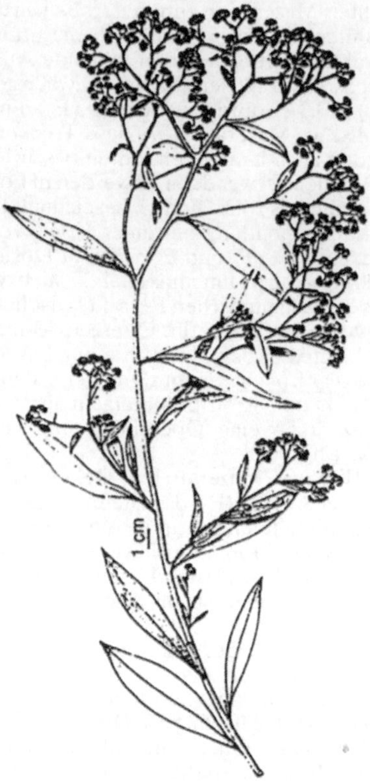

Habitusbild von *A. tomentosa* RUSBY. Nach Lit.[2]

(Zentralblüten) zwittrig und drei bis fünf (Randblüten) rein weiblich. Pappus weiß, so lang wie die Kronröhre. Involucrum 2,5 bis 4 mm hoch, gelblichweiß oder braungelb, mit acht bis neun wollig behaarten Hüllblättern. Antheren 1 bis 1,5 mm lang. Achänen 0,7 bis 1,1 mm lang, im Umriß ellipsoidisch, fein papillös.[2,3,37] Blütenblätter breit-oval, spitz und hyalin, Achäne und Korolle zusammen weniger als 2 mm lang, die Achäne kurz, breit, dunkelrot oder schwärzlich, halb so lang wie die breite zylindrische Korolle.

Verbreitung: *A. tomentosa* ist in Bolivien beheimatet, wächst aber auch in Nord- und Zentralargentinien.[1,38]

Drogen: Achyrocline-tomentosa-Kraut.

Achyrocline-tomentosa-Kraut

Definition der Droge: Das getrocknete blühende Kraut.

Stammpflanzen: *A. tomentosa* RUSBY.

Herkunft: Sammlungen aus Wildvorkommen in Südamerika.

Inhaltsstoffe: *Flavanone.*[5,39,40] 5,7,4'-Trihydroxy-8,3'-dimethoxyflavanon.
Flavonole.[5,39,40] 3,5-Dihydroxy-7,8-dimethoxyflavone, Quercetin-3-methylether, Quecertin-3,7-dimethylether, Quercetin-3-methylether-7-glucosid, Tamarixetin, Quercetagenin.
Flavone.[5,39,40] Luteolin.
Kaffeesäure und Kaffeesäurederivate.[5,40] Kaffeesäure, Chlorogensäure, 1,5-, 3,4-, 3,5- und 4,5-Dicaffeoylchinasäure.
Steroide.[39,40] *β*-Sitosterol.

Volkstümliche Anwendung und andere Anwendungsgebiete: Verwendung des wäßrigen Extraktes bei Husten und Grippe in Argentinien.[38] Die Wirksamkeit bei den genannten Anwendungen ist nicht belegt.

1. Index Kewensis (1893–1985) Pinner J, Bence TA, Davies R, Lloyd KM. Clarendon Press, Oxford
2. Giangualani RN (1976) Las especias argentinas des genero Achyrocline. Darwiniana 20:549–576
3. Cabrera AL (1963) Flora de la Provincia de la Buenos Aires. Part VI:153–155
4. Engler A, Prantl KAE (1893) Die natürlichen Pflanzenfamilien, Bd 4, Wilhelm Engelmann Verlag, Leipzig, S. 183, 184, 187
5. Broussalis AM, Ferraro GE, Gurni A, Cousi JD (1988) Biochem Sys Ecol 16 (4):401–402
6. Saleh N, Mansour RM, El Kareemy ZAR, Fayed AA (1988) Biochem Syst Ecol 16 (7–8):615–617
7. Ferraro GE, Norbedo C, Coussio JD (1985) Phytochemistry 30:2053–2054
8. Ricciardi A, Cassano A, Burgos J (1963) Rev Fac Quim, Univ Nac Litoral, Santa Fe, Arg 30:27–36
9. Akisue M (1971) Rev Farm Bioquim 9 (1):107–114
10. De Candolle AC (1837) Prodromus systematis naturalis, Regni veg Pars IV, Verlag Masson, Genf Paris, S. 219
11. Bohlmann F, Abraham W, Robinson H, King RM (1980) Phytochemistry 19:2.475–2.477
12. Bauer L, Bacha CTM, Gilberto A, Silva AB, De Siqueira N, Sant'Ana BMS (1985) Cienc Nat 7:45–47
13. Bauer L, Simoes CMO, De Siqueira NCS, Schenkel EP, Silva GA, Alice CB (1987) Rev Latinoam Quim 18:91
14. Garcia-Barriga H (1975) Flora Medicinal de Colombia, Vol. 2/3, Universidad Nacional, Bogota
15. Torrenegra G, Ruben D, Escarria R, Tenoria E, Aschenbach H (1982) Rev Latinoam Quim 13:75–76
16. Norbedo C, Ferraro G, Coussio JD (1982) J Nat Prod (Lloydia) 45 (5):635–636
17. Gutkind G, Norbedo C, Mollerach M, Ferraro G, Coussio JD, Torres R (1984) J Ethnopharmacol 10:319–321
18. Norbedo C, Ferraro G, Coussio JD (1984) Phytochemistry 23:2698–2700
19. Saggese D, Medicinal herbs of Argentina, 10th ed Antognazzi & Co, Rosario (1959)
20. Hieronymus J (1882) Boletin Academia Nacional de Ciencias de Cordoba 4:199
21. Parodi D (1886) Plantas usuales del Paraguey de Corrientes y de Misiones, PConi, Buenos Aires, Argentina
22. Paccard E (1905) Plantas medicinales des las Republicas Oriental y Argentina, Ramos A, Montevideo, Uruguay

23. Puhlmann J (1989) Immunaktive Polysaccharide aus Herbadrogen von Achyrocline satureoides, Arnica montana sowie A. montana aus Zellkulturen, München Dissertation
24. Mesquita AL, Correa D, Padua AP, Guedes MLO, Gottlieb OR (1986) Phytochemistry 25 (5):1255–1256
25. Giangulani RN, Darviniana, San Isidro 20:549–576
26. Grotta SA (1964) Sc Pharm 32:172–174
27. Bohlmann F, Burkhardt T, Zdero C (1973) Naturally Occurring Acetylene, Academic press, London
28. Hänsel R, Ohlendorf D (1971) Arch Pharm 304:893–896
29. Hirschmann SG (1984) Rev Latinoam Quim 15 (3):135–136
30. Kaloga M, Hänsel R, Cybulski EM (1983) Planta Med 48:103–104
31. Wagner H, Proksch A, Riess-Maurer C, Vollmar A, Odenthal S, Stuppner H, Jurcic K, LeTurdu M, Heur Y (1984) Arzneim-Forschung/Drug Res 34 (6):659–661
32. Wagner H, Proksch A, Riess-Maurer C, Vollmar A, Odenthal S, Stuppner H, Jurcic K, LeTurdu M, Fang JN (1985) Arzneim Forsch 35:1069–1075
33. Dutton RW, Eady JD (1964) Immunology 7:40
34. Simoes CMO, Schenkel EP, Bauer L, Langeloh A (1988) J Ethnopharmacol 22:281–293
35. Shuligin A (1973) Bulletin on Narcotics 25:59–74
36. Morton JF (1975) Q J Crude Drug Res. 13:97
37. Rusby HH (1907) Bull N Y Bot Garden IV:388
38. Giberti G (1983) J Ethnopharmacol 7:321–341
39. Ferraro GE, Martino VS, Vilar SI, Coussio J (1985) J Nat Prod (Lloydia) 48:817–818
40. Martino V, Caula S, Villar S, Ferrar G, Coussio J (1988) Rev Latinoamer Quim 19:111–113

Bu/Sp

Aconitum

HN: 2011400

Familie: Ranunculaceae.

Unterfamilie: Helleboroideae.

Tribus: Delphinieae (Caltheae).

Gattungsgliederung: Die Gattung Aconitum L. umfaßt etwa 300 Arten. Die Gliederung der europäischen Arten ist möglich in:
- Aconitum-anthora-Gruppe mit *A. anthora* L.,
- Aconitum-lycoctonum-Gruppe mit *A. vulparia* RCHB.,
- Aconitum-napellus-Gruppe mit *A. angustifolium* BERNH., *A. napellus* L., *A. pentheri* HAYEK,
- Aconitum-variegatum-Gruppe mit *A. nasutum* FISCH. ex RCHB., *A. paniculatum* LAM., *A. toxicum* RCHB., *A. variegatum* L.

Gattungsmerkmale: Mittelgroße bis große Stauden; Laubblätter gelappt bis tief geteilt, hand- oder fußförmig, zuweilen der mittlere, seltener auch die seitlichen Abschnitte gestielt; Blüten zwittrig, in Trauben, Blütenhülle 5blättrig, medianzygomorph, das oberste, unpaare, kapuzenförmige Blatt einen hohlen Helm bildend, die mittleren schief-rundlich bis eiförmig, die untersten elliptisch, im Helm 2 langgestielte, freie, zu taschenförmigen, honigausscheidenden Spornen umgewandelte Honigblätter eingeschlossen; Staubblätter zahlreich; Fruchtknoten frei, 3 bis 5, mit zahlreichen Samenanlagen; Früchte mehrsamige Balgkapseln; Samen dreikantig, geflügelt oder mit Querleisten.[58]

Verbreitung: Auf der nördlichen Hemisphäre verbreitet, südlich den Wendekreis nicht überschreitend.

Inhaltsstoffgruppen: In allen Arten und allen Organen Diterpenalkaloide, die man in 2 Gruppen einteilen kann:
- Echte Diterpenalkaloide, mit 20 *C*-Atomen im Grundkörper, und
- Nor-Diterpenalkaloide, mit 19 *C*-Atomen im Grundkörper.

Die echten Diterpenalkaloide besitzen meistens nur 2 bis 3 Sauerstoffatome im Molekül und sind in der Regel unverestert. Essigsäure- und Benzoesäureester, seltener auch Di- oder Triester, wurden bei ihnen gefunden.

Die Nor-Diterpenalkaloide weisen mehr als 5 Sauerstoffatome im Molekül auf und liegen in der Regel als Mono- oder Diester vor. Esterkomponenten der Aminoalkohole sind aromatische Säuren und Essigsäure. Da die Ester sehr leicht, oft bereits bei der Extraktion der Pflanze, hydrolysiert werden, ist schwer zu entscheiden, wie hoch der Esteranteil in den intakten Pflanzen ist und ob die gefundenen Monoester Artefakte sind oder nicht. Die *N*-Atome der Diterpenalkaloide können nicht nur methyliert, sondern auch ethyliert sein.

Nach der Art des Kohlenstoffgrundgerüsts kann man die echten Diterpenalkaloide u. a. in folgende Typen weiter unterteilen:
- Atisin-Typ (Hetisin-Typ), z. B. Atisin, Paniculatin, Ignavin, Cardiopetamin und
- Veatchin-Typ (Delnudin-Typ), z. B. Napellin, Songorin, Songoramin.

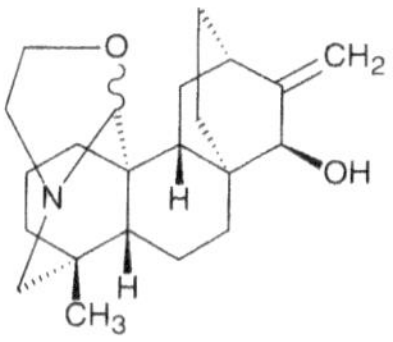

Atisin

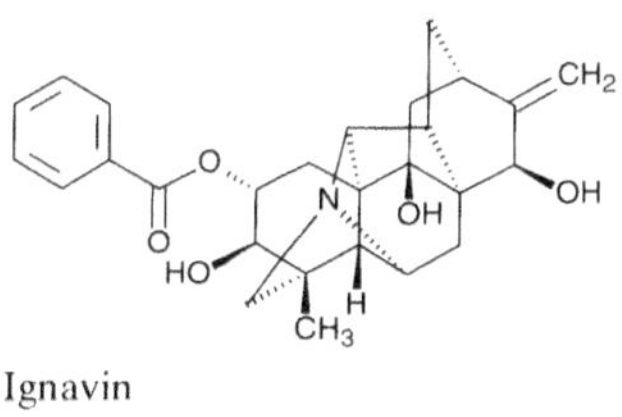

Ignavin

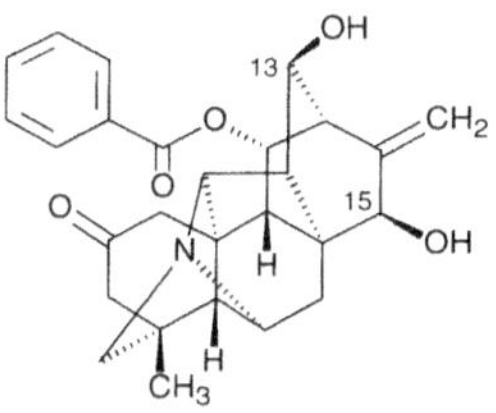

Cardiopetamin

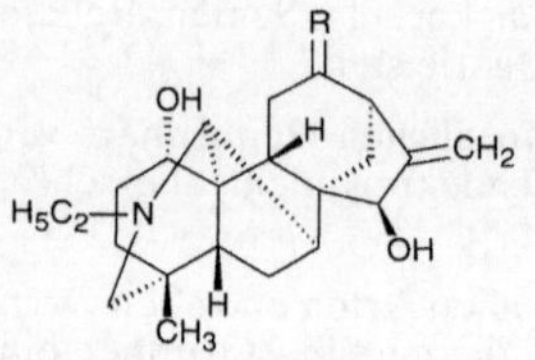

Napellin: R = β-H, α-OH
Songorin: R = O

Die etwa 250 bekannten Nor-Diterpenalkaloide lassen sich 2 Typen zuordnen:

- Aconitin-Typ, ohne Sauerstoffunktion in Position 7, dazu gehören u.a. die Aminoalkohole Aconin, Aconosin, Hypaconin, Mesaconin, Neolin, Karakolin, Senbusin A, Senbusin B, Senbusin C, Talatisamin und Isotalatisidin sowie die Ester von Aconin (Aconitin, Benzoylaconin, *N*-Desethylaconitin), Hypaconin (Hypaconitin, Benzoylhypaconin), Mesaconin (Mesaconitin, Benzoylmesaconin, Hokbusin A), Neolin (Neopellin, 14-Acetylneolin) und Talatisamin (14-Acetyltalatisamin),
- Lycoctonin-Typ, mit Sauerstoffunktion in Position 7, z.B. die Aminoalkohole Lycoctonin und 18-Methylgadesin sowie die Ester des Lycoctonins (Lycaconitin, Methyllycaconitin, Anthranoyllycoctonin).[4]

Bisweilen werden in den Alkaloiden vom Aconitin-Typ die mit einer Doppelbindung zwischen *C*-8 und *C*-15 (Pyrodelphinidin-Typ) und die mit zum 6gliedrigen Lactonring erweiterten Ring C (Heteratisin-Typ) als eigene Typen abgetrennt.[62]

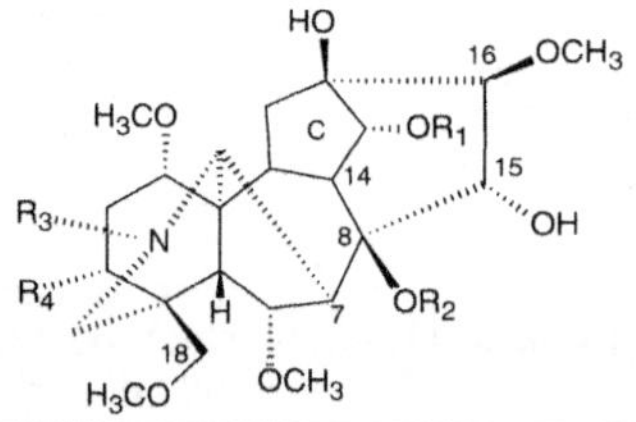

	R_1	R_2	R_3	R_4
Aconitin	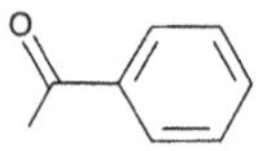	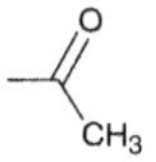	—C_2H_5	—OH
Aconin	—H	—H	—C_2H_5	—OH
Mesaconitin	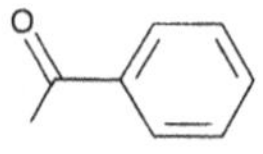	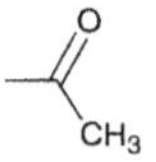	—CH_3	—OH
Mesaconin	—H	—H	—CH_3	—OH
Hypaconitin	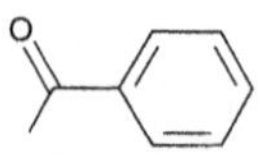	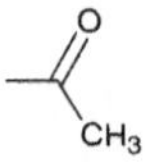	—CH_3	—H
Hypaconin	—H	—H	—CH_3	—H

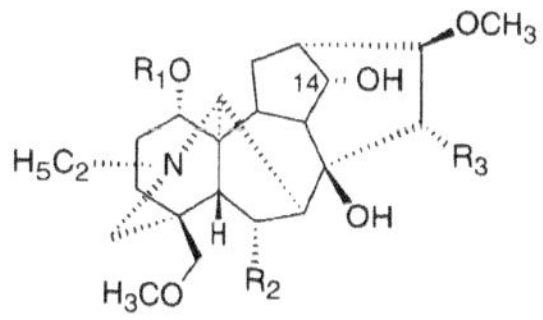

	R_1	R_2	R_3
Senbusin A	—H	—OH	—H
Senbusin B	—H	—H	—OH
Senbusin C	—H	$—OCH_3$	—OH
Talatisamin	$—CH_3$	—H	—H
Isotalatisidin	—H	—H	—H

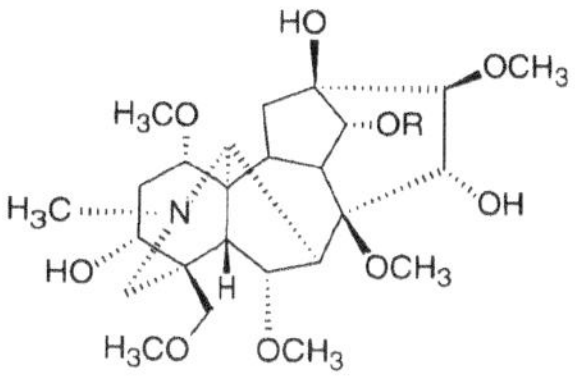

R = 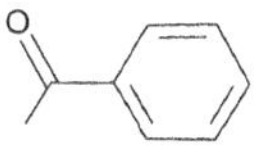

Hokbusin A

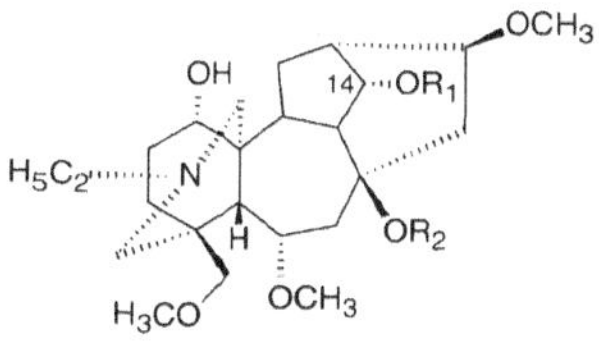

Neopellin: R_1 = 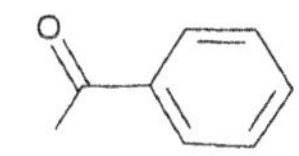 R_2 = 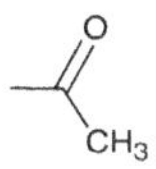

Neolin: $R_1 = R_2 = H$

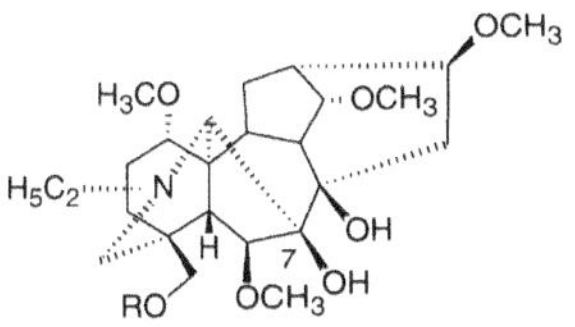

Lycaconitin R = 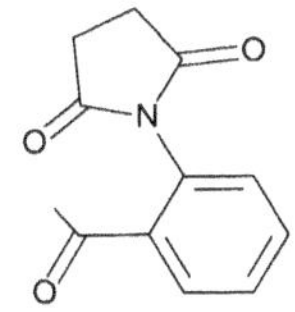

Lycoctonin R = H

Begleitsubstanzen sind u.a. Isochinolinalkaloide vom Aporphin-Typ wie Magnoflorin und vom Benzylisochinolin-Typ wie Higenamin (($\pm$)-Desmethylcoclaurin) sowie Catecholamine wie Noradrenalin, *N*-Methyladrenalin, Dopamin und Coryneinchlorid (Dopaminmethochlorid).[56]

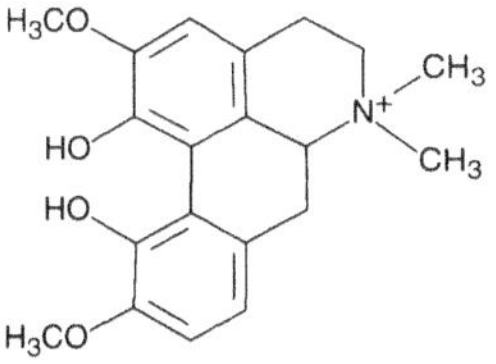

Magnoflorin

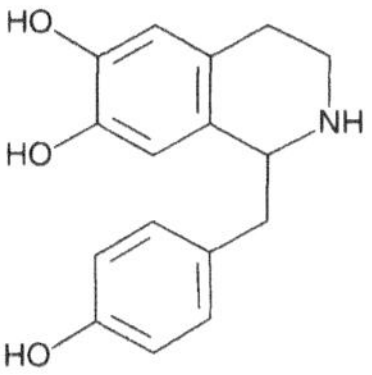

Higenamin

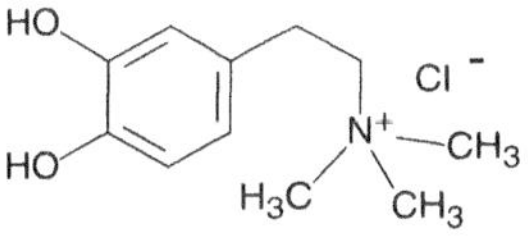

Coryneinchlorid

Drogenliefernde Arten: *Aconitum anthora*: Aconitum anthora hom. *HAB 34*.
Aconitum × *cammarum*: Aconitum cammarum hom. *HAB 34*.
Aconitum carmichaelii: Aconiti radix lateralis praeparata.
Aconitum ferox: Aconitum ferox hom. *HAB 34*.
Aconitum napellus: Aconiti tuber, Aconitum napellus hom. *HAB 1*, Aconitum napellus Rh hom. *HAB 1*, Aconitum napellus e radice hom. *HAB 34*, Aconitum napellus hom. *PF X*, Aconitum e radice hom. *HPUS 78*, Aconitum napellus hom. *HPUS 78*.
Aconitum vulparia: Aconitum lycoctonum hom. *HAB 34*.

Aconitum anthora L.

Sonstige Bezeichnungen: Dt.: Feinblättriger Sturmhut, Gelber Sturmhut, Giftheil, Giftheil-Eisenhut; engl.: Helmet flower; it.: Aconito salutifera, Antora.

Systematik: Ändert wenig ab, neben dem Typus werden *A. anthora* f. *collina* SCHUR., Traubenspindel dicht, abstehend kurzzottig behaart, und *A. anthora* f. *jaquini* RCHB., Helm niedriger als beim Typus, in den Schnabel abschüssig, beschrieben.[58]

Botanische Beschreibung: Ausdauernde, 25 bis 100 cm hoch werdende Pflanze mit knolliger, verlängert rübenförmiger Wurzel; Stengel aufrecht, gerade, oberwärts samt den Blüten flaumig behaart; Laubblätter bis zum Grunde 5- bis 7teilig, obere nur noch 3teilig oder einfach, die Abschnitte wiederholt 3teilig gespalten mit schmallinialen, 1 bis 2 mm breiten, zugespitzten Zipfeln; Traube dichtblütig, einfach oder am Grunde kurzästig; Blüten blaßgelb, Helm halbkugelig, ungefähr so hoch wie breit, Stiel der Honigblätter bogig, unter dem kopfförmigen Ende eckig gekniet; Balgkapsel von den erhalten bleibenden, vertrockneten Perigonblättern umgeben; Samen stumpfkantig, schwarzgrau; Blütezeit August und September.[58]

Verwechslungen: Verwechslungen der blühenden Pflanze mit anderen europäischen Arten sind kaum möglich. Die ebenfalls blaßgelben Arten *A. variegatum* und *A. ranunculoides* sind durch den sackförmig verlängerten Helm ausgezeichnet. Alle anderen Arten blühen nicht gelb.

Inhaltsstoffe: In den Knollen etwa 2% Diterpenalkaloide, Hauptalkaloid ist das Atisin (Anthorin).[44]

Verbreitung: Südliches Europa, von den Pyrenäen durch Südfrankreich, Norditalien, Kroatien, Niederösterreich und Ungarn bis Galizien; selten auf felsigen Abhängen, unter Buschwerk, von der Hügelregion bis auf 2.000 m aufsteigend; kalkliebend.

Drogen: Aconitum anthora hom. *HAB 34*.

Aconitum anthora hom. *HAB 34*

Monographiesammlungen: Aconitum anthora *HAB 34*.

Definition der Droge: Frische blühende Pflanze.

Stammpflanzen: *Aconitum anthora* L.

Zubereitungen: Urtinktur nach § 1 *HAB 34*. Eigenschaften: Die Urtinktur ist von brauner Farbe, angenehm aromatischem Geruch und bitterem Geschmack.

Gehalt: *Urtinktur.* Arzneigehalt $^1/_2$.

Lagerung: Urtinktur, 1., 2. und 3. Dezimalpotenz sind vorsichtig zu lagern.

Anwendungsgebiete: Die Anwendungsgebiete sind nicht ausreichend belegt.[51]

Unerwünschte Wirkungen: Ab D4: Nicht bekannt.[51]

Gesetzl. Best.: *Artenschutz.* Alle europäischen Aconitum-Arten (wildlebende Populationen) unterliegen dem Artenschutz gemäß BArtSchV, Anl. 1. *Verschreibungspflicht.* Aconitum anthora *HAB 34* und all seine Zubereitungen und Darreichungsformen unterliegen bis einschließlich dem Verdünnungsgrad D3 der ärztlichen Verschreibungspflicht. *Offizielle Monographien.* Aufbereitungsmonographie der Kommission D am BGA "Aconitum anthora".[51]

Aconitum × cammarun L. emend. FRIES

Synonyme: *A. napellus* × *A. variegatum*, *A.* × *intermedium* DC., *A.* × *stoerkianum* RCHB.

Sonstige Bezeichnungen: Blauer Sturmhut, Blaue Wolfswurz, Stoerks Eisenhut.

Systematik: Durch Bastardierung von *A. napellus* × *A. variegatum* erhalten, meistens steril.

Botanische Beschreibung: Ähnelt *A. napellus*, jedoch meistens völlig kahl; glänzende Blätter mit im Umriß rautenförmigen Abschnitten; Blütenstand durch viele Nebentrauben rispig, Endtraube locker, untere Blütenstiele 2- bis 3blütig, Helm etwas höher als breit, Blüten violett, weiß oder gescheckt; Wurzelknolle kurz, 1 bis 2 cm dick, rübenförmig, nach unten plötzlich in eine bis 25 cm lange Wurzel auslaufend.[54,58]

Inhaltsstoffe: 0,5% Gesamtalkaloide; Alkaloidspektrum soll dem von *A. napellus* ähneln.[53]

Verbreitung: Gartenpflanze.

Drogen: Aconitum cammarum hom. *HAB 34*.

Aconitum cammarum hom. *HAB 34*

Monographiesammlungen: Aconitum cammarum *HAB 34*.

Definition der Droge: Frische, unterirdische Teile der Pflanze.

Stammpflanzen: *Aconitum* × *cammarum* L. emend. FRIES.

Zubereitungen: Urtinktur und flüssige Verdünnungen nach *HAB 1*, Vorschrift 2a. Eigenschaften: Die Urtinktur ist von rotgelber Farbe, narkotischem Geruch und schwach zusammenziehendem, etwas kratzendem Geschmack.
Darreichungsformen: Ab D4: Flüssige Verdünnungen, Verreibungen, Tabletten, flüssige Verdünnungen zur Injektion; Streukügelchen ab D2.[52]

Gehalt: *Urtinktur.* Arzneigehalt $^1/_2$.

Lagerung: Urtinktur, 1., 2. und 3. Dezimalpotenz sind vorsichtig zu lagern.

Anwendungsgebiete: Die Anwendungsgebiete entsprechen dem homöopathischen Arzneimittelbild. Dazu gehören Nervenschmerzen und Empfindungsstörung.[52]

Dosierung und Art der Anwendung: Bei akuten Zuständen häufige Anwendung alle halbe bis ganze Stunde je 5 Tr. oder 1 Tablette oder 10 Streukügelchen oder 1 Messerspitze Verreibung einnehmen; parenteral 1 bis 2 mL bis zu 3mal täglich. Bei chron. Verlaufsformen 1- bis 3mal täglich 5 Tr. oder 1 Tablette oder 10 Streukügelchen oder 1 Messerspitze Verreibung einnehmen; parenteral 1 bis 2 mL pro Tag s. c. injizieren.[52]

Unerwünschte Wirkungen: Nicht bekannt.
Hinweis: Es können vorübergehend Erstverschlimmerungen vorkommen, die jedoch unbedenklich sind.[52]

Gegenanzeigen/Anwendungsbeschr.: Nicht bekannt.[52]

Wechselwirkungen: Nicht bekannt.[52]

Gesetzl. Best.: *Artenschutz.* Alle europäischen Aconitum-Arten (wildlebende Populationen) unterliegen dem Artenschutz gemäß BArtSchV, Anl. 1. *Verschreibungspflicht.* Aconitum cammarum *HAB34* und all seine Zubereitungen und Darreichungsformen unterliegen bis einschließlich dem Verdünnungsgrad D 3 der ärztlichen Verschreibungspflicht. *Offizielle Monographien.* Aufbereitungsmonographie der Kommission D am BGA "Aconitum cammarum".[52]

Aconitum carmichaelii DEBEAUX

Synonyme: *A. bodinieri* LÉV. et VANIOT, *A. fischeri* FORB. et HEMSL. non RCHB., *A. fischeri* var. *wilsonii* DAVIS, *A. kusnezoffii* var. *bodinieri* FIN. et GAGNEP., *A. wilsonii* STAPF.

Sonstige Bezeichnungen: Dt.: Carmichaels Eisenhut.

Systematik: Neben dem Typus sind *A. carmichaelii* var. *wilsonii* MUNZ, bis 1,8 m hoch werdend, violettblaue Blüten besitzend, und einige züchterisch erhaltene Sorten als Zierpflanzen beschrieben; in China kommt auch *A. carmichaelii* var. *hwangshanicum* W.T. WANG et P.K. HSIAO vor.

Botanische Beschreibung: Ausdauernde, 50 bis 60 cm hoch werdende Pflanze; Stengel aufrecht, gerade, flaumig behaart; Laubblätter handförmig-dreilappig, tief eingeschnitten; Doldenrispe dichtblütig, Blüten dunkelblau, Helm ungefähr so hoch wie breit.

Inhaltsstoffe: In den Knollen 0,28 bis 1,56 % Diterpenalkaloide, darunter Nor-Diterpenalkaloide vom Aconitin-Typ: Mesaconitin, Hypaconitin, Aconitin, Benzoylaconin, Benzoylmesaconin, Benzoylhypaconin, Hokbusin A, Senbusin A, Senbusin B, Senbusin C, Neolin, Hokbusin B, Talatisamin, 14-Acetyltalatisamin, Isotalatisamin, Isotalatisidin (Chuan-wu-Base A), Karakolin, Ignavin und Songorin;[32,34,35,50,55,63] das Tetrahydroisochinolinalkaloid Salsolinol,[32] das Isochinolinalkaloid vom Aporphin-Typ Magnoflorin[37] und das Benzylisochinolinalkaloid Higenamin;[40] Catecholamine: Coryneinchlorid;[49] Glykane: Aconitan A,B,C und D.[33]

Verbreitung: Ostasien, in Mitteleuropa als Zierpflanze angebaut.

Drogen: Aconiti radix lateralis praeparata.

Aconiti radix lateralis praeparata (Vorbehandelte Eisenhutseitenwurzel)

Sonstige Bezeichnungen: Chinesisch: Fuzi, je nach Präparation Baifupian, Danfupian, Heishunpian, Paofupian, Yanfuzi.
Auf ähnliche Weise vorbehandelte Wurzeln von *A. carmichaelii*, aber auch von anderen Aconitum-Arten, werden in Ostasien u. a. unter den Bezeichnungen Bushi, Hobushi, Kako-bushi, Kako-bushi-matsu, Shirakawa-bushi genutzt.[2,3,64]

Monographiesammlungen: Aconiti radix lateralis praeparata *ChinP IX.*

Definition der Droge: Mitte Juni bis Anfang August gesammelte Seitenwurzeln, als Nifuzi bezeichnet, werden nach unterschiedlichen Verfahren präpariert *ChinP IX.*
Baifupian. Die gewaschenen Seitenwurzeln werden mehrere Tage in Kochsalzlösung eingelegt, anschließend gargekocht, geschält, in Längsrichtung in Scheiben geschnitten, gedämpft, in der Sonne vorgetrocknet, mit Schwefeldioxid behandelt und getrocknet.
Danfupian. Danfupian wird aus Yanfuzi bereitet, indem man es in Wasser einlegt, das 2- bis 3mal tgl. gewechselt wird, bis das Kochsalz ausgewaschen ist; dann wird mit Süßholz und Sojabohnen solange gekocht, bis die Droge nicht mehr anästhesierend auf die Zunge wirkt; anschließend wird die Droge in Scheiben geschnitten und getrocknet.
Heishunpian. Die gewaschenen Seitenwurzeln werden mehrere Tage in eine Kochsalzlösung eingelegt und danach in dieser Lösung gargekocht, mit Wasser abgespült, in Längsrichtung in Scheiben geschnitten, mit einer Farbstofflösung gelbbraun gefärbt und solange gedämpft, bis die Oberfläche ein fettig glänzendes Aussehen angenommen hat; anschließend wird getrocknet.
Paofupian. Paofupian ist geröstetes Heishunpian oder Baifupian.
Yanfuzi. Die gewaschenen Seitenwurzeln werden über Nacht in eine Kochsalzlösung eingelegt und am darauffolgenden Tage getrocknet; diese Prozedur wird so oft wiederholt, bis die Droge hart geworden ist und sich auf ihrer Oberfläche Salzreif gebildet hat.

Stammpflanzen: *Aconitum carmichaelii* DEBEAUX.

Herkunft: *A. carmichaelii* wird in China und Japan als Arzneipflanze angebaut.

Gewinnung: Die ausgegrabenen unterirdischen Teile der Pflanzen werden von der Hauptwurzel, feinen Nebenwurzeln und dem Erdreich befreit und anschließend frisch verarbeitet (s. Definition der Droge).

Ganzdroge: *Baifupian.* Ohne Rinde, gelblich gefärbt, durchscheinend, etwa 0,3 cm stark.
Heishunpian. Scheiben, 1,7 bis 5 cm lang, 0,9 bis 3 cm breit, 0,2 bis 0,5 cm stark; Rinde schwarzbraun gefärbt, Querschnitt dunkelgelb, fettig, glänzend, durchscheinend, hart, spröde, hornartiger Bruch.
Yanfuzi. Kegelförmige Stücke, 4 bis 7 cm lang, Durchmesser 3 bis 5 cm mit grauschwarzer Oberfläche, die von feinen Salzkristallen überzogen sind; Querschnitt dunkel graubraun gefärbt, mit Salzkristallen ausgefüllte Risse aufweisend.

Schnittdroge: Bei Yanfuzi Geschmack salzig anästhesierend, die Zunge reizend, bei Heishunpian und Baifupian schwacher Geruch und Geschmack.
Mikroskopisches Bild. Im Querschnitt durch Yanfuzi als äußerste Schicht eine Lage gelber, verkorkter Zellen erkennbar, darunter 7 bis 8 Lagen quergestreckter Rindenparenchymzellen, Sklereiden, einzeln oder zu 3 bis 5 in Gruppen liegend, Endodermis deutlich sichtbar, breites Phloem, polygonaler Kambiumring, Xylem innerhalb des Kambiums liegend, Gefäße V-förmig oder strahlig angeordnet, zentrales Mark aus stärkehaltigen Parenchymzellen.[36]

Inhaltsstoffe: Bei der Präparation kommt es zu partieller oder vollständiger Hydrolyse der Diesteralkaloide unter Bildung der wenig toxischen 14-Benzoylmonoester bzw. der Alkamine, durch Austausch des Acetylrestes (in Position 8) gegen einen Linolyl-, Palmityl-, Oleyl-, Stearyl- oder Linolenylrest zur Bildung von Lipoaconitinen, Lipomesaconitinen bzw. Lipohypaconitinen, weiterhin zur Bildung von 15-Ketoalkaloiden, z. B. 16-Epipyroaconitin, und zum Alkaloidverlust durch Auswaschung.[1,2,39,55] Der Gehalt von Yanfuzi beträgt etwa 0,15 % an etherlöslichen Alkaloiden, Baifupian enthält etwa 0,05 % etherlösliche Alkaloide. Die Glykane bleiben vermutlich erhalten. Über das Schicksal der Isochinolinalkaloide ist nichts bekannt.

Identität: Die Identität wird anhand des mikroskopischen Bildes (s. o.) und des Nachweises von Alkaloiden mit Mayers Rg. als weißer Niederschlag nach Extraktion mit 70 %igem EtOH am Rückfluß, Eindampfen des Extr. und Aufnehmen mit 1 %iger HCl ermittelt.[36]

Reinheit: In Heishunpian und Baifupian, unter der Bezeichnung Fupian direkt angewendet, und in Danfupian muß Aconitin fehlen oder darf nur in sehr geringen Mengen vorhanden sein. Der Aconitin-Nachweis erfolgt nach Extraktion der Droge mit Eth, Ausschütteln des Etherextr. mit Ammoniaklsg., Eindampfen des Etherextr. und Aufnehmen mit EtOH mit Hilfe der DC auf basischem Aluminiumoxid mit dem FM *n*-Hexan-Ethylacetat (1 + 1), Aconitin als Vergleich, Detektion mit einem Gemisch aus Mayers und Dragendorffs Rg.

Lagerung: Heishunpian und Baifupian trocken, Yanfuzi kühl und trocken lagern *ChinP IX.*

Wirkungen: Pharmakologische Untersuchungen, die die bei volksmedizinischer Anwendung erwartete Wirkung begründen könnten, liegen nicht vor. Gesamtextrakte führen bei der Ratte in Dosen von 0,1 g/kg KG, i. v., zu einer markanten Blutdrucksenkung.[46] Ansonsten sind nur die Wirkungen von Einzelalkaloiden beschrieben, aus denen sich jedoch nicht auf die Wirkungen von Extrakten extrapolieren läßt, da die Zusammensetzung der Extrakte nicht bekannt ist und Hinweise auf antagonistische Wirkungen von Diesteralkaloiden und Alkaminen existieren.[55] Aconin soll antiarrhythmisch wirksam sein.[55] Für einige Monoesteralkaloide, wie z. B. das Ignavin und das Benzoylaconin, sind analgetische und antiphlogistische Effekte beschrieben.[45] Bei Higenamin, einem β_2-Agonisten, ist eine positiv inotrope Wirkung am isolierten Meerschweinchenatrium bei einer Dosis von 10 ng/mL beobachtet worden.[41,55] Auch beim Menschen soll Higenamin Frequenz und Kontraktionskraft des Herzens erhöhen.[40]
Aconitan A, 100 mg/kg, i. p., senkt bei der Maus den Plasmaglucosespiegel innerhalb von 3 bis 24 h um 20 bis 25 %.[33] Ob die hypoglykämische Wirkung der Aconitane sich auch nach peroraler Applikation bemerkbar macht, ist ungewiß.

Volkstümliche Anwendung und andere Anwendungsgebiete: Entsprechend den Vorstellungen der traditionellen chinesischen Medizin bei Impotenz, Unfruchtbarkeit, Kältegefühl in den Extremitäten, Schmerzen in der Herzgegend, bei Erbrechen, Durchfällen und rheumatischen Schmerzen.[36] Nach anderen Angaben außerdem bei Arthritis, Neuralgien, Schweißausbrüchen, Fieber und klimakterischen Beschwerden.[2,3,64] Die Wirksamkeit bei den genannten Indikationen ist nicht belegt.

Dosierung und Art der Anwendung: *Droge.* Empfohlene Dosis 3 bis 15 g.[36]

Gegenanzeigen/Anwendungsbeschr.: Kontraindiziert bei Schwangerschaft.[36]

Aconitum ferox WALL. ex SERINGE

Sonstige Bezeichnungen: Dt.: Wilder Sturmhut.

Inhaltsstoffe: Etwa 1 % Gesamtalkaloide in den Wurzeln, Hauptalkaloide sind Pseudaconitin, Indaconitin, Bikhaconitin und Chasmaconitin, daneben kommen Veratroylpseudaconin und Diacetylpseudaconin vor.[38,43]

Verbreitung: In den Bergen des Himalaya.

Drogen: Aconitum ferox hom. *HAB 34.*

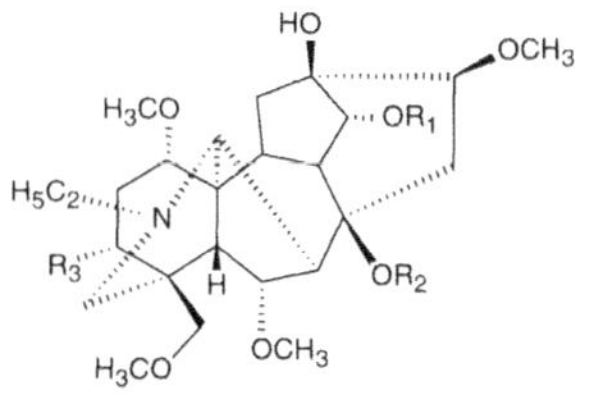

	R_1	R_2	R_3
Pseudaconitin	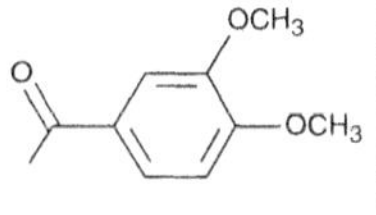	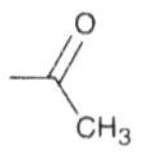	—OH
Indaconitin	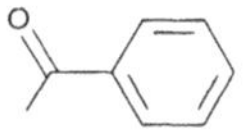	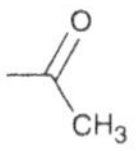	—OH
Pseudaconin	—H	—H	—OH
Chasmaconitin	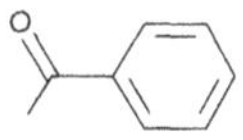	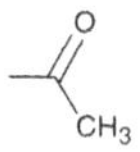	—H
Bikhaconitin	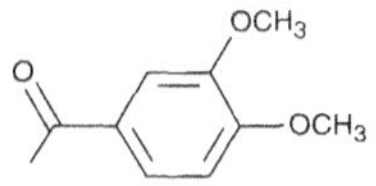	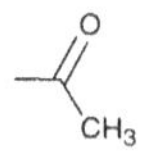	—H
Bikhaconin	—H	—H	—H

Aconitum ferox hom. *HAB 34*

Monographiesammlungen: Aconitum ferox *HAB 34.*

Definition der Droge: Frische, unterirdische Teile.

Stammpflanzen: *Aconitum ferox* WALL. ex SERINGE.

Zubereitungen: Urtinktur und flüssige Verdünnungen nach *HAB 1,* Vorschrift 3a. Eigenschaften: Die Urtinktur ist von goldgelber Farbe, angenehmem Geruch und kratzendem, bitterem und zusammenziehendem Geschmack *HAB 34.*
Darreichungsformen: Ab D 4: Flüssige Verdünnungen, Verreibungen, Tabletten und flüssige Verdünnungen zur Injektion; Streukügelchen ab D 2.[52]

Gehalt: *Urtinktur.* Arzneigehalt $^1/_2$.

Lagerung: Urtinktur, 1., 2. und 3. Dezimalpotenz sind vorsichtig zu lagern.

Anwendungsgebiete: Die Anwendungsgebiete entsprechen dem homöopathischen Arzneimittelbild. Dazu gehören Angina pectoris und Nervenschmerzen.[52]

Dosierung und Art der Anwendung: Bei akuten Zuständen häufige Anwendung alle halbe bis ganze Stunde je 5 Tr. oder 1 Tablette oder 10 Streukügelchen oder 1 Messerspitze Verreibung einnehmen; parenteral 1 bis 2 mL bis zu 3mal täglich. Bei chron. Verlaufsformen 1- bis 3mal täglich 5 Tr. oder 1 Tablette oder 10 Streukügelchen oder 1 Messerspitze Verreibung einnehmen; parenteral 1 bis 2 mL pro Tag s. c. injizieren.[52]

Unerwünschte Wirkungen: Nicht bekannt.
Hinweis: Es können vorübergehend Erstverschlimmerungen vorkommen, die jedoch unbedenklich sind.[52]

Gegenanzeigen/Anwendungsbeschr.: Nicht bekannt.[52]

Wechselwirkungen: Nicht bekannt.[52]

Gesetzl. Best.: *Verschreibungspflicht.* Aconitum ferox *HAB 34* und all seine Zubereitungen und Darreichungsformen unterliegen bis einschließlich dem Verdünnungsgrad D3 der ärztlichen Verschreibungspflicht. *Offizielle Monographien.* Aufbereitungsmonographie der Kommission D am BGA "Aconitum ferox".[52]

Aconitum napellus L.

Synonyme: Da die Unterarten der Art *A. napellus* (s. Systematik) von älteren Autoren als eigene Arten, Unterarten mit anderer Bezeichnung, Varietäten oder Formen aufgefaßt wurden, existieren mehrere Hundert Synonyme, s. Lit.[7] Genannt seien:

- für den Typus *A. napellus* ssp. *napellus*: *A. pyramidale* MILLER,
- für die Unterart *A. napellus* ssp. *corsicum*: *A. corsicum* GAYER,
- für die Unterart *A. napellus* ssp. *fissurae*: *A. adriaticum* GAYER, *A. jaquinianum* JANCHEN et WATZL und *A. romanicum* WOLOSZAK,
- für die Unterart *A. napellus* ssp. *hians*: *A. amoenum* RCHB., *A. clussii* POHL und *A. commutatum* RCHB.,
- für die Unterart *A. napellus* ssp. *neomontanum*: *A. neomontanum* WULFEN, *A. neubergense* DC. und *A. pubescens* MOENCH,
- für die Unterart *A. napellus* ssp. *skerisoarae*: *A. acutum* RCHB., *A. palmatifidum* RCHB. und *A. tatrae* BORBAS,
- für die Unterart *A. napellus* ssp. *superbum*: *A. firmum* RCHB., *A. firmum* RCHB. pro parte und *A. superbum* FRITSCH,
- für die Unterart *A. napellus* ssp. *tauricum*: *A. cammarum* L. sensu BECK, *A. cernuum* BAUMG., *A. koelleanum* RCHB. und *A. tauricum* WULFEN,
- für die Unterart *A. napellus* ssp. *vulgare*: *A. bicolor* SCHULTES, *A. willemetianum* DELABRE und *A. vulgare* DC.[7]

Sonstige Bezeichnungen: Dt.: Apolloniakraut, Blaue Pantoffeln, Blauer Eisenhut, Blaumützen, Der lieben Frau Lederschuh, Eliaswagen, Fischerkappe, Fuchswurz, Hundstod, Kutschenblume, Mönchskappe, Pferdlein, Reiterkappe, Sturmhut, Teufelswurz, Venuswäglein, Wolfswurz, Würgling, Ziegentod; engl.: Friar's cap, Helmet flower, Monkshood, Priest's pintle, Wolfsbane; frz.: Aconit napel, Capuchon, Capuze de moine, Casque bleu, Casque de Jupiter, Char de Venus; it.: Aconito, Napello.

Systematik: Die Species *A. napellus* läßt sich in folgende Unterarten gliedern:
A. napellus ssp. *corsicum* (GAYER) SEITZ (Korsika),
A. napellus ssp. *fissurae* (NYAR) SEITZ (Kroatien, Rumänien bis Bukowina),
A. napellus ssp. *hians* (RCHB.) GAYER (Sudeten, Erzgebirge, Bayrischer Wald, Untersberg),
A. napellus ssp. *napellus* (Südwest-England),
A. napellus ssp. *neomontanum* (WULFEN) GAYER (Mitteleuropa, isoliert davon in Süd-Schweden und in Portugal),
A. napellus ssp. *skerisorae* (GAYER) SEITZ (Tatra, Bihar),
A. napellus ssp. *superbum* (FRITSCH) SEITZ (Bosnien),
A. napellus ssp. *tauricum* (WULFEN) GAYER (Ostalpen, isoliert davon rumänische bis ukrainische Karpaten),
A. napellus ssp. *vulgare* ROY et FOUCOD (von den Pyrenäen bis zu den Westalpen).
Durch den Formenreichtum der Unterarten und Bastardierungen ist die Abgrenzung sehr erschwert.[7,8]

Botanische Beschreibung: Staude, 0,5 bis 1,5 m hoch; Wurzel knollig, rübenförmig verdickt, fleischig; Stengel aufrecht, samt Traubenspindel und Blütenstielen kahl oder kraus anliegend behaart; Laubblätter bis zum Grunde 5- bis 7teilig, Abschnitte am Grunde stark verschmälert, im Umriß rhombisch, tief doppelt eingeschnitten, mit verlängerten linealischen oder lanzettlichen, seltener abgekürzten Zipfeln; Blütentraube dicht, vielblütig, einfach oder ästig; Blüten violett, seltener blau, rötlich, weiß gescheckt, Helm kahnförmig bis halbkugelig, Stiel der Honigblätter bogig gekrümmt, ihr Sporn stumpf oder kopfförmig nach aufwärts gebogen; Staubfäden kahl oder gewimpert; Fruchtknoten meistens kahl, 10 bis 14 Samenanlagen enthaltend; Balgkapsel 16 bis 20 mm lang und 5 mm dick; Samen glänzend schwarz, dreikantig, an den Kanten schmal geflügelt, heller oder dunkler braun, bis 4 mm hoch; Blütezeit Juli bis September.[58]

Verwechslungen: Ebenfalls blaue oder violette Blüten haben *A. paniculatum* LAM., *A. variegatum* L., *A. × cammarum* L. emend. FRIES und die zur gleichen Gruppe gehörenden *A. angustifolium* BERNH. ex RCHB. und *A. pentheri* HAYEK. Bei *A. paniculatum* ist der Stengel im oberen Teil drüsig-klebrig-flaumig, die Haare sind kurz und abstehend, der Helm ist etwa so hoch wie breit. *A. variegatum* hat Honigblätter mit geradem Stiel und einen Helm, der deutlich höher ist als breit. *A. cammarum* ist ein Bastard von *A. variegatum* × *A. napellus*. Er wird häufig als Garten- und Arzneipflanze kultiviert. Die Blüten sind stahlblau, die Honigblätter auf einem oberwärts gebogenem Stiel schief geneigt, der Sporn der Honigblätter ist hakig, S-förmig gebogen. *A. angustifolium* hat völlig kahle Infloreszenzen, meistens sehr fein zerteilte Blätter und Samen mit 7 bis 8 Querlamellen an den Seitenflächen; die Art kommt nur in den Julischen Alpen vor. Bei *A. pentheri* sind die Blütenstände dicht mit waagerecht abstehenden Drüsenhaaren bekleidet, die Samen sind wie bei *A. napellus* an den Seitenflächen glatt bis querrunzelig; die Art kommt nur in Jugoslawien und Griechenland vor.

Inhaltsstoffe: Aconitin als Hauptalkaloid kommt in den Knollen der Unterarten *A. napellus* ssp. *corsicum*, ssp. *hians*, ssp. *napellus*, ssp. *neomontanum* und ssp. *vulgare* vor. Aconitin und Mesaconitin dominieren bei *A. napellus* ssp. *fissurae* und ssp. *superbum*.[9]
Bei *A. napellus* ssp. *tauricum* existiert eine chemische Rasse, bei der Aconitin, und eine andere Rasse, bei der Mesaconitin Hauptalkaloid ist.[10]
In den Knollen nicht definierter Unterarten von *A. napellus* wurden weiterhin gefunden: Hypaconitin, *N*-Desethylaconitin, Oxoaconitin, Aconosin, Neolin, 14-Acetylneolin, Neopellin, Senbusin A, Senbusin C, Hokbusin A und Napellin.[11,12]

Bei der Untersuchung der oberirdischen Organe von *A. napellus* ssp. *napellus* wurden Alkaloide isoliert, deren Vorkommen auch für die unterirdischen Organe anzunehmen ist: 8-*O*-Ethylbenzoylaconin, Cardiopetamin, 15-Acetylcardiopetamin, 15-Acetyl-13-dehydrocardiopetamin, Songorin und Songoramin.[13]
Der Alkaloidgehalt ist sehr vom Entwicklungszustand der Pflanze abhängig. Er nimmt in den Tochterknollen, vom Austrieb der Blätter an den Mutterknollen beginnend, kontinuierlich zu, am untersuchten Beispiel von etwa 0,4 % im Frühjahr bis zur Ruheperiode im Herbst auf etwa 1,1 %, um im nächsten Jahr, wenn die Tochterknollen zu Mutterknollen geworden sind und nun selbst austreiben, von über 0,5 % zur Zeit der Blüte auf etwa 0,1 % in den absterbenden Knollen wieder abzunehmen. Zur Blütezeit haben also Tochter- und Mutterknollen einen Alkaloidgehalt von 0,3 bzw. 0,5 %.[14-17]
Begleitstoffe sind Isochinolinalkaloide vom Aporphintyp, besonders Magnoflorin,[42] und Catecholamine, z. B. Noradrenalin, sowie Dopamin.
Strukturformeln s. Inhaltsstoffgruppen der Gattung Aconitum.

Verbreitung: Die einzelnen Unterarten besiedeln isolierte Areale (s. Systematik). Besonders verbreitet ist *A. napellus* in den Alpen und Karpaten, zerstreut kommt es in anderen gebirgigen Teilen Europas vor. Das Gesamtverbreitungsgebiet reicht nördlich bis Schweden, westlich bis England und Portugal, südlich bis zu den Pyrenäen und Korsika und östlich bis in die Karpaten. Biotope sind feuchte, humose Stellen und überdüngte Böden. Häufig wird *A. napellus* um Sennhütten, auf Viehweiden, an Wegen, Zäunen, Mauern und Bachufern der montanen, subalpinen und alpinen Regionen bis gegen 3.000 m angetroffen; im Flachland kommt es vielerorts aus Gärten verwildert vor.

Anbaugebiete: Anbau leicht möglich, vor allem als Werksanbau betrieben.

Drogen: Aconiti tuber, Aconitum napellus hom. *HAB1*, Aconitum napellus Rh hom. *HAB1*, Aconitum napellus e radice hom. *HAB34*, Aconitum napellus hom. *PFX*, Aconitum e radice hom. *HPUS78*, Aconitum napellus hom. *HPUS78*.

Aconiti tuber (Eisenhutknollen)

Synonyme: Aconitum, Radix Aconiti, Radix Contrajervae germanicae, Radix Napelli, Tubera Aconiti, Tuber Aconiti.

Sonstige Bezeichnungen: Dt.: Aconitknollen, Eisenhutknollen, Fuchswurz, Giftwurzel, Mönchswurz, Sturmhutknollen, Teufelswurz, Wolfswurzel; engl.: Aconite root, Aconite tuber, Monkshood root, Wolfsbane root; frz.: Racine d'aconit, Tubercule d'aconit; it.: Aconito, Tubero di aconito; span.: Raiz de aconito, Tuberculo de aconito.

Monographiesammlungen: Aconiti Tuber *Belg V, Hisp IX, Ned6, PI Ed I/1*; Aconit Napel *PF VIII*; Aconito *Ital7*; Tuber Aconiti *Helv VI*; Tubera Aconiti *EB6*; Aconite *NF X, BPC63, Mar29;* Aconitum *BHP83.*

Definition der Droge: Die getrockneten Wurzelknollen und Wurzeln *Belg V*; *Hisp IX*; *Ned6*; *PF VIII*; *Ital7*; *PI Ed I/1*; *Helv VI*; *BPC63*.
Die rasch getrockneten, zu Ende der Blütezeit (Juli bis September) gesammelten, von den Wurzeln befreiten Tochterknollen *EB6*.
Die getrockneten Wurzeln *BHP83, Mar29.*

Stammpflanzen: *Aconitum napellus* L.

Herkunft: Sammlung aus Wildvorkommen, Hauptlieferländer Jugoslawien, Ungarn, Rumänien, Rußland, Italien, Österreich und Tschechoslowakei; Werksanbau.

Gewinnung: Die gesammelten Wurzeln werden rasch bei etwa 40 °C getrocknet.

Handelssorten: Tubera Aconiti *EB6*, nur die Tochterknollen; Aconiti tuber, entsprechend den Anforderungen der übrigen Arzneibücher.

Ganzdroge: Rübenförmige Knollen, am unteren Ende in eine schlanke Spitze auslaufend, bis über 2 cm dick, 4 bis 8 cm lang, hart, prall oder etwas längsrunzelig, außen dunkelbraun, innen weiß, an der Spitze mit einer Knospe oder deren Überresten, oben seitlich die Bruchnarbe des Verbindungsstückes mit der Mutterknolle und stellenweise helle Narben der abgeschnittenen Wurzeln aufweisend, Bruch mehlig.[28] Darüber hinaus können nach den Vorschriften anderer Arzneibücher auch enthalten sein: Die Mutterknollen, die oben gelegentlich kurze Stengelreste tragen, 1 bis 3,5 cm dick, nach unten dünner werdend, 4 bis 10 cm lang, mit runzeliger Oberfläche und zahlreichen, dünnen Seitenwurzeln.[19]

Schnittdroge: Geschmack anfangs süßlich, dann kratzend und schließlich scharf würzig, geruchlos.
Außen schwarzbraune Knollenstückchen mit mehr oder weniger glatten, weißlichen bis grauweißen Bruchstellen und einzelnen Wurzelnarben. Mit der Lupe in Querschnittsansicht dünne, dunkelbraune primäre Rinde und dicke, weiße sekundäre Rinde, ein 5- bis 10strahliges sternförmiges Kambium und ein großes weiches Mark erkennbar.
Mikroskopisches Bild. Im Querschnitt des unteren Teils der Knolle ist ein großer zentraler Markteil mit sich außen anschließendem, durch viel Parenchym vom Markteil getrenntem primärem Holzkörper sichtbar. Das Kambium greift vor den Holzteilen weiter nach außen und läßt vor den primären Gefäßen große Gruppen sekundären Holzes entstehen, die sich keilförmig verbreiternd nach außen ziehen. In den dickeren Teilen der Knolle erkennt man vom primären Holz flügelartig nach außen gekehrte Gefäßgruppen. Später werden auch in den Einbuchtungen des Kambiums Holzteile gebildet.
Die Parenchymzellen des Marks und des Rindenparenchyms sind mit Stärke ausgefüllt. Im Längsschnitt sind Treppen- und Tüpfelgefäße sichtbar. Zwischen die Parenchymzellen der primären Rinde sind Steinzellen eingestreut, deren Wände stark verdickt, geschichtet und getüpfelt sind.[57]

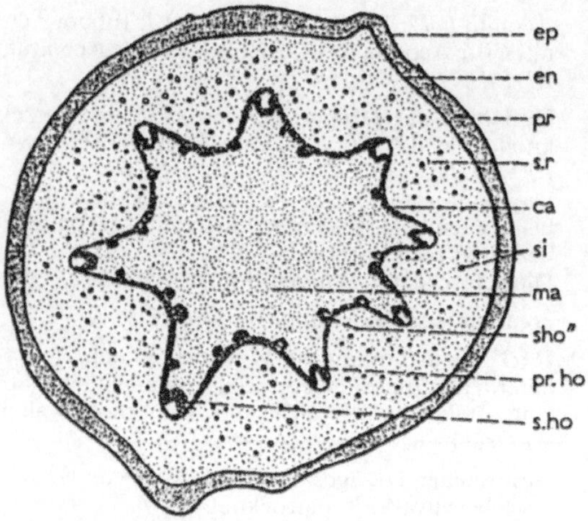

Querschnitt durch das obere Ende einer Aconitum-napellus-Knolle. *ep* Epidermis. *pr* primäre Rinde. *en* Endodermis. *s. r.* sekundäre Rinde. *si* Siebröhren. *ca* Kambium. *pr. ho* primärer Holzteil. *s. ho, sho"* sekundärer Holzteil. *ma* Mark.

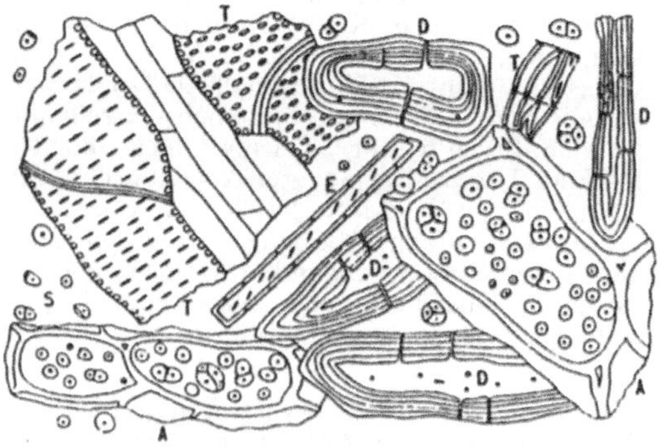

Pulver von Aconiti tuber. *A* Parenchymfetzen mit Stärke. *D* Steinzellen. *E* Stabzelle. *S* Stärke. *T* Gefäßstücke. Vergrößerung 220 ×.

Pulverdroge: Das grauweiße Pulver enthält viele Fetzen stärkehaltigen, getüpfelten Parenchyms mit einzelnen rundlichen, bis 18 µm, meistens um 8 bis 15 µm großen oder zu 2 bis 6 zusammengesetzten Stärkekörnern, gestreckte oder quadratische, gleichmäßig verdickte, getüpfelte Steinzellen, Bruchstücke der Treppen- und Tüpfelgefäße und dunkle Metadermfetzen.[28] Die anderen Monographien lassen einen geringen Anteil von Fasern mit dicker Wand und weitem Lumen zu, die aus den Stengelanteilen der Mutterknolle stammen.[19]

Verfälschungen/Verwechslungen: Als Verwechslungen kommen die Knollen anderer blaublühender Aconitum-Arten vor. Als Verfälschung zu betrachten sind die Knollen der gelbblühenden Arten *A. vulparia* L. und *A. anthora* L. Die Wurzeln von *A. vulparia* sind dünn, lang und verästelt, die von *A. anthora* sind dünn, walzenförmig und der Kambiumring ist linienförmig-strahlig mit abwechselnd langen und kurzen Strahlen. Die Knollen exotischer Arten, z. B. von *A. ferox* Wall., *A. deinorrhizum* Stapf, *A. balfourii* Stapf und *A. japonicum* L., sind größer und schwerer bzw. kleiner und heller als die von *A. napellus*. Eine sichere Unterscheidung ist nur mit phytochemischen Methoden möglich.

Minderqualitäten: Der Stengelanteil an der Mutterknolle sollte gering sein. Da nach älteren Untersuchungen der Alkaloidgehalt der Mutterknollen dem der Tochterknollen nicht nachstehen soll, sind die Droge des *EB 6* und Drogen der anderen Pharmakopöen als gleichwertig zu betrachten.

Inhaltsstoffe: Bisher wurden in den Knollen der verschiedenen Unterarten von *A. napellus* etwa 20 verschiedene Diterpenalkaloide nachgewiesen, z. T. den Charakter von Alkaminen besitzend, z. T. mehrfach verestert (s. *A. napellus*). Bei den meisten Unterarten dominiert in den Knollen Aconitin, lediglich bei *A. napellus* ssp. *fissurae* und *A. napellus* ssp. *superbum* überwiegt Mesaconitin.[56]

Zubereitungen: Aconiti tinctura (Eisenhuttinktur) 1:10, eingestellt auf einen Alkaloidgehalt von 0,045 bis 0,055 % *Hisp IX, Ned 6, EB 6.*

Identität: Wegen der Heterogenität der Art *A. napellus* und der Vielzahl von insbesondere aus Ostasien importierbaren Knollen anderer Aconitum-Arten ist eine sichere Identifizierung wichtig; sie ist aber anhand morphologisch-anatomischer Merkmale allein nicht möglich. Gefordert werden muß eine Droge, bei der Aconitin Hauptalkaloid ist. Wegen der Gleichartigkeit der Wirkungen von Aconitin und Mesaconitin sollten auch Drogen akzeptiert werden, die beide Alkaloide in ausgewogenem Verhältnis oder Mesaconitin als Hauptalkaloid enthalten.

Die Identitätsprüfung ist mit Hilfe der DC möglich: Etherischer Extr. der mit Ammoniaklsg. alkalisierten Droge, Aconitin als Standard, Kieselgel GF_{254} als Sorptionsmittel, FM Cyclohexan-Chloroform-Diethylamin (8 + 1 + 1), zweimalige Entwicklung, Betrachtung im UV bei 254 nm, Besprühen mit Iod-Rg./Salzsäure; der dunkle bzw. braune Aconitinfleck muß in seiner Größe etwa dem des Standards entsprechen *Helv VI.* Dabei ist zu beachten, daß das Aconitin des Handels häufig ein Gemisch aus Aconitin und Mesaconitin darstellt.[20]

Möglich ist auch ein Einsatz eines methanolischen Extr. aus der mit Ammoniaklsg. alkalisierten Droge, Kieselgel G als Sorptionsmittel, Toluol-Ethylacetat-Diethylamin (70 + 20 + 10) als FM und Dragendorffs Rg. zur Detektion.[21] Weitere Verfahren zur DC von Aconiti tuber s. Lit.[9,18,22,23] Die HPLC wurde zur Trennung von Aconitum-Alkaloiden ebenfalls eingesetzt.[24]

Reinheit: *Droge.*
- Aschegehalt: Nicht mehr als 5 % *Ital 7, Belg V, EB 6, BHP 83, BPC 63*; nicht mehr als 6 % *Ned 6, Hisp IX*; nicht mehr als 7 % *Helv VI.*
- Säureunlösliche Asche: Nicht mehr als 1,5 % *BHP 83, BPC 63.*
- Stengelanteile: Nicht mehr als 5 % *Ital 7, PI Ed I/1, BHP 83, BPC 63.*

Gehalt: Mindestgehalt an etherlöslichen Alkaloiden: 0,8% *Hisp IX*, *EB6*; 0,75% *Ned6*; 0,6% *Belg V*; 0,5% *PF VIII*, *BPC63*; 0,6%, davon mindestens 30% als Aconitin *Ital 7*, *PI Ed I/1*; 0,6%, davon mindestens 25% als Aconitin *Helv VI*.

Gehaltsbestimmung: Die meisten Arzneibücher nehmen eine Bestimmung des Gehaltes an etherlöslichen Alkaloiden vor. Dazu wird die Droge mit einem Gemisch von Ammoniaklsg. und Eth durch Schütteln extrahiert, ein abgemessener Teil der etherischen Schicht wird eingedampft, der Rückstand in EtOH gelöst und entweder die Lsg. mit Wasser versetzt und der Gehalt an Basen acidimetrisch bestimmt *Hisp IX*, *Ital 7*, *Helv VI*, *EB6* oder der Rückstand in Eth aufgenommen, die etherische Lsg. mit einer definierten Menge Säure geschüttelt und die nicht verbrauchte Säure zurücktitriert *Belg V*. Zur vollständigen Extraktion der Alkaloide kann auch mit einer Mischung von Eth und Chloroform perkoliert und anschließend mit einer definierten Säuremenge ausgeschüttelt und die nicht verbrauchte Säure zurücktitriert werden *PF VIII*, *BPC63*. Zur Aconitinbest. wird nach Abtrennung der Alkaloide und ihrer Hydrolyse durch Kochen unter Rückfluß mit KOH die freigesetzte Benzoesäure nach dem Ansäuern mit einem Gemisch aus Leichtpetroleum und Eth ausgeschüttelt und ihre Menge acidimetrisch bestimmt *PI Ed I/1*. Es ist auch möglich, die bei der Hydrolyse gebildete Benzoe- und Essigsäure durch Wasserdampfdestillation abzutrennen und acidimetrisch zu bestimmen.[2] Bei beiden Methoden werden natürlich auch die anderen Esteralkaloide mit erfaßt. Daher ist eine getrennte Best. der Alkaloide mit HPLC diesen klassischen Methoden vorzuziehen.[24] Auch eine photometrische Best. nach DC-Trennung durch Extinktionsmessung des Eluats bei 234 nm ist möglich.[23]

Wirkwertbestimmung: Versuche, den Wirkwert mit Hilfe der Ermittlung der Toxizität eines mit Wasser verdünnten ethanolischen Extr. aus der Droge an Meerschweinchen *NF X* oder Mäusen *PF VIII* im Vergleich zu einem Aconitinstandard bestimmen zu wollen, sind abzulehnen, da unsicher ist, ob Toxizität und therapeutische Wirkung korrelieren.

Lagerung: Vorsichtig, trocken, vor Licht und Insektenfraß geschützt *Ned6*, *PI Ed I/1*, *Helv VI*.

Stabilität: Aufbewahrung höchstens 1 Jahr *Helv VI*. Größte Vorsicht beim Pulvern der Droge, Atemschutz!

Wirkungen: Die Wirkung der Droge wird durch die Diesteralkaloide Aconitin, Mesaconitin und Hypaconitin bestimmt.
Pharmakologisch wurde Aconitin bisher am besten untersucht. Es erhöht die Permeabilität reizbarer Membranen für Natriumionen, verlängert den Na^+-Einstrom während des Aktionspotentials und verzögert die Repolarisation. Aconitin wirkt somit zuerst erregend, später lähmend auf sensible und motorische Nervenendigungen sowie auf das ZNS. Die durch Aconitin ausgelöste neuromuskuläre Blockade kann durch Tetrodotoxin aufgehoben werden. Die anderen Diesteralkaloide, z. B. Mesaconitin, Hypaconitin und Neopellin, haben qualitativ ähnliche Wirkung. Hypaconitin ist stärker wirksam als Aconitin. Die Wirkung ist am größten bei den Verbindungen mit zwei Estergruppierungen, einer Acetylgruppe am *C*-8 und einer Benzoylgruppe am *C*-14. Die Desacetylverbindungen besitzen nur etwa $^1/_{100}$ der Wirksamkeit. Die Aminoalkohole Aconin, Mesaconin und Hypaconin sind kaum noch aktiv. Für die Bindung an die Na^+-Kanäle und damit für die Wirkung soll besonders der Abstand zwischen dem Stickstoffatom und den Sauerstoffatomen am *C*-8, *C*-14 und *C*-16 entscheidend sein.[3,25]
Aconitin löst bei Applikation in geringen Dosen (0,01 mg/kg KG, s.c., Katze) Bradykardie und Hypotension (Bezold-Jarisch-Reflex), in höheren Dosen (0,1 mg/mL, isoliertes rechtes Meerschweinchenatrium) zunächst einen positiv inotropen Effekt, gefolgt von Tachykardie, Arrhythmien und schließlich Herzstillstand aus.[55] Beim Meerschweinchen treten zusätzliche Symptome wie Salivation, Diarrhoe, klonisch-tonische Krämpfe, Muskelschwäche und Dyspnoe auf. Einige der Effekte sind zentral bedingt und können auch durch intracerebroventriculäre Injektion ausgelöst werden.[45]
Mesaconitin, in geringerem Maße auch Aconitin und Hypaconitin, wirken im Tierversuch durch die Beeinflussung zentraler catecholaminerger Systeme außerdem analgetisch. Bei der Maus erhöht Mesaconitin (0,06 mg/kg KG, s.c., $^1/_4$ der LD_{50}) die Schmerzschwelle um den Faktor 1,5.[3,26] Auch antiphlogistische und antipyretische Effekte wurden nachgewiesen. Die Diester- und Monoesteralkaloide (0,5 mg/kg KG Aconitin, p.o., etwa $^1/_4$ der LD_{50}, 100 mg/kg KG Benzoylaconin, p.o.) verringern u.a. die durch Essigsäure ausgelöste Permeabilitätserhöhung am Mäuseperitoneum und die Herausbildung des durch Carrageenin induzierten Hinterpfotenödems bei der Maus.[27]
Bei lokaler Applikation auf die Haut oder Schleimhaut des Menschen lösen die Diesteralkaloide zunächst Erregung, spürbar durch ein Kribbeln und Brennen, sowie anschließend Anästhesie aus ("Anaesthesia dolorosa"). Systemische Anwendung der Alkaloide oder Drogenextrakte führt in therapeutischen Konzentrationen zu ähnlichen Effekten. Bei fiebernden Menschen ist eine antipyretische Wirkung sichtbar, bereits 0,05 mg p.o. können starke Schweißausbrüche auslösen. Das Herz wird in therapeutischen Dosen wenig beeinflußt, lediglich die Frequenz wird etwas reduziert; größere Dosen führen zu Bradykardie mit Blutdruckabfall. Die Atmung wird zunächst angeregt, später verlangsamt.[47]

Resorption: Die Diesteralkaloide werden gut durch die Schleimhaut, die Haut und vom Magen-Darm-Trakt aus aufgenommen.[47] Die Catecholamine sind bei peroraler Applikation ohne Wirkung.[29]

Verteilung: Die Verteilung der Diesteralkaloide erfolgt rasch, die Blut-Hirn-Schranke wird passiert.

Wirkungsverlauf: Schon einige Minuten nach peroraler Aufnahme bzw. Resorption durch die Haut oder Schleimhaut wird Wirkungseintritt beobachtet.

Elimination: Die Ausscheidung erfolgt über Nieren und Darm. Die Diester werden vermutlich zu den wenig wirksamen Alkaminen umgewandelt.[47]

Anwendungsgebiete: Angesichts der bereits bei therapeutischer Dosierung vorhandenen Risiken ist die Anwendung entsprechend den Empfehlungen der Kommission E am BGA nicht mehr vertretbar.[31] Zur in anderen Ländern und heute auch in Deutschland noch üblichen Anwendung s. Volkstümliche Anwendung/Andere Anwendungsgebiete.

Volkstümliche Anwendung und andere Anwendungsgebiete: Schmerzstillung bei Neuralgien, besonders bei Trigeminusneuralgie und Interkostalneuralgie, bei Myalgien, Muskel- und Gelenkrheumatismus, Entzündungen seröser Häute, Migräne, in Kombination mit Zubereitungen aus Colchici semen bei Gicht. Für eine Wirksamkeit bei neuralgischen Beschwerden gibt es Hinweise, bei den anderen Anwendungsgebieten ist die Wirksamkeit nicht belegt.[31]

Dosierung und Art der Anwendung: *Droge.* Die Droge selbst darf nicht verwendet werden.
Zubereitung. Zur innerlichen Anwendung. Aconiti tinctura, etwa 0,05% Gesamtalkaloid *Hisp IX, Ned 6, Helv VI, EB 6*, mittlere Einzelgabe 0,1 g, größte Einzelgabe 0,2 g, größte Tagesgabe 0,6 g; besser jedoch wegen der unbekannten Alkaloidzusammensetzung und der fehlenden Obergrenze des Alkaloidgehaltes standardisierte Präparate, beispielsweise 1 g Tr. entsprechend 0,5 mg Aconitin, 3mal tgl. 5 bis 10 Tr. verdünnt, oder Aconitin bzw. dessen Salze 0,1 bis 0,2 mg mehrmals tgl., max. 0,6 mg pro Tag, p. o.
Zur äußerlichen Anwendung. Aconiti tinctura zu Pinselungen 1:1 verdünnt, besser geeignet standardisierte Präparate in Salbenform, z. B. 1 g Salbe, 0,05 g Aconitin enthaltend.

Unerwünschte Wirkungen: Wegen der geringen therapeutischen Breite können Intoxikationserscheinungen bereits bei therapeutischen Dosen auftreten: Parästhesien, Erbrechen, Schwindel, Muskelkrämpfe, Hypothermie, Bradykardie, Herzrhythmusstörungen und zentrale Atemlähmung.[31]

Weitere medizinische Verwendung: Aconitin wird wegen seiner Eigenschaft, Herzarrhythmien auszulösen, in der experimentellen Pharmakologie eingesetzt.[61]

Tox. Inhaltsstoffe u. Prinzip: Träger der Toxizität von Aconiti tuber sind die Diesteralkaloide Aconitin, Mesaconitin und Hypaconitin.

Toxikokinetik: Die Diesteralkaloide werden durch die Haut, die Schleimhäute und im Magen-Darm-Trakt gut resorbiert und passieren die Blut-Hirn-Schranke. Die Aufnahme durch die unverletzte Haut bietet Gefahren beim Umgang mit der Pflanze, z. B. beim Spielen mit ihr durch Kinder.

Wirkungsmechanismus: Die Hemmung der Ansprechbarkeit reizbarer Zellen durch die Diesteralkaloide führt zu einer Blockade der Reizübertragung im peripheren und zentralen Bereich. Von toxikologischer Bedeutung ist darüber hinaus die Arrhythmien erzeugende Wirkung von Aconitin und einigen anderen Alkaloiden, für die vor allem der Substituent am *C*-4 wichtig ist.[3,61]

Akute Toxizität: *Mensch.* Erste Anzeichen der Vergiftung, die schon nach wenigen Minuten auftreten können, sind Parästhesien im Mund sowie an den Fingern und Zehen, die sich über die ganze Körperoberfläche ausbreiten und in ein Gefühl des Pelzigseins und der Empfindungslosigkeit der Haut übergehen. Die Körpertemperatur sinkt unter Schweißausbrüchen. Es kommt zu Übelkeit, übermäßiger Salivation, qualvollem Erbrechen, Durchfällen und Harnabgang. Die Atmung wird langsamer, schwächer und unregelmäßiger. Am Herzen kommt es zu Arrhythmie und Bradykardie, der Puls ist unregelmäßig, schwach und langsam, der Blutdruck ist erniedrigt. Sehstörungen, die sich beispielsweise im Gelb-Grün-Sehen äußern, und Ohrensausen treten auf. Anfängliche Miosis geht in Mydriasis über. Auffallend sind die starken Schmerzen. Der Tod tritt bei erhaltenem Bewußtsein meistens innerhalb von 6 h durch Herzversagen oder Atemlähmung ein. Bei Überstehen der Vergiftung bleiben keine Spätfolgen bestehen.[29]
Beispielhaft seien hier einige tödliche Vergiftungen mit Pflanzenteilen von *A. napellus* beschrieben.
Eine junge Frau grub im Dezember 1940 im verschneiten Garten versehentlich statt einer Meerrettichwurzel eine Knolle von *A. napellus* aus und benutzte sie nach dem Zerreiben zum Würzen einer Mehlschwitze. Ihr 61jähriger Vater, der reichlich von der damit zubereiteten Speise gegessen hatte, klagte etwa 1,5 h nach der Mahlzeit über Übelkeit und Erbrechen. Eine weitere halbe Stunde später verstarb er.[59]
1946 kam es in Dresden durch eine Verunreinigung von Imperatoriae radix mit etwa 15 % Aconiti radix zur Vergiftung von zwei Frauen, Mutter und Tochter. Sie tranken je 1 Tasse Tee, bereitet aus der verunreinigten Droge. Nach 30 min traten Kribbeln der Lippen und Frösteln auf, die Symptome waren 30 min später verschwunden. Am nächsten Tag wurde erneut Tee bereitet und getrunken. Es kam zu den gleichen Symptomen, zusätzlich zu Gliederschwere, Übelsein, Erbrechen. Die Tochter erholte sich rasch, die Mutter verstarb. Die vermutlich aufgenommene Menge, die den Tod der Frau verursachte, betrug etwa 0,3 g Aconiti tuber, etwa 1,5 mg Aconitin entsprechend (ca. 40 µg/kg KG).[30]
Ein 55jähriger Mann nahm als Mittel gegen Blutandrang 50 mL eines essigsauren Auszuges aus Aconiti tuber ein (etwa 4 mg Aconitin entsprechend). Beobachtete Symptome waren Krämpfe, Erbrechen und Übelkeit. Der Tod erfolgte durch "Erlahmung des Kreislaufes mit akuter schwerer Dilatation des Herzens".[60]

Toxikologische Daten: *LD-Werte.*
Aconitin, LD_{50}, Maus, i. v. 0,12 mg/kg KG, i. p. 0,38 mg/kg KG, s. c. 0,27 mg/kg KG, p. o. 1,8 mg/kg

KG; Ratte, i.v. 0,08 bis 0,14 mg/kg KG; Katze, i.v. 0,07 bis 0,13 mg/kg KG; für den Menschen geschätzte tödliche Dosis 1,5 bis 6 mg Aconitin.
Mesaconitin, LD_{50}, Maus, i.v. 0,1 bis 0,2 mg/kg KG, i.p. 0,21 mg/kg KG, s.c. 0,20 mg/kg KG, p.o. 1,9 mg/kg KG.
Hypaconitin, LD_{50}, Maus, i.v. 0,35 mg/kg KG, i.p. 1,1 mg/kg KG, s.c. 1,2 mg/kg KG, p.o. 5,8 mg/kg KG.
Benzoylaconin, LD_{50}, Maus, i.v. 23 mg/kg KG, i.p. 70 mg/kg KG.
Aconin, LD_{50}, Maus, i.v. 1.160 mg/kg KG; Katze, i.v. 400 mg/kg KG.
Aconiti tuber, geschätzte tödliche Dosis für den Menschen 1 bis 2 g. Ein Todesfall nach der vermutlichen Aufnahme von 0,3 g ist beschrieben.[3,4,30,45,64] *Pflanzengiftklassifizierung.* Für Aconitin, Mesaconitin, Hypaconitin extrem giftig, für die Droge hochgiftig.

Akute Vergiftung: *Erste Maßnahmen.* Falls nicht Spontanerbrechen besteht, eine Lsg. von 1 Eßlöffel Natriumsulfat in einem Glas warmen Wassers gelöst trinken und wieder erbrechen lassen, keine Emetika; als Nachgabe je 1 bis 2 Eßlöffel Natriumsulfat und Aktivkohle auf $^1/_4$ bis $^1/_2$ L Wasser. Warm halten, bei Atemlähmung künstliche Beatmung.[29]

Gesetzl. Best.: *Artenschutz.* Alle europäischen Aconitum-Arten (wildlebende Populationen) unterliegen dem Artenschutz gemäß BArtSchV, Anl. 1. *Apothekenpflicht.* Aconiti tuber und ihre Zubereitungen, ausgenommen zum äußeren Verbrauch in Salben, Aconitin, seine Salze und Derivate sowie deren Salze sind verschreibungs- und damit auch apothekenpflichtig.[6] Aconitin ist sehr giftig, Aconiti tuber giftig im Sinne der Gefahrstoffverordnung in Deutschland. *Offizielle Monographien.* Aufbereitungsmonographie der Kommission E am BGA "Aconitum napellus".[31]

Aconitum napellus hom. *HAB 1*

Synonyme: Aconitum.

Monographiesammlungen: Aconitum napellus *HAB 1*.

Definition der Droge: Frische, zu Beginn der Blütezeit gesammelte oberirdische Teile und Wurzelknollen.

Stammpflanzen: *Aconitum napellus* L.

Inhaltsstoffe: Fast alle phytochemischen Untersuchungen haben die Wurzel zum Gegenstand (s. *A. napellus*); vergleichende Untersuchungen über die Alkaloidzusammensetzung in Kraut und Wurzeln sind nicht bekannt, Ähnlichkeit des Alkaloidspektrums darf jedoch angenommen werden. Auch über die Alkaloidkonzentration in ober- und unterirdischen Teilen der Pflanze gibt es keine einheitliche Meinung:
- In den Wurzeln 0,03 % (während der Blüte) bis 0,9 % (vor der Blüte) bzw. in den Blättern 0,10 bis 0,18 %;[14]
- In den Wurzeln 0,35 % (während der Blüte) bis 0,28 % (vor der Blüte) bzw. in den Blättern 0,60 bis 1,98 %.[16]

Zubereitungen: Urtinktur und flüssige Verdünnungen nach *HAB 1*, Vorschrift 2a *HAB 1*. Eigenschaften: Die Urtinktur ist nach der Herstellung eine grünlich-gelbe, später bräunlich-gelbe Flüssigkeit von charakteristischem Geruch.
Darreichungsformen: Ab D 4: Flüssige Verdünnungen, Verreibungen, Tabletten, flüssige Verdünnungen zur Injektion; Streukügelchen ab D 2, Salben ab D 3.[48]

Identität: Versetzen eines getrockneten Fleckes der Urtinktur auf Filterpapier mit Ac_2O; nach dem Trocknen muß im UV bei 365 nm ein intensiv blau bis grünlichblau fluoreszierender Fleck sichtbar sein.
DC des etherlöslichen Anteils der vom EtOH befreiten, mit Ammoniaklsg. alkalisierten Urtinktur:
- Sorptionsmittel: Kieselgel HF_{154};
- Vergleichssubstanz: Chininhydrochlorid;
- FM: 1-Butanol-Eisessig-Wasser (68 + 16 + 16);
- Detektion: Direktauswertung im UV bei 254 nm und nach Besprühen mit einer Mischung von Natriumwismutiodidlsg., Eisessig und Ethylacetat und mit 0,1 N-Schwefelsäure Auswertung im Vis;
- Auswertung: Im UV 2 Flecke mit den Rst-Werten von 0,85 und 2,0, nach dem Besprühen orangeroter Fleck mit dem Rst-Wert 0,8 bis 0,9.

Reinheit: *Urtinktur.*
- Rel. Dichte: 0,930 bis 0,942.
- Trockenrückstand: Mindestens 2,0 %.

Gehalt: *Urtinktur.* 0,055 bis 0,075 % Alkaloide, berechnet als Aconitin.

Gehaltsbestimmung: Best. der chloroformlöslichen Alkaloide der Urtinktur durch Abdampfen des EtOH, Versetzen mit Ammoniaklsg. und Ausschütteln mit Chloroform, Abtrennung eines aliquoten Teiles des Chloroforms, Einengen, Schütteln mit einer definierten Säuremenge, völliges Verdampfen des Chloroforms und Rücktitration der nicht gebundenen Säuremenge.

Lagerung: *Urtinktur.* Vorsichtig und vor Licht geschützt.

Anwendungsgebiete: Die Anwendungsgebiete entsprechen dem homöopathischen Arzneimittelbild. Dazu gehören hochakute entzündliche Erkrankungen, schmerzhafte Nervenerkrankungen, hochakute Herzsensationen mit Angstzuständen.[48]

Dosierung und Art der Anwendung: Bei akuten Zuständen häufige Anwendung alle halbe bis ganze Stunde je 5 Tr. oder 1 Tablette oder 10 Streukügelchen oder 1 Messerspitze Verreibung einnehmen; parenteral 1 bis 2 mL bis zu 3mal täglich s.c. injizieren; Salben 1- bis 2mal täglich auftragen. Bei chron. Verlaufsformen 1- bis 3mal täglich 5 Tr. oder 1 Tablette oder 10 Streukügelchen oder 1 Messerspitze Verreibung einnehmen; parenteral 1 bis 2 mL pro Tag s.c. injizieren; Salben 1- bis 2mal täglich auftragen.[48]

Die Einzelhöchstdosis von Aconitin beträgt 0,0002 g. Die Tageshöchstdosis von Aconitin beträgt 0,0005 g.[48]

Unerwünschte Wirkungen: Nicht bekannt.
Hinweis: Es können vorübergehend Erstverschlimmerungen vorkommen, die jedoch unbedenklich sind.[48]

Gegenanzeigen/Anwendungsbeschr.: Nicht bekannt.[48]

Wechselwirkungen: Nicht bekannt.[48]

Gesetzl. Best.: *Verschreibungspflicht.* Verschreibungspflichtig bis einschließlich D3. *Offizielle Monographien.* Aufbereitungsmonographie der Komission D am BGA "Aconitum napellus".[48]

Aconitum napellus Rh hom. *HAB 1*

Synonyme: Aconitum Rh.

Monographiesammlungen: Aconitum napellus Rh *HAB 1.*

Definition der Droge: Frische, zu Beginn der Blütezeit gesammelte oberirdische Teile und Wurzelknollen.

Stammpflanzen: *Aconitum napellus* L.

Zubereitungen: Urtinktur und flüssige Verdünnungen nach *HAB 1*, Vorschrift 21. Eigenschaften: Die Urtinktur ist eine braune bis dunkelbraune Flüssigkeit mit schwach säuerlichem Geruch.

Identität: Tüpfelreaktion s. Aconitum napellus hom. *HAB 1.*
DC des etherlöslichen Anteils der vom EtOH befreiten, mit Ammoniaklsg. alkalisierten Urtinktur:
- Sorptionsmittel: Kieselgel HF_{254};
- Vergleichssubstanzen: Chininhydrochlorid, Atropinsulfat und Vanillin;
- FM: 1-Butanol-Eisessig-Wasser (68 + 16 + 16);
- Detektion: Direktauswertung im UV bei 254 nm und nach Besprühen mit einer Mischung von Natriumwismutiodidlsg., Eisessig und Ethylacetat und mit 0,1 N-Schwefelsäure Auswertung im Vis. Auswertung: Im UV auf dem Vergleichschromatogramm an der Grenze vom unteren zum mittleren Drittel des Rf-Bereiches bläulicher Fleck des Chinins und im oberen Drittel dunkler Fleck des Vanillins, auf dem Chromatogramm der Untersuchungslösung oberhalb und unterhalb des Chininfleckes je ein dunkler Fleck und ein weiterer dunkler Fleck in der Höhe des Vanillins; nach dem Besprühen des Vergleichschromatogramms wird im unteren Drittel der orangerote Fleck des Atropins und an der Grenze vom unteren zum mittleren Drittel der Fleck des Chinins sichtbar, das Chromatogramm der Untersuchungslösung zeigt einen Fleck zwischen Atropin und Chinin und einen weiteren dicht oberhalb des Chinins.

Reinheit: *Urtinktur.*
- Rel. Dichte: 1,015 bis 1,045.
- Trockenrückstand: Mindestens 5,0 %.

Gehalt: *Urtinktur.* 0,09 bis 0,18 % Alkaloide, berechnet als Aconitin.

Gehaltsbestimmung: s. Aconitum napellus hom. *HAB 1.*

Lagerung: *Urtinktur.* Vorsichtig, vor Licht geschützt und dicht verschlossen.

Gesetzl. Best.: *Verschreibungspflicht.* Verschreibungspflichtig bis einschließlich D 3.

Aconitum napellus e radice hom. *HAB 34*

Monographiesammlungen: Aconitum napellus e radice *HAB 34.*

Definition der Droge: Frische Wurzelknollen mit den Wurzeln.

Stammpflanzen: *Aconitum napellus* L.

Zubereitungen: Urtinktur nach § 2 *HAB 34.* Eigenschaften: Die Urtinktur ist von goldgelber Farbe, angenehmem Geruch und bitterem, kratzendem Geschmack.

Gehalt: *Urtinktur.* Arzneigehalt $^1/_2$.

Lagerung: Urtinktur, 1., 2. und 3. Dezimalpotenz sind vorsichtig zu lagern.

Anwendungsgebiete: Die Anwendungsgebiete sind nicht ausreichend belegt.[5]

Unerwünschte Wirkungen: Bei oraler Anwendung ab D4: Nicht bekannt.[5]
Bei parenteraler Anwendung ab D6: Nicht bekannt.[5]

Gesetzl. Best.: *Verschreibungspflicht.* Verschreibungspflichtig bis einschließlich D 3. *Offizielle Monographien.* Aufbereitungsmonographie der Kommission D am BGA "Aconitum napellus e radice".[5]

Aconitum napellus hom. *PFX*

Synonyme: Aconitum.

Monographiesammlungen: Aconitum napellus pour préparations homéopathiques *PFX.*

Definition der Droge: Frische, am Ende der Blütezeit gesammelte ganze Pflanze einschließlich der Wurzeln.

Stammpflanzen: *Aconitum napellus* L.

Zubereitungen: Urtinktur nach der Monographie "Préparations Homéopathiques" *PFX.* Eigenschaften: Die Urtinktur ist braun gefärbt, hat einen aromatischen Geruch und einen prickelnden Geschmack.

Identität: Tüpfelreaktion s. Aconitum napellus hom. *HAB 1.*
Eindampfen von 1 mL der Urtinktur und Benetzen des Rückstandes mit verd. Salzsäure und alkalischer Kaliumquecksilberiodidlsg. (Neßlers Rg.) ergibt einen weißlichen Niederschlag.

DC:
- Sorptionsmittel: Kieselgel G;
- FM: 1-Butanol-Eisessig-Wasser (40 + 10 + 10);
- 1. Chromatogramm: Auftragen der Urtinktur, Betrachten bei 365 nm, 2 blaue fluoreszierende Banden mit Rf = 0,50 und 0,80 und einer mehr oder weniger intensiven roten Bande nahe Rf = 0,95 sichtbar;
- 2. Chromatogramm: Auftragen der mit Chloroform aus ammoniakalischer Lsg. ausgeschüttelten, in MeOH gelösten Fraktion, Aconitin als Vergleichssubstanz, Besprühen mit Dragendorffs Rg., Auftreten von einer orangefarbenen Bande bei Rf = 0,50 auf dem Chromatogramm der Vergleichslösung (Aconitin) und von 5 orangefarbenen Banden im Rf-Bereich 0,05 bis 0,60, von denen eine mit der Bande des Aconitins korrespondieren muß.

Reinheit: *Urtinktur.* Trockenrückstand mindestens 1,5 %, EtOH-Gehalt zwischen 40 und 50 %.

Gehalt: *Urtinktur.* 0,025 bis 0,04 % Alkaloide, berechnet als Aconitin.

Gehaltsbestimmung: Abdampfen des EtOH von 100 g der Urtinktur im Vak., Rückstand in verdünnter Schwefelsäure lösen, mit Ammoniaklsg. alkalisieren, mit Chloroform ausschütteln, Chloroformphase mit Wasser waschen, im Vak. eindampfen, Eth zum Rückstand zufügen, Eth abdampfen, Rückstand 1 h bei 60 °C belassen, in 0,02 N-Schwefelsäure lösen und mit 0,02 N-Natronlauge mit Methylrot als Indikator titrieren.

Lagerung: Die Urtinktur darf nur bis 1 Jahr nach der letzten Prüfung und nur 5 Jahre nach der Herstellung verwendet werden.

Aconitum e radice hom. *HPUS 78*

Synonyme: Aconite root.

Monographiesammlungen: Aconitum e radice *HPUS 78.*

Definition der Droge: Die getrocknete, gepulverte Wurzel.

Stammpflanzen: *Aconitum napellus* L.

Zubereitungen: *Urtinktur.* Herstellung: Zu 100 g fein gepulverter Wurzel (Sieb 60 meshes/inch) gibt man ausreichend Alkohol 94,9 % (*V/V*) zur Bereitung von 1.000 mL Urtinktur durch Perkolation.
Dilutionen. D 2 (2 ×) und höher mit Alkohol 88 % (*V/V*).
Medikationen. D 2 (2 ×) und höher.
Verreibungen. D 1 (1 ×) und höher.

Gehalt: *Urtinktur.* Arzneigehalt $^1/_{10}$.

Aconitum napellus hom. *HPUS 78*

Synonyme: Aconite.

Monographiesammlungen: Aconitum napellus *HPUS 78.*

Definition der Droge: Frische, zu Beginn der Blütezeit gesammelte ganze Pflanze mit der Wurzel.

Stammpflanzen: *Aconitum napellus* L.

Zubereitungen: *Urtinktur.* Zu einer feuchten Pflanzenmasse, bestehend aus 100 g Festanteil und 350 mL Pflanzensaft, gibt man 683 mL Alkohol 94,9 % (*V/V*) zur Bereitung von 1.000 mL Urtinktur.
Dilutionen. D 2 (2 ×) enthält 1 Teil Urtinktur, 2 Teile dest. Wasser und 7 Teile Alkohol; D 3 (3 ×) und höher mit Alkohol 88 % (*V/V*).
Medikationen. D 3 (3 ×) und höher.

Gehalt: *Urtinktur.* Arzneigehalt $^1/_{10}$.

Aconitum vulparia Rchb.

Synonyme: *A. lycoctonum* auct. pl. non L.

Sonstige Bezeichnungen: Dt.: Fuchseisenhut, Gelber Eisenhut, Gelbe Gelstern, Helmchrut, Hundstod, Wolfs-Eisenhut, Wolfswurz; engl.: Yellow wolf's bane; frz.: Aconit tue-loup, Cappe de moine, Étrangle loup, Herbe au loup; it.: Erba della volpe, Luparia, Strozzalupo.

Systematik: Die Art ist sehr veränderlich; in Mitteleuropa kommen mehrere Unterarten vor, in Deutschland jedoch nur *A. vulparia* ssp. *vulparia.*[37,58]

Botanische Beschreibung: Ausdauernde, 50 bis 150 cm hoch werdende Pflanze mit schief walzlichem, oft ästigem Wurzelstock; Stengel aufrecht, unten spärlich, oben dichter kurzhaarig; Laubblätter handförmig, 5- bis 7spaltig, Abschnitte im Umriß rhomboid, Unterseite fast immer behaart, die unteren lang gestielt; Blüten blaßgelb, Helm walzlich, aufrecht, an der Spitze meistens etwas aufgeblasen, gewöhnlich 15 bis 20 mm hoch und 5 bis 8 mm breit, Stiel der Honigblätter aufrecht, gerade, ihr Sporn schlank, schneckenförmig eingerollt; Balgkapsel kahl, aufrecht, Samen stumpf dreikantig, schwärzlich, mit unregelmäßig gewellten, gleichfarbigen Lamellen besetzt; Blütezeit Juni und Juli.[58]

Verwechslungen: Im Gebiet auf Grund der handförmigen Blätter mit breiten Zipfeln von den ebenfalls gelb blühenden Arten *A. ranunculifolium* Rchb. und *A. anthora* L. zu unterscheiden.[58]

Inhaltsstoffe: Gehalt an Diterpenalkaloiden etwa 1 %, hauptsächlich Lycaconitin und Lycoctonin,[53] weiter das Isochinolinalkaloid Magnoflorin.[42]

Verbreitung: In Süd- und Mitteleuropa, fehlt jedoch in Norddeutschland und Sachsen, im Norden Rußlands bis nach Sibirien, in China und im Himalaya-Gebiet; in montanen laubholzreichen, lichten, feuchten Wäldern, Gebüschen, Schluchten, auf Holzschlägen und Geröllhalden; kalkliebend.[37,58]

Drogen: Aconitum lycoctonum hom. *HAB 34*.

Aconitum lycoctonum hom. *HAB 34*

Monographiesammlungen: Aconitum lycoctonum *HAB 34*.

Definition der Droge: Frisches, zur Zeit der beginnenden Blüte gesammeltes Kraut.

Stammpflanzen: *Aconitum vulparia* RCHB.

Zubereitungen: Urtinktur und flüssige Verdünnungen nach *HAB 1*, Vorschrift 2a.
Eigenschaften: Die Urtinktur ist von brauner Farbe, aromatischem Geruch und bitterem, brennendem scharfem Geschmack *HAB 34*.
Darreichungsformen: Ab D 4: Flüssige Verdünnungen, Verreibungen, Tabletten und flüssige Verdünnungen zur Injektion; Streukügelchen ab D 2.[52]

Gehalt: *Urtinktur.* Arzneigehalt $^1/_2$.

Lagerung: Urtinktur, 1., 2. und 3. Dezimalpotenz sind vorsichtig zu lagern.

Anwendungsgebiete: Die Anwendungsgebiete entsprechend dem homöopathischen Arzneimittelbild. Dazu gehört Lymphdrüsenentzündung.[52]

Dosierung und Art der Anwendung: Bei akuten Zuständen häufige Anwendung alle halbe bis ganze Stunde je 5 Tr. oder 1 Tablette oder 10 Streukügelchen oder 1 Messerspitze Verreibung einnehmen; parenteral 1 bis 2 mL bis zu 3mal täglich s. c. injizieren. Bei chron. Verlaufsformen 1- bis 3mal täglich 5 Tr. oder 1 Tablette oder 10 Streukügelchen oder 1 Messerspitze Verreibung einnehmen; parenteral 1 bis 2 mL pro Tag s. c. injizieren.[52]

Unerwünschte Wirkungen: Nicht bekannt.
Hinweis: Es können vorübergehend Erstverschlimmerungen vorkommen, die jedoch unbedenklich sind.[52]

Gegenanzeigen/Anwendungsbeschr.: Nicht bekannt.[52]

Wechselwirkungen: Nicht bekannt.[52]

Gesetzl. Best.: *Artenschutz.* Alle europäischen Aconitum-Arten (wildlebende Populationen) unterliegen dem Artenschutz gemäß BArtSchV, Anl. 1. *Verschreibungspflicht.* Verschreibungspflichtig bis einschließlich D 3. *Offizielle Monographien.* Aufbereitungsmonographie der Kommission D am BGA "Aconitum lycoctonum".[52]

1. Hikino H, Yamada C, Nakamura K, Sato H, Ohizumi Y, Endo K (1977) Yakugaku Zasshi 97:359–366
2. Mori T, Ohsawa T, Murayama M, Bando H, Wada K, Amiaya T (1989) Heterocycles 29:873–885
3. Kimura M, Muroi M, Kimura I, Sakai S, Kitagawa I 81988) Japan J Pharmacol 48:290–299
4. Teuscher E, Lindequist U (1991) Biogene Gifte, Fischer, 2. Aufl., Stuttgart, im Druck
5. BAz Nr. 199a vom 20.10.1989
6. Bundesgesetzblatt vom 5.9.1990, S. 1.866
7. Seitz W (1969) Feddes Repertorium 80:1–76
8. Seitz W (1970) Taxon 19:904
9. Katz A, Staehlin E (1979) Pharm Acta Helv 54:253–265
10. Tome F, Colombo ML, Bravin M (1988) 36. Ann Congr Med Plant Res Freiburg, Abstracts, S. 55
11. Hikino H, Kuroiwa Y, Konno (1984) J Nat Prod 47:190–191
12. Boit HG (1961) Ergebnisse der Alkaloidchemie bis 1960, Akademie Verlag, Berlin, S. 851–905
13. de la Fuente G, Reina M, Valencia E (1989) Heterocycles 29:1.577–1.582
14. Faugeras G, Paris R (1960) Ann Pharm Fr 18:474–480
15. Colombo ML, Bravin M, Tome F (1988) 36. Ann Congr Med Plant Res Freiburg, Abstracts, S. 56
16. Madaus G, Schindler H (1938) Arch Pharm 276:280–290
17. Tome F, Colombo ML (1987) Essenze Deriv Agrum 57:65–73
18. Katz A, Rudin HP, Staehlin E (1987) Pharm Acta Helv 62:216–220
19. Helv VI, 1463–1464
20. Katz A (1989) J Nat Prod 52:430–432
21. Katz A, Staehlin E (1979) Pharm Acta Helv 54:189–190
22. Wagner H, Bladt S, Zgainski EM (1983) Drogenanalyse, Springer-Verlag, Berlin Heidelberg New York, S. 84–85
23. Fischer R, Weixlbaumer H (1965) Pharm Zentralhalle 104:298–301
24. Hikino H, Konno C, Watanabe H, Ishikawa O (1981) J Chromatogr 211:123–128
25. Honerjäger P, Meissner A (1983) Naunyn-Schmiedeberg's Arch Pharmacol 322:49–58
26. Hikino H, Ito T, Yamada C, Sato H, Konno Ch, Ohizumi Y (1979) J Pharm Dyn 2:78–83
27. Hikino H, Konno C, Takata H, Yamada Y, Yamada C, Ohizumi Y, Sugio K, Fujimura H (1980) J Pharmacobiodyn Tokyo 10:514–525
28. EB 6, 503–504
29. Ludewig R, Lohs KH (1988) Akute Vergiftungen, Fischer, Jena, S. 19–21
30. Wendel H (1947) Klin Wochenschr 24/25:688–691
31. BAz Nr. 193 und 193a vom 15.10.1987
32. Pelletier SW, Page SW (1984) Nat Prod Rep 47:375–386
33. Hikino H, Kobayashi M, Suzuki Y, Konno C (1989) J Ethnopharmacol 25:295–304
34. Pelletier SW, Page SW (1983) Alkaloids 13:281–307
35. Hikino H, Kuroiwa Y, Konno C (1983) J Nat Prod 46:178–182
36. Stöger EA, Friedl F (1991) Arzneibuch der chinesischen Medizin, 2. Aufl., Deutscher Apotheker Verlag, Stuttgart
37. Rothmaler W (1988) Exkursionsflora, Bd. 4, Kritischer Band, Volk und Wissen, Berlin
38. Klásek A, Simánek V, Šantavy F (1972) Lloydia 35:55–60
39. Kitagawa I, Yoshikawa M, Chen ZL, Kobayashi K (1982) Chem Pharm Bull 30:758–762
40. Ren-Sheng X, Qiao-Zhen Z, Yu-Yuan X (1985) J Ethnopharmacol 14:223–253
41. Wang BY, Yu GR, Zheng DS (1982) Acta Pharmacol Sinica 2:112–117

42. Nijland MM (1963) Pharm Weekblad 98:623
43. Purushothaman KK, Chandrasekharan S (1974) Phytochemistry 13:1.975–1.977
44. Goris A, Métin M (1925) C R Acad Sci 180:968
45. Benn MH, Jacyno JM (1983) Alkaloids 1:153–210
46. Hikino H, Sato H, Yamada C, Konno C, Ohizumi Y, Endo K (1979) Yakugaku Zasshi 99:252–263
47. Matthies H (1985) Pharmakologie des protektiven Systems. In: Markwardt F, Matthies H, Oelssner W (Hrsg.) Medizinische Pharmakologie, Georg Thieme, Leipzig, S. 357
48. BAz Nr. 190a vom 10.10.1985
49. Konno C, Shirasaka M, Hikino H (1979) Planta Med 35:150–155
50. Hikino H, Murakami M, Konno C, Watanabe H (1983) Planta Med 48:67–71
51. BAz Nr. 66a vom 7.4.1989
52. BAz Nr. 108a vom 19.6.1986
53. Hag, Bd. II, S. 1.066–1.079
54. HAB 34, S. 43–46
55. Bisset NG (1981) J Ethnopharmacol 4:247–336
56. Hgn, Bd. 9, S. 322
57. Karsten G, Weber U, Stahl E (1962) Lehrbuch der Pharmakognosie für Hochschulen, 9. Aufl., Gustav Fischer, Jena, S. 157–162
58. Heg, Bd. III/3, S. 152–177
59. Kalbfleisch HH (1944) Sammlung von Vergiftungsfällen 13:17–20
60. Fühner H (1931) Sammlung von Vergiftungsfällen 2:123–124
61. Schmidt RF (1960) Pflügers Arch 271:526–536
62. Pelletier SW, Mody NV (1980) J Nat Prod 43:41–71
63. Yuanlong Z, Renhong Z (1982) Heterocycles 17:607–614
64. Man, Bd. 34, S. 95–179

ET

Acronychia

HN: 2007300

Familie: Rutaceae.

Unterfamilie: Toddalioideae.

Tribus: Toddalieae.
Nach neueren Erkenntnissen wird für die Gattung Acronychia FORSTER et G. FORSTER eine eigenständige Tribus gefordert, die in die Unterfamilie der Rutoideae eingeordnet wird.[4,33]

Subtribus: Toddaliinae.

Gattungsgliederung: 46 Arten, von denen 2 Arten in ihrer Stellung umstritten sind;[14,33] *Acronychia baueri* wird als nicht zugehörig zur Gattung angesehen.[33]

Gattungsmerkmale: Bäume und Sträucher, selten Lianen mit meist wechselständiger Beblätterung; Blätter meist ungeteilt, selten dreiteilig, Blattspreite deutlich vom Stiel abgegliedert, fiedernervig, durch Ölbehälter durchscheinend punktiert; kleine, vierzählige, zwittrige Blüten in achsel- oder endständigen Rispen, zusammengesetzten Trugdolden oder Büscheln; Kelchblätter breit dreieckig, frei oder bis zur Mitte verwachsen; Blütenblätter länglich bis länglich-eiförmig, weiß, gelblichweiß oder gelb, abstehend oder zurückgebogen. Staubblätter 8, am Grunde des kegelförmigen oder säulenförmigen Gynophors, der innere Staubblattkreis oft kleiner oder gelegentlich fehlend. Filamente flach, sich nach oben verschmälernd, an der Basis dicht behaart, drüsig und später zurückgeschlagen. Fruchtknoten oberständig, oft filzig, vierfächerig, in jedem Fach mit 2 übereinander stehenden Samen. Griffel endständig, gedreht, etwa doppelt so lang wie der Fruchtknoten, mit kopfförmiger, vierlappiger Narbe. Früchte steinfruchtartig mit halbfleischigem, schwammigem Epicarp, das krustenartig bis holzig eintrocknet und einem knorpeligem bis pergamentartigem Endocarp; geschlossen oder fachspaltig, mehr oder weniger vierkantig oder vierlappig. Samen schmal elliptisch, etwas gebogen, matt bis glänzend, glatt bis gerunzelt, mit fleischigem Endosperm, geradem Embryo mit flachen Kotyledonen.[1,2,34]

Verbreitung: Vom Osten Indiens über Südwestchina und Taiwan, das südöstliche Malaysia, die Salomon-Inseln, New Caledonia bis zum Süden und Osten Australiens; 6 Arten sind endemisch in Australien, eine ist endemisch in New Caledonia.[3,33]

Inhaltsstoffgruppen: Acridonalkaloide, wie z. B. Acronycin, Melicopin; Furochinolinalkaloide, wie z. B. Skimmianin, Kokusaginin, Acronycidin; prenylierte Phloroglucinderivate, wie z. B. Acronylin, Acroveston; Triterpene, wie z. B. Bauerenol; ätherisches Öl.[5-7,28,33]

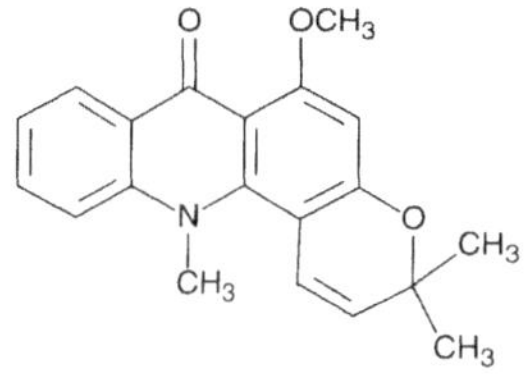

Acronycin

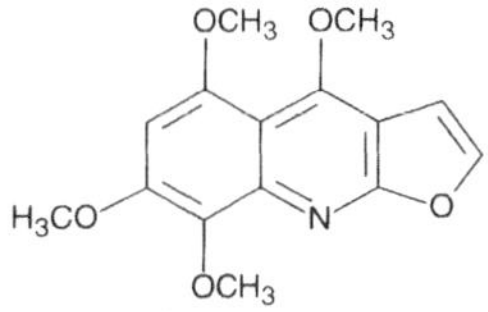

Acronycidin

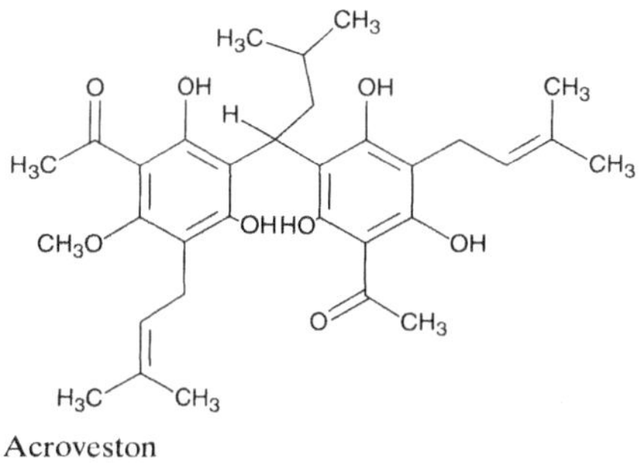

Acroveston

Drogenliefernde Arten: *Acronychia pedunculata*: Acronychia-pedunculata-Blätter, Acronychia-pedunculata-Holz, Acronychia-pedunculata-Rinde, Acronychia-pedunculata-Wurzelrinde.
Acronychia baueri: In Blättern und der Rinde der australischen *A. baueri* SCHOTT (Syn. *Bauerella australiana* BORZI[3]) wurde das Acridonalkaloid Acronycin aufgefunden,[6,7] für das in verschiedenen Tumormodellen eine Antitumorwirkung beschrieben wird.[3,10–12]
Acronycin erwies sich als mutagen[29] und bei Ratten als tumorigen[30]. Die blutdrucksenkende und Zentralnervensystem-dämpfende Wirkung von Rindenextrakten beruht auf den Acridonalkaloiden Acronycin, Acronycidin und Melicopidin.[13] Drogen liefert diese Art nicht.

Acronychia pedunculata (L.) MIQ.

Synonyme: *Acronychia apiculata* MIQ., *A. arborea* BL., *A. barberi* GAMBLE, *A. elliptica* MERR. et PERRÝ, *A. lanceolata* (LOUR.) FORST. ex CREVOST et LEMARIÉ, *A. laurifolia* BL., *A. resinosa* FORST. ex CREVOST et LEMARIÉ, *Clausena simplicifolia* DALZELL, *Cyminosma ankenda* GAERTN., *C. pedunculata* (L.) ROXB., *C. resinosa* DC., *Dorrienia malabarica* DENNST., *Gela lanceolata* LOUR., *Jambolifera arborea* (BL.) ZOLL. et MOR., *J. pedunculata* L., *J. rezinosa* LOUR., *Laxmannia ankenda* (GAERTN.) RAEUSCHEL, *Melicope conferta* BLANCO, *Selas lanceolatum* (LOUR.) SPRENG.[14]
Die Namensverwirrung ist zum Teil darauf zurückzuführen, daß Linneus die Trivialnamen von Jambolifera und Myrtus verwechselte.[14,33]

Sonstige Bezeichnungen: Assam.: Loajan; China: Sha tang mu, Chiang-chen-hsiang, Jiang-Zhen-Xiang; Nepal.: Paowlay; Sri Lanka und Indien (Tamil): Mutta-nari.

Botanische Beschreibung: Kleiner Baum oder Strauch, mit Ausnahme der jungen Sprosse und der Infloreszenz unbehaart, Blätter wechselständig, in der Form variabel, Blattspreite der Blätter bzw. Teilblätter dünn, fest, glatt, in der Form elliptisch, länglich oder lanzettlich, 3,5 bis 24,5 cm lang und 2 bis 8,5 cm breit, mit stumpfer oder bis etwa 2 cm langer zugespitzter Spitze, Fiedernervatur mit 7 bis 14 Seitennerven; Blattrand ganzrandig bis wellig. Blüten in lang-gestielten, mit Hochblättern versehenen achselständigen Rispen; Blüten vierzählig, 2 bis 12 mm lang gestielt, 4 bis 12 mm groß; Kelchblätter 0,6 bis 1,5 mm, dreieckig bis breitrundlich; Blütenblätter gelblichweiß, schmal, stumpf, außen behaart; Staubblätter 8, fadenförmig, behaart; Fruchtknoten oberständig, dicht wollig behaart, Diskus glatt bis behaart, 1 bis 2 mm breit und 0,5 bis 1 mm hoch; Frucht weiß bis gelblich, beim Trocknen schwarz werdend, steinfruchtartig, vierfächerig, elliptisch mit einem Durchmesser von 1 bis 5 cm. Samen rötlich-schwarz bis schwarz, 3 bis 7 mm lang.[1,2,14]

Inhaltsstoffe: *A. penduculata* zeigt je nach Herkunft ein unterschiedliches Inhaltsstoffmuster:
An Furochinolinalkaloiden wurde in Pflanzen aus Sri Lanka in den Blättern 0,1 % Skimmianin und 0,05 % Evolitrin im Holz gefunden.[16] In Blättern, Früchten und Stämmen von Pflanzen aus Hongkong wurden Kokusaginin (0,0075 %), Skimmianin (0,0035 %) und ein Isofurochinolinalkaloid gefunden.[15] Pflanzen aus Madras/Indien enthielten keine Furochinoline aber prenylierte Phloroglucinderivate in Rinde und Wurzelrinde.[17,18] Ob es sich hierbei um Chemovarietäten der Art *A. pedunculata* handelt, kann derzeit nicht beantwortet werden; hierzu sind weitere phytochemische Untersuchungen notwendig. Vorkommen von Acridonen ist nicht dokumentiert.

Verbreitung: Hongkong, Indien, Sri Lanka, Thailand, Indonesien, Indomalayischer Raum, Südchina, als einzige heimische Art des nördlichen Taiwans in Wäldern niederer Höhenlagen.[1,2,21]

Drogen: Acronychia-pedunculata-Blätter, Acronychia-pedunculata-Holz, Acronychia-pedunculata-Rinde, Acronychia-pedunculata-Wurzelrinde.

Acronychia-pedunculata-Blätter

Definition der Droge: Die getrockneten Blätter.

Stammpflanzen: Acronychia pedunculata (L.) MIQ.

Schnittdroge: *Mikroskopisches Bild.* Die bifazialen, hypostomatischen Blätter haben auf der Oberseite eine doppelte Epidermis, die aus geradwandigen, dünnwandigen, isodiametrischen, meist pentagonalen Zellen bestehen. Die 2. Schicht weist eckenkollenchymartige Verstärkungen auf. Das Palisadenparenchym ist einschichtig, das Schwammparenchym 9 bis 10 Schichten stark. Die Zellen der einschichtigen, unteren Epidermis gleichen der oberen Epidermis. Ferner sind vereinzelt einfache, einzellige Haare vorhanden. Die Stomata sind anomocytisch bis anisocytisch. Rundliche Ölbehälter befinden sich in reichlicher Zahl im Mesophyll.[33]

Inhaltsstoffe: *Furochinolinalkaloide.* Skimmianin (bis 0,1 %), Kokusaginin (bis 0,0075 %).[15,16] Neuere Daten geben 0,013 % Kokusaginin, 0,0005 % Skimmianin und 0,0004 % 5,8-Dimethoxyisodictamnin an.[33]
Das ätherische Öl setzt sich zusammen aus den Hauptkomponenten α-Pinen, β-Pinen, Limonen, Cymen, 2-Nonanon, α-Ylangen, Eremophilen.[33]

Gehaltsbestimmung: Der Gehalt an Furochinolinalkaloiden kann sowohl mittels HPLC[31,33] als auch mittels GC[31,32] ermittelt werden.

Wirkungen: Eine nicht näher identifizierte quaternäre Alkaloidfraktion aus den Blättern hatte bei Ratten und Mäusen bei i.p. Gabe eine zentraldämpfende Aktivität. Beobachtet wurde eine verringerte Aktivität im Verhaltenstest, eine Wirkungsverlängerung einer Phenobarbitalnarkose, eine amphetaminantagonistische Wirkung, eine Hemmung des Krampfpotentials bei elektrischer Reizung, eine antagonistische Wirkung bei harmininduziertem Tremor bei Mäusen.[22] Reproduzierbare Angaben zur Dosis fehlen.

Volkstümliche Anwendung und andere Anwendungsgebiete: In der chinesischen Medizin werden die Blätter bei Diarrhoe, Husten, Asthma, Geschwüren, Hautjucken, Schuppen, Rheumatismus, zur Stillung starker Blutungen, als Schmerzmittel und als Aphrodisiakum verwendet.[27] In der indischen Medizin wird die Droge als Tonikum, bei Krätze, Wunden, Geschwüren und Pocken verwendet.[35] Im nördlichen Vietnam dient die Droge zur Behandlung von Koliken und Krätze.[36] Angaben zur Zubereitungsform liegen nicht vor. Die Wirksamkeit der Droge bei den genannten Indikationen ist nicht belegt.

Acronychia-pedunculata-Holz

Definition der Droge: Das Stammholz.

Stammpflanzen: Acronychia pedunculata (L.) MIQ.

Schnittdroge: Das Holz hat keine besonderen Merkmale. In jüngeren Zweigen nimmt das Mark etwa $^1/_3$ des gesamten Querschnitts ein.[33]

Inhaltsstoffe: Ein geringer Gehalt an Furochinolinen wie Kokusaginin, Skimmianin sowie Evolitrin kann angenommen werden.[16,33]

Volkstümliche Anwendung und andere Anwendungsgebiete: In der chinesischen Medizin wird das Holz des Stammes (keine Angabe der Zubereitungsform) bei Knochenbrüchen und schweren Wunden sowie als schmerzstillendes, abschwellendes und blutungsstillendes Mittel eingesetzt.[25,26] Ferner findet es Verwendung als Herzmittel in Kombination mit Liguster, Carthamus und Salbei in Form einer Tablettenzubereitung.[25] In der chinesischen Volksmedizin wird die Droge gegen Krebserkrankungen eingesetzt.[26]
Ein anderer Autor nennt als Anwendungsgebiete für die Stengel: Diarrhoe, Husten, Asthma, Geschwüre, Hautjucken, Schuppen, Schmerzbehandlung, Rheumatismus, Stillung starker Blutungen; Anwendung als Aphrodisiakum.[27]
Die Wirksamkeit der Droge bei den genannten Indikationen ist nicht belegt.

Dosierung und Art der Anwendung: *Zubereitung.* 2,5 bis 3 g gepulverte Droge; Decoct aus 3 bis 6 g Droge.[25,26]

Sonst. Verwendung: *Industrie/Technik.* Das Holz ist geeignet für Schnitzereien, liefert Pfähle zum Bau und Stiele für Handwerksgeräte; als Holzkohle wird es von Goldschmieden in Indien gern genommen.[24]

Acronychia-pedunculata-Rinde

Definition der Droge: Die Stammrinde.

Stammpflanzen: Acronychia pedunculata (L.) MIQ.

Schnittdroge: *Mikroskopisches Bild.* Die Rinde hat in jungem Zustand eine zweischichtige Epidermis, in älterem Zustand eine dünne Korkschicht. Gelegentlich finden sich kleine Haare. Im Rindenparenchym sind lysigene Ölbehälter eingestreut. Viele Zellen sind mit braunem Pigment gefüllt. Ca-Oxalat-Kristalle fehlen.[33]

Inhaltsstoffe: Vgl. Inhaltsstoffe der Art *A. pedunculata.*
Prenylierte Phloroglucine. Acronylin und Acroveston.[19]
Triterpene. Bauerenol (0,008 %).[8,19]
Furochinoline. Geringe Mengen an Kokusaginin und Skimmianin (unter 0,002 %).[33]

Wirkungen: Methanolische Extrakte der Rinde zeigten eine cytotoxische Wirkung (ED_{50} $< 20\,\mu g/mL$) im Test mit menschlichen KB-Zellkulturen. Als aktive Komponente wurde Acroveston isoliert.[21]

Volkstümliche Anwendung und andere Anwendungsgebiete: In Indien und auf Sri Lanka wird die Rinde zur Behandlung von Geschwüren und Wunden[20,23,24] sowie gegen Krätze[24] eingesetzt.
In Laos, Kambodscha und Vietnam werden Diarrhoe, Koliken und Krätze behandelt. Die Droge dient hier auch zur Entwässerung und wird zu Rheumabädern verwendet.[36,37]
Die Wirksamkeit der Droge bei den genannten Indikationen ist nicht belegt.

Sonst. Verwendung: *Landwirtschaft.* Ein Rindenextrakt wird verwendet, um Boote abzudichten.[24]

Acronychia-pedunculata-Wurzelrinde

Definition der Droge: Die Wurzelrinde.

Stammpflanzen: Acronychia pedunculata (L.) MIQ.

Inhaltsstoffe: Vgl. Inhaltsstoffe der Art *A. pedunculata.*
Prenylierte Phloroglucine. Demethylacronylin, Acronylin, Acroveston.[18,20]
Furanocumarine. Bergapten.[20]
Furochinolinalkaloide. Drei nicht näher charakterisierte Furochinolinalkaloide.[20]
Triterpene. β-Amyrin.[20]

Wirkungen: Methanolische Extrakte der Wurzelrinde zeigten eine cytotoxische Wirkung (ED_{50} $< 20\,\mu g/mL$) im Test mit menschlichen KB-Zellkulturen. Als aktive Komponente wurde Acroveston isoliert.[21]

Volkstümliche Anwendung und andere Anwendungsgebiete: In Indien und auf Sri Lanka wird die

Wurzelrinde zur Behandlung von Geschwüren und Wunden[20,23,24] sowie gegen Krätze[24] eingesetzt.
In China dient die Droge zur Behandlung von Diarrhoe, Husten, Asthma, Geschwüren, Hautjucken, Schuppen, Rheumatismus, zur Stillung starker Blutungen, als Schmerzmittel und als Aphrodisiakum.[27]
Die Wirksamkeit der Droge bei den genannten Indikationen ist nicht belegt.

1. Melchior H (1964) Engler's Syllabus der Pflanzenfamilien, II, Bornträger, Berlin, S.265
2. Engler A, Prantl K (1931) Die natürlichen Pflanzenfamilien, 19a, W Engelmann Verlag, S.223–224
3. Svoboda GH, Poore GA, Simpson PJ, Boder GB (1966) J Pharm Sci 55:758–768
4. Das Graças Fernandes da Silva MF, Gottlieb OR, Ehrendorfer F (1988) Pl Syst Evol 161:97–134
5. Lahey FN, Leeding MV (1958) Proc Chem Soc 73:42
6. Lamberton JA (1966) Aus J Chem 19:1.995–1.996
7. Funayama S, Cordell GA (1984) J Nat Prod 47:285–291
8. Arthur HR, Chan RPK, Loo SN, Tam SW, Tung S (1966) Phytochemistry 5:379–383
9. Svoboda GH (1966) Lloydia 29:206–224
10. Dunn BP, Gout PW, Beer CT (1973) Cancer Res 33:2.310–2.319
11. Chou TC, Tzeng CC, Wu TS, Watanabe KA, Su TL (1989) Phytother Res 3:237–242
12. Dorr RT, Liddil JD (1988) J Drug Dev 1:31–39
13. Svoboda GH, Kattau RW (1967) Lloydia 27:365–371
14. Hartley TG (1974) J Arnold Arboretum 55:469–567
15. Bowen IH, Dennis R, Osborne SJ (1985) J Pharm Pharmacol Suppl 37:138p
16. De Silva LB, De Silva UL, Mahendran M, Jennings R (1979) Phytochemistry 18:1.255–1.256
17. Banerji J, Rej RN, Chatterhee A (1974) Ind J Chem 11:693–694
18. Biswas GK, Chatterjee A (1970) Chem Ind:654
19. Zhou F, Min Z (1989) Zhonguo Zhongyao Zazhi 14:94–95
20. Kumar V, Karunaratne V, Meegalle MRSK (1969) Phytochemistry 28:1.278–1.279
21. Wu TS, Wang ML, Jong TT, McPhail AT, McPhail DR, Lee KH (1989) J Nat Prod 52:1.284–1.289
22. Chowrashi BK, Mukherjee B, Sikdar S (1976) Indian J Physiol Pharmacol 20:250
23. Kapur SK (1982) Indian Drugs:1–2
24. Ambasta SSP (1986) The useful plants of India. Hrsg.: Publications and Information Directorate, CSIR, New Delhi, S. 12
25. Duke JA, Ayensu ES (1985) Medicinal Plants of China. II. Reference Publications Inc., Algonac, S.570
26. Hsu HY (1986): Oriental Materia Medica, a concise guide. Oriental Healing Arts Institute, Long Beach, S.400
27. Khan WS (1981) Pharmaceutical Botany. National Research Institute of Chinese Medicine, Taipei, S. 346
28. Arthur HR, Tam SW, Ng YL (1961) J Chem Soc :3.551–3.552
29. Dunn BP, Gout PW, Beer CT (1973) Cancer Res 33:2.310–2.319
30. Stoner GD, Shimkin MB, Kniazeff AJ, Weisburger JH, Weisburger EK, Gori GB (1973) Cancer Res 33:3.069–3.085
31. Kanamori H, Sakamoto I, Mizuta M (1986) Chem Pharm Bull 34:1.826–1.829
32. Paulini H, Eilert U, Schimmer O (1987) Mutagen 2:271–273
33. Osborne SJ (1988) Phytochemical and anatomical investigation in the genera Acronychia and Macluroden-dron. Dissertation, Sunderland, UK
34. Airy-Shaw HK (1965) Kew Bulletin :249
35. Kirtikar KR, Basu BD (1933) Indian Medicinal Plants I, 2nd Ed., S.471–472, Bishen Singh-Mahendra Pal Singh, New Connaught Place, Dehra Dun
36. Foucaud A (1953) Contributions a l'étude des plantes médicinales du Nord-Vietnam 38:66
37. Petelot A (1952) Les Plantes médicinales du Cambodge, du Laos et du Viet-Nam 1:1–408

Ei

Adhatoda

HN: 2000600

Die Gattung Adhatoda wurde nach botanischer Revision[1] der Gattung Justicia zugeschlagen. Weitere Angaben → Gattung Justicia.

1. Graham VAW (1988) Delimitation and infrageneric classifisation of Justicia (Acanthaceae) Kew Bull. 43:551–664

Sr

Adiantum

HN: 2023700

Familie: Pteridaceae.[1,2]

Unterfamilie: Adiantoideae.[1,2]

Gattungsgliederung: Die Unterfamilie Adiantoideae, bei manchen Autoren auch als eigene Familie Adiantaceae geführt, enthält die Gattung Adiantum L., welche aus etwa 200 Arten besteht.[3] Innerhalb dieser artenreichen Gattung werden verschiedene Arten-Gruppen unterschieden: Während einerseits eine Gliederung in 4 Gruppen erfolgt,[3] geht man andererseits von 8 Sippenkomplexen aus.[2]

Gattungsmerkmale: Farnpflanze (= Sporophyt) mit kriechendem Rhizom, dieses mit schmalen, braunen Spreuschuppen bedeckt; Blätter schraubig oder zweizeilig angeordnet; Blattstiel sowie die Blattspindel und deren Verzweigungen glänzend schwarzbraun, mit Dictyo- oder Solenostele (Gefäßbündelsystem), am Grunde spreuschuppig, oben meist kahl; Blattspreite fast immer gefiedert, dünn, meist kahl; Stomata anomocytisch; Adern frei oder seltener netzförmig verbunden; Sporangien abaxial, auf den zurückgeschlagenen Lappen des Blattrandes (Pseudoindusium) sitzend, seltener auch zwischen den Enden der Adern, bisweilen der ganze Rand zurückgeschlagen; Gametophyt herzförmig, symmetrisch, mit verdicktem zentralen Teil und dünnem Rand; Antheridien meist basal im Bereich der Rhizoide, die Archegonien apikal.[2,4]

Verbreitung: Die Gattung Adiantum ist vor allem in den Tropen und Subtropen der Neuen und Alten Welt verbreitet. In der Holarktis dringt sie bis ins südliche Nordamerika vor; in Europa ist das Areal bevorzugt auf die ozeanisch geprägten Gebiete beschränkt, erfaßt aber auch Teile des Mediterrangebietes. In Asien erstreckt sich das Verbreitungsgebiet vom Himalaya bis Mittelasien und schließt auch noch Teile Japans ein.[2,4]

Inhaltsstoffgruppen: *Phenolische Verbindungen.* Methanolische Extrakte frischer und getrockneter Farnwedel von 58 Adiantum-Arten, Vertreter der Neuen und der Alten Welt, wurden auf phenolische Inhaltsstoffe untersucht.[5] Es wurden einfache Flavonolglykoside vom Kämpferol- und Quercetintyp, wie z. B. Astragalin, Isoquercitrin und Rutosid, neben komplexeren, acylierten, allerdings nicht näher charakterisierten Kämpferol- und Quercetinglykosiden aufgefunden. Vereinzelt kamen auch Flavanonglykoside, wie z. B. Naringin, und nicht näher definierte *C*-Glykosylflavone vom Apigenintyp vor. Praktisch alle untersuchten Adiantum-Arten enthielten Hydroxyzimtsäure-Ester: Caffeoylweinsäure, *p*-Cumaroylweinsäure, 3-Caffeoylchinasäure, 3-*p*-Cumaroylchinasäure, 1-Caffeoylglucosesulfatester und 1-*p*-Cumaroylglucosesulfatester waren vertreten. Proanthocyanidine vom Procyanidin- und Prodelphinidintyp konnten ebenfalls gefunden werden. Aufgrund der An- bzw. Abwesenheit dieser phenolischen Inhaltsstoffe in den Extrakten der einzelnen untersuchten Adiantum-Vertreter wurde die Gattung Adiantum in 5 chemische Sektionen unterteilt; so ist beispielsweise die chemische Sektion 1, zu der auch *Adiantum capillus-veneris* gezählt wird, durch das Vorkommen von einfachen und komplexen Quercetin- und Kämpferolglykosiden, Hydroxyzimtsäureestern und Proanthocyanidinen, sowie durch das Fehlen sulfatierter Hydroxyzimtsäure-Zuckerester charakterisiert.[5]
Neuere phytochemische Ergebnisse, wie z. B. das Auffinden einer Reihe sulfatierter Hydroxyzimtsäure-Zuckerester in den Farnwedeln von *A. capillus-veneris* (vgl. Capilli Veneris herba),[6] lassen eine Überprüfung der o. a. chemischen Einteilung der Gattung Adiantum notwendig erscheinen.
Triterpene. Triterpene vom Hopan- und Filican-Typ scheinen in der Gattung Adiantum verbreitet zu sein.[7–11] (Vgl. Capilli Veneris herba).
Carotinoide. Untersuchungen an sporentragenden Blättern vierer Adiantum-Arten zeigten die Anwesenheit von Carotinoiden, wie z. B. Rhodoxanthin, Luteinepoxid, α- und β-Carotin, in allen untersuchten Arten.[12]

Drogenliefernde Arten: *A. capillus-veneris*: Capilli Veneris herba, Capilli Veneris herba cum radice, Adiantum capillus Veneris hom. *HAB 34*.
Hinweis: "Herba Adianti rubri" (rotes Frauenhaar) stammt von *Asplenium trichomanes* L. (→ Gattung Asplenium), "Adiantum aureum hom. *HAB 34*" von *Polytrichum commune* L. (→ Gattung Polytrichum).

Adiantum capillus-veneris L.

Sonstige Bezeichnungen: Dt.: Frauenhaar, Lappenfarn, Venushaar; engl.: Lady's hair, Maidenhair, Maidenhair Fern, Venus Hair; frz.: Capillaire de Montpellier, Capillera, cheveux de Vénus; it.: capelvenere; slowenisch: gospine kosa, paprica; tsch.: netík.

Systematik: *Adiantum capillus-veneris* gehört zur Arten-Gruppe Capillus-veneris[3] bzw. zum Sippenkomplex Capillus-veneris[2] (vgl. Gattungsgliederung).

Botanische Beschreibung: Ausdauernde, schwach aromatisch duftende Pflanze mit unterirdischem, kriechendem Rhizom; Blätter dicht zweizeilig angeordnet, zart, fast kahl, 10 bis 50 cm lang; Blattstiel glänzend schwarz, am Grund etwas spreuschuppig, halbstielrund bis schwach rinnig, bis 20 cm lang, etwa 1 mm dick, so lang oder etwas kürzer als die Spreite; Blattspreite im Umriß eiförmig bis länglich-eiförmig, zwei- bis vierfach gefiedert, hellgrün, die einzelnen Abschnitte haardünn gestielt, mit keilförmigem Grund und rhombisch-eiförmiger Form, am oberen Rand oft handförmig gelappt, kerbig gezähnt, an den Seiten aber meist ganzrandig; Adern der sterilen Fiedern in den Zähnen des Blattrandes endend; Sporangienhäufchen (= Sori) ohne Schleier (= Indusium), auf der Unterseite der zurückgeschlagenen Randlappen inseriert; diese fast quadratisch bis nierenförmig, zuletzt dunkelbraun; Sporen $40 \times 53\,\mu m$ mit feinkörnigem Exospor; Tetradenmarken bis an den Rand reichend; Chromosomenzahl $2n = 60$.[2,4]

Verwechslungen: *A. capillus-veneris* L. ist die einzige Art aus der Gattung Adiantum, die in Europa natürlich vorkommt. Eine winterharte Art ist die in Nordamerika beheimatete *A. pedatum* L., die teilweise in Gartenkultur gehalten wird. Wegen der dekorativen Gestalt ihrer Blattfieder werden zahlreiche Adiantum-Arten im Handel angeboten: *A. caudatum* L., *A. macrophyllum* SWARTZ, *A. phillipense* L., *A. raddiatum* C.B. PRESL, *A. reniforme* L., *A. tenerum* SWARTZ und *A. trapeziforme* L.[14]

Verbreitung: Von den Küstenländern des Mittelmeeres (Spanien, Frankreich, Italien, Jugoslawien) nordwärts entlang der Atlantikküste bis Irland verbreitet; häufig bis in die südlichen Alpentäler (Tessin, Südtirol) vordringend; in Nordeuropa, Deutschland und Österreich fehlend.[4]

Drogen: Capilli Veneris herba, Capilli Veneris herba cum radice, Adiantum capillus Veneris hom. *HAB 34*.

Capilli Veneris herba (Venushaar)

Synonyme: Folia Linguae veris, Folium Adianti, Herba Adianti magni, Herba Adianti nigri, Herba Adianti veri, Herba Adianti vulgaris, Herba Capilli Veneris.

Sonstige Bezeichnungen: Dt.: Frauenhaar, Jungfernhaar, Steinraute; engl.: Ladies hair, Maiden hair; frz.: Capillaire, Capillaire de Montpellier, Herbe de Capillaire; it.: Capelvenere; Kanarische Inseln: Culantrillo.

Monographiesammlungen: Folium Adianti *Helv V*; Herba Capilli Veneris *EB 6*.

Definition der Droge: Der getrocknete Wedel *Helv V*; die getrockneten, im Juni gesammelten Wedel *EB 6*.

Stammpflanzen: *Adiantum capillus-veneris* L.

Ganzdroge: Ganze Blattwedel, meist 30 cm lang, zwei- bis vierfach gefiedert; Blattstiel und Blattspindel glänzend dunkelbraun bis schwarz; jede Fieder mit zahlreichen, zweizeiligen Fiederblättchen; Fiederblättchen bis zu 10 mm lang, kurzgestielt, mit keilförmigem Grund, fast kahl, rhombisch-eiförmig, kerbig gezähnt, am oberen Rand oft handförmig gelappt, an den Seiten ganzrandig, mit zahlreichen, mehrfach gabelig verzweigten Nerven; Sori auf der Unterseite der zurückgeschlagenen Randlappen inseriert.[13,24] s. a. Lit.[25,26]

Schnittdroge: *Geschmack.* Süßlich, etwas bitter und herb.
Geruch. Schwach würzig; der Geruch tritt beim Zerreiben sowie beim Übergießen mit heißem Wasser deutlicher hervor.
Makroskopisches Bild. Stark geschrumpfte, weiche, grüne Fiederblättchen und einzelne dunkelbraune, glänzende Stielteilchen.[25]
Mikroskopisches Bild. Obere Epidermis in Flächenansicht: In Richtung der Nerven parallel gestreckte Epidermiszellen mit welligen Seitenwänden, vorgewölbter, derber Außenwand; mehrere chlorophyllführende, zylinderförmige Zellen, palisadenartig in das Blattinnere vordringend; Zellen über den Nerven chlorophyllfrei, mit glatten Seitenwänden. Untere Epidermis mit anomocytischen Spaltöffnungen, ohne palisadenförmige Ausstülpungen. Sporangien aus U-förmig verdickten Annuluszellen bestehend. Sori auf der Unterseite von braunen zurückgeschlagenen Randlappen umgeben, ohne Schleier.[13]

Pulverdroge: Graugrünes Pulver. Fiederblatteile mit schwach wellig-buchtigen, langgestreckten Epidermiszellen der Oberseite, stark wellig-buchtigen, langgestreckten Epidermiszellen der Unterseite. Spaltöffnungen anomocytisch, nur an der Blattunterseite. Querschnittsbruchstücke mit den langgestreckten Epidermiszellen der Blattoberseite, der vorgewölbten Außenwand, den zapfenartig gegen das Mesophyll gerichteten, zylindrischen, chlorophyllführenden Ausstülpungen, lockerem Schwammparenchym und den Epidermiszellen der Blattunterseite mit vorgewölbter Außenwand ohne palisadenartigen Ausstülpungen der Innenwand. Rotbraune Fragmente des Blattstieles und der Blattspindel mit geradlinigen, schmalen, langgestreckten Epidermiszellen. Sporangien mit charakteristischen, gelbbraunen, U-förmigen Annuluszellen. Sporen rundlich-tetraedrisch, glatt, farblos, etwa 40 µm groß. Calciumoxalat und Stärke nicht vorhanden.[24,25]

Verfälschungen/Verwechslungen: Die Blattwedel des Adlerfarns, *Pteridium aquilinum* (L.) KUHN, werden zur Verfälschung herangezogen (→ Gattung Pteridium).[13]

Inhaltsstoffe: *Flavanone/ Flavonole.* Flavanonglykosid: Naringin (Naringenin-7-*O*-neohesperidosid).[5]
Flavonolglykoside/ -sulfate: Kämpferoltyp: Astragalin (Kämpferol-3-*O*-glucosid), Kämpferol-3-*O*-glucuronid, Kämpferol-7-*O*-glucosid, Kämpferol-3-*O*-rutinosid, Kämpferol-3-sulfat, Kämpferol-3-*O*-rutinosidsulfat; Quercetintyp: Quercetin-3-*O*-glucuronid, Quercetin-3-*O*-(6"-malonyl)galaktosid, Isoquercitrin (Quercetin-3-*O*-glucosid), Rutosid (Quercetin-3-*O*-rutinosid) (keine quantitativen Angaben).[5,14–16]
Proanthocyanidine. Nicht näher charakterisierte Procyanidine und Prodelphinidine.[5]
Organische Säure. Shikimisäure, Chinasäure.[17]
Hydroxyzimtsäureester. Ester organischer Säuren: 3-Caffeoylchinasäure, *p*-Cumaroylweinsäure, 3-*p*-Cumaroylchinasäure.[5] Zuckerester/ Zuckerestersulfate: 1-Caffeoylglucose, 1-Caffeoylglucose-3-sulfat, 1-Caffeoylgalaktose-6-sulfat, 1-*p*-Cumaroylglucose-2-sulfat, 1-*p*-Cumaroylglucose-6-sulfat (keine quantitativen Angaben).[5,6,15]
Triterpene. Hopansystem: Adianton (29-Norhopan-22-on), 21-Hydroxyadianton (21-*β*-Hydroxy-29-norhopan-22-on), Isoadianton (Stereoisomeres von Adianton) (keine quantitativen Angaben).[7,18]
Filicansystem: Adiantoxid (3*α*,4*α*-Epoxyfilican) (keine quantitativen Angaben).[19]

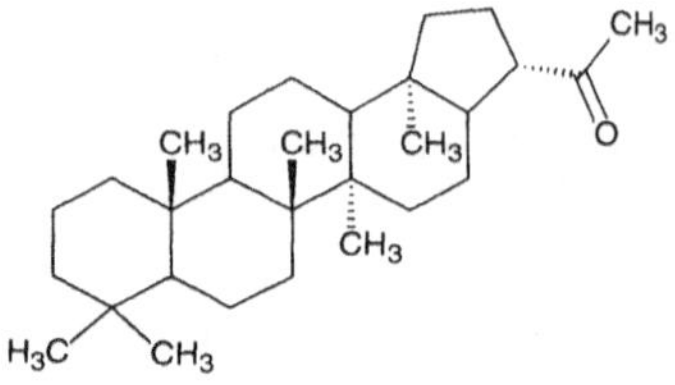

Adianton

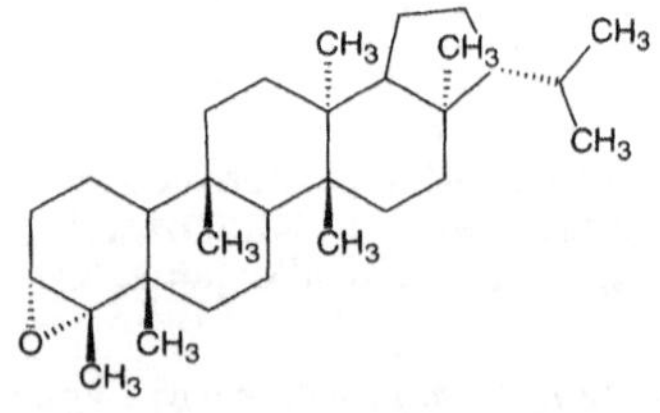

Adiantoxid

Carotinoide. *α*-Carotin, *β*-Carotin, Luteinepoxid, Neoxanthin, Rhodoxanthin, Violaxanthin, Zeaxanthin.[12]

Zubereitungen: Sirupus Adianti *Helv V*.

Identität: *Helv V* und *EB 6* lassen nur sensorische und makro- bzw. mikroskopische Prüfungen der Droge durchführen.

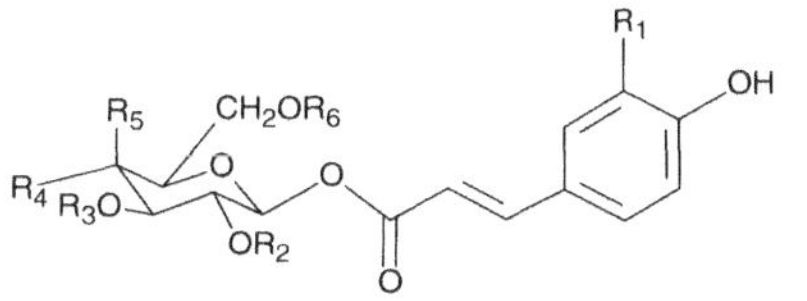

	R_1	R_2	R_3	R_4	R_5	R_6
1-*p*-Cumaroyl-glucose-2-sulfat	—H	$-SO_3^- X^+$	—H	—OH	—H	—H
1-*p*-Cumaroyl-glucose-6-sulfat	—H	—H	—H	—OH	—H	$-SO_3^- X^+$
1-Caffeoyl-glucose-3-sulfat	—OH	—H	$-SO_3^- X^+$	—OH	—H	—H
1-Caffeoyl-galactose-6-sulfat	—OH	—H	—H	—H	—OH	$-SO_3^- X^+$

Weitere Identifizierungsmöglichkeiten: DC-Prüfung des Petrolether-Auszuges aus der Droge:[20]
- Referenzsubstanz: Adianton.
- Sorptionsmittel: Kieselgel.
- Fließmittel: Benzin-Methanol (8,8 + 1,2 *V/V*).
- Detektion: Vanillin-Schwefelsäure-Reagenz, Erhitzen auf 110 °C, Auswertung mit Vis.
- Auswertung: Nachweis der farbigen Zone (keine genaue Farbdefinition) des Adiantons im Chromatogramm der Untersuchungslösung.

Es wird auch eine DC-Prüfung des methanolischen Drogenauszuges auf Kieselgel mit Benzin-Methanol-Essigsäure (4 + 1 + 0,5) als mobile Phase und ethanolische Schwefelsäure als Detektionsreagenz zum Nachweis des Isoquercitrins und Astragalins im Drogenauszug vorgeschlagen.[20] Da kein charakteristisches Flavonoidmuster beschrieben wird und Isoquercitrin und Astragalin nur in sehr geringer Konzentration[20] (keine Mengenangaben) im Drogenauszug vorhanden sind, scheint diese DC-Prüfung, auch in Hinblick auf das ubiquitäre Vorkommen der Flavonolglykoside, wenig sinnvoll.

Reinheit: Asche: Höchstens 9,5 % *Helv V*; höchstens 10 % *EB 6*.

Lagerung: Vor Licht geschützt *Helv V*.

Wirkungen: Vgl. Capilli Veneris herba cum radice.

Volkstümliche Anwendung und andere Anwendungsgebiete: Im Mittelalter wurde die Droge in Form von Brusttees bei verschiedenen Erkrankungen der Luftwege und als Sirup bei hartnäckigem Husten angewandt. Aufgrund der Ähnlichkeit der Blatt-und Fiederstiele mit dunklen Frauenhaaren wurde die Droge auch als Kopfwaschwasser bei unbefriedigendem Haarwuchs und zur Erhaltung dunkler Haarfarbe eingesetzt.[4,13] Auch heute noch, z. B. in Belgien, Spanien und auf den Kanarischen Inseln, wird die Droge bei Husten, Bronchitis und Keuchhusten verwendet.[4,21,22] Ferner ist ein Teeaufguß als Hausmittel bei schmerzhafter Menstruation sowie bei übermäßig starker Menstruation in Gebrauch.[22] Die Wirksamkeit der Droge bei den genannten Indikationen ist nicht belegt.

Dosierung und Art der Anwendung: *Zubereitung.* Infus *EB 6*: 1,5 g Droge auf 1 Tasse zur Einnahme (mittlere Einzelgabe).

Toxikologische Daten: *LD-Werte.* Für den Drogenextrakt wird ein LD_{50}-Wert von 82,5 mg/kg KG Maus i. p. angegeben, nähere Angaben fehlen.[27]

Capilli Veneris herba cum radice (Venushaar mit Wurzeln)

Synonyme: Adiantum.[24]

Sonstige Bezeichnungen: Engl.: Maidenhair Fern, Venus Hair.[24] Weitere Bezeichnungen wie bei Capilli Veneris herba.

Monographiesammlungen: Adiantum *BHP 83*.

Definition der Droge: Das getrocknete Kraut mit Rhizom und Wurzeln *BHP 83*.

Stammpflanzen: *Adiantum capillus-veneris* L.

Ganzdroge: Makroskopische Beschreibung der Blattwedel: S. Capilli Veneris herba.
Rhizom horizontal, abgeflacht, 3 bis 6 mm breit, mit schmalen, braunen Spreuschuppen bedeckt, zahl-

reiche dünne, graubraune, gewundene Wurzeln tragend.[24]

Schnittdroge: Vgl. makroskopische und mikroskopische Beschreibung der Fiederblättchen bei Capilli Veneris herba.

Pulverdroge: Grünbraunes Pulver. Außer den für die pulverisierten Blattwedel beschriebenen charakteristischen Merkmalen (s. Capilli Veneris herba) finden sich noch Spreuschuppen des Rhizoms, die aus gestreckten Zellen mit schwach verdickten Zellwänden und braunem Zellinhalt bestehen.[24]

Inhaltsstoffe: s. Capilli Veneris herba.
Die Droge soll auch Gerbstoffe und Schleim enthalten.[24]

Zubereitungen: Infus *BHP83*; Fluidextrakt 1:1 mit Ethanol 25% (*V/V*) *BHP83*.

Identität: *BHP83* gibt als Identifizierungsmöglichkeit die für Capilli Veneris herba beschriebene DC-Prüfung an.

Reinheit: *Droge.*
- Fremde Beimengungen: Höchstens 2% *BHP83*.
- Alkohol (45%)-lösliche Extraktivstoffe: Mindestens 22% *BHP83*.

Wirkungen: *Blutzuckersenkende Wirkung.* Sechs erwachsene Kaninchen erhalten 10 mg/kg KG eines alkoholischen Drogenauszuges als Trockenextrakt, in Wasser, Paraffinum liquidum oder Tween suspendiert, oral verabreicht. Sechs Kontrolltiere erhalten reine Trägerflüssigkeit. Blutproben werden stündlich nach Extrakt- bzw. Placebogabe der Ohrvene entnommen und der Blutzuckerspiegel nach der Reduktionsprobe von Hagedorn und Jensen bestimmt. Jedes Experiment wird dreimal wiederholt. Eine Senkung des Blutzuckerspiegels um 15 mg/100 mL gegenüber der Kontrollgruppe wird bereits als hypoglykämischer Effekt gewertet. Der Extrakt aus Capilli Veneris herba cum radice bewirkt eine maximale Senkung des Blutzuckerspiegels um 10 bis 15 mg/100 mL.[23]

Volkstümliche Anwendung und andere Anwendungsgebiete: Als spezifische Indikation für die Droge werden Brustleiden, als allgemeine Indikationen Bronchitis, Nasenkatarrh und Rachenkatarrh angegeben.[24] Außerdem wird die Droge in Kombination mit den Drogen Lobelia, Senega, Prunus und Grindelia *BHP83* bei Bronchitis, mit Prunus und Glycyrrhiza *BHP83* bei Luftröhrenentzündung, und mit Baptisia, Uliginosum, Commiphora Resin und Capsicum *BHP83* bei Nasen-Rachen-Katarrh empfohlen.
In Indien wird die Droge in Form eines Fluidextraktes oder einer Tinktur bei Diabetes eingesetzt.[23] Die Wirksamkeit der Droge bei den genannten Indikationen ist nicht ausreichend belegt.

Dosierung und Art der Anwendung: *Zubereitung.* Zur Einnahme dreimal täglich:[24]
Infus *BHP83*: 0,5 bis 2 g; Fluidextrakt *BHP83*: 0,5 bis 2 mL.

Adiantum capillus Veneris hom. *HAB34*

Monographiesammlungen: Adiantum capillus Veneris *HAB34*.

Definition der Droge: Frische Pflanze.

Stammpflanzen: *Adiantum capillus-veneris* L.

Zubereitungen: Essenz nach § 3 *HAB34*.

Gehalt: *Essenz.* Arzneigehalt $^1/_3$.

1. Tryon RM (1987) Some new names and combinatioins in Pteridaceae. Am Fern J 76:184–186
2. Kramer KU, Green PS (1990). In: Kubitzki K (ed.) The Families and Genera of Vascular Plants, Springer-Verlag
3. Nayar BK (1962) Studies in Pteridaceae V. Contributions to the morphology of some species of the maidenhair fern. Bot J Linn Soc 58:185–189
4. Heg (1984) Bd. I, Teil 1, S. 115–117
5. Cooper-Driver G, Swain T (1977) Bot J Linn Soc 74:1–21
6. Imperato F (1982) Phytochemistry 21:2.717–2.718
7. Zaman A, Prakash A, Berti G, Bottari F, Macchia B, Marsili A, Morelli I (1966) Tetrahedron Lett:3.943–3.947
8. Ageta H, Iwata K (1966) Tetrahedron Lett:6.069–6.074
9. Ageta H, Shiojima K, Arai Y (1968) Chem Commun:1.105–1.107
10. Bottari F, Marsili A, Morelli I, Pacchiani M (1972) Phytochemistry 11:2.519–2.523
11. Gupta M, Bagchi A, Roy SK, Ray AB (1990) J Indian Chem Soc 67:86–88, zit. nach CA 113:112486w
12. Czeczuga B (1985) Biochem Syst Ecol 13:221–230
13. Berger F (1954) Handbuch der Drogenkunde, Bd. IV, Maudrich W, Wien, S. 26–28
14. Imperato F (1982) Chem Ind (London):604, zit. nach CA 98:50452t
15. Imperato F (1982) Chem Ind (London):957–958, zit. nach CA 98:194933y
16. Imperato F (1982) Phytochemistry 21:2.158–2.159
17. Minamikawa T, Yoshida S (1972) Shokubutsuguka Zasshi 85:153–155, zit. nach CA 77:149725n
18. Berti G, Bottari F, Marsili A, Lehn JM, Witz P, Ourisson G (1963) Tetrahedron Lett:1.283–1.287
19. Berti G, Bottari F, Marsili A (1964) Tetrahedron Lett:1–5
20. Vanhaelen M (1970) Journal de Pharmacie Belgique 25:175–212
21. Darias V, Bravo L, Barquin E, Martin Herrera D, Fraile C (1986) J Ethnopharmacol 15:169–193
22. Font Quer P (1981) Plantas Medicinales, Editorial Labor, Barcelona Madrid Bogota Buenos Aires Caracas Losboa Quito Rio de Janeiro Mexico Montevideo, S. 69
23. Jain SR, Sharma SN (1967) Planta Med 15:439–442
24. BHP 83
25. EB 6
26. Helv V
27. NN (1984) Indian J Exp Biol 22:487, zit. nach DIMDI-RTECS Dok. Nr. 004730

HB/Hu

Adlumia

HN: 2006300

Familie: Papaveraceae.

Unterfamilie: Fumarioideae. Die Fumarioideae werden vielfach als eigene Familie (Fumariaceae) aufgefaßt,[1,2,3] morphologisch-anatomische und chemotaxonomische Gründe sprechen allerdings für eine Gliederung der Papaveraceae in die beiden Subfamilien Papaveroideae und Fumarioideae.[4,5,6]

Tribus: Corydaleae.

Gattungsgliederung: Die Gattung Adlumia RAF. ex DC. besteht nur aus einer Art, *A. fungosa*.[2,7,8] Gattungsname nach John Adlum, 1759-1836, amerikan. Amateurbotaniker; lat. fungosus, "pilzartig", wegen des schwammigen Gewebes der verwachsenen Kronblätter.[9]

Drogenliefernde Arten: *A. fungosa*: Adlumia fungosa hom. *HAB 1*.

Verwechslungen: Aufgrund der charakteristischen morphologischen Merkmale ist mit Verwechslungen nicht zu rechnen.

Inhaltsstoffe: In allen Pflanzenorganen sind Alkaloide enthalten, die den Phthalidisochinolinen und Protopinbasen angehören und auch in anderen Vertretern der Fumarioideae und Papaveroideae vorkommen.[9,12,30] Das Vorliegen von δ-Acetyl-D-ornithin in Wurzel und Sproß als einzige freie Hauptaminosäure ist von chemotaxonomischer Bedeutung, da mit Ausnahme von *Fumaria officinalis* alle Vertreter der Fumarioideae noch andere Aminosäuren in größerer Menge enthalten; bei den Papaveroideae wiederum fehlt Acetylornithin meistens oder tritt nur in geringen Mengen auf.[6] Neben dem Fehlen von Milchsaft bei den Fumarioideae ergibt sich daraus eine weitere Möglichkeit zur chemotaxonomischen Abgrenzung.[9]

Verbreitung: Atlantisches Nordamerika: Quebec bis Ontario und Minnesota, südlich bis Delaware, North Carolina und Tennessee; Ostasien: Korea und Sibirien.[3,8,9,13]

Drogen: Adlumia fungosa hom. *HAB 1*.

Adlumia fungosa (AITON) GREENE ex BRITTON, STERNS et POGGENBURG

Synonyme: *Adlumia cirrhosa* RAF. ex DC, *Bicuculla fungosa* O. KUNTZE, *Fumaria fungosa* AIT.

Sonstige Bezeichnungen: Dt.: Kletternder Erdrauch, Alleghanyrebe, Doppelkappe, Rankende Adlumie; engl.: Adlumia, Climbing fumitory, Mountain fringe; frz.: Adlumie, Fumeterre fongueuse; it.: Fumaria fungosa; türk.: Pençeli şahtere.

Botanische Beschreibung: Zweijähriges, im zweiten Jahr bis 3 m hoch werdendes, kletterndes Kraut mit einem zarten Stengel, der rankende, wechselständige, kurzgestielte, bis dreifach unpaarig gefiederte Blätter trägt. Fiederblättchen graziös, elliptisch bis verkehrt eiförmig, eingeschnitten gelappt, gezähnt, meist 1 bis 2 cm lang und 5 bis 10 mm breit, die höherstehenden zu Ranken reduziert. Blüten weiß- bis purpurfarbig in achselständigen Trauben. Kelch aus zwei schuppenförmigen, abfallenden Kelchblättern. Kronblätter 2 + 2, bis zur Fruchtreife bleibend, zu einer abgeflachten, schmalkrugförmigen, 10 bis 16 mm langen, am fast herzförmigen Grund nur sehr schwach doppelt ausgesackten, doppelsymmetrischen Röhre vereinigt. Jedes der transversalen Kronblätter am Grund mit einer Aussackung. Alle sechs Filamente der zwei dreiteiligen Staubblätter im unteren Teil zu einer an der Krone angewachsenen Röhre vereinigt. Einfächeriger, oberständiger Fruchtknoten aus zwei Fruchtblättern, Griffel fadenförmig mit zweilappiger Narbe. Nach der Blüte wird die Krone schwammig und umschließt die dünne, zylindrische, etwa 10 mm lange, zweiklappige, mehrsamige, schotenartige Kapsel. Samen ohne Anhang. Im Gegensatz zu Vertretern der Unterfamilie Papaveroideae fehlen Milchsaft und Milchsaftschläuche.[9,10,11]

Adlumia fungosa hom. *HAB 1*

Monographiesammlungen: Adlumia fungosa hom. *HAB 1*.

Definition der Droge: Frische, oberirdische Teile blühender Pflanzen *HAB 1*.

Stammpflanzen: *A. fungosa* (AIT.) GREENE *HAB 1*.

Herkunft: In der Regel aus Arzneipflanzenkulturen in Deutschland.

Ganzdroge: s. Botanische Beschreibung der Art *A. fungosa*.

Verfälschungen/Verwechslungen: Aufgrund der Herkunft aus Kulturen sowie der charakteristischen morphologischen Merkmale sind Verwechslungen bzw. Verfälschungen nur wenig wahrscheinlich.

Inhaltsstoffe: *Alkaloide*. Gesamtalkaloidgehalt des getrockneten Krautes: 0,24 % bei präparativer Isolierung;[12] 0,46 % maßanalytisch;[9] 0,48 % gaschromatographisch.[9]
Phthalidisochinoline. (+)-Adlumin, $C_{21}H_{21}NO_6$, (1*S*,9*S*)-6-(1,2,3,4-Tetrahydro-6,7-dimethoxy-2-methyl-1-isochinolinyl)furo [3,4-e]-1,3-benzodioxol-8(6H)-on; (1*S*,9*S*)-2-Methyl-6,7-dimethoxy-1-(4',5'-methylendioxy-phthalidyl-(3))-1,2,3,4-tetrahydro-isochinolin, Smt. 180 °C, diastereomer zu Corlumin, isomer zu Hydrastin, präparative Ausbeute aus dem getrockneten Kraut 0,05 %.[9,12,14]
(+)-Adlumidin, $C_{20}H_{17}NO_6$, (1*S*,9*S*)-6-(5,6,7,8-Tetrahydro-6-methyl-1,3-dioxolo[4,5-g]isochinolin-5-yl)furo[3,4-e]-1,3-benzodioxol-8(6H)-on; (1*S*,9*S*)-2-Methyl-6,7-methylendioxy-1-(4',5'-methylendioxy-phthalidyl-(3))-1,2,3,4-tetrahydro-isochinolin, Smt. 237 °C, diastereomer zu Bicucullin, ste-

reoisomer zu Capnoidin, präparative Ausbeute 0,04 bis 0,06 %.[9,12,14]
(+)-Bicucullin, 1*S*,9*R*-Konfiguration, Smt. 177 °C und (–)-Bicucullin, 1*R*,9*S*-Konfiguration, Smt. 196 °C, präparative Ausbeute 0,04 %.[12,14]
Bicucin, $C_{20}H_{19}NO_7$, Smt. 217 °C, diese dem Bicucullin entsprechende γ-Hydroxysäure stellt ein bei alkalischer Aufarbeitung durch Öffnen des Laktonringes gebildetes Artefakt dar.[9,14,15]

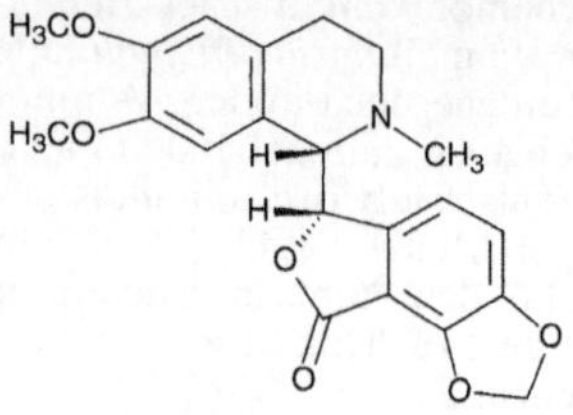

(+)-Adlumin

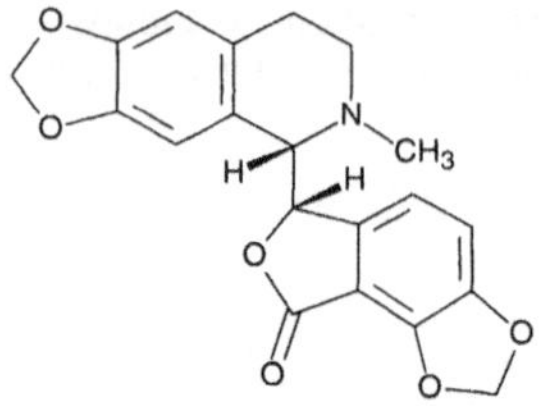

(+)-Adlumidin

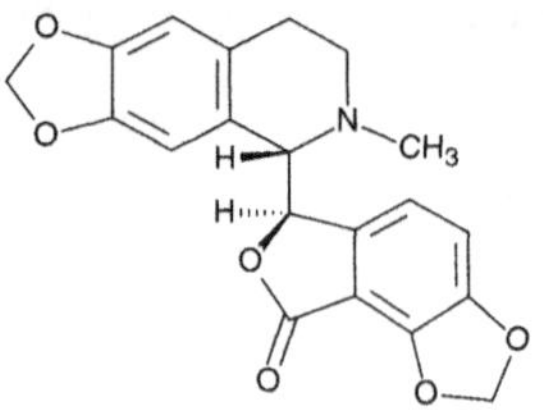

(+)-Bicucullin

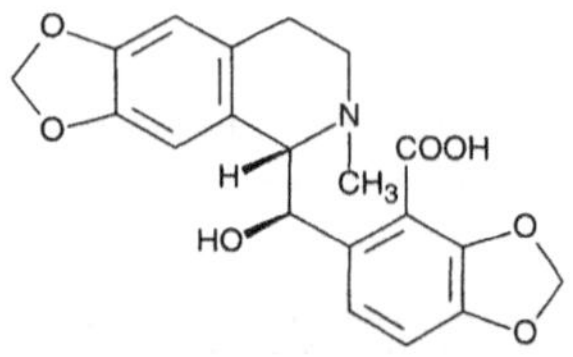

Bicucin

Protopinbasen. Protopin, identisch mit Fumarin und Macleyin, $C_{20}H_{19}NO_5$, Smt. der beiden Kristallformen 206 bzw. 211 °C, ist das am weitesten verbreitete aller Alkaloide und Leitalkaloid der Papaveraceae, präparative Ausbeute 0,06 %.[12]
α-Allocryptopin, identisch mit β-Homochelidonin und α-Fagarin, $C_{21}H_{23}NO_5$, Smt. 160 °C, wurde im Gegensatz zu den Literaturangaben[10,16,17] bisher in Adlumia fungosa nur mittels DC nachgewiesen.[9]
Weiter kommen eine Reihe von Nebenalkaloiden unbekannter Struktur vor,[9,18] darunter vermutlich auch aus quaternären Alkaloiden entstandene Ketosäuren vom Narcein-Typ, die als Artefakte angesehen werden.[19,21,22] Die mittels GC bestimmte relative Alkaloidverteilung eines gereinigten Drogenauszuges zeigt Dominanz des Diastereomerenpaares Adlumidin/Bicucullin gegenüber Protopin und Adlumin.[9]
Nichtbasische Inhaltsstoffe. 3,4-Methylendioxyphthalid, möglicherweise ein durch Hydrolyse aus Adlumin bei der Aufarbeitung entstandenes Artefakt;[12] Adlumiasterol, Fumarsäure, Weinsäure, Citronensäure.[20]

Zubereitungen: Urtinktur und flüssige Verdünnungen nach *HAB 1*, Vorschrift 3a. Eigenschaften: Die Urtinktur ist eine goldgelbe Flüssigkeit mit frischem Geruch und schwach bitterem Geschmack *HAB 1*.

Identität: Beim Versetzen der Urtinktur mit Dragendorffs-Reagenz entsteht sofort ein orangeroter Nd.; wird die mit Wasser verdünnte und alkalisierte Urtinktur mit Eth ausgeschüttelt, so färbt sich der Eindampfrückstand der Etherphase durch Zusatz von Schwefelsäure braun *HAB 1*.
DC nach *HAB 1*:
- Sorptionsmittel: Kieselgel HF_{254}.
- Untersuchungslösung: Die durch Einengen von EtOH befreite, alkalisierte, mit Eth ausgeschüttelte und nach dem Eindampfen in $CHCl_3$/MeOH (1 + 1) aufgenommene Urtinktur.
- Vergleichslösungen: Methanolische Lösungen von Papaverinhydrochlorid und Scopoletin; mobile Phase: n-Propanol/Wasser/Ameisensäure (85 + 14 + 1).
- Detektion: Betrachten unter UV_{365}, anschließend Besprühen mit Dragendorffs-Reagenz und 0,1 N-H_2SO_4.
- Auswertung: Das Chromatogramm der Untersuchungslösung zeigt unter UV_{365} etwas oberhalb des Startes einen weißblau fluoreszierenden und in der Mitte zwischen Start und Papaverinhydrochlorid einen orange fluoreszierenden Fleck. Eine Gruppe von zwei oder drei dicht übereinander liegenden, blau fluoreszierenden Flecken befindet sich etwa in der Höhe von Papaverinhydrochlorid, etwa in der Höhe von Scopoletin liegen ein oder zwei blau fluoreszierende Flecke und darüber tritt ein gelborange fluoreszierender Fleck auf. Nach dem Besprühen mit Dragendorffs-Reagenz färbt sich im Chromatogramm der Untersuchungslösung je ein Fleck in Höhe und knapp oberhalb der Vergleichsubstanz Papaverinhydrochlorid orange.

Das im *HAB 1* vorgesehene chromatographische System erlaubt lediglich die Trennung von zwei Hauptalkaloiden; demgegenüber sind in der homöopathischen Urtinktur nach entsprechender Anreicherung neben den auch im getrockneten Kraut enthaltenen fünf Hauptalkaloiden weitere Nebenalkaloide und Hydrolyseprodukte dünnschichtchromatographisch nachweisbar, wobei aufgrund der Fleckengröße Adlumin, Adlumidin und Protopin den Hauptanteil der Gesamtalkaloide ausmachen.[9] Die mittels GC bestimmte Alkaloidverteilung der Urtinktur weicht stark von jener der getrockneten Droge ab und zeigt, vermutlich wegen der unterschiedlichen Löslichkeit der Einzelalkaloide in wäßrigem EtOH, einen außerordentlich hohen Anteil von Protopin.[9]

Reinheit: Urtinktur:
- Relative Dichte *(PhEur)*: 0,915 bis 0,935 *HAB 1*.
- Trockenrückstand *(DAB)*: mindestens 1,4% *HAB 1*.

Gehalt: Die Urtinktur enthält mindestens 0,03 und höchstens 0,07% nicht flüchtige Basen, berechnet als Adlumin ($C_{21}H_{21}NO_6$; M_r = 383,4) *HAB 1*.

Gehaltsbestimmung: Maßanalytische Gesamtalkaloidgehaltsbestimmung nach *HAB 1*. Diese Methode liefert vergleichsweise sehr hohe Werte, da neben den Hauptalkaloiden auch andere basische Inhaltsstoffe erfaßt werden.[9] Eine Bestimmung des Hauptalkaloidgehaltes der homöopathischen Urtinktur mittels GC ergibt demgegenüber einen Gehalt von lediglich 0,008%.[9]

Lagerung: Vor Licht geschützt und vorsichtig zu lagern *HAB 1*.

Wirkungen: Pharmakologische Untersuchungen liegen nur für die wertgebenden Reinalkaloide, nicht jedoch für Drogen-Gesamtauszüge oder die homöopathische Urtinktur vor.
Zentralnervensystem. (+)-Adlumin: Im Gegensatz zu den strukturell ähnlichen Phthalidisochinolinalkaloiden Hydrastin und (+)-Bicucullin wirkt (+)-Adluminhydrochlorid am Frosch bei Injektion in den ventralen Lymphsack unterhalb einer Dosis von 1820 mg/kg KG nicht konvulsiv; ab einer Dosis von 320 mg/kg KG wird eine ausgeprägte Dämpfung beobachtet. Auch am Kaninchen zeigt (+)-Adluminhydrochlorid bis zu einer Dosis von 100 bis 125 mg/kg KG i.v. keinen konvulsiven Effekt; höhere Dosen lösen Konvulsionen aus, die jedoch schwächer als die durch (+)-Bicucullin oder Hydrastin induzierten sind, auch ein echter Opisthotonus tritt nicht auf. Schon bei subkonvulsiven Dosen wird durch die Reizung der Patellar- oder Achillessehne ein ausgeprägter feinschlägiger, bilateraler, klonischer Tremor der Hinterextremitäten ausgelöst, der bei konvulsiv wirksamen Dosen auf die Vorderextremitäten übergreift. Es kommt zur Beschleunigung der Atemfrequenz auf 200/min und der Herzfrequenz auf 200 bis 300/min, schließlich setzt die Atmung aus. An der Maus wirken Dosen von bis zu 3 g/kg KG (+)-Adluminhydrochlorid s.c. und i.p. nicht konvulsiv, sondern haben Dämpfung und Exitus zur Folge.[25]
(+)-Bicucullin: (+)-Bicucullin stellt einen in der neurologischen Forschung verbreitet verwendeten, kompetitiven Antagonisten des inhibitorischen Neurotransmitters γ-Aminobuttersäure (GABA) am A-Rezeptor dar.[19,26,27] Bei vergleichenden *in vitro*-Untersuchungen von 45 Phthalidisochinolinalkaloiden an isolierten synaptischen Membranen des Rattenhirns zeigt es mit einer IC_{50} von 3 μMol (50%ige Verdrängung von Rezeptorgebundener (^{3}H)-GABA) den stärksten inhibitorischen Effekt auf die Bindung von (^{3}H)-GABA an den $GABA_A$-Rezeptor. (+)-Bicucullin erfüllt zwar mit der *erythro*-Relativkonfiguration, der 1*S*-Absolutkonfiguration und dem optimalen N-CO-Abstand von 0,54 nm alle strukturellen Voraussetzungen für eine hohe Rezeptor-Bindungsaffinität, das Fehlen der für eine agonistische Aktivität von GABA-Analogen wichtigen, lokalisierten negativen Ladung bewirkt jedoch ein antagonistisches Wirkungsprofil. (+)-Adlumin und (+)-Adlumidin sind wegen ihrer für die Rezeptorbindung ungünstigeren *threo*-Konfiguration um etwa zwei Größenordnungen weniger aktiv.[28] Am Frosch wirkt (+)-Bicucullinhydrochlorid bei Injektion in den ventralen Lymphsack ab einer Dosis von 3,5 mg/kg konvulsiv, am Kaninchen beträgt die durchschnittliche konvulsive Dosis mit 0,2 mg/kg KG i.v. nur 1/100 jener von Hydrastinhydrochlorid.[25] An der Ratte lösen 5 mg/kg KG (+)-Bicucullin i.v. bei 10%, 10 mg/kg KG bei 80% der Individuen Konvulsionen aus, die durch 5 mg/kg KG Diazepam i.v. antagonisiert werden können.[26] Auch Bicucullinmethiodid wirkt am Kaninchen in einer Dosis von 15 bis 20 mg/kg KG i.v. konvulsiv.[29] Die konvulsive Wirkung von (+)-Bicucullin kann auf den GABA-Antagonismus zurückgeführt werden.[26]
Herz, Kreislauf, Gefäße. (+)-Adlumin: Am perfundierten Froschherz (Straub'sche Methode) wirkt (+)-Adluminhydrochlorid in einer Konzentration von 1:1.000.000 negativ inotrop, bei einer Konzentration von 1:100.000 setzt die Herztätigkeit aus. Diese kardiale Dämpfung kann durch Atropin vollständig antagonisiert werden, wobei Atropinsulfat in einer Konzentration von 1:1.000.000 die Wirkung von (+)-Adluminhydrochlorid 1:100.000 aufhebt. Am mit Urethan narkotisierten Kaninchen steigern hohe Dosen (+)-Adluminhydrochlorid i.v. Atem- und Herzfrequenz, letale Dosen verringern sie. Am decorticierten Kaninchen senken 10 bis 20 mg/kg KG (+)-Adluminhydrochlorid i.v. den Blutdruck und steigern die Atemfrequenz.[25] Auch Adluminmethiodid wirkt am Kaninchen in einer Dosis von 3 bis 5 mg/kg KG i.v. ähnlich wie Narcotinmethiodid schwach hypotensiv.[29]
(+)-Bicucullin: Am perfundierten Froschherz (Straub'sche Methode) wirkt (+)-Bicucullinhydrochlorid ähnlich wie Hydrastin; bei einer Konzentration von 1:100.000 nimmt die Kontraktilität bei gleichzeitiger Tonuszunahme geringfügig ab, bei 1:50.000 wird die Kontraktilität deutlich gehemmt, die Herzfrequenz sinkt um 1/3, bei 1:10.000 um die Hälfte. Diese kardiale Dämpfung kann im Gegensatz zu (+)-Adlumin nicht durch Atropin antagonisiert werden. Am mit Urethan narkotisierten Kaninchen haben Dosen von 0,2 bis 0,4 mg/kg KG Bicucullinhydrochlorid i.v. keinen Einfluß auf den Blutdruck.[25]
Verdauungstrakt. (+)-Adlumin und (+)-Bicucullin: Am isolierten Kaninchen-Intestinum (Magnus'sche Methode) steigern Adluminhydrochlorid und (+)-Bicucullinhydrochlorid qualitativ und quantitativ ähnlich wie Hydrastin in einer Konzentration von 1:1.000.000 die Kontraktilität, ohne den Tonus zu beeinflussen; diese Wirkung kann von Atropin nicht antagonisiert werden.[25]
Endokrinium/Genitalsystem. (+)-Adlumin: Am isolierten Meerschweinchen-Uterus bewirkt Adluminhydrochlorid in einer Konzentration von 1:50.000 starke Tonussteigerung, in geringeren Konzentrationen sowohl eine deutliche Tonus-, als auch Motilitätssteigerung. Diese Effekte sind fünf- bis zehnmal stärker ausgeprägt als jene von Hydra-

stin oder (+)-Bicucullin und können von Atropin nicht antagonisiert werden.[25]
(+)-Bicucullin: Am isolierten Meerschweinchen-Uterus bewirkt (+)-Bicucullinhydrochlorid in einer Konzentration von 1:50.000 eine Steigerung von Tonus und Motilität, die durch Atropin nicht antagonisiert werden kann.[25]
Adlumidin: An der mit Ether narkotisierten Katze senkt Adlumidin bei i. v. Gabe den Blutdruck. Sowohl das isolierte Kaninchen-Intestinum, als auch die isolierten Uteri von Meerschweinchen und Kaninchen werden von Adlumidin stimuliert.[23] Nähere Angaben über die verwendeten Versuchsmodelle, Dosierungen und Konzentrationen liegen nicht vor.

Anwendungsgebiete: Die Anwendungsgebiete entsprechen dem homöopathischen Arzneimittelbild. Dazu gehören Lebererkrankungen, Muskel- und Gelenkschmerzen.[24]

Dosierung und Art der Anwendung: *Zubereitung.* Bei akuten Zuständen alle halbe bis ganze Stunde je 5 Tropfen oder eine Tablette oder 10 Streukügelchen oder eine Messerspitze Verreibung einnehmen; parenteral 1 bis 2 mL bis zu 3mal täglich s. c. injizieren. Bei chronischen Verlaufsformen 1 bis 3mal täglich 5 Tropfen oder 1 Tablette oder 10 Streukügelchen oder 1 Messerspitze Verreibung einnehmen; parenteral 1 bis 2 mL pro Tag s. c. injizieren.[24]

Unerwünschte Wirkungen: Nicht bekannt. Vorübergehend können unbedenkliche Erstverschlimmerungen vorkommen.[24]

Gegenanzeigen/Anwendungsbeschr.: Gegenanzeigen sind nicht bekannt.[24]

Wechselwirkungen: Wechselwirkungen sind nicht bekannt.[24]

Sonst. Verwendung: *Landwirtschaft.* Mit Ausnahme von Zierzwecken keine Angaben.

Gesetzl. Best.: *Offizielle Monographien.* Aufbereitungsmonographie der Kommission D am BGA "Adlumia fungosa".[24]

1. Gleason HA, Cronquist A(1963) Manual of Vascular Plants of North Eastern United States and Adjacent Canada, D van Nostrand Company, Princeton
2. Mabberley DJ (1987/1990) The plant-book. A portable dictionary of the higher plants, Cambridge University Press, Cambridge New York Port Chester Melbourne Sydney
3. Willis JC (1988) A Dictionary of the Flowering Plants and Ferns, 8thed., Cambridge University Press, Cambridge New York New Rochelle Melbourne Sydney
4. Feu (Jahrgang 1964), Bd. 1, S. 252
5. Manske RHF (1944) Ann Rev Biochem 13:533–548
6. Reuter G (1957/58) Flora (Jena) 145:326–338
7. Man (Jahrgang 1979), Bd. 17, S. 388
8. Zan (Jahrgang 1984), 13. Aufl., S. 87
9. Schneider K (1977) Diplomarbeit, Universität Wien
10. Stübler M, Krug E (1988) Leesers Lehrbuch der Homöopathie, Band IV: Pflanzliche Wirkstoffe II, 2. Aufl., Karl F Haug Verlag, Heidelberg
11. HAB 1, 4. Nachtrag 1985, S. 49–51
12. Manske RHF (1933) Can J Res 8:142, 210–216, 404
13. Gäbler H (1980) Farm Tijdschr Belg 57:171–180
14. Man (Jahrgang 1954), Bd. 4, S. 168
15. Welch AD, Henderson VE (1934) J Pharmacol 51:492–494
16. Bayr G (1976) Allg Homöopath Z 221:45–59
17. Man (Jahrgang 1986), Bd. 29, S. 65
18. Wasilewski E (1983) Diplomarbeit, Universität Wien
19. Man (Jahrgang 1984), Bd. 24, S. 271
20. Marion L (1934) Can J Res 10:759–764
21. Preininger V, Novak J, Simanek V, Šantavý F (1978) Planta Med 33:396–402
22. Preininger V, Simanek V, Gasic O, Šantavý F (1973) Phytochemistry 12:2.513–2.515
23. Anderson RC, Chen KK (1946) Fed.Proc 5:163
24. BAz Nr. 146 vom 8.8.1989
25. Welch AD, Henderson VE (1934) J Pharmacol 51:482–491
26. Idemudia SO, Mathis DA, Lal H (1987) Neuropharmacol 26:1.739–1.743
27. Brinkworth RI, Lloyd EJ, Andrews PR (1988) Nat Prod Rep 5:363–386
28. Kardos J, Blasko G, Kerekes P, Kovacs I, Simonyi M (1984) Biochem Pharmacol 33:3.537–3.545
29. Fakhrutdinov SF (1972) Pharmacology of narcotine alkaloid methiodides In: Sultanov MB (Hrsg) Farmakol. Alkaloidov Ikh Proizvod. Tashkent, USSR, S. 114–118
30. Southon IW, Buckingham J (1989): Dictionary of Alkaloids, Chapman and Hall, London New York

SD

Adonis

HN: 2002300

Familie: Ranunculaceae.

Unterfamilie: Ranunculoideae.

Tribus: Ranunculeae.

Subtribus: Adonidinae.

Gattungsgliederung: Die Gattung Adonis L. besteht aus 25[40] bzw. 40 Arten[1] und wird in zwei Sektionen unterteilt:

- Sectio Consiligo DC. (ausdauernde Pflanzen) z. B. Mit *A. amurensis* REGEL et RADDE, *A. sibirica* PATRIN., *A. vernalis* L., *A. villosa* LEDEB., *A. wolgensis* STEV.

Die Sectio Consiligo weist, im Gegensatz zur Sectio Adonis mit 2n = 32, diploiden Chromosomensatz mit 2n = 16 auf. Dieser Verwandtschaftskreis entfaltet größten Artenreichtum im Umkreis Zentralasiens, während *A. vernalis* L. und *A. wolgensis* STEV. als nahe verwandte Arten als sibirische Steppenpflanzen der submeridionalen bis temperaten Zone bezeichnet werden können.[2]

- Sectio Adonis (syn. Adonia DC.) (einjährige Kräuter) z. B. *A. aestivalis* L., *A. allepica* BOISS., *A. annua* L. (*A. autumnalis* L.), *A. flammea* JACQ., *A. microcarpa* DC.

Im System der Gattung Adonis herrscht vor allem im Bereich der einjährigen Arten große Verwirrung. Diese Tatsache geht mit einem hohen Anteil an Fehlbestimmungen in den Herbarien einher.[3]

Gattungsmerkmale: Pflanzen einjährig oder ausdauernd, Kräuter und Stauden mit beblättertem Stengel, Laubblätter 2 bis 4fach fiederschnittig. Blüten radiär, meist einzeln; Kelchblätter 5, kahl oder behaart, anliegend oder etwas abstehend, manchmal hinfällig; Kronblätter 5 bis 20, lebhaft gefärbt, ohne Nagel und Nektarien; Staubblätter zahlreich, Fruchtblätter zahlreich auf zylindrisch verlängertem oder kegelförmigem Blütenboden. Samenanlage schief aufsteigend, aufrecht oder hängend, mit 2 Integumenten. Nüßchen geschnäbelt, gedunsen, querrunzelig geadert, einsamig, behaart oder kahl.

Verbreitung: Gemäßigtes Asien, Mitteleuropa und Mittelmeergebiet. Die einjährigen Arten (Sektion Adonis, etwa 11) in Europa fast ausschließlich Kulturunkräuter, durch Herbicideinsatz zur Unkrautbekämpfung erheblich im Bestand gefährdet; in Süd- und Mitteleuropa nur durch *A. aestivalis*, *A. annua*, *A. flammea* und *A. microcarpa* vertreten. Gefährdung der im nordafrikanischen und asiatischen Raum vorkommenden Arten aufgrund abweichender Lebensräume geringer. Die ausdauernden Arten (Sektion Consiligo, etwa 15) mit Verbreitungsgebieten von Europa über Kaukasus, Zentralasien bis Japan; in Europa durch *A. cyllenea*, *A. distorta*, *A. pyrenaica*, *A. sibirica*, *A. vernalis* und *A. wolgensis* vertreten.[40]

Inhaltsstoffgruppen: Herzwirksame Glykoside vom Cardenolidtyp, Pregnane, Pregnan- und Pregnanesterglykoside, Ketocarotinoide (rotblühende Arten), Hydroxycarotinoide (gelbblühende Arten), Flavon-*C*-glykoside. Zusätzlich in zahlreichen Arten Zuckeralkohole (Adonit = Ribitol, Sorbitol), Hydroxycumarinderivate und Pflanzensäuren (besonders Ascorbinsäure ca. 0,5%[4]). Zusätzlich erscheint das Vorkommen des Pregnanderivates Adonilid bemerkenswert.[5] Wertgebende und für die Gattung Adonis charakteristische Inhaltsstoffe sind die herzwirksamen Glykoside vom Cardenolidtyp (3β,14-Dihydroxycard-20(22)-enolid-derivate).
Alle bisher untersuchten Arten zeigen als durchgängiges Material Cardenolidspektren, die durch das Vorkommen von Glykosiden des k-Strophanthidins geprägt sind (s. Adonidis herba).

Drogenliefernde Arten: *A. vernalis*: Adonidis herba, Adonis vernalis hom *HAB 1*, Adonis vernalis ferm 33d hom. *HAB 1*, Adonis vernalis hom. *HPUS 78*.

Adonis vernalis L.

Synonyme: *Adonanthe vernalis* Spach, *Adoniastrum vernale* Schur, *Adonis apennina* L., *A. davurica* Reichb., *A. helleborus* Crantz, *A. ircutiana* Fisch., *A. parviflora* Janka.[1]

Sonstige Bezeichnungen: Dt. Frühlings-Adonisröschen, Frühlings-Teufelsauge, Teufelsauge, falsche oder böhmische Nieswurz; engl.: Spring Adonis, Pheasant's eye; frz.: Adonide de Printemps, Grand oeil de boeuf; it.: Adonide; poln.: Mitek wiosenny; russ.: Goricwiet vesinnij.

Botanische Beschreibung: Ausdauernde, 10 bis 40 (60) cm hohe Pflanzen mit kräftigem, schwarzbraunem Wurzelstock. Stengel der blühenden und nichtblühenden Sprosse aufrecht, einfach (selten verzweigt), am Grunde mit Schuppen besetzt, wenig behaart, längsriefig und markig. Laubblätter durchwegs stengelständig, mehr oder weniger sitzend und stengelumfassend, zwei- bis vierfach fiederschnittig, mit schmal linealen, nach unten umgebogenen Zipfeln, kahl oder zerstreut behaart. Blüten einzeln, endständig, aufrecht, Durchmesser 4 bis 7 cm. Kelchblätter 5, halb so lang wie die Kronblätter, breit-eiförmig, weichhaarig und den Kronblättern angedrückt. Kronblätter 10 bis 20, schmalkeilförmig, ganzrandig oder an der Spitze fein gezähnt, 20 bis 40 mm lang, kahl und von zitronengelber Farbe. Staubblätter zahlreich gelb. Früchtchen verkehrt-eiförmig, runzelig, quernervig, behaart, gekielt, mit seitlichem, hakenförmigem Schnabel versehen, dicht gedrängt auf spindelförmig verlängertem Blütenboden angeordnet.

Inhaltsstoffe: Die oberirdischen Pflanzenorgane enthalten Cardenolidglykoside, deren Gehalt im Verlaufe der Ontogenese qualitativ wie quantitativ[6] und überdies je nach Herkunft starken Schwankungen unterliegen kann. Der Wirkstoffgehalt ist zur Blütezeit mit 0,2 bis > 0,8 % am höchsten.[7-9] Die Blüten zeigen nach Lit.[10] größte Toxizität und Wirksamkeit, während zum Vorkommen von herzwirksamen Glykosiden innerhalb der unterirdischen Teile (Wurzeln, Wurzelstock) mit 0[7] bzw. > 0,2 %[9] stark differierende Angaben vorliegen.

Verbreitung: Allgemeine Verbreitung in Ost-, Zentral- und Südeuropa; sibirisch-osteuropäische Steppenpflanze, nördlich bis zum Zentralural und Südostschweden, in Südwesteuropa (bis Spanien) selten. Im mitteleuropäischen Raum ebenfalls selten mit weiter zurückgehenden Beständen, Areal weitgehend auf Stromgebiete von Weichsel, Oder bis hin zu Main und Rhein beschränkt, Trockenrasen und warme, trockene Kalkböden liebend, Bestände fast ausnahmslos unter Naturschutz.

Drogen: Adonidis herba, Adonis vernalis hom. *HAB 1*, Adonis vernalis ferm 33d hom *HAB 1*, Adonis vernalis hom. *HPUS 78*.

Adonidis herba (Adoniskraut)

Synonyme: Herba Adonidis vernalis.

Sonstige Bezeichnungen: Dt.: Frühlingsadoniskraut, Adonisröschenkraut, falsches oder böhmisches Nieswurzkraut, böhmisches Christwurzkraut; engl.: Herb of lynchis, Herb of spring Adonis; frz.: Herbe d'adonide.

Monographiesammlungen: Adonidis herba *DAB 10*; Herba Adonidis *ÖAB 9*, *Helv V*; Herba Adonidis vernalis *Ross 9*, *Pol III*; Adonis vernalis *Mar 29*.

Definition der Droge: Die zur Blütezeit gesammelten, getrockneten, oberirdischen Teile *DAB 10.*

Stammpflanzen: *A. vernalis* L.

Herkunft: Hauptlieferländer sind Bulgarien, Rußland und Ungarn.

Gewinnung: Sammlung aus Wildbeständen; die Trocknung soll möglichst rasch erfolgen, da die Droge eine β-Glucosidase (Adonivernidase)[11] enthält, die zu einem partiellen Abbau der herzwirksamen Glykoside führen kann. Aus dem gleichen Grund muß der Wassergehalt der Droge begrenzt werden.

Ganzdroge: Stengel grün, bis zu 35 cm lang und bis 3 mm dick, rundlich, im oberen Teil oft flachgedrückt, markig, deutlich längsgestreift, kahl oder nur im oberen Teil behaart; am Grund mit schuppigen, braunschwarzen Niederblättern versehen. Blätter fein, 2- bis mehrfach fiederschnittig geteilt, mit schmalen, fadenförmigen, ganzrandigen und spitzen Zipfeln, kahl oder nur fein behaart, am Grunde sitzend. Blüten mit 10 bis 20, meist 12 gelben, kahlen, länglichspitzen, bis zu 2 cm langen Blütenblättern; diese etwa doppelt so lang wie die grünlichen, außen behaarten, leicht abfallenden Kelchblätter. Blütenachse mit zahlreichen gelben Staubblättern bzw. deren Ansatzstellen und einer großen Zahl von Fruchtknoten mit zurückgekrümmtem Griffel.

Schnittdroge: Die Droge ist fast geruchlos und von schwach bitterem und scharfem Geschmack. Sie besteht überwiegend aus hellgrünen, schmal-linealischen Fragmenten der leicht gebogenen und nach unten gerollten Fiederblättchen. Daneben meist flachgedrückte, längsfurchige Stengelabschnitte und seltener große, spatelförmige, fahlgelbe bis weißliche Blütenblätter sowie kurze, flaumig behaarte Kelchblätter; Blütenteile mit einer Vielzahl an Staubblättern und zahlreichen Fruchtblättern. Häufig treten hellgrüne, samtig behaarte, eiförmige Früchtchen mit gekrümmten Schnäbelchen und netzig-runzliger Oberfläche auf.
Mikroskopisches Bild. Epidermiszellen der Laubblätter in Aufsicht wellig-buchtig mit auffallender, welliger Cuticularstreifung; große Spaltöffnungen vom anomocytischen Typ nur auf der Blattunterseite. Aufbau des Blattquerschnittes dorsiventral mit einer Reihe Palisadenzellen und dichtem Schwammparenchym; Epidermiszellen nach außen stark verdickt, Haare selten, einzellig und dünnwandig, kurz oder schlauchförmig, bis zu 500 µm lang. Kelchblätter zartwandig mit zahlreichen, dünnwandigen, bis zu 600 µm langen, einzelligen Haaren mit abgerundeter Spitze, teilweise mit längsgestreifter Cuticula. Blütenblätter unbehaart, mit langgestreckten Epidermiszellen, geraden Seitenwänden und sehr schwacher Cuticularstreifung. Pollenkörner kugelig mit feingekörnter Exine und drei Keimporen. Epidermiszellen des Stengels in der Flächenansicht polygonal, längsgestreckt, mit fast geraden Wänden; große Spaltöffnungen in Längsreihen angeordnet; weiterhin Leitbündel und lange, wenig verdickte Fasern.

Pulverdroge: Das grüne Pulver enthält hauptsächlich Blattfragmente mit welligen Epidermiszellen und gestreifter Cuticula, teilweise große Spaltöffnungen. Vereinzelt Pollenkörner, Teile der Blütenblattepidermis und der behaarten Kelchblätter, Gefäßfragmente und schwach verdickte Fasern; Oxalatkristalle fehlen.

Verfälschungen/Verwechslungen: Beimengungen anderer Adonis-Arten wie *A. aestivalis* L. (ziegelrote Kronblätter, kahle Früchte, hohle Stengel) oder *A. autumnalis* L. (blutrote Kronblätter mit schwarzem Schlundfleck, kahle Früchte mit geradem Schnabel) lassen sich bereits makroskopisch, mit Sicherheit aber mittels mikroskopischer Prüfung, gegebenenfalls im polarisierten Licht,[12] erkennen.

Inhaltsstoffe: *Herzwirksame Glykoside vom Cardenolidtyp.* Die Droge enthält Cardenolidglykoside, deren Gehalt, bestimmt als Gesamtglykosidgehalt, je nach Herkunft, Trocknung und Lagerung zwischen 0,2 und ca. 0,8 % betragen kann.[6,9,13] Seit der Isolierung von Cymarin (Strophanthidin-3-*O*-β-D-cymarosid) als erster kristalliner, herzwirksamer Verbindung[14] sind mittlerweile weitere 27 Cardenolide isoliert und in ihrer Struktur aufgeklärt worden. Damit kommt *A. vernalis* L. von allen bisher untersuchten Arten der Gattung Adonis das komplexeste Cardenolidspektrum zu.
Die bisher identifizierten Glykoside leiten sich von 5 Aglyka ab (s. Formelübersicht), die sich durch den Oxidationsgrad und den Hydroxylierungsgrad voneinander unterscheiden. Neben k-Strophanthidin (5-OH,19-oxo-Digitoxigenin) *(1a)* wichtigstes Genin ist das gattungsspezifische, isomere Adonitoxigenin (16-OH,19-oxo-Digitoxigenin) *(1b)*. Neben den ebenfalls bisher ausschließlich innerhalb der Gattung Adonis nachgewiesenen Geninen Strophadogenin = 16-Hydroxystrophanthidin (5,16β-diOH,19-oxo-Digitoxigenin) *(1e)* und Adonitoxoligenin (16β,19-diOH-Digitoxigenin) *(1d)* ist mit k-Strophanthidol (5,19-diOH-Digitoxigenin) *(1c)* ein weiteres bereits früher aus Strophanthus-Arten beschriebenes Aglykon im Glykosidspektrum vertreten.[15] Das einzige nicht an Kohlenstoffatom *C*-19 oxidierte Cardenolid, 3-epi-Periplogenin (3α,5,14-Trihydroxycard-20(22)-enolid) *(1f)*, ist bisher nur als Aglykon bekannt.[16]
Zuckerkomponenten. Es wurden D-Glucose, die 6-Desoxyzucker D-Fucose, D-Digitalose, D-Gulomethylose, L-Rhamnose, 2'- und 3'-Acetylrhamnose, D-Allomethylose sowie die 2,6-Didesoxyzucker D-Cymarose, D-Diginose, D-Boivinose und die Pentose D-Xylose identifiziert. Schwerpunkte im Glykosidspektrum bilden Mono-, Di- und Triglykoside des k-Strophanthidins *(1a)* sowie Mono-, und Diglykoside des Adonitoxigenins *(1b)*:[6,13,15,17–29] Cymarin (*1a*-3-*O*-β-D-cymarosid) (5 bis 6 %), k-Strophanthin-β (*1a*-3-*O*-β-D-glucosido-[1→ 4]-β-D-cymarosid) (15 bis 18 %), k-Strophanthosid (*1a*-3-*O*-α-D-glucosido-[1→ 4]-β-D-glucosido-[1→ 4]-β-D-cymarosid) (5 bis 8 %),[14] Desglucocheirotoxin (*1a*-3-*O*-gulomethylosid), *1a*-3-*O*-fucosid, *1a*-3-*O*-digitalosid. Adonitoxin (*1b*-3-*O*-α-L-rhamnosid) (15 bis 20%),[14] *1b*-2'-*O*-acetyl-3-*O*-α-L-rhamnosid, *1b*-

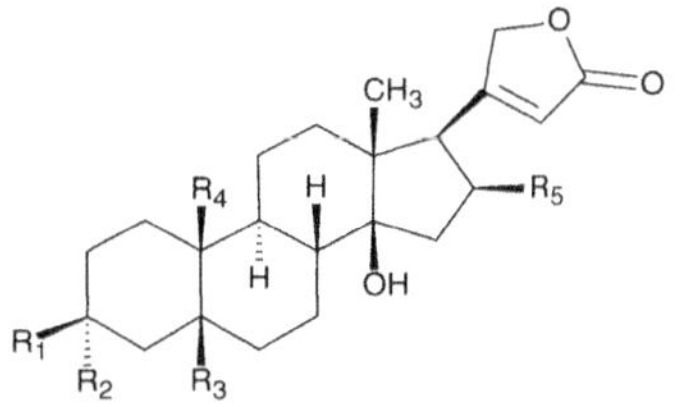

		R_1	R_2	R_3	R_4	R_5
1a	Strophanthidin	—OH	—H	—OH	—CHO	—H
1b	Adonitoxigenin	—OH	—H	—H	—CHO	—OH
1c	Strophanthidol	—OH	—H	—OH	$—CH_2OH$	—H
1d	Adonitoxoligenin	—OH	—H	—H	$—CH_2OH$	—OH
1e	Strophadogenin	—OH	—H	—OH	—CHO	—OH
1f	3-epi-Periplogenin	—H	—OH	—OH	$—CH_3$	—H

3'-*O*-acetyl-3-*O*-α-L-rhamnosid sowie die Glucoside und Xyloside dieser drei Glykoside. Adonitoxol (*1d*-3-*O*-α-L-rhamnosid). Vernadigin (*1e*-3-*O*-diginosid), *1e*-3-*O*-glucosid.
Flavon-C-glykosyle.[13,30,31] Etwa 1 %; Hauptkomponente ist Adonivernith (Orientin 2"-*O*-β-D-xylopyranosid), zusätzlich wurden Vitexin und Luteolin (als Artefakt) isoliert.

Zubereitungen: Eingestelltes Adonispulver *DAB 10* besteht aus pulv. Adoniskraut, dessen Wirkwert am Meerschweinchen einem Gehalt von 0,2 % Cymarin entspricht. Falls erforderlich, wird durch Verschneiden mit gepulvertem Adoniskraut von niedrigerem oder höherem Wirkwert eingestellt.

Identität: *Adoniskraut/eingestelltes Adonispulver.* Nach *DAB 10* erfolgt die Prüfung auf Cardenolidglykoside anhand der Dünnschichtchromatographie:
- Untersuchungslsg.: Cardenolidglykoside werden mit verdünntem Ethanol unter Zusatz von Blei(II)acetat zur Fällung von Begleitstoffen extrahiert und anschließend aus dem Zentrifugat mit Chloroform ausgeschüttelt, Aufnahme des Eindampfrückstandes in gleichen Teilen Chloroform und Methanol.
- Referenzsubstanzen: Digitoxin (I) und Lanatosid C (II), beide Glykoside sind keine genuinen Bestandteile von Adoniskraut.
- Sorptionsmittel: Kieselgel G.
- Fließmittel: Chloroform-Methanol-Wasser (80 + 19 + 1).
- Detektion: Thymol-Schwefelsäure und Erhitzen auf 120 °C.
- Auswertung: In Chromatogramm der Untersuchungslsg. erscheinen im Tageslicht und im ultravioletten Licht (365 nm) direkt oberhalb von (I) bzw. auf gleicher Höhe der Zone von (II) die Zonen von Cymarin bzw. Adonitoxin, letztere kann teilweise verdeckt sein.

Bei Verwendung von Chloramin T/Trichloressigsäure *DAB 10* als Sprühreagenz ergeben die Cardenolide charakteristische Färbungen im langwelligen UV-Licht. Bei Adonisglykosiden wäre auch eine Detektion mittels Vanillin-Schwefelsäure empfehlenswert, da sich Strophanthidinderivate grün, Adonitoxigeninderivate dagegen rotviolett anfärben.[15]

Reinheit: *Adoniskraut/eingestelltes Adonispulver.*
- Fremde Bestandteile: Frei von Schimmel, Insekten und anderen tierischen Verunreinigungen; fremde Bestanteile dürfen höchstens 2 % ausmachen *DAB 10.*
- Trocknungsverlust: Höchstens 10 %, mit 1,000 g pulverisierter Droge durch 2 h langes Trocknen im Trockenschrank bei 100 bis 105 °C bestimmt *DAB 10.*
- Asche: Höchstens 13,0 %, mit 1,000 g pulverisierter Droge bestimmt *DAB 10.*

Gehaltsbestimmung: Nach *DAB 10* ist keine Gehaltsbestimmung für die Droge vorgesehen, da bei einer Verordnung von Adoniskraut die Abgabe von "Eingestelltem Adonispulver" (s. Zubereitungen) vorgeschrieben wird. Eingestelltes Adonispulver muß am Meerschweinchen einen Wirkwert entspr. einem Gehalt von 0,2 % Cymarin aufweisen *DAB 10.*
Gesamtglykosidgehaltsbestimmungen unter Verwendung der molaren Extinktionskoeffizienten von Cymarin oder Adonitoxin bzw. die Gehaltsbestimmung von Einzelglykosiden nach papierchromatographischer oder dünnschichtchromatographischer Trennung sind beschrieben.[6,7,13,15,28] Dabei werden "Ballaststoffe" durch Ausfällung mit Blei(II)acetatlsg. abgetrennt und der jeweilige Gehalt mittels Kedde-Reaktion (alkalische Dinitrobenzoesäure-Lsg.) oder Baljet-Reaktion (alkalische Pikrinsäure-Lsg.) photometrisch ermittelt.[32,33] Neuere Untersuchungen an Adonis-, Convallaria-, Oleander- und Scillaextrakten zeigen die Möglichkeit auf, zumindest die Hauptglykoside dieser Extrakte mittels HPLC qualitativ und mit hinlänglicher Genauigkeit auch quantitativ zu bestimmen.[34,35]

Wirkwertbestimmung: Die Wirkwertbestimmung erfolgt nach "Bestimmung des Wirkwertes von Drogen mit herzwirksamen Glykosiden" *DAB 10.* Als Referenzglykosid dient Cymarin RN. Der für das Wirkungsäquivalent errechnete Wert W muß zwischen 1,67 und 2,40 mg je g Droge liegen, und der Wert für "a" darf 0,08 (= lg 1,2) nicht überschreiten.
Adoniskraut erweist sich hierbei in zweierlei Hinsicht als problematisch: Einerseits stammt die Droge aus Wildbeständen, so daß ökologisch bedingte Schwankungen im Gesamtglykosidgehalt auftreten können. Andererseits differiert die Zusammensetzung der Droge hinsichtlich der Pflanzenteile z. T. beträchtlich. Hoher Stengelanteil führt zu einer erheblichen Absenkung des Gesamtglykosidgehaltes der Droge und zu einer deutlichen Reduktion des Wirkwertes.[37] Die für unterschiedliche Drogenmuster ermittelten Werte, bezogen auf Cymarin (in MSE abs./g), betrugen zwischen 0 und 2900 MSE (entspr. 0 bis 4,14 mg Cymarin/1 g Droge).

Lagerung: *Adoniskraut.* Vorsichtig zu lagern. *Eingestelltes Adonispulver.* Dicht verschlossen, vor Licht geschützt, vorsichtig zu lagern *DAB 10.*

Wirkungen: Positiv inotrop, im Tierversuch venentonisierend.[38]
Adoniskraut enthält vor allem herzwirksame Strophanthidin- und Adonitoxigeninglykoside, deren Resorptionsquote nicht bekannt ist. Die Droge und ihre Inhaltsstoffe sind im Hinblick auf exakte pharmakologische Untersuchungen nur unzureichend dokumentiert. Eine Gegenüberstellung der Werte für die Glykoside Adonitoxin und Cymarin bezüglich ihrer Toxizität an Frosch und Katze findet sich bei Lit.[18] Danach ist Adonitoxin im geometrischen Mittel der letalen Dosis für den Frosch geringfügig toxischer als Cymarin, im direkten Vergleich dagegen deutlich weniger toxisch für die Katze. Das dem Adonitoxin isomere Convallatoxin zeigt im Vergleich die größte Toxizität für beide Tierarten.
Bei vergleichenden Untersuchungen zur Venenwirksamkeit von standardisierten Adonis-, Oleander-, Convallaria- und Scillaextrakten mit intravenöser Zufuhr an der narkotisierten Katze wurde mit allen 4 Pflanzenextrakten eine dosisabhängige venokonstriktorische Wirkung beobachtet.[36] Aus den intravenösen Wirkdosen resultierte im Vergleich zu Oleander- (83 MSE/kg), Convallaria- (87,0 MSE/kg) und Scillaextrakt (95,8 MSE/kg) mit etwa gleichen Werten eine ca. doppelt so hohe Wirksamkeit für den Adonis-Extrakt (44,5 MSE/kg).

Anwendungsgebiete: Leicht eingeschränkte Herzleistung, besonders bei nervöser Begleitsymptomatik.[38]

Dosierung und Art der Anwendung: *Droge.* Mittlere Tagesdosis 0,6 g eingestelltes Adonispulver *DAB 10*; höchste Einzelgabe 1,0 g; höchste Tagesdosis 3,0 g. Zerkleinerte Droge sowie deren Zubereitungen zum Einnehmen.[38]

Volkstümliche Anwendung und andere Anwendungsgebiete: In der russischen Volksmedizin gegen Wassersucht, bei Krämpfen, Fieber und Menstruationsanomalien. Die Wirksamkeit bei den genannten Anwendungen ist nicht belegt.

Unerwünschte Wirkungen: Keine bekannt; bei Überdosierung: Übelkeit, Erbrechen, Herzrhythmusstörungen.[38]

Gegenanzeigen/Anwendungsbeschr.: Therapie mit Digitalisglykosiden, Kaliummangelzustände.[38]

Wechselwirkungen: Wirkungs- und damit auch Nebenwirkungssteigerung bei gleichzeitiger Gabe von Chinidin, Calcium, Saluretika, Laxantien und bei Langzeittherapie mit Glucocorticoiden.[38]

Gesetzl. Best.: *Artenschutz.* Adoniskraut steht unter Artenschutz nach der BArtSchV, Anl. 1 (nur wildlebende Populationen, ausgenommen Populationen der Staatshandelsländer). *Apothekenpflicht.* Adoniskraut ist apothekenpflichtig. *Offizielle Monographien.* Aufbereitungsmonographie der Kommission E am BGA "Adonidis herba".[38]

Adonis vernalis hom. *HAB 1*

Monographiesammlungen: Adonis vernalis *HAB 1*.

Definition der Droge: Frische, zur Blütezeit geerntete Pflanzen ohne die Wurzeln.

Stammpflanzen: *A. vernalis* L.

Zubereitungen: Urtinktur und flüssige Verdünnungen nach Vorschrift 2a, *HAB 1*.
Eigenschaften: Die Urtinktur ist eine braune Flüssigkeit von schwach krautartigem Geruch.

Identität: Gelbe Färbung der Urtinktur nach Zugabe von verd. Ammoniaklsg.; Dunkelgrünfärbung nach Zugabe von Eisen(III)chloridlsg., nach Schütteln beständiger Schaum (2h); Rotviolettfärbung aus Eindampfrückstand nach Zusatz von Dinitrobenzoesäurelsg. und verd. NaOH; schmutzig grüne Färbung aus dem Eindampfrückstand nach Zugabe von Acetanhydrid und Schwefelsäure.
Dünnschichtchromatographie: Die Identitätsprüfung mittel DC erfolgt nach der Vorschrift zur Prüfung von Adoniskraut *DAB 10*.

Reinheit: *Urtinktur.*
- Relative Dichte *(PhEur)*: 0,930 bis 0,965.
- Trockenrückstand *(DAB)*: Mindestens 3,6 und höchstens 4,8%.

Lagerung: Vorsichtig und vor Licht geschützt.

Anwendungsgebiete: Entsprechend dem homöopatischen Arzneimittelbild. Dazu gehört: Herzschwäche.[39]

Dosierung und Art der Anwendung: *Zubereitung.* Soweit nicht anders verordnet:
Ab D2: 1- bis 3mal täglich 5 bis 10 Tropfen, 1 Messerspitze Verreibung, 1 Tablette oder 5 bis 10 Streukügelchen einnehmen.
Ab D4: Injektionslösugen 2mal wöchentlich 1 mL sc. injizieren.[39]

Unerwünschte Wirkungen: Nicht bekannt. Hinweis: Es können vorübergehende Erstverschlimmerungen vorkommen, die jedoch unbedenklich sind.[39]

Gegenanzeigen/Anwendungsbeschr.: Nicht bekannt.[39]

Wechselwirkungen: Nicht bekannt.[39]

Gesetzl. Best.: *Artenschutz. S. Adonidis herba. Apothekenpflicht.* S. Adonidis herba. *Offizielle Monographien.* Aufbereitungsmonographie der Kommission D am BGA "Adonis vernalis".[39]

Adonis vernalis ferm 33d hom. *HAB 1*

Synonyme: Adonis ex herba ferm 33d.

Monographiesammlungen: Adonis vernalis ferm 33d *HAB 1*.

Definition der Droge: Frische, oberirdische Teile blühender Pflanzen.

Stammpflanzen: *A. vernalis* L.

Zubereitungen: Herstellung: Urtinktur und flüssige Verdünnungen nach Vorschrift 33 *HAB 1*.
Eigenschaften: Die Urtinktur ist eine braune Flüssigkeit mit arteigenem Geruch.

Identität: Gelbe Färbung der Urtinktur nach Zugabe von verd. Ammoniaklsg.; Dunkelgrünfärbung nach Zugabe von Eisen(III)chloridlsg., nach Schütteln beständiger Schaum (2h); Rotviolettfärbung aus Eindampfrückstand nach Zusatz von Dinitrobenzoesäurelsg. und verd. Natronlauge; schmutzig grüne Färbung aus dem Eindampfrückstand nach Zugabe von Acetanhydrid und Schwefelsäure.
Dünnschichtchromatographie:
- Sorptionsmittel: Kieselgel G;
- Untersuchungslsg.: Cardenolidglykoside werden mit verdünntem Ethanol unter Zusatz von Blei(II)acetat zur Fällung von Begleitstoffen extrahiert und anschließend aus dem Zentrifugat mit Chloroform ausgeschüttelt, Aufnahme des Eindampfrückstandes in gleichen Teilen Chloroform und Methanol;
- Referenzsubstanzen: Digitoxin (I) und Lanatosid C (II) in Methanol;
- Fließmittel: Ethylacetat-Methanol-Wasser (81 + 11 + 8);
- Detektion: Chloramin T/Trichloressigsäure-Reagenz, Erhitzen auf 100 bis 105 °C, UV 365 nm; entspr. der Vorschrift des *DAB*;
- Auswertung: Das Chromatogramm der Vergleichslsg. zeigt ca. an der Grenze von unterem und mittlerem Drittel des Rf-Bereiches den blauen Fleck von (II) und im oberen Teil des mittleren Drittels den gelbgrünen Fleck von (I) (farbliche Differenzierung der Aglyka der A und C-Reihe). Das Chromatogramm der Untersuchungslsg. zeigt einen bläulichen Fleck etwas oberhalb des Flecks von (II) sowie dicht zusammen 3 bläuliche Flecke unterhalb des Flecks von (I) und 2 hellgelbe Flecke im oberen Drittel des Rf-Bereiches.

Reinheit: *Urtinktur.*
- Relative Dichte *(PhEur)*: 1,005 bis 1,030.
- Trockenrückstand: Mindestens 2,0 und höchstens 3,0%.
- pH-Wert *(PhEur)*: Zwischen 3,0 und 4,1.

Lagerung: Vorsichtig und vor Licht geschützt.

Adonis vernalis hom. *PFX*

Monographiesammlungen: Adonis vernalis pour préparations homéopathiques *PFX*.

Definition der Droge: Die ganze getrocknete oder frische, blühende Pflanze.

Stammpflanzen: *A. vernalis* L.

Zubereitungen: Urtinktur nach der Monographie "Préparations Homéopathiques" *PFX*, mit Ethanol 45 % (*V/V*); Eigenschaften: Die Urtinktur ist eine grünbraune Flüssigkeit mit schwachem Geruch und bitterem Geschmack.

Identität: *Urtinktur.* Urtinktur, mit Salzsäure und Magnesium versetzt, färbt sich rot, mit Eisen(III)chloridlösung versetzt, färbt sich dunkelgrün.
Nach Bleiacetatfällung wird die Urtinktur mit Chloroform ausgeschüttelt. Der Chloroformauszug zeigt die bekannten Reaktionen auf Cardenolidglykoside: Mit Dinitrobenzoesäurelsg. entsteht Rotviolettfärbung (Kedde-Reaktion), mit Acetanhydrid/Schwefelsäurelsg. Braunfärbung und mit Xanthydrollsg. Rotfärbung.
DC:
- Adsorptionsschicht: Kieselgel G;
- LM: Butanol-Eisessig-Wasser (40 + 10 + 10);

A: Prüflsg.: Urtinktur;
- Detektion: Im UV bei 365 nm vor und nach dem Besprühen mit Aluminiumchloridlsg.: Es werden 2 gelb, 2 blau und 2 grau fluoreszierende Bande mit definierten Rf-Werten erwartet;

B: Prüflsg. ist die in EtOH aufgenommene, eingedampfte Chloroformausschüttelung der Urtinktur nach Bleiacetatfällung;
- Detektion: Keddes Reagenz (Dinitrobenzoesäurelsg.); im Vis-Bereich erscheinen 3 rosa Banden im Rf-Bereich 0,5 bis 0,7.

Reinheit: *Urtinktur.*
- Ethanolgehalt: Zwischen 40 und 50 % (*V/V*).
- Trockenrückstand: Höher oder gleich 1,0 %.

Adonis vernalis hom. *HPUS 78*

Synonyme: Adonis apennina, Pheasant's Eye.

Monographiesammlungen: Adonis vernalis *HPUS 78*.

Definition der Droge: Die ganze, frische Pflanze.

Stammpflanzen: *A. vernalis* L.

Zubereitungen: *Urtinktur.* Zu einer feuchten Pflanzenmasse, bestehend aus 100 g Festanteil und 250 mL Pflanzensaft, gibt man 250 mL destilliertes Wasser und 537 mL Alkohol zur Bereitung von 1000 mL der Tinktur.
Dilutionen. D2 (2 ×) enthält 1 Teil Tinktur, 3 Teile destilliertes Wasser, 6 Teile Alkohol. D3 (3 ×) und höher mit verdünntem Alkohol.
Medikationen. D3 (3 ×) und höher.

Gehalt: *Urtinktur.* Arzneigehalt: $^1/_{10}$.

1. Hooker JD, Jackson BD (1893) Index Kewensis Plantarum Phanerogamarum und folgende Supplemente
2. Meusel H, Jäger E, Weinert E (1965) Vergleichende Chorologie der Zentraleuropäishen Flora, VEB Gustav Fischer Verlag, Jena
3. Riedl H (1963) Ann Naturhistor Mus Wien 66:51
4. Istratescu-Guti L, Forstner S (1974) Farmacia 22:489–492
5. Sato Y, Hirano M, Nitta I, Azuma J, Hayashi K, Mitsuhashi H (1971) Chem Pharm Bull 19:202–205
6. Türk E (1971) Dissertation Wien
7. Bogs U, Harnisch L (1966) Pharm Zentralhalle 105:582–592
8. Mathe A, Mathe I jr. (1979) Herba Hung 18:21–28
9. Mathe A, Mathe I jr. (1979) Herba Hung 18:115–124
10. Pusz A, Büchner S (1962) Arzneim Forsch 12:932–935
11. Pitra J, Cekan Z (1961) Planta Med:227–31
12. Hufschmidt W, Reinhard E (1958) Dtsch Apoth Ztg 98:141
13. Görlich B (1965) Arzneim Forsch 15:493–503
14. Reichstein T, Rosenmund H (1940) Pharm Acta Helv 15:150–184
15. Junior P (1978) Dissertation Marburg
16. Junior P, Wichtl M (1980) Phytochemistry 19:2.193–2.197
17. Wichtl M, Junior P (1977) Arch Pharm 310:905–910
18. Katz A, Reichstein T (1947) Pharm Acta Helv 22:437–459
19. Tschesche R, Petersen R (1953) Chem Ber 86:574–584
20. Cekan Z, Pitra J (1960) Chem and Ind 41:497–498
21. Kolesnikov DG, Bugrim NA (1960) Med Prom SSSR 14:19–21
22. Polakova A, Cekan Z (1963) Chem and Ind 44:1.766–1.767
23. Polakova A, Cekan Z (1965) Ceskoslov farm 14:307–314
24. Cserep A, Masler L, Sikl D, Bauer S (1964) Chem Zvesti: 273–280
25. Wichtl M, Jentzsch J, Türk E (1972) Monatsh Chem: 889–895
26. Winkler C, Wichtl M (1985) Pharm Acta Helv 60:243–247
27. Winkler C, Wichtl M (1986) Planta Med 52:68–70
28. Winkler C (1986) Dissertation Marburg
29. Junginger M, Wichtl M (1989) Planta Med 55:107
30. Wagner H, Rosprim L, Galle K (1975) Phytochemistry 14:1.089–1.091
31. Drozd GA, Koreshchuk KE, Khapugina LL, Miroshnikov EV (1971) Khim Prir Soed, S. 526–27, Übersetzung in Chemistry of natural compounds (1971), S. 506
32. Kedde DL (1947) Pharm Weekbl 82:741–757
33. Baljet H (1918) Pharm Weekbl 55:457–467
34. Tittel G, Habermeier H, Wagner H (1982) Planta Med 45:207–215
35. Tittel G (1986) Pharm Ind 48:822–836
36. Lehmann HD (1984) Arzneim Forsch 34:423–429
37. Odenthal KP, Vogel G, Görler K (1978) Pharm Ind 40:149–154
38. BAz Nr. 85 vom 05.05.1988 in der Fassung vom 01.02.1990
39. BAz Nr. 22a vom 03.02.1988
40. Heg, Bd. III, Teil 3, S. 332–337

Ju

Aegopodium

HN: 2006900

Familie: Apiaceae (Umbelliferae).

Unterfamilie: Apioideae.

Tribus: Apieae.

Subtribus: Apiiniae (Carinae).

Gattungsgliederung: Die Gattung Aegopodium L. umfaßt etwa sieben Arten, heimisch in Asien, Europa, davon zwei euro-sibirische Arten; sie wurden früher auch zu Sison, Tragoselinum, Pimpinella, Ligusticum oder Sesili gestellt.

Gattungsmerkmale: Ausdauernd; Blätter zwei- bis dreifach fiederschnittig; Blütenstände meist ohne Hülle und Hüllchen; Kronblätter meist weiß, verkehrt herzförmig; Griffelpolster zweiköpfig; Frucht länglich-elliptisch, seitlich abgeflacht, oben mit deutlichem Griffelpolster, Fruchtrippen fädig.[1]

Verbreitung: Europa, Asien.[1]

Inhaltsstoffgruppen: Aegopodium-Arten führen ätherisches Öl und Cumarine.[2,20]

Drogenliefernde Arten: *Aegopodium podagraria*: Aegopodii podagrariae herba, Aegopodium Podagraria hom. *HAB 34.*

Aegopodium podagraria L.

Synonyme: *Aegopodium angelicaefolium* St. Lager, *Aegopodium latifolium* Turcz., *Aegopodium ternatum* Gilib., *Apium biternatum* Stokes, *Apium podagraria* Caruel, *Carum podagraria* Roth et Baillon, *Ligusticum podagraria* Crantz, *Pimpinella angelicaefolia* Lam., *Pimpinella podagraria* Lestib., *Podagraria aegopodium* Moench, *Podagraria erratica* Bubani, *Selinum podagraria* E.H.L. Krause, *Seseli aegopodium* Scop., *Sison podagraria* Sprengel, *Sium podagraria* Weber, *Sinum vulgare* Bernh. (nec Gueldenst.), *Tragoselinum angelica* Lam.[1]

Sonstige Bezeichnungen: Dt. Dreiblatt, Dreifuß, Geißfuß, Giersch, Hinfuß, Podagrariakraut, Zipperleinkraut; frz.: Epogpode, Petite angélique, Pied d'aigle, Pied de bouc, Pied de Chèvre, Podagraire; engl.: Ash-Weed, Bishops elder, Bishops weed, Dog-elder, Dwarf elder, English masterwood, Garden-plague, Gout-weed, Herb-gerard, White ash-herb, Wild masterwort; it.: Angelica silvestre, Castalada, Castalandina, Erba gerarda, Giradina, Podagraria.[1]

Botanische Beschreibung: Ausdauernd, sich durch unterirdische Ausläufer stark vermehrend; Grundachse kriechend, an den verdickten Knoten wurzelnd; Stengel 60 bis 100 cm hoch, aufrecht, hohl, kantig gefurcht, im oberen Teil ästig; Laubblätter gestielt, doppelt (bis dreifach) dreizählig, Blättchen mehr oder weniger eiförmig, zugespitzt, gesägt, Blattrand und Blattunterseite zerstreut kurzborstig behaart, obere Stengelblätter auf den Scheiden sitzend; Blütenstände Doppeldolden, meist recht groß, meist ohne Hülle und Hüllchen; Blüten teils zwittrig, teils männlich; Kronblätter weiß (selten rosa), etwa 1,5 mm lang, verkehrt-herzförmig, am Grunde keilförmig, Griffelpolster mit kegelförmigen Hälften, in die Griffel verschmälert; Frucht bräunlich mit helleren Rippen, länglich-eiförmig (kümmel-ähnlich, aber ohne dessen Geruch), seitlich abgeflacht, etwa 3 mm lang, mit breiten, gewölbten Tälchen, leicht in die Teilfrüchte trennbar.[1]

Verwechslungen: Habitus recht charakteristisch (dt. "Dreiblatt"), daher wenig Verwechslungen. Die Früchte können mit Kümmelfrüchten verwechselt werden, besitzen aber nicht den charakteristischen Kümmel-Geruch.

Inhaltsstoffe: In allen Organen ätherisches Öl. Menge und Zusammensetzung sind bisher nicht bekannt.
In der Wurzel: Falcarindiol;[3–5,20] das Vorkommen des Polyins Falcarinolon nur qualitativ nachgewiesen;[6] Apterin (Furanocumarin-Glycosid) in geringen Mengen.[7] Im Rhizom ein Lectin mit hohem Molekulargewicht (ca. 480.000); es stellt ein typisches "Nichtsamen-Lectin" dar, das nur in unterirdischen Organen vorkommt, es agglutiniert nicht vorzugsweise Erythrocyten der Blutgruppe A.[8]

Verbreitung: Europa.

Drogen: Aegopodii podagrariae herba, Aegopodium Podagraria hom. *HAB 34.*

Aegopodii podagrariae herba

Synonyme: Herba Aegopodii podagrariae, Herba Gerhardi, Herba Podagrariae.[6]

Sonstige Bezeichnungen: Dt.: Dreiblatt, Geißfuß, Podagrakraut; engl.: Common Ashweed; frz.: Pied de chèvre.[6]

Definition der Droge: Das getrocknete Kraut.[6]

Stammpflanzen: *Aegopodium podagraria* L.

Herkunft: Europa; das aus Wildbeständen gesammelte Kraut.

Ganzdroge: Lange, hohle, kantig gefurchte Stengel; meist gestielte Blätter, dreizählig; doldige Blütenstände, die kleinen, weißlichen Dolden-Blüten meist abgefallen; Früchte (wenn vorhanden) kümmel-ähnlich.

Schnittdroge: Teile des hohlen, kantig gefurchten Stengels; Teile der länglich-eiförmigen, am Rande gesägten Blätter, Blattrand und Blattunterseite zerstreut borstig behaart; Fragmente der doldigen Blütenstände; Blütenblätter meist abgefallen.
Mikroskopisches Bild. Blatt: Epidermiszellen oberseits leicht gewellt bis geradwandig; unterseits wellig-buchtig, die Cuticula gestreift. Stomata nur unterseits, mit 2 bis 4 Nebenzellen. Im Palisadengewebe langgestreckte Sekreträume. Nur die größeren

Nerven mit Kollenchymbelag. Sekretkanäle ober- und unterhalb der größeren Gefäßbündel und nur unterhalb der kleineren.
Behaarung: Am Blattrand ein- bis vierzellige, dickwandige Kegelhaare; Haare auf dem Hauptnerv entweder papillenartig oder ein- bis zweizellig.[6]
Stengelquerschnitt: Unterhalb der Epidermis lockeres Rindengewebe mit eingestreuten, meist einen Exkretgang führenden Kollenchym-Inseln; Leitbündel kreisförmig angeordnet, Phloem und Xylem von einem Sklerenchymring getrennt, der kreisförmig geschlossen den gesamten Querschnitt durchzieht. Xylem ins Mark hineinragend, die größeren Bündel auch im Mark von einer Sklerenchymhaube bedeckt. Mark meist großen Hohlraum enthaltend; Markzellen locker, mit einzelnen Exkretbehältern. Stengelepidermis in Flächenansicht geradwandig gestreckt, mit Stomata und einzelnen, meist kurzen Haaren.[6]

Pulverdroge: Flächenansichten der Blattoberseite mit gewellten bis geradwandigen Epidermiszellen, der Blattunterseite mit wellig-buchtigen Epidermiszellen und Stomata; Sekreträume im Palisadengewebe sichtbar; Blattrand mit ein- bis vierzelligen zugespitzten, derbwandigen Haaren, Hauptnerven der Blattunterseite mit Papillen oder kurzen ein- bis zweizelligen stumpfen Haaren. Stengelfragmente mit Kollenchym- und Sklerenchym-Elementen, sowie Exkretbehältern.

Inhaltsstoffe: *Ätherisches Öl.* Inhaltsstoffe bisher nicht erforscht.
Flavonolglykoside. Hyperosid, Isoquercitrin;[9,10] Kämpferolrhamnoglucosid.[20]
Phenolcarbonsäuren. Kaffeesäure, Chlorogensäure.[20]
Sonstige. β-Sitosterin;[11] Umbelliferose (eine Isoraffinose);[12,13] Ascorbinsäure;[14] Cumarine.[15]

Volkstümliche Anwendung und andere Anwendungsgebiete: Als Teeaufguß innerlich bei Rheumatismus und Gicht (hiervon leitet sich der Name Padagrariakraut ab; Podagra = Gicht der großen Zehe); äußerlich das zerquetschte Kraut zu Umschlägen und Bädern bei Hämorrhoiden.[6,16–18]
Klinische Studien oder dokumentierte Erfahrungsberichte zur Wirksamkeit bei den genannten Anwendungsgebieten liegen nicht vor, so daß die Wirksamkeit der Droge und ihrer Zubereitungen nicht belegt ist.

Dosierung und Art der Anwendung: Genaue Dosierungsangaben fehlen. Vom Frischpflanzenpreßsaft wird als Tagesdosis die Menge von 1 bis 2 Eßlöffeln (ca. 30 mL) empfohlen,[16] woraus sich eine Tagesdosis, bezogen auf die Droge, von 1 bis 3 g abschätzen läßt.

Sonst. Verwendung: Auch als Suppenkraut oder Gemüse verwendet.[19]

Aegopodium Podagraria hom. *HAB 34.*

Monographiesammlungen: Aegopodium Podagraria *HAB 34.*

Definition der Droge: "Frische, blühende Pflanze" *HAB 34.*

Stammpflanzen: *Aegopodium podagraria* L.

Zubereitungen: Essenz nach *HAB 34*, § 3.
Eigenschaften: Die Essenz ist von grünlichbrauner Farbe, ohne besonderen Geruch und von schwach bitterem Geschmack *HAB 34.*

Gehalt: Arzneigehalt der Essenz: $^1/_3$ *HAB 34.*

1. Hegi G (1965 und 1975) Illustrierte Flora von Mitteleuropa, 2. Aufl., Bd. V, Teil 2. Parey, Berlin Hamburg, S. 1.212–1.216
2. Ashraf M, Ahmad R, Bhatty MK (1979) Pak J Sci Ind Res 22(6):318–319
3. Kemp MS (1978) Phytochemistry 17:1.002
4. Schulte KE (1976) Pharm Ztg 121:26
5. Schulte KE, Wulfhorst G (1977) Arch Pharm 310(4):285–298
6. Hag, Bd. 2, S. 1.109–1.110
7. Fischer FC, Svendsen, Baerheim A (1976) Phytochemistry 15(6):1.079–1.080, zit. nach CA 85(13):90223g
8. Peumans WJ, Nsimba-Lubaki M, Peeters B, Broeckaert WF (1985) Planta 164(1):75–82, zit. nach CA 102(25):218436t
9. Akhtardzhiev K, Nakov N, Nikolow V (1975) Farmatsiya (Sofia) 25(1):24–27, zit. nach CA 83(17):144522h
10. Harborne JB, Williams CA (1972) Phytochemistry 11(5):1.741–1.750
11. Bodalski T, Noculak A (1972) Diss Pharm Pharmacol 24(2):177–179, zit. nach CA 77(9):58775n
12. Hopf W, Kandler O (1976) Bioch Physiol Pflanz 169(1–2):5–36
13. Hopf W, Kandler O (1974) Plant Physiol 54(1):13–14, zit. nach CA 81(25):166424p
14. Schneider V (1984) Ernähr-Umschau 31(2):54–57, zit. nach CA 101(1):5740e
15. Florya VN, Kretsu LG (1980) Izv Akad Nauk Mold SSR, Ser Biol Khim Nauk (2):89–91, zit. nach CA 93(7):66069f
16. Karl J (1983) Phytotherapie, 4. Aufl., Verlag Tibor Marczell, München
17. Pahlow M (1988) Dtsch Apoth Ztg 128:416–418
18. Schönfelder P, Schönfelder I (1988) Der Kosmos-Heilpflanzenführer, Franckh'sche Verlagsbuchhandlung, Stuttgart
19. Uphof JCT (1968) Dictionary of Economic Plants, 2. Aufl., Verlag Cramer, Lehre
20. Hgn, Bd. VI, S. 569, 574

Ho

Aerva

HN: 2022700

Familie: Amaranthaceae.

Unterfamilie: Amaranthoideae.

Tribus: Amarantheae.

Subtribus: Achyranthinae.

Gattungsgliederung: Die Gattung Aerva FORSSK. besteht aus etwa 10 Arten und wird nach Moquin (1849) in zwei Sektionen unterteilt:
- Sekt. I Aervastrum MOQ. z.B. mit *Aerva leucura* MOQ., *Aerva microphylla* MOQ., *Aerva scandens* (ROXB.) WALL. und *Aerva tomentosa* FORSSK.
- Sekt. II Hemiaerva FENZL, ex MOQ. z. B. mit *Aerva lanata* (L.) JUSS. und *Aerva sericea* MOQ.

Die Beschreibungen der später aufgestellten Arten sind zu ungenügend, als daß sie es gestatten würden, sie mit auch nur einiger Gewißheit der einen oder anderen Sektion zuweisen zu können. Auf die Synonyme der im folgenden näher behandelten Arten sei hingewiesen.
Synonyme der Gattungsbezeichnung sind Aerua JUSS., Ouret ADANS. und Uretia O. KTZE.[1]

Gattungsmerkmale: Kräuter, Stauden oder Halbsträucher, mit wechsel-, gegen- oder quirlständigen, kahlen bis wollig behaarten Blättern; niederliegend bis aufrecht oder kletternd. Blätter ungeteilt. Blüten klein, in dichten, walzen- oder nahezu kopfförmigen, seiten- oder endständigen, einfachen oder rispig verzweigten Scheinähren; Gesamtblütenstand häufig rispig. Blüten radiär, zwittrig, polygam oder diözisch. Blütenhüllblätter 4 oder zumeist 5, alle oder die 3 inneren wollig behaart, häutig, seltener lederig, am Grunde verdickt. Stamina 4 oder zumeist 5, abwechselnd mit ebenso vielen Zipfeln des von den am Grunde verwachsenen Stamina gebildeten Bechers (Pseudostaminodien). Ovar mit einer Samenanlage, mit einem Griffel und kopfiger oder gespaltener Narbe. Frucht geschlossen bleibend oder dünnwandige Kapsel, unregelmäßig oder durch einen Kreisschnitt sich öffnend. Samen abgeflacht-nierenförmig, hart, schwarz.[1,2]

Verbreitung: Tropen, Subtropen und gemäßigte Zonen, außer Europa, der Alten Welt; besonders Afrika.[1,2]

Inhaltsstoffgruppen: Betacyane, mit Amaranthin als Hauptpigment in Blättern von *Aerva sanguinolenta*.[34]
Phytoecdysone, etwa Ecdysteron aus Wurzeln von *A. tomentosa*.[3,34]
Phytosterole, mit Sitosterol aus *A. javanica* und Sitosterolpalmitat aus *A. lanata*.[34]
Triterpene und Saponine, etwa β-Amyrin aus *A. javanica*[34] und Oleanolsäure aus Blättern von *A. javanica*.[4,34]
Alkane und Alkanole, etwa Nonacosan und Nonacosanol aus Blättern von *A. javanica*.[4]
Flavonoide, wie etwa Kämpferol-Glykoside aus *A. javanica*[34] und aus *A. tomentosa*;[5] 4 Flavonoid-Glykoside aus *A. lanata*;[6] aus Wurzeln von *A. persica* Chrysin-7-*O*-galaktosid[7] und Aervanon, ein *C*-Glykoflavanon.[8,34]

Drogenliefernde Arten: *Aerva javanica*: Aerva-javanica-Blütenstände, Aerva-javanica-Kraut, Aerva-javanica-Wurzel;
Aerva lanata: Aerva-lanata-Blätter, Aerva-lanata-Kraut, Aerva-lanata-Wurzel;
Aerva leucura: Aerva-leucura-Kraut;
Aerva sanguinolenta: Aerva-sanguinolenta-Wurzel;
Aerva triangularifolia: Aerva-triangularifolia-Kraut.

Aerva javanica (BURM. f.) JUSS.

Synonyme: *Achyranthes javanica* (BURM. f.) PERS., *Aerva javanica* (BURM. f.) SCHULTES, *Aerva persica* (BURM. f.) MERRILL, *Aerva tomentosa* FORSSK., *Aerva tomentosa* LAM., *Celosia lanata* L., *Illecebrum javanicum* (BURM. f.) MURR., *Iresine javanica* BURM. F., *Iresine persica* BURM. f.[2,9]

Sonstige Bezeichnungen: Madag.: Makosy, Volompotsy; Rajasthan: Buida; Jhalawan: Bal; Punjab: Boi kalan; Delhi: Dholimundi; Kanarese: Doddahindi gidda; Tamil.: Perumbulai, Perumpoolai; Telugu: Magavira, Magbira; Guj.: Bur; Afar: Ohilahito; Arab.: Râ; Somalia: Hamboohi.

Systematik: *Aerva javanica* zeigt beträchtliche Variabilität verbunden mit einer großen Zahl an Synonymen. Die Art tritt in einer Reihe von zum Teil schwer gegeneinander und den Typus abzugrenzenden Spielarten auf.[1]

Botanische Beschreibung: 0,3 bis 1,5 m hohe, perennierende, diözische, krautige Pflanzen, oft verholzend und halbstrauchig. Sproßachse von der Basis an verzweigt, mit Sternhaaren besetzt; Zweige weißlich. Blätter dispers, 1,5 bis 5 cm lang, wollig behaart, mitunter später verkahlend, sehr variabel in Größe und Form, von schmal linear bis oval, sitzend oder kurz gestielt. Infloreszenzen walzlich, bis etwa 10 × 1 cm, dichtblütig, zumeist in endständigen blattlosen Rispen. Bracteen oval, zugespitzt, 0,75 bis 2,25 mm, zumeist dicht behaart.
Weibliche Blüten: Mit 2 äußeren Tepalen von 2 bis 3 mm, oboval-lanzettlich, zugespitzt, wollig behaart; 3 innere Tepalen etwas kürzer, schmaler und mehr oder weniger dicht wollig behaart; Griffel kurz, mit 2 fädigen Narbenästen; Ovar schwach kugelig; Filamente reduziert, Antheren fehlend. Männliche Blüten: Kleiner, äußere Tepalen 1,5 bis 2,25 mm, oval; Stamina an der Basis verwachsen, Pseudostaminodien dreieckig, Antheren oval; Ovar klein, Griffel sehr kurz, mit Narbenrudimenten. Kapsel 1 bis 1,5 mm, rundlich. Samen rund, schwach abgeflacht, 0,9 bis 1,25 mm, braun oder schwarz, glänzend und glatt bis fein reticulat.[2,10]

Inhaltsstoffe: Die oberirdischen Pflanzenteile, besonders die Blätter, enthalten Sterole, wie etwa Sitosterol und β-Sitosterol-Glucoside.[4,12] Ferner

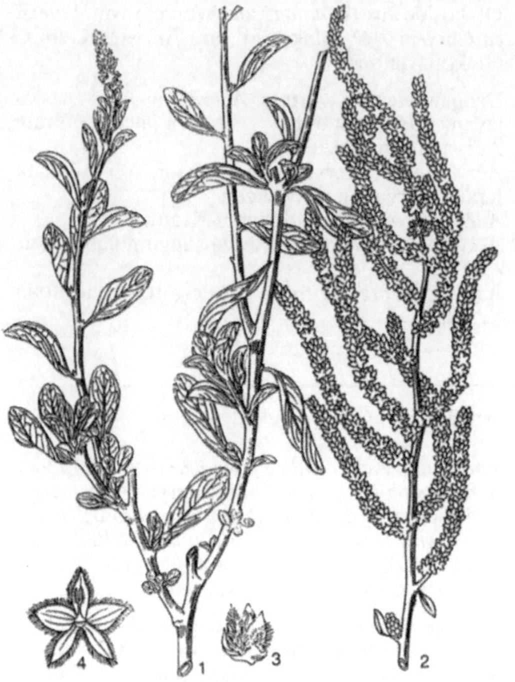

Aerva javanica. 1 Beblätterter unterer Teil; 2 blühender oberer Teil der Pflanze mit walzlichen Blütenständen; 3 Blüte seitlich vor der Anthese; 4 Aufsicht auf geöffnete weibliche Blüte; ohne Größenangaben.[10]

nachgewiesen sind Saponine, wie Oleanolsäure-Glykoside sowie Alkane und Alkanole wie Hentriacontan,Nonacosan, Nonacosanol, Tritriacontan und Tetratriacontan.[4] Ascorbinsäure tritt besonders in jungen Blättern auf.[13]
Aus ganzen Pflanzen nachgewiesen sind Triterpene, wie β-Amyrin und α-Amyrin;[5,34] ferner Fettsäuren, wie Palmitin, Palmitolein-, Öl-, Stearin-, Linol- und Myristinsäure.[5]
Flavonoide, wie Kämpferol-Glykoside sind ebenso aus ganzen Pflanzen nachgewiesen.[5,11]
Die Wurzeln enthalten besonders Flavonoide, wie etwa Chrysin-7-*O*-galaktosid und Aervanon.[7,8]
Phytoecdysone, wie Ecdysteron sind ebenso aus Wurzeln bekannt.[3]
Kupfer wird besonders in den Blättern angereichert; es besteht eine signifikante lineare Beziehung zwischen dem Kupfer-Gehalt des Bodens und der Kupfer-Anreicherung in der Pflanze.[14]

Verbreitung: Verbreitet in den trockneren tropischen und subtropischen Regionen der Alten Welt; in Afrika von Marokko bis Kamerun, in Ägypten, Sudan, Somalia, Äthiopien; auf Sokotra, Madagaskar, Komoren; in Asien von Palästina und Arabien, Jemen über Pakistan, Indien, Sri Lanka bis Burma; in Indien besonders in Punjab, Madhya Bharat, Baluchistan, Sind, Gujarat, Khandesh, Deccan, Carnatic. Das Vorkommen der Art in Java wurde vermutet; die Spezies ist dort jedoch unbekannt.[2]

Drogen: Aerva-javanica-Blütenstände, Aerva-javanica-Kraut, Aerva-javanica-Wurzel.

Aerva-javanica-Blütenstände

Synonyme: Aerva-persica-Blütenstände, Aerva-tomentosa-Blütenstände.

Sonstige Bezeichnungen: Jemen: Râ.

Stammpflanzen: *Aerva javanica* (BURM. f.) JUSS.

Herkunft: Sammlung aus Wildvorkommen in Äthiopien, Jemen und im Sudan.

Inhaltsstoffe: Die Droge ist bislang so gut wie nicht untersucht; lediglich Betacyanin wird als Inhaltsstoff genannt.[18]

Volkstümliche Anwendung und andere Anwendungsgebiete: Aerva-javanica-Blütenstände werden im Jemen als Schlaf herbeiführendes Mittel (Hypnoticum, Narcoticum) angewendet.[18] Die Wirksamkeit der Droge bei dem genannten Anwendungsgebiet ist jedoch noch nicht belegt.

Sonst. Verwendung: In Ost-Afrika werden die fein zermahlenen Blütenstände mit Wasser vermischt und ein Dekokt davon (ohne Konzentrationsangabe) dem Vieh als Mittel gegen Ost-Küsten-Fieber verabreicht.[35] Die Wirksamkeit der Droge bei dem genannten Anwendungsgebiet ist jedoch nicht belegt.
Die wollig-behaarten Blütenstände werden in Gebieten des Sudan zum Füllen von Eselsätteln und als Kissenfüllung genutzt.[19]

Aerva-javanica-Kraut

Synonyme: Aerva-persica-Kraut, Aerva-tomentosa-Kraut.

Sonstige Bezeichnungen: Guj.: Bur; Tel.: Magavira, Magbira; Tamil.: Perumbulai, Perumpoolai; Kan.: Doddahindi gidda; Delhi: Dholimundi, Kamheda; Punjab: Boi kalan; Rajasthan: Buida; Jhalawan: Bal; Afar: Ohilahito; Jemen: Râ.

Stammpflanzen: *Aerva javanica* (BURM. f.) JUSS.

Herkunft: Sammlung aus Wildvorkommen in Äthiopien, Jemen und Indien.

Inhaltsstoffe: *Phytosterole.* β-Sitosterol, β-Sitosterol-Glucosid.[5,12,15]
Triterpene. α-Amyrin, β-Amyrin.[5,15]
Saponine. Oleanolsäure-Glykoside.[4]
Alkane/Alkanole. Hentriacontan, Nonacosan, Nonacosanol, Tritriacontan, Tetratriacontan.[4]
Fettsäuren. Palmitin-, Stearin-, Linol-, Myristin-, Palmitolein- und Ölsäure.[5]
Flavonoide. 4 Flavonol-Glykoside, identifiziert als Kämpferol-Glykoside;[5,11] Kämpferol-3-galaktosid und Kämpferol-3-rhamnogalaktosid.[15]

Volkstümliche Anwendung und andere Anwendungsgebiete: Aerva-javanica-Kraut gilt als diure-

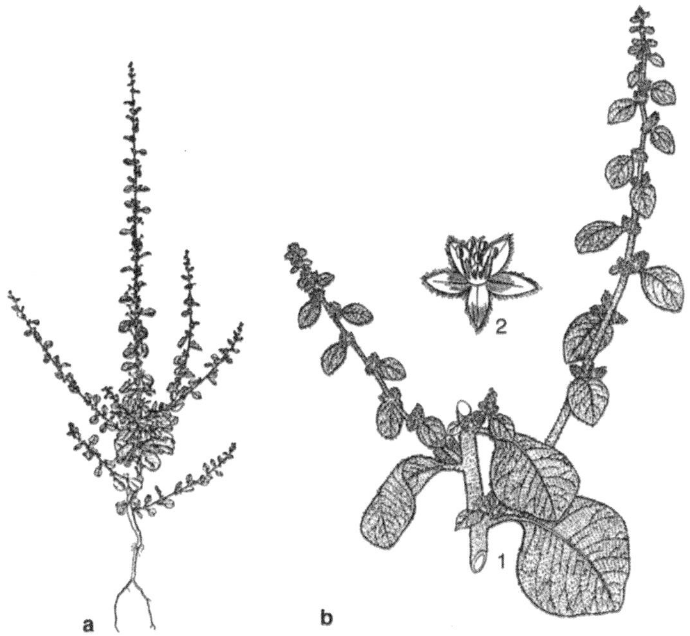

Aerva lanata. a Habitus einer blühenden Pflanze, × 1/5; *b* 1 Ausschnitt aus einer blühenden Pflanze, mit gedrungenen, elliptischen Infloreszenzen in den Achseln von Laubblättern; 2 Aufsicht auf eine zwittrige Blüte, a aus Lit[23]; b ohne Größenangabe.[10]

tisch und reizlindernd.[15] Das Dekokt des Krautes wird zur Behandlung von Schwellungen eingesetzt.[16] Die Wirksamkeit auf den genannten Gebieten ist gegenwärtig noch nicht belegt.

Sonst. Verwendung: *Pharmazie/Medizin.* Als abführendes und emetisches Mittel bei Pferden und Kamelen angewandt.[15] Die Wirksamkeit bei den genannten Gebieten ist jedoch nicht belegt.
In Äthiopien wird ein Büschel des Aerva-javanica-Krautes in der Hand oder unter der Kleidung getragen, um bei Nachtmärschen Schlangen abzuwehren.[17]

Aerva-javanica-Wurzel

Synonyme: Aerva-persica-Wurzel, Aerva-tomentosa-Wurzel.

Stammpflanzen: *Aerva javanica* (BURM. f.) JUSS.

Herkunft: Sammlung aus Wildvorkommen in Pakistan, Indien und Somalia.

Inhaltsstoffe: *Phytoecdysone.* Ecdysteron $C_{27}H_{44}O_7$, Smt. 234 bis 245 °C aus der zerkleinerten Droge im MeOH-Soxhlet-Extrakt in Mengen von 0,007 % und 0,03 % nachgewiesen.[3]
Flavonoide. Chrysin-7-*O*-*β*-galaktosid und Aervanon, 8-*C*-*β*-D-Galaktosyl-7,4'-dihydroxyflavanon nachgewiesen.[7,8]
Kohlenhydrate. Lösliche Kohlenhydrate sind mit 35,10 mg/g in der Wurzel nachgewiesen.[20]
Antimikrobiell aktive Substanzen. Der Wasserextrakt der Wurzel enthält antimikrobiell aktive Substanzen.[21]

Wirkungen: *Antimikrobielle Wirkung.* Der Wasserextrakt der Wurzel zeigt bei einer Konzentration von 50 mg/mL *in vitro* antibakterielle Aktivität gegen *Bacillus subtilis*, während der Ethanolextrakt bei einer Konzentration von 50 mg/mL *in vitro* keine antibakterielle Aktivität besitzt (Agar-Diffusions-Test). Sowohl Wasser- wie auch Ethanolextrakt sind bei einer Konzentration von 50 mg/mL ohne antibakterielle Aktivität gegen *Staphylococcus aureus*.[21]

Aerva lanata (L.) JUSS.

Synonyme: *Achyranthes lanata* L., *Achyranthes villosa* FORSSK., *Aerva brachiata* WALP., *Aerva floribunda* WIGHT, *Aerva incana* SUESSENG., *Aerva lanata* (L.) SCHULTES, *Aerva sansibarica* SUESSENG., *Amaranthus aervoides* HOCHST. et STEUD., *Celosia lanata* BLANCO, *Illecebrum lanatum* L., *Ouretia lanata* HIERN.[1,2,36]

Sonstige Bezeichnungen: Sanskr.: Astmabayda, Astmabayota; Bengal.: Chaya; Mar.: Kapur-madhura; Guj.: Gorakha ganjo; Telugu: Pindiconda, Pindikumda, Thelagapindi koora; Kanarese: Bilihindisoppu; Malayalam: Cherupula; Oriya: Paunsia; Hindi: Chaya; Punjab: Buikallan; Tamil.: Sirupulai; Socotra: 'Feh; Pondicherry: Poulacedy; Philipp.: Apugapugan, Karlakém, Karlátan, Pamainap, Pamaynap, Taba-áhas; Sinhala: Polpala; Chagga: Kambunyenye; Malaysia: Katumpangan ayer; Ägypt.: Eigaab, Eigaab gebeli.

Systematik: *Aerva lanata* stellt eine formenreiche, variable Art dar, die Probleme bei der Abgrenzung anderer Arten und Varietäten bereitet. Dies drückt sich in der großen Zahl bekannter Synonyme und Varietäten aus.[2,22]

Botanische Beschreibung: Ausdauerndes Kraut, oft halbstrauchig und an der Basis verholzt. Niederliegend oder zumeist aufrecht, mit an der Basis beginnenden seitlichen Verzweigungen; 10 bis 110, seltener bis 200 cm hoch werdend. Hauptsproß und Seitenäste oft über eine beträchtliche Länge unverzweigt; fast durchweg beblättert und axilläre Blütenstände tragend. Sproßachsen dicht weißhaarig; Internodien zumeist kürzer als 2 cm. Dispers beblättert; Blätter elliptisch-oval, auf beiden Seiten dicht weißhaarig, 6 bis 50 × 3 bis 30 mm, Blattstiel 2 bis 15 mm; Blätter spitzenwärts kleiner. Blütenstände axillär sitzend, einzeln oder 2 bis 4 zusammen, zylindrisch, weiß und 0,5 bis 1,5 cm lang und 0,3 bis 0,4 cm breit. Blüten zwittrig, Bracteen oval, weiß, behaart, 0,75 bis 1 mm lang. Tepalen bis etwa 1,5 mm lang, unterseits dicht wollig weiß, oval; die beiden äußeren mit einer kleinen Spitze, rein weiß; die 3 anderen Tepalen mit grünem Mittelstreifen. Stamina mehr oder weniger halb so lang wie das Perianth. Griffel $^1/_4$ bis $^1/_3$ mm, zur Hälfte zweigeteilt; Ovar rundlich. Kapsel rundlich, etwa 1 mm im Durchmesser; Samen nierenförmig, 0,6 bis 0,8 mm, mit schwarzer, glänzender Testa.[2,23]

Inhaltsstoffe: Die oberirdischen Pflanzenteile enthalten Flavonoid-Glykoside.[6] Triterpene, wie α-Amyrin und Sterine, β-Sitosterol und β-Sitosterolpalmitat sind aus ganzen Pflanzen isoliert worden.[11] Ferner nachgewiesen sind Chrysin und Kampesterol.[24] Oberirdische Teile blühender und fruchtender Pflanzen enthalten säure- und wasserlösliche Polysaccharide.[25]

Verbreitung: Weit verbreitet in den trockenen Regionen der Tropen und Subtropen der Alten Welt; in Afrika von Sierra Leone bis Ägypten, in Uganda, Kenia, Tansania, bis Südafrika; in Madagaskar, Mauritius, Seychellen und Chagosarchipel; in Asien von Arabien bis Malaysia, in Sri Lanka, Malayische Inseln, Sumatra, Java, Madura, Timor, Philippinen und Neu Guinea; von Meereshöhe bis etwa 2.000 m.

Drogen: Aerva-lanata-Blätter, Aerva-lanata-Kraut, Aerva-lanata-Wurzel.

Aerva-lanata-Blätter

Sonstige Bezeichnungen: Malaysia: Katumpangan ayer; Chagga: Kambunyenye.

Stammpflanzen: *Aerva lanata* (L.) Juss.

Herkunft: Sammlung aus Wildvorkommen in Malaysia und Tansania.

Inhaltsstoffe: Angaben über Inhaltsstoffe der Blattdroge liegen bislang nicht vor.

Volkstümliche Anwendung und andere Anwendungsgebiete: Die in heißes Wasser eingelegten Blätter werden bei starken Schwellungen angewandt.[23] Der Saft der zerstampfen Blätter wird in Hautrisse über Brüchen eingerieben. Ferner wird ein Infus der Blätter (ohne Mengenangabe) von *Aerva lanata* zur Behandlung entzündeter Augen angewandt; das Dekokt der Blätter (ohne Mengenangabe) wird angewandt zur Waschung bei Bewußtlosigkeit von Kleinkindern, die an Malaria erkrankt sind.[29,35]
Die Wirksamkeit bei den genannten Anwendungsgebieten ist noch nicht belegt.

Aerva-lanata-Kraut

Synonyme: Aervae lanatae herba.

Sonstige Bezeichnungen: Bengal.: Chaya; Hindi: Chaya; Malaysia: Katumpangan ayer; Philipp.: Taba-áhas; Sinhala: Polpala; Chagga: Kambunyenye.

Stammpflanzen: *Aerva lanata* (L.) Juss.

Herkunft: Sammlung aus Wildvorkommen in Indien, Malaysia, Sri Lanka, Tansania und den Philippinen. In Ägypten angebaut.

Inhaltsstoffe: *Flavonoide.* 4 Flavonolglykoside sind aus dem Kraut von *Aerva lanata* isoliert worden,[6] ferner Chrysin.[24]

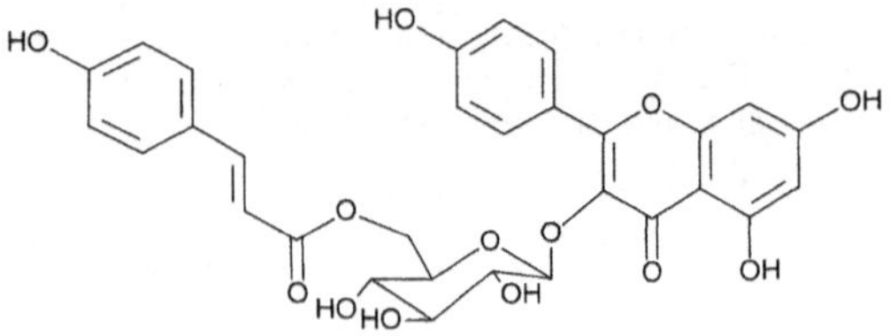

Flavonolglykosid I

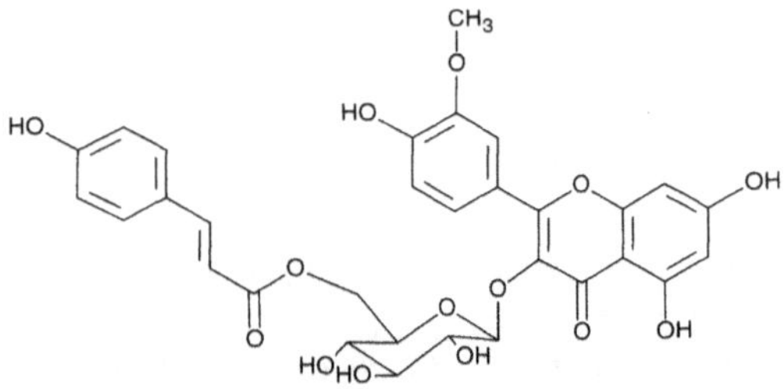

Flavonolglykosid II

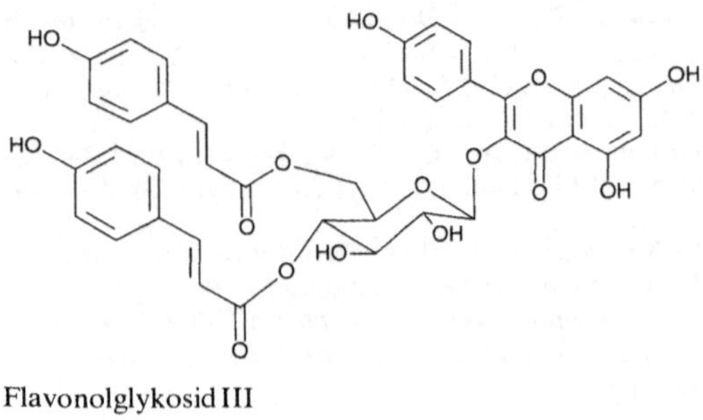

Flavonolglykosid III

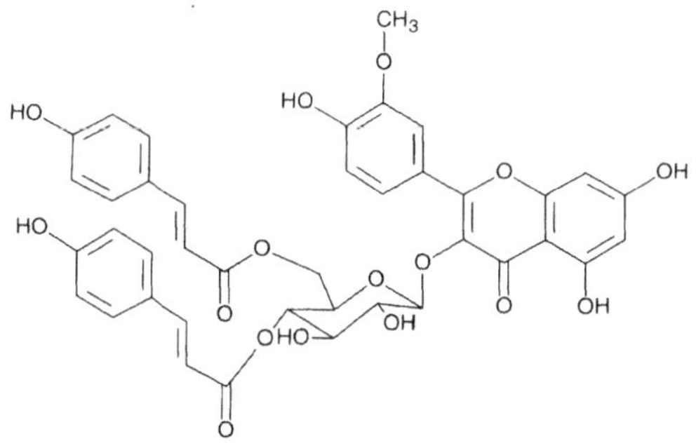

Flavonolglykosid IV

Polysaccharide. Das Kraut blühender und fruchtender Pflanzen enthält Hemicellulose, Stärke, ein säurelösliches Polysaccharid sowie wasserlösliche Polysaccharide, die Galaktose, Glucose, Mannose, Xylose, Arabinose und Rhamnose enthalten.[25]
Triterpene. α-Amyrin nachgewiesen.[11]
Phytosterole. β-Sitosterol, β-Sitosterylpalmitat und Kampesterol nachgewiesen.[11,24]

Volkstümliche Anwendung und andere Anwendungsgebiete: Das Dekokt der Droge (ohne Konzentrationsangabe) gilt als stark diuretisch; es wird zudem angewandt bei Blasenkatarrh und Gonorrhoe.
Die Droge gilt ferner als anthelmintisch; sie soll wirksam sein bei Lithiasis sowie bei Panaritien. Auch bei Kopfschmerzen wird die Droge angewandt.[16,26–29]
Die Wirksamkeit bei den genannten Anwendungsgebieten ist gegenwärtig noch nicht belegt.

Aerva-lanata-Wurzel

Stammpflanzen: *Aerva lanata* (L.) JUSS.

Herkunft: Sammlung aus Wildvorkommen in Indien, insbesondere Malabarküste, und Tansania.

Inhaltsstoffe: Genaue Angaben über Inhaltsstoffe der Wurzeldroge sind nicht bekannt. Lediglich über das Vorkommen von Tannin wird berichtet.[30]

Volkstümliche Anwendung und andere Anwendungsgebiete: Das Dekokt der Droge (ohne Mengenangabe) gilt als reizlinderndes Mittel und soll diuretisch wirken.
Es wird zudem angewandt zur Bekämpfung von Kopfschmerzen. Die Droge wird auch angewandt bei Husten und als Wurmmittel bei Kindern, sowie zur Behandlung von Schlangenbissen.[16,26,27,29,30]
Die Wirksamkeit bei den genannten Anwendungsgebieten ist bislang noch nicht belegt.

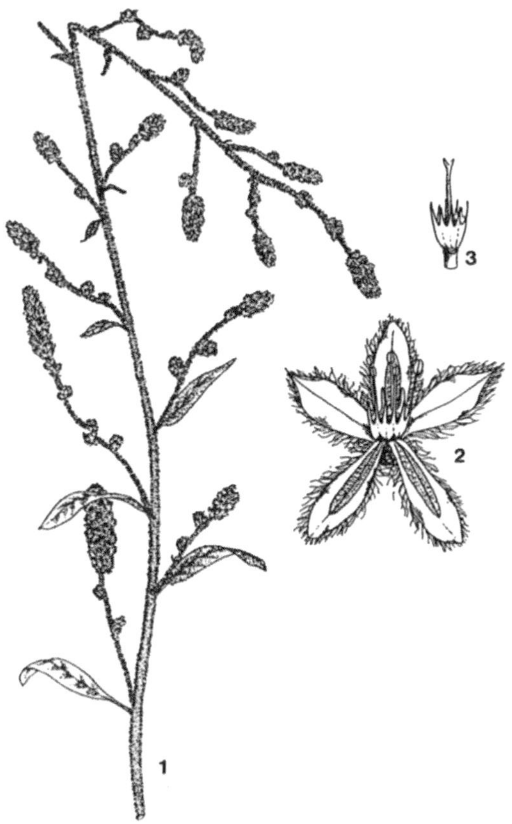

Aerva leucura. 1 Blühender Sproß, × 2/3; 2 Aufsicht auf intakte männliche Blüte, mit langen Stamina, × 12; 3 Seitenansicht einer weiblichen Blüte, Tepalen entfernt; Griffel verlängert, Stamina reduziert, ohne Antheren, × 12.[2]

Aerva leucura MOQ.

Synonyme: *Aerva ambigua* MOQ., *Aerva burchellii* MOQ., *Aerva lanata* (L.) JUSS. var. *intermedia* SUESSENG., *Aerva lanata* (L.) JUSS. var. *leucuroides* SUESSENG., *Aerva lanata* (L.) JUSS. var. *oblonga* SUESSENG. non ASCHERS., *Illecebrum leucurum* HORT. BEROL. ex MOQ., *Ouret scandens* HIERN.[2,22,37]

Sonstige Bezeichnungen: Ost-Afrika, Kihehe: Kipulula, Nyagiliwa; Ost-Afrika, Bende: Mwenza.

Systematik: *Aerva leucura* zeigt Ähnlichkeit mit *A. lanata* und ist daher von manchen Autoren als Varietät von *A. lanata* beschrieben worden.[22]

Botanische Beschreibung: Ausdauerndes Kraut, oft an der Basis verholzt, aufrecht oder niederliegend und windend, 0,5 bis 1,5 m, mit zahlreichen an der Basis entspringenden Seitensprossen. Sproßachsen mehr oder weniger dicht weißhaarig. Blätter dispers, elliptisch, ungefähr 1,6 bis 10 × 0,3 bis 3,6 cm, mit kurzem Blattstiel von etwa 1,5 cm Länge; spärlich beiderseits behaart; Blätter spitzenwärts kleiner werdend. Infloreszenzen variabel, jedoch stets mit blattlosen endständigen zylindrischen Blütenständen, 0,6 bis 8 × 0,4 bis 1,2 cm, weiß; Bracteen oval, 1,25 bis 1,75 mm lang, behaart. Blüten zumeist zwittrig, seltener der Funktion nach männlich bzw. weiblich; Tepalen dicht wollig behaart auf der Unterseite, 1,5 bis 2,5 mm lang, elliptisch. Ovar rundlich, Griffel kurz mit 2 linearen Narbenästen, Kapsel rundlich, etwa 1 mm; Samen nierenförmig, 0,6 bis 0,8 mm, mit schwarzer glänzender Testa.[2]

Verbreitung: Tropisches Afrika, Uganda, Kenya, Tansania, Zaire, Angola, Namibia, Sambia, Zimbabwe, Malawi, Botswana, Süd-Afrika, Betschuanaland, bei Kiberge sowie bei Ifakara. Zumeist zwischen 600 bis 1670 m.[2,37]

Drogen: Aerva-leucura-Kraut.

Aerva-leucura-Kraut

Stammpflanzen: *Aerva leucura* Moq.

Herkunft: Sammlung aus Wildvorkommen im tropischen Afrika, besonders in Süd-Afrika.

Volkstümliche Anwendung und andere Anwendungsgebiete: Das zerstampfte Kraut wird bei Panaritien aufgebunden.[37,38] Die Wirksamkeit bei der genannten Anwendung ist bislang nicht belegt.

Sonst. Verwendung: *Kosmetik.* In Südafrika pflegen die Nama die pulverisierten Blätter von *Aerva leucura* dem Buchu-Pulver, bereitet aus zerkleinerten Blättern von *Barosma serratifolia* Willd., *Barosma crenata* Hook. f. und anderen an aromatischen Ölen reichen Pflanzen, beizumengen. Das Buchu-Pulver gilt als unentbehrliches Kosmetikum.[1] *Haushalt.* Die getrockneten floralen Teile von *Aerva leucura* werden im Betschuanaland als Kissenfüllung genutzt.[31,37]

Aerva sanguinolenta (L.) Blume

Synonyme: *Achyranthes sanguinolenta* L., *Achyranthes scandens* Roxb., *Aerva scandens* Wall., *Aerva timorensis* Moq.[23]

Sonstige Bezeichnungen: Bengal.: Naria, nuriya; Mundari: Nauri lupu ara; Indones.: Ki sambang, sambang tjalak.

Botanische Beschreibung: Ausdauerndes Kraut, zumeist an der Basis verholzt, 0,75 bis 2 m hoch, aufrecht oder windend, verzweigt oder unverzweigt. Sproßachse im oberen Bereich dicht weißhaarig, zur Basis hin kahl werdend. Internodien zumeist länger als 3 cm. Blätter gegenständig oder dispers (oft an derselben Pflanze), rundlich-elliptisch, beiderseits dicht weißhaarig, mehr oder weniger rot getönt (Typus) oder grün, 15 bis 75 × 6 bis 45 mm, Blattstiel 3 bis 10 mm lang. Blütenstände einzeln oder gebündelt, teilweise in der Achsel von Laubblättern oder von Bracteen und dann vereint zu einer lockeren traubigen Infloreszenz mit zylindrischem endständigen Blütenstand von 0,75 bis 5 cm Länge; rot getönt oder schmutzig weiß, selten rein weiß. Blüten zwittrig, Tepalen elliptisch, unterseits behaart, 2 bis 2,5 mm lang, Stamina etwa halb so lang wie die Tepalen, Griffel etwa 0,5 mm lang, Narbe ungeteilt oder schwach zweiteilig mit rundlichen Abschnitten. Kapsel etwa 1 mm im Durchmesser; Samen 0,75 bis 1 mm im Durchmesser, braunschwarz glänzend.[23]

Inhaltsstoffe: Betacyane in Blättern, mit Amaranthin als Hauptpigment, von drei weiteren roten Betacyanen begleitet.[34] Weitere Angaben über Inhaltsstoffe liegen derzeit nicht vor.

Verbreitung: Vom westlichen tropischen Afrika über Ostindien bis nach China und Japan; in Java, Madura, Celebes, Philippinen, Molukken, Sunda-Inseln, Lombok, Flores, Timor. Die rote Form wird gelegentlich für arzneiliche Zwecke kultiviert.[23]

Drogen: Aerva-sanguinolenta-Wurzel.

Aerva-sanguinolenta-Wurzel

Sonstige Bezeichnungen: Bengal.: Naria, nuriya; Mundari: Nauri lupu ara.

Stammpflanzen: *Aerva sanguinolenta* (L.) Blume.

Herkunft: Sammlung aus Wildvorkommen in Indien.

Volkstümliche Anwendung und andere Anwendungsgebiete: Die Wurzeldroge wird bei Dysenterie angewandt.[15]
Die rot-blättrige Form von *Aerva sanguinolenta* (ohne Angabe des verwendeten Pflanzenanteils) wird innerlich angewandt bei Hämaturie und unregelmäßiger oder schmerzhafter Menstruation.[23]
Die Wirksamkeit bei dem genannten Anwendungsgebiet ist bislang noch nicht belegt.

Akute Toxizität: Für einen nicht näher spezifizierten Extrakt wird eine LD_{50} (i.p. Maus) von 400 mg/kg KG mitgeteilt. Nähere Angaben liegen nicht vor.[32]

Aerva triangularifolia Cav.

Sonstige Bezeichnungen: Madag.: Fotsivoa.

Botanische Beschreibung: Buschiger, zweihäusiger Halbstrauch, 1 bis 2 m hoch. Junge Zweige cremefarben, filzig behaart. Blätter dispers, breit dreiekkig, kurz gestielt, am Rand etwas nach unten umgeschlagen, oberseits dunkelrot-braun, unterseits weißfilzig; vom Mittelnerv gehen beiderseits 2 bis 3 Seitennerven ab; Blattstiel 3 mm lang, Blattspreite 9 × 9 mm. Blüten sehr klein, weiß behaart. Infloreszenzen, mit walzlichen Blütenständen von 1,5 bis 3 cm Länge, zu Rispen vereint von etwa 6 cm Gesamtlänge; Bracteen konkav, auf der Unterseite dicht behaart. Tepalen 5, verkehrt-eiförmig, behaart; die beiden äußeren länger als die drei inne-

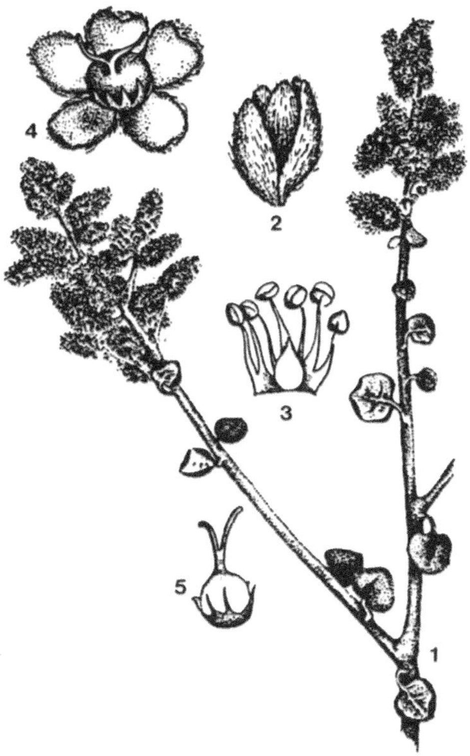

Aerva triangularifolia. 1 Zweig mit Infloreszenzen, × $^2/_3$; 2 Männliche Blütenknospe, seitlich, × 17; 3 Männliche Blüte, seitlich, Tepalen entfernt, mit rudimentärem Ovar und entwickelten Stamina, × 18; 4 Weibliche Blüte, nach Anthese, × 10; 5 Aufpräparierte weibliche Blütenknospe, Tepalen entfernt, × 14.[9]

ren. Stamina 5, alternierend mit 5 lanzettlich-dreieckigen Pseudostaminodien. Ovar kugelig, kahl, mit zweigeteiltem Griffel.[9]

Verbreitung: Endemisch in Südwest-Madagaskar, bei Manombo, Fiherena, Tulear, Ambovombe.

Drogen: Aerva-triangularifolia-Kraut.

Aerva-triangularifolia-Kraut

Sonstige Bezeichnungen: Madag.: Fotsivoa.

Definition der Droge: Die Droge besteht aus Sproßachsen und Laubblättern.[33]

Stammpflanzen: *Aerva triangularifolia* CAV.

Herkunft: Sammlung aus Wildvorkommen in Südwest-Madagaskar, bei Andranandrisa.

Volkstümliche Anwendung und andere Anwendungsgebiete: Das Dekokt (ohne Konzentrationsangabe) wird zur Waschung bei postpartaler Pflege angewandt.[33] Die Wirksamkeit bei dem genannten Anwendungsgebiet ist bislang nicht belegt.

1. Schinz H (1934) Amaranthaceae. In: Engler A, Prantl K (Hrsg.) Die natürlichen Pflanzenfamilien, 2. Aufl., Bd. 16c, Engelmann, Leipzig, S. 50
2. Townsend CC (1985) Amaranthaceae. In: Polhill RM (Hrsg.) Flora of tropical East Africa. Balkema, Rotterdam Boston
3. Hardman R, Mahar SMA (1978) Planta Med 33:278–279
4. Usmanghani K, Nazir T, Ahmad VU (1982) Fitoterapia 53:75–77
5. Bishay DW, Ross SA, El-Saiad SM (1980) Egypt J Pharm Sci 18:377–386
6. Zadorozhnii AM, Zapesochnaya GG, Pervykh LN, Shchavlinskii AN, Kovtun LS, Svanidze NV (1986) Khim-Farm Zh 20:855–858, zit. nach CA 107(17):151179u
7. Garg SP, Bhushan R, Kapoor RC (1979) Indian J Chem Sect B, 17B:416–417
8. Garg SP, Bhushan R, Kapoor RC (1980) Phytochemistry 19:1265–1267
9. Cavaco A (1954) Amaranthacées. In: Humbert H (Hrsg.) Flore de Madagascar et des Comores, 67. Fam., Firmin-Didot, Paris
10. Basu BD (1975) Indian medicinal plants, Plates, Pt. IV, M/S Periodical Experts, Delhi
11. Aiyar VN, Narayanan V, Seshadri TR, Vydeeswaran S (1973) Indian J Chem 1973 11:89–90
12. Usmanghani K, Nazir T, Hussain A (1982) J Pharm (Univ Karachi) 1:39–42
13. Venkatesh MV, Singh B (1974) Indian J Entomol 35:32–35
14. Tiagi YD, Aery NC (1986) J Geochem Explor 26:267–274
15. Ambasta SSP (Ed.) (1986) The useful plants of India, Publications & Information Directorate, CSIR, New Delhi
16. Chopra RN, Nayar SL, Chopra IC (1956) Glossary of Indian medicinal plants, CSIR, New Delhi
17. Le Floc'h E, Lemordant D, Lignon A, Rezkallah N (1985) J Ethnopharmacol 14:283–314
18. Fleurentin J, Pelt JM (1982) J Ethnopharmacol 6:85–108
19. Uphof JTC (1968) Dictionary of economic plants, 2nd ed., Cramer, Lehre
20. Agarwal KC (1983) Comp Physiol Ecol 8:126–128
21. Elmi AS, Baerheim Svendsen A, Scheffer JJC, Verpoorte R (1986) J Ethnopharmacol 17:283–288
22. Townsend CC (1974) Kew Bull 29:461–475
23. Backer CA (1949) Amaranthaceae. In: Van Steenis CGGJ (Ed.) Flora Malesiana, Ser. I, Vol. 4, Noordhoff, Haarlem
24. Wassel GM, Ammar NM (1987) Fitoterapia 58:367
25. Mallabaev A, Rakhimov DA, Murdakhaev YM (1989) Khim Prir Soedin 3:425–426, zit. nach CA 111(9):74847p
26. Gupta RK, Dabholkar MV, Tejomurthy PS (1959) J Bombay Nat Hist Soc 56:235–249
27. Quisumbing E (1951) Medicinal plants of the Philippines, Bureau of Printing, Manila
28. Arseculeratne SN, Gunatilaka AAL, Panabokke RG (1985) J Ethnopharmacol 13:323–335
29. Chhabra SC, Mahunnah RLA, Mshiu EN (1987) J Ethnopharmacol 21:253–277
30. Agarwal VS, Ghosh B (1985) Drug plants of India (root drugs), Kalyani, New Delhi
31. Watt JM, Breyer-Brandwijk MG (1962) The medicinal and poisonous plants of southern and eastern Africa, 2nd ed., Livingstone, Edinburgh London

32. N.N. (1968) zit. nach: Indian J Exp Biol 6:232
33. Bost R (1961) Mem Inst Scient Madag ser.B, 10(2):159–234
34. Hgn, Bd. III, S. 81–90; Bd. VIII, S. 28–32, 696–697
35. Kokwaro JO (1976) Medicinal plants of East Africa, East African Literature Bureau, Kampala, Nairobi, Dar Es Salaam
36. Pen, S. 23
37. Hag, Bd. 2, S. 1110
38. Haerdi F, Kerharo J, Adam JG (1964) Afrikanische Heilpflanzen, Verlag für Recht und Gesellschaft, Basel

MG

Aesculus

HN: 2010300

Familie: Hippocastanaceae.

Gattungsgliederung: Die Gattung Aesculus L. besteht aus etwa 20 Arten, die sich auf 4 Sektionen aufteilen.[55,69]
- Sectio Calothyrsus K. KOCH mit *A. california* NUTT., *A. chinensis* BUNGE, *A. indica* WALLICH ex IAMBESS. HOOK.
- Sectio Hippocastanum K. KOCH (Sectio Euesculus PAX) mit *A. hippocastanum* L., *A. turbinata* BL.
- Sectio Macrothyrsus K. KOCH mit *A.* × *carnea* HAYNE, *A. marylandica* BOOTH., *A. parviflora* WALT., *A. balgiana* ANDRE, *A. intermedia* ANDRE und *A. plantierensis* ANDRE sind Rückkreuzungen, die mit *A. hippocastanum* L. × (*A. hippocastanum* L. × *A. pavia* L.) beschrieben werden.
- Sectio Pavia K. KOCH mit *A. arnoldiana* SARG., *A. glabra* WILLD., *A. octandra* MARSH., *A. pavia* L., *A. sylvatica* BARTR.

Gattungsmerkmale: Sommergrüne Bäume und Sträucher mit gegenständigen, gefingerten, 5- bis 9zähligen Laubblättern. Blüten in endständigen, großen, rispigen Blütenständen, groß, zwitterig oder eingeschlechtig, schräg zygomorph. Kelchblätter 5, zu einer Röhre oder Glocke verwachsen. Kronblätter 4 bis 5, mit verdicktem, rinnigem Nagel, ungleich. Staubblätter 5 bis 8, frei, gerade oder abwärtsgebogen. Fruchtblätter 3, verwachsen, mit je 2 Samenanlagen. Griffel 1, verlängert; Narbe einfach. Diskus ringförmig oder einseitig, außerhalb des Staubblattkreises. Frucht eine fachspaltige, 1-, selten 2- oder 3fächerige, glatte oder stachelige Kapsel. Samen groß, rundlich, braunglänzend, mit derber Schale, großem, hellgraubraunem, mattem Nabelfleck; Keimling groß, mit dicken, halbkugeligen Keimblättern.[55]

Verbreitung: Heimisch in China, Japan, Indien, Nordamerika, Persien, Nordindien, dem Kaukasus und in den Vorgebirgen Nordgriechenlands, Thessalien und Epirus, Bulgarien, Himalaya; durch Kultur weit verbreitet und verwildert. In Europa nördlich bis zu den Britischen Inseln, Dänemark, Skandinavien, Rußland bei Narva und St. Petersburg. In Deutschland gepflanzt, stellenweise eingebürgert.[55]

Inhaltsstoffgruppen: Aus biochemischer Sicht unterscheiden sich die Hippocastanaceen kaum von den Sapindaceen. Saponine, Sapogenine, Triterpenglykoside, Blatt- und Knospenphenole, nichtproteinogene Aminosäuren, Cumarine, Cumarinolignane, Flavonoide, (Catechin)-Gerbstoffe, Proanthocyanidine, Oligoside, Phytosterine, Cyclite. In Rinden ließen sich Cumarine und Cumarinolignane nachweisen, wohingegen sie in Samen fehlen. Als Flavonoide konnten bisher Flavonolglykoside und Flavonolaglyka isoliert werden.[50] Die Inhaltsstoffe werden ausführlich im Kapitel *A. hippocastanum* L. beschrieben. Die nicht drogenbildenden Arten *A. turbinata* BL., *A. indica* W. I. HOOKE, *A. chinensis* BUNGE, *A. californica* NUTT., *A. parviflora* WALT. zeigen eine von *A. hippocastanum* L. z. T. abweichende Zusammensetzung:
A. californica NUTT.: Als Flavonolglykosid fand man in Blatt und Blüte Rutin. Rinde und Früchte werden wegen des hohen Gerbstoffgehaltes als Adstringentien benutzt. Nichtproteinogene Aminosäuren sind Homoisoleucin (2-Amino-4-methylhexansäure), β-Methylhypoglycin-A, 2-Amino-4-methyl-4-hexensäure, 6-Hydroxy-2-amino-4-methyl-4-hexensäure.[50]
A. chinensis BUNGE: Große Mengen von Stärke (36 %), auch mehr (31,8 %) Öl und weniger Eiweiß (1 %) als bei *A. hippocastanum* L., dienen als Reservestoffe.
A. indica W. I. HOOKE: Aus dem Samen wurde Aesculosid A, ein 3β-*O*-(β-D-Glucopyranosyl(1→2)-β-D-glucopyranosyl(1→4))-b-D-glucuronopyranosyl)-21β-angeloylprotoaescigenin, und Aesculosid B, das entsprechende entacylierte Produkt, isoliert.[28] In den Samenschalen fand man ein 3β-*O*-(β-D-Glucopyranosyl(1→2)-β-D-glucopyranosyl (1→4)-β-D-glucuronopyranosyl)-21β,22α-diangeloyl-barring-togenol C , das gegenüber der tropischen Schistosomiasis in einer Konzentration von 10 ppm letal wirkt[24] und eine Hemmwirkung auf Nasopharyngealkarzinome zeigt.[34] Das Samenöl ist reich an Ölsäure und Linolsäure und hat antiseptische Aktivität (positive Tests ergaben sich bei grampositiven und gramnegativen Mikroorganismen;[32] eine antiinflamatorische Aktivität zeigte es bei Carrageenin-induzierten Ödemen bei Ratten in einer Dosis von 1500 mg/kg und damit einen vergleichbaren Effekt wie Phenylbutazon 150 mg/kg[33]). In den Blättern: Als nichtproteinogene Aminosäuren: 2-Amino-4-methyl-4-hexensäure, Homoisoleucin (2-Amino-4-methylhexansäure).
A. parviflora WALT.: Nichtproteinogene Aminosäuren: *cis*-α-(Cyclocarboxypropyl)glycin und *trans*-α-(Cyclocarboxypropyl)glycin, (*exo*)-3,4-Methanprolin. Ester der Indol-3-essigsäure findet sich im "liquid endosperm" der Samenembryos.[30]
A. turbinata BL.: Das Saponingemisch entspricht weitgehend dem von *A. hippocastanum* L. Das Aglykon (= Japoaescigenol) hat jedoch eine OH-Gruppe mehr als Aescigenin, einem Artefakt, das ursprünglich nicht im Aescinmolekül vorhanden war. In den Samen findet sich Cleomiscosin A mit cytotoxischer Aktivität[25] und Cleomiscosin B mit antihepatotoxischer Aktivität,[26] beides Cumarinolignoide.[27] Aus dem Holz konnte Sitosterin isoliert

werden, ein nicht glykosidisch gebundenes Triterpen. Samenreserven: Die stärkereichen Samen enthalten mehr (7 bis 16%) Protein und weniger (4–7%) Öl als *A. hippocastanum* L.[50]

Drogenliefernde Arten: *Aesculus × carnea*: Aesculus hippocastanum e floribus hom. *HAB 34*.
Aesculus glabra: Aesculus glabra hom. *HAB 34*, Aesculus glabra hom. *HPUS 78*.
Aesculus hippocastanum: Hippocastani folium (Roßkastanienblätter), Hippocastani oleum (Roßkastanienöl), Hippocastani semen (Roßkastaniensamen), Aesculus hippocastanum hom. *HAB 1*, Aesculus hippocastanum e cortice, äthanol. Decoctum hom. *HAB 1*, Aesculus hippocastanum e floribus hom. *HAB 34*, Aesculus hippocastanum hom. *HPUS 78*.
Aesculus octandra: Aesculus hippocastanum e floribus hom. *HAB 34*.
Aesculus pavia: Aesculus hippocastanum e floribus hom. *HAB 34*.
Aesculus rubicanda: Aesculus hippocastanum e floribus hom. *HAB 34*.

Aesculus × carnea Hayne

Systematik: *Aesculus × carnea* Hayne = Bastard *A. hippocastanum* L. × *A. pavia* L.

Botanische Beschreibung: Im Gegensatz zur Pavia-Gruppe (s. *Aesculus pavia*) sind die Staubblätter kahl und doppelt so lang wie die langbenagelten Kronblätter.

Inhaltsstoffe: In den Rinden, nicht in den Samen wurden nachgewiesen: Fraxin, Aesculin; im Knospenharz: Flavonole.[55]

Verbreitung: Nordamerika von Süd-Carolina bis Alabama und Florida.[55]

Drogen: Aesculus hippocastanum e floribus hom. *HAB 34*.

Aesculus hippocastanum e floribus hom. *HAB 34*

s. *Aesculus octandra* Marsh.

Aesculus glabra Willd.

Synonyme: *A. echinata* Muhl., *A. pallida* Willd., *A. watsoniana* D. Dietr., *Pavia glabra* (Willd.) Spach., *Pavia ohioensis* Michx., *Pavia pallida* (Willd.) Spach., *Pavia watsoniana* (D. Dietr.) Spach.

Sonstige Bezeichnungen: Dt.: Kahle Kastanie; engl.: Buckey tree, Fetid buckeye, Ohio buckeye, Smooth leaved horse chestnut.

Botanische Beschreibung: Wie alle Mitglieder der Pavia-Sektion erkennt man *A. glabra* Willd. an den nichtklebrigen Winterknospen, unterwärts behaarten Staubblättern von ca. der Länge der Kronblätter sowie am mehr oder weniger kurzen 5zähnigen Kelch. Der meist kleine, von unten auf verästelte Baum mit flachrunder Krone hat eine meist graubraune, nur wenig rissige und festanliegende Rinde. Die einjährigen Zweige sind kahl, rundlich, glänzend olivgrau bis fast silbergrau, an der Sonnenseite teils gebräunt. Graubräunliche Knospenschuppen am Rande gewimpert und nicht klebrig. Gestielte Blättchen unterseits längs der Mittelnerven teils behaart und bebärtelt und bis 18 cm lang. Der Kelch ist kurz 5zähnig. Kronblätter 4, etwa gleich lang, gelb oder rötlich, drüsenlos bewimpert. Die Staubblätter sind ebenso lang wie die Kronblätter oder wenig länger. Die Fruchtknoten sind meist weichstachelig, die Frucht kugelig, höckerig-warzig.

Inhaltsstoffe: Die Samensaponine enthalten Mono- und Diangelate von Barringtogenol C und *R*1-Barrigenol; Hauptsaponinkomponenten sind 21,22-Diangeloylbarringtogenol C, 21,22-Diangeloyl-*R*1-barrigenol, 21-Angeloylbarringtogenol C, 22-Angeloyl-*R*1-barrigenol, 21-Angeloyl-*R*1-barrigenol.[36] Nichtproteinogene Aminosäuren: *cis*-*α*-(Cyclocarboxypropyl)glycin und *trans*-*α*-(Cyclocarboxypropyl)glycin. Im "liquid endosperm" des Samen-Embryos sind die Haupt-Elektrolyte K^+, Ca^{++}, Mg^{++}.[31]

Verbreitung: Kontinentales Nordamerika. Seit 1822 (1711?) in Kultur.

Drogen: Aesculus glabra hom. *HAB 34*, Aesculus glabra hom. *HPUS 78*.

Aesculus glabra hom. *HAB 34*

Monographiesammlungen: Aesculus glabra *HAB 34*.

Definition der Droge: Frische, geschälte Samen.

Stammpflanzen: *Aesculus glabra* Willd.

Inhaltsstoffe: S. Inhaltsstoffe der Art *A. glabra* Willd.

Zubereitungen: Essenz nach § 3 *HAB 34*.

Identität: Die Essenz ist von gelbrötlicher Farbe, ohne besonderen Geruch und von bitterem Geschmack. Mit gleichen Raumteilen Wasser gemischt tritt auf Zusatz von Ammoniakflüssigkeit kräftige Gelbfärbung, durch Eisenchlorid-Lsg. grüne Fällung ein. Fehlingsche Lösung wird reduziert. Die 1. und 2. Dez.-Potenz sind in 1 cm dicker Schicht gelblich gefärbt.

Gehalt: Arzneigehalt der Essenz $^1/_3$.

Anwendungsgebiete: Die Anwendungsgebiete entsprechen dem homöopathischen Arzneimittelbild. Dazu gehören: Schmerzhafte Hämorrhoiden.[72]

Dosierung und Art der Anwendung: *Zubereitung.* Bei akuten Verlaufsformen: Alle halbe bis eine Stunde je 5 Tropfen oder 1 Tablette oder 10 Streukügelichen oder eine Messerspitze Verreibung einnehmen; parenteral 1 bis 2 mL bis zu 3mal täglich s.c. injizieren; 1 Suppositorium 2- bis 3mal täglich; Salben 1- bis 2mal auftragen.[72]
Bei chronischen Verlaufsformen: 5 Tropfen oder 1 Tablette oder 10 Streukügelchen oder eine Messerspitze Verreibung 1- bis 3mal täglich einnehmen; parenteral 1 bis 2 mL pro Tag s.c. injizieren; 1 Suppositorium 2- bis 3mal täglich; Salben 1- bis 2mal täglich auftragen.[72]
Urtinktur und 1. Dezimalverdünnung sollten stets nach den Mahlzeiten mit Wasser eingenommen werden.[72]

Gegenanzeigen/Anwendungsbeschr.: Nicht bekannt.[72]

Unerwünschte Wirkungen: Hinweis: Es können vorübergehend Erstverschlimmerungen vorkommen, die jedoch unbedenklich sind.[72]

Gesetzl. Best.: *Apothekenpflicht.* Zubereitungen: Ja. *Offizielle Monographien.* Aufbereitungen Monographie "Aesculus glabra" der Kommission D am BGA.[72]

Aesculus glabra hom. *HPUS 78*

Synonyme: Buckeye.

Monographiesammlungen: Aesculus glabra *HPUS 78.*

Definition der Droge: Die frischen, reifen Samen ohne die äußere Schale.

Stammpflanzen: *Aesculus glabra* WILLD.

Inhaltsstoffe: s. Inhaltsstoffe der Art *A. glabra* WILLD.

Zubereitungen: *Urtinktur.* Herstellung: Zu einer feuchten Pflanzenmasse, bestehend aus 100 g Trokkensubstanz und 120 mL Wasser = 220 g, gibt man 280 mL destilliertes Wasser und 635 mL Alkohol *USP* (94,9 Vol.-%) zur Bereitung von 1000 mL der Tinktur.
Dilutionen: D2 (2×) enthält 1 T. Tinktur, 3 T. dest. Wasser und 6 T. Alkohol; D3 (3×) und höher mit Alkohol *HPUS* (88 Vol.-%).

Gehalt: Arzneigehalt der Urtinktur $^{1}/_{10}$.

Gesetzl. Best.: *Apothekenpflicht.* Zubereitungen: Ja.

Aesculus hippocastanum L.

Synonyme: *Aesculus castanea* GILIB., *A. hippocastanum* L., *A. procera* SALISB., *Castanea equina*, *Hippocastanum vulgare* GAERTNER.[55]

Sonstige Bezeichnungen: Dt.: Gemeine oder weiße Roßkastanie, Jude(n)kest, Pferdekastanie, Roßkastanie, wilde Kastanie, Wildi Kest(ene); engl.: Common horse chestnut, conqueror tree, Horse chestnut; frz.: Châtaignier de cheval, châtaignier de mer, marronier d'Inde; it.: Castagna amare, castagna cavallina, castagna di cavalle, castagno d'India; port.: Castanhas da India, castanheiro da India; span.: Castaño de Indias.

Systematik: Es lassen sich vielfache Gartenformen von *A. hippocastanum* L. unterscheiden: – f. *baumanni* SCHNEIDER. Blüten weiß gefüllt. – f. *henkeli* HENKEL. Ähnlich, aber Blättchen mehr gestreckt. – f. *incisa* DIPP. Blättchen kurz und breit, grob und tief eingeschnitten gesägt. – f. *lanciniata* DIPP. Blättchen schmal, tief eingeschnitten fiederig gezähnt. – f. *memmingeri* REHDER. Blättchen weißbunt. – f. *pumila* DIPP. Zwergform. – f. *pyramidalis* S. LOUIS. Wuchs pyramidal. – f. *schirnhoferi* VOSS. Blüten gelbrot, gefüllt. – f. *tortuosa* BTH. Äste gedreht. – f. *umbraculifera* REHDER. Krone dicht, kugelig. – f. *variegata* LOUD. Blättchen gelbbunt. Synonyme Bezeichnungen sind: – f. *laciniata* DIPP. = f. *asplenifolia* = f. *dissecta* = f. *heterophylla* hort.; f. *pumila* DIPP. = f. *digitata* hort.; f. *baumanni* Schneider = f. *flore pleno* LEMAIRE.[55]

Botanische Beschreibung: Sommergrüner Baum, der mehr als 200 Jahre alt werden kann und sich verhältnismäßig rasch bis zu einer maximalen Höhe von 25 bis 35 m entwickelt. Dichte, schön gewölbte Krone mit zuletzt überhängenden Außenzweigen. Wurzel glatt, aber weit streichend. Stamm mit anfangs glatter, zuletzt ziemlich dünnschuppig abblätternder, graubrauner oder grauschwarzer Borke. Jüngere Zweige gelblich bis rotbraun, anfangs braunfilzig behaart. Knospen dick kegelförmig, stark klebrig, die Endknospen sehr groß, die Seitenknospen kleiner, mit dunkelrotbraunen, undeutlich gesäumten Knospenschuppen. Laubblätter 5 bis 7zählig gefingert, auf bis 20 cm langen, rinnigen Stielen; Blätt-

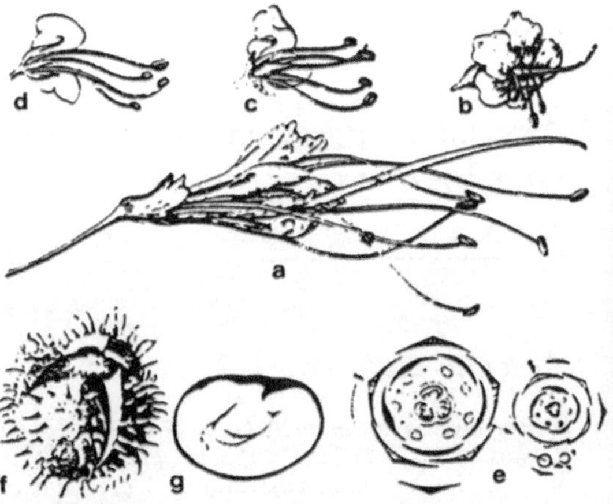

A. parviflora WALT.: a Blüte. *A. hippocastanum* L.: b Zwitterblüte im ersten (männlichen) Zustand, c Zwitterblüte im zweiten (weiblichen) Zustand im Aufriß, d männliche Blüte im Aufriß, e Diagramm eines Blütenwickels, f Frucht, g Querschnitt durch den Samen. Aus Lit.[55]

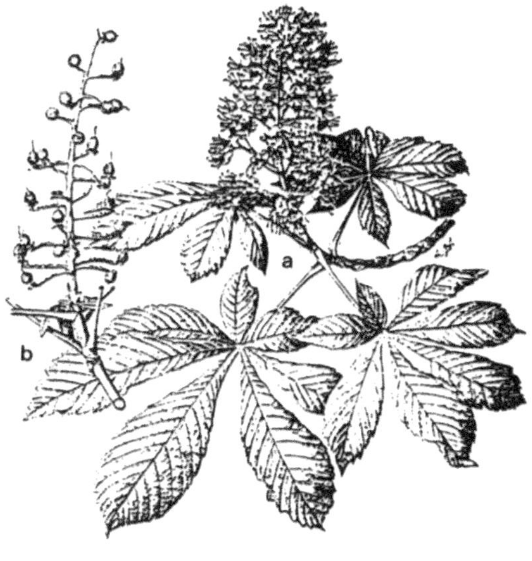

A. hippocastanum L.: a blühender Trieb, b junger Fruchtstand. Aus Lit.[55]

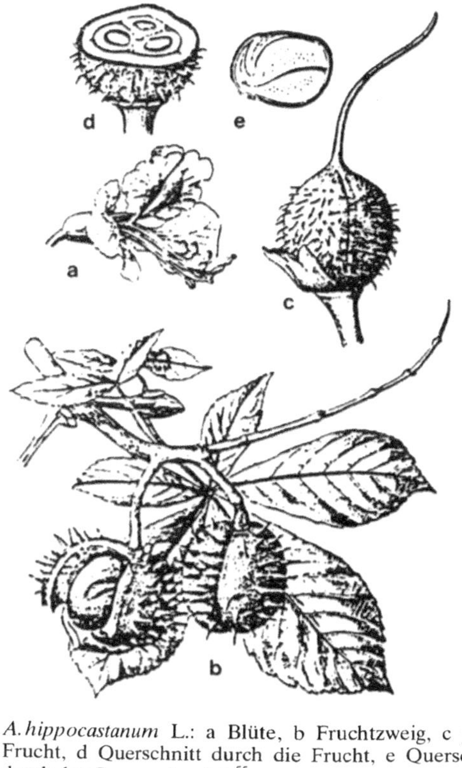

A. hippocastanum L.: a Blüte, b Fruchtzweig, c junge Frucht, d Querschnitt durch die Frucht, e Querschnitt durch den Samen. Aus Lit.[55]

chen sitzend, über 20 cm lang, länglich verkehrt-eiförmig, im oberen Drittel am breitesten, gegen den Grund keilförmig verschmälert, am Rande ungleich kerbig gesägt, fiedernervig mit parallelen Seitennerven, oberseits mattglänzend sattgrün, unterseits hellgrün, anfangs braunrot behaart, zuletzt nur noch in den Nervenwinkeln flaumig. Haare einzellig; Drüsenhaare der Nervenwinkel einzellreihig, häufig mit einer rundlichen Zelle abschließend. Blüten in reichblütigen, steif aufrechten, kegel- oder langeiförmigen Rispen. Kelch ungleich 5lappig. Kronblätter 5 (bis 4), 10 bis 15 mm lang, rundlich-eiförmig, genagelt, am Grunde herzförmig, am Rande kraus zurückgebogen und gewimpert, weiß, am Grund mit gelbem, später rotem Saftmal. Staubblätter meist 7, an der Spitze aufwärts gekrümmt, viel länger als Kronblätter. Fruchtknoten fein samtig und stieldrüsig behaart. Kapsel kugelig, bis 6 cm im Durchmesser, gelbgrün, weichstachelig und fein behaart. Samen flach-kugelig, 1 bis 2 cm im Durchmesser, glänzendbraun, mit großem gelblichgraubraunem Nabelfleck und derber Schale.

Verwechslungen: *A. hippocastanum* L. ist nicht zu verwechseln mit der "echten Kastanie", auch Eßkastanie, Edelkastanie oder Marone (*Castanea vesca/sativa*) genannt: Diese gehört zur Familie der Fagaceae (Buchengewächse) und ist nur in der Frucht äußerlich ähnlich der Familie der Hippocastanaceen.[55]

Inhaltsstoffe: Samen: s. Inhaltsstoffe der Droge Hippocastani semen.
Zweige enthalten geringe Mengen von Quebrachit, einem Cyclit. Allantoin, nachgewiesen in Zweigen, dient dem Stickstofftransport.
Die enthaltenen Peroxidase-Isoenzyme (E.C. 1.11.1.7.) und das Enzym Amylase (E.C. 3.2.1.) sind sehr stabil gegen γ- oder β-Bestrahlung mit 10 oder 30 Gy.[29]
Rinde und Holz sind saponinarm und enthalten einige Cumarine. In den Blättern ist der Gehalt an Cumarinen niedriger und in den Samen fehlen sie ganz. Die folgenden Werte gelten für Rinden junger Zweige: Aesculin 0,7 %, Aesculetin 0,2 %, Fraxin 0,1 %, Fraxetin 0,05 %, Scopolin in Spuren, Scopoletin 0,007 %. In den Blättern findet sich Aesculin mit 0,02 % und in Spuren Fraxin. Für die Baumrinde fand man 2,8 % Fraxin, 7,2 % Aesculin, 0,15 % Scopolin. Die Hydrolyse von Aesculin durch Aesculinase (β-Glucosidase) aus Bakterien dient zu deren phänotypischen Charakterisierung und wird zu Bakterienidentifizierungszwecken genutzt.
Als Gerbstoffe sind Leucocyanidin, Leucodelphinidin und (–)-Epicatechin aus der Gruppe der Proanthocyanidine enthalten.
Blattstiel und Blattnerven sind saponinhaltig. An Cumarinen findet sich Aesculin mit 0,02 % und in Spuren Fraxin. Als Flavonole in hydrolysiertem Blattextrakt liegen vor: Quercetin (Hauptaglykon), Isoquercetin und Kämpferol, außerdem Cyanidin aus Leucocyanidin, Kaffeesäure und *p*-Cumarsäure. Die jungen Blätter enthalten viel Gerbstoffe und geringe Mengen an dem Cyclit Quebrachit. Adenin, Adenosin, Guanin, Harnsäure waren analysierbar.
In den Blüten finden sich Kämpferol-3-arabinosid, Kämpferol-3-glucosid (= Astragalin: Hauptglykosid), Kämpferol-3-rhamnoglykosid, Isoquercetin und Rutin. Adenin, Adenosin, Guanin, Harnsäure konnten gefunden werden.

Im Exkret von Knospenschuppen finden sich: Kämpferol-, Quercetin- und Myricetin-mono-, -di- und -triether, u. a.: Rhamnocitrin, Rhamnazin, Isorhamnetin und Myricetin-7,3',4'-trimethylether; insgesamt 11 Flavonol-Aglyka. Flavonol-Aglyka sind Produkte der das Knospenharz produzierenden Drüsenschuppen; die in Knospen (nicht im Harz) ebenfalls vorkommenden Cumarine (Aesculin) sind Produkte des Stoffwechsels der Zellen im Knospeninnern.

Verbreitung: Gebirge von Nord-Griechenland, Thessalien und Epirus, Bulgarien; angeblich auch im Kaukasus, Nord-Iran und Himalaya. Durch die Kultur weit verbreitet, in Europa nördlich bis zu den Britischen Inseln, Dänemark, Skandinavien, Rußland bei Narva und St. Petersburg.

Drogen: Hippocastani folium (Roßkastanienblätter), Hippocastani oleum (Roßkastanienöl), Hippocastani semen (Roßkastaniensamen), Aesculus hippocastanum hom. *HAB 1*, Aesculus hippocastanum e cortice, äthanol. Decoctum hom. *HAB 1*, Aesculus hippocastanum e floribus hom. *HAB 34*, Aesculus hippocastanum hom. *HPUS 78*.

Hippocastani folium (Roßkastanienblätter)

Synonyme: Folium Hippocastani.

Sonstige Bezeichnungen: Engl.: Horst chestnut leaves.

Definition der Droge: Die getrockneten Blätter.

Stammpflanzen: *Aesculus hippocastanum* L.

Mikroskopisches Bild: Durch kugelige Ölzellen und Oxalatdrusen im Mesophyll, durch die kutikulare Streifung der Epidermis der Oberseite und durch lange mehrzellige Haare mit kutikularen Warzen gekennzeichnet.

Inhaltsstoffe: s. Inhaltsstoffe der Art. *A. hippocastanum.*

Zubereitungen: In Amp.: Extr. Aesculi hippocastani e fol. pro inj. entspr. 4 mg Flavonen in isotonischer Lösung.[52]

Volkstümliche Anwendung und andere Anwendungsgebiete: Beschwerden bei Varizen, z. B. Schmerzen und Schweregefühl in den Beinen, statisch bedingte Beinschwellungen. Zur Unterstützung einer Behandlung des venösen Ulcus, bei Venenentzündung und Beinvenenthrombose sowie bei Hämorrhoiden.[52]
Krampfartige, schmerzhafte Beschwerden vor und während der Regelblutung. Weichteilschwellungen nach Knochenbrüchen und Verrenkungen. Beschwerden nach Gehirnerschütterungen.[52] Die Wirksamkeit der Droge bei diesen Indikationen ist nicht ausreichend belegt.

Dosierung und Art der Anwendung: *Zubereitung.* i. v.: 1 bis 2, in Einzelfällen bis 4 Amp., i. m.: 1 Amp. 1 mal täglich.[52]

Unerwünschte Wirkungen: Gefahr der Leberschädigung.[80] Nach i. m. Injektion eines Roßkastanienblätterextraktes zeigten sich Beschwerden und Laborwertanomalien; als Ursache wird der mögliche Einfluß des in den Blättern enthaltenen Aesculins (nicht zu verwechseln mit Aescin), das ausschließlich in Holz, Blättern usw., nicht jedoch in den geschälten Samen vorkommt, diskutiert.[81,82]

Hippocastani Oleum (Roßkastanienöl)

Synonyme: Oleum Hippocastani.

Sonstige Bezeichnungen: Engl.: Horse chestnut oil; frz.: Huile de marronier d'Inde.

Definition der Droge: Das bei der Extraktion der geschälten Samen anfallende Öl.

Stammpflanzen: *Aesculus hippocastanum* L.

Inhaltsstoffe: Es konnsten Triakontan, Spinasterol, Friedelin, Butyrospermol und Taraxerol aus dem unverseifbaren Anteil des Samenöls isoliert werden.[51]

Gehalt: Das bei der Extraktion der geschälten Samen anfallende Öl (4 bis 6 %) enthält 65 % Ölsäure, 21 % Linolsäure, 4,5 % Palmitinsäure, 3,7 % Stearinsäure und 2,3 % Linolensäure.[51]

Sonst. Verwendung: Das bei der Stärke- und Alkoholgewinnung anfallende Öl wird zur Seifenfabrikation, für Fütterungszwecke und auch als Speiseöl benutzt. Kastaniensamenöl kann auch als Schmierstoff für Maschinen genutzt werden.[55]

Hippocastani semen (Roßkastaniensamen)

Synonyme: Semen Castaneae equinae, Semen hippocastani.

Sonstige Bezeichnungen: Engl.: Horse chestnut seeds; frz.: Marronier d'Inde.

Monographiesammlungen: Roßkastaniensamen (Hippocastani semen) *DAB 10*, *Belg IV*, *Port 35*, *AB-DDR*, *Mar 29*.

Definition der Droge: Getrocknete Samen *DAB 10*; getrocknete reife Samen *AB-DDR*.

Stammpflanzen: *A. hippocastanum* L.

Herkunft: Hauptlieferanten sind europäische, vorwiegend osteuropäische Länder.

Gewinnung: Die vollreifen Samen werden in nicht zu dichter Schicht an gut durchlüfteten Plätzen vorgetrocknet. Unreife Samen sollen dabei aussortiert werden, da ihre Schale leicht platzt und sie dann oftmals verschimmeln. Die Samen werden anschließend gebrochen und rasch bei einer Temperatur von 60 °C nachgetrocknet.[47]

Ganzdroge: Die Droge ist geruchlos und hat einen anfangs süßlichen, später bitteren Geschmack, die

Samenschale schmeckt adstringierend. Die glänzend braunen, annähernd kugeligen, ca. 2 bis 4 cm großen, etwas abgeflachten Samen werden von einer dunkelbraunen, nur im frischen Zustand glänzenden Samenschale bedeckt, mit einem großen, rundlichen, hellbraunem Fleck (Hilum). Der Raum unter der Samenschale wird vollständig von dem mächtigen Embryo mit den großen, schwach gelblichen Keimblättern ausgefüllt.

Mikroskopisches Bild. Die Epidermis der Samenschale besteht aus polygonalen, im Samenquerschnitt radial gestreckten, etwas palisadenförmigen, braunwandigen Zellen. Darunter finden sich zahlreiche Lagen sklerenchymatischer Zellen mit dicken, groß getüpfelten, gelblichen bis bräunlichen Zellwänden und anschließend ein farbloses, interzellularenreiches Parenchym aus wenigen Lagen derbwandiger, nur undeutlich getüpfelter Zellen und wenigen Ring- und Spiralgefäßen. Das Gewebe der Kotyledonen besteht aus farblosen, mit Stärke und Fett dicht gefüllten, dünnwandigen Zellen. Die Öltröpfchen sind erst nach Auflösung der Stärke im Chloralhydratpräparat oder durch ihre Rotfärbung mit Sudan-III-Glycerol nachweisbar. Die typische Stärke besteht aus etwa 15 bis 25 µm, selten bis 30 µm großen, abgerundet mehreckigen bis unregelmäßig rundlich-ovalen, birnen- oder nierenförmigen Einzelkörnern, oft mit warzenartigen Auswüchsen, zahlreichen kleinen, rundlichen, etwa 5 bis 10 µm großen Einzelkörnern und wenigen, reihenförmig zu 2 bis 4 zusammengesetzten Stärkekörnern, die, je nach Anzahl der Teilkörner, bis etwa 35 µm, gelegentlich bis zu etwa 45 µm lang sind. Viele Stärkekörner zeigen eine zwei- bis mehrstrahlige, selten einfache Kernspalte.[23,46]

Pulverdroge: Das Pulver ist gelblichgrau. Es ist gekennzeichnet im Wasserpräparat durch die sehr zahlreichen, typischen Stärkekörner und im Chloralhydratpräparat durch sehr zahlreiche Fetttropfen verschiedener Größe, freiliegend und im dünnwandigen, farblosen Gewebe der Kotyledonen; gelblichbraune Fragmente der Samenschale mit dickwandigen, getüpfelten Sklerenchymzellen; derbwandige, undeutlich getüpfelte, farblose Parenchymzellen sowie vereinzelte Ring- und Spiralgefäße aus den inneren Zonen der Samenschale.[46]

Minderqualitäten: Auf Beimischungen anderer Aesculussamen sollte geachtet werden; andere Samen sind teilweise kleiner oder zweiteilig; diese aussortieren.

Inhaltsstoffe: *Saponine.* Samen der seit Alters bekannten Saponinpflanze *A. hippocastanum* L. sind besonders reich an Saponinen (3 bis 5 %). Das Samensaponin wird Aescin genannt[63] und stellt ein umfangreiches Gemisch von hauptsächlich diacylierten Tetra- und Pentahydroxy-β-amyrinverbindungen dar, die in Position 3 eine mit zwei Zuckerresten substitutierte Glucuronsäure tragen.[37] Die Aglyka sind bekannt unter der Bezeichnung Barringtogenol C und Protoaescigenin. In Position 21 sind unterschiedliche Mengen an Anglica-, Tiglin-, α-Methylbutter- und Isobuttersäure esterartig gebunden. Die isomeren Formen des Aescins, β-Aescin und Kryptoaescin, tragen in unterschiedlicher Position eine Acetylgruppe. Im kristallinen, hämolytisch aktiven β-Aescin befindet sich eine Acetylgruppe an 22-α-Hydroxyl, im hämolytisch inaktiven Kryptoaescin am 28-Hydroxyl. Unter Isomerisierungsbedingungen wandert die Acetylgruppe zwischen diesen beiden Positionen. α-Aescin, das beide stellungsisomere Diester enthält, besitzt in wäßriger Lösung eine ungewöhnliche Stabilität.[66,67]

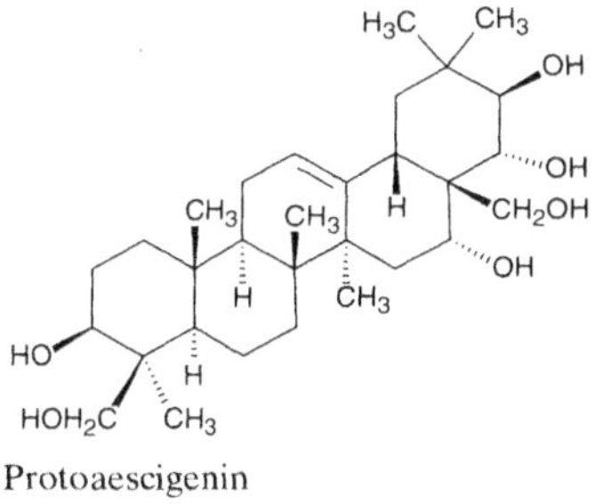

Protoaescigenin

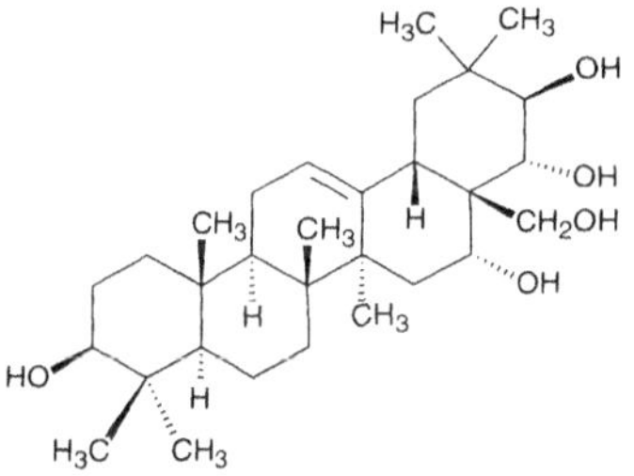

Barringtogenol

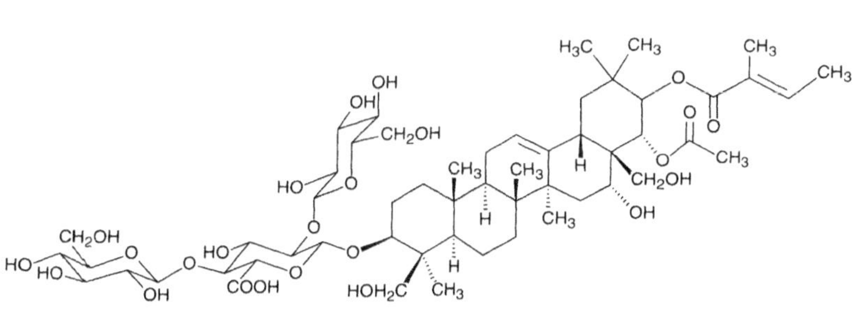

Hauptglykosid des β-Aescins

Aglykon	Zucker	Säuren
Protoaescigenin	Glu + Glc + Glc	An + CH_3COOH
	Glu + Glc + Glc	Ti + CH_3COOH
	Glu + Glu + Xyl	Ti + CH_3COOH
	Glu + Glc + Xyl	An + CH_3COOH
	Glu + Glu + Gal	Ti + CH_3COOH
Barringtogenol C	Glu + Glc + Glc	An + CH_3COOH
	Glu + Glc + Glc	Ti + CH_3COOH
	Glu + Glc + Gal	An + CH_3COOH
	Glu + Glc + Gal	Ti + CH_3COOH

Glu = Glucuronsäure Glc = Glucose Xyl = Xylose Gal = Galactose
An = Angelicasäure Ti = Tiglinsäure

Glykoside des β-Aescins

Aus der Fruchtschale wurde Hippocastanosid isoliert, das sich vom Aescin hauptsächlich durch seine Aglykonanteile unterscheidet. Die Saponine in Hippocastanosid enthalten neben Barringtogenol C noch R1-Barringtogenol, nicht jedoch Protoaescigenin.[41] Die diacylierten R1-Barringtogenole 21-*O*-Angeloyl-22-*O*-tigloyl-R1-barringenol und 21-*O*-Tigloyl-22-*O*-angeloyl-R1-barringenol wurden als Hippoaescin bezeichnet.[43] Bemerkenswert ist, daß die Samen einzelner Individuen beträchtlich Unterschiede im Gehalt von Aescinen aufweisen; insbesondere unterliegt der Gehalt an Aescin starken Schwankungen in Abhängigkeit von der Jahreszeit und der Reife der Samen. Am höchsten sind die Aescinkonzentrationen in den Kotyledonen im Januar.[45]

Samenreserven. Fructosylsucrosen (1-Ketose, 2-Ketose), Galactosylsucrosen (Stachyose), Amylosen (Maltose bis Maltooctose).[2] Im unverseifbaren Anteil des Samenöls wurde eine Reihe von Phytosterinen und Triterpenen nachgewiesen,[1,22] dazu große Mengen von Stärke (50 %), auch Öl (6,5 %), Eiweiß (7 bis 11 %). Aescin gilt als Reservestoff, Cumarine sind keine Reservestoffe. Ruhender Same: 5,5 % Saponin in den Kotyledonen und 11,2 % im Nährgewebe.

Flavonole. Als Glykoside des Quercetins (Q) und Kämpferols (K): K- und Q-3-arabinofuranoside und -rhamnofuranoside,[3] dazu eine Reihe von K- und Q-3-biosiden, -triosiden sowie -3,3'-bisglykosiden; Q-3'-diglucosid, Q-3-xylosido-glykosid-3'-glucosid, K-3-glucosido-xylosidoglucosid.[4,38,65]

Proanthocyanidine und Gerbstoffe. Im Perikarp und der Samenschale fand man kondensierte Gerbstoffe, Leucoanthocyane und (+)-Catechin. Aus den Testa unreifer Samen und aus junger Rinde wurde ein Procyanidindimer, Procyanidino-(–)-Epicatechin genannt, isoliert.[5] Aus Samenschalen wurden (–)-Epicatechin, (–)-Epicatechin-(4-6")-(6-4"")-trimer, Cinnamtannin-B1 und -B2, trimere bis tetramere Aesculintannine-A bis -G isoliert.[6]

Im unverseifbaren Anteil des Samenöls (2,3 % Ölgehalt, unverseifbarer Anteil ca. 6 % des Öls) wurden Triakontan, Friedelin, Butyrospermol, Taraxerol und α-Spiasterin sowie β-Amyrin, Parkeol, 5-α-Tirucalla-8,23-dien-3β-ol, α-Amyrin und 24-Methylencycloartenol[44] gefunden, in den Samen die 4 Amino-Purine Adenin, Adenosin, Guanin und Harnsäure; 30 kg Samen liefern 21 mg Adenin, 10 mg Adenosin, 23 mg Guanin und 24 mg Harnsäure.[39] Es fehlen in den Samen die sonst vorkommenden Cumarine; insbesondere die Oxycumarine Aesculin und Fraxin fehlen in den Samen und der Samenschale.[56–60]

In reifen Roßkastaniensamen konnten als 4α-Methylsterol-Fraktion, die 4,5 % des Unverseifbaren (3 mg %) ausmacht, Obtusifoliol, 4-α-Methylergosta-8,24(28)-dien-3β-ol, Gramisterol, Cycloeucalenol und Citrostadienol gefunden werden; diese 4α-Methyl-Sterole machen 90 % der Gesamtfraktion aus, wobei 4α-Methylergosta-8,24(28)-dien-3β-ol zu 5 % vorkommt – in anderen höheren Pflanzen jedoch nur in Spuren.[22] Im Unverseifbaren des reifen luftgetrockneten Samens finden sich Campesterol, Spinasterol, Stigmasterol, Sitosterol, Stigmaten-3-on.[40]

Zubereitungen: Eingestellter Roßkastaniensamenextrakt (5:1), standardisiert auf Triterpenglykoside, berechnet als Aescin; Extractum Hippocastani e Fruct. fluid. (30 %) 1:1; Extractum Hippocastani e Fruct. (e Semin.) sicc.; isoliertes Aescin.

Eingestellter Roßkastaniensamenextrakt: Extraktgewinnung mit Alkohol-Wasser-Mischungen und anschließender Herstellung von Trockenextrakt durch Sprühtrocknung. Danach wird eine Standardisierung auf Aescin vorgenommen, z. B. durch Zugabe von Dextrin.

Extractum Hippocastani e Fruct. fluid. (30 %) 1:1, Extractum Hippocastani e Fruct. (e Semin.) sicc.: Frische, in größere Stücke geschnittene Roßkastanien am Rückflußkühler mit Ethanol (75 Vol.-%) kochen. Nach dem Erkalten wird die Tinktur koliert und filtriert.[68,90]

Isoliertes Aescin: Eine Präparation von isoliertem Aescin gelingt durch Verteilungsverfahren.

Identität: Die Triterpenglykoside (Saponine) werden mit 70 %igem Ethanol aus der Droge extrahiert und unter Verwendung von Aescin als Referenzsubstanz mittels DC untersucht.

Isoliertes Aescin liefert allerdings bei diesen Bedingungen nur eine einzige Zone. Im Chromatogramm der Untersuchungslösung sind neben der – vor allem nach Besprühen mit dem Anisaldehyd-Reagenz als intensiv blauvioletten Fleck sichtbaren – Aescin-Zone (Rf ca. 0,3 bis 0,4) noch weitere verschiedenfarbige Zonen zu erkennen, die vermutlich Aglyka und Leukoanthocyanen (oberer Rf-Bereich) bzw. Zuckern (unterer Rf-Bereich) zuzuordnen sind.[47]

Urtinktur mit Wasser geschüttelt ergibt einen lange beständigen Schaum. Mit Ammoniumchlorid-Reagenz und Ethanol versetzt ergibt sich eine Fluoreszenz im UV bei 365 nm. Chromatographisch auf Kieselgel HF 254 R zeigt die Urtinktur über eine Laufstrecke von 10 cm mit einer Oberphase von *n*-Butanol + Eisessig + Wasser (50 + 10 + 40) eine gleiche Bande wie Aescin als Kontrolle bei Fluoreszenz unter UV 254 nm; ebenso gleiche Banden nach

Besprühen mit Anisaldehyd-Lösung und Erhitzen auf 105 bis 110 °C.[46]

Reinheit:
- Trocknungsverlust: Höchstens 10%, bestimmt durch 2stündiges Trocknen im Trockenschrank bei 100 bis 105 °C *DAB 10*. Auf Grund ihres hohen Stärkegehaltes sind feuchte Roßkastanien ein guter Nährboden für Schimmelpilze. Es ist deshalb zu Recht eine Begrenzung des Wassergehaltes vorgesehen.
- Prüfung auf fremde Bestandteile: Nicht vorgesehen, da Roßkastaniensamen wegen ihrer charakteristischen Form kaum verwechselt oder verfälscht werden können. Außerdem spielen die übrigen als Zierbäume kultivierten Aesculus-Arten, deren Samen ähnlich aussehen, für die Drogengewinnung keine Rolle. Allenfalls können Teile der Fruchtschale beigemengt sein *AB-DDR*, doch sind diese leicht zu erkennen *DAB 10*.
- Spez. Gew. 0,950 *Belg IX*.
- Trockenrückstand mindestens 7 % *Belg IV*.
- Unschädliche Beimengungen: Höchstens 1,0% *AB-DDR*.
- Asche: Höchstens 4 % *AB-DDR*.

Gehalt: 16 bis 21 % Aescin im genuinen Extrakt; eine nachträgliche Zugabe von Aescin oder Elimination von anderen Komponenten des genuinen Extraktes bietet keine Gewähr für die pharmakologischen Wirkungen bzw. die klinische Wirksamkeit, wie sie für den eingestellten Roßkastaniensamenextrakt dokumentiert sind.[73]

Gehaltsbestimmung: 1966 entwickelte Methode, die für Arzneibuchzwecke geringfügig modifiziert wurde (höhere Einwaage, größere aliquote Anteile). Die Methode *DAB 10* beruht auf einer Farbreaktion, die Triterpenglykoside mit $FeCl_3/HAc/H_2SO_4$ geben. Da sich die Saponine im methanolischen Drogenauszug nicht direkt bestimmen lassen (mitextrahierte Zucker und Flavonoide stören), trennt man sie aus saurer wäßriger Lösung durch Ausschütteln mit organischen Lösungsmitteln ab. Hierfür hat sich die Unterphase des ternären Gemisches 1-Propanol + Chloroform + 0,1 N-Salzsäure (20 + 50 + 30) als besonders geeignet erwiesen. Nach dem Eindampfen im Vakuum muß der Rückstand noch mit peroxidfreiem Ether gewaschen werden, um lipophile Inhaltsstoffe (Sterine, Triterpen-Aglyka) zu entfernen. Aescin bleibt dabei ungelöst und wird zum Teil mit Ether suspendiert, weshalb man filtrieren muß. Die auf dem Filter befindlichen Anteile werden schließlich mit der Eisessiglösung des im Kolben befindlichen Rückstandes in Lösung gebracht.
Die Umsetzung der Triterpenglykoside mit dem Fe(III)chlorid-Eisessig-Reagenz erfordert für die Erzielung richtiger und reproduzierbarer Werte nicht nur ein genaues Einhalten von Temperatur und Zeit, sie ist auch in hohem Maße von der exakten Zusammensetzung des hygroskopischen Reagenzes abhängig. Deshalb wäre es besser gewesen, nicht die spezifische Absorption anzugeben, sondern die gleiche Farbreaktion parallel mit dem Aescinstandard durchführen zu lassen. Die chemische Struktur der rotgefärbten Reaktionsprodukte ist nicht bekannt;[47] diskutiert wird eine Abspaltung der Zuckerkette und Säuregruppen und damit die Freisetzung der Aglyka, die unter Wasserabspaltung Doppelverbindungen bilden.[76] Andere Bestimmungsmethoden: Direktauswertung von DC-Chromatogrammen[77,78] oder HPLC-Verfahren.[74] Nachdem erkannt war, daß eine der Hauptwirkungen des Samenextraktes auf den Anteil von Aescin zurückzuführen ist, wurde die manuelle Analysemethode[70] durch eine automatisierte chemische Bestimmung des Aescins im Samenextrakt sowie in pharmazeutischen Präparaten weiterentwickelt.[62]

Lagerung: Vor Licht und Feuchtigkeit geschützt.

Stabilität:
- Eingestellter Roßkastaniensamenextrakt: 5 Jahre.[10]
- Isoliertes Aescin: 5 Jahre.[89]

Wirkungen: Isoliertes Aescin hat antientzündliche und antiödematöse Effekte bei entzündungsbedingten Ödemen. Wegen der guten Meßbarkeit wurde für diese Versuche das Rattenpfotenödem[84] als Modell gewählt. Ovalbumin und Dextran wurden in einer Konzentration von 2%, Carrageenin mit 0,6% eingesetzt; auch Aerosil (2,5%), Kaolin (10%) und Formalin (3%) wurden untersucht: Ovalbumin-, Dextran- und Carrageenin-provozierte Ödeme konnten durch isoliertes Aescin in einer Dosis von 1 mal 0,3 bis 0,5 mg/kg KG i.v. 16 h vor Ödemprovokation gegeben zu 30% gehemmt werden, während Aerosil-, Kaolin- und Formalin-induzierte Ödeme bei gleichen Aescinkonzentrationen nur in der Anflutungsphase gehemmt wurden.[60,83]
Eingestellter Roßkastaniensamenextrakt hat ödemprotektive und venentonisierende Wirkungen,[87] wobei im Vordergrund die ödemprotektive Wirkung steht: In Tierexperimenten mit Kaninchen wurde nach i.v. Applikation von Aescin in Dosen zwischen 0,5 und 2,0 mg/kg KG die Gefäßpermeabilität durch Injektion von 1 %igem Evans blue in die Ohrvene bestimmt und eine Hemmung der Kapillarpermeabilität zwischen 12 und 26% gefunden.[15] Bestätigung fand dies in humanpharmakologischen Modellversuchen;[8,9] hier konnte venenverschlußplethysmographisch gezeigt werden, daß bei Stauung am Oberschenkel mit 60 mm Hg (arterieller Zustrom noch möglich, venöser Abfluß unterbunden) bei oraler Gabe von 600 mg eingestelltem Extrakt im Akutversuch der Beinumfanganstieg am Unterschenkel nicht so stark ist wie vor Therapie bzw. unter Placebotherapie: Der transkapilläre Filtrationskoeffizient, d.h., die Gefäßpermeabilität im Kapillargebiet, sinkt um ca. 22%.[8] Dies wird in Form einer Arbeitshypothese dadurch erklärt, daß eingestellter Roßkastaniensamenextrakt die Mucopolysaccharid-zerstörende Wirkung im Kapillargebiet von bei Venenerkrankungen vermehrt auftretenden lysosomalen Enzymen (*β-N*-Acetylglucosaminidase EC 3.2.1.30, *β*-Glucuronidase EC 3.2.1.31 und Arylsulphatase EC 3.1.6.1) durch Senkung ihrer Konzentration im Blut hemmt.[7] Dadurch bedingt ist eine Verringerung des Einstroms

von Wasser aus dem Blutgefäßsystem in den Extravasalraum: Periphere venös bedingte Ödeme entstehen nicht mehr so schnell unter hämostatischer Belastung[18] bzw. bestehende Ödeme können durch Senkung der transkapillären Filtrationsrate beseitigt weden.[9,16,17,21,54]

Resorption: Die nachfolgend aufgeführten kinetischen Kennwerte werden in zusammengefaßter Form berichtet. Danach wird Aescin nach oraler Gabe einer Aescinlösung schnell aus dem Gastrointestinaltrakt resorbiert. Die Halbwertszeit der Resorption soll im Mittel 0,42 h betragen. In handelsüblicher galenischer Zubereitung wird eine Verlängerung der Resorptionshalbwertszeit im Mittel auf 0,80 h berichtet. 15 min nach oraler Einnahme einer Lösung stellten sich Aescin-Blutspiegel von 10 µg/mL ein: Die orale Einnahme von eingestelltem Extrakt in galenischen Zubereitungen des Handels führt zu niedrigeren Werten mit 1,6 µg/mL. Eine Lösung von 5 mg Aescin wurde in einem Volumen von 10 mL in einer Kurzinfusion über 5 min, eine Lösung von 4,65 mg Aescin in einem Volumen von 50 mL sowie eine Kapsel mit verzögerter Wirkstoffreisetzung mit Extrakt entsprechend 49,80 mg Aescin oral als Einzeldosis zugeführt; zur oralen Applikation wurden 200 mL Wasser gegeben. Maximale Blutspiegel zeigen sich bei Retard-Kapselgabe erst nach 2,35 h (t_{max}) mit 25,3 ng/mL (t_{max}), bei Gabe einer oralen Lösung schon nach 1,75 h (c_{max}) mit 17,7 ng/mL (c_{max}).[10] Andere Quellen[88] finden mittlere maximale Plasmaspiegel von 30 ng/mL. Für Retard-Kapseln ergibt sich eine AUC von 218,1 ng/mL · h und für die orale Lösung von 160,5 ng/mL · h.[10] Die höhere Bioverfügbarkeit der festen oralen Form kann durch die Umgehung des sauren Milieus des Magens bei der festen Form erklärt werden.
Die Bindung an Humanplasmaproteine beträgt 84 %.[86] Für Substanzen mit vielfältigen funktionellen Gruppen wie auch bei eingestelltem Extrakt mit verzögerter Wirkstoffreisetzung ergibt sich erwartungsgemäß eine niedrige absolute Bioverfügbarkeit von 0,85 % im Vergleich zur i. v.-Gabe und eine relative Bioverfügbarkeit von 148 % im Vergleich zur oralen Lösung.[10,86]

Wirkungsverlauf: Die ödemprotektive und venentonisierende Wirkung setzen bei Gabe von 600 mg Extrakt mit verzögerter Wirkstoffreisetzung nach ca. 2 h ein, der maximale Effekt wird nach ca. 16 h erreicht.[9,12,13]

Elimination: Die nachfolgend aufgeführten kinetischen Kennwerte werden in zusammengefaßter Form berichtet. Danach werden etwa 7,5 % einer i. v. applizierten Dosis von 50 mg in Form einer 0,05 %igen Aescinlösung (50 mg Aescin/50 mL Lösung) bis 0,11 % (50 mg Aescin/Extrakt-Retard-Kapsel) von oral angewendeten Dosen im Urin als unverändertes Aescin ausgeschieden. Die geringe renale Clearance (4,8 mL/min und 3,93 mL/min) weist darauf hin, daß die Elimination von p. o. appliziertem Aescin ähnlich der nach i. v.-Anwendung ist; in Tierversuchen wurde gezeigt, daß Aescin biliär und renal ausgeschieden wird, teilweise in metabolisierter Form. Aescin ist voll hämodialysierbar. Als terminale Halbwertzeit werden Werte von 10 h[88] und von 19 h[10] angegeben. Aufgrund der verschiedenen Angaben für die Halbwertzeit bedürfen die Werte einer Überprüfung.[10,86,88]

Anwendungsgebiete: Das alte, oft gehegte Vorurteil von der Wirkungslosigkeit medikamentöser Therapie venöser Erkrankungen, insbesondere mit Phytopharmaka, ist heute zumindest für eingestellten Roßkastaniensamenextrakt pauschal nicht mehr gerechtfertigt, da gemäß aktueller Prüfmethodologie randomisierte und kontrollierte Doppelblindstudien vorliegen.[53] Klinische Wirksamkeit ist bezüglich Ödemprotektion für eingestellten Roßkastaniensamenextrakt nach 1 bis 2 Wochen Therapie dokumentiert.[16–18] Das Ausmaß der Verringerung peripherer venöser Ödeme durch eingestellten Roßkastaniensamenextrakt wurde mit 50 bis 60 % derjenigen Effekte, die durch konsequente, gut durchgeführte physikalische Therapie mit Kompressionsstrümpfen der Kompressionsklasse II erzielbar sind, berechnet;[19,20] bei dieser Berechnung ist die wesentlich schlechtere Patientencompliance bei physikalischer Therapie nicht berücksichtigt:[66] Klinische Wirksamkeit und therapeutischer Nutzen sind für eingestellten Roßkastaniensamenextrakt bei der Behandlung von Venenerkrankungen gegeben.[14] Somit ergeben sich als Anwendungsgebiete für eingestellten Roßkastaniensamenextrakt:
Beschwerden bei chronischer Veneninsuffizienz wie: Ödeme in den Beinen, Juckreiz, Schmerzen, Schwere- und Spannungsgefühl in den Beinen. Posttraumatische und postoperative Weichteilschwellungen.[11]

Dosierung und Art der Anwendung: Mittlere Tagesdosis: Droge oder Drogenzubereitung, zum Einnehmen, entsprechend 30 bis 150 mg Aescin;[11] bzw. entsprechend ca. 1 mg Aescin/kg KG.[12,13]

Volkstümliche Anwendung und andere Anwendungsgebiete: Aescin wird in verschiedenen galenischen Formen und mit verschiedenen Kombinationspartnern zur topischen Applikation bei schmerzhaften Verletzungen/Verstauchungen, Blutergüssen, Schmerzsyndrom der Wirbelsäule und Ödemen verwendet.
Obwohl die Resorption qualitativ nachgewiesen werden konnte,[75] sind die Indikationen klinisch nicht ausreichend belegt. Das gleiche gilt für Extrakt in topischen galenischen Formen. Lokale Anwendung des Extraktes in Form von Suppositorien, z. B. bei Hämorrhoiden, ist klinisch nicht belegt.

Unerwünschte Wirkungen: *Allergische Wirkungen.* Isoliertes Aescin: i. v. anaphylaktische Reaktionen.[79] *Verdauungstrakt.* Bei Einnahme können in seltenen Fällen Schleimhautreizungen des Magen-Darm-Traktes auftreten.[11] *Niere, Harnwege, Elektrolythaushalt.* Isoliertes Aescin i. v.: Nierenfunktionseinschränkungen können verstärkt werden.[79]

Schwangerschaft: Eingestellter Roßkastaniensamenextrakt: Erfahrungen zur Behandlung in der Schwangerschaft liegen vor; zur Anwendung in der Schwangerschaft geeignet.[16,18]

Wechselwirkungen: Isoliertes Aescin: Verstärkung der Wirkung von Antikoagulantien möglich. In *In vitro*-Untersuchungen soll sich nach Zugabe von isoliertem Aescin eine Verlängerung der Thrombinzeit von 18,8 auf 24,1 s ergeben haben. Prothrombin, sowie die Faktoren V und VII sollen mit einer starken Aktivitätsminderung auf 3 bis 7 % des Ausgangswertes reagiert haben. Da nicht auszuschließen ist, daß die Wirkung von Marcumar® durch gleichzeitige Gabe von Aescin verstärkt werden kann, wurde auf eine mögliche Wechselwirkung hingewiesen.[89]

Akute Toxizität: *Tier.* Die akute Toxizität wurde an mehreren Nagern und Nichtnagern über 10 Tage geprüft.[10,85,89] LD_{50}-Werte s. Toxikologische Daten.

Chronische Toxizität: *Tier.* Über einen Zeitraum von 8 Wochen wurden Ratten in Dosierungen von 9, 30 und 90 mg/kg KG mit Extrakt behandelt. Bei der Behandlung mit der hohen Dosierung von 90 mg/kg KG i.v. traten vereinzelt Todesfälle auf. Bei der mittleren Dosierung von 30 mg/kg KG i.v. stieg der Trinkwasserverbrauch der Tiere etwas an. Dies gibt eventuell einen Hinweis darauf, daß die Nierenleistung leicht eingeschränkt sein könnte. Im übrigen traten keine weiteren Veränderungen auf. In der niedrigsten Dosierung von 9 mg/kg KG zeigten sich keine Veränderungen bei den Tieren. Die "No-effect-Dosis" liegt zwischen 9 und 30 mg/kg KG, d.h., bei der 2- bis 7fachen Dosis, die bei der Therapie am Menschen empfohlen wird (Therapie beim Menschen: 300 mg b.i.d. – entspricht ca. 4 mg/kg KG). An Hunden und Ratten wurde eingestellter Extrakt oral über 34 Wochen erprobt. Hunde erhielten Dosierungen von 80 mg/kg KG, 40 mg/kg KG und 20 mg/kg KG über die Futtergabe; die Ratten 400 mg/kg KG, 200 mg/kg KG und 100 mg/kg KG. Bei den Ratten bedeutete dies eine 40fache bzw. 20fache bzw. 10fache Gabe der für den Menschen vorgesehenen therapeutischen Tagesdosis. Bei den Hunden zeigte sich in der Gruppe, die die höchste Dosierung erhielt, nach 8 Wochen Erbrechen. Die Hunde zeigten zu diesem Zeitpunkt einen guten Allgemeinzustand und keine weiteren klinischen Symptome; daher konnte das Erbrechen nicht als toxische Erscheinung gedeutet werden, sondern als eine durch den konzentrierten Extrakt über längere Zeit hervorgerufene Magenreizung, die durch magensaftresistente Darreichungsformen beseitigt werden konnten. Emesis nach hohen Dosen des Extraktes sind auch aus akuten Toxizitätsversuchen bekannt: Hier erbrachen Hunde nach größeren Mengen als 130 mg/kg KG Extrakt nach kurzer Zeit.
Spezielle substanzbedingte Veränderungen nach chronischer Gabe fehlten. Histologisch ließen sich keine Hinweise auf Organschäden finden. Die Ratten vertrugen das Präparat bis zur Höchstdosierung, ohne auf die Substanzgabe beziehbare Veränderungen erkennen zu lassen. In 34 Wochen dauernden Langzeitversuchen erweist sich eingestellter Extrakt bei Hunden und Ratten als gut verträglich. Kumulativ toxische Wirkungen lassen sich nicht erkennen. Trotz gewisser Speciesunterschiede erweist sich auf Aescin eingestellter Roßkastaniensamenextrakt – besonders nach oraler Applikation – als gut verträglich.[10,61]

Carcinogenität: Tierexperimente liegen nicht vor.[14]

Mutagenität: Untersuchungen liegen nicht vor.[14]

Reproduktionstoxizität: Wirkungen auf diesen Parameter wurden an juvenilen Ratten getestet, die 5 mg Aescin/kg KG intraperitoneal erhielten. Es wird mitgeteilt, daß sich keine Wirkungen auf die Fertilität zeigten. Vom 6. bis 15. Tag der Trächtigkeit wurden Ratten 9 und 30 mg Extrakt/kg KG i.v. in die Schwanzvene appliziert. Die "No-effect-Dosis" liegt bei 30 mg/kg KG. Mittels Magensonde wurden Kaninchen 100 mg Extrakt/kg KG und 300 mg/kg KG 6 Tage nach Deckung appliziert. Es wird mitgeteilt, daß die "No-effect-Dosis" bei 100 mg/kg KG liegt; in der höheren Dosierung zeigten sich verminderte Körpergewichte der Feten.[14]

Toxikologische Daten: *LD-Werte. Eingestellter Extrakt.* LD_{50}: Maus p.o. 990 bis 1050 mg/kg KG, Maus i.p. 98 mg/kg KG, Maus i.v. 6,8 mg/kg KG, Ratte p.o. 2150 bis 2600 mg/kg KG, Ratte i.p. 175 mg/kg KG, Ratte i.v. 12,0 mg/kg KG, Meerschweinchen p.o. 1120 mg/kg KG, Kaninchen p.o. 1530 mg/kg KG, Kaninchen i.v. 180 mg/kg KG, Hund p.o. $>$ 130 mg/kg KG werden erbrochen.[10]
Isoliertes Aescin. Maus i.v. 9,3 mg/kg KG, Kaninchen i.v. 5,0 mg/kg KG, Ratte i.v. 16,8 mg/kg KG, Meerschweinchen i.v. 9,1 mg/kg KG, Schwein i.v. ca. 4 mg/kg KG, Hund i.v. ca. 3 mg/kg KG.[85,89]

Sonst. Verwendung: *Kosmetik.* Das aus Samen gewonnene Mehl ist zur Reinigung von Wäsche, Wolle usw. seit langem bekannt. Während des Krieges wurde ein Auszug von Samen unter Beigabe von kieselsaurer Tonerde zu Sirupdicke eingedampft. Er besaß als "Bolusseife" gute Waschkraft, war jedoch wegen des Eisengehaltes der Tonerde für weiße Wäsche ungeeignet. Vorwiegend Schlosser, Kaminkehrer und Schmiede benutzen Mehl oder Samen gern zur Reinigung, da fettige Stoffe gut gelöst wurden. Aescin, der Cholesterin-Aescin-Komplex sowie der Samenextrakt werden für Kosmetika, sog. Surfactant-Solutions, monophasische Gele und O/W-Emulsionen genutzt.[42] *Haushalt.* Nach Auslaugen der Gerbsäuren und der saponinhaltigen Glykoside und bei Behandlung bei 40 °C ergibt sich ein nußartig schmeckendes Rohmehl, das dem Getreidemehl ähnelt; bei ca. 100 °C entsteht ein Kleistermehl. Beide Mehle sind für Suppen und Gebäck geeignet. Im Haushalt ließ sich brauchbares Mehl dadurch gewinnen, daß das sehr bittere Mehl 6- bis 8mal mit Sodawasser gemischt und jeweils 12 h stehen gelassen und mit reinem Wasser nachgespült wurde; 1:1 mit Getreidemehl war es zum Brotbacken geeignet.[55] *Landwirtschaft.* Samen sind Mastfutter für Vieh und Wild, auch für Schweine, Schafe und Fische. Rinder werden erst langsam an das Futter gewöhnt; die Milchleistung soll gesteigert werden. Das Mehl ist geeignet als Beimischung zum Blumenwasser, um Regenwürmer zu vertreiben.[55] *Industrie/Technik.* Mehl der Samen ist Bestandteil des Schneeberger Schnupftabaks. Kastaniendextrine sind zur Spirituserzeugung und zur Leimbereitung für Buchbinder, Leinweber, Pappfabrikanten geeignet.[55] Samenpulver dient als Schaummittel für Feuerlöschapparate, zur Herstellung von Porenbeton; das Samenöl ist Emulsionsmittel bes. für Tran, Paraffinöl, Bohröl, Poliercreme, in der galvanotechnischen Industrie zu Pasten für Metallbearbeitung. Samen werden zur Herstellung bei Schädlingsbekämpfungsmitteln und in der Farbstoffindustrie genutzt.[49]

Gesetzl. Best.: *Apothekenpflicht.* Zubereitungen: Ja. *Offizielle Monographien.* Aufbereitungsmonographie der Kommission E am BGA "Hippocastani semen (Roßkastaniensamen)".[11]

Aesculus hippocastanum hom. *HAB1*

Synonyme: Aesculus.

Monographiesammlungen: Aesculus hippocastanum *HAB 1*.

Definition der Droge: Frische, geschälte Samen.

Stammpflanzen: *Aesculus hippocastanum* L.

Inhaltsstoffe: s. Inhaltsstoffe der Droge Hippocastani semen.

Zubereitungen: Die Urtinktur ist eine gelbe Flüssigkeit mit aromatischem Geruch und bitterem Geschmack. Urtinktur und flüssige Verdünnung nach Vorschrift 3a, *HAB 1*.
Handelsübliche, fertige Zubereitungen: Urtinktur, flüssige Verdünnungen, Streukügelchen, Verreibungen, Tabletten, flüssige Verdünnungen zur Injektion, Suppositorien und Salben.[71]

Identität: Urtinktur mit Wasser geschüttelt ergibt einen lange beständigen Schaum. Mit Ammoniumchlorid-Reagenz und Ethanol versetzt ergibt sich eine Fluoreszenz im UV bei 365 nm. Chromatographisch auf Kieselgel HF 254 R zeigt die Urtinktur über eine Laufstrecke von 10 cm mit einer Oberphase von *n*-Butanol + Eisessig + Wasser (50 + 10 + 40) eine gleiche Bande wie Aescin als Kontrolle bei Fluoreszenz unter UV 254 nm; ebenso gleiche Banden nach Besprühen mit Anisaldehyd-Lösung und Erhitzen auf 105 bis 110 °C.

Reinheit:
- Relative Dichte (*PhEur*): 0,880 bis 0,920 *HAB 1*.
- Trockenrückstand (*DAB*): Mindestens 5,0 %.

Lagerung: Vor Licht und Feuchtigkeit geschützt.

Anwendungsgebiete: Die Anwendungsgebiete entsprechen dem homöopathischen Arzneimittelbild. Dazu gehören: Venöse Stauungsbeschwerden mit Folgekrankheiten; Hämorrhoiden, Lenden- und Kreuzbeinschmerz.[71]
Die Wirksamkeit der Droge bei diesen Indikationen ist nicht belegt.

Dosierung und Art der Anwendung: *Droge.* Bei akuten Verlaufsformen: Alle halbe bis eine Stunde je 5 Tropfen oder 1 Tablette oder 10 Streukügelchen oder eine Messerspitze Verreibung einnehmen; parenteral 1 bis 2 mL bis zu 3mal täglich s. c. injizieren; 1 Suppositorium 2- bis 3mal täglich; Salben 1- bis 2mal auftragen.[71]
Bei chronischer Verlaufsform: 5 Tropfen oder 1 Tablette oder 10 Streukügelchen oder eine Messerspitze Verreibung 1- bis 3mal täglich einnehmen; parenteral 1 bis 2 mL pro Tag s. c. injizieren; 1 Suppositorium 2- bis 3mal täglich; Salben 1- bis 2mal auftragen.[71] *Zubereitung.* Urtinktur und 1. Dezimalverdünnung sollten stets nach den Mahlzeiten mit Wasser eingenommen werden.[71]

Unerwünschte Wirkungen: Bei Einnahme von Urtinktur oder 1. Dezimalverdünnung können Völlegefühl und Übelkeit auftreten, wenn die Einnahme vor den Mahlzeiten erfolgt. Hinweis: Es können vorübergehend Erstverschlimmerungen vorkommen, die jedoch unbedenklich sind.[71]

Gesetzl. Best.: *Apothekenpflicht.* Zubereitungen: Ja. *Verschreibungspflicht.* Nein. *Offizielle Monographien.* Aufbereitungsmonographie der Kommission D am BGA "Aesculus Hippocastanum (Aesculus)".[71]

Aesculus Hippocastanum e cortice, äthanol. Decoctum hom. *HAB1*

Synonyme: Aesculus Cortex, äthanol. Decoctum.

Sonstige Bezeichnungen: Dt.: Roßkastanienrinde; engl.: Horse chestnut bark; frz.: Ecorce de marronier d'Inde.

Monographiesammlungen: Aesculus Hippocastanum e cortice, äthanol. Decoctum *HAB 1*.

Definition der Droge: Die entweder im Frühjahr oder im Herbst von 3- bis 5jährigen Zweigen gesammelte, getrocknete Rinde.

Stammpflanzen: *Aesculus hippocastanum* L.

Ganzdroge: Die Rinde ist leicht, 1 bis 2 mm dick, außen kupferrot und besitzt einen grauen bis violett spiegelnden Metallglanz. Jüngere Rinden sind ziemlich glatt und mit zerstreuten runden Korkwärzchen besetzt. Ältere Rindenstücke sind mattgrau bis schwärzlich, mehr oder weniger runzelig oder rissig, oft mit Flechten bedeckt und zeigen horizontal stehende breite Lentizellen. Die Innenfläche ist glatt und von gelbbrauner Farbe. Der Bruch ist kurz, außen körnig und innen faserig. Die Rinde schmeckt etwas bitter, herb und zusammenziehend.
Mikroskopisches Bild. In der primären Rinde neben Chlorophyll, fettem Öl, Gerbstoff und Stärke reichlich Calciumoxalatdrüsen. Zwischen den Bündeln stark verdickter schmaler Bastfasern sklerosiert die Mittelrinde, oft breitere zusammenhängende tangentiale Bänder bildend. Auch un-

terhalb des sklerenchymatischen Ringes kleinere tangentiale Gruppen von verschieden großen, mannigfach gestalteten Steinzellen. In jüngeren Rinden die Bastfasern der sek. Rinde in spärlichen Bündeln, häufig von Steinzellen umlagert; in älteren Rinden Steinzellen nur in den äußeren Lagen, die Bastfasern in tangentiale Bänder geordnet, durch einreihige Markstrahlen unterbrochen. Die Fasern sind ungleich breit, knorrig-ästig, stumpfendigend, von kurzen Kammfasern mit großen rhomboedrischen Kristallen, seltener Drusen begleitet.

Inhaltsstoffe: s. Inhaltsstoffe der Art *A. hippocastanum.*

Zubereitungen: Urtinktur aus der grob gepulverten Droge und flüssige Verdünnungen nach Vorschrift 19f mit Ethanol 30% *HAB 1.*

Identität: Blaue Fluoreszenz bei 365 nm, die nach Zugabe von HCl verschwindet und unter Zugabe von NaOH ins Grünblaue übergeht. Versetzen mit Fe(III)chlorid ergibt Grünfärbung. Chromatographie auf Kieselgel HR über 15 cm mit Ethylmethylketon + Ethylacetat + Ameisensäure wasserfrei + Wasser (60 + 20 + 10 + 10) ergibt bei UV 365 nm im mittleren Rf-Bereich leuchtend blauen Fluoreszenzfleck; schwacher Fleck im oberen Rf-Bereich.

Reinheit: *Droge.*
- Fremde Bestandteile: Höchstens 5%.
- Sulfatasche: Höchstens 10%, bestimmt mit 1 g gepulverter Droge.

Arzneiformen.
- Relative Dichte (*PhEur*): 0,958 bis 0,966;
- Trocknungsrückstand (*DAB*): Mindestens 1,5%.

Sonst. Verwendung: *Kosmetik.* Die Rinde dient hauptsächlich zur Darstellung des Aesculins für die Produktion von Sonnenschutzcreme und -öl. *Industrie/Technik.* Der Extrakt der Rinde wird technisch zu Gerbzwecken gebraucht.

Aesculus Hippocastanum e floribus hom. *HAB 34*

Synonyme: Flores hippocastani albi.

Sonstige Bezeichnungen: Dt.: Roßkastanienblüten; engl.: Horse chestnut flowers; frz.: Fleur de marronier d'Inde.

Monographiesammlungen: Aesculus Hippocastanum e floribus *HAB 34.*

Definition der Droge: Die weißen, frischen Blüten.

Stammpflanzen: *Aesculus hippocastanum* L.

Herkunft: Europa, Osteuropa.

Ganzdroge: s. Botanische Beschreibung der Art *A. hippocastanum.*

Inhaltsstoffe: s. Inhaltsstoffe der Art *A. hippocastanum.*

Zubereitungen: Essenz nach § 2 *HAB 34.*

Gehalt: Arzneigehalt der Essenz $^1/_2$.

Volkstümliche Anwendung und andere Anwendungsgebiete: Adstringens und Tonikum; als Volksheilmittel bei Gicht und Rheuma. Die Wirksamkeit der Droge bei diesen Indikationen ist nicht belegt.[55]

Aesculus hippocastanum hom. *HPUS 78*

Synonyme: Horse chestnut.

Monographiesammlungen: Aesculus hippocastanum *HPUS 78.*

Definition der Droge: Die frischen, reifen Samen ohne die äußere Schale.

Stammpflanzen: *Aesculus hippocastanum* L.

Inhaltsstoffe: S. Inhaltsstoffe der Droge Hippocastani semen

Zubereitungen: Urtinktur. Herstellung: Zu einer feuchten Pflanzenmasse, bestehend aus 100 g Trokkensubstanz und 120 mL Wasser = 220 g, gibt man 280 mL destilliertes Wasser und 635 mL Alkohol *USP* (94,9 Vol.-%) zur Bereitung von 1000 mL der Tinktur *HPUS 78.*
Dilutionen: D2 (2×) enthält 1 T. Tinktur, 3 T. dest. Wasser und 6 T. Alkohol; D3 (3×) und höher Alkohol *HPUS* (88 Vol.-%).

Gehalt: Arzneigehalt der Urtinktur $^1/_{10}$.

Gesetzl. Best.: *Apothekenpflicht.* Zubereitungen: Ja.

Aesculus octandra MARSH.

Synonyme: *A. flava* AIT., *A. flava* MARSH., *A. flava* SOL., *A. lutea* WANGENH., *A. octandra* SOLAND., *Pavia lutea* POIR; *A. flava* AIT. var. *purpurescens* GRAY. = *A. octandra* MARSH. var. *purpurescens* SCHNEIDER.
A. flava SOL. wurde 1778, *A. flava* AIT. 1789 und *A. octandra* MARSH. 1785 publiziert; historisch gesehen sollte *A. flava* SOL. als Bezeichnung der Vorzug gegeben werden, jedoch hat sich in der Literatur *A. octandra* MARSH. durchgesetzt.[48]

Botanische Beschreibung: *A. octandra* MARSH.: Strauch oder bis 30 m hoher Baum mit zuletzt überhängenden Ästen. Knospenschuppen an der Spitze ganz leicht zurückgebogen. Der Kelch ist kurz 5zähnig-glockig, kahl und gelbgrün. Ungleiche Kronblätter drüsenlos, gewimpert, mit den Kelch deutlich überragendem Nagel und gelblichgrün. Der Fruchtknoten ist glatt, behaart und nicht stachelborstig; die Frucht ist glatt.
Die Varietät var. *purpurescens* SCHNEIDER zeigt folgende Abweichungen: Die Kelchblätter sind

schmutzig-rot überlaufen, die Blättchen unterseits weich behaart.

Inhaltsstoffe: In den Rinden, nicht in den Samen wurden nachgewiesen: Aesculin und Scopolin. Nichtproteinogene Aminosäuren: *cis*-α-(Cyclocarboxypropyl)glycin und *trans*-α-(Cyclocarboxypropyl)glycin.
Samenreserven: Die stärkereichen Samen enthalten 7 bis 16 % Protein und nur 4 bis 7 % Öl. Blätter enthalten geringe Mengen des Cyclits Quebrachit. Allantoin, nachgewiesen in Zweigen, dient dem Stickstofftransport.

Verbreitung: Wärmeres Nordamerika. Seit 1764 vielfach in Kultur verwildert, z. B. in Brandenburg. Die Varietät var. *purpurescens* SCHNEIDER seit 1812 eingeführt.

Drogen: Aesculus hippocastanum e floribus hom. *HAB 34*.

Aesculus Hippocastanum e floribus hom. *HAB 34*

Synonyme: Flores hippocastani rubri.

Sonstige Bezeichnungen: Dt.: Roßkastanienblüten; engl.: Horse chestnut flowers; frz.: Fleur de marronier d'Inde.

Monographiesammlungen: Aesculus hippocastanum e floribus *HAB 34*.

Definition der Droge: Die roten, frischen Blüten.

Stammpflanzen: Flores hippocastani rubri:
Die rotblühenden Arten *A.* × *carnea* HAYNE, *A. octandra* MARSH. var. *purpurescens*, *A. pavia* und *A. rubicanda*.

Herkunft: Europa, Osteuropa.

Zubereitungen: Essenz nach § 2 *HAB 34*.

Gehalt: Arzneigehalt der Essenz 1/2.

Aesculus pavia L.

Synonyme: *A. pavia* L., *Pavia rubra* POIR.

Systematik: Als Varietäten treten auf:
- var. *atrosanguinea* RHEDER: Kronblätter dunkelrot.
- var. *carnea* RHEDER: Fleischrote Kronblätter.
- var. *humilis* VOSS.: Strauchförmig, z. T. niederliegend. Blättchen unterseits weich behaart und ungleich gesägt. Die Blüten sind rot, gelb überlaufen.
- var. *withleyi* RHEDER: Kronblätter leuchtendrot, völlig winterhart.

Botanische Beschreibung: Strauch oder kleiner bis 6 m hoher Baum. Reichdrüsige Kronblätter und röhriger Kelch. Blättchen unterseits locker behaart, bis 15 cm lang. Kelch kurz, 5zähnig, rot. Kelchblätter ungleich, rot. kahle Staubblätter, Pollen zinnoberrot. Die 3 bis 5 cm lange Frucht ist glatt und rundlich.

Inhaltsstoffe: Hauptsaponinkomponenten sind 21-Angeloylbarringtogenol C, 21-Angeloylprotoaescigenin und in geringer Menge freies Barringtogenol C.[35] Zweige und Blätter enthalten geringe Mengen des Cyclits Quebrachit. Reservestoffe: Große Mengen von Stärke, auch Öl (2,8 %), Eiweiß. In den Rinden, nicht in den Samen wurde nachgewiesen: Fraxin, Aesculin; in den Blättern: Quercitrin. Nichtproteinogene Aminosäuren: *cis*-α-(Cyclocarboxypropyl)glycin und *trans*-α-(Cyclocarboxypropyl)glycin.[50]

Verbreitung: Östliches Nordamerika.

Drogen: Aesculus hippocastanum e floribus hom. *HAB 34*.

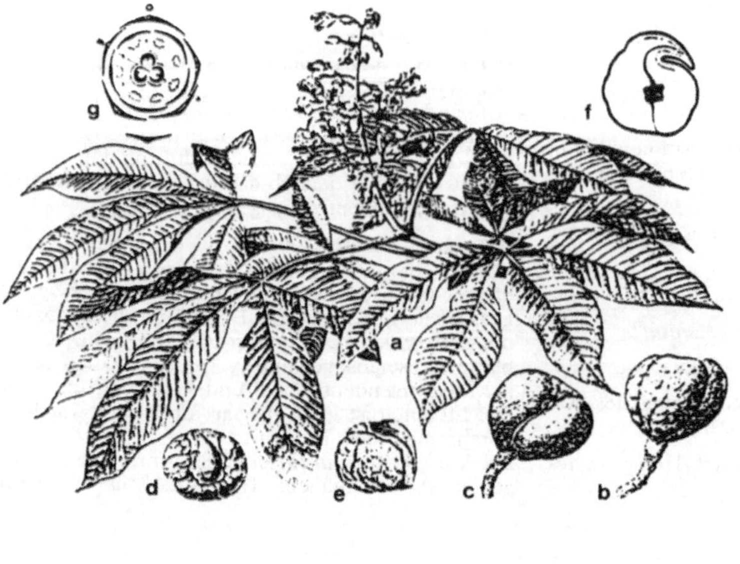

A. pavia L.: a blühende Zweigspitze, b und c Früchte, d und e Samen (Schale entfernt), f Querschnitt durch den Samen, g Blütendiagramm. Aus Lit.[55]

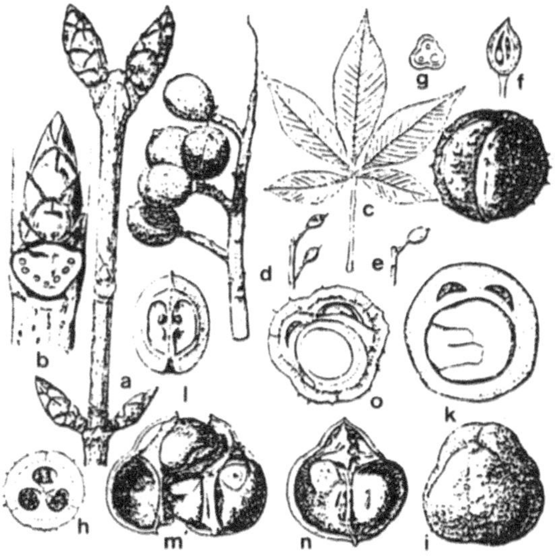

A. pavia L.: a Zweig mit Winterknospen, b Winterknospe mit Narbenkissen des abgefallenen Laubblattes, c Laubblatt, d und e junge Früchte, f Längsschnitt durch den Fruchtknoten, h Querschnitt durch eine 3-fächerige, junge Frucht, i Frucht, k Querschnitt durch eine junge Frucht (ein Fach enthält 1 Samen, die anderen 2 Fächer sind taub), l Längsschnitt durch die Frucht, m und n Frucht geöffnet. *A. carnea* HAYNE: o Querschnitt durch die Frucht, p Frucht, q Fruchtstand. Aus Lit.[55]

Aesculus hippocastanum e floribus hom. *HAB 34*

s. *A. octandra* MARSH.

Aesculus rubicunda LOISEL.

Systematik: Als häufigste Formen werden gezogen:
- f. *alba* VOSS-VILMORIN: Kronblätter anfangs fast weiß, gelb und rot gezeichnet, später mehr rot.
- f. *carnea* VOSS-VILMORIN: Kronblätter fleischfarben.
- f. *coccinea* VOSS-VILMORIN: Kronblätter lebhaft rot.
- f. *pendula* hort: Zweige hängend.[55]
- f. *purpurea* VOSS-VILMORIN: Kronblätter dunkelrot.
- f. *rosea* VOSS-VILMORIN: Kronblätter rosenrot.

Botanische Beschreibung: Baum von 10 bis 15 m Höhe, Blättchen sitzend oder kurz gestielt, tief kerbig gezähnt. Kronblätter 5, seltener 4, rosa bis dunkelrot, am Rande mit Drüsen. Die Blüten sollen meist unfruchtbar sein und nur ausnahmsweise schwach bestachelte Früchte mit wohlausgebildeten Samen verschiedener Größe hervorbringen. Die Kreuzung wird gern als Alleebaum verwendet, zeigt aber nur langsames Wachstum.

Verbreitung: Nordamerika von Süd-Carolina bis Alabama und Florida.[55]

Drogen: Aesculus hippocastanum e floribus hom. *HAB 34*.

Aesculus hippocastanum e floribus hom. *HAB 34*

s. *A. octandra* MARSH.

1. Stankovic SK (1984) Phytochem 23:2677
2. Kahl W (1967) Diss Pharm Pharmacol Polon 19:203
3. Sridonow VN (1966), zit nach CA 65:7038
4. Wagner J (1967) Arzneim Forsch 17:546
5. Mayer W, Goll L, v. Arndt EM, Manschreck G (1966) Tetrahedron Lett: 429
6. Morimoto S, Nonaka GI, Nishioka I (1987) Chem Pharm Bull 35: 4717–4719
7. Kreysel W (1983) Therapiewoche 33:1.099–1.104
8. Pauschinger P, Wörz E, Zwerger E (1981) Med Welt 32:1.954–1.956
9. Bisler H, Pfeiffer R, Klüken N, Pauschinger P (1986) Dt Med Wochenschr 35:1.321–1.329
10. Fachinformation Venostasin retard®, Stand Juli 1990
11. BAz Nr. 228 vom 5.12.84
12. Felix W (1985) Dtsch Apoth Ztg 26:1.333–1.335
13. Fischer H (1984) Therapiewoche 34:4.101–4.106
14. Hitzenberger G (1989) Wien Med Wochenschr 17:385–389
15. Hampel H, Hofrichter G, Liehn HD, Schlemmer W (1970) Arzneim Forsch 20:209–215
16. Steiner M (1990) Phlebol Proktol 19:239–242
17. Rudofski G, Neiss A, Otto K, Seibel K (1986) Phlebol Proktol 15:47
18. Steiner M, Hillemanns HG (1990) Phlebology 5:41–44
19. Emter M, Alexander K, Pretschner DP (1989) Der Kassenarzt 3:30–32
20. Marshall M (1989) Münch Med Wochenschr, Extrabl: 82
21. Diehm C, Vollbrecht D, Hübsch-Müller U, Müller-Bühl U (1989) Clinical efficacy of edema protection in patients with venous edema due to chronic venous insufficiency. In: Davy A, Stemmer R (Hrsg.), Phlebologie '89, John Libbey Eurotext Ltd, London, S. 712–714
22. Stankovic SK (1985) Phytochem 24:2.466–2.469
23. AB-DDR
24. Sati OP, Rana U (1987) Int J Crude Drug Res 25:158–160
25. Arisawa M, Handa SS, McPherson DD, Lankin DC, Cordell GA, Fong HHS, Farnsworth NR (1984) J Nat Prod 47:300
26. Raha AB, Chattopadhyay SK, Kumar S, Konno C, Kiso Y, Hikino H (1985) Tetrahedron 41:209
27. Tanaka H, Kato I, Ichino K, Ito K (1985) J Nat Prod 49:366–367
28. Singh B, Agrawal PK, Thakur RS (1987) J Nat Prod 50:781–783
29. Lickl E, Beck RHF, Ebermann R (1987) Phyton 27:177–180
30. Domagalski W, Schulze A, Bandurski RS (1987) Plant Physiol 84:1.107–1.113
31. Reczkowski M, Reczynski W (1986) Acta Bot Neerl 35:217–222

32. Shah MA, Bokadia MM, Mehta BK, Jain S (1987) Fitoterapia 59:126–128
33. Ikram M, Gilani SN (1986) Fitoterapia 57:455–457
34. Ikram M (1983) Fitoterapia 54:123
35. Schrutka-Rechtenstamm R, Robien W, Jurenitsch J (1988) Pharmazie 43:208–210
36. Aurada E, Jurenitsch J, Kubelka W (1984) Planta Med 50:391–394
37. Rimisch H (1956) Planta Med 5:184
38. Wagner J (1960) Naturwissenschaften 47:158
39. Fidler U, Hildebrand G (1955) Arzneim Forsch 5:447
40. Stankovic K, Bastic MB, Jovankovic JA (1984) Phytochem 2:2.677–2.679
41. Vadkerti A, Proksa B, Voticky Z (1989) Chem Papers 43:783–791
42. Proserpio G, Gatti S, Genesi P (1980) Fitoterapia 51:113–128
43. Konoshima T, Lee KH (1986) J Nat Prod 49:650–656
44. Stankovic K, Bastic MB, Jovankovic JA (1985) Phytochem 24:19–121
45. Profumo P, Gastaldo P, Martinucci R (1987) Fitoterapia 58:184–186
46. DAB 10
47. Kom
48. Meyer FG, Hardin JW, (1987) J of the Arnold Arboretum 68:335–341
49. Hoppe HA (1975) Drogenkunde, 8.Auflage, De Gruyter, Berlin
50. Hgn, Bd. IV, VI, VIII, IX
51. Allan GG, McLean J, Thomson JB (1962) Arch Pharm 295, S. 865
52. Fachinformation Venoplant®, Stand Juli 1990
53. Rieger H (1989) Münch Med Wochenschr 18:355
54. Steiner M (1989) Clinical efficacy of edema protection in peripheral venous edemas due to CVI. In: Davy A, Stemmer R (Hrsg.), Phlebologie '89 John Libbey Eurotext Ltd, London, S. 734–737
55. Heg (1975) Bd. V, Teil 1
56. Fiedler U (1954) Arzneim Forsch 4:213
57. Corcilius F (1955) Planta Med 3:55
58. Steinke G (1962) Dtsch Apoth Ztg 102:889
59. Wagner H (1988) Pharmazeutische Biologie, Drogen und ihre Inhaltsstoffe, Gustav Fischer Verlag, Stuttgart
60. Vogel G (1989) Z f Phytotherapie 10:102
61. Liehn HD, Franco PA, Hampel H, Hofrichter G (1972) Panminerva Med 14:84–91
62. Kammerl E, Schlemmer W (1972) Pharm Ind 34:356
63. van der Haar AW (1926) Recueil Trav chim Pays-Bas 45:271
64. Wagner J, Schlemmer W, Hoffmann H (1970) Arzneim Forsch 20:205–209
65. Wagner J (1964) Hoppe Seilers Z Physiol Chem 335:232
66. Fischer H (1980) Die Tübinger Studie, Urban und Schwarzenberg, Stuttgart
67. Hänsel R, Haas H (1983) Therapie mit Phytopharmaka, Springer-Verlag, Berlin Heidelberg New York Tokyo
68. Code Française-Pharmacopoea Gallica 1965
69. Engler A (1988) Englers Syllabus der Pflanzenfamilien, Bornträger-Verlag, Stuttgart
70. Schlemmer W (1966) Dtsch Apoth Ztg 38:1.315–1.320
71. BAz Nr. 109a vom 19.9.85
72. BAz Nr. 108a vom 21.4.86
73. Marshall M (1991) Fortschr d Medizin, eingereicht zur Publikation
74. Wagner H, Reger H, Bauer R (1985) Dtsch Apoth Ztg 30:1.513–1.518
75. Przerwa M, Arnold M (1975) Arzneim Forsch 25:1.048–1.052
76. Stahl E, Schild W (1981) Pharmazeutische Biologie, Bd. 4, G. Fischer Verlag, Stuttgart, S. 144
77. Hammerstein F, Kaiser F (1972) Planta Med 21:5–7
78. Glasl H, Ihrig M (1984) Pharm Ztg 120:2.619–2.622
79. Schmitt M, Cremer W (1983) Nieren- und Hochdruckkrankheiten 12:306–309
80. Takegoschi K, Tohyama T, Okuda K, Suzuki K, Ohta G (1986) Gastroenterologia Japonica 21:62–65
81. Nagy M (1973) JAMA 226:213
82. Williams MC, Olsen JD (1984) Am J Vet Res 45:539–542
83. Vogel G, Marek ML, Oertner R (1970) Arzneim Forsch 20:699–703
84. Vogel G, Marek ML (1962) Arzneim Forsch 12:815–819
85. Registry of toxic effects of chemical substances (1979) Vol. 1, S. 547; 2, S. 161, US Dept of Health and Human Services
86. Henschler D, Hempel K, Schultze B, Maurer W (1971) Arzneim Forsch 21: 1.682–1.692
87. Ehringer H (1968) Med Welt 33:1.781–1.785
88. Kunz K, Schaffler K, Biber A, Wauschkuhn CH (1991) Pharmazie 46:145
89. Fachinformation Reparil®, Stand Februar 1986
90. Belg IV

MB

Aethusa

HN: 2017500

Familie: Umbelliferae (Apiaceae).

Unterfamilie: Apioideae.

Tribus: Seselinae.[1]

Gattungsgliederung: Die Gattung Aethusa L. umfaßt eine einzige Art *Aethusa cynapium* L.[26]

Verbreitung: Europa, Nord-Afrika, Vorderer Orient, Nord-Amerika.

Drogenliefernde Arten: *Aethusa cynapium*: Aethusa-cynapium-Frischpflanze, Aethusa-cynapium-Kraut, Aethusa cynapium hom. *HAB 1*, Aethusa cynapium hom. *PFX*, Aethusa cynapium hom. *HPUS 78*.

Aethusa cynapium L.

Synonyme: *Aethusa cicuta* NECKER., *A. cynica* DULAC, *A. micrantha* OPIZ ex NYMAN, *A. Petroselini folio* GILIB., *A. tenuifolia* S. F. GRAY, *A. toxicaria* SALISB., *Cicuta cynapium* CRANTZ, *C. cynapium* TARG., *Coriandrum cynapium* CRANTZ, *Cynapium vulgare* BUBANI, *Selinum cynapium* E. H. L. KRAUSE.

Sonstige Bezeichnungen: Dt.:Faule Grete, Gartenschierling, Gemeine Hundspetersilie, Glanzpeterlein, Glanzpetersilie, Gleiße, Hundsdill, Hundsdolde, Hundspetersilie, Kleiner Schierling, Wilde Petersilie; engl.: dog parsley, dog poison, fool's parsley, garden hemlock, lesser hemlock; frz.: ache des chiens, ciguë des chiens, ciguë des jardins, éthuse, faux persil, persaille, persil des fous, petite ciguë; it.: cicuta aglina, ereba aglina, prezzemolo selvatico.[26]

Systematik: Die Art wird in folgende Varietäten unterschieden:[2,26]
var. *agrestis*: Höhe 5 bis 20 cm; Blattzipfel stumpf; Hüllchenblätter so lang wie oder kürzer als die Döldchen.
var. *cynapioides*: Höhe 90 bis 180 (200) cm; Blattzipfel schmal, spitzlich; Hüllchenblätter kürzer als die Döldchen.
var. *domestica*: Höhe 30 bis 80 (100) cm; Blattzipfel spitz; Hüllchenblätter länger als die Döldchen.
var. *gigantea*: Höhe 120 bis 160 (200) cm; Hüllchenblätter doppelt so lang wie die Döldchen.

Botanische Beschreibung: Pflanze ein- oder zweijährig, krautig, 5 bis 200 cm, meist 60 cm hoch. Wurzel dünn, spindelförmig, weißlich. Stengel aufrecht, rund, kantig, hohl, meist oben gabelig verästelt, dunkelgrün, oft schmutzig violett überlaufen oder bläulich bereift. Laubblätter glatt, oberseits dunkelgrün, unterseits hellgrün, glänzend, im Umriß dreieckig, zwei- bis dreifach fiederschnittig; beim Zerreiben unangenehm, knoblauchartig riechend.[3,4] Blüten in langgestielten zusammengesetzten Dolden, Döldchen reichblütig, Blumenkrone fünfblättrig, Kronblätter weiß, selten rötlich, ungleich, verkehrt herzförmig, am Grunde papillös mit einem grünen Grübchen; Kelch fünfblättrig verwachsen, fünf Staubblätter, Fruchtknoten eiförmig, zweifächerig. Frucht breite, eiförmige bis fast kugelige Spaltfrucht, 2,5 bis 5 mm lang, bei der Reife strohgelb mit braunen Striemen, leicht spaltbar, jede Teilfrucht mit fünf dreikantigen Rippen, in den Tälchen jeweils einen, auf der Fugenfläche zwei Ölstriemen.[26]

Verwechslungen: Das junge Kraut ähnelt im Habitus der Blatt- oder Gartenpetersilie, *Petroselinum crispum* (MILL.) NYMAN ex A.W. HILL, ssp. Crispum. Es unterscheidet sich durch den starken Glanz der Blattunterseite und den besonders beim Zerreiben der Blätter widerlichen, schwach knoblauchartigen Geruch und einen scharfen brennenden Geschmack. Die Blätter der Petersilie sind matt, sie riechen und schmecken gewürzhaft. Die Blüten von *A. cynapium* haben weiße bis rötliche Kronblätter und drei herabhängende Hüllchenblätter. Die Blüten der Petersilie hingegen sind gelblichgrün gefärbt.[4-6] Der Kerbel, *Anthriscus cerefolium* (L.) HOFFM., läßt sich von *A. cynapium* durch seinen süßlich-gewürzhaften Geruch der Blätter unterscheiden.[26]

Inhaltsstoffe: Die oberirdischen Pflanzenorgane können in stark variierenden Mengen bis zu 0,2 %, die Wurzeln bis ca. 1 % Acetylenverbindungen (Polyine) enthalten: Aethusin, Aethusanol A, Aethusanol B sowie deren Derivate und Matricarianal.[7-9]

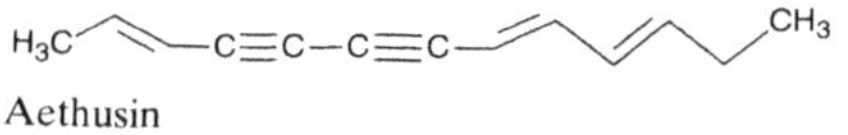

Aethusin

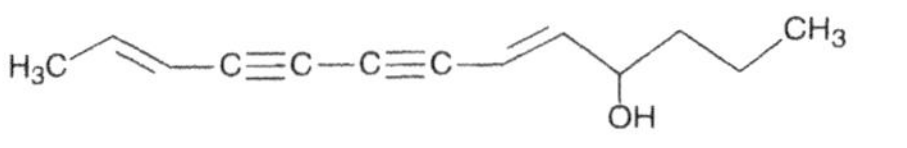

Aethusanol A

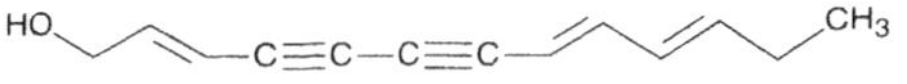

Aethusanol B

In den Blättern sind in absteigender Menge die Flavonglykoside Narcissin, Rutosid und Kämpferol-3-glucorhamnosid enthalten.[10]
Das Kraut führt 0,015 % ätherisches Öl und 0,28 % Ascorbinsäure.[11] Es gibt nicht belegte Hinweise auf das Vorkommen eines wasserdampfflüchtigen Piperidinalkaloids (0,00023 %), das als Cynapin und auch als Coniin bezeichnet wird.[12,13,27]

Verbreitung: *A. cynapium* wächst in Europa, besonders im nördlichen und mittleren Teil, West-Asien und eingeschleppt in Nord-Amerika. Die Pflanze findet sich in Acker-Unkrautfluren, auf Schuttplätzen, an Zäunen, Waldrändern und Bächen, im Gebirge bis zu 1800 m.[5,26] In Süddeutschland wird *A. cynapium* zur Gewinnung von Arzneipflanzen und als Zierpflanze für Wiesen und naturnahe Anlagen kultiviert.

Drogen: Aethusa-cynapium-Frischpflanze, Aethusa-cynapium-Kraut, Aethusa cynapium hom. *HAB 1*, Aethusa cynapium hom. *PFX*, Aethusa cynapium hom. *HPUS 78*.

Aethusa-cynapium-Frischpflanze

Monographiesammlungen: Die Droge ist nicht offizinell.

Definition der Droge: Die ganze, frische Pflanze von *Aethusa cynapium* L.[26]

Stammpflanzen: *Aethusa cynapium* L.

Herkunft: Sammlung aus Wildvorkommen.

Ganzdroge: (s. Bot. Beschreibung der Art.)

Verfälschungen/Verwechslungen: (s. Verwechslungen der Art.)

Inhaltsstoffe: Ätherisches Öl 0,015 %.[11] Acetylenverbindungen (Polyine): Aethusin,[8] Aethusinepoxid (Spuren),[9] Aethusanol A, Aethusanol B sowie deren Acetate,[8] 3-Hydroxyaethusanol A (0,0006 %), Aethusanol-B-epoxid (Spuren), Dihydroaethusanol B (0,0001 %), Aethusanal B, Matricarianal.[9]
Flavonglykoside: Narcissin, Rutosid, Kämpferol-3-glucorhamnosid.[10]
Alkaloide: Spuren eines nicht näher untersuchten wasserdampfflüchtigen, coniinartigen Alkaloids, des sog. Cynapins, das evtl. bei der Aufarbeitung der Droge entsteht.[7,11,17,27]

Volkstümliche Anwendung und andere Anwendungsgebiete: Bei Schmerzen wird der Saft der frischen Droge für Kataplasmen verwendet.[26] Die Wirksamkeit ist nicht belegt.

Toxikologische Eigenschaften: Die C_{13}-Polyine Aethusin und Aethusanol A und B gelten als die toxischen Prinzipien der Hundspetersilie, deren Vergiftungsbild dem des Wasserschierlings, *Cicuta virosa* L., ähnelt.[18,19] Im Vergleich mit Cicutoxin (LD_{50} = 9,2 mg/kg KG, i. p.) erwiesen sich an der Maus Aethusin (LD_{50} 93,3 mg/kg KG, i. p.) und Aethusanol A (LD_{50} 100,8 mg/kg KG, i. p.) als vergleichsweise wenig toxisch, so daß neuerdings die Beteiligung weiterer Inhaltsstoffe oder auch von Pilztoxinen an der Gesamttoxizität in Betracht gezogen wird.[19]

Toxikokinetik: Keine Angaben.

Wirkungsmechanismus: Polyine sind zentral angreifende Krampfgifte. Die erregende Wirkung erstreckt sich entsprechend dem Hauptangriffsort an der Medulla oblongata auch auf das Atem- und Vasomotorenzentrum. Der erregenden Wirkung folgt in Abhängigkeit von der Dosis eine Lähmung der lebenswichtigen Zentren. Der Tod erfolgt meist innerhalb einiger Stunden durch zentrale Atemlähmung.[28]

Akute Toxizität: *Mensch.* Vergiftungserscheinungen: Brennen im Mund, Erbrechen, blasse Haut, kalter Schweiß, beschleunigter Puls, Auftreibung des dunkelverfärbten Leibes, Pupillenerweiterung, Sehstörungen, Krämpfe, aufsteigende Lähmung, Bewußtseinstrübung, Atemlähmung.[28]
Ein sechsjähriger Junge litt sofort, nachdem er versehentlich Hunspetersilie an Stelle von Petersilie zu sich genommen hatte, unter heftigen Schmerzen und Magenkrämpfen. Sein ganzer Körper schwoll an, die Haut wurde blaß, Kurzatmigkeit setzte ein; acht Stunden später starb er.[17]
Ein anderes Kind hatte sich in gleicher Weise vergiftet, erbrach jedoch das Kraut. Einige Vergiftungssymptome konnten sich dennoch manifestieren; es redete wirr und meinte im Delirium viele Hunde und Katzen zu sehen.[17]
Zwei Kinder hatten Suppe gegessen, die mit Hundspetersilie gekocht war. Sie litten unter heftigen Bauchschmerzen. Am nächsten Morgen waren sie bewußtlos, der Unterkiefer war verkrampft, der Bauch geschwollen, sie erbrachen blutigen Schleim, hatten Krämpfe, Diarrhoe und kalte Extremitäten; Tod nach 24 Stunden.[17]
Bei einem Kind traten nach dem Genuß von Hundspetersilienwurzel – an Stelle von jungen weißen Rüben gegessen – plötzlich Bauchschmerzen, Übelkeit und Schluckbeschwerden auf. Das Kind wurde unfähig, Fragen zu beantworten, sein Unterkiefer war unbeweglich. Bewußtlosigkeit; Tod 1 Std. nach Beginn der ersten Symptome.[17]
Ein 35jähriger Mann hatte eine Handvoll Hundspetersilie gemischt mit der gleichen Menge grünem Salat gegessen. Zehn Minuten danach traten bei ihm Magen- und Bauchschmerzen auf. Er fühlte sich so schwach und müde, daß er sich nur mit Mühe aufrecht halten konnte; Schwindel im Kopf und Sehstörungen mit Doppeltsehen folgten. Sechs Stunden später nahm er ein Emetikum ein, das seiner Meinung nach nur die Hundspetersilie hervorbrachte; die Magenbeschwerden verschwanden. Am nächsten Tag hatte er Kopfschmerzen und entzündete, blutunterlaufene Augen sowie Schwellungen im Gesicht. Die Entzündung der Augen verschlimmerte sich innerhalb der nächsten 24 Stunden, sie schwollen völlig zu. "Er blutete", was ihm Erleichterung verschaffte. Von diesem Zeitpunkt an verbesserte sich sein Zustand allmählich.[17]
Eine fünfköpfige Familie erkrankte ca. 1,5 Stunden nach dem Essen von Kartoffelsuppe, die versehentlich mit einer Handvoll Hundspetersilie an Stelle von Petersilie gewürzt worden war. Folgende Symptome waren bei allen Personen zu beobachten: Übelkeit, Erbrechen, Leibschmerzen. Der 49jährige Mann, der drei Teller Suppe gegessen hatte, litt außerdem unter Kopfschmerzen und Steifheit in Armen und Beinen.[20]
Nach Einnahme von bis zu 120 g Pflanzensaft zeigten sich beim Menschen keine Vergiftungssymptome.[21] Von vier Personen wurden Preßsäfte eingenommen, die aus Blättern und Wurzeln der Hundspetersilie vor bzw. nach der Blütezeit gewonnen worden waren:
Ein vierjähriges Mädchen nahm den Saft in Mengen von 7 bis 57 mL zu sich; drei Erwachsene nahmen die verschiedenen Preßsäfte in Mengen von 28 bis 227 mL ein. In keinem der Fälle zeigte sich irgendein Effekt.[17] *Tier.* Einem kräftigen Hund wurden ca. 200 mL Blattsaft eingegeben und dann die Speiseröhre abgebunden. 20 Minuten später wurde der Hund krank; nach weiteren zehn Minuten schien er nicht weiter beeinträchtigt zu sein bis er plötzlich die Glieder von sich streckte und auf den Bauch fiel. Wenige Minuten später versuchte er aufzustehen, die Muskeln, besonders die der Hinterbeine, versagten aber, während die Sinnesorgane funktionierten; die Pupillen waren kaum erweitert, die Herzfrequenz niedrig aber der Herzschlag kräftig. Nach 1/4 Stunde wurden die Extremitäten durch krampfartige Bewegungen geschüttelt, das Tier warf sich von einer Seite zur anderen, seine Sinneswahrnehmungen wurden schwächer, die Speiseröhre und der Schlund waren kontrahiert. Die Erstarrungen verschlimmerten sich und eine Stunde nach Einnahme des Saftes starb das Tier. Eine Sektion ergab folgenden Befund: Der Herzmuskel war kontrahiert, die linke Herzkammer enthielt flüssiges, schwarzes Blut, die Lungenschleimhaut war ein bißchen glatter als gewöhnlich. Der Magen war mit dem Saft gefüllt; im Verdauungskanal keine Veränderungen.[17]
Bei Ziegen, die auf der Weide Hundspetersilie gefressen hatten, zeigten sich ähnliche Vergiftungserscheinungen wie bei dem Hund (s. o.).[22]
Schafe, die 1 bis 2 kg Hundspetersilienkraut und Kaninchen, die Wurzeln gefressen hatten, blieben gesund.[21]

Toxikologische Daten: *LD-Werte.* LD-Werte sind nur für die aus *A. cynapium* isolierten Reinstoffe bekannt.
Aethusin: LD_{50} > 93,3 mg/kg KG Maus i. p.
Aethusanol A: LD_{50} > 100,8 mg/kg KG Maus i. p.[19]
Pflanzengiftklassifizierung. Sehr stark giftig + + +.[28]

Akute Vergiftung: Erste Maßnahmen: Gabe von 10 g *Carbo medicinalis*, erbrechen lassen, Gabe von Natriumsulfat als Laxativum.[28]

Aethusa-cynapium-Kraut

Synonyme: Herba Aethusae, Herba Cicutae minoris, Herba Cynapii.

Monographiesammlungen: Die Droge ist nicht offizinell. Sie wird lediglich in Kräuterbüchern jedoch nicht in Pharmakopöen beschrieben.[14]

Definition der Droge: Die getrockneten oberirdischen Teile.[15]

Stammpflanzen: *Aethusa cynapium* L.

Herkunft: Sammlung aus Wildvorkommen.

Ganzdroge: (s. Bot. Beschreibung der Art.)

Schnittdroge: *Geschmack.* Widerlich, brennend.
Geruch. Unangenehm, schwach knoblauchartig.
Mikroskopisches Bild. Blatt: Kräftige, mit Papillen besetzte Blattrandzähne, in die die Blattnerven pinselförmig auslaufen. Cuticula der oberen Epidermis wellig gefaltet, an der unteren Epidermis gestreift.[2] Zahlreiche Spaltöffnungen an der Blattunterseite.[6] Palisadengewebe einschichtig. Sekretkanäle mit orange-braunem Inhalt.[29]

Verfälschungen/Verwechslungen: (s. Verwechslungen der Art.)

Volkstümliche Anwendung und andere Anwendungsgebiete: In mittelalterlichen Kräuterbüchern werden für Aethusa-cynapium-Kraut folgende Anwendungsgebiete genannt: Steinleiden, Ikterus, Leber- und Milzverstopfung, innere Verschleimung, Febris quartana, Räude, Aussatz, Syphilis.[15] Die heutigen volksmedizinischen Indikationen sind beschränkt auf gastrointestinale Beschwerden bei Kindern, Cholera infantum, Sommerdiarrhoe und Konvulsionen.[16]
Die Wirksamkeit bei den genannten Anwendungsgebieten ist nicht belegt.

Toxikologische Eigenschaften: (s. Aethusa-cynapium-Frischpflanze.)

Aethusa cynapium hom. *HAB 1*

Synonyme: Aethusa.

Monographiesammlungen: Aethusa cynapium *HAB 1*.

Definition der Droge: Die ganze, frische, blühende Pflanze mit unreifen Früchten.

Stammpflanzen: *Aethusa cynapium* L.

Zubereitungen: Urtinktur und flüssige Verdünnungen nach *HAB 1*, Vorschrift 3a.
Eigenschaften: Die Urtinktur ist eine zunächst grasgrüne und später gelbgrüne Flüssigkeit mit charakteristischem Geruch.

Identität: Der beim Ausschütteln der Urtinktur mit Hexan gewonnene, eingeengte Extrakt färbt sich nach Zusatz von konz. Schwefelsäure blauviolett; grünbraune Färbung der Urtinktur nach Zugabe von Eisen(III)-chlorid-Lösung.

Reinheit: Dünnschichtchromatographie:
- Sorptionsmittel: Kieselgel H.
- Untersuchungslösung: Ausschüttelung der mit Wasser verdünnten Urtinktur mit Hexan, Trocknung, Filtration und Einengung der org. Phasen, Aufnahme in Methanol;
- Vergleichslösung: Piperidin in Hexan;
- Fließmittel: Chloroform-Ethanol- konz. Ammoniaklösung (82 + 9 + 9);
- Detektion: Bromthymolblau-Sprühreagenz, Jodkammer, Tageslicht.
- Auswertung: Das Chromatogramm der Untersuchungslösung zeigt nach Detektion mit Bromthymolblau-Lösung mehrere hellgelbe Flecke auf hellblauem Grund bei den Rf-Werten 0,2; 0,85; 1,1; 1,3; 1,5; 1,6. Bei Nachbehandlung der Chromatogramme in der Jodkammer erscheint bei Tageslicht im Chromatogramm der Vergleichslösung der braune Fleck des Piperidins (Rf 1,0). Alle Zonen, mit Ausnahme des Flecks bei Rf 0,85 des DC der Untersuchungslösung, die sich bereits mit Bromthymolblau gelb färben, reagieren mit Joddampf zu bräunlichgelben Produkten. Es darf kein gelber Fleck bei Rf 1,2 auftreten.

Urtinktur.
- Relative Dichte *PhEur*: 0,900 bis 0,915;
- Trockenrückstand *DAB*: Mindestens 1,6 % und höchstens 2,9 %.

Lagerung: Vor Licht geschützt. Vorsichtig zu lagern.

Gesetzl. Best.: *Offizielle Monographien.* Aufbereitungsmonographie der Kommission D am BGA.[23]

Anwendungsgebiete: Entsprechend dem homöopathischen Arzneimittelbild.
Dazu gehören: Akuter Brechdurchfall und Magenpförtnerkrampf; Milchunverträglichkeit des Kindes; Konzentrationsschwäche.

Dosierung und Art der Anwendung: Soweit nicht anders verordnet:
Ein- bis dreimal täglich 5 bis 10 Tropfen, 1 Messerspitze Verreibung, 1 Tablette oder 5 bis 10 Streukügelchen einnehmen.
Injektionslösung zweimal wöchentlich 1 mL s. c. injizieren.

Unerwünschte Wirkungen: Nicht bekannt.
Hinweis: Es können vorübergehend Erstverschlimmerungen vorkommen, die jedoch unbedenklich sind.

Gegenanzeigen/Anwendungsbeschr.: Für Säuglinge und Kleinkinder und während der Schwangerschaft erst ab D2 anwenden.

Aethusa cynapium hom. *PFX*

Monographiesammlungen: Aethusa cynapium pour préparations homéopathiques *PFX*.

Definition der Droge: Ganze, frische, am Ende der Blütezeit gesammelte Pflanze von *Aethusa cynapium* L.

Zubereitungen: Die Urtinktur wird mit 65% (*V/V*) Ethanol gemäß der allgemeinen Vorschrift für Urtinkturen *PFX* hergestellt.
Eigenschaften: Die Urtinktur ist eine grünlichbraune Flüssigkeit, deren Geruch und Geschmack an verwelktes Mohrrübenkraut erinnern.

Aethusa cynapium hom. *HPUS 78*

Synonyme: Fool's Parsley.

Monographiesammlungen: Aethusa cynapium *HPUS 78*.

Definition der Droge: Die ganze, frische Pflanze von *Aethusa cynapium* L.

Zubereitungen: Urtinktur und flüssige Verdünnungen werden gemäß der Vorschrift des *HPUS 78* hergestellt: Drogengehalt $^{1}/_{10}$.
Herstellung von 1000 mL Urtinktur: Zu einer feuchten Pflanzenmasse, bestehend aus 100 g Festanteil und 200 mL Pflanzensaft werden 200 mL dest. Wasser und 635 ml konz. Alkohol (95% *V/V*) gegeben.
Herstellung von Verdünnungen: D2: Zu 1 Teil Tinktur werden 3 Teile dest. Wasser und 6 Teile konz. Alkohol (95% *V/V*). Ab D3: Alkohol (88% *V/V*).

1. Engler A (1964) Syllabus der Pflanzenfamilien, 12. Aufl., Bornträger Verlag, Berlin
2. Vogtherr M, Gürke M (1898) Köhler's Medizinal Pflanzen, Bd. III, Friedrich v. Zezschwitz Verlag, Gera
3. Kroeber L, Seel H (1959) Rezeptbuch der Pflanzenheilkunde, 11. Aufl., Hippokrates Verlag, Stuttgart
4. Geßner O (1953) Die Gift- und Arzneipflanzen von Mitteleuropa, Carl Winter Universitätsverlag, Heidelberg
5. Buff W, von der Dunk K (1981) Giftpflanzen in Natur und Garten, Augsburger Bücher Verlags GmbH, Augsburg
6. Frohne D, Pfänder HJ (1987) Giftpflanzen, 3. Aufl., Wissenschaftliche Verlagsgesellschaft, Stuttgart
7. Behrnheimer AW, Avigad LS, Schmidt JO (1980) Toxicon, 18(2):271
8. Bohlmann F, Fanghänel L, Wotschokowsky M, Laser J (1968) Chem Ber, 101(7):2.510–2.518
9. Bohlmann F, Koch HJ, Köhn S, Herfurt W (1964) Chem Ber 97(7):2.598
10. Bodalski T, Burzanska Z (1971) zit. nach CA 74(3):10298v
11. Leeser O (1973) Leesers Lehrbuch der Homöopathie, Bd. IV, 2. Aufl., Karl F. Haug Verlag, Heidelberg
12. Wehmer C (1929) Pflanzenstoffe, Gustav Fischer Verlag, Jena
13. Hesse M, Bernhard HO (1975) Alkaloide, Vol. 3, Verlag Chemie, Weinheim
14. Schneider W (1974) Pflanzliche Drogen, Teil 1, Govi Verlag GmbH, Frankfurt a. M.
15. Madaus G (1938) Lehrbuch der biologischen Heilmittel, Bd. I, Georg Thieme Verlag, Leipzig
16. Uphof JCTh (1968) Dictionary of Economic Plants, 2. Aufl., Verlag von J. Cramer, Stechert-Hafner Agency, Inc., New York
17. Millspaugh CF (1974) American Medicinal Plants, Dover Publications, New York
18. Forth W, Henschler D, Rummel W (1987) Allgemeine und spezielle Pharmakologie und Toxikologie, 5. Aufl., B. I. Wissenschaftsverlag, Mannheim Wien Zürich
19. Teuscher E, Greger H, Adrian V (1990) Pharmazie, 45(7):537–538
20. Evans HM (1923) Transact Roy Soc London 212:1
21. Lewin L (1962) Gifte und Vergiftungen, 5. Aufl., Karl F. Haug Verlag, Ulm-Donau
22. Swart FWJ (1975) Tijdschr Diergeneesk, 100(18):989–990
23. BAz Nr. 190a vom 10.10.1985 i.d.F.v. BAz Nr. 16 vom 24.01.1989
24. Bohlmann F, Arndt Ch, Bornowski H, Herbst P (1960) Chem Ber, 93:981–987
25. Bohlmann F, Burkhardt T, Zdero C (1973) Naturally Occurring Acetylenes, Academic Press, London
26. Heg, Bd. V, Teil 2, 1. Aufl., S. 1.272–1.275
27. Hgn, Bd. VI, S. 587
28. RoD, S. 89
29. Hag, Bd. II, S. 1.130

TM

Agathis

HN: 2009100

Familie: Araucariaceae.

Gattungsgliederung: Die Gattung *Agathis* SALISB., synonymer Gattungsname *Dammara* RUMPHIUS, umfaßt etwa 20 Arten.[1]

Gattungsmerkmale: Harzreiche Bäume von bis zu 50 bis 60 m Höhe mit Schirmkrone und weit ausladenden Ästen.
Die Blätter stehen am Hauptsproß spiralig, an den Seitentrieben locker, mehr oder weniger voneinander entfernt, oft paarweise genähert und fast gegenständig in der Ebene ausgebreitet.
Das Blatt ist ledrig, groß, breit lanzettlich oder lanzettlich-eiförmig bis elliptisch, an der Basis zu einem mehr oder weniger kurzen Stil zusammengezogen. Die Blattnerven sind im unteren Teil mehrfach dichotom geteilt und verlaufen dann zahlreich parallel. Sie treten wenig hervor.
Charakteristisch für die Araucariaceen ist die Persistenz der Blätter und späterhin der Blattkissen, jedoch ist dies bei Agathis weniger ausgeprägt als bei Araucaria.
Anatomisch ist das Blatt gekennzeichnet durch die in der Fläche miteinander abwechselnden Sekretkanäle und Gefäßbündel sowie durch das Vorkommen großer, unregelmäßig geformter, verzweigter Idioblasten im Mesophyll. Letzteres ist deutlich in Palisaden- und Schwammgewebe geteilt. Das

Transfusionsgewebe ist schwach entwickelt. Die Spaltöffnungen liegen am Grund einer becherförmigen Vertiefung. Anatomisch enspricht das Holz dem allgemeinen Bauplan der Coniferen. Im primären Xylem finden sich Tracheiden sowohl mit Spiralverdickung als auch mit Hoftüpfeln. In den Tracheiden des sekundären Zuwachses finden sich Hoftüpfel in mehreren, alternierenden Reihen, dicht an dicht, mit polygonalem Grundriß.
Harzbildung erfolgt in den Parenchymzellen der Markstrahlen, von wo es in den älteren Tracheiden ausgeschieden wird. Ist das dickflüssige Harz in genügender Menge vorhanden, um mit der gegenüberliegenden Wand in Kontakt zu kommen, so breitet es sich in der Art eines Tropfens in einer dünnen Röhre so aus, daß zwei breitere Grundflächen auf den Wänden durch eine dünne Platte doppelt bogenförmig verbunden sind, das ganze Gebilde also ungefähr die Gestalt eines liegenden doppelten T annehmen kann. Die Tracheide erscheint dann gefächert.
Die Blüten der Gattung sind sowohl monözisch als auch diözisch verteilt. Die männlichen Blüten sind kurz gestielt, axillär, zylindrisch bis oblong, am Grunde von einigen kleinen, breiten, sterilen Schuppen umgeben, etwa 4 bis 5 cm lang. Die Staubblätter (bis 1000 pro Blüte) haben eine Länge von 4 bis 6 mm. Jedes enthält 10 bis 15 Sporangien mit jeweils 500 bis 1000 Pollenkörnern. Die weiblichen Blütenstände setzen sich aus zahlreichen Samenschuppen zusammen, die dicht spiralig an der Blütenachse angeordnet sind.[1]
Sie sind nach oben zu stark verdickt, von außen gesehen ungefähr lanzettlich, im Umriß ungefähr breit dreieckig bis oval mit abgerundeten Ecken, die breiteste Seite nach außen. Die Breite beträgt bis 4,5 cm, die Höhe etwas weniger. Die Samenanlage ist ungefähr in der Mitte der Schuppe an einer relativ kleinen Stelle befestigt; sie ist sonst von der Samenschuppe frei, rings vom Integument umgeben und wendet die Mikropyle der Basis der Samenschuppe zu; der Nucellus ist frei. Der Same entwickelt einen einseitigen, dünnhäutigen Flügel, der über den Rand der Schuppen herausragt.
Die Zapfen der Agathis-Arten haben ein Ausmaß von etwa 10 cm, sind rundlich, an kurzen Zweigen endständig, mit abfallenden Schuppenblättern. Die breiten, dachig deckenden, ineinandergefügten Schuppen bilden eine glatte Oberfläche. Die Zapfen fallen leicht auseinander, nur die obersten Schuppen bleiben aneinander hängen.

Verbreitung: Im südöstlichen Asien (Sundainseln, Philippinen, Molukken), in Australien, Neuseeland, Polynesien und Neu-Guinea.

Inhaltsstoffgruppen: Wenig untersucht. Es liegen lediglich Daten zum Harz, dem Manila- und Kauricopal, vor (s. d.). Die Blätter enthalten ätherisches Öl 0,05 bis 0,26 %, das, je nach Species in wechselnden Mengen α-Pinen und Limonen als Hauptbestandteil aufweist.[10]

Drogenliefernde Arten: *A. australis*: Kauricopal, Kauricopalöl, Kaurifichtenöl; *A. dammara*: Manilacopal, Manilacopalöl.

Agathis australis Salisb.

Synonyme: *Dammara australis* D. Don in Lamb., *Podocarpus zamiaefolius* A. Rich.

Sonstige Bezeichnungen: Dt.: Kaurifichte; engl.: Cowdie Pine, Kauri, Black Kauri, New Zealand Kauri, Red Kauri, White Kauri, Dammar, Yellow Pine.

Botanische Beschreibung: Baum von bis zu 40 m Höhe mit säulenartigem Stamm von 3 bis 4 m Durchmesser; manchmal wesentlich größer. Die Rinde ist dick, glatt, blaugrau und sehr harzreich. Die Zweige stehen quirlförmig oder unregelmäßig waagerecht. Die Blätter variieren. An jungen Bäumen stehen sie weit voneinander entfernt, sind etwa 3 bis 10 cm lang, 1 bis 2 cm breit, blaßgrün, von lanzettlicher Form, dick und lederig mit kurzem Stiel. An älteren Kaurifichten sind sie kürzer, oval, grün, sitzend und stehen dicht beieinander. Der Baum durchläuft eine Entwicklungsperiode, in der er zweihäusig ist. Ältere Bäume sind einhäusig, mit männlichen und weiblichen Blütenständen. Männliche Blütenstände sind zylindrisch, 3 bis 5 cm lang, 0,6 bis 1 cm im Durchmesser. Die weiblichen Blütenstände sind endständig. Die Zapfen sind verholzt, kugelig, 8 bis 12 cm im Durchmesser mit 2 cm weiten Schuppen. Der Same trägt einen gut ausgebildeten Flügel.[1,2]

Inhaltsstoffe: Die Blätter enthalten 0,05 bis 0,26 % ätherisches Öl mit wechselnden Mengen α-Pinen, Limonen, Campher, Citronellol, Borneol, Cineol und Kauren.[11] Die rote Blattfärbung bei Keimpflanzen wird durch Rhodoxanthin bedingt.[11] Die Blätter sind sehr manganreich.[11]

Verbreitung: Ursprünglich auf der Nordinsel Neuseelands zu Hause, heute in Australien und in Europa als Forstpflanze an milden Standorten eingeführt.

Drogen: Kauricopal, Kauricopalöl, Kaurifichtenöl.

Kauricopal

Sonstige Bezeichnungen: Dt.: weißer Dammar, Neuseeländischer Dammar, Agathisharz; engl.: Kauri gum, Cowdee copal, Cowdee gum.

Definition der Droge: Fossiles und rezentes Harz.

Stammpflanzen: *A. australis* Salisb.

Herkunft: Neuseeland.

Gewinnung: Fossiler Copal oder Buschcopal: Zwischen den Wurzeln und Wurzelstöcken der Bäume oder ehemaliger Bewaldung unter der obersten Erdschicht gegraben; Baumcopal: Durch Anzapfen oder Harzung lebender Bäume gewonnen.

Handelssorten: Zehn Handelstypen werden angeboten:[3] Harter, ausgesuchter, glasiger Kauricopal; harter, ausgesuchter, blonder Kauricopal; harter, brauner Kauricopal I; harter, brauner Kauricopal II; harter, hellbrauner Kauricopal; harter, brauner Kauricopal 3/4 geschabt; Kauricopal I a hell; Kauricopal dail.; Kauribuschcopal.

Ganzdroge: Knollen von wechselnder Größe (bis zu 40 kg) und Färbung, die von weißlich über grau bis tiefbraun geht, und am selben Stück alle Schattierungen einnehmen kann. Dasselbe gilt für die Durchsichtigkeit, die von glasig bis wolkig trüb reicht, wobei auch Streifigkeit auftreten kann. Die Oberfläche ist mit einer bis fingerdicken, opaken Verwitterungskruste bedeckt, die ein kreidiges Aussehen besitzt. Frische Bruchflächen sind muschelig und fettglänzend. Die Dichte liegt bei 1,109. Der Kauricopal besitzt einen intensiven, balsamischen Geruch. Beim Zerkauen haftet er an den Zähnen.
Kauricopal ist in Alkohol größtenteils klar löslich, in einem Alkohol/Ethergemisch fast vollständig, in Aceton und Methanol wenig löslich.

Inhaltsstoffe: Das Harz enthält je nach Typ (Rezent, Rezent-fossil, Fossil) wechselnde Mengen von u.a. Sandaracopimarsäure, Sandaracopimaradienol, Abietinsäure, *trans*-Communsäure, *trans*-Communol, Agathissäure und deren Monomethylester.[11] Die Harzditerpene sind ein brauchbares Merkmal zur Abrenzung der einzelnen Agathisarten.[11] Vgl. Droge Manilacopal.

Zubereitungen: Copalum coctum, gekochter Copal, s. Droge Manilacopal.

Analytik: Die Identifizierung erfolgt pharmakognostisch. Physikalische Kennzahlen können zur weiteren Eingrenzung herangezogen werden.
Die Dichte liegt nach[4] bei 1,109 bis 1,115, nach Evakuierung des Harzes bei 1,05. Die Qualität des Copals ist umso besser, je kleiner die gefundene Differenz zwischen den o. a. Dichten ist.
Der Schmelzbereich liegt zwischen 111 und 140 °C,[4] nach[5] zwischen 130 bis 160 °C. Der untere "Schmelzpunkt", d.h. die Temperatur, bei der der Copal gleichmäßig durchscheinend wird, ist genauer zu ermitteln und daher verläßlicher.
Säurezahl 70, Verseifungszahl 90, Jodzahl 120.[5] Als positives Kennzeichen ist die allen Coniferencopalen eigene Löslichkeit in Chloralhydratlösung anzusehen.[4] Als Unterscheidung zum Bernstein dient Erhitzen im Glühröhrchen. Der austretende Dampf darf Bleiacetatpapier nicht schwärzen, was aufgrund des Schwefelgehaltes bei Bernstein der Fall ist.[4]

Rezepturen: Kauricopallacke: Der Copal wird gröblich zerkleinert und in einem irdenen Gefäß, am besten unter Zusatz von ein wenig Terpentinöl, vorsichtig im Sandbad geschmolzen, dann mit dem erwärmten Leinölfirnis, zuletzt vorsichtig mit dem Terpentinöl vermischt und noch warm filtriert oder durch längeres Absetzenlassen geläutert.[9]
Copallack: 500,0 g Copal, 75,0 g Kopaivabalsam und 425,0 g Terpentinöl; weißer Copallack: 225,0 g heller Copal, 60,0 g gebleichter Leinölfirnis und 715,0 g Terpentinöl oder Ersatzgemisch; schnell trocknender Copallack: 250,0 g Copal, 125,0 g Leinölfirnis und 625,0 g Terpentinöl oder Ersatzgemisch; sehr fetter Copallack: 200,0 g Copal, 400,0 g dick gekochter Copal und 400,0 g Terpentinöl oder Ersatzgemisch; feiner Eichenholz-Copallack: 600,0 g heller Copal, 200,0 g gekochtes Leinöl und 675,0 g Terpentinöl; Copallack für Schilder: 400,0 g heller Copal, 300,0 g gebleichter Leinölfirnis und 300,0 g Terpentinöl.[9]
Industrie/Technik. Als Lackrohstoff ähnlich dem Manilacopal. Die aus Kauricopal hergestellten Lacke zeichnen sich durch Witterungsbeständigkeit, gute Elastizität und hohen Glanz aus.

Kauricopalöl

Definition der Droge: Das durch Wasserdampfdestillation aus gepulvertem Kauricopal gewonnene ätherische Öl. Die Harzsäuren können vorher durch Behandlung mit Alkali entfernt werden.[6] $d^{15} = 0{,}835$.

Stammpflanzen: *A. australis* SALISB.

Inhaltsstoffe: Terpene, primär α-Pinen, daneben Isoponten u.a.[6]

Sonst. Verwendung: *Kosmetik.* In der Parfümerie und Riechstoffindustrie.

Kaurifichtenöl

Definition der Droge: Das durch Wasserdampfdestillation aus den Blättern und Zweigspitzen gewonnene hellgelbe ätherische Öl.
- $d_D^{25} = 0{,}934$;
- $[\alpha] = +24{,}41$;
- $n_D^{25} = 1{,}4952$;
- Säurezahl 0,39.[6]

Stammpflanzen: *A. australis* SALISB.

Inhaltsstoffe: Die nachfolgenden Terpene in der Reihenfolge ihres Mengenanteils; α-Pinen, Kauren, (–)-Cadinen, (+)-Borneol, (+)-Limonen, (+)-Camphen, Cineol, Citronellal. Die Menge variiert je nach Erntezeitpunkt.[6]

Sonst. Verwendung: *Kosmetik.* In Parfümerie und Riechstoffindustrie.

Agathis dammara (LAMB.) L.C. RICH.

Synonyme: *A. alba* JEFFREY, *A. alba* (LAMB.) FOXWORTHY, *A. loranthifolia* R.A. SALISBURY, *A. regia* WARBURG, *Dammara orientalis* LAMB., *Dammara alba* RUMPH., *Pinus dammara* LAMB.

Sonstige Bezeichnungen: Dt.: Dammarabaum, engl.: Amboina pitch tree.

Systematik: Umfaßt mehrere Sippen, deren eindeutige Abgrenzung bisher nicht endgültig abgeschlossen ist.[2] Zu diesen, die vielleicht geographische Unterarten darstellen, werden gezählt: *A. bec-*

cari WARBURG, *A. beckingi* MEIJER DREES, *A. borneensis* WARBURG, *A. celebica* WARBURG, *A. hami* MEIJER DREES, *A. labillardieri* WARBURG, *A. philippinensis* WARBURG.

Botanische Beschreibung: Baum von bis zu 60 m Höhe und einem Stammumfang von 6 m und mehr; gegabelter Stamm mit dicker, harzführender rotgrauer Rinde. Die schmale Krone ist kegel- bis pyramidenförmig. Die Zweige sind leicht hängend mit zylindrischem Querschnitt, zur Spitze hin flacher, mit runder Endknospe aus wenigen, enganliegenden Schuppen. Die mehrjährigen Blätter sind dunkelgrün, ledrig, lanzettlich bis oval und stumpf nach außen auslaufend. Sie besitzen einen kurzen Stiel, eine dichte, längsverlaufende Aderung, sind an den Rändern verdickt und etwa 6 bis 12 × 1,5 bis 4 cm groß. Die männlichen Blüten sitzen in oder nahe den Blattachseln. Sie sind zylindrisch, 2 bis 4 × 1,5 bis 4 cm, aus ca. 3 mm langen Filamenten, die 5 Pollensäcke tragen.
Die weiblichen Zapfen sind kugelförmig, bis 8 cm im Durchmesser, mit kurzen 2 bis 3 cm breiten, keilförmigen, am Scheitel überlappenden Schuppen besetzt.
Der eiförmige Samen, 0,8 bis 1 cm lang, besitzt einen großen, fast kreisförmigen Flügel an der einen Seite, einen schmalen, rudimentären an der anderen Seite.[2,7]

Inhaltsstoffe: Über die Pflanze selbst sind keine Untersuchungen veröffentlicht worden, jedoch ist das Harz, der Manilacopal, gut analysiert.

Verbreitung: Indonesische Inselgruppe, Molukken, Java, Neu Guinea, vielfach kultiviert, bis etwa 1000m Höhe wachsend.[2]

Drogen: Manilacopal, Manilacopalöl.

Manilacopal

Synonyme: Resina Copal, Gummi Copal (Sammelbegriffe für alle Copale), Manilacopal.

Sonstige Bezeichnungen: Asiatischer Copal z.T. mit Herkunftsbezeichnung wie: Borneo-, Batjan-, Celebes-, Molukken-, Makassar-, Philippinen-, Singapur- usw. Copal; engl.: Anime, Neu Guinea kauri; malayisch: Dammar batu, Papeda.

Definition der Droge: Mittelharte, semifossile wie rezente Harze.

Stammpflanzen: *A. dammara* (LAMB.) L.C. RICH, und deren Unterarten.

Herkunft: Südostasien, insbesondere Philippinen, Indonesische Inselgruppe, Neu Guinea; Sammlung aus Wildvorkommen, aus Anpflanzungen und, für die semifossilen Typen, aus Flußsanden.

Gewinnung: Das Harz wird durch Anschnitt der Rinde zur Exsudation gebracht und ähnlich Colophonium in Gefäßen gesammelt. Die diagonalen Einschnitte von etwa 20 cm Länge werden im Abstand von etwa 40 cm angebracht.
Der Harzfluß hält mehrere Monate an und kann durch Aufbringung von Schwefelsäure stimuliert werden. Übermäßige Harzentnahme tötet den Baum ab.

Handelssorten: Während das aus Indonesien stammende Harz von *A. dammara* als Manila-Copal geführt wird, bezeichnet man die aus Manila verschiffte Ware als Philippinen-Copal.
Die Unterscheidung der Manilacopale erfolgt nach ihrer Löslichkeit in Alkohol, und zwar teilt man sie in weiche oder völlig alkohollösliche und harte bzw. wenig alkohollösliche Manilacopale ein.

- 1. Harter, blonder Borneocopal: Faustgroße bis flache, rotbraune Stücke mit starker Schmutzschicht bedeckt. Bruch flachmuschelig, halbmatt. Er hat keine besondere Oberflächenform.
- 2. Harter, hellblonder Manilacopal: Flache oder knollenförmige Stücke, gelblichweiß bis gelbrot, trüb und undurchsichtig. Bruch flachmuschelig, teils glänzend, teils matt. Enthält viele Pflanzen- und sonstige Einschlüsse. Die Stücke sind durchweg mit einer Erdschicht bedeckt.
- 3. Harter, weißer Manilacopal: Meist faustgroße, helle, undurchsichtige Stücke von zusammengezogener, stalaktitischer Form. Bruch flach, glasglänzend.
- 4. Brauner Manilacopal: Stücke von Faust- bis Nußgröße von meist rotbrauner Farbe. Die anhaftende Schmutzschicht ist nicht sehr stark. Bruch flach, glasglänzend. An einzelnen Stücken haften Holz- und Rindenteile.
- 5. Helle Manilanüsse: Kleine Stücke von verschiedenartiger, runder oder flacher Gestalt, hell- bis rötlichgelb, durchsichtig, durchscheinend bis undurchsichtig. Bruch flach, glasglänzend. Oberfläche größtenteils warzig zusammengezogen.
- 6. Pontiaknüsse: Flache, oft stalaktitische und größtenteils von Insekten und Pflanzenresten durchsetzte Stücke, hellgelb oder rötlich bis braun, durchsichtig, durchscheinend bis undurchsichtig, mit teilweise starker Schmutzschicht. Bruch flachmuschelig, glasglänzend.
- 7. Manilacopal weich, "Batjancopal": Stücke verschiedener Gestalt, meist von der Größe einer Walnuß, hell- bis rötlichgelb, durchsichtig, durchscheinend bis undurchsichtig. Bruch flach, glasglänzend, stellenweise matt. Geruch und Geschmack angenehm aromatisch. Schmutz- und Pflanzenteile reichlich. Beim Kauen haftet er teilweise an den Zähnen.
- 8. Manilacopal weich, "Melongketcopal": Dunkelfarbige, Schmutz-, Rinden- und Holzteile in großen Mengen enthaltene Stücke von verschiedenartiger Farbe; farblose, undurchsichtige Stücke sind oft zusammengebacken. Zerbricht man ein Stück, erhält man nur Staub und Splitter. Geruch und Geschmack sind angenehm aromatisch. Beim Kauen haftet dieser Copal zum größten Teil an den Zähnen.
- 9. Manilacopal weich, spirituslöslich: Faust- bis hühnereigroße Stücke von stalaktitischer Gestalt und hell- bis rötlichgelber Farbe. Durchscheinend bis undurchsichtig. Bruch flachmuschelig,

glasglänzend. Geruch und Geschmack angenehm aromatisch. Haftet beim Kauen an den Zähnen.
- 10. Manilacopal, halbhart, "Loba Copal oder Loewoe Copal": Stücke, die in unterschiedlichen Größensortierungen gehandelt werden. Es sind verschiedenartige Sorten von Splitter-, Körner- bis Nußgröße, hellgelb oder gelbrötlich bis dunkel. Schaumstücke sind auch darunter. Einzelne Stücke haben stalaktitische Gestalt. Bruch flachmuschelig, glänzend. Geruch und Geschmack angenehm aromatisch; haftet nur teilweise an den Zähnen.
- 11. Manilacopal hart, braun, wie Typ 10 auch als "Loba oder Loewoe Copal" gehandelt: Verschiedenartige, flache bis knollige Stücke, hell- bis dunkelbraun. Bruch flach, halbmatt. Geruch angenehm . Verwitterungsschicht kreidig, von grauweißer Farbe. Die gebrochenen Stücke gleichen in der Färbung sehr dem Kauricopal.
- 12. Loba Copal aus Celebes: Stammt von denselben Bäumen wie spirituslöslicher weicher Manilacopal, Typ 9. Das Harz wird erst nach längerer Aushärtung geerntet. Schwer- bis unlöslich in Alkohol, dabei stark "schleimend", dafür jedoch in Öl löslich.[3]

Ganzdroge: Mittelhartes Harz von klumpiger, knollenförmiger, auch tropfsteinartiger Form und muscheligem Bruch. Die Bruchfläche zeigt ausgesprochenen Fettglanz. Die Farbe variiert außerordentlich, sie ist primär bernsteingelb mit Abwandlung in milchig-weiß einerseits, bräunlich-grau andererseits. Daneben finden sich von honiggelb bis schwarz-grünlich alle Schattierungen von Brauntönen. Alle Stücke sind an der Oberfläche dunkler als im Innern, wo sie opak-milchig erscheinen.
Die Oberflächenschicht der einzelnen Stücke wird beim Liegen an der Luft zunächst infolge Verflüchtigung von Inhaltsstoffen dunkler, dann durch gegenseitige Abreibung der Stücke weiß. Eine eigentliche Verwitterungskruste findet sich nicht, gelegentlich ist eine weiße bis gelbliche, papierdünne Verwitterungsschicht erkennbar.[4]
Die Größe der Copalstücke variiert sehr, meist kommt das Harz als Bruchstück von mehreren Zentimetern Größe in den Handel.
Mikroskopisches Bild. Mikroskopisch erkennt man, daß die milchig getrübte Innenmasse von zahlreichen, mit einer gelblichen bis bräunlichen Flüssigkeit gefüllten, kugelförmigen bis ellipsoiden Hohlräumen durchsetzt ist, die aus Harzlösung in ätherischem Öl besteht. Beim Lagern an der Luft verflüchtigt sich diese Flüssigkeit, und es kommt zu der durch Sinterung sich bildenden dunkleren Oberfläche, die aus z.T. klarem, unstrukturiertem Harz besteht.
- Schmelzpunkt: 103 bis 115 °C.
- Zersetzungspunkt: Bei 120 °C.
- Spezifisches Gewicht: 1,065 (17 °C).

Manilacopal, als scharfkantiger Splitter, ritzt Gipskristalle, wird aber von Bernstein geritzt. Seine Härte liegt nahe der des Steinsalzes.
Das Harz ist in warmem EtOH klar, in Aceton fast, in Essigether, $CHCl_3$, Toluol, MeOH teilweise, in Petrolether unlöslich. Stücke mit einem Schmelzpunkt oberhalb des o.a. sind in EtOH wenig löslich und müssen vorher unter Verlust aufgeschmolzen werden. Manilacopal ist im Gegensatz zu den Dipterocarpaceen-Harzen in 80%iger Chloralhydratlösung klar löslich. Der Geruch des Harzes ist auffallend und angenehm balsamisch, besonders nach Reiben. Der Geschmack ist schwach aromatisch. Das Harz haftet beim Kauen schwach an den Zähnen.

Inhaltsstoffe: Neuere Untersuchungen, zusammengefaßt bei[11], zeigen das Vorhandensein von rasch polymerisierenden Labdatriensäuren, namentlich die Diterpene Sandaracopimarsäure, 15-Methylagatat, Agatholsäure und Agathalsäure. Nach.[6] enthält Manilacopal etwa 92 % Resene. Daneben enthält Manilacopal 2 % Wasser, 1 % eines nicht näher beschriebenen Bitterstoffes und 5 bis 6 % ätherisches Öl, dessen Hauptbestandteil Pinen ist.[8]

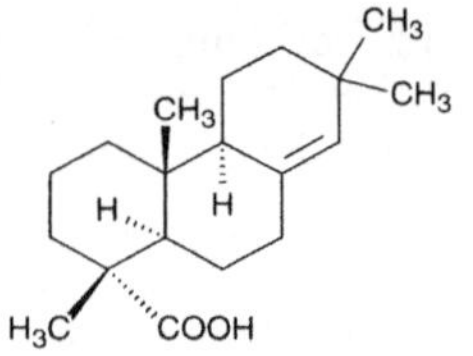

Sandaracopimarsäure

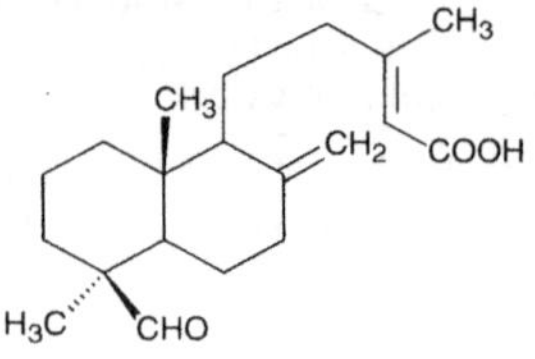

Agathalsäure

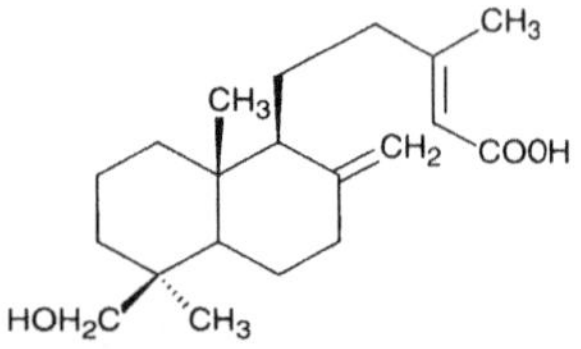

Agatholsäure

Zubereitungen: Copalum coctum. Gekochter (geschmolzener) Copal. Die Löslichkeit des Copals in den verschiedenen Lösungsmitteln wird durch das sogenannte Kochen oder Schmelzen des Copals erhöht. Dabei entwickeln sich dunkle, unangenehme Dämpfe. Man schmilzt den Copal, der aus Stücken gleichmäßiger Größe bestehen sollte, in einer flachen, aber bedeckten Kupferpfanne über freiem Feuer und gießt die vollkommen gleichmäßige (!) Schmelze wiederum in flache Schalen, läßt langsam erkalten und pulvert die erkaltete Masse. Dabei büßt der Copal $^1/_4$ seines Gewichtes ein. Das Schmelzen erfordert Erfahrung, da es leicht zu Absetzen und Anbrennen kommen kann.
Nach längerer Aufbewahrung ist dieser Copal in Terpentinöl, Weingeist und Ether leicht löslich; im anderen Fall muß das Verfahren wiederholt wer-

den. Auch kann man den schmelzenden Copal unmittelbar in ein Gefäß mit heißem Leinölfirnis fließen lassen; verdünnt man darauf mit der nötigen Menge Terpentinöl, so erhält man den gewöhnlichen Copalfirnis des Handels.[9]

Analytik: Die Identifizierung wird makroskopisch und mikroskopisch anhand der o.a. Beschreibung durchgeführt.
Für die praktische Verwertung des Copals ist eine Bestimmung des Schmelzpunktes von Wichtigkeit. Als unterer Schmelzpunkt wird die Temperatur bezeichnet, bei der der Copal gleichmäßig durchscheinend wird, als oberer Schmelzpunkt die Temperatur, bei der er klar geschmolzen ist. Der untere Schmelzpunkt ist sicherer zu bestimmen als der obere. Je höher die Schmelzpunkte liegen, desto wertvoller ist der Copal. Von größerer Wichtigkeit als eine chemische Untersuchung sind für die Wertbestimmung des Copals praktische Verwendbarkeitsversuche und die Bestimmung der Löslichkeit in den zu verwendenden Lösungsmitteln.
Zur Unterscheidung des Copals von Bernstein kann man den Schwefelgehalt des letzteren benutzen. Wird Bernstein im Glühröhrchen erhitzt, so schwärzt der Dampf Bleiacetatpapier, da sich Schwefelwasserstoff entwickelt; bei Copal bleibt die Schwärzung aus.
In feinverteilter, gepulverter Form zeigt Manilacopal ebenso wie südamerikanischer Copal eine lebhafte Molekularbewegung in Wasser, die bei anderen Copalen nur überaus träge vor sich geht.[4]
Zur Unterscheidung von Dammar dient die Löslichkeit in 80%iger Chloralhydratlösung. Manilacopal ist gut, Dammar nicht löslich.[4]

Sonst. Verwendung: *Pharmazie/Medizin.* Medizinisch in geringem Umfang zu Pflastern und als Bestandteil von Abdruckmaterial in der Zahnheilkunde. *Industrie/Technik.* Zur Herstellung von Lack und Firnis, besonders für hochwertige Öllacke und Linoleum. Die Metallsalze der Harzsäuren geben in Terpentin- oder Leinöl gelöst die Resinatfirnisse. Lacke enthalten etwa 30 bis 50% Copal in Spiritus und/oder Terpentinöl. Kombiniert man diesen so erhaltenen Lack mit Schellack 50% in Spiritus, so ergibt dies ein Grundrezept für Fußbodenlack, der je nach Wunsch mit Mineralfarben abgetönt werden kann.[9] Basische Farbstoffe sind dabei zu vermeiden, s.a. Kauricopallack unter Rezepturen der Droge Kauricopal.

Manilacopalöl

Definition der Droge: Das aus Manilacopal durch spezielle Destillation gewonnene ätherische Öl.

Stammpflanzen: *A. dammara* (LAMB.) L.C. RICH.

Herkunft: Philippinen, Indonesische Inseln, Neu-Guinea.

Gewinnung: Lösen des Copals in Ether, Entfernen der Harzsäuren durch Ausschütteln mit Alkali, Abziehen des Ethers und Wasserdampfdestillation des Rückstandes. Ausbeute 5 bis 6%.

Ganzdroge: Zitronengelbes, angenehm riechendes Öl.[6]

Inhaltsstoffe: Haupbestandteil ist α-Pinen, daneben β-Pinen, (+)-Limonen, Camphen, Aceton, Formaldehyd, Furfurol, Methanol, Ameisensäure, Essigsäure.[6]

Identität: Siedebereich 155 bis 160 °C;
$[\alpha]_D^{20} = -26{,}55°$;
Dichte $\rho = 0{,}865$.[6]

Sonst. Verwendung: *Kosmetik.* Zu Parfümeriezwecken.

1. Engler A, Prantl K (1926) Die natürlichen Pflanzenfamilien, 2. Aufl., W Engelmann, Leipzig
2. Dallimore W, Bruce-Jackson A (1974) A handbook of Coniferae and Ginkgoaceae, E Arnold, London
3. Berger F (1964) Handbuch der Drogenkunde, W Maudrich, Wien
4. v. Wiesner J (1918) Die Rohstoffe des Pflanzenreiches, 3. Aufl., W Engelmann, Leipzig
5. Kirk DF, Othmer (1982) Encyclopedia of chemical Technology, 3rd ed., J Wiley & Sons, New York
6. Gildemeister E, Hoffmann F (1956), Bd. IV, Academie Verlag, Berlin, S. 34–39
7. Backer CA, Bakhuizen van den Brink RC (1963) Flora of Java, P Noordhoff, Groningen
8. Koch M (1902) Über das Harz von Dammara orientalis (Manila-Copal) und über das siebenbürgische Resina Pini von Picea vulgaris, Dissertation, Bern
9. Buchheister GA, Ottersbach G (1949) Vorschriftenbuch für Drogisten, Springer, Berlin Göttingen Heidelberg
10. Heg, Bd. I, 338
11. Hgn, Bd. VII, 482–487

GH

Agathosma

HN: 2026600

Familie: Rutaceae.

Unterfamilie: Rutoideae.

Tribus: Diosmeae.

Subtribus: Diosminae.[1]

Gattungsgliederung: Die Gattung Agathosma WILLD. umfaßt ca. 150 Arten, die in 7 Sektionen eingeteilt werden:[1]
- Sektion I: Alares, 4 Arten.
- Sektion II: Involucratae, 5 Arten.
- Sektion III: Pseudostemon, 7 Arten.
- Sektion IV: Diplopetalum, ca. 21 Arten.
- Sektion V: Barosmopetalae, ca. 36 Arten, darunter *Agathosma apiculata* und *A. puberula.*
- Sektion VI: Imbricatae, 9 Arten.
- Sektion VII: Euagathosma, ca. 72 Arten, darunter *Agathosma capensis, A. cerefolium, A. ciliata.*

Ein anderer Autor teilt die Gattung in 9 Sektionen auf.[2]
Agathosma und Barosma WILLD. werden nach Lit. 1 u. 2 als zwei getrennte Gattungen aufgeführt. Als hauptsächliches Differenzierungsmerkmal dient dabei die Anordnung der Blätter und Blüten: Während Barosma gegenständige Blätter und achselständige Blüten besitzt, sind die Blätter bei Agathosma wechselständig und die Blüten in terminalen Blütenständen angeordnet. Da es jedoch auch Zwischenformen gibt, bei denen gegenständige Blätter mit terminalen Blütenständen sowie wechselständige Blätter mit achselständigen Blüten gekoppelt sind, ist die Zuordnung zu einer der beiden Gattungen bei manchen Arten unmöglich. Aus diesem Grund sind die beiden Gattungen heutzutage unter dem Namen Agathosma vereinigt.[3] Der frühere Gattungsname Hartogia L. wurde 1808 durch Bucco WENDL. bzw. 1809 durch Agathosma WILLD. ersetzt. Nach der Durcharbeitung der Gattung in der Flora capensis bürgerte sich der Name Agathosma ein.[1]

Gattungsmerkmale: Aufrechte, bis 2 m hohe Sträucher mit gegenständigen oder wechselständigen, bisweilen dachziegelartig übereinanderliegenden Blättern. Blüten klein, weiß, rot oder lilafarben, an dünnen Stielen;[1] zwittrig oder eingeschlechtlich mit unvollständig entwickeltem Gynaeceum. Überwiegend in endständigen Dolden oder Köpfchen angeordnet oder einzeln oder zu wenigen in den Achseln der oberen Blätter. Der Kelch ist 5-teilig. Die Blüten besitzen zumeist 5 ungestielte oder am Grund genagelte Kronblätter, sowie 5 Stamina mit einer endständigen Drüse am Konnektiv. Gegenüber den Kronblättern jeweils schmale, häufig blumenblattartig ausgebildete Staminodien mit Drüse. Der oberständige Fruchtknoten ist in den Diskus eingesenkt und besteht aus 1 bis 5 nahezu freien Karpellen. Die Frucht besteht aus 1 bis 5 einsamigen Teilfrüchten, welche sich bei der Reife voneinander trennen.[3]

Verbreitung: Die Gattung Agathosma ist in Südafrika endemisch,[3] wobei sich die größte Artenvielfalt im Südwesten der Kap-Provinz findet. Viele Arten werden hierzulande kultiviert.[2]

Inhaltsstoffgruppen: Ätherische Öle mit schwefelhaltigen Verbindungen, Cumarine.[10]

Drogenliefernde Arten: *Agathosma apiculata*: Agathosma-apiculata-Blätter;
Agathosma betulina: Bucco longa folium;
Agathosma capensis: Agathosma-capensis-Blätter;
Agathosma cerefolium: Agathosma-cerefolium-Blätter;
Agathosma ciliata: Agathosma-ciliata-Blätter;
Agathosma crenulata: Bucco longa folium;
Agathosma puberula: Agathosma-puberula-Blätter.

Agathosma apiculata G.F.W. MEY.

Synonyme: *Agathosma aristata* PRESL, *Barosma apiculata* ECKL. et ZEYH., *Diosma apiculata* SPRENG.[3]

Sonstige Bezeichnungen: Engl.: Sea-Bucku; E-Buchu.

Systematik: Die Art gehört zur Sektion Barosmopetalae.

Botanische Beschreibung: Strauch; Laubblätter 2,5 bis 8 mm lang, wechselständig abstehend oder zurückgebogen, eiförmig, bisweilen herzförmig, in eine borstenförmige, leicht gebogene Stachelspitze auslaufend. Blüten gestielt, in kopfig-doldigen Blütenständen angeordnet. Kelchabschnitte zugespitzt oder stachelspitzig, im oberen Teil gekielt. Kelchblätter 1,5 bis 3 mm lang, lanzettlich oder oval-lanzettlich, unterseits leicht gekielt, unbehaart. Kronblätter 3,5 bis 4 mm lang, am Grunde behaart. Staminodien schmal und behaart, mit Drüse; Frucht netzartig gefurcht und mit länglichen Fortsätzen besetzt.[3]

Inhaltsstoffe: In den frischen Blättern 0,32 % ätherisches Öl, welches sich während des Trocknungsprozesses zum großen Teil verflüchtigt. Das Öl enthält 25 % β-Pinen und 30 % Butyl-1-pentenyl-disulfid,[4] neueren Untersuchungen zufolge außerdem 30 % *S*-Prenyl-thioisobutyrat.[5] Aldehyde und Ketone konnten im Öl nicht nachgewiesen werden, ebensowenig Diosphenol (Bucco-Kampfer). Die Zusammensetzung des Öles variiert mit dem Sammelzeitpunkt, wobei der Anteil flüchtiger Stoffe im Winter höher ist.[4]

Verbreitung: Auf der geschützten Seite der Sanddünen entlang der Küste vom Kap der Guten Hoffnung (Still bay) bis Port Alfred.[4]

Drogen: Agathosma-apiculata-Blätter.

Agathosma-apiculata-Blätter

Sonstige Bezeichnungen: Engl.: Sea-Bucku, E-Buchu.[6]

Definition der Droge: Es finden sich in der Literatur keine Angaben, ob die Blätter frisch oder getrocknet verwendet werden.

Stammpflanzen: *Agathosma apiculata* G.F.W. MEY.

Herkunft: Aus Wildsammlungen.

Ganzdroge: Die Blätter sind 3,5 bis 4 mm lang und durch eine borstenförmige eingebogene Stachelspitze charakterisiert.

Schnittdroge: Die zerkleinerten Blätter sind von stark aromatischem, widerlichem Geruch, welcher an *Asa foetida* erinnert. Der Geruch wird auf den hohen Schwefelgehalt der Droge zurückgeführt.[4] Das in den Blättern enthaltene, ätherische Öl durchdringt die Haut leicht und läßt sich nur schwer entfernen.[4]

Inhaltsstoffe: In der Literatur finden sich keine Angaben zu den Inhaltsstoffen der getrockneten Droge.

Wirkwertbestimmung: Nach einem Selbstversuch[4] soll der Aufguß schweißtreibend wirken. Mengenangaben hierzu fehlen.

Volkstümliche Anwendung und andere Anwendungsgebiete: Von Eingeborenen Südafrikas wird die Droge bei Magenbeschwerden und Fieber verwendet.[4] Die Wirksamkeit ist nicht belegt.

Dosierung und Art der Anwendung: Über die Dosierung und Art der Anwendung finden sich keine Angaben in der Literatur.

Agathosma betulina (BERGIUS) PILL.

s.u. → *Barosma betulina* (BERGIUS) BARTL. et WENDL.

Agathosma capensis DÜMM.

Synonyme: *A. chortophila* ECKL. et ZEYH., *A. cyminoides* ECKL. et ZEYH., *A. decumbens* ECKL. et ZEYH., *A. delicatula* COMP., *A. erecta* BARTL. et WENDL., *A. fastigiata* ECKL. et ZEYH., *A. gillivrayi* SOND., *A. glabrata* var. *Eckloniana* SOND., *A. geminifolia* ECKL. et ZEYH., *A. gustrowensis* DÜMM., *A. hirtella* SOND., *A. juniperina* SOND., *A. muizenbergensis* DÜMM., *A. neglecta* DÜMM., *A. nigra* ECKL. et ZEYH., *A. owanii* HARV. et SOND., *A. patula* G.F.W. MEY., *A. platypetala* ECKL. et ZEYH., *A. thunbergiana* BARTL. et WENDL., *A. variabilis* SOND., *Bucco brevifolia* ROEM. et SCHULTES, *B. erecta* WENDL., *Diosma brevifolia* LAM., *D. ciliata* THUNB.[3]

Sonstige Bezeichnungen: Dt.: Anis-bucco, Anis-Buchu; engl.: Anis-Seed Buchu, Aniseed Buchu.

Systematik: Die Art gehört der Sektion Euagathosma an.

Botanische Beschreibung: Kleiner Strauch, welcher in der Höhe variiert; Laubblätter 1,5 bis 7 mm lang, wechselständig, an der Spitze häufig gekrümmt, unterseits mehr oder weniger gekielt und bisweilen drüsig, ober- und unterseits oder nur unterseits haarig oder borstig; Blütenblätter 3 bis 5 mm lang, in endständigen Blütenständen, die unteren manchmal achselständig; Kelch im oberen Teil gekielt, am Rand bisweilen häutig, gewimpert; Kronblätter manchmal mit behaartem Nerv, Nagel linealisch, halb so lang wie das Kronblatt; Staminodien drüsig, gewimpert; Karpelle des Fruchtknotens mit länglichen bis ovalen Fortsätzen.[3]

Inhaltsstoffe: Älteren Literaturangaben zufolge ätherisches Öl.[11]

Verbreitung: Kapland.

Drogen: Agathosma-capensis-Blätter.

Agathosma-capensis-Blätter

Synonyme: In der älteren Literatur wird meist die Bezeichnung "Agathosma-variabilis-Blätter" gebraucht. Wie in der neueren Literatur üblich, folgen wir hier jedoch der Einteilung gemäß Lit.[3]

Sonstige Bezeichnungen: Dt.: Anis-Bucco, Anis-Buccoblätter, Anis Buchu; engl.: Anis-Seed Buchu, Aniseed Buchu.

Stammpflanzen: *Agathosma capensis* DÜMM.

Herkunft: Aus Wildsammlungen.

Ganzdroge: Blätter 1,5 bis 7 mm lang, eilanzettlich.

Schnittdroge: Stark anisartiger Geruch.[3]

Inhaltsstoffe: Älteren Angaben zufolge äth. Öl.[11]

Sonst. Verwendung: Agathosma-capensis-Blätter treten bisweilen als Verfälschung der echten Bucco-Blätter auf.[12]

Agathosma cerefolium BARTL. et WENDL.

Synonyme: *Agathosma bartlingiana* ECKL. et ZEYH., *A. melaleucoides* SOND., *A. microphylla* G.F.W. MEY., *A. obtusa* E. MEY., *A. obtusifolia* PRESL, *A. patens* HORT., *A. stadensis* ECKL. et ZEYH., *A. suavelens* ECKL. et ZEYH., *A. thunbertiana* SOND., *Bucco cerefolium* ROEM. et SCHULTES, *Diosma cerefolia* VENT., *D. cerefolium* AIT.[3]

Sonstige Bezeichnungen: Die Pflanze wird auch als Bucco bezeichnet.[6]

Systematik: Die Art gehört der Sektion Euagathosma an.

Botanische Beschreibung: Strauch; Laubblätter wechselständig, selten länger als 4 mm und nur ca. 1 mm breit, oft drüsig gezähnt, unterseits mit zerstreuten Drüsen und deutlich hervorgehobenem Blattnerv. Blattrand und Blütenstiele bisweilen mit gestielten Drüsen, Blütenstiele mit Hochblättern. Blüten in endständigen Blütenständen, Kronblätter länger als der Kelch, Nagel halb so lang wie das Kronblatt, gewimpert. Staminodien lanzettlich-linear, gewimpert, mit Drüse. Fruchtknoten aus 3 Karpellen bestehend, welche rundlich bis ovale Fortsätze tragen.[3]
Die Pflanze besitzt einen starken, anisartigen Geruch.[5]

Verbreitung: Kapland bei Knysna und in den Nachbarregionen. Vorkommen nur bei reichlichen Regenfällen auf den der See zugewandten Seiten der Küstengebirge.[4]

Drogen: Agathosma-cerefolium-Blätter.

Agathosma-cerefolium-Blätter

Sonstige Bezeichnungen: Dt.: Buchu, Stembok buchu.

Definition der Droge: Die getrockneten Blätter.

Stammpflanzen: *Agathosma cerefolium* BARTL. et WENDL.

Herkunft: Aus Wildsammlungen.

Ganzdroge: Blätter ca. 1 mm breit und 3 bis 5 mm lang, unterseits mit zerstreuten Drüsen und deutlich hervorgehobenem Blattnerv.

Schnittdroge: Nach Anis riechend.

Inhaltsstoffe: Die getrockneten Blätter enthalten ein gelbes, stark riechendes äth. Öl, dessen Gehalt 2 bis 3 % (Sommer-Ernte) und 5 % (Winter-Ernte) beträgt. Das Öl enthält 50 % Phenolether (Methylchavicol und wahrscheinlich Anethol), 30 % Alkohol ($C_{10}H_{18}O$, z. T. wahrscheinlich L-Linalool) sowie 3 % Terpene (wahrscheinlich Myrcen).[5]

Volkstümliche Anwendung und andere Anwendungsgebiete: Es wird vermutet, daß sämtliche als "Buchu" bezeichneten Arten der Gattung Agathosma in der Volksmedizin ähnlich den echten Buccoblättern verwendet werden.[9] Darüberhinaus werden in der Literatur keine Angaben gemacht.

Agathosma ciliata (L.) LINK

Synonyme: *Diosma ciliata* L.[3]

Systematik: Die Art gehört der Sektion Euagathosma an.

Botanische Beschreibung: 30 bis 60 cm hoher Strauch mit kurzen, behaarten Zweigen;[1] Laubblätter 0,5 bis 1,2 cm lang, lanzettlich, eiförmig-lanzettlich oder eiförmig, gezähnt, am Rand zurückgebogen, mit an der Basis drüsigen, steifen Wimpern oder kahl; unterseits zerstreut drüsig mit stark hervorgehobenem Blattnerv, der unterhalb der Spitze oft angeschwollen ist. Blüten in Dolden, Kronblätter etwa doppelt so lang wie der Kelch, mit annähernd linealischem, meist kahlem Nagel; Staminodien oberhalb der Mitte gewimpert, mit deutlich sichtbarer Drüse unterhalb der Spitze. Fruchtknoten kahl oder behaart, aus zwei Fruchtblättern mit länglichen, kahlen oder spärlich behaarten Fortsätzen bestehend.[3]

Inhaltsstoffe: Die frischen Blätter enthalten 0,4 % eines farblosen ätherischen Öles unbekannter Zusammensetzung.[6]

Verbreitung: Süd-Afrika.

Drogen: Agathosma-ciliata-Blätter.

Agathosma-ciliata-Blätter

Stammpflanzen: *Agathosma ciliata* (L.) LINK

Inhaltsstoffe: Die getrockneten Blätter enthalten 1,2 % eines ätherischen Öles unbekannter Zusammensetzung.[11]

Verteilung: Das Verfüttern von 2 Unzen der Pflanze oder ihrem Äquivalent an ätherischem Öl an Kühe 20 min vor dem Melken führt dazu, daß die Milch den Geschmack der Pflanze annimmt. Das Öl kann noch in einer Verdünnung von 1:35.000.000 in der Milch wahrgenommen werden.[6]

Anwendungsgebiete: Über eine medizinische Anwendung der Pflanze gibt die Literatur keine Auskunft.

Agathosma crenulata (L.) PILLANS

s. u. → *Barosma crenulata* (L.) HOOK.

Agathosma puberula FOUR.

Synonyme: *Agathosma barosmoides* SOND., *Agathosma gnidioides* SCHLDL., *Barosma gnidioides* ECKL. et ZEYH., *B. mucronata* MEISSN., *B. puberula* BUCH., *Diosma dubia* STEUD., *Diosma puberula* STEUD.[3]

Systematik: Die Art gehört der Sektion Barosmopetalae an.

Botanische Beschreibung: 1 bis 1,5 m hoher, sparriger Strauch mit behaarten Zweigen; Laubblätter wechselständig, aufrecht bis abstehend, zugespitzt, an der Basis verschmälert, am Rand etwas verdickt und drüsig gekerbt, mit vielen zerstreut oder in Reihen angeordneten Drüsen. Blüten in endständigen Blütenständen, Kronblätter keilförmig, oberseits an der Basis behaart, unterseits häufig mit mehreren großen Drüsen besetzt; Staminodien verkürzt, oberhalb behaart, mit einer großen Drüse unterhalb der Spitze; Fruchtknoten kahl oder an der Spitze behaart, Karpelle mit länglichen Fortsätzen.[3]

Inhaltsstoffe: In den Blättern äth. Öl mit 2,4 % Schwefel,[7] welcher neueren Untersuchungen zufolge in Form von *S*-Prenyl-thioisobutyrat ($C_9H_{16}OS$) vorliegt,[4] 24 % Myrcen, 15 % α- und β-Pinen, 15 % Ocimen und 15 % Linalool als Hauptkomponenten.[7]
Der Gehalt an ätherischem Öl beträgt im Sommer 0,6 %, im Herbst 0,7 % und im Winter 1 %. Das Öl ist von zunächst angenehmem, später widerlichem Geruch, es durchdringt die Haut sehr schnell und läßt sich nur schwer entfernen.[7]

Verbreitung: In den Küstenregionen Kaplands von Bashee im Osten bis Namaqualand im Westen. Man findet die Art selten nördlich des 30. Breitengrades.[7]

Drogen: Agathosma-puberula-Blätter.

Agathosma-puberula-Blätter

Definition der Droge: Ob die frischen, die getrockneten Blätter oder beide verwendet werden, ist aus der Literatur nicht zu entnehmen.

Stammpflanzen: *Agathosma puberula* FOUR.

Herkunft: Aus Wildsammlungen.

Ganzdroge: Die Laubblätter sind 0,5 bis 2 cm lang und am Rand drüsig gekerbt.

Inhaltsstoffe: Frische Blätter: s. Inhaltsstoffe der Art.
In den getrockneten Blättern wurden 1,26% Puberulin (6,8-Dimethoxy-7-prenyloxycumarin) nachgewiesen.[8] Bezüglich des ätherischen Öles wurden keine Untersuchungen an getrockneten Blättern durchgeführt.

Volkstümliche Anwendung und andere Anwendungsgebiete: Innerlich bei Magenbeschwerden, bei Krämpfen, bei Fieber, zur Lösung zähen Hustens und bei Einschlafstörungen.[7] Die Wirksamkeit ist nicht belegt.

Dosierung und Art der Anwendung: Die Droge wird mit Wasser gekocht.[7] Über Konzentrations- und Mengenangaben gibt die Literatur keine Auskunft.

1. Schuhmann K (1897) In: Engler und Prantl (Hrsg.) Die natürlichen Pflanzenfamilien, Bd. 19a, S. 269–271
2. Ascherson P, Graebner P (1917) Synopsis der mitteleuropäischen Flora, Bd. 7, S. 269–271
3. Pillans NS (1950) J South Afric Bot XVI:55–177
4. Smith JLB, Rivett DEA (1946) Trans Roy Soc South Africa 31:111
5. Moran VC, Persicaner PHR, Rivett DEA (1975) J S Afr Chem Inst 28:47–53
6. Watt J (1990) The Medicinal and Poisonous Plants of Southern and Eastern Africa, 2. Aufl., Teil 2, S. 908 ff
7. Smith JLB, Roux DG (1946) Trans Roy Soc South Africa 31:333
8. Finkelstein N, Rivett DEA (1976) Phytochemistry 15:1.080–1.081
9. Smith JLB, Elliott KAC (1929) Trans Roy Soc South Africa 17:23
10. Hgn, Bd. 6, S. 179
11. Hag, Bd. 2, S. 1148
12. Berger Fr (1950) Handbuch der Drogenkunde, Bd. 2, Wilh. Maudrich, Wien, S. 60–61

Sw

Ageratum

HN: 2000300

Familie: Asteraceae (Compositae).

Unterfamilie: Asteroideae.

Tribus: Eupatorieae.

Gattungsgliederung: Die Gattung Ageratum L. besteht aus 43 Arten.[1]

Gattungsmerkmale: Aufrechte, ästige Kräuter oder Sträucher; Blätter alle gegenständig oder die oberen wechselständig. Blüten blau, purpur oder weiß; Köpfchen vielblütig in dichten Doldentrauben oder in Rispen; Hüllkelche glockig, Blüten alle röhrig; Pappus kurz abgesetzt oder spitz.[2]

Verbreitung: Hauptsächlich tropisches Amerika;[1] viele Arten sind adventiv und in tropischen bzw. subtropischen Gebieten auch anderer Erdteile, wie Afrika oder Asien, anzutreffen.[2] Im mitteleuropäischen Raum wird *A. houstonianum* als Schmuckpflanze kultiviert.[3]

Inhaltsstoffgruppen: Eine Reihe von Ageratum-Arten liefert ätherisches Öl, das aus Blättern und Stengeln gewonnen wird.[4–6] Die Öle zeichnen sich durch die Anwesenheit flüchtiger Chromenderivate vom Typ des Precocens (Precocen II syn. Ageratochromen) und Encecalins aus. Neben den Chromenen werden häufiger vorkommende flüchtige Monoterpene (z. B. Sabinen, β-Pinen) und Sesquiterpene (z. B. β-Caryophyllen) als Bestandteile des ätherischen Öls beschrieben. Aus Wurzeln von *A. houstonianum* und *A. fastigiatum* wurden Benzofuranderivate vom Typ des Euparins isoliert.[7,8] In Wurzeln aus *A. houstonianum* wurden auch Benzofurandimere nachgewiesen.[9] Die Gattung Ageratum ist ferner reich an Flavonoiden. Neben ubiquitär vorkommenden 3-*O*- und 7-*O*-Glykosiden des Kämpferols und Quercetins[10–12] sind hier besonders polyoxygenierte Flavonderivate zu nennen, die sämtlich als Aglyka vorliegen.[13–20] Unter den Flavonen sind eine Reihe seltener Verbindungen, wie z.B. das Eupalestin, die einen vollständig substituierten A-Ring und Methylendioxy-Substituenten im B-Ring aufweisen. Als weitere Phenylpropanderivate werden das Chromonderivat Conyzorigun[21] sowie Cumarine beschrieben.[4,22]
Das Vorkommen von Chromenen und Benzofuranen in Asteraceen ist nach vorliegenden Befunden auf die Unterfamilie Asteroideae beschränkt.[23] Dem vermehrten Vorkommen von Flavonderivaten in Ageratum-Arten, die vollständig substituierte A-Ringe sowie Methylendioxy-Gruppen als Substituenten des B-Ringes aufweisen, könnte eine chemotaxonomische Bedeutung auf der Gattungsebene zukommen.

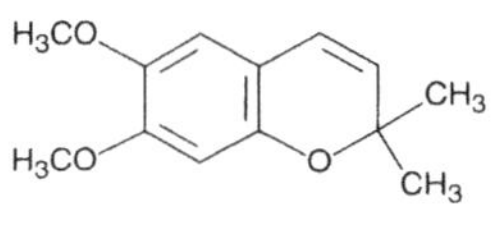

Precocen II

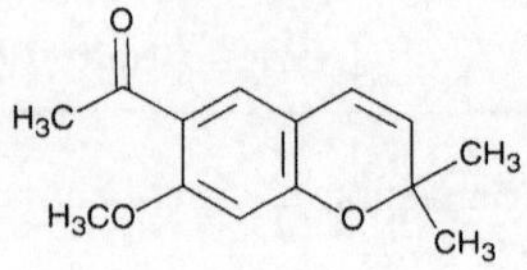

Encecalin

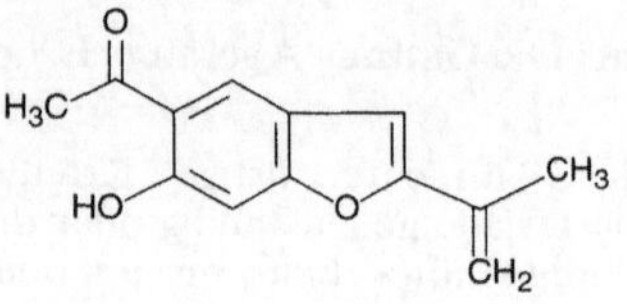

Euparin

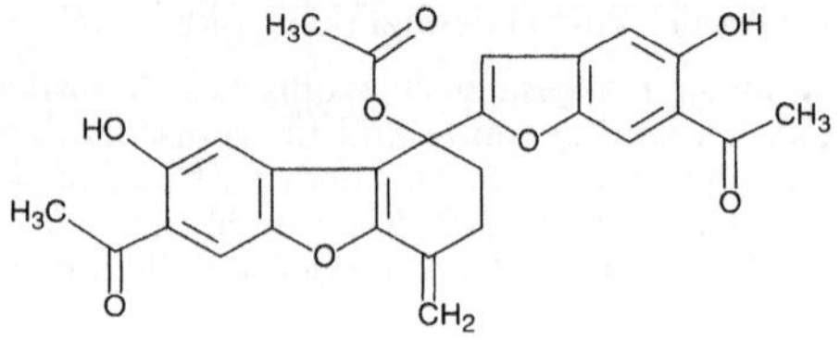

Benzofuran-Dimer

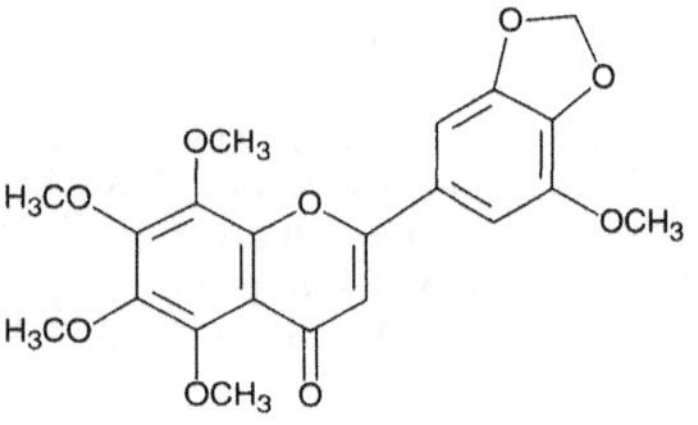

Eupalestin

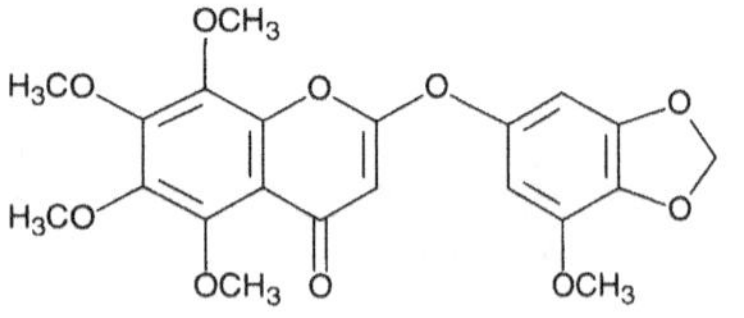

Conyzorigun

Drogenliefernde Arten: *A. conyzoides*: Ageratum-conyzoides-Kraut, Ageratum-conyzoides-Wurzel.

Ageratum conyzoides L.

Synonyme: *A. ciliare* LOUR., *A. cordifolium* L.[24]

Sonstige Bezeichnungen: Engl.: Goat Weed; span. (El Salvador): Mejorana, Sunsumpate; span. (Kolumbien): Yerba hemostatica, Retentina; Igbo (West-Afrika): Nri-ewu; Yoruba (West-Afrika): Imi-eshu; Mende (Sierra Leone): Yarnigbei; Kiyanzi (Zaire): Nkaya bekia kwa nsey; Kikongo (Zaire): Mpota ka saku; Indien (Hindi): Uchunti; Fiji-Inseln: Botebotekoro.

Botanische Beschreibung: Eine 1 bis 1,5 m hohe, krautartige Pflanze. Mehr oder weniger behaart. Blütenköpfe 4 bis 8 mm im Durchmesser, Blüten blau gefärbt. Pappus frei, schuppenförmig. Griffeläste aus der Kronröhre herausragend, aber nicht doppelt so lang wie diese.[25]

Inhaltsstoffe: s. Inhaltsstoffgruppen der Gattung Ageratum.

Verbreitung: *A. conyzoides* ist heimisch in tropischen bzw. subtropischen Gebieten Afrikas, Amerikas sowie Asiens.[1-3]

Drogen: Ageratum-conyzoides-Kraut, Ageratum-conyzoides-Wurzel.

Ageratum-conyzoides-Kraut

Definition der Droge: Die frischen Blätter und Stengel.

Stammpflanzen: *A. conyzoides* L.

Herkunft: Tropische Länder Afrikas, Amerikas oder Asiens.[1-3] Sammlung aus Wildbeständen.

Inhaltsstoffe: Die Blätter und Stengel enthalten ätherisches Öl. Die Ausbeute des ätherischen Öls nach Wasserdampfdestillation wird in einer neueren Arbeit mit ca. 1,6 % bezogen auf das Frischgewicht der Blätter angegeben[6] und liegt damit deutlich höher als in früheren Angaben berichtet.[25] Insgesamt 51 Komponenten des ätherischen Öls sind strukturell bekannt.[6] Chromenderivate vom Typ des Precocens (Precocen II; syn. Ageratochromen) und des Encecalins bilden mit insgesamt 85,2 % die Hauptkomponenten des ätherischen Öls. Daneben werden in geringeren Mengen Monoterpene (6,4 %), wie das Sabinen und β-Pinen, Sesquiterpene (5,1 %), wie das β-Caryophyllen, sowie aromatische Verbindungen (2,3 %), wie Phenyläthanol als Bestandteile des ätherischen Öls berichtet.[6]
Flavonoide sind verbreitet. Neben ubiquitär vorkommenden 3-*O*- sowie 7-*O*-Glykosiden des Kämpferols und Quercetins[10] sind besonders eine Reihe von ungewöhnlichen polxoxygenierten Flavon-Aglyka (z. B. Eupalestin) zu nennen, die in einer Ausbeute von ca. 0,018 % bezogen auf das Trockengewicht der Pflanze vorliegen.[19,20] Da die Flavone aus gesamten Pflanzen inclusive Wurzeln isoliert wurden, ist eine organspezifische Zuordnung schwierig. Aus Untersuchungen anderer Ageratum-Arten, die ähnliche Verbindungen lieferten, kann jedoch geschlossen werden, daß die Flavone auch in *A. conyzoides* vornehmlich in den Blättern akkumulieren. Zusätzlich wird das ungewöhnliche Chromon-Derivat Conyzorigun in einer Ausbeute von ca. 0,005 % bezogen auf das Trockengewicht aus Blättern und Sproßachsen berichtet.[21] Vgl. Inhaltsstoffgruppen der Gattung Ageratum.

Zubereitungen: Preßsaft oder Decoct aus frischen Blättern.

Identität: Das ätherische Öl kann mittels GC-MS-Analyse oder durch GC-Vergleich mit authentischen Testsubstanzen auf die Anwesenheit der verschiedenen Verbindungen geprüft werden.[6] Die Flavone werden mittels präparativer DC auf Kieselgelschichten im Laufmittelsystem C_6H_6-EtOAc (13 + 7) isoliert.[19] Diese Methode ist auch für analytische Untersuchungen geeignet.

Volkstümliche Anwendung und andere Anwendungsgebiete: Das wichtigste Anwendungsgebiet von der Droge ist die äußerliche Wundbehandlung zur Desinfektion der Wunde sowie zum Stillen der Blutung.[2,6,25,26–31] Diese Verwendung wird aus sehr unterschiedlichen Kulturkreisen aus Afrika, Asien oder Mittelamerika berichtet. Bei der Behandlung wird entweder der aus frischen Blättern gewonnene Preßsaft oder mazerierte Blätter in die Wunde geträufelt bzw. auf die Wunde aufgelegt. Weitere Anwendungsgebiete umfassen die Behandlung von Erkrankungen des Atemtraktes[31–35] durch Verreiben von frischen Blättern auf der Brust; die Behandlung von Hautkrankheiten;[28] als fiebersenkendes Mittel;[33] zur Behandlung von Geschlechtskrankheiten;[29,33] als Tonikum und zur Behandlung von rheumatischen Beschwerden.[12,25] Der wäßrige Extrakt aus Blättern von *A. conyzoides* soll in Tierversuchen hämostatische und antibakterielle Eigenschaften aufweisen.[27,32] Genaue Konzentrationsangaben für eine wissenschaftliche Beurteilung fehlen jedoch.
Die Wirksamkeit der Droge bei den genannten Indikationen ist nicht belegt.

Akute Toxizität: *Tier.* Chromene vom Typ des Precocens wirken als Antijuvenil-Hormon gegenüber einer Reihe von Insekten-Arten.[36] Äußere Behandlung von Larven suszeptibler Insektenarten mittels Precocen bewirkt ein frühzeitiges Schlüpfen von nicht lebensfähigen Adulttieren. Bei Weibchen tritt zusätzlich Sterilität auf. Chromene vom Typ des Precocens sowie des Encecalins sind daher natürliche Insektizide. Sie besitzen ferner fraßhemmende Eigenschaften gegenüber Insekten.[37]

Ageratum-conyzoides-Wurzel

Definition der Droge: Die frischen Wurzeln.

Stammpflanzen: *A. conyzoides* L.

Herkunft: Tropische Länder Afrikas, Amerikas oder Asiens.[1–3] Sammlung aus Wildbeständen.

Zubereitungen: Decoct aus frischen Wurzeln oder die frischen Wurzeln selber (Kauen).

Volkstümliche Anwendung und andere Anwendungsgebiete: Die Behandlung von Verdauungsbeschwerden und Leibschmerzen durch Trinken eines Decocts aus den Wurzeln bzw. durch Kauen von frischen Wurzeln.[26] Die Wirksamkeit der Droge bei den genannten Indikationen ist nicht belegt.

1. Robinson H, King RM (1977) Eupatorieae-systematic review. In: Heywood VH, Harborne JB, Turner BL (Hrsg.) The Biology and Chemistry of the Compositae, Academic Press, London, New York, San Francisco, Bd. 1, S. 437
2. Encke F (Hrsg.) (1960) Pareys Blumengärtnerei, Paul Parey, Berlin, Hamburg, S. 697
3. Encke F, Buchheim G, Seybold S (1979) Zander – Handwörterbuch der Pflanzennamen, 11. Aufl., Verlag Eugen Ulmer, Stuttgart, S. 105
4. Hgn (1964) Bd. 3, S. 453, 509, 522; (1989) Bd. 8, S. 260
5. Alertsen AR (1955) Acta Chem Scand 9:1.725–1.726
6. Ekundayo O, Laakso I, Hiltunen R (1988) Planta Med 54:55–57
7. Anthonsen T, Chantharasakul S (1970) Acta Chem Scand 24:721–722
8. Bohlmann F, Ludwig G-W, Jakupovic J, King RM, Robinson H (1983) Phytochemistry 22:983–986
9. Breuer M, Budzikiewicz H, Siebertz R, Proksch P (1987) Phytochemistry 26:3.055–3.057
10. Gill S, Mionskowski H, Janczewska D, Kapsa G (1978) Acta Polon Pharm XXXV:241–243
11. Mionskowski H, Gill S (1975) Acta Polon Pharm XXXII:633–639
12. Mionskowski H, Gill S (1973) Acta Polon Pharm XXX:105
13. Quijano L, Calderon JS, Garibay FG, Escobar E, Rios T (1987) Phytochemistry 26:2.075–2.078
14. Quijano L, Calderon JS, Gomez F, Escobar E, Rios T (1985) Phytochemistry 24:1.085–1.088
15. Quijano L, Calderon JS, Gomez F, Rios T (1982) Phytochemistry 21:2.965–2.967
16. Quijano L, Calderon JS, Gomez F, Rios T (1982) Phytochemistry 10:2.575–2.579
17. Quijano L, Calderon JS, Gomez F, Soria IE, Rios T (1980) Phytochemistry 19:2.439–2.442
18. Vazquez MM, Amaro AR, Joseph-Nathan P (1988) Phytochemistry 27:3.706–3.707
19. Vyas AV, Mulchandani NB (1986) Phytochemistry 25:2.625–2.627
20. Adesogan EK, Okunade AL (1979) Phytochemistry 18:1.863–1.864
21. Adesogan EK, Okunade AL (1978) J Chem Soc Chem Comm 152
22. von der Dunk K (1981) pta in der Apotheke 10:338–342
23. Proksch P, Rodriguez E (1983) Phytochemistry 22:2.335–2.348
24. PENSO G Index Plantarium medicinalium totius mundi eorumque Synonynorum
25. Hag (1969) Bd. 2, S. 1150
26. Watt JM, Breyer-Brandwijk MG (1962) The Medicinal and Poisonous Plants of Southern and Eastern Africa. E. & S. Livingtone LTD, Edinburgh and London, Second Edition, S. 197
27. Akah PA (1988) Int J Crude Drug Res 26:97–101
28. Nair AGR, Kotiyal JP, Subramanian SS (1977) Ind J Pharm 108–109
29. Hirschhorn HH (1982) J Ethnopharmacol 5:163–180
30. Macfoy CA, Sama AM (1983) J Ethnopharmacol 8:215–223
31. Singh YN (1986) J Ethnopharmacol 15:57–88
32. Durodola JI (1977) Planta Med 32:388–390
33. Hirschhorn HH (1983) J Ethnopharmacol 7:157–167
34. Disengomoka I, Delaveau P (1983) J Ethnopharmacol 8:257–263
35. Disengomoka I, Delaveau P, Sengele K (1983) J Ethnopharmacol 8:265–277
36. Bowers WS, Ohta T, Cleere JS, Marsella PA (1976) Science 193:542–547
37. Isman MB, Proksch P, Yan J-Y (1987) Entomol exp appl 43:87–93

Agropyron

HN: 2013700

Familie: Gramineae (Poaceae).

Unterfamilie: Pooideae.

Tribus: Triticeae.

Subtribus: Triticinae.

Gattungsgliederung: Die polymorphe Gattung Agropyron GAERTNER sensu lato (mit etwa 100 Arten[1,2]) wurde 1968 in die Gattung Elymus L. sensu stricto (mit etwa 150 Arten) und Agropyron GAERTNER sensu stricto (mit etwa 15 Arten) gegliedert.[3] In diesem taxonomischen Konzept, das auch von der Flora Europaea[4] übernommen wurde, wird die Art *Agropyron repens* L. nun unter *Elymus repens* (L.) GOULD geführt.
Trotzdem hat sich in der deutschsprachigen Literatur [27,28] und vor allem auch in den neueren Arzneibüchern (*HAB1*, *PFX*, *HPUS78*) die ursprüngliche Gattungseinteilung mit der Art *Agropyron repens* (L.) P. BEAUV. erhalten.

Gattungsmerkmale: Ausdauernde, meist horstig wachsende Kräuter, oft mit Rhizom oder unterirdischen Ausläufern. Blätter flach, oft zusammengerollt. Ligula kurz. Infloreszenz ährig. Ährchen 3- bis 9blütig, abgeflacht, zweizeilig angeordnet, die breite flache Seite gegen die Hauptachse gerichtet; Ährchen einzeln oder paarweise an jedem Knoten sitzend und der harten Ährenspindel eng anliegend. Hüllspelzen 2, kurz begrannt, membranös oder ledrig derb, 3- bis 9nervig, lanzettlich, stumpf oder kurz begrannt; Deckspelze lanzettlich, derb, 5nervig, am Rücken abgerundet und an der Spitze oft gekielt. Vorspelze meist 2kielig.[5]

Verbreitung: In gemäßigten Zonen der ganzen Welt.[27]

Inhaltsstoffgruppen: Charakteristisch für Agropyron-Arten ist die Speicherung von Triticin. Bei den Pooideae kommen in der Regel Fructosane vom Inulintyp (2→ 1-Bindungen der Fructosemoleküle) oder Fructosane vom Phleintyp (2→ 6-Bindung) vor. Das Triticin der Agropyron-Arten hingegen stellt einen Inulin-Phlein-Mischtyp dar.[6]
Alle bisher untersuchten Arten des Triticinae-Subtribus, zu denen die Agropyron-Arten gehören, enthalten in den Keimlingen ein immunchemisch identisches Lectin.[7]
Die Cuticularwachse der Agropyron-Arten zeichnen sich durch einen auffallend hohen Gehalt an β-Diketonen aus.[8–10]

Drogenliefernde Arten: *A. repens*: Agropyri repentis rhizoma (Queckenwurzelstock), Agropyrum repens hom. *HAB1*, Agropyron repens hom. *HPUS78*.

Agropyron repens (L.) P. BEAUV.

Synonyme: *Agropyrum repens* (L.) PAL., *Agropyron caesium* J. U. C. PRESL., *Agropyron repens* P. B., *Bromus glaber* SCOP., *Elymus dumetorium* HOFFM., *Elymus repens* (L.) GOULD, *Elytrigia repens* DESV. EX NEVSKI, *Triticum arundinaceum* POULSEN EX FRIES, *Triticum repens* L., *Triticum sepium* THUILL..[11,27,28]

Sonstige Bezeichnungen: Dt.: Gemeine Quecke, Ackergras, Knotengras, Kriechweizen, Kriechende Quecke, Laufquecke, Saatgras, Schoßhalm, Schnürgras, Spitzgras, Zweckgras; engl.: Couch grass, dog grass, quack grass, quitch grass, quicken, quitch, twitch grass; frz.: Chiendent, Chiendent officinal, Petit chiendent; it.: Gramigna canina, Gramigna dei medici; pol.: Perz wlaś ciwy; span.: Grama del norte.

Systematik: Die Art *Agropyron repens* (L.) P. BEAUV. (2n = 42) ändert stark ab und existiert daher in vielen Variationen, die sich vornehmlich in Form und Blattfarbe unterscheiden.[27]

Botanische Beschreibung: 0,2 bis 1,5 m hohe, ausdauernde Pflanze. Grundachse meist unterirdisch weit kriechend, etwa bindfadenstark, zäh, Ausläufer treibend. Stengel aufrecht, glatt, meist kahl. Blattscheiden glatt, gewöhnlich kahl, an den freien Rändern immer unbewimpert. Jung stets behaart. Blattröhrchen lang und spitz, übereinandergreifend. Blattspreiten lebhaft grün oder blaugrau, 5 bis 15 mm breit, flach, von kurzen Haaren rauh. Blattnerven im durchfallenden Licht als feine weiße Linien erscheinend, zwischen breiten, grünen Streifen liegend.
Ähren meist kurz, etwa 10 cm lang, selten länger, aufrecht, meist dicht.
Ährchen meist 3- bis 5- (oder noch mehr) blütig, selten 2blütig, während der Blüte fast rhombisch, 0,8 bis 1,7 cm lang, blaßgrün, zuweilen rötlich-violett überlaufen. Hüllspelzen meist 5- (7- bis 9-) nervig, 6 bis 11 mm lang, scharf zugespitzt, allmählich in eine bis 3 oder 4 mm lange, grannenartige Spitze verschmälert oder spitz. Ährenachse kahl, Deckspelzen 8 bis 11 mm lang, zugespitzt oder begrannt, 5nervig. Staubbeutel 5 bis 6 mm lang. Früchte 6 bis 7 mm lang, vorn flach, von einer Furche durchzogen, am Scheitel behaart. Ährchen mitsamt den Hüllspelzen meist als Ganzes abfallend.[2,27]

Verwechslungen: *Agropyron intermedium* (HOST) P. B. und die Bastarde *A. intermedium* P. B. x *A. repens* (L.) P. B. Ähre bis 20 cm lang, am Grunde meist unterbrochen. Hüllspelzen 6 bis 8 mm lang, stumpf, gestutzt, breit, hautrandig.

Inhaltsstoffe: In den Keimlingen Lectine.[7,12] Über die Inhaltsstoffe der oberirdischen Organe liegen keine verläßlichen Angaben vor.

Verbreitung: Über die ganze nördliche Erdhälfte verbreitet, eingeschleppt in Grönland, Südamerika, Australien und Neuseeland.[2,27] An Wegrändern, auf Äckern und Gartenland, auf besseren Böden als Unkraut weit verbreitet.[27]

Drogen: Agropyri repentis rhizoma (Queckenwurzelstock), Agropyron repens hom. *HAB 1*, Agropyron repens hom. *HPUS 78*.

Agropyri repentis rhizoma (Queckenwurzelstock)

Synonyme: Graminis rhizoma, Radix Agropyri, Radix Cynagrostis, Radix Graminis albi, Radix Graminis arvensis, Radix Graminis canini, Radix Graminis officinarum, Radix Graminis repentis, Radix Graminis vulgaris, Radix Tritici repentis, Rhizoma Agropyri, Rhizoma graminis, Tritici rhizoma, Stolones graminis.

Sonstige Bezeichnungen: Dt.: Ackergraswurzel, Bayerwurzel, Graswurzel, Fegwurzel, Knotengraswurzel, Kriechweizenwurzel, Laufqueckenwurzel, Pädenwurzel, Queckenwurzel, Quecksilberwurzel, Saatgraswurzel, Schließgraswurzel; engl.: Couch grass root, Quick grass root, Quitch grass root; frz.: Rhizome de chiedent, Chiedent; it.: Gramigna; pol.: Klacza perzu; span.: Grama, Raiz de grama.

Monographiesammlungen: Rhizoma Graminis *EB 6*, *ÖAB 8*, *Helv V*, Chiedent *PF X*; Tritici rhizoma *Belg IV*, Rhizoma Agropyri *Pol IV*.

Definition der Droge: Der getrocknete, im Frühling vor der Entwicklung der Halme oder im Herbst gesammelte Wurzelstock;[29] der von anhaftenden Wurzeln weitgehend befreite, getrocknete Wurzelstock.[13,30]

Stammpflanzen: *Agropyron repens* (L.) P. BEAUV.

Herkunft: Droge ausschließlich aus Wildvorkommen, Hauptlieferland ist Ungarn, seltener Importe aus Jugoslawien und Rumänien.[14]

Gewinnung: Sammlung durch Auseggen von Feldern; nach dem Reinigen und Waschen der Wurzeln Lufttrocknung oder künstliche Trocknung bei etwa 55 °C.[15]

Ganzdroge: Lange, ästige, 2 bis 4 mm dicke Rhizome mit 2 bis 5 cm langen, hohlen, außen längsgefurchten, glatten, glänzenden, blaß strohgelben Stengelgliedern. Nur an den nicht hohlen und nicht verdickten Knoten sehr dünne Wurzeln und kurze weißliche, gefranste, häutige Scheiden von Niederblättern. In den Achseln der Niederblätter die zur Verzweigung des Rhizoms führenden Seitensprossen *EB 6*.

Schnittdroge: *Geschmack.* Fade, schwach süßlich.
Geruch. Fehlt.
Die Schnittdroge besteht aus strohgelben, glänzenden längsgefurchten, hohlen Stengelgliedern und den mit sehr dünnen, fadenförmigen Wurzeln und kurzen, gefransten häutigen Niederblattscheiden besetzten Knotenstücken. Im Lupenbild in der stärkemehlfreien Rindenschicht als äußerst feine Punkte die etwa sechs in die Blätter abzweigenden Gefäßbündel erkennbar. Die Leitbündel in einem fast zitronengelben, dichten Ring angeordnet; das

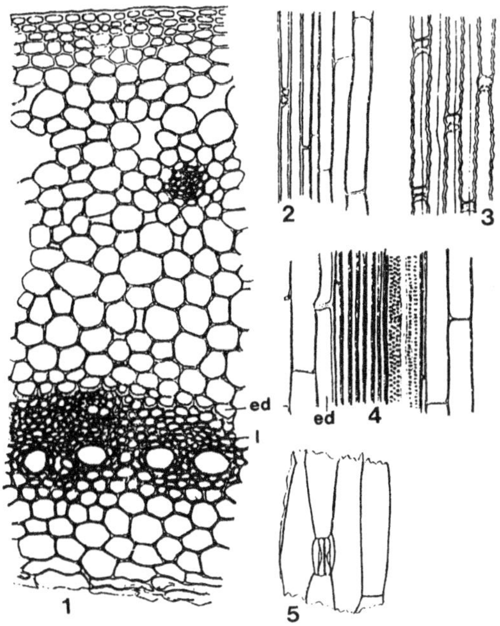

Längs- und Querschnitt von Agropyri repentis rhizoma (Queckenwurzelstock) 200:1. Aus [26] 1. Querschnitt: ed = Endodermis; l = Leptom. 2. Radialer Längsschnitt durch die Epidermis mit einem Kurzzellenpaar, Hypoderm und äußerste Rindenschichten. 3. Epidermis in Flächenansicht, mit durchschimmerndem Hypoderm. 4. Radialer Längsschnitt durch Endodermis "ed" und äußere Teile des Zentralstranges mit einem Tüpfelgefäß. 5. Äußere Epidermis eines Niederblattes mit einer der wenigen Spaltöffnungen.

Markgewebe in der Mitte zerrissen, ein unregelmäßig begrenzter zentraler Hohlraum *EB 6*.
Mikroskopisches Bild. Epidermis aus zweierlei Zellen in Längsrichtung abwechselnd aus großen, gestreckten Zellen mit dicken, gewellten Wandungen und kleinen, rundlichen, fast quadratischen, dünnwandigen Zellen. Letztere zuweilen in ein kurzes Haar ausgewachsen. Zellen der Endodermis an den Seitenwänden und an der Innenwand verdickt und verholzt (U-förmige Zellen). Im Zentralzylinder nahe der Epidermis zwei Kreise dicht aneinanderstoßender und miteinander wechselnder, kollateraler Gefäßbündel, die des äußeren Kreises kleiner als die des inneren. Sämtliche Bündel eingebettet in dickwandiges, einen geschlossenen Ring bildendes, sklerenchymatisches Gewebe. Das Markgewebe mehr oder weniger stark geschwunden. Stärke und Oxalatkristalle fehlen. Die Niederblätter beiderseits von Epidermis aus dünnwandigen, im Sinne des Nervenlaufs stark gestreckten Zellen, mit Spaltöffnungen bedeckt. Mesophyll aus rechteckigen Zellen. Nerven mit Faserbalg der Gefäßbündel.

Pulverdroge: Das weißlichgelbe Pulver ist gekennzeichnet durch die langgestreckten, schwach welligen Epidermiszellen, durch zahlreiche Bruchstücke unverdickter Fasern, durch Ring- und Tüpfelgefäße und durch stärkefreie Parenchymfetzen *EB6*.

Verfälschungen/Verwechslungen: Häufigste Verfälschung mit den Rhizomen von *Cynodon dactylon* (L.) PERS., Hundszahngras, *Poaceae* – auch als *Rhizoma Graminis italici* bezeichnet – und den Rhizomen von Carex-Arten, z.B. *C. arenaria* L. und *C. disticha* HUDS., Cyperaceae. *Rhizoma italici* und *Rhizoma Caricis* enthalten Stärke und sind daher durch die Jodreaktion zu unterscheiden: Schnittflächen färben sich beim Betupfen mit Jod blauschwarz.
Histologisches Unterscheidungsmerkmal stellen Form und Größe der Epidermiszellen dar.
Verfälschungen mit Rhizomen von *Imperata zylindrica* (L.) RAUSCH., *Poaceae*, sind an den 2 bis 3 cm langen, nur sehr fein längsgerunzelten Internodienabschnitten zu erkennen.[15–17]

Inhaltsstoffe: Wirksamkeitsbestimmende oder analytisch auffallende Inhaltsstoffe sind keine bekannt.
Die Hauptmenge der Extraktivstoffe besteht aus wasserlöslichen Polysacchariden – Hauptkomponente ist das Polyfructosan Triticin (nach älteren Angaben zwischen 3 bis 8 %), das dem Inulin verwandt ist[15,18] – Schleimen (bis 10 %), 2 bis 3 % Zuckeralkoholen, u. a. Mannit und Inosit und lösliche Kieselsäure und Silikate.[16]
Ältere Angaben über das Vorkommen von Saponinen sind bisher nicht bestätigt worden. Auch das Vorkommen des Acetylenderivates Agropyren als Hauptkomponente des ätherischen Öls wurde nach einer neueren Untersuchung nicht bestätigt.[19] Nach[19] bestehen die mit Wasserdampf flüchtigen Komponenten aus Fettsäuren und aus terpenoiden Komponenten von denen 49 identifiziert worden sind, darunter Carvacrol (10,8 %), Carvon (5,5 %); Thymol (4,3 %) u. a.

Zubereitungen: Nach allgemeiner Arzneibuchvorschrift:
Extractum Graminis e Rhiz. fluidum: zerkleinerte Queckenwurzeln werden mit einer Mischung aus EtOH und Wasser so extrahiert, daß aus 1 Teil Droge 2 Teile Fluidextrakt entstehen; Alkoholgehalt 20 %.
Tinctura Graminis e Rhiz. wird aus Queckenwurzeln im Verhältnis 1:5 mit EtOH 70 % hergestellt.

Identität: a) Durch makroskopische und mikroskopische Prüfung *EB6*, *PFX*.
b) Schnitte der Droge in einen Tropfen 1-Naphthol-Lsg. eingebracht und anschließend mit Schwefelsäure versetzt, müssen sich an den Schnittflächen violett färben (Triticin).[13]
c) DC nach *PFX*.
Zur Herstellung der Prüflsg. wird 1 g Droge mit Schwefelsäure 4 % drei Stunden am Rückfluß hydrolisiert und dann die überstehende, getrocknete Lsg. in Methanol aufgenommen. Nach dem zweimaligen Entwickeln im Fließmittel Wasser/Isopropanol/*n*-Butanol (12:33:55) und Besprühen mit 10 % ethanolischer Anilinlsg. und anschließendem Erhitzen auf 110 °C liefert das Chromatogramm der Prüflsg. bei Auswertung im Tageslicht zwei hellbraune Flecke mit den Rf-Werten 0,5 und 0,55, in Farbe und Lage ähnlich den Flecken der beiden Referenzsubstanzen Glucose und Levulose, und eine breite hellbraune Zone mit dem Rf-Wert 0,7.

Reinheit: a) Fremde Bestandteile: Drogenteile, deren Schnittflächen sich mit Jod-Lsg. nach einer Minute blau färben, dürfen nicht vorhanden sein.[13,29,30] Die Droge darf nicht mehr als 2 % andere Pflanzenbestandteile und höchstens 15 % grau- bis schwarzverfärbte Bestandteile haben.[13,30]
b) Maximaler Aschegehalt: 5 % *EB6*, *PFX*; 3 % *ÖAB8*; 6 % *Helv V*.

Lagerung: In gut verschlossenen Gefäßen, vor Licht und Feuchtigkeit geschützt aufbewahren *PFX*.
Vor Feuchtigkeit geschützt aufbewahren.[13]

Anwendungsgebiete: Zur Durchspülung bei entzündlichen Erkrankungen der ableitenden Harnwege und als Vorbeugung bei Nierengrieß. Aufbereitungsmonographie der Kommission E am BGA.[20]

Dosierung und Art der Anwendung: *Droge*. Als mittlere Einzeldosen der Drogen gelten: 3 g *EB6*/ 5 bis 10 g[13] auf eine Tasse Abkochung.
- Tagesdosen: 6 bis 9 g Aufbereitungsmonographie der Kommission E am BGA;[20] 20 bis 40 g[13] und 12 bis 24 g[31] als Tee zubereitet.
- Art der Anwendung: Zerkleinerte Droge für Abkochungen sowie andere galenische Zubereitungen zum Einnehmen.[20]
- Teezubereitung: Die Droge wird mit siedendem Wasser überbrüht, nach 10 min. abgeseiht und frisch getrunken.

Zubereitung. Dosierung der Zubereitungen:
- Fluidextrakt (1:1) *BHP83*: 4 bis 8 mL bis zu dreimal täglich;
- Tinktur (1:5) *BHP83*: 5 bis 15 mL bis zu dreimal täglich.

Volkstümliche Anwendung und andere Anwendungsgebiete: Neben der Anwendung bei Blasenkatarrhen und Nierensteinleiden wird die Droge auch bei Gicht, rheumatischen Beschwerden und chronischen Hauterkrankungen verwendet.[16,21] Auf Grund des Schleimgehaltes gilt sie als reizlinderndes Hustenmittel bei Katarrhen der oberen Luftwege und findet in Form eines Infuses bei Verstopfung Verwendung.[13,22,23] Die Wirksamkeit bei den genannten Anwendungen ist gegenwärtig nicht belegt.
Bei Diabetes als Diätetikum;[23] auf Grund des Fructosangehalts erscheint dieses Anwendungsgebiet plausibel.

Gegenanzeigen/Anwendungsbeschr.: Nicht bekannt. Hinweis: Keine Durchspülungstherapie bei Ödemen infolge eingeschränkter Herz- und Nierenfunktion. Aufbereitungsmonographie der Kommission E am BGA.[20]

Sonst. Verwendung: *Landwirtschaft*. Als Tierfutter (Heuersatz);[27] früher auch bei Hungersnot gemahlen als Mehlersatz zum Brotbacken.[24] Angepflanzt zur Festigung von Böschungen und Dämmen.[15]

Gesetzl. Best.: *Standardzulassung.* Standardzulassung Nr. 1169.99.99 (Queckenwurzelstock).[13] *Offizielle Monographien.* Aufbereitungsmonographie der Kommission E am BGA.[20]

Agropyrum repens hom. *HAB 1*

Synonyme: Triticum repens.

Definition und Anforderungen: Frische, unterirdische Teile.

Stammpflanzen: *Agropyron repens* (L.) P. BEAUV.

Zubereitungen: Urtinktur und flüssige Verdünnungen nach *HAB 1*, Vorschrift 3a.
Eigenschaften: Die Urtinktur ist eine gelbe Flüssigkeit mit schwachem, arteigenem Geruch und würzigem Geschmack.

Identität: a) Urtinktur, mit verdünnter Ammoniaklsg. versetzt, fluoresziert im ultravioletten Licht bei 365 nm gelbgrün.
b) Urtinktur mit einer 3%igen ethanolischen 1-Naphthol-Lsg. versetzt und vorsichtig mit Schwefelsäure 96% unterschichtet, ergibt an der Schichtgrenze eine braunviolette ringförmige Zone. Nach dem Durchschütteln färbt sich die Lsg. violett.
c) DC nach *HAB 1*:
Mit dem Fließmittel Wasser/Ethylacetat/Isopropanol (10:20:70) (Referenzsubstanzen Glucose, Menthol und Chininhydrochlorid) und Besprühen mit Anisaldehydreagens liefert das Chromatogramm der Urtinktur bei Auswertung unter UV-Licht bei 365 nm und bei Tageslicht in Höhe der Referenzsubstanz Chininhydrochlorid eine orangefarbene Zone, im Bereich des grünen Glucoseflecks 1 oder 2 grüne, zwischen dem Glucose- und Mentholfleck 1 oder 2 grüne und im Bereich des Mentholflecks dicht beieinander 2 violette Zonen.

Reinheit: *Urtinktur.*
- Relative Dichte: 0,900 bis 0,920.
- Trockenrückstand: Mindestens 2,4%.

Lagerung: Vor Licht geschützt.

Anwendungsgebiete: Die Anwendungsgebiete entsprechen dem homöopathischen Arzneimittelbild. Dazu gehören: Harnwegsentzündungen. Aufbereitungsmonographie der Kommission D am BGA.[25]

Dosierung und Art der Anwendung: *Zubereitung.* Bei akuten Zuständen alle halbe bis ganze Stunde je 5 Tropfen oder 1 Tablette oder 10 Streukügelchen oder 1 Messerspitze Verreibung einnehmen; parenteral 1 bis 2 mL bis zu 3mal täglich.
Bei chronischen Verlaufsformen 1- bis 3mal täglich 5 bis 10 Tropfen oder 1 Tablette oder 5 bis 10 Streukügelchen oder 1 Messerspitze Verreibung einnehmen; parenteral 1 bis 2 mL pro Tag.[25]

Unerwünschte Wirkungen: Nicht bekannt. Vorübergehend können unbedenkliche Erstverschlimmerungen vorkommen.[25]

Gesetzl. Best.: *Offizielle Monographien.* Aufbereitungsmonographie der Kommission D am BGA.[25]

Triticum repens hom. *HPUS 78*

Synonyme: Couch grass.

Monographiesammlungen: Triticum repens.

Definition der Droge: Die frische Wurzel.

Zubereitungen: Zubereitung von 1000 mL Urtinktur aus 330 mL feuchter Pflanzenmasse (bestehend aus 100 g Festanteil und 233 mL Pflanzensaft), 167 mL dest. Wasser und 635 mL Ethanol 94,9% *V/V*.
- Verdünnungen: D2 (2×) aus 1 Teil Tinktur, 3 Teilen dest. Wasser und 6 Teilen Ethanol 94,9% *V/V*. D3 (3×) und höher mit Ethanol 88% *V/V*.
- Medikationen: D3 (3×) und höher.

Gehalt: Urtinktur: Arzneigehalt $^1/_{10}$.

1. Engler E (1964) Syllabus der Pflanzenfamilien, Bd. 2, Bornträger Verlag, Berlin-Nikolassee
2. Hess HE, Landolt E, Hirzel R (1967) Flora der Schweiz, Bd. 2, Birkenhäuser, Basel Stuttgart
3. Heywood VH (1968) Botanical J Linnean Soc 77:369–384
4. FEu, Bd. 5, S. 192
5. Clayton WD, Renvoize SA (1986) Genera Graminum, Grasses of the World, Kew Bulletin Add. Series XIII, HM Stationary Office, London
6. Frohne D, Jensen U (1985) Systematik des Pflanzenreiches unter besonderer Berücksichtigung chemischer Merkmale und pflanzlicher Drogen, 3. Aufl., Fischer, Stuttgart, S. 309
7. Stinissen HM, Reumans WU, Carlier AR (1983) Planta Med 159:105–111
8. Tulloch AP, Hoffman LL (1976) Phytochemistry 15:1.145–1.151
9. Tulloch AP (1976) Phytochemistry 15:1.153–1.156
10. Tulloch AP (1983) Phytochemistry 22:1.605–1.613
11. Löve A (1984) Feddes Repertorium 95:425–521
12. Stinissen HM, Chrispees MJ, Penmans WJ (1985) Planta Med 164:278–286
13. Standardzulassungen für Fertigarzneimittel (1988) Govi-Verlag und Deutscher Apotheker-Verlag, Frankfurt
14. Fa. Müggenburg, Hamburg. 06.06.1991
15. Berger F (1960) Handbuch der Drogenkunde, Bd. 5, Maudrich Verlag, Wien Bonn Bern, S. 226
16. Nagell A (1989) Queckenwurzelstock. In: Wichtl M, Teedrogen, 2. Aufl., Wissenschaftliche Verlagsgesellschaft, Stuttgart, S. 385–386
17. Schier W (1983) Z Phytother 4:537–545
18. Colin R, De Cugnac L (1927) Bull Soc Chim biol 8:621–627
19. Boesel R, Schilcher H (1989) Planta Med 55:399–400
20. BAz Nr. 22a vom 1.2.1990
21. Nartowska J (1987) Wiadomosci Zielarskie 29:10–11
22. Pahlow M (1988) Dt Apoth Ztg 128:1.837–1.838
23. Braun H, Frohne D (1987) Heilpflanzen-Lexikon für Ärzte und Apotheker, 5. Aufl., Gustav Fischer, Stuttgart

24. Moskalenko SA (1987) J Ethnopharmacol 21:231–251
25. BAz Nr. 66a vom 7.4.1989
26. Brandt W, Wasicky R (1929) Handbuch der praktischen und wissenschaftlichen Pharmazie, Bd. V, 11. Teil, S. 480, Urban & Schwarzenberg, Berlin Wien
27. Heg, Bd. I, Teil 3, S. 488 ff
28. Zan
29. EB 6
30. PF X
31. BHP 83

PG/RS

Agrostemma

HN: 2028300

Familie: Caryophyllaceae.[1]

Unterfamilie: Dianthoideae.[1]

Tribus: Lychnideae.[1]

Gattungsgliederung: Die Gattung Agrostemma L. besteht nur aus 2 bis 3 Arten: *A. githago* L., *A. gracile* BOISS. und der kritischen Sippe *A. linicola* TERECHOV.

Gattungsmerkmale: Pflanzen einjährig, aufrecht; Blätter sitzend, am Grund wachsend, ungeteilt, linealisch; Blüten zwittrig, in wenigblütigen Wickeln; Kelch derb, eiförmig-walzlich, mit an der Spitze verengter Röhre und 10 hervortretenden, oben miteinander verbundenen Nerven sowie fünf sehr langen, schmalen, laubartigen Zipfeln, diese bei der Fruchtreife hinfällig; Kronblätter in Platte und Nagel gegliedert, ohne Nebenkrone; Nagel im unteren Teil mit zwei Flügelleisten; Platte sanft bis seicht ausgerandet, gewöhnlich dunkelpurpurn; Staubblätter 10; Fruchtknoten einfächrig; Griffel fünf, seltener vier; Kapsel ungestielt, mit vier bis fünf Zähnen aufspringend; Samen verkehrtei-nierenförmig, mit wenig abgeflachten Seiten, schwach warzig; Keimling dreieckig, hufeisenförmig gekrümmt.[2,3]

Inhaltsstoffgruppen: Phytochemische Untersuchungen liegen derzeit nur für *A. githago* vor (s. *A. githago* und Agrostemmae semen).

Drogenliefernde Arten: *A. githago*: Agrostemmae semen, Agrostemma Githago hom. *HAB 34*, Agrostemma githago hom. *HPUS 78*.

Agrostemma githago L.

Synonyme: *Agrostemma nicaeense* ROTH, *Githago segetum* LINK, *Lychnis githago* (L.) SCOP.

Sonstige Bezeichnungen: Dt.: Kornnelke, Kornrade, Rade; engl.: Cockle, Corn Cockle; frz.: Nielle-des-bles, Nielle des champs; dän.: Klinte; holl.: Bolderik; it.: Gittaione Cocul; pol.: Kakol polny; russ.: Kukol posevnoj; tsch.: Koukol polni.

Botanische Beschreibung: Pflanze einjährig, mit spindelförmiger, reich verzweigter Hauptwurzel; Stengel 30 bis 100 cm hoch, aufrecht, kräftig, meist unverzweigt oder mit basalen Seitentrieben, grauflaumig zottig behaart; Laubblätter gegenständig, linealisch-lanzettlich, 2 bis 10 mm breit, zugespitzt; Blütenstand wenigblütig, die Einzelblüten endständig oder 2 bis 3 Blüten locker, wickelartig angeordnet; Blütenstiel 9 bis 23 cm lang, Kelch 3 bis 6 cm lang, die Röhre 14 bis 18 mm, eiförmig-walzlich bis ellipsoidisch; Kelchzipfel 2 bis 4 cm lang, linealisch, lang zugespitzt, zur Blütenzeit abstehend und die Kornblätter überragend; Kronblätter frei, 30 bis 36 mm lang, dunkelpurpurn, seltener weißlich, die Platte wellig abgerundet oder seicht ausgerandet; Kapsel 15 bis 18 mm lang, ungestielt, eiförmig; Samen 2,5 bis 3,5 mm lang, mit spitzen Warzen an der Oberfläche; Chromosomenzahl 2n = 48.[2,3]

Inhaltsstoffe: In praktisch allen Pflanzenteilen treten Saponine auf: In Blättern, Blüten, Stengel, Wurzel, Frucht und Samen. Bei der Untersuchung der verschiedenen Entwicklungsphasen der Pflanze vom Keimling bis zur voll ausgebildeten, fruchtenden Pflanze fanden sich unterschiedliche Mengen an Saponinen in den einzelnen Pflanzenorganen, je nach Entwicklungsstadium.[4]
In den Samen kommen die Saponine ausschließlich im Embryo vor, Endosperm und Samenschale sind saponinfrei. Der Saponingehalt der Samen steigt mit dem Grad der Reifung; unreife Samen enthalten nur Spuren von Saponinen.[4,5]
Vor allem in reifen Samen, aber auch in Blättern und Blüten von *A. githago* kommt die aromatische Aminosäure Orcylalanin (2,4-Dihydroxy-6-methylphenylalanin) zu 0,4 %, 0,05 % bzw. 0,1 % (bez. auf das Frischgewicht) vor. Orcylalanin ist nicht proteinogen. Die Aminosäure ist charakteristisch für die Pflanze; sie ist bisher in keiner anderen Pflanzenart gefunden worden.[6,7]

Verbreitung: *Agrostemma githago* ist ein weit verbreitetes Ackerunkraut. Das Areal der Art erstreckt sich von ganz Süd- und Mitteleuropa bis Westasien. Mit dem Getreideanbau wurde die Kornrade auch nach Nordamerika, Australien, Südamerika, Südafrika und Neuseeland verschleppt. Die Art ist aber heute im starken Rückgang begriffen und in weiten Teilen des ehemaligen Verbreitungsgebietes bereits ausgestorben.

Drogen: Agrostemmae semen, Agrostemma Githago hom. *HAB 34*, Agrostemma githago hom. *HPUS 78*.

Agrostemmae semen (Kornradesamen)

Synonyme: Semen Agrostemmae, Semen Githaginis.

Definition der Droge: Getrocknete Samen.

Stammpflanzen: *Agrostemma githago* L.

Ganzdroge: Samen schwarz, nierenförmig, 2,5 bis 3,5 mm lang, spitzwarzig.[2,8]

Inhaltsstoffe: *Aromatische Aminosäuren.* In reifen Samen nur 0,4% Orcylalanin (2,4-Dihydroxy-6-methylphenylalanin), das im Embryo lokalisiert ist (Orcylalanin-Gehalt der Embryonen 1,5%).[6,7]
Samenöl. Die Samen enthalten ca. 5,8% fettes Öl (Ethyletherextraktion), das u.a. gesättigte und ungesättigte Fettsäuren, Paraffinkohlenwasserstoffe und α-Spinosterol enthält.[9]
Triterpensaponine. Die Samen enthalten ein Saponingemisch, das nach Hydrolyse Gypsogenin (= Githagenin, 3β-Hydroxy-23-oxo-Δ^{12}-oleanen-28-Säure) als Hauptsapogenin und Quillajasäure (3β, 16α-Dihydroxy-23-oxo-Δ^{12}-oleanen-28-Säure) als Nebensapogenin liefert. Als Hauptsaponin wurde aus dem Gemisch ein Gypsogenintetraglykosid, genannt Githagosid, isoliert (ca. 0,04% Ausbeute, bez. auf die getrockneten Samen), dessen Struktur vollständig aufgeklärt werden konnte: 3-*O*-[β-D-Glucopyranosyl- (1→ 3_{Rham}) -β-D-xylopyranosyl- (1→ 4_{Rham}) -α-L-rhamnopyranosyl- (1→ 2_{Fuc})-β-D-fucopyranosyl]-3β-hydroxy-23-oxo-Δ^{12}-oleanen-28-Säure.[10]

zeigt im Plättchentest gegenüber den Pilzen *Trichoderma viride* und *Neurospora crassa* schwache Hemmzonen (2 bzw. 6,5 mm); das rein isolierte Saponin Githagosidmethylester zeigt dabei überhaupt keine Aktivität.[10] Nähere Angaben fehlen.
Hämolytische Wirkung. Die Grenzkonzentration für die hämolytische Wirkung des Saponingemisches aus dem Samen liegt bei 50 µg/mL; Githagosidmethylester ist dagegen selbst bei 500 µg/mL inaktiv.[10] Nähere Angaben fehlen.

Volkstümliche Anwendung und andere Anwendungsgebiete: Früher wurden Kornradesamen in der Volksmedizin bei Hautunreinheiten, Gastritis,[19] Husten, gegen Würmer und zur Entwässerung angewendet (keine Angabe der Zubereitungsform).[8,15]
Die Wirksamkeit der Droge bei den genannten Indikationen ist nicht belegt.

Tox. Inhaltsstoffe u. Prinzip: Die Giftigkeit der Kornradesamen wurde bisher den Saponinen zugeschrieben.[5,11,15,16] Es liegen derzeit weder ausrei-

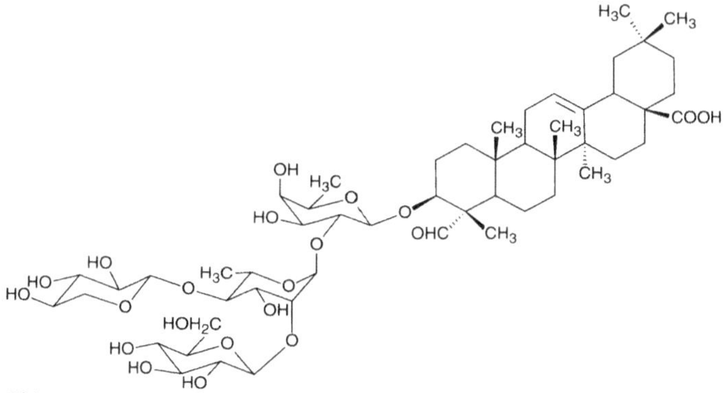

Githagosid

Nebenglykoside mit Quillajasäure und den Zukkern D-Glucuronsäure und D-Galactose konnten aus dem Saponingemisch bisher nicht rein erhalten werden.[10] Um welche Verbindungen es sich bei den in der Literatur[5,11-15] häufig erwähnten Saponinen Sapotoxin A, Githaginglykosid, Githaginglucosid, Githagin $C_{35}H_{54}O_{11}$ (Aglykon Githagenin = Gypsogenin) und Agrostemmasäure $C_{35}H_{54}O_{10}$ handelt, ist ungeklärt.

Identität: Als Nachweis für die Anwesenheit von Kornradesamen in Mehl oder Brot werden folgende Reaktionen beschrieben:[14,15] Nach Vermischen von 2 g verunreinigten Mehles mit Alkohol und Salzsäure (keine Angabe der Mengenverhältnisse), färbt sich der Überstand orangegelb. Kocht man das Mehl oder Brot mit verd. Natronlauge, so entsteht bei Anwesenheit von Kornradesamen eine fahlgelbe Farbe, die schnell in Kupferrot übergeht.
Außerdem soll mit Kornrade verunreinigtes Brot bläulich sein.[14]

Wirkungen: *Antimykotische Wirkung.* Das aus den Samen isolierte Saponingemisch (s. Inhaltsstoff)

chende tierexperimentelle noch klinische Untersuchungen zur Bestätigung oder Widerlegung dieser These vor; die Aminosäure Orcylalanin stellt nicht das toxische Prinzip dar.[17]

Akute Toxizität: *Mensch.* Früher, als das Getreide noch nicht ausreichend gereinigt wurde und keine Herbizide zum Einsatz kamen, konnten z. T. erhebliche Mengen (bis zu 7%) Kornradesamen in das Brotgetreide kommen. Da die toxischen Inhaltsstoffe durch Backen oder Kochen anscheinend nicht zerstört werden, waren Vergiftungen nach dem Verzehr von Brotwaren oder radehaltigem Kornkaffee relativ häufig. Heute dürften Vergiftungen in Ländern, in denen moderne Ackerbautechnik und maschinelle Saatgutreinigung stattfindet und die Pflanze allein dadurch fast ausgerottet ist, nur noch selten vorkommen. In Deutschland darf der Gehalt an Kornradesamen im Getreide 0,1% nicht übersteigen.[2,5,12,14]
Von 100%igem Rademehl (Semen Githaginis pulv.) gelten 2 bis 3 g für den Menschen als unschädlich, 3 bis 5 g dagegen schon als toxisch und 5 g als letal. Vergiftungen sollen besonders dann zu befürchten sein, wenn bei Einnahme der Samen eine Ente-

ritis besteht, da dies die Resorption der toxischen Inhaltsstoffe begünstigt.[5,14,18]
Als akute Vergiftungserscheinungen werden allgemein beschrieben:

- Bei örtlicher Einwirkung des Samenpulverstaubes: Schleimhautreizungen, vor allem Niesen, Tränenfluß, Bindehautentzündung, Brennen und Kratzen in Mund- und Rachenraum, Speichelfluß, Aufstoßen, Übelkeit, Erbrechen, Koliken und Diarrhöen.
- Bei Einnahme größerer Mengen, d. h. 3 bis 5 g Samen, Kopfschmerzen, Schwindel, Unruhe, Delirien, Kreislaufstörungen (beschleunigter, kleiner Puls, Schock), eventuell Krämpfe und in schweren Fällen Tod durch Atemlähmung.[5,15]

Ein Bericht über die Vergiftung von fünf Menschen im Alter zwischen 14 und 21 Jahren nach Einnahme von 3 bis 4 g Kornradesamen schildert folgende Symptome:[14] Kratzen im Hals, Übelkeit, Dyspepsie, Bronchitis, Kopfschmerzen und Herzstörungen.
Nach dem Genuß von geröstetem Kornkaffee (keine Mengenangaben) traten bei einigen Personen gastroenterale Störungen, Schwindel, heiße Haut, Unruhe, Krämpfe und Koma auf.[14]
Tier. Die Empfindlichkeit einzelner Species gegenüber den toxischen Inhaltsstoffen der Kornradesamen scheint sehr unterschiedlich und zudem noch von vorherbestehenden Schleimhautschädigungen abhängig zu sein.[14,19]
Empfindlich gegenüber Kornradesamen sollen Schweine, Pferde, Rinder, Enten, Gänse, Hühner, Kaninchen und Silberfüchse sein.[8,11,14,20-22]
Bei Hühnern werden ab einer Dosis von 3 bis 5 g gemahlenen Samen/kg KG folgende toxischen Symptome beobachtet: Vermindertes Gewicht, Apathie, stumpfes Gefieder, Diarrhöe und Läsionen unter der Zunge.[21]
Die Vergiftung mit Kornradesamen soll bei Rindern Freßunlust, Schlingbeschwerden, Speicheln, aussetzendes Wiederkäuen, Erbrechen, Koliken, absinkende Körpertemperatur, Lähmung, Herzschwäche und schließlich den Tod bewirken.[11,16]
Weiterhin soll es Vergiftungsfälle mit Kornradesamen bei Katzen, Hunden, Fröschen, Ziegen, Schafen, Kanarienvögeln und Tauben geben.[5,14,15] Konkrete Berichte hierzu finden sich in der Literatur allerdings nicht.
In einer Toxizitätsprüfung an Ratten wird für das Saponin aus Kornradesamen (vermutlich ist das Saponingemisch gemeint – s. Inhaltsstoffe) folgendes Vergiftungsbild beobachtet: Nach i.v. Gabe von 1 mg Saponin/kg KG kommt es bei Ratten zu schweren kapillartoxischen Erscheinungen. In der Leber zeigen sich Parenchymblutungen und Nekrosen, in der Lunge Blutungen in den Gefäßscheiden und Alveolen, im Herz Myocardblutungen, im Dünndarm Blutungen in allen Wandschichten und in den Nieren Hämoglobineinlagerungen in den Lumina der Harnkanälchen.[23]

Chronische Toxizität: *Mensch.* Wiederholte Einnahme kleiner Dosen (keine Mengenangaben) der Samen soll zur chronischen Vergiftung, "Githagismus" genannt, führen (Symptome nicht näher erläutert).[15]

Toxikologische Daten: *LD-Werte. Samen.* Bei weißen Mäusen zeigen sich bis zu einer Dosis von 8 g Kornrademehl/kg KG oral appliziert keine Vergiftungserscheinungen (höhere Dosen wurden nicht getestet).[10]
In Fütterungsversuchen mit gemahlenen Kornradesamen ergaben sich für Küken (6 Wochen alt) und für ältere Hühner (6 bis 10 Wochen alt) letale Dosen von 5 g/kg KG bzw. 8 g/kg KG.[21]
Für Schweine wird in der Literatur eine letale Dosis von 2 bis 5 g Kornradesamen/kg KG angegeben,[11] allerdings fehlt die Angabe, ob sich die Dosis auf ganze oder zerkleinerte Samen bezieht.
In einer älteren Arbeit wird berichtet, daß sich bei Fütterungsversuchen mit zerbrochenen oder pulverisierten Samen bei Rindern und Schweinen eine letale Dosis von 1 bis 2,5 g/kg KG ergab, während mit ganzen, unzerbrochenen Samen die letale Dosis doppelt so hoch lag.[24]
Saponingemisch. (s. Inhaltsstoffe) Weiße Mäuse LD_{50} p. o. 750 mg/kg KG.[10]
Akute Toxizitätsprüfungen mit "Saponin" aus Kornradesamen (vermutlich handelt es sich um das Saponingemisch) ergaben bei Ratten folgende LD_{50}-Werte: i. v. 2,3 mg/kg KG; p. o. 50 mg/kg KG.[23]
Pflanzengiftklassifizierung. Stark giftig + +.[11]

Akute Vergiftung: *Erste Maßnahmen.* Erste Hilfe: Kohle-Pulver oder Erbrechen.
Klinik: Kohle-Pulver, Natriumsulfat, Magenspülung; Plasmaexpander (gegen Kreislaufschock), Diazepam i. v. bei Krämpfen, Beatmung.[5,11]

Agrostemma Githago hom. *HAB 34*

Monographiesammlungen: Agrostemma Githago *HAB 34.*

Definition der Droge: Die reifen Samen *HAB 34*, die getrockneten, reifen Samen.[25]

Stammpflanzen: *Agrostemma githago* L.

Zubereitungen: Tinktur nach § 4 *HAB 34* durch Perkolation mit Ethanol 90 % (*V/V*).
Urtinktur und flüssige Verdünnungen nach *HAB 1*, Vorschrift 4a mit Ethanol 86 % (*m/m*); Darreichungsformen: Urtinktur, flüssige Verdünnungen, Tabletten, Verreibungen, Streukügelchen, flüssige Verdünnungen zur Injektion.[25]

Gehalt: *Urtinktur.* Arzneigehalt $^1/_{10}$.

Anwendungsgebiete: Die Anwendungsgebiete entsprechen dem homöopathischen Arzneimittelbild. Dazu gehört: Magenschleimhautentzündung.[25]

Dosierung und Art der Awendung: *Zubereitung.* Soweit nicht anders verordnet:
Bei akuten Zuständen häufige Anwendung alle halbe bis ganze Stunde je 5 Tropfen oder 1 Tablette oder 10 Streukügelchen oder 1 Messerspitze Verreibung einnehmen; parenteral 1 bis 2 ml bis zu dreimal täglich s. c. injizieren.
Bei chronischen Verlaufsformen ein- bis dreimal täglich 5 Tropfen oder 1 Tablette oder 10 Streukü-

gelchen oder 1 Messerspitze Verreibung einnehmen; parenteral 1 bis 2 ml pro Tag s.c. injizieren.[25] Hinweis: Darreichungsformen, die zur Einnahme bestimmt sind, sollten erst ab der 2. Dezimalverdünnung verabreicht werden.[25]

Unerwünschte Wirkungen: Nicht bekannt. Hinweis: Es können vorübergehend Erstverschlimmerungen vorkommen, die jedoch unbedenklich sind.[25]

Gegenanzeigen/Anwendungsbeschr.: Nicht bekannt.[25]

Wechselwirkungen: Nicht bekannt.[25]

Gesetzl. Best.: *Offizielle Monographien.* Aufbereitungsmonographie der Kommission D am BGA.[25]

Agrostemma githago hom. *HPUS 78*

Synonyme: Corn Cockle.

Monographiesammlungen: Agrostemma githago *HPUS 78.*

Definition der Droge: Die reifen, getrockneten Samen.

Stammpflanzen: *Agrostemma githago* L.

Zubereitungen: *Urtinktur.* Herstellung: Zu 100 g pulv. Droge gibt man 500 ml dest. Wasser und 537 ml Alkohol 94,9 % (*V/V*) zur Bereitung von 1000 ml Urtinktur.
Dilutionen. D2 (2 ×) enthält 1 Teil Urtinktur, 4 Teile dest. Wasser und 5 Teile Alkohol 94,9 % (*V/V*); D3 (3 ×) und höher mit Alkohol 88 % (*V/V*).
Medikationen. D3 (3 ×) und höher.
Verreibungen. D1 (1 ×) und höher.

Gehalt: *Urtinktur.* Arzneigehalt $^1/_{10}$.

1. Sourkova M (1978) Preslia 50:139–152
2. Heg (1979) Bd. III, Teil 2, S. 1.175–1.181
3. FEu (1964) Bd. I
4. Wilde FG de (1932) Pharm Weekbl 69:65
5. Gessner O (Hrsg.) (1974) Gift- und Heilpflanzen von Mitteleuropa, 3. Aufl., Carl Winter Universitätsverlag, Heidelberg
6. Schneider G (1958) Biochem Z 330:428, zit. nach Hgn, Bd. 3, S. 390
7. Schneider G (1961) Physiol Plant 14:638–645
8. Liebenow H, Liebenow K (1981) Giftpflanzen, 2. Aufl., Ferdinand Enke Verlag, Stuttgart, S. 78–79
9. Jankov LK, Ivanov TP (1970) Planta Med 18:232–242
10. Tschesche R, Schulze H (1974) Chem Ber 107:2.710–2.719
11. Roth L, Daunderer M, Kormann K (1988) Giftpflanzen - Pflanzengifte. Vorkommen, Wirkung, Therapie. Allergische und phototoxische Reaktionen, 3. Aufl., Ecomed Verlagsgesellschaft mbH, Landsberg München
12. Lindner E (1990) Toxikologie der Nahrungsmittel, 4. Aufl., Georg Thieme Verlag, Stuttgart New York, S. 13
13. CRC, S. 25
14. Lewin L (1962) Gifte und Vergiftungen, Lehrbuch der Toxikologie, 5. Aufl., Karl F Haug Verlag, Ulm/Donau
15. Watt JM, Breyer-Brandwijk MG (1962) Medicinal and Poisonous plants of Southern and Eastern Africa, 2nd ed., E & S Livingstone Ltd., Edinburgh, London
16. Kingsbury JM (1964) Poisonous Plants of the United States and Canada, Prentice-Hall, Englewood Cliffs, New Jersey
17. Blöcher E (1982) Untersuchungen zur biologischen und pharmakologischen Wirksamkeit der Aminosäure L-Orcylalanin aus Agrostemma githago L. und einiger Derivate, Dissertation, Frankfurt a. M.
18. Forth W, Henschler D, Rummel W (Hrsg.) (1987) Allgemeine und spezielle Pharmakologie und Toxikologie, 5. Aufl., Wissenschaftsverlag, Mannheim Wien Zürich, S. 828
19. Teuscher E, Lindequist U (1987) Biogene Gifte, Gustav Fischer Verlag, Stuttgart New York
20. Quigley GD, Waite RH (1931) Maryland Agr Exp Sta Bull 325:343–354, zit. nach DIMDI-TOXALL Dokument Nr. PP03458
21. Heuser GF, Schumacher AE (1942) Poultry Sci 21: 86–93, zit. nach DIMDI-TOXALL Dokument Nr. PP02420
22. Bubien Z, Kotz J (1965) Medycyna Wet 21:458–460, zit. nach DIMDI-TOXALL Dokument Nr. PP00345
23. Vogel G, Marek ML (1962) Arzneim Forsch 12:815–825
24. Cornevin C (1887) Des Plantes Vénéneuses, Firmin-Didot et Cie., Paris, zit. nach Lit.[16]
25. BAz Nr. 108a vom 19.6.1986

HB

Ailanthus

HN: 2026700

Familie: Simaroubaceae.[1]

Unterfamilie: Simarouboideae.[1]

Tribus: Picrasmeae.[1]

Gattungsgliederung: Die Gattung Ailanthus DESF. (Synonym: Pongelion ADANS.) besteht aus etwa fünf bis zehn Arten. Pharmazeutisch von Bedeutung ist vor allem *A. altissima* (MILLER) SWINGLE, aber auch *A. malabarica* DC., *A. excelsa* ROXB. und *A. triphysa* (DENNST.) ALSTON werden volksmedizinisch genutzt.[2,3]

Gattungsmerkmale: Bis 30 m hohe, oftmals stark duftende Bäume mit dicken Zweigen; Laubblätter wechselständig, zusammengesetzt, unpaarig gefiedert, bis 1 m lang, oft am Ende der Zweige schopfartig gehäuft, teilweise drüsig, die Fiederblättchen schief-lanzettlich, ganzrandig oder buchtig gezähnt; Blüten klein, zwittrig oder eingeschlechtig (dann zweihäusig verteilt), zu zwei bis drei gebüschelt, in meist achsel- oder endständigen, reichverzweigten Rispen; Kelchblätter fünf bis sechs, etwa bis zur Hälfte verwachsen, mit dreieckigen oder halbeiförmigen Lappen, Kelch bisweilen auch in zwei Hälften unregelmäßig bis zur Basis gespalten; Kronblätter fünf bis sechs, diese viel länger als die Kelchblätter, klappig; Diskus kurz, fünf- bis zehnlappig; Staubblätter der männlichen

Blüten 10 (seltener 12 oder weniger), in den weiblichen Blüten nur noch rudimentär erkennbar; Fruchtknoten der weiblichen oder zwittrigen Blüten aus zwei bis fünf abgeflachten Fruchtblättern bestehend, mit je 1 Samenanlage; Einzelfrüchte deutlich geflügelt, linealisch-länglich, in der Mitte mit eiförmigen, querliegendem Fach und ebenfalls querliegendem, zusammengedrücktem, dünnschaligem, rundlich-eiförmigen oder dreikantigen Samen; Endosperm fehlend.

Verbreitung: Die Gattung Ailanthus ist im tropischen und subtropischen Asien beheimatet. Das Areal erstreckt sich von Turkestan und Indien über die Malayische Halbinsel (Burma, Siam, Vietnam) bis China und Nordost-Australien (Queensland und New South Wales). In Europa und Nordamerika teilweise kultiviert.

Inhaltsstoffgruppen: *Quassinoide.* Bei den sogenannten Quassinoiden oder Simarouboliden, die überwiegend Bitterstoffe darstellen, handelt es sich um Decanortriterpene (C_{20}) vom Quassin-Typ oder davon abgeleitete Strukturen (vgl. a. Formelübersicht unter Inhaltsstoffe der Droge Ailanthi cortex). Der Grundkörper dieser Verbindungen ist das Picrasan-16-on. Durch Einführung weiterer Doppelbindungen, Epoxy-, Hydroxy- oder Oxogruppen und Veresterung mit Essigsäure oder C_5-Säuren (Tiglinsäure, Isovaleriansäure, 2-Methylbuttersäure, 2-Hydroxy-2-methylbuttersäure) bzw. Glykosidierung (2-β-D-Monoglucoside) entsteht eine Vielzahl von Strukturvarianten. Häufig findet man Verbindungen mit eine Hemiketalgruppierung (11β,20-epoxy, 11α-hydroxy), wie beim Ailanthon. Quassinoide vom Ailanthon-Typ konnten aus folgenden Ailanthus-Arten isoliert werden:

Aus Samen, Rinde und Wurzelrinde von *Ailanthus altissima* (MILL.) SWINGLE (s. Inhaltsstoffe der Art *A. altissima* und Inhaltsstoffe der Droge Ailanthi cortex).

Aus der Rinde von *Ailanthus excelsa* ROXB. Glaucarubol[4] (C_{20}) und die Ester (C_{25}) Glaucarubin (Glaucarubol-15-(2-hydroxy-2-methyl)butyrat),[5] Excelsin (Glaucarubon-15-(2-methyl)butyrat)[6] und 13,18-Dehydroexcelsin,[4] aus der Wurzelrinde die Ester (C_{25}) Excelsin,[7] Ailanthinon (Glaucarubolon-15-(2-methyl)butyrat), Glaucarubinon (Glaucarubolon-15-(2-hydroxy-2-methyl)butyrat), Glaucarubol-15-isovalerat und 13,18-Dehydroglaucarubol-15-isovalerat.[8]

Aus der Rinde von *Ailanthus grandis* PRAIN, welche mit *A. integrifolia* ssp. *calycina* (PIERRE) NOOTEBOOM identisch sein soll,[9] die Ester (C_{25}) 6α-Tigloyloxychaparrinon und 6α-Tigloyloxychaparrin.[11]

Aus der Wurzelrinde von *Ailanthus integrifolia* ssp. *calycina* (PIERRE) NOOTEBOOM Chaparrinon (C_{20}) und der Ester (C_{25}) 6α-Tigloyloxychaparrinon.[11]

Aus der Rinde von *Ailanthus malabarica* DC., welche mit *A. triphysa* (DENNST.) ALSTON identisch sein soll,[9] der Ester (C_{25}) 13,18-Dehydroexcelsin.[12]

Weiterhin wurden eine ganze Reihe von Quassinoiden mit Strukturen ähnlich dem Amarolid sowie einige ungewöhnlichere Abeo-, Dicyclo- und Secoabeopicrasane in *A. altissima* aufgefunden (s. Inhaltsstoffe der Art *A. altissima* und Inhaltsstoffe der Droge Ailanthi cortex).

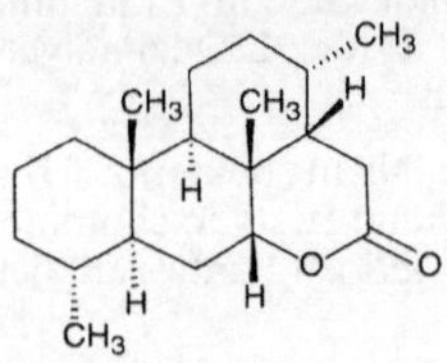

Picrasan-16-on

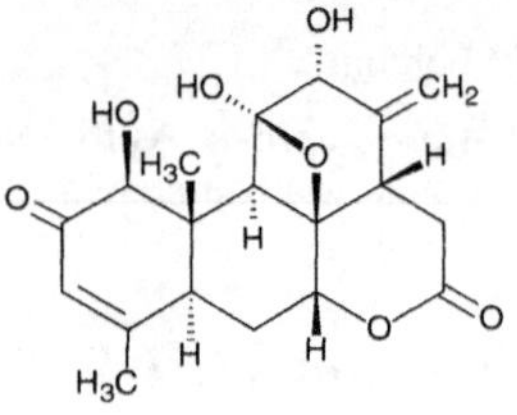

Ailanthon

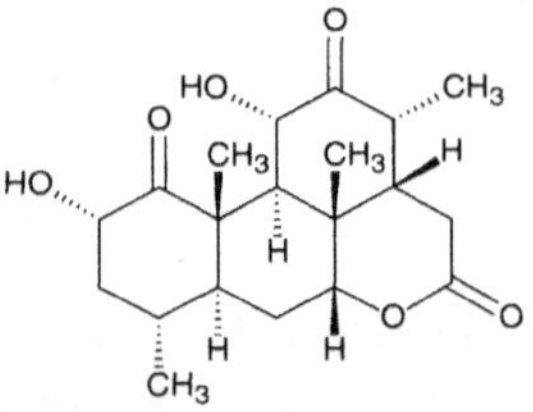

Amarolid

Triterpene. Aus den Blättern und der Rinde von *A. excelsa* ROXB. wurde β-Sitosterol[13,14] und aus der Rinde von *A. grandis* PRAIN β-Sitosterol, Lupeol, β-Amyrin und Betulinsäure isoliert.[15]

Daneben wurden noch einige, in ihrer Struktur ungewöhnlichere Triterpene vom Cholestan-, Malabarican- und Tirucallan-Typ aufgefunden:

In der Rinde von *A. excelsa* ROXB. der Triterpenalkohol 3*S*,24*S*,25-Trihydroxytirucall-7-en;[16] in den Wurzeln von *A. malabarica* DC. Ailanthol, ein Cholestanderivat mit einem Cyclopropanring;[17] aus der harzigen Ausscheidung des Stammes von *A. malabarica* DC. Malabaricol, Malabaricandiol und Epoxymalabaricol, die ersten im Pflanzenreich bisher aufgefundenen tricarbocyclischen Triterpene.[18]

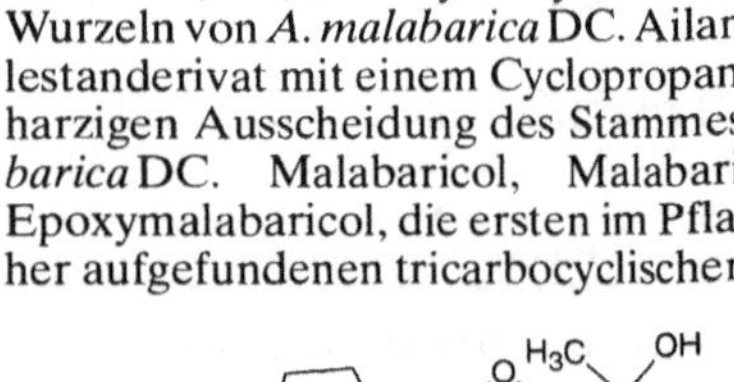

Malabaricol

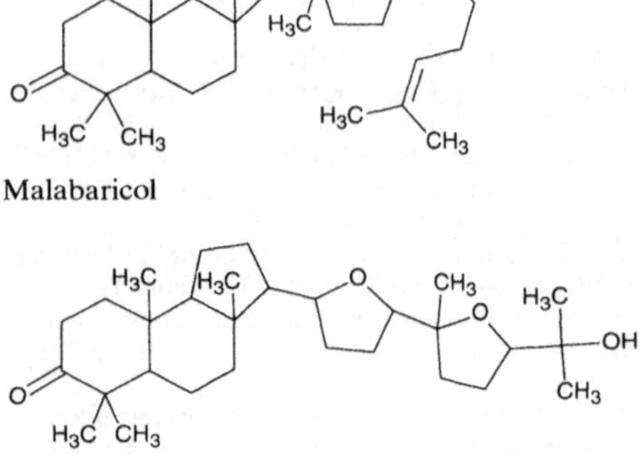

Epoxymalabaricol

Chinolinalkaloide. Aus den getrockneten Wurzeln von *A. giraldii* DODE, die mit *A. altissima* identisch sein soll,[9] wurde 0,05 % 3-[3,3-Dimethylallyl]-1-methyl-4-methoxychinol-2-on als Hauptinhaltsstoff isoliert.[19]

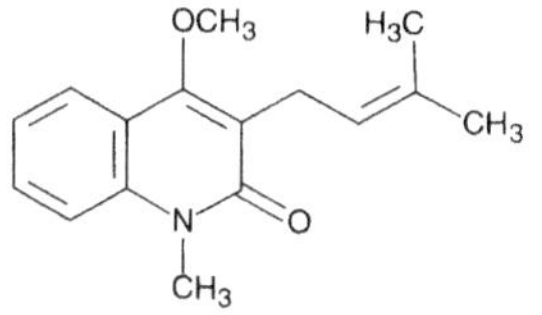

3-[3,3-Dimethylallyl]-1-methyl-4-methoxychinol-2-on

Indolalkaloide. Aus verschiedenen Ailanthus-Arten wurden Indolalkaloide vom einfachen β-Carbolin-Typ und vom Canthin-6-on-Typ isoliert: Aus Blättern und Wurzelrinde von *A. altissima* (s. Inhaltsstoffe der Art *A. altissima* und Inhaltsstoffe der Droge Ailanthi cortex); Canthin-6-on, 1-Methoxycanthin-6-on, 5-Methoxycanthin-6-on und 8-Hydroxycanthin-6-on aus der Wurzelrinde von *A. excelsa*;[20] 1-Hydroxycanthin-6-on aus dem Kernholz von *A. giraldii*;[21] acht einfache β-Carboline aus der Rinde und den Wurzeln von *A. malabarica*, wie z. B. Crenatin, Crenatidin, Dehydrocrenatin, Dehydrocrenatidin.[22]

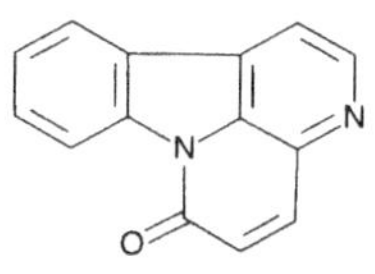

Canthin-6-on

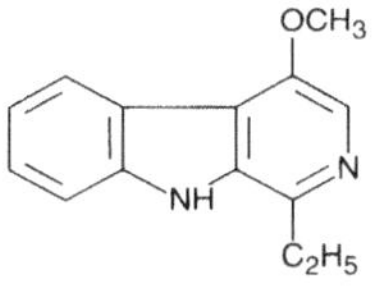

Crenatin

Phenolische Verbindungen. Bisher wurden in den Blättern von *A. altissima* einige Flavone, Flavonole sowie ihre Glykoside (s. Inhaltsstoffe der Art *A. altissima*) und in den Blättern von *A. excelsa* das *C*-Glykosylflavon Vitexin aufgefunden.[13] In den hydrolysierten Blattextrakten von *A. malabarica* konnte das Flavonolaglykon Quercetin neben Ellagsäure, Gallussäure, Kaffeesäure und Leucocyanidin nachgewiesen werden.[9]
Chinone. 2,6-Dimethoxy-*p*-benzochinon soll für die gesamte Familie der Simaroubaceae charakteristisch sein. In der Gattung Ailanthus konnte das Chinon bisher in *A. altissima* (s. Inhaltsstoffe der Art *A. altissima* und der Droge Ailanthi cortex) und in *A. excelsa* (0,011 % isoliert aus der Rinde[9]) gefunden werden.

Drogenliefernde Arten: *A. altissima*: Ailanthi cortex, Ailanthus altissima hom. *HAB 1*, Ailanthus glandulosus hom. *HPUS 78*.

Ailanthus altissima (MILLER) SWINGLE

Synonyme: *Ailanthus glandulosa* DESF., *Ailanthus procera* SALISB., *Pongelion glandulosum* PIERRE, *Rhus cacodendron* EHRH., *Toxicodendron altissimum* MILLER.

Sonstige Bezeichnungen: Dt.: Chinesischer Götterbaum; engl.: Tree of heaven; frz.: Vernis de Japon.

Botanische Beschreibung: Bis 30 m hoher Baum, mit glatter, hell längsgestreifter Borke und anfangs sehr fein behaarten, gelb oder rotbraunen Zweigen; Laubblätter bis 1 m lang, unpaarig gefiedert, mit meist 13 bis 20 schief-lanzettlichen, ganzrandigen oder unregelmäßig buchtig gezähnten, beiderseits schwach drüsigen Fiederblättchen; Blüten zwittrig oder eingeschlechtig, zu zwei bis drei gebüschelt, in reich verzweigten, achsel- oder endständigen Rispen; Kelchblätter meist fünf, diese bis zur Mitte verwachsen; Kronblätter fünf, gelblich-weiß, viel länger als der Kelch, meist einwärts gerollt; Diskus zehnlappig; Staubblätter 10, in den zwittrigen Blüten oft nur fünf, in den weiblichen Blüten nur noch als Rudimente erhalten; Fruchtblätter fünf bis sechs, frei, oft nur die Griffel verbunden, mit je 1 Samenanlage; Teilfrüchte frei, beidseitig geflügelt, länglich-lanzettlich; Samen in der Mitte der Frucht querliegend, rundlich, zusammengedrückt, dünnschalig, ohne erkennbares Nährgewebe; Keimblätter eiförmig, flach.[23]

Inhaltsstoffe: Die Blätter von *A. altissima* enthalten Indolalkaloide vom einfachen β-Carbolin-Typ und vom Canthin-6-on-Typ: 1-Methoxycarbonyl-β-carbolin, 4,8-Dimethoxy-1-methoxycarbonyl-β-carbolin,[24] 4-Methoxy-1-vinyl-β-carbolin, Canthin-6-on und 1-Methoxycanthin-6-on (Isolierung, keine Gehaltsangaben).[25] Ferner finden sich Flavone, Flavonole und ihre Glykoside: Apigenin, Kämpferol, Quercetin, Apigenin-7-*O*-glucosid, Luteolin-7-*O*-glucosid, Quercitrin, Isoquercitrin und Hyperosid (keine Mengenangaben).[9,26,27] In hydrolysierten Blattextrakten wurden Quercetin, Kämpferol, Ellagsäure, Gallussäure, Kaffeesäure und *p*-Cumarsäure nachgewiesen.[9] Die Blätter sollen auch ca. 13 % nicht näher identifizierte Gerbstoffe enthalten,[28] die aber keine gerbende Wirkung auf tierische Haut besitzen.[9] Aus den Samen von *A. altissima* wurden einige Quassinoiden isoliert (vgl. a. Inhaltsstoffgruppen der Droge Ailanthi cortex):
Ailanthon-Typ: Ailanthon, Chaparrinon, Ailantholid (C_{20});[29] die 2-*O*-β-D-Monoglucoside (C_{26}) Shinjuglykosid A (Chaparringlucosid) und Shinjuglykosid B (Shinjulacton A-glucosid = 2-Dihydroailanthonglucosid) (keine Quantifizierung).[30]
Amarolid-Typ: Die 2-*O*-β-D-Monoglucoside (C_{28}/C_{26}) Shinjuglykosid C (11-Acetylamarolidglucosid) und Shinjuglykosid D (Amarolidglucosid) (keine Quantifizierung).[30]
Die Samen enthalten außerdem 2,6-Dimethoxy-*p*-benzochinon[29] (keine Mengenangabe) und 3 % nicht näher charakterisierte Gerbstoffe.[28]
In Callus- und Zellsuspensionskulturen von *A. altissima* konnte die Biosynthese von Quassinoiden und Indolalkaloiden nachgewiesen werden: Ailanthon ist das Hauptquassinoid[31] und 1-Methoxycanthin-6-on das Hauptalkaloid[32] in Callusgewebekulturen; Zellsuspensionskulturen enthalten als Hauptalkaloid etwa gleiche Mengen an Canthin-6-on und 1-Methoxycanthin-6-on,[32] neben geringeren Mengen weiterer vier Canthin-6-on-Derivate sowie fünf einfacher β-Carboline.[33]

Im Holz von *A. altissima* sollen 0,8 % nicht näher identifizierte Gerbstoffe vorhanden sein.[28]

Verbreitung: Ursprünglich nur in China beheimatet. Im tropischen und subtropischen Ostasien sowie in den nördlich gemäßigten Gebieten Europas und Nordamerikas vielfach angepflanzt und verwildert.

Drogen: Ailanthi cortex, Ailanthus altissima hom. *HAB 1*, Ailanthus glandulosus hom. *HPUS 78*.

Ailanthi cortex (Götterbaumrinde)

Synonyme: Cortex Ailanthi.

Sonstige Bezeichnungen: Chinesisch: Chinpi; engl.: Tree-of-heaven Bark.[34]

Monographiesammlungen: Cortex Ailanthi *ChinP IX*.

Definition der Droge: Die getrocknete Rinde der Wurzeln oder Stämme *ChinP IX*.

Stammpflanzen: *Ailanthus altissima* (MILLER) SWINGLE *ChinP IX*.

Gewinnung: Die Stamm- und Wurzelrinde wird das ganze Jahr über gesammelt und an der Sonne getrocknet; die Borke wird ggf. vor der Trocknung entfernt.
Vor weiterer Bearbeitung bzw. Verwendung der Droge werden eventuelle fremde Bestandteile entfernt; die Rinde wird dann gewaschen, gänzlich erweicht, in Stücke geschnitten und getrocknet.[34]

Ganzdroge: s. Schnittdroge.

Schnittdroge: *Geschmack.* Wurzelrinde bitter.
Geruch. Wurzelrinde mit nur schwachem Geruch.
Makroskopisches Bild.
Wurzelrinde. Unregelmäßig geformte Stücke oder Rohre unterschiedlicher Länge und Breite, 0,3 bis 1 cm dick. Außenfläche graugelb oder gelblich braun, rauh, mit zahlreichen auffallenden längsgestellten Lenticellen und einer unregelmäßigen Struktur an Längs- und Querrissen; nach Entfernung der Borke gelblich-weiße Außenfläche. Innere Oberfläche schwach gelb, glatt, dicht besetzt mit spindelförmigen Löchern oder Punkten. Von harter und zerbrechlicher Beschaffenheit; Bruchstellen außen granuliert, innen faserig.
Stammrinde. Unregelmäßige Scheiben oder Stücke unterschiedlicher Größe, 0,5 bis 2 cm dick. Außenfläche grauschwarz, sehr rauh, mit tiefen Rissen.[34]

Pulverdroge: *Wurzelrinde.* Helles, graugelbes Pulver. Steinzellen zahlreich, annähernd rund oder quadratisch oder unregelmäßig geformt, 24 bis 96 µm im Durchmesser, mit verdickten Wänden, bisweilen mit drei dicken und einer dünnen Wand; einige Lumina enthalten Calciumoxalatprismen. Fasern mit extrem verdickten und verholzten Wänden, 20 bis 40 µm im Durchmesser.
Calciumoxalatprismen 11 bis 48 µm lang, in Büscheln bis zu 48 µm im Durchmesser. Stärkekörner sphärisch oder oval, 3 bis 13 µm im Durchmesser.
Stammrinde. Graugelbes Pulver. Fragmente von Korkzellen zahlreich; Calciumoxalatbüschel gelegentlich vorhanden, Stärkekörner abwesend.[34]

Inhaltsstoffe: Vgl. a. Inhaltsstoffgruppen der Gattung Ailanthus.
Quassinoide.
Wurzelrinde.
Ailanthon-Typ:
- C_{20}: Ailanthon (bis 0,1 % isoliert),[35–37] 13,18-Dehydroglaucarubolon (= 15β-Hydroxyailanthon, bis 0,001 % isoliert),[35–37] Chaparrinon (0,001 % isoliert),[37] Chaparrolid (bis 0,005 % isoliert),[35,37] Shinjulacton A (= 2-Dihydroailanthon, bis 0,002 % isoliert),[36–39] Shinjulacton D (= 3,4-Dihydrochaparrin, 0,001 % isoliert),[35,36,40] Shinjulacton M (= 13,18-Dihydroailanthon, 0,0005 % isoliert),[36,41] Shinjulacton N (= 13,18-Dehydroglaucarubol, 0,0002 % isoliert).[36]
- Ester (C_{25}): Glaucarubinon (Glaucarubolon-15-(2-hydroxy-2-methyl)butyrat, 0,001 % isoliert),[37] 13,18-Dehydroglaucarubinon (13,18-Dehydroglaucarubolon-15-(2-hydroxy-2-methyl)butyrat = 15β-Hydroxyailanthon-15-(2-hydroxy-2-methyl)butyrat, bis 0,001 % isoliert).[37]

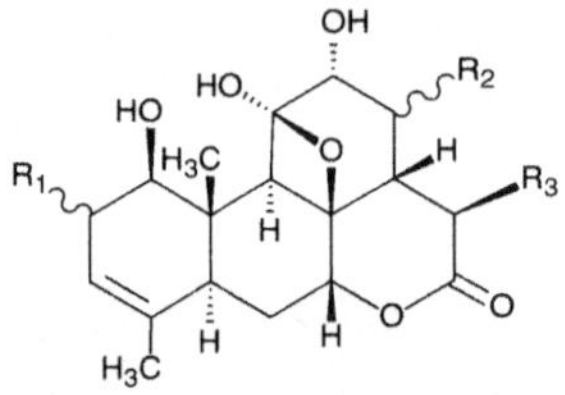

	R_1	R_2	R_3
Ailanthon	=O	=CH2	—H
Shinjulacton A (=2-Dihydroailanthon)	H / OH	=CH2	—H
Chaparrinon	=O	H / CH3	—H
Chaparrin	H / OH	H / CH3	—H
Glaucarubol	H / OH	H / CH3	—OH
Shinjulacton M	=O	OH / CH2OH	—H
Shinjulacton N (=13,18 Dehydro-glaucarubol)	H / OH	=CH2	—OH
Glaucarubolon	=O	H / CH3	—OH

Formelübersicht Ailanthon und verwandte Verb.

Amarolid-Typ:
- C_{20}: Amarolid (bis 0,01 % isoliert),[35,37] Shinjulacton G (0,0003 % isoliert),[42] Shinjulacton H (0,001 % isoliert),[42] Shinjulacton J (0,0001 % isoliert).[43]
- Acetate: 11-Acetylamarolid (bis 0,01 % isoliert),[35,37] Shinjulacton I (0,0002 % isoliert),[43] Shinjulacton K (0,0005 % isoliert),[43] Shinjulacton L (0,0005 % isoliert).[44]
- Monoglucoside: Shinjuglykosid E (12-Dihydroamarolid-2-*O*-*β*-D-glucosid, 0,0002 % isoliert), Shinjuglykosid F (Shinjulacton H-2-*O*-*β*-D-glucosid, 0,00005 % isoliert).[36]

Sonstige: Shinjulacton B (bis 0,004 % isoliert)[35,37] = Secoabeopicrasan (C_{19}); Shinjulacton C (bis 0,002 % isoliert)[35,37,45] = Dicyclopicrasan (C_{20}), nicht bitter; Shinjulacton F (0,003 % isoliert)[43] = Picrasan (C_{20}) mit (1α,11-epoxy-1β-hydroxy)-Hemiketalgruppierung; Shinjudilacton (0,01 % isoliert)[35,37] = Abeopicrasan (C_{19}).

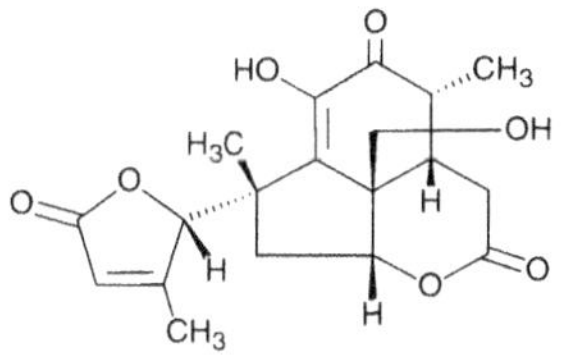

Shinjulacton B

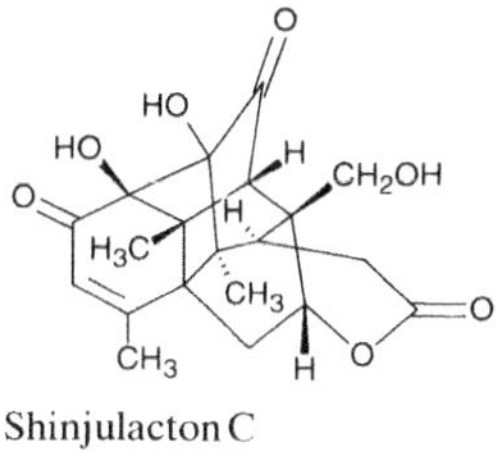

Shinjulacton C

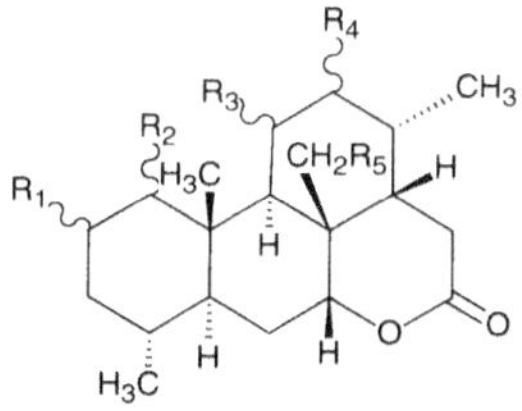

	R_1	R_2	R_3	R_4	R_5
Amarolid	H, OH	=O	H, OH	=O	—H
Shinjulacton G	=O	OH, H	OH, H	H, OH	—OH
Shinjulacton H	H, OH	=O	=O	OH, H	—H
Shinjulacton I	H, OH	=O	H, O–C(=O)–CH3	H, O–C(=O)–CH3	—H
Shinjulacton J	=O	OH, H	=O	OH, H	—H
Shinjulacton K	H, OH	=O	H, OH	H, O–C(=O)–CH3	—H
Shinjulacton L	H, OH	=O	=O	O–C(=O)–CH3, H	—H

Formelübersicht Amarolid und verwandte Verb.

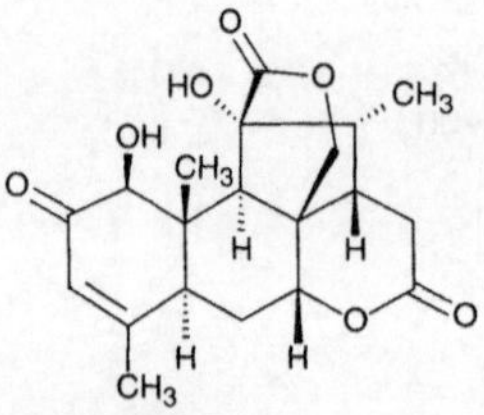

Shinjudilacton

Stammrinde.
Ailanthon-Typ:
- C_{20}: Ailanthon (0,01 % isoliert),[35,46] Shinjulacton E (= 6α-Hydroxyailanthon, 0,0001 % isoliert).[35,40]

Amarolid-Typ:
- C_{20}: Amarolid (0,006 % isoliert).[35,47]
- Acetate: 11-Acetylamarolid (0,0004 % isoliert).[35,47]

Sonstige:
Shinjulacton B (0,001 % isoliert)[35] vgl. Wurzelrinde; Shinjudilacton (0,0004 % isoliert)[35] vgl. Wurzelrinde.
Indolalkaloide.
Wurzelrinde. β-Carboline: 1-Acetyl-4-methoxy-β-carbolin (0,0002 % isoliert), 1-Methoxycarbonyl-β-carbolin (0,0003 % isoliert), 1-(2'-Hydroxyethyl)-4-methoxy-β-carbolin (0,0002 % isoliert), 1-(1'-Hydroxy-2'-methoxy)ethyl-4-methoxy-β-carbolin (0,00007 % isoliert), 1-(1',2'-Dihydroxyethyl)-4-methoxy-β-carbolin (0,0005 % isoliert), 1-Methoxycarbonyl-4-methoxy-β-carbolin (keine Mengenangaben), 1-Propionyl-β-carbolin (0,00005 % isoliert), 1-Carbamoyl-β-carbolin (0,0001 % isoliert).[48–51]

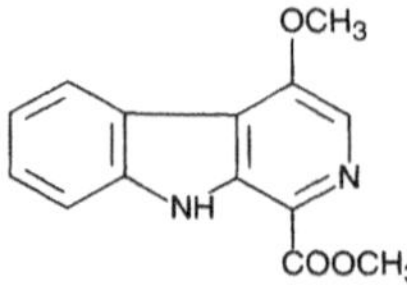

1-Methoxycarbonyl-4-methoxy-β-carbolin

Canthin-6-one. Canthin-6-on (0,008 % isoliert), Canthin-6-on-3-*N*-oxid (0,001 % isoliert), 1-Hydroxycanthin-6-on (keine Mengenangaben), 5-Hydroxymethylcanthin-6-on (0,0005 % isoliert), 1-Methoxycanthin-6-on (0,003 % isoliert), 1-Methoxycanthin-6-on-3-*N*-oxid (0,0004 % isoliert).[48–51]

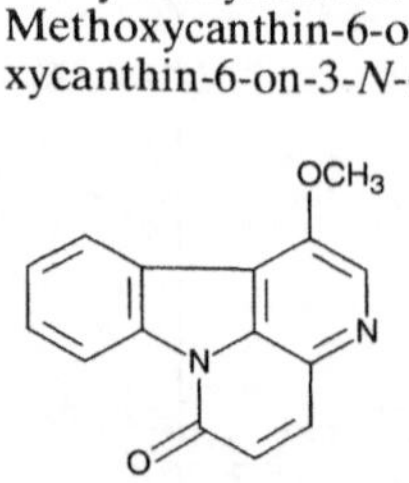

1-Methoxycanthin-6-on

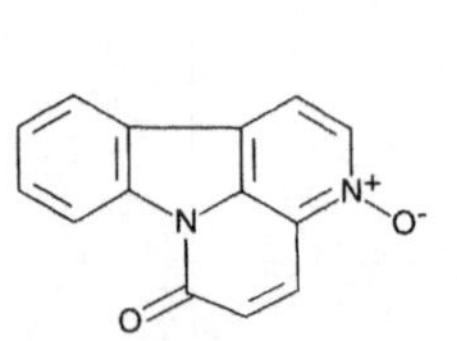

Canthin-6-on-3-*N*-oxid

Chinone. Die Rinde soll 2,6-Dimethoxy-*p*-benzochinon enthalten (keine Mengenangabe).[9,52]
Gerbstoffe. In der Rinde sollen 2,5 % nicht näher charakterisierter Gerbstoffe vorhanden sein.[28]

Zubereitungen: Cortex Ailanthi mit Kleie *ChinP IX*: Die Rindenstücke werden mit Kleie unter Rühren gebraten bis eine leicht gelbe Färbung auftritt.

Identität: Vgl. a. Identität der Droge Ailanthus altissima hom. *HAB 1.*
ChinP IX: Herstellung eines methanolischen Auszuges aus der pulv. Droge und Einengen zur Trokkene; nach Zugabe von Eisessig und Essigsäureanhydrid-Schwefelsäure (19:1) zum Rückstand färbt sich die Lsg. gelblichgrün und verändert sich rasch in schmutzig grün.

Lagerung: Aufbewahrung an einem gut belüfteten, trockenen Ort, vor Motten geschützt *ChinP IX*.

Wirkungen: *Antiplasmodiale Wirkung.* In einem *in vitro* Antimalaria-Testmodell wird unter Verwendung von *Plasmodium-falciparum*-Kulturen (K-1, chloroquinresistent) in menschlichem Blut die Fähigkeit pflanzlicher Rohextrakte, die Aufnahme von [G-^{3}H–)-Hypoxanthin in *P. falciparum* zu hemmen, untersucht. Ein methanolischer Extrakt aus der Rinde von *A. altissima* weist einen IC_{50}-Wert von 5 µg/mL auf. Chinin zeigt im gleichen Testmodell mit *P. falciparum* (K-1) einen IC_{50}-Wert von 0,18 µg/mL.[53]

Volkstümliche Anwendung und andere Anwendungsgebiete: In der chinesischen Medizin wird die Droge bzw. ihre Zubereitung bei krankhafter Leukorrhoe, Diarrhoe, chronischer Diarrhoe, chronischer Ruhr und bei abnormalen Uterusblutungen eingesetzt.[34]
In Afrika werden Stamm- und Wurzelrinde in der Volksmedizin (keine Angabe der Zubereitungsform) gegen Krämpfe, Asthma oder andere Lungenerkrankungen, Herzrasen, Epilepsie, Diarrhoe, Ruhr, Gonorrhoe und Bandwürmer verwendet.[54]
Die Wirksamkeit der Droge bei den genannten Indikationen ist nicht belegt.

Dosierung und Art der Anwendung: *Droge.* Dosierung: 6 bis 9 g.[34]

Akute Toxizität: *Mensch.* Die Rinde soll in großen Dosen (keine Mengenangaben) abführend wirken und Übelkeit, Schwindel, Schwäche, kalten Schweiß, heftige Kopfschmerzen, Rückenschmerzen, Taubheit und Kribbeln in den Gliedern erzeugen.[55] *Tier.* Bei Tieren soll die Rinde in größeren Dosen (keine Mengenangabe) Gehirn und Rükkenmark lähmen, wobei die Bewegungsminderung an den hinteren Extremitäten beginnt, die Herztätigkeit zunächst beschleunigt und dann verlangsamt wird, der Puls klein und schwach wird, die Atmung sich vermindert und schließlich der Tod durch Atemlähmung eintritt.[55]

Ailanthus altissima hom. *HAB 1*

Synonyme: Ailanthus glandulosa.

Monographiesammlungen: Ailanthus altissima *HAB 1.*

Definition der Droge: Etwa 2 Teile frischer, blühender Triebe und 1 Teil frischer Stamm- und Astrinde.

Stammpflanzen: *Ailanthus altissima* (MILLER) SWINGLE.

Schnittdroge: *Geschmack.* Rinde zusammenziehend, bitter; ältere Blätter mit untypisch krautigem Geschmack; Blüten bitter.
Geruch. Rinde intensiv dumpf, ältere Blätter beim Zerreiben einen schwachen Geruch entwickelnd; junge Blätter oft intensiv krautig riechend; Blüten mit starkem, an Holunderblüten erinnerndem Geruch.
Makroskopisches Bild. Rinde jüngerer Zweige, älterer Äste und des Stammes an der Außenseite eine hellgraue bis rötlichbraune Borke aufweisend; Borke 0,5 bis 3 cm breit, flach, mit netzartigen Strukturen in den Rissen. Rinde vorjähriger oder älterer Triebe außen rotbraun mit vielen hellgrauen bis hellbraunen Korkwarzen und dunklen Blattnarben. Diesjährige Triebe bis zu 0,8 cm dick, zur Blütezeit grün und mit hellen längsgestellten Lenticellen. Blätter wechselständig angeordnet, unpaarig gefiedert, meist bis 60, selten bis 90 cm lang mit 11 bis 25, selten bis 41 gestielten, eiförmig lanzettlichen, oft unsymmetrischen, 6 bis 12 cm langen, 2,5 bis 4 cm breiten, zunächst kurz behaarten, später fast kahlen und einen gewimperten Rand aufweisenden Fiederblättern. Fiederblätter ganzrandig oder unregelmäßig buchtig gezähnt oder in der Nähe des gestutzten Spreitengrundes 1 bis 4 Zähne, die je eine Drüse auf der Unterseite tragen, aufweisend; Fiederblätter durch die beiden unteren Zähne leicht spießförmig erscheinend. Blüten in endständigen, lockeren, verzweigten, 10 bis 20, selten bis 30 cm langen Rispen zu 2 oder 3 gebüschelt stehend, mit einem Durchmesser von 7 bis 8 mm. Kelchblätter 5, klein, im unteren Teil verwachsen. Kronblätter 5, gelegentlich auch 6, grünlichgelb bis gelblichweiß, 2 bis 4 mm lang, die Kelchblätter überragend, spitzeiförmig, auf der Unterseite kurzbehaart. Männliche Blüten mit 10 zwittrigen, bis zu 4 mm langen Staubblättern, deren Filamente im unteren Teil behaart sind. Staubblätter in rein weiblichen Blüten fehlend. Fruchtknoten im Umriß sternförmig, 5 freie Griffel mit verlängerten, abstehenden, zurückgebogenen Narben oder zu einer Säule vereinte Griffel mit abstehenden Narben aufweisend.[56]

Zubereitungen: Urtinktur und flüssige Verdünnungen nach *HAB 1*, Vorschrift 3a: Urtinktur aus fein zerkleinertem Pflanzenmaterial durch Mazeration mit Ethanol 86 % *(V/V)*, Verdünnungen mit Ethanol 62 % *(V/V)*, ab D4 mit Ethanol 43 % *(V/V)*; Eigenschaften: Die Urtinktur ist eine gelbe bis rötlichbraune Flüssigkeit mit aromatischem Geruch und aromatischem, bitterem Geschmack.

Identität: *Urtinktur.* Mit Eisen(III)chloridlsg. färbt sich die verd. Urtinktur grün.
Prüflsg.: Nach Ausschütteln der verdünnten, mit Natriumchlorid versetzten Urtinktur mit Chloroform werden die vereinigten Chloroformphasen eingedampft und die Rückstände in Methanol aufgenommen:
Mit Phloroglucin/HCl färbt sich die Prüflsg. rot.
DC der Prüflsg.:
- Referenzsubstanzen: Hydrochinon, Cholesterol.
- Sorptionsmittel: Kieselgel H.
- FM: Chloroform-Ethanol 96 % *(V/V)* (90 + 10).
- Detektion: Molybdatophosphorsäurelsg. und Ammoniak-Dämpfe, Auswertung im Vis.
- Auswertung: Das Chromatogramm der Prüflsg. zeigt im Bereich zwischen den Referenzsubstanzen eine grünblaue und 3 bis 5 graublaue Zonen.

Reinheit: *Urtinktur.*
- Relative Dichte: 0,900 bis 0,920.
- Trockenrückstand: Mind. 3,0 %.

Lagerung: *Urtinktur.* Vor Licht geschützt.

Anwendungsgebiete: Die Anwendungsgebiete entsprechen dem homöopathischen Arzneimittelbild. Dazu gehören: Schwere Infektionskrankheiten mit Übergang in allgemeine Blutvergiftung.[57]

Dosierung und Art der Anwendung: *Zubereitung.* Soweit nicht anders verordnet:[57]
Bei akuten Zuständen häufige Anwendung alle halbe bis ganze Stunde je 5 Tropfen oder 1 Tablette oder 10 Streukügelchen oder 1 Messerspitze Verreibung einnehmen; parenteral 1 bis 2 mL bis zu dreimal täglich s. c. injizieren.
Bei chronischen Verlaufsformen ein- bis dreimal täglich 5 Tropfen oder 1 Tablette oder 10 Streukügelchen oder 1 Messerspitze Verreibung einnehmen; parenteral 1 bis 2 mL pro Tag s. c. injizieren.

Unerwünschte Wirkungen: Nicht bekannt. Hinweis: Es können vorübergehend Erstverschlimmerungen vorkommen, die jedoch unbedenklich sind.[57]

Gegenanzeigen/Anwendungsbeschr.: Nicht bekannt.[57]

Wechselwirkungen: Nicht bekannt.[57]

Gesetzl. Best.: *Offizielle Monographien.* Aufbereitungsmonographie der Kommission D am BGA "Ailanthus altissima (Ailanthus glandulosa)".[57]

Ailanthus glandulosus hom. *HPUS 78*

Synonyme: Tree of heaven.

Monographiesammlungen: Ailanthus glandulosus *HPUS 78.*

Definition der Droge: Die frische Rinde von jungen Trieben und frische, gut entwickelte Blüten.

Stammpflanzen: *Ailanthus glandulosa* DESF. (Syn. *A. altissima* (MILL.) SWINGLE).

Zubereitungen: *Urtinktur.* Herstellung: Zu einer feuchten Pflanzenmasse, bestehend aus 100 g Festanteil und 300 mL Pflanzensaft, gibt man 730 mL

Alkohol 94,9% (*V/V*) zur Bereitung von 1000 mL Urtinktur *HPUS 78*.
Dilutionen: D2 (2 ×) enthält 1 Teil Urtinktur, 2 Teile dest. Wasser und 7 Teile Alkohol 94,9% (*V/V*); D3 (3 ×) und höher mit Alkohol 88% (*V/V*).
Medikationen: D3 (3 ×) und höher.

Gehalt: *Urtinktur.* Arzneigehalt $^1/_{10}$.

1. Melchior A (1964) Engler's Syllabus der Pflanzenfamilien, Bd. II, Gebrüder Bornträger, Berlin
2. Cronquist A (1944) Studies in the Simaroubaceae, IV. Resume of the American Genera, Brittonia, Vol. 5, S. 128–147
3. Whitmore TC (1983) Tree Flora of Malaya, Vol. 2, Longman, Kuala Lumpur, S. 346–347
4. Khan SA, Shamsuddin KM (1980) Phytochemistry 19:2.484–2.485
5. Khan SA, Shamsuddin KM (1978) Indian J Chem (Sect. B) 16B:1.045–1.046, zit. nach: CA 90:183195t
6. Khan SA, Zuberi SS, Shamsuddin KM (1980) Indian J Chem (Sect. B) 19B:183–184, zit. nach: CA 93:41523m
7. Bhatia N, Sahai M, Khosa RL (1985) J Indian Chem Soc 62:75–76, zit. nach: CA 103:138597b
8. Ogura M, Cordell GA, Kinghorn AD, Farnsworth NR (1977) Lloydia 40:579–584
9. Hgn (1973) Bd. 6, S. 387–403
10. Polonsky J, Varon Z, Moretti C (1980) J Nat Prod (Lloydia) 43:503–509
11. Seida AA, Kinghorn AD, Cordell GA, Farnsworth NR (1978) J Nat Prod (Lloydia) 41:584–587
12. Khan SA, Fozdar BI, Shamsuddin KM (1982) Indian J Chem (Sect. B) 21B:1.133–1.134, zit. nach: CA 99:3026t
13. Kapoor SK, Ahmad PI, Zaman A (1971) Phytochemistry 10:3.333
14. Mahandra JK (1964) Indian J Chem 2:40, zit. nach Lit.[4]
15. Khastgir HN, Pradhan BP, Misra DR, Saha B, Nath A (1985) J Indian Chem Soc 62:711–712, zit. nach: CA 104:165394k
16. Sherman MM, Borris RP, Ogura M, Cordell GA, Farnsworth NR (1980) Phytochemistry 19:1.499–1.501
17. Joshi BS, Kamat VN, Pelletier SW (1985) Tetrahedron Lett:1.273–1.276
18. Chawla A, Dev S (1967) Tetrahedron Lett:4.837–4.843
19. Bohlmann F, Rao BVS (1969) Chem Ber 102:1.774
20. Cordell GA, Ogura M, Farnsworth NR (1978) Nat Prod (Lloydia) 41:166–168
21. Kahn SA, Shamsuddin KM (1981) Phytochemistry 20:2.062–2.063
22. Allen JRF, Holmstedt BR (1980) Phytochemistry 19:1.573–1.582
23. Heg (1975) Bd. V, Teil 1, S. 77–86
24. Souleles C, Kokkalou E (1989) Planta Med 55:86–87
25. Souleles C, Waigh R (1984) J Nat Prod (Lloydia) 47:741
26. Souleles C, Philianos S (1983) Plant med Phytother 17:157–160, zit. nach: CA 101:35942q
27. Proliac A, Raynaud J (1983) Pharmazie 38:351
28. Pesheva M, Esaulenko L (1973) God Vissh Khimikotekhnol Inst Sofia 19:321–331, zit. nach: CA 82:135729h
29. Polonsky J, Fourrey JL (1964) Tetrahedron Lett:3.983
30. Yoshimura S, Ishibashi M, Tsuyuki T, Takahashi T, Matsushita K (1984) Bull Chem Soc Jpn 57:2.496–2.501
31. Jaziri M, Homes J, Vanhaelen M (1987) Phytochemistry 26:999–1.000
32. Anderson LA, Harris A, Phillipson JD (1983) J Nat Prod (Lloydia) 46:374–378
33. Crespi-Perellino N, Guicciardi A, Malyszko G, Arlandini E, Ballabio M, Minghette A (1986) J Nat Prod (Lloydia) 49:1.010–1.014
34. ChinP IX, S. 20
35. Furuno T, Ishibashi M, Naora H, Murae T, Hirota H, Tsuyuki T, Takahashi T, Itai A, Iitaka Y (1984) Bull Chem Soc Jpn 57:2.484–2.489
36. Niimi Y, Takahiko T, Takeyoshi T, Kazuhiro M (1987) Chem Pharm Bull 35:4.302–4.306
37. Ishibashi M, Tsuyuki T, Murae T, Hirota H, Takahashi T, Itai A, Iitaka Y (1983) Bull Chem Soc Jpn 56:3.683–3.693
38. Casinovi CG, Ceccherelli P, Fardella G, Grandolini G (1983) Phytochemistry 22:2.871–2.873
39. Naora H, Ishibashi M, Furuno T, Tsuyuki T, Murae T, Hirota H, Takahashi T, Itai A, Iitaka Y (1983) Bull Chem Soc Jpn 56:3.694–3.698
40. Ishibashi M, Furuno T, Tsuyuki T, Takahashi T, Matsushita K (1983) Chem Pharm Bull 31:2.179–2.182
41. Niimi Y, Tsuyuki T, Takahashi T, Matsushita K (1986) Bull Chem Soc Jpn 59:1.638–1.640
42. Ishibashi M, Yoshimura S, Tsuyuki T, Takahashi T, Matsushita K (1984) Bull Chem Soc Jpn 57:2.013–2.014
43. Ishibashi M, Yoshimura S, Tsuyuki T, Takahashi T, Itai A, Iitaka Y (1984) Bull Chem Soc Jpn 57:2.885–2.892
44. Ishibashi M, Tsuyuki T, Takahashi T (1985) Bull Chem Soc Jpn 58:2.723–2.724
45. Ishibashi M, Murae T, Hirota H, Tsuyuki T, Takahashi T, Itai A, Iitaka Y (1982) Tetrahedron Lett:1.205–1.206
46. Casinovi CG, Ceccherelli P, Grandolini G, Bellavita V (1964) Tetrahedron Lett:3.991
47. Casinovi CG, Bellavita V, Grandolini G, Ceccherelli P (1965) Tetrahedron Lett:2.273
48. Varga E, Szendrei K, Reisch J, Maróti G (1980) Planta Med 40:337–339
49. Ohmoto T, Koike K, Sakamoto Y (1981) Chem Pharm Bull 29:390–395
50. Varga E, Szendrei K, Reisch J, Maróta G (1981) Fitoterapia 52:183–186
51. Ohmoto T, Koike K (1984) Chem Pharm Bull 32:170–173
52. Casinovi CG, Grandolini G (1963) Mat Nat 35:384, zit. nach Lit.[9]
53. O'Neill MJ, Bray DH, Boardman P, Phillipson JD, Warhurst DC (1985) Planta Med:394–398
54. Watt JM, Breyer-Brandwijk MG (1962) Medicinal and Poisonous plants of Southern and Eastern Africa, 2nd Ed., E & S Livingstone Ltd., Edinburgh, London
55. Madaus G (Hrsg.) (1976) Lehrbuch der biologischen Heilmittel, Bd. 1, Georg Ohms Verlag, Hildesheim, S. 452–454
56. HAB 1, 5. Nachtrag
57. BAz Nr. 190a vom 10.10.1985

HB/Hu/RS

Ajuga

HN: 2015900

Familie: Lamiaceae.

Unterfamilie: Lamioideae.[1]

Tribus: Ajugeae.

Subtribus: Ajuginae.

Gattungsgliederung: Die Gattung Ajuga L. besteht aus ca. 40 bis 50 Arten,[2] die in die Sektionen Chamaepitys BUNGE und Bugula BENTHAM gestellt werden.

Gattungsmerkmale: Pflanzen krautig, einjährig oder zweijährig, seltener mehrjährig und halbstrauchig, bisweilen mit Ausläufern; Laubblätter undeutlich gestielt, die unteren oft rosettig gehäuft, die Hochblätter teilweise gefärbt; Tragblätter fädlich-dünn; Blüten in 2- bis 12blütigen Halbquirlen, diese zu endständigen Scheinähren angeordnet; Kelch glockig-kugelig, zehn- bis vielnervig, mit 5 fast gleichlangen, kurzen Zähnchen; Krone verwachsen, mit gerader Kronröhre, innen mit einem Haarring, die Oberlippe auffallend kurz, 2teilig, die Unterlippe gerade, tief 3lappig; Staubblätter 4, ungleich lang; Teilfrüchte (Klausen) 2 bis 5 mm lang, verkehrt-eiförmig, mit netz-runzeliger bis grubiger Oberfläche und großer Ansatzfläche.[2,3]

Verbreitung: Nahezu kosmopolitisch in außertropischen Gebieten.[2,3]

Inhaltsstoffgruppen: Aus Ajuga-Arten wurden bislang die sogenannten Ajugalactone isoliert.[4–12] Hierbei handelt es sich um Phytoecdysone vom Cholestantyp (wie z. B. das Ajugasteron D), die störend in die hormonal gesteuerte Entwicklung von Insekten eingreifen. Arten der Gattung Ajuga sind ferner eine reiche Quelle für Diterpene vom Clerodantyp wie z. B. das Chamaepitin[13–20] sowie für Iridoidglycoside vom Typ des Harpagids.[21–25] Desweiteren finden sich Hydroxyzimtsäureester wie z. B. die für Lamiaceen typische Rosmarinsäure.[26,27]

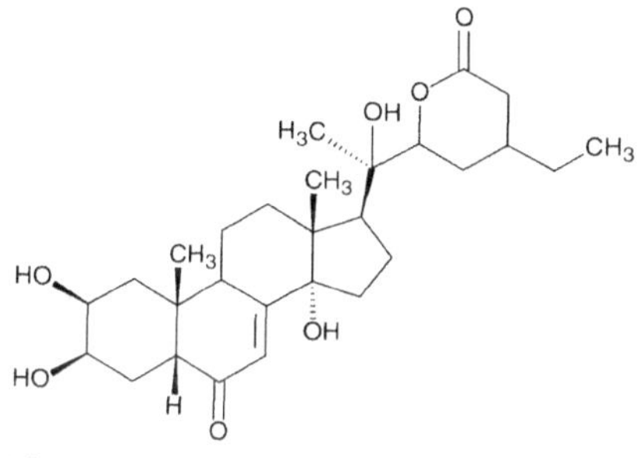

Ajugalacton

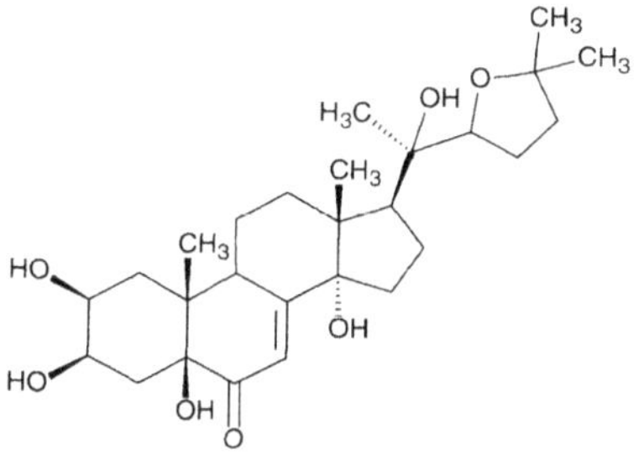

Ajugasteron D

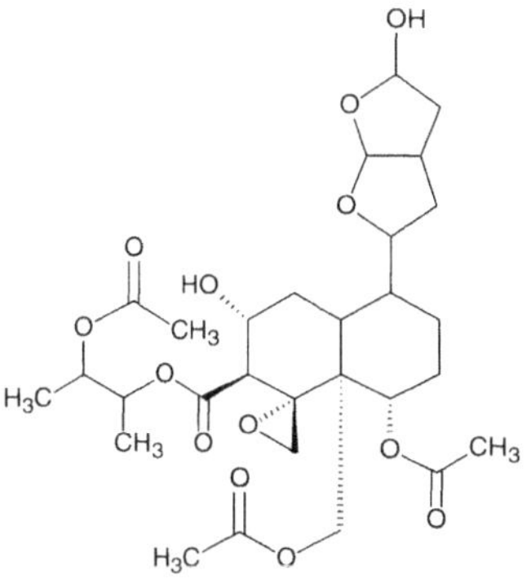

Chamaepitin

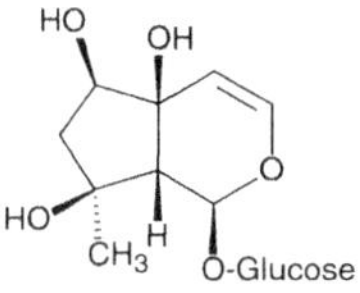

Harpagid

Drogenliefernde Arten: *Ajuga bracteosa*: Ajuga-bracteosa-Kraut; *Ajuga decumbens*: Ajuga-decumbens-Kraut; *Ajuga reptans*: Ajuga-reptans-Kraut, Ajuga reptans hom. *HAB34*, Ajuga reptans hom. *PFX*.

Ajuga bracteosa BENTHAM in WALL.

Synonyme: *Ajuga remota* BENTHAM, *Ajuga macrosperma* MIQ., *Ajuga macrosperma* WALL. var. *cuneata* BACK.

Botanische Beschreibung: Pflanze ausdauernd, an der Basis verholzt, fein behaart oder kahl, ohne Ausläufer; Sproß 6 bis 20 cm lang, meist kräftig, aufrecht oder aufsteigend, einfach oder vielästig verzweigt; Rosettenblätter 20 bis 50 (100) mm lang, 15 bis 25 mm breit, elliptisch-eiförmig bis verkehrt-lanzettlich oder länglich-spatelförmig, an der Basis keilförmig, der Rand buchtig bis undeutlich gekerbt; Stengelblätter wenige oder fehlend, den Grundblättern ähnlich oder kleiner und in die Tragblätter übergehend; Blütenquirle zahlreich, achselständig, zu Ähren vereinigt; Blüten 6 bis 8 mm lang, Tragblätter eiförmig oder keilig-eiförmig, ganzrandig bis gezähnt, viel länger als die Blüten; Kelch 3,5 bis 4,5 mm lang, glockig, 2lippig, behaart, die lanzettlich-spitzen Kelchzähne halb so lang wie die Kelchröhre; Krone blaßblau oder lila, 5 bis 8 mm lang, behaart, doppelt so lang wie der Kelch; Kronröhre schmal, aus dem Kelch herausragend, die Oberlippe aufrecht, die seitlichen Lappen der Unterlippe kurz, länglich, zahnförmig, der Mittellappen keilig bis verkehrt-eiförmig, in seiner Länge variabel; Staubblätter 4, das untere Paar länger als das obere, länger als die Kronröhre; Klausen 1,5 bis 2,5 mm lang, elliptisch, mit netzig-runzeliger Oberflächenstruktur.[27–29]

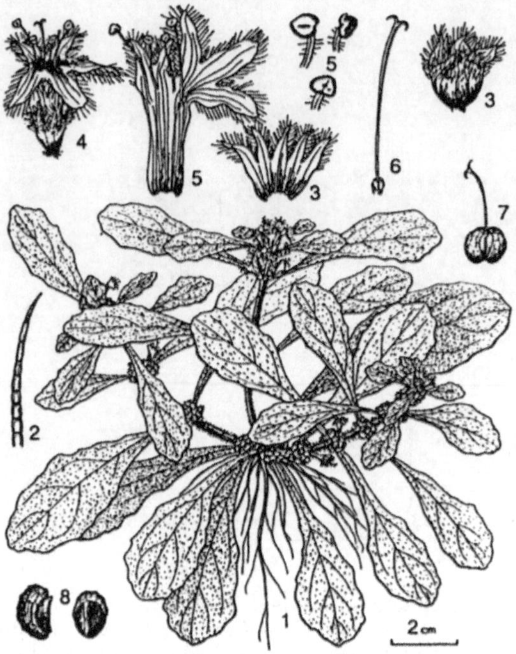

Ajuga bracteosa Wall. 1 blühende Pflanze; 2 ein Haar; 3 Kelch; 4 und 5 Blütenkrone mit Staubgefäßen; 6 Stempel; 7 Frucht mit Resten von Griffel und Narbe; 8 Nüßchen. Aus Lit.[28]

Verbreitung: Von China und Taiwan südlich bis Malaysia und ostwärts über die Himalaya-Staaten (Nepal, Kashmir, Punjab, Pakistan) bis Afghanistan verbreitet.

Drogen: Ajuga-bracteosa-Kraut.

Ajuga-bracteosa-Kraut

Definition der Droge: Die zur Blütezeit gesammelten und getrockneten, oberirdischen Teile.

Stammpflanzen: *Ajuga bracteosa* BENTHAM IN WALL.

Herkunft: s. Verbreitung der Art *A. bracteosa.*

Gewinnung: Sammlung aus Wildbeständen.

Inhaltsstoffe: Die Inhaltsstoffe der Droge sind bislang nur unzureichend untersucht. Nachgewiesen wurden Phytosterole wie β-Sitosterol[30] sowie das ungesättigte Keton Heptacos-3-en-25-on.[31]

Volkstümliche Anwendung und andere Anwendungsgebiete: Innerlich bei Fieber,[27] äußerlich zur Behandlung von Wunden.[32] Die Wirksamkeit ist derzeit nicht belegt.

Ajuga decumbens THUNB.

Synonyme: *Ajuga decumbens* var. *glabrescens* FR. et SAV., *Ajuga decumbens* var. *sinuata* FR. et SAV., *Ajuga devestita* LEV. et VANT.

Botanische Beschreibung: Pflanze ausdauernd, weißlich, kraus behaart; Rhizom kurz; Sproß 5 bis 10 cm lang, niederliegend oder aufsteigend, purpurn, mit wenigen Blattpaaren; Rosettenblätter breit verkehrt-lanzettlich, stumpf, 4 bis 6 cm lang, 1 bis 2 cm breit, tief grün, der Blattrand grob wellig bis gezähnt; Stengelblätter länglich bis eiförmig, in einen kurzen, stengel-ähnlichen Blattgrund verschmälert; Blütenquirle achselständig, wenigblütig; Blüten blau bis purpurn, mit dunkleren Streifen; Kronröhre etwa 8 mm lang, die Oberlippe halbrund, etwa 2 mm lang, stumpf oder schwach zweilappig; Klausen etwa 2 mm lang.[33]

Verbreitung: Japan, China, Mandschurei, Korea.

Drogen: Ajuga-decumbens-Kraut.

Ajuga-decumbens-Kraut

Definition der Droge: Die zur Blütezeit gesammelten und getrockneten oberirdischen Teile.

Stammpflanzen: *Ajuga decumbens* THUNB.

Herkunft: s. Verbreitung der Art *A. decumbens.*

Gewinnung: Sammlung aus Wildbeständen.

Inhaltsstoffe: Nachgewiesen wurden bislang Iridoidglykoside wie das Harpagid und das 8-*O*-Acetylharpagid[24,25] und Neo-Clerodan-Diterpene (teilweise mit kurzkettigen Carbonsäuren wie Angelicasäure verestert).[34,35]

Volkstümliche Anwendung und andere Anwendungsgebiete: Der Dekokt wird innerlich bei Fieber, Durchfall oder Blasenerkrankungen eingenommen, äußerlich zur Behandlung von Wunden oder Schwellungen.[32] Die beschriebenen Wirkungen sind bisher nicht ausreichend belegt.

Ajuga reptans L.

Synonyme: *Ajuga repens* HOST., *Bugula densiflora* TEN., *Teucrium reptans.*

Sonstige Bezeichnungen: Dt.: Gurgelkraut, Kriechender Günsel; engl.: Common bugle; frz.: Bugle rampante; it.: Bugula.

Botanische Beschreibung: Ausdauernde Rosettenstaude mit frühzeitig absterbender primärer Grundachse; büschelig verzweigte Wurzeln. Kahle Ausläufer treibend; Blütenstengel meist aufrecht, oft in Mehrzahl; 1 bis 2 dm hoch, 4kantig, unterwärts meist wie Ausläufer glatt und mehr oder weniger rot überlaufen, oberwärts flaumig, ringsum oder nur 2zeilig behaart; Laubblätter spatelig, gegenständig; die unteren stets rosettig gehäuft, mit dem 1/4 bis 1/3 der Länge einnehmenden, mehr oder weniger deutlich abgesetzten Stiel meist 4 bis 8 cm lang und 1 bis 3 cm breit, abgerundet, gewöhnlich wellig bis leicht gekerbt oder fast ganzrandig, runzelig, mit 3 bis 5 nur netzig verbundenen, bogigen Fiedernerven, beiderseits oder nur unterseits kurz rauhhaarig, dunkelgrün, oft mehr oder weniger rot überlaufen. Stengelblätter wenig zahlreich, zuweilen schon das unterste, mindestens das drittunterste Paar Blüten tragend, die oberen allmählich kleiner werdend, meist ganzrandig, oft deutlich kürzer als die Blüten, dunkelgrün, hier und da mehr oder weniger violett überlaufen. Scheinquirle sitzend, aus 2 meist 3- bis 6blütigen Cymen gebildet, meist zu 4 bis 8; die unteren entfernt, die oberen zu einer endständigen Scheinähre zusammengedrängt. Blüten 1 bis 1,5 cm lang, sehr kurz gestielt, aufrecht abstehend. Kelch glockig, mehr oder weniger rauhhaarig. Kelchzähne dreieckig, ungefähr genau so lang wie die Röhre. Krone meist lebhaft violettblau, außen flaumig behaart, mit langer, gerader Röhre mit tief unter den Staubblättern sitzendem, nicht unterbrochenem Haarkranz. Unterlippe mindestens dreimal so lang wie die kurz 2spitzige Oberlippe. Staubblätter fast gleichlang, mit gelben Staubbeuteln. Nüßchen eiförmig, ungefähr 2 mm lang, sehr fein netzig.[3]

Verbreitung: Von Europa bis Vorderasien.[3]

Drogen: Ajuga-reptans-Kraut, Ajuga reptans hom. *HAB 34*, Ajuga reptans hom. *PFX*.

Ajuga reptans Kraut

Synonyme: Herba Bugulae, Herba Consolidae mediae.

Definition der Droge: Die zur Blütezeit gesammelten und getrockneten oberirdischen Teile.

Stammpflanzen: *Ajuga reptans* L.

Herkunft: Europa.

Gewinnung: Sammlung aus Wildbeständen.

Schnittdroge: Die Droge ist nahezu geruchlos, der Geschmack ist bitter und etwas salzig.[36]

Inhaltsstoffe: Die Droge enthält Iridoidglykoside vom Typ des Harpagids und Ajugols,[21–23] ferner Phytoecdysone wie das Ajugalacton oder Cyasteron.[6,12,19] Der Gehalt an Phytoecdysonen beträgt ca. 350 mg/kg Droge.[12]
Strukturformeln s. Inhaltsstoffgruppen der Gattung Ajuga.

Zubereitungen: Als wäßriger Aufguß.

Volkstümliche Anwendung und andere Anwendungsgebiete: Innerlich als Adstringens bei Mund- und Kehlkopfentzündungen sowie bei Gallenleiden und Gallenbeschwerden, äußerlich zur Behandlung von Wunden.[37,38] Diese Anwendungsgebiete sind bisher nicht belegt.

Akute Toxizität: *Tier.* Phytoecdysone aus Ajuga-Arten stören die hormonal gesteuerte Häutung vieler Insekten-Larven (u. a. *Bombyx mori*[39] und *Periplaneta americana*[40]) und wirken auf diese Weise insektizid. Die toxischen Effekte bei Insekten treten sowohl auf, wenn die Verbindung über die Nahrung inkorporiert werden als auch nach Injektion in Insekten-Larven.[12]

Ajuga reptans hom. *HAB 34*

Monographiesammlungen: Ajuga reptans *HAB 34*.

Definition der Droge: Zur Zeit der beginnenden Blüte gesammelte, ganze Pflanze.

Stammpflanzen: *Ajuga reptans* L.

Zubereitungen: Entsprechende Zubereitung aus *Ajuga reptans*: Essenz nach § 2.

Gehalt: Arzneigehalt der Essenz 1/2.

Anwendungsgebiete: Die Anwendungsgebiete sind nicht ausreichend belegt, Risiken sind nicht bekannt.[41]

Gesetzl. Best.: *Offizielle Monographien.* Aufbereitungsmonographie der Kommission D am BGA "Ajuga reptans".[41]

Ajuga reptans hom. *PFX*

Monographiesammlungen: Ajuga reptans pour préparations homéopathiques *PFX*.

Definition der Droge: Die ganze blühende, frische Pflanze.

Stammpflanzen: *Ajuga reptans* L.

Zubereitungen: Urtinktur aus der ganzen frischen, blühenden Pflanze mit EtOH 55 % (V/V) nach den allgemeinen homöopathischen Herstellungsvorschriften *PFX*; Eigenschaften: grünbraune Flüssigkeit mit leicht aromatischem Geruch und angenehm frischem Geschmack.

Identität: Urtinktur ergibt beim Schütteln mit Wasser einen haltbaren Schaum und färbt sich nach Zugabe von Eisen(III)chloridlösung dunkelgrün.
DC nach *PFX:*
- Untersuchungslösung ist die Urtinktur.
- Adsorptionsschicht: Kieselgel G.
- Fließmittel: Chloroform-Eisessig-MeOH-Wasser (15 + 8 + 3 + 2).
- Auswertung: Bei Detektion unter UV-Licht und nach Besprühen mit konz. Schwefelsäure oder Anisaldehyd erhält man 6 Flecke mit definierten Rf-Werten.

1. Cantino PD, Sanders RW (1986) Syst Bot 11:163–185
2. Encke F (Hrsg.) (1960) Pareys Blumengärtnerei, Bd. II, Paul Parey, Berlin Hamburg, S. 451

3. Hegi G (1927) Illustrierte Flora von Mittel-Europa, Bd. V, Teil 4, JF Lehmanns Verlag, München, S. 2.541
4. Sabri NN, Asaad A, Khafagy SM (1981) Planta Med 42:293–295
5. Khafagy SM, Sabri NN, El-Sebakhy N, Blessington B, Asaad A (1979) Planta Med 35:184–194
6. Camps F, Coll J, Dargallo O (1985) An Quim, Ser C 81:74–75
7. Usmanov BZ, Gorovits MB, Abubakirov NK (1974) Khim Prir Soedin 10:256–257
8. Saatov Z, Usmanov BZ, Abubakirov NK (1977) Khim Prir Soedin 11, S. 422
9. Usmanov BZ, Gorovits MB, Abubakirov NK (1971) Khim Prir Soedin 7:535–536
10. Ikan R, Ravid U (1971) Planta Med 20:33–35
11. Imai S, Toyosato T, Sakai M, Sato Y, Fujioka S, Murata E, Goto M (1969) Chem Pharm Bull 17:340–342
12. Camps F (1991). In: Harborne JB, Tomas-Barberan FA (eds.) Ecological Chemistry and Biochemistry of Plant Terpenoids (Proceedings of the Phytochemical Society of Europe), Clarendon Press, Oxford, S. 331–376
13. Camps F, Coll J, Dargallo O, Rius J, Miravitlles C (1987) Phytochemistry 26:1.475–1.479
14. Camps F, Coll J, Dargallo O (1984) Phytochemistry 23:387–389
15. Camps F, Coll J, Dargallo O (1984) Phytochemistry 23:2.577–2.579
16. Hernandez A, Pascual C, Sanz J, Rodriguez B (1982) Phytochemistry 21:2.909–2.911
17. Shimomura H, Sashida Y, Ogawa K (1989) Chem Pharm Bull 37:996–998
18. Shimomura H, Sashida Y, Ogawa K, Iitaka Y (1983) Chem Pharm Bull 31:2.192–2.199
19. Camps F, Coll J, Cortel A (1981) Rev Latinoam Quim 12:81–88
20. Boneva I, Mikhova B, Malakov P, Papanov G, Duddeck H, Spasov S (1990) Phytochemistry 29:2.931–2.933
21. Ruhdorfer J, Rimpler H (1981) Z Naturforsch 36c:697–707
22. Komissarenko NF, Gerkach AI, Sheremet IP, Pakaln DA (1976) Khim Prir Soedin 11:109–110
23. Guiso M, Marini-Bettolo R, Agostini A (1974) Gazz Chim Ital 104:25–33
24. Shimomura H, Sashida Y, Ogawa K (1987) Phytochemistry 26:1.981–1.983
25. Takeda Y, Tsuchida S, Fujita T (1987) Phytochemistry 26:2.303–2.306
26. Okuda T, Hatano T, Agata I, Nishibe S (1986) Yakugaku Zasshi 106:1.108–1.111
27. Kirtikar KR, Bsu BD, An ICS (1933) Indian Medicinal Plants., Vol. III, 1, Lait Mohan Basu, Allahabad, S. 2.026–2.027
28. Hui-Lin L (1978) Flora of Taiwan, Vol. 4, Epoch Publishing C, Taipei, S. 443–449
29. Rechinger KH (1982) Flora Iranica, No. 150, Akademische Druck- u. Verlagsanstalt Graz, S. 22
30. Bhakuni RS, Shukla YN, Thakur RS (1987) Ind J Pharm Sci 49:225–226
31. Bahkuni RS, Shukla YN, Thakur RS (1987) Ind J Pharm Sci 49:225–226
32. Perry LM (1980) Medicinal Plants of East and Southeast Asia, The Massachusetts Institute of Technology, S. 184
33. Ohwi J (1965) Flora of Japan, Smithsonian Institution, Washington, S. 768
34. Min Z, Wang S, Zheng Q, Wu B, Mizuno M, Tanaka T, Inuma M (1989) Chem Pharm Bull 37:2.505–2.508
35. Min Z, Mizuno M, Wang S, Iinuma M, Tanaka T (1990) Chem Pharm Bull 38:3.167–3.168
36. Fischer G, Krug E (1980) Heilkräuter und Arzneipflanzen, Haug, Heidelberg, S. 96
37. Syrov VN, Nabiev AN, Sultanov MB (1986) Farmakol-Toksikol 49:100–103
38. Braun H (1981) Heilpflanzen-Lexikon für Ärzte und Apotheker, Gustav Fischer Verlag, Stuttgart New York, S. 9
39. Kubo I, Klocke JA (1983) ACS Symp Ser 208 (Plant Resist Insects):329–346
40. Richter K, Birkenbeil H (1987) J Insect Physiol 33:933–940
41. BAz Nr. 108u vom 19.6.1986

PP

Akebia

HN: 2005300

Familie: Lardizabalaceae.

Gattungsgliederung: Die Gattung Akebia DECNE. besteht aus wenigen Arten: *A.. quinata* (HOUTT.) DECNE. Zan, *A.. trifoliata* (THUNB.) KOIDZ., *A.. chingshuiensis* SHIMIZU, *A.. longeracemosa* MATSUM.[1-3]

Gattungsmerkmale: Holzige Kletterpflanzen, monözisch, laubabwerfend bis immergrün. Stamm silbrig oder grau, mit Lentizellen. Mark weiß, klein. Blätter wechselständig, gestielt, ohne Nebenblätter, gefingert, drei- bis fünfzählig. Fiederblättchen gestielt, Spreite länglich eiförmig bis elliptisch oder verkehrt eiförmig, schwach stachelspitzig, etwas ledrig, ganzrandig, oft mit gewelltem Rand, auch buchtig bis schwach gelappt, Nervatur fiedrig, mit drei von der Basis ausgehenden Hauptnerven. Blütenstände traubig, achselständig, wenigblütig. Blüten purpurfarben, mit drei bis vier, selten sechs kronblattähnlichen Sepalen; Petalen fehlen. Weibliche Blüten an der Basis des Blütenstandes sitzend, sechs Staminodien, Gynoeceum apokarp, drei bis 12 Karpelle, Narbe sitzend, klebrig. Männliche Blüten kleiner, an der Spitze des Blütenstandes, mit meist sechs freien Staubblättern, Fruchtknoten rudimentär. Sammelbalgfrucht, violett oder bläulich gefärbt. Fruchtwand dickwandig, außen ledrig. Viele Samen, schwarz bis dunkel rotbraun gefärbt, Samen in dem weißen gallertigen Gewebe eingesenkt, reichlich Endosperm.[1-3]

Verbreitung: Ostasien, China, Japan, Korea, Burma, Assam, Himalaya Region. Zwei Arten endemisch in Taiwan.[1-3]

Inhaltsstoffgruppen: Triterpensaponine, Flavonole und Flavonolglykoside, Anthocyane.[20]

Drogenliefernde Arten: *A. quinata* oder andere Arten der Gattung Akebia: Akebiae Caulis *Jap XI*.

Akebia quinata (HOUTT.) DECNE.

Synonyme: *Rajania quinata* HOUTTUYN = *A. micrantha* NAKAI = *A. quinata* var. *polyphylla* NAKAI.[1] In der botanischen Literatur sind unterschiedliche Autorenbezeichnungen zu finden: *A. quinata* (HOUTT.) DECNE.[1,21] sowie *A. quinata* DECNE.[4,22] oder *A. quinata* (THUNB.) DECNE.[3]

Sonstige Bezeichnungen: Engl: Five-leaflet Akebia; jap: Akebi.[3]

Systematik: Sippen mit abweichender Anzahl von Sepalen werden als *f. diplochamys* (MAKINO) T. SHIMIZU, solche mit grünlicher bis weißer Blütenfarbe als *f. viridiflora* MAKINO abgegrenzt.[1]

Botanische Beschreibung: Holzige Kletterpflanze, laubabwerfend, 10 m, auch höher, kahl. Blätter fünfzählig gefingert, Blattstiel 4 bis 14 cm lang. Stiel der Fiederblätter bis 2,5 cm lang. Fiederblättchen 4 bis 7 cm lang, 1 bis 3 cm breit, an der Spreitenbasis abgerundet bis breit keilförmig; auf der Oberseite dunkelgrün, auf der Unterseite hellgrün bis blaugrün. Blütenstände hängend, 4,5 bis 9 cm lang. Blüten duftend. Weibliche Blüten wenige, eine bis drei, violett bis rosaviolett; Blütenstiel 3 bis 5,5 cm; Sepalen drei oder vier, breit elliptisch, bis 1,5 cm lang; fünf bis sieben Karpelle, blauviolett; Narben rotviolett. Männliche Blüten zahlreich, vier bis 15; Blütenstiel 0,5 bis 0,9 cm; drei Sepalen, violett bis lila; kleiner als die weiblichen; Staubblätter sechs oder sieben, violett bis schwarz. Frucht länglich, 6 bis 9 cm lang, zur Reife dunkelviolett mit weißen Flecken, eßbar; Fruchtwand ca. 4 mm dick, ledrig. Samen zahlreich, rotbraun bis schwarz, ca. 6 mm lang, eiförmig.[1]

Inhaltsstoffe: Das frische Fruchtfleisch enthält 12 Saponine (Akeboside): 3-*O*-Glykoside und 3,28-*O*-bisdesmosidische Saponine. Als Genine treten Oleanolsäure, Hederagenin und Arjunolsäure (= 2α,3β,23-Trihydroxyolean-12-en-28-säure) auf, als Zuckerkomponenten Rhamnose, Glucose, Arabinose und Xylose. Bei zwei weiteren nichtglykosidischen Triterpenen handelt es sich um Arjunol- und 20(29)-Dehydro-30-norarjunolsäure. Die beiden letztgenannten Säuren bilden auch Estersaponine mit einer drei- bzw. viergliedrigen Zuckerkette, die aus Rhamnose-, Glucose- oder Xyloseeinheiten besteht.[5,6]
Die Samen enthalten sieben Saponine: 3-*O*- bzw. 3,28-*O*-bisdesmosidische Glykoside des Hederagenins. Die Zucker der ein- bis dreigliedrigen Zuckerketten entsprechen jenen der Akeboside aus der Frucht.[7,8]
Die Verteilung der Glykoside variiert in den einzelnen Pflanzenteilen: die Wurzeln enthalten keine 3-*O*-Glykoside, in den Blättern sind sowohl 3-*O*- als auch 3,28-*O*-bisdesmosidische Glykoside enthalten.[9]
In Kalluskulturen des Achsengewebes werden ebenfalls Triterpene, sowie vier Triterpensaponine, sog. Quinatoside, gebildet. Bei den Triterpenen handelt es sich um Oleanolsäure, Mesembryanthemoidigensäure (= 3β,29-Dihydroxyolean-12-en-28-säure), 3β-Hydroxy-30-norolean-12,20(29)-dien-28-säure (= akebonoic acid) sowie um die an C3-epimere Verbindung (3-epi-akebonoic acid); ferner um 3β-Hydroxy-29(oder 30)-al-olean-12-en-28-säure und 3,24-Dihydroxy-30-norolean-12,20(29)-dien-28-säure (= quinatic acid).[10,11]
Die Quinatoside stellen 3-*O*-Glykoside des 30-Norhederagenins bzw. der 30-Noroleanolsäure dar. Die ein- bis zweigliedrigen Zuckerketten enthalten Glucose, Arabinose oder Xylose. In der Pflanze hingegen sind keine Quinatoside und, mit Ausnahme der Norarjunolsäure, auch keine Triterpene des 30-Noroleantyps aufzufinden.[12]
Flavonoide werden in den Blättern (Kämpferol, Quercetin)[13] und in den Blüten (Quercitrin, Kämpferolglykosid)[14] gebildet.
Anthocyane sind in den Blüten und Früchten aufzufinden:
Cyanidin-3-xylosylglucosid in den Früchten; Cyanidin-3-*p*-cumarylglucosid, Cyanidin-3-*p*-cumarylxylosylglucosid und ein Aroylglykosid des Cyanidins in den Blüten.[14]
Weitere Inhaltsstoffe sind Chlorogen- und Kaffeesäure in den Blüten[14] und verschiedene Sterine wie Stigmasterol, β-Sitosterol, β-Sitosterol-β-D-glucosid in der Wurzel.[15] Die Samen enthalten 40 % fettes Öl und ca. 15 % Eiweiß.[20]

Verbreitung: Weit verbreitet in Ostasien, China, Japan und Korea. In den USA eingebürgert. Hügelland und Gebirge. Kultiviert, in Kulturen üblicherweise keine Fruchtbildung.[1]

Drogen: Akebiae Caulis *Jap XI*.

Akebiae Caulis

Synonyme: Mokutsu,[7] Caulis Mutong, Mu tong.[18]

Sonstige Bezeichnungen: Engl: Akebia stem.

Monographiesammlungen: Akebiae Caulis *Jap XI*.

Definition der Droge: Getrocknete Teile des Stammes, üblicherweise quer geschnitten *Jap XI*.

Stammpflanzen: Als Stammpflanzen werden *Akebia quinata* DECNE. oder andere Arten der Gattung genannt *Jap XI*.

Schnittdroge: s. *Jap XI*.
Geschmack. Etwas scharf.
Geruch. Fast geruchlos.
Rundliche oder elliptische Stücke, 0,2 bis 0,3 cm dick, 1 bis 3 cm im Durchmesser. Korkschicht graubraun. Lentizellen rundlich oder elliptisch, quergestellt. Phloem dunkelgraubraun. Xylem hellbraun, von grauweißen Markstrahlen durchzogen. Mark hellgelb, deutlich abgegrenzt.
Mikroskopisches Bild. s. *Jap XI*. Im Querschnitt ist an der äußeren Begrenzung des Phloems ein bogenförmig gewölbter, sklerenchymatischer Ring aus Faserbündeln mit Kristallzellreihen und Steinzellennestern sichtbar. Im Bereich des Phloems sind die Markstrahlzellen sklerosiert und enthalten Einzelkristalle. Das Kambium ist deutlich sichtbar und

zwischen den Leitbündeln gegen das Zentrum eingesenkt. Der Durchmesser der Tracheen beträgt meist weniger als 40 µm. Die Zellen in Marknähe sind auffällig dickwandig und enthalten Einzelkristalle. Die Stärkekörner sind kleiner als 8 µm.

Verfälschungen/Verwechslungen: Unter der Bezeichnung "Mutong" werden in China nicht nur die Stammanteile von *A. quinata* sondern auch jene von *Aristolochia manshuriensis* KOM., *Aristolochia moupinensis* FRANCH. und *Clematis armandii* FRANCH. gehandelt.[19]
Aristolochia manshuriensis besitzt 1 bis 6 cm dicke Stammteile, die grau-bis bräunlichgelb gefärbt sind und einen gelben Bruch aufweisen. Die entsprechende Droge hat einen bitteren Geschmack und entwickelt beim Reiben der äußeren Rindenteile einen schwachen, kampferähnlichen Geruch.[19]

Inhaltsstoffe: Triterpensaponine, und zwar acht Akeboside, wobei drei Akeboside 3,28-*O*-bisdesmosidische Glykoside und die übrigen fünf Akeboside 3-*O*-Glykoside darstellen. Als Genine treten Oleanolsäure und Hederagenin auf, als Zuckerkomponenten Rhamnose, Glucose und Arabinose. Weitere Inhaltsstoffe sind Stigmasterol, β-Sitosterol, β-Sitosterol-β-D-glucosid, Betulin, myo-Inositol und Saccharose.[9,15]

Identität: Nach *Jap XI* wird auf das Vorliegen von Saponinen geprüft. 0,5 g gepulverte Droge wird mit 10 ml Wasser versetzt, die Lösung wird aufgekocht und erkalten gelassen. Nach kräftigem Schütteln bildet sich ein anhaltender feiner Schaum.

Reinheit: Asche: höchstens 7,0 % *Jap XI*.

Wirkungen: Saponinhaltige Extrakte (2000 mg/kg) sollen nach peroraler Verabreichung bei Ratten eine antiödematöse Wirkung entfalten. Die Ödembildung konnte experimentell durch bilaterale Ligatur der Jugularvenen unter gleichzeitiger i. p. Gabe von 30 mg/kg Thiopental-Natrium erreicht werden.[16]
Aus einer Kurzinformation über eine japanische Arbeit[17] geht hervor, daß Akebia-Auszüge das Carrageenin-induzierte Rattenpfotenödem hemmen und in Mäusen nach Gabe der Drogenauszüge eine Hemmung der Kapillarpermeabilität zu beobachten ist. Es wird auch über diuretische und urikosurische Wirkungen der wäßrigen und methanolischen Extrakte bei Ratten und bei Mäusen berichtet. Ferner sollen Drogenextrakte zentral dämpfend, antipyretisch, schwach analgetisch sowie stimulierend auf die Darmmotilität und die Ileuskontraktibilität wirken. Eine Beurteilung der Ergebnisse war anhand der mitgeteilten Daten nicht möglich.

Volkstümliche Anwendung und andere Anwendungsgebiete: In der traditionellen chinesischen Medizin werden als Wirkungsbereiche Herz, Dünndarm und Harnblase angegeben. Die Droge wird insbesondere bei Ascites sowie bei akuten Harnwegsinfektionen verwendet.[19] Sie dient auch der Förderung der Laktation und beseitigt Regelanomalien.[18]
Kontrollierte klinische Studien zu den genannten Anwendungsgebieten liegen bisher keine vor.

Dosierung und Art der Anwendung: Tagesdosis 3–9 g als Dekokt.[19]

Gegenanzeigen, Anwendungsbeschränkungen: Nicht während der Schwangerschaft anzuwenden.[19]

Akute Toxizität: Es wird berichtet, daß es nach Einzeldosen entsprechend 60 g Droge zu akutem Nierenversagen kommen kann.[19]

---

1. Spongberg SA, Burch IH (1979) Journal of the Arnold Arboretum 60:302–315
2. Li H, Liu T, Huang T, Koyama T, DeVol CE (Hrsg.) (1976) Flora of Taiwan, Epoch Publishing Co. Ltd., Taipei, Taiwan, Rep. of China
3. Meyer FG, Walker EH (Hrsg.) (1965) Flora of Japan, Smithsonian Institution, Washington D.C.
4. Carlquist S (1984) Botanical Journal of the Linnean Society 88:257–277
5. Higuchi R, Kawasaki T (1976) Chem Pharm Bull 24(5):1.021–1.032
6. Higuchi R, Kawasaki T (1976) Chem Pharm Bull 24(6):1.314–1.323
7. Higuchi R, Miyahara K, Kawasaki T (1972) Chem Pharm Bull 20(9):1.935–1.939
8. Higuchi R, Kawasaki T (1972) Chem Pharm Bull 20(10):2.143–2.149
9. Kumekawa Y, Itokawa H, Fujita M (1974) Chem Pharm Bull 22(10):2.294–2.300
10. Ikuta A, Itokawa H (1986) Phytochemistry 25(7):1.625–1.628
11. Ikuta A, Itokawa H (1988) Phytochemistry 27(12):3.809–3.810
12. Ikuta A, Itokawa H (1989) Phytochemistry 28(10):2.663–2.665
13. Melin D (1974) Annalea scientifiques de l'Université de Besançon, Botanique 3ème série, fas. 15:139–143
14. Ishikura N, Nagamizo N (1976) Phytochemistry 15:442–443
15. Fujita M, Itokawa H (1974) Yakugaku Zasshi 94(2):189–193, zit. nach CA80(21):118247r
16. Yamahara J, Takagi Y, Sawada T, Fujimura H, Shirakawa K, Yoshikawa M, Kitagawa I (1979) Chem Pharm Bull 27(6):1.464–1.468
17. Tsen Tsen-Tsong (1973) Shikoku Igaku Zasshi 29(1):65–83, zit. nach CA80(25):141137p
18. Paulus E, Ding Yu-he (1987) Handbuch der traditionellen chinesischen Heilpflanzen, Karl F. Haug Verlag, Heidelberg
19. Chang HM, But PP-H (1987) Pharmacology and Applications of Chinese Materia Medica, World Scientific, Teaneck, NJ USA, Bd. I, S. 195–198
20. Hgn Bd. IV, S. 348–349, Bd. VIII, S. 632
21. Zan, S. 96
22. Jap XI, S. 1100

CK

Alcea

HN: 2008300

Familie: Malvaceae.

Tribus: Malveae.

Gattungsgliederung: Die Gattung Alcea besteht aus etwa sechs Arten in den gemäßigten Zonen der alten Welt und vor allem im subtropischen Asien.[1] Nach[2,4] wird die Gattung Althaea L. in die beiden Sektionen Alcea (u. a. mit *Alcea rosea* CAV.) und Althaeastrum (u. a. mit *Althaea officinalis* L.) unterteilt (→ Gattungsgliederung von Althaea).

Gattungsmerkmale: Pflanzen meist ausdauernde, selten einjährige, 1 bis 3 m hohe Stauden mit aufrechtem Stengel und gelappten oder geteilten, behaarten Blättern. Große Blüten in endständigen, ährenartigen Trauben angeordnet. Außenkelch aus sechs (bis sieben), am Grund verwachsenen Außenkelchblättern bestehend, die kleiner oder höchstens gleich groß wie die Kronblätter sind. Blüten regelmäßig mit fünf freien, in der Knospe verdreht liegenden Kronblättern. Staubblätter zahlreich in zwei Kreisen, wobei die Filamente der Staubblätter zu einer Griffel-umschließenden fünfeckigen, kahlen Staubblattröhre verwachsen sind. Fruchtblätter (18 bis 40) verwachsen. Spaltfrucht mit 18 bis 40 kreisförmig angeordneten, auf dem Rücken tiefrinnigen und rückenständig behaarten Teilfrüchten mit scharfen Rändern. Teilfrüchte zweifächrig, wobei das obere Fach samenlos und das untere einsamig ist.[1-4]

Verbreitung: Ursprünglich Südwest- und Zentralasien; im südöstlichen Teil Mitteleuropas einzelne Arten wahrscheinlich z. T. zunächst als Zierpflanze eingebürgert und dann verwildert.[1-4]

Inhaltsstoffgruppen: In Schleimzellen größtenteils saure Schleimpolysaccharide; Stärke bevorzugt in der Wurzel; Anthocyane und Flavonole als Blütenfarbstoffe; cyclopropenoide Fettsäuren in den Samenölen; Gerbstoffe fehlend bzw. in geringen Mengen auftretend.[11] Phytochemisch weitgehend der Gattung →Althaea gleichend.

Drogenliefernde Arten: *Alcea rosea*: Alceae flos.

Alcea rosea L.

Synonyme: *Althaea rosea* CAV.

Sonstige Bezeichnungen: Dt.: Stockmalve, Gartenmalve, Rosenpappel, Pappelrose, Schwarze Malve, Chinesische Stockrose, Baummalve; engl.: Hollyhock; frz.: Rose tremière; it.: Rosoni, Malva rosa.

Systematik: Herkunft nicht gesichert; stellt evtl. eine Hybride aus *A. setosa* und *A. pallida* dar.[3] Chromosomenzahl 2n = 42.[2] Blüten meist blaßrot; *Alcea rosea* var. *nigra* HORT. mit dunkelpurpurnen Blüten; daneben existieren jedoch auch weiße, gelbe und rosa Varietäten sowie Zuchtformen mit gefüllten Blüten, die allerdings nicht für arzneiliche Zwecke verwendet werden.[1-5]

Botanische Beschreibung: Ein- bis mehrjährige, bis 3 m hohe Pflanze mit steifem, aufrechtem, meist unverzweigtem Stengel. Lockere, borstige Behaarung. Langstielige, fünf- bis siebenlappige, gekerbte, runzlige Blätter mit herzförmigem Grund; oberste Stengelblätter nicht oder wenig tief geteilt. 6 bis 10 cm große Blüten einzeln oder zu zwei bis vier in den Blattachseln; obere Blüten (fast) sitzend und eine lange Ähre bildend. Außenkelchblätter breit dreieckig; Außenkelch deutlich kürzer als Kelch; Außenkelch und Kelch graugrün behaart. 3 bis 5 cm große, meist blaßrote Kronblätter, breiter als lang und mit den Rändern sich deckend; leicht ausgerandet, am Grund gebärtet und weißlich behaart. Blütezeit Sommer bis Herbst. Zahlreiche gelbliche Staubblätter mit den Filamenten zu einer Röhre verwachsen. Vielfächriger Fruchtknoten; kegelförmige Griffelpolster. Scheibenförmige, in Teilfrüchtchen zerfallende Frucht. Reife Früchtchen in der Mitte eingedrückt, von scharfem, häutigem, ungezähntem Rand umzogen; am Rücken mehr oder weniger dicht behaart.

Inhaltsstoffe: Für die Pflanze (Wurzel, Blatt und Blüte) ist das Vorkommen von Schleimstoffen beschrieben, die sich aus verschiedenen, größtenteils sauren Polysacchariden zusammensetzen dürften.[6-11] Zusätzlich kommt Stärke vor. Die dunkelvioletten Blüten enthalten außerdem größere Mengen an farbgebenden Anthocyanen.[6,11-14]

Verbreitung: Die Herkunft ist umstritten; *A. rosea* wird allgemein für eine Pflanze asiatischen Ursprungs gehalten. Heute westwärts bis zum östlichen Mittelmeergebiet, ostwärts bis China verbreitet. Als alte Gartenpflanze in Westeuropa seit dem 16. Jahrhundert eingebürgert und stellenweise in sonnigen Lagen auf tiefgründigen, humösen Böden verwildert anzutreffen.[1-3]

Drogen: Alceae flos.

Alceae flos

Synonyme: Malvae arboreae flos, Flores Alceae, Flores Malvae arboreae, Flores Malvae hiemalis, Flores Malvae hortensis, Flores Malvae hortulanae, Flores Malvae majoris, Flores Malvae roseae, Flores Malvae rubrae

Sonstige Bezeichnungen: Dt.: Baummalvenblüten, Pappelrosenblüten, Stockrosenblüten; engl.: Rose mallow flowers; frz.: Fleurs de rose alcée, Fleurs de rose tremière; it.: Flor de malva; span.: Rodalthaias anthe.

Monographiesammlungen: Flores Malvae arboreae (Stockrosenblüten) *EB 6*.

Definition der Droge: Die getrockneten Blüten von *A. rosea* L. var. *nigra* HORT. mit dunkelpurpurfarbenen Blüten.[18]

Stammpflanzen: *Alcea rosea* L.

Herkunft: Herkunft überwiegend aus Kulturen osteuropäischer Länder. Hauptlieferländer sind: Belgien, Ungarn, Jugoslavien, Bulgarien, Rumänien, Albanien, Sowjetunion.[15,17]

Gewinnung: Aussaat in Saatbeeten im Frühjahr und Verpflanzung der Jungpflanzen im Herbst aufs Feld. Im ersten Jahr (meist) nur Entwicklung einer Blattrosette. Hauptblüte im zweiten und dritten Jahr. Hohe Boden- und Nährstoffansprüche. Während der Blütezeit in den Monaten Juli bis September werden die nicht völlig aufgeblühten Blüten gepflückt und an gut belüfteten Plätzen sofort bei Temperaturen bis 35 °C getrocknet.[15,17]

Handelssorten: Handelsformen sind: Flores malvae arboreae cum calycibus = Blüten mit Kelch/ Flores Malvae arboreae sine calycibus = Blüten ohne Kelch.

Ganzdroge: Getrocknete, mit oder ohne Kelche gesammelte, 6 bis 10 cm große, schwarzpurpurne bis dunkelviolette Blüten. Sechs- bis neunspaltiger Außenkelch mit eiförmigen Blättern und fünfspaltigem Kelch, den Außenkelch überragend; Außenkelch- und Kelchblätter durch Büschelhaare dicht gelblich bis weiß behaart. Fünf rundlich dreieckige, an der Spitze stumpfe, teilweise runzlig gefaltete Kronblätter von ca. 5 cm Länge und 4 cm Breite; am Grund genagelt, weiß gebärtet und mit der aus zahlreichen gelblichen, einfächrigen Staubblättern gebildeten Staubblattröhre verwachsen. Zahlreiche Griffel.

Schnittdroge: *Geschmack.* Schleimig, herb, Blaufärbung des Speichels.
Geruch. Ohne.
Dunkelpurpurrote, leicht gerunzelte und gefaltete Kronblattstücke. Graugrüne, filzig behaarte Kelchblatteile. Gelbliche Staubblattröhren mit zahlreichen Staubbeuteln. Vereinzelt Fruchtkapseln.

Pulverdroge: Blaugraues Pulver mit dickwandigen, an der Basis getüpfelten Büschelhaaren mit bis 2 mm langen Haargliedern von der Kelchaußenseite. Gekrümmte und gewundene Peitschenhaare von der Kelchinnenseite. Einzellige, bis 2 mm lange Haare von der Kronblattbasis. Einzellige, bis 1 mm lange Haare von der Fruchtknotenoberseite mit Calciumoxalatkristallen und -drusen. Kugelige, 130 bis 150 µm große Pollen mit stacheliger Exine. Zahlreiche Gewebsreste mit Oxalatdrusen und Schleimzellen.

Minderqualitäten: Muffiger Geruch oder Geschmack

Inhaltsstoffe: *Polysaccharide.* Die Droge enthält saure Schleimpolysaccharide. Es ist anzunehmen, daß die viskositätsverursachenden Hauptpolysaccharide des Blütenschleims strukturelle Ähnlichkeit zu den aus Blättern und Wurzeln von *A. rosea* isolierten, sauren, partiell acetylierten Galacturonorhamnanen mit Molekulargewichten von 42 000 bis 1 800 000 d aufweisen.[8,9]
Anthocyane. Der als "Althaein" bezeichnete, die Blütenfärbung wesentlich verursachende Farbstoff setzt sich aus wenigstens zwei Anthocyanen zusammen: Den Monoglucosiden des Delphinidins und des Malvidins.[6,12,13] Folgende Anthocyane wurden nachgewiesen: Cyanidin-3-glucosid, Delphinidin-3-glucosid, Delphinidin-3,5-diglucosid, Malvidin-3-glucosid, Malvidin-3,5-diglucosid, Petunidin-3-glucosid, Petunidin-3,5-diglucosid.[16,17] Der Anthocyangehalt liegt bei 0,1 bis 0,2 %.[17]

Identität: Makroskopische, mikroskopische und sensorische Überprüfung wie unter Ganz-, Schnitt- und Pulverdroge beschrieben. Ein wäßriger Extrakt färbt sich aufgrund der vorhandenen Anthocyane mit Säuren hellrot, mit Laugen grünlich.

Reinheit: Aschegehalt: max. 16 % *EB6.*

Gehaltsbestimmung: Die Bestimmung der Quellungszahl der Droge oder der Viskosität eines Drogenextraktes sind empfehlenswert, da der therapeutische Effekt mit dem Schleimgehalt korrelieren dürfte. Nach einstündiger Extraktion von 1,5 g gepulverter Droge mit 100 mL Wasser bei 60 °C wurde eine Viskosität von 3 bis 4,5 cST ermittelt,[10] wobei jedoch durch die Extraktionsbedingungen bei erhöhter Temperatur diese Ergebnisse durch Lösung von Stärke und partielle Degradation des Schleims verfälscht sein dürften. Für die Blütendroge wurde mit 0,1 g Drogeneinwaage eine Quellungszahl von umgerechnet 82 bestimmt, wobei dieser extrem hohe Wert zumindest teilweise auf eine vom Schleimgehalt unabhängige Volumenzunahme kollabierter Blütenblattzellen zurückzuführen sein dürfte und eine Linearität zwischen Drogeneinwaage und Quellungszahl nicht gegeben ist.[7]

Anwendungsgebiete: s. Volkstümliche Anwendung.

Dosierung und Art der Anwendung: *Droge.* Als Tee mit 1 bis 2 g Droge pro Teetasse. Als Abkochung zur Mundspülung mit 1,5 g Droge/100 mL Wasser *EB6.*

Volkstümliche Anwendung und andere Anwendungsgebiete: Bei Katarrhen der Atemwege, des Magen- und Darmkanals und der Harnwege. Als Gurgelmittel bei Entzündungen im Mund- und Rachenraum. Bei Menstruationsbeschwerden. Äußerlich bei Entzündungen und Geschwüren der Haut. Als durst- und fieberstillendes Getränk. Die Wirksamkeit bei den genannten Anwendungsgebieten ist gegenwärtig nicht belegt.[11] Als Schmuckdroge in Teemischungen. Aufbereitungsmonographie der Kommission E am BGA.[18]

Alte Rezepturen: Species pectorales.[17]

Sonst. Verwendung: *Landwirtschaft.* Beim Kulturanbau zur Drogengewinnung können die Blätter der Stockmalve als Beifutter für Milchvieh verwendet werden.[6] *Industrie/Technik.* Früher zur Herstellung von Druckfarben und zum Färben von Wein, Likören, Sirupen und Zuckerwaren verwendet. Als Lebensmittelfarbstoff vorgeschlagen.[16]

Gesetzl. Best.: *Offizielle Monographien.* Aufbereitungsmonographie der Kommission E am BGA.[18]

1. Sebold O, Seybold S, Philippi G (1990) Die Farn- und Blütenpflanzen Baden-Württembergs, Bd. 2, Verlag Eugen Ulmer, Stuttgart

2. Heß HE, Landolt E, Hirzel R (1970) Flora der Schweiz, Birkhäuserverlag, Basel Stuttgart
3. FEu (1968), Bd. II, S. 253–274
4. Heg (1975), Bd. V. 1, S. 463–471
5. Hop (1975), Bd. I, S. 63–64
6. Hag (1969), Bd. II, S. 1.246–1.248
7. Schneider K, Ullmann V, Kubelka W (1990) Dtsch Apoth Ztg 42:2.303–2.305
8. Tomoda M, Gonda R, Shimizu N (1983) Chem Pharm Bull 31:2.677–2.684
9. Tomoda M, Shimada K, Shimizu N (1983) Chem Pharm Bull 31:2.677–2.684
10. Luckner M (1966) Prüfung von Drogen, VEB Gustav Fischer Verlag, Jena
11. Hgn (Jahrgang 1969), Bd. V, S. 29–46
12. Willstätter R, Martin K (1915) Ann Chem 408:110–135
13. Karrer P, Widmer R (1927) Helv Chim Acta 10:5–33
14. Kohlmunzer S, Konska G, Wiatr E (1983) Herba Hung 22(3):13–23
18. BAz, Nr. 43 v. 2.3.1989
15. Ebert K (1982) Arznei- und Gewürzpflanzen, Wiss. Verlagsgesellschaft Stuttgart
16. Kasumov MA (1984) Dokl Akad Nauk Az SSR 40 (6):76–79
17. Hagers Handbuch der Pharmazeutischen Praxis (1925–1927) 3. Ausgabe, Springer Verlag, Berlin Heidelberg
18. BAz Nr. 43 v. 2.3. 1989

WB

Alchemilla

HN: 2023100

Familie: Rosaceae.

Unterfamilie: Rosoideae.

Tribus: Potentilleae.

Subtribus: Alchemillinae.

Gattungsgliederung: Die Gattung Alchemilla L. umfaßt eine Vielzahl von Arten und läßt sich nur schwer gliedern. Ursache der Artenvielfalt sind Hybridisierung, Aneuploidisierung und Polyploidisierung einiger weniger Grundsippen zur Zeit des Tertiärs. Die damit einhergehende apomiktische Vermehrung schließt eine genetische Vermischung der Arten weitgehend aus. Trotzdem gestaltet sich die Bestimmung der einzelnen Arten durch die bei der Bastardisierung entstandenen verwandtschaftlichen Beziehungen auch weit entfernter Arten als äußerst schwierig.[1] Eine systematische Gliederung der europäischen Arten findet sich in Lit.[14] Die drogenliefernden Arten gehören der Section Alchemilla und der Subsection Chirophyllum an. Diese wird weiter untergliedert in Serien (Reihen), von denen Saxatiles (mit *Alchemilla alpina*), Hoppeanae (mit *Alchemilla conjuncta*) und Vulgares (mit *Alchemilla vulgaris* sowie *Alchemilla xanthochlora*) zu erwähnen sind.

Gattungsmerkmale: Pflanzen ausdauernd, meist Halbrosettenstauden; Wurzelstock kriechend, meist kurz verzweigt; Sprosse mehr oder weniger behaart; Laubblätter in Knospenlage gefaltet, gelappt oder gefingert; Blütenstand trugdoldig; Blüten zwittrig, klein, unscheinbar; Kelchbecher krug- oder kreiselförmig; vier bis fünf Kelch- und Außenkelchblätter, ein bis fünf Staubblätter, meist ein Fruchtblatt; Griffel grundständig; Frucht in den Kelchbecher eingeschlossen. Chromosomengrundzahl n = 8.[25]

Verbreitung: Verbreitung über die gesamte Nord- und Südhemisphäre. Standorte je nach Art unterschiedlich vom Tiefland bis in die alpine Stufe ansteigend.[25]

Inhaltsstoffgruppen: Gerbstoffe, überwiegend Gallotannine und geringe Mengen an Ellagitanninen; Flavonoide und Procyanidine.[26]

Drogenliefernde Arten: *Alchemilla alpina*: Alchemillae alpinae herba.
Alchemilla conjuncta: Alchemillae alpinae herba.
Alchemilla vulgaris: Alchemillae herba, Alchemilla vulgaris ex herba siccata hom. *HAB 1*, Alchemilla vulgaris hom.

Alchemilla alpina L. em. Buser

Synonyme: *A. alpina* subsp. *eualpina* Ascherson et Graebner, *A. alpina* subsp. *glomerata* (Tausch) Camus.

Sonstige Bezeichnungen: Dt.: Alpenfrauenmantel, Alpensinau, Milchkraut, Silbermantel; frz.: Alchimille des Alpes.

Botanische Beschreibung: Kräftige, gedrungene, 15 bis 20 cm hohe Halbrosettenstaude; Stengel aus den Achseln der Rosettenblätter entspringend und diese nur wenig überragend, gleich den Blatt-, Blütenstielen und Kelchen anliegend seidigschimmernd behaart. Frische Blätter oberseits glänzend, kahl, unterseits dicht seidig behaart. Grundständige Blätter langgestielt, 7- bis 9fingerig, stengelständige kurz gestielt, meist 5fingerig; Blättchen unterseits dicht seidig behaart, lanzettlich, an der Spitze gesägt; endständiger Blütenstand mit kleinen, grünlichen oder gelblichgrünen Blüten. Blütenstiele kürzer als die Blüten, daher besteht der Blütenstand aus kleinen Knäueln.[25]

Verwechslungen: *Alchemilla conjuncta* Babingt. s.l., verwachsener Frauenmantel, dem Alpenfrauenmantel sehr ähnlich. Blütenstiele mind. so lang wie die Blüten, dadurch aus größeren, oft sehr lokkeren Knäueln bestehend,[1] s.a. *Alchemilla conjuncta*.

Verbreitung: Nordmediterrane Gebirge von Spanien bis zu den Karpaten; im Kaukasus, in Grönland, Island und in Nordamerika weit verbreitet. Standorte auf humosen wie auf mineralischen, feuchten bis trockenen, kalkarmen Böden.[25]

Drogen: Alchemillae alpinae herba.

Alchemillae alpinae herba (Alpenfrauenmantelkraut)

Synonyme: Herba Alchemillae alpestris, Herba Alchemillae alpinae, Herba Alchimillae alpestris.

Sonstige Bezeichnungen: Dt.: Alpensinaukraut, Milchkraut, Silbermantelkraut.

Definition der Droge: Das zur Blütezeit gesammelte und getrocknete Kraut.

Stammpflanzen: *Alchemilla alpina* L. und *Alchemilla conjuncta* BABINGT. s.l.

Gewinnung: Sammlung aus Anbau und Wildbeständen.

Ganzdroge: Hohle, dicht seidigschimmernd behaarte Stiele; Rosettenblätter langgestielt, 5- bis 7fingerig, 1 bis 2 cm lang, länglich-elliptisch bis lanzettlich, fiedernervig, an der Spitze gesägt, oberseits kahl, am Rande und unterseits dicht silberglänzend seidig behaart; Nebenblätter 1 bis 2 cm lang, hoch hinauf unter sich und mit dem Blattstiel verbunden; wenige Stengelblätter, rasch an Größe abnehmend, im Blütenstand auf die Nebenblätter reduziert; Blüten klein, kurz gestielt, mit kreiselförmigem, behaartem Kelchbecher, zu mehr oder weniger kleinen, kugeligen, traubig-rispigen Gesamtblütenständen vereinigte Knäuel; Außenkelchblätter verkümmert, Kelchblätter gelb, vier Staubblätter zwischen den Kelchblättern stehend.[25]
Mikroskopisches Bild. Obere Epidermiszellen der Blätter in der Flächenansicht derbwandig, reichlich getüpfelt, nahezu geradlinig-polygonal; Zellen der unteren Epidermis in der Flächenansicht wellig, zart; im Gegensatz zur oberen Epidermis zahlreiche Spaltöffnungen vom anomocytischen Typ und dicht anliegende, schmale, dickwandige Haare; Mesophyll bifacial gebaut, zahlreiche Kristallkammern mit relativ großen Oxalateinzelkristallen insbesondere unter der oberen Epidermis.[2]

Inhaltsstoffe: Neuere phytochemische Untersuchungen liegen nicht vor. Nach älteren Angaben: Gerbstoff und indifferente Stoffe (Paraffin) sowie nicht näher definierte Komplexe wie harzartige Substanzen und Phlobaphene.[24]

Volkstümliche Anwendung und andere Anwendungsgebiete: Der Alpenfrauenmantel wird gelegentlich bei Harnwegserkrankungen verwendet. Weitere Anwendungen bei Fieber, Krämpfen, Frauenleiden und als Wundmittel.[2,21] Die Wirksamkeit bei den genannten Anwendungen ist gegenwärtig nicht belegt.[21]

Gesetzl. Best.: *Offizielle Monographien.* Negativmonographie der Kommission E am BGA "Alchemillae alpinae herba (Alpenfrauenmantelkraut)".[21]

Alchemilla conjuncta BABINGT. s.l.

Sonstige Bezeichnungen: Dt.: Hoppes Frauenmantel, Verwachsener Frauenmantel.[1,2]

Systematik: *Alchemilla conjuncta* stellt eine Sammelart dar, die *A. grossidens* BUSER, *A. hoppeana* (RCHB.) D.T., *A. pallens* BUSER und *A. plicatula* GDGR. einschließt.[1]

Botanische Beschreibung: Kräftige, bis über 25 cm hohe Sprosse; Laubblätter derb, fast lederig, oberseits kahl, dunkelgrün, unterseits stark silberglänzend, mit sieben bis neun elliptischen, hoch verbundenen, etwa 33 bis 40 mm langen und 14 bis 16 mm breiten, stumpfen Abschnitten mit sehr kleinen Zähnen; Blüten groß, grün, apogam; Kelchblätter eiförmig.[25]

Verwechslungen: *Alchemilla alpina*, s. a. dort.

Verbreitung: Ostalpen. Vor allem auf subalpinen und alpinen, frischen, kalkreichen Steinrasen und Felsbändern.[1]

Drogen: Alchemillae alpinae herba, s. *Alchemilla alpina*

Alchemilla vulgaris auct.

Synonyme: S. Systematik.

Sonstige Bezeichnungen: Dt.: Gemeiner Frauenmantel, Echter Sinau, Taublatt, Tauschüsselchen; engl.: Lady's mantle; frz.: Alchimille, manteau de Notre-Dame, mantelet des dames, patte de lapin, perce-pierre, pied de lion; it.: Alchemilla, petricciolo; dän.: Lövefod; norw.: Maricape; pol.: Przywrotnik; russ.: Manzetka; tsch.: Husi nozka, kontryhel obecny; ung.: Palastfu.

Systematik: Mit dem Namen *Alchemilla vulgaris* wird heute eine formenreiche Sammelart (Aggregat) bezeichnet, die aus zahlreichen, nur vom Spezialisten unterscheidbaren Kleinarten besteht. Im *DAB 10* wird diese mit *Alchemilla xanthochlora* ROTHM. (Syn. *Alchemilla vulgaris* auct. non L.; *Alchemilla pratensis* auct. non OPIZ) gleichgesetzt. Im *HAB 1* wird sie als *Alchemilla vulgaris* L. s.l. bezeichnet.

Botanische Beschreibung: Halbrosettenstaude, ausdauernd; 30 bis 50 cm hohe, kahle bis dicht zottig behaarte Sprosse; grundständige Blätter langgestielt, 7- bis 9lappig, stengelständige kurz gestielt bis fast sitzend, 5- bis 7lappig, stets gekerbt oder gesägt, zottig behaart, auch ältere Blätter mehr oder weniger gefaltet; Blütenstand kahl, oft sehr reichblütig; grüne Blüten klein, unscheinbar.[25]

Inhaltsstoffe: S. Alchemillae herba. In den unterirdischen, verholzten Rhizomteilen neben hydrolysierbaren auch kondensierte Gerbstoffe.[3,4]

Verbreitung: Über die gesamte Nordhemisphäre; Nordamerika, Grönland, Europa vom Mittelmeer bis Island, Asien vom Kaukasus und Himalaya bis

Sibirien. Standorte je nach Sippe unterschiedlich, vom Tiefland bis in die alpine Stufe ansteigend, auf mageren sowie auf fetten Böden.[25]

Drogen: Alchemillae herba, Alchemilla vulgaris ex herba siccata hom. *HAB 1*, Alchemilla vulgaris hom.

Alchemillae herba (Frauenmantelkraut)

Synonyme: Herba Alchemillae, Herba Alchemillae vulgaris, Herba Leontopodii.

Sonstige Bezeichnungen: Dt.: Alchemistenkraut, Frauenbißkraut, Ohmkraut, Perlkraut, Silberkraut, Sinaukraut; engl.: Common ladies mantle; frz.: Feuilles d'alchemille; it.: Erba stella, Erba ventaglina; span.: Yerba de alchemilla.

Monographiesammlungen: Alchemillae herba *DAB 10, BHP 83*.

Definition der Droge: Das zur Blütezeit gesammelte und getrocknete Kraut *DAB 10*.

Stammpflanzen: Die Monographiesammlungen nennen als Stammpflanze *Alchemilla xanthochlora* ROTHM. oder *Alchemilla vulgaris* L. s. l.

Herkunft: Hauptlieferländer sind die ost- und südosteuropäischen Länder, besonders Polen, die Tschechoslowakei, Bulgarien und Ungarn.[4]

Gewinnung: Meist aus dem Anbau.[5]

Ganzdroge: Hohle, weichseidig behaarte Stiele; Blätter graugrün, bis 11 cm groß, nierenförmig, leicht halbkreisförmig gelappt, besonders unterseits behaart, gesägter Blattrand; grundständige langgestielt, 7- bis 11lappig, stengelständige kurzgestielt bis sitzend, 5- bis 9lappig; Behaarung je nach Blattalter, junge seidig behaart, weißsilbrig glänzend und in der Knospe gefaltet, ältere nur wenig behaart; Blüten klein, unscheinbar, gelbgrün; Blütenkelch, bestehend aus Außen- und Innenkelch mit je vier gelblichgrünen, abgerundet dreieckigen Blättern, umschließt vier kurze Staubblätter; die Corollblätter fehlen. Der oberständige Fruchtknoten trägt meist nur einen Griffel und ist in den Kelchbecher eingesenkt. Die Narbe ist nicht papillös, sondern besteht au seiner glatten Epidermis mit radial gestreckten Zellen. In der Fruchtknotenwand ist eine Schicht erkennbar, in der jede Zelle einen Calciumoxalatkristall beinhaltet.[6,27]

Schnittdroge: *Geschmack.* Höchstens leicht bitter, etwas zusammenziehend.[27]
Geruch. Nahezu geruchlos.[27]
Makroskopische Beschreibung. Einzelne oder ineinander gefaltete, weißsilbrig glänzende, seidig behaarte oder hellgrau bis braungrüne, weniger stark behaarte Blattstückchen, die auf der Unterseite die Hauptnerven, bei den weniger behaarten ein dunkelbraunes, sehr feinmaschiges Nervennetz zeigen und vielfach den grob gezähnten Blattrand erkennen lassen. Ferner sind gelblichgrüne Blütenteile und weichseidig behaarte Stengelstücke vorhanden.[28]
Mikroskopisches Bild. Epidermiszellen der Blätter in der Flächenansicht wellig, beiderseits eingesenkte Spaltöffnungen vom anomocytischen Typ; bis 1 mm lange, gewundene, spitz zulaufende, sehr stark verdickte einzellige Rosaceenhaare mit engem, unregelmäßigem Lumen und grob getüpfelter Basis in der Mehrzahl auf der Blattunterseite. Mesophyll dorsiventral gebaut; Palisadenparenchym zweireihig, Zellen der oberen Reihe zwei- bis dreimal länger als die der unteren, anschließendes Schwammparenchym flacharmig. Epidermiszellen des Außen- und Innenkelches ebenfalls wellig; wenige einzellige, etwa 0,3 mm lange, dünnwandige Haare und vereinzelt Köpfchenhaare mit mehrzelligem Stiel und einzelligem Köpfchen an der Kelchspitze. Grobspitzige Calciumoxalatdrusen im Leitbündel der Laub- und inneren Kelchblätter; s.a. Lit.[27,29]

Pulverdroge: Das graugrüne Pulver ist gekennzeichnet durch die langen, gewundenen, spitz zulaufenden, sehr stark verdickten einzelligen Haare mit sehr engem Lumen, die sich besonders auf den beiden Blattseiten finden, durch Mesophyllbruchstücke mit einem zweireihigen Palisadengewebe und einzelnen Calciumoxalatdrusen.[28]

Verfälschungen/Verwechslungen: Verfälschungen kommen in der Praxis nicht vor.[4]

Inhaltsstoffe: *Gerbstoffe.* 5 bis 8 % Gerbstoffe im Kraut. Dabei handelt es sich hauptsächlich um Ellagitannine. Es wurden die dimeren Ellagitannine Agrimoniin (3,5 %), Laevigatin F (0,9 %) und das monomere Pendunculagin (1,2 %) nachgewiesen.[7-10]

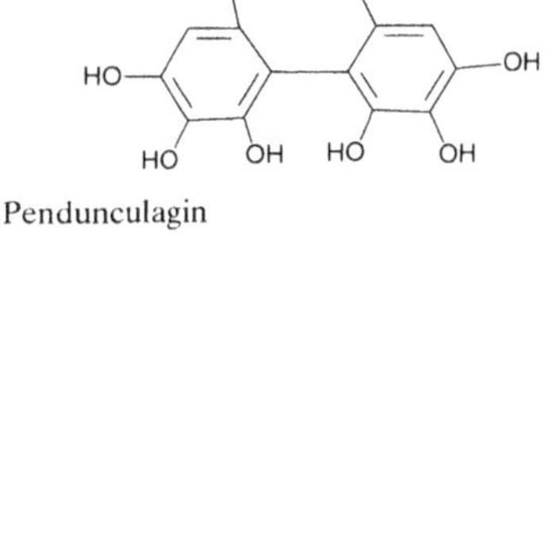

Pendunculagin

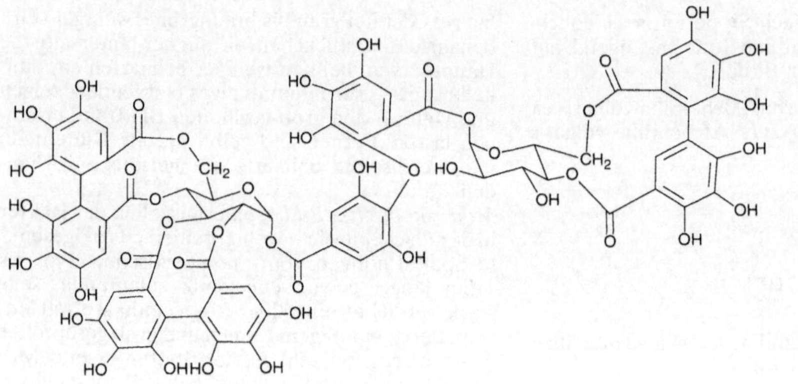

Laevigatin

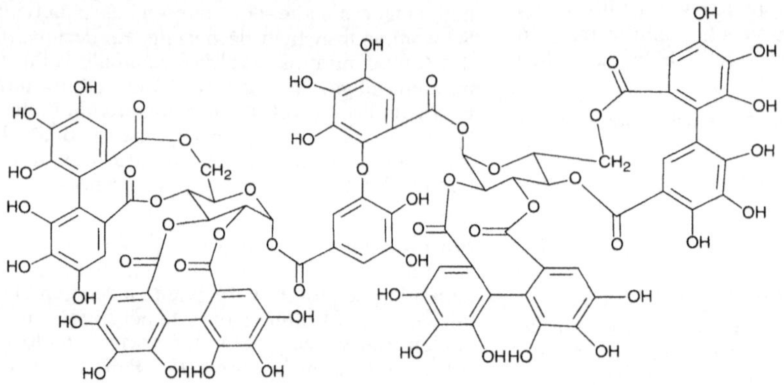

Agrimoniin

Flavonoide. Ca. 2% Flavonoidglykoside und geringe Mengen des freien Aglykons Quercetin in Blättern und Blüten. Die Identifizierung der Substanzen ist bisher nicht erfolgt. Der Gehalt an Leukocyanidin beträgt ca. 3% in den Blüten.[11,12]
Lipide. 0,08% Lipide im Kraut.[13]

Identität: Nach *DAB 10* werden zur Prüfung der Identität phenolische Inhaltsstoffe herangezogen. Die Untersuchung erfolgt mittels Dünnschichtchromatographie:

- Untersuchungslösung: Methanolextrakt der Droge.
- Vergleichslösung: Chlorogen- und Kaffeesäure in Methanol.
- Sorptionsmittel: Kieselgel G.
- Fließmittel: Ethylacetat-Ameisensäure-Wasser (84 + 8 + 8).
- Detektion: Trocknen bei 100 bis 105 °C und Besprühen mit Diphenylboryloxyethylamin in Methanol und Macrogol 400 in Methanol, Auswertung im UV 365 nm.
- Auswertung: Das Chromatogramm der Vergleichslösung zeigt in der unteren Hälfte die hellblau fluoreszierende Zone der Chlorogensäure und im oberen Drittel die der Kaffeesäure. Das Chromatogramm der Untersuchungslösung läßt ein charakteristisches Muster verschieden farbig fluoreszierender Zonen erkennen, die derzeit noch keinen definierten Verbindungen zugeordnet werden können.

Reinheit:

- Fremde Beimengungen: Höchstens 2% fremde Bestandteile *DAB 10*; Blätter anderer Arten sollen nicht vorhanden sein.[6]
- Asche: Höchstens 15% *DAB 10*; höchstens 6,5%.[6]
- Trocknungsverlust: Höchstens 10% *DAB 10*; höchstens 9%.[6]

Lagerung: Vor Licht geschützt *DAB 10*; vor Licht und Feuchtigkeit geschützt aufbewahren.[6]

Wirkungen: *Adstringierende Wirkung.* Frauenmantelkraut zeigt durch die vorhandenen Gerbstoffe adstringierende Wirkung.[6,15]
Hemmung des Tumorwachstums. Die i. p. Verabreichung von 10 und 30 mg/kg KG Agrimoniin aus *Agrimonia pilosa* LEDEB., 4 Tage vor i. p. Impfung mit $5 \cdot 10^5$ Mammatumorzellen, hemmte bei C3H/He-Mäusen das Tumorwachstum vollständig. Die Verabreichung von 30 mg/kg KG Agrimoniin an Tag 1, 4 und 7 nach Impfung verlängerte die mittlere Überlebenszeit der Tiere auf 53 Tage gegenüber 21,3 Tagen bei den Kontrolltieren.
Die Wirkung wird u. a. auf die cytotoxischen Eigenschaften von Agrimoniin zurückgeführt. Die *In-vitro*-Cytotoxizität der Substanz gegenüber der

Mammatumorzellinie verringert sich nach Zugabe von fetalem Kälberserum von IC_{50} 2,6µg/mL auf 62,5µg/mL.[16]
Angesichts des geringen Gehaltes der Droge an Agrimoniin sind diese Befunde für die Droge voraussichtlich nicht von Bedeutung.
Enzymhemmende Wirkung. Ein Extrakt (exakte Angaben fehlen) von Frauenmantelkraut soll *in vitro* hemmend auf die Aktivität der proteolytischen Enzyme Elastase, Trypsin und α-Chymotrypsin wirken. Konzentrationen von 0,16mg/mL und 0,56mg/mL Extrakt hemmten die Aktivität von aus Schweinepankreas isolierter Elastase um 50%. Ein möglicher Schutz des Gewebes vor proteolytischen Enzymen wird diskutiert.[18]

Anwendungsgebiete: Bei Einnahme: Leichte unspezifische Durchfallerkrankungen;[15] zur Unterstützung der Therapie akuter, unspezifischer Durchfallerkrankungen und Magen-Darm-Störungen.[6]

Dosierung und Art der Anwendung: Innerlich: Gebräuchliche Einzeldosis 2 bis 4g getrocknete Droge als Infus;[6] Tagesdosis 5 bis 10g der getrockneten Droge.[15] Art der Anwendung: Zerkleinerte Droge für Aufgüsse und Abkochungen sowie andere galenische Zubereitungen zum Einnehmen.[15]
Teebereitung: 3 bis 4 Teelöffel (2 bis 4g) Frauenmantelkraut werden mit ca. 150mL heißem Wasser übergossen und nach 10min durch ein Teesieb gegeben. Wenn nicht anders verordnet, wird bis zu 3 Tassen täglich frisch bereiteter Teeaufguß warm zwischen den Mahlzeiten getrunken.[6]
Dauer der Anwendung: Bei länger als 3 bis 4 Tage anhaltenden Durchfällen ist ein Arzt aufzusuchen.[6,15]

Volkstümliche Anwendung und andere Anwendungsgebiete: Der Frauenmantel wird innerlich bei der Behandlung von Beschwerden im Klimakterium und bei Dysmenorrhoe verwendet. Weiterhin findet er Anwendung bei Magen- und Darmbeschwerden. Als Gurgelwasser bei Entzündungen im Mund- und Rachenbereich und äußerlich bei Geschwüren, Ekzemen und anderen Hautausschlägen. Als Zusatz zu Sitzbädern bei Unterleibserkrankungen.[19,20] Die Wirksamkeit bei den genannten Anwendungsgebieten ist gegenwärtig nicht belegt.

Dosierung und Art der Anwendung: Äußerlich: 8 Teelöffel (ca. 8g getrocknete Droge) als Infus.[2]

Unerwünschte Wirkungen: Seltene Fälle von Leberschäden durch die im Frauenmantelkraut enthaltenen Tanningerbstoffe.[6]

Gegenanzeigen/Anwendungsbeschr.: Keine bekannt.[15]

Wechselwirkungen: Keine bekannt.[15]

Mutagenität: Die mutagenen Eigenschaften von Frauenmanteltinktur (1:5, Ethanol 70%, 10 bis 160µL/Platte) wurden im Ames-Test an *Salmonella typhimurium* TA98 und TA100 mit und ohne S9-Mix geprüft. Als Vergleich wurde Quercetindihydrat, 0,75 bis 125µg/Platte, untersucht. Der Test ergab ab 40µL Tinktur/Platte eine schwach mutagene Wirkung für den Stamm TA98 mit S9-Mix. Die mutagenen Eigenschaften werden auf das Flavonol Quercetin, das in diesem Testsystem ein ähnliches Verhalten zeigte, zurückgeführt. Die Ergebnisse sind aufgrund der geringen Konzentration von Quercetin (2,1mg/100g Extrakt) für die Einnahme von Drogenzubereitungen nicht relevant.[17]

Gesetzl. Best.: *Standardzulassung.* Standardzulassung Nummer 9499.99.99 "Frauenmantelkraut".[6] *Offizielle Monographien.* Aufbereitungsmonographie der Kommission E am BGA "Alchemillae herba (Frauenmantelkraut)".[15]

Alchemilla vulgaris ex herba siccata hom. *HAB 1*

Monographiesammlungen: Alchemilla vulgaris ex herba siccata *HAB 1*.

Definition der Droge: Die getrockneten, oberirdischen Teile blühender Pflanzen.

Stammpflanzen: *Alchemilla vulgaris* L. s.l.

Zubereitungen: Urtinktur aus der geschnittenen Droge und Verdünnungen nach *HAB 1*, Vorschrift 4a mit Ethanol 43% (*m/m*).
Eigenschaften: Die Urtinktur ist eine grünlichbraune Flüssigkeit mit würzig-aromatischem Geruch und süßlich-bitterem, leicht adstringierendem Geschmack.

Identität: Rosa bis hell-weinrote Färbung der Urtinktur nach Zugabe von Zinkstaub und verdünnter Salzsäure; dunkelgrüne Färbung mit Eisen(III)chlorid-Lösung.
Dünnschichtchromatographie:
- Untersuchungslösung: Urtinktur.
- Vergleichslösung: Rutin, Hyperosid und Kaffeesäure in Methanol.
- Sorptionsmittel: Kieselgel HF 254.
- Fließmittel: Ethylacetat/ Ameisensäure/ Essigsäure(98%)/ Wasser (67 + 7,5 + 7,5 + 18).
- Detektion: Trocknen bei 115 bis 120 °C und Besprühen mit Diphenylboryloxyethylamin in Methanol und Polyethylenglykol 400 in Methanol und Auswerten im UV 365 nm.
- Auswertung: Das Chromatogramm der Vergleichslösung zeigt im unteren Drittel den gelben Fleck des Rutins, in der Mitte den gelben des Hyperosids und im oberen Drittel den blauen Fleck der Kaffeesäure. Das Chromatogramm der Untersuchungslösung zeigt unterhalb des Rutins einen blaßgelben, zwischen Rutin und Hyperosid einen oder zwei kräftige, gelbe, auf der Höhe des Hyperosids eine grünen und zwischen Hyperosid und Kaffeesäure zwei blaugrüne Flecke.

Reinheit: *Urtinktur.*
- Relative Dichte (*Ph Eur*): 0,930 bis 0,945.
- Trockenrückstand (*DAB*): Mindestens 2,0%.

Lagerung: *Urtinktur.* Vor Licht geschützt.

Gesetzl. Best.: *Offizielle Monographien.* Negativmonographie der Kommission D am BGA "Alchemilla vulgaris ex herba siccata".[22]

Alchemilla vulgaris hom.

Synonyme: Alchemilla.

Definition der Droge: Die frischen, oberirdischen Teile.[23]

Stammpflanzen: *Alchemilla vulgaris* L. s. l.[23]

Zubereitungen: Urtinktur und flüssige Verdünnungen nach *HAB 1*, Vorschrift 2a.[23]
Darreichungsformen: Urtinktur, flüssige Verdünnungen, Tabletten, Verreibungen, Streukügelchen; flüssige Verdünnungen zur Injektion.[23]

Anwendungsgebiete: Die Anwendungsgebiete entsprechen dem homöopathischen Arzneimittelbild. Dazu gehören: Chronischer Durchfall bei Lebererkrankung; Weißfluß.[23]

Dosierung und Art der Anwendung: Akute Zustände: Soweit nicht anders verordnet, häufige Anwendung alle halbe bis ganze Stunde je 5 Tropfen, 1 Tablette, 10 Streukügelchen oder 1 Messerspitze Verreibung einnehmen; parenteral 1 bis 2 mL bis zu 3mal täglich s. c. injizieren.
Chronische Verlaufsformen: Soweit nicht anders verordnet, 1- bis 3mal 5 Tropfen, 1 Tablette, 10 Streukügelchen oder 1 Messerspitze Verreibung einnehmen; parenteral 1 bis 2 mL pro Tag s. c. injizieren.[23]

Unerwünschte Wirkungen: Keine bekannt. Es können vorübergehend Erstverschlimmerungen vorkommen, die jedoch unbedenklich sind.[23]

Gegenanzeigen/Anwendungsbeschr.: Keine bekannt.[23]

Wechselwirkungen: Keine bekannt.[23]

Gesetzl. Best.: *Offizielle Monographien.* Aufbereitungsmonographie der Kommission D am BGA "Alchemilla vulgaris (Alchemilla)".[23]

1. Schubert R (Hrsg.) (1986) Rothmaler Exkursionsflora für die Gebiete der DDR und BRD, 6. Aufl., Bd. IV, Volk und Wissen Volkseigener Verlag, Berlin, S. 282–295
2. Berger F (1954) Handbuch der Drogenkunde, Bd. IV, Verlag Wilhelm Maudrich, Wien, S. 39–41
3. Wichtl M (1989) Dtsch Apoth Ztg, Suppl. 16
4. Wichtl M (Hrsg.) (1989) Teedrogen, 2. Aufl., Wissenschaftliche Verlagsgesellschaft, Stuttgart, S. 181
5. DAB 9 N1, Kom, S. 4061–4063
6. Standard-Zulassungen für Fertigarzneimittel (1987/89) Govi-Verlag, Pharmazeutischer Verlag, Deutscher Apotheker Verlag, Frankfurt/Main
7. Tuka L, Popescu H (1979) Clujul Med 52:78–83, zit. nach CA 91:198835
8. Lund K (1986) Dissertation: Tormentillwurzelstock, Phytochemische Untersuchungen des Rhizoms von Potentilla erecta (L.) Räuschel, Universität Freiburg
9. Geiger C, Rimpler H (1990) Planta Med 56:585–586
10. Geiger C (1991) Dissertation: Ellagitannine aus Alchemilla xanthochlora Rothmaler und Potentilla erecta (L.) Raeuschel. Beiträge zur Analytik und Strukturaufklärung, Universität Freiburg
11. Tuka L, Tamas M (1977) Farmacia (Bucharest) 25:247–252, zit. nach CA 89:3170
12. Gonnet JF (1981) Biochem Syst Ecol 9:299, zit. nach CA 96:100939
13. Dorne AJ, Cadel G, Douce R (1986) Phytochemistry 25:65–68
14. FEu (1968) Bd. 2, S. 48–64
15. BAz Nr. 173 vom 18.09.1986
16. Miyamato K, Koshiura R, Ikeya Y, Taguchi H (1985) Chem Pharm Bull 33:3977-3981
17. Schimmer O, Häfele F, Krüger K (1988) Mutat Res 206:201–208
18. Jonadet M, Meunier MT, Villic F, Bastide JP, Lamaison JL (1986) J Pharmacol 17:21–27
19. Weiss RF (1985) Lehrbuch der Phytotherapie, 6. Aufl., Hippokrates-Verlag, Stuttgart, S. 387
20. Madaus G (1976) Lehrbuch der biologischen Heilmittel, Georg Olms Verlag, Hildesheim New York (Nachdruck der Auflage 1938), Bd. 1, S. 455–461
21. BAz im Druck 1992
22. BAz Nr. 193 vom 16.10.1991
23. BAz Nr. 22a vom 03.02.1988
24. Wehmer C (1929) Die Pflanzenstoffe, 2. Aufl., Bd. 1, Gustav Fischer, Jena, S. 451
25. Heg, Bd. IV, Teil 2
26. Hgn Bd. VI, S. 106; Bd. IX, S. 731–732
27. DAB 10
28. EB 6
29. HAB 1

SM

Alchornea

HN: 2006700

Familie: Euphorbiaceae.

Unterfamilie: Acalyphoideae.

Tribus: Alchornieae.

Gattungsgliederung: Die tropische Gattung Alchornea SW. besteht aus etwa 70 Arten, von denen sechs in Afrika vorkommen: *Alchornea cordifolia* (Schum. & Thonn.) Muell. Arg., *A. floribunda* Muell. Arg., *A. hirtella* Benth., *A. laxiflora* (Benth.) Pax & K. Hoffm., *A. occidentalis* (Muell. Arg.) Pax & K. Hoffm. und *A. yambuyaensis* De Wild.[1–4]
Weitere Arten von volksmedizinischer oder wirtschaftlicher Bedeutung sind die im tropischen Amerika weit verbreitete *A. castaneifolia* (Wild.) Juss.,[3,5,6] *A. iricurana* Casar., die wertvolles Nutzholz liefert[6], und *A. javanensis* (Bl.) Muell. Arg., ein Baum des Regenwaldes von Neuguinea.[7]

Gattungsmerkmale: Meist zweihäusige Sträucher oder kleine Bäume mit einfachen, wechselständigen, gewöhnlich gestielten, manchmal gelappten, gekerbten oder gesägten Blättern mit Nebenblättern, einfacher oder sternförmiger Behaarung und eingeschlechtlichen, end- oder achselständigen Blütenständen.[1,3,4]

Verbreitung: Weit verbreitet in den Tropen beider Hemisphären.[1,3]

Inhaltsstoffgruppen: *Alkaloide.* Die in den bisher untersuchten Vertretern enthaltenen Alkaloide gehören dem Typ der isoprenylierten Guanidine an.[8] Im Gegensatz zu früheren Angaben[9] kommt das Indolalkaloid Yohimbin in der Gattung Alchornea nicht vor.[10]
Gerbstoffe. Alle untersuchten Arten enthalten Ellagitannine, die bisher einzigen in der Struktur aufgeklärten sind Geraniin und Mallotusinsäure aus den Blättern der japanischen Art *A. trewioides* MUELL.[11]
Phorbolester. Abweichend von vielen anderen Euphorbiaceae kommen in der Gattung Alchornea keine toxischen, cocarcinogenen und tumorpromovierenden Diterpen-Phorbolester vor.[12] Auch der Phorbol-12,13,-dibutyrat-Rezeptorbindungstest ist lediglich bei einem von 13 untersuchten Mustern, dem Extrakt aus den Zweigen von *Alchornea rugosa* (LOUR.) MUELL. ARG., positiv; diese mit 53 % nur knapp über der Aktivitätsgrenze von 50 % liegende Phorbolester-Bioaktivität kann jedoch vernachlässigt werden.[13]

Drogenliefernde Arten: *A. cordifolia*: Alchornea-cordifolia-Wurzel, Alchornea-cordifolia-Zweige mit Blättern und Früchten. *A. floribunda:* Alchornea-floribunda-Wurzel, Alchornea-floribunda-Zweige mit Blättern und Stammrinde.

Alchornea cordifolia (SCHUM. & THONN.) MUELL. ARG.

Synonyme: *Alchornea cordata* BENTH., *Schousboea cordifolia* SCHUM. & THONN.

Sonstige Bezeichnungen: Engl.: Christmas tree, Christmas bush; frz.: Buisson de Noël; Zaire: Vondio, Kimvuzi-mvuzi, Wambunzila;[14,15] Senegal: Busub;[16] verschiedene afrikanische Sprachen: u. a. Gyamma, Gyeka, Gyaka, Gboo, Gbloo; Ahame, Ayraba, Ipa, Ewe ipa, Ubube, Ubebo, Bambari, Tahi, Epai, Mbom;[17] ko gira, kounaninkala, gimii, feme, kotia, dieca, yama, adiamba, adaima, bourou, bourounei, polo, fon, felleme;[4] bunce, bengue, bungibungi, po-d'arco.[18]

Botanische Beschreibung: Immergrüner, bis 10 m hoher Strauch oder Baum, im feuchten Niederwald und an Sümpfen und Bächen; Zweige hohl, Blätter wechselständig, einfach, eiförmig bis elliptisch, 10 bis 25 cm lang, 7 bis 15 cm breit, Blattgrund deutlich herzförmig mit Drüsen; Blattstiel 5 bis 15 cm lang, Blattober- und Unterseite zuerst mit Sternhaaren, später verkahlend; männliche Blütenstände in achselständigen Rispen, meist 30 cm lang, Einzelblüten klein, grünlichweiß, mit zwei Kelchblättern und 7 bis 8 Staubblättern; weibliche Blütenstände in den Achseln der horizontalen, blattlosen Zweige in gestreckten, einfachen oder verzweigten, bis über 40 cm langen Ähren, Kelch zwei- bis vierlappig, Fruchtknoten zweifächrig, zwei bis drei dunkelrote, 0,7 bis 1,8 cm lange Griffel; Frucht eine zweilappige, flaumig behaarte Kapsel, grün bis rot, 1,3 cm lang, 1,5 cm im Durchmesser Samen eiförmig mit scharlachroter Testa.[1,3,4,9,17]

Verwechslungen: Aufgrund der charakteristischen herzförmigen Blattform und der typischen Sternhaare ist mit Verwechslungen nicht zu rechnen.[1,3,9]

Inhaltsstoffe: In allen Pflanzenorganen kommen Tannine sowie Alkaloide vor, die wahrscheinlich ebenso wie in verwandten Arten dem Typ der isoprenylierten Guanidine angehören.[9,19–21] Das Samenöl enthält die einfach ungesättigten Epoxy-Fettsäuren Alchornsäure und Vernolsäure,[22] im Stamm sind ohne Angaben der Nachweismethode Anthrachinone unbekannter Struktur beschrieben.[19]

Verbreitung: Im tropischen Afrika weitverbreitet, von Senegal über das zentralafrikanische Seengebiet östlich bis zum Sudan und südlich bis Angola, Zaire und Rwanda.[1,17]

Drogen: Alchornea-cordifolia-Wurzel, Alchornea-cordifolia-Zweige mit Blättern und Früchten.

Alchornea-cordifolia-Wurzel

Definition der Droge: Frische oder getrocknete Wurzel von *A. cordifolia.*

Stammpflanzen: *A. cordifolia* (SCHUM. & THONN.) MUELL. ARG.

Herkunft: S. Droge Alchornea-cordifolia-Zweige mit Blättern und Früchten.

Ganzdroge: *Wurzel.* 3 bis 10 mm dick mit dünnen, fadenförmigen Seitenwurzeln, hartem, gelblichem Holzkörper und dünner, graubrauner Rinde, die sich leicht ablöst.[9]

Schnittdroge: *Wurzel.* unter dem Kork Rindenparenchym, Holzkörper mit großen Gefäßen.[9]
Wurzelrinde. Röhrenförmige, 1 bis 4 mm dicke Stücke, außen rauh, dunkelbraun mit verstreuten, weißlichen Flecken und Einrissen, innen blaßgelb bis hellbraun mit schwacher, bräunlicher Längsstreifung, Bruch körnig; Geruch schwach, charakteristisch, Geschmack zusammenziehend, leicht bitter.[44]

Mikroskopisches Bild: Kork, darunter ein schmales Phelloderm mit Steinzellengruppen, in der Rinde Siebröhren, Markstrahlen, tangential gestreckte Steinzellen und Milchsaftschläuche mit braunem Inhalt, Parenchym mit einfachen kugeligen Stärkekörnern und Calciumoxalat in Form von Prismen und Drusen, Fasern fehlen.[44]

Verfälschungen/Verwechslungen: S. u. Schnittdroge der Droge Alchornea-floribunda-Wurzel.

Inhaltsstoffe: *Alkaloide.* In der Wurzelrinde lassen sich mittels DC drei Alkaloide, in der Wurzel mittels PC zwei Alkaloide nachweisen,[9,18,44] Gesamtalkaloidgehalt: Wurzel 0,05 bis 0,07 %, Wurzelrinde 0,03 bis 0,26 %.[9,18,21,45]

Gerbstoffe. Es sind Gerbstoffe unbekannter Struktur enthalten.[44]
Weitere Inhaltsstoffe. Die Wurzel enthält Gentisinsäure und Anthranilsäure.[18,19]

Gehaltsbestimmung: S. Droge Alchornea-cordifolia-Zweige mit Blättern und Früchten.

Wirkwertbestimmung: S. Droge Alchornea-cordifolia-Zweige mit Blättern und Früchten.

Wirkungen: *Antimikrobielle Wirkung.* s. Droge Alchornea-cordifolia-Zweige mit Blättern und Früchten. Die MHK eines aus dem Mazerat der Wurzelrinde hergestellten butanolischen Extraktes liegt gegenüber *Staphylococcus aureus* bei 31,25 µg/ml, gegenüber *Pseudomonas aeruginosa* bei 125 µg/ml; die entsprechenden Werte für Tetracyclin betragen in diesem Testsystem 0,98 µg/ml, für Chloramphenicol 15,62 µg/ml.[38]
Für die Wurzeln ist eine gegen Protozoen gerichtete Aktivität beschrieben, nähere Angaben über Organismen, verwendetes Modell, Extrakt und Konzentration liegen jedoch nicht vor.[46]

Anwendungsgebiete: Bisher keine belegten Anwendungsgebiete.

Volkstümliche Anwendung und andere Anwendungsgebiete: s. Droge Alchornea-cordifolia-Zweige mit Blättern und Früchten. Die Wurzelrinde wird im Senegal bei Infektionskrankheiten wie Husten oder Bronchitis geraucht, Dekokte dienen zu Spülungen bei Harnröhrenbeschwerden und zur Behandlung von Geschlechtskrankheiten, die Wurzeln werden bei Lepra angewendet, nähere Angaben zu Applikationsart und Dosierung liegen nicht vor.[4,9,16,17,19,44] Die Wirksamkeit bei den genannten Indikationen ist nicht belegt.

Dosierung und Art der Anwendung: *Droge.* S. Droge Alchornea-cordifolia-Zweige mit Blättern und Früchten.

Alchornea-cordifolia-Zweige mit Blättern und Früchten

Sonstige Bezeichnungen: s. Art *A. cordifolia*, da in der afrikanischen Volksmedizin für Stammpflanze und Droge die gleichen Bezeichnungen verwendet werden.

Definition der Droge: Frische oder getrocknete Zweige mit Blättern und Früchten.

Stammpflanzen: *A. cordifolia* (SCHUM. & THONN.) MUELL. ARG.

Herkunft: Ausschließlich Sammlung aus Wildvorkommen in Afrika.

Gewinnung: Vorwiegend Verwendung der frischen Pflanzenteile, daneben auch Anwendung der getrockneten Droge.

Ganzdroge: *Blätter.* breit eiförmig, zugespitzt, mit herzförmigem Spreitengrund, kerbigem Blattrand und fiedriger, an der Unterseite stark hervortretender Nervatur, Blattunterseite schwach behaart.[21]
Rinde. leicht eingerollt, 0,8 bis 2 mm dick, außen braun, innen gelblichbraun.[9]
Früchte. S. Art *A. cordifolia.*

Schnittdroge: *Blätter.* Geschmack zusammenziehend.
Mikroskopie. Isolateraler Blattbau mit jeweils zwei Palisadenreihen, dazwischen Idioblasten mit Calciumoxalat-Drusen; Einzelkristalle vorwiegend entlang der Nerven, auf der Blattunterseite sternförmig zusammengesetzte Haare.[21]
Rinde. Außen schollig gefurcht, unter dem teilweise abgelösten braunen Kork grün, Bruch faserig, Geschmack zusammenziehend.
Mikroskopie. Regelmäßiger Kork, darunter Rindenparenchym mit Calciumoxalat-Drusen und Einzelkristallen, Sklerenchymring aus Steinzellen und Fasern.[9,21]

Verfälschungen/Verwechslungen: Aufgrund der charakteristischen Blattform und Blattbehaarung ist mit Verfälschungen der Blattdroge nicht zu rechnen. Hingegen unterscheidet sich die Rinde von *A. cordifolia, A. floribunda* und *A. hirtella* makroskopisch und mikroskopisch nur sehr wenig, weshalb eine Verwechslung leicht möglich ist. Es wird daher empfohlen, jeder Charge der Rindendroge einen Herbarbeleg beizugeben.[9]

Inhaltsstoffe: *Alkaloide.* Es kommen Alkaloide unbekannter Struktur vor,[17,19,21,23–26] die vermutlich ebenso wie die in den verwandten Arten *A. floribunda, A. hirtella* und *A. javanensis* gefundenen[7,27–30] dem Typ der isoprenylierten Guanidine angehören. Das beschriebene Vorkommen von Triisopentenylguanidin[25,26] ist wegen der fehlenden Angaben zur Strukturaufklärung noch nicht gesichert und bedarf der Nachprüfung. In der Zweigrinde lassen sich mittels PC und DC zwei Alkaloide nachweisen.[9,40] Gesamtalkaloidgehalt der getrockneten Droge: Blätter 0,015 %, Zweigrinde 0,03 bis 0,11 %,[9,21] in den Samen nur Spuren.[23]
Gerbstoffe. Es sind Gerbstoffe unbekannter Struktur enthalten.[19] Gerbstoffgehalt der getrockneten Droge: Blätter 10 %, Zweigrinde 11 %;[17,31] nach neueren Arbeiten in den Blättern 17,6 % Gesamtpolyphenole und 16 % mit Casein fällbare Gerbstoffe, in der Zweigrinde 9 % Gesamtpolyphenole und 8,4 % mit Casein fällbare Gerbstoffe, berechnet als Tannin.[20,21,32]
Weitere Inhaltsstoffe. In den Blättern kommen die Phenolcarbonsäuren Ellagsäure, Gallussäure und Protocatechusäure sowie die Flavonole Quercetin, Hyperin = Quercetin-3-*O*-β-D-galactopyranosid und Guaijaverin = Quercetin-3-*O*-α-L-arabinopyranosid vor.[25,26,33]

Gehaltsbestimmung: Eine gravimetrische Gesamtalkaloidbestimmung ist zwar beschrieben,[9] wegen der bisher nicht bekannten Struktur der Alkaloide besitzen diese Werte jedoch nur geringe praktische Bedeutung. Die Bestimmung der Gesamtpolyphenole sowie des Anteiles der Casein-fällbaren Gerbstoffe ist mit einer modifizierten spektrophotometrischen Methode der *Helv. VII* möglich.[20,21,32]

Wirkwertbestimmung: Die Bestimmung der antimikrobiellen Aktivität von Drogenauszügen wird am einfachsten mittels Agardiffusionstest durchgeführt, wobei sich der Einsatz von einheimischen Gerbstoffdrogen wie Cortex Quercus und Herba Alchemillae als Referenzdrogen mit vergleichbarer antimikrobieller Aktivität bewährt hat.[20,21,32]

Stabilität: Nach einjähriger Lagerung bei Raumtemperatur ohne Lichtausschluß zeigt ein methanolischer Blattextrakt im Agardiffusionstest keine merkliche Abnahme der antimikrobiellen Aktivität.[21] Auch nach zweijähriger Lagerung wirkt dieser Extrakt in einem Direct Bioautographic TLC Assay noch ausgeprägt antimikrobiell.[33] Die wertbestimmenden Gerbstoffe sind daher in alkoholischen Gesamtauszügen über einen längeren Zeitraum stabil.

Wirkungen: *Antimikrobielle Wirkung.* Wäßrige und alkoholische Auszüge der frischen und getrockneten Drogenteile zeigen in mehreren Testsystemen (Bestimmung der Minimalen Hemmkonzentration, Agardiffusionstest, Direct Bioautographic TLC Assay) eine ausgeprägte antimikrobielle Aktivität gegenüber einer Reihe von pathogenen, grampositiven und gramnegativen Bakterien.[15,20,21,25,32–39] Die MHK eines wäßrigen Blattextraktes liegt gegenüber *Staphylococcus aureus* bei 1: > 256, jene eines methanolischen Auszuges bei 1: > 64.[15] Die MHK eines aus dem Blattdekokt hergestellten butanolischen Extraktes liegt gegenüber *S. aureus* bei 125 µg/ml, gegenüber *Pseudomonas aeruginosa* bei 250 µg/ml; die entsprechenden Werte für Tetracyclin betragen in diesem Testsystem 0,98 µg/ml, für Chloramphenicol 15,62 µg/ml.[38] Im Agardiffusionstest entspricht der Hemmhofdurchmesser eines mit 30 %igem Methanol hergestellten 1,5 %igen Blattextraktes gegenüber *S. aureus* dem einer 0,2 %igen Tanninlösung, gegenüber *P. aeruginosa* jenem einer 0,8 %igen Tanninlösung.[21,32] Der Hemmhofdurchmesser eines 10 %igen, methanolischen Blattextraktes beträgt gegenüber *S. aureus* 22,3 mm, jener einer 0,25 %igen Lösung von Chloramphenicol 18,2 mm.[25] Diese antimikrobielle Aktivität wurde bisher zwar nicht auf definierte Inhaltsstoffe zurückgeführt,[19] korreliert jedoch eindeutig mit dem jeweiligen Gerbstoffgehalt der Auszüge.[20,21,32] Da die Gesamtalkaloidfraktion aus der Droge keine antimikrobielle Wirkung besitzt, ist die Aktivität zum weit überwiegenden Teil durch die enthaltenen Gerbstoffe bedingt, wobei es sich nicht um einen baktericiden, sondern um einen bakteriostatischen Effekt handelt.[20,21,32] Ethanolische Extrakte aus den Blättern und Früchten wirken *in vitro* in einer Dosis von 20 mg/5 ml PSG-Puffer mit $3{,}8 \times 10^7$ Parasiten trypanocid und zeigen an mit *Trypanosoma brucei* infizierten Ratten in einer Dosis von 80 bzw. 160 mg/kg KG i.p. bei Verabreichung über vier Tage eine dem Suramin vergleichbare, kurative Wirkung.[41]

Spasmolytische Wirkung. Am isolierten, elektrisch gereizten Meerschweinchenileum hemmt ein mit 2 %iger, wäßriger Essigsäure hergestellter Blattextrakt die Kontraktionen; die aus diesem Extrakt isolierten Flavonole Quercetin, Guaijaverin und Hyperin wirken in diesem Testmodell in einer Konzentration von 10 bis 20 µg/ml spasmolytisch.[26] Am isolierten, mit 5×10^{-7} M Acetylcholin oder depolarisierender KCl-Lösung stimulierten Meerschweinchenileum wirkt ein aus dem Blattdekokt (16,5 g/ml) hergestellter Flavonoidextrakt in einer Konzentration von 200 µg/ml spasmolytisch, wobei die Hemmwirkung gegenüber Acetylcholin-Spasmen quantitativ jener von Papaverin-Hydrochlorid entspricht.[42]

Andere Wirkungen. Nach i.p. Applikation eines ethanolischen Blattextraktes wurde im Dosisbereich 150 bis 500 mg/kg KG (Versuchstier Ratte) Mydriasis beobachtet, woraus auf das Vorkommen von anticholinerg wirkenden Inhaltsstoffen geschlossen wird.[23] Darüber hinaus wurde eine Hemmung der motorischen Aktivität beobachtet. Die verwendeten Dosierungen liegen im Bereich der minimalen letalen Dosis (vgl. Abschnitt LD-Werte) und sind in Hinblick auf die therapeutische Anwendung der Droge kaum interpretierbar.

Anwendungsgebiete: Bisher keine belegten Anwendungsgebiete.

Volkstümliche Anwendung und andere Anwendungsgebiete: Das Spektrum der volksmedizinischen Indikationen der Droge ist außerordentlich vielfältig, wobei die Anwendung bei Infektionskrankheiten, Erkrankungen des Magen-Darm-Traktes, Dermatosen und zur Wundheilung im Vordergrund steht. In Sierra Leone werden die Blätter gegen Durchfall gekaut,[43] in Zaire Blattauszüge bei Schmerzen im Bauch und Erkrankungen des Respirationstraktes getrunken;[14,15] im Senegal verwendet man die Blätter auch bei Geschlechtskrankheiten, Karies, Dermatosen und Geschwüren, die Rinde bei Dysenterie und raucht die Blätter bei Infektionskrankheiten wie Husten oder Bronchitis.[16,19] In Nigeria werden junge, frische Blätter in kaltem Wasser homogenisiert und der Saft zur Beschleunigung der Wundheilung verwendet; die Blätter und Früchte werden bei Rheumaschmerzen und Malaria angewendet.[41] Junge Blätter werden roh zum Schwangerschaftsabbruch gegessen, bei Hämorrhoiden als Suppositorien, bei Geschwüren und rheumatischen Beschwerden in Form von Kataplasmen angewendet. Blattdekokte dienen als Stärkungsmittel, zu Augenwaschungen bei Konjunktivitis und gegen Krämpfe, Blattinfuse als harntreibendes Mittel. Infuse und Dekokte der beblätterten Zweige werden bei Magenbeschwerden getrunken und dienen als Bad bei Rheumatismus und Fieber sowie gegen wunde Füße. Die Früchte werden bei Verstopfung und Husten, der Saft der Blätter und Früchte lokal bei Dermatosen angewendet.[4,9,17,18]

Die volksmedizinische Anwendung bei Wunden, Dermatosen, Hämorrhoiden und Magen-Darm-Erkrankungen mit Durchfall erscheint zwar wegen der ausgeprägten antimikrobiellen und adstringierenden Wirkung der in der Droge enthaltenen Gerbstoffe sinnvoll, die Wirksamkeit bei den genannten Anwendungsgebieten ist gegenwärtig jedoch nicht durch entsprechende Studien belegt.

Dosierung und Art der Anwendung: *Droge.* Traditionelle Zubereitungen sind Kaltwasserauszüge und Dekokte aus frischen oder getrockneten Blättern und Zweigen, neben den Früchten werden auch die rohen oder gepulverten Blätter und die Stammrinde gegessen oder lokal angewendet.[4,9,17,18,35,36,41]

Carcinogenität: S. Inhaltsstoffgruppen der Gattung Alchornea.

Toxikologische Daten: *LD-Werte.* Ethanolischer Blatt-Rohextrakt: minimale LD: 400 mg/kg, Ratte, i. p., nach 24 Std.[23]

Sonst. Verwendung: *Haushalt.* Die großen Laubblätter dienen als Verpackung beim Transport von Kolanüssen, die roten Früchte als Lockmittel beim Vogelfang; ein aus der Droge gewonnener, schwarzer Farbstoff und die Holzasche werden zum Färben von Stoffen und Tonwaren sowie für Tinten verwendet; in Nigeria dienen die Zweige und Blätter zum Gerben von Fischnetzen. Aus den Blättern, der Rinde und den Früchten wird ein fäulnishemmender Anstrich für Boote und Schiffe hergestellt; die hohlen Zweige dienen zur Anfertigung von Pfeifenstielen.[3,17]

Alchornea floribunda MUELL. ARG.

Sonstige Bezeichnungen: Afrika: Niando, Malande.[3,9,45,46]

Botanische Beschreibung: Baum oder Strauch im Unterholz des Regen- und Sumpfwaldes, meist bis 4,5 m, selten bis 10 m hoch; Blätter gehäuft an den Enden der kahlen Zweige, kurzgestielt, lanzettlich bis leicht spatelig, 14 bis 37 cm lang, 6 bis 13 cm breit, 11 bis 21 Paare von Seitennerven; Oberseite kahl, Unterseite leicht flaumhaarig, Haare einfach, nicht zusammengesetzt; Nebenblätter flaumhaarig, 3 bis 9 mm lang; männliche Blütenstände achselständig aus dem alten Holz entspringend, 10 bis 25 cm lang mit blaßgrünen Einzelblüten; weibliche Blütenstände endständig, bis 25 cm lang; Frucht eine dreilappige Kapsel, 6 mm lang, 10 mm im Durchmesser; Samen bräunlich-glänzend.[1,3,4,9]

Verwechslungen: Aufgrund der charakteristischen Blattform und Blattbehaarung ist mit Verwechslungen nicht zu rechnen.[1,4,9]

Inhaltsstoffe: Ebenso wie in den verwandten Arten *A. hirtella* BENTH. und *A. javanensis* (BL.) MUELL. ARG. kommen in allen Organen aus Guanidin und zwei Isopren-Molekülen aufgebaute Alkaloide vom Typ des Imidazo-(1,2-*a*)pyrimidins vor.[9,27,29,30,45,51] Die Anwesenheit von Gerbstoffen in allen Pflanzenorganen ist wahrscheinlich.

Verbreitung: Tropisches Afrika, von Sierra Leone östlich bis Zaire.[1]

Drogen: Alchornea-floribunda-Wurzel, Alchornea-floribunda-Zweige mit Blättern und Stammrinde.

Alchornea-floribunda-Wurzel

Sonstige Bezeichnungen: Niando (in Zaire).

Definition der Droge: Frische und getrocknete Wurzel.
Anmerkung: Auch die Wurzelrinde allein wird verwendet.[9]

Stammpflanzen: *A. floribunda* MUELL. ARG.

Herkunft: Ausschließlich Sammlung aus Wildvorkommen in Afrika.

Ganzdroge: S. Droge Alchornea-cordifolia-Wurzel.

Schnittdroge: S. Droge Alchornea-cordifolia-Wurzel; die makroskopische und mikroskopische Unterscheidung der Wurzeldrogen von *A. cordifolia* und *A. floribunda* ist aufgrund der großen Ähnlichkeit nur sehr schwer möglich, die Schnittdroge von *A. floribunda* ist in der Regel jedoch deutlich dikker.[9]

Inhaltsstoffe: *Alkaloide.* Gesamtalkaloidgehalt von Drogenmustern unterschiedlicher Herkunft bei präparativer Isolierung: Wurzel 0,6 bis 1,2 %;[9,27] Wurzelrinde 0,03 bis 0,65 %;[9,29,45] Wurzelholz 0,04 %.[9] Alchornein, $C_{12}H_{19}N_3O$, (2*R*)1,2,3,7-Tetrahydro-1-methoxy-7,7-dimethyl-2-isopropenyl-imidazo(1,2-*a*)pyrimidin, Smt. 43 °C, Hauptalkaloid der Wurzel, in einer Ausbeute von 0,4 % aus der Wurzel und von 0,1 % aus der Wurzelrinde isoliert.[27,29,30] Das beschriebene Vorkommen von Yohimbin[9] konnte nicht bestätigt werden.[10] Isoalchornein, $C_{12}H_{19}N_3O$, (2*R*,6*S*)1,2,3,6,7-Pentahydro-1-methoxy-2,6-di-isopropenyl-imidazo (1,2-*a*) imidazol, instabiles Isomer von Alchornein, Nebenalkaloid der Wurzelrinde, in einer Ausbeute von 0,005 % isoliert.[25]
Gerbstoffe. Aufgrund des stark adstringierenden Geschmackes der Droge[9] sowie aus chemotaxonomischen Gründen[8] ist mit der Anwesenheit von Gerbstoffen zu rechnen, genauere Untersuchungen liegen jedoch nicht vor.

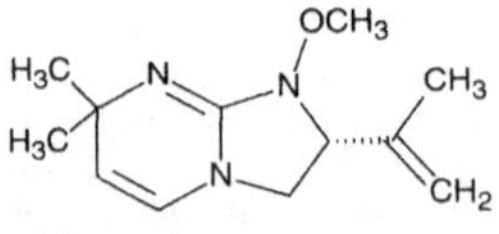

Alchornein

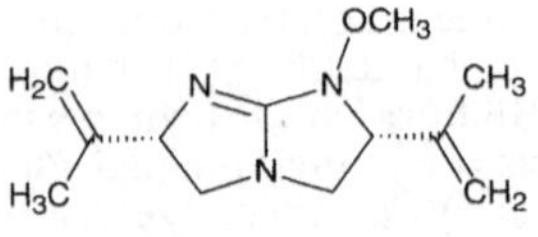

Isoalchornein

Gehaltsbestimmung: Eine gravimetrische Gesamtalkaloidbestimmung ist beschrieben, die auf der Extraktion von 5 g mit Natriumcarbonat alkalisierter, gepulverter Droge mit Chloroform, Zugabe von Salzsäure, Alkalisieren mit Ammoniak, Ausschütteln mit Ether und Auswiegen des Rückstandes beruht.[9]

Wirkungen: Pharmakologische Untersuchungen liegen für Drogenextrakte und das wirksame Hauptalkaloid Alchornein vor. Für die Anwendung von Alchornein in Form der freien Base und einfacher Derivate als Antidepressivum, Spasmolyticum und Anticholinergicum wurde ein französisches Patent erteilt.[27]
Drogen-Gesamtauszüge: Wäßrige und wäßrig-ethanolische Wurzelextrakte besitzen am mit 120 mg/kg Chloralose narkotisierten und am Hals bivagotomierten Hund eine "symathicosthenische" Wirkung, d.h. die Empfindlichkeit des Sympathicus gegenüber Adrenalin wird gesteigert.[27,45,48,49] Das wäßrige Wurzelextrakt unterdrückt in einer 0,014 g Droge/kg entsprechenden Dosis i.v. den hypertensiven Effekt der Carotis-Unterbindung.[48] Eine 0,15 g Droge/kg entsprechende Dosis i.v. bewirkt eine schwach ausgeprägte, vorübergehende Hypotonie, der häufig eine geringfügige, aber langdauernde Hypertonie folgt; ab 0,5 g Droge/kg kommt es nach einer geringfügigen und kurzfristigen Steigerung zu einer deutlichen, aber ebenfalls nur kurzdauernden Verringerung des Carotisdruckes. Ab einer Dosis von 1,0 g Droge/kg wird eine ausgeprägte und langanhaltende Verminderung des Carotisdruckes beobachtet, die mit einer starken Bradycardie einhergeht.[49] Im Gegensatz zu Alchornea-cordifolia-Wurzel gibt es keine Angaben über eine antimikrobielle Wirkung.
Alchorneintartrat: Am mit 100 mg/kg Chloralose narkotisierten Hund sind im Vergleich zu Atropin stark anticholinerge, vagolytische und Peristaltik-hemmende Effekte zu beobachten.[27,30] Alchorneintartrat verringert in einer Dosis von 4 mg/kg i.v. die durch periphere Vagusreizung provozierte Hypotonie, während die durch i.v. Gabe von 10 µg/kg Acetylcholinhydrochlorid induzierte Hypertonie unbeeinflußt bleibt. Die durch 5 µg/kg Adrenalin oder 10 µg/kg Noradrenalin ausgelöste Hypertonie wird bei gleichzeitiger Abschwächung des bradycarden Reflexes verstärkt. Eine Dosis von 5 mg/kg i.v. vermindert die nikotinartige Wirkung von 0,5 mg/kg Acetylcholin. An der mit Chloralose narkotisierten Katze ist in einer Dosis von 5 mg/kg i.v. kein Effekt auf die sympathischen Ganglien feststellbar, da die Intensität der Nickhautmembran-Kontraktionen nach Reizung der präganglionären Fasern des Ganglion cervicale superius unverändert bleibt. Am isolierten Rattenduodenum ähnelt die spasmolytische Wirkung von Alchorneintartrat gegenüber Acetylcholin-Kontraktionen in einer Konzentration von 1:250.000 jener von Papaverin, ist aber viel schwächer und kürzer als von Atropin 1:500.000.000; dennoch ist dieser Effekt vom Atropin-Typ, da durch $BaCl_2$ induzierte Kontraktionen von Atropin und Alchorneintartrat in einer Konzentration von 1:10.000 nur um 50% vermindert werden, während Papaverin 1:200.000 sie zu 100% unterdrückt. Am Kaninchen-Auge wirkt Alchornein bei Infiltration in 2%iger Lösung schwach lokalanästhetisch; eine Dosis von 3 mg/kg i.v. unterdrückt bei 45% der Tiere den durch 4 mg/kg Reserpin ausgelösten depressiven Effekt der Oberlid-Ptosis.[27] Im Agardiffusionstest ist keine Hemmwirkung gegenüber *Staphylococcus aureus* oder *Pseudomonas aeruginosa* feststellbar.[21]

Anwendungsgebiete: Bisher keine belegten Anwendungsgebiete.

Volkstümliche Anwendung und andere Anwendungsgebiete: Alchornea-floribunda-Wurzel wird in der afrikanischen Volksmedizin im Gegensatz zu Alchornea-cordifolia-Wurzel vor allem als Stimulans, Halluzinogen und Aphrodisiakum angewendet und als Ersatz für indischen Hanf betrachtet.[4,9,27,29,30,45,46,47] Im Kongo und in Zaire dient die gepulverte Wurzel nach Vermischen mit Nahrungsmitteln oder mehrtägigem Ansetzen in Palmwein als Stimulans und Aphrodisiakum. Die Droge wird als ausgezeichnetes Heilmittel bei Erkrankungen des Respirationstraktes, Magen-Darm-Traktes und der Harnwege angesehen und bei Initionsriten als Halluzinogen verwendet.[4,9,45,50] Die Wurzel dient als Zahnstocher und Mittel gegen Zahnschmerz.[4,27] Wurzelextrakte wurden zusammen mit Zweigextrakten in klinischen Versuchen erfolgreich bei Icterus eingesetzt.[45]
Die Wirksamkeit bei den genannten Anwendungsgebieten ist gegenwärtig noch nicht durch entsprechende Studien belegt.

Dosierung und Art der Anwendung: *Droge.* Traditionelle Zubereitungen sind Macerate der Wurzel oder Wurzelrinde in Palmwein und das Vermischen der pulverisierten Wurzel mit Lebensmitteln.[9,45,46,47,50]

Unerwünschte Wirkungen: *Zentralnervensystem.* Die in Palmwein angesetzte Wurzeldroge bewirkt als narkotisches Halluzinogen nach der Erregungsphase eine tiefe Erschöpfung mit vereinzelt tödlichem Ausgang.[9,45,46,47]

Akute Toxizität: Die Droge wird wegen ihrer stimulierend-halluzinogenen Wirkung, der eine ausgeprägte, in Einzelfällen sogar letale Erschöpfung folgt, als stark toxisch eingestuft.[47] Träger dieser Eigenschaften sind die in allen Drogenteilen enthaltenen Alkaloide. Im Tierversuch werden an der Maus bei i.v. Gabe einer 0,1%igen Lösung von Alchorneintartrat oberhalb einer Dosis von 15 mg/kg Erregung, Straub-Phänomen und klonische Krämpfe beobachtet.[27]

Toxikologische Daten: *LD-Werte.* Es liegen nur Daten für das wirksame Hauptalkaloid Alchornein vor. LD_{50}: 23,5 mg/kg, Maus, i.v. als 0,1%ige Lösung von Alchorneintartrat; minimale LD: 35 mg/kg, Maus, i.v.[27]

Alchornea-floribunda-Zweige mit Blättern und Stammrinde

Sonstige Bezeichnungen: Niando (in Zaire).

Definition der Droge: Frische oder getrocknete Zweige mit Blättern und Stammrinde.[9]

Stammpflanzen: *A. floribunda* MUELL. ARG.

Herkunft: S. Droge Alchornea-floribunda-Wurzel.

Ganzdroge: Blätter: lanzettlich bis leicht spatelig, Spreite in den Blattgrund verschmälert, 11 bis 21 Paare von Seitennerven, Blattunterseite spärlich flaumhaarig.
Rinde: Entspr. Alchornea-cordifolia-Rinde, s. Droge Alchornea-cordifolia-Zweige mit Blättern und Früchten.

Schnittdroge: S. Ganzdroge Alchornea-cordifolia-Zweige mit Blättern und Früchten; die makroskopische und mikroskopische Unterscheidung der Rindendroge von *A. cordifolia* und *A. floribunda* ist aufgrund der großen Ähnlichkeit nur sehr schwer möglich, die Schnittdroge von *A. floribunda* ist in der Regel jedoch deutlich dicker.[9]

Inhaltsstoffe: *Alkaloide.* Gesamtalkaloidgehalt bei präparativer Isolierung: Blätter 0,5 %, Stammrinde 0,013 bis 0,25 %.[27,29] Alchornein: s. Droge Alchornea-floribunda-Wurzel; Hauptalkaloid der Stammrinde, in einer Ausbeute von 0,08 % isoliert, Nebenalkaloid der Blätter.[27] Isoalchornein: s. Droge Alchornea-floribunda-Wurzel; Hauptalkaloid der Blätter, in eine Ausbeute von 0,01 % isoliert.[29] Alchorneinon, $C_{12}H_{20}N_2O_3$, instabile Vorstufe oder Abbauprodukt von Isoalchornein, aus den Blättern in einer Ausbeute von 0,0005 % isoliert.[29]

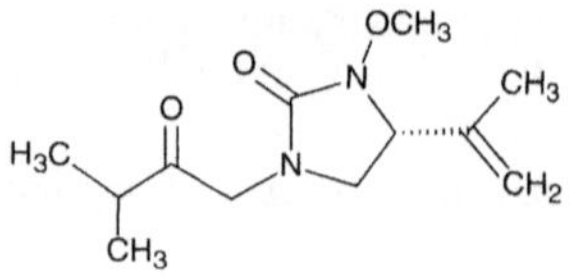

Alchorneinon

Gehaltsbestimmung: S. Droge Alchornea-floribunda-Wurzel.

Wirkungen: S. Droge Alchornea-floribunda-Wurzel.

Anwendungsgebiete: Bisher keine belegten Anwendungsgebiete.

Volkstümliche Anwendung und andere Anwendungsgebiete: S. Droge Alchornea-floribunda-Wurzel.

Dosierung und Art der Anwendung: *Droge.* Eine traditionelle Anwendung ist das Vermischen der pulverisierten Rinde mit Lebensmitteln.[9]

Akute Toxizität: S. Droge Alchornea-floribunda-Wurzel.

1. Polhill RM (1987) Flora of Tropical East Africa, Balkema Press, Rotterdam Boston
2. Willis JC (1988) A Dictionary of the Flowering Plants and Ferns, 8th ed., Cambridge University Press, Cambridge New York New Rochelle Melbourne Sidney
3. Pax F (1914) Euphorbiaceae-Acalypheae-Mercurialinae. In: Engler A (Hrsg.) Das Pflanzenreich, Bd. IV.147.VII, Heft 63, S. 220–253, 397 Wilhelm Engelmann, Leipzig Berlin
4. Stäuble N (1986) J Ethnopharmacol 16:23–103
5. Macrae WD, Hudson JB, Towers GHN (1988) J Ethnopharmacol 22:143–172
6. Correa MP (1984) Dicionario das Plantas Uteis do Brasil e das Exoticas Cultivadas, Vol. VI, Instituto Brasileiro de Desenvolvimento Florestal
7. Hart NK, Johns SR, Lamberton JA, Willing RI (1970) Austral J Chem 23:1.679–1.693
8. Hgn (1989), Bd. 8, S. 440–474
9. Paris R, Goutarel R (1958) Annal Pharm Franç 16:15–20
10. Raymond-Hamet R, Goutarel R (1965) C R Acad Sci Paris 261:3.223–3.224
11. Okuda T, Mori K, Hatano T (1980) Phytochemistry 16:547–551
12. Evans FJ (1986) Naturally Occuring Phorbol Esters, CRC-Press, Boca Raton, Florida
13. Beutler JA, Alvarado AB, McCloud ThG, Cragg GM (1989) Phytother Res 3:188–192
14. Disengomoka I, Delaveau P (1983) J Ethnopharmacol 8:257–263
15. Prinz A, Wewalka G, Stanek G, Kraus G (1987) Mitt Österr Ges Tropenmed Parasitol 9:45–49
16. Le Grand A, Wondergem PA (1987) J Ethnopharmacol 21:109–125
17. Some Medicinal Forest Plants of Africa and Latin America (1986) FAO Forestry Paper 67, Food and Agriculture Organisation of the United Nations, Rom
18. Ferreira A, Prista LN, Alves AC (1963) Garcia de Orta 11:265–274
19. Le Grand A (1989) J Ethnopharmacol 25:315–338
20. Schneider K, Kubelka W (1990) Proceedings of the First European Symposium on Ethnopharmacology/ 1er Colloque Europeen d'Ethnopharmacologie, Metz
21. Kögl A (1989) Diplomarbeit, Universität Wien
22. Kleimann R, Plattner RD, Spencer GF (1977) Lipids 12:610–612
23. Sandberg F, Cronlund A (1982) J Ethnopharmacol 5:187–204
24. Popp FD, Wefer JM, Chakraborty DP, Rosen G, Casey AC (1968) Planta Med 16:343–347
25. Lamikanra A, Ogundaini AO, Ogungbamila FO (1990) Phytother Res 4:198–200
26. Ogungbamila FO, Samuelsson G (1990) Acta Pharm Nord 2:421–422
27. Goutarel R, Khuong-Huu F (1970) Brêvet d'Invention Français No. 2 087 982 vom 5.5.1970
28. Hart NK, Johns SR, Lamberton JA (1969) J Chem Soc D 24:1.484–1.485
29. Khuong-Huu F, Le Forestier JP, Goutarel R (1972) Tetrahedron 28:5.207–5.220
30. Khuong-Huu F, Le Forestier JP, Maillard G, Goutarel R (1970) C R Acad Sci Ser C 270:2.070–2.072
31. Bennet H (1950) Colonial Plant and Animal Products 1:132–134; ref. CA (1952) 46:6201e
32. Schneider K, Kubelka W (1989) Planta Med 55:651
33. Kern E (1990) Diplomarbeit, Universität Wien
34. Le Grand A, Wondergem PA, Verpoorte R, Pousset JL (1988) J Ethnopharmacol 22:25–31
35. Ajao AO, Shonukan O, Femi-Onadeko B (1984) Fitoterapia 55:337–339
36. Ajao AO, Shonukan O, Femi-Onadeko B (1985) Int J Crude Drug Res 23:67–72
37. Ogunlana EO, Ramstad E (1975) Planta Med 27:354–360
38. Kambu K, Tona L, Luki N, Cimanga K, Uvoya A (1990) Annal Pharm Franç 48:255–263
39. Müller B (1992) Diplomarbeit, Universität Wien
40. Rauch M (1991) Diplomarbeit, Universität Wien

41. Agbe SAO, Oguntimein B (1987) Phytother Res 1:151–153
42. Kambu K, Tona L, Kaba S, Cimanga K, Mukala N (1990) Annal Pharm Franç 48:200–208
43. Macfoy CA, Sama AM (1983) J Ethnopharmacol 8:215–223
44. Ohiri FC, Opara AN, Metwally AM (1978) J Pharm Med Sci (Nigeria) 2:198–202
45. Oliver-Bever B (1983) J Ethnopharmacol 7:1–93
46. Oliver-Bever B (1983) J Ethnopharmacol 9:1–83
47. CRC, S.27
48. Raymond-Hamet R (1952) C R Soc Biol 146:1.672–1.674
49. Raymond-Hamet R (1954) C R Soc Biol 148:655–658
50. Scholz D, Eigner D (1983) Pharm Unserer Zeit 12:75–79
51. Southon IW, Buckingham J (1989) Dictionary of Alkaloids, Chapman and Hall, London New York

SD

Aletris

HN: 2019600

Familie: Melanthiaceae.[1]
In der älteren Literatur wird Aletris in die Familie Liliaceae eingeordnet.[2]

Tribus: Narthecieae.[1]

Gattungsgliederung: Zur Gattung Aletris L. gehören weltweit ca. 10 Arten.

Gattungsmerkmale: Mehrjährige Kräuter; Blüten in dichter, später gelockerter Traube, klein, kurzgestielt in den Achseln schmal lanzettlicher Hochblätter. Blütenhülle röhrig-glockig von kleinen Schuppen besetzt, Staubblätter 6, Filamente kurz, oberhalb der Röhren frei, Antheren eiförmig. Ovar unten mit der Blütenhülle vereint, Griffel dreiteilig mit kleinen Narben. Kapsel von der Blütenhülle umschlossen mit kleinen länglichen Samen. Kurzes Rhizom, Grundblätter hellgrün, lineal-lanzettlich, Stengel lang, einfach mit wenigen kleinen Blättern.[2,3]

Verbreitung: 7 Arten in Asien, 3 Arten in Nordamerika.[3]

Inhaltsstoffgruppen: Die unterirdischen Organe speichern Steroidsapogenine wie Diosgenin und 12-Ketodiosgenin (Gentrogenin, Botogenin).[4,5]

Drogenliefernde Arten: *Aletris farinosa*: Aletris-farinosa-Rhizom, Aletris farinosa hom. *HAB 1*, Aletris farinosa hom. *PFX*, Aletris farinosa hom. *HPUS 78*.

Aletris farinosa L.

Synonyme: *Aletris alba* MICH.

Sonstige Bezeichnungen: Dt.: Mehlige Aletris; engl.: Ague-grass, bettie-grass, bitter grass, blazing-star, crow corn, star grass, starwort;[6] frz.: Alétris farineux; span.: Aletris harinosa.[7]

Botanische Beschreibung: Blätter aufrecht länglich, lanzettlich, 5 bis 20 cm lang; Blütenschaft 30 bis 90 cm hoch mit wenigen kleinen Hochblättern; Blüten in einer dichten bis lockeren, 8 bis 35 cm langen, terminalen Traube; Blütenhülle röhrenförmig, weißlich mit Schuppen besetzt, zur Reifezeit schrumpfend, später schnabelförmig aufspringend, etwa gleich groß wie die Kapsel.[3]

Inhaltsstoffe: s. Droge Aletris-farinosa-Rhizom.

Verbreitung: Östl. Nordamerika.

Drogen: Aletris-farinosa-Rhizom, Aletris farinosa hom. *HAB 1*, Aletris farinosa hom. PFX, Aletris farinosa hom. *HPUS 78*.

Aletris-farinosa-Rhizom

Sonstige Bezeichnungen: Dt.: Leuchtsternwurzel, Runzelwurzel, Sternwurzel;[10] engl.: Ague root, colic root, false unicorn root, unicorn root.[6]

Monographiesammlungen: Aletris *NF VII*; Aletris *BHP 83*.

Definition der Droge: Das getrocknete Rhizom samt den Wurzeln.

Stammpflanzen: *Aletris farinosa* L.

Herkunft: Oststaaten der USA.

Gewinnung: Sammlung aus Wildvorkommen; Lufttrocknung im Schatten.

Ganzdroge: Wurzelstock knollig-zylindrisch, 1,5 bis 3 cm lang, mit zahlreichen, bis 30 cm langen Faserwurzeln, außen graubraun, innen weißmehlig, auf der Oberseite mit zahlreichen Blatt- und Stengelresten besetzt. Unter der lockeren, sehr leicht abreibbaren Rinde liegt eine festere rotbraune Endodermis.[10]

Schnittdroge: *Geschmack.* Anfangs leicht süß, später intensiv und lang anhaltend bitter und seifig. *Geruch.* Schwach ausgeprägt, etwas säuerlich. Keine weiteren Angaben.

Mikroskopisches Bild: Unter der Epidermis ein zweischichtiges Hypoderm aus kaum verdickten, verholzten Zellen, darunter ein sehr lockeres Rindenparenchym, das sich leicht an der braunen, nicht sehr deutlichen Endodermis trennt. Im Gefäßbündelzylinder kleine, konzentrische, in Fasern eingebettete Bündel. In der Rinde viele Raphidenzellen.[10]

Pulverdroge: Charakteristisch für das hellbraune Pulver sind Rindenparenchymzellen, die dicht mit Stärkekörnern (2 bis 10 µm Durchmesser) gefüllt sind, sowie Zellen mit Calciumoxalatraphiden (15 bis 35 µm lang); Bruchstücke aus verholzten Tracheiden und verholztem Parenchym; Sklerenchymfasern mit z. T. verzweigten Tüpfeln; Reste der Epidermis und der zwei- oder dreireihigen Hypodermis; zahlreiche kleine Drüsenhaare mit einzelligem Stiel und halbrundem Drüsenköpfchen.[11]

Inhaltsstoffe: Saponine mit Diosgenin als Aglykon.[4] Die Konstitution der genuinen Glykoside ist bisher nicht ermittelt, Mengenangaben fehlen.

Unbekannte Mengen eines bernsteinfarbenen ätherischen Öles unbekannter Zusammensetzung. Unbekannt sind ferner auch Menge und Konstitution der Bitterstoffe.

Reinheit: Fremde Beimengungen: Nicht mehr als 5% *BHP83*.
Asche: Höchstens 10% salzsäureunlösliche Asche *BHP83*.

Wirkwertbestimmung: Bestimmung des Bitterwertes, beispielsweise nach der Methode des *DAB9* möglich; bisher aber nicht durchgeführt.

Wirkungen: Ein phytochemisch nicht näher definierter Drogenauszug zeigte beim Screening im Allan-Doisy-Test positive Reaktion (Induktion des Schollenstadiums am Vaginalepithel kastrierter adulter Mäuse).[8,9] Die Autoren schlossen daraus auf das Vorkommen eines estrogenen Prinzips in der Droge. Eine Bestätigung des Befundes steht nach wie vor aus.

Anwendungsgebiete: Klinische Studien oder dokumentiertes Erfahrungsmaterial zu Anwendungsgebieten liegen nicht vor.

Dosierung und Art der Anwendung: *Droge.*
- ED = 0,3 bis 0,6 g; 3mal täglich.[11]
- TD = ca. 6 g.[7]

Zubereitung. 1,5 g Droge auf 100 mL Wasser als Infus.[7] Fluidextrakte (1:1), hergestellt mit Ethanol-Wasser (45%ig).

Volkstümliche Anwendung und andere Anwendungsgebiete: In der sog. eklektischen Materia Medica (USA) bei "Frauenleiden", insbesondere bei Dysmenorrhö, Amenorrhö sowie bei Beschwerden im Zusammenhang mit Prolapsus vaginae.[6]
Appetitlosigkeit, dyspeptische Beschwerden auf venöser Grundlage, Flatulenz.[11]
In Argentinien bei chronischer Bronchitis.[7]
Die Anwendung bei Appetitlosigkeit und bei dyspeptischen Beschwerden erscheint aufgrund der motilitätssteigernden Wirkung von Bitterstoffen plausibel. Ansonsten sind die übrigen Anwendungsgebiete nicht belegt.

Unerwünschte Wirkungen: Bisher keine beschrieben.

Gegenanzeigen/Anwendungsbeschr.: Bisher keine beschrieben. Für Bitterstoffdrogen gelten generell Magen- und Zwölffingerdarmgeschwüre als Kontraindikation.

Tox. Inhaltsstoffe u. Prinzip: Keine Angaben. Nur die frische Droge soll emetisch, Durchfall hervorrufend sowie eigenartig "narkotisch" wirken.[7]
Gastrointestinale Reizungen könnten mit dem Saponingehalt in Zusammenhang stehen.

Aletris farinosa hom. *HAB1*

Sonstige Bezeichnungen: Dt.: Sternwurzel; engl.: Star grass root.

Monographiesammlungen: Aletris farinosa *HAB1*.

Definition der Droge: Verwendet werden die frischen unterirdischen Teile.

Stammpflanzen: *Aletris farinosa* L.

Herkunft: Oststaaten der USA.

Gewinnung: Die Wurzeln werden nach der Blütezeit ausgegraben.

Ganzdroge: Der Wurzelstock hat etwas bitteren und leicht scharfen Geschmack. Er ist 3 bis 5 cm lang, ca. 1 cm dick, zum Ende verschmälert, knollig-zylindrisch und von hellgrauer Farbe. An der Oberseite finden sich viele häutige, faserige Reste von Blättern und Stengeln, an der Unterseite zahlreiche hellgraue bis weißliche, ca. 1 mm dicke, mit faserigen Seitenwurzeln versehene Wurzeln. Von diesen ist oft das Abschluß- und Rindengewebe bis auf den rotbraun erscheinenden Zentralzylinder abgerissen. Der Wurzelstock hat eine helle, fleischige Rinde und einen unregelmäßig von weißlichen Leitbündeln durchzogenen, ca. die Hälfte des Durchmessers einnehmenden Zentralzylinder.

Zubereitungen: Urtinktur und flüssige Verdünnungen nach Vorschrift 3a *HAB1*.

Identität: DC der Urtinktur nach *HAB1*:
- Referenzlösung: Cholesterin, Gallussäure;
- Sorptionsmittel: Kieselgel HR;
- Fließmittel: Toluol-Ethylacetat-wasserfreie Essigsäure (50 + 40 + 10);
- Detektion: Besprühen mit Anisaldehyd-Lösung. Anwendung im Tageslicht;
- Auswertung: Die Untersuchungslösung zeigt zwischen den Vergleichssubstanzen vier blauviolette Flecke und oberhalb des Cholesterinflecks im oberen Drittel des Rf-Bereichs zwei blauviolette Flecke.

Reinheit: *Urtinktur.*
- Relative Dichte *PhEur*: 0,890 bis 0,915 *HAB1*.
- Trockenrückstand *DAB*: Mindestens 1%.

Lagerung: Vor Licht schützen.

Anwendungsgebiete: Entsprechend dem homöopathischen Arzneimittelbild. Dazu gehören: Beschwerden bei Gebärmuttersenkung; Störungen des Magen-Darm-Kanals.[12]

Dosierung und Art der Anwendung: Soweit nicht anders verordnet: 1- bis 3mal täglich 5 bis 10 Tropfen, 1 Messerspitze Verreibung, 1 Tablette oder 5 bis 10 Streukügelchen einnehmen.
Injektionslösungen 2mal wöchentlich 1 mL s. c. injizieren.[12]

Unerwünschte Wirkungen: Nicht bekannt.
Hinweis: Es können vorübergehend Erstverschlimmerungen vorkommen, die jedoch unbedenklich sind.[12]

Gegenanzeigen/Anwendungsbeschr.: Nicht bekannt.[12]

Wechselwirkungen: Nicht bekannt.[12]

Gesetzl. Best.: *Offizielle Monographien.* Aufbereitungsmonographie der Kommission D am BGA "Aletris farinosa".[12]

Aletris farinosa hom. *PF X*

Monographiesammlungen: Aletris farinosa pour Préparation Homéopathique *PF X*.

Definition der Droge: Das getrocknete Rhizom.

Stammpflanzen: *Aletris farinosa* L.

Zubereitungen: Urtinktur aus getrocknetem Rhizom mit EtOH 65 % (*V/V*), eine hellgelbe Flüssigkeit mit erdigem Geruch und bitterem Geschmack.

Aletris farinosa hom. *HPUS 78*

Synonyme: Star Grass.

Monographiesammlungen: Aletris farinosa *HPUS 78*.

Definition der Droge: Die frische Wurzel.

Stammpflanzen: *Aletris farinosa* L.

Zubereitungen: Zubereitung von 1000 mL Urtinktur aus 300 mL feuchter Pflanzenmasse (bestehend aus 100 g Festanteil und 200 mL Pflanzensaft), 200 mL dest. Wasser und 635 mL EtOH 94,9 % (*V/V*) *HPUS 78*.
- Verdünnungen: D2 (2 ×) aus 1 Teil Tinktur, 2 Teilen dest. Wasser und 7 Teilen EtOH 94,9 % (*V/V*).

D3 (3 ×) und höher mit EtOH 88 % (*V/V*).
- Medikationen: D3 (3 ×) und höher.

Gehalt: *Urtinktur.* Arzneigehalt $^{1}/_{10}$.

1. Dahlgren RTM, Clifford HT, Yeo PF (1985) The Families of the Monocotyledons, 1. Aufl., Springer Verlag, Berlin Heidelberg New York Tokyo
2. Krause K (1930) Liliaceae. In: Engler A, Prantl K (Hrsg.) Die natürlichen Pflanzenfamilien, Engelmann, Leipzig, Bd. 15a, S. 260, 378
3. Fernald ML (1970) Gray's Manual of Botany, 8. Aufl., Van Norstrand, New York Cincinnati Toronto London Melbourne
4. Leung AY (1980) Encyclopedia of Common Natural Ingredients, Wiley-Interscience, New York Chichester, S. 14–15
5. Okanishi T, Akahori A, Yasuda F, Takeuchi Y, Iwao T (1975) Chem Pharm Bull 23, S. 575–579
6. Millspaugh ChF (1974) American Medical Plants, Dover Publications, New York (Nachdruck der Erstausgabe aus dem Jahre 1892), S. 690–692
7. Manfred L (1958) Siete mil recetas botanicas a base de mil terscientas plantas medicinales, Editorial Kier, Buenos Aires, S. 50
8. Butler CL, Bostello CH (1944) J Amer Pharm Assoc 33, S. 177, zit. nach[4]
9. Costello CH, Lynn EV (1950) J Amer Pharm Assoc 39, S. 177
10. Hag, Bd. II, S. 1.176–1.177
11. BHP 83, S. 19–20
12. BAz Nr. 190a vom 10.10.1985

RL

Alkanna

HN: 2028400

Familie: Boraginaceae.[1]

Unterfamilie: Boraginoideae.[1]

Tribus: Anchuseae.[1]

Subtribus: Alkanninae.[1]

Gattungsgliederung: Die Gattung Alkanna Tausch besteht aus etwa 30 Arten. Die Einordnung in die Tribus Anchuseae[1,2] oder Lithospermeae[3] bedarf noch der endgültigen Klärung.

Gattungsmerkmale: Ausdauernde oder einjährige Kräuter; Blüten terminal, in wenigblütigen Wickeln angeordnet; Kelch tief geteilt, fast bis zur Basis gelappt; Krone verschiedenfarbig, gelb, rosa oder blau, mit zylindrischer Röhre und trichterförmigem Saum sowie einem Haarring und bisweilen kleinen Einstülpungen am Übergang zum Schlund; Staubblätter 5, in die Kronröhre eingeschlossen, die Filamente mit den Petalen etwa ab der Mitte verwachsen; Griffel die Kronblätter nicht überragend; Narbe klein, ungeteilt; Klausen gewöhnlich 2, nierenförmig eingekrümmt oder eiförmig, mit warziger oder granulärer Oberfläche.[4,5]

Inhaltsstoffgruppen: *Alkaloide.* Esteralkaloide, aufgebaut aus Necinen (Aminoalkohole mit Pyrrolizidingrundgerüst), wie z. B. Retronecin, und Necinsäuren (isoprenoide Carbonsäuren), wie z. B. Angelicasäure, sind in Vertretern der Familie Boraginaceae weitverbreitet. In der Gattung Alkanna wurden solche Pyrrolizidinalkaloide bisher erst in *A. tinctoria* aufgefunden (s. Alkannae radix).[6-8]

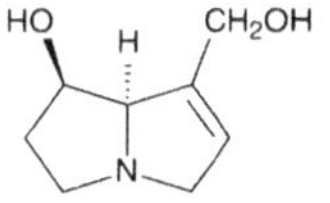

Retronecin

Naphthochinone vom Alkannintyp. Alkannine (Isohexenylnaphthazarine) sind lipophile rote Farbstoff-Pigmente.[7-9]
In der Wurzel von *A. tinctoria* (L.) Tausch wurde eine Reihe von Estern des *S*-(-)-Alkannins aufgefunden (s. Alkannae radix).
In *A. hirsutissima* (Bertol.) DC. fand man einen Ester des Enantiomers *R*-(+)-Shikonin, nämlich *R*-(+)-Shikonin-β,β-dimethylacrylat.[10]

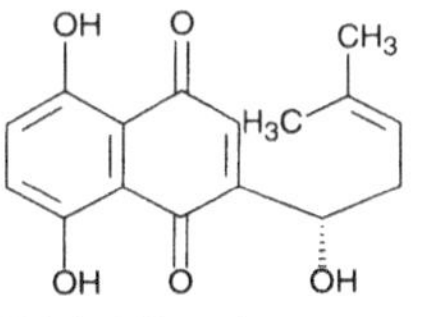

S-(−)-Alkannin

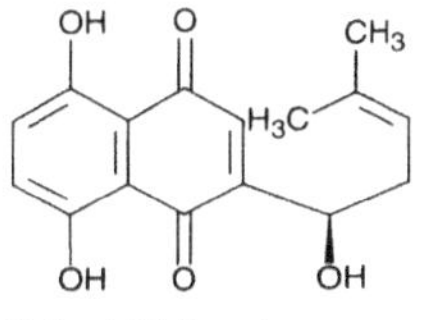

R-(+)-Shikonin

Auch in den Wurzeln anderer Alkanna-Arten, wie z. B. *Alkanna syriaca* Boiss. et Hohenacker und *A. cappadocica* Boiss. et Bal., sollen Farbpigmente enthalten sein; *A. orientalis* (L.) Boiss. und *A. haus-*

sknechtii BORNM. weisen dagegen keine Pigmente auf.[8,11] Phytochemische Untersuchungen hierzu finden sich allerdings nicht.
Polyphenolische Verbindungen. Flavonole und Phenolcarbonsäuren sind in der Familie Boraginaceae verbreitet.[7,8] In der Gattung Alkanna sind Flavonolverbindungen bisher erst in den oberirdischen Teilen von *A. orientalis* (L.) BOISS. nachgewiesen worden: Kämpferol-3-glucosid, Kämpferol-3-rutinosid, Kämpferol-3,6-dimethylether, Kämpferol-3,6-dimethylether-7-glucosid, Isoquercitrin und Rutosid (= Rutin).[12]

Drogenliefernde Arten: *Alkanna tinctoria:* Alkannae radix.

Alkanna tinctoria (L.) TAUSCH

Synonyme: *Alkanna bracteolata* GREUTER, *A. matthioli* TAUSCH, *A. tuberculata* (FORSSK.) MEIKLE, *A. tuberculata* GREUTER, *Lithospermum tinctorium* L.

Systematik: Von dieser weitverbreiteten und polymorphen Art sind eine Reihe geographischer Rassen bekannt, die taxonomisch als Unterarten bewertet werden:
Alkanna tinctoria subsp. *tinctoria*; – subsp. *anatolica* HUBER-MORATH; – subsp. *subleiocarpa* (HUBER-MORATH) HUBER-MORATH; – subsp. *tripolitana* (BORNM.) QAISER; – subsp. *glandulosa* HUBER-MORATH.

Botanische Beschreibung: Ausdauernde Halbrosettenstaude, mit zahlreichen, niederliegenden bis aufsteigenden, 10 bis 30 cm langen, dicht grauhaarigen Sprossen; Wurzelhals mit rauhbehaarten Blatt- und Stengelresten; Wurzeln spindelförmig, gebogen, bis 25 cm lang und 1,5 cm dick, mit rotem Farbstoff; Grundblätter 6 bis 15 cm lang und 7 bis 15 mm breit, lineal-lanzettlich, untere Stengelblätter länglich-linealisch, am Grund herzförmig; Tragblätter so lang oder wenig länger als der Kelch; Kronblattsaum 6 bis 8 mm im Durchmesser; Staubblätter 5, die Filamente mit der Kronröhre verwachsen; Klausen meist 2, diese etwa 2 mm Durchmesser, eiförmig-hakenförmig eingekrümmt, mit unregelmäßig netzig-höckrig-granulierter Oberfläche; Chromosomenzahl 2n = 30.

Verbreitung: Im gesamten Mittelmeergebiet verbreitet. Lokale Vorkommen finden sich auch noch in der Türkei sowie in Ungarn.

Anbaugebiete: In Südfrankreich, der Türkei und in Ungarn wird *A. tinctoria* kultiviert.

Drogen: Alkannae radix.

Alkannae radix (Alkannawurzel)

Synonyme: Radix Alkannae, Radix Alkannae spuriae, Radix Anchusae, Radix Anchusae rubrae, Radix Anchusae tinctoriae.

Sonstige Bezeichnungen: Dt.: Alkermeswurzel, Falsche Alkanna, Färberkrautwurzel, Färber-Ochsenzunge, Rote Ochsenzunge, Rote Ochsenzungenwurzel, Rote Wurzel, Rotfärbewurzel, Schminkwurzel; engl.: Alkanna, Alkanna root, Dyer's Alkanet; frz.: Racine d'alcanna, Racine d'orcanette; it.: Alcanetta; ung.: Pirositó.

Monographiesammlungen: Alkanna *BPC 49*; Radix Alkannae *EB 6*; Alkanna *Mar 29*.

Definition der Droge: Die getrockneten Wurzeln *BPC 49*, *Mar 29*; die getrockneten Wurzelstöcke und Wurzeln *EB 6*; die getrockneten unterirdischen Teile.[13]

Stammpflanzen: *Alkanna tinctoria* (L.) TAUSCH.

Herkunft: Südfrankreich, Türkei, Ungarn.

Ganzdroge: Rhizom kräftig, walzenförmig, am Kopfe die roten, weiß- und rauhbehaarten Blatt- und Stengelreste tragend. Die vom Rhizom ausgehenden Wurzeln sind bis 25 cm lang, oben bis 1,5 cm dick, spindelförmig, meist gebogen, wenig verzweigt und mit der leicht zerbrechlichen, weichen, lockeren, sich blättrig ablösenden, dunkelpurpurroten Borke bedeckt. Zentraler Holzkörper hart, heller als die Borke, weißlich oder gelblich, durch breite Parenchymstreifen oft wie zerklüftet erscheinend. Im Inneren des Holzes weites, braunes Mark.[14]

Schnittdroge: *Geschmack.* Schleimig, schwach bitter und zusammenziehend.
Geruch. Fast geruchlos.
Makroskopisches Bild. Zahlreiche, dunkelrote Bruchstücke der Borke und einzelne hellere Holzstückchen.[14]
Mikroskopisches Bild. Querschnitt: Borkenbildung tief in die sekundäre Rinde fortgeschritten; Periderm und Parenchymzellen tiefrot, schwer differenzierbar; Rest der sekundären Rinde aus farblosen, axial gestreckten Zellen, Siebgewebe und reichlich Keratenchym; Kambium unregelmäßig verlaufend; Holzkörper zerklüftet, von tangentialen Parenchymstreifen durchzogen, mit Hoftüpfelgefäßen und dickwandigen Fasern.[11]

Pulverdroge: Pulver dunkelrot. Korkfetzen zahlreich, rotgefärbt; Rindenzellen dünnwandig, farblos, längsgestreckt; Siebröhren zusammengedrückt, hornig; Hoftüpfelgefäße; Holzfasern dickwandig.[14]

Verfälschungen/Verwechslungen: Verfälschungen kommen heute praktisch nicht vor. Als Paralleldrogen kamen früher in den Handel:
Radix Onosmae (Syn. Radix Anchusae luteae) aus der Provence, von *Onosma echioides* L. stammend, dicker als Alkannawurzel; Radix Alkannae syriaca (Syrische Alkanna) aus Griechenland, Syrien und der Türkei, von *Macrotomia cephalotes* (A. DC.) BOISS. stammend, größer und mehr gedreht als Alkannawurzel und von schwarzvioletter Farbe mit metallischem Glanz; außerdem Wurzeln von *Onosma emodi* WALL. (Nepal), *Onosma hookeri* CLARKE (Afghanistan), etc.

Japanische Alkannawurzel (Lithospermi radix, Shikon) stammt von *Lithospermum erythrorrhizon* SIEB. et ZUCC. und wird in Asien gehandelt.
Hinweis: Früher wurde unter der Bezeichnung "Echte Alkanna" (Radix Alkannae vera, Radix Alhennae) die Wurzel von *Lawsonia inermis* L. gehandelt, während die Wurzel von *A. tinctoria* (L.) TAUSCH als "Falsche Alkanna" bezeichnet wurde.[11]

Minderqualitäten: Nur Rinde und Borke sind wegen ihres Farbstoffgehaltes wertvoll, nicht aber der Holzkörper. Entrindete Droge ist daher als minderwertig anzusehen.[14]
Bei pulv. Droge sollte auf den Gehalt an Erde geachtet werden, da bisweilen sehr erdige Ware gepulvert wird und dadurch die rote Färbung der Droge beeinträchtigt wird.[11]

Inhaltsstoffe: *Alkaloide.* Die Droge enthält Pyrrolizidinalkaloide mit 1,2 ungesättigtem Necingerüst einschließlich ihrer *N*-Oxide;[13] isoliert wurde Dihydroxytriangularin, 7-Angeloylretronecin und Triangularin (keine Gehaltsangaben).[15]

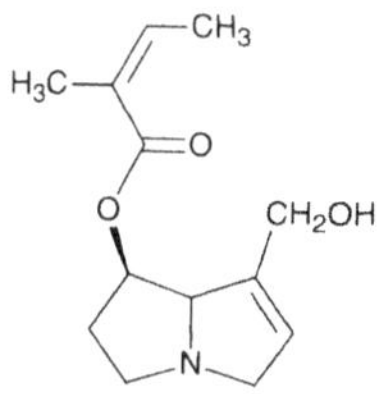

7-Angeloylretronecin

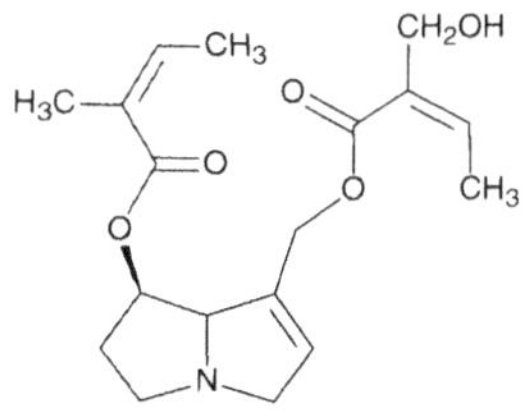

Triangularin

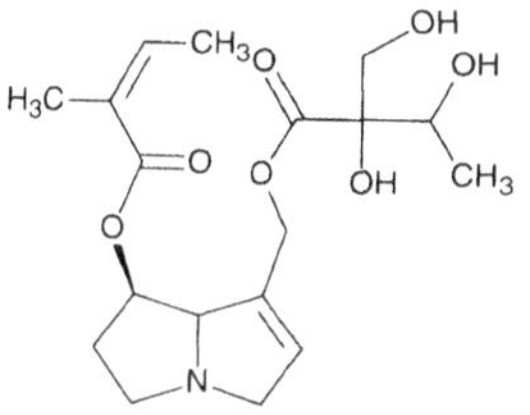

Dihydroxytriangularin

Älteren Angaben zufolge soll die Droge auch die toxischen Alkaloide Consolidin und Consolicin enthalten.[16] Es liegen derzeit keine neueren Untersuchungen vor, welche dies bestätigen könnten.
Naphthochinone vom Alkannintyp. Die Droge enthält ein Gemisch roter Farbstoffpigmente, "Alkannarot" genannt, das vor allem aus den Estern des *S*-(–)-Alkannins besteht: Alkannin-*β*-acetoxyisovalerat, Alkannin-*β,β*-dimethylacrylat, Alkanninisovalerat und Alkanninangelat. Daneben wurden auch geringe Mengen an Alkannan gefunden.
Die Ausbeute an Rohpigmenten (Trockenextrakt nach Hexanextraktion der Wurzeln) beträgt etwa 5%. Als Hauptpigmente werden Alkannin-*β,β*-dimethylacrylat und Alkannin-*β*-acetoxyisovalerat (0,015% isoliert) angegeben; weitere Gehaltsangaben fehlen.[9,17-19]

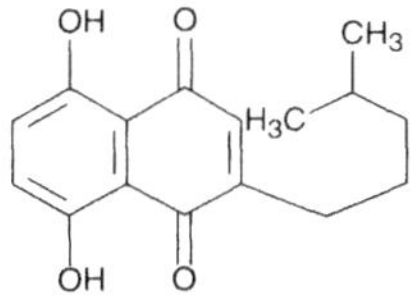

Alkannan

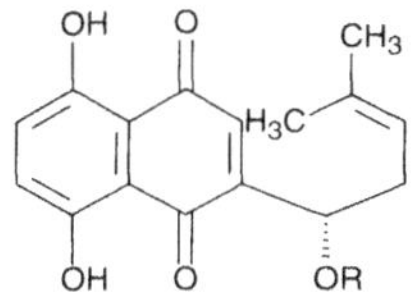

	R
Alkannin-β,β-dimethyl-acrylat	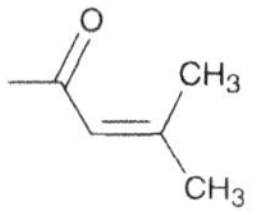
Alkannin-β-acetoxy-isovalerat	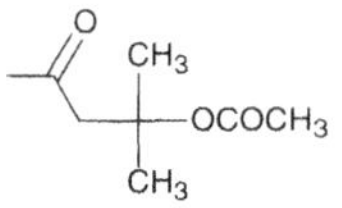
Alkanninisovalerat	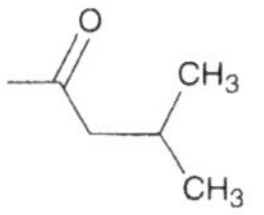
Alkanninangelat	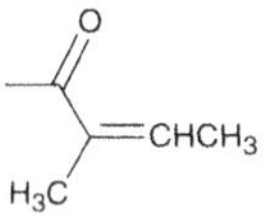

Hinweise: In der älteren Literatur wird oft das Farbstoffgemisch Alkannarot als "Alkannin" (Syn. Anchusin) bezeichnet. Dieses "Alkannin" soll aus zwei Farbstoffen bestehen, nämlich "Alkannasäure", bei der es sich vermutlich um die Reinsubstanz Alkannin handelt, und "Anchusasäure", die wahrscheinlich ein oder mehrere Alkanninester darstellt.
Freies *S*-(–)-Alkannin, das in früheren Arbeiten aus der Wurzel isoliert wurde, ist nach neueren Ergebnissen nicht genuin, sondern in Form der Ester in der Droge vorhanden; bei den früher angewandten Isolierungsmethoden wurde Alkali verwendet, so daß die Alkali-instabilen Ester hydrolysiert wurden und das Artefakt Alkannin isoliert wurde.[18,19]
Gerbstoffe. Die Droge soll Gerbstoffe enthalten (keine nähere Identifizierung).[20]

Zubereitungen: Extractum Alcannae (Alkannaextrakt, Alkannin) *EB6*: Eine fast schwarze, grün schimmernde, aus der Droge gewonnene Masse (keine Angabe der Extraktionsart); in Ether, Benzol, Fetten, äth. und fetten Ölen mit tiefroter Farbe leicht löslich; in Ammoniakfl. sich fast vollständig mit blauer Farbe lösend.

Histoplastin Red[R] Salbe: Eine in Griechenland zugelassene Salbe, bestehend aus 76,5 g eines nicht näher definierten öligen Alkannawurzelextraktes, das die roten Alkannin-Farbstoffpigmente enthält, und einer lipophilen Salbengrundlage (Bienenwachs, Mastixgummi und Olivenöl q. s. ad 100 g).[21,22]

Identität: *Droge.* Die Droge färbt Isopropanol, fette und einige äth. Öle, nicht aber Wasser purpurrot *EB 6.*
Bestimmung des Färbewertes: Extraktion von 2,5 g pulv. Droge mit 100 mL Toluol-Ethanol (1 + 1) und Verdünnen der erhaltenen Lsg. 1:25; Diese Verdünnung soll die gleiche Farbintensität aufweisen wie eine Mischung von 20 mL 0,01 %iger $KMnO_4$-Lsg. und 5 mL 0,1 %iger $K_2Cr_2O_7$-Lsg.[23,24]
Weitere Identifizierungsmöglichkeiten: DC-Nachweis des nach Hydrolyse aus den Estern entstandenen Alkannins:[25] Petroletherextraktion der Droge und Ausschütteln des Petroletherextraktes mit 1 %iger wäßriger Natronlauge; Waschen der blaugefärbten wässrigen Lsg. durch Ausschütteln mit Petrolether; anschl. Ansäuern der wässrigen Lsg. mit verd. Salzsäure, worauf der Farbstoff als feine Trübung ausfällt; beim erneuten Ausschütteln mit Petrolether geht der Farbstoff wieder in Lösung; DC-Prüfung der Petroletherlösung:
- Sorptionsmittel: Kieselgel G.
- FM: I. Petroläther-Benzol-Aceton-Essigsäure (80 + 20 + 5 + 5); II. Chloroform-Acetanhydrid (100 + 0,5).
- Auswertung: Alkannin zeigt einen blauvioletten Fleck bei Rf-Wert I. 0,51 bis 0,65 bzw. II. 0,57 bis 0,66; beim Betupfen des Farbfleckes mit verd. Natronlauge färbt sich der Alkannin-Fleck tiefblau.

Reinheit: *Droge.*
- Von der Borke teilweise befreite Droge darf nicht verwendet werden *EB 6.*
- Asche: Höchst. 14 % *EB 6.*

Wirkungen: *Antimikrobielle Wirkung.* Alkannawurzelextrakte und Alkanninester wurden im Agardiffusionstest auf bakteriostatische Wirkung geprüft (Filterscheibenmethode).[26] Freies Alkannin, Alkannin-*β,β*-dimethylacrylat und Alkannin-*β*-acetoxyisovalerat zeigen einen Kontaktwachstumsindex (KWI) von 0 gegenüber *Staphylococcus aureus* und *S. epidermidis*, d. h. totale Bakterienwachstumshemmung auf der gesamten Kontaktfläche. Gegenüber *Escherichia coli* zeigen keine der Verbindungen Aktivität (KWI von 4, d. h. optimales Wachstum auf der Kontaktfläche entspr. der Kontrollzone); gegen *Candida albicans* ist nur Alkannin aktiv (KWI O). Hexan- und Benzolextrakte aus Alkannawurzel (keine Konzentrationsangaben) wirken *in vitro* antimikrobiell gegenüber *S. aureus* und *S. epidermidis* (KWI O), nicht aber gegenüber *E. coli* und *C. albicans* (KWI 4).[27]
Wundheilende Wirkung. Klinische Studie mit Histoplastin Red[R] Salbe: In einer Doppelblindstudie über drei Jahre wurden 72 Patienten, die an Ulcus cruris infolge von Krampfadern leiden, mit verschiedenen Therapeutika behandelt. Nachdem herkömmliche Therapeutika (keine näheren Angaben) zu keinem Erfolg führten, wurde Histoplastin Red[R] Salbe fünf bis sechs Wochen lang täglich nach Säuberung des Geschwüres in einem Radius von 5 bis 10 cm auf die Haut um das Geschwür dünn aufgetragen. Während der ersten oder zweiten Anwendungswoche verminderte sich das nekrotische Gewebe, in den darauffolgenden zwei Wochen wurde neues Granulationsgewebe gebildet und Epithelisierung setzte ein. Nach insgesamt fünf bis sechs Anwendungswochen zeigte sich bei 80 % der Patienten komplette Heilung oder eine wesentliche Verkleinerung des Unterschenkelgeschwüres.[9,28]
Da nähere Angaben zum Patientengut, zur Ätiologie der Krankheit, zum Therapieschema und -verlauf sowie Angaben über eine Kontrollgruppe fehlen, können die Ergebnisse schlecht beurteilt werden.

Volkstümliche Anwendung und andere Anwendungsgebiete: Die Droge wurde bereits im Altertum von den Griechen zur Förderung der Wundheilung verwendet. Später wurde die Droge vor allem wegen ihres Gerbstoffgehaltes innerlich bei Diarrhöen und äußerlich zur Behandlung von Hautkrankheiten und Wunden eingesetzt.[20,29]
Die Wirksamkeit der Droge bei den genannten Indikationen ist nicht ausreichend belegt. Die Anwendung (speziell die innere Anwendung) einer Tagesdosis der Droge oder ihrer Zubereitungen, die mehr als 0,1 µg Pyrrolizidinalkaloide mit 1,2 ungesättigtem Necingerüst einschließlich ihrer *N*-Oxide enthält, erscheint angesichts der Risiken (s. Toxikologie) und des nicht ausreichend belegten Nutzens nicht vertretbar. Bei einer Tagesdosis, die 0,1 µg Pyrrolizidinalkaloide mit 1,2 ungesättigtem Necingerüst einschließlich ihrer *N*-Oxide nicht übersteigt, sind die Risiken nicht bekannt.[13]

Gegenanzeigen/Anwendungsbeschr.: Wegen der für Pyrrolizidinalkaloide mit 1,2 ungesättigtem Grundgerüst bekannten genotoxischen und teratogenen Eigenschaften (s. Toxikologie) ist die Anwendung der Droge in Schwangerschaft und Stillzeit absolut kontraindiziert.

Tox. Inhaltsstoffe u. Prinzip: Für Pyrrolizidinalkaloide mit 1,2 ungesättigtem Necin-Grundgerüst sind hepatotoxische, mutagene, teratogene und carcinogene Eigenschaften dokumentiert.[6,30-32]
Obwohl nur Untersuchungen zu Retronecin vorliegen,[33-37] sind aufgrund der weitgehend bekannten Struktur-Wirkungsbeziehungen entsprechende Effekte auch für die in der Droge enthaltenen Pyrrolizidinalkaloide zu vermuten. Untersuchungen mit Drogenzubereitungen liegen allerdings bislang nicht vor.
Wegen des Risikos speziell carcinogener und genotoxischer Effekte waren Arzneimittel mit Zubereitungen aus der Droge Gegenstand eines Stufenplanverfahrens des BGA.
Auch die in der Droge enthaltenen Alkanninester werden aufgrund ihrer Struktur als potentielle cytotoxische Verbindungen angesehen.[9] Derzeit gibt es aber nur Untersuchungen zur Toxizität des Alkannins (s. akute und chronische Toxizität).

Akute Toxizität: *Tier.* Untersuchungen mit Alkannin: In einem *In-vitro*-Test[38] auf Cytotoxizität in Hamsterzellkulturen zeigt Alkannin bei einer Konzentration von 1×10^{-7} M cytotoxische Eigenschaften. Da weitere Angaben fehlen, ist eine Beurteilung nicht möglich.
In einem akuten Toxizitätstest an weißen Mäusen, Stamm H, denen Alkannin in Olivenöl p. o. verabreicht wird, zeigt sich als Vergiftungssymptom eine starke abführende Wirkung. Veränderungen im Hämoglobingehalt und in der Zahl an roten und weißen Blutkörperchen, die in den ersten 4 Tagen nach Applikation auftraten, waren nicht signifikant; Heinz-Körperchen, die nach Vergiftungen mit Enzymhemmstoffen in den Erythrozyten auftreten, hatten sich nicht gebildet.[39]

Chronische Toxizität: *Tier.* Untersuchung der chronischen Toxizität des Alkannins an weißen männlichen Mäusen, Stamm H: In einem 20wöchigen Fütterungsversuch erhalten 10 Versuchstiere eine mit 1 % Alkannin angereicherte Kost, 10 Kontrolltiere dagegen nur reine Kost. Nach der 15. Woche erhalten beide Gruppen reine Kost. Der durchschnittliche Tagesverbrauch an Alkannin in der Versuchsgruppe beträgt etwa 0,14 g/kg KG Maus, der Verbrauch an Alkannin während der gesamten Versuchszeit 3,38 g pro Maus. Der einzige, zwischen Versuchs- und Kontrolltieren während des Fütterungsversuches feststellbare Unterschied ist, daß die Versuchstiere rosafarbenen Urin und violett gefärbten Kot ausscheiden. Die Verfärbung verschwindet aber spätestens 24 h nach Absetzen der Alkannin-Futterzugabe. Nach der 20. Woche werden die Tiere getötet, seziert, das Gewicht der Organe festgestellt und Organproben histologisch untersucht. Die Organbefunde bei der Sektion und die histologischen Untersuchungen zeigen keine, auf die Farbstoffzugabe zurückführbaren Veränderungen. Das Blutbild, das Körpergewicht, das Gewicht der Organe und der Futterverbrauch der Versuchs- und Kontrolltiere weisen keine signifikanten Unterschiede auf. Im Fett der Versuchstiere ist kein Alkannin nachweisbar, so daß eine Speicherung im Fettgewebe nach langfristiger Zufuhr bei 1 %iger Futterbeimischung bei Mäusen ausgeschlossen ist.[39]

Carcinogenität: S. Toxikologische Eigenschaften.

Mutagenität: Histoplastin Red^R Salbe und die Alkanninester Alkannin-β-acetoxyisovalerat, Alkannin-β,β-dimethylacrylat, Alkanninisovalerat und Alkanninangelat zeigen im Ames-Test in An- und Abwesenheit von Aroclor-induzierten Rattenleberenzymen keine Steigerung der Mutationsrate in *Salmonella typhimurium* TA 98 und TA 1535. Dabei wurden Konzentrationen unter 27 µg/Platte getestet, höhere Konzentrationen erweisen sich als wachstumshemmend. Nähere Angaben fehlen.[28] S. a. Toxikologische Eigenschaften.

Toxikologische Daten: *LD-Werte.* Akute Toxizität von Alkannin (in Olivenöl gelöst) nach oraler Verabrechung an weißen Mäusen, Stamm H: Männliche Mäuse LD_{50} 3,0 ± 1,0 g/kg KG; weibliche Mäuse LD_{50} 3,1 ± 0,1 g/kg KG.[39]

Sonst. Verwendung: *Pharmazie/Medizin.* Alkannarot in alkoholischer Lsg. wird in der Mikroskopie zum Nachweis von fetten Ölen, ätherischen Ölen und Harzen verwendet.[20,40] *Kosmetik.* Bereits die Römer kannten den Gebrauch der Alkannawurzel: Die mit Ölen und Fett vermischte Droge wurde zur Bereitung von Schminken verwendet. Alkannarot bzw. Alkannin wird auch heute noch zum Färben von Kosmetika benutzt.[20,25,40] *Industrie/Technik.* Alkannarot bzw. Alkannin ist zum Färben von Lebensmitteln in vielen Ländern, so auch in Deutschland, verboten. Vereinzelt wird es noch im Ausland zum Färben von Likören, Backwaren und Süßigkeiten verwendet.[25,40]

Gesetzl. Best.: *Offizielle Monographien.* Negativmonographie der Kommission E am B6A.[13]

1. Al-Nowaihi AS, Khalifa SF, Hamed K (1987) Phytologia 62:107–125
2. Britton DM (1951) Brittonia 7:233–266
3. Huizing HJ, Malingre TM (1981) Pl Syst Evol 137:127–134
4. FEu (1972) Bd. 3
5. Rechinger KH (1965) Ann Naturhistor Mus Wien 68:191–220
6. Röder E (1984) Pharm Unserer Zeit 13:33–39
7. Hgn (1964) Bd. 3, S. 288–306
8. Hgn (1989) Bd. 8, S. 150–161
9. Papageorgiou VP (1980) Planta Med 38:193–203
10. Afzal M, Muhammad N (1983) Agric Biol Chem 47:411–412, zit. nach CA 98:176163t
11. Berger F (1960) Handbuch der Drogenkunde, Bd. 5, W. Maudrich Verlag, Wien Bonn Bern
12. Mansour RMA, Saleh NAM (1986) J Nat Prod 49:356
13. BAz Nr. 130 vom 17.7.1991
14. EB 6
15. Röder E, Wiedenfeld H, Schraut R (1984) Phytochemistry 23:2.125–2.126
16. Greiner K (1900) Arch Pharm 238:505, zit. nach Lit.[7]
17. Thomson RH (1971) Naturally Occurring Quinones, 2nd ed., Academic Press, London New York
18. Papageorgiou VP (1977) Planta Med 31:390–394
19. Papageorgiou VP, Digenis GA (1980) Planta Med 39:81–84
20. Heg, Bd. V, Teil 3, S. 2.205–2.206
21. Produktinformation der Fa. Biohellas S. A., Hellenic Biotechnology Company, Reg. Nr. Aba 9704/10185/1978
22. Papageorgiou VP (1977) Deutsche Patentanmeldung, P 2700448.4, zit. nach Lit.[28]
23. Wichtl M (Hrsg.) (1984) Teedrogen, Ein Handbuch für Apotheker und Ärzte, Wissenschaftliche Verlagsgesellschaft mbH, Stuttgart
24. Hag, Bd. 2, S. 1.192–1.193
25. Benk E (1967) Riechstoffe, Aromen, Körperpflegemittel 1:3–4
26. Heiss F (1974) Riechstoffe, Aromen, Körperpflegemittel 4:103–108
27. Papageorgiou VP, Winkler A, Sagredos AN, Digenis GA (1979) Planta Med 35:56–60
28. Papageorgiou VP (1978) Experientia 11:1.499–1.501
29. Gunther R (1959) The Greek herbal of Dioscorides, Hafner, New York, S. 421, zit. nach Lit.[9]
30. WHO (Hrsg.) (1988) Environmental Health Criteria 80, Pyrrolizidine Alkaloids, Genf

31. Danninger T, Hagemann U, Schmidt V, Schönhöfer PS (1983) Pharm Ztg 128:289
32. Röder E (1984) Dtsch Apoth Ztg 124:30–31
33. Schöntal R, Cavanagh JB (1972) J Natl Cancer Inst 49:665–671, zit. nach Lit.[30]
34. Mori H, Sugie S, Yoshimi N, Asada Y, Furuya T, Williams GH (1985) Cancer Res 45:3.125–3.129, zit. nach DIMDI-TOXALL Dokument Nr. EM60175
35. MacGregor JT, Henika PR, Roitman JN (1985) Environ Mutagen 7 (Suppl 3):68, zit. nach DIMDI-TOXALL Dokument Nr. EM58705
36. Yamanaka H, Nagao M, Sugimura T, Furuya T, Shirai A, Matsushima T (1979) Mutat Res 68:211–216, zit. nach DIMDI-TOXALL Dokument Nr. EM34017
37. Harris PN, Anderson RC, Chen KK (1942) J Pharmacol Exp Therapeut 75:78–82, zit. nach DIMDI-TOXALL Dokument Nr. PP02156
38. Papageorgiou VP, Sagredos AN, Sabharwal PS, Gairola C, Digenis GA (1977) Abst 23rd Academy of Pharmaceutical Science National Meeting, Phoenix, Arizona, USA, S. 178, zit. nach Lit.[9]
39. Majlathova L (1971) Nahrung 15:505–508
40. Mar 29

HB/Hu

Alliaria

HN: 2007600

Familie: Brassicaceae (Cruciferae).

Tribus: Arabideae[19] (Sisymbrieae[1]).

Subtribus: Arabidinae[19] (Alliariinae[1]).

Gattungsgliederung: Die Gattung Alliaria Heister ex Fabr. umfaßt die beiden Arten *A. petiolata* (Bieb.) Cavara et Grande und *A. brachycarpa* M.B. (*Taphrospermum brachycarpum* LDB./ *Taphrospermum caucasicum* Rupr.); sie unterscheiden sich im Vorkommen von Tragblättern, der Größe der Schoten sowie der Anzahl der Samen pro Frucht.[2]

Gattungsmerkmale: Zweijährige bis ausdauernde Stauden mit aufrechtem Stengel, wechselständig angeordneten Blättern. Haare stets einfach, abstehend. Laubblätter gestielt, ungeteilt, herzförmig, grob gesägt. Eiweißhaltige Zellen (Myrosinzellen) im Mesophyll, selbst chlorophyllführend. Blütentrauben einfach oder verzweigt, Kelchblätter abstehend, Kronblätter weiß, genagelt. Blüten zwittrig, Staubfäden einfach, abgeflacht, am Blütengrund von Honigdrüsen ringförmig umgeben. Fruchtknoten sitzend, Griffel deutlich, kegelförmig, mit kleiner, gestutzter, nicht gelappter Narbe. Frucht eine zweiklappig aufspringende, vierkantige Schote; Klappen gewölbt, mit deutlichem Mittelnerv. Scheidewand zart, nahe den Rändern von je einem dünnen Zellstrang durchzogen. Samen in jedem Fach einreihig, fast walzlich, im Querschnitt kreisrund, längsgestreift. Embryo schief-rückenwurzelig, mit fast flachen Keimblättern; Würzelchen in eine Furche des anliegenden Keimblattes eingebettet.[1,19]

Verbreitung: Ursprünglich in Eurasien, vor allem Mittel- und Südeuropa, sowie West-Asien; als Kulturfolger (Gartenbau) heute von Skandinavien bis Nordafrika, von Spanien bis zum westlichen Himalaya verbreitet; eingeschleppt nach Nord-Amerika.[3,19]

Inhaltsstoffgruppen: Charakteristisch ist – wie für viele Brassicaceen – das Vorkommen von Glucosinolaten in sämtlichen Pflanzenteilen und die Zusammensetzung des fetten Öls der Samen, das zu etwa 50 % aus den ungesättigten Fettsäuren der C_{20}- und C_{22}-Reihe und zu etwa 40 % aus den ungesättigten Säuren der C_{18}-Reihe besteht.[4,20]

Drogenliefernde Arten: *A. petiolata*: Alliaria-petiolata-Frischpflanze.

Alliaria petiolata (Bieb.) Cavara et Grande

Synonyme: *A. alliacea* Britt. et Rendle, *A. alliaria* Huth, *A. officinalis* Andrz., *Arabis petiolata* M. B., *Crucifera alliaria* E.H.L. Krause, *Erysimum alliaceum* Salisb., *Erysimum alliaria* L., *Hesperis alliaria* Lam., *Sisymbrium alliaria* Scop.[19]

Sonstige Bezeichnungen: Dt.: Lauchhederich, Lauchkraut, Knoblauchsrauke, Knoblauchshederich, Knoblauchskraut, Knofelkraut, Knoblichskraut, Wilder Chnobloch, Hasekehl (-kohl), Bloderkraut, Blatterkraut, Falscher Waldmeister; engl.: Garlic mustard, hedge garlic, sauce alone, Jack-by-the-hedge, english treacle; frz.: Alliaire, herbe à l'ail, Vélar alliaire, Erysimum alliaire, Julienne alliaire, Herbe aux Aulx; it.: Alliaria, lunaria selvatica, piè d'asino; pol.: Czosnaczek; sorb.: Cesnak; span.: ajera, hi̮erba del ajo (cast.), alliària, allenc (cat.);[5,19] tsch.: Česnáček, rančesnek.

Systematik: Es sind unterschiedliche Formen beschrieben, die sich in der Größe der Pflanzen bzw. Blätter (Blätter kaum 1 cm lang; Blätter 13 bis 17 cm lang), der Behaarung (Stengel weißhaarig bzw. Schote behaart), der Blattform (obere Blätter tief eingeschnitten), der Blütenfarbe und Blütengröße voneinander unterscheiden.[19]

Botanische Beschreibung: Zweijährige oder durch Adventivsprosse aus den Wurzeln ausdauernde (15 bis) 20 bis 120 cm hohe Pflanze, die beim Zerreiben stark nach Knoblauch riecht. Stengel meist unverzweigt, kantig-gestreift, im größten Teil kahl und blaugrün bereift, nur unterwärts zerstreut behaart mit langen, dünnen, weißen, abstehenden bis zurückgeschlagenen Haaren.
Grundständige Blätter langgestielt, nierenförmig, regelmäßig buchtig-gekerbt bis gezähnt. Stengelblätter kahl, nur der Stiel meist gleich dem Stengelgrund behaart. Blütenstiele meist nur etwa so lang wie der Kelch, die ein bis zwei untersten fast regelmäßig mit Tragblättern, die folgenden ohne diese. Kelchblätter schmal eiförmig (2 bis) 2,5 bis 3 mm lang, blaßgrün, oft fast ganz weißhäutig. Kronblätter doppelt so lang, ganzrandig, länglich bis verkehrt eiförmig. Fruchtstiele meist etwa 4 bis 6 mm

lang, zur Reifezeit stark verdickt, so dick wie die Frucht, verhärtet, abstehend. Frucht eine etwa 2 bis 7 cm lange, 2 mm breite Schote. Samen 3 bis 3,5 mm groß, zahlreich; Samenschale schwarzbraun, durch vorspringende Längsrunzeln rauh, bei Benetzung nicht verschleimend; Blütezeit April bis Juni, vereinzelt auch später blühend; Chromosomen 2n = 36(42).[19]

Verwechslungen: *A. petiolata* blüht etwa zur selben Zeit wie *Galium odoratum* (Waldmeister) und könnte auf Grund der Blütenfarbe und der Wuchshöhe mit diesem verwechselt werden. Durch Zerreiben von Pflanzenteilen und dem dabei entstehenden charakteristischen Geruch nach Knoblauch läßt sich *A. petiolata* eindeutig von Waldmeister unterscheiden.

Verbreitung: *A. petiolata* ist ein typischer Vertreter von Saumgesellschaften, anzutreffen an Waldrändern, Waldlichtungen, beschatteten Müllplätzen, Zäunen, verwilderten Gärten und Parkanlagen sowie in gegenwärtig oder ehemals menschlich beeinflußten Waldteilen.[19]

Drogen: Alliaria-petiolata-Frischpflanze.

Alliaria-petiolata-Frischpflanze

Synonyme: Herba Alliariae, Herba Alliariae officinalis.

Definition der Droge: Frische, blühende Pflanze mit Wurzel.[5,6]

Stammpflanzen: A. petiolata (Bieb.) Cavara et Grande.

Herkunft: Sammlung aus Wildvorkommen.[6]

Inhaltsstoffe: *Vitamine.* Der Vitamin-A-Gehalt von *A. petiolata* Blättern aus Süd-Ohio und North-Kentucky lag mit 8600 bis 19000 i.E./100 g Frischgewicht (abhängig vom Erntezeitpunkt) deutlich über dem Vitamin-A-Gehalt von Spinat, der mit 8100 i.E./100 g Frischgewicht den höchsten Vitamin-A-Gehalt aller Kulturgemüse aufweist.[7]
Der Vitamin-C-Gehalt wies mit 190 mg/100 g Frischgewicht einen etwa viermal so hohen Wert wie für Orangen auf.[7] Untersuchungen in Deutschland ergaben teilweise einen noch höheren Vitamin-C-Gehalt der Blattspreiten, nämlich 260 bis 378 mg/100 g Frischgewicht[8] bzw. 330 bis 400 mg/100 g Frischgewicht.[9]
Glucosinolate (Senfölglucoside). Die frischen Wurzeln und grünen Pflanzenteile enthalten Sinigrin (Kaliumallylglucosinolat) und Glucotropaeolin (Kaliumbenzylglucosinolat);[10] in den frischen Blättern liegen die Senfölglucoside zu 99 % als Sinigrin vor.[11] Die Samen enthalten etwa 3 % Glucosinolate, davon mehr als 95 % als Sinigirin.[12]

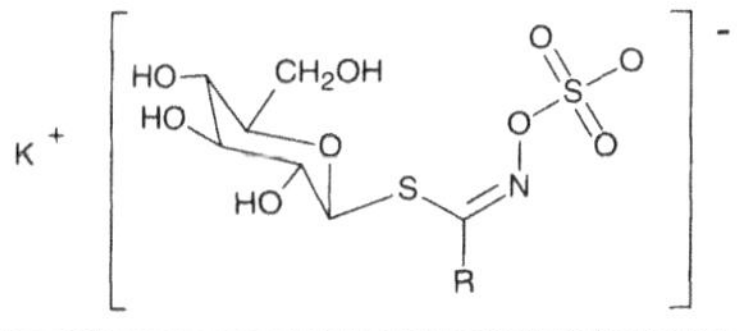

	R
Sinigrin	$-CH_2-CH=CH_2$
Glucotropaeolin	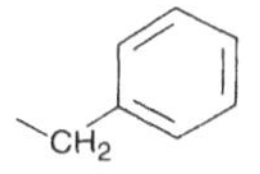

Bei Verletzung der Pflanze werden Enzyme freigesetzt; diese spalten die Senfölglucoside in Glucose, $KHSO_4$ und ein Aglykon, das jedoch nicht stabil ist. Dieses lagert sich wahrscheinlich in das Thiocyanat, R–S–C ≡ N[13] um oder das entsprechende Isothiocyanat (= Senföl), R-N = C = S.[10] Möglicherweise werden auch beide gebildet.[13]
Fettes Öl. Die reifen Samen sind reich an fettem Öl (39 %). Als Hauptbestandteile liegen zu etwa 44 % Erucasäure (C22:1) und zu 25 % Linolsäure (C18:2) vor.[4]
Cholinester. Der Same von *A. petiolata* enthält etwa 1,5 % Cholinester, davon etwa 50 % als Sinapinglucosid (= 4-β-D-Glucopyranosyloxy-3,5-dimethoxycinnamoylcholin), 5 % als Sinapin.[12]

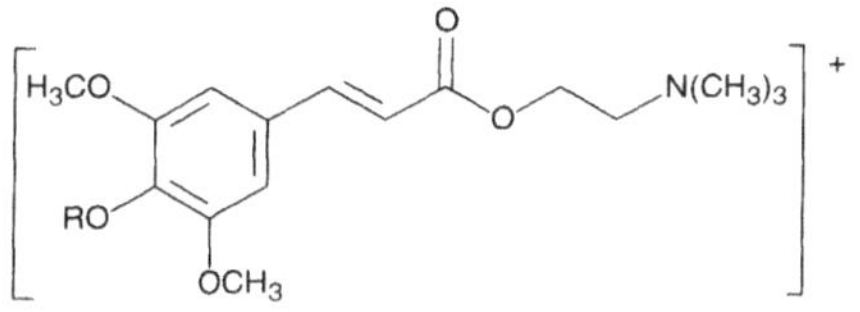

	R
Sinapin	—H
Sinapin-β-D-glucosid	-β-D-Glc

Polyphenole. Aus frischen Blättern wurde Alliarosid, ein *O*-Glykosyl-*C*-Glykosylapigenin, isoliert (Gehalt < 0,08 %) dessen Struktur nicht näher bekannt ist.[14] Das Vorkommen von Saponarin (7-*O*-Glucosylisovitexin) ist wahrscheinlich.[15]

Volkstümliche Anwendung und andere Anwendungsgebiete: Bei Erkältungskrankheiten, als Blutreinigungstee bei Rheuma und Gicht; äußerlich (das frisch gequetschte Kraut) bei schlecht heilen-

den Wunden und Geschwüren.[16] In Spanien wird die Frischpflanze gegen Skorbut und zum Entwässern verwendet.[5] In Indien werden Kraut und Samen von *A. petiolata* L. innerlich ebenfalls zum Entwässern, als schweißtreibendes und auswurfförderndes Mittel eingesetzt; äußerlich dienen beide zur Heilung von Schnittverletzungen und Geschwüren.[17]
Die Anwendung bei Erkältungskrankheiten und Skorbut erscheint auf Grund des hohen Gehaltes an Vitamin C sinnvoll. Die Wirksamkeit bei den übrigen genannten Anwendungsgebieten ist gegenwärtig noch nicht belegt.

Sonst. Verwendung: *Haushalt.* Wegen des knoblauchartigen Geruchs und Geschmacks werden die frischen jungen Blätter meist zusammen mit anderen Gewürzkräutern als Küchengewürz verwendet.[18]

1. Engler A, Prantl K (1936) Die natürlichen Pflanzenfamilien nebst ihren Gattungen und wichtigeren Arten, insbesondere den Nutzpflanzen, 2.Aufl., Duncker & Humblot, Berlin
2. Komarov AVL, Bush NA (1939) Flora of the U.S.S.R. Vol. VIII, Moskau Leningrad
3. Hultén E, Fries M (1986) Atlas of North European Vascular Plants, 1. Aufl., Koeltz Scientific Books, Königstein
4. Hondelmann W, Gruner S (1984) Fette, Seifen, Anstrichm. 86:284–286
5. Font Quer P (1962) Plantas medicinales el Dioscórides renovado, Editorial Labor, S. A., Barcelona, Madrid, Buenos Aires, Rio de Janeiro, México, Montevideo
6. Garnier G, Bézanger-Beauquesne L, Debraux G (1961) Ressources Médicinales de la Flore Française, Vigot frères éditeurs, 23, Rue de l'école de médecine, Paris VIe
7. Zennie IM, Ogzewalla CD (1977) Economic Botany 31:76–79
8. Franke W, Kensbock A (1981) Ernähr.-Umsch. 28:187–191
9. Schneider V (1984) Ernähr.-Umsch. 31:54–57
10. Kjær A (1960) Fortschritte der Chemie organischer Naturstoffe 18:122–176
11. Nielsen JK, Dalgaard L, Larsen LM, Sørensen H (1979) Entomol. Exp. Appl. 25:227–239
12. Larsen LM, Olsen O, Plöger A, Sørensen H (1983) Phytochemistry 22:219–222
13. Gmelin R, Virtanen AI (1959) Acta Chem. Scand. 13:1.474–1.475
14. Paris RR, Delaveau P (1962) Comptes rendus des séances 254:928–929
15. Keegan PQ (1911) Chem. News 104:109, ibid. 106:182 (1912) ibid. 113:85 (1916) (zit. nach[20])
16. Schneider W (1974) Lexikon zur Arzneimittelgeschichte Band V/1, Govi-Verlag GmbH, Frankurt a. M.
17. Chopra RN, Nayar SL, Chopra IC (1956) Glossary of Indian Medicinal Plants, Council of Scientific & Industrial Research, New Delhi
18. Bocksch M, Bott I (1984) Gesunde Wildkräuterküche BLV Verlagsgesellschaft, München Wien Zürich
19. Heg
20. Hgn

CS

Allium

HN: 2007900

Familie: Alliaceae (früher auch zu Liliaceae).[1–3]

Unterfamilie: Alloideae.

Tribus: Allieae.

Subtribus: Alliinae.

Gattungsgliederung: Die Zahlenangaben über die zur Gattung Allium L. gehörenden Arten reichen von 260[1] über 500[2] bis zu mehr als 600.[3] Die Gliederung in Sektionen wird von den einzelnen Autoren unterschiedlich durchgeführt. Heute teilt man diese artenreiche Gattung in die drei Untergattungen Subgenus Amerallium Traub, Subgenus Nectaroscordum (Lindl.) Traub, Subgenus Allium L., in 18 Sektionen und in zahlreiche Untersektionen ein.[3,33]
Die arzneilich genutzten Arten gehören folgenden subgenerischen Kategorien an:
Subgenus Allium L.:
- Sect. Allium L. – mit *Allium sativum* L.;
- Sect. Anguineum G.Don ex Koch – mit *Allium victorialis* L.;
- Sect. Cepa (Moench) Prokh. – mit *Allium cepa* L., *A. schoenoprasum* L., *A. fistulosum* L.

Subgenus Amerallium Traub:
- Sect. Ophioscorodon (Wallr.) Endl. – mit *A. ursinum* L. und *A. triquetrum* L.[3,5,33]

Gattungsmerkmale: Ausdauernde, mit Speicherstrukturen, meist Zwiebeln oder Rhizomen, ausgestattete Kräuter, zuweilen mit verdickter Grundachse, Lauchgeruch; Laubblätter gewöhnlich grundständig, ungestielt, mit flacher oder rinniger Blattspreite, oft scharf gekielt, halbstielrund oder stielrund, röhrig, meist kahl, nur selten am Rand gewimpert; Blüten in flachen oder kugeligen doldenartigen Blütenständen mit 2- bis 3blättriger, oft verwachsener, mehr oder weniger lang geschnäbelter Hülle, teilweise mit Brutzwiebeln; Blüten verhältnismäßig klein, lang gestielt, die 6 Perigonblätter abstehend oder glockig zusammenneigend; Staubblätter 6, am Grunde mit den Perigonblättern verwachsen, die inneren oft mit verbreiterter Filamentbasis und pfriemlichen Anhängseln; Griffel fädlich mit stumpfer Narbe; Fruchtknoten 3fächrig mit 1 bis 2 oder zahlreichen Samenanlagen; Kapselfrucht fachspaltig; Samen schwarz, kugelig, kantig oder abgeflacht.[1,4]
Anmerkung. Aufgrund z. B. der verschiedenen Laubblattgestaltungen, der Färbung der Blütenhülle (Perigon) und der Staubblätter oder der Chromosomenzahl (die meisten Arten der alten Welt: $x = 8$, die meisten nordamerikanischen Arten: $x = 7$) kann die Gattung in verschiedene Sektionen eingeteilt werden.[4]

Verbreitung: Hauptsächlich nördliche gemäßigte Hemisphäre, Nordamerika, Europa, Nordafrika, Asien. In den Tropen fehlend. Einige Species fast auf der ganzen Welt.[1,7] Die größte Artenkonzentration findet sich in Zentralasien und im Iran.

Inhaltsstoffgruppen: *Schwefelhaltige Verbindungen.* Charakteristisch sind schwefelhaltige Verbindungen wie: γ-Glutamylpeptide, insbesondere γ-Glutamyl-*S*-methylcystein (Knoblauchknolle, Zwiebelsamen, Schnittlauchsamen, Allium-tuberosum-Samen),[11] γ-Glutamyl-*trans*-1-propenylcystein (Knoblauch-, Zwiebel-, Schalotte-, Lauchknolle, Zwiebel-, Schnittlauch-, Allium-tuberosum-Samen),[11] γ-Glutamyl-*S*-allylcystein (Knoblauchknolle, Zwiebel-, Schnittlauch-, Allium-tuberosum-Samen)[11] und γ-Glutamyl-*S*-propylcystein (Zwiebel-, Schnittlauchsamen);[11]
S-Alkyl-L-cysteinsulfoxide, nämlich *trans*-1-Propenylcysteinsulfoxid, Allylcysteinsulfoxid (Alliin) und Methylcysteinsulfoxid;[11]
Schwefelhaltige Geruchsstoffe; diese bilden sich erst nach enzymatisch initiierter Umsetzung o.g. Verbindungen mit alliumtypischen C-S-Lyasen (Alliinasen).[11]
Sonstige. L-Methionin und L-Cystein liegen frei nur in Spuren vor, da ihre Metabolisierung relativ schnell erfolgt.[11] Arginin, als nicht schwefelhaltige Aminosäure, wurde in einigen Arten in etwas höherer Konzentration gefunden.[32]
Allithiamin wurde in einer Reihe von Allium-Arten nachgewiesen.[29,65]
Alle bisher untersuchten Allium-Arten führen hämolytisch wirkende Steroidsaponine (typisch für Monocotyledonae), u.a. Ruscogenin, Diosgenin, Yuccagenin und β-Chlorogenin als Aglykon,[26], sowie Flavonole, z.B. Quercetin und Kämpferol und deren Glykoside.[27,34]
Die Blätter der Zwiebeln bzw. Knollen enthalten anstelle von Stärke Speicherkohlehydrate in Form der inulinähnlichen Fructane.[10,93]
Im Unterschied zu vielen anderen Gattungen der Familie fehlen den Allium-Arten Calcium-Oxalatkristalle in Form von Raphiden.[4]

Drogenliefernde Arten: *Allium ascalonicum*: Allii ascalonici bulbus.
Allium cepa: Allii cepae bulbus, Allium cepa hom. *HAB 1*, Allium cepa ferm 34a hom. *HAB 1*, Allium cepa hom. *PFX*, Allium cepa hom. *HPUS 78*.
Allium chinense: Allii chinensis bulbus.
Allium porrum: Allium-porrum-Ganzpflanze.
Allium sativum: Allii sativi aetheroleum, Allii sativi bulbus, Allii sativi bulbus siccatus, Allium sativum hom. *HAB 1*, Allium sativum hom. *PFX*, Allium sativum hom. *HPUS 78*.
Allium schoenoprasum: Allium-schoenoprasum-Blätter.
Allium tuberosum: Allium-tuberosum-Blätter.
Allium ursinum: Allii ursini bulbus, Allii ursini herba, Allium ursinum hom. *HAB 1*.

Allium ascalonicum Strand

Synonyme: *Allium cepa* var. *aggregatum* G. Don, *Allium cepa* var. *ascalonicum* Backer, *Allium cepa* var. *multiplicans* Bailey, *Allium cepa* var. *solanina* Alef., *Porrum ascalonicum* Rchb.[116]

Sonstige Bezeichnungen: Dt.: Aschlauch, Charlotte, Eschlauch, Eßlauch, Levante-Lauch, Schalotte, Schalottlauch, Schlotte, Schlutte, Syrische oder askalonische Zwiebel; engl.: Eschalot, Scallion, Shallot; frz.: (Ail) échalotte, Ail stérile, Ciboule; it.: Scalogno; span.: Chalotte, Escaluña.[1,7]

Systematik: Aufgrund ihrer engen Verwandtschaft mit *A. cepa* ist nicht eindeutig geklärt, ob *A. ascalonicum* als eigene Art oder lediglich als Varietät von *A. cepa* zu betrachten ist. Eine wesentliche Rolle spielt hierbei die Frage, ob die Schalotte mit der Kartoffelzwiebel (*Allium cepa* var. *aggregatum* G. Don) identisch, sehr nahe verwandt oder scharf von ihr zu trennen ist.[1,7,116,118]
Es werden unterschieden:
- *Allium ascalonicum* Strand provar. *ascalonicum*: wie unter Botanische Beschreibung charakterisiert;
- *Allium ascalonicum* provar. *chinense* G. Don: Pflanze mit wenigen weißlichen, haselnußgroßen Zwiebeln;
- *Allium ascalonicum* provar. *majus* G. Don: Pflanze etwas großer, entspricht dem englichen "scallion" und der französischen "ciboule".

Botanische Beschreibung: Ausdauernd, 15 bis 100 cm hoch, im Habitus *Allium schoenoprasum* ähnlich; Wuchs buschig; Zwiebeln schief-länglich bis eiförmig, 1 bis 1,5 cm lang, 0,5 bis 2 cm Durchmesser, mit mehr oder weniger zahlreichen Nebenzwiebeln und dünnen nicht schlitzenden Häuten. Blätter grundständig, stielrund, hohl, nicht aufgeblasen, pfriemlich, kürzer als der hohe, ebenfalls nicht aufgeblasene Infloreszenzschaft. Hülle häutig, dreiklappig, kürzer als die Scheindolde. Blütenstand (bei uns selten auftretend) kugelig, vielblütig, zuweilen mit Brutzwiebeln. Blütenstiele länger als die Blüten. Blütenblätter eiförmig-lanzettlich, spitz, bläulichrosa bis lila oder weißlich, mit dunkelpurpurrotem Mittelstreifen. Innere Staubblätter am Grunde verbreitert, dreispitzig, etwa so lang wie die Blütenblätter. Pflanze meist keinen Samen ansetzend.[7]
Es sind mehrere Sorten bekannt, die sich in der Größe, Form und Färbung der Zwiebeln sowie im Ertrag unterscheiden. Die typische oder "Echte Schalotte" besitzt etwa walnußgroße, verlängerte, birnenförmig zugespitzte Zwiebeln, mit nahe der Basis kupferroter, apikalwärts grauer Schale.[7]

Inhaltsstoffe: Die zu *Allium ascalonicum* vorliegenden Arbeiten befassen sich hauptsächlich mit ihrer Zwiebel; s. Droge Allii ascalonici bulbus.

Verbreitung: Ursprungszentrum wahrscheinlich Mittelmeergebiet.[7] Wild in Vorderasien und im Orient.[1]

Anbaugebiete: In Mittel- und Nordeuropa, seltener in Südeuropa, im Orient, in Nordamerika und in den Tropen in Küchengärten kultiviert.[7,116] Früher massenhaft in Niederösterreich angebaut.[1]

Drogen: Allii ascalonici bulbus.

Allii ascalonici bulbus

Definition der Droge: Verwendet wird die frische Zwiebel.

Stammpflanzen: *Allium ascalonicum* STRAND.

Herkunft: Im Orient und in Europa, auch in den Tropen und in Nordamerika in geringem Umfang,[116] in Niederösterreich früher massenhaft zum Küchengebrauch kultiviert.[1]

Verfälschungen/Verwechslungen: Bisweilen werden kleine Küchenzwiebeln oder die Infloreszenzbulbillen der "Egyptian oder multiplier onion" als Schalotten gehandelt.[61]
Bei einigen in der Literatur zitierten Arbeiten ist auf die genaue Definition des Begriffs "shallot" zu achten, der nicht einheitlich verwendet wird: Oftmals handelt es sich hierbei um *A. fistulosum*.[116]

Inhaltsstoffe: Es liegen in der Hauptsache Arbeiten über die Auftrennung und Identifizierung der flüchtigen Bestandteile der Schalotte vor. Qualitativ sind sie den aus *A. cepa* isolierten ähnlich.[72]
Von den schwefelhaltigen nichtflüchtigen Verbindungen wurden γ-Glutamyl-*S*-*trans*-1-propenylcystein (ca. 0,18 % in der frischen Zwiebel) und γ-Glutamyl-*S*-*trans*-1-propenylcysteinsulfoxid (zu 0,9 % in der frischen Zwiebel) nachgewiesen.[11]

Volkstümliche Anwendung und andere Anwendungsgebiete: Bei Verdauungsstörungen.[62] Die Wirksamkeit ist nicht belegt.

Sonst. Verwendung: *Haushalt.* Die Schalotte wird zum Würzen von Saucen und Salaten verwendet oder zu Pickles eingelegt.[7]

Allium cepa L.

Synonyme: *Allium esculentum* SALISB., *Cepa esculenta* S.F. GRAY, *Cepa vulgaris* RENAULT, *Kepa esculenta* RAFIN., *Porrum cepa* RCHB.

Sonstige Bezeichnungen: Dt.: Bolle, Hauszwiebel, Küchenzwiebel, Sommerzwiebel, Speisezwiebel, Zipolle, Zippel, Zwiebel; engl.: Common onion, Onion; frz.: Ciboule, Oignon; it.: Cipolla; span.: Cebolla.[1,7]

Systematik: Die Einteilung der Art in Varietäten und die Zuordnung der Synonyme erfolgt nicht einheitlich. In der Literatur werden im wesentlichen folgende Varietäten beschrieben:[1,7,116,118]
- *Allium cepa* L. var. *aggregatum* G. DON, die Kartoffelzwiebel; auch als Varietät von *A. ascalonicum* betrachtet;
- *Allium cepa* L. var. *ascalonicum* BACKER, die Schalotte; oft als eigene, aber mit der Küchenzwiebel sehr eng verwandte Art *A. ascalonicum* STRAND eingestuft (s. Art *Allium ascalonicum*);
- *Allium cepa* L. var. *cepa*, die gewöhnliche Küchenzwiebel;
- *Allium cepa* L. var. *cepiforme* REGEL; auch als mit *A. fistulosum* L. identisch angesehen;
- *Allium cepa* L. var. *proliferum* (MOENCH) ALEF., die Catawissazwiebel; auch als selbständige Art *A. proliferum* SCHRAD. oder lediglich als Form von *A. cepa* var. *viviparum* betrachtet;
- *Allium cepa* L. var. *viviparum* (METZG.) ALEF., die Luftzwiebel.

Botanische Beschreibung: Ausdauernd oder zweijährig, 60 bis 120 cm hoch. Zwiebel vielgestaltig, plattgedrückt-kugelig, eiförmig oder länglich, meist ohne Nebenzwiebeln, mit weißen, gelbbraunen oder roten trockenen Häuten. Laubblätter kürzer als der Infloreszenzschaft, röhrig oder aufgeblasen, blaugrün. Infloreszenzschaft unterhalb der Mitte bauchig aufgeblasen, nur am Grunde zweizeilig beblättert. Hülle zwei- bis vierklappig, bald zurückgeschlagen. Große Infloreszenz mit und ohne Bulbillen. Blütenstiele bis 3 cm lang. Staubblätter länger als die Blütenhülle. Innere Staubblätter am Grunde stark verbreitert mit zwei deutlichen Zähnen jederseits. Frucht mehr oder weniger kugelig. Samen dreikantig, schwarz. $2n = 16$.[7]

Verwechslungen: Da Zwiebeln aus Kulturen gewonnen werden, spielen Verwechslungen mit anderen Arten keine Rolle.

Inhaltsstoffe: Abgesehen von der Zwiebel selbst sind in der neueren Literatur kaum aussagekräftige Analysen anderer Pflanzenteile von *Allium cepa* erwähnt.
Über die Untersuchungen zu den Zwiebelinhaltsstoffen s. Droge Allii cepae bulbus.
Anmerkung. Die trockenen äußeren Häute der verschiedenfarbigen Zwiebelsorten unterscheiden sich im Prinzip ihrer Pigmentierung. So führen gelbschalige Varietäten Quercetin (Gehalt in der Trokkendroge ber. als Quercetinglucosid liegt zwischen 2,5 und 6,5 %),[45–48] das in den weißschaligen nur in Spuren zu finden ist,[89] die Färbung der roten Schalen beruht hingegen auf dem Gehalt an Cyanidinglykosiden (ohne Gehaltsangabe).[11] Näheres s. Droge Allii cepae bulbus.

Verbreitung: Mittelasien (NW-Indien, Afghanistan) wird als Ursprungszentrum, Vorderasien (Iran) und das Mittelmeergebiet als Sekundärzentren betrachtet. Weltweit in zahlreichen Varietäten kultiviert.[7]

Anbaugebiete: In feinen, steinfreien gut bewässerten Böden.[11] In verschiedenen Sorten und Varietäten über die ganze Erde verbreitet und in allen Erdteilen kultiviert,[116] s. a. Droge Allii cepae bulbus.

Drogen: Allii cepae bulbus, Allium cepa hom. *HAB 1*, Allium cepa ferm 34a hom. *HAB 1*, Allium cepa hom. *PFX*, Allium cepa hom. *HPUS 78*.

Allii cepae bulbus

Synonyme: Bulbus Allii cepae.

Definition der Droge: Zwiebeln, bestehend aus den frischen oder getrockneten, dick und fleischig gewordenen Blattscheiden und Blattansätzen.[55]

Stammpflanzen: *Allium cepa* L.

Herkunft: In zahlreichen Sorten kultiviert. Hauptanbaugebiete in Europa sind: Spanien, Italien, Cypern, Österreich, Polen, Ungarn und Holland. Hauptanbaugebiete in Deutschland: Sachsen-Anhalt, um Frankfurt, Unterfranken, bei Darmstadt, Sachsen.[7]

Ganzdroge: Die Zwiebelformen schwanken von plattgedrückt-scheibenförmig über abgeflacht-kugelig, plattrund, kugel- und birnenförmig bis ovallänglich, kreisel- und flaschenförmig. Die Droge besitzt eine scheibenförmige Achse (Zwiebelkuchen) und etwa 10 bis 12 spiralig daran angeordnete, zusammenschließende Niederblätter (Schalen), von denen die äußeren papierdünn, gelb bis rotgelb und trocken, die inneren weiß und fleischig sind. An der Basis viele fadenförmige Wurzeln.[7]

Inhaltsstoffe: *Alkylcysteinsulfoxide. trans-S*-(1-Propenyl)-L-(+)-cysteinsulfoxid (Doppelbindungsisomer von Alliin, Vorläufer des Tränenfaktors) ca. 0,2 %, Cycloalliin (3-Methyl-1,4-thiazan-5-carbonsäure-1-oxid) ca. 0,25 %, Alliin (*S*-Allyl-L-(+)-cysteinsulfoxid), *S*-Methyl-L-(+)-cysteinsulfoxid ("Methylalliin"), *S*-Propyl-L-(+)-cysteinsulfoxid ("Propylalliin"); ferner die γ-Glutamylpeptide γ-Glutamyl-*trans-S*-(1-propenyl)-L-(+)-cysteinsulfoxid ca. 0,2 % und γ-Glutamyl-*S*-methyl-L-cysteinsulfoxid.[32,35,42,119] Aus diesen Stoffen entstehen nach fermentativer Umsetzung die entsprechenden (Oligo-)Sulfide, Thiosulfinate und α-Sulfinyldisulfide (Cepaene).
Hinweis: Unveröffentlichten Erkenntnissen zufolge wird das genuine Vorkommen von Sulfoxiden der Glutamylpeptide bestritten.

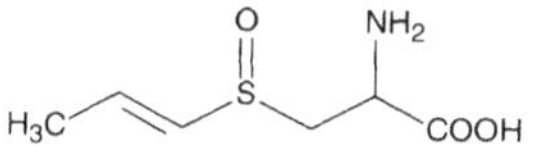

trans-S-(1-Propenyl)-L-(+)-cysteinsulfoxid

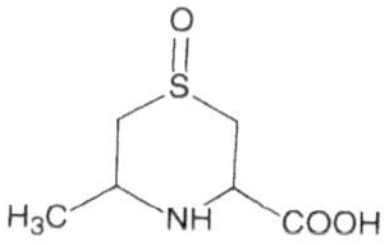

Cycloalliin

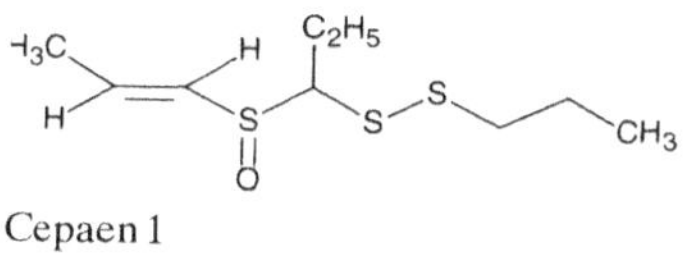

Cepaen 1

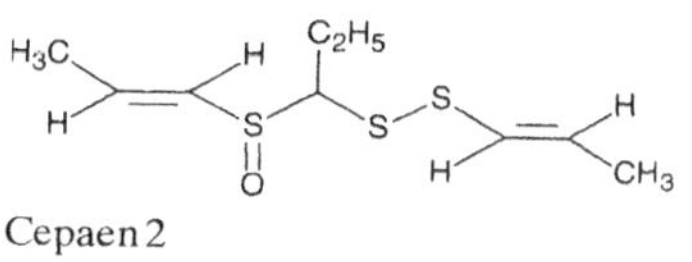

Cepaen 2

Weitere Strukturformeln s. Inhaltsstoffe der Droge Allii sativi bulbus siccatus.
γ-Glutamylpeptide. γ-Glutamyl-Aminosäuren, schwefelfrei: γ-Glutamylvalin, γ-Glutamylleucin, γ-Glutamylisoleucin, γ-Glutamylphenylalanin, γ-Glutamyltyrosin;
γ-Glutamyl-Aminosäuren, schwefelhaltig (sofern nicht unter Alkylcysteinsulfoxide erwähnt): γ-Glutamylmethionin, γ-Glutamyl-*S*-methylcystein, Glutathion, *S*-Sulfoglutathion, Glutathioncysteindisulfid, Glutathion-(+)-glutamylcysteindisulfid, γ-Glutamyl-*S*-(2-carboxy-1-propyl)cysteinglycin.[35,38]
Zwiebel-Alliinase. Das pH-Optimum liegt bei pH = 8. Das Enzym ist spezifisch für *S*-substituierte L-Cysteinsulfoxide, die so in die entsprechenden flüchtigen Verbindungen umgesetzt werden. Die *S*-Substituenten können Alkyl-, Alkenyl- oder, im Gegensatz zur Allium-sativum-Alliinase, auch Arylsubstituenten darstellen. Das natürlich vorkommende Substrat der Zwiebel-Alliinase ist hauptsächlich *trans-S*-(1-Propenyl)-L-(+)-cysteinsulfoxid; es wird z. B. beim Zerschneiden der Zwiebel enzymatisch in (*Z*)-Thiopropanal-*S*-oxid (Tränenfaktor) umgewandelt.[39,80]

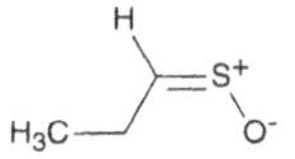

(*Z*)-Thiopropanal-*S*-oxid ("Tränenfaktor" der Zwiebel)

Flavone und -glykoside. Quercetin und Flavonglykoside wurden hauptsächlich in den Schalen der gelben und roten Zwiebelsorten gefunden, z. B. Spiraeosid = Quercetin-4'-*O*-β-D-glucopyranosid.[11]
Phenolische Verbindungen. In den Häuten und den festen Schalen Protocatechusäure, Ferulasäure und Phloroglucin.[45]
Vitamine. Vitamin B_1 (ca. 70 mg/100 g Frischzwiebel), Vitamin C (5 mg/100 g Frischdroge).[7]
Kohlenhydrate. Fructosane (10 bis 40 % in der ganzen Zwiebel), reduzierende Zucker (10 bis 15 %) und Saccharose (5 bis 8 %); es ist nicht angegeben, ob sich diese Mengen auf Frisch- bzw. Trockendroge beziehen.[43] Der Zuckergehalt variiert je nach Sorte und/oder Standort.[7]
Wasserdampfflüchtige Bestandteile. Der Gehalt an "ätherischem Öl" wird unterschiedlich mit 0,005 bis 0,015 %[121] bzw. 0,046 %[7] angegeben; dabei wird über das zugrundeliegende Material nichts ausgesagt. Die in "ätherischem Zwiebelöl" enthaltenen Verbindungen entstehen wie beim Knoblauchöldestillat (s. Droge Allii sativi aetheroleum) erst nach Fermentation druch Einwirkung der Alliinase auf die genuinen Inhaltsstoffe der Zwiebel bei der Wasserdampfdestillation. Hauptbestandteil des Öles sind 1-Propenyldisulfid, 1-Propenyltrisulfid, Propyldisulfid und Propyltrisulfid;[44] darüber hinaus sind für den Geruch im wesentlichen verantwortlich Methylpropyldisulfid, Methylpropyltrisulfid und Dipropyltrisulfid.[11] Detaillierte Analysen ergaben für das "ätherische Öl" der Zwiebel eine Fülle weiterer homologer Sulfide, Disulfide, Trisulfide, Tetrasulfide, Thiophene, Thiosulfinate und Thiosulfonate.[11,44,80–82]
Sonstige. Diphenylamin, in der reifen Zwiebel zu 0,8 bis 1,1 %, in der getrockneten aufgrund seiner Flüchtigkeit nur zu etwa 0,004 % enthalten.[120] Das genuine Vorkommen bedarf der Bestätigung: Denkbar wäre, daß es sich um einen Rückstand vor-

angegangener Insektizid- und Pestizidbehandlung handelt.

Zubereitungen: *Zwiebelölmazerat.* Die Herstellung erfolgt analog der des Knoblauchölmazerates (s. Droge Allii sativi bulbus). Droge-Extraktverhältnis 1:1.
Volkstümliche Zubereitungen. Zwiebelpreßsaft, Zwiebelsirup (hergestellt aus 500 g Zwiebeln, 500 g Wasser, 100 g Honig und 350 g Zucker) und Zwiebeltinktur (100 g feingehackte Zwiebeln in 300 g Ethanol 70 % 10 Tage lang mazeriert).[13]

Wirkungen: Zwiebel wirkt antibakteriell, sie hemmt die Thrombozytenaggregation und sie soll lipid- und blutdrucksenkend wirken.[55] Die vergleichsweise schwach ausgeprägten Wirkungen der Zwiebel liegen unterhalb der Schwelle klinischer Relevanz.
Antibakterielle Wirkung. Die Thiosulfinate aus *Allium cepa* wirken antimikrobiell, ähnlich den aus *Allium sativum* stammenden.[42,53] Zwiebelsaft und verschiedene Extrakte (z.B. Ethanol-, Etherextrakt) aus *Allium cepa* zeigen in Testsystemen (Bestimmung des Hemmhofdurchmessers im Lochplattentest) antimikrobielle Aktivität gegenüber *Bacillus subtilis*, *Salmonella typhi*, *Pseudomonas aeroginosa*, *Escherichia coli*. Konzentrationsangaben fehlen.[57]
Lipid- und blutdrucksenkende Wirkung. Da die Küchenzwiebel vergleichbare Inhaltsstoffe (Alliin und ähnliche schwefelhaltige Verbindungen) wie Knoblauch enthält, sind schwach lipid- und blutdrucksenkende Wirkungen zu erwarten. Experimentelle Studien hierzu liegen jedoch nicht vor.
Hemmung der Thombozytenaggregation. 1 mL plättchenreiches Plasma (90.000 Thrombozyten/mL) wurde für 3 min mit vier verschiedenen Konzentrationen von Thiosulfinaten inkubiert, danach mit 1 I.E. Thrombin stimuliert. Die Reaktion wurde durch eiskaltes Methanol gestoppt und Thromboxan B2 im Überstand durch Radioimmunoassay nach Siess bestimmt. Dimethyl- und Diphenylthiosulfinat wirkten hemmend auf dieses System: Konzentrationen von 1 mg/mL reduzierten die Thromboxan-Biosynthese nach Thrombin-Stimulation um 61 bzw. 76 %, 0,1 mg/mL um 45 bzw. 35 %, 10 µg/mL um 27 bzw. 5 %; 1 µg/mL war unwirksam.[58]
Antiasthmatische/antiallergische Wirkung. Die perorale Gabe von 100 mg/kg lyophilisiertem Zwiebelsaft schützte mit Ovalbumin sensibilisierte Meerschweinchen vor einem durch Allergeninhalation ausgelösten Asthmaanfall. Die Reduktion der bronchialen Obstruktion mit dieser Dosis betrug ca. 90 %.[91]
Die Einnahme von 2mal 100 mL ethanolischem Zwiebelextrakt, entsprechend 2mal 200 g frischen Zwiebeln, verminderte bei Asthmapatienten signifikant die allergeninduzierte Bronchokonstriktion.[91]
Aus Zwiebelpreßsaft nach Fermentation isoliertes Methyl-1-propenylthiosulfinat, Propyl-1-propenylthiosulfinat und die Cepaene 1, 2, 3 und 4 hemmen in Konzentrationen zwischen 1 und 50 µmol/L *in vitro* die Aktivität von Cyclooxygenase und 5-Lipoxygenase zu 100 %.[59] Damit könnte die antiasthmatische Wirkung von Zwiebelzubereitungen in Zusammenhang stehen.[59]

Anwendungsgebiete: Appetitlosigkeit, zur Vorbeugung altersbedingter Gefäßveränderungen.[55]

Dosierung und Art der Anwendung: Soweit nicht anders verordnet: Mittlere Tagesdosis 50 g frische Zwiebeln bzw. 20 g getrocknete Droge; Zubereitungen entsprechend.[55]
Art der Anwendung. Zerkleinerte Zwiebeln, Preßsaft frischer Zwiebeln sowie andere galenische Zubereitungen zum Einnehmen.[55]
Dauer der Anwendung. Bei der Anwendung von Zwiebelzubereitungen über mehrere Monate dürfen pro Tag maximal 0,035 g Diphenylamin aufgenommen werden.[55]

Volkstümliche Anwendung und andere Anwendungsgebiete: *Innerlich.* Bei Husten, Keuchhusten, Bronchitis, Asthma; Angina; zur Anregung der Gallenfunktion; bei Verdauungsbeschwerden mit Blähungen und kolikartigen Schmerzen; zur Entwässerung; zur Einleitung der Menstruation; bei Ascaridenbefall; seltener bei Bluthochdruck, Arteriosklerose und unterstützend bei Diabetes.[13,77,124,125]
Äußerlich. Bei Insektenstichen, Wunden, leichten Verbrennungen, Furunkeln, Warzen und zur Nachbehandlung von Blutergüssen.[77,122,124,125]
Die Wirksamkeit bei den genannten Anwendungsgebieten ist nicht belegt.

Dosierung und Art der Anwendung: *Droge.* Für eine therapeutische Anwendung sollte die Zwiebel roh und nicht gekocht oder gebraten verzehrt werden.[13] Zum äußeren Gebrauch wird mit Zwiebel (also Zwiebelsaft) bestrichen oder eingerieben bzw. es werden Zwiebelscheiben aufgelegt.[77] *Zubereitung.* Zwiebelsirup: 4 bis 5 Eßlöffel täglich; Zwiebeltinktur: 4 bis 5 Teelöffel täglich.[13]
Zum äußerlichen Gebrauch werden beispielsweise gekochte, gebackene oder geröstete Zwiebeln auf Wunden oder Geschwüre gelegt.[77] Kataplasmen: Je nach Bedarf fein gehackte Zwiebeln mit Wasser evtl. unter Zusatz von etwas Salz zu einem Brei anrühren.[122,125]

Unerwünschte Wirkungen: Keine bekannt.[55]

Gegenanzeigen/Anwendungsbeschr.: Keine bekannt.[55]

Wechselwirkungen: Keine bekannt.[55]

Tox. Inhaltsstoffe u. Prinzip: Handelsware kann Diphenylamin enthalten.[120] Bei Ratten bewirkt die Beimischung von 1 % Diphenylamin zum Futter nach wenigstens 5 Monaten cystische Veränderungen in der Niere. Die durch Diphenylamin induzierte diffuse fortschreitende Cystenbildung in der Niere gilt als Modell für polycystische Nierenerkrankungen beim Menschen.[126] Vergleichbare Schädigungen wurden nach Verzehr von Zwiebeln bisher nicht beobachtet.

Alte Rezepturen: Sirupus Cepae (Zwiebelsaft): Zwiebeln, frisch gerieben 15,0; Wasser 60,0; Ethanol 90 % (*V/V*) 15,0; Saccharose 150,0. Den ethanolischen Auszug mit Saccharose aufkochen, → Hdb. 1, S. 648.

Sonst. Verwendung: *Haushalt.* Zwiebeln dienen weltweit als Nahrungsmittel, Gemüse und Gewürz.

Gesetzl. Best.: *Offizielle Monographien.* Aufbereitungsmonographie der Kommission E am BGA "Allii cepae bulbus (Zwiebel)".[55]

Allium cepa hom. *HAB 1*

Synonyme: Cepa.

Monographiesammlungen: Allium cepa *HAB 1.*

Definition der Droge: Die frische Zwiebelknolle.

Stammpflanzen: *Allium cepa* L.

Zubereitungen: Urtinktur und flüssige Verdünnungen: Die zerkleinerten Zwiebeln werden etwa 18 Stunden lang bei 20 °C in einem verschlossenen Gefäß stehengelassen. Anschließend werden Urtinktur und flüssige Verdünnungen nach *HAB 1*, Vorschrift 2a bereitet.
Eigenschaften: Die Urtinktur ist eine hellgelbe bis rotgelbe Flüssigkeit mit starkem Geruch und Geschmack nach Zwiebeln.
Darreichungsformen: Urtinktur, flüssige Verdünnungen, Streukügelchen, Verreibungen, Tabletten, flüssige Verdünnungen zur Injektion, Salben.[94]

Identität: *Nachweis von organisch gebundenem Schwefel.*
- Versetzt man die Urtinktur mit Zinkstaub und Salzsäure 36 %, färben die entstehenden Dämpfe angefeuchtetes Blei(II)acetatpapier schwarzbraun.
- Nach Zugabe von Silbernitrat, Natriumhydroxid und Ammoniaklsg. 17 % zur Urtinktur entsteht allmählich eine schwarze Fällung und nach etwa 1 h ein Silberspiegel.

DC nach HAB 1.
- Untersuchungslösung: Die volumenreduzierte und mit Wasser verdünnte Urtinktur wird mit Ether ausgeschüttelt; der Rückstand der vereinigten organischen Phasen wird in Methanol-Dichlormethan (1 + 1) gelöst;
- Referenzlösung: Je 0,1 % Anethol, Borneol und Pyrogallol in Methanol;
- Sorptionsmittel: Kieselgel H;
- FM: Die Unterphase von Wasser-Methanol-Dichlormethan (30 + 42 + 100);
- Detektion: Besprühen mit Anisaldehyd-Reagenz; 10 min auf 105 bis 110 °C erhitzen; Auswertung im Vis;
- Auswertung: Das Chromatogramm der Untersuchungslösung zeigt anhand der Referenzsubstanzen mindestens acht charakteristische Zonen von violetter, rosa, gelbgrüner, gelber und brauner Farbe. Um die Aussagekraft der DC zu erhöhen, empfiehlt es sich, eine authentische Probe mitlaufen zu lassen.

Reinheit: *Urtinktur.*
- Relative Dichte (*PhEur*): 0,940 bis 0,965.
- Trockenrückstand (*DAB*): Mindestens 3,2 %.

Gehalt: Angaben zur Gehaltsbestimmung werden nicht gemacht.

Lagerung: *Urtinktur.* Vor Licht geschützt.

Anwendungsgebiete: Die Anwendungsgebiete entsprechen dem homöopatischen Arzneimittelbild. Dazu gehören: Akuter Schnupfen; Entzündung der Luftwege; Blähungskolik; Nervenschmerz; Phantomschmerz.[94]

Dosierung und Art der Anwendung: *Zubereitung.* Soweit nicht anders verordnet: Bei akuten Zuständen häufige Anwendung alle halbe bis ganze Stunde je 5 Tropfen oder 1 Tablette oder 10 Streukügelchen oder 1 Messerspitze Verreibung einnehmen; parenteral 1 bis 2 mL bis zu 3mal täglich s. c. injizieren; Salben 1- bis 2mal täglich auftragen.
Bei chronischen Verlaufsformen 1- bis 3mal täglich 5 Tropfen oder 1 Tablette oder 10 Streukügelchen oder 1 Messerspitze Verreibung einnehmen; parenteral 1 bis 2 mL pro Tag s. c. injizieren; Salben 1- bis 2mal täglich auftragen.[94]

Unerwünschte Wirkungen: Nicht bekannt.
Hinweis: Es können sog. Erstverschlimmerungen vorkommen, die jedoch ungefährlich sind.[94]

Gegenanzeigen/Anwendungsbeschr.: Nicht bekannt.[94]

Wechselwirkungen: Nicht bekannt.[94]

Gesetzl. Best.: *Offizielle Monographien.* Aufbereitungsmonographie der Kommission D am BGA "Allium cepa (Cepa)".[94]

Allium cepa ferm 34a hom. *HAB 1*

Monographiesammlungen: Allium cepa ferm 34a *HAB 1.*

Definition der Droge: Die reifen, frischen Zwiebeln.

Stammpflanzen: *Allium cepa* L.

Zubereitungen: Urtinktur und flüssige Verdünnungen nach *HAB 1*, Vorschrift 34a.
Eigenschaften: Die Urtinktur ist eine gelbliche Flüssigkeit mit starkem, lauchartigem Geruch.

Identität: *Urtinktur.*
Bei Zugabe von Silbernitratlsg. entsteht rotbrauner Nd., bei Zugabe von Zinkstaub mit Salzsäure schwarzbraune Verfärbung eines darübergehaltenen Blei(II)acetatpapiers, nach Zusatz von Quecksilber(II)chloridlsg. eine schwache Trübung, mit Phloroglucin-Salzsäure eine Rotfärbung (Prüfungen auf organische Schwefelverbindungen).

DC nach HAB 1.
- Prüflösung ist die eingedampfte Etherphase der mehrfach mit Ether ausgeschüttelten Urtinktur;
- Vergleichslösung: Methanolische Lsg. von Anethol, Borneol, Pyrogallol;

- Sorptionsschicht: Kieselgel HF_{254};
- FM: Methylenchlorid-Methanol-Wasser (100 + 42 + 30) Unterphase;
- Auswertung unter UV bei 254 nm und nach Besprühen mit Anisaldehyd-Reagenz und 10minütigem Erhitzen bei 110 °C im Vis. Erwartet werden 8 bis 10 Flecke in definierter Relation zu den Vergleichssubstanzen.

Reinheit: *Urtinktur.*
- Relative Dichte (*PhEur*): 1,005 bis 1,030.
- Trockenrückstand (*DAB*): Mindestens 7,0 und höchstens 10,0 %.
- pH-Wert (*PhEur*): Zwischen 3,0 und 4,5.

Lagerung: *Urtinktur.* Vor Licht geschützt.

Allium cepa hom. *PFX*

Monographiesammlungen: Allium cepa pour préparations homéopathiques *PFX*.

Definition der Droge: Die frische Zwiebel.

Stammpflanzen: *Allium cepa* L.

Zubereitungen: Urtinktur: Nach der Monographie "Préparations Homéopathiques" *PFX*, mit Ethanol 45 % (*V/V*).
Eigenschaften: Die Urtinktur ist eine hell- oder dunkelgelbe, bis ins Rötliche gehende Flüssigkeit mit charakteristischem Geruch und Geschmack.

Identität: *Droge.* Die Droge muß der makroskopischen Beschreibung genügen.
Urtinktur.
- Prüfung auf organisch gebundenen Schwefel: Auf Zugabe von ammoniakalischer Silbernitratlsg. zur Urtinktur bildet sich allmählich ein schwarzer Niederschlag, nach etwa $^1/_2$ h erscheint ein Silberspiegel.
- Urtinktur muß den Prüfungen entsprechen, die Verfälschungen mit Allium-sativum-Urtinktur und Raphanus-Urtinktur ausschließen.

DC nach PFX.
- Prüflösung: Urtinktur;
- Sorptionsschicht: Kieselgel G;
- FM: Butanol-Eisessig-Wasser (40 + 10 + 10);
- Auswertung: Auf zwei unter gleichen Bedingungen hergestellten Chromatogrammen werden die charakteristischen Verbindungen im UV 365 nm, nach Detektion mit Aluminiumchloridlsg. im UV 365 nm und nach Detektion mit ammoniakalischer Silbernitratlsg. im Vis als Zonen mit definierten Rf-Werten nachgewiesen.

Reinheit: *Urtinktur.*
- Ethanolgehalt: Zwischen 40 und 50 % (*V/V*).
- Trockenrückstand: Mindestens 3,00 %.
- Verunreinigung mit Allium-sativum-Urtinktur oder Raphanus-Urtinktur: Bei Zugabe von Zinkstaub und Salzsäure zur Urtinktur muß sich nach dem Erhitzen ein darübergehaltenes, mit Bleiacetat getränktes Papier braun bis schwarz färben, die Lösung muß sich rosarot färben. Auf Zusatz von Natriumhydroxidlsg. zur Urtinktur muß sich die Lösung gelb färben. Bleibt in beiden Fällen die Verfärbung aus, liegt Verunreinigung mit Allium-sativum-Urtinktur oder Raphanus-Urtinktur vor.

Allium cepa hom. *HPUS78*

Synonyme: Onion.

Monographiesammlungen: Allium cepa *HPUS78*.

Definition der Droge: Die frische reife Zwiebel der roten Varietät.

Stammpflanzen: *Allium cepa* L.

Zubereitungen: *Urtinktur.* Herstellung: Zu einer feuchten Pflanzenmasse, bestehend aus 100 g Festanteil und 567 mL Pflanzensaft, gibt man 486 mL Alkohol 94,9 % (*V/V*) zur Bereitung von 1.000 mL Urtinktur.
Dilutionen. D2 (2 ×) enthält 1 Teil Urtinktur, 4 Teile dest. Wasser und 5 Teile Alkohol; D3 (3 ×) und höher mit Alkohol 88 % (*V/V*).
Medikationen. D3 (3 ×) und höher.

Gehalt: *Urtinktur.* Arzneigehalt $^1/_{10}$.

Allium chinense G. Don

Synonyme: *Allium bakeri* Regel, *Allium exsertum* (Lindl.) Baker, *Allium rakk'joo* Sieb., *Allium splendens* Miq., *Allium triquetum* Lour., *Caloscordum exsertum* Lindl.[116]

Sonstige Bezeichnungen: Engl.: Chinese chives, Chinese shallot; chinesisch: Ch'iao-t'ou, hsieh, rakkio k'iu t'au; japanisch: Rakkyo.[116]

Botanische Beschreibung: Zwiebel klein, länglich, weiß. Laubblätter zart, dreikantig, fast ebenso lang wie der etwa fußlange, nackte Infloreszenzschaft. Hülle der ebenen Infloreszenz lang bespitzt. Blütenblätter zartviolett. Staubblätter einfach.[116]

Inhaltsstoffe: Flüchtige, nicht genuin in der Pflanze enthaltene, nach Fermentation auftretende Schwefelverbindungen:
Thiosulfinate. Mit einem DC-Fingerprint wurden Dimethylthiosulfinat, Dipropylthiosulfinat, Di-(2-propenyl)thiosulfinat, Methylpropylthiosulfinat, Methyl-(2-propenyl)thiosulfinat und (2-Propenyl)propylthiosulfinat identifiziert.[75]
Disulfide. Dimethyldisulfid, Methylpropyldisulfid, Methyl-(2-propenyl)disulfid sind Hauptbestandteile der Disulfidfraktion.[76]
Die Mengenangaben zu den flüchtigen Inhaltsstoffen schwanken, da unterschiedliche Pflanzenteile als Ausgangsmaterialien verwendet wurden. Exakte Angaben über die jeweils eingesetzten Pflanzenteile und den Zustand der Droge sind aus der vorliegenden Literatur nicht ersichtlich.

Verbreitung: China, Cochinchina,[7] Japan, Kalifornien.[116]

Anbaugebiete: In China und Japan als Gemüse und Heilpflanze kultiviert, oft verwildert. In Kalifornien und anderen Gebieten mit chinesischer und japanischer Bevölkerung kultiviert.[116]

Drogen: Allii chinensis bulbus.

Allii chinensis bulbus

Definition der Droge: Die frischen Zwiebeln.

Stammpflanzen: *Allium chinense* G. DON.

Inhaltsstoffe: Über schwefelhaltige, flüchtige und nichtflüchtige Verbindungen der Zwiebel liegen keine speziellen Studien vor. Die unter Inhaltsstoffe der Art *Allium chinense* aufgeführten Substanzen dürften z. T. aus der Zwiebel stammen.
N-(*p*-*trans*-Cumaroyl)tyramin, *N*-(*p*-*cis*-Cumaroyl)tyramin, Lunularsäure (ein Dihydrostilben), *p*-Cumarsäure und *p*-Hydroxybenzoesäure. Mengenangaben fehlen.[52]
Das Furostanolglykosid Chinenosid I = 26-*O*-β-Glucopyranosyl-3β,22,26-trihydroxy-25(*R*)-5α-furostan-6-on-3-*O*-β-xylopyranosyl(1→ 4)-[α-arabinopyranosyl(1→ 6)]-β-glucopyranosid. Das Aglykon erwies sich als mit Laxogenin identisch.[79]

Wirkungen: Extrakte sollen *in vitro* die Prostaglandin- und Thromboxansynthese hemmen.[52]

Volkstümliche Anwendung und andere Anwendungsgebiete: In der chinesischen Medizin wird die Droge ähnlich wie in Europa Allii sativi bulbus verwendet.[51]

Sonst. Verwendung: *Haushalt.* Die kleinen Zwiebeln werden hauptsächlich für Pickles verwendet.[116]

Allium porrum L.

Synonyme: *Allium ampeloprasum* ß. *porrum* GAY, *Allium laetum* SALISB., *Allium porrum* var. *maximum* SCHWEINF., *Porrum commune* RCHB., *Porrum sativum* MILL., *Porrum sectile* SCHULT.[1,7]

Sonstige Bezeichnungen: Dt.: Breitlauch, Lauch, Porree, Spanischer Lauch, Suppenlauch, Welschlauch, Winterlauch; engl.: (Common) leek, Porret, Purret; frz.: Ail à tuniques, Poireau, Poirette; it.: Porrina, Porro; span.: Porro.[1,7,116]

Systematik: Die Art wird in zwei Varietäten unterteilt:
- *Allium porrum* var. *porrum* (Winterlauch);
- *Allium porrum* var. *sectivum* (Perlzwiebel).[116]

Von verschiedenen Autoren wird vermutet, daß es sich bei *A. porrum* wahrscheinlich lediglich um eine Kultursippe von *A. ampeloprasum*, dem Sommerlauch, handelt. Ebenso herrscht über die systematische Einordnung der Perlzwiebel keine endgültige Klarheit. Die nachfolgenden Charakteristika zur Art beziehen sich auf *A. porrum* var. *porrum*.

Botanische Beschreibung: Nicht blühende Pflanze 35 bis 40 cm, blühende Pflanze bis 2 m hoch. Ohne deutlich hervortretende Zwiebel (Unterschied zu *A. ampeloprasum*), da die Blattbasen einen interkalar heranwachsenden Scheinstamm bilden. Nebenzwiebeln selten. Laubblätter länglich-lanzettlich, 0,5 bis 1 m lang, bis ca. 5 cm breit, hell- oder graugrün, sekundär bandartig abgeflacht (unifacial), am Rande glatt oder etwas rauh, deutlich längsnervig mit stark entwickelten Blattscheiden. Infloreszenzschaft solid, endständig mit großer Scheindolde, vielblütig, nur selten mit Bulbillen. Hülle bauchig aufgeblasen, hinfällig mit langer Spitze. Blütenblätter am Rücken glatt oder am Kiel schwach rauh, rosa bis weißlich, mit grünem oder rötlichem Mittelstreifen. Mittelspitze der inneren Staubblätter ebenso lang wie die Seitenzipfel, aber halb so lang wie das ungeteilte Basalstück.[7]

Inhaltsstoffe: Aus der Literatur ist nicht ersichtlich, welcher Pflanzenteil jeweils untersucht wurde und ob hier frische oder getrocknete Droge vorlag.
Schwefelhaltige nichtflüchtige Inhaltsstoffe (Cysteinsulfoxide). Methylcysteinsulfoxid, 2-Propenylcysteinsulfoxid (Alliin), Propylcysteinsulfoxid.[66,75]
Flüchtige, nicht genuin in der Pflanze enthaltene, nach Fermentation auftretende Komponenten. Von den über 100 flüchtigen Verbindungen des Wasserdampfdestillates wurden durch GC/MS u. a. identifiziert:
- Dimethylthiosulfinat, Methyl-(2-propenyl)thiosulfinat, Methylpropylthiosulfinat, 1-Propenyl-(2-propenyl)thiosulfinat, Dipropylthiosulfinat, 1-Propenylpropylthiosulfinat;[70]
- Methylpropyldisulfid und Dipropyldisulfid; sie stellen 90 % der gesamten flüchtigen Disulfidfraktion des Lauchs dar;[72]
- 1-Propanal und 2-Methyl-2-pentenal als Abbauprodukt eines Tränenfaktors, der selbst jedoch nicht isoliert werden konnte.[71]

Weitere Inhaltsstoffe. Vitamin C ca. 15 bis 30 mg/100 g, Angaben über Bezug auf Frisch- bzw. Trockengewicht fehlen;[11] Flavone: Quercetin-3-glucosid, Kämpferol-3-β-D-glucosid, Kämpferol-3-xylosyl-3-β-D-glucosid in den äußeren Blättern;[27] Fructane;[10] Saponine 0,10 % bezogen auf Frischgewicht.[11]
Anmerkung. Angaben zum jeweils untersuchten Pflanzenteil werden nicht gemacht.

Verbreitung: Wild unbekannt, in zahlreichen Kulturformen weit verbreitet, gelegentlich verwildert, wahrscheinlich dem östlichen Mittelmeergebiet entstammend.[7]

Drogen: Allium-porrum-Ganzpflanze.

Allium-porrum-Ganzpflanze

Definition der Droge: Die ganze, frische Pflanze.

Stammpflanzen: *Allium porrum* L.

Herkunft: Da sehr anpassungsfähig, fast weltweit kultiviert.[7]

Inhaltsstoffe: S. Inhaltsstoffe der Art.

Volkstümliche Anwendung und andere Anwendungsgebiete: Die Droge soll u. a. gut bei Wurmbefall sein. Über Art der Anwendung und Dosierung liegen keine Angaben vor.[62] Die Wirksamkeit bei dem genannten Anwendungsgebiet ist nicht belegt.

Sonst. Verwendung: *Haushalt.* Als Gemüse, Suppenwürze und Salat.[7]

Allium sativum L.

Synonyme: *Porrum sativum* RCHB.

Sonstige Bezeichnungen: Dt.: Gartenknoblauch, Knoblauch, Knobloch, Knofel; engl.: Common Garlic, Garlic; frz.: Ail, Ail blanc; holl.: Knovlook; it.: Aglio, Aglioti; span.: Ajo.[1,65]

Systematik: Die Art wird in drei Varietäten unterteilt:[7,116]

- *Allium sativum* L. var. *ophioscorodon* (LINK) DÖLL (Syn.: *Allium scorodoprasum* LAM.), im Volksgebrauch oft als Schlangenknoblauch oder echte Rockenbolle bezeichnet. Laubblätter hier flach ausgebreitet, nicht rinnig, am Rande mehr oder weniger glatt. Infloreszenzschaft vor der Blüte krummstabartig oder schlangenartig eingerollt. Nebenzwiebeln mehr rundlich-eiförmig.
- *Allium sativum* L. var. *pekinense* (PROKH.) MAEK. Bei dieser als "Peking garlic" bezeichneten Varietät sind die Laubblätter breit-lineal, über 2 cm breit, schlaff und mehr oder weniger zusammengerollt, später fast am Boden liegend.
- *Allium sativum* L. var. *sativum* (Syn.: *Porrum sativum* (L.) RCHB., gewöhnlicher Knoblauch. Laubblätter schmal, lineal, ca. 2 cm breit, aufwärts gerichtet, etwas rinnig, am Rande rauh; Infloreszenzschaft vor der Blüte meist starr und aufrecht; Nebenzwiebeln länglich-eiförmig.

Botanische Beschreibung: Ausdauernde, 25 bis 70 (bis zu 150) cm hohe Pflanze mit aufrechtem, starrem oder bei var. *ophioscorodon* anfangs krummstabartig gebogenem Stengel, der bis zur Mitte beblättert ist. Laubblätter flach, breit-lineal 4 bis 25 mm, am Rande rauh oder glatt, gekielt zugespitzt, Hülle lang geschnäbelt, länger als die Infloreszenz. Infloreszenz wenigblütig, mit zahlreichen kleineren (ca. 0,3 cm Durchmesser) oder einigen größeren (1 bis 1,5 cm Druchmesser) Brutzwiebeln. Blüten langgestielt, verbleiben meist im Knospenstadium und setzen oftmals keine Samen an. Blütenblätter rötlich oder grünlichweiß, länger als die Staubblätter. Filamente der inneren Staubblätter am Grunde verbreitert, beiderseits mit fachförmigen Zipfeln. Chromosomensatz 2n = 16 (diploid).[7] Beschreibung der Zwiebel s. Droge Allii sativi bulbus.

Inhaltsstoffe: Phytochemische Untersuchungen zur Charakterisierung der Varietäten liegen nicht vor, ebensowenig Untersuchungen zu Inhaltsstoffen anderer Organe als der Zwiebel. Über Inhaltsstoffe der Zwiebel s. Droge Allii sativi bulbus siccatus.

Verbreitung: Als Ursprungszentrum gilt Zentralasien, als sekundäres Zentrum das Mittelmeergebiet; von hier aus durch Kultur über die ganze Erde verbreitet.[7]

Anbaugebiete: Knoblauch wird weltweit kultiviert, zum ganz überwiegenden Teil als Gewürz- und Gemüsepflanze. Hauptanbauländer, geordnet nach Produktionsmengen in sinkender Reihenfolge, sind China, Indien, Thailand, Ägypten, Südkorea, Spanien, Türkei, USA, Argentinien, das ehemalige Jugoslawien und Italien.

Drogen: Allii sativi aetheroleum, Allii sativi bulbus, Allii sativi bulbus siccatus, Allium sativum hom. *HAB 1*, Allium sativum hom. *PFX*, Allium sativum hom. *HPUS 78*.

Allii sativi aetheroleum

Synonyme: Oleum Allii sativi.

Sonstige Bezeichnungen: Ätherisches Knoblauchöl, Knoblauchdestillat, Knoblauchöldestillat.

Definition der Droge: Durch Wasserdampfdestillation nach Fermentation aus Knoblauchsuspension (Frischknoblauch oder in Wasser suspendiertes Knoblauchpulver) gewonnene ölige Flüssigkeit.[8] *Anmerkung.* Die wasserdampfflüchtigen, im Endprodukt als Öle vorliegenden Verbindungen sind nicht genuin in frischem Knoblauch enthalten, sondern entstehen erst nach Ablauf der Alliin-Alliinase-Reaktion und Wärmeeinwirkung (Fermentation). Aus diesem Grund ziehen viele Autoren den Terminus "Knoblauchöldestillat" der Bezeichnung "ätherisches Knoblauchöl" vor.

Stammpflanzen: *Allium sativum* L.

Herkunft: S. Allii sativi bulbus.

Gewinnung: Homogenisierte Knoblauchzwiebeln bzw. Knoblauchpulver werden mit Wasser versetzt stehengelassen, anschließend wird in einer geeigneten Apparatur destilliert.[8] Man kann auch Wasserdampf über zerriebene Knoblauchzehen leiten und anschließend die ölige Verbindungen aus dem kondensierten Dampf abtrennen.[102] Technische Details für eine Produktion größerer Mengen Knoblauchöldestillat sind in der Literatur nicht beschrieben. Frische Knoblauchzwiebeln liefern eine Ausbeute von 0,2 bis 0,4 % Knoblauchöldestillat.[8,62,101]

Minderqualitäten: Mit synthetischen Polysulfiden versetztes Knoblauchöldestillat.

Inhaltsstoffe: Knoblauchöldestillat besteht im wesentlichen aus den wasserdampfflüchtigen Umsetzungsprodukten von Alliin, und zwar vor allem aus homologen Di-, Tri- und Oligosulfiden, die für den typischen Knoblauchgeruch verantwortlich sind. Mengenmäßig dominieren Diallyldisulfid (17 bis 22 %), Diallyltrisulfid (24 bis 26 %) und Allylmethyltrisulfid (9 bis 19 %).[117] Die relativen Anteile dieser drei Hauptkomponenten sind, abhängig von den Bedingungen der Herstellung (Destillations-

temperatur und -geschwindigkeit), in verschiedenen Knoblauchöldestillaten unterschiedlich.[8] Weiterhin enthält Knoblauchöldestillat als untergeordnete Komponenten Allylmethyldisulfid, 3-Vinyl-(4*H*)-1,2-dithiin, 2-Vinyl-(4*H*-1,3-dithiin, Diallylsulfid, Diallyltetrasulfid sowie eine Vielzahl weiterer cyclischer und nichtcyclischer Verbindungen mit zwei bis fünf Schwefelatomen.[8,101,102]
Strukturformeln s. Inhaltsstoffe der Droge Allii sativi bulbus siccatus.
Als schwefelfreie Verbindungen läßt sich in Knoblauchöldestillat durch GC/MS Limonen nachweisen.[8] Detailanalysen über Destillate unterschiedlicher Provenienz ergaben, daß in der Regel 10% auf bisher noch nicht identifizierte Inhaltsbestandteile entfallen.[117]

Zubereitungen: Die Einarbeitung von ätherischem Knoblauchöl erfolgt gewöhnlich in Weichgelatinekapseln.
In einer speziellen Arzneiform liegt das Öl als Cyclodextrin-Addukt vor. Nach einem patentierten Verfahren wird ätherisches Knoblauchöl in Cyclodextrin eingeschlossen und zu einer festen oralen Arzneiform verarbeitet. In einer speziellen Ausführungsform der Patentanmeldung sind Dragees beschrieben, die 5 bis 10 mg Knoblauchöldestillat in 60 bis 120 mg standardisiertem Cyclodextrinkomplex enthalten.[12]

Identität: Sensorische Eigenschaften: Der Geruch der Knoblauchöldestillate ist unangenehm und typisch für sog. "alten" Knoblauch. Diese Geruchsnote ist auf den hohen Anteil an höhermolekularen Sulfiden zurückzuführen, die sich grundsätzlich beim längeren Erhitzen von allicinhaltigen Lösungen bilden.[8]
Für die Prüfung auf Identität ist abgesehen von einer älteren DC-Bestimmung[111] heute die GC die Methode der Wahl.[8] Es müssen mindestens die Peaks von Diallyldisulfid, Diallyltrisulfid und Allylmethyltrisulfid nachweisbar sein.[8]
Hinweis: Zahlreiche andere Peaks können vorhanden sein.[111]

Gehaltsbestimmung: Bestimmung des Gesamtschwefelgehaltes: Die Probe wird in einer Knallgasflamme verbrannt. Die in Wasserstoffperoxid aufgefangenen und dadurch zu Sulfat oxidierten Schwefelverbindungen werden gegen den Indikator Thorin (= 1-(*O*-Arsenophenyl-azo)-2-naphthol-3:6-disulfonsäure, Natriumsalz; Merck Katalog Nr. 8294) quantitativ bestimmt.[8]

Wirkungen: Die pharmakologischen Wirkungen hängen von der Art der Präparation ab. Nicht alle mit Knoblauch und Knoblauchextrakten gefundenen Wirkungen (s. Droge Allii sativi bulbus) lassen sich ohne nähere Untersuchungen auf Knoblauchöldestillate übertragen. Die Hauptwirkungen des Frischknoblauchs kommen jedoch nach einer Übersicht[101] anscheinend auch den Öldestillaten zu.

Anwendungsgebiete: Zur Unterstützung diätetischer Maßnahmen bei Erhöhung der Blutfettwerte. Zur Vorbeugung altersbedingter Gefäßveränderungen.[78]

Dosierung und Art der Anwendung: *Droge.* Ausgehend von einem Gehalt der frischen Knoblauchzwiebeln an "ätherischem Öl" von ca. 0,3 %[8,62,101] ergibt sich rechnerisch aus der mittleren Tagesdosis von 4 g Frischdroge[78] eine Dosierung von 12 mg Knoblauchöldestillat zum Einnehmen.

Allii sativi bulbus

Synonyme: Bulbus Allii sativi.

Sonstige Bezeichnungen: Dt.: Knoblauchzwiebel; engl.: Garlic; frz.: Bulbe d'ail; holl.: Knoflook; it.: Bulbo d'aglio; span.: Bulbo de ajo.

Monographiesammlungen: Allii bulbus (Ajo, Bulbo de ajo) *Hisp IX*; Bulbus allii sativi recens (Frische Knoblauchknolle, Bulbe d'ail frais, bulbo di aglio fresco) *Helv VI*; Bulbus Allii sativi (Knoblauchzwiebel) *EB 6*; Garlic (Allii sativi bulbus, Allium) *BHP 90*.

Definition der Droge: Die ganze und frische Zwiebel *Hisp IX*; die nicht getrocknete Zwiebel *Helv VI*; die Zwiebel *EB 6*; die frische oder getrocknete zusammengesetzte Zwiebel *BHP 90*.
Aus den Angaben des *EB 6* zu Bulbus Allii sativi geht nicht hervor, in welchem Trocknungszustand sich die Droge befindet; die Beschreibungen von Schnitt- und Pulverdroge legen den Schluß nahe, daß es sich hierbei auch um getrocknete Knoblauchzwiebel handeln könnte (s. Droge Allii sativi bulbus siccatus).

Stammpflanzen: *Allium sativum* L.

Herkunft: Die Droge wird auf Feldern in warmen und gemäßigten Gegenden kultiviert. Zu Lieferländern s. Art *Allium sativum*.

Gewinnung: Die Ernte von *Allium sativum* erfolgt, sobald Blätter und Zwiebelhals vertrocknet sind, im September oder Oktober. Man benutzt hierzu, je nach Flächengröße, breite, weitzahnige Grabforken oder Rodemaschinen.
Die Zwiebeln werden teilweise mit Hilfe des Laubes in zopfförmige Gebilde eingebunden.[11]

Ganzdroge: Die Ganzdroge besteht aus den fast kugeligen bis eiförmigen, zusammengesetzten Zwiebeln von etwa 4 cm Durchmesser. Auf dem harten, flachen, unterseits von Wurzelfasern bedeckten Zwiebelkuchen sitzen die länglich-eiförmige Hauptzwiebel und um diese herum die gekrümmten, dicht aneinanderschließenden und dadurch kantigen Nebenzwiebeln ("Zehen").
Die Nebenzwiebeln sind an der Außenseite konvex, an der Innenseite konkav, nach oben allmählich verjüngt und bestehen aus je einem fleischigen Niederblatt des Rhizoms, das die Triebknospe röhrig umgibt. Jede einzelne Zwiebel ist von weißen und rötlichen papierartigen Hüllen umgeben. Haupt- und Nebenzwiebeln werden von mehreren trockenhäutigen, weißlichen Niederblatthüllen gemeinsam umhüllt.[31]

Schnittdroge: S. Droge Allii sativi bulbus siccatus.

Mikroskopisches Bild. Die Blätter der Hülle besitzen längliche, rechteckige Epidermiszellen mit verdickten, blasigen, häufig verholzten Zellwänden; längliche Hypodermzellen, deren dicke, mit Grübchen versehene Zellwände mit ihren Längsseiten im rechten Winkel zu den Epidermiszellen ausgerichtet sind; Hypodermzellen mit prismenförmigen Calciumoxalatkristallen von 20 bis 30 µm Länge; eine innere Epidermis, die der äußeren ähnlich ist und eine Hypodermschicht mit dickwandigen länglichen Zellen und dreieckigen Interzellularräumen. Die fleischigen Blätter haben dünnwandige Ober- und Unterepidermis und ein Mesophyll parenchymatischer Zellen mit kleinen Gruppen von leicht verholzten Ring- und Spiralgefäßen.[33]

Pulverdroge: S. Droge Allii sativi bulbus siccatus.

Verfälschungen/Verwechslungen: Verfälschungen spielen bei Knoblauch keine Rolle.

Minderqualitäten: Als minderwertig ist eine zu lang gelagerte Droge anzusehen. Ein Pilzbefall der Knolle mit Botrytis-Arten wie *B. allii* MUNN, *B. byssoidea* J.C. WALKER und *B. squamosa* J.C. WALKER kann zur Zerstörung der gesamten Zellstruktur und damit zum völligen Zerfall der Zwiebel führen, so daß nur die trockenen Häute verbleiben.[11]

Inhaltsstoffe: Knoblauch enthält ungefähr 67% Wasser. Inhaltsstoffspektrum s. Droge Allii sativi bulbus siccatus.

Zubereitungen: *1. Knoblauchölmazerate.* Die frische Knoblauchzwiebel wird von den trockenen Häuten befreit, homogenisiert und mit einem fetten Öl (z.B. Rüböl) 1:1 gut vermischt, z.B. durch 48stündiges Rühren bei Raumtemperatur. Anschließend wird die ölige Phase durch Filtration oder Zentrifugation abgetrennt. In der industriellen Produktion führt man, um höhere Ausbeuten zu erhalten, eine Gegenstromextraktion durch.
Die typischen Inhaltsstoffe dieser Zubereitung, die hauptsächlich in Form von Weichgelatinekapseln in den Handel kommt, sind die beim Zerkleinern der Droge aus Alliin über Allicin unter Mitwirkung der Alliinase im lipophilen Medium entstandenen Vinyldithiine, Polysulfide und Ajoene.[8,36]
2. Feste Knoblauchextrakte. Feste Knoblauchextrakte können durch Extraktion von zerkleinerten Knoblauchzwiebeln mit Methanol, Ethanol oder einem vergleichbaren Lösungsmittel und anschließendem Eindampfen gewonnen werden. Die Extrakte enthalten in Abhängigkeit der Herstellungsbedingungen einen gegenüber der Frischdroge erhöhten oder auch verminderten Gehalt an Alliin. Die Alliinase kann desaktiviert oder nicht mehr vorhanden sein.[8]
3. Wäßrige Knoblauchauszüge. Sie werden im allgemeinen nach Verfahren hergestellt, wie sie für Frischpflanzenpreßsäfte entwickelt worden sind.[37] Frische Zwiebeln werden zerkleinert, mit kaltem Wasser im Verhältnis von etwa 1:1 mazeriert und ausgepreßt. Die Preßsäfte werden in Wannen aufgefangen und entweder zunächst uperisiert oder sofort abgefüllt und pasteurisiert.
4. "Fermentierter Knoblauch". Drogenzubereitungen dieser Art werden hergestellt, indem man die zerkleinerte Droge über einen längeren Zeitraum in einem Wasser-/Ethanolgemisch "fermentieren" läßt. Dabei werden die knoblauchtypischen Inhaltsstoffe zu einem großen Teil umgesetzt, die flüchtigen Verbindungen gehen teilweise durch Abdampfen verloren. Die entstehende Zubereitung unterscheidet sich in ihrer Zusammensetzung deutlich von der Ausgangsdroge und ist geruchlos.[8]
5. Wasserdampfdestillat. S. Droge Allii sativi aetheroleum.
6. Tinktur. → Hdb. 1, S. 670.

Identität: *Nachweis organischer Schwefelverbindungen.* Die filtrierte wäßrige Suspension der verriebenen Knoblauchzwiebel ergibt mit Silbernitratlsg. eine stärkere Trübung, bei Siedehitze allmählich einen gelbweißen, flockigen Niederschlag, beim weiteren Kochen eine beige bis dunkelbraune Verfärbung von Lösung und Niederschlag *Helv VI*.
Nachweis organischer Disulfide. Die filtrierte wäßrige Suspension der verriebenen Knoblauchzwiebel ergibt mit Nitroprussidnatriumlsg. und Kaliumcyanidlsg. eine zuerst hellgelbe, dann orange, nach $^1/_2$ bis 2 Stunden rosa bis karminrote Färbung, die anschließend allmählich wieder verblaßt *Helv VI*.
Verwechslung mit Allium cepa. Ein Streifen Whatmanpapier, der in einem verschlossenen Glas in die filtrierte wäßrige Suspension der entsprechenden verriebenen Zwiebel eintaucht und sich mit Flüssigkeit vollgesogen hat, darf am eingetauchten Ende im UV 365 violett bis hellblau, aber nicht orange bis zitronengelb aufleuchten *Helv VI*.

Gehalt: Mind. 0,30% Allicin *Helv VI*; mind. 0,2% ätherisches Öl *EB 6*.

Gehaltsbestimmung: Allicingehalt nach *Helv VI*: Zur Bildung von Allicin aus Alliin wird die feinverriebene Droge mit Wasser versetzt 1 Stunde bei 30 bis 37 °C stehengelassen. Bei dieser Reaktion entstandenes Ammoniumpyruvat wird nach Zusatz von Trichloressigsäure mit 2,4-Dinitrophenylhydrazin-Salzsäure umgesetzt. Das hierbei gebildete 2,4-Dinitrophenylhydrazon der Brenztraubensäure wird durch Ausschütteln mit Ethylacetat gereinigt und in ammoniakalischem Milieu bei 370 nm photometrisch bestimmt. Aus der gemessenen Extinktion wird anhand einer mit Brenztraubensäure-2,4-dinitrophenylhydrazon erstellten Eichkurve auf den Allicingehalt umgerechnet.
Zur Bestimmung von Alliin durch HPLC sowie zur Bestimmung von Allicin durch HPLC und GC s. Droge Allii sativi bulbus siccatus.

Lagerung: An einem trockenen Orte, am besten hängend in Zöpfen oder auf Horden *Helv VI*.

Wirkungen: Für Knoblauch gelten als ausreichend belegt die antibakterielle, die antimykotische und die lipidsenkende Wirkung sowie die Hemmung der Thrombozytenaggregation, die Verlängerung der Blutungs- und Gerinnungszeit sowie die Steigerung der fibrinolytischen Aktivität.[78]
Antibakterielle Wirkung. Knoblauchsaft mit einem Gehalt von 220 mg Extraktivstoffen/mL wurde im

Agardiffusionstest auf antibakterielle Wirksamkeit gegenüber 12 Bakterienarten, darunter grampositive und gramnegative Keime, im Vergleich zu verschiedenen Antibiotica untersucht. 19,9 mg Knoblauchsaft erwiesen sich als wirkungsäquivalent mit 30 µg Chloramphenicol, 5 µg Kanamycin, 300 µg Nitrofurantoin, 10 µg Ampicillin und 10 µg Streptomycin. Die getesteten Proteus- und E.-coli-Stämme, die gegenüber Chloramphenicol resistent waren, wurden durch Knoblauchsaft in der angegebenen Konzentration gehemmt.[98]
In einer *Ex-vivo*-Studie wurde der Einfluß von Knoblauchrohextrakt (Angaben zur Herstellung fehlen) im Vergleich zu Tetracyclinhydrochlorid auf die bakterielle Mikroflora des Rattenblinddarms untersucht. 1 g Extrakt/Tier/d (p.o. verabreicht, Versuchsdauer 3 d) reduzierte die Gesamtzahl an Streptokokken und an coliformen Bakterien auf ein Hundertstel des Ausgangswertes, und zwar von ca. 10^9 auf ca. 10^7 Keime. Zum gleichen Ergebnis führte die Behandlung mit 8 mg Tetracyclinhydrochlorid/Tier/d. Die Anzahl an Lactobacillen, aeroben und anaeroben Bakterien verringert sich unter Verabreichung von Knoblauchrohextrakt bzw. Tetracyclin auf etwa ein Zehntel des Normalwertes. Drei Tage nach Absetzen der Testsubstanzen ist der allmähliche Wiederanstieg der Bakterienanzahlen in Richtung zur Norm bei der zuvor mit Knoblauch behandelten Versuchsgruppe geringer ausgeprägt als bei der Tetracyclingruppe; daraus schließen die Autoren auf eine verlängerte inhibitorische Aktivität von Knoblauchextrakt auf Darmbakterien im Vergleich zu Tetracyclin.[103]
Antimykotische Wirkung. Ein Rohextrakt aus Knoblauch (Droge-Extrakt-Verhältnis 1:1) hemmte mit einer MHK von 65 mg/L bzw. 130 mg/L das Wachstum von acht pathogenen Hautpilzen der Gattungen Microsporum, Trichophyton und Epidermophyton (Agardiffusionstest).[99] Bei Meerschweinchen und Kaninchen durch lokale Inokulation mit den Dermatophyten *Microsporum canis* und *Trichophyton rubrum* erzeugte schuppige Hautläsionen heilten nach 14 bis 17 Tagen völlig aus, wenn man diese Läsionen 7 Tage lang zweimal tgl. mit einer Lösung von 13 mg Knoblauchextrakt (Droge-Extrakt-Verhältnis 1:1, zur Bildung von Allicin 1 Stunde bei 37 °C inkubiert) in 1 mL Wasser bepinselte. Injizierte man den erkrankten Tieren insgesamt etwa 40 mg Knoblauchextrakt auf drei Dosen verteilt alle 2 Tage i.m., konnte im Vergleich zu einer unbehandelten Kontrollgruppe keine Besserung festgestellt werden.[99]
Der flüssige Anteil eines Knoblauchhomogenisates (1 mL Homogenisat entspricht 5 g Frischknoblauch) wurde auf Hemmwirkung gegenüber humanpathogen Pilzen untersucht. Die Präparation hemmte das Wachstum von *Candida albicans*, *C. krusei* und *C. parapsilosis* in Verdünnungen bis zu 1:512, das von *Torulopsis glabrata* in Verdünnungen bis zu 1:1024 (Reihenverdünnungstest, Trypticase-Soja-Brühe, 30 °C). Bei Erhöhung der Konzentration um den Faktor 4 war die Präparation fungizid wirksam.[104]
Weitere Arbeiten zur antifungalen Aktivität von Knoblauch s. Lit.[90,105]

Lipidsenkende Wirkung. Untersuchungen über die lipidsenkende Wirkung von Knoblauch wurden überwiegend mit getrockneten Knoblauchzwiebeln durchgeführt, s. Droge Allii sativi bulbus siccatus.
Gesunde Probanden erhielten zu einer kontrollierten Standardernährung 3 Wochen lang täglich 5 g frische Knoblauchzwiebeln. Der durchschnittliche Gehalt an Gesamt-Serumcholesterol sank hierbei von 228 mg/dL zu Beginn der Studie auf 199 mg/dL nach 3 Wochen, der Gehalt an β-Lipoprotein-Cholesterol von 119 mg/dL auf auf 102 mg/dL und der Gehalt an Triglyceriden von 110 mg/dL auf 83 mg/dL. Lediglich die Änderung der Triglyceridwerte war aber statistisch signifikant ($p < 0{,}01$).[100]
Die lipidsenkende Wirkung von Frischknoblauch in dieser Studie ist schwach ausgeprägt und dürfte unterhalb der Schwelle einer klinischen Relevanz liegen.
Hemmung der Thrombozytenaggregation. S. Droge Allii sativi bulbus siccatus.
Verlängerung der Blutungs- und Gerinnungszeit. S. Droge Allii sativi bulbus siccatus.
Steigerung der fibrinolytischen Aktivität. Untersuchungen über die Steigerung der fibrinolytischen Aktivität wurden überwiegend mit getrockneten Knoblauchzwiebeln durchgeführt, s. Droge Allii sativi bulbus siccatus.
In einer Untersuchung erhielten gesunde Probanden zusätzlich zu einer kontrollierten Standardernährung 3 Wochen lang täglich 5 g frische Knoblauchzwiebeln. Die fibrinolytische Aktivität, ausgedrückt in dem mit dem Faktor 10^4 multiplizierten reziproken Wert der Euglobulin-Lysezeit in Minuten, steigerte sich von 76,5 Einheiten zu Beginn der Studie über 90,5 Einheiten nach 2 Wochen auf 94,5 Einheiten nach 3 Wochen andauernder Einnahme von Knoblauch. Der jeweilige Anstieg der fibrinolytischen Aktivität gegenüber dem Ausgangswert war statistisch signifikant.[100]
In einer unkontrollierten Studie an 50 Patienten mit myocardialer Ischämie erhielten die Patienten Knoblauch innerhalb zweier unterschiedlicher Beobachtungszeiträume (Akutwirkung nach einmaliger Gabe von 500 mg Knoblauch/kg KG; Langzeitwirkung bei täglicher Gabe der gleichen Dosis über 4 Wochen). Verabreicht wurde alternativ roher oder gebratener Knoblauch. Schon im Akutversuch wie auch im Langzeitversuch ergaben sich signifikante Zunahmen der fibrinolytischen Aktivität ($p < 0{,}001$) sowohl für rohen als auch für gebratenen Knoblauch. Im Akutversuch betrug die Zunahme nach 6 Stunden 63 bzw. 72 %; im 4-Wochen-Versuch wurden nach dem 28. Tag Anstiege in der fibrinolytischen Aktivität um 85 bzw. 72 % gefunden.[87]
Antivirale Wirksamheit. Knoblauchextrakt kommerzieller Herkunft (Herstellungsverfahren nicht näher spezifiziert) wurde *in vitro* auf seine antivirale Wirksamkeit gegenüber Influenza-B/Lee/40-Virus, Herpes-simplex-Virus Typ 1 und Coxsackie-B1-Virus untersucht (Reihenverdünnungstest). Knoblauchextrakt reduziert in Konzentrationen von 0,15 mg/mL und darüber die Infektiositätstiter von Influenza B/Lee/40 hochsignifikant ($p < 0{,}0001$), während zelltoxische Effekte erst ab

Konzentrationen von 1,5 mg/mL auftreten. Die Infektiositätstiter von Herpes simplex Typ 1 werden durch Konzentrationen des Knoblauchextraktes von 0,015 mg/mL und darüber signifikant ($p < 0{,}001$) verringert. Coxsackie B1 erweist sich dagegen bis zu den cytotoxischen Konzentrationen von 1,5 mg/mL gegenüber Knoblauchextrakt als resistent.[101] Diese Ergebnisse lassen sich nicht auf die therapeutische Situation bei Virusinfektionen des Menschen übertragen.

Einfluß auf Reinfarkt und Mortalitätsrate. In einer kontrollierten Studie wurden 432 Patienten mit Zustand nach Herzinfarkt mit täglich 0,1 mg eines Knoblauchölextraktes (undefinierter Zusammensetzung und Herstellung) bzw. Placebo über 36 Monate behandelt. Bereits nach 2 Jahren war in der Verumgruppe die Mortalitätsrate signifikant niedriger. Ein ähnlich deutliches Ergebnis zeigte sich in der Anzahl der Reinfarkte, deren Zahl in der Verumgruppe nach 2 Jahren signifikant niedriger war und nach 3 Jahren nur etwas über 50 % des Wertes der Placebogruppe erreichte. Nebenbefundlich zeigte es sich, daß während der Nachuntersuchungen in der Verumgruppe deutlich niedrigere systolische und diastolische Blutdruckwerte sowie deutlich niedrigere Werte im Serumcholestrolspiegel als in der Placebogruppe auftraten.[88]

Lokale Wirkung. Auf Haut und Schleimhäute wirkt Knoblauch örtlich reizend.[124]

Resorption: Untersuchungen über die Resorption, Verteilung und Elimination von Frischknoblauch liegen nicht vor. Die wesentlichen Ergebnisse von Untersuchungen, die mit Alliin, ^{35}*S*-Alliin, mit Knoblauchpulver (alliinasehaltig) angereichertem ^{35}*S*-Alliin bzw. ^{35}*S*-Vinyldithiinen und mit Allicin erhalten wurden, seien an dieser Stelle zusammengefaßt.

Verabreicht man Ratten per Magensonde ^{35}*S*-Alliin in wäßriger Lösung in einer Dosierung von 8 mg/kg KG, so ist die eigentliche Resorptionsphase derartig schnell, daß bereits 10 min nach Applikation die maximale Blutkonzentration erreicht oder überschritten ist. Maximale Blutspiegel werden bei der Gabe gleicher Menge ^{35}*S*-Alliin unter Zusatz von Knoblauchpulver in wäßriger Lösung erst nach 20 min bis 1 h erreicht, bei der Gabe eines Ölauszuges von mit Knoblauchpulver angereichertem ^{35}*S*-Alliin (Vinyldithiinen) erst nach 2 h.[106] Die chemische Natur der ^{35}*S*-Metaboliten ist unbekannt.

Elimination: *Metabolisierung.* Detailuntersuchungen am Menschen liegen bisher nicht vor. Allgemein wird postuliert, daß sich während der Magen-Darm-Passage aus Alliin unter der Einwirkung von Alliinase Allicin und Folgeprodukte bilden. Daß körpereigene Enzyme am Abbau des Alliins beteiligt sein könnten, ist unwahrscheinlich. Zumindest beim Versuchstier Ratte zeigt sich, daß p. o. verabreichtes Alliin nicht verstoffwechselt werden kann.[107] Allicin hingegen wird auch in hohen Dosierungen bei der ersten Leberpassage vollständig umgesetzt: Perfundiert man isolierte Rattenleber mit einem Zusatz von 100 µg Allicin/min zum Perfusionsmedium über einen Zeitraum von 20 min, so kann man nach der Leberpassage kein Allicin mit Hilfe der HPLC nachweisen. Nach der Gabe von 400 µg Allicin/min über 20 min ist 5 % des zugeführten Allicins nach der Leberpassage nachweisbar, d. h. 95 % unterliegen bei dieser Dosierung dem First-pass-Effekt. Höhere Dosen wie etwa 1,2 mg Allicin/min (in Form von 200 mg Knoblauchpulver/min eingesetzt) lassen deutlich Allicin im Perfusat nach der Leberpassage nachweisen, führen aber zu massiven, histologisch nachweisbaren Zellschädigungen.[108] Rattenleber (Inkubationsversuche mit allicinbildendem Knoblauchpulver, Konzentrationsangaben fehlen) baut innerhalb von 15 min Allicin zu Diallyldisulfid (82 %) ab.[107] Außer der Leber scheinen auch Nieren und Dünndarm zur Bildung von Diallyldisulfid aus Allicin fähig zu sein, was aus entsprechenden Versuchen mit Organinkubaten abgeleitet werden kann.[107] Rattenleber baut Diallyldisulfid weiter zu Äthylmercaptan ab (quantitative Angaben fehlen).[108]

Ausscheidung. Quantitative Untersuchungen zur Ausscheidung schwefelhaltiger Inhaltsstoffe des Knoblauchs beim Menschen fehlen. Man schätzt, daß etwa 10 % als flüchtige Schwefelverbindungen mit der Ausatmungsluft (Geruch) ausgeschieden werden, ein kleinerer Teil über Haut und Schleimhäute.[101]

Bei der Ratte erfolgt die Ausscheidung der ^{35}S im Molekül enthaltenden Knoblauchinhaltsstoffe überwiegend renal,[106] teilweise auch mit der Galleflüssigkeit.[107]

Anwendungsgebiete: Zur Unterstützung diätetischer Maßnahmen bei Erhöhung der Blutfettwerte. Zur Vorbeugung altersbedingter Gefäßveränderungen.[78]

Dosierung und Art der Anwendung: *Droge.* Mittlere Tagesdosis: 4 g frische, zerkleinerte Knoblauchzwiebeln.[78] *Zubereitung.* Zum Einnehmen.[78]

Die von der Aufbereitungskommission E am BGA vorgeschlagene mittlere Tagesdosis von 4 g frischem Knoblauch (Zubereitungen entsprechend) wird aus verschiedenen Gründen kritisiert. Einerseits ergibt sie sich aus dem damaligen Erkenntnisstand, als nur Studien mit entsprechenden Dosierungen vorlagen; wesentlich niedrigere Dosierungen bei ausreichender Wirksamkeit sind gut möglich.[109] Andererseits erscheint es wenig sinnvoll, sich auf Knoblauch ohne Standardisierung der aktiven Inhaltsstoffe zu beziehen, da der Anteil an Alliin, das als wirksamkeitsbildender Bestandteil gilt, um den Faktor 13 variieren kann.[110]

Volkstümliche Anwendung und andere Anwendungsgebiete: *Innerlich.* Bei Arteriosklerose; Bluthochdruck; Schnupfen, Husten, Keuchhusten, Bronchitis; Erkrankungen des Magen-Darm-Trakts, insbesondere Verdauungsstörungen mit Blähungen und krampfartigen Schmerzen; als Anthelminthicum, besonders bei Oxyurenbefall; bei klimakterischen Beschwerden; unterstützend bei Diabetes; als Tonicum bei den verschiedensten konsumierenden Erkrankungen und Schwächezuständen.[13,64,96,97,122]

Äußerlich. Bei Hühneraugen, gewöhnlichen Warzen, Schwielen, Haarflechten, Otitis, Muskel-

schmerzen, Neuralgien und rheumatischen Erkrankungen wie Lumbago, Arthritis und Ischias.[13,64,96,97,123]
Die Wirksamkeit bei den genannten Anwendungsgebieten ist nicht belegt.

Dosierung und Art der Anwendung: *Droge. Innerlich.* 2- bis 3mal täglich 1 frische Knoblauchzehe. *Äußerlich.* Nach Bedarf. Es werden frische, zerquetschte oder gekochte Knoblauchzehen eingerieben oder mit einem Verband oder Pflaster befestigt.[13,97] Zur Warzenbehandlung (Verrucae vulgares), insbesondere bei Warzen an den Händen, werden Knoblauchscheiben aufgelegt.[122] *Zubereitung.* Frischer Knoblauchsaft aus ausgepreßten Knoblauchzehen: 3mal tgl. 20 Tropfen.[13]
Knoblauchsirup (→ Hdb. 1, S. 646): 2- bis 3mal tgl. 1 Eßlöffel.[13,64]
Knoblauchtinktur (→ Hdb. 1, S. 670): 2- bis 3mal tgl. 20 bis 25 Tr., am besten auf Würfelzucker.[13]
Zum Inhalieren als Kopfdampfbad.[123]

Unerwünschte Wirkungen: Selten Magen-Darm-Beschwerden, allergische Reaktionen.
Hinweis: Veränderung des Geruchs von Haut und Atemluft.[78]
Bei äußerlicher Anwendung sind Hautirritationen möglich,[13,97,124] s. a. Akute Toxizität.

Gegenanzeigen/Anwendungsbeschr.: Keine bekannt.[78]

Wechselwirkungen: Keine bekannt.[78]

Akute Toxizität: *Mensch.* Für etwa 10 % der Patienten in klinischen Studien werden als Nebenwirkungen einer Therapie mit Knoblauch die gastrointestinalen Symptome Übelkeit, Erbrechen und Diarrhoen beschrieben; hierfür scheinen aber erst höhere Dosen, als sie den empfohlenen 4 g Frischknoblauch täglich entsprechen, von Bedeutung zu sein.[109]
Bei der äußerlichen Anwendung von frischem Knoblauch in der Volksmedizin kann es zur Bildung von Wasserblasen und Läsionen der Haut kommen.[13,97,124]

Chronische Toxizität: Verfüttert man 3 Wochen lang frischen Knoblaubpreßsaft in einer Dosierung von 5 mL/kg KG an Ratten, so sterben einige Tiere; bei den überlebenden Tieren beobachtet man reduzierte Gewichtsentwicklung und Schleimhautschäden im Bereich des Magens.[17] Ebenso beobachtet man Anämie bei Ratten, Katzen und Hunden.[18,19] 200 mg Knoblauchextrakt pro kg KG 4 Wochen lang täglich an Ratten verfüttert hat Gewichtsreduzierung und Verminderung der Serumproteinkonzentration zur Folge.[20]

Carcinogenität: In der Literatur sind keinerlei Daten über ein carcinogenes Potential von *Allium sativum* zu finden.[112]

Mutagenität: Im Mikronucleus-Test an Mäusen und CHE-Test am chinesischen Hamsterembryo mit Knoblauchpreßsaft und alkoholischem Extrakt wurde ein cytotoxischer Effekt, jedoch keine Mutagenität nachgewiesen.[21,22] Bakterielle Testsysteme (Ames-Test) erbrachten keine Hinweise auf Gentoxizität. Pyrolyseprodukte lieferten allerdings sowohl einen positiven Ames- als auch Drosophila-Test.[23-25]

Reproduktionstoxizität: Eine Studie über den Einfluß pflanzlicher Extrakte auf die Fertilität ergab weder für den wäßrigen noch für den alkoholischen oder den Petroletherextrakt aus *Allium sativum* eine die Implantation störende Wirkung bei Ratten.[112] Ansonsten sind Untersuchungen zur Embryotoxizität, Teratogenität oder Störungen der Fertilität in der Literatur bisher nicht dokumentiert.[109]

Immuntoxizität: Epikutantests an gegen Knoblauch sensibilisierten Patienten zeigten das Vorhandensein von spezifischen Antikörpern gegen Knoblauch.[38] Allergische Reaktionen in Form von Kontaktdermatitiden, Asthmaanfällen und Rhinoconjunctivitis sind bis jetzt bei Berufsgruppen beschrieben, die wie Arbeiter in der Lebensmittel- und Arzneimittelindustrie, Köche, Gärtner, Gemüsehändler und Hausfrauen frischem Knoblauch und Knoblauchpulver exponiert sind. Typisch ist etwa ein Kontaktekzem an den Fingerkuppen der linken Hand, mit der Köche und Hausfrauen Knoblauch beim Schneiden halten.[113] Ein in einer Gewürzfabrik beschäftigter Mann wurde durch die jahrelange gelegentliche Exposition mit dem Staub bei der Knoblauchpulverherstellung so dagegen sensibilisiert, daß er im neunten Jahr heftige Asthmaattacken entwickelte, wenn Knoblauch verarbeitet wurde. Bei diesem hochgradig sensibiliserten Patienten führte nicht nur die Inhalation von Knoblauchpulver oder wäßrigem Knoblauchextrakt zu Anfällen, sondern auch die perorale Einnahme von 1,6 g Knoblauchpulver in einer Gelatinekapsel. Allerdings trat die Reaktion hierbei um ca. 2 h zeitlich verzögert auf.[114]

Toxikologische Daten: *LD-Werte.* Untersuchungen zur akuten Toxizität von Knoblauchextrakten lieferten stark divergierende LD_{50}-Werte. Sie reichen von 0,5 mL/kg p. o. bei Ratten für einen stark konzentrierten Extrakt bis zu mehr als 30 mL/kg p. o., i. p. und s. c. bei Mäusen und Ratten.[15,16] Diese diskrepanten Daten können dadurch erklärt werden, daß in den Studien exakte, reproduzierbare Angaben zur Herstellung der Extrakte fehlen. Die Prüfung der akuten Toxizität von Allicin ergab bei Mäusen LD_{50}-Werte von 60 mg/kg KG bei i. v., von 120 mg/kg KG bei s. c. Applikation.[14]

Sonst. Verwendung: *Haushalt.* Knoblauch dient weltweit als Nahrungsmittel und Gewürz.

Gesetzl. Best.: *Offizielle Monographien.* Aufbereitungsmonographie der Kommission E am BGA "Allii sativi bulbus (Knoblauchzwiebel)".[78]

Allii sativi bulbus siccatus

Sonstige Bezeichnungen: Getrocknete Knoblauchzwiebel.

Monographiesammlungen: Bulbus Allii sativi (Knoblauchzwiebel) *EB 6*; Garlic (Allii sativi bulbus, Allium) *BHP 90.*

Definition der Droge: Die Zwiebel *EB 6*; die frische oder getrocknete zusammengesetzte Zwiebel *BHP 90*.
Hinweis: Die Definition des *EB 6* für Bulbus Allii sativi sagt nichts über den Trocknungszustand aus. Die Beschreibung der Ganzdroge paßt besser auf die frische Droge (s. Allii sativi bulbus), die Beschreibung der Schnitt- und der Pulverdroge für getrocknetes Drogenmaterial.

Stammpflanzen: *Allium sativum* L.

Herkunft: Knoblauch wird auf Feldern in warmen und gemäßigten Gegenden kultiviert. Hauptanbaugebiete s. Art *Allium sativum*.[1]

Gewinnung: Zur Herstellung von Allii sativi bulbus siccatus im eigentlichen Sinne werden frische Knoblauchzwiebeln im ganzen an der Luft getrocknet. Unter dem Begriff der Trockendroge versteht man auch in Scheiben getrocknete Knoblauchzwiebeln (Flakes, Bulbus Allii sativi concisus siccatus) sowie daraus hergestelltes Knoblauchgranulat (Bulbus Allii sativi granulatus) und vor allem Knoblauchtrockenpulver (Bulbus Allii sativi pulveratus).[113] Zur Herstellung der Knoblauchscheiben (Flakes) werden die Zwiebeln von den trockenen Häuten befreit, gleichmäßig zerschnitten und bei maximal 60 °C getrocknet. Die Trocknungstemperatur, die Schichtdicke der Flakes (optimal ca. 5 mm) und damit die Trocknungszeit bestimmen die Höhe des Alliingehaltes bzw. die Allicinfreisetzung mit. Lyophilisierung liefert keine besseren Produkte als die Heißlufttrocknung bei normalem Druck, weil dabei die flüchtigen Stoffe besonders rasch verlorengehen. Zur Herstellung von Knoblauchpulver werden Knoblauchflakes unter Ausschluß von Feuchtigkeit vermahlen; das Mahlgut darf sich hierbei nicht zu stark erwärmen.[8,113]
1 g getrocknete Knoblauchzwiebel entsprechen etwa 3 g frischem Knoblauch.[101,113]

Ganzdroge: S. Allii sativi bulbus.

Schnittdroge: *Geschmack.* Scharf nach frischem Knoblauch.
Geruch. Deutlicher, angenehmer bis penetranter Knoblauchgeruch.
Makroskopische Beschreibung. Die Schnittdroge und in Scheiben getrocknete Knoblauchzwiebeln (Flakes) sind gekennzeichnet durch gelbliche, hornartige, durchscheinende, stark hygroskopische Bruchstückchen bzw. Scheiben. Die Schnittdroge aus im ganzen getrockneter Knoblauchzwiebel enthält auch noch weiße, gelblich glänzende, papierartige Streifen der Schalen.[31]
Mikroskopisches Bild. S. Allii sativi bulbus.

Pulverdroge: *Makroskopisches Bild.* Bräunlichweiß bzw. hellgelb bis hellocker gefärbtes Pulver.
Mikroskopisches Bild. Die Pulverdroge ist gekennzeichnet durch zahlreiche prismatische Oxalatkristalle aus dem Hypoderm der äußeren Niederblätter, durch großzellige Parenchymbruchstückchen mit Spiralgefäßen aus dem Mesophyll, durch dickwandige, gestreckte Epidermiszellen der trockenen weißen Schalen und durch faserartige, gestreckte, stark verdickte und getüpfelte Epidermiszellen der trockenen Niederblätter der Nebenzwiebeln.[31] Das Pulver enthält keine Stärke.[30]

Minderqualitäten: Droge ohne Allicin-Freisetzungspotential, evtl. hervorgerufen durch Inaktivierung der Alliinase.

Inhaltsstoffe: *γ-Glutamyl-S-alkylcysteine.* γ-Glutamyl-*S*-*trans*-1-propenylcystein (0,35 bis 0,47 %); γ-Glutamyl-*S*-allylcystein (0,24 bis 0,56 %); γ-Glutamyl-*S*-methylcystein (0,06 bis 0,2 %).[11]
S-Alkyl-L-cysteinsulfoxide. Alliin (*S*-Allyl-L-(+)-cysteinsulfoxid) mit einem Gehalt von ca. 1 % im Pulver.[8] In geringeren Mengen: *S*-Methyl-L-cysteinsulfoxid und *S*-Propyl-L-cysteinsulfoxid.[35]

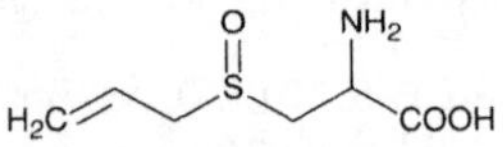

Alliin (*S*-Allyl-L-(+)-cysteinsulfoxid)

Alliinase. Bestehend aus zwei gleichen Untereinheiten, rel. Molekülmasse 108.000. Temperatur-Optimum bei ca. 37 °C, pH-Optimum zwischen 5 und 8, isoelektrischer Punkt bei pH = 4,9. Zeigt in einem modifizierten "half change test" starke Säureempfindlichkeit.[9,40]
Erst durch das Einwirken von Alliinase auf Alliin, die in der Pflanze in getrennten Zellkompartimenten lokalisiert sind, entstehen nach Zerstörung der Zellstruktur in geeigneten Medien Allicin und dessen Umwandlungsprodukte wie Di- und Oligosulfide, Ajoene und Vinyldithiine.[102,113]

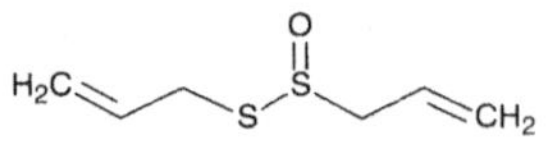

Allicin (Diallylthiosulfinat)

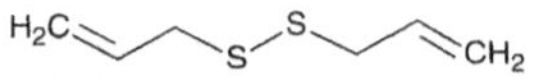

Diallyldisulfid

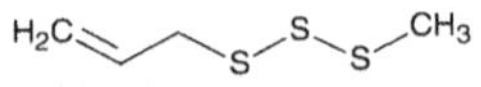

Allylmethyltrisulfid

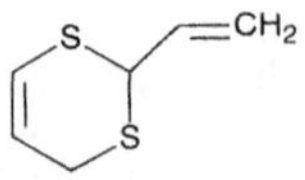

2-Vinyl-(4*H*)-1,3-dithiin

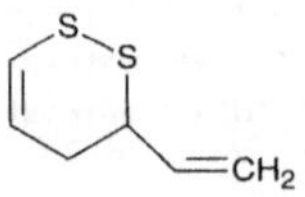

3-Vinyl-(4*H*)-1,2-dithiin

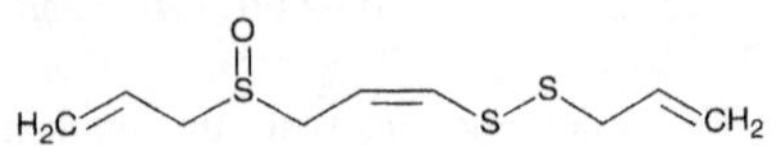

cis-Ajoen

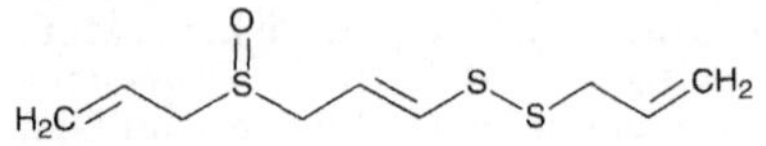

trans-Ajoen

Allithiamin. Stabile, kristalline Verbindung, Schmelzpunkt 132 bis 133 °C, in Wasser wenig löslich, besser in Methanol und Ethanol. Es wird aus dem Verdauungstrakt gut resorbiert.[41]

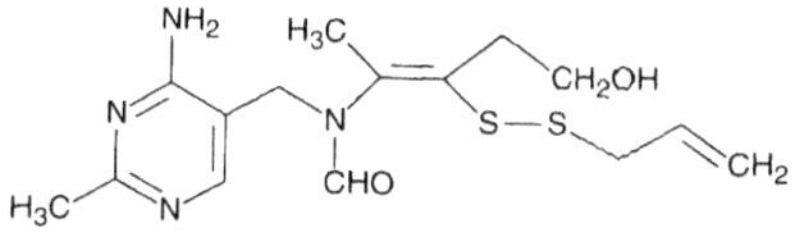

Allithiamin

Adenosin. Adenosin, ein ubiquitär vorkommendes Nucleosid, ist in einer Konzentration von ca. 0,05 % (56 mg/100 g) in *Allium sativum* enthalten.[28] Zur getrockneten Droge liegen keine Angaben vor.
Aminosäuren. L-Cystein und L-Methionin in Spuren.[6]
Fructane. Fructane sind polymere Speicherkohlenhydrate, ähnlich dem Inulin anderer Pflanzen. Ihr Polymerisationsgrad im Knoblauch reicht von ca. 3 bis ca. 50 Fructoseeinheiten pro Molekül.[10]
Sonstige. Spuren von Quercetin- und Kämpferolglykosiden.[11]

Zubereitungen: Die getrocknete Droge wird hauptsächlich in Form von standardisiertem Knoblauchtrockenpulver zu magensaftlöslichen oder magensaftresistenten Dragees verarbeitet. Daneben ist Einarbeitung in Tabletten und Hartgelatinekapseln möglich.

Identität: Dünnschichtchromatographische Prüfung auf:
Freie Aminosäuren (Fingerprint). Aminosäuren-Fingerprint-Chromatogramm des mit 80%igem Methanol extrahierten Knoblauchpulvers. Als Vergleichssubstanz dient L-Methionin, detektiert wird mit Ninhydrin-Reagenz *BHP90.*
Alliin.
- Untersuchungslösung: Überstand des Zentrifugates einer Suspension von 250 mg Knoblauchpulver in 1 mL Methanol;
- Vergleichslösung: 0,5 % synthetisches Alliin in Wasser;
- Sorptionsmittel: Kieselgel;
- FM: *n*-Butanol-MeOH-Eisessig-Wasser (4 + 1 + 1 + 1);
- Detektion: Besprühen mit 0,5 % Ninhydrin in Methanol; Erhitzen auf 110 °C; Auswertung im Vis;
- Auswertung: Das Chromatogramm der Untersuchungslösung zeigt im Muster der extrahierbaren Aminosäuren den mit Alliin übereinstimmenden Fleck.[8]

Allicin.
- Untersuchungslösung: Knoblauchpulver wird in Wasser suspendiert, der Ansatz 20 min inkubiert; es wird mit *t*-Butylmethylether ausgeschüttelt; die vereinigten Etherphasen werden aufgetragen;
- Vergleichslösung: Mit *t*-Butylmethylether extrahiertes synthetisches Allicin;
- Sorptionsmittel: Kieselgel 60;
- FM: Chloroform;
- Detektion: Besprühen mit 0,1 % Ninhydrin in Methanol; Auswertung im Vis;
- Auswertung: Das Chromatogramm der Untersuchungslösung muß den mit der Referenzsubstanz Allicin übereinstimmenden Fleck aufweisen.[8]

Reinheit: *BHP90* prüft die Reinheit von ägyptischem und chinesischem Knoblauchpulver.
- Fremde Bestandteile: Nicht mehr als 1 % *BHP90.* Nach Anfärben mit Jodlösung dürfen keine Stärkekörner erkennbar sein; die mikroskopische Analyse darf keine Hinweise auf andere Pflanzenteile außer den beschriebenen geben.[30]
- Trocknungsverlust: Nicht mehr als 7,0 % *BHP90.* Höchstens 7,5 %, bestimmt aus 2 bis 3 g Probe durch 2stündiges Trocknen bei 100 bis 105 °C (*DAB-9*-Methode).[30]
- Asche: Nicht mehr als 5 %, berechnet auf im Trockenschrank getrocknetes Material *BHP90.* Höchstens 5 %, bezogen auf die getrocknete Substanz (*DAB-9*-Methode).[30]
- Wasserlösliche Bestandteile: Nicht weniger als 80 %, berechnet auf im Trockenschrank getrocknetes Material *BHP90.*
- Wasserunlösliche Bestandteile: Höchstens 20 %, nach 60minütiger Trocknungszeit bei 100 bis 105 °C.[30]
- Etherlösliche Bestandteile: Höchstens 1,0 %, nach 60minütigem Trocknen der Etherfraktion bei 100 bis 105 °C.[30]
- In Salzsäure unlösliche Ascheanteile: Nicht mehr als 1 %, berechnet auf im Trockenschrank getrocknetes Material *BHP90.*

Gehalt: Es gibt keine verbindlichen Forderungen für den Gehalt bestimmter Inhaltsstoffe in getrockneter Knoblauchzwiebel.

Gehaltsbestimmung: *Wasserdampfflüchtige Bestandteile.* Volumetrische Bestimmung des durch Wasserdampfdestillation aus der zerkleinerten Droge gewonnenen und in Xylol aufgenommenen "ätherischen Öls" nach der Methode des *DAB 10.*
HPLC-Bestimmung von Alliin. Alliin wird aus Knoblauchpulver mit Wasser eluiert. Um eine Umsetzung zu Allicin zu vermeiden, versetzt man mit α-Amino-oxyessigsäure als Alliinase-Hemmstoff. Die Kalibrierung erfolgt mit synthetischem Alliin. Zur Verbesserung der Empfindlichkeit wird eine Vorsäulenderivatisierung von Alliin durchgeführt. Die chromatographische Trennung erfolgt auf einer RP18-Säule, die Detektion im UV-Durchflußphotometer.[8,30]
HPLC-Bestimmung von Allicin. Knoblauchpulver wird bis zur vollständigen Allicinfreisetzung mit Wasser inkubiert. Man kalibriert mit Zusatz von synthetischem Alliin zu alliinaseaktivem Knoblauchpulver. Aus dem zusätzlich gebildeten Allicin läßt sich stöchiometrisch die Menge an freisetzbarem Allicin des verwendeten Knoblauchpulvers berechnen. Die chromatographische Trennung erfolgt auf einer RP18-Säule, die Detektion des Allicins mit einem UV-Monitor.[8,30]
GC-Bestimmung von Allicin. Die GC-Analyse erfolgt nach der alkalischen Umsetzung des aus einer

Probe freigesetzten Allicins zu Diallyldisulfid. Zur quantitativen Bestimmung wird das reproduzierbar gebildete Diallyldisulfid als Allicinäquivalent herangezogen. Die Kalibrierung erfolgt analog der HPLC-Methode, ebenfalls unter Umsetzung des Allicins zu Diallyldisulfid.[8,30]

Wirkungen: Für Knoblauch gelten als ausreichend belegt die antibakterielle, die antimykotische und die lipidsenkende Wirkung sowie die Hemmung der Trombozytenaggregation, die Verlängerung der Blutungs- und Gerinnungszeit sowie die Steigerung der fibrinolytischen Aktivität.[78]

Antibakterielle Wirkung. S. Droge Allii sativi bulbus.

Antimykotische Wirkung. S. Droge Allii sativi bulbus.

Lipidsenkende Wirkung. In einer offenen Studie wurden 28 Patienten mit primärer Hypercholesterolämie (Cholesterol > 250 mg/dL; Triglyceride < 200 mg/dL) auf eine 6wöchige Placebophase folgend, 3mal 2/Tag magensaftresistente Dragees mit standardisiertem Knoblauchpulver (1.200 mg mit mindestens 600 µg Allicinfreisetzung/Tag) über einen Zeitraum von 24 Wochen verabreicht. Zusätzlich führten die Patienten während des gesamten Zeitraumes eine cholesterin- und fettarme Diät durch. Bei Patienten mit einem erhöhten Lp(a)-Ausgangswert wurde dieser durchschnittlich signifikant um 7,6 % gesenkt, während das Serumcholesterol beinahe unverändert blieb. Bei der Gruppe mit Lipoprotein a unter 30 mg/dL kam es zu nur geringem Abfall des Serumspiegels, jedoch zu einem signifikanten Abfall des Serumcholesterols nach 6 Monaten um durchschnittlich 6,3 %. Somit korrelierte die Senkung des Lipoproteins a nicht mit der Senkung des Serumcholesterols.[83]

In einer kontrollierten, multizentrischen Studie wurde über einen Zeitraum von 16 Wochen 261 Patienten mit Cholesterol- bzw. Triglyceridwerten über 200 mg/dL (überwiegend Typ IIa, Typ IIb) 800 mg Knoblauchtrockenpulver/Tag standardisiert auf 1,3 % Alliin, verabreicht. In der Verumgruppe sanken die Serumcholesterolwerte von 266 mg/dL um durchschnittlich 12 %, die Triglyceridwerte von 226 mg/dL um 17 % (beides statistisch signifikant).[84]

In einer offenen Praxisstudie wurden 53 Patienten mit peripheren arteriellen Durchblutungsstörungen mit einem Knoblauchtrockenpulver-Präparat (600 mg/Tag) behandelt. Neben den biologischen Variablen wie Großzehen- und Wadenoszillographie verbesserte sich auch die Gesamtdurchblutungssituation, beurteilt an der Erythrozytenrigidität. Übermäßige Differenzen zwischen Großzehen- und Oberarmblutdruck wurden zur Norm hin abgebaut. Systolischer und diastolischer Blutdruck wurden gesenkt (von durchschnittlich 167 bzw. 107 um 6,4 bzw. 8,9 %). Cholesterol (von 321 mg/dL um 13,6 %), Triglyceride (von 238 mg/dL um 16,1 %) und LDL (von 224 mg/dL um 18 %) nahmen ab, HDL (von 47,5 mg/dL um 13,2 %) stieg an. Die Versuche liefen insgesamt über 3 Monate und waren in ihren Ergebnissen jeweils statistisch signifikant ($p < 0{,}001$).[86]

In einer randomisierten Doppelblindstudie erhielten Patienten mit Hyperlipoproteinämie (Typen IIa, IIb und IV) jeweils 6 Wochen lang entweder Placebo oder 3mal 198 mg getrockneten Knoblauch/Tag (34 Patienten) bzw. 3mal 450 mg getrockneten Knoblauch/Tag (51 Patienten) in der Verumphase. Weder für Gesamtcholesterol, noch für HDL- und LDL-Cholesterol sowie für Triglyceride waren signifikante Unterschiede zwischen Placebo- und Verumperiode zu ermitteln.[115] S. a. Droge Allii sativi bulbus.

In einer offenen Studie wurden 40 geriatrische Patienten, davon 29 mit primärer Hypercholesterinämie (200 mg/dL) und 11 mit normalen Cholesterin-Werten (200 mg/dL) über einen Zeitraum von 3 Monaten mit 600 mg Knoblauchtrockenpulver pro Tag, standardisiert auf 1,3 % Alliin, behandelt. In der Hyperlipidämie-Gruppe sanken statistisch signifikant die Mittelwerte des Gesamtcholesterins von 260 auf 240 mg/dL, diejenigen des LDL-Cholesterins von 172 auf 163 mg/dL und diejenigen der Triglyceride von 207 auf 174 mg/dL ab. Das HDL-Cholesterin sank nicht signifikant von 46 auf 43 mg/dL. Die Konzentrationen des Ester-Cholesterins und der Phospholipide in den Erythrozytenmembranen nahmen gegenläufig zum Trend der Plasmalipide zu, behielten jedoch die physiologische Mengenrelation bei.[128]

In einer randomisierten Doppelblindstudie nahmen 40 ambulante Patienten mit Hypercholesterinämie (230–350 mg/dL) über den Zeitraum von 4 Monaten entweder 900 mg Knoblauchpulver, standardisiert auf 1,3 % Alliin, oder gleichaussehendes Placebo in Form von Dragees ein. Die Cholesterinwerte sanken in der Verum-Gruppe im Mittel von 295 auf 233 und in der Placebo-Gruppe von 288 auf 278 mg/dL. Der Gruppenunterschied war statistisch hochsignifikant ($p < 0{,}001$). Bei den Triglyceriden lag in der Verum-Gruppe eine Senkung von 209 auf 156 und in der Placebo-Gruppe eine solche von 193 auf 184 mg/dL vor. Der Gruppenunterschied nach 16 Wochen war ebenfalls statistisch signifikant ($p < 0{,}05$).[129]

Eine Metaanalyse von 8 klinischen Studien der Jahre 1988 bis 1990 zur lipidsenkenden Wirksamkeit von standardisierten Knoblauchpulver-Dragees wurde 1990 publiziert.[130]

Hemmung der Thrombozytenaggregation. In einer offenen Studie an 20 Patienten mit Hyperlipoproteinämie und coronarer Herzerkrankung wurden über einen Zeitraum von 4 Wochen 3mal 200 mg/Tag standardisiertes, getrocknetes Knoblauchpulver verabreicht. Der Serumcholesterolspiegel sank statistisch signifikant von 278 mg/dL um 6,9 %, während LDL- und HDL-Serumcholesterol wie auch Serumtriglyceride unverändert blieben. Die Prothrombinzeit nahm während der Medikation ab, ohne daß dabei statistisch signifikante Werte erreicht wurden. Fibrinogen nahm signifikant von 333 mg/dL um 10% ab. Die Werte für aPTT, Faktor-VIII-Aktivität, Faktor-Xa-Inhibition und Antithrombin-III-Aktivität blieben unverändert. Die Fibrinopeptid-A-Werte (mit gegenüber gesunden Personen erhöhten Ausgangswerten) sanken von 2,2 ng/mL auf 1,2 ng/mL ($p < 0{,}01$).

Streptokinase-aktiviertes Plasminogen stieg von 2,51 auf 2,88 U/mL ($p < 0,01$). FpBβ15-42 stieg von 17,1 auf 24,3 ng/mL ($p < 0,01$). Die α2-Antiplasminaktivität blieb unverändert. Ebenfalls ohne signifikante Änderung blieb die Thrombozytenzahl, die durch ADP induzierte Thrombozytenaggregation und die Thrombozytenaggregation während der Behandlungszeit.[85]
In einer placebo-kontrollierten Doppelblindstudie wurden von 140 freiwilligen Probanden 60 mit konstant erhöhter spontaner Thrombozytenaggregation rekrutiert. Diese 60 Probanden nahmen im Parallelgruppen-Vergleich über den Zeitraum von 4 Wochen entweder 800 mg Knoblauchpulver, standardisiert auf 1,3% Alliin, oder gleichaussehende Placebo-Dragees ein. Die konfirmatorischen Meßparameter waren die Zahl der zirkulierenden Thrombozytenaggregate nach Grotemeyer und die spontane Thrombozytenaggregation. Bei beiden Parametern kam es zu einer statistisch signifikant stärkeren Hemmung der Aggregabilität im Vergleich Verum gegen Placebo ($p < 0,05$). Signifikante Unterschiede im Gruppenvergleich ergaben sich außerdem bei der Plasmaviskosität, die in der Verum-Gruppe signifikant stärker abnahm, und bei der Erythrozyten-Fließgeschwindigkeit, die in der Verum-Gruppe stärker zunahm. Im Vergleich mit anderen Ergebnissen derselben Arbeitsgruppe wurde deutlich, daß die Hemmung der Thrombozytenaggregation erst nach 4wöchiger Einnahme, nicht dagegen nach der Einnahme einer einzelnen Tagesdosis desselben Präparates nachweisbar war.[131]
Blutdrucksenkende Wirkung. Bei mindestens 5 publizierten Studien mit Knoblauchpulver-Präparaten wurden in der Verum-Gruppe im Verlauf der 12- bis 16wöchigen Therapie signifikante Blutdrucksenkungen zwischen 5 und 10% der Ausgangswerte sowohl des systolischen als auch des diastolischen Blutdrucks nachgewiesen.[84–86,130,131]
Bei 3 placebo-kontrollierten Doppelblindstudien war die Blutdrucksenkung in der Verum-Gruppe signifikant stärker als in der Placebo-Gruppe.[84,130,131]
In einer nicht publizierten Anwendungsbeobachtung waren bei 2.010 Patienten unter der Dosierung von 3mal 300 mg Knoblauchpulver täglich im Zeitraum von 12 Wochen bei 1,3% aller Patienten Nebenwirkungen im Sinne hypotoner Kreislaufreaktionen angegeben worden. Nach Häufigkeit der Nennungen standen die hypotonen Kreislaufreaktionen an dritter Stelle nach Knoblauchgeruch und Magen-Darm-Beschwerden.
Verlängerung der Blutungs- und Gerinnungszeit. In einer randomisierten Doppelblindstudie erhielten 51 Patienten mit Hyperlipoproteinämie jeweils 6 Monate lang entweder Placebo oder 3mal 450 mg getrockneten Knoblauch/Tag. Weder war die Blutungszeit unter Verumgabe statistisch signifikant verringert, noch wiesen andere für die Koagulation wesentliche Parameter wie Prothrombinzeit, Fibrinogengehalt, Euglobulin-Lysezeit und Gehalt an Fibrinspaltprodukten signifikante Unterschiede zwischen Placebo- und Verumphase auf.[115]
Steigerung der fibrinolytischen Aktivität. Zu den widersprüchlichen Aussagen s. Hemmung der Thrombozytenaggregation, Verlängerung der Blutungs- und Gerinnungszeit und Droge Allii sativi bulbus.
Antivirale Wirkung. S. Droge Allii sativi bulbus.
Einfluß auf Reinfarkt und Mortalitätsrate. S. Droge Allii sativi bulbus.
Lokale Wirkung. S. Droge Allii sativi bulbus.

Resorption: S. Droge Allii sativi bulbus.

Elimination: S. Droge Allii sativi bulbus.

Anwendungsgebiete: Zur Unterstützung diätetischer Maßnahmen bei Erhöhung der Blutfettwerte. Zur Vorbeugung altersbedingter Gefäßveränderungen.[78]

Dosierung und Art der Anwendung: *Droge.* Frische Knoblauchzwiebel enthält 62 bis 67% Wasser;[11,101,113] aus der mittleren Tagesdosis von 4 g Frischdroge[78] ergibt sich rechnerisch eine Dosierung von täglich 1,3 g getrockneter Knoblauchzwiebel zum Einnehmen.
Dosisfindungsstudien liegen nicht vor. Zur Problematik der Dosierung s. Droge Allii sativi bulbus.

Volkstümliche Anwendung und andere Anwendungsgebiete: In der Volksmedizin wird getrockneter Knoblauch, wie er bis zur nächsten Ernte bevorratet wird, wie frische Knoblauchzwiebeln angewendet, s. Droge Allii sativi bulbus.

Unerwünschte Wirkungen: Selten Magen-Darm-Beschwerden, hypotone Kreislaufreaktionen, allergische Reaktionen.
Hinweis: Veränderung des Geruchs von Haut und Atemluft.[78]
Zum Nebenwirkungspotential s. Droge Allii sativi bulbus.

Akute Toxizität: S. Droge Allii sativi bulbus.

Chronische Toxizität: S. Droge Allii sativi bulbus.

Carcinogenität: S. Droge Allii sativi bulbus.

Mutagenität: S. Droge Allii sativi bulbus.

Reproduktionstoxizität: S. Droge Allii sativi bulbus.

Immuntoxizität: S. Droge Allii sativi bulbus.

Toxikologische Daten: S. Droge Allii sativi bulbus.

Sonst. Verwendung: *Haushalt.* Als Gewürz wird getrocknete Knoblauchzwiebel verbreitet in Form von Knoblauchgranulat und Knoblauchtrockenpulver eingesetzt.

Gesetzl. Best.: *Offizielle Monographien.* Aufbereitungsmonographie der Kommission E am BGA "Allii sativi bulbus (Knoblauchzwiebel)".[78]

Allium sativum hom. *HAB 1*

Monographiesammlungen: Allium sativum *HAB 1.*

Definition der Droge: Die frischen Zwiebeln.

Stammpflanzen: *Allium sativum* L.

Zubereitungen: Urtinktur nach *HAB1*: Die frischen Zwiebeln werden fein zerkleinert und 18 Stunden lang in einem geschlossenen Gefäß stehengelassen. 1 Teil davon wird mit 1,4 Teilen Ethanol 86% (*V/V*) 10 Tage lang mazeriert. Danach wird abgepreßt und filtriert.
Eigenschaften: Die Urtinktur ist eine braungelbe Flüssigkeit von eigenartigem und unangenehm aromatischem Geruch und Geschmack.
Flüssige Verdünnungen nach *HAB 1*, Vorschrift 3a.
Darreichungsform: Urtinktur, flüssige Verdünnungen, Streukügelchen, Verreibungen, Tabletten, flüssige Verdünnungen zur Injektion, Salben.[94]

Identität: *Prüfung auf schwefelhaltige Verbindungen.*
- Das Destillat der mit Wasser verdünnten Urtinktur ergibt nach dem Einwirken von Natriumhydroxidlsg. und frisch hergestellter Natriumpentacyanonitrosylferrat(II)lsg. auf den Zusatz von verd. Salzsäure eine rötliche Färbung.
- Schwarzbraune Färbung der mit Silbernitratlsg. versetzten und erwärmten Urtinktur.
- Gelblichweiße Fällung nach Zusatz von verd. Natriumhydroxidlsg. zur Urtinktur.

DC nach HAB 1.
- Untersuchungslösung: Die Urtinktur wird mit Ether ausgeschüttelt; der Rückstand der vereinigten Etherphasen wird in Methanol-Methylenchlorid (1 + 1) aufgenommen;
- Vergleichslösung: Je 0,1 % Anethol, Borneol und Pyrogallol in Methanol;
- Sorptionsmittel: Kieselgel HF_{254};
- FM: Die Unterphase von Methylenchlorid-Methanol-Wasser (100 + 42 + 30);
- Detektion: Besprühen mit Anisaldehydlsg.; 5 bis 10 min auf 105 bis 110 °C erhitzen; Auswertung innerhalb von 10 min im Vis;
- Auswertung: Das Chromatogramm der Untersuchungslsg. zeigt in der Höhe des Pyrogallols einen schwach violetten Fleck, darüber 2 oder 3 verschieden, meist violett, gefärbte Flecke und einen kräftigen violetten Fleck. In der Höhe der Vergleichssubstanzen Borneol und Anethol tritt je ein rotvioletter Fleck auf. Um die Aussagekraft der DC zu erhöhen, empfiehlt es sich, eine authentische Probe mitlaufen zu lassen.

Reinheit: *Urtinktur.*
- Relative Dichte (*PhEur*): 0,891 bis 0,906.
- Trockenrückstand (*DAB 8*): Mind. 4,0 %.

Gehalt: Im *HAB 1* keine Angaben zur Gehaltsbestimmung.

Lagerung: *Urtinktur.* Vor Licht geschützt und dicht verschlossen.

Anwendungsgebiete: Die Anwendungsgebiete entsprechen dem homöopathischen Arzneimittelbild. Dazu gehören: Entzündungen der unteren Luftwege; Verdauungsstörungen; Muskelrheumatismus im Lendenbereich.[94]

Dosierung und Art der Anwendung: *Zubereitung.* Soweit nicht anders verordnet: Bei akuten Zuständen häufige Anwendung alle halbe bis ganze Stunde je 5 Tropfen oder 1 Tablette oder 10 Streukügelchen oder 1 Messerspitze Verreibung einnehmen; parenteral 1 bis 2 mL bis zu 3mal täglich s. c. injizieren; Salben 1- bis 2mal täglich auftragen. Bei chronischen Verlaufsformen 1- bis 3mal täglich 5 Tropfen oder 1 Tablette oder 10 Streukügelchen oder 1 Messerspitze Verreibung einnehmen; parenteral 1 bis 2 mL pro Tag s. c. injizieren; Salben 1- bis 2mal täglich auftragen.[94]

Unerwünschte Wirkungen: Nicht bekannt.
Hinweis: Es können sog. Erstverschlimmerungen vorkommen, die jedoch ungefährlich sind.[94]

Gegenanzeigen/Anwendungsbeschr.: Nicht bekannt.[94]

Wechselwirkungen: Nicht bekannt.[94]

Gesetzl. Best.: *Offizielle Monographien.* Aufbereitungsmonographie der Kommission D am BGA "Allium sativum".[94]

Allium sativum hom. *PFX*

Monographiesammlungen: Allium sativum pour préparations homéopathiques *PFX*.

Definition der Droge: Die frische Zwiebel.

Stammpflanzen: *Allium sativum* L.

Zubereitungen: Urtinktur nach der Monographie "Préparations Homépathiques" *PFX*, mit Ethanol 55 % (*V/V*).
Eigenschaften: Die Urtinktur ist eine gelbe Flüssigkeit mit charakteristischem Geruch und Geschmack.

Identität: *Droge.* Die Droge muß der makroskopischen Beschreibung genügen.
Urtinktur. Prüfung auf schwefelhaltige Verbindungen: Eingedampfte Urtinktur mit Nitroprussidnatrium-/Kaliumcyanat-Lsg. versetzt färbt sich rosa. Auf Zugabe von ammoniakalischer Silbernitratlsg. zur Urtinktur entsteht ein weißer Niederschlag, der sich beim Erwärmen schwarz färbt.
Urtinktur muß den Prüfungen entsprechen, die Verfälschungen mit Allium-cepa-Urtinktur ausschließen.

DC nach PFX.
- Prüflösung.: Urtinktur;
- Sorptionsschicht: Kieselgel G;
- FM: Butanol-Eisessig-Wasser (40 + 10 + 10);
- Auswertung: Auf drei unter gleichen Bedingungen hergestellten Chromatogrammen werden die Schwefelverbindungen (Detektion mit ammoniakalischer Silbernitratlsg. im Vis bzw. mit Eisen(III)chlorid-/Kaliumcyanoferrat(III)lsg. im Vis) und Aminosäuren (Detektion mit Ninhydrin-Reagenz und Auswertung nach Erhitzen im Vis) als Zonen mit definierten Rf-Werten nachgewiesen.

Reinheit: *Urtinktur.*
- Ethanolgehalt: Zwischen 50 und 60 % (*V/V*).
- Trockenrückstand: Mindestens 2,10 %.

– Verunreinigungen mit Allium-cepa-Urtinktur: Bei Zugabe von Zinkstaub und Salzsäure zur Urtinktur muß sich ein darübergehaltenes, mit Bleiacetat getränktes Filtrierpapier schwarz färben, und die Farbe der Lsg. muß unverändert bleiben. Färbt die Lsg. sich rosarot, liegt Verunreinigung mit Allium-cepa-Urtinktur vor. Bei Zugabe von Natriumhydroxidlsg. zur Urtinktur muß sich ein cremigweißer Niederschlag bilden. Bei Abwesenheit des Niederschlags oder Gelbfärbung der Lsg. liegt Verunreinigung mit Allium cepa vor.

Allium sativum hom. *HPUS78*

Synonyme: Garlic.

Monographiesammlungen: Allium sativum *HPUS78*.

Definition der Droge: Die frische reife Zwiebel.

Stammpflanzen: *Allium sativum* L.

Zubereitungen: *Urtinktur.* Herstellung: Zu einer feuchten Pflanzenmasse, bestehend aus 100g Festanteil und 300mL Pflanzensaft, gibt man 730mL EtOH 94,9% *(V/V)* zur Bereitung von 1.000mL Urtinktur.
Dilutionen. D2 (2×) aus 1Teil Urtinktur, 2Teilen dest. Wasser und 7Teilen EtOH 94,9% *(V/V)*; D3 (3×) und höher mit EtOH 88% *(V/V)*.
Medikationen. D3 (3×) und höher.

Gehalt: *Urtinktur.* Arzneigehalt $^1/_{10}$.

Allium schoenoprasum L.

Synonyme: *Allium tenuifolium* Salisb., *Cepa schoenoprasum* Moench, *Porrum schoenoprasum* Schur, *Schoenoprasum vulgare* Fourr.[1]

Sonstige Bezeichnungen: Dt.: Binsenlauch, Graslauch, Pankokenkraut, Preseloak, Pries(e)lauch, Schnittlauch, Schnittling, Schnittzwiebel, Suppenkraut, Suppenlauch; engl.: Chives, Cive garlic, Cives, Civet; frz.: (Ail) civette, Appétit, Ciboulette, Fausse échalote, Petit porreau; it.: Cipoletta, Cipollina; span.: Cebollino.[1,7]

Systematik: Es sind mehrere Varietäten des Schnittlauchs bekannt:
- *Allium schoenoprasum* var. *alpinum* Gaudin. Pflanze in allen Teilen kräftiger und größer als *A. schoenoprasum* var. *schoenoprasum*, Blütenblätter lineal-lanzettlich, allmählich zugespitzt, anfangs lebhaft rosa, später hellviolett.
- *Allium schoenoprasum* var. *schoenoprasum*. Kleine Pflanze, Blütenblätter länglich-lanzettlich bis eiförmig-lanzettlich, zugespitzt oder spitz, seltener stumpf, meist hellpurpurn.

Weiterhin: *A. schoenoprasum* var. *foliosum* Regel und var. *orientale* Regel unterscheiden sich von den oben genannten Varietäten durch schlaffe Infloreszenzen.[7]

Botanische Beschreibung: Ausdauernd, 15 bis 30 (manchmal 50) cm hoch; Grundachse verzweigt, zahlreiche aufrechte, dichtstehende Laubblätter tragend, deren wenig verdickte Scheiden unvollkommene, längliche Zwiebeln bilden; Zwiebelhäute dünn, weiß, zuletzt zerspaltend; Stengel stielrund, glatt oder wenig rauh, nur am Grund oder im untersten Dritttel beblättert; Laubblätter vollkommen röhrig, stielrund oder fast stielrund, etwas elastisch, grün oder graugrün, ungefähr so lang wie der Stengel; Hülle des Blütenstandes zwei- oder dreiklappig, weiß oder rötlich; Klappe breit-eiförmig, kürzer als der Blütenstand; Scheindolde vielblütig, meist dicht, kugelig bis halbkugelig (selten verlängert), ohne Brutzwiebeln; Perigonblätter lanzettlich bis eiförmig, spitz oder zugespitzt, 7 bis 10 (gelegentlich bis 15) mm lang, bläulich-rosarot, selten lebhaft purpurrot oder weiß bis gelblich, mit dunklerem Mittelstreifen; Staubblätter kürzer als das Perigon, pfriemlich, zahnlos, am Grunde untereinander und mit den Perigonblättern verbunden; Perigon die reife Kapsel ballonartig umgebend.[7]

Inhaltsstoffe: *γ-Glutamylpeptide (nichtflüchtige, schwefelhaltige Inhaltsstoffe).* Im Schnittlauchsamen γ-Glutamyl-*S*-*trans*-1-propenylcystein (30,5 mg/g), γ-Glutamyl-*S*-allylcystein (0,2 mg/g), γ-Glutamyl-*S*-methylcystein (0,8 mg/g), γ-Glutamyl-*S*-propylcystein (0,7 mg/g), γ-Glutamyl-*S*-*trans*-1-propenylcysteinsulfoxid (0,5 mg/g). Die Mengenangaben beziehen sich auf Frischdroge.[11]
Anmerkung. In neuerer, noch nicht veröffentlichter Literatur gibt es Hinweise, daß die γ-Glutamylpeptide genuin nicht in Form der Sulfoxide vorkommen.
Flüchtige schwefelhaltige Verbindungen, nicht genuin enthalten. Dimethyldisulfid, Methyl-(2-propenyl)disulfid, Dipropyldisulfid, Methylpropyldisulfid, Di-(2-propenyl)disulfid, Methylpentyldisulfid, *cis*-(1-Propenyl)propyldisulfid, *trans*-(1-Propenyl)propyldisulfid, Methyl-(2-propenyl)trisulfid.[92]

Verbreitung: Ursprungszentrum: Mittelmeergebiet. An Felsen und an felsigen, buschigen Abhängen der südöstlichen Kalkalpen. Gebirgsform, durch Flüsse nicht selten in niedere Lagen geschwemmt (var. *alpinum*). Häufig auf Flußwiesen und im Vorgebirge (var. *schoenoprasum*).[1,7]

Anbaugebiete: Var. *alpinum*: Europa, Nord- und Ostsibirien, Kamtschatka, vielfach kultiviert, im hohen Norden auch auf Dächern. Var. *schoenoprasum*: Vielfach kultiviert, nicht selten verwildert. In ganz Europa, Sibirien bis Japan, Turkestan, auch Nordamerika.

Drogen: Allium-schoenoprasum-Blätter.

Allium-schoenoprasum-Blätter

Sonstige Bezeichnungen: Schnittlauchblätter.

Definition der Droge: Die oberirdischen Teile von *Allium schoenoprasum*, frisch oder getrocknet.

Stammpflanzen: *Allium schoenoprasum* L.

Herkunft: In der nördlichen Hemisphäre meist aus Anbau, s. a. Verbreitung der Art.

Ganzdroge: S. Botanische Beschreibung der Art.

Inhaltsstoffe: Zu den Inhaltsstoffen der Blätter liegt keine aussagekräftige Literatur vor, s. Inhaltsstoffe der Art.

Volkstümliche Anwendung und andere Anwendungsgebiete: Bei Wurmbefall.[62] Die Wirksamkeit bei diesem Anwendungsgebiet ist nicht belegt.

Sonst. Verwendung: *Haushalt.* Nutzung des röhrigen Oberblattes (ohne den kaum zwiebelbildenden Blattgrund) als Suppengrün, Salat- und Küchengewürz, besonders im Frühjahr frisch verwendet.[7]

Allium tuberosum Rottler ex Spreng.

Synonyme: *A. angulosum* Lour., *A. argyi* Lév., *A. chinense* Maxim., *A. clarkei* Hook, *A. odorum* auct., non L., *A. odorum* f. *tuberosum* (Roxb.) Aschers. et Graebn., *A. roxburghii* Kunth, *A. senescens* Miq., *A. sinicum* Noronha, *A. tuberosum* Roxb., *A. uliginosum* G. Don, *A. yesoense* Nakai.[7,116]

Sonstige Bezeichnungen: Engl.: Chinese chives; chinesisch: Chiu ts'ai, Kien ts'ai, Kiu ts'ai; japanisch: Nira-(negi); javanisch: Pootjaj, Puchai.[7]

Botanische Beschreibung: In Kultur einjährig. Zwiebel zylindrisch stark verlängert mit grauen Häuten, Laubblätter 4 bis 5, aufrecht, flach ausgebreitet, nicht hohl, unterseits gekielt, bis 25 cm lang, 2 bis 3 mm breit, Infloreszenzschaft basal mit netzfaserigen Scheiden. Infloreszenz lockerblütig, Blütenstiele 1 bis 1,5 cm lang. Blüten sternförmig ausgebreitet, oval, 4 bis 5 mm lang, ca. 2 mm breit, weiß oder fleischfarbig mit schwach grünem oder braunem, nicht kielartig vorspringendem Mittelnerv. Staubblätter annähernd gleich lang wie die Blütenblätter, einfach. Fruchtknoten oberhalb der Mitte am breitesten.[7]

Inhaltsstoffe: Die Samen von *A. tuberosum* enthalten, bezogen auf die frische Droge, 13 mg/g γ-Glutamyl-*S*-*trans*-1-propenylcystein; 15,3 mg/g γ-Glutamyl-*S*-allylcystein; 16,9 mg/g γ-Glutamyl-*S*-methylcystein und 0,3 mg/g γ-Glutamyl-*S*-*trans*-1-propenylcysteinsulfoxid.[11]
Weiter Angaben über die Inhaltsstoffe beziehen sich hauptsächlich auf die sekundär gebildeten Thiosulfinate (Dimethylthiosulfinat, Dipropylthiosulfinat, Di-(2-propenyl)thiosulfinat) und Disulfide,[68,76] auf die bei der Wasserdampfdestillation entstehenden Verbindungen[67,69] oder ausschließlich auf aus den Blättern isolierte Verbindungen.

Verbreitung: Heimat unbekannt, wild oder eingebürgert in Südostasien (von Japan bis Indien und Nepal); in Japan, China, Chinesisch-Turkestan, Indien sowie im Malayischen Archipel in Küchengärten angebaut. In Europa und Asien gelegentlich als Zierpflanze kultiviert.[7]

Anbaugebiete: S. Verbreitung.

Drogen: Allium-tuberosum-Blätter.

Allium-tuberosum-Blätter

Definition der Droge: In der Literatur finden sich keine konkreten Angaben darüber, ob die frischen und/oder getrockneten Blätter verwendet werden.

Stammpflanzen: *Allium tuberosum* Rottler ex Spreng.

Herkunft: Anbau in Küchengärten.

Inhaltsstoffe: *Flavonolglykoside.* 3-*O*-β-Sophorosyl-7-*O*-β-D-(2-*O*-feruloyl)glucosylkämpferol; 3,4'-Di-*O*-β-D-glucosyl-7-*O*-β-D-(2-*O*-feruloyl)glucosylkämpferol; 3-*O*-β-D-(2-*O*-Feruloyl)glucosyl-7,4'-di-*O*-β-D-glucosylkämpferol; 3,4'-Di-*O*-β-D-glucosylkämpferol; 3,4'-Di-*O*-β-D-glucosylquercetin; 3-*O*-β-Sophorosylkämpferol. Mengenangaben fehlen.[50]
Alkaloidverbindung. (3*S*)-1,2,3,4-Tetrahydro-β-carbolin-3-carbonsäure, erstmalig aus einer Pflanze isoliert.[49]
Sonstige. L-Tyrosin, Sulfide (nicht näher spezifiziert) und Linalool.[49]
Über den Gehalt an schwefelführenden Verbindungen in den Blättern liegen keine Angaben vor.

Volkstümliche Anwendung und andere Anwendungsgebiete: Das Wörterbuch der chinesischen Drogen nennt folgende Anwendungsgebiete: Leibschmerzen, Durchfall, Blutbrechen, Schlangenbisse und Asthma.[51] Die Wirksamkeit bei den genannten Anwendungsgebieten ist nicht belegt.

Sonst. Verwendung: *Haushalt.* Verwendung als Gemüse und zum Würzen von Speisen, ähnlich Porree und Schnittlauch.[7]

Allium ursinum L.

Synonyme: *Allium latifolium* Gilib., *Allium nemorale* Salisb., *Ophioscorodon ursinum* Wallr.[1]

Sonstige Bezeichnungen: Dt.: Bärenlauch, Bärlauch, Ramsell, Waldknoblauch, Waldlauch, Wilder Knoblauch, Zigeunerlauch; engl.: Bear's garlic, Broad-leaved garlic, Gipsy onion, Hog's garlic, Ramsons; frz.: Ail des bois; it.: Aglio orsino.[1,60]

Botanische Beschreibung: Die aus den unteren Laubblättern gebildete Zwiebel ist fast zylindrisch, 2 bis 4, gelegentlich 6 cm lang, etwa 1 cm breit und von durchsichtigen, weißen oder gelblichen Häuten umgeben, die zuletzt bis auf einige parallele Fasern am Grunde reduziert sind. An der Basis entspringen einfache Wurzeln.
Aufrechter, 10 bis 50 cm hoher Stengel, zweikantig und halb zylindrisch oder dreikantig, bis fast stielrund und kompakt. Die Spreite der Laubblätter ist flach, schmal-elliptisch oder elliptisch-lanzettlich bis schmal-eiförmig, zugespitzt, 6 bis 20 cm lang, 1,5

bis 8 cm breit, dünn, am abgerundeten bis fast herzförmigen Grund plötzlich in den 5 bis 20 cm langen Stiel verschmälert. Die dunkelgrüne, mit schiefen Quernerven versehene Unterseite ist durch Umwendung des Blattes nach oben, die blassere Oberseite dem Boden zugekehrt.
Die Hülle des endständigen Blütenstandes besteht aus 2 bis 3 eiförmig-länglichen, zugespitzten, etwa blütenstillangen, frühzeitig abfallenden Blättern. Der Blütenstand, eine lockere, 2,5 bis 6 cm breite Trugdolde, ist flach und 6- bis 20- oder mehrblütig. Brutzwiebeln werden nicht ausgebildet.
Die Blüten stehen auf geraden, 10 bis 15 mm langen Stielen. Die Blütenhüllblätter sind lineal-lanzettlich, aufrecht abstehend, zugespitzt oder stumpflich, rein weiß, 7 bis 12 cm lang und 2 bis 2,5 cm breit. Die in zwei dreizähligen Kreisen angeordneten Staubblätter sind pfriemlich, nur am untersten Ende miteinander verbunden. Sie erreichen nur die halbe Länge der Blütenhüllblätter. Oberständiger Fruchtknoten aus drei Fruchtblättern gebildet und tief dreifurchig.[56]

Inhaltsstoffe: Frische Bärlauchblätter enthalten nach der Fermentation 0,005 % Allicin, getrocknete 0,07 % Allicin.[63]

Verbreitung: In fast ganz Europa, Kleinasien, Kaukasus, Sibirien bis Kamtschatka, nicht in der ungarischen Tiefebene und in der immergrünen Region des Mittelmeergebietes. Tritt meist massenhaft in feuchten, schattigen, humusreichen Au- und Laubwäldern auf und läßt sich an seinem charakteristischen Knoblauchgeruch gut erkennen.[1]

Anbaugebiete: In Nord- und Mitteleuropa in früheren Jahrhunderten als Heil-, Gewürz- und Gemüsepflanze kultiviert. Heute noch in Svanetien in Gärten als Gemüse angebaut. Neuerdings in der Tschechei und der Slowakei züchterisch bearbeitet.[1,116]

Drogen: Allii ursini bulbus, Allii ursini herba, Allium ursinum hom. *HAB 1.*

Allii ursini bulbus

Synonyme: Bulbus allii ursini.

Sonstige Bezeichnungen: Bärlauchzwiebel.

Definition der Droge: Frische ganze Zwiebel.

Stammpflanzen: *Allium ursinum* L.

Herkunft: Meist Sammlung aus Wildbeständen.

Ganzdroge: S. Botanische Beschreibung der Art.

Inhaltsstoffe: Abhängig vom Extraktionsmedium und -verfahren lassen sich unterschiedliche Muster an genuinen und nicht genuin enthaltenen Inhaltsstoffen nachweisen:
Cysteinsulfoxide. Aus dem Methanol/Wasser-Extrakt ohne Fermentation: *S*-Methyl-L-(+)-cysteinsulfoxid, genuin enthalten, und *S*-Allyl-L-(+)-cysteinsulfoxid (Alliin), vermutlich in gebundener Form vorliegend, da erst nach saurer Hydrolyse nachweisbar.[63]
Thiosulfinate. Aus wäßrigem Extrakt nach halbstündiger Fermentation bei Raumtemperatur bzw. Chloroformausschüttelung aus Wasserextrakt mit 0,3 bis 0,4 % Extraktivstoffen bezogen auf die Frischdroge: Allylmethylthiosulfinat bzw. Methylallylthiosulfinat, Diallylthiosulfinat (Allicin) 0,05 bis 0,12 %, bezogen auf die Frischdroge, und Dimethylthiosulfinat, alle nicht genuin enthalten.[63]
Dithiine und Ajoen. 2-Vinyl-(4*H*)-1,3-dithiin, 3-Vinyl-(4*H*)-1,2-dithiin und Ajoen (Chloroform- bzw. *n*-Hexanausschüttelung des wäßrigen Extraktes, jeweils einige Zeit gelagert), nicht genuin enthalten.[63] Strukturformeln s. Inhaltsstoffe der Droge Allii sativi bulbus siccatus.
Ajoenhomologe. Aceton/Chloroformextrakt der 30 min bei Raumtemperatur fermentierten wäßrigen Suspension: (*E*/*Z*)-4,5,9-Trithiadeca-1,6-dien-9-oxid ("Methyl"ajoen) und (*E*/*Z*)-4,5,9-Trithiaocta-1,6-dien-9-oxid ("Dimethyl"ajoen), beide nicht genuin enthalten.[73]
Wasserdampfflüchtige Bestandteile. 12 % bezogen auf frische Bärlauchzwiebel, mit Methylallyltrisulfid als Hauptbestandteil neben geringeren Mengen Diallyldisulfid und Diallyltrisulfid, nicht genuin enthalten.[63]
Freie Aminosäuren. L-Arginin, L-Asparaginsäure, L-Glutaminsäure, L-Asparagin, L-Glutamin, L-Glycin, L-Threonin und L-Alanin, alle im Methanol/Wasserextrakt ohne Fermentation genuin enthalten.[63]

Wirkungen: Der chloroformlösliche Anteil des wäßrigen Extraktes (0,3 bis 0,4 % Extraktivstoffe bezogen auf Frischdroge) bewirkte eine 86%ige 5-Lipoxygenasehemmung (Inkubationsansatz 9,6 µg/mL) und eine 95%ige Cyclooxygenasehemmung (Inkubationsansatz 25 µg/mL); 0,058 µg Extrakt/mL Testansatz bewirkten im PAF-Thrombozytenaggregationstest eine Hemmung von ca. 90 %.[63]

Volkstümliche Anwendung und andere Anwendungsgebiete: Bärlauchzwiebel wird roh, kleingehackt oder als Preßsaft bei Arteriosklerose und Bluthochdruck angewandt.[64] Klinische Studien zum Nachweis der Wirksamkeit bei den genannten Anwendungsgebieten liegen nicht vor.

Sonst. Verwendung: *Haushalt.* Als Gewürz.

Allii ursini herba

Synonyme: Herba Allii ursini.

Sonstige Bezeichnungen: Bärlauchkraut, Zigeunerlauchkraut.

Definition der Droge: Das frische Kraut.
Hinweis: Beim Zerkleinern und Trocknen der Blätter ist die Gefahr eines Inhaltsstoffverlustes gegeben.[60,64]

Stammpflanzen: *Allium ursinum* L.

Herkunft: Sammlung aus Wildbeständen.[1]

Ganzdroge: S. Botanische Beschreibung der Art.

Schnittdroge: Die oberseits dunkelgrünen, unterseits hellgrünen Blattbruchstücke zeigen parallele Nervatur, wobei der Hauptnerv auf der Unterseite stark hervortritt, während die Seitennerven nur undeutlich erkennbar sind. Die hellgelben bis gelbbraunen Blüten sind sechszipfelig, kurz gestielt; die Früchte, kleine Kapseln, enthalten schwarze Samen. Stiele des doldigen Blütenstandes kommen vor.[60]

Pulverdroge: Mikroskopisch: Die Blattepidermen bestehen beiderseits aus langgestreckten Zellen; Spaltöffnungen nur auf der Unterseite, groß und rundlich, mit vier Nebenzellen, davon zwei jeweils an den Polen. Das Mesophyll zeigt keine Differenzierung in Palisaden- und Schwammparenchym. Haare und Kristalle fehlen. Die Pollen sind oval oder halbmondförmig, 35 bis 40 µm lang und 20 bis 25 µm breit und besitzen eine lange Austrittsspalte, die Exine ist schwach gekörnt.[60]

Verfälschungen/Verwechslungen: Verfälschungen sind nicht bekannt, Verwechslungen wegen des markanten Geruchs äußerst selten. Beschrieben wurde ein Fall der Verwechslung mit Colchicumblättern.[60]

Inhaltsstoffe: Wasserdampfflüchtige Bestandteile 0,007 %,[62] s. Art *Allium ursinum* und Droge Allii ursini bulbus.

Zubereitungen: Bärlauchkrautextrakt.[74]

Volkstümliche Anwendung und andere Anwendungsgebiete: In der Volksmedizin ähnlich wie *Allium sativum* bei Magen-Darm-Störungen, Gärungsdyspepsien, Flatuleszenz; gegen Bluthochdruck und Arteriosklerose. Äußerlich bei chronischen Hautausschlägen.[60,62] Die Wirksamkeit bei den genannten Anwendungsgebieten ist nicht belegt.

Allium ursinum hom. *HAB 1*

Monographiesammlungen: Allium ursinum *HAB 1*.

Definition der Droge: Die ganzen, frischen, zu Beginn der Blütezeit gesammelten Pflanzen.

Stammpflanzen: *Allium ursinum* L.

Zubereitungen: Urtinktur und flüssige Verdünnungen nach *HAB 1*, Vorschrift 2a.
Eigenschaften: Die Urtinktur ist eine goldgelbe Flüssigkeit mit Geruch und Geschmack nach Knoblauch.
Darreichungsformen: Urtinktur, flüssige Verdünnungen, Tabletten, Verreibungen, Streukügelchen; flüssige Verdünnungen zur Injektion.[95]

Identität: *Nachweis organischer Schwefelverbindungen.*
- Versetzt man die Urtinktur mit Zinkstaub und Salzsäure, färben die entstehenden Dämpfe angefeuchtetes Blei(II)acetatpapier schwarzbraun.
- Gelblichweiße Fällung nach Zusatz von Natriumhydroxidlsg. zur Urtinktur.
- Das Destillat der mit Wasser verdünnten Urtinktur ergibt auf den Zusatz von frisch hergestellter Lsg. von Natriumpentacyanonitrosylferrat(II) und Kaliumcyanidlsg. eine Rosafärbung.

DC nach HAB 1.
- Untersuchungslösung: Die Urtinktur wird mit Ether ausgeschüttelt; der Rückstand der vereinigten organischen Phasen wird in Methanol-Methylenchlorid (1 + 1) aufgenommen;
- Referenzlösung: Je 0,1 % Anethol, Borneol und Pyrogallol in Methanol;
- Sorptionsmittel: Kieselgel HF_{254};
- FM: Die Unterphase von Methylenchlorid-Methanol-Wasser (100 + 42 + 30);
- Detektion: Zunächst Auswertung im UV 254 nm und UV 365 nm; anschließend Besprühen mit Anisaldehydlsg.; 5 bis 10 min auf 105 bis 110 °C erhitzen; Auswertung im Vis;
- Auswertung: Vor dem Besprühen im Chromatogramm der Untersuchungslösung im UV 365 nm knapp unterhalb und knapp oberhalb des im UV 254 nm sichtbaren Pyrogallols je ein blauer Fleck; nach dem Besprühen kann man im Chromatogramm der Untersuchungslsg. anhand der Referenzsubstanzen einen rosafarbenen und einen braungelben Fleck sowie fünf violettte Flecke von charakteristischer Lage im Vis erkennen. Um die Aussagekraft der DC zu erhöhen, empfiehlt es sich, eine authentische Probe mitlaufen zu lassen.

Reinheit: *Urtinktur.*
- Relative Dichte (*PhEur*): 0,935 bis 0,955.
- Trockenrückstand (*DAB*): Mind. 2,4 %.

Lagerung: *Urtinktur.* Vor Licht geschützt.

Anwendungsgebiete: Die Anwendungsgebiete entsprechen dem homöopathischen Arzneimittelbild. Dazu gehört: Verdauungsschwäche.[95]

Dosierung und Art der Anwendung: *Zubereitung.* Soweit nicht anders verordnet: Bei akuten Zuständen häufige Anwendung alle halbe bis ganze Stunde je 5 Tropfen oder 1 Tablette oder 10 Streukügelchen oder 1 Messerspitze Verreibung einnehmen; parenteral 1 bis 2 mL bis zu 3mal täglich s. c. injizieren. Bei chronischen Verlaufsformen 1- bis 2mal täglich 5 Tropfen oder 1 Tablette oder 10 Streukügelchen oder 1 Messerspitze Verreibung einnehmen; parenteral 1 bis 2 mL pro Tag s. c. injizieren.[95]

Unerwünschte Wirkungen: Nicht bekannt.
Hinweis: Es können vorübergehend Erstverschlimmerungen vorkommen, die jedoch unbedenklich sind.[95]

Gegenanzeigen/Anwendungsbeschr.: Nicht bekannt.[95]

Wechselwirkungen: Nicht bekannt.[95]

Gesetzl. Best.: *Offizielle Monographien.* Aufbereitungsmonographie der Kommission D am BGA "Allium ursinum".[95]

1. Hegi G (1909) Illustrierte Flora von Mitteleuropa, Bd. II, Lehmanns Verlag, München, S. 213–234
2. Stearn WT (1944) Herbertia 11:11

3. Traub HP (1968) Plant Life 24:147–163
4. Dahlgren RMT (1985) The families of the monocotyledons, Springer, Berlin Heidelberg New York
5. Stearn WT (1978) European species of Allium and allied genera of Alliaceae: A synonymic enumeration, Ann Musei Goulandris 4:83–198
6. Ziegler SJ, Sticher O (1989) Planta Med 55:372
7. Helm J (1956) Die Kulturpflanze 4:130–180
8. Müller BH (1991) Beitrag zur Charakterisierung und Analytik von Alliin und Allicin in Knoblauch und seinen Zubereitungen, Dissertation Universität Erlangen Nürnberg
9. Jansen H, Müller B, Knobloch K (1989) Planta Med 55:434
10. Darbyshire B, Henry RJ (1981) New Phytol 87:249
11. Fenwick GR, Hanley AB, Whitaker JR (1985) The Genus Allium, CRC Crit Rev Food Sci Nutr 22:199–377
12. Patent 3638290 für eine feste orale Arzneiform mit an Cyclodextrin gebundenem ätherischen Knoblauchöl
13. Poletti A, Schilcher H, Müller A (1990) Heilkräftige Pflanzen, Hädecke Verlag, Weil der Stadt, S. 206–207
14. Cavallito CJ, Bailey JH (1944) J Am Chem Soc 66:1950–1951
15. Ruffin J, Hunter SA (1983) Cytobios 37:85–89
16. Nakagawa S, Masamoto K, Sumiyoshi H, Harada H (1984) J Toxicol Sci 9:57–60
17. Nakagawa S, Koji M, Hiromichi S, Kazuo K, Tokru F (1980) J Toxicol Sci 5:91–98
18. Farkas MC, Farkas JN (1974) J Am Anim Hosp Ass 10:65
19. Bogin E, Abrams M, Earon Y (1984) J Food Protection 47:100–101
20. Shashikanth KN, Basappa SC, Murphy VS (1986) Nutr Rep Int 33:313–319
21. Abraham SK, Kesavan PC (1984) Mutat Res 136:85–88
22. Yoshida S, Hirao Y, Nakagawa S (1984) J Toxicol Sci 9:77–86
23. Takemura N, Shimizu H (1978) Mutat Res 54:255–256
24. Kada T, Sadaie Y, Hara M (1978) Mutat Res 53:206–207
25. Abraham SK, Kesavan PC (1983) Mutat Res 108:373–383
26. Smoczkiewicz MA, Nitschke D, Wieladek H (1982) Microchim Acta 11:42
27. Starke H, Herrmann K (1976) Z Lebensm Unters Forsch 161:25
28. Michahelles E (1974) Über neue Wirkstoffe aus Knoblauch (Allium sativum L.) und Küchenzwiebel (Allium cepa L.) Dissertation Ludwigs-Maximilians-Universität München
29. Fujiwara M, Yoshimura M, Tsuno S, Murakami F (1958) J Biochem (Tokyo) 45:141
30. Aye RD, Müller B (1991) Vorschläge zur Erstellung von Knoblauchqualitätsstandards. In Vorbereitung
31. EB 6
32. Matikkala EJ, Virtanen AI (1967) Acta Chem Scand 21:2891
33. Traub HP (1972) Plant Life 28:132–137
34. Kaneta M, Hikichi H, Endo S, Sugiyama N (1980) Agr Biol Chem 44:1405
35. Whitaker J (1976) Adv Food Res 22:73–133
36. Hänsel R (1991) Phytopharmaka, Springer, Berlin Heidelberg New York
37. Bauer KH, Frömming KH, Führer C (1989) Pharmazeutische Technologie, Thieme, Stuttgart New York, S. 441–444
38. Sinha SM, Pasricha JS, Sharma RC (1977) Arch Dermatol 113:776–779
39. Schwimmer S, Mazelis M (1963) Arch Biochem Biophys 100:66–73
40. Stoll A, Seebeck E (1951) Adv Enzymol 11:377–400
41. Fujiwara M, Watanabe H (1952) Proc Imp Acad Jpn 28:156
42. Virtanen AI, Matikkala EJ (1959) Acta Chem Scand 13:1898–1900
43. Paris RR, Moyse H (1967) Matière Médicale, Bd. 2, Masson éd., Paris, S. 64
44. Boelens M, Valois PJ, Wobben JH, van der Gern A (1971) J Agr Food Chem 19:984
45. Schmidtlein H, Herrmann K (1975) Z Lebensm Unters Forsch 159:257
46. Perkin AG, Hummel JJ (1986) J Chem Soc 69:1295
47. Kuroda C, Umeda M (1951) J Sci Res Inst (Tokyo) 45:17, zit. nach CA (1951):6698i
48. Herrmann K (1976) Qual Plant-Plant Foods Hum Nutr 25:231
49. Choi JS, Kim JY, Woo WS, Young HS (1988) Arch Pharm Res 11:270–272
50. Yoshida T, Saito T, Kodoya S (1987) Chem Pharm Bull 35:97–107
51. Shanghai Science and Technologic Publisher and Shougakukan (1985) The Dictionary of Chinese Drugs, Vol. I, Shougakukan, Tokyo
52. Goda Y, Shibuya M, Sankawa U (1987) Chem Pharm Bull 35:2668-2674
53. Virtanen AI (1969) Qual Plant Mater Veg 18:8–28
54. Hunnius C (1986) Pharmazeutisches Wörterbuch, Walter de Gruyter, Berlin New York
55. BAz Nr. 50 vom 13.03.1986
56. HAB 1
57. Abdou L, Abou-Zeid AA, El-Sherbeeny MR, Abu-El-Gheats ZM (1972) Qual Plant Mater Veg 22:29–35
58. Dorsch W, Wagner H, Bayer T (1989) Allergologie 9:388–396
59. Wagner H, Dorsch W, Bayer T, Breu W, Willer F (1990) Prostaglandins, Leukotrienes and Essential Fatty Acids 39:59–62
60. Wichtl M (1989) Teedrogen, 2. Aufl., Wissenschaftliche Verlagsgesellschaft, Stuttgart
61. Bailey (1949) Manual of cultivated plants, 5. Aufl., New York, S. 246
62. Hoppe HA (1975) Drogenkunde, Bd. I, Angiospermen, 8. Aufl., Walter de Gruyter, Berlin New York
63. Wagner H, Sendl A (1990) Dtsch Apoth Ztg 130:1809–1815
64. Pahlow M (1979) Heilpflanzen, Gräfe und Unzer, München
65. Fujiwara M (1976) J Nutr Sci Vitaminol 22:57
66. Bonnet R, Niviere P, Labeyrie V (1974) C R Acad Sci Ser D 279:1919
67. Kameoka H, Miyake A (1974) J Agr Chem Soc Jpn 48:385
68. Mackenzie IA, Ferns DA (1977) Phytochemistry 16:763
69. Iida H, Hashimoto S, Miyazawa M, Kameoka H (1983) J Food Sci 48:660
70. Auger J, Thibout E (1979) Can J Zool 57:2223
71. Brodnitz MH, Pascale JV (1971) J Agr Food Chem 19:269
72. Dembele S, Dubois P (1973) Ann Techn Agr 22:121
73. Sendl A, Wagner H (1991) Planta Med 57:361–362
74. Pharmazeutische Stoffliste, 7. Aufl. (1988) Werbe- u. Verlagsgesellschaft Deutscher Apotheker, Frankfurt/Main

75. Yoshimura M (1958) Bitamin 14:633, zit. nach Lit.[11]
76. Saghir AR, Mann LK, Bernhard RA, Jacobsen JV (1964) Proc Am Soc Hort Sci 84:386–398
77. Madaus G (1938) Lehrbuch der biologischen Heilmittel, Bd. I, Thieme, Leipzig, S. 880–886
78. BAz Nr. 122 vom 06.07.1988
79. Matsuura H, Ushiroguchi T, Itakura Y, Fuwa T (1989) Chem Pharm Bull 37:1390–1391
80. Virtanen AI, Spare CG (1962) Suom Kemi B 35:28
81. Block E, Revelle LK, Buzzi AA (1980) Tetrahedron Lett:1277
82. Brodnitz MH, Pollok CL (1960) Food Technol 24:78
83. Bimmerman A, von Baeyer H, Schleicher J (1991) Natur Ganzh Med 4:114–118
84. Mader FH (1990) Arzneim Forsch 40:1111–1116
85. Harenberg J, Giese C, Zimmermann R (1988) Atherosclerosis 74:247–249
86. König FK, Schneider B (1986) Ärztliche Praxis 38:344–345
87. Chutani BK, Bordia A (1981) Atherosclerosis 38:417–421
88. Bordia A(1989) Dtsch Apoth Ztg 129(Suppl. 15):16–17
89. Herrmann K (1958) Arch Pharm 291:238
90. Caporaso N, Smith SM, Eng RHK (1983) Antimicrobial Agents and Chemotherapy 33:700–702
91. Dorsch W, Adelmann-Grill B, Bayer T, Etti M, Hein G, Jaggy H, Ring J, Scheftner P, Wagner H (1987) Allergologie 8:316–323
92. Hashimoto S, Miyazawa M, Kameoka K (1983) J Food Sci 48:1858
93. Khodzhaeva MA, Kondratenko ES (1983) Allium carbohydrates III. Characterization of Allium species, Khim Prir Soedin:228
94. BAz Nr. 190a vom 10.10.1985
95. BAz Nr. 22a vom 03.02.1988
96. Cecchini T (1990) Enciclopedia de las hierbas y de las plantas medicinales, Editorial de Vecchi, S. 41–43
97. Pros JS (1983) Virtudes curativas del ajo, Editorial Sintes, Barcelona
98. Sharma VD, Sethi MS, Kumar A, Rarotra JR (1977) Indian J Exp Biol 15:466–468
99. Amer M, Taha M, Tosson Z (1980) Int J Dermatol 19:285–287
100. Jain RC (1977) Am J Clin Nutr 30:1380–1381
101. Reuter HD (1991) Spektrum Allium sativum L., 2. Aufl., Aesopus, Basel
102. Block E (1989) Dtsch Apoth Ztg 129(Suppl. 15):3–4
103. Shashikanth KN, Basappa SC, Murthy VS (1984) Food Microbiol 29:348–352
104. Moore GS, Atkins RD (1977) Mycologia 69:341–348
105. Walper A (1991) Dtsch Apoth Ztg 131(Suppl. 27):20–21
106. Lachmann G, Radek W (1991) Med Welt 42 (Sonderheft):48
107. Pentz R, Guo Z, Siegers CP (1991) Med Welt 42 (Sonderheft):46–47
108. Egen-Schwind C, Eckard R, Kemper FH (1991) Med Welt 42 (Sonderheft):49
109. Siegers CP (1989) Dtsch Apoth Ztg 129 (Suppl. 15):11–13
110. Grünwald J (1989) Dtsch Apoth Ztg 129 (Suppl. 15):13–15
111. Yu TH, Wu CM, Liou YC (1989) J Agric Food Chem 37:725–730
112. Siegers CP (1992) Allium sativum. In: De Smet PAGM, Keller K, Hänsel R, Chandler RF (Hrsg.) Adverse Effects of Herbal Drugs, Bd. 1, Springer, Berlin Heidelberg New York, S. 73–77
113. Koch HP, Hahn G (1988) Knoblauch – Grundlagen der therapeutischen Anwendung von Allium sativum L., Urban & Schwarzenberg, München Wien Baltimore
114. Lybarger JA, Gallagher JS, Pulver DW, Litwin A, Brooks S, Bernstein IL (1982) J Allergy Clin Immunol 69:448–454
115. Luley C, Lehmann-Leo W, Möller B, Martin T, Schwartzkopff W (1986) Arzneim Forsch 36:766–768
116. Schultze-Motel J (Hrsg.) (1986) Rudolf Mansfeld Verzeichnis landwirtschaftlicher und gärtnerischer Kulturpflanzen, Bd. 3, Springer, Berlin Heidelberg New York, S. 1353–1363
117. Vernin G, Metzger J (1991) GC-MS (EI, PCI, NCI, SIM) SPECMA Bank Analysis of Volatile Sulfur Compounds in Garlic Essential Oils. In: Linskens HF, Jackson JF (Hrsg.) Essential Oils and Waxes, Springer, Berlin Heidelberg New York, S. 99–130
118. Zan, S. 98
119. Virtanen AI, Matikkala EJ (1959) Acta Chem Scand 13:623–626, zit. nach CA 55:3592
120. Karawya MS, Abdel Wahab SM, El-Olemy MM, Farrag NM (1984) J Nat Prod 47:775–780
121. Hag, Bd. II, S. 1213–1214
122. Weiß RF (1982) Lehrbuch der Phytotherapie, 5. Aufl., Hippokrates, Stuttgart
123. Müller-Dietz H, Rintelen K (1960) Arzneipflanzen in der Sowjetunion, 1. Lieferung. In: Brandt M (Hrsg.) Berichte des Osteuropa-Institutes an der Freien Universität Berlin, Heft 44, S. 34–45
124. Fischer G, Krug E (1980) Heilkräuter und Arzneipflanzen, 6. Aufl., Haug, Heidelberg
125. Flamm S, Kroeber L, Seel H (1940) Pharmakodynamik Deutscher Heilpflanzen, Hippokrates, Stuttgart, S. 294–297
126. Opdyke DLJ (1978) Food Cosmet Toxicol 16:723–727
127. Schulz OE, Mohrmann HL (1965) Pharmazie 20:379–381
128. Brosche T (1989) Med Welt 40: 1.233–1.237
129. Brosche T, Platt D (1990) Fortsch Med 108:703–706
130. Vorberg G, Schneider B (1990) Natur Ganzh Med 3:62–66
131. Kiesewetter H, Jung F, Pindur G, Jung EM, Mrowietz C, Wenzel E (1991) Clin Pharm Ther Toxicol 29:151–155

Ay/JJ/Fl

Alnus

HN: 2013500

Familie: Betulaceae.

Unterfamilie: Betuloideae.

Gattungsgliederung: Die Gattung Alnus MILL. besteht aus ca. 30 Arten.[1]

Gattungsmerkmale: Sämtliche Alnus-Arten sind sommergrüne Bäume oder Sträucher. Die wechselständigen Blätter sind gezähnt oder gestielt. Die Blüten sind einhäusig und liegen in Form von Kätzchen vor. Die Früchte sind kleine, flache, schmal geflügelte Nüßchen, die in kleinen, holzigen Zapfen vereint sind.[1,2]

Verbreitung: Auf der nördlichen Erdhalbkugel zumeist als feuchtigkeitsliebende Gehölze.[1]

Inhaltsstoffgruppen: Aus Alnus-Arten wurden bislang vornehmlich Phenylpropan-Verbindungen sowie Triterpen-Derivate isoliert. Unter den Phenylpropanen finden sich Flavonolglykoside, Zimtsäureamide, Stilbene sowie Biarylheptanoide. Als dominierendes Laubblattflavonoid tritt Hyperosid (Quercetin-3-galactosid) auf.[3,4] In den harzartigen Exkreten, die die Blattknospen überziehen, finden sich darüberhinaus lipophile Flavon- bzw. Flavonolaglyka, häufig als Methylether.[5,6] Auch Stilbenderivate wurden als Inhaltsstoffe der Knospenexkrete beschrieben.[7] Aus dem Holz von Alnus-Arten wurde eine Reihe von Biarylheptanoiden isoliert.[8] Darüberhinaus finden sich als Inhaltsstoffe des Holzes Steroide wie z. B. Sitosterol sowie Triterpensäuren.[8] In Pollen von Alnus-Arten finden sich dagegen Hydroxyzimtsäure-Spermidin-Amide sowie als Hauptflavonoid Quercetin-3-glucosylgalactosid.[9,10]

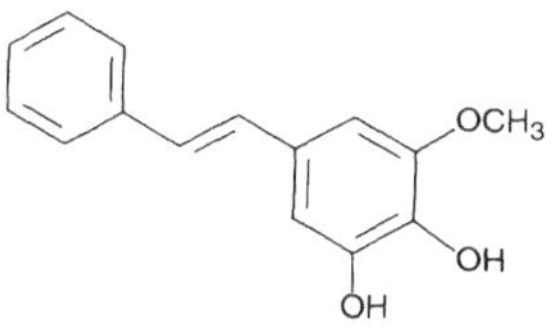

Stilbenderivat

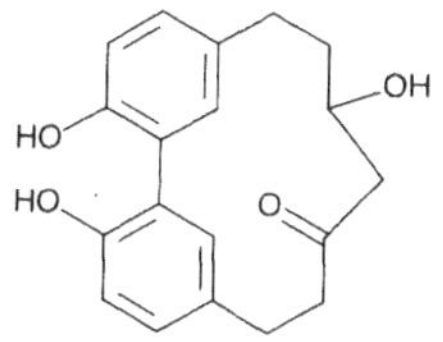

Biarylheptanoid

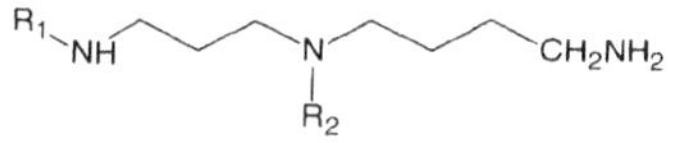

$R_{1,2}$ = *p*-Cumaroyl

Dicumaroylspermidin

Aus männlichen sowie weiblichen Blüten von Alnus-Arten wurde bislang eine Reihe von Triterpen-Derivaten isoliert. Unter diesen befinden sich sowohl Saponine, die C_{31}-Secodammaran-Triterpene als Aglyka aufweisen, als auch nichtglykosidierte Triterpensäuren vom Secodammaran-Typ.[11-13]

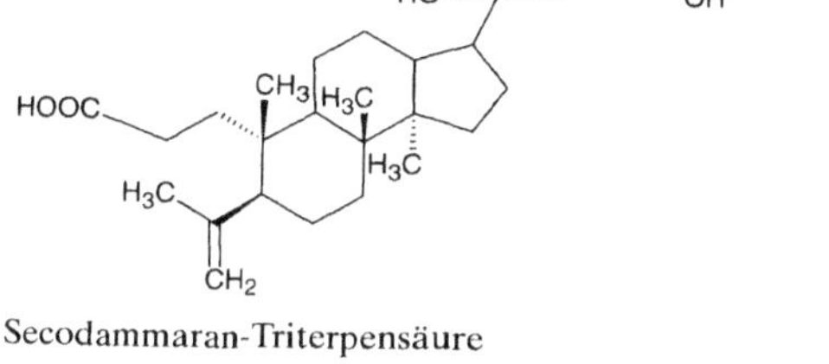

Secodammaran-Triterpensäure

In Alnus-Arten kommen, wie in den Fagaceae,[14,15] hydrolysierbare Gerbstoffe (Gallussäureester) vor.[21]

Drogenliefernde Arten: *Alnus glutinosa*: Alnus-glutinosa-Rinde.
Alnus incana: Alnus-incana-Rinde.
Alnus japonica: Alnus-japonica-Rinde.

Alnus glutinosa (L.) GAERTN.

Synonyme: *Betula alnus* L. var. *glutinosa* L.[14,15]

Sonstige Bezeichnungen: Dt.: Schwarzerle; engl.: Black alder.

Botanische Beschreibung: Laubblätter mit fünf bis acht Seitennervenpaaren. Blätter stumpf oder ausgerandet, rundlich. Ältere Blätter kahl, junge Blätter klebrig. Weibliche Kätzchen gestielt.[2]

Inhaltsstoffe: Gerbstoffe, Flavonolglykoside (hauptsächlich Hyperosid).[3] Als weitere Inhaltsstoffe der Laubblätter finden sich Steroide (z.B. Sitosterol) und Triterpene (z.B. δ-Amyrenon).[15] Ferner in den Pollen Hydroxyzimtsäure-Spermidin-Amide sowie Quercetin-3-glycosylgalactosid.[9,10]

Verbreitung: Auf der nördlichen Erdhalbkugel.[1]

Drogen: Alnus-glutinosa-Rinde.

Alnus-glutinosa-Rinde

Synonym: Alni cortex.

Definition der Droge: Die Rinde.

Stammpflanzen: *Alnus glutinosa* (L.) GAERTN.

Herkunft: Heimisch in Europa, Asien und Nordamerika in feuchten Wäldern, an Ufern und Gräben.[15]

Gewinnung: Sammlung aus Wildbeständen.

Ganzdroge: Gerollte oder rinnenförmige, ca. 1 mm dicke Rindenstücke mit graubräunlichem, glänzenden Periderm. Rindenstücke innen braunrot mit Steinzellenring unter dem Periderm.[15]

Schnittdroge: Außenrinde aus mehreren Reihen tafelförmiger Korkzellen. Mittelrinde aus tangential gestreckten Parenchymzellen mit Chlorophyll oder Kristalldrusen. Markstrahlen einreihig, Zellen fast quadratisch, mit braunem Inhalt. Reihenweise Zellen mit Oxalatdrusen an den Begrenzungsstellen. In der äußeren Region zerstreute Gruppen von Steinzellen.[15]

Inhaltsstoffe: Bis zu 20 % Gerbstoffe.[14,15] Daneben Flavonolglykoside (hauptsächlich Hyperosid), Steroide (β-Sitosterin u. a.) sowie Triterpene (δ-Amyrenon u. a.).

Zubereitungen: Als Dekokt.

Volkstümliche Anwendung und andere Anwendungsgebiete: Als Dekokt zum Gurgeln bei Angina und Pharyngitis, ferner als Klysma bei Darmblutungen.[14-17] Die Verwendung als Gurgelmittel ist aufgrund der lokal antiphlogistischen Gerbstoffwirkung plausibel. Die heute obsolete Anwendung zu Einläufen stand vermutlich ebenfalls mit dem Tanningehalt im Zusammenhang: Bei Blutungen aus ganz feinen Gefäßen koaguliert das Blut (Eiweißfällung), weshalb adstringierende Mittel auch eine schwach hämostatische Wirkung besitzen. Die Wirksamkeit bei den erwähnten Anwendungsgebieten ist nicht belegt.

Alnus incana (L.) Moench.

Synonyme: *Betula alnus* L. var. *incana* L.[14,15]

Sonstige Bezeichnungen: Dt.: Grau- oder Weißerle.[14,15]

Botanische Beschreibung: Blätter mit 8 bis 12 Seitennervenpaaren, eiförmig-elliptisch, zugespitzt. Blattrand doppelt gesägt, unterseits grau-grün, behaart.[2]

Verbreitung: Auf der nördlichen Erdhalbkugel.[1,2]

Drogen: Alnus-incana-Rinde.

Alnus-incana-Rinde

Definition der Droge: Die Rinde.

Stammpflanzen: *Alnus incana* (L.) Moench.

Herkunft: Heimisch in Europa, Asien und Nordamerika. Häufig in Auwäldern anzutreffen.[2]

Gewinnung: Sammlung aus Wildbeständen.

Zubereitungen: Als Dekokt ähnlich wie bei *Alnus glutinosa.*

Volkstümliche Anwendung und andere Anwendungsgebiete: Ähnlich wie *Alnus glutinosa*, hauptsächlich zur Behandlung entzündlicher Erkrankungen im Mund- und Rachenraum.[14,15,18]

Alnus japonica (Thunb.) Steud.

Synonyme: *Betula japonica* Thunb.

Sonstige Bezeichnungen: Japanisch: Hannoki.[19]

Botanische Beschreibung: Blätter länglich-oval, ca. 6 bis 13 cm lang und 2,5 bis 5 cm breit, sieben bis neun Blattnerven. Blätter normalerweise glatt bis auf kleine rotbraune Haare auf der Blattunterseite. Früchte 1,5 bis 2,0 cm lang und ellipsoid geformt.[19]

Inhaltsstoffe: Aus dem Holz von *Alnus japonica* wurde eine Reihe von cyclischen sowie acyclische Biarylheptanoide isoliert.[8] Zusätzlich wurde über Steroide wie z. B. Sitosterol sowie Triterpene wie das Erythrodiol-3-acetat als Inhaltsstoffe des Holzes berichtet.[8] In den männlichen Blüten von *Alnus japonica* fanden sich neuartige Secodammaran-Triterpensäuren.[13]

Verbreitung: *Alnus japonica* ist verbreitet in Nordasien (Japan, Korea, Teile von Sibirien) und wächst dort wie alle Alnus-Arten bevorzugt auf feuchtem Untergrund.[19]

Drogen: Alnus-japonica-Rinde.[14,15] In einer neueren Arbeit[20] werden die Blätter als Droge genannt, jedoch wird hier fälschlicherweise von *Alnus japonica* Sieb. et Zucc. (statt der korrekten Bezeichnung *Alnus japonica* (Thunb.) Steud.) gesprochen, so daß unklar ist, ob eine korrekte taxonomische Identifizierung der Pflanze sichergestellt ist.

Alnus-japonica-Rinde

Definition der Droge: Die Rinde.

Stammpflanzen: *Alnus japonica* (Thunb.) Steud.

Herkunft: Nordasien.[19]

Gewinnung: Sammlung aus Wildbeständen.

Zubereitungen: Decoct.

Volkstümliche Anwendung und andere Anwendungsgebiete: Als Diureticum[14,15] sowie gegen Dyspepsie.[20] Diese Anwendungsgebiete sind nicht belegt.

1. Encke F (Hrsg.) (1960) Pareys Blumengärtnerei, Paul Parey, Berlin Hamburg, S. 513
2. Rothmaler W (1972) Exkursionsflora für die Gebiete der DDR und der BRD, Volk und Wissen VEB, Berlin, S. 135
3. Frohne D, Jensen U (1985) Systematik des Pflanzenreichs, Gustav Fischer Verlag, Stuttgart New York, S. 141
4. Mears JA (1974) Brittonia 25:385–394
5. Wollenweber E (1975) Biochem Syst Ecol 3:47–53
6. Wollenweber E (1982) Flavones and Flavonols. In: Harborne JB, Mabry TJ (Hrsg.) The Flavonoids: Advances in Research, Chapman and Hall, London New York, S. 189–259
7. Bonvin JF-B, Jay M, Wollenweber E (1978) Phytochemistry 17:821–822
8. Nomura M, Tokoroyama T, Kubota T (1981) Phytochemistry 20:1.097–1.104
9. Meurer B, Wiermann R, Strack D (1988) Phytochemistry 27:823–828
10. Meurer B, Wray V, Wiermann R, Strack D (1988) Phytochemistry 27:839–843
11. Suga T, Aoki T, Kawada Y, Ohta S, Ohta E (1984) Phytochemistry 23:1.297–1.299
12. Suga T, Ohta S, Ohta E, Aoki T (1986) Phytochemistry 25:1.243–1.244
13. Aoki T, Ohta S, Suga T (1988) Phytochemistry 27:2.915–2.920
14. Hoppe HA (1975) Drogenkunde, Bd. 1, 8. Aufl., De Gruyter-Verlag, Berlin, S. 55
15. Hag, Bd. 2, S. 1.217–1.218

16. Gessner O (1953) Die Gift- und Arzneipflanzen von Mitteleuropa, Carl Winter Universitätsverlag, Heidelberg, S. 341
17. Fischer G, Krug E (1980) Heilkräuter und Arzneipflanzen, 6. Aufl., Haug Verlag, Heidelberg, S. 72–73
18. Chandler RF, Freeman L, Hooper SN (1979) J Ethnopharmacol 1:49–68
19. Ohwi J (1984) Flora of Japan, Smithsonian Institution Washington, D.C., S. 374–376
20. Moskalenko SA (1986) J Ethnopharmacol 21:231–260
21. Yoshida T, Yazaki K, Memon MU, Maruyama I, Kurokawa K, Shingu T, Okuda T (1989) Chem Pharm Bull 37:2.655–2.660

PP

Aloe

HN: 2030200

Familie: Asphodelaceae[1] (Liliaceae).[207]

Unterfamilie: Alooideae[1] (Asphodeloideae).[207]

Tribus: Aloineae.[1,207]
Die Einordnung der Gattung Aloe L. in die Familie Asphodelaceae ist umstritten. Traditionell wird die Gattung zur Familie Liliaceae gerechnet. Auch wird die Abtrennung einer Familie Aloeaceae von den Liliaceae vorgeschlagen, der neben Aloe sechs weitere Gattungen angehören sollen.[208]
Der Name Aloe bezeichnet neben der Pflanzengattung auch die durch Eintrocknen des Saftes aus den Blättern verschiedener Aloe-Arten gewonnenen Drogen.

Gattungsgliederung: Zur Artenzahl der Gattung Aloe existieren die unterschiedlichsten Angaben. Nach Lit.[2] können über 360 Arten verzeichnet werden. In einer neueren, ältere Vorschläge zusammenfassenden Systematik wird die Gattung nach morphologischen und geographischen Kriterien in 11 Sektionen eingeteilt, wobei allerdings die 4. Sektion zwei Drittel aller Aloen umfaßt:[3]
- 1. Sektion Aloinella,
- 2. Sektion Graminialoe,
- 3. Sektion Leptoaloe,
- 4. Sektion Eualoe mit fünf Untersektionen,
- 5. Sektion Anguialoe,
- 6. Sektion Pachydendron,
- 7. Sektion Dracoaloe,
- 8. Sektion Aloidendron,
- 9. Sektion Sabaealoe,
- 10. Sektion Kumara,
- 11. Sektion Madagassische Arten.

Gattungsmerkmale: Stammlose, kurzstämmige oder baumartige mehrjährige Blattsukkulenten; Blattstellung meist rosettig, seltener zweizeilig oder zerstreut; Blatt meist fleischig, lanzettlich, ganzrandig, oft gezähnt und die Flächen mit Stacheln besetzt, oft gefleckt, grün bis bläulich; einfache oder verästelte Blütenstände aus den Blattachseln, mit Blütentrauben oder -dolden, meist mit Tragblättern; Blüten zahlreich, gestielt, rot, gelb oder orange, oft grüne Spitzen; Perigon radiär, 6lappig, zylindrische bis glockige Röhre bildend, Segmente gleich gestaltet, verwachsen oder frei; Fruchtknoten sitzend; Griffel fadenförmig; dreifächerige Kapsel.[3-5]

Verbreitung: Hauptsächlich afrikanisches Festland, Madagaskar, arabische Halbinsel. Auch Mittelmeergebiet, Amerika, Asien.[3] An trockenen, schattigen oder auch feuchten Standorten; von Küstenebenen bis ins Hochgebirge.[6]

Inhaltsstoffgruppen: *Anthranoide vom Polyketidtyp.* Vor allem Anthron-10-*C*-glykosyle; gemischte Anthron-*C*- und -*O*-glykosyle; jeweils freie und glykosidierte 9,10-Anthrachinone, Anthron-Anthrachinon-Dimere sowie 1,2,3,4-Tetrahydroanthracene; freie Bianthrachinone.[7-18]
2-Alkylchromone. Frei und besonders als 8-*C*-Glykosyle.[7-13,15,16,18]
Bei Anthron-*C*-glucosylen in Position 6' und bei Chromon-*C*-glucosylen in Position 2' häufig Esterbildungen zwischen Zuckerrest und *p*-Cumar- oder Zimtsäure, bei Anthron-*C*-glucosylen auch mit Essigsäure, bei Chromon-*C*-glucosylen auch mit *Z-p*-Cumar-, Kaffee-, Ferula- und Tiglinsäure.
6-Phenyl-2-pyrone. Frei und *O*-glykosidisch.[12,15,19,20,21]
N-haltige Verb.. Piperidinalkaloide und Tyraminderivate;[24,25] Glykoproteine,[37,39,42,204] darunter Lectine.[37,43,44,45]
Flavanone und Flavanonole. Frei und *O*-glucosidisch.[12,13]
Heteropolysaccharide.[22,23]
Sonstige. Carotinoide.[26,27]
Eine chemotaxonomische Gliederung der Gattung Aloe ist aufgrund der Artenfülle, der leichten Hybridbildung zwischen den Arten und der häufig großen Verbreitung der bisher untersuchten Sekundärstoffe innerhalb der Gattung schwierig. Ansätze zu Artengruppierungen aufgrund botanisch-phytochem. Untersuchungen finden sich u. a. bei Lit.[12,28,29]
Es können bzgl. der Anthron-*C*-glykosyl- und 2-Alkylchromon-Führung auf der Arten-Ebene, untersucht sind 180 Aloearten, Inhaltsstoff-Familien gebildet werden.[12,29]

Drogenliefernde Arten: *A. arborescens*: Aloe-arborescens-Blätter; *A. barbadensis*: Aloe barbadensis, Aloe-vera-Gel; *A. ferox* und ihre Hybriden: Aloe capensis, Aloe hom. *HAB1*, Aloe hom. *PFX*; *A. perryi*: Sokotra-Aloe, Aloe Sokotrina hom. *HAB34*, Aloe Socotrina hom. *HPUS78*; *A. saponaria*: Aloe-saponaria-Blätter; *A. succotrina*: Aloe hom. *PFX*.
Traditionell werden die im Handel erhältlichen Aloe-Drogen gemäß ihrer Herkunft und ihres Aussehens unterschieden. Eine Zuordnung von Stammpflanzen und eine dementsprechende Einteilung der Drogen wird erst seit dem Erscheinen des Europäischen Arzneibuches praktiziert und gelingt vor allem bei der Droge Aloe barbadensis, die von Kulturpflanzen gewonnen wird. Bei Drogen aus Wildsammlungen wie bsp. *Aloe capensis* gestaltet sich eine eindeutige Zuordnung von Stammpflanzen schwieriger. Die meisten Arzneibücher benutzen dann sehr allg. Formulierungen wie

"... Saft (...) einiger Arten der Gattung Aloe, insbesondere der *Aloe ferox* MILL. und (ihrer) Hybriden ...".[223]

Aloe arborescens MILL.

Synonyme: *A. arborea* MEDIK., *A. fructicosa* LAM., *A. perfoliata* var. L., *A. perfoliata* var. *arborescens* AIT., *Catevala arborescens* MEDIK.

Sonstige Bezeichnungen: Dt.: Baumartige Aloe; engl.: Candelabra aloe, candelabra plant, octopus plant, torch plant; japanisch: Kidachiaroe, Kidachirokai; russ.: Aloe drevovidnoe, stoletnik; Zulu: InKalene encane.

Systematik: *A. arborescens* gehört zur 4. Sektion Eualoe, Untersektion Magnae, 28. Reihe Arborescentes. Von der Art werden 15 natürliche Hybriden beschrieben;[31] die bedeutungsvollste für die Drogengewinnung ist die Hybride mit *A. ferox*. Weit verbreitet ist die Unterscheidung folgender Varietäten, die aber nicht akzeptiert sind und unter *A. arborescens* geführt werden:[31] *A. arborescens* var. *milleri* BERGER, var. *natalensis* BERGER, var. *pachythyrsa* BERGER, var. *frutescens* LINK.

Botanische Beschreibung: Pflanzen bis 3 m hoch und breit, strauchartig; Stamm basal bis zu 30 cm im Durchmesser, an der Basis oder höher stark verzweigt, unterhalb der terminalen Rosetten mit alten Blättern bedeckt; dichte Blattrosetten bis zu 80 cm im Durchmesser, Blätter schmal, bis 60 cm lang, basal 5 bis 7 cm breit; Blattoberseite flach, ohne Flecken oder Linien, dunkelgrün bis gelb-, grau- oder blau-grün; Blattunterseite konvex, dunkelgrün; Blattrand mit 3 bis 5 mm langen, gebogenen Zähnchen, basal größer und in breiterem Abstand, zur Spitze hin kleiner und zahlreicher; einfache Blütenstände, bis zu 4 pro Rosette, bis 80 cm hoch; Blütentrauben dicht, breit bis länglich konisch; Blüten bis 4 cm lang, rot, selten gelb.[31,32]
Die Art variiert an ihren unterschiedlichen Wild-Standorten sehr stark, besonders bzgl. Pflanzengröße, Blattform und -farbe, Form der Blütentrauben, Länge und Farbe der Blüten. Daneben tritt sie auch in für das entspr. Land typischen Gartenformen auf.[31]

Inhaltsstoffe: S. a. Aloe-arborescens-Blätter. Anthranoide finden sich nur in den Blättern und im oberen Teil des Stammes, nicht in den unterirdischen Organen und den Blüten. Kurz vor dem Blühen ist der Anthranoidgehalt am höchsten, während der vollen Blüte am niedrigsten.[33] Der Gehalt an 2-Alkylchromonen schwankt ebenfalls.[34] Die Biosynthese des 6-Phenyl-2-pyrons Aloenin A findet im Frühling statt.[8]

Verbreitung: Südafrika: Kapland, Transkei, Natal, Zululand, Transvaal; Swasiland; Zimbabwe; Mosambik; Malawi.[31,32] Die Art bevorzugt steinige Plätze in hügeligen und Berg-Regionen bis über 2.000 m Höhe.[32]

Anbaugebiete: Feuchte Subtropen der nördlichen Schwarzmeerküste, Krim (S), Süd-Japan; Gewächshauskulturen auch in Osteuropa.

Drogen: Aloe-arborescens-Blätter.

Aloe-arborescens-Blätter

Definition der Droge: Die frischen Blätter.

Stammpflanzen: *Aloe arborescens* MILL. Die Abgrenzung einer Varietät *A. arborescens* var. *natalensis* BERGER von der Art *A. arborescens* ist umstritten.[31] Im folgenden werden daher unter Inhaltsstoffe, Wirkungen, Volkstümliche Anwendung und Sonstige Verwendung auch Arbeiten berücksichtigt, die sich ausdrücklich mit *A. arborescens* var. *natalensis* beschäftigen.

Inhaltsstoffe: *Anthron-10-C-glykosyle.* Im getrockneten Blatt durch photometrische Best. nach HPLC:[35] 0,4 % Aloine A und B (Syn.: Aloin, Barbaloin; diastereomere 10-*C*-*β*-D-Glucosyle des Aloeemodinanthrons; Konfigurationsbest. s. Lit.[216], Konformationsanalyse s. Lit.[217]).
1,8-Dihydroxyanthrachinone. Aloeemodin im getrockneten Blattsaft.[36]
2-Alkylchromone. Als 8-*C*-Glucosyle: Aloeresin B (Syn. Aloesin, "Harzgrundkörper"), Aloeresin A und 2'-*O*-Feruloyl-Aloeresin B.[37]
6-Phenyl-2-pyrone. Aloenin A (syn. Aloenin, Aloecarbonosid).[19]
Heteropolysaccharide. Die Zus. dieser Inhaltsstofffraktion kann nicht definitiv angegeben werden, vgl. auch Aloe-vera-Gel. Bisher werden u. a. beschrieben: 1,6-*α*-D-Glucane, teilacetylierte 1,4-*β*-D-Mannane, Glucomannane, Arabinogalactane[38-40] sowie pectinsäureähnliche Galacturonane.[41]
Glykoproteine,[37,39,42] darunter Lectine;[37,43-45] z. T. mit einem Kohlenhydrat-Gehalt von über 50 %.[44]
Sonstige. Organische Säuren und deren Salze, z. B. 0,05 % Bernsteinsäure und 0,01 % Magnesiumlactat in frischen Blättern.[46] Äth. Öl.[47]

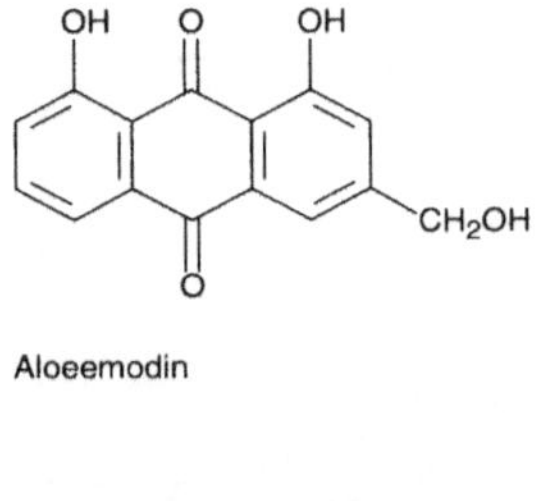

Aloeemodin

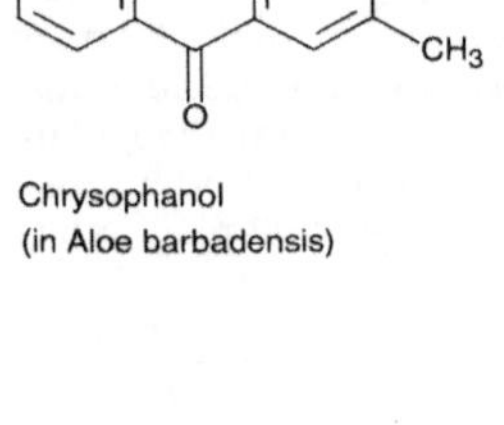

Chrysophanol
(in Aloe barbadensis)

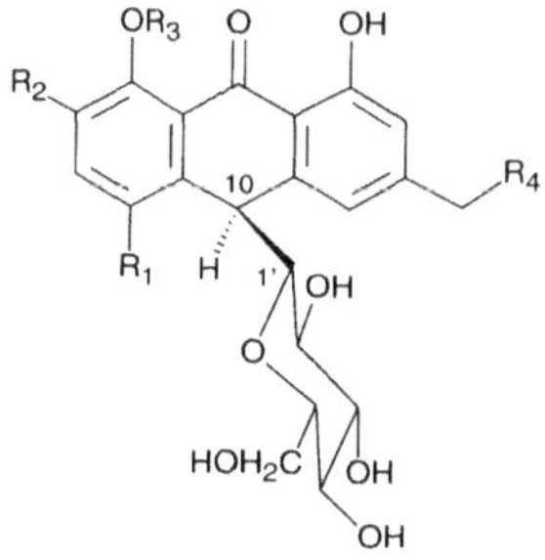

A-Typ

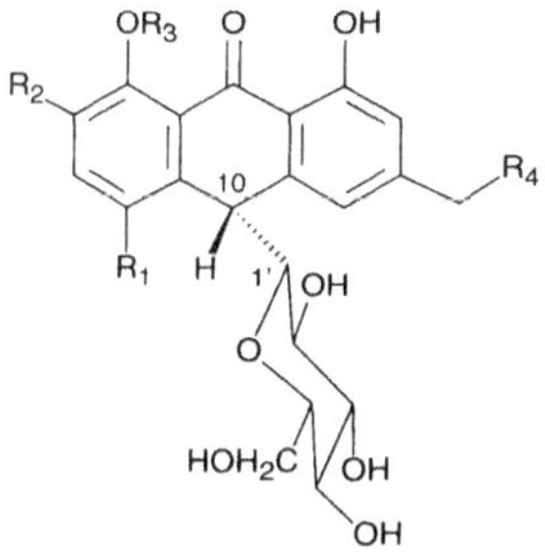

B-Typ

	R_1	R_2	R_3	R_4	Konfiguration[7, 216] A-Typ C-10, C-1'	Konfiguration[7, 216] B-Typ C-10, C-1'
Aloine	—H	—H	—H	—OH	*S,S*	*R,S*
Aloinoside (nur in Aloe capensis)	—H	—H	—H	*O*-α-L-Rhamnosyl-	*S,S*	*R,S*
5-Hydroxyaloine (nur in Aloe capensis; in Pflanzen nur in A-Konfiguration vorliegend)	—OH	—H	—H	—OH	*R,S*	*S,S*
7-Hydroxyaloine (nur in Aloe barbadensis)	—H	—OH	—H	—OH	*S,S*	*R,S*
8-*O*-Methyl-7-hydroxyaloine (nur in Aloe barbadensis)	—H	—OH	$—CH_3$	—OH	*S,S*	*R,S*
Homonataloine (nicht in offizinellen Aloe-Drogen)	—H	—OH	$—CH_3$	—H	*S,S*	*R,S*

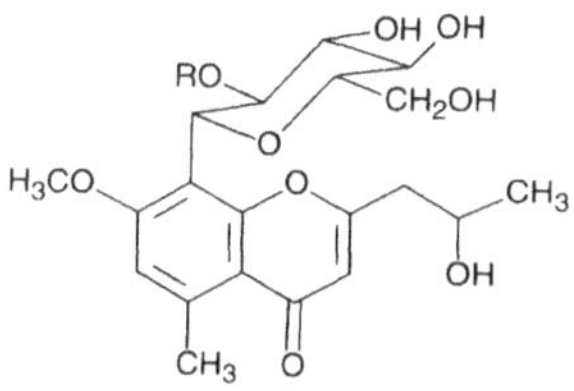

R=p-Cumaroyl-

Aloeresin D

Zubereitungen: Extr. "nach Filatov": Frische Blätter werden 12 Tage lang bei niedriger Temp. oder in Dunkelheit aufbewahrt und dann erst extrahiert; dabei sollen sich sog. "biogene Stimulatoren" bilden.[48]

Wirkungen: Die meisten Experimente versuchen, die Anwendungsgebiete der japanischen Volksheilkunde zu belegen. Die Steuerung der Isolierungsrichtung nach pharmakologischen Ergebnissen führt hauptsächlich zu Glykoproteinen und Heteropolysacchariden als Hauptwirkstoffen.

Antiphlogistische Wirkung. Ein Glykoprotein aus Aloe-arborescens-Blättern (50 mg/kg KG i. v.) zeigt Hemmwirkung im Carrageenan-Rattenpfotenödemtest.[49] Aus *A. arborescens* isolierte Aloine sowie Aloenin A und Aloeemodin sollen im gleichen Testmodell ebenfalls wirksam sein.[50]
Ein Glykoprotein und Frischblattfraktionen ($M_r \geq 10.000$) bauen bei pH 7,3/7,4 *in vitro* Bradykinin hydrolytisch ab. Am isolierten Meerschweinchen-Ileum zeigt das Glykoprotein (5 mg/mL) eine Antibradykinin-Wirkung wie Bromelain;[42] am gleichen Testmodell entwickelt der hochmolekulare Frischblattextrakt (0,1 mg/mL) ebenfalls Bradykinase-Wirkung.[51]
Beeinflussung der Phagocytose. Ein Glykoprotein (2 mg/mL) aus *A. arborescens* erhöht *in vitro* die Phagocytose neutrophiler Granulocyten aus dem Blut erwachsener Asthmatiker in geringem Umfang.[39]
Beeinflussung der Histaminfreisetzung. Aus *A. arborescens* isoliertes Aloenin A (0,3 mM) hemmt die Calcium-unabhängige Histaminfreisetzung aus Peritoneal-Mastzellen von Ratten; Aloine (0,3 mM) hemmen die Calcium-induzierte Histaminfreiset-

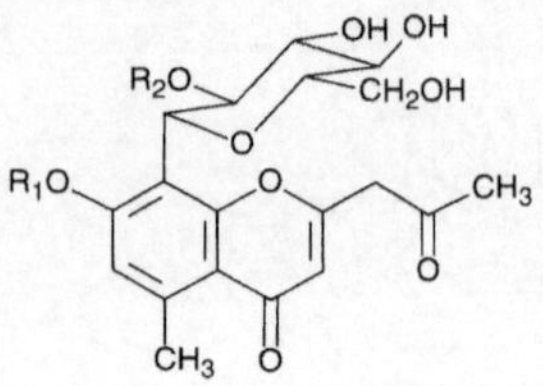

	R_1	R_2
Aloeresin A (in Aloe capensis und Aloe-arborescens-Blättern)	—H	p-Cumaroyl-
Isoaloeresin A (nur in Aloe capensis)	—H	z-p-Cumaroyl-
Aloeresin B	—H	—H
Aloeresin C	β-D-Glucosyl-	p-Cumaroyl-
2'-O-Cinnamoyl-Aloeresin B (nur in Aloe barbadensis)	—H	p-Cinnamoyl-

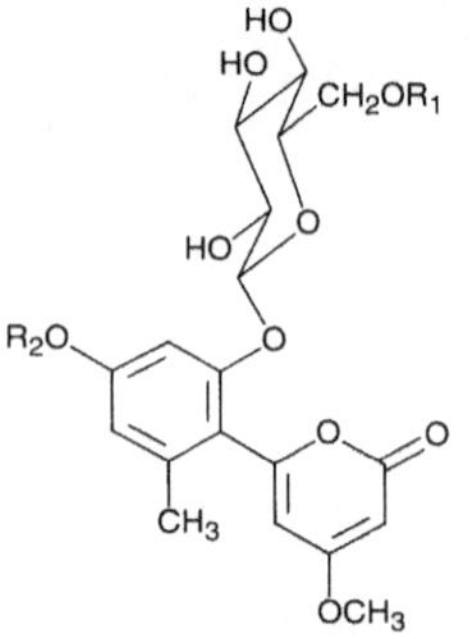

	R_1	R_2
Aloenin A (aus A.arborescens und A.saponaria)	—H	—H
Aloenin B (aus Kenia-Aloe)	p-Cumaroyl-	β-D-Glucosyl-

zung stärker als Indometacin in der gleichen Konz., haben aber auf die Calcium-unabhängige Freisetzung keinen Einfluß.[52]

Fungicide Wirkung. Die MHK eines Gesamtblatt-Lyophilisates und eines Gesamtblatt-Dialysates ($M_r \geq 10.000$) auf das Wachstum von *Trichophyton mentagrophytes* im Agar-Verdünnungstest betragen 25 mg/mL bzw. 10 mg/mL.[53]

Wirkung auf die Haut. Verantwortlich für die Förderung der Wundheilung soll ein Glykoprotein aus Aloe-arborescens-Blättern sein, das *in vitro* in einer Konz. von 5 µg/mL die DNA-Synth. in Nierenzellen junger Hamster stimuliert.[43]

Am Testmodell Maus soll *A. arborescens* protektive Wirkung bei Hautverletzungen zeigen, die durch weiche Röntgenstrahlung hervorgerufen werden.[54]

Wirkung auf den Verdauungstrakt. Aus *A. arborescens* isoliertes Magnesiumlactat (50 mg/kg KG) und Aloenin A (100 mg/kg KG) vermindern jeweils innerhalb von 4 Stunden nach der p. o. Gabe durch einen Magentubus die Magensaftsekretion bei Ratten (Messung nach Shay) um 1,1 bzw. 1,5 mL/100 g KG, das entspricht 23 bzw. 32 %.[46]

Ein Glykoprotein der Blätter soll i. v. dosisabhängig die Sekretion von Magensäure und Pepsin bei Ratten mit unterbundenem Pylorus vermindern und i. v. ebenfalls bei Ratten Indometacin-induzierte Magenläsionen hemmen.[55]

Wirkung auf den Blutzuckerspiegel. I. p. Appl. eines wäßrig-methanolischen Trockenextr. der Blätter (100 mg/kg KG) senkt den Plasmazuckerspiegel bei gesunden Mäusen nach 7 Stunden um 54 %, nach 24 Stunden noch um 33 %; zwei aus diesem Extr. isolierte Heteropolysaccharide (100 mg/kg KG i. p.) zeigen einen ähnlichen, aber nicht so ausgeprägten Effekt bei gesunden und Alloxan-induziert hyperglykämischen Mäusen.[56]

Wirkung auf Tumorgewebe. Ein Lectin aus *A. arborescens* soll die systemische Tumorabwehr bei MM102-Mäusen aktivieren,[45] ein anderes Glykoprotein hemme das Wachstum Methylcholanthren-induzierter Fibrosarkome bei Mäusen.[57]

Aus dem Gel von *A. arborescens* isoliertes teilacetyliertes *β*-D-Mannan (für 10 Tage 5 bzw. 100 mg/kg KG, i. p.) hemmt das Wachstum implantierter 180-Sarkome bei Mäusen um 38,1 % bzw. 48,1 %.[40]

Aloeemodin (40 mg/kg/Tag, 7 mal i. p.) erhöht die Überlebenszeit von Mäusen mit P388-Leukämie um 36 % durch Hemmung der DNA-, RNA- und Protein-Biosynth. in den Tumorzellen.[58]

Eine Lsg. von getrocknetem "Aloe-Extrakt" hemmt *in vitro* die Proteinbiosynth.; verantwortlich dafür sollen die Aloine und Aloeemodin sein, weil sie den Einbau von markiertem Leucin in Proteine unterdrücken.[59] Weitere Hinweise zu möglichen Wirkungen von Aloe-arborescens-Blättern finden sich in Lit.[37,48,60]

Elimination: Es existiert lediglich eine Untersuchung an Ratten zur Metab. und Ausscheidung von radioaktiv markiertem Aloenin A. Als fäkaler Metabolit nach Fütterung ist das Aglykon des Aloenins A, als harngängiger Metabolit 2,5-Dimethyl-7-hydroxychromon nachweisbar.[61]

Volkstümliche Anwendung und andere Anwendungsgebiete: In Japan werden Aloe-arborescens-Blätter äußerlich bei Wunden, Verbrennungen, Insektenstichen und Fußpilz und innerlich bei gastrointestinalen Erkr. verwendet;[37] Hinweise zu einem berechtigten Einsatz der Droge bei diesen Krankheiten gibt die unter Wirkungen zitierte Lit. In Rußland wird der frische Blattsaft äußerlich bei Wunden, Furunkeln und Flechten, innerlich bei

Kopfschmerz und Tuberkulose gegeben; "Filatov-Extrakte" finden u.a. innerlich Anwendung bei Magen- und Duodenalulcera und topisch bei Paradontose, diversen Entzündungen im Augenbereich, Ozaena sowie entzündlichen Hauterkrankungen.[48]
A. arborescens hat außerdem Eingang in die Volksmedizin Chinas gefunden[22] und ist Bestandteil der traditionellen südafrikanischen Medizin. Die Zulus geben Frauen kurz vor der Niederkunft einen Blattdekokt zur Unterstützung der Wehentätigkeit.[62]
Ausreichende klinische Untersuchungen zur Wirksamkeit der Droge bei o.a. Indikationen liegen nicht vor.

Dosierung und Art der Anwendung: *Droge.* Zur Anwendung kommen von den frischen Blättern gewonnener frischer und eingetrockneter Blattsaft sowie das Gel des wasserspeichernden Gewebes (vgl. Aloe-vera-Gel); getrocknete Blätter.

Unerwünschte Wirkungen: *Allergische Wirkungen.* Bisher wurden einige Fälle von Kontaktdermatiden auf A.-arborescens-Gel beschrieben.[63,64] Patch-Tests mit A.-arborescens-Gel verliefen dabei jeweils positiv.

Sonst. Verwendung: *Kosmetik.* Gel und Extr. von *A. arborescens* sind Bestandteile von Cremes und Körperlotionen; aus *A. arborescens* isoliertes Aloenin A ist in sog. Skin-Conditioners enthalten,[65] Aloine aus *A. arborescens* in Kosmetika gegen Haarausfall.[66]
Aloine-haltige Aloe-Extr. werden kosmetischen Präparaten zum Schutz vor Farbveränderungen zugesetzt;[67] mit 2-Alkylchromonen angereicherte Aloe-Extr. sind Bestandteile Haut-aufhellender Cremes;[68] die Anw. wird begründet mit einer *In-vitro*-Hemmung von Pilz-Tyrosinase durch 2'-*O*-Feruloyl-Aloeresin B und Aloeresin B;[69] eine Angabe zur Verw. von Aloine-haltigen Aloe-Extr. mit einem Absorptionsmaximum von 297 nm als UV-Filter findet sich in Lit.[70]; auch mit Aloeresin B angereicherte Aloe-Extr. dienen als UV-Filter.[71]
Angaben zu in den Kosmetika enthaltenen Mengen o.a. Extr. sind nicht verfügbar. *Haushalt.* In Japan verwendet man Zubereitungen der Blätter für Süßigkeiten, Marmeladen, Säfte usw.[35]

Gesetzl. Best.: *Artenschutz.* S. Droge Aloe barbadensis.

Aloe barbadensis Mill.

Synonyme: *A. chinensis* Bak., *A. elongata* Murray, *A. indica* Royle, *A. officinalis* Forsk., *A. perfoliata* L., *A. rubescens* DC., *A. vera* (L.) Burm. f.,[22] *A. vera* "L." var. *littoralis* König ex Bak., *A. vera* "L." var. *chinensis* Berger, *A. vulgaris* Lam..

Sonstige Bezeichnungen: Dt.: Aloe vera, Echte Aloe; engl.: Aloe vera, medicinal aloe, sempervivum, sinkle bible, unguentine cactus; frz.: Laloi, sempervive; arabisch: Sabbara, saber, sabr; chinesisch: Lu wei; span.: Sábila, zábila.

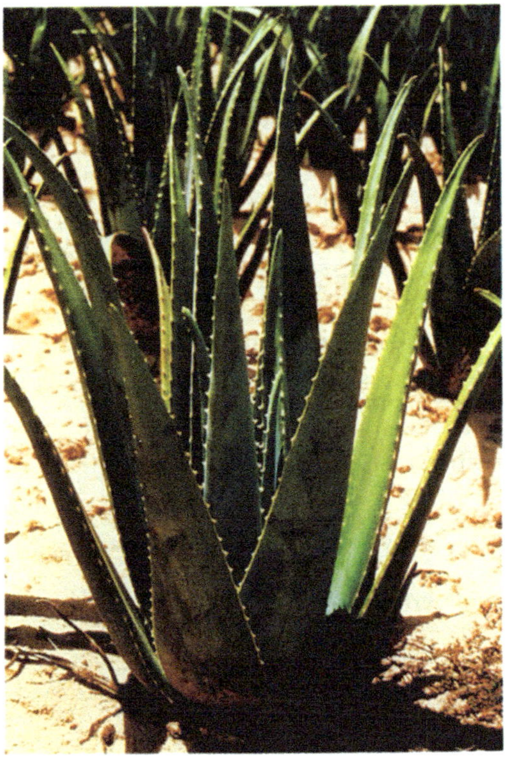

Aloe barbadensis Mill.

Systematik: *A. barbadensis* gehört zur 4. Sektion Eualoe, Untersektion Grandes, 16. Reihe Verae. Morphologische Varietäten und polyploide Formen (Karyotyp: $2n = 14$[78]) existieren.[22]

Botanische Beschreibung: Stammlos oder mit bis zu 25 cm langem Stamm, ca. 20 Blätter in aufrechter, dichter Rosette; Blatt ca. 40 bis 50 cm lang, basal 6 bis 7 cm breit, lanzettlich, recht dick, fleischig; oberseits konkav, grau-grün mit häufig roter Färbung, bei jungen Pflanzen manchmal Flecken; unterseits konvex; Blattrand mit leicht rosa Kante, 2 mm langen blassen, derben Zähnen im Abstand von 10 bis 20 mm; Blütenstand einfach oder ein- bis zweimal verzweigt, 60 bis 90 cm hoch; Blütentrauben dicht, zylindrisch, nach oben schmal werdend, die terminale Traube bis 40 cm lang, die unteren Trauben kürzer; fast weiße Tragblätter; Blüten gelb, 3 cm lang.[3,4] Blattsaft honigfarben, gelb eintrocknend.

Inhaltsstoffe: S. a. die Droge Aloe barbadensis. Zu qual. und quant. Unterschieden im Anthranoidspektrum des frischen Blattsaftes und der Droge existieren kaum Arbeiten; 1,8-Dihydroxyanthrachinone wie Aloeemodin sind in der Droge wahrscheinlich Artefakte, da sie im frischen Blattsaft nicht nachweisbar sind.[72]
Zu Phospholipiden, Cholesterol und weiteren polaren und unpolaren Lipiden in Blattextr. s. Lit.[73,74]
Zum Gehalt an organischen Säuren, Aminosäuren

und Mineralien s. Lit.[74,75] Zur Abhängigkeit der Nährstoffzus. des wasserspeichernden Blattgewebes von den Kulturbedingungen vgl. Lit.[76]

Verbreitung: Die ursprüngliche Heimat ist unbekannt, möglich erscheinen der Sudan und die arabische Halbinsel.[22] Heute findet sich die Art kultiviert und verwildert in Nord-Afrika von Marokko bis Ägypten, im Nahen Osten, in Asien und hier besonders Indien, im gesamten südlichen Mittelmeerraum, auf Madeira, den Kapverden und den Kanarischen Inseln; sie ist eingeführt und heute auch verwildert in Mittel- und Südamerika, insbesondere auf den Niederländischen Antillen, Puerto Rico, Jamaika, Mexiko und im Andenvorland.[3,4]

Anbaugebiete: Niederländische Antillen, Küstengebiete von Venezuela sowie subtropische Regionen der USA und Mexikos.[22,77]

Drogen: Aloe barbadensis, Aloe-vera-Gel.

Aloe barbadensis (Curaçao-Aloe)

Synonyme: Aloë barbadensis, Aloe curassavica, Aloe hepatica.

Sonstige Bezeichnungen: Dt.: Barbados-Aloe, Curaçao-Aloe, Echte Aloe, Venezuela-Aloe, Westindische Aloe; engl.: Aloe Vera, Barbados Aloes, Curaçao Aloes; frz.: Aloès des Antilles, Aloès des Barbades, Aloès de Curaçao; it.: Aloë delle Antille, Aloë delle Barbados, Aloë di Curaçao; USA: Curaçao Aloe.

Monographiesammlungen: Curaçao-Aloe *DAB 10 (Eur)*; Aloe *USP XXII*; Aloe barbadensis *ÖAB 90 (Eur)*, *Helv VII (Eur)*; Barbados Aloes *BHP 90*; Aloes *BPC 79*, *Mar 29*.
Innerhalb der Monographien Aloe *USP XXII* bzw. Aloes *BPC 79*, *Mar 29* werden jeweils die Drogen Aloe barbadensis und Aloe capensis unterschieden.

Definition der Droge: Der zur Trockne eingedickte Saft der Blätter *DAB 10 (Eur)*, *ÖAB 90 (Eur)*, *Helv VII (Eur)*; der getrocknete Latex der Blätter *USP XXII*; der beim Eindampfen des Blattsaftes erhaltene Rückstand *BHP 90*, *Mar 29*; der beim Eindampfen der Flüssigkeit, die aus abgeschnittenen Blättern fließt, erhaltene feste Rückstand *BPC 79*.

Stammpflanzen: *A. barbadensis* MILL.

Herkunft: Die Droge wird von Kulturpflanzen gewonnen; geliefert wird insbesondere aus Nord-Venezuela und von den Niederländischen Antillen, geringere Mengen auch aus den USA.

Gewinnung: Erntezeitpunkt ist August bis Oktober.[78] Bereits von zweijährigen Pflanzen werden die älteren Blätter maschinell geerntet und in Behältnissen derart aufgeschichtet, daß der ausfließende Saft im unteren Teil des Behälters aufgefangen werden kann. Für das Eintrocknen des Saftes bestehen mehrere Möglichkeiten, s. Handelssorten.

Handelssorten: Werden nach dem Trocknungsverfahren unterschieden:

- Aloe lucida ("blanke Aloe"): Amorphe, daher glänzende und durchscheinende Droge; durch Kochen schnell eingeengter Saft.
- Aloe hepatica ("Leber-Aloe"): Teilweise krist., daher matt und undurchsichtig; durch Stehenlassen an der Sonne oder Eindampfen im Vakuum[78] langsam eingetrockneter Saft.
- Sprühgetrocknete Aloe: Offizinell in *Helv VI*, ist aber kommerziell nicht von Bedeutung.

Curaçao-Aloe ist auch heute noch vor allem als Hepatica-Ware erhältlich.

Ganzdroge: Dunkelbraune bis schwarze Masse, schwach glänzend, gewöhnlich opak, gelegentlich durchsichtig.[223,224]
Sprühgetrocknete Droge: Feines, luftiges, braunes bis dunkelbraunes Pulver.[225]

Schnittdroge: *Geruch.* Charakteristisch;[223] penetrant, an Iodoform erinnernd.[224]
Geschmack. Unangenehm, bitter;[223] ekel-erregend.[224]
Makroskopisches Bild. Bruchstellen matt, wachsartig, häufig muschelförmig.[224]
Mikroskopisches Bild (Hepatica-Ware). In Glyc. unlösliche, undurchsichtige Stücke mit zahlreichen Kristallen. Grün-gelb bis rot-braun, Farbe abhängig von der Größe der Bruchstücke. Nach Zusatz von wenig Wasser teilweise l unter Tröpfchenbildung, Kristalle deutlicher.[230] S. a. Lit.[79]

Pulverdroge: *Farbe.* Braun.
Löslichkeit. In der Wärme l in EtOH, teilweise l in siedendem Wasser, pul in Chloroform und Eth.[223] Fast vollständig l in EtOH 60 %.[224]
Mikroskopisches Bild. In dünnfl. Paraffin hell- bis dunkelbraune, kantige Schollen mit krist. Einschlüssen, teilweise undurchsichtig.[30]

Verfälschungen/Verwechslungen: Sind heute nicht mehr relevant; früher jedoch war die Auswahl kommerziell erhältlicher Aloe-Drogen ungleich größer und Verfälschungen bzw. Verwechslungen daher häufiger. Insbesondere mußten Natal-Aloe, wahrscheinlich von *A. spectabilis* G. REYN. – Chemodemen,[80,224] und andere Homonataloine statt Aloine führende Aloesorten ausgeschlossen werden, die heute im Drogenhandel keine Rolle mehr spielen.

Inhaltsstoffe: *Anthron-10-C-glykosyle.* 35 bis 38 % Aloine A und B sowie ca. 3 % 7-Hydroxyaloine A und B (direkte photometrische Best. nach HPLC;[81] 8-*O*-Methyl-7-hydroxyaloine A und B (zus. mit den 7-Hydroxyaloinen früher als Isobarbaloin bezeichnet); diverse 6'-*O*-Zimtsäureester und 6'-*O*-*p*-Cumarsäureester der Aloine, 7-Hydroxyaloine und 8-*O*-Methyl-7-hydroxyaloine.[7] S. Abb. b. Aloe-arborescens-Blätter.
1,8-Dihydroxyanthrachinone. 0,05 bis 0,5 % Aloe-emodin[83] und geringe Mengen an Chrysophanol. S. Strukturformeln bei Aloe-arborescens-Blätter.
2-Alkylchromone. Hauptsächlich Aloeresin B sowie Aloeresin C und D, 2'-*O*-Cinnamoyl-Aloeresin B; geringe Mengen an Aloeson[13] (Aglykon des Aloeresins B[84]). S. Strukturformeln bei Aloe-arborescens-Blätter.
Flavanone/Flavanonole. Frei und *O*-glucosidisch.[13]

6-Phenyl-2-pyrone. Sind entgegen den Angaben neuerer Lit. in den offizinellen Aloe-Drogen bisher nicht nachgewiesen. Vgl. Strukturformeln bei Aloe-arborescens-Blätter.

Zubereitungen: Aloes extractum siccum normatum (Eingestellter Aloeextrakt): Heißwasser-Trockenextrakt; mit Saccharose wird ein Gehalt von 19,0 bis 21,0% "Hydroxyanthracen-Derivaten", ber. als wasserfreies Aloin, eingestellt *DAB 10 (Eur), ÖAB 90 (Eur), Helv VII (Eur)*, Eigenschaften: Braunes bis gelblichbraunes Pulver von schwachem, charakteristischem Geruch und bitterem Geschmack, wl in siedendem Wasser; Extractum Aloes siccum: Aceton-Mazerat, nach dem Trocknen wird der Gehalt mit Saccharose auf 18 bis 22% "Gesamtanthrachinonverb.", ber. als Aloin, eingestellt *Helv VI*; Extractum Aloes (Aloe-Extrakt, Aloe estratto secco): Heißwasser-Trockenextrakt *Ital 9, ÖAB 90*; Aloin: Krist. Substanz mit einem Gehalt von mind. 70% wasserfr. Aloin *BP 88*; "Pulverisierte Aloe" *BP 88*. Anm.: Die o. a. Heißwasserextraktionen führen nur zu einer Reinigung der Droge, nicht aber zu einer nennenswerten Anreicherung von Anthranoiden.[85]

Identität: *Aloe barbadensis.*
Unspez. Nachweise der Aloine nach *DAB 10 (Eur)*:
- Beim Versetzen eines Heißwasser-Auszuges mit Natriumtetraborat-Lsg. entsteht eine gelb-grüne Fluoreszenz (Rkt. nach Schouteten). Der Reaktionsmechanismus ist ungeklärt; mittels ^{13}C-NMR-Spektroskopie können im Reaktionsansatz Oxanthronglucosyle nachgewiesen werden.[218] S. a. Strukturformeln bei Aloe capensis. Nicht-Aloine-haltige Drogen reagieren negativ.
- Nach Zugabe von Bromwasser zum Heißwasser-Auszug fällt ein gelb-brauner Nd.; die überstehende Lsg. ist violett gefärbt (Rkt. nach Rosenthaler). Es bilden sich zu über 90% die in Wasser schwer löslichen 2,4,5,7-Tetrabromaloine A und B;[7] wasserlösliche Oxidationsprodukte der Glykosyle vom 7-Hydroxyaloin-Typ sind wahrscheinlich für die violette Fbg. verantwortlich.[7] Die Rkt. dient zur Unterscheidung von Aloe capensis, bei der sich die überstehende Flüssigkeit nicht verfärbt.

Identitätsüberprüfung mittels DC *BP 88*, s. Reinheit von Aloe barbadensis: Läßt hier die eindeutigste Aussage zu.
Wird ein Kaltwasserauszug mit konz. Salpetersäure und Natriumnitrit-Lsg. versetzt, entsteht eine beständige Rotfbg. *DAB 7*. Ein Heißwasserauszug färbt sich mit Kupfersulfat- und Salzlsg. unter Erwärmen rot-violett (Klunges Isobarbalointest) *BPC 79*. Mit Periodsäure-Lsg. reagiert ein Drogenauszug beständig johannisbeerrot (Isobarbalointest nach Eder und Zinn[86]). Alle drei Rkt. lassen eine Unterscheidung von anderen Aloesorten anhand der Farbe des Reaktionsansatzes zu, s. dazu Lit.[87] Der Reaktionsmechanismus ist unbekannt. Die rot-violetten Färbungen sind wahrscheinlich wieder auf Oxidationsprodukte der 7-Hydroxyaloinderivate zurückzuführen.[7]
Die pulv. Droge löst sich in Salpetersäure unter "Aufbrausen" und ergibt dabei eine rot-braune bis braune oder grüne Farbe; ein 1%iger Kaltwasserauszug ist dunkel-orange gefärbt; dieser Kaltwasserauszug färbt sich mit Salpetersäure rot-orange *USP XXII*.
Der mit verd. Ammoniak versetzte orange gefärbte Kaltwasserauszug (s. o.) wird "dunkel Bernstein-farben" *USP XXII*; diese Mischfarbe entsteht durch die im Alkalischen vorliegenden roten Phenolatanionen der freien 1,8-Dihydroxyanthrachinone (Bornträger-Rkt.). Spezifischer ist der Nachw. *BPC 79*: Die Droge wird mit Eisen(III) chlorid-Lsg. und Salzsäure (Ox./Hydrolyse der Anthron-10-*C*-glykosyle zu 9,10-Anthrachinonen) erhitzt, der Reaktionsansatz mit Tetrachlorkohlenstoff ausgeschüttelt und mit verd. Ammoniaklsg. gegengeschüttelt; dabei färbt sich die wäßrige Phase rosa-rot (Bornträger-Rkt.). Für weitere naßchem., besonders früher gebräuchliche Nachweisreaktionen s. Lit.[87] Einen Überblick zu neueren Entwicklungen der Analytik von Anthranoiden, insbesondere chromatographischen Methoden s. Lit.[7,88,89]
Aloes extractum siccum normatum.
Identitätsprüfung mittels Schouteten-Rkt. *DAB 10 (Eur)*; zusätzlich durch DC bei *BP 88*.

Reinheit: *Aloe barbadensis.*
DC auf Anthron-*C*-glykosyle nach *DAB 10 (Eur), ÖAB 90 (Eur), Helv VII (Eur)*:
- Untersuchungslsg.: Methanolischer Drogenauszug;
- Referenzsubstanzen: Aloine A und B;
- Sorptionsmittel: Kieselgel G;
- FM: Ethylacetat-MeOH-Wasser (100 + 17 + 13);
- Detektion: 10% Kaliumhydroxid in MeOH, Auswertung im UV 365 nm; danach 5 Minuten Erhitzen auf 110 °C, Auswertung im UV 365 nm;
- Auswertung im UV 365 nm: Die Aloine A/B erscheinen ungetrennt als eine gelb fluoreszierende Zone. Weiter unterhalb der Aloine ist die stark hellblau fluoreszierende Zone des Aloeresins B zu erkennen. Nach dem Erhitzen muß sich direkt unterhalb der Aloine eine violett fluoreszierende Zone zeigen. Diese violette Zone (früher mit Isobarbaloin bezeichnet) entspricht 4 Substanzen, den 7-Hydroxyaloinen A/B sowie den 8-*O*-Methyl-7-hydroxyaloinen A/B.[7] Sie sind somit alle als Leitsubstanzen anzusprechen und dienen nach *DAB 10 (Eur)* zur Abgrenzung von Kap-Aloe. Ihr Nachw. als violette Zone gelingt unter denselben Bedingungen wesentlich deutlicher im Vis. Die Abwesenheit der Aloinoside wird vom *DAB 10 (Eur)* nicht hervorgehoben, ist aber für die Droge charakteristisch.

Eine Trennung der jeweiligen Diastereomeren gelingt im FM Chloroform-MeOH-Wasser (7 + 13 + 8; Unterphase).[90]
2-Alkylchromone können mit 10%-iger Kaliumhydroxid-Lsg. und ges. wäßriger Echtblausalz B-Lsg. detektiert werden.[8]
- Trocknungsverlust: Höchst. 12% *DAB 10 (Eur), USP XXII.*
- Asche: Höchst. 4% USP XXII.
- Alkohol-unlösliche Substanzen: Höchst. 10% *USP XXII.*

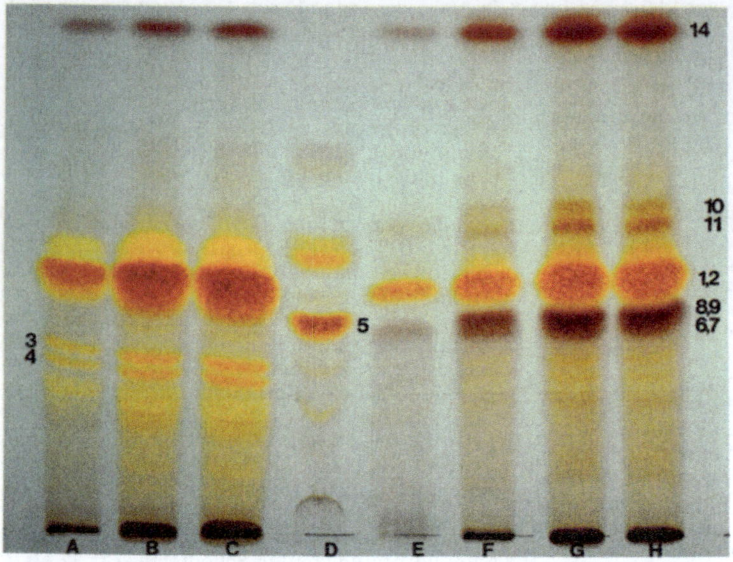

DC der offizinellen Drogen Aloe barbadensis und Aloe capensis. Bedingungen: Entspr. *DAB 10 (Eur)*. A/B/C = Aloe capensis; E = Anthron-*C*-glykosyl-Fraktion aus Aloe barbadensis; F/G/H = Aloe barbadensis; 1 = Aloin A; 2 = Aloin B; 3 = Aloinosid A; 4 = Aloinosid B; 5 = 5-Hydroxyaloin A; 6 = 7-Hydroxyaloin A; 7 = 7-Hydroxyaloin B; 8 = 8-*O*-Methyl-7-hydroxyaloin A; 9 = 8-*O*-Methyl-7-hydroxyaloin B; 10 = 6'-*O*-Cinnamoyl-8-*O*-methyl-7-hydroxyaloine A/B; 11 = 6'-*O*-*p*-Cumaroyl- 7-hydroxyaloine A/B; 12 = 10-Hydroxyaloin A; 13 = 10-Hydroxyaloin B; 14 = Aloeemodin.

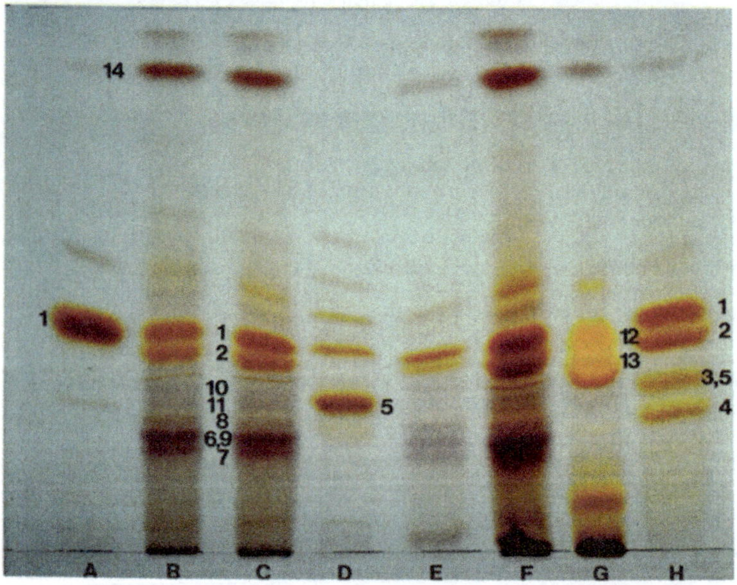

DC von Anthron-*C*-glykosylen in Aloe barbadensis und Aloe capensis. Bedingungen: DC-Platte: Kieselgel G; FM: Chloroform-MeOH-Wasser (7 + 13 + 8; Unterphase); Detektion: Methanolische Kaliumhydroxid-Lsg., Tageslicht. B/C/F = Aloe barbadensis; E = Anthron-*C*-glykosyle aus Aloe barbadensis; G = 10-Hydroxyaloine A/B nach *In-vitro*-Oxidation der Aloine A/B, nach Lit.[188]; H = Anthron-*C*-glykosyle aus Aloe capensis. Substanzenschlüssel: Vgl. DC der offiziellen Drogen Aloe barbadensis und Aloe capensis.

Aloes extractum siccum normatum.
- DC s. Reinheit von Aloe barbadensis nach *DAB 10 (Eur)*.
- Trocknungsverlust: Höchst. 4 % *DAB 10 (Eur)*.

Extractum Aloes.
- Trocknungsverlust: Höchst. 5 % *ÖAB 90*.
- Prüfung auf Schwermetalle *ÖAB 90*.

Gehalt: *Aloe barbadensis.*
Mind. 28 % "Hydroxyanthracen-Derivate", ber. als wasserfr. Aloin *DAB 10 (Eur)*, *ÖAB 90 (Eur)*, *Helv VII (Eur)*, *BHP 90*; mind. 50 % wasserlsl. Extraktivstoffe *USP XXII*; ergibt ca. 30 % kristallisierbare Aloine *BPC 79*.

Extractum Aloes.
Mind. 22 % "(Hydroxy-)Anthracenderivate", ber. als wasserfr. Aloin *ÖAB 90*, *Ital 9*.

Gehaltsbestimmung: Die meisten aktuellen Monographiesammlungen enthalten eine Gruppenbest. der Anthranoide. Das *DAB 10 (Eur)* best. die Anthron-10-*C*-glykosyle photometrisch bei 512 nm nach Ox. und Hydrolyse zu Anthrachinonen und Salzbildung mit methanolischer Magnesiumacetat-Lsg: Die Droge wird mit sehr wenig MeOH befeuchtet und mit Wasser von ca. 60 °C entspr. einer konventionalisierten Methode in Lsg. gebracht. Dabei lösen sich freie Anthrachinone kaum. Ein T

dieser Lsg. wird mit Eisen(III)chlorid und konz. Salzsäure gekocht; die entstandenen Anthrachinone werden mit Tetrachlorkohlenstoff ausgeschüttelt. Ein T der org. Phase wird zur Trockne eingedampft und mit Magnesiumacetat in MeOH versetzt ("modifizierte Bornträger-Rkt."). Als Bezugsgröße dient die bekannte spez. Absorption der Aloine. Prinzipiell werden dabei alle vorhandenen Anthron-*C*-glykosyle erfaßt, wobei jedoch andere mögliche Abbauprodukte als Aloeemodin wie bsp. 7-Hydroxyaloeemodin nicht untersucht sind. Das *DAB 8 (Eur)* verwendet noch das klassische Reagenz 1 N-Natriumhydroxid-Lsg. (Best. bei 500 nm) statt methanolischer Magnesiumacetat-Lsg.; letztere ergibt farbstabilere und klarere Meßlösungen.[91]
Zum Nachweis evtl. mitextrahierter störender Begleitstoffe läßt das *DAB 8 (Eur)* zusätzlich die Absorption der Meßlsg. bei 440 nm best. Der Quotient aus den Werten bei 500 und 440 nm darf nicht kleiner als 1,9 sein.
Nach *AB-DDR* wurden die Anthron-*C*-glykosyle mit Kaliummetaperiodat-Lsg. gespalten ("Periodat-Methode"); die photometrische Best. bei 510 nm erfolgt nach Zugabe von Ammoniak zum Reaktionsansatz. Diese sehr störanfällige modifizierte Methode nach Möhrle entspricht der Gehaltsbest. *DAB 7*, das als Oxidationsmittel das entspr. Natrium-Salz verwendet.[92] Eine direkte photometrische Best. beim UV-Absorptionsmaximum der Anthron-*C*-glykosyle (360 nm) umgeht die meist nicht einheitlich ablaufenden Ox./Hydrolysen und Farbrkt. und ist daher vorteilhafter als die o. a. Arzneibuch-Methoden. Sie wird jedoch bisher nur in Kombination mit chromatographischen Methoden angewendet: Zur HPLC s. Lit.[7,88]; *Helv VI* läßt die Aloine und Aloinoside nach präparativer DC in Chloroform-EtOH 94 % (3 + 1) und Elution mit MeOH bei 359 nm best.; densitometrische Einzelstoffbestimmungen auf DC sind bisher nur für Aglyka publiziert.[93,94]
Zur Problematik der Gehaltsbest. von Aloe-Drogen und zu neueren Entwicklungen vgl. Lit.[7,91,95]
Darstellungen weiterer heute nicht mehr gebräuchlicher Gehaltsbest. finden sich in Lit.[96,97]
Die unspez. Gehaltsbest. *USP XXII* erfaßt alle wasserlöslichen Substanzen: Ein 24-stündiges Kaltwassermazerat wird filtriert, eingeengt und bis zur Konstanz getrocknet.
Aloes extractum siccum normatum.
Vgl. Gehaltsbest. von Aloe barbadensis *DAB 10 (Eur).*
Extractum Aloes.
Nach Ox. und Hydrolyse der Anthron-*C*-glykosyle werden die entstandenen Anthrachinone in Eth ausgeschüttelt und mit einer Mischung aus verd. Natriumhydroxid-Lsg. und konz. Ammoniak gegengeschüttelt. Die Absorption der wäßrigen Phase wird bei 525 nm best. *ÖAB 90.*

Lagerung: *Aloe barbadensis.*
Vor Licht geschütz *DAB 10 (Eur)*, *ÖAB 90 (Eur)*, *Helv VII (Eur).*
Aloes extractum siccum normatum.
Vor Feuchtigkeit und Licht geschützt *DAB 10 (Eur).*

Stabilität: S. Stabilität von Aloe capensis.

Wirkungen: *Laxierende Wirkung.* Für diesen Effekt verantwortlich sind die in der Droge enthaltenen Anthranoide. Der genaue WKM ist noch nicht geklärt; zu Teilaspekten s. Lit.[98-100] Neueste Ergebnisse zeigen, daß von 23 getesteten natürlichen 1,8-Dihydroxyanthronen und -anthrachinonen Aloeemodinanthron und Aloeemodin die stärkste *In-vitro*-Hemmwirkung am Chlorid-Kanal besitzen.[101]
Beide Substanzen besitzen jedoch keine ausgeprägte Hemmwirkung an der Natrium/Kalium-ATPase, wie bisher vermutet.[102]
Neben einer direkten Motilitätsänderung mit Beschleunigung der Darmpassage[98] bewirken Anthranoide eine gesteigerte Sekretion von Elektrolyten und Wasser in das Darmlumen und hemmen deren Rückresorption aus dem Dickdarm. Dadurch nimmt das Volumen des Darminhalts zu, der Füllungsdruck steigt und die Darmperistaltik wird zusätzlich indirekt angeregt.[103,116]
Antibakterielle Wirkung. Die wäßrige Lsg. eines kurzzeitig erhitzten und gefriergetrockneten frischen Blattsafts (20 mg/mL) wirkt bakteriostatisch im Agar-Diffusionstest gegen *Staphylococcus aureus*, *Streptococcus pyrogenes*, *Corynebacterium xerose* und *Salmonella paratyphi.* Im gleichen Testsystem sind alle restlichen Blatteile sowie Aloeemodin und Chrysophanol unwirksam.[104]
Inhaltsstofffraktionen der Blattrinde und des Gels sollen *in vitro* das Wachstum u. a. von *Bacillus subtilis* hemmen.[105-107]
Die MHK von Aloeemodin bei *Staphylococcus aureus* und *Streptococcus viridans* beträgt 12,5 bzw. 50 µg/mL.[108]
Wirkung bei Herpes simplex. Ein methanolischer Extr. von A.-barbadensis-Blättern (1:1.000) soll *in vitro* Herpes-simplex-Viren Typ 1 und 2 inaktivieren.[109]
Wirkung auf den Blutzuckerspiegel. Eine einmalige p. o. Gabe von 500 mg/kg KG senkt den Serumglucosespiegel beim Alloxan-induzierten Diabetes bei Mäusen nicht signifikant; nach einer viertägigen Anw. soll eine maximale Serumglucose-Reduktion am fünften Tag einsetzen.[110,111]
Wirkung bei Hepatitis B. In einer klinischen Studie mit 38 HBsAG-positiven Patienten soll durch "Injektion von A.barbadensis" die Serum-GPT um maximal 86,8 % verringert worden sein.[112]

Wirkungsverlauf: Die laxierende Wirkung setzt nach 8 bis 12 Stunden ein.[224]

Elimination: Zur Droge und zu Anthron-*C*-glykosylen existieren keine pharmakokinetischen Daten; im Rahmen eines Stufenplanverfahrens hat daher das Bundesgesundheitsamt die pharmazeutischen Unternehmer aufgefordert, Unterlagen zur Pharmakokinetik einzureichen.[209]
Versuchsdaten von Ratten und Mäusen[113] zu Aloeemodin und Chrysophanol sind wenig aussagekräftig, weil die Aglyka nur in geringen Mengen in der Droge enthalten sind und tierexp. Ergebnisse zu *C*-Glykosyl-haltigen Laxantien auf den Menschen nicht übertragbar sind: Die intestinale Flora von Ratten und Mäusen kann *C*-Glykosyl-Bindungen

kaum spalten.[114] Aus menschlicher Fäces gelingt hingegen die Isolierung eines Bakterienstammes, der die Aloine zu Aloeemodinanthron abbauen kann.[115]

Anwendungsgebiete: Der Wert anthranoidhaltiger Abführmittel wird unterschiedlich beurteilt. Durchzusetzen scheint sich die Ansicht, wegen der möglichen Risiken der Droge die Indk. vorsichtig zu stellen und sie durch unproblematischere Arzneistoffe zu ersetzen.[226] Der neue Monographieentwurf "Aloe" der Kommission E am BGA[116] nennt bsp. daher als Anwendungsgebiet nur noch Obstipation und formuliert außerdem folgende Bewertung: "Anthranoidhaltige Abführmittel sind bei chronischer Obstipation keine Alternative zu einer Ernährungsumstellung und zu Quellstoffpräparaten." Bei schwerer Obstipation kann die Anw. der Droge unter ärztlicher Überwachung und Kaliumsubstitution jedoch gerechtfertig sein.[85] Eine ältere Aufbereitungsmonographie der Kommission E führt noch folgende Anwendungsgebiete auf: "Erkrankungen, bei denen eine leichte Defäkation mit weichem Stuhl erwünscht ist, z. B. Analfissuren, Hämorrhoiden, nach rektal-analen operativen Eingriffen, Obstipation".[103]

Dosierung und Art der Anwendung: Zur p. o. Anwendung kommen die pulv. Droge sowie wäßrig-ethanolische Trocken-, Dick- und Fluidextrakte sowie methanolische Trockenextr.[116] *Droge.* TD der pulv. Droge: 0,05 bis 0,2 g, entsprechend 10 bis 40 mg "Hydroxyanthracen-Derivate".[116] ED: 0,05 g, abends.[117] *Zubereitung.* Trockenextr. (Aloes extractum siccum normatum): TD: 0,05 bis 0,2 g, entsprechend 10 bis 40 mg "Hydroxyanthracen-Derivate."[116] ED: 0,1 g, abends.[117]

Volkstümliche Anwendung und andere Anwendungsgebiete: Während im europäischen Raum die Droge fast nur zur Anregung der Verdauung und wegen ihrer abführenden Eigenschaften gebraucht wird, ist das Anwendungsspektrum in anderen Kulturkreisen vielseitiger.[227] Verwendet werden neben dem eingetrockneten Saft von *A. barbadensis* auch der frische Blattsaft, ganze Blätter, das Gel des wasserspeichernden Gewebes (vgl. Aloe-vera-Gel) und auch die Wurzeln. Leider werden in Berichten zum volksmedizinischen Gebrauch häufig der Kulturkreis und die zur Anw. kommenden Pflanzenteile und Aloearten gar nicht oder nur ungenau benannt. Sicher ist aber die Kenntnis von *A. barbadensis* in der Volksmedizin bzw. traditionellen Medizin u. a. von Nord-Afrika und hier besonders Ägypten, des Mittelmeerraumes, der arabischen Halbinsel und von Indien.[118] Die Droge Aloe barbadensis wird verabreicht bei Wurmkrankheiten, Magenleiden, Diabetes, Atherosklerose, Amenorrhoe und Menstruationsbeschwerden, der frische Saft von *A. barbadensis* bei Infektionen und Wurzelabkochungen bei Tumoren, Hautkrankheiten und Koliken.[107,119,227] Eine Wirksamkeit bei den genannten Anwendungsgebieten ist nicht belegt, eine unterstützende Wirkung bei Verdauungsbeschwerden und Infektionen nicht auszuschließen.

Unerwünschte Wirkungen: *Peripheres Nervensystem.* Bei chron. Gebrauch/Mißbrauch aufgrund von Kaliumverlusten Muskelschwäche.[116] *Herz, Kreislauf, Gefäße.* Bei chron. Gebrauch/Mißbrauch aufgrund von Kaliumverlusten Störungen der Herzfunktion.[116] *Verdauungstrakt.* In Einzelfällen krampfartige Magen-Darmbeschwerden.[116] Bei chron. Gebrauch/Mißbrauch: Gutartige Pigmenteinlagerung in die Darmmucosa (Pseudomelanosis coli),[116] bei einer Langzeitgabe von 4 bis 13 Monaten etwa in 5 % der Fälle, verschwindet nach Absetzen der Droge nach 6 bis 12 Monaten wieder.[85] *Niere, Harnwege, Elektrolythaushalt.* Im Laufe der Behandlung kann eine harmlose Rotfbg. des Harns auftreten.[116] Bei chron. Gebrauch/Mißbrauch: Elektrolytverluste, insbesondere Kaliumverluste; Albuminurie und Hämaturie.[116]

Abhängigkeitspotential: Bei chron. Anw. kann in Verbindung mit starken Kaliumverlusten und einer dadurch verursachten Darmträgheit Gewöhnung eintreten.[99]

Schwangerschaft: Bei Einnahme der Droge besteht Abortgefahr aufgrund einer Hyperämisierung im Beckenbereich und neuromuskulärer Stimulation der Uterusmuskulatur.[120]

Stillperiode: Von einer Sekretion von Anthranoiden in die Muttermilch wird berichtet. Unklar ist allerdings, ob die Menge für die Auslösung eines laxierenden Effektes beim Säugling ausreicht.[99,121]

Gegenanzeigen/Anwendungsbeschr.: Darmverschluß, akut-entzündliche Erkrankungen des Darmes wie Morbus Crohn, Colitis ulcerosa, Appendizitis; abdominale Schmerzen unbekannter Ursache; Kinder unter 12 Jahren; Schwangerschaft, Stillzeit, bestehender Kinderwunsch;[116] Hämorrhoiden und Nierenerkrankungen.[228]
Anthranoidhaltige Abführmittel sollten ohne ärztlichen Rat nicht länger als 1 bis 2 Wochen eingenommen werden.[116]

Wechselwirkungen: Der bei chron. Gebrauch mögliche Kaliumverlust verstärkt die Wirkung von herzwirksamen Glykosiden, Saluretika und Nebennierenrindenhormonen.[116] Die Biov. p. o. applizierter Arzneistoffe mit schlechter Resorbierbarkeit kann durch die Beschleunigung der GIT-Passage vermindert werden.[85]

Tox. Inhaltsstoffe u. Prinzip: Verantwortlich für die unter Akute und Chron. Toxizität beschriebenen Symptome sind vor allem die z. T. unbekannten Abbauprodukte der Anthron-*C*-glykosyle durch die Darmflora. Die als Spaltprodukte auftretenden Anthrone entwickeln *in vitro* an Bakterien- und Säugetierzellen Cytotoxizität.[122] Bei einigen Aloearten wird die Toxizität in Zusammenhang mit der Alkaloidführung gebracht;[25] in den offizinellen Aloedrogen konnten Alkaloide bisher noch nicht nachgewiesen werden. Wegen der insgesamt unzureichenden Datenlage zur Risikobewertung der Droge hat das Bundesgesundheitsamt ein Stufenplanverfahren eingeleitet.[209]

Akute Toxizität: *Mensch.* Konkrete Fallberichte, die eindeutig auf die Einnahme der Droge zurückzuführen sind, fehlen.
Bei hohen Dosen soll es zu vermehrter Diurese, Hämaturie, Nephritis, schweren hämorrhagischen Durchfällen, Uterusblutungen, Tenesmen, Abort bzw. Fehlgeburt kommen.[228,229] Einnahme von 8bis 10g Droge soll angeblich eine tödliche Gastroenteritis hervorrufen.[229]

Chronische Toxizität: *Mensch.* Studien zur chron. Toxizität von Aloe-Drogen beim Menschen liegen bisher nicht vor; eine sichere Risikobewertung ist daher zur Zeit nicht möglich.[85] Aus der Kenntnis der chron. Toxizität anderer anthranoidhaltiger Laxantien läßt sich aber folgern, daß bei chron. p. o. Gebrauch in hohen Dosen folgende Sym. auftreten können: Pseudomelanosis coli; schwere Elektrolyt- und Wasserverluste sowie sek. Hyperaldosteronismus, dadurch neuromuskuläre Störungen wie Muskelschwäche, kardiovaskuläre Störungen, intestinale Störungen wie Darmträgheit, renale Störungen wie Schädigung der Nierentubuli.[85,120]
Tödliche Dos.: 1 g über mehrere Tage.[228]
Tier. Bei Mäusen sind nach 12wöchiger Gabe eines Aloe-Trockenextr. (50 mg/kg KG/Tag) ein signifikanter Anstieg der Sorbit-Dehydrogenase und leichte entzündliche Prozesse der Colonmucosa zu beobachten, jedoch keine Veränderungen des Elektrolythaushaltes und von Nierenfunktionsparametern.[123]

Carcinogenität: *In-vivo-* oder *In-vitro*-Untersuchungen zur Abklärung einer möglichen cancerogenen Wirkung der Droge liegen nicht vor. Eine Tumorpromoter-Aktivität von hydroxylierten Anthrachinonen wird diskutiert: *In vitro* stimuliert Aloeemodin die DNA-Synth. bei Ratten-Hepatocyten und die Transformation bei C3H/M2-Maus-Fibroblasten.[124,125] Zur Hemmung der DNA-Synth. in Tumorzellen durch Aloeemodin, vgl. Wirkungen von Aloe-arborescens-Blätter. Da 1,8-Dihydroxyanthrachinon (Danthron) an der Ratte Dickdarmtumoren und an der Maus Lebertumoren erzeugt und auch 1-Hydroxyanthrachinon an Ratten carcinogen wirkt,[210-212] kann sich für Aloe-Drogen analog ein entsprechender Anfangsverdacht ergeben. Eingehendere Untersuchungen werden daher im Stufenplan[209] gefordert. Über das gehäufte Auftreten von Colon-Carcinomen bei Patienten mit Pseudomelanosis coli als "Indikator" für einen langfristigen Mißbrauch von Anthranoid-Laxantien wird berichtet.[213]

Mutagenität: Eine mögliche mutagene Wirkung der Droge Aloe barbadensis wurde bisher weder *in vivo* noch *in vitro* überprüft (vgl. aber Droge Aloe capensis). Freie 1,8-Dihydroxyanthrachinone wie Chrysophanol und besonders Aloeemodin zeigen mutagene Wirkung in bakteriellen Testsystemen (u. a. Ames-Test), Aloeemodin auch an Säugetierzellkulturen (V79-HGPRT-Test).[125-127] In den gleichen Testsystemen ist Aloeemodinanthron nicht genotoxisch.[122] Aloine sind im Ames-Test nicht wirksam, eine mutagene Wirkung nach oxidativer Spaltung in Aloeemodin ist jedoch wahrscheinlich.[126]
Eine Beurteilung von Aloe-Drogen bzgl. einer carcinogenen oder mutagenen Wirkung ist zur Zeit wenig sinnvoll, da nur *In-vitro*-Ergebnisse zu den freien Anthrachinonen vorliegen. Der Gehalt an Aloeemodin und Chrysophanol in den Drogen schwankt zwar, liegt jedoch kaum über 0,5 %. Problematischer, aber bisher nicht untersucht, könnte ein Anstieg dieses Gehalts während der Herstellung von Drogenzubereitungen und der Lagerung von vor allem fl. Präparaten sein. Zu klären ist ebenfalls, in welchem Ausmaß die freien Anthrachinone als physiologische Metabolite auftreten, zumal sie als *In-vitro*-Wirkform für die Auslösung eines laxierenden Effektes gesichert sind.[101,102] Bisher werden als anaerobe Spaltprodukte der Aloine durch die Darmflora nur Aloeemodinanthron und ein Aloeemodin-Bianthron diskutiert,[114] vgl. auch Elimination.

Toxikologische Daten: *LD-Werte.* Für einen nicht näher beschriebenen Extrakt aus Aloe barbadensis wird eine LD_{50} von 250 mg/kg KG (Maus, i. p.) mitgeteilt.[214] Die LD_{50} von Aloin soll 200 mg/kg KG (Maus, i. v.) betragen.[215] *Pflanzengiftklassifizierung.* Vgl. Giftklassifizierung von Aloe capensis.

Akute Vergiftung: *Erste Maßnahmen.* Aktivkohle (10 g), erbrechen lassen, viel warmen Tee oder Himbeersaft trinken. Klinik: Bei großer Giftaufnahme Magenspülung (evtl. mit burgunderfarbener Kaliumpermanganatlsg.), Instillation von 10 g Aktivkohle und Natriumsulfat, Elektrolytsubstitution, Acidoseausgleich mit Natriumhydrogencarbonat (Urin pH 7,5).[229]
Auch bei Überdos. der Droge sollten Elektrolyt- und Flüssigkeits-bilanzierende Maßnahmen ergriffen werden.[116]

Sonst. Verwendung: *Kosmetik.* Eine direkte Verw. der Droge Aloe barbadensis ist nicht bekannt. Als Bestandteil von Kosmetika wird häufig "Aloe-Extrakt" genannt, wobei damit in diesem Fall Aloevera-Gel gemeint sein dürfte, s. Sonstige Verw. von Aloe-vera-Gel. *Haushalt.* "Aloe-Extrakte" werden zur Erzielung einer bitteren Geschmacksnote alkoholischen und nicht alkoholischen Getränken sowie Süßigkeiten beigegeben.[128] *Industrie/Technik.* Wäßrige und ethanolische Extr. von A. barbadensis schützen vor Korrosion.[129] "Aloin", in Form von "Aloe-Extrakt", wird galvanischen Bädern beigegeben.[130]

Gesetzl. Best.: *Artenschutz.* Alle Aloearten sind an ihren natürlichen Standorten durch das Washingtoner Artenschutzübereinkommen vom 3.3.1973 geschützt. Ausgenommen sind neben Samen, Zellkulturen und ähnlichem "... einzelne Blätter sowie Teile und Erzeugnisse davon, welche von außerhalb ihres natürlichen Verbreitungsgebiets eingebürgerten oder von künstlich vermehrten Aloen der Art *Aloe vera* stammen...".[131] *Apothekenpflicht.* "Aloe-Arten", im Sinne von Drogen und ihren Zubereitungen, sind apothekenpflichtig. Aus der Apothekenpflicht freigegeben ist "Aloeextrakt
– zum äußeren Gebrauch als Zusatz in Fertig-Arzneimitteln,

- zum inneren Gebrauch in einer Tagesdosis bis zu 20mg als Bittermittel in wäßrigen alkoholischen Pflanzenauszügen als Fertig-Arzneimittel".[132]

Offizielle Monographien. Aufbereitungsmonographie der Kommission E am BGA "Aloe".[103,116]

Aloe-vera-Gel

Sonstige Bezeichnungen: Dt.: Aloe Vera, Aloe-Extrakt; engl.: Aloe Extract, Aloe Gel, Aloe Juice, Aloe Vera.

Definition der Droge: Schleim aus dem parenchymatischen Gewebe des Blattinnern;[128] Schleim, der aus dem durch Auspressen der Blätter erhaltenen "Saft" gewonnen wird.[133]

Stammpflanzen: *Aloe barbadensis* MILL..[128,133]

Herkunft: Plantagenartiger Anbau in feuchten subtropischen Gebieten von Florida, Arizona, Texas und Mexiko. Die dort kultivierte *A. barbadensis* ist wahrscheinlich eine Varietät: Sie führt nur geringe Mengen an Blattsaft, dem Ausgangsmaterial für die offizinelle Droge Aloe barbadensis.[128] Einen Überblick zu den Kulturbedingungen usw. geben Lit.[22,77]

Gewinnung: Die Blätter werden an der Basis abgeschnitten und gereinigt. Um möglichst Anthranoidfreie Produkte zu erhalten, wird häufig nochmals ein Stück vom Blattende entfernt, damit der Blattsaft des Chlorenchyms auslaufen kann. Die Blätter werden dann per Hand "filetiert", d.h. die grünen äußeren Blattpartien durch Schälen entfernt. Die Gewinnung des Gels ("juice") aus dem übrig gebliebenen Filet ("pulp") des wasserspeichernden Gewebes erfolgt entweder durch Auspressen und Abfiltrieren oder Extraktion mit heißem Wasser, organischen LM oder Triglycerid-Kohlenwasserstoffmischungen nach Homogenisieren.[22,128,134] Für die Stabilisierung des Gels[135,136] existieren verschiedene Patente: Z.B. Pulverisieren durch Gefriertrocknung;[137] nach Sterilisation des ganzen Blattes Gewinnung des Gels unter aseptischen Bedingungen und Zugabe von Antioxidantien;[138] Erwärmen des Gels, Ox. mit Wasserstoffperoxid, Zugabe eines Antioxidans und Pufferung im Bereich pH 4 bis 6;[139] Zugabe eines Konservierungsmittels und eines Surfactants, um Koagulation zu verhindern;[140] kurzzeitiges Erhitzen des Gels auf ca. 80°C, das wie die Ox. mit Wasserstoffperoxid eine Enzym-Denaturierung bewirken soll.[22] Die gesamte Herstellung unterliegt der Aufsicht durch die FDA.

Handelssorten: Das ursprüngliche Gel ist nicht haltbar und daher nicht im Handel. Angeboten werden nur stabilisierte und konz. Formen: Als 10- oder 40fach eingedicktes, dickfl. "Aloe-vera-Gel"; ca. 200fach konz. gefriergetrocknetes Pulver, von dem nach Wasserzugabe wieder ein Gel erhalten wird; mit Triglyceriden extrahiertes und darin in Lsg. gehaltenes Gel zur Einarbeitung in die Ölphase von Kosmetika.[22,141] Letzteres Produkt ist phytotherapeutisch unbedeutend. Der Wert dieser verschiedenen Gelprodukte ist umstritten, da sie teilweise nicht die für die Wirkung des ursprünglichen Aloe-vera-Gels verantwortlichen Inhaltsstoffe besitzen sollen.[22,128]

Ganzdroge: Konz., dickflüssiges Aloe-vera-Gel ist durchsichtig, fast farblos und zeigt thixotrope Eigenschaften.[134,141]

Verfälschungen/Verwechslungen: Gelegentlich werden Gel-Produkte mit Schleimen ähnlicher Zusammensetzung wie Guar-Gummi gestreckt.[128]

Minderqualitäten: Die Qualität der Gelprodukte ist stark vom angewandten Herstellungsverfahren und somit vom Hersteller abhängig.[128] Zum Einfluß von Hitze auf die erwünschten Gel-Inhaltsstoffe s. Lit.[22,142]

Inhaltsstoffe: *Wasser.* Im genuinen Gel mind. 95%.[22,77]

Heteropolysaccharide. Aloe-vera-Gel ist ein visköser Schleim von Heteropolysacchariden in Wasser. Die qual. Zus. der Polysaccharidfraktion wird unterschiedlich angegeben. Als mögliche Gründe dafür werden Art-Variationen, Wachstumsbedingungen und jahreszeitliche Schwankungen genannt.[22] Es sind Heteropolysaccharide unterschiedlichster Kettenlänge enthalten.[143] Die meisten Arbeiten nennen Mannose als Hauptbestandteil, zus. mit geringeren Mengen an Galactose, Glucose, Arabinose, Xylose und Uronsäuren.[22,143,144] Die Zuckereinheiten sollen linear 1,4-verknüpft[22,144,145] und teilweise acetyliert sein.[22] Die Heteropolysaccharidfraktion einer indischen *A. barbadensis* enthält neben dem Hauptbestandteil Pectinsäure auch 1,4-verknüpfte Galactane und Glucomannane mit 1,6-Verzweigungen.[22]

Anthranoide. Zum Gehalt an Anthron-*C*-glykosylen und Anthrachinonen existieren unterschiedliche Angaben; er ist abhängig vom Herstellungsverfahren. Modernere patentierte Verfahren sollen Anthranoid-freie Gelprodukte gewährleisten,[147] vgl. auch eine entspr. Diskussion bei Lit.[22]

Sonstige. In geringen Mengen sind im Aloe-vera-Gel u.a. enthalten: Proteine und Aminosäuren;[22] Steroide wie Cholesterol, β-Sitosterol;[146] Salicylsäure.[22]

Zubereitungen: Kommerziell erhältlich sind Heteropolysaccharid-Fraktionen des Gels mit einem best. Molekulargewichtsbereich. Die Extraktionsverfahren sind patentiert, s. Lit.[147,148]

Wirkungen: Aus der Fülle der Arbeiten, insbesondere zur angeblich antiphlogistischen und wundheilungsfördernden Wirkung, werden im folgenden nur einige Originalpublikationen stellvertretend zit.; unberücksichtigt bleiben Firmenschriften sowie Patente, die sich mit Wirkungen des Gels und Gelfraktionen beschäftigen. Ungeklärt ist die Frage nach den Hauptwirkstoffen und der Bedeutung von Anthranoiden für eine Wirksamkeit von Aloe-vera-Gel, wodurch eine befriedigende Beurteilung der nach unterschiedlichen Verfahren hergestellten Produkte nicht möglich ist.

*Antiphlogistische Wirkung. In-vitro-*Untersuchungen: Niedermolekulare Inhaltsstoffe eines wäßrigen frischen Gelextr. sollen die Freisetzung reaktiver Sauerstoffverb. aus PMA-stimulierten menschlichen polymorphkernigen Leuk. hemmen; deren Phagocytose-Kapazität werde hingegen nicht beeinflußt.[149,150] *In-vivo*-Untersuchungen: Topisch applizierte Gel-Produkte sollen jeweils Hemmwirkung beim Kaolin-, Carrageenan-, Albumin-, Dextran-, Gelatine- und Senf-induzierten Rattenpfotenödem besitzen.[151,152] Die größte Wirksamkeit bestehe beim Kaolin- und Gelatine-induzierten Ödem. Nach p. o. Verabreichung soll eine nicht näher definierte Drogenzubereitung das Krotonöl-induzierte Rattenpfotenödem hemmen. Die Wirkung soll an die Anwesenheit von Anthranoiden gebunden sein.[151]

Beim Krotonöl-induzierten Mausohr-Ödem soll die topische Anw. einer in 50%igem EtOH löslichen Gelfraktion eine 29%ige Ödemhemmung entwickeln;[153] bei diesem Testmodell seien anthranoidfreie Gelprodukte im allgemeinen stärker wirksam als anthranoidhaltige Produkte: Frisches, "entfärbtes" Aloe-vera-Gel – die Methode zur Beseitigung der Anthranoide wird nicht genannt – zeige eine 38%ige, das ursprüngliche Gel nur eine 7%ige Ödemhemmung.[154,155]

Immunstimulierende Wirkung. Ein aus Aloe-vera-Gel isoliertes Heteropolysaccharid ($2,6 \times 10^{-7}$ bis $2,6 \times 10^{-9}$ M) erhöht *in vitro* spez. und dosisabhängig die Alloantigen-Antwort von Lymphocyten.[156] Zwei aus Aloe-vera-Gel isolierte Heteropolysaccharide (jeweils 250 µg/mL) "verbrauchen" *in vitro* Komplementfaktor C3 in 20, 30 und 40%-igem humanen Mischserum; gebundenes C3 soll dann B-Lymphocyten aktivieren; bei der Immunisierung von Mäusen mit Schafserythr. erhöht die gleichzeitige Applikation dieser beiden Heteropolysaccharide (jeweilige Dos. 0,01 bis 0,3 mg/kg KG i. p.) *in vivo* die spez. Immunantwort.[143]

Beeinflussung der Wundheilung. In-vitro-Untersuchungen: Das nach Homogenisieren, Zentrifugieren und Dialysieren frischer Aloe-barbadensis-Blätter erhaltene Konzentrat (90 mg/mL) stimuliert das Wachstum normaler fetaler Lungenzellen vom Menschen, jedoch nicht von humanen Cervixcarcinom-Zellen; als Wst werden Lectine diskutiert. Bei beiden Zellsorten entwickelt hingegen ein best. kommerzielles stabilisiertes Gel-Produkt noch in einer Verdünnung von 1:200 Cytotoxizität.[157]

In-vivo-Untersuchungen: Ein kommerzielles Aloe-vera-Gel (100 mg/kg KG p. o., täglich für 2 Monate bzw. 25% in Eucerin topisch; Kontrollgruppe 100% Eucerin) soll den Wunddurchmesser chirurgisch induzierter Wunden bei ICR-Mäusen bei p. o. Gabe um 62,5% und bei topischer Appl. um 50,8% reduzieren.[158] Topisch appliziertes Aloe-vera-Gel soll bei Verbrennungen 2. Grades bei Meerschweinchen die Wundkontraktion signifikant erhöhen im Vergleich zu mit Sulfadiazin-Silber behandelten Wunden; das neu gebildete Granulationsgewebe sei ebenfalls signifikant dicker, während die Epithelisierung und Regeneration der Haarfollikel signifikant langsamer verlaufen.[159] Ebenfalls bei Meerschweinchen beträgt die komplette Wundheilung von Verbrennungen (3% der Körperoberfläche) bei topischer Appl. eines kommerziellen Gel-Produkts durchschnittlich 30 Tage, bei der nur mit einem Gaze-Okklusivverband behandelten Kontrollgruppe 50 Tage; die Keimzahl der Wunden ist bei der Aloe-vera-Gel-Gruppe gegenüber der Kontrollgruppe um 40% erniedrigt.[160]

Beeinflussung dermaler Ischämie. Am Rattenohr mit Erfrierungen (unbehandelte Kontrollgruppe mit 100%iger Zellnekrose) soll topische Behandlung mit einem Gel-Produkt zu einer Gewebe-Überlebensrate von 28%, im Vergleich dazu die lokale Appl. von Acetylsalicylsäure zu einer Überlebensrate von 23% führen.[161] Ergänzungen und Hinweise zu älteren pharmakologischen Untersuchungen finden sich bei Lit.[22]

Volkstümliche Anwendung und andere Anwendungsgebiete: In den USA umgibt *A. barbadensis* und besonders Aloe-vera-Gel dank diverser Gesundheitswellen und der Werbung durch die dortigen Aloe-vera-vermarktenden Firmen die Aura eines Allheilmittels. Die Liste der Anwendungsgebiete läßt fast keine Krankheit aus.[22,227] Besonders verbreitet ist die lokale Appl. von Aloe-vera-Gel bei allen Arten von Wunden und Verbrennungen, Sonnenbrand, Akne und Hautkrebs sowie die perorale bei Magengeschüren, Erkältungskrankheiten und Rheuma.[22,77,107,128,166,227]

Auch in China ist Aloe-vera-Gel ein Hausmittel;[22] die traditionelle chinesische Medizin verwendet die frischen Blätter extern u. a. bei Sinusitis und intern zur Fiebersenkung bei Kindern.[107] In Indien wird das frische Gel äußerlich bei Entzündungen, Hämorrhoiden und als Kühlmittel bei Arthritis, innerlich bei Gebärmutterleiden eingesetzt.[77,227] Ebenfalls verbreitet ist Aloe-vera-Gel u. a. in der traditionellen Medizin von Malaysia, Indonesien, der Philippinen, Ägypten, Mexiko, Kuba und der Karibik; zu den Anwendungsgebieten wie bsp. Infektionen s. Lit.[77,167]

Für eine Wirksamkeit topisch applizierter Gel-Produkte bei entzündlichen Hauterkrankungen, Wunden, Verbrennungen, Erfrierungen und Akne finden sich Hinweise in klinischen Studien.[161-164] Eine verzögerte Sekundärheilung durch Anwendung von Aloe-vera-Gel zeigt eine kleinere Studie bei Bauchdecken-Wunden nach gynäkologischen Eingriffen.[165] Die in den 40er und 50er Jahren viel diskutierte topische Anw. von Aloe-vera-Gel bei Röntgendermatitis ist klinisch heute nicht mehr relevant, ebenso hat die p. o. Anw. von Gel-Produkten an Bedeutung verloren.[22] Es existiert eine ältere Studie zur erfolgreichen p. o. Anw. von Aloe-vera-Gel bei Ulcus pepticum; eine protektive Wirkung bei künstlich induzierten Ulcera bei Ratten zeigt das Gel allerdings nicht.[168] Die Wirksamkeit von Aloe-vera-Gel bei weiterhin o. a. volksmedizinischen Anwendungsgebieten erscheint nicht belegt.

Dosierung und Art der Anwendung: *Droge.* Zur äußerlichen Anw. werden frische Gelfilets (vgl. Gewinnung) oder der Länge nach geteilte Blätter mit der Innenseite auf die entspr. Hautpartien gelegt und evtl. festgebunden. Innerlich werden u. a. Kalt-Mazerate in Wasser gegeben. *Zubereitung.* Von

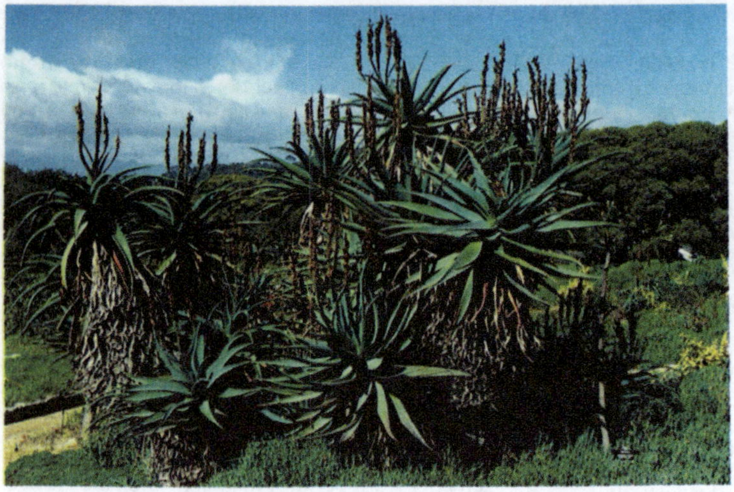

Aloe ferox MILL., Botanischer Garten Kirstenbosch, Kapstadt, Südafrika.

Gelextr. und Mischungen mit Rosenwasser, Honig, Zuckerlösungen, Rum, Wein usw. wird berichtet.[77] Angaben zur Dosierung von Aloe-vera-Gel in Dermatika sind nicht verfügbar.

Unerwünschte Wirkungen: *Allergische Wirkungen.* Bisher wurden 2 Fälle von allergischer Dermatitis beschrieben; das eine Mal nach jahrelanger innerlicher und äußerlicher,[169] das andere Mal nach beginnender äußerlicher Anwendung von Aloe-vera-Gel.[170] Ein Patch-Test mit Aloe-vera-Gel verlief jeweils positiv. Die allergenen Inhaltsstoffe sind unbekannt.

Gegenanzeigen/Anwendungsbeschr.: Aufgrund einer möglichen Entwicklung ernster Dermatitiden sollten Gel-Produkte in den ersten Wochen nach einer Dermabrasion oder einem chemischen Peeling nicht angewendet werden.[171]

Toxikologische Daten: Originalpublikationen zur Toxikologie von Aloe-vera-Gel sind nicht verfügbar; im Rahmen der kosmetischen Anwendung werden Gel-Produkte jedoch auf Haut-irritierende Wirkung usw. getestet. Einige Ergebnisse solcher Untersuchungen von Handelsprodukten finden sich bei Lit.[172] Zu vergleichenden *In-vitro*-Tests mit Aloe-vera-Gel s. Lit.[173]

Sonst. Verwendung: *Pharmazie/Medizin.* Aloe-vera-Gel kann zur Stabilisierung von Öl-in-Wasser-Emulsionen verwendet werden.[174] *Kosmetik.* Die wirtschaftliche Bedeutung von Aloe-vera-Gel-Produkten liegt besonders in ihrer Verw. durch die Kosmetikindustrie. Aloe-vera-Gel gilt als "Feuchtigkeits-spendend" und "weichmachend"[175,222] und ist Bestandteil von Hand- und Nachtcremes, Körperlotionen, Shampoos, Rasiercremes und Aftershave-Produkten, Seifen, Reinigungscremes, Zahnpasten, Antitranspirantien usw.. In Akne-Kosmetika, Sonnenschutz- und After-sun-Produkten soll es auch eine antiphlogistische Wirkung entfalten. *Haushalt.* Gel bzw. "juice" wird in den USA in Form von Tonika und Fitness-Getränken angeboten, Gel-Pulver als Stärkungsmittel gerne dem Essen beigegeben.[22]

Gesetzl. Best.: *Artenschutz.* S. Droge Aloe barbadensis.

Aloe ferox MILL.

Synonyme: *A. horrida* HAW., *A. perfoliata* THUNBERG, *A. pseudoferox* SALM DYCK, *A. socotorina* MASSON, *A. supralaevis* HAW., *Pachidendron ferox* HAW., *Pachidendron supralaeve* HAW.

Sonstige Bezeichnungen: Dt.: Bitterschopf, Gefährliche Aloe; engl.: Cape aloe; afrikaans: Bergaalwyn, Bitteraalwyn; Sesotho: Hlaba, lekxala-laquthing, umhlaba; Xhosa,Zulu: Umhlaba.

Systematik: *A. ferox* gehört zur 6. Sektion Pachydendron und bildet natürliche Hybriden mit *A. africana* MILL., *A. arborescens* MILL., *A. broomii* SCHONL., *A. microstigma* SALM DYCK, *A. pluridens* HAW., *A. saponaria* (AIT.) HAW., *A. speciosa* BAK. und *A. striata* HAW.[31]

Botanische Beschreibung: Stamm einfach, 2 bis 5 m hoch, dicht bedeckt mit alten vertrockneten Blättern; zahlreiche Blätter in Rosette; Blatt bis 1 m lang, 15 cm basale Breite, lanzettlich, fleischig, matt grün, in der Trockenzeit teilweise rötlich; Blattoberfläche konkav, glatt bis reichlich bedornt; Blattunterseite konvex, glatt mit einer Dornenreihe an der Mittellinie der Blattspitze bis durchgehend stark bedornt; Blattrand buchtig, mit starken, roten bis braun-roten, ca. 6 mm langen Zähnen, Abstand 10 bis 20 mm; zusammengesetzt racemöser Blütenstand mit 5 bis 8 aufrechten Verzweigungen; Blütentrauben auf gleicher Höhe; Blüte orange-rot, auch gold-orange oder scharlachrot.[31,32] Die Art variiert an ihren verschiedenen Standorten besonders in der Größe, der Bedornung der Blätter und der Gestalt des Blütenstandes.[31] Der Blattsaft ist honigfarben.[32]

Verwechslungen: Die größte Ähnlichkeit mit *A. ferox* besitzt *A. candelabrum* BERGER. Sie hat jedoch längere und oberseits stärker eingebogene Blätter; die terminale Blütentraube überragt die anderen Trauben des Blütenstandes.[31]

Inhaltsstoffe: Die Art bildet wahrscheinlich Chemodeme bzgl. der qual. und quant. Zus. der Anthranoidfraktion: Der Blattsaft von Pflanzen aus dem Gebiet um Mossel Bay, Kapland, enthält gemischte Anthron-*C*- und -*O*-glykosyle, die Aloinoside, und weist einen höheren Aloingehalt auf als der Saft von Pflanzen aus dem Gebiet um Port Elizabeth, Kapland, in dem sich mittels DC keine Aloinoside nachweisen lassen;[176,177] s. a. Aloe capensis. Der Aloingehalt im Blattsaft schwankt im Laufe eines Jahres in gewissen Grenzen.[178] Größere Unterschiede ergeben sich allerdings bei Berücksichtigung des Entwicklungsstadiums eines Blattes: Der Blattsaft junger Blätter von der Rosettenspitze hat den höchsten Aloingehalt (Untersuchung an *A. jucunda* G. REYN. und *A. pubescens* G. REYN.).[179] Das Gel von A.-ferox-Blättern besteht hauptsächlich aus Arabinogalactanen und Rhamnogalacturonanen.[23]

Verbreitung: Südafrika: Im Kapland endemisch, Oranje-Freistaat, südliche Gebiete von Lesotho und Natal. *A. ferox* bevorzugt steinige Ebenen und Hänge und dominiert an ihren Standorten häufig die Flora.[31,32]

Anbaugebiete: Der Bedarf wird bisher aus Wildsammlungen und Halbkulturen gedeckt. Im Kapland sollen für die Droge nur Blätter von *A. ferox* verwendet werden.[180] Die Art wächst allerdings sehr langsam, erst nach acht Jahren sind die Pflanzen erntereif,[180] und ist zur Vermehrung über Stecklinge wenig geeignet. Auch wegen der leichten Hybridisierung und Chemodembildung werden daher Aloine-reiche Ausweicharten diskutiert.[179]

Drogen: Aloe capensis, Aloe hom. *HAB 1*, Aloe hom. *PF X*.

Aloe capensis (Kap-Aloe)

Synonyme: Aloë capensis, Aloe lucida.

Sonstige Bezeichnungen: Dt.: Berg-Aloe, Bitter-Aloe, Kap-Aloe; engl.: Cape Aloes; frz.: Aloès du Cap; it.: Aloë del Capo; USA: Cape Aloe.

Monographiesammlungen: Kap-Aloe *DAB 10 (Eur)*; Aloe *USP XXII, Jap XI*; Aloe capensis *ÖAB 90 (Eur), Helv VII (Eur)*; Cape Aloes *BHP 90*; Aloes *BPC 79, Mar 29*.
Zu den Monographien Aloe *USP XXII* sowie Aloes *BPC 79, Mar 29* vgl. Monographiesammlungen von Aloe barbadensis. Für die Monographie Aloe *Jap XI* wird nur Aloe capensis zugelassen.

Definition der Droge: Definitionen der Monographiesammlungen außer *Jap XI* analog Definition von Aloe barbadensis. Der getrocknete Saft der Blätter *Jap XI*.

Stammpflanzen: "... einige Arten der Gattung Aloe, insbesondere (...) *Aloe ferox* MILL. und (ihre) Hybriden ..." *DAB 10 (Eur), ÖAB 90 (Eur), Helv VII (Eur), BHP 90, BPC 79, Mar 29*. "*A. ferox* MILL. und Hybriden dieser Art mit *A. africana* MILL. und *A. spicata* BAK." *USP XXII, Jap XI*, vgl. aber Systematik von *A. ferox*.

Herkunft: Sammlung aus Wildbeständen und Halbkulturen; Hauptlieferland ist Südafrika mit den Regionen um Mossel Bay und Port Elizabeth im Kapland.

Gewinnung: Die Blätter werden per Hand geerntet und mit der Schnittseite nach innen kreisförmig in mehreren Lagen um eine Erdmulde gestapelt. Die Mulde ist mit einem Stück Leder ausgelegt; in ihm wird der drei bis fünf Stunden lang austropfende Saft gesammelt. Pro Blatt werden 5 bis 10 g Saft erhalten.[180] In längeren Trockenperioden werden die Blätter an der Pflanze nur angeritzt und der Saft aufgefangen. Das verbreitetste Trocknungsverfahren ist das Einkochen in Weißblechdosen.

Handelssorten: Kap-Aloe wird vor allem als Aloe lucida angeboten.

Ganzdroge: Dunkelbraune Masse, mit grünlichem Schimmer, häufig mit gelblichem Puder bedeckt.[223,230] Sprühgetrocknete Droge: Feines, luftiges, braunes bis dunkelbraunes Pulver.[225]

Schnittdroge: *Geruch.* Charakteristisch,[223] etwas sauer.[224]
Geschmack. Unangenehm, bitter.[223]
Makroskopisches Bild. Dünne Bruchstücke durchsichtig, Bruchstellen glänzend, glatt, auch muschelförmig.
Mikroskopisches Bild (Lucida-Ware). In Glyc. unlösliche glasartige, durchsichtige, scharfkantige Schollen; seltener Kristalleinschlüsse;[79,224] zur Farbe, Löslichkeit: s. Mikroskopisches Bild von Aloe barbadensis.

Pulverdroge: *Farbe.* Grünlich-braun.[223]
Löslichkeit. S. Aloe barbadensis.
Mikroskopisches Bild. In dünnfl. Paraffin gelbliche, glasähnliche, durchsichtige, scharfkantige, zuweilen feinrissige Schollen. In Wasser lösen sich die Drogenpartikel nach kurzer Zeit zu grün-braunen, schaumigen Tröpfchen.[30]

Verfälschungen/Verwechslungen: S. Aloe barbadensis.

Minderqualitäten: Aloe capensis aus der Region um Port Elizabeth führt nur durchschnittlich 12 % Anthranoide (Periodat-Methode[176]) und erreicht damit meist nicht den erforderlichen Mindestgehalt von 18 % *DAB 10 (Eur)*. Pharmazeutisch kommt daher fast ausschließlich die Mossel-Bay-Ware zur Verw.; s. a. Inhaltsstoffe von *A. ferox*.

Inhaltsstoffe: *Anthron-10-C-glykosyle.* Ca. 22 % Aloine A und B in Mossel-Bay-Ware; ca. 12 % Aloine in Port-Elizabeth-Ware (Periodat-Methode[176]). In allen Aloe-capensis-Sorten ist 5-Hydroxyaloin A (Syn. "Periodat-positive-Substanz"[86]) enthalten.[176]

Gemischte Anthron-C- und -O-glykosyle. Ca. 8% Aloinoside A und B in Mossel-Bay-Ware (Periodat-Methode[176]). Aloinosid B ist das 11-*O*-α-L-Rhamnosid eines Aloins. Aloinosid A ist vermutlich das entsprechende Diastereomere,[182] vgl. Strukturformeln bei Aloe-arborescens-Blätter.
1,8-Dihydroxyanthrachinone. Aloeemodin.[82]
2-Alkylchromone. Ca. 20% Aloeresin A und 15% Aloeresin B (photometrische Best. nach HPLC[9]); in geringeren Mengen Aloeresin C,[183] Aloeresin D[13] sowie Iso-Aloeresin A;[184] das Vorkommen des Aglykons Aloeson in der Droge ist bisher noch nicht untersucht, es findet sich aber im Blattextr. von *A. ferox*,[84] vgl. Strukturformeln bei Aloe-arborescens-Blätter.
Zimtsäurederivate. 0,2% *p*-Cumarsäuremethylester.[185]
1-Methyltetralin-Derivate. 0,01% Feroxidin.[186]
Salze organischer Säuren. Z.B. Magnesiumlactat (Syn. Aloeulcin).[37]

Zubereitungen: Für alle Zubereitungen der Droge Aloe barbadensis kann entspr. der jeweiligen Arzneibücher auch Aloe capensis verwendet werden (s. Aloe barbadensis). Zubereitungen, für die nur Aloe capensis zugelassen ist: Aloeextrakt (Extractum Aloes): Heißwasserextr. der pulv. Droge *DAB 8*, Eigenschaften: Braune bis schwarze Masse von eigenartigem Geruch und bitterem Geschmack, 1 in warmem Wasser; Tinctura Aloes (Aloetinktur) 1:5 mit EtOH *DAB 6*, Eigenschaften: Dunkel grünlich-braune Fl. mit bitterem Geschmack; "Pulverisierte Aloe" *Jap XI.*

Identität: *Aloe capensis.*
Rkt. nach Schouteten *DAB 10 (Eur)*: Analog Identität der Droge Aloe barbadensis. Rkt. nach Rosenthaler *DAB 10 (Eur)*: Es fällt ein gelb-brauner Nd., die überstehende Lsg. darf nicht violett gefärbt sein. Umsetzung mit Salpetersäure und Natriumnitrit *DAB 7* bzw. nur Salpetersäure *USP XXII*, *BPC 79*: Es entsteht eine Orangefbg., die nach etwa einer Minute in Grün übergeht; der für diese Färbung verantwortliche Inhaltsstoff ist 5-Hydroxyaloin A.[181] Klunges Isobarbalointest *BPC 79* mit Kupferchlorid-Lsg.: Aloe capensis ergibt eine schwache violette Fbg., die schnell verblaßt. Bornträger-Rkt. eines Kaltwasserauszuges: Die Lsg. reagiert "Bernstein-farben" *USP XXII.* Bornträger-Rkt. nach Kochen mit Eisen(III)chlorid und Salzsäure *BPC 79*: Analog Identität der Droge Aloe barbadensis.
Weitere Erläuterungen zu o.a. Reaktionen s. Aloe barbadensis.
Eine Lsg. der Droge in Salpetersäure ergibt eine rot-braune bis braune oder grüne Fbg. *USP XXII.* Ein 1%iger Kaltwasserauszug ist grün-gelb gefärbt *USP XXII.* DC auf Aloine *Jap XI*:
- Untersuchungslsg.: Methanolischer Drogenauszug;
- Referenzsubstanzen: Aloine A/B;
- Sorptionsmittel: Kieselgel;
- FM: Chloroform-EtOH-Wasser (30 + 15 + 1);
- Detektion: Auswertung im UV 365 nm;
- Auswertung: Die Referenzsubstanzen sind nicht getrennt und fluoreszieren rot. In der Untersuchungslsg. müssen die Aloine ebenfalls zu erkennen sein.

Aloeextrakt DAB 8.
Nachw. der Aloine nach Schouteten und Rosenthaler *DAB 8.*

Reinheit: *Aloe capensis.*
DC-Prüfung *DAB 10 (Eur)*, *ÖAB 90 (Eur)*, *Helv VII (Eur)*, *AB-DDR*: Analog der Droge Aloe barbadensis; Auswertung im UV 365 nm: In der Untersuchungslsg. sind die gelbe Zone der Aloine A/B und die blaue Zone des Aloeresins B zu erkennen. Direkt oberhalb des Aloeresins B liegen die beiden gelb fluoreszierenden Zonen der Aloinoside A und B. Nach dem Erhitzen bei 110 °C darf sich direkt unterhalb der Aloine keine violett fluoreszierende Zone zeigen (Aloe barbadensis), vgl. Abb. bei Aloe barbadensis.
DC-Leitsubstanzen der Arzneibücher sind die Aloinoside A und B. Somit werden bei dieser Reinheitsprüfung Aloinoside-freie Aloe-capensis-Sorten ausgeschlossen, auch wenn sie der Gehaltsforderung entsprechen sollten. Als geeignetere Leitsubstanz für Kap-Aloe bietet sich daher das auf dem DC leicht mit Natriummetaperiodat-Lsg.[86] detektierbare 5-Hydroxyaloin A an.[181]
- "Harz" (Eth-lösliche Substanzen): Höchst. 1% *Jap XI.*
- Trocknungsverlust: Höchst 10% *DAB 10 (Eur)*, höchst. 12% *USP XXII, Jap XI.*
- Asche: Höchst. 4% *USP XXII*; höchst. 2% *Jap XI.*
- Alkohol-unlösliche Substanzen: Höchst. 10% *USP XXII, Jap XI.*

Aloeextrakt DAB 8.
- Trocknungsverlust: Höchst. 5% *DAB 8.*
- Prüfung auf Schwermetalle *DAB 8.*

Gehalt: *Aloe capensis.*
- Mind. 18% "Hydroxyanthracen-Derivate", ber. als wasserfr. Aloin *DAB 10 (Eur)*, *ÖAB 90 (Eur)*, *Helv VII (Eur)*, *BHP 90*;
- Mind. 50% wasserlösliche Extraktivstoffe *USP XXII*;
- Mind. 40% wasserlösliche Extraktivstoffe *Jap XI*;
- Ergibt ca. 20% kristallisierbare Aloine *BPC 79.*

Aloeextrakt DAB 8.
- Mind. 22 und höchst. 33% "Hydroxyanthracenderivate", ber. als wasserfr. Aloin *DAB 8.*

Gehaltsbestimmung: *Aloe capensis.*
- Analog Aloe barbadensis.

Aloeextrakt DAB 8.
- Photometrische Best. nach *DAB 8 (Eur)*, s. Aloe barbadensis.

Lagerung: *Aloe capensis.*
- Vor Licht geschützt *DAB 10 (Eur)*, *ÖAB 90 (Eur)*, *Helv VII (Eur).*

Aloeextrakt DAB 8.
- Über Blaugel, vor Licht geschützt *DAB 8.*

Stabilität: Bei sachgemäßer Lagerung ist anzunehmen, daß Droge und Trockenextrakte kaum Veränderungen erfahren. In wäßrig-alkoholischen Lsg. der Droge und von Aloeextrakt *DAB 8* erfolgt eine

Gehaltsminderung an Aloinen A/B beim Stehen am Licht bei Raumtemperatur innerhalb von 10 Tagen zu 90 bis 95 %.[187] Als Hauptzersetzungsprodukte treten die korrespondierenden Oxanthronderivate 10-Hydroxyaloine A und B auf.[188] Beim Erhitzen einer Lsg. von Aloin B in 50 %igem MeOH auf 80 bis 90 °C sind diese Oxidationsprodukte bereits nach 5 Minuten nachweisbar.[187] Eine quant. Umsetzung der Aloine zu den 10-Hydroxyaloinen erfolgt in einer 1 %igen Lsg. in 50 %igem MeOH bei pH 9 und Raumtemperatur innerhalb von 18 Stunden.[188]

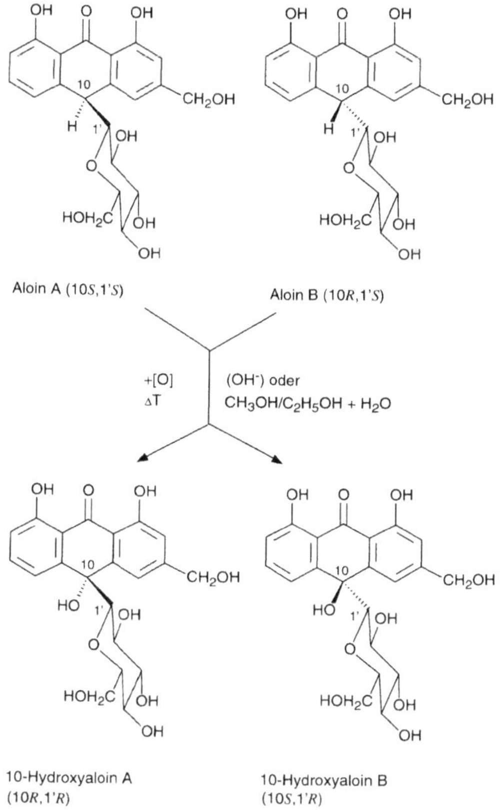

Aloine A/B aus *Aloe barbadensis* und *Aloe capensis* und ihre *In-vitro*-Hauptzersetzungsprodukte 10-Hydroxyaloine A/B; nach Lit.[188]

Wirkungen: *Laxierende Wirkung.* S. Aloe barbadensis.
Wirkung auf Tumorgewebe. Eine Rohfraktion nach ethanolischer Extraktion der Droge soll hemmend auf 180-Sarkome und Ehrlich-Aszites bei Mäusen wirken.[189]

Wirkungsverlauf: S. Aloe barbadensis.

Elimination: S. Aloe barbadensis.

Anwendungsgebiete: S. Aloe barbadensis. Aloe capensis wird im mitteleuropäischen Raum traditionell der Droge Aloe barbadensis vorgezogen. Das *DAB 10 (Eur)* schreibt deshalb eine Abgabe von Aloe capensis vor, insofern nähere Angaben bei einer Verordnung fehlen.

Dosierung und Art der Anwendung: Zur p. o. Anw. kommen die pulv. Droge sowie wäßrig-ethanolische Trocken-, Dick- und Fluidextr. sowie methanolische Trockenextr.[116] *Droge.* TD der pulv. Droge: 0,05 bis 0,2 g;[116] ED: 0,1 g, abends,[117] enspr. ca. 18 mg Aloinen.[85] *Zubereitung.* Aloes extractum siccum normatum: S. Aloe barbadensis. Aloetinktur *DAB 6*: ED: 0,5 g p. o., abends.[117]

Volkstümliche Anwendung und andere Anwendungsgebiete: Die Droge ist Bestandteil der komplex zusammengesetzten "Schwedenkräuter" zum Selbstansetzen und "Schwedentrünke" oder "Schwedenbitter", die in Deutschland nicht nur als Verdauungsstimulans, sondern auch als Allheilmittel in der Bevölkerung breite Akzeptanz besitzen. Eine solche Auflistung nicht belegter Anwendungsgebiete findet sich bei Lit.[190]
In der südafrikanischen Volksheilkunde wird der frische Saft häufig bei Augenentzündungen und Syphilis gebraucht; die Zulu geben einen Blattdekokt bei Geschlechtskrankheiten.[62] Die Pflanze gehört zum Heilmittelschatz der Medizinmänner in Lesotho.[31]
Als Abführmittel wird die Droge auch Tieren verabreicht; Schafe erhalten bei Räude den frischen Saft.[62]

Dosierung und Art der Anwendung: *Zubereitung.* Aloetinktur *DAB 6*: ED als Amarum: 0,2 g p. o.[117]

Schwangerschaft: Die Droge besitzt abortive Wirkung, vgl. Unerwünschte Wirkungen von Aloe barbadensis. In der Bevölkerung afrikanischer und europäischer Länder ist die Droge entsprechend bekannt.[62] Die Fallbeschreibung eines Versuchs, mit "Tinctura Aloë" einen Abort auszulösen, findet sich bei Lit.[191]

Gegenanzeigen/Anwendungsbeschr.: S. Aloe barbadensis.

Wechselwirkungen: S. Aloe barbadensis.

Mutagenität: Wäßrige Extr. von Aloe capensis (100 mg/mL) zeigen keine mutagene Wirkung im Ames-Test, reagieren aber in der gleichen Konz. positiv im Rec-Test mit *Bacillus subtilis*.[192] Bei *E. coli* soll Aloe-ferox-Extr. die UV-induzierte Mutagenese hemmen.[193]

Toxikologische Daten: S. Aloe barbadensis. *Pflanzengiftklassifizierung.* Giftig +.[229]

Alte Rezepturen: Tinctura Aloes composita (Zusammengesetzte Aloetinktur) *DAB 6*, in ähnlicher Rezeptur heute meist als "Schwedentrunk" etc. angeboten; Pilulae aloeticae ferratae (Eisenhaltige Aloepillen) *DAB 6*; s. a. Lit.[194]

Gesetzl. Best.: *Artenschutz.* S. Aloe barbadensis. *Apothekenpflicht.* S. Aloe barbadensis. *Offizielle Monographien.* Aufbereitungsmonographie der Kommission E am BGA "Aloe".[103,116]

Aloe hom. *HAB 1*

Monographiesammlungen: Aloe *HAB 1*.

Definition der Droge: Der zur Trockne eingedickte Saft der Blätter einiger Arten der Gattung Aloe mit der Handelsbez. Kap-Aloe *HAB 1*. Anforderung: Die Droge muß bzgl. Beschreibung, Identität, Reinheit und Gehalt der Monographie Aloe capensis (*PhEur*) entsprechen.

Stammpflanzen: Einige Arten der Gattung Aloe, insbesondere *A. ferox* MILL.

Verfälschungen/Verwechslungen: "Barbados-Aloe von *Aloe barbadensis* MILL. darf nicht verwendet werden".

Zubereitungen: Urtinktur und fl. Verdünnungen nach *HAB 1*, Vorschrift 4a mit EtOH 62 %; Eigenschaften: Die Urtinktur ist eine dunkelbraune Flüssigkeit von stark bitterem Geschmack. Verreibungen nach *HAB 1*, Vorschrift 7; Eigenschaften: Die 1. Dezimalverreibung ist ein hellgelbes Pulver von stark bitterem Geschmack.
Darreichungsformen: Fl. Verdünnungen, Streukügelchen, Verreibungen, Tabletten, fl. Verdünnungen zur Injektion.[195]

Identität: *Urtinktur* und *1. Dezimalverreibung.* Gelb-grüne Fluoreszenz im UV 365 nm der wäßrigen Verdünnung/Lsg. nach Zusatz von wäßriger Natriumtetraborat-Lsg.

Reinheit: *Urtinktur und 1. Dezimalverreibung.*
DC der ethanolischen Verdünnung/Lsg. *HAB 1*:
- Sorptionsmittel: Kieselgel H;
- FM: Ethylacetat-MeOH-Wasser (77 + 13 + 10);
- Referenzsubstanz: Chininhydrochlorid;
- Detektion: Kaliumhydroxid in EtOH, Erhitzen auf 110 °C;
- Auswertung: Im UV 365 nm gelb und blau fluoreszierende Flecke definierter Laufhöhe bez. auf Chininhydrochlorid (Aloine, Aloinoside, Aloeresine); im Vis kein rot-violetter Fleck (Aloe barbadensis).

Aloe barbadensis: Die wäßrige Verdünnung/Lsg. ergibt mit Bromwasser einen gelben Nd.; die überstehende Lsg. darf nicht rot-violett gefärbt sein.
Urtinktur.
- Relative Dichte: 0,910 bis 0,926.
- Trockenrückstand: Mind. 8,8 %.

Lagerung: *Zubereitungen.* Dicht verschlossen, vor Licht geschützt.

Anwendungsgebiete: Die Anwendungsgebiete entspr. dem hom. Arzneimittelbild. Dazu gehören: Magen-Darm-Störungen, Stuhlinkontinenz, Hämorrhoiden.[195]

Dosierung und Art der Anwendung: *Zubereitung.* Soweit nicht anders verordnet: Bei akuten Zuständen alle halbe bis ganze Stunde je 5 Tr. oder 1 Tablette oder 10 Streukügelchen oder 1 Messerspitze Verreibung einnehmen; par. 1 bis 2 mL s. c. bis zu dreimal täglich. Bei chron. Verlaufsformen 1 bis 3 mal täglich 5 Tr. oder 1 Tablette oder 10 Streukügelchen oder 1 Messerspitze Verreibung einnehmen; par. 1 bis 2 mL s. c. pro Tag.[195]

Unerwünschte Wirkungen: Für die 1. Dezimalverdünnung und -verreibung: Bei längerem Gebrauch sind Störungen des Elektrolythaushaltes möglich. Ohne ärztliche Verordnungen sollten die Zubereitungen höchst. 1 Woche eingenommen werden. Hinweis: Es können sogenannte Erstverschlimmerungen vorkommen, die jedoch ungefährlich sind.[195]

Gegenanzeigen/Anwendungsbeschr.: Für die 1. Dezimalverdünnung und -verreibung: Chron. Obstipation, chron. Durchfälle, chron. Lebererkr. und Lebervorschädigungen, Schwangerschaft und Stillzeit, Verschlußikterus und Ileus.[195]

Wechselwirkungen: Nicht bekannt.[195]

Gesetzl. Best.: *Offizielle Monographien.* Aufbereitungsmonographie der Kommission D am BGA "Aloe".[195]

Aloe hom. *PFX*

Monographiesammlungen: Aloe pour préparations homéopathiques *PFX*.

Definition der Droge: Der eingedickte Saft der Blätter. Anforderung: Die Droge muß bzgl. Identität, Reinheit und Gehalt der Monographie Aloès du Cap *PFX* – analog Kap-Aloe *DAB 10 (Eur)* – entspr.

Stammpflanzen: Verschiedene Aloearten, insbesondere *A. ferox* MILL. und ihre Hybriden sowie *A. succotrina* LAM. Der Saft von *A. succotrina* wird zugelassen, weil er nach *PFX* dieselben Eigenschaften wie der von *A. ferox* und Hybriden besitzt. Vgl. hierzu aber Sonstige Bezeichnungen der Droge Sokotra-Aloe.

Ganzdroge: Dunkelbraune Masse, grünlich schillernd, mit glänzenden muschelförmigen Bruchstellen. Starker, charakteristischer Geruch; bitterer, unangenehmer Geschmack.

Pulverdroge: *Farbe.* Braun-grünlich.
Löslichkeit. 1 in warmem EtOH, teilweise 1 in siedendem Wasser, pul in Eth und Chloroform.

Zubereitungen: Urtinktur gemäß der Monographie "Préparations homéopathiques" *PFX*, mit EtOH 65 % (*V/V*). Eigenschaften: Die Urtinktur ist eine dunkelbraune Fl. mit charakteristischem Geruch und bitterem Geschmack.

Identität: *Urtinktur.* Eine Eth-Ausschüttelung der verd. Urtinktur wird mit verd. Ammoniak gegengeschüttelt, die Wasserphase färbt sich rot; gelb-grünliche Fluoreszenz im UV 365 nm nach Zusatz von verd. Natriumtetraboratlsg. zur Urtinktur; Rotfbg. nach Zusatz von verd. Natriumtetraborat- und Periodsäure-Lsg.; nach Einengen der Urtinktur zur Trockne und Aufnahme in Wasser Gelbfbg., die unter Zugabe von Kupfersulfat- sowie Kaliumcyanid-Lsg. ins Rotbraune übergeht; nach Einengen der

Urtinktur zur Trockne und Aufnahme in siedendem Wasser bildet sich nach Zugabe von Bromwasser ein gelber Nd., die überstehende Lsg. darf nicht violett gefärbt sein. Zur Erläuterung o. a. Reaktionen vgl. Aloe barbadensis.

Reinheit: *Urtinktur.*
- Ethanolgehalt: Zwischen 60 und 70 % (*V/V*).
- Trockenrückstand: Höher oder gleich 7 %.

DC:
- Untersuchungslsg.: Unverd. Urtinktur;
- Sorptionsmittel, FM, Referenzsubstanz, Detektion und Auswertung s. Aloe barbadensis.

Stabilität: Die Urtinktur darf nicht länger als ein Jahr nach Herstellung verwendet werden.

Aloe perryi BAK.

Systematik: *A. perryi* ist in die 4. Sektion Eualoe, Untersektion Grandes, 19. Reihe Aethiopicae, eingeordnet.

Botanische Beschreibung: Einfacher kurzer Stamm, bis 20 Blätter in dichter Rosette; Blatt 30 bis 35 cm lang, lanzettlich, lang zugespitzt, oberseits rinnig, blaugrün, oft rötlich; Blattränder mit horniger Kante und 4 mm langen Zähnen, im Abstand von 6 mm; Blütenstand 50 bis 60 cm hoch, 2 bis 3 Verzweigungen; Blüten in Trauben, bis 25 mm lang, rot, an der Spitze grün.[3,4]

Verwechslungen: Die Art ähnelt stark *A. forbesii* BALF. f., deren Blüten aber in Rispen stehen und deutlich länger bestielt sind.[4]

Inhaltsstoffe: S. Sokotra-Aloe. Zum Gel von *A. perryi* vgl. Lit.[196]

Verbreitung: Insel Sokotra (Jemen) im Golf von Aden.[4]

Drogen: Sokotra-Aloe, Aloe Sokotrina hom. *HAB 34*, Aloe Socotrina hom. *HPUS 78.*

Sokotra-Aloe

Synonyme: Socotra-Aloe.

Sonstige Bezeichnungen: Dt.: Aloe Sokotrina; engl.: Socotrine Aloes; frz.: Aloès Socotrin; it.: Aloe socotrino; arabisch: Sabir suqutri, sobr. Heute werden auch ostafrikanische Aloesorten mit Sokotra-Aloe bezeichnet. Zu weiterer Verwirrung trägt die sehr gängige Verwechslung der Droge Sokotra-Aloe mit der Art *A. succotrina* LAM. bei (s. a. Aloe hom. *PFX*).

Monographiesammlungen: Aloe *Helv VI.* Sokotra-Aloe wird hier nicht als eigene Monographie geführt, sondern neben anderen Handelssorten ebenfalls für die Monographie "Aloe" zugelassen.

Definition der Droge: Der eingetrocknete Saft der Blätter.

Stammpflanzen: *A. perryi* BAK.; bei der ostafrikanischen und arabischen Ware unklar.[4,197] Eine neuere Untersuchung zur möglichen Stammpflanze der ostafrikanischen Droge Kenia-Aloe vermutet *A. rabaiensis* RENDLE.[198]

Herkunft: Klassisch: Sokotra (Jemen); heute aber vor allem Ostafrika und wahrscheinlich auch das arabische Festland.[4,182,224]

Gewinnung: S. Aloe capensis.

Handelssorten: Sokotra-Aloe wird gewöhnlich als pastöse Masse gehandelt; ein anschließendes Eintrocknen ist noch nötig.[224]

Ganzdroge: Hepatica-Ware: Harte, dunkel-braune bis schwarze, undurchsichtige Masse mit unebenen, porösen Bruchstellen.[224]

Schnittdroge: *Geruch.* Unangenehm käsig.[224]

Inhaltsstoffe: Zu der heute pharmazeutisch kaum noch verwendeten Droge existieren nur wenige ältere phytochem. Arbeiten. 22 bis 26 % Anthranoide (Periodat-Methode[176]): Aloinoside dominierend, daneben Aloine und Aloeemodin.[82]
2-Alkylchromone. Aloeson,[84] Aloeresin D (Isolierung aus Kenia-Aloe[199]).
6-Phenyl-2-pyrone. Aloenin B (Isolierung aus Kenia-Aloe[21]).

Identität: Die Droge gibt die Nachweisreaktionen auf die Aloine, s. Aloe barbadensis. Eine Lsg. in siedendem Wasser färbt sich mit Salpetersäure blaß braun-gelb *BPC 79.*

Reinheit: *Droge.*
- Trocknungsverlust: Höchst. 12 % *Helv VI.*
- Verbrennungsrückstand: Höchst. 4 % *Helv VI.*

Gehalt: Mind. 18 % "Gesamtanthrachinonverb.", ber. als Aloin *Helv VI.*

Gehaltsbestimmung: Photometrische Best. der Aloine und Aloinoside nach präparativer DC *Helv VI*, s. Aloe barbadensis.

Anwendungsgebiete: Sokotra-Aloe besitzt heute keine Bedeutung mehr für die Phytotherapie, ist aber eine klassische hom. Droge.[200]

Volkstümliche Anwendung und andere Anwendungsgebiete: In Nordafrika wird die Droge innerlich bei Dyspepsie, Amenorrhoe und Ikterus gegeben.[220]

Dosierung und Art der Anwendung: *Zubereitung.* Zur innerlichen Anwendung kommen Mischungen mit Gummi arabicum, Honig und Zucker oder die Droge enthaltende Tonika und Stomachika.[220]

Gesetzl. Best.: *Artenschutz.* S. Aloe barbadensis.

Aloe Sokotrina hom. *HAB 34*

Monographiesammlungen: Aloe Sokotrina *HAB 34*, Anhang.

Definition der Droge: Eingetrockneter Saft.

Stammpflanzen: *Aloe perryi* BAK.

Zubereitungen: Urtinktur nach Vorschrift §4 *HAB34*, mit EtOH 90% im Verhältnis 1:10. Verreibungen nach Vorschrift §§7bis9 *HAB34*.

Aloe Socotrina hom. *HPUS 78*

Sonstige Bezeichnungen: Aloes.

Monographiesammlungen: Aloe Socotrina *HPUS78*.

Definition der Droge: Der eingedickte Saft der Blätter von Aloe-Arten, bekannt unter dem Namen Sokotrina-Aloe. Anm.: Die Verw. der Bez. Sokotrina-Aloe ist Ausdruck der hom. Tradition. Die kurzen botanischen und Drogen-Beschreibungen der *HPUS*-Monographie deuten darauf hin, daß sowohl ostafrikanische als auch südafrikanische Drogen angesprochen sind.

Stammpflanzen: Nicht näher best. Aloe-Arten.

Zubereitungen: *Urtinktur.* Herstellung: 100g grob pulv. Droge werden mit der nötigen Menge EtOH 94,9% (*V/V*) versetzt, um 1.000mL Urtinktur zu erhalten.
Dilutionen. D2 (2×) und höher mit EtOH 88% (*V/V*).
Medikationen. D2 (2×) und höher.
Triturationen. D2 (2×) und höher.

Gehalt: *Urtinktur.* Arzneigehalt 1/10.

Aloe saponaria (AIT.) HAW.

Synonyme: *A. disticha* MILL., *A. latifolia* HAW., *A. leptophylla* N.E. BROWN ex BAKER, *A. perfoliata* var. L., *A. perfoliata* var. *saponaria* AIT., *A. saponaria* var. *latifolia* HAW., *A. umbellata* DC.

Sonstige Bezeichnungen: Engl.: Soap Aloe; afrikaans: Bontaalwyn; jap.: Shabonrokai; Xhosa: iNocelwane; Zulu: iCena.

Systematik: *A. saponaria* gehört zur 4. Sektion Eualoe, Untersektion Humiles, 10. Reihe Saponaria. Natürliche Hybriden existieren u.a. mit *A. ferox* und *A. arborescens*.[31]

Botanische Beschreibung: Einzeln stehende Pflanzen mit Stamm, Ausläufer treibende in dichten Gruppen ohne Stamm, bis 110cm hoch; Rosette mit 12bis20 Blättern, Blatt schmal bis breit lanzettlich, 25bis30cm lang, 8bis12cm breit; Blattspreite ausgebreitet, an der getrockneten und eingerollten Blattspitze oberseits leicht konkav; Blattoberseite blaß bis dunkel-grün, mit zahlreichen weißen, länglichen Flecken in lockeren Reihen; Blattunterseite konvex, blasser, liniert und nicht gefleckt; Blattrand mit hornartigen, braunen, 3bis5mm langen Zähnchen; 1 oder 2 Blütenstände, bis 1m hoch, Blütenstand einfach oder bis 8 dichotome Verzweigungen; Blütentrauben sehr dicht, meist breiter als lang, oben abgeflacht, mit ca. 30 Blüten, Knospen aufrecht, geöffnete Blüten hängend; Blüten bis 4,5cm lang, hellgelb bis rosa und rot.[3,31,32]
Die Art variiert je nach Standortbedingungen sehr stark, besonders bzgl. Größe, Stammbildung, Blattform und -länge sowie Blütenfarbe.[31]

Verwechslungen: *A. saponaria* ist aufgrund der einzigartigen Form und Größe der Blütentrauben von anderen Arten sehr gut zu unterscheiden.[31]

Inhaltsstoffe: Inhaltsstoffe der Blätter: S. Aloesaponaria-Blätter.
Inhaltsstoffe der frischen unterirdischen Organe:
1,2,3,4-Tetrahydroanthracene. Ca. 0,01% Aloesaponole I bis IV und deren *O*-Glykoside;[8,221] sie sind für den Anthranoid-Stoffw. der unterirdischen Organe charakteristisch und kommen in den Blättern nicht vor.
Freie 1-Hydroxyanthrachinone. Z.B. 0,01% Aloesaponarin I,II.[8,221]
1,8-Dihydroxyanthrachinone. Aglyka wie Helminthosporin[8] und Chrysophanol-*O*-glykoside.[36]
1,8-Dihydroxyanthranoid-Dimere. Freie Anthrachinon/Anthrachinon-, Anthron/Anthrachinon- und Oxanthron/Anthrachinon-Dimere.[8]
2-Alkylchromone. Aloeresin B.[201]
6-Phenyl-2-pyrone. Aloenin A.[201]
2-Naphthalinsäurederivate. Isoeleutherol-5-*O*-glucosid.[201]

Verbreitung: Südafrika: Kapland, Natal, Transkei, Transvaal; Lesotho; Swasiland; Zimbabwe.[31] Die Art besiedelt offene Grasflächen und steinige Hänge auf Meeresspiegel-Niveau bis zu 2.000m Höhe.[32] Eingeführt u.a. in Japan.

Drogen: Aloe-saponaria-Blätter.

Aloe-saponaria-Blätter

Definition der Droge: Die frischen Blätter.

Stammpflanzen: *Aloe saponaria* (AIT.) HAW.

Inhaltsstoffe: *1,8-Dihydroxyanthrachinone.* Chrysophanol, frei und *O*-glykosidisch.[8,37]
1-Hydroxyanthrachinone. Aloesaponarin I und Laccainsäure-D-methylester.[8]
Heteropolysaccharide. U.a. teilacetylierte 1,4-β-D-Glucomannane.[202,203]
Glykoproteine.[204]
Sonstige. Calcium-Salze organischer Säuren: Z.B. 0,005% Calciumisocitrat.[205]

Wirkungen: Bisherige Untersuchungen beziehen sich auf Einzelstoffe oder definierte Inhaltsstofffraktionen aus dem Gel von *A. saponaria*.
Antiphlogistische Wirkung. Ein lineares teilacetyliertes 1,4-β-D-Mannan (50mg/kgKG i.p.) zeigt beim Carrageenan-induzierten Rattenpfotenödem eine Ödemhemmung. Ein Rohextrakt zweier Mannane soll im gleichen Modell bei p.o. Appl. unwirksam sein.[202] Ein Glykoprotein katalysiert *in vitro* den hydrolytischen Abbau von Bradykinin bei

pH 7,4 und besitzt Antibradykinin-Aktivität am isolierten Meerschweinchen-Ileum.[204]
Positiv inotrope Wirkung. Gelfraktionen (1 bis 3 mg/mL) und daraus isoliertes Calciumisocitrat (0,05 mg/mL) zeigen am isolierten Kaninchen- und Ratten-Vorhof eine ähnlich starke Wirkung wie Isoproterenol in der Konz. von 5×10^{-8} M.[205]

Volkstümliche Anwendung und andere Anwendungsgebiete: In der südafrikanischen traditionellen Medizin werden Blatthälften mit der Gelseite auf Wunden gelegt; mit dem Gel werden auch entzündete Verbrennungen und Verletzungen behandelt. Gel und Blattsaft werden lokal bei Serpigo, die Blätter p. o. bei Bandwurm und Verstopfung angewendet. Von Dorfbewohnern im südlichen Lesotho wird berichtet, daß sie bei Epidemien von Erkältungskrankheiten ein gemeinsames Bad in einem A.-saponaria-"Infus" nehmen. Bei Tieren werden Brüche mit der Blattasche behandelt; Geflügel gibt man Kaltwasserauszüge bei Enteritis und Verdauungsstörungen.[62]
In Japan wird *A. saponaria* neben *A. arborescens* volksmedizinisch verwendet. Die Anwendungsgebiete der beiden Arten entspr. sich;[22] vgl. Droge A.-arborescens-Blätter. Die Wirksamkeit der Droge bei o. a. Anwendungsgebieten ist bisher klinisch nicht belegt.

Dosierung und Art der Anwendung: *Droge.* Zur Anwendung kommen der frische und eingetrocknete Blattsaft, das Gel des wasserspeichernden Gewebes, getrocknete Blätter und Trockenextrakt.

Gesetzl. Best.: *Artenschutz.* S. Aloe barbadensis.

Aloe succotrina Lam.

Synonyme: *A. purpurascens* Haw., *A. soccotrina* DC., *A. vera* Mill.

Sonstige Bezeichnungen: Afrikaans: Bergaalwyn.

Systematik: *A. succotrina* gehört zur 4. Sektion Eualoe, Untersektion Magnae, 27. Reihe Purpurascentes.

Botanische Beschreibung: Junge Pflanzen stammlos, ältere mit bis zu 1 bis 2 m hohen, 10 bis 15 cm breiten Stämmen; Stamm mit alten vertrockneten Blättern bedeckt, häufig gegabelt; Blattstellung rosettig, aufrecht; Blätter zahlreich, bis 50 cm lang, 5 cm breit, schwertförmig, fleischig, grün bis graugrün, manchmal weiß gefleckt; Blattränder mit weiß-horniger Kante und 2 bis 4 mm langen Zähnen; Blütenstand meist einfach, bis 1 m hoch, mit rötlichen Tragblättern; Blüten rot, 4 cm lang.[3,31,32] Der frische Saft ist blaß honig-farben; die Schnittstelle am Blatt färbt sich beim Trocknen schnell rotviolett.[32]

Verwechslungen: Die Art hybridisiert nicht und ist sehr gut am charakteristischen Blattrand zu erkennen.

Inhaltsstoffe: Im methanolischen Extr. der getrockneten Blätter sind neben dem 2-Alkylchromon Aloeresin B[12] ca. 10 % der diastereomeren Anthron-*C*-glykosyle (photometrische Best. nach HPLC[219]) enthalten: 7-Hydroxyaloine A und B sowie ihre jeweiligen 6'-*O*-Acetyl- und 4',6'-*O*-Diacetylderivate.[206]

Verbreitung: Südafrika: Im süd-westlichen Kapland an sommertrockenen, steinigen Standorten.[31,32]

Drogen: Aloe hom. *PF X.*

Aloe hom. *PF X*

S. *Aloe ferox.*

1. Dahlgren R, Clifford HT (1982) The Monocotyledons, Academic Press, London
2. Harding TBC (1979) Excelsa 9:57–94
3. Jacobsen H (1981) Das Sukkulentenlexikon, 2. Aufl., Gustav Fischer, Stuttgart, S. 57–95
4. Reynolds GW (1966) The Aloes of Tropical Africa and Madagascar, The Trustees, The Aloes Book Fund, Mbabane, Swaziland
5. Martensen HO, Probst W (1990) Farne und Samenpflanzen in Europa, Gustav Fischer, Stuttgart, S. 413
6. Rauh W (1978) Schöne Kakteen und andere Sukkulenten, 2. Aufl., Gebrüder Bornträger, Berlin, S. 262–265
7. Rauwald HW (1990) Pharm Ztg Wiss 3, 135:169–181
8. Reynolds T (1985) Bot J Linn Soc 90:157–177
9. Manitto P, Speranza G (1984) Quintessenza (Milan) 30:2–9
10. Hgn, Bd. II, S. 269–315
11. Hgn, Bd. VII, S. 704–707
12. Prodöhl-Cendales Paredes S (1990) Ein Beitrag zur chemotaxonomischen Charakterisierung von Aloearten, Diplomarbeit, Universität Frankfurt/Main
13. Niyonzima DD (1990) Neue C-Glycosyle vom 7-Hydroxyaloin- und Aloesin-Typ aus Aloe barbadensis und Aloe lateritia: Reindarstellung, Konstitutions- und Konfigurationsbest. der Diastereomeren, Dissertation, Universität Frankfurt/Main
14. Farah MH, Andersson R, Samuelsson G (1992) Planta Med 58:88–93
15. Reynolds T (1985) Bot J Linn Soc 90:179–199
16. Conner JM, Gray AI, Reynolds T, Waterman PG (1990) Phytochemistry 29:941–944
17. Conner JM, Gray AI, Waterman PG, Reynolds T (1990) J Nat Prod 53:1.362–1.364
18. Conner JM, Gray AI, Reynolds T, Waterman PG (1989) Phytochemistry 28:3.551–3.553
19. Hirata T, Suga T (1978) Bull Chem Soc Jpn 51:842–849
20. Conner JM, Gray AI, Reynolds T, Waterman PG (1987) Phytochemistry 26:2.995–2.997
21. Speranza G, Dada G, Lunazzi L, Gramatica P, Manitto P (1986) J Nat Prod 49:800–805
22. Grindlay D, Reynolds T (1986) J Ethnopharmacol 16:117–151
23. Mabusela WT, Stephen AM, Botha MC (1990) Phytochemistry 29:3.555–3.558
24. Dring JV, Nash RJ, Roberts MF, Reynolds T (1984) Planta Med 50:442–443
25. Nash RJ, Beaumont J, Veitch NC, Reynolds T, Benner J, Hughes CNG, Dring JV, Bennett RN, Dellar JE (1992) Planta Med 58:84–87

26. Kudritskaya SE, Fishman GM, Zagorodskaya LM, Chikovani DM (1985) Khim Prir Soedin 4:573
27. Diaz M, Ball E, Luettge U (1990) Plant Physiol Biochem (Paris) 28:679–682
28. Cutler DF, Brandham PE, Carter S, Harris SJ (1980) Bot J Linn Soc 80:293–317
29. Rauwald HW, Beil A, Prodöhl-CP S (1991) Planta Med 57 (Suppl 2): A129 (Abstr)
30. DAB 7
31. Reynolds GW (1982) The Aloes of South Africa, 4. Aufl., AA Balkema, Rotterdam
32. Jeppe B (1974) Aloes, 2. Aufl., Purnell, Kapstadt
33. Koshioka M, Koshioka M, Takino Y, Suzuki M (1982) Int J Crude Drug Res 20: 53–59
34. Yagi A, Kanbara T, Morinobu N (1987) Planta Med 53:515–517
35. Yamamoto M, Ishikawa M, Masui T, Nakazawa H, Kabasawa Y (1985) J Assoc Off Anal Chem 68:493–494
36. van Rheede van Oudtshoorn MCB, Gerritsma KW (1964) Pharm Weekbl 99:1.425–1.430
37. Suga T, Hirata T (1983) Cosmet Toiletries 98:105–108
38. Wozniewski T, Blaschek W, Franz G (1990) Carbohydr Res 198:387–391
39. Yagi A, Nishimura H, Shida T, Nishioka I (1986) Planta Med 52:213–218
40. Yagi A, Makino K, Nishioka I, Kuchino Y (1977) Planta Med 31:17–20
41. Ovodova RG, Lapchik VF, Ovodov YS (1975) Khim Prir Soedin 11: 3–5
42. Yagi A, Harada N, Shimomura K, Nishioka I (1987) Planta Med 53:19–21
43. Yagi A, Machii K, Shinta T, Nishimura H, Nishioka I (1985) Wakan Iyaku Gakkaishi 2:136–137, zit. nach CA 104:62031
44. Suzuki I, Saito H, Inoue S, Migita S, Takahashi T (1979) J Biochem (Tokyo) 85:163–171, zit. nach CA 90:119532
45. Yoshimoto R, Kondoh N, Isawa M, Hamuro J (1987) Cancer Immunol Immunother 25:25–30, zit. nach CA 107:152547
46. Hirata T, Suga T (1977) Z Naturforsch 32c:731–734
47. Kameoka H, Maruyama H, Miyazawa M (1981) Nippon Nogei Kagaku Kaishi 55:979–999
48. Müller-Dietz H, Rintelen K (1960) Arzneipflanzen in der Sowjetunion. In: Brandt M (Hrsg.) Berichte des Osteuropa-Institutes, Freie Universität Berlin, Medizinische Folge 18/1, S. 48–52
49. Suzuki I (1981) Europäisches Patent, zit. nach CA 95:68034
50. Yamamoto M, Masui T, Sugiyama K, Yokota M, Nakagomi K, Nakazawa H (1991) Agric Biol Chem 55:1.627–1.629
51. Fujita K, Teradaira R, Nagatsu T (1976) Biochem Pharmacol 25:205
52. Nakagomi K, Yamamoto M, Tanaka H, Tomizuka N, Masui T, Nakazawa H (1987) Agric Biol Chem 51:1.723–1.724
53. Fujita K, Yamada Y, Azuma K, Hirozawa S (1978) Antimicrob Agents Chemother 14:132–136
54. Sato Y, Ohta S, Shinoda M (1990) Yakugaku Zasshi 110:876–874, zit. nach CA 114:97466
55. Saito H, Imanishi K, Okabe S (1989) Yakugaku Zasshi 109:335–339, zit. nach CA 111:70722
56. Hikino H, Takahashi M, Murakami M, Konno C, Mirin Y, Karikura M, Hayashi T (1986) Int J Crude Drug Res 24:183–186
57. Imanishi K, Ishiguro T, Saito H, Suzuki I (1981) Experientia 37:1.186–1.187, zit. nach CA 96:427
58. Lu M, Chen Q (1989) Zhongguo Yaoke Daxue Xuebao 20:155–157
59. Paszkiewicz-Gadek A, Chlabicz J, Galasinski W (1988) Pol J Pharmacol Pharm 40:183–190
60. Rubel BL (1983) Cosmet Toiletries 98:109–114
61. Hirata T, Sakano S, Suga T (1981) Experientia 37:1.252–1.253
62. Watt JM, Breyer-Brandwijk MG (1962) The Medicinal and Poisonous Plants of Southern and Eastern Africa, 2. Aufl., Livingstone, Edinburgh
63. Shoji A (1982) Contact Dermatitits 8:164–167
64. Nakamura T, Kotuajima S (1984) Contact Dermatitis 11:51
65. Fukushima M, Inaoka Y, Tanaka M (1989) Japanisches Patent, zit. nach CA 112:185587
66. Tsuboi M, Ando Y, Matsui K (1987) Japanisches Patent, zit. nach CA 108:26820
67. Lion Corp. (1980) Japanisches Patent, zit. nach CA 94:71223
68. Hagi A (1987) Japanisches Patent, zit. nach CA 109:43318
69. Yagi A, Kanbara T, Morinobu N (1987) Planta Med 53:515–517
70. Bader S, Carinelli L, Cozzi R, Cozzoli O (1981) Cosmet Toiletries 96:67–74
71. Grollier JF, Lang G, Forestier S, Rosenbaum G (1985) Frz. Patent, zit. nach CA 104:10411
72. Mc Carthy TJ (1968) Planta Med 16:348–356
73. Afzal M, Ali M, Hassan RAH, Sweedan N, Dhami MSI (1991) Planta Med 57:38–40
74. Waller GR, Mangiafico S, Ritchey CR (1978) Proc Okla Acad Sci 58:69–76
75. Joshi AJ, Iyengar ERR (1978) Sakyu Kenkyu 24:49–54
76. Pierce RF (1983) Erde International 1:37–38
77. Morton JF (1961) Econ Bot 15:311–319
78. Cavallini A, Natali L, Castorena Sanchez I (1991) Aloe barbadensis Mill. In: Bajaj YPS (Hrsg.) Biotechnology in Agriculture and Forestry, Bd. 15, Springer, Berlin, S. 95–106
79. Fischer R, Kartnig T (1978) Drogenanalyse, Springer, Wien, S. 359
80. Bruce WGG (1974) Aloe 12:20–29
81. Rauwald HW (1983) Beiträge zur chemischen Kennzeichnung von Arzneipflanzen der Gattung Aloe, Rhamnus und Ruscus, Habilitationsschrift, Freie Universität Berlin
82. Hörhammer L, Wagner H, Bittner G, Graf E (1965) Dtsch Apoth Ztg 105:827–830
83. Auterhoff H, Ball B (1954) Arzneim Forsch 4:725–729
84. Holdsworth DK (1972) Planta Med 22:54–58
85. Hänsel R (1991) Phytopharmaka, 2. Aufl., Springer, Berlin
86. Böhme H, Kreutzig L (1963) Dtsch Apoth Ztg 103:505–508
87. Hag, Bd. II, S. 1.222–1.225
88. Wagner H, Ludwig C (1986) Z Phytother 7:123–126
89. Zwaving JH (1980) Pharmacology 20 (Suppl 1):65–75
90. Rauwald HW (1983) Arch Pharm (Weinheim) 315:769–772
91. Lemli JAJM (1976) Pharmacology 14 (Suppl 1):62–72
92. DAB 7 Kom, S. 448
93. Rai PP, Turner TD (1975) J Chromatogr 104:196–199
94. Koch A (1987) Pharm Weekbl Sci Ed 9:237 (Abstr)
95. Wichtl M (1978) Planta Med 34:120–127
96. Kraus L (1959) Planta Med 7:427–446
97. Hag, Bd. II, S. 1.226–1.228
98. Ewe K (1986) Z Phytother 7:130–135

99. Koch A, Kraus L (1991) Dtsch Apoth Ztg 131:1.459–1.466
100. Kraus L, Koch A (1985) Z Phytother 7:144–149
101. Hönig J, Geck P, Rauwald HW (1992) Planta Med (Abstr) zur Veröffentlichung angenommen
102. Rauwald HW, Hönig J, Flindt S, Geck P (1992) Planta Med (Abstr) zur Veröffentlichung angenommen
103. BAz Nr. 154 vom 21.8.85
104. Lorenzetti LJ, Salisbury R, Beal JL, Baldwin JN (1964) J Pharm Sci 53:1.287
105. Levin H, Hazenfratz R, Friedman J, Palevitch D, Perl M (1988) Phytother Res 2:67–69, zit. nach CA 109:142088
106. Patel RB, Gandhi TP, Chakravarthy BK, Patel RJ, Pundarikakshudu K, Dhyani HK (1986) Indian Drugs 23:595–597, zit. nach CA 105:222770
107. Anton R, Haag-Berrurier M (1980) Pharmacol 20 (Suppl 1):104–112
108. Cai Y, Chen Q (1988) Zhongguo Yalke Daxue Xuebao 19:282–284
109. Sydiskis RJ, Owen DG (1987) US-Patent, zit. nach CA 107:141101
110. Ajabnoor MA (1990) J Ethnopharmacol 28:215–220, zit. nach Medline-Abstr. 90230754
111. Ghannam N, Kingston M, Al-Meshaal IA, Tariq M, Parman N, Woodhouse N (1986) Hormon Res 24:288–294
112. Fan YJ, Li M, Yang WL, Qin L, Zou J (1989) Chung Kuo Chung Yao Tsa Chih 14:746–748, zit. nach Medline-Abstr. 90248098
113. Moss MJR (1969) Dissertation, Universität London
114. Hattori M, Kanda T, Shu YZ, Akao T, Kobashi K, Namba T (1988) Chem Pharm Bull 36:4.462–4.466
115. Che QM, Akao T, Hattori M, Kobashi K, Namba T (1991) Planta Med 57:15–19
116. BAz vom 23.10.1991
117. Haffner F, Schultz OE, Schmid W, Braun (1991) Normdosen gebräuchlicher Arzneistoffe und Drogen, 8. Aufl., Wissenschaftliche Verlags-Gesellschaft, Stuttgart
118. Dymock W, Warden CJH, Hooper D (1893) Pharmacographia Indica, Bd. III, Kegan Paul, Trench, Trübner, London, S. 467–476
119. Agarwal OP (1985) Angiology 36:485–492
120. Maiwald L (1986) Z Phytother 7:153–156
121. Takyi BE (1970) J Hosp Pharm 28:317
122. Dominiak M, Marquardt H (1990) Naunyn Schmiedebergs Arch Pharmacol 341 (Suppl 1–6):106 (Abstr)
123. Siegers CP, Younes M, Herbst EW (1986) Z Phytother 7:157–159
124. Woelfle D, Schmutte C, Westendorf J, Marquardt H (1990) Cancer Res 50:6.540–6.544
125. Westendorf J, Marquardt H, Poginsky B, Dominiak M, Schmidt J, Marquardt H (1990) Mut Res 240:1–12
126. Brown JP, Dietrich PS (1979) Mut Res 66:9–24
127. Brown JP (1980) Mut Res 75:243–277
128. Leung AY (1980) Encyclopedia of Common Natural Ingredients, Wiley-Interscience, Glen Rock, New Jersey
129. Saleh RM, Abd El Aim MA, El Hosary AA (1983) Corros Prev Control 30:9–10
130. Krauss CJ (1976) J Met 28:4–9
131. Anonymus (1987) Naturschutzrecht, 3. Aufl., C.H. Beck/dtv, München, S. 80–103
132. Bundesgesetzblatt I vom 17.2.1989, S. 2.150
133. Estrin NF, Crosley PA, Haynes CR (1982) CTFA Cosmetic Ingredient Dictionary, The Cosmetic, Toiletry and Fragrance Association, Washington D.C.
134. Fey H, Otte I (1985) Wörterbuch der Kosmetik, 2. Aufl., Wissenschaftliche Verlagsgesellschaft, Stuttgart
135. Yamoto WW (1983) Erde International 1:60–67
136. Gorloff DR (1983) Erde International 1:46–59
137. Marsh JR (1969) US-Patent, zit. nach CA 71:128588
138. Maret RH, Cobble HR (1975) US-Patent, zit. nach CA 83:48187
139. Coutts BC (1979) Japanisches Patent, zit. nach CA 92:99563
140. Homcare Iberica (1983) Japanisches Patent, zit. nach CA 100:215513
141. Hoffenberg P (1979) Seifen Öle Fette Wachse 105:499–502
142. Ashleye AD (1983) Erde Int 1:40–44
143. 't Hart LA, van den Berg AJJ, Kuis L, van Dijk H, Labadie RP (1989) Planta Med 55:509–512
144. Wang S, Wen Y, Wang L, Hu C (1989) Zhiwu Xuebao 31:389–392
145. Haq QN, Hannan A (1981) Bangladesh J Sci Ind Res 16:68–72
146. Ando N, Yamaguchi I (1990) Kenkyu Kiyo-Tokyo Kasei Daigaku 30:15–20
147. McAnalley BH (1987) US-Patent, zit. nach CA 107:183550
148. Madis VH, Omar MM, Madis V (1989) US-Patent, zit. nach CA 112:164948
149. 't Hart LA, Nibbering PH, van den Barselaar MT, van Dijk H, van den Berg AJ, Labadie RP (1990) Int J Immunopharmacol 12:427–434, zit. nach Medline-Abstr. 90361441
150. 't Hart LA, van Enckevort PH, van Dijk H, Zaat R, de Silva KTD, Labadie RP (1988) J Ethnopharmacol 23:61–71, zit. nach CA 109:146335
151. Davis RH, Leitner MG, Russo JM, Byrne ME (1989) J Am Podiatr Med Assoc 79:263–276, zit. nach Medline-Abstr. 89311023
152. Davis RH, Leitner MG, Russo JM, Maro NP (1987) Med Sci Res 15:235
153. Davis RH, Parker WL, Samson RT, Murdoch DP (1991) J Am Podiatr Med Assoc 81:258–261, zit. nach Medline-Abstr. 91286962
154. Davis RH, Rosenthal KY, Cesario LR, Rouw GA (1989) J Am Podiatr Med Assoc 79:395–397, zit. nach Medline-Abstr. 90040137
155. Davis RH, Leitner MG, Russo JM (1987) J Am Podiatr Med Assoc 77:610–612, zit. nach Medline-Abstr. 88172087
156. Womble D, Helderman JH (1988) Int J Immunopharmacol 10:967–974
157. Winters WD, Benavides R, Clouse WJ (1981)Econ Bot 35:89–95
158. Davis RH, Leitner MG, Russo JM, Byrne ME (1989) J Am Podiatr Med Assoc 79:559–562, zit. nach Medline-Abstr. 90112031
159. Kaufman T, Kalderon N, Ullmann Y, Berger J (1988) J Burn Care Rehabil 9:156–159, zit. nach Medline-Abstr. 88198281
160. Rodriguez-Bigas M, Cruz NI, Suarez A (1988) Plast Reconstr Surg 81:386–389
161. Heggers JP, Robson MC, Manavalen K, Weingarten MD, Carethers JM, Boertman JA, Smith DJ Jr, Sachs RJ (1987) Ann Emerg Med 16:1.056–1.062, zit. nach Medline-Abstr. 87324359
162. Davis RH, Parker WL, Murdoch DP (1991) J Am Pediatr Med Assoc 81:1–9
163. Fulton JE Jr (1990) J Dermatol Surg Oncol 16:460–467
164. McCauley RL, Heggers JP, Robson MC (1990) Postgrad Med 88:67–77

165. Schmidt JM, Greenspoon JS (1991) Obstet Gynecol 78:115–117
166. Gjerstad G, Riner TD (1968) Am J Pharm 140:58–64
167. Sayed MD (1980) J Ethnopharmacol 2:19–22
168. Parmar NS, Tariq M, Al-Yahya MA, Ageel AM, Al-Said MS (1986) Fitotherapia 57:380–383
169. Morrow DM, Rapaport MJ, Strick RA (1980) Arch Dermatol 116:1.064–1.065
170. Hogan DJ (1988) Can Med Assoc J 138:157–159
171. Hunter D, Frumkin A (1991) Cutis 47:193–196
172. Henry R (1979) Cosmet Toiletries 94:42–50
173. Brasher WJ, Zimmermann ERC, Collings CK (1969) Oral Surg Oral Med Oral Pathol 27:122–128
174. Grollier JF, Boudy F (1982) Frz. Patent, zit. nach CA 96:187116
175. Baruzzi MC, Rovesti P (1971) Riv Ital Essenze Profumi Piante Offic Aromi Saponi Cosmet Aerosol 52:37–39
176. Hörhammer L, Wagner H, Bittner G (1963) Arzneim Forsch 13:537–541
177. McCarthy TJ (1969) Planta Med 17:1–7
178. McCarthy TJ, van Rheede van Oudtshoorn MCB (1966) Planta Med 10:62–65
179. Groom QJ, Reynolds T (1987) Planta Med 53:345–348
180. Rothgang G (1976) Dtsch Apoth Ztg 116:1.160–1.165
181. Rauwald HW (1987) Pharm Weekbl Sci Ed 9:215 (Abstr)
182. Hörhammer L, Wagner H, Bittner G (1964) Z Naturforschg 19b:222–226
183. Speranza G, Gramatica P, Dada G, Manitto P (1985) Phytochemistry 24:1.571–1.573
184. Speranza G, Martignoni A, Manitto P (1988) J Nat Prod 51:588–590
185. Graf E, Alexa M (1982) Arch Pharm (Weinheim) 315:969–970
186. Speranza G, Manitto P, Monti D, Lianza F (1990) Tetrahedron Lett 31:3.077–3.080
187. Graf E, Alexa M (1980) Planta Med 38:121–127
188. Rauwald HW, Lohse K (1992) Planta Med 58: 259–262
189. Soeda M (1969) Toho Igakkai Zasshi 16:365–369, zit. nach CA 73:75501
190. Treben M (1992) Gesundheit aus der Apotheke Gottes, 49. Aufl., Ennsthaler, Steyr
191. Vago O (1969) Z Geburtshilfe Perinat 170:272–277
192. Morimoto I, Watanabe F, Osawa T, Okitsu T (1982) Mut Res 97:81–102
193. Ohtsuka A, Nunoshiba T, Nakayama K, Namiuchi R, Saigusa S, Sotani T, Nishioka H (1986) Sci Eng Rev Doshisha Univ 26:258–266, zit. nach CA 105:93663
194. Hag, Bd. II, S. 1.230–1.232
195. BAz Nr. 190a vom 19.9.1985
196. Erazo S, Lemus I, Garcia R (1985) Plant Med Phytother 19:240–247
197. Hag, Bd. II, S. 1.219
198. Conner J, Gray A, Reynolds T, Waterman P (1987) Pharm Weekbl Sci Ed 9:216 (Abstr)
199. Speranza G, Dada G, Lunazzi L, Gramatica P, Manitto P (1986) Phytochemistry 25:2.219–2.222
200. Twentyman LR (1984) British Homeopathic Journal 73:125–131
201. Yagi A, Makino K, Nishioka I (1977) Chem Pharm Bull 25:1.771–1.776
202. Yagi A, Hamada K, Mihashi K, Harada N, Nishioka I (1984) J Pharm Sci 73:62–65, zit. nach CA 100:117822
203. Gowda DC (1980) Carbohydr Res 83:402–405
204. Yagi A, Harada N, Yamada H, Iwadare S, Nishioka I (1982) J Pharm Sci 71:1.172–1.174
205. Yagi A, Shibata S, Nishioka I, Iwadare S, Ishida Y (1982) J Pharm Sci 71:739–741
206. Rauwald HW, Diemer J (1986) Planta Med 52:530 (Abstr)
207. Melchior H (Hrsg.) (1964) Englers Syllabus der Pflanzenfamilien, 12. Aufl., Gebrüder Bornträger, Berlin, Bd. II, S. 519
208. Mabberley DJ (1990) The plant-book, Cambridge University Press, Cambridge
209. Baz Nr. 91 vom 15.5.1992
210. Mori H, Sugie S, Niwa K, Takahashi M, Kawai K (1986) Br J Cancer 52:781–783
211. Mori H, Sugie S, Niwa K, Yoshimi N, Tanaka T, Hirono I (1986) Jap J Cancer Res (Gann) 77:871–876
212. Mori H, Yoshimi N, Iwata H, Mori Y, Hara A, Tanaka T, Kawai K (1990) Carcinogenesis 11:799–802
213. Siegers CP (1992) Trends in Pharmacol Sci 13:229–231
214. Indian J Exp Biol (1968) 6:232, zit. nach: DIMDI-RTECS Dok.Nr. 005538 vom 30.5.1992
215. CRC Handb Antibiot Compd (1980) 8:314, zit. nach DIMDI-RTECS Dok.Nr. 038307 vom 30.5.1992
216. Rauwald HW, Lohse K, Bats JW (1989) Angew Chem 101:1.539–1.540
217. Höltje HD, Stahl K, Lohse K, Rauwald HW (1991) Arch Pharm (Weinheim) 324: 859–861
218. Rauwald HW (1991) unveröffentlicht
219. Beil A, Rauwald HW (1992) unveröffentlicht
220. Boulos L (1983) Medicinal plants of North Africa, Reference Publications, Algonac, Michigan, USA
221. Yagi A, Makino K, Nishioka I (1974) Chem Pharm Bull 22:1.159–1.166
222. Patri G, Silano V (1989) Plant preparations used as ingredients of cosmetic products, 1. Aufl., Monographie des Europarates, Straßburg
223. DAB 10 (Eur)
224. BPC 79
225. Helv VI
226. Mar 29
227. CRC, S. 31–32
228. Kom, S. 787–790
229. RoD, IX-1, S. 98
230. USP XXII

AB/Rd

Aloysia

HN: 2032000

Die Arten der Gattung Lippia L. wurden teilweise zur Gattung Aloysia Juss. oder auch zur Gattung Phyla Lour. umkombiniert. Die einzige pharmazeutisch relevante Art *Aloysia triphylla* wird gemäß der nach wie vor in den Pharmakopöen verwendeten Bezeichnung *Lippia triphylla* unter der Gattung → Lippia abgehandelt.

1. Heg, Bd. V, Teil 3, S. 2.233
2. Moldenke HN (1959) A resumé of the Verbenaceae, Stilbaceae, Symphoremaceae and Eriocaulaceae of the world as to valid taxa, geographic distribution and synonymy, Private Publishing, New York.

RS

Althaea

HN: 2008100

Familie: Malvaceae.

Tribus: Malveae.

Gattungsgliederung: Nach[1,4] besteht die Gattung aus Althaea etwa 25 Arten in der gemäßigten Zone der Alten Welt und vor allem im subtropischen Asien und kann in zwei Sektionen unterteilt werden:

- Sectio Alcea mit am Rücken tiefrinnigen Früchtchen mit scharfen Fruchträndern und kegelförmigen Griffelpolstern; z. B. *A. rosea* CAV., *A. pallida* WALDST. et KIT.;
- Sectio Althaeastrum mit am Rücken gewölbten Früchtchen mit abgerundeten Fruchträndern; z. B. *A. officinalis* L., *A. cannabina* L., *A. hirsuta* L., *A. narbonensis* WILLD., *A. taurinensis* DC.

Nach[2,3] wird eine Aufteilung der beiden Sektionen in eigene Gattungen durchgeführt, wobei die Sectio Alcea der Gattung Alcea und die Sectio Althaeastrum der Gattung Althaea entspricht; die getrennt behandelten Gattungen werden dann nicht weiter untergliedert.

Gattungsmerkmale: Pflanzen meist ausdauernde, selten einjährige, filzig behaarte, krautige oder halbstrauchige Gewächse mit gelappten oder geteilten Blättern. Blüten aus den Blattachseln hervortretend, manchmal in wickeligen Gruppen, zum Teil traubig angeordnet. Blütenstiele gewöhnlich von unterschiedlicher Länge, oft mehrmals so lang wie der Kelch. Außenkelch aus sechs bis neun, am Grund verwachsenen Hochblättern bestehend. Blüten regelmäßig, groß, mit fünf freien Kronblättern, die in der Knospe verdreht liegen. Staubblätter zahlreich, in zwei Kreisen, wobei diejenigen des äußeren Kreises zum Teil staminal oder abortiert sind, während diejenigen des inneren Kreises stark vermehrt sind; Filamente der Staubblätter zu einer den Griffel umschließenden, stielrunden, behaarten Röhre verwachsen. Oberständiger, zweifächriger Fruchtknoten. Frucht von Mittelsäule nicht überragt.[1-5]

Verbreitung: Ursprünglich ostwärts durch Zentralasien bis China und westwärts bis Südeuropa; in Mitteleuropa im frühen Mittelalter eingebürgert; in Nordamerika eingeschleppt.[1-4]

Inhaltsstoffgruppen: In Schleimzellen verschiedene Schleimpolysaccharide mit Uronsäuren, Rhamnose, Xylose, Arabinose, Galactose und Glucose als dominierende Zuckerkomponenten;
Anthocyane und Flavonole als Blütenfarbstoffe; familiencharakteristische Basisverbindungen der Flavonole sind Kaempferol, Quercetin und Myricetin; häufig auch Hydroxylierung in Position 8 im A-Ring;
Stärke in allen Gewebsteilen, bevorzugt in der Wurzel;
in den Samenölen cyclopropenoide Fettsäuren (Halphen-Reaktion zeigend); familiencharakteristische Fettsäuren wie Malval-, Sterculia-, Acetylenfettsäuren und *cis*-12,13-Epoxyölsäure in geringen Mengen; Palmitin-, Öl- und Linolsäure als Malvaceen-typische Hauptfettsäuren;
Asparagin, Betain, Lecithin, Phytosterole, Zucker, Spuren an ätherischem Öl
Gerbstoffe fehlend, allenfalls in geringen Mengen auftretend.[5]

Drogenliefernde Arten: *A. officinalis*: Althaeae flos, Althaeae folium, Althaeae radix;
Althaea rosea s. → Art Alcea rosea, Gattung Alcea.

Althaea officinalis L.

Sonstige Bezeichnungen: Dt.: Eibisch, Heilwurz, Sammetpappel, Ibischwurz; engl.: Marshmallow, White Mallow, Moorish Mallow; frz.: Guimauve, Sauvage, Bourdon de Saint Jacques; it.: Bismalva, Benefischi, Malvavisco, Malvaccioni, Altea; span.: Malvavisco.

Systematik: In Mitteleuropa keine Bastarde, da keine Arten eingebürgert; Chromosomenzahl $2n = 41$.[1]

Botanische Beschreibung: Ausdauernde, 0,6 bis 1,5 (2) m hohe, sehr dicht und weich, samtig behaarte Pflanzen mit bis zu ca. 50 cm langen, max. einige cm dicken, mehr oder weniger senkrecht wachsenden Wurzeln mit Nebenwurzeln. Aufrechter, an der Basis verholzter, meist unverzweigter, markiger Stengel. Blätter kurzgestielt mit eiförmiger, am Ende zugespitzter Blattspreite. Schmale, bald abfallende Nebenblätter. Untere Blätter fünflappig, obere Stengelblätter im Umriß oft dreieckig, länger als breit und unregelmäßig grob gezähnt oder beiderseits mit ein bis zwei wenig tiefen Einschnitten. Blütezeit Sommer bis Herbst. Meist mehrere Blüten beisammen in end- oder achselständigen Trauben. Außenkelchblätter am Grund verwachsen und zur Spitze hin verschmälert, 8 bis 10 mm lang. Rosa bis weiße, in breiten Nagel auslaufende Kronblätter mit mehr oder weniger umgekehrt herzförmiger Gestalt, so lang wie breit (15 bis 20 mm). Zahlreiche Staubblätter mit den Filamenten zu einer Säule verwachsen. Fruchtknoten vielfächrig. Scheibenförmige Frucht (Durchmesser 5 bis 8 mm) in Teilfrüchtchen zerfallen. Teilfrüchte rückseits mehr oder weniger dicht, fein behaart und auf den Seitenflächen oft mit feinen, verzweigten, radiären Rippen. Dunkelbraune, kahle, nierenförmige, zusammengedrückte Samen.

Inhaltsstoffe: In der gesamten Pflanze (Wurzel, Blatt, Blüte) kommen in ontogenetisch wechselnden Mengen Schleimstoffe vor, die sich aus verschiedenen, größtenteils sauren Polysacchariden unterschiedlichen Molekulargewichts zusammensetzen. Die Angaben zum Schleimgehalt variieren stark, dürften aber nach realistischer Einschätzung für die Wurzel 10 bis 15 %, für das Blatt und die Blüte 5 bis 10 % betragen. Die Wurzeln weisen im Spätherbst, die Blätter kurz vor der Blüte und die Blüten kurz nach vollem Aufblühen den höchsten Schleimgehalt auf.[6-8] Die Schleimpolysaccharide ergeben nach Hydrolyse je nach Erntezeitpunkt und Standort mehr oder weniger stark variierende Mengen an Glucose, Galactose, Rhamnose, Arabinose, Glucuronsäure und Galacturonsäure.[6,7,9,10] Die Schleimstoffe dürften zumindest teilweise Speicherfunktion ausüben.[5,6] Charakteristisch ist darüberhinaus das reichliche Vorkommen von Stärke als Reservepolysaccharid.[5,6]

Verbreitung: Ursprünglich asiatische Pflanze, die westwärts bis Südosteuropa, ostwärts durch Zentralasien bis China beheimatet ist. Standort: trockene bis feuchte Böden in warmen Lagen; Salzwiesen; Brackröhrichte; naßfeuchte eher salzhaltige und tonige Böden. In den gemäßigten Zonen beider Hemisphären als Gartenpflanze verwildert.[2–4]

Drogen: Althaeae flos (Eibischblüten), Althaeae folium (Eibischblätter), Althaeae radix (Eibischwurzeln).

Althaeae flos (Eibischblüten)

Synonyme: Flores Althaeae, Flores Hibisci, Flores Bismalvae.

Sonstige Bezeichnungen: Dt.: Altheeblüten, Eibischblüten; engl.: Marshmallow flowers; frz.: Fleurs de guimauve; it.: Flores de alteia; span.: Flor de malvavisco.

Definition der Droge: Die zur Blütezeit im Juli bis August gesammelten, fleischfarbenen, getrockneten Blüten.

Stammpflanzen: *A. officinalis* L.

Herkunft: Eibischblüten werden überwiegend aus Kulturen in osteuropäischen Ländern importiert (s. D-Herkunft der Droge Althaeae radix).

Gewinnung: Die Blüten werden durch Pflücken geerntet und sofort an schattigen, warmen, gut belüfteten Plätzen oder bei Temperaturen bis 40 °C getrocknet.

Ganzdroge: Getrocknete, 3 bis 4 cm große, weiße bis fleischfarbene Blüten. Kurzgestielter Außenkelch aus acht bis zehn (meist neun), am Grund verwachsenen, eiförmigen, mit Büschelhaaren besetzten Außenkelchblättern und fünfspaltiger Innenkelch. Regelmäßige, dreieckige bis verkehrt eiförmige, seidig glänzende Blütenblätter. Zahlreiche zu einer Röhre verwachsene Staubblätter. Meist zehnteiliger, scheibenrunder Fruchtknoten.

Minderqualitäten: Muffiger Geruch durch unsachgemäße Trocknung bzw. zu feuchte Lagerung.

Inhaltsstoffe: Die Droge enthält ca. 5 bis 9 % Schleimstoffe, wobei der Schleimgehalt bei Droge ohne Kelchblätter etwas höher liegen soll:[6] Blüte 5,8 %; Blüte ohne Kelchbätter 8,3 %. Die sauren Schleimpolysaccharide setzen sich hauptsächlich aus Galactose, Rhamnose, Galacturonsäure, Arabinose und Glucose zusammen.[6] Strukturelle Ähnlichkeiten zu den Schleimpolysacchariden aus den Drogen Althaeae radix und Althaeae folium sind zu vermuten.

Identität: Makroskopische Überprüfung wie unter Ganzdroge Althaeae folium beschrieben.

Reinheit: Fremde Bestandteile sollten weitgehend fehlen.

Gehaltsbestimmung: Eibischblüten enthalten 5 bis 9 % saure Schleim-Polysaccharide.[6]
Die relative Viskosität einer Schleimlösung aus Eibischblüten, die nach zweistündiger Extraktion von 1 g gepulverter Droge in 99,5 mL Wasser ermittelt wurde, wird mit 1,35 angegeben.[11] Die Viskositätsbestimmung kann als Wertbestimmung angesehen werden, da der therapeutische Effekt mit der Viskosität korrelieren dürfte.[DAB 9]

Wirkwertbestimmung: s. Gehaltsbestimmung Althaeae flos.

Wirkungen: Reizmilderung auf entzündete Schleimhäute im Mund- und Rachenraum durch einhüllende Wirkung ist zu vermuten.

Anwendungsgebiete: s. Volkstümliche Anwendung der Droge Althaeae flos.

Dosierung und Art der Anwendung: *Droge.* Als Infus aus 1 bis 2 g Droge pro Tasse Wasser (ca. 150 mL).

Volkstümliche Anwendung und andere Anwendungsgebiete: Bei Husten und zur Herstellung von Gurgelwässern bei Schleimhautentzündungen im Mund- und Rachenraum.

Althaeae folium (Eibischblätter)

Synonyme: Folia Althaeae, Folia Bismalvae, Folia Hibisci, Folium Althaeae, Herba Bismalvae, Herba Malvae Visci.

Sonstige Bezeichnungen: Dt.: Altheeblätter, Eibischblätter; engl.: Marshmallow leaves; frz.: Feuilles de guimauve; it.: Foglia di altea; span.: Folhas de alteia, Hojas de malvavisco.

Monographiesammlungen: Folia Althaeae (Eibischblätter) *DAB 6*; Folium Althaeae *ÖAB 81*, *Helv V*; Eibischblätter *DAC 86*.

Definition der Droge: Vor oder während der Blüte gesammelte und getrocknete Laubblätter *DAB 6*, *ÖAB 81*, *Helv V*, *DAC 86*.

Stammpflanzen: *A. officinalis* L.

Herkunft: Die Blattdroge wird überwiegend aus Kulturen in osteuropäischen Ländern importiert (s. Herkunft der Droge Althaeae radix).

Gewinnung: Die Ernte der Blätter erfolgt durch Pflücken; sofortige rasche Trocknung an schattigen, warmen, gut belüfteten Plätzen oder bei Temperaturen bis 40 °C.

Ganzdroge: Getrocknete, ca. 10 cm lange und 8 cm breite, drei- bis fünflappige, beidseitig graufilzige, samtig behaarte Blätter mit vorgezogenen, spitzen

Endlappen und deutlicher, handförmiger Nervatur auf der Blattunterseite sowie grobgesägten oder gekerbten Blatträndern. Blattstiele meist nur halb so lang wie die Blattspreite. Unterste Blätter breitherzförmig; obere Blätter kleiner und mehr eiförmig. Getrocknete Blätter von grauer bis gelblichgrüner Farbe *DAB 6, ÖAB 81, DAC 86.*

Schnittdroge: *Geschmack.* Fade, beim Kauen schleimig.
Geruch. Ohne.
Beidseitig feinfilzig bis samtig behaarte, graugrüne Blattbruchstücke mit zum Teil typisch handförmiger Nervatur auf der Blattunterseite. Behaarte Blattstielfragmente. Vereinzelt Bruchstücke von Fruchtständen, Teilfrüchtchen oder Samen.

Mikroskopisches Bild: S.a. *DAB 6, ÖAB 81, DAC 86.*
Oberes Palisadenparenchym ein- oder stellenweise zweischichtig. Im Mesophyll zahlreiche Ca-Oxalatdrusen besonders die Blattnerven begleitend und viele Schleimzellen. In der wellig gebogenen Epidermis reichlich Schleimzellen mit vorgewölbtem Innenrand und Spaltöffnungen vom anisocytischen Typ. Auf der Blattober- und -unterseite zahlreiche Büschelhaare aus zwei bis acht (meist sechs) dickwandigen, an der Basis verholzten und stark getüpfelten Armen mit zugespitzten Endzellen und einer Länge bis 250 µm. Mehrzellige, kurzgestielte Drüsenhaare mit Köpfchen aus mehreren, paarweise in zwei bis drei Etagen liegenden Zellen *DAB 6, ÖAB 81, DAC 86.*

Pulverdroge: Graugrünes Pulver mit Bruchstücken aus der oberen und unteren Epidermis mit Spaltöffnungen, Schleimzellen, etagenförmigen, kurzgestielten Drüsenhaaren und zahlreichen, zwei- bis achtarmigen, dickwandigen Büschelhaaren und deren Bruchstücke. Fragmente aus dem ein- bis zweischichtigen Palisadenparenchym und dem Mesophyllgewebe mit Ca-Oxalatdrusen und Schleimzellen. Wenige rötlichgelbe, kugelige, grob stachelige Pollenkörner *DAC 86.*

Verfälschungen/Verwechslungen: Selten durch Blätter anderer Malvaceae; besonders durch *Lavatera thuringiaca* L., mit breit gesägtem Blattrand und Büschelhaaren auf erhabenem Gewebspolster *DAC 86.*

Minderqualitäten: Meist verursacht durch Befall mit *Puccinia malvacearum*, einem Rostpilz; braun gefleckte Bätter mit Pusteln und entsprechende Sporenhäufchen von Teleutosporen dürfen nicht vorhanden sein *DAB 6, ÖAB 81.*

Inhaltsstoffe: Die Droge enthält 6 bis 10 % Schleimstoffe, die im wesentlichen aus sauren Galacturonorhamnanen und Arabinogalactanen bestehen dürften.[6,12] Die monomeren Bausteine dieser Polysaccharide sind vor allem Galacturonsäure, Galactose, Glucose, Arabinose, Xylose und Rhamnose.[6] Das durchschnittliche Molekulargewicht des Rohschleims wird mit 57 000 d angegeben.[6] Folgende Polysaccharide sind näher untersucht:

- ein verzweigtes, partiell acetyliertes Rhamnogalacturonan mit einem Molekulargewicht von 1 800 000 d und einem Rückgrat von alternierend angeordneter, 1,2-verknüpfter Rhamnose und 1,4-verknüpfter Galacturonsäure, die über Position 3 mit Glucuronsäure-Resten verknüpft ist;[13,14]
- ein α-1,6-Glucan mit einem Molekulargewicht von 7000 d.[15]

Daneben enthält die Droge Stärke und Pektine.

Identität: Makroskopische und mikroskopische Überprüfung wie unter Ganzdroge, Schnittdroge und Pulverdroge der Droge Athaeae folium beschrieben.

Reinheit: Fremde Bestandteile: Höchstens 3 % fremde Beimengungen; Sporenhäufchen von *Puccinia malvacearum* müssen fehlen *ÖAB 81*; der Anteil an Knospen, Blüten, Früchten und mehr als 3 mm dicken Stengeln darf 5 % und der Anteil an sonstigen fremden Bestandteilen 2 % nicht übersteigen; keine braun gefleckten Blätter, die auf Rostpilzbefall hinweisen; keine Blätter anderer Malvaceen-Arten, wobei insbesondere *Lavatera thuringiaca* L. zu nennen ist *DAC 86.*
Trocknungsverlust: höchstens 12 % *DAB 6, DAC 86.*
Aschegehalt: Höchstens 16 % *DAB 6*; höchstens 15 % bzw. für säureunlösliche Asche höchstens 2 % *ÖAB 81*; höchstens 16 % *DAC 86.*
Quellungszahl: Mindestens 12 bestimmt mit gepulverter Droge *DAB 6, ÖAB 81, DAC 86.*

Gehaltsbestimmung: Eibischblätter enthalten fünf bis mehr als 10 % Schleimstoffe, wobei der Gehalt stark vom Erntezeitpunkt und äußeren Einflüssen abhängen kann.[6,8,12]
Die Bestimmung der Quellungszahl erfolgt mit 1 g mittelfein gepulverten Blättern nach vorherigem Durchfeuchten mit Aceton, wobei sich eine Quellungszahl von mindestens 12 ergeben sollte *ÖAB 81, DAC 86.* Die Bestimmung der Quellungszahl stellt gleichzeitig eine Wertbestimmung dar, da der therapeutische Effekt mit der Quellungszahl korrelieren dürfte. Weitere Anmerkungen s. Gehaltsbestimmung der Droge Althaeae radix.

Wirkwertbestimmung: Vgl. Gehaltsbestimmung der Droge Althaeae folium.

Lagerung: Vor Licht geschützt in gut schließenden Behältnissen *ÖAB 81.*

Wirkungen: *Reizmildernde Wirkung.* Reizmildernd auf Schleimhäute im Mund-Rachenraum durch einhüllende Wirkung.[16]
Antikomplementäre Wirkung. Ein aus den Blättern isoliertes Rhamnogalacturonan zeigte in einer Konzentration von 100 bis 1000 ug/mL eine schwache, antikomplementäre Aktivität.[17]
Hypoglykämische Wirkung. Ein aus den Blättern isoliertes Rhamnogalacturonan senkte den Blutzuckerspiegel bei der Maus bei i. p.-Applikation in einer Dosis von 10 bis 100 mg/kg auf 55 bis 90 % des Kontrollwerts.[18]

Anwendungsgebiete: Zur Reizlinderung bei Schleimhautreizungen im Mund- und Rachenraum, damit verbundenem trockenem Reizhusten. Aufbereitungsmonographie der Kommission E am BGA.[16]

Dosierung und Art der Anwendung: *Droge.* Teebereitung: 1 bis 2 g Eibischblätter in einer Teetasse heißem Wasser ca. 10 min ziehen lassen und abseihen oder in kaltem Wasser unter gelegentlichem Umrühren eine Stunde ziehen lassen. Tagesdosis 5 g.[12,16,19]

Volkstümliche Anwendung und andere Anwendungsgebiete: Bei Husten und Katarrhen der Atemwege; als Gurgelwasser bei Entzündungen im Mund- und Rachenraum; bei Durchfällen und Magen-Darmkatarrhen; zur Behandlung entzündlicher Geschwüre; bei Insektenstichen durch Auflegen angequetschter, frischer Blätter. Die Wirksamkeit bei den genannten Anwendungen ist, außer für Schleimhautreizungen im Mund- und Rachenraum und damit verbundenem trockenem Reizhusten, nicht belegt.[16]

Wechselwirkungen: Die Resorption anderer, gleichzeitig eingenommener Arzneimittel kann verzögert werden.[16]

Rezepturen: Species Althaeae (Eibischtee) nach *ÖAB*: s. Droge Althaeae radix.

Gesetzl. Best.: *Standardzulassung.* Standardzulassung Nummer: 1469.99.99 *Offizielle Monographien.* Aufbereitungsmonographie der Kommission E am BGA.[16]

Althaeae radix (Eibischwurzel)

Synonyme: Radix Althaeae, Radix Bismalvae, Radix Doronicae, Radix Hibisci.

Sonstige Bezeichnungen: Dt.: Eibischwurzel, Bismalvawurzel, Altheewurzel, Heilwurzel, Ibischwurzel, Weißwurzel, Schleimwurzel, Weiße Süßholzwurzel, Alter Thee-Wurzel, Driantenwurzel, Heimischwurzel, Weiße Malven-Wurzel; engl.: Marshmallow roots; frz.: Racine d'althée, Racine de guimauve; it.: Radice di altea; span.: Raiz de alteia, Raiz de malvavisco.

Monographiesammlungen: Eibischwurzel *DAB 10*; Radix Althaeae *ÖAB 81*; Althaeae radix *Helv VII*; Althaeae radix ad usum veterinarium *Helv VII*; Radix Althaeae *AB-DDR.*

Definition der Droge: Die getrockneten, ungeschälten oder geschälten Wurzeln *DAB 10*; von den äußeren Rindenschichten durch Schälen befreite und getrocknete Wurzeln *ÖAB 81*; größtenteils von der Außenrinde befreite, getrocknete Wurzeln *Helv VII*; für tierarzneiliche Zwecke ungeschälte, getrocknete Wurzeln *Helv VII*; getrocknete, grob zerkleinerte Wurzeln und Wurzelstöcke *AB-DDR.*

Stammpflanzen: *A. officinalis* L.

Herkunft: Herkunft überwiegend aus Kulturen osteuropäischer Länder; Hauptlieferländer sind Bulgarien, Jugoslawien, UdSSR, Ungarn, Rumänien, Albanien, daneben noch Belgien, Frankreich, Italien, Österreich. Die früher beachtliche Produktion in Deutschland (Franken, Baden-Württemberg) ist aus Kostengründen unbedeutend geworden.

Gewinnung: In den Kulturen werden zur Drogenernte die Wurzeln von meist zweijährigen Pflanzen im Spätherbst (Oktober bis November) nach Abmähen des Krauts mit Schwingsiebrodern, Siebkettenrodern oder Zuckerrübenvollerntern geerntet, über Rüttelsiebe oder Bürstenbänder von Erde befreit, in Rübenwäschern kurz gewaschen, evtl. von der holzigen Hauptwurzel befreit und auf 20 bis 25 cm zerkleinert. Für geschälte Droge werden die frischen Wurzeln von der äußeren Rindenschicht befreit. Dicke Wurzeln werden der Länge nach gespalten. Schonende Trocknung möglichst kurz nach der Ernte an der Luft oder bei Temperaturen von 35 bis 40 °C.[20–22]

Handelssorten: Althaeae radix mundata = geschälte Wurzel, Althaeae radix naturalis = ungeschälte Wurzel.

Ganzdroge: Getrocknete, geschälte oder ungeschälte, bis zu 20 cm lange und 2 cm dicke, oft leicht gedrehte, längsfurchige Wurzeln. Ungeschälte Ware: Graubraune Oberfläche mit Narben der Nebenwurzeln; bräunlicher Kork; Rinde weißlich geschichtet; bräunliche, ringförmige Kambialzone; heller Holzkörper mit Radialstreifung; außen faseriger, innen körniger Bruch. Geschälte Ware: Weißliche faserige Oberfläche ohne Kork und äußere Rindenteile; sonstige Merkmale wie bei ungeschälter Ware.

Schnittdroge: *Geschmack.* Fade und schleimig, leicht süß.
Geruch. Schwach, eigenartig, leicht mehlig.
Mehr oder weniger regelmäßige, graubraune (ungeschälte Ware) oder weißliche, feinfaserige (geschälte Ware), bis zu 1 cm große Würfelchen oder Scheibchen von weicher Konsistenz. Kambialzone häufig als bräunlicher Bogen erkennbar. Faseriger (äußere Teile) bzw. glatter (innere Teile) Bruch.

Mikroskopisches Bild: s. a. *DAB 10.*
Ungeschälte Droge außen begrenzt durch braune, dünnwandige, tafelförmige Korkzellen, die in der Aufsicht polygonal bis abgerundet erscheinen. Rindenparenchym aus rundlichen bis gestreckten, dünnwandigen Zellen mit Stärke. Stärkekörner 3 bis 25 µm groß mit rundlich-ovaler bis nierenförmiger oder unregelmäßiger Gestalt, zum Teil mit Längsspalt. Ins Rindenparenchym eingestreut zahlreiche, größere Schleimzellen mit teils klumpig, teils geschichtet eingetrocknetem Schleim, der in Wasser rasch aufquillt, sowie Zellen mit je einer, meist 25 bis 30 µm großen Calciumoxalat-Druse. Bastfaserbündel aus wenigen, weitgehend unverholzten, schräg getüpfelten, im Querschnitt abgerundeten, am Ende zugespitzten oder gegabelten Zellen in tangentialen Reihen angeordnet. Kambiumzone aus ca. zehn Reihen dünnwandiger, tafelförmiger Zellen bestehend. Markstrahlen im Rinden- und Holzteil ein bis drei Zellreihen breit. Holzteil überwiegend aus Speicherparenchym bestehend mit eingestreuten Schleimidioblasten und

Zellen mit Calciumoxalatdrusen. Verhältnismäßig spärlich vorhandene Leitelemente aus kleinen Gruppen in Tracheen und Tracheiden mit netz-, leisten- und treppenförmigen Wandversteifungen, häufig von dickwandigen, unverholzten Parenchymzellen oder wenigen, unverholzten Sklerenchymfasern umgeben. Zusätzlich kleine Sklerenchymfasernester mit demselben Bau wie im Rindenteil.

Pulverdroge: Graubräunliches (ungeschälte Droge) oder weißliches (geschälte Droge) Pulver mit zahlreichen, 3 bis 25 µm großen, rundlichen, ovalen oder nierenförmigen Stärkekörnern mit zum Teil gut sichtbarem Längsspalt; Korkfragmente und -zellen bei geschälter Droge weitgehend fehlend; überwiegend unverholzte Sklerenchymfasern mit spitzem oder gegabeltem Ende und deren Bruchstücke; Bruchstücke von Tracheen und Tracheiden; parenchymatisches Gewebe, zum Teil mit verdickten Zellwänden aus dem Holzteil; Schleimzellen und Zellen mit 25 bis 30 µm großen Calciumoxalatdrusen im Grundgewebe; einzelne Calciumoxalatdrusen und herausgefallene Schleimklumpen *DAB 10*.

Verfälschungen/Verwechslungen: Wurzeln anderer Althaea-Spezies oder von *Alcea rosea* L., deren Wurzeln grobfaseriger und stärker verholzt sind und gelben Querbruch aufweisen *DAB 10*. Bei geschälter Ware Prüfung auf Schönungsmittel *DAB 8*, *ÖAB 81 Helv VII*.

Minderqualitäten: Muffiger oder säuerlicher Geruch oder Geschmack, der auf Überalterung der Droge bzw. fermentative Zersetzung des Schleims infolge feuchter Lagerung oder unsachgemäßer Trocknung hinweist. Bei geschälter Droge dürfen Stücke mit Korkschicht höchstens 2 % ausmachen *DAB 10*. Mißfarbigkeit *ÖAB 81*.

Inhaltsstoffe: *Polysaccharide*. Die Droge enthält 10 bis 20 % Schleimstoffe, die sich aus verschiedenen Polysacchariden zusammensetzen.
Beschrieben sind:

- verzweigte Galacturonorhamnane mit einem Rückgrat aus alternierend angeordneter 1,4-verknüpfter Galacturonsäure und 1,2-verknüpfter Rhamnose mit Molekulargewichten zwischen 34.000 und mehr als 500.000 d, die als viskositätsbestimmende Polysaccharide der Eibischextrakte angesehen werden müssen;[10,13,23–25]
- hochverzweigte Arabinane mit einem Rückgrat aus 1,5-verknüpfter Arabinose und einem Molekulargewicht von 15.000 d;[9]
- Glucane, Arabinogalactane und weitere, nicht näher identifizierte saure Heteropolysaccharide.[6]

Pektine (ca. 11 %) und Stärke (30 bis 38 %) können in Extrakten ebenfalls zum Polysaccharidgehalt beitragen,[26] wobei Stärke allerdings nur bei höheren Temperaturen verquillt, ansonsten aber im Extrakt nur in Spuren vorhanden ist.

Zubereitungen: Eibischsirup (Althaeae sirupus) *ÖAB 81*, *AB-DDR*, *DAC 86*: Hergestellt durch Mazeration, Versetzen des Mazerats mit Saccharose, Aufkochen und Zugabe von Konservierungsstoffen.

Im technischen Maßstab werden Althaea-Extrakte durch Mazeration oder Perkolation gewonnen, wobei Temperaturen von 40 °C nicht überschritten werden sollten, um ein Herauslösen der reichlich vorhandenen Stärke zu vermeiden und eine temperaturbedingte Degradation von Schleim-Polysacchariden und damit Viskositätsminderung des Extrakts zu vermeiden.[20,25]

Identität: Makroskopische und mikroskopische Überprüfung wie unter Ganzdroge, Schnittdroge und Pulverdroge Althaeae radix beschrieben.

Reinheit: Fremde Bestandteile: Höchstens 2 % bräunliche oder der mikroskopischen Beschreibung nicht entsprechende Stücke; bei geschälter Droge höchstens bis zu 2 % Stücke mit Korkschicht *DAB 10*; höchstens 2 % verholzte Wurzel und andere fremde Bestandteile; keine braunen Stücke; keine Kristallsandzellen (Atropa belladonna) *Helv VII*;
bildet in Wasser einen fast farblosen Schleim, der gegen Lackmus neutral reagiert und weder säuerlich noch ammoniakalisch riecht *ÖAB 81*;
Prüfung auf Schönungsmittel: auf Sulfitionen nach Quellen und Zusatz von Phosphorsäure mit Kaliumjodat-Stärkepapier *DAB 8*, *Helv VII*; Prüfung eines schwach essigsauren Extraktes mit Natriumsulfid auf Färbung bzw. mit Natriumphosphat auf Trübung *ÖAB 81*;
Trocknungsverlust: Höchstens 10 % *DAB 10*.
Aschegehalt: Höchstens 6 % bei geschälter und höchstens 8 % bei ungeschälter Droge *DAB 10*; höchstens 6 % *ÖAB 81*; höchstens 7,5 % *Helv VII*; höchstens 9 % *AB-DDR*.
Quellungszahl: Mindestens zehn mit pulverisierter Droge bestimmt *DAB 10*; mindestens 10 *ÖAB 81*; mindestens 15 *Helv VII*;
Viskosität: 3 bis 5 cST *AB-DDR*.

Gehaltsbestimmung: Eibischwurzel enthält 5 % bis mehr als 10 % Schleim, wobei der Gehalt stark vom Erntezeitpunkt, Standort und von Witterungsbedingungen abhängig sein kann. Bestimmung der Quellungszahl mit gepulverter Droge, wobei auf gutes Durchfeuchten mit Ethanol vor Wasserzusatz zu achten ist *DAB 10*. Bei der Berechnung der Quellungszahl ist Vorsicht geboten, da das Quellungsvolumen in Abhängigkeit von der Drogeneinwaage erheblichen Schwankungen unterworfen sein kann.[27] Bestimmung der Viskosität eines wäßrigen Drogenauszugs unter Verwendung eines Kapillarviskosimeters *AB-DDR*. Die Bestimmung der Quellungszahl bzw. der Viskosität stellt gleichzeitig eine Wertbestimmung dar, da der therapeutische Effekt mit der Quellungszahl bzw. der Viskosität korreliert *DAB 10*.
Zur Qualitätsbestimmung von Extrakten eignet sich auch die Gelpermeationschromatographie.[25]
Der viskositätsbestimmende Polysaccharidanteil in Extrakten läßt sich auch einfach durch Tangentialflußfiltration bei einer Ausschlußgrenze von 300 000 d isolieren.[25]

Wirkwertbestimmung: Vgl. Gehaltsbestimmung der Droge Althaeae radix.

Lagerung: Vor Licht und Insektenfraß geschützt, trocken in gut verschlossenen Behältnissen lagern *DAB10, ÖAB81, Helv VII, 2. AB-DDR.*

Stabilität: Eibischschleimlösungen sind weder licht- (ab 150 klux) noch temperaturstabil (> 60 °C). Entsprechende Exposition führt zu starker Viskositätsminderung.[25]

Wirkungen: *Reizmildernde Wirkung.* Durch einhüllende Wirkung des Schleims werden entzündete Schleimhäute insbesondere im Bereich des Hypopharynx und der Epiglottis vor lokalen Reizungen geschützt.[28-31]
Hemmung des mukoziliären Transports. Am Flimmerepithel-Präparat des Frosches als Prüfobjekt war mit 200 µl eines Kaltmazerates von Althaeae radix (6,4 g/140 mL) eine 17%ige Hemmung des mukoziliären Transports festzustellen.[29]
Antiinflammatorische Wirkung. Eine Salbenzubereitung mit einer Kombination aus einem nicht näher beschriebenen, wäßrigen Eibischextrakt (20 %) und Dexamethason (0,05 %) besaß eine deutlich bessere antiinflammatorische Wirkung als Dexamethason (0,05 %) oder Eibischextrakt (20 %) alleine gegen durch UV-Strahlung oder Tetrahydrofurfurylalkohol beim Kaninchen hervorgerufene Hautreizungen.[32]
Antikomplementäre Wirkung. Ein aus der Wurzel isoliertes Rhamnogalacturonan zeigte in einer Konzentration von 100 bis 1000 µg/mL eine schwache, antikomplementäre Aktivität.[17]
Immunstimulierende Wirkung. Isolierte Eibisch-Polysaccharide sollen in einer Dosis von 10 mg/kg i. p. bei der Maus im Carbon-clearance-Test zu einer Steigerung der Phagozytose-Aktivität um das 2,2fache führen, was mit einer unspezifischen Immunstimulation erklärt werden könnte.[33]
Hypoglykämische Wirkung. Ein aus der Wurzel isoliertes Rhamnogalacturonan senkte den Blutzuckerspiegel bei der Maus bei i. p. – Applikation in einer Dosis von 10 bis 100 mg/kg auf 65 bis 90 % des Kontrollwerts.[18]

Anwendungsgebiete: Zur Reizlinderung bei Schleimhautreizungen im Mund- und Rachenraum und damit verbundenem trockenem Reizhusten.
Zur Reizlinderung bei leichten Entzündungen der Magenschleimhaut. Aufbereitungsmonographie der Kommission E am BGA.[16]
Seltener als Kataplasma bei leichten Entzündungen oder Verbrennungen der Haut.[12,31]

Dosierung und Art der Anwendung: *Droge.* Teebereitung: Etwa 1 Eßlöffel (10 bis 15 g) Eibischwurzel wird mit kaltem Wasser (ca. 150 mL) übergossen und unter öfterem Rühren 1,5 h stehengelassen, bevor über ein Teesieb abgegossen wird. Soweit nicht anders verordnet, mehrmals täglich 1 Tasse leicht erwärmten, frisch bereiteten Tee trinken.[12,16] *Zubereitung.* Bestandteil zahlreicher Hustentees, wobei häufig wäßrige Auszüge der Droge eingesetzt werden. Als Eibischsirup *ÖAB81, AB-DDR, DAC86* (s. Zubereitungen), wobei Diabetiker den Zuckergehalt des Sirups berücksichtigen müssen.[16]

Volkstümliche Anwendung und andere Anwendungsgebiete: Bei Katarrhen der Atemwege, des Magen-Darm-Kanals und der Harnwege; bei Entzündungen der Mundhöhle; bei Entzündungen, Geschwüren, Abszessen und Verbrennungen der Haut; bei Obstipation; bei Diarrhöe. Die Wirksamkeit bei den genannten Anwendungen ist, außer für Schleimhautreizungen im Mund-/Rachenraum und im Magen, gegenwärtig nicht belegt. Die Anwendung bei leichten Hautentzündungen ist angesichts der pharmakologischen Untersuchungen plausibel.

Wechselwirkungen: Die Resorption anderer, gleichzeitig eingenommener Arzneimittel kann verzögert werden.[16]

Rezepturen: Species Althaeae (Eibischtee): Zusammensetzung nach *ÖAB*: 55 T. Eibischblätter, 25 T. Eibischwurzeln, 15 T. Süßholzwurzeln und 5 T. Malvenblüten. Einzeldosis: 1,5 g pro Tasse Wasser (ca. 150 mL) als Infus. Sirupus Althaeae: s. unter Zubereitungen.

Gesetzl. Best.: *Standardzulassung.* Standardzulassung Nummer: 8899.99.99 *Offizielle Monographien.* Aufbereitungsmonographie der Kommission E am BGA.[16]

1. Heß HE, Landolt E, Hirzel R (1970) Flora der Schweiz, Birkhäuserverlag, Basel Stuttgart
2. Sebald O, Seybold S, Philippi G (1990) Die Farn- und Blütenpflanzen Baden-Württembergs, Band 2, Verlag Eugen Ulmer, Stuttgart
3. FEu (1968), Bd. II, S. 253
4. Heg (1975), Bd. V.1, S. 463–471
5. Hgn (1969), Bd. V, S. 29–46
6. Franz G (1966) Planta Med 14:90–110
7. Franz G, Chladek M (1973) Pharmazie 28:128–129
8. Karawya MS, Balbaa SI, Afifi MSA (1971) Planta Med 20:14–23
9. Capek P, Toman R, Kardosova A, Rosik J (1983) Carb Res 117:133–140
10. Capek P, Rosik J, Kardosova A, Toman R (1987) Carb Res 164:443–452
11. Berger F (1949) Handbuch der Drogenkunde I, Verlag Wilhelm Maudrich, Wien
12. Wichtl M (1989) Teedrogen, Wiss. Verlagsgesellschaft, Stuttgart
13. Shimizu N, Tomoda M (1985) Chem Pharm Bull 33:5.539–5.542
14. Tomoda M, Shimizu N, Suzuki H, Tomoko T (1981) Chem Pharm Bull 29:2.277–2.282
15. Kardosova A, Rosik J, Toman R, Capek P (1983) Coll Czech Chem Comm 48:2.082–2.087
16. BAz Nr. 43 v. 2.3.1989
17. Yamada H, Nagai T, Cyong JC, Otsuka Y, Tomoda M, Shimizu N, Shimida K (1985) Carb Res 144:101–111
18. Tomoda M, Shimizu N, Oshima Y, Takahashi M, Murakami M, Hikino H (1987) Planta Med 53:8–12
19. ÖAB 81, S. 1.040
20. Rojahn CA, Böhm K (1934) Pharm Ztg 79:487
21. Ebert K (1982) Arznei- und Gewürzpflanzen, Wiss. Verlagsgesellschaft Stuttgart
22. Hag (1969), Bd. II, S. 1.240-1.246
23. Tomoda M, Kaneko S, Ebashi M, Nagakura T (1977) Chem Pharm Bull 25:1.357–1.362

24. Tomoda M, Satoh N, Shimada K (1980) Chem Pharm Bull 28:824–830
25. Madaus A (1989) Dissertation, Universität Regensburg, Deutschland
26. Auster F (1961) Althaea officinalis L., VEB Gg. Thieme Verlag, Leipzig
27. Schneider K, Ullmann V, Kubelka W (1990) Dtsch Apoth Ztg 42:2.303–2.305
28. Meyer E (1956) Therapiewoche 6(12):537–540
29. Müller-Limmroth W, Fröhlich HH (1980) Fortschr Med 98:95–101
30. Weiß RF (1982) Lehrbuch der Phytotherapie, Hippokrates-Verlag, Stuttgart
31. Braun H, Frohne D (1987) Heilpflanzen-Lexikon für Ärzte und Apotheker, Gustav Fischer Verlag, Stuttgart New York
32. Beaune A, Balea T (1966) Therapie 21:341–347
33. Wagner H (1983) Naturheilpraxis 3:256–262

WB

Amaranthus

HN: 2016600

Familie: Amaranthaceae.

Unterfamilie: Amaranthoideae.

Tribus: Amarantheae.

Subtribus: Amaranthinae.

Gattungsgliederung: Die Gattung Amaranthus L. umfaßt nach dem derzeitigen Kenntnisstand etwa 60 Arten. Die nahe verwandte Gattung Acnida L. wird auch als Subgenus zu Amaranthus gestellt.[1] Die Untergattung Amaranthus wird in 2 Sektionen eingeteilt:[22]

- Sectio Amaranthus (Amaranthotypus DUM.): u. a. mit den Arten: *A. caudatus* L., *A. cruentes* L., *A. dubius* MART. ex THELL., *A. hybridus* L., *A. hypochondriacus* L., *A. retroflexus* L. *A. spinosus* L.
- Sectio Blitopsis DUM.: Mit den Arten: *A. albus* L., *A. polygamus* ROXB., *A. viridis* L.

Gattungsmerkmale: Einjährige, sehr selten ausdauernde Kräuter. Stengel niederliegend bis aufrecht, kahl oder kraushaarig oder papillös. Laubblätter wechselständig, ganzrandig, am Rande zuweilen wellig oder gekräuselt bis deutlich kraus, zumeist von rhombischer Gestalt, seltener lineal, lanzettlich, länglich, elliptisch, spatelförmig oder verkehrtherzförmig, kahl oder flaumig, an der Spitze oft mehr oder weniger tief ausgerandet, der Mittelnerv oft als Grannenspitze austretend. Einzelblütenstände gabelig, mit sehr kurzen Internodien, Blüten daher dicht geknäuelt. Knäuelige Einzelblütenstände bei vielen Arten sämtlich in den Blattwinkeln, gebüschelt oder kurzährig, bei anderen die oberen zu verlängerten, blattlosen, einfachen oder rispig verzweigten, aufrechten oder überhängenden Scheinähren genähert. Bei den einhäusigen Arten ist die unterste Blüte eines jeden Dichasiums männlich oder bei Entwicklung des sonst verkümmerten Fruchtknotens zwitterig, die folgenden sind weiblich, die letzten öfters verkümmert, auf die Blütenhülle oder die Vorblätter reduziert. Pflanze ein- oder zweihäusig oder gemischtblütig, d. h. die unteren Dichasien einer jeden Scheinähre rein weiblich, die oberen rein männlich. Blütenhülle einfach, aus meist 5 oder 3, oder 0 bis 5 Blättern gebildet, trockenhäutig, weißlich- oder rötlichgrün bis rot, meist frei, selten unterwärts röhrig verwachsen, nach der Befruchtung oft verhärtend, lineal, lanzettlich, schmal eiförmig, elliptisch oder länglich bis spatelig oder verkehrt-eiförmig, oft durch den austretenden Mittelnerv stachelspitzig bis begrannt. Staubblätter 0 bis 5, den Blütenhüllblättern gegenüberstehend. Staubfäden am Grunde nicht miteinander verbunden; Staubbeutel vierfächerig, ihre Hälften am Grunde und an der Spitze frei. Fruchtknoten eiförmig. Griffel kurz oder fehlend. Narben 2 bis 4, auf der Innenseite bärtig behaart. Frucht einsamig, eiförmig, trockenhäutig, eine geschlossen bleibende Nuß oder eine durch einen Längs- oder Querriß sich öffnende Kapsel. Samen linsenförmig, meist scharfrandig, aufrecht, kreisrund oder etwas in die Länge gestreckt, glatt und glänzend, meist schwarz, seltener dunkel rötlich-braun oder rosa oder weiß. Keimling ringförmig das mehlige Nährgewebe umgebend, mit linealen Keimblättern.[22]

Verbreitung: Vor allem in den warmen und gemäßigten Zonen der Erde verbreitet. Bevorzugt werden trockene, sandige, lehmige oder steinige Steppen, Ödländereien oder das Kulturland. Selten auf nassen Böden, an Meeresküsten, an den Ufern von Flüssen oder Seen. Viele Arten sind heute Kosmopoliten. In Europa waren ursprünglich nur zwei Arten heimisch.
Einige Arten wurden mit Handelsgütern über weite Gebiete verschleppt. Manche Arten besitzen eine enorme Expansionskraft und die Fähigkeit, neue Gebiete dauernd und oft in Massen zu besiedeln.[22]

Inhaltsstoffgruppen: *Betacyane.* Vor allem Amaranthin.[23]
Protoalkaloide. Vor allem Betain.[23]
Saponine.[23]
Flavonole. Quercetinglykoside, vor allem Rutin.[23]
Mineralstoffe. Oxalate;[2,3] KNO_3,[4,5] Stärke.[23]

Drogenliefernde Arten: *Amaranthus dubius*: Amaranthus-dubius-Blätter
Amaranthus spinosus: Amaranthus-spinosus-Kraut, Amaranthus-spinosus-Wurzel.

Amaranthus dubius MART. EX THELL.

Sonstige Bezeichnungen: Dt.: Zweifelhafter Fuchsschwanz; frz.: Brède de Malabar.

Systematik: *A. dubius* ist die einzige bekannte polyploide Amaranthusart. Sie ist allotetraploid, wobei ein Chromosomenset möglicherweise von *A. spinosus* stammt, das andere entweder von *A. quitensis* oder *A. hybridus*.[18]
Es sind folgende Abänderungen benannt worden: 1. var. *xanthostachys* (MOQ.) THELL.; 2. var. *flexuosus* (MOQ.) THELL.; 3. var. *leptostachys* (MOQ.)

THELL. Nach THELLUNG steht *A. dubius* dem *A. spinosus* (vor allem dessen Form *inermis*) sehr nahe.[22]

Botanische Beschreibung: Einjährig. Stengel aufrecht, meist ästig, nur oberwärts – wie die Blattstiele – etwas flaumhaarig. Laubblätter meist breit rhombisch-eiförmig, spitz zulaufend oder kurz zugespitzt, an der Spitze ausgerandet und stachelspitzig-begrannt. Scheinähren meist weißlichgrün, achsel- und endständig, die endständige meist schlank (5 bis 7 mm dick), verlängert, geschlängelt, am Grunde mit einigen kurzen abstehenden Ästen. Längere Vorblätter mit eiförmigem, häutigem Grundteil und etwa gleichlanger, die Blüten nicht oder nur wenig überragender Grannenspitze. Blütenhüllblätter der männlichen Blüte 5, eiförmig-länglich, sehr kurz zugespitzt stachelspitzig. Blütenhüllblätter der weiblichen Blüte 5, 1,5 bis 2 mm lang, aufrecht, länglich-spatelig, mehr oder weniger stumpf, weißlich häutig, der grüne Mittelnerv meist vor der Spitze verschwindend, mit sehr kurzem bis kaum bemerkbarem, farblosem Grannenspitzchen. Frucht ellipsoidisch, zusammengedrückt, mit meist 3-spitzigem, etwas runzeligem Deckel, mit scharfem Querriß in der Mitte oder wenig tiefer sich öffnend. Same etwa 1 mm breit, schwach scharfrandig.[22]

Inhaltsstoffe: Die Samen enthalten Sterine, vor allem Spinasterin (48 %), Fettsäuren, vor allem Linolsäure (47 %), Palmitinsäure (25 %) und Ölsäure (21 %),[19] Lectine, spezifisch für Rattenlymphocyten.[20]

Verbreitung: Einheimisch im tropischen Amerika: Yucatan (SW-Mexico), Venezuela, Surinam, West-Indien; in Mitteleuropa häufig in Botanischen Gärten kultiviert. Sehr selten mit Handelsgütern eingeschleppt.[22]

Drogen: Amaranthus-dubius-Blätter.

Amaranthus-dubius-Blätter

Definition der Droge: Verwendet werden die Blätter.

Stammpflanzen: *Amaranthus dubius* MART. ex THELL.

Volkstümliche Anwendung und andere Anwendungsgebiete: In Yucatan (Mexico) bei Gelbfieber und Blutsturz;[15] auf Haiti werden die Blätter als Decoctum bei Entkräftung verabreicht.[21]
Die Wirksamkeit bei diesen Anwendungen ist nicht belegt.

Sonst. Verwendung: *Haushalt.* Im tropischen Amerika wird die Pflanze vielfach als Gemüsepflanze verwendet und auch kultiviert.[22]

Amaranthus spinosus L.

Sonstige Bezeichnungen: Dt.: Dorniger Fuchsschwanz, Malabarspinat.[22]

Systematik: Für *A. spinosus* werden folgende Formen angegeben: f. *inermis* LAUTERBACH et SCHUMANN, f. *purpurascens* (MOQ.) THELL., f. *pygmaeus* (HASSKARL) THELL., f. *rubricaulis* (HASSKARL) THELL., f. *viridicaulis* (HASSKARL) THELL.

Botanische Beschreibung: Stengel aufrecht, ästig, bis über 1 m hoch, meist rotbraun, völlig kahl oder nur im Blütenstand mit zerstreuten Härchen. Laubblätter lang gestielt, ihre Achseln meist dornentragend. Scheinähren achsel- und endständig, meist verlängert und schlank, aufrecht, in der Regel grün, die Endähre oft geschlängelt. Alle Scheinähren im unteren Teil aus rein weiblichen, entfernt stehenden Blütenknäueln bestehend, im oberen Teil Blütenknäuel in der Regel rein männlich, zusammengeschlossen. Blütenhüllblätter der männlichen Blüten 3, der weiblichen 5. Frucht etwa so lang wie die Blütenhülle, mit scharf abgegrenztem Deckel.[22]

Verbreitung: Urheimat wahrscheinlich Amerika, heute über die Tropen beider Hemisphären verbreitet: Tropisches Amerika bis in die Südstaaten der USA, Tropisches Asien, China, Japan, Taiwan, Philippinen, Malayische Inseln, Südsee-Inseln, Tropisches Afrika. – Verschleppt in den Norden der

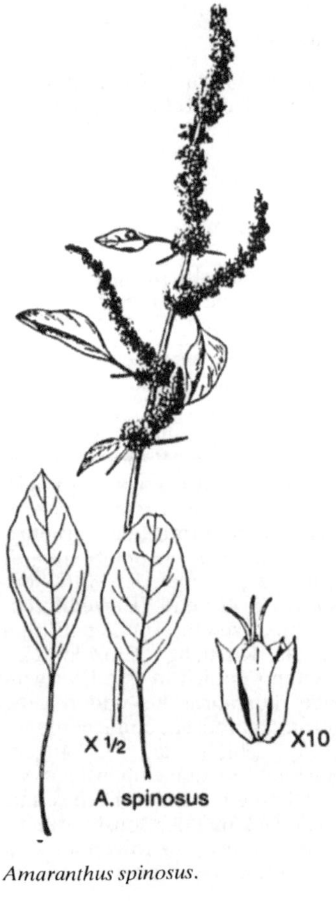

Amaranthus spinosus.

Vereinigten Staaten bis nach Kanada; in Europa eingeschleppt in Spanien, Frankreich, Belgien, den Niederlanden, Deutschland, Dänemark, Schweden, Großbritannien, Tschechoslowakei.[22]

Drogen: Amaranthus-spinosus-Kraut, Amaranthus-spinosus-Wurzel.

Amaranthus-spinosus-Kraut

Definition der Droge: Das Kraut der Pflanze.

Stammpflanzen: *Amaranthus spinosus* L.

Inhaltsstoffe: Die frischen Blätter enthalten Vitamin C (9,8 mg/100 g). Das Kraut soll nachweisbare Mengen cyanogener Stoffe enthalten.[6] Die Nachprüfung dieser Angaben ist erwünscht.[23] Phytosterole:[7] α-Spinasterol in den Blättern und Stengeln.[8-10]

Volkstümliche Anwendung und andere Anwendungsgebiete: In Südafrika beim Stamm der Venda wird bei Benommenheit und Schwindel der Rauch des Krautes inhaliert;[11] die Blätter werden in Indonesien in heißen Umschlägen bei Furunkeln verwendet;[12] auf den Philippinen wird das Kraut in Breiumschlägen bei Entzündungen, Quetschungen und Ekzemen verwendet,[13] sowie in der Behandlung der Gonorrhoe.[14] Auf den Antillen findet das Kraut als mildes Laxans,[22] in Mexico als Diuretikum, zum Austreiben von Nierensteinen, als Emmenagogum, bei Völlegefühl und als schweißtreibendes Mittel Verwendung.[15] An der Goldküste findet es Verwendung als Bestandteil eines Klistiers bei Darmbeschwerden und bei Hämorrhoiden.[16] Die Wirksamkeit ist nicht belegt.

Sonst. Verwendung: *Haushalt.* In Ostindien und Afrika ein beliebtes Gemüse.[16,22] *Landwirtschaft.* In Mexico wird es bei Pferden und Eseln als Mittel gegen Verstopfung und bei Niereninsuffizienz verwendet.[15] In Afrika werden die Blätter als Viehfutter verwendet.[16]

Amaranthus-spinosus-Wurzel

Definition der Droge: Verwendet wird die Wurzel.

Stammpflanzen: *Amaranthus spinosus* L.

Inhaltsstoffe: Phytosterole:[7] α-Spinasterol,[8-10] außerdem Saponine.[8]

Volkstümliche Anwendung und andere Anwendungsgebiete: In Indonesien werden die Wurzeln als Emmenagogum verwendet, als Abkochung in Bouillon mit chinesischem Arrak,[17] in Mexico als Infus bei rheumatischen Beschwerden und als Diureticum.[15] Die Wirksamkeit ist nicht belegt.

1. Robertson KR (1981) J Arn Arboretum 62:282–293
2. Molisch H (1918) Flora 111/112:60–70
3. Patschovsky N (1920) Bot Zentralblatt, Beihefte 1. Abt. 37:332–343
4. Plouvier V (1954) Compt Rend 239:1.678
5. Plouvier V (1957) Compt Rend 244:382
6. Quisumbing E (1951) Medical Plants of the Philippines, Dept Agric and Natural Resources, Tech Bull No. 16
7. Behari M, Andhiwal CK (1976) Curr Sci 45:481–482, zit. nach: CA 85(13):90199d
8. Banerji N (1980) J Indian Chem Soc 57:417–419, zit. nach: CA 93(21):204973z
9. Banerji N (1979) Indian J Chem Sect B, 17B:180–181, zit. nach: CA 91(21):171658d
10. Banerji N (1973) J Inst Chem, Calcutta 45:205–206, zit. nach: CA 81(9):47427g
11. Arnold H-J, Gulumian M (1984) J Ethnopharmacol 12:35–74
12. Elliott S, Briamcombe J (1987) J Ethnopharmacol 19:285–317
13. Tavera THP (1901) The Medicinal Plants of the Philippines, P Blakiston's Son, Philadelphia, S. 200–202
14. Brown WH (1951) Useful Plants of the Philippines 1, Philippines Dept Agr and Natl Resources, Manila, S. 510–515
15. Mendieta RM, del Amo S (1981) Plantas Medicinales del Estado de Yucatan, Instituto Nacional de Investigaciones sobre Recursos Bioticos Xalapa, Veracruz, S. 23–24
16. Dalziel JM (1948) The Useful Plants of West and Tropical Africa, The Crown Agents for the Colonies 4, Millbank, Westminster London
17. Hirschhorn HH (1982) J Ethnopharmacol 8:65–96
18. Sauer JD (1967) Ann Missouri Bot Gard 54:103–137
19. Fernando T, Bean G (1985) J Amer Oil Chem Soc 62:89–91
20. Arora JS, Sandhu RS, Kamboj SS, Chopra SK (1987) Vox Sang 52:134–137
21. Weniger B, Rouzier M, Daguilh R, Henrys D, Henrys JH, Anton R (1986) J Ethnopharmacol 17:13–30
22. Heg, Bd. III, S. 465–481
23. Hgn, Bd. III, S. 81–89

BS

Amomum

HN: 2016800

Familie: Zingiberaceae.

Unterfamilie: Zingiberoideae.[1]

Tribus: Alpinieae.[2,3]

Gattungsgliederung: Nach dem derzeitigen Kenntnisstand umfaßt die Gattung Amomum Roxb. etwa 90 Arten,[3,4] beschrieben waren jedoch unter dem Gattungsnamen Amomum L. weit über 100.[5,6] Von dieser Sammelgattung wurden im letzten Jahrhundert die gegenwärtig gebräuchlichen Gattungen wie Achasma, Aframomum, Elettaria, Geanthus, Zingiber und weitere kleinere Gattungen abgespalten.[3,7]
Die Arten werden in zwei Sektionen mit vier Serien[5] bzw. in der chinesischen Flora in zwei Subge-

nera angeordnet.[8] Die drogenliefernden Arten *A. aromaticum* Roxb., *A. compactum* Soland. ex Maton, *A. krervanh* Pierre ex Gagnep. und *A. villosum* Lour. gehören zur Sektion Amomum, Series Lobulatae (= Subgenus Lobulatae (K. Schum.) H.T. Tsai & P.S. Chen), die Arten *A. subulatum* Roxb., *A. xanthioides* Wall. und *A. maximum* Roxb. zur Sektion Amomum, Series Integrae (= Subgenus Amomum).[5,8]

Gattungsmerkmale: Meist niederliegende, reichbeblätterte, 1 bis 5 m hohe Stauden oder Kriechsprosse mit bis zu 5 m langem, verzweigtem, oft dünnem Rhizom; Blätter länglich-lanzettlich, oft angedrückt behaart, mit dünnem Blatthäutchen (Ligula) am Übergang von Blattspreite in die Blattscheide; Blüten kurz gestielt oder sitzend, in viel- oder armblütigen Ähren oder Köpfchen angeordnet, in den Achseln von Tragblättern (Brakteen) an der Basis der Kriechsprosse entspringend; Kelch röhrig, dreizähnig, oft einseitswendig gespalten; Kronblätter zu einer Röhre verwachsen, den Kelch etwas überragend, die Kronzipfel etwa so lang wie der Tubus, der dorsale Lappen meist breiter als die seitlichen; Lippe (Labellum) meist dreilappig, gelblichweiß, oft mit purpurnem Zeichnungsmuster; laterale Staminodien klein, pfriemlich oder fehlend; 1 Staubblatt mit gut entwickeltem Filament, die Theken des Staubbeutels parallel ausgerichtet oder abspreizend, das Konnektiv mit breitem, gekerbtem Anhängsel; Konnektivfortsatz ungelappt (Series Integrae) oder zwei- bis dreilappig (Series Lobulatae); Narbe trichterig; Nektardrüsen von sehr verschiedener Gestalt, Fruchtknoten dreifächerig; Kapselfrüchte zu lockeren oder gedrängten Fruchtständen vereinigt, seltener einzeln, Fruchtwand fleischig-ledrig, gerippt, geflügelt oder mit Stacheln besetzt, zur Reifezeit dreiklappig aufspringend.[2–4,9]

Verbreitung: Heimat Süd- oder Ostasien, vom Himalaya bis zum tropischen Nordaustralien und auf den dazwischenliegenden Inseln.[2,3,5]

Inhaltsstoffgruppen: Systematische phytochemische Untersuchungen innerhalb der Gattung Amomum sind nicht bekannt.

Ätherisches Öl. Vor allem die Früchte bzw. Samen verschiedener Arten liefern ätherisches Öl. Als Hauptbestandteile sind acyclische, mono- und bicyclische Monoterpene und -alkohole wie Borneol, Bornylacetat, Campher, 1,8-Cineol, Linalool, Linalylacetat, α- und β-Pinen, Terpinen und Terpineol nachgewiesen. Daneben kommen Sesquiterpene und -alkohole vor.[10,11] Aus den vorliegenden Untersuchungen[10–22] geht hervor, daß es Arten gibt, deren Früchte/Samen entweder 1,8-Cineol, α- und β-Terpinen als Hauptbestandteile oder Campher, Bornylacetat und/oder Borneol enthalten. Eine Übereinstimmung mit der bisher gültigen systematischen Gliederung der Gattung Amomum ist nicht festzustellen.

Die frischen Blätter und Wurzeln der Art *A. dealbatum* Roxb. enthalten äth. Öl nur in Spuren mit α- und β-Pinen als Hauptkomponenten.[10]

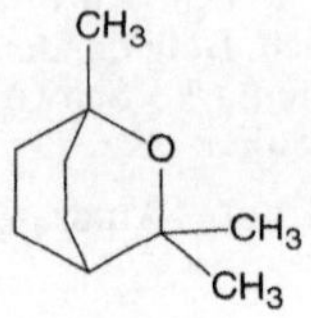
1,8-Cineol

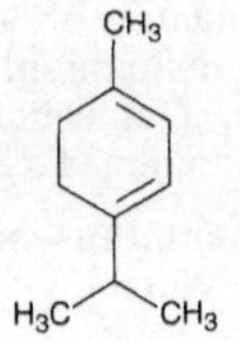
α-Terpinen

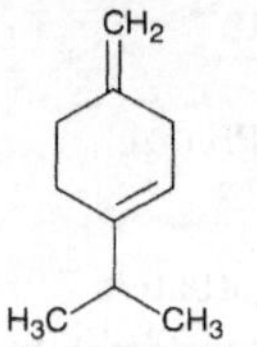
β-Terpinen

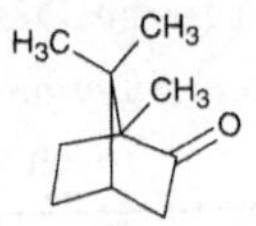
Campher

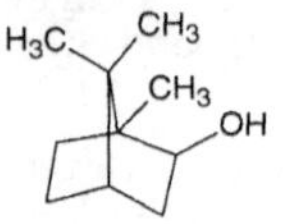
Borneol

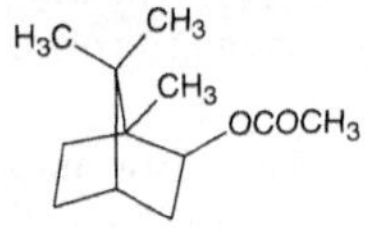
Bornylacetat

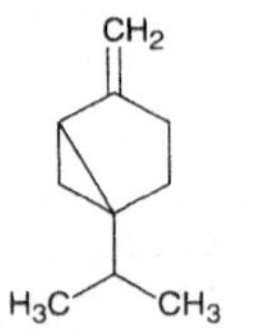
Sabinen

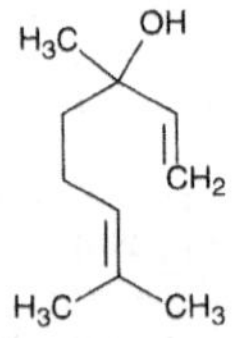
Linalool

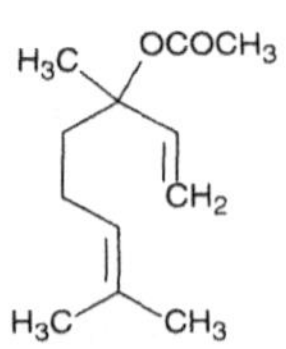
Linalylacetat

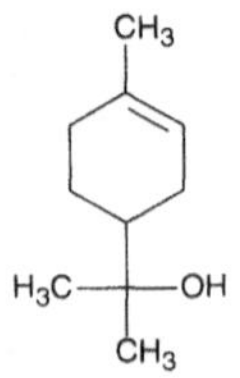
Terpineol

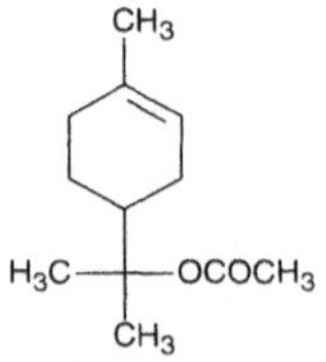
Terpinylacetat

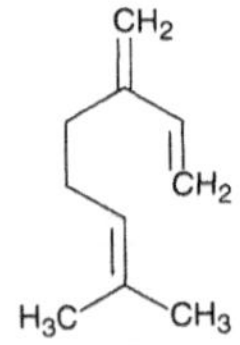
Myrcen

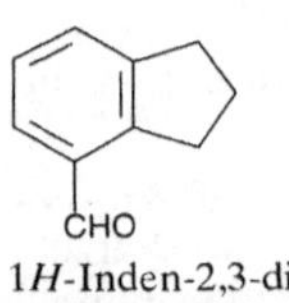
1*H*-Inden-2,3-dihydro-4-carboxaldehyd

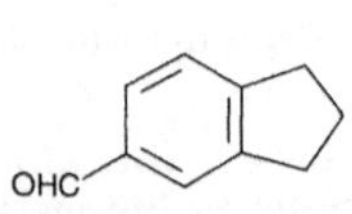
1*H*-Inden-2,3-dihydro-5-carboxaldehyd

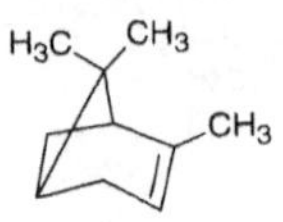
α-Pinen

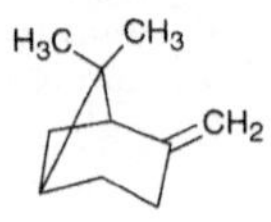
β-Pinen

Flavonoide. Die Blätter von *A. dellachyi* F. MUELL. liefern das Flavonol Quercetin und das Proanthocyanidin Delphinidin.[23]
Samen von *A. subulatum* enthalten verschiedene glycosidierte Polyphenole,[24–26] s. Droge Amomum.

Drogenliefernde Arten: *Amomum aromaticum*: Amomi tsaoko fructus, Amomum; *Amomum compactum*: Amomi cardamomi fructus; *Amomum krervanh*: Amomi rotundus fructus; *Amomum longiligulare*: Amomi villosi fructus; *Amonum maximum*: Java-Kardamomen; *Amomum subulatum*: Amonum; *Amomum villosum*: Amomi villosi fructus; *Amomum xanthioides*: Amomi semen.

Amomum aromaticum ROXB.

Synonyme: *A. medium* LOUR., *A. tsao-ko* CREVOSTET et LEM.

Botanische Beschreibung: Staude 0,6 bis 0,9 m hoch mit Trieben, die in Büscheln aus dem Rhizom wachsen (s. Abb.); lanzettliche, nur bis 25 cm lange und 6,5 cm breite, auf der Unterseite behaarte Blätter mit kaum 2 mm langer Ligula; kugelige Ähre nur bis 4 cm lang, mit unterirdischem Blütenstiel, als Fruchtstiel hochwachsend, Deckblätter schuppenartig stengelumfassend, innere Blütendeckblätter länglich, gerippt, stachelspitzig; Blüten blaßgelb, Fruchtknoten seidenhaarig, Kelch 1,8 bis 2 cm lang, stark gebuchtet, dreizähnig, Blütenröhre 2,5 cm; Blütenblätter fast ebenso lang, manchmal weiß mit braunen Flecken, lanzettlich, stumpf, rückenständig, etwa kappenförmig; Lippe zweimal so lang wie Blütenblätter, fast rund mit keilförmiger Basis; Antheren 6 mm im Durchmesser mit drei spitzen Lappen; Frucht schmal eiförmig, 3,3 cm lang, leicht runzelig, in jeder Kammer mehrere, etwa 3 mm lange Samen.[4–6,27,28]

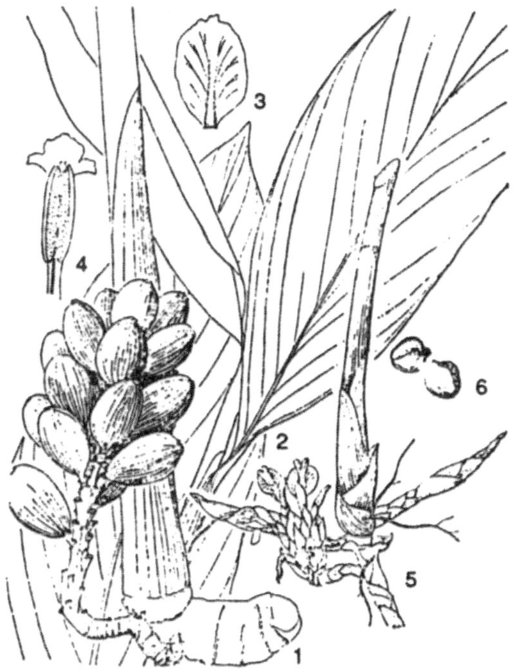

Amomum aromaticum ROXB. 1 bis 4: 1 Wurzelstock, 2 Blatt und Blattscheide, 3 Labellum, 4 Staubblatt. *Amomum compactum* SOLAND. EX MATON 5 bis 6: 5 Wurzelstock und Blütenstand, 6 Frucht. Nach Lit.[8]

Verbreitung: Ost-Himalaya, Khasiaberggebiet, Nepal, Sikkim, Assam.[6,28,30]

Anbaugebiete: Kultur in den feuchten Gebieten von Bengal und Assam am Fuß des Himalaya.[6,28,31]

Drogen: Amomi tsaoko fructus, Amomum.

Amomi tsaoko fructus (Amomum-aromaticum-Früchte)

Synonyme: Fructus Amomi tsaoko, Tsaoko fructus.

Sonstige Bezeichnungen: Chinesisch: Caoguo; dt.: Amomum-tsaoko-Früchte, Nepal-Kardamomen;[32] engl.: Wringed cardamom;

Monographiesammlungen: Fructus Tsaoko *ChinP IX*.

Definition der Droge: Getrocknete, reife Frucht *ChinP IX*.

Stammpflanzen: *Amomum tsao-ko* CREVOST et LEM. (Syn.: *A. aromaticum* ROXB.) *ChinP IX*.

Gewinnung: Die Früchte werden im Herbst zur Reifezeit gesammelt, gereinigt und in der Sonne oder bei niedriger Temperatur getrocknet.[53]

Ganzdroge: Lang-elliptische, stumpf-dreieckige, 2 bis 4 cm lange, braune, längsfurchig gerippte Frucht, Fruchtstiel oder Reste erhalten,[53] fast das ganze Perigon sitzt der Frucht als röhrenförmiger Fortsatz an, manchmal so lang wie die Frucht.[7]
Perikarp hart, zerreißt leicht längs. Die Frucht wird durch ein gelblichbraunes Septum in drei Kammern geteilt, jede mit etwa 8 bis 11 Samen.
Samen konisch-vieleckig, ungefähr 5 mm im Durchmesser; außen rötlichbraun, bedeckt von einem grauweißen, dünnen Arillus; Raphe als längsgestreckte Furche; Anhängsel mit einem kurzen Nabel; harte Textur, Endosperm grauweiß.[53]

Schnittdroge: *Geruch.* Charakteristisch aromatisch. *Geschmack.* Scharf und bitter.[53]
Mikroskopisches Bild. Querschnitt: Parenchymzellen des Arillus enthalten Stärke. Epidermiszellen der Testa braun, rechteckig, dickwandig; Hypodermis besteht aus einer Schicht Parenchymzellen mit gelbem Inhalt. Ölzellschicht eine Zellreihe, quadratische bis rechteckige Zellen, 42 bis 162 µm lang, 48 bis 68 µm breit, enthält gelbe Öltropfen. Pigmentschicht aus mehreren Schichten aus braunen, geschrumpften Zellen bestehend. Die Keimblätter

bestehen aus rötlichbraunen Palisadenzellen mit stark nach innen verdickten und seitlich verdickten Wänden und Sand. Zellen des Perisperms enthalten Stärkekörner und wenige kleine Calciumoxalatprismen oder -haufen. Die Zellen des Endosperms enthalten Aleuron- und Stärkekörner.[53]

Verfälschungen/Verwechslungen: Die von der Gestalt recht ähnlichen Früchte von *A. subulatum* Roxb. sind im Gegensatz zu A.-aromaticum-Früchten ungestielt, ohne Perigon und laufen in eine borstige Spitze aus. Weiterhin unterscheiden sie sich hinsichtlich der zerstreuten Anordnung der Gefäßbündel im Perikarp.[33]

Inhaltsstoffe: Cineolreiches ätherisches Öl,[14] s. Droge Amomum.

Zubereitungen: Die Samen werden mit Ingwer-Saft nach *ChinP IX* zubereitet.

Identität: In Betracht kommen sowohl die GC[14] als auch die DC des ätherischen Öls, z. B. in Anlehnung an Amomi rotundus fructus, Prüfung auf Identität nach *ChinP IX*.

Gehalt: Nach *ChinP IX* keine Angaben zu einer Gehaltsforderung.

Gehaltsbestimmung: Es bietet sich die quantitative Bestimmung des ätherischen Öls mittels Wasserdampfdestillation an.

Lagerung: An kühlem und trockenem Ort aufbewahren *ChinP IX*.

Volkstümliche Anwendung und andere Anwendungsgebiete: Die Droge wird nach den Regeln der traditionellen chinesischen Medizin angewendet bei Völlegefühl, Verdauungsstörungen mit Brechreiz, bei Malaria mit Fieber- und Fröstelanfällen.[53] Die Wirksamkeit ist nicht ausreichend im Sinne der naturwissenschaftlich orientierten Medizin belegt.

Dosierung und Art der Anwendung: *Droge.* Tagesdosis 3 bis 6 g als Dekokt.[53]
Die Samen werden nach einer bestimmten Methode[53] aus der Frucht freigelegt und nach dem Zerstoßen verwendet.

Sonst. Verwendung: *Haushalt.* Als Gewürz.[28,30]

Amomum (Bengal- oder Nepal-Kardamomen)

Synonyme: Amomi semen, Semen Amomi.

Sonstige Bezeichnungen: Bengali: Morangilachi; cantonesisch: Ts'ao Kuo; chinesisch: Ts'ao Kuo; dt.: Amomum-aromaticum-Samen, Amomum-subulatum-Samen, engl.: Bengal Cardamom, Greater Cardamom, Greater Indian Cardamom, Nepal Cardamom, Wringed cardamom; frz.: Cardamome du Bengale, Cardamome du Népal; hindi: Bara elachi, Morung elachi; malaiisch: Chow koh; marathi: Veldode.[28,31]

Definition der Droge: Getrocknete reife oder fast reife Samen.[28]

Stammpflanzen: *A. aromaticum* Roxb. oder *A. subulatum* Roxb.

Herkunft: Bengalen, Assam, Nepal und Ostindien.[28,31]

Handelssorten: Im Handel wird die von *A. aromaticum* stammende Droge als Bengal-Kardamomen, die von *A. subulatum* als Nepal- oder große Kardamomen bezeichnet.[28,33]

Ganzdroge: Samen von *A. aromaticum*: Schwarzbraun, 3 mm groß, kugelig, unregelmäßig kantig, mit glatter Oberfläche, grauer Arillus.
Samen von *A. subulatum*: Graubraun, 3 mm groß, kugelig, drei- bis vierkantig, an der Basis gewöhnlich etwas breiter als an der Spitze, glatte Oberfläche, hellgrauer Arillus.[33]

Mikroskopisches Bild: Die Epidermiszellen der Samenschale von *A. aromaticum* sind im Querschnitt oval, 17 µm hoch und 25 µm lang, derbwandig, die Pigmentschicht besteht aus tangential sehr langgestreckten, schmalen Zellen, sie sind 110 µm lang und nur 8 µm breit, Ölzellen 120 µm lang, 17 µm breit, obliterierte Schicht besteht max. aus 2 Reihen sehr kleiner, ovaler Zellen, Sklereiden 85 µm hoch und 25 µm breit, stark verdickt, Seitenwände bis zu 4 µm.[33]
Querschnitt von *A. subulatum*: Epidermiszellen mehr radial gestreckt, obliterierte Schicht dicker, meistens aus 3 Zellreihen bestehend, Sklereiden genauso lang, jedoch schmaler, 20 µm, mit kleinem Kieselkorn.[27,33]

Verfälschungen/Verwechslungen: Die Samen von *A. aromaticum* und *A. subulatum* sind sich sehr ähnlich und lassen sich nur schwer unterscheiden. Es wurde bereits diskutiert, ob es sich bei den Stammpflanzen um Varietäten einer Art handelt; möglicherweise wurden aber die Früchte bzw. Samen auch beim Sammeln verwechselt und falsch zugeordnet.[7,33] Da die Droge Amomum wesentlich kostengünstiger ist, spielt sie als Ersatz für echte Kardamomen in Indien eine Rolle.[28,35,36]

Inhaltsstoffe: *Ätherisches Öl.* Das ätherische Öl der Samen von *A. aromaticum* liefert neben 1,8-Cineol u. a. Limonen, Myrcen, α- und β-Pinen;[14] ferner sind die Monoterpenderivate 1*H*-Inden-2,3-dihydro-4-carboxaldehyd und 1*H*-Inden-2,3-dihydro-5-carboxaldehyd identifiziert worden.[13] Die Samen von *A. subulatum* geben etwa 2,5 % ätherisches Öl von schwach gelber Farbe, das nach neueren Untersuchungen zwischen 63,3 und 74 % Cineol enthält.[14–16,19,28] Daneben kommen wechselnde Mengen an Terpinen, 0,2 bis 16,2 %, Terpineol, 0,5 bis 8,4 %, 4,9 bis 5,1 % Terpinylacetat und 0,2 bis 9,1 % Sabinen vor.[15,16,19] Weitere Bestandteile sind 0,2 % *p*-Cymen, 10,3 % Limonen, 0,3 % Myrcen, 1,0 % Nerolidol, 2,0 % α- und 2,4 % β-Pinen,[15] s. Formelübersicht unter Inhaltsstoffgruppen der Gattung Amomum.
Polyphenole. Neben Petunidin-3,5-diglucosid und Leukocyanidin-3-*O*-β-D-glucosid[24] sind aus den Samen von *A. subulatum* das Auronglucosid Subulin,

6,3',4',5'-Tetrahydroxy-4-methoxyauronrhamnosylglucosid,[25] das Chalcon Cardamonin, 2',4'-Dihydroxy-6'-methoxychalcon und das damit im Gleichgewicht stehende Flavanon Alpinetin bekannt.[26]

Zubereitungen: Amomi pulvis/ Amomi Tinctura.[31] Tinktur: 100g gepulverte Samen werden mit 750mL Ethanol 90% (*V/V*) 7Tage bei Raumtemperatur in einem geschlossenen Gefäß mazeriert, dann wird filtriert, ausgepreßt und mit Ethanol 90% auf 1.000mL aufgefüllt.

Identität: In Betracht kommen die GC oder DC des ätherischen Öls.[18,53]

Reinheit: Fremde organische Stoffe höchstens 2%; Zubereitung: Tinktur: Ethanolgehalt 84 bis 88% (*V/V*).[22]

Gehaltsbestimmung: Die quantitative Bestimmung des ätherischen Ölgehalts mittels Wasserdampfdestillation erscheint sinnvoll.

Volkstümliche Anwendung und andere Anwendungsgebiete: In Indien traditionell verwendet bei Appetitlosigkeit und Verdauungsbeschwerden und zur Linderung von Augenentzündungen. Der Gallefluß soll gesteigert werden; das Decoct wird zum Gurgeln bei Entzündungen des Rachens und der "Zähne" benutzt.[35-38] Die Wirksamkeit bei den genannten Anwendungsgebieten ist nicht hinreichend belegt.
Widersprüchlich sind die Angaben zur volkstümlichen Anwendung als Antidot gegen Schlangenbisse und Skorpionstiche.[28,35]
Nach den Regeln der traditionellen chinesischen Medizin angewendet bei Dyspepsie und bei Erkältungen.[35] Die Anwendungsgebiete sind wissenschaftlich nicht belegt, jedoch erscheint die Anwendung bei Erkältungskrankheiten plausibel aufgrund des cineolhaltigen ätherischen Öls der Samen.

Dosierung und Art der Anwendung: *Droge.* 10 bis zu 30 Samen.[28] *Zubereitung.* Tinktur 1 bis 2mL.

Sonst. Verwendung: *Haushalt.* Verwendung auch als Gewürz.

Amomum compactum Soland. ex Maton

Synonyme: *A. cardamomum* Roxb. auct. non L., *A. cardamomum* Willd., *A. kepulaga* Sprague et Burk., *Cardamomum minus* Kuntze[30], *Zingiber minus* Gaertn.[30]

Sonstige Bezeichnungen: Engl.: True cardamon of Java; chinesisch: Bai dou kou;[26] javanisch: Kapol, Kapul;[4] malaiisch: Kopoelaga.[24]

Systematik: *Amomum cardamomum* L. aus Species Plantarum des Linné beschreibt *Elettaria cardamomum* (L.) Maton.[9]

Botanische Beschreibung: Scheinstamm robust, 1 bis 1,75cm dick nach dem Trocknen, bis 1,5m hoch; Rhizom relativ kräftig, stark verzweigt; Blätter sitzend, lanzettlich, 5- bis 7mal so lang wie breit, größere 30 bis 50cm lang, 4 bis 9cm breit, allmählich sich verjüngend, spitze Basis, schwanzförmige Spitze, ca. 2,5 bis 3cm, fein bewimpert entlang den Blatträndern, sonst glatt oder mit einigen schnell abfallenden Haaren, sehr dünn, grün, zuletzt blutrot punktiert, beim Zerbröseln nach Terpentin riechend; Ligula zuerst leicht steifhaarig, bald glänzend, 5 bis 7mm lang, Scheide glänzend, blaß nach dem Trocknen; ausdauernde Brakteen (auch während der Fruchtbildung), werden nicht schleimig, alle mehr oder weniger ähnlich, länglich-eiförmig, stumpf oder fast spitz, bewimpert, sonst am Ende unbehaart, längsfurchig, sehr brüchig, wenn getrocknet, blaß, 2 bis 2,5cm lang, 0,75 bis 1cm breit; Brakteolen dreigezähnt, behaart; Blütenstiel aufrecht, unverzweigt, schlank, der überwiegende Teil dicht behaart, ständig umgeben von Hautschuppen, 2 bis 7cm lang, Blüten tragender Teil des Blütenstands ellipsoid oder länglich, beim Fruchttragen mehr eiförmig, sehr dicht, 3 bis 6cm lang, 2 bis 2,5cm breit; Kelch ungefähr so lang wie Korolle, behaart, 1,5cm; Korolle weiß oder gelblich, Lippen länger als Röhre, gerade, stumpf, 8mm lang, Labellum mit mehr oder weniger elliptischem, stumpfem, leicht konkav gebogenem, fast ungeteiltem Mittellappen, verjüngt und stengelartig an der Basis, innen behaart, gelb mit dunkelrosa mittleren Streifen oder gelblich weißlich mit rosa begrenzten gelben Streifen in der Mitte, 15 bis 18mm lang, 1 bis 1,5cm breit; Staminodien nicht vorhanden; Staubblätter 1,25cm lang, Filament an der Basis behaart, Antheren ellipsoid, 2mm, Konnektivzipfel deutlich getrennt, 3lappig, ca. 4mm; Griffel glatt; Stigma tassenförmig, bewimpert; Stylodien ca. 2mm; Früchte ungestielt, gedrückt kugelig, Kelchreste erhalten, 9Längsfurchen, getrocknet locker behaart, weiß, 1 bis 1,5cm; Samen vieleckig stumpf, 4mm, weißer Arillus; alle Teile stark aromatisch,[9] s. Abb. unter der Art *A. aromaticum*.

Verbreitung: Wild in Teakholzwäldern der Gebirge Javas, nicht selten auf Kalkstein,[5,9] in China in den Provinzen Guangdong, Guangxi und Yunnan,[39] auch in Siam, Sumatra und Sundainseln[11] und in Malaysia.[31]

Anbaugebiete: Kultiviert auf Gebirgen Javas,[5] in Sumatra und malaiischem Archipel.[30,31]

Drogen: Amomi cardamomi fructus.

Amomi cardamomi fructus (Siam-Kardamomen)

Synonyme: Cardamomi rotundus fructus, Fructus amomi cardamomi, Fructus cardamomi rotundus.

Sonstige Bezeichnungen: Anamitisch: Kapol, Kapul; chinesisch: Chinhab-kow, fen-koa, peteou-ko, po-tow-kow, tou-k'ouko, tsao-ko; dt.: Amomum verum, Cardamomum in racemis, Cardamomum racemosum, Runde Kardamomen, Traubenkardamomen; engl.: Cluster Cardamoms, round Cardamom, round Siam Cardamom; frz.: Amome en grappe, cardamome ronde; holl.: ronde kardemom; malaiisch: Kepulaga, kopoelaga, puar-puar.[7,30,32,33,41]

Definition der Droge: Getrocknete Früchte.

Stammpflanzen: *A. compactum* SOLAND. ex MATON.

Herkunft: Heimat Guangdong, Guangxi, Yunnan,[39] Siam, Gebirge Javas, z. T. in Gärten kultiviert.

Ganzdroge: Früchte kugelig, bis 15 mm im Durchmesser, schwach dreikantig, mit je einer längsverlaufenden, rinnenförmigen Vertiefung; Fruchtschale strohgelb bis gelbgrau, rötlich oder braun unter Lichteinfluß sich verfärbend, dünn, zerbrechlich, zart längsstreifig, stellenweise kurzborstig; Samen grau- bis dunkelbraun, ungleichseitig, kantig, meist nur 3 mm groß, zart gerunzelte Oberfläche.[33]

Schnittdroge: *Geschmack.* Scharf, etwas bitter, campherartig.
Mikroskopisches Bild. Querschnitt: Perikarp etwa 0,5 mm breit, mit zahlreichen, dünnwandigen, einzelligen Haaren; längs der obliterierten Schicht des Endokarps sollen 1 oder 2 Reihen quadratischer, dünnwandiger Sklereiden folgen, die von Gefäßbündeln unterbrochen werden, Siebteil von Bastfasern umgeben; Ölzellen fehlen, Parenchymzellen enthalten Calciumoxalatnadeln.[7,33] Epidermiszellen des Samens 60 µm hoch, 25 µm breit, Seitenwände bis 8 µm, radial gestreckt mit stark verdickter Wand und rechteckigem Lumen; rundliche oder ovale Pigmentzellen, ca. 25 µm, es folgt eine Ölzellschicht, ebenfalls braunrot gefärbte Schicht und relativ kurze, meist nur 25 µm große Sklereiden, im Flächenschnitt ca. 22 µm mit z. T. 7 µm großen Stärkekörnern.[7,33]

Inhaltsstoffe: *Ätherisches Öl.* Älterer Literatur[40] zufolge sollen die Samen 2,4 % ätherisches Öl liefern, das bei Raumtemperatur eine halbfeste nach Campher und Borneol riechende Masse bildet;[7,40] ca. 12 % Cineol wurden mittels Resorcinmethode darin bestimmt.[11,12]
Nach neuerer Literatur ist 1,8-Cineol mit über 60 % Anteil Hauptbestandteil des ätherischen Öls. Es wird von zahlreichen Monoterpenen, vor allem β-Pinen mit 18,5 % und α-Terpineol mit 5,4 %, begleitet. Daneben sind auch Sesquiterpene wie β-Bisabolen, Humulen und Caryophyllen enthalten.[16–18]

Identität: In Betracht kommen die GC oder DC des ätherischen Öls.[16–18,45]

Gehaltsbestimmung: Die Bestimmung des Gehalts an ätherischem Öl mittels Wasserdampfdestillation erscheint sinnvoll.

Volkstümliche Anwendung und andere Anwendungsgebiete: Nach den Regeln der traditionellen chinesischen Medizin angewendet bei Verdauungsstörungen, Brechdurchfall, Schwangerschaftserbrechen, Magenschmerzen und Appetitlosigkeit.[39,41] Die Wirksamkeit bei den genannten Anwendungsgebieten ist nicht ausreichend im Sinne der naturwissenschaftlich orientierten Medizin belegt.
In Indonesien wird die Frucht als Tee gegen Bauchschmerzen getrunken und gegen Erkältungen gekaut.[42] Aufgrund des cineol- und campherhaltigen ätherischen Öls der Samen erscheint die Anwendung bei Erkältungsbeschwerden plausibel, die weiteren Anwendungsgebiete sind bislang nicht ausreichend belegt.

Sonst. Verwendung: *Haushalt.* Die Früchte dienen als Gewürz.[30]

Amomum krervanh PIERRE ex GAGNEP.

Synonyme: *A. kravanh* PIERRE, *A. racemosum* GUIBORT et PLANCH., *A. spurium* CLUSIUS, *A. verum* BLACKW.[44]

Sonstige Bezeichnungen: Engl.: Cambodian Cardamom; indonesisch, vietnamesisch: Kravanh, Kreko krervanh, Krewanh; kambodschanisch: Kreko shmol; thailändisch: Krawau.[31]

Botanische Beschreibung: Staude bis zu 3 m hoch; Blätter zweireihig gestellt, mit sehr kurzem Blattstiel, breit geflügelt, oval-lanzettlich, verjüngt zum Stiel, lang zugespitzt zur Spitze, kahl, 60 cm lang, 12 cm breit, oft auch viel kleiner; Ligula rundlich, dicht behaart, 7 bis 10 mm lang; 1 bis 2 Blütenstände, am Grunde des Stengels Schuppen, geschindelt, dreieckig, außen golden behaart, Infloreszenz mehr oder weniger konisch, 8 bis 11 cm lang, 4 bis 5 cm breit, Brakteen fahlgelb, dicht geschichtet, groß gestreift, dreieckig, stumpf, trockenhäutig an der Spitze, außen behaart, innen glatt, sehr netzartig, 4 cm lang, 15 bis 17 mm breit; Deckblättchen röhrenförmig, geteilt, behaart an den 2 Lappen, gleich lang wie Kelch; kleine Blüten gelblich; Kelch röhrig, blaßrosa, außen behaart, mit 3 gleich langen Zähnen; Korolle als Röhre, ebenso lang wie Kelch; Lappen gleich lang, unbehaart, weißlich; Antheren 4mal kürzer, unbehaart, Konnektivzipfel verlängert, 2mal länger und breit wie Anthere, 3 gleich lange Lappen, rundlich oder der mittlere dreieckig; Staminodien zahnförmig, mit der Basis des Labellums verwachsen; Labellum elliptisch, ganz, gelb in der Mitte, gelblich am Rand; Ovar behaart; Stigma glatt; Stylodien plan-konvex, stumpf an der Spitze; Kapsel goldig behaart, dann glatt, kugelförmig, 16 mm im Durchmesser, undeutlich 5- bis 6seitig, 9 Falten; 5 bis 9 Samen, kugelförmig, ein bißchen gedrückt.[44] Frucht im Mai.

Inhaltsstoffe: S. Amomi rotundus fructus.

Verbreitung: Indochina, Heimat Kambodscha-Provinz Thépong;[44,45] im Unterholz des tropischen Waldes.

Anbaugebiete: In Südostasien,[31] insbesondere in Yunnan, Guangdong,[34] in Thailand und Kambodscha.[44] Die Kultur erfolgt durch Saat oder Stecklinge.[47] Die Pflanze bedarf eines gut entwässerten und reichhaltigen Bodens (Basalt oder roter, eisenhaltiger Ton, der aus der Verwitterung von Buntsandstein stammt).[45,47]

Drogen: Amomi rotundus fructus.

Amomi rotundus fructus (Indochina-Kardamomen)

Synonyme: Amomi fructus rotundus, Fructus Amomi cardamomi[46], Fructus Amomi rotundi.

Sonstige Bezeichnungen: Chinesisch: Baidoukou, Doukou; engl.: Best cardamoms, Cambodian cardamom; frz.: Cardamome kravanh, Cardamome krervanh; indochinesisch: Krervanh.[30,32,34,45,50]

Monographiesammlungen: Fructus Amomi Rotundus *ChinP IX*.

Definition der Droge: Getrocknete reife Früchte *ChinP IX*.

Stammpflanzen: *Amomum krervanh* PIERRE ex GAGNEP. *ChinP IX*.

Herkunft: Kambodscha, Mount Krervanh, China,[31,32,45] aus Kulturen in Yunnan, Guangxi und Guangdong.[34]

Gewinnung: Die Droge wird zwischen Juli und September von Hand gepflückt, handverlesen, und ca. 30 kg frische Droge werden in Behältern aus Bambus über dem Feuer getrocknet. Man erhält daraus in der Regel 21 kg getrocknete Droge, manchmal auch nur 15 kg.[45,47] Exakte Beschreibung der Ernte-Riten s. Lit.[45]

Handelssorten: Nach Herkunft werden die Sorten Yuandoukou und Yinnidoukou unterschieden.

Ganzdroge: Nach *Chin P IX* Yuandoukou: Kugelige Früchte, 1,2 bis 1,8 cm im Durchmesser; Oberfläche gelblichweiß bis blaß gelbbraun, drei tiefe Längsrinnen; an der Spitze Griffelbasis, an der Basis versenkte Fruchtstielnarbe erkennbar, blaßbraune Haare; Perikarp leicht, spröde, leicht in Längsrichtung spaltbar; drei Kammern mit je etwa 10 Samen; Samen unregelmäßig polyedrisch, aufgewölbte Rückseite, 3 bis 4 mm, tiefbraun, runzelige Oberfläche, Reste des Arillus vorhanden.[46,53]
Yinnidoukou: Etwas kleiner, gelblichweiß, seltener auch blaß violettbraun, dünneres Perikarp; schlanke, stärker runzelige Samen.[46,53]
Mikroskopisches Bild. Nach *Chin P IX* Querschnitt: Exokarp aus einer Lage flacher, langgezogener rechteckiger Parenchymzellen, 25 bis 60 µm lang und etwa 8 µm hoch; Parenchymzellen des Mesokarps annähernd rundlich oder oval, an der Innenseite der Parenchymschicht finden sich kollaterale Leitbündel, die außen halbmondförmig von Holzfaserbündeln umgeben sind; zwischen den Leitbündeln sind 1 bis 4 Lagen Sklereiden zu einem ununterbrochenem Band angeordnet, Sklereiden annähernd quadratisch oder rundlich mit deutlicher Tüpfelung; Endokarp aus einer Lage langgestreckt rechteckiger, regelmäßig angeordneter Parenchymzellen.
Samen: Die Epidermis der Testa besteht aus einer Lage radial leicht gestreckter, relativ dünnwandiger Zellen, 40 bis 90 µm lang, 10 bis 40 µm breit, mit transparenter Cuticula; darauffolgend 2 Lagen von mit dunkelbraunem Pigment gefüllten Parenchymzellen; danach große, rechteckige, relativ dickwandige und regelmäßig angeordnete Ölzellen, 60 bis 80 µm auf 40 bis 100 µm; darunter wieder 2 Lagen pigmentgefüllter Parenchymzellen; Endotesta 1 Lage kleiner, rechteckiger Sklereiden, 16 bis 20 µm auf 10 bis 20 µm, mit extrem verdickten Innenwänden, Lumen enthält Kieselkorn; äußere Endospermzellen mit zahlreichen winzigen Stärkekörnern und kleinen Calciumoxalatprismen; innere Endospermzellen und Zellen des Embryos enthalten Aleuronkörner.[46]

Verfälschungen/Verwechslungen: Früchte von *A. echinosphaera* PIERRE ex GAGNEP. und *A. elephantorum* PIERRE ex GAGNEP.[47]

Minderqualitäten: Früchte von *A. echinosphaera* werden als Zweitqualität bezeichnet.[47]

Inhaltsstoffe: Ätherisches Öl mit etwa 60 bis 80 % 1,8-Cineol; daneben kommen Camphen, *p*-Cymen, *α*-Humulen, Limonen, *α*-Pinen, Terpinen und *α*-Terpineol vor.[17]

Identität: Dünnschichtchromatographie:[46]
- Untersuchungslsg.: Ätherisches Öl der Gehaltsbestimmung.
- Vergleichslsg.: Ethanolische Cineol-Lsg.
- Sorptionsschicht: Kieselgel G.
- FM: Benzol-Ethylacetat (95:0,5).
- Sprühreagenz: 5%ige Lsg. von Vanillin in Schwefelsäure.
- Detektion: Nach dem Entwickeln und Trocknen an der Luft wird mit Vanillin-Schwefelsäure detektiert, erhitzt und im Vis ausgewertet.
- Auswertung: Untersuchungs- und Vergleichslsg. müssen auf gleicher Höhe je einen Fleck der gleichen Färbung zeigen.

Reinheit:
- Fremde Bestandteile: Yuandoukou max. 1 %, Yinnidoukou max. 2 %.[46]
- Wassergehalt: Yuandoukou max. 11 %, Yinnidoukou max. 12 %.[46]

Gehaltsbestimmung: Die Bestimmung des Gehaltes an ätherischem Öl mittels Wasserdampfdestillation wird mit 30 bis 50 g frisch zerstoßener Droge ausgeführt, dabei muß die Sorte Yuandoukou mind. 4 % (*V/m*), die Sorte Yinnidoukou mind. 3 % (*V/m*) enthalten.[46]

Lagerung: Lichtgeschützt, kühl und trocken in dicht verschlossenen Gefäßen; vor Insektenfraß schützen.[46]

Volkstümliche Anwendung und andere Anwendungsgebiete: Bei Appetitlosigkeit und Verdauungsstörungen.[46] In der traditionellen chinesischen Medizin zusammen mit anderen carminativ wirkenden Drogen bei Beklemmungsgefühl in der Brust mit Erbrechen und Aufstoßen, Spannungsgefühlen und Schmerzen in Brust und Unterleib, Völlegefühl und Erbrechen.[34,46] Die Wirksamkeit bei den genannten Anwendungsgebieten gilt in der naturwissenschaftlich orientierten Medizin als nicht ausreichend belegt.

Sonst. Verwendung: *Haushalt.* Die Früchte werden als Gewürz u.a. als Bestandteil von Curry oder Wurstgewürz verwendet.[45]

Amomum longiligulare T.L. Wu

Botanische Beschreibung: 1 bis 1,5 m hohe Staude, mit traubenförmigem Wurzelstock; linear-lanzettliche Blätter, 20 bis 30 cm lang, 2,5 bis 3 cm breit, schwanzförmig ausgebildete Blattspitze, zum Blattstiel allmählich schmaler werdende Blattspreite, beiderseits unbehaart; Blattstiel ca. 5 mm lang; nadelförmige, dünnhäutige, kahle Blattzunge, 2 bis 4,5 cm lang; Gesamtlänge des Blütenstandes 1 bis 3 cm, ausdauernde Knospenschuppen, ca. 5 mm lang; nadelförmige Blütenknospen, 2 bis 2,5 cm lang, braun, kleine Blütenknospen ca. 2 cm lang, Kelch röhrenförmig, 2 bis 2,2 cm lang, weiß, an der Spitze dreigeteilt; Blumenkrone etwas länger als der Kelch, ellipsenförmige Blütenhüllblätter, ca. 1,5 cm lang; löffelförmige Kronblätter, ca. 2 cm lang und breit, weiß, an der Spitze herausragende in zwei geteilte gelbe Kleinzipfel, wölbende Mittelader, violett; Staubblätter ca. 1 cm lang, dreilappig, die beiden seitlichen Lappen annähernd kreisförmig; Kapsel eiförmig bis stumpf dreieckig, 1,5 bis 2,2 cm lang, 0,8 bis 1,2 cm breit, bedeckt mit blattartigen, spreizenden weichen Kurzdornen, ca. 1 mm lang; Samen violettbraun, hellbraune, dünne Samenhaut,[8] s. Abb. unter der Art *A. villosum*. Blütezeit April bis Juni; Fruchtzeit Juni bis September.[8]

Inhaltsstoffe: S. Amomi villosi fructus.

Verbreitung: Beheimatet in Hainan, in der Provinz Guangdong, auch in Xuwen, Suiqi, in Tälern und im Dschungel,[8] Sundainseln und Molukken.

Anbaugebiete: Anbau in den südchinesischen Provinzen Yunnan, Fijian, Guangdong und Guangxi.[34]

Drogen: Amomi villosi fructus.

Amomi villosi fructus (Amomum-villosum-Früchte)

Synonyme: Fructus Amomi, Fructus Amomi villosi.

Sonstige Bezeichnungen: Chinesisch: Sharen, Shajen, So Xa m'i, Yang chun sharen;[7,26] engl.: Hairy China Cardamom, Small Round China Cardamom, Villous Amomum Fruit;[7] frz.: Cardamome poilu de la Chine;[7] sundanesisch: Anipandoerein.[33]

Monographiesammlungen: Fructus Amomi *ChinP IX*.

Definition der Droge: Getrocknete reife Früchte *ChinP IX*.

Stammpflanzen: *Amomum longiligulare* T.L. Wu oder *Amomum villosum* Lour. *ChinP IX*.

Herkunft: Aus den Heimatprovinzen Guangdong und Guangxi[39] sowie von den Sundainseln und Molukken.

Gewinnung: Die Früchte werden zwischen Sommer und Herbst zur Reife gesammelt und in der Sonne oder bei niedrigen Temperaturen getrocknet.[53]

Ganzdroge: *A. villosum*-Frucht. Eiförmig bis rundlich, undeutlich dreieckig, 1,5 bis 2 cm lang, 1 bis 1,5 cm im Durchmesser, braune Farbe, dicht bedeckt mit Emergenzen. Perikarp oft dünn und weich; Samen zusammengeklebt, durch ein weißes Septum entstehen 3 Gruppen zu 6 bis 15 Samen im Zentrum der Frucht, Samen unregelmäßig vieleckig, 2 bis 3 mm im Durchmesser, außen rotbräunlich oder dunkelbraun, feinrunzelig, bedeckt mit einem häutigen Arillus, harte Textur, Endosperm grauweiß.[7,53]
A. longiligulare-Frucht. Länglich-rund oder eiförmig, deutlich dreieckig, 1,5 bis 2 cm lang, 0,8 bis 1,2 cm im Durchmesser. Außen mit schuppigen und verzweigten weichen Dornen, nach Abfallen des Stielchens zeigt die Basis eine Narbe; Perikarp dick und hart, Samenmasse kleiner, jede Gruppe enthält 5 bis 17 Samen mit einem Durchmesser von 1,5 bis 2 mm.[53]
Makroskopische Unterschiede zu A. villosi fructus: Frucht ausgeprägt stumpf dreieckig, Fruchthaut dick und hart, von blattförmigen, spreizenden weichen Dornen bedeckt.[8]

Schnittdroge: A. villosi fructus. *Geruch.* Stark aromatisch. *Geschmack.* Scharf, kühl und bitter.[53]
Mikroskopisches Bild. Querschnitte von Frucht und Samen s. a. Lit.[33,48]

Pulverdroge: Graubraunes Pulver, dickwandige Zellen der Tegmen, rötlichbraun bis gelbbraun, polygonal, mit verdickten nicht verholzten Zellwänden, im Lumen ein Silikatkörnchen; 1 Zellreihe palisadenartig, mit stark verdickten Innen- und Seitenwänden und im Lumen, das zur Außenseite zeigt, ist ein kleines Silikatkörnchen enthalten. Epidermiszellen der Testa gelblich, lang jalousienförmig, gewöhnlich mit Hypodermiszellen vertikal angeordnet, hypodermisartige Zellen enthalten braunen oder rötlichbraunen Inhalt, Zellen der Pigmentschicht schrumpfen mit undeutlichen Grenzen, Inhalt rötlichbraun oder dunkelbraun. Zellen des Perisperms unregelmäßig vieleckig, gefüllt mit Stärkekörnern, einige enthalten Calciumoxalatprismen; Endospermzellen enthalten Aleuronkörner und Öltröpfchen; Ölzellen farblos, dünnwandig; zahlreiche Öltröfpchen im Pulver.[53]

Minderqualitäten: Die Früchte von *A. longiligulare* dienen in der traditionellen chinesischen Medizin als hinsichtlich der Wirksamkeit minderwertiger Ersatz der Früchte von *A. villosum*; dafür erbringt die Pflanze einen höheren Ertrag.[8]

Inhaltsstoffe: *Ätherisches Öl.* Das ätherische Öl von *A. villosum* ist reich an Bornylacetat (34,4 %), Campher (27,3 %), Borneol (12,7 %), Camphen (9,8 %) und Limonen (7,2 %). In kleineren Mengen kommen α- und β-Pinen, Myrcen und weitere Monoterpene vor.[14] Als vor einigen Jahren die Droge

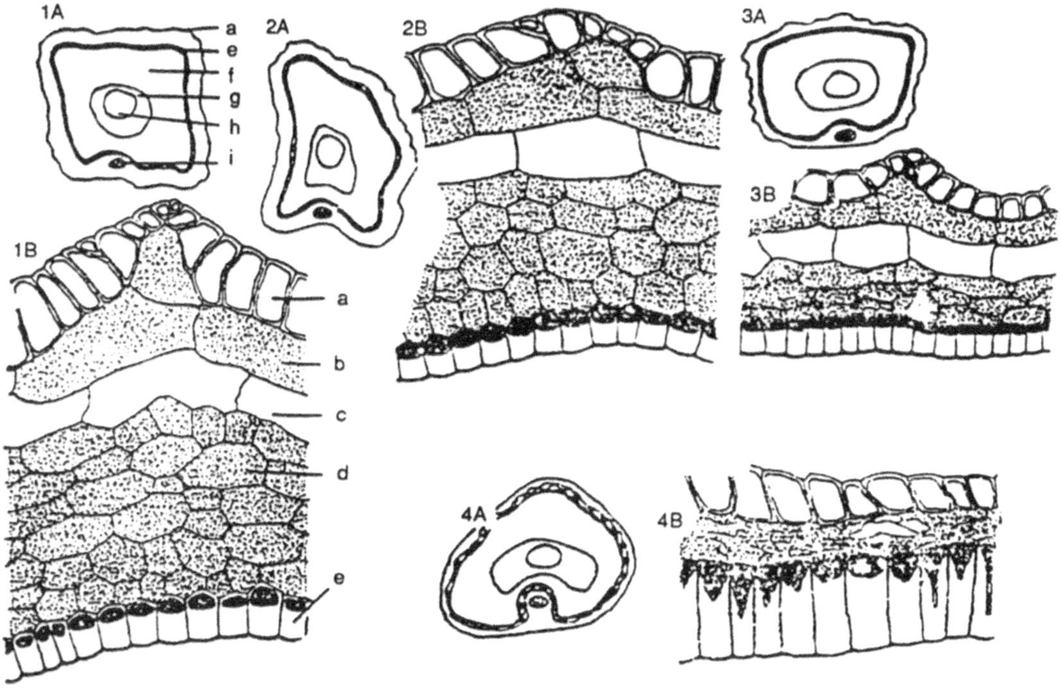

A Querschnitt durch den Samen; *B* Querschnitt durch die Samenschale. 1 *A. villosum* BLUME EX LOUR., 2 *A. longiligulare* T.L. WU, 3 *A. xanthioides* WALL., 4 *A. maximum* ROXB.; a Epidermis, b Parenchymzellschicht, c Ölzellschicht, d Parenchymzellen, e Sklereiden, f Perisperm, g Endosperm, h Keimling, i Raphe. Nach Lit.[48]

rar wurde, untersuchte man u.a. die Früchte von *A. koenigii* J.F. GMELIN, *A. muricarpium* ELM, *A. aromaticum* ROXB. (= *A. tsao-ko*) und *A. xanthioides* WALL. Mit Ausnahme der letztgenannten Art unterscheiden sich die ätherischen Öle in ihrer Zusammensetzung so sehr, daß sie nicht gegen die originale Droge ausgetauscht werden können.[14]

Identität: Neben der makroskopischen und mikroskopischen Untersuchung wäre eine GC-Untersuchung des ätherischen Öls, wie in Lit.[14] beschrieben, oder aber eine DC-Untersuchung sinnvoll. Modifiziert eignet sich auch die bei Lit.[51] genannte Methode unter Verwendung der Hauptkomponenten des Öls als Referenzsubstanzen.

Reinheit: Wassergehalt: Max. 15% *ChinP IX.*

Gehalt: Gehalt an ätherischem Öl *ChinP IX*: Amomi longiligularis fructus mind. 1,0% (*V/m*); Amomi villosi fructus mind. 3,0% (*V/m*).

Gehaltsbestimmung: Volumetrische Bestimmung des ätherischen Öls mittels Wasserdampfdestillation *ChinP IX.*

Lagerung: Kühl und an einem trockenen Ort aufbewahren *ChinP IX.*

Volkstümliche Anwendung und andere Anwendungsgebiete: Nach den Regeln der traditionellen chinesischen Medizin angewendet bei Diarrhoe, Erbrechen, Völlegefühl, Verdauungsstörungen, Brechreiz, z.B. in der Schwangerschaft[42] als Tee und bei drohendem Abort bzw. Frühgeburt als Pulver peroral eingenommen.[39] Der Samen wird in der chinesischen Volksmedizin häufig zur Behandlung von Speisevergiftungen und von Zahnschmerzen verwendet, bei letzteren durch Zerkauen der Früchte.[39] Die Wirksamkeit bei den genannten Anwendungsgebieten ist nicht ausreichend im Sinne der naturwissenschaftlich orientierten Medizin belegt.

Dosierung und Art der Anwendung: *Droge.* Tagesdosis 3 bis 6g als Decoct, Zugabe nach dem Sieden. Die Droge wird vorher von fremden Bestandteilen befreit und angestoßen. Als Pulver zum Einnehmen oder Zerkauen der Früchte.[39]

Amomum maximum ROXB.

Synonyme: *Amomum dealbatum* ROXB., *Cardamomum dealbatum* KUNTZE.[30]

Sonstige Bezeichnungen: Dt.: Java-Kardamomen;[33] engl.: Java Cardamom, Cluster Cardamom; javanisch: Hanggasa, resah, wersah, wresah;[30] malaiisch: Hanggassanboddas.[33]

Botanische Beschreibung: Staude bis zu 3m hoch,[8] mit 6 bis 8cm lang gestielten, großen, lanzettlichen,

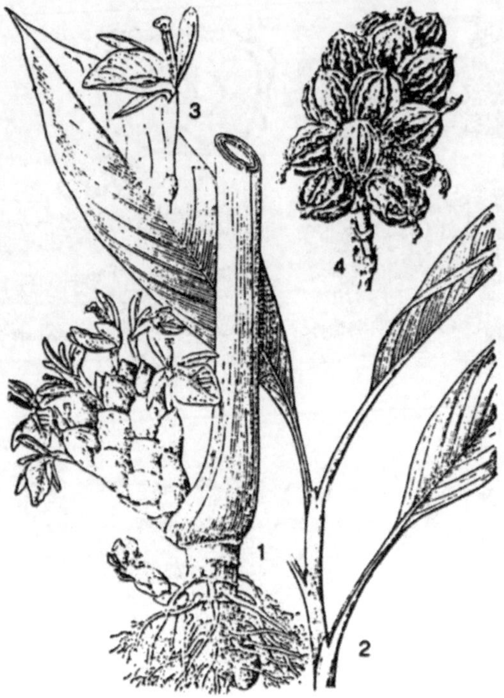

Amomum maximum Roxb. 1 Wurzelstock mit Blütenstand, 2 Blatt mit Ligula, 3 Blüte, 4 Fruchtstand. Nach Lit.[8]

50 bis 110 cm langen und 9 bis 15 cm breiten, allmählich in den Blattstiel verschmälerten Blättern, oberseits an der Mittelrippe behaart, grün, unterseits hellgrün; bis 4 cm langes, behaartes, tief gespaltenes Blatthäutchen (Ligula); fast kugelige, etwa 5 cm große Infloreszenz, Kelch dreizähnig, weiß behaart, bis 2,5 cm lang, Korolle kahl, gelblichweiß, 1,5 bis 2 cm lang, Labellum elliptisch, sehr stumpf, mit Zeichnung, weiß mit gelbem, behaartem Band, beidseitig rotbraun getupft, 2,5 bis 3,5 cm auf 1,5 bis 2,5 cm; Staminodien weiß, 2 bis 3 mm, Staubblatt bis 1,5 cm, Filament teilweise behaart, Anthere gelb, Konnektivanhängsel wie eine Fahne; Frucht länglich-eiförmig, mit 7 bis 11 längsverlaufenden, gezahnten, stark hervortretenden Rippen, schwach behaart, gelbgrün oder weißlichgrün, 3 bis 5 cm auf 2 bis 3 cm; Samen rundlich oder nierenförmig, fast vollständig von weißem Arillus umgeben, 3 bis 5 mm.[5,9]

Verbreitung: Heimat Malakka, Java und malaiische Inseln, Sundainseln,[33] in Teakholzwäldern zwischen 50 und 1.200 m über dem Meer.[9]

Anbaugebiete: Kultur auf Java.[30]

Drogen: Java-Kardamomen.

Java-Kardamomen

Sonstige Bezeichnungen: Dt.: Runde Kardamomen; engl.: Java Cardamom; frz.: Cardamome ailé de Java, Cardamome fausse maniguette; javanisch: Hanggasa, Langkasa, Resah, W(r)esah; malaiisch: Hangassanboddas.[7,30,33,41]

Definition der Droge: Getrocknete Früchte.

Stammpflanzen: *A. maximum* Roxb.

Herkunft: Sundainseln, Molukken, Gebirge Javas, z. T. in Gärten kultiviert.[7]

Handelssorten: Unter der Bezeichnung Java-Kardamomen werden ebenfalls die Früchte von *Elettaria speciosa* und *E. hemisphaerica* gehandelt.[7]

Ganzdroge: Frucht kurzgestielt, dunkelbraun, kegelförmig bis länglich-eiförmig, undeutlich dreiseitig, stark der Länge nach gerippt, bis 4 cm lang, an der Basis 1,5 cm dick, nach oben spitz zulaufend, mit 9 bis 10 (13) der Länge nach verlaufenden Flügeln; Samen bis 3 mm groß, eiförmig bis kugelig, eckig, dunkelbraun, mit zart gestreifter Oberfläche.[33,41]

Schnittdroge: *Geruch.* Nach Kardamomen.
Geschmack. Weder scharf noch brennend, an Terpentin erinnernd.[41]
Mikroskopisches Bild. Im Querschnitt erkennt man die ca. 1,17 mm breite Fruchtschale mit obliteriertem Parenchym, darin zahlreiche Ölzellen und von Bastfasern auf einer Seite umschlossene kollaterale Gefäßbündel; Samenschale: Epidermiszellen 20 µm, meist rundlich, manchmal tangential gestreckt, stark verdickte Zellwand; dickwandige, mäßig tangential gestreckte Pigmentzellen; auffallend kleine, nur 60 µm lange Ölzellen; auf die obliterierte Schicht folgt eine Reihe 80 µm hoher und 25 µm breiter, derbwandiger Sklereiden; im Perisperm 7 µm große Stärkekörner.[33] Abbildung des Samenquerschnitts nach Lit.[48], s. Abb. unter Amomi villosi fructus.

Verfälschungen/Verwechslungen: Verwechslung mit Früchten von *Elettaria speciosa* und *E. hemisphaerica* aufgrund der gleichen Handelsbezeichnung möglich.[7] Verwendung als Ersatz für echte Kardamomen.[30]

Analytik: Eine DC-Methode wird in Lit.[48] beschrieben; sie dient zur Unterscheidung diverser Samen verschiedener Amomum-Arten, die als Ersatz bzw. als Verfälschung von Amomi villosi fructus/semen dienen können.

Identität: In Betracht kommt die DC[46,48] oder die GC des ätherischen Öls.

Gehaltsbestimmung: Die quantitative Bestimmung des ätherischen Öls mittels Wasserdampfdestillation erscheint sinnvoll.

Sonst. Verwendung: *Haushalt.* Früchte als Gewürz und gekocht als Gemüse;[30,31] das wohlschmeckende Fruchtmus wird unter der einheimischen Bevölkerung geschätzt.[7,50]

Amomum subulatum Roxb.

Synonyme: *Cardamomum subulatum* Kuntze.[30]

Sonstige Bezeichnungen: Dt.: Nepal-Kardamom; engl.: Nepal Cardamom; hindi,bengali: Bara-elachi; persisch: Aakilake-kalam; tamilisch: Perelam, Periyayelam; telurgu: Peddayelaki.[31,32,35]

Botanische Beschreibung: Bis 2 m hoch; lanzettliche oder eilanzettliche Blätter, 30 bis 60 cm lang, 3,5 bis 11 cm breit, grün, Blattspreite beiderseits unbehaart; kugelige Ähre 5 bis 7,5 cm, auf sehr gedrungenem Stiel, etwa 4 cm lang, Deckblätter rotbraun, stumpf kugelig, die äußeren 2,5 cm lang, eiförmig mit horniger Spitze, die inneren kürzer, ziemlich stumpf, die oberen becherförmig; Labellum spitzeiförmig, stark ausgeprägt, gelblichweiß, länger als die anderen Blütenteile; in 3 lange, pfriemförmige Zipfel bis über die Mitte gespaltene Kelche; Filamente sehr kurz, Antheren klein, gedrungen, ganzrandig; Kapseln 2,5 cm, kugelig, rotbraun, mit derben Längsfurchen, dicht mit Stacheln besetzt; in jeder Kammer mehrere Samen, die von zähem, süßem Mark zusammengeklebt werden.[4,6,27,35]

Verbreitung: Indien: Osthimalaya (Bengalen, Manipur).

Anbaugebiete: Sumpfige Plätze entlang der Ufer der Gebirgsflüsse in Nepal, Sikkim, Bengalen und Assam.

Drogen: Amomum, s. unter der Art *Amomum aromaticum*.

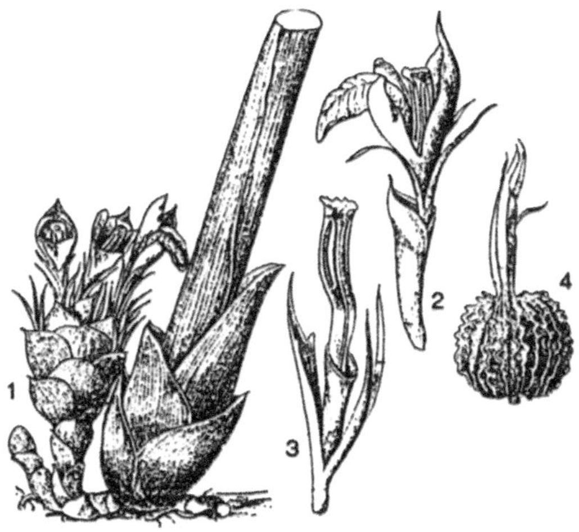

Amomum subulatum Roxb. 1 Blütenstand, 2 Blüte, 3 Staubblatt, 4 Frucht. Nach Lit.[4]

Amomum villosum Blume ex Lour.

Synonyme: *A. echinosphaera* Schum., *A. villosum* Blume, *A. villosum* Lour.

Sonstige Bezeichnungen: Chinesisch: Yang chun sha.[34]

Botanische Beschreibung: Schlanke, nur bis 60 cm hohe Staude,[5] in der Chinesischen Flora[8] werden jedoch Pflanzenhöhen von 1,5 bis 3 m angegeben, mit verhältnismäßig schmalen, linearen oder linear-lanzettlichen, unterseits kurz weichhaarigen, etwa 18 (bzw. 37) cm langen und 7 cm breiten, kurz gestielten oder sitzenden Blättern mit sehr kurzer, nur 1 mm (3 bis 5 mm nach Lit.[8]) langer, fein behaarter Ligula; lockere, etwa kugelige, wenigblütige Ähre; Frucht kurzgestielt, eiförmig bis fast rund, aber deutlich dreikantig, mit Längsfurchen, schwarzbraun, dicht gedrängt stehende, stachelartige Emergenzen.[4,8]

Inhaltsstoffe: *Ätherisches Öl.* Frucht/Samen s. Amomi villosi fructus. Das ätherische Öl der Blätter ist reich an Monoterpenen; Borneol, Bornylacetat und Campher fehlen oder sind nur in geringen Mengen vorhanden. Hauptbestandteile sind mit 45 % β-Pinen, mit 31,8 % α-Pinen, daneben kommen mit einem Anteil von 1,8 % 1,8-Cineol und *p*-Cymen, 1,1 % Myrtenal, 1 % Isocampher und 1,5 % Terpineol vor. Nur im Blatt, nicht aber in den Früchten, fand man 1 % Nerolidol, 1,3 % α-Guajen und 1,5 % α-Selinen.[14]

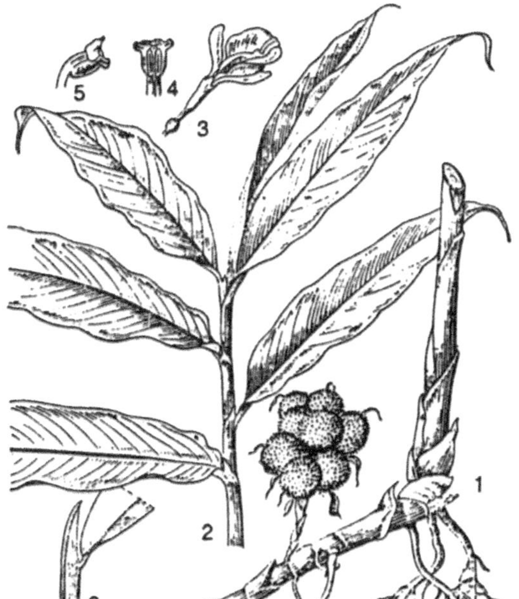

Amomum villosum Blume ex Lour. 1 Wurzelstock, 2 Blattstellung, 3 Blüte, 4 und 5 Staubblatt; *Amomum longiligulare* T.L. Wu, 6 Blattzünglein. Nach Lit.[8]

Verbreitung: Molukken, Insel Nusa Kambagan (Sundainseln).

Anbaugebiete: Kultur in Guangdong, Guangxi, Yunnan und Fijian.[34]

Drogen: Amomi villosi fructus, s. unter der Art *Amomum longiligulare*.

Amomum xanthioides WALL.

Synonyme: *A. villosum* var. *xanthioides* (WALL.) T.L. WU et SENJEN.[7]

Sonstige Bezeichnungen: Bengali: Tam Elam; chinesisch: Sushami; engl.: Bastard Siamese cardamom, Malabar cardamom, Tavoy cardamom, Wild Siamese cardamom; hindi: Ilayechi; marathi: Elachi; holl.: False cardamom; telurgu: Elakuhe.[30,35]

Botanische Beschreibung: Starke, bis 1,8 (über 3) m hohe Staude mit stellenweise sehr verdicktem Rhizom; linear-lanzettliche, bis 35 cm lange, 3,8 bis 7,5 cm breite, sitzende, an der Spitze geschwänzte Blätter, unbehaart; Blütenstand 3 cm lang, kugelförmig, wenige Blüten, kurz gestielt, Pedunculus schlank, 5 bis 7,5 cm; äußere Brakteen 1,3 bis 2 cm, länglich, spitz, kahl; Korolltubus kleiner, 2,5 cm, Segmente länglich, 8 bis 13 mm; zweilappiges, löffelförmiges, am Grunde breit benageltes Labellum, Konnektivzipfel kurz, breit, ganzrandig, an jeder Seite geohrt; Fruchtstand in gedrängten Büscheln, kurz gestielte, hellgelbe, mit gekrümmten, spitzen, an der Basis langen, nach oben hin kürzer werdenden echten Emergenzen besetzte Kapsel, rundlich bis undeutlich dreiseitig; länglich, hart, fahlbraun, kleiner als 2,5 cm.[4-6,35]

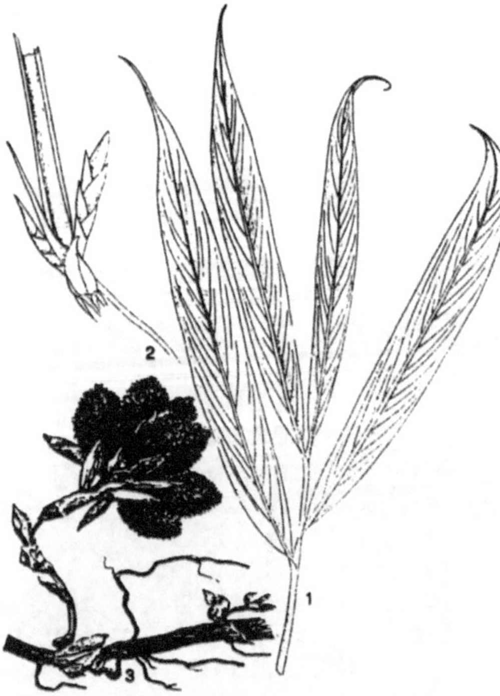

Amomum xanthioides nach Lit.[35] und Droge Amomi xanthioides fructus nach Lit.[52]: 1 Blätter und Blattstellung, 2 Wurzelstock und Sproßbildung, 3 Fruchtstand

Inhaltsstoffe: 1,7 bis 3 % ätherisches Öl in der Frucht.[13] Es wurde aus zwei morphologisch gleichen Drogen wahrscheinlich verschiedener Provenienz ein ätherisches Öl mit campherartigem Geruch und den Konstanten $d^{20} = 0{,}9401$, $n_d = 1{,}47406$, SZ 0,5, VZ 113 und ein ätherisches Öl ohne campherartigen Geruch mit den Konstanten $d^{20} = 0{,}8880$, $[\alpha]_D^{20} = +18{,}6°$, SZ 0,2, VZ 17,8 erhalten. Aus dem ersten Öl isolierte man ein nicht weiter identifiziertes Terpen, *d*-Campher und Bornylacetat, aus dem zweiten Öl *d*-Campher, Linalool und Nerolidol.[13] Nach neueren Untersuchungen enthält das ätherische Öl 13,5 % Camphen, 28,6 % Campher, 21,8 % Bornylacetat, 9,7 % Limonen, 5,2 % Myrcen, 3,9 % *β*-Pinen, 3,1 % *α*-Pinen und weitere Mono- und Sesquiterpene und ist somit dem ätherischen Öl von A. villosi fructus sehr ähnlich.[14]

Verbreitung: Südostasien, Hinterindien (Tenasserim, Siam), Tavoy.

Anbaugebiete: Kultur in Indien und China, hier in der Provinz Yunnan.[30,34]

Drogen: Amomi semen.

Amomi semen (Amomumsamen)

Synonyme: Semen Amomi.

Sonstige Bezeichnungen: Bengali: Elach; dt.: Bastard-Kardamomen, Stachelige Kardamomen, Wilde Kardamomen;[7] engl.: Amomum Seed, Bastard Siam Cardamomen, Malabar Cardamom, Wild Siam Cardamom, Xanthioid Cardamom; hindi: Ilayechi.[30,35]

Monographiesammlungen: Amomum semen *Jap XI*.

Definition der Droge: Samenmasse *Jap XI*.

Stammpflanzen: *Amomum xanthioides* WALL. *Jap XI*.

Herkunft: Siam, Tenasserim, Burma, Kambodscha; Export aus Bangkok.[7,33] Anbau in Indien[35] und China[30].

Ganzdroge: Jeweils 10 bis 20 Samen bilden durch Verklebung der Samenmäntel (Arillus) zusammenhängende Pakete. Je eine Paketmasse liegt in den von einer dünnen Membran begrenzten drei Fächern der außen graubraunen, durch Ausbreiten über Kalk weiß gepuderten Fruchtkapsel. Diese ist 1 bis 1,5 cm lang und 0,8 bis 1 cm breit. Die Samen sind hart, vieleckig, kantig, 0,3 bis 0,5 cm lang, ca. 0,3 cm im Durchmesser, mit zahlreichen, feinen Runzeln.[7,33,55]

Schnittdroge: *Geruch.* Charakteristisch, eigentümlich gewürzhaft.[33,55] *Geschmack.* Scharf.[55]
Mikroskopisches Bild. Im Querschnitt folgen auf die bis 40 µm hohen, dickwandigen, rechteckigen Epidermiszellen die besonders auffallenden bis 40 µm dicken, tangential gestreckten Pigmentzellen, die gegen die Epidermis hin große, wulstige Ausstülpungen aufweisen. Danach kommt die Ölzellschicht, mit ziemlich kleinen, nur 70 µm langen und 25 µm hohen, rechteckigen bis ovalen Zellen. Die obliterierte Schicht besteht aus 3 Reihen, die Sklereiden sind kurz, breit und enthalten ein Kieselkorn im Lumen,[7,33,55] s. Abb. unter Amomi villosi fructus.
Der Längsschnitt entlang der Raphe zeigt einen langen Riß mit einem tief eingedrückten Nabel und einer leicht eingedrückten Chalaza, die Samenschale ist dunkelbraun, weißes Perisperm umschließt das gelbliche Endosperm und den länglichen Embryo.[33]

Pulverdroge: Graubraunes Pulver. Wellenförmig verlaufende Perispermzellen mit Stärkekörnern und einem einzelnen Calciumoxalatkristall; gelbe, langgestreckte Epidermiszellen der Samenschale und ein dazu senkrecht stehendes, dünnwandiges Gewebe; Bruchstücke dickwandiger, polygonaler Steinzellen.[55]

Verfälschungen/Verwechslungen: Die Samen von *A. villosum* BLUME ex LOUR. sind den Samen von *A. xanthioides* WALL. sehr ähnlich und schwer davon zu unterscheiden.[7,33]

Inhaltsstoffe: Ätherisches Öl, s. Art *A. xanthioides*: Es wird das ätherische Öl aus den Früchten beschrieben, nicht nur aus den Samen.

Zubereitungen: Amomi semen pulveratum (Powdered Amomum Seed) *Jap XI.*

Identität: In Betracht kommen die DC des ätherischen Öls unter Verwendung der Hauptbestandteile als Referenzsubstanzen[48,51] oder die GC.[14]

Reinheit: *Ganz- und Pulverdroge.*
- Gesamtasche: Max. 9 % *Jap XI.*
- Säureunlösliche Asche: Max. 3 % *Jap XI.*

Gehaltsbestimmung: Bei der Wasserdampfdestillation müssen 30 g pulverisierte Droge mind. 0,6 mL ätherisches Öl entsprechend 2 % (*V/m*) ergeben, Amomi semen pulveratum mind. 0,4 mL pro 30 g entsprechend 1,3 % (*V/m*) *Jap XI.*

Lagerung: Amomi semen pulveratum: Aufbewahrung in einem dicht schließenden Gefäß *Jap XI.*

Volkstümliche Anwendung und andere Anwendungsgebiete: In Indien bei kolikartigen Schmerzen, bei schmerzhaftem spastischem Stuhldrang (sog. Tenesmen), bei Durchfall; soll gelegentlich bei Dysenterie helfen.[35-38] In China bei Verdauungsbeschwerden als Stomachikum und Carminativum.[35] Die Wirksamkeit bei den genannten Anwendungsgebieten ist nicht ausreichend belegt.

Dosierung und Art der Anwendung: *Droge.* Als Drogenpulver zusammen mit Butter einnehmen.[35]

Sonst. Verwendung: *Haushalt.* In China als Gewürz.[35]

1. Dahlgreen RMT, Clifford HT, Yeo PF (1985) The Families of the Monocotyledons, Springer, Berlin Heidelberg New York Tokyo, S. 360–367
2. Smith RM (1985) Notes Royal Botanic Garden Edinb 42:261–314
3. Burtt BL, Smith RM (1972) Notes Royal Botanic Garden 31:307–316
4. Loesener LET (1930) Amomum L. In: Engler A, Prantl KAE (Hrsg.) Natürliche Pflanzenfamilien, 2. Aufl., Bd. 15a, Verlag Wilhelm Engelmann, Leipzig, S. 557-602
5. Schumann K (1904) Amomum L. In: Engler A, Prantl KAE (Hrsg.) Das Pflanzenreich, Regni vegetabilis conspectus, Bd. IV, 46, Verlag Wilhelm Engelmann, Leipzig, S. 221
6. Hooker JD (1894) The Flora of British India, Bd. VI, L. Reeve & Co Ltd, The Oast House Brook, Aschford Kent, S. 233–243
7. Berger F (1958) Sci Pharm 26:224–258
8. Flora Reipublicae Popularis Sinicae (1981) Science Press Bejing, Tomus 16:114–134
9. Backer CA, Backhuizen van den Brink RC (1968) Flora of Java, Bd. 3, S. 53, Groningen-Niederlande
10. Hgn, Bd. II, S. 453–458, 469–470; Bd. VII, S. 780–791
11. GHo, Bd. IV, S. 496–504
12. Guenther E (1952) The Essential Oils, Bd. 5, D Van Nostrand Company, Inc., Toronto New York London, S. 101–104
13. Takido M, Yoshikawa Y, Yamanouchi S, Kimura Y (1978) Phytochemistry 17:327–328
14. Ji XD, Pu QL, Fang D, He ZX, Gui XM (1988) Flavours Fragrances, Washington, S. 333–341
15. Okugawa H, Moriyasu M, Saiki K, Kato A, Matsumoto K, Fujioka A, Hashimoto Y (1987) Shoykugaku Zasshi 41:108–115
16. Lawrence BM, Hogg JW, Terhune SJ, Pichitakul N (1972) Phytochemistry 11:1534–1535
17. Yu J, Fang H, Li J (1982) Zhongcaoyao 13:4–7
18. Okugawa H, Moriyasu M, Matsushita S, Saiki K, Hashimoto Y, Matsumoto K, Fujioka A, Kato A (1988) Shoyakugaku Zasshi 42:94–97 zit. nach CA 109:156045y
19. Nigam SS, Purohit RM (1960) Perf Ess Oil Rec:121–123
20. Lawrence BM (1970) Phytochemistry 9:665
21. Patra NK, Siddiqui MS, Akhila A, Nigam MC, Naqvi AA (1982) PAFAI J 4:29–31 zit. nach CA 99:172862t
22. Kariyone T, Yoshida Y (1930) J Pharm Soc Jap 50:86 zit. nach Chem Centralbl (1930) 2:2.069
23. Williams CA, Harborne JB (1977) Biochem System Ecol 5:221–229
24. Lakshmi V, Chauhan JS (1976) J Indian Chem Soc:633
25. Lakshmi V, Chauhan JS (1977) Indian J Chem 15B:814–815
26. Bheemasankara RC, Namosiva RT, Suryaprakasam S (1976) Planta Med 29:391–392
27. Hag, Bd. III, S. 46–48
28. Mukerji B (1953) The Indian Pharmaceutical Codex, Bd. I, Indigenous Drugs, Council of Scientific & Industrial Research, New Delhi
29. Berichte Schimmel und Co (1897) Leipzig
30. Schultze-Motel J (Hrsg.) (1986) Rudolf Mansfeld's Verzeichnis landwirtschaftlicher und gärtnerischer Kulturpflanzen, 2. Aufl., Bd. 2, Springer, Berlin Heidelberg New York Tokyo, S. 1.680–1.681
31. Uphof JCT (1968) Dictionary of Economic Plants, 2. Aufl., Verlag von J. Cramer, New York Codicote, S. 32

32. DIN 10210 (1974) Gewürze und Zutaten, Nomenklatur, Beuth Verlag, Berlin
33. Schad A (1897) Entwicklungsgeschichtliche Untersuchungen über den Malabar Cardamomen und vergleichend anatomische Studien über die Samen einiger anderer Amomum- und Elettariaarten, Dissertation Universität Bern
34. Leeuwenberg AJM (1987) Medicinal and Poisonous Plants of the Tropics, Pudoc, Wageningen
35. Kirtikar K, Basu BD (1935) Indian Medicinal Plants 4:2431–2435
36. Nadkarni KM, revised by Nadkarni AK (1976) Indian Materia Medica, Bd. I, Popular Prakashan, Bombay, S. 92–94
37. Chopra RN, Nayar SL, Chopra IC (1956) Glossary of Indian Medicinal Plants, Council of Scientific & Industrial Research, New Dehli, S. 15
38. Chopra RN, Chopra IC, Handa KL, Kapur LD (1958) Chopra's Indigenous Drugs of India, U.N. Dhur & Sons Private Ltd., Calcutta, S. 144, 494
39. Paulus E, Ding YH (1987) Handbuch der traditionellen chinesischen Heilpflanzen, Haug Verlag, Heidelberg
40. Berichte Schimmel und Co (1887) Leipzig
41. Guibort NJ (1849) Histoire naturelle des drogues simples, Bd. II, S. 212–222
42. Xiao PG (1986) Excerpts of the Chinese Pharmacopoeia, Herbs, Spices, and Medicinal Plants, Bd. 4, S. 42–114
43. Hirshorn HH (1983) J Ethnopharmacol 1:123–156
44. Gagnepain F (1908) Zingibéracées. In: Lecomte MH (Hrsg.) Flore générale de l'Indo-Chine, Bd. 6, Paris, S. 111–112
45. Martin MA (1976) J Agric Trop Appl 2333:205–220
46. Stöger EA (1989) Arzneibuch der chinesischen Medizin, 1. Aufl., DECA, Wasserburg Laufen Wien
47. Martin MA (1976) Bulletin du Centre d'Étude de Géographie tropicale de Bordeaux:135–157
48. Cheng SW, Lai MX, Qin DH, Fang D (1989) Chung-Kuo-Chung-Yoa-Tsa-Chih 14:9–14,61 zit. nach Medline-Recherche
49. Burkill H (1930) Bull Misc Inf 1:32–37
50. Viehover A, Sung LK (1937) J Am Pharm Assoc:872–887
51. Stahl E, Schild W (1981) Drogenanalyse II: Inhaltsstoffe und Isolierungen, 1. Aufl., Fischer, Stuttgart New York, S. 228
52. Hanbury D (1876) Science Papers, Macmillan and Co, London, S. 93–107
53. ChinP IX
54. Zan, S. 104
55. Jap XI

NC

Anacardium

HN: 2016700

Familie: Anacardiaceae.

Tribus: Mangifereae.[76]

Gattungsgliederung: Die Gattung Anacardium L. besteht aus etwa acht Arten: Neben *Anacardium occidentale* L. gehören u.a. die Arten *A. excelsum* BERT et BALB., *A. giganteum* ENGL., *A. rhinocarpus* DC., dazu.[1]

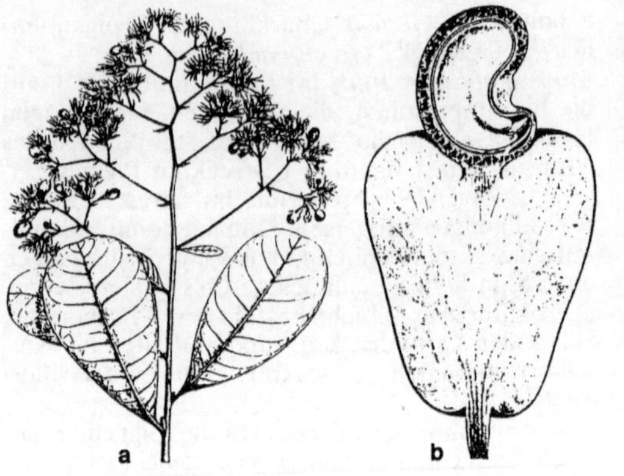

Anacardium occidentale L. *a* Zweig mit Blüten und jungen Früchten; *b* Fruchtstiel und Frucht im Längsschnitt. Aus Lit.[1]

Semecarpus anacardium L. f. wurde früher als *Anacardium orientale* L. bzw. *Anacardium officinarium* GÄRTN. bezeichnet und wird heute der Gattung Semecarpus zugerechnet.[77]

Gattungsmerkmale: Bäume und Sträucher mit lederartigen, meist verkehrt-eiförmigen, stumpfen, kurz gestielten Blättern und zahlreichen, ziemlich kleinen Blüten in trugdoldigen, endständigen Rispen. Blüten polygam. Kelch tief fünfteilig. Blütenblätter fünf, lineal-lanzettlich oder lanzettlich, dachig. Sieben bis zehn Staubblätter, von denen oft nur eines viel länger als die übrigen und fruchtbar ist. Fruchtknoten verkehrt-eiförmig oder verkehrtherzförmig, sitzend. Frucht nierenförmig, auf verdicktem Stiel (s. Abb.).[1]

Verbreitung: Im tropischen Amerika, besonders in Brasilien.[1]

Inhaltsstoffgruppen: Phenolische Hautreizstoffe, darunter Anacardsäure und Cardol; Gummi, Gerbstoffe, vor allem Tannine.[76]

Drogenliefernde Arten: *Anacardium occidentale*: Anacardii occidentalis cortex, Anacardii occidentalis fructus, Anacardium-occidentale-Blätter, Anacardium-occidentale-Schalenöl, Anacardium occidentale hom. *HAB 34*.
Hinweis: Die Droge Anacardium hom. *HAB 34* stammt von Semecarpus anacardium L. →Gattung Semecarpus.

Anacardium occidentale L.

Synonyme: *Acajuba occidentalis* GAERT., *Anacardium subcordatum* PRESL, *Casuvium pomiferum* LAMK., *Cassuvium reniforme* BLANCO, *Semenocarpus anacardium* L.[2,77]

Sonstige Bezeichnungen: Dt.: Acajou-Baum[1], Acajubaum[78], Cachunuß- oder Elefantenlaus-Baum[1,78], Kaschu-Baum[2], engl.: Cashew tree;[3] frz.: Acajou, Cajou;[4] hindi: Kaju;[2] it.: Anacardio; [5] kunah.: Mbibo; port.: Cajú, Cajueiro;[4] span.: Cajuil.[4]

Botanische Beschreibung: 6 bis 10 m hoher Baum, mit kahlen und glatten Zweigen, welche nach oben zu dicht beblättert sind; Blätter wechselständig, lederartig und ganzrandig mit verkehrt-eiförmiger Blattspreite. Blätter kurz gestielt, 12 bis 14 cm lang und 6 bis 8 cm breit mit starker Mittelrippe und mit 10 bis 14 fast parallel verlaufenden Seitennerven; Blüten in trugdoldigen, endständigen Rispen von 10 bis 20 cm Länge; polygam; Blütenstiele 2 bis 3 mm lang; Kelch tief fünfteilig, Kelchblätter lanzettlich, aufrecht, sich dachziegelartig deckend, außen dicht und kurz grau behaart; Krone fünfblättrig, lineal-lanzettlich, 7 bis 8 mm lang, 1 mm breit, sehr spitz, außen zart grau behaart, innen kahl, gelb mit rotem Streifen, zuletzt nach außen gekrümmt; sieben bis zehn Staubblätter, an der Basis verwachsen, nur eines derselben fertil, dieses 8 bis 9 mm lang, die sterilen 3 bis 4 mm; Staubbeutel gelblichweiß, länglich-eiförmig, mit seitlichen Längsspalten aufspringend; Gynoeceum verkehrt-eiförmig, 2 mm lang, einfächerig, an der Spitze sich zu einem 4 mm langen pfriemenförmigen Griffel mit punktförmiger Narbe verlängernd; Frucht eine nierenförmige, zusammengedrückte Steinfrucht, 2 bis 2,5 cm lang, 1,5 cm breit, in der Einbuchtung mit einem Nabel versehen; der Fruchtstiel zu einem birnenförmigen, schwammigen, 6 bis 7 cm langen und oben 4 bis 5 cm breiten, gelben oder rötlichen Organ verdickt; Same nierenförmig mit dünner, häutiger Schale.[2]

Inhaltsstoffe: In der Rinde sind Phytosterine,[6,7] Gummi,[8–11] Phenolcarbonsäuren, Tannine und Flavonole[12] enthalten; die Blätter enthalten ebenfalls Flavonole,[12–14] Flavone[13] und Gallotannine;[12,15] der Fruchtstiel, als Cashew apple bezeichnet, enthält neben Kohlenhydraten[16] Carotinoide,[17] Vitamin C,[18–20] flüchtige Aromastoffe,[21–23] Tannine[20,24] und Flavonole;[24] die Fruchtschale enthält langkettige Phenole,[25–27] Flavanon-Glykoside[28] und Polysaccharide;[29] die Cashewkerne enthalten Proteine,[30] Kohlenhydrate[31] und Lipide.[32–34]

Verbreitung: Heimisch in Westindien, verbreitet im tropischen Amerika, besonders in Brasilien.[1]

Anbaugebiete: Kultiviert überall in den Tropen, besonders in Afrika und Indien.[1,78]

Drogen: Anacardii occidentalis cortex, Anacardii occidentalis fructus, Anacardium-occidentale-Blätter, Anacardium-occidentale-Schalenöl, Anacardium occidentale hom. *HAB 34*.

Anacardii occidentalis cortex

Sonstige Bezeichnungen: Port.: Cajueiro.

Monographiesammlungen: Cajueiro *Brasil 1*.

Definition der Droge: Die kleingeschnittene Rinde *Brasil 1*.

Stammpflanzen: *Anacardium occidentale* L. *Brasil 1*.

Herkunft: S. Anbaugebiete der Art *A. occidentale*.

Inhaltsstoffe: Gummi:[8–11] Die Hydrolyse liefert Galactose (61 %), Arabinose (14 %), Rhamnose (7 %), Glucose (8 %) und Glucuronsäure (5 %);[8,59] Tannine;[12,60] Flavonoide, besonders 3-Galloylglucosylquercetin;[12] Phytosterine: β-Sitosterin,[6] Stigmasterin, Campesterin, Cholesterin;[7] langkettige Phenole: Anacardsäure und Cardol.[58]

Zubereitungen: *Abkochung.*[61] Abkochen von 50 g pulverisierter Rinde in 1 L Wasser, Einengen auf 25 % und anschließendes Verdünnen auf das Zehnfache mit einer physiologischen Salzlösung von 8,5 %, wobei pH-End-Wert bei 7 liegt.

Tannin-Extrakt.[62] Frisch geschnittene Droge wurde mit 10 % Aceton in Wasser 72 Stunden lang mazeriert. Der resultierende Extrakt wurde einer Liquid-Liquid-Extraktion mit Ethylacetat unterworfen. Die Ethylacetat-Fraktion wurde bis zur Trokkene eingeengt. Der Rückstand wurde über Säulenchromatographie aufgetrennt. Die Tanninfraktionen wurden vereinigt und erneut zur Trockene eingeengt. Die Tanninausbeute betrug 1,4 %. Der Extrakt besteht aus einer Mischung aus hydrolysierbaren (14 %) und nicht-hydrolysierbaren (86 %) Tanninen.

Tannin-Extrakt.[63] Die zerkleinerte Rinde wurde in mehreren Reinigungsschritten zunächst mit Petrolether, Diethylether und anschließend mit Alkohol extrahiert. Die Extraktionen erfolgten unter Lichtabschluß und bei niedrigen Temperaturen. Die alkohollösliche Fraktion wurde unter vermindertem Druck und einer Temperatur unter 60 °C bis zur Trockene eingeengt und der antihypertensive Wirkstoff durch Ausfällung mit Coffein oder Hautpulver gewonnen.

Wirkungen: *Hypoglykämische Wirkung.*[64] Die hypoglykämische Wirkung eines Rindenextraktes konnte an gesunden Ratten demonstriert werden. Die Tiere erhielten intraperitoneal Injektionen (1 mL pro 100 g KG) einer Rindenabkochung (siehe Zubereitung) plus 20 i. U. bzw. 10 i. U. pro mL Insulin. Der Blutzuckergehalt wurde unmittelbar vor, mehrmals nach der Behandlung gemessen. Die hypoglykämische Wirkung des Insulins wurde durch den Rindenextrakt verstärkt. Ratten, bei denen experimentell ein erhöhter Blutzuckerspiegel durch Vorbehandlungen mit Alloxan erreicht worden war, erhielten eine Injektion von 25 mg/100 g KG des Decocts intravenös verabreicht. Eine Stunde nach der Applikation war der Blutzucker auf 50 % des Ausgangswertes gesunken.

Antiexsudative Wirkung.[62] Die aus der frisch geschnittenen Rinde angereicherten Tannine[62] (siehe Zubereitung) wurden auf ihre antiexsudative Wirkung an Ratten getestet. Als Testmethoden wurden das Carrageenan-induzierte Pfotenödem, das Dextran-induzierte Pfotenödem, der Cotton pellet granuloma Test und eine Adjuvans-induzierte Polyarthritis eingesetzt.

Carrageenan- und Dextran-Pfoten-Ödeme. Der ED_{50}-Wert beträgt beim Carrageenan-induzierten Pfotenödem bei i.p.-Applikation 11,2 mg/kg KG, bei oraler Gabe 1,0 g/kg KG. Die angereicherten Tannine[62], i.p. injiziert, bewirkten auch bei Dextran-induziertem Ödem eine dosisabhängige Suppression, die Wirkung war jedoch geringer als bei Carrageenan. Orale Dosen bis 1,0 g/kg KG waren unwirksam.

Cotton pellet granuloma Test. Die angereicherten Tannine[62], täglich über sieben Tage in Dosen zwischen 6,25 und 50 mg/kg i. p. appliziert, bewirkten eine dosisabhängige Reduktion der Granulomabildung in Ratten. Eine signifikante Inhibition wurde jedoch nur mit der höchsten eingesetzten Dosis von 50 mg/kg KG erreicht. Keine Inhibition konnte mit oralen Dosen von 500 mg/kg KG täglich über sieben Tage erreicht werden.

Beeinflussung einer Polyarthritis bei Ratten. Die angereicherten Tannine[62], 25 mg/kg KG i. p. oder in höheren Dosen (500 mg/kg KG) oral appliziert, verminderten signifikant sekundäre Läsionen bei Ratten mit nachgewiesener Polyarthritis.

Antihypertensive Wirkung.[12,63,65,67]

Ein aus der Rinde angereicherter Tannin-Extrakt[63] wurde *in vivo* auf seine antihypertensive Wirkung bei Ratten und Affen untersucht.

Die antihypertensive Wirkung des Extraktes wurde an gesunden Ratten und bei Ratten mit experimentell erzeugtem Bluthochdruck (renal, metakortikoid und neurogen) untersucht. Gruppen von 8 bis 14 Tieren erhielten den Extrakt in einer Dosis von 40 mg/kg KG oral verabreicht. Der arterielle Druck fällt langsam ab mit einem Wirkungsmaximum zwischen zwei und fünf Stunden nach der Verabreichung und einem Wiederanstieg zwischen fünf und neun Stunden.[63]

Die Kontrolltiere mit Normaldruck zeigten wenig Reaktion. Ratten mit neurogenem Bluthochdruck zeigten den stärksten Druckabfall, wobei eine mittlere Abnahme um 4,2 cm ± 0,5 cmHg während neun Stunden beobachtet wurde. Bei Ratten mit metakortikoidem Bluthochdruck wurde eine Abnahme der mittleren Tension um 3,1 ± 1,3 cmHg beobachtet. Bei Ratten mit renalem Bluthochdruck wurde eine Abnahme der mittleren Tension um 3,6 ± 0,5 cmHg festgestellt.[63]

Der Extrakt wurde acht Affen mit Bluthochdruck in wäßriger Lösung mit 10 g/L in einer Dosis von 3 mL/kg KG während einer Zeitdauer von sieben Tagen oral verabreicht. Gemessen wurde der arterielle Druck vor Beginn der Behandlung und dann während der Gesamtdauer der Behandlung in der dritten und fünften Stunde nach oraler Applikation.

Der mittlere Abfall des arteriellen Druckes betrug am Ende der sieben Tage dauernden Behandlung 3,4 cmHg, und der Wiederanstieg des Druckes begann am 11. Tag nach Beginn der Behandlung.[63]

Die Herzfrequenzen ändern sich unter dem Einfluß des Extraktes wenig. Der Extrakt verändert kaum die adrenalinische Hypertension. Die Wirkung des Extraktes wird durch Atropin nicht gehemmt, d. h. sie scheint nicht auf einem Muscarin-Effekt zu beruhen. Die Wirkung bleibt nach Absenkung des Druckes durch Injektion von 50 mg Penthonium bestehen.[63]

Klinische Untersuchungen am Menschen.[66] Eine Tinktur oder ein Extrakt aus der Rinde von *A. occidentale,* oral verabreicht, verringert den Blutzucker. Der Effekt beginnt 15 bis 20 min nach Einnahme, erreicht nach 60 bis 90 min sein Maximum und ist auch drei Stunden später noch nachweisbar.

Volkstümliche Anwendung und andere Anwendungsgebiete: Als Abkochung in Brasilien[5] und Nigeria als Adstringens bei Zahnschmerzen und Zahnfleischentzündungen, in Süd- und Ostafrika bei Aphthen,[69] auf Haiti bei Amenorrhoe;[70] innerlich bei Ruhr;[5,44,48] als Fiebermittel, Abführmittel und Anthelminthicum wird es in Nigeria[58] und in Indien[71] verwendet; dort und auf den Philippinen als Infus bei Diabetes insipidus; in Westindien äußerlich bei Hautausschlägen; in Brasilien wird eine Tinktur der Rinde zur Blutdrucksenkung peroral verabreicht; in Indien werden Rindenextrakte in kleinen Dosen als Antidote bei Schlangenbissen verwendet.[4] Die Wirksamkeit bei den genannten Anwendungsgebieten ist nicht belegt.

Unerwünschte Wirkungen: *Allergische Wirkungen.* Eine Allergisierung durch die ganze Pflanze wurde bei einem Landschaftsgärtner beobachtet.[68]

Akute Toxizität: Beim Fällen eines Kaschubaumes spritzte etwas von der aus dem Stamm austretenden Flüssigkeit, die Cardol und Anacardsäure enthielt, auf die Brust des Farmers, wo sich sofort eine Rötung zeigte und sich Juckreiz einstellte. In den nächsten Tagen kam es zur Ulceration der betroffenen Stelle. Der Patient wurde lokal mit einer Hydrocortison-Salbe behandelt und war nach wenigen Tagen beschwerdefrei.[72]

Toxikologische Daten: *LD-Werte. Tannine.*
LD_{50}-Werte:
Mäuse: i. p. 600 mg/kg KG;[63]
Mäuse: i. p. 118,8 mg/kg KG; oral 944,1 mg/kg KG;[62]
Ratten: i. p. 245,0 mg/kg KG; oral > 4 g/kg KG.[62]

Anacardii occidentalis fructus (Kaschunuß)

Sonstige Bezeichnungen: Dt.: Acajou-Nüsse, Tintennüsse, Westindische Elefantenlaus; engl.: Cashew-nuts; frz.: Noix d'acajou; port.: Castanha de cajú; span.: Cajú, Marañon, Nuez de acaju.

Definition der Droge: Die getrockneten, vom Fruchtstiel losgelösten Steinfrüchte.[2]

Stammpflanzen: *Anacardium occidentale* L.

Herkunft: S. Verbreitung und Anbaugebiete der Art.

Ganzdroge: Frucht nierenförmig, ca. 4 bis 5 g schwer, bis 3,4 cm lang, nahe der stärkeren, stumpferen Basis bis 2,7 cm breit und ca. 1,2 cm dick; in der Mitte der vorderen Seite tief eingezogen und von hier bis zu der an der Unterseite liegenden Stielnarbe gekielt, an der Rückseite konvex; Außenseite bräunlichgelb bis graubraun, meist etwas scheckig, glänzend und sehr feingrubig punktiert. In der dunkelbraunen Mittelschicht der Fruchtwand rundliche Höhlen mit einem dunkelbraunen, scharf schmeckenden, ätzenden Balsam.[2]

Mikroskopisches Bild: Das Exokarp besteht aus einer einreihigen, palisadenartigen Schicht, die nach der Peripherie hin stärker dickwandig wird und vielfach braune Massen beinhaltet. Das Mesokarp enthält in seinem braunen, derbwandigen Parenchym geräumige schizolysigene Sekrethöhlen, in denen die Anacardsäure und das Cardol zu finden sind. Im Endokarp finden sich Mikro- und Makrosklereiden, erstere zweireihig, letztere einreihig. Die nun folgende Samenschale schließt zwischen den beiden Epidermen ein Parenchym mit Gefäßbündeln ein und umgibt unmittelbar den gekrümmten Embryo mit den mächtigen Keimblättern, die an den Rändern Sekretbehälter aufweisen und deren zartwandige Zellen wenige, etwa 3,5 µm große, runde oder schwach eiförmige Stärkekörner neben gleich großen, ähnlich gestellten, aber zahlreichen Aleuronkörnern und fettes Öl führen.[79]

Inhaltsstoffe: *Reservestoffe.* Die Kerne enthalten hauptsächlich fettes Öl (Acajouöl), durchschnittlicher Ölgehalt: 45,6 %. Die Hauptfettsäuren sind: Öl- (73,7 %), Linol- (14,3 %), Palmitin- (7,5 %) und Stearinsäure (4,5 %). 96 % der Fette liegen als Triglyceride vor und 4 % als Glyco- und Phospholipide.[33,34] Proteine ca. 20 %[30,35] und Kohlenhydrate ca. 27 %[35] (Stärke ca. 12 %[31]).
Phenole.[76] Das Mesokarp enthält eine Flüssigkeit (Cashew nut shell liquid), die bis 82 % Anacardsäure und 16,5 % Cardol und Methylcardol enthält.[36–38]

Zubereitungen: Acajouöl, Kaschuöl, Oleum Anacardiae. Aus den Samen gewonnenes fettes Öl.

Wirkungen: *Antimikrobielle Wirkung.*[39] Mit Ethanol hergestellte Trockenextrakte der Droge zeigten *in vitro* eine sehr gute antibakterielle Wirkung gegenüber den grampositiven Bakterien *Bacillus subtilis* und *Staphylococcus aureus*. Die Wirksamkeit entsprach im Diffusionstest einer Hemmzone von 15 mm bei einer Konzentration von 5 mg Extrakt/mL. Gegenüber den gramnegativen Bakterien *Pseudomonas aeruginosa* und *Escherichia coli* sowie dem Pilz *Aspergillus niger* und der Hefe *Candida albicans* war der Extrakt nicht wirksam.

Volkstümliche Anwendung und andere Anwendungsgebiete: Die Früchte, vorzugsweise wohl die Fruchtschalen, werden ähnlich wie das Fruchtschalenöl als Hautreizmittel und Ätzmittel verwendet,[5,40] beispielsweise, um wildes Fleisch in Geschwüren oder um Warzen und Hühneraugen wegzubringen.[41] Neuere Berichte zur Wirksamkeit liegen nicht vor; sie ist für die o. a. Anwendungsgebiete nicht belegt.

Akute Toxizität: *Mensch.* Die Fruchtschale erzeugt auf der Haut Dermatosen mit Knötchen-, Bläschenbildung und erythematösen Ausschlägen und führt bei wiederholtem Kontakt mit der Haut zu rissigen Ekzemen.[42]

Toxikologische Daten: *Pflanzengiftklassifizierung.* Giftig + (Fruchtschale).[43]

Sonst. Verwendung: *Haushalt.* Die Samen werden geröstet und als Cashew nuts wie Mandeln verwendet und gegessen.[2,43,44]
Das aus den Samenkernen gewonnene Acajouöl wird als Speiseöl (nach Erhitzen) verwendet.
Die Fruchtstiele, die generell nicht zur Ganzdroge gerechnet werden, werden als Obst gegessen, zu Marmeladen und Essig verarbeitet.[2,5]
Landwirtschaft. Die Samen, bzw. die daraus gewonnenen Proteinfraktionen sowie die Samenschalen werden als Hühnerfutter verwendet.[4,45,46]

Anacardium-occidentale-Blätter

Definition der Droge: Die frischen Blätter.

Stammpflanzen: *Anacardium occidentale* L.

Inhaltsstoffe: Flavonoide.[13] Die Flavonoide sind Heteromonoside (Glucoside, Rhamnoside, Arabinoside, Xyloside) von Kämpferol und Quercetin. Einige der Flavonoide sind mit Gallussäure alkyliert.[14] Phenolsäuren, darunter: Gallussäure, Protocatechusäure, *p*-Hydroxybenzoesäure, Zimtsäure, *p*-Cumarsäure und Ferulasäure;[14,15] Tannine;[12] ätherisches Öl.[73]

Wirkungen: *Zentraldämpfende Wirkung.*[74] Das ätherische Öl wurde durch Wasserdampfdestillation aus frischen Blättern gewonnen. Eine 5 %ige (*V/V*) Emulsion des ätherischen Öles wurde mit einer 3 %igen (*V/V*) wäßrigen Polysorbat-80-Lösung hergestellt. Die Emulsion wurde Ratten intraperitoneal verabreicht. 150 mg/kg KG und 300 mg/kg KG des ätherischen Öles erzeugten eine dosisabhängige Hemmung der spontanen motorischen Aktivität mit steigenden Symptomen einer zentralnervösen Dämpfung. Die Schlafzeit nach einer Injektion von Pentobarbital (25 mg/kg, i. p.) war in der niedrigen Dosis um 42,4 %, in der hohen Dosis um 71,2 % gesteigert. Die vorher eintrainierte Fähigkeit zur Balance auf einer rotierenden Scheibe (rota rod Test) ging bei 40 % der Tiere nach einer Injektion von 300 mg/kg KG verloren. Der Schmerzreflex bei der Berührung eines heißen Drahtes erfolgte nach einer dosisabhängig verlängerten Reaktionszeit. Das ätherische Öl hat eine hypothermische Wirkung, die Rektaltemperatur wurde maximal um 1,65 °C herabgesetzt. Bis auf die analgetische Wirkung konnte die Wirkung des ätherischen Öles durch eine Gabe von Chlorpromazinhydrochlorid (5 mg/kg i. p.) qualitativ nachgeahmt werden.
Die Möglichkeit einer lokalen Reizung durch das ätherische Öl oder einer durch das Öl bedingten Peritonitis und damit die Fehlinterpretation der Motilitätsdaten kann über die vorliegenden Ergebnisse nicht ausgeschlossen werden.

Volkstümliche Anwendung und andere Anwendungsgebiete: Junge Blätter werden auf den Philippinen bei Durchfall, Erkrankungen an der Ruhr und Hämorrhoiden verwendet. Ältere Blätter werden zerstoßen und finden als heiße Umschläge Anwendung bei Verbrennungen und Hautleiden. Die Wirksamkeit bei den genannten Anwendungsgebieten ist nicht belegt. Weiterhin dienen die Blätter zur Reinigung der Zähne.[4]

Sonst. Verwendung: *Haushalt.* Junge Blätter werden auf Java roh zum Würzen von Reis verwendet. In Afrika und auf den Philippinen dienen sie als Gemüse.[4]

Anacardium-occidentale-Schalenöl

Sonstige Bezeichnungen: Dt.: Kaschuschalenöl; engl.: Cashew nut shell liquid, Cashew nut shell oil.

Definition der Droge: Flüssigkeit aus den Schalen der Früchte.[76]

Stammpflanzen: *Anacardium occidentale* L.

Herkunft: S. Anbaugebiete der Art *A. occidentale.*

Gewinnung: Das Kaschuschalenöl wird durch Extraktion mit organischen Lösungsmittel (Natural cashew nut shell liquid)[47] oder durch Erhitzen im heißen Ölbad bei gleichzeitiger Decarboxylierung (Technical cashew nut shell liquid)[27] aus zerkleinerten Schalen gewonen.

Handelssorten: Natural cashew nut shell liquid. Technical cashew nut shell liquid.

Inhaltsstoffe: Etwa 82 % Anacardsäure, eine Mischung von 6-n-C_{15}-Alkylsalicylsäuren, deren Seitenketten gesättigt, mono-, di- oder triolefinisch sind; etwa 16,5 % Cardol und 2-Methylcardol;[36] Gallussäure und Glucoside in Spuren; das technische Kaschuschalenöl enthält in erster Linie das Decarboxylierungsprodukt der Anacardsäure, das Cardanol (= Anacardol), und Cardol.[38]

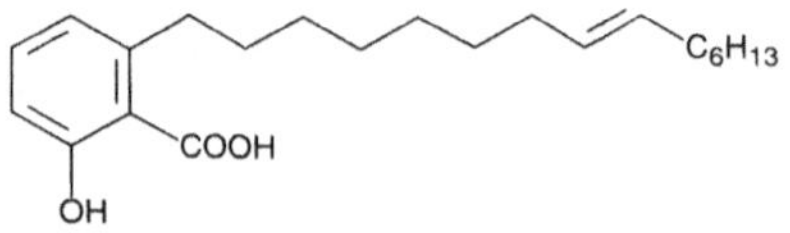

Anacardsäure-8'-monoen

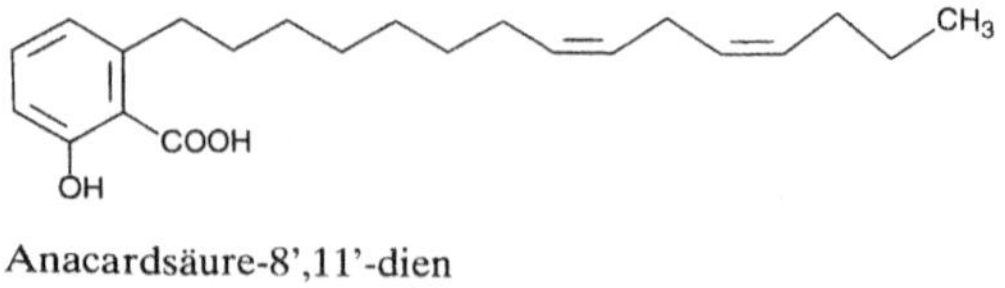

Anacardsäure-8',11'-dien

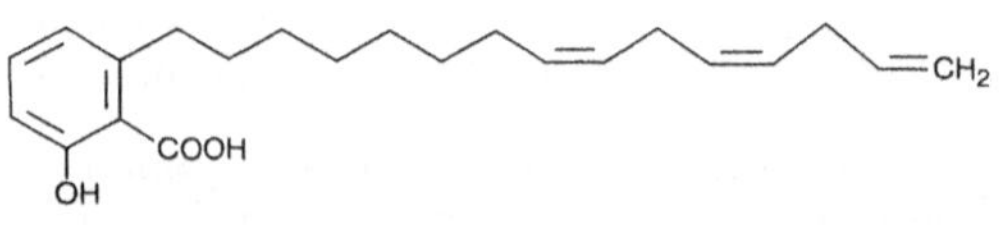

Anacardsäure-8',11',14'-trien

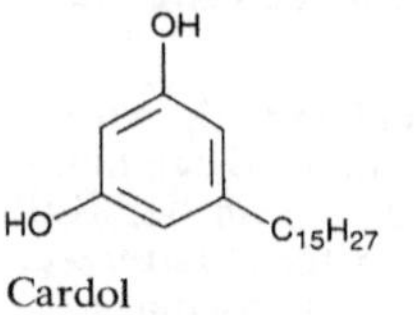

Cardol

Zubereitungen: *Anacardsäure.* Gewinnung über HPLC aus einem alkoholischen Rohextrakt aus dem Natural cashew nut shell liquid.[48]

Cardol. Das Cardol des Handels ist kein reines Cardol, sondern ein mehr oder weniger gereinigter ätherischer oder alkoholisch-ätherischer Extrakt aus den Kaschuschalen.

Cardanol. Gewinnung durch Vakuum-Destillation aus dem technischen Kaschuschalenöl.[49]

Wirkungen: *Antimikrobielle Wirkung.*[50] Die gesättigten und ungesättigten Fraktionen der Anacardsäure, isoliert aus dem Kaschuschalenöl, wurden auf ihre Wirksamkeit gegenüber Mikroorganismen *in vitro* getestet. Die Wirksamkeit der Substanzen wurde colorimetrisch mit der TTC-Methode (Reduktion des Tetrazoliumsalzes zu Formazan) bestimmt. Am wirksamsten war die C_{15}-trien-Komponente der Anacardsäure. Sie inhibierte den Stoffwechsel aller getesteten Mikroorganismen im Bereich von 0,005 bis 100 mg/100 mL. Die größte Sensitivität zeigten die grampositiven Bakterien *Streptococcus faecalis* und *Bacillus subtilis*. Dabei wurde eine Inhibition von 100 % für *S. faecalis* und von 96 % für *B. subtilis* bei einer Konzentration von 0,5 mg/100 mL erreicht. Neben den gramnegativen Bakterien *Escherichia coli* und *Pseudomonas fluorescens* wurden verschiedene Pilze (*Neurospora crassa*, *Penicillium griseofulvum*), Hefen (*Saccharomyces cerevisiae*, *Candida utilis*) und Protozoen (*Gyrodinium cohnii*, *Euglena gracilis*) getestet. Die Wirksamkeit der Anacardsäuren auf Pilze und Hefen nahm mit dem Grad der Sättigung ab.

Molluscicide Wirkung.[48] *In vivo*-Versuche: Anacardsäuregemische wurden durch Ethanolextraktion aus den Kaschuschalen gewonnen. Die gesättigten und ungesättigten Fraktionen der Anacardsäure und des Cardols wurden über HPLC getrennt und einzeln auf ihre Wirksamkeit gegenüber Schnecken der Art *Biomphalaria glabrata* getestet. Keine toxische Wirkung zeigten die vier Fraktionen des Cardols sowie die gesättigte Komponente der Anacardsäure. Eine Mortalität zwischen 40 und 100 % wurde mit den ungesättigten Fraktionen der Anacardsäure erreicht. Die C_{15}-trien-Komponente zeigte mit einer LC_{50} von 0,35 ppm die größte Toxizität. Die molluscicide Wirkung der Anacardsäure wird sowohl durch die Carboxylgruppe als auch durch die ungesättigte Alkylseitenkette des Moleküls bestimmt.

Vermicide Wirkung. Tierexperimentelle Untersuchungen *in vivo*:[51] Kaschuschalenöl wurde bei Hunden, die mit Ancylostoma und Toxocara infiziert waren, getestet. Eine p.o. Einzeldosis von 0,5 bis 1,0 g/kg Körpergewicht reichte aus, um 90 bis 100 % der Würmer zu eliminieren. Die Wirkung gegenüber anderen Hundehelminthiasen (Dipylidium, Trichuris) war geringer. Lokale oder systemisch toxische Reaktionen konnten auch mit Einzeldosen bis 20 g nicht festgestellt werden.

Klinische Untersuchungen am Menschen:[52] 22 Patienten, die mit Ancylostoma infiziert waren, wurden mit Kaschuschalenöl behandelt. Die Droge wurde bis zu viermal in Abständen von zwei Wochen oral (in Gelatinekapseln) appliziert. Die Einzeldosis betrug bei Erwachsenen zwischen 4 und 6 g, bei Kindern zwischen 3 und 4 g. Durch die Bestimmung der Eizahl im Stuhl vor und nach der Behand-

lung wurde die Wirksamkeit der Droge festgestellt. In 64 % der Fälle konnte eine vollständige Beseitigung der Wurmeier erreicht werden. In den übrigen Fällen wurde eine Reduktion der Eizahl um 78 bis 99 % erreicht. Eine gute Wirksamkeit konnte auch bei Ascaris- und Trichurisinfektionen festgestellt werden. Kaschuschalenöl hatte eine leicht abführende Wirkung. Toxische Reaktionen wurden nicht beobachtet.
Antitumor-Wirkung.[53] Fünf Wochen alten Mäusen wurden 180 Ascites-Sarkomzellen in einer Konzentration von 10^6 Zellen pro Tier i. p. gespritzt. Nach einem Tag wurde mit der Gabe der Testsubstanzen begonnen (i. p.) und diese fünf Tage fortgesetzt; anschließend wurde über die "packed cell volume"-Methode das Tumorwachstum bestimmt. Anacardsäure (40 mg/kg pro die) verminderte das Tumorwachstum auf 17,4 % der mitgeführten Kontrollen. Cardanol (40 mg/kg pro die) verhinderte das Tumorwachstum vollständig.

Volkstümliche Anwendung und andere Anwendungsgebiete: In Indien wird das Kaschuschalenöl als Hautrötungsmittel und als Hautreizungsmittel in der Leprabehandlung, bei Elephantiasis, Psoriasis und Ringelflechte verwendet. Anwendung findet es außerdem bei der Behandlung von Warzen und Hühneraugen.[4] Die Wirksamkeit bei diesen Indikationen ist nicht ausreichend belegt.

Unerwünschte Wirkungen: *Allergische Wirkungen.* Neben der primären Hautreizung wurden durch Cardol, Anacardsäure und Anacardol allergische Reaktionen hervorgerufen und im sog. Patch-Test festgestellt. Die stärksten Reaktionen ruft das Cardol hervor. Personen, die gegenüber bestimmten Komponenten aus dem Cashew nut shell oil empfindlich reagierten, zeigten Kreuzreaktionen mit verwandten Substanzen.[54]

Akute Toxizität: Oral verabreicht kann die Droge eine schwere Gastroenteritis einhergehend mit dem Verlust der Kontrolle über die Muskeln und eine Unterbrechung der Atmung hervorrufen.[4,55] Subcutane Injektionen verlaufen auch in großen Dosen nicht letal, rufen aber Betäubung, Paralyse der Extremitäten und Diarrhoe hervor.[56]

Toxikologische Daten: *LC-Werte.*
Einzelverbindungen: LC_{50}-Werte gegenüber *Biomphalaria glabrata* (s.a. molluscicide Wirkung): Anacardsäure $C_{15:3}$: 0,3 ppm[26], 0,35 ppm[48]; $C_{15:2}$: 0,6 ppm[26], 0,9 ppm[48]; $C_{15:1}$: 1,0 ppm[26], 1,4 ppm[48]; $C_{15:0}$: > 5 ppm[48].
Cardol $C_{15:3}$: 15 ppm; $C_{15:2}$: 7 ppm; $C_{15:1}$: 7 ppm.[26]
2-Methylcardol $C_{15:3}$: 20 ppm; $C_{15:2}$: 15 ppm; $C_{15:1}$: 10 ppm.[26] Cardanol $C_{15:3}$: 80 ppm; $C_{15:2}$: 80 ppm; $C_{15:1}$: > 100 ppm.[26]
Hexan-Extrakt der Droge: LC_{50}-Werte gegenüber *Biomphalaria glabrata:* Adulte 1,40 ppm; frisch geschlüpfte Schnecken 0,60 ppm; Eigelege 18,00 ppm.[57]
LC_{100}-Werte gegenüber *Schistosoma mansoni:* 18,00 ppm.[57]
LC_{100}-Wert gegenüber dem Fisch *Lebistes reticulatus:* > 10 ppm.[57]

Sonst. Verwendung: *Landwirtschaft.* Zum Schutz gegen Termiten, Ameisen[2] und zur Abtötung von Mosquitolarven.[58] *Industrie/Technik.* Zur Herstellung von Cardanol.
Das Kaschuschalenöl wird durch Polymerisation zu einer gummiartigen Substanz, die große Bedeutung in der Kunststoff- und Farbenindustrie hat.[45,76] Das Öl wird zur Herstellung von Schreibmaschinenwalzen, Isolierungen, Bremsbelägen, Zementen u. a. verwendet. In Indien wird es zum Schutz von Holz gegen Termiten und als Wasserdichtungsmittel z. B. für Boote und zum Imprägnieren der Netze gebraucht. Weiterhin findet es Anwendung als Repellent in der Buchbinderei.[4]

Anacardium occidentale hom. *HAB 34*

Sonstige Bezeichnungen: Dt.: Kaschnuß, Westindische Elefantenlaus.

Monographiesammlungen: Anacardium occidentale.

Definition der Droge: Die reifen, getrockneten Früchte.

Stammpflanzen: *Anacardium occidentale* L.

Zubereitungen: Urtinktur und flüssige Verdünnungen nach *HAB 1*, Vorschrift 4a.[75]
Eigenschaften: Die Urtinktur ist von gelblichbrauner Farbe, ohne besonderen Geruch und von brennendem Geschmack.
Darreichungsformen: Ab D 2: Flüssige Verdünnungen, Tabletten, Verreibungen, Streukügelchen; Salben, flüssige Einreibungen (Externa). Ab D 6: Flüssige Verdünnungen zur Injektion.[75]

Identität: Die Urtinktur, mit Konz. Schwefelsäure auf dem Wasserbad abgedampft, hinterläßt einen violetten Rückstand *HAB 34*. Die Urtinktur färbt sich auf Zusatz von Eisen(III)chloridlsg. schwärzlich-violett.

Reinheit: *Urtinktur.*
- Spezifisches Gewicht: Ca. 0,853.
- Trockenrückstand: Ca. 4 %.

Gehalt: *Urtinktur.* Arzneigehalt $^1/_{10}$.

Lagerung: Droge, Urtinktur, 2. und 3. Decimal-Potenz sind vorsichtig zu lagern.

Anwendungsgebiete: Die Anwendungsgebiete entsprechen dem homöopathischen Arzneimittelbild. Dazu gehören: Stark juckender Bläschenausschlag; Gesichtsrose.[75]

Dosierung und Art der Anwendung: *Zubereitung.* Soweit nicht anders verordnet:
Bei akuten Zuständen häufige Anwendung alle halbe bis ganze Stunde je 5 Tropfen oder 1 Tablette oder 10 Streukügelchen oder 1 Messerspitze Verreibung einnehmen; parenteral 1 bis 2 mL bis zu dreimal täglich s.c. injizieren; Salben ein-bis zweimal täglich auftragen; flüssige Einreibungen (Externa):

1 Eßlöffel voll mit 1/4 L Wasser verdünnen, zwei- bis dreimal täglich zu Spülungen oder Umschlägen verwenden.
Bei chronischen Verlaufsformen ein- bis dreimal täglich 5 Tropfen oder 1 Tablette oder 10 Streukügelchen oder 1 Messerspitze Verreibung einnehmen; parenteral ein- bis zweimal pro Tag s. c. injizieren; Salben ein- bis zweimal täglich auftragen; flüssige Einreibungen (Externa): 1 Eßlöffel voll mit 1/4 L Wasser verdünnen, zwei- bis dreimal täglich zu Spülungen oder Umschlägen verwenden.[75]

Unerwünschte Wirkungen: Nicht bekannt.
Hinweis: Es können vorübergehend Erstverschlimmerungen vorkommen, die jedoch unbedenklich sind.[75]

Gegenanzeigen/Anwendungsbeschränkungen: Nicht bekannt.[75]

Wechselwirkungen: Nicht bekannt.[75]

Gesetzl. Best.: *Verschreibungspflicht.* Anacardium occidentale *HAB 34* unterliegt bis einschließlich dem Verdünnungsgrad D 3 der ärztlichen Verschreibungspflicht.
Offizielle Monographien. Aufbereitungsmonographie der Kommission D am BGA „Anacardium occidentale".[75]

1. Engler A, Prantl K (1897) Die natürlichen Pflanzenfamilien Bd. III/5, S. 143–147
2. Köhler's Medizinal-Pflanzen (1897) Bd. III, Gera-Untermhaus Druck und Verlag von Fr. Eugen Köhler
3. Oliver-Bever B (1982) J Ethnopharmacol 5:1–72
4. Morton JF (1961) Economic Botany 15:57–78
5. Madaus G (1976) Lehrbuch der Biologischen Heilmittel, Bd. I, Georg Olms, Hildesheim New York
6. Beri RM (1970) Indian Oil Soap J 35:274–275
7. Dinda B, Chatterjee J, Banarjee J (1987) J Indian Chem Soc 64:647–648
8. Anderson DMW, Bell PC (1975) Anal Chim Acta 79:185–197
9. Anderson DMW, Bell PC, Philip C, Millar JRA (1974) Phytochemistry 13:2.189–2.193
10. Bose S, Biswas M (1970) Indian J Biochem 7:68–72
11. Bose S, Biswas M (1980) J Indian Chem Soc 57:1.002–1.005
12. Paris R, Plat M, Giono-Barber P, Linhard J, Laurens A (1977) Bull Soc Med Afr Noire Lang Fr 22:257–281
13. Arya R, Babu V, Ilyas M, Nasim KT (1989) J Indian Chem Soc 66:67–68
14. Laurens A, Paris R (1977) Plant Med Phytother 11:16–24
15. Koegel I, Zech W (1985) Geoderma 35:119–125
16. Haq QN, Khuda HAM, Huq MM (1975) Bangladesh J Sci Ind Res 10:50–55
17. Cecchi HM, Rodriguez-Amaya DB (1981) J Food Sci 46:147–149
18. Chempakam B (1983) J Hortic Sci 58:447–448
19. Ortiz AJ, Arguello OA (1985) Turrialba 35:1–3
20. Price RL, Hollanda LFF, Moura Fe JA, Maia GA, Martins CB (1975) Cienc Agron 5:61–65
21. MacLeod AJ, Gonzalez de Troconis N (1982) Phytochemistry 21:2.527–2.530
22. Maciel ML, Hansen TJ, Aldinger SB, Labows JN (1986) J Agric Food Chem 34:923–927
23. Ramteke RS, Eipeson WE, Singh NS, Chikkaramu, Patwardhan MV (1984) J Food Sci Technol 21:248–249
24. Satyanarayana D, Mythirayee C, Krishnamurty V, Madhavakrishna W (1978) Leather Sci (Madras) 25:51–54
25. Durrani AA, Sun GC, Tyman JHP (1982) Lipids 17:561–569
26. Kubo I, Komatsu S, Ochi M (1986) J Agric Food Chem 34:970–973
27. Tyman JHP (1975) J Chromatogr 111:285–292
28. Rahman W, Ishratullah K, Wagner H, Seligmann O, Chari VM, Osterdahl BG (1978) Phytochemistry 17:1.064–1.065
29. Bose S, Soni PL (1974) Indian J Chem 12:680–683
30. Nagaraja KV (1987) Qual Plant - Plant Foods Hum Nutr 37:69–75
31. Samant SK, Rege DV (1989) Lebensm-Wiss Technol 22:164–168
32. Maia GA, Stull JW (1977) Cienc Agron 7:49–51
33. Barroso MAT, Whiting FM, Brown WH, Stull JW (1973) Hort Science 8:99
34. Nagaraja KV (1987) Plant Foods Hum Nutr 37:307–311
35. Guimaraes LR, Pechnik E (1967) Arq Brasil Nutr 23:27–40
36. Tyman JHP (1976) Anal Chem 48:30–34
37. Tyman JH, Kiong LS (1978) Lipids 13:525–532
38. Paul VJ, Yeddanapalli LM (1956) J Am Chem Soc 78:5.675–5.678
39. Verpoorte R, Dihal PP (1987) J Ethnopharmacol 21:315–318
40. Mendieta RM, del Amo S (1981) Plantas Medicinales del Estado de Yucatan, Instituto Nacional de Investigaciones sobre Recursos Bióticos Xalapa, Veracruz: S. 25
41. Stübler M, Krug E (Hrsg.) (1988). In: Lesers Lehrbuch der Homöopathie, Bd. IV, Pflanzliche Arzneistoffe II, 2. Aufl., Haug, Heidelberg, S. 167
42. Behl PN, Captain RM, Bedi BMS, Gupta S (1967) Skin Irritant and Sensitizing plants found in India, PN Behl, Delhi
43. Roth L, Daunderer M, Kormann K (1984) Giftpflanzen – Pflanzengifte, 2. Aufl., Ecomed Verlag, Landsberg München
44. Dalziel JM (1948) The Useful Plants of West Tropical Africa, Appendix, The Crown Agents for the Colonies, London
45. Lossner G (1971) Beitr Trop Subtrop Landwirt Tropenveterinärmed. 9:131–137
46. Piana G, Piva G, Santi E, Postiglioni L (1972) Sci Tecnol Alimenti 2:147–154
47. Tyman JHP, Johnson RA, Muir M, Rokhgar R (1989) J Am Oil Chem Soc 66:553–557
48. Sullivan JT, Richards CS, Lloyd HA, Krishna G (1982) Planta Med 44:175–177
49. Durrani AA, Davis GL, Sood SK, Tychopoulos V, Tyman JHP (1982) J Chem Technol Biotechnol 32:681–690
50. Gellerman JL, Walsh NJ, Werner NK, Schlenk H (1969) Can J Microbiol 15:1.219–1.223
51. Leao AT, Eichbaum FW (1947) Mem Inst Butantan 20:13–30
52. Eichbaum FW, Koch W, Leao AT (1950) Am J Dig Dis 17:370–371
53. Itokawa H, Totsuka N, Nakahara K, Takeya K, Lepoittevin J-P, Asakawa Y (1987) Chem Pharm Bull 35:3.016–3.020
54. Keil H, Wasserman D, Dawson CR (1945) Ind Med 14:825–830

55. Bulletin Agricole II (2&3) (1952):9–11 zit. nach[4]
56. Chopra RN, Badhwar RL, Ghosh S (1949) Poisonous Plants of India, Vol I, Sci Monograph No.17, Indian Council of Agric Res, Delhi, zit. nach[4]
57. Pereira JP, Pereira de Souza C (1974) Cienc Cult (Sao Paulo) 26:1.054–1.057
58. Gill LS, Akinwumi C (1986) J Ethnopharmacol 18:257–266
59. Rosenthal FRT (1956) zit. nach CA 50:2.998
60. Subramanian SS, Joseph KJ, Nair AGR (1969) Phytochemistry 8:673
61. Aguiar FJC, Lins LJC (1958) An Fac Med Univ Recife 18:193–197 zit. nach[66]
62. Mota MRL, Thomas G, Barbosa Filho JM (1985) J Ethnopharmacol 13:289–300
63. Thuillier Y, Michel P (1972) Ger. Offen. DE 2135492 vom 27.01.1972
64. Aguiar FJC, Cardoso JV, Azoubel R (1959) An Fac Med Univ Recife 19:353–367
65. Thuillier Y, Giono-Barber P (1978) Rom RO 63588 vom 20.5.1978
66. Arduino F, de Lourdes M, Soares NG (1951) Brasil-méd 65:305–308, zit. nach CA 45:10.396
67. Thuillier Y, Giono-Barber P (1971) Ger Offen DE 2034708 vom 04.02.1971
68. Ippen H (1983) Dermatosen in Beruf und Umwelt 31:140–148
69. Watt JM, Breyer-Brandwijk MG (1962) Medical and Poisonous Plants of Southern and Eastern Africa, 2nd ed., E & S Livingstone, Ltd., Edingburgh London
70. Weniger B, Rouzier M, Daguilh R, Henrys D, Henrys JH, Anton R (1986) J Ethnopharmacol 17:13–30
71. Chopra RN, Nayar SL, Chopra IC (1956) Glossary of Indian Medicinal Plants, Council of Scientific and Industrial Research, New Delhi
72. Bedi BMS (1971) Indian J Dermatology 16:63–64
73. Kasera HL (1982) Dissertation, Saugar University, zit. nach[72]
74. Garg SC, Kasera HL (1984) Fitoterapia 55:131–136
75. BAz Nr. 109a vom 16.06.1987
76. Hgn, Bd. III, S. 94–100; Bd. VIII, S. 32–39
77. Pen
78. Zan
79. Hag, Bd. III, S. 66–68

BS

Anagallis

HN: 2025800

Familie: Primulaceae.

Tribus: Lysimachieae.

Subtribus: Anagallidinae.

Gattungsgliederung: Die Gattung Anagallis L. besteht aus etwa 24 Arten und wird in fünf Sektionen unterteilt:[1]

- Sectio I Euanagallis HOOK. f., mit *A. arvensis* L. und *A. foemina* MILL.
- Sectio II Crassifoliae R. KNUTH, mit *A. crassifolia* THORE.
- Sectio III Jirasekia (SCHMIDT) HOOK. f., mit *A. tenella* L.
- Sectio IV Euparea (BANKS et SOL.) R. KNUTH, mit *A. alternifolia* CAV.
- Sectio V Micropyxis (DUBY) R. KNUTH, mit *A. pumila* SWARTZ, *A. rubricaulis* BOJER ex DUBY.

Gattungsmerkmale: Kleine, kriechende oder aufrechte einjährige oder ausdauernde krautige Pflanzen. Sproßachse rund oder vierkantig. Laubblätter gegenständig oder wechselständig, seltener in dreiblättrigen Wirteln; sitzend oder kurz gestielt, ganzrandig. Blüten klein, rot, blau, rosa oder weiß, blattachselständig, gestielt oder in lockerer Traube. Kelch bis zum Grund zumeist fünfteilig, mit schmalen abstehenden Zipfeln. Krone radförmig oder radförmig-glockig, mit kurzer Röhre und zumeist fünf verkehrteiförmigen oder linealen Abschnitten, bisweilen drüsig behaart; in der Knospenlage gedreht. Staubblätter fünf, am Grunde in eine mehr oder weniger breite Röhre verwachsen, am Krongrund befestigt; Filamente mit mehrzelligen Haaren besetzt, seltener kahl; Antheren elliptisch, stumpf. Fruchtknoten oberständig, kugelig, kahl oder drüsig-rauh; Griffel fadenförmig; Narbe stumpf. Samenanlagen zahlreich, halbanatrop. Kapsel kugelig, vielsamig, mit einem Deckel sich öffnend. Samen dreikantig oder kugelig; Testa glatt oder fein papillös.[2,52]

Verbreitung: Fast kosmopolitisch verbreitet, die Mehrzahl der Arten jedoch im tropischen Afrika und dort bis auf 4.000 m ansteigend. Eine Art Kosmopolit, etwa 15 Arten im tropischen Afrika von Transvaal und Madagaskar bis Abessinien, 5 Arten besonders im westlichen Mittelmeergebiet, 2 Arten in Südamerika, 1 Art in der ganzen südlichen Halbkugel, nordwärts bis an die südlichen Regionen der USA und bis ins Himalajagebirge vordringend.[52]

Inhaltsstoffgruppen: Saponine sind in der gesamten Pflanze, einschließlich oberirdischer Teile, Wurzeln und Samen nachgewiesen für *Anagallis arvensis*, *A. foemina* und *A. rubricaulis*.[3,53] Bitterstoffe aus der Gruppe der Cucurbitacine sind in ganzen Pflanzen von *Anagallis arvensis* nachgewiesen.[4,5] Flavonole, wie Quercetin, Kaempferol und Rutin sind bekannt aus oberirdischen Teilen von *Anagallis arvensis* und *A. rubricaulis*.[6,7,53] Blütenblätter von *A. arvenis* f. *coerulea* (= *A. foemina*) enthalten ferner Malvidin und Luteolin.[8]
Phytosterole und Triterpene, wie β-Sitosterol und β-Amyrin sind in oberirdischen Teilen von *A. arvensis* nachgewiesen.[6]
Gerbstoffe sind bekannt von *A. arvensis* und *A. foemina*.[53]
Aus Wurzeln von *A. arvensis* und *A. foemina* sind Phenolglykoside, glykosidisch gebundene Duftstoffe, nachgewiesen, die schwachen Baldriangeruch zeigen.[53] In den Blättern von *A. arvensis* sind chinoide Verbindungen unbekannter Struktur genannt.[9]
Ascorbinsäure ist nachgewiesen in Blättern von *A. arvensis* und *A. tenella*.[10]
Die Samen von *A. arvensis* und *A. foemina* enthalten in den Zellwänden des Endosperms Amyloid.[11]

Drogenliefernde Arten: *Anagallis arvensis:* Anagallidis herba, Anagallis arvensis hom. *HAB 1*, Anagallis arvensis hom. *HPUS 78*.

Anagallis arvensis L.

Synonyme: *Anagallis parviflora* HOFFM. et LINK, *A. phoenicea* SCOP., *A. platyphylla* BAUD.[12]

Sonstige Bezeichnungen: dt.: Ackergauchheil, Bluetströpfli, Corallenblümchen, Faule Magd, Faules Liesl, Fauli Gredl, Firobedbluemli, Gänskritche, Gauchheil, Gewitterblume, Grundheil, Heil alle Welt, Hühneraug, Hühnermyrthe, Katzanäugla, Kopfwehkraut, Nainibleaml, Nebelpflanze, Neunerle, Nuni-Bluemli, Regenblom, rote Miere, roter Gauchheil, roter Hühnerdarm, rotes Grundheil, roti Henna-Aeugli, Sperlingskraut, Vernunft-und-Verstand, Weinbergstern, Wetterblume, Wetterkraut, Wutkraut, Zehnibluemli, Zeisigkraut; engl.: bird's eye, bird's tongue, brook lime, common pimpernel, cure all, female pimpernel, John-go-to-bed-at-noon, male pimpernel, orange lily pernel, pimpernel, poor man's weather glass, red chickweed, red pimpernel, scarlet pimpernel, shepherd's calendar, shepherd's clock, shepherd's delight, shepherd's dial, shepherd's glass, shepherd's hourglass, shepherd's sundial, shepherd's warning, shepherd's watch, Tom pimpernowl, waywort, weather glass, wincopipe, wink-a-peep; frz.: menuchon rouge, menuet, miroir du temps, morgeline, morgeline d'été, moulon, mouron des champs, mouron mâle, mouron rouge; it.: anagallide, anagallo, bellichina, budello di gallina, centonchio rosso, grisettina, mordigallina, morgellina; span.: anagalide, anagallo, andagallo, hierba coral, hierba jabonera, morron, murage, murajes; catal.: Moragues, morrons, borrissol, picapoll, herba de caderneres, anagall, tinya; bask.: Amorrubedarr, izugesle, izukesle, igaberatxa; port.: Morriao, herba-do-garrotillo, pimpinella; holl.: Guichelheil, rode Guichelheil; rum.: Intita, ochisor, scanteiuta; pers.: Anadhasira, anaghalis, marijaneh, patijaneha, jonkhmari, geah surkh gul; arab.: Marijaneh, anadhasira, anaghalis, patijaneha; türk.: Kirmizi farekulagi; Hindi: Jonkmari, Konkhamari; Gujarati: Anagallide, morgellina, golophuldi, kariphuldi; Kharan.: Pishshi; Punjab: Dhabbar; Urdu: Anaghalis; Africaans: Rooimur; chines.: Chien-feng-hung, szu-nien-huang, jian-feng-hong; dän.: Arve; norw.: Vill primula; pol.: Kurzyślad; tsch.: Drchnička rolné; ung.: Tikszem.

Systematik: In der Literatur werden die beiden Arten *Anagallis arvensis* und *A. foemina* unterschiedlich gewertet. Die eine Richtung wertet *A. foemina* nur als ssp. von *A. arvensis*[2] oder setzt *A. arvensis* synonym mit *A. foemina*.[52] In der neueren Literatur gelten *A. arvensis* und *A. foemina* jedoch als eigenständige Arten.[12,13]
Von *Anagallis arvensis* werden in Abhängigkeit von der Farbe der Kronblätter die folgenden Formen unterschieden: Krone mennigrot: f. *arvensis*; blau: f. *azurea* HYL.; fleischfarben: f. *carnea* (SCHRANK) HYL.; lila: f. *lilacina* (ALEF.) HYL.; weiß: f. *pallida* (HOOK.fil.) HYL.[13]

Botanische Beschreibung: Einjähriges Kraut, mit niederliegenden oder aufsteigenden, verzweigten Sprossen von 6 bis 30 cm Länge. Die vierkantigen Triebe sind wie die Laubblätter in jungem Zustand

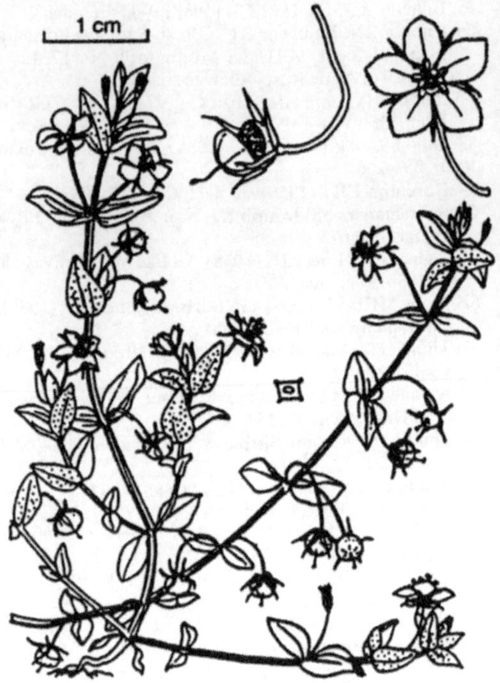

Anagallis arvensis, Habitus und Aufsicht auf vergrößerte Einzelblüte und seitliche Ansicht einer sich öffnenden Deckelkapsel.[14]

dicht mit kurzen Köpfchenhaaren bedeckt, später verkahlend. Die Laubblätter sind gegenständig, seltener in dreizähligen Wirteln angeordnet, eiförmig bis lanzettlich, bis 20 mm lang und bis zu 10 mm breit, sitzend, ganzrandig und zugespitzt, unterseits dunkel punktiert. Blütenstiele der einzeln in den Achseln der Laubblätter stehenden Blüten bis zu 2,5 mal so lang wie die sie tragenden Laubblätter; während der Blüte aufrecht, postfloral zurückgebogen. Die radiärsymmetrische Blüte hat ein doppeltes pentameres Perianth. Die Kelchblätter sind 4 bis 5 mm lang, ganzrandig, schmal lanzettlich und spitz. Die radförmig ausgebreitete Krone ist meist mennigrot, seltener blau, fleischfarben, lila oder weiß; die Kronzipfel sind verkehrteiförmig bis oval, etwa 7 mm lang und 6 mm breit, in der unteren Hälfte sich deckend, vorn ganzrandig oder schwach gekerbt, am Rande mit je 50 bis 70 Drüsenhaaren. Die 5 kurzen Staubblätter sind deutlich durch vielzellige Drüsenhaare bebärtet, am Grunde zu einer breiten Röhre verwachsen; Antheren kurz, ellipsoid und am Grunde herzförmig. Der oberständige Fruchtknoten ist kugelig, einfächerig und trägt einen verlängerten fädigen Griffel mit kopfiger Narbe. Die Frucht ist eine kugelige Deckelkapsel von 4 bis 5 mm Durchmesser; sie enthält 20 bis 22 kleine grobwarzige braune Samen von 1,3 mm Länge und 1 mm Breite.

Verwechslungen: Die blau blühende Form, *Anagallis arvensis* L. f. *azurea* HYL., wird oft verwechselt

mit der stets blau blühenden Art *A. foemina* MILL., bei der jedoch die Blütenkronblätter am Rand fast drüsenlos sind und nur bis 3,5 mm Breite erreichen. Zudem sind die Kronblätter bei *A. foemina* sich nicht deckend und vorne deutlich gesägt bis gebuchtet.
Über gelegentliche Verwechslungen mit der im vegetativen Zustand ähnlichen *Stellaria media* (L.) VILL. (Vogelmiere) wird berichtet.[52]

Inhaltsstoffe: Saponine sind nachgewiesen für Wurzelrinde, Sprossachse, Blatt, Blütenblatt, Fruchtwand und Samen.[16] Die Wurzeln enthalten Triterpensaponine[15], ferner Cyclamin.[49] Gerbstoffe, in Gerbstoffzellen, wurden in Wurzel, Sprossachse und Blatt nachgewiesen.[16]
In der ganzen Pflanze nachgewiesen sind die Cucurbitacine B, D, E, I, L und R;[4] ebenso Cucurbitacin-Glucoside, Arvenin I-IV.[5]
Aus hydrolysierten Blattextrakten erhielt man Leucocyanidin, Kaffeesäure, *p*-Cumar-, Ferula- und Sinapinsäure.[53]
Phytosterole, wie *β*-Sitosterol, Stigmasterol, in oberirdischen Pflanzenteilen,[6] in Blüten zusätzlich α-Spinasterol-3-Glucosid;[17] in Samen Stigmasterol und *β*-Sitosterol.[18]
In Samen Fettsäuren, wie Myristin- (5,74 %), Palmitin- (31,43 %), Öl- (26,43 %), Linol- (17,57 %), Linolen- (16,25 %) und Gadolsäure (2,58 %) nachgewiesen.[18,19]
In Blättern ist Ascorbinsäure mit 153,2 mg/100 g enthalten.[10]
Fungitoxische Inhaltsstoffe sind nachgewiesen aus Extrakten von Blättern, Wurzeln, Sprossachsen und Blüten;[20] diese bislang nicht definierten Inhaltsstoffe sind bis zum Blühbeginn der Pflanzen in zunehmender Konzentration vorhanden.[21]
Ätherisches Öl mit stechend scharfem, eigentümlichem Geruch wird ferner als Inhaltsstoff genannt.[49] Nähere Angaben dazu liegen jedoch nicht vor.
Ältere Angaben über das Vorkommen eines pepsinähnlichen Enzyms wurden bislang nicht bestätigt.[50] Aus oberirdischen Pflanzenteilen ferner Laccersäure nachgewiesen.[6]

Verbreitung: Europa, mit Ausnahme des höchsten Nordens, Afrika, Asien, Arabien, Indien, West- und Ostaustralien, atlantisches und pazifisches Nordamerika, extratropisches Südamerika. Besonders an mäßig trockenen bis frischen Ruderalstellen sowie auf nährstoffreichen Äckern, in Gärten und Weinbergen.

Drogen: Anagallidis herba, Anagallis arvensis hom. *HAB 1*, Anagallis arvensis hom. *HPUS 78*.

Anagallidis herba (Gauchheilkraut)

Synonyme: Anagallidis arvensis herba, Anagallis herba, Herba Anagallidis arvensis, Herba Anagallis arvensis.

Sonstige Bezeichnungen: Dt.: Ackergauchheilkraut, Blutstropfenkraut, Grundheilkraut, Hühnerkraut, Korallenblümchenkraut, Mutkraut, Spatzenkraut, Vernunftskraut, Vogelkraut, Wutkraut, Zeisigkraut; engl.: brook-lime herb, poor man's weather glass, scarlet pimpernel; frz.: mouron des champs, herbe de morgeline; it.: bellichina; port.: herba do garrotillo; span.: hierba coral, hierba jabonera, murajes; holl.: Guichelheil; chines.: Chien-feng-hung, jian-feng-hong.

Definition der Droge: Das getrocknete blühende Kraut, ohne die Wurzeln; gelegentlich auch die ganze Pflanze.[23]

Stammpflanzen: *Anagallis arvensis* L.

Herkunft: Sammlung aus Wildvorkommen oder Anbau in Europa, Asien und Amerika.

Schnittdroge: *Geruch.* Das getrocknete Kraut ist fast geruchlos.
Geschmack. Etwas bitter und scharf.[52]
Mikroskopisches Bild. Die Blätter zeigen bifazialen Bau mit zweischichtigem Palisadengewebe und lockerem Schwammparenchym; Hauptnerv ohne Sklerenchymbelag. In der Aufsicht zeigen die Epidermiszellen beiderseits welligbuchtige Wände. Die in der Aufsicht auf die Blattstücke sichtbaren, in großer Zahl vorhandenen roten Punkte sind einfache, mit Anthocyan gefüllte Zellen des Mesophylls; in der getrockneten Droge nicht mehr erkennbar. Haare, wenn vorhanden, nur als kleine maximal dreizellige Köpfchenhaare, Stiel ein- bis zweizellig, Köpfchen ungeteilt.[54]

Inhaltsstoffe: *Saponine.* Einige Triterpensaponine sind genauer untersucht. Aus dem Hydrolysat der Gesamtsaponinfraktion ist Anagalligenon B, 13,28-Epoxy-16-oxooleanan-3*β*,23-diol, als Hauptsapogenin nachgewiesen.[25] 5 neue Triterpensaponine, Anagallosid-A, -B und -C sowie Desglucoanagallosid-A und -B nachgewiesen als die mengenmäßig vorherrschenden Substanzen aus dem Saponingemisch mittels SC, DCCC und semipräparativer HPLC gewonnen. Gehalt in der Gesamtsaponinfraktion: Anagallosid-A 18 %, Anagallosid-B 32 %, Anagallosid-C 3,6 %, Desglucoanagallosid-A 16 %, Desglucoanagallosid-B 26 %.
Als genuine Sapogenine sind Anagalligenin-A-22-acetat (Anagallosid-A, Desglucoanagallosid-A), Anagalligenin-B (Anagallosid-B, Desglucoanagallosid-B) und Priverogenin-B-22-acetat (Anagallosid-C) bekannt. Als Zuckerkomponenten enthalten die 5 untersuchten Saponine Glucose, Arabinose und Xylose im Verhältnis von 3:1:1 für Anagallosid A, -B und -C bzw. im Verhältnis von 2:1:1 für Desglucoanagallosid-A und -B.[3,26]
Cucurbitacine. Aus dem MeOH-Extrakt der Droge nachgewiesen sind die Cucurbitacine E, B, D, I, L und R.[4] Bekannt sind ferner die Cucurbitacin-Glucoside Arvenin I bis IV; Arvenin I: 2-*O*-*β*-D-Glucopyranosylcucurbitacin B; Arvenin II 2-*O*-*β*-D-Glucopyranosyl-23,24-dihydrocucurbitacin B; Arvenin III: 2-*O*-*β*-D-Glucopyranosylcucurbitacin D; Arvenin IV: 2-*O*-*β*-D-Glucopyranosylcucurbitacin R.[5]

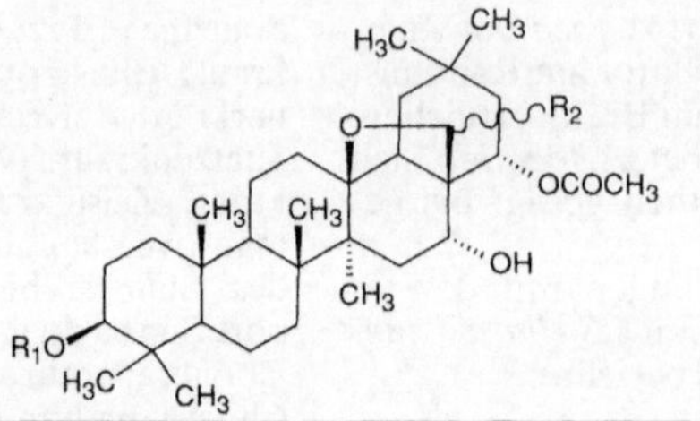

	R_1	R_2
1: Anagalligenin-A-22-acetat	—H	—OH
2: Anagallosid A	→1)-Ara-(4→1)-Glc-(4→1)-Glc (2→1)-Glc (2→1)-Xyl	—OH
3: Desglucoanagallosid A	→1)-Ara-(4→1)-Glc (2→1)-Glc (2→1)-Xyl	—OH
4: Priverogenin-B-22-acetat	—H	—H
5: Anagallosid C	→1)-Ara-(4→1)-Glc-(4→1)-Glc (2→1)-Glc (2→1)-Xyl	—H

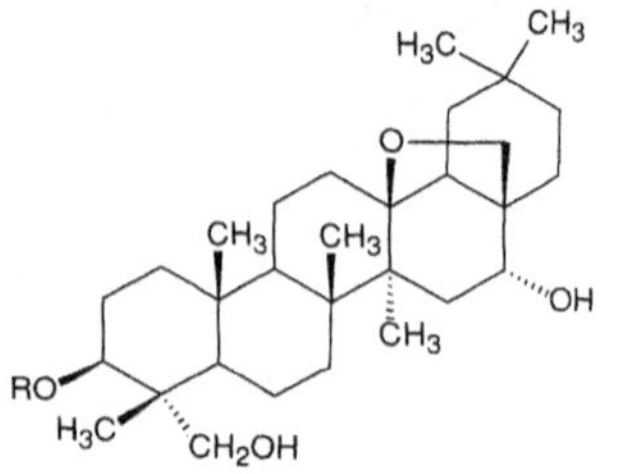

	R
6: Anagalligenin B	—H
7: Anagallosid B	→1)-Ara-(4→1)-Glc-(4→1)-Glc (2→1)-Glc (2→1)-Xyl
8: Desglucoanagallosid B	→1)-Ara-(4→1)-Glc (2→1)-Glc (2→1)-Xyl

Gerbstoffe. Nähere Angaben zur Chemie der Gerbstoffe liegen bislang nicht vor.
Flavonoide. Kaempferol, Quercetin und Rutosid nachgewiesen;[6,53] weitere Ergebnisse einschließlich Mengenangaben liegen bislang nicht vor.

Triterpene. β-Amyrin nachgewiesen, ohne Mengenangabe.[6]
Phytosterole. β-Sitosterol und Stigmasterol, ohne Mengenangabe.[6]

Wirkungen: *Fungitoxische Wirkung.* Wasserextrakt der getrockneten Blätter zeigt fungitoxische Wirkung gegen *Colletotrichum papayae.* Der auf Agarmedium gezüchtete Pilz wurde in Ausstichen von 0,5 cm Durchmesser in Kolben gebracht, die 20 mL Richard's Medium sowie 1 mL Extraktlösung (0,16 g Extrakt/ mL Wasser) enthielten. Die Kolben wurden im Brutschrank bei 30 °C belassen und nach 7 Tagen ausgewertet. Bis zu einer Verdünnung von 1:200.000 des Wasserextrakts wird das Pilzwachstum vollständig verhindert.
Wasserextrakte frischer Blätter, zubereitet aus 1 g zerkleinertem Blattmaterial in 1 mL Wasser, zeigen bei Zugabe von 1 mL des Extrakts zu Kolben mit 20 mL Richard's Medium fungitoxische Wirkung gegen weitere Pilze, wie *Alternaria solani*, *Colletotrichum falcatum*, *Glomerella cingulata*, *Helminthosporium turcicum*, *Pythium aphanidermatum* und *Rhizopus nigricans*, jedoch nicht gegen *Aspergillus niger*. Weitergehende Daten dazu liegen nicht vor.[20]
Das aus der Droge isolierte Triterpenglykosid Anagallosid sowie auch das Aglykon Anagalligenon (ohne weitere Angaben zur Chemie der Verbindungen) wurde *in vitro* in flüssigem Medium in Verdünnungsreihen gegen zahlreiche Mikroorganismen getestet. Inhibitorische Wirkung zeigten Ana-

gallosid und Anagalligenon gegen folgende Mikroorganismen: *Trichophyton mentagrophytes*, *Microsporum canis*, *Blastomyces dermatidis*, *Sporotrichum shencki*, *Madurella mycetoni*, *Endothia parasitica*, *Cercospora beticola*, *Rhizoctonia solani*, *Sclerotinia sclerotiorum*, *Phoma betae*, *Pythium ultimum*, *Phytophtora infestans*, *Fusarium roseum*, *Trichothecium roseum*, *Dactylium dendroides*, *Venturia inaequalis*, *Colletotrichum lindemuthianum*, *Monilia fructigena*, *Ascochyta pisi*, *Botrytis cinerea*, *Penicillium roqueforti*, *Aspergillus ochraceus*, *Saccharomyces cerevisiae*, *Candida albicans*, *Cryptococcus neoformans*, *Streptomyces griseus* und *Ustilago zeae*. Dabei zeigte Anagalligenon gegen die Mehrzahl der getesteten Mikroorganismen eine doppelt so starke Hemmwirkung wie Anagallosid. Keine inhibitorische Wirkung zeigten beide Verbindungen gegen *Staphylococcus aureus* und *Escherichia coli*.[27]

Uteruskontrahierende Wirkung. Wasserextrakte der Droge zeigen an isolierten Uteruspräparaten von Ratten, Meerschweinchen, Kaninchen und an Humanuterusstreifen starke uteruskontrahierende Effekte; die Wirkung am Hundeuterus *in situ* ist deutlich schwächer. Die zur Auslösung der Kontraktionen notwendigen Dosen lagen zwischen 1 bis 4 mL des wässrigen Extrakts, wobei 1 mL des Extrakts 0,5 g des pulverisierten Drogenmaterials entsprach. Weitergehende Daten zu Konzentrationen und Art der Applikation liegen nicht vor.[28]

Spermicide Wirkung. Die aus der trockenen Droge isolierten Triterpensaponine zeigen *in vitro* in einer Konzentration von 0,008 % spermicide Aktivität gegen Humansperma.[29] Nähere Angaben zur Chemie der isolierten Saponine liegen nicht vor.

Oestrogene Wirkung. Der Methanolextrakt der Droge zeigt im Allen-Doisy-Test oestrogene Aktivität. Oestrus wurde induziert bei 80 % der getesteten Mäuse 24 Stunden nach s.c. Applikation von 0,1 g Trockenextrakt bzw. oraler Applikation von 0,25 g Trockenextrakt. I.p. Applikation von 0,1 g Trockenextrakt bzw. s.c. Applikation von 0,25 g Trockenextrakt war letal für 80 % der Testtiere.[30]

Haemolytische Wirkung. Die aus der trockenen gepulverten Droge mit Ethanol isolierten Saponine zeigen in einer Konzentration von 10 µg/mL bei Humanblut haemolytische Aktivität.[31] Nähere Angaben zur Chemie der getesteten Saponine liegen nicht vor.

Antivirale Wirkung. Der Methanolextrakt der trockenen gepulverten Droge zeigt *in vitro* antivirale Aktivität gegen Herpes simplex Virus Typ I bei einer Konzentration von 0,5 µg/mL und gegen Polio Virus Typ II bei einer Konzentration von 5 µg/mL.[32] Die antivirale Aktivität wird den Saponinen zugeschrieben.

Aus der trockenen gepulverten Droge wurden 2 Triterpensaponine mit antiviralen Eigenschaften isoliert;[33] diese sind vermutlich identisch mit Anagallosid-B und Desglucoanagallosid-B.[3] Eines der beiden antiviralen Saponine, das 3-*O*-Glucosyl(1→3 oder 4)-[arabinosyl (1→4 oder 3)]-glucosyl(1→2)-xylosid des 23-Hydroxyprotoprimulagenin A, vermutlich identisch mit Desglucoanagallosid-B, wurde *in vitro* getestet gegen einige Viren, einschließlich Herpes simplex Virus Typ I, Adenovirus Typ VI und Poliovirus Typ II. Das Saponin verhindert die Replikation von Herpes simplex Virus Typ I und von Poliovirus Typ II, nachgewiesen durch Inhibition des cytopathischen Effekts und der Reduzierung der Virusproduktion. Saponinkonzentrationen von 2,5 µg/mL zeigen 94,56 % Hemmung von Herpes simplex Virus und 98,14 % Hemmung von Poliovirus; Saponinkonzentrationen von 10 µg/mL zeigen 99,99 % Hemmung von Herpes simplex Virus und 100 % Hemmung von Poliovirus. Das Saponin ist unwirksam gegen Adenovirus, Vaccinia Virus und Vesicular Stomatitis Virus.[34]

Aus trockener, gepulverter Droge isolierte Saponine mit dem Hauptsaponin 3-*O*-Glucosyl(1→3 oder 4)-[arabinosyl(1→4 oder 3]-glucosyl(1→2)-xylosid des 23-Hydroxyprotoprimulagenin A wurden *in vivo* in Konzentrationen von 5 bzw. 7 mg Saponine/g Salbe am Kaninchenauge gegen Herpes-simplex-Keratitis getestet.

Beide Augen eines Kaninchens wurden mit einer Suspension von Herpes simplex hominis Virus Typ 1 inoculiert. Lokale Therapie begann 72 Stunden danach an jeweils einem Auge, das andere Auge diente als Kontrolle. Beobachtet wurde der Grad der Corneaschädigung (von Grad O: Ohne Keratitis bis Grad 5: Totale Cornea-Ulcera) an 11 folgenden Tagen. Als Maß der Wirksamkeit diente die prozentuale Reduktion der Keratitis (Unterschiede der Corneaschäden an unbehandelten und behandelten Augen) durch applizierte antivirale Mittel.

Die Saponinsalbe (0,7 %) zeigt gleiche Wirksamkeit wie Adeninarabinosid (3 %) und von 10 bis 14 Tagen nach Inoculation höhere Wirksamkeit als Idoxuridin (0,24 %), jedoch geringere antivirale Wirksamkeit als Acycloguanosin (3 %).[35]

Die Droge wird auch als wirksam gegen Ranikhet Virus genannt; nähere Angaben dazu liegen nicht vor.[51]

Taenicide Wirkung. Ein aus der Droge isoliertes Acetyl-Saponin soll deutlich taenicide Aktivität zeigen; nähere Angaben dazu liegen nicht vor.[51]

Volkstümliche Anwendung und andere Anwendungsgebiete: Bei schmerzhaften Erkrankungen der Leber, Niere, besonders bei Nierenentzündung sowie zur Steigerung der Wasserausscheidung.[23,24,38] Ferner bei Depressionen;[38] bei Flechten, Pruritis, schlecht heilenden Wunden und Erkrankungen der Schleimhäute.[39] Nach Lit.[37] soll die Droge bei der unterstützenden Therapie verschiedener Karzinomerkrankungen hilfreich sein. Innerlich und äußerlich als Umschlag bei Gelenkschmerzen.[24] – In Taiwan innerlich und äußerlich u. a. bei Schlangenbissen, Hundebissen und Fischvergiftung.[23] – In der indischen Ayurveda bei Menstruationsstörungen.[28]

Die Wirksamkeit bei den genannten Anwendungsgebieten ist nicht belegt.

Dosierung und Art der Anwendung: *Droge.* Bei Leber- und Nierenleiden und Hydrops: $^1/_2$ Teelöffel Anagallidis arvensis herba voll zum heißen Aufguß mit 1 Glas Wasser; 10 min ziehen lassen und tagsüber trinken.[40]

Übliche Dosis: 1,8 g des Pulvers, 4mal tägl.[40]

Akute Toxizität: *Mensch.* Größere Gaben der Droge (ohne Mengenangaben) sollen starke Diurese, Zittern, breiige und wässrige Stühle, Entzündung des Verdauungskanals und schwache Narkotisierung verursachen.[40,41] Nähere Angaben oder konkrete Fallbeispiele liegen nicht vor. Durchfälle sowie gastrointestinale Reizungen sind jedoch aufgrund des Gehaltes an Saponinen und Cucurbitacinen plausibel. *Tier.* Die Droge ruft bei Hunden und Pferden Gastroenteritis hervor; sie gilt für Geflügel und Kaninchen als giftig (ohne Mengenangaben).[54] Der Extrakt der Droge, innerlich oder äußerlich auf Wunden gebracht, soll starke Hunde töten (ohne Mengenangaben).[40]
Aufgrund des Saponingehaltes ist die Droge toxisch für Fische; sie wird daher in Indien zum Fischfang genutzt.[51]
Bei Schafen führt das Kraut zu tödlichen Vergiftungserscheinungen, verursacht durch schwere Nephrosis und folgender Uraemie, verbunden mit blutigen Durchfällen. Die Aufnahme von etwa 3 kg des Krautes von *A. arvensis* verteilt über 7 bis 9 Tage bzw. von 0,6 kg während 2 Tagen war ausreichend, um die Schafe zu töten.[42-45]

Chronische Toxizität: *Mensch.* Dauergebrauch der Droge soll zu Nierenschädigungen führen (ohne Mengenangaben). Konkrete Fallberichte liegen nicht vor.[22]

Immuntoxizität: Die Blätter können eine allergische Hautdermatitis hervorrufen.[41] Das Allergen, nachgewiesen durch den Craven-Test, ist eine chinoide Verbindung unbekannter Struktur; die Sensibilisierungspotenz gilt als sehr gering.[9,46] Kreuzallergien sind nicht bekannt, möglicherweise mit anderen Chinonen.[9]

Toxikologische Daten: *LD-Werte.* Die aus der Droge isolierten Triterpenglykoside zeigen bei Mäusen bei oraler Applikation den LD_{50} Wert von 675 mg/kg und bei s.c. Applikation den LD_{50} Wert von 30,4 mg/kg.[27]
Ein Methanolextrakt wie auch ein Extrakt mit Ethanol 50 % aus ganzen Pflanzen zeigt bei Ratten bei i.p. Applikation den LD_{50} Wert von 20 mg/kg KG.[47] Ein nicht näher definierter Extrakt aus ganzen Pflanzen zeigt bei Mäusen bei i.p. Applikation den LD_{50} Wert von 50 mg/kg KG.[48] *Pflanzengiftklassifizierung.* Giftig +.[41]

Sonst. Verwendung: *Landwirtschaft.* Die Droge wird in Indien zum Herauslösen von Blutegeln aus Rindernüstern angewandt.[51]

Anagallis arvensis hom. *HAB 1*

Monographiesammlungen: Anagallis arvensis *HAB 1*.

Definition der Droge: Frische, oberirdische Teile blühender Pflanzen mit anhängenden Wurzelteilen.

Stammpflanzen: *Anagallis arvensis* L.

Zubereitungen: Urtinktur und flüssige Verdünnungen nach *HAB 1*, Vorschrift 2a.
Eigenschaften: Die Urtinktur ist eine braune Flüssigkeit mit angenehmem Geruch und etwas bitterem Geschmack.

Identität: Verdünnte Urtinktur mit Pentan ausschütteln, Rückstand der zur Trockne eingedampften Pentanphase zeigt nach Zugabe von Vanillin/Schwefelsäure rotviolette Färbung;
- Orangerote Färbung der Urtinktur nach Zugabe von Magnesiumspänen und Salzsäure;
- Die mit der zehnfachen Menge Wasser verdünnte Urtinktur zeigt nach kräftigem Schütteln Schaum, der mindestens 1 h beständig ist.

Dünnschichtchromatographie *HAB 1*:
- Sorptionsmittel: Kieselgel H;
- Untersuchungslösung: Urtinktur;
- Referenzlösung: Aescin und Rutin in Methanol;
- Fließmittel: Essigsäure 98 %-Wasser-1-Butanol (10 + 40 + 50);
- Detektion: Chromatogramme auf 105 bis 110 °C erhitzt und nach Abkühlen besprüht mit Reagenz aus Acetanhydrid/Schwefelsäure in wasserfreiem Ethanol; Chromatogramme 10 min lang auf 105 bis 110 °C erhitzt und im Tageslicht ausgewertet;
- Auswertung: Das Chromatogramm der Untersuchungslösung zeigt etwas unterhalb und etwa in Höhe der Referenzsubstanz Aescin je eine braune Zone. Zwischen den Referenzsubstanzen Aescin und Rutin und etwa in Höhe der Referenzsubstanz Rutin liegt je eine gelbe Zone.

Reinheit: *Urtinktur.*
- Relative Dichte: 0,930 bis 0,950.
- Trockenrückstand: Mindestens 2,0 %.

Lagerung: Vor Licht geschützt.

Anwendungsgebiete: Entsprechend dem homöopathischen Arzneimittelbild. Dazu gehören: Hautausschläge; Warzen; Harnröhrenentzündungen.

Dosierung und Art der Anwendung: Soweit nicht anders verordnet: 1 bis 3 mal täglich 5 bis 10 Tropfen, 1 Messerspitze Verreibung, 1 Tablette oder 5 bis 10 Streukügelchen einnehmen. Injektionslösungen 2 mal wöchentlich 1 ml s.c. injizieren. Salben 1 bis 2 mal täglich auftragen.

Unerwünschte Wirkungen: Nicht bekannt. Hinweis: Es können vorübergehend Erstverschlimmerungen vorkommen, die jedoch unbedenklich sind.

Therapeutische Maßnahmen bei Vergiftungen: s. Lit.[36]

Anagallis arvensis hom. *HPUS 78*

Synonyme: Scarlet pimpernel.

Monographiesammlungen: Anagallis arvensis *HPUS 78*.

Definition der Droge: Die gesamte Pflanze.

Stammpflanzen: Die scharlachrote Varietät von *Anagallis arvensis* L.

Zubereitungen: *Urtinktur.* Herstellung: Zu einer feuchten Pflanzenmasse, bestehend aus 100 g Festanteil und 400 ml Pflanzensaft, gibt man 635 mL Ethanol 95 % (*V/V*).
Verdünnungen. 2 × (D 2) mit Aqua dest. und Ethanol 95 % (*V/V*) (3 + 6); ab 3 × (D 3) mit Ethanol 88 % (*V/V*).

Gehalt: *Urtinktur.* Arzneigehalt $^{1}/_{10}$.

1. Pax F, Knuth R (1905) Primulaceae. In: Engler A (Hrsg.) Das Pflanzenreich. IV.237, Heft 22, Engelmann, Leipzig
2. Taylor P (1958) Primulaceae. In: Hubbard CE, Milne-Redhead E (Hrsg.) Flora of tropical east Africa, Crown Agents for Oversea Governments and Administration, London
3. Glombitza KW, Kurth H (1987) Planta Med 53:548–555
4. Yamada Y, Hagiwara K, Iguchi K, Takahasi Y, Hsu HY (1978) Phytochemistry 17:1.798
5. Yamada Y, Hagiwara K, Iguchi K, Suzuki S, Hsu HY (1978) Chem Pharm Bull 26:3.107–3.112
6. Rastogi JN, Norula JL (1979) Chem Era 15:10–11
7. Jacquemin H (1974) Plant Med Phytother 8:49–50
8. Ishikura N (1981) Z Pflanzenphysiol 103:469–473
9. Hausen BM (1988) Allergiepflanzen, Pflanzenallergene. Ecomed, Landsberg
10. Jones E, Hughes RE (1983) Phytochemistry 22:2.493–2.499
11. Kooiman P (1960) Acta Bot Neerl 9:208–219
12. Tutin TG, Heywood VH, Burges NA, Moore DM, Valentine DH, Walters SM, Webb DA (Hrsg.) (1972) Flora Europaea Vol. III, University Press, Cambridge
13. Rothmaler W (1986) Exkursionsflora, Bd. 4: Kritischer Band, Volk und Wissen, Berlin
14. Rothmaler W (1987) Exkursionsflora, Bd. 3: Atlas der Gefäßpflanzen, Volk und Wissen, Berlin
15. Alimbaeva PK, Mukhamedziev MM (1969) Rast Resur 5:380–385; CA 72:63638w
16. Luft G (1926) Akad Wiss Wien, Sitz Ber math nat Kl Abt. I, Bd. 135, Heft 1/2:259–284
17. Rastogi JN, Norula JL (1980) J Indian Chem Soc 57:761–762
18. Norula JL, Loiwal SD, Rastogi JN (1978) Chem Era 14:455–457
19. Ahmad MU, Husain SK, Ansari AA, Osman SM (1979) J Oil Technol Assoc India 11:70–72
20. Nene YL, Thapliyal PN (1965) Naturwissenschaften 52:89–90
21. Thapliyal PN, Nene YL (1970) Econ Bot 24:283–285
22. Pahlow M (1985) Heilpflanzen. Gräfe und Unzer, München
23. Hsu HY, Chen YP, Shen SJ, Hsu CS, Chen CC, Chang HC (1986) Oriental materia medica. Oriental Healing Arts Institute, Long Beach
24. Fischer G, Krug E (1984) Heilkräuter und Arzneipflanzen, 7. Aufl., Haug, Heidelberg
25. Heitz S, Billet D, Raulais D (1971) Bull Soc Chim Fr:2.320–2.324
26. Glombitza KW, Kurth H (1987) Arch Pharm 320:1.083–1.087
27. Staron T, Allard C, Heitz S, Billet D (1969) Phytiat-Phytopharm 18:161–166
28. Mishra MB, Tewari JP, Mishra SS (1966) Ind J Physiol Pharmacol 10:59–60
29. Banerji R, Srivastava AK, Misra G, Nigam SK, Singh S, Nigam SC, Saxena RC (1979) Indian Drugs 17:6–8
30. Birza E, Ciulei I, Popescu V, Mateescu T, Balaci P (1974) Farmacia (Bucharest) 22:499–503; CA 84:65207b
31. Banerji R, Prakash D, Misra G, Nigam SK, Saxena AK, Mathur AK, Sinha JN, Bhargava KP (1981) Indian Drugs 18:121–124
32. Amoros M, Fauconnier B, Girre L (1979) Plant Med Phytother 13:122–133
33. Amoros M, Girre RL (1987) Phytochemistry 26:787–791
34. Amoros M, Fauconnier B, Girre RL (1987) Antiviral Res 8:13–25
35. Amoros M, Fauconnier B, Girre RL (1988) Planta Med 54:128–131
36. BAz. Nr. 109a v. 16.06.1987
37. Hartwell JL (1971) Lloydia 34:103–160
38. Steinmetz EF (1954) Materia medica vegetabilis, Amsterdam
39. Berger F (1954) Handbuch der Drogenkunde, Bd. 4, W. Maudrich, Wien
40. Madaus G (1938) Lehrbuch der biologischen Heilmittel, G. Thieme, Leipzig
41. Roth L, Daunderer M, Kormann K (1987) Giftpflanzen, Pflanzengifte, 3. Aufl., Ecomed, Landsberg
42. Schneider DJ (1978) J S Afr Vet Assoc 49:321–324
43. Pullar EM (1939) Aust Vet J 15:19–23
44. Rothwell JT, Marshall DJ (1986) Aust Vet J 63:316
45. Connor HE (1977) The poisonous plants in New Zealand, Keating, Government Printer, Wellington
46. Hausen BM (1978) Arch Derm Res 261:311–321
47. Sharma ML, Chandokhe N, Ghatak BJR, Jamwal KS, Gupta OP, Singh GB, Thakur RS, Handa KL, Rao PP, Jamwal PS, Sareen YK (1978) Indian J Exp Biol 16:228–240
48. Bhakuni DS, Dhar ML, Dhar MM, Dhawan BN, Gupta B, Srimal RC (1971) Indian J Exp Biol 9:91–102
49. Watt JM, Breyer-Brandwijk MG (1962) The medicinal and poisonous plants of southern and eastern Africa. 2nd.ed., E. & S. Livingstone Ltd., Edinburgh, London
50. Schulz H (1929) Vorlesungen über Wirkung und Anwendung der deutschen Arzneipflanzen, 2. Aufl., Thieme, Leipzig
51. Ambasta SP (Hrsg.) (1986) The useful plants of India. Publications & Information Directorate, New Delhi
52. Heg, Bd. 5, Teil 3, S. 1.868–1.873
53. Hgn, Bd. 5, S. 387–403; Bd. 9, S. 287–294
54. Hag, Bd. 3, S. 70–71

MG

Anamirta

HN: 2014600

Familie: Menispermaceae.

Tribus: Coscinieae.

Gattungsgliederung: Die Gattung Anamirta Colebr. wird zusammen mit den Gattungen Arcangelisia und Coscinium in der Familie der Menispermaceae, Tribus Coscinieae Hooker et Thoms. (früher Tribus Anamirteae Diels) eingeordnet. Die Gattung Anamirta ist monotypisch, d. h. sie besteht nur aus einer Art.[1]

Gattungsmerkmale: Große, kahle, diözische Lianen; Blätter groß, eiförmig bis herzförmig, an der Basis mit handförmig verlaufender Nervatur und Haarbüscheln (Domatien) in den Nervenwinkeln; Infloreszenz rispig, gewöhnlich cauliflor, seltener achselständig; männliche Blüten gestielt, meist mit 2 kleineren äußeren Tepalen und 2 dreizähligen Wirteln größerer Tepalen (als sekundär vermehrte Kelchblätter gedeutet – Petalen folglich fehlend); Synandrium aus einem Büschel von ca. 30 bis 35 Antheren aufgebaut; weibliche Blüten mit 3 + 3 Tepalen und 6 Staminodien; Fruchtblätter 3 (4) an einem konischen Achsenstück (Gynophor) seitlich sitzend; Steinfrüchte kugelig bis nierenförmig; Perikarp sehr dünn, Endokarp holzig mit netziger Oberfläche und 2 seitlichen Perforationen, die in einen zweikammrigen Innenfortsatz (Condylus) übergehen, der den rundlichen Samen umschließt.[1]

Verbreitung: Indomalayische Region.

Inhaltsstoffgruppen: In der Gattung Anamirta wurden quartäre Basen vom Typ der Berberin- und Aporphin-Alkaloide gefunden.[30] Chemotaxonomisch ist ferner das Vorkommen von Picrotoxin von Interesse. Dieses bisher nur selten gefundene Sesquiterpenlacton kommt außer in der Gattung Anamirta in einigen weiteren Menispermazeen vor.[2]

Drogenliefernde Arten: *Anamirta cocculus:* Anamirta-cocculus-Früchte, Anamirta cocculus hom. *HAB1*, Cocculus indicus *PFX*, Cocculus indicus *HPUS78*.

Anamirta cocculus (L.) WIGHT et ARN.

Synonyme: *Anamirta baueriana* ENDL., *Anamirta jucunda* MIERS, *Anamirta paniculata* COLEBR., *Anamirta populifolia* (DC.) MIERS, *Anamirta toxifera* MIERS, *Cissampelos cocculus* (L.) DC., *Cocculus lacunosus* (LAM.) DC., *Cocculus populifolius* DC., *Cocculus suberosus* DC., *Menispermum cocculus* L., *Menispermum heteroclitum* ROXB., *Menispermum lacunosum* LAM.[3]

Sonstige Bezeichnungen: Dt.: Indische Scheinmyrte, Kokkelskörnerstrauch, Kokkelspflanze; engl.: Crow killer, fish killer, Indian berry, levant nut; frz.: Anamirte, coque du levant; Sumatra: Waran piseng; Thailand: Wai din, tawan dong.

Botanische Beschreibung: Ausdauernde, holzige Lianen mit aschgrauer bis strohgelber, streifiger Rinde; Blätter eiförmig bis herzförmig, die Blattspreite 16 bis 28 cm lang und 10 bis 24 cm breit, ledrig, an der Basis mit 3 bis 5, seltener 7 handförmig angeordneten Hauptnerven, diese mit 4 bis 5 Paar parallel verlaufenden Seitennerven; Netznervatur auf der Blattunterseite deutlich hervortretend, in den Nervenwinkeln der Haupt- und Seitennerven mit Domatien; Blattstiel 6 bis 18 (26) cm lang, an beiden Enden verdickt, an der Basis abgewinkelt; Infloreszenzen rispig, 16 bis 40 cm lang, gewöhnlich aus dem Stamm hervorbrechend (Cauliflorie), die männlichen Blüten bisweilen auch achselständig, männliche Blüten gestielt, die 2 äußeren Tepalen kleiner, etwa 1 mm lang, die inneren weißlich oder gelblich-grünen Tepalen größer, breit-elliptisch, 2 bis 3 mm lang, in 2 alternierenden, dreizähligen Quirlen angeordnet, sich dachartig überdeckend; das Synandrium aus einem kurz gestielten, kugeligen Büschel von ca. 30 bis 35 Antheren zusammengesetzt; Pollen rundlich, 15 × 10 µm, tricolporat; weibliche Blüten ebenfalls mit 3 + 3 Tepalen sowie kleinen Staminodien; Fruchtblätter 3 (4), diese seitlich an einem zentral stehenden und zur Fruchtzeit konisch verlängertem Fruchtträger sitzend; Griffel seitlich inseriert, Narben zurückgebogen; Steinfrüchte kugelig bis fast nierenförmig, 9 bis 11 mm lang, kahl, auf den kurzen, spreizenden Ästen des verdickten Fruchtträgers sitzend; Perikarp sehr dünn, Endokarp holzig mit netziger Oberflächenstruktur, mit 2 kleinen auf der gewölbten Bauchseite seitlich liegenden Perforationen; mit tief eindringendem, zweikammrigen Innenfortsatz (Condylus), der den runden Samen umgibt; jeder Lappen des Condylus hohl und zu einer der externen Perforationen führend; Endosperm stark ausgeprägt, Embryo mit spreizenden, dünnen, blattartigen Keimblättern.[4]

Verwechslungen: Verwechslungen mit Arcangelisia-Arten, insbesondere *Arcangelisia lemniscata* (MIERS) BECCARI[5] und *Arcangelisia flava* (L.) MERR.,[6] jedoch sind die Früchte der Arcangelisia-Arten größer (1,5 bis 2 cm).

Inhaltsstoffe: In den Wurzeln und Zweigstämmen 0,1 % eines Gemisches aus den Berberin-Alkaloiden Berberin, Palmatin, Columbamin und 8-Oxotetrahydropalmatin und dem Aporphin-Alkaloid Magnoflorin.[6]

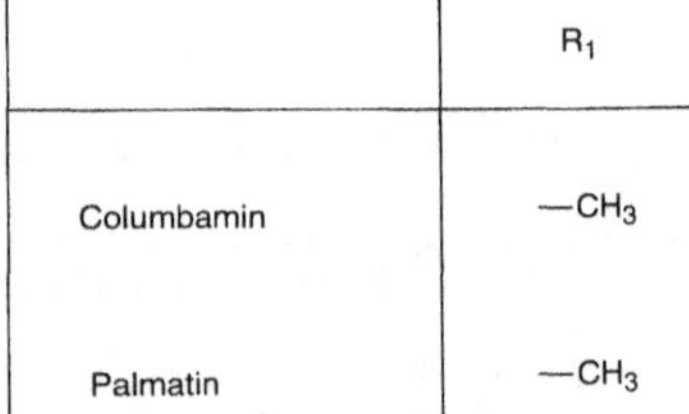

	R_1	R_2
Columbamin	$-CH_3$	$-H$
Palmatin	$-CH_3$	$-CH_3$
Berberin	$-CH_2-$	

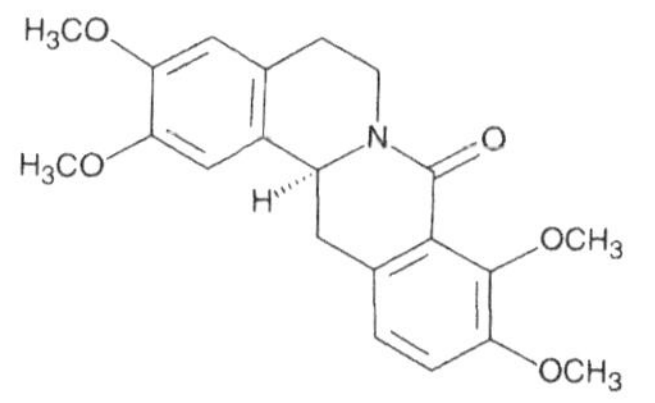

8-Oxo-tetrahydropalmatin

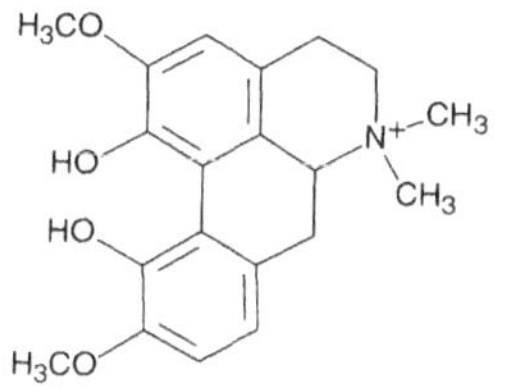

Magnoflorin

Verbreitung: Von Indien und Sri Lanka über Thailand bis Indo-China verbreitet; ebenso auf Sumatra, Java, den Phillipinen und Neu Guinea vorkommend. In Küsten- und Bergwäldern.

Drogen: Anamirta-cocculus-Früchte, Anamirta cocculus hom. *HAB 1*, Cocculus indicus hom. *PFX*, Cocculus indicus hom. *HPUS 78*.

Anamirta-cocculus-Früchte

Synonyme: Cocculi indici, Cocculi levantici, Cocculi picatorii, Fructus cocculi, Grana Cocculi, Nuces Cocculi.

Sonstige Bezeichnungen: Dt.: Fischkörner, Kokkelsamen, Kokkelskörner; engl.: Cockles, Fish-berries, Indian cockles, Oriental berries; frz.: Coque du levant; Gujerati: Kakaphula; Hindi: Kakmari; span.: Semillas de coco levantino.

Monographiesammlungen: Cocculus indicus.[7]

Definition der Droge: Die reifen, getrockneten Früchte.

Stammpflanzen: *Anamirta cocculus* (L.) Wight et Arn.

Herkunft: Sammlung aus Wildvorkommen in Indien (Malabarküste), Sri Lanka und Malaysia.[7]

Gewinnung: Die reifen Früchte werden gepflückt und an der Sonne getrocknet.[8]

Ganzdroge: Beerenartige, rote Steinfrüchte von 0,5 bis 1 cm Durchmesser, getrocknet graubraun bis schwarzbraun, fast kugelig oder etwa nierenförmig, warzigrauh, einsamig, leicht kenntlich an der dünnen, rundlichen etwa 3 mm großen Narbe des Fruchtstiels; von der Stielnarbe bis zur seitlich gebogenen, etwas vorspringenden Fruchtspitze eine kielartig vortretende Bauchnaht, von der Spitze über die Rückenfläche zur Stielnarbe eine oft kaum hervortretende Rückenleiste. Fruchtschale geruch- und geschmacklos, der hornartige, mondsichelförmig gebogene Samen von stark bitterem Geschmack und sehr giftig.

Mikroskopische Merkmale. Fruchtschale kaum 1 mm dick, zerbrechlich, mit faserigem, braungrauem Exokarp und hellgrauem Endokarp; unter der Epidermis eine breite Schicht tangential gestreckter, dünnwandiger, bräunlicher, mit körnigem, braunem Inhalt erfüllter Zellen, die allmählich in rotbraunes Prosenchym mit eingebetteten ansehnlichen Gefäßbündeln übergeht. Endokarp aus verholzten, sehr stark verdickten, nach allen Richtungen gelagerten Fasern; Endosperm bestehend aus großen, kubischen oder vieleckigen, dünnwandigen Zellen mit fettem Öl und großen Proteinkörnern. In zahlreichen Zellen kleine nadelfrömige Kristalle und in größeren Hohlräumen prismatische Kristalle und Kristallgruppen, löslich in Ether, heißer KOH-Lsg., unlöslich in Wasser und verdünnten Säuren.

Verfälschungen/Verwechslungen: Es wird von vereinzelten Verwechslungen mit Cubebenfrüchten berichtet.[9]

Inhaltsstoffe: 1 bis 1,5 % des hochgiftigen Sesquiterpenbitterstoffes Picrotoxin, der nur im Samen lokalisiert ist.[8,28] Picrotoxin ist ein im Verhältnis 1:1 kristallisierendes Gemisch aus Picrotoxinin und seinem Hydratationsprodukt Picrotin. Die formale Anlagerung von Wasser an der endständigen Isopropyldoppelbindung ist mit einem vollständigen Wirkungsschwund verbunden: Picrotin ist ungiftig.[10]
Ferner Spuren von Methylpicrotoxat (Picrotoxinsäuremethylester) (keine Mengenangaben).[11] Im Perikarp bis 2 % der geschmacklosen und ungiftigen, nicht näher definierten Alkaloide Menispermin und Paramenispermin.[7,12]
Bis zu 19 % Lipide, davon ca. 15 % als Triglyceride und 4 % als freie Fettsäuren (Palmitin-, Stearin-, Ölsäure).[13]

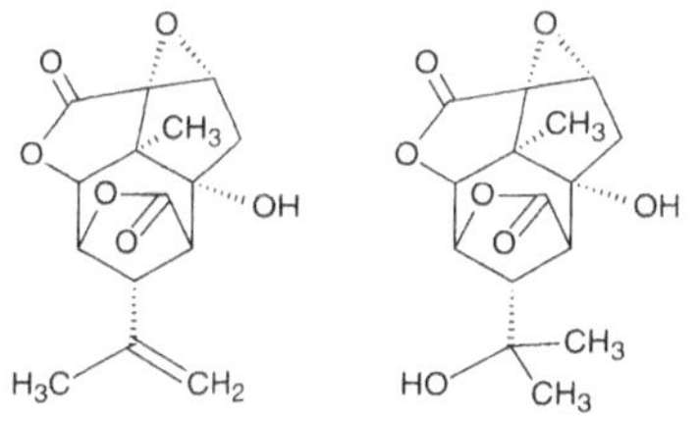

Picrotoxinin + Picrotin = Picrotoxin

Zubereitungen: Extractum Cocculi liquidum (Perkolations-Extrakt 1:1 mit Ethanol 90 %); Oleinatum Cocculi (Mischung von Extractum Cocculi liquidum mit Kokosöl im Verhältnis 1:8); Tinctura Cocculi (Tinktur 1:10 mit Ethanol 70 %); Unguentum Cocculi (Salbenzubereitung aus 125 ml Extractum Cocculi liquidum, 650 g Kokosöl, 50 g Bienenwachs und 250 g Parrafin).[7]
Die Früchte dienen zur technischen Gewinnung von Picrotoxin. Nach Lit.[14] werden gemahlene Kokkels-

körner mit siedendem Ethanol (96%, *V/V*) extrahiert, der Extrakt wird filtriert, auf ein kleines Volumen reduziert und auf viel Eis geschüttet. Nach Abfiltrieren fettiger Bestandteile fällt nach Volumenreduktion Picrotoxin aus, das aus Aceton-Wasser (1:3) umkristallisiert wird. Ausbeuten: Bis 1,5%.

Analytik: S. u. Anamirta cocculus hom. *HAB 1*.

Lagerung: Vorsichtig, in gut geschlossenen Gefäßen; vor Licht geschützt.

Wirkungen: Die Wirkungen der Droge und deren Zubereitungen sind durch den Gehalt an Picrotoxinin bestimmt. Picrotoxinin lähmt präsynaptisch Hemmechanismen und wirkt wie Strychnin in kleinen Dosen als Analepticum, in größeren als Krampfgift (→Picrotoxin).[15]

Volkstümliche Anwendung und andere Anwendungsgebiete: In Indonesien als Abführmittel bei Fettleibigkeit (maximale Einzelgabe: Bis zu 2 Früchten).[5] Diese Anwendung ist angesichts der geringen therapeutischen Breite der Droge unvertretbar. Die Wirksamkeit ist nicht belegt.
In Indien und auf den Philippinen werden Verreibungen der getrockneten Früchte mit Fett oder Öl in Form von Salben oder Kataplasmen gegen Hautparasiten und Läuse verwendet.[7,16] Diese Anwendung erscheint aufgrund des Picrotoxingehaltes plausibel.
Venezianische und norwegische Seeleute kauten Kokkelskörner als Mittel gegen Seekrankheit;[17,18] auch aus neuerer Zeit liegt ein Bericht über die vorbeugende Wirksamkeit gegen Fahrkrankheit vor.[19] Kontrollierte klinische Studien dazu fehlen.

Tox. Inhaltsstoffe u. Prinzip: Picrotoxin mit seiner giftigen Komponente Picrotoxinin.

Resorption: Picrotoxin wird vom Magen-Darm-Trakt aus nur zu einem geringen Teil resorbiert (keine Angaben zur Resorptionsquote); resorbiertes Picrotoxin wird rasch in unveränderter Form mit dem Urin ausgeschieden.[20]

Akute Toxizität: *Mensch.* Schon 2 bis 3 g Kokkelskörner können tödlich sein. Bald nach Aufnahme stellen sich Salivation, Übelkeit, Erbrechen, Beschleunigung der Atmung, Stupor und Krämpfe ein. Der Tod erfolgt durch Asphyxie und Herzstillstand.[21] Einzelheiten des Vergiftungsverlaufs hängen von der aufgenommenen Giftmenge ab. Nach vergleichsweise niedrigen Dosen stehen vegetative Symptome wie Kopfschmerzen, Schwindel, Nausea, leichte Anästhesie mit Koordinationsstörungen sowie spastische Zuckungen der Muskulatur im Vordergrund. Hohe Dosen führen zu Schläfrigkeit, zu Stupor, Bewußtlosigkeit und zu den charakteristischen tonisch-klonischen Krämpfen. Die ersten Anzeichen einer Intoxikation machen sich innerhalb der ersten halben Stunde nach Giftaufnahme bemerkbar. Bis zur Wiederherstellung oder bis zum Exitus können viele Tage vergehen. Es wird von einer letalen Vergiftung mit 2,5 g Kokkelskörnern, die sich 19 Tage lang hinzog, berichtet, wohingegen eine Frau nach Einnahme einer ganzen Handvoll Kokkelskörner nach 5 Tagen wieder genas.[9]
Tier. Fische machen nach Aufnahme von Kokkelskörnern oder Zubereitungen daraus zunächst windende Bewegungen, sie werden rasch betäubt und schwimmen nach Verlust des Gleichgewichts mit dem Rücken nach oben.[22] Bei Fröschen kommt es neben Krämpfen zu einer Aufblähung des Leibes und zum Ausstoßen eigentümlicher Schreie.[9,22] Bei Hunden zeigen sich Erbrechen, Durchfall, Salivation, Zittern, Zuckungen, Schwimmbewegungen, Drehen im Kreise und Krämpfe. Bei trächtigen Tieren kann es zum Abort kommen. Der Tod erfolgt meist während eines Krampfanfalls.[9]

Toxikologische Daten: *LD-Werte.* Als letale Dosis für den Menschen werden 2 bis 3 g Anamirta-cocculus-Früchte angegeben,[9,21,23] woraus sich für die perorale Gabe von Picrotoxin ein LD-Wert von 30 bis 45 mg abschätzen läßt. *Giftklassifizierung.* Sehr stark giftig + + +.[31]

Akute Vergiftung: *Erste Maßnahmen.* Gabe von 10 g medizinischer Kohle als Suspension in reichlich Wasser; Erbrechen auslösen; Beschleunigung der Darmpassage durch Natriumsulfat (10-20 g in 100 ml lauwarmem Wasser gelöst, reichlich Wasser nachtrinken).[21,31]

Sonst. Verwendung: *Landwirtschaft.* In Indien werden die Anamirta-Früchte als Ratten-, Schlangengift und Insecticid, in Indonesien als Fraßgift für Kleintiere zum Ernteschutz verwendet.[24] Die insecticide Wirkung der Anamirta-Früchte wurde bestätigt.[25]
Der Fischfang mit Kokkelskörner oder damit präparierten Ködern, eine tradierte Praktik in Indien, ist heute offiziell verboten.[5,7,26]
Im malayischen Dschungel dienen Anamirta-Fruchtextrakte und Anamirta-Fruchtpasten als Pfeilgift zur Jagd.[27]

Anamirta cocculus hom. *HAB 1*

Synonyme: Cocculus.

Monographiesammlungen: Anamirta cocculus *HAB 1*.

Definition der Droge: Die reifen, getrockneten Früchte.

Stammpflanzen: *Anamirta cocculus* W. et ARN.

Zubereitungen: Urtinktur aus der grob gepulverten Droge und flüssige Verdünnungen nach HAB 1, Vorschrift 4a mit Ethanol 86% durch Mazeration. Die 4. Dezimalverdünnung wird mit Ethanol 62%, alle folgenden Verdünnungen mit Ethanol 43% hergestellt.
Eigenschaften: Die Urtinktur ist eine gelbe bis dunkelgelbe Flüssigkeit ohne Geruch.

Identität: Die Identitätsprüfungen werden mit der Urtinktur oder mit einer Prüflösung aus der Droge direkt (2 g Droge plv. mit 10 mL EtOH 90% 2 Stdn. schütteln und filtrieren) durchgeführt.
Prüfung auf begleitende Fette und Fettsäuren:

- Versetzt man 1 mL Prüflsg. mit 1 mL NaOH 15% und erwärmt schwach, so erstarrt die gelbe Lsg. zu einer festen gelatinösen Masse.
- Wird 1 mL Prüflsg. mit 10mL Wasser versetzt, so entsteht eine milchige Trübung. Nach Zusatz von 2 Tr. NaOH entsteht nach dem Schütteln ein beständiger Schaum: Seifenbildung.

Prüfung auf Picrotoxin:

- Beim Erwärmen von 1mL Prüflsg. mit 9mL 0,1N-NaOH und 0,5mL Triphenyltetrazoliumchlorid entsteht Rotfärbung.
- Dünnschichtchromatographisch durch Vergleich mit Picrotoxin-Testlsg. im Laufmittel Chloroform-Aceton (7 + 3) und anschließender Detektion mit Antimon(II)chlorid-Lsg. und 1%iger Vanillin-Schwefelsäure.

Reinheit: Höchstens 6% Sulfatasche, bestimmt aus 2g gepulverter Droge.

Gehalt: *Früchte.* Mindestens 3,0 und höchstens 5,0% Picrotoxin.
Urtinktur. Mindestens 0,15, höchstens 0,25% Picrotoxin.

Gehaltsbestimmung: Die Methode beruht auf der flächenmäßigen Auswertung der Picrotoxinflecken in den Vergleichschromatogrammen (s. Identität) und der quantitativen Berechnung mit vorgegebenen Formeln.

Lagerung: Vor Licht geschützt. Vorsichtig zu lagern.

Anwendungsgebiete: Die Anwendungsgebiete entsprechen dem homöopathischen Arzneimittelbild. Dazu gehören Schwindelgefühl unterschiedlicher Ursache; Reisekrankheit; Reiseübelkeit; Verkalkung der Hirngefäße; Hinterhauptkopfschmerz; Krämpfe und Lähmungen, Regelstörungen; nervöse Störungen und Verstimmungszustände auch nach Schlafmangel.[29]

Dosierung und Art der Anwendung: *Zubereitung.* Bei akuten Zuständen häufige Anwendung alle halbe bis ganze Stunde je 5 Tropfen oder 1 Tablette oder 10 Streukügelchen oder 1 Messerspitze Verreibung einnehmen; parenteral 1-2mL pro Tag s.c. injizieren, parenterale Anwendungen erst ab D4.[29]

Unerwünschte Wirkungen: Nicht bekannt. Vorübergehend können unbedenkliche Erstverschlimmerungen auftreten.[29]

Gegenanzeigen/Anwendungsbeschr.: Nicht bekannt.[29]

Wechselwirkungen: Nicht bekannt.[29]

Gesetzl. Best.: *Offizielle Monographien.* Aufbereitungsmonographie der Kommission D am BGA "Anamirta cocculus".[29]

Cocculus indicus hom. *PFX*

Synonyme: Cocculus.

Monographiesammlungen: Cocculus Indicus Pour Préparation Homéopathiques *PFX*.

Definition der Droge: Die getrockneten Früchte.

Stammpflanzen: *Anamirta paniculata* COLEBR. (= *A. cocculus* W. ET. ARN.)

Zubereitungen: Urtinktur aus getrockneten Früchten mit Ethanol 90% (*V/V*).

Cocculus indicus *HPUS 78*

Synonyme: Indian cockle.

Monographiesammlungen: Cocculus indicus *HPUS 78.*

Definition der Droge: Die Samen.

Stammpflanzen: *Anamirta cocculus* W. et ARN.

Zubereitungen: Urtinktur aus grob gepulverter Droge mit Ethanol 94% (*V/V*) im Verhältnis 1:10. Zur Entfernung der Fettsäuren soll die Urtinktur bei einer Temperatur unter 50°F (= 10°C) filtriert werden. Verdünnungen: 2× (D2) und höher mit Ethanol 88% (*V/V*).

1. Forman LL (1978) Kew Bulletin 32:323–360
2. Seigler DS (1981) Secondary metabolites and plant systematics. In: Stumpf PK, Conn EE (Hrsg.) The biochemistry of plants, Academic Press, New York London, S. 139–176
3. Forman LL (1983) Kew Bulletin 37:367–368
4. Forman LL (1986) Flora Malesiana-Revisions, Menispermaceae, Series 1, Vol 10, part 2, S. 211
5. Hirschhorn HH (1983) J Ethnopharmacol 8:65–96
6. Verpoorte R, Siwon J, Tieken MEM, Baerheim Svendsen A (1981) J Nat Prod 44:221–224
7. The Indian Pharmaceutical Codex (1953) Vol I: Indigenous Drugs, Council of Scientific and Industrial Research, New Delhi
8. Morton JF (1977) Major Medicinal Plants, CC Thomas Publ. Springfield Illinois, S. 93
9. Lewin L (1962) Gifte und Vergiftungen, 5. unveränderte Aufl., Haug-Verlag, Ulm, S. 606
10. Zem (1959) Bd. XVII, S. 124
11. Pradhan P, Mamdapur VR, Sipahimalani AT (1990) Indian J Chem 29B:676–677
12. Pelletier J, Couerbe P (1834) Ann Chim Pharm 10:198–201
13. Gracza L, Graf E (1983) Acta pharm Technol 29:35–39
14. Clark EP (1935) J Am Chem Soc 57:1111
15. Ludewig R, Lohs KH (1981) Akute Vergiftungen, Gustav Fischer-Verlag, Jena
16. Dastur JF (1952) Medicinal Plants of India and Pakistan, DB Taraporevala Sons and Co Ltd, Bombay, S. 317
17. Stübler M, Krug E (Hrsg.) (1987) Leesers Lehrbuch der Homöopathie, 2. Aufl., Pflanzliche Arzneistoffe, Bd. 3, Haug-Verlag, Heidelberg, S. 692

18. Frohne D (1989) Dtsch Apoth Ztg 129:82–83
19. Hoff F (1962) Behandlung innerer Krankheiten, 10. Auflage, Thieme Verl., Stuttgart, S. 803
20. Dille JM (1938) J Pharmacol 64:319–22
21. Wirth W, Gloxhuber Ch (1981) Toxikologie für Ärzte, Naturwissenschaftler und Apotheker, 3. Aufl., Thieme-Verlag, Stuttgart
22. Schindler H (1952) Pharmazie 7:591–92
23. Roche Lexikon der Medizin (1987) 2. Aufl., Urban und Schwarzenberg, München-Wien-Baltimore
24. Hoehne FC (1939) Plantas e Substancias vegetais Toxicas e Medicinais, Dept de Botanico do Estado, Sao Paolo, S. 120
25. Heal RE, Rogers EF, Wallace RT, Starnes O (1950) Lloydia 13:89–162
26. Lamba SS (1970) Economic Botany 24:134–35
27. Chopra RN, Badhwar RL, Gosh S (1965) Poisonous Plants of India, Vol. II, Indian Council of Agricultural Research, New Delhi, S. 634
28. Paris RR, Moyse H (1967) Précis de Matière Médicale, Bd. 2, Masson, Paris S. 178
29. BAz Nr. 190a vom 10.10.1985
30. Hgn, Bd. 5, S. 88
31. RoD, S. 29

RH/RS

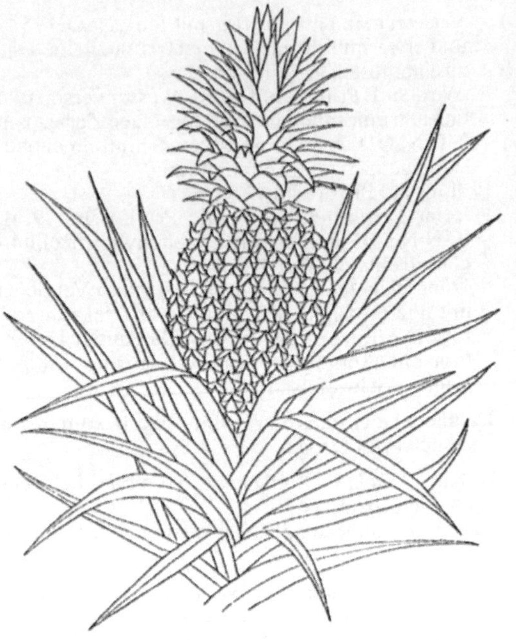

Ananas comosus, Frucht mit oberer und unterer Blattrosette. Aus Lit.[5]

Ananas

HN: 2007500

Familie: Bromeliaceae.

Unterfamilie: Bromelioideae.

Tribus: Bromelieae.

Gattungsgliederung: Die Gattung Ananas TOURN. = Ananassa LINDL. besteht aus fünf bis sechs wildwachsenden Arten:[1,2] – *A. sativus* (LINDL.) SCHULT. – *A. bracteatus* (LINDL.) HOOK. – *A. muricatus* SCHULT. – *A. guaraniticus* BERT. – *A. macrodontes* MORR. – Die Einordnung von *A. silvestris* (VELL.) FR. MÜLL. ist unklar, da diese Art eine Mittelstellung zwischen Ananas und Pseudoananas einnimmt. Pseudoananas HASSLER wird als Sektion von Ananas oder als eigene Gattung abgetrennt. Wegen der Einführung weiterer Arten, deren Namen teilweise synonym gebraucht werden,[3] erscheint eine Revision der Gattung wünschenswert.

Gattungsmerkmale: Ausschließlich terrestrisch wachsende, ausdauernde Pflanzen mit schwachem Wurzelsystem, krautig, Stengel kurz oder verlängert, Blätter in dichter Rosette, 5/13-Divergenz, linealisch, spitz, meist bestachelt. Schaft kurz oder etwas verlängert, mit stacheligen Hochblättern besetzt. Zapfenförmige, dichte Ähre, von einem Schopf kleiner Blätter gekrönt; Kelchblätter 3, kurz, frei oder am Grunde etwas vereint, aufrecht, den Blütenblättern angedrückt, etwas asymmetrisch. Blütenblätter 3, lila oder fast weiß bis purpurn, frei, aufrecht, eine Röhre bildend, ziemlich hoch oberhalb des Grundes mit 2 gefransten Schüppchen. Staubblätter 6. Stempel mit fadenförmigem Griffel und dreifächerigem unterständigem Fruchtknoten, in Blütenbecher eingesenkt; 3 bis 5 Samenlagen pro Fach. Pollen ellipsoid, netzig, biporat. Zapfenähnlicher Fruchtstand, eiförmig oder länglich-eiförmig bis fast kugelig, aus der Blütenstandsachse und zahlreichen um diese eingesenkten und mit dem fleischigen Grund der Tragblätter verwachsenen, spiralig angeordneten, saftigen Beeren bestehend, von einem Blätterschopf gekrönt. Samen fehlend oder klein, dick ellipsoidisch, braun oder schwärzlich. Nach[1,2,4]
Anpassung an xerophytische Lebensweise durch Ausbildung wasserabsorbierender schildförmiger Schuppenhaare[2] und Photosynthese nach dem CAM-Mechanismus (Crassulacean Acid Metabolism).[6]

Verbreitung: Südamerika mit Verbreitungszentren im Orinoco-Gebiet Venezuelas und im Chaco Humedo Paraguays. Von dort weiterverbreitet bis in die Karibik und bis zur Ostküste Mexicos. Adventiv in subtropischen und tropischen Gebieten Asiens (Malaysia, China, Thailand), Afrikas (Südafrika, Kenia, Zaire), Amerikas (Florida, Hawaii, Kuba) und Australiens.[1]

Drogenliefernde Arten: *Ananas comosus* (L.) MERR.: Bromelainum crudum.

Ananas comosus (L.) MERR.

Synonyme: *A. comosus* MERR., *A. sativus* (LINDL.) SCHULT., *A. sativus* SCHULT., *Ananassa sativa* LINDL., *Bromelia ananas* L., *Bromelia comosa* L.

Sonstige Bezeichnungen: Engl.: pineapple; frz.: ananas; it.: ananasso; span.: piña; holl.: ananas; port.: ananás.

Systematik: Einige der wildwachsenden Arten wurden schon von Eingeborenen züchterisch bearbeitet. Als Ursprung der heutigen Kulturform wird *A. guaraniticus* BERT. angenommen. Durch Züchtung wurde der arbeitstechnisch vorteilhafte Kultivar *A. comosus* f. *lucidus* (MILL.) MEZ mit stachellosen Blättern gewonnen.[4] Die Vertreter der Gattung Ananas sind überwiegend diploid (2n = 50). *Pseudoananas sagitarius* SMITH = *A. macrodontes* MORR. = *A. sylvestris* MUELL. ist tetraploid (2n = 100) und scheidet somit aus cytologischen Gründen als Ursprung von *A. comosus* aus.[1]

Botanische Beschreibung: 0,6 bis 1,2 m hohe, mehrjährige Rosettenpflanzen, mit schwach ausgebildetem Wurzelsystem. Schmallineale, stachelspitzige Blätter, bis 1 m lang und 6 cm breit, meist stachelig gezähnt. Zahlreiche weiße oder blaue bis purpurfarbene Blüten in 30 cm langer Ähre. Einzelblüten in der Achsel eines rötlich gefärbten Tragblattes. Früchte mit der fleischig werdenden Blütenachse zu einem Fruchtstand verwachsen, an dessen Spitze Rosette aus stacheligen Blättern. Fruchtbildung meist parthenokarp. Angebaute Früchte samenlos. Reifer Fruchtstand oval bis zylindrisch, 10 bis 15 cm Durchmesser, 15 bis 25 cm Höhe, 0,5 bis 7 kg schwer, gelb bis orangerot, dunkelgrün oder grünbraun. Fruchtstand großwarzig mit hexagonaler Felderung. Fruchtfleisch weiß, gelb bis hellgrün, säuerlich süß, ± faserig, saftig, von aromatischem Geruch und Geschmack. Nach[7]

Inhaltsstoffe: Fruchtsaft und der Preßsaft aus den grünen Pflanzenteilen enthalten ein Gemisch proteolytischer Enzyme. Die höchsten Konzentrationen werden im unteren Teil der Infloreszenzachse, den Mutterstümpfen, erreicht.[1] Unreife Früchte sind reicher an Bromelain als reife. Im Gegensatz zu Papain verschwindet Bromelain nicht im Verlauf des Reifeprozesses der Frucht.[7] In der reifen Frucht sind durchschnittlich 20 mg/100 g Ascorbinsäure, Vitamin B_1, B_2 und Nicotinamid enthalten.[8] Bei der Fruchtreife wird die in Blatt und Stengel gespeicherte Stärke in Zucker umgewandelt.[7] Die reife Frucht enthält 12 bis 15 % Saccharose. Im Fruchtsaft wurden flüchtige Aromastoffe, insbesondere die Ester Ethylacetat, Ethyl-n-butyrat, Methylisovalerianat, Methyl-n-capronat, Methyl-n-caprylat, n-Amyl-n-capronat, Ethyllactat sowie Methyl- bzw. Ethyl-β-methylthiopropionat identifiziert.[9] Ferner wurden Sesquiterpenkohlenwasserstoffe wie α-Copoaen, β-Ylangen, α-Patchoulen, γ-Gurjunen, Germacren, α-Muurolen und δ-Cadinen nachgewiesen.[10] Als wesentlicher Aromaträger werden 1-(*E,Z*)-3,5-Undecatrien und 1-(*E,Z,Z*)-3,5,8-Undecatetraen angesehen.[11] Von den unveresterten Dicarbonsäuren entfallen 87 % auf Citronensäure und 13 % auf L-Äpfelsäure.[7] Der Malat- und Zuckergehalt in den Blättern unterliegt dem für CAM-Pflanzen charakteristischen diurnalen Rhythmus.[12] Als natürliche Antioxidantien wurden die Monoglycerylester der Kaffee- und der *p*-Cumarsäure nachgewiesen.[13] Das Vorkommen von Cyanidin-3,5,3'-triglucosid ist für *A. comosus* typisch.[14]
Die frische Frucht enthält durchschnittlich 85,3 % Wasser, 13,2 % Kohlenhydrate, 0,46 % Eiweiß, 0,15 % Fett, 0,45 % Rohfaser und 0,39 % Mineralstoffe.[8]
Aus dem Blattmaterial einer Pflanze von 3 bis 4 kg Frischgewicht lassen sich ca. 150 g Cellulosefasern gewinnen.[1] Bei der Analyse einer Hemicellulosefraktion wurden D-Xylose, L-Arabinose und 4-*O*-Methyl-D-glucuronsäure gefunden.[15]

Verbreitung: *A. comosus* ist gut an semiaride Verhältnisse angepaßt. Sie besiedelt sowohl Flußniederungen als auch aride Standorte bis in 1200 m Höhe. Aus den ursprünglichen Herkunftsländern Paraguay und Venezuela wurde die Ananas nach der Entdeckung Amerikas noch vor dem Ende des 16. Jahrhunderts über das gesamte tropische bis subtropische Süd- und Mittelamerika und die Karibik verbreitet. Von dort aus gelangte die Pflanze nach Asien, Afrika, Europa und Australien.[1] Es sind verschiedene Kultivare im Gebrauch, die unter den Namen "Red Spanish" (Karibik), "Abacaxi" (Brasilien), "Queen" (Südafrika, Australien), "Singapore Spanish" (Malaysia), "Cabezona" (Puerto Rico) und "Sugar Loaf" (Bahamas) bekannt sind. Bevorzugt wird der stachellose Kultivar "Smooth Cayenne".[7,16] Die Früchte der verschiedenen Sorten unterscheiden sich in der Farbe, Größe und in der Farbe des Fruchtfleisches.

Anbaugebiete: Weltweit werden jährlich ca. 7 Mio Tonnen Ananasfrüchte für Frischverzehr, Saft- und Konservengewinnung produziert.[4] Die wichtigsten Erzeugerländer sind Thailand, China, USA, Brasilien, Philippinen, Mexico, Elfenbeinküste, Malaysia, Südafrika und Zaire. Auf einigen Inseln des Hawaiianischen Archipels wird der Ananasanbau als extreme, hochtechnisierte Monokultur unter isolierten Bedingungen betrieben.[17]

Drogen: Bromelainum crudum (Rohbromelain).

Bromelainum crudum (Rohbromelain)

Sonstige Bezeichnungen: Ananase, Bromelin.

Definition der Droge: Das aus dem Preßsaft der Infloreszenzachsen (Mutterstümpfe) durch Aceton gewonnene genuine Gemisch proteolytischer Enzyme.[18]

Stammpflanzen: *A. comosus* (L.) MERR.

Herkunft: Ananas stammt ausschließlich aus Anbau. Hauptlieferländer sind Thailand, China, USA, Brasilien, Philippinen, Mexico, Elfenbeinküste, Malaysia, Südafrika und Zaire.

Gewinnung: Zur Verhinderung von Nematodenbefall und Schäden am Wurzelsystem bei der mechanischen Bearbeitung zur Unkrautkontrolle kommt man im Anbau nicht ohne Pestizide aus.[16,19] Der

Ananasanbau unterliegt einem 4-Jahreszyklus: Etwa 20 Monate nach der Aufzucht aus Stecklingen findet die erste Fruchternte statt. Um die von Natur aus großen Unterschiede in der Entwicklungsgeschwindigkeit der Pflanze auszugleichen, werden chemische Regulatoren wie 2-Chlorethylphosphonsäure oder Calciumcarbid, die bei der Anwendung unter Ethylen- bzw. Acetylenbildung zerfallen, zur Blühinduktion eingesetzt.[17,20] Eine erste Folgeernte (Ratooncrop) erfolgt nach weiteren 12 Monaten. Sie liefert ebenso wie die 2. Folgeernte im 4. Anbaujahr kleinere, unregelmäßig geformte Früchte zur Saft- oder Konservenherstellung.[16,17] Der Hektarertrag beträgt 44000 bis 67000 kg Frischfrucht.[7,21] Die kräftigsten Schößlinge der basalen Blattachseln werden zur vegetativen Vermehrung der Ananaskulturen verwendet.[16,17] Das Blattmaterial wird auch zur Gewinnung von Ananaskleie für diätetische Zwecke oder als Futtermittel genutzt. Zur Fasergewinnung wird *A. comosus* im Halbschatten gezogen, wobei der Fruchtansatz zur Erzielung möglichst feiner Fasern entfernt wird. Die Faser wird durch Schaben der Blätter gewonnen.[1] Zur Herstellung von Bromelain dienen vorzugsweise die Mutterstümpfe der abgeernteten Bestände.[22] Das frische Pflanzenmaterial wird ausgepreßt oder mit Wasser extrahiert. Aus dem Preßsaft bzw. Extrakt wird durch Fällung mit Aceton, EtOH oder Ammoniumsulfat Rohbromelain gewonnen.[22] Bei der Aufarbeitung fällt ein Weichwachs an, das sich zur Herstellung von kosmetischen Präparaten eignet.

Inhaltsstoffe: Rohbromelain ist ein Gemisch aus mindestens fünf chemisch sehr ähnlichen proteolytischen Enzymen.[23,24] Das Proteinasegemisch setzt sich hauptsächlich aus "Stengel-Bromelain" zusammen. Früchte enthalten überwiegend "Frucht-Bromelain". Die Proteinasen Ananain und Comosain sind dagegen ausschließlich in Zubereitungen aus Stengelmaterial enthalten. Die Enzyme zeigen immunologisch ein unterschiedliches Verhalten.[25] Als Substrate dienen sowohl nieder- als auch großmolekulare Proteine, wobei vorzugsweise Alanyl-, Glycyl- und Leucylamidbindungen gespalten werden.[23] Bromelain enthält neben den Cystein-Proteinasen kleinere Mengen einer sauren Phosphatase, eine Peroxidase und verschiedene Protease-Inhibitoren.[24,26] Das Molekulargewicht des Glykoproteins Bromelain beträgt ca. 25000.[25] Das Molekül enthält einen Oligosaccharidteil aus 3 Mol Mannose, aus je 1 Mol D-Xylose, L-Fucose und aus 2 Mol *N*-Acetyl-D-Glucosamin sowie eine reaktive Sulfhydrilgruppe. Das Heptasaccharid ist kovalent an Asparagin des Peptidteils gebunden.[27] Der Aktivitätsbereich des Bromelains ist sehr breit und liegt in Abhängigkeit vom Substrat bei pH 4,5 bis 10. Das pH-Optimum der durch Thiole aktivierten Endopeptidase liegt zwischen 6 und 7,5.[28] Die für pharmazeutische Zwecke genutzte, gereinigte Präparation ist ein farbloses bis gelblichbraunes, amorphes Pulver, das sich gut in Wasser und kaum in EtOH, $CHCl_3$ und Eth löst.[29]

Das Enzymgemisch wird durch Oxidationsmittel und Metallionen inaktiviert. Es wird im allgemeinen in Gegenwart von Reduktionsmitteln (z. B. Cystein) und Komplexbildnern (z. B. EDTA) eingesetzt.[28]

Identität: Entsprechend der Identitätsprüfung für Pankreaspulver kann die proteolytische Aktivität von Bromelain durch Reaktion der Proteinase mit Kongorot-Fibrin nachgewiesen werden *DAB 9*. Dabei wird das am Fibrin adsorbierte Kongorot frei und färbt die Probe stärker rot als eine Blindprobe.

Reinheit: Arsen: 3 < ppm[29] – Blei: 10 < ppm[29] – Coliforme Bakterien: < 30/g[29] – Salmonellen: 0[29].

Gehalt: Nicht weniger als 85 % und nicht mehr als 115 % der deklarierten Aktivität.[29]

Gehaltsbestimmung: Die proteolytische Aktivität wird heute bevorzugt nach FIP-Einheiten bestimmt. Als Substrat wird Casein verwendet. Durch die proteolytische Wirkung des Bromelains entstehen kurzkettige Peptide und Aminosäuren. Nach 30 min wird die bei *p*H 7,5 und 35 °C ablaufende Reaktion durch Zugabe von Trifluoressigsäure gestoppt, das nicht umgesetzte Casein aus der Lösung ausgefällt und nach 20 min bei Raumtemperatur abfiltriert. Die Absorption der freien Aminosäuren und kurzkettigen Peptide mit aromatischen Substituenten wird mit dem Spektrophotometer bei 275 nm gemessen. Als Eichlösung wird eine Tyrosinlösung verwendet. Dieses Verfahren wird auch zur Bestimmung der proteolytischen Gesamtaktivität von Pankreas-Pulver eingesetzt *DAB 9*. Beim Vergleich von Handelspräparaten entsprechen 200 mg Bromelain 500 FIP-Einheiten bzw. 500000 "Rorer-Einheiten".[30]

Lagerung: Trocken, in verschlossenen Behältern.[29]

Wirkungen: Antiphlogistische Wirkung. Am Carrageenin-Ödem der Rattenpfote konnte nach oraler Gabe von 25 bis 100 mg/kg Bromelain ein signifikanter, dosisabhängiger antiödematöser Effekt gezeigt werden.[31,32] Am traumatischen Ödem der Ratte konnte dieser Effekt nach enteraler Gabe von 80 mg/kg Bromelain bestätigt werden. Bei i.p. Applikation wurde eine geringere Wirkung gefunden.[33] Auch bei i.v. Applikation von 10 mg/kg Bromelain wurde an experimentell erzeugten Ödemen der Ratte eine signifikante Ödemreduktion gefunden.[34]

Verlängerung der Blutungs- und Prothrombinzeit. Nach oraler Gabe wurden am Kaninchen eine Erhöhung der Prothrombin- und Antithrombinzeit sowie des Serumplasmins festgestellt. Die minimale Wirkdosis lag bei 5 mg/kg Bromelain.[35] An Ratten wurde ein dosisabhänger Rückgang von Prothrombinzeit, Prothrombin- und Fibrinogenspiegel sowie an Faktor X (Stuart-Faktor) bei i.v. Gabe von Bromelain (1 bis 30 mg/kg) gefunden.[36]

Proteolytische Wirkung. Rohbromelain zeigte *in vitro* proteolytische Aktivität gegenüber Casein, Hämoglobin und einer Reihe synthetischer Substrate.[24] Für die fibrinolytische Wirkung werden zwei Angriffspunkte diskutiert: Eine direkte proteolytische Wirkung des Enzyms auf Fibrin sowie einen indirekten Eingriff durch Aktivierung von Plasminogen zu Plasmin.[35] Die fibrinolytische Aktivität des

Blutserums nahm nach oraler Applikation von 25 bis 100 mg/kg Bromelain dosisabhängig zu.[32] Es wurde eine Zunahme der Fibrinogenbildung durch Einwirkung auf den Prothrombinkomplex beobachtet. Dies zeigte sich an einer Verlängerung der Prothrombinzeit und einer Zunahme des Prothrombins.[32,35,36]
Hemmung der Thrombocytenaggregation. Bromelain hemmt die Thrombocytenaggregation.[32]
Erhöhung von Antibiotica-Serumspiegel. Durch orale Gabe von 20 bis 100 mg/kg Bromelain konnten an Ratten und Kaninchen die Antibiotica-Serumspiegel erhöht werden.[37,38]
Antineoplastische Wirkung. An einigen *in vitro*-Modellen wurde nach Behandlung mit Bromelain das Wachstum von Tumorzellen gehemmt.[39-42]. An Bromelain-behandelten Mäusen (400 mg/kg/Tag) mit Lewis Lungencarcinom wurde ein dosisabhängiger Rückgang von Lungenmetastasen beobachtet.[43]

Resorption: An der Ratte konnte die mukosale Resorption von Bromelain nach intraduodenaler Applikation nachgewiesen werden. Durch molekulargewichtsabhängige Auftrennung des radioaktiv markierten Bromelains im Serum sollte gezeigt werden, daß 50 % des applizierten Enzyms, davon 80 % in intakter Form, resorbiert wurden.[44] Im Serum wurde Bromelain durch Zugabe des Antiserums präzipitiert.[45] Da eine intraduodenale Applikation erfolgte, ist nicht sichergestellt, daß bei oraler Bromelain-Zufuhr das intakte Enzym resorbiert wird. Unklar ist, warum bei oraler Gabe eine Immunreaktion ausbleibt. Man erklärt dies damit, daß lediglich denaturierte Anteile des Enzyms, die im Darm abgebaut werden, eine antigene Wirkung entfalten.

Anwendungsgebiete: Innerlich: Zur Förderung der Wundheilung bei akuten posttraumatischen oder postoperativen Schwellungszuständen.[18,46] Der therapeutische Nutzen der systemischen Behandlung von Entzündungen mit Bromelain wird bezweifelt.[47,48] Mittels einer placebo-kontrollierten Doppelblindstudie konnte bei kieferchirurgischen Eingriffen für Bromelain (3 × 80 mg/Tag) kein signifikanter Effekt nachgewiesen werden.[49]
Zur Enzymsubstitution bei Verdauungsbeschwerden im Rahmen von Pankreaserkrankungen mit unzureichender Fermentproduktion.[18,50]

Dosierung und Art der Anwendung: *Droge.* Nicht als Pulver anzuwenden. *Zubereitung.* Zur inneren Anwendung: Mittlere Tagesdosis 80 bis 240 mg Rohbromelain in Form von galenischen Zubereitungen entsprechend 200 bis 600 FIP-Einheiten.[18,29,51]

Volkstümliche Anwendung und andere Anwendungsgebiete: In der Volksheilkunde auf den Hawaii-Inseln, auf den Philippinen und in Südamerika wird der vergorene Saft bei Entzündungen und fieberhaften Erkrankungen, Ödemen und bei Verdauungsbeschwerden eingesetzt.[56] Der Preßsaft der Blattbasen gilt in Brasilien als sicher wirkendes Athhelminthicum.[7,57] In der Volksmedizin Zaires wird ein Decoctum aus Ananasblättern in der Pädiatrie zur Behandlung asthmatischer Erkrankungen eingesetzt.[58] In der indischen Ayurveda-Medizin wird Ananas eine kontrazeptive Wirkung zugeschrieben, die sich im Tierexperiment nicht bestätigte.[59]

Unerwünschte Wirkungen: Gelegentlich Magenbeschwerden oder Durchfall.[18,29,51] Die unreife Frucht soll giftig sein und heftigen Durchfall hervorrufen.[7]
Allergische Wirkungen. Bei oraler Applikation von Bromelain seltene Fälle von allergischen Reaktionen.[18,51] Seltene Fälle allergischer Dermatitis bei Hautkontakt mit Ananassaft und Bromelain.[52,53] Auch nach inhalativer Gabe von Bromelain wurden vereinzelt allergische Rhinitis und Asthma ausgelöst. Mit Papain können Kreuzreaktionen auftreten.[54]

Gegenanzeigen/Anwendungsbeschr.: Blutungsneigung, Schwangerschaft.[18,51] Bei eingeschränkter Leber- und Nierenfunktion *Mar 29*.

Wechselwirkungen: Bei gleichzeitiger Therapie mit Antikoagulantien muß mit einer Verstärkung der Blutungsneigung gerechnet werden.[18,51]
Bei gleichzeitiger Therapie mit Antibiotica (Tetracycline, Cephalosporine, Penicilline oder Ethambutol) ist eine Wirkungsverstärkung zu erwarten.[37,38,55]

Weitere medizinische Verwendung: Zubereitungen aus Ananaskleie werden als Schlankheitsmittel verwendet.[56]

Akute Toxizität: *Tier.* Für i.v. appliziertes Bromelain wurden an Maus und Kaninchen LD_{50}-Werte von 30 bis 35 mg/kg bzw. von 20 mg bestimmt. Bei i.p. Verabreichung beträgt die LD_{50} 36,7 mg/kg (Maus) bzw. 85,2 mg/kg (Ratte). Bei oraler Gabe war es nicht möglich, an der Maus oder an der Ratte eine LD_{50} zu bestimmen. Selbst bei Dosierungen von 10 g/kg zeigten sich keine toxischen Effekte. Die i.v.-Applikation von Bromelain führte bei anästhesierten Hunden zu einem schnellen Blutdruckabfall und einem raschen Anstieg der Herzfrequenz. Die Normalwerte wurden 10 min nach der Injektion wieder erreicht.[60]

Chronische Toxizität: *Tier.* Dem Futter von Ratten wurde über 3 Monate 1 % Bromelain beigemischt. Gegenüber einer Kontrollgruppe konnten keine Abweichungen im Gewicht, Hämatologie oder pathologische Organveränderungen nachgewiesen werden.[60]

Sonst. Verwendung: *Industrie/Technik.* Bromelain wird als Zusatz zur Verflüssigung von Gelatine verwendet, insbesondere für die Herstellung trinkbarer Gelatinezubereitungen zur Förderung des Nagelwuchses.[7] Allein oder in Kombination mit Papain und/oder Ficin wird Bromelain zum Zartmachen von Fleisch und zur Verhinderung der Kältetrübung in der Bierherstellung[29] und zur Gewinnung von Proteinhydrolysaten eingesetzt.[7]

Gesetzl. Best.: *Offizielle Monographien.* Aufbereitungsmonographie der Kommission E am BGA "Bromelainum crudum (Rohbromelain)", Entwurf veröffentlicht.[18,51]

1. Brücher H (1989) Useful Plants of Neotropical Origin and Their Wild Relatives, Springer-Verlag, Berlin Heidelberg New York London Paris Tokyo Hong Kong, S. 250–255
2. Harms, H (1930) Bromeliaceae. In: Engler-Prantl (Hrsg.) Die natürlichen Pflanzenfamilien, 2. Aufl. Bd. 15a, Engelmann, Leipzig, S. 65–159
3. Index kewensis (1895), Supplement I (1886-1895), VI (1916-1920), VII (1921-1925), IX (1931-1935), X (1936-1940), XI (1941-1950), XIV (1961-1965)
4. Franke W (1981) Nutzpflanzenkunde, Thieme, Stuttgart New York, S. 301–302
5. Esdorn I (1961) Die Nutzpflanzen der Tropen und Subtropen der Weltwirtschaft. G. Fischer, Stuttgart, S. 104
6. Winkler FJ, Schmidt HJ (1980) Zt Lebensm Unters Forsch 171:85–94
7. Morton JF (1977) Major Medicinal Plants. Botany, Culture and Uses. Charles C. Thomas Publisher, Springfield, Illinois, S. 37–43
8. Souci SW, Fachmann W, Kraut H (1968) Die Zusammensetzung der Lebensmittel. Nährwert-Tabellen, Wiss. Verlagsgesellschaft, Stuttgart
9. Conell, DW (1964) Aust J Chem 17:130–140
10. Berger RG, Drawert F, Nitz S (1983) J Agric Food Chem 31:1237–1239
11. Berger RG, Drawert F, Kollmannsberger H, Nitz S, Schraufstetter B (1985) J Agric Food Chem 33:232–235
12. Carnal NW, Black CC (1989) Plant Physiol 90:91–100
13. Takata RH, Scheuer PJ (1976) Lloydia 39:409–411
14. Saito N, Harborne JB (1983) Phytochemistry 22:1735–1740
15. Bhaduri SK, Sen SK, Dasgupta PC (1983) Carbohydr Res 121:211–220
16. Albrigo LG (1954, 1966) Pineapple Nutrition. In: Childers NF (Hrsg.) Nutrition of Fruit Crops, Tropical, Subtropical, Temperate Tree and Small Fruits. Horticultural Publications, Rutgers. The State University, New Brunswick, New Jersey, S. 611–650
17. Schwarzenbach AM (1980) Biologie Unserer Zeit 10:148–153
18. N.N. (1988) PZ 33:28
19. Rohrbach KG, Apt, WJ (1986) Plant Dis 70:81–87
20. Ahmed F, Bora PC (1987) Indian J Plant Physiol 30:189–193
21. Lee SA (1977) Malays Agric J 51:223–227
22. Heinicke RM, Gortner WA (1957) Econ Botany 11:225–234
23. Cooreman WM (1978). In: Ruyssen R., Lauwers A (Hrsg.) Pharmacological Enzymes – Properties and Assay Methods, E. Story-Scientia, Gent, S. 107–121
24. Murachi T, Neurath H (1960) J Biol Chem 235:99–107
25. Rowan AD, Bulle DJ, Barrett AJ (1990) Biochem J 266:869–875
26. Murachi T, Yasui M, Yasuda Y (1964) Biochemistry 3:48–55
27. Cooreman WM, Scharpé S, Demeester D, Lauwers A (1976) Pharm Acta Helv 51:73–97
28. Belitz HD, Grosch W (1985) Lehrbuch der Lebensmittelchemie, 2. Aufl., Springer Verlag, Berlin Heidelberg New York Tokyo, S. 57–59
29. Food Chemicals Codex (1981) III. Ed., National Academy Press, Washington, S. 110–111
30. Wenzel B, Blume H (1988) PZ 133:539–540
31. Suda H, Yamauchi H, Iso T (1984) J Pharmaco Biodyn 7:372–377
32. Pirotta F, De Giuli-Morghen C (1978) Drugs Exptl Clin Res. 4:1–20
33. Uhlig G, Seifert J (1981) Fortschr Med 99:554–556
34. Sugio K, Daly JW (1983) Life Sciences 33:65–73
35. Smyth RD, Brennan RM, Martin GJ (1962) Arch Int. Pharmacodyn 136:230–236
36. Livio M, Bertoni MP, De Gaetano G, Donati MB (1978) Drugs Exptl Clin Res 4:49–53
37. Kida J, Kano K, Yasuoka S, Tsubura E (1976) Chemotherapy 24:1619–1623
38. Sekules G, Querzola F, Mini A (1969) Boll Chim Pharm 108:119–127
39. Taussig SJ, Szekerczes J, Batkin S (1985) PM 51:538–539
40. Goldstein N, Taussig SJ, Gallup JD, Koto V (1975) Hawaii Med J 34:91–93
41. Taussig SJ, Goldstein N (1976) Krebsgeschehen 8:82–87
42. Maurer HR, Hozumi M, Honma Y, Okabe-Kado J (1988) PM 54:377–381
43. Batkin S, Taussig SJ, Szekerczes J (1988) Cancer Invest 6:241–242
44. Smyth RD, Brennan RM, Martin GJ (1961) Am J Pharm 133:294–298
45. Seifert J, Ganser R, Brendel W (1979) Z f Gastroenterologie 17:1–8
46. Steltzer AP (1964) The Eye, Ear, Nose and Throat Monthly 43:54–57
47. Colman RW (1965) Clin Pharmacol Ther 6:598–630
48. Sherry S, Fletcher AP (1960) Clin Pharmacol Ther 1:202–226
49. Hotz G, Frank T, Zoeller J, Wiebelt H (1989) Dtsch Zahnärztl Z 44:830–832
50. Balakrishnan V, Hareendran A, Nair CS (1981) J Assoc Phys Ind 29:207–209
51. Fintelmann V, Menßen HG, Siegers CP (1989) Phytotherapie Manual, Hippokrates Verlag, Stuttgart, S. 19
52. Hausen, BM (1988) Allergiepflanzen – Pflanzenallergene. Handbuch und Atlas der allergieinduzierenden Wild- und Kulturpflanzen, ecomed, Landsberg/Lech, S. 12
53. Lampe KF, Fagerstrom R (1968) Plant Toxicology and Dermatitis, Williams & Wilkins Co, Baltimore
54. Baur X, Frühmann G (1979) Clin Allergy 9:443–450
55. Bodi T (1965) Exp Med Surg, Suppl.: 51–62
56. Carle R (1988) PT 9:67–76
57. Freise FW (1929) Apoth Z 44:1481
58. Disengomoka I, Delaveau P, Sengele K (1983) J Ethnopharmacol 8:265–277
59. Kamboj VP, Dhawan BN (1982) J Ethnopharmacol 6:191–226
60. Moss JN, Frazier CV, Martin GJ (1963) Arch Int Pharmacodyn 145:1–2

RC

Anemarrhena

HN: 2020500

Familie: Liliaceae[1] (nach Lit.[2] Anthericaceae).

Tribus: Asphodeleae.
Die Tribus Asphodeleae im System nach Engler[1] wird nach[2] auf die taxonomische Ebene zweier Familien erhoben, nämlich die der Anthericaceae und die der Asphodelaceae.

Gattungsgliederung: Die Gattung Anemarrhena BUNGE ist monotypisch, d. h. sie enthält nur die Art *Anemarrhena asphodeloides* BUNGE.[3,4] Ihre

Stellung im System der Liliaceae sensu lato ist nicht eindeutig geklärt.

Gattungsmerkmale: Bis zu 1 m hohe, ausdauernde Stauden mit an Asphodelus erinnerndem Habitus.[4]

Verbreitung: Nordostasien.[4]

Inhaltsstoffgruppen: Die Einordnung der Gattung Anemarrhena in die Familie der Anthericaceae spiegelt sich vergleichend-phytochemisch wider durch das Auftreten von Steroidsaponinen, die bei den Asphodelaceae fehlen[5]; hingegen kommen bei den Vertretern der Asphodelaceae Anthranoide (Hydroxyanthracenderivate) in sog. Aloinzellen vor, nicht hingegen bei den zu den Anthericaceae zählenden Arten.[2] Zwar ist Chelidonsäure in der Familie der Anthericaceae weit verbreitet; ob sie in der Gattung Anemarrhena vorkommt, ist nicht bekannt.

Drogenliefernde Arten: *Anemarrhena asphodeloides*: Anemarrhenae rhizoma.

Anemarrhena asphodeloides Bunge

Synonyme: *Terauchia anemarrhenaefolia* Nakai.

Sonstige Bezeichnungen: Chinesisch: Fei, Tschimu; japanisch: Hana suge; russ.: Anemarena asfodeleobraznaja.

Botanische Beschreibung: Pflanze krautig, mit unterirdischem Rhizom; Schaft aufrecht, bis 60 cm hoch, mit zahlreichen basal gehäuften, grasartigen, schmalen Blättern; Blütenstand ährig, mit büschelig gehäuften Blüten; Tragblätter klein, dreieckig; Blütenhülle sechszählig, mit gleichgestalteten Perigonblättern; Staubblätter 3; Fruchtknoten aus 3 verwachsenen Karpellen, mit 1 bis 2 Samen je Fruchtfach; Kapsel kugelig, sich mit 3 Klappen öffnend. Chromosomenzahl 2n = 22.[3,4]

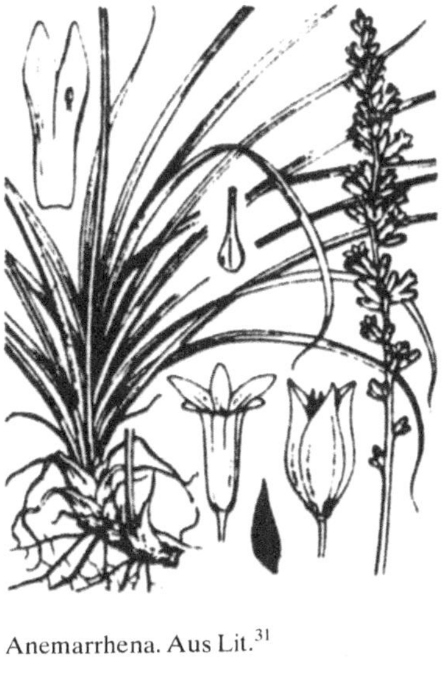

Anemarrhena. Aus Lit.[31]

Inhaltsstoffe: In den oberirdischen Organen 2-Glucopyranosyl-1,3,6,7-tetrahydroxyxanthon (Mangiferin) und dessen isomeres 4-Glucopyranosylderivat (Isomangiferin).[5-8]

Verbreitung: Von der Mongolei über Nordchina bis Korea; in Japan und im Mediterrangebiet teilweise kultiviert.[9]

Anbaugebiete: In China in den Provinzen Henan, Shaanxi und Jiangsu, in Korea und Japan.[9-11]

Drogen: Anemarrhenae rhizoma.

Anemarrhenae rhizoma (Anemarrhena-Rhizom)

Sonstige Bezeichnungen: Chinesisch: Maozhimu, Zhimu (Chimu) (ungeschälte Droge), Zhimurou (geschälte Droge).[10,31]

Monographiesammlungen: Anemarrhena Rhizome *Jap XI*, Zhimu, Common Anemarrhena Rhizome *ChinP IX*.

Definition der Droge: Das getrocknete Rhizom *Jap XI, ChinP IX*.

Stammpflanzen: *Anemarrhena asphodeloides* Bunge.

Herkunft: Aus Anbau in China, Korea und Japan.[10,11]

Gewinnung: Ernte der Rhizome im Frühjahr oder Herbst, anschließende Reinigung und Trocknung an Luft,[31] beste Erntezeit ab dem 3. Kulturjahr.[11]

Handelssorten: In China sind ungeschälte ganze Rhizomdroge (Maozhimu) und geschälte, in Längsscheiben geschnittene Ware im Handel (Zhimurou).[12-14]

Ganzdroge: Maozhimu: Langgestreckt, leicht gekrümmt, abgeflacht, gelegentlich verzweigt, 3 bis 15 cm lang und 0,8 bis 1,5 cm im Durchmesser. An einem Ende hellgelbe Blatt- und Stengelnarben erkennbar. Gelbbraune oder braune Oberfläche mit einer versenkten Furche im oberen Teil und eng aufeinanderschließenden Ringnodien; auf den Ringnodien sitzend zahlreiche, gelbbraun verfärbte Reste von Blattansätzen, die sich von zwei Seiten gegen den Oberteil des Rhizoms zu ausbreiten. Am unteren, leicht runzelig kontrahierten und aufgewölbten Teil erhabene oder eingefallene Wurzelnarben erkennbar. Harte Konsistenz, leicht brechbar mit gelblich weißem Bruch.[14]
Zhimurou: Gelblich weiße Oberfläche mit verdrillten Längsrinnen; gelegentlich sind Blatt- oder Stengelnarben erkennbar.[14]

Schnittdroge: *Geruch.* Schwach charakteristisch. *Geschmack.* Süßlich und schwach bitter, beim Kauen schleimig.[14]
Mikroskopisches Bild. Querschnitt von Maozhimu: Korkschicht aus mehreren Lagen polyedrischer Korkzellen und 10 bis 20 Lagen flachgedrückter,

länglich rechteckiger Korkzellen; sowohl Korkschicht wie Rindenschicht vereinzelt von Leitbündeln durchzogen; im Zentralzylinder zahlreiche kollaterale Gefäßbündel. Im Bereich des Perizykels oft quer verlaufende, den Nebenwurzeln zuführende Gefäßbündel sichtbar. Zellen der Leitbündelscheiden gelegentlich mit verdickten und schwach verholzten Zellwänden. Im mittleren Teil der Wurzelrinde Parenchymgewebe mit zahlreichen darin eingelagerten Schleimzellen mit Calciumoxalat-Raphidenbündeln; ein weiterer Typ von zylindrischen Calciumoxalat-Raphidenbündeln mit Querschnitten von 3,5 bis 5 µm in den die Gefäßbündel umgebenden Parenchymzellen. Die Parenchymzellen enthalten durchwegs fettes Öl.[14]
Der Querschnitt von Zhimurou zeigt nur geringe Anteile von Korkzellen, ansonsten identisch mit Maozhimu.[14]

Inhaltsstoffe: *Steroidsaponine:* Ca. 6 % Steroidsaponine mit Sarsasapogenin (syn.: Sarsapogenin), Markogenin (2*β*-Hydroxysarsasapogenin) und Neogitogenin als Aglykonkomponenten, insbesondere Sarsasapogenin-3-timobiosid (Timosaponin A-III, Sarsasapogenin-3-*β*-D-galaktopyranosid (Timosaponin A-I) und Markogenin-3-timobiosid. Hinweis: Timobiose ist identisch mit *β*-D-Glucopyranosyl-(1→2)-*β*-D-galaktose.[15-18]

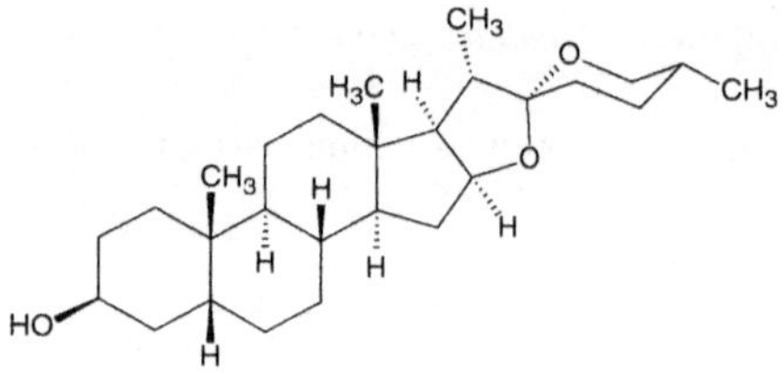

Sarsapogenin

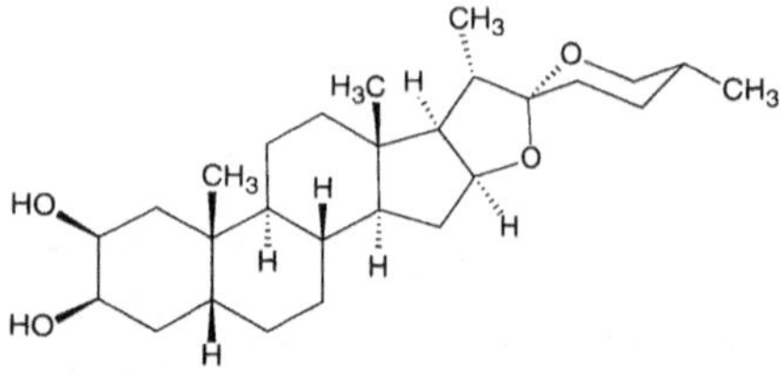

Markogenin

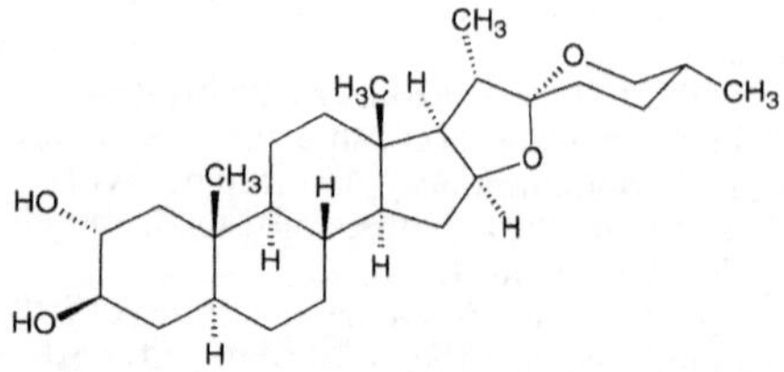

Neogitogenin

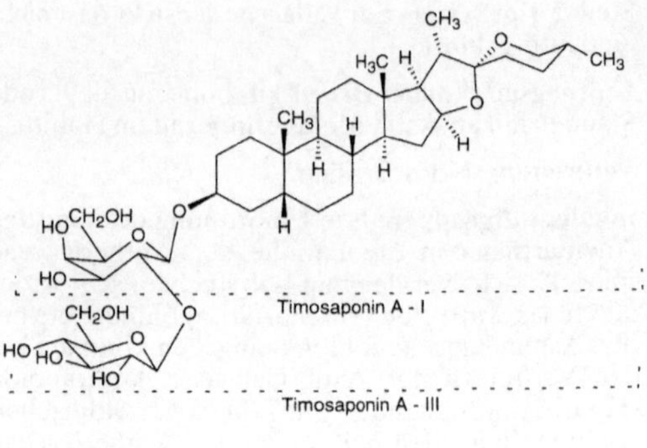

Timosaponin

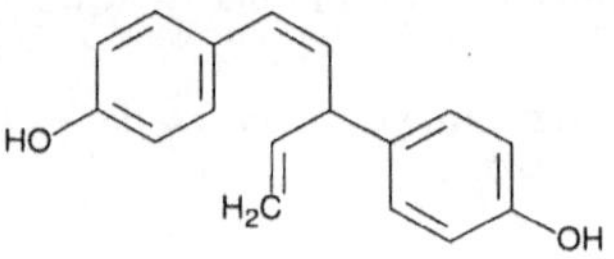

(*Z*)-Hinokiresinol

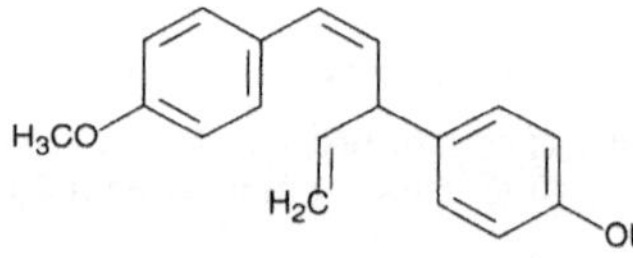

(*Z*)-Monomethylhinokiresinol

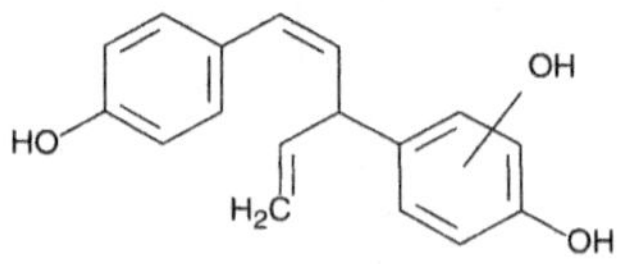

(*Z*)-Hydroxyhinokiresinol

Xanthone. Hauptsächlich Mangiferin (1,3 %).[6,15]
Lignane. Hauptsächlich die Norlignane (*Z*)-Hinokiresinol, (*Z*)-Hydroxyhinokiresinol und (*Z*)-Monomethylhinokiresinol (Mengenangaben fehlen).[19]
Heteroglykane. Heteroglykane unbekannter Tertiärstruktur, die als Anemarane A, B, C und D bezeichnet wurden[20] (Mengenangaben fehlen). Anemaran A liefert nach Hydrolyse die Zucker Rhamnose, Arabinose, Xylose und Galaktose im Verhältnis 9:19:1:100; Anemaran B liefert Rhamnose, Arabinose, Galaktose und Glucose (1:5:10:2), Anemaran C Fucose, Arabinose, Xylose, Galaktose und Glucose (3,4:15,9:2,5:1,0:1,6) und Anemaran D Mannose und Glucose (4,5:1,0).[20]
Weitere Inhaltsstoffe. Nicotinsäure (0,01 %) und Pantothensäure (0,0016 %).[15]

Identität: Prüfung auf phenolische Verbindungen: Das Filtrat eines wäßrigen Drogenauszuges ergibt mit Eisen(III)chlorid-lsg. einen dunkelgrünen Niederschlag *Jap XI*, *ChinP IX*.
Prüfung auf Steroidsaponine. A: Beim Schütteln einer wäßrigen Pulversuspension entsteht feinporiger, beständiger Schaum *Jap XI*, *ChinP IX*.

B: Ein Ethanolextrakt aus pulverisierter Droge ergibt nach dem Eindampfen mit 1 Tr. konz. Schwefelsäure eine Färbung von Gelb über Rot, Violett nach Braun *ChinP IX*. Ein Acetanhydrid-Extrakt aus pulverisierter Droge ergibt mit einigen Tr. konz. Schwefelsäure eine rotbraune Färbung (Liebermann-Burchard Reaktion) *Jap XI*, *ChinP IX*.
C: Nachweis von Sarsasapogenin mittels DC: Der ethanolische Drogenauszug wird nach Säurehydrolyse und nach Verdünnen mit Wasser mit Benzol ausgeschüttelt. Der Rückstand der Benzolphase wird in Benzol gelöst, so daß 1 Teil Droge 1 Teil Untersuchungslsg. entspricht.

- Vergleichslsg.: 5 mg Sarsasapogenin/mL Benzol.
- Adsorptionsschicht: Kieselgel G.
- Fließmittel: Benzol-Aceton (9 + 1).
- Detektion: Vanillin-Schwefelsäure-Reagenz.
- Auswertung: Untersuchungs- und Vergleichslsg. müssen in gleicher Laufhöhe je einen Fleck derselben Färbung zeigen *ChinP IX*.

Reinheit: Max. 3 % Fremdbestandteile; max. Aschegehalt 7 % *Jap XI*, *ChinP IX*.

Lagerung: Gut belüftet und trocken lagern; vor Feuchtigkeit schützen *ChinP IX*.

Wirkungen: Nach Untersuchungen an Forschungsinstituten der Volksrepublik China wirken Anemarrhena-asphodeloides-Extrakte hemmend auf die Plättchenaggregation[21], auf die Na,K-ATPase[22,23] sowie auf die DNA-Polymerase[24]. Sie wirken ferner molluscicid[25], antipyretisch[18] und cortisonartig[18,26,27].
Da in der Literatur teilweise Einzelheiten hinsichtlich Arten der Zubereitung, der Dosierung oder auch der Versuchsanordnung selbst fehlen, wird auf eine detailliertere Wiedergabe der pharmakologischen Untersuchungen verzichtet. Auf das Übersichtsreferat[18] sei hingewiesen.
Das aus der Droge isolierte Timosaponin A-III reduzierte bei neugeborenen Ratten im Dosisbereich 10 bis 200 mg/kg KG/d (i.p.) nach einer Anwendungsdauer von vier Tagen den Serumspiegel an α_1-Fetoprotein dosisabhängig um maximal 60 % im Vergleich mit Placebo (gleiche Volumina einer Salzlösung).[27] Hinweis: α_1-Fetoprotein wird während eines gewissen Abschnittes der Embryonalentwicklung in der Leber gebildet und tritt wieder auf bei Trägern von Hepatomen und malignen Tumoren.

Volkstümliche Anwendung und andere Anwendungsgebiete: In der traditionellen chinesischen Medizin: Zur Fiebersenkung bei infektiösen Erkrankungen mit hohem zehrendem Fieber und starkem Durst, bei "Hitze in der Lunge" mit trockenem Husten; ferner bei Diabetes, hervorgerufen durch "innere Hitze" und bei Obstipation aufgrund von "Trockenheit der Gedärme".[28,31]
In China werden Dekokte getrunken bei Lungenentzündung, Lungentuberkulose, Thyphus und Scharlach.[13,29,30]
In der "orientalischen" und vornehmlich japanischen Volksmedizin werden Anemarrhena-Rhizom-Zubereitungen als Beruhigungsmittel eingesetzt.[19,20]
Die Wirksamkeit bei den genannten Anwendungsgebieten ist bisher nicht belegt.

Dosierung und Art der Anwendung: *Droge*. Tagesdosis 6 bis 12 g entweder als Einzeldroge oder innerhalb einer Rezeptur zusammen mit anderen Drogen als Tee.[10,13,14,30,31]

Gegenanzeigen/Anwendungsbeschr.: Bei Durchfallerkrankungen.[10]

1. Engler A (1964) Syllabus der Pflanzenfamilien, Bd. 2, Hrsg.: Melchior H, 12. Aufl., Gebrüder Bornträger, Berlin-Nikolassee
2. Dahlgren RMT, Clifford HT, Yeo PF (1985) The Families of the Monocotyledones, Springer, Berlin Heidelberg New York
3. Li LC, Hsu PS (1983) Acta Phytotaxonom Sin 21:18–21
4. Baker JG (1877) J Linnean Soc-Botany 15:268
5. Mahato SB, Ganguly AN, Sahu NP (1982) Phytochemistry 21: 959–78
6. Morita N, Shimizu M, Fukuta M (1965) Yakugaku Zasshi 85:374–381
7. Aritomi M, Kumamoto K, Kawasaki T (1969) Tetrahedron Lett, S. 941–944
8. Aritomi M, Kawasaki T (1970) Chem Pharm Bull 18:2.327–2.333
9. Mansfeld R (1986) Verzeichnis landwirtschaftlicher und gärtnerischer Kulturpflanzen, Bd. 3, Springer, Berlin Heidelberg New York, S. 1.342
10. Paulus E, Ding YH (1987) Handbuch der traditionellen chinesischen Heilpflanzen, Haug Verlag, Heidelberg
11. Park CJ (1971) Yakhak Hoeji 15:64–75, zit. nach CA 80(5):24824z
12. Yen KY (1984) The Illustrated Chinese Materia Medica, Crude Drugs, Southern Materials Center, Inc., Taipeh
13. Yen KY (1986) The Illustrated Chinese Materia Medica, Prepared Drugs, Southern Materials Center, Inc., Taipeh
14. Stöger EA, Friedl F (1991) Arzneibuch der chinesischen Medizin, Monographien des Arzneibuches der VR China 1985 und nachfolgender Ausgaben, Übersetzung und Kommentar, 2. Aufl., Deutscher Apotheker Verlag, Stuttgart
15. Yen KY (1985) An Illustrated Pharmacognosy, Southern Materials Center, Inc., Taipeh
16. Kawasaki T, Yamauchi T, Itakura N (1963) Yakugaku Zasshi 83:892–897
17. Kawasaki T, Yamauchi T (1963) Chem Pharm Bull 11:1.221–1.224
18. Wei Y (1987) Zhimu. In: Chang HM, But PPH (Hrsg.) Pharmacology and Applications of Chinese Materia Medica, Vol. 2, World Scientific, Hong Kong, S. 802
19. Nikaido T, Ohmoto T, Noguchi H, Kinoshita T, Saitoh H, Sankawa U (1981) Planta Med 43:18–23
20. Takahashi M, Konno C, Hikino H (1985) Planta Med 47:100–102
21. Niwa A, Takeda O, Ishimaru M, Nakamoto Y, Yamasaki K, Kohda H, Nishio H, Segawa T, Fujimura K, Kuramoto A (1988) Yakugaku Zasshi 108:555–561, zit. nach CA 109(21):183231n
22. Lu S, Chen R, Gu T (1983) Shanghai Diyi Yixueyuan Xuebao 10:327–334, zit. nach CA 100(3):17540g
23. Chen R, Yu Z, Zhang X, Zheng J, Koo T (1982) Shengwu Huaxue Yu Shengwu Wuli Xueabo 14:159–164, zit. nach CA 97(23):192832v

24. Ono K, Nakane H, Meng ZM, Ose Y, Sakai Y, Mizuno M (1989) Chem Pharm Bull 37:1.810–1.812
25. Takeda O, Tanaka S, Yamasaki K, Kohda H, Iwanaga Y, Tsuji M (1989) Chem Pharm Bull 37:1.090–2.001
26. Huang DP, Cote GJ, Massari RJ, Chiu JF (1985) Nucleic Acids Res 13:3.873–1.890
27. Li P, Zhong J, Chen R, Zhang X, Ho K, Chiu J, Huang D (1989) Int J Biochem 21:15–22
28. Xiao PG (1989) Excerpts of the Chinese Pharmacopoeia. In: Craker LE, Simon JE (Hrsg.) Herbs, Spices, and Medicinal Plants: Recent Advances in Botany, Horticulture, and Pharmacology, Vol. 4, Oryx Press, Phoenix, S. 42
29. Hirschhorn HH (1982) J Ethnopharmacol 6:109–119
30. ChinPIX, engl. ed., S. 140
31. Tchang BL (1985) Illustrated Flora of Korea, Seoul, S. 222

RS/RH

Anemone

HN: 2017100

Familie: Ranunculaceae.

Unterfamilie: Ranunculoideae (= Anemonoideae).

Tribus: Anemoneae (= Clematideae).

Subtribus: Anemoninae.

Gattungsgliederung: Zur Gattung Anemone L. wurden früher auch die heute abgetrennten Gattungen Hepatica und Pulsatilla gerechnet. In diese sind jetzt neben anderen die früher als *A. chinensis*, *A. hepatica* beziehungsweise *A. patens*, *A. pratensis* und *A. pulsatilla* geführten Arten eingeordnet.
Die übriggebliebene Gattung Anemone s. str. ist immer noch sehr umfangreich; sie umfaßt nach[23] 150, nach[1] 120 sowie nach[24] 100 bis 120 Arten; seit[2] werden sie auf sechs Sektionen verteilt. Die wichtigsten davon sind sect. Sylvia Gaudin mit *A. nemorosa* L., *A. ranunculoides* L. und *A. trifolia* L. als wichtigsten Arten sowie sect. Anemone L. und sect. Omalocarpus DC. mit den Hauptarten *A. sylvestris* L. beziehungsweise *A. narcissiflora* L.

Gattungsmerkmale: Kleine ausdauernde Kräuter oder Stauden mit kräftigem Wurzelstock; ein bis viele grundständige Laubblätter, wenn mehrere, dann wechselständig; aus den Niederblattachseln ausdauernder Grundachsen je ein ein- bis mehrblütiger Blütenstengel oder Seitensproß mit drei oder seltener vier quirlig angeordneten langstieligen Hochblättern; diese eventuell anders gestaltet als die grundständigen Blätter und zu einem Involucrum vereinigt, das mehr oder weniger weit von der Blüte entfernt sein kann; Blüten eine bis viele, endständig oder durch Verzweigung aus den Achseln der Hochblätter cymös; Blütenhülle aus 5 bis 20 Perigonblättern; Staub- und Fruchtblätter zahlreich, letztere mit je einer hängenden Samenanlage mit einem Integument; Einzelfrüchte nußartig.[24]

Verbreitung: Nach[1,24] kosmopolitisch, nach[1] vorwiegend in der nördlichen Hemisphäre, fünf Arten arktisch; nach[24] in den gemäßigten und kalten Zonen der Nord- und Südhemisphäre mit Verbreitungsschwerpunkten in Süd- und Ostasien. In Europa kommen sechs Arten vor, darunter *A. nemorosa* L., die Art mit dem größten Verbreitungsgebiet.

Inhaltsstoffgruppen: Anemone-Arten enthalten im lebenden, intakten Gewebe Glykoside vom Typus des Ranunculins, die nach Verletzung – beim Trocknen der Pflanze oder während der Mazeration mit Wasser – in einer enzymatischen Reaktion Protoanemonin, d. i. 5-Methylen-2(5H)-furanon, freisetzen.[3,4] Die chemische Konstitution der in der Gattung Anemone vorkommenden Protoanemoninbildner ist nicht bekannt. Protoanemonin seinerseits ist instabil und polymerisiert spontan zu einem bisher nicht näher analysierten Substanzgemisch, aus dem das als Anemonin, d. i. 1,7-Dioxadispiro[4.0.4.2]dodeca-3,9-dien-2,8-dion, bezeichnete Produkt als kristalline Substanz isolierbar ist.[5–7]

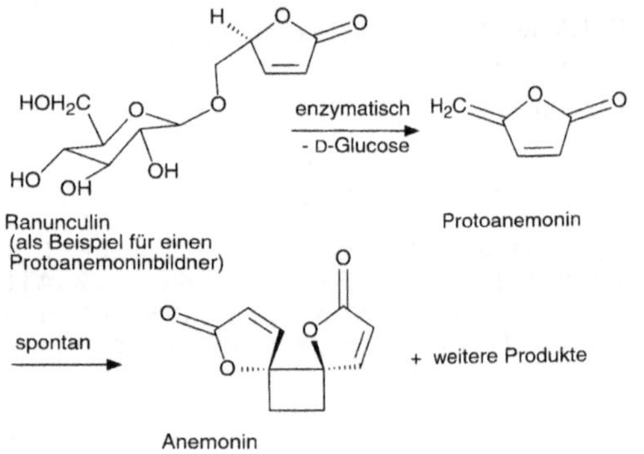

Polymerisation des Protoanemoninbildners Ranunculin zu Anemonin

In mehreren Anemone-Arten kommen Saponine vor;[8–11] soweit sie phytochemisch näher untersucht wurden, handelt es sich um Triterpensaponine mit Olean-12-en-28-onsäure als Aglykonkomponente.[11,12] Es ist nicht bekannt, ob der Besitz von Triterpensaponinen ein durchgehendes Merkmal der Gattung Anemone darstellt.

Drogenliefernde Arten: *Anemone cylindrica*: Anemone-cylindrica-Wurzel.
Anemone nemorosa: Anemone-nemorosa-Frischpflanze, Anemone-nemorosa-Kraut, Anemone nemorosa hom. *HAB 34*.
Anemone ranunculoides: Anemone-ranunculoides-Kraut.
Anemone sylvestris: Anemone-sylvestris-Kraut.

Anemone cylindrica Gray

Sonstige Bezeichnungen: Engl.: Candle anemone, Long-headed anemone, Long-headed thimbleweed.

Systematik: Die Art ist variabel und formenreich.

Botanische Beschreibung: Ausdauernd, 30 bis 60 cm hoch. Wurzelstock nicht verdickt. Gesamte

Pflanze seidig behaart. Grundständige Laubblätter meist zwei, dreiteilig gefiedert, mittlere Fiedern dreilappig, äußere zweilappig, ungleich gesägt. Stengel aufrecht, in Höhe des Involucrums verzweigt, mit zwei oder mehr Blüten. Hochblätter des Involucrums meist drei größere und zu jeder Verzweigung zusätzlich ein kleineres, gestielt, Stiele 2 cm lang oder länger. Blüten etwa 18 mm im Durchmesser. Blütenhüllblätter fünf oder meist sechs, breit-eiförmig, grünlich-weiß. Sammelfrucht eiförmig bis zylindrisch-länglich, 2 bis 4 cm lang, mit zahlreichen Früchtchen.[19-21]

Verwechslungen: Eine Verwechslung ist möglich mit *Anemone virginiana*, von der sich *A. cylindrica* unterscheidet durch weniger scharf und tief eingesägte Blätter und vor allem durch die längeren Fruchtstände, die bei *A. cylindrica* mehr als doppelt so lang wie breit sind.

Verbreitung: Verbreitet im östlichen Nordamerika von New Brunswick über Neuengland bis New Jersey und Pennsylvania, im mittleren Nordamerika von Saskatchewan über das Gebiet der Großen Seen bis Kansas und Missouri, in den Rocky Mountains von British Columbia bis New Mexico und Arizona, nirgends ausgesprochen häufig.[19,20] An offenen, sandigen Stellen, Dünen, Straßenrändern, Küsten, Waldrändern und in offenen Kiefern-, Pappel- oder Eichenwäldern.[21]

Drogen: Anemone-cylindrica-Wurzel.

Anemone-cylindrica-Wurzel.

Sonstige Bezeichnungen: Engl.: Long-headed anemone.

Definition der Droge: Die Wurzel.[22]

Stammpflanzen: *Anemone cylindrica* GRAY.

Volkstümliche Anwendung und andere Anwendungsgebiete: Aus der Droge wurde von den Meskwaki-Indianern ein Aufguß bereitet und als Mittel gegen Kopfschmerzen und Vertigo getrunken.[22] Über die Zubereitung und Anwendung sowie über die Wirksamkeit liegen keine näheren Angaben vor.

Toxikologische Eigenschaften: Über den Gehalt der Wurzel an dem schleimhautreizenden Protoanemonin liegen weder Fallberichte noch wissenschaftliche Untersuchungen vor.

Anemone nemorosa L.

Synonyme: *A. alba* GILIB., *A. pedata* RAF., *A. quinquefolia* L., *Pulsatilla nemorosa* SCHRANK.

Sonstige Bezeichnungen: Dt.: Alte Weiber, Altweibergras, Aprilblume, Augenblume, Bettbrunzer, Bettseicher, Blitzblümchen, Buschblume, Buschrösel, Buschwindröschen, Buttermilchblume, Echtes Windröschen, Engelbleami, Fettblume, Fleischblume, Foierblom, Gackelcher, Geißblume, Geißnägeli, Gewitterblume, Giftblume, Goaßglöckl, Grahschinkerl, Guggauche, Hasenblume, Hasselblaume, Hemadlenz, Hemedklenker, Herrgottsblümchen, Hexenblum, Hoboksbloom, Kädchen uff der Studen, Kaffeeblume, Käsblume, Kättche hinner der Heck, Kouhpritschen, Krähenblume, Kreienfoot, Kroitzenbleaml, Kronfißl, Kuckucksblume, Kühhunger, Mariebluem, Märzenbecher, Märzenblume, Matteblom, Mehlblüemli, Milchblüemli, Naakenhiemdken, Naakte Wiewken, Osterblümchen, Osterchen, Ostermaie, Osterstern, Quarkblume, Schafblümchen, Schlangenblume, Schmalzglöggli, Schneegacke, Schneegalle, Schneeglöckl, Schneekaderl, Schwärblüte, Smoltblome, Speckblume, Sternblömken, Sterneli, Storchebluem, Waldglöggli, Waldröschen, Weiße Madlan, Weiße Osterblume, Weißes Hundsveilchen, Wildi Schneeglöggli, Windeli, Wolfsblume, Ziegenblaume; dän: Hvid anemone, Hvidsimmer; engl.: Grove windflower, Wood anemone; frz.: Anémone des bois, Fleur de Vendredi Saint, Paquette; it.: Anemone bianca, Anemone dei boschi.

Systematik: Die Art ist insbesondere in bezug auf Blattform und -farbe sowie Ausbildung, Anzahl und Stellung der Blütenhüllblätter sehr formenreich. Dementsprechend wurden viele Varietäten beschrieben, die jedoch durch beliebige Übergänge miteinander verbunden sind und daher nach[24] keinen systematischen Wert besitzen.

Botanische Beschreibung: Ausdauernd, 6 bis 20, gelegentlich bis 30 cm hoch. Wurzelstock waagerecht im Boden kriechend, gelb- bis dunkelbraun, rundlich. Stengel meist einzeln, aufrecht, kahl oder zerstreut behaart, meist mit einem langgestielten grundständigen Laubblatt. Laubblatt dreiteilig gefiedert und weiter fiederig eingeschnitten gesägt, Fiederabschnitte 1. Ordnung gestielt, seitliche Fiederabschnitte mit je einer großen basalen Fieder 2. Ordnung, so daß der Eindruck eines handförmig fünfteiligen Blattes entsteht. Stengelständiger Hochblattwirtel aus drei laubblattähnlichen Hochblättern, diese bis 2 cm lang gestielt, meist ohne Achselknospen, handförmig fünfteilig, fiedrig eingeschnitten gesägt. Blüten in der Regel einzeln auf mehr oder weniger langem Stiel, zur Blütezeit aufrecht, weiß bis – besonders außen – rötlich-violett, 1,5 bis 4 cm im Durchmesser. Blütenhüllblätter meist sechs, gelegentlich auch fünf bis neun, ganz selten mehr oder weniger, länglich-eiförmig, ganzrandig, kahl. Staubblätter zahlreich, gelb. Fruchtblätter 10 bis 20, länglich mit kurzem gebogenem Schnabel, flaumhaarig, 4 bis 5 mm lang. Sammelfrucht nickend, Früchtchen rauhhaarig.[24]

Verwechslungen: Eine Verwechslung ist allenfalls mit anderen einheimischen weißlich blühenden Anemone-Arten möglich, am ehesten noch mit *A. sylvestris* und *A. trifolia*; von ersterer unterscheidet sich *A. nemorosa* durch die kahlen Blütenhüllblätter und den Besitz höchstens eines grundständigen Laubblattes, von *A. trifolia* durch die tief eingeschnittenen Laubblätter.

Inhaltsstoffe: Untersuchungen zur phytochemischen Differenzierung von Varietäten liegen keine vor; auch ist nichts bekannt über eine unterschiedliche Verteilung von Inhaltsstoffen auf die einzelnen Pflanzenorgane. Der Gehalt an Protoanemoninbildnern soll zur Blütezeit am höchsten sein.[4]

Verbreitung: Heimisch in fast ganz Europa mit Ausnahme Südspaniens, Süditaliens, Griechenlands, der Mittelmeerinseln sowie des nördlichen Lappland, östliche Verbreitungsgrenze im Wolgagebiet, nach einer Verbreitungskarte in[13]. Verbreitet in krautreichen Laub- und Nadelwäldern, vor allem im Buchenwald oft bodendeckend, und in Bergwiesen, allgemein auf nährstoffreichen, kalkreichen oder -armen, nicht zu sauren, lockeren, sandigen, steinigen oder lehmigen Böden.

Drogen: Anemone-nemorosa-Frischpflanze, Anemone-nemorosa-Kraut, Anemone nemorosa hom. *HAB34*.

Anemone-nemorosa-Frischpflanze

Sonstige Bezeichnungen: Dt.: Buschwindröschen.

Definition der Droge: Die frischen oberirdischen Teile.[14]

Stammpflanzen: *Anemone nemorosa* L.

Inhaltsstoffe: Aufgrund der hautreizenden irritativen Wirkung der Frischpflanze wird das Vorkommen von Protoanemoninbildnern postuliert. Die chemische Konstitution der Protoanemoninbildner ist unbekannt. Quantitative Analysen zum Protoanemoningehalt fehlen.

Volkstümliche Anwendung und andere Anwendungsgebiete: Aufbringen von zerquetschtem Kraut auf die Haut bei Entzündung des Rippenfells und Entzündung der Gelenke,[14,15] offenbar vergleichbar dem Aufbringen von Senfölzubereitungen zur unspezifischen Reizkörpertherapie. Von der Anwendung wird dringend abgeraten: Der Gehalt an Protoanemonin unterliegt starken Schwankungen, so daß die erforderliche Dosierungsgenauigkeit nicht gewährleistet ist; überdies liegen keine Angaben zur Einwirkungsdauer vor. Therapieerfolge sind keine dokumentiert.

Akute Toxizität: Bei entsprechend langer Einwirkungszeit des frischen Krautes kommt es auf der Haut zu Blasenbildung und zu Verätzungen, die u. U. wochenlang nicht abheilen.[14]

Anemone-nemorosa-Kraut

Synonyme: Anemonis nemorosae herba, Herba Anemonis nemorosae, Herba Ranunculi albi, Herba Ranunculi nemorosi.

Sonstige Bezeichnungen: Dt.: Buschwindröschenkraut.

Definition der Droge: Die kurz vor der Entfaltung der Blüte gesammelten und getrockneten oberirdischen Teile.[16]

Stammpflanzen: *Anemone nemorosa* L.

Inhaltsstoffe: Es liegen keine Untersuchungen vor. Das Vorkommen von Anemonin ist wahrscheinlich.

Volkstümliche Anwendung und andere Anwendungsgebiete: In der russischen Volksmedizin bei Magenschmerzen, bei verspäteter Menses, bei Gicht, Keuchhusten und Asthma,[16] Anwendungsgebieten, die mit der analgetischen und plasmolytischen Wirkung von Anemonin in Verbindung gebracht werden.[16] Eine brauchbare Dokumentation zur Wirksamkeit ist bisher aber nicht beigebracht worden.

Akute Toxizität: Für die zur innerlichen Anwendung bestimmten Zubereitungen liegen zwar keine präzisen Angaben vor, doch sind sie allem Anschein nach weitgehend untoxisch.[16] Für den Reinstoff Anemonin beträgt die LD_{50} bei der Maus i.p. 150 mg/kg Körpergewicht.[17]

Anemone nemorosa (Busch-Windröschen) hom. *HAB34*

Monographiesammlungen: Anemone nemorosa *HAB34*.

Definition der Droge: Frische, vor Entfaltung der Blüte gesammelte Pflanzen.

Stammpflanzen: *Anemone nemorosa* L.

Zubereitungen: Essenz nach Paragraph 3 *HAB34*. Eigenschaften: Die Essenz ist von dunkelbrauner Farbe, schwach aromatischem Geruch und kratzend bitterem Geschmack.

Identität: Die 1. und 2. Dezimalverdünnung sind nach *HAB34* in 1 cm dicker Schicht gelblich gefärbt. Weitere Angaben liegen nicht vor.

Gehalt: Arzneigehalt der Essenz nach *HAB34*: $^1/_3$.

Lagerung: Aufbewahrung bis zur 3. Dezimalverdünnung möglich, nach *HAB34* vorsichtig.

Anwendungsgebiete: In der homöopathischen Therapierichtung sind Anwendungsgebiete nicht ausreichend belegt.[18]

Tox. Inhaltsstoffe u. Prinzip: Siehe Anemone-nemorosa-Kraut. Bei Verdünnungsgraden ab D3 sind Risiken nicht bekannt.[18]

Gesetzl. Best.: *Offizielle Monographien.* Monographie der Kommission D beim Bundesgesundheitsamt.[18]

Anemone ranunculoides L.

Synonyme: *A. lutea* LAM.

Sonstige Bezeichnungen: Dt.: Gelbes Buschwindröschen, Gelbes Windröschen.

Systematik: Die Art ist besonders im vegetativen Bereich sehr formenreich; sie gehört zu einem noch nicht genau bekannten Komplex nahe verwandter asiatischer Sippen. In Europa gliedert sie sich in die beiden Unterarten *A. ranunculoides* subsp. *ranunculoides* L., die weit verbreitet ist, und *A. ranunculoides* subsp. *wockeana* (ASCHERSON ET GRAEBNER) ULBRICH, die im nördlichen Mitteleuropa vorkommt und sich durch ein kürzeres, dickeres Rhizom, kleinere Blüten und Hochblätter sowie deren schärfere Sägung von der anderen Unterart unterscheidet.[24]

Botanische Beschreibung: Ausdauernd, 7 bis 20, gelegentlich bis 30 cm hoch. Grundachse als Rhizom waagerecht im Boden kriechend, braun, mit Schuppenblättern besetzt. Stengel aufrecht, zerstreut behaart, mit nur höchstens einem langgestielten grundständigen Laubblatt. Laubblatt dreizählig mit kurz gestielten Teilblättchen, das mittlere dreispaltig, die äußeren zweiteilig mit tief eingeschnittenen, gesägten Abschnitten. Hochblätter laubblattähnlich, fingerförmig vielteilig, fast ungestielt, von der Blüte entfernt, fast waagerecht ausgebreitet, dreizählig. Blättchen dreiteilig, kahl, Abschnitte länglich-lanzettlich, eingeschnitten gesägt, die äußeren zuweilen fast zweispaltig. Blüten einzeln oder zu zweien, selten bis zu fünfen zusammen, auf mehr oder weniger langem Stiel, aufrecht, dotter- bis schwefelgelb, etwa 2 cm im Durchmesser. Blütenhüllblätter meist fünf, selten mehr, breit-eiförmig, ganzrandig, außen schwach flaumig behaart. Staubblätter kurz, gelb. Einzelfrüchte 4 bis 5 mm lang, kurzborstig behaart mit kurzem gebogenem Schnabel.[24]

Verwechslungen: Verwechslungen sind allenfalls mit gelbblühenden Ranunculus-Arten denkbar, sollten aber bei Berücksichtigung von Standort, Blütezeit und Blattform nicht vorkommen.

Inhaltsstoffe: Es gilt das gleiche wie für die Inhaltsstoffe von *Anemone nemorosa*.

Verbreitung: Heimisch in fast ganz Europa, fehlt aber auf den britischen Inseln, an der französischen und belgischen Westküste, in Spanien, Süditalien und Griechenland sowie im nördlichen Skandinavien. Ziemlich verbreitet, aber nicht so häufig wie *A. nemorosa*, gesellig in Auenwäldern und feuchten Laubmischwäldern, selten in Wiesen, auf sickerfrischen, nährstoff- und basenreichen, nicht unbedingt kalkreichen, humosen, lockeren, mehr oder weniger tiefgründigen, sandigen, lehmigen oder tonigen Böden, vor allem in Kalkgebieten, besonders im Kalkbuchenwald. Vor allem im Mittelgebirge, in den Alpen vereinzelt bis 1500 m.[24]

Drogen: Anemone-ranunculoides-Kraut.

Anemone-ranunculoides-Kraut

Synonyme: Herba Anemonis ranunculoidis.

Sonstige Bezeichnungen: Dt.: Gelbes-Buschwindröschen-Kraut.

Definition der Droge: Die getrockneten oberirdischen Teile.[16]

Stammpflanzen: *Anemone ranunculoides* L.

Volkstümliche Anwendung und andere Anwendungsgebiete: Die Droge wurde volksmedizinisch wie Anemone-nemorosa-Kraut verwendet.

Toxikologische Eigenschaften: Bedingt durch das stark haut- und schleimhautreizende, blasenziehende Protoanemonin ist zwar die frische Pflanze giftig, auch für das Weidevieh, nicht aber die Droge, da beim Trocknen das Protoanemonin in Anemonin übergeht, das keine entsprechenden lokalen Reizungen hervorruft.[4]

Anemone sylvestris L.

Sonstige Bezeichnungen: Dt.: Großes Windröschen, Gugableaml, Mehlblume, Schafglocke, Schokoladeblume, Storchenblume, Waldwindröschen.

Systematik: Die Art ist wenig formenreich, lediglich im Osten ihres Verbreitungsgebietes läßt sie sich in verschiedene Formen aufspalten. In Europa ist keine Untergliederung von systematischem Wert möglich.[24]

Botanische Beschreibung: Ausdauernd, 15 bis 50 cm hoch. Wurzelstock stark, schräg nach abwärts gerichtet, fast schwarz, mit Adventivknospen besetzt. Grundständige Laubblätter meist zwei bis sechs, mit einem 10 bis 20 cm langen, lang zottig behaarten Stiel, handförmig fünfteilig, Fiedern ungleich gesägt-gelappt, fast rautenförmig, im mittleren Abschnitt meist gegenständig, in den seitlichen Abschnitten wechselständig gestellt, beiderseits anliegend behaart, und zwar oben schwächer. Stengel aufrecht, meist ein-, seltener zweiblütig, stark behaart, dadurch fast weißfilzig, unterseits abstehend behaart, mit drei meist über der Stengelmitte stehenden, mehr oder weniger aufrechten, gestielten, den Laubblättern ähnlichen Hochblättern. Blüten einzeln, fast stets aufrecht, 2 bis 3 cm lang, 4 bis 7 cm im Durchmesser. Blütenhüllblätter meist fünf, breit-eiförmig, reinweiß oder höchstens auf der Unterseite violett überlaufen, außen weiß behaart. Staubblätter kurz, gelb. Sammelfrucht eiförmig-kugelig, zahlreiche Früchtchen an schlanker Blütenachse, diese bis 3 mm lang, dicht weiß-wollig behaart mit kurzem Schnabel.[24]

Verwechslungen: Eine Verwechslung ist allenfalls mit anderen einheimischen weißlich blühenen Anemone-Arten möglich, am ehesten noch mit *A. nemorosa* und *A. trifolia*; von ersterer unterscheidet sich *A. sylvestris* durch die behaarten Blütenhüllblätter und den Besitz mehrerer grundständiger Laubblätter, von *A. trifolia* durch die tief eingeschnittenen Laubblätter.

Inhaltsstoffe: Es gilt das gleiche wie für die Inhaltsstoffe von *Anemone nemorosa*.

Verbreitung: In Deutschland häufiger nur im fränkisch-thüringisch-hessischen Bergland sowie in Teilen des Weser- und Leineberglandes, der nördlichen Oberrheinebene sowie des Neckartales, sonst heimisch im Donaubecken und den nördlich der Donau liegenden Gebirgen der Balkanhalbinsel, in der nördlichen Ukraine, Weißrußland, dem Baltikum und vereinzelt in Brandenburg und in Südschweden, in einem breiten Gürtel durch Rußland und Sibirien zwischen 48° und 60° n. Br. bis ins Amurgebiet, nach einer Verbreitungskarte.[13] Selten, aber gesellig in sonnigen Busch- und Kiefernwäldern, an Waldrändern und Böschungen, auf sommerwarmen, mäßig trockenen, in der Regel kalkreichen, mehr oder weniger milden, humosen, lockeren, tiefgründigen, sandigen oder lehmigen Böden, in Kiefern-Steppenwäldern und im Osten vor allem in der offenen, krautreichen Wiesensteppe. Von der Ebene bis zu etwa 1000 m Höhe im Mittelgebirge.[24]

Drogen: Anemone-sylvestris-Kraut.

Anemone-sylvestris-Kraut

Synonyme: Anemonis sylvestris herba, Herba Anemonis sylvestris.

Sonstige Bezeichnungen: Dt.: Großes-Buschwindröschen-Kraut.

Definition der Droge: Die getrockneten oberirdischen Teile.

Stammpflanzen: *Anemone sylvestris* L.

Volkstümliche Anwendung und andere Anwendungsgebiete: Die Droge wird wie Anemone-nemorosa-Kraut verwendet.

Toxikologische Eigenschaften: Im Gegensatz zur Frischpflanze enthält das getrocknete Kraut kein haut- und schleimhautreizendes Protoanemonin, so daß lokale Reizerscheinungen nicht zu erwarten sind. Ansonsten liegen zur Toxikologie weder Fallberichte noch wissenschaftliche Untersuchungen vor.

Gesetzl. Best.: *Artenschutz. Anemone sylvestris* ist in Deutschland und der Schweiz vollkommen geschützt.

1. Melchior H (Hrsg.) (1964) A. Engler's Syllabus der Pflanzenfamilien, 12. Aufl., II. Band, Gebr. Borntraeger, Berlin-Nikolassee
2. Ulbrich E (1905) Botanisches Jahrbuch 37:172–334
3. Baer H, Holden M, Seegal BC (1946) J Biol Chem 162:65–68
4. Ruijgrok HWL (1963) Planta Med 11:338–347
5. Bukowiecki H, Zarebska I (1966) Acta Polonica Pharm 23:163–167
6. Tschesche R, Welmar K, Wulff G, Snatzke G (1972) Chem Ber 105:290–300
7. Windholz M (ed.) (1983) The Merck Index. An Encyclopedia of Chemicals, Drugs, and Biologicals, 10th ed. Merck & Co, Inc. Rahway (USA), S. 94, 667 (Anemonin), S. 1.137, 7.793 (Protoanemonin)
8. Bienfait A (1960) J Pharm Belg 42 (N. S. 15):167–172
9. Masood M, Minocha PK, Tiwari KP, Srivastava KC (1981) Phytochemistry 20:1.675–1.679
10. Tiwari KP, Masood M (1980) Phytochemistry 19:1.244–1.247
11. Mizutani K, Ohtani K, Wei JX, Kasai R, Tanaka O (1984) Planta Med 50:327–331
12. Huang WY, Chen WK, Chou YL, Chu JH (1962) Hua Hsueh Hsueh Pao 28:126–131, zit. nach: (1963) Chemical Abstracts 59:1.692
13. Meusel H, Jäger E, Weinert E (1965) Vergleichende Chorologie der zentraleuropäischen Flora, Band I, VEB Gustav Fischer Verlag, Jena
14. Spengler F (1946) Pharmazie 1:222–223
15. Kroeber L (1947) Pharmazie 2:330–333
16. Brandt M (Hrsg.) (1960) Arzneipflanzen in der Sowjetunion. Berichte des Osteuropa-Instituts an der Freien Universität Berlin, Reihe Medizin, Heft 44, 1. Lieferung, S. 66
17. Brodersen R, Kjær A (1946) Acta Pharmacol 2:109–120
18. BAz Nr. 146 vom 08.08.1989
19. Britton NL, Brown A (1970) An Illustrated Flora of the Northern United States and Canada, 2nd edition, Vol. II, Dover Publications, New York
20. Deam CC (1970) Flora of Indiana. Weldon & Wesley, Ltd, Codicote (UK), S-H Service Agency, Inc, New York
21. Voss EG (1985) Michigan Flora, Part II: Dicots. Cranbrook Institute of Science and University of Michigan, Ann Arbor
22. Lewis WH, Elvin-Lewis MPF (1977) Medical Botany, John Wiley and Sons, New York Chichester Brisbane Toronto Singapore
23. Hgn, Bd. VI, S. 10–51
24. Heg, Bd. III, 3. Teil, S. 190–206

VS

Anthemis

HN: 2003500

Familie: Asteraceae (Compositae).

Unterfamilie: Asteroideae (Tubuliflorae).

Tribus: Anthemideae.

Gattungsgliederung: Die Gattung Anthemis L. umfaßt über 100, im einzelnen noch ungenügend bekannte Arten, darunter in Mitteleuropa *A. arvensis* L., *A. austriaca* Jacq., *A. carpatica* Willd., *A. cotula* L., *A. montana* L., *A. ruthenica* M. Bieb., *A. tinctoria* L., und *A. triumfetti* (L.) DC.
Nach Ausschluß der Gattung Chamaemelum Mill. (Ormenis Cass.) erweist sich Anthemis L. als eine recht gut abtrennbare Gattung. Merkmalsbeziehungen bestehen zu verschiedenen Anthemideen-Gattungen, z. B. Tripleurospermum. Innerhalb der

Gattung sind vier Sektionen zu unterscheiden, die sich auf zwei Untergattungen verteilen: subgen. Anthemis, sect. Rumata, sect. Anthemis, sect. Maruta und subgen. Cota.[37]

Gattungsmerkmale: Ausdauernde oder einjährige, krautige Pflanzen mit einfachen oder reich verzweigten Stengeln. Laubblätter wechselständig, einfach oder doppelt fiederschnittig mit meist linear-lanzettlichen bis linealen Abschnitten. Köpfchen einzeln am Ende des Stengels, mittelgroß. Hülle schüssel- bis halbkugel- oder trichterförmig; Hüllblätter mehrreihig, stumpf, mit trockenhäutigem Saum. Köpfchenboden flach oder halbkugelig bis kegelig gewölbt, nicht hohl, mit meist lederigen bis häutigen Spreublättern besetzt. Zungenblüten weiblich oder selten steril, einreihig, mit weißer oder gelber Zunge, zuweilen ganz fehlend. Röhrenblüten zwittrig, zahlreich, gelb, röhrenförmig; die Röhre oft etwas abgeflacht und verdickt, am Grunde nicht ausgesackt. Achänen länglich verkehrt-kegelförmig bis walzlich oder von vorn nach hinten abgeflacht, vierkantig, mit zahlreichen (10 bis 20) mehr oder weniger deutlich vortretenden Rippen. Pappus ein schmaler häutiger Kragen (seltener einseitig öhrchenförmig ausgezogen) oder fehlend.[37]

Verbreitung: Der Kern des Verbreitungsgebietes erstreckt sich vom Mittelmeergebiet über Vorderasien bis nach Zentralasien. Besonders arten- und formenreich ist die Gattung auf der Balkanhalbinsel, in Anatolien, Transkaukasien und Palästina; dagegen besitzen sowohl das westliche Mediterrangebiet als auch Iran, Afghanistan und Zentralasien nur wenige eigene Arten. Die meisten mitteleuropäischen Arten sind als Archäophyten anzusehen, die erst mit der menschlichen Kultur, insbesondere mit dem Getreideanbau, aus dem Süden oder Südosten zu uns gekommen sind.

Inhaltsstoffgruppen: Sesquiterpenlactone[1,2] und Sesquiterpen-Cumarin-Ether,[3,4] cyanogene Glykoside vom Amygdalin-Typ in den Früchten,[5,38] Polyine,[6-8] Flavone und Cumarine.[9,10] Echte Alkaloide sind selten, dagegen häufiger Betaine.[38]

Drogenliefernde Arten: *Anthemis arvensis*: Anthemis-arvensis-Kraut.
Anthemis cotula: Anthemis-cotula-Blüten, Anthemis-cotula-Kraut.
Anthemis tinctoria: Anthemis-tinctoria-Blüten.

Anthemis arvensis L.

Synonyme: *Anthemis agrestis* WALLR., *Chamaemelum arvensis* (L.) ALL.

Sonstige Bezeichnungen: Dt.: Acker-Hundskamille, Feld-Hundskamille, Ackerkamille u.a.; engl.: Wild chamomile, Corn chamomile; frz.: Oeil-de-vache, Camomille sauvage, Fausse camomille; ndl.: Valse kamille; it.: Camomilla senza odore; span.: Manzanilla bastarda, Manzanilla borde, Manzanilla de los campos.

Systematik: Die Variabilität von *Anthemis arvensis* ist recht groß. Von der typischen Ausbildungsform abweichende Pflanzen sind aber zu einem großen Teil als Modifikanten anzusehen. Das gilt für Zweckformen (f. *arenosa* A. SCHWARZ) und für Pflanzen mit besonders kleinen Köpfchen (var. *microcephala* HELLW. EX ABROMEIT). Stärker behaarte Pflanzen (var. *incana* FRÖLICH EX ABROMEIT) können mit *Anthemis ruthenica* verwechselt werden. Gelegentlich treten Exemplare ohne Zungenblüten auf (f. *discoidea* A. SCHWARZ EX VOLLMANN). Die var. *incrassata* zeichnet sich durch oberwärts verdickte röhrige Fruchtstiele aus.[37]

Botanische Beschreibung: Pflanze einjährig, 20 bis 50 cm hoch. Wurzel dünn, spindelförmig, reich verzweigt, Laubblätter zerstreut behaart bis fast kahl, unregelmäßig doppelt fiederschnittig mit lanzettlichen, spitzen, etwa 1 mm breiten Zipfeln. Köpfchen einzeln an langen Ästen, etwa 20 bis 35 mm breit. Hülle fast halbkugelig, Hüllblätter länglich, mit krautigem, langhaarigem bis zottigem Mittelteil und breitem Hautrand. Boden verlängert-kegelförmig, mit ganzrandigen, in eine starre Spitze auslaufenden Spreublättern besetzt. Zungenblüten weiß, weiblich, ca. 6 bis 12 mm lang, Röhrenblüten zwittrig, goldgelb, im unteren Teil etwas erweitert. Achänen 1,8 bis 2,5 mm lang, kreiselförmig, mit zehn glatten Längsrippen, ohne Pappus.

Verwechslungen: S. Art *Anthemis cotula*.

Inhaltsstoffe: Ätherisches Öl,[30] in den Wurzeln Polyine, darunter Dehydromatricariaester und deren Thioether.[6,7]

Verbreitung: In fast ganz Europa, ferner in Kleinasien und Nordafrika; eingeschleppt in Nord- und Südamerika, Australien und Neuseeland.

Drogen: Anthemis-arvensis-Kraut.

Anthemis-arvensis-Kraut

Synonyme: Buphthalmi herba, Herba Buphthalmi.

Sonstige Bezeichnungen: S. Art *Anthemis arvensis* L.

Definition der Droge: Die zur Blütezeit gesammelten und getrockneten oberirdischen Teile.

Stammpflanzen: *Anthemis arvensis* L.

Herkunft: In Europa bildet die Droge keine Handelsware.

Verfälschungen/Verwechslungen: Zur Verfälschung von echter Kamille.[31]

Inhaltsstoffe: Ätherisches Öl, das im Geruch an römisches Kamillenöl erinnert.[21] Nach einer über 100 Jahre alten Analyse (Pattone 1859) sog. Anthemissäure und Anthemin, ein Alkaloid.[30] Im übrigen kaum untersucht.

Anwendungsgebiete: Wie die echte Kamille, doch heute obsolet.[30] Kaum noch arzneilich verwendet.

Volkstümliche Anwendung und andere Anwendungsgebiete: Wie die echte Kamille, wird aber als minderwertiger angesehen. In der Veterinärmedizin.[30] Bei Fieber und als Wurmmittel.[32] Früher mißbräuchlich zu Abortivzwecken.

Anthemis cotula L.

Synonyme: *Anthemis foetida* LAM., *Anthemis ramosa* LINK, *Anthemis psorosperma* TEN., *Anthemis heterophylla* WALLR., *Anthemis abyssinica* J. GAY, *Chamaemelum cotula* (L.) ALL., *Chamaemelum foetidum* BAUMG., *Maruta cotula* (L.) DC., *Maruta foetida* (LAM.) S. F. GRAY, *Maruta vulgaris* BLUFF et FINGERH.

Sonstige Bezeichnungen: Dt.: Hundskamille, Stinkende Hundskamille, Stinkkamille, Kuhdille; engl.: Dog fennel, Wild chamomile, Stinking Mayweed, Stinking chamomile; frz.: Camomille des chiens; it.: Camomilla mezzana; span.: Magarza, Manzanilla hedionda, Manzanilla malagata; port.: Macela fetida.

Systematik: *A. cotula* wird zur Sektion Maruta gestellt.[11]
Die Spreublätter finden sich keineswegs immer nur im oberen Teil des Köpfchenbodens, sondern nicht selten zwischen allen Blüten. In der Schweiz anzutreffen sind Adventivpflanzen mit etwas breiteren Laubblattzipfeln bzw. mit weißlich zottiger Hülle, var. *latisecta* THELLUNG und var. *canescens* THELLUNG.[37]

Botanische Beschreibung: Pflanze einjährig, 20 bis 50 cm hoch, unangenehm widrig-aromatisch riechend. Wurzel spindelförmig, faserig, reich verzweigt. Stengel aufrecht, rundlich, schwach gerieft, zerstreut behaart bis kahl, meist reich verzweigt. Laubblätter zerstreut behaart und beiderseits mit sitzenden Drüsen, unregelmäßig doppelt fiederschnittig mit etwa 0,5 mm breiten, spitzen, ungeteilten oder zwei- bis dreispaltigen Zipfeln. Köpfchen einzeln, 1,2 bis 2,5 cm breit, kurz gestielt. Hülle schüsselförmig; Hüllblätter wenigreihig, mit grünen Rückenstreifen und breitem hellem Hautrand. Blütenboden verlängert kegelförmig mit 0,1 bis 0,2 mm breiten Spreublättern besetzt. Röhrenblüten zwittrig, gelb, im unteren Teil zur Zeit der Fruchtreife etwas schwammig verdickt und die Achänen oben bedeckend. Zungenblüten 8 bis 13, länglich, weiß, geschlechtslos. Achänen 2 mm lang, kreiselförmig, knotig-gerieft und warzig-drüsig.

Verwechslungen: *Anthemis cotula* ist bereits am widerlichen Geruch zu erkennen. Verwechslungen sind möglich mit Arten der Gattungen Achillea, Anthemis, Chamomilla und Matricaria:
Achillea ptarmica L.: Fünf bis 20 Zungenblüten, zumeist so lang wie die Hülle oder länger. Pappus bei den äußeren Früchten krönchenähnlich.
Anthemis arvensis L.: Blütenboden kegelig verlängert, Spreublätter lanzettlich, ganzrandig. Fast geruchlos.
Anthemis austriaca JACQ.: Spreublätter in eine Stachelspitze verlängert, welche höchstens so lang wie die Röhrenblüte ist. Fast geruchlos.
Chamomilla recutita (L.) RAUSCHERT: Blütenboden anfangs flach, später konisch-kegelförmig, hohl und ohne Spreublätter. Kamillentypischer Geruch.
Chamomilla suaveolens (PURSH.) RYDB (= *Matricaria discoidea* DC.): Blütenboden kugelförmig, Hüllblätter breit ganzrandig, Zungenblüten fehlen meistens. Kamillentypischer Geruch.
Matricaria maritima L. (= *Matricaria inodora* L.): Köpfchen größer, Hüllblätter fast einreihig mit breitem Hautrand. Blütenboden markig. Zungenblüten ausgebreitet. Keine Spreublätter. Geruchlos.[12,37]

Inhaltsstoffe: In den Blättern Quercetin-5-glucosid.[13] Nach älteren Angaben[15] auch freies Quercetin und Kämpferol (Mengenangaben fehlen). In den Samen angeblich geringe Mengen von nicht näher charakterisierten Alkaloiden.[15] Über weitere Inhaltsstoffe siehe unter Anthemis-cotula-Kraut.

Verbreitung: In fast ganz Europa, Vorderasien, Kanarische Inseln, Nordwestsibirien, Nordafrika. Eingeschleppt und vielfach eingebürgert in Nord- und Südamerika, Australien und Neuseeland.
Anthemis cotula ist die am weitesten verbreitete Anthemis-Art und bevorzugt auf Ödland, an Straßenrändern und auf Wiesen anzutreffen.

Drogen: Anthemis-cotula-Blüten, Anthemis-cotula-Kraut.

Anthemis-cotula-Blüten

Sonstige Bezeichnungen: S. Art *Anthemis cotula* L.

Definition der Droge: Die getrockneten Blütenköpfchen.

Stammpflanzen: *Anthemis cotula* L.

Herkunft: In Europa bildet die Droge keine Handelsware.

Inhaltsstoffe: Anthecotulid und weitere Sesquiterpene vom Anthecotulidtyp. Geringe Mengen ätherisches Öl. Vielfach wird in der Literatur zwischen Kraut- und Blütendroge nicht näher unterschieden. Einzelheiten siehe unter Anthemis-cotula-Kraut.

Volkstümliche Anwendung und andere Anwendungsgebiete: Wird im Südwesten der USA als Ersatz für Kamillenblüten, Matricariae flos, verwendet.[27]

Unerwünschte Wirkungen: *Allergische Wirkungen.* Bei der echten Kamille, *Chamomilla recutita* (L.) RAUSCHERT, beobachtete allergische Reaktionen sind meistens auf Verwechslungen oder Verunreinigungen mit *Anthemis cotula* zurückzuführen.[28] Die α-Methylengruppe in exocyclischer Stellung am Lactonring des Anthecotulids ist das für die Sensibilisierung primär verantwortliche Strukturmerkmal.[19]

Im Patch-Test mit 13 Compositenextrakten und sieben anderen Extrakten bei 74 Patienten mit Verdacht auf allergische Kontaktdermatitis gibt *Anthemis cotula* neben *Xanthium strumarium* am häufigsten eine positive Reaktion.[29]
Berichte über irritative und allergische Kontaktdermatitiden sowie über Frühreaktionen am Respirationstrakt (allergische Rhinitis, Conjunctivitis, bis zum anaphylaktischen Schock) durch die Anwendung von "Kamille" beziehen sich in den meisten Fällen auf *Anthemis cotula* oder andere Anthemis-Arten.[19]

Anthemis-cotula-Kraut

Sonstige Bezeichnungen: S. Art *Anthemis cotula* L.

Definition der Droge: Die zur Blütezeit gesammelten und getrockneten oberirdischen Teile.

Stammpflanzen: *Anthemis cotula* L.

Herkunft: In Europa bildet die Droge keine Handelsware.

Gewinnung: In Indien aus Wildvorkommen.[16] Soll in Mexiko gelegentlich kultiviert werden.[17]

Inhaltsstoffe: Öliges, optisch aktives Sesquiterpenlacton Anthecotulid [4-(3,7-Dimethyl-2,6-dien-5-onyl)-3-methylen-dihydro(3H)-furan-2-on],[18] in den oberirdischen Teilen in einer Konzentration von über 1,8%,[19] sowie weitere vier Sesquiterpenlactone vom Anthecotulid-Typ.[20]

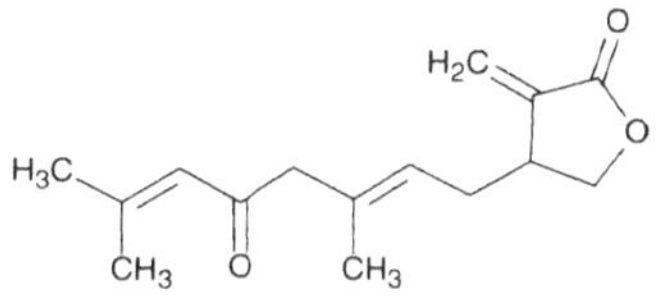

Anthecotulid

0,01 % ätherisches Öl, viskos, zunächst dunkelgrün, dann kastanienbraun,[15,21] das u. a. aus 30,52 % Calaren, 20,91 % Farnesen, 15,28 % Farnesol, 2,16 % Borneol, 1,52 % Caryophyllen, 1,13 % Bornylacetat und 1,08 % Nerol besteht.[22]

Volkstümliche Anwendung und andere Anwendungsgebiete: Die Droge gilt als tonisierend, emmenagog, antispasmodisch und emetisch wirkend; sie wird bei fieberhaften Erkrankungen, bei Amenorrhoe und gegen Kopfschmerzen verwendet,[16,23] bei den Mapuche-Indianern auch bei nervösen Störungen und Hysterie,[24] in Rußland vorzugsweise zum Austreiben von Würmern.[15] Reibt man die Stichstellen mit Blättern ein, so hilft diese Maßnahme gegen die Folgen von Bienenstichen.[23]
Die volkstümliche Verwendung ist medizinisch nicht belegt und erscheint wegen der möglichen allergischen Reaktionen nicht vertretbar.

Tox. Inhaltsstoffe u. Prinzip: *Anthemis cotula* enthält eine Substanz, die auf der Haut Blasen erzeugt[16] und die Schleimhäute reizt.[15] Als Unkraut im Heu soll *Anthemis cotula* Geflügel vergiften.[25]

Sonst. Verwendung: *Pharmazie/Medizin.* Die getrockneten und pulverisierten Blütenköpfchen wie Pyrethrum als Insektizid.[26]

Anthemis tinctoria L.

Synonyme: *Chamaemelum tinctorium* (L.) ALL., *Cota tinctoria* J. GAY EX GUSS.

Sonstige Bezeichnungen: Dt.: Färberkamille, Färber-Hundskamille, Rindsauge, Ochsenaug u. a.; engl.: Dyer's chamomile, Golden marguerite, Yellow chamomile; frz.: Camomille de teintures; russ.: Pupavka krasilnaja.

Systematik: *Anthemis tinctoria* ist eine vielgestaltige Art. Auffällig sind Pflanzen ohne randliche Zungenblüten (f. *discoidea* (ALL.) BECKHAUS). Sie sind in Vorderasien häufiger als die typische Form. Sporadisch finden sich Pflanzen mit hellgelben oder weißlichen Zungenblüten (var. *pallida* DC.), ferner Pflanzen mit sehr kurzen Zungen und mit weißwolliger Behaarung (f. *brachyglossa* BECKHAUS bzw. f. *tomentosa* BECKHAUS) und mit ungewöhnlich kleinen Köpfchen (f. *microcephala* GOIRAN).[37]

Botanische Beschreibung: Pflanze ausdauernd, 20 bis 60 cm hoch. Wurzelstock holzig gedrungen. Stengel aufrecht, filzig behaart, mit langen, meist einfachen Ästen. Laubblätter fiederteilig mit jederseits vier bis sechs größeren, regelmäßig kammförmig fiederspaltigen, lanzettlichen Seitenabschnitten und einem gleich gestalteten Endabschnitt, oberseits kahl, unterseits dicht anliegend, kurzhaarig. Blattspindel schmal, geflügelt. Köpfchen einzeln, lang gestielt, 2,5 bis 3,5 cm breit. Hülle schüsselförmig, Hüllblätter angedrückt, wollig-filzig, die äußeren lanzettlich, spitz, an der Spitze trockenhäutig; die inneren länglich, trockenhäutig berandet. Blütenboden halbkugelig, Spreublätter lanzettlich, in eine starre Spitze auslaufend, etwas länger als die Röhrenblüten, nach innen eingebogen, schwach gestielt. Zungenblüten weiblich, 5 bis 10 mm lang, goldgelb. Röhrenblüten zwittrig, goldgelb. Achänen ca. 2 mm lang, vierkantig, Flächen schwach gerippt, oben mit sehr schmalem, auf der Innenseite häutigem Saum.[Heg]

Verwechslungen: S. Art *Anthemis cotula*.

Inhaltsstoffe: In den Wurzeln Thienolether.[6,8,35]

Verbreitung: Süd- und Mitteleuropa, Westasien. Eingebürgert in Nordamerika.

Drogen: Anthemis-tinctoria-Blüten.

Anthemis-tinctoria-Blüten

Synonyme: Flores Anthemidis tinctoriae.

Herkunft: Früher als Färbepflanze kultiviert. Auch als Zierpflanze angebaut.[17] Die Droge bildet in Europa keine Handelsware.

Inhaltsstoffe: In den Blüten Xanthophyll[15] und Flavonglykoside, darunter Patulitrin (Patuletin-7-*O*-*β*-D-glucopyranosid).[33] Gesamtgehalt an Flavonoiden 7,06 %, berechnet als Quercetin.[34]
0,3 % ätherisches Öl mit *d*-*α*-Pinen, Isobutanol, Methylethylpropanol, Angelicasäurehexylester und Tiglinsäurehexylester, Isobuttersäurisobutylester; Verbindungen der Angelicasäure, Buttersäure und Valeriansäure; ferner Caprylsäure, Cadinen und ein azulenogenes Sesquiterpen.[36]

Anwendungsgebiete: Bei Wurmbefall zum Austreiben von Würmern. Zu Wundwässern, gegen Gelbsucht.[15]
Diese Anwendungsgebiete sind nicht belegt.

Sonst. Verwendung: *Pharmazie/Medizin.* Als Insektizid.[14] *Haushalt.* Die Blüten wurden früher zum Gelbfärben der Wolle und zum "Stärken" ("Streichen") der Wäsche benutzt.[37]

1. Abou El-Ela M, Jakupovic J, Bohlmann F, Ahmed AA, Seif El-Din A, Khafagi S, Sabri N, El-Ghazouly M (1990) Phytochemistry 29:2.704–2.706
2. El-Alfy TS, Shehata AH, Koheil MA (1989) Fitoterapia 60:556–558
3. Bohlmann F, Zdero C (1975) Chem Ber 108:1.902–1.910
4. Hofer O, Greger H (1985) Liebigs Ann Chem S. 1.136–1.144
5. Nahrstedt A, Wray V, Grotjahn L, Fikenscher LH, Hegnauer R (1983) Planta Med 49:143–148
6. Bohlmann F, Arndt C, Bornowski H, Kleine KM (1963) Chem Ber 96:1.485–1.494
7. Bohlmann F, Kleine KM, Arndt C, Köhn S (1965) Chem Ber 98:1.616–1.622
8. Bohlmann F, Burkhardt T, Zdero C (1973) Naturally Occurring Acetylenes, Academic Press, London New York
9. Saleh MM, Rizk AM (1974) Planta Med 25:60–62
10. Harborne JB, Heywood VH, Saleh NAM (1970) Phytochemistry 9:2.011–2.017
11. Yavin Z (1970) Israel J Bot 19:137–154
12. Berger F (1949) Handbuch der Drogenkunde, Wilhelm Maudrich
13. Glennie CW, Harborne JB (1971) Phytochemistry 10:1.325–1.329, Wien
14. Hag (1972) Bd. 3, S. 108
15. Hoppe HA (1975) Drogenkunde, 8. Aufl., Walter de Gruyter, Berlin New York, Bd. 1, S. 90
16. Chopra RN, Nayar SL, Chopra IC (1956) Glossary of Indian Medicinal Plants, Council of Scientific & Industrial Research, New Delhi
17. Schultz-Motel J (Hrsg.) (1986) Rudolf Mansfelds Verzeichnis landwirtschaftlicher und gärtnerischer Kulturpflanzen, 2. Aufl., Akademie-Verlag, Berlin
18. Bohlmann F, Zdero C, Grenz M (1969) Tetrahedron Lett No. 28
19. Hausen BM, Busker E, Carle R (1984) Planta Med 50:229–234; 2.417–2.418
20. Baruah RN, Bohlmann F, King RM (1985) Planta Med 0(6):531–532
21. Treibs W, Gildemeister E, Hoffmann F (1961) Die ätherischen Öle, 4. Aufl., Akademie-Verlag, Berlin
22. Malinskas J, Ana G, Retamar JA (1985) Essenze Deriv Agrum 55:48–51; zit. nach CA 105:66224
23. Uphof JCTh (1968) Dictionary of Economic Plants, 2nd ed., Verlag J. Cramer, D-3301 Lehre, S. 40
24. Houghton PJ, Manby J (1985) J Ethnopharmacol 13:89–103
25. Kingsbury JM (1964) Poisonous Plants of the United States and Canada, Prentice-Hall, Englewood Cliffs, New Jersey
26. Hoehne FC (1939) Plantas e Substancias Vegetais Toxicas e Medicinais, Graphicars, S. Paulo Rio
27. Huxtable RJ (1980) Herbal Teas and Toxins. Perspect. Biol. Med. 24:1–15, zit. nach Craker LE, Simon JE (Hrsg.) (1986) Herbs, Spices, and Medicinal Plants, Oryx Press, Phoenix, Arizona, S. 266
28. Röder E (1984) Pharm Ztg 129:3.076
29. Menz J, Winkelmann RK (1987) Contact-Dermatitis 16:169–173
30. Font Quer P (1981) Plantas Medicinales, Editorial Labor, Barcelona Madrid Bogotá Buenos Aires Caracas Lisboa Quito Rio de Janeiro Mexico Montevideo, S. 802
31. Salvin K, Ivanić R, Mirić M (1981) Acta Pharm Jugosl 31:243–247
32. Steinmetz EF (1957) Codex vegetabilis, Amsterdam
33. Kaloshina NA, Glyzin VI, Ban'kowskii AI (1975) Khim Prir Soedin (5) 654; zit. nach CA 84:407
34. Nagy M, Stara D, Grancai D, Suchy V (1989) Cesk Farm 38:308–309; zit. nach CA 112:62420
35. Bohlmann F, Kleine KM (1966) Chem Ber 99:2.096–2.103
36. Salgues R (1953) Materiae vegetabilis 1:142; zit nach[22]
37. Heg (1979) Bd. 6, S. 287–295
38. Hgn (1964) Bd. 3, S. 449–525

Ic

Anthyllis

HN: 2008800

Familie: Fabaceae (Leguminosae).

Unterfamilie: Faboideae (Papilionoideae).

Tribus: Loteae.

Gattungsgliederung: Die Gattung Anthyllis L. wird in 5 Sektionen gegliedert:
- Sektion Physanthyllis Boiss. z. B. mit *A. tetraphylla* L.;
- Sektion Dorycniopsis Boiss.;
- Sektion Oreanthyllis Griseb. mit *A. montana* L.;
- Sektion Aspalathoides DC;
- Sektion Vulneraria DC mit *A. vulneraria* L.[16]

Als Synonyme für die Gattung werden angegeben: Acanthyllis Pomel; Barba-Jovis Adanson; Cornicina Boiss.; Dorycniopsis Boiss.; Fakeloba Rafinesque-Schmalz; Physanthyllis Boiss.; Pogonitis Reichb.; Tripodion Link; Zenopogon Link.[1,17]
Auf dem europäischen Festland kommen 19 Arten vor,[17] deren Unterscheidung anhand verschiedener Blütenstände, unterschiedlicher Anzahl und Form der Fiederblättchen, Größe und Verschiedenzähnigkeit des Kelchs und Gestalt der Hülse getroffen wird. Weitere 19 Arten kommen außerhalb von Europa vor.[1]

Gattungsmerkmale: Kraut, Halbstrauch oder Strauch, oft mit starker Behaarung. Laubblätter meist unpaarig gefiedert; an Rosettenblättern können Fiederblättchen zugunsten des Endblättchens verkümmert sein. Nebenblätter sind klein und mit dem Blattstiel verschmolzen oder fehlen ganz.[16] Blüten in dichten, blattachselständigen Köpfchen oder Dolden, nur selten einzeln, mit oft großen, fiederspaltigen Hüllblättern und kleinen, borstigen Tragblättern. Kelch röhrig, zur Fruchtzeit meist trockenhäutig und aufgeblasen, mit unterschiedlich großen Zähnen. Farbe der Kronblätter variiert von rot über gelb bis weiß; sie sind lang genagelt und die unteren meist mit der Staubfadenröhre verbunden. Fahne oft geöhrt, Schiffchen gekrümmt, stumpf oder spitz, auf beiden Seiten gehöckert und kürzer als die eiförmig stumpfen Flügel. Staubfäden zu einer Röhre verbunden; die fünf äußeren oberwärts verbreitert, wobei sich der oberste nach der Bestäubung bis zur Mitte oder auch ganz von den übrigen loslöst. Fruchtknoten meist gestielt mit einer bis vielen Samenanlagen. Griffel kahl mit endständiger Narbe. Hülse eiförmig bis kurz lineal, gerade oder gebogen und meist aufgeblasen; springt zweiklappig auf und ist meist kürzer als der bleibende umhüllende Kelch. Frucht ein- bis mehrsamig, nicht oder quer gefächert.

Verbreitung: In ganz Europa, Nordafrika bis Äthiopien, in Asien, Syrien, im Kaukasus und Sibirien; bevorzugt an trockenen, kalkreichen Standorten zu finden.[16]

Drogenliefernde Arten: *Anthyllis vulneraria*: Anthyllis-vulneraria-Blüten, Anthyllis-vulneraria-Kraut.

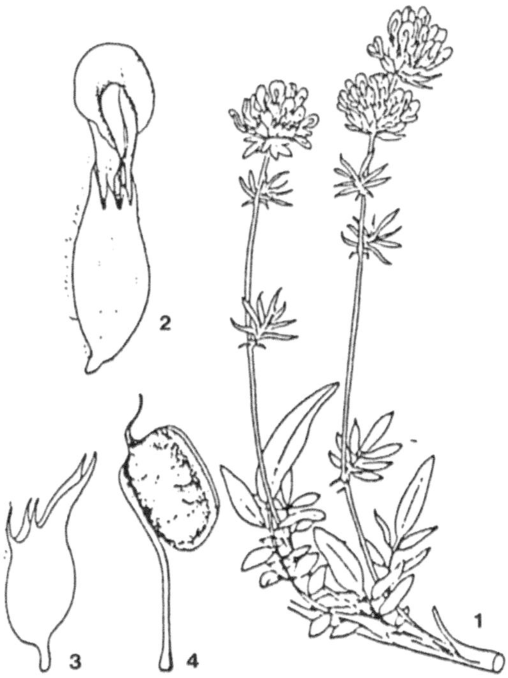

1 Habitus; 2 Blüte; 3 Kelch; 4 Frucht; aus Lit.[19]

Anthyllis vulneraria L.

Synonyme: *Vulneraria heterophylla* Moench.[16]

Sonstige Bezeichnungen: Dt.: Apothekerklee, Badönikli, Batängeli, Bärenklee, Bartklee, Chatzatöpli, Frauenkäppeln, Gelber Klee, Gichtbleaml, Goldknopf, Hasenklee, Herrgottsschühli, Hummelsugga, Katzenbratzerl, Kretzenkraut, Muttergottesschühli, Pantöffli, Russischer Klee, Schafszähn, Sommerklee, Tannenklee, Taubenkröpferl, Watteblume, Wollklee, Wundklee, Wundkraut, Zähnblöcker, Zu Suge; engl.: Kidney vetch, Ladys fingers; frz.: Vulneraire; it.: Erba vulneraria, Vulneraria; romanisch: Brancas, Ervor vulneraria, Pegaglina.[1,18,20]

Systematik: *A. vulneraria* umfaßt 24 Subspezies,[17] welche sich anhand von Kelchmerkmalen in zwei große Gruppen unterteilen lassen. Die weitere Differenzierung erfolgt anhand des Kelches, der Blätter und Deckblätter. Die Begrenzung und Bewertung der Subspezies bzw. der Formenkreise ist zum Teil schwierig und wird auch unterschiedlich gehandhabt.

Botanische Beschreibung: Halbrosettenstaude mit kräftiger Pfahlwurzel und kurzem, einfachem oder häufiger ästigem, vielköpfigem Rhizom. Stengel aufrecht, 6 bis 60 cm hoch, einfach oder ästig, oberwärts weißfilzig behaart (s. Abb. 1).
Laubblätter unterschiedlich gefiedert; grundständige Blätter auf die Endfieder reduziert oder zusätzlich mit bis zu vier Paaren meist relativ lang gestielten Fiedern; zwei bis sechs stengelständige Blätter mit bis zu sieben Paar Fiedern können sitzend sein; sie variieren von länglich eiförmig bis elliptisch oder lanzettlich; das endständige Fiederblatt ist größer, fast rechteckig und beiderseits abgerundet bis schwach zugespitzt; alle Blätter ganzrandig, kahle oder schwach behaarte Oberseite, dicht seidig behaarte Unterseite. Nebenblätter klein, größtenteils oder ganz zu stengelumfassenden Scheiden verbunden. Vielblütige Köpfchen in den obersten, hochblattartigen Achseln. Blüten fast sitzend, mit aufrechter bis 20 mm langer Krone. Kelch häutig, bis zu 17 mm lang, anfangs röhrig flaschenförmig, zottig bis filzig behaart, von weißer bis gelber Farbe, nach obenhin auch violett. Kronblätter weißlich gelb bis gelb oder z. T. (selten ganz) purpurrot, mit freier Fahne, nur wenig kürzeren Flügeln und zugespitztem, oft rotem Schiffchen. Staubfäden zu einer Röhre verbunden und oberwärts verbreitert. Fruchtknoten deutlich gestielt mit verdicktem Griffel und kopfiger Narbe. Hülse in der Regel einsamig, flachgedrückt, scharfkantig, netznervig, dunkelbraun, im Kelch eingeschlossen und springt nicht auf. Same eiförmig, glatt und glänzend gelbgrün gescheckt.[16]

Inhaltsstoffe: Blätter und Stengel enthalten 24 bzw. 10% Protein, das aus 8% Asparaginsäure, 8,6% Glutaminsäure sowie Histidin, Thyrosin, Threonin,

Isoleucin, Valin und Phenylalanin besteht.[2] In den Samen wurden Canalin (2-Amino-4-(aminooxy)buttersäure) und Canavanin (2-Amino-4-(guanidinooxy)buttersäure), ein kompetitiver Hemmer des Arginin-Stoffwechsels, identifiziert.[3,4]

Verbreitung: Diese Art ist in fast ganz Europa verbreitet; nach Osten hin bis zum Kaukasus und Vorderasien, im Süden bis in die Sahara und Abessinien. Sie bevorzugt trockene Wiesen und ist auf mageren, kalkreichen Böden, Geröll und Felsen vom Tiefland bis zur Schneegrenze zu finden.[1,17]

Drogen: Anthyllis-vulneraria-Blüten (Wundkleeblüten), Anthyllis-vulneraria-Kraut (Wundkleekraut).

Anthyllis-vulneraria-Blüten

Synonyme: Anthyllidis vulnerariae flos, Flores Anthyllidis vulnerariae, Flores vulnerariae, Flores vulnerariae cum calice.

Sonstige Bezeichnungen: Dt.: Wundkleeblüten.

Definition der Droge: Die getrockneten Blüten.

Stammpflanzen: *Anthyllis vulneraria* L.

Herkunft: Sammlung der Blüten aus Wildvorkommen.[18]

Gewinnung: Schnelle Trocknung im Schatten.[18]

Schnittdroge: *Makroskopische Beschreibung.* Schmetterlingsblüten etwa 1,5 cm lang, Kelch 1 cm lang, aufgeblasen, hell oder gelbgrün; Kronblätter goldgelb, die Kelchmündung nur wenig überragend, lang genagelt. Beim Einweichen der Blüten in Wasser sieht man, daß Flügel, Schiffchen und Staubfadenröhre zusammenhängen.

Mikroskopisches Bild: Kelchepidermis aus vier- bis sechseckigen Zellen; äußere Epidermis hat nur wenige Spaltöffnungen, die von drei bis sechs Zellen umgeben sind, und trägt viele spitze, starre, eingesenkte, dreizellige Haare, deren Cuticula durch kleine Warzen rauh erscheint. Epidermiszellen der Flügel und Fahnenplatte sind klein, polygonal und zu spitzen, konischen Papillen mit Cuticularfalten ausgewachsen (s. Abb. 2). Epidermen des Schiffchens aus rechteckigen, nicht papillösen Zellen. Schmale langgestreckte Zellformen bei Kronblattnägeln und Staubfadenröhre. Fibröse Schicht der Antheren mit zarten Verdickungsleisten der Zellwände. Pollenkörner 25 µm mit drei Austrittsschlitzen (trikolpat) und sehr dünner Exine. Hochblätter mit nahezu polygonalen Epidermiszellen und Haaren ähnlich den Kelchhaaren.[5]

Inhaltsstoffe: 0,63 % Gerbstoffe, vermutlich vom Catechintyp.[6]

Volkstümliche Anwendung und andere Anwendungsgebiete: Wundklee-Tee wird zur Geschwürbehandlung- und Wundbehandlung sowohl innerlich als auch äußerlich verwendet (Umschläge und Spülungen).[7,8,18] Weitere Anwendungen als Teemischung mit Spitzwegerich gegen Husten zur inneren Einnahme,[18] als Bestandteil von Blutreinigungstees,[8] gegen Erfrierungen und gegen Erbrechen.[20] Die Wirksamkeit der Zubereitung bei den genannten Anwendungsgebieten ist wissenschaftlich nicht ausreichend belegt.

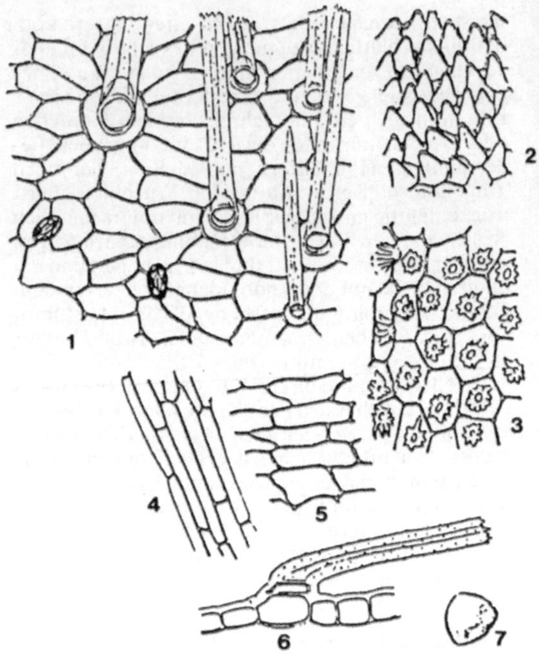

Anthyllis vulneraria, mikroskopisches Bild der Blüte aus Lit.[5] 1 Äußere Kelchepidermis; 2 Papillöse Epidermis der Fahnen- und Flügelplatte; 3 Innere Epidermis des basalen Teiles der Fahnenplatte mit den niedrigen stumpfen Papillen, links oben zwei Papillen in Seitenansicht; 4 Epidermis vom Rande, 5 von der Mitte der Schiffchenplatte; 6 unterer Teil eines Haares vom Rande eines Hochblattes; 7 Pollenkorn

Dosierung und Art der Anwendung: *Droge.* Wundklee-Tee: 1 Eßlöffel Wundkleeblüten auf 250 mL Wasser.

Sonst. Verwendung: *Kosmetik.* Verwendung als Bestandteil von Haarpflegemitteln.[21]

Anthyllis-vulneraria-Kraut

Sonstige Bezeichnungen: Dt.: Wundkleekraut.

Definition der Droge: Das Kraut.

Stammpflanzen: *Anthyllis vulneraria* L.

Herkunft: Sammlung aus Wildvorkommen.

Inhaltsstoffe: *Saponine*: Vom Vorhandensein von Saponinen wird berichtet, genauere Angaben in der Literatur fehlen jedoch.[9,18]

Gerbstoffe: In Blüten, Stengeln und Blättern sind Gerbstoffe, vermutlich vom Catechintyp (bis zu 0,5 %), festgestellt worden.[6]
Flavonole: In den Blättern wurden Quercetin, Kämpferol, Isorhamnetin, Rhamnetin u. a. m. nachgewiesen.[10] Als Hauptbestandteile der ca. 35 nachgewiesenen Flavonolglykoside sind vor allem Galaktoside und Arabinoside von Quercetin, Kämpferol und Isorhamnetin zu nennen (bis zu 0,01 %).[11]
Isoflavane: Die Akkumulation von Phytoalexinen, nämlich der Isoflavonoide Isovestitol (7,4'-Dihydroxy-2'-methoxyisoflavan) und Demethylvestitol (7,2',4'-Trihydroxyisoflavan) als Antwort auf eine Bakterien-, Pilz- oder Virusinfektion wird beschrieben. Bezüglich der Isoflavane sind der Literatur keine Mengenangaben zu entnehmen.[12]

Wirkungen: *Antivirale Aktivität.*
Eine Untersuchung der inhibitorischen Effekte eines Ethanol-Auszuges der ganzen Pflanze auf die Vermehrung des menschlichen Herpesvirus Typ 1 und des Poliovirus Typ 2 in Zellkulturen führte zu folgenden Ergebnissen: Die maximale nicht toxische Dosis (DMNT) des ethanolischen Rohextraktes entsprach 2,5 mg frischer Pflanze. Die DMNT ist diejenige Menge, die Zellen (Zellen aus der Niere des Affen *Cercopithecus aethiops*) der Zellsuspension (40.000 Zellen/0,1 mL) nach 5 h Inkubation bei 37 °C nicht mehr verändert. Zur Bestimmung der antiviralen Aktivität wurde eine Zellsuspension mit dem ethanolischen Pflanzenextrakt (Dosierung entsprechend 2,5 mg frischer Pflanze) 24 h auf der Mikrotiterplatte inkubiert und anschließend die Virussuspension zugefügt. Hierbei wurde eine 75 %ige Inhibition der zelltoxischen Wirkung, bezogen auf eine Referenzkultur ohne Extrakt, als positives Ergebnis gewertet.[13]

Volkstümliche Anwendung und andere Anwendungsgebiete: In Spanien wird der Saft des frischen Krautes extern zur Geschwürbehandlung und Wundbehandlung verwendet.[7]
Die Wirksamkeit der Zubereitung bei den genannten Anwendungsgebieten ist wissenschaftlich nicht ausreichend belegt.

Mutagenität: Quercetin und Rhamnetin, zwei in *A. vulneraria* L. enthaltene Flavonole, wurden im AMES-Test auf Mutagenität gegenüber den *Salmonella typhimurium*-Stämmen TA 97, TA 98, TA 100 und TA 102 geprüft. Beide Flavonoide zeigten auf den Zusatz von S-9-Mix hin mutagene Eigenschaften; dabei war die Aktivität von Quercetin deutlich höher als die von Rhamnetin.[14]

Sonst. Verwendung: *Landwirtschaft.* Nutzung als Futterpflanze.[20] Die etwaige Giftwirkung der Samen wegen des Vorkommens von Canavanin ist hierbei zu beachten.[15]

1. Index Kewensis and Supplements (1893–1885), Clarendon Press, Oxford
2. Jay M, Voirin B, Hasan A, Gonnet JF, Viricel MR (1980) Biochem Syst Ecol 8(1):127–132
3. Scott Th, Brewer M (Hrsg) (1983) Concise Encyclopedia of Biochemistry. W de Gruyter Verlag, Berlin New York
4. Mierisch J (1967) Naturwissenschaften 54(7):169–170
5. Thoms H (1931) Handbuch der praktischen und wissenschaftlichen Pharmazie, Bd. 5, 2. Hälfte, Urban und Schwarzenberg, Berlin Wien, S. 1167–1168
6. Sile A, Vanaga A (1974) Nauka-Prakt Farm, S. 82–85
7. Karl J (1978) Phytotherapie, 3. Aufl., Verlag Tibor Marcell, München, S. 27
8. Font-Quer P (1981) Plantas Medicinales, Ed Labor, Barcelona, S. 370
9. Vetter J, Seregelyes-Csomos A (1988) Magy Allatorv Lapja 43(8):479–482
10. Gonnet JF, Jay M (1971) Phytochemistry 11(7):2313–2316
11. Gonnet JF (1975) Phytochemistry 14(3):823
12. Ingham JL (1971) Botan Rev 38:343
13. Suganda AG, Amoros M, Girre L, Fauconnier B (1983) J Nat Prod (Lloydia) 46(5):626–632
14. Czeczot H, Tudek B, Kusztelak J, Szymczyk T, Dobrowolska B, Glinkowska G, Malinowski J, Strzelecka H (1990) Mutat Res 24(3):206–216
15. Malinow MR (1981) Science 216:415
16. Heg
17. FEu
18. Pahlow M (1985) Das große Buch der Heilpflanzen, Gräfe und Unzer, München
19. Garcke A (1972) Illustrierte Flora, Verlag Paul Parey, Berlin Hamburg, S. 847
20. Hag
21. Hoppe HA (1975–1987) Drogenkunde, Vol. 1–3, 8. Aufl., W. de Gruyter Verlag, Berlin New York

Bu/Sp

Apium

HN: 2005200

Familie: Apiaceae (Umbelliferae).

Unterfamilie: Apioideae.

Tribus: Ammineae.

Gattungsgliederung: Die Gattung Apium L. besteht aus etwa 20 Arten, dazu gehören nach der Flora Europaea (FEu) 5 europäische Arten (mit mehreren Unterarten).[1]
Es wird unterteilt in:[1]
Subgen. Eu-Apium mit *Apium graveolens*
Subgen. Cyclospermum mit *Apium tenuifolium*; *Apium nodiflorum*; *Apium inundatum*.

Gattungsmerkmale: Die Pflanzen der Gattung Apium sind einjährige oder ausdauernde Kräuter mit endständigen oder scheinbar blattgegenständigen, manchmal einfachen Dolden. Der Kelchrand ist gestutzt, mit sehr kleinen oder auch gar nicht hervortretenden Zähnen. Die Farbe der Kronblätter ist weiß, manchmal grünlich oder rötlich. Ihre Form ist rundlich oder eiförmig-spitz. Sie können ganz gerade oder an der Spitze eingekrümmt oder auch wenig am Rand eingeschlagen sein. Das Griffelpolster ist abgeflacht kegelförmig. Der Griffel (bei den mitteleuropäischen Arten) vom Grund an auswärts gebogen, dem Griffelpolster anliegend. Die Frucht ist eiförmig-rundlich, am Grund häufig herzförmig und von der Seite her schwach abgeflacht. Von der Fläche her gesehen ist sie oft breiter als hoch, durch Zusammenziehen an der Fuge etwas zweiknöpfig. Die Teilfrüchte besitzen 5 dicke Hauptrippen, die im Querschnitt stumpf-3kantig sind (mit Ausnahme von *A. tenuifolium*), wobei die randständigen paarweise aneinanderstoßen. Die Ölstriemen sind groß und einzeln (manchmal aber auch 2 bis 3) unter den Tälchen, 2 sind an der Fugenfläche. Der Fruchthalter (bei den mitteleuropäischen Arten) ist ungeteilt oder an der Spitze kurz 2spaltig. Der Samen ist an der Fugenseite flach.[57]

Verbreitung: Südliche Florenreiche über die Gebirge der Tropen bis zum nordischen Florenreich.[57]

Inhaltsstoffgruppen: Ätherisches Öl, Cumarine, Fettes Öl.[58]

Drogenliefernde Arten: *Apium graveolens*: Apii graveolentis aetheroleum (ex fructibus), Apii fructus (Selleriefrüchte), Apii herba (Selleriekraut), Apium-graveolens-Kraut (frisch), Apii radix (Selleriewurzel), Apium-graveolens-Wurzel (frisch), Apium graveolens hom. *HAB 34.*

Apium graveolens L.

Synonyme: *Apium celleri* GÄRTNER = *A. decumbens* ECKLON et ZEYHER = *A. lobatum* GILIB = *A. maritium* SALISB. = *A. vulgare* BUBANI nec LAM. = *Celeri graveolens* BRITTON = *Selinum graveolens* E. H. L. KRAUSE = *Seseli graveolens* SCOP. = *Sison ruta* BURM. = *Sium apium* ROTH = *Sium graveolens* VEST = *Smyrnium laterale* THUNB.[57]

Sonstige Bezeichnungen: Dt.: Echter Sellerie, Epf, Eppich, Geilwurz, Gemeiner Eppich, Sällerli, Schoppenkrud, Sellerie, Zelderie, Zeller, Zellerich, Zellerie; engl.: Celery, smallage parsley, wild celery; frz.: ache, ache des marais, céleri; it.: Apio, Apio grande, Apio palustre, Sedano, Seleno del Tivolo, Seleno tedesco, Sellero, Sellino, Senido, Sesano; port.: Aipo; russ.: Seldereij; poln.: Seler; holl.: Selderei, Seldereij; griech.: Selinon.

Systematik: Es werden mehrere Varietäten unterschieden:
A. graveolens var. *dulce* (MILL.) PERS. = Bleich- oder Staudensellerie;
var. *graveolens* = Wildform;
var. *rapaceum* (MILL.) GAUD. = Knollensellerie;
var. *secalinum* ALEF. = Schnittsellerie.[59]

Botanische Beschreibung: Die Pflanze ist zweijährig (in Kultur auch einjährig). Sie erreicht eine Höhe von 30 bis 100 cm. Der Geruch ist charakteristisch und bleibt beim Trocknen erhalten. Die Pflanze ist kahl. Die Wurzel ist bei der Wildform und der var. *secalinum* spindelförmig, ca. 5 bis 7 mm dick und ästig, im 2. Jahr verholzend. Bei der Kulturform var. *rapaceum* ist die Wurzel fleischig, rundlich-rübenförmig und erreicht einen Durchmesser bis über 15 cm.
Der Stengel von *A. graveolens* ist aufrecht, kantig gefurcht, oft hohl und reichästig mit weitabstehenden quirligen Ästen, die sich bei großen Pflanzen am Ende des Stengels befinden. Die Laubblätter sind glänzend dunkelgrün. Die Grund- und unteren Stengelblätter sind mehr oder weniger langgestielt und fiederschnittig. Die oberen Stengelblätter sind manchmal gegenständig, auf kurzen, weißhautrandigen Scheiden fast sitzend und zumeist 3zählig.
Die Abschnitte der unteren Laubblätter sind rundlich, am Grunde fast gestutzt, 3lappig oder 3schnittig, mit breiten mehr oder weniger rautenförmigen, eingeschnitten-gezähnten, stumpfen, kurzstachelspitzigen Zipfeln. Die Abschnitte der Stengelblätter am Grunde sind keilförmig und besitzen spitze, weiße knorpelig-spitze Zipfel. Die der oberen Stengelblätter sind keilförmig und spitz, ebenfalls 3lappig oder 3spaltig oder auch lanzettlich und ganzrandig. Die Dolden sind klein, zahlreich und 6- bis 12strahlig, zum Teil übergipfelt, kurzgestielt bis sitzend, teils endständig, mehr oder weniger langgestielt und ohne Hülle und Hüllchen.
Die Kronblätter sind meist 0,5 mm klein, weiß oder grünlich bis gelblich, am Grund herzförmig und an der Spitze mit eingeschlagenen Zipfeln.
Die Frucht ist fast kreisrund (quer etwas breiter), an der Seite etwas abgeflacht. Der größte Durchmesser ist etwa 1,5 bis 2 mm. Die Teilfrüchte sind im Querschnitt abgerundet 5eckig mit 5 gleichen, schwach 3kantig vorspringenden, bogenförmig verlaufenden Hauptrippen, deren fugenständige den Rand der Teilfrucht bildet. Von dem relativ großen Ölstriemen ist je einer (manchmal je 2 bis 3) unter den Tälchen, zwei sind an der Fugenfläche. Der Fruchthalter ist borstig und an der Spitze schwach eingekerbt.[57]
Knollensellerie (var. rapaceum): Bei dieser Varietät ist die Knolle groß (ca. 10 cm im Durchmesser) und rundlich. Sie wird zu je $^1/_3$ aus Hauptwurzel, Hypokotyl und gestauchter Sproßachse gebildet und daher besser als Sproßrübe bezeichnet. Ihre Ausbildung erfolgt hauptsächlich durch diffuses Dickenwachstum. Die Knolle erscheint durch rhombisch querliegende Vertiefungen (die Blattstielnarben) in unregelmäßig spiraliger Anordnung gemustert. Außen ist die Knolle grüngelb bis bräunlich, innen weich und weiß. Das Zentrum ist manchmal hohl.[3,4]
Bleich-, Stiel- oder Staudensellerie (var. dulce): Die Varietät ist gekennzeichnet durch die verdickten Blattstiele, in denen die Nährstoffspeicherung stattfindet. Durch Abdunkeln werden sie bleich gehalten.[3,4,57]
Schnittsellerie (var. secalinum): Die Schnittsellerie-Varietät mit glatten Blättern sieht im wesentlichen aus wie die Wildform. Durch Züchtungen gibt es heute jedoch auch Schnittsellerie mit krausen Blättern, der ein stärkeres Selleriearoma haben soll.[4]

Verwechslungen: Kommen sehr selten vor, da die Handelsware ausschließlich aus dem Anbau kommt.

Inhaltsstoffe: Alle Pflanzenteile enthalten ätherisches Öl (0,1 bis 3 %), welches qualitativ ähnlich ist, sich jedoch in quantitativer Hinsicht unterscheidet. Für den charakteristischen Geruch sind neben β-

Selinen die Phthalide 3-Butylphthalid, 3-Isobutyliden-3a,4-dihydrophthalid, 3-Butylidenphthalid u. a. verantwortlich.[8,9,19]

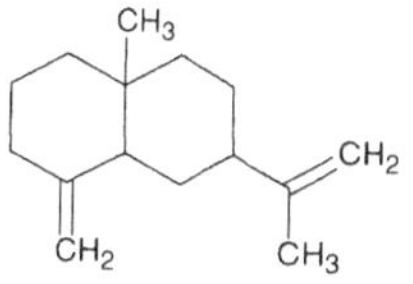

β-Selinen

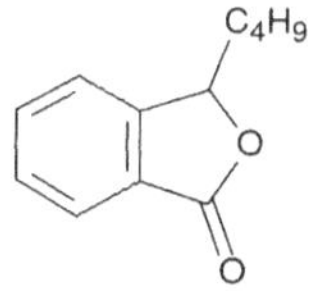

3-Butylphthalid

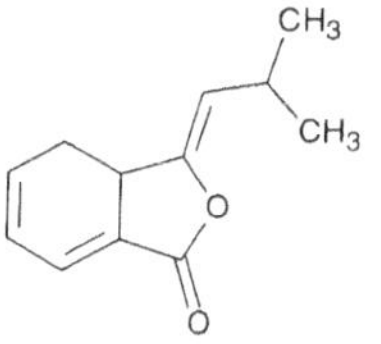

3-Isobutyliden-3a,4-dihydrophthalid

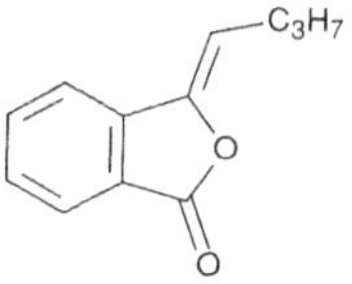

3-Butylidenphthalid

Verbreitung: Feuchte, meist salzhaltige Gebiete nahe dem Meer (Halophyt). Europa von England und Lappland bis Süd-Rußland, Westasien bis Ostindien, Nord- und Südafrika, Südamerika. Auch in Nordamerika, Mexiko, Argentinien angebaut und verwildert.[5,57]

Drogen: Apii fructus (Selleriefrüchte);
Apii graveolentis aetheroleum (ex fructibus);
Apii herba (Selleriekraut);
Apium-graveolens-Kraut (frisch);
Apii radix (Selleriewurzel);
Apium-graveolens-Wurzel (frisch);
Apium graveolens hom. *HAB 34*.

Apii fructus (Selleriefrüchte)

Synonyme: Fructus Apii graveolentis, Semen Apii graveolentis.

Sonstige Bezeichnungen: Dt.: Selleriefrüchte; engl.: Celery fruit; frz.: Semence de céleri; it.: Sementes de apio; span.: Semillas de apio.

Monographiesammlungen: Keine Monographie in gültigen Arzneibüchern. Lediglich in älteren Monographiesammlungen wie z. B.: Celery *BPC 49*.

Definition der Droge: Die reifen, getrockneten Früchte.

Stammpflanzen: Stammpflanze ist *Apium graveolens* L. Eine Begrenzung auf bestimmte Varietäten ist nicht erforderlich, weil keine gravierenden Unterschiede der Inhaltsstoffe bestehen.[2,8,9]

Herkunft: Hauptlieferanten sind Indien und China, Frankreich, Holland und Ungarn.

Ganzdroge:
Geruch. Charakteristisch würzig.
Geschmack. Würzig, etwas bitter.
Makroskopische Beschreibung. Getrocknete Selleriefrüchte sind graugrün bis bräunlich. Die Spaltfrüchte sind teilweise in ihre Teilfrüchte zerfallen. Die Teilfrucht ist oval und 0,8 bis 1,5 mm lang, ca. 1,7 mm breit und 0,5 bis 1,2 mm dick. Es ist ein kegelförmiger Griffelrest erkennbar. Am Rücken der Teilfrucht befinden sich 3 schmale helle bis weißlich scharf abgesetzte Rippen.[5,10,60]
Mikroskopisches Bild. Der Querschnitt zeigt den typischen Aufbau einer Apiaceenfrucht. In jedem Tal befindet sich 1 Ölgang (manchmal auch 2 bis 3), auf der abgeflachten Seite 1 bis 2 Ölgänge.
Die Epidermis der Frucht zeigt buchtige Querwände. Die Kutikula ist feingestreift, stellenweise auch warzig. Tiefer liegende Zellen des Parenchyms sind 10 bis 16 μm breit und quergestreckt, genauso wie die 4 bis 10 μm breiten Epidermiszellen der Innenwandung der Frucht. Der von einer bräunlichen Samenhaut umgebene Same liegt in einem derbwandigen Endosperm mit winzigen Aleuronkörnern und fettem Öl.[5,10]

Pulverdroge: Charakteristisch für die Pulverdroge ist die von der Innenwand der Frucht stammende Doppellage der schmalen Querzellen, daneben winzige Aleuronkörner und fettes Öl sowie weitere Zell-Fragmente der Frucht.[5,10]

Verfälschungen/Verwechslungen: Es können Verwechslungen mit Petersilien- oder Ajowanfrüchten auftreten (s. Reinheit).

Minderqualitäten: Minderwertig sind Drogen mit weniger als 1,5 % ätherischem Öl und/oder mit Verunreinigungen.

Inhaltsstoffe: *Ätherisches Öl.* Die Droge enthält 1,9 bis 3 % ätherisches Öl (Oleum Apii aetheroleum e fructibus) von grüngelber bis goldgelber Farbe. Zusammensetzung siehe Apii graveolentis aetheroleum.[8,9,61]
Flavonoide. Hier kommen in erster Linie Gravaeobiosid A und B (Luteolin-7-apiosylglucosid bzw. Chrysoeriol-7-apiosylglucosid, ca. 1 bis 2 % und 0,1 bis 0,7 %) vor. Daneben fand man Apiin (Apigenin-7-apiosylglucosid) sowie Isoquercitrin (Quercetin-3-*O*-glucosid).[12,14,22]

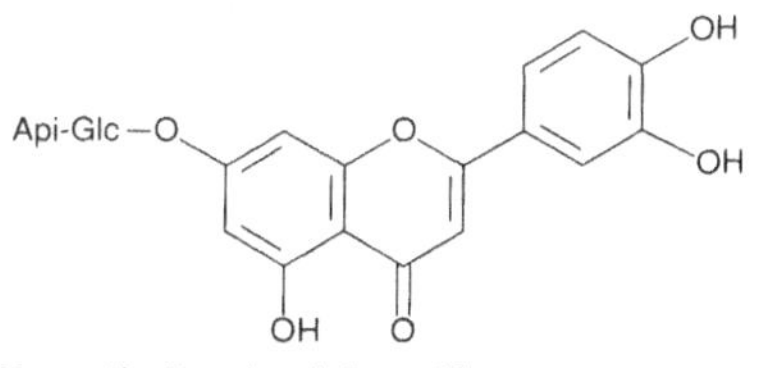

Luteolin-7-apiosylglucosid

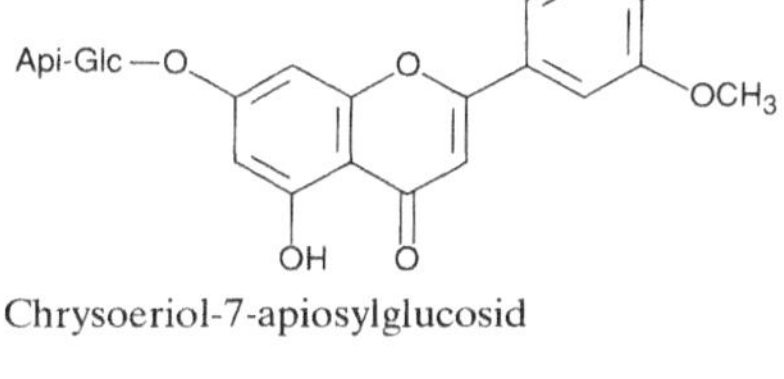

Chrysoeriol-7-apiosylglucosid

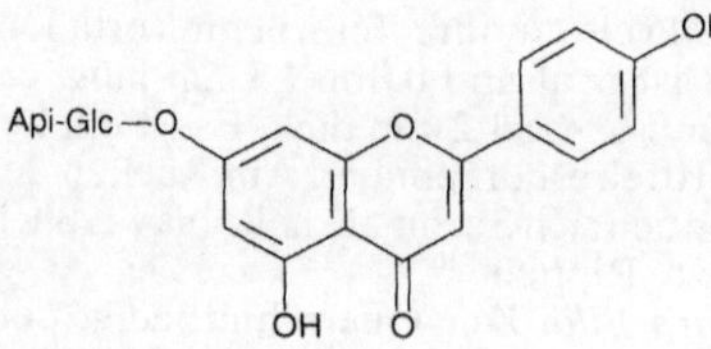

Apiin

Cumarine. Die Droge enthält 6,7-Furanocumarine wie z. B. Bergapten, Isoimperatorin und Isopimpinellin, Dihydrofurocumarine wie z. B. Rutaretin, Nodakenetin und Apiumetin und 7,8-Furanocumarine wie Seselin, neben Furanocumaringlykosiden wie z. B. Apiumosid ((–)-2,3-dihydro-9-hydroxy-2[1-(6-*p*-coumaroyl)*β*-D-glucosyloxy-1-methylethyl]-7H-furo[2,3 g][1]-benzopyran-7-on) und Celereosid.[15-17,29]

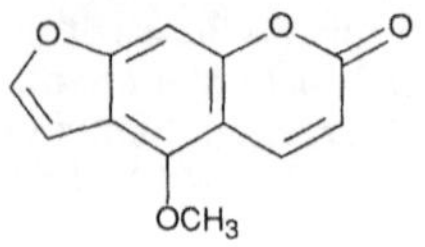

Bergapten

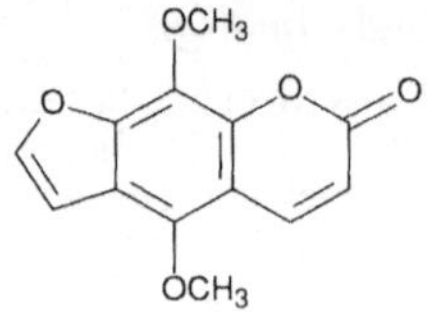

Isopimpinellin

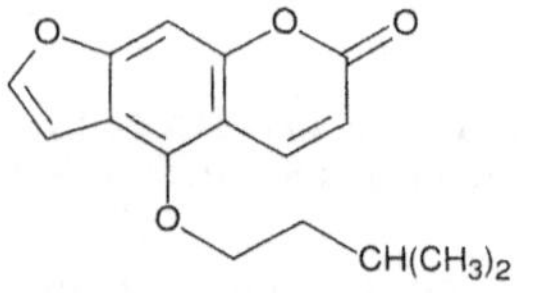

Isoimperatorin

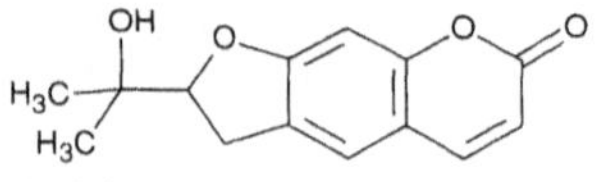

Nodakenetin

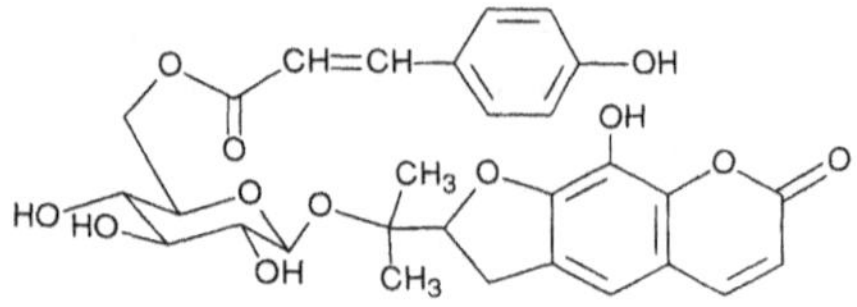

Apiumosid

Fettes Öl. Die Früchte enthalten 5 bis 29 % fettes Öl. Es ist von gelblich-grüner Farbe und hat einen milden bis schwach beißenden Geschmack. Die Hauptfettsäure ist Petroselinsäure (40 bis 60 %), neben z. B. Linol- (13 bis 20 %) und Ölsäure (3 bis 26 %).[18]

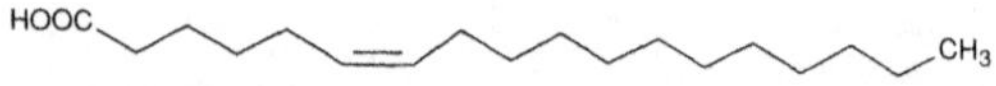

Petroselinsäure

Zubereitungen: 1. Extractum Apii fluidum (ex fructibus) Fluidextrakt of Celery Fruit) 1 : 1.[62]
Fluidextractum Apii fructus. Fluidextract of Celery fruit.[62] 1000 g Fructus Apii graveolentis, mittelgrob gepulvert, werden nach Verfahren A (s. dort) mit einer Mischung von 9 Vol. T. Alkohol (95 Vol.-%) und 1 Vol. T. Wasser zu 1000 mL Fluidextrakt perkoliert. Zur Entfernung von ausgeschiedenem ätherischen Öl wird der Fluidextrakt nach ruhigem Stehen durch ein mit Alkohol befeuchtetes Filter filtriert. Der auf dem Filter zurückbleibende Rest (einige mL) wird verworfen.
2. Dekokt der Früchte 1 : 5.[52]

Identität: Organoleptisch: Geruch, Geschmack und Aussehen s. Beschreibung der Droge.
Gaschromatographisch nach Destillation des ätherischen Öls.[2,8,9,11,20] GC-Bedingungen s. Apii aetheroleum.
Dünnschichtchromatographie der Cumarine:[13]
- Untersuchungslösung: Herstellung wie unter Sellerie-Wurzel Gehaltsbestimmung der Cumarine beschrieben. Auftragemenge bei 5 mm Bandbreite: 15 µL;
- Stationäre Phase: z. B. HPTLC-Kieselgel-Platten mit Fluoreszenzindikator;
- Fließmittel: Toluol-Ethylacetat (1 + 1) ohne Kammersättigungspapier;
- Detektion: UV 254 und 366 nm;
- Auswertung: ca. hRf-Werte: Ligustilid 90, Bergapten 73, Isopimpinellin 70. Petersilienfrüchte bzw. Ajowanfrüchte zeigen ein anderes Muster der DC-Flecken.

Reinheit:
- Fremde organische Beimengungen: Max. 1 % *BPC 49*. Andere Früchte und Samen: Max. 4 % *BPC 49*.
- Asche: Max. Aschegehalt 10 % *Ind PC 53*. Max. säureunlöslicher Aschegehalt 2 % *BPC 49*.
- Gaschromatographie des ätherischen Öls wie unter Apii aetheroleum beschrieben. Ajowan-Früchte enthalten als Hauptbestandteil im ätherischen Öl Thymol[53] und Petersilienfrüchte Myristicin, Apiol bzw. Allyltetramethoxybenzol und kein Limonen.

Gehalt: Mindestgehalt an ätherischem Öl 1,5 % *BPC 49*.

Gehaltsbestimmung: Volumetrische Bestimmung des Gesamtgehaltes an ätherischem Öl durch Wasserdampfdestillation.
Gehaltsbestimmung von Flavonoiden s. u. Apii herba, von Cumarinen s. u. Apii radix.

Lagerung: An einem kühlen und trockenen Ort in dicht verschlossenen Behältern.

Wirkungen: Die häufiger zitierte diuretische Wirkung der Früchte ist bisher noch nicht durch valide Studien belegt.
Sedierende und antikonvulsive Wirkungen wurden nach i. p. Applikation an Ratten und Mäusen nachgewiesen.[28] Dieselbe Wirkung wurde für 3-Butyl- und 3-Butyl-4,5-dihydrophthalid nachgewiesen.[30,31,54] Test-Systeme: Verlängerung der Pentobarbital- und Ethanol-Schlafzeit an der Maus. Dosis: 25 bis 100 mg/kg Körpergewicht Reinsubstanz bzw. 100 bis 300 mg/kg Körpergewicht ätherisches Öl; Applikationsart intraperitoneal.
Eine schwache bis mittelstarke Hemmwirkung der Früchte und des ätherischen Öls wurde gegen verschiedene Bakterien und Pilze beobachtet.[32,33] Pro-

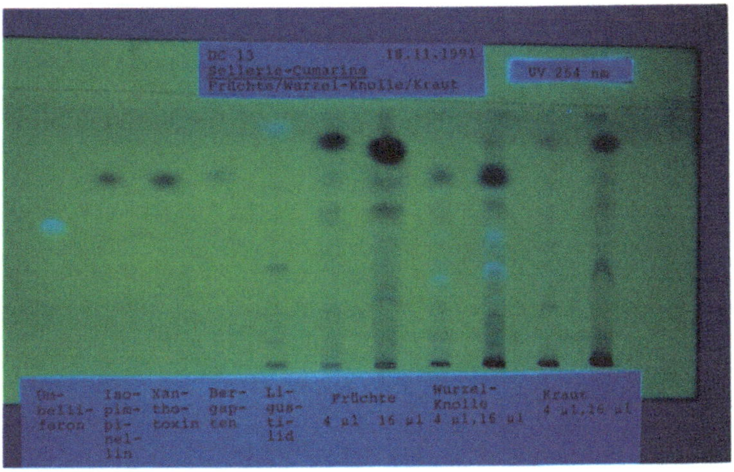

Dünnschicht-Chromatogramm der Cumarine in Sellerie-Früchten, -Knollen und -Kraut (UV 254 nm)

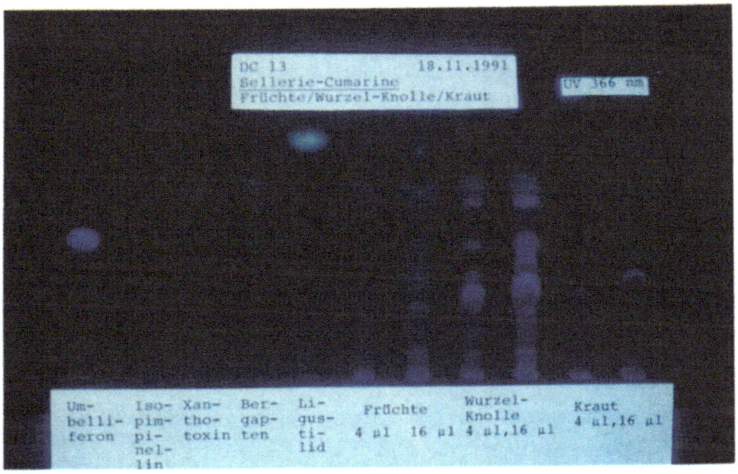

Dünnschicht-Chromatogramm der Cumarine in Sellerie-Früchten, -Knollen und -Kraut (UV 366 nm)

zentuale Hemmwirkung (100% = fungistatisch) gegen: *Microsporum gypseum* 17%, *Trichophyton equinum* 15% und *T. rubrum* 32% bei einer Konzentration von 400 ppm äth. Öl im Agar-Medium. Im Agar-Diffusionstest wurden mit einer 4%igen Lösung eines Diethyletherextraktes aus Selleriefrüchten Hemmwirkungen an *Staphylococcus aureus*, *Candida albicans*, *Erwinia caratovora* und *Streptomyces venezuelae* beschrieben.

Volkstümliche Anwendung und andere Anwendungsgebiete: Selleriefrüchte werden nur noch gelegentlich in der Volksmedizin vor allem als Diuretikum bei Blasen- und Nierenleiden sowie als Adjuvans bei Gicht und rheumatischen Beschwerden verwendet.

Desweiteren wird über die Verwendung als Nervinum bei "nervöser Unruhe" sowie als Stomachikum und Karminativum berichtet.[5]

Die Wirksamkeit der Droge bei diesen Anwendungsgebieten ist nicht ausreichend belegt.[55]

Dosierung und Art der Anwendung: 1,2 bis 4 g Früchte.[60]

Als Infus: 1 g Droge unmittelbar vor Gebrauch quetschen, mit kochendem Wasser übergießen und nach 5 bis 10 min abseihen.[5]

Unerwünschte Wirkungen: *Allergische Wirkungen.* s. Apii herba.

Gegenanzeigen/Anwendungsbeschr.: Sellerie-Allergie; Nierenentzündung, da das ätherische Öl (wie auch andere Apiaceenöle) infolge Reizung des Epithels eine Entzündung verstärken kann.[5]

Sonst. Verwendung: *Kosmetik.* Das ätherische Öl, die Essenz und das Phthalid Sedanolid als Fixateur in der Parfümerie.

Gesetzl. Best.: *Offizielle Monographien.* Aufbereitungsmonographie "Apium graveolens (Sellerie)" der Kommission E am BGA.[55]

Apii graveolentis aetheroleum (ex fructibus)

Synonyme: Oleum Apii aetheroleum e fructi.

Sonstige Bezeichnungen: Dt.: Selleriefruchtöl, Selleriesamenöl; engl.: Oil of Celery fruits; frz.: Essence de semences de célerie.

Monographiesammlungen: Food Chemicals Codex (1972)

Definition der Droge: Das durch Wasserdampfdestillation der getrockneten Früchte gewonnene ätherische Öl.

Stammpflanzen: *Apium graveolens* L.

Inhaltsstoffe: Das ätherische Öl besteht zu über 70% aus Mono- und Sesquiterpenkohlenwasserstoffen. *R*(+)-Limonen stellt mit über 60% die Hauptkomponente dar. Daneben findet man *β*-Selinen (bis 13%), *α*- und *β*-Pinen (bis 2%), Myrcen (ca. 1%) und Caryophyllen (bis ca. 3%).[8,9,61]
Zu den wichtigsten Verbindungen im ätherischen Öl gehören die Phthalide als Hauptträger des Selleriearomas: 3-Butylidenphthalid ca. 4% (1,5 bis 8%), 3-Butylphthalid ca. 5% (0,2 bis 10%), 3-Isobutyliden-3a,4-dihydrophthalid ca. 2% (0,7 bis 6,5%) und Sedanolid ca. 3%. Der Name Sedanolid wird teilweise auch für andere Phthalide verwendet (z. B. Neocnidilid).[6-9,61,65] Als weiteres Phthalid ist ca. 16% Neocnidilid im ätherischen Fruchtöl enthalten.[11]

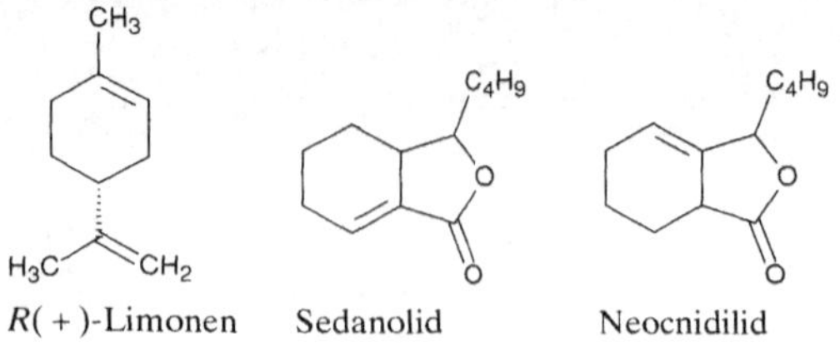

R(+)-Limonen Sedanolid Neocnidilid

Identität: Organoleptisch: Geruch: Typisch nach Sellerie; Farbe: Grüngelb bis goldgelb.
Gaschromatographisch s. u. Gehaltsbestimmung.

Reinheit: Physikalische und chemische Konstanten:
d_{15}: 0,866 bis 0,898; α_D: +51 bis 82°; n_D^{20}: 1,478 bis 1,486; SZ: bis 4; EZ: 16 bis 55 nach Acetylierung 43 bis 67.

Gehaltsbestimmung: Gaschromatographisch[2,8,9,11,20,21] mit den Parametern nach[20,21] oder nach[11]: Trennsäule: WG11 (≙ in etwa Carbowax 20M) Dünnfilm-Kapillarsäule; Temperatur-Programm: 7 min 70°C, dann mit 3°C/min bis 200°C; Trägergas: Stickstoff; Injektor- und FID-Detektor-Temperatur: 250°C; Auswertung: Relative Peakflächenprozente; Abbildungen der Chromatogramme in[11] bzw. Retentionszeiten in[20,21].

Lagerung: Kühl und dunkel in dicht schließenden Gefäßen.

Wirkungen: s. Apii fructus.

Sonst. Verwendung: *Kosmetik.* In der Parfümerie das ätherische Öl, die Essenz und das Phthalid Sedanolid als Fixateur. *Haushalt.* In Aroma-Mischungen der Gewürz-Industrie.

Apii herba (Selleriekraut)

Synonyme: Herba Apii graveolentis.

Sonstige Bezeichnungen: Dt.: Selleriekraut; engl.: Celery herb; frz.: Herbe de célerie; it.: Apio.

Definition der Droge: Das getrocknete Kraut von *Apium graveolens* L.
Die Droge kommt praktisch ausschließlich aus dem Anbau und wird üblicherweise vor der Blütezeit geerntet, sodaß sie dann nur aus den grundständigen Blättern besteht. Früher wurden auch die Grund- und Stengelblätter der wildwachsenden Pflanze verwendet.

Stammpflanzen: *Apium graveolens* L.; insbesondere var. *secalinum* (Schnittsellerie) und var. *rapaceum* (Knollensellerie).

Herkunft: Die Droge stammt praktisch ausschließlich aus Kulturen aus Deutschland, Jugoslawien, Polen und Ungarn.

Ganzdroge: Die Blätter sind unbehaart, dunkelgrün und glänzend. Die grundständigen Blätter sind 10 bis 20 cm lang, gestielt und häufig fünfpaarig fiederschnittig. Die Fiedern sind rundlich bis dreilappig und haben gezähnte, breite Zipfel. Die Stengelblätter sind nach oben zu immer kürzer gestielt, bis sie auf kurzen Scheiden sitzen. Sie sind dann dreizählig und haben keilförmige, dreilappige, dreischnittige oder ungeteilte, ganzrandige Zipfel.[10]

Schnittdroge: *Geschmack.* Schwach süßlich, aromatisch bitter, scharf.
Geruch. Typisch aromatisch.
Mikroskopisches Bild. Die seitlichen Zellwände der Epidermiszellen sind meistens stark wellig. Stomata kommen auf beiden Blattseiten vor, auf der Blattunterseite jedoch doppelt so häufig wie auf der Oberseite. Meistens sind sie von 3 (selten 4) Nebenzellen umgeben. Das Palisadenparenchym ist einreihig, das Schwammparenchym kompakt. Haare und Oxalatkristalle sind nicht vorhanden. Kollenchymstränge beschränken sich auf die Blattrippen der Blattstiele von Stielsellerie.[10]

Verfälschungen/Verwechslungen: Kommen praktisch nicht vor.

Minderqualitäten: Überlagerte oder von Insekten befallene Ware.

Inhaltsstoffe: Ätherisches Öl: 0,1 bis 0,8% aus ca. 80% Kohlenwasserstoffen, 10 bis 20% Alkoholen und 5 bis 10% Carbonylverbindungen.[2,8,9,11,19,25,35,61]
Die Kohlenwasserstoff-Fraktion enthält u. a. *R*(+)-Limonen, Myrcen, und *β*-Selinen. Die Alkohol-Fraktion enthält u. a. *α*-Terpineol, Carveol und *cis*-3-Hexen-1-ol und die Carbonyl-Fraktion Geranylacetat, Dihydrocarvon und die Phthalide

3-Butylphthalid, 3-Butylidenphthalid, 3-Isovaleryliden-3a,4-dihydrophthalid, 3-Isobutyliden-3a,4-dihydrophthalid.
Strukturformeln s. Apii aetheroleum und Apii fructus.
Flavonoide: Ca. 160 mg Flavonoide pro 100 g.[23,24] In 100 g Droge wurden ca. 110 mg Apiin, 25 mg Luteolin-7-apiosylglucosid, 15 mg Chrysoeriolglucosid, 6 mg Luteolin-7-glucosid, 3 mg Apigenin-7-glucosid, daneben auch Luteolingalaktosid und Chrysoeriol-7-apiosylglucosid (Gravaeobiosid B) gefunden.[23,24]
Strukturformeln s. Apii fructus.
Cumarine: Der Gehalt an Cumarinen in frischem Selleriekraut liegt bei 3 bis 4 ppm. Hauptkomponenten sind Bergapten, Xanthotoxin und Isopimpinellin.[26]
Ist die Selleriepflanze mit Pilzen wie z. B. *Sclerotinia sclerotiorum* befallen, steigt der Cumaringehalt an. Zudem werden dann auch weitere Cumarine wie z. B. Herniarin oder 4,5',8-Trimethylpsoralen gebildet.
Strukturformeln s. Apii fructus.
Phenolische Verbindungen: Selleriekraut enthält die im Pflanzenreich weit verbreiteten Phenolcarbonsäuren wie *p*-Cumarsäure, Ferulasäure, Kaffeesäure und Chlorogensäure.[36,38]
Steroide: Indosterol, Stigmasterol, Campesterol und Cholesterol, β-Sitosterol sowie 5-α-Androst-16-en-3-on sind in Selleriekraut enthalten.[39,40]
Stickstoffhaltige Verbindungen: Hier fallen die relativ hohen Gehalte der Aminosäuren L-Glutaminsäure und γ-Aminobuttersäure auf, die in freier Form vorliegen,[42] sowie die relativ hohen Gehalte an Nitrat (1000 bis 2500 ppm im frischen Kraut).[41]
Sonstige: Der Vitamin C-Gehalt von ca. 5 bis 15 mg in 100 g trockenem Kraut ist nicht besonders hoch und wird manchmal überbewertet.[43]

Identität: Organoleptisch: Geruch, Geschmack und Aussehen siehe unter Beschreibung der Ganzdroge.
Gaschromatographisch nach Destillation des ätherischen Öls.[2,8,9,11] Siehe unter Apii graveolentis aetheroleum Gehalt.
Dünnschichtchromatographie der Flavonoide:[13]
- Untersuchungslösung: 2 g Droge werden mit 100 mL siedendem Methanol unter Rückflußkühlung extrahiert, filtriert, zur Trockene gebracht, der Rückstand in 5 mL Methanol gelöst, mit 1 mL Wasser versetzt (Chlorophyll-Fällung) und filtriert.
- Stationäre Phase: Kieselgel Fertigplatten;
- Fließmittel: Ethylacetat-Ameisensäure-Wasser (80 + 10 + 10) (V/V) ohne Kammersättigungspapier.
- Detektion: Diphenylboryloxyethylamin (= Naturstoffreagenz A) 1 % in Methanol, 5 min auf 60 °C erwärmen. Auswertung bei UV 366 nm.

Hochdruckflüssigkeits-Chromatographie der Flavonoide: s. unter Gehaltsbestimmung.

Gehalt: *Offizielle Anforderungen:* Mind. 0,2 % ätherisches Öl in getrocknetem Kraut, bei gepulverter Ware mind. 0,15 % ätherisches Öl.[63]

Gehaltsbestimmung: Volumetrische Bestimmung des Gesamtgehaltes an ätherischem Öl durch Wasserdampf-Destillation *DAB 10.*
Hochdruckflüssigkeits-Chromatographie der Flavonoide:[13]
Innere Standardlösung: Rutosid 1 mg/mL Methanol. Kalibrierlösung: 1 mg/mL Rutosid + 1 mg/mL Apiin und 1 mg/mL Luteolin-7-glucosid in Methanol. Analysenlösung: 2 g gepulverte Droge + 5 mL Innere Standardlösung 5mal mit je 50 mL Methanol unter Rückflußkühlung jeweils 10 min lang extrahiert, filtriert, zur Trockene eingeengt, in 6 mL Methanol gelöst, mit 4 mL Wasser versetzt und filtriert. 2 mL des Filtrates werden über eine vorkonditionierte C18-Festphasenkartusche mit 500 mg Material, z. B. Waters SepPak C18, gegeben und mit 4 mL einer Mischung aus 8 T Methanol und 2 T HPLC-Fließmittel A eluiert. Die vereinigten Eluate werden filtriert und zur HPLC verwendet. Säule: RP-C18, z. B. Merck Superspher 100 RP 18e, 4 µm, 120 × 4 mm. Elutionsmittel: A = 0,3 % Phosphorsäure in Wasser (pH = 2), B = Methanol. Fluß: 1,0 mL/min. Gradient: Die ersten 3 min 20 % B; danach innerhalb von 12 min linearer Gradient nach 35 % B; bis zur 30. Minute 35 % B; danach bis zur 40. Minute linearer Gradient nach 40 % B; anschließend 10 min linearer Gradient nach 70 % B. Detektion: UV: 340 nm.
Gehaltsbestimmung der Cumarine durch HPLC s. Apii radix.

Lagerung: In dicht schließenden, vor Licht und Feuchtigkeit schützenden Behältnissen.

Wirkungen: Die für frisches und getrocknetes Selleriekraut behauptete diuretische Wirkung ist bisher noch nicht durch pharmakologische Untersuchungen belegt. s. Apium-graveolens-Kraut (frisch).

Volkstümliche Anwendung und andere Anwendungsgebiete: Beschwerden im Bereich der ableitenden Harnwege zur vermehrten Harnausscheidung, bei Magen-Darm-Beschwerden, als appetitanregendes Mittel.[55] Die Wirksamkeit bei diesen Anwendungsgebieten ist nicht ausreichend belegt.

Dosierung und Art der Anwendung: *Droge.* Selten als Bestandteil von Teemischungen (Nieren- und Blasen-Tee).

Unerwünschte Wirkungen: *Allergische Wirkungen.* Selten tritt das Sellerie-Karotten-Beifuß-Gewürz-Syndrom nach Genuß von rohem oder auch gekochtem Sellerie auf. Es kann dann zu mannigfaltigen allergischen Reaktionen vom Sofort-Typ kommen, von der Mundschleimhaut-Kontakturticaria bis zum anaphylaktischen Schock. Bei den Sellerie-Allergikern handelt es sich meist um Pollinosis-Patienten mit einer Beifußpollen-Sensibilisierung. Häufig ist auch eine Allergie gegen verschiedene Gewürze vergesellschaftet, daher die Bezeichnung Sellerie-Beifuß-Gewürz-Syndrom.[34] Aufgrund der Furanocumarine kann es nach Hautkontakt in Gegenwart von UVA-Licht zu Photosensibilisierungen kommen, besonders dann, wenn die Selleriepflanze durch Pilzbefall einen stark erhöhten Gehalt an Cumarinen hat. Derartige Fälle wurden bei der Ernte und Verarbeitung von Sellerie beobachtet.[45]

Gegenanzeigen/Anwendungsbeschr.: Sellerieallergie.

Sonst. Verwendung: *Haushalt.* Als Küchengewürz.

Gesetzl. Best.: *Offizielle Monographien.* Aufbereitungsmonographie "Apium graveolens (Sellerie)" der Kommission E am BGA.[55]

Apii radix (Selleriewurzel)

Synonyme: Radix Apii graveolentis.

Sonstige Bezeichnungen: Dt.: Selleriewurzel; engl.: Celery root; frz.: Ache de marais, Céleri cultivé; it.: Apio palustre sedano, Raiz de apio; span.: Apio, Apio dola.

Monographiesammlungen: Ache des marais[66].

Definition der Droge: Die getrockneten Knollen und Wurzeln von *Apium graveolens* L.

Stammpflanzen: *Apium graveolens* L., insbesondere var. *rapaceum* (Knollensellerie).

Herkunft: Die Droge kommt praktisch ausschließlich aus dem Anbau aus Deutschland, auch aus Jugoslawien, Polen und Ungarn.

Ganzdroge: Die Knolle ist rundlich, rüben- bis knollenförmig und hat zahlreiche Faserwurzeln. Durch Blattstielnarben hat die Knolle eine unregelmäßige bis spiralige Struktur. Ihre Farbe ist grünlichgelb oder bräunlich. Innen ist sie weiß, von weicher Konsistenz und manchmal hohl.[4]

Schnittdroge: *Geschmack.* Würzig, etwas süßlich.
Geruch. Eigenartig würzig.
Mikroskopisches Bild. Die Knolle zeichnet sich durch einen starken gelbbraunen Kork aus. Darunter befindet sich eine lückige, gelblichweiße Mittelrinde, sowie eine dickere Innenrinde. In der Rinde mit zahlreichen Radialreihen liegen 45 µm breite Sekretbehälter. In der Sekundär-Rinde liegen Gruppen von stark verdickten Zellen. Im Holzparenchym erkennt man schmale v-förmig auseinanderstrebende Reihen kleiner Gefäße. Stärke und Kristalle findet man nicht.[46]

Verfälschungen/Verwechslungen: Kommen in der Praxis nicht vor.

Minderqualitäten: Keine Angaben bekannt.

Inhaltsstoffe: *Ätherisches Öl:* Der Ölgehalt der Knollen (meist werden diese zur Gewinnung des "Wurzelöls" herangezogen) liegt bei 0,009 bis 0,15 %. Das Öl ist zitronengelb und hat einen nur schwachen Geruch. Die physikalischen Daten für das ätherische Wurzelöl sind: α_D + 36,5°;[61] n_D^{20} = 1,4893.[11]
Die Hauptkomponenten des ätherischen Öls sind qualitativ dem Fruchtöl ähnlich, quantitativ aber verschieden. R(+)-Limonen (9 bis 30 %), *β*-Pinen (8 bis 18 %), *p*-Cymen (2,5 bis 13,2 %), *cis*-Ocimen (4,5 bis 7,5 %) und 3-Methyl-4-ethylhexan (10,6 bis 16,7 %). An Phthaliden wurden u.a. 3-Butylphthtalid, Neocnidilid, Ligustilid, 3-Butylidenphthalid und Senkyonolid gefunden. Die Gehalte der einzelnen Phthalide liegen bei max. 1 % im ätherischen Öl.[2,8,9,11,19,50,61]
Strukturformeln: s. Apii graveolentis aetheroleum und Apii fructus.
Flavonoide: Apiin und Luteolin-7-apiosylglucosid. Der Gesamtgehalt an Flavonoiden wurde mit 10 mg/100 g bezogen auf Frischgewicht bestimmt[13] und ist damit sehr niedrig. Es wurden 10,7 mg/kg Apiin, sowie 4,9 mg/kg Luteolin-7-apiosylglucosid gefunden.[23]
Strukturformeln: s. Apii fructus.
Cumarine: Bergapten, Scopoletin und Aesculetin. In der Knolle liegt der Gehalt an Cumarinen bei ca. 2,5 mg/100 g frischem Pflanzenmaterial.[13]
Strukturformeln: s. Apii fructus.
Phenolische Verbindungen: Ubiquitäre Pflanzensäuren wie Chlorogensäure, Cumarsäure und Ferulasäure sowie deren Ester.[38,49]
Organische Säuren: Z.B. Äpfelsäure, Weinsäure, Zitronen- und Bernsteinsäure.[47]
Polyacetylene: Identifiziert wurden Falcarinon, Falcarinolon und Falcarindiol in Konzentrationen von zusammen 1 bis 10 mg/kg.[27]
N-haltige Verbindungen: die Aminosäuren L-Glutamin, L-Asparagin und L-Glutaminsäure sind in relativ hohen Konzentrationen vorhanden.[42]
Sonstige: Mineralstoffe wie Kalium, Natrium, Calcium, Magnesium und Phosphat sowie Fluorid, Jodid und Selen. Vitamin C (8 mg), Vitamin B1 (35 µg), Vitamin B2 (70 µg), Nicotinamid (0,9 mg) jeweils bezogen auf 100 g Frischgewicht.[48]

Identität: Organoleptisch: Geruch, Geschmack und Aussehen: s.u. Beschreibung der Ganzdroge.
Gaschromatographisch nach Destillation des ätherischen Öls.[8,9,11] Methode s. Apii aetheroleum, Apii fructus.
Dünnschichtchromatographie der Cumarine:
- Untersuchungslösung: s. Gehaltsbestimmung Cumarine.
- DC-Bedingungen: z.B. HPTLC-Platte mit Fluoreszenz-Indikator, Auftragemenge 10 µL bei 5 mm Bandbreite
- Fließmittel Toluol-Ethylacetat (1 + 1) (*V/V*) ohne Kammersättigungspapier.
- Detektion nach Trocknung bei 60 °C: UV 254 und UV 366 nm.
- Ca. hRf-Werte: Isopimpinellin 65, Bergapten 68, Ligustilid (Phthalid zum Vergleich) 86.

Gehaltsbestimmung: Volumetrische Bestimmung des Gesamtgehaltes an ätherischem Öl durch Wasserdampf-Destillation *DAB 9*.
Hochdruckflüssigkeits-Chromatographie der Cumarine:[13]
Analysenlösung: Die Probenvorbereitung für die HPLC kann durch kombinierte Festphasen-Extraktion an C18- und Si-Material nach[56] erfolgen oder auf folgende Weise: Die eingewogene Droge (1 bis 3 g) wird 3mal mit je 50 mL Methanol je 15 min am Rückfußkühler zum Sieden erhitzt. Nach jeder Extraktion wird filtriert und das kleingeschnittene

Filterpapier bei der nächsten Extraktion mitextrahiert. Die gesammelten Filtrate werden mit 2,00 mL Innerer Standardlösung (0,01 % Warfarin in Methanol) versetzt und zur Trockene einrotiert. Der Rückstand wird in 20 mL Methanol gelöst, mit 20 mL Wasser versetzt und nach Zugabe von 16 g Bleiacetatlösung 15 %ig (R *PhEur I*) zentrifugiert. Der klare Überstand wird nach Zugabe von 10 g Kaliumhydrogenphosphatlösung 10 %ig (*PhEur I*) erneut zentrifugiert. Der Überstand wird 1mal mit 40 und 3mal mit je 50 mL Dichlormethan ausgeschüttelt. Die vereinigten organischen Phasen werden mit wasserfreiem Natriumsulfat getrocknet, über Watte filtriert und anschließend zur Trockene gebracht. Der Rückstand wird in 0,5 bis 2 mL Methanol aufgenommen und durch einen Membranfilter filtriert. Diese Lösung eignet sich für die DC und die HPLC. HPLC-Bedingungen: Trennsäule: C18-Material z.B. Merck Superspher 4 µm 120 × 4 mm; Elutionsmittel: A = 0,3 % Phosphorsäure in Wasser (pH = 2,0), B = Methanol, Fluß 1 ml/min.; Gradient: 35 % B (5 min), dann linear ansteigend auf 45 % B (15 min), isokratisch 45 % B (5 min), linear ansteigend auf 50 % B (5 min), isokratisch 50 % B (10 min), linear ansteigend auf 65 % B (10 min), linear ansteigend auf 100 % B (6 min); Dauer der Analyse insgesamt 56 min.

Lagerung: In dicht schließenden, vor Licht und Feuchtigkeit schützenden Behältnissen.

Volkstümliche Anwendung und andere Anwendungsgebiete: Gegen Verdauungsstörungen, bei Blähungen, als Diureticum. Mit Zucker eingekochter Wurzelsaft als Hustenmittel. In Italien wird eine Abkochung von Selleriewurzeln als Anthelminticum eingesetzt.
Die Wirksamkeit bei diesen Anwendungsgebieten ist nicht belegt.

Dosierung und Art der Anwendung: *Droge.* Selten als Bestandteil von Nieren-Tees.

Unerwünschte Wirkungen: *Allergische Wirkungen.* Allergische Haut-, Schleimhaut- und Allgemeinreaktionen sind möglich. s. Apii herba.

Gegenanzeigen/Anwendungsbeschr.: Sellerieallergie.

Sonst. Verwendung: *Haushalt.* Als Gewürz sowie als Trockengemüse z.B. in Suppenkräuter-Mischungen. Zu Gewürzextrakten.

Gesetzl. Best.: *Offizielle Monographien.* Aufbereitungsmonographie "Apium graveolens (Sellerie)" der Kommission E am BGA.[55]

Apium-graveolens-Kraut (frisch)

Sonstige Bezeichnungen: Dt.: Frisches Selleriekraut.

Definition der Droge: Das frische Kraut von *Apium graveolens* L. Die Droge besteht aus den grundständigen Blättern der Pflanze.

Stammpflanzen: *Apium graveolens* L., insbesondere die Varietät *secalinum* (Schnittsellerie).

Herkunft: Die Droge stammt aus dem Anbau in den Ländern Deutschland, Polen und Ungarn.

Ganzdroge: S. Apii herba.

Verfälschungen/Verwechslungen: s. Apii herba.

Minderqualitäten: S. Apii herba.

Inhaltsstoffe: S. Apii herba.

Zubereitungen: Frischpflanzen-Preßsäfte des Handels enthalten zusätzlich den Saft der Sellerieknolle.

Analytik: Analog der getrockneten Droge.

Wirkungen: Ein aus dem frischen Kraut hergestellter Saft soll bei oraler Applikation, als sprühgetrocknete Tablette, eine Diuresesteigerung am Hund gezeigt haben.[44]
Wäßrige Extrakte aus frischem Pflanzenmaterial wurden Kaninchen und Ratten i.v. appliziert. Sie sollen zu einem hypotensiven Effekt und zu einer Verstärkung der Diurese geführt haben.[51]

Dosierung und Art der Anwendung: *Droge.* Frischpflanzen-Preßsäfte: 3mal tgl. ca. 15 mL ≙ ca. 23 g frischer Pflanze. S. a. Apii herba.

Sonst. Verwendung: *Haushalt.* Stangensellerie als Salat oder Gemüse. Zu Gewürzextrakten. *Industrie/Technik.* Das frische Kraut diente früher zur Chlorophyllgewinnung.

Gesetzl. Best.: *Offizielle Monographien.* Aufbereitungsmonographie "Apium graveolens (Sellerie)" der Kommission E am BGA.[55]

Apium-graveolens-Wurzel (frisch)

Synonyme: Apium-graveolens-Knolle.

Sonstige Bezeichnungen: Dt.: Frische Selleriewurzel oder -knolle.

Definition der Droge: Die frischen Knollen und Wurzeln von *Apium graveolens* L.

Stammpflanzen: *Apium graveolens* L.; vor allem var. *rapaceum* (Knollensellerie).

Herkunft: Die gleiche wie bei Apii radix.

Ganzdroge: S. Apii radix.

Schnittdroge: S. Apii radix.

Pulverdroge: S. Apii radix.

Verfälschungen/Verwechslungen: Kommen in der Praxis kaum vor.

Minderqualitäten: Mit Pilzen oder Viren infizierte Pflanzen. Bei Infektionen mit *Sclerotinia sclerotium* steigt der Cumaringehalt sprunghaft an. s. Apii herba: Inhaltsstoffe.

Inhaltsstoffe: S. Apii radix.

Zubereitungen: Frischpflanzen-Preßsäfte des Handels meistens in Kombination mit Selleriekraut.

Analytik: S. Apii radix.

Dosierung und Art der Anwendung: Frischpflanzen-Preßsäfte: 3mal täglich ca. 15 mL ≙ ca. 23 g frische Pflanze. S. Apii radix.

Unerwünschte Wirkungen: S. Apii herba.

Sonst. Verwendung: *Haushalt.* Als Salat oder Gewürz. Zu Gewürzextrakten.

Gesetzl. Best.: *Offizielle Monographien.* Aufbereitungsmonographie "Apium graveolens (Sellerie)" der Kommission E am BGA.[55]

Apium graveolens hom. *HAB 34*

Monographiesammlungen: Apium graveolens *HAB 34.*

Definition der Droge: Reife Samen.

Stammpflanzen: *Apium graveolens* L.

Zubereitungen: Arzneiform: Tinktur nach §4 mit 90 %igem Weingeist.

Gehalt: Arzneigehalt: $^{1}/_{10}$.

Anwendungsgebiete: Entsprechend dem homöopathischen Arzneimittelbild.
Dazu gehören: Eierstockschmerzen; Rheumatismus.[64]

Dosierung und Art der Anwendung: *Zubereitung.* Soweit nicht anders verordnet: 1- bis 3mal täglich 5 bis 10 Tropfen, 1 Messerspitze Verreibung, 1 Tablette oder 5 bis 10 Streukügelchen einnehmen.
Injektionslösungen 2mal wöchentlich 1 mL s. c. injizieren.

Unerwünschte Wirkungen: Nicht bekannt. Hinweis: Es können vorübergehend Erstverschlimmerungen vorkommen, die jedoch unbedenklich sind.

1. Drude, zit. nach[57]
2. Fehr D (1979) Pharmazie 34:658–662
3. Franke W (1977) Nutzpflanzenkunde, Georg Thieme Verlag, Stuttgart New York
4. Koerber-Grohne U (1977) Nutzpflanzen in Deutschland, Konrad Theiss Verlag, Stuttgart
5. Willuhn G (1989) Selleriefrüchte. In: Wichtl M (Hrsg.) Teedrogen. Wissenschaftliche Verlagsgesellschaft mbH, Stuttgart
6. Masada Y (1976) Analysis of Essential Oils by Gaschromatography and Mass Spectrometry, J. Wiley and Sons Inc. New York:104–108
7. Karim A, Bhatty MK (1976) Pak J Sci Ind Res 19:243–246
8. Fehr D (1977) Untersuchungen über Aromastoffe von Sellerie (Apium graveolens), Dissertation, Hamburg
9. Fehr D (1974) Pharmazie 29:349
10. Berger F (1960) Handbuch der Drogenkunde, Maudrich, Wien Bonn Bern
11. Veen P (1988) Über die flüchtigen Inhaltsstoffe ausgewählter Wurzel- und Rhizom-Gewürze, Diplomarbeit, Würzburg
12. Farooq MO, Gupta SR, Kiamuddin M, Rahman W, Seshadri TR (1953) J Sci Ind Research 12B:400–407
13. Frank B (1990) Eigene Untersuchungen
14. Garg SK, Gupta SR, Sharma ND (1980) Planta Med 38:363–365
15. Garg SK, Gupta SR, Sharma ND, (1981) Planta Med 43:306–308
16. Jain AK, Sharma ND, Gupta SR, Boyd DR (1986) Planta Med 52:246
17. Ahluwalia VK, Boyd DR, Jain AK, Khanduri CH, Sharma ND (1988) Phytochemistry 27:1.181–1.183
18. Lotti G, Bazan E (1967) Ric Sci 37:1.005–1.012
19. Van Wassenhove P, Dirinck P, Schamp W (1988) Med Landbouww Rijksuniv Gent 53:85–96
20. MacLeod G, Ames JM (1989) Phytochemistry 28:1.817–1.824
21. MacLeod AJ, MacLeod G, Subramanian G (1988) Phytochemistry 27:373–375
22. Farooq MO, Varshney IP, Rahman W (1958) Naturwissenschaften 45:265
23. Galensa R, Herrmann K (1979) Z Lebensm Unters Forsch 169:170–172
24. Galensa R, Herrmann K (1980) J Chromatogr 189:217–224
25. Gold HJ, Wilson CW (1963) J Food Sci 28:484–488
26. Chaudhary SK, Ceska O, Warrington PJ, Ashwood-Smith MJ (1985) J Agric Food Chem 33:1.153–1.157
27. Bohlmann F (1967) Chem Ber 100:3.454–3.456
28. Kohli RP, Dua PR, Shanker K, Saxena RC (1967) Indian J Med Res 55:1.099–1.102, zit. nach: Gijibels MJM, Scheffer JJC, Baerheim-Svendsen A (1979) Rivista Italiana E.P.P.O.S. 7, S. 335
29. Garg SK, Gupta SR, Sharma ND (1979) Phytochemistry 18:1.764–1.765
30. Yu S, You S (1985) Yaoxue Xuebao 19:566–570
31. Yang J, Chen Y (1984) Yaoxue Tongbao 19:670–671, zit. nach: CA 92687a (103)
32. Maruzzella JC, Freundlich M (1959) J Am Pharm Assoc 48:356
33. Maruzzella JC, Ligouri L (1958) J Am Pharm Assoc 47:250–254
34. Wüthrich B, Dietschi R (1985) Schweiz Med Wochenschr 115:358–364
35. Wilson CW, Wagner CJ, Berry RE, Veldhuis MK (1969) Proc Fla State Hort Soc 82:187–191
36. Galkina SN, Mark AT (1978) Konserv Ovoshchesush Prom-st 1:28–29
38. Herrmann K (1957) Z Lebensm Unters Forsch 106:341–348
39. Oka Y, Kiryama S, Yoshida A (1973) Eiyo To Shokuryo 26:121–128
40. Claus R, Hoppen HO (1979) Experientia 35:1.674–1.675
41. Wedler A (1984) Ber Bundesforschungsanst Er 1:62–65
42. Wuensch A (1975) Landwirtsch Forsch 28:345–358
43. Fraczek T, Bubicz M, Grochowski M (1977) Przem Spozyw 31:438–439
44. Aliev RK, Rakhimova AK, Tariverdieva SA (1966) Herba Pol 11:8–13
45. Birmingham DJ, Key MM, Tubich GE, Perone VB (1961) Arch Dermatol 83:73–87
46. Gassner G, Hohmann B, Deutschmann F (1989) Mikroskopische Untersuchungen pflanzlicher Lebensmittel, Georg Fischer Verlag, Stuttgart
47. Ruhl I, Herrmann K (1985) Z Lebensm Unters Forsch 180:215–220
48. Kleiner Souci-Fachmann-Kraut (1987) Lebensmitteltabellen, Wissenschaftl Verlagsgesellschaft, Stuttgart

49. Brandl W, Galensa R, Herrmann K (1983) Z Lebensm Unters Forsch 177:325–327
50. Gijebels MJ, Fischer FC, Scheffer JJ, Baerheim Svendsen A (1985) Fitoterapia 56:17–23
51. Limpinuntana C, Chaiarj P (1977) Varasarn Paesachasarthara 4:10
52. Wade A (Hrsg.)(1977) Martindale The Extra Pharmakopöa 27. Ausg., Pharmaceutical Press, London
53. Sengupta P, Sen AR, Bose A, Mathew TV (1973) J Ass Off Anal Chem 56(6):1.510–1.511
54. Bjeldanes LF, Kim IS (1978) J Food Sci 43:143–144
55. BAz Nr. 127 vom 12.07.1991
56. Beier RC, Ivie GW, Oertli EH, Holt DL (1983) Fd Chem Toxic Vol. 21 (2):163–165
57. Heg, (1975) Bd. V/2, S. 1.142–1.147
58. Hgn, (1973) Bd. 6, S. 554–629
59. Zan, (1984) 13. Aufl., S. 113
60. BPC 49, (1949) Celery:106–107
61. GHo, (1961) Bd. 6, 4. Aufl.:377–382
62. NF VI, Hag (1972) Bd. 3:122–124
63. Schweizerisches Lebensmittelbuch, (1970) 5. Aufl., Bd. 2 Kpt 37A Gewürze, Eidg. Drucksachen- und Materialzentrale, Bern
64. BAz Nr. 109a vom 16.6.1987
65. Bjeldanes LF, Kim IS (1977) J Org Chem 42:2.333–2.335
66. Pharmakopoea Gallica 1949

BF/Wa

Apocynum

HN: 2009300

Familie: Apocynaceae.

Unterfamilie: Apocynoideae.

Tribus: Apocyneae.[1]

Gattungsgliederung: Die Gattung Apocynum L. besteht aus 3 bis 4 Arten: *A. androsaemifolium* L., *A. cannabinum* L., *A. sibiricum* und *A.* x *floribundum*.[2] Die noch als eigene Arten behandelten Taxa[3] *A. hypericifolium* AITON, *A. jonesii* EASTW., *A. medium* GREENE, *A. pumilum* (A. GRAY) GREENE und *A. suksdorfii* GREENE sind entweder Synonyme oder aber Hybriden der oben genannten Arten.[4]
Die früher in die Gattung Apocynum eingereihte Art *A. venetum* L. wird heute in die Gattung Trachomitum WOODSON gestellt, wobei *T. sarmatiense* (L.) WOODSON der gültige Name ist. In diese Gattung gehören noch 5 weitere Arten.[5] Wesentliche Unterschiede, die zur Gattungsaufspaltung geführt haben, liegen im Infloreszenzaufbau, in der Kronblattstruktur sowie in der Ausprägung der Antherenanhängsel.
Zu diesem Verwandtschaftskomplex gehört auch die Gattung Poacynum BAILL., die aus 3 Arten besteht. Durch diese neue Gattungsumgrenzung ist Apocynum auf Nordamerika beschränkt, während die beiden anderen Gattungen in Eurasien vorkommen.[5]

Gattungsmerkmale: Pflanzen krautig, ausdauernd, mit Milchsaft und verdickten faserigen Rhizomen; Stengel aufrecht oder aufsteigend, zylindrisch, gestreift, kahl oder behaart; Blätter gegenständig, gestielt, membranös, ganzrandig, vielnervig, eiförmig oder lineal-lanzettlich, mit 2 bis 6 an der Basis der Blattstiele sitzenden kleinen, kammartigen Drüsen; Blüten klein, in zusammengesetzten (trichasialen) Trugdolden angeordnet; Kelch regelmäßig 5lappig, die Röhre dem aufgewölbten Blütenboden eng anliegend; Krone glockenförmig, regelmäßig 5teilig, mit 5 pfeilförmigen Anhängseln, diese der Basis der Kronröhre eng anliegend; Staubblätter 5, zwischen den Kronanhängseln stehend und mit der Basis der Kronröhre verwachsen; Antheren pfeilförmig, beweglich, sich über dem Narbenkopf zusammenneigend und diesem eng anliegend; Anhängsel der Antherenkonnektive parallel angeordnet; Staubfäden kurz und breit; Pollen in Tetraden vereinigt; Fruchtknoten aus 2 Karpellen, einfächerig, mit zahlreichen anatropen Samenanlagen; Blütenboden ganz mit der Kelchröhre verschmolzen, mit 5 Nektarien, diese ringförmig um den Fruchtknoten angeordnet; Balgfrüchte 2, hängend, selten aufrecht, spreizend, stielrund, mit vielen an der Spitze behaarten Samen; Embryo gerade; Chromosomenzahl 2n = 16,22.[2,3]

Verbreitung: Die Gattung Apocynum L. kommt ausschließlich in Nordamerika vor. Das Areal erstreckt sich von Saskatchewan und British Columbia im Norden bis Texas und Neu Mexiko im Süden.[2]

Inhaltsstoffgruppen: Alle Arten dieser Gattung enthalten herzwirksame Cardenolidglykoside[6,7] und führen Milchsaft.[7,8]

Drogenliefernde Arten: *Apocynum androsaemifolium*: Apocyni androsaemifolii radix, Apocynum androsaemifolium hom. *HAB34*, Apocynum androsaemifolium hom. *HPUS 78*.
Apocynum cannabinum: Apocyni cannabini radix, Apocynum cannabinum hom. *HAB 1*, Apocynum cannabinum hom. *HPUS 78*.

Apocynum androsaemifolium L.

Synonyme: *A. ambiguum* GREENE, *A. macranthum* RYDB., *A. occidentale* RYDB., *A. paniculatum* GREENE, *A. scopulorum* GREENE et RYDB.[2]

Sonstige Bezeichnungen: Dt.: Fliegenfänger; engl.: American ipecac, Bitter rott, Catch fly, Dogsbane, Fewer twig, Fly-trap, Honey bloom, Ipecac milk, Milkweed, Spreading dogs-bane, Wandering milkweed;[8,10] frz.: Attrappe-mouche, Ipecacuanha d'Americanique.[9]

Botanische Beschreibung: Stark verzweigte, 20 bis 50 cm hohe Pflanze. Die ganze Pflanze ist glatt und unbehaart. Die gegenständigen Blätter sind kurzgestielt, länglich elliptisch bis eiförmig, 2,5 bis 7 cm lang und an der Blattspitze abrupt stachelspitzig. Die glockenförmigen Blüten sind rosa, doldenständig und etwa 5 bis 7 mm lang. Die Blütendolden sind axial angeordnet. Die Haarbüschel an den Samen sind weiß bis gelbbraun und etwa 1 bis 2 cm lang.[8]

Inhaltsstoffe: Alle Organe der Pflanze führen Cardenolidglykoside vom Strophantin-Typ.[26,27] Im Latex sind Triterpene und Kautschuk enthalten.[7]

Verbreitung: Heimisch in den Waldgebieten im Westen der USA und Kanadas.[2,9]

Drogen: Apocyni androsaemifolii radix, Apocynum androsaemifolium hom. *HAB34*, Apocynum androsaemifolium hom. *HPUS78*.

Apocyni androsaemifolii radix

Sonstige Bezeichnungen: Dt.: Fliegenfängerwurzel; engl.: Bitter root, milk weed root; frz.: Attrappemouche.[9]

Definition der Droge: Im Herbst gesammelte und getrocknete Wurzeln und Wurzelstöcke.

Stammpflanzen: *Apocynum androsaemifolium* L.

Herkunft: Die Droge wird durch Sammeln von Wildbeständen gewonnen.[28]

Gewinnung: Langsames Trocknen an der Luft, falls ein hoher Gehalt an glykosidisch gebundenen Cardenoliden erwünscht ist.[11]

Ganzdroge: Gelb- bis dunkelbrauner Wurzelstock mit reichlichen Ausläufern und Nebenwurzeln. Wurzelstöcke 5 bis 20 mm dick, zylindrisch walzenförmig, mit zahlreichen Wurzelnarben bedeckt. Bruch langfaserig und dicht. Zentralholz weiß bis grauweiß.

Schnittdroge: Geruchlos, scharfer und bitterer Geschmack. Im Lupenbild in der Rinde Steinzellen und Milchröhren erkennbar; Markgewebe vom Durchmesser der Rinde oder größer.[10]

Verfälschungen/Verwechslungen: Mit Apocyni cannabini radix (s. dort).

Inhaltsstoffe: Cardenolidglykoside vom Strophantus-Typ, insbesondere Cymarin (ohne Mengenangabe).[9,22,24] Im allgemeinen wird angenommen, daß sich das Inhaltsstoffspektrum von A. androsaemifolii radix nicht von dem von A. cannabini radix unterscheidet. Vergleichende Untersuchungen liegen aber offensichtlich nicht vor.

Lagerung: Vorsichtig, die Droge ist giftig.

Wirkungen: Apocynum-androsaemifolium-Wurzel soll stärker diuretisch wirken, Apocynum-cannabinum-Wurzel hingegen stärker cardiotonisch.[12] Belege für diese Aussage konnten in der Literatur nicht gefunden werden: Vergleichende pharmakologische Untersuchungen liegen keine vor.

Volkstümliche Anwendung und andere Anwendungsgebiete: Die Ureinwohner Nordamerikas verwendeten Wurzelabsude nahezu als Allheilmittel: Gegen Kopfschmerzen, gegen Krämpfe, gegen nervöse Zuckungen, gegen Nervosität, sowie bei Geisteskrankheiten. Die Cheppewa-Indianer speziell geben es Kindern, gering dosiert, gegen Erkältung, höher dosiert (konkrete Angaben fehlen) lokal gegen Ohrenschmerzen. Andere Indianerstämme trinken das Dekokt zur Entwässerung bei Herz- und Nierenleiden.[29] Die Anwendung bei Herzwassersucht als entwässerndes Mittel wurde dann später von den weißen Siedlern übernommen. Über die Wirksamkeit bei den genannten Anwendungsgebieten liegt kein dokumentiertes Material vor, ebenso wenig über Nebenwirkungen oder Vergiftungen als Folge der Anwendung.

Unerwünschte Wirkungen: Auf Grund der in der Droge enthaltenen Cardenolidglykoside sind die für diese Stoffgruppe typischen Nebenwirkungen zu erwarten (→ Digitalis lanatae folium).

Gegenanzeigen/Anwendungsbeschr.: → Digitalis lanatae folium.

Wechselwirkungen: Auf Grund der in der Droge enthaltenen Cardenolidglykoside sind die für diese Stoffgruppe typischen Wechselwirkungen zu erwarten (→ Digitalis lanatae folium).

Tox. Inhaltsstoffe u. Prinzip: Toxisches Prinzip der Droge sind die herzwirksamen Cardenolidglykoside mit geringer therapeutischer Breite. Eine Harzfraktion unbekannter Zusammensetzung soll Magen-Darm-Störungen hervorrufen.[13,29]

Akute Toxizität: S. *Apocynum cannabinum* L. *Mensch.* Vergiftungen mit der Droge äußern sich in Erbrechen und Magen-Darm-Katarrhen.[29] *Tier.* Es sind Vergiftungsfälle bei Schafen und Rindern bekannt, denen die Pflanze in getrocknetem Zustand verfüttert wurde.[29]

Therapeutische Maßnahmen bei Vergiftungen: → Digitalis lanatae folium.

Apocynum androsaemifolium hom. *HAB34*

Synonyme: Fliegenfänger.

Monographiesammlungen: Apocynum androsaemifolium *HAB34*.

Definition der Droge: Frischer Wurzelstock.

Stammpflanzen: *Apocynum androsaemifolium* L.

Zubereitungen: Urtinktur nach § 3 mit EtOH 90 % (*V/V*) *HAB34*; Eigenschaften: Die Urtinktur ist von rötlichgelber Farbe, ohne besonderen Geruch und von unangenehm scharf-bitterem Geschmack. Urtinktur und flüssige Verdünnungen *HAB1*, Vorschrift 3a mit EtOH 86 % (*m/m*).[14]
Darreichungsform: Urtinktur, flüssige Verdünnungen, Tabletten, Verreibungen, Streukügelchen, flüssige Verdünnungen zur Injektion.[14]

Identität: Urtinktur reduziert Fehlingsche Lsg.; die 1. und 2. Dez.-Potenz sind in 1 cm dicker Schicht bräunlichgelb gefärbt *HAB34*.

Lagerung: Urtinktur bis D3: Vorsichtig aufzubewahren.

Anwendungsgebiete: Die Anwendungsgebiete entsprechen dem homöopathischen Arzneimittelbild. Dazu gehört Rheumatismus.[14]

Dosierung und Art der Anwendung: *Droge.* Bei akuten Zuständen häufige Anwendung alle halbe bis ganze Stunde je 5Tr. oder 1Tablette oder 10Streukügelchen oder 1Messerspitze Verreibung einnehmen; parenteral 1bis2mL bis zu 3mal tgl. s.c. injizieren.
Bei chronischen Verlaufsformen 1- bis 3mal tgl. 5Tr. oder 1Tablette oder 10Streukügelchen oder 1Messerspitze Verreibung einnehmen; parenteral 1bis2mL pro Tag s.c. injizieren.[14]

Unerwünschte Wirkungen: Nicht bekannt. Hinweis: Es können vorübergehend Erstverschlimmerungen vorkommen, die jedoch unbedenklich sind.[14]

Gegenanzeigen/Anwendungsbeschr.: Nicht bekannt.[14]

Wechselwirkungen: Nicht bekannt.[14]

Gesetzl. Best.: *Offizielle Monographien.* Aufbereitungsmonographie der Kommission D am BGA "Apocynum androsaemifolium".[14]

Apocynum androsaemifolium hom. *HPUS 78*

Sonstige Bezeichnungen: Spreading Dog's-bane.

Monographiesammlungen: Apocynum androsaemifolium *HPUS 78.*

Definition der Droge: Die frische Wurzel.

Stammpflanzen: *Apocynum androsaemifolium* L.

Zubereitungen: *Urtinktur.* Herstellung: Zu einer feuchten Pflanzenmasse, bestehend aus 100g Festanteil und 233mL Pflanzensaft, gibt man 167mL dest. Wasser und 635mL EtOH 94,9% *(V/V)* zur Bereitung von 1000mL Urtinktur *HPUS 78.*
Dilutionen. D2 (2×) aus 1Teil Urtinktur, 3Teilen dest. Wasser und 6Teilen EtOH 94,9% (*V/V*); D3 (3×) und höher mit EtOH 88% (*V/V*).
Medikationen. D3 und höher.

Gehalt: *Urtinktur.* Arzneigehalt $^1/_{10}$.

Apocynum cannabinum L.

Synonyme: *A. hypericifolium* Ait., *A. platyphyllum* Greene, *A. pubescens* R. Br., *Apocynum sybericum* Jacq.[10], *A. suksdorfi* Greene.

Sonstige Bezeichnungen: Dt.: Amerikanischer Hanf, Fliegenfänger, hanfartiger Hundswürger, Indianischer Hanf, Kanadischer Hanf, venetianischer Hundstod; engl.: Black Indian hemp, Canadian hemp, Dog's Bane, Indian hemp, Old-Amy Root, Snakes milk, Wild cotton;[10] frz.: Attrappe-mouche, Chanvre du Canada;[10] it.: Canapa aquatica.[6]

Botanische Beschreibung: Halbhohe Staudenpflanze, die eine Höhe von 30bis 100cm erreichen kann. Die ganze Pflanze ist glatt oder flaumig behaart und von aufrechtem Wuchs. Die kurz gestielten Blätter sind 5bis 11 cm lang, gelblichgrün, länglich eiförmig oder länglich lanzettlich. Die Blattspitze ist erst abgerundet und dann abrupt stachelspitzig. Die Blüten sind 2bis 4mm lang und weißlich bis grünlichweiß, gelegentlich auch rosa bis violett. Der Kelch ist tief gelappt und halb so lang wie die Blütenkrone. Die Blütenblätter sind länglich lanzettlich. Die Haarbüschel an den Samen sind 2bis 3cm lang. Die Pflanze hat einen sehr kräftigen Wurzelstock mit gelblicher, leicht absplitternder Rinde und zahlreichen Milchsaftgefäßen.[8,9,15]

Verwechslungen: Verwechslungen mit *Apocynum androsaemifolium* L. sind möglich. Auf Grund der unterschiedlichen Blattstellung und Verzweigungsart beider Arten sollte eine Unterscheidung möglich sein.[10]

Inhaltsstoffe: Alle Organe der Pflanze führen Cardenolidglykoside.[9,16] Im Samen sind ca. 23% fette Öle enthalten. Im Latex sind Triterpene und Kautschuk enthalten.[7,17,18]

Verbreitung: *Apocynum cannabinum* wächst auf den Prärien und an den Flußufern in Nordamerika und Canada, Verbreitungszentrum ist der Osten.[8,9]

Anbaugebiete: Vereinzelt in der Nähe von Moskau;[19] auch in Deutschland.[15,23]

Drogen: Apocyni cannabini radix, Apocynum cannabinum hom. *HAB 1,* Apocynum cannabinum hom. *HPUS 78.*

Apocyni cannabini radix

Sonstige Bezeichnungen: Dt.: Amerikanische oder Kanadische Hanfwurzel, Hanfartiger Hundswürger, Hanf-Hundsgift, Indianerhanf; engl.: American oder Canadian hemp root, Army root, Bitter root, Black Indian hemp root, Dogbane; frz.: Racine d'apocyn chanvrin.[28]

Definition der Droge: Im Herbst geerntete und getrocknete Wurzeln und Wurzelstöcke.[28]

Stammpflanzen: *Apocynum cannabinum* L.

Herkunft: Die Droge wird in Deutschland von Feldkulturen gewonnen.[15]

Gewinnung: Im Herbst erfolgt das Ernten von Wurzeln und Rhizomen. Über die Art und Weise der Trocknung liegen keine näheren Angaben vor.[28]

Ganzdroge: Die Wurzelstücke sind unterschiedlich lang (10bis 20cm), etwa 3bis 15mm dick, zylindrisch walzenförmig oder infolge des Trocknens etwas gekrümmt, längsrunzelig, gewöhnlich mehr oder weniger längsgestreift, außen orangebraun gefärbt, später graubraun, innen weißlich bis hellgelb. Charakteristisch sind tiefe, querlaufende Einschnitte, die bis auf das Holz dringen, aber nicht ganz um die Achse herumreichen. Nebenwurzeln und Wurzelnarben selten. Bruch spröde und kurzfaserig.[28]

Schnittdroge: Geruchlos, Geschmack anfangs schwach, später anhaltend bitter, etwas scharf. Wurzelstücke mit tiefen Einkerbungen, an den Bruchflächen ragt der hellgelbe Holzkörper nicht selten etwas über die Rinde hinaus und läßt sich leicht heraustrennen.

Mikroskopisches Bild: Rinde fast so dick wie das Holz; Kork aus braunwandigen, an der Innenwand stark verdickten Zellen; in der Mittelrinde, seltener auch in den äußeren Partien der Innenrinde Gruppen von stark verdickten, deutlich geschichteten verzweigt getüpfelten Steinzellen. Rindenstrahlen aus abwechselnden Lagen von Parenchymgewebe und Siebröhren; im Parenchym der ein- bis zwei-, auch dreistrahligen Markstrahlen und im übrigen Rindenparenchym reichlich runde, eiförmige, birnenförmige oder schmal längliche Stärkekörner. Über die ganze Rinde verteilt ungegliederte Milchröhren. Holz hauptsächlich aus dünnwandigem Holzparenchym; Gefäße in Gruppen angeordnet.[28]

Verfälschungen/Verwechslungen: Die Wurzel von *Apocynum androsaemifolium* L. wird als Verwechslung von Apocyni cannabini radix aufgeführt. Die Wurzeln sollen nahezu die gleichen Bestandteile enthalten und gleiche Verwendung finden, da sie sich aber in der Wirkung unterscheiden, dürfen sie nicht als Substitut verwendet werden.[10,20]

Inhaltsstoffe: Die Droge enthält Cardenolidglykoside. Enthalten sind 0,2 bis 0,4 % Cymarin[24] (Strophanthidin + D-Cymarose), k-Strophanthosid (Strophanthidin + D-Cymarose + β-Glucose + α-Glucose), die Cannogeninglykoside Apocannosid (Cannogenin + D-Cymarose) und Cynocannosid (Cannogenin + L-Oleandrose) sowie das Genin Strophanthidin.[21,26,29,30]

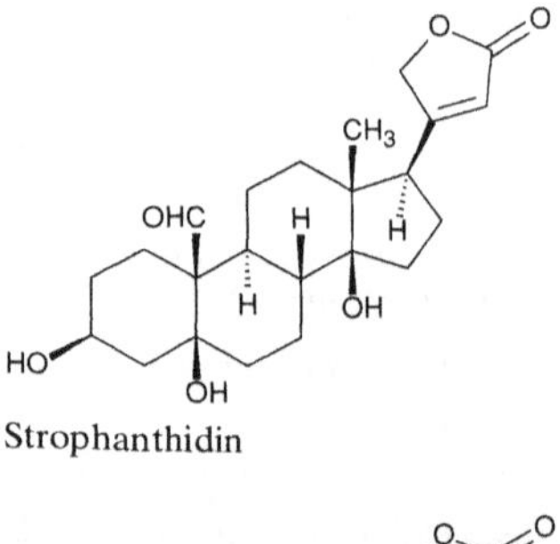

Strophanthidin

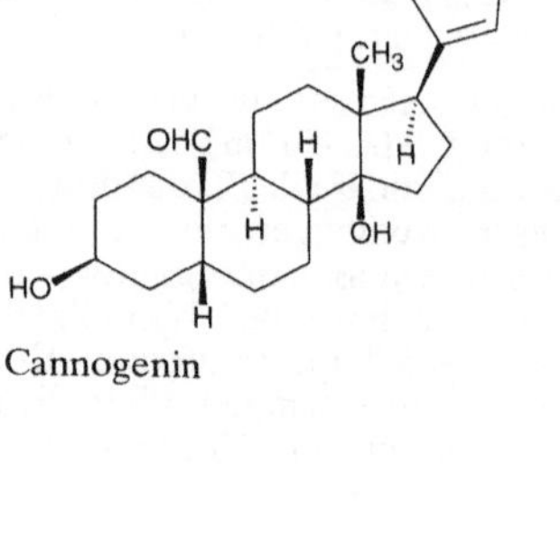

Cannogenin

Analytik: Offizielle Identitätsreaktionen sind nicht bekannt. Es wird eine DC-Prüfung vorgeschlagen:[28]
- Probevorbereitung → Digitalis-purpurea-Blätter *DAB 10.*
- Adsorptionsschicht: Kieselgel G.
- LM. Pyridin-Chloroform (1 + 6).
- Detektion mit Dinitrobenzoesäurelsg. und Natriumhydroxid-Lsg. (Kedde Reagens) mit Cymarin als Referenzsubstanz.

Ansonsten kann auch sinngemäß die Methode des *HAB 1* für Apocynum cannabinum hom. angewandt werden (s. dort).

Lagerung: Vorsicht Giftdroge!

Wirkungen: Die Droge soll auf Grund ihres Gehaltes an Cardenolidglykosiden in kleineren Dosen Bradykardie und eine erhöhte Kontraktionsleistung des Herzens bewirken. Der Blutdruck wird erniedrigt. Nach Vagotonie kann allerdings auch eine Hypertension auftreten. Die Droge soll ferner eine erregende Wirkung auf die vasomotorischen Zentren ausüben und die Diurese steigern. Diese Eigenschaft ist möglicherweise auf eine vasodilatorische Wirkung im Bereich der Nieren zurückzuführen. Die Reizung der Darmschleimhaut ist stärker als die durch Digitalis- und Strophanthus-Zubereitungen. Daraus resultieren Übelkeit, Erbrechen und Durchfall. Apocynum-cannabinum-Extrakte sollen einen geringeren therapeutischen Einfluß auf das Vorhofflimmern als Digitalis aufweisen.[31]
Das Cardenolidglykosid Cymarin ähnelt in seiner Wirkung dem g-Strophanthin, wirkt jedoch stärker diuretisch bei Ödemen und kumuliert weniger. Cymarin ist in seiner Gesamtwirkung jedoch schwächer als g-Strophanthin.[16]

Resorption: Die Resorption der reinen Hauptglykoside ist starken individuellen Schwankungen unterworfen. Untersuchungen zu Drogenzubereitungen liegen nicht vor.

Volkstümliche Anwendung und andere Anwendungsgebiete: Der frische Pflanzensaft wird in der Volksmedizin bei Kondylomatose und Warzen angewandt.
Die Indianer verwendeten die Wurzeln bei Asthma, Wassersucht, Husten, Syphilis und Rheuma. Diese Anwendungsgebiete sind wissenschaftlich nicht belegt. In der Volksmedizin wird die Wurzel bei Herzmuskelschwäche infolge Pneumonie, bei Herzklappenfehlern und Altersherz empfohlen. Sie dient darüber hinaus als harntreibendes Mittel.[28] Diese Anwendungsgebiete erscheinen dem Autor auf Grund der in der Droge enthaltenen herzwirksamen Cardenolidglykoside zwar erklärlich, doch ist die Wirksamkeit nicht belegt.

Dosierung und Art der Anwendung: *Zubereitung.* Fluidextrakt: 3mal täglich 10 bis 30 Tropfen; Tinktur (1:10): 0,3 bis 0,6 mL.[10]

Unerwünschte Wirkungen: *Verdauungstrakt.* Häufiger als bei anderen Drogen mit Cardenolidglykosiden Übelkeit und Erbrechen durch lokale Reizung der Schleimhäute des Magen-Darm-Traktes.[13]

Tox. Inhaltsstoffe u. Prinzip: Toxisches Prinzip der Droge sind die herzwirksamen Cardenolidglykoside mit geringer therapeutischer Breite. Eine Harzfraktion unbekannter Zusammensetzung soll Magen-Darm-Störungen hervorrufen.[13]

Akute Toxizität: *Mensch.* 10 bis 30 Tropfen Fluidextrakt mehrmals täglich eingenommen rufen Erbrechen und Diarrhoe hervor.[15] *Tier.* Weidetiere verschmähen die Pflanze. Vergiftungsfälle sind nicht bekannt.[13]

Toxikologische Daten: *Pflanzengiftklassifizierung.* Stark giftig.[31]

Akute Vergiftung: *Erste Maßnahmen.* Gabe von Kohlepulver, Auslösen von Erbrechen, Natriumsulfat.[11]

Apocynum cannabinum hom. *HAB 1*

Synonyme: Apocynum.

Monographiesammlungen: Apocynum cannabinum *HAB 1.*

Definition der Droge: Die frischen unterirdischen Teile.

Stammpflanzen: *Apocynum cannabinum* L.

Zubereitungen: Urtinktur und flüssige Verdünnungen nach Vorschrift 3a *HAB 1* mit EtOH 86% (*m/m*); Eigenschaften: Die Urtinktur ist eine gelbe bis gelbbraune Flüssigkeit ohne besonderen Geruch und mit bitterem Geschmack.
Darreichungsform: Urtinktur, flüssige Verdünnungen, Tabletten, Verreibungen, Streukügelchen, flüssige Verdünnungen zur Injektion.

Identität: *Urtinktur.*
- Urtinktur mit Wasser verdünnt trübt sich und fluoresziert im UV-Licht bei 365 nm kräftig weißblau.
- Bei Zugabe von Eisen(III)chlorid-Lsg. färbt sie sich olivgrün, nach Zugabe von Natriumhydroxid-Lsg. entsteht durch kräftiges Schütteln ein haltbarer Schaum.
- Der Rückstand der eingedampften Urtinktur färbt sich beim Versetzen mit Natriumhydroxid- und Dinitrobenzoesäure-Lsg. violett.
- DC nach *HAB 1*:
- Untersuchungslsg. ist die nach Bleiacetatfällung mit einer Isopropanol/Dichlormethanmischung ausgeschüttelte Urtinktur.
- Referenzlsg.: 0,1 % ethanolische Lanatosid-/ Cymarin-/ Scopoletin-Lsg.
- Adsorptionsschicht: Kieselgel H.
- Fließmittel: Wasser-MeOH-Ethylacetat (8 + 11 + 81).
- Detektion mit ethanolischer Chloramin-Trichloressigsäure-Lsg.
- Auswertung nach 5minütigem Erhitzen auf 105°C unter UV-Licht bei 365 nm.
- Auswertung: Das Chromatogramm der Prüflsg. zeigt eine ausgeprägte Cymarinzone im mittleren Rf-Bereich, mehrere gelbbraune Zonen im unteren Rf-Bereich und 2 gelbbraune und 2 blaue Zonen im oberen Rf-Bereich in Höhe der Referenzsubstanz Scopoletin.

Reinheit: *Urtinktur.*
- Relative Dichte: 0,893 bis 0,913 *HAB 1.*
- Trockenrückstand: Mindestens 2,5 und höchstens 4,2 %.

Lagerung: Vorsichtig zu lagern! Vor Licht geschützt.

Anwendungsgebiete: Die Anwendungsgebiete entsprechen dem homöopathischen Arzneimittelbild. Dazu gehören Herzschwäche mit Wassersucht; chronische Nierenentzündungen mit Wassersucht; Brechdurchfall.[25]

Dosierung und Art der Anwendung: *Zubereitung.* Soweit nicht anders verordnet:
Bei akuten Zuständen häufige Anwendung alle halbe bis ganze Stunde je 5 Tr. oder 1 Tablette oder 10 Streukügelchen oder 1 Messerspitze Verreibung einnehmen; parenteral 1 bis 2 mL bis zu 3mal tgl. s. c. injizieren.[25]
Bei chronischen Verlaufsformen 1- bis 3mal tgl. 5 Tr. oder 1 Tablette oder 10 Streukügelchen oder 1 Messerspitze Verreibung einnehmen; parenteral 1 bis 2 mL pro Tag s. c. injizieren.[25]

Unerwünschte Wirkungen: Nicht bekannt. Es können sogenannte Erstverschlimmerungen vorkommen, die jedoch ungefährlich sind.[25]

Gegenanzeigen/Anwendungsbeschr.: Nicht bekannt.[25]

Wechselwirkungen: Nicht bekannt.[25]

Gesetzl. Best.: *Offizielle Monographien.* Aufbereitungsmonographie der Kommission D am BGA "Apocynum cannabinum (Apocynum)".[25]

Apocynum cannabinum hom. *HPUS 78*

Sonstige Bezeichnungen: Black Indian Hemp.

Monographiesammlungen: Apocynum cannabinum *HPUS 78.*

Definition der Droge: Die frische Wurzel.

Stammpflanzen: *Apocynum cannabinum* L.

Zubereitungen: *Urtinktur.* Herstellung: Zu einer feuchten Pflanzenmasse, bestehend aus 100 g Festanteil und 223 mL Pflanzensaft, gibt man 167 mL dest. Wasser und 635 mL EtOH 94,9 % (*V/V*) zur Bereitung von 1000 mL Urtinktur *HPUS 78.*
Dilutionen. D2 (2 ×) aus 1 Teil Urtinktur, 3 Teilen dest. Wasser und 6 Teilen EtOH 94,9% (*V/V*); D3 (3 ×) und höher mit EtOH 88 % (*V/V*).
Medikationen. D3 und höher.

Gehalt: *Urtinktur.* Arzneigehalt $^1/_{10}$.

1. Melchior A (1964) Engler's Syllabus der Pflanzenfamilien, Bd. II: Angiospermen, Bornträger, Berlin
2. Cronquist A, Holmgren AH, Holmgren NH, Holmgren PK, Reveal JL (1984) Intermountain Flora: Vas-

cular Flora of the Intermountain West, USA, Vol. 4, New York
3. Woodson RE (1930) Studies in the Apocynaceae: A critical study of the Apocynoideae, Ann Missouri Bot Gard 17:1–212
4. Anderson E (1936) An experimental study of Hybridisation in the genus Apocynum, Ann Missouri Bot Gard 23:159–168
5. Shishkin BK, Bobrov EG (1967) Flora of the USSR, Vol. 18: Metachlamydeae, Moskau-Leningrad, S. 480–487
6. Baumgarten G (1963) Die herzwirksamen Glykoside, Thieme, Leipzig
7. Hgn, Bd. III, S. 143
8. Hitchcook CL, Cronquist A, Ownbey M, Thompson JW (1959) Vascular Plants of the Pacific Northwest, Part 4: Ericaceae through Campanulaceae, University of Washington Press, Washington
9. Schindler H (1955) Inhaltsstoffe und Prüfmethoden homöopathisch verwendeter Heilpflanzen, Editor Cantor, Aulendorf i. Würth.
10. Millspaugh CF (1974) American Medicinal Plants, Dover Publications, New York
11. Borikhina MG, Guseva AR (1972) Changes in the composition of cardiac glycosides during drying of kendyr (Apocynum androsaefolium roots) (Russ), Prikl Biokhim Mikrobiol 8:62–64
12. Claus EP (1956) Gathercoal and Wirth Pharmacognosy, 3. Aufl., Lea and Febiger, Philadelphia
13. Kingsbury JM (1964) Poisonous Plants of the United States and Canada, Prentice Halle, Englewood Cliffs
14. BAz Nr. 109a vom 16.6.1987
15. Stübler M, Krug E (Hrsg) (1971) Leesers Lehrbuch der Homöopathie, 2. Aufl., Bd. IV: Pflanzliche Arzneistoffe II, Haug Verlag, Heidelberg, S. 505–506
16. Desruelles J, Lemaire P, Robelet A, Thery C, Vermeersch P (1973) Therapie 28:103–113
17. Buchanan RA, Cull IM, Otey FH, Russel CR (1978) Econ Bot 32:131–145
18. Gusakova SD, Stepanenko GA, Asilbekova DT, Murdokhaev YM (1983) Rastit Resur 19:444–455
19. Müller-Dietz H, Rintelen K (1960) Arzneipflanzen der Sowjetunion, 1. Lieferung: Abies bis Atropa. Berichte des Osteuropa-Institutes an der Freien Universität Berlin, Berlin
20. Zörnig H (1911) Arzneidrogen, Bd. 2, Klinkhardt-Verl., Leipzig
21. Kupchan SM, Hemingway RJ, Doskotch RW (1964) J Med Chem 7:803–805
22. Moore CW (1909) J Chem Soc Trans 95:734–751
23. Mansfeld R (1986) Verzeichnis landwirtschaftlicher und gärtnerischer Kulturpflanzen, Akademie-Verlag, Berlin
24. Genkina GL, Khodzhaev KH, Shakirov TT, Abubakirov NK (1972) Roots of Apocynum androsaefolium and cannabinum studied for cardenolide content, Khim Prir Soedin 3:321–324
25. BAz Nr. 190a vom 10.10.1985
26. Kar 58
27. Kar 85
28. Hag, Bd. 3, S. 124–127
29. CRC
30. Kar 77
31. RoD, S. 132

Di/ML/RS

Aquilaria

HN: 2005400

Familie: Thymelaeaceae.

Unterfamilie: Aquilarioideae.

Gattungsgliederung: Die Gattung Aquilaria LAM. besteht aus etwa 15 Arten.[1,2] Als Arzneipflanzen finden vor allem die beiden Arten *A. malaccensis* LAMK. und *A. sinensis* (LOUR.) SPRENG. Anwendung.

Botanische Beschreibung: Sträucher oder Bäume. Blätter wechselständig, fiedernervig; Blattrand gewellt, etwas zurückgebogen, verdickt. Blütenstände achselständig, terminal oder selten cauliflor, sitzend oder kurz gestielt, dolden- oder rispenförmig, üblicherweise ohne Brakteen. Blüten meist fünfzählig, gestielt. Blütenröhre außen fein behaart, innen mit zurückgebogenen Haaren, die in Längsreihen angeordnet sind; mit fünf Lappen, selten vier bis sechs, diese zurückgebogen oder gerade, meist kürzer oder selten so lang wie die Röhre. Blütenröhre mit schuppenförmigen, kronblattähnlichen Anhängseln, doppelt so viele wie Röhrenzipfel, frei oder zu einem Ring vereinigt, lanzettlich bis eiförmig, paarweise im Schlund der Röhre vor den Röhrenlappen angeordnet, dicht behaart. Nach der derzeitigen Auffassung entsteht die Blütenröhre durch Verwachsen der Basen der kronblattartig ausgebildeten Kelchblätter und der Filamente. Die kronblattähnlichen Anhängsel der Blütenröhre werden als Enationen der Kelchblätter gedeutet. Staubblätter doppelt so viele wie Röhrenlappen, mit der Röhre teilweise verwachsen, der freie Teil entspringt in der Höhe der kronblattartigen Anhängsel, ohne oder mit Filament, Staubblätter gleich lang oder die episepalen länger; Antheren länglich, frei. Diskus keiner oder schwach ringförmig. Fruchtknoten eiförmig oder elliptisch, dicht kurzhaarig, zweifächerig. Griffel verschmälert sich nach oben, an der Basis dicht behaart. Narbe abgesetzt, kugelig, pyramidenförmig oder länglich, schwarz. Frucht eine lokulizide Kapsel, kugelig, verkehrt eiförmig oder verkehrt lanzettlich, gerunzelt oder glatt, dicht behaart bis kahl, Perikarp ledrig oder holzig. Blütenröhre persistiert an der Frucht, Frucht tritt entweder am oberen Ende oder an der seitlich sich öffnenden Röhre aus. Samen zwei, einer eventuell verkümmert, eiförmig oder elliptisch, manchmal flaumig behaart, an der Basis mit einem Anhängsel, Samen an der Fruchtknotenscheidewand über einen unterschiedlich langen Funikulus befestigt, üblicherweise hängt der Same aus der offenen Frucht heraus.[1]

Verbreitung: Indien, Burma, Kambodscha, Thailand, China, Malaysia, Indonesien, Philippinen.[1,2]

Inhaltsstoffgruppen: Das Holz verschiedener Aquilaria-Arten enthält ätherisches Öl und Harz, deren Bildung durch im Holz anwesende Pilze gefördert wird. Phytochemische Untersuchungen sind bisher nur für zwei Arten der Gattung, *A. malaccensis* und *A. sinensis*, durchgeführt worden. Aus dem Holz sind Sesquiterpene, vor allem Eudesmane,[3–15] und unterschiedlich substituierte und hydrierte 2-(2-Phenylethyl)-chromonderivate bekannt.[16–31]

Drogenliefernde Arten: *Aquilaria malaccensis*: Aquilaria-malaccensis-Holz.
Aquilaria sinensis: Lignum Aquilariae Resinatum *ChinP IX*.

Aquilaria malaccensis LAMK.

Synonyme: *A. agallocha* ROXB.[2], *A. malaicense* RUMPH., *A. ovata* CAV., *A. secundaria* DC., *Agallochum malaccense* O. K., *Aquilariella malaccensis* VAN THIEGH.[1]

Sonstige Bezeichnungen: Engl.: Malayan eaglewood tree;[1] indomal.: Calambac; thai: Kaa-yuu kaahuu, Mai hom.[32]

Botanische Beschreibung: Baum, bis 40 m hoch, bis 60 cm im Durchmesser, Rinde glatt, weißlich. Junge Zweige schlank, hellbraun, flaumig behaart bis kahl. Blätter elliptisch bis länglich lanzettlich, 7,5 bis 12 cm lang, 2,5 bis 5,5 cm breit, kahl, unterseits manchmal flaumig behaart, 12 bis 16 Paar Seitennerven. Blütenstand zusammengesetzt, terminal, achselständig oder supraaxillär, aus zwei bis drei Teilblütenständen; Teilblütenstand meist eine zehnblütige Dolde. Blüten grün oder schmutziggelb gefärbt, gestielt, glockenförmig, 5 bis 6 mm lang, außen zerstreut kurzhaarig, Röhre innen fast kahl, zehnrippig. Röhrenzipfel 2 bis 3 mm lang, auf der Innenseite dicht kurzhaarig, fast so lang wie die Röhre, zurückgeschlagen. Kronblattähnliche Anhängsel länglich, ca. 1 mm lang, dicht behaart. Staubblätter 1,5 bis 2 mm lang, die episepalen länger. Fruchtknoten eiförmig, 1 bis 1,5 mm lang, dicht flaumhaarig; Griffel undeutlich abgesetzt; Narbe kopfig. Frucht verkehrt eiförmig, am oberen Ende abgerundet, 3 bis 4 cm lang, 2,5 cm breit, gewöhnlich zusammengedrückt, außen behaart, verkahlend. Perikarp holzig, an der Verwachsungsnaht der Fruchtblätter ca. 6 mm weit aufklaffend. Same eiförmig, geschnäbelt, 10 mm lang, 6 mm breit, dicht rothaarig, das Anhängsel gedreht und ca. genauso lang wie der Same.[1]

Inhaltsstoffe: Aus dem alkoholischen Auszug der Rinde sind bisher zwei Verbindungen bekannt: 1,3-Dibehenoyl-2-feruloylglycerol und 12-*O*-*n*-Deca-2,4,6-trienoylphorbol-13-acetat.[32]

Verbreitung: Indien, östl. Himalaya, Burma, Malaysia, Thailand, Indonesien, Philippinen; in Wäldern bis ca. 270 m Seehöhe.

Drogen: Aquilaria-malaccensis-Holz.

Aquilaria-malaccensis-Holz

Synonyme: Lignum Aloes, Lignum Aspalathi.

Sonstige Bezeichnungen: Aggar, Aggur, Uggor, arab.: Agha-loo-chee, Agalugi, Agulugin, Yelunjo-oj;[33] dt.: Adlerholz; engl.: Agarwood, Agalwood, Aloewood, Eaglewood, Paradise wood; frz.: Bois d'Aigle, Bois d'Aloes; Hindi: Agar; jap.: Jinkoh, Kyara, Kanankoh; malai.: Kayu gaharu, Kalambac, Garu; pers.: Owd, Owd-hindee; sanskr.: Aguru.

Definition der Droge: Als Droge wird das harzhaltige, dunkle Holz verwendet.

Stammpflanzen: *Aquilaria malaccensis* LAMK.

Herkunft: Indien, Pakistan, Indonesien, Singapur, Japan, Vietnam.

Gewinnung: Die Droge sollte von mindestens 20 Jahre alten oder bereits absterbenden Bäumen gewonnen werden. Der gefällte Baum wird oft zur weiteren Verrottung liegen gelassen, da so das harte, harzhaltige, tote Kernholz leichter zu gewinnen ist. Im malayischen Archipel wird zur Anregung der Harzproduktion das Holz des noch lebenden Baumes angebohrt und das Bohrloch mit Salz gefüllt. Das harzfreie Holz ist hell gefärbt und weich und wird bei der Drogengewinnung entfernt.[34–36]

Handelssorten: Je nach Herkunftsgebiet gibt es unterschiedliche Bezeichnungen für die verschiedenen Sorten. Als gute Ware wird allgemein das harte, sehr dunkle, harzreiche, schwere Holz angesehen, das in Wasser untersinkt. Im malayischen Raum wird die beste Sorte als "Kalambak" bezeichnet. Als gute Qualität wird auch "Gaharu chandan" gehandelt. Die etwas hellere, harzärmere Ware heißt "Gaharu tandok". Unter den japanischen Bezeichnungen Jinkoh und Kanankoh werden ebenfalls verschiedene Handelssorten verstanden. Jinkoh ist die gewöhnliche Handelsdroge und Kanankoh ist die kostbarere und teurere Ware.[10,17,34,36]
In Indien wird die Droge je nach Qualität in vier Sorten unterteilt. Die beste Ware wird als "Schwarzer oder Echter Agar" bezeichnet und enthält den höchsten Gehalt an ätherischem Öl. Die weniger wertvolle, als "Bantang" gehandelte Droge, ist nicht mehr schwarz sondern braun gefärbt. Die Sorte, "Bhuta oder Phuta" besteht bereits aus 50 % oder mehr aus harzfreiem, hellem Holz. Alle drei genannten Handelssorten werden als Räuchermittel verwendet. Die minderwertigste Ware "Dhum" ist gelb gefärbt, da sie nur geringe Anteile an harzhaltigem Holz enthält. Sie dient, ebenso wie die Sorte "Bhuta", zur Gewinnung des ätherischen Öls.[48]

Ganzdroge: *Geruch.* Bei Raumtemperatur schwach, beim Erhitzen anhaltend aromatisch.
Geschmack. Aromatisch-bitter, etwas zusammenziehend.
Holz gelb- bis dunkelbraun gefärbt, hart, spaltbar; Droge aus unterschiedlich geformten Stücken bestehend. Auf den Schnittflächen dunkle Flecken unterschiedlicher Größe und Form sichtbar, am

Querschnitt als harzhaltige, rundliche oder spindelförmige, in tangentialer Richtung sich erstreckende Zonen erkennbar; ihre Größe variiert von 250 µm oder größer in tangentialer und 120 bis 2300 µm in radialer Richtung.[35]
Mikroskopisches Bild. Die harzhaltigen Räume werden als intraxyläres Phloem gedeutet; im Querschnitt als harzerfüllte, glänzende, quer verlaufende Zonen sichtbar, mit dickwandigen Parenchymzellen und Bastfasern; im Inneren der Zonen sind die Zellen häufig zerstört, meist nur mehr das bernsteinfarbene bis braune oder schwarze Harz erkennbar.
Hauptmasse des Holzes aus Fasertracheiden aufgebaut, in Bündelreihen angeordnet, weitlumig, mit Hoftüpfeln; Hoftüpfelgefäße, wenige bis 16, in Gruppen angeordnet, selten einzeln, kurzgliedrig, meist 45 µm im Durchmesser; wenig Holzparenchym; Markstrahlen ein- bis zweireihig, meist neun Zellreihen hoch, selten ein bis 29 Reihen, Markstrahlzellen 20 bis 28 µm hoch, unterschiedlich häufiges Vorkommen von Einzelkristallen im Markstrahl- und Holzparenchym. Alle Elemente des Holzes enthalten Harz.[35,37,38]

Verfälschungen/Verwechslungen: Zur Gewinnung von Aloeholz oder Agarwood werden auch andere Aquilaria-Arten, wie z.B. *A. crassna* PIERRE, *A. baillonii* PIERRE (Kambodscha) oder *A. moszkowskii* GILG (Sumatra, Indonesien) oder *Gonystylus* sp. (Borneo und Sumatra) herangezogen.[36] Unter der Bezeichnung "Aloeholz" bzw. "Kalambak" wurde früher auch das Holz folgender Pflanzen gehandelt: *Excoecaria africana* MUELL., *Excoecaria agallocha* L., *Euphorbia antiquorum* L. (Euphorbiaceae), *Gonystylus bancanus* (MIQ.) BAILL., *Wikstroemia candolleana* (Thymelaeaceae) und *Cinnamosma fragrans* BAILL. (Canellaceae).[35,36] Ob die genannten Pflanzen heute noch als Drogenlieferanten in Betracht kommen, ist nicht bekannt, da keine neueren Untersuchungen zum Thema Drogenverfälschung vorliegen.

Minderqualitäten: Helles, harzarmes Holz wird als minderwertige Droge angesehen.

Inhaltsstoffe: Das Holz enthält ätherisches Öl und Harz. Die Bildung dieser Inhaltsstoffe wird auf einen abnormen Metabolismus zurückgeführt, der durch im Holz anwesende Pilze induziert wird. Als beteiligte Pilze konnten bisher *Epicoccum granulatum* und *Cytosphaera mangiferae* DIED. nachgewiesen werden.[39] Pilzfreies Holz enthält nur ca. 0,08 % ätherisches Öl, während mit Pilzen befallene Hölzer ca. 0,4 % Öl liefern.
Die bisher bekannten Inhaltsstoffe des Holzes sind verschiedene Sesquiterpene,[3–11] Chromonderivate,[16–30] ein Cumarinlignanderivat,[40] und ein Alkaloid.[41]
Lipophile Auszüge des Holzes enthalten als Hauptinhaltsstoffe Sesquiterpene mit Eudesmangrundgerüst wie Agarol (I),[3] (–)-10-epi-γ-Eudesmol,[8] ferner die Nootkatanderivate Kusunol und Jinkoh-Eremol, sowie die Prezizanderivate Jinkohol und Jinkohol II.[9] In geringer Menge treten Sesquiterpene des Eudesmantyps mit einem Furanring im Grundgerüst auf: α-Agarofuran und β-Agarofuran, Dihydro-β-agarofuran, Nor-ketoagarofuran, 4-Hydroxydihydroagarofuran und 3,4-Dihydroxydihydroagarofuran. Weitere wichtige Sesquiterpene sind zwei Verbindungen des Spirovetivantyps, Agarospirol[9] und Oxoagarospirol,[8] sowie die beiden Fukinonderivate (+)-Karanon und (+)-Dihydrokaranon.[10] Aus der Gruppe der Guaiane sind bisher 8 Verbindungen isoliert worden, wobei (–)-Guaia-1(10),11-dien-15-al den Hauptbestandteil darstellt.[11,47]

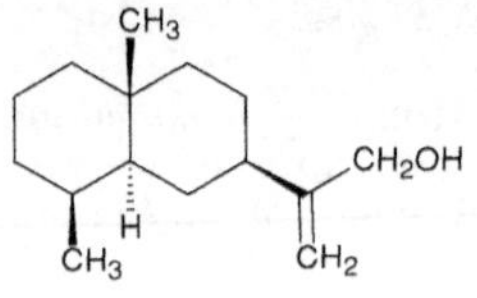

Agarol (I)

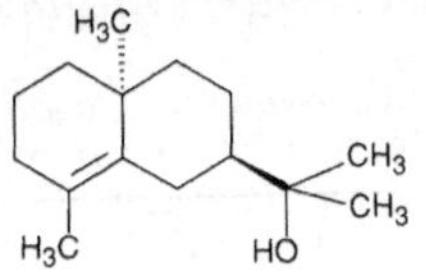

(–)-10-epi-γ-Eudesmol

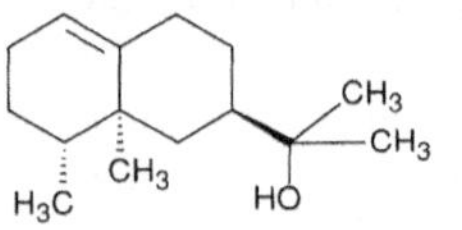

Kusunol

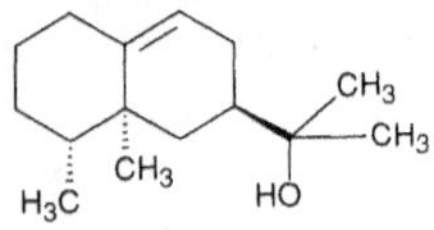

Jinkoh-Eremol

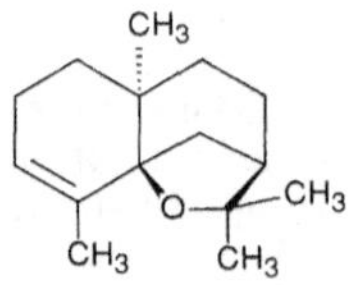

α-Agarofuran

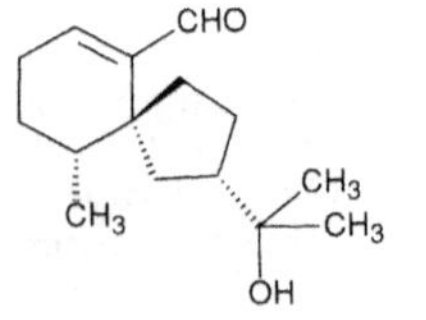

Oxoagarospirol

Neben einer Vielzahl von Sesquiterpenen sind rund 26 2-(2-Phenylethyl)chromonderivate bekannt, die unterschiedliche Substituenten (Hydroxyl-, Methoxyl- und Alkoxylgruppen) tragen und teilweise hydriert sind. Es kommen auch dimere und trimere Verbindungen vor. Diese bestehen aus Agarotetrol (2-(2-Phenylethyl)-5,6,7,8-tetrahydroxy-5,6,7,8-tetrahydrochromon), Isoagarotetrol und anderen substituierten 2-(2-Phenylethyl)-chromoneinheiten und sind über Etherbrücken, die bevorzugt von C5 oder C8 nach C6' oder C7' gebildet werden, oder durch C-C Bindungen miteinander verknüpft.[16–30]
Die Hauptmenge der bisher isolierten Chromonderivate stammt aus Drogenmustern aus Kalimantan, Indonesien. Einige Autoren weisen auf Unterschiede im Sesquiterpen-[8–11] und im Chromonmuster[17,26,27] der verschiedenen Handelssorten (Jinkoh, Kanankoh) hin. 2-(2-(4'-Methoxyphenyl)-ethyl)-chromon sowie dessen 6-Methoxyderivat sollen charakteristische Komponenten der wertvollen Handelsware Kanankoh darstellen.[17] Indische Wissenschaftler geben als weiteren Inhaltsstoff der Droge das Aporphinderivat Liriodenin an.[41]
Aus alkoholischen Auszügen des Holzes sind das Cumarinlignan Aquillochin[40] und zwei Sesquiterpene des Cadinantyps mit Furanring im Grundgerüst, Gmelofuran und Agarol (II),[7] bekannt. Es liegen allerdings keine Angaben vor, ob die genannten Verbindungen aus lebendem oder totem, harzhalti-

gem Holz isoliert worden sind. Unglücklicherweise wurden überdies zwei unterschiedlich strukturierte Sesquiterpene mit dem gleichen Trivialnamen – Agarol – gekennzeichnet.

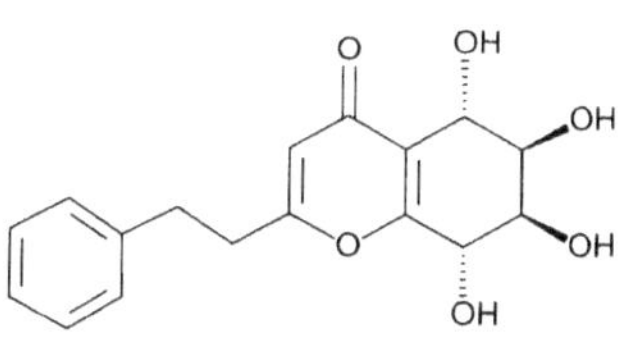

Agarotetrol

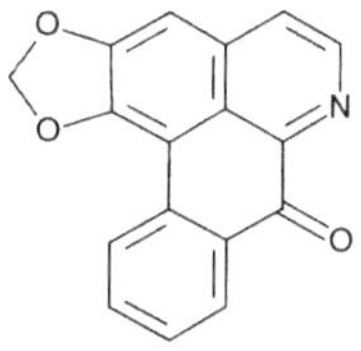

Liriodenin

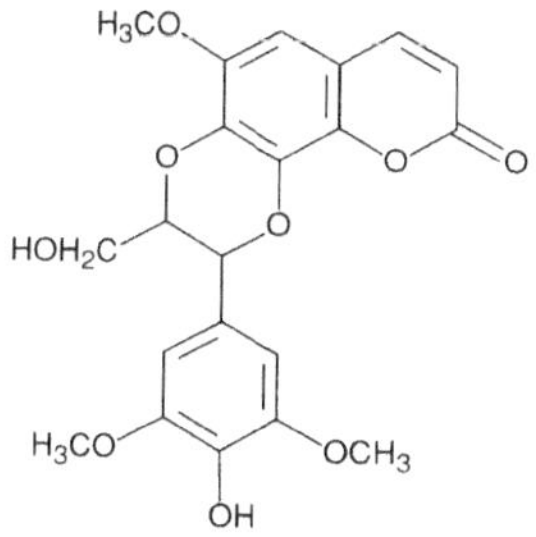

Aquillochin

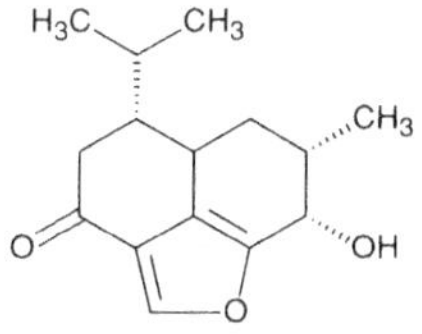

Agarol (II)

Für den aromatischen Geruch sind nach bisherigen Kenntnissen verschiedene Sesquiterpene sowie der durch Pyrolyse aus Chromonderivaten entstehende Benzaldehyd und 4-Methoxybenzaldehyd verantwortlich.[9,11,28]

Identität: *Chromone.* DC Prüfung auf 2-(2-(4'-Methoxyphenyl)-ethyl)-chromon sowie dessen 6-Methoxyderivat:[17]

- Sorptionsmittel: Kieselgel 60 F_{254}
- FM: Bzl.-Ethylacetat (10:1); $CHCl_3$-MeOH (7:1).
- Detektion: 1% $Ce(SO_4)_2$ – 10% H_2SO_4. Nach dem Erhitzen Gelbfärbung der Chromone.

Sesquiterpene. DC Nachweis von Agarol (II) und Gmelofuran:[7]

- Sorptionsmittel: Kieselgel
- FM: A) Hexan-Eth (2:1); B) Hexan-Eth (1:2).
- Detektion: $Ce(SO_4)_2$ – 2n H_2SO_4 Reagens.
- Rf-Werte: Gmelofuran 0,32 in A); Agarol (II) 0,5 in B).

GC verschiedener Sesquiterpene:[10]
Technische Daten:

- Geräte: Keine Angaben zum GC Gerät;
- Detektor: FID.
- Säule: Carbowax 20M, L = 25 m, i. D. = 0,2 mm.
- Trägergas: He, 0,6 kg/cm^2.
- Programm: 55 bis 210 °C, 4 °C/min.

Zur Chromatographie wird ein aus 1 g Droge hergestellter, vorgereinigter Benzolauszug eingesetzt. Im Gaschromatogramm sind – in Reihenfolge ihres Austritts aus der Säule – folgende Verbindungen nachzuweisen: β-Agarofuran, α-Agarofuran, Norketoagarofuran, (–)-10-epi-γ-Eudesmol, Agarospirol, Jinkohol, Jinkoh-Eremol, Kusunol, Dihydrokaranon, Jinkohol II, Oxo-agarospirol.

Volkstümliche Anwendung und andere Anwendungsgebiete: Innerlich wird die Droge als Adstringens bei Diarrhoe, als Fiebermittel und gegen Malaria sowie bei rheumatischen Erkrankungen angewendet.[42–44] Üblicherweise wird die Droge in gepulverter Form in Einzeldosen von 0,9 bis 3 g verabreicht. Alkoholische Auszüge werden gegen Koliken und bei Erbrechen, Verdauungsstörungen, Cholera, Anurie und Husten verabreicht.[42,43] Alkoholische Auszüge sollen auch eine milde kardiotone Wirkung entfalten.[7] In China wird die Droge ferner als Aphrodisiacum und harntreibendes Mittel angewendet. In Indien findet die Droge überdies bei Hautkrankheiten und als Bestandteil anregender Zubereitungen Anwendung.[42,43] Die Wirksamkeit bei den genannten Anwendungsgebieten ist nicht belegt.

Sonst. Verwendung: *Pharmazie/Medizin.* Weitverbreitetes Räuchermittel; findet auch bei religiösen Zeremonien Anwendung. In Burma wird die Droge als Abwehrmittel gegen Flöhe und Läuse eingesetzt.[42,43] *Kosmetik.* Die Droge wird in Asien zur Herstellung kosmetischer Präparate herangezogen. Das aus dem Holz gewonnene ätherische Öl, das unter den Bezeichnungen "Attar" und "Aggar-Atta" gehandelt wird, dient der Parfumherstellung.[35,39,43]

Aquilaria sinensis (Lour.) Spreng.

Synonyme: *A. grandiflora* Benth., *Ophiospermum sinense* Lour.[2] *A. sinensis* ist in der Literatur auch mit der Autorenbezeichnung (Lour.) Gilg zu finden. Nach[2] sollte es richtig (Lour.) Spreng. heißen, da die erste Zuordnung der Pflanze zur Gattung Aquilaria durch Sprengel und nicht durch Gilg erfolgte.

Botanische Beschreibung: Immergrüner Baum, bis 20 m hoch, junge Triebe behaart. Blätter gestielt, elliptisch oder verkehrt eiförmig bis länglich, 5 bis 11 cm lang, 3 bis 9 cm breit; Blattspitze kurz zugespitzt; Blattspreitenbasis gestutzt, ganzrandig, ledrig, kahl oder unterseits auf der Nervatur schwach anliegend behaart, seidig glänzend; Seitennerven in 14 bis 24 parallel laufenden Paaren angeordnet. Blütenstand doldenförmig, end- oder achselständig, Blütenstandsstiel 4 bis 12 cm. Blüten gelb oder grün, mit süßlichem Geruch; Blütenstiel behaart, meist 4 bis 6 mm lang. Kelchröhre glockenförmig, mit fünf Lappen, diese 8 mm lang, 5 bis 6 mm breit, außen schwach, innen stark behaart, besonders die Lappen; kronblattähnliche Anhängsel länglich, behaart. Zehn Staubblätter, Filamente am oberen Ende rot gefärbt. Fruchtknoten eiförmig, braungelb, filzig behaart. Fruchtkapsel verholzt, verkehrt eiförmig bis länglich, ca. 2,5 bis 3,5 cm lang. 1,5 bis 1,75 cm breit, dicht mit gelblichen bis bräunlichgelben Haaren besetzt, in getrocknetem Zustand gerunzelt. Ein oder zwei Samen, mit einem ca. 2 cm langen, schwanzförmigen Anhängsel.[2,45,46]

Verbreitung: China, Guangdong, Guanxi, Fujian, Taiwan.

Drogen: Lignum Aquilariae Resinatum *ChinP IX.*

Lignum Aquilariae Resinatum

Sonstige Bezeichnungen: Chin.: Chenxiang; engl.: Chinese Eaglewood Wood.

Monographiesammlungen: Lignum Aquilariae Resinatum *ChinP IX*.

Definition der Droge: Das ganzjährig gesammelte und harzhaltige Holz *ChinP IX*.

Stammpflanzen: *Aquilaria sinensis* (LOUR.) SPRENG. (*ChinP IX*: *Aquilaria sinensis* (LOUR.) GILG).

Herkunft: China, Sammlung aus Wildbeständen.

Gewinnung: Die Gewinnung der Droge erfolgt nach verschiedenen Methoden, wobei häufig zur Anregung der Harzbildung das Holz zuerst verletzt wird. Der Stamm eines im Durchmesser mindestens 30 cm dicken Baumes wird, 4 bis 5 m über dem Boden, mehrfach 3 bis 4 cm tief eingeschnitten. Nach einigen Jahren wird das Holz in der Umgebung der Verletzungen zur Drogengewinnung verwendet. Das bei der Verletzung austretende Harz wird ebenfalls gesammelt. Einer anderen Methode zufolge wird ca. 1 m über dem Boden eine 3 bis 6 cm tiefe und 3 bis 10 cm lange Ausnehmung hergestellt. Man verschließt anschließend die Öffnung mit Lehm, was ebenfalls zu einer verstärkten Harzbildung beiträgt. Im Absterben begriffene Bäume enthalten bereits soviel harzhaltiges Kernholz, daß die Droge sofort geerntet werden kann. Üblicherweise werden bei der letztgenannten Methode 5 bis 20 cm lange und 2 bis 5 cm breite und 1 cm dicke Stücke ausgeschnitten. Nach Entfernung der harzfreien Holzanteile wird die Droge im Schatten luftgetrocknet.[42,49]

Schnittdroge: *Geschmack.* Bitter.
Geruch. Aromatisch.
Unregelmäßig geformte Stücke und Späne; rundliche und längliche mit schwarzbraunem Harz erfüllte Vertiefungen wechseln mit gelblichweißen harzfreien Holzteilen ab; die Oberfläche der Vertiefungen zeigt die Struktur verfaulenden Holzes; Holzkörper kompakt. Bruch splittrig.[49]
Mikroskopisches Bild. Im Querschnitt ein- bis zweireihige Markstrahlen, erfüllt von braunem Harz. Gefäße rundlich bis polygonal, 42 bis 128 µm im Durchmesser, einige enthalten braunes Harz. Holzfasern im Querschnitt polygonal, 20 bis 45 µm im Durchmesser; schwach verdickte und verholzte Wände. Intraxyläres Phloem zusammengedrückt, länglich elliptisch oder streifenförmig, oft abwechselnd mit Markstrahlzellen und dünnwandigen unverholzten Zellen, die mit braunem Harz erfüllt sind. Wenige Fasern verstreut liegend. Einzelne Parenchymzellen mit Ca-oxalatprismen.[49]

Inhaltsstoffe: Über verschiedene chinesische Arbeiten, die sich mit der chemischen Zusammensetzung des ätherischen Öls und alkoholischer Drogenauszüge beschäftigen, wurde in Kurzform in der westlichen Literatur referiert.[12-15] In diesen Kurzreferaten fehlen jedoch sämtliche Angaben, welche Teile der Pflanze untersucht wurden. Da in der Chinesischen Pharmakopoe die Holzdroge offizinell ist, kann man annehmen, daß für diese Untersuchungen das harzhaltige Holz herangezogen worden ist.
Aus dem ätherischen Öl sind neun Sesquiterpene bekannt. Sechs Verbindungen weisen einen Furanring im Grundgerüst auf: β-Agarofuran, Baimuxinol, Isobaimuxinol, Dehydrobaimuxinol, Sinenofuranal und Sinenofuranol.[12-14] Weitere Sesquiterpene sind Dihydrokaranon,[13] sowie die Spiroverbindungen Baimuxinsäure und Baimuxinal.[15] Im ätherischen Öl sind ferner Benzylaceton, *p*-Methoxybenzylaceton und Anissäure aufzufinden.[12] Die alkoholischen Auszüge enthalten 2-(2-Phenylethyl)chromonderivate, die als Substituenten Hydroxyl- und Methoxylgruppen tragen.[31]

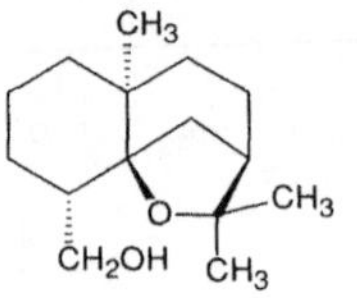

Baimuxinol

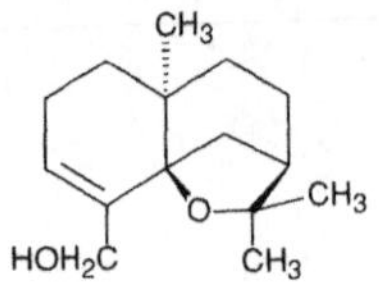

Dehydrobaimuxinol

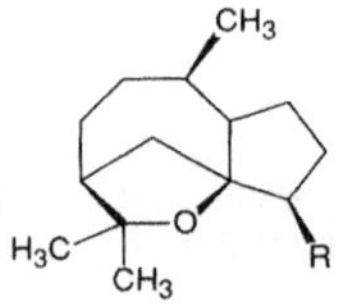

	R
Sinenofuranal	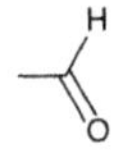
Sinenofuranol	$-CH_2OH$

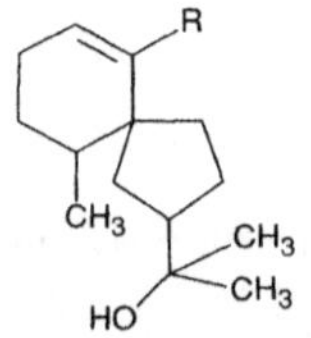

	R
Baimuxinsäure	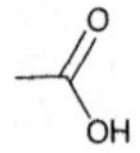
Baimuxinal	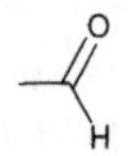

Identität: Der in der Hitze bereitete alkoholische Extrakt wird einer Mikrosublimation unterworfen und das gelbbraune, ölige, stark aromatisch riechende Sublimat mit 1 Tropfen verd. HCl, etwas Vanillin und 1 bis 2 Tropfen Ethanol versetzt. Es entwickelt sich eine kirschrote Färbung, die sich beim Stehenlassen der Lösung vertieft *ChinP IX*.

Lagerung: Gut verschlossen an einem kühlen und trockenen Ort *ChinP IX*.

Volkstümliche Anwendung und andere Anwendungsgebiete: Entsprechend den Wirkungsschemata der traditionellen chinesischen Medizin fördert die Droge den Fluß von "Qi", wirkt schmerzlindernd und erwärmt den Magen. Die Droge dient zur Linderung von Schmerzen in Brust und Unterleib, gegen Erbrechen oder Schluckauf bedingt durch den Einfluß des Prinzips "kalt" im Magen und wirkt gegen Asthma, das durch Störungen des Yin-Yang Prinzips im Nierenbereich hervorgerufen wird.

Dosierung und Art der Anwendung: Gebräuchliche Einzeldosis der Droge: Innerlich: 1,5 bis 4,5 g der getrockneten, gepulverten Droge zur Bereitung eines Dekokts *ChinP IX*.

1. Van Steenis CGGJ (Hrsg.) (1960–1972) Flora Malesiana, Wolters-Noordhoff Publishing, Groningen, Niederlande
2. Ding Hou (1964) Blumea 12(2):285–288
3. Jain TC, Bhattacharyya SC (1959) Tetrahedron Lett (9):13–17
4. Maheshwari ML, Jain TC, Bates RB, Bhattacharyya SC (1963) Tetrahedron 19:1.079–1.090
5. Maheshwari ML, Varma KR, Bhattacharyya SC (1963) Tetrahedron 19:1.519–1.525
6. Varma KR, Maheshwari ML, Bhattacharyya SC (1965) Tetrahedron 21:115–138
7. Pant R, Rastogi RP (1980) Phytochemistry 19:1.869–1.870
8. Nakanishi T, Yamagata E, Yoneda K, Nagashima T, Kawasaki I, Yoshida T, Mori H, Miura I (1984) Phytochemistry 23(9):2.066–2.067
9. Nakanishi T, Yamagata E, Yoneda K (1983) J Chem Soc Perkin Trans 1:601–604
10. Yoneda K, Yamagata E, Nakanishi T, Nagashima T, Kawasaki I, Yoshida T, Mori H, Miura I (1984) Phytochemistry 23(9):2.068–2.069
11. Ishihara M, Tsuneya T, Shiga M, Uneyama K (1991) Phytochemistry 30(2):563–566
12. Yang JS, Wang YL, Su YL, He CH, Zheng QT, Yang J (1989) Yaoxue Xuebao 24(4): 264–268, zit. nach CA111(17):150575r
13. Xu J, Zhu L, Lu B, Liu C (1988) Zhiwu Xuebao 30(6):635–638, zit. nach CA111(17):150573p
14. Yang J, Chen Y (1986) Yaoxue Xuebao 21(7):516–520, zit. nach CA105(21):187604b
15. Yang J, Chen Y (1983) Yaoxue Xuebao 18(3):191–198, zit. nach CA99(9):67492z
16. Yoshii E, Koizumi T, Oribe T (1978) Tetrahedron Lett 41:3.921–3.924
17. Nakanishi T, Inada A, Nishi M (1986) J Nat Prod 49(6):1.106–1.108
18. Shimada Y, Tominaga T, Konishi T, Kiyosawa S (1982) Chem Pharm Bull 30(10):3.791–3.795
19. Shimada Y, Konishi T, Kiyosawa S, Nishi M, Miyahara K, Kawasaki T (1986) Chem Pharm Bull 34(7):2.766–2.773
20. Shimada Y, Konishi T, Kiyosawa S (1986) Chem Pharm Bull 34(7):3.033–3.037
21. Iwagoe K, Kodama S, Konishi T, Kiyosawa S, Fujiwara Y, Shimada Y (1987) Chem Pharm Bull 35(11):4.680–4.682
22. Iwagoe K, Konishi T, Kiyosawa S, Shimada Y, Miyahara K, Kawasaki T (1988) Chem Pharm Bull 36(7):2.417–2.422
23. Iwagoe K, Kakae T, Konishi T, Kiyosawa S, Fujiwara Y, Shimada Y, Miyahara K, Kawasaki T (1989) Chem Pharm Bull 37(1):124–128
24. Konishi T, Kiyosawa S, Shimada Y, Miyahara K, Kawasaki T (1989) Chem Pharm Bull 37(5):1.428–1.430
25. Konishi T, Iwagoe K, Kiyosawa S, Fujiwara Y (1989) Phytochemistry 28(12):3.548–3.550
26. Yamagata E, Yoneda K (1987) Shoyakugaku Zasshi 41(2):142–146, zit. nach CA108(8):62300e
27. Shimada Y, Tominaga T, Kiyosawa S (1986) Yakugaku Zasshi 106(5):391–397, zit. nach CA105(14): 120586d
28. Hashimoto K, Nakahara S, Inoue T, Sumida Y, Takahashi M, Masada Y (1985) Chem Pharm Bull 33(11):5.088–5.091
29. Iwagoe K, Konishi T, Kiyosawa S, Shimada Y, Miyahara K, Kawasaki T (1986) Chem Pharm Bull 34(11):4.889–4.891
30. Konishi T, Iwagoe K, Sugimoto A, Kiyosawa S, Fujiwara Y, Shimada Y (1991) Chem Pharm Bull 39(1):207–209
31. Yang JS, Wang YL, Su YL (1989) Yaoxue Xuebao 24(9):678–683, zit. nach CA112(8):62421c
32. Gunasekera SP, Kinghorn AD, Cordell GA, Farnsworth NR (1981) J Nat Prod 44(5):569–572
33. Roxburgh W (1855) Transactions of the Linnean Society, London 21:199–206
34. Gimlette JD, Thomson HW (Hrsg.) (1983) A Dictionary of Malayan Medicine, 2. Aufl., Oxford University Press, Oxford New York Melbourne Kuala Lumpur, S. 60–61
35. Metcalfe CR (1933) Kew Bulletin:3–15
36. Burkill IH (1966) A Dictionary of the Economic Products of the Malay Peninsula, Ministry of Agriculture and Co-operatives, Kuala Lumpur, Malaysia, S. 198–206
37. Moeller J (1876) Denkschriften der Kaiserlichen Akademie der Wissenschaften 36:337–338
38. Moeller J (1897) Pharm Post 30(43):531–533; 30(44): 543–545; 30(46):571–575; 30(47):583–585; 30(48):595–596
39. Jalaluddin W (1977) Economic Botany 31:222–224
40. Bhandari P, Pant P, Rastogi RP (1982) Phytochemistry 21(8):2.147–2.149
41. Purushothaman KK, Natarajan RK, Murti MNCS (1979) Indian:15pp, zit. nach CA93(8):80049f
42. Perry LM, Metzger J (Hrsg.) (1980) Medicinal Plants of East and Southeast Asia, The MIT Press, Cambridge Massachusetts London, S. 404–405
43. Borris RP, Blasko G, Cordell GA (1988) J Ethnopharmacol 24:41–91
44. Paulus E, Ding Yu-he (Hrsg.) (1987) Handbuch der traditionellen chinesischen Heilpflanzen, Karl F. Haug Verlag, Heidelberg, S. 300
45. Iconographia Cormophytorum Sinicorum (1987) Bd. 2, S. 948
46. Institute of Chinese Materia Medica, China Academy of Traditional Chinese Medicine (1989) Medicinal

Plants in China, WHO Regional Publications, Western Pacific Series No. 2, Manila, S. 35
47. Ishihara M, Tsuneya T, Uneyama K (1991) Phytochemistry 30(10):3.343–3.347
48. The Wealth of India, Raw Materials, 11 Bände, CSIR, New Delhi, 1976–1985
49. ChinP IX

CK

Aquilegia

HN: 2015700

Familie: Ranunculaceae.

Tribus: Thalictreae.

Gattungsgliederung: Die Gattung Aquilegia L. besteht aus 67 Arten, die sich in mehrere Komplexe gliedern:[1-8]
- ecalcarata-Komplex mit *A. ecalcarata*
- vulgaris-Komplex mit z. B. *A. atrata* KOCH, *A. nigricans* BAUMG. und *A. vulgaris* L.
- alpina-Komplex mit z. B. *A. alpina* L., *A. einseleana* F. W. SCHULTZ und *A. thalictrifolia* SCHOTT et KOTSCHY
- flabellata-Komplex mit z. B. *A. flabellata* SIEB. et ZUCC. und *A. sibirica* LAM.
- America-Komplex mit z. B. *A. brevistyla* HOOK. kann aufteilt werden in
- caerulea-Subkomplex mit z. B. *A. canadensis* L., *A. elegantula* GREENE und *A. formosa* FISCH. var. *truncata* BAK.

Gattungsmerkmale: Meist 3- bis 5jährig, seltener länger ausdauernd oder 2jährig. Wurzelsystem reich verzweigt, mit bleibender Pfahlwurzel. Hypokotyl und Sproßbasis auswachsend zu dickem, hell- oder dunkelbraunem (aus Achseln der Grundblätter verzweigtem) Wurzelstock. Oberirdische Jahrestriebe (in Verlängerung der Wurzelstockzweige) in cymöse, rispige oder auf Trauben bzw. Einzelblüten reduzierte Blütenstände auslaufend. Grundblätter als Rosette mit kräftig entwickelter Scheide den Stengel umfassend, langgestielt; Blattspreite ein- bis dreifach dreizählig, Blättchen keilig oder eiförmig mit gerundeten Enden; Blattabschnitte 1. Ordnung meist langgestielt. Stengelständige Laubblätter den grundständigen ähnlich, aber nach oben zu an Größe, Unterteilung und Länge der Stiele abnehmend, in die höchstens dreizähligen, stiellosen Tragblätter der Blüten übergehend. Blüten zwittrig, radiär, Blütenhülle aus zwei, meist mehr oder weniger gleichfarbigen, 5zähligen Kreisen bestehend. Blütenhüllblätter des äußeren Kreises (Kelchblätter) mehr oder weniger abstehend und relativ bald abfallend, jene des inneren Kreises kapuzenförmige nektarfertile Kronblätter mit Sporn. Staubblätter mit gelben Staubbeuteln in 6 bis 12 alternierenden, 5zähligen Wirteln, dazu innen meist 2 fünfzählige Wirtel zarter, schmal-lanzettlicher Staminodien. Fruchtblätter 5, frei, aufrecht, schwach behaart; Balgfrüchte mit mehr oder weniger spreizenden Spitzen, zweireihig, an der aufspringenden Naht mit Samen besetzt. Samen schwarz, glatt, glänzend, 2 bis 2,5 mm lang.[1]

Verbreitung: In der nördlichen, vorwiegend gemäßigten Zone. Die Areale gehen nördlich bis in die boreale Zone und südlich bis in die Berge Nordmexikos und Nordafrikas.[1]

Inhaltsstoffgruppen: In den Sepalen von *A. flabellata*, *A. hybrida* cv. McKana's Giant finden sich Isovitexin und Populin.[9] Leucopelargonidin wurde bisher nur in den Sepalen der zuletzt genannten Art gefunden.[9] In den Blättern von *A. ecalcarata* und drei *A. vulgaris* Hybriden ist das cyanogene Glycosid Triglochinin in größeren Mengen gefunden worden. Genaue Angaben fehlen.[10,11] Die Pflanzen sind daher giftverdächtig.[1] Aquilegia sp. und *A. olympica* können in den Wurzeln die Alkaloide Magnoflorin,[12,13] Berberin,[13] Coptisin[12] und Corytuberin[12] enthalten. Die Wurzel von *A. atrata* var. *atroviolacea* enthält Aquilegiolid und das entsprechende Isomer.[14] Die Samen von *A. hybrida hort.*, *A. longissima*, *A. karelini* und *A. vulgaris* enthalten gewöhnliche und ungewöhnliche Fettsäuren.[15-17] Bei den bisher genannten Inhaltsstoffgruppen stehen systematische chemotaxonomische Untersuchungen aus. Lediglich für die Anthocyanidine wurden solche unternommen. Anthocyanidine kommen in Aquilegia-Arten in den Blüten als die acylierten und nicht acylierten Derivate der 3-Monoglucoside und 3,5-Diglucoside von Delphinidin, Pelargonidin und Cyanidin sowie der 3-Xylosylglucosid-5-glucoside von Delphinidin und Pelargonidin vor. Bei der Acylgruppe handelt es sich um Ferulasäure- bzw. Kaffeesäure.[18,25] Anhand der Anthocyanidine und Carotinoide kann die Gattung Aquilegia in vier Komplexe aufgeteilt werden: Alpina-Sibirica, Vulgaris-Flabellata, Caerulea-Longissima und Canadensis-Formosa.[18] Der Alpina-Sibirica Komplex enthält als Pigmente ausschließlich Delphinidinderivate. Im Vulgaris-Flabellata Komplex kommen zusätzlich Cyanidinderivate vor. Einige der Arten des Caerulea-Longissima Komplexes enthalten als Pigmente ausschließlich Carotinoide. Der Canadensis-Formosa Komplex zeichnet sich in vielen Fällen durch das Vorhandensein von Pelargonidinderivaten und dem Fehlen von Delphinidinderivaten aus.[18]

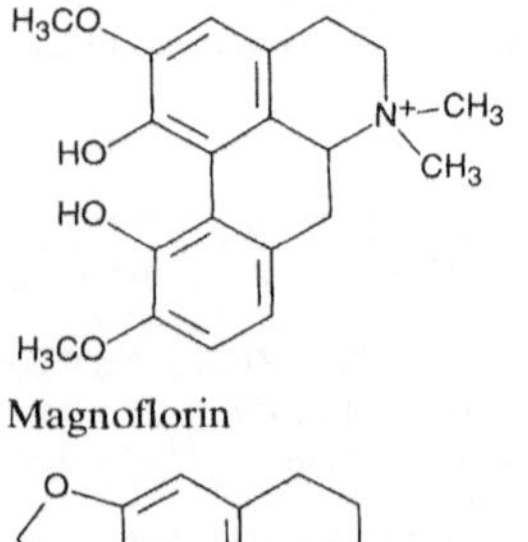

Magnoflorin

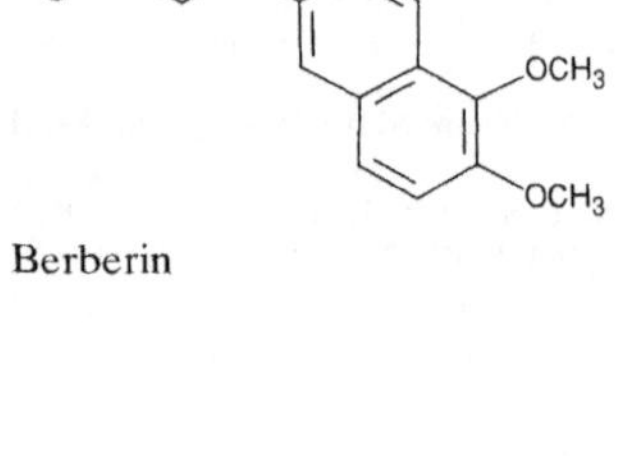

Berberin

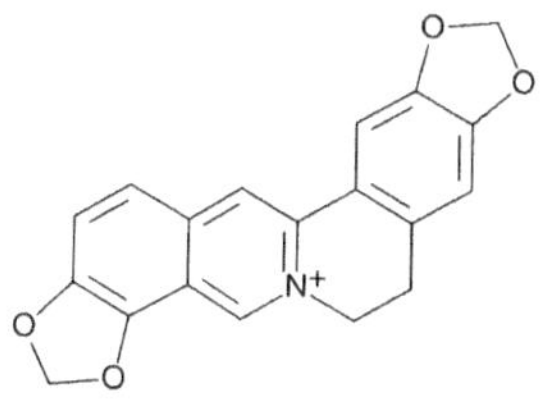

Coptisin

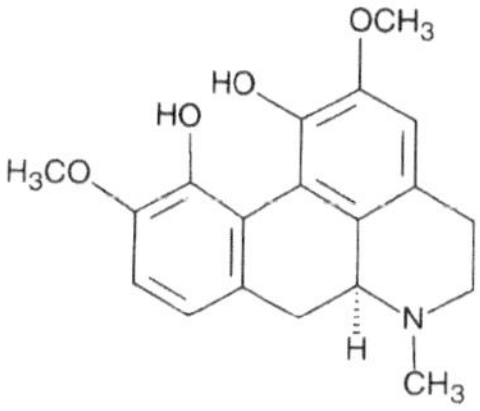

Corytuberin

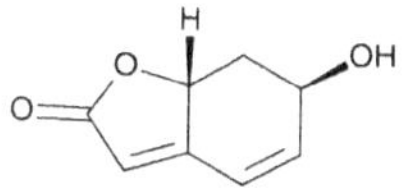

Aquilegiolid

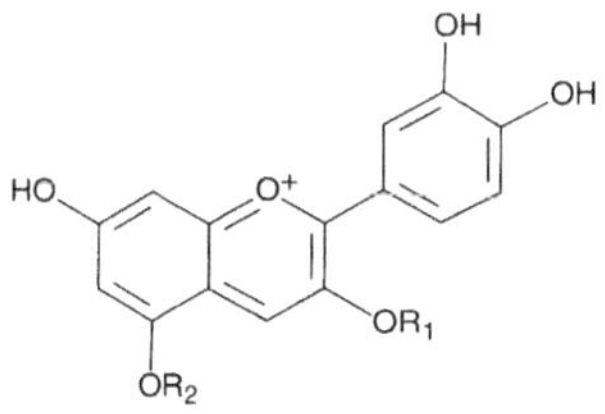

	R_1	R_2
Cyanidin-3-glucosid	-Glc	—H
Cyanidin-3,5-diglucosid	-Glc	-Glc

Cyanidinglucoside

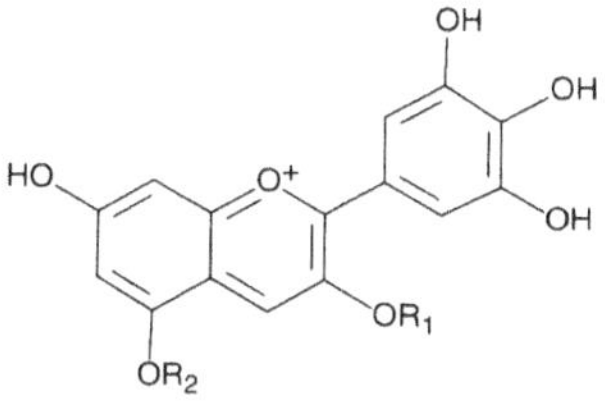

	R_1	R_2
Delphinidin-3-glucosid	-Glc	—H
Delphinidin-3,5-diglucosid	-Glc	-Glc
Delphinidin-3-xylosyl-glucosid-5-glucosid	-Xyl-Glc	-Glc

Delphinidinglucoside

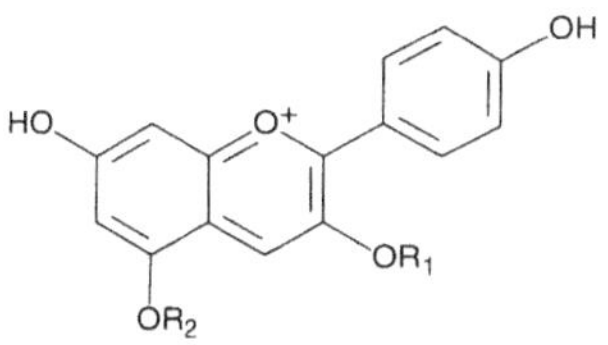

	R_1	R_2
Pelargonidin-3-glucosid	-Glc	—H
Pelargonidin-3,5-diglucosid	-Glc	-Glc
Pelargonidin-3-xylosyl-glucosid-5-glucosid	-Xyl-Glc	-Glc

Pelargonidinglucoside

Drogenliefernde Arten: *Aquilegia vulgaris*: Aquilegiae herba, Aquilegiae semen, Aquilegia vulgaris (Aquilegia) hom. *HAB 1*.

Aquilegia vulgaris L.

Synonyme: *Aquilegia cornuta* GILIB., *A. elegans* POPE ex STEUD., *A. versicolor* SALISB., *A. vulgaris* L. var. *genuina* ROUY et FOUC., *A. vulgaris* L. subsp. *grandiflora* GAUDIN, *A. vulgaris* L. var. *normalis* WALPERS, *A. vulgaris* L. var. *typica* BECK, *A. vulgaris* L. var. *partensis* KITTEL, *A. vulgaris* L. var. *varia* NEILREICH, *A. vulgaris* L. subsp. *vulgaris* SCHINZ et KELLER. Hinweis: *A. vulgaris* L. ist nicht synonym zu *A. atrata* KOCH.

Sonstige Bezeichnungen: Dt.: Adlerblume, Gemeine Akelei, Glockenblume, Handschuh, Harlekinsblume, Hoselätzli, Klockenblume, Narrenkappen, Schlotterhose, Weiberkappen; engl.: Capon's feather, columbine, culver key; frz.: Aiglantine, ancolie commune, ancolie des jardins, ancolie vulgaire, cornetie, Gants de Notre Dame, monteau royal; it.: Amor nascoto, amor perfetto, aquilina, fior cappuccio.

Botanische Beschreibung: Pflanze 30 bis 60 cm hoch. Wurzelstock mehrköpfig, ästig, hellbraun. Stengel aufrecht, meist verzweigt, entfernt beblättert, kahl oder weichhaarig. Grundständige Blätter, lang gestielt, dreizählig zusammengesetzt mit keilig-eiförmigen, stumpfen, unregelmäßig gekerbten bis eingeschnittenen, stumpf gelappten Blättchen. Blattunterseite meist heller grün und behaart. Stengelblätter kleiner als die grundständigen und einfacher. Oberste Blätter meist nur aus einigen länglich-eiförmigen, ganzrandigen Lappen. Blüten nickend, lang gestielt, von dunkelblauer, dunkelvioletter, rosa oder weißer Farbe. Perigonblätter (Kelchblätter) fünf, breit eiförmig, unten stumpf, oben in eine stumpfe, grüne Spitze auslaufend. Honigblätter (Kronblätter) fünf, kapuzenförmig mit langem, hackig nach einwärts gebogenem Sporn. Staubblätter zahlreich. Fruchtknoten meist fünf. Balgfrucht langgestreckt, aufrecht, drüsig-flaumhaarig.[26]

Inhaltsstoffe: *A. vulgaris* enthält in den oberirdischen Organen das cyanogene Glycosid Triglochinin.[10] Mengenangaben fehlen.
Das Spektrum der Blütenfarbstoffe ist, wie folgt gekennzeichnet: 3-Monoglucoside und 3,5-Diglucoside des Cyanidins und des Delphinidins kommen im Gemisch mit den korrespondierenden Acylglycosiden vor, die jeweils im Zuckerteil einen Feruloyl- oder einen Caffeoylrest tragen. Cyanidin-3-glucosid kommt allerdings nur in nichtacylierter Form vor.[18]

Verbreitung: Temperierte Nordhemisphäre, Mittel- und Südeuropa, Asien. In schattigen Laubwäldern, auf Waldwiesen und im Gebirge. In Gärten in zahlreichen Varietäten und Formen mit verschiedenen Blütenfarben angepflanzt.

Drogen: Aquilegiae herba (Akeleikraut), Aquilegiae semen (Akeleisamen), Aquilegia vulgaris hom. *HAB 1*.

Aquilegiae herba (Akeleikraut)

Synonyme: Herba Aquilegiae, Aquilegia-vulgaris-Kraut.

Definition der Droge: Die zur Blütezeit gesammelten und getrockneten oberirdischen Teile der Pflanze.

Stammpflanzen: *Aquilegia vulgaris* L.

Inhaltsstoffe: Es sind keine wirksamkeitsbestimmenden Inhaltsstoffe bekannt. Von toxikologischem Interesse könnte das cyanogene Glykosid Triglochinin[10,11] sein, das aber nach älteren Angaben in der Droge lediglich in Spuren vorliegt.[19]

Analytik: Keine Angaben.

Volkstümliche Anwendung und andere Anwendungsgebiete: Innerlich gegen Skorbut und bei Gelbsucht.[19] Wegen angeblich tranquillisierender Eigenschaften bei Unruhezuständen.[20] Diese Anwendungsgebiete sind derzeit nicht belegt.

Toxikologische Eigenschaften: Die Stammpflanze (Frischpflanze) gilt als giftverdächtig,[1,21] was auf die Droge extrapoliert wird, ohne daß konkrete Fallberichte vorliegen. "Nach Aussaugen einiger (frischer) Akeleiblüten traten als Vergiftungserscheinungen auf: Starke Benommenheit, Ohnmacht, Pupillenverengung, Cyanose, Diarrhö. Noch zwei Tage danach große Schwäche, Herzklopfen und Oligurie".[22] Es handelt sich wohl um einen Einzelfall, der scheinbar im Widerspruch zu der Tatsache steht, daß das Dekokt aus Akeleiblüten volkstümlich als Tee-Ersatz verwendet worden ist.[20] Allerdings könnte das toxische Prinzip durch den Trocknungsvorgang oder den Kochvorgang zerstört werden.

Gesetzl. Best.: *Artenschutz*. Vollkommen geschützt nach dem Naturschutz-Ergänzungsgesetz.

Aquilegiae semen (Akeleisamen)

Ganzdroge: Samen glänzend schwarz, oval, 2,2 bis 2,5 mm lang, 1,5 mm breit und dick, stumpf zugespitzt, anatrop. Die Raphe verläuft an der einen Seite als ausgeprägte Leiste.

Mikroskopisches Bild: Am Querschnitt palisadenartige Epidermiszellen mit konischem Lumen und geschichteter, dunkelgrüner Membran, deren Farbstoff mit heißem Chloralhydrat zerstört wird. Inhalt des Lumen braun. Zwischen die Epidermiszellen ragt die deutlich entwickelte Kutikula mit zahnförmigen Fortsätzen hinein. Auf die Epidermis folgen 10 bis 12 Reihen obliteriertes Parenchym, dann Endospermzellen mit Fett und 3 µm großen Aleuronkörnern. Von der Fläche erscheinen die Epidermiszellen der Testa polygonal, stark oder weniger stark verdickt, je nach der Höhe der Einstellung. Zur Identifizierung genügen Quetschpräparate der Samen, die in Chloralhydratlsg. beobachtet werden.

Inhaltsstoffe: Das Samenöl enthält zwei Gruppen von Fettsäuren. Bei der ersten Gruppe handelt es sich um die gewöhnlichen Fettsäuren Linol- (23,7 bis 29,7 %),[15,23] Palmitin- (7,25 bis 14,25 %),[15] Öl- (5,6 bis 7,05 %)[15,23] und Stearinsäure (1,93 bis 5,2 %).[15,23] Bei der zweiten Gruppe handelt es sich um die ungewöhnlichen Fettsäuren *trans*-5,*cis*-9,12-Octadecatriensäure (Aquilegiasäure) (40 bis 59, 69 %)[15,16,23] und *trans*-5,*cis*-9-Octadecadiensäure (1,2 bis 1,5 %).[15,16] Daneben wurden weitere Fettsäuren mit Gehalten unter 1 % nachgewiesen.[15,23]

Analytik: Die Fettsäuren können als Methylester mittels Gaschromatographie identifiziert werden.[15] Zur Trennung wurden SP2300 oder SP2340 Säulen bei eine Säulentemperatur von 190 °C bzw. 230 °C verwendet. Das Trägergas war Wasserstoff. Retentionszeiten und genauere experimentelle Angaben s. Lit.[15]

Volkstümliche Anwendung und andere Anwendungsgebiete: Gegen Gelbsucht, Dysmenorrhoe, äußerlich gegen Hautausschläge, Mundgeschwüre, Fisteln und bei Augenschwäche.[19]
Diese Anwendungen sind derzeit nicht belegt.

Toxikologische Eigenschaften: Giftverdächtig.[21] Konkrete Fallberichte fehlen.

Gesetzl. Best.: *Artenschutz.* Vollkommen geschützt nach dem Naturschutz-Ergänzungsgesetz.

Aquilegia hom. *HAB 1*

Synonyme: Aquilegia.

Monographiesammlungen: Aquilegia *HAB 1 (5. Nachtrag).*

Definition der Droge: Frische zur Blütezeit geerntete, ganze Pflanze von *Aquilegia vulgaris* L.

Stammpflanzen: *Aquilegia vulgaris* L.

Zubereitungen: Herstellung: Urtinktur und flüssige Verdünnungen nach Vorschrift 3a *HAB 1.*
Eigenschaften: Die Urtinktur ist eine grünbraune Flüssigkeit mit aromatischem Geruch und schwach bitterem Geschmack.

Identität: Dunkelbraune Färbung der Urtinktur nach Zugabe von Ethanol 60 % und Eisen(III)chloridlsg.
Orangerote Färbung, nachdem die Urtinktur auf dem Wasserbad zur Trockene eingedampft und der Rückstand mit Schwefelsäure 96 % und Resorcin verrieben wird.
Dünnschichtchromatographie nach *HAB 1*
- Sorptionsmittel: Kieselgel HR
- Untersuchungslsg.: Die Urtinktur wird mit Ethylacetat ausgeschüttelt, nachdem sie eingeengt, mit Wasser verdünnt und Essigsäure zugesetzt worden ist. Filtration über wasserfreiem Natriumsulfat und Eindampfen der organischen Phasen zur Trockene. Der Rückstand wird in Methanol aufgenommen.
- Vergleichslsg.: Rutosid, Kaffeesäure und Scopoletin in Methanol.
- Fließmittel: Wasser – Essigsäure 98 % – Chloroform (8 + 42 + 50)
- Laufstrecke: 15 cm
- Detektion: UV 365 nm
- Auswertung: Nach Besprühen mit Diphenylboryloxyethylamin und danach mit Macrogol 400 Lsg. zeigt die Referenzlsg. im unteren Drittel des Rf-Bereiches die orangerote Zone des Rutosids, im mittleren Drittel die hellblaue Zone der Kaffeesäure und im oberen Drittel die blaue Zone des Scopoletins. Das Chromatogramm der Untersuchungslsg. kann ungefähr in Höhe von Rutosid eine schwache, hellblaue Zone zeigen. Darüber tritt eine intensiv gelborange gefärbte Zone auf. Zwischen Rutosid und Kaffeesäure liegen zwei gelbgrüne Zonen. Darüber können weitere Zonen auftreten.

Reinheit: *Urtinktur.*
- Relative Dichte: 0,900 bis 0,920.
- Trockenrückstand: mind. 2,5 %.

Lagerung: Vor Licht geschützt.

Anwendungsgebiete: Schlafstörungen bei Nervosität.[24]
Die Anwendung bei Globus hystericus, klimakterischem Erbrechen, nervösem Zittern, Empfindlichkeit gegen Licht und Lärm und Dysmenorrhoe junger Mädchen[19] ist gegenwärtig nicht belegt.[24]

Dosierung und Art der Anwendung: *Droge.* Soweit nicht anders verordnet: 1- bis 3mal täglich 5 bis 10 Tropfen, 1 Messerspitze Verreibung, 1 Tablette oder 5 bis 10 Streukügelchen einnehmen.
Injektionslösungen 2mal wöchentlich 1 mL s. c. injizieren.[24]

Unerwünschte Wirkungen: Nicht bekannt.[24]
Hinweis: Es können vorübergehend Erstverschlimmerungen vorkommen, die jedoch unbedenklich sind.

Gegenanzeigen/Anwendungsbeschr.: Nicht bekannt.[24]

Wechselwirkungen: Nicht bekannt.[24]

Gesetzl. Best.: *Offizielle Mongraphien.* Aufbereitungsmonographie der Kommission D am BGA "Aquilegia vulgaris".[24]

1. Hegi G (1965) Illustrierte Flora von Mitteleuropa, Bd. III/ 3. Teil, 2. Auflage, Carl Hanser Verlag, München, S. 128–133
2. Grant V (1952) Aliso 2:341–360
3. Prázmo W (1960) Acta Soc Bot Pol 29:423–442
4. Prázmo W (1961) Acta Soc Bot Pol 30:57–77
5. Prázmo W (1965) Acta Soc Bot Pol 34:403–437
6. Prázmo W (1965) Acta Soc Bot Pol 34:667–685
7. Taylor RJ (1967) Brittonia 19:374–490
8. Taylor RJ; Campell D (1969) Evolution 23:153–162
9. Bessho M (1988) Engei Gakkai Zasshi 57:462–466, zit. nach: CA 110 (25):228705j
10. Fat LTS (1979) Proc K Ned Akad Net, Ser C82:197–209
11. Starý F, Berger Z (1983) Giftpflanzen, Artia-Verlag, Prag. In: Teuscher U, Linquist U (1987) Biogene Gifte. Gustav-Fischer Verlag, Stuttgart New York, S. 299
12. Slavik J, Bochorakova J, Slavikova L (1987) Collect Czech Chem Commun 52:804–811
13. Efimova FV, Murav'eva DA (1974) Aktual Vopr Farm 2:34–35
14. Guerriero A, Pietra F (1984) Phytochem 23:2.394–2.396
15. Takagi T, Itabashi Y, Kaneniwa M, Mizukami M (1983) Yukagaku Zashi 32:367–374, zit. nach: CA99 (15):119335x
16. Dabi-Lengyel E, Tetenyi P, Hethelyi I, Simonidesz V, Dobos J (1982) Herba Hung 21 (2–3):149–156
17. Freimann RE, Markmann AL (1970) Khim Prir Soedin 6:167–169, zit. nach CA73 (13):63191r
18. Taylor RJ (1984) Bull Torrey Bot Club 111:462–468
19. Hag, Bd. 3, S. 165

20. Uphof JCTh (1968) Dictionary of Economic Plants. Verlag J Cramer, D-3301 Lehre
21. RoD, IV-1. A
22. Stübler M, Krug E (Hrsg.) Leesers Lehrbuch der Homöopathie, Band 3: Pflanzliche Arzneistoffe I, 2. Aufl., Haug-Verlag, Heidelberg, S. 592–593
23. Kaufmann HP, Barve H (1965) Fette, Seifen, Anstrichmittel 67, S. 14
24. BAz Nr. 109a vom 16.6.1987
25. Inazu K, Samata Y, Akagi H (1979) Tamagawa Daigaku Nogakubu Kenkyu Hokoku (19):43–58, zit. nach CA93 (5):41740e
26. Hag, Bd. 3, S. 165

Pa

Arachis

HN: 2019000

Familie: Leguminosae (Fabaceae).[1]

Unterfamilie: Papilionoideae.

Tribus: Aeschynomoneneae.

Subtribus: Stylosanthinae.

Gattungsgliederung: Die Gattung Arachis L. umfaßt etwa 30 Arten,[1] nach Lit.[2] aber nur 22 Arten. Die taxonomische Bearbeitung wird durch viele *nomina nuda* erschwert, die häufig auf Art- und Sektionsrang in cytogenetischen und pflanzenzüchterischen Arbeiten verwendet werden.[3]

Gattungsmerkmale: Einjährige oder mehrjährige, reichverzweigte, aufrechte oder niederliegende Kräuter, mit meist verholzter Basis und 30 bis 60 cm langen Sproßachsen; Blätter wechselständig, paarig gefiedert, meist mit 2 Blättchenpaaren; Fiederblättchen länglich-eiförmig, ganzrandig; Blüten in den Achseln der basalen Blätter entspringend, goldgelb oder gelblich-weiß bis orange, oft mit feiner, roter Streifung, einzeln oder zu 2 bis 6 in kurzen Trauben angeordnet; Kelch zweilippig mit enger, bis 4 cm langer Röhre (Hypanthium), die Kelchlappen membranös, die 4 oberen miteinander verwachsen, der untere fast frei und sehr schmal; Kronblätter frei, an der Spitze der Kelchröhre inseriert, Fahne fast kreisrund, Flügel länglich, gewöhnlich mit basalen Öhrchen, Schiffchen schnabelförmig gekrümmt; Staubblätter 10, alle zu einer an der Basis verdickten Röhre verwachsen; Fruchtknoten einfächrig, aus 1 Fruchtblatt bestehend, mit 1 bis 7 Samenanlagen; Blütenstiel sich nach der Befruchtung stark verlängernd, 15 bis 20 cm lang, sich zum Erdboden hin krümmend (Geokarpie) und ins Erdreich einwachsend; die Fruchtbildung erfolgt in 5 bis 10 cm Tiefe im Boden; Frucht gelb, mit verholztem, netzrunzeligem, in der Mitte leicht eingeschnürtem Pericarp (Spezialbildung der Hülse), mit meist 2 Samen (bei Wildformen mit meist nur 1 Samen; bei Kulturformen 2 bis 6); die Samen sind länglich-eiförmig, mit stark entwickelten, gelblichen Kotyledonen und rötlicher, membranöser Samenschale.[1]

Verbreitung: Tropisches und subtropisches Südamerika vom Atlantik zum Pazifik und vom Paraná-La Plata zum Amazonas.

Inhaltsstoffgruppen: Soweit untersucht enthalten Arachis-Arten in ober- und unterirdischen Organen – mengenmäßig am meisten in den Samen – Lectine mit spezifischer Wirkung gegen T-Antigene auf menschlichen Erythrocyten. Vgl. Arachidis semen, Sonst. Verwendung. Nachgewiesen wurden sie in *A. glabrata* BENTH., *A. hypogaea* L., *A. monticula* KRAPOV. et RIGONI und *A. villosa* BENTH. Mittels Isoelektrofocussierung wurden in den genannten Arten 8 multiple Formen, das sind Isolectine, nachgewiesen, deren Verteilung auf die Arten nicht mit der taxonomischen Artumgrenzung korreliert.[4,5]

Drogenliefernde Arten: *Arachis hypogaea*: Arachidis oleum, Arachidis oleum hydrogenatum, Arachidis semen.

Arachis hypogaea L.

Synonyme: *Arachnida hypogaea* (L.) MOENCH.

Sonstige Bezeichnungen: Dt.: Erdnuß; engl.: Ground-nut, Peanut; frz.: Arachide; Aymara: Chokopa; holl.: Grondnoot; it.: Arachide; Quechua: Inchis; span.: Cacahuete, Maní; russ.: Zemljanoj orech.

Systematik: Die Art ist durch eine außerordentlich große Variabilität der vegetativen Region sowie der Fruchtmerkmale gekennzeichnet, die sich in Tausenden von Landsorten und Zuchtsorten repräsentiert. Die angebauten Erdnußsorten werden gewöhnlich den Gruppen Virginia, Valencia und Spanish zugeordnet.
Eine botanische Untergliederung der Art unterscheidet folgende Subspecies und Varietäten:[3,10]
- ssp. *fastigiata* WALDRON. Meist aufrecht, Vegetationszeit 3 bis 5 Monate.
- – var. *fastigiata*. Valencia-Typ, meist 4 Samen in der Hülse. Frühreif, Fruchtstiele brüchig.
- – var. *vulgaris* HARZ. Spanish-Typ. Hierzu gehört die ertragreiche und verhältnismäßig anspruchslose Sorte "Natal Common". Meist 2 (1 bis 3) Samen pro Hülse, Vegetationszeit 4 1/2 Monate.[10]
- ssp. *hypogaea*. Meist niederliegend. Vegetationsperiode 5 bis 10 Monate.
- – var. *hirsuta* KOHLER. Peru-Typ, auch in China angebaut. Geringe Bedeutung im heutigen Anbau.
- – var. *hypogaea*. Virginia-Typ, 1 bis 2 große Samen in der Hülse, stark verzweigt. Für Speisezwecke bevorzugt.

Botanische Beschreibung: Tetraploide Kulturart. Buschiges, 30 bis 70 cm hohes einjähriges Kraut, dessen Sprosse je nach Sorte alle Übergänge zwischen niederliegend und aufrecht einnehmen können. Blätter paarig gefiedert, Blüten 5 bis 7 cm lang, monosymmetrisch, mit goldgelber Fahne, zitronengelben Flügeln und reinweißen Schiffchen; sie er-

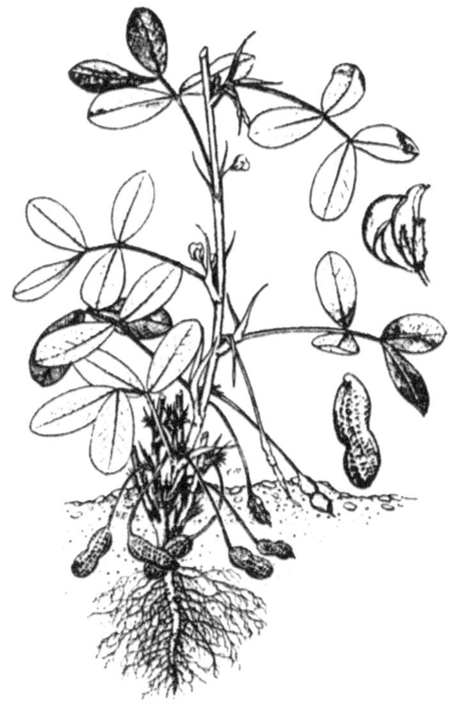

Arachis hypogaea L. Ganze Pflanze. Aus Lit.[29]

blühen bei Sonnenaufgang und verwelken noch am gleichen Vormittag. Nach der Befruchtung (überwiegend Selbstbestäubung) entwickelt sich an der Fruchtknotenbasis ein Meristem, aus dem der positiv geotrope Fruchtträger hervorgeht. Die Frucht beginnt erst zu wachsen, wenn die Spitze des Fruchtträgers die endgültige Tiefenlage – 5 bis 10 cm unter der Bodenoberfläche – erreicht hat; sie wächst von da ab horizontal. Wenn es dem Fruchtträger nicht gelingt, in den Boden einzudringen, kommt es zu keiner Fruchtentwicklung. Frucht eine bis 4 cm lange, bis 1,5 cm dicke, geschlossen bleibende Hülse. Fruchtwand gelb oder graubraun, zähfaserig mit zahlreichen Längs- und Querrippen; zerbrechlich. Samen (1 bis 4; vgl. Systematik) mit dünner rotbrauner Samenschale.[6,7,10]

Inhaltsstoffe: Alle Organe können Lectine enthalten. Das Verteilungsmuster der einzelnen Isolectine variiert von Organ zu Organ. In jungen Pflänzchen entfallen ca. 90 % der Lectine auf die Kotyledonen, die restlichen 10 % verteilen sich auf Hypokotyl, auf Stengel und Blätter. Die Würzelchen enthalten Spuren; die Wurzeln alter Pflanzen sind lectinfrei.[8]
Das beim Abschneiden der Stengel austretende Exsudat enthält eine nichtproteinogene Aminosäure, und zwar 4-Methylenglutaminsäure; daneben 4-Methylenglutamin.[9]

Verbreitung: Nur in Kultur bekannt. Heimat der ssp. *hypogaea*: Ost-Bolivien, Amazonasgebiet und peruanische Küste. Heimat der ssp. *fastigiata*: Ost-Peru, Paraguay, Südost- und Zentral-Brasilien.

Anbaugebiete: Heute in allen tropischen und subtropischen Gebieten außerhalb des immerfeuchten Regenwaldes kultiviert, nördlich bis in die warmgemäßigte Zone (Südeuropa, Nord-China). Wichtige Produzenten sind Indien, China, West- und Südafrika, USA, Brasilien.

Drogen: Arachidis oleum, Arachidis oleum hydrogenatum, Arachidis semen.

Arachidis oleum (Erdnußöl)

Synonyme: Oleum arachidis.

Sonstige Bezeichnungen: Dt.: Arachis-hypogaea-Samenöl; engl.: Arachis oil, Ground-nut oil, Peanut oil; frz.: Huile d'arachide; holl.: Grondnotenolie; it.: Olio di arachidi.

Monographiesammlungen: Erdnußöl *DAB 10 (Eur)*; Peanut Oil *USP XXII – NF XVII*; Oleum Arachidis *ÖAB 90*; Arachidis oleum *Helv VII*.

Definition der Droge: Das aus den geschälten Samen gewonnene, raffinierte fette Öl *DAB 10 (Eur)*.

Stammpflanzen: *Arachis hypogaea* L.

Gewinnung: Man geht von den Samen aus. Zur Aufarbeitung werden zunächst die Samenhülsen mit Riffelwalzen oder Scheibenmühlen entfernt; dabei werden gleichzeitig die braunen Samenschalen (Häutchen) gelockert, so daß sie sich mit Ventilatoren absaugen lassen. Anschließend werden die Samenkerne über Siebe gereinigt, auf Walzenstühlen zerkleinert und in Schneckenpressen vorgepreßt. Den Restölgehalt gewinnt man durch Extraktion mit Hexan. Kalt gepreßtes und auch extrahiertes Öl lassen sich leicht mit Lauge entsäuern, mit Aktivkohle bleichen und desodorieren. Spuren von Aflatoxinen, die ins Öl gelangen, werden während des Neutralisationsprozesses durch die Laugenbehandlung inaktiviert.[11]

Verfälschungen/Verwechslungen: Als Verfälschung könnte billigeres Sojaöl beigemischt sein.

Inhaltsstoffe: Die Zusammensetzung des Fettsäureanteils der Triacylglyceride variiert stark in Abhängigkeit vom Anbaugebiet. Im Unterschied zu dem aus Afrika (Senegal und Nigeria) stammenden Öl ist beispielsweise südamerikanisches Erdnußöl auf Kosten der Ölsäure (37 gegen 55 %) reicher an Linolsäure (41 gegenüber 25 %).[12] Grenzwerte handelsüblicher Öle:[13] 35 bis 72 % Ölsäure, 13 bis 45 % Linolsäure, 6 bis 16 % Palmitinsäure, 1,3 bis 6,5 % Stearinsäure, 1 bis 3 % Arachinsäure, 1 bis 5 % Behensäure und 0,5 bis 3,0 % Lignocerinsäure.[13] Charakteristisch für Erdnußöl ist der Gehalt an Arachin-, Behen- und Lignocerinsäure, deren Glyceride unterhalb 8 °C leicht kristallisieren.
Im Unverseifbaren (0,5 bis 1,0 %) wurden 0,02 bis 0,06 % Tocopherole und andere Antioxidantien sowie Kohlenwasserstoffe (keine Mengenangabe) neben 0,2 bis 0,3 % Sterolen gefunden.[11]

Identität: Klare, gelbliche, viskose, geruchlose Flüssigkeit. Erstarrungstemperatur etwa 2 °C *DAB 10 (Eur)*.

DAB 10 (Eur) prüft in Anlehnung an die Methode in der *PhEur* die Identität mit Hilfe der Dünnschichtchromatographie unter Verwendung einer mit Paraffin imprägnierten Kieselgur-G-Schicht. Mit Essigsäure 98 % werden die ungesättigten Triacylglyceride des Öls verteilungschromatographisch nach Anzahl der Doppelbindungen im Molekül aufgetrennt. Zum Vergleich wird Maisöl aufgetragen. Die Detektion erfolgt durch Einwirkenlassen von Ioddämpfen und anschließendem Besprühen mit Stärkelösung. Man erhält ca. 8 blaue Flecken, die der Abbildung des Chromatogramms von Erdnußöl im *DAB 10 (Eur)* entsprechen müssen. Sinnvoll wäre auch ein Vergleich mit authentischem Erdnußöl.

Die Triacylglyceridzusammensetzung läßt sich auch gaschromatographisch untersuchen und zur Identitätsprüfung heranziehen. Säule 50 bis 60 cm × 2,5 mm, stationäre Phase: 3 % OV-1 auf Gas Chrom Z (100/120 mesh), Temperaturprogramm 170 bis 350 °C, 2 bis 40 °C/min.[14] Die Trennung erfolgt nach Anzahl der *C*-Atome. Bei den notwendigen hohen Temperaturen können allerdings Verluste auftreten. Außerdem besitzen die Säulen nur eine geringe Lebensdauer. Eine HPLC-Methode, die diese Nachteile nicht hat und die Triacylglyceride nach Kettenlänge und Sättigungsgrad trennt, ist ebenfalls beschrieben und ausdrücklich zur Identitätsprüfung empfohlen. Säule: 25 cm × 4 mm, Lichrosorb RP18, 5 µm; Fließmittel: Propionitril.[15]

Reinheit: Schwer löslich in Ethanol, mischbar mit Chloroform, Ether und Petrolether *DAB 10 (Eur)*.
- Relative Dichte: 0,912 bis 0,918 *DAB 10 (Eur)*.
- Säurezahl: Höchstens 0,6, zur parenteralen Anwendung höchstens 0,5 *DAB 10 (Eur)*.
- Peroxidzahl: Höchstens 5,0 *DAB 10 (Eur)*.
- Unverseifbare Anteile: Höchstens 1,0 % (*m/m*) *DAB 10 (Eur)*.
- Brechungsindex: 1,462 bis 1,464 bei 40 °C *USP XXII – NF XVII*.
- Jodzahl: 84 bis 100 *USP XXII – NF XVII*.
- Wasser: Bei Erdnußöl zur parenteralen Anwendung höchstens 0,3 %, bestimmt nach der Karl-Fischer-Methode *DAB 10 (Eur)*.

DAB 10 (Eur) prüft weiterhin auf alkalisch reagierende Substanzen, verursacht durch Seifenreste bei der Raffination, mittels Titration mit Salzsäure (Grenzwert). Auf Sesamöl wird wohl wegen einer gewissen Ähnlichkeit des DC-Musters geprüft, obwohl eine Verunreinigung damit wohl schon des Preises wegen kaum in Betracht kommt. Geprüft wird dabei auf das Vorkommen von Sesamin.

Bei der Prüfung auf halbtrocknende Öle wird vor allem auf die mögliche Verfälschung mit Sojaöl geprüft. Durch Verseifung und Zusatz von Essigsäure werden die freien Fettsäuren hergestellt. Nach Zugabe von Ethanol 70 % wird die Trübungstemperatur ermittelt, die durch halbtrocknende Öle (z. B. Sojaöl, Olivenöl, Rüböl) merklich herabgesetzt würde *DAB 10 (Eur)*.

Die Prüfung auf fremde Öle *DAB 10 (Eur)* wird entsprechend der europäischen Methode gaschromatographisch durchgeführt nach Umesterung des Öls zu den entsprechenden Fettsäuremethylestern. Als stationäre Phase dient Polyethylensuccinat bzw. -adipat (5- bis 15 %ige Belegung) in einer gepackten Säule (2 bis 3 m × 2 bis 4 mm Durchmesser). Die qualitative Analyse erfolgt mit Hilfe von Retentionsgeraden, die mit bekannten Fettsäuremethylestern aufgestellt werden; die quantitative Zusammensetzung wird nach der 100 %-Methode berechnet. Anforderungen: Gesättigte Fettsäuren mit einer Kettenlänge kleiner als C_{16}: Höchstens 0,4 %, Palmitinsäure 7 bis 16 %, Stearinsäure 1,3 bis 6,5 %, Ölsäure 35,0 bis 72,0 %, Linolsäure 13,0 bis 43 %, Linolensäure höchstens 0,6 %, Arachinsäure 1 bis 3 %.

Das Verhältnis Linolsäure zu Behensäure darf höchstens 13 betragen. Ein erhöhter Gehalt an Linolensäure weist auf Verfälschungen durch Sojaöl hin.[42] Die Methode ist auch auf den heute üblichen Kapillarsäulen durchführbar; die Säulenhersteller bieten vergleichbare Phasen bzw. Säulen an (z. B. Silar 5 CP).[16]

Lagerung: Vor Licht geschützt, in einem gut verschlossenen, möglichst vollständig gefüllten Behältnis *DAB 10 (Eur)*, *Helv VII*. Darüber hinaus sagt *DAB 10 (Eur)*, daß das Standgefäß in der Offizin Öl im Anbruch enthalten darf, daß aber Öle aus verschiedenen Lieferungen nicht miteinander gemischt gelagert werden dürfen.

Hinweis: Öle mit einem Tocopherolgehalt unter 50 mg/100 g sind schlecht lagerfähig.

Stabilität: Sterilisation im Trockenschrank bei 140 °C möglich *Helv VII*.

Volkstümliche Anwendung und andere Anwendungsgebiete: Als Klistier zur Erweichung von hartem Kot im Enddarm bei Stuhlverhalten (Dyschezie).[17]

In der Dermatologie[18] gegen Krusten und Schuppen im Bereich des behaarten Kopfes; Säuglingspflege; gegen trockene Haut. Hinweis: Öle weichen Schuppen und Krusten auf und fetten.

Als Badezusatz bei subakuten und chronischen Ekzemen, bei atopischem Ekzem und Ichthyosis.[19–23]

Dosierung und Art der Anwendung: *Droge.* Als Klistier 130 mL körperwarmes Öl zur rektalen Anwendung.[17]

In der Dermatologie:[18] Einmassieren ins Kopfhaar, danach Leinenkopfkappe. Einölen der Haut.

Als optimale Ölkonzentration für ein Ölbad wird 4 mL auf 10 L Wasser angegeben.[20] Die Häufigkeit der Anwendung richtet sich nach der Art sowie dem Ausmaß der Beschwerden; im Regelfall 2- bis 3mal wöchentlich in Übereinstimmung mit den pharmakokinetischen Befunden über die Beständigkeit der aufgezogenen Ölschicht. Die Dauer des Bades ist ebenfalls individuell zu bestimmen, sollte aber 15 bis 20 min nicht übersteigen. Bei Säuglingen und Kleinkindern genügt zumeist eine Anwendungsdauer von nur wenigen Minuten.

Gegenanzeigen/Anwendungsbeschr.: Bei Anwendung in der Dermatologie:[18] Nässende, akut entzündliche, gereizte Haut. Fette Haut.

Bei Anwendung als Ölbad: Nicht anzuwenden bei frischen Psoriasis-pustulosa-Formen. Hinweis:

Vollbäder sind unabhängig vom Inhaltsstoff nicht anzuwenden bei

- bestimmten akuten Hauterkrankungen und großen Hautverletzungen,
- bei schweren fieberhaften und infektiösen Erkrankungen,
- bei Herzinsuffizienz der Stadien III und IV nach NYHA,
- bei Hypertonie Stadium III (WHO).[24]

Sonst. Verwendung: *Pharmazie/Medizin.* In der pharmazeutischen Technologie als Vehikel für Arzneistoffe zu äußerlichem, enteralem oder parenteralem Gebrauch. *Kosmetik.* Als Haut-, Sonnen- und Massageöl. *Haushalt.* Eines der wichtigsten Speiseöle. Hinweis: Für Fragen der Diät ist es wichtig zu wissen, ob ein Speisefett in die Gruppe der den Cholesterinspiegel des Menschen erhöhenden oder in die der senkenden Öle gehört. Aufgrund des Gehaltes an ungesättigten Fettsäuren in den Triacylglyceriden gehört Erdnußöl in die Gruppe, die den Blutcholesterinspiegel des Menschen senkt.[25] In einer Studie mit Affen (*Macaca fasicularis*) kam man zu dem Ergebnis, daß Zusatz von Erdnußöl zu einer fettreichen Kost dessen atherogenes Potential reduziert.[26] In zwei anderen Studien, bei denen zusätzlich Cholesterol verfüttert wurde, erwies sich das Erdnußöl hingegen als die Atherogenese fördernd.[27,28]

Arachidis oleum hydrogenatum (Gehärtetes Erdnußöl)

Synonyme: Oleum arachidis hydrogenatum.

Sonstige Bezeichnungen: Dt.: Gehärtetes Erdnußöl; engl.: Hydrogenated arachis oil; frz.: Huile d'arachide hydrogénée; it.: Olio di arachidi idrogenato.

Monographiesammlungen: Oleum Arachidis hydrogenatum *ÖAB 90*; Arachidis oleum hydrogenatum *Helv VII*; Gehärtetes Erdnußöl *DAC 86*; Hydrogenated Arachis Oil *Mar 28*.

Definition der Droge: Das durch teilweise Hydrierung von Erdnußöl gewonnene Fett *ÖAB 90*.

Identität: Gehärtetes Erdnußöl stellt eine weiße, fettig anzufühlende, fast geruch- und geschmacklose Masse dar, die beim Erwärmen zu einer klaren Flüssigkeit schmilzt *ÖAB 90, Helv VII*.
Die Prüfung auf Identität erfolgt wie bei Erdnußöl mittels DC auf Paraffin-imprägnierter Kieselgur G-Schicht. Als Referenzsubstanz dient Erdnußöl. Die Chromatogramme von Prüf- und Referenzsubstanz sind einander ähnlich mit folgendem Unterschied: Im unteren Rf-Bereich sind bei der Prüfsubstanz die Flecke stark zusammenhängend und im oberen Bereich bedeutend weniger ausgeprägt oder fehlen ganz.

Reinheit: Geschmolzenes gehärtetes Erdnußöl muß in 1 cm dicker Schicht klar sein *ÖAB 90*.
Leicht löslich in Ether, Chloroform, Petrolether und Benzol, sehr schwer löslich in Ethanol *ÖAB 90*.

- Brechungsindex bei 40 °C: 1,460 bis 1,463 *ÖAB 90*, 1,456 bis 1,460 *Helv VII*.
- Iodzahl: 63 bis 75 *ÖAB 90*, 59 bis 70 *Helv VII*.
- Verseifungszahl: 189 bis 195 *ÖAB 90*, 188 bis 196 *Helv VII*.
- Tropfpunkt: 36 bis 41 °C *ÖAB 90, Helv VII*.
- Säurezahl: Höchstens 0,5 *ÖAB 90, Helv VII*.
- Unverseifbarer Anteil: Höchstens 1,0 % *ÖAB 90, Helv VII*.
- Trocknungsverlust: Höchstens 0,5 % *Helv VII*.

Auf fremde Fette und Öle wird gaschromatographisch geprüft. Anforderungen *Helv VII*: Laurinsäure höchstens 0,5 %, Myristicinsäure höchstens 0,5 %, Palmitinsäure 9,0 bis 12,0 %, Stearinsäure 10,0 bis 19,0 %, Ölsäure (inklusive Isomeren) 54,0 bis 72,0 %, Linolsäure (inklusive Isomeren) höchstens 6 %, Linolensäure (inklusive Isomeren) höchstens 0,3 %, Arachinsäure 1,0 bis 2,0 %, Gadoleinsäure (inklusive Isomeren) 0,5 bis 1,5 %, Behensäure 2,0 bis 5,0 %, Erucasäure (inklusive Isomeren) höchstens 0,3 %, Lignocerinsäure 1,0 bis 3,0 %. Nickel darf nicht nachweisbar sein. Prüfung nach *ÖAB 90* und *Helv VII*: Filtrat des salzsauren Auszugs (30 min, Wasserbad) darf nach dem Alkalischstellen mit Ammoniaklsg. 26 % nach Zusatz von Dimethylglyoximlsg. weder eine rötliche Färbung noch einen roten Niederschlag zeigen.
Weiterhin läßt *Helv VII* mit Brom/Iodmonobromid auf Beimischung von gehärtetem Tran prüfen.

Lagerung: Gut verschlossen, vor Licht geschützt, bei höchstens 15 °C *Helv VII*. Gut verschlossen, vor Licht geschützt, in Mengen über 1 kg an einem kühlen Ort *ÖAB 90*.

Alte Rezepturen: Kampfersalbe *Helv VII*, Camphorae unguentum → Bd. 1, S. 689.
Unguentum aromaticum *ÖAB 81* → Bd. 1, S. 697 und Bd. 2, S. 886.
Unguentum leniens *ÖAB 81*, *Helv VII*, (Kühlsalbe) → Bd. 2, S. 889.

Sonst. Verwendung: *Pharmazie/Medizin.* Als Salbengrundlage. Allerdings wird gehärtetes Erdnußöl sehr selten verwendet: Trotz partieller Hydrierung der Doppelbindungen im Fettsäureanteil der Triacylglyceride neigt es in noch stärkerem Maße als Schweineschmalz zum Ranzigwerden.

Arachidis semen

Synonyme: Semen Arachidis.

Sonstige Bezeichnungen: Dt.: Arachis-hypogaea-Samen, Arachissamen, Erdbohne, Erdmandel, Erdnuß, Erdpistazie, Mandubinuß; engl.: Earthnut, Ground nut, Peanut; frz.: Graine d'Arachide, Graine de pistache de terre; it.: Arachide, Nocciolona americana; port.: Alcagoitaas, Amendoim, Ervilhenas, Mendobi, Pinotes; span.: Avellana americana, Cacahué, Cacahuete, Maní, Pistacho de tierra.

Definition der Droge: Die durch Enthülsen aus den getrockneten Früchten erhältlichen Samen.

Stammpflanzen: *Arachis hypogaea* L.

Herkunft: Erdnüsse stammen ausschließlich aus Kulturen.

Gewinnung: Bei der Ernte der Erdnüsse muß die Pfahlwurzel durchgeschnitten und die ganze Pflanze mit den festhaftenden Früchten aus dem Boden gezogen werden. Das Abtrennen der Früchte ist erst nach dem Trocknen möglich. Das Kraut mit Früchten wird auf Reitern von zuvor ca. 40 % Wassergehalt auf 10 % Wassergehalt getrocknet, danach gedroschen oder maschinell gebrochen. Die Erdnüsse werden als getrocknete Früchte gelagert und transportiert, um Schädlingsbefall hintanzuhalten. Erst am Verarbeitungsort enthülst man die Früchte mittels spezieller Schälanlagen.[7] Die Früchte bestehen zu 20 bis 30 % aus Fruchtschalen und zu 70 bis 80 % aus Samen.

Ganzdroge: Samen etwa 1 bis 1,5 cm lang und 0,8 bis 1 cm dick; oval bis eilänglich, etwas abgeflacht. Samenschale dünn, glatt, sehr mürbe und zerbrechlich, außen gelb bis bräunlichrot, innen farblos oder gelb.[29]

Schnittdroge: Geruchlos, Geschmack süßlich ölig. *Mikroskopisches Bild.* Äußere Epidermis der Samenschale aus kurzen Zellen, deren Innenwände dünn, deren Außen- und Seitenwände derartig verdickt sind, daß das Lumen auf Querschnitten dreieckig erscheint. Von der Fläche gesehen sind die Oberhautzellen scharfkantig-polygonal und in ihren Wandungen gezähnt. Unter der Epidermis eine Lage farbloser, dünnwandiger, lückenlos aneinanderschließender Zellen. Im Kotyledonargewebe Aleuron, Fetttropfen und einfache Stärkekörner.[29]

Pulverdroge: Charakteristisch die Epidermiszellen der Samenschale, die Außen- und Seitenwände stark zapfenartig verdickt, von der Fläche gesehen allseits kammzahnartig verdickt; reichlich Stärke des großzelligen, stark getüpfelten, an Interzellularen reichen Parenchymgewebes der Kotyledonen.[29]

Minderqualitäten: Durch Aflatoxine verunreinigte Ware. In ungeschälten Erdnüssen kommen keine Aflatoxine vor. Der Aflatoxingehalt geschälter Erdnüsse kann, abhängig von Trocknungs- und Lagerungsbedingungen zwischen Null und 3.000 ppb variieren.[30] Durch die Festlegung von Höchstmengen in Rechtsvorschriften ist die Kontamination stark zurückgegangen: Man rechnet heute nur noch mit einem kontaminierten Samenkern auf 10^4 aflatoxinfreie Kerne.[31]

Inhaltsstoffe: 2 bis 3 % des Samengewichtes entfallen auf das Samenhäutchen, das bitter schmeckende Proanthocyanidine sowie ein schwach goitrogen wirkendes Phenolglykosid (Arachidosid) enthält.[31] Angaben zur chemischen Konstitution liegen bisher nicht vor. Die folgenden Angaben[32] beziehen sich auf die Samenkerne (Mittelwerte, in Gewichtsprozent bez. auf die Trockenmasse): 47,9 % Lipide, hauptsächlich fettes Öl (s. Arachidis oleum); 24,8 % Rohprotein, davon 90 % Globuline und 10 % Albumine; Gluteline fehlen. Aus der Globulinfraktion können durch Ultrazentrifugation zwei Hauptkomponenten, das Vicilin (Sedimentationskoeffizient ca. 7 S) und das Arachin (Sedimentationskoeffizient ca. 11 S) abgetrennt werden. Ferner sind Trypsininhibitoren enthalten, das sind Proteine mit Molekulargewichten im Bereich von 6.000 bis 46.000 Dalton, die dadurch charakterisiert sind, daß sie mit Proteinasen inaktive Komplexe bilden. Ein biologisch nachgewiesener Hemmstoff der Fibrinolyse beim Menschen scheint mit einem der Trypsininhibitoren identisch zu sein.[33]

Zubereitungen: Geröstete Erdnüsse. Sie sind für den unmittelbaren Verzehr bestimmt. Das Rösten verbessert den Geschmack.
Erdnußbutter ist ein Brotaufstrich, der aus gerösteten und gemahlenen Erdnüssen unter Zusatz von Erdnußöl – auch gehärtetem Erdnußöl – hergestellt wird.

Reinheit: Es dürfen keine Aflatoxine nachweisbar sein. Aflatoxine lassen sich aufgrund ihrer Eigenfluoreszenz auf DC-Platten detektieren sowie auch nach Umsetzung mit Trifluoressigsäure. Die Derivate von Aflatoxin B_1 und G_1 ergeben blaue Fluoreszenzen. Dieses Verfahren[34] wurde u. a. zur Bestimmung der Alfatoxine in Erdnüssen angewandt. Unter den genannten Bedingungen zeigen die Aflatoxine B_2 und G_2 keine Fluoreszenz. Will man sie ebenfalls erfassen, so gelingt das nach Besprühen mit 25 %iger Schwefelsäure durch fluorimetrische Messung der auftretenden gelben Fluoreszenz.[34]

Immuntoxizität: Erdnüsse gelten als Nahrungsbestandteile, die häufig allergische Reaktionen hervorrufen, allerdings ohne daß dazu detaillierte statistische Unterlagen vorliegen. Man schätzt, daß etwa 10 % aller Atopiker auch gegenüber Erdnüssen allergisch reagieren.[35] Die Symptome können milder Natur sein und sich auf eine bloße Urticaria beschränken; aber auch schwere anaphylaktische Episoden und Todesfälle sind beschrieben.[36,37] Die Allergene, es handelt sich um Glykoproteine,[38] sind sowohl nach Verzehr als auch inhalativ wirksam.

Sonst. Verwendung: *Pharmazie/Medizin.* Erdnuß-Samenextrakte werden in der serologischen Diagnose zum Nachweis der sog. T-Aktivierung verwendet. Wirksame Extraktbestandteile sind Lectine mit T_{AH}-Aktivität.
Hinweis. T-Aktivierung bedeutet: Das T-Antigen der Erythrozytenoberfläche ist als Kryptantigen normalerweise durch Neuraminsäure so abgedeckt, daß es für die Antikörper nicht erreichbar ist. Bei Infektionen, ausgelöst durch Viren, Bakterien oder auch Protozoen, wird Neuraminidase freigesetzt, welche die schützende Neuraminsäureschicht beseitigt. Es kann dann zu einer immunologischen Auseinandersetzung zwischen Anti-T und T-Antigen kommen und eine akute hämolytische Krise eingeleitet werden.[39]
Samenextrakte dienen ferner als Reagenz in der Immunologie, und zwar als "Marker" für die Lymphozyten in den Keimzellen der Peyerschen Plaques. Die Arachis-hypogaea-Samenlectine binden spezifisch an diese Zellen. Wird das Lectin zuvor mit Fluorescin angefärbt, so lassen sich die Lym-

phozyten der Keimzellen indirekt durch ihre Fluoreszenz identifizieren.[40,41]

1. Polhill RM, Raven PH (1982) Advances in Legume Systematics, Part 1 and 2, Royal Botanical Gardnes, Kew
2. Mabberley DJ (1990) The Plant-Book, Cambridge University Press, Cambridge New York, S.39
3. Schultze-Motel J (Hrsg.) (1986) Mansfeld Verzeichnis landwirtschaftlicher und gärtnerischer Kulturpflanzen, 2. Aufl., Springer, Berlin Heidelberg New York, S.591–593
4. Liener IE, Sharon N, Goldstein IJ (1986) The Lectins: Properties, functions and applications in Biology and Medicine, Academic Press, London etc.
5. Strosberg AD, Buffard D, Lauwereys M, Foriers A (1986) Legume Lectins: A large family of homologous Proteins. In: Lit.[4], S.249–264
6. Gregory WC, Krapovickas A, Gregory MP (1980) Structure, variations, evolutions, and classification in Arachis. In: Summerfield RJ, Bunting AH (Hrsg.) Advances in Legume Science, Royal Botanic Gardens, Kew, S.469–481
7. Franke W (1985) Nutzpflanzenkunde, Thieme, Stuttgart New York, S. 167–169
8. Puepke SG (1979) Plant Physiol 65:575–580
9. Done J, Fowden L (1952) Biochem J 51:451–458
10. Rehm S, Espig G (1984) Die Kulturpflanzen der Tropen und Subtropen, Ulmer, Stuttgart
11. Ull (1987) Bd. A10, S.231
12. Belitz HD, Grosch W (1985) Lehrbuch der Lebensmittelchemie, Springer, Berlin Heidelberg New York, S.498–499
13. Codex Alimentarius Commission, Alinorm 79/17, Report 10th Session. Codex Committee on Fats and Oils, London 1987, zit. nach Lit.[42]
14. Hamilton RJ (1975) J Chromatog Sci 13:474–478
15. Schulte E (1981) Fette Seifen Anstrichm 83:289–291
16. Seher A, Gundlach U (1982) Fette Seifen Anstrichm 84:342–349
17. Mar 29, S. 1.544
18. Nasemann T, Sauerbrey W (1982) Lehrbuch der Hautkrankheiten und venerischen Infektionen, Springer, Berlin Heidelberg New York, S.407
19. Ring J, Fröhlich HH (1985) Wirkstoffe in der dermatologischen Therapie, Springer, Berlin Heidelberg New York, S.68
20. Haensch R (1963) Z Hautkr 34:211–215
21. Gloor M, Falk W, Friedrich HC (1975) Z Hautkr 50:429–436
22. Gloor M, Ohrmann R (1975) Aktuelle Dermat 1:273–279
23. Jung EG (1986) Schweiz Rundschau Med 75:205–207
24. Monographie "Ölbäder" der Kommission B8 am BGA, BAz Nr. 115 vom 26.06.1990
25. Lang K (1979) Biochemie der Ernährung, 4. Aufl., Steinkopff, Darmstadt, S. 140–151
26. Alderson LIM, Hayes KC, Nicolosi RJ (1986) Arterioskl 6:465–474
27. Vesselinovitch D, Wissler RW, Schaffner TJ et al (1980) Atherosclerosis 35:189–207
28. Kritchevsky D, Davidson LM, Weight M et al (1982) Atherosclerosis 42:53–58
29. Hag, Bd.3, S. 166–169
30. Hansen E, Birn K (1979) Dtsch Lebensm Rdsch 73:43–49
31. Macholz R, Lewerenz HJ (Hrsg.) (1989) Lebensmitteltoxikologie, Springer, Berlin Heidelberg New York, S.257
32. Berlitz HD, Grosch W (1985) Lebensmittelchemie, 2. Aufl., Springer, Berlin Heidelberg New York, S. 559–566
33. Astrup T, Brakman P, Ollendor P, Rasmussen J (1960) Thromb diathesis haemorrh 5:329
34. Przbylski W (1975) J Ass Off Anal Chem 58:163–164, zit. nach: Schwendt G (1982) Fluorimetrische Analyse, Verlag Chemie, Weinheim Basel
35. Bush RK, Taylor SL, Nordlee JR (1989) Allergy Proc 10:261–264
36. Settipane GA (1989) Allergy Proc 10:271–274
37. Yunginger JW, Sweeny KG, Sturner WQ et al (1988) J Am Med Assoc 260:1.450–1.452
38. Sachs MI, Jones RT, Yunginger JW (1981) J Allergy Clin Immunol 67:27–34
39. Hoppe I (1983) Immunhämolytische Anämien. In: Vorlaender KO (Hrsg.) Immunologie, Thieme, Stuttgart New York, S.289–314
40. Lis H, Sharon N (1986) Applications of Lectins. In: Liener IE, Sharon N, Goldstein IJ (Hrsg.) The Lectins, Academic Press, London etc., S.293–370
41. Yunginger JW, Jones RT (1987) A review of peanut chemistry. Implications for the standardization of peanut extracts. Arb Paul Ehrlich Inst, Georg-Speyer-Haus, Ferdinand-Blum-Inst 80:251–254
42. Kom, Bd.2, S.15–69

RH/SB/Ze

Aralia

HN: 2009000

Familie: Araliaceae.

Tribus: Aralieae.

Gattungsgliederung: Die Gattung Aralia L. besteht aus etwa 30 bis 40 Arten und ist nicht weiter untergliedert.[1–3]

Gattungsmerkmale: Pflanzen vorwiegend Holzgewächse, ausdauernd oder krautig, strauchig, kahl oder behaart, oft stachelig. Blätter wechselständig, einfach oder mehrfach gefiedert oder 3zählig zusammengesetzt, Blättchenrand gesägt. Wurzelstock oft fleischig, knollenartig verdickt, verästelt. Blüten mit 5 Petalen, 5 Staubblättern, 2 bis 5 Karpellen, meist klein und unscheinbar in dichten Dolden, die einzeln oder in Trauben, in Rispen oder selten in Doppeldolden angeordnet sind. Frucht eine 3- bis 5kantige oder von der Seite zusammengedrückte Steinfrucht mit fleischigem Exokarp und 2 bis 5 Steinkernen.[1–3]

Verbreitung: Überwiegend in tropischen, subtropischen und temperierten Gebieten Ostasiens und Nordamerikas beheimatet.

Inhaltsstoffgruppen: Als gattungstypische Inhaltsstoffe haben sich Triterpensaponine, C_{17}-Polyacetylene, die in allen Pflanzenteilen zu finden sind, und petroselinsäurehaltige Samenöle[4] erwiesen. Insbesondere aufgrund der erstgenannten Inhaltsstoffgruppen wird die chemotaxonomische Verwandtschaft zu anderen Araliaceen wie der Gattung Panax deutlich. Iridoide und Gerbstoffe lassen sich in der Regel nicht nachweisen.[26]

Drogenliefernde Arten: *Aralia mandshurica*: Aralia-mandshurica-Wurzel.
Aralia racemosa: Aralia-racemosa-Wurzel, Aralia racemosa hom. *HAB 1*, Aralia racemosa hom. *PF X*, Aralia racemosa hom. *HPUS 78*.

Aralia mandshurica RUPR. et MAXIM.

Synonyme: *Aralia chinensis* L. var. *mandshurica* REHD.

Sonstige Bezeichnungen: Dt.: Mandschurische Aralie.

Botanische Beschreibung: 1,5 bis 3 m (selten bis 5 m) hoher Baum bzw. Strauch. Gerader, wenig verzweigter, mit zahlreichen festen Dornen besetzter Stamm. Blätter bis zu 1 m lang, doppelt (selten dreifach) gefiedert, Blätter teilweise mit bis zu 1 cm langen Dornen besetzt. Weiße bis cremefarbene Blüten in Rispen angeordnet, die in terminalen doldenartigen Gruppen von 6 bis 8 Rispen zusammengefaßt sind. Steinfrüchte 3 bis 5 mm im Durchmesser, blauschwarz, mit 5 Steinkernen.[2]

Inhaltsstoffe: Über die Zusammensetzung der oberirdischen Pflanzenteile ist wenig bekannt. Besser untersucht sind die Inhaltsstoffe der Wurzeln, s. Inhaltsstoffe der Droge Aralia-mandshurica-Wurzel.

Verbreitung: *Aralia mandshurica* ist in Nordchina, Korea, Japan und den fernöstlichen Gebieten der ehemaligen UdSSR heimisch. Im Unterholz in Misch- und Nadelwäldern, wächst bevorzugt an hellen Standorten (Waldrändern, Lichtungen, Rodungsgebieten), einzeln oder in kleinen Gruppen.[2,21]

Drogen: Aralia-mandshurica-Wurzel.

Aralia-mandshurica-Wurzel

Definition der Droge: Die frische oder getrocknete Wurzel.

Stammpflanzen: *Aralia mandshurica* RUPR. et MAXIM.

Herkunft: Die Pflanze wird aus Wildbeständen gesammelt. In der ehemaligen UdSSR und im Osten Deutschlands (Pirna) wird sie auch in Versuchspflanzungen kultiviert.[21,22] Hauptlieferländer sind China und die Ostgebiete Sibiriens.

Ganzdroge: *Mikroskopisches Bild:* Charakteristisch sind schizogene Sekretbehälter (Durchmesser 5 μm) sowie Calciumoxalatdrusen und zusammengesetzte Stärkekörner in den Zellen des Rindenparenchyms; Hauptmasse des ringgefäßreichen Holzteils besteht aus Libriformfasern.[5,23]
Ältere, dickere Wurzeln bestehen zu mehr als der Hälfte aus verholztem Gewebe.[23]

Minderqualitäten: Ältere Wurzeln mit einem Durchmesser > 3 cm sollten möglichst wenig Verwendung finden, da sie zu über 50 % aus verholztem Gewebe bestehen, das keine Wirkstoffe enthält. Der Rinde kommt im Vergleich zur gesamten Wurzel die größere pharmakologische Aktivität zu (Araloside A, B, C sind in den Parenchymzellen der Wurzel lokalisiert).[23]

Inhaltsstoffe: *Triterpensaponine.* (Araloside A, B und C),[15] Zusammensetzung:
- Aralosid A: Oleanolsäure + Glucose + Arabinose + Glucuronsäure
- Aralosid B: Oleanolsäure + 1 Glucose + 2 Arabinose + 1 Glucuronsäure
- Aralosid C: Oleanolsäure + Galaktose + Xylose + Glucose + Glucuronsäure

Polyine. Falcarinon und Falcarinolon.[13]
Alkaloide. 0,016 %,[24]
Ätherisches Öl. 0,05 %.[24]

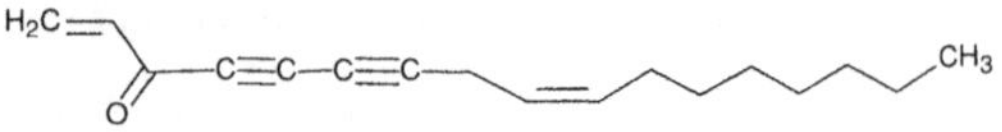

Falcarinon

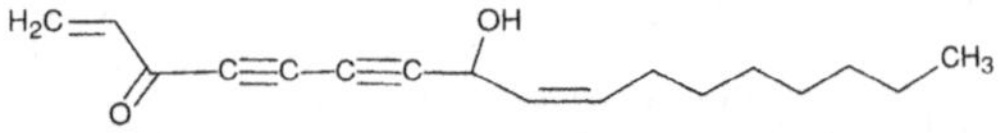

Falcarinolon

Identität: Die Araloside A, B, C können durch die Bildung eines kräftig himbeerroten Niederschlags mit $SbCl_4$ in Chloroform nachgewiesen werden.[23]

Wirkungen: Spezifische pharmakologische Untersuchungen zu Wirkungen und Wirkmechanismen sind für die Aralia-mandshurica-Wurzel bisher nicht beschrieben.
Für die Saponinfraktion aus *A. mandshurica* wird eine deutlich sedierende Wirkung beschrieben, d. h. eine Herabsetzung der spontanen Motilität (40 bis 50 %) sowie eine Verlängerung des Hexobarbital-Schlafes (90 %) bei männlichen Wistarratten.[25] Dosis: 10 bis 50 mg/kg KG. Die Angaben sind angesichts unzureichender Daten zur Applikationsart und zum Testsystem nicht abschließend beurteilbar.
Außerdem wurde in derselben Arbeit[25] eine ausgeprägte Wirkung der Saponine aus *A. mandshurica* auf den Lipidmetabolismus gezeigt. Verglichen wurden männliche Wistarratten, die neben einer fettreichen Diät 10 mg/kg KG/24 h p. o. bzw. i. p. der genannten Saponinfraktion erhielten und Kontrolltiere, die lediglich fettreich ernährt wurden. Nach einem Versuchszeitraum von 12 Wochen zeigte die Kontrollgruppe sowohl einen deutlich erhöhten Plasmaspiegel an Lipoproteinen (62 %) und Gesamtlipiden (10 %) als auch einen verringerten Gehalt an Phospholipiden (25 %). Die auffälligsten Veränderungen ließen sich für die Lipidfraktionen der Leber darstellen. Die Werte der Gesamtlipide waren dort um 177 %, die der Triglyceride um 86 % und die des Gesamtcholesterins um 165 % gestie-

gen. Die zusätzlich mit Saponinen behandelten Ratten wiesen dagegen normale Phospholipidwerte und im Vergleich zur Kontrollgruppe einen niedrigeren Serum-β-Lipoproteingehalt auf. Untersuchungen von Leberhomogenaten der Versuchstiere zeigten ebenfalls eine Senkung des durch die fettreiche Diät erhöhten Gesamtlipidgehalts sowie eine Normalisierung der Triglyceridwerte.[25]

Anwendungsgebiete: Keine Indikationen, die durch klinische Studien, Zulassungsentscheidungen oder durch eine Monographie der Kommission E belegt sind.

Volkstümliche Anwendung und andere Anwendungsgebiete: Die Wurzelrinde der mandschurischen Aralie wird in der traditionellen chinesischen Medizin seit langem unter dem Namen Si-ljao-jia als tonisierendes Mittel (ähnlich wie *Panax ginseng*) eingesetzt.[23]
Seit 1958 wird in der russischen Medizin eine Tinktur aus der Wurzel von *A. mandshurica* als Stimulans des Zentralnervensystems eingesetzt.[23] Sie wird angewendet bei Asthenie und deren Begleiterscheinungen wie Kopfschmerz, Gereiztheit und Appetitlosigkeit.[24] Aufgrund ihrer allgemein tonisierenden Wirkung findet sie auch als Ginsengersatz Verwendung.[21]
Die Wirksamkeit der Droge bei diesen Indikationen ist nicht durch klinische Untersuchungen belegt.

Aralia racemosa L.

Synonyme: *Aralia arizonica* EASTW., *Aralia bicrenata* WOOTON et STANDLEY.[5]

Sonstige Bezeichnungen: Dt.: Amerikanische Narde, Wilde Sarsaparilla; engl.: American Spikenard, Berry-bearing Aralia, Indian Spikenard, Petty morrel, Spignet; frz.: Nard américain; it.: Aralia; tsch.: Aralie hroznatá.

Botanische Beschreibung: Krautige, buschig wachsende Pflanze, ausdauernd. Stengel am Grunde verholzt, bis 2 m hoch, kahl, gerillt, sperrig-ästiger Wuchs. Blätter doppelt gefiedert, die unteren häufig 3- bis 5fach gefiedert, ähneln denen der Engelwurz *Angelica archangelica* L. Fiederblätter dünn, oval, bis ca. 20 cm lang und 16 cm breit, aber normalerweise viel kleiner, am Grunde meist herzförmig. Blütenstand lange Rispe (entspricht ca. der Länge der Blätte), stark verzweigt, jedes Ästchen mit einer einfachen, kugeligen 10- bis 25blütigen Dolde. Blüten klein mit grünlich-weißen Blütenblättern. Steinfrüchte dunkelrot bis purpurfarben, rundlich, 5rippig. Samen zusammengedrückt, gleichförmiges Nährgewebe.
Wurzelstock dick, knollenartig, fleischig, verästelt, von gelbbrauner Färbung.[5,6] s. auch Ganzdroge bei Aralia racemosa hom. *HAB 1*.

Verwechslungen: Verwechslungen sind bisher nicht bekannt geworden.

Inhaltsstoffe: In allen Organen finden sich ätherische Öle, über deren Zusammensetzung bisher wenig bekannt ist.[7] Auffällig ist die Geruchsübereinstimmung mit anderen Araliaceae, z. B. *Panax ginseng*, oder einigen Apiaceae, z. B. *Angelica archangelica*. Das Kraut von *Aralia racemosa* enthält Cholin, β-Sitosterol, Chlorogensäure und Ursolsäure.[8] Besser untersucht sind die Inhaltsstoffe der Rhizome bzw. Wurzelstöcke, s. Inhaltsstoffe der Droge Aralia-racemosa-Wurzel.

Verbreitung: Das natürliche Verbreitungsgebiet von *Aralia racemosa* ist Nordamerika, vom mittleren Kanada bis Virginia.
Die Pflanze wächst an felsigen, aber nährstoffreichen Flußufern.[9]

Drogen: Aralia-racemosa-Wurzel, Aralia racemosa hom. *HAB 1*, Aralia racemosa hom. *PFX*, Aralia raceomsa hom. *HPUS 78*.

Aralia-racemosa-Wurzel

Sonstige Bezeichnungen: Dt.: Araliawurzel; engl.: Aralia, Spikenard, Spikenard Root; span.: Raíz Espicanardi.

Monographiesammlungen: Aralia *NF XI*.

Definition der Droge: Die im Sommer und Herbst geernteten, in Stücke geschnittenen frischen[10,11] oder auch getrockneten Rhizome und Wurzeln *NF XI*.

Stammpflanzen: *Aralia racemosa* L.

Herkunft: Hauptlieferländer sind Amerika und Kanada, in deren Norden *Aralia racemosa* beheimatet ist. Die Sammlung erfolgt aus Wildbeständen. Die Pflanze ist auch in unseren Breiten kultivierbar.[27]

Gewinnung: Die frische Wurzel wird in Stücke geschnitten und entweder sofort zu einer breiigen Masse verarbeitet[10,11] oder getrocknet.[28]

Ganzdroge:
- *Geruch.* angenehm aromatisch.
- *Geschmack.* schleimig, bitter und leicht ätzend.[28]

3 bis 5 cm dicke[27] und bis zu 12 cm lange,[28] fleischige, ästige, gelblichbraune, innen weißliche und schwammige Rhizome; oft schuppige Oberfläche.[27,28]
Mikroskopisches Bild: In der ausgeprägten Rindenschicht Stärke und Calciumoxalatkristalle; gut entwickeltes Korkgewebe; zahlreiche Exkretgänge, aus denen gelblicher, dicker, harziger Saft ausfließt;[27,28] Hypodermis besteht aus einer oder mehreren Zellschichten mit Lignineinlagerungen.[28]

Pulverdroge: Leicht gelblichbraunes Pulver, enthält Stärkekörner von 5 bis 25 µm Durchmesser, Calciumoxalatkristalle von 30 bis 70 µm Durchmesser, ligninhaltige Hypodermiszellen mit einer Länge von 40 bis 100 µm, Zellwände mit Tüpfeln.[28]

Verfälschungen/Verwechslungen: Verwechslungen der Droge mit Aralia-nudicaulis-Wurzeln möglich. Von diesen durch die tüpfeltragenden Hypodermiszellen zu unterscheiden.[28]

Minderqualitäten: Der Anteil an Stengelstückchen sollte nicht mehr als 5 % betragen.[28]

Inhaltsstoffe: *Terpenoide.* Mono- und Sesquiterpene im ätherischen Öl (ätherisches Öl 0,34 %); Diterpene: (–)-Pimara-8(14),15-dien, (–)-Kauren,[12] (–)-Kaur-16-en-19-onsäure, (–)-Pimara-8-(14),15-dien -19-onsäure (= $C_{20}H_{30}O_2$; Fp. 163 bis 164 °C).[7]
Polyine. C_{17}-Polyacetylene (C_{17}-Diacetylene: Falcarinon = 3-Oxoheptadeca-1,9(*Z*)-dien-4,6-diin und Falcarinolon = (+)-Heptadeca-1,9(*Z*)-dien-4,6-diin-8-ol-3-on), C_{18}-Polyacetylene (entweder Carboxy- oder Hydroxymethyl-Derivate des Falcarinols).[13] s. a. Strukturformeln bei *Aralia mandshurica.*
Triterpensaponine. (Vorherrschend Sapogenine der Oleanan- und Dammaran-Reihen.) Gefunden wurden 2 Aglyka A und B, Fp. 128 bis 130 °C bzw. 171 bis 173 °C, wahrscheinlich Triterpene.[7]

Zubereitungen: Fluidextrakt (1:1). Nähere Angaben fehlen.

Identität: Eine Analytik der Stoffgruppe der Triterpensaponine kann über DC mit Direktauswertung,[14] mit Hilfe photometrischer Methoden (UV-spektroskopische Bestimmung)[15,16] oder durch Hochdruckflüssigkeitschromatographie (HPLC)[17,18] durchgeführt werden.

Reinheit:
- Säureunlösliche Aschenanteile: Höchstens 2 % *NF XI.*
- Fremdes organisches Material: Höchstens 2 % *NF XI.*

Volkstümliche Anwendung und andere Anwendungsgebiete: Innerlich bei Erkältungskrankheiten, auch bei chronischem Husten sowie bei Asthma.[9,20] Anstelle von Sarsaparilla bei Hautleiden.[19] Aufgrund des Saponingehaltes erscheint die Wirksamkeit als Reflexexpectorans bei Erkältungskrankheiten plausibel. Ansonsten ist die Wirksamkeit nicht belegt.

Dosierung und Art der Anwendung: *Droge.* Als Infus etwa 15 g/500 mL über den Tag verteilt in Portionen von je einem Teeglas voll.[19] *Zubereitung.* Fluidextrakt (Angaben über den Ethanolgehalt fehlen) (1:1): Tagesdosis ca. 0,9 bis 1,8 g.[19]

Aralia racemosa hom. *HAB 1*

Sonstige Bezeichnungen: Dt.: Amerikanische Narde.

Monographiesammlungen: Aralia racemosa *HAB 1.*

Definition der Droge: Frische, unterirdische Teile.

Stammpflanzen: *Aralia racemosa* L.

Ganzdroge:
Geruch. Angenehm aromatisch.
Geschmack. Zunächst aromatisch, dann leicht brennend.
Das außen hellbraun bis elfenbeinfarbige fleischig-faserige Rhizom ist unregelmäßig zylindrisch geformt, stellenweise knollig verdickt, verzweigt und 1 bis 5, gelegentlich 0,7 bis 7 cm dick und bis zu 40 cm lang. Von ringförmigen Nodien gehen gleichfarbige, 0,5 bis 2,5 cm dicke und meist bis 25 cm lange, mehr oder weniger stark verzweigte Wurzeln ab. An seinem oberen Ende besitzt das Rhizom mehrere mehr oder weniger konkave, 2 bis 3 cm große Stengelnarben. Die dickeren, elfenbeinfarbigen Wurzeln haben hellere Querwülste und Narben abgestorbener Seitenwurzeln. Die dünneren Wurzeln sind weiß und stärker verzweigt.

Zubereitungen: Urtinktur und flüssige Verdünnungen nach *HAB 1*, Vorschrift 3a.
Eigenschaften: Die Urtinktur ist eine goldgelbe Flüssigkeit mit angenehm aromatischem Geruch und aromatischem Geschmack.
Darreichungsformen: Urtinktur, flüssige Verdünnungen, Streukügelchen, Verreibungen, Tabletten, flüssige Verdünnungen zur Injektion.[29]

Identität: Die Urtinktur wird mit Wasser versetzt und mit Ether 2mal ausgeschüttelt. Die Etherphasen werden vereinigt, eingedampft und der Rückstand in 2 mL Acetanhydrid gelöst. Nach Zusatz von 96 %iger Schwefelsäure färbt sich die Mischung rotviolett *HAB 1.*
Identitätsprüfung über DC:
- Untersuchungslösung: Die Urtinktur wird mit einer 10 %igen Natriumchloridlösung versetzt und 3mal mit Dichlormethan ausgeschüttelt. Die vereinigten Dichlormethanphasen werden eingedampft und der Rückstand wird in Dichlormethan aufgenommen.
- Referenzsubstanzen: Resorcin, Cholesterol, Cineol und Anethol, die jeweils in einer Mischung aus gleichen Volumenanteilen Dichlormethan und Methanol gelöst werden.
- Sorptionsmittel: Kieselgel H.
- Laufmittel: Ethylacetat-Toluol (20 + 80).
- Detektion: Besprühen mit Anisaldehyd-Reagenz und Erhitzen auf 105 bis 110 °C für 5 bis 10 min.
- Auswertung: Im Chromatogramm der zu untersuchenden Lösung liegen zwischen der Startlinie und der Referenzsubstanz Resorcin (rote Zone im unteren Drittel des Rf-Bereichs) mehrere schwache, grauviolette Zonen und etwa in Höhe der Referenzsubstanz Cholesterol (violette Zone über Resorcin) liegen 1 bis 3 violette Zonen. Zwischen den Referenzsubstanzen Cholesterol und Cineol (grauviolette Zone im mittleren Drittel des Rf-Bereichs) kann eine schwach violette Zone liegen. Darüber liegt eine bis in Höhe der Referenzsubstanz Cineol ausgedehnte kräftige, violette Zone. Etwa in Höhe der Referenzsubstanz Anethol (grauviolette Zone im oberen Drittel des Rf-Bereichs) liegt eine violette Zone.

Reinheit: *Urtinktur.*
- Relative Dichte: 0,895 bis 0,915.
- Trockenrückstand: Mindestens 1,8 %.

Lagerung: *Urtinktur.* Vor Licht geschützt.

Anwendungsgebiete: Entsprechend dem homöopathischen Arzneimittelbild.
Dazu gehören: Schnupfen; allergische Erkrankungen der Atmungsorgane wie Heuschnupfen und Asthma.[29]

Dosierung und Art der Anwendung: *Zubereitung.* Soweit nicht anders verordnet:
Bei akuten Zuständen häufige Anwendung alle halbe bis ganze Stunde je 5 Tropfen oder 1 Tablette oder 10 Streukügelchen oder 1 Messerspitze Verreibung einnehmen; parenteral 1 bis 2 mL bis zu 3mal täglich s.c. injizieren. Bei chronischen Verlaufsformen 1- bis 3mal täglich 5 Tropfen oder 1 Messerspitze Verreibung oder 1 Tablette oder 10 Streukügelchen einnehmen; parenteral 1 bis 2 mL pro Tag s.c. injizieren.[29]

Unerwünschte Wirkungen: Nicht bekannt.
Hinweis: Es können vorübergehend Erstverschlimmerungen vorkommen, die jedoch unbedenklich sind.[29]

Gegenanzeigen/Anwendungsbeschr.: Nicht bekannt.[29]

Wechselwirkungen: Nicht bekannt.[29]

Gesetzl. Best.: *Offizielle Monographien.* Aufbereitungsmonographie "Aralia racemosa" der Kommission D am BGA.[29]

Aralia racemosa hom. *PFX.*

Monographiesammlungen: Aralia racemosa pour préparations homéopathiques *PFX.*

Definition der Droge: Die Droge besteht aus den getrockneten unterirdischen Organen.

Stammpflanzen: *Aralia racemosa* L.

Zubereitungen: Die Urtinktur wird mit 65 % (*V/V*) Ethanol hergestellt entsprechend den "Préparations homéopathiques".
Eigenschaften: Die Urtinktur ist von gelber Farbe, der Geruch ist wachsartig.

Identität:
- Grünliche Fluoreszenz der Urtinktur im UV-Licht bei 365 nm nach Zugabe von konzentrierter Ammoniaklösung.
- Braun-roter Niederschlag der Urtinktur nach Zugabe von Kupfertartrat.
- Schlierenbildung in der Urtinktur nach Wasserzugabe.
- Grünfärbung der Urtinktur nach Zusatz von Eisenchlorid.

Identitätsprüfungen über DC:
- Untersuchungslösung: Urtinktur.
- Referenzlösung: In Alkohol gelöste Chlorogensäure.
- Sorptionsmittel: Kieselgel G.
- Laufmittel: H_2O-Eisessig-Butanol (10 + 10 + 40).
- Detektion: Im UV 365 nm oder Besprühen mit Thymol-Alkohol-Schwefelsäure-Reagenz und Erhitzen auf 100 bis 105 °C für 5 bis 10 min, Auswertung im Tageslicht.

Auswertung: Im UV-Licht (365 nm) zeigt das Chromatogramm der Untersuchungslösung eine fluoreszierende blaugrüne Zone, deren Position und Fluoreszenz der Hauptbande im Chromatogramm der Referenzlösung ähnelt.
Das mit Thymol-Alkohol-Schwefelsäure-Reagenz besprühte Chromatogramm der Urtinktur zeigt im Tageslicht 3 rosa Banden, deren Rf-Werte zwischen 0,10 und 0,25 liegen, eine dunkelrosa Zone mit einem Rf-Wert von etwa 0,35 und eine rosa Bande mit einem Rf-Wert von ca. 0,6.
- Untersuchungslösung: Urtinktur.
- Sorptionsmittel: Kieselgel G.
- Laufmittel: Isopropylether-Toluol (20 + 80).
- Detektion: Besprühen mit Anisaldehyd-Reagenz und Erhitzen auf 100 bis 105 °C für 5 bis 10 min, Auswertung bei Tageslicht.

Auswertung: Das Chromatogramm zeigt eine rosa Zone bei einem Rf-Wert von ca. 0,20, eine rosa-violette Zone bei einem Rf-Wert von 0,30 und eine dunkelrosa-violette Zone bei einem Rf-Wert von ca. 0,45.

Reinheit: *Urtinktur.*
- Trockenrückstand: Nicht kleiner als 1,3 %;
- Gesamtasche: Höchstens 10 %.

Aralia racemosa hom. *HPUS 78*

Sonstige Bezeichnungen: Engl.: Spikenard.

Monographiesammlungen: Aralia racemosa *HPUS 78.*

Definition der Droge: Frische Wurzel.

Stammpflanzen: *Aralia racemosa* L.

Zubereitungen: *Urtinktur.* Herstellung: Zu einer feuchten Pflanzenmasse, bestehend aus 100 g Festanteil und 150 mL Pflanzensaft, gibt man 870 mL Alkohol 94,9 % (*V/V*) zur Bereitung von 1000 mL Urtinktur.
Dilutionen. D2 (2 ×) und höher mit Alkohol 88 % (*V/V*).
Medikationen. D3 (3 ×) und höher.

Gehalt: *Urtinktur.* Arzneigehalt $^1/_{10}$.

1. Engler A, Prantl K (1898) Die natürlichen Pflanzenfamilien nebst ihren Gattungen und wichtigeren Arten insbesondere den Nutzpflanzen, Bd. III/8, Verlag Wilhelm Engelmann, Leipzig, S. 56
2. Komarov VI (1973) Flora of the U.S.S.R., Vol. XVI, Umbelliferae, Jerusalem, S. 19–26
3. Hutchinson J (1967) The genera of flowering plants, Vol. 2, Dicotyledones, Oxford, S. 63
4. Kleiman R, Spencer GF (1982) J Am Oil Chemists' Soc 59:29–38
5. Smith AC (1944) North American Flora, New York, Vol. 28B, S. 4–7
6. Gleason HA (1952) The new Britton & Brown illustrated flora of the Northeastern United States and adjacent Canada, Vol. 2, Lancaster, S. 603–604

7. Schindler H, Messerschmidt W (1970) Dtsch Apoth Ztg 110:1.171–1.172
8. Wrobel-Sterminska W, Tomczyk H (1975) Herba Polon 21:247–252
9. Millspaugh CF (1887) American Medicinal Plants, Dover Publications Inc, New York, S. 271–274
10. Madaus G (1979) Lehrbuch der biologischen Heilmittel, Georg Olms Verlag, Hildesheim New York, S. 566–569
11. Clarke (1925) A dictionary of practical Materia Medica, Bd. 1, London, S. 150–151
12. Hanson JR, White AF (1970) Phytochemistry 9:1.359–1.361
13. Hansen L, Boll PM (1986) Phytochemistry 25:285–293
14. Glasl H, Ihrig M (1984) Pharm Ztg 129:2.619–2.622
15. Hiller K, Voigt G (1977) Pharmazie 32:365–393
16. Honerlagen H, Tretter HR (1979) Dtsch Apoth Ztg 119:1.483–1.486
17. Sollorz G (1985) Dtsch Apoth Ztg 125:2.052–2.055
18. Yamaguchi H, Kasai R, Matsuura H, Tanaka O, Fuwa T (1988) Chem Pharm Bull 36:3.468–3.473
19. Wren RC (1985) Potters New Cyclopedia of botanical drugs and preparations, The C.W. Daniel LTD., Essex, S. 287
20. Spaich W (1977) Moderne Phytotherapie, Haug, Heidelberg, S. 81–83
21. Schultze-Motel J (Hrsg.) (1986) Rudolf Mansfeld's Verzeichnis landwirtschaftlicher und gärtnerischer Kulturpflanzen, Bd. 2, Springer-Verlag, Berlin Heidelberg New York, S. 990–991
22. Buschbeck E (1963) Pharm Praxis 18:80–84
23. Smirnowa GK (1967) Dtsch Apoth Ztg 107:336
24. Kukarin GA (1960) Aptjetschnoje Djelo 9:69–70
25. Samachowiec L (1983) Herba Polon 29:151–155
26. Hgn
27. Hag, Bd. III, S. 169–170
28. NF XI
29. BAz Nr. 190a vom 10.10.1985

Sc/So

Arbutus

HN: 2019300

Familie: Ericaceae.

Unterfamilie: Arbutoideae.[1]

Tribus: Arbuteae.[1]

Gattungsgliederung: Die mit der Gattung Arctostaphylos ANDANSON eng verwandte Gattung Arbutus L. umfaßt ca. 20 Arten,[2] bzw. nach Lit.[3] 14 Arten, die nicht weiter unterteilt werden.

Gattungsmerkmale: Kleine immergrüne Bäume oder Sträucher mit oft glattem Stamm und dunkelgrünen Blättern. Blüten normalerweise 5-zählig; Antheren mit Anhängseln, mit apikalen Poren aufspringend. Frucht vielsamige Beere.[3–5]

Verbreitung: Mittelmeerländer, Charakterbäume der Macchien (2 Arten), Westliches Nordamerika (ca. 12 Arten).[3]

Inhaltsstoffgruppen: Die Wachse der dicken ledrigen Blätter enthalten als Hauptbestandteile *n*-Alkane der Kettenlänge C_{17} bis C_{35}. Zusammen mit morphologischen Merkmalen ist das Verteilungsmuster zur intragenerischen Artabgrenzung geeignet.[6] Chemotaxonomische Untersuchungen im engeren Sinne fehlen.

Drogenliefernde Arten: *Arbutus unedo*: Arbuti folium.

Arbutus unedo L.

Synonyme: *Arbutus crispa* HOFFMGG., *Arbutus salicifolia* CELS ex HOFFMGG., *Arbutus serratifolia* SALISB., *Unedo edulis* HOFFMGG.

Sonstige Bezeichnungen: Dt.: Erdbeerbaum, Landbeere, Sandbeere; engl.: Arbute, Strawberry tree; frz.: L'Arbousier, Arboussier commun, Fraisier en arbre; it.: Sorbo peloso; port.: Erverdeiro, Medronheiro; span.: Albocera, Madroño.

Botanische Beschreibung: Dichter, dunkelgrüner, immergrüner Strauch oder kleiner Baum, 2 bis 3 (10) m hoch mit kahlem, rotbraunem Stamm. Blattform s. Droge Arbuti folium. Blattstiel rötlich, behaart. Junge Zweige mit rötlichen Drüsenhaaren. Blütenstand eine reichblütige – mit 40 und mehr Blüten – vielfach zusammengesetzte Traube. Blüten krugförmig, 7 bis 8 mm lang, grünlichweiß, auf ungefähr gleichlangen Stielen in den Achseln breit eiförmiger, spitzer, rötlich gefärbter Tragblätter. Kelch mehrmals kürzer als die Krone; Kelchblätter breit-rundlich-dreieckig, dachig übereinandergreifend, fein bewimpert. Krone innen behaart, mit 5 breiten, stumpfen Zipfeln. Staubblätter 10, eingeschlossen, am Grunde der Krone angeheftet; Staubfäden am Grunde stark verbreitet, dicht mit langen, weißen Haaren besetzt; Antheren an der Spitze sich mit zwei Löchern öffnend, mit langgeschwänzten Anhängern versehen. Fruchtknoten 5fächerig; Griffel die Staubblätter überragend, so lang wie die Krone. Frucht eine fleischigmehlige, 1 bis 2 cm breite, höckerige, zuerst grüne, dann zitronen- bis orangegelbe, zuletzt rote, erbeerähnliche Beere. Samen in jedem Fach 4 bis 5, länglich, braun, 3 mm lang. Blüte und Fruchtreife gleichzeitig.[7]

Inhaltsstoffe: Im Holzteil der Stengel 0,6 % Iridoide, davon isoliert und identifiziert:[8] Geniposid, Monotropein, Monotropeinmethylether, Stilbericosid, Unedid und Unedosid. Ferner enthält das Holz neben den weit verbreiteten pentacyclischen Triterpenen Lupeol und Ursolsäure die seltene Betulinsäure.[8]
Die Pigmente der rot gefärbten Früchte kommen in einer Zusammenstellung vor, wie sie für Ericaceen charakteristisch ist, indem 3-*O*-Galactoside vorliegen, und zwar Delphinidin-galactosid- und Cyanidin-3-*O*-galactosid. Daneben kommt das bisher im Pflanzenreich nicht vorgefundene Biosid Cyanidin-3-*O*-galactosidoglucosid vor.[9]
Nach älteren Angaben in der Sekundärliteratur[10–12] soll die Rinde ca. 40 % Tannine enthalten. Originalliteratur zu diesen Angaben konnte nicht gefunden werden.

Verbreitung: Küstenländer des Mittelmeers – außer Ägypten und Lybien – bis zur Atlantikküste Südeuropas und Irlands, Nordafrika, Kleinasien, Transkaukasien.[13]

Anbaugebiete: Als Obstbaum in vielen mittelmeernahen Ländern Europas – Südschweiz und Südtirol bis Süditalien, Spanien -, auf der Krim und im westlichen Kaukasus kultiviert.[13]

Drogen: Arbuti folium.

Arbuti folium

Synonyme: Folia Arbuti, Folia Arbuti unedinis.

Sonstige Bezeichnungen: Dt.: Arbutus-unedo-Blätter, Erdbeerbaumblätter; frz.: Feulle d'arbousier; span.: Hojas del madroño.

Definition der Droge: Die getrockneten Blätter.

Stammpflanzen: *Arbutus unedo* L.

Herkunft: Sammlung aus Wildbeständen.

Ganzdroge: Laubblätter 4 bis 10 cm lang, bis 2,5 cm breit, glänzend, an Lorbeerblätter erinnernd; elliptisch, kahl, derb ledrig, breit eilanzettlich, beiderseits zugespitzt, kurzgestielt, Blattrand etwas nach unten umgebogen, Rand sägezähnig.[7]

Schnittdroge: *Geschmack.* Stark zusammenziehend.

Inhaltsstoffe: *Phenolglykoside.* Ca. 6% Phenolglykoside, darunter 0,06% Arbutin (isoliert) und 0,02% Piceosid = 4-β-D-Glucosyloxyacetophenon (isoliert);[14] 3,6% Arbutin, bestimmt mittels HPLC;[15] 2,4 bis 3,1% Arbutin (photometrisch bestimmt);[16] Arbutinmethylether (keine Mengenangaben).[17]
Iridoidglykoside. Unedosid (Hauptglykosid),[18] Monotropein[19] und Unedid (= 6,7-Dihydro-6-β-hydroxymonotropein)[20] (alle Substanzen isoliert, keine Mengenangaben).

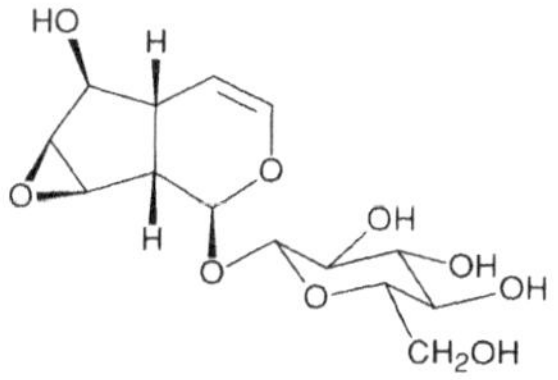

Unedosid

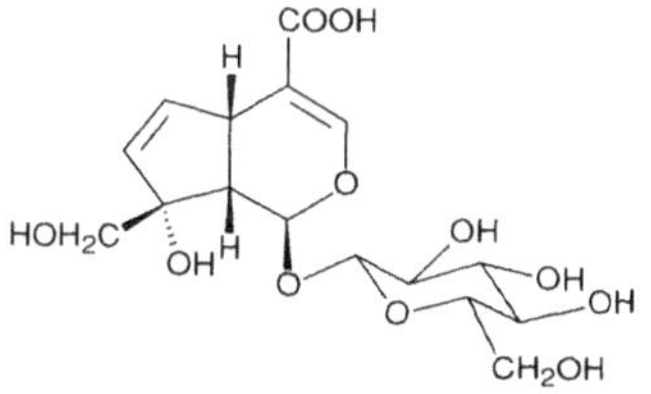

Monotropein

Flavonolglykoside. 5 Flavonolglykoside wurden isoliert (Mengenangaben in % bezogen auf lufttrockene Droge):[21] 0,05% Afzelin (Kämpferol-3-rhamnosid), 0,035% Juglanin (Kämpferol-3-arabinosid), 0,02% Avicularin (Quercetin-3-arabinofuranosid), 0,003% Quercitrin (Quercetin-3-rhamnosid) und 0,015% Hyperosid (Quercetin-3-galactosid).

Identität: Es sind keine speziellen Methoden zum Identitätsnachweis publiziert. Eine Prüfung auf Identität kann sich auf den Nachweis von Arbutin, auf das Iridoidmuster und/oder auf das Flavonolmuster stützen. Natürlich besteht, falls eine authentische Probe zur Verfügung steht, die Möglichkeit einer vergleichenden Fingerprint-DC.
DC-Nachweis von Arbutin:[22]
- Untersuchungslsg.: Filtrat eines wäßrig-methanolischen Drogenauszugs, aus dem störende, andere phenolische Stoffe mit Bleiacetatlsg. (4%) ausgefällt werden.
- Referenzsubstanzen: Arbutin, Hydrochinon.
- Sorptionsmittel: HPTLC-Kieselgel 60 F_{254}, 5 × 5.
- Kammer: Horizontale Kammer.
- FM: a) Ethylacetat-Methanol-Wasser (77 + 13 + 10); b) Chloroform-Methanol (95 + 5). Mit a) zweimal je 1,5 cm laufen lassen, dann Zwischentrocknung, mit b) Laufhöhe 3,5 cm.
- Detektion: Besprühen mit Dibromchinonchlorimid-Lsg., nach dem Trocknen Bedampfen mit Ammoniak.
- Auswertung: In Höhe der Referenzsubstanz Arbutin muß eine blaue Zone sichtbar sein. In Höhe der Referenzsubstanz Hydrochinon sollte keine braune Zone nachweisbar sein (Abwesenheit von freiem Hydrochinon).

PC/DC-Nachweis der Iridoide:[20]
- Untersuchungslsg.: Filtrat eines ethanolischen Auszuges (90% *V/V*).
- Sorptionsmittel: PC, Papier Schleicher & Schüll 2043 b Mgl oder DC, Celluloseplatten (Merck).
- FM: *n*-Butanol-Essigsäure (98% *m/m*)-Wasser (63 + 10 + 27).
- Detektion: Besprühen mit Vanillin-Lsg.
- Auswertung: Vis; im Rf-Bereich 0,1 bis 0,3 (PC) 5 farbige Zonen, darunter Unedid (grauviolett), Monotropein (violett) und Unedosid (rosa).

Wirkungen: Kaltwassermacerate waren im Reihenverdünnungstest sowohl bakteriostatisch als auch bakterizid gegen 2 Teststämme von *Staphylococcus aureus* und *Escherichia coli* wirksam. Dabei entsprachen 1 g Arbutus-unedo-Blätter 0,16 bis 2,16 µg Penicillin und 0 bis 100 µg Streptomycin.[23] Für die breite Streuung von bakterizider und bakteriostatischer Wirkung, abhängig von Erntezeitpunkt und Sammelort, wird keine Erklärung gegeben. Die "antibiotisch wirksame" Substanz der Droge ist in Diethylether löslich; sie ist aber weder mit Arbutin noch mit Hydrochinon identisch, die bis zu 1.000mal schwächer wirksam sind, als ihrem Gehalt in der Droge entspricht.[23]

Volkstümliche Anwendung und andere Anwendungsgebiete: Infektionen der ableitenden Harnwege;[24] Miktionsbeschwerden bei Reizblase und im

Initialstadium benigner Prostatavergrößerung;[7] unspezifische Durchfallerkrankungen.[7,25]
Die Wirksamkeit bei den genannten Anwendungsgebieten ist nicht belegt.

Dosierung und Art der Anwendung: Bei akutem Durchfall: Ca. 4g Blätter auf 1 Tasse (150mL) als Dekokt (10min). Nach dem Abseihen gesüßt trinken. 3 bis 4 Tassen pro Tag an 2 aufeinanderfolgenden Tagen.
Bei anderen Anwendungsgebieten: 1 bis 2 g auf 150mL Wasser als Einzeldosis.

Gegenanzeigen/Anwendungsbeschr.: Es liegen dazu keine Angaben vor. Es dürfte nicht falsch sein, sich an den Bärentraubenblättern zu orientieren und auch Arbuti folium nicht längerfristig einzunehmen. Nach einer Teekur von maximal 3 Wochen Dauer sollte eine längere Pause eingelegt werden, da keine Untersuchungen zur subchronischen und chronischen Toxizität vorliegen.

1. Melchior H (Hrsg.) (1964) Engler's Syllabus der Pflanzenfamilien, Bornträger, Berlin-Nikolassee, S. 385
2. Heywood VH (Hrsg.) (1982) Blütenpflanzen der Welt, Birkhäuser, Basel Stuttgart, S. 127
3. Mabberley DJ (1990) The Plant-book, Cambridge Univ Press, Cambridge New York etc., S. 41
4. Laux HE (1982) Wildbeeren und Wildfrüchte, Frankh, Stuttgart, S. 142
5. Polunin O (1971) Pflanzen Europas, BLV, München, S. 235
6. Sorensen PD, Totten CET, Piatak DM (1978) Biochem Syst Ecol 6:109–111
7. Hag, Bd. 3, S. 172–173
8. Karikas A, Euerby MR, Maigh RD (1987) Planta Med 53:223–224
9. Maccharone E, Cuffari G, Passerini A, Papisarda P (1990) Ann Chim (Rome) 80:171–176
10. Font Quer P (1990) Plantas Medicinales, 12. Aufl., Editorial Labor, Barcelona, S. 533
11. CRC
12. Uphof JCT (1968) Dictionary of Economic Plants, 2. Aufl., Cramer, Lehre
13. Schultze-Motel J (Hrsg.) (1986) Mansfeld Verzeichnis landwirtschaftlicher und gärtnerischer Kulturpflanzen, Bd. 2, 2. Aufl., Springer, Berlin Heidelberg New York etc., S. 1.032
14. Karikas GA, Giannitsaros A (1990) Plant méd phytothérap 24:27–30
15. Fromard F (1983) CR Congr Nat Soc Savantes, Sect Sci, 108:251–267, zit. nach CA102:163768
16. Sulc D (1944) Vjesnik ljekarnika 26:1, zit. in Lit.[23]
17. Ghodsi MR, Netien G (1970) Bull Trav Soc Pharm Lyon 14:115–118, zit. in Lit.[7]
18. Rimpler H, Pistor H (1974) Z Naturf C 29:368
19. Esposito P, Nicoletti M (1980) Atti Acad Naz Lincei 68:71, zit. in Lit.[20]
20. Davini E, Esposito P, Iavarone C, Trogolo C (1981) Phytochemistry 20:1.583–1.585
21. Dauguet JC, Foucher JP (1982) Plant méd phytothérap 16:185–191
22. Kraus Lj (1990) Kleines Praktikumsbuch der Dünnschichtchromatographie, 3. Aufl., Desaga, Heidelberg, S. 45, 59
23. Pagon S, Damjanic A (1968) Path Microbiol 31:243–350
24. Valnet J (1983) Phytothérapie, 5. Aufl., Maloine, Paris, S. 187
25. Cecchini T (1990) Enciclopedia de las hierbas y las plantas medicinales, Editorial de Vecchi, Barcelona, S. 284–285

Gn/RH/Ks

Arctostaphylos

HN: 2008900

Familie: Ericaceae.

Unterfamilie: Vaccinioideae.[1]

Tribus: Arbuteae.[1]

Gattungsgliederung: Die Gattung Arctostaphylos ADANSON besteht aus etwa 40 bis 50 Arten. Basierend auf der Flavonoidverteilung[2] werden innerhalb der Gattung Arctostaphylos zwei große Komplexe unterschieden, deren taxonomische Rangstufe aber nicht festgelegt wurde. Das Hauptentwicklungszentrum der Gattung Arctostaphylos liegt im westlichen Nordamerika, im pazifischen Küstenraum zwischen Kalifornien und Neu-Mexico. Grundlegende Unterschiede zur nahe verwandten Gattung Arbutus L. bestehen vor allem hinsichtlich der Differenzierung der Frucht. Arctostaphylos besitzt eine saftige, beerenartige Frucht mit 5 bis 10 Steinkernen, Arbutus hingegen eine fleischig-mehlige Beere mit zahlreichen Samen. Bisweilen wird *Arctostaphylos alpina* (L.) SPRENGEL aufgrund einiger blattanatomischer Besonderheiten als monotypische Gattung Arctous NIEDENZU abgetrennt.[2]

Gattungsmerkmale: Pflanzen niederliegend, kriechend bis aufsteigend oder aufrecht, halbstrauchig, selten baumförmig (*Arctostaphylos manzanita*), vielästig verzweigt, mit dicht beblätterten, rötlich purpurnen bis bräunlichen Zweigen; Laubblätter wechselständig, derb, ledrig, immergrün (bei *A. alpina* sommergrün), ungeteilt, ganzrandig bis gezähnt, stumpf; Blütenstand endständig, traubig oder rispig; Blüten fünfzählig, glocken- bis krugförmig, weiß oder rosa; Kelchblätter frei; Kronblätter verwachsen, fünfzipfelig; Blütenstiel mit 2 Vorblättern an der Basis; Staubblätter 8 bis 10, in die Krone eingeschlossen, die Filamente an der Basis behaart; Antheren mit 2 hornförmigen Anhängseln, sich mit Poren öffnend; Fruchtknoten 4- bis 10fächerig; Frucht kugelig, fleischig, beerenartig, mit 5 bis 10 Steinkernen.[3,4]

Verbreitung: Die Arctostaphylos-Arten sind auf der ganzen nördlichen Halbkugel verbreitet. In Mitteleuropa, Nordamerika, Japan und Grönland wachsen sie bevorzugt oberhalb der Baumgrenze; flächendeckend verbreitet in Skandinavien und Rußland. Etwa 40 Arten finden sich in den pazifischen Randstaaten (Kalifornien), ca. 30 Arten in Mexiko. Außerhalb Amerikas sind nur *A. alpinus* und *A. uva-ursi* zu finden.[3]

Inhaltsstoffgruppen: *Flavonolglykoside.* Quercetin-, Kämpferol- und Myricetinglykoside.[5]

Iridoidglucoside. Monotropein, Asperulosid.[5,6]
Phenolglucoside. Arbutin.[5,7–9]
Phenolcarbonsäuren. Gallus-, Ellag-, *o*-Protocatechusäure.[5,8]
Gerbstoffe. Die hydrolysierbaren Gerbstoffe (Gallo-, Ellagitannine) überwiegen gegenüber den kondensierten Gerbstoffen (Catechingerbstoffe, Proanthocyanidine).[5,8]
Triterpene. Uvaol, Ursolsäure.[5,8]

Drogenliefernde Arten: *Arctostaphylos alpinus*: Arctostaphylos-alpinus-Blätter.
Arctostaphylos manzanita: Arctostaphylos-manzanita-Blätter.
Arctostaphylos uva-ursi: Uvae ursi folium, Arctostaphylos uva ursi hom. *HAB1*, Uva ursi hom. *PFX*, Uva ursi hom. *HPUS78*.

Arctostaphylos alpinus (L.) SPRENGEL

Synonyme: *Arctous alpina* (L.) NIEDENZU.

Botanische Beschreibung: Weit kriechender, teppichbildender Spalierstrauch, mit kurzen, aufstrebenden Endtrieben. Laubblätter sommergrün, meist 3 bis 4 (6) cm lang, 1 cm breit, keilig-verkehrteiförmig, am Grunde lang verschmälert, spitzlich, scharf gezähnt, namentlich am Grunde langbewimpert, beiderseits netznervig, oberseits leuchtendgrün, unterseits graugrün, im Herbst sich purpurn verfärbend, ihre Reste als brauner Kranz am Grunde der neuen Blattsprosse erhaltend. Blütenstand aufrecht, traubig, zwei- bis fünfblütig, kurz vor oder gleichzeitig mit den Laubblättern erscheinend. Blütenstiel vorblattlos oder mit 1 bis 2 kleinen Vorblättern, etwas länger als die nickende Blüte, am Grunde mit breitem, farblosem Tragblatt. Kelch fünfzipfelig, etwa $^{1}/_{4}$ der Kronlänge erreichend; Kelchzipfel dreieckig, stumpflich oder spitzlich, schwach bewimpert. Krone grünlichweiß oder rötlich angehaucht, krugförmig bis glockig-kugelig, 4,5 bis 6,5 mm lang, nach vorne verjüngt, mit enger Öffnung, fünfzipfelig. Kronzipfel zurückgeschlagen, rundlich, stumpf, wie das Innere der Kronröhre reichlich streifhaarig. Staubblätter 10, eingeschlossen; Staubfäden gegen den Grund verbreitet, behaart; Antheren sehr kurz zweihörnig (selten Hörner fehlend), mit spitzen, gebogenen Hörnern. Fruchtknoten kugelig, fünffächerig, am Grunde von einem zehnwulstigen Honigring umgeben; Griffel etwas länger als die Staubblätter. Frucht eine kugelige, erst grüne, dann rote, schließlich glänzend blauschwarze, saftige, fünfsamige Steinfrucht. Samen dunkelviolett, etwa 3 mm lang, seitlich zusammengedrückt, halbrund oder schwach nierenförmig, mit gerader innerer Seite; Samenschale rauh.[10]

Verbreitung: Heimisch in den Alpengebieten.[10]

Drogen: Arctostaphylos-alpinus-Blätter.

Arctostaphylos-alpinus-Blätter

Definition der Droge: Die getrockneten Blätter.

Stammpflanzen: *Arctostaphylos alpinus* (L.) SPRENG.

Inhaltsstoffe: *Phenolglucoside.* Ca. 2% Arbutin; Hydrochinon nur in Spuren, kein Methylarbutin oder Methylhydrochinon (HPLC-Analyse).[7]

Volkstümliche Anwendung und andere Anwendungsgebiete: Arctostaphylos-alpinus-Blätter werden wie die Blätter von *Arctostaphylos uva-ursi* verwendet (s. Uvae ursi folium) und ist als Verfälschung der offiziellen Droge anzusehen.[7,10] Die Wirksamkeit der Droge bei den genannten Indikationen ist nicht belegt.

Arctostaphylos manzanita PARRY

Synonyme: *Arctostaphylos glauca* LINDL.

Sonstige Bezeichnungen: Engl.: Great-berried Manzanito, Manzanito.

Botanische Beschreibung: Bis 10 m hohes Bäumchen oder Strauch, mit braunroten, letztjährigen Trieben. Laubblätter eiförmig, ganzrandig, 3 bis 6 cm lang, gestielt; Blattstiel etwa 1,5 cm lang. Blütenstand vielblütig, drüsig. Krone weiß oder rosa. Frucht kugelig, zuletzt braunrot.[10]

Verbreitung: Heimisch in Kalifornien.[10]

Drogen: Arctostaphylos-manzanita-Blätter.

Arctostaphylos-manzanita-Blätter

Definition der Droge: Die getrockneten Blätter.

Stammpflanzen: *Arctostaphylos manzanita* PARRY.

Inhaltsstoffe: *Flavonolglykoside.* Quercetinglykoside (Hyperosid, Isoquercitrin, Rutin); Myricetinglykoside.[5]
Phenolglucoside. Arbutin.[9]
Gerbstoffe. Nicht näher identifizierte Gallotannine.[8]

Volkstümliche Anwendung und andere Anwendungsgebiete: Die Droge wird wie die Blätter von *Arctostaphylos uva-ursi* verwendet (s. Uvae ursi folium).[8,10]
Die Wirksamkeit der Droge bei den genannten Indikationen ist nicht belegt.

Arctostaphylos uva-ursi (L.) SPRENGEL

Synonyme: *Arbutus uva-ursi* L., *Arctostaphylos media* GREENE, *Arctostaphylos officinalis* WIMM., *Arctostaphylos procumbens* PATZKE, *Mairania uva-ursi* DESV., *Uva-ursi buxifolia* S.F. GRAY, *Uva-ursi procumbens* MOENCH.[11]

Sonstige Bezeichnungen: Dän.: Melbärrisblade; dt.: Bärentraube, Mehlbeere, Moosbeere, Sandbeere, Wilder Buchsbaum, Wolfstraube; engl.: Bearsgrape, Mountain box, Red-beery, Redbeeried trailing Arbutus, Rockbeery, Uplant cranbeery; frz.: Arbusier, Busserole officinale, Raisin d'ours; it.: Uva d'orso, Uva ursina; span.: Gayuba del Pays; russ.: Toloknianka.

Systematik: *Arctostaphylos uva-ursi* (L.) SPRENGEL wird aufgrund cytologischer und morphologischer Unterschiede in 5 Unterarten unterteilt:

- ssp. *adenotricha* (FERNALD et MACBRIDGE) CALDER et TAYLOR, mit langen Drüsenhaaren und teilweise mit kurzen Drüsen- und Nichtdrüsenhaaren.[12]
- ssp. *cratericola* (J. D. SMITH) P. V. WELLS.[13]
- ssp. *longipilosa* PACKER et DENFORD, ohne lange Drüsenhaare, mit kurzen, teilweise spärlichen krausen Haaren und kurzen sowie langen Nichtdrüsenhaaren.[12]
- ssp. *stipitata* PACKER et DENFORD, ohne lange Drüsenhaare, mit reichlich kurzen krausen Haaren, teilweise mit kurzen Nichtdrüsenhaaren.[12]
- ssp. *uva-ursi* mit den Varietäten var. *uva-ursi* und var. *coactilis* FERNALD et MACBRIDGE, mit jungen Zweigen und Blattstielen ohne Drüsenhaare und vereinzelt dünner werdenden kurzen Haaren.[12]

A. uva-ursi scheint in Europa und Asien wenig variabel zu sein, da hier nur die Unterart ssp. *uva-ursi* bekannt ist; in Nordamerika dagegen erweist sich die Art als polytypisch mit dem Auftreten aller o. a. Unterarten.[14]

Botanische Beschreibung: Niederliegender, bis 1,5 m langer, kriechender Spalierstrauch mit elastischen, rotbraunen Zweigen, die oft dichte Matten bilden; Laubblätter ledrig, derb, ganzrandig, 12 bis 30 mm lang, 4 bis 15 mm breit, immergrün, verkehrt-eiförmig oder keilig, kahl, glänzend, unterseits deutlich netzartzig, an der Mittelrippe und am Rande oft feinflaumig behaart; Blüten zu 3 bis 12 in kurzen, endständigen, überhängenden Trauben; Blütenstiel am Grunde mit 2 kleinen, eiförmigen, bewimperten Vorblättern; Kelch ca. 1 mm lang, tief fünfspaltig, mit häutigen Zipfeln, Krone ei- bis krugförmig, weiß oder rötlich, 5 bis 6 mm lang, mit 5 kurzen, auswärtsgerollten Zipfeln; Staubblätter 10, diese kaum halb so lang wie die Kronröhre, Filamente unten stark verdickt; Antheren mit Poren öffnend, purpurn, mit langen peitschenartig gewundenen Anhängseln, diese etwa so lang wie die Antheren; Fruchtknoten fünf- bis siebenfächrig; Griffel die Staubblätter überragend; Frucht beerenartig, ca. 10 mm im Durchmesser, scharlachrot, mit 5 bis 7 (10) Steinkernen, diese 3 bis 4 mm lang, nierenförmig, seitlich zusammengedrückt.[3,4]

Verwechslungen: *Arctostaphylos alpinus* (L.) SPRENG. (vgl. Botanische Beschreibung der Art *A. alpinus*). Die Verwechslungen mit anderen Arten sind am besten anhand der Blätter zu erkennen (s. Verfälschungen/Verwechslungen der Droge Uvae ursi folium).

Inhaltsstoffe: Im Gegensatz zu anderen Arten aus der Familie der Ericaceae enthält *A. uva-ursi* nur geringe Mengen an Proanthocyanidinen. Diese geringe Synthesefähigkeit für Proanthocyanidine ist in der Pflanze mit einer hohen Bildungsfähigkeit für Gallotannine gekoppelt (s. Uvae ursi folium).[15] Die Unterarten von *A. uva-ursi* (s. Systematik) können nicht nur anhand von Chromosomenzahlen und Behaarungsmustern, sondern auch aufgrund ihrer Blattphenolmuster unterschieden werden: -ssp. *adenotricha*: Arbutin, Ellagsäure, Myricetinglykoside; -ssp. *stipitata*: Fehlen von Arbutin; Ellagsäure und Myricetinglykoside nur in Spuren; -ssp. *uva-ursi* (var. *uva-ursi* und var. *coactilis*): Arbutin, Ellagsäure; Myricetinglykoside nur in Spuren. Die Unterarten ssp. *longipilosa* und ssp. *cratericola* wurden bisher chemisch nicht untersucht.[14]
Über das Vorkommen von Methylarbutin in den Blättern von *A. uva-ursi* sind die Angaben in der Literatur je nach Herkunft der Droge recht unterschiedlich. Offenbar existieren verschiedene chemische Rassen, die sich im Fehlen und Vorhandensein von Methylarbutin und im Anteil des Methylarbutins am Gesamtgehalt an Hydrochinonderivaten unterscheiden. Systematische Untersuchungen über das Vorkommen und die Verbreitung solcher chemischer Rassen liegen zwar nicht vor, aber eine gewisse Tendenz läßt sich im europäischen Raum für *Arctostaphylos uva-ursi* (bei dem es sich um die Unterart ssp. *uva-ursi* handeln müßte[14]) erkennen: Blätter von Arctostaphylos-Pflanzen aus Spanien, Polen, Finnland und Dänemark scheinen vorwiegend Arbutin und kein oder nur Spuren von Methylarbutin zu enthalten, während Blätter von Pflanzen aus dem Alpenraum, besonders aus der Schweiz (Berner Oberland) und Österreich (Tirol), Arbutin neben reichlich Methylarbutin aufweisen.[5,8,14,16]

Verbreitung: Das Areal erstreckt sich von der Iberischen Halbinsel über ganz Mitteleuropa nordwärts bis Skandinavien, reicht ostwärts bis Sibirien, zum Altai und Himalaya und schließt auch noch Teile Nordamerikas ein; vorzugsweise in lichten, trockenen Föhrenwäldern, oft in ausgedehntem Maß über die Baumgrenze im Juniperusgebüsch und in sonnigen Zwergstrauchbeständen; bevorzugt sandige Böden; steigt in nördlichen Gebieten bis weit in die Täler hinab, bleibt im Süden in Gebirgsgegenden mit höheren Lagen.

Drogen: Uvae ursi folium, Arctostaphylos uva ursi hom. *HAB 1*, Uva ursi hom. *PFX*, Uva ursi hom. *HPUS 78*.

Uvae ursi folium (Bärentraubenblätter)

Synonyme: Folia Arctostaphyli, Folia Garjubae, Folia uvae ursi, Folia Vaccinii ursi, Herba Garjubae.

Sonstige Bezeichnungen: Dt.: Achelblätter, Achelkraut, Bärenkraut, Bärentraubenblätter, Moosbeerenblätter, Sandblätter, Steinbeerenblätter, Wolfsbeerenblätter; engl.: Bearbeery leaves, Ptarmiganbeery leaves; frz.: Feuilles de busserole, Feuilles de raisin d'ours; hol.: Beerendruif; it.: Uva orsina; norw.: Melbaerblad; pol.: Lisc macznicy; port.: Folhas de uva ursina; russ.: List'ja toloknjanki; schwed.: Mjölonrisblad; span.: Hojas de gayuba; tsch.: Medvedicovy; ung.: Phüllon arctocomaroü.

Monographiesammlungen: Uvae ursi folium (Bärentraubenblätter) *DAB 10, Mar 29*; Uvae ursi folia *Belg V, Ital 6*; Folium Uvae ursi *Dan IX, ÖAB 90, Helv VII*; Folia Uvae ursi *Ned 5*.

Definition der Droge: Die getrockneten Laubblätter.

Stammpflanzen: *Arctostaphylos uva-ursi* (L.) SPRENGEL.

Herkunft: Die Droge wird von wildwachsenden Pflanzen gesammelt. Hauptherkunftsgebiete sind Spanien, Italien, Österreich (Tirol) und die Schweiz (Berner Oberland); außerdem Skandinavien, Polen, Rußland (Weißrußland, Leningrader Becken, Kaukasus) und Bulgarien.[10,17]

Gewinnung: Aufgrund stark unterschiedlicher Befunde sind die Ansichten über die günstigste Sammelzeit geteilt. Der unerwünschte Gehalt an freien Hydrochinonen soll im Frühjahr am geringsten, der Gehalt an Arbutin im Dezember und Januar am höchsten sein. Beim schnellen Trocknen der Blätter wird eine Droge mit höherem Arbutingehalt erhalten als beim langsamen Trocknen. 10 Teile frischer Blätter ergeben 2 Teile der Droge.[10,17]

Ganzdroge: Blätter oberseits mehr oder weniger glänzend, dunkel- bis gelblichgrün, unterseits matt, blaßgrün; gelegentlich auch rötlichbraun verfärbte Blätter; Blattspreite unbehaart, ganzrandig, spatel- oder verkehrt eiförmig, ca. 0,7 bis 2,5 cm lang, in den ca. 1 bis 5 mm langen Blattstiel verschmälert, mit feiner Netznervatur; nur junge Blätter schwache Behaarung aufweisend.[18]
Das Aussehen der Droge kann je nach Herkunft variieren (vgl. Abb. 1, I unter Verfälschungen). Die Blätter der span. Droge sind hellgrün, meist nur wenig glänzend und bedeutend größer als die anderen Provenienzen. Ihr Blattrand ist stark nach unten umgebogen. Die aus Tirol und Italien stammende Droge ist glänzend dunkelgrün; ihre Blätter sind viel kleiner als bei der span. Ware und am Rande schwach umgebogen. Blätter deutscher Herkunft sind noch kleiner und besitzen einen kaum gebogenen Blattrand.

Schnittdroge: *Geschmack.* Zusammenziehend, schwach bitter.
Geruch. Schwach, eigenartig.
Mikroskopisches Bild. Auf beiden Blattseiten Epidermiszellen mit derben, geraden, spärlich getüpfelten Querwänden und einer dicken, glatten Cuticula. Nur auf der Unterseite große, rundliche Spaltöffnungen vom anomocytischen Typ mit ovalem Vorhof, von 7 bis 11 Nebenzellen umgeben. Im Querschnitt dorsiventrales Leitbündel des Hauptnervs oben und unten mit Kollenchymbelägen; Sekundärnerven mit Sklerenchymfasern und Zellreihen, die Einzelkristalle aus Calciumoxalat führen; selten Haare.[18]

Pulverdroge: Pulver grün, graugrün oder grüngelb gefärbt. Epidermiszellen mit dicker, oft rissiger Cuticula; Fragmente der unteren Epidermis mit großen Spaltöffnungen vom anomocytischen Typ; Fragmente von dünnwandigem Mesophyll und farblosem Kollenchym; Sklerenchymfasern, häufig in Begleitung von Zellreihen mit Einzellkristallen; selten Haare.[18]

Verfälschungen/Verwechslungen: Die Blätter anderer Ericaceen:[10]
- *Vaccinium vitis-idaea* L. (Preiselbeere) (Abb. 1, II); Blätter etwas größer und breiter, am Rande umgerollt, nicht keilförmig, verschmälert, weniger steif-lederartig, schwach gesägt, unterseits nicht vertieft-netzaderig, mit braunen bis rostfarbigen Drüsenpunkten und mit (zwar selten) kurzen einzelligen Haaren (s. a. Lit.[19,20]).
- *Vaccinium uliginosum* L. (Rauschbeere) (Abb. 1, III); Blätter papierartig, ganzrandig, am Rande umgeschlagen, matt, unterseits graugrün, mit erhabenem Adernetz (s. a. Lit.[19,20]).
- *Gaultheria procumbens* L. (Wintergrün); Blätter lederartig, blaßgrün, glatt, deutlich gesägt und größer; im Mesophyll Oxalatdrusen.
- *Arctostaphylos alpinus* (L.) SPRENG. (s. Botanische Beschreibung der Art *A. alpinus*), *Cassandra calyculata* (L.) DON., *Vaccinium myrtillus* L. (Heidelbeere); Blätter schrumpfig, hellgrün, gesägt; Kristalle fehlen in den Faserzellen.
- Als weitere Verfälschung die Blätter von *Buxus sempervirens* L., *Buxaceae* (Abb. 1, IV); Blätter nach vorne verschmälert, ausgerandet, am Rande umgebogen, blaßgrün, nicht vertieft netzaderig in den Seitennerven (s. a. Lit.[19,20]).

Minderqualitäten: Die Droge sollte möglichst wenig braun verfärbte Blätter enthalten; das toxikologisch bedenkliche Hydrochinon (s. Carcinogenität und Mutgenität) darf in der Droge nur in Spuren vorhanden sein.[17]

Inhaltsstoffe: *Phenolglucoside.* s. a. *A. uva-ursi.* 5 bis 12 %, bisweilen auch bis zu 15 % Arbutin und je nach Herkunft der Droge bis zu 2,5 % Methylarbutin, bez. auf das Trockengewicht (TG) (photometrische Bestimmung mit 4-Aminoantipyrin-Emerson-Reaktion; Isolierung aus der Droge).[9,17,21] In einer neueren Untersuchung von Blattextrakten verschiedener Ericaceen-Arten auf Hydrochinonderivate mittels HPLC wurden in den Blättern un-

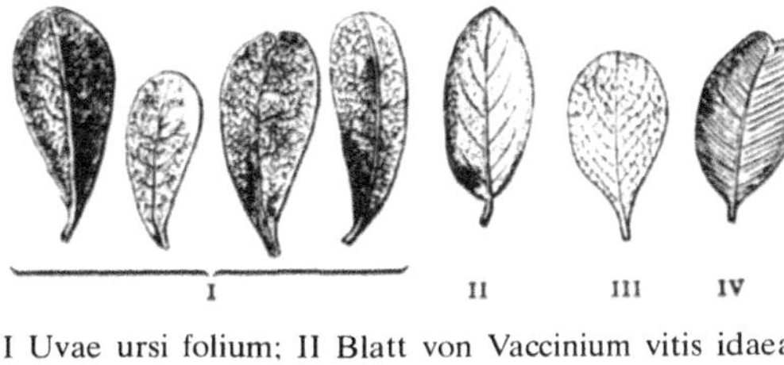

I Uvae ursi folium; II Blatt von Vaccinium vitis idaea; III Blatt von Vaccinium uliginosum; IV Blatt von Buxus sempervirens.[10]

terschiedlicher *Arctostaphylos uva-ursi* Herkünfte Arbutin (4 bis 8 %, bez. auf TG), freies Hydrochinon (Spuren bis 0,3 % bez. auf TG) und Methylarbutin (Spuren bis 1,2 %, bez. auf TG) aufgefunden. Daneben enthält die Droge 2-*O*-Galloylarbutin (ca. 0,07 % isoliert, bez. auf TG), 6-*O*-Galloylarbutin (ca. 0,08 % isoliert, bez. auf TG), *p*-Galloyloxyphenyl-*β*-D-glucosid (ca. 0,06 % isoliert, bez. auf TG) und Piceosid (keine Mengenangaben).[22,23]

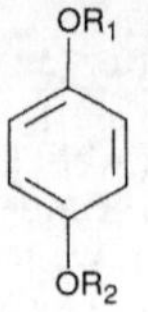

	R_1	R_2
Arbutin	—H	Glc
Methylarbutin	$—CH_3$	Glc
Piceosid	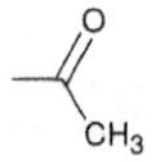	Glc
Hydrochinon	—H	—H

Iridoidglucosid. Monotropein (0,025 % isoliert, bez. auf Frischgewicht).[6]
Flavonole. Aglyka: Quercetin, Myricetin; Flavonolglykoside: 0,8 bis 1,5 % Hyperosid (Quercetin-3-galactosid), außerdem Quercetin-3-*β*-D-6-*O*-galloylgalactosid, Quercitrin (Quercetin-3-rhamnosid), Isoquercitrin (Quercetin-3-glucosid), Myricitrin (Myricetin-3-rhamnosid).[21,24,25]
Flavanol. (+)-Catechin (keine Mengenangaben).[26]
Gerbstoffe. 10 bis 15 % Gerbstoffe, bez. auf die lufttrocknete Droge (kolorimetrische Bestimmung mit Phosphorwolframsäure, Hautpulvermethode).[21] Die Hydrolyse der Gerbstoffe liefert ca. 85 % Gallussäure, 4 % Ellagsäure und 21 % Glucose;[29] die Gerbstoffe gehören demnach überwiegend zur Gruppe der Gallotannine, daneben sind auch Ellagitannine vorhanden.
Hydrolysierbare Gerbstoffe (Gallotannine, Ellagitannine): Aus den Blättern von *A. uva-ursi* wurden 0,9 % (bez. auf Trockengewicht) eines als Penta- bis Hexa-*O*-galloyl-*β*-D-glucose charakterisierten Gallotannins isoliert; es wird vermutet, daß es sich um *β*-Penta-*O*-galloyl-*β*-D-glucose mit einem zusätzlichen depsidisch gebundenen Galloylester handelt.[22] In den Gallotanninen ist die Gallussäure einzeln oder, wie bei den meisten Gerbstoffen dieses Typs, als Kette mehrmals untereinander depsidisch verbunden und an Glucose oder andere Zucker geknüpft.[25] Die Gallotannine in Uvae ursi folium, die sogenannten Gayuba Tannine, ähneln in ihrer chemischen Zusammensetzung den komplexen China-, Sumach- und türkischen Tanninen:[15,27] An einen *β*-Penta-*O*-galloyl-D-glucose Kern ist eine Kette von depsidisch gebundenen Galloylestern (meist 3 bis 4) angeknüpft; Gayuba Tannine enthalten aber im Gegensatz zu den anderen Tanninen in der Regel nur einen depsidisch gebundenen Galloylester (s. o.).

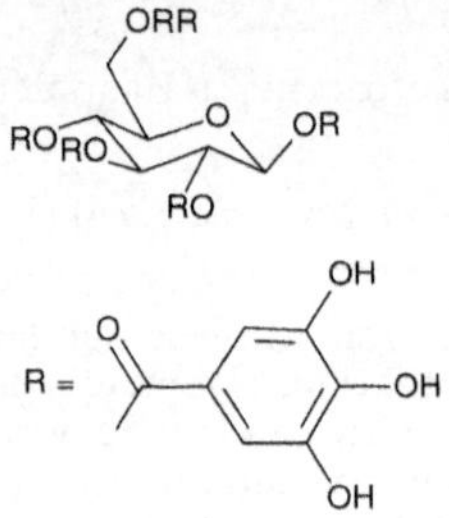

Hexa-*O*-Galloyl-*β*-D-glucose

Daneben wurden Ellagitannine aus den Blättern isoliert, wovon aber nur eine Verbindung, nämlich Corilagin (= 1-*O*-Galloyl-3,6-di-*O*-hexahydroxydiphenoyl-*β*-D-glucose), identifiziert wurde (0,05 % isoliert, bez. auf Trockengewicht).
Kondensierte Gerbstoffe: Die Droge soll Catechingerbstoffe aufweisen.[17,26,28] Vermutlich enthält sie auch geringe Mengen an Proanthocyanidine, da nach saurer Hydrolyse die Anthocyanidine Cyanidin und Delphinidin nachgewiesen wurden (s. *A. uva-ursi*).[26]
Phenolcarbonsäuren. Gallussäure, Ellagsäure, *o*-Protocatechusäure;[8,26,29] auch Chinasäure.[30]
Triterpene. 0,4 bis 0,75 % Ursolsäure; Uvaol.[8]

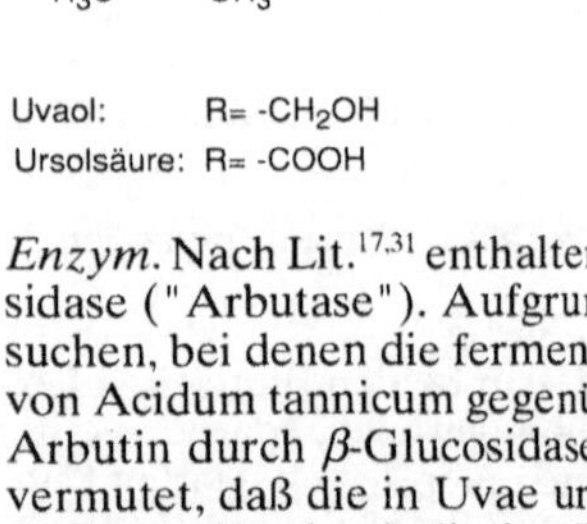

Uvaol: R= $-CH_2OH$
Ursolsäure: R= -COOH

Enzym. Nach Lit.[17,31] enthalten die Blätter *β*-Glucosidase ("Arbutase"). Aufgrund von Stabilitätsversuchen, bei denen die fermenthemmende Wirkung von Acidum tannicum gegenüber der Spaltung von Arbutin durch *β*-Glucosidase gezeigt wurde, wird vermutet, daß die in Uvae ursi folium enthaltenen Gallotannine durch direkte Einwirkung auf die *β*-Glucosidase das Arbutin bei der Aufarbeitung der Droge vor dem Abbau schützt.[31]

Zubereitungen: Extrakte wie der Fluidextrakt *EB 6*, Trockenextrakte[32] oder die in älterer Literatur angegebenen Spissumextrakte[33] sind weder hinsichtlich ihres Wirkstoffgehaltes standardisiert noch gibt es Hinweise auf ausreichende Stabilität. Spezifikationen für moderne, standardisierte Extrakte liegen nicht vor.

Isolierung von Arbutin:

Extraktion: Aufgrund der Löslichkeit eignet sich heißes Wasser am besten zum Extrahieren, da sich 1 g Arbutin in 1 mL Wasser löst. Wegen der einfacheren Handhabung, z. B. beim Eindampfen und beim Auftragen zur DC, wird mitunter auch die Methanolextraktion trotz der schlechteren Löslichkeit bevorzugt; 1 g Arbutin löst sich in 20 mL Methanol.[9,34]

Isolierung:[35] Nach Heißwasserextraktion der grob gepulverten Blätter werden die mitextrahierten Begleitstoffe mit Bleiacetat ausgefällt. Die überschüssigen Bleiionen werden mit Ammoniumsulfat entfernt. Aus dem eingeengten Filtrat fällt Roharbutin aus, das ggf. noch gereinigt werden muß. Eventuell muß eine säulenchromatographische Auftrennung erfolgen.

Auf dem Arzneimittelmarkt gibt es eine Anzahl von Fertigarzneimitteln (Teemischungen, Tropfen, Dragees), welche als Mono- oder Kombinationspräparat Bärentraubenblätter, -Extrakte oder -Trockenextrakte, teils auf einen bestimmten Arbutingehalt eingestellt, enthalten. 14 Chargen 9 solcher Handelspräparate wurden mittels HPLC (s. Gehaltsbestimmung) hinsichtlich ihres Arbutingehaltes untersucht. Anhand der Herstellerangaben zur Dosierung wurde die Tagesdosis Arbutin errechnet: Für die einzelnen Chargen lag die Tagesdosis zwischen 2 und 148 mg Arbutin und damit deutlich unter der von der Kommission E in der Aufbereitungsmonographie für Bärentraubenblätter empfohlenen Dosis von 400 bis 700 mg Arbutin pro Tag (s. Dosierung und Art der Anwendung).[36]

Identität: *Nachweis des Arbutins:* Nach salzsaurer Hydrolyse der pulv. Droge wird das aus Arbutin entstandene Hydrochinon mit Ether ausgeschüttelt und sublimiert; nach Zugabe von ammoniakalischer Silbernitratlsg. zum Sublimat erfolgt Schwarzfärbung (Reduktion des Silberdiamminnitrats zu Silber durch Hydrochinon[17]) *DAB 10, ÖAB 90.*

Nachweis des Arbutins und der Gerbstoffe: Nach Zugabe von Eisen(III)chloridlsg. zum Filtrat eines wäßrigen *ÖAB 90* bzw. ethanolischen *Helv VII* Drogenauszuges färbt sich die Lsg. blaugrün *ÖAB 90* bzw. blauschwarz *Helv VII*; im wäßrigen Filtrat bildet sich nach einiger Zeit ein Niederschlag *ÖAB 90.* Nach Zugabe von Eisen(II)sulfatlsg. zum Filtrat eines ethanolischen Drogenauszuges färbt sich die Lsg. grünschwarz *Helv VII.*

DC nach DAB 10 und *Helv VII*:

- Untersuchungslsg.: Filtrat eines wäßrig-methanolischen Drogenauszuges *DAB 10*; Filtrat eines wäßrig-methanolischen Drogenauszuges, aus dem die Begleitstoffe mit Bleiacetat ausgefällt wurden *Helv VII.*
- Referenzsubstanzen: Arbutin, Gallussäure *DAB 10, Helv VII*; zusätzlich Hydrochinon *DAB 10.*
- Sorptionsmittel: Kieselgel G.
- FM: Ethylacetat-Chloroform-wasserfreie Ameisensäure-Wasser (60 + 19 + 12 + 9) *DAB 10*; Ethylacetat-wasserfreie Ameisensäure-Wasser (88 + 6 + 6) *Helv VII.*
- Detektion: 1 %ige Lsg. von Dichlorchinonchlorimid in Methanol; DC-Platte ganz kurz NH_3-Dämpfen aussetzen *DAB 10, Helv VII.*
- Auswertung: Im Chromatogramm der Untersuchungslsg. Nachweis der blau bis violetten Arbutinzone, der grau bis graugrünen Hyperosidzone und der braun bis graubraunen Gallussäurezone anhand der Referenzsubstanzen; die braune Zone des Hydrochinons und die blaue Zone des Methylhydrochinons dürfen "nur schwach hervortreten", andernfalls wäre dies ein Hinweis auf die Zersetzung des Arbutins (toxikologische Bedenklichkeit des Hydrochinons s. Cancerogenität und Mutagenität).[17]

Zum mikrochemischen Nachweis der hauptsächlichen Verfälschungen bzw. Verwechslungen eignen sich folgende Farbreaktionen mit Drogenschnitten auf dem Objektträger:[10]

- Vanillin/Salzsäurelsg. und Eisen(II)sulfatlsg. als Reagenzien. Uvae ursi folium und Blätter von *Vaccinium vitis-idaea* werden durch Vanillin/Salzsäurelsg. karminrot gefärbt, während Blätter von *Vaccinium myrtillus* und *Buxus sempervirens* kaum bzw. gar nicht gefärbt werden. Mit Eisen(II)sulfatlsg. färbt sich Uvae ursi folium schwarz, Blätter von *Vaccinium vitis-idaea* und *Vaccinium myrtillus* dunkel; Blätter von *Buxus sempervirens* färben sich nicht. Die Lösungen sind nach Zugabe von Eisen(II)sulfatlsg. zum Drogenschnitt unterschiedlich gefärbt: Bei Uvae ursi folium blauschwarz, bei Blättern von *Vaccinium vitis-idaea* höchstens schwach gelblich; bei Blättern von *Buxus sempervirens* und *Vaccinum myrtillus* keine Färbung. Die Färbungen werden hervorgerufen teils durch catechinartige Gerbstoffe (Vanillin/Salzsäure = rot), teils durch freie eisenbläuende Gerbstoffe (Gallo- und Ellagitannine, mit Eisen(II)sulfat = schwarz), die beide im Mesophyll von Uvae ursi folium vorhanden sind, in den Verfälschungen und Verwechslungen aber zum Teil fehlen.
- Konz. Salpetersäure als Reagenz. Die Zellen des gesamten Mesophylls von Uvae ursi folium werden anfangs vorübergehend dunkelorange bis braun gefärbt, dann leuchtend gelb bis chromgelb. Es empfiehlt sich, die mikroskopischen Präparate vorher kurz in verd. Schwefelsäure (1 : 5) zu legen und dann erst konz. Salpetersäure zuzusetzen, wodurch die Reaktion verstärkt wird; die Reaktion wird dem Arbutin zugeschrieben.

Reinheit: Droge.

- Fremde Bestandteile: Höchstens 3 %, Stengelanteile höchstens 5 % *DAB 10*; höchstens 8 % Stengel und höchstens 5 % braun verfärbte Blätter *Helv VII*; mißfarbige Blätter: Höchstens 1 % *ÖAB 90*; Blätter von *Vaccinium vitis-idaea, Buxus sempervirens ÖAB 90, Helv VII* und *Vaccinium uliginosum ÖAB 90* dürfen nicht vorhanden sein (vgl. Verfälschungen/Verwechslungen);

fremde Pflanzenbeimengungen: Höchstens 2% *Belg V*.
- Trocknungsverlust: Höchstens 10,0% *DAB 10*.
- Asche: Höchstens 5,0% *DAB 10*, *Dan IX*, *Helv VII*; höchstens 6% *Belg V*; höchstens 4,0% *ÖAB 90*.
- Säurelösliche Asche: Höchstens 0,5% *Dan IX*.

Gehalt: 6,0% Hydrochinonderivate, ber. als wasserfreies Arbutin und bez. auf die getrocknete Droge *DAB 10*; mindestens 5,0% Glykoside, ber. als Arbutin *ÖAB 90*; mindestens 8,0% Arbutin *Helv VII*.

Gehaltsbestimmung: Nach *DAB 10* und *Helv VII* wird ein wäßriger Drogenauszug mit Aminpyrazolon, Ammoniaklsg. und Kalumhexacyanoferrat(III) versetzt, um die phenolischen Inhaltsstoffe quantitativ zu extrahieren. Durch Ausschütteln mit Chloroform werden die Gerbstoffe abgetrennt, die in Chloroform unlöslich sind. Der Gehalt an Arbutin wird in der Chloroformphase photometrisch bestimmt. Die Absorption der Lösung wird bei 455 nm gegen Wasser gemessen. Prinzip: Emerson-Reaktion,[37] bei der Phenole mit Aminopyrazolon in Gegenwart eines Oxidationsmittels (Hexacyanoferrat(III)) *p*-Chinonimine bilden.[38] Diese Farbstoffe können photometrisch quantifiziert werden. Der Berechnung des Gehalts an freien Hydrochinonderivaten, ber. als Arbutin, wird eine spezifische Extinktion von $E^{1\%}_{1\,cm} = 648$ zugrunde gelegt. In einer Meßlsg. sind entspr. den eingesetzten Mengen an Droge und Lösungsmittel $E \div E^{1\%}_{1\,cm}$ g Arbutin enthalten.[17]
Polarimetrische Bestimmung von Arbutin mit Methylarbutin *ÖAB 90*: Acetonextraktion der Droge, Eindampfen des Drogenextraktes zur Trockene, Aufnahme in Wasser, Fällung von Begleitstoffen mit Bleiacetat und Filtration. Das optische Drehungsvermögen des klaren Filtrates wird bestimmt. Der Berechnung wird das Drehvermögen von Arbutin in Wasser ($[\alpha]_D = -64{,}40°$) zugrundegelegt. Nachteile der Methode sind der hohe Zeitaufwand und die Tatsache, daß beträchtliche Mengen an Arbutin und Methylarbutin (bis 10%)[39] am Gerbstoffniederschlag absorbiert werden können und der Gehaltsbestimmung entgehen.
Weitere Bestimmungsmethoden: HPLC-Methode zur Trennung und quantitativen Bestimmung von Arbutin, Methylarbutin, Hydrochinon und Methylhydrochinon in Bärentraubenblätter-Extrakten oder -Zubereitungen; Prinzip: Trennung an einer RP8-Säule mit 10% Methanol isokratisch und UV-Detektion bei 280 nm.[7,36]

Lagerung: Vor Licht geschützt *DAB 10*; vor Licht geschützt, gut verschlossen *ÖAB 90*, *Helv VII*.

Wirkungen: *Antibakterielle Wirkung.* Validierte, statistisch auswertbare Studien am Menschen sind derzeit nicht vorhanden. In einer neueren Untersuchung wird die antibakterielle Wirkung gegenüber *Staphylococcus aureus* und *Escherichia coli* im Blättchen- und Lochtest auf Nähragarplatten und in Keimsuspensionen geprüft:[47] Als Testlösungen eingesetzt sind Harnproben mit einem hohen Gehalt an Arbutinausscheidungsprodukten nach Einnahme von Bärentraubenblättertee oder reinem Arbutin (s. Versuchsbeschreibung unter Elimination), dieselben Harnproben alkalisiert (pH 8), Hydrochinonlösungen (60 bis 120 µg/mL in Wasser) mit und ohne Alkalisierung, Arbutinlösungen (1 bis 3 mg/mL in Wasser) mit und ohne Alkalisierung und Normalharnproben mit und ohne Alkalisierung. Das Auftreten oder Fehlen von Hemmhöfen wird als antibakterielle Wirkung gewertet. Im Blättchen- und Lochtest erweist sich nur die Hydrochinonlösung (60 µg/mL) mit und ohne Alkalisierung als wirksam gegen die Bakterien. Bei den Keimsuspensionen zeigen neben den Hydrochinonlösungen auch die Harnproben von Probanden, welche arbutinhaltigen Tee oder reines Arbutin eingenommen hatten, eine Wachstumshemmung, aber erst nach Alkalisierung des Harns. Normalharn und Arbutinlösungen sind mit und ohne Alkalisierung unwirksam. Diese Beobachtungen werden als Hinweis darauf gewertet, daß das Hydrochinon, entspr. der allgemeinen Auffassung (vgl. Elimination), im Harn als Glucuronid bzw. Schwefelsäureester vorliegt und erst nach Alkalisierung in die antibakteriell wirksame freie Form gespalten wird. Die Reproduzierbarkeit der Ergebnisse scheint aber zweifelhaft, da weder verabreichte noch ausgeschiedene Mengen noch die wirksamen Anteile des Harns (d. h. die vermuteten Hydrochinonglucuronide und -schwefelsäureester bzw. das freie Hydrochinon) genau bestimmt sind.
Weitere Wirkungen. Die Gerbstoffe der Bärentraubenblätter sollen einen adstringierenden Effekt haben.[40]
Es liegen Untersuchungen vor zur Wirkung einzelner Inhaltsstoffe, z. B. Arbutin am Ovar,[41] Arbutin in der Glucoseresorption[42,43] oder Uvaol und Urolsäure in der Tumortherapie,[44] sowie zur Wirkung verschiedener Drogenauszüge, z. B. in der Tumortherapie[45] oder bei Pilzerkrankungen;[46] diese sind aber kaum zu interpretieren, insbesondere da nähere Angaben zur Dosierung und Versuchsanordnung fehlen. Auch fehlen Angaben darüber, ob die Befunde reproduzierbar waren und ob sie von anderen Autoren bestätigt werden konnten.

Resorption: Arbutin wird vom menschlichen Organismus rasch resorbiert, was aus dem schnellen Auftreten von Metaboliten im Harn geschlossen werden kann (s. Elimination).[47]

Elimination: Seit den grundlegenden Arbeiten aus dem Jahre 1883 zur Pharmakologie der Bärentraubenblätter[48] herrscht die Auffassung vor, daß das Glycosid Arbutin während der Körperpassage in das Aglykon Hydrochinon gespalten wird, und daß Hydrochinon als Glucuronid oder Schwefelsäureester im Harn ausgeschieden wird. In alkalisch reagierendem Harn kann aus diesen Ausscheidungsprodukten Hydrochinon freigesetzt werden, welches als eigentliche Wirksubstanz angesehen wird (s. Wirkungen).[21,49] Diese These wird durch folgende Arbeit unterstützt:[10]
Gesunde Probanden erhalten 100 bis 400 mL Bärentraubenblättertee, entspr. etwa 800 mg Arbutin. Die in best. Abständen nach der Einnahme des Tees gesammelten Harnproben werden auf den

Gehalt an Arbutinausscheidungsprodukten geprüft. Zur quantitativen Bestimmung erweist sich die photometrische Bestimmung mit 4-Aminoantipyrin (Emerson-Reaktion) als geeignet, da, wie in Kontrollversuchen gezeigt werden konnte, die Bestandteile im Normalharn die Messung nicht stören (nur geringe Extinktionen im Normalharn gemessen). Im Gegensatz zum Normalharn zeigt der Harn 1 bis 2 h nach Verabreichung des Tees sehr hohe Extinktionswerte. Etwa 4h nach der Tee-Einnahme ist die Menge an Arbutinausscheidungsprodukten am größten und nach 24h sind ca. 70 bis 75 % des Arbutins wieder ausgeschieden. Versuche, bei denen die Probanden reines Arbutin (500 bis 800 mg, gelöst in ca. 100 mL Wasser) erhalten, führen zu sehr ähnlichen Ergebnissen, was den zeitlichen Ablauf der Ausscheidung und die absolute Menge an Ausscheidungsprodukten betrifft. Bei der anschl. DC-Prüfung (Sorptionsmittel: Kieselgel G; Referenz: Arbutin, Hydrochinon, Methylhydrochinon; FM: Chloroform-Methanol (8 + 2); Detektion: 4-Aminoantipyrin/ NH_3/ Kaliumhexacyanoferrat(III), Rotfärbung der Hydrochinonderivate) der Harnproben, welche nach der Emerson-Reaktion die höchsten Extinktionswerte ergeben hatten, können zwar (nicht näher identifizierte) Arbutinausscheidungsprodukte, aber weder unverändertes Arbutin noch freies Hydrochinon nachgewiesen werden. Setzt man diesen Harnproben aber β-Glucuronidase zu, so läßt sich dünnschichtchromatographisch Hydrochinon und Methylhydrochinon nachweisen.
In einer neueren Arbeit[50] konnte gezeigt werden, daß Hydrochinonglucuronid das Hauptausscheidungsprodukt des Arbutins ist und ca. 2h nach der Einnahme in hoher Konzentration im Harn erscheint.
Die Beobachtung, daß Arbutin nach oraler Verabreichung an weiblichen Wistar Ratten unverändert im Harn erscheint (Nachweis durch TLC, HPLC-Analyse),[51] läßt keinen Schluß auf das Vorliegen ähnlicher Verhältnisse beim Menschen nach Therapie mit arbutinhaltigen Drogen oder deren Zubereitungen zu.

Anwendungsgebiete: Bei entzündlichen Erkrankungen der ableitenden Harnwege.[52] Zur Unterstützung bei der Therapie von Blasen- und Nierenbeckenkatarrhen.[53]

Dosierung und Art der Anwendung: *Droge.* Tagesdosis: 10 g geschnittene oder pulv. Droge, entspr. 400 bis 700 mg Arbutin.[52]
Zur Einnahme: Als Einzeldosis 2,0 g.[32]
Die Droge darf nur fein zerschnitten oder grob gepulvert abgegeben oder verarbeitet werden *ÖAB 90*; wenn nicht anders gefordert, ist die Droge geschnitten abzugeben *Helv VII*.
Zubereitung. Abkochungen (keine Spezifizierung) sind aus pulv. Droge herzustellen *DAB 10*.
- Abkochung *ÖAB 90*: 1,5 g Droge auf eine Teetasse.
- Teebereitung:[53] "Etwa ein knapper Teelöffel voll Bärentraubenblätterpulver (ca. 2 g) wird mit kochendem Wasser (ca. 150 mL) übergossen und nach 15 min durch ein Teesieb gegeben. Der Tee kann auch durch Ansetzen mit kaltem Wasser und mehrstündigem" (6 bis 12 h[17]) "Ziehen bereitet werden". Das Kaltwassermazerat enthält nach Lit.[47,49] einen höheren Arbutin- und niedrigeren Gerbstoffgehalt (vgl. Nebenwirkungen). Hinweis:[53] "Durch reichliche pflanzliche Nahrung soll dafür Sorge getragen werden, daß ein alkalischer Harn gebildet wird. Die zusätzliche Einnahme von Natriumhydrogencarbonat ist möglich." Dauer der Anwendung:[53] "Tee aus Bärentraubenblättern soll ohne Rücksprache mit dem Arzt nicht langfristig angewendet werden."
- Fluidextrakt: Als Einzeldosis zur Einnahme 2,0 g.[32]
- Trockenextrakt (ohne Angaben zur Spezifikation): Als Einzeldosis zur Einnahme 0,4 g.[32]

Volkstümliche Anwendung und andere Anwendungsgebiete: Die vielen zitierten Möglichkeiten der Anwendung der Droge und ihrer Zubereitungen in der Medizingeschichte[54] beschreiben eine Wirkung von Bärentraubenblättern bei den verschiedensten Krankheiten des Urogenitalsystems sowie der Gallenwege. In der Volksmedizin wurde ein Decoct, Tee oder eine Tinktur aus der Droge bei eitrig-schleimigen Katarrhen der Harnwege, Blasenblutungen mit oder ohne Steine, Enuresis nocturna, chronischer Cystitis, Nephritis, Strangurie, Inkontinentia urinae, ferner auch bei Entzündungs-und Reizzuständen am Genitalapparat wie Leukorrhoe und übermäßigen Pollutionen sowie zur Harndesinfektion bei Erkrankungen der Harnorgane und des Nierenbeckens verwendet.[54,58,60]
Für die meisten dieser Anwendungsgebiete fehlen wissenschaftliche Belege. Klinische Studien im Anwendungsgebiet der Harnwegsinfektionen sind in Bezug auf die Wirkung von Bärentraubenblätter nicht eindeutig zu bewerten, da meist Kombinationspräparate geprüft wurden. Validierte und statistisch auswertbare Studien über die Wirkung von Bärentraubenblätter am Menschen liegen derzeit nicht vor.

Unerwünschte Wirkungen: *Verdauungstrakt.* Bei Magenempfindlichkeit und bei Kindern können Übelkeit und Erbrechen auftreten.[53]
Die Gerbstoffe können in größeren Mengen zu Reizungen der Magen- und Darmschleimhäute führen und dadurch Magenschmerzen, Übelkeit und Erbrechen verursachen.[17,52] *Leber, Pankreas, Stoffwechsel.* Bei langdauernder Anwendung der Droge sind Leberschäden möglich (Hydrochinonvergiftung).[53]

Schwangerschaft: Hohe Dosierungen der Droge wirken wehenfördernd.[55–58]

Wechselwirkungen: Bärentraubenblätter sollen nicht zusammen mit harnansäuernden Mitteln gegeben werden.[52]

Akute Toxizität: *Mensch.* Nach Überdosierung der Droge kommt es zu entzündlicher Reizung der Blasen- und Harnröhrenschleimhaut, begleitet von Harnzwang und Bluthamen, später oft sogar von Entleerung blutig-eitrigen Urins.[58]

Bei Überdosierung der Droge sind Leberschäden möglich.[17,53] Freies Hydrochinon kann bei hoher Dosierung in der Langzeitanwendung speziell bei Kindern zu Leberschäden führen.[59] Folgende Intoxikationserscheinungen wurden nach Gabe von 1 g Hydrochinon beobachtet: Übelkeit, Erbrechen, Durchfall, Muskelzuckungen, Dyspnoe, Cyanose, Delirium und Kollaps.[60,61]

Chronische Toxizität: *Mensch.* Bei Verabreichung großer Mengen Bärentraubenblätter oder -zubereitungen über lange Zeit kann es zu chronischer Vergiftung kommen. Hämolytische Anämie, Kachexie, Leberverfettung und Depigmentierung der Haare sind als Vergiftungserscheinungen beschrieben worden.[61,62]

Carcinogenität: Zu Extrakten aus der Droge liegen bisher keine Untersuchungen vor, hingegen zum Hydrochinon, das in der Droge und ihren Zubereitungen vorhanden sein kann. Die Ergebnisse einer Studie über zwei Jahre an männlichen und weiblichen F344/N Ratten und $B6C3F_1$ Mäusen geben Hinweise für eine cancerogene Aktivität des Hydrochinons:[63] Je 55 weibliche und männliche Ratten erhalten 0 (= Kontrolle), 50 (= niedrige Dosis) oder 100 (= hohe Dosis) mg/kg Hydrochinon und je 55 weibliche und männliche Mäuse 0 (= Kontrolle), 25 (= niedrige Dosis) oder 50 (= hohe Dosis) mg/kg Hydrochinon in Wasser täglich per Magensonde verabreicht, 5 Tage pro Woche, 2 Jahre lang. Auswertung: Es gibt keine signifikanten Unterschiede in der Überlebensrate zwischen den Kontrolltieren und den mit Hydrochinon behandelten Tieren. Bei den männlichen Ratten treten allerdings vermehrt Nieren-Adenome (Kontrolle: 0 %; niedrige Dosis: 7 %; hohe Dosis: 14 %), bei den weiblichen Ratten Fälle von Monozyten-Leukämie (Kontrolle: 16 %; niedrige Dosis: 27 %; hohe Dosis: 40 %) und bei den weiblichen Mäusen hepatozelluläre Adenome oder Carcinome (Kontrolle: 5 %; niedrige Dosis: 29 %; hohe Dosis: 23 %) auf. Außerdem zeigen sich bei den männlichen und weiblichen Mäusen hyperplastische Veränderungen der Kolloidfollikel der Schilddrüse (männliche Kontrolltiere: 9 %; niedrige Dosis: 28 %; hohe Dosis: 35 %; weibliche Kontrolltiere: 23 %; niedrige Dosis: 85 %; hohe Dosis: 82 %) und bei den männlichen Mäusen zudem noch Anisokaryose von Hepatozyten (Kontrolle: 0 %; niedrige Dosis: 4 %; hohe Dosis: 22 %).

Mutagenität: Mutagene Eigenschaften eines Drogenauszuges sind im Rekombinationstest mit *Bacillus subtilis* und im Ames-Test mit *Salmonella typhimurium* zwar beschrieben, aber aufgrund geringer Effekte trotz hoher Dosierung (100 mg/mL) wird ein akutes Risiko nicht benannt.[64] Diese Ergebnisse sind wegen fehlender Verifizierung der Einzelstoffe nicht zu bewerten. Hydrochinon, das in der Droge oder ihren Zubereitungen enthalten sein kann, verursacht bei *Drosophila melanogaster* Chromosomenaberrationen; in chinesischen Hamster Ovarialzellen induziert Hydrochinon mit und ohne exogener metabolischer Aktivierung (S9) Schwesterchromatiden-Austausch und mit Aktivierung (S9) Chromosomenaberrationen.[63]

Reproduktionstoxizität: Nach s. c. Applikation von 100 und 400 mg/kg/Tag Arbutin bei Elterntieren konnte keine Fetotoxizität beschrieben werden, auch wenn das Gewicht der Feten aus der "400 mg-Gruppe" signifikant reduziert war. Die maximale "no-effect" Dosis wurde mit 100 mg/kg/Tag angegeben.[41] Aufgrund der niedrigen Dosierung ergibt sich aber keine Relevanz für die humane Anwendung.

Sonst. Verwendung: *Pharmazie/Medizin.* In der Veterinärmedizin zur Behandlung der Rindermastitis.[10] *Industrie/Technik.* Früher wurde die Droge zum Gerben von Leder und zum Färben von Wolle benutzt.[10,54,65]

Gesetzl. Best.: Artenschutz. Die Pflanze unterliegt dem Artenschutz gemäß BArtSchV, Anl. 1. *Standardzulassung.* "Bärentraubenblätter" Nr. 8299.99.99.[53] *Offizielle Monographien.* Aufbereitungsmonographie der Kommission E am BGA "Uvae ursi folium (Bärentraubenblätter)".[52]

Arctostaphylos uva-ursi hom. *HAB 1*

Synonyme: Uva ursi.

Monographiesammlungen: Arctostaphylos uva-ursi *HAB 1*.

Definition der Droge: Die frischen Blätter oder die frischen Blätter und jungen Zweigspitzen.

Stammpflanzen: *Arctostaphylos uva-ursi* (L.) SPRENG.

Zubereitungen: Urtinktur und flüssige Verdünnungen nach *HAB 1*, Vorschrift 2a; Eigenschaften: Die Urtinktur ist eine dunkle, braungelbe Flüssigkeit ohne besonderen Geruch und mit bitterem, zusammenziehendem Geschmack.

Identität: *Urtinktur.*
Dunkelgrüne bis schwarze Lsg. nach Zugabe von Eisen(III)chloridlsg. zur verd. Urtinktur; dunkle, blauviolette Färbg. nach Verdünnen der Urtinktur mit Ethanol/Wasser, Zusatz von Eisen(III)sulfat und kräftigem Schütteln; Nachweis des durch Hydrolyse entstandenen Hydrochinons durch Sublimation und Schwarzfärbung auf Zusatz von ammoniakalischer Silbernitratlsg. (vgl. Uvae ursi folium).
DC-Chromatographie nach HAB 1:
- Untersuchungslsg.: Verdünnen der Urtinktur mit Wasser, Fällung der Begleitstoffe mit Blei(II)acetat und Abzentrifugieren.
- Referenzsubstanzen: Arbutin, Gallussäure, Hydrochinon.
- Sorptionsmittel: Kieselgel H.
- FM: Ethylacetat-wasserfreie Ameisensäure-Wasser (88 + 6 + 6).
- Detektion: 1 %ige Lsg. von Dichlorchinonchlorimid in Ethanol; DC-Platte ganz kurz NH_3-Dämpfen, Auswertung im Vis.
- Auswertung: Im Chromatogramm der Untersuchungslsg. Nachweis der blauen Arbutinzone,

der graubraunen Gallussäurezone, drei graubrauner Zonen zwischen der Arbutin- und Gallussäurezone und je einer graubraunen bzw. graublauen Zonen auf der Höhe der Vergleichssubstanz Hydrochinon (vgl. Uvae ursi folium).

Reinheit: *Urtinktur.*
- Relative Dichte: 0,962 bis 0,982 *HAB 1*.
- Trockenrückstand: Mindestens 10 % *HAB 1*.

Lagerung: Vor Licht geschützt.

Anwendungsgebiete: Die Anwendungsgebiete entsprechen dem homöopathischen Arzneimittelbild. Dazu gehören: Entzündung der ableitenden Harnwege.[66]

Dosierung und Art der Anwendung: *Zubereitung.* Soweit nicht anders verordnet:[66]
Ein- bis dreimal täglich 5 bis 10 Tropfen, 1 Messerspitze Verreibung, 1 Tablette oder 5 bis 10 Streukügelchen einnehmen. Injektionslösungen zweimal wöchentlich 1 mL s.c. injizieren.

Unerwünschte Wirkungen: Nicht bekannt.
Hinweis: Es können vorübergehend Erstverschlimmerungen vorkommen, die jedoch unbedenklich sind.[66]

Gegenanzeigen/Anwendungsbeschr.: Nicht bekannt.[66]

Wechselwirkungen: Nicht bekannt.[66]

Gesetzl. Best.: *Offizielle Monographien.* Aufbereitungsmonographie der Kommission D am BGA "Arctostaphylos uva-ursi (Uva ursi)".[66]

Uva ursi hom. *PFX*

Monographiesammlungen: Uva ursi pour préparations hom. *PFX*.

Definition der Droge: Die frischen Zweige mit Blättern.

Stammpflanzen: *Arctostaphylos uva-ursi* (L.) Spreng.

Zubereitungen: Urtinktur nach der Monographie "Préparations Homéopathiques" *PFX*, mit Ethanol 55 % (*V/V*); Eigenschaften: Die Urtinktur ist eine braune Flüssigkeit mit schwachem Geruch und herbem Geschmack.

Identität: *Urtinktur.*: Nach Zugabe von Eisen(III)chloridlsg. zur Urtinktur färbt sich die Lsg. blauschwarz. Anreicherung der Hydrochinonderivate aus der Urtinktur und Kupplung mit diazotierter Sulfanilsäure, wobei sich die Lsg. durch die entstandenen Azofarbstoffe rot färbt.[34]

Reinheit: *Urtinktur.*
- Ethanolgehalt: Zwischen 50 und 60 % (*V/V*).
- Trockenrückstand: Höher oder gleich 2,75 %.

DC-Chromatographie der Urtinktur nach *PFX*:
- Referenzsubstanz: I. Hydrochinon; II. Arbutin.
- Sorptionsmittel: Kieselgel G.
- Fließmittel: I. Chloroform-Ethylacetat-wasserfreie Ameisensäure (50 + 40 + 10); II. Ethylacetat-Methanol-Wasser (77 + 13 + 10).
- Detektion: I. Echtblausalz B-Reagenz, Erhitzen auf 100 bis 105 °C 10 min lang, Auswertung im Vis; II. Phosphormolybdänsäure-Reagenz, Erhitzen auf 100 bis 105 °C 10 min lang, Auswertung im Vis.
- Auswertung: I. Nachweis eines charakteristischen Musters von drei orange bis orangebraunen Zonen; II. Nachweis eines charakteristischen Musters von drei blauen Zonen.

Uva ursi hom. *HPUS 78*

Synonyme: Bearberry.

Monographiesammlungen: Uva ursi *HPUS 78*.

Definition der Droge: Die frischen Blätter.

Stammpflanzen: *Arctostaphylos uva-ursi* (L.) Spreng.

Zubereitungen: *Urtinktur.* Herstellung: Zu einer feuchten Pflanzenmasse, bestehend aus 100 g Festanteil und 150 mL Pflanzensaft, gibt man 250 mL dest. Wasser und 635 mL Alkohol 94,9 % *(V/V)* zur Bereitung von 1000 mL Urtinktur.
Dilutionen. D2 (2 ×) enthält 1 Teil Urtinktur, 3 Teile dest. Wasser und 6 Teile Alkohol; D3 (3 ×) und höher mit Alkohol 88 % (*V/V*).
Medikationen. D3 (3 ×) und höher *HPUS 78*.

Identität: *Urtinktur.* Arzneigehalt $^1/_{10}$.

1. Stevens PF (1971) Bot J Linn Soc 64:1–53
2. Denford KE (1981) Experientia 37:1.287–1.288
3. Heg (1975) Bd. V, Teil 3
4. FEu (1972)
5. Hgn (1989) Bd. 8, S. 418–433
6. Jahodár L, Leifertová I, Lisá M (1978) Pharmazie 33:536–537
7. Sticher O, Soldati F, Lehmann D (1979) Planta Med 35:253–261
8. Hgn (1966) Bd. IV, S. 65–93, 450–454
9. Thieme H, Winkler HJ (1971) Pharmazie 26:235–243
10. Hag (1972) Bd. 3, S. 177–184
11. Hitchcock CL, Cronquist A (1959) Vascular Flora of the Pacific North West, Teil 4, Washington, S. 4
12. Packer JG, Denford KE (1974) Can J Bot 52:743–753
13. Fromard F (1987) Can J Bot 65:687–695
14. Hegnauer R (1975) Planta Med 28:230–243
15. Haslam E (1981) Vegetable Tannins. In: Conn EE (Hrsg.) The Biochemistry of Plants, Vol. 7, Academic Press, New York London Toronto, S. 535–538
16. Kraus L (1974) Dtsch Apoth Ztg 114:1.423–1.424
17. Kom (1986) Bd. 2, S. 911–914
18. DAB 10
19. ÖAB 90
20. Helv VII
21. Frohne D (1986) Z Phytother 7:45–47
22. Britton G, Haslam E (1965) J Chem Soc:7.312–7.319
23. Karikas GA, Euerby MR, Waigh RD (1987) Planta Med:307–308

24. Wagner H, Bladt S, Zgainski EM (Hrsg.) (1983) Drogenanalyse, Springer Verlag, Berlin Heidelberg New York, S. 117–121
25. Steinegger E, Hänsel R (Hrsg.) (1988) Pharmakognosie und Phytopharmazie, Springer Verlag, Berlin Heidelberg New York, S. 372, 696–699
26. Wähner CH, Schönert J, Friedrich H (1974) Pharmazie 29:616
27. Haslam E (1967) J Chem Soc:1.734–1.738
28. Fischer R, Gloris K, Claus H (1971) Dtsch Apoth Ztg 111:1.225–1.229
29. Herrmann K (1953) Arch Pharm (Weinheim) 286:515–523
30. Gessner O (Hrsg.) (1974) Gift- und Heilpflanzen von Mitteleuropa, 3. Aufl., Carl Winter Universitätsverlag, Heidelberg, S. 176
31. Friedrich H (1955) Arch Pharm (Weinheim) 288:583–589
32. Haffner F, Schultz OE, Schmid W (Hrsg.) (1984) Normdosen gebräuchlicher Arzneistoffe und Drogen, Wissenschaftliche Verlagsgesellschaft, Stuttgart, S. 149
33. Czetsch-Lindenwald Hv (Hrsg.) (1945) Pflanzliche Arzneizubereitungen, 2. Aufl., Verlag Süddeutsche Apotheker-Zeitung, Stuttgart, S. 234–235
34. Kraus L, Dupáková D (1964) Pharmazie 19:41–44
35. Stahl E, Schild W (Hrsg.) (1981) Pharmazeutische Biologie, Drogenanalyse II: Inhaltsstoffe und Isolierungen, Gustav Fischer Verlag, Stuttgart New York, S. 332–335
36. Ihrig M, Blume H (1990) Pharm Ztg Wiss 135:267–272
37. Müller KH, Hackenberg E (1959) Arzneim Forsch 9:529–532
38. Nahrstedt A (1984) Dtsch Apoth Ztg 124:322–324
39. Keller E (1960) Arch Pharm Ber Dtsch Pharm Ges 293:1.079, zit. nach Lit.[7]
40. Mar 29
41. Itabashi M, Aikara H, Inoue T (1988) Iyakuhin Kenkyu 19:282–297
42. Alvarado F (1965) Biochem Biophys Acta 119:478–494
43. Despopoulos A (1966) Am J Physiol 211:1.329–1.333
44. Hartwell JL (1976) Canc Treatm Rep 60:1.031,1.059
45. Lewis PH, Elvin-Lewis MPF (Hrsg.) (1977) Medical Botany, John Wiley and Sons, New York, S. 315–316
46. Egawa H, Tatsuyama O, Tsutsui S, Ueshima T, Natsume T, Hashizume B (1975) Bull Fac Agric, Shimane Univ 9:52–57
47. Frohne D (1970) Planta Med 18:1–25
48. Lewin L (1883) Virchows Arch pathol Anat Physiol 92:517–531
49. Frohne D (1980) Pharm Ztg 125:2.582–2.583
50. Kedzia B, Wrocinski T, Mrugasiewicz K, Gorecki P, Grezwinska H (1975) Med Dosw Mikrobiol 27:305, zit. nach Lit.[21,49]
51. Jahodár L, Leifertová I, Lisá M (1983) Pharmazie 38:780
52. BAz Nr. 228 vom 05.12.1984
53. Standardzulassung für Fertigarzneimittel (1987/89) Govi Verlag, Pharmazeutischer Verlag, Deutscher Apotheker Verlag, Frankfurt/M.
54. Madaus G (Hrsg.) (1976) Lehrbuch der biologischen Heilmittel, Georg Ohms Verlag, Hildesheim, Bd. III, S. 2.762
55. Morton JF (Hrsg.) (1981) Atlas of Medical Plants of Middle America III, Charles C Thomas, Springfield, S. 1.420
56. Weiss RF (Hrsg.) (1982) Lehrbuch der Phytotherapie, 5. Aufl., Hippokrates Verlag, Stuttgart, S. 280
57. Peyer W (1937) Pflanzliche Heilmittel, Berlin, S. 72, zit. nach Lit.[54]
58. Stübler M, Krug E (Hrsg.) (1988) Leesers Lehrbuch der Homöopathie, 2. Aufl., Bd. 4, Pflanzliche Arzneistoffe II, Haug-Verlag, Heidelberg, S. 403–406
59. Erichsen-Brown C (Hrsg.) (1979) Use of Plants for the Past 500 Years, Breezy Creeks Press, Aurora, Canada, S. 512
60. Leung AY (1980) Encyclopedia of Common Natural Ingredients, a Wiley-Interscience Publication, John Wiley & Sons, New York Chichester Brisbane Toronto, S. 316–317
61. Wirth W, Gloxhuber C (1981) Toxikologie, 3. Aufl., Thieme Verlag, Stuttgart New York, S. 227
62. Dietering H (1938) Naunyn-Schmiedebergs Arch f exp Pathol und Pharmakol 188:500
63. NTP Technical Report on the Toxicology and Carcinogenesis Studies of Hydroquinone (CAS No. 123-31-9) in F344/N Rats and B6C3F1 Mice (Gavage Studies), National Toxicology Program, NTP TR 366, NIH Publication No. 90-2821 (1989), US Department of Health and Human Services
64. Morimoto J, Watanabe F, Osawa T (1982) Mutat Res 97:81–102
65. Tierra M (Hrsg.) (1981) The Way of Herbs, Unity Press, Santa Fe, California
66. BAz Nr. 190a vom 10.10.1985

HB/Su

Armeniaca

HN: 2032100

Analog dem Konzept der Flora von Deutschland nach Schmeil-Fitschen und der Flora Europaea wird die Gattung Armeniaca MILLER der weitergefaßten Gattung → Prunus s.l., subgenus Prunus zugeordnet.

1. Rau W, Senghas K (1982) Schmeil-Fitschen: Flora von Deutschland mit seinen angrenzenden Gebieten. 87. Aufl., Quelle und Meyer, Heidelberg, S. 202
2. FEu, Bd. 2, S. 78
3. Webb DA (1967) Flora Europaea Notulae Systematicae ad Floram Europaeam spectantes. Fedd. Rep. 74 (1–2):24

RS

Armoracia

HN: 2001900

Familie: Brassicaceae (Cruciferae).

Tribus: Arabideae.

Subtribus: Cardamininae.[31]

Gattungsgliederung: Die Gattung Armoracia PH. GÄRTN., B. MEY. et SCHERB. besteht aus drei Arten: *A. lapathifolia* GILIB., *A. macrocarpa* BAUMG., *A. sisymbrioides* CAY.[31]

Gattungsmerkmale: Ausdauernde Stauden mit meist ungeteilten Blättern, kahl, Grundblätter groß. Wurzel rübenförmig, dick und lang. Stengel oberwärts verzweigt. Blüten in dichten Trauben, wohlriechend, weiß. Kelchblätter schräg abstehend, breit hautrandig, stumpf. Kronblätter gestutzt, verkehrt-eiförmig. Staubfäden einfach. Seitliche Honigdrüsen hufeisenförmig nach außen offen, mediane dreieckig, alle zu einem schmalen Ring verbunden. Fruchtknoten klein, krugförmig. Griffel kurz; Narbe dick, zweilappig. Früchte in verlängerter Traube, auf langen Stielen schräg aufrecht, ellipsoidisch, Klappen undeutlich netzaderig. Scheidewand zart, bisweilen unvollständig, ihre Epidermiszellen polygonal. Samen zweireihig, flach, fein warzig. Embryo seitenwurzelig, Keimblätter flach. Eiweißzellen im Mesophyll und am Leptom.[31]

Verbreitung: Ursprünglich Osteuropa bis Balkan, Wolga-Don-Gebiet und Sibirien. *A. lapathifolia* heute in fast ganz Europa und anderen Kontinenten eingebürgert.[31]

Inhaltsstoffgruppen: Glucosinolate (= Senfölglucoside), quartäre Basen vom Typus des Sinapins.[32]

Drogenliefernde Arten: *A. lapathifolia*: Armoraciae radix, Armoracia hom. *HAB34*, Cochlearia Armoracia hom. *HPUS78*; *A. sisymbrioides*: Armoracia-sisymbrioides-Wurzel.

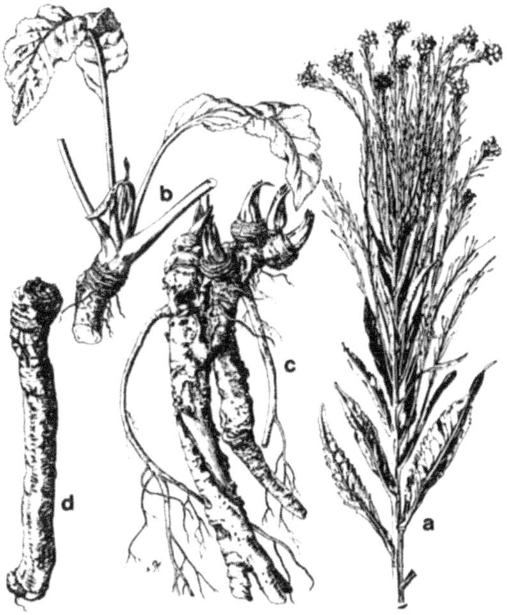

Habitusbild von *A. lapathifolia* aus[31] a Blütenstand; b steriler Sproß; c frische Wurzel; d handelsfertige Wurzel

Armoracia lapathifolia GILIB.

Synonyme: *Armoracia rusticana* G., M., SCH., *A. sativa* BERNH., *Cardamine armoracia* O. KTZE., *Cochlearia armoracia* L., *C. rusticana* LAM., *Nasturtium armoracia* FRIES, *Raphanis magna* MOENCH, *Roripa armoracia* HITCHC., *R. rusticana* GREN. et GODR.[31]

Sonstige Bezeichnungen: Dt.: Meerrettich, Kren; engl.: Horseradish; frz.: Cran, Mérédic, Moutard des Allemands, Raifort sauvage; it.: Cren(no), Barba forte; pol.: Chrzan; port.: Rábano forte; russ.: Chren; span.: Rábano picante; tschech.: Křen.

Systematik: Die Chromosomenzahl der Art beträgt $n = 16$.
An infraspezifischen Taxa finden sich lediglich *A. integra* (HERM.) MGF.: Alle Blätter ungeteilt, kerbig gesägt oder ganzrandig, sowie *A. pinnatifida* OPIZ: Alle Blätter fiederspaltig.[31]

Botanische Beschreibung: 0,4 bis 1,5 m hohe, ausdauernde, kräftige, kahle Pflanze. Wurzel ziemlich dick, holzig, bei kultivierten Pflanzen dick und fleischig, mehrköpfig senkrecht, hell gelblichweiß, mit waagrechten, unterirdischen Ausläufern. Geruch und Geschmack beißend. Stengel einzeln oder mehrere, aufrecht, im oberen Teil ästig, kantig gefurcht, hohl. Grundständige Laubblätter langgestielt, eilänglich, am Grunde herzförmig, 30 bis 100 cm lang, ungleich gekerbt; untere Stengelblätter kürzer gestielt, lappig oder kammförmig-fiederspaltig, mit lineal-länglichen, ganzrandigen oder gezähnten Abschnitten. Obere Stengelblätter mit verschmälertem Grunde sitzend, länglich oder lanzettlich, ungleichmäßig gekerbt-gesägt, stumpf; die obersten lineal und fast ganzrandig. Blütenstand aus zahlreichen Trauben zusammengesetzt, reichblütig. Blüten wohlriechend, auf 5 bis 7 mm langen, aufrecht-abstehenden Stielen. Kelchblätter 2,5 bis 3 mm lang, breit-eiförmig, weißhautrandig, aufrecht-abstehend. Kronblätter 5 bis 7 mm lang, breitverkehrt-eiförmig, weiß. Innere Staubblätter ca. 2,5 mm lang, die äußeren ca. 1,5 mm lang. Narbe breit, kopfig, seicht zweilappig. Schötchen auf 10 bis 20 mm langen, dünnen, aufrecht abstehenden Stielen, kugelig bis verkehrt eiförmig, 4 bis 6 mm lang. Samen glatt.

Inhaltsstoffe: Die oberirdischen Pflanzenorgane enthalten in den Blättern Flavonoide und Vitamin C.[1–4]
Glucosinolate in nennenswerten Mengen nur in den unterirdischen Teilen.

Verbreitung: Heimisch im Wolga-Don-Gebiet, heute fast in ganz Europa und den anderen Kontinenten verwildert und vielfach eingebürgert; findet sich an Gräben, Wegen, Böschungen, Zäunen und Müllplätzen vor allem in Ruderalgesellschaften auf nährstoffreichen Böden.

Anbaugebiete: Innerhalb der gemäßigten Zonen vielerorts in Kultur, vor allem in Europa und Nordamerika, z. B. Oberfranken, Thüringen, Steiermark, Mississippi-Tal, Wisconsin, Kalifornien. Künstliche Vermehrung der Kulturpflanzen durch Wurzelteilung.

Drogen: Armoraciae radix (Meerrettichwurzel), Armoracia hom. *HAB34*, Cochlearia armoracia hom. *HPUS78*.

Armoraciae radix (Meerrettichwurzel)

Synonyme: Armoraciae Radix recens, Armoraciae rusticanae radix, Radix Armoraciae, Radix Armoraciae recens.

Sonstige Bezeichnungen: Dt.: Kren, Krenwurzel, Pfefferwurzel; engl.: Horserradish root; frz.: Racine de raifort, Raifort frais; it.: Ramolaccio fresco; port.: Rábano forte; span.: Rábano picante.

Monographiesammlungen: Raifort *CF65*; Armoraciae Radix recens *Ned6*; Radix Armoraciae recens *Helv V*; Horseradish *BPC34*.

Definition der Droge: Die frische oder getrocknete, im Frühling oder Herbst geerntete Wurzel.

Stammpflanzen: Alle Monographien nennen als Stammpflanze nur *A. lapathifolia* GILIB., z. T. unter synonymen Bezeichnungen.

Herkunft: Hauptlieferanten sind mitteleuropäische Länder.

Gewinnung: Die aus Kulturen stammende, gewaschene, ungeschälte oder geschälte Wurzel gelangt frisch oder getrocknet, ganz oder geschnitten in den Handel.

Ganzdroge: Bis über 0,5 m lange, im frischen Zustand bis 6 cm dicke, oben mehrköpfige, zylindrische, außen graugelbe, an den Schnittflächen weiße Stücke. Der Querschnitt zeigt eine breite Rinde, die einen ebenso breiten, nicht gestreiften, gelblichen Holzkörper umgibt.

Schnittdroge: *Geschmack.* Scharf.
Geruch. Stechend.
Mikroskopisches Bild: Unter dem dünnen Kork liegt ein dünnes Kollenchym. In der primären Rinde einzelne oder zu kleinen Gruppen vereinigte Steinzellen. Im Holzteil kleine Gruppen von Gefäßen in radialer Anordnung. Das Parenchym enthält kleinkörnige Stärke.

Pulverdroge: Gelblich-weißes Pulver. Korkschüppchen, Rindenparenchym mit Steinzellen, Faserelementen, Spiralgefäßen. Parenchym mit kleinkörniger Stärke.

Inhaltsstoffe: Die getrocknete Wurzel enthält 0,1 bis 1,4 % ätherisches Öl,[5,6,7] das bis zu 90 % aus Allylsenföl besteht.[8] Außerdem können bis zu 15 % *β*-Phenylethylsenföl enthalten sein. Die Senföle sind Sekundärprodukte, die sich unter dem Einfluß der Myrosinase aus den Glucosinolaten bilden. Sinigrin, das dem Allylsenföl entsprechende Glucosinolat, kommt in der frischen Wurzel in einer Menge bis zu 0,32 % vor.[9]
Vitamine: Ascorbinsäure, ca. 0,6 %; Vitamin B1, ca. 500 µg/100 g.
Enzyme: Myrosinase, Peroxidasen, Isoperoxidasen.

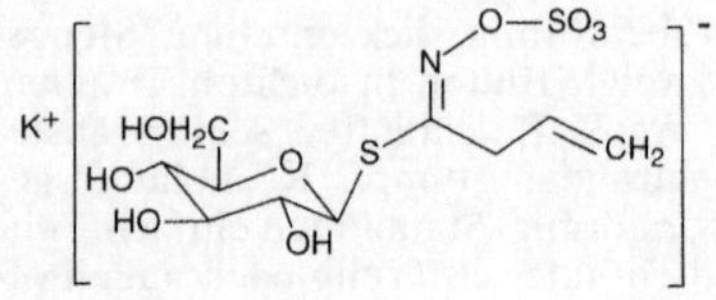

Sinigrin

Zubereitungen: Infusum Armoraciae: 1 kg Meerrettich zerreiben, mit 3 bis 4 L siedendem Wasser übergießen und stehen lassen,[10] Sirupus Armoraciae compositus *Helv V*, Acetum Armoraciae, Emplastrum Armoraciae,[11] Frischpflanzenpreßsaft.[30]

Identität: Sensorische Identitätsprüfung meist ausreichend. DC der Glucosinolate nach Lit.[12] oder der freien Senföle über ihre Thioharnstoffderivate nach Lit.[12] Dazu wird die Droge mit Wasser bei Raumtemperatur fermentiert und das Fermentierungsgemisch der Wasserdampfdestillation unterworfen. Die Thioharnstoffderivate der Senföle werden durch Umsetzen mit Ammoniak (25 %) in Ethanol (95 %) (1 + 1) gewonnen. Die abgesaugten, umkristallisierten Thioharnstoffderivate werden mittels DC identifiziert.[12]

Gehaltsbestimmung: Zur Bestimmung des ätherischen Öls muß die Droge fermentiert werden. Die Senföle können mittels gaschromatographischer Verfahren quantifiziert werden.[13-20] Die Quantifizierung der Glucosinolate kann mittels HPLC erfolgen.[21]

Lagerung: Die frische Wurzel wird in Erde eingegraben oder im Keller in Sand gebettet.

Wirkungen: *Antimikrobielle Wirkung. In vitro* wirken die flüchtigen Anteile aus der Wurzel gegen grampositive und gramnegative Erreger, Blastomyceten und humanpathogene Hyphomyceten.[22,23] Das durch Wasserdampfdestillation gewonnene Öl wirkt bakterizid gegen Streptococcen und Staphylococcen.[24,25]
Versuche am Menschen zeigten, daß nach Verzehr von 10 bis 25 g geriebenen Meerrettichs die über 1 bis 3 Stunden im Harn ausgeschiedenen Substanzen das Wachstum von *Bacillus subtilis*, *Escherichia coli* und *Staphylococcus aureus* hemmen.[26]
Spasmolytische Wirkung. Wurzelextrakte zeigen im Tierversuch eine direkte spasmolytische Wirksamkeit an der glatten Muskulatur.[27]
Carcinostatische Wirkung. An Mäusen wurde das Wachstum von Ascites-Tumoren und an Ratten vom Jensen-Sarkom dosisabhängig signifikant gehemmt.[28]
Hyperämisierende Wirkung. Umschläge mit geriebenem Meerrettich rufen Hautrötung bzw. Hautreizung hervor.[11]

Anwendungsgebiete: Bei Einnahme: Katarrhe der Luftwege; unterstützende Therapie bei Infekten der ableitenden Harnwege.[30]
Äußere Anwendung: Katarrhe der Luftwege; hyperämisierende Behandlung bei leichten Muskelschmerzen.[30]

Dosierung und Art der Anwendung: *Droge.*

- Innerlich: Mittlere Tagesdosis 20 g frische Wurzel.[30]
- Äußerlich: Umschläge.[30]

Zubereitung.
- Innerlich: Mittlere Tagesdosis entsprechend 20 g frische Wurzel.[30]
- Äußerlich: Zubereitungen mit maximal 2% Senfölen.[30]

Volkstümliche Anwendung und andere Anwendungsgebiete: Auszüge aus der Droge werden bei grippalen Infekten, Atemwegserkrankungen, als verdauungsförderndes Mittel, bei Erkrankungen von Leber und Galle sowie bei Gicht und Rheuma verwendet.

Unerwünschte Wirkungen: Senföle können vereinzelt zu allergischen Reaktionen führen. Zu hohe Dosen können Magen-Darm-Beschwerden bewirken.[30]

Gegenanzeigen/Anwendungsbeschr.: Überempfindlichkeit gegen Senföle.
Bei Einnahme: Magen. und Darmulcera; Nephritiden.[30]
Keine Anwendung bei Kindern unter 4 Jahren.[30]

Sonst. Verwendung: *Haushalt.* Als Küchengewürz wird die geraspelte, frische oder marinierte Wurzel für Salate, Saucen und als Fleischwürze verwendet.

Gesetzl. Best.: *Offizielle Monographien.* Aufbereitungsmonographie der Kommission E am B6A "Armoraciae rusticanae radix (Meerrettichwurzel)".[30]

Armoracia hom. *HAB 34*

Monographiesammlungen: Armoracia – Meerrettich *HAB 34.*

Definition der Droge: Frischer Wurzelstock.

Stammpflanzen: *Cochlearia armoracia* L. (Syn. *A. lapathifolia* GILIB.).

Zubereitungen: Essenz nach *HAB 34, §3.*
Eigenschaften: Die Essenz ist von hellbrauner Farbe, eigenartig zwiebelähnlichem Geruch und Geschmack. Die 1. und 2. Dec.-Potenz sind in 1 cm dicker Schicht bräunlichgelb gefärbt *HAB 34.*
Urtinktur und flüssige Verdünnungen nach *HAB 1,* Vorschrift 3a.[30]
Darreichungsformen: Urtinktur, flüssige Verdünnungen, Tabletten, Verreibungen, Streukügelchen, flüssige Verdünnungen zur Injektion.[30]

Gehalt: Arzneigehalt der Essenz $^1/_3$ *HAB 34.*

Anwendungsgebiete: Die Anwendungsgebiete entsprechen dem homöopathischen Arzneimittelbild. Dazu gehören: Entzündungen der Augen, der oberen Atemwege; Oberbauchkoliken.[30]

Dosierung und Art der Anwendung: *Soweit nicht anders verordnet:* [30] Bei akuten Zuständen häufige Anwendung alle halbe bis ganze Stunde je 5 Tropfen oder 1 Tablette oder 10 Streukügelchen oder 1 Messerspitze Verreibung einnehmen; parenteral 1 bis 2 mL bis zu 3mal täglich s.c. injizieren. Bei chronischen Verlaufsformen 1 bis 3mal täglich 5 Tropfen oder 1 Tablette oder 10 Streukügelchen oder 1 Messerspitze Verreibung einnehmen; parenteral 1 bis 2mL pro Tag s.c. injizieren.
Hinweis: Die Urtinktur und die 1. Dezimalverdünnung mit Wasser verdünnt einnehmen.

Unerwünschte Wirkungen: Nicht bekannt. Hinweis: Es können vorübergehend Erstverschlimmerungen vorkommen, die jedoch unbedenklich sind.[30]

Gegenanzeigen/Anwendungsbeschr.: Nicht bekannt.[30]

Wechselwirkungen: Nicht bekannt.[30]

Gesetzl. Best.: *Offizielle Monographien.* Aufbereitungsmonographie der Kommission D am BGA.[30]

Cochlearia Armoracia hom. *HPUS 78*

Synonyme: Horse Radish.

Monographiesammlungen: Cochlearia Armoracia *HPUS 78.*

Definition der Droge: Die frische Wurzel.

Stammpflanzen: Cochlearia Armoracia (vgl. Synonyme der Art *A. lapathifolia*).

Zubereitungen: Urtinktur und flüssige Verdünnungen nach *HPUS 78.*

Armoracia sisymbrioides (DC.) CAJAND.

Synonyme: *Cochlearia sisymbrioides* DC.

Sonstige Bezeichnungen: Russ.: Chren lugovoj, Guljavnikovyi.

Botanische Beschreibung: *A. sisymbrioides* weist ähnliches Aussehen auf wie *A. lapathifolia,* ist jedoch kleiner und blüht häufiger als diese.

Inhaltsstoffe: In den Blättern Flavonoide und Vitamin C. Die Wurzeln enthalten Glucosinolate (= Senfölglykoside) sowie reichlich Vitamin C.

Verbreitung: West- und Ostsibirien sowie im Fernen Osten.

Drogen: Armoracia-sisymbrioides-Wurzel.

Armoracia-sisymbrioides-Wurzel

Synonyme: Radix Armoraciae sisymbrioides.

Sonstige Bezeichnungen: Dt.: Wiesen-Meerrettichwurzel.

Inhaltsstoffe: Glucosinolate (= Senfölglykoside), Vitamin C.

Volkstümliche Anwendung und andere Anwendungsgebiete: Skorbut, Harnwegsinfekte, Erkrankungen, bei denen eine vermehrte Diurese erwünscht ist.

Sonst. Verwendung: *Haushalt.* Als Küchengewürz, insbesondere als Beigabe zu Fleischspeisen.

1. Larsen LM, Nielsen JK, Sörensen H (1982) Phytochemistry 21:1.029–1.033
2. Fursa NS (1983) Rastit Resur 19:74–78
3. Fursa NS, Litivinenko VI, Krivenchuk PE (1969) Khim Prir Soedin 5:320
4. Fursa NS, Litivinenko VI (1970) Khim Prir Soedin 6:636–637
5. Hag, Bd. III, S. 213–214
6. Berger F (1960) Handbuch der Drogenkunde, Bd. V, Verlag für medizinische Wissenschaften Wilhelm Maudrich, Wien Bonn Bern, S. 66–68
7. Benigni L (1962/64) Gli Pianti Medicinali, Inverni e Della Beffa, Milano, S. 1.200–1.203
8. Kojima M (1964) Hakko Kogaku Zasshi 42:486–491
9. Stoll A, Seebeck E (1948) Helv Chim Acta 31:1.432–1.434
10. Pokorny, Königsmarkova, Pankova (1951) Casopis lekar cesk; Ref.: Ars Medici (1952) 42:86
11. Fischer G, Krug E (1984) Heilkräuter und Arzneipflanzen, 7. Aufl., Haug Verlag, Heidelberg, S. 166–167
12. Wagner H, Bladt S, Zgainski EM (1983) Drogenanalyse, Springer Verlag, Berlin Heidelberg New York, S. 253–257
13. Kojima M, Akahori Y, Ichikawa I, Mochizuki M (1966) Hakko Kogaku Zasshi 44:177–184
14. Kojima M, Uchida M, Akahori Y (1973) Yakugaku Zasshi 93:453–459
15. Kojima M (1983) Nogyo Oyobi Engei 58:71–76
16. Grob K, Matile P (1980) Phytochemistry 19:1.789–1.793
17. Kojima M (1977) Nippon Shokuhin Kogyo Gakkaishi 24:637–642
18. Kojima M (1973) Nippon Shokuhin Kogyo Gakkaishi 20:316–320
19. Kojima M (1970) Nippon Shokuhin Kogyo Gakkaishi 17:350–354
20. Grob K, Matile P (1980) Phytochemistry 19:1.778–1.789
21. Betz JM, Page SW (1990) Planta Med 56:590–591
22. Winter A (1953) Madaus Jahresber., S. 21
23. Halbeisen T (1957) Arzneim Forsch 7:321–324
24. Kienholz M (1963) Arzneim Forsch 13:768–771, 920–926, 980–986, 1.109–1.116
25. Kienholz M, Kemkes B (1960) Arzneim Forsch 10: 917–918
26. Winter A, Hornbostel M (1953) Naturwissenschaften 40:489–490
27. Peichev P, Kantarav N, Rusev R (1966) Eksperim Med Morfol 5:47–51
28. Mathes T, Schmidt K (1955) Ärztl Forschung 9:I/358–363
29. BAz Nr. 109 a vom 16. 06. 1987
30. BAz Nr. 85 vom 05.05.1988
31. Heg (1986), Bd. IV, Teil 1, S. 184
32. Hgn (1964) Bd. III, S. 587

Ka

Arnica

HN: 2000400

Familie: Asteraceae (Compositae).

Unterfamilie: Asteroideae.

Tribus: Heliantheae (Arniceae, Senecioneae).

Subtribus: Chaenactidinae (Senecioninae).
Die Stellung der Gattung Arnica L. innerhalb der Familie der Asteraceae ist bis heute umstritten. Nach jahrelanger Zuordnung zur Tribus Senecioneae,[1–3] erfolgte die Eingliederung in die Tribus Heliantheae,[4,5] die sich auf morphologische und chemische Merkmale gründete. Doch auch diese Einordnung ist umstritten, so daß die Einrichtung einer neuen Tribus "Arniceae" diskutiert wird.[5,6]

Gattungsgliederung: Die Gattung Arnica umfaßt 32 Arten, die in fünf Subgenera eingeteilt werden:[7]
- Subgenus Arctica z. B. mit *A. alpina*, *A. fulgens*, *A. sororia*;
- Subgenus Austromontana, Sect. Eulatifolia z. B. mit *A. cordifolia*, *A. nevadensis*; Sect. Eradiatae z. B. mit *A. venosa*, *A. viscosa*;
- Subgenus Chamissonis, Sect. Euchamissonis mit *A. chamissonis*; Sect. Eulongifolia mit *A. longifolia*; Sect. Eumollis z. B. mit *A. amplexicaulis*, *A. mollis*;
- Subgenus Montana mit *A. acaulis*, *A. montana*;
- Subgenus Andropurpurea z. B. mit *A. Lessingii*, *A. sachalinensis*.

Nach Lit.[8–10] umfaßt Subgenus Arctica sieben, Subgenus Austromontana neun definierte Arten ohne Einteilung in Sektionen aufgrund von morphologischen, cytologischen und chemotaxonomischen Untersuchungen.

Gattungsmerkmale: Pflanzen ausdauernd, krautig, Sproß einfach oder im unteren Bereich verzweigt. Laubblätter einfach, hauptsächlich basal stehend, wenig am Sproß, dann gegenständig, selten wechselständig. Gelbe Blütenkörbchen mit weiblichen zygomorphen Zungenblüten, die manchmal fehlen, und zwittrigen radiären Röhrenblüten; Involucralblätter lanzettlich, ein- bis zweireihig, stark behaart; Receptaculum konvex, behaart. Achänen gerillt, glatt oder behaart; Pappus seidenartig, mit einreihigen Borsten.[11,12]

Verbreitung: Hauptsächlich Nordamerika, nur wenige Arten in Asien, in Europa nur *A. montana* und *A. angustifolia* (Syn. *A. alpina*).[7]

Inhaltsstoffgruppen: Sesquiterpenlactone, vor allem Pseudoguaianolide vom Helenanolidtyp, weiter Eudesmanolide, Guaianolide und Xanthanoli-

de, letztere auch in Glucosidform;[12-23] Flavonoide, vom Flavon- und Flavonoltyp, häufig an C-6 methoxyliert;[12,24-29] ätherisches Öl mit Thymolderivaten;[12,30,31] Polyine;[12] Phytomelane;[12] Phenolcarbonsäuren;[12,24,26,27] in Spuren die Pyrrolizidinalkaloide Tussilagin und Isotussilagin.[32]
Eine Gliederung der Gattung Arnica nach chemotaxonomischen Gesichtspunkten ist zur Zeit noch nicht möglich, da die bisher vorliegenden Sesquiterpenlactonuntersuchungen zu wenig Arnica-Arten erfassen bzw. bei der Flavonoidanalyse unterschiedliche Organe der Arnica-Arten der einzelnen Subgenera untersucht worden sind.[9,10,25,33]

Drogenliefernde Arten: *A. montana* und *A. chamissonis*: Arnicae flos (Arnikablüten). Zu beachten ist hierbei, daß einige Arzneibücher nur *A. montana*, andere zusätzlich *A. chamissonis* und hier entweder die beiden Unterarten *chamissonis* und *foliosa* oder nur die Unterart *foliosa* als Stammpflanze zulassen. Nur von *A. montana* stammen: Arnicae aetheroleum (Arnikaöl), Arnicae herba (Arnikakraut), Arnicae radix (Arnikawurzel), Arnica montana hom. *HAB 1*, Arnica montana e floribus H 10% hom. *HAB 1*, Arnica montana e planta tota hom. *HAB 1*, Arnica montana e planta tota Rh hom. *HAB 1*, Arnica montana Ganzpflanze hom. *PFX*, Arnica montana hom. *HPUS 78*, Arnica montana e radice hom. *HPUS 78*.

Arnica chamissonis Less.

Sonstige Bezeichnungen: Dt.: Nordamerikanische Wiesenarnika; engl.: Leafy Arnica.

Systematik: Nach der derzeit gültigen Nomenklatur[120] gibt es von *A. chamissonis* zwei Unterarten mit zwei Varietäten: *A. chamissonis* Less. ssp. *chamissonis* mit der Varietät *interior* Maguire und *A. chamissonis* Less. ssp. *foliosa* (Nutt.) Maguire mit der Varietät *incana* (A. Gray) Hulten. Früher wurden dagegen drei Unterarten unterschieden: Die Varietät *incana* hatte den Rang einer Unterart. Wegen der auftretenden beträchtlichen, jedoch fließenden Polymorphie treten taxonomische Schwierigkeiten auf.[7]

Botanische Beschreibung: Alle Pflanzen dieser Arnica-Art haben 30 bis 60 cm lange, meistens unverzweigte, weißlich-gelbe, im Alter braun werdende Rhizome mit einem Durchmesser von 2,5 bis 5 mm, die bis auf den Knotenbereich kahl sind; Stengel gefurcht, in der Regel unverzweigt, nur gelegentlich unterhalb der Mitte verzweigt, 2 bis 5 mm dick, 0,2 bis 0,9 m hoch, unterschiedlich stark behaart; zahlreiche kreuzgegenständige Blätter, vier bis zehn Paare, sitzend, im unteren Bereich gestielt, lanzettlich bis umgekehrt lanzettlich, Behaarung ähnlich wie die Stengel, aber weniger auffallend; drei bis 15 halbkugel- bis glockenförmige Blütenkörbchen, 12 bis 18 mm hoch; Hüllkelchblätter zweireihig, lanzettlich, auffällig behaart an der Spitze; weibliche Zungenblüten gewöhnlich blaßgelb, 15 bis 20 mm lang, schwach gezähnt; zwittrige Röhrenblüten; Achänen schmal, zur Basis hin zugespitzt, kurz behaart; Pappus grau-gelblich.[7,121]

Zur morphologischen Unterscheidung der beiden Unterarten können die Stengelfärbung, der Blattansatz und die Behaarung herangezogen werden. Bei der Unterart *chamissonis* sind die Stengel im unteren Teil deutlich rötlich-violett überlaufen. Die unteren Blätter sind sitzend bzw. schwach geflügelt, die Blattbehaarung ist gering. Bei der Unterart *foliosa* dagegen ist die Stengelbasis nicht oder nur geringfügig rötlich-violett gefärbt, die unteren und auch mittleren Blätter gestielt und die Blattbehaarung sichtbar bzw. bei der Varietät *incana* dicht weiß.[122]

Verwechslungen: Verwechslungen können mit anderen gelbblühenden Asteraceen auftreten.

Inhaltsstoffe: Die Blüten der beiden Unterarten *chamissonis* und *foliosa* lassen sich anhand ihrer Sesquiterpenlactone unterscheiden. Bei der Unterart *foliosa* treten neben Helenalin- und 11α,13-Dihydrohelenalinester (= "Helenaline"), zusätzlich deren 2,3-Dihydro-2α-hydroxyderivate (= "Arnifoline") und 2,3-Dihydro-2α,4α-dihydroxyderivate (= "Chamissonolide") auf (s. Inhaltsstoffe der Droge Arnica-monata-Blüten). Die Zusammensetzung ist je nach Herkunft sehr variabel. Es existieren Herkünfte, in denen mit über 80% die 11α,13-Dihydrohelenalinester oder mit über 70% die Helenalin- und Dihydrohelenalinester dominieren und damit den Arnica-montana-Blüten gleichen, sowie Herkünfte, in denen "Helenaline", "Arnifoline" und "Chamissonolide" zu etwa gleichen Teilen vorhanden sind, oder auch die "Arnifoline" vorherrschen.[14,18,21,55] Die Blüten der Unterart *chamissonis* führen fast nur "Chamissonolide".[13,18] Sie sind daher hinsichtlich der Sesquiterpenlactonführung nicht gleichwertig mit *A. montana*. Aus diesem Grund wurde im *DAB 9* nur die Unterart *foliosa* zugelassen.[47]
Hinsichtlich der Flavon- und Flavonolverb. treten keine nennenswerten Unterschiede zwischen den beiden Unterarten auf.[33]

Verbreitung: Nordamerika, von Alaska im Norden bis ins südliche Kalifornien und in östlicher Richtung bis ins mittlere Kanada.[7]

Anbaugebiete: Die ökologisch anspruchslose Art wird in Rußland und in der ehemaligen DDR problemlos mit meist guten Erträgen kultiviert.[121,122] In den alten Bundesländern Deutschlands wird mit der Kultur der Unterart *foliosa* begonnen.

Drogen: Arnicae flos (Arnica-chamissonis-Blüten), Arnicae flos (Arnica-chamissonis-ssp.-foliosa-Blüten).

Arnicae flos (Arnica-chamissonis-Blüten)

Monographiesammlungen: Flores Arnicae *AB-DDR*.

Definition der Droge: "Die getrockneten, ganzen bzw. teilweise oder vollständig zerfallenen Blütenkörbchen" *AB-DDR*.

Stammpflanzen: *A. chamissonis* LESS.
Vgl. a. Flores Arnicae *AB-DDR* unter Arnica-montana-Blüten.

Herkunft: Kultivierung in Rußland und in der ehemaligen DDR (s. Anbaugebiete der Art *A. chamissonis*).

Gewinnung: S. Arnica-chamissonis-ssp.-foliosa-Blüten.

Inhaltsstoffe: S. Inhaltsstoffe der Art *A. chamissonis*.

Zubereitungen: S. Tinctura Arnicae (Arnikatinktur) *AB-DDR* unter Arnica-montana-Blüten.

Identität: S. Identität der Droge Flores Arnicae *AB-DDR* und der Zubereitung Tinctura Arnicae *AB-DDR* unter Arnica-montana-Blüten.

Reinheit: S. Reinheit der Droge Flores Arnicae *AB-DDR* und der Zubereitung Tinctura Arnicae *AB-DDR* unter Arnica-montana-Blüten.

Gehaltsbestimmung: Vgl. Gehaltsbestimmung Arnica-montana-Blüten.

Lagerung: S. Lagerung der Droge Flores Arnicae *AB-DDR* und der Zubereitung Tinctura Arnicae *AB-DDR* unter Arnica-montana-Blüten.

Volkstümliche Anwendung und andere Anwendungsgebiete: Vgl. Volkstümliche Anwendung Arnica-montana-Blüten.

Tox. Inhaltsstoffe u. Prinzip: Vgl. Tox. Inhaltsstoffe u. Prinzip Arnica-montana-Blüten.

Akute Toxizität: *Mensch.* Vgl. Akute Toxizität Arnica-montana-Blüten.

Mutagenität: Vgl. Mutagenität Arnica-montana-Blüten.

Reproduktionstoxikologie: Vgl. Reproduktionstoxikologie Arnica-montana-Blüten.

Sensibilisierungspotential: Vgl. Sensibilisierungspotential Arnica-montana-Blüten.

Akute Vergiftung: *Erste Maßnahmen.* Vgl. Akute Vergiftung Arnica-montana-Blüten.

Arnicae flos (Arnica-chamissonis-ssp.-foliosa-Blüten)

Monographiesammlungen: Arnikablüten *DAB 10*.

Definition der Droge: "Die getrockneten, ganzen oder teilweise zerfallenen Blütenstände" *DAB 10*.

Stammpflanzen: *A. chamissonis* LESS. ssp. *foliosa* (NUTT.) MAGUIRE; s.a. Arnicae flos *DAB 10* unter Arnica-montana-Blüten.

Herkunft: Kultivierung in Rußland und in der ehemaligen DDR (s. Anbaugebiete der Art *A. chamissonis*).

Ganzdroge: S. Arnica-montana-Blüten; im Unterschied zu den Arnica-montana-Blüten finden sich beim Hüllkelch an der Spitze Büschel mit vorwiegend einzelligen Haaren.[40]

Schnittdroge: S. Arnica-montana-Blüten.

Pulverdroge: S. Arnica-montana-Blüten.

Inhaltsstoffe: *Sesquiterpenlactone.* 0,2 bis 1,5 % Sesquiterpenlactone (photometrische Bestimmung nach Umsetzung mit NH_2OH/Fe^{3+} sowie GC und HPLC[42]); s. Inhaltsstoffe der Art *A. chamissonis*.
Flavone/Flavonole. 0,4 bis 0,6 % Flavon- und Flavonolverb. (photometrische Bestimmung nach Säurespaltung und Umsetzung mit $AlCl_3$, bez. auf Quercetin); 22 Aglyka, hauptsächlich 6-methoxylierte Flavone und Flavonole; 27 Flavon- und Flavonolglykoside: s. Inhaltsstofe der Droge Arnica-montana-Blüten, zusätzlich Flavon-7-*O*-(6"-*O*-2-methylbutyryl)-*β*-glucoside und Flavonol-3-*O*-(6"-*O*-acetyl)-*β*-glucoside.[24,29,31,33,123]
Ätherisches Öl. 0,15 bis 0,28 % ätherisches Öl (Neoclevenger-Methode); gesättigte und ungesättigte Fettsäuren, *n*-Alkane, Terpenkohlenwasserstoffe, Thymol.[107,122]
Phenolcarbonsäuren. Chlorogensäure, 1,5-Dicaffeoylchinasäure, 1,4,5-Tricaffeoylchinasäure.[26,27,123]
Stickstoffhaltige Verb. In Spuren (ca. 0,005 ppm, präparative Ausbeute) die Pyrrolizidinalkaloide Tussilagin und Isotussilagin.[32]

Zubereitungen: S. Zubereitungen der Droge Arnicae flos *DAB 10* unter Arnica-montana-Blüten.

Identität: S. Identität der Droge Arnicae flos *DAB 10* unter Arnica-montana-Blüten.

Reinheit: S. Reinheit der Droge Arnicae flos *DAB 10* bei D-Droge Arnica-montana-Blüten.

Gehaltsbestimmung: Vgl. Gehaltsbestimmung Arnica-montana-Blüten.

Lagerung: S. Lagerung der Droge Arnicae flos *DAB 10* unter Arnica-montana-Blüten.

Wirkungen: Vgl. Wirkungen Arnica-montana-Blüten.
Sesquiterpenlactonhaltige Extrakte aus Arnica-chamissonis-ssp.-foliosa-Blüten, die nach Chloroform-Extraktion mit anschl. Entfernung von Begleitstoffen erhalten wurden, besitzen gegen Bakterien, besonders grampositive, antimikrobielle Aktivität (MHK-Werte von 250 bis 400 μg/mL).[55]
Ein phenolhaltiger Extrakt aus Arnica-chamissonis-ssp.-foliosa-Blüten reduziert die Lipidperoxidation und schützt die Leber bei schädigenden Stoffen wie Tetracyclin und Tetrachlorkohlenwasserstoff.[124] Da die Versuchsbedingungen (Dosis, Applikationsart, genaue Zusammensetzung des Extraktes) nicht mitgeteilt werden, ist das Versuchsergebnis nur schwer interpretierbar.

Anwendungsgebiete: S. Anwendungsgebiete der Droge Arnicae flos *DAB 10* unter Arnica-montana-Blüten.

Dosierung und Art der Anwendung: S. Dosierung und Art der Anwendung der Droge Arnicae flos *DAB 10* unter Arnica-montana-Blüten.

Volkstümliche Anwendung und andere Anwendungsgebiete: S. Volkstümliche Anwendung Arnica-montana-Blüten.

Unerwünschte Wirkungen: S. Unerwünschte Wirkungen der Droge Arnicae flos *DAB 10* unter Arnica-montana-Blüten.

Gegenanzeigen/Anwendungsbeschr.: S. Gegenanzeigen/Anwendungsbeschränkungen der Droge Arnicae flos *DAB 10* unter Arnica-montana-Blüten.

Tox. Inhaltsstoffe u. Prinzip: S. Tox. Inhaltsstoffe u. Prinzip Arnica-montana-Blüten.

Akute Toxizität: *Mensch.* S. Akute Toxizität Arnica-montana-Blüten.

Mutagenität: S. Mutagenität Arnica-montana-Blüten.

Reproduktionstoxikologie: S. Reproduktionstoxikologie Arnica-montana-Blüten.

Sensibilisierungspotential: S. Sensibilisierungspotential Arnica-montana-Blüten.

Toxikologische Daten: *LD-Werte:* LD_{50} eines mit Sesquiterpenlactonen angereicherten Extraktes von Arnica-chamissonis-ssp.-foliosa-Blüten, der nach Chloroform-Extraktion und anschl. weiterer Reinigung erhalten wurde: 210 mg/kg nach i. p. Applikation an männlichen Mäusen.[55]

Akute Vergiftung: *Erste Maßnahmen.* S. Akute Vergiftung Arnica-montana-Blüten.

Sonst. Verwendung: Vgl. Sonstige Verwendung Arnica-montana-Blüten.

Gesetzl. Best.: S. Gesetzl. Bestimmungen Arnica-montana-Blüten.

Arnica montana L.

Synonyme: *Doronicum arnica* DESF., *Doronicum montanum* LAM.

Sonstige Bezeichnungen: Dt.: Arnika, Bergdotterblume, Bergwohlverleih, Fallkraut, Johannisblume, Kraftrose, Kraftwurz, St.-Luzianskraut, Stichwurzel, Schnupftabaksblume, Tabakblume, Verfangkraut, Wohlverleih, Wulfesblaume, Wulfsblöme, Wulfsblom, Wundkraut; engl.: Celtic bane, Leopard's bane, Mountain Arnica, Mountain tobacco; frz.: Arnique.

Systematik: Von *A. montana* gibt es zwei Unterarten: ssp. *montana* und ssp. *atlantica* A. BOLOS.[11] Beide Unterarten lassen sich anhand der Größe und Form der Blätter unterscheiden.

Botanische Beschreibung: 0,2 bis 0,6 m hoch werdende, krautige Staude, mit durchschnittlich 0,5 cm dicken und 10 cm langen, meist unverzweigten, dreigliedrigen, sympodialen, bräunlichen Rhizomen, möglich auch bis zu 23 cm lange, aus bis zu sechs Sympodiumgliedern bestehende, verzweigte, zwei- bis dreiköpfige Wurzelstöcke mit vielen, bis 1 mm dicken, gelbbraunen Nebenwurzeln. Vier- bis sechsblättrige, auf dem Boden flach ausgebreitete Blattrosetten; Blätter sitzend, ganzrandig, eiförmig bis länglich verkehrt-eiförmig mit meist fünf (bis sieben) unterseits hervortretenden Längsnerven. Bis 0,6 m hoch werdende, drüsig behaarte Stengel mit zwei bis sechs kleineren, kreuzgegenständig angeordneten, eiförmig bis lanzettlichen, ganzrandigen oder etwas gezähnelten Blättern. Blütenkörbchen endständig und meist in den Achseln des obersten Blattpaares, 6 bis 8 cm im Durchmesser, dotter- bis orangegelb, selten hellgelb, charakteristisch angenehm duftend; Blütenstandsboden und Hüllkelch behaart; Zungenblüten weiblich, 12 bis 20; Röhrenblüten zwittrig, bis zu 100. Frucht mit borstig behaartem Pappus.

Verwechslungen: Verwechslungen kommen mit anderen gelbblühenden Asteraceen vor, die sämtlich bereits leicht an abweichenden morphologischen und anatomischen Merkmalen erkannt werden können.[34] Besonders wichtig sind hierbei die Größen der Blütenteile, die Anzahl der Nerven in der Korolle der Zungenblüten, der Pappus sowie die Blattstellung.

Inhaltsstoffe: Den höchsten Gehalt an ätherischem Öl weisen die Blätter von *A. montana* zum Zeitpunkt der beginnenden Blüte auf (vgl. Inhaltsstoffe der Droge Arnikakraut).[12]

Verbreitung: Europa, von Skandinavien bis Südeuropa, hier nur in höheren Gebirgslagen, bis Portugal, Nord- und Ostspanien sowie Norditalien, die Balkanländer und Südrußland sowie Mittelasien; auf sandigen, humosen, kalkarmen, torfigen und sonnigen Wiesen. *A. montana* ssp. *atlantica* von Frankreich bis Portugal.[11,34]

Anbaugebiete: Eine Kultivierung ist zwar prinzipiell möglich, aber problematisch und nicht lohnend.[35–38]

Drogen: Arnicae aetheroleum (Arnikaöl), Arnicae flos (Arnica-montana-Blüten), Arnicae herba (Arnikakraut), Arnicae radix (Arnikawurzel), Arnica montana hom. *HAB 1*, Arnica montana e floribus H10 % hom. *HAB 1*, Arnica montana e planta tota hom. *HAB 1*, Arnica montana e planta tota Rh hom. *HAB 1*, Arnica montana Ganzpflanze hom. *PFX*, Arnica montana hom. *HPUS 78*, Arnica montana e radice hom. *HPUS 78*.

Arnicae aetheroleum (Arnikaöl)

Synonyme: Oleum Arnicae e floribus.

Sonstige Bezeichnungen: Dt.: Arnikablütenöl; engl.: Arnica oil; frz.: Essence d'arnique.

Definition der Droge: Das ätherische Öl der Blüten.

Stammpflanzen: *A. montana* L.

Inhaltsstoffe: S. Arnica-montana-Blüten.

Sonst. Verwendung: *Kosmetik.* Als Zusatz zu Haarwässern und Gesichtscremes.[106] *Industrie/Technik.* Als Zusatz zu Likören (Benediktiner, Karthäuser).

Arnicae flos (Arnica-montana-Blüten)

Synonyme: Flores Arnicae, Flores Calendulae alpinae, Flores Plantaginis montanae, Flores Ptarmicae, Flores Alismae, Flos Arnicae.

Sonstige Bezeichnungen: Dän.: Arnikablomst; dt.: Arnikablüten, Bergwurzblumen, Bergwurzelblumen, Blutblumen, Engelblumen, Gamsblumen, Fallkrautblumen, Wohlverleihblüten, Wolfsblüten; engl.: Arnica flowers; frz.: Fleur d'arnica, Fleurs d'arnique; holl.: Arnicabloem; it.: Fiore de arnica; pol.: Kwiat kupalnika; span.: Flor de árnica; tsch.: Arnikovy kveti.

Monographiesammlungen: Arnikablüten *DAB 10*; Arnica *PF X*, *BHP 83*; Arnicae Flos *Belg V*, *Ned 6*, *Hisp IX*, *BPC 49*, *Helv VII*; Flos Arnicae *ÖAB 90*; Flores Arnicae *AB-DDR*; Arnica Flower *Mar 29*.

Definition der Droge: "Die getrockneten, ganzen oder teilweise zerfallenen Blütenstände bzw. Blütenkörbchen" *DAB 10*, *PF X*, *BPC 49*, *ÖAB 90*, *Helv VII*, *AB-DDR*, *BHP 83*, *Mar 29*; "die getrockneten, vom Hüllkelch und Blütenboden befreiten Einzelblüten (Zungenblüten und Röhrenblüten) des Blütenkörbchens" *Belg V*, *Ned 6*, *Hisp IX*; "die frischen oder getrockneten Blütenstände".[39]

Stammpflanzen: *A. montana* L.
Zu beachten ist hierbei, daß vom *AB-DDR* als weitere Stammpflanze *A. chamissonis* LESS. zugelassen ist, ohne Differenzierung in die Unterarten, vom *DAB 10* dagegen nur *A. chamissonis* ssp. *foliosa* (vgl. Arnica-chamissonis-ssp.-foliosa-Blüten und Arnica-chamissonis-Blüten).

Herkunft: Sammlung aus Wildbeständen; Hauptlieferländer sind Jugoslawien, Spanien, Italien und die Schweiz.[31]

Gewinnung: Trocknung möglichst rasch bei 40 bis 50 °C, um eine graue Verfärbung und zu starke Streckung des Pappus und der damit verbundenen Unansehnlichkeit zu vermeiden.[34]

Handelssorten: Flores Arnicae montanae *DAB 10*; Flores Arnicae sine calycibus *DAB 7*, Blüten ohne Hüllkelch; Arnicae cum calice Flos *DAB 7*.

Ganzdroge: Mehr oder weniger flach ausgebreiteter, bis ca. 6 cm breiter, oft mit kurzem Stiel versehener Blütenstand mit ca. 12 bis 20 Zungenblüten und einer großen Zahl Röhrenblüten; oberseits schwach gewölbtes, meist 4 bis 6 mm breites Receptaculum mit vielen hellen, kurzen, einreihigen Gliederhaaren zwischen den Gruben; Hüllkelch mit 15 bis 40, in einer oder zwei Reihen angeordneten, lanzettlichen, ca. 0,7 bis 0,15 cm langen Blättchen mit einer glänzend hellgelben Innenseite und einer bräunlichgrünen, borstig behaarten Außenseite sowie vielen Gliederhaaren an der Spitze. Zwittrige, ca. 0,1 bis 0,15 cm lange Röhrenblüten mit gelblicher oder bräunlicher fünfzipfeliger Blütenkrone, mit fünf durch die Cuticula zu einer Röhre verbundenen Staubgefäßen, mit einem aus der Kronröhre herausragenden Griffel mit zweispaltiger Narbe und mit einem meist 0,04 bis 0,06 cm langen, bräunlichen, elliptischen oder schwach kantigen Fruchtknoten, der an der Spitze einen Pappus mit 0,03 bis 0,08 cm langen, borstigen, grauweißen Haaren hat. Orangegelbe bis bräunliche, etwa 0,15 bis 0,25 cm, selten 0,35 cm lange Zungenblüten mit flacher, etwa 0,04 bis 0,07 cm breiter Krone und meistens sechs bis 15 parallel verlaufenden Nerven, Korolle mit unterem röhrigen, behaarten, hellgelben oder bräunlichen Ende und oberem dreizähnigen, seltener zweizähnigen Ende. Fruchtknoten und Pappus wie bei Röhrenblüten.[40]

Schnittdroge:
Geschmack. Leicht bitter, etwas scharf.
Geruch. Schwach aromatisch.
Makroskopisches Bild. Gelbe Röhren- und Zungenblüten und deren Fragmente; grüne Fragmente des Hüllkelches und des Köpfchenbodens; zahlreiche Pappusfragmente.
Mikroskopisches Bild. Epidermiszellen der Röhrenblüten in den oberen Teilen welligbuchtig, sonst polygonal, auf den Zipfeln lange, stark vorgewölbte Papillen. Auf der Außenseite der Kronröhre meist gerade, bis 1200 µm lange, am Grunde etwa 30 bis 40 µm breite, derbwandige, bis achtzellige Gliederhaare mit meist lang zugespitzter Endzelle und etwa 60 bis 80 µm, mitunter auch 100 µm lange, typische Asteraceen-Drüsenhaare, Typ A *DAB 10*. Endothecium der Staubblätter mit bügelförmigen Wandverdickungen. Rechteckige, gerad- und derbwandige, getüpfelte Zellen des Konnektivs oberhalb und unterhalb der Antheren und wenige Asteraceen-Drüsenhaare. 35 bis 40 µm große, kugelige Pollenkörner mit einer stacheligen Exine mit drei Keimporen. Fruchtknoten mit einfachen Gliederhaaren, zahlreichen Drüsenhaaren sowie ca. 140 bis 400 µm langen und 20 bis 30 µm breiten Zwillingshaaren mit getüpfelter Zwischenwand und zwei freien Enden. Längliche, polygonale Epidermiszellen mit dunkelbraunen bis schwarzen Phytomelanablagerungen. Pappusborsten aus mehreren Haarzellen, an der Spitze nur aus zwei oder drei Reihen von Haarzellen, mit frei herausragenden Spitzen. Papillöse Epidermis der Narbenzipfel.
Zungenblüten ähnlich wie Röhrenblüten. Beiderseits papillöse Epidermiszellen. Zahlreiche Gliederhaare und Drüsenhaare vom Typ A *DAB 10* längs der Nerven und auf der Basis der Kronröhre. Epidermis der Hüllkelchblätter aus welligen Zellen, innen ohne, außen mit anomocytischen Spaltöffnungen mit vier bis sechs Nebenzellen. Zahlreiche, einreihige, mehrzellige, gerade, bis 1600 µm lange Haare sowie aus einer oder zwei Zellreihen bestehende Haare mit rundlichen, mehrzelligen Köpfchen (Drüsenzotten) und Drüsenhaare vom Typ A auf der Außenseite. Receptaculum aus Sternparenchym, Oberfläche mit ca. 340 bis 850 µm langen, zwei- bis fünfzelligen Gliederhaaren.[40]

Pulverdroge: Fragmente der Kronblätter mit mehr oder weniger papillöser Epidermis, Glieder- und Drüsenhaare; Antherenbruchstücke mit bügelförmigen Wandverdickungen des Endotheciums; gelbe, abgerundet dreieckige, ca. 35 bis 40 µm große Pollen mit grobstacheliger Exine und drei Keimporen; Bruchstücke des Fruchtknotens mit Zwillings- und Drüsenhaaren und dunkelbraunen bis schwarzen Phytomelanablagerungen; mehr oder weniger grüne Fragmente der Hüllkelchblätter mit Spaltöffnungen, einzelligen Haaren, Gliederhaaren und Drüsenzotten der Außenepidermis; Sternparenchym des Receptaculums. Calciumoxalatkristalle fehlen.[41]

Verfälschungen/Verwechslungen: Verfälschungen und Verwechslungen kommen mit anderen gelbblühenden Asteraceen vor:
- *Anthemis tinctoria*: Fruchtknoten ohne Pappus, Blütenstandsboden mit Spreublättchen;
- *Buphthalmum salicifolium*: Hüllkelch aus mehreren Reihen bestehend, Antheren am unteren Ende geschwänzt;
- *Calendula officinalis*: Fruchtknoten ohne Pappus, Zungenblüten viernervig;
- *Doronicum clusii*: Kurzer, 1 mm langer Fruchtknoten ohne Pappus, Zungenblüten viernervig;
- *Doronicum pardalianches*: Fruchtknoten ohne Pappus, Zungenblüten vier- bis fünfnervig;
- *Heterotheca inuloides* ("Mexikanische Arnika"): Zungenblüten ohne Pappus, Röhrenblüten mit zweireihigem Pappus, Narben V-förmig (Narbenschenkel nicht wie bei Arnica-montana-Blüten herabgebogen), Früchte ohne Phytomelan, kurz eiförmig (bei Arnica-montana-Blüten sehr schlank, lang, mit Phytomelan), Zwillingshaare des Fruchtknotens sehr lang und schmal;
- *Inula britannica* und andere Inula-Arten: Zungenblüten viernervig, Fruchtknoten kahl;
- *Pulicaria dysenterica* ("Portugiesische Arnika"): Pappus zweireihig;
- *Scorzonera humilis*: Alles Zungenblüten, Zunge fünfzähnig, Achäne doppelt so groß;
- *Senecio doronicum*: Fruchtknoten kahl, kleine prismatische Kristalle im Zentrum;
- *Tragopogon pratensis*: Alles Zungenblüten, zartgefiederter, schirmförmig ausgebreiteter Pappus;

Ferner die Blüten von *Chrysanthemum segetum*, *Crepis biennis*, *Hieracium lachmalii*, *Hypochoeris-Arten*, *Picris hieracioides*, *Taraxacum officinalis* und *Tussilago farfara*.
Die am meisten anzutreffende Verfälschung sind die Blütenkörbchen der Mexikanischen Arnika, *Heterotheca inuloides* CASS. (Asteraceae). Andere Verfälschungen kommen in der Praxis kaum vor.[29,31]

Inhaltsstoffe: *Sesquiterpenlactone.* Sesquiterpenlactone vom Pseudoguaianolid-Typ;[12,14,31] 0,2 bis 0,8 % Ester des Helenalins und 11α,13-Dihydrohelenalins mit kurzkettigen Fettsäuren (Essig-, Isobutter-, 2-Methylbutter-, Isovalerian-, Methacryl- und Tiglinsäure) sowie 6-*O*-Isobutyryl-tetrahydrohelenalin und 6-*O*-Isovaleryl-11β,13-dihydrohelenalin (photometrische Bestimmung nach Umsetzung mit NH_2OH/Fe^{3+} sowie GC und HPLC[42]

Mitteleuropäische Blüten enthalten vorwiegend Helenalinester; in Blüten spanischer Herkunft dominieren Dihydrohelenalinmethacrylat, -tiglinat, und -isobutyrat, Helenalinester treten hier nur in geringen Mengen auf. s.a. Inhaltsstoffe der Art *A. chamissonis*.

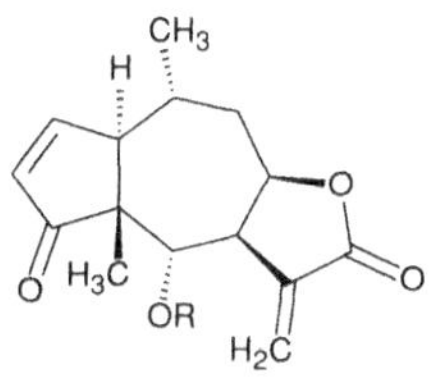

R= -H
R= Acetyl
R= Isobutyryl
R= α-Methacryloyl
R= Tigloyl
R= Isovaleryl
R= 2-Methylbutyryl
R= Angelicoyl

Helenaline

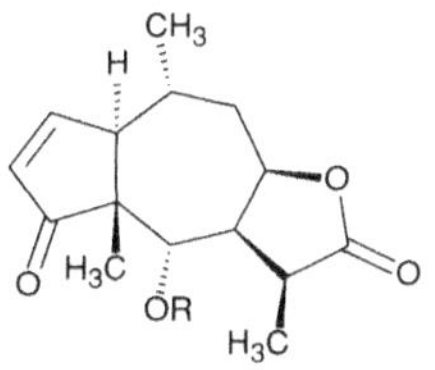

R= -H
R= Acetyl
R= Isobutyryl
R= α-Methacryloyl
R= Tigloyl
R= Isovaleryl
R= 2-Methylbutyryl
R= Angelicoyl
R= Propionyl

11α,13-Dihydrohelenaline

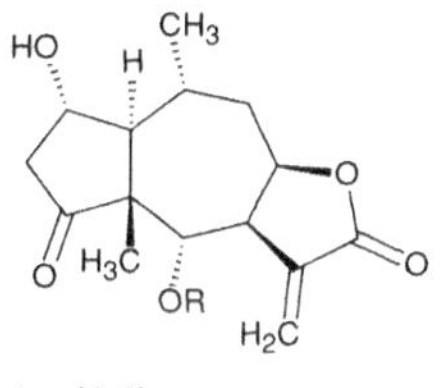

R= Tigloyl
R= Angelicoyl
R= Senecioyl

Arnifoline

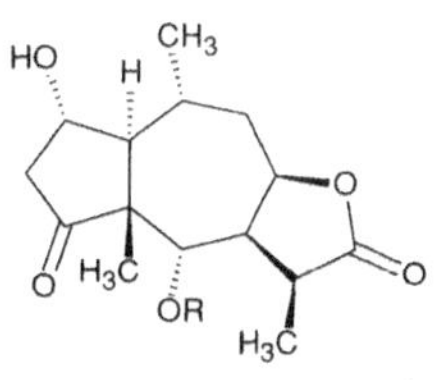

R= Tigloyl
R= Angelicoyl
R= Senecioyl
R= Isovaleryl

11α,13-Dihydroarnifoline

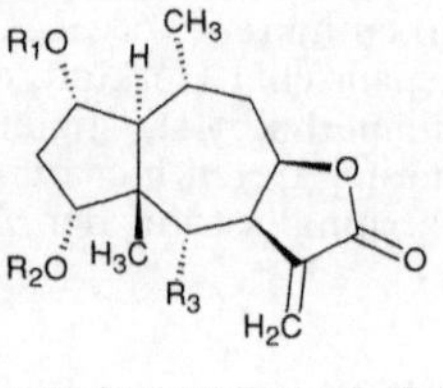

Chamissonolide	R_1	R_2	R_3
	$-COCH_3$	$-H$	$-OH$
	$-COCH_3$	$-H$	$-OCOCH_3$
	$-COCH_3$	$-COCH_3$	$-OCOCH_3$
	$-COCH_3$	$-H$	$-H$
	$-H$	$-H$	$-OH$
	$-H$	$-H$	$-H$
	$-COCH_3$	$-COCH_3$	$-H$

Chamissonolide

Flavone/Flavonole. 0,4 bis 0,6 % Flavon-/Flavonolverb. (photometrische Bestimmung nach Säurespaltung und Umsetzung mit $AlCl_3$, bez. auf Quercetin); 16 Flavon- und Flavonolaglyka, darunter 6-methoxylierte Flavone und Flavonole, wie Pectolinarigenin und 6-Methoxykämpferol; 20 Flavon- und Flavonolglykoside, darunter Flavon-7-*O*-glucoside, Flavonol-3-*O*-glucoside, -3-*O*-glucuronide und -3,7-di-*O*-glucoside sowie *C*-6-methoxylierte Verbindungen.[12,25-27,29,31]
Ätherisches Öl. 0,2 bis 0,35 % ätherisches Öl (Neoclevenger-Methode) mit ca. 40 bis 50 % Fettsäuren und ca. 9 % *n*-Alkanen; mit Thymolderivaten sowie Mono- und Sesquiterpenen.[30,31]
Phenolcarbonsäuren. Chlorogensäure, 1,5-Di-caffeoylchinasäure, 1,4,5-Tri-Caffeoylchinasäure, u. a. Bei dem in Arnikablüten nachgewiesenen Cynarin[43] dürfte es sich um ein Artefakt handeln, das bei der Isolierung aus 1,5-Di-caffeoylchinasäure entsteht.[24,26,27,31,43]
Stickstoffhaltige Verb.. In Spuren (ca. 0,0005 ppm, präparative Ausbeute) die Pyrrolizidinalkaloide Tussilagin und Isotussilagin.
Polyine. Ca. 0,0002 % Polyine (präparative Ausbeute), hauptsächlich Tri-decen-(1)-pentain-(3,5,7,9,11).[44]
Carotinoide. Xanthophylle wie Lutein.[45]
Polysaccharide. s. Lit.[46]

Zubereitungen: Arnicae tinctura (Tinctura Arnicae, Arnikatinktur) 1:10 mit Ethanol 70 % (*V/V*) *DAB 10, ÖAB 90, Helv VII, AB-DDR*;
Eigenschaften: Gelbgrüne bis gelbbraune Flüssigkeit von aromatischem Geruch und brennendem, schwach bitterem Geschmack; mit Ethanol 70 % (*V/V*) klar mischbar, mit Wasser trüb mischbar. Arnikablüten-Tinktur 1:10 mit Ethanol 45 % (*V/V*) *BPC 49, BHP 83, Mar 29;* Aufguß *ÖAB 90;* Abkochung *ÖAB 90*; "Arnika-Öl" aus einem Teil Droge und fünf Teilen fettem Pflanzenöl[39]; Arnikatinktur-Salben[39]; Arnikaöl-Salben[39]; Arnikablüten-Fluidextrakt: Herstellung aus einem Teil Droge und höchstens zwei Teilen Ethanol oder Mischungen von Ethanol entspr. der Vorschrift des *DAB 10.*

Identität: *Arnikablüten.* Nach *DAB 10* erfolgt die Prüfung auf Sesquiterpenlactone durch eine Farbreaktion des Hexanauszuges mit 1,3-Dinitrobenzol im alkal. Milieu. Die "Helenaline" und "Arnifoline", nicht aber die "Chamissonolide" liefern rotviolette Farbprodukte bisher noch unbekannter Struktur. Über die Intensität der auftretenden Färbung (schmutzig schwarzbraunrot durch Nebenreaktion mit Begleitstoffen) können die Blüten von *A. chamissonis* ssp. *chamissonis*, Heterotheca- oder Calendula-Arten ausgeschlossen werden.
AB-DDR führt eine DC-Untersuchung der Flavon- und Flavonolglykoside sowohl zur Identitätsprüfung als auch zur Reinheitsprüfung durch (s. Reinheit Arnikablüten). Besser geeignet als Identitätsprüfung ist die DC der Sesquiterpenlactone.[47] Sie erlaubt eine Unterscheidung zwischen Arnikablüten und ihren Verfälschungen. Zumischungen anderer Drogen zu echten Arnikablüten sind dagegen nicht nachweisbar.
Arnikatinktur. Die Prüfung auf Identität der Arnikatinktur *DAB 10* erfolgt analog der Prüfung auf Identität der Arnikablüten *DAB 10* durch Farbreaktion. Außerdem läßt *DAB 10* die Arnikatinktur direkt chromatographisch untersuchen, analog der DC eines methanolischen Auszuges der Arnikablüten *DAB 10* (s. Reinheit Arnikablüten).
Nach *ÖAB 90* und *Helv VII* ergibt die mit Wasser verd. Arnikatinktur auf Zusatz von Ammoniak eine gelbgrüne und klare Lsg. und auf Zugabe von Eisen(III)chloridlsg. eine grünbraune Fbg. Nach *Helv VII* muß sich die Arnikatinktur auf Zusatz von Wasser außerdem trüben.
DC der Arnikatinktur nach *ÖAB 90*:
- Referenzsubstanzen: Chlorogensäure, Hyperosid;
- Sorptionsmittel: Kieselgel 60 F_{254};
- FM: Ethylacetat-konz. Ameisensäure-konz. Essigsäure-Wasser (100 + 11 + 11 + 27);
- Detektion: Besprühen mit 1 % Diphenylborsäure-*β*-aminoäthylester in MeOH, anschl. mit 5 % PEG 400 in MeOH, Auswertung im UV 365 nm;
- Auswertung: Nachweis des für Arnikablüten charakteristischen Flavonoidmusters (vgl. DC unter Reinheit Arnikablüten).

Reinheit: *Arnikablüten.* Fremde Bestandteile: DC-Untersuchung der Flavon- und Flavonolglykoside, Prüfung auf Abwesenheit von Rutin und Isorhamnetinglykosiden *DAB 10, PFX, ÖAB 90, Helv VII, AB-DDR.* s. a. Lit.[29,47]

DC eines methanolischen Drogenauszuges nach *DAB 10, PFX:*

- Referenzsubstanzen: Chlorogensäure, Kaffeesäure, Rutin; nach *DAB 10* zusätzlich Hyperosid;
- Sorptionsmittel: Kieselgel G;
- FM: Ethylacetat-Ethylmethylketon-wasserfreie Ameisensäure-Wasser (50 + 30 + 10 + 10);
- Detektion: 1% Diphenylboryloxyethylamin in MeOH; nach *DAB 10* anschl. 5% PEG 400 in MeOH; Auswertung im UV 365 nm;
- Auswertung: Nachweis des charakteristischen Flavonoidmusters der Untersuchungslsg. anhand der Referenzsubstanzen; man erkennt u. a. die intensiv hellblau fluoreszierende Zone der Chlorogensäure, drei gelbbraun bis orange fluoreszierende Zonen, von denen die mittlere manchmal nur sehr schwach sichtbar sein kann und die obere dem Isoquercitrin und Luteolin-7-glucosid zuzuordnen ist, die grünlich fluoreszierende Zone des Astragalins, das bei *A. chamissonis* ssp. *foliosa* allerdings nur in Spuren auftritt, und zwei intensiv türkisfarbig fluoreszierende Zonen. Bei *A. chamissonis* ssp. *foliosa* zeigt sich noch eine weitere gelbbraun bis orange fluoreszierende Zone. Im Chromatogramm der Untersuchungslsg. dürfen keine grüngelb oder gelbbraun bis orange fluoreszierende Zonen auf gleicher Höhe oder unterhalb der Rutin-Zone liegen (Calendula- bzw. Heterothecablüten).

DC eines methanolischen Drogenauszuges nach *ÖAB 90, Helv VII, AB-DDR:*

- Referenzsubstanz: Rutin;
- Sorptionsmittel: Kieselgel F_{254} *ÖAB 90, Helv VII;* Kieselgel G *AB-DDR;*
- FM: Ethylacetat-konz. Ameisensäure-Wasser (80 + 10 + 10);
- Detektion: Besprühen mit 10%igem Aluminiumchlorid in MeOH; Erhitzen auf 100 bis 105 °C 10 min lang *ÖAB 90, Helv VII;* Besprühen mit einer frischen Mischung aus Borsäure- und Oxalsäurelsg., Erhitzen auf 120 °C *AB-DDR;* Auswertung im UV 365 nm;
- Auswertung: Analog der Auswertung der DC-Prüfung nach *DAB 10* und *PFX.*
- Fremde Beimengungen: Höchst. 4%, davon max. 2% Achänen mit oder ohne Haarbüschel *PFX;* höchst. 5% Hüllblättchen des Fruchtbodens, höchst. 2% fremde Pflanzenteile *Belg V;* höchst. 2% *BPC 49, BHP 83;* höchst. 1% Stengelanteile, mit 50 g Droge bestimmt. Andere Compositenblüten dürfen nicht vorhanden sein *ÖAB 90, Helv VII.*
- Unschädliche Beimengungen: Höchst. 4% *AB-DDR.*
- Trocknungsverlust: Höchst. 9% *DAB 10;* höchst. 12% *PFX.*
- Asche: Höchst. 10% *DAB 10, PFX, ÖAB 90;* höchst. 9% *Ned 6, Hisp IX;* höchst. 8% *BHP 83.*
- Sulfatasche: Höchst. 13% *Helv VII.*
- Alkohol (45%)-lösliche Stoffe: Mind. 15% *BHP 83, Mar 29.*
- Extraktivstoffe: Mind. 17% *Helv VII.*

Arnikatinktur. Nach *ÖAB 90* darf eine Mischung aus Arnikatinktur und 10%iger Aluminiumchloridlsg. in Alkohol weder im Vis noch im UV 366 nm intensiv grüngelb fluoreszieren.

DC-Prüfung der Arnikatinktur nach *Helv VII* und *AB-DDR:* Analog der DC eines methanolischen Drogenauszuges der Arnikablüten *Helv VII* (s. DC unter Reinheit Arnikablüten).

- Ethanolgehalt: 63,5 bis 69,0% *(V/V) DAB 10;* mind. 65,0% *(V/V) ÖAB 90;* 61,0 bis 66,0% *(V/V) AB-DDR.*
- Trockenrückstand: Mind. 1,7% *DAB 10.*
- Grenzprüfung auf Isopropanol und Methanol *DAB 10, ÖAB 90;* Prüfung auf Schwermetalle *ÖAB 90;* Methanol und Isopropanol: Höchst. 0,2% *(V/V) Helv VII.*

Gehaltsbestimmung: Obwohl die Sesquiterpenlactone als wertbestimmende Inhaltsstoffe anzusehen sind, ist in den Arzneibüchern keine Gehaltsbestimmung vorgesehen. Eine photometrische Bestimmung der Sesquiterpenlactone ist jedoch möglich,[48,49] ebenso eine Bestimmung mittels HPLC und GC.[42,50]

Lagerung: *Arnikablüten.* Vor Licht geschützt *DAB 10, Belg V, Ned 6, Hisp IX;* vor Licht und Feuchtigkeit geschützt *PFX;* vor Licht und Insektenfraß geschützt, in gut schließenden Behältnissen *ÖAB 90;* gut verschlossen, vor Licht geschützt *Helv VII;* höchstens drei Jahre *AB-DDR;* vor Licht geschützt, in luftdichten Behältern kühl aufbewahren *Mar 29;* vor Licht und Feuchtigkeit geschützt lagern.[51]

Arnikatinktur. Dicht verschlossen, vor Licht geschützt *DAB 10;* vor direktem Sonnenlicht geschützt, in dicht schließenden Gefäßen *ÖAB 90;* gut verschlossen, vor Licht geschützt *Helv VII;* vor Licht geschützt *AB-DDR;* gut verschlossen lagern.[51]

Wirkungen: *Antimikrobielle Wirkung.* Die antiseptische und antibakterielle Wirkung der Droge beruht in erster Linie auf dem Vorkommen der Sesquiterpenlactone. Helenalin, Helenalinacetat und 11,13-Dihydrohelenalinacetat zeigen *in vitro* antimikrobielle Aktivität gegen verschiedene, besonders grampositive Bakterien (MHK-Wert 10 bis 100 µg/mL, Agar-Diffusionstest) und gegen den Pilz Botrytis cinerea.[52,53] Arnikablüten-Fluidextrakt zeigt *in vitro* antifungische Wirkung gegen verschiedene Dermatophyten (MHK-Werte im Bereich von 40 bis 50 µg/mL).[54]

Sesquiterpenlactonhaltige Extrakte aus Arnica-montana-Blüten, die nach Chloroform-Extraktion mit anschl. Entfernung von Begleitstoffen erhalten wurden, besitzen gegen Bakterien, besonders grampositive, antimikrobielle Aktivität (MHK-Werte von 250 bis 400 µg/mL).[55] Als weitere bakterizid und fungizid wirkende Inhaltsstoffe sind Thymol und seine Derivate zu nennen.[56] Die Konzentration an Polyinen in der Droge ist für eine solche Wirkung zu niedrig.[57]

Antiphlogistische Wirkung. Hauptwirkstoffe sind hierbei die Sesquiterpenlactone. Helenalin (5 mg bzw. 2,5 mg/kg KG i. p.) zeigt im Carageenan-Rattenpfotenödemtest und im Adjuvans-Arthritis-Test eine Ödemhemmung von 72 bzw. 77%. Im Krümmreflextest an der Maus, der allgemein für einen analgetischen Wirkungsnachweis bei Entzündungsschmerzen herangezogen wird, wird die Zahl der Krümmreflexe um 93 % reduziert (20 mg Helenalin/kg KG i. p.).[58] Weiter wirkt Helenalin auf eine Reihe von biochemischen Parametern ein, die die Entzündungsprozesse beeinflussen: Unterdrükkung der oxidativen Phosphorylierung in menschlichen polymorphonuklearen Neutrophilen (Konz.: $5 \cdot 10^{-4}$ M); Erhöhung des cAMP-Spiegels in Neutrophilen von Ratten und in Leberzellen von Ratten und Mäusen (Konz.: $5 \cdot 10^{-4}$ M); Hemmung der Neutrophilen-Chemotaxis und -Wanderung (Konz.: $5 \cdot 10^{-4}$ M und 10^{-6} M); Stabilisierung der Lysosomen-Membran (Konz.: $5 \cdot 10^{-4}$ M); Hemmung der lysosomalen Enzymaktivität (Konz.: $5 \cdot 10^{-4}$ M); Hemmung der Prostaglandin-Biosynthese (Konz.: 10^{-3} M).[59]
Neben den Sesquiterpenlactonen sind im Zusammenhang mit der antiphlogistischen Wirkung auch die Flavonoidverb.,[60,61] das Thymol und Thymolderivate enthaltende ätherische Öl[62] und die Xanthophylle[63] zu nennen.
Atemanaleptische Wirkung und Wirkung auf das Herz. Tierversuche an Hunden, Katzen und Kaninchen mit Arnikafluidextrakten oder Arnikatinktur aus Arnikablüten ergeben bei i. v.-Applikation eine kurze, primäre Blutdrucksenkung sowie eine sekundäre Steigerung des Blutdrucks über den Ausgangswert hinaus bei gleichzeitiger Förderung der Herztätigkeit (Verstärkung der Kontraktionsamplitude und Zunahme der Frequenz). Die Atmung wird anfänglich beschleunigt und auch vertieft. Da die Versuchsbedingungen (genaue Zusammensetzung der Extrakte, Dosisbereiche) hier nur unvollständig mitgeteilt werden, sind die Versuchsergebnisse als vorläufig zu betrachten.[64–69]
Für die atemanaleptische und Herz-Kreislauf-Wirkung sind die Sesquiterpenlactone verantwortlich, wie Einzelversuche mit isolierten Substanzen zeigen. In verschiedenen *in vitro*-Modellen, wie Langendorff-Methode am Kaninchenherz, isolierter Papillarmuskel des Meerschweinchenherzens, rechter, spontan schlagender und linker, elektrisch gereizter Vorhof des Meerschweinchenherzens, Katzenpapillarmuskel, zeigen Helenalin und sein 6-*O*-Acetylderivat in 10^{-6} bis 10^{-3} molaren Lösungen eine positiv inotrope Wirkung.[70–72], die auf einer indirekten, sympathomimetischen Wirkung zu beruhen scheint.[73,74] In höheren Konzentrationen oder bei längerer Einwirkungszeit wird die Kontraktionszeit verkürzt und die Erschlaffungsgeschwindigkeit des Herzmuskels verringert. Helenalin verlangsamt dabei die Restitutionskinetik für Calcium, wahrscheinlich über eine membranstabilisierende Wirkung, die für die toxischen Effekte verantwortlich ist.[74] Eine atemanaleptische Wirkung zeigen Helenalin, sein Acetylderivat sowie 6-*O*-Acetyl-11,13-Dihydrohelenalin beim Kaninchen bzw. bei der Ratte (z. B. 6-*O*-Acetylhelenalin, Dosis 0,25 mg/kg KG i. v., Atemfrequenzsteigerung um 35 %, Verstärkung der Atemtiefe um 43 %).[75,76]
Wirkung auf Serumlipide. Helenalin (20 mg/kg KG i. p.) zeigt bei *in vivo*-Versuchen an Mäusen am achten bzw. 16. Tag eine Senkung des Serum-Cholesterol-Spiegels von 30 % und des Serum-Triglycerid-Spiegels von 25 %.[77]
Cholagoge Wirkung. Bei der Verabreichung von 2,5 mL eines Extraktes, der aus frischen Arnikablüten mit einer nicht näher definierten Petit'schen Lsg. hergestellt wurde, steigt beim Gallenfistelhund die maximale stündliche Galleausscheidung von 2 mL auf 15 mL. An der dekapierten Katze mit kanülierter Gallenblase erhöht sich (i. v. 0,3 mL) die innerhalb von 30 min ausgeschiedene Galle von sechs auf 16 Tropfen.[78,79] s. a. Lit.[80]
Wirkung auf den Uterus. $2 \cdot 10^{-5}$ bis $2 \cdot 10^{-6}$ %ige Lösungen des Trockenrückstandes der Arnikatinktur rufen am isolierten Uterus nicht trächtiger Kaninchen Tonussteigerungen und vermehrte Kontraktion hervor;[81] die gleichen Wirkungen zeigen an der Katze i. v. 0,3 mL Extrakt aus frischen Arnikablüten.[78] Arnifolin bewirkt am Kaninchenuterus in situ eine Erhöhung des Tonus und eine Verstärkung der periodischen Kontraktionen (1 bis 5 mg/kg).[82,83] 6-*O*-Acetyl-11,13-Dihydrohelenalin ($5 \cdot 10^{-7}$ M) wirkt am isolierten Rattenuterus kontrahierend.[76]
Immunstimulierende Wirkung. Eine durch wäßrige Extraktion von Arnica-montana-Blüten gewonnene Polysaccharid-Rohfraktion soll nach dem Granulozyten-Test (bei 0,001 mg/mL 44 % Phagozytose-Steigerung) und Carbon-Clearance-Tests immunstimulierende Eigenschaften besitzen.[46]

Anwendungsgebiete: Zur äußerlichen Anwendung bei Verletzungs- und Unfallfolgen, z. B. bei Hämatomen, Distorsionen, Prellungen, Quetschungen, Frakturödemen, bei rheumatischen Muskel- und Gelenkbeschwerden, bei Furunkulose und Entzündungen als Folge von Insektenstichen, bei Oberflächenphlebitis, bei Entzündungen der Schleimhäute von Mund- und Rachenraum.[39] s. a. Lit.[51]
Diese Anwendungen sind vor allem aufgrund der in Arnikablüten vorkommenden Sesquiterpenlactone Helenalin und 11,13-Dihydrohelenalin sowie deren Esterderivate plausibel. Flavonoidverb., ätherisches Öl und Polyine können bei einzelnen Wirkungen mitbeteiligt sein.

Dosierung und Art der Anwendung: *Droge.* Zur Einnahme: Gebräuchliche Einzeldosis als Aufguß oder Abkochung: 0,2 g Droge auf 1 Teetasse.[84]
Hinweis: Nach Lit.[39,51] dürfen Zubereitungen aus Arnikablüten nur äußerlich angewendet werden (vgl. Unerwünschte Wirkungen und Gegenanzeigen/Anwendungsbeschränkungen von Arnikablüten).
Äußerliche Anwendung: Aufguß bei äußerlicher Anwendung: "2,0 g Droge auf 100 mL Wasser";[84] Tee zur Bereitung von Umschlägen und Kompressen.[51] S. a. Lit.[39]
Zubereitung. Arnikatinktur. Gebräuchliche Einzeldosis: 0,5 bis 1,0 g;[84] für Umschläge: Tinktur 3- bis 10fach mit Wasser verdünnt; für Mundspülungen: Tinktur 10fach verdünnt; Salben mit max.

20 bis 25% Tinktur;[39] Verdünnen der Tinktur mit Wasser zur Bereitung von Umschlägen und Spülungen;[51] Arnikaöl: Salben mit max. 15% Arnikaöl.[39] Alle Zubereitungen nur zur äußerlichen Anwendung.[39,51]

Volkstümliche Anwendung und andere Anwendungsgebiete: Arnikablüten und ihre Zubereitungen werden volksmedizinisch vor allem in Rußland bei Uterusblutungen während der Geburt und in der klimakterischen Periode verwendet.[85,86] Die Droge wird weiterhin bei Myokarditis, Herzstörungen infolge Arteriosklerose und bei Angina pectoris eingesetzt.[87] Die Arnikatinktur soll, ähnlich wie Zubereitungen aus Maiglöckchenkraut, bei schweren Erschöpfungszuständen und bei Herzschwäche wirksam sein.[88] Arnikatinktur *BPC 49* soll bei Verstauchungen, Quetschungen, Frostbeulen und psychisch bedingtem Haarausfall topisch angewandt werden.
Zu den genannten Indikationen liegen weder klinische Studien noch liegt hinreichend dokumentiertes Erfahrungsmaterial vor. Die genanten Anwendungsgebiete sind somit nicht ausreichend belegt.

Unerwünschte Wirkungen: *Allergische Wirkungen.* Längere Anwendung an geschädigter Haut, z. B. bei Verletzungen oder Ulcus cruris, ruft relativ häufig ödematöse Dermatitis mit Bläschenbildung hervor. Ferner können bei längerer Anwendung Ekzeme auftreten. Bei hoher Konzentration in der Darreichung sind auch primär toxisch bedingte Hautreaktionen mit Bläschenbildung bis zur Nekrotisierung möglich.[39,89,90] Dabei handelt es sich um allergene Kontaktdermatitiden. Als sensibilisierend und allergen wirksame Substanzen sind Helenalin und seine Ester nachgewiesen worden.[91–93]

Schwangerschaft: Die Einnahme von Drogenzubereitungen aus Arnikablüten in der Schwangerschaft kann zum Abort führen. Lewin berichtet, daß es bei Einnahme eines Aufgusses von 20 g Arnikablüten bei einer im zweiten Monat schwangeren Frau nach wenigen Tagen zum Abort kam.[83]

Gegenanzeigen/Anwendungsbeschr.: Überempfindlichkeit gegenüber Arnikablüten und anderen Korbblütlern, wie z. B. Kamillenblüten, Ringelblume oder Schafgarbe.[39,51,93–95] Zubereitungen aus Arnikablüten sollten nicht innerlich angewandt werden.[51]

Wechselwirkungen: Keine bekannt.[39]

Tox. Inhaltsstoffe u. Prinzip: Als toxisches Prinzip der Arnikablüten sind die Sesquiterpenlactone anzusehen.[71,96] Die Toxizität von Helenalin, wie auch die anderer Sesquiterpenlactone mit nukleophil angreifbaren Doppelbindungen, ist in *in vivo*-Untersuchungen an verschiedenen Säugetierarten nachgewiesen worden.[97] Die angegebenen Vergiftungssymptome entsprechen denen, wie sie nach Arnikaintoxikationen beim Menschen bzw. in Tierversuchen beobachtet worden sind.

Akute Toxizität: *Mensch.* Äußerlich bei hoher Konzentration primär toxisch bedingte Hautreaktionen mit Bläschenbildung bis zur Nekrotisierung.[93,98] Hierfür ist neben den Sesquiterpenlactonen vor allem das ätherische Öl verantwortlich.
Innerlich infolge der örtlichen Reizwirkung nach Einnahme größerer Gaben unverdünnter oder ungenügend verdünnter Arnikatinktur Brennen, Kratzen und Schmerzen in Mund und Rachen, Magenschleimhautreizungen, Übelkeit, Erbrechen und Durchfall.[98–100] Resorptive Vergiftungserscheinungen:[98,99,101] Schwindel, Zittern, Benommenheit, Erhöhung der Körpertemperatur, Herzklopfen, Beschleunigung und Unregelmäßigkeiten des Herzschlages, Nasenbluten, Atemstörungen, vor allem Dyspnoe, zunehmende Lähmung und schließlich Kollaps mit sehr frequentem Puls. Bei Einnahme von 70 g Arnikatinktur starb ein Mann innerhalb von 36 Stunden unter Magenkrämpfen.[102]

Mutagenität: Ein aus Arnikablüten hergestellter alkoholischer Extrakt zeigt im Ames-Test eine mutagene Wirkung,[103] die auf die Flavonoide, vor allem auf Quercetinderivate zurückzuführen ist. Zahlreiche *in vivo*-Studien mit Quercetin dagegen verliefen, bis auf eine Ausnahme, negativ,[104] so daß die Anwendung flavonoidhaltiger Drogen kein Risiko darstellen dürfte. An dieser Stelle sei auch auf die ausführliche Diskussion dieses Problems bei[105] hingewiesen. Helenalin verursacht im *in vitro*-Test (Ovarialzellen chinesischer Hamster) Chromosomenbrüche. Inwieweit dieses auch für *in vivo*-Untersuchungen gilt, bleibt zu klären.

Reproduktionstoxikologie: Die Einnahme von drei Eßlöffeln einer selbstbereiteten Tinktur führte innerhalb von 24 h zum Abort.[98] Die Abortivwirkung der Droge läßt sich durch die in der Droge vorkommenden uteruswirksamen Pseudoguaianolide erklären.[76]

Sensibilisierungspotential: Die experimentelle Sensibilisierung ergab sowohl mit den Wildpflanzen als auch mit dem handelsüblichen Drogenmaterial sowie den einzelnen isolierten Sesquiterpenlactonen ein starkes Sensibilisierungsvermögen.[91,106]

Toxikologische Daten: *LD-Werte.* LD_{50} eines mit Sesquiterpenlactonen angereicherten Extraktes von Arnica-montana-Blüten, der nach Chloroform-Extraktion mit anschl. Entfernung von Begleitstoffen erhalten wurde: 280 mg/kg nach i.p. Applikation an männlichen Mäusen;[55] LD_{50}-Werte von Helenalin nach oraler Gabe: Maus 150 mg/kg, Ratte 125 mg/kg, Schaf 100 bis 125 mg/kg, Kaninchen 90 mg/kg, Hamster 85 mg/kg.[97]

Akute Vergiftung: *Erste Maßnahmen.* Gegen Haut- und Schleimhautaffektionen äußerliche Behandlung mit reizmildernden Umschlägen. Bei Vergiftungen durch innerliche Arnikagaben: Entleerung des Magendarmkanals, Aktivkohle.[98]

Sonst. Verwendung: *Kosmetik.* Als Zusatz zu Mundwässern, Haarwässern, Gesichtscremes und Zahncremes.[106]

Gesetzl. Best.: *Artenschutz. A. montana* ist durch das Washingtoner Artenschutzabkommen von 1981 geschützt. *Standardzulassung.* Nr. 8199.99.99 (Arnikablüten), Nr. 5799.99.99 (Arnikatinktur).[51]

Offizielle Monographien. Aufbereitungsmonographie der Kommission E am BGA "Arnicae flos (Arnikablüten)".[39]

Arnicae herba (Arnikakraut)

Synonyme: Arnicae folium, Folia Arnicae, Herba Arnicae, Herba Doronici germanici.

Sonstige Bezeichnungen: Dt.: Arnikablätter, Engelskraut, Fallkraut, Gamskraut, St.-Luzianskraut, Stichkraut, Verfangkraut, Wohlverleihblätter, Wohlverleihkraut; engl.: Mountain tobacco; frz.: Herbe aux chutes, Herbe d'arnice, Tabac des Vosges (des montagnes).

Definition der Droge: Im Mai vor der Blüte gesammelte, getrocknete, grundständige Blätter, die fast stengelfrei in den Handel kommen.

Stammpflanzen: *A. montana* L.

Ganzdroge: Blätter bis 10 cm lang, in der Mitte bis 4 cm breit, seltener bis 20 cm lang und bis 7 cm breit, länglich, verkehrt eiförmig oder verkehrt lanzettförmig, spitz oder etwas stumpf, langgestielt oder sitzend, in den Blattstiel verschmälert, fast ganzrandig und meist fein gewimpert. Blattoberseite hellgrün, weich und drüsenartig zottig oder fast kahl, Unterseite gelbgrün, mit fünf bis sieben hervortretenden Nerven, zottig oder auch fast kahl, Rand etwas wellenförmig gebogen. Stengelblätter etwas kleiner und von drei Nerven durchzogen, beiderseits anomocytische Spaltöffnungsapparate. Getrocknet sind die Blätter fast lederartig und heller.[41]

Schnittdroge:
Geschmack. Scharf, leicht bitter.
Geruch. Widrig würzig.

Inhaltsstoffe: *Sesquiterpenlactone.* Sesquiterpenlactone vom Pseudoguaianolid-Typ.[12,71] 11α,13-Dihydrohelenalin sowie dessen Essig-, Isovalerian-, Isobutter-, Methacryl- und Tiglinsäureester, Tetrahydrohelenalin, Arnifolin; Helenalin und seine Esterderivate kommen nicht vor.[71]
Flavone. Bisher wurde nur das Flavon Pectolinarigenin nachgewiesen.[107]
Ätherisches Öl. 0,21 bis 0,51 % ätherisches Öl (Neoclevenger-Methode);[12] die DC-Auftrennung zeigt dasselbe Komponentenspektrum wie das ätherische Öl der Arnikablüten (vgl. Inhaltsstoffe der Droge Arnica-montana-Blüten).
Stickstoffhaltige Verb. Das Pyrrolidinalkaloid *N*-Ethoxycarbonyl-L-prolinamid.[108]

Volkstümliche Anwendung und andere Anwendungsgebiete: Heute nur noch selten in der Volksmedizin innerlich bei Fieber und äußerlich als Wundheilmittel.[41]

Arnicae radix (Arnikawurzel)

Synonyme: Arnicae rhizoma, Radix Arnicae, Radix Doronici germanici, Rhizoma Arnicae.

Sonstige Bezeichnungen: Dt.: Arnikawurzel, Bergwohlverleihwurzel, Fallkrautwurzel, Mutterwurz, Stichwurz, Wohlverleihwurzel; engl.: Arnica root; frz.: Racine d'Arnique, Rhizome d'Arnique; span.: Raiz de arnica; tsch.: Arnikovy koren.

Monographiesammlungen: Radix Arnicae *ÖAB 90*; Arnicae Rhizoma *Hisp IX*.

Definition der Droge: "Der getrocknete Wurzelstock mit den Wurzeln" *ÖAB 90, Hisp IX*.

Stammpflanzen: *A. montana* L.

Ganzdroge: Der Wurzelstock ist fast zylindrisch, meist bogenförmig oder S-förmig gekrümmt, bis 10 cm lang, bis 5 mm dick und rotbraun gefärbt. Die Oberfläche erscheint durch die Narben der Stengel und Blätter feinhöckerig. Der Querschnitt zeigt eine breite, weißlichgraue Rinde, einen Kranz blaßgelber Holzbündel und ein braungraues Mark. Die bis 1 mm dicken, leicht zerbrechenden Wurzeln entspringen in großer Zahl an der Unterseite des Wurzelstockes.[84]

Schnittdroge:
Geschmack. Scharf, bitter.
Geruch. Aromatisch.
Makroskopisches Bild. Dunkle Rhizomfragmente, an denen nur selten noch Nebenwurzeln anhaften, mit deutlich sichtbaren Sproßnarben.
Mikroskopisches Bild. Schmale Korkschicht, Kreis von Sekretgängen in den innersten Schichten der primären Rinde, die durch eine Endodermis mit typischem Caspary'schen Streifen von der schmalen sekundären Rinde abgegrenzt ist. Im Holzkörper ein Kranz keilförmiger, heller Holzbündel aus dickwandigen Holzfasern mit eingestreuten Gefäßen. Im Zentrum lockeres Markgewebe. Parenchymzellen ohne Stärke, aber mit Inulin. In den Interzellularen schwarzbraune Klumpen von Phytomelan.[84]

Verfälschungen/Verwechslungen: Die als Verwechslung und Verfälschung vorkommenden unterirdischen Organe anderer Pflanzen sind leicht anatomisch von Arnikawurzeln zu unterscheiden:[41]
- *Eupatorium cannabinum*: Rhizome allseitig bewurzelt;
- *Fragaria vesca*, *Hieracium murorum*, *Hieracium umbellatum*, *Hypochoeris maculata*: Keine Exkretgänge;
- *Geum urbanum*: Geruch nach Nelken;
- *Solidago virgaurea*: Rhizome dicker, Wurzeln zahlreicher und dünner, kaum aromatisch.

Inhaltsstoffe: *Ätherisches Öl.* Rhizome: 2,70 bis 6,31 % ätherisches Öl; Wurzeln: 1,75 bis 3,74 % ätherisches Öl; Verhältnis von Rhizom- und Wurzelanteil in der Droge annähernd 1:1; Hauptkomponenten (ca. 90 %) Thymolderivate (GC-Bestimmung nach Neo-Clevenger-Methode).[12,109]

Polyine. Sechs Verbindungen mit Tridecen-(1)-pentain-(3,5,7,9,11) als Hauptkomponente.[110–112]
Phenolcarbonsäuren. Chlorogensäure, Cynarin.[12]
Oligosaccharide. S. Lit.[12,113–115]
Die in den Blüten auftretenden Sesquiterpenlactone konnten bisher in Wurzeln und Rhizomen nicht nachgewiesen werden.

Identität: In den Arzneibüchern ist keine Identitätsprüfung vorgesehen. Bei[116] wird ein DC-Verfahren auf Kieselgel G zur Prüfung der Wurzel und zum Nachweis möglicher Verfälschungen angegeben (FM: Cyclohexan-Ether (70 + 30); Detektion: Anisaldehyd/Schwefelsäure, kurzfristiges Erhitzen auf 105 °C). Vgl. a. Identität der Droge Arnica montana hom. *HAB 1*.

Reinheit:
- Fremde Beimengungen: Höchst. 5% Stengelanteile *ÖAB 90*.
- Asche: Höchst. 8% *ÖAB 90*; max. 10% *Hisp IX*.

Lagerung: Vor Licht und Insektenfraß geschützt, in gut schließenden Behältnissen *ÖAB 90*.

Wirkungen: Es finden sich in der Literatur weder aus dem Bereich der empirischen Erfahrungen noch anhand von Tierversuchen Belege für eine Wirksamkeit der Droge.
Das ätherische Öl der Wurzel wirkt örtlich stark reizend.[117] Aufgrund der bisher bekannten Inhaltsstofführung kann beim äußeren Gebrauch der Tinktur eine antiseptische Wirkung als gegeben angesehen werden, die auf den hohen Gehalt an Thymol und seinen Derivaten basiert.

Volkstümliche Anwendung und andere Anwendungsgebiete: Anregungsmittel für Herz und Kreislauf, bei Erschöpfungszuständen, bei Rheumatismus, bei infektiösen Erkrankungen, äußerlich bei Verletzungen durch Schnitt, Stoß oder Fall mit offenen oder verdeckten Blutungen, bei Anschwellungen und Blutergüssen.[41]
Diese Anwendungsgebiete sind derzeit nicht belegt.

Dosierung und Art der Anwendung: *Droge*. Einzeldosis als Aufguß oder Abkochung: 1,0 g Droge auf eine Teetasse.[84]

Arnica montana hom. *HAB 1*

Synonyme: Arnica.

Monographiesammlungen: Arnica montana *HAB 1*.

Definition der Droge: "Der getrocknete, unterirdische Teil".

Stammpflanzen: *A. montana* L.

Zubereitungen: Urtinktur und flüssige Verdünnungen nach *HAB 1*, Vorschrift 4a:
Eigenschaften: Die Urtinktur ist eine gelbe Flüssigkeit von scharfem, charakteristischem Geruch und aromatisch-gewürzhaftem, schwach brennendem Geschmack.
Darreichungsformen: Urtinktur, flüssige Verdünnungen, Tabletten, Verreibungen, Streukügelchen, flüssige Verdünnungen zur Injektion, Salben.[118,119]

Identität: *Droge*. Ethanolischer Drogenauszug: Gelbe Färbung nach Zusatz von verd. NaOH-Lsg.; grüne Färbung nach Zusatz von Eisen(III)chloridlsg.; nach Einengung violette Färbung auf Zusatz von Schwefelsäure.
DC des ethanolischen Drogenauszuges:
- Referenzsubstanzen: Thymol und Anethol;
- Sorptionsmittel: Kieselgel H;
- FM: Cyclohexan-Ether-Methanol (70 + 20 + 10);
- Detektion: Anisaldehyd-Reagenz, Erhitzen auf 110 bis 120 °C; Auswertung im Vis;
- Auswertung: Im Chromatogramm der Untersuchungslsg. kann man nach Detektion mit dem Anisaldehyd-Reagenz anhand der Referenzsubstanzen ein charakteristisches Muster von mind. sechs farbigen Zonen im Vis erkennen.

Reinheit: *Droge*.
- Fremde Bestandteile *(PhEur)*: Höchst. 2%.
- Sulfatasche *(PhEur)*: Höchst. 10%.

Urtinktur.
- Relative Dichte *(PhEur)*: 0,833 bis 0,839.
- Trockenrückstand *(DAB)*: Mind. 1%.

Gehalt: *Droge*. Mind. 1,5% ätherisches Öl.

Gehaltsbestimmung: Nach *HAB 1* volumetrische Bestimmung des Gesamtgehaltes an ätherischem Öl durch Wasserdampfdestillation unter Zusatz von Xylol *(PhEur)*.

Lagerung: *Urtinktur*. Vor Licht geschützt.

Anwendungsgebiete: Die Anwendungsgebiete entsprechen dem homöopathischen Arzneimittelbild. Dazu gehören: Blutungen aller Art; Myalgie nach Überlastung, Erkrankungen des arteriellen und venösen Systems.[118,119]

Dosierung und Art der Anwendung: *Zubereitung*. Soweit nicht anders verordnet: Ein- bis dreimal täglich 5 bis 10 Tropfen, eine Messerspitze Verreibung, eine Tablette oder 5 bis 10 Streukügelchen einnehmen. Ab D4: Injektionslösungen zweimal wöchentlich 1 mL s.c. injizieren. Salben ein- bis zweimal täglich auftragen.[118,119]

Unerwünschte Wirkungen: Bei äußerlicher Anwendung bis D7: In seltenen Fällen können allergische Hautreaktionen auftreten. Hinweis: Es können vorübergehend Erstverschlimmerungen vorkommen, die jedoch unbedenklich sind.[118,119]

Gegenanzeigen/Anwendungsbeschr.: Urtinktur: Nasenbluten, Retinabluten, Apoplexie. Bei äußerlicher Anwendung bis D7: Arnikaüberempfindlichkeit.[118,119]

Gesetzl. Best.: *Offizielle Monographien*. Aufbereitungsmonographie der Kommission D am BGA "Arnica montana hom."[118,119]

Arnica montana e floribus H 10 % hom. *HAB 1*

Synonyme: Arnica, Flos H 10 %.

Monographiesammlungen: Arnica montana e floribus H 10 % *HAB 1*.

Definition der Droge: "Die getrockneten Blütenstände".

Stammpflanzen: *A. montana* L.

Zubereitungen: Herstellung: Öl nach *HAB 1*, Vorschrift 12d mit Olivenöl;
Eigenschaften: Das klare, gelbe bis grünlichgelbe fette Öl hat schwachen Arnika-Geruch.

Identität: *Öl.* Nach Ausschüttelung des mit Wasser verd. Öles mit Pentan und Ethylacetat DC-Prüfung der eingeengten, in Methanol aufgenommenen Ethylacetatphase nach:
- Referenzsubstanzen: Scopoletin, Kaffeesäure und Rutin;
- Sorptionsmittel: Kieselgel H;
- FM: Chloroform-Essigsäure 98 %-Wasser (50 + 42 + 8);
- Detektion: methanolische Diphenylboryloxyäthylaminlsg. (Naturstoffreagenz); anschl. methanolische PEG-Lsg. (PEG-Reagenz); Auswertung im UV 365 nm;
- Auswertung: Nach Besprühen mit dem Naturstoff/PEG-Reagenz läßt sich im UV 365 nm ein charakteristisches Muster fünf farbiger Zonen im Chromatogramm der Untersuchungslsg. anhand der Referenzsubstanzen nachweisen.

Reinheit: *Droge.* DC-Prüfung des methanolischen Drogenauszuges:
- Referenzsubstanzen, Sorptionsmittel, Fließmittel und Detektion analog der Identitätsprüfung des Öles unter Identität der Droge Arnica montana e floribus H 10 % hom.;
- Auswertung: Nach Besprühen mit dem Naturstoff/PEG-Reagenz Nachweis des charakteristischen Musters von mind. fünf farbigen Zonen im UV 365 nm anhand der Referenzsubstanzen.
- Asche *(DAB)*: Höchst. 9 %.
- Fremde Bestandteile *(PhEur)*: Höchst. 3 %.
- Sulfatasche *(PhEur)*: Höchst. 12 %.

Öl.
- Relative Dichte *(PhEur)*: 0,911 bis 0,917.
- Brechungsindex *(PhEur)*: 1,468 bis 1,471.
- Peroxidzahl *(PhEur)*: Höchst. 30.

Lagerung: *Öl.* Vor Licht geschützt, dicht verschlossen, in möglichst vollständig gefüllten Behältnissen.

Arnica montana e planta tota hom. *HAB 1*

Synonyme: Arnica, Planta tota.

Monographiesammlungen: Arnica montana e planta tota *HAB 1*.

Definition der Droge: "Die ganze, frische, blühende Pflanze".

Stammpflanzen: *A. montana* L.

Zubereitungen: Herstellung: Urtinktur und flüssige Verdünnungen nach *HAB 1*, Vorschrift 3c; Eigenschaften: Die Urtinktur ist eine gelbe Flüssigkeit mit charakteristischem Geruch und bitterem Geschmack.

Identität: *Urtinktur.* Gelbe Färbung der verd. Urtinktur nach Zusatz von verd. NaOH-Lsg.; grüne Färbung nach Zusatz von Eisen(III)chloridlsg. Nach Entfernen des Ethanols der Urtinktur und Aufnahme des Rückstandes in Wasser Ausschüttelung mit Ethylacetat und DC-Prüfung der eingeengten Ethylacetatphase:
- Referenzsubstanzen: Kaffeesäure und Rutin;
- Sorptionsmittel, Fließmittel und Detektion s. Identität der Droge Arnica montana e floribus H 10 % hom. *HAB 1*;
- Auswertung: Nach Besprühen mit dem Naturstoff/PEG-Reagenz Nachweis des charakteristischen Musters von mind. sechs farbigen Zonen im UV 365 nm anhand der Referenzsubstanzen.

Reinheit: *Urtinktur.*
- Relative Dichte *(PhEur)*: 0,995 bis 0,969.
- Trockenrückstand *(DAB)*: Mind. 1,0 %.

Lagerung: *Urtinktur.* Vor Licht geschützt.

Arnica montana e planta tota Rh hom. *HAB 1*

Synonyme: Arnica, Planta tota Rh.

Monographiesammlungen: Arnica montana e planta tota Rh *HAB 1*.

Definition der Droge: "Die ganze, frische, blühende Pflanze".

Stammpflanzen: *A. montana* L.

Zubereitungen: Herstellung: Urtinktur und flüssige Verdünnungen nach *HAB 1*, Vorschrift 21.

Identität: *Urtinktur.* Nach Ausschüttelung der Urtinktur mit Ethylacetat fluoresziert die organische Phase im UV 365 nm blau; nach Zusatz von Diphenylboryloxyäthylamin- und PEG-Lsg. ändert sich die Fluoreszenz von blau nach blaugrün.
Nach Ausschüttelung der Urtinktur mit Ethylacetat DC-Prüfung der eingeengten Ethylacetatphase:

- Referenzsubstanzen: Kaffeesäure und Scopoletin;
- Sorptionsmittel, Fließmittel und Detektion s. Identität der Droge Arnica montana e floribus H 10% hom. *HAB 1*;
- Auswertung: Nach Besprühen mit dem Naturstoff/PEG-Reagenz Nachweis des charakteristischen Musters von vier grünblau bzw. blau fluoreszierenden Zonen im UV 365 nm anhand der Referenzsubstanzen.

Reinheit: *Urtinktur.*
- Relative Dichte *(PhEur)*: 1,005 bis 1,035.
- Trockenrückstand *(DAB)*: Mind. 2,5 %.

Lagerung: *Urtinktur.* Vor Licht geschützt und dicht verschlossen.

Arnica montana Ganzpflanze hom. *PFX.*

Synonyme: Arnica.

Monographiesammlungen: Arnica montana plante entière pour préparations homéopathiques *PFX.*

Definition der Droge: Die frische, ganze, blühende Pflanze *PFX.*

Stammpflanzen: *A. montana* L.

Zubereitungen: Urtinktur nach der Monographie "Préparations Homéopathiques" *PFX*, mit Ethanol 45% (V/V); Eigenschaften: Die Urtinktur ist eine bräunlichgelbe Flüssigkeit mit einem charakteristischen Geruch und bitteren Geschmack.

Identität: *Droge.* Die Droge muß der makroskopischen Identitätsprüfung (s. Botanische Beschreibung der Art *A. montana*) genügen.
Urtinktur. Nach Verdünnen der Urtinktur mit Wasser (1:1) opalesziert die Fl.; nach Zusatz einiger Tropfen Eisen(III)chloridlsg. zur Urtinktur färbt sich die Fl. dunkelgrün; nach Einengen der Urtinktur zur Trockene und Zugabe einiger Tropfen Schwefelsäure zeigt sich eine braune, ins Violette übergehende Färbung; nach Zusatz von NaOH- und anschl. Aluminiumchlorid-Lsg. zur Urtinktur färbt sich die Fl. gelb.

Reinheit: *Urtinktur.*
- Ethanolgehalt: Zwischen 40 und 50 % *(V/V)*.
- Trockenrückstand: Höher oder gleich 1,00 %.

DC-Chromatographie der Urtinktur:
- Referenzsubstanzen: Kaffeesäure;
- Sorptionsmittel: Kieselgel G;
- Fließmittel: Chloroform-wasserfreie Essigsäure-Methanol-Wasser (15 + 8 + 3 + 2);
- Detektion: 1. Direktauswertung im UV 365 nm; Besprühen mit Naturstoff-Reagenz, Auswertung im UV 365 nm; 2. Besprühen mit Anisaldehyd-Reagenz, Erhitzen auf 100 bis 105 °C für 10 min, Auswertung im Vis;
- Auswertung: 1. Bei der Direktauswertung im UV 365 nm zeigen sich im Chromatogramm der Untersuchungslsg. meist fünf blaue oder blaugrüne Zonen und eine rote Zone; nach Detektion mit dem Naturstoff-Reagenz erkennt man im UV 365 nm ein charakteristisches Muster fünf farbiger Zonen; 2. Nach Detektion mit dem Anisaldehyd-Reagenz läßt sich ein charakteristisches Muster von mehreren farbigen Zonen im Vis nachweisen.

Arnica montana hom. *HPUS 78*

Sonstige Bezeichnungen: Engl.: Leopard's Bane.

Monographiesammlungen: Arnica montana *HPUS 78.*

Definition der Droge: Die ganze, frische Pflanze (incl. Wurzeln).

Stammpflanzen: *A. montana* L.

Zubereitungen: *Urtinktur.* Herstellung: Zu einer feuchten Pflanzenmasse, bestehend aus 100 g Festanteil und 300 mL Pflanzensaft, gibt man 100 mL dest. Wasser und 635 mL Alkohol 94,9 % *(V/V)* zur Bereitung von 1000 mL Urtinktur.

Dilutionen. D2 (2 ×) enthält 1 Teil Urtinktur, 3 Teile dest. Wasser und 6 Teile Alkohol; D3 (3 ×) und höher mit Alkohol 88 % *(V/V).*

Medikationen. D3 (3 ×) und höher.

Gehalt: *Urtinktur.* Arzneigehalt $^1/_{10}$.

Arnica montana e radice hom. *HPUS 78*

Monographiesammlungen: Arnica montana e radice *HPUS 78.*

Definition der Droge: Die frisch getrocknete Wurzel.

Stammpflanzen: *A. montana* L.

Zubereitungen: *Urtinktur.* Herstellung: Zu 100 g gepulverter Droge gibt man 400 mL dest. Wasser und 635 mL Alkohol 94,9 % *(V/V)* zur Bereitung von 1000 mL Urtinktur.
Dilutionen. D2 (2 ×) enthält 1 Teil Urtinktur, 3 Teile dest. Wasser und 6 Teile Alkohol; D3 (3 ×) und höher mit Alkohol 88 % *(V/V).*
Medikationen. D3 (3 ×) und höher; Verreibungen: D1 (1 ×) und höher.

Gehalt: *Urtinktur.* Arzneigehalt $^1/_{10}$.

---

1. Bentham G (1873) J Linn Soc London Bot 13:335–557
2. Hoffmann O (1894) Compositae. In: Engler A, Prantl K (Hrsg.) Die natürlichen Pflanzenfamilien, Bd. 4, Verlag W. Engelmann, Leipzig, S. 87–391

3. Melchior H (1964) A. Engler's Syllabus der Pflanzenfamilien, Bornträger, Berlin
4. Robinson H (1981) Smithsonian Contrib Botany:51
5. Nordenstam B (1977) Senecioneae and Liabeae – Systematic Review. In: Heywood VH, Harborne JB, Turner BL (Hrsg.) The Biology and Chemistry of the Compositae, Bd. 1/2, Academic Press, New York, S. 799–830
6. Seaman FC (1982) Bot Rev 48:121–595
7. Maguire B (1943) Brittonia 4:386–510
8. Wolf SJ, Denford KE (1984) Rhodora 86:239–309
9. Wolf SJ, Denford KE (1984) Biochem Syst Ecol 12:183–188
10 Downie SR, Denford KE (1988) Biochem Syst Ecol 16:133–137
11. FEu (1976) Bd. 4, S. 189–190
12. Pinchon TM, Pinkas M (1988) Plant Med Phytother 22:124–156
13. Willuhn G, Pretzsch G, Wendisch D (1981) Tetrahedron 37:773–776
14. Kresken J, Willuhn G (1983) Pharm Ztg 128:1.610
15. Ebert M, Willuhn G (1987) Pharm Weekbl 9:232
16. Skibinski A, Willuhn G (1988) Planta Med 54:578
17. Marcinek-Hüpen-Bestendonk C (1988) Dissertation, Universität Düsseldorf
18. Leven W (1988) Dissertation, Universität Düsseldorf
19. Westhaus RG, Willuhn G (1989) Arch Pharm 322:752
20. Marcinek-Hüpen-Bestendonk C, Willuhn G, Steigel A, Wendisch D, Middelhauve B, Wiebcke M, Mootz D (1990) Planta Med 56:104–110
21. Willuhn G, Kresken J, Leven W (1990) Planta Med 56:111–114
22. Skibinski A (1990) Dissertation, Universität Düsseldorf
23. Westhaus RG (1990) Dissertation, Universität Düsseldorf
24. Kalemba D, Gora J, Kurowska A, Zadernowski R (1986) Herb Pol 32:9–18
25. Ebert M, Merfort I, Willuhn G (1988) Phytochemistry 27:3.849–3.851
26. Merfort I (1988) Planta Med 54:571
27. Merfort I (1989) Planta Med 55:608
28. Paßreiter CM, Merfort I, Willuhn G (1990) Biochem Syst Ecol 18:17–18
29. Merfort I, Willuhn G, Jerga C (1990) Dtsch Apoth Ztg 130:980–984
30. Willuhn G, Schneider R, Matthiesen U (1985) Dtsch Apoth Ztg 125:1.941–1.944
31. Willuhn G (1989) Arnikablüten. In: Wichtl M (Hrsg.) Teedrogen, 2. Aufl., Wissenschaftliche Verlagsgesellschaft, Stuttgart, S. 66–69
32. Paßreiter CM (1990) Dissertation, Universität Düsseldorf
33. Merfort I, Marcinek C, Eggert A (1986) Phytochemistry 25:2.901–2.903
34. Kom, S. 872–878
35. Esdorn I (1940) Dtsch Heilpflanze 6:23
36. Döring P (1943) Arzneipflanzen-Umschau 1:320–321
37. Kating H, Seidel F (1967) Planta Med 15:420–449
38. Seidel F, Kating H (1967) Planta Med 15:293–305
39. BAz Nr. 228 vom 05.12.1984
40. DAB 10
41. Hag, Bd. 3, S. 214–223
42. Willuhn G, Leven W (1991) Pharm Ztg Wiss 136:32–39
43. Nikonov GK (1959) Aromat Rast 11:169–173, zit. nach CA (1961) 55:18894a
44. Schulte KE, Rücker G (1966) Arch Pharm 299:468–480
45. Vanhaelen M (1973) Planta Med 23:308–311
46. Wagner H, Proksch A, Riess-Maurer I, Vollmar A, Odenthal S, Stuppner H, Jurcic K, Le Turdu M, Fang JN (1985) Arzneim Forsch 35:1.069–1.075
47. Willuhn G, Kresken J, Merfort I (1983) Dtsch Apoth Ztg 123:2.431–2.434
48. Wandel C, Willuhn G (1984) Farm Tijdschr Belg 61e:362
49. Leven W, Willuhn G (1986) Planta Med 52:537
50. Leven W, Willuhn G (1987) J Chromatogr 410:329–342
51. Standardzulassungen für Fertigarzneimittel (1987/1989) Govi Verlag, Pharmazeutischer Verlag, Deutscher Apotheker Verlag, Frankfurt/Main
52. Lee KH, Ibuka T, Wu RY, Geissman TA (1977) Phytochemistry 16:1.177–1.181
53. Willuhn G, Röttger PM, Quack W (1982) Pharm Ztg 127:2.183–2.185
54. Luppi Mosca AM, Colombi MP (1980–1981) Allionia 24:85–89
55. Kresken J (1984) Dissertation, Universität Düsseldorf
56. Hauschild F (1956). In: Gildemeister E, Hoffmann F, Die ätherischen Öle, Akademie-Verlag, Berlin, S. 123–152
57. Rücker G (1963) Pharm Ztg 108:1.169–1.175
58. Hall IH, Lee KH, Starnes CO, Sumida Y, Wu RY, Waddell TG, Cochran JW, Gerhart KG (1979) J Pharm Sci 68:537–542
59. Hall IH, Starnes CO, Lee KH, Waddell TG (1980) J Pharm Sci 69:537–543
60. Cody V, Middleton E, Harborne JB (1985) Prog Clin Biol Res, Vol. 213, Plant Flavonoids in Biology and Medicine
61. Cody V, Middleton E, Harborne JB (1988) Prog Clin Biol Res, Vol. 280, Plant Flavonoids in Biology and Medicine II
62. Wagner H, Wierer M, Bauer R (1986) Planta Med 52:184–187
63. Dabrowski E (1948) Dtsch Apoth Ztg 3, zit. nach[67]
64. Pereira JR (1929) Am J Physiol 90:469
65. Kamecke H (1936) Dissertation, Halle
66. Barz E (1943) Ztschr ges exp Med 111:690–700
67. Geßner O (1949) Med Monatsschr 3:825–828
68. Geßner O (1939–1946) Naturforschung u Medizin in Deutschland, Bd. 63 (Pharmakologie) Teil III, S. 107
69. Forst AW (1943) Naunyn-Schmiedebergs Arch Exptl Pathol Pharmacol 201:242–260
70. Lamson PD (1913) J Pharmacol Exptl Therap 4:471–489
71. Röttger PM (1981) Dissertation, Universität Düsseldorf
72. Willuhn G, Röttger PM (1982) Planta Med 45:131
73. Takeya K, Itoigawa M, Furukawa H (1983) Chem Pharm Bull 31:1.719–1.725
74. Konder A, Bayer R, Mannhold R, Noack E, Willuhn G (1984) Farm Tijdschr Belg 61e:240
75. List PH, Friebel B (1974) Arzneim Forsch 24:148–151
76. Herrmann HD (1978) Dissertation, Universität Düsseldorf
77. Hall IH, Lee KH, Starnes CO, Muraoka O, Sumida Y, Waddell TG (1980) J Pharm Sci 69:694–697
78. Kreitmair H (1936) Mercks Jahresber 50:106–107
79. Kreitmair H (1952) Pharmazie 7:441–444
80. Shakun NP, Zulkewic WA (1955) J Pharmacol Toxicol UdSSR 18:45
81. Goetz CW (1933) Dissertation, Universität Würzburg
82. Rybalko KS, Trutneva EA, Kibal'chich PN (1965) Aptetschnoje Delo 14:32–33

83. Lewin L (1925) Die Fruchtabtreibung durch Gifte und andere Mittel, 4. Aufl., Verlag Stilke, Berlin
84. ÖAB 90
85. Akselrow DM, Bereschinskaja WW (1958) Med Ind UdSSR 12:19
86. Luckner M, Bessler O, Luckner R (1965) Pharmazie 20:681–685
87. Kroeber L (1949) Pharmazie 4:28
88. Bohn W (1935) Die Heilwerte heimischer Pflanzen, 5. Aufl., Leipzig
89. BHP 83, S. 30–31
90. Mar 29
91. Herrmann HD, Willuhn G, Hausen BM (1978) Planta Med 34:299–304
92. Hausen BM, Herrmann HD, Willuhn G (1978) Contact Dermatitis 4:3–10
93. Hausen BM (1980) Hautarzt 31:10–17
94. Paschoud JM (1965) Hautarzt 16:229
95. Hausen BM (1979) Dermatologica 159:1–11
96. Willuhn G (1981) Pharm Unserer Zeit 20:1–7
97. Witzel DA, Ivie GW, Dollahite JW (1976) Am J Vet Res 37:859–861
98. Geßner O, Orzechowski G (1974) Gift- und Arzneipflanzen von Mitteleuropa, Universitätsverlag C Winter, Heidelberg
99. Schulz H (1929) Wirkung und Anwendung der Deutschen Arzneipflanzen, 2. Aufl., Leipzig
100. Arzneimittelkommission der Deutschen Apotheker (1981) Pharm Ztg 126:2.082
101. Lewin L (1893) Nebenwirkungen der Arzneimittel, Berlin, S. 754
102. Stübler M, Krug E (1988) Lehrbuch der Homöopathie, Bd. 4, Pflanzliche Arzneistoffe II, 2. Aufl., Haug, Heidelberg, S. 909
103. Goeggelmann W, Schimmer O (1986) Prog Clin Biol Res 206:63–72
104. MacGregor JT (1986) Prog Clin Biol Res 213:411–424
105. Bertram B (1989) Dtsch Apoth Ztg 129:2.561–2.571
106. Hausen B (1988) Allergiepflanzen, Pflanzenallergene, ecomed, Landsberg/Lech, S. 72–75
107. Poplawski J, Holub M, Samek Z, Herout U (1971) Czech Chem Commun 36:2.189–2.199
108. Holub M, Poplawski J, Sedmera P, Herout V (1977) Collect Czechoslov Chem Commun 42:151–154
109. Willuhn G (1972) Planta Med 21:221–245
110. Schulte KE, Reisch J, Rücker G (1963) Arch Pharm 296:273–281
111. Schulte KE, Reisch J, Rücker G, Hopmann J (1960) Naturwissenschaften 47:378–379
112. Rossetti V, Lombard A, Sancin P, Buffa M, Di Stefano R (1984) Int J Crude Drug Res 22:53–60
113. Lombard A, Rossetti V, Buffa M, Gongin G (1981) Carbohydr Res 96:131–133
114. Kennedy JF, Stevenson DL, White CA, Lombard A, Buffa M (1988) Carbohydr Polym 9:277–285
115. White CA, Kennedy JF, Lombard A, Rossetti V (1985) Br Polym J 17:327–329
116. Brunner H (1969) Dtsch Apoth Ztg 100:1.723–1.726
117. v Cretzsch-Lindenwald H (1941) Süddeutsch Apoth Ztg 81:555
118. BAz Nr. 217a vom 22.11.1985
119. BAz Nr. 47 vom 08.03.1990
120. Hultén E (1968) Flora of Alaska and neighboring territories, Stanford University Press, California, S. 920–921
121. Brunzell A, Wester S (1947) Svensk Farm Tidskr 51:645–651
122. Kating H, Rinn W, Seidel F (1973) Abhl Marburger Gelehrtenges, Jg. 1971, W Fink Verlag, München, S. 151–258
123. Marchishin SM, Komissarenko NF (1981) Khim Prir Soedin:662
124. Shakun NP, Marchishin SM (1984) Deposited Doc. VINITI:4.377–4.384

IM

Artemisia

HN: 2017600

Familie: Asteraceae (Compositae).

Unterfamilie: Asteroideae.

Tribus: Anthemideae.

Gattungsgliederung: Die Gattung Artemisia L. besteht aus etwa 300 Arten[1] und wurde durch De Candolle[2] in die Sektionen Abrotanum, Absinthium, Dracunculus und Seriphidium gegliedert. In neueren Bearbeitungen werden die Sektionen Abrotanum und Absinthium, die sich nur durch ein wenig konstantes Merkmal, die Behaarung des Blütenbodens, voneinander unterscheiden, in einem gemeinsamen Taxon zusammengefaßt. Entweder werden drei Untergattungen unterschieden, nämlich Artemisia, die Sektionen Abrotanum und Absinthium umfassend, Dracunculus Bess. und Seriphidium (Bess.) Rouy,[3] oder man unterscheidet nur zwei Sektionen, nämlich die Sektion Artemisia, in der Abrotanum, Absinthium und Seriphidium zusammengefaßt werden, und die Sektion Dracunculus Bess.[4]
Chemotaxonomisch erscheint die Zusammenfassung von Abrotanum und Absinthium gerechtfertigt, da die Arten der Sektionen Abrotanum und Absinthium identische bzw. biogenetisch sehr ähnliche Sesquiterpenlactone vom Guainolid- bzw. Eudesmanolid-Typ akkumulieren.[5] Die Untergattung Seriphidium umfaßt zwei geographisch unterschiedliche Gruppen an Arten, die entweder in der Alten oder in der Neuen Welt vorkommen. Die Arten aus der Alten Welt akkumulieren nahezu ausschließlich Sesquiterpenlactone vom Eudesmanolid-Typ während die Arten der Neuen Welt (zusammengefaßt zur Sektion Tridentatae) Eudesmanolide bzw. Guaianolide akkumulieren.[5] Auf Grund dieser divergierenden Befunde zur Sesquiterpenlacton-Führung wird u. a. vorgeschlagen, daß die Sektion Tridentatae auf den Rang einer eigenen Untergattung erhoben und von der Untergattung Seriphidium, die dann nur noch die Arten aus der Alten Welt umfaßt, getrennt wird.[5]

Gattungsmerkmale: Behaarte oder kahle, meist aromatische Halbsträucher oder Kräuter mit wechselständigen, einfach oder mehrfach fiederteiligen, seltener ungeteilten Laubblättern. Köpfe in der Regel zahlreich, klein bis sehr klein, meist traubig oder rispig angeordnet, oft nickend. Hülle zylindrisch bis kugelig, aus zahlreichen, dachig angeordneten, angedrückten, am Rand meist trockenhäutigen Hüllblättern bestehend. Blütenboden flach, ohne Spreublätter, kahl oder zottig behaart. Blüten alle röhrig, entweder homogam und alle zwittrig oder heterogam, dabei die mittelständigen zwittrig, die randständigen weiblich. Antheren an der Spitze meist mit lanzettlich-pfriemlichen Anhängseln. Griffelschenkel bei den weiblichen Randblüten oft weit herausragend. Früchte verkehrt-eiförmig, zylindrisch oder zusammengedrückt, ohne starke Rippen, Pappus fehlt.[4,6,7]

Verbreitung: Hauptsächlich in den Steppengebieten Europas, Amerikas, Nordafrikas und Asiens.[6]

Inhaltsstoffgruppen: Die Gattung Artemisia ist phytochemisch insbesondere im Hinblick auf die reichhaltig vorkommenden Sesquiterpenlactone (s. unter Gattungsgliederung) gut untersucht.[5,8–11] Ätherische Öle sind, wie bei den zumeist aromatisch duftenden Artemisia-Arten zu erwarten, ebenfalls häufig. Cineol, Thujan- (Thujon-) und Camphen-Derivate sind häufig in ätherischen Ölen aus Artemisia-Arten anzutreffen.[12–15] Auch irreguläre Monoterpene wie das Artemisia-Keton oder der Artemisia-Alkohol werden gefunden.[10] Flavonoide kommen sowohl in Form von *O*-Glykosiden als auch in Form lipophiler *O*-Methylether (letztere zumeist als Bestandteile der wachsartigen oder harzigen Blattüberzüge) vor. Neben *O*-Glykosiden des Luteolins, Apigenins, Quercetins oder Kämpferols[10,16,17] finden sich lipophile Flavone bzw. Flavonole wie z. B. das 5,4'-Dihydroxy-6,7,3'-trimethoxyflavon oder das Penduletin.[18,19] Cumarin-Derivate sind ebenfalls häufig. Neben strukturell einfachen Cumarinen, wie z. B. dem Scoparon oder dem Daphnetin-7-methyl-8-(3,3-dimethylallyl) ether,[20] finden sich komplexer zusammengesetzte Sesquiterpen-Cumarin-Ether wie z. B. das Trimartol.[21] Auch Lignane vom Typ des Sesamins wurden aus Artemisia-Arten isoliert.[21] Ferner sind Polyine in der Gattung häufig. Neben Verbindungen wie dem Falcarinol wurde z. B. das Pontica-Epoxid isoliert.[10,21]

Drogenliefernde Arten: *Artemisia abrotanum*: Artemisia-abrotanum-Kraut, Artemisia abrotanum hom. *HAB 1*, Abrotanum hom. *PFX*, Artemisia abrotanum *HPUS 78*.
Artemisia absinthium: Absinthii herba, Artemisia absinthium hom. *HAB 1*, Absinthium hom. *PFX*, Artemisia absinthium hom. *HPUS 78*.
Artemisia annua: Artemisia-annua-Kraut.
Artemisia capillaris: Artemisiae scopariae herba (Artemisia-capillaris-Kraut).
Artemisia cina: Cinae flos, Artemisia cina hom. *HAB 1*, Cina hom. *PFX*, Cina hom. *HPUS 78*.
Artemisia dracunculus: Artemisia-dracunculus-Kraut.
Artemisia scoparia: Artemisiae scopariae herba (Artemisia-scoparia-Kraut).
Artemisia vulgaris: Artemisiae herba, Artemisia vulgaris hom. *HAB 1*, Artemisia vulgaris hom. *HPUS 78*.

Artemisia abrotanum L.

Synonyme: *Artemisia abrotanifolium* Salisb., *A. angustifolia* S. F. Gray, *A. paniculata* Lam., *A. procera* Willd.

Sonstige Bezeichnungen: Dt.: Eberraute; engl.: Ladies Love, Lad's Love, Old Man, Southernwood; frz.: Armoise aurone, Aurone des jardins, Ivrogne.

Botanische Beschreibung: Bis über 1 m hoher, dichtästiger Halbstrauch, Stengel aufrecht, oberwärts rispig verzweigt. Laubblätter doppelt fiederspaltig (die obersten 3spaltig oder ungeteilt), mit fast fädlichen, drüsig punktierten Zipfeln, oberseits wie die Stengel ganz kahl, unterseits mehr oder weniger grauhaarig. Köpfe sehr klein, fast kugelig, nickend, blattwinkelständige, beblätterte Trauben bildend. Äußere Hüllblätter länglich-lanzettlich, spitz, mehr oder weniger kurz behaart, innere verkehrt-eiförmig, stumpf, breit hautrandig, weißlich. Blüten blaßgelblich, die äußeren weiblich, die inneren zwittrig. Blütenboden kahl. Ganze Pflanze von erfrischend aromatischem, zitronenähnlichem Geruch.[4,6]

Verwechslungen: Mit anderen Artemisia-Arten.

Verbreitung: Verbreitet in Asien sowie in Ost- und Südosteuropa (dort vermutlich eingeschleppt).[4,6]

Anbaugebiete: Hauptsächlich Südeuropa.

Drogen: Artemisia-abrotanum-Kraut, Artemisia abrotanum hom. *HAB 1*, Abrotanum hom. *PFX*, Artemisia abrotanum hom. *HPUS 78*.

Artemisia-abrotanum-Kraut

Synonyme: Herba Abrotani.

Monographiesammlungen: Artemisia abrotanum *BHP 83*.

Definition der Droge: Die getrockneten oberirdischen Pflanzenteile *BHP 83*.

Stammpflanzen: *Artemisia abrotanum* L.

Herkunft: Mittel- und Südeuropa, aus Gartenbau.

Gewinnung: Das Kraut wird von Juni bis August gesammelt.[22]

Ganzdroge:
Geruch. Aromatisch.
Geschmack. Aromatisch.
Sproßachsen rotbraun bis grünbraun gefärbt, 1 bis 4 cm lang und ca 2,5 mm dick, zentrales Mark und grün bis braun gefärbter äußerer Rindenbereich. Die Blätter sind 2 bis 4 cm lang, ein- bis dreifach gefiedert und länglich, Blattoberseite unbehaart, Blattunterseite behaart. Blütenköpfe 1 bis 3 mm im Durchmesser, razemös, Achänen eiförmig und von brauner Farbe.[22]
Mikroskopisches Bild. Sproßachsen charakterisiert durch Bündel langer Fasern. Bei den Blättern ist die Oberseite unbehaart, die Unterseite weist Trichome zweier verschiedener Typen auf: kurze, gedrun-

gene zwei- bis dreizellige Haare mit dicken Zellwänden und flexiblere T-förmige Haare mit dünnen Zellwänden.[22]

Inhaltsstoffe: *Äth. Öl.* Ätherisches Öl in Ausbeuten von 6 bis 9 µL/g Trockengewicht.[23] Hauptkomponente dieses Öls ist das 1,8-Cineol, daneben kommen weitere flüchtige Mono- bzw. Sesquiterpene wie z. B. Fenchen, Sabinen, Caryophyllen und Humulen vor.[23]
Sonstige Verb. Das Isofraxidin,[24] das Flavonolglykosid Rutin, die Chlorogensäure und das Cumarin Scopoletin wurden gefunden.[25,26]

Zubereitungen: Fluidextrakt 1:1 mit 25 % wäßr. Ethanol *BHP83.*

Reinheit:
- Gesamtasche: Höchst. 5 % *BHP83.*
- Säureunlösl. Asche: Höchst. 2 % *BHP83.*

Gehalt: Der Gehalt an ätherischem Öl beträgt 6 bis 9 µL/g Trockengewicht.[23]

Gehaltsbestimmung: Durch Wasserdampfdestillation nach *DAB 7.*[23]

Volkstümliche Anwendung und andere Anwendungsgebiete: Ähnlich wie Wermut, d. h. hauptsächlich als appetitanregendes und die Verdauung förderndes Mittel. Ferner zur Behandlung von Menstruationsbeschwerden sowie zur Bekämpfung von parasitischen Würmern im Verdauungstrakt (hauptsächlich bei Kindern).[22] Diese Anwendungsgebiete sind gegenwärtig nicht belegt.

Dosierung und Art der Anwendung: Als Dosierung wird 3mal täglich eine perorale Gabe von 2 bis 4 mL Fluidextrakt empfohlen.[22]

Artemisia abrotanum hom. *HAB 1*

Synonyme: Abrotanum.

Monographiesammlungen: Artemisia abrotanum *HAB 1.*

Definition der Droge: Die frischen jungen Triebe und Blätter.

Stammpflanzen: *Artemisia abrotanum* L.

Zubereitungen: Urtinktur und flüssige Verdünnungen nach Vorschrift 3a; Eigenschaften: Die Urtinktur ist eine olivgrüne bis olivbräunliche Flüssigkeit von aromatischem Geruch und bitterem Geschmack.

Identität: *Urtinktur.* Nach Verdünnen der Urtinktur mit Wasser wird die Hälfte dieser Lösung mit konz. Ammoniaklösung versetzt; dabei entsteht eine stark gelbe Färbung; im ultravioletten Licht (366 nm) fluoresziert die Lösung gelbgrün. Zu der anderen Hälfte wird Salzsäurelösung gegeben; diese Lösung fluoresziert im ultravioletten Licht (366 nm) graublau bis gelbgrün.
Nach Eindampfen der Urtinktur zur Trockene werden einige Kristalle Resorcin und einige Tropfen Schwefelsäure zugegeben, worauf sich der Rückstand dunkelkarminrot färbt.
DC der Urtinktur:
- Sorptionsmittel: Kieselgel HF_{254}R.
- Referenzsubstanz: Scopoletin.
- FM: n-Butanol-Eisessig-Wasser (68 + 16 + 16).
- Detektion: Nach Verdunsten des FM werden die Chromatogramme in eine mit Ammoniaklösung beschickte Kammer gestellt.
- Auswertung: Nachweis eines charakteristischen Musters im UV 366 nm fluoreszierender Zonen anhand der Referenzsubstanz.

Reinheit: *Urtinktur.*
- Relative Dichte *(PhEur)*: 0,896 bis 0,912.
- Trockenrückstand *(DAB)*: Mindestens 2,3 %.

Lagerung: *Urtinktur.* Vor Licht geschützt.

Anwendungsgebiete: Die Anwendungsgebiete entsprechen dem homöopathischen Arzneimittelbild. Dazu gehören: Abmagerung und Entwicklungsstörungen bei Kindern sowie chronische Entzündungen; Hauterkrankungen; Rheumatismus; Gicht.[60]

Dosierung und Art der Anwendung: Soweit nicht anders verordnet:
1- bis 3mal täglich 5 bis 10 Tropfen, 1 Messerspitze Verreibung, 1 Tablette oder 5 bis 10 Streukügelchen einnehmen.
Injektionslösungen 2mal wöchentlich 1 mL s. c. injizieren.
Salben 1- bis 2mal täglich auftragen.

Unerwünschte Wirkungen: Nicht bekannt. Hinweis: Es können sogenannte Erstverschlimmerungen vorkommen, die jedoch ungefährlich sind.[60]

Gegenanzeigen/Anwendungsbeschr.: Nicht bekannt.[60]

Wechselwirkungen: Nicht bekannt.[60]

Gesetzl. Best.: *Offizielle Monographien.* Aufbereitungsmonographie der Kommission D am BGA "Artemisia abrotanum (Abrotanum)".[60]

Abrotanum hom. *PFX*

Monographiesammlungen: Abrotanum pour Préparations Homéopatiques *PFX.*

Definition der Droge: Die frischen nichtverholzten oberirdischen Teile.

Stammpflanzen: *Artemisia abrotanum* L.

Zubereitungen: Urtinktur mit 65 % (*V/V*) Ethanol nach den allgemeinen Zubereitungsvorschriften *PFX.*
Eigenschaften: Die Urtinktur ist eine braun-grüne Lösung mit eigentümlichem Geruch und bitterem Geschmack.

Artemisia abrotanum hom. *HPUS 78*

Sonstige Bezeichnungen: Engl.: Southern wood, Lady's love.

Monographiesammlungen: Artemisia abrotanum *HPUS 78*.

Definition der Droge: Die frischen Blätter und Sproßachsen.

Stammpflanzen: *Artemisia abrotanum* L.

Zubereitungen: *Urtinktur.* Zubereitung von 1000 mL Urtinktur aus 333 Teilen feuchter Pflanzenmasse, bestehend aus 100 g Festanteil und 233 mL Pflanzensaft, und 794 mL Ethanol 94,9 %. *Verdünnungen.* D2 (2 ×) und höher mit Ethanol. *Medikationen.* D2 (2 ×) und höher.

Gehalt: *Urtinktur.* Arzneigehalt 1/10.

Artemisia absinthium L.

Synonyme: *Absinthium majus* GEOFFR., *Absinthium officinale* LAM., *Absinthium vulgare* LAM.

Sonstige Bezeichnungen: Dt.: Absinth, bitterer Beifuß, Wurmkraut; engl.: Wormwood; frz.: Grande Absinthe.

Botanische Beschreibung: Halbstrauch mit jedoch meist nur 3 bis 10 Jahre alt werdendem Erdstock und mit holzigen, mehrere dm erreichenden, in Mittel- und Nordeuropa jedoch oft bis zum Boden abfrierenden, überwinternden Rosetten und 0,5 bis über 1 m hohe Stengel tragenden Ästen. Sprosse von kleinen, zweischenkeligen, angedrückten Haaren silbergrau, fast glanzlos, von zahlreichen, eingesenkten Öldrüsen punktiert, stark aromatisch, von sehr bitterem Geschmack. Stengel meist aufrecht, ästig, reich beblättert. Laubblätter beiderseits (oberseits schwächer) seidig-filzig behaart; die rosettenständigen mit 4 bis 12 cm langem, am Grunde nur scheidig verbreitertem Stiel und dreifach fiederteiliger, meist ebenso langer Spreite, die oberen Stengelblätter sitzend, an Größe und Teilungsgrad langsam abnehmend, die obersten dreispaltig oder ungeteilt; Blattzipfel lanzettlich bis lineal-lanzettlich, stumpflich bis spitz, 2 bis 3 mm breit. Köpfe zahlreich, kurz gestielt, nickend, in einer reichköpfigen, aufrechten, reichästigen Rispe, breit kugelig, 3 bis 4 mm breit und fast ebenso lang. Hüllblätter grau seidig-filzig, an der Spitze abgerundet; die äußeren lineal-länglich, außen filzig, die inneren eiförmig, stumpf, breit, durchsichtig-häutig berandet. Blütenboden rauhhaarig. Blüten gelb, alle fruchtbar; Scheibenblüten zwitterig, Randblüten weiblich mit weit heraustretenden Griffelschenkeln. Früchte ca. 1,5 mm lang.[4,6]

Verwechslungen: Evtl. mit *Artemisia vulgaris*.

Inhaltsstoffe: In den Wurzeln wurden Polyine nachgewiesen:[27] Hauptkomponenten sind ein C_{13}-*trans*-Spiroketalenolether und ein C_{14}-*trans*-Spiroketalenolether. In geringerer Menge kommen *trans*-Dehydromatricariaester und ein Thiophenderivat vor. Außerdem enthalten die Wurzeln zwei Lignane vom Dioxabicyclooctan-Typ.[27]

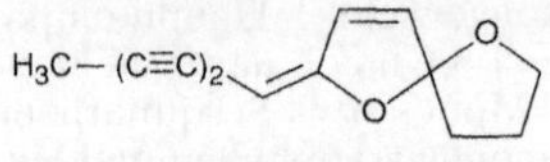

C_{13}-*trans*-Spiroketalenolether

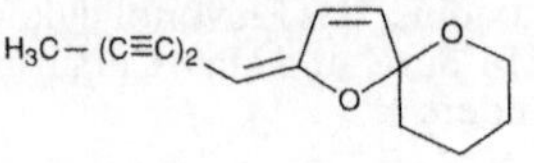

C_{14}-*trans*-Spiroketalenolether

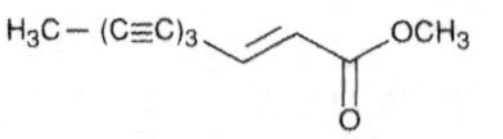

trans-Dehydromatricariaester

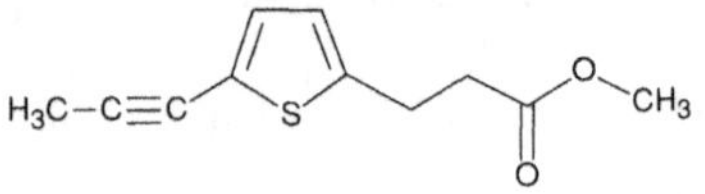

Thiophenderivat

Die Zusammensetzung des äth. Öles in den oberirdischen Pflanzenteilen kann je nach Herkunft (Chemotyp) stark variieren; jeder der vier Hauptbestandteile, (+)-Thujon (in Lit.[32] α-Thujon genannt), *cis*-Epoxyocimen, *trans*-Sabinylacetat und Chrysanthenylacetat, kann dominieren: In Höhenlagen bis 1.000 m ist das (+)-Thujon der vorherrschende Bestandteil; in den Westalpen über 1.000 m Höhe wachsende Pflanzen enthalten *cis*-Epoxyocimen als Hauptkomponente. In Frankreich herrschen Chemotypen vor, die *trans*-Sabinylacetat oder Chrysanthenylacetat als Hauptkomponente besitzen. Osteuropäische Pflanzen stellen zumeist Mischtypen dar (s. a. Inhaltsstoffe der Droge Absinthii herba).[41]

Verbreitung: Europa, Nordafrika, Teile von Asien, Nord- und Südamerika.

Anbaugebiete: Vornehmlich Süd- und Osteuropa.

Drogen: Absinthii herba, Artemisia absinthium hom. *HAB 1*, Absinthium hom. *PFX*, Artemisia absinthium hom. *HPUS 78*.

Absinthii herba

Synonyme: Herba Absinthii, Absinthii Cacumina florentia, Summitates Absinthii.

Sonstige Bezeichnungen: Dt.: Magenkraut, Wermutkraut; engl.: Wormwood; frz.: Absinthe, Armoise amère.

Monographiesammlungen: Absinthii herba *DAB 10*, *Helv VII*; Herba Absinthii *ÖAB 90*; Artemisia absinthium *BHP 83*.

Definition der Droge: Getrocknete, zur Blütezeit gesammelte obere Sproßteile und Laubblätter oder getrocknete basale Laubblätter oder eine Mischung der aufgeführten Pflanzenteile *DAB 10*; zur Blütezeit gesammelte und getrocknete Laubblätter und blütentragende Zweigspitzen *ÖAB 90, BHP 83*; getrocknete basale Laubblätter oder blühende und schwach beblätterte Stengelspitzen oder eine Mischung der aufgeführten Organe *Helv VII*.

Stammpflanzen: Alle Monographiesammlungen nennen als Stampflanze *Artemisia absinthium* L.

Herkunft: Vornehmlich Osteuropa, hauptsächlich aus Anbau, zu geringen Teilen auch aus Wildbeständen.[41]

Schnittdroge:
Geruch. Aromatisch.
Geschmack. Aromatisch und stark bitter.
Die Blattbruchstücke sind beiderseits seidig behaart und sehen silbrig-mattgrau aus. Die Blütenköpfchen sind annähernd kugelig, gelb und weisen wenige Rand- und viele Zungenblüten auf. Die Stengelstücke sind kantig, außen silbergrau und innen markig.[28]
Mikroskopisches Bild. Die Blätter zeigen Epidermiszellen mit welligbuchtigen Querwänden und glatter Kutikula. Die Haare sind T-förmig mit 1 bis 5 kurzen Stielzellen. Die Drüsenhaare sind eingesenkt. Die Spaltöffnungen sind anomocytisch. Das Mesophyll ist isolateral und weist 3 Lagen langgestreckter Palisadenzellen auf der Oberseite und 1 bis 2 Lagen auf der Unterseite auf. Die Stengel besitzen ebenfalls zahlreiche T-förmige Haare und Drüsenhaare. Die Leitbündel sind offen kollateral und zu einem Ring geschlossen. An der Außenseite der Leitbündel finden sich Kappen von langgestreckten Sklerenchymfasern. Die Blütenstandsböden weisen dünnwandige Spreuhaare auf. Die äußeren Hüllkelchblätter besitzen ebenfalls zahlreiche T-förmige Haare. Die inneren Hüllkelchblätter haben dünnwandige, axial gestreckte Epidermiszellen. Die Epidermiszellen der Blumenkrone sind isodiammetrisch oder radial gestreckt. Drüsenhaare sind eher spärlich. Die Filamente besitzen im unteren Teil derbwandige, fast quadratische Zellen, im oberen Teil langgestreckte Zellen. Die Pollen sind kugelig und glatt und weisen 3 Keimporen auf. Die Epidermiszellen des Fruchtknotens sind langgestreckt, in der Flächenansicht oft wellig sowie bisweilen leiterförmig quergeteilt. Die Narbenschenkel haben dichtstehende, kleine Papillen.[28]

Pulverdroge: Das Pulver ist grau bis bräunlich-grün gefärbt. Es finden sich zahlreiche T-förmige Haare sowie Drüsenhaare, ferner bandförmige Spreuhaare des Blütenstandbodens sowie Pollen. Desweiteren Stengelfragmente mit Faserbündeln sowie kleine Calciumoxalatdrusen.[28]

Verfälschungen/Verwechslungen: Evtl. durch Beimengungen von Artemisiae herba.

Inhaltsstoffe: *Äth. Öl.* Ätherisches Öl in Ausbeuten von 0,2 bis 1,5 %. Das Öl ist komplex zusammengesetzt, mindestens 50 verschiedene Mono- und Sesquiterpene wurden bisher nachgewiesen.[29–33] Die Zusammensetzung schwankt je nach Herkunft (Chemotyp) des Öls. Folgende Bestandteile dominieren, wobei jeder für sich über 40 % des äth. Öles ausmachen kann: (+)-Thujon (α-Thujon in Lit.[32] genannt), *cis*-Epoxyocimen, *trans*-Sabinylacetat und Chrysanthenylacetat (s. Inhaltsstoffe der Art *A. absinthium*). Neben den erwähnten Monoterpenen wurden Sesquiterpene wie das α-Bisabolol, das β-Curcumen sowie das Spathulenol identifiziert.[32,33]
Bitterstoffe. Aus der Droge wurden eine Reihe von Sesquiterpenlactonen isoliert, die für den bitteren Geschmack verantwortlich sind. Unter den Sesquiterpenlactonen befinden sich Absinthin (Gehalt von 0,20 bis 0,28 % in der Droge), Anabsinthin, Artabsin (Gehalt von 0,04 bis 0,16 % in der Droge) und Matricin (Gehalt von 0,007 % in der Droge).[34–37] An weiteren Lactonen finden sich Absintholid,[34] Artanolid und Desacetylglobicin.[38]
Sonstige Verb. Ferner enthält die Droge Glykoside des Kämpferols und Quercetins.[39]

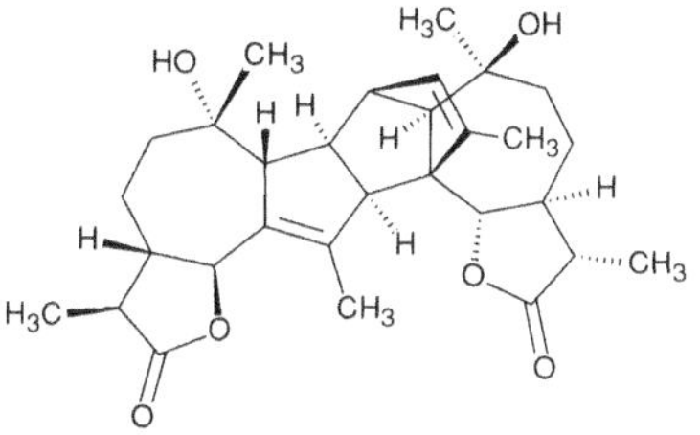

Absinthin

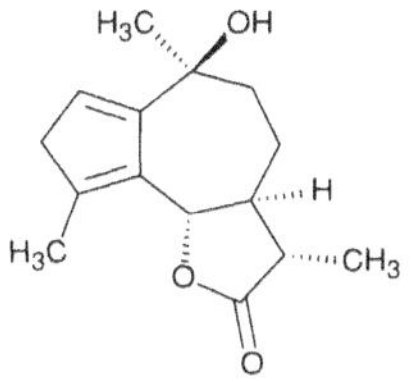

Artabsin

Zubereitungen: Extrakte und Tinkturen als flüssige oder feste Darreichungsform zur oralen Anwendung.[40]

Identität: *DAB 10*: Die pulv. Droge wird mit Chloroform unter Umschwenken bei Raumtemperatur extrahiert; Das Filtrat wird eingeengt und nach Zusatz von Dimethylaminobenzaldehyd-Reagenz 5 min im siedenden Wasserbad erhitzt; Die Lösung färbt sich blaugrün (Farbreaktion auf azulenogene Bitterstoffe[41]).
DC-Prüfung nach *DAB 10* und *Helv VII*:
- Untersuchungslsg.: Dichlormethanauszug aus der pulv. Droge *DAB 10*. Extraktion der pulv. Droge mit kochendem Wasser, Fällung der Begleitstoffe mit Blei(II)acetat, Filtration, Ausschütteln des Filtrats mit Dichlormethan *Helv VII*. Wegen der Zersetzlichkeit der Sesquiterpenlactone (vor allem Artabsin) muß die Untersuchungslösung frisch bereitet und sofort aufgetragen werden.[41]
- Referenzsubstanzen: Thujon, Methylrot, Phloroglucin, Resorcin *DAB 10*.
- Sorptionsmittel: Kieselgel G *DAB 10*. Kieselgel GF_{254} *Helv VII*.

- FM: Dichlormethan-Aceton (90 + 10) *DAB 10*. Dichlormethan-Aceton (85 + 15) *Helv VII*.
- Detektion: Besprühen mit Anisaldehyd-Reagenz, Auswertung im Vis nach 2 bis 3 min; Erhitzen 5 bis 10 min lang bei 100 bis 105 °C, Auswertung im Vis *DAB 10*. Auf getrennten DC-Platten Auswertung im UV 254 nm (Fluoreszenzlöschung) und anschließendes Besprühen mit Acetanhydrid-Schwefelsäure-Reagenz bzw. Salzsäure-Reagenz (62 g Salzsäure 36 % und Wasser ad 100 mL), Erhitzen 20 min lang bei 80 °C, Auswertung im Vis *Helv VII*.
- Auswertung: Anhand der Referenzsubstanzen Nachweis der farbigen Zonen des Artabsins, Absinthins, Hydroxypelanolids, Thujons, der Ester des Sabinyl- und Thujylalkohols, und gelegentlich auch das Matricins *DAB 10*. Nachweis der Artabsin- und Absinthin-Zone *Helv VII*.

ÖAB 90 läßt nur mikroskopisch auf Identität der Droge prüfen.

Reinheit:
- Fremde Bestandteile: Höchst. 2 % und höchst. 5 % Stengelstücke über 4 mm Durchmesser *DAB 10*; höchst. 5 % Stengelstücke, die dicker als 3 mm sind *ÖAB 90*; höchst. 5 % Stengelstücke über 4 mm Durchmesser *Helv VII*; unschädliche Beimengungen höchst. 2 %, verfärbte Bestandteile höchst. 5 %, Stengelstücke höchst. 5 % *BHP 83*.
- Trocknungsverlust: Höchst. 10 % *DAB 10*.
- Asche: Höchst. 12 % *DAB 10*; höchst. 10 % *ÖAB 90*, *BHP 83*.
- Sulfatasche: Höchst. 17 % *Helv VII*.
- Säureunlösliche Asche: Höchst. 1,3 % *BHP 83*.

Gehalt: Ätherisches Öl: Mind. 0,2 % (*V/m*) *DAB 10*, *Helv VII*; mind. 0,3 % *ÖAB 90*; für tierarzneiliche Zwecke mind. 0,15 % (*V/m*) *Helv VII*.
Bitterwert: Mind. 15.000 *DAB 10*; mind. 10.000 *ÖAB 90*; mind. 250 Ph. Helv.-Einheiten (auch für tierarzneiliche Zwecke) *Helv VII*. Hinweis: *Helv VII* gibt den Bitterwert in Ph. Helv.-Einheiten/g Droge, wobei 1 Ph. Helv.-Einheit/g einem Bitterwert von 100 entspricht.

Gehaltsbestimmung: Gehaltsbestimmung des ätherischen Öls mittels Wasserdampfdestillation mit Xylol *DAB 10*, *Helv VII* bzw. Dekalin als Vorlage *ÖAB 90*. Der Bitterwert von Proben verschiedener Herkunft beträgt im Mittel 30.500, die untere Grenze liegt bei 25.000.[41]
Die Gehaltsbestimmung der Sesquiterpenlactone erfolgt durch Isolierung aus der Droge mittels Säulenchromatographie und Wiegen.[35] Das Absinthin, Artabsin und Matricin können auch spektrophotometrisch bestimmt werden.[35] Da das Absinthin zu etwa 99 % zum Bitterwert der Droge beiträgt, kann dessen quantitative Bestimmung allein die mit erheblichen Fehlern behaftete Bitterwertbestimmung ersetzen.[41]

Wirkwertbestimmung: Bitterwertbestimmung: Nach *DAB 10* und *ÖAB 90* wird eine Grenzwertbestimmung durchgeführt; ein wäßriger Drogenauszug wird auf die Konzentration verdünnt, die dem als Mindestanforderung genannten Bitterwert entspricht; diese Verdünnung muß noch deutlich bitter schmecken. Nach *Helv VII* wird aus der Droge eine wäßrige Stammlösung zur direkten Bitterwertbestimmung hergestellt.

Lagerung: Vor Licht geschützt *DAB 10*; gut verschlossen, vor Licht geschützt *ÖAB 90*, *Helv VII*.

Wirkungen: 15 Patienten mit nicht näher definierten Hepatopathien wurden 20 mg Extr. Absinthii spirit. sicc., suspendiert in 10 mL Wasser, mittels Magensonde verabreicht. Es wurde eine signifikante Erhöhung von α-Amylase, Lipase, Bilirubin und Cholesterin während der 70. bis 100. Minute in durch Duodenalsonde gewonnenem Duodenalsaft gegenüber der Ruhesekretion beobachtet.[42]
Durch Schlundsonde applizierte Hexan- (6,8 % der Droge), Chloroform- (5,9 % der Droge) und Wasser- (9,75 % der Droge) lösliche Fraktionen eines mit 90 % Ethanol gewonnenen Primärextraktes aus Wermutkraut, entsprechend 150 mg/kg KG, senken durch s.c. Injektion von Hefe induziertes Fieber beim Kaninchen. Die antipyretische Wirkung des Hexanextraktes war 90, 180 bzw. 270 min nach Gabe des Extraktes mit der von Acetylsalicylsäure in der Dosierung 150 mg/kg KG vergleichbar.[43]
Ein wäßriger Extrakt der Ganzpflanze, entsprechend 5 g Droge in 50 mL destilliertem Wasser, in einer Verdünnung von 1:35 soll *in vitro* eine 89 % Hemmung des Wachstums von *Plasmodium falciparum* bewirken.[44]
Das ätherische Öl aus Wermutkraut soll in einer Verdünnung von 1:1000 antimikrobiell gegen *Pseudomonas aeruginosa*, *Klebsiella pneumoniae* und *Staphylococcus aureus* wirken.[45]

Anwendungsgebiete: Appetitlosigkeit; dyspeptische Beschwerden Dyskinesien der Gallenwege.[40]

Dosierung und Art der Anwendung: *Droge*. Mittlere Tagesdosis: 2 bis 3 g Droge als wäßriger Auszug. *Zubereitung*. Geschnittene Droge für Aufgüsse und Abkochungen, Drogenpulver, Extrakte oder Tinkturen ausschließlich als bitter schmeckende flüssige oder feste Darreichungsformen zur Einnahme.[40]

Volkstümliche Anwendung und andere Anwendungsgebiete: In der Volksmedizin werden Drogenzubereitungen innerlich eingenommen gegen Magen- und Darmatonie,[22,57] Gastritis, Magenkrämpfe, Leberbeschwerden, Blähungen, Blutarmut, unregelmäßige oder zu schwache Menstruation, Wechselfieber,[57] Appetitlosigkeit, sowie bei Wurmbefall.[22,57]
Äußerlich werden Drogenzubereitungen angewendet bei schlecht heilenden Wunden, Geschwüren, Hautflechten und Insektenstichen.[57]
Mit Ausnahme der unter Anwendungsgebiete genannten Indikationen sind die volksmedizinischen Anwendungen nicht ausreichend belegt.

Dosierung und Art der Anwendung: Innere Anwendung:
Infus: Ein halber Teelöffel mit Wermutkraut wird mit heißem Wasser (ca. 150 mL) übergossen und nach etwa 10 min durch ein Teesieb gegeben. Mehrmals täglich wird eine Tasse frisch zubereiteter Tee 30 min vor den Mahlzeiten getrunken.[56]

Tinctura Absinthii: Dreimal täglich 10 bis 30 Tropfen in nicht zu wenig Wasser, da der bittere Geschmack bei zunehmender Verdünnung nachläßt.
Aufguß *ÖAB 90*: 1 g Droge auf 1 Tasse.
Fluidextrakt *BHP 83*: Dreimal täglich 1 bis 2 mL.
Äußere Anwendung: Decoct zur Wundreinigung und bei Insektenstichen: Eine Handvoll Droge auf 1 L Wasser, 5 min kochen.[57]

Unerwünschte Wirkungen: *Allergische Wirkungen.* Allergische Hautreaktionen nach Kontakt mit den Blüten treten sehr selten auf. Bei bekannter Überempfindlichkeit gegen Kreuzblütler wird gelegentlich eine positive Reaktion auf Wermut gefunden.[46]

Gegenanzeigen/Anwendungsbeschr.: Keine bekannt.[40]

Wechselwirkungen: Keine bekannt.[40]

Toxikologische Eigenschaften: Über körperlichen, geistigen und seelischen Zerfall mit psychischen, motorischen und sensiblen Störungen (Absinthismus) durch übermäßigen und chronischen Genuß von Absinthlikör, z. B. bei van Gogh, wird häufig berichtet. Als Ursache wird der Gehalt an Thujon angesehen. Da Absinthlikör früher Kupfersulfat, Antimonchlorid, Indigo u. a. zugesetzt wurde, ist fraglich, ob die Symptome auf Thujon zurückzuführen sind.[47–52] So können die für van Gogh berichteten Symptome auch auf eine Digitalisintoxikation oder auf den Konsum von Lösungsmittel/Terpentin zurückgeführt werden.
Durch Hochdruck-Extraktion mit überkritischen Gasen kann eine quantitative Entfernung von Thujon aus der Droge erreicht werden. Der hohe Bitterwert bleibt dabei erhalten.[53]

Akute Toxizität: *Mensch.* Ein Mann soll nach Einnahme eines konzentrierten Infuses aus Wermutkraut Schwindel, Schwäche, Zittern in den Beinen, anhaltenden Harndrang und Brennen in der Glans penis entwickelt haben. Nach Einnahme von 15 g Absinthöl traten bei einem Erwachsenen Konvulsionen, Trismus und Schäumen des Mundes auf. Die Symptome verloren sich in 48 Stunden.[52]

Immuntoxizität: Experimentell konnte keine Sensibilisierung im OET erzielt werden.[46]

Toxikologische Daten: *LD-Werte.* Die LD_{50} eines nicht näher definierten Extraktes beträgt bei der Ratte bei i. p. Applikation 1 mg/kg KG.[54] Die p. o. LD_{50} von durch Wasserdampfdestillation gewonnenem ätherischem Öl wird bei Ratten mit 0,96 g/kg KG angegeben, die akute dermale LD_{50} in Kaninchen war größer als 5 g/kg KG.[55]

Sonst. Verwendung: Früher zur Herstellung von Absinthlikör (in Deutschland seit 1923 verboten).

Gesetzl. Best.: *Offizielle Monographien.* Aufbereitungsmonographie der Kommission E am BGA "Absinthii herba".[40]

Artemisia absinthium hom. *HAB 1*

Synonyme: Absinthium.

Monographiesammlungen: Artemisia absinthium *HAB 1*.

Definition der Droge: Die frischen, oberen Sproßteile, Blätter und Blüten.

Stammpflanzen: *Artemisia absinthium* L.

Zubereitungen: Urtinktur und flüssige Verdünnungen nach Vorschrift 3a; Eigenschaften: Die Urtinktur ist eine gelbliche bis grünlichbraune Flüssigkeit mit aromatischem Geruch und stark bitterem Geschmack.

Identität:
- Nach Verdünnen der Urtinktur mit Wasser und Ausschütteln mit Methylenchlorid wird die Methylenchloridphase eingeengt und nach Zusatz von Dimethylaminobenzaldehyd-Reagenz 10 min lang im Wasserbad erhitzt; es entsteht eine schmutzig blaugrüne Färbung.
- Nach Einengen der Urtinktur auf dem Wasserbad wird der Rückstand mit Schwefelsäure versetzt, worauf eine braune Färbung entsteht, die beim Erwärmen nach braunviolett übergeht. Nach Zusatz von Wasser wird filtriert; das Filtrat ist gelborange bis orange gefärbt.
- Nach Einengen der Urtinktur und Ausschütteln mit Hexan/Methylenchlorid DC-Prüfung der organischen Phase:
  - Sorptionsmittel: Kieselgel H.
  - Referenzsubstanzen: Thujon, Thymol.
  - FM: Chloroform-Toluol (75 + 25).
  - Detektion: Besprühen mit ethanolischer Molybdatophosphorsäurelsg., Erhitzen 5 bis 10 min bei 105 bis 110 °C; Auswertung im Vis.
  - Auswertung: Nachweis eines charakteristischen Musters verschiedenfarbiger Zonen anhand der Referenzsubstanzen.

Reinheit: *Urtinktur.*
- Relative Dichte *(PhEur)*: 0,902 bis 0,920.
- Trocknungsrückstand *(DAB 10)*: Mindestens 1,8 %.

Gehalt: *Urtinktur.* Bitterwert *(DAB 10)*: Mindestens 1.500 unter Verwendung einer Verdünnung der Urtinktur.

Lagerung: *Urtinktur.* Vor Licht geschützt.

Anwendungsgebiete: Die Anwendungsgebiete entsprechen dem homöopathischen Arzneimittelbild. Dazu gehören: Erregungszustände und Krampfleiden; Magenschleimhautentzündung.[61]

Dosierung und Art der Anwendung: Soweit nicht anders verordnet:
Bei akuten Zuständen häufige Anwendung alle halbe bis ganze Stunde je 5 Tropfen oder 1 Tablette oder 10 Streukügelchen oder 1 Messerspitze Verreibung einnehmen; parenteral 1 bis 2 mL bis zu 3mal täglich s. c. injizieren.
Bei chronischen Verlaufsformen 1- bis 3mal täglich 5 Tropfen oder 1 Tablette oder 10 Streukügelchen

oder 1 Messerspitze Verreibung einnehmen; parenteral 1 bis 2 mL pro Tag s. c. injizieren.[62]

Unerwünschte Wirkungen: Nicht bekannt. Hinweis: Es können sogenannte Erstverschlimmerungen vorkommen, die jedoch ungefährlich sind.[61]

Gegenanzeigen/Anwendungsbeschr.: Nicht bekannt.[61]

Wechselwirkungen: Nicht bekannt.[61]

Gesetzl. Best.: *Offizielle Monographien.* Aufbereitungsmonographie der Kommission D am BGA "Artemisiae absinthium (Absinthium)".[61]

Absinthium hom. *PFX*

Synonyme: Artemisia absinthium.

Monographiesammlungen: Absinthium pour Préparations Homéopatiques *PFX*.

Definition der Droge: Die frischen oberirdischen Teile blühender Pflanzen.

Stammpflanzen: *Artemisia absinthium* L.

Zubereitungen: Urtinktur aus den frischen Pflanzenteilen mit 65% (*V/V*) Ethanol nach den allgemeinen Zubereitungsvorschriften *PFX*. Die Urtinktur ist eine braune Lösung von aromatischem Geruch und sehr bitterem Geschmack.

Artemisia absinthium hom. *HPUS 78*

Synonyme: Absinthium, Common Wormwood.

Monographiesammlungen: Artemisia absinthium *HPUS 78*.

Definition der Droge: Die ganze, frische Pflanze, zur Blütezeit gesammelt.

Stammpflanzen: *Artemisia absinthium* L.

Zubereitungen: *Urtinktur.* Zubereitung von 1000 mL Urtinktur aus 333 Teilen feuchter Pflanzenmasse, bestehend aus 100 g Festanteil und 233 mL Pflanzensaft, 100 mL dest. Wasser und 700 mL Ethanol 94,9% (*V/V*).
Verdünnungen. D2 (2×) aus 1 Teil Tinktur, 2 Teilen dest. Wasser und 7 Teilen Ethanol 94,9%. D3 (3×) und höher mit Ethanol 88% (*V/V*).
Medikationen. D3 (3×) und höher.

Artemisia annua L.

Synonyme: *Artemisia chamomilla* C. Winkl.

Sonstige Bezeichnungen: Dt.: Einjähriger Beifuß; engl.: Sweet wormwood; chin.: Qinghao, huanghua-kao; japanisch: Kuso-ninjin, hosoba-ninjin.

Botanische Beschreibung: *Artemisia annua* ist eine einjährige Staude, die 0,4 bis 1,5 m hoch wird. Die Blätter sind dreifach gefiedert, mit kammförmig gesägten Zipfeln. Die unteren Blätter sind lang gestielt, die oberen sitzen an den aufrechten, kahlen Stengeln. Die Pflanze blüht im August und September mit bräunlichen, länglichen bis kugeligen Blütenköpfchen, die zahlreich zu einer sparrigen Rispe zusammengefaßt sind. Die Hüllblätter sind kahl, die äußeren Hüllblätter schmal eiförmig.[4,6,58]

Verbreitung: Gemäßigtes Asien von Japan bis Südost-Europa, im mittleren und östlichen Nord-Amerika eingebürgert.[59] Die Pflanze wächst auf mehr oder weniger trockenen, warmen, nährstoffreichen Böden.

Anbaugebiete: Innerhalb von Europa wird die Pflanze in Jugoslawien kultiviert.[59]

Drogen: Artemisia-annua-Kraut.

Artemisia-annua-Kraut

Synonyme: Herba Artemisiae Annuae.[62]

Sonstige Bezeichnungen: Engl.: Sweet Wormwood Herb; chin.: Qinghao.

Monographiesammlungen: Herba Artemisiae Annuae *ChinP IX*.

Definition der Droge: Die getrockneten, oberirdischen Teile *ChinP IX*.

Stammpflanzen: *Artemisia annua* L. *ChinP IX*.

Herkunft: Aus Asien oder aus Jugoslawien aus Anbau.

Gewinnung: Die oberirdischen Teile werden im Herbst, wenn die Blüten voll entfaltet sind, geschnitten, von holzigen Stengeln befreit und im Schatten getrocknet.[62,63]

Ganzdroge:
Geruch. Charakteristisch, aromatisch.
Geschmack. Schwach bitter.
Rundzylindrische, im oberen Abschnitt meist verzweigte, 30 bis 80 cm lange und 0,2 bis 0,6 cm im Querschnitt messende Stengel; gelbgrüne oder braungelbe, von Längsrippen überzogene Oberfläche; härtere Konsistenz, leicht brechbar, im Zentrum ist ein Mark erkennbar; wechselständige, dunkelgrün oder braungrün gefärbte, eingerollte, leicht zerbrechliche Blätter; unversehrte, ausgerollte Blätter lassen eine dreifach fiederteilige Blattspreite erkennen, die Fiedern und Fiederblättchen sind kurz rund oder länglich oval geformt und auf der Ober- und Unterseite mit kurzen Härchen besetzt.[62,63]
Mikroskopisches Bild. Aufsicht auf das Blatt: Unregelmäßig geformte Epidermiszellen von Blattober- und Blattunterseite mit wellig gekrümmten Antiklinalwänden, der lange Durchmesser der Zellen beträgt 40 bis 80 µm, die Epidermiszellen der Blattrippen sind schmal und langgestreckt geformt; anomocytische, leicht aus der Oberfläche hervorstehende Stomata mit nierenförmigen Schließzellen. Die Oberfläche ist mit nichtdrüsigen Haaren und Drü-

senhaaren besetzt; die nichtdrüsigen Haare stellen T-Haare dar, die beiden Arme verlaufen geradlinig oder sind an der Ansatzstelle des Stieles V-förmig abgeknickt, die Länge beträgt 480 bis 816 μm; die 3 bis 8 Stielzellen sind sehr klein ausgebildet und stehen zu einer Lage angeordnet. Die Stielzelle an der Basis ist vergrößert und etwa zwei- bis dreimal so groß wie die übrigen Zellen, die Zellen an der Stielspitze erscheinen oft degeneriert und dünnwandig; die Endzelle (Querzelle) ist häufig abgefallen, dies ist besonders in der Gegend des Mittelnerves vermehrt zu beobachten. Ovale, meist von blaßgelbem, ätherischem Öl erfüllte Drüsenhaare aus zwei halbkugeligen, zumeist parallel zum Mittelnerv der Endfieder ausgerichteten Drüsenzellen.
Querschnitt durch den Mittelnerv der Endfieder: Äußere Schicht aus einer Lage dicht angeordneter, länglich runder Epidermiszellen, Stomata erkennbar. Stiele von T-Haaren und 2- bis 3zellige Drüsenhaare; isolaterales Mesophyllgewebe. Der Mittelnerv steht deutlich aus der Blattober- und Blattunterseite hervor, auf der Blattoberseite erstreckt sich das Palisadengewebe bis in den Mittelnerv hinein und ist dort zu 2 bis 3 Lagen angeordnet, die aus dem Blatt hervorstehende Spitze des Mittelnervs ist eng mit Palisadengewebe ausgefüllt; auf der Blattunterseite ist das Palisadengewebe im Bereich des Mittelnervs unterbrochen. Die Gefäßbündel sind im Zentrum des Grundgewebes eingelagert; es sind keine Exkreträume erkennbar.[62,63]

Inhaltsstoffe: *Äth. Öl.* Hauptkomponente des ätherischen Öls ist in der Regel das Artemisiaketon, daneben kommen α- und β-Pinen, Camphen, Myrcen und Sabinen vor. Auch flüchtige Sesquiterpene wurden nachgewiesen, u.a. β-Caryophyllen, Germacren D, β-Cadinen und Nootkaton.[64]
Bitterstoffe. Das Sesquiterpenlacton Artemisinin (Qinghaosu) kommt nur in den grünen Teilen der Pflanze vor. Die Konzentration ist kurz vor der Blüte am höchsten und beträgt ca. 0,05 bis 0,1 % berechnet auf das Trockengewicht.[65] Daneben kommen andere Sesquiterpenderivate wie z.B. die Arteannuinsäure, oder das Arteannuin B vor, bei denen es sich evtl. um Vorstufen in der Biogenese des Artemisinins handelt.[66–68]
Sonstige Verb. Ferner wurden methoxylierte Flavonoide wie z.B. das Artemetin, Chrysosplenetin oder Eupatorin beschrieben.[69]

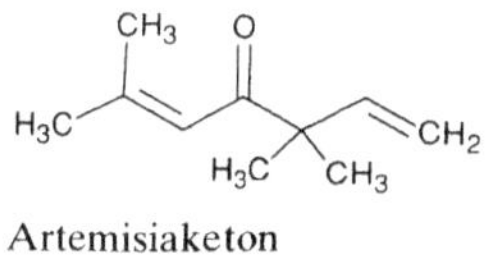

Artemisiaketon

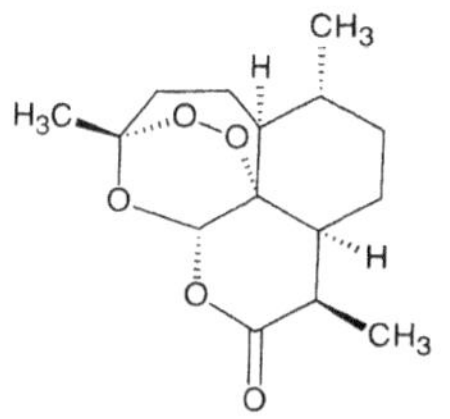

Artemisinin

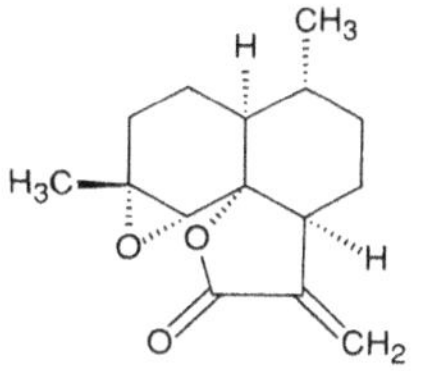

Arteannuin B

Zubereitungen: Historisch als Kaltwasser-Aufguß,[58] heute hauptsächlich als Lösungsmittelextrakt. Das Artemisinin und verwandte Verbindungen werden mit organischen Lösungsmitteln (z.B. Dichlormethan) aus der Droge extrahiert.[65] Die Isolierung gelingt anschließend z.B. durch Säulenchromatographie (Kieselgel) mit Dichlormethan/Aceton-Mischungen.

Identität: 1 g der gepulverten Droge wird in 5 mL Methanol mazeriert. Der Drogenauszug wird eingedampft. Der Rückstand wird mit 1 mL einer Mischung gleicher Teile einer 7 %igen methanolischen Hydroxylaminhydrochlorid-Lösung und einer 10 %igen methanolischen Kaliumhydroxid-Lösung versetzt und auf dem Wasserbad schwach erwärmt. Die wieder erkaltete Lösung wird mit 10 %iger Salzsäure auf einen pH-Wert von 3 bis 4 eingestellt und mit 1 bis 2 Tropfen einer 1 %igen, ethanolischen Eisen(III)chlorid-Lösung versetzt. Das Reaktionsgemisch färbt sich violett.[63]
Dünnschichtchromatographisch können die Sesquiterpene auf Kieselgelplatten im Laufmittelsystem Diethylether/Petrolether (1:1) getrennt werden. Die Komponenten werden durch Besprühen der Platte mit dem Anisaldehyd-Schwefelsäure-Reagenz (10 min erhitzen auf 105 °C) sichtbar gemacht.[71]

Gehaltsbestimmung: Für die quantitative Bestimmung des Artemisinins ist die HPLC (RP-Säulen, Wasser-Methanol- bzw. Wasser-Acetonitril-Gemische als Eluenten, UV-Detektion) gut geeignet.[68,70]

Lagerung: Kühl und trocken aufbewahren *ChinP IX.*

Wirkungen: Aus Artemisia-annua-Kraut wurde als aktives Prinzip Artemisinin (Qinghaosu), ein Sesquiterpenlakton-Peroxid mit Antimalaria-Aktivität gewonnen. In China wurden zahlreiche Studien mit Qinghaosu bei Malaria durchgeführt; die WHO empfiehlt ein Derivat, Arteether, zur Therapie resistenter Malariaformen sowie bei zerebralen Erkrankungsformen.[73] Da unterschiedliche Extrakte der Droge bzw. Derivate von Artemisinin in der Literatur als "Qinghaosu" bezeichnet werden, ist die Zuordnung pharmakologischer Daten zu den einzelnen Zubereitungen schwierig.
Ein ethanolischer Extrakt der Droge soll in einem *in vitro* Antimalaria-Test die Aufnahme von (G-^{3}H)Hypoxanthin in *Plasmodium falciparum* hemmen. Die Konzentration, bei der die Aufnahme von Hypoxanthin um 50 % gehemmt wird (IC 50), wird mit 3,9 μg/mL angegeben. Es wird vermutet, daß die Hemmung nicht auf unspezifische, zytotoxische Effekte des Extraktes zurückzuführen ist, da durch einen ethanolischen Extrakt aus Artemisiae herba kein Effekt auf die Aufnahme von Hypoxanthin gesehen wurde.[74]
Die neutrale Fraktion des Ether-Extraktes sowie der wäßrig-ethanolische Extrakt der Droge zeigten Antimalaria-Aktivität bei Ratten, Affen und Menschen. Arteannuin B war gegen die erythrozytären (asexuellen) Stadien wirksam, jedoch nicht gegen die präerythrozytären und exo-erythrozytären Sta-

dien.[72] Resistenzen sollen sich langsamer als gegen Chloroquin entwickeln.[75] Bei *in vitro* gezüchteten *Plasmodium falciparum* und bei *Plasmodium voelii* in Mäusen wurden allerdings bereits Resistenzen gegen Artemisinin entdeckt.[75] Arteannuin B soll eine gute Wirksamkeit gegen Chloroquin-resistente Malariastämme haben, zeigt jedoch eine hohe Rate an Rekrudeszenz. Bei Affen konnte durch perorale Gabe von 200 mg/kg KG/Tag Arteannuin B über 3 Tage eine 100 % Elimination von Plasmodien aus dem Blut analog Chloroquin erzielt werden, die Rekrudeszenz 8 bis 13 Tage nach Absetzen des Mittels betrug jedoch 71 bis 100 %. Durch eine Vervierfachung der peroralen Dosis bzw. i. m. Gabe der oralen Dosis kann die Rekrudeszenz erniedrigt werden.[72]

Für den wäßrig ethanolischen Extrakt der Droge in einer Gesamtdosierung entsprechend 72 oder 86,4 g Droge, mehrmals täglich über 3 Tage eingenommen, wird eine 100 % Heilungsrate bei 485 Patienten mit *Malaria tertiana* und 105 Patienten mit *Malaria subtertiana* beschrieben.[72]

In einer randomisierten Studie erhielten 60 Kinder zwischen 1 und 15 Jahren mit Malaria Artemisinin-Zäpfchen oder Chininsulfat oral. Artemisinin wurde 3 Tage nach Alter dosiert gegeben. Die totale Dosis betrug für 11- bis 15jährige 2.200 mg, für 7- bis 10jährige 1.400 mg, für 3- bis 6jährige 1.000 mg für 1- bis 2jährige 600 mg. Chininsulfat wurde über 10 Tage in einer Dosierung von 3mal 10 mg/kg KG pro Tag gegeben. Die Parasitenclearancezeit der Medikamente wurde wie folgt bestimmt: Artemisinin (Chinin): 50 % = 6,2 h (10,9 h); 95 % = 15,7 h (32,8 h); 100 % = 25,8 h (43,0 h). Die Unterschiede zwischen den beiden Therapiegruppen waren signifikant. Nach Bezug der Dosierung von Artemisinin auf das Körpergewicht ergaben sich für 10 Kinder Dosen von 10 bis 14 mg/kg KG bei einer 95 % Parasitenclearancezeit von 18,9 h gegenüber 20 Kindern mit eine Dosierung über 15 mg/kg KG und einer 95 % Clearance von 14,2 h. Die Differenz war ebenfalls signifikant. Nebenwirkungen unter Artemisinin wurden nicht gesehen.[76]

In vitro Untersuchungen zeigen, daß Artemisinin bei Zugabe zu *Plasmodium-falciparum*-Kulturen seine Löslichkeit und chromatographischen Eigenschaften ändert. Artemisinin reagiert mit Hemin unter Bildung von Addukten; in Anwesenheit von Erythrozytenmembranen führt diese Reaktion zur Oxidation von Proteinthiolen. Da Malariaparasiten reich an Hemin sind, führen die Autoren die selektive Toxizität von Artemisinin auf die Parasiten hierauf zurück.[77]

Ölige Zubereitungen von Arteannuin B sollen bei der Maus bei peroraler oder i. m. Applikation in einer Dosierung von 330 bis 660 mg/kg KG/Tag über 6 Tage eine Reduzierung von Schistosomiasis-Parasiten um 38 bis 41 % bewirken. Bei Kaninchen wurde nach 5tägiger Behandlung mit 60 mg/kg KG eine Reduktion von 80 %, bei Affen (50 bis 80 mg/kg/Tag) von 69 % gesehen.[72]

Die zerkleinerte Droge in Honig bewirkt in einer Dosierung von 36 bis 54 g bzw. Arteannuin, peroral in einer Dosierung von 0,3 bis 0,6 g, Remissionen bei Lupus erythematodes.[72]

Resorption: Die Pharmakokinetik von Artemisinin ist an Gesunden untersucht. Artemisinin wird bei Einnahme schnell aber unvollständig resorbiert, die maximale Absorptionszeit beträgt 0,78 h, die Bioverfügbarkeit wird mit 32 % angegeben. Versuche an der Rattenleber deuten auf einen hohen first-pass-Effekt hin. Bei i. m. Injektion einer öligen Lösung soll die Bioverfügbarkeit ebenfalls 32 % betragen. Die rektale Absorption war unzureichend.[78] Bei Ratten fanden sich die höchsten Konzentrationen nach p. o. Applikation in der Leber, bei i. v. Gabe in Lunge und Nieren, weniger hohe in Herz, Gehirn, Leber und niedrige in Muskeln, Fettgewebe, Milz und in Feten. Aufgrund der hohen Konzentration im Gehirn scheint es wahrscheinlich, daß Artemisinin die Blut-Hirn-Schranke passiert. Artemisinin ist placentagängig. Ein Übergang in die Muttermilch ist nicht untersucht.[78]

Elimination: In Tierexperimenten an Ratten wurde gezeigt, daß Artemisinin hauptsächlich über die Leber abgebaut wird. Bei gesunden Probanden konnten nach Einnahme von Artemisinin 4 verschiedene Metabolite im Harn nachgewiesen werden.[78]

Anwendungsgebiete: Die Eignung der Droge und von Drogenextrakten zur Therapie von Malaria ist noch nicht ausreichend belegt.

Die WHO empfiehlt ein Derivat des Artemisinins, Arteether, zur Therapie resistenter Malariaformen sowie bei zerebralen Erkrankungsformen.[73]

Dosierung und Art der Anwendung: *Zubereitung.* Für Arteannuin B werden folgende Dosierungen angegeben:

Tabletten: Die Gesamtdosis von 2,5 bis 3,2 g wird, verteilt auf 3 Tage, 2- bis 4mal täglich eingenommen; ölige Zubereitungen zur i. m. Applikation: Gesamtdosis 0,5 bis 0,8 g, verteilt auf 3 Tage; ölige Suspensionen zur i. m. Applikation: Gesamtdosis 0,8 bis 1,2 g, verteilt auf 3 Tage; wäßrige Suspensionen zur i. m. Applikation: 1,2 g, verteilt auf 3 Tage.[72]

Volkstümliche Anwendung und andere Anwendungsgebiete: Artemisia-annua-Kraut wird in der chinesischen Volksmedizin bereits seit 168 v. Chr. verwendet. Die Anwendung als Anti-Malaria-Mittel[62] wurde erstmals 340 n. Chr. beschrieben.[23] Die Droge wird ferner in der Volksmedizin verwendet, um Fieber, Gelbsucht, Krätze, Hautjucken und Geschwüre zu behandeln.[62,72] Diese Anwendungsgebiete sind derzeit nicht belegt.

Dosierung und Art der Anwendung: *Droge.* 4,5 bis 9 g Droge *ChinP. IX.*

Unerwünschte Wirkungen: Bei 590 Patienten mit Malaria, die mit einem Extrakt aus Artemisiae-annua-Kraut behandelt wurden, sollen 3,4 % gastrointestinale Symptome wie Erbrechen, abdominale Schmerzen, Diarrhoe sowie Schwindel entwickelt haben.[72] Nähere Angaben liegen nicht vor.

Bei 2.089 Patienten, die mit unterschiedlichen Zubereitungen von Arteannuin B behandelt wurden, zeigten sich keine toxischen Effekte oder Nebenwirkungen. Da nur bei 139 bzw. 75 Patienten vor und nach der Behandlung Leberenzyme, EKG und Urinuntersuchungen durchgeführt wurden, ist die

Aussagekraft dieser Ergebnisse recht eingeschränkt.[72]

Reproduktionstoxizität: Tierexperimentell soll Arteannuin B keine teratogenen Effekte bewirken, Effekte auf das Sperma von Mäusen wurden nicht gesehen.[72] Nähere Angaben liegen nicht vor.

Toxikologische Daten: *LD-Werte.* Die LD_{50} für Artemisia-annua-Extrakte bei der Ratte werden bei peroraler Applikation mit 5576 mg/kg KG, bei i. m.-Injektion mit 2.571 mg/kg KG angegeben.[79] Für die Maus werden bei oraler Gabe 4.228 mg/kg KG,[79] bei i. p. Applikation 1.558 mg/kg KG sowie bei i. m. Applikation 2.800 mg/kg KG angegeben.[80]
Die p. o. LD_{50} (Tiespecies nicht angegeben) soll für die neutrale Fraktion des Ether-Extraktes der Droge 7.425 mg/kg KG bei einer ED_{50} von 2.646 mg/kg KG, für den wäßrig-ethanolischen Extrakt 4.162 mg/kg KG (ED_{50} = 2.526 mg/kg KG), für Arteannuin B 5.105 mg/kg KG (ED_{50} = 130 mg/kg KG) und für reduziertes Arteannuin B 465 mg/kg KG (ED_{50} = 33 mg/kg KG) betragen. Für ölige Suspensionen von Arteannuin B wird bei i. m. Applikation eine LD_{50} von 2.800 mg/kg KG, bei i. p. Applikation von 1.558 mg/kg KG sowie für die wäßrige Suspension von Arteannuin B bei s. c. Injektion von über 9.000 mg/kg KG angegeben.[72]

Artemisia capillaris Thunb.

Synonyme: *Artemisia sachalinensis* Tiles ex Bess.

Sonstige Bezeichnungen: Dt.: Besenbeifuß; chin.: Yinchen.

Botanische Beschreibung: Halbstrauch, 30 bis 100 cm hoch werdend, stark verzweigt. Obere Blätter an vegetativen Sprossen mit langen Petiolen, Blattspreiten zweifach gefiedert, Blattspreiten ca. 1,5 bis 9 cm lang und 1 bis 7 cm breit. Blattoberfläche kahl bis seidig glänzend behaart. Viele Blütenköpfe, 1,5 bis 2 mm lang und etwa genauso breit im Durchmesser, in Rispen angeordnet. Achänen ca. 0,8 mm lang. Blütezeit von September bis Oktober.[81]

Inhaltsstoffe: Aus frischen oberirdischen Teilen von *Artemisia capillaris* wurde über Wasserdampfdestillation ein komplex zusammengesetztes ätherisches Öl isoliert; die Ausbeute betrug 0,8 % bezogen auf die eingesetzten frischen Pflanzenteile.[82] Insgesamt wurden 33 Komponenten des ätherischen Öls mittels GC-MS identifiziert. Unter diesen befinden sich z. B. β-Pinen, Limonen, γ-Terpinen, *ar*-Curcumen sowie als Hauptkomponente das Polyacetylen-Derivat Capillen.[82] In Früchten und Wurzeln von *A. capillaris* wurden ebenfalls flüchtige Verbindungen nachgewiesen, unter diesen befinden sich wiederum als Hauptkomponenten Polyacetylene wie z. B. das Capillen, Capillin oder Capillarin.[15]

Verbreitung: In Ostasien (China, Korea, Japan, Philippinen).[59]

Drogen: Artemisia-capillaris-Kraut. In *ChinP IX* ist *A. capillaris* eine der beiden Stammpflanzen für die Droge Artemisiae scopariae herba (Yinchen).

Artemisiae scopariae herba (Artemisia-capillaris-Kraut)

Synonyme: Herba Artemisiae Scopariae.

Sonstige Bezeichnungen: Engl.: Virgate Wormwood Herb;[62] chin.: Yinchen.

Monographiesammlungen: Herba Artemisiae Scopariae (Yinchen) *ChinP IX*.

Definition der Droge: Die getrockneten, jungen Pflanzen *ChinP IX*.

Stammpflanzen: *Artemisia capillaris* Thunb. *ChinP IX* läßt auch *A. scoparia* Waldst. et Kit. als Stammpflanze für Artemisiae scopariae herba zu.

Herkunft: Ostasien, vornehmlich aus Anbau.

Ganzdroge:
Geruch. Erfrischend, aromatisch.
Geschmack. Bitterscharf.
Großteils zu Knäueln gewickelt, grauweiß oder graugrün gefärbt, gänzlich weiß, weich und samtig behaart. Feine, zarte Stengel, 1,5 bis 2,5 cm lang, 0,1 bis 0,2 cm im Durchmesser. Nach Entfernen der Behaarung sind deutliche Längslinien erkennbar. Spröde Konsistenz, leicht brechbar. Gestielte Blätter, die ausgebreiteten Blattspreiten sind einfach oder dreizählig gefiedert, die Blätter sind 1 bis 3 cm lang und ca. 1 cm breit; die Fiedern sind eiförmig, spatelförmig oder lineal geformt und am vorderen Ende zugespitzt.[62,63]
Mikroskopisches Bild. In der Blattaufsicht Epidermiszellen mit wellig gekrümmten Antiklinalwänden und Längsdurchmessern von 25 bis 58 bis 112 µm; leicht aus der Oberfläche herausragend, anomocytische Stomata. Die Oberfläche ist dicht mit T-Haaren besetzt, diese bestehen aus einem Stiel und einem Querbalken; die Zelle des Querbalkens verläuft gerade oder ist an der Übergangsstelle zur Basis V-förmig geknickt, die beiden Äste sind unterschiedlich lang, Gesamtlänge zwischen 1.300 bis 1.600 µm, die Zellwände sind extrem stark verdickt, wodurch das Zell-Lumen oft nur als Strich erkennbar ist, 1 bis 2 Stielzellen mit Wandstärken von 5 bis 8 µm. Gelegentlich sind Drüsenhaare mit ovalen, aus zwei halbrunden Drüsenzellen aufgebauten Drüsen erkennbar; diese sind mit gelben, öligen Stoffen angefüllt. Die Epidermis der Blattoberseite unterscheidet sich nur wenig von der der Blattunterseite. Querschnitt durch die Mittelrippe der Endfieder: Eine Lage länglich runder Epidermiszellen in dichter Anordnung; darauf sind Stomata, Stiele von T-Haaren und mehrzellige Drüsenhaare erkennbar; die Drüsenhaare sind häufig in die Epidermis versenkt, oft sind 2 bis 4 Zellen einzeln in einer Linie angeordnet. Isolaterale Mesophyllzellen. Die Mesophyllzellen der Blattunterseite sind lockerer und relativ unregelmäßig angeordnet. Die Mit-

telrippe tritt an der Blattunterseite deutlich hervor, an der Blattoberseite ist keine Aufwölbung erkennbar. Das Palisadengewebe der Blattoberseite erstreckt sich bis zur Mittelrippe, an der Blattunterseite ist das Palisadengewebe nicht gänzlich durchgehend; das Gefäßbündel liegt im Zentrum des Grundgewebes eingebettet, darüber kommen 1 bis 2 rundliche, von 5 bis 10 sezernierenden Zellen umgebene Exkretbehälter zu liegen.[63]

Inhaltsstoffe: Aus der Droge wurden die methoxylierten Flavone Cirsilineol, Cirsimaritin, Genkwanin,[87] Eupatolitin und Arcapillin isoliert.[85,86]
Ferner finden sich Polyacetylen-Derivate wie das Capillen, Capillin, Capillon, Capillarin, Dehydrofalcarinon sowie Dehydrofalcarinol.[15]
Flüchtige Terpenderivate umfassen z. B. α- und β-Pinen, *p*-Cymen, α-Terpineol, Bornylacetat, β-Elemen sowie β-Caryophyllen.[15]
Ferner wurden das Cumarin Scoparon,[15,89,90], zwei stereoisomere prenylierte Zimtsäuren, Capillartemisin A und B[91] und das Phenoxychromon-Derivat Capillarisin[92] isoliert.

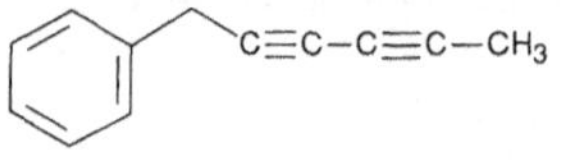

Capillen

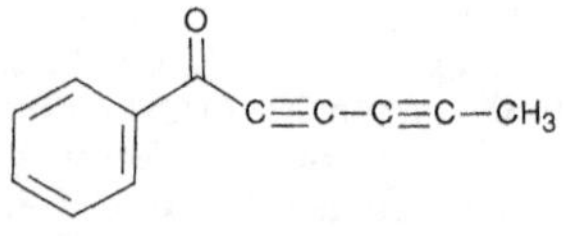

Capillin

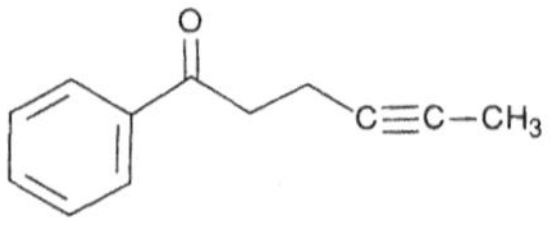

Capillon

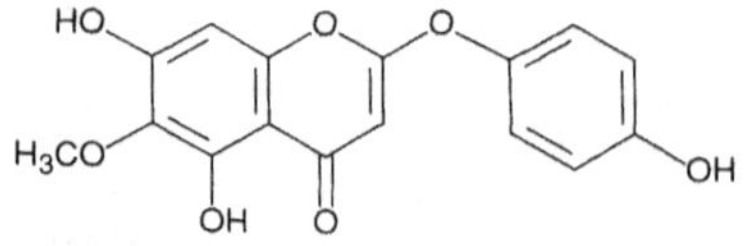

Capillarisin

Identität:
- 1 g der gepulverten Droge wird mit 20 mL Ethanol versetzt, auf dem Wasserbad unter Rückflußkühlung 30 min erhitzt und anschließend filtriert. Das Filtrat stellt eine blaß gelbgrün gefärbte Lösung dar, unter UV-Licht der Wellenlänge 365 nm kann violettrote Fluoreszenz beobachtet werden.
- 0,1 g der gepulverten Droge werden auf ein Blatt Filterpapier aufgestreut und mit 2 bis 3 Tropfen Chloroform versetzt. Das Filterpapier wird an der Luft trocknen gelassen. Nach Entfernung des Drogenpulvers wird das Filterpapier unter UV-Licht der Wellenlänge 365 nm betrachtet: Es ist blau-weiße Fluoreszens zu beobachten.
- 1 g der grob gepulverten Droge wird mit 15 mL Wasser versetzt, 4 h am Wasserbad erwärmt und nach dem Erkalten filtriert. 10 mL des Filtrates werden dreimal jeweils mit der gleichen Menge Chloroform ausgeschüttelt (beim ersten Ausschüttelvorgang werden dem Chloroform 5 mL Ethylacetat zugesetzt), die organischen Phasen werden vereinigt und mit wasserfreiem Natriumsulfat getrocknet; zuletzt wird das Lösungsmittel abgedampft, wobei ein öliger Rückstand anfällt. Dieser wird in 0,5 mL Ethanol unter schwachem Erwärmen am Wasserbad gelöst, mit 4 Tropfen einer 0,5 %igen Lösung von 2,4-Dinitrophenylhydrazin in 2 N Salzsäure versetzt und geschüttelt; während bei Artemisia-scoparia-Kraut ein orangeroter, körniger Niederschlag entsteht, wird bei *A. capillaris* nur sehr wenig eines blaßorange gefärbten Niederschlags oder auch gar kein Niederschlag beobachtet.[63]

Reinheit:
- Trocknungsverlust: Der Wert darf 12,0% (6 h) nicht übersteigen.[63]
- Normalasche: Der Wert darf 9,0% nicht übersteigen.[63]
- Säureunlösliche Asche: Der Wert darf 2,0% nicht übersteigen.[63]

Lagerung: Kühl und trocken lagern, vor Feuchtigkeit schützen *ChinP IX*.

Volkstümliche Anwendung und andere Anwendungsgebiete: Die Droge wird bei Lebererkrankungen (z. B. Gelbsucht infolge von Lebererkrankung) sowie bei verminderter Harnausscheidung verwendet.[62,63] Diese Anwendungsgebiete sind gegenwärtig nicht belegt.

Dosierung und Art der Anwendung: 6 bis 15 g Droge; bei äußerlicher Behandlung, für Waschungen und Dampfbehandlungen in ausreichender Menge.[62,63]

Artemisia cina O.C. BERG et C.F. SCHMIDT

Synonyme: *Artemisia cina* BERG, *A. cina* (BERG) WILLKOMM., *A. mogoltavica* POLJAK.

Sonstige Bezeichnungen: Dt.: Wurmsamen, Zitwerbeifuß, Zitwersamen; engl.: Wormseed; frz.: Barbotine, Semencine; it.: Semenzina.

Botanische Beschreibung: Ein immergrüner, ausdauernder Halbstrauch von 30 bis 60 cm Höhe mit vielen, schlanken Sproßachsen. Der knotige Wurzelstock treibt zahlreiche Blatt- und Blütenzweige. Die Stämme sind glatt und holzig, die Blätter fiederteilig an den nichtblühenden Zweigen. Die Blätter der blühenden Zweige sind klein und einfach. Die Blütenköpfchen sind klein und zahlreich (ca. 2 mm lang), von eiförmiger Gestalt und bräunlichgrüner Farbe, mit schuppigen Hüllkelchen; Blütezeit September.[6]

Verbreitung: In Persien, Turkestan und den Kirgisen-Steppen um Buchara.[6]

Anbaugebiete: Hauptsächlich Kasachstan.[59]

Drogen: Cinae flos, Artemisia cina hom. *HAB 34*, Cina hom. *PF X*, Artemisia cina hom. *HPUS 78*.

Cinae flos

Synonyme: Cinae anthodia, Cinae semen, Flores Cinae, Santonici semen.[59]

Sonstige Bezeichnungen: Dt.: Zitwerblüten, Zitwersamen.

Monographiesammlungen: Flores Cinae *DAB 6*, *ÖAB 9*, *Helv V*.

Definition der Droge: Die geschlossenen, noch nicht aufgeblühten Blütenknospen *DAB 6*.

Stammpflanzen: *Artemisia cina* O.C. Berg et C.F. Schmidt.

Herkunft: Mittelasien, hauptsächlich Kasachstan, aus Anbau und Wildbeständen.

Ganzdroge:
Geruch. Aromatisch.
Geschmack. Stark bitter.
Die Droge besteht aus den getrockneten, geschlossenen, noch nicht aufgeblühten Blütenständen. Diese sind ca. 2 bis 4 mm lang und 0,5 bis 1,5 mm breit. Sie bergen 3 bis 6 zwittrige Blütenknospen. Der Blütenboden ist schlank, walzenförmig und kahl.[93]
Mikroskopisches Bild. Die Flügel der Hüllkelchblätter weisen zumeist farblose Zellen auf. Die Zellen der Mittel- und Innenpartien der Hüllkelchblätter sind breiter und in doppelter Lage. Auf den Hüllblättern finden sich Spaltöffnungen sowie gelbliche, vielzellige "Compositen-Drüsenhaare" sowie zumeist kollabierte lange, einzellige Hare. Im Parenchym der Hüllblätter finden sich kleine Calciumoxalatdrusen. Die Einzelblüte hat einen unterständigen, einfächerigen Fruchtknoten mit aufrechter, anatroper Samenanlage. Die zumeist unreifen Pollenkörner haben eine glatte Membran mit drei spaltförmigen Austrittstellen.[93]

Pulverdroge: Es finden sich Fragmente der Hüllblättchen, Drüsenhaare und die zumeist kollabierten einzelligen Haare. Ferner Pollenkörner sowie seltener Calciumoxalatdrusen.[93]

Verfälschungen/Verwechslungen: Durch ausgezogenes Senfmehl.

Inhaltsstoffe: Sesquiterpenlactone mit der Hauptkomponente α-Santonin, ferner die Lactone Artemisin und β-Santonin.[146–149] Der Gehalt an Sesquiterpenlactonen beträgt nach unterschiedlichen Angaben zwischen 1 und 7 % in der Droge.[94]

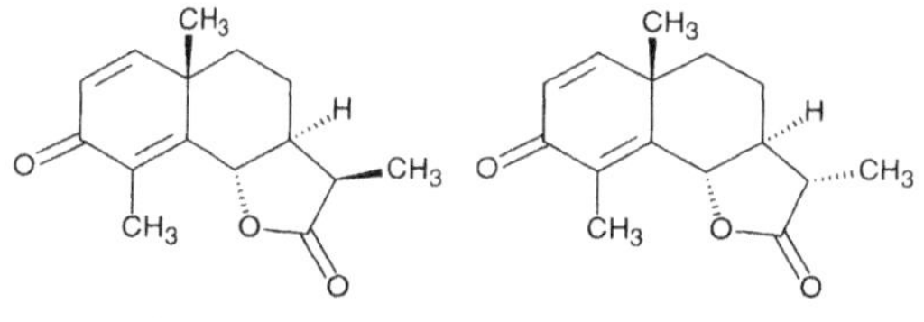

α-Santonin β-Santonin

Identität: Nach *DAB 6* (analog *ÖAB 9*): Das Pulver färbt sich mit weingeistiger Kalilauge sofort tieforange. Diese Reaktion ist nicht in allen Fällen verläßlich. Zu besseren Ergebnissen führt folgende Ausführung: Etwa 2 g Pulver werden in ein Rundfilter geschüttet. Darüber gießt man langsam etwa 5 mL Chloroform. Das Filtrat wird anschließend eingedampft. Der Rückstand gibt, mit alkoholischer Kalilauge angefeuchtet, eine orange bis rote Färbung.

Reinheit: Zitwerblüten dürfen Stengelteile, Stücke von schmallinearen, behaarten Laubblattabschnitten nur in sehr geringer Menge, sonstige Beimengungen gar nicht enthalten. Feinstachelige Pollenkörner (Tanacetum) sowie stark verholzte Zellen vom Rande der Hüllblättchen und stark verholzte Fasern (anderer Artemisia-Arten) dürfen nicht enthalten sein. Mineralische Beimengungen dürfen höchstens 1 % betragen *DAB 6*.

Gehalt: Als Mindestgehalt an Santonin wird vom *ÖAB 9* 2,5 %, vom *DAB 6* 2 % gefordert.

Gehaltsbestimmung: Es existieren zahlreiche Methoden zur Santonin-Gehaltsbestimmung. Nach dem *DAB 6* werden 10 g gepulverte Droge mit 100 g Benzol unter Schütteln eine halbe Stunde lang extrahiert. Anschließend werden 80 g der Lösung filtriert, eingeengt, in 15 g abs. Ethanol und 85 g Wasser aufgenommen und 15 min mittels eines Rückflußkühlers erhitzt. Die heiße Lösung wird filtriert. Anschließend werden 0,1 g weißer Ton hinzugegeben, gefolgt von nochmaligem Erhitzen unter Rückfluß (15 min). Anschließend wird wieder filtriert. Die Lösung wird 24 h lang bei etwa 15 °C lichtgeschützt aufbewahrt. Das Santonin kristallisiert aus, kann von der Lösung getrennt und gravimetrisch bestimmt werden. Diese sowie die anderen Verfahren zur Gehaltsbestimmung sind zeitaufwendig, bedenklich wegen des eingesetzten Benzols und dürften angesichts der Möglichkeiten, die die HPLC heute bietet, z. B. in Lit.[95], als überholt gelten.

Wirkungen: Pharmakologische Untersuchungen zur Droge liegen nicht vor, da schon seit 1830 isoliertes Santonin zur Verfügung stand. Aufgrund des hohen Santoningehaltes der Droge können die für Santonin beschriebenen Wirkungen und Risiken jedoch für die Droge von Bedeutung sein.
7 und 12 mg/kg KG α- bzw. β-Santonin p. o. führen bei Ratten zu einer Erniedrigung der rektal gemessenen Körpertemperatur bei durch s.c. Bierhefe-Injektion erzeugtem Fieber. Der Effekt war dosisabhängig und durch Haloperidol (1 mg/kg KG i. p.) antagonisierbar. Es wird vermutet, daß α- und β-Santonin die Körpertemperatur analog Dopamin beeinflussen.[88]

Anwendungsgebiete: Die Anwendung der Droge bei Wurmerkrankungen ist obsolet.

Dosierung und Art der Anwendung: *Zubereitung.* Angaben zur Droge liegen nicht vor. Bei Erwachsenen werden 200 mg/Tag Santonin, bei Kindern 100 mg/Tag für 2 bis 3 Tage verordnet und sollen im allgemeinen gut vertragen werden.[97] Andererseits wird von zahlreichen Vergiftungen durch Einnahme von Santonin in therapeutischer Dosierung berichtet.[52,98]

Volkstümliche Anwendung und andere Anwendungsgebiete: Zur Bekämpfung von parasitischen Würmern, meist Spulwürmern.[96]

Dosierung und Art der Anwendung: Gebräuchliche Einzeldosis: 1 bis 2 g *ÖAB 9*.
Das Pulver wird morgens verabreicht und einige Stunden nachher Rizinusöl oder Natriumsulfat gegeben. Am anderen Tag wird die Kur wiederholt.[96]

Unerwünschte Wirkungen: Berichte zu Nebenwirkungen liegen zur Droge nicht vor, sind aber analog zu Santonin zu erwarten. Als Nebenwirkungen bei Einnahme von Santonin in therapeutischen Dosen werden Nierenirritationen, gastrointestinale Beschwerden, Benommenheit, epileptiforme Krämpfe und Sehstörungen beschrieben.[97] *Blut.* Ein 2,5-jähriges Negermädchen, das im Rahmen der Selbstmedikation ein Santonin-haltiges Arzneimittel in unbekannter Menge wegen vermuteter Wurmerkrankung erhielt, bekam eine schwerwiegende hämolytische Anämie. Andere Ursachen einer Hämolyse wie genetische Ursachen, Infektionen, Sepsis etc. werden von den Autoren als nicht wahrscheinlich angesehen. Durch einmalige, perorale Gabe von 0,2 mg/kg KG Santonin wurde beim Kaninchen eine Hämolyse hervorgerufen.[99]

Beeinflussung des Reaktionsvermögens: Toxische Dosen von Santonin sollen zu einer Pupillenerweiterung führen, die nicht nur die zentrale Sehschärfe herabsetzt, sondern auch infolge Ausfalls des Pupillenspiels zu vermehrter Blendungsempfindlichkeit führt. Die Verkehrsfähigkeit kann erheblich beeinflußt werden.[100]

Schwangerschaft: Santonin, das von einer Schwangeren zu Abtreibungszwecken 45 min vor der Geburt in einer Dosierung von 0,3 bis 0,5 g eingenommen wurde, konnte in der Frucht nachgewiesen werden.[101] Nähere Angaben fehlen.

Akute Toxizität: *Mensch.* Tödliche Vergiftungen mit Zitwerblüten bei Einnahme von weniger als 10 g der Droge sind bekannt.[52] Als Symptome werden Erbrechen, Schmerzen in der Magengegend, Konvulsionen, Kälte der Haut, weite, kaum reagierende Pupillen, Somnolenz und Asphyxie genannt. Nähere Angaben liegen nicht vor. Die Droge wird der Stammpflanze *Artemisia maritima* zugeordnet,[52] was fragwürdig ist.
Vergiftungen, auch mit tödlichem Ausgang, wurden bei medizinischer Verwendung von Santonin beobachtet. Als typisches Symptom wird die Xanthopsie (Gelbsehen) beschrieben. Außerdem soll es in schweren Fällen zu Hämaturie, Albuminurie, Temperaturabfall, Miktionsbeschwerden, Krämpfen und Bewußtlosigkeit kommen.[98]
Die letale Dosis für Kinder ist mit 60 bis 300 mg Santonin angegeben,[98] nach Lit.[52] überlebten Kinder die Einnahme von 0,72 g Santonin. Nähere Angaben liegen nicht vor.

Chronische Toxizität: *Mensch.* Es wird von einem Kind berichtet, das innerhalb von 4 Monaten mindestens 4 g Santonin eingenommen hatte.[52] Das Kind wurde immer schwächer bis es sich nicht mehr erheben konnte und entwickelte Gesichtshalluzinationen, Xanthopsie, weite, reaktionslose Pupillen, beschleunigte Atmung und klonische Krämpfe ohne Bewußtseinsstörung. Nach 6wöchiger Therapie trat Besserung ein. Nähere Angaben liegen nicht vor.

Mutagenität: Die cytotoxische Aktivität und Mutagenität von Sesquiterpenlaktonen wurde *in vitro* an Chinesischen Hamsterovarzellen untersucht. Für α-Santonin wurde in Konzentrationen von 0,78 bis 100 ppm keine cytotoxischen Effekte oder chromosomalen Aberrationen gesehen.[102]

Toxikologische Daten: *LD-Werte.* Die letale Dosis für Santonin beim Menschen wird mit 15 mg/kg KG bei nicht bekannter Applikationsart (vermutlich p. o.) genannt.[103]
Für Santonin beträgt die LD_{50} bei Mäusen bei peroraler Applikation 900 mg/kg KG,[104] bei i. p. Gabe 130 mg/kg KG[105] und bei i.v. Gabe 180 mg/kg KG.[106]

Artemisia cina hom. *HAB 34*

Synonyme: Cina, Zitwerblüten.

Monographiesammlungen: Artemisia cina hom. *HAB 34*.

Definition der Droge: Getrocknete, kurz vor dem Aufblühen gesammelte Blütenköpfe.

Stammpflanzen: *Artemisia cina* O.C. BERG et C.F. SCHMIDT.

Zubereitungen: Tinktur nach *HAB 34*, § 4 durch Mazeration mit 90 %igem Weingeist. Die 2. und 3. Dezimalpotenz werden mit 90 %igem, die 4. mit 60 %igem und die höheren Verdünnungen mit 45 %igem Weingeist bereitet. Eigenschaften: Die Tinktur ist von bräunlichgelber Farbe und dem charakteristischen Geruch und Geschmack der Cinablüten.
Urtinktur nach *HAB 1*, Vorschrift 4a mit Ethanol 86 % (*m/m*); D2 und D3 mit Ethanol 86 % (*m/m*); D4 mit Ethanol 62 % (*m/m*); ab D5 mit Ethanol 43 % (*m/m*).[119]

Anwendungsgebiete: Die Anwendungsgebiete entsprechen dem homöopathischen Arzneimittelbild. Dazu gehören: Fieberanfälle, Wurmbeschwerden; Krampfneigung; Stimmungsänderung bei Kindern.[119]

Dosierung und Art der Anwendung: Soweit nicht anders verordnet:
1- bis 3mal täglich 5 bis 10 Tropfen, 1 Messerspitze Verreibung, 1 Tablette oder 5 bis 10 Streukügelchen einnehmen.
Injektionslösungen 2mal wöchentlich 1 mL s. c. injizieren.

Unerwünschte Wirkungen: Nicht bekannt.
Hinweis: Es können vorübergehend Erstverschlimmerungen vorkommen, die jedoch unbedenklich sind.[119]

Wechselwirkungen: Nicht bekannt.[119]

Gesetzl. Best.: *Offizielle Monographien.* Aufbereitungsmonographie der Kommission D am BGA "Artemisia cina (Cina)".[119]

Cina hom. *PFX*

Synonyme: Artemisia cina.

Monographiesammlungen: Cina pour préparations homéopathiques *PFX*.

Definition der Droge: Die vor dem Aufblühen gesammelten Blütenköpfchen.

Stammpflanzen: *Artemisia cina* O.C. BERG et C.F. SCHMIDT.

Zubereitungen: Urtinktur aus kurz vor dem Aufblühen gesammelten Blütenköpfchen mit 65% (*V/V*) Ethanol nach den allgemeinen Zubereitungsvorschriften *PFX*. Die Urtinktur ist eine braune Lösung von harzigem Geruch und widerlich bitterem Geschmack.

Cina hom. *HPUS 78*

Synonyme: Artemisia cina, Wormseed.

Monographiesammlungen: Cina *HPUS 78*.

Definition der Droge: Die getrockneten Blütenköpfe (importiert).

Stammpflanzen: *Artemisia cina* O.C. BERG et C.F. SCHMIDT.

Zubereitungen: Zubereitung von 1000 mL Urtinktur aus 100 g gepulverten Blütenköpfen und einer genügenden Menge an Ethanol 94,9% (*V/V*).
Verdünnungen. D2 (2×) und höher mit Ethanol 84% (*V/V*).
Medikationen. D1 (1×) und höher.
Verreibungen. D1 (1×) und höher.

Gehalt: *Urtinktur.* Arzneigehalt $^{1}/_{10}$.

Artemisia dracunculus L.

Synonyme: *Artemisia inodora* WILLD., *Artemisia redowskyi* LEBED., *Oligosporus condimentarius* CASS.

Sonstige Bezeichnungen: Dt.: Dragon, Escadronkraut, Estragon; engl.: Tarragon; frz.: Dragon, Estragon; it.: Dragoncello, Dragone.

Systematik: Zwei Sorten werden hauptsächlich angebaut: Die Gruppensorte "Deutscher Aromatischer Estragon", die auch als Französischer Estragon gehandelt wird, und die Gruppensorte "Russischer Estragon".

Botanische Beschreibung: Kahle, 60 bis 120 cm hohe Staude, Stengel meist zahlreich, buschig verzweigt, oberwärts mit rispigen Blütenästen. Laubblätter ungeteilt (nur die untersten an der Spitze 3spaltig), lanzettlich bis lineal, 2 bis 10 cm lang und 2 bis 100 mm breit, fiedernervig, stachelspitzig, ganzrandig oder schwach gesägt, etwas glänzend. Köpfe nickend, fast kugelig, 2 bis 3 mm groß, weißlich, zuletzt rötlich, zu lockeren Rispen vereinigt. Äußere Hüllblätter länglich-elliptisch, größtenteils grün, innere eiförmig, breit hautrandig. Randblüten weiblich, Scheibenblüten zwitterig, aber unfruchtbar, Krone gelblich, Blütenboden nackt. Geruch durchdringend, aromatisch. Blüht von August bis Oktober.[6]

Verbreitung: Heimisch in Rußland und der Mongolei; durch Anbau nahezu weltweit verbreitet.

Anbaugebiete: Deutschland, Italien, Frankreich, Rußland, Argentinien.

Drogen: Artemisia-dracunculus-Kraut.

Artemisia-dracunculus-Kraut

Synonyme: Dracunculi herba.

Sonstige Bezeichnungen: Dt.: Dragonkraut, Estragonkraut; engl.: Esdragon; frz.: Herbe d'estragon.

Definition der Droge: Das zur Blütezeit gesammelte, vorsichtig getrocknete Kraut.

Stammpflanzen: *Artemisia dracunculus* L.

Herkunft: Hauptsächlich Deutschland, Südeuropa und Rußland; aus Anbau.

Ganzdroge: Der "Deutsche Estragon" besitzt kahle, ca. 2,5 cm lange und ca. 0,7 cm breite Blätter. Der Geruch ist beim Zerreiben aromatisch, der Geschmack anisartig, würzig, leicht brennend. Der "Russische Estragon" hat ca. 3,3 cm lange und 0,4 cm breite Blätter. Beim Zerreiben ist der Geruch nur schwach, der Geschmack ist kerbelartig, leicht bitter.[107]
Mikroskopisches Bild. Obere und untere Epidermis der Laubblätter aus relativ großen Zellen mit leicht welligen Wänden; Spaltöffnungen mit 3 bis 4 Nebenzellen; Cuticula deutlich gefaltet, die Falten um Spaltöffnungen und Drüsenschuppen meist sternförmig. Drüsenschuppen aus 4 bis 5 Zellpaaren bestehend.[107]

Inhaltsstoffe: Die Droge enthält ätherisches Öl, das im "Deutschen Estragon" einen Gehalt von 0,25 bis 3,1%, im "Russischen Estragon" einen Gehalt von 0,1 bis 2,1% besitzt.[108] Das Öl ist komplex zusammengesetzt, mindestens 50 verschiedene flüchtige Verbindungen wurden nachgewiesen,[83] u.a. α-Pinen, β-Pinen, Camphen, Limonen, Methylchavicol, *p*-Methoxy-Zimtaldehyd und Linalool.[114,115] Das Öl des "Deutschen Estragons" besteht überwiegend aus Methylchavicol, daneben sind Ocimen und Myrcen als weitere vorherrschende Verbindungen enthalten.[107] Das ätherische Öl des "Russischen Estragons" enthält kein Methylchavicol, charakteristisch ist der rosenartige Geruch dieses Öls.[107] Ferner enthält die Droge Glykoside des Quercetins und Patuletins,[116] das lipophile Flavon 5,3'-Dihydroxy-7,4'-dimethoxyflavon,[117] die Cumarine Herniarin, Scoparon,[109] Scopoletin[118] und die Isocumarine Artemidin, Artemidinal[111,112] und Artemidinol.[113]

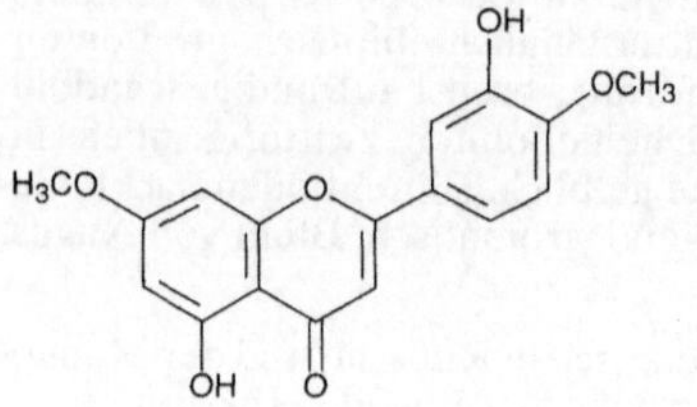
5,3'-Dihydroxy-7,4'-dimethoxyflavon

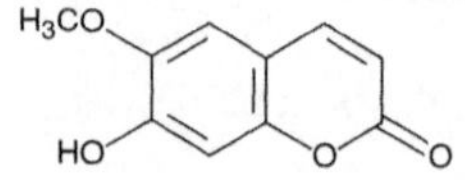
Scopoletin

Gehaltsbestimmung: Gehaltsbestimmung des ätherischen Öls mittels Wasserdampfdestillation.

Volkstümliche Anwendung und andere Anwendungsgebiete: Als appetitanregendes Mittel.[107]

Tox. Inhaltsstoffe u. Prinzip: Die LD_{50} eines nicht näher definierten Extraktes an der Maus beträgt bei i. p. Gabe 215 mg/kg KG.[120]

Sonst. Verwendung: *Haushalt.* Zur Herstellung von Kräuteressigen und Würzen.[107]

Artemisia scoparia WALDST. et KIT.

Synonyme: *Artemisia piperita* PALLAS.

Sonstige Bezeichnungen: Dt.: Besenbeifuß.

Botanische Beschreibung: Pflanze 2jährig, 3 bis 10 cm hoch, Wurzel spindelförmig, im ersten Jahr eine Blattrosette (Laubblätter bis 15 cm lang), im zweiten einen Blütensproß bildend. Stengel einzeln, aufrecht oder aufsteigend, bis über die Mitte rispig-ästig, braunrot, kahl, seltener schwach seidenhaarig. Laubblätter kahl, seltener schwach seidenhaarig, die der grundständigen Rosette doppelt fiederteilig oder 3schnittig, mit länglich-keiligen, fiederlappigen Abschnitten, zur Blütezeit bereits vertrocknet, die unteren Stengelblätter 3fach, die oberen doppelt fiederteilig mit fädlich-linealen, verlängerten Zipfeln. Köpfe breit-eiförmig, 1,5 bis 2 mm lang, kurz gestielt, nickend, in einer reichästigen, oft bis zum Stengelgrund reichenden Rispe. Hüllblätter kahl, glänzend, grünlich oder rötlich, stumpf, häutig gerandet. Blüten rötlich, die Scheibenblüten röhrig, zwitterig, unfruchtbar, die Randblüten weiblich, röhrig-fädlich, fruchtbar. Blütenboden kahl. Früchte ca. 0,8 mm lang. Pflanze blüht von August bis Oktober.[6]

Inhaltsstoffe: Die frischen Blätter enthalten ätherisches Öl in Ausbeuten von 0,2 bis 2,5 %. Dieses Öl enthält als Hauptkomponenten Polyine wie das Capillen oder das Capillin.[121]

Verbreitung: Im gemäßigten und kontinentalen Asien, ferner Rußland, Litauen, Polen, Donau- und Balkanländer, adventiv bis Dänemark, ins Rheingebiet und Südfrankreich.[6]

Drogen: Artemisiae scopariae herba.

Artemisiae scopariae herba (Artemisia-scoparia-Kraut)

Sonstige Bezeichnungen: Dt.: Besenbeifußkraut; chinesisch: Yinchen.

Monographiesammlungen: Artemisiae scopariae herba *ChinP IX*.

Definition der Droge: Die getrockneten, jungen Pflanzen *ChinP IX*.

Stammpflanzen: *Artemisia scoparia* WALDST. et KIT.; nach *ChinP IX* ist auch *A. capillaris* THUNB. als Stammpflanze zugelassen.

Herkunft: Hauptsächlich aus Asien.

Ganzdroge: S. Beschreibung der Droge Artemisiae scopariae herba (Artemisia-capillaris-Kraut).

Inhaltsstoffe: Die Droge enthält ätherisches Öl; der Gehalt ist unbekannt, da dieser nur für die frische Pflanze bestimmt wurde.[121] Bestandteile des äth. Öles sind α- und β-Pinen, Myrcen, Cineol, *p*-Cymol, Carvon, Thujon, Apiol, Isoeugenol, Cadinen,[122] Caryophyllen-Epoxid,[123] Vanillin, Capillin, und 1-Phenyl-2,4-hexadiin-1-ol.[124]
Desweiteren wurden die Flavone 7-Methylaromadendrin, Rhamnocitrin, Eupalitin, Cirsimaritin und Eupatolitin, die Cumarin-Derivate 7-Methylesculetin, Scoparon und Scopoletin[125] und das Isocumarin-Derivat Capillarin[126] isoliert. Chlorogensäure sowie *p*-Hydroxacetophenon wurden ebenfalls isoliert.

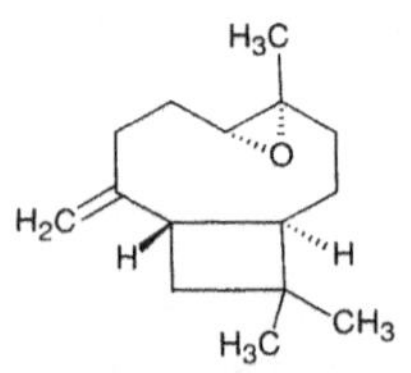
Caryophyllen-Epoxid

Identität: S. Artemisia-capillaris-Kraut.

Reinheit: S. Artemisia-capillaris-Kraut.

Volkstümliche Anwendung und andere Anwendungsgebiete: Die Droge wird bei Gelbsucht (hervorgerufen durch Lebererkrankungen) und verminderter Harnausscheidung verwendet.[62,63] Die Anwendungsgebiete sind derzeit nicht belegt.

Artemisia vulgaris L.

Synonyme: *Artemisia lactiflora* WALL. ex DC., *Artemisia samamisica* BESS.

Sonstige Bezeichnungen: Dt.: Gemeiner Beifuß, Gewürzbeifuß; engl.: Bulwand-wormwood, Mugwort; frz.: Armoise, Couronne de Saint-Jean; it.: Amarella.

Systematik: Es existieren die beiden Varietäten *A. vulgaris* var. *vulgaris* und var. *indica* (WILLD.) MAXIM. Die Varietät *vulgaris* kommt in Europa, sowie im mittleren und nördlichen Asien vor (in Amerika eingebürgert), die Varietät *indica* kommt in Süd- und Ostasien vor.[59]

Botanische Beschreibung: Langsproßstaude mit ästigem, mehrköpfigem Wurzelstock, aber ohne Ausläufer und ohne überwinternde Rosetten. Sprosse meist nur schwach behaart, oft rotüberlaufen, mit schwachem, unangenehmem Geruch. Stengel aufrecht oder aufsteigend, ca. 0,3 bis 2,1 m hoch, kantig, derb, aber alljährlich absterbend, meist rispig verzweigt und mehr oder weniger flaumig behaart. Laubblätter ca. 5 bis 10 cm lang, derb, am Rand oft etwas umgerollt, oberseits meist dunkelgrün, kahl, seltener behaart, unterseits weißfilzig, die rosettenständigen Blätter kurz gestielt, fast leierförmig-fiederlappig, mit großem 3- bis 5lappigem Endabschnitt und darunter 1 bis 2 Paaren kleiner Seitenläppchen; die übrigen Blätter sitzend oder fast sitzend, mit geöhreltem Grund, die untersten doppelt, die mittleren und oberen einfach fiederteilig, mit lanzettlichen, spitzen, ganzrandigen oder mit einzelnen Zähnen versehenen, ca. 3 bis 6 mm breiten Abschnitten. Köpfe eiförmig, ca. 3 bis 4 mm lang, 2 mm breit, kurz gestielt, aufrecht oder nur wenig nickend, sehr zahlreich in einer meist reichen dichten, reichästigen, von lanzettlichen Hochblättern durchblätterten Rispe. Hüllblätter außen grauweiß, filzig, mit grünem Mittelnerv; die äußeren lanzettlich, spitz, die inneren länglich, stumpf, breit hautrandig. Blüten gelblich oder rotbraun, fast kahl; die inneren zwitterig, die randständigen weiblich. Griffelschenkel der weiblichen Blüten fädlich. Blütenboden kahl. Pflanze blüht von Juli bis September.[6]

Verbreitung: Heimisch in ganz Europa, außer im Süden. Ferner in Asien und Nordamerika. Vornehmlich auf Schuttplätzen, Brachflächen, sowie an Flußufern und Bahndämmen anzutreffen.[6]

Drogen: Artemisiae herba, Artemisia vulgaris hom. *HAB 1*, Artemisia vulgaris hom. *HPUS 78*.

Artemisiae herba

Synonyme: Herba Artemisiae.

Sonstige Bezeichnungen: Dt.: Beifuß-, Jungfern-, Johannis-, Weibergürtelkraut; engl.: common wormwood, Felon Herb, Mugwort, St. John's Plant, Wild Wormwood; frz.: Armoise commune, Feuilles d'armoise; it.: Piccolo Assenzio; span.: Yerba de San Juan.

Monographiesammlungen: Herba Artemisiae *Helv V*, *EB 6*; Artemisia vulgaris *BHP 83*.

Definition der Droge: Die vorsichtig getrockneten, während der Blütezeit gesammelten Zweigspitzen *Helv V*, *EB 6*; die getrockneten, oberirdischen Pflanzenteile *BHP 83*.

Stammpflanzen: *Artemisia vulgaris* L. *Helv V*, *EB 6*, *BHP 83*.

Herkunft: Deutschland, Frankreich, Italien, Rußland, hauptsächlich aus Wildbeständen.

Ganzdroge: Blätter halbstengelumfassend, oberseits grün und unbehaart, unterseits weißfilzig (wichtiges Unterscheidungsmerkmal gegenüber Absinthii herba). Blütenköpfchen rötlich und in endständigen Rispen angeordnet. Stengel dick, deutlich längsgerillt, rotviolett und markhaltig.[96]

Schnittdroge:
Geruch. Schwach würzig.
Geschmack. Aromatisch, leicht bitter.
Die Schnittdroge ist gekennzeichnet durch die zahlreichen Blütenköpfchen mit den grauweißen, wollig behaarten Hüllkelchblättern und gelblichen oder meist rötlichen Blüten, durch unterseits weißfilzig behaarte und oberseits dunkel- bis schwarzgrün unbehaarte Blattstückchen und durch einzelne dicke, deutlich längsgerillte, rotviolette, markhaltige Stengelstücke.
Mikroskopisches Bild: Bifazial gebaute Blätter mit meist einer Palisadenschicht, lockeres Schwammgewebe, Spaltöffnungen nur auf Blattunterseite. T-förmige Haare, bis 1 mm lang, mit peitschenförmig gewundener Querzelle (Unterscheidung zu Absinthii herba) Hüllkelchblätter und Stengel ebenfalls mit T-förmigen Haaren. Drüsenhaare vom "Compositen-Typ".[96]

Pulverdroge: Blattfragmente, Haare und Drüsenschuppen. Fragmente der Hüllkelchblätter, Pollenkörner (glatte Oberfläche und 3 Austrittstellen).[96]

Verfälschungen/Verwechslungen: Evtl. mit Absinthii herba.

Inhaltsstoffe: Die Droge liefert ein ätherisches Öl mit einem Gehalt von 0,03 bis 0,2 %, das u. a. Cineol, Terpinen-4-ol, (+)- und (–)-Borneol, Thujon, sowie β-Pinen und Myrcen als Komponenten hat.[128] Ferner finden sich Sesquiterpensäuren vom Eudesmantyp,[129] die Sesquiterpenlactone Psilostachyin und Psilostachyin-C,[130] lipophile Flavonolderivate wie das 5,3'-Dihydroxy-3,7,4'-trimethoxyflavon sowie 7,8-Methylendioxy-9-Methoxycumarin.[131] In den Pollen finden sich Glykoproteine, die allergene Eigenschaften besitzen.[132,133]

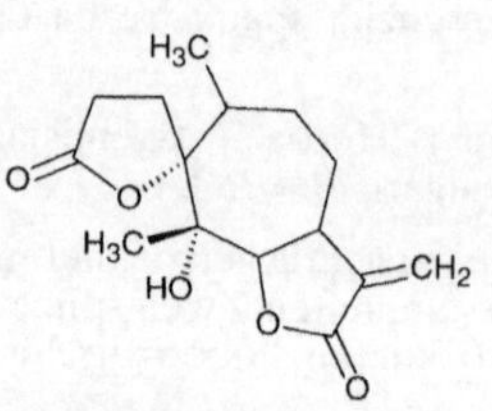

Psilostachyin

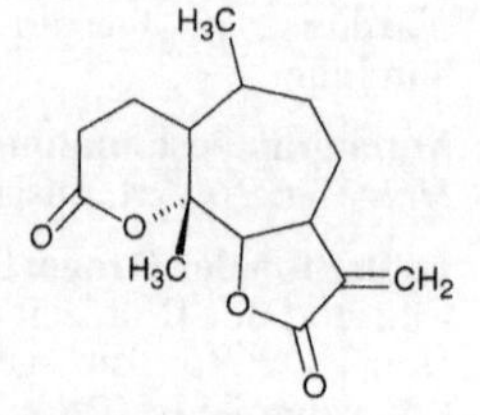

Psilostachyin-C

Zubereitungen: In China und Japan wird die sogenannte "Moxibustion" zur Behandlung von Krankheiten eingesetzt. Hierzu werden die Blätter von Artemisia vulgaris mit Wasser in einem Mörser zerstoßen. Nach dem Abtrennen gröberer Partikel werden die Pflanzenreste zu kleinen Kegeln (Moxa) geformt und getrocknet.. Diese Kegel werden auf der Haut des Patienten verbrannt.[134]
Fluidextrakt 1:1 mit Ethanol 25 % (*V/V*) *BHP83*.

Reinheit: Max. Aschegehalt der Droge 7 bis 8 % *Helv V*.

Gehaltsbestimmung: Wasserdampfdestillation, Gehalt an ätherischem Öl 0,03 bis 0,2 %.[128]

Wirkungen: Wäßrige Extrakte aus *Artemisia-vulgaris*-Blättern zeigten antimikrobielle Wirkungen gegen *Streptococcus mutans* Serotyp C und D bei einer minimalen Hemmkonzentration von 7,8 bzw. 11,7 mg/mL.[135]
Für alkoholische Extrakte der Droge wurde in einem *in vitro* Antimalaria-Test keine Hemmung der Aufnahme von (G-^{3}H)-Hypoxanthin in *Plasmodium falciparum* gesehen.[136]. Für wäßrige Extrakte der Ganzpflanze wurde ebenfalls in einer Verdünnung von 1:35 keine signifikante Hemmung des Wachstums von *Plasmodium falciparum* beschrieben.[44]
Das ätherische Öl aus Beifußkraut soll antimikrobiell gegen *Staphylococcus aureus*, *Aspergillus niger*, *Pseudomonas aeruginosa* und *Klebsiella pneumoniae* in einer Verdünnung von 1:1000 wirken.[45]
Am isolierten graviden Meerschweinchenuterus sollen die Zugabe von 2,4 und 8 mL eines wäßrigen Extraktes der Früchte (1 mL = 50 mg zerkleinerte Droge) zum Organbad (20 mL) eine Zunahme der Kontraktionen bewirken. Am nicht-graviden Uterus wurden keine Effekte beobachtet.[137] Die Ergebnisse müssen noch bestätigt werden.

Volkstümliche Anwendung und andere Anwendungsgebiete: Bei Erkrankungen des Verdauungsapparates, wie z. B. Appetitlosigkeit, Magengeschwüre oder Sodbrennen.[144]
BHP83 nennt als Indikatien verzögerte oder unregelmäßige Menstruation, Appetitlosigkeit, nervalbedingte Dyspepsie und Wurmbefall.
Die Wirksamkeit bei diesen Anwendungsgebieten ist bisher nicht belegt.

Dosierung und Art der Anwendung: *Droge.* 0,5 bis 2 g Droge als Aufguß 3mal täglich.[22]
Mehrmals täglich (5- bis 6mal) wird eine Messerspitze der pulv. Droge eingenommen.[144]
Zur Bereitung eines Tees wird ein Kaffeelöffel der Droge 10 min lang in einer Tasse kochenden Wassers ziehengelassen; 2 bis 3 Tassen am Tag.[144]
Zubereitung. Fluidextrakt *BHP83*: 0,5 bis 2 mL 3mal täglich.

Unerwünschte Wirkungen: *Allergische Wirkungen.* Nach vorangegangener Sensibilisierung können allergische Reaktionen ausgelöst werden.[138] Für Artemisiae herba wird am Meerschweinchen (Guinea pig maximation Test GPMT) eine schwache Sensibilisierungspotenz beschrieben.[139] Es existiert ein Fallbericht über Auslösung einer Kontaktdermatitis durch mehrmalige Applikation eines Beifußaufgusses.[150] Kontaktallergien sollen sehr selten sein. Kreuzreaktionen bei Chrysanthemen-Allergikern sollen hingegen häufiger auftreten.[46,140] Bei 31 Patienten mit Sellerie-Allergie wurden in 87 % eine Pollinosis mit einer im Hauttest und im RAST nachgewiesenen Beifußpollensensibilisierung beobachtet. Bei 52 % war klinisch und durch Testung eine Karotten-Allergie assoziiert (Sellerie-Beifuß-Karotten-Syndrom).[141]
Endokrinium, Genitalsystem. Eine abortive Wirkung wird beschrieben.[138]

Gegenanzeigen/Anwendungsbeschr.: Nach *BHP83* soll die Einnahme größerer Dosen (keine Spezifizierung) vermieden werden.

Akute Toxizität: *Tier.* Eine Reihe der im ätherischen Öl enthaltenen Monoterpene wie z. B. Campher, Linalool, Borneol oder Terpinen-4-ol wirken als Moskito-Repellents.[128]

Toxikologische Daten: *LD-Werte.* Die akute Toxizität des ätherischen Öles bei Ratten beträgt bei peroraler Gabe 960 mg/kg KG.[142]

Sonst. Verwendung: *Haushalt.* Als Gewürz bei z. B. Wildgerichten, zum Auslassen von Gänse- oder Schweinefett.[143]

Artemisia vulgaris hom. *HAB1*

Monographiesammlungen: Artemisia vulgaris *HAB1*.

Definition der Droge: Die frischen, zu Beginn des Winters geernteten, unterirdischen Teile.

Stammpflanzen: *Artemisia vulgaris* L.

Zubereitungen: Urtinktur und flüssige Verdünnungen nach *HAB1*, Vorschrift 3a. Die Urtinktur ist eine gelbe Flüssigkeit mit leicht bitterem Geschmack.

Identität: Prüflösung: Die Urtinktur wird mit Hexan ausgeschüttelt; die vereinigten organischen Phasen werden filtriert und zur Trockene eingedampft und der Rückstand in Ethanol 96 % aufgenommen.
Die Prüflösung wird vorsichtig und unter Kühlung mit Schwefelsäure 96 % versetzt und 20 min lang auf dem Wasserbad erhitzt. Wird die abgekühlte Lösung mit einer 1 %igen Lösung (*m/V*) von Vanil-

lin in Ethanol 90 % versetzt, färbt sich die Mischung rotbraun.
Die Prüflösung wird mit einer 3,5 %igen Lösung (*m/V*) von Hydroxylaminhydrochlorid in Ethanol 96 % und Natriumhydroxid-Lösung 8,5 % versetzt. Die Mischung wird auf dem Wasserbad erhitzt und 10 s lang im Sieden gehalten. Nach dem Abkühlen wird die Mischung mit 1 N Salzsäure auf etwa pH 4,5 eingestellt und mit Eisen(III)chlorid-Lösung versetzt. Die Mischung wird in ein Reagenzglas überführt und mit Äther R ausgeschüttelt. Die Ätherschicht ist rötlich violett gefärbt.
DC:
- Sorptionsmittel: Kieselgel HR (DC-Fertigplatte).
- Untersuchungslösung: Prüflösung.
- Referenzsubstanzen: Menthol, Cineol und Anethol.
- FM: Toluol – Ethylacetat (93 + 7).
- Detektion: Besprühen mit Anisaldehyd-Reagenz, Erhitzen 10 min lang auf 105 bis 110 °C und innerhalb von 10 min Auswertung im Tageslicht.
- Auswertung: Das Chromatogramm der Untersuchungslösung zeigt unterhalb der Referenzsubstanz Menthol zwei violette Zonen, darüber kann eine gelbgrüne Zone auftreten. Knapp unterhalb der Referenzsubstanz Cineol liegt eine violette Zone; knapp oberhalb kann eine rosaviolette Zone auftreten. Zwischen den Referenzsubstanzen Cineol und Anethol liegen eine oder zwei gelbe Zonen sowie unmittelbar unterhalb der Referenzsubstanz Anethol eine graublaue Zone. Oberhalb der Referenzsubstanz Anethol tritt eine violette Zone auf.

Reinheit:
- Relative Dichte: 0,894 bis 0,914.
- Trockenrückstand: Mindestens 2,0 %.

Lagerung: Vor Licht geschützt.

Anwendungsgebiete: Die Anwendungsgebiete entsprechen dem homöopathischen Arzneimittelbild. Dazu gehören: Krampfleiden; Wurmbeschwerden.[145]

Dosierung und Art der Anwendung: Soweit nicht anders verordnet:
1- bis 3mal täglich 5 bis 10 Tropfen, 1 Messerspitze Verreibung, 1 Tablette oder 5 bis 10 Streukügelchen einnehmen.
Injektionslösungen 2mal wöchentlich 1 mL s. c. injizieren.
Bei akuten Zuständen häufige Anwendung alle halbe bis ganze Stunde je 5 Tropfen oder 1 Tablette oder 10 Streukügelchen oder 1 Messerspitze Verreibung einnehmen; parenteral 1 bis 2 mL bis zu 3mal täglich s. c. injizieren.
Bei chronischen Verlaufsformen 1- bis 3mal täglich 5 Tropfen oder 1 Tablette oder 10 Streukügelchen oder 1 Messerspitze Verreibung einnehmen; parenteral 1 bis 2 mL pro Tag s. c. injizieren.

Unerwünschte Wirkungen: Nicht bekannt.
Hinweis: Es können vorübergehend Erstverschlimmerungen vorkommen, die jedoch unbedenklich sind.[145]

Gegenanzeigen/Anwendungsbeschr.: Nicht bekannt.[145]

Wechselwirkungen: Nicht bekannt.[145]

Gesetzl. Best.: *Offizielle Monographien.* Aufbereitungsmonographie der Kommission D am BGA "Artemisia vulgaris".[145]

Artemisia vulgaris hom. *HPUS 78*

Synonyme: Mugwort.

Monographiesammlungen: Artemisia vulgaris *HPUS 78.*

Definition der Droge: Die Wurzeln, die bei trockenem Wetter gesammelt werden sollten. Die Wurzeln dürfen nicht gewaschen werden.

Stammpflanzen: *Artemisia vulgaris* L.

Zubereitungen: Zubereitung von 1000 mL Urtinktur aus 333 Teilen feuchter Pflanzenmasse (bestehend aus 100 g Festanteil und 233 mL Pflanzensaft), 100 mL destilliertem Wasser und 694 mL Äthanol 94,9 % (*V/V*).
Verdünnungen. D2 (2 ×) aus einem Teil Tinktur, zwei Teilen destilliertem Wasser und sieben Teilen Alkohol 94,9 % (*V/V*). D3 (3 ×) und höher mit Äthanol 88 % (*V/V*).
Medikationen. 3 × und höher.

Gehalt: *Urtinktur.* Arzneigehalt $^1/_{10}$.

1. Heywood VH, Humphries CJ (1977) Anthemideae-systematic review. In: Heywood VH, Harborne JB, Turner BL (Hrsg.) The Biology and Chemistry of the Compositae, Bd. II, Academic Press, London New York San Francisco, S. 851–898
2. De Candolle AP (1837) Prodromus systematis naturalis regni vegetabilis, Bd. 6, Paris
3. Poljakov RP (1961). In: Komarov VL (ed.) Flora of the USSR, Vol. 26, Izdatelstvo Akad Nauk SSSR, Leningrad, S. 425–631
4. FEu, Bd. 4, S. 178–186
5. Kelsey RG, Shifizadeh F (1979) Phytochemistry 18:1.591–1.611
6. Hegi G (1929) Illustrierte Flora von Mitteleuropa, Bd. VI, 2. Hälfte, J Lehmanns Verlag, München, S. 626–674
7. Persson K (1974) Op Bot (Lund) 35:1–188
8. Hgn, Bd. 3
9. Hgn, Bd. 8
10. Greger H (1977) Anthemideae-chemical review. In: Heywood VH, Harborne JB, Turner BL (Hrsg.) The Biology and Chemistry of the Compositae, Bd. II, Academic Press, London New York San Francisco, S. 899–941
11. Rizk AM (1986) The Phytochemistry of the Flora of Quatar, Scientific and Applied Research Centre, University of Quatar, S. 52–61
12. Stangl R, Greger H (1980) Pl Syst Evol 136:125–130
13. Xu C, Zeng X, Zhang Q, Zhou Y (1982) Zhongcaoyao 13:529–532 zit. nach CA 98:157839
14. Chialva F, Liddle PAP, Doglia Z (1983) Z Lebensm Unters Forsch 176:363–365

15. Harada R, Iwasaki M (1982) Phytochemistry 21:2.009–2.011
16. Hassan NM (1977) M Sc Thesis, Fac Sci, El-Azhar Univ, Cairo
17. Aguinagalde I (1982) Parodiana 1:311 zit. nach CA 97:107112
18. Segal R, Cohen D, Sokoloff S, Zaitschek DV (1973) Lloydia 36:103–105
19. Mabry TJ, Markham KR, Thomas MB (1970) The Systematic Identification of Flavonoids, Springer Verlag, Heidelberg Berlin
20. Barua AK, Banerjee SK, Das Gupta C, Basu K, Bose L, Chakrabarti P (1980) Phytochemistry 19:1.551
21. Greger H (1982) World Crops: Prod Util Deser. In: Margaris N, Koedam A, Vokou D (Hrsg.) Aromatic Plants: Basic and Applied Aspects, Vol. 7, Martinus Nijhoff, The Hague Boston London, S. 153–163
22. BHP 83
23. Vostrowsky O, Michaelis K, Ihm H, Knobloch K (1984) Z Lebensm Unters Forsch 179:125–128
24. Cubukcu B, Bray DH, Warhurst DC, Mericli AH, Ozhatay N, Sariyar G (1990) Phytother Res 4:203–204
25. Schmersahl P (1965) Naturwissenschaften 17:498
26. Schmersahl P (1966) Planta Med 14:179–183
27. Greger H (1979) Planta Med 35:84–91
28. DAB 10
29. Sacco T, Chialva F (1988) Planta Med 54:93
30. Lemberkovics E, Verzar-Petri G (1986) J Chromatogr 318:125–131
31. Lawrence BM (1981) Perfum Flavor 6:59–63
32. Vostrowsky O, Brosche T (1981) Z Naturforsch 36c:369–377
33. Chialva F, Liddle PAP (1983) Z Lebensm Unters Forsch 176:363–366
34. Beauhaire J, Fourrey JL (1981) Tetrahedron Lett:2.269–2.272
35. Schneider G, Mielke B (1979) Dtsch Apoth Ztg 119:977–982
36. Beauhaire J, Fourrey JL (1984) Tetrahedron Lett:2.751–2.574
37. Vokac K, Samec Z (1969) Collect Czech Chem Commun 34:2.288–2.305
38. Kasymov SZ et al (1984) Khim Prir Soedin:794 zit. nach CA 102:146143
39. Hoffmann B, Herrmann K 81982) Z Lebensm Unters Forsch 174:211–215
40. BAz Nr. 228 vom 5.12.1984
41. Kom
42. Baumann J (1975) Med Mschr 29:173–180
43. Khattak S, Naeemuddin Gilani S, Ikram M (1985) J Ethnopharmacol 14:45–51
44. Hernandez H, Mendiola J, Torres D, Garrido N, Perez N (1990) Fitoterapia LXI:540–541
45. Kaul VK, Nigam SS, Dhar KL (1976) Ind J Pharm 38:21–22
46. Hausen H (1988) Allergiepflanzen-Pflanzenallergene, ecomed, Landsberg/München, S. 76–79
47. Chandler R (1987) Revue Pharmaceutique Canadienne:603–604
48. Arnold WN (1988) JAMA 260:3.042–3.044
49. Vogt DD (1981) J Ethnopharmacol 4:337–342
50. Albert-Puelo M (1978) Economic Botany 32:65–74
51. Albert-Puelo M (1981) JAMA 246:42
52. Lewin L (1929) Gifte und Vergiftungen, Verlag von Georg Stilke, Berlin,S. 757–758, 758–763
53. Stahl E, Gerard D (1983) Z Lebensm Unters Forsch 176:1–4
54. NN (1978) Indian J Exp Biol 16:228
55. Opdyke D (1975) Fd Cosmet Toxicol 13:721
56. Frohne D (1989) Wermutkraut. In: Wichtl M (Hrsg.) Teedrogen, 2. Aufl., Wissenschaftliche Verlagsgesellschaft mbH, Stuttgart, S. 528–531
57. Valnet J (1983) Phytothérapie. Traitment des maladies par les plantes, 5. Edition, Maloine SA, Paris
58. Woerdenbag HJ, Pras N (1991) Z Phytotherapie 12:133–139
59. Schulze-Motel J (1986). In: Mansfeld R (Hrsg.) Verzeichnis landwirtschaftlicher und gärtnerischer Kulturpflanzen (ohne Zierpflanzen), Springer Verlag, Berlin Heidelberg New York
60. BAz Nr. 190a vom 10.10.1985 in der Fassung vom BAz Nr. 109a vom 16.6.1987
61. BAz Nr. 190a vom 10.10.1985 in der Fassung vom BAz Nr. 16 vom 24.1.1989 und BAz Nr. 47 vom 8.3.1990
62. ChinP IX
63. Stöger EA (1991) Arzneibuch der chinesischen Medizin, Monographien des Arzneibuches der Volksrepublik China 1985 und nachfolgender Ausgaben, 2. überarbeitete Auflage, Deutscher Apotheker Verlag, Stuttgart
64. Lawrence BM (1990) Progr Ess Oils 15:63–64
65. Rücker G, Mayer R, Manns D (1986) Planta Med 52:245
66. Tu Y, Ni M, Zhong Y, Li L, Cui S, Zhang M, Wang X, Ji Z, Liang X (1982) Planta Med 44:143–145
67. Jeremic D, Jokic A, Behbud A, Stevanovic M (1973) Tetrahedron Lett 32:3.039–3.042
68. Acton N, Klayman DL (1985) Planta Med 51:441–442
69. Shilin Y, Roberts MF, Phillipson JD (1989) Phytochemistry 28:1.509–1.511
70. Charles DJ, Simon JE, Wood JE, Heinstein P (1990) J Nat Prod 53:157–160
71. Pras N, Visser JF, Batterman S, Lugt CB, Woerdenbag HJ, Malingre TM (1991) Phytochem Anal 2:80–83
72. Chang HM, But PPH (1986) Pharmacology and Applications of Chinese Materia Medica, Vol. 1, World Scientific, S. 665–693
73. Lancet (1992) 339 (8794):649–651
74. O'Neill MJ, Breay DH, Boardman P, Phillipson JD, Warhurst DC (1985) Planta Med 5:394–397
75. Inselburg J zit. nach Lit.[58]
76. Hien TT, Tam DTH, Cuc NTK, Arnold K (1991) Transactions of the Royal Society of Tropical Medicine and Hygiene 85:210–211
77. Meshnick SR, Thomas A, Ranz A, Xu CM, Pan HZ (1991) Molecular Biochem Parasitol 49:181–190
78. Titulaer HAC, Zuidema J, Lugt CB (1991) Int J Pharm 69:83–92
79. NN (1982) J Tradit Chin Med Engl Ed 2:31
80. NN (1979) Chin Med J (Beijing Engl Ed) 92:811
81. Ohwi J (1984) Flora of Japan, S. 893–898, Smithsonian Institution, Washington DC
82. Miyazawa M, Kameoka H (1977) Phytochemistry 16:1.054–1.057
83. Deans SG, Svoboda KP (1988) J Hortic Sci 63:503–508
84. Tang W, Eisenbrand G (1992) Chinese Drugs of Plant Origin, Springer Verlag, Berlin Heidelberg New York, S. 179–181
85. Namba T, hattori M, Takehana Y, Tsunezuka M, Tomimori T, Kizu H, Miyaichi Y (1983) Phytochemistry 22:1.057–1.058
86. Kiso Y,Sasaki K, Oshima Y, Hikino H (1982) Heterocycles 19:1.615–1.617
87. Komiya T, Naruse Y, Oshio H (1976) Yakugaku Zasshi 96:855–862

88. Martin ML, Moran A, Carron R, Montero MJ, San Roman L (1988) J Ethnopharmacol 23:285–290
89. Yamahara J, Matsuda H, Sawada T, Mibu H, Fujimira H (1982) Yakugaku Zasshi 102:285–291
90. Singh G, Nair GV, Aggarwal KP (1954) Chem Ind:1.294–1.295
91. Kitagawa I, Fukuda Y, Yoshihara M, Yamahara J, Yoshikawa M (1983) Chem Pharm Bull 31:352–355
92. Komiya T, Tsukui M, Oshio H (1975) Chem Pharm Bull 23:1.387–1.388
93. DAB 6
94. Kar 76
95. Strack D, Proksch P, Gülz PG (1980) Z Naturforsch 35c:915–918
96. Hag Bd. 3, S. 254–276
97. Sharma S (1987) Progress Drug Res 31:15
98. Teuscher E, Lindequist U (1987) Biogene Gifte, Gustav Fischer Verlag, Stuttgart New York, S. 106–107
99. Oldham RR, Wang YM, van Eys J, Carter J (1971) Southern Med J 64:480–482
100. Küchle HJ, Mewe L (1981) Med Mo Pharm 4:321–325
101. Lewin L (1925) Die Fruchtabtreibung durch Gifte und andere Mittel, 4. Aufl., Verlag von Georg Stilke, Berlin, S. 200
102. Abeysekera BF, Abramowski Z, Towers GHN (1985) Biochem Syst Ecol 13:365–369
103. NN (1970) Poisoning Toxicol Symptoms Treatments, Vol. 2, 2nd Ed, S. 73
104. NN (1982) Drugs Jpn 6:301
105. NN (1956) Nippon Yakurigaku Zasshi 52:795
106. US Army Data NIOSH Exch Chem (NX# 02213) (CSLNX*) zit. nach DIMDI-RTECS vom 2.5.1992 Dok. Nr. 036358
107. Schormüller J (1970) Alkaloidhaltige Genußmittel, Gewürze, Kochsalz, Springer Verlag, Berlin Heidelberg New York, S. 494
108. GHo, Bd. VII, S. 675–680
109. Steinegger E, Brantschen A (1959) Sci Pharm (Wien) 27:184
110. Leung AY (1980) Encyclopedia of Common Natural Ingredients, a Wiley-Interscience Publication, John Wiley & Sons, New York Chichester Brisbane Toronto
111. Mallabaev A et al (1970) Khim Prir Soedin:531 (CA 74:76270m)
112. Mallabaev A et al (1971) Khim Prir Soedin:120871 (CA 75:115871a)
113. Mallabaev A Sidyakin GP (1976) Khim Prir Soedin:811 (CA 86:136302h)
114. Thieme H, Nguyen TT (1972) Pharmazie 27:255–265
115. Klyuev NA, Bukharin PD (1991) Izv Timiryazevsk S-Kh Akad 3:186–188 zit. nach CA 115:17937s
116. Vienne M, Braemer R, Paris M, Couderc H (1989) Biochem Syst Ecol 17:373–374
117. Balza F, Towers GHN (1984) Phytochemistry 23:2.333–2.337
118. Tunmann P, Mann E (1968) Z Lebensm Unters Forsch 138:146–150
119. BAz Nr. 190a vom 10.10.1985
120. NN (1984) Indian J Exp Biol 22:487
121. Konovalov DA, Chelombitko VA (1991) Rastit Resur 27:135–139
122. Mishurova SS, Abbasov RM, Mamedalieva FM (1983) Izv Adad Nauk Az SSR (Biol):3–5 (CA 101:188066g)
123. Thappa RK, Vashisht VN, Singh J, Sharma BK (1970) Curr Sci 39:182–183
124. Stefanovic M, Krstic L, Mladenovic S (1973) Phytochemistry 12:2.996–2.997
125. Chandrasekharan I, Khan HA, Ghanim A (1981) Planta Med 43:310–311
126. Nesmelova EF, Sidyakin GP 81971) Khim Prir Soedin 7:376–377 (CA 75:1158506)
127. Xu Q, Yang L, Yang C (1983) Zhongcaoyao 14:35–40
128. Hwang YS, Wu KH, Kumamoto JH, Axelrod H, Mulla MS (1985) J Chem Ecol 11:1.297–1.306
129. Marco J, Alberto S, Juan F, Del Hierro P (1991) Phytochemistry 30:2.403–2.404
130. Stefanovic M, Jokic A, Behbud A (1972) Glas Hem Drus Beograd 37:463–467
131. Stefanovic M, Dermanovic M, Verencevic M (1982) Glas Hem Drus Beograd 47:7–12
132. Nilsen BM, Paulsen BS (1990) Mol Immunol 27:1.047–1.056
133. De la Hoz F, Polo F, Moscoso del Prado J, Selles JG, Lombardero M, Carreira J (1990) Mol Immunol 27:651–657
134. Kirtikar KR, Basu BD, An ICS (1988) Indian Medicinal Plants, Bd. III, 3. Aufl., Interational Book Distributers, Dehradun, S. 1.396
135. Chen CP, Lin CC, Namba T (1989) J Ethnopharmacol 27:285–295
136. O'Neill MJ (1985) Planta Med:394–397
137. Misra MB, Singh SW, Misra RK, Misra SS (1986) Indian J Med Sci 22:141–143
138. BAz Nr. 122 vom 6.7.1988
139. Zeller W, de Gols M, Hausen BM (1985) Arch Dermatol Res 277:28–35
140. Rakowski J, Düngemann H (1980) Z Hautkr 55:741–747
141. Wüthrich B (1984) Dtsch Med Wschr 109:981–986
142. NN (1975) Food Cosmet Toxicol 13:721
143. Gööck R (1977) Das Buch der Gewürze, Wilhelm Heyne Verlag, München, S. 216
144. Poletti A, Schilcher H, Müller A (1990) Heilkräftige Pflanzen, Walter Hädecke Verlag, S. 173
145. BAz Nr. 109a vom 16.6.1987
146. Simonsen J, Barton DHR (1952) The Terpenes, Vol. III, Cambridge University Press, Cambridge
147. Saitbaeva IM, Sidyakin GP (1971) Khim Prir Soedin:120
148. Klyshev LK, Baltabaeva GR (1968) Rastit Resur 4:189–193
149. Sumi M (1958) J Am Chem Soc 80:4.869–4.872
150. Kurz zit. nach Lit.[46]

PP/WG

Asarum

HN: 2016400

Familie: Aristolochiaceae.

Tribus: Sarumeae.

Gattungsgliederung: Die in der Literatur für die Gattung Asarum L. angegebene Artenzahl schwankt zwischen 60[1] und 100[2]. Neuerdings geht man davon aus, daß die Gattung Asarum etwa 70 Arten umfaßt.

In Anbetracht der zahlreichen Arten, die vor allem in Ostasien vorkommen, versuchte man ein neues Konzept zur Gattungsgliederung zu erarbeiten. So wurde die Gattung Asarum s. l. in zahlreiche Klein-Gattungen aufgespalten: Asarum s. str., Asiasarum, Heterotropa, Hexastylis und Japonasarum.[3] Diese

Gliederung wurde von anderen Taxonomen zwar übernommen, allerdings in einigen Teilen modifiziert:[4,5] Es wurden bsp. 5 Untergattungen zur Gattung Asarum L. geschaffen, nämlich Asiasarum (*A. heterotropoides*, *A. sieboldii*), Eusarum (z. B. *A. canadense*, *A. caudatum*, *A. europaeum*), Heterotropa, Hexastylis und Japonasarum. Die aktuelle Gliederung der Gattung ist wie folgt:
Asarum
- subgen. Asarum (mit *A. europaeum*);
- subgen. Asiasarum (mit *A. heterotropoides* und *A. sieboldii*);
- subgen. Heterotropa, mit den 5 Sectionen Sect. Ascidasarum, Sect. Annularia, Sect. Bicornes, Sect. Heterotropa und Sect. Sakawanae;
- subgen. Hexastylis;
- subgen. Japonasarum.

Gattungsmerkmale: Niedrige Stauden; Rhizom mit schuppigen Niederblättern; Stengel kriechend. Laubblätter wechselständig, herz-, nieren- oder nahezu pfeilförmig, langgestielt, lederig und glänzend, kahl oder seltener behaart, oft hell gefleckt oder geadert. Blüten einzeln, endständig, kurz gestielt, häutig bis fleischig, braun, grau- oder schwarz-purpurn. Blütenhülle einfach, regelmäßig, 3lappig, glockig oder krugförmig, unterhalb der Perianthabschnitte eingeschnürt, eiförmig oder halbkugelig, kahl. Staubblätter 12, frei oder nur ganz wenig angewachsen, in 2 Kreisen angeordnet. Staubfäden kurz. Staubbeutel mit pfriemenförmig verlängertem Konnektiv. Griffel 6, frei oder zu einer Griffelsäule (Gymnostemium) verwachsen, die an der Spitze 6lappig oder 6strahlig ist. Fruchtknoten unterständig oder halbunterständig, halbkugelig, 6fächerig, mit wandständigen Plazenten und zahlreichen, in 2 Längsreihen angeordneten Samenanlagen. Frucht eine rundliche, lederige, leicht unregelmäßig aufspringende Kapsel, von dem stehenbleibenden Perianth und den Staubblättern gekrönt. Samen länglich-eiförmig, stark abgeflacht, mit querrunzeliger Samenschale und kräftiger Rhaphe.[2]

Verbreitung: Die Gattung Asarum ist besonders artenreich in Ost- und Südostasien. In Nordamerika finden sich etwa 12 Arten. Nur mit je einer Art ist die Gattung in Europa und Sibirien (*A. europaeum* L.) sowie in Zentralasien (*A. himalaicum* HOOK.) vertreten.[2]

Inhaltsstoffgruppen: Die Gattung Asarum enthält reichlich ätherisches Öl als Hauptkomponente, mit wechselnden Mengen an Mono- und Sesquiterpenen sowie Phenylpropanderivaten in weiterem Sinne.[4,5]

Drogenliefernde Arten: *Asarum canadense*: Asarum-canadense-Rhizom, Asarum canadense hom. *HAB 34*, Asarum canadense hom. *HPUS 78*.
Asarum europaeum: Asari rhizoma, Asari rhizoma cum herba, Asarum europaeum hom. *HAB 1*, Asarum europaeum hom. *HPUS 78*.
Asarum heterotropoides var. *mandshuricum*: Asari herba, Asiasari radix.
Asarum sieboldii: Asari herba, Asiasari radix.

Asarum canadense L.

Sonstige Bezeichnungen: Dt.: Kanadische Haselwurz, Kanadische Schlangenwurz; engl.: Canada snake root, Wild ginger.

Botanische Beschreibung: Niedrige Staude mit ausdauerndem, 10 bis 20 cm langem und 5 bis 6 mm dickem, kriechendem Rhizom. Auf der Unterseite des Rhizoms an den Internodien etwa 6 cm lange Wurzeln. Stengel kurz, mit 2 nicht überwinternden, 7 bis 10 cm langen, unterseits und an den Stielen dicht behaarten Blättern. Blüte einzeln, braun, gestielt, nickend, der Blattachsel entspringend. Krone rudimentär, Kelch braunpurpur. Alle Pflanzenteile behaart. Blütezeit April bis Juli.

Inhaltsstoffe: In den Blüten wurde ein Cyanidinglucosid nachgewiesen.[6]
Aus den Blättern und Stengeln von *A. canadense* var. *reflexum* wurde Aristolochiasäure isoliert.[7]

Verbreitung: Heimisch im atlantischen Nordamerika.

Drogen: Asarum-canadense-Rhizom, Asarum canadense hom. *HAB 34*, Asarum canadense hom. *HPUS 78*.

Asarum-canadense-Rhizom

Synonyme: Radix Asari canadensis, Rhizoma Asari canadensis.

Sonstige Bezeichnungen: Dt.: Kanadische Haselwurzel, Kanadisches Haselwurz; engl.: Canada ginger, Canada snake-root, Canadian Asarabacca, Colt's foot, Heart-root, Indian ginger, Indian snakeroot, Kidney-leaved asarabacca, Vermont snakeroot, Wild ginger, Wild snake-root, Wild turnip; frz.: Assaret du Canada.

Definition der Droge: Getrockneter Wurzelstock mit den Wurzeln.

Stammpflanzen: *Asarum canadense* L.

Herkunft: Sammlung aus Wildvorkommen. Hauptlieferländer sind die Vereinigten Staaten von Amerika.

Gewinnung: Lufttrocknung.

Ganzdroge: Wurzelstock 10 bis 20 cm lang, 2 bis 4 mm dick, außen braun, innen weiß oder bräunlich, etwas 4kantig, fein runzelig und zeigt in Abständen von 10 bis 12 mm eine deutliche Gliederung. Die etwa 6 cm langen Wurzeln entspringen den Internodien auf der Unterseite des Wurzelstokkes.
Mikroskopisches Bild. Die kanadische Haselwurz ist der europäischen Haselwurz (s. Asari rhizoma) sehr ähnlich. Stärkekörner bis 15 µm, meist zu 2 bis 3 bis 12 vereinigt; Gefäßbündelring aus 10 bis 14 kleinen, in einem engen Kreis angeordneten Gefäßbündeln, nach außen wird dieser durch eine Zone kleiner Parenchymzellen in Form einer Zylin-

derscheide umgeben; keine Korkbildung; in der Epidermis zerstreut einfache mehrzellige Haare; im Rindenparenchym und im Mark Ölzellen.

Inhaltsstoffe: *Ätherisches Öl.* Älteren Angaben zufolge enthält die Droge 3,5 bis 4 % äth. Öl (Wasserdampfdestillation), mit Phenylpropanderivaten der Allylbenzolreihe als Hauptbestandteile. Außer Methyleugenol (etwa 37 %) wurden Eugenol und Elemicin nachgewiesen. Die Terpenfraktion ist durch α-Pinen (etwa 2 %), Limonen, α-Terpineol, Borneol, Bornylacetat, Linalool (= Asarol), Linalylacetat und Geraniol vertreten.[8]
Eine neuere gaschromatographische Analyse des äth. Öles aus Asarum-canadense-Rhizomen ergab dagegen als Hauptbestandteil α-Terpineol (ca. 29 %) neben Methyleugenol (ca. 17 %) und weiteren Terpenkohlenwasserstoffen, -alkoholen und -estern (keine Spezifizierung); es soll auch etwa 1 % Asaron (= *trans*-Isoasaron) enthalten sein.[9] Neuere Untersuchungen zur Bestätigung dieser Ergebnisse liegen nicht vor.

Identität: Mögliche Methoden zur Identitätsprüfung: DC[10] bzw. GC[9] der Ätherischölbestandteile (Phenylpropanderivate, Terpenverbindungen).

Wirkungen: Aufgrund von Versuchen am isolierten Darm, bei denen die Droge Acetylcholin-provozierte Krämpfe zu lösen vermochte, soll die Droge eine spasmolytische Wirkung haben. Die Angaben sind angesichts unzureichender Daten nicht beurteilbar.[11]
Nach Versuchen an Tauben, welche die Droge bzw. das daraus gewonnene ätherische Öl verabreicht bekamen, soll die Droge keine emetische Wirkung zeigen.[9] Da die experimentellen Belege unzureichend sind, ist eine Beurteilung schlecht möglich.

Volkstümliche Anwendung und andere Anwendungsgebiete: Die Droge wird bei Magenbeschwerden und zur Aromatisierung eingesetzt.[2,12]
Die Wirksamkeit der Droge bei den genannten Indikationen ist nicht belegt.

Akute Toxizität: Die Droge soll sowohl für Tiere als auch für Menschen giftig sein. Sie soll gastroenteritische Symptome und Hautentzündungen von erysipelatösem Aussehen verursachen.[13] Es liegen aber weder konkrete Berichte über Vergiftungsfälle vor, noch gibt es experimentelle Belege.

Asarum canadense hom. *HAB 34*

Synonyme: Kanadische Haselwurz.

Monographiesammlungen: Asarum canadense *HAB 34.*

Definition der Droge: Frischer Wurzelstock.

Stammpflanzen: *Asarum canadense* L.

Zubereitungen: Urtinktur und flüssige Verdünnungen nach HAB 34, Vorschrift 3 aus einem Gewichtsteil des berechneten Saftes mit zwei Gewichtsteilen Ethanol 90 % (*V/V*).
Verdünnungen: Bis D3 mit Ethanol 60 %, ab D4 mit Ethanol 45 %.
Eigenschaften: Die Urtinktur ist eine hellbraune Flüssigkeit, mit eigenartig aromatischem Geruch und Geschmack.

Gehalt: *Urtinktur.* Arzneigehalt $^1/_3$.

Gesetzl. Best.: *Offizielle Monographien.* Negativmonographie der Kommission D am BGA "Asarum canadense".[14]

Asarum canadense hom. *HPUS 78*

Synonyme: Wild Ginger.

Monographiesammlungen: Asarum canadense *HPUS 78.*

Definition der Droge: Die frische Wurzel.

Stammpflanzen: *Asarum canadense* L.

Zubereitungen: *Urtinktur.* Herstellung: Zu einer feuchten Pflanzenmasse, bestehend aus 100 g Festanteil und 200 mL Pflanzensaft, gibt man 200 mL dest. Wasser und 635 mL Alkohol 94,9 % (*V/V*) zur Bereitung von 1000 mL Urtinktur.
Dilutionen. D2 (2 ×) enthält 1 Teil Urtinktur, 3 Teile dest. Wasser und 6 Teile Alkohol 94,9 % (*V/V*); D3 (3 ×) und höher mit Alkohol 88 % (*V/V*).
Medikationen. D3 (3 ×) und höher.

Gehalt: *Urtinktur.* Arzneigehalt $^1/_{10}$.

Asarum europaeum L.

Synonyme: *Asarum officinale* MOENCH.

Sonstige Bezeichnungen: Dt.: Brechwurz, Europäische Haselwurz, Haselwurz, Hasenöhrlein, Kampferwurz, Schwarzwurz, Teufelsklaue; engl.: Asarabacca, European snake-root, Fole's foot, Hazelwort, Wildnard; frz.: Asaret, Cabaret (de l'Europe), Nard sauvage, Oreille d'homme, Oreillette, Rondelle; dän.: Hasselurt; it.: Asaro, Baccaro, Erba renella, Renella; pol.: Kopytnik; russ.: Kopytien; tsch.: Kopytnik evropsky; ung.: Kapotnyak.

Systematik: In der Art *A. europaeum* existieren 4 Chemische Rassen, die sich in der Zusammensetzung des ätherischen Öles ihrer unterirdischen Pflanzenteile (Rhizome mit Wurzeln) unterscheiden:[15,16]
Asarum europaeum L. chemovar. *trans-Isoasaron*,
Asarum europaeum L. chemovar. *trans-Isomethyleugenol*,
Asarum europaeum L. chemovar. *trans-Isoelemicin* und
Asarum europaeum L. chemovar. *Eudesmol.*
Zusammensetzung der äth. Öle der Chemodeme s. Inhaltsstoffe der Art *A. europaeum*, Verbreitung der Chemodeme s. Verbreitung der Art *A. europaeum*.

Die früheren Versuche, die Art *A. europaeum* in Unterarten oder Varietäten aufgrund verschiedener Blattformen zu untergliedern (z. B. *A. europaeum* var. *β intermedium* und var. *caucasicum*)[16] sind nach neueren Untersuchungen nicht gerechtfertigt. Je nach Entwicklungszustand können alle bisher nachgewiesenen Blattformen (nierenförmig, spitzblättrig, etc.) an ein und derselben Pflanze vorkommen.[15]

Botanische Beschreibung: Ausdauernde, 4 bis 10 cm hohe Pflanzen. Grundachse (Scheinachse) dünn, kriechend, ästig, gegliedert, meist mit 3 (4) schuppenförmigen, bräunlichgrünen Niederblättern besetzt. Stengel aufsteigend, kurzbeschuppt, wie die ganze Pflanze etwas zottig-behaart, an der Spitze 2, seltener 3 oder 4 langgestielte, fast gegenständige, aus tief herzförmiger Bucht nierenförmige bis rundliche, trübgrüne, oberseits spiegelnde, etwas lederige Laubblätter tragend und durch eine kurzgestielte, endständige, etwas nickende Blüte abgeschlossen. Perigon strahlig, bleibend, krugförmig-glockig, mit 3(4)spaltigem Saum, außen bräunlich, innen dunkelpurpurn.
Perigonabschnitte aufrecht, eiförmig, plötzlich in eine eingebogene Spitze verschmälert. Staubblätter 12, in 2 Reihen angeordnet, auf dem Fruchtbogen stehend, die äußeren kürzer, mit verlängertem, pfriemförmigem Konnektiv; Konnektiv die nach auswärts aufspringenden, ganz freien Staubbeutel überragend. Fruchtknoten oben flach. Griffel dick, kurz, nicht hohl. Narbe 6strahlig. Fruchtkapsel behaart, durch falsche Scheidewände (Plazenten) 6fächerig, unregelmäßig aufspringend. Samen in jedem Fach wenig zahlreich, länglich kahnförmig vertieft, mit schwammigen Anhängseln. Blütezeit März bis Mai.[2] Chromosomenzahl 2n = 26.[15]
Geruch beim Zerreiben der Pflanze stark; Rhizom pfefferartig, Blätter und Blüten unangenehm.

Inhaltsstoffe: Unterschiede in der Zusammensetzung der äth. Öle aus den unterirdischen Pflanzenteilen (Rhizome mit Wurzeln) bei den 4 Chemischen Rassen von *A. europaeum* (DC- und GC-Untersuchungen):[15]
Phenylpropanderivate. Chemovar. *trans-Isoasaron*: 70 % *trans*-Isoasaron (= α-Asaron), 0,5 % *trans*-Isomethyleugenol, 0,5 % *trans*-Isoelemicin; chemovar. *trans-Isomethyleugenol*: 30 % *trans*-Isoasaron, 40 % *trans*-Isomethyleugenol, 0,5 % *trans*-Isoelemicin; chemovar. *trans-Isoelemicin*: 35 % *trans*-Isoasaron, 1 % *trans*-Isomethyleugenol, 45 % *trans*-Isoelemicin; chemovar. *Eudesmol*: Je 0,5 % *trans*-Isoasaron, *trans*-Isomethyleugenol und *trans*-Isoelemicin.
Terpen- und Sesquiterpenverb. Terpenkohlenwasserstoffe: α-Pinen, β-Pinen, Camphen, Myrcen, *p*-Cymen, Limonen. Die Chemovarietät *trans-Isoelemicin* weist alle o. a. Terpenkohlenwasserstoffe auf, die Chemovarietäten *trans-Isoasaron* und *trans-Isomethyleugenol* alle außer *p*-Cymen und die Chemovarietät *Eudesmol* alle außer Myrcen und *p*-Cymen.
Sesquiterpenkohlenwasserstoffe: In allen 4 Sippen Anwesenheit von α-Gurjunen und β-Gurjunen.
Terpen- und Sesquiterpenalkohole: Chemovar. *trans-Isoasaron*: 1 % Eudesmole (α-, β-, γ-Eudesmol), je 0,5 % Selin-5(6)-en-11-ol und Selinan-5,11-diol; chemovar. *trans-Isomethyleugenol*: Je 0,5 % Eudesmole, Selin-5(6)-en-11-ol und Selinan-5,11-diol; chemovar. *trans-Isoelemicin*: 6 % Eudesmole und je 2 % Selin-5(6)-en-11-ol und Selinan-5,11-diol; chemovar. *Eudesmol*: 40 % Eudesmole, 12 % Selin-5(6)-en-11-ol, 18 % Selinan-5,11-diol; Borneol ist in allen 4 Sippen anwesend.
Terpenester: In allen 4 Sippen Anwesenheit von Bornylacetat.
Furan- und Carbonylverb. Chemovar. *trans-Isoasaron*: 0,5 % Verbenon, 1 % Furopelargon A, 0,5 % α-Agarofuran; chemovar. *trans-Isomethyleugenol*: Je 0,5 % Verbenon, Furopelargon A und α-Agarofuran; chemovar. *trans-Isoelemicin*: Je 1 % Verbenon und Furopelargon A, 0,5 % α-Agarofuran; chemovar. *Eudesmol*: 2,5 % Verbenon, je 1 % Furopelargon A und α-Agarofuran.

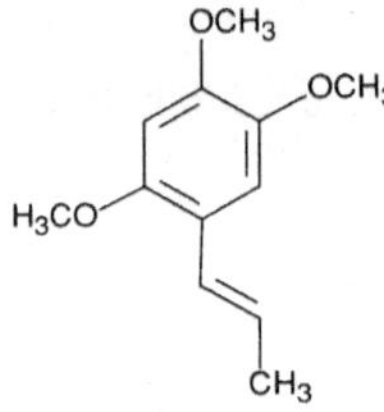

trans-Isoasaron
(= α-Asaron)

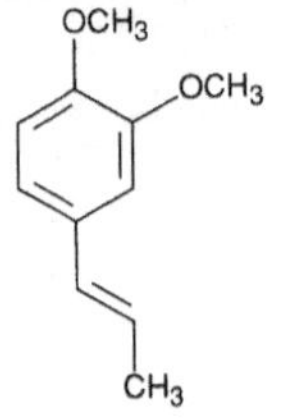

trans-Isomethyleugenol
(= *trans*-Isoeugenolmethylether)

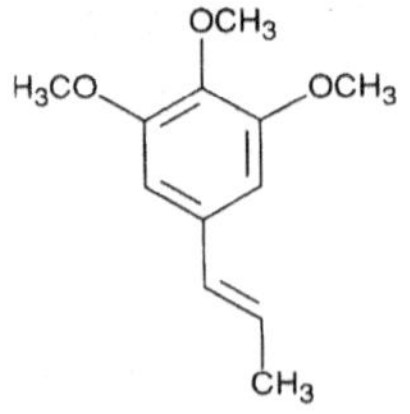

trans-Isoelemicin

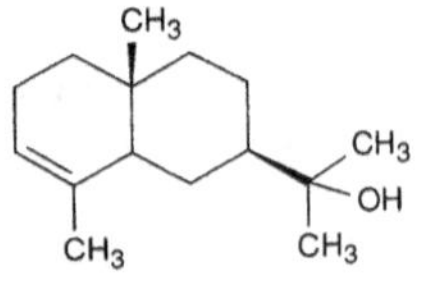

α-Eudesmol

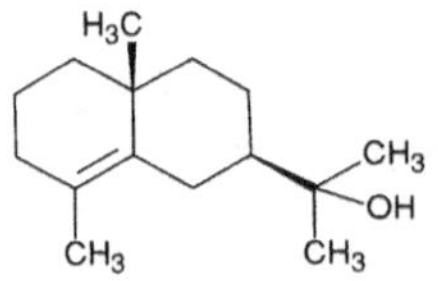

γ-Eudesmol

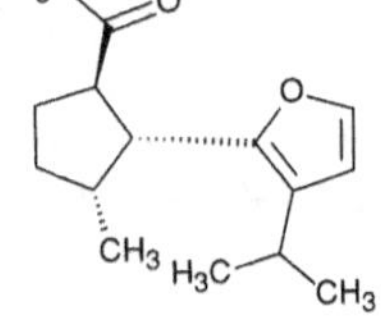

Furopelargon A

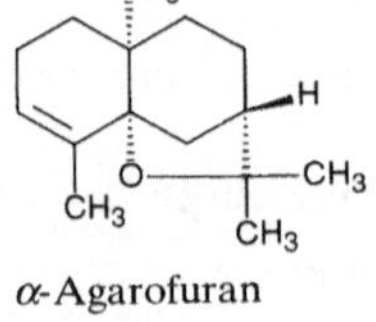

α-Agarofuran

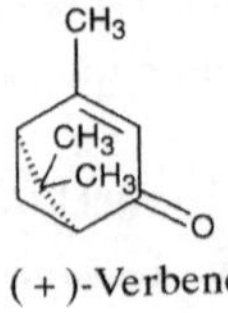

(+)-Verbenon

Mittels GC-Analyse der äth. Öle aus frischen und dann schonend getrockneten Pflanzenteilen (Wasserdampfdestillation) konnte gezeigt werden, daß

beim Trocknen der Rhizome und Wurzeln keine nennenswerten qualitativen und quantitativen Veränderungen in der Ölzusammensetzung auftreten. (Trocknungsbedingung: Langsames Trocknen während 4 Wochen).[15]
Dagegen wird in einer etwas älteren Arbeit berichtet, daß beim Trocknen und Lagern der Pflanze unter üblichen Bedingungen Veränderungen in der Ätherischölzusammensetzung eintreten und, daß die gelagerte Pflanze kein oder nur Spuren von Asaron (= *trans*-Isoasaron) enthält.[17] Diese Ergebnisse sind möglicherweise auf andere Trocknungsbedingungen zurückzuführen; außerdem war zum Zeitpunkt dieser Untersuchungen das Vorliegen von Chemodemen mit unterschiedlichem *trans*-Isoasaron-Gehalt noch nicht bekannt.
GC-Untersuchungen des äth. Rhizomöles (Wasserdampfdestillation) aus Pflanzen einer *trans-Isomethyleugenol*-Population in verschiedenen Entwicklungsstadien (Keimpflanzen bis mehrjährige Exemplare) ergaben, daß die Ölzusammensetzung während des Pflanzenwachstums praktisch gleich bleibt und nur die Ölmenge variiert.[15]
In einer weiteren Arbeit wurde die Änderung des äth. Ölgehaltes in Rhizom und Blättern von *A. europaeum* chemovar. *trans-Isoasaron* während der herbstlichen Vegetationsperiode (Mitte August bis Mitte November) untersucht. Der Prozentsatz des Ölgehaltes (Wasserdampfdestillation) nahm während der Vegetationszeit in den Rhizomen von 2,32 % auf 1,46 % ab, in den Blättern blieb der Ölgehalt dagegen unverändert (ca. 0,09 %).[18]

Verbreitung: Nördliches Südeuropa, zentrales und östliches Mitteleuropa ([südeuropäisch-montan]-mitteleuropäisch mit zentaleuropäisch-sarmatischer Ausbreitungstendenz). Von Südengland, Belgien, Deutschland (mit Ausnahme des Nordwestens), Südschweden und Finnland südwärts bis in das nördliche und nordöstliche Spanien, Mittelitalien, Mazedonien, Bulgarien, Südrußland und bis zur Krim, ostwärts bis in das westliche Westsibirien, Enklave im Altai-Gebiet.[2]
Untersuchungen zur Standortverteilung der 4 Chemischen Rassen von *A. europaeum* im mitteleuropäischen Raum ergaben, daß die 4 Sippen arealmäßig abgegrenzt werden können:[15]
Nördlich der Linie Main-Erzgebirge kommen nur Pflanzen vor, die *trans*-Isoasaron als Hauptkomponente des Rhizomöles führen (chemovar. *trans-Isoasaron*); die westliche Grenze dieses Chemodems fällt mit der Linie westlicher Harz-Rhön-Spessart zusammen, die südliche Grenze (in Deutschland) ist die Donauniederung.
Im Bereich zwischen Main und Donau überschneiden sich die Areale der Populationen der Chemovarietäten *trans-Isoasaron* und *trans-Isomethyleugenol*. Pflanzen mit *trans*-Isoelemicin als vorherrschender Ätherischölbestandteil (chemovar. *trans-Isoelemicin*) finden sich eng begrenzt im Inntal und im Bezirk Beroun, südwestlich von Prag.
Ebenfalls gut begrenzt ist das Areal der Pflanzen, die hauptsächlich Sesquiterpenalkohole im äth. Rhizomöl aufweisen (chemovar. *Eudesmol*); diese Sippe wächst vor allem im Gebiet zwischen Gurktaler Alpen, Karawanken und Koralpen, entlang der Drau, durch das Pustertal bis nach Südtirol und weiter in die Randzonen der Cottischen Alpen hinein.

Drogen: Asari rhizoma, Asari rhizoma cum herba, Asarum europaeum hom. *HAB 1*, Asarum europaeum hom. *HPUS 78*.

Asari rhizoma (Haselwurzwurzel)

Synonyme: Radix Asari, Radix Nardi rusticae (silvestris), Rhizoma Asari.

Sonstige Bezeichnungen: Dt.: Asarum-europaeum-Wurzel, Brechwurz, Haselwurzwurzel, Haselwurzwurzelstock, Scherbelkrautwurzel, Wilde Nardenwurzel; engl.: Asarum root, European snake-root, Fole's root, Hazelwort; frz.: Racine d'asaret, Racine de cabaret; it.: Radice di asaro; pol.: Ziele kopytnika z korceniami; ung.: Kopotnyak gyökertörzs.

Monographiesammlungen: Radix Asari *EB 6*.

Definition der Droge: Der getrocknete, im August gesammelte Wurzelstock mit den Wurzeln *EB 6*.

Stammpflanzen: *Asarum europaeum* L.

Herkunft: Sammlung aus Wildvorkommen. Hauptlieferländer sind Ungarn, Jugoslawien und Rumänien.

Gewinnung: Lufttrocknung im Schatten.

Ganzdroge: Wurzelstock bis 3 mm dick, gekrümmt, hin- und hergebogen, entfernt gegliedert, außen graubraun oder rotbraun, innen weißlich, stumpf, 4kantig, geschrumpft, zart längsgestreift, brüchig und unterseits mit den häufig abgebrochenen, dünnen Wurzeln versehen. An den Knoten sind die Narben der Blätter erkennbar. Internodien ungleich lang.[19] S. a. Asari rhizoma cum herba.

Schnittdroge: *Geschmack.* Pfefferartig, scharf, würzig, bitterlich.
Geruch. Würzig, an Campher erinnernd, die Zunge vorübergehend anästhesierend.
Mikroskopisches Bild. Die weißliche bis hellbräunliche Rinde stärker als der Holzteil. In der Rinde zahlreiche Ölzellen mit gelblichem oder farblosem Inhalt und verkorkter Membran. Leitbündelzylinder als schmaler, lockerer, brauner, unregelmäßig 4kantiger Ring. In den collateralen Gefäßbündeln (meist 8, seltener 9 oder 10) Holzteil aus englumigen Netz- und Treppengefäßen, keine Bastfasern; Siebteil gleichfalls ohne Sklerenchymfasern, letztere fehlen dem Rhizom vollständig. Breite Markstrahlen. Im Innern ein weites, stärkereiches Mark. Stärkekörner der Rinde und des Markes rundlich, meist bis 10 µm groß, ohne Schichtung und zumeist mit einem kleinen Zentralspalt oder einer kleinen zentralen Höhle; zusammengesetzte Körner (zu 3 oder 4) treten an Zahl hinter den Einzelkörnern zurück. Besonders hervorzuheben ist das Vorkommen eines den Gefäßbündeln angelagerten Kranzes von braunen oder rotbraunen Einschlüssen. Eine andere Art von Einschlüssen findet sich zer-

streut in der Epidermis und im Collenchym.[19] S. a. Asari rhizoma cum herba.

Pulverdroge: Bräunliches Pulver. Parenchymfragmente mit Ölzellen; längsgestreckte Fragmente von Collenchym; Stärkekörner einzeln, seltener auch zusammengesetzt, kugelig, die größeren zum Teil auch gerundet polyedrisch, (2) bis 10 bis (22) µm messend.[20]

Verfälschungen/Verwechslungen: Die Wurzeln bzw. Wurzelstöcke von *Arnica montana* L., *Fragaria vesca* L., *Geum urbanum* L., *Valeriana officinalis* L., *Viola odorata* L. sowie anderer Baldrianarten. Erkennung an der Form und Gliederung des Rhizoms, dem Geruch und eventuell vorhandener Blätter. Verwechslungen des Pulvers fallen auf durch das Vorkommen von Fasern, Steinzellen oder Oxalatdrusen bzw. durch das Fehlen von Stärke.

Minderqualitäten: Die zuweilen an der Droge befindlichen, langgestielten, herz-nierenförmigen Blätter müssen vor Gebrauch der Droge entfernt werden.[19]
Droge von der phenylpropanderivatarmen Rasse (*A. europaeum* chemovar. *Eudesmol*) ist als minderwertig anzusehen.

Inhaltsstoffe: *Ätherisches Öl.* Das Rhizom enthält je nach Herkunft 0,7 bis 4,1 % (*V/m*) äth. Öl (Wasserdampfdestillation). Die im Vergleich zu den Rhizomen mengenmäßig in der Droge kaum ins Gewicht fallenden Wurzelanteile enthalten durchschnittlich 2,1 % (*V/m*) äth. Öl.[16] Die Zusammensetzung des äth. Öles variiert je nach Chemischer Rasse (s. *A. europaeum*). So können 0,5 bis 70 % *trans*-Isoasaron (= α-Asaron), 0,5 bis 40 % *trans*-Isomethyleugenol bzw. 0,5 bis 45 % *trans*-Isoelemicin je nach Rassenzugehörigkeit im äth. Öl vorhanden sein. Neben diesen Phenylpropanderivaten enthält das äth. Öl noch unterschiedliche Mengen an Mono- und Sesquiterpenderivaten (GC-Analyse).[15]
Das früher als Drogeninhaltsstoff angegebene Methyleugenol[21] wurde später als *trans*-Isomethyleugenol erkannt.[9,22]
Das aus einer Haselwurzelölsorte isolierte dimere Phenylpropanderivat Diasaron[23] kommt nicht genuin in der Pflanze vor.[21] Das so isolierte Diasaron[23] stellt kein einheitliches Produkt dar, sondern ein Gemisch aus Diasaron 1 [= 1-(2',4',5'-Trimethoxyphenyl)-2-methyl-3-(2',4',5'-trimethoxyphenyl)-1*E*-penten] und Diasaron 2 [= 1-(2',4',5'-Trimethoxyphenyl)-2-methyl-3-ethyl-1α,2β,3α(*H*)-4,6,7-trimethoxyindan] dar.[24]

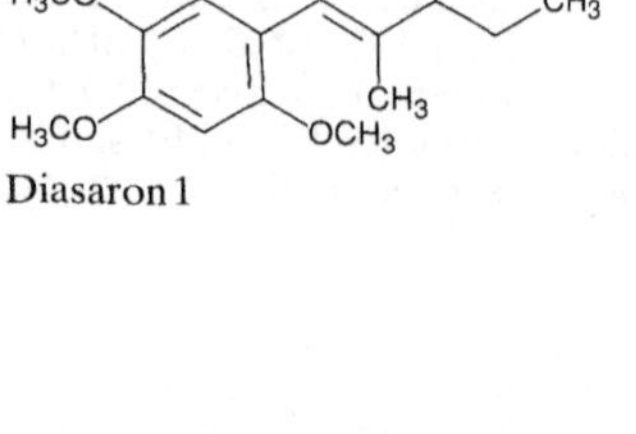

Diasaron 1

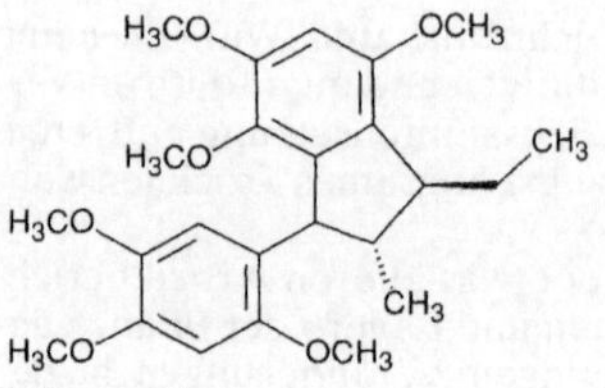

Diasaron 2

Asarylaldehyd (= 2,4,5-Trimethoxybenzaldehyd) und Asaronsäure (= 2,4,5-Trimethoxybenzoesäure) stellen oxidative Abbauprodukte des *trans*-Isoasarons dar, welche bei unsachgemäßer oder langfristiger Lagerung der Droge auftreten können.[25,26]
Phenolcarbonsäuren. Im Rhizom Kaffeesäure, Sinapinsäure, Chlorogensäure (11,3 µg/g Rhizom), Isochlorogensäure.[27]
Chalkone/Flavonole. Im Rhizom Flavonolglykoside vom Quercetin- und Isorhamnetintyp und ein Chalkondiglucosid (s. Asari rhizoma cum herba).[28,29]
Sonstige Verb. Aminosäuren,[30] aliphatische Säuren, höhere Alkohole,[31] Mono-, Di- und Polysaccharide.[32] Entgegen früheren Berichten enthält die Droge keine Alkaloide.[33]

Zubereitungen: Gereinigter Trockenextrakt aus Asarum-europaeum-Wurzelstock (Extractum Rhizomae Asari siccum), standardisiert auf einen best. Gehalt an Phenylpropanderivaten (*trans*-Isoasaron, *trans*-Isomethyleugenol): Der luftgetrocknete Wurzelstock wird mit einem mit Wasser mischbaren org. Lösungsmittel extrahiert, der erhaltene Fluidextrakt von dem org. Lösungsmittel mittels Vakuumdestillation befreit, das wäßrige Überbleibsel mit destilliertem Wasser auf die zweifache Menge verdünnt und mit einem mit Wasser nicht mischbaren org. Lösungsmittel extrahiert. Der so erhaltene organ. Fluidextrakt wird mit einer vorher, entsprechend dem gewünschten Prozentgehalt an *trans*-Isoasaron bzw. Phenlypropanderivaten errechneten Menge an Trägermaterial gründlich vermischt, zur Trockene gebracht und gründlich verrieben. Das Trägermaterial besteht aus dem Gemisch Carboxymethylcellulose + Lactose + Kieselsäure + Polyethylenglykolsorbitanlaurat (8 + 89,5 + 2 + 0,5 Gewichtsanteile).[34] Der Extrakt ist arzneilich wirksamer Bestandteil von Escarol® Dragees:[35] 1 Dragee enthält 10 bis 16 mg des o. a. Trockenextraktes, entsprechend 5 mg Phenylpropanderivate (*trans*-Isoasaron und *trans*-Isomethyleugenol).[36]
Gewinnung von *trans*-Isoasaron (= α-Asaron): Die Isolierung von *trans*-Isoasaron aus der Droge kann durch Wasserdampfdestillation und anschl. Säulenchromatographie erfolgen.[37] Diese Methode ist jedoch nicht besonders schonend und dazu noch zeitaufwendig. Eine andere Möglichkeit bietet folgendes Verfahren: Der luftgetrocknete Wurzelstock wird mit einem mit Wasser mischbaren org. Lösungsmittel (Methanol, Ethanol oder Aceton) extrahiert, der erhaltene Fluidextrakt von dem org. Lösungsmittel mittels Vakuumdestillation befreit, der wäßrige Rückstand mit dest. Wasser auf die 2fa-

che Menge verdünnt, mit einem mit Wasser nicht mischbaren org. Lösungsmittel (Pentan, Hexan oder Petroläther) extrahiert, der erhaltene Fluidextrakt ohne Eindampfen mit Al_2O_3 (mit 5% Wasser zum Adsorptionsfiltrieren) vermischt, das Lösungsmittel mit Verunreinigungen genutscht, das auf dem Nutsch-Filter verbliebene Al_2O_3 mit einem Benzol-Aceton-Gemisch (99 + 1) vermischt, das Lösungsmittelgemisch (mit dem *trans*-Isoasaron) genutscht und das Filtrat im Vakuum zur Trockene gebracht.[38]
Trans-Isoasaron kann außerdem mit der Perkin'schen Zimtsäuresynthese aus Asarylaldehyd in guter Ausbeute hergestellt werden. Als Nebenprodukt entsteht das geometrische Isomer *cis*-Isoasaron (= *β*-Asaron), das durch Umkristallisation abgetrennt werden kann. Die Reinheit der Verbindungen kann durch eine HPLC-Methode, die eine Auftrennung der beiden Isomere ermöglicht, überprüft werden.[39]

Identität: DC-Methode zur Identitätsprüfung der Droge sowie ihrer Zubereitungen (Ausschluß der phenylpropanarmen Rasse chemovar. *Eudesmol*):[40]
- Untersuchungslsg.: Herstellung eines ethanolischen Auszuges aus dem Wurzelstock mit Wurzeln, Filtration, DC-Prüfung des Filtrates;
- Referenzsubstanz: *trans*-Isomethyleugenol;
- Sorptionsmittel: Kieselgel GF_{254};
- FM: Cyclohexan-Chloroform-Aceton (80 + 15 + 5);
- Detektion: Direktauswertung im UV 254 nm; Besprühen mit dem Vanillin/Schwefelsäure-Reagenz, Erhitzen 5 min lang auf 105 °C, Auswertung im Vis;
- Auswertung: *Trans*-Isomethyleugenol (hRF = 40 bis 50) zeigt bei der Direktauswertung im UV 254 nm Fluoreszenzminderung und nach Detektion mit dem Farbreagenz eine Rotfärbung. Unter der Zone des *trans*-Isomethyleugenols im Chromatogramm der Untersuchungslsg. befindet sich eine weitere, im UV 254 nm fluoreszenzlöschende Zone (hRF = 30 bis 40), die sich nach Detektion mit dem Farbreagenz tiefviolett färbt und bei der es sich um *trans*-Isoasaron handelt.

Zur genauen Identifizierung des *trans*-Isoasarons kann eine größere Menge der Untersuchungslösung nach der o. a. DC-Methode aufgetrennt werden, die im UV 254 nm markierte *trans*-Isoasaron-Zone ausgekratzt, mit Ethanol eluiert und gegen eine mit leerem Kieselgel in gleicher Weise hergestellte Blindlösung im UV-Bereich spektrophotometriert werden. Das erhaltene Spektrum muß mit dem Spektrum des *trans*-Isoasarons (c = 16 µL/mL in Ethanol) übereinstimmen (Max. UV 258, 314 nm).
Weitere Methoden (DC, GC) zur Analyse der Droge und des äth. Öles, insbesondere zur Unterscheidung der Chemodeme, s. Lit.[15,16].

Reinheit: *Droge.*
- Fremde Bestandteile: In der Pulverdroge dürfen Korkfetzen, Fasern, Steinzellen, Sklerenchymzellen, Oxalatdrusen und Inulin nicht vorhanden sein (Verfälschungen mit *Fragaria vesca* oder *Geum urbanum*) *EB 6*.
- Aschegehalt: Höchst. 12% *EB 6*.

Gehalt: Mind. 0,7% äth. Öl *EB 6*.

Gehaltsbestimmung: Volumetrische Bestimmung des Gehaltes an äth. Öl durch Wasserdampfdestillation *EB 6*.
Die Gehaltsbestimmung der Phenylpropanderivate kann mittels quantitativer DC erfolgen:[40]
Zur Bestimmung des *trans*-Isoasarons werden drei unterschiedlich konzentrierte *trans*-Isoasaronlösungen und die aus der Droge hergestellte Untersuchungslösung gemäß der unter Identität beschriebenen DC-Methode aufgetrennt, im UV 254 nm markiert, ausgekratzt und mit Ethanol eluiert. Anschließend erfolgt die spektralphotometrische Messung der Absorption bei 314 nm gegen eine mit leerem Kieselgel unter gleichen Bedingungen hergestellte Blindlösung. Der *trans*-Isoasaron-Gehalt der Untersuchungslösung wird mit Hilfe einer aus den Absorptionen der 3 Testkonzentrationen erstellten Eichgerade bestimmt.

Lagerung: Dragees und Tabletten, die den gereinigten Trockenextrakt aus Asarum-europaeum-Wurzelstock enthalten, sowie eine aus dem Rhizom hergestellte Tinktur (keine näheren Angaben) werden unter erhöhter Temperatur, Luftfeuchtigkeit und unter Lichteinwirkung 28 Tage bzw. unter normalen Lagerungsbedingungen (Braunglas, Lichtausschluß) 2 Jahre gelagert und dann auf Stabilität untersucht. In der Kurzzeitprüfung unter Sonderbedingungen zeigt sich ein Verlust an *trans*-Isoasaron von bis zu ca. 13%, wobei ein oxidativer Abbau zu Asarylaldehyd stattfindet. In der Langzeitprüfung unter normalen Bedingungen beträgt der *trans*-Isoasaron-Verlust max. 5%, wobei sich die Tinktur als stabilste Arzneiform (Wirkstoffverlust unter 1%) erweist.[40] S. a. Stabilität.

Stabilität: Die Stabilität von *trans*-Isoasaron und *trans*-Isomethyleugenol wird im UV-Licht untersucht. Dabei zeigt sich, daß die Phenylpropanderivate größtenteils zu den *cis*-Isomeren umgewandelt werden und teils eine *β*-Oxidation erleiden, wobei sich die entspr. C_6-C_1-Aldehyde bilden. Der Vorgang ist konzentrationsabhängig und wird von verschiedenen Lösungsmitteln stark beeinflußt. Bei flüssigen Zubereitungen in Braunglasflaschen und festen Zubereitungen, welche *trans*-Isoasaron enthalten, wird bei UV-Bestrahlung keine Umwandlung in *cis*-Isoasaron beobachtet.[25] S. a. Asari rhizoma cum herba.

Wirkungen: *Emetische Wirkung.* Im Selbstversuch führten 100 mg *trans*-Isoasaron (oral) zu heftigem Erbrechen.[41] Untersuchungen zur brechreizerregenden Wirkung der Droge bzw. des äth. Öles liegen nur für die Ganzpflanze Asari rhizoma cum herba vor (s. dort).
Senkung der Oberflächenspannung. Die oberflächenentspannende Wirkung von *trans*-Isoasaron und *trans*-Isomethyleugenol wird *in vitro* (künstlicher Speichel) mit Hilfe der Stalagmometrie untersucht. Von jeder Substanz wird 1 mL einer

0,5 bis 2,0 %igen (*m/V*) Lösung bzw. 1 bis 3 mL einer 1 %igen Lösung (*m/V*) in Ethanol 45 % (*m/m*) zu 50 mL künstlichem Speichel gegeben. Beide Substanzen zeigen eine konzentrationsabhängige Oberflächenaktivität. Die Wirkung übertrifft die der Vergleichssubstanz Tyloxapol in der therapeutisch gebräuchlichen Konzentration von 10 mg/mL (Grenzflächenspannung σ [dyn/cm] nach Zugabe von 1 mL einer 1 %igen Lösung: Tyloxapol 62,47, *trans*-Isomethyleugenol 59,41, *trans*-Isoasaron 58,60). Ein Zusammenhang des Effektes mit der klinisch beobachteten expektorierenden Wirkung (s. klinische Untersuchungen) wird diskutiert.[41]

Spasmolytische Wirkung. Trans-Isoasaron hemmt *in vivo* beim Meerschweinchen die durch Histamin ausgelösten Bronchospasmen dosisabhängig. Die Tiere werden 30 min nach Applikation des *trans*-Isoasarons einem Histamin enthaltenden Aerosol ausgesetzt und die Überlebensrate bestimmt. Als Vergleichssubstanz dient Clemizolhydrochlorid. *Trans*-Isoasaron zeigt fast die gleiche Hemmung der Histaminaerosol-provozierten Bronchospasmen wie die Vergleichssubstanz.[42] Weitere Angaben zu den Versuchen fehlen, so daß die Ergebnisse nicht abschließend beurteilt werden können.

Die spasmolytische Wirkung von *trans*-Isomethyleugenol wird am isolierten Meerschweinchen-Ileum getestet. *Trans*-Isomethyleugenol zeigt einen ED_{50}-Wert (50 %ige Hemmung des Darmspasmus, ausgelöst durch 0,5 mg/L Histamin) von 27 mg/L im Organbad; zum Vergleich weist Papaverin einen ED_{50}-Wert vn 40 mg/L auf.[43]

Lokalanästhetische Wirkung. Die oberflächenanästhetische Wirkung von *trans*-Isoasaron und *trans*-Isomethyleugenol wird an 10 freiwilligen Probanden geprüft und mit der Wirkung von Benzocain (anästhetischer Index AI = 1) verglichen. *Trans*-Isoasaron weist einen AI-Wert von 0,72, *trans*-Isomethyleugenol einen AI-Wert von 0,47 auf. Untersuchungen zur Dosis-Wirkungs-Beziehung von *trans*-Isoasaron zeigen, daß die lokalanästhetische Wirkung dosisabhängig ist; die noch wirksame Grenzkonzentration von *trans*-Isoasaron beträgt etwa 0,6 mmol/L, entsprechend einer Verdünnung von 1:8.200.[44]

Antibakterielle Wirkung. S. Asari rhizoma cum herba.

Studien zur Wirksamkeit des gereinigten Trockenextraktes aus Asarum-europaeum-Wurzelstock bei Atemwegserkrankungen. Klinische Prüfung im doppelten Blindversuch versus Placebo: Je 30 Patienten mit der Diagnose akute Bronchitis, chronische Bronchitis und Asthma bronchiale werden ausgewählt und über einen Zeitraum zwischen 3 und 14 Tagen (durchschnittlich 7 Tage) behandelt. In jeder Diagnosegruppe erhält die eine Hälfte der Patienten 3mal täglich 2 Tabletten mit gereinigtem Trockenextrakt (s. Zubereitungen), entspr. insgesamt 30 mg Phenylpropanderivate, die andere Hälfte nur Placebos. Zur Beurteilung der Wirksamkeit werden subjektive und objektive Besserungen bei den Patienten herangezogen. Als objektive Maßstäbe dienen eine Verminderung des Hustenreizes, eine Verbesserung der Expectoration und eine klinische Verbesserung des Auskultationsbefundes. Eine Heilung oder Verbesserung der subjektiven und objektiven Befunde zeigt sich bei 80 % der Patienten mit akuter Bronchitis, bei 58 % mit chronischer Bronchitis und bei 68 % mit Asthma bronchiale. Der Unterschied zur Placebogruppe ist signifikant. Nebenwirkungen, wie Brechreiz, Übelkeit, Sodbrennen, Müdigkeit, vermehrtes Schwitzen und Appetitlosigkeit sind geringfügig und nicht signifikant.[45] Nach diesen Ergebnissen scheint der Trockenextrakt vor allem bei akuter Bronchitis eine günstige Wirkung zu zeigen, doch sind weitere Doppelblind-versus-Placebo-Studien, mit größerer Patientenzahl und längerer Behandlungsdauer, für eine endgültige Beurteilung notwendig.

Klinisch kontrollierte Studie: 50 Patienten mit den Symptomen eines akuten oder chronischen bronchitischen Syndroms werden zur Untersuchung herangezogen; davon leiden 40 Patienten unter leichter bis schwerer Obstruktion. Die Dosierung beträgt 3mal täglich 2 Dragees (Escarol®), die Behandlungsdauer ist individuell (8 bis 26 Tage, durchschnittlich 17,9 Tage). Zusätzlich erfolgt eine Inhalationstherapie mit einer Sole/Latschenkiefernöl-Mischung. Als Kontrollparameter werden die klinischen Befunde Husten, Dyspnoe und Auswurf überprüft sowie lungenfunktionsanalytische Messungen mittels der Bodyplethysmographie durchgeführt. Die Lungenfunktionsprüfungen ergeben für die Patientengruppe mit leichter Obstruktion eine signifikante, mit mittelschwerer Obstruktion eine hochsignifikante Senkung des Atemwegswiderstandes (keine Angabe der Patientenzahlen pro Gruppe). Die Prüfung der Befunde Husten, Dyspnoe und Auswurf zeigt Verbesserungen der Symptome; die Ergebnisse sind aber statistisch nicht auswertbar. Nebenwirkungen wie Übelkeit und Benommenheit treten bei nur einem Patienten auf.[46] Da Placebogruppen fehlen, ist eine abschließende Beurteilung der Ergebnisse nicht möglich.

Multizentrischer Feldversuch: Der Trockenextrakt wird von 11 niedergelassenen Ärzten an insgesamt 85 Patienten mit den Symptomen einer akuten Bronchitis (etwa 14 % der Patienten), chronischen Bronchitis (etwa 58 %) und Asthma bronchiale (etwa 28 %) getestet, wobei auch Mischformen der Symptome diagnostiziert werden. Die Patienten erhalten 3mal täglich 1 Dragee (Escarol®) oder in schweren Fällen 3mal 2 Dragees. 12 Patienten erhalten zusätzlich eine (nicht näher spezifizierte) Inhalationstherapie. Die Behandlungsdauer erstreckt sich von einigen Tagen bis mehrere Wochen. In der Diagnosegruppe akute Bronchitis zeigt sich bei 65 % der Patienten eine Heilung und bei 31 % eine Besserung der Symptome; in der Diagnosegruppe chronische Bronchitis 15 % Heilung gegenüber 78 % Besserung; in der Diagnosegruppe Asthma bronchiale in allen Fällen symptomatische Besserung. Nebenwirkungen wie Übelkeit und Appetitlosigkeit treten nur in etwa 2 % der Fälle auf.[47] Aufgrund des heterogenen Patientengutes, der unterschiedlichen Dosierung und Behandlungsdauer, der Komedikation (Inhalationstherapie), des Fehlens einer Placebogruppe und aufgrund fehlender Angaben über Prüfparameter sind die Ergebnisse schlecht beurteilbar. Das gleiche gilt auch für die offene bizentrische Studie an Patienten mit chronisch-obstruktiven Atemwegserkrankungen unterschiedlicher Genese[48] und für die Studie an Patienten mit chronisch-bronchitischem Syndrom[49]; bei letzterer wurden zwar klinische Befunde protokolliert und spirometrische Lungenfunktionsprüfungen durchgeführt, nach denen deutliche Verbesserungen der Symptome eintraten, die Ergebnisse waren aber statistisch nicht auswertbar und es erfolgte in einigen Fällen eine Komedikation, z. B. mit Corticosteroiden, Bronchodilatatoren, etc.[49]

Anwendungsgebiete: Gereinigter Trockenextrakt aus Asarum-europaeum-Wurzelstock (s. Zubereitungen): Entzündliche Erkrankungen der unteren Atemwege (akute und chronische Bronchitis); Bronchospasmen verschiedener Genese; Asthma bronchiale.[35]

Dosierung und Art der Anwendung: *Zubereitung.* Gereinigter Trockenextrakt aus Asarum-europaeum-Wurzelstock (s. Zubereitungen) zur oralen Einnahme: Erwachsene und Kinder ab 13 Jahre Extrakt entspr. 30 mg Phenylpropanderivate (Tagesgabe), verteilt auf 2 oder 3 Einzelgaben; Kinder ab 2 Jahre 3mal täglich Extrakt entspr. 5 mg Phenylpropanderivate.[35]

Volkstümliche Anwendung und andere Anwendungsgebiete: S. a. Asari rhizoma cum herba. Der Wurzelstock (Asari rhizoma) und die Ganzpflanze (Asari rhizoma cum herba) finden in der Volksmedizin ähnliche Verwendung.[2]
Die Drogen wurden früher als Brechmittel eingesetzt,[2,50–52] was angesichts der emetischen Wirkung des *trans*-Isoasarons möglich ist. Das oftmals beobachtete Versagen der emetischen Wirkung[50] mag daran liegen, daß entweder eine phenylpropanarme Rasse vorlag oder ein Mindergehalt an Phenylpropanderivaten durch falsche Trocknungsbedingungen verursacht wurde. Die Anwendung ist wegen unsicherer Wirkung und möglicher Nebenwirkungen obsolet (s. Toxikologie).[17,52]
Die Verwendung der Drogen als Hustenmittel scheint angesichts der klinisch beobachteten expectorierenden Wirkung des Trockenextraktes aus Asari rhizoma bzw. der Tinktur aus Asari rhizoma cum herba plausibel. Auswertbare klinische Untersuchungen liegen aber nur für den Trockenextrakt vor.
Die Drogen werden ferner gebraucht als Niespulver bei Stockschnupfen,[2,50–52] als Mittel bei Augenentzündungen,[2] Pneumonie, Angina pectoris, Migräne,[50] Leberleiden und Gelbsucht sowie zur Entwässerung,[52] Menstruationsförderung und Fruchtabtreibung.[13,53,54]
Die Wirksamkeit der Droge bei den genannten Indikationen ist nicht ausreichend belegt.

Dosierung und Art der Anwendung: *Droge.* Einzeldosis: 0,1 g Droge.[19] Als Niespulver: Mittlerer Gehalt 20 %.[19]

Unerwünschte Wirkungen: Gereinigter Trockenextrakt aus Asarum-europaeum-Wurzelstock (s. Zubereitungen): In seltenen Fällen treten Müdigkeit, Sodbrennen, Brechreiz und vermehrtes Schwitzen auf.[35]

Gegenanzeigen/Anwendungsbeschr.: Gereinigter Trockenextrakt aus Asarum-europaeum-Wurzelstock: Keine bekannt.[35]

Wechselwirkungen: Gereinigter Trockenextrakt aus Asarum-europaeum-Wurzelstock: Keine bekannt.[35]

Akute Toxizität: S. Asari rhizoma cum herba.

Carcinogenität: An einem extrem empfindlichen Mäuse-Stamm (junge, männliche, noch nicht entwöhnte C57BL/6J x C3H/HeJ F_1 Tiere) induziert isoliertes *trans*-Isoasaron (gelöst in Trioctanoin) bei 4maliger Gabe (gleichmäßig verteilt auf die Zeit vor der Entwöhnung) von 4,8 µmol/g KG Maus bei 89 % der Tiere Hepatome, Trioctanoin dagegen nur bei 10 %.[55]

Mutagenität: Der gereinigte Trockenextrakt aus Asarum-europaeum-Wurzelstock, standardisiert auf 5 % Phenylpropanderivate, ist im Ames-Test ohne metabolischer Aktivierung gegenüber den Salmonella-typhimurium-Stämmen TA 98, 100, 1535, 1537 und 1538 nicht mutagen.[56]

Reproduktionstoxizität: 4 Gruppen trächtiger Wistar-Ratten erhalten zwischen dem 6. und 15. Gestationstag täglich je 0 (Kontrolltiere), 25, 50 und 75 mg/kg KG *trans*-Isoasaron (gelöst in Maisöl) oral verabreicht. Am 20. Gestationstag werden die Tiere getötet und die Föten entnommen. Die mit den Dosen 50 und 75 mg/kg KG behandelten Muttertiere weisen signifikante Veränderungen gegenüber den Kontrolltieren auf: Reduziertes Gewicht und Resorption der Embryonen bzw. Abort. Embryotoxische Effekte (Embryonenresorption, tote Föten) zeigen sich in den mit den Dosen 50 und 75 mg/kg KG behandelten Gruppen; in der 75 mg/kg KG Gruppe ist die Zahl der Föten pro Wurf und das Gewicht der Föten signifikant reduziert. Teratogene Effekte konnten nicht festgestellt werden.[57]

Toxikologische Daten: *LD-Werte.* S. a. Asari rhizoma cum herba.
Trans-Isoasaron (= α-Asaron): Maus LD_{50} 418 mg/kg KG oral,[58] 310 mg/kg KG i. p.[58] (176 mg/kg KG i. p.[37]); Wildvögel LD_{50} 750 mg/kg KG oral;[59] Meerschweinchen LD_{50} 275 mg/kg KG i. p.[60]
trans-Isomethyleugenol: Maus LD_{50} 570 mg/kg KG i. p., 181 mg/kg KG i. v.[37,60]
Pflanzengiftklassifizierung. Giftig +;[61] in Lit.[62] nicht aufgeführt.

Akute Vergiftung: *Erste Maßnahmen.* Kohle-Pulver trinken lassen; Erbrechen; Mund-zu-Mund-Beatmung.[61]

Gesetzl. Best.: *Artenschutz.* Asarum europaeum steht unter Artenschutz.

Asari rhizoma cum herba

Synonyme: Herba Asari cum radicibus, Rhizoma asari, Rhizoma asari cum herba.

Sonstige Bezeichnungen: Dt.: Haselwurz; engl.: Asarabacca, Hazelwort, Wild Nard; frz.: Asaret; it.: Asaro.

Monographiesammlungen: Rhizoma asari *Helv VI*; Asarabacca *Mar29*.

Definition der Droge: Das getrocknete Rhizom samt Wurzeln und Laubblättern und eventuell auch samt Blüten oder Früchten *Helv VI*; Das getrocknete Rhizom und die getrockneten Wurzeln und Blätter *Mar29*.

Stammpflanzen: *Asarum europaeum* L. *Helv VI, Mar29*.

Herkunft: Sammlung aus Wildvorkommen. Hauptlieferländer sind Ungarn, Jugoslawien und Rumänien.

Ganzdroge: Rhizom verzweigt, in kürzere bis längere Glieder unterteilt, oft mit kurzen Seitentrieben, gerundet 4kantig, 2 bis 4 mm dick, an den Knoten 3 bis 4 schuppenförmige Niederblätter tragend, außen hell graubraun bis rotbraun, auf der Bruchfläche hell gelblichgrau. Wurzeln verzweigt, 0,5 bis 2 mm dick, grau bis graubraun. Laubblätter zu zweit, selten zu dritt oder viert an den Achsenenden stehend, mit langgestielter, unterseits trübe bräunlichgrüner, besonders an den Nerven und am Rande behaarter Spreite. Blüte einzeln mit kurzem Stiel der Blattachsel entspringend, mit röhrig-4zipfeligem, außen bräunlichgrauem, innen purpurfarbenem Perigon, 12 Staubblättern und einem flachen, unterständigen Fruchtknoten. Frucht fast kugelige, von Perigonzipfeln gekrönte Kapsel mit vielen kleinen Samen.[20] S. a. Asari rhizoma.

Schnittdroge: *Geschmack.* Scharf, pfefferartig, anästhesiert beim Kauen vorübergehend Mundhöhle und Zunge.
Geruch. Scharf aromatisch.
Mikroskopisches Bild. Das Rhizom enthält im Querschnitt unter einer derbwandigen Epidermis mit gefälteter Cuticula ein 2 bis 5 Lagen umfassendes collenchymatisches Hypoderm und darunter ein breites parenchymatisches, stärkeführendes Außenrindenparenchym, in dem stärkefreie Ölzellen mit gelbem Inhalt vorkommen. Der Zentralzylinder führt außen ca. 6 bis 10 collaterale Leitbündel, ein fasciculär und interfasciculär erkennbares Cambium und ein parenchymatisches, Stärke enthaltendes Mark, in dem ebenfalls vereinzelte Ölzellen vorkommen. Die Stärkekörner sind einzeln, seltener auch zusammengesetzt, kugelig, die größeren zum Teil auch gerundet polyedrisch, (2) bis 10 bis (22) µm messend. Die Wurzeln tragen an den jüngeren Teilen einzellige Haare und besitzen eine sehr breite parenchymatische, stärkeführende Außenrinde mit vereinzelten Ölzellen, sowie einen kleinen, meist tetrarchen Zentralzylinder. Das bifaciale Laubblatt zeigt in Flächenansicht eine obere Epidermis aus schwach welligen bis polygonalen Zellen mit spärlich getüpfelten Seitenwänden sowie mit meist kreisrunden, 20 bis 50 µm großen Ölzellen und mit seltenen Spaltöffnungen, die meist 4 Nebenzellen führen. Auf den Nerven und am Blattrand finden sich charakteristische, einreihige Gliederhaare mit 2 bis 25 kurzen Gliedzellen und mit kegelförmiger oder oben gerundeter Endzelle. Die mit einer meist längswarzigen Cuticula und gelegentlich mit braunem Zellinhalt versehenen Haare sind, besonders am Blattrand, oft collabiert. Die untere Epidermis besitzt in Flächenansicht etwas stärker wellige Zellen, Ölzellen, zahlreiche Spaltöffnungen, und die Haare kommen auch in den Nerveninseln vor.[20] S. a. Asari rhizoma.

Pulverdroge: Pulver bräunlich bis grünlichbraun. Einreihige Gliederhaare mit 2 bis 25 kurzen, längswarzig cuticularisierten, zum Teil collabierten und gelegentlich braunen Inhalt führenden Zellen; Stärkekörner wie unter der mikroskopischen Beschreibung der Schnittdroge angegeben; Parenchymfragmente mit Ölzellen; Fragmente der Laubblattepidermen, in Flächenansicht mit schwach bis mäßig welligen Zellen und kreisrunden, 20 bis 25 µm großen Ölzellen; längsgestreckte Fragmente von Collenchym.[20]

Verfälschungen/Verwechslungen: S. Asari rhizoma. An der Form und Gliederung des Rhizoms, am Geruch und an den Blättern sind die Verfälschungen zu erkennen.

Minderqualitäten: Droge von der phenylpropanderivatarmen Rasse (*A. europaeum* chemovar. *Eudesmol*) ist als minderwertig anzusehen.

Inhaltsstoffe: *Ätherisches Öl.* Das Rhizom enthält reichlich äth. Öl (bis zu 4,1 %), während die Blätter nur wenig (bis zu 0,09 %) enthalten.[16,18] Zusammensetzung des äth. Rhizom- und Wurzelöles s. Inhaltsstoffe der Art *A. europaeum* und der Droge Asari rhizoma. Im Blattöl fehlen praktisch die Phenylpropanderivate.
Phenolcarbonsäuren. Rhizom: S. Asari rhizoma; Blatt: Kaffeesäure, Sinapinsäure, Chlorogensäure (24,2 µg/g), Isochlorogensäure.[27]
Chalkone/Flavonole. Im Blatt reichlich, im Rhizom dagegen in geringer Konzentration vorhanden (keine Mengenangaben). Flavonolglykoside: Isoquercitrin (= Quercetin-3-*O*-glucosid), Hyperosid (= Quercetin-3-*O*-galaktosid), Isorhamnetin-3-robinosid (= Isorhamnetin-3-*O*-rhamno(1→6)galaktosid), Cacticin (= Isorhamnetin-3-*O*-galaktosid); Chalkondiglucosid: 2',4',6',4-Tetrahydroxychalkon-4',6'-*O*-diglucosid.[28,29]
Sonstige Verb. Aminosäuren,[30] aliphatische Säuren, höhere Alkohole,[31,63] Mono-, Di- und Polysaccharide.[32] Entgegen früheren Berichten enthält die Droge keine Alkaloide.[33]

Zubereitungen: Asari tinctura (Tinctura Asari) 1:5 mit Ethanol 70 %.[17]

Identität: S. Asari rhizoma und Asarum europaeum hom. *HAB1*.

Reinheit: Verbrennungsrückstand: Höchst. 16 %, best. mit 1 g Droge *Helv VI*.

Gehalt: Mind. 1,0 % (*V/G*) ätherisches Öl in der ganzen oder geschnittenen Droge und mind. 0,8 % (*V/G*) äth. Öl in der pulv. Droge *Helv VI*.

Gehaltsbestimmung: Volumetrische Bestimmung des Gesamtgehaltes an äth. Öl durch Wasserdampfdestillation mit Xylolvorlage *Helv VI*.

Lagerung: In gut verschlossenen Behältern, unter Lichtschutz *Helv VI*.

Stabilität: Bei Untersuchungen der photochemischen Reaktivität von *trans*-Isoasaron und verwandten Phenylpropanderivaten (s. Asari rhizoma) wurde ein alkoholischer Gesamtauszug aus der Droge (Tinctura Asari europaei genannt, keine näheren Angaben) und eine gleichkonzentrierte *trans*-Isoasaron-Lsg. in 60 % Ethanol (*m/m*) mit UV-Licht direkt bestrahlt. Die Isomerisierungsgeschwindigkeit von *trans*-Isoasaron im Gesamtauszug war um 60 % vermindert gegenüber der reinen *trans*-Isoasaronlsg. Versuche mit *trans*-Isoasaron/Chlorogensäure-Lösungen zeigen, daß die Chlorogensäure, die ebenso wie andere Kaffeesäurederivate fast im gesamten Spektralbereich des nahen UV-Lichtes absorbiert, die photochemische Umwandlung des *trans*-Isoasarons konzentrationsabhängig hemmt. Da Kaffeesäurederivate in der Droge enthalten sind, wird vermutet, daß diese Verbindungen im Extrakt als UV-Schutzfaktoren fungieren.[25]

Wirkungen: S. a. Asari rhizoma.
Emetische Wirkung. Die brechreizerregende Wirkung des äth. Öles aus Asari rhizoma cum herba wurde an Tauben erprobt. Die mittels einer Sonde in den Kropf eingeführte Lösung des äth. Öles aus einer getrockneten Pflanze mit nur Spuren von *trans*-Isoasaron, verursacht starkes Erbrechen; Auszüge (keine Spezifizierung) aus einer vorher mittels Wasserdampfdestillation entölten Droge zeigen dagegen keine Wirkung.[17] Da unklar ist, ob das äth. Öl aufgrund der Trocknungsbedingungen wenig *trans*-Isoasaron enthält oder eine phenylpropanarme Rasse vorliegt, und, da nähere Angaben zur Dosierung, zum Versuchsaufbau, etc. fehlen, ist eine abschließende Beurteilung der Ergebnisse nicht möglich.
In einer klinischen Untersuchung führen 10 mL Asari tinctura per os zum Erbrechen. Der Brechreflex tritt dabei erst nach längerem Zeitraum mit stufenweise zunehmender Übelkeit ein. Ein 3 %iger Aufguß der Droge zeigt die gleiche Wirkung, während ein wäßriger Auszug aus einer vorher mit Alkohol kaltmazerierten Droge unwirksam ist.[17] Nähere Angaben fehlen, so daß eine Bewertung nicht möglich ist.
Zur emetischen Wirkung des *trans*-Isoasarons s. Asari rhizoma.
Spasmolytische Wirkung. Asari tinctura soll die Darmspannung am isolierten Rattendarm herabsetzen.[17] Da nähere Angaben fehlen, ist das Ergebnis nicht beurteilbar.
Antibakterielle Wirkung. Die Droge bzw. getrocknete Teile der Droge werden auf antibakterielle Wirkung gegenüber gram-positiven Bakterien im Agar-Diffusionstest geprüft. Die getrockneten Blätter weisen in einer ersten Screening-Untersuchung Hemmzonen von 8 bzw. 6 mm gegenüber *Bacillus cereus* var. *mycoides* bzw. *Staphylococcus aureus* auf.[64] In einer weiteren Untersuchung zeigen die getrockneten Rhizom-, Blatt- und Blattstielstücke sowie der aus der Droge gewonnene, getrocknete Petrolätherextrakt deutliche Hemmzonen (keine genauen Angaben) gegenüber *Micrococcus pyogenes* var. *aureus* und *Bacillus subtilis*, während die durch erschöpfende Wasserdampfdestillation bzw. Petrolätherextraktion vom ätherischen Öl befreite Droge keine Hemmwirkung aufweist. Die Prüfung der antibakteriellen Wirkung des äth. Öles und der Reinsubstanzen *trans*-Isoasaron und Bornylacetat (Verdünnung jeweils 1:500) auf *Staphylococcus aureus* bzw. *Streptococcus faecalis* ergibt folgende Hemmwerte (in mm): Äth. Öl 4 bzw. 3, *trans*-Isoasaron 3 bzw. 2, Bornylacetat 2 bzw. 0.[65]
Klinische Beobachtungen. Bei der klinischen Anwendung von Asari tinctura (s. Zubereitungen) an mehreren Patienten mit Bronchitiden verschiedener Genese und Asthma bronchiale wurde eine Verminderung des Hustens, des Hustenreizes und der Atemnot sowie eine vermehrte Schleimabsonderung festgestellt. Als Nebenwirkung trat eine Erregung der Schleimdrüsen auf.[17] Da nähere Angaben fehlen, ist eine Beurteilung nicht möglich.

Volkstümliche Anwendung und andere Anwendungsgebiete: Die Droge wird in der Volksmedizin wie Asarum-europaeum-Wurzelstock verwendet.[2] S. Asari rhizoma.
Die Anwendung der Tinktur (Asari tinctura) bei Husten[2,17] erscheint aufgrund der klinisch beobachteten[17] expectorierenden Wirkung der Tinktur möglich. Auswertbare klinische Untersuchungen hierzu fehlen jedoch. Interessant erscheint auch der Gebrauch der Droge als Schnupftabak zur Erhöhung der Sekretion der Nasenschleimhaut,[17,50,51] da als Nebenwirkung bei klinischen Untersuchungen mit der Tinktur eine Schleimdrüsenerregung beobachtet wurde.[17]
Die Verwendung einer Abkochung aus der Droge zur Fruchtabtreibung, wie es auch heute noch vereinzelt in der Ostschweiz praktiziert wird,[54] ist angesichts der unsicheren Wirkung und möglicher Nebenwirkungen (s. Toxikologie) als obsolet und gefährlich anzusehen.
Die Wirksamkeit der Droge bei den genannten Indikationen ist nicht ausreichend belegt.

Dosierung und Art der Anwendung: *Droge.* Einzeldosis: 200 mg.[20] *Zubereitung.* Asari tinctura: Mittlere auswurffördernde Einzeldosis: 20 Tropfen; Tagesdosis: 120 Tropfen.[17]

Akute Toxizität: *Mensch.* Älteren Angaben zufolge soll die Droge beim Menschen gastroenteritische Symptome und Hautentzündungen von erysipetalösem Aussehen verursachen.[13]

Einige Berichte über Vergiftungsfälle nach versuchter Abtreibung liegen vor:

- Eine 20jährige, im 4. Monat schwangere Frau nahm zur Fruchtabtreibung eine Haselwurzabkochung ein (keine genaue Dosisangabe). Sie erkrankte unter Dyspnoe, Gesichtsschwellung, Unterschenkelödem, Konvulsionen und Krämpfe und starb am folgenden Tag. Die Obduktion ergab als Todesursache akute Nephritis; eine Ausstoßung des Fötus war nicht eingetreten, Veränderungen an der Gebärmutter und am Fötus waren nicht zu erkennen.[53]
- Eine 21jährige, schwangere Frau bekam von einer Abtreiberin eine eingedickte Haselwurzabkochung, der etwas Natriumsulfat hinzugefügt wurde; die Frau trank hiervon mehrere Tassen in 2 Tagen (keine genaue Dosisangabe). Es stellte sich ein Brechdurchfall ein und nach einem Tag gebar die Frau ein totes Kind.[53,54]
- Eine 41jährige, im 3. Monat schwangere Frau nahm zur Fruchtabtreibung 2 Tassen einer Haselwurzabkochung ein. Heftiges Erbrechen trat ein, doch die Schwangerschaft blieb intakt.[54]
- Eine 34jährige, im 2. Monat schwangere Frau trank mehrere Tassen Haselwurztee (keine genaue Dosisangabe). Die Frau wurde bewußtlos ins Krankenhaus eingeliefert. Es bestand eine Hemiparese (leichte Halbseitenlähmung), ein mittelschwerer Schock, Leukozytose, Hypokaliämie und eine stark verringerte Diurese. Nach Behandlung des Schocks und Gabe von Glucoseinfusionen sowie Mannitol wurde die Nierenfunktion wiederhergestellt und die neurologischen Ausfälle bildeten sich zurück. Noch 2 Tage lang war eine leichte Parese feststellbar. Der Uterus war auffallend weich und es traten vaginale Blutungen auf, doch die Schwangerschaft blieb erhalten und die Frau gebar ein gesundes Kind. Als Ursache für die Hemiparese wird eine toxisch bedingte zerebrale Durchblutungsstörung angenommen.[54]

Tier. Die Droge gilt als Mäuse- und Rattengift.[51] Ausreichend experimentelle Belege hierzu gibt es nicht. Toxikologische Untersuchungen liegen lediglich für ein *trans*-Isoasaron-armes äth. Öl aus der Droge vor, wobei unklar ist, ob eine phenylpropanarme Rasse vorlag oder ein *trans*-Isoasaron-Verlust aufgrund der Trocknungsbedingungen eintrat:

Das äth. Öl wurde als Öllösung Fröschen in den Bauchlymphsack, Mäusen und Meerschweinchen dagegen s.c. injiziert. Nach Verabreichung der Öllösung an Fröschen traten tetanusartige Krämpfe, stufenweise verlaufende Zentralnervenlähmung und schließlich der Tod mit Herzstillstand in diastolischer Stellung ein. Bei den Meerschweinchen und analog auch bei den Mäusen zeigten sich Apathie, Appetitlosigkeit, Herzbeschleunigung, Muskelzittern, Pupillenerweiterung, Lichtscheu, verstärkte Tränendrüsenabsonderung, Augenlidentzündung, Atemnot, Koma und schließlich der Tod. Die Obduktion ergab entzündliche Reaktionen der Haut an der Einspritzstelle, Nierenparenchymentzündung, Nephrosis, Milzanschwellung mit nekrotischen Herden, Parenchymentartung am Herzmuskel und entzündliche Veränderungen der Lunge mit Hämorrhagien und Exsudat bzw. roten Blutkörperchen in den Lungenbläschen; Bronchien und Bronchiolen zeigten dagegen keine Veränderungen.[17]

Carcinogenität: S. Asari rhizoma.

Mutagenität: S. Asari rhizoma.

Reproduktionstoxizität: S. Asari rhizoma.

Toxikologische Daten: *LD-Werte.* S. a. Asari rhizoma.
Äth. Öl aus Asari rhizoma cum herba (vgl. Akute Toxizität): Frosch LD_{50} 0,3 mL/kg KG (appliziert in den Bauchlymphsack); Maus LD_{50} 2,8 mL/kg KG s.c.; Meerschweinchen LD_{50} 8,3 mL/kg KG s.c.[17]
Pflanzengiftklassifizierung. S. Asari rhizoma.

Akute Vergiftung: *Erste Maßnahmen.* S. Asari rhizoma.

Gesetzl. Best.: *Artenschutz.* Asarum europaeum steht unter Artenschutz.

Asarum europaeum hom. *HAB 1*

Monographiesammlungen: Asarum europaeum *HAB 1.*

Definition der Droge: Die frischen, unterirdischen Teile.

Stammpflanzen: Phenylpropanhaltige Rassen von *Asarum europaeum* L.

Zubereitungen: Urtinktur und flüssige Verdünnungen nach *HAB 1*, Vorschrift 3a; Eigenschaften: Die Urtinktur ist eine braune bis bräunlich-grüne Flüssigkeit mit kampferartigem Geruch und scharfem, fast pfefferartigem Geschmack.
Darreichungsformen: Flüssige Verdünnungen, Tabletten, Verreibungen, Streukügelchen, flüssige Verdünnungen zur Injektion, Salben.[66]

Identität: *Droge.* Nach Herstellung eines ethanolischen Auszuges aus dem Rhizom und Filtration DC-Prüfung des Filtrats nach:

- Referenzsubstanz: Eugenol, Anethol;
- Sorptionsmittel: Kieselgel H;
- FM: Trichlorethylen-Chloroform (75 + 25);
- Detektion: Besprühen mit dem einer 1%igen Lsg. von Vanillin in Schwefelsäure, anschl. 5 min Erhitzen auf 105 bis 110 °C, Auswertung innerhalb von 10 min im Vis;
- Auswertung: Das *HAB 1* beschränkt sich auf den Nachweis eines charakteristisch gefärbten Fleckenmusters, ohne die Inhaltsstoffe näher zu benennen.

Urtinktur. Auf Zugabe von Schwefelsäure zur Urtinktur entsteht eine Trübung; nach Zusatz von ammoniakalischer Silbernitratlsg. zur Urtinktur entsteht ein orangebrauner Nd., der innerhalb von 4 min in Schwarz übergeht; DC-Prüfung der Urtinktur analog der DC-Chromatographie der Droge Asarum europaeum *HAB 1.*

Reinheit: *Urtinktur.*
- Relative Dichte *(PhEur)*: 0,895 bis 0,915.
- Trockenrückstand *(DAB)*: Mind. 1,0%.

Lagerung: *Urtinktur.* Vor Licht geschützt.

Anwendungsgebiete: Die Anwendungsgebiete entsprechen dem homöopathischen Arzneimittelbild. Dazu gehören: Geistige Erschöpfung, Durchfälle, Schleimhautreizung.[66]

Dosierung und Art der Anwendung: *Zubereitung.* Soweit nicht anders verordnet:
1- bis 3mal täglich 5 bis 10 Tropfen, 1 Messerspitze Verreibung, 1 Tablette oder 5 bis 10 Streukügelchen einnehmen.
Injektionslösungen 2mal wöchentlich 1 mL s.c. injizieren.
Salben 1- bis 2mal täglich auftragen.
D1 und D2 nicht länger als 4 Wochen anwenden.

Unerwünschte Wirkungen: Nicht bekannt. Hinweis: Es können vorübergehend Erstverschlimmerungen vorkommen, die jedoch unbedenklich sind.[66]

Gegenanzeigen/Anwendungsbeschr.: Nicht bekannt.[66]

Wechselwirkungen: Nicht bekannt.[66]

Gesetzl. Best.: *Offizielle Monographien.* Aufbereitungsmonographie der Kommission D am BGA "Asarum europaeum".[66]

Asarum europaeum hom. *HPUS 78*

Synonyme: Asarabacca.

Monographiesammlungen: Asarum europaeum *HPUS 78.*

Definition der Droge: Die frische Pflanze und Wurzel.

Stammpflanzen: *Asarum europaeum* L.

Zubereitungen: *Urtinktur.* Herstellung: Zu einer feuchten Pflanzenmasse, bestehend aus 100 g Festanteil und 200 mL Pflanzensaft, gibt man 200 mL dest. Wasser und 635 mL Alkohol 94,9% (*V/V*) zur Bereitung von 1000 mL Urtinktur.
Dilutionen. D2 (2×) enthält 1 Teil Urtinktur, 3 Teile dest. Wasser und 6 Teile Alkohol 94,9% (*V/V*); D3 (3×) und höher mit Alkohol 88% (*V/V*).
Medikationen. D3 (3×) und höher.

Gehalt: Urtinktur: Arzneigehalt $^1/_{10}$.

Asarum heterotropoides Fr. Schmidt

Synonyme: *Asarum sieboldii* Miq. subsp. *heterotropoides* Kitamura, *Asarum sieboldii* Miq. var. *sachalinensis* Maxim., *Asiasarum heterotropoides* (F. Schmidt) F. Maekawa.

Sonstige Bezeichnungen: Japanisch: Keirin-saisin (var. *mandshuricum*), Okuezo-saishin (var. *heterotropoides*).

Systematik: Von *A. heterotropoides* werden die Varietäten var. *heterotropoides* und var. *mandshuricum* Kitagawa unterschieden.[4]

Botanische Beschreibung: *A. heterotropoides* ist der Art *A. sieboldii* Miq. (s. dort) sehr ähnlich; die Laubblätter sind aber meist stumpf, 4 bis 6 cm breit und gelblich-grün; Corollblätter fleischig, flach, stumpf, nach der Anthese oben zurückgeschlagen. Blütezeit Mai bis Juni.[67]

Verwechslungen: Verwechslungen von *A. dimidiatum* F. Maekawa, *A. heterotropoides* und *A. sieboldii* sind möglich, da sich die 3 Arten sehr ähnlich sind. *A. dimidiatum* hat aber im Gegensatz zu den beiden anderen Arten nur 3 Griffel und 6 Staubblätter (s. *A. sieboldii*).

Inhaltsstoffe: Die Wurzeln der Varietät *A. heterotropoides* var. *heterotropoides* enthalten etwa 1,6 bis 1,9% äth. Öl, mit Methyleugenol, Safrol und Eucarvon.[4]
Die Wurzeln der Varietät var. *mandshuricum* weisen dagegen etwa 2,2 bis 5,5% äth. Öl auf, mit Methyleugenol (47%), Safrol, Elemicin und Eucarvon neben geringeren Mengen (keine genaue Gehaltsangaben) von Pinenverb. und Palmitinsäure.[4] Außerdem konnten in den Wurzeln der Varietät var. *mandshuricum* 3 labile aliphatische Amide aufgefunden werden, nämlich Pellitorin (= (2*E*,4*E*)-*N*-Isobutyl-2,4-decadienamid, 0,036% isoliert), (2*E*,4*E*,8*Z*,10*E*)-*N*-Isobutyl-2,4,8,10-dodecatetraenamid und (2*E*,4*E*,8*Z*,10*Z*)-*N*-Isobutyl-2,4,8,10-dodecatetraenamid.[68]
In der Pflanze *A. heterotropoides* (ohne nähere Angabe des Pflanzenteiles) ist als charakteristischer Inhaltsstoff Higenamin enthalten.[69]

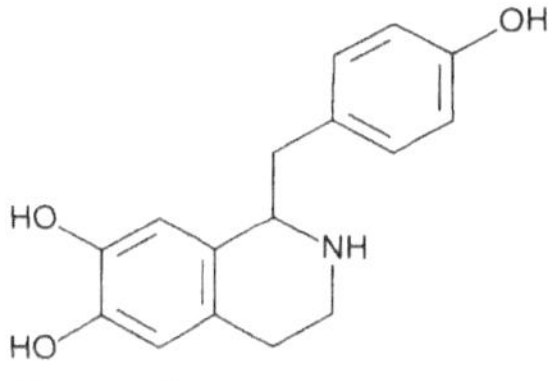

Higenamin

Verbreitung: *A. heterotropoides* var. *heterotropoides*: Nördliche Inseln Japans (Hokkaido, südliche Kurilen), Sachalin (Rußland); *A. heterotropoides* var. *mandshuricum*: Amurland (Rußland), Korea, Mandschurei (China).[4]

Drogen: Asari herba, Asiasari radix.

Asari herba

S. *Asarum sieboldii.*

Asiasari radix

S. *Asarum sieboldii.*

Asarum sieboldii MIQ.

Synonyme: *Asiasarum sieboldii* (MIQ.) F. MAEKAWA.

Sonstige Bezeichnungen: Japanisch: Usuba-saisin (var. *sieboldii*), Kawari-usuba-saisin (var. *cineoliferum*).

Systematik: In der Literatur findet man verschiedene Sippen von *A. sieboldii* beschrieben: *A. sieboldii* MIQ. subsp. *heterotropoides* KITAMURA (= *A. heterotropoides* FR. SCHMIDT), *A. sieboldii* MIQ. var. *cineoliferum* FUJITA, *A. sieboldii* MIQ. var. *pubinervis* F. MAEKAWA, *A. sieboldii* MIQ. var. *sachalinensis* MAXIM (= *A. heterotropoides* FR. SCHMIDT), *A. sieboldii* MIQ. var. *seoulensis* NAKAI[8] (*A. sieboldii* MIQ var. *seoulense* NAKAI[70]).[4]
Gegenwärtig werden von *A. sieboldii* die Varietäten var. *cineoliferum* FUJITA und var. *sieboldii* unterschieden.[4,71] Ob es sich bei der Varietät var. *seoulense* NAKAI[70] um eine weitere "echte" Varietät handelt, kann derzeit nicht beantwortet werden.

Botanische Beschreibung: Rhizome mit kurzen Internodien; Laubblätter meist paarweise angeordnet, langgestielt, herzförmig oder nieren-herzförmig, 5 bis 10 cm breit, meist abrupt zugespitzt, zerstreut, auf beiden Seiten kurz behaart, besonders bei jungen Blättern. Blüten einzeln, mit kurzem Blütenstiel, glatt, die Blütenröhre zusammengedrückt-kugelig; Kronblätter breit delta-eiförmig, oft am Rande zurückgeschlagen; Griffel 6; Staubblätter 12. Blütezeit April bis Mai.[67]

Verwechslungen: S. *A. heterotropoides*.

Inhaltsstoffe: Die Wurzeln der Varietät *A. sieboldii* var. *sieboldii* enthalten etwa 1,9 bis 2,5 % äth. Öl, mit Methyleugenol (50 %), Safrol und Eucarvon neben Spuren von Palmitinsäure.[4]
Die Wurzeln der Varietät var. *cineoliferum* weisen dagegen etwa 1,7 bis 4,0 % äth. Öl auf, mit Methyleugenol, Safrol und Cineol neben geringeren Mengen an Pinenverb.[4]
Für die Varietät var. *seoulense* ist für das Rhizom ein äth. Ölgehalt von 3,07 % beschrieben. Das Öl soll Methyleugenol (47 %), Safrol, Eucarvon, β-Pinen und Spuren von Palmitinsäure enthalten.[8]
GLC-Analysen des äth. Öles aus *A. sieboldii* (ohne nähere Angabe des Pflanzenteiles) zeigten die Anwesenheit von Methyleugenol, Safrol, Asaricin, Myristicin, 1,8-Cineol, α- und β-Pinen, α-Thujen, Myrcen, Terpinen-4-ol und α-Terpineol.[72,82]
Ferner soll die Pflanze(-)-Asarinin (= (–)-Episesamin) enthalten.[8]

Verbreitung: *A. sieboldii* var. *cineoliferum*: Südwestlicher Teil von Honshu (Hauptinsel Japans) und nördliche Region von Kyushu (Insel südlich von Honshu); *A. sieboldii* var. *sieboldii*: Nordöstlicher Teil von Honshu.[4]
A. sieboldii var. *seoulense* soll in Korea und in China (Mandschurei, Amurland) beheimatet sein.[8] Das Verbreitungsgebiet der Pflanze würde damit genau dem bei Lit.[4] beschriebenen Verbreitungsareal der Art *A. heterotropoides* var. *mandshuricum* (s. *A. heterotropoides*) entsprechen. Da sich bei Lit.[4] keine Angaben über das Vorkommen einer Varietät var. *seoulense* in diesem Gebiet finden, kann das Vorliegen einer Verwechslung der beiden sehr ähnlichen Arten in diesem Falle[8] nicht ausgeschlossen werden.

Drogen: Asari herba, Asiasari radix.

Asari herba

Synonyme: Herba Asari.

Sonstige Bezeichnungen: Engl.: Manchurian Wildginger; chinesisch: Xixin.

Monographiesammlungen: Herba Asari (Xixin) *ChinP IX*.

Definition der Droge: Das getrocknete, ganze Kraut *ChinP IX*.

Stammpflanzen: *Asarum heterotropoides* FR. SCHMIDT var. *mandshuricum* (MAXIM.) KITAG., *Asarum sieboldii* MIQ. oder *Asarum sieboldii* MIQ. var. *seoulense* NAKAI *ChinP IX*.

Gewinnung: Die Droge wird im Sommer oder im Frühherbst, wenn die Pflanze Früchte trägt, gesammelt, von anhaftender Erde befreit und im Schatten getrocknet.[70]

Handelssorten: Herba Asari Heterotropoidis, Herba Asari Seoulensis und Herba Asari Sieboldii *ChinP IX*.

Ganzdroge: *Herba Asari Heterotropoidis.* Rhizome unregelmäßig zylinderförmig, kurzverzweigt, 1 bis 10 cm lang und 2 bis 4 mm im Durchmesser; außen graubraun, rauh, mit beringten Knoten, 2 bis 3 mm langen Internodien und tellerförmigen Stengelnarben auf der Oberseite der Rhizomäste. Wurzeln schlank, zu mehreren an einem Knoten, 10 bis 20 cm lang und 1 mm im Durchmesser; außen graugelb, glatt oder längsgefurcht, mit dünnen Würzelchen oder Narben. Basalblätter 1 bis 3, langgestielt, Oberfläche glatt; Laubblätter meist zerbrochen, die noch ganzen Blätter herzförmig bis nieren-herzförmig, ganzrandig, oben zugespitzt und unten extrem herzförmig, 4 bis 10 cm lang, 6 bis 12 cm breit, blaßgrün auf der Oberseite. Bisweilen noch einige Blüten vorhanden; diese meist zerknittert, glockenförmig, dunkelpurpur; Blütenblätter am Grunde nach innen gebogen und an die Blütenröhre fast angedrückt. Kapseln kugelförmig. Rhizome von kultivierten Pflanzen sind vielverzweigt, 5 bis 15 cm lang und 2 bis 6 mm im Durchmesser; die Wurzeln sind 15 bis 40 cm lang und 1 bis 2 mm im Durchmesser; Blätter zahlreicher.
Herba Asari Seoulensis. Rhizome 1 bis 5 mm im Durchmesser, Internodien 0,1 bis 1 cm lang. Grundblätter meist 2, Blattstiele behaart, Laubblätter dicker. Blütenblätter ausgebreitet. Kapseln kugelförmig.
Herba Asari Sieboldii. Rhizome 5 bis 20 cm lang, 1 bis 2 mm im Durchmesser, Internodien 0,2 bis 1 cm lang. Grundblätter 1 bis 2, Laubblätter dünner,

herzförmig, oben zugespitzt. Blütenblätter ausgebreitet. Kapseln kugelförmig.[70]

Schnittdroge: *Herba Asari Heterotropoidis.* Geruch: Säuerlich-aromatisch; Geschmack: Sauer und beißend mit einer anästhesierenden Wirkung auf der Zunge.[70]
Herba Asari Sieboldii. Geruch und Geschmack ziemlich schwach.[70]

Inhaltsstoffe: S. *A. heterotropoides* und *A. sieboldii.*

Reinheit: *Droge.*
- Fremde Beimengungen: Höchst. 1 % *ChinP IX.*
- Gesamtasche: Höchst. 12 % *ChinP IX.*

Gehalt: Mind. 2,0 % (*V/m*) ätherisches Öl *ChinP IX.*

Gehaltsbestimmung: Volumetrische Bestimmung des Gesamtgehaltes an äth. Öl durch Wasserdampfdestillation *ChinP IX.*

Lagerung: Kühl und trocken lagern *ChinP IX.*

Wirkungen: Es liegen einige Berichte über pharmakologische Untersuchungen an Tieren bzw. isolierten Tierorganen mit der Droge "Xixin" (ohne genaue Angabe der Pflanze), mit dem daraus gewonnenen äth. Öl und mit den wäßrigen oder alkoholischen Extrakten aus den Pflanzen *A. sieboldii* und *A. heterotropoides* vor.[73,74] Es wurden dabei verschiedene Effekte beobachtet, z. B. analgetische, antiallergische, antibakterielle, antiphlogistische, antipyretische, bronchospasmolytische, herz-/kreislaufstimulierende, lokalanästhetisierende und sedierende Wirkungen. Da bei diesen Angaben genauere Daten, z. B. zum untersuchten Extrakt, zur Dosierung, zur Applikationsart, zum Tiermodell bzw. Versuchsaufbau, zur erzielten Wirkung etc., fehlen und die Angaben nicht überprüfbar sind, können die Ergebnisse nicht beurteilt werden.

Volkstümliche Anwendung und andere Anwendungsgebiete: *ChinP IX* nennt als Indikationen allgemeine Erkältungskrankheiten, Kopfschmerzen, Zahnschmerzen, Sinusitis mit Nasenverstopfung, rheumatische Gelenkschmerzen, sowie Husten und Dyspnoe aufgrund von Verschleimung.
Die Droge soll sich in der chinesischen Erfahrungsmedizin in Form eines oral eingenommenen Decoctes (aus 1 bis 3 g Droge) bei Erkältung, Kopfschmerzen und Husten,[75] in Form eines äußerlich anzuwendenden Fluidextraktes (Kombinationspräparat) bei Zahnschmerzen und Gingivitis,[76] und in Form eines auf den Bauch aufgetragenen Pflasters bei Gingivo-Stomatitis herpetica bewährt haben.[77] Nähere Angaben fehlen.
Zu den genannten Indikationen liegen weder klinische Studien noch liegt hinreichend dokumentiertes Erfahrungsmaterial vor. Daher sind die genannten Anwendungsgebiete nicht hinreichend belegt.

Dosierung und Art der Anwendung: *Droge.* Zur Einnahme: 1 bis 3 g Droge.[70]
Pflaster: 9 bis 15 g Droge, Wasser und geringe Mengen an Glycerol oder Honig.[77]

Toxikologische Daten: *LD-Werte.* LD_{50} von Asari herba (*A. sieboldii*) bei Mäusen: 12,375 g/kg KG p. o. bzw. 0,778 g/kg KG i. v.[78]

Sonst. Verwendung: *Kosmetik.* Die mit Ethanol 95 %-Wasser (1 + 1) hergestellten Extrakte aus den Ganzpflanzen *A. heterotropoides* und *A. sieboldii* werden mit Menthol, Parfüm, Ethanol 95 % und Wasser vermischt und als Haartonikum vertrieben.[79]

Asiasari radix

Sonstige Bezeichnungen: Engl.: Asiasarum Root.

Monographiesammlungen: Asiasarum Root (Asiasari Radix) *Jap XI.*

Definition der Droge: Rhizome und Wurzeln *Jap XI.*

Stammpflanzen: Im *Jap XI* sind zugelassen: *Asiasarum heterotropoides* F. MAEKAWA var. *mandshuricum* F. MAEKAWA (= *Asarum heterotropoides* FR. SCHMIDT var. *mandshuricum* KITAGAWA) oder *Asiasarum sieboldii* F. MAEKAWA (= *Asarum sieboldii* MIQ.).

Ganzdroge: Rhizom schlank, zylinderförmig, unregelmäßig gebogen, mit zahlreichen dünnen und langen Wurzeln, außen hellbraun bis dunkelbraun, 2 bis 4 cm lang, 0,2 bis 0,3 cm im Durchmesser, vielverzweigt, mit Längsrissen auf der Oberfläche, bisweilen auch mit Blatt- und Blütenstielen oder Blüten auf der Oberseite versehen; Internodien kurz; jeder Knoten mit zahlreichen Narben von Blatt- und Blütenstielen und mit zahlreichen dünnen und langen Wurzeln. Wurzeln ca. 15 cm lang, 0,1 cm im Durchmesser und mit flachen Längsrissen auf der Oberfläche.[80]

Schnittdroge: Die Droge hat einen charakteristischen Geruch und einen sauren, auf der Zunge anästhesierenden Geschmack.[80]

Inhaltsstoffe: S. *A. heterotropoides* und *A. sieboldii.*

Reinheit: *Droge.*
- Andere Bestandteile der Pflanzen, wie z. B. Blätter und Blattstiele: Höchst. 10,0 % *Jap XI.*
- Fremde Beimengungen: Höchst. 10,0 % *Jap XI.*
- Säureunlösliche Asche: Höchst. 3,0 % *Jap XI.*

Gehalt: Mind. 2 % (*V/m*) ätherisches Öl (30,0 g pulv. Droge müssen mind. 0,6 mL äth. Öl liefern) *Jap XI.*

Gehaltsbestimmung: Volumetrische Bestimmung des Gesamtgehaltes an äth. Öl durch Wasserdampfdestillation der pulv. Droge *Jap XI.*

Wirkungen: *Wirkung auf c-AMP-Phosphodiesterase.* Der wäßrige Extrakt aus der Wurzel von *A. sieboldii* und die daraus gewonnene Chloroformausschüttelung zeigen in einer Konzentration von jeweils 100 µg/mL *in vitro* eine Hemmwirkung von ca. 36 bzw. 63 % auf Rinderherz-c-AMP-Phosphodiesterase.[81]

Volkstümliche Anwendung und andere Anwendungsgebiete: Die Droge wird gegen Husten und zur Schmerzstillung eingesetzt.[68] Die genannten Anwendungsgebiete sind nicht belegt. S.a. Asari herba.

---

1. Engler A (1964) Syllabus der Pflanzenfamilien, 12. Aufl., Gebrüder Bornträger, Berlin, Nikolassee
2. Heg (1981) Bd. III, Teil 1, S. 342–345
3. Maekawa F (1933) J Jpn Botany 9:39, 96, 174, 241, 281, 364, 505, zit. nach Lit.[5]
4. Fujita Y (1966) Bot Mag Tokyo 79:783–790
5. Hayashi N, Sholichin M, Sakao T, Yamamura Y, Komae H (1980) Biochem Syst Ecol 8:109–113
6. Wilson JE, Brown LC (1981) Castanea 46:36–42
7. Doskotch N (1967) Lloydia 30:141
8. GHo
9. Trennheuser L (1965) Dtsch Apoth Ztg 48:1.699
10. Wagner H, Bladt S, Zgainski EM (1983) Drogenanalyse, Dünnschichtchromatographische Analyse von Arzneidrogen, Springer-Verlag, Berlin Heidelberg New York
11. Mechling WH (1959) Anthropologica 8:239–263
12. Youngken HW (1924) Am J Pharm 96:485–502
13. Lewin L (1929) Gifte und Vergiftungen, 4. Ausgabe, Georg Stilke Verlag, Berlin, S. 849
14. BAz Nr. 146 vom 8.8.1989
15. Biering WE, Bungert-Hansing I, Jork H (1976) Planta Med 29:133–147
16. Stahl E, Jork H (1966) Arch Pharm 299:670–679
17. Ozarowski A (1956) Pharmazie 11:63–69
18. Gracza L, Csizér UE, Tatár J (1965) Acta Pharm Hung 35:169–174
19. EB 6 (1953) S. 405
20. Helv VI
21. Bruckner V, Széki T (1932) J Prakt Chem 134:107–140
22. Gracza L (1965) Acta Pharm Hung 35:169–174
23. Gerö St (1928) Riechstoffindustrie 3:176, 195, 214
24. Bohlmann F, Gracza L (1982) Arch Pharm 315:474–476
25. Gracza L, Ruff P (1981) Dtsch Apoth Ztg 121:2.541–2.544
26. Gracza L, Spaich W (1978) Planta Med 33:160–169
27. Gracza L, Csizér EU (1965) Magyar Kém Folyóirat 71:242–244, zit. nach CA 63:8730
28. Gracza L (1967) Planta Med 15:187–193
29. Gracza L (1991) Acta Pharm Hung 61:86–90
30. Gracza L (1965) Acta Pharm Hung 35:20–25, zit. nach CA 63:2117
31. Gracza L (1987) Pharmazie 42:141–142
32. Gracza L (1965) Pharmazie: 228–229
33. Gracza L (1965) Pharmazie 20:740
34. Gracza L (1980) Oral applizierbares Arzneimittel mit einem Gehalt an einem auf trans-Isoasaron standardisierten Trockenextrakt aus Asarum europaeum L., Dtsch. Patentschrift Nr. 2437148 (21.8.1980)
35. Escarol® Dragees, Zulassungsnummer: 1347.00.00
36. Fa. Müller Göppingen (1987) Fachinformation Escarol®
37. Gracza L, Szász K, Bittner E, Szporny L, Méhes G, Takácsy Nagy G (1972) Verfahren zur Gewinnung von Asaron aus pflanzlichen Rohstoffen, Ung. Patentschrift Nr. 160366 (1.7.1972)
38. Gracza L (1977) Arzneimittel mit einem Gehalt an trans-Isoasaron, Dtsch. Patentschrift Nr. 2350359 (26.5.1977)
39. Gracza L (1981) Arch Pharm 314:972–974
40. Gracza L, Spaich W (1978) Planta Med 33:160–169
41. Gracza L (1981) Planta Med 42:155–159
42. Gracza L, Spieler H, Gerster G (1988) Therapeutikon 2:634–643
43. Wagner H, Jurcic K, Deininger R (1979) Planta Med 37:9–14
44. Gracza L (1983) Planta Med 48:153–157
45. Rosch A (1984) Z Phytoter 5:964–966
46. Csajkas G (1983) Therapiewoche 33:4.385–4.389
47. Gracza L, Gracza E (1979) Therapiewoche 29:8.866–8.686
48. Heinzler R, Göbel W, Gerster G, Gracza E (1987) Ärztezeitschrift für Naturheilverfahren 28:619–622
49. Göbel W, Gerster G, Gracza E (1990) Natur- und Ganzheits-Medizin 3:18–22
50. Madaus G (1938) Lehrbuch der biologischen Heilmittel, Georg Thieme, Leipzig
51. Mar 29
52. Gessner O, Orzechowski G (1974) Gift- und Arzneipflanzen von Mitteleuropa, 2. Aufl., Gustav Fischer, Stuttgart New York
53. Lewin L (1925) Die Fruchtabtreibung durch Gifte und andere Mittel, 4. Aufl., Georg Stilke Verlag, Berlin
54. Brändle W, Gurtner B, Wegmann T (1969) Praxis 58:868–869
55. Wiseman RW, Miller EC, Miller JA, Liem A (1987) Cancer Res 47:2.275–2.283
56. Insley DJ (1981) Bericht aus dem Institut Garton & Mead Ltd., Burton-on-Trent, England, zit. nach Lit.[42]
57. Jimenez L, Chamorro G, Salazar M, Pages N (1988) Ann Pharm Fr 46:179–183
58. Belova LF, Alibekov SD, Baginskaia AI, Sokolov SIA, Pokrovskaia GV (1985) Farmakol Toksikol 48:17–20, zit. nach DIMDI-Toxall Dok.Nr. TOXBIB/86/108810
59. NN (1983) Arch Environ Contam Toxicol 12:355, zit. nach DIMDI-RTECS Dok.Nr. 014785
60. Christensen HE, Luginbyhl TT (1975) Registry of Toxic Effects of Chemical Substances, US Department of Health, Education, and Welfare, Rockville
61. RoD
62. Frohne D, Pfänder HJ (1982) Giftpflanzen, Wissenschaftliche Verlagsgesellschaft mbH, Stuttgart
63. Gracza L (1964) Planta Med 12:440–442
64. Ferenczy L, Gracza L (1957) Naturwissenschaften 44:590
65. Gracza L, Zarándi A (1964) Pharmazie 19:722–723
66. BAz Nr. 190a vom 10.10.1985
67. Ohwi J (1965) Flora of Japan (in English), Meyer FG, Walker EH (Hrsg.), Smithsonian Institution, Washington DC
68. Yasuda I, Takeya K, Itokawa H (1981) Chem Pharm Bull 29:564–566
69. Liu L, Li Y, Chem CC, Chou TC, Wang HH (1981) Yao Hsueh T'ung Pao 16:50, zit. nach CA 95:126043
70. ChinP IX
71. Heubl G (1992) Persönliche Mitteilung
72. Shen Z (1982) Yaowu Fenxi Zazhi 2:335–338, zit. nach CA 98:157850y
73. Chang HM, But PPH (Hrsg.) (1987) Pharmacology and Applications of Chinese Materia Medica, Vol. I, Chinese Medicinal Material Research Centre, The Chinese University of Hong Kong, S. 838–841
74. Chen Z, Liu L, Zhou T, Li Q, Wang HH (1981) Yaoxue Xuebao 16:721–727, zit. nach CA 96:46055
75. Zhongshan Medical College (Hrsg.) (1975) Clinical Applications of Chinese Traditional Drugs. Guangdong People's Publishing House, S. 17, zit. nach Lit.[73]
76. Jiangxi College of Traditional Chinese Medicine (Hrsg.) (1974) Lectures on the Pharmacology of Chinese Traditional Drugs, S. 3, zit. nach Lit.[73]

77. He ES (1977) Xinyiyaoxue Zazhi (Journal of Traditional Chinese Medicine): 13, zit. nach Lit.[73]
78. Yan YJ (1959) Acta Academiae Medicinae Qingdao:20, zit. nach Lit.[73]
79. Yayama K (1980) Jpn Kokai Tokkyo Koho:79,145, 228, zit. nach: CA 92:135136u
80. Jap XI, S. 1.116–1.117
81. Nikaido T, Ohmoto T, Noguchi H, Kinoshita T, Saitoh H, Sankawa U (1981) Planta Med 43:18–23
82. Tang W, Eisenbrand G (1992) Chinese Drugs of Plant Origin, Springer-Verlag, Berlin Heidelberg New York London Paris Tokyo Hong Kong Barcelona Budapest

HB/LG

Ascophyllum

HN: 2029000

Familie: Fucaceae.

Gattungsgliederung: Die Gattung Ascophyllum LE JOLIS, ursprünglich von LINNÉ noch der Gattung Fucus zugeordnet, besteht nur aus der Art *A. nodosum* (Knotentang).

Gattungsmerkmale: Vgl. Bot. Beschreibung der Art.

Verbreitung: Vorwiegend in kalttemperierten Meeren, speziell in felsigen und nicht zu tiefen Küstenregionen.

Inhaltsstoffgruppen: Zellwand- und Reservepolysaccharide in Form von Polyuroniden und sulfatierten Fucanen.
Monomere Kohlenhydrate mit den Leitsubstanzen L-Fucose und D-Xylose.
Zuckeralkohole mit der Leitsubstanz Mannit.
Aus dem Meerwasser akkumulierte Halogenide.

Drogenliefernde Arten: *A. nodosum*: Fucus.

Ascophyllum nodosum LE JOLIS

Synonyme: *Fucus scorphioides* O. F. MÜLLER.

Sonstige Bezeichnungen: Dt.: Knotentang.

Systematik: Verschiedene Varietäten von *A. nodosum* sind beschrieben, deren Morphologie auch in Abhängigkeit vom Standort und den Umgebungsbedingungen veränderlich sein kann; beachtenswert ist hierbei *A. nodosum* forma *scorpioides* HAUCK ohne Schwimmblasen.[1]

Botanische Beschreibung: Die bis zu einem Meter groß werdende, diözische Alge weist einen etwa 4 bis 8 mm breiten bandartigen, dichotom und fiederig verzweigten Thallus ohne Mittelrippen auf. Der Thallus ist durch gabelig verzweigte Langtriebe und Kurztriebe gegliedert, die durch monopodiale Verzweigungen in mehr oder weniger regelmäßigen Abständen aus Randspalten der Langtriebe hervorgehen; bei Verletzungen der Langtriebe können Kurztriebe zu Langtrieben auswachsen, die in gleicher Weise seitliche Kurztriebe bilden. Zahlreiche Konzeptakeln, die entweder nur Antheridien oder nur Oogonien enthalten, sitzen an der Spitze der seitlichen Kurztriebe. Die zahlreich vorhandenen knotenartigen Schwimmblasen sind breiter als der Thallus selbst. Die Verankerung der Alge auf dem Substrat erfolgt mittels einer fast kegelförmigen Wurzelscheibe.[1]

Verwechslungen: Verwechslungen mit verschiedenen Fucus-Arten sind möglich, sollten aber durch die bei *A. nodosum* schmäleren, 4 bis 8 mm breiten, weniger stark abgeflachten Thallusbänder ohne Mittelrippe gut erkennbar sein; ein weiteres Unterscheidungsmerkmal zu Fucus-Arten geben die deutlich breiteren Schwimmblasen von *A. nodosum*.[2]

Inhaltsstoffe: *Polysaccharide.* Neben Laminarin größere Mengen Alginsäure, ein Polyuronid aus β-1,4-Mannuronsäure und L-Guluronsäureeinheiten, daneben verschiedene Fucane mit hohem Sulfatierungsgrad.[3]
Polyphenolische Verbindungen.
Halogenide. Aus Meerwasser akkumulierte Halogenide, vornehmlich Iod und Brom, die sowohl als anorganische Salze als auch in Form von organisch gebundenen Verbindungen vorliegen (56 bis 73 %).[4]

Verbreitung: Weit verbreitet an den Küsten der Nord- und westlichen Ostsee sowie des Atlantiks.

Anbaugebiete: Der gezielte Anbau ist nicht lohnend.

Drogen: Fucus.

Fucus (Tang)

Synonyme: Fucus marina, Fucus vesiculosus.

Monographiesammlungen: Fucus (Tang) *DAB 10.*

Definition der Droge: Der getrocknete Thallus von *Fucus vesiculosus* L. oder von *Ascophyllum nodosum* LE JOLIS oder von beiden Arten *DAB 10.*

Stammpflanzen: *Fucus vesiculosus* L. und/oder *Ascophyllum nodosum* LE JOLIS.

Herkunft: Sammlung aus Wildvorkommen an Küstenstellen mit ausgeprägten Unterschieden in Ebbe und Flut. Hauptlieferländer sind Frankreich, Irland und die Staaten der Ostküste der USA.

Gewinnung: Bei Ebbe frisch geerntete Algen werden von anhängenden Muscheln befreit, mit Süßwasser gewaschen und möglichst schnell bei ca. 60 °C getrocknet, wobei Dunkelfärbung des Pflanzenmaterials eintritt.

Ganzdroge: Tang aus *A. nodosum* besteht aus schmalen, unregelmäßig verzweigten Bändern ohne Mittelrippe mit einzeln stehenden, großen ovalen Luftblasen, die breiter als die Thallusbänder sind; die Konzeptakeln stehen am Ende kleiner abfallender Kurztriebe, die in der Droge meistens fehlen.[6]

Schnittdroge: Tang aus *A. nodosum* ist im großen und ganzen gleich gebaut wie Tang aus *Fucus vesiculosus*; im Unterschied hierzu enthält der Thallus von *A. nodosum* meist viel weniger Zellfäden; vor allem fehlt ihm die aus zahlreichen Zellfäden bestehende Mittelrippe; die Rinde von *A. nodosum* ist dicker als die von *F. vesiculosus* und besteht aus mindestens doppelt so vielen Zellschichten wie bei letzterem.[6] → Gattung Fucus.

Lagerung: Vor Licht geschützt *DAB 10.*

Volkstümliche Anwendung und andere Anwendungsgebiete: Zubereitungen aus Tang werden bei Schilddrüsenerkrankungen, Fettsucht, Übergewicht, Arterienverkalkung und Verdauungsstörungen sowie zur "Blutreinigung" angewendet.
Die Wirksamkeit bei den beanspruchten Anwendungsgebieten ist nicht belegt.[5]

Unerwünschte Wirkungen: Zubereitungen mit einer Tagesdosis bis zu 150 µg Iod: Keine bekannt.
Oberhalb einer Dosierung von 150 µg Iod/Tag besteht die Gefahr einer Induktion und Verschlimmerung einer Hyperthyreose. In seltenen Fällen kann es zu Überempfindlichkeitsreaktionen unter dem Bild einer schweren Allgemeinreaktion kommen.[5]

Gesetzl. Best.: *Offizielle Monographien.* Aufbereitungsmonographie der Kommission E am BGA "Fucus (Tang)".[5]

1. Gibb GC (1957) J Ecology 45:49–83
2. Stahl E, Menßen HG, Staesche K, Bachmann H (1976) Dtsch Apoth Ztg 3:51–54
3. Larsen B, Haug A, Painter T (1970) Acta Chem Scand 24:3.339–3.352
4. Stahl E, Menßen G, Staesche K, Bachmann H (1975) Dtsch Apoth Ztg 49:1.893–1.896
5. BAz Nr. 101 vom 01.06.1990
6. DAB 9, S. 3.257–3.260

Hl

Aspalathus

HN: 2008600

Familie: Leguminosae.

Unterfamilie: Faboideae (= Papilionoideae).

Tribus: Genisteae.

Subtribus: Crotalariinae.

Gattungsgliederung: Die Gattung Aspalathus L. besteht aus etwa 280 Arten und wird in fünf Untergattungen eingeteilt: Ecklonella, Nortiera, Purpureipetala, Triplobractea, Rafnioides. Letztere Untergattung wird auch der Untergattung Nortiera zugeordnet.[1] Darüber hinaus wird eine Einteilung der Gattung Aspalathus in 34 morphologisch unterscheidbare Gruppen vorgenommen.[2]

Gattungsmerkmale: Pflanzen ausdauernd, Halbsträucher, Sträucher, selten kleine Bäume, Sproß niederliegend, aufsteigend oder aufrecht, selten höher als 3 m. Äste oft dornig, Seitenzweige häufig als büschelartige, beblätterte Kurztriebe entwickelt, fein behaart oder unbehaart. Einfache Blätter häufig in Büscheln zu dreien, seltener alleine auf leichter Verbreiterung des Blattgrundes sitzend, bei einigen Arten dornartig verlängert; keine Nebenblätter. Blattspreite von flacher bis zylindrischer Form, stumpf bis spitz zulaufend, ganzrandig, sehr selten gezähnt, unbehaart oder verschieden fein behaart, von weicher bis steifer Konsistenz. Blütenstände einfach-razemös, meist endständig, Traube oder Dolde. Oft sitzen die Blüten in reduzierten Blütenständen in Blattbüscheln, seltener einzeln an Seitenästen, Blütenstiel sehr kurz. Brakteen klein, häufig blattartig, bei einigen Arten dreizählig und verwachsen, gelegentlich gestielt. Brakteolen generell einfach, selten dreizählig. Kelch glockenförmig, Kelchzähne ungleichmäßig lang. Schmetterlingsförmige Blumenkrone meist gelb, oft mit purpurnen Schattierungen, seltener weiß oder purpurn. Bei manchen Arten wird sie beim Trocknen schwarz. Fahne eiförmig bis rund, auf der Rückseite mehr oder weniger behaart, an der Spitze mit kurzen bis langen Häkchen. Die länglichen Flügel sind häufig teilweise behaart, oft quergefurcht, an der Spitze mit Häkchen. Das Schiffchen ist plankonvex, gewölbt, manchmal auch taschenförmig. Stamina zu einer oben offenen Röhre verwachsen; Antheren ungleich lang. Der Fruchtknoten ist kurz gestielt, unbehaart oder feinbehaart, mit zwei bis sechs, selten bis zu 20 Samenanlagen. Die Narbe ist köpfchenförmig. Die Hülse ist sehr variabel in Größe und Form, breit eiförmig bis lanzettlich oder selten linealisch, mit ein bis acht Samen. Die Samen sind nierenförmig bis eiförmig, ohne Karunkula.[1,2,3]

Verbreitung: Endemisch in Südafrika, vor allem in der Winterregen-Region der Kap-Provinz und Natals. Aspalathus-Species sind als Hartlaub-Gewächse wichtiger Bestandteil der dortigen "fynbos"-Vegetation, vergleichbar mit der Macchia-Vegetation. Etwa 50 Arten sind endemisch in eng begrenzten Gebieten.[2]

Drogenliefernde Arten: *A. linearis*: Aspalathi linearis herba.
Für die in Südafrika verbreiteten "bush teas" werden auch Arten anderer Gattungen verwendet, z. B. Cyclopia-Arten.[4,5]

Aspalathus linearis (Burm. f.) Dahlg.

Synonyme: *A. contaminata* (Thunb.) Druce, *A. cognata* Presl., *A. corymbosa* E. Mey, *A. pinifolia* Marl., *A. tenuifolia* DC, *A. cedarbergensis* Bolus, *Borbonia pinifolia* Marl., *Lebeckia linearis* (Burm. f.) DC, *Psoralea linearis* Burm. f.[2,6,7]

Systematik: Die sehr variable Art *A. linearis* wird zur Untergattung Nortiera gezählt;[1] nach[2] bildet sie zusammen mit *A. nudiflora* Harv., *A. lebeckioides* Dahlg. und *A. pendula* Dahlg. die Gruppe der Lebeckiiformes. Drei Unterarten werden zu *A. linearis* gerechnet:[8] ssp. *linearis;* ssp. *pinifolia* (Marl.); ssp. *latipetala* Dahlg.

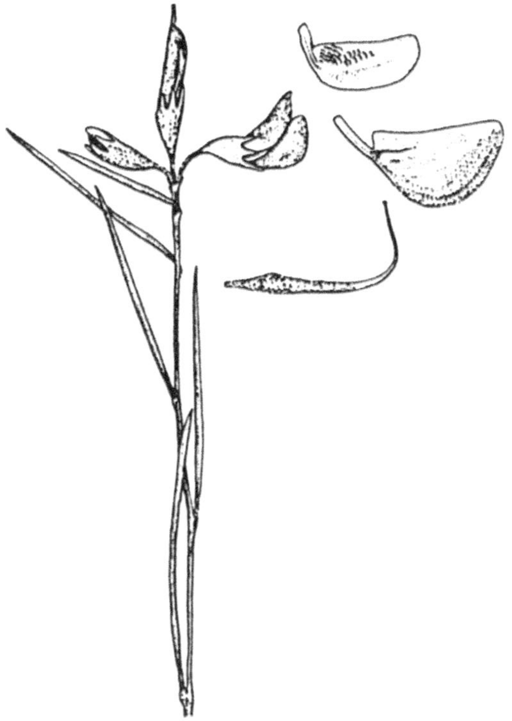

Blühender Zweig von *Aspalathus linearis* ssp. *linearis* – kultivierte Form, Blumenblätter von Flügel und Schiffchen, Stempel. Nach[2]

Botanische Beschreibung: Niedrige bis 2m hohe Sträucher, niederliegend, aufsteigend oder aufrecht; jüngere Zweige oft rötlich, unbehaart, nur an den jüngsten Teilen kurze, weiße Behaarung; Blätter einfach, nadelförmig, 15bis60mm lang, 0,4bis1mm dick, schwach zylindrisch bis abgeflacht, unbehaart oder nur schwach behaart; beim Trocknen verfärben sie sich bei einigen Provenienzen nach rot bis rotbraun und bekommen einen aromatischen Geruch und Geschmack; Blüten einzeln oder bis zu zehn in endständigen Doldentrauben, seltener einzeln oder zu zweien an seitlichen Kurztrieben; 0,3bis1,5mm lange Brakteen, pfriemförmig oder dreilappig; Blütenstiele 1,5bis4mm, behaart; Brakteolen 0,2bis0,8mm; Kelch unbehaart oder schwach behaart; Kronblätter fahl- bis hellgelb, bisweilen teilweise purpurn oder violett schattiert, Fahne eiförmig, ca. 6 × 4,5mm, auf der Rückseite zum Teil seidenhaarig; Flügel ca. 4 × 1,5mm; Schiffchen ca. 5 × 3mm; Stempel zum Teil seidenhaarig; zwei (bis vier) Samenanlagen; Narbe mit Köpfchen; Hülse lanzettlich, ca. 1,5 × 3,8mm.[2]

Verbreitung: Endemisch in den westlichen und nordwestlichen Gebieten der Kap-Provinz Süd-Afrikas auf Sandböden der Berghänge.

Anbaugebiete: Selektierte Formen werden in den Cederberg Mountains angebaut.

Drogen: Aspalathi linearis herba.

Aspalathi linearis herba

Synonyme: Herba Aspalathi linearis.

Sonstige Bezeichnungen: Dt.: Rooibostee, Massaitee, Massaistrauchzweigspitzen, Roter-Busch-Tee; engl.: rooibos tea, rooi tea, red tea, red bush tea, Kaffree Tea; südafrik.: rooibosch tea, koopmans tea, naald tea, speld tea, clan-tea, swart tea.

Definition der Droge: Die im Sommer bis Frühherbst geernteten, geschnittenen, gequetschten, fermentierten und getrockneten Blätter und Zweigspitzen.

Stammpflanzen: Als Stammpflanze wird vor allem ein kultivierter Biotypus- Nortier typus – von *A. linearis* ssp. *linearis* genannt. Daneben werden auch noch wildwachsende Biotypen verwendet.

Herkunft: Einziges Lieferland ist Süd-Afrika. Anbau und Handel werden durch das "Rooibos Tea Control Board", Clanwilliam, Süd-Afrika geregelt.

Gewinnung: Ernte aus Anbaukulturen; Zweigspitzen von 25bis50cm Länge werden abgeschnitten und in ca. 0,5cm lange Stücke zerkleinert, mit Wasser angefeuchtet, gequetscht und in Schichtdicken von 10bis15cm bedeckt 8bis24Std. fermentiert, wobei Geruchs- und Geschmacksaromen gebildet werden und eine Verfärbung nach rot eintritt. Die Trocknung erfolgt in 2cm dicken Schichten an der Sonne innerhalb von ein bis drei Tagen.

Handelssorten: Rooibostee wird in drei verschiedenen Qualitäten: Standard-, Choice-, Super- oder Selected-Grade gehandelt.

Schnittdroge: Die Droge besteht aus schmal-lanzettlichen oder röhrenförmigen, meist 0,5bis1cm breiten und 0,3bis1,4cm langen, teils biegsamen, teils holzig-harten Teilstücken von Blättern und Zweigspitzen. Sie weisen eine hell-rötlichbraune Farbe, einen angenehm aromatischen Geruch und ebensolchen, etwas herben Geschmack auf.

Verfälschungen/Verwechslungen: Im Handel ist heute alleine die Droge aus Kulturen. Verfälschungen oder Verwechslungen mit anderen "bush-teas" kommen dadurch nicht vor.

Inhaltsstoffe: In Blättern: *C*-Glykosylflavone wie Orientin und Isoorientin und Flavonol-3-*O*-glykoside wie Isoquercitrin und Quercitrin.[9,10] Aspalathin = 3'-C-b-D-Glucopyranosyl-3,4,2',4',6'-pentahydroxydihydrochalkon,[11] Ätherisches Öl mit Guajacol, Damascenon, Geranylaceton, Phenylethylalkoholen, *β*-Ionon u.a.;[12,13] hydrolysierbare Gerbstoffe; Ascorbinsäure; Mineralstoffe wie Fe, Al, Ca, Mg, K, Mn, Cu, sowie Phosphat, Sulfat und Fluorid.[14]

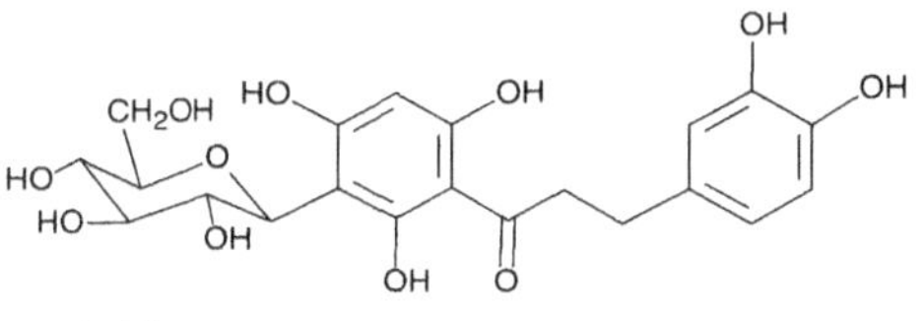

Aspalathin

Zubereitungen: Teebereitung: 2 g Rooibostee werden mit ca. 150 mL kochendheißem Wasser übergossen und einige Minuten ziehen gelassen.

Identität: Zweidimensionale DC phenolischer Verbindungen im salzsauren Methanol-Extrakt:[8]
- Sorptionsmittel: Cellulose.
- Fließmittel: 1. Ameisensäure-Wasser (1 + 50), 2. Amylalkohol-Essigsäure-Wasser (22 + 11 + 13).
- Detektion: 1. UV, 2. UV + 1 % $AlCl_3$ in Methanol und Propanol (1:1), 3. UV + 1 % $AlCl_3$ in Methanol und Propanol (1:1) + 1 % NaOH in Methanol.
- Auswertung: Der mittlere Rf-Bereich der Entwicklung mit Fließmittel 1 wird durch Fließmittel 2 in eine Gruppe mit insgesamt neun Zonen aufgetrennt. Sie erscheinen im UV-Licht von unten nach oben als eine gelbe, vier schwarze, zwei schwache und zwei blaue Zonen. Im unteren Bereich der 1. Entwicklung werden durch das 2. Fließmittel noch drei weitere Zonen – zwei schwache, eine dunkle – im UV sichtbar.

Nach Detektion mit $AlCl_3$ und NaOH verdoppeln sich die im UV sichtbaren Zonen, vorwiegend im mittleren Rf-Bereich beider Fließrichtungen. Mittels dieser DC kann die drogenliefernde Kulturform von *A. linearis* sicher von anderen wildwachsenden Arten unterschieden werden.

Sonst. Verwendung: *Haushalt.* Rooibus-Tee ist in Süd-Afrika ein Nationalgetränk. Er wird als Haustee verwendet, ist im Gegensatz zu schwarzem Tee coffeinfrei und wesentlich ärmer an Gerbstoffen. Rooibos-Tee wird zunehmend exportiert. In Deutschland ist er als Massai-Tee im Handel.

1. Dahlgren R (1963) Opera Bot 9:48–50
2. Dahlgren R (1988) Volume 16 Fabaceae Part 3 Papilionoideae Fascicle 6 Crotalarieae (Aspalathus). In: Leistner OA (Hrsg.) Flora of Southern Africa. Botanical Research Institute, Department of Agriculture and Water Supply, Pretoria
3. Dyer RA (1975) Volume 1 Dicotyledones. In: Flora of Southern Africa, The Genera of Southern African Flowering Plants. Botanical Research Institute, Department of Agriculture Technical Services, Pretoria.
4. Watt JM, Breyer-Brandwijk MG (1962) The Medicinal and Poisonous Plants of Southern and Eastern Africa, 2. Aufl., E.&S. Livingstone LTD., Edingburgh London, S. 590–591.
5. Cheney RH, Scholtz E (1963) Econ Bot 17:186–194
6. Dahlgren R (1964) Bot Not 117:187–196
7. Uphof JCTh (1968) Dictionary of Economic Plants, 2. Auflage, Verlag von J. Cramer, Lehre, S. 54
8. Dahlgren R (1968) Bot Not 121:165–208
9. Koeppen BH, Smit CJB, Roux DG (1962) Biochem J 83:507
10. Snykers FO, Salemi G (1974) JS Afr Chem Inst 27:5–7
11. Koeppen BH, Roux DG (1965), Tetrahydron Lett 39:3.497–3.603
12. Habu T, Flath RA, Mon TR, Morton JF (1985), J Agric Food Chem 33:249–254
13. Kharebara LG (1986), Subtrop Kul't:144–145
14. Morton JF (1983), Econ Bot 37:164–173

Sg

Asparagus

HN: 2004600

Familie: Asparagaceae.

Gattungsgliederung: Die Gattung Asparagus umfaßt nach[1] S 326 und nach aktuellen Angaben etwa 100 Arten, nach[2] nahezu 230 Arten.

Gattungsmerkmale: Ausdauernde Kräuter oder Sträucher mit dickem, unterirdischem, mit Blattschuppen bedecktem Rhizom. Stengel aufrecht oder kletternd, meist mehrfach verzweigt. Blätter klein, häutig und durchscheinend, gelblich, seltener zäh und dornig, in den Achseln Äste oder Büschel von linealischen, nadelartigen grünen Blättern (Phyllokladien oder Kladodien) tragend. Blütenstiele mit einzelnen Blüten, doldigen oder traubigen Blütenständen. Blütenstiele gegliedert. Blüten zwittrig oder eingeschlechtig (dann auch die Pflanzen eingeschlechtig). Sechs Perigonblätter, klein, frei oder nur am Grunde verwachsen, sternförmig abstehend oder zusammenneigend. Sechs Staubblätter. Ein Griffel, mit drei Narben. Frucht eine dreifächrige, ein- bis wenigsamige, kugelige Beere. Samen niedergedrückt-kugelig, mit schwarzer, runzeliger Schale.[3]

Verbreitung: Europa, vor allem Mittelmeergebiet, Nordafrika und Teile Asiens; einige Arten in China und Japan sowie in Südafrika.[2]

Inhaltsstoffgruppen: Furostanol- und Spirostanolsaponine in den oberirdischen Organen und Wurzeln.

Drogenliefernde Arten: *A. officinalis*: Asparagi radix, Asparagus officinalis hom. *HAB 1*, Asparagus officinalis hom. *HPUS 78*.
A. ascendens: Asparagus-ascendens-Wurzel.
A. falcatus: Asparagus-falcatus-Blüten.
A. racemosus: Asparagus-racemosus-Wurzel.

Asparagus ascendens Roxb.

Inhaltsstoffe: Steroidsaponine.[15]

Verbreitung: Indien.

Drogen: Asparagus-ascendens-Wurzel.

Asparagus-ascendens-Wurzel

Inhaltsstoffe: Die getrocknete, geschälte Wurzel enthält ca. 45 % lösliche Kohlenhydrate, bestehend aus Hexosen und alkohollöslichen Fructanen, ca. 23 % Rohfasern und etwa 2,3 % Schleim, der bei der Hydrolyse Glucose, Mannose, Xylose und Uronsäuren im Verhältnis 4:4:1:1 liefert.[15] β-Sitosterolglykoside, Spirostanol- und Furostanolglykoside.[26]

Volkstümliche Anwendung und andere Anwendungsgebiete: Die Wurzel wird in Indien wie Salep, das Pulver der Wurzel wie Tragant verwendet. Die Wirksamkeit bei den genannten Anwendungen ist gegenwärtig nicht belegt.

Asparagus falcatus L.

Verbreitung: Afrika, China, Japan.

Drogen: Asparagus-falcatus-Wurzel.

Asparagus-falcatus-Wurzel

Volkstümliche Anwendung und andere Anwendungsgebiete: In Südafrika sind Abkochungen der Wurzel gegen Halsentzündungen und Dysphagie in Gebrauch.[27] Die Wirksamkeit bei den genannten Anwendungen ist gegenwärtig nicht belegt.

Asparagus officinalis L.

Synonyme: *A. altilis* ASCHERS., *A. hortensis* MILL.

Sonstige Bezeichnungen: Dt.: Spargel; engl.: Asparagus; frz.: Asperge; it.: Asparago,Sparagio; span.: Esparrago; tsch.: Chřest.

Systematik: Die Species ändert – vor allem in Kultur – ziemlich stark ab. Nach[31] können zwei Unterarten unterschieden werden:

- ssp. *officinalis* (*A. polyphyllus* STEVEN, *A. caspicus* HOHEN.): Stamm 40 bis 200 cm, aufrecht mit langen Internodien. Phyllokladien (5 bis) 10 bis 25 (bis 30) mm. Blüten selten mit Phyllokladien vermischt. 2n = 20. Vorkommen fast über das ganze Verbreitungsgebiet der Art.
- ssp. *prostratus* (DUMORT.) CORB.: Stamm 10 bis 30 (bis 40) cm, liegend, mit kurzen Internodien. Phyllokladien 5 bis 10 mm. Blüten oft vermischt mit Phyllokladien. 2n = 40. Verbreitung: Küsten Westeuropas.

Nach[1] können die Varietäten var. *prostratus* RICHTER, var. *strictus* DETHARD und var. *praecox* BECK unterschieden werden. Vom Gemüsespargel sind zahlreiche Sorten in Kultur.

Botanische Beschreibung: Ausdauernde Pflanzen, 30 bis 100 (in Kultur bis 150) cm hoch. Grundachse holzig, dick. Stengel aufrecht, kahl, glatt, zuletzt oft überhängend, mit zahlreichen aufrecht abstehenden Ästen. Astglieder 3 bis 5 mm lang. Schuppenblätter am Grunde kurz gespornt. Phyllokladien in Büscheln zu 4 bis 15 (bis 25), stielrund, nadelförmig, 5 bis 25 cm lang und etwa 0,5 mm dick. (Eine bis) zwei (bis drei) Blüten an einem Knoten. Blütenstiele 2 bis 20 mm lang, dünn, ungefähr in der Mitte gegliedert, zuletzt nickend. Pflanzen meist eingeschlechtig. Perigon der männlichen Blüten etwa 5 mm lang, trichterförmig, weißlich bis grüngelblich, länger als die Staubblätter, mit verkehrt-lanzettlichen Abschnitten; diese bis doppelt so lang wie die Perigonröhre. Staubbeutel länglich, fast so lang wie die Staubfäden. Perigon der weiblichen Blüten viel kleiner. Frucht eine erbsengroße, ziegelrote, bis 8 mm dicke, kugelige Beere. Samen schwarz, 3 bis 4 mm breit, runzelig-gestreift. Je nach dem Geschlecht zeigen die Spargelpflanzen einen etwas unterschiedlichen Habitus. Die männlichen Exemplare sind meistens gedrungener und dichter, die weiblichen Pflanzen dagegen sind oft schlanker. Der Wurzelstock ist kurz, dick und treibt nach oben einige, etwa fingerdicke, fleischige, saftige, weiße oder rote, blaurötlich überhauchte Sprosse. Die etiolierten jungen Sprosse stellen den Spargel dar.[1,31]

Verwechslungen: Verwechslungen sind kaum zu erwarten, da *A. officinalis* ausschließlich aus Kulturen gewonnen wird. Allerdings werden in den Mittelmeerländern auch andere Asparagus-Species für Speisezwecke kultiviert.[1]

Inhaltsstoffe: Im Kraut Flavonolglykoside: Rutin, Hyperosid, Isoquercitrin, Kaempferol-3-*O*-L-rhamnoglucosid, Cosmosiin.[4,15] Als Pigmente der Sprosse Cyanidin- und Paeonidinglykoside.[5]
Saponine. Spirostanol- und Furostanolglykoside,[6,7] vorwiegend Derivate des Sarsasapogenin, aber auch des Diosgenin und Yamogenin[8] (s. Inhaltsstoffe der Droge Asparagi radix).
Kohlenhydrate. Fructose, Glucose, Saccharose, in den Samen Glucomannane, in den Wurzeln Inulinartige Fructane (Asparagose, Asparagosin),[15] Pentasaccharide,[9] Hexasaccharide[10] und Fructooligosaccharide.[11]
Fette. In den Samen ca. 12 bis 15 % fettes Öl mit ca. 57 % Linolsäure.[15] In den Wurzeln ebenfalls fettes Öl.
Aminosäuren. Asparagin, Arginin, Tyrosin, *S*-substituierte Cysteinderivate.[12,15]
In den Sprossen *N*-Carboxymethyl-L-glutamylpeptide.[13]
Sonstige Verbindungen. Ascorbinsäure, Lactoflavin.[14] Bernsteinsäure, in den jungen Knospen und reifen Beeren Chelidonsäure; Vanillin, Coniferin, Cholin, Inosit, Carotinoide, etwa 9 % Mineralstoffe, darunter besonders viele Kaliumsalze.

Verbreitung: Mittel- und Südeuropa, Vorderasien, westliches Sibirien, Nordafrika. *A. officinalis* wird heute in zahlreichen Ländern kultiviert.

Drogen: Asparagi radix, Asparagus officinalis hom. *HAB 1*, Asparagus officinalis hom. *HPUS 78*

Asparagi radix (Spargelwurzel)

Synonyme: Radix Asparagi.

Sonstige Bezeichnungen: Dt.: Spargelwurzel; engl.: Asparagus root; frz.: Racine d'asperge; span. Raiz de espàrrago; port.: Raiz de espargo.

Definition der Droge: Der im Herbst gegrabene, getrocknete Wurzelstock samt Wurzeln.

Stammpflanze: *A. officinalis* L.

Herkunft: Zahlreiche Länder Europas.

Gewinnung: Die aus Kulturen stammenden Wurzelstöcke samt Wurzeln werden an der Luft getrocknet.

Ganzdroge: Der Wurzelstock ist oberseits dicht mit Stengelnarben bedeckt; seitlich und unterseits ist er mit zahlreichen langen, etwa 5 mm dicken Wurzeln von graubrauner Farbe und schwammiger Beschaffenheit besetzt. Die Droge ist geruchlos und schmeckt fade, etwas süßlich.

Mikroskopisches Bild: Das von Kork umgebene Rhizom zeigt am Querschnitt zahlreiche, in stärkefreies Parenchym eingebettete Gefäßbündel. Im Parenchym Raphidenbündel. Die Wurzel ohne nennenswertes Rindengewebe, mit derbwandiger Hypodermis. Der Zentralstrang von einer Endodermis mit U-förmig verdickten Zellen umgeben. Das Gefäßbündel ist polyarch. Mark manchmal vorhanden, manchmal z. T. geschwunden. Gefäße dickwandig, bis zu 90 µm weit, ganz oder teilweise mit braunem, harzartigem Inhalt gefüllt. Die Leptomstränge derbwandig, mit braunem bis schwarzem Inhalt gefüllt. Gefäße und Leptom sind in derbwandiges Parenchym eingebettet.

Inhaltsstoffe: *Saponine.* Furostanol- und Spirostanolglykoside, vorwiegend Derivate des Sarsasapogenin, z. B. Asparagoside A, B, D, G, aber auch des Diosgenin und Yamogenin.[6–8,30]

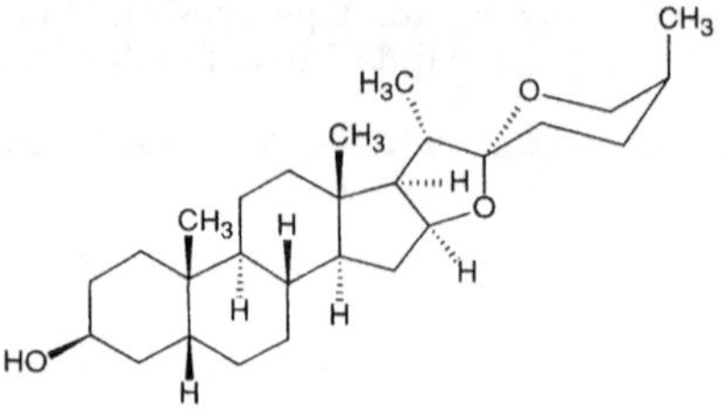

Sarsasapogenin

Asparagosid A = Sarsasapogenin, Glc- (3β-OH)

Asparagosid B = Sarsasapogenin, Glc- (26-OH)

Asparagosid D = Sarsasapogenin, (3β-OH)—Glc
(4→1)- Glc
(3→1)-Glc

Asparagosid G = Sarsasapogenin, (3β-OH) —Glc, Glc-(26-OH)
(4→1)- Glc
(3→1)-Glc

Kohlenhydrate. Fructose, Glucose, Saccharose, Inulin-artige Fructane (Asparagose, Asparogosin), Pentasaccharide, Hexasaccharide und Fructooligosaccharide.[9–11,15]
Fettes Öl.
Aminosäuren und Proteine
Sonstige Verbindungen. Bernsteinsäure, Vanillin, Coniferin, Mineralstoffe, darunter besonders viel Kaliumsalze.

Gehaltsbestimmung: Spektralphotometrische Bestimmung des Sarsasapogenins nach Hydrolyse und chromatographischer Trennung.[16] Bestimmung von Carbonsäuren.[17] Trennung und Quantifizierung der Oligofructane mittels HPLC.[18]

Wirkungen: Eine diuretische Wirkung wird von mehreren Autoren berichtet, jedoch bestätigen die vorliegenden experimentellen Daten diese Wirkung nicht mit Sicherheit.[19–21] Der nach Genuß von Spargel oder nach Applikation von Zubereitungen aus Radix Asparagi auftretende typische Geruch des Harns soll auf Methylmercaptan zurückzuführen sein, das durch Metabolisierung von *S*-Methyl-3-(methylthio)-thiopropionat entsteht.[22]

Anwendungsgebiete: Zur Durchspülung bei entzündlichen Erkrankungen der ableitenden Harnwege und als Vorbeugung bei Nierengrieß. Die Wirkung der Droge scheint vergleichbar z. B. mit jener von Levistici radix (→ Gattung Levisticum).

Dosierung und Art der Anwendung: In Form von Teemischungen, Pulvertees, Pulvertabletten oder als Dekokt (60:100). Zur Durchspülungstherapie sind vor allem Teeaufgüsse sinnvoll, wobei auf reichliche Flüssigkeitszufuhr zu achten ist. Beschrieben wird auch die Anwendung der Droge als Spargelsirup.[1]

Volkstümliche Anwendung und andere Anwendungsgebiete: Bei Wassersucht, Arthritis, Rheuma, Gicht, Leber- und Milzleiden, bei Asthma bronchiale und bei starkem Herzklopfen.[24] Die Wirksamkeit bei den genannten Anwendungen ist gegenwärtig nicht belegt.

Unerwünschte Wirkungen: *Allergische Wirkungen.* Allergische Reationen mit Ausschlägen, Bläschenbildung und Juckreiz, vor allem nach äußerlichem Kontakt mit jungen Sprossen, sehr selten auch nach Einnahme von Spargelzubereitungen.[19,22,23]

Gegenanzeigen/Anwendungsbeschr.: Bei entzündlichen Nierenerkrankungen soll die Droge nicht verwendet werden. Keine Durchspülungstherapie bei Ödemen infolge eingeschränkter Herz- oder Nierenfunktion.[32]

Asparagus officinalis hom. *HAB 1*

Monographiesammlungen: Asparagus officinalis hom. *HAB 1.*

Definition der Droge: Frische, junge, unterirdische Sprosse.

Stammpflanzen: *A. officinalis* L.

Zubereitungen: Urtinktur und flüssige Verdünnungen, *HAB 1*, Vorschrift 1.
Eigenschaften: Die Urtinktur ist eine hellgelbe Flüssigkeit mit arteigenem Geruch und Geschmack.

Identität: Wird 1 mL Urtinktur mit 5 mL Wasser kräftig geschüttelt, entsteht ein mindestens 30 Minuten lang beständiger Schaum.
1 mL Urtinktur zeigt im ultravioletten Licht bei 365 nm hellbraune Fluoreszenz, die nach Zugabe von 0,2 mL konzentrierter Natriumhydroxydlösung (R) in grüngelbe Fluoreszenz umschlägt.
Dünnschichtchromatographie nach *HAB 1*:

- Sorptiosmittel: Kieselgel HF_{254}.
- Untersuchungslösung: Urtinktur.
- Vergleichslösung: 5 mg Aescin (RN) werden in 1 mL Methanol (R) gelöst.
- Auftragemenge: Je 20 µL Untersuchungs- und Vergleichslösung.
- Fließmittel: *n*-Butanol-Essigsäure (98 %)-Wasser (68 + 16 + 16).
- Detektion: I. Betrachten im ultravioletten Licht bei 254 nm; II. Besprühen mit Anisaldehyd-Lösung (R), fünf bis zehn Minuten auf 105 bis 110 °C erhitzen und innerhalb von zehn Minuten im Tageslicht auswerten.
- Auswertung: Bei Detektion I zeigt das Chromatogramm der Vergleichslösung den fluoreszenzmindernden Fleck des Aescins (Rst 1,0). Das Chromatogramm der Untersuchungslösung zeigt je einen fluoreszenzmindernden Fleck bei Rst 0,4, bei Rst 1,0 und bei Rst 1,3 sowie einen hellblau fluoreszierenden Fleck bei Rst 1,5. Dieser Fleck fluoresziert im ultravioletten Licht bei 365 nm leuchtend hellblau. Nach Detektion II zeigt das Chromatogramm der Vergleichslösung den kräftigen, blauvioletten Fleck des Aescins (Rst 1,0); daneben treten noch mehrere schwache, blauviolette Flecke auf. Das Chromatogramm der Untersuchungslösung zeigt einen gelblichen bis hellolivgrünen Fleck am Start und einen grünlichgelben Fleck bei Rst 0,85. Darüber können weitere, sehr schwache, grünlichgelbe Flecke auftreten.

Reinheit: *Urtinktur.*
- Relative Dichte (*PhEur*): 0,926 bis 0,946.
- Trockenrückstand (*DAB*): Mindestens 1,4 %.

Lagerung: Vor Licht geschützt.

Anwendungsgebiete: Entsprechend dem homöopathischen Arzneimittelbild. Dazu gehören: Nierensteinleiden; Herzschwäche. Aufbereitungsmonographie der Kommission D am BGA.[25]

Dosierung und Art der Anwendung: *Droge.* Soweit nicht anders verordnet:
Ein- bis dreimal täglich fünf bis zehn Tropfen, eine Messerspitze Verreibung, eine Tablette oder fünf bis zehn Streukügelchen einnehmen.[25]
Injektionslösungen zweimal wöchentlich 1 mL s.c. injizieren.

Unerwünschte Wirkungen: Nicht bekannt.
Hinweis: Es können vorübergehend Erstverschlimmerungen vorkommen, die jedoch unbedenklich sind.[25]

Gegenanzeigen/Anwendungsbeschr.: Nicht bekannt.[25]

Wechselwirkungen: Nicht bekannt.[25]

Asparagus officinalis hom. *HPUS 78*

Synonyme: Asparagus.

Monographiesammlungen: Asparagus officinalis *HPUS 78.*

Definition der Droge: Die jungen Schößlinge.

Stammpflanzen: *A. officinalis* L.

Zubereitungen: Urtinktur und flüssige Verdünnungen.
Asparagus, feuchte Masse, die 100 g Trockenmasse und 400 mL Pflanzenfeuchtigkeit enthält, ergibt mit 635 mL 95 %igem (*V/V*) Alkohol 1000 mL Urtinktur *HPUS 78.*
Dilutionen 2 × (D2) wird aus einem Teil Urtinktur, drei Teilen Wasser und sechs Teilen 95 %igem Alkohol (*V/V*) hergestellt; 3 × (D3) und höher mit 88 %igem (*V/V*) Alkohol.

Gehalt: *Urtinktur.* Arzneigehalt $^1/_{10}$.

Asparagus racemosus Willd.

Inhaltsstoffe: Flavonolderivate in den oberirdischen Teilen, Steroidsaponine in den Wurzeln.[15]

Verbreitung: Indien, Afrika.

Drogen: Asparagus-racemosus-Wurzel.

Asparagus-racemosus-Wurzel

Inhaltsstoffe: Die getrocknete Wurzel enthält ca. 50 % lösliche Kohlenhydrate, bestehend aus Glucose und Fructose, etwa 2 % Schleim, der nach Hydrolyse Glucose und Galacturonsäure im Verhältnis 3:2 liefert, ca. 18 % Rohfasern, ca. 5 % Saponine und etwa 0,2 % ätherisches Öl.[15]

Volkstümliche Anwendung und andere Anwendungsgebiete: In Indien anstelle von Salepknollen. In Sri Lanka gegen chronischen Rheumatismus.[28] In Tanzania als Aphrodisiakum, bei Verdauungsstörungen, gegen Schistosomiasis, zur Entwässerung und gegen Rheuma.[29] Die Wirksamkeit bei den genannten Anwendungen ist gegenwärtig nicht belegt.

1. Heg (1939) Bd. II, S. 326–329
2. Dahlgren RMT, Clifford HT, Yeo PF (1985) The Families of the Monocotyledons, Springer Verlag, Berlin Heidelberg New York Tokio, S. 140–142
3. Hess HE, Landolt E, Hirzel R (1976) Flora der Schweiz und angrenzender Gebiete, Bd. 1, Birkhäuser Verlag, Basel-Stuttgart, S. 541–542
4. Kartnig T, Gruber A, Stachel J (1985) Planta Med 51:288
5. Francis FJ (1967) J of Food Science 32:430–431

6. Pant G, Panwar MS, Negi DS, Rawat MSM, Morris GA (1988) Phytochemistry 27:3.324–3.325
7. Goryanu GM, Krochmalyuk WW, Kintia PK (1976) Khim Prir Soedin 400 und 762, zit. in Paczkowski C, Wojciechowski ZA (1988) Phytochemistry 27:2.743–2.747
8. Mahato SB, Ganguly AN, Sahu NP (1982) Phytochemistry 21:959–978
9. Shiomi N, Yamada J, Izawa M (1979) Agric Biol Chem 43:1.375–1.377, Ref. CA92-018772/03
10. Shiomi N (1981) Phytochemistry 20:2.581–2.583
11. Shiomi N (1980) Kagaku to Seibutsu 18:674–677, Ref. CA94-043996/07
12. Archimbault P, Fellous R, Puill A (1980) Parfums, Cosmet, Aromes 33:85–92, Ref. CA93-166339/17
13. Kasai T, Hirakuri Y, Sakamura S (1981) Agric Biol Chem 45:433–437, Ref. CA94-188659/23
14. Hudson DE, Lachance PA (1986) J of Food Quality 9:217–224
15. Hgn, Bd. VII, S. 717–719
16. Zong N, Panova D (1977) Farmatsiya 27:4–7, Ref. CA89(6):48937a
17. Archimbault P, Fellous R, Puill A (1980) Parfums, Cosmet, Aromes 32:91–92, Ref. CA93-022639/03
18. Bancal P, Gaudillere JP (1989) Plant Physiol Biochem 27:745–750
19. Kreitmair H (1953) Die Pharmazie 8:300–302
20. Bonsmann MR (1942) Naunyn-Schmiedeberg's Arch Pharmacol 199:376–386
21. Balansard J, Rabaud M (1937) C. r. Soc. Biol. 126:953
22. Hausen BM (1988) Allergiepflanzen – Pflanzenallergene, Teil 1, S. 79–82, ecomed Verlagsges. mbH, Landsberg/München
23. Schoenhof S (1924) Dermatol Wochenschr 79:1.221–1.227
24. Leporatti ML, Pavesi A, Posocco E (1985) J Ethnopharmacol 14:53–63
25. BAz Nr. 29a vom 12.02.1986
26. Sharma SC, Chand R, Bhatti BS, Sati OP (1982) Planta Med 46:48–51
27. Arnold HJ, Gulumian M (1984) J Ethnopharmacol 12:35–74
28. Arseculeratne SN, Gunatilaka AAL, Panabokkee RG (1985) J Ethnopharmacol 13:323–335
29. Chhabra SC, Viso FC, Mshiu EN (1984) J Ethnopharmacol 11:157–159
30. Nuhn P (1990) Naturstoffchemie, 2. Aufl., S. Hirzel Wissenschaftliche Verlagsgesellschaft, Stuttgart
31. FEu, Bd. 5, S. 71–73
32. BAz Nr. 127 v. 12. 7. 1991

Ka

Aspidium

HN: 2032200

Die Gattung Aspidium wurde der Gattung → Dryopteris unterstellt.

1. Heg, Bd. I, Teil 1, S. 136

RS

Aspidosperma

HN: 2014300

Familie: Apocynaceae.
Die Gattung Aspidosperma MART. ET ZUCC. wurde 1824 geschaffen und zu den Apocynaceae gestellt.[1] Über die systematische Einteilung der Familie der Apocynaceae herrscht noch keine allgemeine Einigkeit. Neuerer Literatur[2-5] zufolge erscheint es sinnvoll, die Familie der Apocynaceae in folgende vier Unterfamilien einzuteilen: Plumerioideae, Apocynoideae, Cerberoideae und Tabernaemontanoideae. Eine Unterscheidung der Unterfamilien erfolgt auf der Grundlage der Blütenstruktur, des Fruchtaufbaues, der Pollenmorphologie und der Alkaloidchemie.

Unterfamilie: Plumerioideae.

Tribus: Alstonieae (Syn. Plumerieae).

Subtribus: Aspidospermatinae.

Gattungsgliederung: Die Gattung Aspidosperma MART. et ZUCC. (Syn. Coutinia VELL./ Cufodontia WOODSON/ Curranii STAND./ Cuspa BLAKE/ Macaglia RICH. ex. VAHL/ Osteocarpus RICH. ex. ENDL./ Peltospermum DC./ Thyroma MIERS) wurde 1947 systematisch überarbeitet und ca. 100 Arten wurden beschrieben.[6] 1951 erfolgte nochmals eine kritische Überprüfung,[7] wobei die Gattung Aspidosperma in neun Serien eingeteilt wurde, viele der ursprünglich aufgenommenen Arten in die Synonymie verwiesen wurden und die Zahl der Arten auf 52 reduziert wurde. Die Aspidosperma-Systematik wird dadurch erschwert, daß verschiedene Arten, die im gleichen Gebiet vorkommen, aufgrund von Hybridisation variieren und nicht eindeutig gegeneinander abzugrenzen sind.[1] Heute werden ca. 80 Arten unterschieden.[8]

Gattungsmerkmale: 2 bis 60 m hohe Bäume, meistens einen weißen oder rötlichen Milchsaft führend. Blätter meist wechselständig, seltener gegenständig oder dreizählig. Blütenstand gipfelständig oder achselständig, bisweilen von der Blattachsel verschoben, dichasial cymös oder zusammengesetzt dichasial und in Form eines Thyrsus; sekundäre Seitenachsen oft gebündelt wie bei Umbelliferen-Dolden; Deckblätter beständig, abfallend oder supprimiert; Kelch meist aus fünf freien, gleichartigen oder stark voneinander abweichenden Kelchblättern; Blumenkrone tellerförmig, röhren-tellerförmig oder röhrenförmig; Röhre zylindrisch bis birnenförmig, an der Öffnung verengt oder unverengt, oberhalb der Antheren geschlitzt; Kronblätter bei der Knospendeckung linksschraubig aufsteigend verdreht, sich bei der Anthese aufrichtend; Staubblattansatz in der Mitte der Kronröhre oder höher, mit Filamenten; Antheren aus zwei gleich fertilen Theken mit je zwei Pollensäcken bestehend; äußere Pollensäcke etwas länger als innere, an der Basis meist etwas gebogen; Pollen körnig; oberständiger Fruchtknoten aus zwei Fruchtblättern; Fruchtblätter frei vom Griffel bis zum Fruchtboden; bisweilen Ausbildung von nektarabsonderndem Gewebe, aber ohne deutliche Diskusbildung; Samenanlagen 2 bis 32, auf einer dünnen, ventralen Placenta; Narbe verschiedenartig geformt auf einem mehr oder weniger verlängerten, einfachen Griffel; Balgfrucht eines, stark komprimiert, mehr oder weniger holzig, teils assymmetrisch geformt; Samen oval, stark komprimiert, trocken, ohne Albumin, mit einem flachen, papierartigen Flügel.[7]

Verbreitung: Im tropischen und subtropischen Gebiet Zentral- und Südamerikas, vor allem in Brasilien, Paraguay, Argentinien, Peru und Bolivien; in Höhen zwischen 2 und 2000 m; sowohl an überschwemmten Flußuferungen als auch an trockenen Standorten.[7,9]

Inhaltsstoffgruppen: Indolalkaloide sind in der Gattung weit verbreitet. Folgende Indolalkaloid-Typen sind vertreten: Yohimbin-Typus;[10,11] Corynanthein-Typus;[10,11] Ajmalin-Typus;[11,12] Sarpagin-Typus;[11,12] Olivacin-Ellipticin-Typus;[11] Aspidospermin-Typus;[11,13] Eburnamin-Vincamin-Typus;[11] Condylocarpin-Typus;[11,14] Ulein-Typus;[11] Secamin-Typus.[15] Ein Lactam-Alkaloid, das kein Indolgrundgerüst aufweist, wird für die Art *A. quebracho-blanco* beschrieben.[16]

Drogenliefernde Arten: *A. quebracho-blanco*: Quebracho cortex, Quebracho hom. *HAB34.*

Aspidosperma quebracho-blanco
SCHLECHT.

Synonyme: *A. chakensis* SPEG., *A. crotalorum* SPEG., *A. quebracho* GRISEB., *A. quebracho-alba* SCHLECHT., *A. quebracho-blanco* SCHLECHT. forma *Malmeana* MGF., *A. quebracho-blanco* SCHLECHT. forma *Schlechtendaliana* MGF., *A. quebracho-blanco* SCHLECHT. forma *Spegazziniana* MGF., *A. quebracho-blanco* SCHLECHT. ssp. *brevifolium* HASSL., *A. quebracho-blanco* SCHLECHT. var. *ellipticum* MGF., *Macaglia quebracho* O. KTZE., *Macaglia quebracho-blanco* (SCHLECHT.) LYONS.

Sonstige Bezeichnungen: Argentinien: Quebracho blanco, Ubirá-ro-puütá; Bolivien: Kacha-kacka; dt.: Quebracho, weißer Quebracho; engl.: Quebracho.

Botanische Beschreibung: 5 bis 20 m hohe Bäume mit schlanken Ästen. Junge Zweige warzig, ältere glatt, mit einer dünnen, orange-braunen Rinde. Blätter gegenständig oder dreizählig, länglich elliptisch, eilanzettlich bis lanzettlich, scharf zugespitzt, an der Basis sich allmählich verschmälernd, 3 bis 5 cm lang und 0,5 bis 1,5 cm breit, lederig, häufig gelb-grün, glatt, junge Blätter warzig; 20 bis 30 Paar dicht nebeneinanderliegender, steil aufsteigender Sekundärnerven, in einem dicken Mesophyll eingesenkt. Blütenstände gegenständig oder dreizählig, den oberen Blattachseln entspringend, in Form eines Thyrsus, warzig bis fast glatt, vielblütig, 1 bis 3 cm lang; sehr kleine, abfallende Deckblätter und 2 bis 3 mm lange Stielchen; Kelchblätter ei-

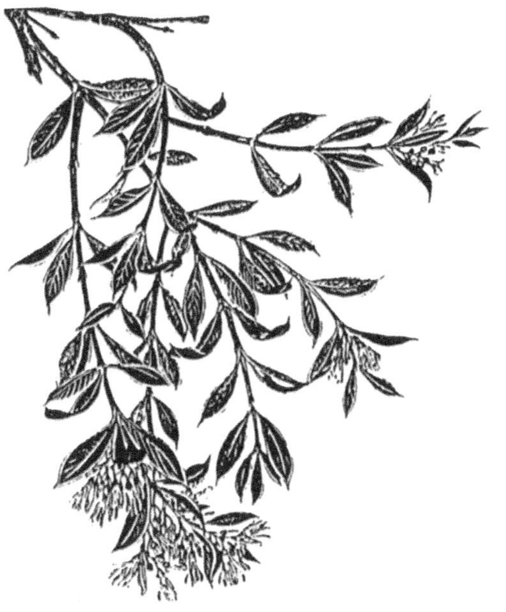

Habitusbild von *Aspidosperma quebracho-blanco* SCHLECHT. aus Lit.[35]

förmig, stumpf, fast gleichartig, 1 bis 2 mm lang, uneben; Blumenkrone weiß, gelb oder gelb-grün, glatt oder außen uneben, Röhre 3 bis 5 mm lang, ca. 1,5 mm breit, mit 6 bis 7 mm langen, schmalen, lanzettförmigen Kronblättern; Staubblattansatz in der Mitte der Kronröhre, Antheren 1 mm lang; Fruchtknoten eiförmig, glatt, ca. 1 mm lang; Balgfrüchte verschiedenartig geformt, zylindrisch bis oval verbreitert, 4 bis 10 cm lang und 1 bis 7 cm breit, stark verholzt, leicht warzig, mit oder ohne Mittelrippe, uneben, stiellos, obwohl die Bildung eines Fruchtstieles zunächst deutlich erkennbar ist.[7]

Verwechslungen: Die größte Ähnlichkeit mit *A. quebracho-blanco* SCHLECHT. zeigt die im Norden Argentiniens heimische Art *A. horco-kebracho* SPEG. Die beiden Arten, welche zusammen die Woodson-Serie "Quebrachines" bilden, unterscheiden sich bezüglich ihrer Blätter, ihrer Blütenstände und ihrer Früchte. *A. quebracho-blanco* besitzt lederige Blätter mit 20 bis 30 Paar dicht beieinanderliegender Sekundärnerven, während *A. horco-kebracho* häutige Blätter mit ca. 10 Paar weiter auseinanderliegender Sekundärnerven aufweist. Die Blütenstände von *A. quebracho-blanco* sind vielblütig und meist warzig, diejenigen von *A. horco-kebracho* weisen nur wenige Blüten auf und sind glatt. *A. quebracho-blanco* besitzt holzige, stiellose Früchte, *A. horco-kebracho* dagegen lederige, kurzgestielte Früchte.[7]

Inhaltsstoffe: Die Mehrzahl der an *A. quebracho-blanco* durchgeführten phytochemischen Untersuchungen beschränken sich auf die Rinde (s. die Droge Quebracho cortex).
In den Früchten von *A. quebracho-blanco* wurde das Aspidospermatin, ein Indolalkaloid vom Con-

dylocarpin-Typus, nachgewiesen.[14] Die Blätter von *A. quebracho-blanco* enthalten Indolalkaloide vom Aspidospermin-Typus (Aspidospermin, (–)-Pyrifolidin), vom Sarpagin-Typus (Akuammidin, Acetylakuammidin) und vom Ajmalin-Typus (Quebrachidin), sowie ein nonacyclisches Lactam-Alkaloid, das Rhazinilam, das wahrscheinlich artifiziell bei der Extraktgewinnung und -aufarbeitung aus einer Indolalkaloidvorstufe entsteht.[16,17]

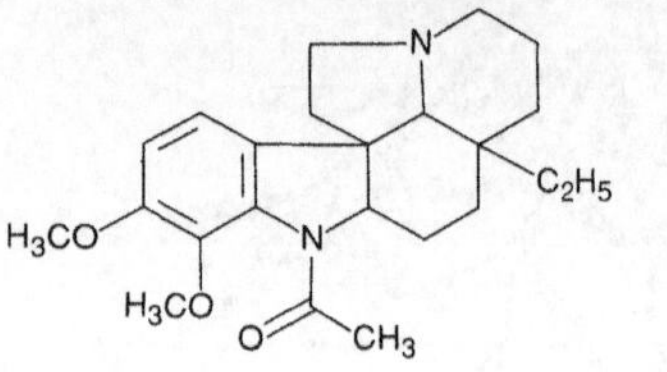

Pyrifolidin

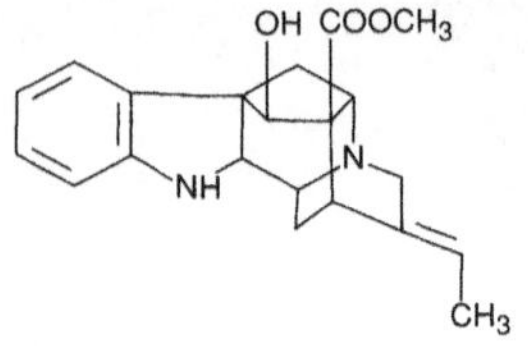

Quebrachidin

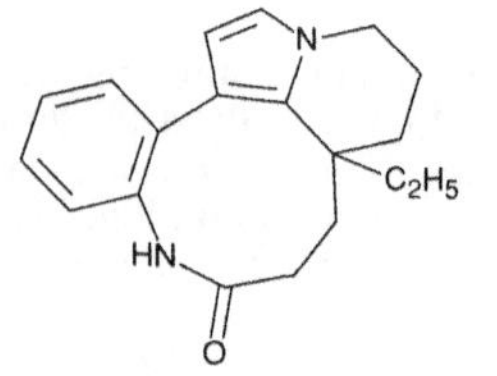

Rhazinilam

Verbreitung: In den xerophilen Waldungen Südost-Boliviens, Argentiniens, Süd-Brasiliens, Chiles sowie der Grenzgebiete zu Chile; in Höhen von 1.500 bis 1.800 m.[7]

Drogen: Quebracho cortex, Quebracho hom. *HAB34.*

Quebracho cortex (Quebrachorinde)

Synonyme: Aspidosperma-quebracho-blanco-Rinde, Cortex Quebracho, Quebracho.

Sonstige Bezeichnungen: Dt.: Quebrachorinde, weiße Quebracho; engl.: Aspidosperma, Quebracho bark, Quebracho Blanco, White Quebracho; frz.: Ecorce de quebracho; port.: Casca de quebracho; span.: Corteza de quebracho blanco.

Monographiesammlungen: Quebracho Cortex *Hisp. IX*, Quebrachorinde *DAC86*, Cortex Quebracho *EB6*, Quebracho *Mar29*.

Definition der Droge: Die Stammrinde *Hisp IX*, die getrocknete Stammrinde *DAC86*, die getrocknete Rinde des Stammes und dicker Äste *EB6*, die getrocknete Rinde *Mar29*.

Stammpflanzen: *A. quebracho-blanco* SCHLECHT.

Ganzdroge: 2 bis 3 cm dicke, harte, flache oder rinnenförmige Rindenstücke. Borke tiefgefurcht, querrissig, nimmt meist mehr als die Hälfte des Rindengewebes ein. Rinde innen gelblichgrau, rötlichgrau oder gelbbraun, deutlich längsstreifig. Bruch kurzsplitterig. Im Querschnitt eine mächtige, gelblichrote bis ziegelrote, von zahlreichen hellen Bändern durchzogene Borke, die sich scharf von der hellbraunen Innenrinde abhebt. Borke und Rinde erscheinen durch tangential gereihte Fasergruppen weißlich punktiert.[36]

Schnittdroge: *Geschmack/Geruch.* Die geruchlose Droge schmeckt sehr bitter.
Makroskopisches Bild. Rötlichbraune bis ziegelrote, faserige Borkenstückchen und rötliche, mit hellen Punkten durchsetzte Rindenbruchstücke.

Mikroskopisches Bild: Primäres Rindengewebe fehlt. Borke der sekundären Rinde von zahlreichen Korklamellen aus dünnwandigen, farblosen, unverholzten Zellen durchzogen. Gewebe zwischen den Korklamellen sowie innere Rindenschichten aus spindelförmigen, stark verdickten und von Kristallzellreihen völlig umhüllten, meist isoliert liegenden Fasern und aus teilweise mit diesen Fasern vergesellschafteten, von Kristallzellreihen umgebenen Steinzellnestern. Im dünnwandigen Grundgewebe der inneren Rindenschicht meist kollabierte Siebröhren mit leitersprossenartig versteiften Siebplatten. Braunwandiges Parenchym mit einfachen oder zwei- bis vierfach zusammengesetzten Stärkekörnern mit exzentrischem Spalt. Rinde von zwei- bis dreireihigen Markstrahlen durchzogen, deren Zellen in der Nähe der Steinzellnester sklerotisiert sind. Milchröhren fehlen.[36,37]

Pulverdroge: Hellrotbraunes Pulver mit zahlreichen stark verdickten, spindelförmigen Sklerenchymfasern und Steinzellnestern, die von Kristallzellreihen umgeben sind; reichlich Calciumoxalateinzelkristalle; braunwandiges, stärkehaltiges Parenchym und viele dünnwandige Korkgewebefragmente.[37]

Inhaltsstoffe: *Alkaloide.* (Übersicht s. Lit.[16,38]) Die Droge enthält ca. 30 Indolalkaloide. Zu den Hauptalkaloiden gehören Aspidospermin, Yohimbin (Syn. Quebrachin) (→ Stoffband), (–)-Quebrachamin[18] und Akuammidin,[19] welche auf ihre pharmakologische Aktivität bereits in einzelnen Studien untersucht worden sind (s. u. Wirkungen). Der Yohimbin-Gehalt der Droge (45 mg/100 g) wurde mittels HPLC bestimmt.[23] Nach Lit.[18] beträgt der prozentuale Anteil (*G/G*) am Gesamtalkaloidgehalt bei Aspidospermin ca. 30 %, bei Yohimbin ca. 10 % und bei (–)-Quebrachamin ca. 2,5 %, gefolgt von weiteren Alkaloiden, deren Anteile jeweils im Bereich von 0,5 bis 3 % liegen (GC-Bestimmung). Bei der Isolierung des Akuammidins mittels präparativer DC aus der Droge wurde festgestellt, daß der Akuammidin-Anteil am Gesamtalkaloidgehalt ca. 10 % beträgt.[19]

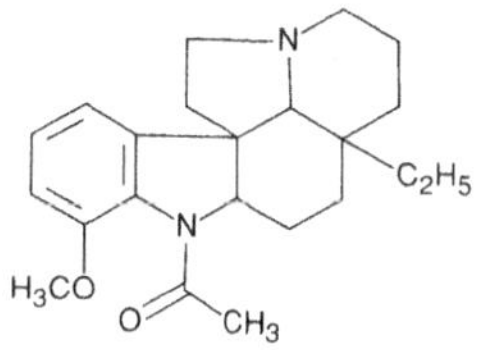

Aspidospermin

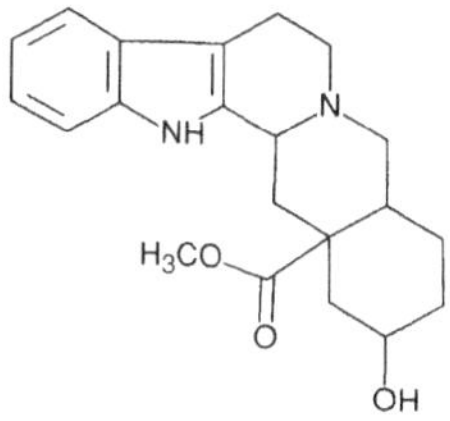

Yohimbin

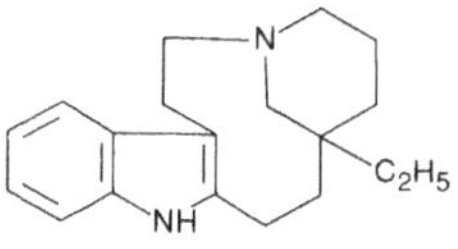

Quebrachamin

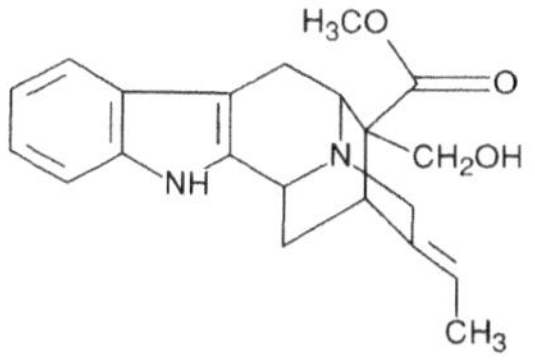

Akuammidin

Gerbstoffe. Nach Lit.[20,21] sollen in der Droge Gerbstoffe enthalten sein.

Zubereitungen: Tinctura Quebracho (Quebrachotinktur) 1:5 in Ethanol 70 % (*V/V*) *EB6*. Quebrachorinde *DAC86*, Quebrachorinden-Fluidextrakte 1:1 in Ethanol (ohne *V/V* Prozentangabe), Quebrachorinden-Trockenextrakte (ohne Spezifizierungen), Quebrachotinktur *EB6* sowie andererweitig hergestellte, nicht näher definierte Quebrachorinden-Tinkturen sind Bestandteile von Fertigarzneimitteln.

Identität: *Quebrachorinde*. Prüfung auf Gerbstoffe: Nach *Hisp IX* und *EB6* färbt sich die wäßrige Abkochung der Droge nach Zusatz von Eisen(III)chloridlösung graubraun.
Prüfung auf Alkaloide:
Hisp IX läßt die pulv. Droge mit Benzin extrahieren und die hierbei erfaßten Alkaloide durch saure/alkalische Verteilung anreichern. Nach Abtrennung der Alkaloide mit Ether und Einengen zur Trockene wird der Rückstand mit Kaliumchlorat und konz. Schwefelsäure versetzt, worauf sich eine purpurrote Färbung ergibt. Nach Lit.[22] kann das sehr schwach basische Alkaloid Aspidospermin zu einem geringen Teil mit Benzin aus der Rinde extrahiert werden. Aspidospermin ergibt außerdem mit Perchlorsäure eine fuchsinrote Färbung,[22] so daß die Identitätsprüfung des *Hisp IX* auf dem Nachweis des Aspidospermins beruhen könnte.
DAC86: Nach Anreicherung der Alkaloide aus dem Drogenauszug durch Verteilung, wird die alkaloidhaltige Lösung einer DC-Prüfung unterzogen:
- Referenzsubstanzen: Aspidospermin (I) und Yohimbin (II).
- Sorptionsmittel: Kieselgel F.
- Fließmittel: Aceton – 0,1 N Salzsäure (90 + 10).
- Detektion: Direktauswertung im UV 254 nm und 360 nm; Dragendorff-Reagenz und Auswertung im Vis.
- Auswertung: Bei der Direktauswertung zeigen die Alkaloide im UV 254 nm Fluoreszenzlöschung, im UV 360 nm teils blaue Fluoreszenzen. Nach Besprühen mit Dragendorff-Reagenz treten mindestens sieben rotbraune Alkaloidzonen im Chromatogramm der Untersuchungslösung auf, wobei eine Zone jeweils mit der Referenzsubstanz (I) bzw. (II) übereinstimmt, vier Zonen unterhalb von (I) liegen und eine Zone zwischen (I) und (II) auftritt.

Quebrachotinktur. Nach *EB6* nur sensorische Prüfung: Die Tinktur ist rötlich dunkelbraun und schmeckt zusammenziehend.

Reinheit: Asche: Höchstens 10 % *DAC86*; höchstens 8 % *EB6*.
Fremde Beimengungen: Höchstens 5 % *DAC86*; Aspidosperma-Rinden, die andere anatomische Merkmale als *A. quebracho-blanco*, insbesondere Milchsaftschläuche, aufweisen, dürfen nicht vorhanden sein *DAC86*.

Gehalt: Mindestens 1 % Gesamtalkaloide, berechnet als Aspidospermin *DAC86*.

Gehaltsbestimmung: Nach *DAC86* werden die Gesamtalkaloide nach der sogenannten "Acid-dye-Methode" photometrisch bestimmt. Die durch Verteilung aus dem Drogenauszug angereicherten Alkaloide bilden mit dem sauren Indikatorfarbstoff Eriochromschwarz T Ionenpaare, welche aus der wäßrigen Lösung mit Chloroform abgetrennt und einer Extinktionsmessung bei 520 nm gegen Wasser unterzogen werden. Die Farbintensität der Chloroformphase ist dabei der Alkaloidkonzentration proportional. Der Gesamtalkaloidgehalt wird als Aspidospermin berechnet.
Weitere Bestimmungsmethoden: Getrennte Bestimmung einzelner Alkaloide, z. B. des Yohimbins mittels HPLC.[23]

Lagerung: Aufbewahrung der Droge in gut verschlossenen Behältern *Hisp IX*.

Wirkungen: Über die pharmakologischen Wirkungen der Quebrachorinde und ihrer Zubereitungen liegen bisher keine Studien vor. Allerdings wurden einzelne, aus der Quebrachorinde isolierte Inhaltsstoffe auf ihre pharmakologische Aktivität untersucht (Übersicht s. Lit.[16,38]).
Das Hauptalkaloid Aspidospermin soll auf die Atemtätigkeit stimulierend wirken. In einem *in-vivo* Test an Kaninchen wurde nach i.v. Gabe von 2 bis 5 mg Aspidospermin eine Zunahme der Atemfrequenz registriert.[24]

Es wird angenommen, daß auch die Droge und ihre Zubereitungen atem-analeptisch wirken.[25,39]

Anwendungsgebiete: Kontrollierte klinische Studien zur Wirksamkeit der Droge liegen nicht vor.

Volkstümliche Anwendung und andere Anwendungsgebiete: Quebrachorinde wird innerlich bei Asthma, Bronchitis und Atemstörungen angewandt. Ferner wird es auch bei Fieber und Krämpfen sowie zur Appetitanregung eingesetzt.[39,40]
In Südamerika findet die Droge Verwendung bei Affektionen der Atmungsorgane, bei Leberstörungen, bei Fieber und Erkältungen sowie zur Schmerzstillung.[26–28] Man empfiehlt die Droge auch speziell zur Fiebersenkung bei Malariakranken, die gegen Chinarinde überempfindlich sind.[29]
Die Wirksamkeit der Droge bei den genannten Indikationen ist nicht belegt.

Dosierung und Art der Anwendung: *Droge.* Gebräuchliche Einzeldosis der Droge: Bei Einnahme: 2,0 g;[37] 1,0 g.[30] *Zubereitung.* Gebräuchliche Einzeldosen der Zubereitungen: Quebrachotinktur *EB6*: Bei Einnahme 5,0 g,[37] 2,5 g.[30]

Akute Toxizität: *Mensch.* Die Einnahme von größeren Dosen (Zahlenangaben fehlen) der Droge führt zu Übelkeit und Erbrechen.[31,40] *Tier.* Die Wirkung wäßriger Lösungen von Quebrachorinden-Trockenextrakte (1:10 in Ethanol 95 %) wurde im Tiermodell untersucht:[32]
Nach Gabe einer Dosis der wäßrigen Lösung (entspr. 0,5 g Quebrachorinde) zeigt sich beim Frosch motorische Lähmung und Herzfrequenzverminderung.
Beim Kaninchen bewirken kleine subcutane Dosen (entspr. 1,0 g Quebrachorinde) Dyspnoe und Extremitätenparese, größere Dosen (entspr. 2,5 g Quebrachorinde) starke Dyspnoe, Muskelparalyse, unterbrochen von krampfartigen Bewegungen, und schließlich den Tod.

Sonst. Verwendung: *Industrie/Technik.* Quebrachorindenextrakte (keine Spezifizierung) werden als Geschmackskorrigentien alkoholischen und alkoholfreien Getränken, Milchprodukten, Backwaren, Süßwaren und anderen Lebensmitteln in einer Konzentration bis zu 0,003 % zugesetzt.[33]

Quebracho hom. *HAB34*

Synonyme: Aspidosperma quebracho-blanco, Quebracho.

Monographiesammlungen: Quebracho *HAB34.*

Definition der Droge: Getrocknete Rinde des Stammes und der Zweige.

Stammpflanzen: *A. quebracho-blanco* SCHLECHT.

Zubereitungen: Tinktur nach § 4 *HAB34* mit Ethanol 60 % (*V/V*); Eigenschaften: Die Tinktur ist von rotbrauner Farbe, ohne besonderen Geruch und von bitterem Geschmack.
Urtinktur und flüssige Verdünnungen nach *HAB 1*, Vorschrift 4a mit Ethanol 62 % (m/m); Darreichungsformen: Urtinktur, flüssige Verdünnungen, Tabletten, Verreibungen, Streukügelchen und flüssige Verdünnungen zur Injektion.[34]

Gehalt: *Urtinktur.* Arzneigehalt $^1/_{10}$.

Identität: *Tinktur.*
Nachweis auf Gerbstoffe: Nach Zusatz von Eisen(III)chloridlösung färbt sich die Tinktur grünschwarz.
Nachweis auf Alkaloide: Nach Eindampfen der Tinktur zur Trockene, Aufnahme des Rückstandes in Wasser und Zugabe von Kaliumwismutjodidlösung zur filtrierten, wäßrigen Lösung entsteht ein braunroter Niederschlag (Dragendorff's Fällungsreagenz auf Alkaloide).

Reinheit: *Tinktur.*
- Spez. Gewicht 0,896 bis 0,903.
- Trockenrückstand 0,70 bis 2,50 %.

Anwendungsgebiete: Die Anwendungsgebiete entsprechen dem homöopathischen Arzneimittelbild, z. B. chronische Atemwegserkrankungen mit Atemnot.[34]

Dosierung und Art der Anwendung: *Zubereitung.* Oral: Ein- bis dreimal täglich fünf Tropfen oder eine Tablette oder zehn Streukügelchen oder eine Messerspitze Verreibung einnehmen; parenteral: Ein- bis zweimal pro Tag s. c. injizieren.[34]

Unerwünschte Wirkungen: Nicht bekannt – Es können vorübergehend Erstverschlimmerungen vorkommen, die jedoch unbedenklich sind.[34]

Gesetzl. Best.: *Offizielle Monographien.* Aufbereitungsmonographie der Kommission D am BGA "Aspidosperma quebracho-blanco (Quebracho)".[34]

1. Schmutz J (1961) Pharm Acta Helv 36:103–117
2. Endress ME, Hesse M, Nilsson S, Guggisberg A, Zhu JP (1990) Pl Syst Evol 171:157–185
3. Allorge L (1985) Compt Rend Sommaire Séances Soc Biogéogr 61:137–155 zit. nach[2]
4. Fallen ME (1986) Bot Jahrb Syst 106:245–286 zit. nach[2]
5. Leeuwenberg (1988) Monogr Syst Bot Missouri Bot Gard 25:157–160 zit. nach[2]
6. Pichon M (1947) Bull Mus Hist nat Paris [2. Sér.] 19:362, zit. nach[1]
7. Woodson REjr (1951) Ann Missouri Bot Gard 38:119
8. Heubl GR (1991) Persönliche Mitteilung
9. Bisset NG (1958) Ann Bogoriensis 3:105 zit. nach[1]
10. Dastoor NJ, Gorman AA, Schmid H (1967) Helv Chim Acta 50:213–231
11. Hgn (1964) Bd. 3, S. 124–137
12. Zem (1983) Bd. 43, S. 267–346
13. Medina JD, Genova LDi (1979) Planta Med 37:165–167
14. Zem (1986) Bd. 50, S. 28–35
15. Verpoorte R, Kos-Kuyck E, Tjin A, Tsoi A, Ruigrok CLM, Jong Gde, Baerheim Svendsen A (1983) Planta Med 48:283–289
16. Lyon RL, Fong HHS, Farnsworth NR, Svoboda GH (1973) J Pharm Sci 62:218–212

17. Wagner H, Wolff P (1976) New Natural Products and Plant Drugs with Pharmacological, Biological or Therapeutical Activity, München
18. Biemann K, Friedmann-Spiteller M, Spiteller G (1963) J Am Chem Soc 85:631–638
19. Markey S, Biemann K, Witkop B (1967) Tetrahedron Lett:157–160
20. Neumüller OA (1975) Römpps Chemie-Lexikon, 7. Aufl., Franckh'sche Verlagshandlung, W. Keller & Co., Stuttgart
21. Kratzer FH, Singleton VL, Kadirvel R, Rayudu GVN (1975) Poult Sci 54:2.124–2.127
22. Hesse O (1882) Liebigs Ann Chem 211:249–282
23. Wilson E, Palacios P, Rondina RVD, Coussio JD (1983) Rev farm (Buenos Aires) 125:9–11, zit. nach CA 100:109175v
24. Banerjee JN, Lewis JJ (1955) J Pharm Pharmacol 7:46–49
25. Braun G (1981) Heilpflanzen-Lexikon für Ärzte und Apotheker, 4. Aufl., Gustav Fischer Verlag, Stuttgart New York
26. Hirschhorn HH (1981) J Ethnopharmacol 4:129–158
27. Lepestre L (1927) Le Quebracho-blanco, étude pharmacologique, Thèse Université de Paris zit. nach[1]
28. Floriani L (1938) Rev farm (Buenos Aires) 80:135–141, zit. nach CA 32:9394
29. Dominguez JA (1932) Rev farm (Buenos Aires) 73:82–89 zit. nach CA 26:4102
30. Haffner F, Schultz OE, Schmid W (1984) Normdosen gebräuchlicher Arzneistoffe und Drogen, 7. Aufl., Wissenschaftliche Verlagsgesellschaft, Stuttgart
31. Lewin L (1962) Gifte und Vergiftungen, 5. Aufl., Karl F. Haug Verlag, Ulm/Donau
32. Penzoldt F (1879) Berl klin Wschr 16:268
33. Leung AY (1980) Encyclopedia of Common Natural Ingredients, a Wiley-Interscience Publication, John Wiley & Sons, New York Chichester Brisbane Toronto
34. BAz Nr. 242a vom 28.12.1988
35. Jubiläumsausgabe des Hauses A. Nattermann & Cie. (1962) Die Phytotherapeutische Welt, Köln, Buchdruck Thomas-Druckerei, Kempen-Niederrhein
36. DAC86
37. EB6
38. Roth L, Daunderer M, Kormann K (1984) Giftpflanzen–Pflanzengifte. Vorkommen, Wirkung, Therapie, 3. Aufl., ecomed Verlagsgesellschaft mbH, Landsberg München
39. CFT, S. 1.170-1.178
40. Mar29

HB

Astragalus

HN: 2008500

Familie: Fabaceae (= Papilionaceae).
Taubert unterteilte die Familie der Leguminosae aufgrund von Blütenmerkmalen in die drei deutlich unterschiedenen Unterfamilien Mimosoideae, Caesalpinioideae und Papilionoideae.[1] Hutchinson gab den Unterfamilien als Mimosaceae, Caesalpiniaceae und Fabaceae innerhalb der Ordnung Leguminales (= Fabales) den Status von Familien.[2] Beide Betrachtungen existieren heute nebeneinander. Unabhängig von ihrer Ranghöhe ist die Unterscheidung zwischen den drei Taxa jedoch klar und wird allgemein akzeptiert.[3]

Tribus: Galegeae.

Gattungsgliederung: Mit 1500 bis 2000 Arten handelt es sich bei Astragalus L. um die größte Gattung der Fabaceae.[3] Die heute noch, wenn auch mit kleinen Abwandlungen, verwendete Gliederung der Gattung geht zurück auf eine Bearbeitung im Jahre 1868:[4] In dieser Revision der altweltlichen Gattung Astragalus werden 964 Arten in 105 Sektionen unterschieden und auf acht Untergattungen verteilt. 1872 wurde zwar eine weitere Untergattung hinzugefügt,[5] die Sektion[4] von 1868 aber weitgehend übernommen. In einer neueren Untersuchung[6] der Gattung Astragalus wird die Auffassung vertreten, daß fast alle Merkmale, die in Lit.[4] zur Aufstellung der Untergattungen verwendet wurden, nicht zur Umschreibung monophyletischer Einheiten geeignet sind. Daher wird vorgeschlagen, die altweltlichen Astragalus-Arten nach dem Vorkommen von basifixen bzw. medifixen Haaren auf nur zwei Untergattungen zu verteilen. Aufgrund der konstanten Korrelation mehrerer Merkmale wird zusätzlich vorgeschlagen, die Untergattung Tragacantha BUNGE als eigene Gattung von Astragalus abzutrennen. Die etwa 500 Astragalus-Arten der Neuen Welt unterscheiden sich sowohl morphologisch als auch cytologisch von den altweltlichen Astragalus-Arten. Dennoch finden sich zur Zeit keine Merkmale, die eine sichere Trennung der altweltlichen und neuweltlichen Astragali erlauben.[6] Zahlreiche Autoren schließen die Oxytropis-Arten in die Gattung Astragalus mit ein.[73] Heute scheint sich aber die Auffassung durchzusetzen, Oxytropis als getrennte Gattung zu behandeln.[2,74] Unter Zugrundelegung der Gattungsgliederung aus Lit.[4] gehören sämtliche tragantliefernde Astragalus-Arten zur Untergattung Tragacantha. Zur Sektion Platonychium zählt man *A. brachycentrus*, *A. gossypinus* und *A. gummifer*, zur Sektion Rhacophorus *A. elymaiticus*, *A. kurdicus* und *A. microcephalus*, und zur Sektion Microthrix *A. echidnaeformis*. Die Stammpflanzen von Astragali radix, *A. membranaceus* und *A. mongholicus*, gehören zur Sektion Cenanthrum innerhalb der Untergattung Phaca. Synonyme auf Gattungsebene sind u.a.: Alopecias STEV., Ankylotus STEV., Myobroma STEV., Phaca L., Stella MEDIC., Tragacantha MIL.[2]

Gattungsmerkmale: Ausdauernde Kräuter, Halbsträucher oder Sträucher, Laubblätter gewöhnlich unpaarig, in der Untergattung Tragacantha jedoch paarig gefiedert, selten dreizählig gefiedert oder einzählig, Blattstiele oft verdornend; Fiederblättchen ganzrandig. Blüten in mehr oder weniger langgestreckten Trauben, selten in Dolden oder einzeln in den Achseln der oberen Blätter stehend; Kelch röhren- bis glockenförmig; Kronblätter genagelt, meist frei, purpurn, weiß oder hellgelb, Fahne und Flügel schmal, Schiffchen kürzer als die Flügel und stumpf. Hülse sitzend oder gestielt, meist aufgebläht, oft durch eine von der Rückenwand entspringende Membran unvollständig in zwei Längsfächer geteit. Samen nierenförmig.[3]

Untergattung Tragacantha: Kleine, 20 bis 50 cm, seltener bis 100 cm hohe Sträucher, deren Zweige dicht mit den ausdauernden, zu Dornen umgeformten Blattspindeln des Vorjahres besetzt sind. Laubblätter paarig gefiedert. Blüten nach oben verbreitert, an der Basis zugespitzt, in Form von armblütigen Blütenständen in den oberen Blattachseln sitzend. Kelch dicht weiß-wollig behaart, an der Basis aber meist kahl. Früchte dicht behaart, einsamig.[5,7]
Sektion Platonychium: Armblütige Blütenstände. Blüten mit einer Fahne, deren basaler Teil (Nagel) häufig ebenso breit ist wie die Lamina (Platte).
Sektion Rhacophorus: Blütenstände reichblütiger. Fahne im unteren Teil (Nagel) deutlich schmaler als die Lamina (Platte).[8]
Sektion Microthrix: Kelch gespalten, selten beständig, mit meist kahler Röhre. Kelchzipfel kürzer als die Röhre, 2 mm lange Haare tragend. Brakteolen fehlend.[9]
Untergattung Phaca: Kräuter, Halbsträucher oder Sträucher. Blüten in lockeren gestielten Trauben stehend. Kelchbasis stumpf. Fruchtknoten nicht aufgebläht. Kronblätter hinfällig, selten bleibend, noch seltener mit der Staubblattröhre verwachsen. Frucht ein- oder zweifächrig, mit wenigen bis vielen Samen.[5]
Sektion Cenanthrum: Äste und Stengel mit einfachen, weißen und schwarzen, selten nur weißen Haaren. Nebenblätter blattartig, meist frei. Laubblätter unpaarig gefiedert, Blattspindel ausdauernd. Blüten gelb oder weißlich, nickend, lang gestielt, in lockeren Trauben stehend; Kelch röhren- bis glockenförmig; Flügel kürzer als die Fahne, aber länger als das Schiffchen. Früchte an langen, schmalen Stielen hängend, häutig-dünnwandig, elliptisch, lanzettlich oder halbkugelig, meist mehr oder weniger aufgebläht, kahl oder sehr kurz behaart, einfächrig.[7]

Verbreitung: Astragalus ist über den größten Teil der nördlichen Hemisphäre und mit einigen Arten auch in den Gebirgen der Tropen verbreitet. Die Gattung fehlt in den übrigen Tropen sowie in Australien. Verbreitungszentrum ist das südwestliche Asien. Die meisten Arten bevorzugen sonnige Standorte in Trockengebieten.[3,73]

Inhaltsstoffgruppen: *Polysaccharide.* Polysaccharide scheinen in der Gattung Astragalus verbreitet zu sein. 24 Astragalus-Arten sind als Lieferanten von Tragant bekannt,[3] vermutlich werden jedoch weitere A.-Arten für dessen Gewinnung genutzt.[10] Alle Arten der Untergattung Tragacantha führen Schleim.
Selen- und stickstoffhaltige Verbindungen. Von etwa 30 A.-Arten ist bekannt, daß sie große Mengen Selen aufnehmen, und einige dieser Arten dienen deshalb als Indikatoren für Selenvorkommen.[3] Die Akkumulation des Selens erfolgt überwiegend in Form von selenhaltigen Aminosäuren.[11–13] Astragalus ist die einzige selenakkumulierende Gattung der Familie der Fabaceae. Allerdings handelt es sich dabei nicht um ein durchgängiges Merkmal, da auch selenfreie A.-Arten vorkommen.[3] In 190 von 1624 (= 12 %) untersuchten Arten Südamerikas sowie in 263 von 558 (= 52 %) Arten und Varietäten Nordamerikas wurden Nitroverbindungen nachgewiesen.[14] 49 A.-Arten enthalten 3-Nitro-1-propanol und mindestens 11 weitere Arten bilden Glykoside des Nitropropanols.[15] Das Vorkommen von Nitroverbindungen ist zwar nicht gattungstypisch, scheint jedoch ein gemeinsames Merkmal einiger Sektionen der Gattung Astragalus zu sein.[14,16] Selenakkumulation und Auftreten von Nitroverbindungen scheinen sich gegenseitig auszuschließen.[71] In den Wurzeln von sechs A.-Arten wurde γ-Aminobuttersäure nachgewiesen.[17] 165 von 190 untersuchten A.-Arten enthalten die bei den Fabaceae verbreitete Aminosäure Canavanin.[12] Die Untersuchung der Zusammensetzung nichtproteinogener Aminosäuren in den Samen von 120 A.-Arten ergab nur geringe infraspezifische Unterschiede, die keine eindeutigen chemotaxonomischen Folgerungen zulassen.[18] Von 13 untersuchten A.-Arten sowie von 24 Oxytropis-Arten enthält *A. meliltoides* mit 6,9 % bzw. 4,5 % am meisten Gesamt- sowie Proteinstickstoff.[71] Untersuchungen an 16 A.-Arten aus 10 verschiedenen Sektionen zeigen für Arten aus der gleichen Sektion ähnliche, für Arten verschiedener Sektionen unterschiedliche Gehalte an Aminosäuren- und an Proteinstickstoff.[71] Obwohl Alkaloid-Screenings für viele A.-Arten positiv ausfielen, konnten Alkaloide nur in drei Arten identifiziert werden. Möglicherweise sind einige positive Nachweise auf instabile Derivate der in der Gattung Astragalus verbreiteten Aminosäure Canavanin zurückzuführen.[14] Sowohl das Vorkommen von Selen als auch das Vorkommen von Nitroverbindungen in A.-Arten wird vor allem in Nordamerika in Zusammenhang mit Vergiftungen von Weidevieh gebracht.[19] Das wichtigste Toxin der nitrohaltigen A.-Arten scheint Miserotoxin (= 3-Nitro-1-propanol-β-D-glucosid) bzw. das im Verdauungstrakt der Tiere daraus freigesetzte 3-Nitro-1-propanol zu sein.[16] Ernste Vergiftungen von Weidevieh verursachen auch einige als "locoweed" bezeichnete Astragalus- und Oxytropis-Arten.[19] Hierzu zählen u. a. *A. besseyi, A. lambertii, A. lentiginosus, A. mollissimus, A. nothoxys, A. thurberi, A. wootonii* und *Oxytropis serices.* Als Toxin gilt das Alkaloid Swainsonin. Möglicherweise sind noch weitere Inhaltsstoffe an der toxischen Wirkung beteiligt.
Triterpene. Zahlreiche, vom Cycloartan abgeleitete Triterpene und deren Glykoside wurden in insgesamt 12 asiatischen A.-Arten gefunden.[20–27] Drei A.-Arten enthalten weitere Triterpene.[14] Elf nordamerikanische A.-Arten sollen Saponine enthalten, die chemisch jedoch nicht näher untersucht wurden.[28] Cycloartanderivate scheinen innerhalb der Fabaceae auf die Gattung Astragalus beschränkt zu sein. Ob es sich dabei tatsächlich um ein gattungstypisches Merkmal handelt, müssen Untersuchungen an einer größeren Zahl von A.-Arten zeigen.
Phenolische Verbindungen. Zahlreiche A.-Arten enthalten Flavonoide, überwiegend in Form von Flavonolglykosiden.[14] Isoflavonoide vom Isoflavan-Typ wurden aus sieben,[29,72] solche vom Isoflavon-Typ[71] sowie vom Coumestan-Typ[29] wurden aus je einer weiteren Art isoliert. Aus sechs A.-Arten

wurden Cumarine isoliert, die meist als Glucoside vorliegen.[14]

Drogenliefernde Arten: *A. brachycentrus*, *A. echidnaeformis*, *A. elymaiticus*, *A. gossypinus*, *A. gummifer*, *A. kurdicus*, *A. microcephalus*, sowie in geringerem Umfang 16 weitere Astragalus-Arten[3,10] der Untergattung Tragacantha, Sektion Platonychium und Rhacophorus: Tragacantha (Tragant).
A. membranaceus und *A. mongholicus:* Astragali radix.

A. brachycentrus Fisch.

Sonstige Bezeichnungen: Persisch: Ghineh zard.[10]

Systematik: Es wird zwischen *A. brachycentrus* var. *brachycentrus* und *A. brachycentrus* var. *koieanus* mit dickerem Stamm, lang bestachelten, endständigen Fiederblättchen und einer Fahne mit kürzerem und schmalerem Nagel unterschieden.[9]

Botanische Beschreibung: Niedriger, etwa 15 cm hoher Strauch mit wollig behaarten, kurzen Zweigen, die etwa 2 cm lange Dornen tragen. Nebenblätter oval mit kurzer Spitze, dicht kurz behaart, verkahlend. Fiederblättchen 8 bis 10, elliptisch-lanzettlich, 4 bis 6 mm lang, mit stechender Blattspitze. Brakteen wenig kürzer als der Kelch, länglich, mit behaarter Spitze. Blüten zu 2 bis 3 in Blattachseln stehend; Kelch 5 mm lang, mit behaarten Zähnen, die von den Haaren verdeckt werden, Röhre doppelt so lang wie die Zähne; Fahne 9 mm lang, stumpf.[30]

Verbreitung: Iran.

Drogen: *A. brachycentrus* zählt im Iran vielerorts zu den wichtigen Tragantlieferanten und liefert mittlere Tragantqualitäten.[10]

Tragacantha (Tragant)

S. *A. microcephalus*.

A. echidnaeformis Sirj.

Sonstige Bezeichnungen: Persisch: Ghavan panbeh, talkheh.[10]

Botanische Beschreibung: Niedriger, kissenbildender Strauch mit 5 bis 10 cm langen, fein behaarten Zweigen, die dicht bedornt sind. Dornen (1) bis 2 cm lang. Nebenblätter ledrig, gelb, später rötlich werdend, eiförmig bis dreieckig, spitz ausgezogen, an der Basis dicht, kurz behaart, am Rande bewimpert. Blattspindel 1,5 bis 3 cm lang, verdornend; Fiederblättchen (10) bis 12 (14), grau, eiförmig, 2 bis 3 mm lang, 1 mm breit, dicht kurz behaart, gefaltet, mit kurzer, stacheliger Spitze. Brakteen lang zugespitzt. Blüten zu zweit, achselständig; Kelch 7 mm lang mit kahler Basis, Röhre dicht weiß behaart; Krone 11 bis 12 mm lang, rot; Fruchtknoten und Griffelbasis dicht lang behaart.[9]

Verwechslungen: Ähnlichkeiten bestehen mit *A. kuhistanus* Bge., die jedoch länglich-lanzettliche Fiederblättchen, stumpfe Brakteen und einen kahlen Griffel hat.

Verbreitung: Iran, hauptsächlich in den Provincen Fars und Isfahan in Höhen zwischen 1500 und 2000 m.[10]

Drogen: *A. echidnaeformis* ist im Iran in der Gegend um Isfahan, wo sie besonders häufig auftritt, eine der Hauptlieferanten von Blättertragant.[10]

Tragacantha (Tragant)

S. *A. microcephalus*.

A. elymaiticus Boiss. et Haussk.

Synonyme: *A. globiflorus* Boiss. var. *globiflorus*, *A. andalanicus* var. *elymaiticus* (Boiss. et Haussk.) Sirj.

Sonstige Bezeichnungen: Persisch: Golpanbeh.[10]

Systematik: *A. elymaiticus* (Boiss. et Haussk.) Sirj und *A. globiflorus* var. *andalanicus* (Boiss. et Haussk.) Townsend sind sich sehr ähnlich (vgl. Verwechslungen) und bilden möglicherweise nur unterschiedliche Wuchsformen der gleichen Art.[8]

Botanische Beschreibung: Niedriger, 5 bis 20 cm hoher Strauch mit zahlreichen kurzen Zweigen, die dicht mit den schwärzlichen, schuppenartigen Überresten der Nebenblätter des Vorjahres bedeckt sind. Blattspindel 2 bis 4 cm lang, ausdauernd, anfangs aufrecht, später nach unten gerichtet; Fiederblättchen 6 bis 8, elliptisch bis lanzettlich, 6 bis 13 mm lang, 1,5 bis 3 mm breit, dicht kurz anliegend behaart; Blattstiel oberseits abgeflacht. Blüten zu 2 bis 4 sitzend, achselständig; Kelch 11 bis 16 mm lang, dicht weiß behaart; Krone lila bis blau, 13 bis 17 mm lang. Frucht eiförmig, 5 bis 6 mm lang, dicht weich behaart. Samen gelblich, 3,5 mm lang.[8]

Verwechslungen: *A. elymaiticus* ähnelt *A. globiflorus* var. *andalanicus*, von der sie sich aber durch einen schmaleren Stamm, zerbrechliche Nebenblattreste und einen weniger stark abgeflachten, ca. 1 mm breiten (var. *andalanicus*: 2 mm) Blattstiel unterscheidet.

Verbreitung: Irak und westlicher Iran in Höhen zwischen 1400 und 2500 m.

Drogen: *A. elymaiticus* wird im Iran häufig zur Tragantgewinnung genutzt und liefert große Mengen an Bänder- und Blättertragant.[10]

Tragacantha (Tragant)

S. *A. microcephalus*.

A. gossypinus Fisch. ex Hoh.

Synonyme: *A. filagineus* Boiss., *A. gossypinus* Fisch. var. *nervuosus* Boiss., *A. gossypinoides* Hand.-Mazz., *A. gossypinoides* var. *sindscharensis* Sirj., *A. prussianus* Boiss. var. *bozantinus* Eig., *A. prussianus* Boiss. var. *emelensis* Eig.

Sonstige Bezeichnungen: Persisch: Ghavan panbeh, golpanbeh, panbeh.[10]

Systematik: Die rosafarbene Krone von *A. gossypinus* ist der einzige Unterschied zwischen dieser Art und *A. xanthogossypinus*. Da diese Färbung möglicherweise erst beim Trocknen auftritt, die Krone der frischen Pflanze aber gelb ist, könnten beide Arten identisch sein.[8]

Botanische Beschreibung: Kleiner, 10 bis 30 cm hoher Strauch mit graubraunem, verkahlendem Stamm. Die Zweige sind schuppenartig mit den Resten der Nebenblätter des Vorjahres bedeckt. Blattspindel ausdauernd, 1,5 bis 5 cm lang; Fiederblättchen 8 bis 16 (20), länglich bis eiförmig, 3 bis 9 mm lang, 1,5 bis 4 mm breit, dicht grau oder weißlich behaart mit auffälliger Nervatur auf der Oberseite. Blüten dicht zu 2 bis 4 in den Achseln der oberen Blätter stehend; Kelch weiß-wollig behaart, 8 bis 11 mm lang; Krone rosa oder gelb (vgl. Systematik), mit 10 bis 13 mm langer Fahne.[8]

Verbreitung: Türkei, Syrien, Libanon, Irak.

Drogen: *A. gossypinus* ist im Iran, insbesondere um Isfahan und Teheran, eine der wichtigsten Tragantlieferanten und liefert besten Blättertragant.[10]

Tragacantha (Tragant)

S. *A. microcephalus*.

A. gummifer Labill.

Synonyme: *A. adpressus* Ehrenb. ex Walp., *A. erianthus* Willd., *A. noemiae* Eig.

Systematik: Morphologisch sehr ähnlich ist *A. tournefortii* Boiss. (vgl. Verwechslungen), bei der es sich möglicherweise nur um eine Modifikation von *A. gummifer* handelt.[31]

Botanische Beschreibung: Niedriger, bis 30 cm hoher Strauch mit grauen, verkahlenden Zweigen; ältere Zweige mit schuppenartigen Resten der Nebenblätter des Vorjahres, die später verschwinden, und mit 1 bis 4 cm langen, ausdauernden, stechenden, kahlen Blattspindeln. Fiederblättchen 8 bis 14, gefaltet, länglich-eiförmig, 2,5 bis 6 mm lang, 0,7 bis 2,5 mm breit, blaugrau und kahl oder unterseits spärlich behaart. Blüten sitzend, einzeln oder zu 2 bis 3 blattachselständig; Kelch 6 bis 7 mm lang, dicht wollig behaart; Krone gelblich bis weiß, manchmal mit bläulichen oder rötlichen Adern, Fahne, Flügel und Schiffchen jeweils 9 bis 10 mm lang. Frucht eiförmig, 4 mm lang, dicht seidig behaart. Samen oval, glatt, etwa 3 mm lang.[31]

Verwechslungen: Ähnlichkeit mit *A. gummifer* Labill. zeigen *A. tournefortii* Boiss. sowie *A. creticus* Lam; *A. tournefortii* unterscheidet sich von *A. gummifer* durch ihre dicht behaarten Zweige; *A. creticus* besitzt behaarte Fiederblättchen und einen am Grunde kahlen Kelch.[31]

Inhaltsstoffe: Die Blätter enthalten das Isoflavonoid Mucronulatol.[29]

Verbreitung: Türkei, Syrien, Libanon, nordwestlicher Irak und Grenzgebiet zwischen Irak und Iran.[31]

Drogen: *A. gummifer* spielt in der Türkei eine gewisse Rolle, wo sie im zentralen, östlichen und südöstlichen Anatolien zur Gewinnung von Tragant genutzt wird.[32] Entgegen den Angaben in den meisten Pharmakopöen (s. Droge Tragacantha (Tragant)) ist *A. gummifer* weder hinsichtlich ihrer Qualität noch mengenmäßig ein wichtiger Tragantlieferant.[32,37]

Tragacantha (Tragant)

S. *A. microcephalus*.

A. kurdicus Boiss.

Synonyme: *A. kurdicus* ssp. *kurdorum* Eig.

Systematik: Manche Autoren unterscheiden die beiden Varietäten *A. kurdicus* Boiss. var. *kurdicus* mit geöhrter Fahne und var. *muschianus* (Kotschy et Boiss.) Chamberlain mit ungeöhrter Fahne.[31]

Botanische Beschreibung: Kleiner, 50 bis 70 cm hoher Strauch mit graubraunen Zweigen. Junge Zweige dicht weiß behaart, die älteren verkahlend und mit schuppenartigen Resten der Nebenblätter des Vorjahres sowie mit 2,5 bis 5 cm langen, ausdauernden, stechenden Blattspindeln besetzt. Fiederblättchen 8 bis 10, 4 bis 12 mm lang, 0,7 bis 2 mm breit, mit 1 mm langer, steifer Blattspitze, Blattoberseite fein anliegend behaart. Blüten dicht zu 2 bis 6 in den Achseln der mittleren und oberen Blätter stehend; Kelch weiß-wollig behaart, 11 bis 15 mm lang; Krone rosa, nach dem Verblühen purpurn, Fahne 14 bis 15 mm lang.[8]

Verwechslungen: Türkei, Syrien, nordwestlicher Irak, Iran.

Drogen: *A. kurdicus* wird in der Türkei, insbesondere im südlichen und südöstlichen Anatolien zur Tragantgewinnung genutzt.[32]

Tragacantha (Tragant)

S. *A. microcephalus*.

A. membranaceus (FISCH) BGE.

Synonyme: *Phaca membranacea* FISCH. in DC, *Phaca alpina β-dahurica* FISCH.

Botanische Beschreibung: Die Art ist *A. mongholicus* (s. dort) sehr ähnlich, unterscheidet sich von dieser jedoch durch die kahle Kelchröhre.[7]

Verwechslungen: Verwechslungsmöglichkeit mit *A. mongholicus* BGE. (s. dort), die aber feuchtere, waldreichere Standorte bevorzugt.

Inhaltsstoffe: In der Pflanze wurde 4',5-Dihydroxy-3,7-dimethoxyflavon (= Kumatakenin) gefunden.[58]

Verbreitung: Südöstliches Sibirien, nördliches China, Korea. An offenen, trockenen Standorten, auf sandigen Böden. Fehlt im Bergland.

Drogen: Astragali radix.

Astragali radix

Synonyme: Radix Astragali.

Sonstige Bezeichnungen: Dt.: Astragaluswurzel; engl.: Astragalus Root, Milkvetch Root; chinesisch: Huangqi.

Monographiesammlungen: Astragalus Root *Jap XI*, Radix Astragali *ChinP IX*.

Definition der Droge: Die getrocknete Wurzel *Jap XI*, *ChinP IX*.

Stammpflanzen: *ChinP IX* nennt *A. membranaceus* (FISCH.) BGE. var. *mongholicus* (BGE.) HSIAO (Syn. *A. mongholicus* BGE.) und *A. membranaceus* (FISCH.) BGE. als Stammpflanzen. *Jap XI* läßt neben *A. membranaceus* (FISCH.) BGE. und *A. mongholicus* BGE. auch andere Arten der gleichen Gattung zu, ohne diese zu definieren.

Gewinnung: Die Droge wird im Frühjahr und im Herbst gesammelt und nach Entfernung der Seitenwurzeln und des Rhizoms in der Sonne getrocknet.[78]

Ganzdroge: Wurzel zylindrisch, manchmal verzweigt, 1 bis 3,5 cm dick, 30 bis 90 cm lang. Die Rinde ist außen hell bräunlich-gelb oder hellbraun und unregelmäßig längsrunzelig oder gefurcht. Das Holz ist zäh und schwer zu brechen, im Bruch stark faserig. Im Querschnitt erscheint die Rinde gelblich-weiß, das Holz schwach gelb mit radiären Streifen und Spalten. Der schwarzbraune zentrale Teil älterer Wurzeln ist gelegentlich morsch oder hohl.[78]

Schnittdroge: *Geschmack*. Schwach süß, beim Kauen etwas an Bohnen erinnernd.
Geruch. Kaum wahrnehmbar.

Mikroskopisches Bild: Zahlreiche Lagen verkorkter Zellen, Phelloderm, daran manchmal angrenzende Steinzellen, 3 bis 5 Lagen Kollenchym. Äußerer Teil der Markstrahlen oft gebogen verlaufend und längsrissig. Phloem aus Gruppen von Fasern mit verdickten, verholzten oder leicht verholzten Wänden und Gruppen von Siebröhren. Kambium ringförmig. Holzkörper mit Gefäßen, die einzeln oder in Gruppen zu 2 bis 3 stehen; zwischen den Gefäßen eingelagerte Holzfasern; Steinzellen einzeln oder in Gruppen zu 2 bis 4 stehend, manchmal strahlig angeordnet. Parenchymatische Zellen mit Stärkekörner.[78]

Pulverdroge: Gelblichweißes Pulver. Längsrissige Faserbündel oder einzelne, 8 bis 30 µm breite Fasern mit verdickter Wand; Primär- und Sekundärwand oft getrennt, Faserzellen an den Enden häufig fransenartig oder stumpf abgebrochen. Farblose oder orangefarbene Gefäße mit Hoftüpfeln. Gelegentlich rundliche, längliche oder unregelmäßig geformte Steinzellen mit leicht verdickten Wänden.

Inhaltsstoffe: Die getrocknete Wurzel von *A. membranaceus* enthält 0,024 bis 0.036 % γ-Aminobuttersäure.[17] Außerdem wurden 12 Triterpenglykoside (Astragaloside) sowie Soyasaponin I in Mengen zwischen 0,001 und 0,04 % isoliert.[59,72] Mit einer Ausnahme leiten sich alle Glykoside vom Cycloastragenol ab. In der Wurzel wurden außerdem ein Isoflavanglucosid sowie β-Sitosterol und die Isoflavone Calycosin und Formononetin gefunden.[79]

In der getrockneten Wurzel von *A. mongholicus* wurden 0,02 bis 0,045 % γ-Aminobuttersäure gefunden.[17] Die Droge enthält außerdem ein Gemisch aus vier Polysacchariden, die als Astragalane bezeichnet werden. Neben einem unverzweigten, wasserunlöslichen α-(1,4)-Glucan kommt ein weiteres α-(1,4)-Glucan mit (1,6)-verknüpfter Seitenkette vor. Weiterhin liegen ein saures Polysaccharid mit Galacturonsäure- und Glucuronsäureresten als Hauptbestandteilen und geringen Anteilen Glucose, Arabinose und Rhamnose sowie ein wasserlösliches Arabinoglucan vor.[60] Weitere Inhaltsstoffe der Droge sind 3-Hydroxy-2-methylpyridin, (−)-Coriolsäure, (+)-Lariciresinol, (−)-Syringaresinol und Lupenon[80] sowie 3-Hydroxy-9,10-dimethoxypterocarpan-3-*O*-β-D-glucosid und die Isoflavonglucoside 2', 7-Dihydroxy-3', 4'-dimethoxyisoflavon-7-O-β-D-glucosid und Calycosin-7-*O*-β-D-glucosid.[79]

Reinheit: *Droge*.
- Fremde Bestandteile: Wurzeln von Hedysarum und anderen Arten: Im Längsschnitt dürfen außerhalb der Faserbündel keine Fasern mit einzelnen Calciumoxalatkristallen vorhanden sein *Jap XI*.
- Trocknungsverlust: Höchstens 13,0 % *Jap XI*.
- Asche: Höchstens 5,0 % *Jap XI*; höchstens 6,0 % *ChinP IX*; säureunlösliche Asche: Höchstens 1,0 % *Jap XI*, *ChinP IX*.

Lagerung: An einem belüfteten, trockenen Ort, vor Feuchtigkeit und Motten geschützt *ChinP IX*.

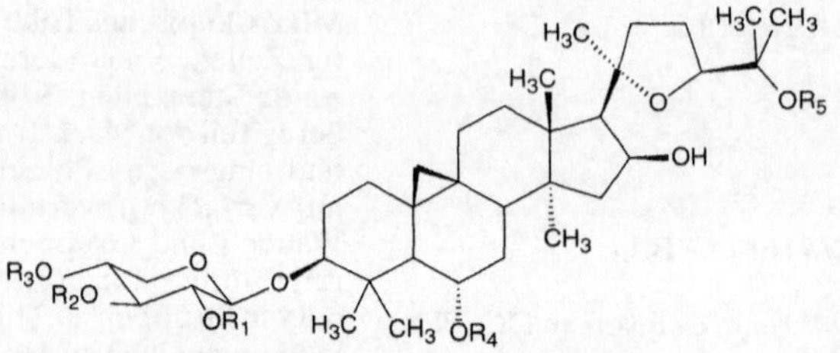

	R_1	R_2	R_3	R_4	R_5
Astragalosid I	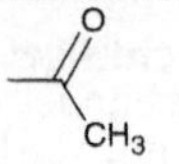	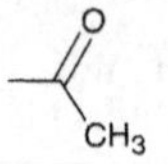	—H	β-D-Glc	—H
Astragalosid II	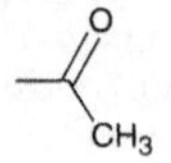	—H	—H	β-D-Glc	—H
Astragalosid III	β-D-Glc	—H	—H	—H	—H
Astragalosid IV	—H	—H	—H	β-D-Glc	—H
Astragalosid V	β-D-Glc	—H	—H	—H	β-D-Glc
Astragalosid VI	β-D-Glc	—H	—H	β-D-Glc	—H
Astragalosid VII	—H	—H	—H	β-D-Glc	β-D-Glc
Acetylastragalosid I	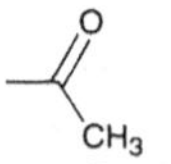	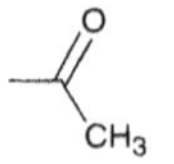	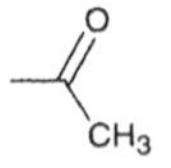	β-D-Glc	—H
Isoastragalosid I	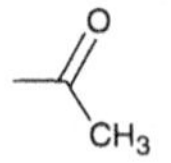	—H	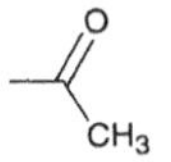	β-D-Glc	—H
Isoastragalosid II	—H	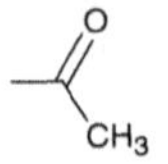	—H	β-D-Glc	—H

Wirkungen: *Immunstimulierung.* Lymphocyten von Patienten im fortgeschrittenen Krebsstadium rufen nach Injektion in die Haut von mit Cyclophosphamid immunsupprimierten Ratten keine lokale Abstoßungsreaktion (= *G*raft-*V*ersus-*H*ost Reaktion) hervor, weil die Funktion der T-Zellen dieser Patienten geschwächt ist. Die vorherige Inkubation mit 10 µg/mL des wäßrigen Wurzelextraktes von *A. membranaceus* konnte die GVH-Reaktion bei 9 von 10 Patienten bis in den Normalbereich wiederherstellen und teilweise auch darüber hinaus steigern.[61] Die Wirkung scheint auf der Beeinflussung der T-Lymphocyten zu beruhen. Der wäßrige Wurzelextrakt von *A. membranaceus* reguliert dosisabhängig die Phagocytose von J774 Makrophagen. Die maximale Aktivität wurde mit 100 µg/mL erreicht und nahm mit höheren Dosen wieder ab.[62] *In vivo* hemmt die am ersten Tag nach der Tumortransplantation beginnende und über sieben Tage fortgeführte intraläsionale Gabe von jeweils 0,5 bis 1 mg des wäßrigen Wurzelextraktes von *A. membranaceus* den MBT-2 Tumor von Mäusen. Höhere Dosen haben keine signifikante Wirkung mehr.[62]

Nach i. p. Gabe von Polysacchariden aus den Wurzeln von *A. mongholicus* soll sich bei Mäusen die Makrophagenzahl erhöhen, und die Phagocytose[63,64] sowie die T-Lymphocyten sollen stimulierte werden.[64] Nach i. v. Applikation oder intragastraler Gabe selbst hoher Dosen der Polysaccharide bleibt die Phagocytose unverändert.[63] Die zitierten Arbeiten über die immunstimulierende Wirkung von Astragaluswurzeln bzw. deren Zubereitungen wurden in chinesischer Sprache veröffentlich. Die obigen Angaben wurden den jeweiligen englischen "Abstracts" entnommen, in denen quantitative Daten zu Herstellung, Dosierung und Wirkung nicht enthalten sind.

Wirkung an der Leber. Nach Lit.[65] reduziert die siebentägige orale Verabreichung von 3 g/kg eines mit Ethanol 95% hergestellten Extraktes aus der getrockneten Wurzel von *A. membranaceus* die durch Stilbenemidin induzierten Leberschäden an der Maus.

Nach Lit.[66] hat die Astragalus-mongholicus-Wurzel an der mit Tetrachlorkohlenstoff geschädigten Tierleber "möglicherweise" eine leberschützende Wirkung. Außerdem soll sie der Verminderung von hepatischem Glykogen vorbeugen und den Protein-Serumspiegel steigern. Die Einnahme der Wurzel soll bei den meisten Patienten mit chronischer Hepatitis erhöhte Serum-GPT-Werte erniedrigen und zur subjektiven Besserung der Beschwerden führen. Die zitierte Arbeit wurde in einem Symposiumsband veröffentlicht und enthält weder Daten über die Zubereitung bzw. die Dosierung der Droge, noch werden quantitative Angaben zu den beobachteten Wirkungen gemacht. Weitere Untersuchungen, die diese Ergebnisse bestätigen könnten, liegen nicht vor.

Antihypertensive Wirkung. Die i. v. Gabe einer ungenannten Menge sowohl der wäßrig-ethanolischen als auch der methanolischen Extrakte aus den Wurzeln von *A. membranaceus* und *A. mongholicus* führten bei Ratten zu einer nicht quantifizierten Blutdrucksenkung. Als Wirkstoff wurde γ-Aminobuttersäure angegeben.[17]

Wirkung an der Niere. Am Hund sollen sowohl der wäßrige, als auch der methanolische Extrakt aus den Wurzeln von *A. mongholicus* durch Hemmung der tubulären Reabsorption diuretisch wirken.[67] Quantititive Angaben über Zubereitung und Dosierung der Droge sowie über die Wirkung fehlen.

Volkstümliche Anwendung und andere Anwendungsgebiete: Die Astragaluswurzel wird in der chinesischen Medizin u.a. bei allgemeinen Schwächezuständen, Verdauungsstörungen, Ödemen, Nierenentzündungen, Diabetes mellitus[68,69] sowie bei Virushepatitis[66] und zur Stimulierung der Immunantwort verwendet.[70] Die Ergebnisse pharmakologischer Untersuchungen des Wurzelextraktes von *A. membranaceus* und *A. mongholicus* geben Hinweise auf eine mögliche Wirksamkeit der Droge bei einigen dieser Indikationen (Wirkungen). Die Wirksamkeit der Droge bei den genannten Anwendungsgebieten ist nicht ausreichend belegt.

A. microcephalus WILLD.

Synonyme: *A. compactus-β-pycnophyllus* LDB., *A. eriocaulus* DC, *A. denudatus* STEV., *A. fissilis* FREYN et SINT, *A. fissilis* FREYN et SINT ssp. *neglectus* FREYN, *A. fissus* FREYN et SINT, *A. neglectus* FREYN, *A. microcephalus* WILLD. ssp. *pycnocladus* (BOISS. et HAUSSK.) SIRJ., *A. pycnocladus* BOISS. et HAUSSK., *A. pirimukurunicus* EIG., *A. pycnophyllus* STEV., *A. senganensis* BGE., *Tragacantha microcephala* O. KTZE., *Tragacantha pycnophylla* STEV.

Sonstige Bezeichnungen: Persisch: Panbeh, Ghuchu, Golpanbeh, Golpachmach.[10]

Botanische Beschreibung: Bis 1,5 m hoher Strauch mit anfangs mäßig bis dicht wollig behaarten, später verkahlenden Zweigen. Ältere Zweige tragen schwärzliche, schuppenartige Reste der Nebenblätter des Vorjahres und starre, spitze, ausdauernde, 1,5 bis 3 (4) cm lange Blattspindeln. Fiederblättchen 10 bis 16, länglich eiförmig bis linear-elliptisch, gefaltet, 3 bis 7 (12) mm lang, 1 bis 2 (4) mm breit, mit steifer Blattspitze, beiderseits mäßig fein weiß behaart bis fast kahl. Blüten zu 2 bis 3 (5) in Blattachseln sitzend; Kelch 4 bis 6 mm lang, mit Ausnahme der Basis dicht wollig behaart; Krone gelblich oder weißlich, Fahne 8 bis 11 mm lang, am Grunde deutlich geöhrt. Frucht eiförmig, 4 mm lang, dicht seidig behaart; Samen oval, glatt, 3 mm lang, gelblich, braun-purpurn gesprenkelt.[8]

Verbreitung: Türkei, nördlicher Irak, Iran, Kaukasus.

Drogen: *A. microcephalus* ist im gesamten Iran, insbesondere aber in der Gegend um Shiraz ein bedeutender Tragantlieferant und gibt besten Blättertragant.[10] In der Türkei ist *A. microcephalus* vor allem im zentralen, östlichen und südöstlichen Teil Anatoliens mit Abstand der wichtigste Tragantlieferant.[32]

Tragacantha (Tragant)

Synonyme: Gummi Tragacantum, Tragacanthae gummi.

Sonstige Bezeichnungen: Dt.: Traganth; engl.: Gum Dragon, Gum Tragacanth, Tragacanth; frz.: Gomme adragante; it.: Gomma adragante, Gomma dragante; pers.: Chitira, Katira, Katyra, Kathira, Katad, Kettira, Kutera, Katera, Halusia; port.: Goma alcatira, Goma adraganta; span.: Goma alquitira, Goma tragacanto, Tragacanto; türk.: Kitre zamki.

Monographiesammlungen: Tragant *DAB 10 (Eur)*; Tragacanth *USP XXII, BPC 79;* Tragacantha *ÖAB 90*; Tragacantha *Helv VII*; Tragacantha *AB-DDR*; Tragacanth *Mar 29.*

Definition der Droge: Die Arzneibücher definieren die Droge als die an der Luft erhärtete, gummiartige Ausscheidung, die natürlich oder nach Einschneiden aus Stamm und Ästen ausfließt. Tatsächlich scheint der größte Teil der Droge jedoch durch Einschneiden der stammnahen Wurzel gewonnen zu werden.[10,32]

Stammpflanzen: Die meisten Monographien nennen als Stammpflanzen *A. gummifer* LABILL. und "bestimmte" andere westasiatische Astragalus-Arten. Das *AB-DDR* nennt nur Astragalus-Arten, ohne diese genauer anzugeben. Wichtige Stammpflanzen s. Drogenliefernde Arten der Gattung Astragalus.

Herkunft: Sammlung ausschließlich aus Wildbeständen. Lieferländer sind der Iran, aus dem 90% der Weltproduktion stammen, sowie die Türkei.[33,34]

Gewinnung: In den Stamm, hauptsächlich jedoch in den oberen Teil der bis in eine Tiefe von 8 bis 10 cm freigelegten Wurzel werden mit einem Messer 2,5 bis 5 cm lange, bis in das Mark reichende Längs- oder Kreuzschnitte angelegt. Das spontan austretende und erhärtete Exsudat wird nach einigen Tagen eingesammelt. Das nach *DAB 10* ebenfalls zugelassene Exsudat aus natürlichen Wunden spielt mengenmäßig eine untergeordnete Rolle. Die Gewinnung erfolgt während der trockenen Sommermonate, wobei die besten Qualitäten und die höchsten Ausbeuten nach einem regenreichen Frühjahr zu Beginn der Sammelperiode und nach dem ersten Einschnitt der Pflanzen erzielt werden.[10,32]

Handelssorten: Der Handel unterscheidet zwischen dem hochwertigen Bändertragant (ribbon grade) und dem weniger hochwertigen Blättertragant (flake grade). Beide Sorten werden nach Farbe, Größe und Form weiter in jeweils 5 Qualitäten unterteilt.

Ganzdroge: Dünne, abgeflachte, band- oder sichelförmige, weiße oder gelbliche, durchscheinende Stücke mit konzentrischer Schichtung und glattem, kurzem Bruch; Länge bis 3 cm, Breite bis 1 cm, Dicke bis 1 mm.

Schnittdroge:
Geschmack. Fade, schleimig.
Geruch. Nicht wahrnehmbar.
Makroskopisches Bild. s. Ganzdroge.

Pulverdroge: Weißes bis gelbweißes Pulver mit zahlreichen gestreiften Zellwänden, die sich mit jodhaltiger Zinkchloridlösung violett färben. Einzelne oder in kleinen Gruppen auftretende, rundliche, manchmal deformierte, 4 bis 10 (20) µm große Stärkekörner mit zentralem Spalt.

Verfälschungen/Verwechslungen: Sterculia-Gummi (= indischer Tragant, Karaya-Gummi): Dieser stammt von den indischen Sterculiaceen *Sterculia urens* ROXB. und *Sterculia villosa* ROXB. und gilt als häufigste Verfälschung des Tragants. Sterculia-Gummi enthält immer sensorisch wahrnehmbare Mengen freier Essigsäure.
Caramania-Gummi (= Hog-Gummi): Gelbliche oder gelblich-braune, undurchsichtige Tropfen oder wurmförmige Stücke, die angeblich von einer Prunus-Art stammen.[76]
Karoben-Gummi (= Karobenkernmehl): Durchsichtige, weiße, ovale Platten aus dem Endosperm von *Ceratonia siliqua* L., Fabaceae.
Hindu-Tragant: Dieser stammt von *Cochlospermum gossypium* (L.) DC, Cochlospermaceae.

Minderqualitäten: Bei dem in Form von Klumpen gehandelten Traganthon handelt es sich um das qualitativ minderwertige natürliche Exsudat von *A. kurdicus*.[33]

Inhaltsstoffe: *Polysaccharide.* Tragant ist ein komplexes Gemisch saurer und neutraler, z. T. proteinhaltiger Polysaccharide, die sich nur teilweise in Wasser lösen. Der wasserlösliche Anteil (Tragacanthin) hat eine mittlere Molekülmasse von 840.000 und enthält als Hauptkomponente ein verzweigtes Galacturonan (Tragacanthsäure) sowie ein Arabinogalactan-Protein.[35–37] Nach Lit.[36] enthält der unlösliche Teil (Bassorin) Fraktionen, die denen des löslichen Teils ähnlich sind, sowie zusätzlich ein Glucan. Neuere Untersuchungen der unlöslichen Fraktionen des Exsudats mehrerer tragantliefernder A.-Arten zeigen jedoch, daß es sich bei diesen ebenfalls um Proteoglykane handelt, die sich weder in ihrer Monosaccharidzusammensetzung noch im Aminosäuremuster des Proteinanteils wesentlich von den löslichen Anteilen unterscheiden.[37–39] Der Grund für die Unlöslichkeit ist noch unbekannt. Weitere Bestandteile des Tragant sind neben 10 bis 14 % Wasser bis zu 3 % Stärke und Cellulose.
Das Grundgerüst der Tragacanthsäure besteht aus (1,4)-verknüpften α-D-Galacturonsäure-Resten, an die über (1,3)-Bindungen kurze Seitenketten gebunden sind, die jeweils mit einem β-D-Xylose-Rest beginnen. An einen Teil dieser Xylose-Reste sind über (1,2)-Bindungen α-L-Fucose oder β-D-Galaktose-Reste gebunden.[36,40] Nach Hydrolyse gibt Tragacanthsäure 43 % α-D-Galacturonsäure, 40% β-D-Xylose, 10% α-L-Fucose und 4% β-D-Galactose.[36]
Der Polysaccharidanteil des Arabinogalactan-Proteins gehört zu den Arabino-3,6-galactanen. Seine Hauptkette besteht aus β-D-Galactose-Resten, die überwiegend durch (1,6)-Bindungen und zu einem geringeren Teil durch (1,3)-Bindungen miteinander verknüpft sind. Die stark verzweigten Seitenketten bestehen überwiegend aus L-Arabinofuranose-Resten, die über (1,2)-, (1,3)- und (1,5)-Bindungen miteinander und über (1,3)-Bindungen mit der Hauptkette verbunden sind.[41] Nach Hydrolyse gibt das Arabinogalactan 75 % L-Arabinose, 12 % β-D-Galactose, 3 % α-D-Galacturonsäure sowie Spuren von L-Rhamnose.[36] Der Proteinanteil ist durch einen sehr hohen Gehalt an Hydroxyprolin sowie beträchtliche Mengen Serin, Prolin und Valin charakterisiert.[42]
Tragant gibt mit Wasser bereits bei niedrigen Konzentrationen hochviskose, hitze- und pH-stabile Lösungen. Wegen ihrer starken Verzweigung haben die Tragacanthsäure und das Arabinogalactan keine Tendenz, typische Gelstrukturen aufzubauen.[35] Sie liegen in Lösung als stark hydratisierte Einzelmoleküle vor.

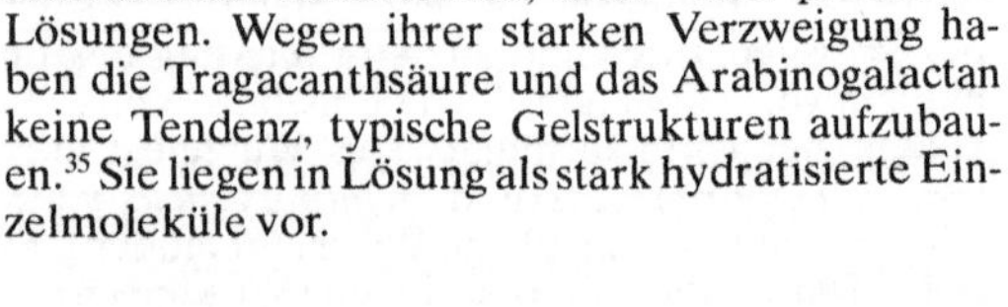

Tragacanthsäure

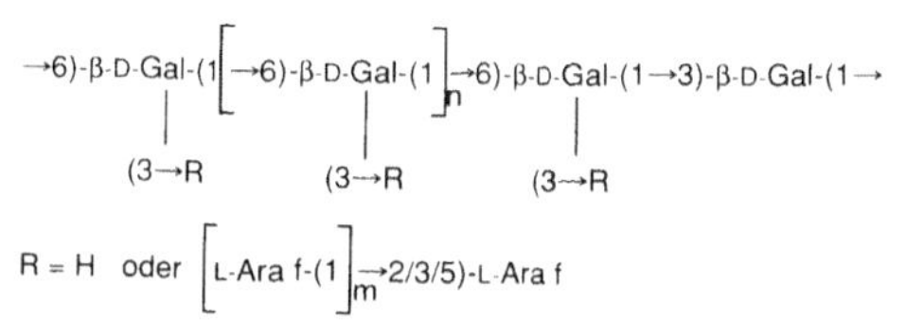

Arabinogalactan aus Tragant

Nach Hydrolyse gibt das getrocknete Exsudat von *A. microcephalus* aus Versuchspflanzungen in Trockengebieten der USA 17% Galacturonsäure, 8% Galactose, 16% Arabinose, 22% Xylose, 18% Fucose und 19% Rhamnose. Der Stickstoffgehalt liegt bei 0,07%, entspr. 0,49% Protein. Der Proteinanteil setzt sich aus 4,9% (bezogen auf die Zahl der Aminosäurereste) Asparaginsäure, 1,7% Histidin, 62,5% Hydroxyprolin, 2,1% Lysin, 2,1% Prolin, 3,9% Serin, 1,9% Threonin, 1,2% Tyrosin, 2,4% Valin sowie weiteren Aminosäuren zusammen.[38] Abweichend von diesen Werten hat das in der Türkei gewonnene A.-microcephalus-Exsudat höhere Anteile an Galactose (14%) und Arabinose (37%), geringere Anteile an Galacturonsäure (11%), Fucose (12%) und Rhamnose (4%) und einen deutlich höheren Proteingehalt (3,6%). Außerdem enthält das Protein mehr Histidin (12,6%), Serin (9,6%) und Valin (8,4%), aber nur 26,8% Hydroxyprolin.[37,38] Der Grund für die unterschiedlichen analytischen Werte der Exsudate von *A. microcephalus* verschiedener Herkunft ist noch unbekannt. Das Exsudat von *A. microcephalus* aus den USA enthält lösliche und unlösliche Anteile im Verhältnis 63:35. Seine 1%ige wäßrige Lösung hat mit 4675 mP · s mit Abstand die höchste Viskosität unter acht untersuchten A.-Arten.[38,39] Hochviskose Exsudate scheinen als gemeinsame Merkmale hohe Anteile an Galacturonsäure, Fucose, Xylose und Methoxygruppen zu haben. Gleichzeitig enthält deren Proteinkomponente außergewöhnlich viel Hydroxyprolin.[39]
Das getrocknete Exsudat von *A. brachycentrus* aus Versuchspflanzungen in Trockengebieten der USA unterscheidet sich vom Exsudat von *A. microcephalus* durch einen höheren Anteil an Arabinose (60%) sowie niedrigere Anteile an Galacturonsäure (2%), Xylose (6%) und Fucose (3%). Die Proteinkomponente enthält mehr Asparaginsäure und deutlich weniger Hydroxyprolin als der Proteinanteil von *A. microcephalus*.[38] Die Viskosität der 1%igen Lösung des Exsudats ist mit 110 mP · s sehr niedrig. Niedrigviskose Exsudate scheinen höhere Anteile an Arabinose und Galactose und niedrigere Anteile an Galacturonsäure und Methoxygruppen zu enthalten als höherviskose Exsudate. Auffallend ist das ähnliche Aminosäuremuster des Proteinanteils der niedrigviskosen Exsudate von *A. brachycentrus*, *A. parrowianus* und *A. "shirineh"*. Diese haben einen niedrigen Anteil an Hydroxyprolin und einen relativ hohen Anteil an Asparaginsäure.[39]
Das getrocknete Exsudat von *A. echidnaeformis* aus Versuchspflanzungen in Trockengebieten der USA unterscheidet sich vom Exsudat von *A. microcephalus* durch den höchsten, bisher für Tragant gefundenen löslichen Anteil (85%). In der Zusammensetzung der Monosaccharide sind sich die Exsudate beider A.-Arten ähnlich. Die Proteinkomponente enthält etwas mehr Asparaginsäure und deutlich weniger Hydroxyprolin als der Proteinanteil der in den USA gewachsenen *A. microcephalus*.[38] Die 1%ige Lösung von Exsudaten verschiedener Pflanzen der Art *A. echidnaeformis* liegen, verglichen mit den Exsudaten einiger anderer tragantliefernder Arten, mit 1085 bis 1500 mP · s im mittleren Viskositätsbereich.[38,39]
Das getrocknete Exsudat von *A. gossypinus* aus Versuchspflanzungen in Trockengebieten der USA ist in allen analytischen Parametern dem Exsudat von *A. microcephalus* sehr ähnlich. Eine 1%ige Lösung des Exsudats hat eine Viskosität von 3600 mP · s; damit zählt die aus *A. gossypinus* gewonnene Droge zusammen mit der aus *A. microcephalus* zu den hochviskosen Tragantqualitäten.[39]
Das getrocknete Exsudat von *A. gummifer* aus der Türkei unterscheidet sich vom Exsudat von *A. microcephalus* durch einen hohen unlöslichen Anteil von 60%, höhere Anteile an Galactose (23%) und Arabinose (63%) sowie niedrigere Anteile an Galacturonsäure (3%), Xylose (5%) und Fucose (2%). Die Proteinkomponente enthält mehr Asparaginsäure und deutlich weniger Hydroxyprolin als der Proteinanteil von *A. microcephalus*.[37]
Das getrocknete Exsudat von *A. kurdicus* aus der Türkei unterscheidet sich vom Exsudat von *A. microcephalus* durch seinen sehr hohen unlöslichen Anteil (70%), höhere Anteile an Galactose (28%) und Arabinose (64%) sowie niedrigere Anteile an Galacturonsäure (2%), Xylose (3%) und Fucose (Spuren).[37] Die Proteinkomponente enthält mehr Asparaginsäure und deutlich weniger Hydroxyprolin als der Proteinanteil von *A. microcephalus*.[37]

Identität: *DAB 10* und *Helv VII* lassen nach saurer Hydrolyse mittels DC an Kieselgur auf das Vorkommen der charakteristischen Zucker prüfen. Als Referenzsubstanzen dienen Galactose, Arabinose, Xylose und Fucose, die mit Aminohippursäurereagenz identifiziert werden. Gewisse Verschnitte, z.B. mit Methylcellulose, können so erkannt werden. Zum Nachweis der Tragacanthsäure wird ein mit wenig Ethanol und Wasser hergestellter Schleim mit Bariumhydroxid-Lösung versetzt. Die schwerlöslichen Bariumsalze der Tragacanthsäure fallen in Form eines weißen Niederschlags aus, der sich beim Erwärmen intensiv gelb färbt *DAB 10, ÖAB 90, Helv VII*. Zusätzlich werden nach saurer Hydrolyse reduzierende Zucker mit Fehlingscher Lösung nachgewiesen *DAB 10, ÖAB 90, Helv VII*. Diese Prüfung ist für Tragant unspezifisch.
Weitere Identitätsprüfungen: Tragantpulver färbt sich nach Zusatz von Jodlösung olivgrün und unterscheidet sich darin von Arabischem Gummi und von Agar *BPC 79*.

Reinheit:
- Arabisches Gummi oder andere lösliche Gummiarten: Der wäßrig suspendierte Tragant bildet nach Zusatz von Blei(II)acetat einen flockigen Niederschlag. Nach dem Zentrifugieren darf der

Überstand mit basischer Blei(II)acetatlösung zwar eine Trübung, aber keinen weiteren Niederschlag geben *DAB 10, ÖAB 90, Helv VII*.

- Sterculia-Gummi: Dieser quillt auch in Ethanol 60% (V/V), während echter Tragant erst mit dem wasserreicheren Ethanol 40% eine Volumenzunahme zeigt. Daher fordern *DAB 10, ÖAB 90* und *Helv VII*, daß das Volumen von 0,2 g pulv. Droge nach Schütteln mit 10 mL Ethanol 60% höchstens 1,5 mL betragen darf. Zusätzlich wird die nur in Sterculia-Gummi in geringen Mengen vorkommende freie Essigsäure entweder durch Titration mit Natriumhydroxid-Lösung quantitativ erfaßt *DAB 10, ÖAB 90, Helv VII* oder mittels Lackmuspapier nachgewiesen *AB-DDR*. Nach *USP XXII* darf der Schleim nach Zusatz von Salzsäure und anschließendem Erhitzen keine rosa oder rote Färbung annehmen. Nach *BPC 79* dürfen im mikroskopischen Rutheniumrot-Präparat keine rosafarbenen Partikel auftreten. Diese deuten auf die Anwesenheit von Sterculia-Gummi oder Agar; es lassen sich so noch 1% Sterculia-Gummi in Tragant nachweisen.[43]
- Fremde Substanzen: Höchstens 1,0% *DAB 10, ÖAB 90, Helv VII*.
- Viskosität: Die Durchflußzeit muß mindestens 10 s betragen, wenn die Droge zur Herstellung von Emulsionen verwendet wird, mind. 50 s *ÖAB 90*. Es wird die Zeit gemessen, die ein aus 1 g Tragant, 8 mL Ethanol 96% und 72 mL Wasser hergestellter Schleim benötigt, um in einem senkrechten Glasrohr (Innendurchmesser 6 mm) eine Strecke von 10 cm zu durchfließen. Die besten Sorten weisen Durchflußzeiten über 150 s, sehr gute solche von 40 bis 150 s auf.[44]
- Mikrobielle Verunreinigung: Höchstens 10^4 lebensfähige Mikroorganismen je Gramm Droge *DAB 10, ÖAB 90, Helv VII*. *Escherichia coli* und Salmonellen müssen fehlen *DAB 10, USP XXII, ÖAB 90, Helv VII*.
- Asche: Höchstens 4% *DAB 10, ÖAB 90, Helv VII*; höchstens 2,5% *AB-DDR*.
- Grenzprüfungen: Schwermetalle: 0,004%; Arsen: 0,0003%; Blei: 0,001% *USP XXI*.

Wirkwertbestimmung: Viskosität der 0,25%igen Lösung: 15,0 bis 21,0 mPa · s. Die Viskosität wird mit 0,700 g fein pulv. Droge in 280,0 g Flüssigkeit mittels eines Fallkörperviskosimeters bestimmt *AB-DDR*. Auch die Messung der Durchflußzeit nach *DAB 10* ist viskositätsabhängig und gibt Auskunft über die Eignung des Tragants für pharmazeutisch-technologische Verwendungen (s. Reinheit). *BP 88* läßt die Durchflußzeit des Schleims mit einem Redwood Viscometer bestimmen. Diese mittels eines Korrekturfaktors errechnete Zeit darf nicht kleiner als 100 s sein.

Lagerung: Dicht verschlossen *USP XXII, ÖAB 90, Helv VII*. Eine lange Lagerung ist zu vermeiden, da sie zur Abnahme der Viskosität von Tragantlösungen führt. Die Ursache hierfür ist nicht bekannt.[38]

Wirkungen: *Wirkung auf den Verdauungstrakt.* Im Glucose-Toleranz-Test senkt die gleichzeitig mit dem Probetrunk verabreichte p.o.-Gabe von 14,5 g wäßrig suspendiertem Tragant den Glucosespiegel des Blutes der Testpersonen in der ersten Stunde nach der Glucosemahlzeit um 34%. Gleichzeitig wird die Passagedauer vom Magen bis zum Blinddarm um 30% verlängert. Als Ursachen für die Senkung der Blutglucose-Werte werden sowohl eine verlangsamte Magenpassage als auch eine verzögerte Glucoseaufnahme im Dünndarm angenommen.[45] Nach dreiwöchiger Gabe von 9,9 g Tragant/Tag in Form des wäßrigen Schleims wird beim Menschen die Zeit der Magen-Darm-Passage um 20% verkürzt und das Stuhlgewicht deutlich gesteigert.[46]

Hemmung des Tumorwachstums – Immunstimulierung. Der einen Tag nach Tumortransplantation in 10%iger Glucose-Lösung intraperitoneal verabreichte Tragant hemmt in einer Dosis von 2,5 mg pro Tier das Wachstum von Landschütz-Ascitestumoren bei der Maus. 10 mg Tragant/Maus in 10%iger Glucose-Lösung, drei Tage nach Tumorbeimpfung gegeben, verlängern die Überlebensrate der mit dem gleichen Tumor beimpften Mäusen um den Faktor zwei.[47] Ähnliche Resultate werden für den Crocker-Ascitestumor, den Bp8-Ascitestumor sowie bei C+-Leukämie (Ascites) erhalten. Die siebentägige perorale Verabreichung von 10 mg Tragant/Tag mit dem Trinkwasser zeigt auf den Landschütz-Ascitestumor jedoch keine Wirkung.[47] Die sechs Stunden vor der Tumorimpfung erfolgte intraperitoneale Gabe von 100 mg/kg Tragant in 0,5 mL Wasser führt bei zehn von fünfzehn Mäusen zu einer völligen Hemmung des Tumorangangs beim intraperitoneal implantierten Ehrlich-Ascitestumor. Die Dosis-Wirkungs-Beziehungen weisen auf eine mögliche Beeinflussung des Immunsystems als Wirkungsmechanismus hin.[48]

Volkstümliche Anwendung und andere Anwendungsgebiete: Als Abführmittel. Klinische Studien zur laxierenden Wirkung der Droge liegen bisher nicht vor. Allerdings wird in einer toxikologischen Studie an gesunden Menschen nach dreiwöchiger Gabe von Tragant eine Beschleunigung der Magen-Darm-Passage beobachtet (s. Wirkungen). Ähnlich wie bei den ebenfalls als Laxantien verwendeten Leinsamen[49] bzw. den Indischen Flohsamen[50] dürften die quellbaren Polysaccharide, im Falle von Tragant hauptsächlich das Bassorin, für die abführende Wirkung verantwortlich sein. Quellstoffe wirken abführend, indem sie infolge Volumenzunahme über einen Dehnungsreflex die Darmperistaltik anregen.[49]

Tragant wurde sowohl in der arabischen als auch in der europäischen Medizin zur Krebsbehandlung u.a. bei Tumoren der Leber, der Augen und des Rachens eingesetzt.[51] Seine Wirksamkeit bei dieser Anwendung ist nicht belegt.

Dosierung und Art der Anwendung: *Droge.* Einzelgabe: 1 Teelöffel granulierter Droge entspr. etwa 3 g. Bei der Einnahme ist auf reichliche Flüssigkeitszufuhr, z.B. 250 bis 300 mL auf 3 g Droge, zu achten. Sowohl die Droge als auch das Bassorin werden heut ganz überwiegend als Bestandteil von Fertigarzneimitteln appliziert.

Unerwünschte Wirkungen: *Allergische Wirkungen.* In seltenen Fällen allergische Reaktionen, manchmal mit schwerem Verlauf. Kontaktdermatitiden nach äußerlicher Anwendung wurden beschrieben.[75] *Verdauungstrakt.* Wie andere Quellstoffe kann auch Tragant bei unzureichender Flüssigkeitszufuhr einen Obstruktionsileus sowie einen Ösophagusverschluß verursachen.[77]

Wechselwirkungen: Bei Laxantien vom Typ der Quellstoffe besteht der Verdacht, daß sie mit der Resorption von Arzneistoffen interferieren können.[77]

Akute Toxizität: *Tier.* Die einmalige i. p. Gabe eines 1 %igen Schleims aus persischem Tragant tötet bei Mäusen zwischen dem 11. und 15. Trächtigkeitstag alle Feten ab. Zwischen dem 4. und 8. Tag post coitem gegeben ist die embryotoxische Wirkung des Tragants bei der gleichen Applikation deutlich geringer. Als Ursache der fetalschädigenden Wirkung wurden Stoffwechselprodukte von Bakterien der Gattung Enterobacter erkannt, die direkt auf den Uterus einwirken.[52]

Chronische Toxizität: *Mensch.* Die dreiwöchige Gabe von 3 × 3,3 g Tragant/Tag in Form des wäßrigen Schleims wird in einer Studie an fünf gesunden Männern gut vertragen und zeigt keinerlei nachteilige Wirkungen auf die hämatologischen Normalwerte sowie auf zahlreiche biochemische Parameter des Serums, der zellulären Blutbestandteile und des Urins.[46] Auf der Grundlage dieser Ergebnisse empfahlen das wissenschaftliche Komitee für Lebensmittel (SCF) der EG sowie das FAO/WHO Expertengremium für Lebensmittelzusätze (JECFA), Tragant als Lebensmittel-Zusatzstoff ohne ADI-Begrenzung (accepted daily intake) zuzulassen.[39]

Mutagenität: In mehreren Testsytemen, darunter wirtsvermittelten *In-vivo*-Assays an Ratten und Mäusen mit *Salmonella typhimurium*, *In-vivo*-Studien an Knochenmarkszellen der Ratte sowie der *In-vitro*-Untersuchung an menschlichen Lungenzellen in Gewebekultur entfaltet Tragant keine mutagene Wirkung.[53]

Reproduktionstoxizität: Nach p. o. Gabe von bis zu 1200 mg Tragant/kg/Tag als ölige Suspension zeigen trächtige Mäuse und Hamster weder Anzeichen für toxische Wirkungen noch Zeichen für Teratogenität.[53] In einer Untersuchung über die subchronische Wirkung von bis zu 6 % Tragant als täglicher Futterzusatz werden zwar sowohl in der F_0 als auch in der F_1 Generation vor allem bei männlichen Ratten signifikant erniedrigte Körpergewichte und eine verschlechterte Futterverwertung beobachtet. Die hämatologischen sowie die klinisch chemischen Parameter zeigen jedoch keine bzw. nur geringfügige Abweichungen von den Kontrollwerten. Auch die Reproduktionsdaten sowie histologische Untersuchungen lassen keine signifikanten Unterschiede zwischen den Kontroll- und den Testtieren erkennen.[53]

Immuntoxizität: Am 21. Tag nach der Immunisierung von Ratten durch intradermale Applikation von 200 µg Tragant in 0,15 M Kochsalzlösung in die Hinterpfote führt die intradermale Gabe von weiteren 100 µg Tragant in 0,05 mL zu einer deutlichen Schwellung.[54] Das Sensibilisierungspotential, das in ähnlicher Weise auch von den polysaccharidhaltigen Drogen Arabisches Gummi und Karaya Gummi bekannt ist, wird als "mild" eingestuft.[53]

Toxikologische Daten: *LD-Werte.* Bei p.o. Gabe liegt der LD_{50}-Wert von Tragant für Ratten bei 10.200 mg/kg.[55]

Rezepturen: Compound Tragacanth Powder *BP 88*: Tragant pulv. 150 g, Arabisches Gummi pulv. 200 g, Stärke pulv. 200 g und Saccharose pulv. 450 g werden gemischt.

Sonst. Verwendung: *Pharmazie/Medizin.* Als Grundlage von Gleitmitteln, z. B. für Katheter. Als Bindemittel, z. B. bei der Herstellung von Tabletten und Dragees. Als einhüllendes Mittel zur Geschmacksüberdeckung in Lutschtabletten. Als Dikkungsmittel zur Stabilisierung von Suspensionen und Emulsionen. Als Bestandteil von Lotionen, Mucilagines, Cremes und Zahnpasten.[56,75] *Industrie/Technik.* In der Lebensmittelindustrie als Dikkungsmittel und Stabilisator, z. B. in Salatdressings, Saucen, Mayonnaisen, Würzen, eingelegtem Obst und Gemüse, Süßwaren, Eiscremes, Puddings. In der Textilindustrie als Klebemittel und als Dikkungsmittel für Druckpasten. In Reinigungsmitteln für Möbel, Fußböden und Automobilen als Stabilisator von Emulsionen.[56,57] Heute wird Tragant in der Industrie zunehmend durch Propylenglykolalginat[57] oder Xanthan-Gummi ersetzt und nur noch für wenige Lebensmittelprodukte verwendet.[38,57] Der Ersatz von Tragant durch andere Stoffe, die zeitweisen Lieferschwierigkeiten aufgrund regionaler Konflikte in den Erzeugerländern sowie Preissteigerungen sind die Gründe für den Rückgang der Nachfrage nach Tragant seit Beginn der achtziger Jahre. Die weltweite Produktion beläuft sich heute auf einige hundert Tonnen pro Jahr.[38,39]

Gesetzl. Best.: Tragant ist in der EG unter der Bezeichnung E 413 als Zusatzstoff für Lebensmittel registriert.

A. mongholicus Bge.

Synonyme: *A. membranaceus* (Fisch.) Bge. var. *mongholicus* (Bge.) Hsiao, *Phaca macrostachys* Turcz.

Botanische Beschreibung: 25 bis 40 cm hoher Strauch mit spärlich weiß behaarten Zweigen. 24 bis 36 Fiederblättchen, länglich eiförmig bis oval, 4 bis 8 mm lang, oberseits kahl, unterseits anliegend behaart. Blütenstand traubig, aus 10 bis 15 achselständigen Blüten mit 4 bis 7 cm langem Stiel; Kelch 8 bis 9 mm lang, Röhre dreimal länger als die Zähne, gesamter Kelch kurz, steif, anliegend, schwarz behaart; Krone gelb, 18 bis 20 mm lang.[7]

Verwechslungen: Verwechslungsmöglichkeit mit *A. membranaceus* (Fisch.) Bge. (s. dort).

Verbreitung: Sibirien, sowjetisches Zentralasien, Mongolei; an Berghängen und in offenen Wäldern.

Drogen: Astragali radix.

Astragali radix

S. *A. membranaceus*.

1. Taubert P (1894) Leguminosae. In: Engler A, Prantl K (Hrsg.) Die natürlichen Pflanzenfamilien, Bd. 3, S. 396
2. Hutchinson J (1964) The Genera of flowering plants, Dicotyledones, Vol. 1, Oxford
3. Allen ON, Allen EK (1981) The Leguminosae, University of Wisconsin Press, Madison
4. Bunge A (1868) Generis Astragali Species Gerontogaeae. Pars prior claves diagnosticae. In: Mem Acad Imp Sci St Petersb Ser. VII, 11:1–140; (1869) ... Pars altera, specierum enumeratio. L.c. 15:1–245
5. Boissier E (1872) Flora orientalis, Genf
6. Podlech D (1982) Mitt Bot Staatssamml München 18:359–378
7. Borisova AG, Goncharov NF, Gorshkova SG, Popov MG, Vasil'chenko IT (1946) Leguminosae: Astragalus. In: Komarov VL, Shishkin BK (Eds) Flora of the USSR, Vol. XII, Moskau Leningrad
8. Townsend CC (1974) Papilionaceae. In: Townsend CC, Guest E (Eds) Flora of Iraq, Vol. 3, University Press, Glasgow
9. Sirjaev G (1939) Feddes Rep 46:194–208
10. Gentry HS (1957) Econ Botany 11:40–63
11. Nigam SN, McConnell WB (1969) Biochim Biophys Acta 192:185–190
12. Bell EA (1971) Comparative Biochemistry of Non-Protein Amino Acids. In: Harborne JB, Boulter D, Turner BL (Eds) Chemotaxonomy of the Leguminosae, Academic Press, New York, S. 179–206
13. McCluskey TJ, Scarf AR, Anderson JW (1986) Phytochemistry 25:2.063–2.068
14. Rizk AM (1986) The Phytochemistry of the Flora of Qatar, Scientific and applied Research Centre, University of Qatar, Qatar
15. Majak W, Benn MH (1988) Phytochemistry 27:1.089–1.091
16. Williams MC, James LF (1978) Livestock poisoning from nitro- bearing Astragalus. In: Keeler RF, van Kampen KR, James LF (Eds.) Effects of poisonous plants on lifestock, Academic Press, New York
17. Hikino H, Funayama S, Endo K (1976) Planta Med:297
18. Dunnill PM, Fowden L (1967) Phytochemistry 6:1.659–1.663
19. James LF (1983) Neurotoxins and other toxins from Astragalus and related genera. In: Keeler RF, Tu AT (Eds.) Handbook of natural toxins, Vol. 1, M. Dekker Inc., New York
20. Isaev MI, Gorovits MB, Abubakirov NK (1985) Chem Nat Compounds 21:399–447
21. El-Sebakhy N, Waterman PG (1985) Planta Med 51:350–352
22. Li-Xian G, Xiao-Bing H, Yu-Qun C (1986) Phytochemistry 25:1.437–1.441
23. Li-Xian G, Xiao-Bing H, Yu-Qun C (1986) Phytochemistry 25:2.389–2.393
24. Agzamova MA, Isaev M, Gorovits MB, Abubakirov NK (1987) Chem Nat Compounds 23:696–700
25. Wang HK, He K, Ji L, Tezuka Y, Kikuchi T, Kitagawa I (1989) Chem Pharm Bull 37:2.041–2.046
26. El-Sebakhy NA, Harraz FM, Abdallah RM, Asaad AM, Orsini F, Pelizzoni F, Sello G, Verotta L (1990) Phytochemistry 29:3.271–3.274
27. Chen YQ, Azi G, Luo YR (1990) Phytochemistry 29:1.941–1.943
28. McCracken DS, Schermeister LJ (1970) Lloydia 33:19–24
29. Ingham JL (1983) Naturally Occurring Isoflavonoids 1855–1981. In: Herz W, Grisebach H, Kirby GW (Eds) Progress in the Chemistry of Organic Natural Products, Vol. 43, Springer Verlag, Wien, S. 166
30. Parsa A (1948) Flore de l'Iran, Teheran
31. Chamberlain DF, Matthews VA (1970) Astragalus L. In: Davis PH (Ed) Flora of Turkey and the East Aegean Islands, Vol. 3, University Press, Edinburgh
32. Dogan M, Ekim T, Anderson DMW (1985) Biol Agric Hortic 2:329–334
33. Anderson DMW, Bridgeman MME (1988) Fd Hydrocoll 2:51–57
34. Fa. Müggenburg Hamburg (1990) Persönliche Mitteilung 6.9.90
35. Gralen N, Kärrholm M (1950) J Colloid Sci 5:21–36
36. Aspinall GO, Baillie J (1963) J Chem Soc:1.702–1.714
37. Anderson DMW, Bridgeman MME (1985) Phytochemistry 24:2.301–2.304
38. Anderson DMW, Grant DAD (1988) Fd Hydrocoll 2:417–423
39. Anderson DMW, Grant DAD (1989) Fd Hydrocoll 3:217–223
40. James SP, Smith F (1945) J Chem Soc:739–746
41. Aspinall GO, Baillie J (1963) J Chem Soc:1.714–1.721
42. Anderson DMW, Howlett JF, McNab CGA (1985) Fd Add Contam 2:231–235
43. Braeckman P, van Hulle C (1970) Pharm Tijdschr Belg 47:189
44. Stahl E, Turgrul L (1981) Dtsch Apoth Ztg 121:1.409–1.413
45. Jenkins DJA, Wolever TMS, Leeds AR, Gassull MA, Haisman P, Dilawari J, Goff DV, Metz GL, Alberti KGMM (1978) Brit Med J:1.392–1.394
46. Eastwood MA, Brydon WG, Anderson DMW (1984) Toxicol Lett 21:73–81
47. Roe EMF (1959) Nature 184:1.891
48. Osswald H (1968) Arzneim Forsch 18:1.495–1.498
49. Fintelmann V, Menßen HG, Siegers CP (1989) Phytotherapie Manual, Hippokrates, Stuttgart, S. 90
50. BAz Nr. 22a vom 01.02.1990
51. Hartwell J (1970) Lloydia 33:97–130
52. Frohberg H, Oettel H, Zeller H (1969) Arch Toxikol 25:268–295
53. Anderson DMW (1989) Fd Add Contam 6:1–12
54. Strobel S, Ferguson A, Anderson DMW (1986) Fd Add Contam 3:47–56
55. NN (1987) J Am Coll Toxicol 6:1–22
56. Leung AY (1980) Encyclopedia of common natural ingredients used in Food, Drugs und Cosmetics, J Wiley & Sons, New York
57. Sandford PA, Baird J (1983) Industrial Utilization of Polysaccharides. In: Aspinall GO (Ed) The Polysaccharides, Vol. 2, Academic Press, New York
58. Dungerdorz D, Petrenko VV (1972) Khim Prir Soedin:389, zit. nach CA 77:149706
59. Kitagawa I, Wang HK, Yoshikawa M (1983) Chem Pharm Bull 31:716–722
60. Huang QS, Lu GB, Li YC, Guo JH, Wang RX (1982) Acta Pharm Sin 17:200–206

61. Sun Y, Hersh EM, Talpaz M, Lee SL, Wong W, Loo TL, Mavligit GM (1983) Cancer 52:70–73
62. Lau BHS, Ong P, Tosk J (1989) Phytotherapy Res 3:148–153
63. Chen LJ, Shen ML, Wang MY, Zhai SK, Liu MZ (1981) Chung-kuo Yao Li Hsueh Pao 2:200, zit. nach CA 95:185472
64. Fang S, Chen Y, Xu X, Ye C, Zhai S, Shen M (1982) You Ji Hua Xue 2:26, zit. nach Wagner H, Proksch A (1985). In: Wagner H, Hikino H, Farnsworth NR (Eds) Economic and Medicinal Plant Research, Vol. I, Academic Press, London, S. 113–153
65. Zhang ZL, Wen QZ, Liu CX (1990) J Ethnopharmacol 30:145–149
66. Qingjun Z (1985) Chinese Medicinal Herbs in the Treatment of Viral Hepatitis. In: Chang HM, Yeung HW, Tso WW, Koo A (Eds) Advances in chinese medical materials research, World Scientific Publ., Singapore, S. 215–219
67. Ko SK, Lim DY (1984) Influence of some Korean Crude Drugs on Renal Function. In: Han BH, Han DS, Han YN, Woo WS (Eds) Proceedings of the Fifth Asian Symposium on Medicinal Plants and Spices, Seoul, S. 197–207
68. Paulus E, Yu-he D (1989) Handbuch der traditionellen chinesischen Heilpflanzen, Heidelberg, S. 234
69. Peigen X (1980) Traditional Experience of Chinese Herb Medicine. In: Beal JL, Reinhard E (Eds) Natural Products als Medicinal Agents, Hippokrates, Stuttgart, S. 364
70. Peigen X (1983) J Ethnopharmacol 7:95–109
71. Stermitz FR (1977) Rev Latinoamer Quim 8:1–10
72. He ZQ, Findlay JA (1991) J Nat Prod 54:810–815
73. Heg, Bd. IV, Teil 3, S. 1.402–1.453
74. FEu, Bd. II, S. 108–124
75. Mar 29
76. BPC 79
77. Mar 28
78. ChinP IX
79. Tang W, Eisenbrand G (1992) Chinese Drugs of Plant Origin, Springer, Berlin, S. 191–197
80. Subarnas A, Oshima Y, Hikono H (1991) Planta Med 57: 590

ES

Astrantia

HN: 2001600

Familie: Apiaceae (Umbelliferae).

Unterfamilie: Saniculoideae.

Tribus: Saniculeae.

Gattungsgliederung: Die Gattung Astrantia L. gliedert sich in zwei Sektionen, und zwar in Sect. I Macraster CALEST. mit *Astrantia maxima* PALL., *A. tripida* HOFFM., *A. pontica* ALB., *A. colchica* ALB. und *A. major* L., sowie Sect. II Astrantiella CALEST. mit *A. bavarica* F. W. SCHULTZ, *A. carniolica* WULF., *A. minor* L. und *A. pauciflora* BERTOL.[1] Inzwischen konnte eine weitere, mit *A. pauciflora* eng verwandte Art, *A. tenorei* MARIOTTI (Syn. *A. minor* TEN.), erkannt werden.[2]

Gattungsmerkmale: Laubblätter handförmig gelappt oder geteilt. Dolden einfach, Hüllblätter groß, oft gefärbt. Blüten polygam; Kelchzähne lanzettlich-pfriemlich bis eiförmig, oft länger als die Kronblätter; diese weißlich oder rötlich, lanzettlich mit langer, einwärts gebogener Spitze. Fruchtwand über den Rippen mit stark vorspringenden blasenartigen Schuppen bedeckt; Karpophor fehlend.

Verbreitung: Hauptverbreitungsgebiete sind Süd- und Mitteleuropa, von den Pyrenäen bis zum Kaukasus und Kleinasien. Von den zehn *Astrantia*-Arten sind vier vorweigend in Mitteleuropa heimisch, nämlich *A. minor* L., *A. bavarica* F. W. SCHULTZ, *A. carniolica* WULF. und *A. major* L.[3]

Inhaltsstoffgruppen: Bisherige Untersuchungen beschränken sich ausschließlich auf *A. major* L.

Drogenliefernde Arten: *A. major*: Astrantiae herba (Sterndoldenkraut).

Astrantia major L.

Sonstige Bezeichnungen: Dt.: Stränze Schwarze Stränze, Astrenze, Talstern, Sternblume, Schwarzer Sanikel; engl.: Large Astrantia, Black Hellebore, Greater or Black Master wort; frz.: Grande Astrance, Sanicle Femelle, Sanicle de Montagne; it.: Astranzia.[3]

Systematik: Die vielgestaltige Art zerfällt in drei Unterarten: *A. major* ssp. *elatior* (FRIVALDSCHY) MALY, *A. major* ssp. *biebersteinii* (TRANTV.) GRINTZESCO und *A. major* ssp. *major*. Die letztgenannte Subspecies kommt in verschiedenen Varietäten vor.[3]

Botanische Beschreibung: Die perennierende, kräftige Staude kann eine Höhe von 30 bis 90 cm erreichen und bildet ein reichlich bewurzeltes Rhizom aus. Die langgestielten, unteren Laubblätter sind drei- bis siebenzählig gefingert, wobei die Blättchen im Mittelabschnitt bis fast zum Grunde frei und nur die seitlichen bis mindestens zu einem Drittel verwachsen sind. Die verkehrt eiförmigen bis verkehrt lanzettlichen Blattabschnitte sind zur Spitze zu zwei- bis dreilappig oder fast ungeteilt und am Rande gesägt, wobei die Zähne in eine pfriemförmige Spitze auslaufen.[4] Der Stengel ist meist aufrecht, sehr entfernt beblättert und an der Spitze mit zwei bis fünf Strahlen trugdoldig verzweigt. Der Blütenstand ist eine zu einem Pseudanthium ausgebildete einfache Dolde mit zahlreichen, weiß oder rötlich gefärbten Hüllblättern, die einen ansehnlichen Schauapparat bilden. Die Dolden weisen zahlreiche, zwittrige Blüten auf, die von randständigen, männlichen Blüten umgeben sind. Die länglich-wälzliche Frucht ist 4 bis 6 mm lang und zerfällt in zwei längliche Teilfrüchte. Diese lassen im Querschnitt aufwärts gerichtete Anhänge über den Rippen erkennen. Die Blütezeit der Pflanze erstreckt sich von Mai bis September.[3]

Verwechslungen: Diese erfolgen zuweilen mit *Sanicula europaea* L., dem Sanikel, z. T. wegen ähnlicher volkstümlicher Bezeichnungen (s. o.), teilweise auch wegen gewisser Ähnlichkeit der Blätter und auch des zuweilen gleichen Standortes. Im Gegensatz zu *A. major* besitzt aber *Sanicula europaea* kleine, kopfige Döldchen mit grünlichen, unscheinbaren, nicht als Schauapparat dienenden Hüllblättern. Die Früchte haben hakige Stacheln.

Verbreitung: Auf Bergwiesen der europäischen Mittelgebirge, in krautreichen Wäldern, insbesondere im mitteleuropäischen Raum, im Süden zerstreut, im Westen seltener.

Drogen: Astrantiae herba (Sterndoldenkraut).

Astrantiae herba (Sterndoldenkraut)

Definition der Droge: Die kurz vor oder während der Blütezeit gesammelten, oberirdischen Teile der Pflanze.

Stammpflanzen: *A. major* L.

Herkunft: Ausschließlich aus Wildvorkommen.

Gewinnung: Das aus Wildbeständen gesammelte Material wird luftgetrocknet.

Ganzdroge: Sprosse etwa 3 mm im Durchmesser, rundlich bis schwach kantig, unbehaart und an der Spitze in zwei bis fünf Dolden verzweigt. Die langgestielten Grundblätter weisen eine 8 bis 15 cm große Spreite auf und sind wie die kurzgestielten Stengelblätter handförmig drei- bis siebenteilig und grob gezähnt. Die Dolden tragen männliche Blüten, die meist am Rande jeder Dolde lokalisiert sind, sowie Zwitterblüten. Typisch sind insbesondere die lanzettlich zugespitzten Hüllblätter der Dolden, die sehr zahlreich und länger als die Blüten sind. Sie können weiß, grünlich oder schwachrosa gefärbt sein.

Schnittdroge: *Geschmack.* Leicht bitter, schwach adstringierend.
Geruch. Schwach aromatisch, wenig charakteristisch.
Unregelmäßig zerbrochene, unbehaarte, oberseits dunkelgrüne, unterseits hellgrüne Blattstücke; hohle, bis zu 3 mm dicke Stengelteile; daneben Stiele der Dolden von nur etwa 1 mm Dicke.
Die zur Blütezeit gesammelte Droge weist als besonders auffälliges Merkmal die im Vergleich zu den Blättern helleren Dolden bzw. deren Teile mit den zahlreichen, lanzettlich zugespitzten Hüllblättern auf.
Mikroskopisches Bild. An den Blattfragmenten erkennt man zwei, seltener drei Palisadenzellreihen, die das Mesophyll bilden, sowie das lockere Schwammgewebe mit großen Interzellularen. Die zahlreichen Spaltöffnungen sind etwa 21 µm breit und 27 µm lang und von drei bis fünf Nachbarzellen umgeben. Auffallend sind vor allem die zahlreichen, sowohl in Blatt- als auch in Blütenfragmenten erkennbaren, z.T. in Reihen angeordneten Calciumoxalatdrusen (15 µm), die Kronblattzipfel von Röhrenblüten, Konnektivzipfel von Staubblättern, Stücke der Narbenschenkel sowie ovale, bis etwa 60 µm lange und 30 µm breite Pollenkörner.

Verfälschungen/Verwechslungen: Die ausschließlich volksmedizinisch verwendete Droge wird im Drogenhandel nicht geführt. Verfälschungen sind daher nicht bekannt geworden, sondern lediglich Verwechslungen (s. Verwechslungen der Art *A. major* L. mit *Sanicula europaea* L.).

Inhaltsstoffe: Nach älteren Angaben enthält die Pflanze Cholin.[5] Neuere Arbeiten führten zum Nachweis folgender Inhaltsstoffgruppen:
Mono- und Sesquiterpene. Derivate des Monoterpenaldehyds Ferulol[6] sowie im ätherischen Öl der Pflanze die Sesquiterpene β-Sinensal, β-Sinensol und β-Sinensylacetat.[7]
Hydroxyzimtsäurederivate. Rosmarinsäure und Chlorogensäure (0,4 bis 1,0 %).[8]
Phytosterole. β-Sitosterol-3-*O*-glucosid.[9]
Flavonoide.
C-Glykosylflavone: 6-*C*-β-D-Glucosylluteolin (Isoorientin, Hauptkomponente), 6-*C*-β-D-Glucosylapigenin (Isovitexin), 6-*C*-β-D-Glucosyl-8-*C*-α-L-arabinosylluteolin (Carlinosid), 6-*C*-α-L-Arabinosyl-8-*C*-β-D-glucosylluteolin (Isocarlinosid) und 6-*C*-β-D-Glucosyl-8-*C*-α-L-arabinosylapigenin (Schaftosid).[10]
Flavonolglykoside: Kämpferol-3,7-*O*-α-dirhamnosid (Kämpferitrin), Kämpferol-3-*O*-rutinosid (Nicotiflorin), Kämpferol-3-*O*-β-D-glucosid (Astragalin), Quercetin-3-*O*-rutinosid (Rutin), Quercetin-3-*O*-β-D-glucosid (Isoquercitrin) und Quercetin-3-*O*-(6-*O*-β-D-glucopyranosyl)-β-D-galactopyranosid [11] sowie Quercetin und Kämpferol.[12]
Saponine. Etwa 0,10 bis 0,20 % Triterpensaponine überwiegend bisdesmosidischer Struktur mit Hederagenin (Hauptanteil), Oleanol- und Gypsogensäure als Sapogenine. Als Monodesmoside wurden α-Hederin (Hauptkomponente) und β-Hederin nachgewiesen.
Das dominierende Bisdesmosid, 3-*O*-(α-L-Rhamnopyranosyl-(1→ 2)-α-L-arabinopyranosyl)-3β,23-dihydroxyolean-12-en-28-säure-28-*O*-α-L-rhamnopyranosyl-(1→ 4)-β-D-glucopyranosyl-(1→ 6)-β-D-glucopyranosid) (Hederasaponin C) liegt teilweise acetyliert vor und zwar in Position 3 bzw. 2 der acylglycosidisch gebundenen Rhamnose. Als weiteres Bisdesmosid wurde 3-*O*-(α-L-Rhamnopyranosyl-(1→ 2)-α-L-arabinopyranosyl)-3β,23-dihydroxyolean-12-en-28-säure-28-*O*-α-L-rhamnopyranosyl-(1→ 2)-β-D-glucopyranosyl)-glucopyranosid) isoliert.[13,14]

Analytik: Die Charakterisierung der wesentlichen Inhaltsstoffgruppen (Flavonoide, Triterpensaponine und Hydroxyzimtsäurderivate) erfolgt in erster Linie durch DC Verfahren der durch n-Butanolausschüttelung, Etherfällung und GFC an Sephadex LH-20[R] vorfraktionierten, methanolischen Extrakte.
Hydroxyzimtsäurederivate.
- FM: n-Butylacetat-Eisessig-Wasser (5:1:0,5);
- Sorptionsmittel: Kieselgel G, Merck;
- Detektion: Ammoniakdampf, UV-Licht;

Flavonolglykoside.
- FM: Ethylacetat-Methylethylketon-Ameisensäure-Wasser (5:3:1:1);
- Sorptionsmittel: Kieselgel G, Merck;

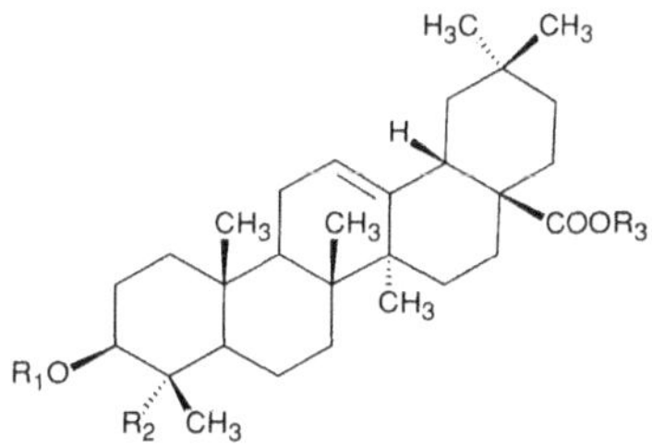

Saponin (Trivialname)	R_1	R_2	R_3
1 (α-Hederin)	←1)-α-L-Ara(2←1)-α-L-Rha	$—CH_2OH$	—H
2 (β-Hederin)	←1)-α-L-Ara(2←1)-α-L-Rha	$—CH_3$	—H
3 (—)	←1)-β-D-Glc(2←1)-β-D-Glc	—COOH	—H
4 (Hederasaponin C)	←1)-α-L-Ara(2←1)-α-L-Rha	$—CH_2OH$	←1)-β-D-Glc(6←1)-β-D-Glc(4←1)-α-L-Rha
4a (—)	←1)-α-L-Ara(2←1)-α-L-Rha	$—CH_2OH$	←1)- β-D-Glc(6←1)- β-D-Glc(4←1)-α-L-(3Ac-)Rha
4b (—)	←1)-α-L-Ara(2←1)-α-L-Rha	$—CH_2OH$	←1)- β-D-Glc(6←1)- β-D-Glc(4←1)-α-L-(2Ac-)Rha
5 (—)	←1)-α-L-Ara(2←1)-α-L-Rha	$—CH_2OH$	←1)- β-D-Glc(6←1)- β-D-Glc(2←1)-α-L-Rha

- Detektion: Naturstoffreagenz nach Neu;

C-Glykosylflavone.
- FM: n-Butanol-Eisessig-Wasser (4:1:5, Oberphase);
- Sorptionsmittel: Cellulose;
- Detektion: Naturstoffreagenz nach Neu;

Triterpensaponine.
- FM: Chloroform-Methanol-Wasser (60:40:8);
- Sorptionsmittel: Kieselgel 60, Merck;
- Detektion: Anisaldehyd/Schwefelsäure-Reagenz.[10,11,13,14,15]

Wirkungen: Screeninguntersuchungen an ethanolischen Extrakten der Pflanze, getestet auf den Einfluß auf die Phythaemagglutinin-induzierte Lymphocytentransformation im Lymphozyten-Transformationstest (3H-Thymidin-Papierplättchen-Modifkation), ergaben in Konzentrationen von 44,0 bzw. 8,8–mg/mL immunsuppressive Effekte.[14] Die nach alkalischer Verseifung erhaltenen monodesmosidischen Saponine besitzen Hemmwirkung gegenüber pathogenen Sproß- und Hautpilzen.[16] Die Cytotoxicitätsprüfung an FL-Zellen (permanente, humane Amnionepithelzellinie) ergab für den 70 %igen ethanolischen und den wäßrigen Extrakt bis zu einer Konzentration von 150 µg/mL keinerlei Zellschädigungen.[14]

Volkstümliche Anwendung und andere Anwendungsgebiete: Die Krautdroge wird bei Erkrankungen der Atmungsorgane, Blutungen im Magen-Darm-Trakt und vor allem als Wundheilmittel u. a. bei schlecht heilenden Wunden verwendet.[17] Lediglich bei letzterer Anwendung wird die Abkochung auch äußerlich in Form von Umschlägen eingesetzt. Die Wirksamkeit der Droge bei den genannten Indikationen ist nicht belegt.

Dosierung und Art der Anwendung: Teebereitung: Hierzu wird die Droge (1,5 bis 2,0 g) mit ca. 150 mL siedendem Wasser übergossen, 1 bis 2 min im Sieden gehalten und nach 15 min abgeseiht. Man trinkt 2- bis 3mal täglich eine Tasse.

1. Wolff H (1913) Umbelliferae-Saniculoideae. In: Engler A das Pflanzenreich, Verlag Wilhelm Engelmann Leipzig und Berlin IV 228, S. 80–82
2. Mariotti MG (1989) Webbia 43:1–17
3. Heg (1975) Bd. V, Teil 2, S. 964–974

4. Kraus L, Nadherny J (1956) Pharmazie 11:416–420
5. Klein G (1932) Handbuch der Pflanzenanalyse III, Springer-Verlag Wien
6. Bohlmann F, Zdero C (1971) Chem Ber 104:1.957
7. Buurma H, Bos R, Tattje DHE, Zwaving JH (1978) Phytochemistry 12:2.129–2.130
8. Hiller K, Kothe N, Pfeifer S (1967) Pharmazie 22:718–722
9. Masan C, Woitke HD, Hiller K, Franke F (1978) Pharmazie 33:382
10. Hiller K, Leska M, Rahn I (1988) Sci Pharm 56:169–170
11. Hiller K, Jähnert W, Habisch D (1984) Pharmazie 39:51–53
12. Hörhammer L, Wagner H, Götz H (1985) Arch Pharm 291:44–52
13. Hiller K, Adler C, Galetzka G, Franke P, Gründemann E, Hille J (1985) Pharmazie 40:343–345
14. Leska M (1990) Dissertation, Mathematisch-Naturwissenschaftliche Fakultät der Humboldt-Universität Berlin
15. Hiller K, Kothe N (1967) Pharmazie 22:220–221
16. Hiller K, Matejik E, Woitke HD, Friedrich E (1975) Pharmazie 30:114
17. Madaus G (1938) Lehrbuch der biologischen Heilmittel, Verlag G Thieme, Leipzig

Hi

Atriplex

HN: 2008700

Familie: Chenopodiaceae.

Unterfamilie: Chenopodioideae.

Tribus: Atripliceae.

Gattungsgliederung: Weltweit zählt die Gattung Atriplex L. etwa 100 verschiedene Arten, davon gibt es in Europa 19 Arten. Ihre Einteilung erfolgt in 4 Sektionen:
- Sectio Dichosperma DUMORT., mit *A. hortensis* L.,
- Sectio Heterosperma AELLEN,
- Sectio Sclerocalymna ASCHERS.,
- Sectio Teutliopsis DUMORT., mit *A. halimus* L.[1,23]

Gattungsmerkmale: Die krautigen, halbstrauchigen oder strauchigen Pflanzen sind kahl oder mehlig überzogen; bei den meisten Arten in der Jugend kurzstielige Blasenhaare, die bald zu schilfrigem Belag zusammenkleben. Laubblätter flach, wechselständig, selten gegenständig und sehr unterschiedlich gestaltet. Pflanzen ein- oder zweihäusig, manchmal zwittrige Blüten, in knäueligen Scheinähren zu Wickeln verbunden. Männliche Blüten mit 3- bis 5blättrigem Perianth und 3 bis 5 Stamina, Vorblätter fehlen. Weibliche Blüten mit 2 Vorblättern von rhombischer oder dreieckiger Form, Perianth fehlt. Fruchtknoten oberständig, 2 oder selten 3 fadenförmige Narben; aufrechte Samenlage. In seltenen Fällen sind die weiblichen Blüten den männlichen gleichgestaltet und haben einen Fruchtknoten mit einer waagerechten Samenanlage. Vorblätter zur Fruchtreife oft vergrößert, krautig oder häutig, frei oder zur Spitze hin verwachsen, glatt oder mit Anhängsel versehen, Frucht ist nackt zwischen den Vorblättern eingelegt.[23,24]

Die Vertreter der Gattung Atriplex gehören zu den Halophyten und zählen zu den *C*-4-Pflanzen. Daraus ergibt sich eine gute Anpassung an heiße, sehr trockene Gebiete durch besonders effiziente Photosynthese. Wurzelhaare entziehen dem Boden Wasser mit Saugspannungen von bis zu 100 bar;[2] gleichzeitig aufgenommene Salze werden durch Drüsenhaare aktiv ausgeschieden.

Verbreitung: Auf der ganzen Erde verbreitet: Europa, Asien, Afrika, Australien, der Westen Nordamerikas und Patagonien.[1,24]

Inhaltsstoffgruppen: In einigen Arten wurden Triterpensaponine nachgewiesen, aus einer einzigen Art konnten Alkaloide vom Betalaintyp isoliert werden.[3-5] Aufgrund der wenigen vorliegenden phytochemischen Untersuchungen läßt sich dieser Gattung allerdings keine typische Inhaltsstoffgruppe zuordnen.

Drogenliefernde Arten: *A. halimus*: Atriplex-halimus-Blätter.
A. hortensis: Atriplex-hortensis-Kraut.
A. leucoclada: Atriplex-leucoclada-Kraut.
A. nummularia: Atriplex-nummularia-Kraut.

Atriplex halimus L.

Sonstige Bezeichnungen: Dt.: Meermelde, Meerportulak, Staudenmelde; frz.: Arroche halime; it.: Alimo.

Systematik: *Atriplex halimus* L. zählt zur Sectio Teutliopsis DUMORT.

Botanische Beschreibung: Bis 2,5 m hoher, verholzter Strauch mit stark ästig verzweigtem Stengel; leicht silbrig-grau beschilfert. Blätter wechselständig, bis 4 cm lang, oval-rhombisch bis dreieckig, ganzrandig, selten schwach gezähnt, behaart, ledrige Konsistenz. Vorblätter eiförmig bis rund oder nierenförmig, ganzrandig oder gezähnt, derb-lederartig; Blattrand häufig nach rückwärts gebogen. Blüten stehen in unbeblätterten Scheinähren.[23,24]

Verbreitung: Von den Kanarischen Inseln bis nach Vorderasien, charakteristisch für den Mittelmeerraum, auch in Südengland; bevorzugt im Halbwüstenklima auf Sanddünen und Felsen der Küste; auch auf feuchten Strandwiesen und am Rande von Tümpeln.[24]

Atriplex-halimus-Blätter

Definition der Droge: Die frischen Blätter.

Stammpflanzen: *Atriplex halimus* L.

Herkunft: Sammlung aus Wildvorkommen.

Inhaltsstoffe: *Saponine.* Nach älteren Untersuchungen sollen Saponine in *A. halimus* enthalten sein. Der neueren Literatur sind jedoch weder Angaben über Gehalt noch über definierte Einzelsubstanzen zu entnehmen.[3]

Anorganische Bestandteile. In der Asche wurden folgende Spurenelemente bestimmt: Aluminium (75 µg/g), Mangan (15 µg/g), Nickel (12 µg/g), Molybdän (4,0 µg/g), Chrom (2,0 µg/g), Titan (1,5 µg/g), Vanadium (< 0,25 µg/g), Zirkonium (0,05 µg/g).[6]

Wirkungen: *Hypoglykämische Wirkung.* Bei Testung der grünen Blätter von *A. halimus* an der Sandratte ließ sich eine beträchtliche hypoglykämische Potenz nachweisen. Testung von Preßsaft, wäßr. Extrakt, Dialysat und Asche von A.-halimus-Blättern mittels Tubus-Fütterung an normalen bzw. alloxandiabetischen Ratten ergab für den Preßsaft (50 mL/kg frische Blätter, Dosis 7,5 mL/Ratte) eine signifikante Senkung des Blutzuckerspiegels (Reduktion der Glucose von 4,14 mg/mL auf 2,57 mg/mL nach 5 h). Da aber die Materialasche und das Dialysat den Blutzuckerspiegel noch weiter zu senken in der Lage waren, wurde auf ein anorganisches Wirkprinzip zurückgeschlossen. Als hauptverantwortlich für diese Wirkung wurde der Chromgehalt angesehen. Bezüglich des Wirkmechanismus wird eine insulinpotenzierende Aktivität postuliert, wodurch ein gering ausgeprägter Diabetes mit Hilfe des Pflanzenextraktes behandelt werden kann, ohne daß eine Wirksamkeit bei voll ausgebildetem Diabetes vorhanden ist.[6-8]

Volkstümliche Anwendung und andere Anwendungsgebiete: In Israel bei Diabetes von Heilpraktikern und Beduinen der Zentral Negev-Wüste als Infus oder Mazerat aus den Blätten angewandt. Eine genaue Dosierung ist der Literatur nicht zu entnehmen. Anwendung im selben Kulturkreis gegen Wurminfektionen.[9,10] Die Wirksamkeit bei den genannten Anwendungsgebieten ist nicht belegt.

Atriplex hortensis L.

Synonyme: *A. acuminata* M. B., *A. benghalesis* LAM., *A. heterantha* WIGHT, *A. microtheca* MOQ., *A. ruberrima* hort., *A. rubra* CRANTZ, *A. spectabilis* EHRH., *A. virgata* ROTH.[1]

Sonstige Bezeichnungen: Dt.: Gartenmelde, Maimoos, Mehlkraut, Mehlmus, Mellenkohl, Spanischer Spinat, Wilder Spinat;[26] engl.: Garden orache; frz.: Arroche.[24]

Systematik: Unterscheidung verschiedener Formen nach Farbspielarten und Blattabweichungen: f. *bengalensis* (Stengel und Blüten rosa), f. *cupraro-sea* (kupferrot), f. *denticulata*, f. *lutea* ALEF. (gelb), f. *obtusifolia*, f. *ovata*, f. *ruberrina* (blutrot), f. *rubra* (rot), f. *triangularis*, f. *viridis* ALEF. (Stengel und Blätter grün).[24]

Botanische Beschreibung: 1 bis 2,5 m hohe Pflanze mit kahlem Stengel; Äste weiß und grün gestreift; Laubblätter gestielt, wechselständig, bis zu 10 cm lang; im unteren Teil der Pflanze herzförmig bis dreieckig, ganzrandig oder leicht gezähnt und spitz, nach oben hin werden die Blätter länglich bis lanzettlich; zuerst mehlig bestäubt erscheinen sie später kahl und glanzlos. Blüten unscheinbar in dichten, rispigen Scheinähren; männliche Blüten selten oder gar nicht vorhanden, weibliche Blüten unterschiedlich gestaltet, mit Vorblättern oder 3- bis 5blättrigem Perianth. Vorblätter sind 1,5 cm lang, 1,3 cm breit, länglich herzförmig, reichnervig, trokkenhäutig und glänzend. Same 2 bis 5 mm lang, gelbbraun bis schwarz.[24,26]

Verbreitung: Beheimatet in Mittelasien ist *A. hortensis* heute wie folgt verbreitet: Albanien, Österreich, Deutschland, Schweiz, Italien, Spanien, Jugoslawien, Griechenland, Ungarn, Polen, Rumänien und Rußland. Kultivierung als Gemüsepflanze in den Alpen; wild auf Brachland, an Wegrändern und als Unkraut in Gärten.[23]

Atriplex-hortensis-Kraut

Sonstige Bezeichnungen: Dt.: Mehlkraut, Meldenkraut.

Definition der Droge: Das zu Beginn der Blütezeit gesammelte und getrocknete Kraut.

Stammpflanzen: *A. hortensis* L.

Herkunft: Sammlung aus Wildbeständen.

Inhaltsstoffe: *Saponine.* Diese stellen die Hauptwirkstoffe dar, sind aber bis jetzt nur wenig untersucht; als Sapogenin lediglich Oleanolsäure nachgewiesen.[25,26]
Betalaine. Betacyane wie Amaranthin und Betaxanthine.[5]
Flavonole. Quercetin, Kämpferol.[11]
Proteine und anorganische Bestandteile. Rohproteingehalt der Blätter wird mit 20 % des Trockengewichtes angegeben. Eine Analyse der Spurenelemente ergab neben Eisen, Mangan, Kupfer und Zink. Beträchtlicher Oxalatgehalt (bis 10,3 % des Trockengewichtes bzw. 77 % des Gesamtsäuregehaltes) und ein (wahrscheinlich) vom Standort abhängiger hoher Nitratgehalt.[12-14]

Volkstümliche Anwendung und andere Anwendungsgebiete: Verwendung des Atriplex-hortensis-Krautes zur Blutreinigung bei Blasen- und Nierenleiden,[26] zur Behandlung von Lungenleiden und als Mittel gegen Blutungen.[15,27] Die Wirksamkeit bei diesen Anwendungen ist wissenschaftlich nicht belegt.

Dosierung und Art der Anwendung: *Droge.* Innerlich: 1 bis 2 Tassen/Tag.[26]

Chronische Toxizität: Beobachtungen von Vergiftungserscheinungen nach ausschließlicher Gartenmeldenkost über mehrere Wochen (Atriplizismus). Neben allgemeinem Krankheitsgefühl treten Juckreiz am ganzen Körper, orangegelbe Hautfärbungen an lichtexponierten Stellen, Ödeme, Ulzerationen und Parästhesien auf. Die Erscheinungen sind reversibel. Es wird das Vorhandensein eines photosensibilisierenden Toxins im Basalzellensystem an der Blattunterseite postuliert.[15,16,26]

Sonst. Verwendung: *Haushalt.* Verwendung als Gemüse in manchen Gebieten Europas und Rußlands.[17,24,27] *Landwirtschaft.* Verwendung der Pflanze als Futtermittel in Rußland in Form von Trokkenfutter kombiniert mit 0,1 mg Natriumselenoxid/kg Futter.[14]

Atriplex leucoclada Boiss.

Botanische Beschreibung: Bis zu 50 cm hoch, strauchig, weißes bis silbriges Erscheinungsbild. Blätter dünn, häutig, 2 cm lang und breit, dreieckig mit gezähntem bis gelapptem Rand. Blütenähren locker angeordnet und wenig verzweigt. Perianth glockenförmig, dreigelappt, von weicher Konsistenz.[18]

Verbreitung: Vorderer Orient und Nordafrika, insbesondere Ägypten.[1,18]

Atriplex-leucoclada-Kraut

Definition der Droge: Die getrockneten oberirdischen Teile der blühenden Pflanze.

Stammpflanzen: *Atriplex leucoclada* Boiss.

Herkunft: Sammlung aus Wildvorkommen.

Wirkungen: *Molluskizide Aktivität.* Testung der in Wasser suspendierten getrockneten, pulverisierten Pflanze an der Schnecke *Biomphalaria alexandrina*. Die Schnecken (mittlerer Durchmesser des Schneckenhauses 8 bis 11 mm) wurden in chlorfreiem Wasser (pH 7 bis 7,5) und einer Temperatur von 25 ± 2 °C gehalten. Eine geringe Anti-Schistosomiasis-Aktivität von LC_{90} = 260 mg/kg (24 h nach Applikation) wurde gefunden.[3]

Atriplex nummularia Lindl.

Botanische Beschreibung: 2 bis 3 m hoher, robuster, meist diözischer Strauch; Blätter dick, gerundet, bis zu 5 cm lang und meist gleich breit, manchmal scharf gezähnt. Blütenhülle rund-herzförmig und papierartig mit gebuchtetem bis gezähntem Rand, an der Basis verhärtet.[18]

Verbreitung: Beheimatet in Australien, kommt aber auch in ganz Afrika vor.[18]

Atriplex-nummularia-Kraut

Definition der Droge: Die getrockneten oberirdischen Teile der blühenden Pflanze.

Stammpflanzen: *Atriplex nummularia* Lindl.

Herkunft: Sammlungen aus Wildvorkommen.

Inhaltsstoffe: Zwei monodesmosidische Saponine vom Triterpentyp: Hederagenin-3-*O*-β-D-glucuronopyranosid und Oleanolsäure-3-*O*-β-D-glucuronopyranosid (Calendulosid) (2 %).[4]

Wirkungen: *Molluskizide Wirkung.* Hederagenin-3-*O*-β-D-glucuronopyranosid wirkt an Biomphalaria glabrata-Schnecken (durchschnittlicher Durchmesser des Schneckenhauses 9 mm), die als Zwischenstufe der Bilharziose fungieren, molluskizid (LD_{100} nach 24 h: 16 mg/kg).[19,20]

Sonst. Verwendung: *Haushalt.* Verwendung als Gemüse.[21] *Landwirtschaft.* Verwendung als Futterpflanze für Schafe und Rinder in Afrika und Australien.[22]

1. Pinner J, Bence TA, Davies RA, Lloyd KM (1893–1985) Index Kewensis, Clarendon press, Oxford
2. Merz S, Böltauer B, Kreutz E (1986) Dtsch Apoth Ztg 126:1.927–1.928
3. Shoeb H, El-Emam M, El-Sayed M (1986) J Egypt Soc Parasitol 17:539–546
4. Christensen SB, Omar AA (1985) J Nat Prod (Lloydia) 48:161
5. Dreiding AS (1961) Botan Jahresbericht 81:94–105
6. Mertz W, Roginski E, Gordon W, Harrison W, Shani J, Sulman F (1975) Arch Int Pharamkodyn 206:121–128
7. Aharonson Z, Shani J, Sulman F (1969) Diabetologia 5:379–383
8. Frenkel G, Kraicer P, Shani J (1972) Diabetologia 8:313–318
9. Yaniv Z, Dafni A, Friedman J, Palevitch D (1987) J Ethnopharmacol 19:145–151
10. Friedman J, Yaniv Z, Dafni A, Palwitch O (1986) J Ethnopharmacol 16:275–287
11. Bate-Smith EC (1962) J Linn Soc London 58:95–173
12. Carlsson R, Hallquist C (1981) Acta Agric Scand 31:229–234
13. Rainova L, Kurdzkieva N, Moinova K, Simeonova I (1973) Gardinar Lozar Nauka 10:43–53
14. Kudryatsev A (1980) Veterinariya Moscow 9:27
15. Däschlein G, Drossel J (1947) Z Haut und Geschlechtskrankheiten III:508
16. Salgues R (1962–1963) Qual Plant Mat Veg 9:71–102
17. Gessner O (1987) Gift- und Arzneipflanzen Mitteleuropas, 3. Aufl., Verlag Winter, Heidelberg, S. 172
18. Täckholm V (1974) Student's Flora of Egypt, 2. Aufl., Cooperating print Company, Beirut, S. 114
19. Domon B, Hostettmann K (1983) Helv Chim Acta 66:422
20. Hostettmann K, Kizu H, Timinori T (1982) Phytochemistry 44:34–35
21. De Mucciarelli S, Cid J, Arellano M, Fernandez S, Luquez N, Chirino M (1985) Arch Latinoam Nutr 35:458–465
22. Khalil J, Sawaya W, Hyder S (1986) J Range Manage 39:104–107
23. FEu, Bd. 1, S. 95–97
24. Heg, Bd. III/2, S. 533–545, 664–693
25. Hgn, Bd. III, S. 410–420
26. Pahlow M (1985) Das große Buch der Heilpflanzen, Gräfe und Unzer, München
27. Hoppe HA (1975) Drogenkunde, 8. Aufl., Bd. 1, de Gruyter, Berlin, S. 143

Bu/Sp

Atropa

HN: 2011200

Familie: Solanaceae.

Unterfamilie: Atropoideae (Solanoideae).

Tribus: Atropeae (Solaneae).[1,2]

Gattungsgliederung: Bis zum gegenwärtigen Zeitpunkt ist nicht endgültig geklärt, wie viele Arten zur Gattung Atropa L. gehören.[3] 1959 wurden außer *Atropa belladonna* (mit den Unterarten *minor*, *grandiflora* und *gallica*) die Arten *A. acuminata*, *A. cordata*, *A. digitaloides* und *A. baetica* angegeben.[4] Diese Taxonomie wurde von anderen Autoren modifiziert und kann nicht in allen Teilen als gültig angesehen werden. So unterscheidet ein anderer Autor[5] die Arten *Atropa bella-donna* mit den Varietäten var. *bella-donna* und var. *lutea*, *A. baetica* WILLK., *A. acuminata* ROYLE ex MIERS, *A. pallidiflora* SCHÖNB.-TEM., *A. caucasica* KREYER und *A. komarovii* BLIN. et SHAL., wobei *A. caucasica* und *A. acuminata* in Asien zu finden sind (s. Verbreitung der Gattung). Der Bastard zwischen *A. baetica* und *A. bella-donna* wird als *A.* x *martiana* FONT QUER bezeichnet.[3] Viele Autoren geben auch nur zwei zur Gattung Atropa gehörende Arten an: Nach Lit.[6] besteht die Gattung Atropa aus den beiden Arten *Atropa acuminata* ROYLE ex LINDL. und *Atropa bella-donna* L. Bei Lit.[7] werden die Arten *Atropa bella-donna* L. und *Atropa baetica* WILLK. genannt und *Atropa acuminata* zu *Atropa baetica* geordnet. Als europäische Arten werden in der Flora Europaea nur *Atropa bella-donna* und *A. baetica* aufgeführt.[8] Im Kulturpflanzenverzeichnis[9] sind die Arten *Atropa bella-donna* (var. *bella-donna* und var. *lutea*) und *Atropa komarovii* BLIN. et SHAL. verzeichnet, wobei *A. acuminata* ROYLE ex LINDL. als Synonym zu *A. bella-donna* var. *lutea* angegeben wird.

Gattungsmerkmale: Pflanzen krautig, ausdauernd und aufrecht stehend; einzeln stehende Blüten, 5spaltiger Kelch, Zipfel breit und zur Fruchtzeit nur wenig vergrößert; röhrig-glockige Blumenkrone, kurzer 5lappiger Saum; Fruchtknoten oberständig, aus 2 schräg gestellten Karpellen verwachsen, 5 Staubblätter, gekrümmt und im Grunde der Kronröhre eingefügt; Frucht kugelig, saftige Beere, zahlreiche kleine Samen mit grubig vertiefter Samenschale.[7]

Verbreitung: *Atropa bella-donna* in West-, Mittel- und Südeuropa, Kleinasien, Nordafrika; in Dänemark, Schweden und Irland eingebürgert. *A. acuminata* in Asien.[6] *A. baetica* in Spanien;[8] *A. komarovii* in Turkmenien.[9]

Inhaltsstoffgruppen: *Tropanalkaloide:* Hauptalkaloid (–)-Hyoscyamin bzw. Atropin, begleitet z. B. von Scopolamin, Apoatropin, Belladonnin und in den Wurzeln von Cuskhygrin.
Flavonoide: Rutin als Hauptflavonoid (eventuell nicht genuin), in Frischblättern außerdem z. B. Quercetin- und Kämpferol-7-monoglucosid-3-bioside.
Cumarine: z. B. Scopoletin.[3]

Der Alkaloidgehalt von *Atropa baetica* ist nach den Untersuchungen von[10] höher als der von *Atropa bella-donna*. Bei beiden ist der Scopolaminanteil nur gering, dagegen bestehen bei *Atropa pallidiflora* und *Atropa acuminata* bis zu 30 % der Alkaloide aus Scopolamin.[5]

Drogenliefernde Arten: *Atropa bella-donna* L.: Belladonnae folium, Belladonnae herba, Belladonnae radix, Atropa belladonna hom. *HAB 1*, Atropa belladonna Rh hom. *HAB 1*, Atropa belladonna *PFX*, Atropa belladonna hom. *HPUS 79*.
Hinweis: *Atropa komarovii* wird versuchsweise zur technischen Alkaloidgewinnung kultiviert.[9]

Atropa bella-donna L.

Synonyme: *Atropa lethalis* SALISB., *Atropa lutescens* JACQ. ex C. B. CLARKE, *Atropa pallida* BORNM., *Belladonna baccifera* LAM., *Belladonna trichotoma* SCOP.

Sonstige Bezeichnungen: Dt.: Chrottenblueme, Deiwelskersche, Judenkernlein, Judenkirsche, Rasewurz, Schwarzber, Teufelsauge, Teufelsberi, Teufelsgückle, Teufelskirsche, Tintenbeer, Tollbeere, Tollkirsche, Tollkraut, Waldnachtschatten, Wolfsbeere, Wolfskirsche; engl.: Banewort, deadly nightshade, dway berries, (great) morel; frz.: Belladonne, bouton noir, morelle furieuse; span.: Belladonna; it.: Belladonna.

Systematik: Die Art *Atropa bella-donna* kann in zwei Varietäten gegliedert werden: *Atropa bella-donna* var. *bella-donna* und *A. bella-donna* var. *lutea* DÖLL.[10] Nach[9] ist die var. *lutea* synonym mit *Atropa acuminata* ROYLE ex LINDL., *Atropa lutescens* JACQ. ex. C. B. CLARKE, *Atropa pallida* BORNM. und *Atropa belladonna* L. var. *flava* (engl. *indian atropa*, südliches Himalaya-Gebiet, in Afghanistan und Kaschmir als Arzneipflanze kultiviert).[9]

Botanische Beschreibung: Pflanze ausdauernd, krautig, 1 bis 2 m hoch, mit dickem, walzenförmigem Wurzelstock, Blätter eiförmig-zugespitzt, ganzrandig, flaumig behaart und bis 15 cm lang. Im Bereich des Blütenstandes jeweils ein kleineres und größeres Blatt zusammenstehend (Anisophyllie als auffälliges Merkmal). Blüten einzeln, überhängend. Kelch 5spaltig, zur Zeit der Fruchtreife sternförmig ausgebreitet. Blumenkrone glockig-röhrig, 5lappig, 2,5 bis 3,5 cm lang, violett, innen schmutzig gelb, purpurrot geadert, Staubblätter 5, Griffel mit 2lappiger Narbe, bei var. *lutea* Blüten gelb. Frucht eine kugelige, bis kirschgroße, zuerst grüne, dann glänzend schwarze Beere mit vielen eiförmigen schwarzen Samen, bei var. *lutea* Früchte gelb. Geschmack bitter, Geruch schwach wahrnehmbar. Blütezeit in Europa von Juni bis Juli, Fruchtreife im September.[7,11]

Verwechslungen: Nur aus Unkenntnis möglich, Beeren eventuell verwechselbar mit denen von Brombeere oder Heidelbeere.

Inhaltsstoffe: Der Gesamtalkaloidgehalt der Pflanzen liegt zwischen 0,272 und 0,511 %, für die var. *lu-*

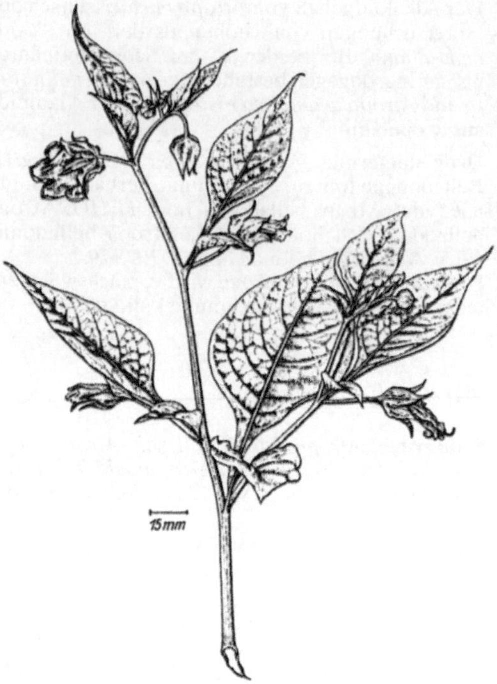

Atropa bella-donna L., blühender Trieb. Aus Lit.[9]

tea werden 0,295 % angegeben. Der Alkaloidgehalt der Stengel beträgt 0,1 bis 0,9 %, der unreifer Früchte 0,2 bis 0,8 % und der reifer Früchte 0,1 bis 0,6 %. Die Samen enthalten etwa 0,4 % Alkaloide.[10–13] Während in der aktiv wachsenden Pflanze als Hauptalkaloid nur (–)-Hyoscyamin vorkommt, erfolgt im Ruhezustand bzw. nach der Ernte eine teilweise Racemisierung zu Atropin.

Verbreitung: Verbreitet in West-, Mittel- und Südeuropa, Balkan, Kleinasien, Iran, Nordafrika, in Dänemark, Schweden und Irland.[6] Standort in schattigen Bergwäldern, auf Waldlichtungen, an Säumen, kalkhold.[11]

Anbaugebiete: Kultiviert in Süd- und Mitteleuropa, im europäischen Teil der GUS, in Pakistan, Nordindien, USA, Brasilien.[9]

Drogen: Belladonnae folium, Belladonnae radix, Atropa belladonna hom. *HAB1*, Atropa belladonna Rh hom. *HAB1*, Atropa belladonna hom. *PFX*, Atropa belladonna hom. *HPUS78*.

Belladonnae folium (Belladonnablätter)

Synonyme: Belladonnae herba, Folia Belladonnae, Herba Belladonnae.

Sonstige Bezeichnungen: Dt.: Tollkirschen-, Tollkraut-, Waldnachtschatten-, Wolfsbeeren-, Wolfskirschenblätter, Tollkirschenkraut, Tollkraut; engl.: Belladonna herba, Belladonna leaves, black cherry leaves, deadly nightshade leaves, dwale leaves, dwaybery leaves; frz.: Belladonna, feuilles de belladonne, feuilles de la morelle furieuse; it.: Foglia die belladonna; span.: Hojas de belladonna; port.: Folhas de belladonna.

Monographiesammlungen: Belladonnae folium *DAB 10(Eur), USP XXII, Helv VII.*
Belladonnae herba *BP 88.*
Weitere Beschreibung in *BHP 83, Mar 29, BPC 79.* Sowie in Lit.[32]

Definition der Droge:
- Die getrockneten Blätter oder die getrockneten Blätter mit blühenden Zweigspitzen und gelegentlich Früchten *DAB 10(Eur)/ BP 88/ USP XXII/ Helv VII.*
- Die getrockneten Blätter oder Blätter und andere oberirdische Teile, gesammelt zur Blütezeit *BPC 79.* Nach Lit.[32]
- Getrocknete, gepulverte, gegebenenfalls mit Lactose auf den vorgeschriebenen Gehalt eingestellte Laubblätter, Blüten, Früchte und Teile des Stengels *AB-DDR.*
- Getrocknete oberirdische Teile *BHP 83.*

Stammpflanzen: *Atropa bella-donna* L.; *USP XXII* gestattet auch var *acuminata.*

Herkunft: 1. Sammlung aus wildwachsenden Beständen. Hauptlieferländer sind GUS, ČSFR, Ungarn, Bulgarien, Rumänien, Jugoslawien.
2. Herkunft aus Kulturen.[14,15] Anbau besonders in England, Frankreich, USA. Nach[14] ist der Anbau als Hauptkultur wenig lohnend, besser ist ein halbwilder mehrjähriger Anbau als Unterkultur in lichten Laubwäldern.
3. Anlegen von Gewebekulturen zur Alkaloidgewinnung ist prinzipiell möglich, wird aber noch nicht industriell genutzt. Probleme gibt es vor allem bei der Erzielung eines ausreichend hohen Alkaloidgehalts.

Gewinnung: Sammelzeit der Blätter aus Wildvorkommen von Mai bis Juli, bei Kulturen Ernte der Blätter einschl. Triebspitzen Juni bis August, volle Ernte erst ab 3. Anbaujahr, Ertrag dann bis zu 16 dt/ha Trockenware, zu späte Ernte senkt den Alkaloidgehalt. 3- bis 6malige Handpflücke mit Sichel oder Grasmäher. Gewinnung des Krautes ist leichter mechanisierbar als die der Blätter und daher rentabler. Trocknung der Blätter bzw. des Krautes bei 40 bis 60 °C, künstliche Trocknung wird empfohlen (sonst Verfärbung der Blätter).[14]
Beim Anbau ist zu beachten, daß gute Wasserversorgung, intensive Sonneneinstrahlung, schwere Böden, Stickstoff- und Schwefeldüngung, sowie höhere Lagen die Drogen- bzw. Alkaloidausbeute erhöhen.[16,17]

Ganzdroge: Blätter einzeln, oft zerdrückt und zusammengerollt, teilweise miteinander verknäuelt. Grün bis braungrün, an der Oberseite etwas dunkler. Häufig in Paaren, dabei jedes Paar aus einem größeren und einem kleineren Blatt.
Blattspreite bei alten Blättern schwach, bei jungen stark behaart, meist 5 bis 25 cm lang, 2,5 bis 12 cm

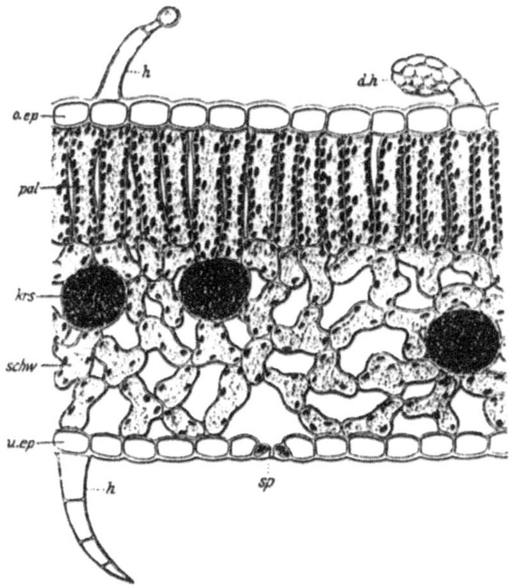

Belladonnae folium, Querschnitt; o.ep obere Epidermis, h langgestieltes Drüsenhaar mit kleinem Köpfchen, d.h kurzgestieltes Drüsenhaar mit großem, vielzelligem Kopf, pal Palisadengewebe, krs Kristallsandzellen, schw Schwammparenchym, u.ep untere Epidermis, sp Spaltöffnung, h einfaches, mehrzelliges Haar; Vergr. 175fach. Aus Lit.[18]

breit, ungeteilt, eiförmig-lanzettlich oder breit eiförmig mit scharfer Spitze und sich verjüngender Blattbasis.
Blattstiel meist zwischen 0,5 und 4 cm lang. Nervatur gefiedert, Winkel der Sekundärnerven zu den Hauptnerven ca. 60°.
Bei den blühenden Zweigspitzen in den Blattachseln einzelne Blüten oder Früchte. Blüten mit verwachsenen Kelchblättern mit dreieckigen Zipfeln und purpurfarbener bis gelbbrauner, glockenförmiger Krone mit 5 kurzen Zipfeln. Krone etwa 2,5 cm lang und 1,2 cm breit.
Früchte grün- bis violettschwarz, kugelige Beeren, umgeben von einem ausdauernden Kelch mit weit gespreizten Zipfeln, enthalten im reifen Zustand zahlreiche braune Samen.[18,19]

Schnittdroge:
Geruch. Schwach widerlich.
Geschmack. Unangenehm, schwach bitter.
Mikroskopisches Bild. Blattepidermiszellen mit schwach welligen Wänden und einer wellig gestreiften Kutikula. Glieder- und Drüsenhaare besonders an den Nerven, zahlreich bei jungen Blättern, Gliederhaare einreihig, glattwandig, spitz zulaufend, Drüsenhaare kurz gestielt mit mehrzelligem Stiel und einzelligem Köpfchen. Spaltöffnungen vom anisocytischen Typ, zahlreicher auf der Blattunterseite.
Mittelnerv mit Bogen aus mehreren kollateralen Leitbündeln, der oberhalb zusätzliche Phloemgruppen aufweist.
Im gesamten Mesophyll, besonders unterhalb der Palisadenschicht, Zellen mit Kristallsand aus Calciumoxalat, Einzelkristalle oder Drusen sehr selten. Stengel: Epidermis mit einigen Haaren; Perizykelfasern; markständiges Phloem; Xylem mit weiten, netzförmig verdickten Gefäßen; in den Parenchymzellen der Rinde und des Marks Kristallsand aus Calciumoxalat. Innere Epidermis der Blütenblätter im oberen Teil papillös, im basalen Teil mit zahlreichen Haaren. Äußere Korollepidermis mit welligen antiklinalen Wänden und zahlreichen Drüsenhaaren.[18,19]

Pulverdroge: Dunkelgrünes Pulver, bestehend aus Epidermisbruchstücken mit gewellten Zellwänden und welliger Kutikularstreifung und mit zahlreichen Spaltöffnungen vom anisocytischen Typ. Glieder- und Drüsenhaare selten, behaarte Parenchymbruchstücke mit Zellen, die Kristallsand aus Calciumoxalat enthalten. Verstreut Fasern und netzartig verdickte Gefäße des Stengels. Pollenkörner annähernd kugelig, 40 bis 50 µm groß. Im Pulver verstreut Kristalle aus Calciumoxalat (0,5 bis einige µm groß) und gelegentlich Calciumoxalatprismen.[18,19]

Verfälschungen/Verwechslungen: Verfälschungen sind möglich mit den Blättern
- von *Ailanthus altissimus* L., dem Götterbaum, mikroskopisch unterscheidbar durch andere Kristallform, bei Ailanthus Drusen, vor allem entlang der Blattnerven, kein Kristallsand;
- von *Phytolacca americana* L., der Kermesbeere, als Kristallform hier Raphiden, kein Kristallsand. Verfälschung mit Phytolacca toxikologisch nicht unbedenklich.[20,21]
- von *Scopolia carniolica* JACQ., vor allem im Balkangebiet, bei Scopolia an der Blattoberseite kleinere Epidermiszellen als bei Atropa, außerdem keine Haare und Kristallsandzellen.[7,22]

Morphologisch-anatomisch leicht erkennbar sind Verfälschungen mit *Physalis alkekengii* L., *Hyoscyamus muticus* L., *Solidago virgaurea* L., *Plantago media* L., *Ulnus campestris* L., *Carpinus betulus* L., *Lonicera xylosteum* L. und *Chenopodium ambrosioides* L.[23]

Minderqualitäten: Zu spät geerntete Blätter weisen einen zu geringen Alkaloidgehalt auf. Bei zu langsam getrockneten Blättern ist eine Dunkelfärbung eingetreten. Bei chinesischer Importware wurde ein zu hoher Scopolaminanteil im Vergleich zum Hyoscyamingehalt nachgewiesen.[24] Es handelt sich möglicherweise um *Atropa acuminata* oder *Atropa pallidiflora*.[25]

Inhaltsstoffe:
- Der Gesamtalkaloidgehalt von Belladonnae folium liegt zwischen 0,2 und 2 %, im Durchschnitt zwischen 0,3 und 0,5 %.[19,26–28] Er wird u. a. erhöht durch Tetraploidie der Pflanzen, schwere Böden, höhere Lagen und ist höher in der var. *lutea*.[28] Den größten prozentualen Anteil besitzt Hyoscyamin (in den Untersuchungen von[30] 87,6 %), das beim Trocknen und Lagern der Pflanzen in das Racemat Atropin übergeht. Weitere Alkaloide sind Apoatropin (6,7 %), Tropin (nach wahrscheinlich nicht vollständiger Extraktion 3,0 %),

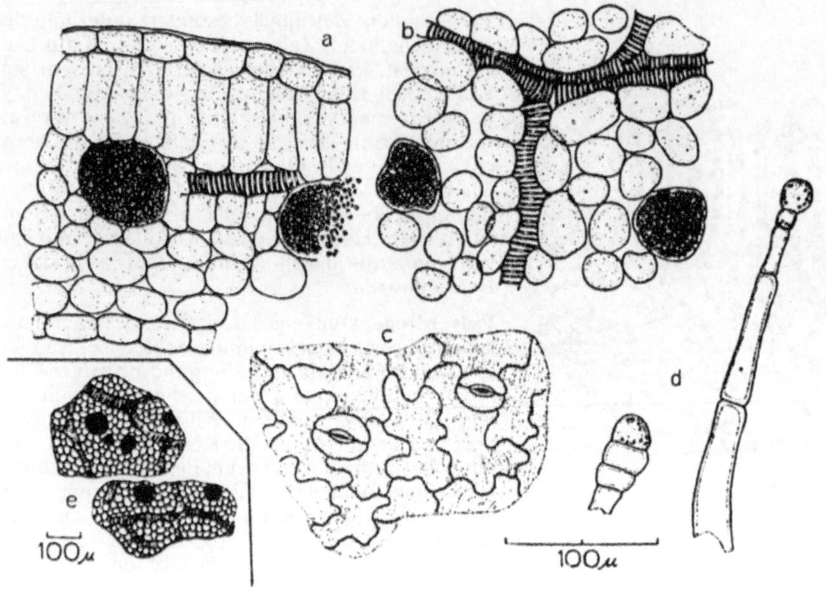

Pulver von Belladonnae folium; a Blattstück mit Kristallsandzellen (Querschnitt), b Blattstück mit Gefäßen und Kristallsandzellen (Aufsicht), c Epidermiszellen mit Kutikularstreifung und Spaltöffnungen, d Drüsenhaare, e Blattstücke mit Blattnerven und Kristallsandzellen (Aufsicht). Aus Lit.[37]

Scopolamin (1,9%), Aposcopolamin (0,5%), 3α-Phenyl-acetoxytropan (0,3%) und Tropinon (0,2%).[30] In kleineren Mengen wurden die isomeren N-Oxide von Hyoscyamin und Scopolamin,[31] Belladonnin und in sehr kleinen Mengen die wasserdampfflüchtigen basischen N-Derivate Nicotin, N-Methylpyrrolin, N-Methylpyrrolidin, Pyridin und Cuskhygrin nachgewiesen.[19] Cuskhygrin befindet sich nach Meinung einiger Autoren nur in der Wurzel.[30]

- Flavonoide, besonders Derivate des Quercetins und Kämpferols.
- Cumarine, z. B. Scopolin und Scopoletin (wichtiges Unterscheidungsmerkmal gegenüber anderen Solanaceenblattdrogen).
- 8 bis 9% Gerbstoffe.[19]

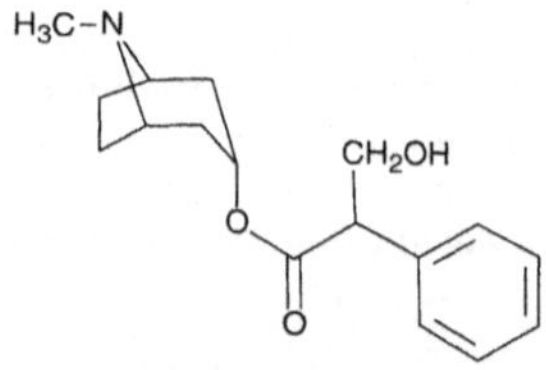

(–)-Hyoscyamin/Atropin

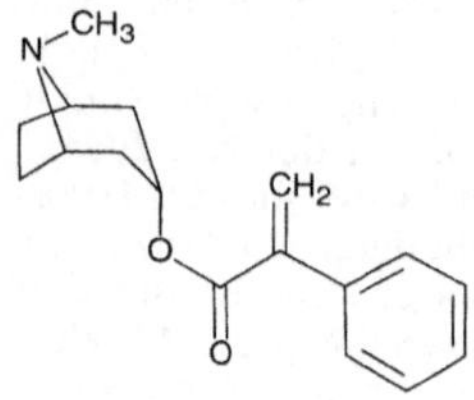

Apoatropin

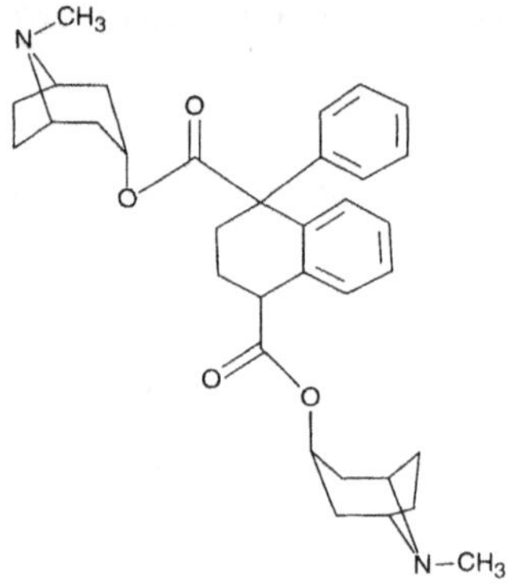

Belladonnin

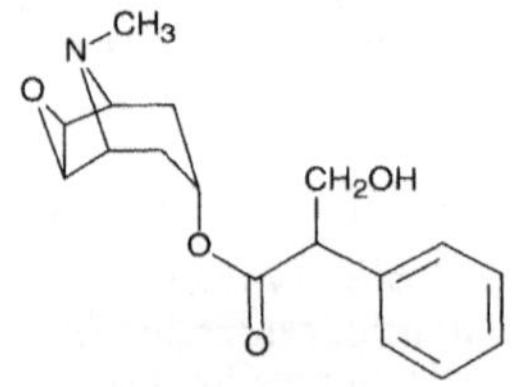

(–)-Scopolamin

Zubereitungen: Belladonnae pulvis normatus/ eingestelltes Belladonnapulver/ prepared belladonna herb *DAB 10(Eur)*/ *Helv VII*.[32]
Grau-grünes Pulver, hergestellt aus pulverisierten Belladonnablättern oder -kraut, die mit Lactose oder pulverisierten Blättern niederen Alkaloidgehalts auf den erforderlichen Alkaloidgehalt eingestellt worden sind.

Belladonnae extractum/ Belladonnaextrakt/ powdered belladonna extract/ belladonna dry extract/ belladonna extractum siccum normatum *DAB 10(Eur)*/ *USP XXII*/ *Helv VII*/ *BPC 79*.
Braune oder bräunlich-grüne, hygroskopische, pulverförmige oder pulverisierbare Masse, hergestellt durch Perkolation pulverisierter Belladonnablätter *DAB 10*, *USP XXII*, *Helv VII* oder pulverisierten Krautes *BPC 79* mit 70%igem Ethanol oder mit Aceton, Ethanol, Wasser und Zusatz von Mannitol *Helv VII*, Einengen des Extraktes, Pulverisieren und Einstellen auf den erforderlichen Alkaloidgehalt mit Lactose, Dextrin oder Stärke.
Pilular belladonna extract *USP XXII*.
Belladonnatinktur *DAB 10*/ *USP XXII*/ *BPC 79*.
Braungrüne, eigenartig riechende Flüssigkeit von schwach bitterem Geschmack, hergestellt durch Perkolation von pulverisierten Belladonnablättern bzw. pulverisiertem -kraut mit 70%igem Ethanol *DAB 10*/ *BPC 79* bzw. mit einer Mischung aus Ethanol und Wasser (3:1 Volumenteile) *USP XXII*.
Belladonnae Tinctura Normata/ Eingestellte Belladonnatinktur *Helv VII*.
Hellgelbe bis bräunlich-gelbe, klare Flüssigkeit, hergestellt durch Lösen von Belladonnatrockenextrakt in einer Ethanol-Wasser-Mischung und 3tägiges Stehenlassen bei 2 bis 8 °C.

Identität:
- Mikrochemische Prüfmethode *DAB 10*/ *PhEur*/ *USP XXII*/ *Helv VII*/ *BPC 79*.

Extraktion der Alkaloide mit verdünnter Schwefelsäure aus dem Drogenmaterial und Aufnehmen in Chloroform *DAB 10* oder Ether *PhEur* aus dem mit Ammoniak alkalisiertem Filtrat. Nachweis durch *Vitali-Morin*-Reaktion (durch Zusatz von Salpetersäure Nitrierung des Phenylrings der Tropasäure in *p*-Stellung, in alkalischer Lösung Bildung violett gefärbter mesomeriestabilisierter Anionen).[33,34]
Die mikrochemische Prüfmethode wird gefordert von *DAB 10* und *PhEur* für Belladonnae folium und Belladonnae pulvis normatus, *USP XXII* für Belladonnaextrakttabletten, *Helv VII* für Belladonnae folium und Belladonnae extractum siccum normatum sowie *BPC 79* für Belladonnae herba.
- Dünnschichtchromatographische Prüfmethode *DAB 10(Eur)*/ *BP 88*/ *AB-DDR*, s. Lit.[35]

Extraktion wie oben und Aufnehmen des Etherrückstandes in Methanol *DAB 10(Eur)* oder Extraktion mit Ethanol *AB-DDR*, Kieselgel G, als Laufmittel Ammoniak-Lösung 26%-Wasser-Aceton (3 + 7 + 90) *DAB 10(Eur)* oder Chloroform-Aceton-Diethylamin (50 + 40 + 10) *AB-DDR*.
Auswertung im UV bei 365 nm: Hellblau fluoreszierender Fleck des Scopoletins in unterer Hälfte des Chromatogramms und Detektion mit Dragendorffs Reagenz: Vergleich der orangefarbenen Flecken mit denen der Referenzlösung (*DAB 10 (Eur)*: Hyoscyaminsulfat und Scopolaminhydrobromid in Methanol, *AB-DDR*: Atropinsulfat in Methanol), beim nachfolgenden Besprühen mit Natriumnitrit wechselt nach 30 min Trocknen die Farbe des Hyoscyaminfleckes von orange nach rotbraun und die des Atropinfleckes nach grau. Eine dünnschichtchromatographische Identitätsprüfung fordern das *DAB 10(Eur)* für Belladonnaextrakt und Belladonnatinktur sowie *BP 88* und *AB-DDR* für Belladonnakraut.
- Mikroskopische Identitätsprüfung *AB-DDR*.

Identifizierung von Belladonnae herba außer durch Dünnschichtchromatographie durch die in den grünen Mesophyllbruchstücken vorhandenen Kristallsandzellen.
- Weitere Identitätsprüfungen.

Die *USP XXII* identifiziert Belladonnaextrakttabletten außer durch die *Vitali-Morin*-Reaktion durch das Ausfällen eines matten Präzipitates nach Zugabe von Goldchlorid.
Weitere Möglichkeiten sind die gaschromatographische Identifizierung der Alkaloide[38] oder die dünnschichtchromatographische Identifizierung nur anhand der Flavonoide und/oder Cumarine.[39]
Die Identitätsprüfung von Belladonnatinktur und Belladonnatrockenextrakt erfolgt durch Nachweis der blauen Fluoreszenz des Scopoletins *Helv VII*.

Reinheit: Belladonnae folium, Belladonnae herba:
- Fremde Bestandteile: Höchstens 3% Stengel mit einem Durchmesser von mehr als 5 mm *DAB 10*/ *Helv VII*; außerdem keine Blattbruchstücke mit Zellen aus Raphiden zwischen den Nerven noch Zellreihen mit Drusen entlang der Nerven (Phytolacca americana, Ailanthus altissimus) *PhEur*; nicht mehr als 3% Stengel mit einem Durchmesser über 10 mm *USP XXII*.
- Asche: Höchstens 4,0% salzsäureunlösliche Asche *DAB 10(Eur)*/ *Helv VII*; nicht mehr als 3,0% säureunlösliche Asche *USP XXII*; höchstens 18,0% Sulfatasche *PhEur*; höchstens 15,0% Asche *AB-DDR*, sowie Lit.[32]
- Trocknungsverlust bei eingestelltem Belladonnapulver höchstens 5,0% *DAB 10*/ *Helv VII*.

Belladonnaextrakt: Dünnschichtchromatographische Prüfung auf Anwesenheit von Belladonnawurzelextrakt anhand der Anwesenheit von Flavonoiden (Referenzlösung mit Scopoletin, Chlorogensäure und Rutosid), die in der Untersuchungslösung vorhanden sein müssen (in der Wurzel nicht), eine zusätzliche hellblau fluoreszierende Zone wenig unterhalb der Rutosidzone darf in der Untersuchungslösung nicht vorhanden sein, da es sich bei ihr um einen nur in der Wurzel vorkommenden, nicht identifizierten Stoff handelt.[19] Mit dieser Methode ist die Zumengung von 10% Wurzelextrakt erkennbar.[19]
Belladonnatinktur: Dünnschichtchromatographische Prüfung auf Anwesenheit von Belladonnawurzeltinktur wie bei Belladonnaextrakt.
Ethanolgehalt 65,0 bis 69,0% (*V/V*),
Isopropylalkohol, Methanol
Trockenrückstand mindestens 1,0% *DAB 10*.
Eingestellte Belladonnatinktur:
Ethanolgehalt 23,0 bis 27,0% *Helv VII*.

Gehalt: *Belladonnae folium:* Mindestens 0,30% Gesamtalkaloide, berechnet als Hyoscyamin und bezogen auf die bei 100 bis 105 °C getrocknete Droge *DAB 10(Eur)*/ *Helv VII*.
Belladonnae herba:[32] Nicht weniger als 0,30% Alkaloide *BP 88* bzw. 0,28 bis 0,32% Alkaloide *AB-*

DDR, berechnet als Hyoscyamin und bezogen auf die bei 100 bis 105 °C getrocknete Substanz.
Eingestelltes Belladonnapulver: 0,28 bis 0,32 % Gesamtalkaloide, berechnet als Hyoscyamin, bezogen auf die bei 100 bis 105 °C getrocknete Droge *DAB 10(Eur)/ Helv VII*.
Belladonnaextrakt: Mindestens 1,30 und höchstens 1,45 % Alkaloide, berechnet als Hyoscyamin und bezogen auf die getrocknete Substanz *DAB 10(Eur)*.
Eingestellter Belladonnaextrakt: Mindestens 0,95 und höchstens 1,05 % Alkaloide, berechnet als Hyoscyamin *Helv VII*.
Belladonnatinktur: Mindestens 0,02, höchstens 0,03 % Alkaloide, berechnet als Hyoscyamin *DAB 10(Eur)*.
Eingestellte Belladonnatinktur: Mindestens 0,027, höchstens 0,033 % Alkaloide, berechnet als Hyoscyamin *Helv VII*.
Ysat: In 1 g Belladonnysat R Bürger 0,5 mg Gesamtalkaloide.

Gehaltsbestimmung: *DAB 10* und *PhEur* fordern zunächst die Bestimmung des Trocknungsverlustes bzw. des Feuchtigkeitsgehalts von Belladonnablättern.
Neue Übersichtsarbeiten zur quantitativen Analytik der Alkaloide von *Atropa bella-donna* sind zu finden bei[38,39]. In den Arzneibüchern überwiegen folgende drei Methoden zur Bestimmung des Alkaloidgehalts:
1. Indirekte maßanalytische Bestimmung. (Belladonnablätter bzw. -kraut, Eingestelltes Belladonnapulver *DAB 10/ PhEur/ Helv VII/* auch Lit.[32]
Quantitative Extraktion der Alkaloidbasen aus dem mit Ammoniak und organischem Lösungsmittel befeuchtetem Drogenpulver durch Perkolation mit einem Gemisch aus Chloroform und peroxidfreiem Ether, Prüfung des Perkolats auf Vollständigkeit der Extraktion mit *Mayers* Reagenz, Versetzen des eingeengten Perkolats mit peroxidfreiem Ether, Ausschütteln mit Schwefelsäure, Alkalisieren der vereinigten sauren Fraktionen und Ausschütteln mit Chloroform, Entfernen der flüchtigen Basen durch 15minütiges Erhitzen der getrockneten organischen Phase, Titration des Säureüberschusses nach Zusatz von Methylrot-Mischindikator-Lösung mit Natronlauge. Das Extraktionsverfahren kann durch Extraktion über Extrelut-Fertigsäulen vereinfacht werden.[40]
Eine maßanalytische Bestimmungsmethode durch Titration ethanolischer Rohextrakte mit *p*-Toluensulphonsäure im nicht-wäßrigen Milieu beschreiben[41].
2. Photometrische Bestimmung nach Ionenpaarextraktion mit Bromkresolgrün (Belladonnaextrakt, Belladonnatinktur *DAB 10*, Belladonnakraut *AB-DDR*).
Die Methode beruht darauf, daß sich Alkaloide aus gepufferten wäßrigen Lösungen mit Farbstoffen als Ionenpaare in die organische Phase überführen lassen. Extraktion der Alkaloide mit Chloroform aus der mit Ammoniak alkalisierten Probe, Überführung des Eindampfrückstandes in Pufferlösung pH 5,5, Versetzen mit einem Überschuß Bromkresolgrün, Ausschütteln der Alkaloid-Farbstoff-Verbindung mit Chloroform, Zerlegung des Komplexes durch Zugabe von Piperidin und photometrische Bestimmung des Farbstoffes bei 590 nm; die ermittelte Farbstoffmenge ist der Alkaloidmenge äquivalent; als Referenzprobe dient Atropinsulfat. Anstelle von Bromkresolgrün können z.B. auch Bromkresolrot, Bromthymolblau u.a. Verbindungen als komplexbildende Farbstoffe verwendet werden, ebenso sind andere Extraktionsmittel möglich.[42–46]
3. Gaschromatographische Bestimmung (Belladonnablätter, -extrakt, -extrakttabletten und -tinktur *USP XXII*).
GC mit Helium als Carriergas und 1,2 m × 4 mm Glassäule, gepackt mit 3 % G 3 auf S 1 AB, Säulentemperatur 215 °C, Einlaßtemperatur 240 °C, Flammenionisationsdetektor, Standardlösung aus Atropinsulfat, Homatropinhydrobromid und Scopolaminhydrobromid. Gaschromatographische Bestimmungsmethoden sind z.B. auch beschrieben bei[47–50].
Kopplung von Kapillargaschromatographie und Massenspektrometrie (erreichte Nachweisgrenze: 5 mg/mL) nach vorhergehender Desintegration des Untersuchungsmaterials im Ultraschall.[51]
Weitere Methoden:
- Als moderne und empfindliche Methode zur Trennung und Bestimmung der einzelnen Alkaloide sowohl in Pflanzenmaterial[28,52,53] als auch in Zubereitungen[24,54–58] eignet sich insbesondere die HPLC. Empfohlen werden z.B. RP-18-Phasen, als mobile Phase Wasser-Acetonitril-Diethylamin (70 + 30 + 1) und Detektion bei 258 nm. Mehrere Autoren setzen die Ionenpaar-HPLC ein.[52,53]
- DC und anschließende photometrische Auswertung; z.B. DC von Blattextrakten auf Kieselgel im Laufmittel Methanol-Chloroform-25 % Ammoniak (20 + 10 + 1), Extraktion der entsprechenden Flecke mit 1 %iger Salzsäure, Tropaeolin und Chloroform und Extinktionsmessung;[59,60] oder densitometrische Bestimmung nach Reaktion mit *p*-Dimethylaminobenzaldehyd;[61]
- PC und anschließende photometrische Auswertung; z.B. PC des mit Chloroform extrahierten Drogenauszuges im Laufmittel Ether-Methylethylketon-Ethanol-Wasser (100 + 20 + 10 + 5), Extinktionsmessung nach modifizierter *Vitali*-Reaktion oder Ionenpaarextraktion mit Bromkresolgrün;[82]
- Elektrochemische, insbesondere konduktometrische Methoden, z.B. zur Bestimmung von Atropin im Pflanzenextrakt;[63]
- Radioimmunoassay, z.B. zur Gehaltsbestimmung von Atropin in ungereinigten ethanolischen Extrakten von Belladonnablättern,

Immunogen: Reaktionsprodukt von Atropin mit diazotierter *p*-Aminobenzoesäure, gekoppelt an Humanserumalbumin, Antiserum: Aus Kaninchen, da gegen (+)-Hyoscyamin gerichtet, Racemisierungsschritt erforderlich; hohe Selektivität und Empfindlichkeit: Nachweisgrenze 300 pg Hyoscyamin in 100 µL Probe, geeignet zur Analyse einzelner Samen oder kleiner Blattstücke;[64]

- indirekter, kompetitiver Enzymimmunoassay an fester Phase,
Immunogen: DL-Tropasäure, konjugiert mit Rinderserumalbumin,
Antiserum: Aus Kaninchen, gerichtet gegen (+)-Hyoscyamin, Atropin, Scopolamin, peroxidasekonjugiertes Antiglobulin, Substrat: *o*-Phenylendiamin-H_2O_2; Nachweisgrenze 100 pg Atropin, für Hyoscyamin und Scopolamin nach Racemisierung ebenso, Reproduzierbarkeit ca. 5 %.[65]

Wirkwertbestimmung: Eine biologische Wirkwertbestimmung ist möglich durch Nachweis einer Pupillenerweiterung am Kaninchen- oder Katzenauge.[66] Außerdem kann die dosisabhängige Hemmung der acetylcholinabhängigen Kontraktion des Meerschweinchen-Ileums durch die Alkaloide (Referenzsubstanz Hyoscyaminsulfat) als Parameter für eine biologische Wertbestimmung verschiedener Zubereitungen von *Atropa bella-donna* und anderer tropanalkaloidhaltigen Pflanzen genutzt werden.[67] Die Methode soll reproduzierbar und empfindlich sein.

Lagerung: *Belladonnae folium:* Vor Licht geschützt, gut verschlossen, vorsichtig zu lagern *DAB 10/ PhEur/ USP XXII/ Helv VII.*
Belladonnae herba: Vor Licht geschützt, vorsichtig, höchstens 3 Jahre zu lagern *AB-DDR*, trocken, in gut verschlossenen Behältern und vor Licht geschützt *BP 88/* s. a.[32]
Belladonnaextrakt: Vor Feuchtigkeit und Licht geschützt, in dichten Behältern, bei Temperaturen unter 30 °C, vorsichtig zu lagern *DAB 10/ USP XXII.*
Eingestelltes Belladonnapulver: Dicht verschlossen, vor Licht geschützt, vorsichtig zu lagern *DAB 10/ PhEur/ Helv VII.*
Belladonnatinktur: Dicht verschlossen, vor Licht geschützt, vorsichtig zu lagern, direktes Sonnenlicht und übermäßige Hitze vermeiden *DAB 10/ USP XXII/ Helv VII.* Es wurde für Belladonnatinktur eine Haltbarkeit von 3 Jahren und 4 Monaten ermittelt.[69]

Stabilität: Durch Hydrolyse der Alkaloide besonders bei erhöhten Temperaturen sind Belladonnazubereitungen unstabil in alkalischen Lösungen.[22,69,70]

Wirkungen: Die Wirkungen der Droge und der Drogenzubereitungen entsprechen im wesentlichen denen von (−)-Hyoscyamin bzw. seinem Racemat Atropin. Sie beruhen auf dem antagonistischen Angriff der Alkaloide am muskarinergen Acetylcholinrezeptor (parasympathikolytische Wirkung) und damit der Hemmung des an parasympathischen Nervenenden freigesetzten Acetylcholins. In höheren Dosen werden auch die Wirkungen von Acetylcholin an Ganglien und motorischen Endplatten (nikotinerge Acetylcholinwirkung) und seine Transmitterfunktion im Gehirn antagonisiert. Dann überwiegt die zentralerregende Wirkung.[11,29,71,72]
Untersuchungen zeigen, daß in verschiedenen *in vivo-* und *in vitro*-Systemen die anticholinerge Aktivität einer Belladonnatinktur größer ist als auf Grund des Alkaloidgehalts zu erwarten.[27,73] Man schließt daraus auf die Beteiligung weiterer Inhaltsstoffe. Bei Mäusen kam es nach Verabreichung der Belladonnatinktur (ab 2 g/kg KG, bezogen auf getrocknete Blätter) zu Sedierung, Analgesie, Spasmolyse und motorischer Inkoordination.[27] Bei Ratten führten Dosen ab 500 mg/kg KG zur Urinretention.[73]
Beim Menschen bewirken Zubereitungen von *Atropa bella-donna* eine Erschlaffung glattmuskulärer Organe und eine Aufhebung spastischer Zustände vor allem im Bereich des Gastrointestinaltraktes und der Gallenwege. Außerdem werden Zustände zentralnervös bedingten muskulären Tremors und muskulärer Rigidität gelöst. Am Herzen zeigen die Zubereitungen positiv dromotrope und positiv chronotrope Effekte.[74]

Resorption: Die in der Droge bzw. den Drogenzubereitungen enthaltenen Alkaloide werden über die Schleimhäute des Magen-Darm-Trakts rasch und vollständig resorbiert. Bei Applikation der Droge soll unter Umständen die Resorption durch im Blatt vorhandene Flavonoide noch erhöht sein.[19] Experimentelle Untersuchungen fehlen. Die Resorption über die intakte oder verletzte Haut ist nur mäßig.[75] Auch hier sind keine konkreten Angaben bekannt. Die maximale Plasmakonzentration von therapeutischen Dosen Atropin wird bei p. o. Gabe nach ca. 60 min erreicht.[72,76]

Verteilung: Die Plasmaeiweißbindung der Alkaloide beträgt 30 bis 50 %, das Verteilungsvolumen 2 bis 4 L/kg.[72,77]
Die Alkaloide passieren die Blut-Liquor-Schranke (zentrale Wirkung), die Plazentarschranke und sind in geringen Mengen auch in der Muttermilch auffindbar.[72,77] Durch einen First-pass-Effekt in der Leber ist die Bioverfügbarkeit nach p.o. Gabe geringer als bei par. Applikation.

Wirkungsverlauf: Die Wirkung der Alkaloide beginnt kurze Zeit nach der Einnahme. Das Wirkungsmaximum ist nach ca. 1 h erreicht. Die Wirkungsdauer beträgt ca. 3 bis 4 h, am Auge kann die Wirkung mehrere Tage anhalten.[72,75–77] Nach Untersuchungen von[78] kommen die in einem Frischpflanzenpreßsaft enthaltenen Alkaloide langsamer zur Wirkung als die Reinalkaloide. Der Effekt wird auf eine Bindung der Alkaloide an andere Inhaltsstoffe zurückgeführt.

Elimination: Die Plasmahalbwertzeit der Alkaloide beträgt beim Menschen 13 bis 38 h. Nach teilweiser Biotransformation in der Leber werden etwa 50 % unverändert über tubuläre Sekretion im Urin ausgeschieden, die Hälfte davon innerhalb von 4 h. In Galle, Milch und Sekreten werden nur kleine Atropinmengen ausgeschieden.[76]

Anwendungsgebiete: Spasmen und kolikartige Schmerzen im Bereich des Gastrointestinaltraktes und der Gallenwege.[74]

Dosierung und Art der Anwendung: *Droge.* Soweit nicht anders verordnet gelten für die Dosierung von Belladonnae pulvis normatus folgende Angaben: Mittlere Einzeldosis: 0,05 bis 0,10 g.

Max. Einzeldosis: 0,20 g, entsprechend 0,60 mg Gesamtalkaloide, berechnet als Hyoscyamin.
Max. Tagesdosis: 0,60 g, entsprechend 1,8 mg Gesamtalkaloide, berechnet als Hyoscyamin.[74,79] *Zubereitung.* Soweit nicht anders verordnet gilt für die Dosierung von Belladonnaextrakt:
Mittlere Einzeldosis: 0,01 g;
max. Einzeldosis: 0,05 g, entsprechend 0,73 mg Gesamtalkaloide, berechnet als Hyoscyamin;
max. Tagesdosis: 0,150 g, entsprechend 2,2 mg Gesamtalkaloide, berechnet als Hyoscyamin.[74]
Belladonnatinktur: Einzeldosis 0,5 bis 2 mL 3mal täglich.[80]
Ysat: 3mal täglich 5 bis 10 Tropfen, wobei 1 g Tropfen 0,5 mg Gesamtalkaloiden entspricht.[81]
Angesichts der geringen therapeutischen Breite ist die Verwendung von Zubereitungen, die nicht auf einen bestimmten Alkaloidgehalt eingestellt sind, nicht vertretbar.

Volkstümliche Anwendung und andere Anwendungsgebiete: Toxizität und Wirksamkeit von *Atropa bella-donna* sind bereits seit dem Altertum bekannt (wahrscheinlich bereits bei den Germanen, Erwähnung z. B. bei Hildegard von Bingen). Die Nutzung erfolgte vor allem wegen der nachgewiesenen halluzinogenen Wirkung, z. B. als Zusatz zu alkoholischen Getränken zur Erhöhung der Rauschwirkung, in Hexensalben und -getränken, als Zaubermittel und in Liebestränken. Als "Schönheitsmittel" wurde die Tollkirsche wegen ihrer mydriatischen Wirkung verwendet. Tiere erhielten die Pflanze im Futter, um ein gesundes und glänzendes Aussehen zu erreichen. Eine arzneiliche Anwendung wurde z. B. bei Geschwüren und eitrigen Wunden (in Form von Salben), Schmerzzuständen und Gicht vorgenommen. Die Wirksamkeit bei diesen Anwendungsgebieten ist nicht vollständig belegt.[85,88]
Heute erfolgt die äußerliche Anwendung in Form von Pflastern (gemeinsam mit Arnica und Capsicum: ABC-Pflaster) bei Rheuma und ähnlichen Erkrankungen. Zusätzlich zu den unter "Therapeutische Anwendung" aufgeführten Indikationsgebieten soll die Anwendung bei weiteren spastischen Zuständen, z. B. Nabelkoliken von Kindern,[87] Hypersekretion des Magens,[88] Hyperhidrosis, Hyperemesis, Hyperkinesen, Asthma bronchiale, Migräne, essentieller Bradykardie sowie neurovegetativen Störungen genannt werden.[89] Die Anwendung bei spastischer Bronchitis wird wegen der hemmenden Wirkung auf das Flimmerepithel und damit die Expectoration zurückhaltend beurteilt bzw. abgelehnt.[72,89]

Unerwünschte Wirkungen: Mundtrockenheit, Abnahme der Schweißdrüsensekretion, Akkomodationsstörungen, Hautrötung und -trockenheit, Wärmestau, Tachykardie, Miktionsbeschwerden, Halluzinationen und Krampfzustände (vor allem bei Überdosierung).[74]
Als weitere Nebenwirkungen werden Sprach- und Schluckschwierigkeiten, Obstipation und Überempfindlichkeitsreaktionen beschrieben. Im letzteren Fall können schon bei therapeutischer Dosierung schwere Vergiftungen auftreten.[29,79] Bei Arbeitern, die mit dem Auspressen des Belladonnasaftes beschäftigt waren, kam es häufig zu Ekzem, blasigen Ausschlägen und chronischer Urtikaria.[82,83] Bei sehr hohen Dosen besteht die Gefahr der Atemlähmung.

Gegenanzeigen/Anwendungsbeschr.: Kontraindikationen sind tachykarde Arrhythmien, Prostataadenom mit Restharnbildung, Engwinkelglaukom, akutes Lungenödem, mechanische Stenosen im Bereich des Magen-Darm-Traktes und Megacolon.[74]
Da ein Übergang der Alkaloide in die Muttermilch erfolgt, sollte eine Anwendung in der Stillperiode unterbleiben.
Bei alten Menschen, Säuglingen und Kleinkindern bis zu 3 Jahren sowie mongoloiden und spastisch gelähmten Kindern muß die Anwendung mit besonderer Vorsicht erfolgen (erhöhte Atropinempfindlichkeit), ebenso bei Patienten mit Urinretention oder Koronarsklerose. Anwendungsbeschränkungen bestehen außerdem bei sehr hoher Außentemperatur (Gefahr der Hyperthermie durch gedrosselte Schweißsekretion).[22,29,76–78,84]

Wechselwirkungen: Eine Wirkungsverstärkung erfolgt bei gleichzeitiger Gabe von anderen anticholinergen Pharmaka, Antihistaminika, Antiparkinsonpräparaten, tri- und tetrazyklischen Antidepressiva, Amantadin und Chinidin.[74,84]

Tox. Inhaltsstoffe u. Prinzip: Für die Toxizität der Pflanze bzw. daraus hergestellter Zubereitungen sind ebenso wie für die therapeutisch genutzte Wirkung die Alkaloide (–)-Hyoscyamin und Atropin verantwortlich.

Akute Toxizität: *Mensch.* An folgenden 4 Hauptsymptomen, die auf die peripheren Atropinwirkungen zurückzuführen sind und die auch bei therapeutischer Anwendung auftreten können, sind akute Vergiftungen durch *Atropa bella-donna* bzw. daraus hergestellte Zubereitungen leicht zu erkennen:
- Rötung des Gesichts (heiße, scharlachrote Haut)
- Trockenheit der Schleimhäute (Durst, Schluckstörungen, Heiserkeit)
- Pulsbeschleunigung
- Mydriasis (sogenannte "Glanzaugen" mit maximal erweiterten starren Pupillen).

Bei größeren Mengen (etwa ab 3,0 mg Atropin) macht sich auch die zentral erregende Wirkung bemerkbar. Sie äußert sich in starker motorischer Unruhe, Rededrang, Halluzinationen, Delirien und Tobsuchtsanfällen und endet meist in Schlaf und Erschöpfung. Noch höhere Dosen wirken zentral lähmend mit der Gefahr des Atemstillstands. Bleibende Schäden sind nicht zu befürchten, eine Aktivierung endogener Psychosen und Glaukomanfälle sind aber möglich.[11,28,72,75,78]
Als Vergiftungsquellen kommen in Frage:
- Verwechslung der Beeren mit eßbaren Früchten oder Verzehr der Beeren durch Kinder.[80–83]

Ein 3jähriger Junge entwickelte nach Aufnahme von 20 bis 25 Beeren eine akute Psychose, durch i. v. Gabe von Physostigmin konnte er gerettet werden.[91] Ein älterer Mann zeigte das klinische Bild eines Delirium tremens, außerdem myoklone Zukkungen und extrapyramidale Störungen.[90]

- Vorkommen von Belladonnablattstücken bzw. Belladonnasamen als Fremdbestandteile in Gesundheitstees.[94,95]

Bei einer 57jährigen Frau, die "Brennesseltee" getrunken hatte, traten die typischen Symptome einer Atropinvergiftung (s.o.) auf. Im Tee waren Bestandteile von *Atropa bella-donna* nachweisbar.

- Verzehr von Blättern und Stengeln von *Atropa bella-donna* als Wildgemüse.[98]
- Absichtlicher Mißbrauch zur Erzeugung von Halluzinationen,[97] gemeinsam mit Datura.[98]

Es wird folgender Fall einer Kollektivvergiftung von 9 Jugendlichen beschrieben, die mit selbstgebrautem Tollkirschentee (Tee aus etwa 30 Blättern in 2,5 L Wasser) eine "neue Drogenerfahrung" machen wollten. Nach ca. 30 min trat als erstes Symptom extreme Mundtrockenheit auf. Dann kam es zu lebhaften optischen Halluzinationen ("war am Arbeitsplatz dem Teufel und dessen Frau begegnet, hat mit ihm gesprochen und ihn seiner – wirklichen – Mutter gezeigt"), Erregtheit, Verwirrtheit und bizarrem Verhalten, in Einzelfällen zu verwaschenem Sehen, Harndrang und schnellem Puls. Die aufgenommene Atropinmenge betrug bis über 3 mg/Patient.[97]

- Verzehr von Kaninchen, die unbeschadet *Atropa bella-donna* gefressen hatten, durch den Menschen; nur in der alten Literatur beschrieben.[99]
- Medizinale Vergiftungen, zurückzuführen auf Überdosierung, Verwechslung, falsche Applikationsart oder Überempfindlichkeit, häufiger bei Applikation der Reinalkaloide als Drogenzubereitungen.

Eine 67jährige Frau erlitt eine schwere Vergiftung, nachdem sie 1 Monat lang kontinuierlich ein Belladonna-haltiges Pflaster auf ihrem Rücken aufgebracht hatte.[100] *Tier.* Kaninchen, Meerschweinchen, Vögel und Beuteltiere besitzen wirkungsvolle Entgiftungsmechanismen (atropinspaltende Esterasen des Blutes) und können unbeschadet über längere Zeit tropanalkaloidhaltige Pflanzenteile zu sich nehmen. Andere Tiere (z.B. Rind, Pferd, Schaf) sind ähnlich wie der Mensch gefährdet.
Vergiftungen sind allerdings trotzdem selten,[11] wurden jedoch beispielsweise bei Ziegen beobachtet.[101]

Chronische Toxizität: *Mensch.* Chronischer Gebrauch als Rauschdroge (Solanaceensucht) bewirkt allmähliche Verblödung. Längerdauernde therapeutische Anwendung (steigende Atropindosen bis 40 mg/d) kann Sekretionsstörungen im Magen-Darm-Kanal und bei Absetzen Abstinenzerscheinungen hervorrufen.[82]

Reproduktionstoxizität: Bis jetzt gibt es keine Berichte über carcinogene, mutagene oder teratogene Wirkungen von *Atropa bella-donna*. Es muß jedoch auf Untersuchungen mit *Datura stramonium* und Scopolaminhydrobromid (→ entsprechende Monographien) verwiesen werden, die in einigen Fällen Hinweise auf teratogene Effekte erbrachten.[102] Andere Autoren konnten diese nicht bestätigen.[103,104]

Immuntoxizität: Vorhanden.[29,79]

Abhängigkeitspotential: s. Chronische Toxizität.

Toxikologische Daten: *LD-Werte.* LD_{50} Atropin, p.o., Ratte 622 mg/kg KG,
LD_{50} Atropin, p.o., Maus 400 mg/kg KG,[105]
LD_{50} Atropin, i.p., Maus 229 mg/kg KG,[27]
LD min. Atropin, Kaninchen 1450 mg/kg KG;[105]
LD Atropin, p.o., Erwachsene ab 100 mg, Kinder wenige Milligramm;
LD (–)-Hyoscyamin, p.o., Erwachsene ab 10 mg;[75]
LD_{50} Scopolamin, i.p., Maus 328 mg/kg KG,[27]
LD_{50} Scopolamin, i.v., Maus 163 mg/kg KG.[105]
Bei Aufnahme von Pflanzenteilen sind Vergiftungen ab 0,3 g der Blätter möglich. Bei Mäusen ist die LD_{50} der Blätter (verabreicht als Tinktur) größer als 16 g/kg KG.[27] Für Kinder gelten ohne Behandlung 3 bis 5 Beeren, für Erwachsene 10 bis 20 Beeren als tödliche Dosis. Es ist zu berücksichtigen, daß die individuelle Empfindlichkeit sehr stark schwankt.[29,72,75] *Pflanzengiftklassifizierung.* Giftklasse + + +

Akute Vergiftung: *Erste Maßnahmen.* Nach p.o. Aufnahme von Pflanzenteilen bzw. Zubereitungen sollte mit Salzwasser möglichst schnell Erbrechen ausgelöst werden. Anschließend können Natriumsulfat und Aktivkohle verabreicht werden. Gegen die Hyperthermie dürfen keinesfalls Antipyretika gegeben werden. Als temperatursenkende Maßnahme empfehlen sich Umschläge mit nassen Tüchern.[11,29,71,72,75,76]

Gesetzl. Best.: *Apothekenpflicht.* Ja. *Verschreibungspflicht.* Ja, ausgenommen zum äußeren Gebrauch. *Offizielle Mongraphien.* Aufbereitungsmonographie der Kommission E des BGA "Atropa belladonna (Tollkirsche)".[74]

Belladonnae radix (Belladonnawurzel)

Synonyme: Radix Belladonnae.

Sonstige Bezeichnungen: Dt.: Tollkirschenwurzel; engl.: Belladonna root, deadly nightshade root; frz.: Racine de belladonne; it.: Radice di belladonna; span.: Raiz de Belladona.

Monographiesammlungen: Radix Belladonnae *ÖAB 90;* weitere Beschreibung in *Mar 29, DAC 86, BPC 79.*

Definition der Droge:
- Die vor der Blütezeit oder nach dem Abblühen geerntete und bei ungefähr 50 °C getrocknete Wurzel *ÖAB 90.*
- Getrocknete Wurzeln und Wurzelstöcke *AB-DDR.*
- Die bei ungefähr 50 °C getrockneten Wurzeln und Wurzelstöcke von blühenden und fruchtenden 3- bis 4jährigen Pflanzen *DAC 86.*
- Die getrocknete Wurzel oder Wurzel und Wurzelstock, vollständig oder longitudinal zerteilt *BPC 79.*

Stammpflanzen: *Atropa bella-donna* L.

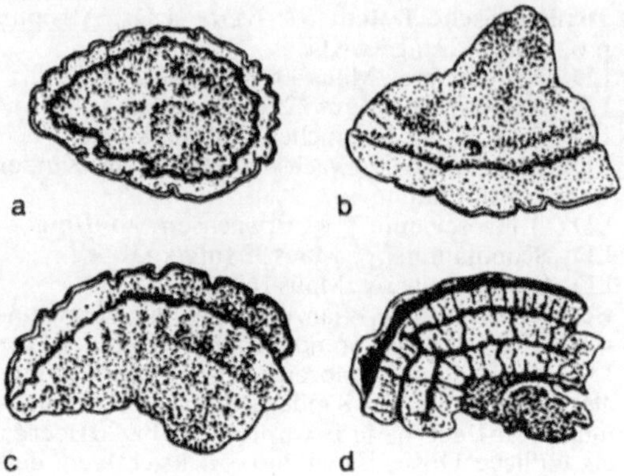

Querschnitt durch die Wurzel von *Atropa bella-donna* in natürlicher Größe; a Frühlingswurzel; b junge Herbstwurzel; c etwas verholzte Wurzel; d alte, verholzte Wurzel. Aus Lit.[106]

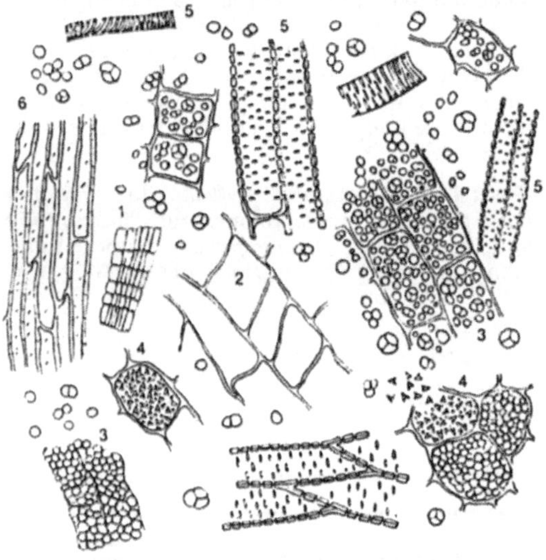

Pulver von Belladonnae radix; 1 Kork, 2 Parenchymgewebe, 3 stärkehaltiges Parenchym, 4 Oxalatkristallsandzellen, 5 Tüpfel- und Netzgefäße, 6 Holzfasern; Vergrößerung 150fach. Aus Lit.[106]

Herkunft: S. Belladonnae folium.

Gewinnung: Ernte der Wurzeln, besonders der von 3- bis 4jährigen Pflanzen, einschließlich der Nebenwurzeln gewöhnlich von Mitte Oktober bis Mitte November oder unmittelbar vor Beginn der Blütezeit.
Der Alkaloidgehalt ist dann am höchsten, sinkt bis zur Vollblüte stark ab und steigt erst gegen Ende der Blütezeit wieder an;
Wurzeln ausgraben, von Erde befreien, unter Druck reinigen und bei 50 bis 70 °C möglichst rasch trocknen (Vermeidung von Alkaloidverlusten und Zurückdrängen der Racemisierung);
Ertrag 12 dt Trockenware/ha.[14]

Ganzdroge: Wurzeln und Wurzelstöcke häufig längs gespalten, auf der Außenseite hellgraubraun und längsfurchig, auf der Innenseite grauweiß. Wurzel zylindrisch, bis 2 cm dick, mit nahezu glattem Querbruch. Wurzelstöcke ein- oder mehrköpfig, meist 20 bis 50 mm dick, mit außen kurzfaserigem, innen nahezu glattem Querbruch. Wurzel stäubt beim Zerbrechen.[18,92,108]

Schnittdroge:
Geruch. Geruchlos bzw. schwach wahrnehmbar.
Geschmack. Zunächst süßlich, dann bitter, zuletzt scharf.
Lupenbild. Rinde $^1/_8$ des Durchmessers, durch eine dunkle Kambialzone von dem fleischigen, starken Holzkörper getrennt. Weder Rinde noch Holzkörper sind deutlich strahlig. Letzterer zeigt spärliche zitronengelbe Gefäßgruppen, dem Kambium zu sind diese in einem Kreise gedrängt und durch schmale Markstrahlen getrennt, in der mittleren Region weniger und sehr zerstreut, im Zentrum zu einem zentralen Bündel vereinigt. Zu junge Wurzeln sind an den größeren Zwischenräumen zwischen den Gefäßgruppen und an der Dicke der Zellwände zu erkennen.[18,108]
Mikroskopisches Bild. Wurzel: Epidermis und Rinde meistens abgestoßen; Kork aus 6 bis 8 Lagen bräunlicher, viereckiger Zellen; Phelloderm aus bis zu 5 Lagen radial angeordneter, parenchymatischer Zellen.
Sekundäre Rinde bildet ein breites Band, das aus kleinen Siebgewebebündeln, eingebettet in reichliches Phloemparenchym, mit einfachen, runden oder eckigen, ungefähr 3 bis 30 µm großen oder zu 2 bis 3 zusammengesetzten Stärkekörnern und mit zahlreichen Idioblasten von Oxalatkristallsand besteht; innere Teile der sekundären Rinde radial angeordnet; Kambium aus ungefähr 5 bis 8 Lagen rechteckiger, prismatischer Zellen.
Den größeren Teil der Wurzel bildet das sekundäre Xylem, bestehend aus radial angeordnetem, zellulosehaltigem Xylemparenchym mit zahlreichen verstreuten Gruppen aus ungefähr 3 bis 10 Gefäßen, begleitet von getüpfelten Tracheiden und Fasern; gelegentlich im Holzteil verstreut kleine Siebröhrengruppen.
Markstrahlen 1 bis 5 Zellen breit, Zellen in der Nähe der Gefäße manchmal dickwandig und getüpfelt; im Zentrum eine diarche Gruppe von primärem Xylem.
Wurzelstock: Periderm und Rinde ähnlich wie bei der Wurzel, manchmal noch mit Teilen der Außenrinde und mit vereinzelten Perizykelfasern.
Der breite, cremefarbene oder gelbliche Holzteil zeigt sekundäres Dickenwachstum mit abwechselnden Ringen aus Parenchym und aus verholztem Gewebe mit verstreuten Gefäßgruppen ähnlich denen der Wurzel und viel verholztem Xylemparenchym mit Hoftüpfeln.
Markständiges Phloem gelegentlich mit schlanken Fasern, die einzeln oder bis zu 5 Fasern in Gruppen vorkommen; äußerer Teil des Marks parenchymatisch mit Oxalatkristallsandzellen, manchmal ein inneres Periderm umschließend; innerer Teil des Marks lückig.[18,92,106]

Pulverdroge: Graues bis hellbraunes Pulver, bestehend aus Parenchymgewebe mit Oxalatkristallsandzellen, einzelnen kleinen Calciumoxalatkristallen und Bruchstücken aus Korkgewebe; Gefäße groß mit eng angeordneten Hoftüpfeln; Holzfasern und faserartige Tracheiden mit dünnen Wänden; einzelne oder zu 2 bis 3 zusammengesetzte Stärkekörner, 3 bis 30 µm dick, nur vereinzelt Fasern, keine Steinzellen.[18,108]

Verfälschungen/Verwechslungen: Als Verfälschungen kommen in Frage

- die Wurzeln von *Phytolacca americana* L. (*Phytolacca decandra* L.), Phytolaccaceae, erkennbar durch die konzentrisch angeordneten Leitbündel, alternierend mit Parenchymzylindern, und durch die im Pulver vorhandenen Calciumoxalatraphiden;[22]
- das getrocknete Rhizom von *Scopolia carniolica* JACQ., Solanaceae, erkennbar an der gelbbraunen Färbung, den zahlreichen napfförmigen Stengelnarben an der Oberfläche, dem hornigen Mark und mikroskopisch an den vielen verzweigten Gefäßen.[18,22] Eine sichere Unterscheidung ist nur über einen dünnschichtchromatographischen Vergleich des Flavonoid- und Cumarinspektrums möglich;[107]
- die Wurzeln von Inula, Lappa, Althaea und Malva, erkennbar durch die Abwesenheit von Calciumoxalatsandzellen.[18]

Eine Verwechslung kann mit der Wurzel von *Atropa acuminata*, die bei[5] als eigene Art geführt wird (s. Gattungsgliederung), erfolgen.[93] Hier ist das sekundäre Xylem gelb gefärbt und in 1 bis 4 konzentrischen Zylindern angeordnet, die durch enge Parenchymzylinder mit Siebgewebe getrennt sind und von zahlreichen engen Markstrahlen durchschnitten werden.[22] Bei Sammlung aus Wildvorkommen kann die Tollkirschenwurzel mit Radix Ebuli, Radix Bardanae oder Radix Helenii verwechselt werden.[23]

Minderqualitäten: Bei zu hohen Temperaturen getrocknetes Drogenmaterial;[24] die Anwesenheit von Tropanol kann nicht als Indiz für alte oder unsachgemäß gelagerte Drogen herangezogen werden, da es bei der Extraktion sowieso nicht erfaßt wird.[108]

Inhaltsstoffe: 1. Der Gesamtalkaloidgehalt der Wurzel liegt zwischen 0,3 und 1,2 %.[28] Hauptalkaloid ist wie in den Blättern (–)-Hyoscyamin, das leicht zu Atropin racemisiert. Das Alkaloidspektrum ist größer als in den Blättern.[108] In der intakten Wurzel wurde ein Alkaloidgehalt von 0,72 % ermittelt, und es wird für die einzelnen stickstoffhaltigen Verbindungen folgender prozentualer Anteil angegeben:[30]
Hyoscyamin 68,7 %, Apoatropin 17,9 %, 3α-Phenylacetoxytropan 2,8 %, Tropin 2,6 % (nicht vollständig extrahiert), Cuskhygrin 2,5 %, Scopolamin 0,8 %, Pseudotropin 0,8 % (nicht vollständig extrahiert), Hygrolin A 0,7 %, 6-Hydroxyhyoscyamin 0,5 %, Hygrin 0,4 %, Aposcopolamin 0,3 %, 6-Hydroxyapoatropin 0,3 %, Alkaloid A 0,2 %, Tropinon 0,2 %, Hygrolin B 0,1 %, Alkaloid C und D je 0,1 %. Darüber hinaus wurden Hyoscyamin-N-oxide gefunden. Als Präkursoren für die Tropanalkaloide wurden α-N-Methylornithin und N-Methylputrescin nachgewiesen.[110,111]

Zubereitungen: Isolierung von (–)-Hyoscyamin bzw. Atropin z. B. nach folgender Vorschrift: Perkolation der Wurzeln mit 70 %igem Ethanol, Einengen des Perkolats unter vermindertem Druck, Ansäuern des Rückstands mit Salzsäure, Filtration, Extraktion des Filtrats zur Befreiung von Begleitstoffen mit Chloroform, Alkalisieren, Ausschütteln der Alkaloide mit Chloroform, Eindampfen der Chloroformlösung; dunkelbraunen harzigen Rückstand mit einem Gemisch aus Chloroform-Petrolether extrahieren, unlöslichen Anteil verwerfen, Chloroformfraktion einengen, Rückstand, bestehend aus fast reinem Hyoscyamin, kristallisiert aus.[112,113]

Identität: *Mikrochemische Prüfmethoden.*
1. Schütteln der gepulverten Wurzel mit verdünnter Salzsäure und Wasser, nach Zusatz von *Mayers* Reagenz zum Filtrat deutlicher Niederschlag *ÖAB 90.*
2. Schütteln der gepulverten Wurzel mit verdünnter Salzsäure und Wasser, Filtrat mit Ammoniak alkalisieren und mit Ether ausschütteln, abgetrennte Etherlösung eindampfen, mit rauchender Salpetersäure versetzen und nach erneutem Eindampfen den Rückstand mit alkoholischer Kaliumhydroxidlösung versetzen, Violettfärbung (*Vitali-Morin*-Reaktion) *ÖAB 90, DAC 86.*
Mikroskopische Identitätsprüfung. Nachweis zahlreicher Zellen mit Kristallsand im Parenchym von Rinde und Holzkörper *AB-DDR.*
Dünnschichtchromatographische Prüfmethode. Extraktion der Alkaloide mit verdünnter Schwefelsäure aus dem Drogenmaterial und Aufnehmen in Ether aus dem mit Ammoniak alkalisiertem Filtrat; Kieselgel G; als Laufmittel Aceton-Wasser-Ammoniak (90 + 7 + 3) *DAC 86* oder Chloroform-Methanol-konz. Ammoniaklösung (60 + 40 + 3) *AB-DDR*; als Vergleichssubstanzen Atropinsulfat, Scopolaminhydrobromid und Scopoletin *DAC 86* oder nur Atropinsulfat *AB-DDR.* Detektion mit *Dragendorffs* Reagenz.
Es reichen weder mikroskopische Beurteilung der Calciumoxalat- und Stärkeformen noch Dünnschichtchromatographie des Alkaloidmusters oder der Cumarine für eine eindeutige Identitätsprüfung aus, sondern es sollte stets die Mengenrelation der einzelnen Alkaloide berücksichtigt werden, außerdem sollten verschiedene Laufmittel und möglichst viele Vergleichsdrogen eingesetzt werden.[114]

Reinheit:

- Fremde Bestandteile: Höchstens 1,0 % unschädliche Beimengungen *AB-DDR*; höchstens 2 % fremde Bestandteile, nicht vorhanden sein dürfen stärkefreie, im Bruch nicht stäubende Wurzelteile und Wurzelteile, in deren Parenchym Idioblasten mit Oxalatraphiden bzw. in deren Holzkörper schizogene Exkreträume vorkommen *DAC 86*;
- Asche: Höchstens 6,0 % *ÖAB 90*, höchstens 8,0 % *AB-DDR*/ *DAC 86.*

Gehalt: Mindestens 0,45 % Alkaloide berechnet als Hyoscyamin *ÖAB 90*;
mindestens 0,50 % Alkaloide, berechnet als Hyoscyamin und bezogen auf die bei 105 °C getrocknete Substanz *AB-DDR*;
mindestens 0,35 % Alkaloide, berechnet als Hyoscyamin *DAC 86*.

Gehaltsbestimmung: *1. Indirekte maßanalytische Bestimmung ÖAB 90/ DAC 86.* Quantitative Extraktion der Alkaloide aus dem mit Ammoniak alkalisiertem Drogenmaterial mit Ether, Entfernung störender Begleitstoffe mit Wasser und Traganth, Abdestillation des Ethers und Aufnehmen des Rückstands in Ethanol, Verdünnen der alkoholischen Lösung mit Wasser und Versetzen mit Salzsäure, Titration des Säureüberschusses nach Zusatz von Methylrot-Methylenblau-Indikatorlösung mit Natronlauge.
2. Photometrische Bestimmung nach Ionenpaarextraktion mit Bromkresolgrün AB-DDR, gleiche Methode wie für Belladonnae herba.
Weitere Methoden: Die bei Belladonnae folium angegebenen Methoden zur Gehaltsbestimmung sind auch für Belladonnae radix anwendbar.
Z. B. wird für die Untersuchungen eine gaschromatographische Bestimmungsmethode, gekoppelt mit Massenspektrometrie, verwendet.[30,108]

Lagerung: Abgesondert, vor Licht und Insektenfraß geschützt, in gut schließenden Behältnissen *ÖAB 90*;
vorsichtig, höchstens 3 Jahre *AB-DDR*.

Stabilität: S. Belladonnae folium.

Anwendungsgebiete: Anwendung s. Belladonnae folium.

Dosierung und Art der Anwendung: *Droge.* Mittlere Einzeldosis: 0,05 g,
max. Einzeldosis: 0,10 g, entsprechend 0,50 mg Gesamtalkaloide, berechnet als Hyoscyamin,
max. Tagesdosis: 0,30 g, entsprechend 1,5 mg Gesamtalkaloide, berechnet als Hyoscyamin;[74]
max. Einzeldosis *ÖAB 90* 0,2 g und max. Tagesdosis 0,6 g.

Volkstümliche Anwendung und andere Anwendungsgebiete: S. Belladonnae folium, Wurzel in der Volksmedizin gegenüber Blättern bevorzugt angewendet, z. B. in Mittelitalien Tinktur der Wurzel von 3 bis 5 Jahre alten Pflanzen (aber auch der Blätter) bei Schmerzen im Magen-Darm-Bereich, Asthma, Bronchitis und Muskelschmerzen.[115]
Einführung der später als "Bulgarische Kur" bekannt gewordenen Behandlungsmethode des Parkinsonismus mit einem Weindekokt von Belladonnawurzel 1928–1933 durch Ivan Raev, einen traditionellen bulgarischen Heilkundigen.[116] Die Anwendung von Belladonnae radix soll dabei der von Belladonnae folium oder reinem Atropin überlegen sein.[89] Die Wirksamkeit ist bei dieser Indikation jedoch nicht belegt. Die Anwendung nicht eingestellter Zubereitungen ist auf Grund der geringen therapeutischen Breite nicht vertretbar.

Gegenanzeigen/Anwendungsbeschr.: S. Belladonnae folium.

Toxikologische Eigenschaften: S. Belladonnae folium.
Zu Vergiftungen kam es gelegentlich bei volksmedizinischer Anwendung von Drogenzubereitungen.[68,117]

Gesetzl. Best.: *Apothekenpflicht.* Ja. *Verschreibungspflicht.* Ja.

Atropa belladonna (Belladonna) hom. *HAB 1*

Monographiesammlungen: Atropa belladonna *HAB 1*.

Definition der Droge: Am Ende der Blütezeit gesammelte, ganze frische Pflanze von *Atropa belladonna* L. ohne die verholzten unteren Stengelteile.

Stammpflanzen: *Atropa bella-donna* L.

Zubereitungen:
- Urtinktur: braune Flüssigkeit, hergestellt durch mindestens 10tägige Mazeration der zerkleinerten Pflanzenmasse mit Ethanol 86 %, Abpressen und Filtrieren.
- Flüssige Verdünnungen der Urtinktur, hergestellt nach Vorschrift 2a.

Identität: Mikrochemische Identitätsprüfung durch *Vitali-Morin*-Reaktion (Urtinktur alkalisieren, mit Ether ausschütteln, mit Salpetersäure versetzen, nach Zugabe von Aceton und ethanolischer Kalilauge Violettfärbung) oder durch das Auftreten einer blaugrünen Fluoreszenz nach Extraktion der Urtinktur mit Chloroform, Eindampfen, Aufnehmen des Rückstandes in Wasser und Versetzen mit Ammoniak.

Reinheit: Relative Dichte: 0,932 bis 0,947 *HAB 1*.
Trockenrückstand: mind. 1,4 % *HAB 1*.
Reinheitsprüfung durch dünnschichtchromatographischen Vergleich der Untersuchungs- mit der Vergleichslösung aus Scopolaminhydrobromid und Atropinsulfat.

Gehalt: In der Urtinktur mindestens 0,030 und höchstens 0,035 % nicht flüchtige Basen, berechnet als Hyoscyamin.

Gehaltsbestimmung: Indirekte maßanalytische Bestimmung des Alkaloidgehalts (Prinzip der Bestimmung s. Belladonnae folium), Titration des Säureüberschusses mit Natriumhydroxid;
Grenzprüfung D4: Nach Verdampfen des Ethanols Versetzen der wäßrigen Lösung mit Acetatpuffer und Tropäolin-60-Lösung, Ausschütteln mit Chloroform und Versetzen der abgetrennten Chloroformphase mit Schwefelsäure und Methanol; die Lösung darf nicht stärker gefärbt sein als eine gleich behandelte Blindprobe von Ethanol 43 %.

Lagerung: Vor Licht geschützt, vorsichtig.

Anwendungsgebiete: Entsprechend dem homöopathischen Arzneimittelbild.
Dazu gehören: Hochfieberhafte Entzündungen der Mandeln, der Atemorgane, des Magen-Darm-Kanals, der Harn- und Geschlechtsorgane, der Gehirnhäute, der Haut und der Gelenke.[118]

Dosierung und Art der Anwendung: Soweit nicht anders verordnet:
Ab D4: 1- bis 3mal täglich 5 bis 10 Tropfen, 1 Messerspitze Verreibung, 1 Tablette oder 5 bis 10 Streukügelchen einnehmen.[118]
Ab D4: Injektionslösungen 2mal wöchentlich 1 mL s.c. injizieren.
Ab D3: Suppositorien 2- bis 3mal täglich 1 Zäpfchen einführen.
Ab D3: Salben 1- bis 2mal täglich auftragen.[118]

Unerwünschte Wirkungen: Nicht bekannt.
Hinweis: Es können vorübergehend Erstverschlimmerungen vorkommen, die jedoch unbedenklich sind.[118]

Gegenanzeigen/Anwendungsbeschr.: Nicht bekannt.[118]

Wechselwirkungen: Nicht bekannt.[118]

Gesetzl. Best.: *Offizielle Monographien.* Aufbereitungsmonographie "Atropa bella-donna" der Kommission D am BGA.[119]

Atropa belladonna hom. Rh *HAB 1*

Monographiesammlungen: Atropa belladonna Rh *HAB 1*.

Definition der Droge: Am Ende der Blütezeit gesammelte, ganze frische Pflanze von *Atropa bella-donna* L. ohne die verholzten unteren Stengelteile.

Stammpflanzen: *Atropa bella-donna* L.

Zubereitungen:
- Urtinktur, hergestellt durch vollständiges Vergären des Preßsaftes frischer Pflanzen im tageszeitlichen Warm-Kalt-Rhythmus *HAB 1*;
- flüssige Verdünnungen, hergestellt durch Potenzierung mit Wasser für Injektionszwecke, sofortiges Abfüllen in Behältnisse von max. 20 mL Rauminhalt, erwärmen auf 70 °C an 3 aufeinander folgenden Tagen und einstündiges Halten der Temperatur, dazwischen Raumtemperatur.

Identität: S. Atropa belladonna *HAB 1*.

Reinheit:
- Relative Dichte: 1,005 bis 1,035.
- Trockenrückstand: mindestens 2,5 %.
- Durchführung der Reinheitsprüfung wie bei Atropa belladonna.

Gehalt: Mindestens 0,055 und höchstens 0,10 % nicht flüchtige Basen, berechnet als Hyoscyamin.

Gehaltsbestimmung: S. Atropa belladonna *HAB 1*.

Lagerung: Vor Licht geschützt und dicht verschlossen, vorsichtig zu lagern.

Atropa belladonna hom. *PFX*

Synonyme: Belladonna pour préparations homéopathiques.

Monographiesammlungen: Belladonna pour préparations homéopathiques *PFX*.

Definition der Droge: Die ganze blühende frische Pflanze von *Atropa bella-donna* L.

Stammpflanzen: *Atropa bella-donna* L.

Zubereitungen: Urtinktur, hergestellt nach der generellen Monographie der préparations homéopathiques *PFX*.
Eigenschaften: Braune Flüssigkeit mit aromatischem Geruch und leicht bitterem Geschmack; Gehalt 0,015 bis 0,025 % Alkaloide, berechnet als Hyoscyamin.

Identität:
- Nachweis der Alkaloide nach Extraktion aus der Tinktur durch intensive Violettfärbung bei Zusatz von Salpetersäure in alkalischer Lösung und Aceton (*Vitali-Morin*-Reaktion).
- Prüfung auf Verfälschung durch Hyoscyamus- und Stramonium-Tinktur (nach Extraktion mit Chloroform und Zugabe konz. Ammoniaklösung muß bei 365 nm eine Fluoreszenz nachweisbar sein; fehlt diese, handelt es sich möglicherweise um Hyoscyamus- und/oder Stramoniumtinktur).

Reinheit: Trockenrückstand: Höher oder gleich 1,20 %.
Chromatographie: a) DC im Laufmittel Butanol-Eisessig-Wasser (40 + 10 + 10), Lufttrocknung; bei Betrachtung im UV-Licht bei 365 nm müssen eine grau-braun fluoreszierende Bande bei Rf 0,40 bis 0,60 und eine blau fluoreszierende bei Rf 0,90 zu sehen sein; bei Rf 0,97 kann eine rot fluoreszierende Bande auftreten.
b) DC der aus der Tinktur extrahierten Alkaloide im Vergleich mit Hyoscyaminsulfat und Atropinsulfat, Laufmittel konz. Ammoniak-Wasser-Aceton (3 + 7 + 90);
Detektion mit *Dragendorffs* Reagenz und anschließend Natriumnitrit.

Gehalt: In der Urtinktur 0,015 bis 0,025 % Alkaloide, berechnet als Hyoscyamin; Alkoholgehalt 40 bis 50 % (*V/V*).

Gehaltsbestimmung: Indirekte maßanalytische Bestimmung der aus der Tinktur extrahierten Alkaloide, Titration des Überschusses an Schwefelsäure mit 0,02 N Natronlauge mit Methylrot als Indikator.

Lagerung: Tinktur 1 Jahr verwendbar, nach Kontrollen bis zu 5 Jahre nach Herstellung.

Atropa belladonna hom. *HPUS 78*

Monographiesammlungen: Belladonna *HPUS 78*.

Definition der Droge: Die ganze frische Pflanze am Beginn der Blüte.

Stammpflanzen: *Atropa bella-donna* L.

Zubereitungen: Urtinktur und Verdünnungen; Herstellung der Tinktur: Zu einer feuchten Pflanzenmasse, bestehend aus 100 g Festanteil und 567 mL Pflanzensaft, werden 470 mL starker Alkohol gegeben.
Verdünnungen: 2×: 1 Teil Tinktur, 4 Teile dest. Wasser, 5 Teile Alkohol;
3× und höher mit dispensiertem Alkohol.

Gehalt: Urtinktur: $^1/_{10}$.

Dosierung und Art der Anwendung: Medikation 3× und höher.

1. Tetenyi P (1987) Ann Missouri Bot Gard 74:600–608
2. D'Arcy WG (Ed.) (1986) Solanaceae – Biology and Systematics. Columbia University Press, New York
3. Hgn, Bd. VI, S. 403–452, 750–754, 788–790. Bd. IX, S. 567–602
4. Pascher A (1959) Flora 148:84–109
5. Heltman H (1979) Planta Med 36:230–231
6. Zan, S. 128
7. Hegi G (2. Auflage ab 1936), Illustrierte Flora von Mitteleuropa Bd. V, Teil 4, S. 2.565, Carl Hauser Verlag, München
8. FEu, Bd. 4, S. 194
9. Schultze-Motel J (Hrsg.) (1986) Rudolf Mansfelds Verzeichnis landwirtschaftlicher und gärtnerischer Kulturpflanzen (ohne Zierpflanzen) Akademie Verlag, Berlin
10. Heltman H (1980) Acta Horticult 96:101–110
11. Teuscher E, Lindequist U (1988) Biogene Gifte, Akademie Verlag, Berlin, Gustav Fischer Verlag, Stuttgart
12. Daleff D, Stojanoff N, Awramowa B, Deltscheff G, Orenowska L (1956) Pharm Zentralhalle 95:437–442
13. Rowson JM (1950) J Pharm Pharmacol 2:201–216
14. Ebert K (1982) Arznei- und Gewürzpflanzenanbau. Ein Leitfaden für Anbau und Sammlung, Wiss. Verlagsgesellschaft mbH, Stuttgart
15. Kumar A, Sharma A, Virmani OP (1983) Curr Res Med Aromat Plants 5:198–210
16. Marquard R, Vömel A (1986) Planta Med 52 (6):518–519
17. Stascheit M, Hesse M (1988) Prax Naturwiss Biol 37 (3):13–19
18. Hager IV, Band 3, S. 309–335
19. Kom, Band 2, S. 932
20. Schier W (1981) Dtsch Apoth Ztg 121:323–329
21. Schier W, Schultze W (1987) Dtsch Apoth Ztg 127:2.717–2.721
22. BPC 79, S. 78
23. Kommentar zum Deutschen Arzneibuch (1969), Band 4, Akademie Verlag, Berlin
24. Stahl E, Jahn H (1984) Dtsch Apoth Ztg 124:1.706–1.707
25. Heltmann H (1979) Herb Hung 18, S. 101
26. Oswald N, Flück H (1964) Sci Pharm 32:136–141
27. Mazzanti G, Tita B, Bolle P, Bonanomi M, Piccinelli D (1988) Pharmacol Res Commun 20:49–53
28. Pekic B, Slavica B, Lepojevic Z, Gormovic M (1985) Pharmazie 40, S. 422
29. Frohne D, Pfänder HJ (1987) Giftpflanzen, Wiss. Verlagsgesellschaft mbH, Stuttgart
30. Hartmann T, Witte L, Oprach F, Toppel G (1986) Planta Med 52:390–395
31. Phillipson JD, Handa SS (1975) Phytochemistry 14:999–1.003
32. WHO (1967) Pharmacopoea Internationalis, 2. Aufl., Genf
33. Schwenker G (1965) Arch Pharm 298:826–838
34. Kny L, Beyrich T, Göber B (1983) Lehrbuch der Arzneimittelkontrolle, Verlag Volk und Gesundheit, Berlin
35. Stahl E, Schorn PJ (1967) Arzneim Forsch 17:1.288–1.292
36. Frauendorf H, Vogel H (1964) Z. anal Chem. 205, S. 460
37. Karsten, Weber, Stahl (1962) Lehrbuch der Pharmakognosie für Hochschulen, 9. Aufl., Fischer, Jena
38. Li Z (1987) Yaoxue Tongboa 22:30–32, zit. nach: CA 108:11288z
39. Petrishek IA, Zorin EB, Lovkova MY (1986) Khim Farm Zh 20:579–583, zit. nach CA 105:30135b
40. Friedrich W (1981) Dtsch Apoth Ztg 121:1.918–1.919
41. Wisniewski W, Piasecka H (1971) Acta Polon Pharm XXVIII:55–58
42. Bauer A (1989) CLB, Chem Labor Betr 40:57–61
43. Sokolov AV, Popov DM (1989) Farmatsya (Moskau) 38:62–65, zit. nach: CA 112:62742h
44. Kostennikova ZP (1985) Farmatsya (Moskau) 34:40–43, zit. nach: CA 104:116143u
45. Khalil SAH, El-Masry S (1976) J Pharm Sci 65, S. 614
46. Wisniewski W, Gwiazdzinska S (1971) Acta Polon Pharm XXVIII:395–398
47. Wilms J, Roder E, Kating H (1977) Planta Med 31:249–256
48. Pham C, Papp O, Szasz G (1986) Acta Pharm Hung 56:8–15
49. Wyatt DK, Richardson WG, McEwan B, Woodside JM, Grady LT (1976) J Pharm Sci 65, S. 680
50. Dimofte L, Rizescu C (1985). In: Sandra P (ed.) Proc Int Symp Cap Chrom 6th, S. 520–524, Huethig Heidelberg
51. Ylinen M, Naaranlahti T, Lapinjoki S, Huhtikangas A, Salonen ML, Simola LK, Lounasma M (1986) Planta Med 52:85–87
52. Oshima T, Sagara K, Tong Y, Zhang G, Chen Y (1989) Chem Pharm Bull 37:2.456–2.458
53. Hayashi M (1988) Shimadzu Hyoron 45:171–175, zit. nach: CA 110:141632j
54. Yamada T, Shimura K, Sakurai K, Mori Y, Shimomi T (1987) Mie-ken Eisei Kenkyusko Nenpo (32):101–104, zit. nach: CA 109:216085y
55. Li H, Jia X, Yu J, Zhou J (1990) Yaowu Fenxi Zazhi 10:324–328, zit. nach: CA 114:88787t
56. Leroy P, Nicolas A (1987) J Pharm Biomed Anal 5:477–484
57. Paphassarang S, Raynaud J, Godeau RP, Binsard AM (1985) J Chromatogr 319:412–418
58. Cieri UR (1985) J Assoc Off Anal Chem 68:1.042–1.045
59. Petrishek IA, Gaevskii AV, Lovkova MY, Golovkin AB, Grinkevich NI (1986) Khim Farm Zh 20:710–712, zit. nach: CA 105:102688j

60. Grishina MS, Dynkova VV, Kovalenko LI, Popov DM (1986) Farmatsya (Moskau) 35:24–27, zit. nach: CA 104:230558h
61. Dorosiev I, Simova M, Kolarova R, Pangarova T (1983) Pharmazie 38, S. 419
62. Zarnack J, Pfeifer S (1964) Pharmazie 19, S. 111
63. Wisniewski W, Piasecka H (1968) Acta Polon Pharm XXV:165–170
64. Lehtola T, Huhtikangas A, Virtanen R (1982) Planta Med 45:237–239
65. Fliniaux MA, Jacquin-Dubreuil A (1987) Planta Med 53:87–90
66. Tonnesen M (1948) Acta Pharmacol 4:186–198
67. Kahn-Borenstein C (1983) J Pharm Belg 38:81–88
68. Segerdahl E (1935) Samml Vergfälle 6: A 468, 1
69. Karpenko VA, Azaryan RA, Stepanyuk SN (1987) Farmatsya (Moskau) 36:22–25, zit. nach: CA 107:223193u
70. Tammilehto S (1973) Farm Aikak 82:121–127, zit. nach: CA 80:112528m
71. Moeschlin S (1986) Klinik und Therapie der Vergiftungen, Georg Thieme Verlag, Stuttgart
72. Forth W, Henschler D, Rummel W (Hrsg.) (1986) Allgemeine und spezielle Pharmakologie und Toxikologie, Wissenschaftsverlag, Mannheim Wien Zürich
73. Tita B, Bolle P, Martinoli L, Mazzanti G, Silvestrini B (1988) Pharmacol Res Commun 20, Suppl. V:55–58
74. BAz Nr. 223 vom 25.11.1985
75. Ludewig R, Lohs KH (1981) Akute Vergiftungen, Gustav Fischer Verlag, Jena
76. Seeger R, Neumann HG (1986) Dtsch Apoth Ztg 126:1.930–1.934
77. Ammon HPT (Hrsg.) (1986) Arzneimittelneben- und -wechselwirkungen, Wiss Verlagsgesellschaft mbH, Stuttgart
78. Völger KD (1979) Pharm Ztg 124 (49):2.516–2.524
79. Mar 29, S. 526
80. BHP 83, S. 36
81. Rote Liste, Editio Cantor, Aulendorf/Württ. 1990
82. Wirth W, Gloxhuber C (1985) Toxikologie – Für Ärzte, Naturwissenschaftler und Apotheker, Georg Thieme Verlag, Stuttgart
83. Ponomarenko NS (1986) Farm Zh (Kiew) (1):54–56, zit. nach: CA 105:11294m
84. Förster W, Sziegoleit W, Griegel B, Arnold D (1987) Allgemeinmedizinische Arzneitherapie, S. Hirzel Verlag, Leipzig
85. Holzner W (Hrsg.) (1985) Das kritische Heilpflanzen-Handbuch, Orac Verlag, Wien
86. Schwamm B (1988) Atropa belladonna. Eine antike Heilpflanze im modernen Arzneischatz, Deutscher Apotheker Verlag, Stuttgart, Bd. 49. In: Quellen und Studien zur Geschichte der Pharmazie
87. Gugler E (1981) Schweiz Rundschau Med 70:1.848–1.852
88. Sodeman WA, Augur NA, Pollard HM (1969) Med Clin North Amer 53:1.379–1.388
89. Braun H, Frohne D (1987) Heilpflanzenlexikon für Ärzte und Apotheker, Gustav Fischer Verlag, Stuttgart
90. Trabattoni G, Visintini D, Terzano GM, Lechi A (1984) Human Toxicol 3:513–516
91. Lange A, Toft P (1990) Ugeskr – Laeger 152, S. 1.096
92. ÖAB 90, S. 1250
93. BPC 79, S. 78, 81
94. Scholz H, Kascha S, Zingerle H (1980) Fortschr Med 98:1.525–1.526
95. Zeynek R, Stary Z (1931) Samml Vergfälle 2: A 95, 21
96. Jaspersen-Schib R (1976) Schweiz Apoth Ztg 114, S. 265
97. Pestalozzi BC, Caduff F (1986) Schweiz Med Wochenschr 116:924–926
98. Koff M (1966) J Am Med Assoc 198, S. 170
99. Firth D, Bentley JR (1921) Lancet 2, S. 901
100. Sims SR (1954) Brit med J 2, S. 1.531
101. Ogilvie DD (1935) Vet Rec 15:1.415–1.417
102. McBride WG, Vardy PH, French J (1982) Aust J Biol Sci 35:173–178
103. Keeler RF (1981) Vet Human Toxicol 23, S. 413
104. George JD, Price CJ, Marr MC (1987) Gov Rep Anounce Index (U.S.) 87: Abstr. 758252, zit. nach: CA 109:695z
105. Duke JA (1977) Crit Rev Toxicol 5:189–237
106. DAC 86, Band 2
107. Pfänder HJ, Sokoll U, Frohne D (1983) Dtsch Apoth Ztg 123:1.974–1.979
108. Oprach F, Hartmann T (1986) Dtsch Apoth Ztg 126:643–644
109. Oprach F, Hartmann T, Witte L, Toppe G (1986) Planta Med 52:513–514
110. Feth F, Wray V, Wagner KG (1985) Phytochemistry 24:1.653–1.655
111. Hedges SH, Herbert RB (1981) Phytochemistry 20:2.064–2.068
112. Srivastava GP, Basu NK (1944) Indian J Pharm 6, S. 3
113. Ull, 3. Auflage, Band 3, S. 202, 4. Auflage, Band 7, S. 151
114. Kartnig T, Gunzer C (1984) Dtsch Apoth Ztg 124:2.114–2.115
115. Leporatti ML, Pavesi A, Posocco E (1985) J Ethnopharmacol 14:53–63
116. Petkov V (1986) J Ethnopharmacol 15:121–132
117. Fuchs L (1932) Samml Vergfälle 3: A 279, 247
118. BAz Nr. 190a vom 10.10.1985

UL

Avena

HN: 2008400

Familie: Poaceae (Gramineae).

Unterfamilie: Pooideae.

Tribus: Aveneae.

Gattungsgliederung: Die Gattung Avena L. besteht je nach Autor aus 19 bis 27 Arten. Nach[1] wird die Gattung in 7 Sektionen unterteilt, deren Namen bisher allerdings nicht gültig publiziert sind. Die in Europa vorkommenden Arten verteilen sich auf:

- Sectio Avena (*Avena atheranthera*, *A. byzanthina*, *A. fatua*, *A. hybrida*, *A. sativa* und *A. sterilis*).
- Sectio Tenuicarpa (*Avena barbata*, *A. lusitanica*).
- Sectio Agraria (*Avena brevis*, *A. hispanica*, *A. nuda* und *A. strigosa*).[1,58]

Gattungsmerkmale: Einjährige, in Büscheln oder mit einzelnen Halmen wachsende Gräser. Halme 20 bis 150 cm hoch, hohl, unverzweigt. Blattscheiden bis zum Grund geöffnet, Blattspreiten 3 bis 20 mm breit, meist flach ausgebreitet, in der Knospenlage gerollt. Rispe aufrecht, meist weit ausgebreitet und locker. Seitenäste weit abstehend, wenig verzweigt, dünn, mit hängenden, 2- bis 6blütigen, zwittrigen Ährchen. Diese ohne die Grannen 10 bis 50 mm lang, Hüllspelzen 2, meist untereinander gleich, 5- bis 11nervig. Deckspelzen 5- bis 9nervig, lanzettlich bis länglich, am oberen Ende eingekerbt, behaart oder fast kahl, Granne meist gekniet, im unteren Teil gedreht, im oberen gerade. Vorspelzen 2nervig, kürzer als Deckspelzen, lanzettlich bis schmal-länglich, am oberen Ende eingekerbt. Schwellkörper 2, schmal lanzettlich oder 2lappig. Staubblätter 3. Fruchtknoten in der ganzen Länge behaart, mit sehr kurzen oder fehlenden Griffeln und dicht federigen Narben. Frucht dicht und lang behaart, auf der Hilumseite tief rinnig, auf der Embryoseite konvex.[58]

Verbreitung: Das ursprüngliche Areal bilden Südspanien, das westliche Algerien und die Kanarischen Inseln.[58]

Inhaltsstoffgruppen: Kohlenhydrate: Stärke, Fructane, Schleime, Hemicellulose, Reservecellulose oder Dextrine in den Früchten; Saccharose, Galaktoside der Saccharose in Blättern, Halmen und Samen. Proteine: Prolamine und Gluteline (= Gluteine) im Endosperm. Triterpene: 3-Methoxytriterpene mit Oleanen-, Hopen-, Arboren-, Ursen- oder Lupengerüst in Blatt- und Halmwachsen sowie in Lipidfraktionen von Früchten und Rhizomen. Polyphenole: Flavonoide vom Apigenin-, Luteolin- und Tricintypus vor allem in den Blättern; daneben *p*-Cumarsäure- und Zimtsäurederivate, vor allem Derivate der Ferulasäure. Mineralstoff: Kieselsäure in den Membranen der Epidermiszellen von Blattern, Halmen und Rhizomen.[58,59]

Drogenliefernde Arten: *Avena sativa*: Avena, Avenae fructus, Avenae fructus excorticatus, Avenae herba, Avenae stramentum, Avena sativa hom. *HAB 1*, Avena sativa ferm 33c hom. *HAB 1*, Avena sativa hom. *PFX*, Avena sativa germinata hom. *PFX*, Avena sativa hom. *HPUS 78*.

Avena sativa L.

Synonyme: *Avena cinerea* ROEM. et SCHULT., *A. dispermis* MILL., *A. fatua* subsp. *nodipilosa* MALZEW, *A. fatua* var. *sativa* (L.) HAUSSKN., *A. flava* ROEM. et SCHULT., *A. orientalis* SCHREB.

Sonstige Bezeichnungen: Dt.: Biwen, Gemeiner Hafer, Habern, Hafer, Hauwe, Rispenhafer, Saathafer; engl.: Commen oat, Oats; frz.: Avoine; span.: Avena; it.: Avena; holl.: Haver; slow.: Novodni oves; poln.: Owies; russ.: Oves posevnoj.

Systematik: Unsere heute verwendeten Hafersorten gehören zur Art *Avena sativa* L. und stammen von Wildgräsern ab (*Avena fatua*, *A. sterilis* und *A. barbata*). Als Unterarten finden sich *Avena sativa* subsp. *sativa* FIORI, *A. sativa* subsp. *praegravis* (J. W. KRAUSE) MORDVINKINA, *A. sativa* subsp. *chinensis* FISCHER ex ROEM. et SCHULT.[2,58]

Botanische Beschreibung: Einjähriges, hellgrünes Gras mit büscheliger Wurzel. Halme 60 bis 100 cm hoch, glatt und kahl. Blätter zweizeilig angeordnet, Blattscheide den Stengel umschließend. Ligula kurz, eiförmig, mit dreieckigen zugespitzten Zähnen. Blattspreiten lineal-lanzettlich, bis 45 cm lang, 5 bis 15 mm breit. Rispe aufrecht nach allen Seiten ausgebreitet, 15 bis 20 cm lang. Seitenäste aufrecht-abstehend, wenig verzweigt, rauh. Ährchen zwei- bis dreiblütig. Hüllspelzen ohne die Grannen 18 bis 30 mm lang, 7- bis 11nervig. Deckspelzen 12 bis 24 mm lang, 7nervig, begrannt oder unbegrannt. Granne 15 bis 40 cm lang, aufrecht, rauh. Vorspelzen 10 bis 20 mm lang, auf den Kielen kurz und dicht bewimpert, 2nervig. Staubblätter 2,5 bis 4 mm, Frucht 7 bis 12 mm lang, schmal-elliptisch, behaart.

Inhaltsstoffe: In den Wurzeln die Triterpensaponine Avenacin A-1, Avenacin A-2 und Avenacin B-1, Avenacin B-2, Avenasäure A, Scopoletin und Graminin.[3,4,59]

Verbreitung: Ruderal an Schuttplätzen, Weg- und Straßenrändern von der Ebene bis in Gebirgslagen, vornehmlich im Mittelmeergebiet und im Mittleren Osten.[58]

Anbaugebiete: In Europa zwischen dem 45. und 65. Breitengrad kultiviert. Schwerpunkte des Anbaues liegen in Mitteleuropa an der Küste im Bereich der Marschböden, im Rheinland, in Westfalen, Hessen, Thüringen und Sachsen sowie in Österreich. Außerdem in Irland, England, im Süden von Schweden und Norwegen, in Finnland, im europäischen Teil der GUS, Asien sowie Nordamerika und Australien. Der Hafer gedeiht auf frischen, mäßig sauren, etwas sandigen oder lehmigen Böden in feuchtem, kühlem Klima.[58]

Drogen: Avena, Avenae fructus (Haferkorn), Avenae fructus excorticatus (Haferkorn, entspelzt), Avenae herba (Haferkraut), Avenae stramentum, Avena sativa hom. *HAB 1*, Avena sativa ferm 33c hom. *HAB 1*, Avena sativa hom. *PFX*, Avena sativa germinata hom. *PFX*, Avena sativa hom. *HPUS 78*.

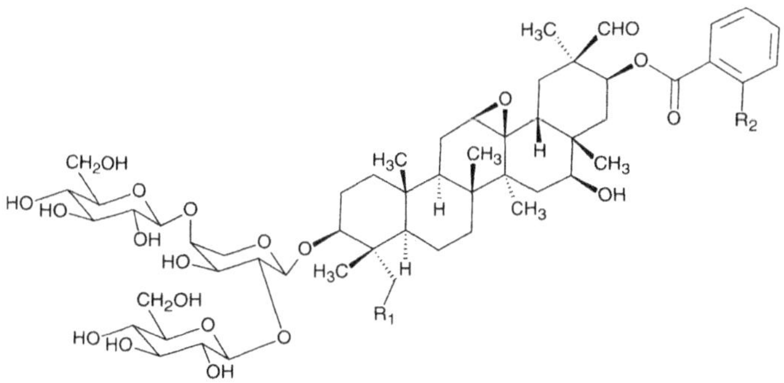

	R_1	R_2
Avenacin A-1	—OH	—$NHCH_3$
Avenacin A-2	—OH	—H
Avenacin B-1	—H	—$NHCH_3$
Avenacin B-2	—H	—H

Avena

Sonstige Bezeichnungen: Engl.: Oats.

Monographiesammlungen: Avena *BHP83*.

Definition der Droge: Avena besteht aus dem enthülsten und gerollten, stärkehaltigen Samenendosperm.

Stammpflanzen: *Avena sativa* L.

Gewinnung: Durch maschinelle Schälvorgänge wird die Haferfrucht zunächst von den Spelzen und anschließend von der Frucht- und Samenschale durch sog. Rollen und Polieren entfernt.

Ganzdroge: Hauptsächlich Stärke in eiförmigen, zusammengesetzten Stärkekörnern, welche aus zwei bis vielen rundlichen-polyedrischen Einzelkörnern bestehen. Einige davon zitronen- und spindelförmig. Im allgemeinen Einzelkörner 3 bis 12 µm. Öltropfen sichtbar und eine Aleuronschicht mit dickwandigen Zellen und körnigem Inhalt. Anschließend eine Schicht von dünnwandigen gestreckten Zellen, die von wenigen dickwandigen, schmalen, rundlichen Zellen durchsetzt sind.[60]

Inhaltsstoffe: Stärke, Proteine, Fette, Vitamin E.[56,57] S. a. Avenae fructus.

Zubereitungen: Fluidextrakt 1:1 in 25 %igem Alkohol.
Tinktur 1:5 in 45 % igem Alkohol.

Volkstümliche Anwendung und andere Anwendungsgebiete: Gegen Depressionen, Schwermut, leichte Formen des Schwachsinns sowie gegen erhöhte Erregbarkeit und Schwächezustände bei Frauen zu Beginn der Wechseljahre.[60]
Die Wirksamkeit der Droge bei den genannten Anwendungsgebieten ist nicht belegt.

Dosierung und Art der Anwendung: *Zubereitungen:* Die gebräuchliche Einzeldosis beträgt 0,6 bis 2 g Droge als Fluidextrakt oder 0,2 bis 1 g Droge als Tinktur. Die Einnahme wird 3mal täglich empfohlen.

Avenae fructus (Haferfrüchte)

Synonyme: Fructus avenae.

Sonstige Bezeichnungen: Dt.: Avena-sativa-Frucht, Haferfrucht; engl.: Oat kernel; frz.: Grain d'avoine; it.: Grano d'avena; span.: Grana de avena.

Definition der Droge: Die reifen, getrockneten, von Deck- und Vorspelzen umgebenen Früchte.

Stammpflanzen: *Avena sativa* L.

Herkunft: S. Avenae herba.

Gewinnung: Lufttrocknung.

Ganzdroge: Frucht 6 bis 7 mm lang, von Deck- und Vorspelze umschlossen, fast stielrund, schlank zugespitzt, glatt, glänzend, strohgelb. Die Deckspelze vielnervig, meist gerippt, am Rücken stark gekrümmt, an der Innenseite flach. Vorspelze zweinervig, auf den Kielen kurz und dicht bewimpert.

Pulverdroge: Graugelbes Pulver mit Fragmenten der Deck- und Vorspelzen mit dickwandiger Epidermis aus Lang- und Kurzzellen (s. Mikroskopisches Bild Avenae herba); Fruchtschalenelemente stark kollabiert; Epidermiszellen längsgestreckt, dünnwandig, wenig getüpfelt, meist gruppenweise an der Ansatzstelle der charakteristischen einzelligen Haare zusammengezogen; letztere stark verdickt, länger als diejenigen anderer Getreidearten, in der Mitte mit größter Breite; Fragmente der hochzusammengesetzten Stärke.[25]

Verfälschungen/Verwechslungen: Kommen praktisch nicht vor.

Minderqualitäten: Von Pilzschädlingen befallene Droge.

Inhaltsstoffe: *Kohlenhydrate.* Die Droge enthält 50 bis 60 % Stärke,[26] lösliche Polysaccharide, die aus 70 bis 87 % β-Glucanen sowie aus Arabinoxylanen bestehen;[7,27] ferner Lichenin und ein Araban sowie Cellulose 18,2 %.[28,29]
Stickstoffhaltige Verbindungen. Eiweiß 7,4 bis 23,3 %, bestehend aus Gliadin, Avenin und Avenalin;[30,31] Lipoproteine und eine große Anzahl Aminosäuren.[32] Desweiteren die dem Viskotoxin ähnlichen Peptide α-Avenothionin und β-Avenothionin.[17]
Sterole und Fette. β-Sitosterol 39 %, Δ^5-Avenasterol 21,2 %, Δ^7-Avenasterol 13,5 %, Campesterol und Δ^7-Stigmasten-3-β-ol zu je 6,4 %, Cholesterol 5,8 %, Stigmasterol 5,0 % und Δ^7-Cholesten-3-β-ol 2,8 % der gesamten Sterolfraktion.[33] Daneben fettes Öl 5 bis 7 %; ca. 95 % der Fettsäuren sind Palmitinsäure, Ölsäure und Linolsäure.[34]
Steroidsaponine. Avenacosid A und Avenacosid B.[35]
Strukturformeln s. Avenae herba.
Vitamine. Der Hauptanteil der Vitamin B-Gruppe findet sich im Keimling. Vit. B_1 400 bis 900 µg/100 g, Vit. B_2 100 bis 250 µg/100 g, Vit. B_6 ca. 240 µg/100 g, Nicotinsäure und Nicotinsäureamid 1300 bis 1400 µg/100 g, Pantothensäure 1000 bis 1800 µg/100 g i. Tr. Vitamin E, Vitamin K_1 in Spuren und Phytinsäure.[36–38]
Mineralstoffe. Mineralstoffgehalt 2,6 bis 3,9 %; die Kornasche enthält ca. 42 % Kieselsäure.[39]
Varia. Gramin, Hämin und Hämatin,[40,41] Linamarin[42] Pheophytine, Antioxydantien und Vanillinglucosid (= Avenein).[43–45]

Lagerung: Vor Licht und Feuchtigkeit geschützt.

Wirkungen: *Senkung des Serum-Cholesterolspiegels.* Die Beimengung von 43 % Haferfrüchten bzw. einem Gemisch aus 28 % Maisstärke und 15 % Haferhüllen, bestehend aus Frucht- und Samenschale sowie Deck- und Vorspelze, zu einer Futtermischung ad lib., bestehend aus Eiweiß 23 %, Fett 12,7 % und Cholesterol 0,65 %, führte nach 3 Wochen bei Hühnern zu einem Serum-Cholesterolspiegel von 184 mg % bzw. 199 mg %. Der Serum-Cholesterolgehalt der mit 43 % Maisstärke beigefütterten Tiere betrug 283 mg %.[46]

Volkstümliche Anwendung und andere Anwendungsgebiete: Die Haferfrucht wird bei Erkrankungen und Beschwerden im Bereich des Magen-Darm-Traktes, bei nervösen Erschöpfungszuständen und körperlichen Erschöpfungszuständen, bei Gicht und Rheuma, als harntreibendes Mittel, zur Raucherentwöhnung, als Nahrungsmittel bei Zukkerkranken, bei Ernährungsstörungen sowie bei erhöhtem Cholesterolspiegel verwendet.
Die Wirksamkeit bei den genannten Anwendungen ist derzeit noch nicht belegt.

Unerwünschte Wirkungen: Eine Überempfindlichkeit gegen Hafergluten ist in seltenen Fällen möglich.[47]

Sonst. Verwendung: *Kosmetik.* Als Zusatz zu Naturkosmetika. *Landwirtschaft.* Als Futtermittel.

Gesetzl. Best.: *Offizielle Monographien.* Aufbereitungsmonographie der Kommission E beim BGA "Avenae fructus".[47]

Avenae fructus excorticatus (Haferfrucht, entspelzt)

Synonyme: Fructus Avenae decorticatus, Fructus Avenae excorticatus.

Sonstige Bezeichnungen: Dt.: Entspelzte Haferfrucht, Rollhafer; engl.: Dehusked oat-kernel, Rolled oats.

Definition der Droge: Die reifen, getrockneten und entspelzten Früchte.

Stammpflanzen: *Avena sativa* L.

Herkunft: S. Avenae herba.

Ganzdroge: Die entspelzte Frucht ist länglich oder schmal elliptisch, fast stielrund, ca. 6 bis 7 mm lang und zeigt auf der Innenseite eine nach oben erweiterte Längsfurche. Die strohgelbe, gelbrötliche oder gelbweiße, fein längsrunzelige Oberfläche ist mit stark glänzenden, weißlichen Haaren bedeckt, die am stumpfen Scheitel zottig erscheinen.

Pulverdroge: Graugelbes Pulver. Mikroskopische Merkmale, ausgenommen die Spelzen, s. Avenae fructus.

Inhaltsstoffe: S. Avenae fructus.

Zubereitungen: Haferkleie besteht vornehmlich aus den sogenannten Randschichten der entspelzten Haferfrüchte. Sie setzt sich aus der Frucht- und Samenschale, der Aleuronschicht, den äußeren Schichten des Mehlkörpers und dem Keimling zusammen.
Haferflocken bestehen aus den vorerst mit Dampf behandelten und dann gequetschten, entspelzten Haferfrüchten.

Wirkungen: *Senkung des Serum-Cholesterolspiegels.* Eine Diät aus 140 g Vollkorn-Haferflocken

täglich senkte den Cholesterolspiegel nach drei Wochen von 251 mg auf 223 mg/100 mL. Für die an 21 Männern nachgewiesene Wirkung werden die Sterine der Lipidfraktion, die die Resorption des Nahrungscholesterins vermindern, verantwortlich gemacht.[48] Nach neueren Erkenntnissen wird die cholesterolsenkende Wirkung den wasserlöslichen Polysacchariden, insbesondere den β-Glukanen zugeschrieben.[49]
Durch tägliche Gabe von 100 g Haferkleie mit einem Anteil von 14,8 % wasserlöslicher Ballaststoffe und 0,2 % Cellulose wurde bei 8 Patienten innerhalb von 10 Tagen der Gesamtcholesterolgehalt um 13 %, das LDL-Cholesterol um 14 % gesenkt. Der Gehalt an HDL-Cholesterol blieb unverändert. Bei Gabe von Weizenkleie konnte kein cholesterolsenkender Effekt festgestellt werden, was auf den niederen Gehalt an wasserlöslichen Ballaststoffen zurückgeführt wird.[50]
Durch tägliche Gabe von 17 g Haferkleie wurde bei 19 jungen, gesunden Probanden der Gesamtcholesterolspiegel innerhalb von 28 Tagen um 5,3 % und das LDL-Cholesterol um 8,7 % gesenkt.[51]
Hemmung der Prostaglandin-Biosynthese: 100 µL alkoholischer und wäßriger Phosphatpuffer-Auszug pH 7,4 pulverisierten Avena-Samens (1:10) hemmten an einem Prostaglandin-Synthetase-Präparat von Rindersamenbläschen die Prostaglandin-Biosynthese um 91,5 bzw. 73 %.[52]

Volkstümliche Anwendung und andere Anwendungsgebiete: In verschiedenen Formen bei Entzündungen im Magen- und Darmbereich, bei Erkrankungen der Niere und Gallenblase, bei Rheuma, bei Kreislauferkrankungen und körperlicher Schwäche, bei Zuckerkrankheit als Haferkur, bei längerer Verstopfung oder längerem Durchfall. Zur Behandlung von Magen- und Zwölffingerdarmgeschwüren sowie als Haferschleimsuppe bei Brust- und Halsleiden.
Haferkleie wird als diätetisches Mittel bei zu hohem Cholesterolspiegel- und Blutfettspiegel sowie bei Störungen im Mineralhaushalt und in der Verdauung eingesetzt.
Die Wirksamkeit bei den genannten Anwendungen ist gegenwärtig nur teilweise belegt.

Sonst. Verwendung: *Kosmetik.* Als Zusatz zu Naturkosmetika. *Haushalt.* Hafergrütze als Nahrungsmittel. Sie wird durch Zerkleinern der Droge mittels sog. Grützeschneider hergestellt.

Avenae herba (Haferkraut)

Synonyme: Herba Avenae, Herba Avenae sativae.

Sonstige Bezeichnungen: Dt.: Saathaferkraut; engl.: Oats herb; frz.: Herbe d'avoine; it.: Erba d'avena; span.: Yerba d'avena.

Monographiesammlungen: Avena *Mar 29.*

Definition der Droge: Die grünen, kurz vor der Vollblüte geernteten, schnell getrockneten oberirdischen Teile.

Stammpflanzen: *Avena sativa* L.

Herkunft: Aus mitteleuropäischem Anbau, Hauptlieferanten sind Polen, Deutschland, Frankreich, England und Rußland.

Gewinnung: Lufttrocknung.

Ganzdroge: Halme schlank bis mitteldick, unverzweigt, glatt, hohl mit 4 bis 8 Knoten, fein gerillt mit hervortretenden Leisten, hellgrün. Blätter kahl, mit streifiger, oberhalb eingesenkter und unterseitig hervortretender Nervatur, graugrün. Ährchen über 1 cm lang, begrannt oder unbegrannt, schmal länglich oder weit geöffnet. Hüllspelzen gleich lang oder länger als Ährchen. S. auch Botanische Beschreibung der Art.

Schnittdroge: *Geschmack.* Mild.
Geruch. Eigentümlich, strohartig.
Makroskopische Beschreibung. Die getrocknete Schnittdroge besteht aus den meist längs geteilten Stengelstücken, längs eingerollten Stücken der Blattscheiden und flachen Stücken der Blattspreiten. Außerdem finden sich wenige Spelzen oder Bruchstücke von ihnen.[5]
Mikroskopisches Bild. Die Epidermis des Stengels besteht aus langgestreckten Zellen mit stark gezackten Wänden, wobei die Enden der Zacken knopfförmig verdickt sind (= Langzellen) sowie aus einzeln angeordneten, rundlichen Zellen oder paarweise angeordneten rundlichen und halbmondförmigen Zellen (= Kurzzellen). Die Spaltöffnungen sind paracytisch und vom Gramineen-Typ. Im Querschnitt zeigt der Stengel den typischen Aufbau eines monokotylen Sprosses. Blattspreite an der Oberseite mit glatter Kutikula und langgestreckten, geradwandigen, getüpfelten Epidermiszellen. Paracytische Spaltöffnungen vom Gramineen-Typ. Am Rande gebogene, spitze Haare mit breiter Basis. Im Mesophyll sind Kristalle verschiedener Größen erkennbar. An der Unterseite der Blattspreite Kutikula etwas körnig, Epidermiszellen langgestreckt und geradwandig. Zahlreiche Spaltöffnungen. Auf den Nerven spitze, schwach gebogene Haare mit breiter dickwandiger, getüpfelter Basis in der Reihe liegend. Außenseite der Blattscheiden mit glatter Kutikula und dickwandigen, gewellten Epidermiszellen. Innenseite mit dünnwandigen Epidermiszellen. Die äußere Epidermis der Deckspelze besteht aus Lang- und Kurzzellen. Unterhalb der Epidermis Hypodermis mit langgestreckten, dickwandigen, mit ihren Spitzen ineinander verzahnten Zellen. Vorspelze gleicher Aufbau wie Deckspelze. Zellelemente aber dünnwandiger und zarter. Äußere Epidermis Spaltöffnungen und am Rand schwach gebogene Haare.[6]

Pulverdroge: Graugrünes Pulver mit zahlreichen Stengel- und Blattfragmenten; Fragmente der Spelzen; charakteristisch die Lang- und Kurzzellen der Spelzen und des Stengels sowie die spitzen, schwach gebogenen Haare der Blattspreite und der Vorspelze; paracytische Spaltöffnungen vom Gramineen-Typ.

Verfälschungen/Verwechslungen: Kommen praktisch nicht vor.

Minderqualitäten: Von Pilzschädlingen befallene Droge.

Inhaltsstoffe: *Kohlenhydrate.* β-Glukane, Pentosane, Saccharose, Kestose, Neokestose, Bifurcose, Neobifurcose[7,8] ein saures Galaktoarabinoxylan.[9]

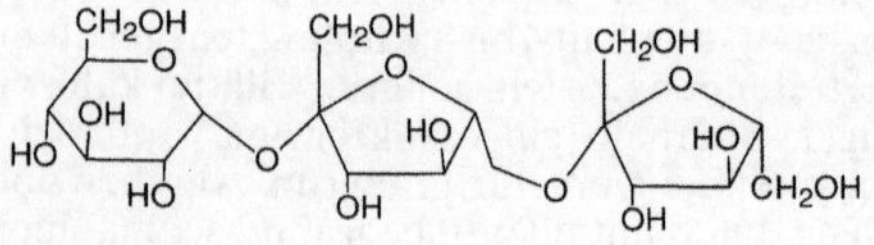

Kestose

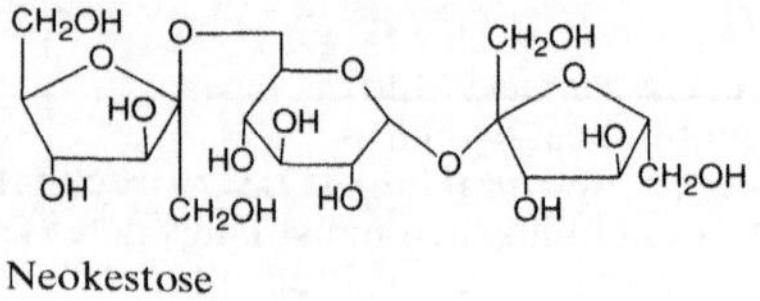

Neokestose

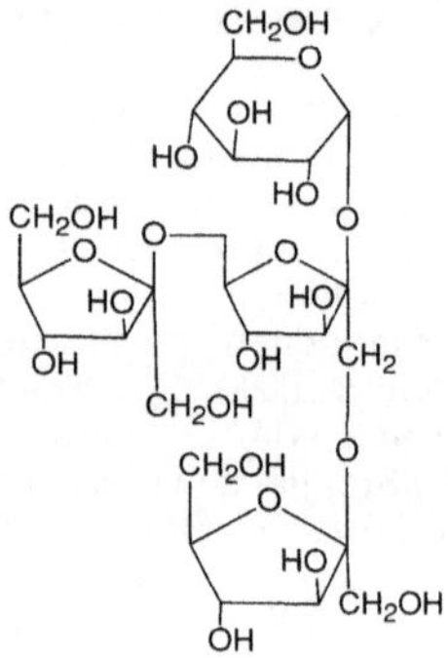

Bifurcose

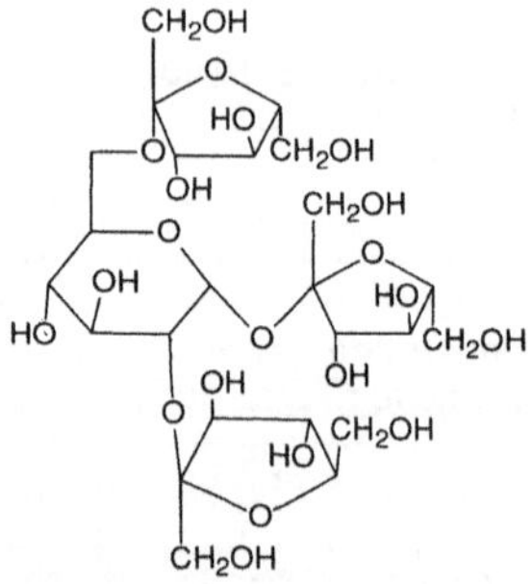

Neobifurcose

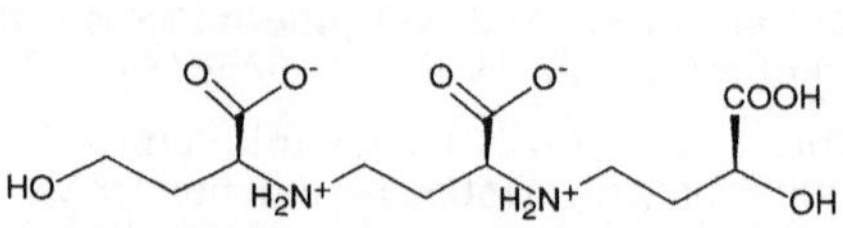

Avenasäure A

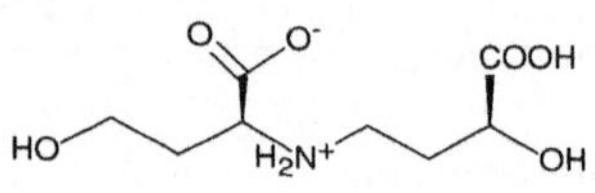

Avenasäure B

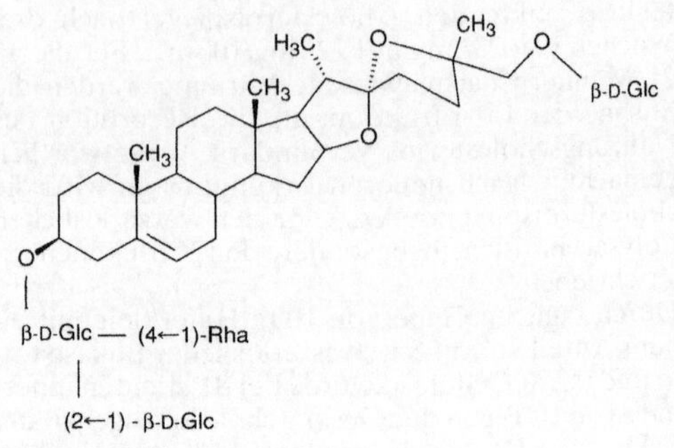

Avenacosid A

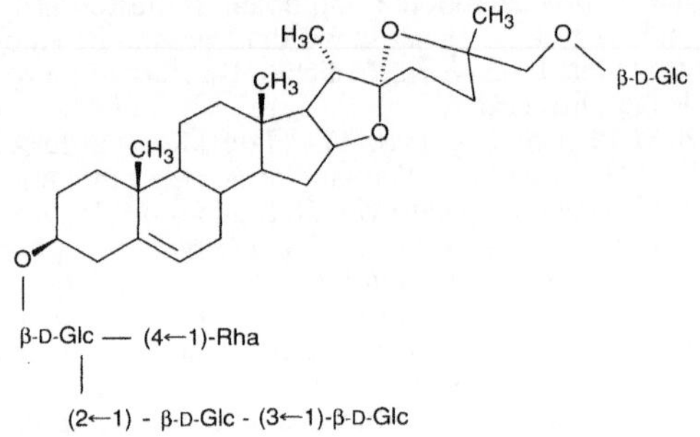

Avenacosid B

Stickstoffhaltige Verbindungen. Avenasäure A und B, Nicotianamin, säurelösliche Nucleotide.[4,10]
Saponine. Steroidsaponine: Avenacosid A und Avenacosid B mit dem Aglykon Nuatigenin.[11]
Flavonoide. Vitexin-7-*O*-methyl-2"-*O*-α-L-rhamnosid, Vitexin-2"-*O*-α-L-rhamnosid, Isovitexin-2"-*O*-α-L-rhamnosid, Isovitexin, Apigenin-6,8-di-*C*-β-D-glucosid, Isoorientin-2"-*O*-β-L-arabinosid, Isoorientin-7-*O*-β-D-glucosid, Tricin, Tricin-7-*O*-rhamnohexosid, Tricin-4'-*O*-β-L-arabinosid, Tricin-4'-*O*-β-D-glucosid, Tricin-diglykoside,[12–15] Isoswertisin-2"-*O*-α-L-rhamnosid.[16]
Mineralstoffe. Kieselsäure, zu etwa 2 % in löslicher Form,[17] Fe, Cu, Zn, K, Ca, Mg, P, Mn.[18]
Varia. Phytoalexine wie Avenalinum I, Avenalinum II und Avenalinum III[19] sowie Vitamin D.[20]

Identität: DC des methanolischen und butanolischen Auszuges:
- Referenzsubstanzen: Vanillinglucosid (I) und Avenacosid (II).[21]
- Sorptionsmittel: Kieselgel 60;
- Fließmittel: Chloroform-Methanol-Wasser (64 + 50 + 10);
- Detektion: Vanillin-Schwefelsäure und Erhitzen auf 110 °C;
- Auswertung: Im Chromatogramm des methanolischen Auszuges ca. 16 vorwiegend grau- bis rotviolette Zonen über den gesamten Rf-Bereich verteilt. Bei längerem Erhitzen treten die Zonen deutlicher und mit einheitlicher rotbrauner Farbe hervor. Im butanolischen Auszug erscheinen bevorzugt die Saponin-Zonen im Rf-Bereich 0,20 bis 0,65. Referenzsubstanz I liegt bei Rf ca. 0,55; Referenzsubstanz II bei Rf ca. 0,20.

Lagerung: Vor Licht und Feuchtigkeit geschützt.

Wirkungen: *Senkung des Harnsäurespiegels.* Ein Infus des grünen Hafers in Kombination mit Johannis-, Brennessel- und Bergmantelkraut soll am Menschen eine Senkung des Harnsäurespiegels innerhalb von 8 Wochen von 9,31 auf 6,45 mg % bewirken.[22] Der Anteil der Droge an dieser Wirkung ist nicht einschätzbar.
Antihepatoxischer Effekt. Orale Dosen eines nicht näher definierten, Polyphenole enthaltenden Extraktes aus der Droge (50 mg/kg) sollen dem Absinken des Leberglycogenspiegels und dem Ansteigen der Lipide in der Leber von mit Tetrachlorkohlenstoff vergifteten Ratten entgegenwirken.[23]

Volkstümliche Anwendung und andere Anwendungsgebiete: Haferkraut wird bei nervöser Erschöpfung, Schlaflosigkeit, Nervenschwäche, Bindegewebsschwäche, Blasenschwäche sowie als harntreibendes Mittel zur Durchspülungstherapie und als Aufbau- und Kräftigungsmittel verwendet. Bei erhöhten Cholesterolwerten und in der Kneipp-Therapie bei Gicht, Rheuma, Grieß- und Nierenleiden. In Kombination wird es bei Stoffwechselerkrankungen, Alterserkrankungen sowie zur Tabak- und Opiumentwöhnung eingesetzt. Bei einigen ethnischen Gruppen der GUS werden Leber- und Gallenleiden mit *Avena sativa* behandelt.

Dosierung und Art der Anwendung: Zur Teebereitung wird üblicherweise ein gehäufter Eßlöffel Haferkraut (ca. 3 g) mit 250 mL kochendem Wasser überbrüht. Nach dem Abkühlen wird von der Droge abgeseiht und der Tee mehrmals am Tage oder kurz vor dem Zubettgehen getrunken.
Die Wirksamkeit bei den genannten Anwendungen ist gegenwärtig nicht belegt.

Unerwünschte Wirkungen: Keine bekannt.[24]

Gegenanzeigen/Anwendungsbeschr.: Keine bekannt.[24]

Sonst. Verwendung: *Kosmetik.* Als Zusatz zu Naturkosmetika. *Landwirtschaft.* Als Futterpflanze.

Gesetzl. Best.: *Offizielle Monographien.* Aufbereitungsmonographie der Kommission E beim BGA "Avenae herba".[24]

Avenae stramentum (Haferstroh)

Synonyme: Stramentum Avenae.

Sonstige Bezeichnungen: Dt.: Haferstroh; engl.: oat-straw; frz.: Paille d'avoine; it.: Paglia d'avena; span.: Paja de avena.

Definition der Droge: Das Haferstroh besteht aus den getrockneten, gedroschenen Laubblättern und Stengeln von *Avena sativa* L.

Stammpflanzen: *Avena sativa* L.

Herkunft: S. Avenae herba.

Ganzdroge: S. Avenae herba.

Schnittdroge: *Geschmack.* Mild.
Geruch. Strohartig.
Makroskopische Beschreibung. Im Gesamteindruck strohgelb. Die Schnittdroge besteht aus den meist längs geteilten Halmen und flachen Stücken der Blattspreiten. Makro- und mikroskopische Beschreibung sowie Pulverdroge s. entsprechende Elemente Avenae herba.

Inhaltsstoffe: *Kohlenhydrate.* β-Glukane,[8] Cellulose, Xylane und die Oligosaccharide Kestose, Neokestose, Bifurcose, Neobifurcose;[7] Avenarin,[53] Pektine 0,8 %.[17]
Strukturformeln s. Avenae herba.
Saponine. Avenacosid A und Avenacosid B.[11]
Strukturformeln s. Avenae herba.
Flavonoide. S. Avenae herba.
Mineralstoffe. Kieselsäure 2 %, teilweise in löslicher Form, Calcium.[17]
Varia. Vitamin D,[20] Phytoalexine Avenalumin I Avenalumin II, Avenalumin III.[19]

Anwendungsgebiete: *In Teil- und Vollbädern:* Bei entzündlichen Hauterkrankungen und seborrhoischen Hauterkrankungen, speziell mit Juckreiz.[54]

Dosierung und Art der Anwendung: *Haferstrohbad:* Für ein Vollbad werden ca. 100 g zerkleinerte Droge mit 3 L Wasser ca. 20 min gekocht. Der Absud wird dem Bade zugesetzt.
Für ein Voll- oder Teilbad werden dem Badwasser solche Mengen eines wäßrigen Extraktes von Haferstroh zugesetzt, daß eine Konzentration von mindestens 0,3 g Extraktivstoffen pro Liter Wasser erreicht wird.[55]

Volkstümliche Anwendung und andere Anwendungsgebiete: Haferstroh wird *äußerlich* bei Grind, Hautflechten, Frostbeulen, erfrorenen Gliedern, Augenleiden, Unterleibsschwäche der Frauen, Blasenleiden, gichtischen Leiden und rheumatischen Leiden sowie Stoffwechselerkrankungen verwendet. Haferstroh-Fußbäder bei chronisch kalten Füßen und stark übermüdeten Füßen.
Innerlich als Tee gegen Grippe und Husten.
Die Wirksamkeit bei den genannten Anwendungen ist gegenwärtig nicht belegt.

Gegenanzeigen/Anwendungsbeschr.: Bei größeren Hautverletzungen und akuten unklaren Hautkrankheiten, schweren fieberhaften und infektiösen Erkrankungen, Herzinsuffizienz, Hypertonie sollen Vollbäder unabhängig vom Inhaltsstoff nur nach Rücksprache mit dem Arzt angewendet werden.[55]

Gesetzl. Best.: *Offizielle Monographien.* Aufbereitungsmonographie der Kommission E des BGA "Avenae stramentum".[54]
Aufbereitungsmonographie der Kommission B8 am BGA "Haferstroh-Bäder".[55]

Avena sativa ferm 33c hom. *HAB 1*

Synonyme: Avena e planta tota ferm 33c.

Monographiesammlungen: Avena sativa ferm 33c *HAB 1*.

Definition der Droge: Ganze, frische Pflanze von *Avena sativa* L. zur Zeit der Milchreife der Früchte.

Stammpflanzen: *Avena sativa* L.

Zubereitungen: Herstellung: Urtinktur und flüssige Verdünnungen nach Vorschrift 33c *HAB 1*.
Eigenschaften: Die Urtinktur ist eine gelbe Flüssigkeit mit säuerlichem Geruch und schwach bitterem Geschmack.

Identität: Gelbe Färbung der Urtinktur nach Zugabe von Wasser und Kaliumhydroxid-Lsg.; Urtinktur, mit Wasser und Eisen(III)chlorid-Lsg. versetzt, ergibt beim Schütteln einen mehrere Stunden beständigen Schaum.
Dünnschichtchromatographie:
- Sorptionsmittel: Kieselgel G;
- Untersuchungslösung: Urtinktur;
- Vergleichslösung: Fructose, Rhamnose und Lactose in Methanol;
- Fließmittel und Detektion s. Avena sativa hom.
- Auswertung: Das Chromatogramm der Vergleichslösung zeigt in der Mitte des mittleren Drittels des Rf-Bereiches den rosafarbenen Fleck der Lactose, am Übergang zum oberen Drittel den rosavioletten Fleck der Fructose und im oberen Drittel den orangeroten bis rosafarbenen Fleck der Rhamnose. Das Chromatogramm der Untersuchungslösung zeigt in Höhe der Vergleichssubstanzen Lactose und Fructose je einen rosafarbenen Fleck, einen violetten Fleck zwischen Fructose und Rhamnose sowie einen orangeroten bis rosafarbenen Fleck in Höhe der Vergleichssubstanz Rhamnose.

Reinheit: *Urtinktur:*
- Relative Dichte *PhEur*: 1,001 bis 1,002.
- Trockenrückstand *DAB*: Mindestens 2,0 und höchstens 3,0 %.

Lagerung: Vor Licht geschützt.

Avena sativa hom. *HAB 1*

Monographiesammlungen: Avena sativa *HAB 1*.

Definition der Droge: Frische, zur Blütezeit geerntete oberirdische Teile von *Avena sativa* L.

Stammpflanzen: *Avena sativa* L.

Zubereitungen: Urtinktur und flüssige Verdünnungen *HAB 1*, Vorschrift 1.
Eigenschaften: Die Urtinktur ist eine gelbbraune Flüssigkeit mit schwach malzigem Geruch.

Identität: Gelbe Färbung der Urtinktur nach Zugabe von Wasser und Kaliumhydroxid-Lsg.; Urtinktur, mit Wasser und Eisen(III)chlorid-Lsg. versetzt, ergibt beim Schütteln einen mehrere Stunden beständigen Schaum.
Dünschichtchromatographie:
- Sorptionsmittel: Kieselgel G;
- Untersuchungslösung: Erhitzen der Urtinktur unter Rückflußkühlung am Wasserbad 90 min nach Zugabe von verd. Schwefelsäure. Danach mit Bariumcarbonat versetzen, schütteln und abzentrifugieren;
- Vergleichslösung: Fructose und Rhamnose in Methanol;
- Fließmittel: Aceton-*n*-Butanol-Wasser (50 + 40 + 10);
- Detektion: Trocknen der Chromatogramme über 10 min bei 105 °bis 110 °C und nach dem Erkalten mit einer Mischung von Thymol-Ethanol-Schwefelsäure besprühen. 10 bis 15 min bei 115 ° bis 120 °C erhitzen und im Tageslicht betrachten;
- Auswertung: Das Chromatogramm der Vergleichslösung zeigt im oberen Drittel des Rf-Bereiches die rosaroten Flecke der Fructose und Rhamnose. Fructose besitzt, bezogen auf Rhamnose (Rst 1,0), einen Rst-Wert von 0,8. Das Chromatogramm der Untersuchungslösung zeigt folgende Flecke: Rst 1,0 rotbraun (bezogen auf Fructose als Vergleich: Rst 1,0) sowie Rst 1,0 rosa und Rst 1,1 rosa (bezogen auf Rhamnose als Vergleich: Rst 1,0).

Reinheit: *Urtinktur.*
- Relative Dichte *PhEur*: 0,930 bis 0,950.
- Trockenrückstand *DAB*: Mindestens 2,0 %.

Lagerung: Vor Licht geschützt.

Anwendungsgebiete: Entsprechend dem homöopathischen Arzneimittelbild.
Dazu gehören:
Erschöpfungszustände; Schlafstörungen; bei Überforderung nach Krankheiten.[61]

Dosierung und Art der Anwendung: Soweit nicht anders verordnet:
1- bis 3mal täglich 5 bis 10 Tropfen, 1 Messerspitze Verreibung, 1 Tablette oder 5 bis 10 Streukügelchen einnehmen.
Injektionslösungen 2mal wöchentlich 1 mL s. c. injizieren.[61]

Unerwünschte Wirkungen: Nicht bekannt.
Hinweis: Es können vorübergehend Erstverschlimmerungen vorkommen, die jedoch unbedenklich sind.[61]

Gesetzliche Bestimmungen: *Offizielle Monographien.* Aufbereitungsmonographie der Kommission D am BGA "Avena sativa".[61]

Avena sativa hom. *PFX*

Monographiesammlungen: Avena sativa pour préparations homéopathiques *PFX*.

Definition der Droge: Die oberirdischen Teile der blühenden, frischen Pflanze.

Stammpflanzen: *Avena sativa* L.

Zubereitungen: Die Urtinktur wird aus einem Teil Droge und einem Teil 45 %igem (*V/V*) Alkohol gemäß der allgemeinen Vorschrift der Monographie Préparations Homéopathiques *PFX* bereitet. Eigenschaften: Die Urtinktur ist eine gelbgrüne Flüssigkeit mit fadem Geruch und mehligem Geschmack.

Avena sativa germinata hom. *PFX*

Synonyme: Avena germinata.

Monographiesammlungen: Avoine germée pour préparations homéopathiques *PFX*.

Definition der Droge: Die frisch gekeimte Karyopse.

Stammpflanzen: *Avena sativa* L.

Zubereitungen: Die Urtinktur wird aus einem Teil Droge und einem Teil 65 %igem (*V/V*) Alkohol gemäß der allgemeinen Vorschrift der Monographie Préparations Homéopathiques *PFX* bereitet.

Eigenschaften: Die Urtinktur ist eine gelbe Flüssigkeit mit charakteristischem Geruch und fadem Geschmack.

Avena sativa hom. *HPUS 78*

Synonyme: Avena chinensis, A. nuda, A. orientalis.

Monographiesammlungen: Avena sativa *HPUS 78*.

Definition der Droge: Die frischen Samen.

Stammpflanzen: *Avena sativa* L.

Zubereitungen: Avena sativa, feuchte Masse, die 100 g Trockenmasse und 233 mL Pflanzenfeuchtigkeit enthält, ergibt mit 167 mL Wasser und 635 mL 95 %igem (*V/V*) Alkohol 1000 mL Urtinktur.
Dilutionen. 2× (D2) wird aus 1 Teil Urtinktur 3 Teilen Wasser und 6 Teilen 95 %igem Alkohol (*V/V*) hergestellt.
Medikationen. 3× (D3) und höher mit 88 %igem (*V/V*) Alkohol.

Gehalt: *Urtinktur.* Arzneigehalt $^1/_{10}$.

1. Baum BR (1974) Canad J Bot 52(11):2.259–2.260
2. Baum BR (1977) Canada Dept Agric Monogr 14:1–163
3. Crombie L, Crombie WML, Whiting DA (1986) J Chem Soc Perkin Trans I:1.917–1.922
4. Fushiya S, Takahshi K, Nakatsuyama S, Sato Y, Nozoe S, Takagi S (1982) Phytochemistry 21:1.907–1.908
5. Schier W (1990) Dt Apoth Ztg 130(2):77–78
6. Wichtl M (1989) Teedrogen. Wissenschaftliche Verlagsgesellschaft mbH, Stuttgart, S. 205
7. Podrazky V (1964) Chemistry and Industry:712–713
8. Schlubach HH (1965) Fortschr Chem Org Naturstoffe 23:46–60
9. Reid JSG, Wilkie KCB (1969) Phytochemistry 8: 2.045
10. Bergkvist R (1957) Acta Chem Scand 11:1.457–1.464
11. Tschesche R, Schmidt W (1966) Z Naturforsch 21:896–897
12. Popovici G, Weissenböck G, Bonillant M, Dellamonica G, Chopin J (1977) J Pflanzenphysiol 85:103–116
13. Harborne JB, Hall E (1964) Phytochemistry 3:421
14. Weissenböck G, Flein I, Ruppel HG (1973) Z Naturforsch 27b:1.216–1.224
15. Plesser A, Weissenböck G (1977) Z Pflanzenpyhsiol 81:425–437
16. Chopin J, Dellamonica G, Bouillant ML, Besset A, Popovici G, Weissenböck G (1977) Phytochemistry 16:2.041–2.043
17. Schneider E (1985) Z Phytother 6(5):165–167
18. Boresch K (1935) Tabulae Biologicae 10:315–533
19. Mayama S (1983) Kagawa Daigaku Nogakubu Kiyo 42:1–64
20. Koch K (1948) Pharmazie 3(1):38
21. Wagner H, Bladt S, Zgainski EM (1983) Drogenanalyse, Springer, Berlin Heidelberg New York, S. 299
22. Barsom S, Zeh D (1985) Erfahrungsheilkunde 34(6):407–408
23. Shamrai EF, Stroevaya LN, Bur'yan PM (1970) Vop Ratsion Pitan 2:107–113
24. BAz Nr. 193a vom 15.10.1987
25. Gassner G (1973) Mikroskopische Untersuchung pflanzlicher Lebensmittel. Gustav Fischer, Stuttgart, S. 31
26. Youngs VL, Peterson DM, Brown CM (1982) Oats. Advances in Cereal Science & Technology 5:49–105
27. Igarashi O (1966) Agric Biol Chem 30:1.254
28. Morris DL (1942) J Biol Chem 142:881
29. Moir HC (1942) Chemistry and Industry 61:17–21
30. Pernollet JC, Mossé J (1983) Structure and location of legume and cereal seed storage proteins. In: Daussant J (Hrsg.) Seed proteins. Academic Press, London, S. 155–191
31. Payne PI, Rhodes AP (1982) Cereal storage proteins. In: Pirson A, Zimmermann W (Hrsg.) Encyclopedia of plant physiology. Springer Verlag, Berlin Heidelberg New York, Vol. 13A, S. 346–369
32. Draper SR (1973) J Sci Food Agric 24:1.241–1.250
33. Knights BA (1968) Phytochemistry 7:2.067–2.068
34. Youngs VL (1972) Cereal Chem 49:407–411
35. Tschesche R, Schmidt W (1966) Z Naturforsch 21:896–897
36. Robinson AD, Tobias CL, Miles BJ (1951) Can J Res Sect F Technol 28:341–350
37. Frey KJ (1954) Agric Expt Sta Quart Bull 36:13–17
38. Lolas GM, Palmidis N, Markakis P (1976) Cereal Chem 53:867–871
39. Kent-Jones DW, Amos AJ (1957) Modern Cereal Chemistry, 5th Ed., North Publ Co, Liverpool
40. Funke H (1981) Naturheilpraxis 34:1.236–1.256
41. Schumm O (1926) Z Physiolog Ch 154:171
42. Michely D, Zinsmeister HD, Roth E, Nahrstedt A (1983) Z Lebensm Unters Forsch 177:350–352

43. Schoch S, Lempert U, Wieschoff H, Scheer H (1978) J Chromatogr 157:357–364
44. Daniels DGH, Martin HF (1968) J Sci Food Agric 19:710
45. Rawton O (1897) Sur la composition de l'avoine. C R hebd Sèances Acad Sci 125:797
46. Fisher H, Griminger P (1967) Proc Soc exp Biol 126:108–111
47. BAz Nr. 85 vom 05.05.1988
48. De Groot AP, Lyken P, Pikaar NA (1963) Lancet 2:303–304
49. Miettinen TA (1983) Effects of dietary fibre on cholesterol metabolism in man. In: Wallace G, Bell L (Hrsg.) Fibre in human and animal nutrition. The Royal Society of New Zealand, Wellington, S. 173–177
50. Kirby RW, Anderson JW, Sieling B, Rees ED, Chen W-JL, Miller RE, Kay RM (1981) Am J Clin Nutr 34:824–829
51. Gold KK, Davidson DM (1988) West J Med 148:299–302
52. Saaed SA, Butt NM, McDonald-Gibson WJ, Collier HOJ (1981) Biochem Soc Trans 9:444
53. Schlubach HH, Müller H (1951) Ann Chem 572:106
54. BAz Nr. 193 vom 15.10.1987
55. BAz Nr. 212 vom 10.11.1989
56. Green J, Marcinkiewicz S, Watt PR (1955) J Sci Food Agric 6:274
57. Ponz F, Hernandez-Lucas C, Carbonero P, Garcia-Olmedo F (1984) Phytochemistry 23:2.179–2.182
58. Heg
59. Hgn
60. BHP83
61. BAz Nr. 190a vom 10.10.1985

AH

B

Baccharis

HN: 2020900

Familie: Compositae (Asteraceae).

Unterfamilie: Asteroideae.

Tribus: Astereae.

Subtribus: Baccharidinae.

Gattungsgliederung: Die meist diözische Gattung Baccharis L. ist mit etwa 400 Arten die bei weitem größte in der Tribus Astereae.[1] Sie wird in 26 Sektionen eingeteilt.[2,3] In einer neuen Revision der Gattung für Chile wird jedoch darauf hingewiesen, daß die Gattungsgliederung, insbesondere die Frage der Sektionsabgrenzung sehr problematisch ist, u. a. deswegen, weil neben der Mannigfaltigkeit der Erscheinungsformen die Hybridisierung ein in der Gattung überaus häufiger Vorgang ist.[4]

Gattungsmerkmale: Diözische, immergrüne Sträucher, Halbsträucher oder kleine Bäume mit vorherrschend sympodialer Verzweigung. Blätter derb, ledrig, oft harzig, ganzrandig, gezähnt, gelappt, gekerbt oder gesägt, wechselständig, selten scheinbar gegenständig. Köpfchenblüten einzeln an den Triebspitzen oder in kurzen Trauben, sitzend oder gestielt, discoid. Köpfchen mit glocken-, becher- oder spindelförmigem Involucrum, Involucralblätter dachig angeordnet, von außen nach innen an Länge zunehmend, am Rand meist zerschlitzt, gefranst oder gewimpert, bei der Fruchtreife nach außen zurückgebogen. Blütenboden flach, gewölbt oder kegelförmig. Die Blütenköpfe der weiblichen Pflanzen enthalten ausschließlich röhrenartige, fadenförmige weibliche Blüten, die Blütenköpfe der männlichen Pflanzen ausschließlich zwittrige Blüten mit röhrenförmigen, fünfgezählten Corollen, deren Gynoezeum meist stark verkümmert ist. Die Pappi der weiblichen Blüten sind durch eine Vielzahl fadenförmiger Borsten gekennzeichnet, die zur Fruchtreife stark verlängert sind und sich in Büscheln von der Achäne lösen. Die Pappi der männlichen Blüte weisen rauhe, keulenförmig verdickte und verkrümmte Borsten auf, die an der Blüte verbleiben. Achänen zylindrisch oder spindelförmig, klein, kahl, mit 8 bis 12, meist 10 erhabenen Längsrippen.[4]

Verbreitung: Über große Teile des amerikanischen Doppelkontinents mit Mannigfaltigkeitszentren in Südbrasilien und in den nördlichen Anden.[1]

Inhaltsstoffgruppen: Diterpene, vornehmlich aus oberirdischen Teilen isoliert, sind in der Gattung außerordentlich verbreitet. Sie leiten sich, mit wenigen Ausnahmen, vom Labdan- oder Clerodan-Diterpengrundgerüst ab, treten aber in vielen strukturellen Varianten mit nicht fixierter Stereochemie auf (Furo-, ent-, Neo- u. a. -Clerodane und -Labdane).[5-12] Sesquiterpene (Guaianolide, Cadinene, Eudesmolide u. a.) wurden für einige wenige Arten beschrieben;[13-16] Monoterpene, flüchtige Sesquiterpene und Phenylpropanderivate kommen in einigen Arten vor, die ätherisches Öl führen.[17-20] Polyacetylenverbindungen, insbesondere Matricariaester und -Lactone wurden aus den Wurzeln und oberirdischen Teilen von 5 Baccharis-Arten isoliert.[21,22]
Ferner methylierte, lipophile Flavonole,[23] Cumarine sowie prenylierte Benzofuranderivative, Chromene.[24,25]
Toxische, macrocyclische Trichothecene mit antileukämischer und antibiotischer Wirkung wurden aus den weiblichen Pflanzen von *B. coridifolia* DE CANDOLLE und den weiblichen und männlichen Pflanzen von *B. megapotamica* SPRENG. isoliert, zwei, in den brasilianischen Flachlandmarschen beheimateten Arten.[26-28] Sehr ähnliche Trichothecene (Verrucarine und Roridine) wurden aus dem in Wurzelsymbiose mit beiden Baccharis-Arten lebenden, saprophytischen Bodenpilz Myrothecium verrucaria isoliert und es wird angenommen, daß es sich dabei um einen ungewöhnlichen Fall von Allelopathie handelt, bei dem die höhere Pflanze das wirksame Toxin nicht selbst produziert, sondern lediglich aufnimmt und chemisch modifiziert.[29-32] Die auch als Baccharinoide bezeichneten Verbindungen kommen in großen Mengen vor, bis zu 0,03 % des Trockengewichts. Pflanzen die auf nichtbrasilianischem Boden angezogen wurden, enthalten jedoch keine Baccharinoide, was auf das Fehlen der Trichothecen-produzierenden Bodenpilze zurückgeführt wird.[32]

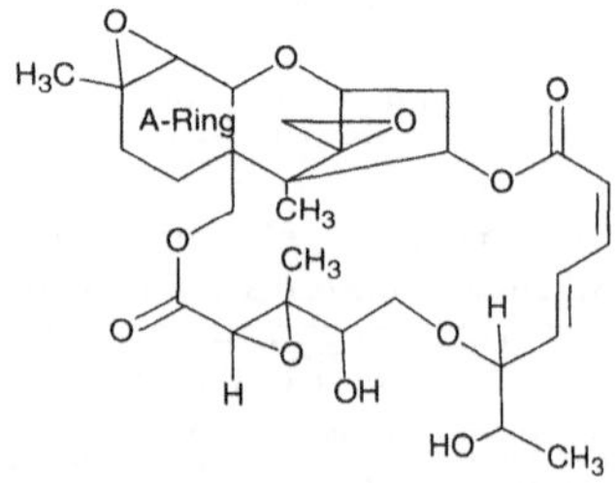

Baccharin

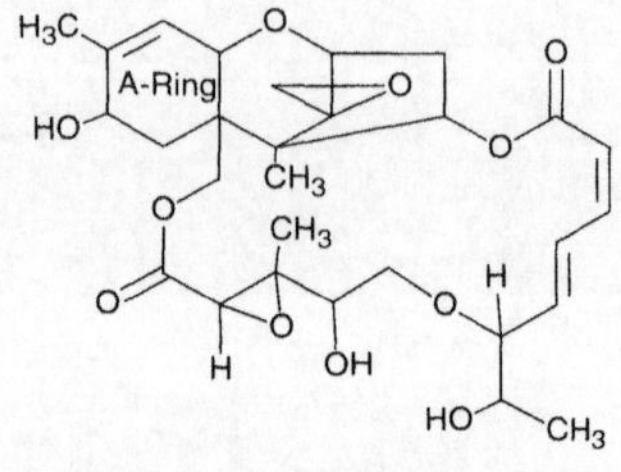

8β-Hydroxy-Baccharin

Drogenliefernde Arten: *Baccharis articulata*: Baccharis-articulata-Kraut.
Baccharis crispa: Baccharis-crispa-Kraut.
Baccharis genistelloides: Baccharis-genistelloides-Kraut.

Baccharis articulata (LAM.) PERSOON

Synonyme: *Conyza articulata* LAMARCK, *Molina articulata* (LAM.) LESSING[2], *Baccharis gaudichaudiana* DC.[33]

Sonstige Bezeichnungen: Span.: Carqueja, carqueja-do-morro, carquejilla, vassoura.[2,34]

Systematik: Die Art wird der Sektion Caulopterae DC. zugeordnet.[2,3]

Botanische Beschreibung: Strauch von 0,5 bis 1 m Höhe; Äste mit gegliederten Flügeln, die Glieder 1 bis 2 cm lang, mit abgerundeten Enden; Köpfchenblüten in endständigen Rispen mit geflügelten, gegliederten Stielen von 15 bis 20 cm Länge. Die seitlichen Äste des Blütenstandes ebenfalls um 20 cm Länge, die Äste 2. Ordnung 3 bis 5 cm lang. Flügel an den Enden der Verzweigungen 2. Ordnung deutlich schmäler als an den basalen Teilen. Köpfchenblüten mit glockenförmigem Involucrum, 2 bis 4 cm hoch, 2,5 bis 3 cm Durchmesser. Weibliche Blütenkrone bis 2 mm hoch und 0,1 mm Durchmesser; Achäne 1 bis 1,5 mm lang, 5rippig. Corolla der männlichen Blüten 3 bis 3,5 mm hoch, mit dreieckig gezähntem Rand; Griffel 4 mm lang, an der Spitze zu geöffneten Ästen geteilt. Blüten duftend.
Der Name articulata leitet sich von den eingekerbt geflügelten Stengeln und Ästen dieser Art ab, die dadurch wie gegliedert wirken.[2]

Inhaltsstoffe: S. Inhaltsstoffe der Droge.

Verbreitung: Von Südbrasilien über Uruguay und Paraguay bis Zentralargentinien,[2] bevorzugt an trockenen Standorten.[35]

Drogen: Baccharis-articulata-Kraut.

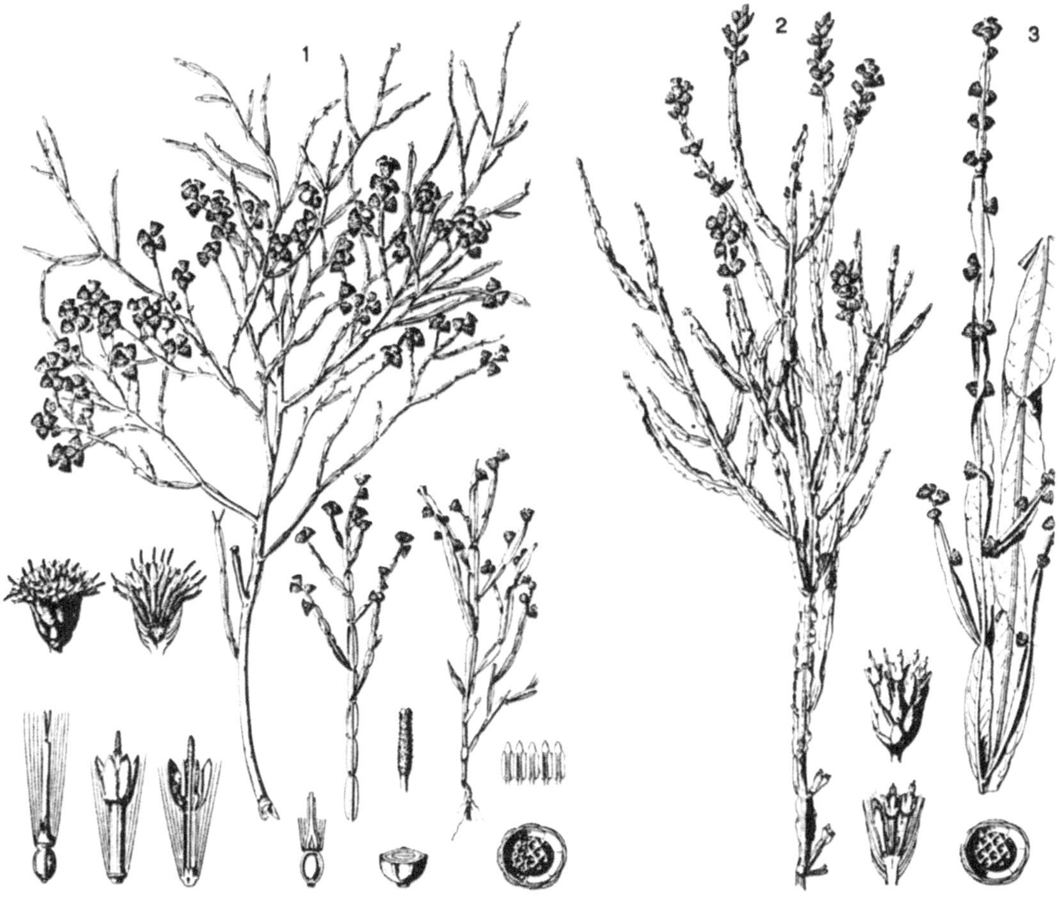

Baccharis articulata (1), *Baccharis crispa* (2), *Baccharis trimera* (3). Aus Lit.[61]

Baccharis-articulata-Kraut

Synonyme: Herba Baccharis articulatae.

Sonstige Bezeichnungen: Carqueja, Carquejilla.[34]

Monographiesammlungen: Carqueja, Baccharis *Arg 78*.

Definition der Droge: Das getrocknete Kraut.[34]

Stammpflanzen: *Baccharis articulata* (LAM.) PERS.[34]

Herkunft: Argentinien.

Gewinnung: Aus Wildbeständen.

Ganzdroge: Die Droge besteht aus den getrockneten, 2geflügelten Zweigstücken; Flügel bis 3 mm breit, drüsig-klebrig, mit winzigen Haarnestern, die aus mehrzelligen, einzellreihigen Geiselhaaren mit schlanker, verlängerter Endzelle und einzellreihigen Drüsenhaaren gebildet werden. Blätter reduziert auf kleine, schuppige Hochblätter von ca. 1,5 mm Länge, Infloreszenzen aus sitzenden Köpfchen, die in den Einschnürungen der Stengelflügel inseriert sind, mit glockenförmigem Involucrum von ca. 5 mm Länge und 4,5 mm Breite, von strohgelber Farbe.[34]

Schnittdroge: Aromatischer Geruch, sehr bitterer Geschmack.
Blattflügelbruchstücke mit wenigen Nerven; Epidermis gelblich-grün, mit leicht wächsernem Glanz und kleinen glänzenden Punkten.
Im Stengelquerschnitt kann man bei geringer Vergrößerung den mehr oder weniger kreisrunden Umriß mit 2 sehr stumpfen Kanten beobachten, zu denen auf jeder Seite die Stengelauswüchse der Flügel gehören.[34]

Mikroskopisches Bild: Über einer einschichtigen Epidermis aus prismatischen Zellen mit rechteckiger Basis und zarten, verkorkten Wänden eine stark verdickte, teilweise gewellte Kutikula; darunter unzusammenhängendes Kollenchym, alternierend mit Palisadenchlorenchym aus mehreren Zellagen. Eingeschlossen im Kollenchym schizogene Kanäle, die gegenüber von Gruppen aus 4 bis 8 extraxylären dickwandigen, sklerenchymatischen Fasern liegen. Phloem und Xylem bilden einen geschlossenen Ring, der von Holzfasern verstärkt wird; im Mark große polygonale Zellen oft mit Calciumoxalatpris-

men und -nadeln. Stengelauswüchse aus lockerem, 6- bis 8zelligem Palisadenchlorenchym, das von einer Endodermis durchzogen wird, die die Nerven miteinander verbindet; häufig Sekrethöhlen; der Randnerv am äußeren Ende des Flügels besteht aus kleinen Leitbündeln mit Sklerenchymfaserbündeln nicht größer als das Leitbündel und einem extraendodermalen Sekretgang.
Stomata der Epidermis vom anisocytischen Typ mit 3 Nebenzellen.[34]

Inhaltsstoffe: Ent-Clerodan-Diterpen-Lactone und -Furane: Articulin, Articulinacetat, Barticulidiol, Bacchotricuneatin A u.a. in Ausbeuten bis 0,3 % (aus dem getrockneten, blühenden Kraut).[35,36]
Flavonoide, u.a. Apigenin, Luteolin, Quercetin, Cirsimaritin u.m.[37,38]
Ätherisches Öl mit den Hauptbestandteilen, β-Guaien (23 %), γ-Elemen (24 %), *cis*-Caryophyllen (17 %), δ-Cadinen (9 %).[20]

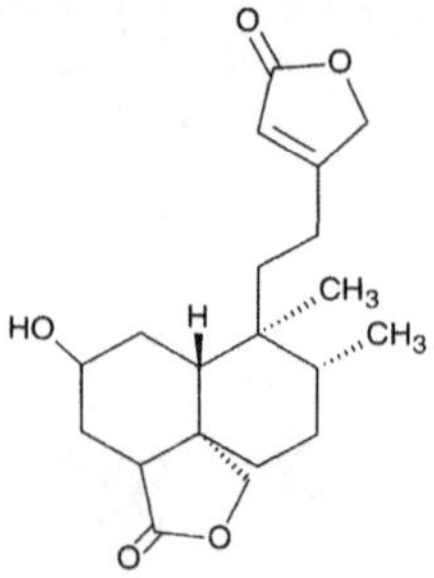

Articulin

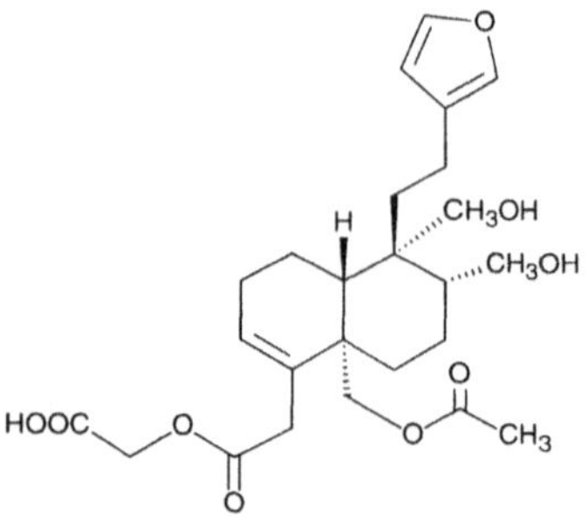

Barticulidiol-Diester

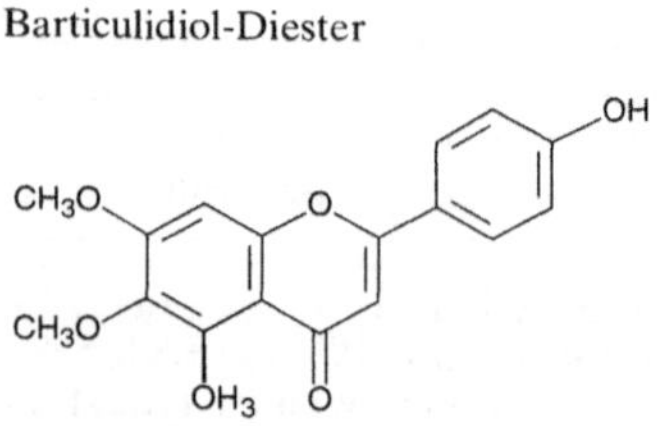

Cirsimaritin

Identität: Durch makroskopische und mikroskopische Prüfung.[34]

Reinheit: Fremde Beimengungen: Nicht mehr als 2 %.[34]

Volkstümliche Anwendung und andere Anwendungsgebiete: In Brasilien und Argentinien als Teeabkochung bei Magenverstimmung und Leberverstimmung ähnlich wie Wermut.[33,39]
In Argentinien werden mit 5 %igen Abkochungen schwärende Wunden ausgewaschen oder Umschläge gemacht.[40] Zudem Anwendung bei Rheuma, bei Impotenz und weiblicher Sterilität (Angaben zum Anwendungsmodus fehlen).[41] Letzteres könnte im Einklang mit einer frühen Studie liegen, wonach der Extrakt uterusstimulierende Wirkung aufweisen soll.[42,43]
Die Wirksamkeit bei den genannten Anwendungsgebieten ist allerdings nicht hinreichend belegt.

Baccharis crispa Sprengel

Synonyme: *Baccharis cylindrica* (Less.) DC.[39], *Baccharis genistelloides* var. *crispa* (Spreng.) Baker, *Molina crispa* (Spreng.) Baker.[2]

Sonstige Bezeichnungen: Span.: Carqueja.[34]
Anmerkung: Der häufig nicht näher differenzierte Sammelbegriff Carqueja wird in der Volksmedizin Südamerikas für diverse, oft nicht eindeutig systematisch definierte Baccharis-Arten gebraucht (u.a. auch für *B. microcephala*, *B. notosergilla*).[4,40] Er leitet sich wahrscheinlich von dem Mundartwort "queja" = Wehwehchen ab und deutet darauf hin, daß viele Baccharis-Arten als sogenannte "Allheilmittel" Verwendung finden.[44,45]

Systematik: Die Art wird der Sektion *Caulopterae* DC. zugeordnet.[2,3]

Botanische Beschreibung: Stauden von bis 1,5 m Höhe, mit dreifach geflügelten Ästen; Flügel 2 bis 10 mm breit, gewellt. Köpfchen sitzend, in kurzen Ähren angeordnet, die sich ihrerseits zu einer endständigen, rispigen Infloreszenz zusammensetzen. Involucrum der Köpfchen 5 bis 6 mm hoch und 2 bis 3 mm Durchmesser, 40 bis 50 Blüten pro Köpfchen. Krone der weiblichen Blüten etwa 4 mm lang und 0,1 bis 0,2 mm Durchmesser, kahl, von unten nach oben in eine zungenförmige Spitze auslaufend; Achäne 1 bis 1,5 mm lang, 10rippig; Pappus 3 bis 4 mm lang.[2]
S. Abb. bei *Baccharis articulata*.

Inhaltsstoffe: S. Inhaltsstoffe der Droge.

Verbreitung: Südbrasilien, Argentinien, Uruguay.[2]

Drogen: Baccharis-crispa-Kraut.

Baccharis-crispa-Kraut

Synonyme: Herba Baccharis crispae.

Sonstige Bezeichnungen: Carqueja.

Monographiesammlungen: Carqueja, Baccharis *Arg 78*.

Definition der Droge: Das getrocknete Kraut.[34]

Stammpflanzen: *Baccharis crispa* Spreng.[34]

Herkunft: Argentinien und Südbrasilien.[39]

Gewinnung: Aus Wildbeständen.

Ganzdroge: Droge besteht aus den getrockneten, dreiflügeligen Zweigen; Flügel meist gekräuselt, selten auch glatt, bis 6 mm breit, kahl oder auch mit Haarnestern auf den jüngeren Zweigen.[34]

Schnittdroge: Aromatischer Geruch, bitterer Geschmack.
Flügelbruchstücke mit wenig Nerven, hellgrüne Epidermis, glänzend. Stengelquerschnitt kreisförmig mit 3 Stengelauswüchsen (Flügel).[34]

Mikroskopisches Bild: Sehr ähnlich dem von *Baccharis articulata*, anatomische Unterschiede lediglich in den Stengelflügeln.[34] Stengelauswüchse aus 6- bis 8schichtigem lockerem Palisadenparenchym, das von einer Endodermis durchzogen wird, die die Nerven miteinander verbindet und um diese herum eine Scheide bildet. Die Nerven bestehen zu mehr als der Hälfte aus einem Paket sehr dickwandiger Fasern mit Sekrethöhlen zwischen Endodermis und Fasern, der Randnerv aus kleinem Leitbündel und sehr großem Sklerenchymfaserbündel, das den ganzen Rand des Flügels einnimmt, die Endodermis gegen die Epidermis drückt und ohne Sekretgefäße ist.
Stomata vom anisocytischen oder Cruciferen-Typus mit 3 Nebenzellen.[34]

Inhaltsstoffe: Furan-Clerodan-Diterpene, genauer definiert nur Bacrispin (ohne Mengenangabe).[46]
Reichlich Flavone, insbesondere Genkwanin (0,25 %), Apigenin (0,15 %) und Cirsimaritin (ohne Mengenangaben).[38,47]
Ätherisches Öl mit den Hauptbestandteilen β-Caryophyllen (30 %), β-Cubeben (20 %) α-Elemen und γ-Elemen (8 resp. 20 %).[20]

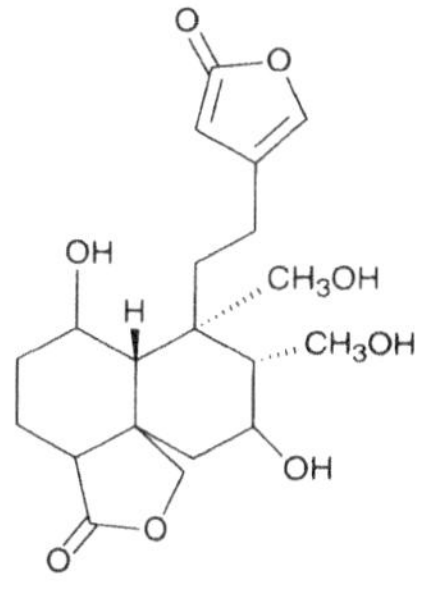

Bacrispin

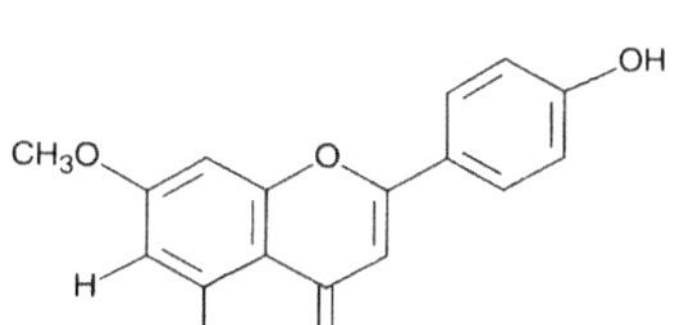

Genkwanin

Identität: Durch makro- und mikroskopische Prüfung.[34]

Reinheit: Nicht mehr als 2 % fremde Beimengungen.[34]

Wirkungen: Ethanolische und wäßrige Drogenextrakte und die daraus isolierten aktivsten Substanzen Genkwanin und Apigenin zeigen antimikrobielle Aktivität gegen die Stämme *Bacillus subtilis*, *Micrococcus luteus* und *Staphylococcus aureus*. Die minimale Hemmkonzentration beträgt im Disk-Test pro Scheibe 0,38 mg für Genkwanin und 0,75 mg für Apigenin.[47]

Volkstümliche Anwendung und andere Anwendungsgebiete: In Argentinien als verdauungsförderndes und galleanregendes Teegetränk bei Verdauungsbeschwerden.[41] Die Wirksamkeit erscheint aufgrund der bitter schmeckenden Diterpene plausibel.
In ländlichen Gegenden Argentiniens Abkochungen in Form von Bädern und Umschlägen zur Wundheilung bei infizierten Wunden.[47] Nähere Studien zur Wirksamkeit liegen nicht vor.

Baccharis trimera (LESS.) DC.

Synonyme: *Baccharis genistelloides* var. *trimera* (LESS.) BAKER[2], *Baccharis genistelloides* PERS. var. *trimera* BAK.[60], *Baccharis triptera* MARTIUS[40,48], *Caccalia decurrens* ARR., *Conyza genistelloides* LAM., *Molina reticulata* LESS., *Molina trimera* LESS.[33,49]

Sonstige Bezeichnungen: Span. und port.: Carqueja amarga.

Systematik: Die Art, die erst seit wenigen Jahren als eigene Species aufgefaßt wird, zählt ebenfalls zur Sektion Caulopterae DC. (Stammflügler).[2] Bis dahin galten die meisten 3geflügelten Arten, von denen allein in Brasilien 17 heute definierte Species bekannt sind,[2,45] als Varietäten von *Baccharis genistelloides*.[50] Unter diesem Namen ist die heutige *Baccharis trimera* als Heilpflanze im südamerikanischen Raum sicher geläufiger.

Botanische Beschreibung: Niedriger Strauch mit schlanken Sprossen, an der Basis stark verzweigt, anfangs niederliegend, dann parallel aufrecht; Zweige von der Basis an geflügelt. Planare Flügel in 3 Reihen, nur wenig geädert, in versetzte Abschnitte gegliedert, unbehaart, mit Harz überzogen, sonstige Blätter sehr klein oder fehlend. Köpfchenblüten zu 1 bis 6 in endständigen Ähren angeordnet. Männliche Köpfchen bis 4 mm lang, glockig zylindrig, mit ca. 4 Reihen von schmal-spitzen Hüllschuppen; wenig weiße, hermaphrodite Blüten, Corolla fünfzipfelig, sehr tief geteilt. Griffel in 2 lange stumpfe Äste geteilt; Haare des Pappus kräftig. Involucrum der weiblichen Blüten ebenfalls glockenförmig, unbehaart, klebrig, 4 bis 6 mm lang, mit 3 bis 5 Reihen von harten, spitzen Hüllblättern. Blütenboden eben, 2 bis 2,5 mm Durchmesser, mit Nektarien. Corollen ebenfalls weiß und tief gelappt, kleiner als der Griffel. Pappus einreihig, mit wei-

chen, zum Teil gekräuselten Haaren; zylindrische Achänen kahl und gefurcht.[49,60]
S. Abb. bei *Baccharis articulata.*

Inhaltsstoffe: S. Inhaltsstoffe der Droge.

Verbreitung: Über weite Teile Südamerikas, Verbreitungszentrum Brasilien;[2,45] auf trockenem, steinigen Boden, häufig an Wegrändern.[48]

Drogen: Baccharis-trimera-Kraut.

Baccharis-trimera-Kraut

Synonyme: Herba Baccharis genistelloides.

Sonstige Bezeichnungen: Span. und port.: Carqueja, Carqueja amarga, Carqueja del Brasil.[40]

Monographiesammlungen: Carqueja Armarga *Brasil 1.*

Definition der Droge: Das getrocknete blühende Kraut.[60]

Stammpflanzen: *Baccharis genistelloides* PERS. var. *trimera* BAKER,[60] (syn. *Baccharis trimera* (LESS.) DC.).

Herkunft: Brasilien.[51]

Gewinnung: Aus Wildbeständen.[51]

Ganzdroge: Getrocknete, besenartige gelb-grüne Zweige mit 3reihigen, in Abschnitten versetzten, harzig überzogenen, trockenharten, grünen Flügelauswüchsen, an den Zweigenden vielfach mit weißen Blütenköpfchen.
Fast geruchlos, stark bitter.[60]

Inhaltsstoffe: Verschiedene, nah verwandte Ent-Clerodan-Diterpen-Ester in sehr geringen Mengen (zwischen 0,0008 % und 0,01 %) und ein tetra-nor-Clerodan-Diterpen (0,004 %).[52–54]
Reichlich Flavonoide, u. a. Apigenin, Cirsimaritin, Eupatorin, Genkwanin, Hispidulin, Quercetin (Ausbeuten zwischen 0,001 und 0,09 %).[52,55,56]
Ätherisches Öl mit den Hauptkomponenten Carquejol (55 %), Carquejylacetat (10 bis 12 %), β-Pinen (15 %).[18]

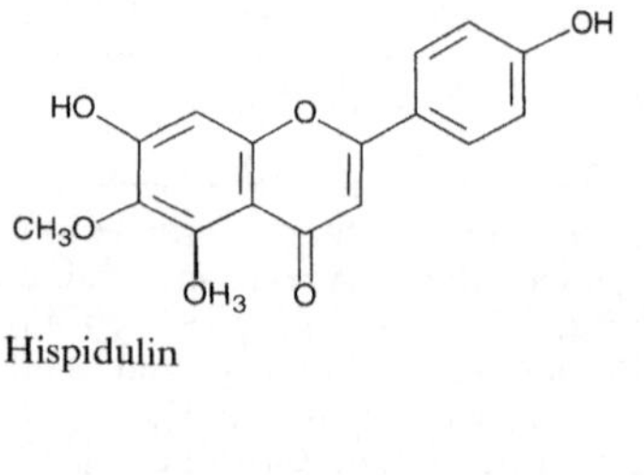

Hispidulin

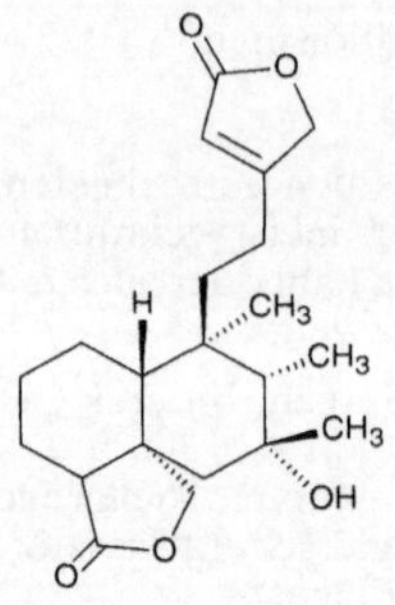

Clerodan-Diterpen aus *B. trimera*

Zubereitungen: Extracto fluido de carqueja amarga; Tinctura de carqueja amarga; Tinctura amarga.[60]

Wirkungen: Wäßrige Drogenextrakte zeigen *in vivo* und *in vitro blutzuckersenkende* Wirkung: An nüchternen, gesunden Probanden wurde 1,5 h nach Einnahme von 200 mL eines 4 %igen wäßrigen Baccharis-genistelloides-Extrakts eine Senkung des Glucosespiegels auf 14 % des Ausgangswertes im Blut nachgewiesen (Ausgangswert nicht angegeben).[57] Eine Bestätigung dieser Versuchsergebnisse steht noch aus.
Flavonhaltige Fraktionen eines Ethylacetatextrakts der Droge und daraus isoliertes Hispidulin zeigen *antihepatotoxische* Wirkung an mit Phalloidin behandelten Mäusen (3,4 mg/kg KG i. p.).[55] Die Injektion von 20 mg Extrakt/kg KG 1 h vor Verabreichung der Phalloidin-Dosis erhöht die Überlebensrate der Mäuse von 25 % auf 100 %. Eine intravenöse Gabe von 32 mg Hispidulin/kg KG erhöht die Überlebensrate der Mäuse auf 80 %.

Volkstümliche Anwendung und andere Anwendungsgebiete: In der Volksmedizin Brasiliens gilt die Droge als Tee getrunken als Allheilmittel: Anwendung bei Leberbeschwerden, Magenbeschwerden, Darmbeschwerden, bei Fieber, Grippe, Erkältungen, Unterleibsentzündungen und allgemeinen Schwächezuständen,[48,58] bei rheumatischen Beschwerden,[33,59] zur Potenzsteigerung, Herzstärkung- und Nervenstärkung, in Südbrasilien oft zusammen mit Matetee getrunken.[40]
Dort gilt die Droge auch als Schutzmittel gegen Infektion durch Schistosoma-Larven (Zerkariendermatitis) (keine Angaben zur Applikation).[52]
Die Anwendung bei Verdauungsbeschwerden ist aufgrund des Bittergeschmacks der Droge plausibel. Ansonsten ist die Wirksamkeit bei den genannten Anwendungsgebieten nicht belegt.

1. Grau J (1977) Astereae – Systematic Review. In: Heywood VH, Harborne JB, Turner BL (Hrsg.) The Biology and Chemistry of the Compositae. Academic Press, London New York San Francisco, S. 539–566
2. Barroso GM (1976) Compositae-Subtribo Baccharidinae Hoffmann. Estudo das especies occorentes no Brasil. Rodriguesia 40:3–273
3. Cuatrecasas J (1967) Revista de la Academia Colombia, Fisicas y Naturales 13 (49):5–102
4. Hellwig FH (1990) Mitt bot Staatssamml München 29:1–456

5. Jakupovic J, Schuster A, Ganzer U, Bohlmann F, Boldt PE (1990) Phytochemistry 29:2.217–2.222
6. Zdero C, Bohlmann F, Solomon JC, King RM, Robinson H (1989) Phytochemistry 28:531–542
7. Bohlmann F, Banerjee S, Jakupovic J, Grenz M, Misra LN, Schmeda-Hirschmann G, King RM, Robinson H (1985) Phytochemistry 24:511–515
8. Wagner H, Seitz R, Lotter H, Herz W (1978) J Org Chem 43:3.339–3.345
9. Faini F, Rivera P, Mahu M, Castillo M (1987) Phytochemistry 26:3.281–3.283
10. Zdero C, Bohlmann F, King RM, Robinson H (1986) Phytochemistry 25:2.841–2.855
11. Saad JR, Pestchanker MJ, Giordano OS (1987) Phytochemistry 26:3.033–3.035
12. Bohlmann F, Kramp W, Jakupovic J, Robinson H, King RM (1982) Phytochemistry 21:399–403
13. Miyakado M, Kato T, Ohno N, Mabry TJ (1976) Phytochemistry 15:846–847
14. Bohlmann F, Banerjee S, Jakupovic J, King RM, Robinson H (1984) Rev Latinoam Quim 15:71–73
15. Parodi FJ, Fischer NH (1988) Phytochemistry 27:2.987–2.988
16. Zdero C, Bohlmann F, Niemeyer HM (1991) Phytochemistry 30:1.597–1.601
17. Favre R (1975) Phytochemistry 12:1.515–1.517
18. Naves YR (1959) Bull Soc Chim France, S. 1.871–1.874
19. Bohlmann F, Zdero C (1969) Tetrahedron Lett, S. 2.469–2.470
20. Tonn CE, Gianello JC, Guidugli FH (1987) An Asoc Quim Argent 75:5–6
21. Rehder VLG, Leitao Filho HF, Marsaioli AJ (1990) J Nat Prod 53:692–695
22. Bohlmann F, Zdero C (1976) Chem Ber 109:1.450–1.452
23. Wollenweber E, Arriaga-Giner FJ, Rumbero A, Greenaway W (1989) Z Naturforsch C: Biosci 44:727–730
24. Dominguez XA, El Dahmi S, Rombold C (1986) J Nat Prod 49:143–144
25. Labbe C, Rovirosa J, Faini F, Mahu M, San-Martin A, Castillo M (1986) J Nat Prod 49:517–518
26. Kupchan SM, Jarvis BB, Daily RG, Bright W, Bryan RF, Shizuri Y (1976) J Am Chem Soc 98:7.092–7.093
27. Habermehl GG, Busan L, Spraul M (1985) Liebigs Ann Chem, S. 633–639
28. Jarvis BB, Mokhtari-Rejali N, Schenkel EP, Barros CS, Matzenbacher NI (1991) Phytochemistry 30:789–797
29. Jarvis BB, Comezoglu SN, Ammon HL, Breedlove CK, Bryan RF, Miller RW, Woode MK, Streelman DR, Sneden AT (1987) J Nat Prod 50:815–828
30. Jarvis BB, Midiwo JO, Bean GA, Aboul-Nasr MB, Barros CS (1988) J Nat Prod 51:736–744
31. Habermehl GG (1989) Pure Appl Chem 61:377–380
32. Hock B, Elstner E (1984) Pflanzentoxikologie, BI-Wissenschaftsverlag, Mannheim Wien Zürich, S. 221
33. Dragendorff G (1967) Die Heilpflanzen der verschiedenen Völker und Zeiten. W. Fritsch-Verlag, München, S. 664
34. Farmacopea Nacional Argentina (1978) Sexta Edicion, Ministerio de Bienestar Social, Buenos Aires, S. 213
35. Stapel G, Menßen HG, Snatzke G (1980) Planta Med 38:366–374
36. Gianello JC, Giordano OS (1982) Rev Latinoam Quim 13:76–78
37. Stapel G, Menßen HG (1977) Planta Med 32A:20
38. Gianello JC, Giordano OS (1984) Rev Latinoam Quim 15:84–86
39. Bandoni AL, Medina JE, Rondina RV, Coussio JD (1978) Planta Med 34:328–331
40. Manfred L (1958) Siete Mil Recetas Botanicas A Base de Mil Trescientas Plantas Medicinales, Kier, Buenos Aires, S. 169
41. Bandoni AL, Mendiondo ME, Rondina RV, Coussio JD (1972) Lloydia 35:69–80
42. Obliglic JR (1934) Rev Asoc Med Argent 48:626–629
43. Farnsworth NR, Bingel AS, Cordell GA, Crane FA, Fong HHS (1975) J Pharm Sci 64:535–598
44. Mündliche Mitteilung, Dr. F. Hellwig, Göttingen
45. Hellwig F (1992), in Vorbereitung
46. Tonn CE, Gianello JC, Giordano OS (1979) An Asoc Quim Argent 67:1–8
47. Palacios P, Gutkind G, Rondina RV, de Torres R, Coussio JD (1983) Planta Med 49:128
48. Cruz GL (1962) Dictionario das Plantas Uteis do Brasil, Civilicao brasileira, Sao Paolo, S. 177
49. Reiche C (1905) Flora de Chile, Bd. IV, Imprenta Cervantes, Santiago de Chile, S. 15–16
50. Baker JG (1842). In: Martius: Flora Brasiliensis, Bd. IV (3), S. 40
51. Mündliche Mitteilung der Fa. Müggenberg, 2081 Alveslohe, vom 27.11.1991
52. Herz W, Pilotti AM, Soderholm AC, Shuhama IK, Vichnewski W (1977) J Org Chem 42:3.913–3.917
53. Bohlmann F, Knauf W, King RM, Robinson H (1979) Phytochemistry 18:1.011–1.014
54. Kuroyanagi M, Fujita K, Kazoaka M, Matsumoto S, Ueno A, Fukushima S, Katsuoka M (1985) Chem Pharm Bull 33:5.075–5.078
55. Soicke H, Leng-Peschlow E (1987) Planta Med 53:37–39
56. Daily A, Wagner H, Seligmann O (1984) Fitoterapia 55:236–238
57. Xavier AA, Peckolt OL, Canali J (1967) CR Soc Biol Paris 161:942–944
58. Correira P (1969). In: Dictionario das Plantas uteis do Brasil e das Exoticas Cultivadas, Min. da Agricultura IBDF, Rio de Janeiro, S. 72–75
59. Balbach AA (1963) Flora Nacional Na Medicina Domestica, Bd. 1, Edicoes a Edificacao do Lar, Sao Paolo, S. 276
60. Pharmacopeia dos Estados Unidos do Brasil, 1926
61. Martius KFPh (1852–1863) Flora Brasiliensis, Bd. IV, Nachdruck bei Fleischer, Leipzig, S. 222

RS/PP

Ballota

HN: 2006800

Familie: Lamiaceae.

Unterfamilie: Stachyoideae.

Tribus: Stachyeae.

Subtribus: Lamiinae.

Gattungsgliederung: Ursprünglich reichten die Angaben zur Artenzahl der Gattung Ballota L. von 18 bis 25, die in drei Sektionen angeordnet wurden.[40] In neueren Untersuchungen werden 33 Arten in zehn Sektionen unterschieden. Die drogenliefernde Art *Ballota nigra* L. zählt neben zwei weiteren Arten zur Sektion Ballota.[1,2,3]

Gattungsmerkmale: Ausdauernde Kräuter, Halbsträucher oder Kleinsträucher mit gekerbt-gezähnten, oberseits runzeligen Laubblättern; Blüten in meist 5- bis 20blütigen, aber ziemlich lockeren, blattachselständigen, oft an den Zweigspitzen gedrängten, kurz, aber deutlich gestielten Halbquirlen mit meist pfriemlichen oder lanzettlichen, seltener dornigen Vorblättern; Kelch mehr oder minder trichterförmig, zehn- oder mehrnervig, mit 5 bis 20 Zähnen oder welligem Saum; Blütenkrone meist rosa oder purpurn, seltener weiß mit mehr oder minder eingeschlossener Röhre, mit einem Ring von Haaren im Innern der Röhre; aufrechte, eilängliche, wenig gewölbte bis konkave, außen stark behaarte Oberlippe, dreispaltige, ausgebreitete Unterlippe; vier Staubblätter, die vorderen länger als die hinteren, Antheren aus dem Korolltubus herausragend; Diskus gleich, unregelmäßig eckig oder vorne zum Nektarium auswuchernd; Griffel zweispaltig; eilängliche, abgerundete, glatte, kahle Nüßchen.[1,2,40]

Verbreitung: Das natürliche Verbreitungszentrum, abgesehen von *B. africana* (L.) BENTH., umfaßt das Mittelmeergebiet, Nahen und Mittleren Osten südwärts bis Nordafrika. Durch *Ballota nigra* L. s.l. reicht das Areal auch über weite Gebiete West-, Mittel- und Nordeuropas.[1] *B. africana* (L.) BENTH. ist in Südafrika endemisch.[1,4]

Inhaltsstoffgruppen: Bisher wurden Diterpene in sieben Arten gefunden.[5–16] Alle in der Gattung Ballota L. gefundenen Diterpene weisen ein Labdan-Skelett auf und tragen an C-7 eine Sauerstoffunktion, wodurch sie sich von Diterpenen der Gattung Marrubium L. unterscheiden.
Flavone und Flavon-*C*-glykoside sowie Flavon-*O*-monoglykoside und Flavon-*O*-diglykoside wurden in vier Arten beschrieben.[6,17–21] Bei den Glykosiden handelt es sich vor allem um Apigenin- und Luteolinderivate. Da 6-Hydroxyflavone und 6-Methoxyflavone vorkommen, ist eine Differenzierung von der verwandten Gattung Phlomis L. möglich.[18]
Ätherisches Öl wird bei den Arten *B. nigra* L. und *B. africana* (L.) BENTH. beschrieben, Gerbstoffe nur bei einer Art.[22,23,24]

Drogenliefernde Arten: *B. nigra* L.: Ballotae nigrae herba, Ballota foetida hom. *PFX*.
Ballotae lanatae herba → Leonurus lanata SPRENG.

Ballota nigra L.

Synonyme: *B. nigra* L.: *B. alba* L., *B. foetida* LAM., *B. ballota* LUTZ, *Marrubium nigrum* CRANTZ.[40]
B. nigra L. ssp. *nigra*: *B. ruderalis* SWARTZ: *B. nigra* ssp. *ruderalis* (SWARTZ) BRIQ., *B. vulgaris* HOFFM. et LINK, *B. aristata* RCHB.[40]
B. nigra ssp. *foetida* HAYEK: *B. nigra* ssp. *foetida* (LAM.) ASCHERS. et GRAEBNER, *B. sepium* PAUL. ET AP. PERS., *B. silvestris* HOFFM. et LINK, *B. borealis* SCHWEIGG.[40]

Sonstige Bezeichnungen: Dt.: Anderbrume, Gottvergeß, Schwarznessel, Schwarzer Andorn, Stinkandorn; engl.: black hemp-nettle, black horehound, stinking horehound; frz.: ballote, ballote fétide, marrube noir, marrubin noir, marrube puant, ortie morte; it.: marobbio bastardo, marobbio fetido, marrobio nero, marrobiastro, cimiciotto; span.: balota, marrubio hediondo, marrubio negro, marrubio bastardo; port.: maroio negro.[25,26,40]

Systematik: *B. nigra* L. ist eine polymorphe und weitverbreitete Art. Man unterscheidet sieben zumeist geographisch getrennte Unterarten, die z. T. noch in Varietäten zerfallen.[1,40] Drogenlieferanten sind v. a. *B. nigra* L. ssp. *nigra* und *B. nigra* L. ssp. *foetida* HAYEK.

Botanische Beschreibung: Mehrjährige Staude mit kurzem, kriechendem Wurzelstock und aufrechten, meist ästigen, 30 bis 80 cm, seltener bis zu 130 cm hohen kräftigen Stengeln; Sprosse in der Regel locker, weich behaart, seltener fast zottig oder fast kahl, trübgrün, besonders im Herbst oft braunviolett angelaufen, unangenehm riechend, mittlere Stengelinternodien 5 bis 12 cm lang. Laubblätter mit 0,5 bis 1 cm langem Stiel, Blätter im unteren Stengelbereich größer, eiförmige bis fast kreisrunde, etwa 2 cm lange und 1,5 bis 3,5 cm breite Spreite, oft auch größer, am Grund schwach herzförmig, gestutzt oder keilförmig, ringsum fein gekerbt bis grob und oft unregelmäßig gesägt, durch die auf der Unterseite stark vortretenden Nerven runzelig, meist beiderseits behaart, oberseits oft verkahlend und etwas glänzend; Blüten kurz, aber deutlich gestielt, 1 bis 1,5 cm lang, in meist vier- bis zehnblütigen, ziemlich lockeren, oft kurz gestielten Trugdolden in den Achseln gewöhnlicher Stengelblätter, Vorblätter pfriemlich, weich, halb so lang bis so lang wie die Kelche. Kelch röhrig-trichterförmig, flaumig bis seidig zottig behaart, mit zehn kräftig hervortretenden Nerven mit fünf begrannten Zähnen, letztere meist 1/3 bis 3/4 so lang wie die Röhre. Krone rötlich-lila, selten weiß, mit aus dem Kelchschlund vortretender, gerader, am Grund mit einem Haarring versehener Röhre, mit elliptischer, wenig gewölbter, außen angedrückt weiß behaarter Oberlippe und ebenso langer, herabgeschlagener, weißlich gezeichneter Unterlippe mit verkehrt-eiförmigem, oft ausgerandetem oder schwach gezähneltem Mittellappen; Staubblätter nur am Grund schwach behaart, mit kleinen, stark spreizenden Pollensäcken; Nüßchen eiförmig, 2 mm lang, ziemlich glatt.[3,40]
B. nigra L. ssp. *foetida* HAYEK ist gekennzeichnet durch eine 7 bis 10 mm lange Kelchröhre und 1 bis 2 mm lange, sehr breit dreieckige, dann plötzlich in eine aufgesetzte Stachelspitze übergehende Kelchzähne, *B. nigra* ssp. *nigra* durch 2 bis 4 mm lange, schmal dreieckige, allmählich grannig zugespitzte Kelchzähne und eine 5 bis 7 mm lange Kelchröhre.[1,27,28,41]

Verwechslungen: Die Unterscheidung von *B. nigra* L. und der nah verwandten Art *Lamium maculatum* im vegetativen Stadium ist trotz sehr ähnlicher Blattform möglich.[29] *B. nigra* wird häufiger anstatt Herba Galeopsidis (*Galeopsis tetrahit* L.) gesammelt.[22]

Inhaltsstoffe: In den unterirdischen Organen fand man Saccharose, Raffinose, Stachyose und Verbascose.[30]

Verbreitung: Die Art kommt in weiten Gebieten West-, Mittel- und Nordeuropas als Unkrautbestände an Wegen, Schuttplätzen und Mauern vor. Nach Nordamerika wurde sie eingeschleppt.[1,40]

Drogen: Ballotae nigrae herba, Ballota foetida hom. *PFX*.

Ballotae nigrae herba

Synonyme: Ballotae herba, Marrubii nigri herba.

Sonstige Bezeichnungen: Frz.: Ballote noire, ballote fétide, marrube noir.; engl.: Black horehound, ballota; pol.: Ziela mierznicy czarnej.

Monographiesammlungen: Ballote *PFIX*, Ballota *BHP83*.

Definition der Droge: Das zur Blütezeit geerntete Kraut *PFIX;* die getrockneten zur Blütezeit geernteten oberirdischen Pflanzenteile *BHP83*.

Stammpflanzen: Die Monographien nennen als Stammpflanze *B. nigra* L. oder das Synonym *B. foetida* LAM.

Herkunft: Sammlung aus Wildbeständen oder aus Kultur im südlichen Mittel- und Osteuropa.

Gewinnung: In den Kulturen erfolgt die Vermehrung durch Aussaat oder Stecklinge Ende des Winters; Ernte Juli/August; bei der Trocknung sollen keine besonderen Bedingungen wichtig sein.[26]

Ganzdroge: Vierkantiger, ästiger Stengel; gegenständig angeordnete, lang gestielte, graugrüne Blätter, 2 bis 5 cm lang, 2 bis 4 cm breit, ovale Form mit unregelmäßig gekerbtem Rand, auf der weißlich behaarten Blattunterseite stark hervorspringende Nerven; purpurfarbene Blüten in den Blattachseln *PFIX*.

Schnittdroge: *Geruch.* Widerlich, ekelerregend in frischem Zustand *PFIX*.
Geschmack. Unangenehm *PFIX*.
Makroskopisch. Zahlreiche, gefaltete Blattstückchen, grün, behaart, viele längliche Kelche mit fünf Zähnchen, grünrosa; Nüßchen schwarzbraun, bis 2 mm lang; viele Stengelstücke, vierkantig, z. T. hohl oder markhaltig, grünbraun *BHP83*.
Mikroskopisch. Deckhaare des Blattes, bis 1 mm lang, zwei- oder dreizellig, leicht gebogen, fein warzig punktiert, Lamiaceendrüsenschuppen und Drüsenhaare mit ein- bis zweizelligem Kopf auf einzelligem Stiel, Blattepidermis mit leicht gebogenen Zellwänden, diacytische Stomata, dicht gepackt auf der Blattunterseite, Deckhaare des Kelches ähnlich denen des Blattes, bis 650 µm lang, Drüsenhaare des Kelches mit dreizelligem Stiel, dünnwandig, kollabiert und mit birnenförmigem, vielzelligem Kopf, Calciumoxalat fehlt, die Blattstückchen sollen viele Zwillingskristalle, über deren Zusammensetzung keine Angabe erfolgt, enthalten *BHP83*.
Eine ausführliche Beschreibung der mikroskopischen Merkmale und Abbildungen sind bei[22] zu finden.

Verfälschungen/Verwechslungen: Die Droge kann mit Folia Melissae verwechselt werden. Es wird über eine Verfälschung von Folia Melissae mit Ballotae nigrae ssp. nigrae herba berichtet.[31] Verfälschungen/Verwechslungen mit Bastarden von *Marrubium vulgare* L. kamen vor kurzem im Handel vor.

Inhaltsstoffe: *Diterpene*: In *B. nigra* L. bzw. *B. nigra* ssp. *foetida* wurden neben Marrubiin[32] und 7-Acetoxymarrubiin[11] die marrubiinähnlichen Bitterstoffe Ballotinon,[10] Ballotenol[13] und Ballonigrin[16] gefunden. Sie unterscheiden sich von Marrubiin durch ihren Oxidationsgrad.

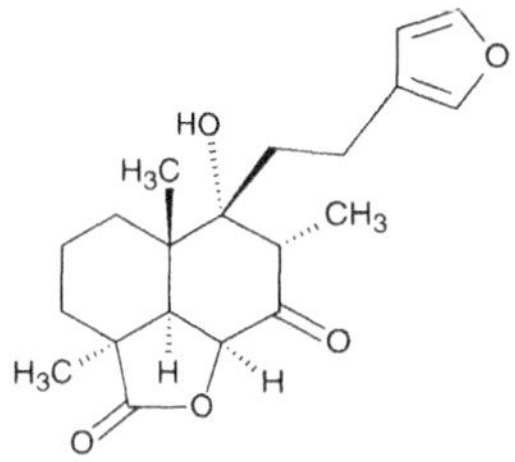

Ballotinon

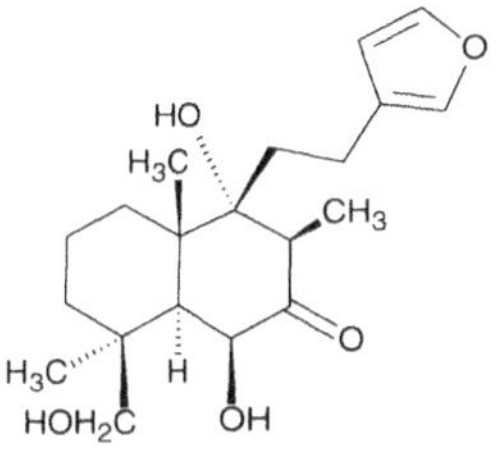

Ballotenol

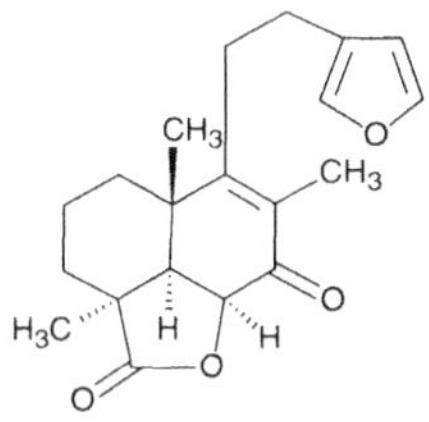

Ballonigrin

Flavonoide: Die Blätter von *B. nigra* L. ssp. *foetida* enthalten 7-*O*-Glucosyl-Apigenin und 6,8-Di-*C*-Glucosyl-Apigenin (= Vicenin 2).[17] In den Blüten kommen 0,02 % Luteolinmonoside, 0,03 % Chrysoeriolmonoside, 0,28 % Apigeninmonoside und 0,33 % Acacetinmonoside, 0,07 % Apigeninbioside und 0,12 % Acacetinbioside neben 0,33 % Scutellareinderivaten vor. Der Flavonoidgehalt in den Blättern ist niedriger.[20]
Ätherisches Öl: Nach neueren Untersuchungen enthält *B. nigra* 0,01 % unangenehm riechendes äth. Öl.[22]
Phenolische Inhaltsstoffe: Neben 0,2 % Kaffeesäure, 0,15 % Ferulasäure und 3,85 % Chlorogensäure wurde Salicylsäure dc nachgewiesen.[20,22] Der Gehalt an Phenolcarbonsäuren ist zur Blütezeit am höchsten. Der Gerbstoffgehalt wird für das Kraut in Abhängigkeit von der Bestimmungsmethode mit 9,36 bis 12,29 % angegeben; welcher Gerbstofftyp vorliegt, ist bislang nicht beschrieben.[24] Russ. Autoren konnten Hydroxyzimtsäuren isolieren.[33]
Weitere Inhaltsstoffe: Aus dem Acetonextrakt wurde ein Phytosterol erhalten, im Infus ein neutrales Saponin, das Betain Stachydrin und Cholin gefunden.[34] Ebenso soll ein saures Saponin vorkommen. Die Strukturen wurden bislang nicht weiter untersucht.[26,35]

Im Gegensatz zu *Galeopsis tetrahit* L. enthält *B. nigra* L. keine Iridoide im Kraut.[22]
Der Gehalt an Kaliumnitrat soll relativ hoch sein.[34]

Zubereitungen: Fluidextrakt 1:1 in 25% Ethanol; Tinktur 1:10 mit 45% Ethanol *BHP83;* Alkoholatur aus der Frischpflanze mit 90% Alkohol.[25,26]

Identität: Nach *PFIX* wird ein wäßrig-alkoholisches Mazerat per DC untersucht.
- Stationäre Phase: Kieselgel G
- Referenzsubstanz Betainhydrochlorid
- Fließmittel I: Butanol-Eisessig-Wasser (40+10+50) (*V/V*)
- Fließmittel II: Chloroform-Aceton (50+50) (*V/V*).
- Auswertung: Auf der Höhe der Referenzsubstanz Betain soll im Chromatogramm der Untersuchungslsg. eine orangefarbene Zone im FM I und nach Detektion mit Jodobismutat vorhanden sein. Mit FM II und nach Detektion mit 10%iger Schwefelsäure müssen mehrere schwarze Zonen im Rf-Bereich zwischen 0,7 und 0,9 erscheinen.

In der *BHP83* wird das Vorkommen von Flavonoiden gefordert, jedoch durch keine Untersuchung überprüft. Eine DC-Untersuchung auf Flavonoide und andere phenolische Inhaltsstoffe wäre demnach sinnvoll.

Reinheit: Stengelanteil höchstens 5% mit einem Durchmesser von mehr als 2mm *PFIX*.
Flavonoide müssen vorhanden sein *BHP83*.

Gehaltsbestimmung: *Gerbstoffe.* Mit der Hautpulvermethode wurden 11,61% Gerbstoffe gefunden, mit der Methode nach Schulte-Peyer 12,29%.[24]

Wirkungen: Ältere Literatur beschreibt, daß i.v. Injektion eines Infus beim Hund (2,5g Infus/kg KG) arteriellen Blutdruckabfall, Bradykardie und einen negativen inotropen Effekt bewirken soll.[34] Bei i.v. Gabe eines Dekokts der frischen Pflanze, entspr. 5g getrockneter Droge, zeigt sich beim Hund eine Verdreifachung des Gallensekret-Volumens in 30min.[36]

Volkstümliche Anwendung und andere Anwendungsgebiete: *Innerlich* als Sedativum bei Hysterie und Hypochondrie, als Spasmolyticum bei krampfartigen Magenbeschwerden und bei Keuchhusten, zur Steigerung des Gallenflusses, *äußerlich* gegen Gicht.
Nervöse Magenbeschwerden, Übelkeit, Erbrechen *BHP83*.
Traditionell in Frankreich zur symptomatischen Behandlung nervöser Beschwerden von Erwachsenen und Kindern, besonders bei leichten Schlafstörungen, zur symptomatischen Behandlung des Hustens.[26,37,38]
Nach[37] ist die Alkoholatur die wirksamste und am wenigsten durch ihren widerlichen Geruch ekelerregende Zubereitung. Sie wird bei klimakterischen Beschwerden in Kombination mit Passionsblumenkrauttinktur und als Spasmolyticum bei Magenbeschwerden und Keuchhusten empfohlen.[37]
Ferner werden Klistiere gegen Ascariden und Suppositorien auf Basis des eingedickten Frischpflanzensaftes gegen Oxyuren angewendet.[39]

Die Wirksamkeit der Droge ist gegenwärtig noch nicht ausreichend belegt.

Dosierung und Art der Anwendung: Einzeldosis der Droge: 2bis4g als Infus *BHP83*; Fluidextrakt 1bis3ml; Tinktur 1bis2ml *BHP83*.

Ballota foetida hom. *PFX*

Synonyme: Ballota.

Monographiesammlungen: Ballota foetida pour préparations homéopathiques.

Definition der Droge: Frische oberirdische Teile blühender Pflanzen.

Stammpflanzen: *Ballota nigra* L. ssp. *foetida* HAYEK.

Zubereitungen: Urtinktur mit 65% (*V/V*) Alkohol nach der Vorschrift zur Herstellung von Urtinkturen in der Monographie Préparations Homéopathiques.
Eigenschaften: Flüssigkeit mit grünlicher Farbe, leicht aromatischem Geruch und bitterem Geschmack.

Identität: Nach Verdünnen der Urtinktur mit Wasser und kräftigem Schütteln bildet sich ein üppiger Schaum; nach Zusatz einiger Kristalle Ninhydrin und Erhitzen zum Sieden färbt sich die Lsg. blauviolett.
Dünnschichtchromatographie nach *PFX*:
Stationäre Phase: Kieselgel G
- Untersuchungslsg.: Urtinktur
- Mobile Phase: Butanol-Eisessig-Wasser (40+10+10) (*V/V*)
- Detektion: 1. UV365, Antimontrichlorid-Rg. UV365, 2. Anisaldehyd-Rg. VIS.
- Auswertung: Das Chromatogramm zeigt im UV365 im allgemeinen eine blaue Zone bei Rf0,2, es folgen mehrere blaue Zonen zwischen Rf0,4 und 0,65, zwei bis drei rote (rouge claire) Zonen zwischen Rf0,7 und 0,9 und eine breite Zone mit Rf0,95. Nach Detektion mit Antimontrichlorid-Lsg. wird unter UV365 ausgewertet: Es liegen bei Rf0,15 zwei mehr oder weniger deutlich voneinander getrennte bläuliche Zonen, eine rosa Zone bei Rf0,3, eine blaugrüne Zone bei Rf0,35, vier bis sechs rosa Zonen zwischen Rf0,55 bis 0,8, eine blaugrüne Zone bei Rf0,9 und eine ockerfarbene Zone an der Fließmittelfront.
  Nach Besprühen eines 2. Chromatogramms mit Anisaldehyd-Rg. erscheinen im Tageslicht folgende Zonen: Eine braungrüne Zone bei Rf0,3; eine gelbe Bande mit Rf0,45 und mehrere aufeinanderfolgende violette Zonen zwischen Rf0,55 und der Fließmittelfront.

Reinheit: Ethanolgehalt *(PhEur)*: 60 bis 70% (*V/V*) *PFX*; Trockenrückstand *(PFX)*: Mindestens 1%.

1. Patzak A (1958) Ann Nat Mus Wien 62:57–86
2. Patzak A (1959) Ann Nat Mus Wien 63:33–81
3. Patzak A (1961) Ann Nat Mus Wien 64:42–56

4. Schreiber A (1984) Die Gattung Ballota (Lamiaceae) neu für die Flora von Südwestafrika. In: Merxmüller H (Hrsg) Mitteilungen der Botanischen Staatssammlung München 17, S.253–257
5. Bruno M, Savona G, Pascual C, Rodríguez B (1986) Phytochemistry 25:538–539
6. Savona G, Bruno M, Piozzi F, Barbagallo C (1982) Phytochemistry 21:2.132–2.133
7. López de Lerma J, García-Blanco S, Rodríguez JG (1980) Tetrahedron Lett 21:1.273–1.274
8. Savona G, Piozzi F, Hanson JR (1978) Phytochemistry 17:2.132–2.133
9. Rodríguez B, Savona G, Piozzi F (1979) J Org Chem 44:2.219–2.221
10. Savona G, Piozzi F, Hanson JR, Siverns M (1976) J Chem Soc Perkin Trans 1:1.607–1.609
11. Savona G, Piozzi F, Hanson JR, Siverns M (1977) J Chem Soc Perkin Trans 1:322–324
12. Savona G, Piozzi F, Hanson JR, Siverns M (1978) J Chem Soc Perkin Trans 1:1.271–1.272
13. Savona G, Piozzi F, Hanson JR, Siverns M (1977) J Chem Soc Perkin Trans 1:497–499
14. Savona G, Piozzi F, Marino M (1977) Heterocycles 7:161–164
15. Savona G, Piozzi F, Rodríguez B (1978) Heterocycles 9:257–261
16. Savona G, Piozzi F, Hanson M, Siverns M (1976) La chimica e l'industria 58:378
17. Darbour N, Baltassat F, Raynaud J (1986) Pharmazie 41:605–606
18. Ferreres F, Tomas-Barberan FA, Tomas-Lorente F (1986) J Nat Prod 49:554–555
19. Mericli AH, Mericli F, Tuzlaci E (1988) Acta Pharm Turc 30:143–144
20. Zhukov IM, Belikov VV (1989) Farm Zh Kiew 5:55–58, zit. nach CA 112(3):18874d
21. Zinchenko TV, Katina ZF (1965) Farmatsevt Zh Kiew 20(2): 53–59, zit. nach CA 64: 8639g
22. Strzelecka I, Dobrowolska B, Twardowska K (1975) Herba Pol 21:3–16
23. Githens TS (1949) Univ Pa Afr Hdbk 6 zit. nach Watt JM, Breyer Brandwijk MG (1962) The Medicinal and Poisonous Plants of Southern and Eastern Africa, E & S Livingston Ltd., Edingburgh London
24. Vollmer H (1934) Arch Exptl Path Pharmakol 176:207–216
25. Font Quer P (1962) Plantes Medicinales, El Dioscórides renovado, Editorial Labor, S. A., Barcelona Madrid Buenos Aires Rio de Janeiro México Montevideo
26. Garnier G, Bézanger-Beauquesne L, Debraux G (1961) Ressources Médicinales de la Flore Française, Bd. 2, Vigot Frères Editeurs, Paris
27. Rauh W, Senghas K (1976) Schmeil-Fitschen Flora von Deutschland, 86. Aufl., Quelle & Meyer, Heidelberg
28. Davis PH, Doroszenko A (1982) in Davis PH, Edmondson JR, Mill RR, Tan K (Edts.) Flora of Turkey, University Press, Edingburgh, S.156–165
29. Kairies A (1977) Kieler Not Pflanzenkunde, S.22–24
30. Piault L (1910) Thésis Pharm Doct Univ Paris
31. Berger F (1964) Sci Pharm 1:6–15
32. Balansard (1934) Compt Rend Soc Biol 117:1.014
33. Gella EV, Zhukov IM, Grimova TA, Litvinenko VI, Pichugin VV (1985) Appl 3614968, zit. nach CA 104 (6):39709d
34. Balansard J (1933) Compt Rend Soc Biol 115:1.295–1.297
35. Balansard J (1936) Bull Sci Pharmacol. 43:148–152
36. Chabrol E, Chabronnat R, Maxim M, Busson A (1932) Compt Rend Soc Biol 109:275–276
37. Leclerc H (1919) Bull Soc Thérapeut 4ᵉ 24:192–196
38. Thromm S (1987) Pharm Ind 49:1.264–1.274
39. Cazin FJ (1886) Traité pratique et raisonné des plantes médicinales indigènes et aclimatées. 5ᵉ édition revue, corrigée et augmentée par H. Cazin, Asselin & Hauzeau, Paris
40. Heg
41. FEu

NC

Banisteriopsis

HN: 2010900

Familie: Malpighiaceae.

Tribus: Banisteriae NDZ.[1,2]

Gattungsgliederung: Die systematische Klassierung der Gattung Banisteriopsis C.B. ROBINSON et SMALL[3] ist aufgrund der großen Variabilität vieler Arten und der zahlreichen Synonyme sehr schwierig und umstritten.[2] Die zur Zeit gültige taxonomische Einordnung[1] basiert auf 92 Arten, wovon aber nur die Art *Banisteriopsis caapi* (SPRUCE ex GRISEB.) MORTON von ethnopharmakologischem Interesse ist.[2–5,44] Andere im Zusammenhang mit der Herstellung des traditionellen psychotropen "Ayahuasca"-Getränkes (s. Volkstümliche Anwendung) genannte Arten sind: *Banisteriopsis inebrians* MORTON und *Banisteriopsis quitensis* (NDZ.) MORTON (nach neuester botanischer Nomenklatur sind beide Arten identisch mit *Banisteriopsis caapi*)[2] sowie *Banisteriopsis longialata* (NDZ.) GATES (Syn.: *Banisteriopsis rusbyana* (NDZ.) MORTON). Die Gattung Banisteriopsis umfaßt die drei Untergattungen Banisteriopsis, Hemiramma (mit u.a. *Banisteriopsis caapi*) und Pleiopterys.

Gattungsmerkmale: Habitus: (Kleine) Büsche, Bäume und vor allem lianenartige Kletter- und Schlingpflanzen. Morphologische Merkmale: T- und Y-förmige "Malpighiaceen-Haare"; verholzte, oft behaarte Stengel; einfache, entgegengesetzte oder kreuzgegenständige Blätter; bilateral-symmetrische Blüten mit fünf Kelchblättern und fünf weißen, gelben oder rosaroten Kronblättern, Farbe mit dem Alter wechselnd; Blütenstiel reduziert oder fehlend; Blüten mit zehn fertilen Staubblättern und drei Griffeln mit terminalen Narben; Spaltfrucht mit drei Teilfrüchten, jede mit einem breiten, am oberen Ende verdickten, dorsalen Flügel.[2,6] Die Gattung Banisteriopsis ist nahe verwandt mit der Gattung Diplopterys ADR. JUSSIEU, welche ebenfalls vorwiegend Kletterpflanzen umfaßt. Vor allem im Blütenstadium ist die Differenzierung schwierig.[2]

Verbreitung: Banisteriopsis-Arten kommen hauptsächlich im tropischen Brasilien (Region Planalto, Zentralbrasilien) und vereinzelt in den Subtropen Mexikos, Paraguays und Argentiniens vor.[2] Rund die Hälfte der Arten sind typische Savannenpflanzen.

Inhaltsstoffgruppen: Tricyclische Indolalkaloide vom β-Carbolin-Typ. Einzelne Banisteriopsis-Arten enthalten auch Tryptaminalkaloide.[3,7] Das Vorkommen von Coffein[8] ist fraglich, denn möglicherweise liegt eine Verwechslung mit der coffeinhaltigen Art *Paullinia yoco* vor.[7]

Drogenliefernde Arten: *Banisteriopsis caapi*: Banisteriae lignum.

Banisteriopsis caapi (Spruce ex Griseb.) Morton

Synonyme: *Banisteria caapi* Spruce ex Griseb., *Banisteria quitensis* Ndz., *Banisteriopsis inebrians* Morton, *Banisteriopsis quitensis* (Ndz.) Morton.[2]

Sonstige Bezeichnungen: Kolumbien: yagé, ayahuasca, yagé del monte, yagé sembrado; Ecuador: ayahuasca, natema, nepe; Peru: ayahuasca, ayahuasca amarilla, purga-huasca, ciele ayahuasca, ayahuasca negra, shuri-fisopa, etc.; Brasilien: caapí, yagé, cauupuri mariri, mão de onça, tiwaco-mariri.[2]

Botanische Beschreibung: Riesige Waldliane mit brauner, glatter Rinde; Blätter gegenständig, 8 bis 18 cm lang und 3,5 bis 8 cm breit, eiförmig; Blütenstand als vierblütige Dolden; die selten erscheinenden Blüten weisen einen Durchmesser von 12 bis 14 mm auf; 5 Kelchblätter, 5 blaßrosafarbene, mit zunehmendem Alter blaßgelb werdende Kronblätter; 10 Staubblätter, 0,6 bis 1,2 mm lang; Spaltfrucht bis 4 mm lang und 0,4 mm breit, jede der 3 Teilfrüchte mit dorsalem, 18 bis 42 mm langem und 8 bis 22 mm breitem Flügel; Nuß 5 bis 11 × 3 bis 5 mm; Chromosomenzahl: n = 10.[2-4]

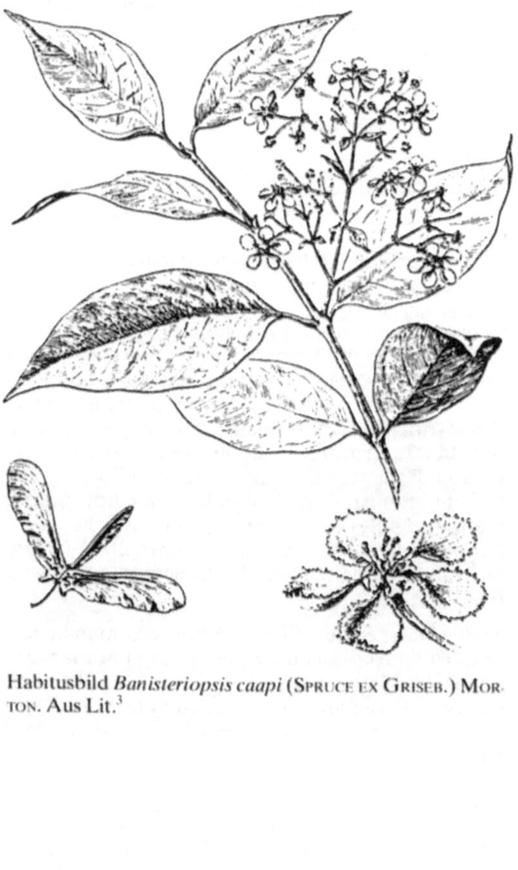

Habitusbild *Banisteriopsis caapi* (Spruce ex Griseb.) Morton. Aus Lit.[3]

Inhaltsstoffe: Identifiziert wurden die folgenden Indolalkaloide des β-Carbolin-Typs: Harmin (Banisterin, Yagein, Telepathin), Harmalin, Tetrahydroharmin, Harmol;[3,7] Harmin-*N*-oxid;[9] Ketotetrahydronorharmin;[10] Harminsäure,[10] Harminsäuremethylester;[9]; Harmalinsäure;[9] Acetylnorharmin.[10] Nachgewiesen wurden ferner das Tryptaminalkaloid 6-Methoxytryptamin[7] sowie die Pyrrolidinbasen Shihunin und Dihydroshihunin.[11]
Die mittels GC und GC/MS bestimmten Alkaloidgehalte der einzelnen Pflanzenorgane lauten wie folgt: 0,11 bis 0,83 % im Stengel, 0,14 bis 0,37 % in den Zweigen, 0,28 bis 0,70 % in den Blättern und 0,64 bis 1,95 % in den Wurzeln. 40 bis 96 % der Alkaloide liegen als Harmin, 1 bis 44 % als Tetrahydroharmin und 0 bis 17 % als Harmalin vor.[7,12] Mittels HPLC wurden in den Stengeln 1,7 bis 12,5 mg/g (Trockengew.) Totalalkaloide gemessen, davon 1,0 bis 6,4 mg/g Harmin, 0,3 bis 1,3 mg/g Tetrahydroharmin, 0,5 bis 3,8 mg/g Harmalin, 0,01 bis 1,2 mg/g Harmol und Spuren bis 0,4 mg/g Harmalol.[13]

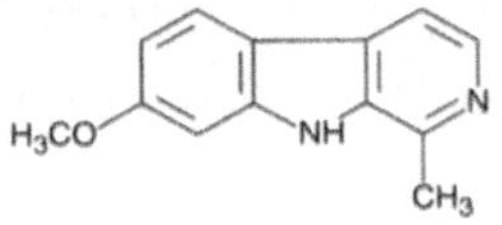

Harmin

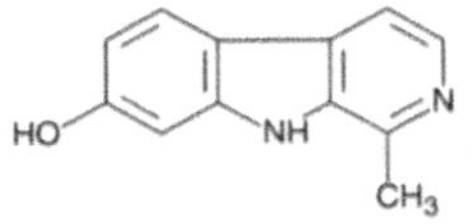

Harmol

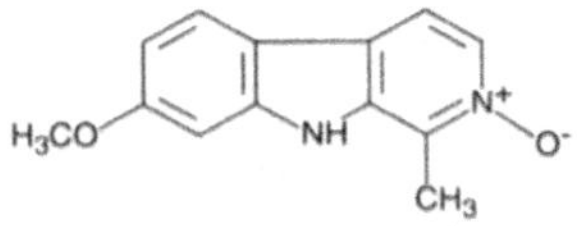

Harmin-*N*-oxid

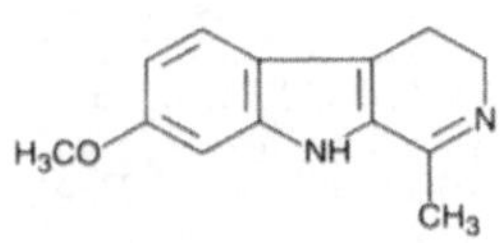

Harmalin

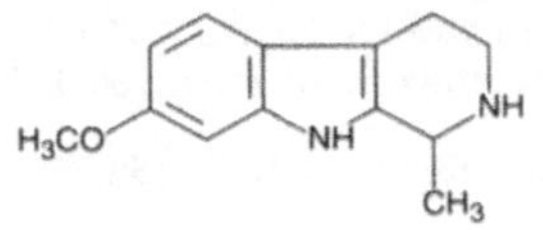

Tetrahydroharmin

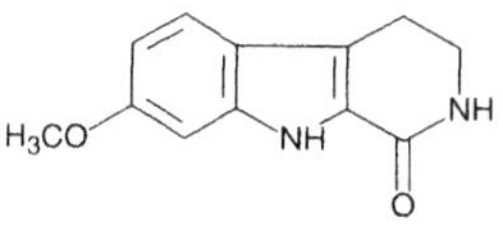

Ketotetrahydronorharmin

Verbreitung: Westliches Amazonasbassin von Brasilien, Bolivien, Kolumbien, Ecuador und Peru.

Anbaugebiete: Amazonasgebiet Brasiliens; Peru, Ecuador, Kolumbien.

Drogen: Banisteriae cortex.

Banisteriae cortex

Definition der Droge: Die frische oder getrocknete Stammrinde.

Stammpflanzen: *Banisteriopsis caapi* (SPRUCE ex GRISEB.) MORTON.

Herkunft: Amazonasgebiet.

Inhaltsstoffe: S. Inhaltsstoffe der Art *Banisteriopsis caapi.*

Zubereitungen: S. Volkstümliche Anwendung.

Identität: Für die Aufnahme von qualitativen und quantitativen Profilen der wichtigsten Inhaltsstoffe im Drogenmaterial eignen sich die Dünnschichtchromatographie (DC),[17] Hochdruckflüssigkeitschromatographie (HPLC),[17] Gaschromatographie (GC)[11] und Gaschromatographie-Massenspektroskopie (GC/MS).[11,17]
Der Nachweis isolierter Alkaloide, z. B. Harmin und Harmalin, kann anhand von einfachen Farbreaktionen (Mandelin, Marquis), Dünnschichtchromatographie (DC), Gaschromatographie (GC), Hochdruckflüssigkeitschromatographie (HPLC), UV-Photometrie, Infrarotspektroskopie (IR) sowie Massenspektroskopie (MS) durchgeführt werden.[14]

Gehalt: S. Identität.

Wirkungen: *Ayahuasca-Getränk:* Ein traditionell hergestelltes "Ayahuasca"-Getränk (vgl. Volkstümliche Anwendung) mit einem totalen Alkaloidgehalt von 4,8 mg/mL zeigte im *in-vitro*-Versuch eine ausgeprägte Hemmung der Monoaminooxidase (MAO). Der Versuch wurde mit einer Cytosol-Enzymfraktion aus Rattenleber und ^{14}C-markiertem Serotonin als Substrat durchgeführt. Bei einer Verdünnung von 10^{-7} betrug der Hemmeffekt immer noch mehr als 50 %.[13] Ein Vergleich mit einem "Ayahuasca-Analogon", bestehend aus 69 % Harmin, 26 % Tetrahydroharmin und 4,6 % Harmalin, ergab eine 50 %-Hemmwirkung bei einer molaren Konzentration von $4 \cdot 10^{-7}$ (I_{50}-Wert).
Alkaloidextrakt von Banisteriopsis quitensis (= *Banisteriopsis caapi*): Am isolierten Kaninchen-Ileum zeigte 1 mL Extrakt (entsprechend 10 mg Droge/mL 7 % EtOH) eine Hemmung der durch Methacholin, Serotonin, Pilocarpin, Nicotin etc. hervorgerufenen Muskelkontraktion, wahrscheinlich durch Veränderung des Calcium-Effluxes.[15]
Harmin, Harmalin, Harmol: Harmin zeigte im *in-vitro*-Versuch eine ausgeprägte MAO-Hemmung. Der Versuch wurde mit einer Cytosol-Enzymfraktion aus Rattenleber und ^{14}C-markiertem Serotonin als Substrat durchgeführt. Der I_{50}-Wert für Harmin betrug $1{,}26 \cdot 10^{-8}$. Im Vergleich mit Harmalin (I_{50}-Wert $1{,}58 \cdot 10^{-8}$), Tetrahydroharmalin (I_{50}-Wert $1{,}77 \cdot 10^{-6}$) und Harmol (I_{50}-Wert $5{,}0 \cdot 10^{-7}$) zeigte Harmin die stärkste Hemmwirkung. Der Hemmeffekt ist demnach am ausgeprägtesten bei den voll aromatischen β-Carbolin-Derivaten (Harmin, Harmol), am geringsten bei den Derivaten mit gesättigtem Piperidinring (z. B. Tetrahydroharmin).[13] Harmalin-, Harmin- und Harmol-Hydrochlorid erwiesen sich im *in-vitro*-Versuch mit Membran-ATPase-Präparationen aus Rattenhirn in einer Konzentration von 0,5 bis 7 mmol/L als kompetitive Inhibitoren der Na^+-abhängigen Phosphorylierungsreaktion des Na^+/K^+-ATPase-Systems.[16] Harmalin zeigte auch am isolierten Affen- und Meerschweinchen-Darm sowie an Hunde-Nieren in einer Konzentration von 4 mmol/L eine kompetitive Na^+/K^+-ATPase-Hemmung.[17,18] Harmalin (4 mmol/L) hemmte *in vitro* durch Interaktion mit Na-Bindungsstellen in der Membran von intestinalen und renalen Zellen ebenfalls die Na-, Monosaccharid- und Aminosäurenresorption aus Intestinum und Niere. Harmalin läßt sich deshalb als Modellsubstanz zur Untersuchung von Na-abhängigen Transportmechanismen, z. B. im Bereiche des Intestinaltraktes, einsetzen.[19,20]

Verteilung: Nach i. v.-Applikation von 0,5 mg/kg Harmin-Hydrochlorid am Menschen, verteilt auf 5 bis 7 min, wurden sofort nach beendigter Zufuhr fluorometrisch mittlere Plasmahöchstwerte von 6,3 µg/mL Harmin gemessen.[21] 2 min später betrug der Gehalt an Harmin nur noch 10 %, 4 h später noch 1 % des Höchstgehaltes, was auf eine rasche Passage des Harmins durch biologische Membranen zurückgeführt wurde.

Elimination: Die Wiederfindungsrate von Harmin nach einer i. v.-Applikation von 5 mg/kg Ratte betrug 99 %.[22] 70 % der Dosis wurden innerhalb von 4 h wieder ausgeschieden. 73 % wurden in der Gallenflüssigkeit und 26 % im Urin wiedergefunden. Als Hauptmetaboliten wurden Harmol, Harmol-Glucuronid und Harmol-Sulfat identifiziert.[21-23]
Nach s. c.-Applikation von 40 mg [^3H]-Harmalin-Hydrochlorid pro kg Ratte wurden 62 % der Dosis innerhalb von 96 h mit dem Urin wieder ausgeschieden, 11,5 % wurden in den Faeces wiedergefunden. Innerhalb von 8 h erschienen 25 %, nach 8 bis 24 h noch 7 % des Harmalins in unveränderter Form im Urin. Als Hauptmetabolit von Harmalin wurde das durch *O*-Demethylierung entstandene Harmalol identifiziert, welches zum größten Teil als Glucuronid ausgeschieden wurde. Im weiteren wurde das durch Oxidation aus Harmalin gebildete und als Sulfat über die Nieren ausgeschiedene Harmol nachgewiesen.[24]
Nach i. v.-Applikation von 0,5 mg/kg Harmin-Hydrochlorid am Menschen wurden rund 35 % der verabreichten Dosis innerhalb von 24 h vor allem als Harmol-Glucuronid und -Sulfat mit dem Urin

ausgeschieden.[21] Nur 0,6 % der Dosis wurden in Form des unveränderten Harmins und 0,3 % als Harmol ausgeschieden.

Volkstümliche Anwendung und andere Anwendungsgebiete: Banisteriopsis-Arten sind im Amazonasgebiet als divinatorische Drogen ("Götterpflanzen") und Medizinalpflanzen ein wichtiger Bestandteil des Shamanismus.[3,4,7,13,26–31,45] Das vorwiegend aus *Banisteriopsis caapi* sowie verschiedenen anderen psychotropen Pflanzen hergestellte kaffeebraune, bittere Getränk ist unter folgenden Namen bekannt: Ayahuasca – "Ranke der Seele", "Todes-Strick" (Nordost-Peru); Caapi, Yajé, Yagé (Amazonasbecken); Dapa, Mihi, Kahi, Natéma (Ecuador); Pinde (Pazifikküste Kolumbiens), Nape, Bejuco de oro.[4,7,13,26,32–35,46] Als Zusätze wurden bisher die Alkaloid-Pflanzen *Banisteriopsis longialata* (NDZ.) GATES (Syn.: *Banisteriopsis rusbyana* (NDZ.) MORTON), *Psychotria viridis* R. et P., *Psychotria carthaginensis*, *Brugmansia suaveolens*, *Brunfelsia chiricaspi*, *Brunfelsia grandiflora*, Nicotiana spec., Datura spec., *Mascagna glandulifera*, *M. psilophylla* var. *antifebrilis*, Tabernaemontana spec., *Tetrapteris methystica* sowie *T. mucronata* identifiziert.[4,5,7,13,29,34,36,37] Die von frisch geernteten Stammstücken abgeschabte Rinde oder die zerkleinerten Stengel werden mit oder ohne Zusatz anderer psychotroper Pflanzen mehrere Stunden lang mit kaltem Wasser mazeriert oder im Wasser 1 bis 15 h lang ausgekocht und die eingedickte, sirupöse, bittere Flüssigkeit in kleinen Dosen eingenommen.[4,13,34,38] Die Rindenstücke werden zum Teil auch pulverisiert, in kaltem Wasser geknetet und in größeren Dosen eingenommen. In verschlossenen Gefäßen soll das "Ayahuasca"-Getränk bis zu 6 Monate aufbewahrbar sein.[13] In der Stille der Nacht und in der Dunkelheit konsumiert soll der Trank angeblich stärker wirken und die Träume reichhaltiger machen.[33] Die Frauen sind in der Regel von den "Ayahuasca"-Ritualen ausgeschlossen.[7] Indios des oberen Orinoco-Beckens sollen die Rinde und getrockneten Stengel auch direkt kauen,[39] während im norwestlichen Amazonas- und oberen Orinoco-Gebiet angeblich auch der Konsum von Banisteriopsis-Arten in Form des Schnupfpulvers gepflegt wird.[5] Diese Art der Applikation und die Zusammensetzung der Präparation ist allerdings umstritten.[39] In 200 mL eines "Ayahuasca"-Getränkes wurden 6 bis 38 mg Harmin, 1 bis 46 mg Tetrahydroharmin, 0 bis 5 mg Harmalin und bei Psychotria-Zusatz 0 bis 32 mg Dimethyltryptamin gemessen.[7] Der Totalalkaloidgehalt eines peruvianischen, unverdünnten "Ayahuasca"-Getränkes betrug 5,9 bis 8,2 mg/mL; davon lagen 3,4 bis 5,5 mg/mL als Harmin (53 bis 67 %), 1,1 bis 1,9 mg/mL als Tetrahydroharmin (18 bis 30 %), 0,3 bis 0,5 mg/mL als Harmalin (5 bis 6 %) und 0,5 bis 0,7 mg/mL als *N,N*-Dimethyltryptamin vor (6 bis 11 %). Harmol war nur in Spuren nachweisbar.[13]

Unerwünschte Wirkungen: *Zentralnervensystem.* Harmin-Hydrochlorid löst in einer Dosierung von 150 bis 200 mg i. v. beim Menschen Übelkeit, Erbrechen und Tremor aus.[25] *Herz, Kreislauf, Gefäße.* Harmin-Hydrochlorid löst in einer Dosierung von 150 bis 200 mg i. v. beim Menschen Bradykardie und Blutdruckabfall aus.[25]

Tox. Inhaltsstoffe u. Prinzip: Das halluzinogene Prinzip von Banisteriopsis-Arten und daraus zubereiteter Getränke ist vor allem auf Harmin, dem wichtigsten β-Carbolin-Derivat, und Harmalin zurückzuführen. Die psychotrope Wirkung der Getränke wird durch Tryptaminalkaloide der zugemischten Drogen, vor allem durch *N,N*-Dimethyltryptamin, noch verstärkt.

Wirkungsmechanismus: *"Ayahuasca-Getränk":* Das Wirkprofil der berauschenden Getränke ist ganz verschieden und hängt von der Art der Zubereitung, der Anzahl und Art der Zusätze, der eingenommenen Menge, der Verfassung des Trinkenden, dem Verwendungszweck und der zeremoniellen Beschwörungskraft des Medizinmannes ab. Die Wirkung des Trankes verändert sich z. B. stark, wenn Blätter von *Banisteriopsis longialata* oder Psychotria-Arten beigemischt werden. Es wird vermutet, daß die darin enthaltenen Tryptaminalkaloide (z. B. *N,N*-Dimethyltryptamin) bei oraler Einnahme wegen Metabolisierung zu Indolessigsäure durch intestinale und hepatische Monoaminooxydase (MAO) weitgehend unwirksam sind.[39] Durch gleichzeitige Anwesenheit von MAO-Hemmern, z. B. Harmin und seinen Derivaten, wird dieser First-Pass-Effekt stark reduziert.[4,12,13,26,34,36,39] Dauer und Intensität der visuellen Halluzinationen werden durch diese Zusätze merklich verstärkt. Der psychotrope Effekt tritt in der Regel 20 bis 30 min nach dem Trinken ein und hält rund zwei Stunden an.[7] Meist treten farbenreiche Sinnestäuschungen auf. Beschrieben werden Visionen von unbekannten Städten und Objekten der zivilisierten Welt, Erscheinungen furchterregender Tiere (Schlangen, Jaguare etc.) oder Zukunftsvisionen.[7,29,37] Große Unbekümmertheit oder gesteigerte Aggressivität sind of Hinweise auf ein fortgeschrittenes Rauschstadium. Der Rauschzustand endet mit einem tiefen, traumerfüllten Schlaf.

Harmin, Harmalin: Harmin-Hydrochlorid wirkt beim Menschen in einer Dosierung von 25 bis 75 mg s. c. euphorisch.[40] Höhere Dosen (150 bis 200 mg i. v., 300 bis 400 mg p. o.) führen zu Halluzinationen.[25,40,46] Ein anderer Versuch mit 0,5 mg Harmin-Base pro kg zeigte allerdings nach peroraler (in 100 mL Wasser) und nasaler Applikation beim Menschen weder psychotrope Wirkungen noch vegetative Nebeneffekte.[39] Harmalin-Hydrochlorid wirkte beim Menschen in einer Dosierung von 1 mg/kg i. v. und 4 mg/kg p. o. ebenfalls halluzinogen.[41]

Akute Toxizität: *Mensch.* Intensives Erbrechen und starke, nach dem Rausch andauernde Diarrhöe sind häufig auftretende Nebenwirkungen des "Ayahuasca"-Trankes.[29,38] Im weiteren wurden motorische Störungen, Zittern, Zuckungen, Pupillenerweiterungen und erhöhte Pulsfrequenz beobachtet.[29]

Toxikologische Daten: *LD-Werte. Harmin:* Die LD_{50} von Harmin i. v. wurde an der Maus mit 38 mg/kg bestimmt.[42]

Harmalin: An der Ratte wurde ein LD_{50}-Wert von Harmalin von s.c. 120 mg/kg gemessen.[47]
Alkaloidextrakt: Die LD_{50} eines Alkaloidextraktes aus *Banisteriopsis quitensis* (= *Banisteriopsis caapi*; entsprechend 800 mg Droge/mL Wasser) beträgt i.p. 2,5 mL/100 g Maus.[43]

1. Niedenzu F (1928) Malpighiaceae. In:Engler A (ed.) Das Pflanzenreich IV, 141:1–870
2. Gates B (1982) Flora Neotropica 30:1–237
3. Schultes RE, Hofmann A (1980) The Botany and Chemistry of Hallucinogens, CC Thomas, Springfield, USA
4. Schultes RE, Hofmann A (1987) Pflanzen der Götter, 2. Aufl., Hallwag Verlag, Bern/Stuttgart
5. Schultes RE (1984) J Ethnopharmacol 11:17–32
6. Estabrook GF, Gates B (1984) Taxon 33:13–25
7. Rivier L, Lindgren J-E (1972) Econ Bot 26:101–129
8. O'Connell FD (1969) Naturwiss 56:139
9. Hashimoto Y, Kawanishi K (1975) Phytochemistry 14:1.633–1.635
10. Hashimoto Y, Kawanishi K (1976) Phytochemistry 15:1.559–1.560
11. Kawanishi K, Uhara Y, Hashimoto Y (1982) J Nat Prod 45:637–639
12. De Smet P (1983) J Ethnopharmacol 9:129–166
13. McKenna DJ, Towers GHN, Abbott F (1984) J Ethnopharmacol 10:195–223
14. Moffat AC (1986) Clarke's Isolation and Identification of Drugs, The Pharmaceutical Press, London
15. Ferguson GG (1972) J Pharm Sci 61:623–624
16. Canessa M, Jaimovich E, de la Fuente M (1973) J Membr Biol 13:263–282
17. Ganapathy V, Radhakrishnan AN (1980) Biochem Pharmacol 29:713–716
18. Sepulveda FV, Buclon M, Robinson JWL (1977) Gastroenterol Clin Biol 1:87–93
19. Sepulveda FV, Robinson JWL (1974) Biochim Biophys Acta 373:527–531
20. Sepulveda FV, Robinson JWL (1975) Naunyn-Schmiedeberg's Arch Pharmacol 291:201–212
21. Slotkin TA, Di Stefano V, Au WYW (1970) J Pharmacol Exp Ther 173:26–30
22. Slotkin TA, Di Stefano V (1970) J Pharmacol Exp Ther 174:456–462
23. Burke MD, Tweedie DJ (1979) Br J Pharmacol 66:423P
24. Ho BT, Estevez V, Fritchie GE, Tansey LW, Idänpään-Heikkila J, McIsaac WM (1971) Biochem Pharmacol 20:1.313–1.319
25. Pennes HH, Hoch PH (1957) Am J Psych 113:887–892
26. Pinkley HV (1969) J Nat Prod 32:305–314
27. Rodriguez E, Cavin JC, West JE (1982) J Ethnopharmacol 6:303–309
28. Walton JW (1970) Econ Bot 24:187–188
29. Flores FA, Lewis WH (1978) Econ Bot 32:154–156
30. De Rios MD (1971) Int J Soc Psych 17:256–269
31. Naranjo P (1979) J Ethnopharmacol 1:121–145
32. Schultes RE (1982) J Psychoact Drugs 14:205–220
33. Rätsch C (1988) Lexikon der Zauberpflanzen aus ethnologischer Sicht, Akademische Druck- und Verlagsanstalt, Graz
34. Luna LE (1984) J Ethnopharmacol 11:123–133
35. Roth L, Daunderer M, Kormann K (1984) Giftpflanzen – Pflanzengifte, ecomed, Landsberg München
36. Luna LE (1984) J Ethnopharmacol 11:135–156
37. Prance GT (1970) Econ Bot 24:62–68
38. Reichel-Dolmatoff G (1970) Econ Bot 24:32–33
39. De Smet P (1985) J Ethnopharmacol 13:3–49
40. Hofmann A (1963) Indian J Pharm 25:245
41. Naranjo C (1967) Psychotropic properties of the harmala alkaloids. In: Efron DH, Holmstedt B, Kline NS (eds.) Ethnopharmacological search for psychoactive drugs. US Department of Health, Education, and Welfare, Publ no 1645, Government Printing Office, Washington, DC
42. Chen KK (1943) J Pharmacol Exp Ther 79:127
43. Stull RE, Ferguson NM, Ferguson GG (1971) J Pharm Sci 60:1.221–1.223
44. Hgn, Bd. V, S. 24–25
45. CRC, S. 75–76
46. Mar 29, S. 883
47. MI, 10. Aufl., S. 4502

Be

Baptisia

HN: 2010600

Familie: Fabaceae (Leguminosae).

Unterfamilie: Faboideae (Papilionaceae).

Tribus: Podalyrieae.

Gattungsgliederung: Die Gattung Baptisia VENT. besteht aus 15 Arten, die 3 phylogenetischen Gruppen angehören:[1]

1. Pflanzen mit Vorblättern: *B. calycosa* CANDY und *B. lecontei* TORR. et GRAY
2. Pflanzen mit einfachen, ungeteilten Blättern: *B. arachnifera* DUNCAN, *B. perfoliata* (L.) R. BR. und *B. simplicifolia* CROOM
3. Typische Baptisia Arten wie z.B. *B. alba* (L.) VENT., *B. australis* (L.) R. BR., *B. lactea* (RAF.) THIERET., *B. tinctoria* (L.) R. BR.

Alle untersuchten Arten haben den Chromosomensatz n = 9 oder 2n = 18 und bastardieren sehr stark untereinander, so daß es neben den 15 Arten und ihren Varietäten noch eine große Anzahl von Hybriden gibt, die oft als eigene Art angesehen wurden, z.B. *B. serenae* CURT. = *B. alba* × *tinctoria*.[1] Oft wird deshalb noch von 30 Baptisia-Arten ausgegangen.

Gattungsmerkmale: Pflanzen mit ausdauerndem Rhizom, krautig oder halbstrauchig. Blätter wechselständig, fingerförmig mit 3 Blättchen oder einfach, gestielt oder sitzend, gewöhnlich schwarz werdend beim Trocknen. Blättchen eiförmig bis eiförmig-lanzettlich, sitzend oder gestielt. Nebenblätter dimorph, die untersten stengelumfassend, die übrigen entweder blattartig auffallend und ausdauernd oder pfriemförmig und schnell abfallend. Blüten gelb, weiß oder blau, in endständigen Trauben oder zu 1 bis 3 in den Blattachseln. Hochblätter entweder blattartig und ausdauernd oder pfriemförmig und abfallend. Vorblätter meist fehlend. Kelch glockig; Kelchzipfel gleich oder die beiden oberen miteinander verwachsen. Fahne fast so lang wie die Flügel, kreisrund mit zurückgeschlagenen Seiten. Flügel länglich, so lang oder kaum kürzer als die mit dem Rücken schwach verwachsenen Blättchen des

Schiffchens. Staubblätter frei. Fruchtknoten gestielt, kahl oder weichhaarig. Griffel schwach eingekrümmt. Hülse gestielt, ei- oder fast kugelförmig, aufgeblasen und oft lederartig. Samen zahlreich, mit oder ohne Nabelwulst.[1]

Verbreitung: Östliche USA, von der Ostküste bis Minnesota und Texas, sehr wenig in Kanada. Die Gruppen 1 und 2 kommen nur in den südöstlichen Küstenebenen vor.[1]

Inhaltsstoffgruppen: Chinolizidinalkaloide, Flavonoide, Cumarine.
Der Biosyntheseweg der Chinolizidinalkaloide, der lückenlos aufgeklärt ist, ist an die Chloroplasten der Blätter gebunden.[2] Er verläuft vom Lysin zum Lupanin und findet in gleicher Weise auch in einigen anderen Leguminosengattungen sowie in Zellkulturen statt. Die einzelnen Pflanzen haben zusätzliche Enzyme, die das Lupaningerüst modifizieren können, was zu dem für jede Art typischen Alkaloidspektrum führt. Dabei ist mit dem Vorkommen aller im Biosyntheseweg auftretenden Alkaloide in den Baptisia-Arten zu rechnen. Daneben können noch artspezifische ähnliche Alkaloide wie z.B. Thermopsin, N-Formylcytisin, Rhombifolin in geringer Menge vorkommen. Es dominieren stets die Alkaloide vom α-Pyridontyp: Anagyrin, Cytisin und N-Methylcytisin.[3–5]

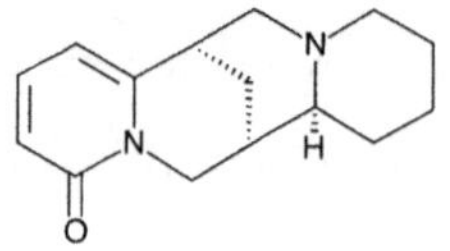
Thermopsin

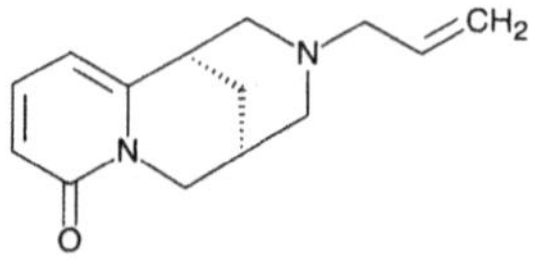
Rhombifolin

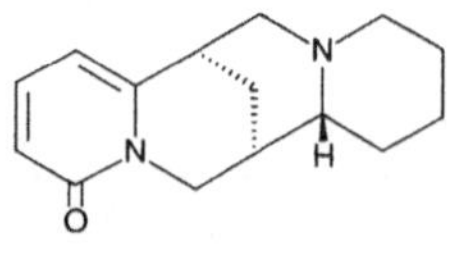
Anagyrin

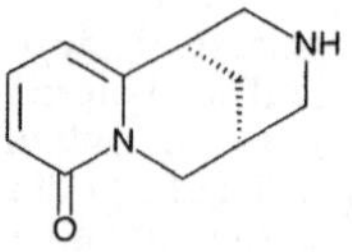
Cytisin

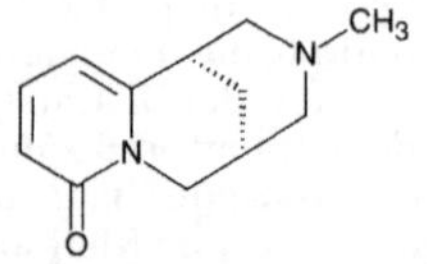
N-Methylcytisin

Die Gattung Baptisia ist sehr reich an Flavonoiden. Die 62 Hauptflavonoide gehören den Flavonen, Flavonolen und Isoflavonen an, die frei, sowie als 7-*O*- und/oder 3-*O*-Glucoside und -Rhamnoglucoside vorkommen.[6,7]

Aufgrund des Vorkommens bzw. Fehlens bestimmter Flavonoide lassen sich die Baptisia-Arten in 4 Gruppen einteilen, die auch weitgehend mit morphologischen Gruppenmerkmalen übereinstimmen.[6,7]

1. Die weißblühenden Arten *B. alba* und *B. lactea* enthalten keine Flavone. Sie sind charakterisiert durch die Flavonole Kämpferol und Quercetin und deren 3-*O*-Glucoside und 3-*O*-Rhamnoglucoside sowie sehr wenig Isoflavone.
2. *B. perfoliata, B. sphaerocarpa* Nutt. und
3. *B. arachnifera*, *B. calycosa*, *B. lecontei*, *B. simplicifolia* und *B. tinctoria* enthalten nur vereinzelt 7-*O*-Glucoside und -Rhamnoglucoside von Flavonolen und sind charakterisiert durch die Flavone Apigenin, Luteolin, 4',7'-Dihydroxyflavon und 3',4',7'-Trihydroxyflavon und deren 7-*O*-Glucoside oder 7-*O*-Rhamnoglucoside sowie je nach Art verschiedene Isoflavone und deren 7-*O*-Glucoside und -Rhamnoglucoside oder 3,7-*O*-Diglucoside. Die Gruppen sind zusätzlich charakterisiert durch die Cumarine Scopoletin und Scopoletin-7-*O*-glucosid.
4. *B. australis, B. bracteata* Muhl. ex Elliot, *B. cinerea* (Raf.) Fernald et Schubert, *B. lanceolata* Walter, *B. megacarpa* Chapm. und *B. nutalliana* Small. enthalten fast gar keine Flavonole und sind durch dieselben Flavone charakterisiert wie die Gruppen 2 und 3, aber sie sind reicher an den Isoflavonen: Genistein, Orobol, Daidzein, Formononetin, 3',7'-Dihydroxy-4'-methoxyisoflavon, Afrormusin und deren 7-*O*-Glucosiden. Mit Ausnahme von *B. australis*, *B. megacarpa* und *B. bracteata* enthalten sie alle Scopoletin und Scopoletin-7-*O*-glucosid.[6]

Anhand dieser Flavonoidverteilung ist es in Verbindung mit den morphologischen Merkmalen möglich, die zahlreichen Baptisia-Hybriden zu identifizieren bzw. auf ihre Elternarten zu schließen.[8,9]

Drogenliefernde Arten: *Baptisia lactea*: Baptisiae leucanthae radix.
Baptisia tinctoria: Baptisiae tinctoriae radix, Baptisia hom. *HAB34*, Baptisia tinctoria hom. *PFX*, Baptisia tinctoria hom. *HPUS78*.

Baptisia lactea (Raf.) Thieret

Synonyme: *Baptisia leucantha* Torr. et Gray, *Dolichos lacteus* Raf.

Botanische Beschreibung: Kräftige Staude, 0,5 bis 2 m hoch; Triebe einzeln oder zu 2 bis 3, gewöhnlich rötlich oder bläulichgrün, kahl. Blattstiele variabel, 5 bis 15 mm lang, die obersten kürzer. Nebenblätter lanzettlich-eiförmig, 5 bis 10 mm lang, bald abfallend. Blättchen fast sitzend, elliptisch-eiförmig bis eilanzettlich, 2 bis 8 cm lang, 1,7 bis 4,5 cm breit. Blütentrauben aufrecht, an der Spitze des Hauptsprosses und der Seitenzweige, 20 bis 60 cm lang mit zahlreichen aufwärts gerichteten Blüten; Hochblätter lanzettlich, 7 bis 10 mm lang, abfallend; Blütenstiele 3 bis 10 mm lang. Kelch 7 bis 8 mm lang, mit breit glockiger Röhre und dreieckigen Zipfeln, innen dicht behaart. Blumenkrone weiß, zuweilen leicht gelblich oder leicht purpurn getönt, 18 bis 25 mm lang; Staubblätter unregelmäßig, mit orangefarbenen Antheren; Fruchtknoten gestielt. Hülsen schwarz, glatt, elliptisch bis elliptisch-zylindrisch, mehr oder weniger stark aufgeblasen, 2 bis 5 cm lang, 1 bis 3 cm breit, mit abgesetztem, 8 bis 12 mm langem Stiel, an der Spitze plötzlich in einen fädigen Griffel zusammengezogen, Hülsen dick, lederig-holzig. Samen zahlreich.[1]

Inhaltsstoffe: Getrocknete Stengel, Blätter und Blüten enthalten zur Blütezeit (April/Mai) 0,31 % Alkaloide, die zu 90 % aus Cytisin und zu 10 % aus *N*-Methylcytisin bestehen.[5] Im getrockneten oberirdischen Material im Juli geernteter Pflanzen wurde 0,29 % (+)-Spartein als Hauptalkaloid gefunden.[10] Blätter und Blüten enthalten die Flavonole Kämpferol und Quercetin und ihre 3-*O*-Glucoside und 3-*O*-Glucorhamnoside, 4',7-Dihydroxyflavonol-3-*O*-glucosid und 3',4',7-Trihydroxyflavonol-3-*O*-glucosid, sowie das Isoflavon Orobol und sein 7-*O*-Glucosid und 7-*O*-Rhamnoglucosid.[6]

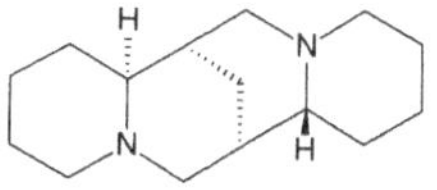

(+)-Spartein

Verbreitung: In Prärien und Wäldern der Zentralstaaten der USA: Michigan, Minnesota, Mississippi und Texas.

Drogen: Baptisiae leucanthae radix.

Baptisiae leucanthae radix (Weiße Baptisia Wurzel)

Sonstige Bezeichnungen: Dt.: Baptisia-lactea-Wurzel.

Definition der Droge: Die im Herbst gesammelten, getrockneten unterirdischen Organe.

Stammpflanzen: *Baptisia lactea* (RAF.) THIERET (= *B. leucantha* TORR. et GRAY.)

Herkunft: Die Zentralstaaten der USA. (s. Herkunft der Art)

Ganzdroge: Rhizom knorrig, 5 bis 10 cm lang, bis 3 cm dick, holzig. Wurzeln 7 bis 15 mm dick, stark verzweigt, grob runzelig, außen längsfurchig, insgesamt dicker und heller als B.-tinctoria-Wurzeln. Kork graubeige. Rinde gelblichgrau, am Kambium etwas dunkler als weiter außen, viel breiter als bei *B. tinctoria*, $^{1}/_{3}$ bis $^{1}/_{2}$ des Wurzeldurchmessers. Holzkörper hell graugelb, sehr hart.[13]

Schnittdroge: Geruchlos. *Geschmack.* Unangenehm, bitter, etwas scharf.
Makroskopische Beschreibung. Wurzel- und Rhizomstücke gelblichgrau bis graubeige. Am Querschnitt Holzkörper hell graugelb, durch relativ breite Markstrahlen hell radial gestreift, konzentrisch geschichtet, sehr hart. Rinde gelblichgrau, bis 4 mm dick, leicht ablösend.
Mikroskopisches Bild. Kork aus flachen, tangential gestreckten, tafelförmigen, gelbbraunen Zellen. Angrenzendes Rindenparenchym aus großen, etwas tangential gestreckten Zellen und einzelnen farblosen, englumigen, ca. 10 µm breiten Bastfasern. In der sekundären Rinde zahlreiche tangential angeordnete unterschiedlich große Bastfaserbündel und einzelne Bastfasern. Bastfasern farblos, 10 bis 15 µm breit, schlank, sehr englumig. Holzkörper scharf abgesetzt. Markstrahlen deutlich von den Holzstrahlen abgehoben, 1- bis 5reihig, in dicken Wurzeln und Rhizomen z.T. noch breiter. Markstrahlzellen groß, fast rechteckig, nur schwach radial gestreckt, derbwandig, mit stark getüpfelten Wänden. Holzstrahlen porig, mit zahlreichen 40 bis 100 µm weiten Tüpfelgefäßen, sehr kleinen derbwandigen Holzparenchymzellen und schmalen, sehr englumigen, farblosen Holzfasern.
In Parenchymzellen, vor allem der Rinde, kleinkörnige Stärke. Stärkekörner 5 bis 20 µm groß mit Zentralspalt, gewöhnlich einzeln, selten zu 3 bis 4 zusammengesetzt.[27]

Pulverdroge: Gelbbraunes Pulver mit zahlreichen Tüpfelgefäßen, kleinen, derbwandigen Holzparenchymzellen, 1- bis 5reihigen z.T. noch breiteren Markstrahlen mit großen derbwandigen, fast rechteckigen, stark getüpfelten Zellen; farblose, schmale, sehr englumige Holz- und Bastfasern, einzeln oder in Bündeln; Korkfragmente aus flachen, tafelförmigen gelbbraunen Zellen; kleinkörnige Stärke.[27]

Inhaltsstoffe: 0,046 bis 0,692 % (+)-Spartein, 0,005 bis 0,014 % N-Methylcytisin, 0,036 bis 0,108 % Cytisin.[13]

Volkstümliche Anwendung und andere Anwendungsgebiete: In den nordamerikanischen Heimatländern wird *B. lactea* von den Indianern seit langem bei Verstopfung und zum Auslösen von Erbrechen verwendet.[10]
Die Wirksamkeit der Droge bei den genannten Anwendungsgebieten ist nicht belegt.

Baptisia tinctoria (L.) R. BR.

Synonyme: *B. gibbesii* SMALL, *Podalyria tinctoria* (L.) WILLD., *Sophora tinctoria* L.

Sonstige Bezeichnungen: Dt.: Baptisie, Färberhülse, Wilder Indigo; engl.: False indigo, Horsefly weed, Indigo broom, Indigo weed, Rattle bush, Wild indigo, Yellow broom, Yellow indigo; frz.: Indigo sauvage; tsch.: Tedy Baptisie barvirská.

Botanische Beschreibung: Staude, reich verzweigt, bis 1 m hoch. Stengel 1 bis 3 mm dick, rund, schwach gerieft, kahl. Blätter wechselständig, dreizählig, mit 1 bis 3 mm langem Stiel. Nebenblätter klein, pfriemförmig, früh abfallend; Blättchen 1 bis 2 (selten bis 4) cm lang, 0,6 bis 1 cm breit, eiförmig, fast sitzend, ganzrandig, Basis keilförmig, Spitze rundlich, oft etwas ausgerandet; Mittelnerv auf der Unterseite deutlich hervortretend und behaart. Blätter leicht zerbrechlich, beim Trocknen schwarz werdend. Blüten in endständigen und blattachselständigen, 7 bis 10 cm langen, wenigblütigen Trauben. Blütenstiele 3 bis 5 mm lang; Kelch 4 bis 5 mm, kahl aber sehr leicht gefranst. Blumenkrone gelb, 8 bis 13 (selten bis 16) mm lang. Fahne kreisrund mit zurückgeschlagenen Seiten, wenig kürzer als die länglichen Flügel; Staubblätter 10, frei; Fruchtknoten gestielt, elliptisch, in Stiel und Griffel zusammengezogen, kahl. Hülse schwarzblau, eiförmig bis kugelig, leicht aufgeblasen, 7 bis 15 mm lang, mit scharfer Spitze. Samen gelblichbraun, nierenförmig, ca. 2 mm lang.[1]

Inhaltsstoffe: Zur Blütezeit im April/Mai führen die Stengel 0,45 % und die Blätter 0,08 % des Trokkengewichtes Chinolizidinalkaloide. Diese setzen sich wie folgt zusammen: in den Stengeln aus 84 % Cytisin, 4 % *N*-Methylcytisin, 8 % Anagyrin und 4 % 13-Hydroxyspartein; in den Blättern aus 72 % Cytisin, 9 % *N*-Methylcytisin, 10 % Anagyrin und 9 % 13-Hydroxyspartein.[5]
Die oberirdischen Teile enthalten Ende Mai Luteolin und sein 7-*O*-Rhamnoglucosid, Genistein, Biochanin A, Orobol, Tectorigenin, Pseudobaptigenin und ihre 7-*O*-Rhamnoglucoside sowie Scopoletin und Scopoletin-7-*O*-glucosid.[6]

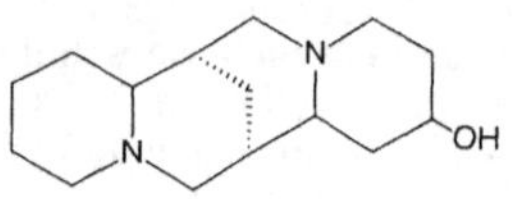

13-Hydroxyspartein

Verbreitung: Heimisch in Nordamerika, in den östlichen und nordöstlichen Staaten der USA und im südlichen Kanada. Häufig und gemein auf trockenen sandigen bis tonigen Böden in lichten Laub- und Nadelwäldern, Kahlschlägen, Savannen und an Straßenrändern.[1]

Anbaugebiete: Die Pflanze gedeiht auch in mitteleuropäischen Kulturen ausgezeichnet.[11]

Drogen: Baptisiae tinctoriae radix, Baptisia hom. *HAB34*, Baptisia tinctoria hom. *PFX*, Baptisia tinctoria hom. *HPUS78*.

Baptisiae tinctoriae radix (Baptisiawurzel)

Synonyme: Radix Baptisiae tinctoriae.

Sonstige Bezeichnungen: Dt.: Wilde Indigowurzel; engl.: Baptisia root, Blackroot, False or yellow indigo root, Rattlebush root, Wild indigo root, Yellow clover broom root; frz.: Racine de baptisie.

Monographiesammlungen: Baptisia *BHP83*.

Definition der Droge: Die im Herbst gesammelten, getrockneten unterirdischen Pflanzenteile.

Stammpflanzen: *Baptisia tinctoria* (L.) R. Br.

Herkunft: Hauptlieferländer sind die östlichen und nordöstlichen Staaten der USA.

Gewinnung: Die Sammlung erfolgt aus Wildbeständen.

Ganzdroge: Rhizom kurz, bis 2 cm dick, knorrig verbogen, mit zahlreichen 7 bis 12 mm dicken, bis 20 cm langen, zylindrischen Wurzeln. Oberfläche dunkelbraun bis schwärzlich, längsrunzelig bis längsfurchig mit warzigen Narben von Seitenwurzeln. Seitenwurzeln zäh, faserig, an unteren Wurzelabschnitten erhalten. Querbruch kurz und faserig. Holzkörper breit, gelbbraun, sehr hart, Rinde nur bis 2 mm dick, graubraun, leicht ablösend. Rhizomstücke mit Mark.

Schnittdroge: Geruchlos. *Geschmack.* Unangenehm, leicht bitter, etwas scharf.
Makroskopische Beschreibung. Wurzel- und Rhizomstücke dunkelbraun bis schwärzlich. Am Querschnitt: Holzkörper breit, gelbbraun, feinstrahlig, konzentrisch geschichtet, sehr hart; Rinde nur bis 2 mm dick, graubraun, leicht ablösend. Rhizomstücke mit Mark. Faserige zähe Seitenwurzelstücke.
Mikroskopisches Bild. Kork aus flachen, tangential gestreckten, tafelförmigen braunen Zellen. Angrenzende Parenchymzellen z. T. mit gelblichem bis bräunlichem, griesartigem Inhalt. In der sekundären Rinde zahlreiche tangential angeordnete, zum Kambium größer werdende Bastfaserbündel. Bastfasern farblos, ca. 15 bis 20 µm weit, schlank, sehr englumig; ihre Wände nur in der Außenschicht verholzt. In der Rhizomrinde außerdem einzelne 30 bis 60 µm weite, sehr unregelmäßig geformte Steinzellen. Kambiumlinie in Wurzeln und Rhizomen mehr oder weniger auffallend wellig. Die Hauptmasse der Droge bildet das mächtige sekundäre Xylem. Markstrahlen 1- bis 5reihig, in dicken Wurzeln und Rhizomen z. T. noch breiter, deutlich von den Holzstrahlen abgehoben, Markstrahlzellen auffallend groß, rechteckig, deutlich radial gestreckt, derbwandig, stark getüpfelt, z. T. mit gelbem bis rotbraunem Inhalt, Holzstrahlen porig, mit zahlreichen 30 bis 120 µm weiten Netz- und Hoftüpfelgefäßen, kleinen derbwandigen Holzparenchymzellen und schmalen, sehr englumigen, farblosen Holzfasern. Gefäße, z. T. auch Holzparenchymzellen zuweilen mit gelben bis rotbraunen Massen gefüllt. In Parenchymzellen kleinkörnige Stärke. Stärkekörner meist einfach, 5 bis 10 µm groß, seltener 2- bis 4fach zusammengesetzt.[12]

Pulverdroge: Braunes Pulver mit zahlreichen Netz- und Hoftüpfelgefäßen, kleinen derbwandigen Holzparenchymzellen; Bündel farbloser, schmaler, sehr englumiger Holz- und Bastfasern; 1- bis 5reihige, z. T. noch weitere Markstrahlen mit großen rechteckigen, derbwandigen, stark getüpfelten Zellen. Korkfragmente aus flachen braunen Zellen; kleinkörnige Stärke.

Verfälschungen/Verwechslungen: Verfälschungen oder Verwechslungen kommen mit den Wurzeln von *Baptisia australis* (Blauer falscher Indigo) und *Baptisia alba* vor. Beide werden auch als Ersatz für Baptisiae trinctoriae radix verwendet.[4] Auch Wurzeln aus einer anderen Leguminosengattung, wahrscheinlich *Lespedeza* spec., wurden beobachtet.[13]

Inhaltsstoffe: Die Droge enthält die Isoflavone: Baptigenin = 7,3',4',5'-Tetrahydroxyisoflavon,[14] Pseudobaptigenin = 7-Hydroxy-3',4'-methylendioxy-isoflavon,[15] (–)-Maackiain, Formonetin[16] und deren Glykoside: Baptisin 6 %[16] = Baptigenindirhamnosid, 1 % Pseudobaptisin = Pseudobaptigeninrhamnoglucosid,[17] Trifolirhizin = Maackiainglucosid.[16] 0,2 % Chinolizidinalkaloide, darunter 0,02 % Cytisin;[16] 0,021 bis 0,087 % N-Methylcytisin;[13] Anagyrin,[16] 0,047 bis 0,081 % (+)-Spartein,[13] Acetoxyanagyrin, N-Formylcytisin;[16] und Cumarine, darunter Scopoletin, frei und glykosidisch gebunden.[6]
In älterer Literatur wird unter Baptisin ein harzartiger Bestandteil, ein Resinoid, verstanden.[11]
Weitere Inhaltsstoffe sind Polysaccharide, vor allem Arabinogalaktane[19] und Glykoproteine.[20]

Identität: DC eines ethanolischen Drogenextraktes auf Kieselgel mit Ameisensäure-Wasser-1-Propanol (1 + 9 + 90) und Detektion im UV-Licht bei 254 nm möglich. Man erhält ein Fingerprintchromatogramm, das mit demjenigen einer authentischen Probe übereinstimmen muß.[27]

Reinheit: Asche: Höchstens 5,0 % *BHP 83*.
Salzsäureunlösliche Asche: Höchstens 1,0 % *BHP 83*.

Gehaltsbestimmung: GC-Bestimmung der Alkaloide.[13] Mittels HPLC ist die Identifizierung und Quantifizierung der Flavonoide möglich.[13]

Wirkungen: *Immunstimulierende Wirkung.* Am Modell der isoliert perfundierten Rattenleber wurde der Einfluß eines 20 %igen ethanolischen Wurzelextraktes (0,32 mg/g Tier) auf die Phagozytoseaktivität der von Kupffer'schen Sternzellen getestet. Es zeigte sich, daß die Phagozytose von menschlichen Erythrozyten (10^6 Zellen/mL Perfusionsmedium) signifikant positiv beeinflußt wird. Als Parameter diente das Hämoglobin, das nach 2 h Perfusion mit dem Extrakt auf 46 % gegenüber Kontrollen (68 %) reduziert wurde. Die Glutamat-Oxalacetat-Transaminasen als empfindlichster Parameter der Leberfunktion zeigten nach 2 h Perforation mit dem Extrakt eine signifikant verminderte GOT-Aktivität (auf 14,9 U/L) gegenüber Kontrollen (22,1 U/L). Auch die Glutamat-Pyruvat-Transaminasen zeigten nach 2 h Perforation mit dem Extrakt signifikant niedrigere Werte (um 5 U/L) als die Kontrollen.[18]
Die immunstimulierende Wirkung wird einer Polysaccharidfraktion und den Glykoproteinen zugeschrieben. Eine aus einem mit wäßr. 0,5 M Natronlauge (1 : 5) hergestelltem Wurzelextrakt durch Fällen mit der dreifachen Menge Ethanol, Reinigung und Gefriertrocknung gewonnene Polysaccharidfraktion führte bei Mäusen (10 mg/Maus i. p.) nach i. v. Injektion von 0,3 mL einer Tuschesuspension (16 mg Kohle/mL in 1 %iger Gelatine/NaCl-Lösung) zu einer erhöhten Carbon-Clearance-Rate (Carbon-Clearance-Test).[19]
Die Phagozytoseleistung von Human-Granulozyten wurde durch die Polysaccharidfraktion *in vitro* jedoch nicht signifikant gesteigert (Granulozyten-Test).[19]
Durch Säulenchromatographie gereinigte Polysaccharidfraktionen aus einem wäßrig-ethanolischen Wurzelextrakt, die Glykoproteine enthalten,[20] bewirken *in vitro* an Mäusemilzzellen eine signifikante, dosisabhängige Lymphozytenstimulation. Das Wirkungsmaximum wird bei einer Konzentration von 1000 µg/mL erreicht.
Die Glykoproteinfraktionen (1000 bis 500 µg/mL) lösen im Lymphozyten-Transformations-Test dieselbe Lymphozytenaktivierung aus wie die Gesamt-Polymerfraktionen. Es handelt sich wie beim Referenzmitogen Lipopolysaccharid (LPS) um eine B-Lymphozytenaktivierung, die durch die T-Lymphozyten-Referenzmitogene Concanavalin A (Con A) und Phythämagglutinin A gehemmt wird.[20]
Polysaccharid- und Glykoproteinfraktionen aus Baptisia-Wurzeln steigern die Freisetzung von Interleukin-1 in Mäusemakrophagen. Die unter dem Einfluß der Baptisia-Polymeren erhöhte Freisetzung führt zu einer Steigerung des Thymidineinbaues in die Lymphozyten von 25.000 cpm bis nahezu 120.000 cpm.[21]
Die Untersuchungen mit Inhaltsstofffraktionen bedürfen der Überprüfung. Ihre Bedeutung für die Bewertung der Droge ist nicht zu beurteilen.

Volkstümliche Anwendung und andere Anwendungsgebiete: Bei septischen und typhösen Prozessen mit Prostration und Fieber wie Diphtherie, Grippe, Malaria, septischer Angina, Typhus u. a.[11]
Innerlich bei Infektionen der oberen Atemwege, Erkältungen, Mandelentzündung, Hals- und Mundschleimhautentzündung, Schnupfen, Fieber, Lymphknotenentzündung, Furunculose.[28]
Äußerlich als Salbe bei schmerzlosen Geschwüren und enzündeten Brustwarzen, als Dusche bei Weißfluß.[28]
In den nordamerikanischen Heimatländern wird die Wurzel seit langem innerlich als Tee bei Fieber, Scharlach, Typhus und Rachenentzündungen sowie als Salbe bei Geschwüren verwendet. Das Wasser, in dem die Wurzel eingeweicht wird, dient zu Waschungen bei offenen oder entzündeten Wunden. Seltener wird die Wurzel dort bei Verstopfung und zur Einleitung von Erbrechen gebraucht.[24]
Die Indianer in den maritimen Provinzen von Kanada verwenden die Baptisia-Wurzeln bei Gonorrhoe, Nierenkrankheiten und blutigem Auswurf.[25]
Die Wirksamkeit der Droge bei den genannten Anwendungsgebieten ist nicht belegt.

Dosierung und Art der Anwendung: *Droge.* Gebräuchliche Einzeldosis, dreimal täglich: 0,5 bis 1,0 g der getrockneten Droge als Abkochung.[28] Eine Abkochung von 1 ounce der Droge (28,35 g) in 1 quart (1,14 L) kochenden Wassers wird auf 1 pint (0,57 L) eingekocht und teelöffelweise gegeben.[22]
Zubereitung. 0,3 bis 1,3 mL Fluidextrakt 1 : 1 in 60 %igem Alkohol,[28] 2 bis 5 mL Tinktur.[28]
Zur Salbe 1 Teil Fluidextrakt in 8 Teilen Salbengrundlage.[28]

Unerwünschte Wirkungen: Bei normaler Dosierung sind keine Nebenwirkungen bekannt. Bei Überdosierung wirkt die Droge abführend. Diese Wirkung wird dem Resinoid Baptisin und den Flavonoiden zugeschrieben.[11]
Dosen von 30 g gepulverter Wurzel, 1 bis 200 Tropfen einer Tinktur (aus gepulverter Wurzel mit der doppelten Menge Ethanol bereitet) sowie 4 bis 14 g des Resinoids Baptisin können bei verschiedenen Personen zu typhoidem und verfallendem Fieber, gefolgt von Depressionen, der Unfähigkeit zu denken, Trägheit und Stumpfsinn, sowie zu Schwindel, schweren Kopfschmerzen und körperlicher Ermüdung führen. Es kann Schmerzhaftigkeit und Schwäche der Augäpfel mit heißem, errötetem Gesicht auftreten. Die Zunge kann weiß, gelb oder gelblichbraun gefärbt sein. Es kann zu Appetitlosigkeit, Brechreiz und Brennen im Magen kommen sowie zu schweren Schmerzen der Leber und besonders der Galle, zu ständigen Schmerzen im Unterleib, gefolgt von Schwellungen, zu weichen, dunklen, schleimigen Stühlen gefolgt von Verstopfung, zu Atembeschwerden mit Druck auf der Brust, sowie zu Schüttelfrost gefolgt von Fieber, Rastlosigkeit, Schwäche und großer Erschöpfung.[23]

Gegenanzeigen/Anwendungsbeschr.: Nicht bekannt.

Wechselwirkungen: Nicht bekannt.

Tox. Inhaltsstoffe u. Prinzip: Von den Chinolizidinalkaloiden ist vor allem Cytisin s. o. zu erwähnen, das, ähnlich wie Nicotin, ein Ganglienblocker ist. Es wirkt auf das Zentralnervensystem, besonders auf die Medulla oblongata (Brech-, Vasomotoren- und Atemzentrum) zuerst erregend, dann lähmend.[26]

Akute Toxizität: *Mensch.* Wegen des geringen Cytisingehaltes führen nur Dosen der Droge, die über der therapeutischen Dosis liegen, z. B. 30 g gepulverte Wurzel, zu Erbrechen, Durchfall und schweren Magen-Darmstörungen, Krämpfen sowie schließlich zu Verwirrtheitszuständen, s. a. Nebenwirkungen.[23,26] Fallberichte liegen nicht vor.

Toxikologische Daten: *Pflanzengiftklassifizierung.* Giftklasse + = giftig.[26]

Akute Vergiftung: *Erste Maßnahmen.* Sofort Kohle-Pulvis-Gabe, Natriumsulfat, viel warmen Tee oder Himbeersaft trinken lassen.[26]

Baptisia tinctoria hom. *HAB 34*

Synonyme: Baptisia.

Monographiesammlungen: Baptisia – Wilder Indigo.

Definition der Droge: Frische Wurzel mit der Rinde.

Stammpflanzen: *Baptisia tinctoria* (L.) R. Br.

Zubereitungen: Zur Essenz nach § 3; Arzneigehalt $^{1}/_{3}$.
Eigenschaften: Die Essenz ist von rotbrauner Farbe, ohne besonderen Geruch und von herbem, etwas bitterlichem Geschmack.

Anwendungsgebiete: Entsprechend dem homöopathischen Arzneimittelbild. Dazu gehören: Schwere, fiebrige Infektionen; allgemeine Blutvergiftung; Verwirrtheitszustände.[29]

Dosierung und Art der Anwendung: Soweit nicht anders verordnet:
1- bis 3mal täglich 5 bis 10 Tropfen, 1 Messerspitze Verreibung, 1 Tablette oder 5 bis 10 Streukügelchen einnehmen.[29]
Injektionslösungen 2mal wöchentlich 1 mL s. c. injizieren.[29]

Unerwünschte Wirkungen: Nicht bekannt.
Hinweis: Es können vorübergehend Erstverschlimmerungen vorkommen, die jedoch unbedenklich sind.[29]

Gegenanzeigen/Anwendungsbeschr.: Nicht bekannt.[29]

Wechselwirkungen: Nicht bekannt.[29]

Gesetzl. Best.: *Offizielle Monographien.* Aufbereitungsmonographie der Kommission D am BGA "Baptisia tinctoria – Baptisia".[29]

Baptisia tinctoria hom. *PFX*

Monographiesammlungen: Baptisia tinctoria pour préparations homéopathiques *PFX*.

Definition der Droge: Die getrockneten unterirdischen Organe.

Stammpflanzen: *Baptisia tinctoria* (L.) R. Br.

Zubereitungen: Die Urtinktur von *Baptisia tinctoria* wird aus den getrockneten unterirdischen Organen von *Baptisia tinctoria* R. Br. mit Ethanol 65 % (*V/V*) nach den allgemeinen Vorschriften zur Herstellung von Urtinkturen bereitet.
Eigenschaften: Die Urtinktur ist von orangebrauner Farbe, angenehmem Geruch und leicht adstringierendem Geschmack.

Identität: Ethanolischer Drogenextrakt fluoresziert im UV-Licht bei 365 nm blau, bei Zusatz von Ammoniak grün; bei Zusatz von Eisen(III)-chlorid gibt der ethanolische Drogenextrakt eine braungrüne Färbung.
DC des ethanolischen Extraktes auf Kieselgel mit Toluol-Aceton-EtOH-Ammoniak (15 + 20 + 6 + 2) zeigt im UV-Licht bei 365 nm bei Rf ca. 0,1 eine bläuliche, bei Rf ca. 0,35 eine blau-grüne, bei Rf ca. 0,45 eine intensiv blaue, bei Rf ca. 0,8 eine graugrüne und bei Rf ca. 0,95 eine blaue Zone. Nach Ansprühen mit methanolischer KOH 10 % zeigen sich im UV-Licht bei 365 nm bei Rf ca. 0,1, 0,25 und 0,3 je eine grüne Zone, bei Rf ca. 0,35 eine kräftig grüne, bei Rf ca. 0,45 eine intensiv blaue, bei Rf ca. 0,8 eine braun-orange und bei Rf ca. 0,95 eine blau-grüne Zone.

Reinheit: Asche: Höchstens 5,0 %.

Baptisia tinctoria hom. *HPUS 78*

Synonyme: Wild Indigo.

Monographiesammlungen: Baptisia tinctoria *HPUS 78*.

Definition der Droge: Rinde der frischen Wurzel.

Zubereitungen: a. Urtinktur: Herstellung: Zu einer feuchten Pflanzenmasse, bestehend aus 100 g Festanteil und 233 mL Wasser = 333 g, dest. Wasser 100 mL, Alkohol USP (94,9 Vol %) 700 mL zur Bereitung von 1000 mL der Tinktur.
b. Dilutionen: D2 (2 ×) enthält 1 Teil Tinktur, 2 Teile dest. Wasser, 7 Teile Alkohol; D3 (3 ×) und höher mit Alkohol *HPUS 78* (88 Vol %).

Gehalt: *Urtinktur.* Arzneigehalt $^{1}/_{10}$.

1. Isely D (1981) Leguminosae of the United States. III. Subfamily Papilionoideae: Tribes Sophoreae, Podalyrieae, Loteae. Mem New York Bot Garden 25:49–89
2. Wink M, Hartmann T (1980) Planta Med 40:149–155
3. Wink M, Witte L, Hartmann T, Theuring C, Volz V (1983) Planta Med 48:253–257
4. Harnischfeger G, Stolze H (1983) Bewährte Pflanzendrogen in Wissenschaft und Medizin, 1. Aufl., Notamed-Verlag, Bad Homburg
5. Cranmer MF, Mabry TJ (1966) Phytochemistry 5:1.133–1.138
6. Markham KR, Mabry TJ, Swift WT (1970) Phytochemistry 9:2.359–2.364
7. Dement WA, Mabry TJ (1975) Biochem Syst Ecol 3:91–94
8. Alston RE (1965) Taxon 14:268–274
9. Alston RE, Rösler H, Naifeh K, Mabry TJ (1965) Proc Natl Acad Si US 54:1.458–1.465
10. Kupchan SM, Dahle NA (1961) J Pharm Sci 50:627
11. Madaus G (1976) Lehrbuch der biologischen Heilmittel, Bd. 1, 1. Aufl., Georg Olms Verlag, Hildesheim New York
12. Langhammer L, Garbin F (1985) Pharm Ztg 130:1.190–1.191
13. Hofmann U, Flamme D, Harnischfeger G (1984) Farmaceutisch Tijdschrift voor Belgie 61:409
14. Farkas L, Várady J, Gottsegen A (1963) Chem Ber 96:1.865–1.867
15. Wagner H, Hörhammer L, Budweg W, Major A, Farkas L (1969) Chem Ber 102:3.006–3.008
16. Guder HJ (1981) zit. in[4, S. 35]
17. Berger F (1960) Handbuch der Drogenkunde, Bd. 5, Wilhelm Maudrich-Verlag, Wien Bonn Bern
18. Vömel T (1985) Arzneim Forsch 35:1.437–1.439
19. Wagner H, Proksch A, Riess-Mauer I, Vollmar A, Odenthal S, Stuppner H, Jurcic K, Le Turdu M, Fang JN (1985) Arzneim Forsch 35:1.069–1.075
20. Beuscher N, Scheit KH, Bodinet C, Kopanski L (1989) Planta Med 55:358–363
21. Beuscher N, Beuscher HU, Bodinet C (1989) Planta Med 55:660
22. Wren RC (1971) Potter's New Cyclopaedia of Botanical Drugs and Preparations, 7. Aufl., 4. Neudruck, Compton Printing Ltd., London Aylesburg
23. Millspaugh CF (1974) American Medicinal Plants, 2. Aufl., Dover Publications Inc., New York
24. Krochmal A, Krochmal C (1975) A Guide to the Medicinal Plants of the United States, 3. Aufl., Quadrangle, New York
25. Chandler RF, Freeman L, Hooper SN (1978) J Ethnopharmacol 1:49–68
26. Roth L, Daunderer M, Kormann K (1988) Giftpflanzen – Pflanzengifte: Vorkommen – Wirkung – Therapie/Allergische und phototoxische Reaktionen, 3. Aufl., Ecomed, Landsberg München
27. Eigene Untersuchungen
28. BHP 83, S. 39
29. BAz Nr. 190a vom 10.10.1985

SH/Se

Barosma

HN: 2018800

Familie: Rutaceae.

Unterfamilie: Rutoideae.

Tribus: Diosmeae.

Gattungsgliederung: Die Gattung Barosma WILLD. umfaßt etwa 15 bis 20 Arten, die nicht weiter untergliedert sind.[1,2]

Gattungsmerkmale: Sträucher. Blätter gegenständig, lederartig, flach oder am Rande zurückgerollt, ganzrandig oder drüsig gekerbt. Blüten weiß oder rot, einzeln oder zu 3 bis mehreren zusammenstehend; Blütenblätter sitzend; Griffel lang, Narbe einfach.[1]

Verbreitung: Heimisch in Südafrika, vor allem im Kapland.[1,2]

Drogenliefernde Arten: *B. betulina*: Barosma-betulina-Blätteröl, Barosmae folium (Buccoblätter), Bucco hom. *HAB 34*; *B. crenulata*: Barosma-crenulata-Blätter, Barosma crenata hom. *HPUS 78*; *Barosma serratifolia*: Barosma-serratifolia-Blätter, Barosma serratifolia hom. *HPUS 78*.

Barosma betulina (THUNB.) BARTL. ET WENDL.

Synonyme: *Agathosma betulina* (BERG.) PILLANS, *Barosma betulina* BARTL., *B. betulina* BARTL. et WENDL., *B. betulina* (BERGIUS) BARTL. et H.L. WENDL., *Diosma betulinum* THUNB., *Diosma crenatum* LODD., *Hartogia betulina* BERG., *Parapetalifera betulina* (THUNB.) FAREWELL.

Sonstige Bezeichnungen: Dt.: Bucco, Buccostrauch, Bukko: engl.: Buchu, round buchu, short buchu.

Botanische Beschreibung: Kleiner Strauch. Blätter hellgrün bis gelblich-grün, gegenständig, steif, lederig, 12 bis 20 mm lang, rhombisch oder verkehrteiförmig, kurzgestielt, mit wenigen Haaren; Blattspitze abgestumpft, stark zurückgekrümmt, mit einer

Öldrüse; Basis zugespitzt; Blattrand apikal scharf gezahnt, basal gesägt, mit einer Öldrüse in jeder Einkerbung; Öldrüsen im Mesophyll zerstreut, kleine Höckerchen an der Blattoberfläche bildend; Stengel etwa 2 mm im Durchmesser, rotbraun, rauh durch Öldrüsen, mit 4 Längsfurchen; Internodien 8 bis 20 mm lang. Blüten pentamer; Blumenkrone weiß oder rosa, 12 mm im Durchmesser, mit lanzettlichen Kronblättern. Kapselfrucht, 7 mm lang, fünffächerig, mit je 1 Samen pro Fach; Oberfläche grünbraun, rauh; an 5 Klappen aufspringend; nach dem Aufspringen 10 mm breit am Scheitel. Samen eiförmig oblong, etwa 5 mm lang, 2 mm breit, glänzend schwarz, hart, endospermlos.[19]

Verbreitung: Südafrika, vor allem Kapland.[3,4,20]

Anbaugebiete: Wildvorkommen und Kulturen in Südafrika.[2,4]

Drogen: Barosma-betulina-Blätteröl, Barosmae folium (Buccoblätter), Bucco hom. *HAB 34.*

Barosma-betulina-Blätteröl

Sonstige Bezeichnungen: Dt.: Buccublätteröl, Buccusblätteröl; engl: Buchu leaf oil, buchu oil, oil of buchu.

Definition der Droge: Das aus den getrockneten Blättern gewonnene ätherische Öl.[1,4,8–12]

Stammpflanzen: *B. betulina* (THUNB.) BARTL. et WENDL.[8,12,22]

Herkunft: Hauptlieferland ist Südafrika (Kapland); daneben noch Europa (England) und USA.[4]

Gewinnung: Das ätherische Öl wird durch Wasserdampfdestillation aus den getrockneten Blättern gewonnen.[4,9,10]

Ganzdroge: Bei 20 °C teils kristallines, braungelbes ätherisches Öl, mit einem charakteristischen, starken, pfefferminzartigen, frischen Geruch und einem bitteren, "kühlenden" Geschmack.[12,13]

Verfälschungen/Verwechslungen: Früher kamen unter der Bezeichnung "Buchu leaf oil" gelegentlich auch ätherische Öle anderer Barosma-Blätter in den Handel, z.B. von *B. crenulata* (L.) HOOK. Diese Öle unterscheiden sich in ihrer chem. Zusammensetzung vom echten "Buchu leaf oil", dem Barosma-betulina-Blätteröl, so daß sie hinsichtlich ihres Geschmackes und Geruches keinen adäquaten Ersatz für Barosma-betulina-Blätteröl darstellen (s. unter Identität).
Als Verfälschung ist auch das gelbe ätherische Öl aus den Blättern von *Empleurum serrulatum* AIT. anzusehen; es besitzt einen beißenden, Übelkeit erregenden Geruch und einen herben unangenehmen Geschmack.[11,12]

Inhaltsstoffe: *Terpenverbindungen.*
Monoterpenkohlenwasserstoffe. Ca. 10 % (+)-Limonen, 1 % Myrcen, 0,5 % α-Pinen, neben Spuren von α-Terpinen, Camphen, α-Phellandren, Thujen, etc. (GC-Bestimmung).[8,11]
Monoterpenalkohole. Ca. 0,5 % Terpinen-4-ol, neben Spuren von Menthol, (+)-Linalool, Nerol, Borneol, Citronellol, *cis-* und *trans*-Carveol, etc. (GC-Bestimmung).[8,11]
Monoterpenketone. Ca. 9 % (+)-Menthon, 35 % (–)-Isomenthon, 11 % Pulegon, 3 % (+)-Isopulegon, 3 % (–)-Isopulegon, neben Spuren von Piperiton, Carvon, etc. (GC-Bestimmung).[8,11]
Bifunktionelle Monoterpenketone.
Oxoderivate des p-Menthan-3-on: Ca. 12 % Diosphenol und 8 % ψ-Diosphenol (im Gemisch als Barosmacampher bezeichnet), neben Spuren von 2-, 4- und 8- Hydroxy-*p*-methan-3-on, 2-Acetoxy-*p*-methan-3-on, 2-Acetoxypulegon, etc. (GC-Bestimmung).[8,11] Manche Barosma-betulina-Blätteröle enthalten aber auch wesentlich höhere Mengen an Diosphenol und ψ-Diosphenol (insgesamt bis zu 60 %) bei gleichzeitig niedrigerem (–)-Isomenthon- und (+)-Menthon-Gehalt.
Diosphenol und ψ-Diosphenol liegen nach neueren Untersuchungen[11] beide genuin in der Droge vor und stellen keine bei der Ätherischölgewinnung aus Piperitonepoxid gebildeten Sekundärprodukte dar, wie früher vermutet wurde.[8] Bei Hitzeeinwirkung, wie bei der Wasserdampfdestillation, bildet sich lediglich aus Diosphenol durch Umlagerung zusätzliches ψ-Diosphenol bis zu einer Gleichgewichtseinstellung von etwa 70 % Diosphenol zu 30 % ψ-Diosphenol.

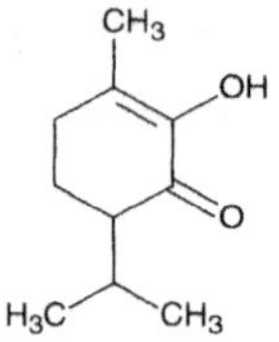

Diosphenol

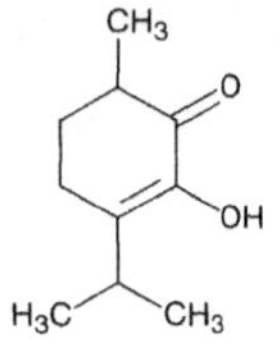

ψ-Diosphenol

Sulfurderivate des p-Menthan-3-on: Ca. 0,5 % eines Gemisches von (–)-*cis*-8-Mercapto-*p*-methan-3-on und (+)-*trans*-8-Mercapto-*p*-methan-3-on (GC-Bestimmung). Das diastereomere Gemisch ist für das Cassis-Aroma des Barosma-betulina-Blätteröles entscheidend. Die in Spuren noch vorhandenen 8-Acetylthio-und 8-Methylthio-*p*-methan-3-one und 8-Acetylthiopiperitone sind für den Geschmack von untergeordneter Bedeutung.[10,11]

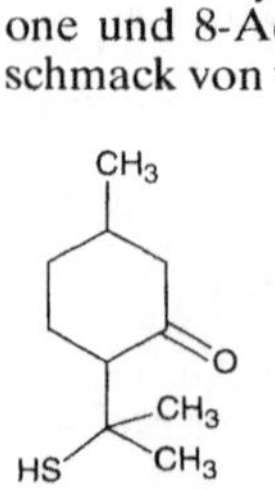

8-Mercapto-*p*-methan-3-on

Das ätherische Öl enthält noch in Spuren Monoterpenaldehyde, Monoterpenlactone, Monoterpenester, Sesquiterpene, Phenylpropanderivate, etc.; einen Überblick findet man bei Lit.[11].

Identität: Zur Unterscheidung des Barosma-betulina-Blätteröles von den ätherischen Ölen anderer

Barosma-Blatteröle kann die GC-Analyse herangezogen werden:[11]
Das Öl aus den Blättern von *B. pulchella* BARTL. et WENDL., das goldgelb gefärbt ist und stark nach Citronellöl riecht, besitzt im Gegensatz zum Barosma-betulina-Blätteröl einen hohen Anteil (keine Mengenangaben) an Citronellal und enthält Methylheptenon.[12]
Das grüngelbe Öl aus den Blättern von *B. venusta* E. et Z. enthält bis zu 43 % Myrcen, 16 % Chavicol, 15 % Myrcenol und Sesquiterpenalkohole, 15 % Methylchavicol und Anethol, kein Diosphenol.[12,14]
Zur chem. Zusammensetzung des ätherischen Öles aus den Blättern von *B. crenulata* (L.) HOOK. S. Inhaltsstoffe der Droge Barosma-crenulata-Blätter.

Gehaltsbestimmung: Mögliche Bestimmungsmethoden: GC-Analyse;[8,11] Eine UV-spektrophotometrische Methode zur Erfassung der Gesamtmenge an Diosphenolen (Diosphenol und ψ-Diosphenol) im Buccusblätteröl wird bei Lit.[9] beschrieben.

Lagerung: Ätherische Öle sind allg. gegenüber Sauerstoff- und Lichteinfluß sowie längerer Lagerung empfindlich,[15] so daß auch für Buccublätteröl eine Aufbewahrung vor Licht geschützt und in braunen, kleinen, gut verschließbaren Gefäßen angebracht ist.

Unerwünschte Wirkungen: Aufgrund des Gehaltes an Diosphenol und Pulegon kann es zu Reizerscheinungen kommen.[16]

Sonst. Verwendung: *Industrie/Technik.* Aufgrund seines charakteristischen Cassis-Aromas wird Barosma-betulina-Blätteröl in der Lebensmittelindustrie als Geschmacks- und Geruchskorrigens sowie zur Herstellung künstlichen Fruchtaromas verwendet. Das Öl wird in Konzentrationen von max. 0,002 % alkoholischen und nicht-alkoholischen Getränken, Backwaren und Desserts zugesetzt.[4,9-11]

Barosmae folium (Buccoblätter)

Synonyme: Folia Barosmae, Folia Bucco, Folia Bucco rotunda, Folia Buchu, Folia Diosmae, Folia Diosmae lata, Folia Diosmae rotunda, Folium bucco.

Sonstige Bezeichnungen: Dt.: Breite Buccoblätter, Buchublätter, Bukkoblätter; engl.: Buchu leaves; frz.: Feuilles de bucco, Feuilles de buchu; port.: Folhas de bucco; span.: Hojas de bucco.

Monographiesammlungen: Folia Bucco (Bukkoblätter) *EB6*, Buchu *BPC63*, Agathosma *BHP83*, Buchu *Mar29*.

Definition der Droge: Die getrockneten Laubblätter *EB6;* die während der Blüte und Frucht gesammelten, getrockneten Blätter *BPC63*, *BHP83;* die getrockneten Blätter *Mar29*.

Stammpflanzen: Alle Monographiesammlungen nennen als Stammpflanze *B. betulina* (THUNB.) BARTL. et WENDL. bzw. deren Synonyme.

Herkunft: Südafrika, vor allem Kapland.[2]

Ganzdroge: Blätter meist 1 bis 2 cm lang, 0,6 bis 1 cm breit, einfach, verkehrt eiförmig oder rhombisch, kurzgestielt, glänzend, hellgrün bis gelblich grün, steif-brüchig. Oberseite mit zahlreichen, kleinen Höckerchen; Unterseite schwach gerunzelt, mit drüsiger Punktierung. Blattrand klein gesägt, meist zur Oberseite hin aufgebogen. Blattspitze abgestumpft, fast immer zurückgekrümmt. Stiel bis 2 mm im Durchmesser, grün bis rotbraun, längsgefurcht.[20,21] s. Abb. unter Verfälschungen/ Verwechselungen.

Schnittdroge: *Geschmack.* Aromatisch, an Rauten erinnernd, und bitter. *Geruch.* Scharf-aromatisch, an Johannisbeeren erinnernd. *Makroskopisches Bild.* Die Schnittdroge besteht größtenteils aus ganzen, kleineren Blättern und größeren Bruchstücken der Ganzdroge.[20]

Mikroskopisches Bild: Dicke Cuticula. Epidermis zweireihig; innere, schleimhaltige Schicht drei- bis fünfmal größer als äußere. Nach Einlegen der Blattquerschnitte in Chloralhydratlösung zeigt sich eine so starke Quellung des Schleimes, daß die Epidermis abreißt. Obere Epidermiszellen relativ groß, polygonal, untere kleiner, unregelmäßiger geformt. In den oberen Epidermiszellen Diosminkristalle in Form feiner Nadeln, kleiner Rosetten oder als Sphärite. Spaltöffnungen nur an der Blattunterseite, anomocytisch, zahlreich. Einzelne Epidermiszellen gelegentlich zu stark verdickten, einzelligen, kegelförmigen Haaren mit warziger Cuticula umgewandelt. Nachfolgend an beiden Blattseiten eine einreihige, unterseits weniger deutliche Palisadenschicht; dazwischen Schwammparenchym mit großen, kugeligen, lysigenen Ölräumen. Im Mesophyll Calciumoxalatdrusen und von unverholzten Bastfasern begleitete Gefäßbündel.[3,21]

Pulverdroge: Gelbgrün. Blattbruchstücke zahlreich; in den vieleckigen Epidermiszellen gelbbraune Sphärokristalle, Schollen von Diosmin; an dickeren Blattstückchen durchscheinende, kugelige Sekretbehälter; an den Blattquerschnittsteilen dicke Cuticula, sehr kräftig entwickelte Schleimepidermiszellen, unter den einreihigen Palisadenzellen im breiten Schwammparenchym bis 120 µm große, runde, lysigene Ölräume. Sehr vereinzelt bis 40 µm lange, dickwandige, einzellige Kegelhaare mit körniger Cuticula. Mesophyllbruchstücke mit Calciumoxalatdrusen.[20]

Verfälschungen/Verwechslungen: *EB6* nennt als Verfälschung "anders geformte Blätter verschiedener Barosma- und Diosmaarten", wie die Blätter von "*Barosma serratifolium*" (entspr. *B. serratifolia* (CURT.) WILLD.) und die Blätter von "*Barosma crenulatum*" (entspr. *B. crenulata* (L.) HOOK.) (s. Barosma-crenulata-Blätter, Barosma-serratifolia-Blätter und Abb.); *BPC63* nennt außerdem noch die Blätter von *B. bathii* DÜMMER, die einen verdickten, gekerbten Rand und eine Spitze ohne Öldrüsen aufweisen.
Früher traten im Handel unter der Bezeichnung "Buccoblätter" gelegentlich auch die Blätter von

Diosma oppositifolia L. (Syn. *Diosma succulentum* BERG), die Blätter von *B. pulchella* (L.) BARTL. ET WENDL., die Blätter von *Empleurum unicapsulare* (L.F.) SKEELS (Syn. *Empleurum ensatum* (THUNB.) ECKL. ET ZEYH.) und die sogenannten Anis-Buccoblätter auf.[3,12]
Diosma-oppositifolia-Blätter, auch karoo-buchu genannt, sind 3 bis 6 cm lang, bis 1,75 cm breit, ganzrandig, fast oval, mit scharfer, schwach zurückgebogener Spitze versehen, lederartig und voll von Öldrüsen. Das ätherische Öl der Blätter ist halbfest und besitzt kräftigen, pfefferminzartigen Geruch.
Barosma-pulchella-Blätter sehen bei oberflächlicher Betrachtung wie eine kleine Form der Blätter von *B. betulina* aus, sind aber im Gegensatz zu diesen am Grunde abgerundet, verbreitert und nach der Spitze zu schmäler. Aufgrund des Citronellgeruches der Blätter ist eine Verwechslung ausgeschlossen (Barosma-pulchella-Blätteröl s. Identität der Droge Barosma-betulina-Blätteröl).
Empleurum-unicapsulare-Blätter (s. Abb.) sind schmal lanzettlich, stachelspitzig, bis 4 cm lang, bis 4 mm breit und besitzen einen bitteren Geschmack.
Anis-Buccoblätter, auch Anis-Seed-Buchu genannt, stammen wahrscheinlich von *Agathosma variabilis* SOND. ab (→ Gattung Agathosma). Die Blätter ähneln den Diosma-oppositifolia-Blätter in ihrer Form, besitzen aber einen ausgesprochen anisartigen Geruch.[3,12]

Inhaltsstoffe: *Äth. Öl.* Buccoblätter enthalten etwa 1,5 bis 2,5 % (*v*/m) ätherisches Öl (Wasserdampfdestillation).[19] Chemische Zusammensetzung des ätherischen Öles s. Inhaltsstoffe der Droge Barosma-betulina-Blätteröl.
Flavonoide. Flavone: Diosmin (Syn. Barosmin, entspr. Diosmetin-7-*O*-rutinosid); *Flavonole*: Rutin (entspr. Quercetin-3-*O*-rutinosid), Quercetin-3,7-*O*-diglucosid; letzteres nur in bestimmten Provenienzen.[5]

Zubereitungen: Buccofluidextrakt *EB6*, Buccoblätter-Trockenextrakte (wäßrige 5:1 oder ethanolische 6:1 Drogenauszüge) und Buccoblätter-

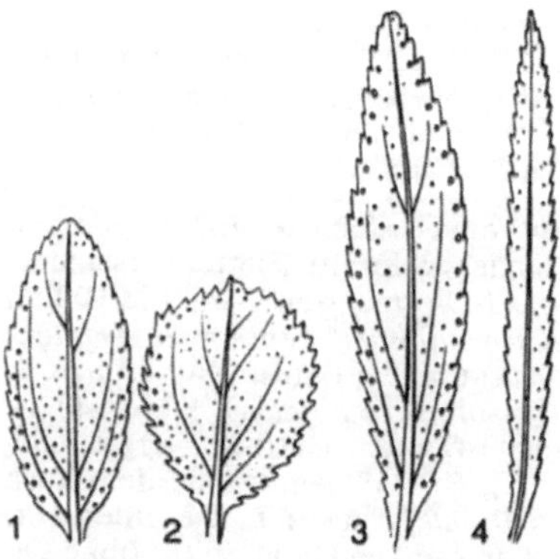

Blattzeichnungen aus[18] 1 *B. crenulata* (L.) HOOK. 2 *B. betulina* (THUNB.) BARTL. et WENDL. 3 *B. serratifolia* (CURT.) WILLD. 4 *Empleurum unicapsulare* (L.F.) SKEELS

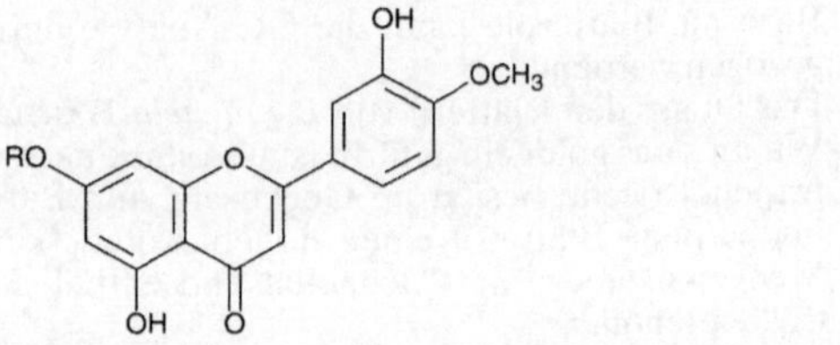

	R
Diosmetin	—H
Diosmin	Rutinose

Tinktur (keine Spezifizierung) sind Bestandteile von Fertigarzneimitteln. Buccoblätter-Aufguß *EB6*: 1,0 g pro Tasse.
Extractum Bucco fluidum (Bukkofluidextrakt) *EB6*: Aus 1000 Teilen mittelfein gepulverter Buccoblätter, die mit 400 Teilen eines Gemisches von Ethanol 90 % (*V/V*) – Wasser (7:3) angefeuchtet wurden, werden 1000 Teile Fluidextrakt hergestellt; Eigenschaften: Der Fluidextrakt ist grünbraun, riecht und schmeckt scharf würzig, rautenähnlich, und gibt mit Wasser eine stark trübe, grüngelbe Mischung.
Buccoblätter-Aufguß (keine Spezifizierung) *BPC63*, *BHP83*, *Mar29;* Buccoblätter-Fluidextrakt 1:1 in Ethanol 90 % (*V/V*) *BHP83*; Buccoblätter-Tinktur 1:5 in Ethanol 60 % (*V/V*) *BHP83.*

Identität: *Buccoblätter:* Nur makro- und mikroskopische Identitätsprüfung. s. Ganzdroge, Schnittdroge und Pulverdroge Barosmae folium.
Buccofluidextrakt: Nur sensorische Identitätsprüfung. s. Zubereitungen der Droge Barosmae folium, "Extractum Bucco fluidum *EB6*".

Reinheit: *Buccoblätter.* Nach *EB6* dürfen keine Stengel, Blüten oder Früchte der Stammpflanze und anderer Arten vorhanden sein; nach *BPC63* darf der Stengelanteil höchstens 5 % betragen.
- Gesamtasche: Höchstens 5 % *EB6*, *BPC63*, *BHP83.*
- Säureunlösliche Asche: Höchstens 2 % *BHP83.*
- Fremde org. Stoffe: Höchstens 1 % *BPC63*, *BHP83.*
- Alkohollöslicher Extrakt: ca. 25 % *BPC63.*
- Wasserlöslicher Extrakt: Mindestens 14 % *BHP83.*

Gehalt: *Buccoblätter.* Ätherisches Öl: Mindestens 0,8 % (m/m) *EB6*; mindestens 1,8 % (*v*/m) *BPC63*, *Mar29*; Pulverdroge mindestens 1,3 (*v*/m) *BPC63.*

Gehaltsbestimmung: *Buccoblätter.* Volumetrische Bestimmung des durch Wasserdampfdestillation gewonnenen und in Xylol aufgenommenen ätherischen Öles nach der Methode des *DAB 10 (Eur).*

Lagerung: *Buccoblätter.* Vor Licht geschützt, an einem kühlen, trockenen Platz *BPC63*, *Mar29*; Pulverdroge: In dicht schließenden Gefäßen, vor Licht geschützt, an einem kühlen Platz *BPC63*.

Wirkungen: Über die pharmakologische Wirkung der Buccoblätter und ihrer Zubereitungen liegen derzeit keine validen Studien vor.

Volkstümliche Anwendung und andere Anwendungsgebiete: Buccoblätter werden bei Entzündungen und Infektionen der Nieren und der Harnwege, bei Reizblase, zur Desinfektion der Harnwege und zur Entwässerung angewandt.[6,16,21,22]
Die Verwendung der Droge als Heilmittel in Europa geht bis ins sechzehnten Jahrhundert zurück. Ein Aufguß wurde zur Behandlung von Rheuma und Gicht eingesetzt und verschiedene, weitere Zubereitungen (keine Spezifizierung) bei Blasenentzündung, Blutharnen, Blasen- und Nierensteinen, Wassersucht und Entzündungen der Harnwege und Prostata angewandt.[7]
In Südafrika ist die Droge auch heute noch ein weit verbreitetes Hausmittel, das in Form einer Tinktur, "buchu brandy", und eines Essigs, "buchu vinegar", bei Nieren- und Harnwegsinfektionen innerlich eingenommen und bei Hautverletzungen und rheumatischen Beschwerden äußerlich aufgetragen wird.[12]
Die Wirksamkeit der Droge und ihrer Zubereitungen bei den genannten Anwendungsgebieten ist nicht belegt.[16]

Dosierung und Art der Anwendung: *Droge.* Einnahme: 1 bis 2 g.[19] *Zubereitung.* Buccofluidextrakt *EB6*: Mittlere Einzelgabe zur Einnahme 1,0 g; Buccoblätter-Aufguß *EB6*: Mittlere Einzelgabe zur Einnahme 1,0 g pro Tasse Aufguß; Buccoblätter-Aufguß *BHP83*: 1 bis 2 g dreimal täglich; Buccoblätter-Fluidextrakt *BHP83*: 0,3 bis 1,2 mL dreimal täglich; Buccoblätter-Tinktur *BHP83*: 2 bis 4 mL dreimal täglich.

Unerwünschte Wirkungen: Buccoblätter enthalten ätherisches Öl mit Diosphenol und Pulegon (s. Inhaltsstoffe der Droge Barosmae folium), das zu Reizerscheinungen führen kann.[16]

Akute Vergiftung: Berichte über Vergiftungsfälle liegen nicht vor.[16]

Sonst. Verwendung: *Pharmazie/Medizin.* Als Geruchs- und Geschmackskorrigens in Teemischungen. Hinweis: Gegen diese Verwendung bestehen keine Bedenken.[16] *Industrie/Technik.* Verwendung zur Herstellung des Buccublätteröles (s. Barosma-betulina-Blätteröl).

Gesetzl. Best.: *Offizielle Monographien.* Aufbereitungsmonographie der Kommission E am BGA "Buccoblätter".[16]

Bucco hom. *HAB34*

Synonyme: Barosma, Buccoblätter.

Monographiesammlungen: Bucco (Buccoblätter) *HAB34*.

Definition der Droge: Getrocknete Blätter.

Stammpflanzen: *B. betulina* (Thunb.) Bartl. et Wendl.

Zubereitungen: Tinktur nach §4 mit Ethanol 60% (*V/V*) *HAB34*; Eigenschaften: Die Tinktur ist von braungrüner Farbe, aromatischem, pfefferminzartigem Geruch und Geschmack.
Urtinktur und flüssige Verdünnungen nach *HAB1*, Vorschrift 4a mit Ethanol 62% (*m/m*).[17]
Darreichungsformen: Urtinktur, flüssige Verdünnungen, Tabletten, Verreibungen, Streukügelchen, flüssige Verdünnungen zur Injektion.[17]

Identität: *Tinktur.* Natronlauge bewirkt eine Fällung und Eisenchloridlösung eine grünschwarze Färbung der Tinktur.

Reinheit: *Tinktur.*
- Spezifisches Gewicht: 0,900 bis 0,903.
- Trockenrückstand: 2,20 bis 2,78%.

Gehalt: *Tinktur.* Arzneigehalt 1/10.

Anwendungsgebiete: Die Anwendungsgebiete entsprechen dem homoöpathischen Arzneimittelbild. Dazu gehören: Erkrankungen der Harnwege.[17]

Dosierung und Art der Anwendung: *Zubereitung.* Soweit nicht anders verordnet: Bei akuten Zuständen häufige Anwendung alle halbe bis ganze Stunde je 5 Tropfen oder 1 Tablette oder 10 Streukügelchen oder 1 Messerspitze Verreibung einnehmen; parenteral 1 bis 2 mL bis zu 3mal täglich s.c. injizieren.
Bei chronischen Verlaufsformen 1- bis 3mal täglich 5 Tropfen oder 1 Tablette oder 10 Streukügelchen oder 1 Messerspitze Verreibung einnehmen; parenteral 1 bis 2 L pro Tag s.c. injizieren.[17]

Unerwünschte Wirkungen: Nicht bekannt. Hinweis: Es können vorübergehend Erstverschlimmerungen vorkommen, die jedoch unbedenklich sind.[17]

Gesetzl. Best.: *Offizielle Monographien.* Aufbereitungsmonographie der Kommission D am BGA "Barosma (Bucco)".[17]

Barosma crenulata (L.) Hook.

Synonyme: *B. crenatum* (L.) Kunze, *B. crenulatum* (L.) Hook.

Sonstige Bezeichnungen: Engl.: Oval buchu.

Botanische Beschreibung: Strauch, schlank, glatt, aufrecht, immergrün, 2 bis 3 m hoch, verzweigt. Äste etwas eckig. Rinde violettbraun. Blätter in der

Form variierend, gegenständig, flach, kurzgestielt, oft eiförmig oder verkehrt eiförmig, am Rande gesägt, dick, auf beiden Seiten unbehaart; Unterseite drüsig punktiert; in jeder Einkerbung eine Öldrüse. Blüten rosa oder weiß, endständig, einzeln an kurzen, beblätterten Seitenzweigen stehend.[23]

Verbreitung: In Südafrika, vor allem Kapland, heimisch.[3,23]

Drogen: Barosma-crenulata-Blätter, Barosma crenata hom. *HPUS78*.

Barosma-crenulata-Blätter

Synonyme: Folia Barosmae, Folia Bucco, Folia Bucco rotunda, Folia Buchu, Folia Diosmae, Folia Diosmae lata, Folia Diosmae rotunda, Folium bucco.

Sonstige Bezeichnungen: Dt.: Breite Buccoblätter, Buchublätter, Buccoblätter; engl.: Buchu leaves, oval buchu leaves; frz.: Feuilles de bucco, Feuilles de buchu; port.: Folhas de bucco; span.: Hojas de bucco.

Definition der Droge: Getrocknete Blätter.[3,12]

Stammpflanzen: *B. crenulata* (L.) HOOK.[3,12]

Herkunft: Südafrika, vor allem Kapland.[3,23]

Ganzdroge: s. Abb. unter Verfälschungen/Verwechselungen der Droge Barosmae folium. Blätter steif, brüchig, gelblichgrün, in der Form variierend; länglich, eilanzettförmig oder eirund bis verkehrt eiförmig; meist 1,8 bis 2,5 cm lang, 0,5 bis 1 cm breit, gelegentlich aber auch bis 4 cm lang; am Rande gesägt, nach unten in den kurzen Stiel verschmälert; Unterseite fein höckerig, drüsig punktiert.[3,20]

Schnittdroge: *Geschmack.* Aromatisch, an Raute erinnernd, bitter. *Geruch.* Scharf-aromatisch. *Makroskopisches Bild.* S. Ganzdroge Barosma-crenulata-Blätter.

Verfälschungen/Verwechslungen: Nach *EB6* gelten Barosma-crenulata-Blätter als Verfälschung von Barosmae folium; s. Verfälschungen/Verwechslungen der Droge Barosmae folium.

Inhaltsstoffe: *Äth. Öl.* Das durch Wasserdampfdestillation aus der Droge gewonnene ätherische Öl enthält ca. 9% (+)-Limonen, 6% (+)-Menthon, 22% (–)-Isomenthon, 10% (+)- und (–)-Isopulegon, 50% (–)-Pulegon, 1% Diosphenol und 1% ψ-Diosphenol; Bei den Sulfurderivaten des *p*-Menthan-3-on überwiegen die 8-Acetylthio-*p*-menthan-3-one, während die für das Cassis-Aroma (s. Inhaltsstoffe der Droge Barosma-betulina-Blätteröl) wichtigen 8-Mercapto-*p*-menthan-3-one nur in Spuren vorhanden sind.[9,11]

Volkstümliche Anwendung und andere Anwendungsgebiete: In Europa kam die Droge früher als "Folia Bucco rotunda" neben Barosmae folium in den Handel und wurde wie letzteres angewandt (s. Volkstümliche Anwendung der Droge Barosmae folium).[3] In Südafrika setzt man die Droge als Hausmittel genauso wie Barosmae folium ein.[12]

Unerwünschte Wirkungen: s. Nebenwirkungen der Droge Barosmae folium.

Barosma crenata hom. *HPUS78*

Synonyme: Barosma, Barosma crenulata, Barosma eckloniana, Barosma odoratum, Baryosma odorata, Bucco, Buchu, Buchu crenata, Diosma crenata, Diosma crenulata, Diosma latifolia, Parapetalifera odorata.[23]

Monographiesammlungen: Barosma crenata (Buchu) *HPUS78*.

Definition der Droge: Die getrockneten Blätter.

Stammpflanzen: *B. crenulata* (L.) HOOK.

Zubereitungen: Urtinktur: 100 g mäßig grobe Pulverdroge, 200 mL dest. Wasser und 824 mL 94,9% (*V/V*) Ethanol zur Bereitung von 1000 mL Tinktur; Dilutionen: 2× (D2) und höher mit 80% (*V/V*) Ethanol; Medikationen: 2× (D2) und höher; Verreibungen: 1× (D1) und höher.
Urtinktur und flüssige Verdünnungen nach *HAB 1*, Vorschrift 4a mit Ethanol 62% (*m/m*).[17]
Darreichungsformen: Urtinktur, flüssige Verdünnungen, Tabletten, Verreibungen, Streukügelchen, flüssige Verdünnungen zur Injektion.[17]

Gehalt: *Urtinktur.* Arzneigehalt 1/10.

Anwendungsgebiete: Die Anwendungsgebiete entsprechen dem homoöpathischen Arzneimittelbild. Dazu gehören: Erkrankungen der Harnwege.[17]

Dosierung und Art der Anwendung: *Zubereitung.* Soweit nicht anders verordnet: Bei akuten Zuständen häufige Anwendung alle halbe bis ganze Stunde je 5 Tropfen oder 1 Tablette oder 10 Streukügelchen oder 1 Messerspitze Verreibung einnehmen; parenteral 1 bis 2 mL bis zu 3mal täglich s. c. injizieren.
Bei chronischen Verlaufsformen 1- bis 3mal täglich 5 Tropfen oder 1 Tablette oder 10 Streukügelchen oder 1 Messerspitze Verreibung einnehmen; parenteral 1 bis 2 mL pro Tag s. c. injizieren.[17]

Unerwünschte Wirkungen: Nicht bekannt. Hinweis: Es können vorübergehend Erstverschlimmerungen vorkommen, die jedoch unbedenklich sind.[17]

Gesetzl. Best.: *Offizielle Monographien.* Aufbereitungsmonographie der Kommission D am BGA "Barosma (Bucco)".[17]

Barosma serratifolia (CURT.) WILLD.

Synonyme: *Barosma serratifolium* (CURT.) WILLD., *Diosma serratifolia* VENT.

Sonstige Bezeichnungen: Dt.: Gesägtblättriger Bukkostrauch ; engl.: Long buchu.

Botanische Beschreibung: Strauch; dem Barosma-crenulata-Strauch (s. *Barosma crenulata* (L.) HOOK.) sehr ähnlich, aber mit längeren, an der Spitze abgestumpften, auf beiden Seiten gleichermaßen verschmälerten Blättern.[23]

Verbreitung: In Südafrika, vor allem Kapland, heimisch.[23]

Drogen: Barosma-serratifolia-Blätter, Barosma serratifolia hom. *HPUS 78*.

Barosma-serratifolia-Blätter

Synonyme: Folia Bucco longa.

Sonstige Bezeichnungen: Dt.: Lange Buccoblätter, schmale Buccoblätter; engl.: Long buchu leaves.

Definition der Droge: Getrocknete Blätter.[3,12]

Stammpflanzen: *Barosma serratifolia* (CURT.) WILLD.

Herkunft: Südafrika, vor allem Kapland.[18]

Ganzdroge: S. Abb. unter Verfälschungen/Verwechselungen der Droge Barosmae folium. Blätter steif, brüchig, gelblichgrün, lanzettlich, kurzgestielt, an der Spitze abgestumpft, bis 4,5 cm lang, 0,4 cm breit, am Rande gesägt; Unterseite fein hökkerig, drüsig punktiert.[3,20]

Schnittdroge: *Geschmack.* Aromatisch, an Raute erinnernd, bitter. *Geruch.* Scharf-aromatisch. *Makroskopisches Bild.* S. Barosma-serratifolia-Blätter.

Verfälschungen/Verwechslungen: Nach *EB 6* gelten Barosma-serratifolia-Blätter als Verfälschung von Barosmae folium; s. Verfälschungen/Verwechslungen der Droge Barosmae folium.

Volkstümliche Anwendung und andere Anwendungsgebiete: In Europa kam die Droge früher als "Folia Bucco long" in den Handel und wurde wie Barosmae folium angewandt (s. Volkstümliche Anwendung der Droge Barosmae folium).[3] In Südafrika wird die Droge genauso wie Barosmae folium verwendet.[12]

Barosma serratifolia hom. *HPUS 78*

Synonyme: Adenandra serratifolia, Barosma, Bucco, Buku, Diosma serratifolia, Parapetalifera serrata.[23]

Monographiesammlungen: Barosma serratifolia (Buku) *HPUS 78*.

Definition der Droge: Die getrockneten Blätter.

Stammpflanzen: *B. serratifolia* (CURT.) WILLD.

Zubereitungen: Urtinktur: 100 g mäßig grobe Pulverdroge, 200 mL dest. Wasser und 824 mL 94,9 % (*V/V*) Ethanol zur Bereitung von 1000 mL Tinktur; Dilutionen: 2 × (D2) und höher mit 80 % (*V/V*) Ethanol; Medikationen: 2 × (D2) und höher; Verreibungen: 1 × (D1) und höher.
Urtinktur und flüssige Verdünnungen nach *HAB 1*, Vorschrift 4a mit Ethanol 62 % (m/m).[17]
Darreichungsformen: Urtinktur, flüssige Verdünnungen, Tabletten, Verreibungen, Streukügelchen, flüssige Verdünnungen zur Injektion.[17]

Gehalt: *Urtinktur.* Arzneigehalt 1/10.

Anwendungsgebiete: Die Anwendungsgebiete entsprechen dem homoöpathischen Arzneimittelbild. Dazu gehören: Erkrankungen der Harnwege.[17]

Dosierung und Art der Anwendung: *Zubereitung.* Soweit nicht anders verordnet: Bei akuten Zuständen häufige Anwendung alle halbe bis ganze Stunde je 5 Tropfen oder 1 Tablette oder 10 Streukügelchen oder 1 Messerspitze Verreibung einnehmen; parenteral 1 bis 2 mL bis zu 3mal täglich s. c. injizieren.
Bei chronischen Verlaufsformen 1- bis 3mal täglich 5 Tropfen oder 1 Tablette oder 10 Streukügelchen oder 1 Messerspitze Verreibung einnehmen; parenteral 1 bis 2 mL pro Tag s. c. injizieren.[17]

Unerwünschte Wirkungen: Nicht bekannt. Hinweis: Es können vorübergehend Erstverschlimmerungen vorkommen, die jedoch unbedenklich sind.[17]

Gesetzl. Best.: *Offizielle Monographien.* Aufbereitungsmonographie der Kommission D am BGA "Barosma (Bucco)".[17]

1. Heg Bd. V, Teil 1, S. 49
2. Hgn (1973) Bd. 6, S. 213
3. Berger F (1950) Handbuch der Drogenkunde. Maudrich W, Wien, S. 58–61
4. Leung AY (1980) Encyclopedia of Common Natural Ingredients, a Wiley-Interscience Publication, John Wiley & Sons, New York Chichester Brisbane Toronto, S. 77–79
5. Pinkas M, Bezanger-Beauquesne L, Lallement N (1968) C R Acad Sci, Paris, Ser D, 267:1.656–1.659
6. Schilcher H (1984) Dtsch Apoth Ztg 47:2.429–2.436
7. Pappe L (1868) Florae Capensis Medicae Prodromus, 3. ed., Cape Town, Brittain zit. nach[12]
8. Klein E, Rojahn W (1967) Dragoco Rep 14:183–184 zit. nach CA 68:16059r
9. Fluck AAJ, Mitchell WM, Perry HM (1961) J Sci Food Agric 12:290–292
10. Lamparsky D, Schudel P (1971) Tetrahedron Lett 36:3.323–3.326
11. Kaiser R, Lamparsky D, Schudel P (1975) J Agric Food Chem 23:943–950
12. Watt JM, Breyer-Brandwijk MG (1962) Medicinal and Poisonous Plants of Southern and Eastern Africa, 2nd ed., E & S Livingstone Ltd., Edinburgh London

13. Guenther E (1964) The Essential Oils, Vol. III, D Van Nostrand Co. Inc., New York, S. 368 zit. nach[9]
14. Juritz CF (1910) Rep Chief Chemist (Cape Province) UG 16 – 1912, S. 30 zit. nach[12]
15. Osol A (1980) Remington's Pharmaceutical Sciences, 16th edition, Mack Publishing Company, Easton, Pennsylvania
16. BAz Nr. 22a vom 01.02.1990
17. BAz Nr. 109a vom 16.06.1987
18. Hag, Bd. 3, S. 369–372
19. BPC63
20. EB6
21. BHP83
22. Mar29
23. HPUS78

HB

Begonia

HN: 2027000

Familie: Begoniaceae.
Die Familie wird in 5 Gattungen gegliedert:[1]

- Begonia: Mindestens 800 Arten in den Tropen und Subtropen.
- Begoniella: 3 Arten in Kolumbien.
- Hillebrandia: Nur *H. sandwicensis* auf Hawaii.
- Symbegonia: 10 (nach Lit.[2] 12) Arten auf Neuguinea.
- Semibegoniella: 3 Arten in Ecuador.

Die Eigenständigkeit der Gattungen Begoniella und Semibegoniella ist zweifelhaft. In neuerer Literatur werden die unter diesen beiden Gattungen aufgeführten Arten zur Gattung Begonia gestellt.[2]

Gattungsgliederung: Die Gattung Begonia L. wird in 60 Sectionen eingeteilt.[1] Die Angaben über die Artenzahl schwanken. Es werden bis über 1.200 Arten genannt.[3] Hinzu kommen zahlreiche Kultursorten.

Gattungsmerkmale: Saftige bis fleischige Kräuter oder Halbsträucher, teilweise rankend, häufig Knollengewächse. Die Pflanzen können in Stengeln und Blättern bis zu 95 % ihres Gewichtes an Wasser speichern. Die Blüten sind end- oder achselständig in Dichasien oder Wickeln angeordnet. Sie sind eingeschlechtig, monözisch, meist schwach zygomorph, groß und auffallend gefärbt oder unscheinbar. Die Blütenhülle ist nicht in Kelch und Krone gegliedert. Männliche Blüten mit 2 oder 4 Tepalen, wovon die inneren meist kleiner sind, viele Staubgefäße. Weibliche Blüten mit 2 bis 5 Tepalen und einem unterständigen 2- bis 3-, selten 4- bis 6fächerigen Fruchtknoten mit vielen Samenanlagen. Früchte kantig, meist 1- bis 3flügelig. Die Blätter sind meist asymmetrisch – daher die deutsche Bezeichnung "Schiefblatt" -, häufig gelappt oder gezähnt, bisweilen gefingert, die Stipeln oftmals bleibend. Die Anordnung ist alternierend. Die Blätter vieler Begonia-Arten sind mit roten Zeichnungen oder hellen sog. Silberflecken versehen.
Im mikroskopischen Bild weisen die Begoniaceae einige Besonderheiten auf.[1,4] Der anatomische Bau der Blätter weicht von dem üblichen Blattaufbau ab: Das Mesophyll ist auf wenige, teilweise nur drei Schichten begrenzt. An der Blattober- und Unterseite findet man häufig eine stark entwickelte Hypodermis, die an der Blattoberseite zu einem mehrschichtigen Wassergewebe ausgebildet sein kann. Stomata, bei bestimmten Arten zu Spaltöffnungsgruppen vereinigt, ausschließlich auf der Blattunterseite. Zum Blattrand hin häufig Hydathoden. Die Behaarung ist sehr vielfältig und umfaßt auch Drüsenhaare und Perldrüsen. Calciumoxalat tritt in Form von verschiedenartigen Einzelkristallen und als Drusen auf, selten als Kristallsand. Für die meisten Sectionen sind verschiedenartige Exkretzellen charakteristisch, die als Cystolithen, Cystosphären oder Cystotylen beschrieben werden.[4] Während echte Cystolithen jedoch Calciumcarbonat enthalten, werden in den Exkretidioblasten der Begoniaceae Sterine[5] bzw. Schleim und verseifbare Lipide vermutet.[6]
Die Begoniensamen sind oval, sehr klein – 0,28 bis 2 mm lang – und unterscheiden sich von den Samen aller anderen Angiospermen durch einen Ring sog. Kragenzellen. Diese umschließen den Bereich der Mikropyle und des Hilums. In der Keimungsphase brechen die Zellwände an der Innenseite entlang der Kragenzellen auf, so daß der Weg für den Keimling frei wird.[7]

Verbreitung: Die Begoniaceae sind in meist feuchten Gebieten der Tropen und Subtropen beheimatet. Das Hauptverbreitungsgebiet liegt in Mittel- und Südamerika. Ausgenommen vom natürlichen Verbreitungsgebiet ist nur Australien.

Inhaltsstoffgruppen: Am längsten bekannt ist das weit verbreitete Vorkommen von Oxalsäure und Oxalaten in allen darauf untersuchten Arten der Gattung Begonia.[1,8] Die Konzentration liegt bei durchschnittlich 20 % des Trockengewichtes. Der freien Oxalsäure, deren Konzentration in den untersuchten Begonia-Arten stoffwechselphysiologischen Untersuchungen zufolge mit dem NH_3-Gehalt korreliert, wird die Funktion der NH_3-Entgiftung im Aminosäurestoffwechsel der Pflanze zugeschrieben. In diesem Zusammenhang erklärt sich auch der gegenüber anderen Pflanzengattungen besonders hohe NH_3-Gehalt in Begoniaceen-Blättern, der die Bildung von freien Säuren ermöglicht, die zu einem Zellsaft-pH von 1,6 bis 1,3 führt.[9]
Die Substanz, die als antibiotisches Prinzip in 6 Begonia-Arten festgestellt wurde,[10] konnte später als Oxalsäure verifiziert werden.[11]
Das ebenfalls häufig anzutreffende Calciumoxalat liegt in den darauf untersuchten Arten nach Röntgenstrukturanalyse als Dihydrat vor.[12]
Weitere charakteristische Inhaltsstoffe sind Anthocyanglykoside, die die Rotfärbung der Blätter vieler Begonia-Arten bewirken. Das Aglykon ist meist Cyanidin, seltener Pelargonidin. Neben verschiedenen Zuckerkomponenten wurden verzweigte Trisaccharide gefunden.[13] Aus mehr als der Hälfte von 30 untersuchten Arten wurde Cyanidin-3-(2^G-xylosyl)rutinosid isoliert.[14]
Weit verbreitet sind Flavonolglykoside, insbesondere Rutosid und Quercitrin[13,15,16] sowie Kämpferolglykoside.[13] Vereinzelt wurden weitere Flavonoi-

de gefunden, wie z. B. *C*-Glykosylflavone in *B. erythrophylla* NEUMANN[17] oder die liphophilen Flavonole Ternatin und Quercetin-3,7',3'-trimethylether in *B. glabra* AUBL.[6] (nicht zu verwechseln mit *B. glabra* VUIJCK ex KOORDERS = *B. muricata* BLUME, *B. rubra* BLUME, *B. saxatilis* BLUME, *B. tuberosa* LAM. nom. illeg.; zur Synonomie s. Lit.[18–20]).
In einigen Arten wurden dimere Proanthocyanidine sowie die monomeren Komponenten Catechin und Epicatechin nachgewiesen.[6,16]
B. × *tuberhybrida* VOSS. var. *alba* enthält Cucurbitacine (s. Droge Begonia hom.).[21]

Drogenliefernde Arten: *Begonia* × *tuberhybrida*: Begonia hom.
Hinweis: In der Volksmedizin Mittel- und Südamerikas und Asiens werden viele weitere Begonia-Arten (unter verschiedenen Synonymen aufgeführt) für unterschiedliche Indikationen verwendet (s. Lit.[22–27]), ohne daß Arzneibuchmonographien oder wissenschaftliche Untersuchungen zur Wirksamkeit vorliegen.

Begonia × *tuberhybrida* VOSS.

Sonstige Bezeichnungen: Dt.: Knollenbegonie.

Systematik: Die Knollenbegonien, Sammelbegriff für Begonia-Hybriden, sind in Europa, zunächst England, kultivierte großblütige Blütenbegonien; sie entstanden bereits Ende des 19. Jahrhunderts aus Kreuzungen knollenbildender Arten aus Peru, Bolivien und Ecuador. Die wichtigsten Ausgangsarten sind neben *B. boliviensis* A. DC. verschiedene Arten der Sectio Huszia, z. B. *B. davisii* VEITCH, *B. pearcei* HOOK., *B. veitchii* HOOK. fil., *B. octopetala* L'HÉRIT., *B. froebelii* A. DC.[1,28]

Botanische Beschreibung: Einjährige Kräuter mit dicken, perennierenden Knollen und großen Blüten. Es gibt eine Vielzahl von Züchtungen, die sich besonders in ihren Blüten unterscheiden: Die Farben reichen von weiß über gelb, orange, rosa bis scharlachrot. Es gibt ungefüllte, halbgefüllte und gefüllte Blüten, nach der Gestalt der Blütenblätter einfache, gekräuselte und gefranste und nach der Blütenform neben der offenen die mehr geschlossene, rosen- und kamelienähnliche Prägung.

Verbreitung: West- und Mitteleuropa.

Anbaugebiete: Schleswig-Holstein und die Gegend um Gent/Belgien.

Drogen: Begonia hom.

Begonia hom.

Definition der Droge: Die ganzen, frischen, blühenden Pflanzen.[29]

Stammpflanzen: Groß- und rotblütige Sorten von *Begonia* × *tuberhybrida* VOSS., kultivierte Knollenbegonien.[29]

Herkunft: Mitteleuropa, nur Kultursorten, kein Wildvorkommen.

Inhaltsstoffe: *Cucurbitacine.* Abweichend von den anderen bisher untersuchten Begonien-Arten enthält zumindest eine Varietät, nämlich *B.* × *tuberhybrida* var. *alba*, in ihren unterirdischen Organen die cytotoxische Substanz Cucurbitacin B (0,013 % der getrockneten Ausgangssubstanz) sowie in geringeren Mengen Dehydrocucurbitacin B (0,0015 %) und Cucurbitacin D (0,003 %).[21]

Zubereitungen: Begonia tuberosa Urtinktur hom., Handelspräparat, hergestellt nach Vorschrift 3a *HAB 1*.[29]

Reinheit: *Urtinktur.*
- Relative Dichte: 0,895 bis 0,915.[29]
- Trockenrückstand: Mindestens 0,4 %.[29]

Tox. Inhaltsstoffe u. Prinzip: Cucurbitacine zählen zu den giftigen Triterpenen.[30] Cucurbitacin B wirkt cytotoxisch auf menschliche Carcinomzellen.[21] Zur Toxizität liegen nur ungenaue Angaben vor.
Oxalsäure ist an den Aminosäurestoffwechsel der Begoniaceae gekoppelt und findet sich daher in der ganzen im Wachstum befindlichen Pflanze. In ruhenden Knollen dagegen ist ihr Anteil verschwindend gering.[9] Der Oxalsäureanteil am Trockengewicht der Begonien ist mit durchschnittlich 20 % recht hoch, da die Pflanze jedoch bis zu 95 % Wasser speichert, muß eine relativ große Menge an pflanzlichem Material zugeführt werden, um den toxischen Bereich zu erreichen. Daher resultieren vermutlich die ungenauen Literaturangaben zu Vergiftungen durch Begonien. So wird für *B.* × *tuberhybrida* das Zusammenspiel mechanischer Reizung durch Calciumoxalatnadeln und Giftwirkung des Cucurbitacins vermutet.[31] Gegen die Toxizität der Begonia-Arten allein aufgrund des Oxalsäuregehaltes spricht auch, daß es trotz der weiten Verbreitung der Kulturpflanzen kaum Fallbeschreibungen zu Vergiftungen gibt und einige Begonia-Arten als Gemüse verwendet werden, z. B. die Blätter von *B. muricata* LAM., die Stengel von *B. laciniata* ROXB.[32]

Resorption: Oxalsäure in Form von Calciumoxalat ist schwer löslich und damit zumindest bei peroraler Aufnahme relativ untoxisch. Als freie Säure kann sie über den Magen-Darm-Trakt und sogar durch die intakte Haut resorbiert werden.[33]

Verteilung: Nach der Resorption rasche Verteilung im Gewebe.

Metabolismus: Die Oxalsäure bindet nach Resorption Calcium aus dem Gewebe, so daß es dort zu einer Verarmung an Calcium kommt, die Krämpfe auslösen kann. Das schwer lösliche Calciumoxalat kann bei der Konzentration des Harnes in der Niere ausfallen und zu einer Verstopfung der Nierenkanäle mit Anurie und Oligurie führen.[33]

Akute Toxizität: *Mensch.* Die gefährliche Menge Oxalsäure wird mit 1 bis 5 g angegeben: Todesfälle sind schon durch 5 bis 15 g aufgetreten.[33]
Frühsymptome der Oxalsäurevergiftung: Nach der peroralen Aufnahme treten sofort heftige Magen-

schmerzen, Brennen in der Speiseröhre, Brechreiz und Erbrechen von schwärzlichen Massen auf. Bereits 30 bis 60 min nach der Giftaufnahme kann Koma mit Tod eintreten. Starke Calciumverarmung führt möglicherweise zu schweren Krämpfen.
Spätsymptome: Zunächst Oligurie, in schweren Fällen von Anfang an Anurie. Der noch ausgeschiedene Urin zeigt ein niedriges spezifisches Gewicht, im Sediment massenhaft Calciumoxalatkristalle. Danach Urämie mit Ansteigen des Reststickstoffes und des Blutdruckes.

Akute Vergiftung: *Erste Maßnahmen.* Bei Oxalsäurevergiftung wird zum Ausfällen von Calciumoxalat peroral Milch evtl. mit Zusatz von pulverisierter Kreide empfohlen. Wenn zusätzlich Cucurbitacin zu erwarten ist, so verbietet sich die Zufuhr von Milch, da das Fett die Resorption des lipophilen Triterpens verbessert.[30] Daher besser: Magenspülung mit Zusatz von reichlich Calciumgluconat oder -lactat und Aktivkohle. Dann i.v. Injektion von 20 mL 20%igem Calciumgluconat, evtl. wiederholen. Parenterale Flüssigkeitszufuhr und forcierte Diurese mit Furosemid. Bei bereits eingetretener Nierenschädigung Peritoneal- oder Hämodialyse.

1. Irmscher E (1925) Begoniaceae. In: Engler A, Prantl K (Hrsg.) (1960) Natürliche Pflanzenfamilien, 2. Aufl., Bd. 21, Leipzig, Neuauflage Duncker & Humblot, Berlin, S. 548–587
2. Smith LB, Wasshausen DC, Golding J, Karegeannes C (1986) Smithsonian Contribution to Botany, Nr. 60, Smithsonia Instituion Press, City of Washington
3. Barkley FA, Golding J (1974) The Species of the Begoniaceae, 2. Aufl., Northeastern University, Boston
4. Fellerer C (1892) Beiträge zur Anatomie und Systematik der Begoniaceen, Dissertation München
5. Neger FW (1923) Flora 16:324–326
6. Ensemeyer M (1980) Pharmakognostisch-phytochemische Untersuchung von Begonia glabra Aublet, Dissertation Berlin
7. Bouman F, de Lange A (1982) Acta Bot Neerl 31:297–305
8. Molisch H (1918) Flora NF 11:60–70
9. Ruhland W, Wetzel K (1926) Planta 1:558–564
10. Schubnell EW (1959) Experimenteller Beitrag zur Kenntnis eines in verschiedenen Begonia-Arten enthaltenen antibakteriellen Prinzips, Dissertation Berlin
11. Schütz J (1962) Experimentelle Untersuchungen zur Frage der antibakteriellen Prinzipien in Begonia semperflorens und Folia Uvae ursi, Dissertation Berlin
12. Horner HT, Zindler-Frank E (1982) Can J Bot 60:1021–1027
13. Harborne JB, Hall E (1964) Phytochemistry 3:453–463
14. Langhammer L, Grandet M (1974) Planta Med 26:260–268
15. Bopp M (1957) Planta 48:631–682
16. Ensemeyer M, Langhammer L (1984) Arch Pharm 317:692–695
17. Vereskovskii VV, Kuznetsova ZP, Dovnar TV (1987) Khim Prir Soedin 6:909–910
18. Smith LB, Wasshausen DC (1986) 133. Begoniaceae. In: Harling G, Andersson L (Hrsg.) Flora of Ecuador, Nr. 25, Publishing House of the Swedish Research Council, Stockholm, Sweden
19. Backer CA, Bakhuizen van den Brink RC (1963) Flora of Java, Vol. 1, NVP Noordhoff Groningen The Netherlands
20. Smith LB, Wasshausen DC (1983) Phytologia 51:441
21. Doskotch RW, Malik MY, Beal JL (1969) Lloydia 32:115–121
22. Dragendorff G (1898) Die Heilpflanzen der verschiedenen Völker und Zeiten, Neuaufl. Fritsch W (Hrsg.) (1967) München, S. 453–454
23. Reis Altschul SV (1973) Drugs and Foods from Little-Known Plants, Notes in Harvard University Herbaria, Harvard University Press Cambridge, Massachusetts, S. 202
24. Hirschhorn HH (1982) J Ethnopharmacol 5:163–180
25. Kong YC, Xie JX, But PPH (1986) J Ethnopharmacol 15:1–44
26. Alfara MAM (1984) J Ethnopharmacol 11:203–221
27. Hartwell JL (1967) Lloydia 30:463
28. Maatsch R (Hrsg.) (1956) Pareys Illustriertes Gartenbaulexikon, Bd. 1, S. 109
29. Mitteilung der Firma Staufen Pharma, Göppingen
30. Forth W, Henschler D, Rummel W (1988) Pharmakologie und Toxikologie, Wissenschaftsverlag, Mannheim Wien Zürich, S. 822–828
31. Frohne D, Pfänder HJ (1982) Giftpflanzen, Wissenschaftliche Verlagsgesellschaft, Stuttgart, S. 52
32. Sheng-Ji B (1985) J Ethnopharmacol 13:121–137
33. Moeschlin S (1972) Klinik und Therapie der Vergiftungen, Thieme, Stuttgart, S. 219

MK/Rd

Bellis

HN: 2005900

Familie: Asteraceae (Compositae).

Unterfamilie: Asteroidae.

Tribus: Asterae.

Subtribus: Bellidinae.

Gattungsgliederung: Die Gattung *Bellis* L. besteht aus ca. zehn Arten. Während drei Arten weit verbreitet sind (*B. annua* L., *B. perennis* L. und *B. sylvestris* CYRILLUS), treten die übrigen Arten als Lokalendemiten auf (u.a. *B. azorica* HOCHSTETTER, *B. bernardii* BOISSIER et REUTER, *B. coerulescens* COSSON ex BALL, *B. longifolia* BOISSIER et HELDREICH, *B. hyrcanica* WORONOW). Daneben gibt es noch weitere, lokal verbreitete Sippen, die aber meist anderen Arten (*B. sylvestris*) zugeordnet werden.[11]

Gattungsmerkmale: Krautige Pflanzen, einjährig oder ausdauernd, mit mehr oder weniger starker basaler Verzweigung. Laubblätter in Rosetten oder wechselständig am unteren Teil des Stengels, länglich bis spatelig oder rundlich-herzförmig, gezähnt, selten ganzrandig. Blütenkörbchen einzeln am Ende der meist schaftartigen Stengel, ziemlich klein bis mittelgroß, heterogam. Hülle halbkugelig bis breitglockig, Hüllblätter mehr oder weniger zweireihig. Köpfchenboden zur Fruchtzeit konisch, kahl, ein- bis zweireihige Randblüten, weiblich, zungenförmig, weiß, rosa, purpurn oder bläulich, deutlich die Hülle überragend. Scheibenblüten zwittrig, röhrenförmig, fünfzähnig. Achänen verkehrt-eiförmig, stark abgeflacht, mit randlichen Nerven, Pappus fehlend bzw. mit kurzen, zerbrechlichen Borsten.[11]

Verbreitung: Europa, hauptsächlich Mittelmeergebiet. Nur *B. perennis* auch in Mittel- und Osteuropa, britische Inseln und Südskandinavien. Einige Arten endemisch auf den Azoren und in Portugal (*B. azorica*), in Marokko (*B. coerulescens*), auf Korsika (*B. bernardii*), auf Kreta (*B. longifolia*) und im östlichen Transkaukasien (*B. hyrcanica*).[11]

Inhaltsstoffgruppen: Bisher liegen nur Kenntnisse über das Inhaltsstoffspektrum von *B. perennis* vor.

Drogenliefernde Arten: *B. perennis*: Bellidis flos, Bellis perennis hom. *HAB 1*, Bellis perennis hom. *HPUS 78*, Bellis perennis pour préparations hom. *PFX*.

Bellis perennis L.

Sonstige Bezeichnungen: Dt.: Mehrjähriges Gänseblümchen, Maßliebchen, Tausendschön, Marienblömken, Marlinen, Möppelchen, Gänsebürstli, Müllerblüemli, Himmelblume, Katzenblume, Kohbloemche, Schafblüemli, Fenneblöme, Bleichblume, Monatsblümle, Monatle, Märzblümli, Märzresel, Peterblümchen, Ruckerl; engl.: daisy, garden daisy, hen and chickens; frz.: paquerette, petite marguerite, fleur de pâques, fleur de paturage; it.: margheritina, margherita, pratolina, bellide; span.: margarita; port.: margerida, dän.: Tusindfryd, Maiblomme; norweg.: Tusendfryd, Mariblomst.[1,11]

Systematik: Obwohl bei einigen Merkmalen (u. a. Beblätterung des Stengels, Köpfchengröße, Wuchshöhe, Behaarung) die Variationsbreite recht groß ist und auch Mißbildungen (u. a. unterschiedlich gefüllte Köpfchen, Fehlen von Zungenblüten, Auftreten von Zungenblüten anstelle einzelner Scheibenblüten) ziemlich häufig vorkommen und infolge dessen teilweise unterschiedliche Varietäten und Formen genannt werden, gibt es auf Grund fehlender genetischer Unterschiede keinen Anlaß zur Gliederung in bedeutsame intraspezifische Sippen.[11]

Botanische Beschreibung: (2)4 bis 15(20) cm hohe, perennierende Pflanzen mit einem kurzen, walzlichen Wurzelstock, welcher reichlich mit Adventivwurzeln versehen ist. Aufrechter oder aufsteigender Stengel, einköpfig, blattlos, nur selten im unteren Teil beblättert, rundlich, grün oder purpurn überlaufen. Laubblätter zu einer grundständigen Rosette vereint, spatelförmig bis verkehrt eilänglich, beiderseits zerstreut abstehend behaart. Köpfchen einzeln am Ende des Stengels, (10)15 bis 20(30) mm breit. Mehr oder weniger halbkugelige Hülle mit meist 13 ein- bis zweireihigen Hüllblättern. Köpfchenboden kegelförmig, hohl, kahl. Zahlreiche Randblüten (30 bis 55), weiblich, zungenförmig, Zunge weiß oder an der Spitze oft rötlich oder purpurn, 0,5 bis 1,5 mm breit, 5 bis 15 mm lang. Zahlreiche röhrenförmige Scheibenblüten (75 bis 125), zwittrig, gelb. Etwa 1 bis 1,5 mm lange Achänen, verkehrt eiförmig, zusammengedrückt, ohne Pappus.[11]

Verwechslungen: Auf Grund des Fehlens anderer Arten der Gattung in Mittel- und Osteuropa, den britischen Inseln und Südskandinavien keine Verwechslungsmöglichkeiten.

Inhaltsstoffe: Hauptinhaltsstoffe der gesamten Pflanze sind Triterpensaponine. Während der Gehalt an Triterpensaponinen in den oberirdischen Teilen 2,7 % beträgt, konnte in den unterirdischen Teilen ein Gehalt von 3,45 % ermittelt werden.[2] Diesen hohen Saponingehalt weisen die Pflanzen während der gesamten Hauptvegetationsperiode[2] und unabhängig vom Fundort[3] auf. Gewisse Differenzen gibt es hinsichtlich des Standortes, wobei die im gepflegten Gartenrasen gesammelten Pflanzen gegenüber den auf der Wiese anzutreffenden Pflanzen den doppelten Gehalt an hämolytisch aktiven Verbindungen aufweisen.[3] Im Vergleich zu den übrigen oberirdischen Teilen weisen die als Droge verwendeten Blüten nur ca. 40 % der hämolytischen Aktivität auf.[2] Strukturell handelt es sich bei den in der Pflanze vorliegenden Saponinen um Bisdesmoside der Polygalasäure (2β,3β,16α,23-Tetrahydroxyolean-12-en-28-säure) und des Bayogenins (2β,3β,23-Trihydroxyolean-12-en-28-säure). Während die Glykoside der Polygalasäure acyliert sind, weisen die des Bayogenins anscheinend keine Esterstruktur auf.[4] Als Hauptkomponenten wurden nach partieller alkalischer Hydrolyse geklärt: 3-*O*-α-L-Rhamnopyranosyl-polygalasäure-28-*O*-α-L-rhamnopyranosyl (1→3)-β-D-xylopyranosyl (1→4)-α-L-rhamnopyranosyl(1→2)-(*E*-buta-2-ensäure(1→4))-β-D-fucopyranosid, 3-*O*-β-D-Glucopyranosyl-polygalasäure-28-*O*-α-L-rhamnopyranosyl(1→3)-β-D-xylopyranosyl(1→4)-α-L-rhamnopyranosyl(1→2)-(*E*-buta-2-ensäure (1→4))-β-D-fucopyranosid,[5] 3-*O*-α-L-Rhamnopyranosyl-polygalasäure-28-*O*-α-L-rhamnopyranosyl (1→3)-β-D-xylopyranosyl(1→4)-α-L-rhamnopyranosyl-(1→2)-β-D-fucopyranosid, 3-*O*-β-D-Glucopyranosyl-polygalasäure-28-*O*-α-L-rhamnopyranosyl(1→3)-β-D-xylopyranosyl (1→4)-α-L-rhamnopyranosyl-(1→2)-β-D-fucopyranosid,[6] 3-*O*-β-D-Glucopyranosyl-(1→3)-β-D-glucopyranosyl-polygalasäure-28-*O*-α-L-rhamnopyranosyl (1→3)-β-D-xylopyranosyl(1→4)-α-L-rhamnopyranosyl(1→3)-β-D-xylopyranosyl (1→4)-α-L-rhamnopyranosyl-(1→2)- β-D-fucopyranosid.[7] In den Wurzeln wurde *trans*-Lachnophyllumester nachgewiesen,[10] welches gleichfalls als Bestandteil des ätherischen Öls der Pflanze vorkommt.[11] Neben dieser in Asteraceen weit verbreiteten Verbindung konnten in *B. perennis* 3-(2-Methyl-2-butenoyloxy)-4,6-decadiinsäuremethylester (3-Angeloyloxy-2,4-dehydrolachnophyllumester) und 3-(2-Methyl-2-butenoyloxy) -*cis*-8- decaen-4,6- diinsäuremethylester (3-Angeloyloxy-2,3-dehydromatricariaester) nachgewiesen werden.[8] Hinsichtlich weiterer Inhaltsstoffe der Art liegen nur allgemeine Kenntnisse vor. So wurden für die

Pflanze Äpfel-, Essig- und Oxalsäure, Weichharz, Wachs,[9] Inulin, Bitterstoffe, ätherisches Öl,[9,10,11] fettes Öl, Schleimstoffe,[9,10] Gerbstoffe und Flavonoide[11] nachgewiesen.

Verbreitung: Von der spanisch-portugiesischen Atlantikküste bis zum Moskauer Gebiet und Anatolien, von Großbritannien und Irland, Südnorwegen und -schweden, südlich des baltischen Meerbusens bis zum Mittelmeer. Nicht auf den Balearen, Sardinien, Sizilien, Kreta und Zypern.[1] Häufig in Fettwiesen, Weiden, Park- und Gartenrasen. Bevorzugt frische, nährstoffreiche Böden, oft in dichten Lehm- und Sandböden. Etwas wärmeliebend. Von der Ebene bis in die alpine Stufe bis etwa 2000 m.[11]

Drogen: Bellidis flos (Gänseblümchenblüten), Bellis perennis hom. *HAB 1*, Bellis perennis pour préparations hom. *PFX*, Bellis perennis hom. *HPUS 78*

Bellidis flos (Gänseblümchenblüten)

Definition der Droge: Die während der Blütezeit gesammelten Infloreszenzen.

Stammpflanzen: *B. perennis* L.

Herkunft: Das aus Wildbeständen gesammelte, luftgetrocknete Material. Hauptlieferländer sind die Balkanstaaten.

Ganzdroge: Die Blütenköpfchen einschließlich des Stengelansatzes. Stengel rundlich, grün oder purpurn überlaufen, angedrückt behaart, unterhalb des Köpfchens sehr dicht. Köpfchen 5 bis 15 mm breit. Hülle halbkugelig. Meist 13 Hüllblätter, ein- bis zweireihig, 4 bis 6 mm lang, 1 bis 2 mm breit, außen mit einigen langen Haaren, an der stumpfen Spitze mit zahlreichen, kurzen Haaren. Etwa 30 bis 35 zungenförmige Randblüten, weiß, oft (besonders an der Spitze) purpurn überlaufen, 5 bis 10 mm lang, bis 1 mm breit, kurze, grünliche Röhre mit einem Kranz längerer Haare. Zahlreiche (75 bis 125), röhrenförmige Scheibenblüten, oben kräftig gelb, nach unten verblassend und grün. Achänen zusammengedrückt, verkehrt eiförmig, auf der Fläche zerstreut behaart, ohne Pappus, ca. 1 mm lang.

Schnittdroge: *Geschmack.* Geschmacklos bis fade. *Geruch.* Nach Heu.
Weiße oder zuweilen rötlich überlaufene, zungenförmige Randblüten, 5 bis 10 mm lang. Ca. 3 mm lange, röhrenförmige Scheibenblüten, oben kräftig gelb, unten hellgrün und teilweise schon mit deutlich wahrnehmbarer Achäne, ca. 1 mm lang. Graugrüne Hüllblätter, ca. 1 bis 2 mm lang, oft zerbrochen. Kurze, meist grüne Stengelbruchstücke, durch Behaarung auch graufilzig.

Mikroskopisches Bild: Hüllblätter hellgrün, mit zahlreichen, in Längsrichtung verlaufenden und vernetzten Gefäßen, in der Umgebung der Gefäße dunkler, dort Wurzel von zahlreichen langen, sechs- bis zehnzelligen, stachelspitzen Gliederhaaren; Epidermiszellen durchscheinend hell, girlandenförmig, mit zahlreichen dünnen Haaren, welche ca. 20 % der Länge der Gliederhaare erreichen. Randblüten mit drei auffallend großen Gefäßen, von denen sich das mittlere am Ende der Corolla teilt und mit den äußeren vereinigt; Griffel zweischenkelig, Schenkel mit vielen kleinen Papillen, an Epidermiszellen am unteren Ende der Randblüten zahlreiche Drüsenhaare mit sehr stark differierender Länge sowie Zellgröße, Achäne wie auch bei den Scheibenblüten bereits häufig ausgebildet, mit auffallendem, am Rande ringförmig angeordnetem Gefäß. Scheibenblüten ebenfalls mit zahlreichen Drüsenhaaren, diese in der unteren Hälfte der Blüte und höchstens halb so lang wie die Drüsenhaare der Randblüten; Narben mit großen Papillen besetzt; Staubbeutel sehr häufig noch mit Pollen gefüllt. Pollen rund und mit zahlreichen kurzen Stacheln, ohne deutlich erkennbare Austrittsöffnungen.

Inhaltsstoffe: *Saponine.* Der hämolytische Index der Droge beträgt 460 (gesamte oberirdische Teile 1300).[2]
Flavonoide. Die Randblüten enthalten 7-*O*-β-D-Glucopyranosylapigenin (Cosmoisiin). In den Scheibenblüten konnten 3-*O*-β-D-Glucopyranosylkämpferol, 3-*O*-β-D-Glucopyranosylisorhamnetin sowie 3-*O*-β-D-Glucopyranosylquercetin nachgewiesen werden.[11]

Analytik: Nach methanolischer Extraktion und DC-Entwicklung (Kieselgel 60) im FM Chloroform-MeOH-Wasser (15:10:2) ist der Saponinkomplex nach Besprühen mit Anisaldehyd-Schwefelsäure-Rg. als zusammenhängende, gelbgrün gefärbte Substanzbande im Rf-Bereich 0,58 bis 0,86 erkennbar.[6] Beschichten der entwickelten Chromatogramme mit Blutgelatinelösung[12] ergibt eine starke Hämolyse im Rf-Bereich 0,58 bis 0,86.

Volkstümliche Anwendung und andere Anwendungsgebiete: Innerlich und äußerlich wird *B. perennis* bei Dermathopathien wie Furunkulose, Eiterungen und schwer heilenden Exanthemen gegeben. Gleichfalls wird es zur Hustenlösung, als fieber- und entzündungswidriges Mittel und als Mittel gegen Dysmenorrhöe und Amenorrhöe, Kopfschmerzen, Schwindelanfällen und Schlaflosigkeit verwendet.[1] Die Wirksamkeit der Droge bei den genannten Anwendungsgebieten ist nicht belegt.

Dosierung und Art der Anwendung: *Droge.* Teezubereitung: Zwei Teelöffel (ca. 1,5 g) werden mit eineinhalb Teegläsern kaltem Wasser angesetzt. Nach achtstündigem Ziehen wird der Extrakt während des Tages getrunken.[1]

Bellis perennis hom. *HAB 1*

Monographiesammlungen: Bellis perennis *HAB 1*.

Definition der Droge: Frische, ganze blühende Pflanze.

Stammpflanzen: *B. perennis* L.

Zubereitungen: Urtinktur und flüssige Verdünnungen nach Vorschrift 2a *HAB 1*. Eigenschaften: Die Urtinktur ist eine gelbgrüne bis gelblichbraune Flüssigkeit mit etwas scharfem Geschmack und angenehmem Geruch.

Identität: Die Mischung von 1 mL Urtinktur und 1 mL Wasser gibt eine deutliche Opaleszenz.
Beim Versetzen von 1 mL Urtinktur mit 10 mL Wasser und 0,1 mL verd. NaOH-Lsg. R färbt sich die Mischung gelb und gibt bei kräftigem, 1 min langem Schütteln einen mindestens 5 min beständigen Schaum.
Beim Versetzen von 1 mL Blutkörperchensuspension RH mit 5 mL Urtinktur entsteht eine klare, rote Lsg. ohne Bodensatz *HAB 1*.
Dünnschichtchromatographie *HAB 1*.
- Sorptionsmittel: Kieselgel H;
- Untersuchungslösung: Urtinktur;
- Vergleichslösung: Aescin, Gallussäure;
- Fließmittel: n-BuOH/Essigsäure/Wasser (4 + 1 + 5, obere Phase)
- Detektion: Besprühen mit Anisaldehyd-Lsg. R, anschließend zehnminütiges Erhitzen auf 105 bis 110 °C;
- Auswertung: Das Chromatogramm der Vergleichslsg. zeigt im unteren Teil des mittleren Drittels des Rf-Bereichs den blauen Fleck der Gallussäure. Das Chromatogramm der Untersuchungslsg. zeigt etwa auf Höhe des Aescins einen braunen Fleck und knapp darüber einen grünen Fleck. In Höhe des Flecks der Gallussäure erscheint ein rötlichvioletter Fleck.

Reinheit: *Urtinktur*.
- Relative Dichte (*Ph Eur*): 0,930 bis 0,950
- Trockenrückstand (*DAB*): Mindestens 1,5 %.

Lagerung: Vor Licht geschützt.

Anwendungsgebiete: Entsprechend dem homöopathischen Arzneimittelbild.
Dazu gehören:
Blutungen, Blutergüsse; Muskelschmerzen, besonders nach Verletzungen und Überanstrengungen; Rheumatismus; Hauterkrankungen, auch mit Eiterungen.[13,14]

Dosierung und Art der Anwendung: Soweit nicht anders verordnet:
Ein- bis dreimal täglich fünf bis zehn Tropfen, eine Messerspitze Verreibung, eine Tablette oder fünf bis zehn Streukügelchen einnehmen. Salben ein- bis zweimal täglich auftragen.
Injektionslösungen zweimal wöchentlich 1 mL s.c. injizieren.[13,14]

Unerwünschte Wirkungen: Nicht bekannt.
Hinweis: Es können vorübergehend Erstverschlimmerungen vorkommen, die jedoch unbedenklich sind.[13,14]

Gegenanzeigen/Anwendungsbeschr.: Nicht bekannt.[13,14]

Wechselwirkungen: Nicht bekannt.[13,14]

Gesetzl. Best.: Aufbereitungsmonographien der Kommission D am BGA "Bellis perennis"[13] und Bellis perennis ex herba.[12]

Bellis perennis pour préparations hom. *PFX*

Definition der Droge: Die ganze frische Pflanze.

Zubereitungen: Urtinktur und Verdünnungen werden nach den allgemeinen Vorschriften (Monographie: Préparations Homéopathiques *PFX*) mit Ethanol 45 % (*V/V*) hergestellt.

Reinheit: Der Alkoholgehalt soll zwischen 40 und 50 % (*V/V*) betragen.

Bellis perennis hom. *HPUS 78*

Definition der Droge: Gesamte frische Pflanze.

Stammpflanzen: *B. perennis* L.

Zubereitungen: Urtinktur: 450 g Droge und 683 mL Alkohol zur Gewinnung von 1000 mL Tinktur *HPUS 78*.
Verdünnungen: D2 aus einem Teil Tinktur, zwei Teilen destilliertem Wasser und sieben Teilen Alkohol. D3 und stärkere Verdünnungen durch Zusatz von Alkohol.
Anwendung: D3 und stärkere Verdünnungen.

Gehalt: *Urtinktur.* Arzneigehalt $^1/_{10}$.

1. Madaus R (1938) Lehrbuch der Biologischen Heilmittel, Band 1, 1. Aufl., Georg Thieme, Leipzig
2. Schöpke T (1988), Dissertation, Humboldt-Universität, Berlin
3. Rzazewska B (1989), Diplomarbeit, Humboldt-Universität, Berlin
4. Steinhausen H (1990), Diplomarbeit, Humboldt-Universität, Berlin
5. Schöpke T, Wray V, Rzazewska B, Hiller K (1991) Phytochemistry 28:627–631
6. Hiller K, Schöpke T, Wray V, Schulten HR (1988) Pharmazie 43: 850–852
7. Schöpke T, Wray V, Kunath A, Hiller K (1990) Pharmazie 45:870–871
8. Bohlmann F, Tietze BM (1970) Chem Ber 183: 561-563
9. List PH, Hörhammer L, Roth HJ, Kern W (Hrsg.) (1972) Hagers Handbuch der Pharmazeutischen Praxis, III. Band, Springer, Berlin Heidelberg New York
10. Hoppe HA (1975) Drogenkunde, 8. Aufl., Bd. 1, de Gruyter, Berlin, S. 159
11. Heg, Bd. VI, Teil 3, S. 29–35
12. Stahl E (Hrsg.) (1967) Dünnschichtchromatographie, Springer, Berlin Heidelberg New York, S. 241
13. BAz Nr. 190a vom 10.10.1985
14. BAz Nr. 129a vom 15.7. 1988

TS/Hi

Berberis HN: 2011900

Familie: Berberidaceae.

Unterfamilie: Berberidoideae.

Tribus: Berberideae[1,86]/ Mahonieae.[2]

Gattungsgliederung: Die Gattung Berberis L. umfaßt etwa 500 Arten und wird in 33 Serien eingeteilt:[3,86]
Actinacanthae SCHNEID.; Agapatenses (SCHNEID.) AHRENDT; Angulosae SCHNEID.; Asiaticae SCHNEID.; Brachypodae SCHNEID.; Buxifoliae SCHNEID.; Canadenses AHRENDT; Confertae AHRENDT; Corymbosae SCHNEID.; Crataeginae AHRENDT; Dasystachyae SCHNEID.; Franchetianae (AHRENDT) AHRENDT; Goudotiae SCHNEID.; Heteropodae SCHNEID.; Ilicifoliae SCHNEID., z. B. mit *B. darwinii* HOOK.; Interregimae SCHNEID.; Latifoliae SCHNEID.; Laurinae SCHNEID.; Microphyllae AHRENDT; Montanae AHRENDT; Paniculatae SCHNEID.; Polyanthae SCHNEID.; Quindiuenses SCHNEID.; Sherriffianae AHRENDT; Sinensis SCHNEID.; Tinctoriae SCHNEID., z. B. mit *B. aristata* DC.; Trigonae (SCHNEID.) AHRENDT; Truxillenses SCHNEID.; Tschonoskyanae SCHNEID.; Ulicinae SCHNEID.; Virgatae SCHNEID.; Vulgares SCHNEID., z. B. mit *B. vulgaris* L.; Wallichianae SCHNEID.
Die Gattung Mahonia NUTT. ist der Gattung Berberis L. so ähnlich, daß man sie in einer Gattung vereinigen könnte;[1] *Mahonia aquifolium* NUTT. wird synonym auch als *Berberis aquifolium* PURSH. bezeichnet, Gattungshybriden sind bekannt.

Gattungsmerkmale: Immergrüne oder sommergrüne, dornige Sträucher; Holz und innere Rinde gelb; Blätter wechselständig, ungeteilt, in Büscheln; Blätter der Langtriebe zu meist dreiteiligen Dornen umgebildet; in deren Achseln Kurztriebe mit meist ungeteilten Laubblättern und endständigen Blütentrauben, manchmal zu Trugdolden verkürzt; Perianth in dreigliedrigen Quirlen angeordnet; Sepalen 6, Petalen 6, letztere meist an ihrer Basis mit 2 Honigdrüsen. Staubblätter 6, in 2 Kreisen stehend, reizbar, die Antheren mit aufwärtsgerichteten Klappen aufspringend; Fruchtknoten einfächrig, oberständig, mit breiter Narbe auf kurzem Griffel oder sitzend; Frucht eine rote bis schwarze Beere, meist mit 2 grundständigen Samen.[3,4]

Verbreitung: Europa – außer Nordskandinavien, Nordrußland, Griechenland und Türkei – bis nach Nordafrika; von Zentralasien bis in die Gebirge des tropischen Indiens; Ostasien; von Nordamerika durch die Anden bis nach Feuerland.[4,5]

Inhaltsstoffgruppen: Phytochemisch gut untersucht sind neben *Berberis vulgaris* L. und *B. dielsiana* FEDDE, *B. guimpelii*, *B. hakodate* HORT., *B. hauniensis* ZAB., *B. serratea* KOEHNE und *B. virescens* HOOK.,[21,32,102] in jüngerer Zeit v. a. *B. aristata* DC., *B. buxifolia* LAM., *B. actinacantha* MARTELLI und besonders *B. darwinii* HOOK.[6-14]
Isochinolin-Alkaloide. In den etwa 35 bisher untersuchten Arten durchgehend Protoberberin-Alkaloide und Bisbenzylisochinolin-Alkaloide.[15] Daneben Aporphin-Alkaloide, z. B. Magnoflorin, das in mehr als 10 Arten nachgewiesen wurde.[12] In einigen Sippen wurden Alkaloide vom Isoindolobenzazepin-[10] oder Isoindolobenzazozin-Typ,[8] Isochinolin-Isochinolon-Dimere,[16] Pseudobenzylisochinolin-Alkaloide[17] und Aporphin-Benzylisochinolin-Dimere[18] gefunden; inzwischen sind auch einige katabolische Abbauprodukte, v. a. der Aporphinalkaloide, bekannt.[19] Submers kultivierte Zellen verschiedener Berberis-Arten produzieren Alkaloide v. a. vom Protoberberin- und Bisbenzylisochinolin-Typ.[23,24]
Lignane. In einigen südamerikanischen Berberis-Arten fand man neben Isochinolin-Alkaloiden auch Lignane; z. B. Syringaresinol; dieses Merkmal kann eventuell zur chemotaxonomischen Gliederung der Gattung Berberis herangezogen werden.[20,52,53]
Weitere Inhaltsstoffe. Ascorbinsäure, für deren Gehalt in den Früchten bei bisher untersuchten Arten Werte zwischen etwa 0,01 und 0,43 % ermittelt wurden;[21,22,32] fernöstliche Sippen enthalten große Mengen an Chlorogensäure und können auf Grund dieses Merkmals von den zentralasiatischen Arten abgegrenzt werden.[25]

Drogenliefernde Arten: *Berberis actinacantha*: Berberis-actinacantha-Sproß.
Berberis amurensis: Berberis-amurensis-Blatt, Berberis-amurensis-Wurzel.
Berberis aquifolium, *Mahonia aquifolium* = Gattung Mahonia.
Berberis aristata: Berberidis aristatae caules, Berberidis aristatae radix.
Berberis asiatica: Berberis-asiatica-Wurzel.
Berberis darwinii: Berberis-darwinii-Blatt.
Berberis empetrifolia: Berberis-empetrifolia-Sproß.
Berberis flexuosa: Berberis-flexuosa-Wurzel.
Berberis heteropoda: Berberis-heteropoda-Wurzel.
Berberis jamesonii: Berberis-jamesonii-Rinde.
Berberis lycium: Berberis-lycium-Wurzel.
Berberis orientalis: Berberis-orientalis-Wurzel.
Berberis ruscifolia: Berberis-ruscifolia-Wurzel.
Berberis sargentiana: Berberis-sargentiana-Pflanze.
Berberis sibirica: Berberis-sibirica-Wurzel.
Berberis thunbergii: Berberis-thunbergii-Blatt, Berberis-thunbergii-Wurzel.
Berberis vulgaris: Berberidis cortex, Berberidis cortex cum radicis cortice, Berberidis folium, Berberidis fructus, Berberidis radicis cortex, Berberidis radix, Berberis hom. *HAB 34*, Berberis vulgaris hom. *HAB 1*, Berberis vulgaris e fructibus hom. *HAB 1*, Berberis vulgaris hom. *PFX*, Berberis vulgaris hom. *HPUS 78*.
Berberis wallichiana: Berberis-wallichiana-Sproß.

Berberis actinacantha MART.

Sonstige Bezeichnungen: Lokal: Michay.

Botanische Beschreibung: Halbimmergrüner Strauch, etwa 1 m hoch, Äste lang, dünn, Zweige sparrig, dunkelrot, behaart, Dornen dreiteilig oder auch blattartig verbreitert; Blätter breit obovat, 1 bis 3 cm lang, jederseits mit 3 dornigen Zähnen, an der Triebbasis oft langgestielte Primordialblätter; Blüten zu 3 bis 6 in Büscheln, goldgelb; Frucht blauschwarz.[3]

Inhaltsstoffe: *Alkaloide.* In der Wurzel wurden Berberin, Berbithin, Dihydrotaxilamin[17] und 15-(*R,S*)-3,4-Dimethoxy-11,12-methylendioxy-8,14-dioxohexahydroisohomoprotoberberin[105] nachgewiesen.

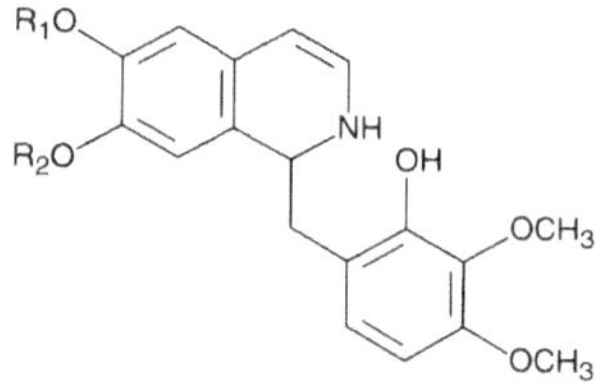

Berbithin: $R_1+R_2=CH_2$
Dihydrotaxilamin: $R_1=R_2=CH_3$

Verbreitung: Chile.

Drogen: Berberis-actinacantha-Sproß.

Berberis-actinacantha-Sproß

Definition der Droge: Die blattlosen Zweige.

Stammpflanzen: *Berberis actinacantha* MART.

Inhaltsstoffe: *Alkaloide.* Andesin, Berberrubin, Palmanin, 13-Desoxychilenin;[68] Aconcaguin;[56] (+)-Epiberbivaldin, (+)-Rupancamin;[57] Dihydrorugosinon,[9] Chiloenamin und Chiloenin.[19]

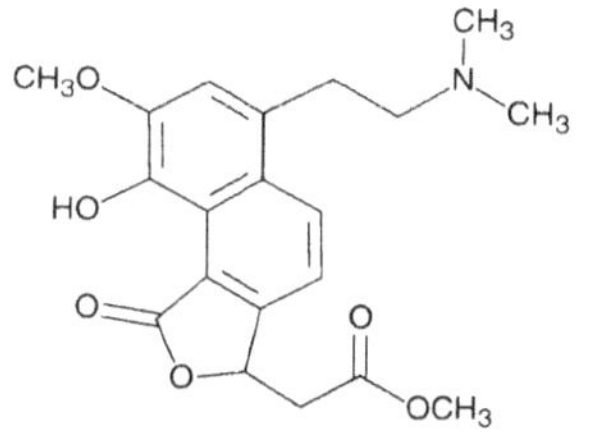

Chiloenamin

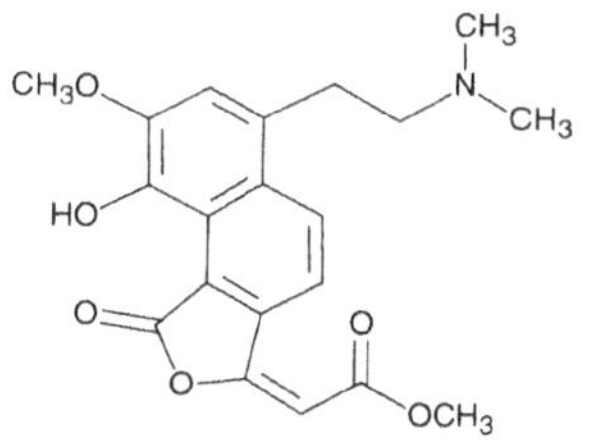

Choloenin

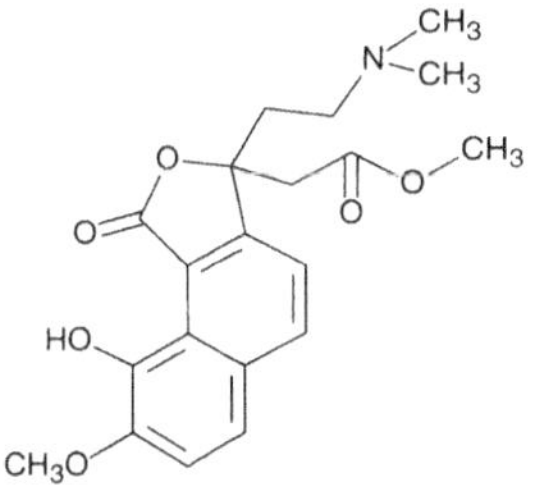

Aconcaguin

Volkstümliche Anwendung und andere Anwendungsgebiete: Ein Decoct der Droge wird bei Fieber verabreicht.[50,87] Die Wirksamkeit ist nicht belegt.

Berberis amurensis RUPR.

Synonyme: *B. vulgaris* var. *amurensis* (RUPR.) REGEL.

Sonstige Bezeichnungen: Dt.: Amur-Berberitze; russ.: Barbaris amurskij.

Botanische Beschreibung: Sommergrüner Strauch, bis 3,5 m hoch; Zweige rinnig, im 2. Jahr grau; Dornen 1 bis 2 cm lang; Blätter elliptisch, 3 bis 8 cm lang, stumpf oder spitz und feinborstig gesägt, netznervig, beiderseits hellgrün, seltener unten bläulich; Blüten zu 10 bis 25 in langen hängenden Trauben; Frucht rot.[3]

Inhaltsstoffe: *Alkaloide.* Im Stamm kommen die gleichen Alkaloide vor wie in der Wurzeldroge.[94]

Verbreitung: Nordostasien.

Drogen: Berberis-amurensis-Blatt, Berberis-amurensis-Wurzel.

Berberis-amurensis-Blatt

Definition der Droge: Die getrockneten Blätter.

Stammpflanzen: *Berberis amurensis* RUPR.

Zubereitungen: Tinktur.

Wirkwertbestimmung: Die Tinktur der Blätter soll im Tierversuch anhaltend den Blutdruck senken, zur Kontraktion der Uterusmuskulatur führen und am isolierten Froschherzen Amplitude und Rhythmus steigern. – Decoct und Tinktur sollen bei der Katze blutdrucksenkend, am Froschherzen positiv inotrop und negativ chronotrop wirken; beide Zubereitungen sollen den Tonus des Katzenuterus steigern und den Tonus am isolierten Kaninchendarm senken.[97] Alle Angaben sind allerdings angesichts unzureichender Daten nicht abschließend beurteilbar.

Volkstümliche Anwendung und andere Anwendungsgebiete: Ein Decoct der Droge (1:10) bei Leber-, Gallen- und Nierenbeschwerden.[48] Die Tinktur äußerlich bei hypotonischen Nachgeburtsblutungen.[97] Eine Wirksamkeit ist nicht belegt.

Berberis-amurensis-Wurzel

Definition der Droge: Die getrocknete Wurzel.

Stammpflanzen: *Berberis amurensis* RUPR.

Inhaltsstoffe: *Alkaloide.* Berbamin, Berbamunin, Jatrorrhizin, Magnoflorin, Oxyberberin (Berlambin).[94–96]

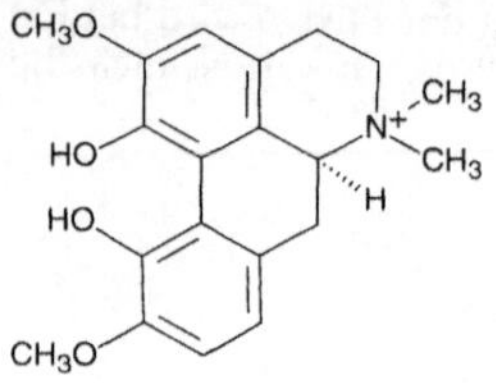

Magnoflorin

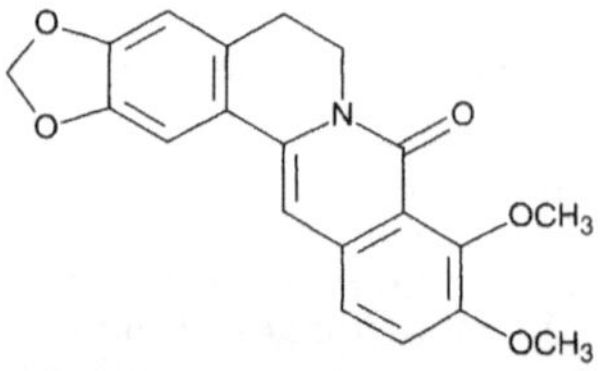

Oxyberberin (Berlambin)

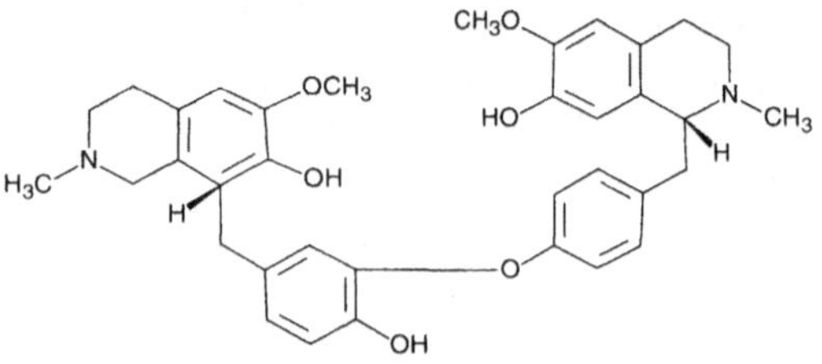

(+)-Berbamunin

Wirkungen: Etwa 0,4 mg Trockenextrakt der Droge (1:5 mit EtOH 70% extrahiert, danach auf Filterpapierscheibchen fixiert) wirkte antibakteriell auf *Mycobacterium smegmatis*, sowie 4 gramnegative (Shigella- und Escherichia-Stämme) und 3 grampositive (Bacillus, Staphylococcus) Testorganismen mit Hemmhofbildung von 10 bis über 20 mm Durchmesser; als Kontrollen dienten Streptomycin und Chloramphenicol (jeweils 30 µg/Scheibchen).[49]

Volkstümliche Anwendung und andere Anwendungsgebiete: Ein Decoct der Droge bei Infektionen des Magen-Darm-Bereichs;[48] die Anwendung bei durch bakterielle Infektionen verursachte Magen-Darm-Störungen wäre denkbar, sofern ausreichende Dosierungen erreicht werden. Die Wirksamkeit ist jedoch nicht belegt.

Berberis aristata DC.

Sonstige Bezeichnungen: Engl.: Indian Barberry; hindi: Daruhalad, Dar-Hald.

Systematik: Eine Varietät *coriaria* (LINDL.) SCHNEID. (Syn.: *B. coriaria* ROYLE) ist bekannt; die in Europa unter diesem Namen kultivierte Art gehört meist zu *B. chitria* HAMILT.[3]

Botanische Beschreibung: Normalerweise 1,8 bis 3,6 m hoher, gelegentlich auch 4,5 m Höhe erreichender, sommergrüner, dorniger Strauch; Stammdurchmesser 20 cm; Zweige zierlich überhängend, kahl, rund, zuerst gelbbraun, später grau; Blätter bis zu 10 cm lang und 1,3 bis 3,3 cm breit, an jeder Seite mit 3 bis 5 groben Stacheln oder auch ganzrandig, obovat, zu 3 bis 6 in Büscheln beisammen, beiderseits grün oder unten weißlich bzw. gelbgrün, mancherorts bis in den Winter hinein haftend; Blüten gelb, außen oft gerötet, auf 5 bis 7 cm langen Stielen sitzend, zu 10 bis 25 in 5 bis 10 cm langen Trauben; Dornen einfach oder dreiteilig, bis 3 cm lang, Früchte spindelförmig, bis 1 cm lang, bläulich bereift, mit kurzem Griffel.[3,109]

Verbreitung: Ostindien, Nepal.

Drogen: Berberidis aristatae caules, Berberidis aristatae radix.

Berberidis aristatae caules

Synonyme: Lignum Berberidis aristatae, Caules Berberidis aristatae.

Sonstige Bezeichnungen: Engl.: Indian Barberry.

Monographiesammlungen: Berberis *BPC 34*.

Definition der Droge: Die getrockneten Zweige *BPC 34*.

Stammpflanzen: *Berberis aristata* DC. *BPC 34*.

Herkunft: Wildsammlung in Indien.

Ganzdroge: Wellig gebogene Stücke von 2,5 bis 5 cm Durchmesser. Kork orangebraun; darunter eine dunkler braune Rinde, die mit leicht längswelligen Streifen und gelegentlich schwachen, querlaufenden Vertiefungen versehen ist. Auf dem Querschnitt erkennt man einen schmalen, braunen Kork, einen breitschichtigen, dunkelbraunen Bast, der von deutlich sichtbaren, gelben Markstrahlen durchzogen wird. Darauf folgt der breite, gelbgefärbte Holzkörper, der aus zahlreichen schmalen Gefäßsträngen besteht, die viele Einzelgefäße enthalten und durch schmale, blasser gefärbte Markstrahlen getrennt sind.
Geruch schwach, Geschmack bitter.[109]

Berberidis aristatae radix

Sonstige Bezeichnungen: Engl.: Indian Barberry; hindi: Dar-hald, Rasaut; sanskrit: Dharuharidra.

Monographiesammlungen: Berberis *Ind PC 53*.

Definition der Droge: Die getrockneten Wurzeln mit intakter Rinde und einem maximalen Durchmesser von 4,5 cm *Ind PC 53*.

Stammpflanzen: *Berberis aristata* DC. und nahe verwandte Arten *Ind PC 53*.

Herkunft: Himalaya, Nilgiri-Berge; 1800 bis 3000 m Höhe.

Ganzdroge: Wurzeln hart, spröde, oft knotig, gelbbraun gefärbt, zylindrisch geformt, stark gesplittert mit nur wenigen Nebenwurzeln. Länge der Stücke unterschiedlich, Breite bis 45 mm. Rinde weniger als 1 mm dick, innen dunkelbraun gefärbt, weich und pulvrig zerbröckelnd. Das zitronengelbe Holz, das in der Droge meist fehlt, ist deutlich strahlenförmig ausgeprägt, die Markstrahlen sind schmal. – Geruch schwach, Geschmack bitter.

Mikroskopisches Bild: Der Querschnitt zeigt eine schmale Korkschicht, gefolgt von der schmalen Rinde. Diese besteht aus Parenchymzellen mit gelbbraunen, amorphen Inhaltsstoffen. Im sekundären Siebteil befinden sich mehrere Schichten von Bastfasern, die oft radial von sekundären Markstrahlen getrennt werden. Der Kambiumring ist sehr schmal. Die zahlreichen, offenen, kollateralen Leitbündel werden durch Markstrahlen getrennt, deren Zellen viele zwei- bis dreiteilige Stärkekörner enthalten. Im breiten Xylem befinden sich zwischen getüpfelten Tracheen zahlreiche Holzfasern. Die Markstrahlen, abwechselnd mit Holzfasern und getüpfelten Gefäßen, bilden klare breite Zonen. Das Mark fehlt meist.

Pulverdroge: Das stark gelbgefärbte Pulver besteht hauptsächlich aus Bruchstücken von Markstrahlen und Holzfasern mit einigen Tracheen. Die gelblichen Holzfasern zeigen große, einfache, querverlaufende Tüpfel, während die Tracheen u. a. Hoftüpfel besitzen. Die zahlreichen Stärkekörner sind einfach oder zwei- bis dreiteilig. Die unregelmäßig runden Einzelkörner haben einen Durchmesser von 3 bis 20 µm.

Verfälschungen/Verwechslungen: Die Stengel von *Coscinium fenestratum* (GAERTN.) COLEBR., Menispermaceae. Gut zu erkennen: Weite Gefäße im Holz; keine Jahresringe; gekerbter Sklerenchymring nahe der Rinde; halbmondförmiges Phloem.

Inhaltsstoffe: *Alkaloide.* Pseudoisochinolin-Typ: Taxilamin;[40] Protoberberin-Typ: Karachin,[41] Berberin, Oxyberberin (Berlambin);[42] Bisbenzylisochinolin-Alkaloide: Oxyacanthin, Berbamin, Aromolin.[42]

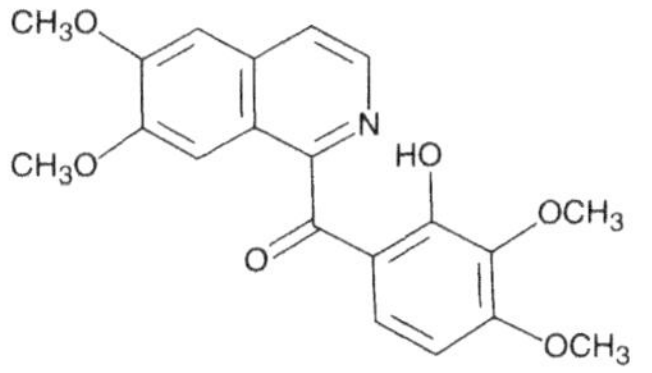

Taxilamin

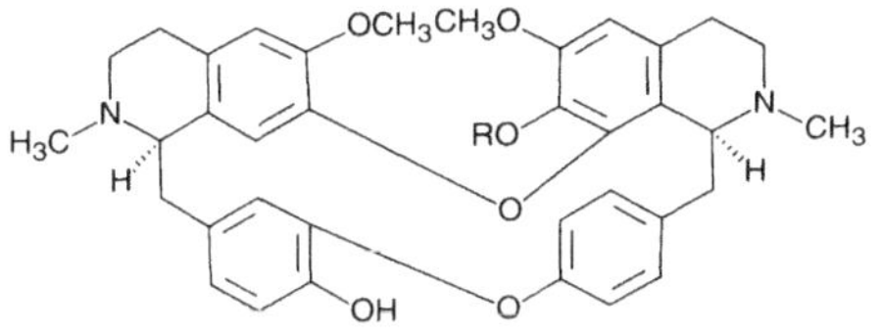

Aromolin : R=-H

Oxyacanthin : R=$-CH_3$

Zubereitungen: Extractum Berberidis, in Indien als "Rasaut" oder "Ruso" bekannt; Tinctura Berberidis.

Reinheit: Höchstens 2 % säureunlösliche Asche; andere organische Beimengungen max. 2 %; Stengelanteile höchstens 5 % *Ind PC 53*.

Gehalt: Mindestens 1 % Alkaloide *Ind PC 53*.

Gehaltsbestimmung: Gravimetrische Bestimmung *Ind PC 53*: Gepulverte Droge wird mit EtOH extrahiert, der Extrakt eingeengt und der Rückstand in Wasser gelöst. Aus der alkalisierten Lsg. werden die Alkaloide mit Eth ausgeschüttelt und aus diesem Extrakt mit Pikrinsäurelsg. gefällt.

Volkstümliche Anwendung und andere Anwendungsgebiete: Der Rasaut-Extrakt in Indian innerlich bei Magenbeschwerden und Verdauungsstörungen, bei Malaria; äußerlich bei Leishmaniose;[108] in Tansania wird der Decoct der Wurzel von *B. aristata* DC. var *subintegra* ENGL. bei Gelbsucht und bei Magenbeschwerden innerlich, die pulverisierte Droge äußerlich zur Wundbehandlung verwendet.[55] Die Wirksamkeit für die verschiedenen Anwendungen ist bisher nicht nachgewiesen. Die Anwendungen bei durch bakterielle Infekte bedingten Beschwerden im Magen-Darm-Bereich sind plausibel, sofern eine ausreichende Dosierung erreicht werden kann.

Dosierung und Art der Anwendung: Einzeldosis 2 bis 3 g als Decoct *Ind PC 53*.

Toxikologische Eigenschaften: S. Berberidis radicis cortex.

Sonst. Verwendung: *Industrie/Technik.* Zum Färben von Baumwolle.[66]

Berberis asiatica Roxb.

Botanische Beschreibung: Immergrüner, starkwüchsiger Strauch, bis 3 m hoch, Äste dick, starr, oft gewunden; Dornen klein; Blätter rundlich-obovat, 4 bis 8 cm lang, an jeder Seite mit 1 bis 4 Stacheln, derb lederartig und hart, oben dunkelgrün, deutlich netznervig, unten weißlich; Blüten gelb, in büscheligen Dolden; Früchte fast kugelig, rot, später schwarz mit rötlichem Reif.[3]

Inhaltsstoffe: *Alkaloide.* Die gleichen Alkaloide wie in der Droge Berberis-asiatica-Wurzel.[106]

Verbreitung: Indien.

Drogen: Berberis-asiatica-Wurzel.

Berberis-asiatica-Wurzel

Sonstige Bezeichnungen: Jap.: Indo-ohbaku.

Stammpflanzen: *Berberis asiatica* Roxb.

Inhaltsstoffe: *Alkaloide.* Etwa 2,5 %, darunter Berbamin, Berberin, Jatrorrhizin, Palmatin, Magnoflorin.[43,106]

Zubereitungen: Die Droge dient als Ausgangsmaterial zur Berberingewinnung.

Volkstümliche Anwendung und andere Anwendungsgebiete: s. Berberidis aristatae radix.

Berberis darwinii Hook.

Sonstige Bezeichnungen: Dialekt: Chacai-hua, Michay.

Botanische Beschreibung: Immergrüner Strauch, 1 bis 2 m, manchmal bis 3,5 m hoch, Wuchs sehr dicht, Äste braun, fein behaart, Dornen kurz, 3- bis 7teilig; Blätter ledrig, obovat, 1 bis 3 cm lang, an jeder Seite mit 1 bis 3 Dornenzähnen, oben glänzend dunkelgrün, unten hellgrün; Blüten goldgelb, etwas gerötet, in 4 bis 10 cm langen, hängenden Trauben; Früchte eiförmig, blaugrün bis schwarz, mit langem Griffel.[3]

Inhaltsstoffe: *Alkaloide.* In Holz und Rinde der oberirdischen Organe: Berberin,[107] Jatrorrhizin, Thalifendin, Protopin, Magnoflorin,[12] (+)-1-*O*-Methylchitralin;[7] ohne Angabe der Organe: Magallanesin und weitere Isoindolobenzazepin-Alkaloide,[8,10,13] Rugosinon, Dihydrorugosinon,[9] das Phenanthridin-Alkaloid Santiagonamin,[11] das Isoindoloisochinolin-Alkaloid Nuevamin.[13]
Weitere Inhaltsstoffe. In den Zweigen Syringaresinol.[12]

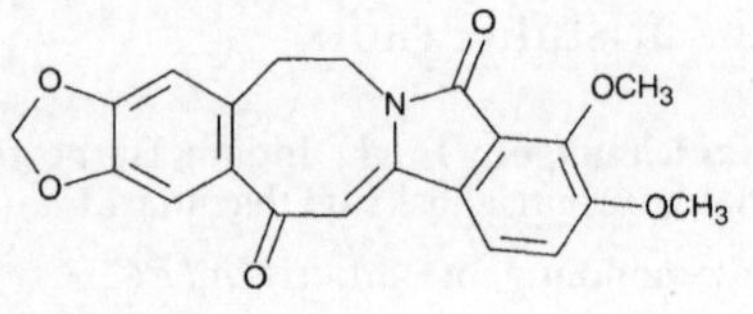

Magallanesin

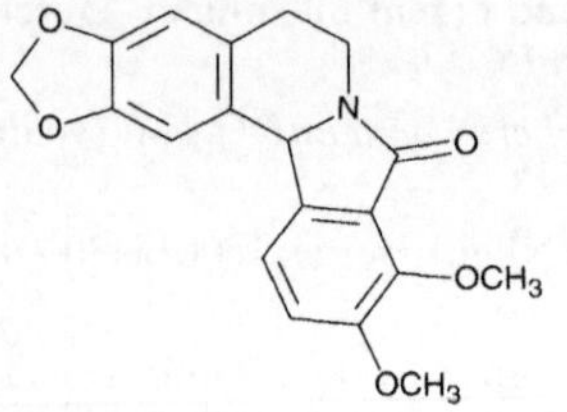

Nuevamin

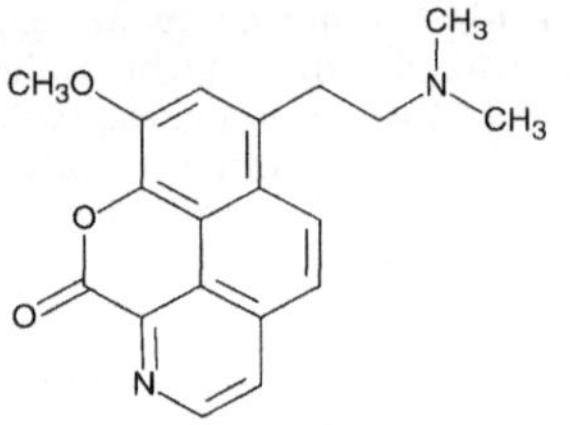

Santiagonamin

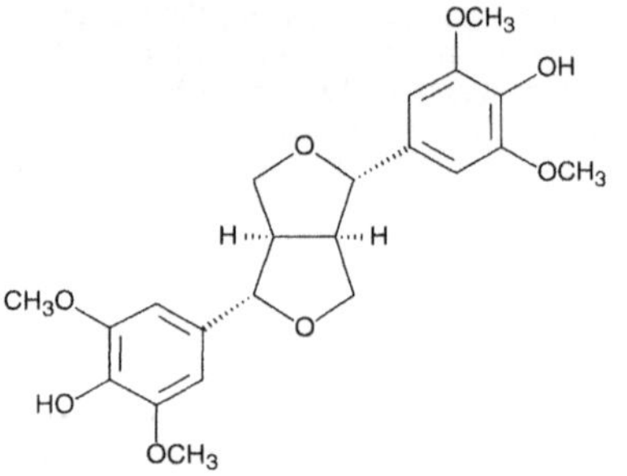

Syringaresinol

Verbreitung: Chile bis Patagonien.

Drogen: Berberis-darwinii-Blatt.

Berberis-darwinii-Blatt

Definition der Droge: Die Blätter.

Stammpflanzen: *Berberis darwinii* Hook.

Volkstümliche Anwendung und andere Anwendungsgebiete: Ein Decoct der Droge bei Fieber;[50] die Wirksamkeit ist nicht belegt.

Berberis empetrifolia Lam.

Sonstige Bezeichnungen: Lokal: Zarcilla.

Botanische Beschreibung: Immergrüner Strauch, etwa 1 m hoch, Wuchs bei uns niedergestreckt, in seiner Heimat auch höher, junge Triebe braun, gefurcht; Blätter linealisch, stachelspitzig, bis 2,5 cm lang, Ränder eingerollt, oben dunkelgrün, unten heller; Blüten zu 1 bis 2 in den Blattbüscheln, goldgelb; Früchte schwarz, bereift, kugelig, ohne Griffel.[3]

Inhaltsstoffe: *Alkaloide.* In den Wurzeln: Berberin, Pakistanin, Isotetrandrin, Protopin, Berlambin und 1,14-Dioxo-2-hydroxy-7,8-methylendioxy-12,13-dimethoxyaporhoeadan.[58]

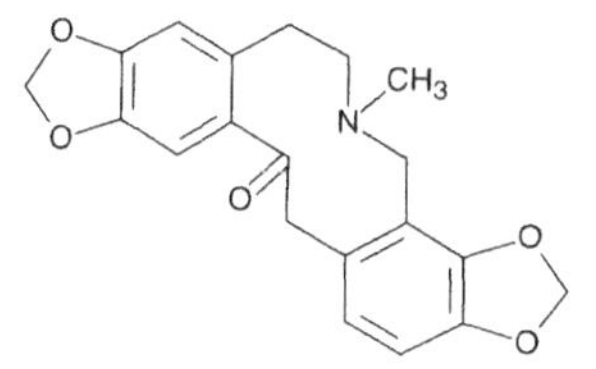

Protopin

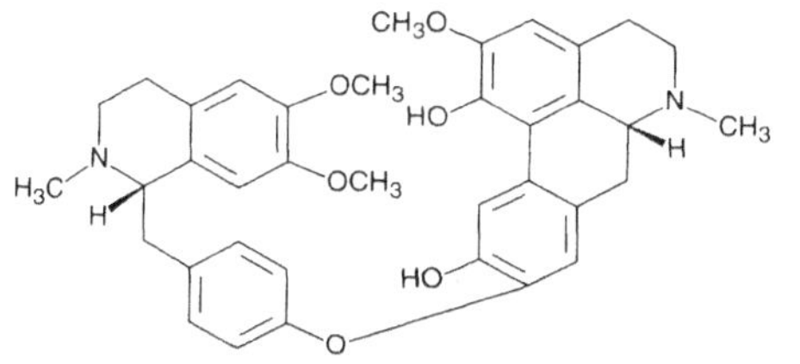

Pakistanin

Verbreitung: Chile bis Feuerland.

Drogen: Berberis-empetrifolia-Sproß.

Berberis-empetrifolia-Sproß

Definition der Droge: Die blattlosen Zweige.

Stammpflanzen: *Berberis empetrifolia* LAM.

Inhaltsstoffe: *Alkaloide.* (–)-Natalamin, (+)-Patagonin, (+)-Valdivianin, (+)-Pakistanin, (–)-Natalin, *N*-Methylcorydaldin,[16] Coyhaiquinin,[51] Puntarenin,[52] Chilenin.[54]
Weitere Inhaltsstoffe. Syringaresinol.[53]

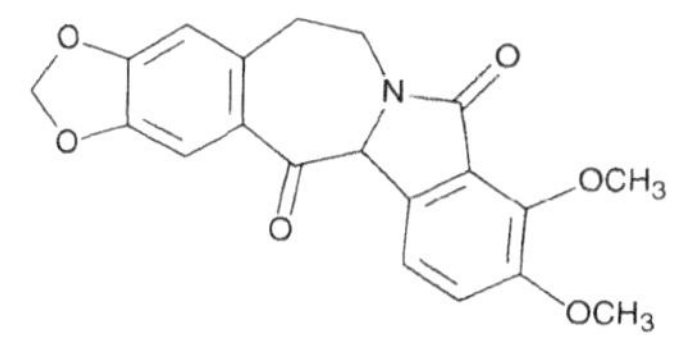

Chilenin

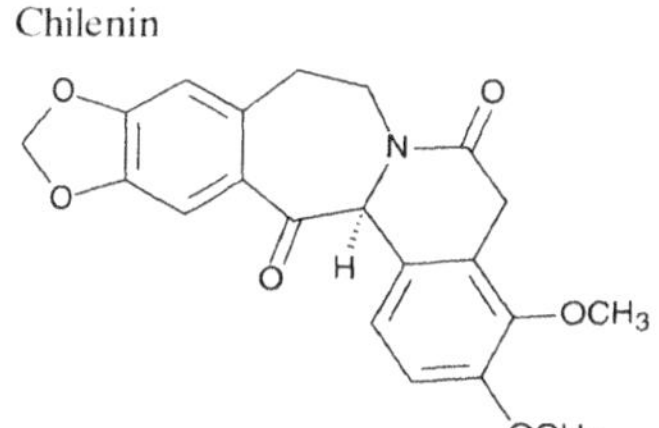

Puntarenin

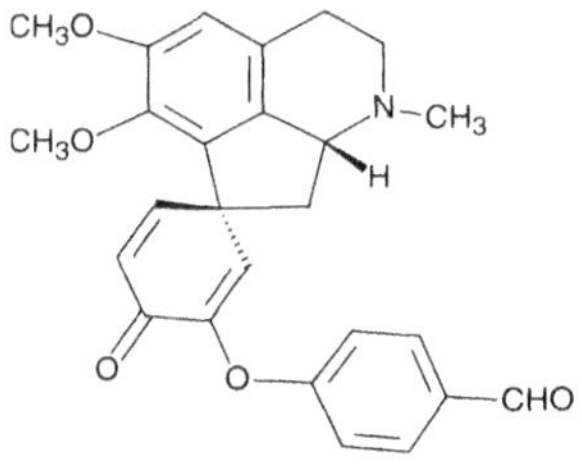

Coyhaiquinin

Volkstümliche Anwendung und andere Anwendungsgebiete: Die zerstoßenen Äste zusammen mit *Citrus limon* und *Mulinum spinosum* bei Bergkrankheit.[50,87] Die Wirksamkeit ist bisher nicht belegt.

Berberis flexuosa RUIZ ET PAV.

Botanische Beschreibung: Blätter verkehrt-eiförmig, 2 bis 3 × 0,9 bis 1,6 cm, mit schwach ausgeprägter Nervatur, unterseits matt grün, warzig; Blütenstand racemös, 8- bis 14blütig, 3 bis 4 cm lang; Deckblatt 2 bis 3 mm; Blüten hellgelb mit 10 × 3 mm großen Petalen; Stamina 7 mm; Beeren länglich-ellipsoid, 9 × 5 mm.[86]

Verbreitung: Peru, Chile, Argentinien.

Drogen: Berberis-flexuosa-Wurzel.

Berberis-flexuosa-Wurzel

Definition der Droge: Die Wurzel.

Stammpflanzen: *Berberis flexuosa* RUIZ et PAV.

Volkstümliche Anwendung und andere Anwendungsgebiete: Eine Abkochung von Holz und Wurzel wird zusammen mit der Rinde von *Aspidosperma quebracho-blanco* bei Fieber und asthmatischen Beschwerden verwendet.[47]

Sonst. Verwendung: *Industrie/Technik.* Zum Färben von Wolle.[66]

Berberis heteropoda SCHRENK.

Sonstige Bezeichnungen: Russ.: Barbaris raznonozkovyj.

Botanische Beschreibung: Sommergrüner Strauch, bis 2 m hoch, Wuchs breit und locker, Zweige stielrund, braun, glänzend; Dornen einfach bis dreiteilig, bis 2,5 cm lang, teilweise auch fehlend; Blätter breit ovat bis oval, an der Spitze rund, bis 2,5 cm lang, plötzlich in den 2 cm langen roten Stiel verschmälert, oben graugrün, unten bläulich; Blüten orangegelb, duftend in einer langen hängenden Traube, daneben 2 wenigblühende Trauben; Früchte schwarz.[3]

Inhaltsstoffe: *Alkaloide.* In den Samen Berberin, Jatrorrhizin und Palmatin.[37]

Verbreitung: Zentralasien.

Drogen: Berberis-heteropoda-Wurzel.

Berberis-heteropoda-Wurzel

Definition der Droge: Die getrocknete Wurzel.

Stammpflanzen: *Berberis heteropoda* SCHRENK.

Inhaltsstoffe: *Alkaloide.* Berberin, Palmatin, Jatrorrhizin, Oxyacanthin, Berbamin.[97,107]

Zubereitungen: Tinktur.

Volkstümliche Anwendung und andere Anwendungsgebiete: Die Tinktur äußerlich bei blutenden Wunden und atonischen Blutungen in der Nachgeburtsperiode;[97] bisher liegen keinerlei Untersuchungen vor, eine blutstillende Wirksamkeit ist daher nicht zu erwarten.

Berberis jamesonii LINDL.

Synonyme: *Berberis glauca* BENTH.

Botanische Beschreibung: Immergrün; Äste kahl, ältere Äste dunkelrot oder rotbraun; Internodien 2,5 bis 4 cm; Dornen dreiteilig, 2 bis 5 mm; Blätter 3 bis 5,5 × 1,2 bis 2,2 cm, Stiel 1 bis 7 mm, an der Spitze mit 2 bis 6 Stacheln, oberseits glänzend mit feingenetzter Nervatur, unterseits zunächst bereift, später unbereift, schließlich matt hellgrün und warzig; Blütenstand rispig, 30- bis 40blütig, 6 bis 8 cm lang, Stiele kahl, 10 bis 15 mm, Deckblätter 3 mm; Blüte: Die äußeren Sepalen 2,5 × 2 mm, eiförmig, spitz, mittlere Sepalen 4 × 3 mm, länglich-oval, stumpf, innere Sepalen 5,5 × 4 mm, breit elliptisch, Petalen 5 × 2,75 mm, länglich-eiförmig, Stamina 3,5 mm; Beeren ungestielt, blau bereift; Samen schwarz, umgekehrt-eiförmig, 5 × 3 mm.[86]

Inhaltsstoffe: *Alkaloide.* Qualitativ ohne Angabe der Organe nachgewiesen wurden Berberin, Oxyberberin (Berlambin), Columbamin, Jatrorrhizin, Palmatin.[60]

Verbreitung: Ecuador, Kolumbien.

Drogen: Berberis-jamesonii-Rinde.

Berberis-jamesonii-Rinde

Definition der Droge: Die Sproßrinde.

Stammpflanzen: *Berberis jamesonii* LINDL.

Volkstümliche Anwendung und andere Anwendungsgebiete: Nicht näher bezeichnete Zubereitungen bei Fieber und Verdauungsbeschwerden;[61] die Wirksamkeit ist für beide Anwendungen nicht belegt.

Berberis lycium ROYLE

Sonstige Bezeichnungen: Hindi: Dar-Hald.

Botanische Beschreibung: Sommergrüner oder halbimmergrüner Strauch, bis 3 m hoch, Zweige stielrund, gelb, nicht behaart, im 2. Jahr grau, Dornen dreiteilig, bis 2 cm lang; Blätter verkehrt-lanzettlich, 2 bis 5 cm lang, ganzrandig oder mit wenigen Zähnen, oben hell-, unten bläulichgrün; Blüten goldgelb, in verlängerten Trauben; Früchte elliptisch, 8 bis 12 mm, purpurn, bereift, mit deutlichem Griffel.[3]

Inhaltsstoffe: *Alkaloide.* In Stamm und Rinde (+)-Chenabin, (+)-Jhelumin,[63] außerdem die Secobisbenzylisochinoline (+)-Sindamin, (–)-Punjabin, (–)-Gilgitin.[92]

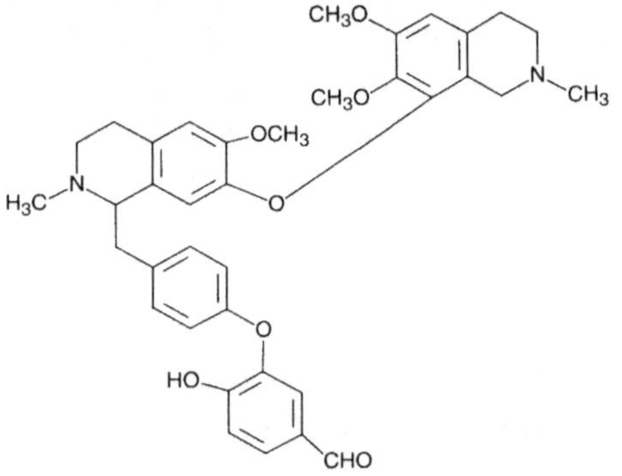

(+)-Chenabin

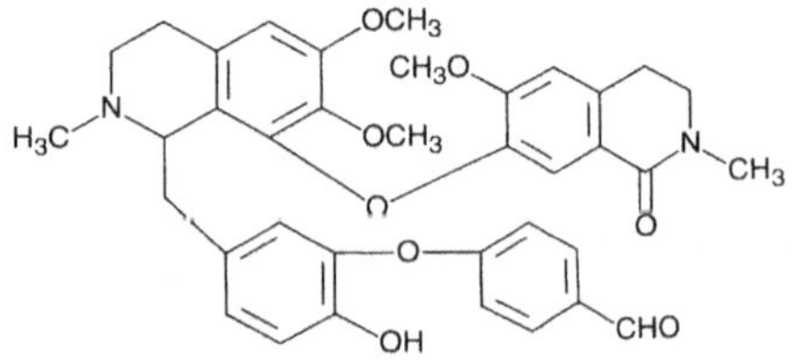

(+)-Sindamin

Verbreitung: Himalaya, Kashmir, Nepal.

Drogen: Berberis-lycium-Wurzel.

Berberis-lycium-Wurzel

Definition der Droge: Die getrocknete Wurzel.

Stammpflanzen: *Berberis lycium* ROYLE.

Inhaltsstoffe: *Alkaloide.* Berberin, Berbamin, Palatin.[44]

Wirkungen: S. Antipyretische Wirkung der Droge Berberidis radicis cortex.

Volkstümliche Anwendung und andere Anwendungsgebiete: Ein Extrakt der Droge innerlich bei Magen-Darm-Beschwerden sowie bei Fieber;[66] die Wirksamkeit ist nicht belegt, erscheint jedoch bei durch bakterielle Infekte bedingten Beschwerden plausibel, sofern eine ausreichende Dosierung erreicht werden kann.

Berberis orientalis SCHNEID.

Botanische Beschreibung: Etwa 2 m hoher Strauch; Äste gefurcht, hellgelb; Dornen dreiteilig, 4 bis 6 mm, selten bis 2 cm; Blätter 3 bis 6 × 1,3 bis 2,6 cm, umgekehrt eiförmig, beiderseits matt, mit stark genetzter Nervatur, Blattstiele 2 bis 4 mm, ganzrandig oder undeutlich gezähnt, mit Stacheln, diese an der Spitze winzig, zur Basis hin eng beieinander liegend und bis 0,75 mm; Blüten, 20- bis 25blütig, in einer 4 bis 7 cm langen Traube, Stiele 7 mm; Beeren leuchtend-rot, länglich 10 bis 11 × 5 bis 6 mm; Samen purpurfarbig.[86]

Verwechslungen: Persien, Aserbeidschan, Armenien.

Drogen: Berberis-orientalis-Wurzel.

Berberis-orientalis-Wurzel

Definition der Droge: Die Wurzel.

Stammpflanzen: *Berberis orientalis* SCHNEID.

Volkstümliche Anwendung und andere Anwendungsgebiete: S. Berberis-heteropoda-Wurzel.[99]

Berberis ruscifolia LAM.

Botanische Beschreibung: Blätter dick, steif, 2 bis 4 × 0,7 bis 1,3 cm, länglich-eiförmig oder spatelförmig, gezähnt, zugespitzt, beiderseits glänzend, unterseits etwas heller grün, mit hervortretender Nervatur; Trugdolde mit 3 bis 8 Blüten, 1,5 bis 2,5 cm, Stiele kahl, 5 bis 9 mm, Deckblätter 1,5 bis 2 mm; Stamina verkümmert.[86]

Inhaltsstoffe: Alkan-, Alkohol- und Sterolmuster sind untersucht.[46]

Verbreitung: Chile, Uruguay, Argentinien, Brasilien.

Drogen: Berberis-ruscifolia-Wurzel.

Berberis-ruscifolia-Wurzel

Definition der Droge: Die Wurzel.

Stammpflanzen: *Berberis ruscifolia* LAM.

Volkstümliche Anwendung und andere Anwendungsgebiete: S. Berberis-flexuosa-Wurzel.[47]

Sonst. Verwendung: *Industrie/Technik.* Zum Gelbfärben.[66]

Berberis sargentiana SCHNEID.

Botanische Beschreibung: Immergrüner Strauch, bis 1,5 m, Zweige rund, erst rot, später gelb, Dornen dreiteilig, 1 bis 3 cm; Blätter länglich, 4 bis 10 cm an jeder Seite mit 15 bis 25 feinen Stachelzähnen, ledrig, oben glänzend dunkelgrün, unterseits gelblichgrün, deutlich netznervig; Blüten hellgelb, in Büscheln; Frucht länglich, blauschwarz.[3]

Verwechslungen: China.

Drogen: Berberis-sargentiana-Pflanze.

Berberis-sargentiana-Pflanze

Definition der Droge: Die ganze Pflanze.

Stammpflanzen: *Berberis sargentiana* SCHNEID.

Volkstümliche Anwendung und andere Anwendungsgebiete: In China wird ein Decoct der ganzen Pflanze bei Fieber verwendet.[90] Die Wirksamkeit ist nicht belegt.

Berberis sibirica PALL.

Botanische Beschreibung: Sommergrüner, rundlicher Strauch, etwa 0,5 m hoch, Zweige gelb, behaart; Dornen 3- bis 11teilig, dünn; Blätter lanzettlich, bis 2,5 cm lang, an jeder Seite mit 4 bis 6 Zähnen, beiderseits lebhaft grün; Blüten hellgelb, meist einzeln; Früchte grün mit roter Narbe.[3]

Verbreitung: Sibirien.

Drogen: Berberis-sibirica-Wurzel.

Berberis-sibirica-Wurzel

Definition der Droge: Die getrocknete Wurzel.

Stammpflanzen: *Berberis sibirica* PALL.

Inhaltsstoffe: *Alkaloide.* S. Berberidis radicis cortex.

Volkstümliche Anwendung und andere Anwendungsgebiete: Verschiedene Zubereitungen bei Erkältungen, bei Gelbsucht und Erkrankungen des Magen-Darm-Galle-Bereichs; die letztgenannte Anwendung scheint bei Beschwerden, die durch bakterielle Infekte verursacht wurden, denkbar, sofern eine ausreichende Dosierung erreicht werden kann; die Wirksamkeit ist jedoch nicht belegt.

Berberis thunbergii DC.

Botanische Beschreibung: Sommergrüner, dichtverzweigter Strauch, etwa 1 m hoch, Zweige kantig, rotbraun, Dornen einfach; Blätter eiförmig, spatelig oder oblong, bis 3,5 cm lang, im Herbst scharlachrot bis orange werdend; Blüten gelb, in Büscheln; Früchte rot, ohne Griffel.[3]

Inhaltsstoffe: *Alkaloide.* In den Samen Isotetrandrin, Berbamin, Berberin, Palmatin, Jatrorrhizin; im Fruchtfleisch Berberin und Oxyberberin (Berlambin).[27]
Weitere Inhaltsstoffe. Die Früchte mit fettem Öl.[67]

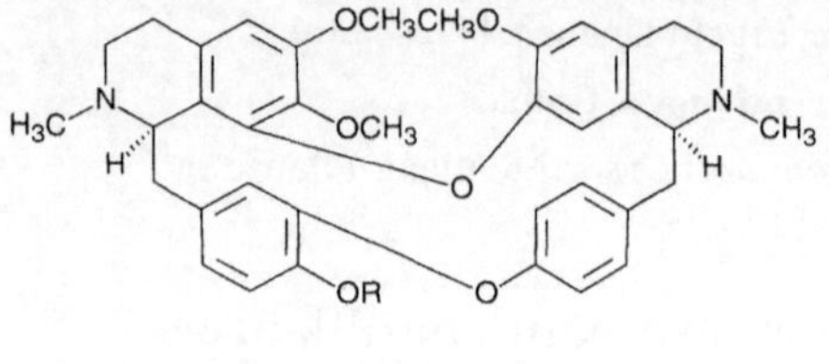

Berbamin : R=-H

Isotetrandrin : R=-CH_3

Verbreitung: China, Japan.

Drogen: Berberis-thunbergii-Blatt, Berberis-thunbergii-Wurzel.

Berberis-thunbergii-Blatt

Definition der Droge: Die Blätter.

Stammpflanzen: *Berberis thunbergii* DC.

Volkstümliche Anwendung und andere Anwendungsgebiete: Decoct der Droge zur Behandlung der Karies;[90] diese Anwendung ist nicht plausibel, die Wirksamkeit nicht belegt.

Berberis-thunbergii-Wurzel

Definition der Droge: Die getrocknete Wurzel.

Stammpflanzen: *Berberis thunbergii* DC.

Inhaltsstoffe: *Alkaloide:* In der Wurzel findet sich ein Alkaloidmuster ähnlich wie in Berberidis radix.[44,82]

Volkstümliche Anwendung und andere Anwendungsgebiete: Ein Decoct bei Fieber; bei Menorrhagie; bei Magenverstimmung;[90] die Wirksamkeit ist nicht belegt.

Berberis vulgaris L.

Sonstige Bezeichnungen: Dt.: Berberitze, Essigbeere, Gemeine Berberitze, Sauerdorn; engl.: Barberry, Common barberry, European barberry, Pipperidge bush; frz. Berbéris, Epine-vinette, Vinettier; it.: Berberi, Crespino; span.: Agracejo, Agracillo, Agrito, Bérbero; port.: Bérberis, Uvaespim.

Systematik: Die Art ist seit ältester Zeit in Kultur; neben Hybriden z. B. *B.* x *ottawensis* SCHNEID., *B.* x *provincialis* (AUDIB.) SCHRAD. gibt es zahlreiche Gartenformen mit abweichenden Früchten oder Blättern, etwa die Formen "Alba" mit weißen Früchten oder "Atropurpurea" mit dunkelroten Blättern; letztere wird häufig als Veredelungsunterlage verwendet.[3]

Botanische Beschreibung: Sommergrüner, dichtverzweigter, dorniger Strauch, meist nicht mehr als 2 m hoch; Zweige stark gefurcht, im ersten Jahr bräunlichgelb, später mehr weißgrau; gewöhnlich 3teilig, selten 1- oder 5teilig, 1 bis 2 cm lange, spitze Dornen. Blätter obovat bis elliptisch, 2 bis 4 cm lang, in den 1 cm langen Stiel verschmälert, dunkelgrün, Rand fein gezähnt; Blüten gelb, in hängenden, 5 bis 7 cm langen Trauben, im Mai überreich blühend; Fruchtreife im Oktober, Früchte länglich, fleischig, blutrot, bis 12 mm lang.[3]

Verwechslungen: Verwechslungen mit verwilderten Hybriden und Gartenformen sind möglich.

Inhaltsstoffe: *Alkaloide.* Das Holz enthält geringe Mengen an Isochinolin-Alkaloiden.[26]
Polysaccharide. In den Blüten 4,4 % wasserlösliche Polysaccharide folgender Zusammensetzung: Galactose/ Glucose/ Arabinose/ Xylose/ Rhamnose (4 + 1 + 5,2 + 1,6 + 2,6).[28]

Verbreitung: Europa, Nord-Amerika, Mittelasien; an sonnigen Stellen, trockenen, steinigen Abhängen, in Gebüschen, am Rande von Auenwäldern; als Hecken angepflanzt. An manchen Stellen ausgerottet, weil die Art bekannter Zwischenwirt des Getreiderostes *Puccinia graminis* ist, dessen Überwinterungsform sie beherbergt. Diese Aecidien kann man im Sommer besonders an der Unterseite der Blätter als gelborange Pusteln beobachten; sie enthalten die Chlamydosporen, die nach oben abgeschnürt werden, abfallen und auf Grasblätter übertragen sofort auskeimen können.[110]

Drogen: Berberidis cortex, Berberidis cortex cum radicis cortice, Berberidis folium, Berberidis fructus, Berberidis radicis cortex, Berberidis radix, Berberis vulgaris hom. *HAB 34*, Berberis vulgaris hom. *HAB 1*, Berberis vulgaris e fructibus hom. *HAB 1*, Berberis vulgaris hom. *PFX*, Berberis vulgaris hom. *HPUS 78*.

Berberidis cortex

Synonyme: Cortex Berberidis.

Sonstige Bezeichnungen: Dt. Berberitzenrinde; engl.: Barberry bark, Pipperidge treebark; frz.: Ecorce d'Epine-vinette.

Monographiesammlungen: Barberry bark *BPC 34*.

Definition der Droge: Die getrocknete Stammrinde. *BPC 34*.

Stammpflanzen: *Berberis vulgaris* L. *BPC 34*.

Ganzdroge: S. Berberis vulgaris hom. *HAB 1*.

Inhaltsstoffe: *Alkaloide.* 5,54%, davon 2,23% tertiäre Basen, 2,16% quartäre Basen und 1,15% phenolische Basen;[75] Alkaloidmuster wie Berberidis radicis cortex.

Volkstümliche Anwendung und andere Anwendungsgebiete: Bei Verdauungsstörungen, bei rheumatischen und arthritischen Beschwerden;[59] da die Wirksamkeit nicht belegt ist, wird die therapeutische Anwendung nicht befürwortet.[77]

Gesetzl. Best.: *Offizielle Monographien.* Monographie "Berberidis Cortex" der Kommission E am BGA.[77]

Berberidis cortex cum radicis cortice

Synonyme: Cortex Berberidis.

Sonstige Bezeichnungen: Engl.: Barberry bark.

Monographiesammlungen: Barberry bark *BHP83.*

Definition der Droge: Die getrocknete Wurzel- und Stammrinde. *BHP 83.*

Stammpflanzen: *Berberis vulgaris* L. und verwandte Arten. *BHP 83.*

Ganzdroge: Merkmale der Droge s. Berberis vulgaris hom. *HAB 1* (Stammrinde) und Berberis radicis cortex (Wurzelrinde).

Identität: S. Berberidis radicis cortex und Berberis vulgaris hom. *HAB 1.*

Reinheit: Gesamtasche max. 10%; säureunlösliche Asche max. 2%; wasserlösliche Bestandteile mind. 10% *BHP83.*

Zubereitungen: Flüssigextrakt 1:1 mit 25% EtOH; Tinktur 1:10 in 60% EtOH *BHP83.*

Anwendungsgebiete: Wie Berberidis radicis cortex.

Dosierung und Art der Anwendung: *Droge.* Innerlich als Decoct: 1 bis 2 g in 125 mL Wasser. *Zubereitung.* Innerlich als Flüssigextrakt: 2 bis 3 mL. Tinktur: 2 bis 4 mL. *BHP 83.*

Berberidis folium

Synonyme: Folia Berberidis.

Sonstige Bezeichnungen: Dt.: Berberitzenblätter.

Stammpflanzen: *Berberis vulgaris* L.

Inhaltsstoffe: *Alkaloide.* Geringe Mengen an Isochinolin-Alkaloiden.[26]
Polysaccharide. Die Blätter enthalten 2,5% wasserlösliche Polysaccharide folgender Zusammensetzung: Galactose/ Glucose/ Arabinose/ Xylose/ Rhamnose (4,3 + 1 + 6 + 1,5 + 2,1).[28]

Zubereitungen: Tinktur (1:20).[97]

Wirkungen: *Cholagoge Wirkung.* Die Tinktur der Droge wirkt bei einer Dosierung von 0,1 mL/kg KG p.o. bei einem Drittel von 96 untersuchten Hunden nach vorangehender Tonus- und Rhythmussteigerung depressorisch auf die motorische Funktion der Gallenblase.[98]
Herz-Kreislauf-Wirkung. Die Tinktur soll gefäßverengend und blutdrucksenkend wirken; sie soll die Uteruskontraktion intensivieren und die Blutgerinnung beschleunigen.[97] Die Ergebnisse sind jedoch kaum interpretierbar, da alle wesentlichen experimentellen Angaben fehlen.

Akute Toxizität: In 3 Fällen wurden nach Einnahme einer unbekannten Menge an Berberitzenblättern Fieber und Bauchschmerzen beobachtet.[65]

Berberidis fructus

Synonyme: Baccae Berberidis vulgaris.

Sonstige Bezeichnungen: Dt.: Berberitzen-, Sauerdornfrüchte, Berberitzen-, Erbsel-, Essig-, Reiß-, Sauerdorn-, Saurachbeeren; engl.: Barberries; frz.: Fruits d'Epine-vinette.

Monographiesammlungen: Fructus Berberidis *EB6.*

Definition der Droge: Die getrockneten Früchte *EB6*; die frischen Früchte.

Stammpflanzen: *Berberis vulgaris* L.

Herkunft: Sammlung aus Wildbeständen; Hauptlieferländer: Türkei, Jugoslawien.

Ganzdroge: Scharlach- bis schwarzrote, längliche, bis 10 mm lange und 5 mm breite, stark eingefallene und eingeschrumpfte, weiche Beeren; oben eine braune, 1 mm breite, ringwulstige Narbenscheibe; meist 2 feingerunzelte, 5 bis 6 mm lange und 2 bis 3 mm breite, rotbraune, länglich-eiförmige Samen, die die Frucht fast ausfüllen; geruchlos; angenehm saurer Geschmack. – Beschreibung der frischen Früchte s. Berberis vulgaris hom. *HAB 1.*

Schnittdroge: *Makroskopisch.* Sehr kleine Fruchtwandstücke, rot bis schwarzrot, schwach glänzend; zahlreiche ganze Samen und Bruchstücke davon.
Lupenbild. Der Längschnitt durch den Samen zeigt den langen, geraden Embryo, der von eiweißreichem Nährgewebe umgeben ist.
Fluoreszenzmikroskop. Im Querschnitt Perikarp mit intensiv blau bis blauweißer Epidermis; Parenchym braun, blaugrau oder gelblichbraungrau, auf der Innenseite manchmal von einer gelben Zone begrenzt; die Samenschale dunkel- oder violettbraun, mit einem schmalen violetten bis violettgrauen Außenstreifen; das Sameninnere intensiv gelb bis gelbgrün.

Pulverdroge: Rotbraun; vieleckige Endokarpzellen, nach innen linsenförmig vorgewölbt, auf diesen Zellwänden wellenförmig verlaufende Falten; 30 bis 50 μm große, fast kollenchymatisch ausgebildete Epidermiszellen des Exokarps; palisadenförmige Epidermiszellen der Samenschale, auf der Außenseite verdickt, mit Kutikula.

Verfälschungen/Verwechslungen: Verwechslungen mit den Früchten anderer Berberis-Arten sind möglich.

Inhaltsstoffe: *Alkaloide.* Älteren Angaben[102] zufolge sind die reifen Früchte alkaloidfrei; unreife Früchte enthalten Berberin;[47] bei neueren Untersuchungen wurden Alkaloidgehalte um 0,01 bis 0,015 % gefunden;[37] da 12 weitere euro-asiatische Berberis-Sippen alkaloidhaltige Früchte besitzen, ist das Vorkommen von Alkaloiden bei *B. vulgaris* durchaus wahrscheinlich. Mit zunehmender Fruchtreife nimmt der Alkaloidgehalt ab.[38]
Weitere Inhaltsstoffe. Um 2 % Anthocyane, bis 1,5 % Chlorogensäure, bis 6,6 % organische Säuren, z. B. Äpfelsäure und Triterpensäuren, v. a. Ursolsäure.[25] Der Vitamin-C-Gehalt der getrockneten und über längere Zeit gelagerten Früchte ist gering.[21]

Reinheit: Max. Aschegehalt 3 % *EB 6.*

Volkstümliche Anwendung und andere Anwendungsgebiete: Eine Abkochung der Beeren oder ein alkoholischer Extrakt bei Lungen-, Milz- und Leberleiden; diese Anwendungen sind wenig plausibel.[29] – Die frischen Beeren als Kompott oder Wein gegen Verstopfung und Appetitlosigkeit; der alkoholische Extrakt bei Sodbrennen und Magenkrämpfen.
Die Wirksamkeit bei den genannten Anwendungsgebieten ist nicht hinreichend dokumentiert; eine therapeutische Anwendung kann nicht befürwortet werden.[77]

Dosierung und Art der Anwendung: *Droge.* Zubereitung eines Teeaufgusses: 1 bis 2 Teelöffel ganze oder gestoßene Berberitzenfrüchte mit etwa 150 mL heißem Wasser übergießen und nach 10 bis 15 min abseihen.[101]

Unerwünschte Wirkungen: Nebenwirkungen sind nicht bekannt.[77]

Akute Toxizität: Manchmal beobachtet man nach Verzehr der Beeren, vor allem der angepflanzten Arten, Erbrechen und Durchfall.[102]

Akute Vergiftung: Bei Beereningestion keine Maßnahmen, außer reichlich trinken lassen.[102]

Sonst. Verwendung: *Pharmazie/Medizin.* Der Sirup als Geschmackskorrigens. *Haushalt.* Herstellung von Berberitzensaft, -mus, -sirup, -gelee und -marmelade, früher auch Branntwein und Essig. Die "Confiture d'Epine-vinette", eine französische Konfitüre wird aus einer Varietät ohne Samen hergestellt. Zubereitung des Saftes: Reife Beeren abpressen, Saft roh verwenden.[29]

Gesetzl. Best.: *Offizielle Monographien.* Monographie "Berberidis fructus" der Kommission E am BGA.[77]

Berberidis radicis cortex

Synonyme: Cortex Berberidis radicis.

Sonstige Bezeichnungen: Dt.: Berberis-vulgaris-Rinde, Berberitzenrinde, Berberitzenwurzelrinde, Sauerdornwurzelrinde; engl.: Barberry root bark, Pipperidge root bark; frz.: Ecorce de la racine de berbéride, Ecorce de la racine d'Epine-vinette.

Definition der Droge: Die getrocknete Wurzelrinde.

Stammpflanzen: *Berberis vulgaris* L.

Herkunft: Sammlung aus Wildbeständen; Mittel- und Südeuropa, z. B. Bosnien, Herzegowina, Frankreich; auch USA, Pakistan, Türkei; "indische Qualität" aus Westasien, Indien, Malaysia.

Ganzdroge: Außen graubraun, glatt oder runzelig, innen braungelb bis grünlichgelb, längsgestreift, nicht sehr hart, oft blättrig zerfallend.

Schnittdroge: Die Rinde hat einen eigenartig herben Geruch und einen stark bitteren Geschmack; der Speichel wird beim Kauen gelb.

Mikroskopisches Bild: Unter den Zellfetzen an der Peripherie ist ein brauner, lockerer, unregelmäßig gebauter, mehrschichtiger Kork zu erkennen; das Rindenparenchym besteht aus großen dünnwandigen, ovalen bis tangentialgestreckten Zellen, die gegen den Holzkern hin, mit Ausnahme der Stellen, die an Markstrahlen angrenzen, kleiner werden; gelegentlich finden sich im Rindengewebe einzeln oder in Gruppen vorkommende, stark verdickte, getüpfelte, relativ kurze Fasern mit verholzten, gelben Wänden, manchmal auch tangential angeordnete einfache Reihen längerer verholzter Fasern; die Markstrahlen sind etwa 20 bis 30 Zellreihen hoch; keine Kristalle; in verschiedenen Rindenbereichen können 2 bis 7 µm große, runde Stärkekörner vorkommen.

Verfälschungen/Verwechslungen: Die Handelsdroge, besonders die "indische Qualität" stammt nicht immer von *B. vulgaris* L. – In der Handelsdroge finden sich häufig Beimischungen von 15 bis 50 % Zweig- und Stammrinde.[84] Stamm- und Zweigrinde lassen sich makroskopisch durch die hell- oder graubraune Farbe, die Längsfurchung und die vereinzelt vorhandenen Lenticellen von der Wurzelrinde unterscheiden.[5] Im mikroskopischen Bild des Querschnitts zeigen Sproßrinden von *B. vulgaris* L. oder *Mahonia aquifolium* (PURSH.) NUTT. tangential und in mehreren Etagen angeordnete Reihen gelber, verholzter Fasern; außerdem Markstrahlzellen mit deutlich verdickten Zellwänden.

Minderqualitäten: Eventuell der Rinde anhaftende Holzteile mindern die Qualität, da sie höchstens geringe Mengen an Alkaloiden enthalten.[102]

Inhaltsstoffe: *Alkaloide.* Bis zu 13 % Isochinolin-Alkaloide, davon 5,0 bis 6,0 % Protoberberine, Berberin dominierend, daneben Columbamin, Palmatin, Jatrorrhizin, Berberrubin,[21,75,107] Hydroxyberberin, Oxyberberin (Berlambin), Dihydroanhydroberberin (Lambertin);[30] außerdem 4,8 bis 5,4 % Bisbenzylisochinoline, v.a. Berbamin und Oxyacanthin, sowie die Aporphin-Base Magnoflorin,[75] Bervulcin und Vulracin mit nicht geklärter Struktur.[31,68]

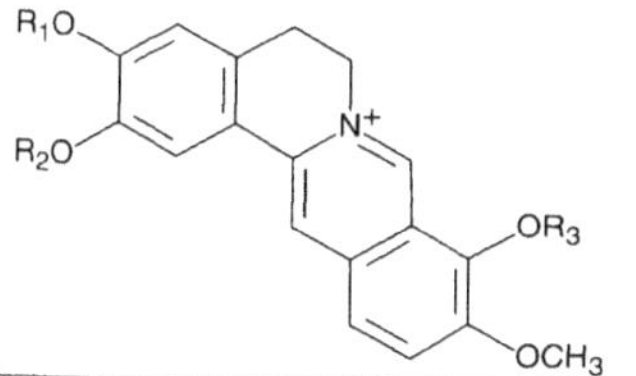

	R_1	R_2	R_3
Berberin	—CH_2—		—CH_3
Jatrorrhizin	—H	—CH_3	—CH_3
Palmatin	—CH_3	—CH_3	—CH_3
Columbamin	—CH_3	—H	—CH_3
Berberrubin	—CH_2—		—H

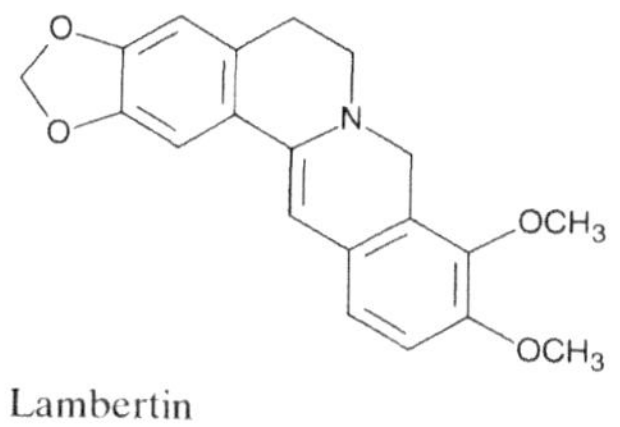

Lambertin

Zubereitungen: *Tinktur.* 1:10 nach der Vorschrift *DAB 10.*

Reinalkaloide. Berberin und seine Salze werden aus den Wurzeln verschiedener Berberis-Arten und *Hydrastis canadensis* L. dargestellt. Bei einem einfachen Verfahren zur Darstellung von Berberinhydrochlorid werden Berberis-Wurzeln mit 0,3 % Schwefelsäure extrahiert, der Extrakt mit 10 % Natriumchlorid versetzt, das gefällte Berberinhydrochlorid mit leicht salzsaurem Wasser gewaschen und getrocknet. Danach wird das Rohprodukt in Wasser, pH 8 gelöst, die Lsg. filtriert, das Filtrat auf 70 °C erhitzt und mit Salzsäure auf pH 2,0 eingestellt. Der Niederschlag von reinem Berberinhydrochlorid wird gewaschen und getrocknet.[33] Ein indisches Patent beschreibt ein kaltes Verfahren zur Darstellung des Hydrochlorids aus gepulverter Droge: Nach 24stündiger Perkolation des Wurzelpulvers mit verdünnter Essigsäure bei 25 bis 33 °C wird mit Salzsäure gefällt.[34] Zur Isolierung weiterer Berberis-Alkaloide s. Lit.[75]

Identität: s. Berberis vulgaris hom. *HAB 1.* – Die DC-Methode erlaubt eine Unterscheidung zwischen Berberis-, Hydrastis- und Colombowurzelextrakten, Berberin dient als Vergleichssubstanz:
- Fließmittel: *n*-Propanol-Ameisensäure-Wasser (90 + 1 + 9).
- Sorptionsmittel: Kieselgel 60 F_{254}.
- Detektion: a) Fluoreszenz bei UV 365 nm, b) Besprühen mit Dragendorff-Reagenz.
- Auswertung: a) Zitronengelbe Fluoreszenz des Berberins, im unteren Bereich einige blaufluoreszierende, schwächere Alkaloidzonen; b) braunrote Flecken des Berberins und der Nebenalkaloide.[103]

Auszüge der beiden anderen Drogen zeigen bei der Auswertung zusätzliche bzw. andere fluoreszierende Alkaloidbanden.

HPLC-Analytik der Protoberberinalkaloide:
- Fließmittel: Acetonitril-Wasser-Gradient, beide Komponenten mit Phosphorsäure auf pH 3,0 eingestellt; Flußrate 1,5 mL/min.
- Sorptionsmittel: Nucleosil 5 C_{18}.
- Detektion: im Säuleneluat bei 228 nm; Durchführung der Trennung bei 20 °C.[24]

Gehaltsbestimmung: Photometrische Bestimmung von Berberin:[35] Die getrocknete, pulverisierte Droge wird mit MeOH extrahiert, der Extrakt eingeengt und durch DC aufgetrennt:
- Sorptionsmittel: Kieselgel G.
- Fließmittel: Chloroform-MeOH-Ammoniak (15 + 4 + 0,5).

Die Berberinzone wird abgekratzt und mit 10 % Chromotropsäure und Schwefelsäure 30 min bei 100 °C erwärmt. Das violette Reaktionsgemisch wird zentrifugiert, anschließend im Überstand die Extinktion bei 570 nm bestimmt; Eichkurven mit Berberin verlaufen bis 16 µg/mL linear.

Stabilität: Bei zwei- bis dreijähriger Lagerung der Droge ist mit einer etwa 50 %igen Abnahme des Berberingehaltes zu rechnen.[36]

Wirkungen: *Herz-Kreislauf-Wirkung.* Fraktionen aus Wurzelextrakten, die etwa 80 % Berbamin und weitere Alkaloide enthielten, senkten bei i. v. Gabe von 1, 2 und 5 mg/kg KG den Blutdruck bei Katzen um 25 bis 30, 40 bzw. 50 % für mehrere Stunden; am Katzenherzen in situ wirkten i. v. 5 mg/kg KG positiv, 10 mg/kg KG negativ inotrop.[39]

Cholagoge Wirkung. Verwendet wurde die von EtOH befreite und mit Wasser auf das halbe ursprüngliche Vol. gebrachte homöopathische Urtinktur; beim narkotisierten Meerschweinchen bewirkte die intraduodenale Gabe von ca. 1,5 bis 6,3 g/kg KG eine Vermehrung des Gallenflusses um durchschnittlich 20 %. Die gleichen Mengen zeigten bei der Ratte keinen Effekt, weshalb eine ausschließlich cholekinetische Wirkung der Extrakte angenommen wurde; Positivkontrollen wurden mit Dehydrocholsäure durchgeführt.[78] – Ein Extrakt, der 80 % Berbamin zusammen mit anderen Alkaloiden enthielt, stimulierte bei i. p. Gabe

von 5 mg/kg KG die Gallenausscheidung bei Ratten um 72 %,[39] was für eine zusätzlich choleretische Wirkung spricht.
Wirkung auf die Muskulatur. Verwendet wurde die von EtOH befreite und mit Wasser auf das ursprüngliche Vol. gebrachte homöopathische Urtinktur; an isolierten Dünndarmstücken des Kaninchens bewirkten etwa 20 mg/kg KG Badflüssigkeit eine Erhöhung der Amplituden. Höhere Konzentrationen verursachten am Meerschweinchen- und Rattendarm eine vorübergehende Tonuszunahme, am Kaninchendarm verbunden mit nachfolgender Verstärkung der Kontraktionen; durch etwa 2 g/kg KG Badflüssigkeit wurde die Wirkung einer nachfolgenden Acetylcholingabe nahezu aufgehoben.[78]
Antipyretische Wirkung. Wäßr. Auszüge sollen an fiebernden Kaninchen deutlich antipyretische Wirkung zeigen,[79] die auf den Gehalt an tertiären Basen, z. B. Berbamin, zurückgeführt wird.[80] In einer neueren Studie hatten allerdings s.c. applizierte Chloroform-, Hexan- und Wasser-Extrakte aus *B. lycium* ROYLE keine antipyretische Wirkung bei hefeinduzierter Pyrexie im Kaninchen,[85] obwohl auch bei dieser Berberis-Art Alkaloide vom Berbamin-Typ vorkommen.[44]
Antibiotische Wirkung. Vgl. Berberis-amurensis-Wurzel. – Zu den Wirkungen der Reinalkaloide → Berberin.

Volkstümliche Anwendung und andere Anwendungsgebiete: Bei Leberfunktionsstörungen, Gallenleiden, Gelbsucht, Milzleiden; bei Verdauungsstörungen, Diarrhoe, besonders im Zusammenhang mit Skrofulose und Tuberkulose; bei Hämorrhoiden; bei Nierenleiden, Harnwegsbeschwerden; bei Gicht, Rheuma, Arthritis; bei Lumbago; bei Malaria, bei Leishmaniose.[81-83,89,111] Die Wirksamkeit für verschiedene Anwendungsgebiete ist nicht belegt, vom Gebrauch wird abgeraten.[77]

Dosierung und Art der Anwendung: *Droge.* Als Infus 2 g auf 250 mL Wasser, schluckweise trinken.[89]
Zubereitung. Von der Tinktur 20 bis 40 Tr. tgl.[89]

Unerwünschte Wirkungen: Bei Dosen über ca. 4 g (entsprechend 0,5 g Berberin) muß mit leichter Benommenheit, Nasenbluten, Erbrechen, Diarrhoe, Nierenreizungen und evtl. Nephritis gerechnet werden.[77,102] – Angaben zu Nebenwirkungen der Reinalkaloide, s. Berberin.

Gegenanzeigen/Anwendungsbeschr.: Bei fieberhaften Nierenentzündungen soll Berberis nicht angewendet werden.[91]

Weitere medizinische Verwendung: Zur Opium- und Morphinentwöhnung.[76]

Akute Toxizität: Bisher wurden für die Droge nur medizinale Vergiftungen beschrieben: Kaninchen gehen durch 250 mg s. c. Berberin, entsprechend etwa 6 g Droge/kg KG unter Respirationsstörungen, Zittern und Konvulsionen zugrunde.[64]

Toxikologische Daten: *LD-Werte.* Für Fraktionen aus Wurzelextrakten, die etwa 80 % Berbamin enthielten, wurden bei der Maus eine LD_{50} von 72,5 mg/kg KG (i. p.) bzw. 520 mg/kg KG (p. o.) und bei der Ratte von 347 mg/kg KG (i. p.) bzw. 1280 mg/kg KG bestimmt;[39] dies entspricht den Werten, die für reines Berbamin angegeben werden.[45] *Pflanzengiftklassifizierung.* +[45,93]

Akute Vergiftung: Kaum zu befürchten. *Erste Maßnahmen.* Symptomatische Behandlung; wegen der geringen Toxizität der Droge sollte eine Magenspülung nur nach Ingestion größerer Mengen alkaloidhaltiger Pflanzenteile erfolgen;[102] 2 g Droge enthalten Berberin etwa entsprechend der therapeutischen Einzeldosis des Reinalkaloids.

Gesetzl. Best.: *Offizielle Monographien.* Monographie "Berberidis radicis cortex" der Kommission E am BGA.[77]

Berberidis radix

Synonyme: Radix Berberidis.

Sonstige Bezeichnungen: Dt.: Berberitzenwurzel, Sauerdornwurzel.

Definition der Droge: Die getrockneten Wurzeln.

Stammpflanzen: *Berberis vulgaris* L.

Herkunft: S. Berberidis radicis cortex.

Ganzdroge: Stark verästelt, holzig, mit dünner, außen gelblichbrauner, innen orangegelber Rinde, diese beschrieben bei Berberidis radicis cortex; das Holz zitronengelb, mit deutlichen Markstrahlen, an der Grenze der Jahresringe fein porös; die Gefäßbündel mit nur wenigen Gefäßen; Markstrahlen 4 bis 5 Reihen breit.[47]

Mikroskopisches Bild: Zum Aufbau der Wurzelrinde s. Berberidis radicis cortex; das Rindenparenchym grenzt ohne deutlich erkennbares Kambium an den Holzkörper an; der Holzkörper besitzt in den äußeren Teilen sehr große Gefäße.[47]

Verfälschungen/Verwechslungen: Unter der Bezeichnung Berberidis radix kommen unterschiedliche Wurzeln in den Handel: In Europa häufig nur die Wurzelrinde; nordamerikanische Ware besteht aus Wurzeln von *Mahonia aquifolium* (PURSH.) NUTT.; englische oder indische Ware stammt von *B. aristata* DC.; Beimengungen von Stamm- und Astfragmenten sind häufig.[47]

Inhaltsstoffe: Wie Berberidis radicis cortex.

Zubereitungen: Berberidis radix ist eine Industriedroge; sie wird zur Darstellung der Reinalkaloide, z. B. Berberin und Berbamin verwendet.

Volkstümliche Anwendung und andere Anwendungsgebiete: Wie Berberidis corticis radix;[73] da die Wirksamkeit nicht belegt ist, wird die therapeutische Anwendung nicht befürwortet.[77]

Sonst. Verwendung: *Industrie/Technik.* Zum Färben von Wolle, Seide, Baumwolle, Holz und Leder.

Gesetzl. Best.: *Offizielle Monographien.* Monographie "Berberidis radix" der Kommission E am BGA.[77]

Berberis hom. *HAB 34*

Sonstige Bezeichnungen: Dt.: Berberitze, Sauerdorn.

Monographiesammlungen: Berberis *HAB 34.*

Definition der Droge: Die getrocknete Wurzelrinde.

Stammpflanzen: *Berberis vulgaris* L.

Herkunft: S. Berberidis radicis cortex.

Ganzdroge: Die Droge ist unter Berberidis radicis cortex beschrieben.

Zubereitungen: Tinktur (1:10) mit 60% EtOH nach §4 *HAB 34*; Monographievorschlag zur Herstellung einer Urtinktur D1 mit einem Berberingehalt von 0,40 bis 0,45%, einer Dichte von 0,910 bis 0,920 und einem Trockenrückstand von 2,5 bis 3,0%.[69]

Identität: *Urtinktur.* Dunkelbraungelb, grün bis grünbraune Lumineszenz in Aufsicht, rot in Durchsicht; bitterer Geschmack, adstringierend; mit Eisen(III)chlorid schmutzig-grün; mit Natriumhydroxidlsg. rot bis braunrot, mit blaugrauer Lumineszenz, Schaum farblos oder bläulich; spez. Gewicht 0,897 bis 0,904, Trückenrückstand 3,25 bis 3,27%. D2 bis D4 mit 10% Natriumhydroxidlsg. braun bis blaßbraun.

Gehalt: *Tinktur.* Mindestens 0,35% Berberin.

Gehaltsbestimmung: Gravimetrische Bestimmung *HAB 34*: Die eingeengte von EtOH befreite Tinktur wird mit Natriumhydroxidlsg. alkalisiert, aus dieser Lsg. die Alkaloide mit Eth extrahiert, zur Klärung der zunächst gelben Eth-Phase wird Traganth zugesetzt; die Alkaloide werden durch Zusatz von Pikrinsäurelsg. gefällt. – Die gravimetrische Bestimmung nach Lit.[71] unterscheidet sich nur unwesentlich von der Methode des *HAB 34*. – Titrimetrische Bestimmung:[72] Die von EtOH befreite Tinktur wird mit Ammoniaklsg. alkalisiert und die Alkaloide mit Eth extrahiert; die Eth-Phase wird mit Wasser ausgeschüttelt, die wäßr. Ausschüttelungen werden mit der ursprünglichen wäßr. Lsg. vereinigt, um anschließend quartäre und phenolische Alkaloide zu bestimmen; in der org. Phase werden die tertiären Alkaloide bestimmt: Die Eth-Phase wird mit schwefelsaurem Wasser ausgeschüttelt, die wäßr. Phase ihrerseits nach Alkalisierung mit Eth extrahiert; die vereinigten Eth-Phasen werden eingeengt und nach Zugabe von verd. Salzsäure der restliche Eth entfernt; mit Natriumhydroxidlsg. wird zurücktritriert; als Indikator dient Methylrot, berechnet wird als Oxyacanthin. Bestimmung der quartären und phenolischen Basen in der wäßr. Lsg.: In saurem Milieu unter Erwärmung werden die quartären und phenolischen Basen mit Zinkstaub reduziert; danach können sie ähnlich wie oben beschrieben mit Eth extrahiert und schließlich titrimetrisch bestimmt werden; die Berechnung erfolgt auf Berberin. – Es wird eine weitere titrimetrische Methode zur Bestimmung der tertiären Alkaloide sowie der quartären und phenolischen Basen beschrieben,[74] außerdem existiert ein Monographievorschlag zur Gehaltsbestimmung.[70]

Anwendungsgebiete: Vgl. Berberis vulgaris hom. *HAB 1.*

Dosierung und Art der Anwendung: *Zubereitung.* vgl. Berberis vulgaris hom. *HAB 1.*

Unerwünschte Wirkungen: Vgl. Berberis vulgaris hom. *HAB 1.*

Berberis vulgaris hom. *HAB 1*

Monographiesammlungen: Berberis vulgaris *HAB 1.*

Definition der Droge: Die getrocknete Rinde der ober- und unterirdischen Teile.

Stammpflanzen: *Berberis vulgaris* L.

Ganzdroge: *Wurzelrinde.* Beschreibung s. bei Berberidis radicis cortex.
Rinde junger Äste. Außen rinnig, hellgraubraun, oft schwarz punktiert, innen gelbgrün.
Rinde älterer Stämme. Außen unregelmäßig wulstig längsstreifig, graubraun bis schwarzbraun, innen braungelb, oft in Borke und Innenrinde zerfallend.

Schnittdroge: S. die Beschreibungen bei Berberidis radicis cortex und Berberidis cortex.

Mikroskopisches Bild: *Wurzelrinde.* S. bei Berberidis radicis cortex.
Junge Äste. Einschichtige, dickwandige Epidermis, darunter ein 5 bis 8 Zellreihen starker sklerenchymatischer, verholzter Ring mit großen Bündeln von langgestreckten, verholzten, wenig verdickten und gekammerten Fasern; innerhalb eines mehrlagigen Korkgewebes liegt das interzellularenreiche, aus rundlichen Zellen bestehende Gewebe der primären Rinde.
Ältere Stämme. Die beschriebenen Schichten bei den älteren Zweigen abgelöst, bei Übergangsformen der sich ablösende Sklerenchymring noch erkennbar; Abschluß nach außen durch eine vielschichtige Borke, aus einem vielreihigen äußeren Kork und nach außen abgedrängtem, von wenig Zellagen hohem Kork durchsetztem Rindengewebe bestehend; in der sekundären Rinde wechseln regelmäßig tangential angeordnete Bänder von zylindrischen Parenchymzellen, oft kollabierten, keratenchymatischen Siebröhrengruppen und 1- bis 2lagige Schichten kurzer, derber Fasern mit heller, gelblicher, verholzter, stark verdickter, deutlich getüpfelter Wand miteinander ab, so daß sich ein etagenförmiger Gesamteindruck ergibt; auf der Innenseite sind die Fasern von zahlreichen Faserzellen begleitet; Markstrahlen sind 50 bis 100 Zellagen hoch, die meist dünnwandigen Markstrahlzellen häufig mit rhomboedrischen Calciumoxalat-Kristallen; einzelne Zellen oder Gruppen von Markstrahlzellen sind verdickt und verholzt; auf und in den äußeren Teilen der Abschlußgewebe finden

sich häufig Ketten oder Haufen von rundlichen bis länglichen braunen Pilzzellen; in ober- und unterirdischen Rindenteilen kommen 2 bis 7 µm große, rundliche Stärkekörner vor.

Inhaltsstoffe: S. Berberidis radicis cortex und Berberidis cortex.

Zubereitungen: Urtinktur nach Vorschrift 2b *HAB 1*.

Identität: Die gepulverte Droge wird mit 1%iger Salpetersäure behandelt; beim Eintrocknen bilden sich Kristalle von Berberinnitrat. Ein ethanolischer Extrakt der gepulverten Droge wird weiteren Prüfungen unterzogen: Mit Natriumhydroxydlsg. versetzt färbt sich der Extrakt rotbraun bis blaßbraun und fluoresziert bei UV 365 nm blaugrau und nach Zusatz von Salzsäure olivgrün bis gelbgrün *HAB 1*; bei Zugabe von Salzsäure und Chloramin T färbt sich der Extrakt rot.
DC nach *HAB 1*:
- Referenzlsg.: Chininhydrochlorid und Noscapinhydrochlorid.
- Sorptionsmittel: Kieselgel G.
- Fließmittel: Essigsäureethylester-wasserfreie Ameisensäure-Wasser (8 + 1 + 1).
- Detektion: a) die noch feuchten Platten bei UV 254 nm, b) die mit Dragendorff-Reagenz-Essigsäure 98%-Wasser (1 + 2 + 10) besprühten Chromatogramme sofort auswerten.
- Auswertung: a) Das Chromatogramm des Extrakts zeigt in der Nähe der Startlinie einen gelbgrünen Fleck. Im Rf-Bereich, der von den Flekken der Vergleichslsg. begrenzt wird, liegt ein blaugrüner Fleck. Etwa in der Höhe des Noscapinhydrochlorids liegt ein gelbbrauner Fleck, darüber folgen, gerade voneinander getrennt, ein brauner und ein intensiv gelber Fleck. Im oberen Drittel sind 2 schwache, blauviolette Flecke zu sehen. b) Das besprühte Chromatogramm zeigt im Tageslicht gelborange Flecke in der Nähe der Startlinie, jeweils etwa auf Höhe der Vergleichssubstanzen und wenig darüber zwei eben getrennte Flecke.

Reinheit: Höchstens 2% fremde Bestandteile *(DAB)*, Asche *(DAB)* höchstens 8,0%.

Gehalt: *Droge.* Mindestgehalt 2,0% Alkaloide, berechnet als Berberin.
Urtinktur HAB 1. Zwischen 0,18 und 0,60% Alkaloide, berechnet als Berberin.

Gehaltsbestimmung: Die gepulverte Droge wird mit 60% EtOH bei Raumtemperatur extrahiert und die Extinktion des mit 0,1 N Schwefelsäure verdünnten (1 + 99) Filtrats photometrisch bei 425 nm bestimmt. Berechnet wird auf Berberin.

Anwendungsgebiete: Die Anwendungsgebiete entsprechen dem homöopathischen Arzneimittelbild. Dazu gehören: Nierenerkrankungen und Harnwegserkrankungen, insbesondere Nierensteinleiden; Gicht; Rheumatismus; Erkrankungen der Leber und Gallenblase; trockene Hauterkrankungen; Fisteln.[104]

Dosierung und Art der Anwendung: Bei akuten Zuständen häufige Anwendungen alle halbe bis ganze Stunde je 5 Tropfen oder 1 Tablette oder 10 Streukügelchen oder 1 Messerspitze Verreibung einnehmen; parenteral 1 bis 2 mL bis zu 3mal täglich s.c. injizieren; Suppositorien 2- bis 3mal täglich 1 Zäpfchen einführen; Salben 1- bis 2mal täglich auftragen. – Bei chronischen Verlaufsformen 1- bis 3mal täglich je 5 Tropfen oder 1 Tablette oder 10 Streukügelchen oder 1 Messerspitze Verreibung einnehmen; parenteral 1 bis 2 mL täglich s.c. injizieren; Suppositorien 2- bis 3mal täglich 1 Zäpfchen einführen; Salben 1- bis 2mal täglich auftragen.[104]

Unerwünschte Wirkungen: Es können sogenannte Erstverschlimmerungen vorkommen, die jedoch ungefährlich sind;[104] bei empfindlichen Patienten sollen bei Urtinktur und D1 Verschlimmerungen auftreten können.[5]

Gesetzl. Best.: *Offizielle Monographien.* Aufbereitungsmonographie "Berberis vulgaris" der Kommission D am BGA.[104]

Berberis vulgaris e fructibus hom. *HAB 1*

Synonyme: Berberis, Fructus.

Sonstige Bezeichnungen: S. Berberidis fructus.

Monographiesammlungen: Berberis vulgaris e fructibus *HAB 1*.

Definition der Droge: Die von den Fruchtstielen gerebelten, frischen, vollausgereiften Beeren.

Stammpflanzen: *Berberis vulgaris* L.

Herkunft: Wildsammlung.

Ganzdroge: Leuchtend scharlachrote, länglich-walzenartige Beeren, etwa 10 bis 12 mm lang und 6 mm dick, an ihrer Spitze die schwärzlichen, vertrockneten Reste der Narben; Exokarp häutig-ledrig, saftiges Fruchtfleisch von säuerlichem Geschmack; gewöhnlich 2 Samen; vgl. auch Berberidis fructus.

Verfälschungen/Verwechslungen: Verwechslungen mit Früchten anderer Berberis-Arten sind möglich.

Inhaltsstoffe: *Alkaloide.* s. Berberidis fructus.
Polysaccharide. Zusammensetzung Galactose-Glucose-Arabinose-Xylose-Rhamnose (4 + 1 + 5,5 + 17 + 1).[28]
Weitere Inhaltsstoffe. Stark veränderliche Mengen an Ascorbinsäure, die in getrockneten Früchten rasch abgebaut wird;[21] außerdem Anthocyane, Fruchtsäuren und Zucker, Angaben zu Gehalten in den reifen Früchten s. Lit.[25]

Zubereitungen: Urtinktur und flüssige Verdünnungen nach Vorschrift 2b *HAB 1*.

Identität: Die Urtinktur ist eine tiefrote Flüssigkeit mit fruchtigem Geruch und sauerherbem Geschmack; mit Wasser, Salzsäure und Chloramin T

versetzt verfärbt sie sich gelb, mit Wasser und Eisen(III)chlorid grün.
DC nach *HAB 1*:
- Untersuchungslsg.: Ausschütteln der mit Ammoniaklsg. versetzten Urtinktur mit Eth, der eingeengte Extrakt wird in MeOH aufgenommen;
- Referenzsubstanzen: Atropinsulfat und Papaverinhydrochlorid.
- Sorptionsmittel: Kieselgel H.
- Fließmittel: Chloroform-Diethylamin (9 + 1).
- Detektion: Besprühen mit verdünntem Dragendorff-Reagenz.
- Auswertung: Oberhalb des Atropins und unterhalb des Papaverins der Referenzlsg. erscheinen im Extrakt 4 orange Flecke, evtl. sind 2 bis 4 weitere, schwache Flecke im Rf-Bereich unterhalb des Atropins zu erkennen.

Reinheit: Relative Dichte *(DAB)*: 0,980 bis 0,993.

Lagerung: Die Tinktur vor Licht geschützt lagern.

Berberis vulgaris hom. *PFX*

Monographiesammlungen: Berberis vulgaris pour préparations homéopathiques *PFX*.

Definition der Droge: Die getrocknete Wurzelrinde.

Stammpflanzen: *Berberis vulgaris* L. *PFX*.

Ganzdroge: Beschreibung s. bei Berberidis radicis cortex.

Schnittdroge: Beschreibungen s. bei Berberidis radicis cortex und Berberidis cortex.

Mikroskopisches Bild: Beschrieben bei Berberidis radicis cortex.

Inhaltsstoffe: S. Berberidis radicis cortex.

Zubereitungen: Die Urtinktur *PFX* wird mit 55 % EtOH entsprechend der Monographie "Préparations homéopathiques" hergestellt.

Identität: Es wird mikroskopisch die Anwesenheit von Berberidis mahoniae cortex ausgeschlossen.
DC eines EtOH-Extraktes aus der Droge nach *PFX*:
- Referenzlsg.: Berberinhydrochlorid.
- Sorptionsmittel: Kieselgel G.
- Fließmittel: Butanol-Eisessig-Wasser (4 + 1 + 1).
- Detektion: a) das getrocknete DC im Tageslicht, b) unter UV 365 nm, c) nach Besprühen mit Dragendorff-Reagenz im Tageslicht.
- Auswertung: a) Im Chromatogramm des Extraktes erscheinen 2 gelbe Zonen, eine auf der Höhe des Vergleiches bei Rf 0,5, eine etwas darunter bei Rf 0,45. b) Unter UV 365 nm erscheinen folgende fluoreszierende Banden: Rf 0,10 türkis bis grün, Rf 0,45 gelb, 0,50 die gelbe Berberinbande, Rf 0,80 blauviolett, zwischen Rf 0,1 und 0,4 können weiter blaue Banden auftreten. c) Neben der Berberinbande bei Rf 0,50 erscheinen zwei weitere orangerote Banden bei Rf 0,3 und 0,45.
- Identität der Urtinktur *PFX*: a) 10 Tr. werden in Wasser gelöst und diese Lsg. mit einigen Tr. 10 % Chloramin T und Salzsäure versetzt; es entsteht eine mehr oder weniger intensive rote Farbe. Eine beigerosa Farbe deutet auf eine Vertauschung mit Berberis-aquifolium-Tinktur *PFX* hin; b) 0,5 mL der Urtinktur werden mit konzentrierter Natriumhydroxidlsg. versetzt, worauf eine braun-rote Färbung eintritt, eine gelborange Farbe läßt auf die Vertauschung mit einer Berberis-aquifolium-Tinktur *PFX* schließen; c) bei Zugabe von Kaliumiodid entsteht ein gelber Niederschlag.

Reinheit: Der Trockenrückstand der Urtinktur, bestimmt nach der Vorschrift "Préparations homéopathiques" muß mindestens 0,90 % betragen; der Alkoholgehalt muß zwischen 50 und 60 % liegen.

Berberis vulgaris hom. *HPUS 78*

Monographiesammlungen: Berberis vulgaris *HPUS 78*.

Definition der Droge: Die Wurzelrinde.

Stammpflanzen: *Berberis vulgaris* L.

Herkunft: Wildsammlung; Neu-England und andere Teile der USA.

Ganzdroge: Zur Beschreibung der Droge s. Berberis radicis cortex.

Inhaltsstoffe: S. Berberidis corticis radix.

Zubereitungen: Urtinktur *HPUS 78*: Eine feuchte Masse aus 100 g Droge und 80 mL Wasser werden mit 420 mL Wasser und 537 mL EtOH versetzt um 1 L Urtinktur zu erhalten;
Dilutionen: D2 aus Tinktur, Wasser und EtOH (1 + 4 + 5), höhere Dilutionen werden mit 88 % EtOH hergestellt.

Berberis wallichiana DC.

Botanische Beschreibung: Immergrüner Strauch, bis 2 m hoch, Dornen 3 cm; Blätter lanzettlich, an beiden Enden spitz, 5 bis 9 cm, an jeder Seite etwa 15 bis 30 Zähne, unterseits hellgrün; Blüten gelb, in Büscheln; Früchte mit nur einem Samen.[3]

Verbreitung: Nepal, Indochina.

Drogen: Berberis-wallichiana-Sproß.

Berberis-wallichiana-Sproß

Definition der Droge: Die blattlosen Zweige.

Stammpflanzen: *Berberis wallichiana* DC.

Volkstümliche Anwendung und andere Anwendungsgebiete: In Vietnam wird eine Abkochung der Droge bei Zahnschmerzen verabreicht.[90]

1. Heywood VE (Hrsg.) (1982) Blütenpflanzen der Welt, Birkhäuser Verlag, Basel
2. Janchen E (1949) Die systematische Gliederung der Ranunculaceae, Denkschr Akad Wiss Wien, Math-Naturw K 108 (4. Abhandlung), S. 1
3. Krüssmann G (1960) Handbuch der Laubgehölze, Bd I, Paul Parey, Berlin, S. 203
4. Prantl K (1894) Berberidaceae. In: Engler A, Prantl K (Hrsg.) Die natürlichen Pflanzenfamilien III/2, Verlag von Wilhelm Engelmann, Leipzig, S. 70
5. Schindler H (1955) Inhaltsstoffe und Prüfungsmethoden homöopathisch verwendeter Heilpflanzen, Editio Cantor, Aulendorf
6. Medrano MA, Tomas MA, Frontera MA (1985) Rev Latinoam Quim 16:84
7. Firdous S, Valencia E, Shamma M, Urzua A, Fajardo V (1985) J Nat Prod 48:664
8. Valencia E, Fajardo V, Freyer AJ, Shamma M (1985) Tetrahedron Lett:993
9. Valencia E, Weiss I, Firdous S, Freyer AJ, Shamma M, Urzua A, Fajardo V (1984) J Nat Prod 47:1.050
10. Valencia E, Weiss I, Firdous S, Freyer AJ, Shamma M, Urzua A, Fajardo V (1984) Tetrahedron 40:3.957
11. Valencia E, Patra A, Freyer AJ, Shamma M, Fajardo V (1984) Tetrahedron Lett:3.163
12. Urzua A, Torres R, Villarroel L, Fajardo V (1984) Rev Latinoam Quim 15:27
13. Valencia E, Freyer AJ, Shamma M, Fajardo V (1984) Tetrahedron Lett:599
14. Villarroel LH, Torres MR (1982) Bol Soc Chil Quim 27:273; zit. nach: CA 96:196574q
15. Schiff Jr PL (1985) In: Phillipson JD, Roberts MF, Zenk MH (Hrsg.) The Chemistry and Biology of Isoquinoline Alkaloids, Springer-Verlag, Berlin, S. 126
16. Hussain SF, Fajardo V, Shamma M (1989) J Nat Prod 52:664
17. Rahimizadeh M (1986) Planta Med 52:339
18. Hussain SF, Khan L, Sadozal KK, Shamma M (1981) J Nat Prod 44:274
19. Shamma M, Lan HY, Freyer AJ, Leet JE, Urzua A, Fajardo V (1983) J Chem Soc, Chem Commun:799
20. Torres R, Delle Monache F, Marini-Bettolom GB (1979) Planta Med 37:32
21. Pectu P (1968) Planta Med 16:421
22. Novruzov EN (1988) Rastit Resur 24:48; zit. nach: CA 108:164790g
23. Cassels BK, Breitmaier E, Zenk MH (1987) Phytochemistry 26:1.005
24. Breuling M, Alfermann W, Reinhard E (1986) Plant Cell Rep 4:220
25. Shapiro DK, Anikhimovskaya LV, Narizhnaya TI, Vereskovskii VV (1983) Rastit Resur 19:84; zit. nach: CA 98:104347h
26. Chandra P, Purohit AN (1984) Biochem Syst Ecol 8:379
27. Brazdovicova B, Kostalova D, Tomko J, Jin HY (1980) Chem Zvesti 34:259; zit. nach: CA 93:91881x
28. Martynov EG, Stroev EA, Peskov DD (1984) Khim Prir Soedin:103; zit. nach: CA 100:171603m
29. Furlenmeier M (1979) Kraft der Heilpflanzen, 2. Aufl, Ex Libris Verlag, Zürich
30. Yusupov MM, Karimov A, Lutfullin KL (1990) Khim Prir Soedin:128; zit. nach: CA 112:213916w
31. Döpke W (1963) Naturwissenschaften 50:595
32. Pectu P (1963) Arch Pharm 296:753
33. Han QS, Quyang H, Zhang ZQ, Xu YS, Guo L (1981) Yao Hsueh T'ung Pao 16:13
34. Datta SC, Nigam MC, Virmani OP, Siddigi MS (1976) IN 139204 (22 May 1976); zit. nach: CA 92:153135
35. Chen BZ, Liu KS (1980) Yao Hsueh T'ung Pao 15:7; zit. nach: CA 95:49483k
36. Dong H (1987) Zhongyao Tongbao 12:531; zit. nach: CA 108:11068c
37. Yusufbekov KY, Khusainova KS, Sadykov YD, Aknazarov OA, Poryadina TV (1985) Dokl Akad Nauk Tadzh SSR 28:712; zit. nach: CA 105:3564j
38. Chandra P, Todaria NP (1983) Sci Hortic (Amsterdam) 19:91
39. Manolov P, Nikolov N, Markov M, Toneva M (1985) Eksp Med Morfol 24:41; zit. nach: CA 103: 189503a
40. Blasko G, Shamma M, Ansari AA, Atta-ur-Rahman (1982) Heterocycles 19:257
41. Blasko G, Murugesan N, Freyer AJ, Shamma M, Ansari AA, Atta-ur-Rahman (1982) J Am Chem Soc 104:2.039
42. Atta-ur-Rahman, Ansari AA (1983) J Chem Soc Pak 5:283
43. Mizuno M, Tanaka T, Namba T, Takahashi S (1985) Shoyakugaku Zasshi 39:71
44. Ikram M (1975) Planta Med 28:353
45. CRC, S. 517
46. Frontera MA, Tomas MA, Tombesi OL (1989) J High Resolut Chromatogr 12:691
47. Berger F (1949–1967) Handbuch der Drogenkunde, Verlag für medizinische Wissenschaft Wilhelm Maudrich, Wien
48. Moskalenko SA (1987) J Ethnopharmacol 21:231
49. Moskalenko SA (1986) J Ethnopharmacol 15:231
50. Houghton PJ, Manby J (1985) J Ethnopharmacol 13:89
51. Fajardo V, Podesta F, Garrido M, Urzua A (1985) Bol Soc Chil Quim 30:51; zit. nach: CA 104:145455c
52. Fajardo V, Elango V, Chattopadhyay S, Jackman LM, Shamma M (1983) Tetrahedron Lett:155
53. Fajardo V, Prats C, Garrido M (1981) Contrib Cient Tecnol (Univ Tec Estado, Santiago) 11:61; zit. nach: CA 97:36122h
54. Fajardo V, Elango V, Cassels BK, Shamma M (1982) Tetrahedron Lett:39
55. Hedberg I, Hedberg O (1982) J Ethnopharmacol 6:29
56. Weiss I, Freyer AJ, Shamma M, Urzua A (1985) J Chem Soc, Chem Commun:3
57. Weiss I, Freyer AJ, Shamma M, Urzua A (1984) Heterocycles 22:2.231
58. Fajardo V, Leon A, Loncharic MC, Elango V, Shamma M, Cassels BK (1982) Bol Soc Chil Quim 27:159; zit. nach CA 96:214302f
59. Cappelletti EM, Trevisan R, Caniato R (1982) J Ethnopharmacol 6:161
60. Gonzalez AG, Breton JL, Nieto Ramirez I (1984) An Quim, Ser C, 80:187; zit. nach: CA 102:75715r
61. Hirschhorn HH (1982) J Ethnopharmacol 5:163
62. Hirschhorn HH (1981) J Ethnopharmacol 4:129

63. Leet JE, Elango V, Hussain SF, Shamma M (1983) Heterocycles 20:425
64. Lewin L (1962) Gifte und Vergiftungen, Lehrbuch der Toxikologie, 5. Aufl, Karl F Haug Verlag, Ulm
65. Krienke EG, von Mühlendahl KE (1978) Notfallmedizin 4:486
66. Uphof JCT (1968) The Dictionary of Economic Plants, 2nd Ed, Verlag von J Cramer, Lehre
67. Pectu P (1964) Pharmazie 19:53
68. Southon IW, Buckingham J (Hrsg.) (1989) Dictionary of Alkaloids, Capman and Hall, London
69. Vorschläge für das Deutsche HAB (1956) Heft 2:98
70. Vorschläge für das Deutsche HAB (1961) Heft 7:378
71. Neugebauer H, Brunner K (1936) Pharm Ztg 81:1.416
72. Neugebauer H, Brunner K (1936) Pharm Zhalle 80:113
73. Mezger J (1985) Gesichtete Homöopathische Arzneimittellehre, 6. Aufl, Karl F Haug Verlag, Heidelberg
74. Brochmann-Hanssen (1946) Pharm Acta Helv 21:23
75. Pectu P, Goina T (1970) Planta Med 18:372–375
76. Brisse-Moret (1926) J Pharm Chim 1926:364
77. BAz Nr. 43 vom 2.3.1989
78. Rentz E (1947) Arch Exp Path Pharmakol 205:332
79. Nikoronow M (1939) Acta Polon Pharm 3:23
80. Kreitmair H (1936) Mercks Jber 50:107
81. Kröber L (1935) Das neuzeitliche Kräuterbuch, Bd. 2, Hippokrates-Verlag, Stuttgart Leipzig
82. Jeffs PW (1967) In: Manske RHF (Hrsg.) The Alkaloids, Vol. 9, Academic Press, New York, S. 41
83. Leet JE, Hussain SF, Minard RD, Shamma M (1982) Heterocycles 19:2.355
84. Hahmann C (1927) Apoth Ztg 42:1.387
85. Khattak SG, Gilani SN, Ikram M (1985) J Ethnopharmacol 14:45
86. Ahrendt LWA (1961) J Linn Soc (Bot) 57:1
87. San Martin JA (1983) Economic Bot 37:216
88. De Mayolo AKK (1989) Economic Bot 43:181–191
89. Heinz UJ (1984) Das Handbuch der modernen Pflanzenheilkunde: Heil- und Arzneipflanzen, ihre Wirkung und Anwendung in Medizin, Natur- und Volksheilkunde, Homöopathie und Spagyrik, Verlag Hermann Bauer, Freiburg
90. Perry LM (1980) Medicinal Plants of East and Southeast Asia, Massachusetts Institute of Technology
91. Hag, Bd. IV, S. 418
92. Fajardo V, Podesta F, Shamma M, Hussain SF (1985) Rev Latinoam Quim 16:59
93. RoD, S. 6–7
94. Tomita M, Kugo T (1955) J Pharm Soc Japan 75:753
95. Tomita M, Kugo T (1959) J Pharm Soc Japan 79:317
96. Tomita M, Kugo T (1959) J Pharm Soc Japan 79:322
97. Müller-Dietz H, Rintelen K (1962) Arzneipflanzen in der Sowjetunion, 2. Lieferung Bellis bis Dryopteris, Berlin
98. Lomakina LA (1958) Farm Toks 21:81
99. Aliev RK (1950) Farm Toks 13:29
100. Petrjaev ED (1952) Cita 1952:99
101. NN (1989) Berberis, 1. Erg.-Lfg. 12/89/6/MA EGWA eG, Asperg
102. Frohne D, Pfänder HJ (1982) Giftpflanzen, Wissenschaftliche Verlagsgesellschaft, Stuttgart
103. Wagner H, Bladt S, Zgainski EM (1983) Drogenanalyse, Springer-Verlag, Heidelberg
104. BAz Nr. 217a vom 22.11.1985
105. Sepulveda-Boza S, Friedrichs E, Puff H, Breitmaier E (1984) Planta Med 43:32
106. Chatterjee R, Banerjee A, Barua AK, Gupta AKD (1954) J Indian Chem Soc 31:83
107. Hgn, Bd. 3, S. 240
108. Ind PC 53
109. BPC 34
110. Heg, Bd. IV, 1. Hälfte, S. 122
111. BHP 83, S. 39

WK

Bergenia

HN: 2013400

Familie: Saxifragaceae.

Unterfamilie: Saxifragoideae.

Tribus: Saxifrageae.

Gattungsgliederung: Die Gattung Bergenia MOENCH umfaßt unterschiedlich je nach Autor 6 bis 10 Arten mit jeweils zahlreichen Varietäten. Im Anbau als Zierpflanzen werden nicht selten auch Bastarde gezogen. Synonmye: Geryonia SCHRANK ex HOPPE, Megasea HAW., Piarophyla RAF.

Gattungsmerkmale: Ausdauernde Kräuter mit oberirdischem, fleischigem, bis 3 cm dickem Rhizom, das mit Scheiden vorjähriger Blätter bedeckt ist. Blätter groß, 10 bis 20 cm lang, rundlich bis oval, fleischig, in den Stiel verschmälert, ausgerandet oder herzförmig, mit glattem, gezähntem oder bewimpertem Rand, überall mit eingesenkten Drüsen. Blattstiel kürzer als die Spreite. Blütentragender Stengel bogig aufsteigend, fleischig, bis 1 cm dick. Blütenstand doldenartig, vielblütig. Blüten 5- oder 6zählig. Kronblätter oval, bis 1,5 cm lang, 2- bis 4mal so lang wie Kelchblätter, rot bis weiß, Staubblätter 10. Fruchtknoten oberständig, Frucht vielsamig. Samen klein. Chromosomengrundzahl n = 17.[2]

Verbreitung: Zentral- und Nordasien, meist in den Gebirgen Himalaja, Altai.[3]

Inhaltsstoffgruppen: In allen Arten der Bergeniagattung Gerbstoffe und Phenolglucoside sowie das charakteristische Isocumarin Bergenin.
Im unterirdischen Teil überwiegen Gerbstoff und Bergenin, in den Blättern herrschen Phenolglucoside, in erster Linie Arbutin, vor.[5–9]
Die Gerbstoff-Fraktion der Wurzelstöcke von *Bergenia purperascens* (HOOK. F. et THOMS.) ENGL. setzt sich wie folgt zusammen: Di-, Tri- und Tetragalloylglucosen, 6′-Galloylarbutin, 4′, 6′-Digalloylarbutin, 4- und 11-Galloylbergenin, 7-Galloylcatechin, Procyanidin-B3 und 3-Galloyl-procyanidin-B3.[17]

Drogenliefernde Arten: *Bergenia crassifolia:* Bergeniae folium; Bergeniae rhizoma.

Bergenia crassifolia (L.) FRITSCH

Synonyme: *Bergenia bifolia* (HAW.) A. BR., *Bergenia cordifolia* (HAW.) STERNB., *Megasea crassifolia* (L.) HAW., *Saxifraga crassifolia* L., *Saxifraga cuneifolia* HORT. not LIN., *Saxifraga sibirica* HORT. NOT LIN.[1–4]

Sonstige Bezeichnungen: Dt.: Badan, Bodan, Dickblättrige Bergenie, Wickelwurz; engl.: Leather Bergenia; frz.: Bergénie à feuilles charnues; it.: Bergenia; pol.: Badan grubolistny, Bergenia grubolistna; russ.: Badan tolstolistnyj.

Systematik: Die Art *Bergenia crassifolia* (L.) FRITSCH (2n = 34) umfaßt zwei Varietäten: var. *crassifolia* und var. *pacifica* (KOM.) NEKR.[26]

Botanische Beschreibung: Ausdauernde Pflanze 10 bis 30 (50) cm hoch; Blätter oval, grundständig, bis über 10 cm breit, derb, fleischig, kahl, etwas gezähnt, mit eingesenkten Drüsen. Blüten groß, rot oder rosa-violett, fünfzählig in wickeligen Blütenständen. Fruchtknoten 2 bis 3, nur am Grunde zusammenhängend. Samen braun bis schwarzbraun, stäbchenförmig gebogen, kantig; 1,5 bis 2,0 mm lang und 0,5 bis 0,6 mm breit und dick.

Inhaltsstoffe: Die in *Bergenia crassifolia* festgestellten Gerbstoffe (15 bis 17 %) gehören fast ausschließlich zur Gallotannin-Gruppe. Das betrifft jedoch nur die oberirdischen Teile (ca. 95 %), während in Rhizom und Wurzeln das Verhältnis der Pyrogallol-Gerbstoffe- zu den Pyrocatechin-Gerbstoffen 2:1 beträgt.[10]

Verbreitung: Zentral- und Nordasien; Altai- und Sajanisches Gebirge, Nordmongolei.[3,11]

Anbaugebiete: GUS: West- und Ostsibirien, Sajan, Altaj, Transbajkalien; Zentralpolen.[3,11]

Drogen: Bergeniae folium; Bergeniae rhizoma.

Bergeniae folium

Synonyme: Folium Bergeniae.

Sonstige Bezeichnungen: Dt.: Bergeniablatt, Wikkelwurzblatt; engl.: Bergenia leave; pol.: Liść badanu, Liść bergenii.

Definition der Droge: Gesammelte oder aus dem Anbau geerntete, getrocknete Blätter.

Stammpflanzen: *Bergenia crassifolia* (L.) FRITSCH.

Herkunft: Zentral- und Nordasien: Rußland, Mongolei.[3,12]

Gewinnung: Aus Wildbeständen in der GUS; aus dem Anbau vor allem in Polen, Lufttrocknung oder Thermaltrocknung sofort nach der Ernte 2 h bei 50 bis 60 °C.[19]

Ganzdroge: Tiefgrüne Blätter, 3 bis 35 cm lang, 2,5 bis 30 cm breit, herzförmig bis oval, im Ansatz rund, Blattrand leicht gezähnt, mit sehr deutlichen Blattnerven.[3,12]

Inhaltsstoffe: *Gerbstoffe.* 17,0 bis 17,7 %, photometrisch bestimmt mittels Phosphorwolframsäure (analog zu Ratanhiae radix nach DAB 10), bzw. 14,88 %, permanganometrisch bestimmt.[5,10,27] Daneben kommen Gallussäure und Catechin-3-gallat vor (keine Mengenangaben).[9]

Phenolglykoside. Vor allem Arbutin, für das unterschiedliche Gehalte angegeben werden: durchschnittlich 12,36 % nach[15] und 7,8 % nach[20], jeweils nach DC-Abtrennung photometrisch bestimmt; 8–9 %, bestimmt nach der Methode des DAB 8, die auf der Emerson-Reaktion aufbaut (Einzelheiten s. unter Arctostaphylos).[21]
Außer Arbutin in der Blattdroge etwa 0,3 % freies Hydrochinon[29] und 0,04 % Rhododendrin = 1-(4-Hydroxyphenol)-butanol-3-β-D-glucopyranosid.[22]
Bergenin. Nach der für das Rhizom verwendeten Methode: 1,1 bis 2,1 %.[7,8]

Identität: Wie für Bergeniae rhizoma.

Gehaltsbestimmung: Quantitative Arbutin- und Bergeninbestimmung analog wie in der Rhizomdroge.[7,8,13]
Gerbstoffbestimmung in der Blattdroge nach[5,27]. In einem kritischen Vergleich verschiedener Gerbstoffbestimmungsmethoden als optimal: Fällung mit Bleiacetat, Lösen in H_2SO_4, Versetzen mit Folinreagenz (Phosphorwolframsäure) und Extinktionsmessung mit Hilfe einer Tannin-Eichkurve.[9]

Wirkungen: S. Bergeniae rhizoma.

Volkstümliche Anwendung und andere Anwendungsgebiete: Galenische Zubereitungen aus der Blattdroge werden grundsätzlich bei denselben Indikationen verwendet wie diejenigen aus der Rhizomdroge (s. Bergeniae rhizoma).

Unerwünschte Wirkungen: S. Bergeniae rhizoma.

Gegenanzeigen/Anwendungsbeschr.: S. Bergeniae rhizoma.

Toxikologische Eigenschaften: *Sonderformen der Toxizität.* Zu Drogenextrakten liegen bisher keine Untersuchungen vor, hingegen zum Hydrochinon, das in der Droge und in ihren Zubereitungen enthalten ist. Danach gibt es Hinweise für eine cancerogene Aktivität.[18] Ferner verursacht Hydrochinon bei Drosophila Chromosomenaberrationen; bei männlichen und bei weiblichen Mäusen kommt es nach Hydrochinonzufuhr zu hyperplastischen Veränderungen der Kolloidfollikel der Schilddrüse sowie zu Anisokaryose von Hepatozyten.[18] Einzelheiten der Versuchsanordnung → Uvae ursi folium.

Bergeniae rhizoma

Synonyme: Rhizoma Bergeniae.

Sonstige Bezeichnungen: Dt.: Bergeniawurzelstock, Wickelwurzel; engl.: Bergenia Rott; pol.: Kłącza badanu.

Monographiesammlungen: Pharmacopoeia of Eastern Medicine (1969) Karachi.[30]

Definition der Droge: Getrocknete Rhizome.

Stammpflanzen: *Bergenia crassifolia* (L.) FRITSCH. – sensu lato.

Herkunft: Rußland (Altai, Sibirien), Mongolei.[3,11]

Gewinnung: Sammlung aus Wildbeständen. Die geschätzten Erträge der frischen Droge in Sibirien: ca. 800.000 T.[3] Ernte aus Anbau selten, Lufttrocknung ca. 2 Wochen.[3,11,12]

Ganzdroge: Das Rhizom, von Blätterresten und dünnen Wurzeln befreit, ist bis 40 cm lang, bis 3 cm dick, außen braun. Bruch der gutgetrockneten Droge: Hellgelb oder hellbraun, körnig.

Minderqualitäten: Droge mit verfaulten Rhizomen.

Inhaltsstoffe: *Gerbstoffe.* Der Gerbstoffanteil in der Rhizomdroge beträgt bis zu 28 %,[11,12] keine Angabe zur Methode.
Arbutin. Drogenproben enthielten 1,76 bis 2,31 % Arbutin, spektralphotometrisch bestimmt nach DC-Abtrennung.[7] Systematische Gehaltsuntersuchungen fehlen.
Bergenin. Abhängig vom Erntezeitpunkt enthielten Proben 6,73 bis 10,06 % Bergenin, spektalphotometrisch bestimmt nach DC-Abtrennung.[7,8] Systematische Untersuchungen fehlen, so daß es unsicher ist, ob die angegebenen Werte repräsentativ sind.

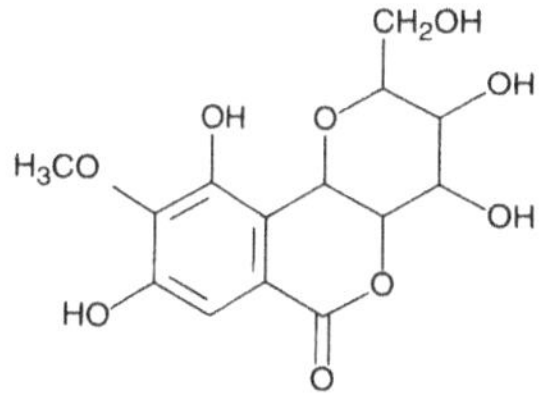

Bergenin

Identität: Der Nachweis von Arbutin und Bergenin erfolgt mittels DC.
Untersuchungslsg.: Filtrat eines wäßrig-methanolischen (1:1, *V/V*) Drogenauszuges, aus dem störende Begleitstoffe mit Bleiacetat ausgefällt werden.
Referenzsubstanzen: Arbutin und Bergenin. Sorptionsmittel: Kieselgel G; FM: Ethylacetat-Methanol-Wasser (77 + 13 + 10). Detektion: diazotierte Sulfanilsäurelsg., Nachsprühen mit Natriumacetatlsg. (20%ig).[5]
Auswertung: Die Prüflsg. muß in Höhe der Referenzsubstanzen Arbutin (Rf = ca. 0,55) und Bergenin (Rf = ca. 0,64) orange gefärbte Zonen erkennen lassen.
Weitere Identitätsprüfungen: Die dem Arbutin und dem Bergenin auf einem DC entsprechenden Zonen können eluiert und die UV-Spektren und/oder IR-Spektren mit denen authentischer Prüfsubstanzen verglichen werden.[6]

Gehaltsbestimmung: Die nach der unter *Identität* beschriebenen DC-Methode identifizierten Arbutin- (Rf = 0,55) und Bergeninflecken (Rf = 0,64) werden nach Eluierung im UV-Licht bei 282 nm (Arbutin) und 274 nm (Bergenin) spektrophotometrisch bestimmt.[7,8] Arbutin,[13] Hydrochinon[14] und Bergenin[15] können auch mit HPLC-Methoden bestimmt werden.

Wirkungen: Wäßrige Auszüge wirken aufgrund hoher Gehalte an Tanninen und anderen phenolischen Inhaltsstoffen adstringierend, bakteriostatisch, lokal hämostyptisch und lokal entzündungswidrig.[23]
Aufgrund des Gehaltes an Arbutin besitzen Zubereitungen aus Bergeniarhizom harndesinfizierende Eigenschaften, vergleichbar denen der Bärentraubenblätter (→ Uvae ursi folium). Konkrete Untersuchungen dazu liegen jedoch nicht vor. Extrakte entsprechend einer Dosis von 70 mg/kg KG (per-os-Applikation; Versuchstier Maus) führten zu einer signifikanten Hemmung der Blutgerinnungszeit.[16]

Volkstümliche Anwendung und andere Anwendungsgebiete: In der russischen Volksmedizin bei Diarrhö und anderen Darmerkrankungen, bei Fieber, Tuberkulose, Lungenentzündung sowie bei Rheuma. Ärztlich werden Zubereitungen als Adstringens und lokales Hämostyptikum empfohlen. Haut-Leishmaniose soll erfolgreich durch eine Salbe mit Bergeniaextrakt behandelt worden sein.[16]
Aus der veterinärärztlichen Praxis wird über Erfolge bei der Behandlung von Hornvieh bei Vorliegen von Tympanitis, Atonie der Vormägen und Gastroenteritis berichtet.[16]
Die Wirksamkeit bei den genannten Anwendungsgebieten ist jedoch nicht ausreichend belegt.

Dosierung und Art der Anwendung: Hydroalkoholischer Fluidextrakt und wäßriger Trockenextrakt:[16] Detaillierte Angaben zur Herstellung nicht zugänglich, ebenso wenig Angaben zur Dosierung.

Unerwünschte Wirkungen: Konkrete Hinweise fehlen. Aufgrund des hohen Tanningehaltes muß bei magenempfindlichen Patienten mit dem Auftreten von Übelkeit und Erbrechen gerechnet werden.

Gegenanzeigen/Anwendungsbeschr.: Nicht anzuwenden bei Stillzeit, Schwangerschaft sowie bei bestehendem Kinderwunsch.
Begründung: Aus dem Glykosid Arbutin wird im Organismus Hydrochinon abgespalten,[24] das *in vitro* sowie im Tierexperiment erbgutschädigende und cancerogene Eigenschaften aufweist.[18]

Toxikologische Daten: Ein auf einen Gehalt von 7 % Bergenin eingestellter Extrakt hatte eine LD_{50} = 5,0 g/kg KG (Versuchstier Maus, per-os-Applikation) bzw. LD_{50} = 0,45 g/kg KG (i. v.-Applikation).[16] Zum Vergleich: Bergenin: LD_{50} = 2,8 g/kg KG (Versuchstier Ratte; i. v.-Applikation).[25]

Sonst. Verwendung: *Industrie/Technik.* Als Gerbmittel, zur Imprägnierung von Fischernetzen, zur Herstellung von Tannin und Gallussäure.[1,3,12]

1. Engler E (1964) Sylabus der Pflanzenfamilien, Bd. 2, Gebrüder Borntraeger, Berlin-Nikolassee
2. Hess HE, Landolf E, Hirzel R (1970) Flora der Schweiz, Bd. 2, Birkhäuser Verlag, Basel Stuttgart
3. Atlas arealov i resursov lekarstviennych rastenij (1976) GUGK Moskwa
4. The Standard Cyclopedia of Horticulture (1950) The Macmillan Company, New York

5. Ostrowska B, Gorecki P (1988) Herba Polon 34 (1–2):21–25
6. Friedrich H, Wehnert H-U (1973) Arch Pharm 306:757–764
7. Friedrich H, Wehnert H-U (1973) Sci Pharm 41:141–149
8. Ostrowska B, Gorecki P, Wolska D (1989) Herba Polon 35 (2–3):117–121
9. Friedrich H (1954) Pharmazie 9:138–155
10. Krug H, Malek B (1959) Biul Inst Roślin Leczn 5 (1):27–33
11. Rumińska A, Ozarowski A (1990) Leksykon roślin leczniczych, Państwowe Wydawnictwo Rolnicze i Leśne, Warszawa
12. Cicin NW (1962) Atlas Lekarstviennych rastenij SSSR, GIML Moskva
13. Kraus L, Stahl E (1979) J Chromatogr 170:269–271
14. Sticher O, Soldati F, Lehmann D (1979) Planta Med 35:253–261
15. Chen WD, Nie MH (1988) Acta Pharm Sinica 23 (8):606–609
16. Ostrowska B, Gorecki P, Tilgner H, Szpunar K (1983) Poster r.181 P: Abstract im Material des XII. Wissensch Kongresses der Poln Pharmazeut Gesellsch, Krakau
17. Hgn, IX, S.507
18. NPT Technical Report on the toxicology and carcinogenesis studies of hydroquinone (1989). NIH Publication No. 90-2821, National Institute of Health (USA).
19. Elbanowska A (1986) Privatmitteilung: Trocknungsversuche von Arzneipflanzendrogen, Institut für Arzneipflanzenforschung, Poznań
20. Śrepel B, Apostoloski R, Śimić Z, Ćorić I (1978) Acta Pharm Jugoslav 28:71–74
21. Frohne D (1969) Pharmazie 24:701–702
22. Thieme H, Walewska E, Winkler H-J (1969) Pharmazie 24, S.648
23. Brandt M (Hrsg.) (1962) Berichte des Osteuropa-Instituts der Freien Universität Berlin, Heft 44, Reihe Medizin, 2. Lieferung, S. 11–13
24. Wirth W, Gloxhuber Ch (1981) Toxikologie, 3. Aufl, Thieme, Stuttgart New York S.227
25. Anonym (1975) Kiso-to-rinsho. The Clinical Report Tokyo 9, S. 1.198
26. Zan, S. 137–138
27. Pol IV, Bd. 2, S. 41–42
28. Kom, Bd. 2, S. 913–914
29. Hag, Bd. 3, S. 424
30. Pen, S. 128

PG

Betula

HN: 2016100

Familie: Betulaceae.

Unterfamilie: Betuloideae.

Tribus: Betuleae.

Gattungsgliederung: Nach Natho[1] umfaßt die Gattung Betula L. heute etwa 80 bis 100 Arten. Basierend auf einer monographischen Bearbeitung der Gattung durch Winkler[2] sowie in Anlehnung an Vassiljev[3] gibt Natho folgende taxonomische Gliederung an:[4]

Gattung Betula L.
Untergattung Betula – mit den Sektionen (und einigen Arten)
sect. Betula (*B. alba* L.; *B. tortuosa* LEDEB.);
sect. Verrucosae (*B. pendula* ROTH);
sect. Fruticosae (*B. fruticosa* PALL.);
Untergattung Betulaster (*B. alnoides* BUCH.-HAM.; *B. maximowiczii* RUPR.).
Untergattung Neurobetula (*B. costata* REGEL; *B. ermani* CHAM.).
Untergattung Chamaebetula mit den Serien
Apterycaryon (*B. tundrarum* PERF.);
Nanae (*B. nana* L.; *B. exilis* SUKACZ.);
Middendorfii (*B. middendorfii* TRAUTV. et MEY.).
Untergattung Betulenta (*B. lenta* L.; *B. ulmifolia* SIEB. et ZUCC.).

Gattungsmerkmale: Bäume oder Sträucher mit wechselständigen Blättern. Blüten an vorjährigen Zweigen. Männliche Blütenstände (Kätzchen) lang-zylindrisch. Männliche Blüten zu 3blütigen Trugdöldchen vereinigt mit gemeinsamem Tragblatt, ohne Vorblätter. Blütenhülle 4blättrig, Staubblätter 2, seltener 3, bis zum Grunde 2teilig. Pollen kugelig, nicht oder wenig polar abgeflacht, 16 bis 28 µm∅, nahezu glatt, mit 3 behöften, nach außen vorgewölbten Poren in äquatorialer Anordnung. Weibliche Blütenstände (Kätzchen) an der Spitze kurzer Seitenäste, unter den männlichen stehend, im Winter in Knospenschuppen eingehüllt, kleiner als die männlichen Kätzchen. Weibliche Trugdöldchen 3blütig. Tragblatt mit den beiden Vorblättern zu einer 3teiligen oder 3lappigen Schuppe verwachsen. Weibliche Blüten ohne Perigon. Fruchtknoten 2fächrig, anfänglich jedes Fach mit einer hängenden, anatropen Samenanlage. Narben 2, purpurrot, fädlich, die Tragblätter nicht überragend. Frucht eine 1samige, flache Nuß mit breitem dünnhäutigem Randflügel, mit der Deckschuppe von der Kätzchenspindel abfallend. Chromosomengrundzahl in der Gattung Betula: $n = 14$.[4–7]

Verbreitung: Die Gattung Betula ist auf die nördliche gemäßigte Zone beschränkt, die meisten Arten in Zentral- und Ostasien.[4,6,7]

Inhaltsstoffgruppen: *Flavon-Verbindungen.* In variierenden Mengenverhältnissen akkumulieren in den Blättern vornehmlich Glykoside des Quercetins (Hyperosid und Quercitrin, seltener Rutin) und Myricetins (Myricitrin, Myricitrin-3-digalaktosid). Entgegen älteren Versuchen ist die Flavonolführung als chemotaxonomisches Merkmal zur Untergliederung der Gattung nicht geeignet.[7]
In Ausscheidungen junger Organe, Blätter- und Blütenknospen sind lipophile Methylether von freien Flavonoiden verbreitet.[8]
Phenylbutane. In den Rinden glykosidische Phenylbutanderivate, die sehr selten im Pflanzenreich anzutreffen sind (Betulosid = Rhododendrin, Betuligenol u. a.).[7]
Methylsalicylate. In der Rinde von *Betula lenta* Methylsalicylatglykoside,[7] insbesondere Monotropitin, ein Methylsalicylat-Primverosid,[9] früher in den USA Quelle für natürliches Methylsalicylat (Sweet birch oil).[10]

Gerbstoffe. In Blättern und vor allem Rinden akkumulieren Gerbstoffe, in der Rinde vornehmlich Polycatechine und polymere Proanthocyanidine, deren Gehalt stark vom Alter abhängig ist. Höchste Konzentrationen in der Innenrinde, die weiße Borke enthält nur sehr wenig Gerbstoffe.[7]
Ätherisches Öl. In den Blättern, vor allem im Knospenstadium ätherisches Öl. Die Zusammensetzung und der Gehalt unterscheiden sich stark bei tetraploiden und diploiden Arten.[7]
Triterpene. In den Rinden akkumulieren vornehmlich pentacyclische, in den Blättern tetracyclische Triterpene.[7]
Aminosäuren. Im Blutungs- und Wurzelsaft Citrullin, die charakteristische Transportaminosäure der Betulaceen.[11]

Drogenliefernde Arten: *Betula pendula*: Betulae cortex, Betulae folium, Betulae gemmae, Betulae pix, Betulae succus; Betula pendula e cortice, äthanol. Decoctum hom. *HAB 1*; Betula pendula e foliis hom. *HAB 1*, Betula pendula ferm 34e hom. *HAB 1*, Carbo vegetabilis hom. *HAB 1*, Betula hom. *PFX*.
Betula pubescens: Betulae cortex, Betulae folium, Betulae gemmae, Betulae pix, Betulae succus, Carbo vegetabilis hom. *HAB 1*, Betula hom. *PFX*.

Betula pendula ROTH

Synonyme: *Betula alba* L. p.p., *Betula lobulata* KANITZ., *Betula odorata* RCHB., *Betula rhombifolia* TAUSCH., *Betula verrucosa* EHRH.[5,7]

Sonstige Bezeichnungen: Dt.: Gewöhnliche Birke, Hängebirke, Harzbirke, Rauhbirke, Sandbirke, Weißbirke; engl.: Common Birch, Silver Birch; frz.: Bois á balais, Bouillard, Bouleau, Bouleau commun, Bouleau verruqueux; it.: Bedollo, Beola, Betulla bianca, Bibillo; pol.: Brzoza brodawkowata; span.: Abedul.

Systematik: Die Rauhbirke ist in Mitteleuropa im wilden Zustand sehr wenig veränderlich. In Gärten kultiviert finden sich gelegentlich abweichende Wuchsformen, z.B. *Betula pendula* f. *tristis* ZABEL, Trauerbirke, oder *B. pendula* f. *pyramidalis* hort., Pyramidenbirke, oder Formen mit purpur getönten Blättern, *B. pendula* f. *pupurea* hort.[6,7]

Botanische Beschreibung: Bis 30 m hoher Baum, seltener strauchartig. Rinde schneeweiß, meist in horizontalen Streifen sich abschälend, bald sich in eine schwarze, steinharte Borke verwandelnd, die bis in die Krone reicht. Äste spitzwinklig aufsteigend, Zweige stark überhängend; junge Zweige ziemlich dicht mit warzigen Harzdrüsen besetzt, außerdem kahl, die alten Zweige kahl, oft drüsenlos. Blätter s. Droge Betulae folium. Männliche Kätzchen sitzend, länglich-walzenförmig, hängend, bis 10 cm lang. Weibliche Kätzchen gestielt, zylindrisch, ausgewachsen 2 bis 4 cm lang und 8 bis 10 mm dick, dichtblütig, zuerst gelbgrün, später hellbraun. Fruchtschuppen bräunlich, behaart oder kahl. Mittellappen klein, kurz dreieckig, kürzer als die breiten, stets zurückgebogenen Seitenlappen. Fruchtflügel halboval, zwei- bis dreimal so breit wie die Frucht.[6,7]

Verwechslungen: Mit anderen Birkenarten.

Inhaltsstoffe: In Pollen chemisch nicht untersuchte, Allergie erzeugende Proteine vom Typ I, die Ursachen häufiger Pollenallergien sind.[12]

Verbreitung: Eurosibirische Pflanze, in Europa vom Mittelmeerraum bis 65° nördlicher Breite und im gemäßigten Asien. An trockenen Stellen in Laub- und Nadelwäldern, Mooren und Wiesen.

Anbaugebiete: Ubiquitär zur Aufforstung und als Alleebaum.

Drogen: Betulae cortex, Betulae folium, Betulae gemmae, Betulae pix, Betulae succus; Betula pendula e cortice, äthanol. Decoctum hom. *HAB 1*, Betula pendula e foliis hom. *HAB 1*; Betula pendula ferm 34c hom. *HAB 1*, Carbo vegetabilis hom. *HAB 1*, Betula hom. *PFX*.

Betula pubescens EHRH.

Synonyme: *Betula alba* L. p.p., *Betula odorata* BECHST., *Betula tomentosa* REITH. et ABEL.

Sonstige Bezeichnungen: Dt.: Behaarte Birke, Besenbirke, Haarbirke, Moorbirke; engl.: Birch, White Birch of Europe; frz.: Bouleau; it.: Bedollo, Betulla; pol.: Brzoza omszona.

Systematik: Die Art (Chromosomenzahl 2n = 56) variiert sehr stark; es existieren viele Unterarten, Varietäten und Bastarde (z.B. 2n = 42), deren Systematik noch ungenügend geklärt ist.[7]

Botanische Beschreibung: Aufrechter, bis 30 m hoher Baum oder Strauch. Rinde meist weiß bleibend, erst spät sich in eine rissige schwarze, in dünnen Lagen sich ablösende Borke verwandelnd. Äste aufrecht oder ausgebreitet; Zweige aufwärts gerichtet. Junge Zweige dicht flaumig behaart, drüsenlos, ältere Zweige fast vollständig kahl. Laubblätter aus meist herzförmigem, abgerundetem oder breit keilförmigem Grunde eiförmig oder rautenförmig, kurz zugespitzt, 3 bis 5 cm lang, 1,5 bis 3,5 cm breit, mit abgerundeten Ecken, grob gesägt, von ziemlich derber Konsistenz, oberseits dunkelgrün, kahl, unterseits heller grün, zunächst flaumig behaart, zuletzt aber meist nur noch in den Aderwinkeln gebärtet; Blattstiel 1 bis 2,5 cm lang, wenigstens anfangs behaart. Männliche Kätzchen sitzend, länglich walzig, hängend, bis 8 cm lang. Tragblätter braun, Staubbeutel gelb. Weibliche Kätzchen zylindrisch, anfangs aufrecht, später hängend, 2,5 bis 4 cm lang und 6 bis 10 mm dick, grünlich bis hellbraun. Mittellappen der Fruchtschuppen deutlich vorgezogen, meist zungenförmig verlängert, die gewöhnlich spitzeckigen, deutlich nach aufwärts gebogenen Seitenlappen überragend. Fruchtschuppen ungefähr so breit wie die Frucht.[7]

Inhaltsstoffe: In Pollen chemisch nicht untersuchte, Allergie erzeugende Proteine vom Typ I, die Ursachen häufiger Pollenallergien sind.[12]

Verbreitung: Heimisch in Mittel- und Nordeuropa (bis 71° nördlicher Breite), im nördlichen Asien. Fehlt in Nordamerika. In Mooren, Sümpfen, Wäldern und Dünen.[7]

Drogen: Betulae cortex, Betulae folium, Betulae gemmae, Betulae pix, Betulae succus, Carbo vegetabilis hom. *HAB 1*, Betula hom. *PFX*.

Betulae cortex

Synonyme: Cortex Betulae.

Sonstige Bezeichnungen: Dt.: Birkenrinde; engl.: Birch bark; frz.: Ecorce de bouleau; span.: Corteza de abedul.

Definition der Droge: Die vom weißen Kork befreiten, getrockneten Rindenstücke.[13]

Stammpflanzen: Vor allem *Betula pendula* ROTH, selten *Betula pubescens* EHRH.[13]

Herkunft: Aus Wildbeständen in Europa und Asien.

Ganzdroge: Birkenrinde besteht aus flachen, harten, vom weißen Kork teilweise befreiten, hellbraunen Rindenstücken mit Stärken von 5 bis 20 mm. Ältere Rinden mit oft rissigen Borken sind wertlos. Die außen und innen glatte Rinde bricht mit körniger Oberfläche. Auf der Außenseite fast immer Fragmente der blendendweißen, sich leicht in horizontalen Streifen ablösenden Korkschicht, die von schwarzbraunen Borkenschuppen und querstreifigen Lentizellen besetzt ist.

Schnittdroge: Geruchlos, Geschmack herb und zusammenziehend.[13,73]

Mikroskopisches Bild: Im Periderm wechselnde Lagen von derb- und dünnwandigen, dicht mit Betulinkörnern gefüllten Korkzellen; vom Korkkambium nach innen Schichten kollenchymatisch ausgebildeten Rindenparenchyms, die in größere, dünnwandige Zellen übergehen, zwischen denen große Interzellularen erscheinen. Innerhalb des Phellogens Kristalldrusen; in den benachbarten inneren Schichten auch Einzelkristalle. In der sekundären Rinde abwechselnd Weichbastlagen und konzentrisch angeordnete Sklerenchymzellgruppen, die aus rundlichen oder knorrigen Steinzellen bestehen. Die sekundäre Rinde von gerbstoffhaltigen, teilweise sklerenchymatischen Markstrahlen durchsetzt.[73]

Pulverdroge: Reich an verholzten, stark verdickten Steinzellen mit farblosen Wänden, aber braunem Zellinhalt. Wenig Stärke, viel Oxalatdrusen und Einzelkristalle.[13]

Inhaltsstoffe: *Flavan-Verbindungen.* 4 bis 15%; Gerbstoffe, insbesondere Proanthocyanidine; daneben Leucoanthocyanidine und ein seltenes Flavan-3-ol-Glycosid.[14–18] Die Procyanidine treten hauptsächlich als strukturell verschiedene Polymere auf, für die die Bindungen und Sequenzen von Triflavonoideinheiten identifiziert wurden.[14,15]

Triterpene. Betula pubescens und *B. pendula* weisen hinsichtlich der Triterpenführung keine Unterschiede auf.[19] 8 Triterpene (Betulin, Lupeol, Betulinsäure, Betulinaldehyd u. a.; keine Mengenangaben) und β-Sitosterin wurden identifiziert. Betulin stellt den Hauptanteil (5 bis 22%); sein Gehalt nimmt mit zunehmendem Alter zu.[19,20] Betulin ist für die weiße Farbe der Rinde verantwortlich.
Säuren. Phenolcarbonsäuren, u. a. Benzoe-, Salicyl- und Vanillinsäure (alle ohne Mengenangaben),[16] und langkettige Fettsäuren wie Behen- Phellon-, Phellogensäure.[21]
Ätherisches Öl. Gehalt ca. 0,05%, mit monocyclischen Sesquiterpenen und Salicylsäurederivaten.[23]
Sonstiges. 0,1 bis 0,3% Betulosid (Guajacylpropanglykosid).[22]

Zubereitungen: Birkenteer *DAB 6*, *Helv V*. S. Droge Betulae pix.

Identität:
- Bei Zugabe von Eisen(III)chloridlsg. zum ethanolischen Rindenextrakt erscheint Grünfärbung, von Vanillin-Salzsäure Rotfärbung (Gerbstoffe). Mit Natriumhydroxidlsg. wird der Rindenextrakt trüb *HAB 1*.
- DC nach *HAB 1*: Untersuchungslsg. ist ein 10%iger Cyclohexanextrakt der Droge, Vergleichslsg. 0,1% Cholesterinlsg. in Cyclohexan.
- Adsorptionsschicht: Kieselgel H.
- Fließmittel: Chloroform-MeOH (95 + 5).
- Detektion mit Toluolsulfonsäurereagenz; nach dem Erhitzen Auswertung bei Tageslicht.
- Auswertung: Das Chromatogramm der Untersuchungslsg. zeigt einen grauen Fleck unterhalb, drei weitere graue Flecke über der Vergleichssubstanz.

Reinheit:
- Fremde Bestandteile *(PhEur)*: Höchstens 5% *HAB 1*.
- Sulfatasche *(PhEur)*: Höchstens 6% *HAB 1*.

Volkstümliche Anwendung und andere Anwendungsgebiete: Innerlich als Dekokt bei Hautkrankheiten, Wassersucht, Gicht, äußerlich zu Bädern gegen Fußschweiß und Hautausschläge, sowie in Form von Umschlägen gegen Abszesse.[24]
Die Wirksamkeit der Droge bei diesen Indikationen ist nicht belegt.

Sonst. Verwendung: *Industrie/Technik.* Technisch in der Juchtenlederfabrikation als Gerbmaterial, besonders in Finnland, Norwegen und Rußland. Zur Darstellung von Birkenrindenöl.[13]
Zur Gewinnung von Betulin, das als Emulgator Verwendung findet.[25]

Betulae folium

Synonyme: Folia Betulae, Folium Betulae.

Sonstige Bezeichnungen: Dt.: Birkenblätter; engl.: Birch leaves; frz.: Feuilles de bouleau; it.: Foglia di betulla; span.: Hojas de abedul.

Monographiesammlungen: Betulae folium (Birkenblätter) *DAB 10, Helv VII*; Bouleau (Betula alba) *PFX*; Folium Betulae *ÖAB 90*; Folia Betulae *AB-DDR*.

Definition der Droge: "Die getrockneten Laubblätter" *DAB 10, PFX, ÖAB 90, AB-DDR*.

Stammpflanzen: *Betula pendula* ROTH und/oder *Betula pubescens* EHRH. *DAB 10, PFX, ÖAB 90, AB-DDR*; *Betula pendula* ROTH und *Betula pubescens* EHRH. sowie Bastarde beider Arten *Helv VII*.

Herkunft: Sammlung aus Wildvorkommen; die Droge wird vorwiegend aus osteuropäischen Staaten importiert.[26]

Gewinnung: Die Blätter werden zumeist im Frühjahr gesammelt und bei Raumtemperatur im Schatten getrocknet.[26]

Ganzdroge: Blätter oberseits dunkelgrün, unterseits heller graugrün, mit gesägtem Rand und auffallend enger Netznervatur. Die Spreiten der gestielten Blätter von *Betula pendula* sind etwa 3 bis 7 cm lang und etwa 2 bis 5 cm breit, rautenförmig-dreieckig, lang zugespitzt, am Rand scharf doppelt gesägt, unbehaart und beiderseits dicht drüsig punktiert.
Die Spreiten von *Betula pubescens* sind etwa 2,5 bis 5 cm lang und etwa 1,5 bis 4 cm breit, spitz eiförmig bis gerundet dreieckig und am Rand grob gesägt; beiderseits schwach behaart, unterseits mit kleinen gelblichgrauen Haarbüscheln in den Aderwinkeln, nur wenig Drüsen. Blattstiele bis 3,5 cm lang.[74]

Schnittdroge: *Geruch.* Eigenartig, schwach aromatisch.
Geschmack. Etwas bitter.
Schnittdroge gekennzeichnet durch die tiefgrünen, spröden Blattstückchen mit ihrer charakteristischen, hellen Netznervatur, der mehr oder weniger dichten, vor allem bei Lupenbetrachtung gut wahrnehmbaren, dunkelbraunen, drüsigen Punktierung und der auf den unterseits reliefartig hervorragenden Haupt- und Seitennerven mitunter anzutreffenden Behaarung. Bruchstücke von einzelnen Blattstielen und dunkelrotbraunen, drüsig gefleckten Zweigstückchen kommen vor. Gelegentlich auch Bruchstücke der bis 0,5 cm breiten, braungrünen, weiblichen Blütenkätzchen, ihre bis 2,5 mm langen und breiten zweiflügeligen, zugespitzten Fruchtschuppen und ihre etwa 1 mm langen, gelbbraunen, einsamigen, zweiflügeligen Nüßchen vorhanden.

Mikroskopisches Bild: Epidermiszellen beiderseits isodiametrisch, geradwandig; auf der Blattunterseite, an den gezähnten Blatträndern, auch auf der Blattoberseite zahlreiche, von 4 bis 8, meist 6 Epidermiszellen umgebene Spaltöffnungen vom anomocytischen Typ. Auf beiden Blattseiten bei *Betula pendula* zahlreiche, bei *Betula pubescens* vereinzelte, etwa 100 bis 120 µm große Drüsenschuppen, deren innerste, kleine, verkorkte Zellen von einem flachen Schild aus großen, dünnwandigen Zellen bedeckt werden. *Betula pubescens* besitzt beiderseits einzellige, dickwandige, zugespitzte, häufig über der Basis umgebogene Deckhaare von etwa 80 bis 600 µm, meist etwa 100 bis 200 µm, in den Aderwinkeln bis etwa 1000 µm Länge, zuweilen mit einer Spirallinie in der Wand. Dorsiventrales Mesophyll mit je einer Lage sehr langer und kürzerer, oft konischer Palisadenzellen sowie einem mehrschichtigen Schwammparenchym aus rundlichen oder länglichen, bisweilen parallel zur Blattfläche gestreckten Zellen. Im Schwammparenchym zahlreiche, etwa 10 bis 20 µm große Calciumoxalatdrusen. Die Leitbündel stärkerer Blattnerven vor allem bei *Betula pendula*, selten bei *Betula pubescens*, werden von Fasern mit Kristallzellen begleitet.[74]

Pulverdroge: Pulver graugrün mit zahlreichen, von geradwandigen Epidermiszellen bedeckten Blattfragmenten; Epidermis der Unterseite mit Spaltöffnungen vom anomocytischen Typ; über der Epidermis große schildartige Drüsenschuppen; Mesophyllfragmente mit Calciumoxalatdrusen; Bruchstücke der Leitbündel mit Sklerenchymfasern, die von Kristallzellreihen begleitet werden; bei Anwesenheit von *Betula pubescens* einzellige, sehr dickwandige, etwa 80 bis 600 µm, meist 100 bis 200 µm lange Deckhaare.[74]

Verfälschungen/Verwechslungen: Verfälschungen kommen in der Praxis kaum vor.[26]

Inhaltsstoffe: *Flavon-/Flavanverbindungen.* 2 bis 3 % Flavonoide, vorzugsweise Flavonolglykoside (Hyperosid, Quercitrin) neben Proanthocyanidinen.[27-31]
Triterpen-Saponine. Triterpenalkohole vom Dammarantyp (keine Mengenangaben), u. a. Betulafolientriol und -tetrol,[32-34] teilweise mit hämolytischer Aktivität.[33]

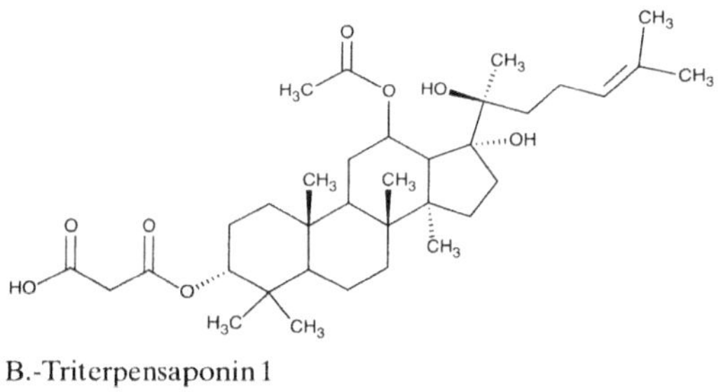

B.-Triterpensaponin 1

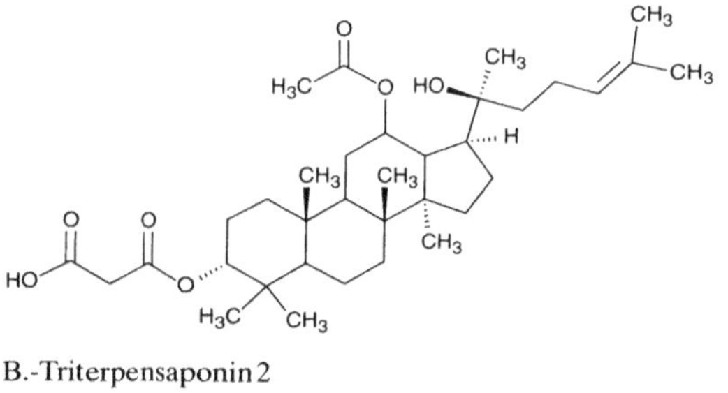

B.-Triterpensaponin 2

Die hämolytisch wirksamen Inhaltsstoffe von Betula-pendula-Blättern (Triterpene 1 bis 3 vom Dammaran-Typ) aus Lit.[33]

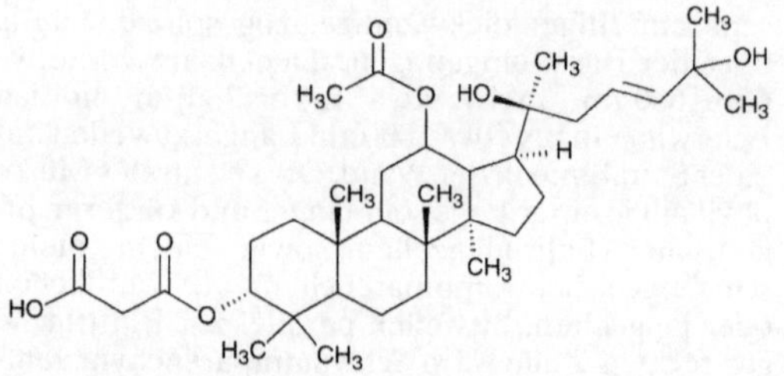

B.-Triterpensaponin 3

Damit werden frühere Angaben zu hämolytisch wirksamen Saponinen unbekannter Struktur (s. auch Wertbestimmung in[75]) bestätigt.[33,35,36]

Äth. Öl. Ca. 0,05 bis 0,1 % äth. Öl, das u. a. aus Sesquiterpenoxiden besteht.[39,40]

Glucoside. Monoterpenglucoside (ohne Mengenangaben), u. a. Betulalbosid A und B[36] und Roseosid[42] und 0,2 % 3,4'-Dihydroxypropiophenon-3-*β*-D-Glucosid.[43]

Phenolcarbonsäuren. Wenig Phenolcarbonsäuren und ihre Derivate (z. B. Kaffeesäure und Chlorogensäure).[44]

Sonstiges. Bis zu 0,5 % Ascorbinsäure,[37,38] etwa 4 % mineralische Bestandteile, darunter Kaliumtartrat und Calciumoxalat.[41]

Identität: Die DC-Prüfung des *DAB 10*, *PFX*, *ÖAB 90* und *Helv VII* zielt auf den Nachweis der Flavonole. Referenzsubstanzen: Rutin (*PFX*, *ÖAB 90*) bzw. Rutin und Kaffeesäure (*DAB 10* und *Helv VII*). Man erhält mit dem methanolischen Drogenextrakt ein typisches Fingerprint-Chromatogramm der Flavonole und Phenolcarbonsäuren (Nachweis: Naturstoffreagenz und Nachsprühen mit Macrogol 400), in dem das Hauptflavonoid der Birkenblätter, das Hyperosid, die intensivste Zone gibt.[26,45]

Fließmittel: Wasser-Essigsäure 98 %-1-Butanol (17 + 17 + 66) bei Verwendung von Kieselgel zur DC (*DAB 10*, *Helv VII*), *n*-Butanol-Essigsäure 98 %-Wasser (40 + 10 + 50) -Oberphase bei Verwendung von Cellulose zur DC (*PFX*, *ÖAB 90*).

Die Identitätsprüfung des *AB-DDR* erfolgt durch morphologische Prüfung.

Reinheit:

- Fremde Bestandteile: Höchstens 3 % Zweigstücke und Teile weiblicher Kätzchen *DAB 10*, *Helv VII*, *AB-DDR* und höchstens 3 % sonstige fremde Bestandteile *DAB 10*, *ÖAB 90*. Höchstens 2 % fremde Bestandteile *PFX*.
- Trocknungsverlust: Höchstens 10 % *DAB 10*, *ÖAB 90*; 12 % *PFX*.
- Asche: Höchstens 5 % *DAB 10*; 6 % *PFX*.
- Sulfatasche: Höchstens 6,5 % *Helv VII*.

Gehalt: Mindestens 1,5 % Flavonoide, berechnet als Hyperosid, bezogen auf die getrocknete Droge *DAB 10*, *ÖAB 90*, *Helv VII*.

Gehaltsbestimmung: Die Gehaltsbestimmung nach *DAB 10*, *ÖAB 90* und *Helv VII* beruht auf der photometrischen Bestimmung der Flavonoide (Flavonole und Flavonolglykoside). Die Glykoside werden zunächst mit Aceton/Salzsäure hydrolysiert, die Aglykone mit Ethylacetat ausgeschüttelt. Durch Zusatz von Aluminiumchlorid erhält man die intensiv gelb gefärbten Aluminiumchelate und Flavonole, die bei 425 nm photometrisch bestimmt werden.

Durch Zusatz von Hexamethylentetramin bei der Hydrolyse kann eine Reaktion der ebenfalls vorhandenen Leucoanthocyanidine ausgeschaltet werden.[46]

Lagerung: Vor Licht geschützt *DAB 10*; vor Licht und Feuchtigkeit geschützt *PFX*; gut verschlossen aufbewahren *ÖAB 90*, *Helv VII*.

Wirkungen: *Erhöhung der Harnmenge.* Ethanolische (mit 48 mg % und 76 mg % Gesamtflavonoiden) und wäßrige Birkenblattauszüge (148 mg % Gesamtflavonoide), p. o. an Ratten appliziert, erhöhen dosisabhängig signifikant die ausgeschiedene Harnmenge (Dosisgruppen 5,32 mL/kg KG bzw. 10,64 mL/kg KG: Steigerung von 54 bzw. 91 %).[47]

Prüfung auf saluretische Wirkung. Die beobachtete vermehrte Ausscheidung von Na-, K- und Cl-Ionen[48] beruht nach neueren Studien in erster Linie auf der vermehrten Zufuhr dieser Ionen mit den Pflanzenauszügen. Aus den Bilanzrechnungen kann allenfalls eine sehr schwache saluretische Wirkung abgeleitet werden.[47]

Antipyretische Wirkung. Durch Bäckerhefe induziertes Fieber bei Ratten wurde durch einen 25 %igen wäßrigen Birkenblätterextrakt in der hohen Dosis von 4 mg/100 g KG signifikant für eine kurze Zeit gesenkt.[49] Die maximale Hemmung des Fieberanstiegs betrug 40 % nach 5 h. Mit Acetylsalicylsäure wurde im gleichen Modell nach 5 h eine Hemmung des Temperaturanstiegs um 47 % beobachtet, jedoch war die Hemmung durch die Referenzsubstanz im Gegensatz zur Drogenzubereitung auch nach 7 h noch signifikant.

Anwendungsgebiete: Zur Durchspülung bei bakteriellen und entzündlichen Erkrankungen der ableitenden Harnwege und bei Nierengrieß. Zur unterstützenden Behandlung rheumatischer Beschwerden.[50] Zur Erhöhung der Harnmenge sowie zur Behandlung von Erkrankungen, bei denen eine erhöhte Harnmenge erwünscht ist (Harngrieß, zur Vorbeugung von Harnsteinen).[51]

Dosierung und Art der Anwendung: *Droge.* Mittlere Tagesdosis mehrmals täglich 2 bis 3 g Droge in entsprechender Zubereitung. Auf reichliche Flüssigkeitszufuhr ist zu achten.[50]

1 bis 2 Eßlöffel voll (5 bis 10 g) Birkenblätter werden mit ca. 150 mL heißem Wasser übergossen und nach ca. 15 min abgeseiht. Soweit nicht anders verordnet, wird 3- bis 4mal tgl. 1 Tasse frisch bereiteter Tee zwischen den Mahlzeiten getrunken.[51]

Volkstümliche Anwendung und andere Anwendungsgebiete: Als Tee- und "Frühjahrskuren" bei Gicht und Rheuma und zur "Blutreinigung". Äußerlich bei Haarausfall und Schuppenbildung.[53]

In Norditalien schläft man bei Rheuma und Arthritis in mit Birkenblättern gefüllten Säcken oder nimmt Bäder mit Birkenblattabkochungen.[54]

Die Wirksamkeit der Droge bei diesen Anwendungsgebieten ist nicht belegt.

Unerwünschte Wirkungen: Keine bekannt.[50] *Allergische Wirkungen.* Birkenblätter können bei Personen mit Birkenpollenallergie eine kurzfristige Kontaktallergie hervorrufen. Dies wird vor allem in Finnland beobachtet, wo junge Birkenreiser zur Saunamassage verwendet weden ("Finnisch Sauna Disease").[52]

Gegenanzeigen/Anwendungsbeschr.: Keine Durchspülungstherapie bei Ödemen infolge eingeschränkter Herz- und Nierentätigkeit.[50]

Mutagenität: Im Ames-Test mit *Salmonella typhimurium* TA 98 wurde eine schwache Mutagenität beobachtet, was mit dem Gehalt an Quercetin in Zusammenhang gebracht worden ist.[55] Diese Angabe bedarf der Überprüfung.

Sonst. Verwendung: *Haushalt.* Ganz junge Birkenblätter dienen im Frühjahr als Beigabe zu Frühlingssalaten und Kräuterkäsezubereitungen.[56]

Gesetzl. Best.: *Standardzulassung.* Nr. 8399.99.99 Birkenblätter.[51] *Offizielle Monographien.* Aufbereitungsmonographie der Kommission E am BGA.[50]

Betulae gemmae

Synonyme: Gemmae Betulae.

Sonstige Bezeichnungen: Dt.: Birkenknospen; pol.: Paczki brzozy.

Definition der Droge: Im Winter oder Vorfrühling gesammelte, angeschwollene, noch nicht aufgeplatzte, an der Luft oder bei 30 °bis 35 °C getrocknete Birkenknospen.[57]

Stammpflanzen: *Betula pendula* ROTH und *Betula pubescens* EHRH.[58]

Herkunft: Aus Wildbeständen in Osteuropa und Rußland.

Inhaltsstoffe: Seltene Methoxyflavonolaglyka des Kämpferols, des in der Natur frei nicht vorkommenden 6-Hyroxykämpferols, Apigenins und Scutellarins (ohne Mengenangaben).[8]
4 bis 6% ätherisches Öl mit dem Hauptbestandteil β-Betulenol, einem Sesquiterpen vom Caryophyllentyp.[59] Wachstumshormone, u.a. Abscisinsäure (ohne Mengenangabe).[60]

Lagerung: Vor Licht und Feuchtigkeit geschützt.[57]

Wirkungen: In einer alten Studie wird von der chologogen Wirkung der Birkenknospen berichtet.[61]
Bei stomachaler Applikation eines 10- bis 15 %igen Birkenknospeninfuses am Hund wurde eine 2,5- bis 3fache Steigerung der Gallensaftsekretion beobachtet, die nach 3 h wieder abnahm.
Beim Screening von Pflanzenextrakten auf cytostatische Wirksamkeit wurde bei einem wäßrigen Birkenknospenextrakt (0,1 g/100 mL) im Zwiebeltest eine ca. 70 %ige Hemmung des Wachstums beobachtet.[62]

Volkstümliche Anwendung und andere Anwendungsgebiete: Die Droge wird als Teeaufguß innerlich zur Entwässerung und bei Gallenbeschwerden verwendet und dient zur Geschmacksverbesserung.[24,59]
Abkochungen äußerlich als Heilbäder bei chronischen Ekzemen.[24]
Die Wirksamkeit der Droge bei den genannten Anwendungsgebieten ist nicht belegt.

Sonst. Verwendung: *Kosmetik.* Zu Haarwässern.[76]

Betulae pix

Synonyme: Oleum Betulae empyreumaticum, Oleum Betulae pyroligneum, Oleum betulinum, Oleum moscoviticum, Oleum Rusci, Pix Betulae, Pix betulina, Pyroleum Betulae.

Sonstige Bezeichnungen: Dt.: Birkenöl, Birkenrindenteer, Birkenrindenteeröl, Birkenteer, Juchtenöl, Litauischer Balsam, Russischer Balsam; engl.: Birch tar, Birch tar oil; frz.: Goudron de bouleau; it.: Olio di betulla.

Monographiesammlungen: Pix betulina *DAB 6*; Pix Betulae *Helv V*; Pix liquida betulae *Ross 9*; Birch Tar Oil *Mar 29*.

Definition der Droge: Braune bis schwarzbraune, in dünner Schicht grünliche, dickliche Flüssigkeit von charakteristischem Geruch und brennendem Geschmack *DAB 6, Helv V*.

Stammpflanzen: *Betula pendula* ROTH und *Betula pubescens* EHRH.

Herkunft: Osteuropa, Rußland.

Gewinnung: Durch trockene Destillation der Rinde *Helv V, Ross 9* und Zweige *DAB 6*.

Inhaltsstoffe: Aliphatische und aromatische Kohlenwasserstoffe, davon ca. 6% Phenole wie Guajakol, Kresol, Brenzcatechin, Pyrogallol, Phenol[59] und 0,04% Behensäure,[63] sowie 5-Propyl- und 5-Methylpyrogalloldimethylether.[64]

Zubereitungen: Gereinigtes Birkenteeröl; Betulae oleum empyreumaticum rectificatum: Gewinnung durch Destillation von Birkenteer mit Wasserdampf: Klares dunkelbraunes Öl von durchdringendem Birkenteergeruch (Juchtengeruch).[78]

Identität: Nach dem Schütteln von Birkenteer mit Wasser darf das abfiltrierte Teerwasser nur schwach gelb gefärbt sein und blaues Lackmuspapier nur schwach röten *DAB 6, Helv V*. Dieses Teerwasser reduziert ammoniakalische Silbernitratlsg. sofort in der Kälte *DAB 6* und färbt sich mit Eisen(III)chloridlsg. grün *Helv V, Ross 9*.
Birkenteer muß sich in EtOH 96% und Chloroform völlig, in Eth teilweise lösen *DAB 6*, weiters in Aceton, Essigsäure und Anilin vollständig oder bis auf einen geringen Teil *Helv V*.

Reinheit:
- Asche: Max. 0,25 % *Helv V.*
- Feuchtigkeitsgehalt: Max. 0,5 % *Ross 9.*
- Flüchtige Säuren: Max. 1,5 % *Helv V.*
- Unverseifbarer Rückstand: Mindestens 60 % *Helv V.*

Lagerung: In gut verschlossenen Gefäßen *Helv V.*

Volkstümliche Anwendung und andere Anwendungsgebiete: Birkenteer wurde zur Behandlung von Ekzemen und Psoriasis und sonstigen chronischen Hautkrankheiten äußerlich als Einreibung verwendet;[77] weiters in Salbenzubereitungen als Rheuma- und Gichtmittel (Ungt. Wilkinsonii), bei Befall durch Parasiten (Ungt. contra Scabiem) sowie in flüssigen Zubereitungen bei trockenen Flechten und Dermatosen.[65]
In der Veterinärmedizin innerlich gegen Koliken und Würmer, äußerlich als Wund- und Räudemittel.[78]
Die Wirksamkeit der Droge bei den genannten Anwendungsgebieten ist gegenwärtig noch nicht belegt.

Unerwünschte Wirkungen: Birkenteer kann, wie alle Teerpräparate, bei überempfindlicher Haut unerwünschte Reizungen hervorrufen.[59,65]

Sonst. Verwendung: *Industrie/Technik.* Roher Birkenrindenteer wird bei der Herstellung von Juchtenleder, in gereinigter Form zur Herstellung von Aromastoffen und Rumessenz verwendet.[76]

Betulae succus

Sonstige Bezeichnungen: Dt.: Birkensaft; engl.: Birch sap; pol.: Sok brzozowy.

Definition der Droge: Birkensaft ist der Kambialsaft (Blutungs- oder Frühlingssaft) aus Stämmen junger Birken.[66]

Stammpflanzen: *Betula pendula* ROTH und *Betula pubescens* EHRH.

Herkunft: Ost- und Nordeuropa, Rußland.

Gewinnung: Der Stamm einer ausgewachsenen Birke wird 30 bis 50 cm über dem Boden angezapft, indem man schräg ein Loch in die Rinde bis zum Weichholz bohrt. Mit passenden Röhrchen wird der schon nach wenigen Minuten austretende Saft über Gaze in Auffanggefäße gesammelt. Der Saftfluß dauert 6 bis 14 Tage; Ausbeuten um 2 L. Danach ist eine mehrjährige Ruhezeit erforderlich.[7,66]

Ganzdroge: Frischer Birkensaft ist eine klare, farblose, schwach süß schmeckende Flüssigkeit.[66]

Inhaltsstoffe: Ca. 1 % Zucker, berechnet als Invertzucker; Glucose, Fructose und Arabinose (ohne Mengenangaben);[67] ca. 0,02 % freie Säuren, u. a. Zitronen- und Äpfelsäure und 0,03 % Kalium, Magnesium- und Calciumsalze, letztere vor allem als Calciumphosphat vorliegend.[67] Geringe Mengen Aminosäuren, u. a. Alanin, Leucin, Glycin, Glutaminsäure und die charakteristische *N*-Transportaminosäure Citrullin (ohne Mengenangabe).[11,67] Giberelline (ohne Mengenangabe).[67]

Lagerung: Birkensaft muß gegen Gärung konserviert werden.[66]
Birkensaft scheidet bei der Lagerung einen flockigen, weißen bis schwach gelblichen Niederschlag ab (Calciumsalze); Zusatz von EtOH beschleunigt die Sedimentierung.[66]

Wirkungen: Mit 0,13 % Citronensäure konservierter Birkensaft wurde auf antimikrobielle, Phagocytose-beeinflussende, entzündungshemmende und antipyretische Aktivität untersucht.[49] Es konnten keine antimikrobielle und antipyretische Wirkung gefunden werden. Birkensaft zeigte jedoch einen gewissen Hemmeffekt auf die Phagocytose (Leucocyten-Inoculationstest mit 10 %igem Birkensaft), die die von Citronensäure, die dem Birkensaft als Konservierungsmittel zugesetzt war, übertraf. Bei Ratten hatten nur hohe Dosen von 1 bis 2 mL/100 g KG Birkensaft eine schwache und kurz anhaltende entzündungshemmende Wirkung auf das Carrageenin-Ödem. Die Hemmwirkung war nach 2 h mit 31 bzw. 37 % am höchsten.[49]

Anwendungsgebiete: Keine belegten Anwendungen.

Volkstümliche Anwendung und andere Anwendungsgebiete: Birkensaft wird bis heute in Rußland und Finnland zur Kräftigung und Stoffwechselregulierung getrunken,[68] ferner bei Blasen- und Nierenleiden,[66,69] Rheuma und Gicht.[24]
Äußerlich zur Pflege der Haut und Haare[24] und als Haarwuchsmittel.[66,70]
Die Wirksamkeit der Droge ist nicht belegt.

Unerwünschte Wirkungen: *Allergische Wirkungen.* Birkensaft kann bei Personen mit Birkenpollenallergie kurzfristige Kontaktdermatitis auslösen.[52] An 39 % der Testpatienten bewirkte Infektion mit frischem Birkensaft im Skarifikationstest innerhalb 15 min ödematische Hautrötungen, die nach 1 bis 2 Stunden wieder verschwanden.[52]

Sonst. Verwendung: *Kosmetik.* Als Zusatz zu Haarwässern.[66] *Haushalt.* In nordischen Ländern Vergärung zu "Birkenmet".[68]

Betula pendula e cortice, äthanol. Decoctum hom. *HAB 1*

Synonyme: Betula, Cortex, äthanol. Decoctum.

Monographiesammlungen: Betula pendula e cortice, äthanol. Decoctum *HAB 1.*

Definition der Droge: Getrocknete Rinde nur der weißen Ast- und Stammteile.

Stammpflanzen: *Betula pendula* ROTH.

Zubereitungen: Urtinktur aus der grob gepulverten Droge und flüssige Verdünnungen mit EtOH 43 % nach *HAB 1*, Vorschrift 19f.

Eigenschaften: Die Urtinktur ist eine gelbbraune bis rotbraune Flüssigkeit von schwach aromatischem Geruch und bitterem, adstringierendem Geschmack.

Identität: *Droge.* S. Betulae cortex.
Zubereitung. Die Urtinktur gibt mit Eisen(III)chloridlsg. eine Grünfärbung.
Bei Zusatz von Vanillin-Salzsäure zur Urtinktur entsteht eine Rotfärbung.
Bei Zugabe von Natriumhydroxid-Lsg. färbt sich die Urtinktur braun und wird trüb.
DC nach *HAB 1*:
Zur Herstellung der Prüflsg. wird die Urtinktur eingedampft und der Rückstand mit Ethylacetat ausgeschüttelt; die vereinigten organischen Phasen werden nach Volumenreduktion in Methanol aufgenommen.
- Vergleichslösungen: 0,1 % methanolische Bromkresolgrün- und Gallussäure-Lsg.
- Adsorptionsschicht: Kieselgel H.
- Fließmittel: Ethylacetat-Ameisensäure 98%-Wasser (80 + 10 + 10).
- Detektion: Mit Echtblausalz-B-Lsg. und Natriumhydroxydlsg.
- Auswertung: Erfolgt nach 2h bei Tageslicht. Das Chromatogramm der Untersuchungslsg. zeigt bräunlichrote Flecke, je 2 im Bereich um die Vergleichssubstanz Bromkresolgrün, einer zwischen beiden Vergleichssubstanzen, ein vierter in Höhe der Vergleichssubstanz Gallussäure.

Reinheit: *Droge.* S. Betulae cortex.
Urtinktur.
- Relative Dichte *(PhEur)*: 9,925 bis 9,940.
- Trockenrückstand *(DAB)*: Mindestens 0,6 %.

Lagerung: Vor Licht geschützt.

Anwendungsgebiete: Die Anwendungsgebiete sind nicht ausreichend belegt.[71]

Gesetzl. Best.: *Offizielle Monographien.* Aufbereitungsmonographie der Kommission D am BGA "Betula pendula e cortice".[71]

Betula pendula e foliis hom. *HAB 1*

Synonyme: Betula, Folium.

Monographiesammlungen: Betula pendula e foliis *HAB 1*.

Definition der Droge: Frische, junge Blätter.

Stammpflanzen: *Betula pendula* ROTH.

Zubereitungen: Urtinktur und flüssige Verdünnungen nach *HAB 1*, Vorschrift 3c.
Eigenschaften: Die Urtinktur ist eine gelb- bis rötlichbraune Flüssigkeit mit fruchtigem Geruch und schwachem, arteigenem Geschmack.

Identität: Die mit EtOH verdünnte Urtinktur gibt mit Eisen(III)chloridlsg. nach dem Umschütteln eine Grünfärbung.
Urtinktur, mit MeOH und Aluminiumchlorid-Reagenz versetzt, gibt bei Tageslicht eine gelbe Färbung, im UV-Licht bei 365 nm eine blaugrüne Fluoreszenz.
DC nach *HAB 1*: Die Identitätsprüfung erfolgt durch dünnschichtchromatographischen Vergleich der Urtinktur mit je 0,1 % Hyperosid- und Gallussäurelsg. in Aceton.
- Fließmittel: Ethylacetat-wasserfreie Ameisensäure-Wasser (80 + 10 + 10).
- Adsorptionsschicht: Kieselgel H.
- Detektion: 1% methanolische Lsg. von Diphenylboryloxyethylamin und 5% methanolische Polyethylenglykol 400-Lsg.
- Auswertung unter UV-Licht bei 365 nm. Das Chromatogramm der Untersuchungslsg. zeigt 2 bis 3 gelbrote Flecke in Höhe des Hyperosidflecks, einen blauen in Höhe des Gallussäureflecks, im Bereich zwischen den Vergleichssubstanzen bis zu 3 gelbrote, im Bereich bis zur Frontlinie weitere hellblaue oder gelbrote Flekke.

Reinheit: *Urtinktur.*
- Relative Dichte *(PhEur)*: 0,957 bis 0,977.
- Trockenrückstand *(DAB)*: Mindestens 2,8 %.

Lagerung: Vor Licht geschützt.

Anwendungsgebiete: Die Anwendungsgebiete sind nicht ausreichend belegt.[71]

Gesetzl. Best.: *Offizielle Monographien.* Aufbereitungsmonographie der Kommission D am BGA "Betula pendula e foliis".[71]

Betula pendula ferm 34e hom. *HAB 1*

Synonyme: Betula e foliis ferm 34e.

Monographiesammlungen: Betula pendula ferm 34e *HAB 1*.

Definition der Droge: Frische, junge Blätter.

Stammpflanzen: *Betula pendula* ROTH.

Zubereitungen: Urtinktur und flüssige Verdünnungen nach *HAB 1*, Vorschrift 34e.
Eigenschaften: Die Urtinktur ist eine gelb-bräunliche Flüssigkeit mit säuerlich herbem, leicht stechendem Geruch.

Identität: Die Urtinktur gibt mit Eisen(III)chloridlsg. eine hell-olivgrüne Farbe.
Mit Aluminiumchlorid-Reagenz versetzt, gibt die Urtinktur eine gelbe Färbung.
DC nach *HAB 1*: Die DC-Identitätsprüfung erfolgt mit Urtinktur und 0,1 %iger methanolischer Rutin-, Quercetin-, Scopoletin-Referenzlsg.
- Adsorptionsschicht: Kieselgel H.
- Fließmittel: Chloroform-Essigsäure 98%-Wasser (50 + 42 + 8).
- Detektion: Diphenylboryloxyethylamin-Lsg. und Polyethylenglykol 400-Lsg.

- Auswertung im UV-Licht bei 365 nm. Das Chromatogramm der Urtinktur-Untersuchungslsg. zeigt zwischen dem Start und der Vergleichssubstanz Rutin 1 oder 2 orangegelbe Flecke, wenig über dem Rutin einen gelben Fleck, darüber 2 schwach gelbe und über der Vergleichssubstanz Quercetin 2 blaue Flecke.

Reinheit: *Urtinktur.*
- Relative Dichte *(PhEur)*: 1,005 bis 1,026 *HAB 1.*
- Trockenrückstand *(DAB)*: 2,0 bis 4,5 % *HAB 1.*
- pH-Wert *(PhEur)*: Zwischen 3,0 und 4,0 *HAB 1.*

Lagerung: Vor Licht geschützt *HAB 1.*

Carbo vegetabilis hom. *HAB 1*

Synonyme: Carbo Betulae, Betulae carbo.

Monographiesammlungen: Carbo vegetabilis *HAB 1.*

Definition der Droge: Gut ausgeglühte Kohle von Birken- oder Rotbuchenholz *HAB 1.* Bei ausschließlicher Verwendung von Birkenholz kann die Bezeichnung "Carbo Betulae" verwendet werden.

Stammpflanzen: *Betula pendula* ROTH, *Betula pubescens Ehrh., Fagus sylvatica* L.

Ganzdroge: Schwarzes, leichtes Pulver ohne Geruch und Geschmack, frei von körnigen Teilchen; praktisch unlöslich in allen gebräuchlichen Lösungsmitteln.

Zubereitungen: Verreibung nach *HAB 1*, Vorschrift 6. Eigenschaften: Die 1. Dezimalverreibung ist grau.

Identität: *Droge:* Zur Rotglut erhitzt, verbrennt die Substanz langsam ohne Flamme.

Gehalt: Verreibung: Die 1. Dezimalverreibung muß mindestens 9,5 und darf höchstens 10,5 % Kohle enthalten.

Anwendungsgebiete: Die Anwendungsgebiete entsprechen dem homöopathischen Arzneimittelbild. Dazu gehören: Krampfaderleiden, Entzündungen der Atemwege, Heiserkeit, Schwäche der Verdauungsorgane mit Blähsucht, Schleimhautblutung, Herz- und Kreislaufschwäche.[72]

Dosierung und Art der Anwendung: *Zubereitung.* Bei akuten Zuständen häufige Anwendung: Alle halbe bis ganze Stunde je 5 Tr. oder 1 Tablette oder 10 Streukügelchen oder 1 Messerspitze Verreibung einnehmen; parenteral 1 bis 2 mL bis zu 3mal tgl. s. c. injizieren; Salben 1- bis 2mal tgl. auftragen.
Bei chronischen Verlaufsformen 1- bis 3mal tgl. 5 Tr. oder 1 Tablette oder 10 Streukügelchen oder 1 Messerspitze Verreibung einnehmen; parenteral 1 bis 2 mL pro Tag s. c. injizieren; Salben 1- bis 2mal tgl. auftragen.

Unerwünschte Wirkungen: Nicht bekannt; Hinweis: Es können sogenannte Erstverschlimmerungen auftreten, die jedoch ungefährlich sind.

Gesetzl. Best.: *Offizielle Monographien.* Aufbereitungsmonographie der Kommission D am BGA "Carbo vegetabilis".[72]

Betula hom. *PFX*

Synonyme: Betula alba, Betula pubescens.

Monographiesammlungen: Betula pour Préparations Homéopathiques *PFX.*

Definition der Droge: Die frische Rinde der jungen Äste.

Stammpflanzen: *Betula pendula* ROTH oder *Betula pubescens* EHRH.

Zubereitungen: Urtinktur aus der frischen Rinde mit Ethanol 65 % nach den allgemeinen homöopathischen Zubereitungsvorschriften der *PFX.* Eigenschaften: Hellorange bis braunrote Flüssigkeit mit schwachem Geruch und leicht adstringierendem Geschmack.

---

1. Natho G (1959) Feddes Repert 61:211–273
2. Winkler H (1904) Betulaceae. In: Engler A(Hrsg.) Das Pflanzenreich, Bd. IV, Heft 19, W. Engelmann, Leipzig, S. 1–149
3. Vassiljev V (1969) Nov Sistemat Vissch Rast 6:38–44
4. Natho G (1976) Gleditschia 4:9–21
5. Engler A (1964) Syllabus der Pflanzenfamilien, Gebr. Bornträger Verlag, Berlin-Nikolassee
6. Hess HE, Landlot E, Hirzel R (1967) Flora der Schweiz, Bd. 1, Birkenhäuser, Basel Stuttgart
7. Hgn, Bd. III, S. 136–163
8. Wollenweber E (1975) Biochem System Ecol 3:47–52
9. Bridel M (1924) Bull Soc Chim Biol 6:659–662
10. Leung AY (1980) Encyclopedia of Common Natural Ingredients, John Wiley & Sons, New York, S. 64
11. Reuter G (1957) Naturwiss 44:45–46
12. Stüttgen G, Haas N, Mittelbach F, Rudolph R, Käfer R (1982) Umweltdermatosen, Springer, Wien New York
13. Thoms H (1929) Handbuch der praktischen und wissenschaftlichen Pharmazie, Bd. 5, T. 1, Urban und Schwarzenberg Verlag, Berlin Wien
14. Kolodziej H (1989) Phytochemistry 28:3.487–3.492
15. Kolodziej H (1990) Phytochemistry 29:1.671–1.674
16. Tshernjaeva G, Dolgodvorova CJ, Bondarenko SM, Karimdshanov AK (1983) Khim Prirodn Soedin 4:531–532
17. Langhammer L, Schulze G, Gujer R, Magnolato D, Horisberger M (1983) Planta Med 49:181–182
18. Michaluk A (1963) Farmacja Polska 19:242–243
19. Rimpler H, Kuhn H, Lenckert C (1966) Arch Pharm 299:422–428
20. O'Connell MM, Bentley MD, Campbell CS, Cole BJW (1988) Phytochemistry 27:2.175–2.176
21. Guillemonat A, Triaca M, Bendayan MT (1972) Anales de Quimica 68:705–707
22. Sosa A (1940) Ann Chim Phys 14:5–12
23. GHo, Bd. 4, S. 544–546
24. Madaus G (1938) Lehrbuch der Biologischen Heilmittel, Bd. 1, Thieme, Leipzig
25. Pasich J, Pojda M (1974) Farmacja Polska 30:771–772
26. Kom, S. 1.011

27. Casparis P, Sprecher P, Müller HJ (1946) Pharm Acta Helv 21:340–349
28. Hänsel R, Hörhammer L (1954) Arch Pharm 287:117–126
29. Hörhammer L, Vorndran E, Wagner H (1956) Arch Pharm 289:316–323
30. Hörhammer L, Wagner H, Luck R (1957) Arch Pharm 290:338–341
31. Racz G, Füzi J (1959) Acta Pharm Hung 5:64–70
32. Fischer FG, Seiler N (1961) Ann Chemie 664:146–162
33. Rickling B, Glombitza KW (1991) 39. Annual Congress on Medicinal Plant Research, Saarbrücken 3.–7.9.91, Abstracts of Short Lectures and Poster Presentations, Thieme, Stuttgart, S. 77
34. Baranov VI (1983) Rastit Resur 19:159–164, zit. nach CA 99:35948
35. Kofler L, Steidl G (1934) Arch Pharm 272:300–312
36. Tschesche R, Ciper F, Breitmeier E (1977) Chem Ber 110:3.111–3.117
37. Jones E, Hughes RE (1983) Phytochemistry 22:2.493–2.499
38. Jones E, Hughes RE (1984) Phytochemistry 23:2.366–2.367
39. Inki M, Väisänen L (1980) Ann Univ Turkuensis A-2:38–44
40. Pokhilo ND et al. (1984) Khim Prir Soedin 598–601, zit nach CA 102:92941
41. Tamm CO (1951) Physiol Plant 4:461–462
42. Tschesche R, Ciper F, Harz A (1976) Phytochemistry 15:1.990–1.991
43. Tschesche R, Harz A, Wulff G (1974) Phytochemistry 13:518–519
44. Hörhammer L, Scherm A (1955) Arch Pharm 288:441–447
45. Stahl E, Juell S (1982) Dtsch Apoth Ztg 122:1.951–1.956
46. Christ B, Müller KH (1960) Arch Pharm 293:1.033–1.039
47. Schilcher H, Rau H (1988) Urologe B28:274–280
48. Schilcher H (1984) Dtsch Apoth Ztg 124:2.429–2.436
49. Klinger W, Hirschelmann R, Süss J (1989) Pharmazie 44:558–560
50. BAz Nr. 50 vom 10.3.86
51. Standardzulassungen für Fertigarzneimittel (1988) Govi-Deutscher Apotheker Verlag, Frankfurt
52. Lahti A, Hannuksela M (1980) Contact Dermatitis 6:464–465
53. Czygan FC (1989) Z Phytother 10:135–139
54. Cappeletti EM, Trevisan R, Caniato R (1982) J Ethnopharmacol 6:161–190
55. Schimmer O, Krüger A, Göggelmann W (1985) Pharm Ztg 130:2.318
56. Pahlow M (1984) Dtsch Apoth Ztg 124:1.664
57. Ruminska A, Ozarowski A (1990) Leksykon Roslin Leczniczych, PWRiL, Warszawa
58. Holub M, Herout V, Horak M, Sorm F (1959) Coll Czech Chem Commun 24:3.730–3.738
59. Kreitmair H (1953) Pharmazie 8:534–536
60. Harrison MA, Saunders PF (1975) Planta 123:291–298
61. Petrowa L, Ryss PV (1932) Z Exp Med 83:32–34
62. Oswiecimska M, Sendra J, Janeczko Z, Niemojowska E, Polak A, Strzalka M (1977) Acta Polon Pharm 34:313–317
63. Traubenberg A (1923) Chem Z 47:786–789
64. Nowak GA (1966) Am Perfum Cosmet 81:37–39
65. Braun H, Frohne D (1987) Heilpflanzen-Lexikon für Ärzte und Apotheker, 5. Aufl., Fischer, Stuttgart
66. Wegener H (1967) Riechstoffe, Aromen, Körperpflegemittel 9:382–384
67. Janistyn H (1962) Parfümerie und Kosmetik 43:459–460
68. Kallio H, Karppinen T, Holbom B (1985) J Food Sci 50:1.330–1.333
69. Cremer H (1934) Dtsch Apoth Ztg 74:1.277–1.279
70. Harnischfeger G, Stolze H (1983) Bewährte Pflanzendrogen in Wissenschaft und Medizin, Notamed Verlag, Bad Homburg
71. BAz Nr. 146 vom 8.8.1989
72. BAz Nr. 190a vom 10.10.1985
73. HAB 1
74. DAB 10
75. Helv VI
76. Hoppe HA (1975–1987) Drogenkunde, Vol. 1–3, 8. Aufl., W. de Gruyter Verlag, Berlin New York
77. Mar 29
78. Hag, Bd. 6a, S. 740–742

PG/RS

Bifidobacterium

HN: 2010500

Familie: Actinomycetaceae.

Gattungsgliederung: Bifidobakterien wurden um die Jahrhundertwende in den Faeces von Kleinkindern entdeckt und der isolierte Stamm als *Bacillus bifidus* beschrieben.[1,2] Bis Ende der 50er Jahre wurden sie von der Mehrzahl der Autoren dem Genus *Lactobacillus* zugerechnet,[3] obwohl bereits 1924 das Genus *Bifidobacterium* als eigenständige taxonomische Einheit vom Genus *Lactobacillus* abgegrenzt wurde.[4] Noch 1957 wurde nur eine Species, *Lactobacillus bifidus*, aufgeführt.[3] 1957 wurde zum ersten Mal das Vorkommen verschiedener Biotypen von Bifidobakterien beschrieben und die untersuchten Isolate auf Grund unterschiedlicher Kohlenhydratfermentationen in fünf Gruppen eingeteilt.[5] 1963 wurde die *Bifidobacterium*-Flora im Säuglings- und Erwachsenenstuhl untersucht, und anhand ihrer unterschiedlichen fermentativen und serologischen Eigenschaften wurden sieben weitere Arten neben dem bereits bekannten *Bifidobacterium bifidum* (früher *Lactobacillus bifidus*) benannt: *B. adolescentis*, *B. breve*, *B. infantis*, *B. lactensis*, *B. liberorum*, *B. longum* und *B. parvulorum*.[6] 1969 wurde ein neues Klassifizierungsschema aufgestellt, in das zwei zusätzliche Arten, *B. pseudolongum* und *B. thermophilum*, aufgenommen wurden,[7] wobei erstmals Bifidobakterien aus den Faeces von verschiedenen Tierarten (Huhn, Ratte, Rind, Schwein) beschrieben wurden. Im selben Jahr wurden fünf neue *Bifidobacterium*-Arten isoliert:[8,9] *B. asteroides*, *B. coryneforme*, *B. globosum*, *B. indicum* und *B. ruminale*. Die letztgenannte Art wurde 1974 als *B. thermophilum* klassifiziert.[10] *B. asteroides*, *B. coryneforme* und *B. indicum* wurden im Darmtrakt der Honigbiene entdeckt und unterschieden sich morphologisch stark von den bis dato bekannten *Bifidobacterium*-Species.[8] Ab 1970 wurden ausgedehnte Untersuchungen zur Genotypisierung von Bifidobakterien-Arten und -Stämmen mit Hilfe der DNA-DNA-Hybridisierungs-

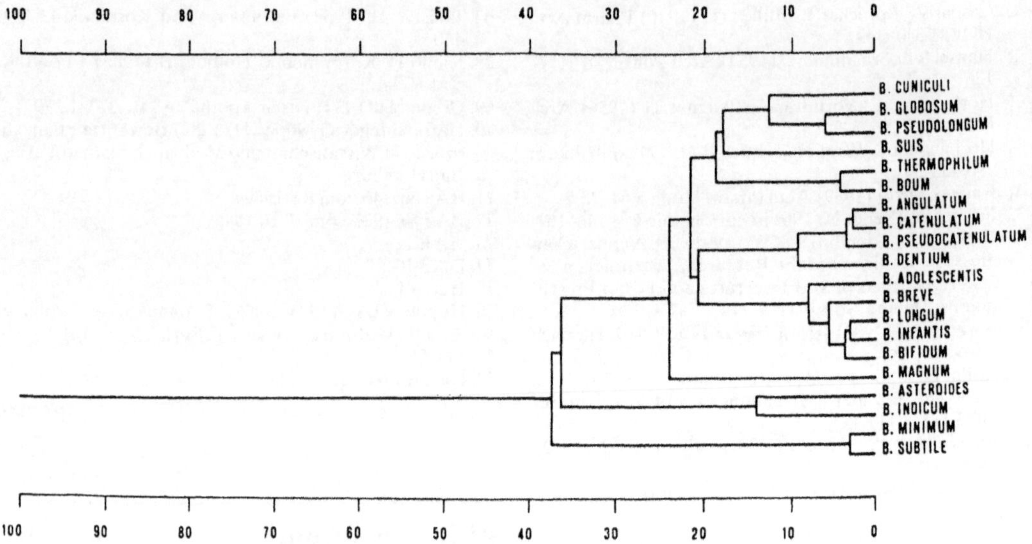

Taxonomische Verwandtschaft der Bifidobakterien.

technik durchgeführt.[11] Anhand des Vergleichs von (bis 1980) über 5500 isolierten Stämmen aus verschiedensten Habitats wurden die früheren Klassifizierungsschemata[6,7] überarbeitet.[2] Die Gattung *Bifidobacterium* wurde als eigenständiges Genus in die beiden letzten Ausgaben von "Bergey's Manual" aufgenommen[10,12] und durch Eingang in die "Approved Lists of Bacterial Names" des Ad Hoc Committee of the Judicial Commission of the ICSB allgemein akzeptiert.[13]

Nach dem derzeitigen Stand des Wissens enthält die Gattung *Bifidobacterium* ORLA-JENSEN 24 Arten: *B. adolescentis* REUTER, *B. angulatum* SCARDOVI et CROCIANI, *B. animalis* (MITSUOKA) SCARDOVI et TROVATELLI, *B. asteroides* SCARDOVI et TROVATELLI, *B. bifidum* (TISSIER) ORLA-JENSEN, *B. boum* SCARDOVI, TROVATELLI, BIAVIATI et ZANI, *B. breve* REUTER, *B. catenulatum* SCARDOVI et CROCIANI, *B. choerinum* SCARDOVI, TROVATELLI, BIAVATI et ZANI, *B. coryneforme* (ex SCARDOVI et TROVATELLI) BIAVATI, SCARDOVI et MOORE, *B. cuniculi* SCARDOVI, TROVATELLI, BIAVATI et ZANI, *B. dentium* SCARDOVI et CROCIANI, *B. globosum* (ex SCARDOVI, TROVATELLI, CROCIANI et SGORBATT) BIAVATI, SCARDOVI et MOORE, *B. indicum* SCARDOVI et TROVATELLI, *B. infantis* REUTER, *B. longum* REUTER, *B. magnum* SCARDOVI et ZANI, *B. minimum* BIAVATI, SCARDOVI et MOORE, *B. pseudocatenulatum* SCARDOVI, TROVATELLI, BIAVATI et ZANI, *B. pseudolongum* MITSUOKA, *B. pullorum* TROVATELLI, CROCIANI, PEDINOTTI et SCARDOVI, *B. subtile* BIAVATI, SCARDOVI et MOORE, *B. suis* MATTEUZZI, CROCIANI, ZANI et TROVATELLI, *B. thermophilum* MITSUOKA. Der taxonomische Verwandtschaftsgrad der *Bifidobacterium*-Arten ist oben dargestellt:[12]

Gattungsmerkmale: *Allgemeine Merkmale.* Bifidobakterien gehören zu den irregulär geformten, nichtsporulierenden, gram-positiven Stäbchenbakterien.[12] Zellen unbeweglich, nicht säurefest. Einzelkolonien auf geeigneten festen Nährböden glatt, glänzend, im Querschnitt meist konvex geformt, von cremig-gelber bis porzellanweißer Färbung. Die meisten Bifidobakterien sind strikte Anaerobier. Einige Arten tolerieren Sauerstoff in Gegenwart von CO_2.[12] Optimale Wachstumstemperatur 37 bis 41 °C (Minimum 25 bis 28, Maximum 43 bis 45 °C). pH-Optimum zwischen pH 6,5 und pH 7,0. Kein Wachstum bei saurem (pH 4,5 bis 5,0) oder alkalischem (pH 8,0 bis 8,5) Milieu. Wachstum erfolgt nur in nährstoff- und vitaminreichen Kulturmedien, z. B. Trypticase-Phyton-Yeast-Medium (TPY-Medium).[2]

Zellmorphologie. Vielgestaltiges Erscheinungsbild der einzelnen Arten im Lichtmikroskop (Abb.). Zellmorphologie stark abhängig von Kultivierungsbedingungen (Nährmedium, Temperatur, pH-Wert, etc.).[14,15] Die namengebende, für viele Arten als typisch angesehene "bifide" Form der Zellen (*bifidus,* lat.: gespalten, geteilt), ist möglicherweise auf für die betreffenden Arten nichtoptimale Züchtungsbedingungen im Labor zurückzuführen und muß nicht notwendigerweise ihr Erscheinungbild im natürlichen Habitat widerspiegeln.[15,16] Verschiedene *Bifidobacterium*-Arten können als kurze, nur leicht irregulär geformte, dünne Zellen mit etwas aufgeblähten oder auch kräftig hervortretenden Zellpolen beschrieben werden, aber es kommen auch kokkoide Zellformen sowie langgestreckte Zellen mit verschieden geformten Zellauswüchsen oder Amphorenähnlicher Gestalt (*B. bifidum*) vor (Abb.). Die Zellen können einzeln und ungeordnet oder aneinandergereiht in Ketten wachsen. Auch sternförmige, palisadenartige oder V-förmige Anordnungen kommen vor.[2,12] Wegen der angesprochenen Formenvielfalt (vgl. *B. asteroides*, *B. bifidum*, *B. pullorum*) ist die Zellmorphologie zur

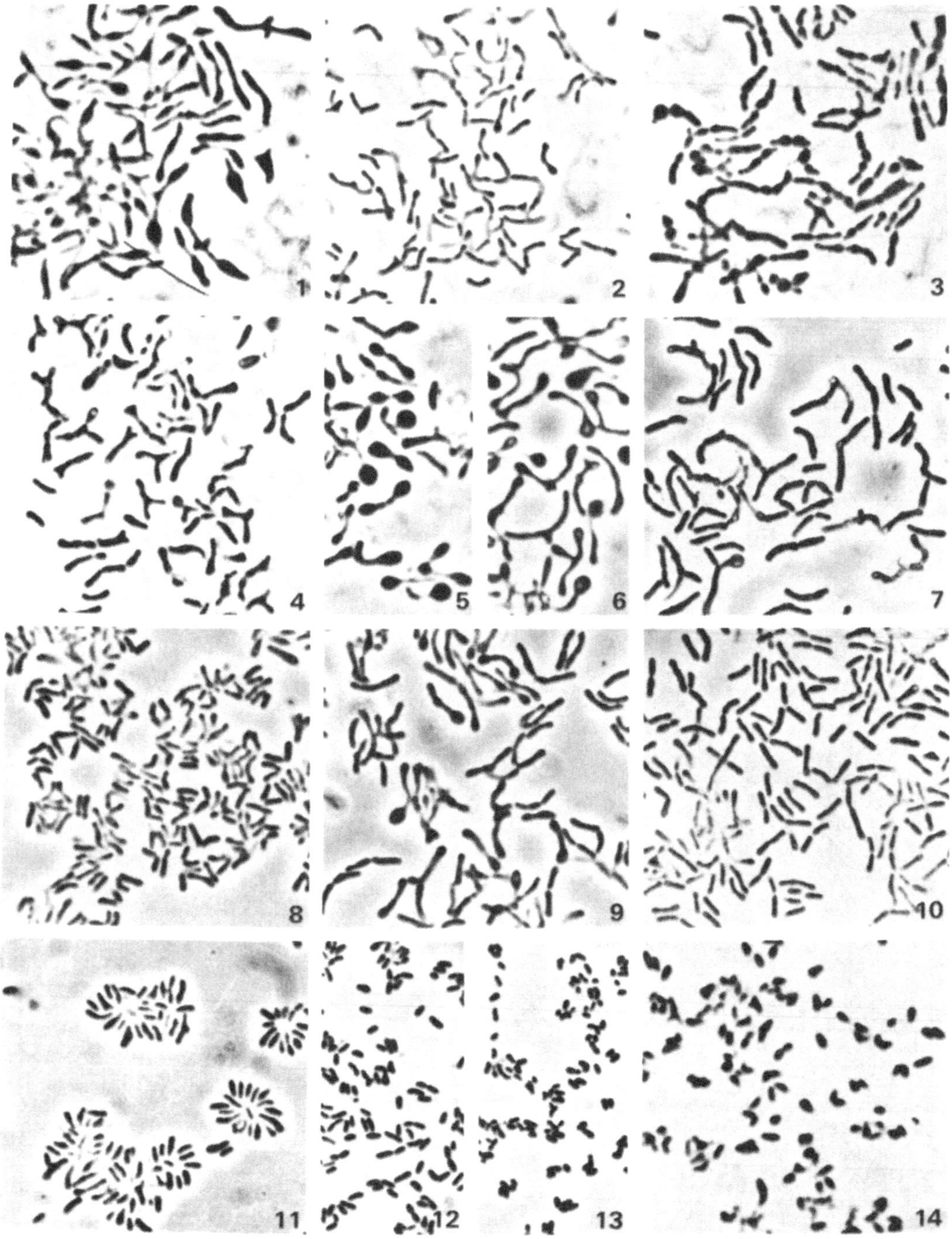

Mikroskopisches Erscheinungsbild der verschiedenen Bifidobacterium-Arten.

Identifizierung von Bakterienisolaten als zum Genus *Bifidobacterium* gehörig ungeeignet.[2] Erst eine Kombination dieses Merkmals mit den typischen Stoffwechseleigenschaften (s. dort), erlaubt eine zutreffende Zuordnung. Zur Species-Identifizerung sind weiterführende Untersuchungen notwendig: Elektrophoretische Darstellung von Zellprotein- oder Isoenzymmustern, DNA-Analytik (Guanin-plus-Cytosin-Gehalt, DNA-Homologie), Bestimmung von Lipidkomposition,

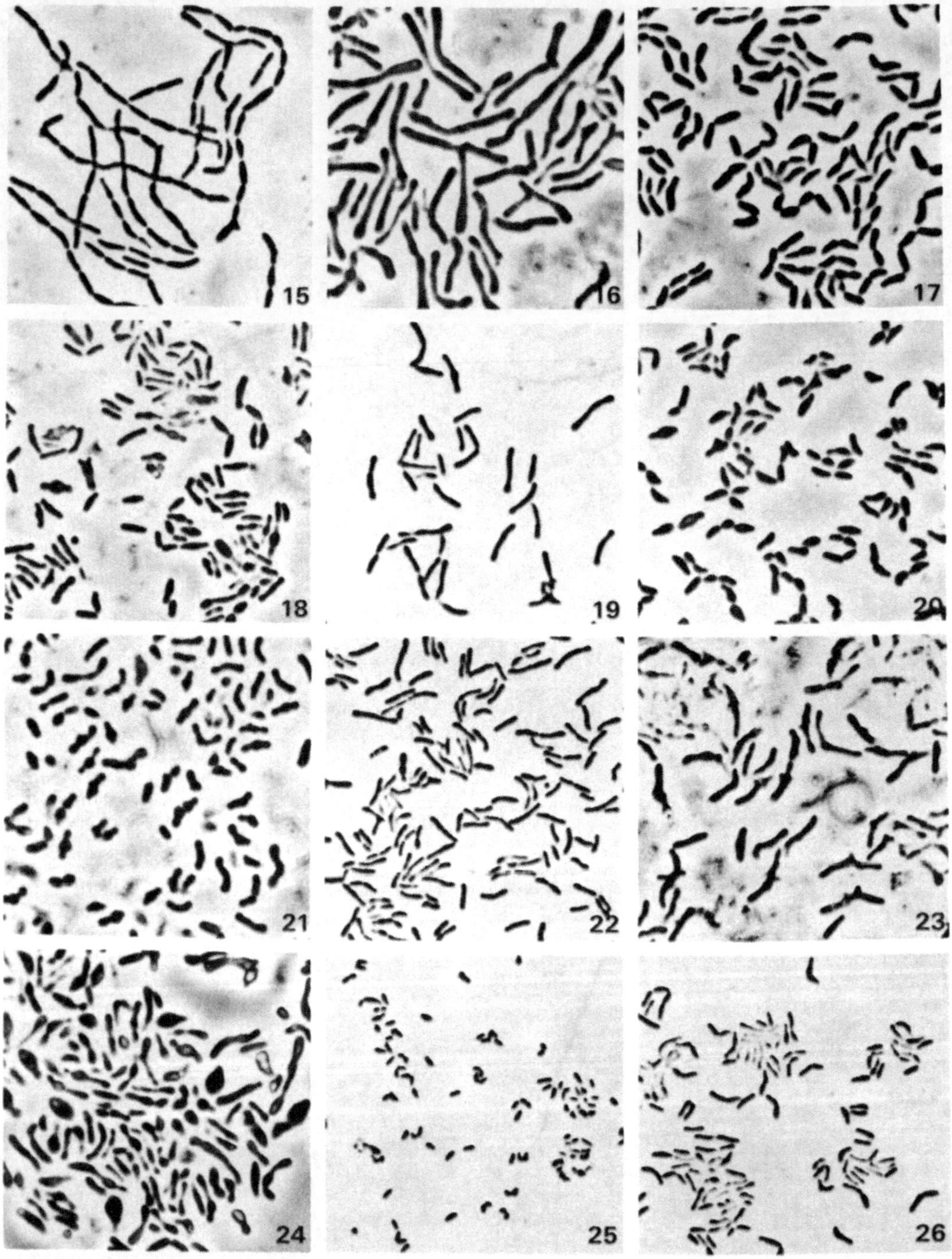

Mikroskopisches Erscheinungsbild der verschiedenen Bifidobacterium-Arten.

Zellwandaufbau oder serologischen Charakteristika.[2,12,15]

Stoffwechseleigenschaften. Bifidobakterien wachsen fast ausschließlich unter anaeroben Bedingungen und sind heterofermentative Kohlenhydratverwerter.[15] Aus der Fermentation von Glucose entstehen durch einen speziellen Abbauweg ("bifid shunt" oder "fructose-6-phosphate shunt") hauptsächlich Essigsäure und L(+)-Milchsäure im molaren Verhältnis von 3:2.[2,12,15,17-19] Schlüsselenzym die-

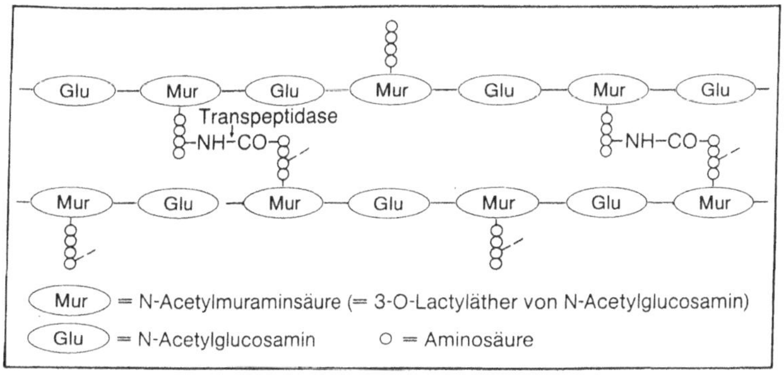

Grundstruktur des Mureinskeletts.

ses Stoffwechselweges und damit *Bifidobacterium*-typisch ist eine Fructose-6-phosphat-Phosphoketolase.[20] Der oben genannte theoretische Wert für das Essigsäure/Milchsäure-Verhältnis wird aber zumeist durch zusätzlich ablaufende phosphoroklastische Seitenreaktionen von einem Teil des intermediär gebildeten Pyruvats zu Ameisensäure und Ethanol nicht erreicht.[12] Keine Säureproduktion aus Rhamnose, Sorbose, Adonit, Dulcit, Erythrit und Glycerol. CO_2 wird nicht gebildet, außer beim Abbau von Gluconat. Ebenso fehlen Butter- und Propionsäure als fermentative Endprodukte.[12,15]

Das Genus *Bifidobacterium* ist Katalase- und Indol-negativ. Gelatine wird nicht verflüssigt. Nitratreduktion findet normalerweise nicht statt. Ammonium kann von den meisten Species als einzige Stickstoffquelle verwendet werden.[12] *B. choerinum*, *B. cuniculi*, *B. magnum* und *B. suis* benötigen jedoch organisch gebundenen Stickstoff zum Wachstum. *Bifidobacterium*-Arten, die ohne organische Stickstoffquelle auskommen, wie *B. adolescentis*, *B. animalis*, *B. bifidum*, *B. dentium*, *B. infantis* und *B. thermophilum*, produzieren z.T. beträchtliche Mengen an verschiedenen Aminosäurn wie Alanin, Asparaginsäuren, Threonin und Valin.[12] Außer der Species *B. cuniculi* besitzen alle anderen Bifidobakterienarten das konstitutiv gebildete Enzym Urease mit unterschiedlicher Häufigkeit (über 80 % aller *B. suis*-Isolate, aber weniger als 10 % der bisher untersuchten Stämme von *Bifidobacterium*-Arten humaner Herkunft, wie *B. bifidum*, *B. breve* und *B. longum*).[12,21]

Zur Gruppen- oder Species-Differenzierung wird neben der biochemischen Typisierung der Stoffwechselleistungen vor allem die Isoenzym-Typisierung der Fructose-6-phophat-Phophoketolase (F6PPK), der Transaldolase (TA) und der 6-Phosphogluconat-Dehydrogenase (6PGD) mittels Stärkegelelektrophorese nach Lit.[22] unter nativen Bedingungen herangezogen.[2,12,23,24]

Zellwandstruktur. Für grampositive Bakterien typischer Zellwandaufbau aus mehreren übereinandergelagerten Schichten quervernetzter Peptidoglykanketten (Mureinsacculus). Das heteropolymere Mureinrückgrat der Zellwand besteht aus den in alternierender Reihenfolge vorliegenden, β-1,4-glykosidisch verknüpften Bausteinen *N*-Acetylglucosamin und *N*-Acetylmuraminsäure (= 3-*O*-D-Lactylether des *N*-Acetylglucosamins). Die Lactyletherreste der Muraminsäure sind mit aus D- und L-Aminosäuren zusammengesetzten Tetrapeptiden verknüpft. Die Quervernetzung der einzelnen linearen Glykanketten zum netzförmigen Mureinsacculus erfolgt über Peptidbrücken zwischen zwei benachbarten Tetrapeptiden.[25,26]

Die Zellwände der Bifidobakterien enthalten neben den ubiquitären Glykankomponenten Muraminsäure und Glucosamin die an der tetrapeptidischen Quervernetzung beteiligten gruppenspezifischen Diaminosäuren Ornithin oder Lysin, zusammen mit ein bis zwei Molekülen Alanin, Glutaminsäure, Glycin, Serin, Asparaginsäure und Threonin.[15,27-29] Im Gegensatz zu den *Lactobacillus*-Arten, die im allgemeinen ein einheitliches Murein mit L-Lysin in der Peptiduntereinheit und D-Asparagin in der Interpeptidbrücke aufweisen, ist das Brückenpeptid der Bifidobakterien sehr heterogen zusammengesetzt.[29] Nach Lit.[27,29] stehen die Bifidobakterien in Bezug auf die Zusammensetzung ihres Mureingerüsts trotzdem den *Lactobacillaceae* näher als den *Actinomycetaceae*. Auf Grund der unterschiedlichen Aminosäuresequenzen ihrer Peptidoglykane können ansonsten nahe verwandte *Bifidobacterium*-Arten voneinander unterschieden werden.[27-29] Die Zellwandpolysaccharide setzen sich aus Glucose, Galactose und Rhamnose zusammen.[15,29] Eine äußere Zellmembran mit Lipopolysacchariden (Endotoxin) kommt nicht vor.

Lipidkomposition. Durch gaschromatographische Analysen des zellulären Musters an langkettigen Fettsäuren ist eine klare Abgrenzung der Gattung *Bifidobacterium* vom Genus *Lactobacillus* nicht möglich.[30] Deutliche Unterschiede zwischen beiden Gattungen sind jedoch in der Zusammensetzung ihrer Phospholipide festgestellt worden.[31] So kommen Polyglycerolphospholipide und Aminoacylphosphatidylglycerol nur bei Bifidobakterien vor. Die Lipidkomposition ist allerdings stark von den Züchtungsbedingungen der Bakterien abhängig.[32]

Proteinmuster. Mit Hilfe der Polyacrylamidgelelektrophorese wurden die zellulären Proteinmuster von insgesamt über 1300 *Bifidobacterium*-Stämmen aus allen Arten der Gattung verglichen und eine ausgezeichnete Übereinstimmung mit der bis dato gültigen taxonomischen Einordnung der ein-

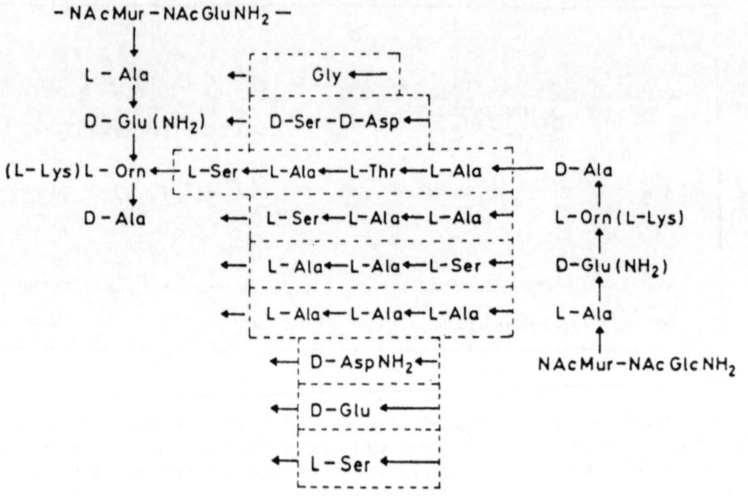

Struktur der Mureintypen der Bifidobakterien.

zelnen Species gefunden.[33–35] Die elektrophoretische Analyse führte zur Entdeckung einer wahrscheinlich für Bifidobakterien typischen Proteinbande.[34] Außerdem wurde festgestellt, daß sich die Bifidobakterienflora von Kindern und Erwachsenen vor allem dadurch unterscheidet, daß *B. breve* selten und *B. infantis* nicht bei Erwachsenen vorkommt.[34,35]

DNA-Zusammensetzung. Der für die Bakterientaxonomie wichtige Guanin-plus-Cytosin-Gehalt der DNA[36,37] der einzelnen *Bifidobacterium*-Species liegt zwischen 57 und 65 Mol %,[15,38,39] im Mittel bei 60 Mol %,[36] wodurch sie sich von den Arten der Gattung *Lactobacillus* (G + C-Gehalt unter 50 Mol %) deutlich unterscheiden.[15,36,39]

Plasmid-Gehalt. Bei einer Untersuchung von 1.461 *Bifidobacterium*-Isolaten aus allen zur Zeit bekannten 24 Arten der Gattung wurden bei 20 % der Stämme Plasmide unterschiedlicher Größe (1,2 bis 46 MDa) gefunden.[40] Plasmide-tragende Stämme wurden jedoch nur bei vier Arten entdeckt: *B. longum*, der dominanten Bifidobakterien-Species des menschlichen Darms, *B. globosum*, der meist verbreiteten Art bei anderen Warmblütern, sowie *B. asteroides* und *B. indicum*, die bisher nur bei Bienen gefunden wurden. Für welche phänotypischen Merkmale diese Plasmide kodieren, ist noch nicht bekannt.[12]

Verbreitung: Bifidobakterien sind weltweit verbreitet. Als natürliches Habitat wird der Darmtrakt von Säugetieren und Vögeln angesehen.[2] Bei Insekten wurden Bifidobakterien bislang nur aus dem Darm der Honigbiene isoliert.[8] Die Isolierung von *Bifidobacterium*-Stämmen aus extraintestinalen Quellen, z. B. aus Abwasser, deutet jedoch auf weitere ökologische Nischen dieser Gattung hin.[2,12]

Inhaltsstoffgruppen: Genus-typische Zellwandkomponenten (Peptidoglykane), Proteine (Enzyme), Phospholipide und Nukleinsäure (s. Gattungsmerkmale). Charakteristisch ist das Vorkommen von heterogen zusammengesetzten Mureinpeptiden vom Ornithin- oder Lysin-Typ in den Zellwänden,[27–29] von Polyglycerolphospholipiden und Aminoacylphosphatidylglycerol in den Zellmembranen[12,15] sowie das Vorhandensein des *Bifidobacterium*-typischen Leitenzyms des "fructose-6-phosphate shunt", der Fructose-6-phosphat-Phosphoketolase (F6PPK) 2,12 und ein mittlerer Guanin-plus-Cytosin-Gehalt des Genoms um 60 Mol %.[36,38,39]

Drogenliefernde Arten: *Bifidobacterium bifidum* (Tissier) Orla-Jensen, *Bifidobacterium infantis* Reuter, *Bifidobacterium longum* Reuter. Die genannten Arten kommen einzeln oder in Kombination mit anderen Bakterienarten und, oder anderen Stoffen in mikrobiologischen Fertigarzneimitteln und Diätetika vor. Als Droge sind die nach der Züchtung abgeernteten Bakterien anzusehen.

Bifidobacterium bifidum (Tissier) Orla-Jensen

Synonyme: *Actinobacterium bifidum* Puntoni, *Actinomyces bifidus* Nannizzi, *Bacillus bifidus* Tissier, *Bacterium bifidum* Lehmann et Neumann, *Bacteroides bifidus* Castellani et Chalmers, *Cohnistreptothrix bifidus* Negroni et Fischer, *Corynebacterium bifidum* Olsen, *Lactobacillus bifidus* Holland, *Lactobacillus parabifidus* Weiss et Rettger, *Nocardia bifida* Vuillemin, *Tissieria bifida* Pribram.

Sonstige Bezeichnungen: Dt.: Bifidum-Bakterium, Bifidus-Bakterium, Lactobacterium bifidum; engl.: Bifid bacterium.

Systematik: *B. bifidum* (Tissier) Orla-Jensen stellt die Typus-Art der Gattung Bifidobacterium dar. Die größte taxonomische Verwandtschaft besteht zu den Arten *B. infantis* und *B. longum* (Abb. 1).[12] Serologisch läßt sich die Species *B. bifidum* in zwei

Gruppen unterteilen.[6] Serovar *a* kommt hauptsächlich im Dickdarm des erwachsenen Menschen vor, Serovar *b* überwiegend im Kolon des Säuglings.[12,15]

Mikrobiologische Beschreibung: Sehr variable Zellmorphologie. Bei anaerober Züchtung auf geeigneten festen Nährböden, z. B. TPY-Agar,[2] makroskopisches Erscheinungsbild mit kreisförmigen, konvexen oder linsenförmigen Einzelkolonien von weißlicher bis opaquer Färbung, mit glatter oder (seltener) mukoider Oberfläche.[15] Im mikroskopischen Bild gehäuftes Auftreten speciestypischer Amphoren-ähnlicher Zellformen (Abb. 2, Nr. 1).[2,12] Grampositiv, aber irreguläre Anfärbung bei älteren Kulturen möglich. Methylenblau-Färbung von intrazellulären Granula, aber nicht der gesamten Zelle. Organisch gebundener Stickstoff wird im allgemeinen nicht zum Wachstum benötigt.[12] *B. bifidum* kann bis zu 150 mg/L Threonin produzieren.[12] Optimale Wachstumstemperatur bei 36 bis 38 °C, kein Wachstum bei 20 oder 45 °C. pH-Optimum zwischen pH 6 und 7, kein Wachstum unter pH 5,5.[15] Species nur schwach ureolytisch.[21] Stark eingeschränkte Kohlenhydratfermentation:[12,15] Glucose-, Lactose-, Lactulose-, Galactose- und *N*-Acetylglucosamin-positiv; die meisten Stämme verwenden auch Fructose; wenn vorhanden, dann verzögerte Saccharose-Verwertung; Cellobiose-, Maltose- und Melibiose-Verwertung selten. Keine Fermentierung von L-Arabinose, Gluconat, Inulin, Mannit, Mannose, Melezitose, Raffinose, D-Ribose, Salicin, Sorbit, Stärke, Trehalose und Xylose.[12] *B. bifidum* Serovar *a* fermentiert Saccharose und Melibiose verzögert, während Serovar *b* nur Melibiose, nicht aber Saccharose verstoffwechselt.[15] Von vielen B.-bifidum-Stämmen werden nach Lit.[41] Riboflavin, Nikotinsäure, Folsäure und *p*-Aminobenzoesäure zum Wachstum benötigt. Zusatz des nicht-ionischen Detergens Tween 80 soll das Wachstum fördern.[12]
Zellwandpeptidoglykan aus Glucosamin und Muraminsäure mit Tetrapeptid aus L-Alanin, D-Glutaminsäureamid, L-Ornithin oder Lysin und D-Alanin.[15] Die speciestypische Verknüpfung der Mureinketten erfolgt zwischen der freien Aminogruppe des Ornithins oder Lysins und der Carboxylgruppe des benachbarten D-Alanins über ein Dipeptid aus Serin und Asparaginsäure.[27-29] Mureintyp: L-Orn(Lys)-D-Ser-D-Asp.[12,28]
Der Guanin-plus-Cytosin-Gehalt des Genoms beträgt ca. 58 Mol %. In Bezug auf die DNA-Homologie nahe Verwandtschaft mit *B. infantis* und *B. longum*.[12]
Charakteristische elektrophoretische Isoenzynmuster von *B. bifidum* sind: F6PPK, Typ 15; 6PGD, Typ 7; TA, Typ 7.[42-44] Nach der serologischen Klassifizierung der verschiedenen TA-Isoenzyme gehört *B. bifidum* zur Immunogruppe B und ist in dieser Hinsicht nahe verwandt mit den übrigen *Bifidobacterium*-Arten humanen Ursprungs, *B. adolescentis*, *B. breve*, *B. infantis* und *B. longum*.[12]
Typus-Stamm (engl.: type strain) der Species ist *B. bifidum* Ti (TISSIER), der ursprünglich aus den Faeces eines Brustmilch-ernährten Kindes isoliert wurde.[1] Der Stamm ist in der Referenzstamm-Sammlung der American Type Culture Collection (ATCC)[45] unter der Katalog-Nr. 29521 und bei der Deutschen Sammlung von Mikroorganismen und Zellkulturen (DSM)[46] unter der Nr. 20456 deponiert. Die Typus-Stämme für die einzelnen *Bifidobacterium*-Arten sind mittlerweile mikrobiologisch, biochemisch und z. T. molekulargenetisch gut untersucht. Eine Übersicht in Bezug auf DNA-Homologien, Mureintypen und Isoenzymmuster findet man in Lit.[47]

Verwechslungen: Verwechslungen mit anderen *Bifidobacterium*- oder *Lactobacillus*-Arten können vorkommen, wenn die Species-Differenzierung allein auf Grund des mikroskopischen Erscheinungsbildes vorgenommen wird. Eine klare Abgrenzung gegenüber dem Genus *Lactobacillus* ist durch Züchtung auf semiselektiven Nährböden mit nachfolgender quantitativer gaschromatographischer Analyse der Fermentationsprodukte möglich.[48] Für eine exakte Species-Identifizierung ist die Untersuchung des Kohlenhydratfermentationsmusters und gegebenenfalls weiterer arttypischer Charakteristika (s. oben) zwingend notwendig.

Inhaltsstoffe: Arttypisch ist der Aufbau des Mureingerüsts, Typ L-Orn(Lys)-D-Ser-D-Asp,[27-29] sowie das Vorkommen der Isoenzymtypen 15, 7 und 7 der F6PPK, der 6PGD bzw. der TA[12] (s. Mikrobiologische Beschreibung).

Verbreitung: *B. bifidum* ist weltweit verbreitet und wurde bisher aus den Faeces von Mensch (Erwachsene und Säuglinge) und Kalb sowie aus menschlicher Muttermilch isoliert.[2,6,34,35,48]

Drogen: Bifidobacterium-bifidum-Bakterien. Als Drogen werden ausschließlich die abgeernteten ganzen Zellen verwendet.[15]

Bifidobacterium-bifidum-Bakterien

Sonstige Bezeichnungen: Dt.: Bifidobacterium-bifidum-Kultur, Lactobacillus-bifidus-Kultur. Letztere Bezeichnung sollte wegen der überholten Nomenklatur nicht mehr verwendet werden.

Monographiesammlungen: Die Droge kommt bis dato in keiner Monographiesammlung vor.

Definition der Droge: Bifidobacterium-bifidum-Bakterien sind die nach Vermehrung in geeigneten Fermenteranlagen erhaltenen, durch Zentrifugation oder andere Separationstechniken vom Kulturmedium abgetrennten ganzen Zellen (Bakterienmasse als Biofeuchtmasse; engl.: packed cells).

Ausgangsstämme: Ausgangsstämme für die Herstellung des Drogenmaterials sind entweder in internationalen Stammsammlungen hinterlegte, als apathogen bekannte Isolate von *Bifidobacterium bifidum* (TISSIER) ORLA-JENSEN humanen Ursprungs wie *Bifidobacterium bifidum* Ti (TISSIER), ATCC 29521, DSM 20456,[45,46] oder Stämme, die sich auf Grund ihrer Sauerstofftoleranz oder wegen anderer erwünschter Eigenschaften für die Produktion von fermentierten Milcherzeugnissen bewährt haben.[15]

Herkunft: B.-bifidum-Bakterien werden weltweit von mikrobiologisch orientierten Firmen und Instituten in der Milchwirtschaft und der pharmazeutischen Industrie produziert. Die Droge selbst ist im Bereich der Pharmazie nicht im Handel, sondern ist nur in Fertigarzneimitteln und Diätetika als aktiver Bestandteil enthalten.

Gewinnung: Geeignete B.-bifidum-Stämme werden aus deponierten Stammkulturen durch Einbringung in spezielle Kulturflüssigkeiten, wie pasteurisierte Milch,[15] TPY-Medium[2] oder andere komplex zusammengesetzte Nährmedien,[15,45,46] unter kontrollierten Bedingungen vermehrt. Im Anschluß an die Zellvermehrung erfolgt eine Abtrennung der Bakterienmasse vom Nährmedium, im allgemeinen durch Zentrifugation.

Handelssorten: Pharmazie: keine.
Diätetik, Milchwirtschaft: Bifidobacterium-bifidum-Bakterien als Starterkulturen für die Herstellung von Bifidus-Milch und mild gesäuerten Joghurtprodukten, z. B. als MSK FERMOVAC®, BIOGARDE®; zumeist als Mischkulturen, Typ BAT, zusammen mit L.-acidophilus- und S.-thermophilus-Bakterien (Übersicht bei Lit.[15]).

Ganzdroge: *Sensorische Eigenschaften.* Abhängig vom verwendeten Kulturmedium. Zumeist milchig-weiße bis hellgelbe Bakterienmasse mit charakteristischem, aromatischem, leicht säuerlichem Geruch.
Makroskopische Beschreibung. Homogene Zellmasse von milchig-weißem bis hellgelbem Aussehen. Konsistenz breiig bis teigig.
Lupenbild. Keine Angaben (Drogen aus Mikroorganismen müssen lichtmikroskopisch bei stärkeren Vergrößerungen untersucht werden!).
Mikroskopisches Bild. Untersuchung im Phasenkontrastmikroskop bei mindestens 1000facher Vergrößerung ergibt dicht gepackte Zellmasse aus langgestreckten Einzelzellen von bauchigem Aussehen, z. T. mit Amphoren-ähnlicher Gestalt.

Verfälschungen/Verwechslungen: Verfälschungen sind nicht bekannt. Bei ungenügender mikrobiologischer Charakterisierung des für die Drogenherstellung verwendeten Ausgangsstammes bzw. des Drogenmaterials sind Verwechslungen mit anderen Bifidobakterienarten, insbesondere mit *B. longum* REUTER, auf Grund ähnlichen mikroskopischen Aussehens und anderer mikrobiologischer Gemeinsamkeiten möglich. Diese Tatsache mag die z. T. widersprüchlichen, z. T. antiquierten taxonomischen Angaben bei *Bifidobacterium*-Arten enthaltenden pharmazeutischen Präparaten erklären.[15,49–53]

Minderqualitäten: Als Minderqualitäten sind Drogen anzusehen, die ungenügende Lebendkeimzahlen aufweisen oder die durch andere Mikroorganismen kontaminiert sind.[50]

Inhaltsstoffe: Typische Inhaltsstoffe für Bifidobacterium-bifidum-Bakterien sind die bereits im Abschnitt Inhaltsstoffe der Art *B. bifidum* beschriebenen charakteristischen Mureinkomponenten und Isoenzyme (s. dort).

Analytik: Pharmazeutische Anforderungen an B.-bifidum-Bakterien sind zur Zeit noch in keinem Arzneibuch beschrieben. Die im folgenden vorgeschlagenen Angaben zur Prüfung der Droge auf Identität, Reinheit und Gehalt beruhen daher auf der praktischen Erfahrung des Autors mit mikrobiologischen Präparaten und lehnen sich an Standardwerke der bakteriologischen Taxonomie und diagnostischen Methodik[2,12,54–57] sowie an die *Bifidobacterium*-Monographie in Lit.[15] an.

Identität: Für den Identitätsnachweis ist eine kombinierte Prüfung zellmorphologischer, mikrobiologischer und gegebenenfalls auch biochemischer Charakteristika der Drogenbestandteile zwingend notwendig (s. a. Mikrobiologische Beschreibung). Als Referenzstamm wird *B. bifidum* Ti empfohlen.[45,46] Eine auf makroskopische und sensorische Prüfung beschränkte Untersuchung ist nicht ausreichend.
- Makroskopisches Aussehen: s. Ganzdroge.
- Sensorische Prüfung: s. Ganzdroge.
- Zellmorphologie der Drogenbestandteile: Für die mikroskopische Prüfung wird eine kleine Menge der Drogenmasse mit einer sterilen Impföse entnommen, in ca. 1 mL 0,9 %iger Kochsalzlösung resuspendiert und ein Tropfen der Suspension auf einen Objektträger aufgebracht. Das ganze wird mit einem Deckgläschen abgedeckt, mit einem Tropfen Immersionsöl versehen und bei 1000- bis 1500facher Vergrößerung im Phasenkontrast mikroskopiert. Das mikroskopische Bild zeigt mehr oder weniger dicht gepackte, zumeist langgestreckte, oft bauchig verdickte Stäbchen, z. T. von Amphoren-ähnlicher Gestalt (Abb. 2, Nr. 1).[2,12]
- Mikrobiologische Eigenschaften der Drogenbestandteile:
  Gram-Färbung. Anhand der Färbung nach Gram lassen sich Bakterien auf Grund ihrer unterschiedlichen Zellwandkomposition in grampositive und gram-negative unterscheiden.[25,54,57] Gram-positive Bakterien binden Farbstoffe auf Anilinbasis bei nachfolgender Jodbehandlung so fest, daß durch Ethanol keine Entfärbung mehr erzielt wird.[54] Ein Ausstrich des wie oben in physiologischer Kochsalzlösung suspendierten Drogenmaterials wird auf einen Objektträger aufgebracht und hitzefixiert. Anschließend wird das Präparat mit Karbolgentianaviolett gefärbt und kurzzeitig mit Jodjodkalium-Lsg. überschichtet. Danach wird mit 96 %igem Ethanol entfärbt, mit H_2O gewaschen und mit Safranin-Lsg. gegengefärbt. Im Mikroskop sind gramnegative Bakterien an ihrer rötlichen Färbung zu erkennen, grampositive färben sich blau bis blauschwarz.[54] B.-bifidum-Zellen färben sich blau an, zeigen jedoch eine deutlich schwächere Färbung als Lactobacillus-Arten, die blauschwarz erscheinen.[2,12,15]
  Wachstum. Nur in nährstoff- und vitaminreichen Nährmedien,[2,41,45,46] optimal bei 36 bis 38 °C, im allgemeinen anaerob. Spezielle Stämme können O_2-tolerant sein.[15] pH-Optimum 6 bis 7. Eine Sus-

pension des Drogenmaterials wird auf geeignete feste Nährböden[2,15,45,46] aufgebracht.[57] Die Agarplatten werden mindestens 48h bei 37°C anaerob bebrütet. Parallel beimpfte Agarplatten werden unter aeroben Bedingungen bebrütet. Gleichförmiges Wachstum unter anaeroben und kein Wachstum unter aeroben Bedingungen deutet auf *B. bifidum* hin.

Stoffwechsel. Untersuchung durch Animpfung von geeigneten Indikatornährböden mit Drogenmaterial.[15] Anaerobe Bebrütung bei 37°C für mindestens 48h. *B. bifidum* zeigt Verwertung von und Säurebildung aus Glucose, Galactose und Lactose. Keine Verwertung von Arabinose, Gelatine, Gluconat, Inulin, Mannit, Mannose, Melezitose, Raffinose, Rhamnose, Ribose, Sorbit, Stärke, Trehalose und Xylose. Fermentation von Cellobiose, Fructose, Maltose, Melibiose und Saccharose stammspezifisch variabel.[12,15]

In den meisten Fällen ist eine Identifizierung der Droge auf Grund der bislang genannten Eigenschaften möglich. In Zweifelsfällen führen die nachfolgend genannten Prüfungen, die allerdings nur von Speziallaboratorien durchgeführt werden können, zum Ergebnis:

- Biochemische Charakteristika der Drogenbestandteile:

  Mureintyp: L-Orn(Lys)-D-Ser-D-Asp,[12] synonym: A21.7.[47] Untersuchung nach Lit.[28]

  DNA-Zusammensetzung: ca. 58 Mol% an Guanin-plus-Cytosin.[12] Untersuchung nach Lit.[38]

  Isoenzymmuster der F6PPK, der 6PGD und der TA: Typenklassen 15, 7 und 7.[12] Untersuchung nach Lit.[42–44]

Reinheit: Fremde Beimengungen: Andere Mikroorganismen dürfen nicht vorhanden sein. Prüfung auf mikrobielle Kontamination, insbesondere auf Problemkeime, Hefen und Pilze *DAB 10*. Reste des Nährmediums und/oder Stoffwechselprodukte der Bakterien (z.B. Essigsäure, Milchsäure), die durch Zentrifugation oder Filtrationstechniken nicht vollständig abzutrennen sind, können vorhanden sein.

Gehalt: Zur Gehaltsbestimmung wird die Bestimmung der Lebendkeimzahl unter für *B. bifidum* optimalen Wachstumsbedingungen auf geeigneten Nährböden[2,15,45,46] in Anlehnung an *DAB 10* herangezogen. Offizielle Empfehlungen oder Grenzwerte für einen Mindestkeimgehalt der Droge gibt es nicht. 1969 wurde ein Mindestgehalt von 10^6 vermehrungsfähigen Zellen/g bei mikrobiologischen Fertigarzneimitteln für notwendig erachtet. Der Mindestgehalt an lebensfähigen Zellen sollte, den heutigen technischen Möglichkeiten entsprechend, nicht unter 10^9 Zellen/g Droge liegen.

Gehaltsbestimmung: Bestimmung des Gehalts an lebensfähigen Keimen in Anlehnung an *DAB 10*. Empfehlenswert ist die Methode der seriellen Verdünnung des Ausgangsmaterials (Droge) mit nachfolgender Ausplattierung verschiedener Verdünnungsstufen auf geeignete feste Nährböden und Bebrütung unter für *B. bifidum* optimalen Wachstumsbedingungen.[2,15] Gezählt werden die auf den festen Nährböden entstandenen Einzelkolonien. Ihre Anzahl ergibt unter Berücksichtigung der eingesetzten Drogenmenge und der durchgeführten Verdünnungen die Anzahl an Lebendkeimen pro g Droge.

Lagerung: Kurzzeitige Lagerung der Droge bei +2 bis +8°C in geschlossenen Behältnissen unter Stickstoff-Atmosphäre möglich. In der Praxis wird das Drogenmaterial normalerweise sofort weiterverarbeitet.

Stabilität: Als Droge instabil, was den Gehalt an vermehrungsfähigen Zellen betrifft.[15] Durch Gefriertrocknung der Droge und Aufbewahrung in der Kälte unter Stickstoff wird die Stabilität verbessert.

Wirkungen: Da die Droge aus lebenden B.-bifidum-Bakterien besteht, spiegeln die beschriebenen Wirkungen die metabolischen und synthetischen Kapazitäten der Art wider.[15]

Antimikrobielle Wirkung. Die von *B. bifidum* und anderen Mitgliedern der physiologischen Darmflora gebildeten kurzkettigen organischen Carbonsäuren hemmen nach dem heutigen Stand des Wissens das Wachstum einer Reihe von potentiell pathogenen aeroben Keimen, z.B. *Klebsiella-*, *Proteus-*, *Pseudomonas-*Arten, und von echten Infektionserregern, z.B. Shigellen, Salmonellen, enteropathogenen *E. coli*, *in vitro*[58–60] und *in vivo*.[61,62] B.-bifidum-Bakterien produzieren als Endprodukte ihres saccharolytischen Stoffwechsels beträchtliche Mengen an Essigsäure und L(+)-Milchsäure.[2,12,15,48] Für die antimikrobielle Wirkung der von *B. bifidum* gebildeten Säuren dürfte vor allem die Essigsäure mit ihrem relativ hohen pK_a-Wert verantwortlich sein.[58]

Die antimikrobielle Aktivität der untersuchten kurzkettigen Carbonsäuren (wirksamer Konzentrationsbereich: 0,005 bis 0,16 M) war dabei umso ausgeprägter, je niedriger der pH-Wert der Inkubationsansätze war.[58] Während bei pH 5,5 das Wachstum von *Pseudomonas aeruginosa* bereits durch 0,005 M Essigsäure gehemmt wurde, war bei pH 6,0 eine Konzentration von 0,02 M, bei pH 6,5 von 0,16 M notwendig. Die Ergebnisse deuten darauf hin, daß die undissoziierte Form der kurzkettigen Carbonsäuren für die antimikrobielle Aktivität verantwortlich ist. In anaerob kultivierten Faeces und im Darminhalt von Mäusen[58,59] sowie im Darminhalt und in den Faeces von Kaninchen, Schweinen und gesunden Menschen[60] wurden Spiegel an organischen kurzkettigen Carbonsäuren gemessen, die *in vitro* ausreichten, das Wachstum der untersuchten Testorganismen zu unterdrücken.

Behandlung von Mäusen mit Streptomycinsulfat (5 mg/mL im Trinkwasser) führte nach einer Woche zu einer signifikanten Abnahme des Gehalts an kurzkettigen Carbonsäuren (Essig-, Propion-, Butter- und Valeriansäure) im Caecum von 158 auf 89 ueq/g Darminhalt (Feuchtgewicht) bei gleichzeitiger Erhöhung des intraluminalen pH-Werts von pH 6,42 und pH 6,73.[61] Dies ging einher mit einer deutlichen Reduzierung der Kolonisationsresistenz des Darmes, die sich in einer drastisch erhöhten

Infektanfälligkeit der Tiere, z.B. ca. 100.000fach gegenüber *Salmonelle typhimurium* und ca. 10.000-fach gegenüber *Pseudomonas aeruginosa*, äußerte.[61,63-65] Eine Reduzierung der gastrointestinalen Infektresistenz gegen pathogene Mikroorganismen und Hospitalkeime nach Antibiotikabehandlung ist auch bei Säuglingen festgestellt worden.[66] Die ausgeprägte Säureproduktion der Bifidobakterien erklärt auch ihre antagonistische Wirkung gegen den Erreger der pseudomembranösen Colitis, *Clostridium difficile*, *in vitro*[67] und *in vivo*[68,69]. Nach Lit.[70] soll die orale Verabreichung von B.-bifidum-Bakterien beim Meerschweinchen die durch Kanamycin- oder Ampicillin/Oxacillin-Behandlung bewirkten quantitativen Veränderungen im Keimspektrum der Darmflora wieder normalisieren. Gleiche Effekte sollen beim Menschen durch orale Bifidobakterienzufuhr nach Antibiotika-, Chemotherapeutika- oder Strahlenbehandlung zu erzielen sein.[70]

Die mikrobielle Essigsäureproduktion in anaerob inkubierten menschlichen Fäkalkulturen wird durch die Gabe von Disaccharid-Spaltprodukten von Ballaststoffen, die das Wachstum saccharolytischer Darmkeime wie *Bifidobacterium bifidum* fördern, stark erhöht.[71] Ein gleichsinniger Effekt wurde durch chronische Verabreichung von Lactulose an gesunde Probanden erzielt.[72] Die dadurch bewirkte pH-Erniedrigung soll zum einen die Bildung von Ammoniak und biogenen Aminen aus Aminosäuren durch putrefizierende Darmbakterien hemmen, zum anderen die von einigen Intestinalkeimarten katalysierte Reduktion von Nitrat zu Nitrit unterdrücken.[15,73,74] Ersteres wäre bei Patienten mit Leberzirrhose und portaler Hypertension von Bedeutung, um einer hepatischen Enzephalopathie vorzubeugen.[75-78] Letzteres wäre besonders bei Kleinkindern wichtig. Hier bewirken hohe Nitratspiegel im Darm hohe Nitritspiegel im Blut, wodurch die Entstehung einer Methämoglobinämie begünstigt wird.[15,74]

Wirkungen auf die Darmschleimhaut. Es ist mittlerweile bekannt, daß die Dickdarmschleimhaut 40 bis 50 % ihres Energiebedarfs aus der Verstoffwechslung der von der Kolonflora produzierten kurzkettigen Carbonsäuren bestreitet.[79,80] Die von den Bifidobakterien gebildete L(+)-Milchsäure kann von der Darmmucosa resorbiert und verstoffwechselt werden und soll somit den Energiehaushalt der Kolonozyten unterstützen.[81] Am Modell des denervierten, autoperfundierten Hundedickdarms konnte darüberhinaus gezeigt werden, daß die intraluminale Applikation physiologischer Essigsäuremengen (0,075 M) die Durchblutung der Dickdarmschleimhaut um 34 % und die Sauerstoffaufnahme um 21 % steigerte, während der Gefäßwiderstand gleichzeitig um 24 % gesenkt wurde.[82]

Vitaminproduktion. B.-bifidum-Bakterien sezernieren *in vitro* die wasserlöslichen Vitamine Thiamin, Nikotinsäure, Folsäure und Pyridoxin.[83] Durch wiederholte orale Verabreichung von mindestens 10^9 B.-bifidum-Zellen pro Tag an ein bis zwei Monate alte Säulinge erhöhten sich die Blut- und Urinspiegel an Thiamin.[84-86] B.-bifidum-Bakterien sollen außerdem *in vitro* Vitamin K produzieren.[87,88] Diese Eigenschaft würde den klinischen Befund erklären, daß Säuglinge mit Vitamin-K-Defizienz und erhöhter Neigung zur Hypoprothrombinämie einen signifikant niedrigeren Gehalt an *Bifidobacterium bifidum* in der Stuhlflora aufweisen als gesunde Kontrollen.[89]

Resorption: Eine Resorption der Droge findet nicht statt.

Verteilung: Weder die Vermischung von B.-bifidum-Bakterien mit Magensaft *in vitro* noch die Magenpassage bei drei Ileostomiepatienten bewirkten eine deutliche Reduzierung der Keimzahlen von *Bifidobacterium bifidum* Stamm B11 (Norwegian Dairies Assoc., Oslo).[90] Nach dreistündiger *In-vitro*-Kultivierung im Magensaft war die Anzahl lebensfähiger Mikroorganismen (Ausgangskeimzahl um 10^9/g) um maximal eine halbe Zehnerpotenz gesunken. In den Ileostomieproben der mit *B. bifidum* behandelten Patienten wurden 6 h nach oraler Verabreichung von $2{,}5 \cdot 10^7$ bis $6{,}7 \cdot 10^8$ Bakterien Keimzahlen zwischen 10^{10} und 10^{11} pro Gramm Darminhalt gefunden.[90] Kinder unter Antibiotikatherpaie, bei denen zuvor keine B.-bifidum-Bakterien nachweisbar waren, hatten nach bis zu 15tägiger Verabreichung eines Kombinationspräparates mit einem antibiotikaresistenten B.-bifidum-Stamm in 50 % der Fälle gut detektierbare Mengen dieser Keimspecies in den Stuhlproben.[91]

Wirkungsverlauf: Im allgemeinen langsames Einsetzen der Wirkung auf die gastrointestinale Mikroökologie.

Elimination: Eine vollständige Elimination der verabreichten Bakterien kam in einer klinischen Studie nur in etwa 50 % der Fälle vor.[91] In den übrigen Fällen kam es zur Ansiedlung der applizierten Keime. Die Ansiedlungsfrequenz ist dabei abhängig vom applizierten Bakterienstamm und dem intestinalen Milieu, das er antrifft.[92,93]

Anwendungsgebiete: Da die Droge nur in Kombination mit Lactulose und anderen Stoffen in sog. "Altspezialitäten" verwendet wird,[51-53] und da in der Bundesrepublik Deutschland das Nachzulassungsverfahren für diese Präparate noch nicht abgeschlossen ist, können zur Zeit noch keine laut Monographie der BGA-Kommissionen belegten Anwendungsgebiete genannt werden. Zur Zeit existieren zwei ältere Zulassungen nach AMG für die Kombination aus B.-bifidum-Bakterien und Lactulose. Als Anwendungsgebiete werden dabei genannt:

- Therapie und Prophylaxe der hepatischen Enzephalopathie bei Leberinsuffizienz und Coma hepaticum; chronische Verstopfung;
- Chronische Verstopfung; Leberzirrhose; Darmfloraschädigungen durch Bestrahlung, Sulfonamide, Antibiotika.[51]

Die aufgeführten Anwendungsgebiete sind plausibel, insbesondere unter Berücksichtigung der für die Komponente Lactulose nachgewiesenen Wirkungen.[94] Für den Beleg dieser Indikationen liegen für die beiden zugelassenen Präparate allerdings kaum kontrollierte klinische Studien vor. Es existiert jedoch eine Reihe von nicht-kontrollierten Studien mit positiven Ergebnissen, z.B. in Lit.[76,78,91,95,96] (Übersicht s. Lit.[15]). Da diese Studien jedoch mit den Kombinationsarzneimitteln durchgeführt wurden, erlauben sie allenfalls eine Aussage über die Wirksamkeit der Kombination. Welchen positiven Beitrag zur Wirksamkeit der Bestandteil B.-bifidum-Bakterien leistet, kann daher noch nicht abschließend beurteilt werden.

Dosierung und Art der Anwendung: *Droge.* Dosierung Präparate-spezifisch; Droge kommt mit Keimzahlen zwischen 10^5 und 10^6 Keimen pro g als Bestandteil von Fertigarzneimitteln vor.[51] Die empfohlene Tagesdosis liegt nach Herstellerangaben zwischen 10^6 und 10^8 lebensfähigen Keimen.[51] Im allgemeinen wird eine mehrwöchige, kurmäßige Anwendung der entsprechenden Fertigarzneimittel empfohlen.[15]

Unerwünschte Wirkungen: *Verdauungstrakt.* Bei sehr hohen Dosierungen mit über 10^{10} Keimen pro Tag leichte Durchfälle in vereinzelten Fällen.[50]

Gegenanzeigen/Anwendungsbeschr.: Ileus (akuter Darmverschluß), ansonsten Gegenanzeigen für die Fertigarzneimittel wie für die Komponente Lactulose.[94]

Wechselwirkungen: Wechselwirkungen mit anderen Präparaten mit lebensfähigen Mikroorganismen sowie mit Antibiotika und Sulfonamiden sind zu erwarten, jedoch noch nicht untersucht.

Tox. Inhaltsstoffe u. Prinzip: Bifidobakterien gelten generell als apathogen.[97,98] Das Vorhandensein toxischer Inhaltsstoffe wurde bislang für keine Species der Gattung beschrieben. Einschränkend ist allerdings folgendes anzumerken: *Bifidobacterium*-Arten konnten bei resistenzgeschwächten Patienten vom Endokard isoliert werden.[97] Die Species *B. dentium* (*B. eriksonii*) könnte für die Entstehung der Karies mitverantwortlich sein.[97] *B. dentium* ist die einzige *Bifidobacterium*-Art mit pathogenen Eigenschaften und wurde bei einigen Patienten als Erreger von pulmonalen Infektionen isoliert, darunter ein Fall mit Granulombildung.[98] Wegen der genannten Einschränkungen der allgemeinen Apathogenität der Gattung *Bifidobacterium* muß daher gefordert werden, daß die für die Herstellung der Droge verwendeten Ausgangsstämme zuvor auf ihre Unbedenklichkeit zu prüfen sind. Als toxikologische Prinzipien wären z.B. die Fähigkeit zur Enterotoxinbildung, zur Cytotoxinsynthese oder die Invasionsfähigkeit denkbar. Über gezielte Untersuchungen in diese Richtung ist für *B. bifidum* bisher nichts bekannt.

Sonst. Verwendung: *Pharmazie/Medizin.* Als Bestandteil von Diätetika.[15] *Haushalt.* In der Milchwirtschaft werden B.-bifidum-Bakterien in Kombination mit anderen Milchsäurebildnern als Starterkulturen für die Joghurtherstellung verwendet.[15]

Gesetzl. Best.: *Apothekenpflicht.* Die Droge selbst ist nicht im Handel. *Offizielle Monographien.* Monographie der Kommission B5 am BGA "Lactulose".[94]

Bifidobacterium infantis Reuter

Mikrobiologische Beschreibung: Zellmorphologie ähnlich der vieler anderer Arten der Gattung (Abb. 2, Nr. 10). Langgestreckte, dünne, grampositive Stäbchen, an den Enden mitunter aufgequollen, aber keine Neigung zur Bildung verzweigter Formen.[2,12,15] Intrazelluläre Granula häufig. Optimale Wachstumstemperatur 36 bis 38 °C, kein Wachstum unter 20 oder über 46,5 °C, pH-Optimum 6 bis 7. Organisch gebundener Stickstoff wird im allgemeinen nicht zum Wachstum benötigt. Die meisten Stämme der Art produzieren Aminosäuren, die sie ans Kulturmedium abgeben. Alle B.-infantis-Stämme bilden Urease.[99] *B. infantis* verstoffwechselt im allgemeinen keine Pentosen, mit Ausnahme von Ribose.[12,15] Ansonsten fermentiert *B. infantis* Fructose, Galactose, Lactose, Maltose, Melibiose, Raffinose und Saccharose.[12] Nicht fermentiert werden im allgemeinen Arabinose, Gluconat, Mannit, Melezitose und Xylose. Im Vergleich zu anderen *Bifidobacterium*-Species mittelstarke Acetatproduktion.[48]
Zellwandpeptidoglykan aus Glucosamin und Muraminsäure mit Lysin-haltigem Tetrapeptid. Quervernetzung über einen Glycinrest. Mureintyp: Lys-Gly,[27–29] synonym: A21.3.[47]
Der Guanin-plus-Cytosingehalt des Genoms liegt im allgemeinen leicht unter 61 Mol %.[38] In Bezug auf die DNA-Homologie sehr nahe Verwandtschaft zu *B. longum*, etwas weniger nahe zu *B. bifidum*.[12]
Charakteristische elektrophoretische Isoenzymmuster von *C. infantis* sind: F6PPK, Typ 15; 6PGD, Tpy 4 (3 bis 5); TA, variabler Typ, zumeist 5.[42–44] Nach der serologischen Klassifizierung der TA-Isoenzyme gehört *B. infantis*, wie *B. longum* und *B. bifidum* zur Serogruppe B.[12]
Typus-Stamm (engl.: type strain) der Species ist *B. infantis* S12 (Reuter),[100] ursprünglich isoliert aus dem Säuglingsdarm.[6] Der Stamm ist unter der ATCC-Nr. 15697[45] bzw. der DSM-Nr. 20088[46] deponiert.

Verwechslungen: Verwechslungen mit *B. longum* sind auf Grund der großen morphologischen und stoffwechselphysiologischen Ähnlichkeit möglich. Abgrenzungsmöglichkeit zwischen beiden Arten durch Untersuchung der Fermentation von Arabinose und Melezitose. *B. infantis* ist oft Arabinose- und zumeist Melezitose-negative, *B. longum* dagegen im allgemeinen positiv für beide Zucker.[12] Weitere Unterscheidung durch Feststellung des Mureintyps,[27–29,47] durch Isoenzymtypisierung der TA[24] oder durch Bestimmung des Zellproteinmusters in der Polyacrylamidgelelektrophorese.[34,35]

Inhaltsstoffe: Arttypisch ist der Aufbau des Mureingerüsts, Typ Lys-Gly,[27–29] sowie das Vorkommen der oben beschriebenen Isoenzymtypen.[12]

Verbreitung: *B. infantis* ist weltweit verbreitet. Sein einziges Habitat ist der Dickdarm von Kindern und Säuglingen.[34,35] Im Darm Erwachsener kommt *B. infantis* nicht mehr vor.[34,35]

Drogen: Bifidobacterium-infantis-Bakterien. Als Droge werden ausschließlich die abgeernteten ganzen Zellen verwendet.[15]

Bifidobacterium-infantis-Bakterien

Monographiesammlungen: Die Droge ist noch nicht monographiert.

Definition der Droge: *Bifidobacterium-infantis*-Bakterien sind die nach Vermehrung im Fermenter erhaltenen, durch Zentrifugation oder andere Separationstechniken vom Kulturmedium abgetrennten ganzen Zellen (Bakterienmasse, engl.: packed cells).

Ausgangsstämme: Ausgangsstämme für die Herstellung des Drogenmaterials sind entweder in internationalen Referenzstammsammlungen hinterlegte, als apathogen bekannte Isolate von *Bifidobacterium infantis* REUTER menschlicher Herkunft[45,46] oder Stämme, die sich aufgrund besonderer Eigenschaften für die Produktion mikrobiologischer Präparate empfoheln haben.[15]

Herkunft: Die Droge selbst ist nicht im Handel, sondern kommt in Österreich[52] und in der Schweiz[53] als ein aktiver Bestandteil in einem Fertigarzneimittel zusammen mit Lactobacillus-acidophilus-Bakterien vor.

Gewinnung: Ein geeigneter B.-infantis-Stamm wird aus einer deponierten Stammkultur durch Einbringung in spezielle Kulturmedien unter kontrollierten Bedingungen vermehrt.[2,15,45,46] Im Anschluß an die Zellvermehrung erfolgt eine Abtrennung der Bakterienmasse vom Nährmedium, im allgemeinen durch Zentrifugation.

Handelssorten: Die Droge selbst ist nicht im Handel.

Ganzdroge: *Sensorische Eigenschaften.* Abhängig vom Kulturmedium. Zumeist milchig-weiße bis hellgelbe Bakterienmasse mit charakteristischem, mild aromatischem, leicht säuerlichem Geruch.
Makroskopische Beschreibung. Homogene Zellmasse von milchig-weißem bis hellgelbem Aussehen, Konsistenz breiig bis teigig.
Mikroskopisches Bild. Untersuchung im Phasenkontrastmikroskop bei mindestens 1000facher Vergrößerung ergibt längliche Stäbchen, unverzweigt, teilweise mit aufgeblähten Enden (Abb. 2, Nr. 10).

Verfälschungen/Verwechslungen: Verfälschungen sind bisher nicht bekannt geworden. Für Verwechslungen gilt das bereits unter "*Bifidobacterium-bifidum*-Bakterien" Festgestellte.

Minderqualitäten: Als Minderqualitäten sind Drogen anzusehen, die ungenügende Lebendkeimzahlen aufweisen oder die durch andere Mikroorganismen kontaminiert sind.[50]

Inhaltsstoffe: Typische Inhaltsstoffe für Bifidobacterium-infantis-Bakterien sind die bereits im Abschnitt Inhaltsstoffe der Art *B. infantis* beschriebenen charakteristischen Mureinbrückenpeptide und Isoenzyme.

Analytik: Pharmazeutische Anforderungen an B.-infantis-Bakterien sind zur Zeit noch in keinem Arzneibuch zu finden. Für die im folgenden vorgeschlagenen Angaben zur Prüfung der Droge auf Identität, Reinheit und Gehalt gelten daher die bereits im Abschnitt "Bifidobacterium-bifidum-Bakterien" genannten Bedingungen (s. dort).

Identität: Für den Identitätsnachweis ist eine kombinierte Prüfung zellmorphologischer, mikrobiologischer und gegebenenfalls auch biochemischer Charakteristika der Drogenbestandteile zwingend notwendig. Als Referenzstamm wird der Typus-Stamm der Art, *B. infantis* S12 (REUTER) empfohlen.[45,46] Eine alleinige Prüfung makroskopischer und sensorischer Merkmale ist nicht ausreichend.

- Makroskopisches Aussehen: s. Ganzdroge.
- Sensorische Prüfung: s. Ganzdroge.
- Zellmorphologie der Drogenbestandteile: Durchführung der Prüfung wie für "*Bifidobacterium-bifidum*-Bakterien" beschrieben. Im mikroskopischen Bild sind mehr oder weniger dicht gepackte, langgestreckte schlanke Stäbchenbakterien zu erkennen, die keine Tendenz zur Verzweigung aufweisen (Abb. 2, Nr. 10).[2,12]
- Mikrobiologische Eigenschaften der Drogenbestandteile:
  Gram-Färbung. Prüfung wie bei der Droge Bifidobacterium-bifidum-Bakterien beschrieben. Ergebnis: B.-infantis-Zellen färben sich blau, sind also als grampositive Bakterien zu erkennen.[12,15]
  Wachstum. Nur auf vitamin- und nährstoffreichen Nährböden,[2,41,45,46] optimal bei 36 bis 38 °C, pH 6 bis 7, im allgemeinen anaerob.[15]
  Stoffwechsel. Untersuchung durch Animpfung von geeigneten Indikatornährböden mit Drogenmaterial.[15] Anaerobe Bebrütung bei 37 °C für mindestens 48 h. *B. infantis* zeigt Verwertung von Lactose, Maltose, Melibiose, Raffinose, Ribose, Saccharose.[12,15] Im Gegensatz zu *B. longum* keine Verwertung von Arabinose und Melezitose. Cellobiose-, Inulin-, Salicin-, Stärke- und Trehaloseabbau sind stammspezifisch unterschiedlich ausgeprägt. Xylose wird nur von wenigen B.-infantis-Stämmen abgebaut, die früher wegen dieser Besonderheit als eigene Arten aufgefaßt wurden ("*B. lactensis*" REUTER, "*B. liberorum*" REUTER).[6]

In den meisten Fällen ist eine Identifizierung der Droge auf Grund der bislang aufgeführten Untersuchungen möglich. In Zweifelsfällen müssen zusätzliche biochemische Spezialuntersuchungen durchgeführt werden:

- Biochemische Charakteristika der Drogenbestandteile:
  Mureintyp. Lys-Gly[27–29] bzw. A21.3.[47] Untersuchung nach Lit.[28]
  DNA-Komposition: ca. 61 Mol % an Guanin-plus-Cytosin. Untersuchung nach Lit.[38]
  Isoenzymmuster der F6PPK, der 6PGD und der TA: Typenklassen 15, 4 und 5.[12] Die Isoenzyme der 6PGD und der TA zeigen leichte Variabilität.[12] Untersuchung nach Lit.[42–44]

Reinheit: Fremde Beimengungen: Andere Mikroorganismen dürfen nicht vorhanden sein. Prüfung auf mikrobielle Kontamination, insbesondere auf Problemkeime, Hefen und Pilze *DAB 10*. Reste des Nährmediums und/oder bakterielle Stoffwechselprodukte, die nicht vollständig durch Zentrifugation oder Filtrationstechniken abzutrennen sind, können vorhanden sein.

Gehalt: Zur Gehaltsbestimmung wird die Bestimmung der Lebendkeimzahl unter für *B. infantis* optimalen Wachstumsbedingungen[2,15,45,46] in Anlehnung an *DAB 10* herangezogen. Offizielle Empfehlungen oder Grenzwerte für einen Mindestkeimgehalt der Droge existieren nicht. Es gilt daher das bereits im Abschnitt "Bifidobacterium-bifidum-Bakterien" Gesagte.

Gehaltsbestimmung: Lebendkeimzahlbestimmung: Bestimmung der koloniebildenden Einheiten, KBE, pro g Droge in Anlehnung an *DAB 10*.

Lagerung: Kurzzeitige Lagerung in geschlossenen Behältnissen bei +2 bis +8°C unter Stickstoff möglich. In der Praxis wird das Drogenmaterial in der Regel sofort weiterverarbeitet.

Stabilität: Instabil, was den Gehalt an vermehrungsfähigen Keimen angeht. Durch Gefriertrocknung der Droge und Aufbewahrung in der Kälte unter Stickstoff-Atmosphäre wird die Stabilität erhöht.

Wirkungen: Auf Grund ihrer Fähigkeit, beim Kohlenhydratabbau antimikrobiell wirksame kurzkettige organische Carbonsäuren zu bilden, dürfte die weiter oben für "Bifidobacterium-bifidum-Bakterien" bereits ausführlich beschriebene antimikrobielle Wirkung auch auf *B. infantis* zutreffen (s. dort). Gleiches gilt für die stimulierenden Effekte der synthetisierten L(+)-Milchsäure[81] und Essigsäure[82] auf Energiestoffwechsel und Durchblutung der Darmschleimhaut sowie für die Vitaminproduktion.[15] Untersuchungen zu diesen Themenkomplexen in Zusammenhang mit *B. infantis* liegen jedoch nicht vor.

Resorption: Eine Resorption der Droge findet nicht statt.

Verteilung: Wahrscheinlich ähnlich wie für B.-bifidum-Bakterien (s. dort).[90,91] Für B.-infantis-Bakterien nicht untersucht.

Wirkungsverlauf: Langsamer Wirkungseintritt wie bei B.-bifidum-Bakterien (s. dort).

Elimination: Vermutlich ähnlich wie bei B.-bifidum-Bakterien (s. dort).[91] Für B.-infantis-Bakterien nicht untersucht.

Anwendungsgebiete: Keine belegten Anwendungsgebiete laut Zulassung oder offizieller Aufbereitung des wissenschaftlichen Erkenntnismaterials.

Volkstümliche Anwendung und andere Anwendungsgebiete: Beanspruchte Anwendungsgebiete nach Angaben des Herstellers:[53]

- Prophylaxe: Antibiotikabedingte Enterokolitiden.
- Therapie: Akute, unspezifische Enterokolitiden, chronische Enterokolitiden, akute Enterokolitiden nach Antibiotikatherapie, Verdauungsstörungen bei künstlich ernährten Säuglingen. Chronische Obstipation.

Die beanspruchten Anwendungsgebiete sind auf Grund des vorhandenen klinischen Datenmaterials über Bifidobakterien (Zusammenfassung in Lit.[15]) plausibel. Über die Behandlung mit B.-infantis-Bakterien allein liegen jedoch keine kontrollierten Studien vor. Da stets das auf dem österreichischen[52] bzw. dem schweizerischen Arzneimittelmarkt[53] befindliche Fertigpräparat untersucht wurde, das zusätzlich *Lactobacillus acidophilus* enthält, kann nicht gesagt werden, welcher Anteil an der Wirkung des Präparates den B.-infantis-Bakterien zukommt. Außerdem wurde aus uns unbekannten Gründen 1980 der Bifidobakterienstamm im Präparat ausgetauscht (von *B. bifidum* zu *B. infantis*).[15] Klinische Studien vor 1980 können daher korrekterweise zur Beurteilung des aktuellen Präparates nicht mehr herangezogen werden.

Dosierung und Art der Anwendung: *Droge.* Keine Angaben zur Droge selbst. Nach Angaben des Arzneimittelherstellers beträgt der Lebendkeimgehalt einer Kapsel mindestens jeweils 1×10^9 lebensfähige Zellen der Arten *B. infantis* und *L. acidophilus*. Die Tagesdosis wird mit 3mal täglich 1 Kapsel angegeben.[53]

Unerwünschte Wirkungen: Bei sehr hohen Dosierungen mit über 10^{10} Keimen pro Tag kann es in vereinzelten Fällen zu leichten Durchfällen kommen.[50]

Gegenanzeigen/Anwendungsbeschr.: Ileus (akuter Darmverschluß).

Wechselwirkungen: Wechselwirkungen mit anderen Präparaten mit vermehrungsfähigen Mikroorganismen sowie mit Antibiotika und Sulfonamiden sind zu erwarten, bisher aber noch nicht untersucht.

Tox. Inhaltsstoffe u. Prinzip: Für B.-infantis-Bakterien gelten die bereits unter "B.-bifidum-Bakterien" gemachten Feststellungen. Die für die Herstellung der Droge verwendeten Ausgangsstämme sind zuvor auf ihre Unbedenklichkeit zu überprüfen, z. B. auf die Fähigkeit zur Bildung von Entero- oder Cytotoxinen oder zur Invasivität.

Gesetzl. Best.: *Apothekenpflicht.* Die Droge selbst ist nicht im Handel. *Offizielle Monographien.* Die Droge ist bislang nicht monographiert.

Bifidobacterium longum Reuter

Systematik: Als Subspecies wurden *B. longum* subsp. *longum* und *B. longum* subsp. *animalis* isoliert. Von der letztgenannten Unterart wurden zwei Biotypen, *a* und *b*, entdeckt. Im Gegensatz zu den Varietäten der Subspecies "*animalis*"[7] fermentiert die Subspecies "*longum*" Melezitose.[12,15] DNA-Homologiestudien ergaben, daß die Biovars *a* und *b* von *B. longum* subsp. *animalis* zur Art *B. animalis* (Biovar *a*) bzw. zur Art *B. pseudolongum* (Biovar *b*) zu rechnen sind.[11] Laut Untersuchungen zur DNA-Homologie besteht die größte Verwandtschaft zu *B. infantis* (Homologiegrad: 50 bis 76 %).[12]

Mikrobiologische Beschreibung: Nach Züchtung auf TPY-Nähragar[2] im mikrokopischen Bild langgestreckte, leicht gekrümmte Zellen mit etwas irregulärer Gestalt, an einem Zellende oft keulenförmig verdickt, Verzweigungen selten.[12,15] Zellen grampositiv, aber oftmals gramvariable Anfärbung, insbesondere bei älteren Kulturen. Einzelkolonien auf festen Nährböden glänzend bis mucoid, 2 bis 5 mm Durchmesser, zumeist von konvexer Form.[15] Bei Züchtung in TPY-Nährbouillon bilden die meisten Stämme der Art nach einiger Zeit der Bebrütung visköse Sedimente. Optimales Wachstum bei 36 bis 38 °C und pH-Werten zwischen 6 und 7. Kein Wachstum unter 20 und über 46,5 °C. Ammoniumsalze reichen als Stickstoffquelle im allgemeinen zum Wachstum aus. Weniger als 10 % aller B.-longum-Stämme sind ureolytisch.[21] *B. longum* fermentiert im allgemeinen Arabinose, Lactose, Melezitose, Raffinose, Ribose und Xylose.[12,15] Im Gegensatz zu *B. infantis* kann *B. longum* normalerweise Pentosen ohne Probleme abbauen.[12] Nicht umgesetzt werden Cellobiose, Gluconat, Mannit und Salicin. Die Verwertung von Stärke und Trehalose ist stammspezifisch variabel. Im Vergleich zu anderen *Bifidobacterium*-Arten mittelstarke Acetatproduktion.[48]

Zellwandpeptidoglykan aus Glucosamin und Muraminsäure mit Ornithin oder Lysin im Tetrapeptid. Brückenpeptid aus Serin, Alanin und Threonin.[27–29] Mureintyp: Orn(Lys)-Ser-Ala-Thr-Ala[12] bzw. A21.3.[47]

Der Guanin-plus-Cytosingehalt des Genoms liegt bei 61 Mol %.[38] *B. longum* ist die einzige menschliche Bifidobakterienart, die ein großes Spektrum an Plasmiden besitzt.[40] Die Plasmide sind relativ klein (1,25 bis 9,5 MDa).

Typische Isoenzymmuster von *B. longum* sind: F6PPK, Typ 15; 6PGD, Typ 5 (manchmal 6); TA, variabler Typ, zumeist 6 oder 8, manchmal 5.[42–44] Nach der serologischen Klassifizierung der TA-Isoenzyme gehört *B. longum* zur Serogruppe B, ebenso wie *B. bifidum* und *B. infantis*.[12]

Typus-Stamm (engl.: type strain) der Art ist *B. longum*, Stamm E194b (var. *a* Reuter), ATCC 15707, DSM 20219.[45,46,100] Der Stamm wurde ursprünglich aus dem Stuhl eines erwachsenen Menschen isoliert.[6]

Verwechslungen: Verwechslungen mit *B. infantis*, weniger mit *B. bifidum*, sind auf Grund der großen morphologischen und stoffwechselphysiologischen Ähnlichkeiten zwischen beiden Arten möglich. Unterscheidung beider Arten vor allem durch Prüfung der Kohlenhydratfermentation. *B. longum* fermentiert im allgemeinen Arabinose und Melezitose, *B. infantis* zumeist nicht.[12] Weitere Unterscheidungsmöglichkeiten durch Feststellung des Mureintyps,[27–29,47] durch Bestimmung des Isoenzymmusters der TA[24] oder des zellulären Proteinmusters in der Polyacrylamidgelelektrophorese.[34,35]

Inhaltsstoffe: Arttypisch ist der Aufbau des Mureinskeletts vom Typ Orn(Lys)-Ser-Ala-Thr-Ala,[27–29] das Vorkommen der oben beschriebenen Isoenzymtypen[12] sowie das häufige Vorhandensein von niedermolekularen Plasmiden.[40]

Verbreitung: *B. longum* ist weltweit verbreitet. *B. longum* wurde bisher aus dem Darm von Erwachsenen und Kindern sowie aus Vaginalabstrichen isoliert.[6,15]

Drogen: Bifidobacterium-longum-Bakterien. Als Droge werden ausschließlich die abgeernteten ganzen Zellen verwendet.[15]

Bifidobacterium-longum-Bakterien

Monographiesammlungen: Die Droge ist noch nicht monographiert.

Definition der Droge: Bifidobacterium-longum-Bakterien sind die nach Vermehrung im Fermenter erhaltenen, durch Zentrifugation oder andere Separationstechniken vom Kulturmedium abgetrennten ganzen Zellen (Bakterienmasse, engl.: packed cells).

Ausgangsstämme: Ausgangsstämme für die Herstellung des Drogenmaterials sind entweder in internationalen Referenzstammsammlungen hinterlegte, als apathogen bekannte Isolate von *Bifidobacterium longum* Reuter menschlicher Herkunft[45,46] oder Stämme, die sich auf Grund besonderer Eigenschaften für die Produktion mikrobiologischer Präparate empfohlen haben.[15]

Herkunft: Die Droge selbst ist nicht im Handel. Sie kommt nur als aktiver Bestandteil eines in der Bundesrepublik Deutschland und in Österreich auf dem Markt befindlichen Fertigarzneimittels zusammen mit L.-acidophilus- und E.-coli-Bakterien vor.[49,51,52] Das Präparat ist in der Bundesrepublik Deutschland als "Altspezialität" fiktiv zugelassen. Die in der fiktiven Zulassung noch als Präparatebestandteil genannten B.-bifidum-Bakterien wurden nach neueren Angaben des Herstellers[49] als *B. longum* klassifiziert.

Gewinnung: Ein geeigneter B.-longum-Stamm wird aus einer deponierten Stammkultur durch Einbringen in spezielle Kulturmedien unter kontrollierten Bedingungen vermehrt.[2,15,45,46] Im Anschluß an die Zellvermehrung erfolgt eine Abtrennung der Bakterienmasse vom Nährmedium, im allgemeinen durch Zentrifugation.

Handelssorten: Die Droge selbst ist nicht im Handel.

Ganzdroge: *Sensorische Eigenschaften.* Abhängig vom verwendeten Kulturmedium. Zumeist milchig-weiße bis gelbliche Bakterienmasse mit charakteristischem, mild aromatischem, leicht säuerlichem Geruch.
Makroskopische Beschreibung. Homogene Zellmasse von milchig-weißem bis gelblichem Aussehen und breiiger bis teigiger Konsistenz.

Mikroskopisches Bild. Untersuchungen im Phasenkontrastmikroskop bei mindestens 1000facher Vergrößerung ergibt langgestreckte, leicht gekrümmte Stäbchen, häufig mit keulenartiger Verdickung an einem Zellende, selten mit Verzweigungen (Abb. 2, Nr. 5 und 6).

Verfälschungen/Verwechslungen: Verfälschungen sind bisher nicht beschrieben worden. Für Verwechslungen gilt das bereits unter "Bifidobacterium-bifidum-Bakterien" Festgestellte.

Minderqualitäten: Als Minderqualitäten sind Drogen anzusehen, die ungenügende Lebendkeimzahlen aufweisen oder die durch andere Mikroorganismen kontaminiert sind.[50]

Inhaltsstoffe: Typische Inhaltsstoffe für *Bifidobacterium longum* sind die bereits im Abschnitt "Inhaltsstoffe der Art *B. longum*" genannten Mureinkomponenten, Isoenzyme und ggf. Plasmide (s. dort).

Analytik: Offizielle Anforderungen an B.-longum-Bakterien sind zur Zeit noch in keinem Arzneibuch zu finden. Für die im folgenden vorgeschlagenen Angaben zur Prüfung der Droge auf Identität, Reinheit und Gehalt gelten daher die bereits im Abschnitt "Bifidobacterium-bifidum-Bakterien" genannten Bedingungen (s. dort).

Identität: Für den Identitätsnachweis ist eine kombinierte Prüfung zellmorphologischer, mikrobiologischer und ggf. auch biochemischer Charakteristika der Drogenbestandteile zwingend notwendig. Als Referenzstamm wird der Typus-Stamm der Art, *B. longum* E194b var. *a* (REUTER) empfohlen.[45,46] Eine Prüfung, die sich nur auf makroskopische und sensorische Merkmale beschränkt, ist nicht ausreichend.

- Makroskopisches Aussehen: s. Ganzdroge.
- Sensorische Prüfung: s. Ganzdroge.
- Zellmorphologie der Drogenbestandteile: Durchführung der Prüfung wie für "Bifidobacterium-bifidum-Bakterien" beschrieben. Im mikroskopischen Bild sind mehr oder weniger dicht gepackte, langgestreckte, leicht gekrümmte Stäbchenbakterien zu erkennen, deren eines Zellende oftmals keulenförmig verdickt erscheint. Verzweigte Zellen sind im Vergleich zu *B. bifidum* eher selten (Abb. 2, Nr. 5 und 6).
- Mikrobiologische Eigenschaften der Drogenbestandteile:
  Gram-Färbung. Prüfung wie oben beschrieben. Ergebnis: B.-longum-Zellen färben sich blau an und sind damit als grampositive Bakterien zu erkennen.[12,15]
  Wachstum. Nur auf vitamin- und nährstoffreichen Nährböden,[2,41,45,46] optimal bei 36 bis 38 °C, pH 6 bis 7, im allgemeinen anaerob (s. dort).[15]
  Stoffwechsel. Untersuchung durch Animpfung von geeigneten Indikatornährböden mit Drogenmaterial.[15] Anaerobe Bebrütung bei 37 °C für mindestens 48 h. *B. longum* zeigt Verwertung von Arabinose, Lactose, Melezitose, Raffinose, Ribose, Xylose.[12,15] Keine Verwertung von Cellobiose, Gluconat, Mannit und Salicin. Arabinose- und Melezitose-Abbau unterscheiden *B. longum* von *B. infantis*.

In den meisten Fällen ist eine Identifizierung der Droge mit den bislang aufgeführten Untersuchungen möglich. In Zweifelsfällen sind zusätzliche biochemische Spezialuntersuchungen notwendig:

- Biochemische Charakteristika der Drogenbestandteile:
  Mureintyp. Orn(Lys)-Ser-Ala-Thr-Ala[27-29] bzw. A21.3.[47] Untersuchung nach Lit.[28]
  DNA-Komposition. Ca. 61 Mol% an Guanin-plus-Cytosin.[36,38] Untersuchung nach Lit.[38]
  Isoenzymmuster der F6PPK, der 6PGD und der TA: Typenklassen 15, 5 und 6 bis 8.[12] Die Isoenzyme der 6PGD und der TA zeigen leichte Variabilität. Untersuchung nach Lit.[42-44]

Reinheit: Fremde Beimengungen: Andere Mikroorganismen dürfen nicht vorhanden sein. Prüfung auf mikrobielle Kontamination, insbesondere auf Problemkeime, Hefen und Pilze *DAB 10*. Reste des Nährmediums und/oder bakterielle Stoffwechselprodukte, die nicht vollständig durch Zentrifugation oder andere Separationstechniken abzutrennen sind, können vorhanden sein.

Gehalt: Zur Gehaltsbestimmung wird die Bestimmung der Lebendkeimzahl unter für *B. longum* optimalen Wachstumsbedingungen[2,15,45,46] in Anlehnung an *DAB 10* durchgeführt. Offizielle Empfehlungen oder Grenzwerte für einen Mindestkeimgehalt der Droge sind nicht existent. Es gilt daher das bereits im Abschnitt "*Bifidobacterium*-bifidum-Bakterien" Gesagte.

Gehaltsbestimmung: Lebendkeimzahlbestimmung: Bestimmung der koloniebildenden Einheiten, KBE, pro g Droge in Anlehnung an *DAB 10*.

Lagerung: Kurzzeitige Lagerung in geschlossenen Behältnissen bei + 2 bis + 8 °C unter Stickstoff möglich. In der Praxis wird das Drogenmaterial im allgemeinen sofort nach der Gewinnung weiterverarbeitet.

Stabilität: Instabil in Bezug auf den Gehalt an vermehrungsfähigen Keimen. Durch Gefriertrocknung der Droge und Aufbewahrung in der Kälte unter Stickstoff-Atmosphäre wird die Stabilität erhöht.

Wirkungen: Auf Grund ihrer Fähigkeit, beim Kohlenhydratabbau antimikrobiell wirksame kurzkettige organische Carbonsäuren zu bilden, trifft die bereits oben für "Bifidobacterium-bifidum-Bakterien" ausführlich dargelegte antimikrobielle Wirkung auch auf *B. longum* zu (s. dort). In Implantationsexperimenten an keimfreien Ratten konnte gezeigt werden, daß die Verabreichung von *B. longum* (3×10^8 Keime per Schlundsonde) die Tiere gegen eine nachfolgende letale Infektion mit $3{,}5 \times 10^9$ Keimen eines pathogenen E.-coli-Stammes vollständig schützte.[101] Mehrfache Gabe von *B. longum* verringerte darüber hinaus die E.-coli-Populationsdichte im Darm und hielt die pathogenen Keime auf einem niedrigen Niveau. In keimfreien BALB/c-Mäusen führte die orale Inokulation mit *C. longum* (0,4 mL einer Suspension mit

$2{,}5 \times 10^7$ Keimen/mL per Schlundsonde) zu einer Stimulierung der sIgA-Produktion der Darmschleimhaut.[102] Die zellvermittelte Immunität wurde nur in euthymischen Mäusen (Genotyp nu/ +) durch die B.-longum-Inokulation stimuliert, nicht jedoch in Mäusen ohne Thymusdrüse (Genotyp nu/nu).[102]
Die orale Verabreichung von *B.-longum*-Bakterien, Stamm BB 536 (Nutritional Science Lab., Fa. Morinaga, Tokyo, Japan) an 10 gesunde Freiwillige über einen Zeitraum von 21 Tagen in Form eines fermentierten Milchprodukts ($7{,}5 \times 10^7$ bis 6×10^8 KBE/mL, 2 × 250 mL/Tag) zeigte keine Auswirkung auf Keimspektrum und Keimzahlen der Intestinalflora in den untersuchten Stuhlproben.[103] Allerdings wurde der durchschnittliche pH-Wert im Stuhl ab dem dritten Tag nach Beginn der Keimapplikation signifikant gesenkt (von pH $7{,}36 \pm 0{,}14$ auf pH $6{,}92 \pm 0{,}37$), was einen erhöhten Gehalt an kurzkettigen Carbonsäuren im Darmlumen widerspiegelt aufgrund von Stoffwechselumstellungen der intestinalen Mikroflora.[103] Neben den *B.-longum*-Bakterien enthielt die fermentierte Milch noch die nicht als normale Darmbewohner vorkommenden Joghurt-Bakterien *Lactobacillus delbrueckii* ssp. *bulgaricus* LBU 108 (4×10^7 KBE/mL) und *Streptococcus salivarius* ssp. *thermophilus* STH 482 (10^8 KBE/mL).
Zu den stimulierenden Effekten der auch von *B. longum* produzierten L(+)-Milchsäure[81] und Essigsäure[82] auf Stoffwechsel und Durchblutung der Darmschleimhaut sowie zur Vitaminsynthese[15] s. bei "Bifidobacterium-bifidum-Bakterien". Spezielle Untersuchungen zu diesem Themenkomplex mit *B. longum* liegen allerdings nicht vor.

Resorption: Eine Resorption der Droge findet nicht statt.

Verteilung: Wahrscheinlich ähnlich wie für B.-bifidum-Bakterien (s. dort).[90,91] Für B.-longum-Bakterien nicht untersucht.

Wirkungsverlauf: Langsamer Wirkungseintritt wie bei B.-bifidum-Bakterien (s. dort).

Elimination: Per orogastrischer Intubation wurde der *B.-longum*-Stamm Kludas 500 (Fa. Med Fabrik, Berlin) an zwei Göttinger Minischweine verabreicht.[104] Die Schweinchen erhielten 2mal pro Tag für 3 Tage jeweils 3 magensaftlösliche Gelatinekapseln mit 2×10^8 vermehrungsfähigen Zellen in lyophilisierter Form. Die Kapseln enthielten zusätzlich lebende *L.-acidophilus*- und *E.-coli*-Bakterien. Mit Hilfe eines spezifischen, gegen den applizierten Stamm gerichteten ELISA wurden die Faecesproben auf ihren Gehalt an *B. longum*, Stamm Kludas 500, untersucht. Ein Schweinchen war zuvor 5 Tage lang mit dem gegen *B. longum* wirksamen Antibiotikum Lincospectin behandelt worden. Dieses Tier schied bis zu 2 Tagen nach Beendigung der Keimapplikation große Mengen an abgestorbenen *B.-longum*-Zellen aus. Das nicht mit Antibiotika vorbehandelte Tier schied demgegenüber geringere Mengen lebender *B.-longum*-Bakterien über einen längeren Zeitraum (bis zu 5 Tagen) aus. Die Unterschiede in Ausmaß und Kinetik der Keimelimination wurden als Ansiedlung des *B.-longum*-Stammes im Darm interpretiert.[104]

Anwendungsgebiete: Keine belegten Anwendungsgebiete laut Zulassung oder offizieller Aufbereitung des wissenschaftlichen Erkenntnismaterials.

Volkstümliche Anwendung und andere Anwendungsgebiete: Beanspruchte Anwendungsgebiete nach Angaben des Herstellers:[51,52]
Unspezifische Darmerkrankungen verschiedener Symptomatik, Dyspepsie und Diarrhoe nach Antibiotika-, Tuberkulostatika- und Strahlentherapie, nach Magen-Darm-Operationen und schweren Darminfektionen. Altersbedingte Verdauungsbeschwerden, Gärungs- und Fäulnisdyspepsie, Appetitlosigkeit bei Kindern. Intestinal bedingte Dermatosen und Allergosen. Die beanspruchten gastrointestinalen Anwendungsgebiete sind auf Grund des vorhandenen klinischen Datenmaterials über Bifidobakterien (Zusammenfassung in Lit.[15]) plausibel. Über die Behandlung mit *B. longum* alleine liegen jedoch keine kontrollierten Studien vor. Da in allen klinischen Studien das auf dem deutschen und österreichischen Arzneimittelmarkt vorhandene Fertigpräparat untersucht wurde, das neben B.-longum-Bakterien noch L.-acidophilus- und E.-coli-Bakterien enthält, ist eine Aussage über den Anteil der hier besprochenen Droge an der Gesamtwirkung des Präparates nicht möglich.

Dosierung und Art der Anwendung: *Droge.* Keine Angaben zur Droge selbst. Nach Angaben des Fertigarzneimittelherstellers beträgt der Lebendkeimgehalt einer Kapsel jeweils 25 mg gefriergetrocknete Reinkulturen von *B. longum* (1×10^9 Keime/g Lyophilisat/, von *L. acidophilus* (1×10^8 Keime/g Lyophilisat) und von *E. coli* (1×10^6 Keime/g Lyophilisat).[49] Die Angaben in der aktuellen Roten Liste[51] differieren davon, da man sich hier auf mL Ausgangskultur bezieht. Außerdem ist als Art noch die unzulässige Bezeichnung "*Lactobacterium bifidum*" angegeben. Im Präparat soll allerdings *Bifidobacterium longum* REUTER enthalten sein.[15,49] Die Tagesdosis des Fertigarzneimittels wird mit 1- bis 3mal täglich eine Kapsel angegeben.[51]

Unerwünschte Wirkungen: *Verdauungstrakt.* Bei Applikation sehr hoher Keimzahlen von über 10^{10} KBE/Tag sind leichte Durchfälle in vereinzelten Fällen möglich.[50]

Gegenanzeigen/Anwendungsbeschr.: Ileus (akuter Darmverschluß).

Wechselwirkungen: Wechselwirkungen mit anderen Präparaten mit vermehrungsfähigen Mikroorganismen sowie mit Antibiotika und Sulfonamiden sind zu erwarten, bisher jedoch noch nicht beschrieben.

Tox. Inhaltsstoffe u. Prinzip: Für B.-longum-Bakterien gelten die bereits unter dem entsprechenden Kapitel für "Bifidobacterium-bifidum-Bakterien" getroffenen Feststellungen. Die für die Herstellung der Droge verwendeten Ausgangsstämme sind zuvor auf ihre Unbedenklichkeit hin zu überprüfen, z. B. auf Entero- oder Cytotoxinproduktion und Invasionsfähigkeit.

Gesetzl. Best.: *Apothekenpflicht.* Die Droge selbst ist nicht im Handel. *Offizielle Monographien.* Die Droge ist bislang nicht monographiert.

---

1. Tissier H (1900) Recherches sur la flore intestinale des nourissons (Etat normale et pathologique), Dissertation, Medizinische Fakultät, Universität Paris
2. Scardovi V (1981). In: Starr MP, Stolp H, Trüper HG, Balows A, Schlegel A (eds.) The Prokaryotes – A Handbook on Habitats, Isolation and Identification of Bacteria, Vol. II, Springer-Verlag, Berlin Heidelberg New York, S. 1.951–1.961
3. Breed RS, Murray EGD, Smith NR (eds.) (1957) Bergey's Manual of Determinative Bacteriology, 7th ed., Williams & Wilkins, Baltimore
4. Orla-Jensen S (1924) Lait 4:468–474
5. Dehnert J (1957) Zbl Bakt 1. Abt. Orig 169:66–79
6. Reuter G (1963) Zbl Bakt 1. Abt. Orig 191:486–507
7. Mitsuoka T (1969) Zbl Bakt 1. Abt. Orig 210:52–64
8. Scardovi V, Trovatelli LD (1969) Zbl Bakt 2. Abt. Orig 123:64–88
9. Scardovi V, Trovatelli LD, Crociani F, Sgorbati B (1969) Arch Mikrobiol 68:278–294
10. Rogosa M (1974). In: Buchanan RE, Gibbons NE (eds.) Bergey's Manual of Determinative Bacteriology, 8th ed., Williams & Wilkins, Baltimore, S. 669–676
11. Scardovi V, Trovatelli LD, Zani G, Crociani F, Matteuzzi D (1971) Int J Syst Bacteriol 21:276–294
12. Scardovi V (1986). In: Sneath PHA, Mair NS, Sharpe ME (eds.) Bergey's Manual of Systematic Bacteriology, Vol. 2, Williams & Wilkins, Baltimore, S. 1.418–1.434
13. Skerman VBD, McGowan V, Sneath PHA (1980) Int J Syst Bacteriol 30:225–420
14. Poupard JA, Husain I, Norris RF (1973) Bacteriol Rev 37:136–165
15. Rasic JL, Kurmann JA (1983) Bifidobacteria and their Role, Microbiological, Nutritional-Physiological, Medical and Technological Aspects and Bibliography, Experientia Supplementum Vol. 39, Birkhäuser Verlag, Basel Boston Stuttgart
16. Bernhardt H, Knoke M (1990) Persönliche Mitteilung
17. Scardovi V, Trovatelli LD (1965) Annali Microbiol Enzimol 15:19–29
18. De Vries W, Gerbrandy SJ, Stouthamer AH (1967) Biochim Biophys Acta 136:415–425
19. Veerkamp JH (1969) Arch Biochem Biophys 129:257–263
20. Sgorbati B, Lenaz G, Casalicchio F (1976) Antonie van Leeuwenhoek J Microbiol Serol 42:49–57
21. Crociani F, Matteuzzi D (1982) Ann Microbiol (Inst Pasteur) 113A:417–423
22. Smithies O (1955) Biochem J 61:629–641
23. Scardovi V, Sgorbati B, Zani G (1971) J Bacteriol 106:1.036–1.039
24. Scardovi V, Casalicchio F, Vincenzi N (1979) Int J Syst Bacteriol 29:312–327
25. Kayser FH (1989). In: Kayser FH, Bienz KA, Eckert J, Lindenmann J (eds.) Medizinische Mikrobiologie, 7. Aufl., Georg Thieme Verlag, Stuttgart New York, S. 76–79
26. Singleton P, Sainsbury D (1987) Dictionary of Microbiology and Molecular Biology, 2nd ed., John Wiley & Sons, Chichester New York, S. 648–650
27. Kandler O (1970) Int J Syst Bacteriol 20:491–507
28. Schleifer KH, Kandler O (1972) Bact Rev 36:407–477
29. Kandler O, Lauer E (1974) Zbl Bakt 1. Abt Orig 228:29–45
30. Veerkamp JH (1971) J Bacteriol 108:861–867
31. Exterkate FA, Otten BJ, Wassenberg HW, Veerkamp JH (1971) J Bacteriol 106:824–829
32. Veerkamp JH (1977) Antonie van Leeuwenhoek J Microbiol Serol 43:101–110
33. Moore WEC, Hash DE, Holdeman LV, Cato EP (1980) Appl Environ Mirobiol 39:900–907
34. Biavati B, Scardovi V, Moore WEC (1982) Int J Syst Bacteriol 32:358–373
35. Biavati B, Castagnoli P, Trovatelli LD (1986) Microbiologica 9:39–45
36. Hill LR (1966) J Gen Microbiol 44:419–437
37. Brondz I, Olsen I (1986) J Chromatography 379:367–411
38. Werner H, Gasser F, Sebald M (1965) Zbl Bakt 1. Abt Orig 198:504–516
39. Gasser F, Mandel M (1968) J Bacteriol 96:580–588
40. Sgorbati B, Scardovi V, LeBlanc DJ (1982) J Gen Microbiol 128:2.121–2.131
41. Trovatelli LD, Biavati B (1980). In: Atti XVIII Congresso Nazionale della Societá Italiana di Microbiologia, Fiuggi 1978, Lombardo ed., Roma, S. 330–333
42. Sgorbati B, Scardovi V (1979) Antonie van Leeuwenhoek J Microbiol Serol 45:129–140
43. Sgorbati B (1979) Antonie van Leeuwenhoek J Microbiol Serol 45:557–564
44. Sgorbati B, London J (1982) Int J Syst Bacteriol 32:37–42
45. American Type Culture Collection (ATCC) (1982) Catalogue of Strains I, 15th Ed., Rockville, Md.
46. DSM – Deutsche Sammlung von Mikroorganismen und Zellkulturen (1989) Catalogue of Strains 1989, Braunschweig
47. Lauer E, Kandler O (1983) System Appl Microbiol 4:42–64
48. Cole CB, Fuller R (1989) Microb Ecol Hlth Dis 2:227–230
49. Felsch H, Lauer E, Heise D (1987) Grundlagen und Anwendung der Bakterientherapie – Ein Leitfaden, 1. Aufl., MED – Fabrik chemisch-pharmazeutischer Präparate (Ed.), Berlin
50. Reuter G (1969) Arzneim Forsch/Drug Res 19:103–109
51. Bundesverband der Pharmazeutischen Industrie (Ed.) (1990) Rote Liste – Verzeichnis von Fertigarzneimitteln der Mitglieder des Bundesverbandes der Pharmazeutischen Industrie e. V., Editio Cantor, Aulendorf
52. Breit A, Jasek W, Zekert T, Zimmermann G (eds.) (1986) Austria-Codex Fachinformation 1986/87, 41. Aufl., Österreichische Apotheker-Verlagsgesellschaft mbH, Wien
53. Moranth J, Ruppanner H (eds.) (1990) Arzneimittel-Kompendium der Schweiz 1991, Documed AG, Basel
54. Seeliger HPR, Schröter G (1990) Medizinische Mikrobiologie – Labordiagnostik und Klinik, 2. Aufl., Urban & Schwarzenberg, München Wien Baltimore
55. Bürger H, Hussain Z (1984) Tabellen und Methoden zur medizinisch-bakteriologischen Laborpraxis, Verlag Kirchheim, Mainz
56. Gillies RR, Dodds TC (1977) Illustrierte Bakteriologie, Verlag Hans Huber, Bern Stuttgart Wien
57. Gerhardt P, Murray RGE, Costilow RN, Nester EW, Wood WA, Krieg NR, Phillips GB (1981). In: American Society for Microbiology (Ed.), Manual of Methods for General Bacteriology, Washington, DC
58. Levison ME (1973) Infect Immun 8:30–35

59. Pongpech P, Hentges DJ (1989) Microb Ecol Hlth Dis 2:247–53
60. Prohászka L, Baron F (1982) Acta Vet Acad Sci Hung 30:9–16
61. Que JU, Casey SW, Hentges DJ (1986) Infect Immun 53:116–123
62. Pongpech P, Hentges DJ (1989) Microb Ecol Hlth Dis 2:153–161
63. Que JU, Hentges DJ (1985) Infect Immun 48:169–174
64. Hentges DJ, Stein AJ, Casey SW, Que JU (1985) Infect Immun 47:118–122
65. Hentges DJ, Pongpech P, Que JU (1990) Microb Ecol Hlth Dis 3:105–111
66. Mathieu H, Lambert-Zechovsky N, Bourillon A, Bingen E, Aujard Y, Beaufils F (1984) Dev Pharmacol Ther 7 (Suppl 1):158–163
67. Rolfe RD, Helebian S, Finegold SM (1981) J Infect Dis 143:470–475
68. Rolfe RD (1984) Infect Immun 45:185–191
69. Corthier G, Dubos F, Raibaud P (1985) Appl Environ Microbiol 49:250–252
70. Korshunov VM, Gladjko IA, Ginodman GA, Sinitsina NA (1984) Microecol Therap 14:281–282 (Abstract)
71. Mortensen PB, Holtug K, Rasmussen HS (1988) J Nutr 118:321–325
72. Florent C, Flourie B, Leblond A, Rautureau M, Bernier JJ, Rambaud JC (1985) J Clin Invest 75:608–613
73. Brown JP (1977) CRC Crit Rev Food Sci Nutr 8:229–336
74. Rowland IR, Mallett AK, Wise AC (1985) CRC Crit Rev Toxicol 16:31–103
75. Bircher J, Müller J, Guggenheim P, Haemmerli UP (1966) Lancet I:890–892
76. Müting D, Reikowski J, Eschrich W, Klein C, Doenecke D (1968) Dtsch Med Wschr 93:1.313–1.317
77. Müting D, Ordnung W, Arfeen N, Barth V, Reikowski J (1972) Dtsch Med Wschr 97:1.238–1.243
78. Müting D, Reikowski J, Leimbeck R, Flaßhoff HJ, Rausche A (1983) Therapiewoche 33:6.856–6.865
79. Roediger WEW (1982). In: Kasper H, Goebell H (eds.) Colon and Nutrition-Proceedings Falk Symposium Titisee (1981), MTP Press, Lancaster/USA, S. 11–24
80. Sonnenborn U, Greinwald R (1991) Beziehungen zwischen Wirtsorganismus und Darmflora, 2. Aufl., Schattauer, Stuttgart New York, S. 15–20
81. Savage DC (1986) Ann Rev Nutr 6:155–178
82. Kvietys PR, Granger DN (1981) Gastroenterology 80:962–969
83. Deguchi Y, Morishita T, Mutai M (1985) Agric Biol Chem 49:13–19
84. Oyake T (1967) Acta paediat jap 71:855–861
85. Oyake T (1967) Acta paediat jap 71:904–908
86. Oyake T (1967) Acta paediat jap 71:909–914
87. Gibbons RJ, Engle LP (1964) Science 146:1.307–1.309
88. Fernandez F, Hill MJ (1975) J Med Microbiol 8:ix
89. Benno Y, Sawada K, Mitsuoka T (1985) Microbiol Immunol 29:243–250
90. Alm L, Leijonmarck CE, Persson AK, Midtvedt T (1989). In: Grubb R, Midtvedt T, Norin E (eds.), The Regulatory and Protective Role of the Normal Microflora, Macmillan, London; Stockton, New York, S. 293–297
91. Branca G, Manzara S, Paone F, Salvaggio E (1977) Clinica Terapia 90:565–573
92. Thal WR, Adams MK, Pongpech P, Petschow BW, Marsh WW, Hentges DJ (1989) Microecol Ther 19:169–174
93. Hirayama K, Mishima M, Mitsuoka T (1989) Microecol Ther 19:61–66
94. BAz Nr. 29 vom 12.02.1988
95. Gregori G, de Angelis GL, Caprio P, Banchini G (1985) Acta Bio-Med Ateneo Parmense 56:23–26
96. Tobiasch V (1983) Microecol Ther 13:55–60
97. Bernhardt H, Knoke M (1988) Humanpathogene Anaerobier-Mikrobiologie und Klinik, VEB Gustav Fischer Verlag, Jena, S. 101–102
98. Finegold SM (1989). In: Finegold SM, George WL (eds.) Anaerobic Infections in Humans, Academic Press, San Diego New York Berkeley Boston London Sidney Tokyo Toronto, S. 146–147
99. Suzuki K, Benno Y, Mitsuoka T, Takebe S, Kobashi K, Hase J (1979) Appl Environ Microbiol 37:379–382
100. Reuter G (1971) Int J Syst Bacteriol 21:273–275
101. Faure JC, Schellenberg DA, Bexter A, Wuerzner HP (1984) Z Ernährungswiss 23:41–51
102. Yamazaki S, Machii K, Tsuyuki S, Momose H, Kawashima T, Ueda K (1985) Immunology 56:43–50
103. Orrhage K, Lidbeck A, Nord CE (1991) Microb Ecol Hlth Dis 4:265–270
104. Dreher RM, Gerhard J, Schönborn W, Lauer E (1991) Microb Ecol Hlth Dis 4:271–283

So

Boophane

HN: 2030000

Familie: Amaryllidaceae.

Unterfamilie: Amaryllioideae.[1]

Tribus: Crineae (Brunsvigieae)[1] bzw. Amaryllideae.[2]

Gattungsgliederung: Die Gattung Boophane HERB. umfaßt 5,[2] nach einer älteren Angabe[1] nur 2 Arten. Anmerkung: Neben der Schreibweise Boophane finden sich in der Literatur als weitere Schreibweisen Boöphone, Boophone und Buphane.[3]

Gattungsmerkmale: Perennierende Zwiebelpflanzen; Blätter grundständig; Schaft blattlos; Blüten meist groß, einzeln oder in doldigen Blütenständen mit zwei bis mehreren häutigen Hüllblättern, Perianth 6blättrig, korollinisch, Staubblätter 6. Fruchtknoten 3fächrig, unterständig. Frucht eine mehrsamige Kapsel. Samen mit kräftig entwickeltem Endosperm.[4]

Verbreitung: Tropisches und südliches Afrika.[1]

Inhaltsstoffgruppen: Vergleichende chemotaxonomische Untersuchungen liegen bisher nicht vor. Die Zwiebeln zweier bisher untersuchter Arten, der *B. disticha* (L. fil.) HERB. und *B. fischeri* BAKER[5] enthalten beide typische Amaryllidaceenalkaloide mit dem C_6C_2-*N*-C_1C_6-System. Es kommen sowohl Vertreter der Pyrrolophenanthridine (z. B. Lycorin) als auch der Ethanophenanthridine (z. B. Crinin) vor; Vertreter der Dibenzofuranreihe (Typus: Galanthamin) wurden bisher nicht gefunden.

Drogenliefernde Arten: *Boophane disticha*: Boophane-disticha-Zwiebeln.

Boophane disticha (L. fil.) HERB.

Synonyme: *Amaryllis disticha* L., *Boophane toxicaria* (L. fil.) HERB., *Brunsvigia toxica* KER., *Haemanthus toxicarius* THUMB.

Sonstige Bezeichnungen: Afrikaans: Gifbol, Malgif; dt.: Fächerzwiebel; engl.: Candelabra flower.[6]

Botanische Beschreibung: Die Pflanze entwickelt sich aus einer großen Zwiebel, die von einer mehrschichtigen Schale umhüllt ist. Im Frühjahr wächst zunächst der angeflachte Blütenschaft ans Licht; an dessen Ende entwickelt sich dann die ansehnliche Dolde mit einer großen Anzahl von rosa bis roten Blüten; die Blätter werden bis zu einem halben Meter lang, sie sind schmal, etwas gewellt, fast lederartig, und bilden, zweizeilig angeordnet, einen Fächer. Nach der Blüte wachsen die Blütenstiele weiter in die Länge, bis die Samenkapseln reif sind. "Wie Strahlen stehen sie nach allen Seiten auseinander, einem großen Stern ähnlich. Schließlich löst sich das kugelige Gebilde vom Stengel und wird vom Winde über das Feld bewegt. Dabei werden die Samen ausgestreut und weit verbreitet, was den Früchten den Namen Steppenläufer eingebracht hat."[6]

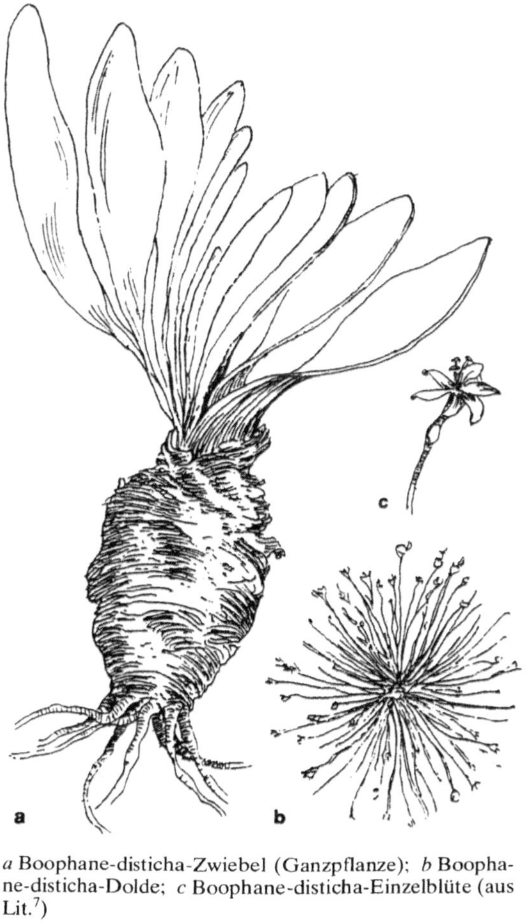

a Boophane-disticha-Zwiebel (Ganzpflanze); *b* Boophane-disticha-Dolde; *c* Boophane-disticha-Einzelblüte (aus Lit.[7])

Inhaltsstoffe: In den Zwiebeln Alkaloide (s. unter Inhaltsstoffe der Droge Boophane-disticha-Zwiebeln). Andere Organe sind bisher nicht analysiert.

Verbreitung: Republik Südafrika und Namibia.

Drogen: Boophane-disticha-Zwiebeln.

Boophane-disticha-Zwiebel

Definition der Droge: Die lufttrockene Zwiebel.

Stammpflanzen: *Boophane disticha* (L. fil.) HERB.

Ganzdroge: Eine pharmakognostische Beschreibung liegt bisher nicht vor. Die Zwiebel, deren Durchmesser 15 bis 22 cm beträgt, ist mit zahlreichen, außen bräunlichen Zwiebelhäuten bedeckt.[7]

Inhaltsstoffe: Nach den Ergebnissen einer präparativen Aufarbeitung[8,11] 0,3 % Gesamtalkaloide, bezogen auf die lufttrockene Zwiebel. Die präparative Auftrennung des Gemisches ergab – bezogen auf die Alkaloidfraktion in (%) – Lycorin (0,4), Acetylnerbowdin (0,6), Buphacetin (0,3), Buphanamin (14,1), Buphanidrin (19,4), Buphanisin (16,9), Buphanitin (11,1), Crinamidin (1,2), Crinin (7,2), Distichamin (5,4) und Undulatin (18,6).

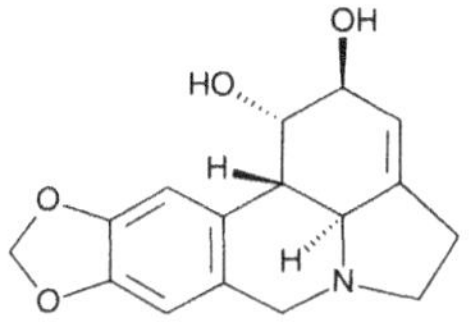

Lycorin

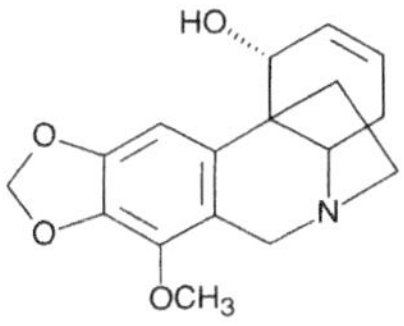

Buphanamin

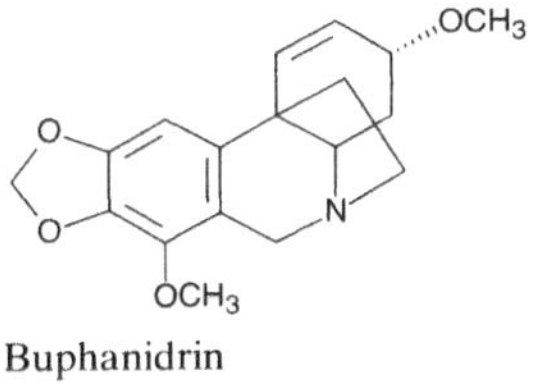

Buphanidrin

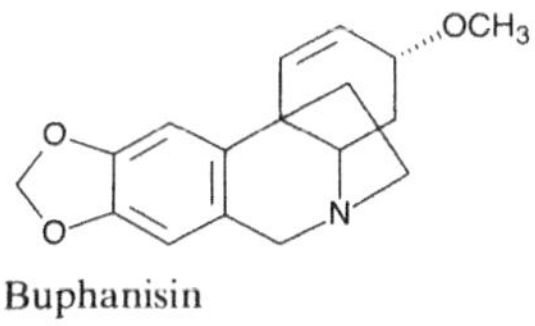

Buphanisin

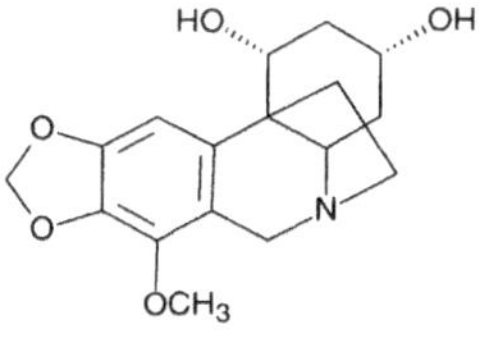

Buphanitin

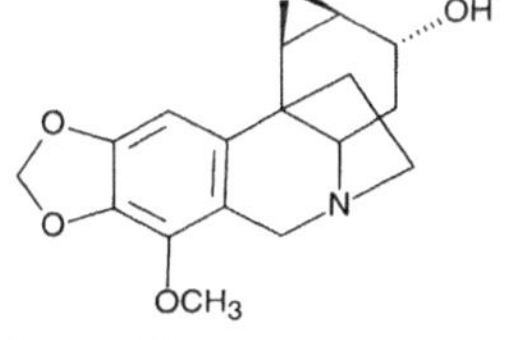

Crinamidin

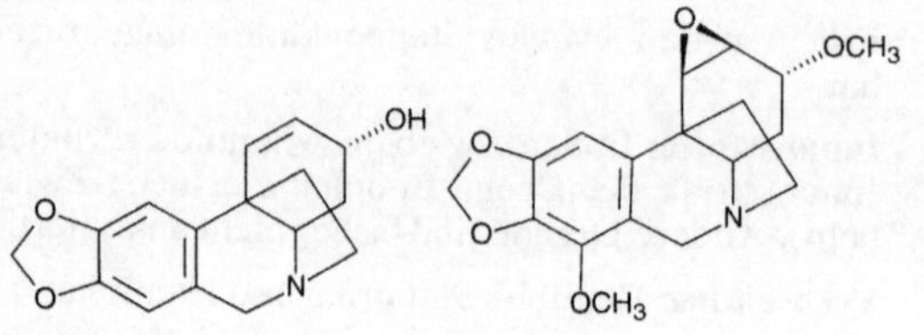

Crinin Undulatin

Volkstümliche Anwendung und andere Anwendungsgebiete: Innerlich: Gegen Hysterie und bei Schlaflosigkeit.[6]
Äußerlich: Bei Schnittwunden, Quetschungen, Schrammungen, Eiterungen, Furunkeln, bei offenen Beinen, bei Brandwunden sowie bei Nesselausschlag.[6]
Die Wirksamkeit bei den genannten Anwendungsgebieten ist nicht hinreichend dokumentiert.

Dosierung und Art der Anwendung: Innerlich: Es liegen keine Angaben vor.
Äußerlich: Die äußeren Zwiebelschalen werden abgezogen, mit etwas Wasser oder Milch angefeuchtet und auf die zu behandelnde Hautfläche aufgelegt.[6]

Akute Toxizität: *Mensch.* Über eine akute Vergiftung von drei 15- bis 18jährigen Jugendlichen, welche die Droge als Rauschmittel eingenommen hatten, liegt ein neuerer Bericht vor.[9] *Tier.* Fütterungsversuche bei Kaninchen (keine Dosierungsangaben) führten zu Unruhe, Atemnot, Schwindel, Schwächung des Sehvermögens, Störung der Bewegungskoordination, trockenen Mund; Pulsbeschleunigung, die von einer Pulsverlangsamung abgelöst wird. Die Autopsie zeigte blutigen Auswurf, Blutüberfüllung und leichte Wasseransammlung in der Lunge; "schlaffen Herzmuskel" (wohl Herzstillstand in Diastole); punktförmige Blutungen auf der Darmschleimhaut.[10]
Die toxische Wirkung beruht offensichtlich auf dem Vorkommen von Alkaloiden: Eine als "Haemanthin" bezeichnete Alkaloid-Rohfraktion erwies sich beim Kaninchen in einer Dosis von 15 mg/kg KG (s.c.) und beim Meerschweinchen in einer Dosis von 8 mg/kg KG (s.c.) als tödlich wirksam.[7] Die Alkaloide sind mit Ethanol extrahierbar; zumindest erwies sich ein alkoholischer Trockenextrakt als angeblich wirkungsäquivalent mit dem "Haemanthin".[7]

1. Melchior H (Hrsg.) (1964) Englers Syllabus der Pflanzenfamilien, Bornträger, Berlin-Nikolassee, S. 530
2. Dahlgren RM, Clifford HT, Yeo PP (1985) Family of the Monocotyledons, Springer, Berlin Heidelberg New York
3. Hag, Bd. 3, S. 533–534
4. Hgn, Bd. 2, S. 53–70
5. Renz J, Stauffacher D, Seebeck E (1955) Helv Chim Acta 38:1.209–1.222
6. Koehnen v E (1978) Heil- und Giftpflanzen in Südwestafrika, Akademischer Verlag, Windhoek (Namibia), und Stuttgarter Verlagskontor, Akademischer Verlag, Stuttgart, S. 59
7. Lewin L (1912) Naunyn-Schmiedeberg's Arch Exper Pathol Pharmakol 18:333–340
8. Fishbein L, Falk HL (1969) Chromatog Rev 11:1–100
9. Laing RO (1979) Central Africa J Medic 25:265–266, nach DIMDI-EMBASE ND 80107727
10. Watt JM, Breyer-Brandwijk MG (1962) The medicinal and poisonous plants of Southern and Eastern Africa, 2nd ed., Livingstone, Edinbourgh London, zit. in[6]
11. Kober M, Dissertationsschrift, Johann Wolfgang Goethe-Universität, Frankfurt a. M.

Rd/Ko

Borago

HN: 2003300

Familie: Boraginaceae.

Unterfamilie: Boraginoideae.

Tribus: Borageineae.

Gattungsgliederung: Außer *Borago officinalis* L. gibt es in der Gattung Borago L. nur noch zwei endemische Arten, *B. longifolia* POIRET in Nord-West-Afrika sowie *B. pymaea* (DC.) CHATER et W. GREUTHER auf Korsika und Sardinien.[1,2]

Gattungsmerkmale: Ein- und mehrjährige Kräuter. Blüten in beblätterten Wickeln. Kelchzipfel lineal. Krone radförmig, mit kurzer Röhre, spitzen Zipfeln und meist weit vortretenden Schlundschuppen. Staubfäden mit Anhängseln und bespitzten, die Schlundschuppen weit überragenden Antheren. Nüßchen dem flachen Griffelpolster mit konkaven Ansatzflächen aufsitzend.[1]

Verbreitung: Heimat ist Südspanien und Nord-West-Afrika. Heute sind die Pflanzen dieser Gattung im gesamten Mittelmeergebiet sowie in fast ganz Europa und Nordamerika als Kultur- und Ruderalpflanze verbreitet. Die nördliche Grenze ist das südliche Skandinavien.[1]

Inhaltsstoffgruppen: Die Gattung Borago zeigt die für eine Gattung der Boraginaceae typische Tendenz zur Einlagerung von Siliziumdioxid und Calciumcarbonat in die Wände von Borstenhaaren. Phytochemisch kennzeichnend sind die Verwendung von Allantoin als Transport- und Speicherform für Stickstoff sowie das Vorkommen von Bornesit. Dadurch unterscheidet sich diese Gattung von vielen anderen Gattungen der Boraginoideae, die Scyllit führen.[3] Weiterhin kommen hier Pyrrolizidinalkaloide, vorzugsweise der Monoesterreihe vor.[3,4]

Drogenliefernde Arten: *Borago officinalis* L.: Boraginis flos, Boraginis herba, Borago officinalis hom. *HAB 34*.

Borago officinalis L.

Sonstige Bezeichnungen: Dt.: Boretsch, Borretsch, Gurkenkraut, Burres, Borgelkraut, Wohlgemutkraut, Purg, Porg, Porich, Boragi, Boradi, Borage, Burrasch, Buratsch, Boratsch, Gugomeanblerer,

Guggumerechrut, Beinlfutter, Küchlikrut, Jungferegsichtli; engl.: Borage; frz.: Bourache, bourroche; Westschweiz: Bouraste, Boraste; it.: Boragine, borana, borrandella; Tessin: Boresena.

Botanische Beschreibung: Einjähriges Kraut, saftig, borstig behaart, schwach gurkenähnlicher Geruch und Geschmack. Pflanze 15 bis 60 cm groß, Blätter wechselständig, 3 bis 10 cm lang, elliptisch bis eiförmig. Blüten gestielt, nickend, in beblätterten, zu Doldenrispen zusammengesetzten Wickeln. Kelch fast bis zum Grund in rauhhaarige Zipfel geteilt. Krone himmelblau, selten weiß, 1,5 bis 2,5 cm breit. Staubblätter mit verbreitertem Filament und violettem, sporenähnlichem Fortsatz; Antheren schwarzviolett. Griffel fädlich mit kopfiger Narbe. Nüßchen länglich-eiförmig, ca. 7 bis 10 mm lang, hellbraun, gekielt, gerippt, warzig, rauh.

Verwechslungen: Am natürlichen Standort kann eine Verwechslung mit *Echium vulgare* L., dem Natternkopf vorkommen.

Inhaltsstoffe: Über die Inhaltsstoffe von Blatt und Blüte s. unter Boraginis flos und Boraginis herba. Die Wurzel scheint nicht analysiert zu sein. Die Samen ("Klausenfrüchtchen") sind stärkefrei. Sie enthalten neben 10 bis 30 % Eiweiß im Mittel 33 % fettes Öl, das u.a. aus Glyzeriden der Linolsäure (39 % bezogen auf den Gesamtglyzeridgehalt) und aus γ-Linolensäure (21 %) besteht.[5] Damit sind die Samen von *Borago officinalis* L. die bisher reichste Quelle für Gamma-Linolensäure.[6] Sehr geringe Mengen von Pyrrolizidinalkaloiden (keine Mengenangaben) wurden gefunden, das ungiftige Thesinin sowie Spuren von Amabilin.[7]

Verbreitung: Verwildert auf Schutt, in Unkrautfluren, auf Komposthaufen, an Seeufern, auf wüsten Plätzen, im Inntal noch bei 1400 bis 1700 m anzutreffen, kann sich nördlich der Alpen nicht dauernd halten, in Südeuropa kommt er bis an die oberitalienischen Seen und bis nach Istrien, vor allem in Weinbergen und an nicht zu trockenen Gartenmauern vor.

Anbaugebiete: Kleinanbau als Küchengewürz in ganz Europa und Nordamerika.

Drogen: Boraginis flos (Boretschblüten), Boraginis herba (Boretschkraut), Borrago officinalis hom. *HAB34*.

Boraginis flos (Boretschblüten)

Synonyme: Flores Boraginis.

Sonstige Bezeichnungen: Dt.: Boretschblüten; engl.: Pectoral flowers; frz.: Fleurs de bourrache.

Monographiesammlungen: Boraginis flos *PFX*, Flores boraginis *CF65*.

Definition der Droge: Die getrockneten Blüten.

Stammpflanzen: *Borago officinalis* L.

Herkunft: Jugoslawien, Rumänien, Bulgarien, Türkei. Die Droge stammt aus Kleinkulturen oder aus Wildsammlungen.

Gewinnung: Geerntet wird während der Blütezeit. Da die Pflanze sehr wasserhaltig ist, sollte bei einer Temperatur von 40 °C künstlich getrocknet werden. Der Ertrag liegt bei 3 kg Droge/a.[8]

Ganzdroge: Boretschblüten fassen sich rauh an, haben einen schwachen Geruch und einen schleimigen Geschmack. Der Kelch ist verwachsenblättrig und in fünf gleiche, lineale, lanzettliche, dicht rauhborstig behaarte Lappen geteilt. Die Krone ist verwachsenblättrig, blauviolett, mit fünf radförmig ausgebreiteten, ovalen, spitz zulaufenden Blattzipfeln. Die fünf Schlundschuppen ragen aus der Kronröhre heraus. Die Staubblätter bestehen aus einem verbreiterten Filament, das außen einen spornähnlichen, oft violetten Fortsatz trägt, und einer linealen, ca. 7 mm langen, kurz bespitzten, die Schlundschuppen weit überragenden, schwarzen Anthere. Zwei Karpelle werden durch zwei senkrecht zueinander stehende, tiefe Furchen getrennt. Am Kreuzungspunkt sitzt der Griffel auf einem Griffelpolster.

Pulverdroge: Das Pulver ($< 300\,\mu m$) ist graugrün und besteht aus Fragmenten der Kelch- und Kronblätter. Die Epidermis der Kelchblätter trägt lange, meist einzellige, selten zweizellige Deckhaare mit Zystolithen und einer fein punktierten Wand. Die Fragmente der Kronblätter haben eine kahle, unbehaarte Epidermis mit einer feinrunzeligen Kutikula. Die zahlreichen, ca. 15 µm großen Pollenkörner besitzen eine glatte Exine.

Verfälschungen/Verwechslungen: Als Verwechslung können die Blüten von *Echium vulgare* L., dem Natternkopf vorkommen.

Inhaltsstoffe: Boretschblüten enthalten geringe Mengen Bornesit (= Bornesitol, ein Cyclit), Allantoin (keine Mengenangaben), einen Schleim, der bei hydrolytischer Spaltung Glucose, Galactose und Arabinose liefert. Weiter enthalten sie 15 bis 17 % Mineralsalze, darunter reichlich Kaliumsalze[9,10]

Identität: Nach *PFX* wird eine makroskopische und mikroskopische Identitätsprüfung durchgeführt.
Zur Identitätsprüfung wird nach *PFX* außerdem folgende Lösung hergestellt:
5 g pulverisierte Boretschblüten werden 15 min. mit 50 mL Methanol geschüttelt und dann filtriert. Das Filtrat wird unter vermindertem Druck eingeengt. Der Rückstand wird in 1 mL verdünnter Schwefelsäure aufgenommen und filtriert.
Zu jeweils 0,3 mL dieser Lösung werden einmal 2 Tropfen Kaliumtetraiodomerkurat-Lösung und zum anderen 2 Tropfen einer verdünnten Lösung von Kalium-Iodobismutat gegeben. Im ersten Fall entsteht ein cremefarbener, im zweiten ein oranger Niederschlag.
Beide Reaktionen stellen einen Hinweis auf Alkaloide dar *PFX*.

Reinheit:
- Fremde Bestandteile: Höchstens 2 % *PFX*;
- Trocknungsverlust: Höchstens 9 % *PFX*;
- Asche: Höchstens 14 % *PFX*.

Lagerung: Die Droge ist vor Licht und Feuchtigkeit geschützt zu lagern *PFX*.

Wirkungen: Es liegen keine pharmakologischen Studien vor.

Volkstümliche Anwendung und andere Anwendungsgebiete: Harnverhaltung; bei Fieber, insbesondere wenn es als Begleitsymptom von Masern, Windpocken oder Scharlach auftritt, um die Diurese zu fördern; bei verschleimten Atemwegen; bei Verstopfung und bei Durchfall (Schleimwirkung?).[11]
Zubereitungen aus Boretschblüten werden ferner angewendet zur Blutreinigung und Entwässerung, als Vorbeugemittel gegen Brust- und Bauchfellentzündungen, Gelenkrheumatismus, als schleimlösendes, entzündungswidriges, schmerzlinderndes, herzstärkendes, beruhigendes, schweißtreibendes und leistungssteigerndes Mittel, sowie bei Venenentzündungen und klimakterischen Beschwerden. Die Wirksamkeit bei den beanspruchten Anwendungsgebieten ist nicht belegt.[12]

Tox. Inhaltsstoffe u. Prinzip: Boretsch enthält wechselnde Mengen toxischer Pyrrolizidinalkaloide, von denen organotoxische, insbesondere hepatotoxische Wirkungen bekannt sind. Tierexperimentell wurden für Pyrrolizidinalkaloide kanzerogene Wirkungen mit einem genotoxischen Wirkungsmechanismus nachgewiesen.[12]
In der Rohalkaloidfraktion von *Borago officinalis* wurden 20 bis 26 mg/kg freie Alkaloide sowie 9 bis 16 mg/kg an *N*-Oxiden gefunden. Nach GC-Quantifizierung fand man einen Gehalt von 2 bis 8 mg/kg an Pyrrolizidinalkaloiden. In Präparaten aus *B. officinalis* L. fand man Pyrrolizidinalkaloid-Gehalte von 0,4 bis 1,2 mg/kg woraus sich eine mögliche tägliche Pyrrolizidinalkaloid-Aufnahme von 12 bis 48 µg errechnete.[4]
Diese möglichen Tagesaufnahmen an Pyrrolizidinalkaloiden liegen weit über der vom BGA und der Kommission E akzeptierten Menge für Pyrrolizidinalkaloide mit ungesättigtem Necingerüst. Diese liegt für Drogen mit belegtem Nutzen bei 1 µg/d, wobei die Anwendungsdauer auf sechs Wochen zu beschränken ist.
Angesichts der Risiken und der für die beanspruchten Anwendungsgebiete nicht belegten Wirksamkeit ist die therapeutische Anwendung von Boretschblüten und -kraut nicht vertretbar.[12]

Sonst. Verwendung: *Haushalt.* Die Droge wird zum Blaufärben von Essig verwendet. Frische Blüten dienen als Salatgewürz.

Gesetzl. Best.: *Offizielle Monographien.* Monographie des französischen Arzneibuches *PFX*: Bourrache (Fleur de), Boraginis flos.
Monographie der Aufbereitungskommission für den humanmedizinischen Bereich phytotherapeutische Therapierichtung und Stoffgruppe (Kommission E) am BGA.[12]

Boraginis herba (Boretschkraut)

Synonyme: Herba boraginis.

Sonstige Bezeichnungen: Dt.: Gurkenkraut, Borretsch; engl.: Borage; frz.: Bourrache, Sommite fleurie de bourache.

Monographiesammlungen: Boraginis herba *PFX*.

Definition der Droge: Die getrockneten Infloreszenzen *PFX*.

Stammpflanzen: *Borago officinalis* L.

Herkunft: Jugoslawien, Rumänien, Bulgarien, Türkei.
Die Droge stammt aus Kleinkulturen oder aus Wildsammlungen.

Gewinnung: Das Kraut wird zur Blütezeit geerntet. Da die Pflanze sehr wasserhaltig ist, sollte bei einer Temperatur von ca. 40 °C künstlich getrocknet werden. Der Ertrag beträgt ca. 25 bis 30 kg/a.[8]

Ganzdroge: Boretschkraut faßt sich rauh an, es hat einen schwachen Geruch und einen schleimigen Geschmack. Die längs gerillten Stengel sind mit weißlichen, rauhen Haaren versehen. Sie tragen stengelumfassende, einzelstehende, behaarte Blätter, die ganzrandig, faltig, an den Rändern gebuchtet, oberseits grün und unterseits weißlich sind. Die Haupt- und Sekundärnerven springen an der Unterseite hervor. Die skorpionschwanzförmigen Blütenstände setzen sich aus ziemlich langgestielten Blüten zusammen. Morphologische Beschreibung der Blüten s. Boraginis flos (Boretschblüten).

Mikroskopisches Bild: Der Stengelquerschnitt weist eine mit Deck- und Drüsenhaaren besetzte Epidermis auf. Die Deckhaare mit Zystolithen sind i. allg. ein-, selten zweizellig. Ihre Größe ist sehr unterschiedlich, bis 1,5 mm lang. Ihre Wand ist fein punktiert, ihr Ende spitz zulaufend; die abgerundete Basis ist von Epidermiszellen umgeben, die einen becherförmigen Vorsprung bilden. Die Drüsenhaare besitzen einen mehrzelligen, einreihigen Stiel und einen einzelligen Kopf; sie sind ca. 50 µm lang. Die äußeren Schichten des Rindenparenchyms bestehen aus einem Eckenkollenchym. Das Leitungssystem wird aus zahlreichen holzfreien Bündeln gebildet, die unterbrochen ringförmig angeordnet und von geringer Ausdehnung sind. Der Blattquerschnitt zeigt an der Unterseite vorspringende Hauptnerven. Die obere und untere Epidermis besteht aus kleinen Zellen, Spaltöffnungen, Deckhaaren mit Zystolithen und Drüsenhaaren, die mit denen des Stengels identisch sind. Das Mesophyll ist bifacial.

Pulverdroge: Das Pulver (< 300 µm) von Boretschkraut ist grünbraun und besteht aus Fragmenten der Blätter und Kelchblätter, deren Epidermis Stomata aufweist. Die Epidermis ist rauh durch lange Deckhaare mit Zystolithen und einer fein punktierten Wand. Die Haare sind ein-, selten zweizellig. Die Fragmente der Kronblätter haben eine kahle, unbehaarte Epidermis mit einer feinrunzeligen Kutikula. Zahlreiche runde Pollenkörner mit einer glatten Exine und einem Durchmesser von ca. 15 µm sind enthalten.

Verfälschungen/Verwechslungen: Als Verwechslung kann das Kraut von *Echium vulgare* L., dem Natternkopf vorkommen.

Inhaltsstoffe: *Gerbstoffe.* Die Droge enthält ca. 3% Gerbstoffe, bestimmt nach der Hautpulvermethode.
Kieselsäure. Die Droge enthält 1,5 bis 2,2% lösliche Kieselsäure.
Schleimstoffe. Nach[10] enthält die Droge 11,1% Rohschleim. Der Rohschleim wurde nach schwefelsaurer Hydrolyse sowie nach Hydrolyse mit Trifluoressigsäure analysiert. Dabei wurden 35,6% Glucose, 27,2% Galactose sowie 37,2% Arabinose ermittelt.
Pyrrolizidinalkaloide. Bislang wurden in der Droge sieben Pyrrolizidinalkaloide gefunden. Dies sind die als lebertoxisch und carcinogen eingestuften ungesättigten Alkaloide Amabilin und Supinidin sowie die Isomerenpaare Lycopsamin/Intermedin und 7-Acetyllycopsamin/Acetylintermedin.[13,14] Als Vertreter der gesättigten, nicht toxischen Alkaloide wurde das Thesinin gefunden.[15]

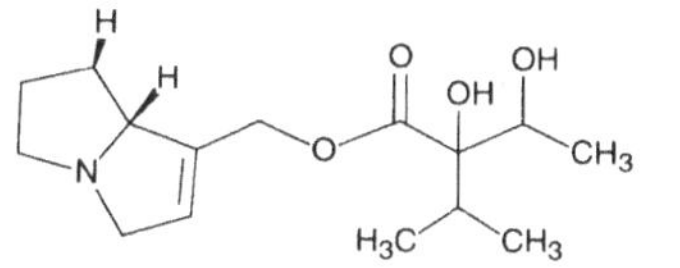

Amabilin

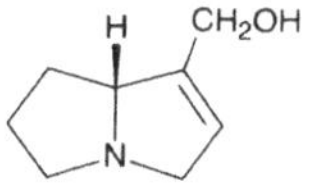

Supinidin

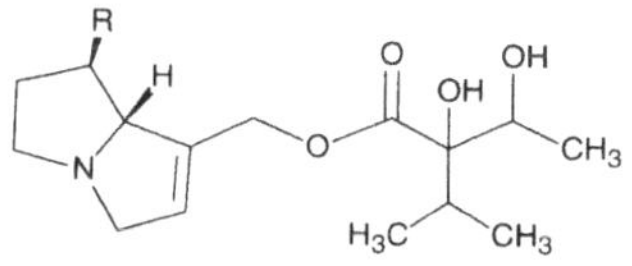

	R	Stellung der Hydroxylgruppen
Lycopsamin	—OH	erythro
7-Acetyllycopsamin	—OCOCH$_3$	erythro
Intermedin	—OH	threo
7-Acetylintermedin	—OCOCH$_3$	threo

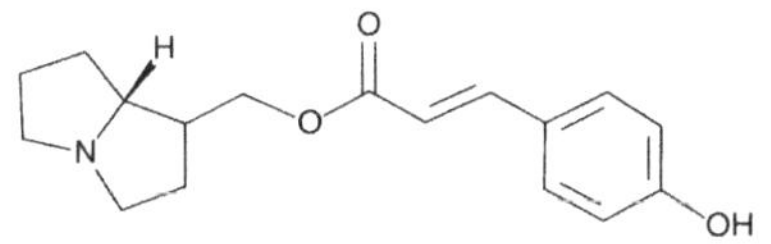

Thesinin

Sonstige Inhaltsstoffe. Als weitere Inhaltsstoffe wurden Harzstoffe[1] und ein cyanogenes Glykosid[16] gefunden.

Identität: Nach *PFX* wird eine makroskopische und mikroskopische Identitätsprüfung durchgeführt.
Zur Identitätsprüfung nach *PFX* s. Boraginis flos. Anstelle von Boretschblüten werden 5 g pulverisiertes Boretschkraut verwendet.

Reinheit: S. Boraginis flos.

Lagerung: Die Droge ist vor Licht und Feuchtigkeit geschützt zu lagern *PFX*.

Wirkungen: Es liegen keine pharmakologischen Studien vor.

Volkstümliche Anwendung und andere Anwendungsgebiete: In der Volksmedizin wird das Boretschkraut als einhüllendes und schleimgebendes Mittel bei Husten- und Halserkrankungen, als entzündungswidriges Mittel bei Nieren- und Blasenleiden, als zusammenziehendes Mittel sowie als Rheumamittel verwendet.[17]
Zubereitungen aus Boretschkraut werden angewendet wie Zubereitungen aus Boretschblüten (s. Boraginis flos).
Die Wirksamkeit bei den beanspruchten Anwendungsgebieten ist nicht belegt.[12]

Tox. Inhaltsstoffe u. Prinzip: S. Boraginis flos (Boretschblüten).

Sonst. Verwendung: *Haushalt.* Boretschkraut wird als Küchengewürz verwendet.

Borago officinalis hom. *HAB 34*

Monographiesammlungen: Borago officinalis hom. *HAB 34*.

Definition der Droge: Frische Blätter von *Borago officinalis* L.

Stammpflanzen: *Borago officinalis* L.

Zubereitungen: Essenz nach Paragraph 1 *HAB 34*.

Identität: Charakteristik der Arzneiformen: Die Essenz ist von rotbrauner Farbe, eigenartigem Geruch und widerlichem Geschmack. Die erste und zweite Dezimalpotenz sind in 1 cm dicker Schicht gelblich gefärbt.
Kapillarbild der Essenz: Steigh.: 9 cm bei 46% rel. F., 16,5 °C. 1 cm wäßrige Zone, schokoladenbraun, durchscheinend, unterer Rand dabei dunkler hervortretend; ganze übrige Fläche blaßbräunlich.
Arzneigehalt der Essenz: $^1/_2$.

Anwendungsgebiete: Die Anwendungsgebiete sind nicht ausreichend belegt.[18]

Tox. Inhaltsstoffe u. Prinzip: Die Blätter von *Borago officinalis* enthalten Pyrrolizidinalkaloide mit 1,2-ungesättigtem Necingerüst einschließlich ihrer *N*-Oxide. Die Anwendung einer Tagesdosis, die mehr als 0,1 µg Pyrrolizidinalkaloide mit 1,2-ungesättigtem Necingerüst einschließlich ihrer *N*-Oxide enthält, erscheint angesichts des nicht ausreichend belegten Nutzens nicht vertretbar.
Bei einer Tagesdosis, die 0,1 µg Pyrrolizidinalkaloide mit 1,2-ungesättigtem Necingerüst einschließlich ihrer *N*-Oxide nicht übersteigt, sind Risiken nicht bekannt.[18]

Gesetzl. Best.: *Offizielle Monographien.* Aufbereitungsmonographie der Kommission D am BGA.[18]

1. Heg, Bd. V/3, S. 2230–2232
2. FEu, Bd. 3, S. 109
3. Plouvier V (1971) Compt Rend 272 D 141 und 273 D 1625, zitiert nach Hgn VI, S. 268
4. Brauchli-Theotokis J (1987) Zur toxikologischen Bewertung der Pyrrolizidinalkaloide in den Arzneipflanzen Symphytum officinale und Borago officinale. Dissertation ETH Zürich
5. Carnat AP, Laurent P, Lamaison JL, J Pharm Belg 43(5):359–363
6. Janick J, Simon JE, Quinn J, Beaubaire N (1989) Borage: A Source of Gamma Linolenic Acid. In: Craker E, Simon JE, Herbs, Spices and Medicinal Plants, Vol. 4, Oryx Press
7. Dodson GD, Stermitz FR (1986) J Nat Prod 49, 729 zitiert nach Hgn VI, S. 161
8. Heeger EF (1956) Handbuch des Arznei- und Gewürzpflanzenbaues Drogengewinnung, Deutscher Bauernverlag, Berlin
9. Paris RR, Moyse H (1971) Précis de matière médicale, tom III, Masson & Cie., Paris, S. 139
10. Franz G (1969) Planta Med 17(3):217–220
11. Valnet J (1983) Phytothérapie Maloine S.A., Paris, S. 250–251
12. BAz Nr. 127 vom 12.7. 1991
13. Luethy J, Brauchli J, Zweifel U, Schmid P, Schlater C (1984) Pharm Acta Helv 59(9–10): 242–246
14. Larson KM, Roby MR, Stermitz FR (1984) J Nat Prod 47(4):747–748
15. Dodson CD, Stermitz FR (1986) J Nat Prod 49(4):727–728
16. Van Valen F (1979) Proc K Ned Akad Wet, Ser C 82(2): 171–176
17. Berger F (1954) Handbuch der Drogenkunde, Bd. IV, Verlag für medizinische Wissenschaften Wilhelm Maudrich, Wien
18. BAz Nr. 130 vom 17.7. 1991

Ra

Bovista HN: 2032300

Über die Stammpflanze der homöopathischen Bovista-Tinktur besteht ziemliche Verwirrung.[1]
In neueren Pharmakopöen und aktueller pharmazeutischer Literatur[2–5] wird heute vornehmlich *Calvatia gigantea* (BATSCH ex PERS.) LLOYD (frühere Bezeichnung: *Bovista gigantea* (BATSCH ex PERS.) BIGEARD et GUILLEMIN) genannt, eine Art, die auch unter dem Synonym *Langermannia gigantea* (BATSCH ex PERS.) ROSK. bekannt ist.[6,7] In d. Hdb. wird Bovista unter →Calvatia (Folgeband) beschrieben.

1. Schindler H (1951) Pharmazie 6:286–289
2. PF X
3. Keller K, Greiner S, Stockebrand P (1990) Homöopathische Arzneimittel, Materialien zur Beurteilung, Govi Verlag, Frankfurt/M.
4. BAz Nr. 190 a vom 10. 10. 1985
5. Zeller SM, Smith AH (1964) Lloydia 27:148–170
6. Jülich W (1984) Die Nichtblätterpilze, Gallertpilze und Bauchpilze, Kleine Kryptogamenflora Bd. IIb/1, Gustav Fischer, Stuttgart
7. Cetto B (1988) Enzyklopädie der Pilze, BLV Verlagsgesellschaft, München

Bowdichia HN: 2010800

Familie: Fabaceae (Papilionaceae).

Tribus: Sophoreae.

Gattungsgliederung: Als Synonym für die Gattung Bowdichia H.B.K. wird Sebipira MARTIUS angegeben.
Es gibt 18 Bowdichia-Arten.[1]

Gattungsmerkmale: Bei der Gattung Bowdichia handelt es sich um hohe Bäume mit relativ hartem, dauerhaftem Holz. Das Kernholz ist dunkelbraun bis schwärzlich und schön gezeichnet.[2] Die Blätter sind unpaarig gefiedert mit zahlreichen, kleinen Blättchen. Die blauen, purpurnen oder weißen Blüten stehen in lockeren endständigen Rispen mit am Rand gekräuselten Blütenblättern und kleinen Hoch- und Vorblättern. Der Kelch ist kreiselförmig mit klappigen Zähnen. Die Fahne der Bowdichiablüte ist breitkreisförmig, die Flügel sind länglich oder verkehrt eiförmig und länger als die Fahne. Das Blättchen des Schiffchens ist frei, länglich und kürzer als die Flügel. Die 8 bis 10 Staubblätter sind frei und fast gleich lang. Der fadenförmige Griffel ist an der Spitze eingebogen, mit kleiner Narbe. Der Fruchtknoten ist gestielt und besitzt zahlreiche Samenanlagen. Die längliche, flach zusammengedrückte Hülse ist häutig, an der oberen Naht schmal geflügelt und springt nicht auf. Die Samen sind länglich zusammengedrückt; sehr kurzes Würzelchen.[3]

Verbreitung: Ganz Südamerika, vor allem in Brasilien, Venezuela, Guyana und Kolumbien.

Drogenliefernde Arten: *Bowdichia nitida:* Bowdichia-nitida-Holz; *Bowdichia virgilioides:* Bowdichiae cortex.

Bowdichia nitida Bentham

Sonstige Bezeichnungen: Volkstümliche Bezeichnungen in Südamerika sind Sapupiro, Sucupira (s. *Bowdichia virgilioides*).[4]

Botanische Beschreibung: *B. nitida* ist ein großer Baum mit relativ kleiner Krone. Man findet ihn in Wäldern oder einzeln auf festen Böden. Diese Spezies ist leicht an den Blättern zu erkennen, die am Rand starr ledrig zurückgebogen und an der Spitze abgerundet sind. Die Blüten sind veilchenfarbig, lila bis blau und erscheinen gleich nach der Regenzeit. Der Kelch ist röhrig und verdünnt sich bis zum Fruchtstiel hin. Der Fruchtknoten ist nur an den Nähten behaart. Die Frucht bildet eine meist dreisamige Hülse. In Belem und Obidos blühen die Bäume in der Regel im Mai, die großen, einzeln stehenden Bäume blühen meist erst im Juli. Nach der Regenzeit verlieren die Bäume fast alle Blätter, was ihnen ein wunderschönes Aussehen verleihen soll.[4]

Verwechslungen: Der Handelsname Sucupira wird sowohl für *B. nitida*, *B. virgilioides* und deren Hölzer als auch für das Holz von *Ferreira spectabilis* Allem. (Fabaceae) verwendet.[19]

Verbreitung: *B. nitida* findet man in Brasilien in Belem, Gurup, Almeirim, Juruty, Obidos, in den unteren und mittleren Trombetas, am Xingu und im Amazonasgebiet.[4]

Drogen: Bowdichia-nitida-Holz.

Bowdichia-nitida-Holz

Stammpflanzen: *Bowdichia nitida* Bentham

Inhaltsstoffe: Aus dem Kernholz von *Bowdichia nitida* wurden folgende Stoffe isoliert.[19]
Chinone. 2,6-Dimethoxybenzochinon.
Isoflavonoide. Homopterocarpin (0,006 %), Genistein (0,0002 %), 3'-Hydroxyformonetin (= Calycosin) (0,002 %) und Bowdichion (7-Hydroxy-3-(5-methoxy-1,4-benzochinon-2-yl)-4-benzopyron), das erste Isoflavonchinon, das gefunden wurde (Spurenbereich).

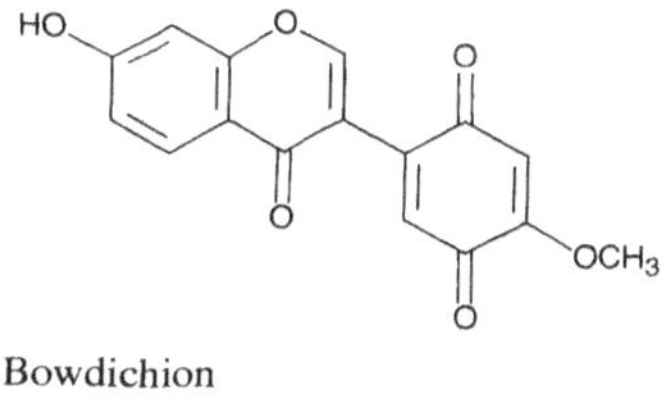

Bowdichion

Immuntoxizität: Das vermehrte Interesse an Bowdichia ging Anfang der 60er Jahre Hand in Hand mit einer sogenannten Palisanderwelle, welche die Teakwelle ablöste. Bowdichia kam als vollwertiges Holz mit palisanderähnlichen Eigenschaften, vor allem aber als billigeres Holz auf den Möbelmarkt. An chemischem Interesse gewann Bowdichia erst, als an einem 45jährigen Tischler ekzematische Erscheinungen bei Kontakt mit Holzstaub von Palisander- und Sucupira-Holz beobachtet wurden.[2] Der Verdacht auf eine Kreuzsensibilisierung mit Palisander lieferte einen ersten Hinweis auf die mögliche Struktur der allergenen Verbindung. Dabei handelt es sich um 2,6-Dimethoxybenzochinon, das als Kontaktallergen bereits bekannt war und das aufgrund seiner starken Aktivität gegen Mikroorganismen eine abwehrende Rolle gegen Pflanzenkrankheiten und Termiten einiger exotischer Hölzer aufweist.[17,20–23]

Sonst. Verwendung: *Industrie/Technik. B. nitida* gehört zu den wirtschaftlich wichtigsten Holzbäumen des Hinterlandes der Großstadt Belem. Man verwendet dort das Holz für Möbel und Furniere.[5]

Bowdichia virgilioides H.B.K.

Synonyme: *Bowdichia brevipes* Bentham, *B. densiflora* Bentham, *B. ferruginea* Walpers, *B. floribunda* Bentham, *B. major* Martius, *B. pubescens* Bentham, *B. sebipira* Stendel.[1]
Bowdichia major bildet insofern eine Ausnahme, als sie heute als separate Art angesehen wird.

Sonstige Bezeichnungen: Volkstümliche Bezeichnungen in Südamerika sind z. B.: Cutiuba, Cutiubeira, Sapopiro do campo, Sapupira, Sucupira, Sukupira Parda.[4–7]

Systematik: Bei *Bowdichia virgilioides* unterscheidet man die Formen: forma *ferruginea* Yakovlev, forma *major* Martius und forma *villosa* Martius.[1]

Botanische Beschreibung: *B. virgilioides* ist ein kleiner bis mittelgroßer Baum, der vor allem auf festen, sandigen oder lehmigen Böden zu finden ist; Zweige und Unterseite der Blätter von rostroten Haaren filzig.[4,8]

Inhaltsstoffe: Die Früchte enthalten 0,6 % ätherisches Öl mit Caryophyllen, Farnesol und Geraniol.[9]

Verbreitung: *B. virgilioides* findet man in Guyana und Venezuela sowie in Brasilien am Amazonas bis zur Region Rio de Janeiro. Im unteren Amazonasbecken kommt *B. virgilioides* vor allem in Almeirim, Velha Pobre, Jutahy und Montealegre vor, des weiteren in Santarem, Cicatanduba, Obidos und Mariapixy.[4]

Drogen: Bowdichiae cortex.

Bowdichiae cortex (Bowdichia-virgilioides-Rinde)

Synonyme: Alcornoco, Cortex Alcornoco, Cortex Bowdichiae, Cortex Chaparra.[24]

Sonstige Bezeichnungen: Dt.: Alcornocorinde, Chabarrorinde, Chaparrarinde; engl.: Alcornoco bark, American alcornoque; frz.: Ecorce d'alcornoque, Ecorce de bowdichia; port.: Sucupira.[24]

Definition der Droge: Die getrocknete Rinde.

Stammpflanzen: *Bowdichia virgilioides* H.B.K.

Herkunft: Sammlung aus Wildbeständen.

Gewinnung: Lufttrocknung.

Ganzdroge: Im Handel etwa 10 cm lange, 2 cm breite und 1 cm dicke, gelbbraune Stücke. Die sehr hökkerige Borke trennt sich leicht von dem im Querschnitt harten, im Längsschnitt zähfaserigen Bast. Der Bruch ist außen grobkörnig, innen splitterig-faserig.[24]

Schnittdroge: Bitterer und herber Geschmack, praktisch geruchlos.
Mikroskopisches Bild. Die Borke wird von breiten Korklamellen durchzogen, die aus im Querschnitt quadratischen, zum Teil dünnwandigen und an der Innenwand mäßig verdickten Zellen bestehen. Diese Lamellen schließen ein braunes, Steinzellnester führendes Rinden- und Phellodermgewebe ein. Unter der innersten Korkschicht liegt das Phellogen und das breite Phelloderm mit Steinzellnestern. Die sekundäre Rinde wird in den inneren Schichten von vielen Markstrahlen durchzogen. Diese sind 2 bis 4 Zellen breit und 12 Zellen hoch. In den oft nur drei Zellen breiten Rindenstrahlen kommen konzentrische Zonen von Sieb- und Parenchymgewebe sowie Faserbündeln vor. Ein Tangentialschnitt zeigt, daß die Siebröhrenzüge und Faserbündel je einer Zone ein Netzwerk bilden, das die Markstrahlen umgibt. In den mittleren Teilen der Rinde findet man in Mark- und Rindenstrahlen Steinzellnester, die nach außen hin größer werden und vermehrt auftreten.
Die Steinzellen sind dickwandig aber weitlumig, die Fasern bis zum punktförmigen Lumen verdickt, oft etwas knorrig und werden von dickwandigen Kristallkammern mit Einzelkristallen begleitet. Die Siebröhren haben horizontal gestellte Siebplatten, das Parenchym der Mark- und Rindenstrahlen führt einfache, ovale oder aus wenigen Einzelkörnern zusammengesetzte Stärke von im Mittel 10 µm Einzelkorngröße. Viele Steinzellen und ein Teil der Parenchymzellen in den äußeren Rindenschichten führen braune, glasig-amorphe Inhaltsmassen.[8]

Verfälschungen/Verwechslungen: Unter der Bezeichnung Alcornoco-Rinden kommen verschiedene Rinden in den Handel.[24] Sehr ähnlich und in anatomischer Hinsicht nicht zu unterscheiden, doch als Verfälschung anzusehen, ist Cortex Sebipirae oder Cortex Sicopirae, die Rinde von *B. major*, die in Brasilien als Sukupira oder Subupira bezeichnet wird.[8] Zudem kann auch eine Namensverwandtschaft zu Verwirrungen führen, denn die Rinde von *Quercus suber* L. wird als Cortex Alcornoco hispanicus bezeichnet.[24] In Südamerika wird die Bezeichnung Alcornoco auch für eine *Byrsonima*-Art (Malpighiaceae) verwendet,[8] und ferner kann die Alcornoco-Rinde von *B. virgilioides* auch mit der Rinde von *Alchornea latifolia* Sw. (Euphorbiaceae) verwechselt werden.[10]

Inhaltsstoffe: In der älteren Literatur[8] wird über das Vorkommen von Gerbstoffen (keine weiteren Angaben) und eines Bitterstoffes mit der Bezeichnung Alcornin ($C_{22}H_{34}O$, keine näheren Angaben) berichtet, was durch neuere Untersuchungen (noch) nicht bestätigt werden konnte.
Triterpene. Lupeol; 1,3 % in der trockenen Rinde.[11]
Alkaloide. Über ein Alkaloidgemisch (0,08 %) berichten[11,12]. Vom Hauptalkaloid Homoormosanin ($C_{21}H_{35}N_3$, Smt. 126 bis 128 °C aus Aceton), ein hexacyclisches Chinolizidinderivat, wurden 0,015 % isoliert. Homoormosanin wird auch als Jamin bezeichnet[13,14] und ist strukturell mit Ormosanin bzw. mit dem dimeren Ormosinin verwandt, das aus *Ormosia*-Arten (Fabaceae, Tribus Sophoreae) isoliert wurde.[15]

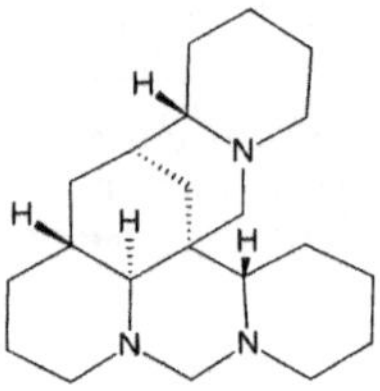

Homoormosanin

Reinheit: Nicht mehr als 12 % Asche *Brasil 1.*

Volkstümliche Anwendung und andere Anwendungsgebiete: Vor allem in Brasilien bei Lungen- und Leberleiden und bei Fieber;[8] in Kolumbien zusätzlich bei Rheuma und Gicht;[16] in Brasilien und Venezuela bei Rheuma, Fieber und Syphilis.[24]
Die Wirksamkeit der Droge bei diesen Indikationen ist nicht belegt.

Akute Toxizität: Die Rinde soll betäubend und pupillenerweiternd wirken; nähere Angaben fehlen.[24]

Immuntoxizität: Bowdichia-virgilioides-Holz soll wegen enthaltener Benzochinone allergische Kontaktekzeme hervorrufen können.[7] Die allergischen Kontaktekzeme wurden bei einem Möbeltischler, vor allem unter starker Staubeinwirkung, beobachtet. Da es sich bei diesem Bericht um die einzige bekannte Arbeit über *B. virgilioides* in Zusammenhang mit dem Auftreten von allergischen Kontaktekzemen handelt, dürfte es sich hier um eine botanische Verwechslung mit *Bowdichia nitida* BENTHAM gehandelt haben, das nachweislich eine allergene Potenz aufweist.[17]

Sonst. Verwendung: *Industrie/Technik.* Das Holz verschiedener Bowdichia-Arten wird als Sucupira bezeichnet. Als Synonyme für Sucupira sind auch

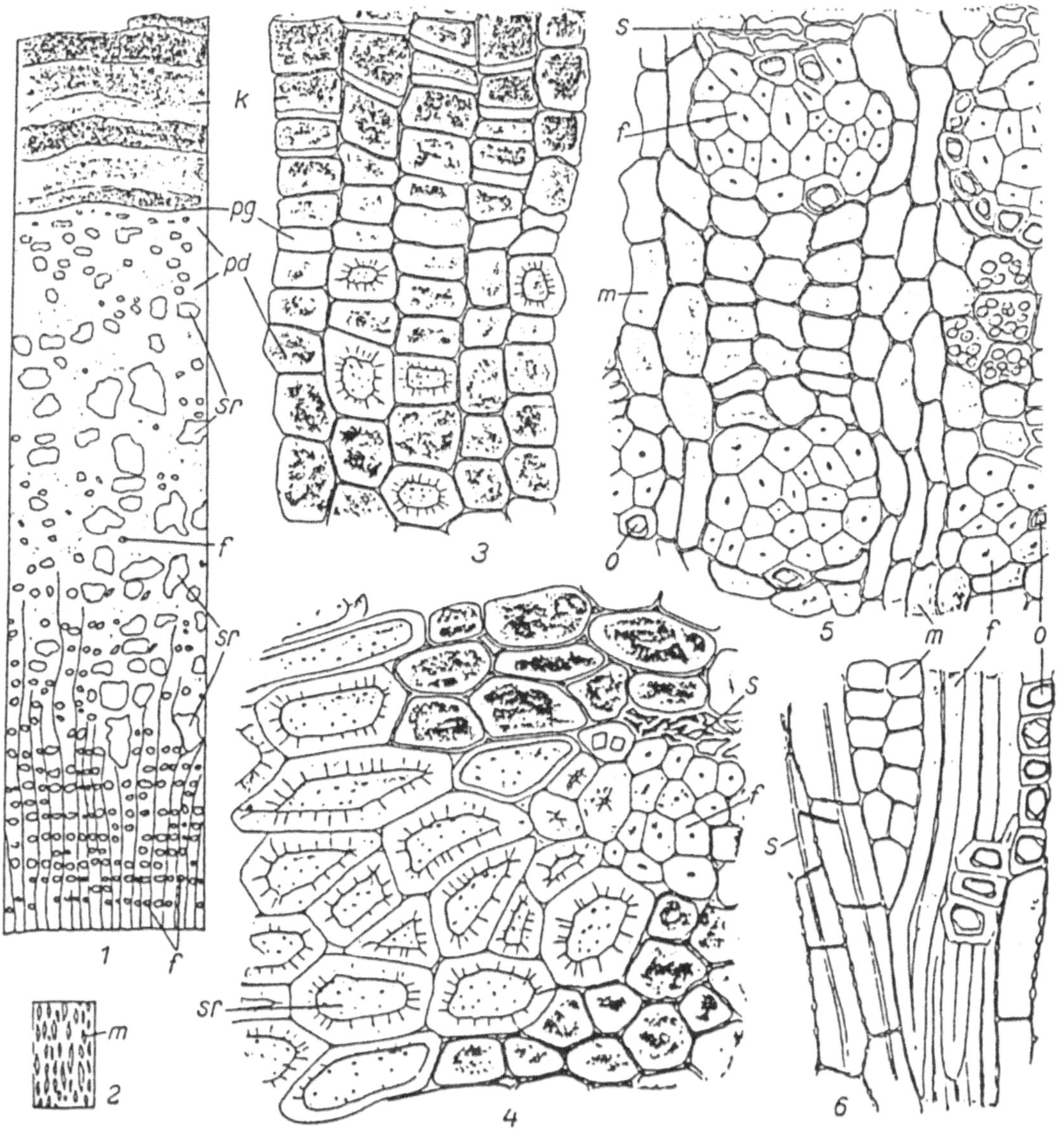

Bowdichiae cortex. *1* Querschnitt; *2* Tangentialschnitt von der Innenfläche der Rinde, beide 8:1; *3* bis *5* Teile des Querschnittes: *3* Kork und Phelloderm; *4* äußere Schichten dicht unter dem Phelloderm; *5* innere, jüngste Rindenschichten; *6* Tangentialschnitt der innersten Rindenschicht, *3* bis *6* Vergrößerung 200:1; k Kork, pg Phellogen, pd Phelloderm, sr Steinzellnester, f Faserbündel, s Siebröhren, m Markstrahlen (in *1* nur so weit angedeutet, als sie noch leicht erkennbar sind), ok Oxalatkristalle in verdickten und verholzten Kammern

Angelim, Arbre Chou, Angelino, Cour de hors und Zwarte Kabbes gebräuchlich.[2] Das Holz gilt als wertvolles Bau- und Möbelholz.[5,18] Ferner soll es in der Färberei und der Gerberei verwendet werden.[8]

1. Index Kewensis and Supplements (1893–1985) Clarendon Press, Oxford
2. Heyl U (1966) Berufsdermatosen 14:239–244
3. Engler A, Prantl KAE (1894) Die natürlichen Pflanzenfamilien, Teil III/3, Verlag Wilhelm Engelmann, Leipzig, S. 193
4. Archivos do Jardim Botanico do Rio de Janeiro (1930) Vol V, Papelaria Americana-Assemblea 90, Rio de Janeiro, S. 295
5. Hueck K (1966) Die Wälder Südamerikas, Ökologie, Zusammensetzung und Bedeutung, Verlag G Fischer, Stuttgart, S. 25, 125, 291
6. Hirschhorn HH (1982) J of Ethnopharmac 5:163–180
7. Schleicher H (1924) Dermat Monatsschrift 160(6):433–444

8. Thoms H (1932) Hdb der prakt und wissenschaft Pharmazie, Bd V, Verlag Urban & Schwarzenberg, Berlin Wien, S. 1135–1138
9. Jorge Netto J (1970) Rev Fac Farm Odontol Araraquara 4(1):203–204
10. Merck Index (1952) 6. Ausgabe, Merck & Co, Inc Rahway, NJ, USA, S. 27
11. Calle AJ, Rivera-Umana A, Moreno E (1983) Rev Colomb Cienc Quim-Farm 4(1):93–94
12. Torrenegra GR, Escarria R, Bauereiss P, Achenbach H (1985) Planta Med 51:276–277
13. Frank JK, Duesler EN, Thayer NN, Heckendorn R, Rhinehart KL, Paul IC, (1978) Acta Cryst B34:2.316–2.319
14. Naegeli P, Wildman WC, Lloyd HA (1963) Tetrahedron Lett 5:2069
15. MI 11, S. 1086
16. Garcia BH (1974) Flora Medicinal de Colombia, Vol 1, Imprenta Nacional, Bogotá, S. 437
17. Hausen BM (1978) Contact Dermatitis 4:204–213
18. Hausen BM (1970) Untersuchungen über gesundheitsschädigende Hölzer, Dissertation, Univ Hamburg
19. Brown PM, Thomson RH, Hausen BM, Simatupang MH (1974) Liebigs Ann Chem (8):1295–1300
20. Armstrong WD, Spink WW, Kalurke J (1943) Proceedings of the Society of Experimental Biology and Medicine 53:230–234
21. Rao KR, Sheshadri TR (1955) J of Scientific and Industrial Research, India 14C:189–191
22. Kupchan SM, Obasi ME (1960) J Amer Pharm Assoc 49:257–258
23. Sandermann W, Dietrichs HH (1957) Holz als Roh- und Werkstoff 15:281–287
24. Hag, Bd. 3, S. 494

Bu/Sp

Bowiea

HN: 2015100

Familie: Hyacinthaceae.[1]

Gattungsgliederung: Die Gattung Bowiea HARV. ex HOOK. fil., die nach älterer Auffassung noch zu den Liliaceae gerechnet wird,[2] umfaßt 2 bis 3 Arten: *Bowiea garipiensis* E. J. VAN JARSFELD, *B. kilimandscharica* MILDBR. und *B. volubilis* HARVEA ex HOOKER fil. Der Status von *B. kilimandscharica* ist allerdings zweifelhaft. Geringfügige Unterschiede zu *B. volubilis* bestehen lediglich hinsichtlich der Kapselform und Samenlänge. Vermutlich handelt es sich um eine geographische Variante der weitverbreiteten *B. volubilis*.[2]

Gattungsmerkmale: Pflanze krautig, mit unterirdischen Überdauerungsorganen; Zwiebeln groß, bis 15 cm im Durchmesser; Stengel bis 1,5 m lang, vielästig, kletternd-schlingend, mit unscheinbaren, kleinen reduzierten, schuppigen Blättern; Blüten einzeln, gestielt, zwittrig, meist sehr zahlreich; Blütenhüllblätter 6, frei, grünlich; Staubblätter kürzer als die Blütenblätter; Fruchtknoten kegelförmig, mit zahlreichen Samenanlagen; Griffel säulenförmig mit dreilappiger Narbe; Kapselfrucht, sich fachspaltig öffnend; Samen schwarz, glänzend, mit streifiger bis glandulärer Oberfläche, etwas zusammengedrückt, länglich.[3,4]

Verbreitung: Das Areal erstreckt sich von Südafrika bis Zentral- und Ostafrika.

Inhaltsstoffgruppen: Systematische Untersuchungen fehlen. Die Zwiebeln und wohl auch andere Organe enthalten Bufadienolidglykoside.[5]

Drogenliefernde Arten: *Bowiea kilimandscharica*: Bowiea-kilimandscharica-Zwiebeln.
Bowiea volubilis: Bowiea-volubilis-Zwiebeln.
Hinweis: Da im pharmazeutischen Schrifttum *B. kilimandscharica* bisher als eine eigene Art angesehen wurde, wird diese Gattungsgliederung im folgenden beibehalten.

Bowiea kilimandscharica MILDBR.

Botanische Beschreibung: *Bowiea kilimandscharica* MILDBR. unterscheidet sich von *B. volubilis* nur durch eine geringfügig abweichende Kapselform – Kapsel ellipsoid und nicht konisch wie bei *B. volubilis* – sowie durch größere Samen: Größer als 1 cm, im Vergleich zu den Samen von *B. volubilis*, die bis 6 mm lang werden.[2,3]

Inhaltsstoffe: Abgesehen von den Zwiebeln liegen über Inhaltsstoffe anderer Organe keine Untersuchungen vor.

Verbreitung: Kenya, in Busch- und Waldland in Höhen bis zu 2000 m.[2]

Drogen: Bowiea-kilimandscharica-Zwiebeln.

Bowiea-kilimandscharica-Zwiebeln

Definition der Droge: Getrocknete Zwiebeln.

Stammpflanzen: *Bowiea kilimandscharica* MILDBR.

Herkunft: Südliches Afrika.

Gewinnung: Die Droge wird durch Sammlung von Wildbeständen und von angebauten Pflanzen gewonnen.

Inhaltsstoffe: Isoliert wurden ca. 0,011 % des Bovogenin-A-glykosides Bovosid A (Bovogenin-A-α-L-thevetosid), 0,022 % Glucobovosid A, 0,0002 % Bovosid B, 0,001 bis 0,01 % Bovosid C, 0,005 % Bovochrysoid (früher Bovosid D), 0,0014 % Bovopurpurosid, 0,002 % Bovorubosid, 0,00006 % Bovokryptosid, 0,006 % Bovoxanthotoxin, sowie Spuren von Bovoeolotoxin (= Bovogenin E, früher Bovogenin A), Bovocyanotoxin, Bovoerythrotoxin und Kilimandscharotoxin (früher Kilimandscharogenin B). Ob das gefundene Kilimandscharogenin A mit Bovogenin A identisch ist, steht nicht fest.[2,6,13] Die Genine mit aufgeklärter chemischer Struktur sind im folgenden dargestellt.

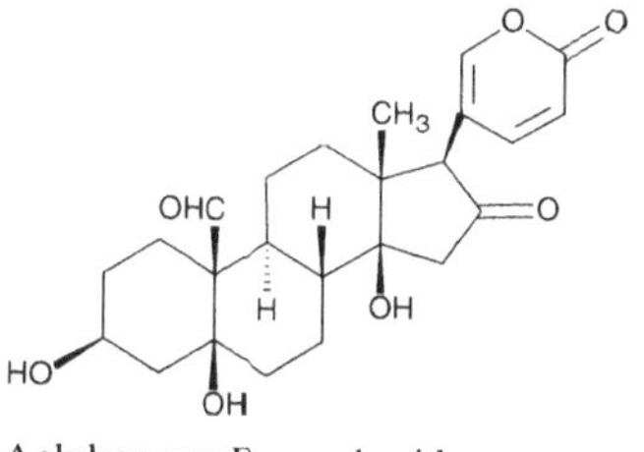

Aglykon von Bovorubosid

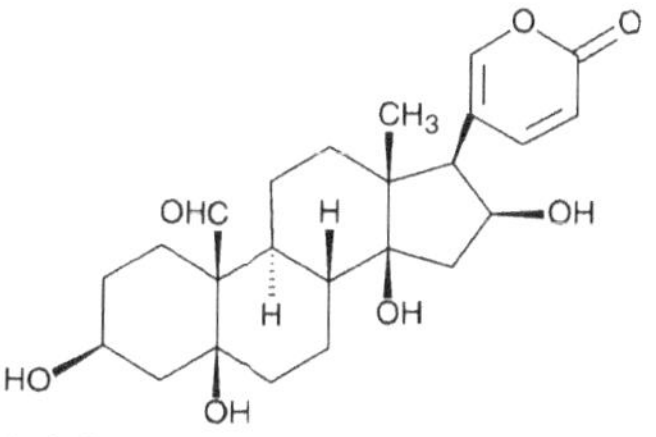

Aglykon von Bovokryptosid

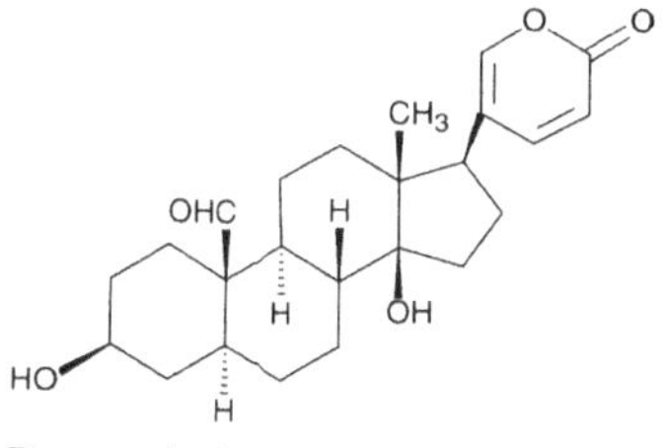

Bovogenin A

Wirkungen: Die Bufadienolidglykoside sollen digitalisähnliche Wirksamkeit besitzen. Ihre Kumulation soll der des Digitoxins ähneln. Bovosid A soll die gleiche biologische Aktivität haben wie k-Strophanthin.[14]

Volkstümliche Anwendung und andere Anwendungsgebiete: Die Zwiebeln werden bei den Eingeborenen Südafrikas ebenso wie die von *Bowiea volubilis* (1 Eßlöffel der gepulverten gerösteten Zwiebel in heißem Wasser), bei Ödemen, bei der Zubereitung von Liebestränken und zur Behandlung der Sterilität der Frau angewandt. Ein Dekokt findet bei entzündeten Augen Verwendung.[6,10,14] Zur Wirksamkeit liegt keine Dokumentation vor.

Wechselwirkungen: Aufgrund der in der Droge enthaltenen herzwirksamen Glykoside gelten die für diese Verbindungsklasse typischen Gegenanzeigen und Wechselwirkungen.

Tox. Inhaltsstoffe u. Prinzip: Das toxische Prinzip der Droge sind die herzwirksamen Bufadienolidglykoside, die eine nur geringe therapeutische Breite besitzen.[3,14] Die Droge besitzt darüber hinaus eine hautreizende Wirkung und ist gegenüber Ratten, ähnlich wie die Meerzwiebel, toxisch.[15]

Akute Toxizität: *Mensch.* Bei Überdosierung treten Erbrechen und Durchfall auf. Der Tod kann innerhalb von Minuten eintreten, wurde aber auch erst nach 3 Stunden bis 3 Tagen beobachtet.[14] *Tier.* Die Zwiebeln sind für Schafe und Ziegen toxisch.[6]

Toxikologische Daten: *LD-Werte.* Untersuchungen zur Droge liegen nicht vor. Für die reinen Glykoside wurden bei i. v. Applikation an der Katze folgende Toxizitätswerte (mg/kg KG) festgestellt: Bovosid A 0,129; Bovosid B 0,16; Bovosid C 0,175; Bovochrysoid 0,112; Bovocyanotoxin 0,180; Bovoeotoxin 0,197; Bovoeythrotoxin 0,112; Bovokryptosid 0,070; Bovopurpurosid 0,192; Bovorubosid 0,092; Bovoxanthotoxin 0,154; Glucobovosid A 0,146; Kilimandscharotoxin 0,129.[3]

Therapeutische Maßnahmen bei Vergiftungen: Die bei Vergiftungen mit Digitalis erprobten Maßnahmen (→ Digitalis lanatae folium) erscheinen auch bei Vergiftungen mit Bowiea-kilimandscharica-Zwiebeln zweckmäßig. Dasselbe gilt für die Erstmaßnahmen bei akuter Vergiftung.

Bowiea volubilis Harv. ex Hook. f.

Synonyme: *Schizobasopsis volubilis* (Harv. ex Hook. f.) Macbr.[16]

Botanische Beschreibung: Die jungen Zwiebeln sind klein und weiß, die älteren groß und grün und haben einen ungefähren Durchmesser von 15 cm. Sie sind kugelförmig oder etwas breiter als hoch. Die Blätter sind zurückgebildet. Die wenigen vorhandenen Blätter sind klein und fallen bald ab. Der Stengel ist schlingend, bis zu mehreren Metern lang, und reichlich verzweigt. Die untersten Zweige sind meist steril, die übrigen blütentragend. Die grünen Blüten stehen einzeln an den 1 bis 3 cm langen Endzweigen. Die Blütenhüllblätter sind frei, grünlich, lineal-lanzettlich, abstehend oder etwas zurückgeschlagen und 5 bis 7 mm lang. Die Staubblätter sind etwas kürzer als die Blütenhüllblätter. Die Filamente sind gegen die Basis zu etwas verbreitert. Der Fruchtknoten ist kegelförmig und enthält zahlreiche Samenanlagen. Der Griffel ist 2 bis 3 mm lang, säulenförmig und trägt eine schwach dreilappige Narbe. Die Frucht ist eine längliche, spitze, fachspaltige, ca. 15 mm lange Kapsel. Die Samen sind schwarz.[3-5,15]

Inhaltsstoffe: Alle Teile der Pflanze mit Ausnahme der Samen, hauptsächlich aber die Zwiebeln und die Blüten enthalten Glykoside vom Bufadienolidtyp.[14] Der Gehalt der Zwiebeln an Bufadienolidglykosiden hängt von Alter und Standort ab. Er ist in der Ruhezeit der Zwiebeln (Juli) am höchsten. Klimatische Bedingungen verändern die Zusammensetzung des Glykosidspektrums. Die einzelnen Muster der Droge unterscheiden sich deshalb in ihrem Bufodienolidmuster stark.[9]

Verbreitung: Heimisch in Südostafrika.[4,5]

Anbaugebiete: *Bowiea volubilis* wird im Süden Afrikas angebaut. Wegen ihres bizarren Aussehens wird sie in Europa im Gewächshaus kultiviert.[14]

Drogen: Bowiea-volubilis-Zwiebeln.

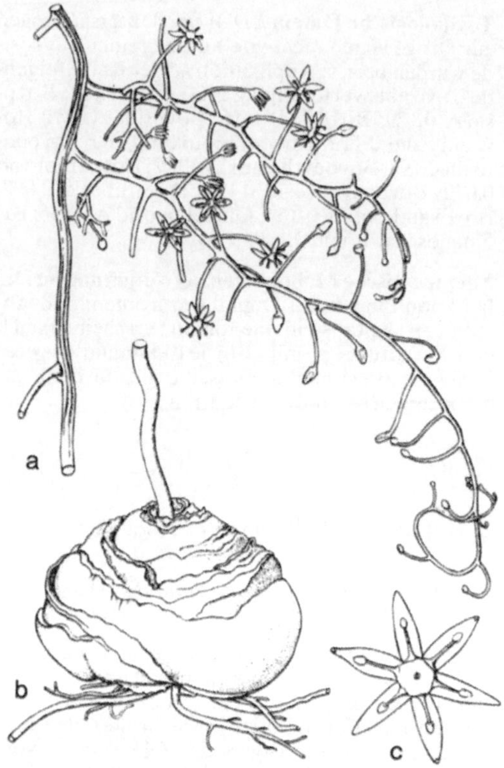

Bowiea volubilis. a Zwiebel; *b* Teil des Blütenstandes; *c* Blüte. Nach Lit.[1]

Bowiea-volubilis-Zwiebel

Definition der Droge: Getrocknete Zwiebeln.

Stammpflanzen: *Bowiea volubilis* HARV. ex HOOK.

Herkunft: Südliches Afrika.

Gewinnung: Die Droge wird durch Sammlung von Wildbeständen und von angebauten Pflanzen gewonnen.

Inhaltsstoffe: Die Zwiebeln enthalten herzwirksame Bufadienolidglykoside, deren Struktur bisher nur teilweise aufgeklärt werden konnte. Identifiziert wurden die Bovogenin-A-glykoside Bovosid A (Bovogenin-A-α-L-thevetosid) und Glucobovosid A (Bovogenin-A-α-L-thevetosido-β-D-glukosid; die Thevetoside der unbekannten Genine Bovosid D (= Bovochrysoid), Bovokryptosid, Bovopurpurosid (= Monoacetylbovochrysoid) und Bovorubosid; sowie die Genine Bovoeolotoxin (= Bovogenin E, früher Bovogenin A), Bovoxanthotoxin, Bovoerythrotoxin, Bovocyanotoxin, Kilimandscharotoxin (früher Kilimandscharogenin B) und Scilliglaucosidin.[7–9,13,17] Ob das gefundene Kilimandscharogenin A mit Bovogenin A identisch ist, steht nicht fest. Die Bovotoxine reagieren mit Schwefelsäure zu gefärbten Verbindungen. Ihre Bezeichnung leitet sich von den hierbei auftretenden Färbungen ab.[3] Die bekannten Genine der Glykoside sind u. a. bei *Bowiea kilimandscharica* dargestellt.

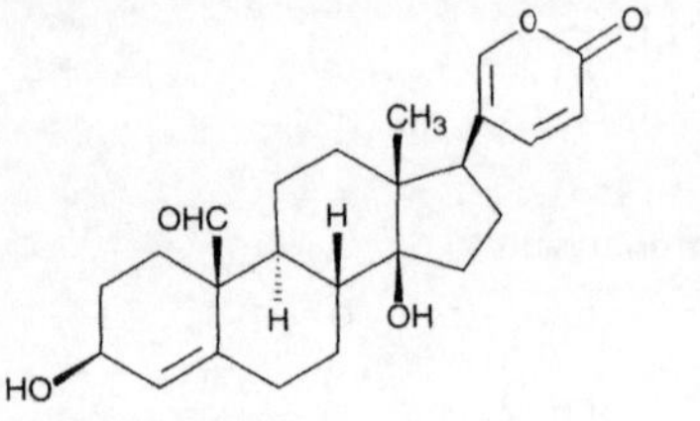

Scilliglaucosidin

Wirkungen: Die Bufadienolidglykoside sollen digitalisähnliche Wirksamkeit besitzen. Ihre Kumulation soll der des Digitoxins ähneln. Bovosid A soll die gleiche biologische Aktivität haben wie k-Strophanthin.[14]

Volkstümliche Anwendung und andere Anwendungsgebiete: In Südafrika werden die gerösteten Zwiebeln in kleinen Mengen bei Verstopfung als Abführmittel eingenommen.[10] Die Wirksamkeit ist plausibel: von den gallegängigen Bufadienoliden ist bekannt, daß sie durch Hemmung der Na^+-K^+-ATPase bereits in Konzentrationen von 10^{-5} mmol/L sekretagog wirksam sind.[11,12] Abkochungen finden bei Augenerkrankungen Verwendung. Der ausgepreßte Frischsaft der Zwiebel soll bei Hautkrankheiten, Wassersucht und Unfruchtbarkeit der Frauen wirksam sein.[10] Die Wirksamkeit bei den genannten Anwendungsgebieten ist nicht belegt.

Gegenanzeigen/Anwendungsbeschr.: Aufgrund der in der Droge enthaltenen herzwirksamen Glykoside gelten die für diese Verbindungsklasse typischen Gegenanzeigen und Anwendungsbeschränkungen, sowie Wechselwirkungen (→ Digitalis lanatae folium).

Tox. Inhaltsstoffe u. Prinzip: Das toxische Prinzip der Droge sind die herzwirksamen Bufaidenolidglykoside, die eine nur geringe therapeutische Breite besitzen.[3,14] Die Zwiebel soll 30mal, die Blüten sollen 60mal so toxisch sein wie Digitalis-purpurea-Blätter.[6,14] Die Bowieazwiebel besitzt darüber hinaus eine hautreizende Wirkung und ist gegenüber Ratten, ähnlich wie die Meerzwiebel, toxisch.[15]

Akute Toxizität: *Mensch.* S. *Bowiea kilimandscharica. Tier.* S. *Bowiea kilimandscharica.*

Toxikologische Daten: *LD-Werte.* Blüten 110.000, Stengel 18.000, Blätter 18.000, Zwiebel 16.000 Froschdosen g^{-1}. Die Blüten haben damit etwa die Hälfte der Wirksamkeit des Digitoxins.[5] LD-Werte für die reinen Glykoside s. *Bowiea kilimandscharica.*

Therapeutische Maßnahmen bei Vergiftungen: Die bei Vergiftungen mit Digitalis erprobten Maßnahmen (→ Digitalis lanatae folium) erscheinen auch bei Vergiftungen mit Bowiea-volubilis-Zwiebeln zweckmäßig.

1. Dahlgreen RMT, Clifford HT, Yeo PF (1985) The families of the Monocotyledons, Springer, Berlin Heidelberg New York
2. Agnew ADQ (1974) Upland Kenya wild flowers, Oxford University Press, Oxford, S. 685
3. Merxmüller H (Hrsg.) (1970) Prodromus einer Flora von Südwestafrika, Bd. 5: Familie Nr. 147, Verlag J. Cramer, München
4. Dyer RA (1976) The Genera of Southern African Plants, Vol 2, Gymnosperm and Monocotyledons, Department of Agriculture Technical Service, Pretoria
5. Baumgarten G (1963) Die herzwirksamen Glykoside, Thieme, Leipzig
6. Watt JM, Breyer-Brandwijk MG (Hrsg.) (1962) The Medicinal and Poisonous Plants of Southern and Eastern Africa, Livingstone, Edinburgh London
7. Tschesche R, Sellhorn K (1953) Chem Ber 86:54–62
8. Tschesche R, Sarau HW, Sellhorn K (1955) Chem Ber 88:1612–1619
9. Tschesche R, Döllberg U (1957) Chem Ber 90:2378–2382
10. von Koenen E (1978) Heil- und Giftpflanzen in Südwestafrika, Akademischer Verlag, Windhoek
11. Forth W, Rummel W (1967) Helv Physiol Pharmac Acta 25:8–23
12. Ewe K (1983) Die Wirkung von Herzglykosiden auf den Elektrolyt- und Wassertransport im menschlichen Dünn- und Dickdarm. In: Rietbrock N, Schnieders B, Schuster J (Hrsg.) Wandlungen in der Therapie der Herzinsuffizienz, Vieweg, Braunschweig Wiesbaden, S. 187–193
13. Kar 58, S. 927
14. CRC (1986) S. 82, S. 550
15. Hag, Bd. 3, S. 494–495
16. Zan (1980) S. 161
17. Kar 77, S. 628

Di/ML

Brassica

HN: 2012700

Familie: Cruciferae (Brassicaceae).

Tribus: Brassiceae.

Subtribus: Brassicinae.

Gattungsgliederung: Die Gattung Brassica L. umfaßt etwa 40 Arten; Synonyme auf Gattungsebene: Brassicaria und Nasturtiopsis POMEL, Brassicastrum LINK, Guenthera ANDRZ., Micropodium (DC.) RCHB., Mutarda BERNHARDI, Napus und Melanosinapis SCHIMPER und SPENNER, Rapa MILLER.
Gliederung der Gattung in drei Sektionen:[1]

- Sektion Brassica (Sekt. Brassicotypus DUM./ Sekt. Pseudobrassica PRESL) z. B. mit *Brassica juncea* (L.) CZERN./ *Brassica napus* L./ *Brassica oleracea* L./ *Brassica rapa* L.
- Sektion Brassicaria (GODR.) COSS. (Diplotaxis Sekt. Brassicaria GODR./ Sekt. Oreobrassica PRANTL) mit nur drei Arten.
- Sektion Melanosinapis (DC.) BOISS. (Sinapis Sekt. Melanosinapis DC./ Brassica Sekt. Sinapioides PETERM./ Brassica Sekt. Brassicastrum PAOL.) z. B. mit *Brassica nigra* KOCH.

Gattungsmerkmale: Krautige Pflanzen, einjährig bis ausdauernd, z. T. am Grunde leicht verholzt, borstig bis zottig oder kahl, oft bläulich bereift. Stengel stark verästelt oder einfach, reichbeblättert, zuweilen fast blattlos. Untere Laubblätter meist leierförmig, zuweilen buchtig oder gezähnt, selten fiederspaltig bis fiederteilig, in einen Stiel zusammengezogen oder verschmälert, öfter behaart. Obere Laubblätter meist ungeteilt, sitzend und stengelumfassend, kahl. Blütentrauben an Haupt- und Seitenzweigen endständig, oft rispig; Blüten mit 4 abstehenden oder aufrechten Kelchblättern und 4 gelben (selten weißen) Kronblättern, 6 einfachen Staubblättern (2 äußere kurze, 4 innere lange) mit Honigdrüsen am Grunde und oberständigem, zylindrischem Fruchtknoten, sitzend oder kurz gestielt sowie großer, halbkugelig-kopfiger Narbe. Frucht schotenförmig, linealisch, geschnäbelt, zur Reifezeit zweiklappig aufspringend, Fruchtscheidewand derbhäutig. Samen ziemlich groß, fast kugelig, nicht berandet, in jedem Fach zahlreich, einreihig, hängend.[2,220]

Verbreitung: Europa, besonders im westlichen und südlichen Mittelmeergebiet heimisch. Wenige Arten ins östliche Mittelmeergebiet bis Zentral- oder Ostasien, nach Mittel- und Westeuropa einstrahlend; durch Kultivierung weite Verbreitung.[220]

Inhaltsstoffgruppen: *Glucosinolate.* (früher Senfölglykoside) = *C*-substitutierte *S*-(*β*-D-Glucopyranosyl)methanthiohydroximsäure-*O*-sulfate, die sich nur in *C*-Substitution unterscheiden: Einfache oder verzweigte Alkyl- oder Alkenylreste, *ω*-Methylthioalkylreste sowie deren entsprechende Sulfinyl- oder Sulfonylderivate, Monoketoalkyl-, Alkarylsowie heterocyclische Reste kommen vor.[3,221] In der Gattung Brassica 12 bis 16 verschiedene Glucosinolate nachgewiesen.[4] Am häufigsten kommen vor: Sinigrin (2-Propenylglucosinolat = Allylglucosinolat) besonders bei *Brassica nigra* L. (Schwarzer Senf) sowie bei einigen Varietäten von *Brassica oleracea* L. (Gemüsekohl), Gluconapin (3-Butenylglucosinolat) in *Brassica napus* L. var. *napus* (Raps) und *Brassica rapa* L. var. *sylvestris* (Rübsen), Progoitrin (2-Hydroxy-3-butenylglucosinolat) in verschiedenen Varietäten von *Brassica oleracea* L. z. B. im Weiß- und im Rosenkohl sowie bei *Brassica napus* L. (Kohlrübe und Raps) und *Brassica rapa* L. (Speiserübe und Rübsen), Glucoiberin (3-Methylsulfinylpropylglucosinolat) in verschiedenen Varietäten von *Brassica oleracea* L. z. B. Weiß-, Wirsing- und Grünkohl, Glucobrassicin (3-Indolylmethylglucosinolat), Hauptglucosid von *Brassica oleracea* L.[3]
Sinalbin (4-Hydroxybenzylglucosinolat) wurde ebenfalls in zahlreichen Brassica-Arten gefunden.[5]
Bei Zerstörung der Zelle Spaltung der in der Vakuole lokalisierten Glucosinolate durch Myrosinase (Thioglucosidglucohydrolase-Isoenzymgemisch EC 3.2.3.1./Lokalisation im Zellwandraum oder gebunden an Endomembransysteme) in Aglykon = *C*-substituiertes Thiohydroximsäure-*O*-sulfat und Glucose.
Umlagerung des Aglykons bei pH-Werten nahe des Neutralpunktes in ein *N*-substituiertes Isothiocyanat (spontan, LOSSEN-Umlagerung); bei pH-Wer-

ten im sauren Bereich bzw. unter Einfluß von zweiwertigen Eisenionen, in frischem Pflanzenmaterial zusätzlich Bildung toxischer Nitrile. Einige Isothiocyanate, z. B. Indolylmethylisothiocyanat, gebildet aus Glucobrassicin, und 4-Hydroxybenzylisothiocyanat, gebildet aus Sinalbin, werden besonders in neutralem oder schwach alkalischem Milieu rasch zu Rhodanwasserstoffsäure und dem entsprechenden Alkohol umgelagert.[3]

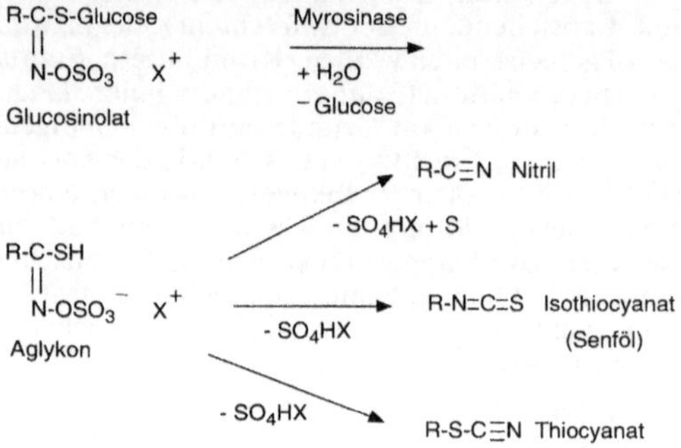

Enzymatischer Abbau (Schema) von Glucosinolaten aus Lit.[3]

Isothiocyanate mit *β*-ständigen Hydroxygruppen z. B. Progoitrin bilden Oxazolidinthione = Goitrine (bitterer Geschmack), in verschiedenen Varietäten von *B. oleracea* L. (Weiß- und Rosenkohl) sowie in *Brassica rapa* und *Brassica napus* nachgewiesen. Eine Einteilung der Aglyka in: 1. mit Wasserdampf flüchtige, stechend riechende, scharf schmeckende (sog. Senföle) z. B. Allylisothiocyanat; 2. nicht mit Wasserdampf flüchtige, geruchlose, mehr oder weniger scharfschmeckende z. B. 4-Hydroxybenzylisothiocyanat) und 3. spontan zu Oxazolidinthionderivaten cyclisierende z. B. Progoitrin ist gebräuchlich.[221]

Glucosinolate mit endständigen ungesättigten Substituenten (z. B. Allylglucosinolat, Sinigrin) zeigen bei Anwesenheit eines Katalysatorproteins (ESP, epithiospecifier protein) als Cofaktor der Myrosinase Bildung von Cyanoepithioalkanen.[3] Der Nachweis des Katalysatorproteins gelang in verschiedenen Varietäten von *Brassica oleracea* L.[6] sowie bei *B. rapa* L. ssp. *rapa*.[7] Zweiwertige Eisenionen sind für die Bildung der Cyanoepithioalkane notwendig.[8]

Glucosinolatspaltung und damit Spektrum der auftretenden Endprodukte wird durch eine Vielzahl von Faktoren beeinflußt: Pflanzensippe, Pflanzenteil, Alter und physiologischer Zustand der autolysierenden Gewebe, Struktur der Glucosinolate, Natur der Myrosinasen sowie den Autolysebedingungen, z. B. pH-Wert, Temperatur, Cofaktoren (zweiwertige Eisenionen, ESP, Ascorbinsäure, Thiole).[221]

Phenylpropankörper. Sinapinsäure (4-Hydroxy-3,5-dimethoxyzimtsäure) in freier Form häufig in vegetativen Pflanzenteilen vorkommend, oft begleitet von Ferulasäure; z. T. gebunden an Anthocyane als Rubobrassicin in den Blättern des Rotkohls (*Brassica oleracea* convar. *capitata* var. *capitata* f. *rubra*). Größter Teil der Sinapinsäure verestert mit Cholin als Sinapin besonders in den Samen, auch als Pseudoalkaloid eingestuft. Hydroxyzimtsäureester von Glucose bzw. Chinasäure aus verschiedenen Varietäten von *Brassica oleracea* isoliert.[221]

Flavonoide. In grünen Pflanzenteilen überwiegend Glykoside des Kämpferols, Quercetins und des Isorhamnetins als Mono-, Bis- und Trisglykoside; Zuckerkomponenten Glucose, Rhamnose, Rutinose und Sophorose, oft durch Hydroxyzimtsäure acyliert.[221] Lokalisation der flavonglykosidsynthetisierenden Enzyme im Cytosol, keine Kopplung an Chloroplasten.[9]

Fette Öle. In Samen lokalisiert, nur 10 % der Gesamtfettsäuren gesättigt, typisch ist das Auftreten ungesättigter Fettsäuren: 40 bis 60 % ungesättigte C_{18}-Fettsäuren (Öl-, Linol- und Linolensäure), 30 bis 50 % ungesättigte C_{20}-C_{22}-Fettsäuren (20:1 z. B. Eicosensäure, 22:1 z. B. Erucasäure u. a.), Erucasäure kann stark überwiegen;[221] durch Züchtung gewonnene erucasäurearme Sorten von *Brassica napus* ssp. *napus* (Raps) und *B. rapa* ssp. *oleifera* (Rübsen) bereits im Anbau.[10]

Während der Samenreifung starker Anstieg der Lipidbildung, im reifen Samen ca. 90 % der Lipide als Triglyceride, die *β*-OH-Gruppe des Glycerols bevorzugt durch ungesättigte C_{18}-Fettsäuren, die *α*-OH-Gruppen des Glycerols durch ungesättigte C_{20}-C_{22}-Fettsäuren besetzt.[11] Die Akkumulation ungesättigter Fettsäuren wird durch äußere Faktoren wie Licht und Temperatur beeinflußt.[12]

In Samenölen verschiedener Brassica-Arten (*B. juncea*, *B. napus*, *B. nigra*, *B. oleracea*) Nachweis einer Steroidfraktion im unverseifbaren Lipidanteil, die Cholestanderivate z. B. Brassicasterol sowie 22-Dehydrocamposterol, Sitosterol und Spuren anderer Sterole enthält;[13–15] auf ihre taxonomische Bedeutung wird hingewiesen.[16]

Die in den Pollen von *Brassica napus* vorkommenden Brassinosteroide (Cholestanderivate mit sechs- oder siebengliedrigem Lactonring) stellen eine Klasse von neuen Wachstumsregulatoren für Pflanzen dar.[17]

Schleimstoffe, Proteine. (Reich an Hydroxyprolin) sowie eine große Anzahl ungewöhnlicher Aminosäuren z. B. *S*-Methylcysteinsulfoxid in Samen enthalten.[221]

An flüchtigen Geruchsstoffen neben Abbauprodukten der Glucosinolate Isoprenoide (Farnesen bei *B. napus* und *B. rapa*, Verbenon bei *B. nigra*) sowie Alkohole (Hexanol, Pentanol, Hexenol), Aldehyde (z. B. Hexenal) und Sulfide vorkommend, ev. Bedeutung bei Anlockung oder Abwehr von Insekten.[18]

Drogenliefernde Arten: *Brassica juncea*: Sinapis nigrae semen (Schwarzer Senfsamen).
Brassica napus: Rapae oleum (Rüböl).
Brassica nigra: Oleum Sinapis expressum, Sinapis nigrae semen (Schwarzer Senfsamen), Sinapis nigra hom. *HAB 34*, Sinapis nigra hom. *HPUS 78*.
Brassica oleracea: Weißkohl, Brassica oleracea hom. *HAB 34*, Brassica oleracea e planta non florescente hom. *HAB 1*.
Brassica rapa: Rapae oleum (Rüböl).

Brassica juncea (L.) CZERN.

Synonyme: *Brassica besseriana* ANDRZ. AP. TRAUTV., *B. cernua* FORB. et HEMSL., *B. integrifolia* (WEST) RUPR., *B. japonica* (THUNB.) SIEB., *B. juncea* L. ssp. *eujuncea* THELL. et ssp. *integrifolia* (WEST) THELL., *B. lanceolata* (DC.) LANGE, *B. napiformis* (PAILL. et BOIS) BAIL., *B. rugosa* (ROXB.) BAIL., *B. urbania* O. E. SCHULTZ, *B. wildenowii* BOISS., *Caulis junceus* E. H. L. KRAUSE, *Crucifera juncea* E. H. L. KRAUSE, *Raphanus junceus* (L.) CR., *Sinapis cernua* POIR., *S. cuneifolia* ROXB., *S. integrifolia* WEST, *S. japonica* THUNB., *S. juncea* L., *S. juncea* var. *rapiformis* PAILL. et BOIS, *S. lanceolata* DC., *S. ramosa* ROXB., *S. rugosa* ROXB. et *S. patens* ROXB.

Sonstige Bezeichnungen: Dt.: Indischer Senf, Ruten-Kohl, Ruten-Senf, Sarepta-Senf; engl.: Brown mustard, Indian mustard, leaf mustard cabbage, mustard greens, Sarepta mustard; frz.: Moutarde de Chine, moutarde de Sarepte, moutarde jonciforme; chinesisch: Chieh ts'ai, ching ts'ai (Szechuan); span.: Mostaza de Chine; russ.: Gorcica sareptskaja.

Systematik: Alloploide Art sehr formenreich (B.-juncea-Gruppe), allerdings keine weitere Aufgliederung in Unterarten mangels größerer morphologischer Unterschiede sowie des Fehlens morphologisch-geographischer Korrelationen.[19]

Botanische Beschreibung: Einjährige Pflanze mit dünner, spindelförmiger Pfahlwurzel, bis 1 m hoch. Stengel aufrecht, stielrund, besonders im oberen Teil verzweigt, am Grunde bis 1 cm dick und behaart, ansonsten kahl und wie Laubblätter bläulich bereift. Alle Blätter gestielt, die unteren und mittleren meist unterseits mit über 1 mm langen Börstchen besetzt, bis 20 cm lang und 8 cm breit, in der Regel leierförmig-fiederspaltig mit 1 bis 2 (3) kleineren Seitenabschnitten und wesentlich größerem, rundlichem Endabschnitt oder ungeteilt und nur gezähnt. Obere Stengelblätter kleiner, schmal, oval bis lanzettlich, ungeteilt und oft ganzrandig. Blütenstände am Stengel und an den Ästen end- und achselständig. Blütenstiele $1\,^1/_3$- bis 2mal so lang wie Kelchblätter, Kelchblätter 4 bis 5 mm lang, $1\,^1/_2$ bis 2 mm breit, nach Aufblühen fast linealisch erscheinend, kahl, aufrecht abstehend, am Grunde nicht gesackt. Kronblätter fast doppelt so lang wie der Kelch (6 bis 10 mm lang), kurz gestielt, hellgelb. Fruchtknoten auf Blütenboden sitzend, Narbe fast kopfig. Früchte gestielt, aufrecht abstehend, breitlinealisch-schotenförmig, 3 bis 5 cm lang, 2 bis 3 mm dick, 16- bis 24samig, kahl mit gewölbten, durch die Samen aufgetriebenen Fruchtklappen mit stark vorspringendem Mittelnerv und dünner, durchscheinender Scheidewand.[21,220] Samen rötlichbraun bis violett mit deutlich genetzter Oberfläche, 1,5 bis 2 mm groß.[22]

Inhaltsstoffe: *Glucosinolate.* In allen Pflanzenteilen vorhanden, insbesondere Sinigrin (Allylglucosinolat) in den Blättern ca. 90 % des Gesamtgehalts.[23] Qualitative und quantitative Unterschiede im Glucosinolatgehalt der einzelnen Pflanzenteile: In Blättern Hauptglucosinolat Sinigrin, Spuren von 4-Methoxyglucobrassicin (4-Methoxy-3-indolylmethylglucosinolat), Glucobrassicin (3-Indolylmethylglucosinolat); in Samen ebenfalls Sinigrin Hauptbestandteil 4,4 %,[24] zusätzlich 4-Hydroxyglucobrassicin (4-Hydroxy-3-indolylmethylglucosinolat) nachgewiesen; in Wurzeln Hauptglucosinolat Gluconasturtin (2-Phenylethylglucosinolat) sowie Spuren von 4-Hydroxy- und 4-Methoxyglucobrassicin gefunden.[25]

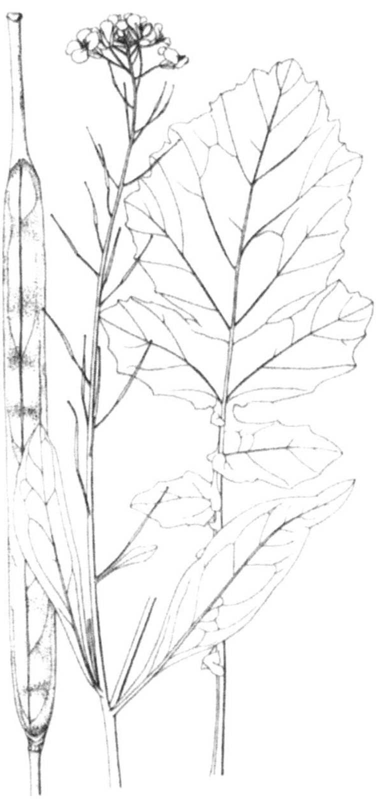

Frucht 3 x

Brassica juncea. Aus Lit.[21]

Verbreitung: Ursprünglich zentral- und ostasiatische Pflanze, heute fast über die ganze Erde verschleppt.[21]
Wildvorkommen als Unkraut.[19]

Anbaugebiete: Kulturareal reicht von Südwestasien bis Nordafrika und Südost-Europa (Rumänien, SO der Sowjetunion); Anbauzentren: Das nördliche Indien, Pakistan, China, Süd- und Südostasien; neuerdings verstärkte Kultivierung auch in Europa (z. B. England), Nordamerika (als Ölpflanze) und Westafrika (Gemüsepflanze).[19]

Drogen: Sinapis nigrae semen.

Sinapis nigrae semen (Schwarzer Senfsamen)

S. *Brassica nigra.*

Brassica napus L. emend. METZGER

Synonyme: *Brassica campestris* DC., *Brassica campestris* L. ssp. *napus* u. ssp. *campestris* HOOK, *Brassica napa* ST.-LAGER, *Brassica sativa* CLAV. ssp. *napus* (L.) CLAV., *Crucifera napus* E. H. L. KRAUSE, *Napus campestris* SCHIMP. et SPENN., *Rapa napus* (L.) MILL., *Raphanus napus* CRANTZ., *Sinapis napus* BROT.[19,220]

Sonstige Bezeichnungen: Dt.: Kohlsaat, Lewat, Ölraps, Raps, Reps; engl.: Cole, Colza, Rape, Rape seed; frz.: Colsat, Colza, Navette; it.: Colza, Navone; für ssp. *napus*.
Dt.: Bayrische Rübe, Kohlrübe, Krautrübe, Steckrübe, Unterkohlrabi, Wruke; engl.: Rutabaga, Swede, Swedish turnip; frz.: Chou-navet, Rutabaga; it.: Navete, Navone, Rapaccio; für ssp. *rapifera* METZG. AP. SINSKAJA; span.: Col nabo.

Systematik: Untergliederung in zwei Unterarten mit mehreren Formen:[19]
1. *Brassica napus* L. emend. METZGER ssp. *napus* = *B. campestris* L. var. *napus* (L.) BABINGT. = *B. campestris* L. var. *pabularia* DC. = *B. napus* L. = *B. napus* L. var. *arvensis* (DUCH. in LAM.) THELL. f. *annua* (SCHÜBL. et MART.) THELL. et f. *biennis* (SCHÜBL. ET MART.) THELL. = *B. napus* L. var. *oleifera* (MOENCH) DELILE = *B. napus* L. var. *pabularia* (DC.) RCHB. (von einigen Autoren als eigene Unterart abgetrennt) = *B. napus* L. ssp. *pabularia* (DC.) = *B. oleifera* MOENCH = *B. praecox* WALDST. et KIT. AP. SCHULT. = *B. rapa* L. ssp. *napus* (L.) BRIQ. = *B. rapa* L. ssp. *napus* (L.) SCHÜBL. et MART. = *Napus oleifera* (MOENCH) SCHIMP. et SPENN.
2. *Brassica napus* L. ssp. *rapifera* METZG. AP. SINSKAJA = *B. campestris* L. ssp. *campestris* var. *napobrassicata* PRAIN = *B. campestris* L. ssp. *napobrassica* (L.) SCHÜBL. et MART. = *B. campestris* L. C. *napobrassica* (L.) DC. et *B. napus* L. B. *esculenta* DC. = *B. napobrassica* (L.) MILL. = *B. napobrassica* (L.) MILL. ssp. *primitiva* SINSK. et ssp. *flava* SINSK. = *B. napus* L. var. *edulis* DELILE = *B. napus* L. var. *napobrassica* (L.) RCHB. = *B. napus* L. var. *rapifera* METZG. = *B. oleracea* L. var. *napobrassica* L.
Gliederung der Art in zwei Unterarten basiert auf der sehr unterschiedlichen Nutzung und der möglicherweise unabhängigen Entstehung. Aufgrund ihrer leichten Kreuzbarkeit und der Fertilität der Hybriden scheint die von einigen Autoren bevorzugte Gliederung in zwei selbständige Arten nicht gerechtfertigt.[19]
Art wird als relativ junge Kulturform angesehen, die durch Kreuzung von *B. oleracea* mit *B. rapa* entstanden ist.[19]

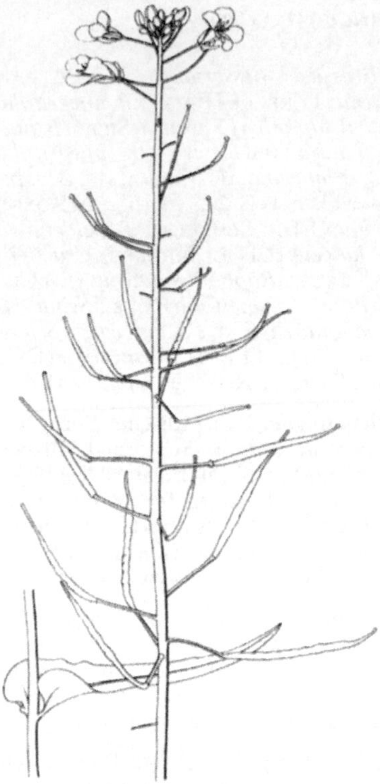

Brassica Napus. Aus Lit.[21]

Botanische Beschreibung: (Die Unterschiede zu *B. napa* sind kursiv gedruckt). Pflanze ein- oder zweijährig mit dünner, spindelförmiger Wurzel (ssp. *napus*) oder rübenförmig verdickter, fleischiger Wurzel (ssp. *rapifera*). Stengel bis mannshoch, bei kräftigen Exemplaren ästig, beblättert, krautig oder am Grunde nur wenig verholzt. *Laubblätter bläulich bereift, nur mit wenigen Haaren.* Untere Stengelblätter gestielt, fiederschnittig mit verhältnismäßig großen Endlappen, in der Jugend schwach borstig behaart. Mittlere und obere Stengelblätter sitzend, ungeteilt, nur gezähnt oder ganzrandig, halbstengelumfassend, meist ganz kahl. *Einzelne ältere Blüten tiefer liegend als die Knospen,* ihr Stiel so lang oder wenig länger als die mittelgroßen Blüten. *Kelchblätter (4) aufrecht abstehend,* schmal, *ca. 6 bis 8 mm lang* und $^1/_4$ so breit. *Kronblätter (4)* hell- oder dunkelgelb, *fast doppelt so lang wie der Kelch (11 bis 14 mm)*, mit rundlicher-elliptischer Platte (2- bis 3mal so lang wie Nagel) und oben verbreitert-keilförmigem Nagel. Die 2 äußeren (kürzeren) Staubblätter aus etwas bogig-abstehendem Grunde fast aufrecht, deutlich kürzer als die 4 inneren Staubblätter. Mediane Honigdrüsen aufrecht. *Frucht* auf aufrechtem Stiel, aufrecht-abstehend, später zeitweilig hängend, *4,5 bis 11 cm lang, 2,5 bis 4 mm breit* mit Scheidewand, *20- bis 40samig.* Samen in jedem Fach einreihig, kugelig und mittelgroß (1,5 bis 3 mm Durchmesser), Samenschale bereift, bläulich schwarz, selten dunkelrot, nicht oder kaum netzadrig.[2,220]

Inhaltsstoffe: *Glucosinolate* 0,5 bis 6,5% in den Samen der var. *napa*[3] stark variierend; Hauptglucosid Gluconapin (3-Butenylglucosinolat) 12 bis 47% des Gesamtgehalts, Progoitrin (2-Hydroxy-3-butenylglucosinolat) 13 bis 68% des Gesamtgehalts, in einigen Rassen auch Hauptglucosinolat[25,151,152] Glucobrassicanapin (4-Pentenylglucosinolat) 3 bis 30% des Gesamtgehalts, Gluconapoleiferin (2-Hydroxy-4-pentenylglucosinolat) 2 bis 5% des Gesamtgehalts, Glucobrassicin (3-Indolylmethylglucosinolat) 1 bis 4% des Gesamtgehalts, 4-Hydroxyglucobrassicin 3 bis 27% des Gesamtgehalts, Sinigrin (Allylglucosinolat) 0 bis 3% des Gesamtgehalts und Gluconasturtin (2-Phenylethylglucosinolat) 0 bis 7% des Gesamtgehalts.[153] Auch vereinzelt Glucoraphanin (4-Methyl-sulfinylbutylglucosinolat), Glucoalyssin (5-Methylsulfinylpentylglucosinolat) sowie Sinalbin (*p*-Hydroxybenzylglucosinolat) beschrieben.[3]
In Blättern und Stengeln verschiedener Futterrapssorten fehlen Indolglucosinolate sowie Sinigrin,[143] in anderen Zuchtformen stellen die Indolglucosinolate die Hauptglykoside dar.[25]
Glucosinolatgehalt abhängig von Entwicklungsstand (Keimpflanze, Samenreife u. a.) und äußeren Bedingungen unter denen Pflanzen wachsen[152,154] sowie Erntezeitpunkt.[155]
In der Varietät *rapifera* in allen Pflanzenteilen Hauptglucosinolat Progoitrin (2-Hydroxy-3-butenylglucosinolat), zusätzlich in Samen Gluconapin (3-Butenylglucosinolat) sowie 4-Hydroxyglucobrassicin (4-Hydroxy-3-indolylmethylglucosinolat), in Blättern besonders Glucobrassicin (3-Indolylmethylglucosinolat), Gluconapoleiferin (2-Hydroxy-4-pentenylglucosinolat) sowie Glucobrassicanapin (4-Pentenylglucosinolat),[25] in der Wurzel Glucobrassicin und Neoglucobrassicin (N_1-Methoxy-Indolylmethylglucosinolat).[3]
Bei Zellzerstörung Freisetzung der Myrosinase und Spaltung der Glykoside in Aglyka und Zucker; Aglyka bilden Isothiocyanate (Senföle), die flüchtig (Allylsenföl aus Sinigrin, 3-Butenylsenföl aus Gluconapin, 3-Pentenylsenföl aus Glucobrassicanapin, Phenylethylsenföl aus Gluconasturtin) oder nicht flüchtig (*p*-Hydroxybenzylsenföl aus Sinalbin, Methylsulfinylalkylsenföle z. B. aus Glucoalyssin) sind. Einige cyclisieren spontan zu Oxazolidinthionen, Präcursor Progoitrin, 0,18 bis 0,21% in Samen,[146] Ermittlung eines Gehalts von 4 bis 14 mg/kg Frischgewicht in Ganzpflanze.[147] Geringe Mengen von Nitrilen treten auf. Auch die Bildung von Cyanoepithioalkanen wird beschrieben.[145] Aus den Indolglucosinolaten Bildung von Rhodanidionen[221] 25 bis 88 mg/kg Frischgewicht.[156]
Da Spaltprodukte der Glucosinolate als potentielle Toxine die Verwertbarkeit der Pflanzen und Produkten daraus als Futterpflanzen oder für die menschliche Ernährung einschränken, ist Ziel der züchterischen Bemühungen das Auffinden von glucosinolat- und/oder erucasäurearmen Rassen (00-Qualität = Erucasäurefreiheit im Öl, Glucosinolatarmut im Schrot);[157-159] für industrielle Zwecke auch Züchtung von Stämmen mit hohem Erucasäure- und geringem Glucosinolatgehalt.[160]
Lipide. Fettes Öl bis über 40% in den Samen enthalten;[148] qualitative Zusammensetzung verändert sich mit der Samenreifung, Anteil der Triglyceride steigt auf Werte um 90% gegenüber Phospho- und Glykolipiden.[161] Niedrige Temperaturen sowie geringe Lichtintensitäten bei der Samenreifung begünstigen die Bildung mehrfach ungesättigter Fettsäuren, mit steigender Temperatur höherer Gehalt an gesättigten Fettsäuren beobachtet.[12,162]
Lipide in allen Teilen der Pflanze vorhanden,[148] wobei sowohl im Stadium der Blüte als auch der Samenreife die Phospholipide und die Galactolipide überwiegen. In den Phospholipiden dominieren Linol-, Linolen- und Palmitinsäure als Fettsäurekomponenten, es treten keine Organdifferenzen auf. Dagegen überwiegt bei den Monogalactosylglyceriden der Blätter die Hexadecatriensäure und der Gehalt an Palmitinsäure ist gering (typisch für photosynthetisch aktive Organe), in den Wurzeln ist das Verhältnis umgekehrt.
Neutrale Lipide wurden ebenfalls in allen Pflanzenteilen gefunden.
Steroide. Aus Pollen Isolierung von Cholestanderivaten mit 6- oder 7gliedrigem Lactonring (Ring B Lactonstruktur), als Brassinosteroide bezeichnet, Wachstumspromotoren für Pflanzen.[17,163]
Brassine. Glucoseester von Fettsäuren mit Hormonfunktion in Pollen von *B. napus* gefunden.[164]
Phenylpropanderivate. Ester der Sinapinsäure (4-Hydroxy-3,5-dimethoxyzimtsäure) mit Cholin = Sinapin.[150]
Sonstige. Eiweißstoffe (40 bis 45%) in den Samen enthalten.[165]
Flüchtige Geruchsstoffe neben Abbauprodukten der Glucosinolate Isoprenoide z. B. Farnesen, Sabinen, Ocimen in der Ganzpflanze gefunden.[18]
S-Methylcysteinsulfoxid Bestandteil der Wurzeln und Sprosse der ssp. *rapifera*.[166]

Verbreitung: *B. napus* L. ssp. *napus*: Vorkommen echter Wildformen sehr fraglich, wahrscheinlich verwilderte Kulturformen im größten Teil von Europa, West- und Südasien, Nordafrika, in Teilen Nord- und Südamerikas als Unkraut- oder Ruderalpflanze auftretend.[19,220]
B. napus L. ssp. *rapifera* Metzg.: Nur in Kultur vorkommend, fast ausschließlich auf Europa beschränkt.[19]

Anbaugebiete: *B. napus* L. ssp. *napus*:[19] Anbau der Winter- und Sommerformen besonders im mittleren und westlichen Europa als Öl- und Futterpflanze, auch Anbau in Kanada, China, Indien, in Nordeuropa und Neuseeland (Futterpflanze).
Anbau ansteigend: Weltproduktion von 1974–1976: 7.917.000 t Raps, allein 1984 Erzeugung von 16.368.000 t, Hauptproduzent Europa mit 5.802.000 t (1984), gefolgt von China 4.195.000 t (1984), Kanada 3.246.000 t (1984) und Indien 2.566.000 t (1984).[98]
B. napus L. ssp. *rapifera*: Anbau besonders in Skandinavien, in anderen Ostseeländern, im europäischen Teil der Sowjetunion, im übrigen Mittel- und Westeuropa, nach Süden bevorzugt in Gebirgsregionen. Neuerdings ebenfalls im fernöstlichen Teil der Sowjetunion und in Nordamerika angebaut.[19]

Drogen: Rapae oleum.

Rapae oleum

S. *Brassica rapa.*

Brassica nigra (L.) Koch

Synonyme: *Brassica bracteoloata* Fisch. et Mey., *B. lanceolata* Schweinf., *B. sinapioides* Roth., *Crucifera sinapis* E. H. L. Krause, *Erysimum glabrum* Presl, *Melanosinapis communis* Schimp. et Spenn., *Melanosinapis nigra* Spenn., *Mutarda nigra* Bernh., *Raphanus sinapis-officinalis* Crantz, *Sinapis incana* Thuill., *Sinapis nigra* L., *Sinapis tetraedra* Presl, *Sysimbrium nigrum* Prantl.

Sonstige Bezeichnungen: Dt.: Brauner, Französischer, Grüner, Holländischer, Roter, Schwarzer Senf, Senf-Kraut; engl.: Black, Brown, Red, True mustard; frz.: Moutarde noir, Sénévé noir; it.: Senapa vera, Senevra; span.: Mostaza negra, Mostaza roja.

Systematik: Art weist beträchtlichen, allerdings ungenügend bekannten Formenreichtum auf.[19] Einteilung in zwei geographische Rassengruppen, eine westliche (var. *occidentalis* und var. *pseudocampestris*) und eine östliche (var. *orientalis*).[20]

Botanische Beschreibung: Einjährige, hochwüchsige, schlankästige Pflanze mit dünner, spindelförmiger Wurzel. Stengel bis 1 m, selten bis 1,50 m hoch, fast stielrund, am Grunde borstig behaart, oberwärts bläulich bereift und kahl mit zahlreichen, fast aufrechten, oft gebüschelten Ästen. Laubblätter gestielt, bis 12 cm lang und 5 cm breit, im unteren Stengelbereich grasgrün, mit weißen ca. 1 mm langen Börstchen besetzt, gefiedert mit jederseits 2 bis 4 stumpfen Lappen und großem Endabschnitt, dicht gezähnt. Obere Stengel- und Astblätter kleiner, meist kahl und blaugrün, eiförmig oder lanzettlich, entfernt gezähnelt. Blütenstände end- und achselständig, am blühenden Ende dicht halbkugeligkopfig gedrängt. 4zählige Blüten mit Stielen, etwas kürzer als die Kelchblätter. Kelchblätter 3,5 bis 4,5 mm lang, linealisch erscheinend durch Einschlagen der Ränder, gelbgrün, meist kahl und aufrecht abstehend. Gelbe Kronblätter doppelt so lang wie der Kelch, verkehrt eiförmig, an der Spitze abgerundet, am Grunde ziemlich plötzlich in einen schlanken Nagel verschmälert. Fruchtknoten auf Blütenboden sitzend, dünner Griffel trägt halbkugelig-polsterförmige Narbe. Fruchtstände stark rutenförmig verlängert mit aufrechten, kurzen Fruchtstielen. Frucht ist eine Schote, aufrecht, dem Stengel angedrückt, linealisch, 10 bis 25 mm lang, 1,5 bis 2 mm breit, zu beiden Enden plötzlich verschmälert und durch den dünnen Griffel bespitzt, zusammengedrückt-vierkantig mit dünner Scheidewand, 7- bis 11samig, kahl. Blüte: Sommer/Herbst.[21,220]

Inhaltsstoffe: *Glucosinolate.* In Wurzeln, grünen Pflanzenteilen und besonders in Samen ca.

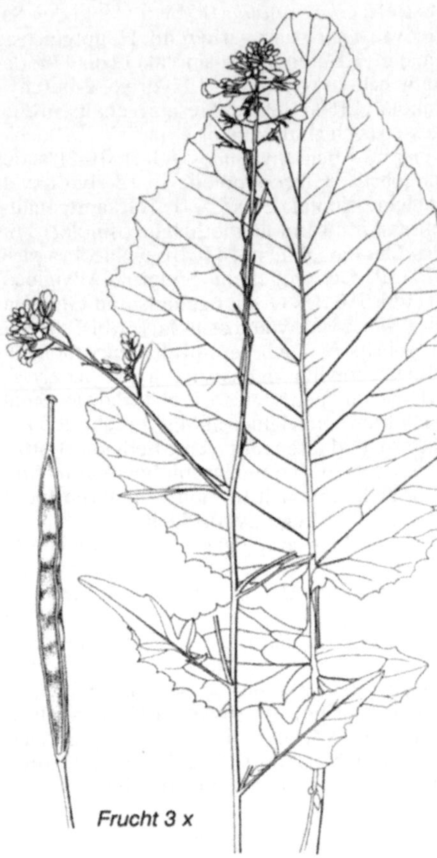

Brassica nigra. Aus Lit.[21]

1 bis 5 %, insbesondere Sinigrin (Allylglucosinolat) und Gluconasturtin (2-Phenylethylglucosinolat), nach Zerstörung der Zelle durch freigesetzte Myrosinase zu Isothiocyanaten (besonders Allylisothiocyanat) und Nitrilen abgebaut.[3]
Flavonoide. Kämpferol-, Quercetin-, Isorhamnetinglykoside in Blättern, als Zuckerkomponenten nur Glucose und Sophorose gefunden.
Phenylpropanderivate. Sinapinsäure (4-Hydroxy-3,5-dimethoxyzimtsäure) und Ferulasäure als Bestandteile acylierter Flavonoide z. B. Kämpferol-3-feruloylsophorose, Kämpferol-3-sinapoylsophorose in den Blättern.[221]

Verbreitung: In wildem Zustand mediterran-atlantisch, durch Kultivierung weltweit in gemäßigten Klimazonen verbreitet.[220] Wächst an Flußufern, auf Äckern, an Wegen und Schuttplätzen, auf feuchten oft teilweise überschwemmten, nährstoff- und basenreichen, kiesigen oder sandigen Ton- und Schwemmböden, sommerwärmeliebend.[2,220]

Anbaugebiete: Anbau in Ländern Europas (Westen, Süden) ab 1950 stark zurückgegangen, da verstärkter Anbau von *B. juncea* (bessere Eignung für maschinelle Produktionsmethoden). Auch im Mittelmeerraum, Vorderasien, Indien sowie in verschiedenen Teilen Amerikas wirtschaftliche Bedeutung rückläufig, weite Verbreitung noch in Äthiopien.[19]

Drogen: Oleum Sinapis expressum, Sinapis nigrae semen, Brassica nigra hom. *HAB34*, Sinapis nigra hom. *HPUS78*.

Oleum Sinapis Expressum

Sonstige Bezeichnungen: Engl.: Black Mustard oil, Expressed Mustard Oil.

Monographiesammlungen: Expressed Mustard Oil *Mar28*, *BPC54*.

Definition der Droge: Das aus den Samen gepreßte Öl *Mar28*; das aus den Samen, den Samenschalen oder den Schoten durch Auspressen gewonnene Öl *BPC54*.

Stammpflanzen: *Brassica nigra* (L.) KOCH *Mar28*, *BPC54*.

Inhaltsstoffe: Fettes Öl, welches zu ca. 80% aus Triglyceriden ungesättigter Fettsäuren (halbtrocknendes Öl) wie Erucasäure (*n*-Docos-13-ensäure, 22:1 (13)) 41%, Ölsäure (*n*-Octadec-9-ensäure, 18:1 (9) 12%, Linolsäure (*n*-Octadeca-9,12-diensäure, 18:2 (9,12)) 17% und Linolensäure (*n*-Octadeca-9,12,15-triensäure, 18:3 (9,12,15)) 2,5% besteht *BPC54*.
Auch geringe Mengen gesättigter Fettsäuren, z. B. Palmitinsäure (16:0) 5% und Stearinsäure (18:0) 1% sind enthalten.[82]

Identität: Öl muß der Beschreibung entsprechen: Braungelbe oder grünlich-braune Flüssigkeit von angenehmem Geruch und mildem Geschmack *Mar28*, *BPC54*.
Öl löslich in Ethanol, mischbar mit Ether, Chloroform und Petrolether *BPC54*.
Jodzahl (100 bis 120), Verseifungszahl (174 bis 180) und Brechungsindex (40° 1.465 bis 1.468) müssen im geforderten Bereich liegen *BPC54*.

Reinheit: Ermittlung der Dichte bei 20°C: 0,931 bis 0,918 g/mL *BPC54*.

Gehaltsbestimmung: Extraktion der gemahlenen Senfsamen mit Chloroform/MeOH 1:1, nach Entfernung der Lösungsmittel (Destillation) Verseifung des erhaltenen braunen Öls, Extraktion der freigesetzten Fettsäuren und Präparation der Methylester. Fraktionierung des Methylestergemisches nach Bildung von Einschlußverbindungen mit Harnstoff durch CCD. Methylester aus Harnstoffkomplex mit 1% Salzsäure freigesetzt, mit peroxidfreiem Ether ausgeschüttelt und mittels GC unter Verwendung von Stickstoff als Carriergas analysiert (10% DEGS- bzw. 3% SE-30-Säule verwendet).[82]

Lagerung: Vor Licht geschützt, kühl, in vollständig gefüllten und gut verschlossenen Gefäßen *BPC54*.

Volkstümliche Anwendung und andere Anwendungsgebiete: Droge findet äußerlich zur milden Reizung der Haut Verwendung.[223,224]

Toxikologische Eigenschaften: Keine Angaben, allerdings aufgrund des hohen Gehaltes an Erucasäure Vorsicht bei Verwendung als Nahrungsmittel (s. *Brassica rapa* – Rapae oleum).

Sonst. Verwendung: *Haushalt*. In Indien Verwendung als Speiseöl.[82]

Sinapis nigrae semen (Schwarzer Senfsamen)

Synonyme: Semen Sinapeos, Semen Sinapis, Semen Sinapis viridis, Sinapis nigra, Sinapis semen.

Sonstige Bezeichnungen: Dt.: Schwarzer Senfsamen, Senfsame, Brauner, Französischer, Grüner, Holländischer, Roter, Schwarzer Senf; engl.: Black, brown, red, true mustard, Mustard seed; frz.: Grain de moutarde, Grain de moutarde noire, Semence de moutarde noire; it.: Senapa, Senape nera; port.: Mostarda, Mostarda negra; span.: Mostaza, Semilla de mostaza, Semilla de mostaza negra.

Monographiesammlungen: Semen Sinapis *DAB6*, *Ned5*, *ÖAB90*; Sinapis Semen *BelgV*, *HispIX*; Moutarde *PFIX*; Senape nera *ItalVII*; Black Mustard *USPXI*, *NFXI*, *BPC49*, *Mar29*; Sinapis nigrae semen *HelvVII*; Schwarzer Senfsamen *DAC86*.

Definition der Droge: Die reifen Samen *DAB6*; die reifen, getrockneten Samen *BelgV*, *HispIX*, *ItalVII*, *Ned5*, *ÖAB90*, *DAC86*, *Mar29*; die reifen, trockenen Samen *PFIX*, *USPXI*, *NFXI*, *HelvVII*, *BPC49*.

Stammpflanzen: *Brassica juncea* (L.) CZERN. und *Brassica nigra* (L.) KOCH *PFIX*, *USPXI*, *NFXI*, *BPC49*; *HelvVII* läßt neben *Brassica nigra* auch *Brassica juncea* = *Brassica integrifolia* (WEST) O. E. SCHULZ = *Brassica cernua* (THUNB.) FORB. et HEMSL. zu.

Herkunft: Aus Anbau.

Ganzdroge: Samen rot- bis schwarzbraun, durch abspringende Epidermisbruchstücke z. T. weißschuppig, innen gelb, annähernd kugelig mit 1 bis 1,5 mm Durchmesser, Nabel tritt als heller Punkt hervor. Mit der Lupe ist die netzig-grubige Oberfläche erkennbar.[22,220]
Bau der Samenschale zur Abgrenzung von den Samen anderer Arten bedeutsam.

Mikroskopisches Bild: Epidermis (Oberhaut) der Samenschale im Querschnitt aus glatten, polygonalen Schleimzellen; darunter Schicht dünnwandiger, leerer Großzellen und Schicht becherförmiger Zellen (Becherzellen, Palisadenschicht oder Steinzellschicht). Becherzellen gelbbraun, 4 bis 10 µm breit, außen dünnwandig und auf der Innenseite stark verdickt; in regelmäßiger Folge stellenweise ver-

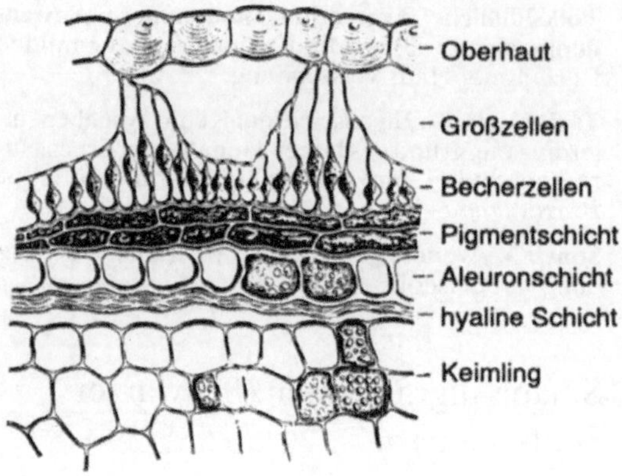

Sinapis nigrae semen Querschnitt der Samenschale. Aus Lit.[226]

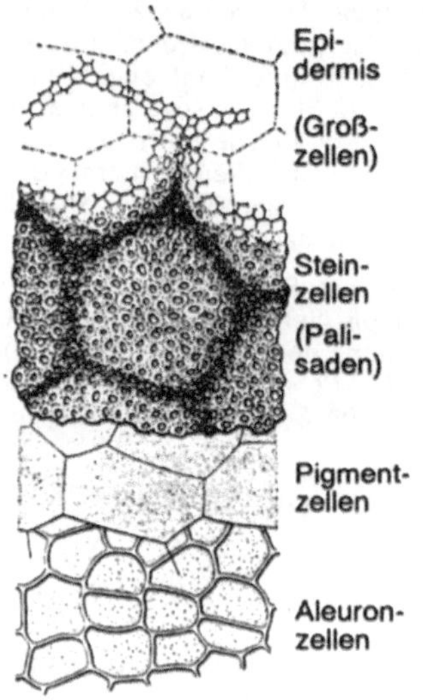

Sinapis nigrae semen Schichten der Samenschale, Flächenansicht. Aus Lit.[226]

kürzt, wodurch auf der Außenseite der Schicht Mulden auftreten, in denen Großzellen liegen. Die folgende Pigmentschicht besteht aus dünnwandigen, mit dunkelbraunem Farbstoff angefüllten Zellen. Den inneren Abschluß der Samenschale bilden eine einreihige Aleuronschicht, in welcher einige Zellen fettes Öl enthalten und eine hyaline Schicht.[232]
In der Aufsicht Großzellen nur an dunkler Maschenzeichnung der unter ihnen liegenden Steinzellschicht (Palisaden- bzw. Becherzellen) erkennbar. Steinzellen selbst erscheinen je nach Einstellung als feines bzw. dickwandiges Netzwerk.[232-234]

Pulverdroge: Grünlichgelbes Pulver, mit rotbraunen Teilchen durchsetzt; charakteristische Bestandteile der Samenschale enthalten, vor allem gelbbraune Palisadenzellen, die in Flächenansicht typische Maschenzeichnung aufweisen, Teile der Pigmentschicht sowie Schleimzellen der Epidermis. Bruchstücke des Keimlings reichlich zu finden. Kristalle fehlen völlig, Stärke fehlt oder nur in Spuren vorhanden.[232-234]

Verfälschungen/Verwechslungen: Selten vorkommend, mit Samen von *Brassica napus* L., *Brassica rapa* L., *Sinapis alba* L., *Sinapis arvensis* L. sowie Unkrautsamen. Zur Unterscheidung dieser Samen von denen des Schwarzen Senfs werden Größe, Farbe sowie insbesondere der Bau der Samenschale (mikroskopische Untersuchung) herangezogen.[26,220]
DAB 6, Ned 5, Belg V, Hisp IX, Ital VII, ÖAB 90, DAC 86, Mar 29 lassen nur die Samen von *B. nigra* als offizinelle Droge zu; Samen von *Brassica juncea* (L.) Czern., dem Sarepta-Senf (offizinell laut *USP XI, NF XI, Helv VII, BPC 49*) sowie von *B. integrifolia* (West) O. E. Schulz und *B. cernua* (Thunb.) Forb. et Hemsl (offizinell laut *Helv VII*) als Verfälschung bzw., da auch sinigrinhaltig, besser als Substitution anzusehen.

Inhaltsstoffe: *Glucosinolate.* Gesamtgehalt 1 bis 5 %, Hauptkomponente Sinigrin (Allylglucosinolat) 1,8 bis 4,5 %,[24] bei Zellzerstörung durch freigesetzte Myrosinase in Allylisothiocyanat und Glucose gespalten, außerdem Gluconasturtin (2-Phenylethylglucosinolat). Bei Autolyse der Glucosinolate ebenfalls Spuren von Nitrilen gebildet.[3]
Fettes Öl. 30 bis 35 %, Zusammensetzung s. Oleum Sinapis expressum.
Phenylpropanderivate. Sinapin (Cholinester der Sinapinsäure), basische Verbindung mit bitterem Geschmack, bei Keimung der Samen durch Sinapinesterase Spaltung in Sinapinsäure und Cholin, welches unmittelbar verwertet wird; keine freie Sinapinsäure in Samen.[221]
Flavonoide. Isolierung des Flavonolglykosids Quercetinrhamnoarabinosid.[27]
Sonstiges. In Samen auch Phytin 2 %[225] sowie Schleimstoffe und Eiweiß enthalten.[28]

Zubereitungen: Allylsenföl (Oleum Sinapis) *DAB 7*; Volatile mustard oil (Oleum Sinapis volatile) *BPC 49, Mar 29*: Klare, farblose bis gelbliche Flüssigkeit von scharfem, zu Tränen reizendem Geruch.
Gewinnung. Gemahlene Senfsamen werden mit Wasser angerührt und mehrere Stunden stehengelassen (enzymatische Hydrolyse des Sinigrins zu Allylsenföl, Glucose und Kaliumhydrogensulfat), anschließend wird das freigesetzte Allylsenföl abdestilliert *DAB 7*; heute sehr häufig synthetisch hergestellt, → Synthetisches Allylsenföl.

Identität: Arzneibücher fordern organoleptische bzw. mikroskopische Prüfung:
Droge geruchlos, beim Zerstoßen und Befeuchten mit Wasser entwickelt sich typischer scharfer Senfgeruch (Allylisothiocyanat), beim Zerkauen anfangs öliger/schleimiger, dann brennend scharfer Geschmack *DAB 6, Belg V, Hisp IX, Ned 5, Pf IX, USP XI, NF XI, ÖAB 90, Helv VII, DAC 86, BPC 49.*
Nachweis der Glucosinolate nach zwei Hauptprinzipien: 1. Erfassung der Hydrolyseprodukte (Iso-

thiocyanate) oder 2. Bestimmung der intakten Glucosinolate.[29,30]

1. Erfassung der Hydrolyseprodukte. Bestimmung der durch Einwirkung von Myrosinase freigesetzten Isothiocyanate mittels GC ohne vorherige Derivatisierung (int. Standardmethode); Nachteil: Keine Erfassung der Indolglucosinolate sowie der Hydroxyverbindungen wie z. B. Progoitrin.[30]

Organoleptische Prüfung (s. o.) erfaßt ebenfalls Hydrolyseprodukte.

2. Erfassung der intakten Glucosinolate.

PC-Untersuchung. Rohextrakte nach Myrosinaseinaktivierung zur PC verwendet.

- -Sorptionsmittel: Whatmann Nr. 1 bzw. Nr. 3 MM (präparativ) Schleicher Schüll 2043b.
- Laufmittel: In den meisten Fällen *n*-Butanol-Ethanol-Wasser bzw. *n*-Butanol-Essigsäure-Wasser in verschiedenen Konzentrationsverhältnissen verwendet.
- Detektion: Sehr häufig Verwendung ammoniakalischen Silbernitrats (unspezifisch).
- Spezifische Reagenzien: *p*-Dimethylaminobenzaldehyd, *p*-Dimethylaminozimtaldehyd.[31]

Durchführung präparativer PC unter Verwendung folgender Laufmittelsysteme:

1. Butanol-AcOH-Wasser (12:3:5),
2. Isopropanol-Wasser-18 M Ammoniumhydroxid, (8:1:1)
3. *n*-Butanol-EtOH-Wasser (4:1:4);

Detektion mit Silbernitrat.[32]

DC-Untersuchung. Zerkleinerte Samen werden in siedendem MeOH 5 min gekocht. Es folgt eine Extraktion der Glucosinolate durch einstündiges Stehenlassen mit MeOH. Das erhaltene Filtrat wird eingeengt und auf eine Cellulosesäule (Cellulose MN 100) aufgebracht und mit MeOH eluiert. Nach Verwerfen des Vorlaufs werden 100 mL Eluat aufgefangen und nach Einengen auf 1 mL zur DC verwendet.[33]

Der nach Extraktion mit 70 %igem MeOH erhaltene, filtrierte Extrakt kann auch mittels einer Aluminiumoxidsäule (Aktivitätsstufe I) und Elution mit 1 %iger Kaliumsulfatlösung für die DC vorgereinigt werden.[34]

Eine Verbesserung der Extraktion des Rohglucosinolatgemisches wird durch Ausfällen der Glucosinolate aus dem methanolischen Extrakt mit Chloroform erreicht.[35]

- Sorptionsmittel: Kieselgel 60 F254 Fertigplatten.
- Laufmittel: *n*-Butanol-*n*-Propanol-Eisessig-Wasser (30 + 10 + 10 + 10).
- Vergleichssubstanzen: Sinigrin 5 mg gelöst in 10 mL MeOH.
- Detektion: 2 % Trichloressigsäure in Chloroform, anschließendes Erhitzen im Trockenschrank 10 min bei 140 °C und erneutes Besprühen mit 1 %iger wäßriger Kaliumferricyanidlösung und 5 %iger Eisen(III)chloridlösung (Mischung 1:1).
- Auswertung: Senfölglucoside geben blau gefärbte Zonen auf gelblichem Untergrund.[33,34]

Die dünnschichtchromatographische Auftrennung von Desulfoglucosinolaten (Präparation s. u.) ist ebenfalls möglich:

- Sorptionsmittel: Cellulose F 254 Fertigplatten.
- Laufmittel: Butanol-Eisessig-Wasser (4 + 1 + 2).
- Detektion: *p*-Dimethylaminobenzaldehyd oder *p*-Dimethylaminozimtaldehyd oder diazotierte Sulfanilsäure.[36]

Gaschromatographie.

Präparation der Desulfoglucosinolate nach heiß methanolischer[37] oder heißwäßriger Extraktion.[38]

Der glucosinolathaltige Extrakt wird auf eine DEAE-Sephadex A-25 Säule aufgebracht und gewaschen, wobei die Glucosinolate über das Sulfation an den Anionenaustauscher gebunden werden. Durch Einwirkung von Arylsulfatase 0,2 % über Nacht erfolgt die Abspaltung der Desulfoglucosinolate, die anschließend mit Wasser eluiert werden. Anschließend Identifizierung durch GC:

Desulfoglucosinolate zunächst derivatisiert mittels Trimethylchlorosilazan und Hexamethyldisilazan in Pyridin bei 105 °C über Nacht[39] bzw. unter Verwendung eines Gemisches aus Pyridin/BSTFA (*bis*-Trimethylsilyltrifluoroacetamid/Trisil (Trimethylsilyl).[36]

Erhaltene TMS-Derivate auf Siliconsäulen getrennt, Identifizierung mittels Standardsubstanzen, IR, NMR.[39–41]

Isolierung der Glucosinolate durch Erhitzen mit 70 %igem MeOH, gefolgt von kombinierter Kationen- (Amberlite R 120 H^+) und Anionenaustauscherchromatographie (Ecteola-Cellulose-Säule) mit Wasser bzw. Pyridin als Elutionsmittel, Pyridineluate eingeengt, enthaltene Glucosinolate in TMS-Derivate überführt und durch GC gekoppelt mit MS bzw. NMR identifiziert.[32,42]

Präparation der TMS-Derivate für GC direkt auf DB-1-beschichteten fusionierten Silica-Kapillarsäulen mit Temperaturprogrammierung und Identifizierung mittels gekoppelter MS.[43]

Elektrophorese. Trennung und Identifizierung der intakten Glucosinolate nach wäßriger Extraktion aus Pflanzenmaterial (Myrosinaseinaktivierung) und kombinierter An- bzw. Kationenaustauscherchromatographie (s. o.) auch durch Hochspannungspapierelektrophorese unter Verwendung folgender Puffersysteme:

1. AcOH-HCOOH-Wasser (4 + 1 + 45) 2 h; 3,2 kV; 90 mA.
2. Pyridin-AcOH-Wasser (1 + 10 + 200) 2 h; 3 kV; 90 mA.
3. Pyridin-AcOH-Wasser (25 + 1 + 500) 50 min; 5 kV; 50 mA.

Detektion mit Silbernitrat.[32]

HPLC. Isolierung der Glucosinolate durch Extraktion mit heißem 70 %igem MeOH und anschließender Kat- und Anionenaustauscherchromatographie (s. o.);[42] Pyridiniumsalze und Glucosinolate getrennt an zwei in Reihe geschalteten RP-Säulen (Nucleosil 5 C18) mittels Ionenpaarchromatographie, Verwendung von 0,005 M Tetraalkylammoniumborat als Gegenion, Laufmittel: 0,01 M Phosphatpuffer pH 7 – MeOH isokratisch; bei Analytik sehr komplexer Glucosinolatgemische als Gegenion Tetraoctylammoniumbromid und MeOH 70 %, ansonsten Tetraheptylammoniumbromid und MeOH 60 % verwendet. UV-Detektion 235 nm.[44]

Entfettung des Samenmehls mit Dichlormethan nach Inaktivierung der Myrosinase durch dreiminütiges Erhitzen im siedenden Wasserbad, heißwäßrige Extraktion der intakten Glucosinolate, und Präparation der Desulfoglucosinolate (s. GC). Desulfoglucosinolate getrennt mittels RP-HPLC (C_{18}-ODS-Säulen), Verwendung eines Stufengradienten: 100% Wasser 10min, in folgenden 30min von 0% auf 12% Acetonitril in Wasser, weitere 25min konstant 12% Acetonitril zur Elution, Detektion bei 227,5nm.[45]

Neuerdings RP-Trennung intakter Glucosinolate direkt nach Extraktion aus Droge möglich unter Verwendung einer RP-Säule (Spherisorb 10 ODS-2) mittels eines Stufengradienten: Wäßriges Ammoniumacetat 0,1 M/Acetonitril (von 0% auf 3% in 9min, anschließend auf 20% Acetonitril in Ammoniumacetat in 20min), Detektion bei 235nm.[46]

Vorteile der HPLC gegenüber GC: Keine Derivatisierung (TMS-Derivate), direkte Analyse der Drogenextrakte, Sammlung der getrennten Glucosinolate für weitere Untersuchungen.[30]

Reinheit: Prüfung des Drogenpulvers unter dem Mikroskop: Keine Bestandteile von Samen des weißen Senfs (Schalenteilchen mit ungefärbten bzw. gelblichen Palisaden) *DAB 6, Hisp IX*.

Bestandteile der Samen von Linum (gestreckte Sklereiden), von Piment (stark getüpfelte Sklereiden) sowie von anderen Brassica-Arten (Sklereiden anderer Breite) ebenfalls ausgeschlossen *Hisp IX*.

Keine Beimengung von Stärke (z.T. durch Farbreaktion mit Jodlösung) *DAB 6, Hisp IX, Ital VII*; keine Rotfärbung mit Schwefelsäure/Ethanol *DAB 6* sowie mit Millons-Reagens *Hisp IX, Helv VII*.

Makroskopischer Ausschluß von Samen anderer Brassica-Arten aufgrund ihrer Größe, Farbe, Geschmack *DAC 86* bzw. anhand des Aussehens der Oberfläche ihrer Samenschale (Ausschluß der Samen von *Brassica napus* L.) *Helv VII*.

Einige Arzneibücher gestatten einen geringen Prozentsatz an fremden Beimengungen: *NFXI* 5%, *ÖAB 90* 3%, *Helv VII* 3%, *DAC 86* 2%.

Max. Aschegehalt: 5% *DAB 6, Hisp IX, ÖAB 90, DAC 86*; 6% *Ned 5*. *Helv VII* gestattet maximal 6% Sulfatasche.

Gehalt: Die in der Droge enthaltenen Glucosinolate müssen nach enzymatischer Spaltung mindestens folgende Menge an flüchtigen Stoffen, berechnet als Allylisothiocyanat, freisetzen: 0,7% *DAB 6, Belg V, Hisp IX, Ned V, ÖAB 90, Helv VII*; 0,7 bis 0,11% *Ital VII*; 0,6% *USP XI, NF XI, DAC 86*; 0,8 bis 2% *Mar 28*.

Gehaltsbestimmung: *Erfassung der Hydrolyseprodukte.*

1. Isothiocyanate. Nach grobem Pulvern der Samen wäßrige Extraktion des durch Wirkung der Myrosinase freigesetzten Allylisothiocyanats, Überdestillation mit Wasser-/Ethanoldämpfen, Auffangen in ammoniakalischer Lösung, Neutralisation und iodometrische Titration des gebildeten Allylthioharnstoffs (Thiosinamin) *ÖAB 90, Helv VII, DAC 86*; Bestimmung des in ammoniakalischer Lösung aufgefangenen Allylisothiocyanats argentometrisch (Erhitzen mit Silbernitrat in ammoniakalischem Milieu führt zur Spaltung des Senföls unter Freisetzung von Silbersulfid, Rücktitration überschüssigen Silbernitrats – Methode nach Volhard) *DAB 6, Belg V, Hisp IX, Ital VII, NF XI*.

Extraktion der intakten Glucosinolate aus der Droge durch Kochen mit Alkohol, nach Entfernung des Alkohols enzymatische Hydrolyse und Ausschütteln der Aglyka mit Eth, Fraktionierung in flüchtige und nichtflüchtige Verbindungen und spektrophotometrische Messung bei 230 bis 260nm.[31]

Enzymatisch freigesetztes Allylisothiocyanat volumetrisch bestimmt durch seine Umsetzung mit Überschuß an Piperidin bzw. Pyrrolidin (Bildung monosubstituierten Thioharnstoffs), Rücktitration des nicht verbrauchten Piperidins bzw. Pyrrolidins mit Salzsäure.[47]

Nach hydrolytischer Spaltung des Glucosinolats Extraktion des freigesetzten Allylisothiocyanats mit MeOH und quant. Bestimmung mittels RP-HPLC (ODS C_{18}-Säulen, mobile Phase MeOH), UV-Detektion bei 254nm.[48]

2. Glucose. Isolierung der gesamten Glucosinolate über Anionenaustauschchromatographie (Sephadex A 25 DEAE). Myrosinaseeinwirkung führt direkt auf der Säule zur Abspaltung der Glucose, die enzymatisch z.B. mit Hexokinase/ATP, Glucose-6-phosphat-Dehydrogenase/NAD bestimmt wird.

Erfassung des Gesamtgehalts an Glucosinolaten.[49,50]

Polarographische Methode zur Bestimmung der in Glucosinolaten enthaltenen Glucose neben freier Glucose in wäßrigen Extrakten: Messung der Oxidation von Glucose mittels der Clarkelektrode katalysiert durch Glucose-Oxidase vor und nach Einwirkung von Myrosinase. Auftreten zweier differenter Signale im Polarogramm gestattet Ermittlung der in den Glucosinolaten enthaltenen Glucose und somit eine indirekte Bestimmung des Gesamtglucosinolatgehaltes.[51]

Gaschromatographische Trennung der TMS-Derivate der Desulfo- bzw. der intakten Verbindungen s. Identität, quantitative Auswertung durch Kopplung der GC mit UV-spektrometrischer Bestimmung der freigesetzten Aglyka.[52]

Erfassung der intakten Glucosinolate.

Kolorimetrische Bestimmung, die auf einer Komplexbildung zwischen Glucosinolaten und Palladiumdichlorid (20°C, 1h Inkubation, Bildung eines gefärbten Tetrachlorpalladatkomplexes) beruht, liefert Glucosinolatgesamtgehalt.[53,54]

Gaschromatographische Trennung der TMS-Derivate der Desulfo- bzw. der intakten Verbindungen s. Identität, direkte quantitative Auswertung der GC.[39]

Abtrennung der extrahierten Glucosinolate über kombinierte An- und Kationenaustauscherchromatographie als Pyridiniumsalz und Trennung mittels RP-HPLC (s. Identität). Methoden auch für quantitative Bestimmung individueller Glucosinolate nutzbar.

Lagerung: Vor Licht geschützt *ÖAB 90, DAC 86*; sowie in gut schließenden Behältern *ÖAB 90*, trocken *Helv VII, Mar 28* (Verhinderung einer vorzeitigen Autolyse der Glucosinolate).

Wirkungen: *Allylsenföl: Bakteriostatische Wirkung.* Im Gastest nach Winter und Willicke deutliche Hemmung des Wachstums der Testkeime auf Agar während einer 18stündigen Inkubation bei 37 °C. Ermittlung der Grenzkonzentration, bei der kein Bakterienwachstum mehr auftritt = A, sowie der Allylsenfölkonzentration, die gegenüber der Kontrolle deutliche Hemmung des Bakterienwachstums bewirkt = B.
Allylsenföl war bakteriostatisch wirksam gegen *Staphylococcus aureus* SG 511 A = 1:200.000, B = 1:600.000; gegen *E. coli* A = 1:200.000, B = 1:600.000 sowie gegen *Sarcina lutea* A = 1:60.000, B = 1:600.000.[55]
Allylsenföl: Geringe fungistatische Wirkung. Herstellung von festen Maische-Agar-Nährböden unter Zusatz verschiedener Konzentrationen Allylsenföl, gelöst in Alkohol. Testpilze auf die Oberfläche des Nährbodens geimpft und 5 Tage bei einer Temperatur von 27 °C inkubiert. Ermittlung des n-Wertes = das Tausendstel des Reziprokwertes der wirksamen molaren Grenzkonzentration M (M/n · 1000).
Allylsenföl war gegen *Trichophyton gypseum* n = 5, *Epidermophyton Kaufmann* Wolf n = 5, *Penicillium simplicissimum* n = 1 und *Aspergillus niger* n = 1 wirksam.[56]

Volkstümliche Anwendung und andere Anwendungsgebiete: *Senfsamen.* Anwendung der Droge äußerlich zur intensiven Hyperämisierung der Haut (verursacht durch Freisetzung des lokal stark reizenden Allylsenföls) in Form von:
Vollbädern bei Gefäßerkrankungen, Frostschäden und zur starken Anregung des cardiopulmonalen Systems. Dazu werden 100 bis 200 g Senfmehl mit kaltem Wasser zu einem Brei verrührt, dieser in einen Stoffbeutel gefüllt und im fertig temperierten Wasser mehrfach ausgepreßt (Entwicklung eines durchdringenden Senfgeruchs). Gesicht und Augen sind während des Bades zu schützen.
Fußbädern zur Ableitung von Blut und Gewebsflüssigkeiten vom Kopf in die Beine, z. B. als Zusatztherapie bei Hypotonie, bei kongestivem Kopfschmerz oder leichteren Fällen von Glaukom, bei kalten Füßen oder spastischen Gefäßveränderungen im Bereich der unteren Extremitäten. Je nach Höhe des Bades (Fuß- bzw. Kniebereich) Verwendung von 1 bzw. 2 bis 3 gehäuften Eßlöffeln Senfmehl für einen Eimer warmen Wassers, Dauer 10 min.
Wickeln zur lokalen Hyperämisierung bei Sinusitis maxillaris bzw. bei Pneumonie oder Pleuritis sicca. Das Senfmehl wird mit lauwarmem Wasser zu einem dicken Brei angerührt und auf eine Mullkompresse gestrichen, welche auf die betroffenen Bereiche aufgelegt wird (im Gesicht 3 bis 4 min, im Bereich des Brustkorbs kann Dauer der Anwendung von anfangs 5 min auf 10 bis 15 min gesteigert werden). Auch hier Schutz der Augen wichtig.[57,58]
Senfpapier besonders bei Lumbago oder Ischias angewendet. Das Senfpapier wird kurz in warmes Wasser getaucht und auf die schmerzenden Stellen aufgebracht. Dauer der Anwendung: 10 bis 15 min.[58]
Von der innerlichen Anwendung von Senfsamen bei Obstipation,[59] (10 g in 200 mL warmem Wasser) sowie bei Bronchitis und Amennorhoe ist wegen der hohen benötigten Dosen (s. Toxizität) abzuraten.[60]
In der Vergangenheit wurde die Droge wahrscheinlich auch zur Fruchtabtreibung genutzt.[60,61]
In der traditionellen Medizin Nordostitaliens Verwendung der Samen in Form von Breiumschlägen sowie nach Einlegen in Weinessig zusammen mit Teilen anderer Pflanzen z. B. verschiedener Ranunculus-Arten, *Capsicum annum*, *Armoracia rusticana* u. a. als Umschlag gegen Rheuma, Ischias, Arthritis.[62]
Ebenso in Nepal Nutzung der zermahlenen bzw. zerstoßenen Samen als warmen Breiumschlag bei o. a. Erkrankungen, außerdem bei Hautausschlägen; das durch Zermahlen mittels einer altertümlichen Senfölmühle aus den Senfsamen erhaltene "Senföl" (Gemisch aus fettem Öl und Allylisothiocyanat) als Mittel gegen Darmparasiten, Ohrentropfen, sowie im Gemisch mit rotem Lehm und Reisspelzen zu Kügelchen geformt, geröstet und in kaltem Wasser abgekühlt, welches bei Erkältung, Fieber und Grippe getrunken wird. Senföl zusammen mit Teilen anderer Pflanzen (Samen von *Foeniculum vulgare*, *Cinnamomum camphora*, Blüten von Thymus und Blütenknospen von *Caryophyllus aromaticus*) in verschlossenem Gefäß verbrannt, sich abscheidender Ruß (gajal) abgekratzt und mit Senföl gemischt, Anwendung gegen Augen und andere Infektionen (auch gegen den bösen Blick).[63]
Allylsenföl ebenfalls zur Hyperämisierung der Haut als 1- bis 3 %ige Lösung in Alkohol, Salben und anderen Einreibemitteln verwendet.[58,223]

Unerwünschte Wirkungen: *Allergische Wirkungen.* Kontaktdermatitis durch Senf verursacht, allerdings selten.[64,65]
Fallbericht: Eine junge Frau zeigte bei Aufnahme von Senf eine rezidivierende Urticaria sowie die Ausbildung angioneurotischer Ödeme. Immunologischer Nachweis einer IgE-vermittelten Allergie gegenüber Senfsamen.[66]
Kürzlich erfolgte die Isolierung eines Allergens aus Samen von *B. nigra*.[67]
Respirationstrakt. Einatmen des freigesetzten Senföls aus den zermahlenen, mit Wasser angerührten Samen löst Niesen, Husten bis hin zu asthmatischen Beschwerden aus.[68] *Auge.* Senföldämpfe bewirken Reizung der Konjunctiva (Augentränen).[68]

Gegenanzeigen/Anwendungsbeschr.: Bei Varicosis der Beine wird von der Anwendung aufgrund der ableitenden Wirkung abgeraten.[57]

Tox. Inhaltsstoffe u. Prinzip: *Allylisothiocyanat (Allylsenföl).* Toxisch bei Überdosierung bzw. zu langer Einwirkungsdauer durch starke Reizwirkung auf Haut und Schleimhaut auch innerer Organe.[60]

Resorption: *Allylsenföl.* Nach oraler Gabe von 25 mg/kg KG (Fischer-344-Ratten sowie B6C3F1-Mäuse) in 15 min nahezu vollständig über Schleimhaut des Magen- und Darmtrakts resorbiert.[69]

Verteilung: *Allylsenföl.* 15 min nach i. v. Injektion von 25 mg/kg KG radioaktiv markiertem Allylisothiocyanat höchste Radioaktivität in Harnblase von männlichen Fischer-344-Ratten sowie in Harnblase und Niere von männlichen B6C3F1-Mäusen meßbar. In den Harnblasen der männlichen Versuchstiere ca. 10fach höhere Radioaktivität als bei weiblichen Tieren nachweisbar.[69]

Metabolismus: *N*-Acetyl-*S*-(*N*-allylthiocarbamoyl)-L-cystein als Hauptmetabolit im Urin identifiziert.[69]

Exkretion: *Allylsenföl.* Nach oraler bzw. intravenöser Applikation von 25 mg/kg KG (Fischer-344-Ratten, B6C3F1-Mäuse) radioaktiv markierten Allylsenföls innerhalb von 24 h Ausscheidung von 70 bis 80 % über den Urin, 13 bis 15 % über die Atemluft und nur 3 bis 5 % über den Faeces, unabhängig von der Art der Applikation.[69]

Akute Toxizität: *Mensch. Senfsamen.* Vergiftungen selten vorkommend; bei Aufnahme großer Mengen besonders auf leeren Magen, Auslösung von Erbrechen, Leibschmerzen, Durchfall.
Fallbericht: Eine Frau schluckte für eine Senfkur 5 bis 6 Teelöffel voll Senfkörner 4 bis 5 Tage lang. Es kam zu Somnolenz, Herzschwäche, Respirationsstörungen, toxischer Glucosurie. Symptome nach 3 Tagen völlig reversibel.[61]
Eine Reizung der Nieren oder des Uterus[60] ist sehr selten.[61]
Bei äußerlicher Anwendung können durch zu intensive Einwirkung von Bädern, Packungen bzw. Wickeln schwere Entzündungen bzw. Hautnekrosen hervorgerufen werden. Die Schädigung der Hornhaut des Auges durch Senföldämpfe, beschrieben bei Arbeitern in Senffabriken, ist reversibel.[61]
Allylsenföl. In unverdünnter Form wirkt Allylsenföl extrem stark hautreizend, Blasenbildung und Nekrose treten auf. Es werden Entzündungen der Atmungsorgane beschrieben, die Ausbildung eines Lungenödems ist möglich.[60]
Tier. Senfsamen. Bei Aufnahme zu großer Mengen der Samen bzw. der ganzen Pflanze mit dem Futter Entzündungen der Verdauungsorgane, der Nieren, Koliken und Durchfälle; Milch nimmt einen scharfen und kratzenden Geschmack an (Beimengung von Schwarzem Senf zu Futtermitteln verboten).[70]
Allylsenföl. Im Hautkorrosionstest wurde am Kaninchen eine LD_{50} = 88 mg/kg KG, an der Ratte eine LD_{50} = 490 mg/kg KG sowie bei der Maus eine LD_{50} = 310 mg/kg KG ermittelt. Bei Ratten wurde nach einstündiger Inhalation reinen Allylsenföls keine Lungenschädigung beobachtet.[71]
Wachstumsretardierung sowie unspezifische Toxizitätszeichen wurden bei einmaliger Verabreichung (per os) von 200 bis 400 mg/kg KG an Ratten sowie von 100 bis 800 mg/kg KG Allylsenföl bei Mäusen hervorgerufen. Die Gabe von 3 bis 50 mg/kg KG (Maus) sowie 25 bis 400 mg/kg KG (Ratte) per os über 14 Tage resultierte in einer dosisabhängigen Verdickung der Magenschleimhaut. Bei Ratten kam es zu einer Adhäsion der Magenschleimhaut an das Peritoneum, während bei Mäusen die Applikation von 50 mg/kg KG eine starke Verdickung der Harnblasenwandung bedingte.[72]
Die einmalige Gabe von 10 mg/kg KG Allylsenföl per os führte bei Ratten 4 h nach Injektion von ^{131}I zu einer 40 %igen Senkung der Jodaufnahme durch die Schilddrüse; 20 mg/kg KG bewirkten eine 60 %ige Verringerung der Jodaufnahme.[73]

Chronische Toxizität: *Allylsenföl.* Die tägliche Applikation von 12 oder 25 mg/kg KG über 103 Wochen bewirkte bei Ratten eine dosisabhängige Verringerung der Körpergewichtszunahme sowie der durchschnittlichen Überlebenszeit; in der Leber dieser Tiere trat eine erhöhte Vakuolisierung des Cytoplasmas auf.[72]
Chronische Applikation von Allylsenföl 25 mg/kg KG/d über 60 Tage verursachte eine signifikante Gewichtszunahme der Schilddrüse bei Ratten um 42 % ohne eine Verminderung der Aufnahme radioaktiven Jods zu bewirken.[72]

Carcinogenität: *Allylsenföl.* B6C3F1-Mäuse, nach Geschlecht in Gruppen eingeteilt, erhielten 5mal pro Woche über 103 Wochen p. o. 12 oder 25 mg/kg KG Allylsenföl in fettem Öl. Es wurde keine Steigerung der Tumorinzidenz im Vergleich zur Kontrolle beobachtet. Bei männlichen Fischer-344-N-Ratten, die über den gleichen Zeitraum ebenfalls 5mal pro Woche 12 bzw. 25 mg/kg KG Allylsenföl aufnahmen, kam es zu einem leicht gehäuften Auftreten von Harnblasenpapillomen und einer epithelialen Hyperplasie der Harnblase im Vergleich zur Kontrolle sowie zu den weiblichen Tieren, bei denen allerdings öfter Fibrosarkome des Unterhautgewebes vorkamen.[74]
Eine gesteigerte Inzidenz von Hautpapillomen bei äußerlicher Anwendung von Allylsenföl (3- bis 4,5 %ige Lösung in Aceton, wöchentliche Anwendung über 20 Wochen nach einer initialen Applikation von 0,3 mL einer 0,1 %igen DMBA = Dimethylbenzanthracenlösung, 39 Tage vor der ersten Gabe von Allylsenföl) wurde bei Mäusen nicht festgestellt.[72]
Daten über eine carcinogene Wirkung des Allylsenföls bei Anwendung durch den Menschen sind nicht vorhanden.[72,75]

Mutagenität: *Allylsenföl* zeigte eine deutlich mutagene Wirkung im Ames-Test (*Salmonella typhimurium* Stamm TA 100) nur bei verlängerter Inkubationszeit (20 min) und in Gegenwart von Rattenleberhomogenat. Metabolisierung des Allylsenföls durch die im Leberhomogenat enthaltenen Enzyme (Epoxidbildung oder hydrolytische Spaltung und Oxidation zu mutagenem Acrolein) soll zur Bildung der eigentlichen mutagenen Verbindungen führen.[76]
Eine nur schwach mutagene Wirkung wird gegenüber *S. typhimurium* TA 98, keine Wirkung bei Verwendung der Stämme TA 1535, 1636, 1537, 1538[77] beobachtet. Ebenfalls traten keine mutagenen Effekte gegenüber *E. coli* WP2, *B. subtilis* h 17 sowie *S. typhimurium* TA 100 mit und ohne Leberhomogenat bei Inkubatinszeiten unter 20 min auf.[80]
Allylsenföl induziert Chromosomenaberrationen in den Zellen der Wurzelspitze von *Allium cepa* und von *Triticum aestivum*, keine Chromosomenaber-

rationen wurden induziert in kultivierten humanen Lungenzellen oder in den Zellen des Rückenmarks von Ratten, die bis zu 100 mg/kg KG Senföl aufnahmen.[72]
Daten über eine mutagene Wirkung auf den Menschen sind nicht vorhanden.[72]

Reproduktionstoxizität: Gabe von 19 mg/kg KG Allylsenföl i. p. bewirkte bei trächtigen Mäusen keine dominanten Letalmutationen.[79]
CD-1-Mäuse erhielten 0,1, 0,85, 4,0 oder 18,5 mg/kg KG Allylsenföl per os am 6. bis 15. Trächtigkeitstag, eine Untersuchung der Föten erfolgte am 17. Tag. Die gleichen Experimente wurden mit Wistar-Ratten, Goldhamstern und Kaninchen durchgeführt, wobei hier Zeitraum der Allylsenfölapplikation sowie Untersuchung der Föten auf Mißbildungen gering variierten. Es wurden keine teratogenen Effekte festgestellt.[72]
Auch die Applikation noch höherer Dosen Allylsenföl (Wistar-Ratten, 60 bzw. 120 mg/kg KG, Gabe am 12. bzw. 13. Trächtigkeitstag) bewirkte keine Embryotoxizität.[80]

Toxikologische Daten: *LD-Werte.* LD_{50}-Werte für Allylsenföl im Bereich von 25 bis 200 mg/kg KG Ratte. *Pflanzengiftklassifizierung.* Einordnung von Allylsenföl in Kategorie T (giftig).

Akute Vergiftung: *Erste Maßnahmen.* Schnelle Magen- und Darmentleerung unter Verwendung möglichst reizloser Emetika und Laxantia, Verabreichung von Mucilaginosa zum Schutz der Schleimhäute; ansonsten symptomatisch je nach Ausprägung der Vergiftungserscheinungen: Gegen Schmerzen und Diarrhoe; reichlich Flüssigkeit, Kreislaufstabilisierung bis zur intensivmedizinischen Betreuung.[226]

Rezepturen: Spiritus Sinapis – Senfspiritus *DAB 6, Mar 28*: Mischung von 1 Teil Senföl und 49 Teilen Weingeist bzw. 2 g Senföl und 98 g Alkohol;
Charta sinapisata – Senfpapier *DAB 6*: Mit gepulvertem, von fettem Öl befreitem, schwarzem Senf überzogenes Papier;
Linimentum Sinap. Volatile – Mustard Liniment *BPC 49, Mar 28*: Mischung aus Senföl, Campher, Biberöl und Alkohol;
Emplastrum Sinapis – Mustard Plaster *NF XI*: Mischung von gepulvertem, schwarzem Senfsamen und einem gebräuchlichen Haftmaterial, aufgebracht auf Papier, Baumwollgewebe oder einen anderen Träger.

Sonst. Verwendung: *Haushalt.* Verwendung der Ganzdroge (schwarze Senfkörner) als Gewürz, besonders als Einmachwürze für Gurken und andere Sauerfrüchte, zerdrückte Senfsamen auch zum Würzen verschiedenster Speisen (Achtung: Temperatur von 60 °C nicht überschreiten, Inaktivierung der Myrosinase). Gepulverte Senfsamen zur Bereitung von Speisesenf (Mostrich) genutzt, durch verschiedene Zusätze Geschmacksvariationen möglich.[59] *Landwirtschaft.* Wäßrige Extrakte von Senfsamen sollen der Fernhaltung von Mücken dienen; Emulsionen aus Allylsenföl und Wasser besitzen insektizide Wirkung.[81]

Brassica nigra hom. *HAB 34*

Synonyme: Sinapis nigra.

Monographiesammlungen: Brassica nigra *HAB 34*.

Definition der Droge: Die reifen Samen.

Stammpflanzen: *Brassica nigra* (L.) KOCH.

Zubereitungen: Herstellung: Urtinktur und flüssige Verdünnungen *HAB 1*, Vorschrift 4a mit 86 %igem Ethanol (G/G).

Anwendungsgebiete: Entsprechend dem homöopathischen Arzneimittelbild. Dazu gehören: Reizung der oberen Atemwege und des Magen-Darm-Trakts.[227]

Dosierung und Art der Anwendung: Soweit nicht anders verordnet:
Bei akuten Zuständen alle halbe bis eine Stunde Einnahme von 5 Tropfen, 1 Tablette, 10 Streukügelchen oder 1 Messerspitze einer Verreibung.
Ab D4: Injektion von 1 bis 2 mL bis zu 3mal täglich.[227]
Bei chronischen Verlaufsformen 1- bis 3mal täglich 5 Tropfen, 1 Tablette, 10 Streukügelchen oder eine Messerspitze Verreibung einnehmen.
Ab D4: Injektion von 1 bis 2 mL pro Tag.[227]

Unerwünschte Wirkungen: Nicht bekannt.
Hinweis: Es können vorübergehend Erstverschlimmerungen vorkommen, die jedoch unbedenklich sind.[227]

Gesetzl. Best.: *Offizielle Monographien.* Aufbereitungsmonographie der Kommission D am BGA "Brassica nigra".[227]

Sinapis nigra hom. *HPUS 78*

Monographiesammlungen: Sinapis nigra *HPUS 78*.

Definition der Droge: Die frischen, reifen Samen.

Stammpflanzen: *Brassica nigra* (L.) KOCH.

Zubereitungen: Herstellung: Urtinktur *HPUS 78* unter Verwendung von 100 g zerstoßenen Samen und 96 %igem Ethanol in ausreichender Menge zur Bereitung von 1000 mL Tinktur; flüssige Verdünnungen, Medikationen und Triturationen *HPUS 78*.

Gehalt: *Urtinktur.* Arzneigehalt $^1/_{10}$.

Brassica oleracea L.

Synonyme: *Brassica oleracea* L. var. *suttoniana* LEV., *Crucifera brassica* E. H. L. KRAUSE, *Napus oleracea* SCHIPMER et SPENNER, *Raphanus Brassica officinalis* CRANTZ.

Sonstige Bezeichnungen: Dt.: Gartenkohl, Gemüsekohl, Kraut, Küchenkohl; engl.: Cabbage, Colewort; frz.: Chou potager; it.: Cavolo; port.: Couve; span.: Col.

Systematik: Vielzahl unterschiedlicher Kulturformen, gegenüber Wildhabitus oft durch Achsenverkürzung gekennzeichnet. Durch gezielte Züchtung in der Kultur Hervorbringen grundsätzlich verschiedener Wuchstypen (Convarietäten), innerhalb dieser durch Kreuzung Herausdifferenzierung neuer Kleinrassen (Auftreten von Neukombinationen).[220] Gliederung in vier Convarietäten,[220] die in weitere Varietäten aufgegliedert werden:
Brassica oleracea L.
convar. *oleracea* Strauchkohl
var. *ramosa* DC.
var. *millecapitata* (Lév.) Helm
var. *dalechampii* Helm
var. *gemmifera* DC. Rosenkohl
var. *acephala* DC. Stengelkohl
var. *viridis* L. f. *viridis*
f. *purpurascens* (D.C.) Thell.
f. *exaltata* (Rchb.) Thell.
var. *palmifolia* DC.
var. *sabellica* L. f. *sabellica* Echter Grünkohl
f. *selenisia* (L.) Thell
f. *quercifolia* (DC.) Thell
var. *medullosa* Thell.
var. *gongylodes* L. Kohlrabi
f. *gongylodes* Weißer Kohlrabi
f. *violacea* Lam. Blauer Kohlrabi
f. *crispa* DC.
convar. *capitata* (L.) Alef. Kopfkohl
var. *costata* DC.
var. *sabauda* Wirsingkohl
f. *sabauda*
f. *oblonga* (DC.) Mgf.
f. *dissecta* Peterm.
var. *capitata* L. f. *alba* DC. Weißkohl
f. *rubra* (L.) Thell Rotkohl
convar. *botrytis* (L.) Alef.
var. *italica* Plenck Broccoli
var. *botrytis* L. Blumenkohl
Gliederung der Art[19] schließt neben den Kulturformen, deren systematische Unterteilung sich stark an[83] anlehnt, auch die Wildformen der Atlantikküste als Subspecies mit ein, da diese von allen Wildformen der *Brassica oleracea*-Gruppe die stärkste Ähnlichkeit mit den Kulturformen aufweisen:
Brassica oleracea L.
ssp. *oleracea*
convar. *fruticosa* (Metzg.) Alef.
var. *ramosa* DC. Strauchkohl
var. *gemmifera* DC. Rosenkohl
convar. *acephala* (DC.) Alef.
var. *viridis* L. Blattkohl
var. *sabellica* L. Grünkohl
var. *medullosa* Thell. Markstammkohl
var. *costata* DC. Tronchudakohl
convar. *caulorapa* (DC.) Alef.
var. *gongylodes* Kohlrabi
convar. *capitata* (L.) Alef.
var. *sabauda* L. Wirsingkohl
var. *capitata* L. Kopfkohl (Weiß- und Rotkohl)
convar. *botrytis* (L.) Alef.
var. *italica* Plenck Brokkoli
var. *botrytis* L. Blumenkohl.

Botanische Beschreibung: Zweijährige bis ausdauernde Pflanze (einzelne Kulturformen auch einjährig), kräftig, bis mannshoch und höher werdend, mit dünnen Wurzeln. Stengel meist schon im ersten Jahr strunk- oder stammartig, später unterwärts verholzend, mit Blattnarben besetzt, bläulich bereift, oberwärts ästig. Laubblätter fleischig, blaugrün und kahl. Untere Laubblätter gestielt, meist leierförmig-fiederschnittig oder ungeteilt; obere Laubblätter länglich bis linealisch, meist ganzrandig, am Grunde verschmälert bis abgerundet, sitzend. Blütenstand schon kurz nach dem Aufblühen verlängert und locker, geöffnete Blüten tiefer stehend als Knospen, mit langen Blütenstielen. Blüten groß mit 4 aufrechten, schmal-elliptischen Kelchblättern, 6 bis 12 mm lang, 4 Kronblättern, etwa doppelt so lang wie der Kelch, schwefelgelb (selten weiß) mit schmaler, an der Spitze oft etwas ausgerandeter, sich am Grunde langsam verschmälernder Platte und etwa gleichlangem, keilförmigem Nagel. Staubblätter 6, 2 äußere kurze, 4 innere lange, aufrecht und nahe am Fruchtknoten; mittlere Honigdrüsen fast aufrecht. Frucht auf abstehendem Stiel, anfangs aufstrebend, zuletzt oft abstehend oder hängend, verlängert schotenförmig, 7 bis 10 cm lang, 3 bis 5 mm dick, fast walzenförmig mit gewölbten Fruchtklappen, durch Samen stark aufgetrieben mit starkem Mittelnerv und unter der Spitze auf der Innenseite mit spornartigem Fortsatz. Fruchtscheidewand dünn, zwischen Samen grubig-faltig, Samen in jedem Fach 8 bis 16, einreihig, fast kugelig, etwas zusammengedrückt, größter Durchmesser 1,5 bis 4 mm, Samenschale dunkelgraubraun.
Kulturformen stark variiert, Stengelkohl Wildrassen am ähnlichsten besonders durch lockere Beblätterung, z. B. Rosenkohl. Kohlkopf bei der Varietät *capitata* als Endknospe aufzufassen, deren Blätter in Knospenlage verbleiben und durch bleibende Stauchung der Internodien nur geknittert heranwachsen können (Weiß- und Rotkohl). Blattkräuselungen durch länger andauerndes Längswachstum des Blattrandes gegenüber seinem Querwachstum und dem Längswachstum der inneren Blattfläche verursacht, z. B. beim Grünkohl. Ausbildung verdickter Achsen, die als Knollen in Erscheinung treten (Kohlrabi), Entwicklung von Blütenständen in aufgelockerter oder dichterer Form (Broccoli, Blumenkohl).[2,220]

Inhaltsstoffe: *Glucosinolate.* In allen Gemüsekohlvarietäten vorhanden, Spektrum variiert zwischen einzelnen Formen. Gehalt in Blättern zwischen 0,05 bis 0,14 % (bezogen auf Frischgewicht), in Wildrassen höherer Gehalt und anderes Spektrum als in Kulturformen,[84] bei welchen Anbaubedingungen chemische Zusammensetzung beeinflussen.[85]
In Blättern Indolglucosinolate, besonders: Glucobrassicin (3-Indolylmethylglucosinolat) 0,005 bis 0,05 % im Weißkohl, 0,034 bis 0,097 % im Wirsingkohl, 0,016 bis 0,033 % im Rotkohl, 0,022 bis 0,11 %

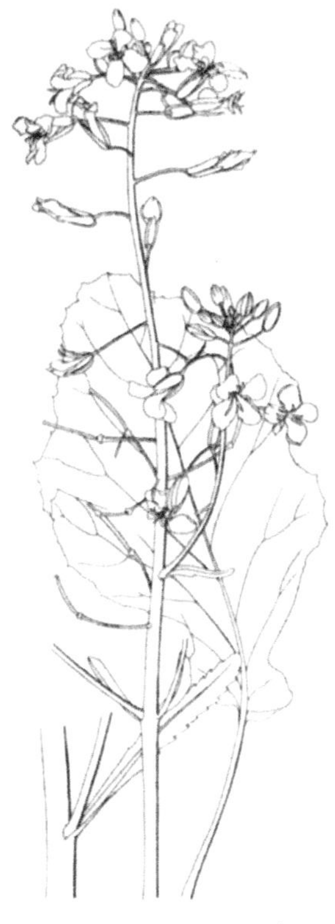

Brassica oleracea. Aus Lit.[21]

im Rosenkohl und 0,0073 bis 0,079 % im Blumenkohl gemeinsam mit Neoglucobrassicin (N_1-Methoxy-3-indolylmethylglucosinolat), 4-Methoxyglucobrassicin als weiteres Indolglucosinolat identifiziert, häufig dominant in Sämlingen sowie 5-Hydroxy- und 5-Methoxyglucobrassicin in verschiedenen Kulturformen.[86–88]
Außerdem kommen vor: Sinigrin (Allylglucosinolat) 0,0035 bis 0,059 % im Weißkohl, 0,0125 bis 0,0646 % im Wirsingkohl, 0,0006 bis 0,01 % im Rotkohl, 0,011 bis 0,156 % im Rosenkohl sowie 0,001 bis 0,0627 % im Blumenkohl; Glucoiberin (3-Methylsulfinylpropylglucosinolat) im Grün- oder Braunkohl, Blumenkohl (0,0006 bis 0,042 %), im Weißkohl (0,0023 bis 0,089 %), Rotkohl (0,0022 bis 0,0143 %), Wirsingkohl (0,0334 bis 0,129 %); Glucoraphanin (4-Methylsulfinylbutylglucosinolat) im Weißkohl (0 bis 0,0014 %), Rotkohl (0,015 bis 0,039 %), Wirsingkohl (0,0001 bis 0,004 %), sowie im Kohlrabi; Glucoerucin (4-Methylthiobutylglucosinolat) im Kohlrabi, Weiß-, Rot-, Wirsingkohl; Gluconasturtin (2-Phenylethylglucosinolat im Weiß-, Rot-, Wirsingkohl sowie im Kohlrabi.[88–91]
Progoitrin (2-Hydroxy-3-butenylglucosinolat) im Weißkohl (0,0008 bis 0,008 %), Wirsingkohl (0,0024 bis 0,0126 %)[90] und Rotkohl,[88,92] auch im Rosenkohl (0,004 bis 0,099 %) und Blumenkohl (0 bis 0,001 %) nachgewiesen (Gehaltsangaben beziehen sich auf Frischgewicht).[88,90,91] Der Gehalt variiert in verschiedenen Pflanzenteilen.[93]

Durch Myrosinase Zersetzung der Glucosinolate unter Bildung von Isothiocyanaten und geringen Mengen Nitrilen (abhängig von äußeren Bedingungen, begünstigt durch schwach saure pH-Werte, niedrige Reaktionstemperatur, zweiwertige Eisenionen). Einige der gebildeten Isothiocyanate flüchtig und stechend riechend z. B. Allylisothiocyanat, andere nicht flüchtig, geruchlos z. B. Methylsulfinyl- bzw. Methylsulfonylalkylisothiocyanate.[3,221]
Umlagerung der Aglykone von Glucosinolaten mit endständigen ungesättigten Substituenten (z. B. Allylrest) unter Bildung von Cyanoepithioalkanen in verschiedenen Kohlsorten durch Cofaktor der Myrosinase ESP (epithiospecifier protein) beschrieben.[6,8]
Spaltung der Indolglucosinolate Glucobrassicin und Neoglucobrassicin führt bei neutralen pH-Werten zur Bildung von Rhodanwasserstoffsäure sowie zu Hydroxymethylindol u. ä. Verbindungen, im sauren Milieu bzw. beim Erhitzen zu Indolacetonitril.[94,221]
Aus Progoitrin Bildung der stark bitteren Oxazolidinthione.[92,93]
Neben Abbauprodukten der Glucosinolate, die an der Geruchsbildung der Pflanze entscheidend beteiligt sind, Vielzahl anderer geruchsbildender Verbindungen nachgewiesen, z. B. gesättigte und ungesättigte Aldehyde, Alkohole (besonders mit 6 Kohlenstoffatomen).[95]
Fettes Öl. In Samen enthalten mit Vielzahl ungesättigter Fettsäuren;[221] im unverseifbaren Anteil Cholestanderivate Brassicasterol und 22-Dehydrocampesterol (24β- und 24α-Epimere).[15]
Phenylpropanderivate. Sinapinsäure gebunden im Rubobrassicin (Anthocyanfarbstoff) des Rotkohls,[221] Bildung der Anthocyane durch Licht induziert[96] in speziellen Organellen, den Anthocyanoplasten.[97]
Vitamine. Hoher Gehalt an Vitamin A, Vitaminen des B-Komplexes sowie an Vitamin C.[219]

Verbreitung: Wildkohl mediterran-atlantisch, von Griechenland bis an die Küsten Südeuropas bis Ostspanien, Algerien, Tunesien; in Westeuropa von der Gironde bis Südirland, Südwestengland, zu den Kanalinseln, Seinemündung bis Ostengland, nördlich bis Helgoland.[220] Kulturformen weltweit in wintermilden und luftfeuchten Klimalagen verbreitet. Wildformen in Pioniergesellschaften, an Strandfelsen, auf salz- oder stickstoffbeeinflußten Fels- oder Steinschuttböden. Verwildert in Ruderalgesellschaften an Wegen, Ufern und Schuttplätzen, auf frischen, nährstoffreichen Sand- oder Tonböden.[220]

Anbaugebiete: Verschiedene Kulturformen weltweit angebaut.[19]
Weltproduktion der verschiedenen Formen an Gemüsekohl betrug von 1974 bis 1976 31.310.000 t, 1984 bereits 38.182.000 t. Haupterzeuger ist Europa mit 8.609.000 t (1984), gefolgt von China mit 6.655.000 t (1984), Südkorea mit 3.457.000 t (1984) und Japan mit 3.075.000 t (1984).[98]

Drogen: Weißkohl, Brassica oleracea hom. *HAB 34*, Brassica oleracea e planta non florescente hom. *HAB 1*.

Weißkohl

Sonstige Bezeichnungen: Dt.: Kappes, Kappus, Weißkraut; engl.: Cabbage; frz.: Chou cabus, Chou pommé; it.: Cavolo cappucio; span.: Col repollo; russ.: Kapusta.

Definition der Droge: Die frischen festen Krautköpfe.

Stammpflanzen: *Brassica oleracea* (L.) convar. *capitata* (L.) ALEF. f. *alba*.

Inhaltsstoffe: *Glucosinolate*. Gesamtgehalt 0,042 bis 0,156 % (Gehaltsangaben bezogen auf Frischgewicht).[88]
Hauptglucosinolate der Blätter Indolylmethylglucosinolate: 0,006 bis 0,05 % Glucobrassicin, 4-Methoxyglucobrassicin,[25] auch Neoglucobrassicin, weiterhin Sinigrin 0,0015 bis 0,05 %,[25] 0,0035 bis 0,06 bzw. 0,0074 bis 0,04 %,[88,89] Glucoiberin 0,0036 bis 0,043 %,[25] 0,0046 bis 0,027 % bzw. 0,0023 bis 0,089 %,[88,89] Glucoraphanin 0,0001 bis 0,023 %[25] bzw. 0 bis 0,0144 %,[89] Gluconasturtin 0,0002 bis 0,0015 %[25] und Progoitrin 0,0008 bis 0,008 %, z.T. auch fehlend.[88,89]
Differenzen in Glucosinolatspektrum sowie -gehalt der einzelnen Pflanzenteile (Samen, Blätter, Wurzeln),[25] z.B. Gehalt an Progoitrin 0,0004 bis 0,008 %,[92] in den Blättern fast völlig fehlend, in Stamm und Wurzeln etwas größere Mengen nachgewiesen, ebenfalls variierend bei verschiedenen Anbausorten.[93]
Im Weißkohl auch Vorkommen von Glucoiberverin (3-Methylthiopropylglucosinolat); Glucoerysolin (4-Methylsulfonylbutylglucosinolat), Glucotropaeolin (Benzylglucosinolat).[3]
Durch Wirkung der Myrosinase bei Zellzerstörung Bildung von Rhodanidionen 10 bis 140 mg/kg Frischgewicht[99] bzw. Indolylmethylderivaten aus Glucobrassicin bzw. Neoglucobrassicin in Abhängigkeit von Reaktionsbedingungen;[94,221] Entstehung flüchtiger Isothiocyanate wie Allylsenföl bzw. nicht flüchtiger wie Methylsulfinylalkyl- bzw. Methylsulfonylalkylisothiocyanaten sowie geringer Mengen an Nitrilen.[221] Umlagerung von Isothiocyanaten mit terminaler Alkenylgruppe durch ESP zu Cyanoepithioalkanen[6,8] sowie Bildung von Oxazolidinthionen aus Progoitrin,[93] Gehalt an Vinyloxazolidin-2-thion liegt zwischen 5 bis 192 mg/kg Frischgewicht.[99]
Aminosäuren, viele nichtproteinogen, als Ausgangsstoffe der Glucosinolatsynthese, z.B. *S*-Methylcysteinsulfoxid, Homomethionin[221] auch Ascorbalaminsäure 0,004 bis 0,012 %.[100]

Zubereitungen: *Extractum Brassicae oleraceae* (Weißkohlextrakt): Frisch ausgepreßter Kohlsaft. Bereitung unter Verwendung einer Saftzentrifuge oder durch Zerstampfen der Kohlblätter im Mörser zu halbflüssigem Brei und Auspressen durch ein Leinentuch.[101]

Identität: *Extraktion* der intakten Glucosinolate aus Pflanzenmaterial mit heißem MeOH, Aceton oder Petrolether/Ethanol 2:1 (gleichzeitige Inaktivierung der Myrosinase). Für grüne Pflanzenteile dient 70 %iges, kochendes MeOH als Extraktionsmittel der Wahl (Einlegen der Pflanzenteile in MeOH, 3maliges Extrahieren, jeweils 5 min). Nach Homogenisieren und Filtrieren des Rückstandes wird das Filtrat unter Vakuum eingeengt und für analytische Untersuchungen genutzt.[99,37]
PC-Untersuchung. s. *Brassica nigra* – Identität.
DC-Untersuchung. Der nach Extraktion mit kochendem 70 %igem MeOH erhaltene, filtrierte Extrakt kann auch mittels einer Aluminiumoxidsäule (Aktivitätsstufe 1) und Elution mit 1 %iger Kaliumsulfatlösung für die DC vorgereinigt werden.[34] s. *Brassica nigra* – Identität.
Präparation der *Desulfoglucosinolate* nach heiß methanolischer Extraktion[37] nach folgender Methode:[38]
Glucosinolathaltiger Extrakt auf DEAE-Sephadex A-25 Säule aufgebracht und gewaschen. Glucosinolate über Sulfation an Anionenaustauscher gebunden, durch Einwirkung von Arylsulfatase 0,2 % über Nacht Abspaltung der Desulfoglucosinolate und anschließende Elution dieser mit Wasser möglich. Anschließend Identifizierung durch DC:
- Sorptionsmittel: Cellulose F254 Fertigplatten.
- Laufmittel: Butanol-Eisessig-Wasser (4 + 1 + 2).
- Detektion: *p*-Dimethylaminobenzaldehyd oder *p*-Dimethylaminozimtaldehyd oder diazotierte Sulfanilsäure.[36]

s. *Brassica nigra* – Identität "GC".
HPLC. Desulfoglucosinolate analysiert mittels RP-Säulen unter Verwendung eines Stufengradienten: 10 min Wasser, 0 bis 12 % Acetonitril in 30 min, anschließend 12 % Acetonitril über weitere 25 min; Fluß 1,0 mL/min; UV-Detektion bei 227,5 nm.[36,45]
Abtrennung der *intakten Glucosinolate* nach Isolierung mit 70 %igem MeOH durch Anionenaustauscherchromatographie mittels Dowex 1-X2.[102] Weitere Auftrennung durch GC, wobei eine Präparation der TMS-Derivate direkt auf DB-1-beschichteten fusionierten Silica-Kapillarsäulen mit Temperaturprogrammierung und Identifizierung mittels gekoppelter MS möglich ist.[43]
Elektrophorese: s. *Brassica nigra* – Identität.

Gehaltsbestimmung: *Erfassung der Spaltprodukte*.
1. Glucose. s. *Brassica nigra* – Gehaltsbestimmung.
2. Isothiocyanate. Wäßrige Extraktion der durch Wirkung der Myrosinase freigesetzten Isothiocyanate, Zusatz von Ethanol und Überführung in ammoniakalische Lösung durch Destillation. Extraktion mit Ether, Chloroform führen ebenso wie Wasser zur gleichzeitigen Herauslösung der Oxazolidinthione.[103,104] Eine selektive Extraktion der Isothiocyanate ist mit Trimethylpentan oder Isooctan + Ethanol 33 % erreichbar. Die in ammoniakalischer Lösung aus Isothiocyanaten gebildeten Thioharnstoffderivate werden mittels UV-Absorptionsmessung (240 bis 250 nm) quantitativ bestimmt.[105,106]
3. Oxazolidinthione. Die selektive Extraktion der Oxazolidinthione mit Ethylacetat aus Pflanzenmaterial erlaubt ihre quantitative Bestimmung durch UV-Absorptionsmessung (240 bis 250 nm) oder GC.[99]

4. Rhodanidionen (SCN^-). Eine direkte Bestimmung der Menge an Rhodanid im Extrakt nach Ausfällung der Proteine ist durch Farbreaktion mit $Eisen^{3+}$- oder Cu^{2+}-Ionen möglich.[107,108] Zur Abtrennung störender Begleitstoffe wird eine Passage des Extrakts über einen Anionenaustauscher und die anschließende GC-Bestimmung des eluierten Rhodanids empfohlen.[109]
Erfassung der intakten Glucosinolate. s. *Brassica nigra* – Gehaltsbestimmung.

Lagerung: Frischer Kohlsaft 24 h bei kühler Lagerung haltbar.[110]

Stabilität: Verwendung von frisch bereitetem, rohem Kohlsaft.[111] Beim Einfrieren bleibt Aktivität über 3 Wochen erhalten, während sie beim Lyophilisieren und Pasteurisieren teilweise[110] und beim Kochen völlig zerstört wird.[101]

Wirkungen: *Antiulcuswirkung.* Steigerung der Regenerationsfähigkeit der durch peptischen Angriff geschädigten Schleimhaut des Magens, des Zwölffingerdarms und des Dünndarms durch Kohlsaft aufgrund seines Gehalts an Anti-Ulcusfaktor ("Vitamin U").[101,112]
13 Patienten mit röntgenologisch nachgewiesenen Ulcera im Bereich des Magens (6 Patienten) bzw. des Zwölffingerdarms (7 Patienten) erhielten pro Tag 1 L Kohlsaft in mehreren Dosen neben einer leichten Diät (gekochte Nahrung). Die durchschnittliche Heilungszeit (röntgenologische Kontrolle) verringerte sich im Vergleich zu Literaturwerten bei Standardtherapie (Bettruhe, Diät, Medikamente) bei Duodenalulcera auf $^1/_3$ der Zeit, bei Magenulcera sogar auf $^1/_6$ der Zeit.[110]
Weiterführende Untersuchungen an größeren Patientengruppen erbrachten folgende Ergebnisse: Von 65 Patienten (1 L Kohlsaft/d, gekochte Nahrung) waren 62 bereits nach 2 bis 5 Tagen schmerzfrei. Die Heilungszeit der Ulcera im Bereich des Magens (10 Patienten) betrug 8 bis 23 Tage, im Bereich des Zwölffingerdarms (28 Patienten) 7 bis 23 Tage und im Dünndarm (1 Patient) 8 Tage (nur bei 39 von 65 Patienten Heilung der Ulcera röntgenologisch verfolgbar). Eine im Vergleich durchgeführte Standardbehandlung (Diät, Bettruhe, Sedativa, Spasmolytika, Analgetika) führte zu einem Abheilen der Ulcera innerhalb von 21 bis 42 Tagen.[110]
Von 92 Patienten (25 Magenulcera, 71 Duodenalulcera sowie 4 im Bereich des Dünndarms) waren bereits 81 % in der ersten Woche schmerzfrei, in der zweiten Woche wurde bei 95,5 % Schmerzfreiheit erreicht (entspricht etwa Standardbehandlung), wogegen auch hier eine Verringerung der Heilungszeit gegenüber Standardbehandlung verzeichnet werden konnte (generell unter einem Monat).[114]
Eine klinische Studie an Gefangenen zeigte im Doppelblindversuch (Placebo im Vergleich zu Kohlsaftkonzentrat: 50 mL entspricht 1 L frischem Kohlsaft) bei dreiwöchiger Behandlungsdauer an Gruppen von 19 (Placebo) bzw. 26 (Kohlsaftkonzentrat) Patienten eine Heilung von 31,9 % (Placebo) bzw. 92,3 % (Kohlsaftkonzentrat).[113]
Bei Patienten mit Magen- bzw. Duodenalulcera, die mit 1 L frischem Kohlsaft/d behandelt wurden, konnte eine signifikante Verkürzung der Heilungszeit (6 bis 21 Tage) nur bei Ulcera des Zwölffingerdarms nachgewiesen werden.[112] Eine Besserung der Symptome bei 4 Patienten mit Colitis ulcerosa korrelierte mit röntgenologischen Befunden.
Neuere Untersuchungen am Acetylsalicylsäure-induzierten Magenulcus der Ratte zeigten, daß wäßrige Kohlextrakte zu einer Verminderung der Ulcushäufigkeit und zu einer Steigerung der Schleimproduktion führen.[115]
Antineoplastische Wirkung. Schutz vor einer durch Benz(a)pyren induzierten Tumorbildung in Lunge und Magen *in vivo* bei der Maus, sowie neoplastischen Veränderungen der Mamma bei der Ratte, induziert durch Applikation von 7,12-Dimethylbenz(a)anthracen (DMBA)[116] oder durch *N*-Methyl-*N*-nitrosoharnstoff bei gleichzeitiger Fütterung einer fettarmen Diät (5 bis 10 % Kohl in Nahrung).[117]
Schutz vor Ausbildung von Dimethylhydrazin-induzierten Colonadenomen durch Fütterung von Kohl nur während der Tumorpromotionsphase (12,8 g Kohl/100 g Nahrung) bei der Maus (*in vivo*): s.c. Injektion von Dimethylhydrazinhydrochlorid wöchentlich über 8 Wochen, beginnend mit 17 mg/kg KG, allmähliche Steigerung der Dosis jeweils um 21 % bis auf 291 mg/kg KG. Bei Kohlfütterung während der Tumorinitiation gegenteiliger Effekt beobachtet (s.a. Carcinogenität),[118] obwohl Fall-Kontroll-Studien bei Patienten mit Colonkrebs auf protektive Wirkung einer an Kohlgemüse reichen Ernährung hindeuten.[119–122]
Induktion von Xenobiotika-metabolisierenden Enzymen (mischfunktionelle Oxidasen für Phase 1-Reaktionen, konjugierende Enzyme für Phase 2-Reaktionen) in Leber und Dünndarm durch Spaltprodukte der Indolylmethylglucosinolate (Indol-3-carbinol, Indol-3-acetonitril, Diindolylmethan und Ascorbigen), z.B. Cytochrom P_{450}-gekoppelte Monooxygenase, Glutathion-*S*-transferase, UDP-Glucuronyltransferase u.a. als Ursache für anticarcinogene Wirkung diskutiert[123–129] (s.a. Carcinogenität).

Volkstümliche Anwendung und andere Anwendungsgebiete: *Frischer Kohlsaft.* Anwendung bei Ulcera des Magens und des Zwölffingerdarms.[101]
Frische Weißkohlblätter. Äußerliche Anwendung zur Heilung von Geschwüren, Wunden und Furunkulosen.[132]

Dosierung und Art der Anwendung: *Kohlsaft.* 1 L/d in mehreren Portionen zwischen den Mahlzeiten über 4 bis 5 Wochen (Minimum 3 Wochen, Maximum 6 Wochen), auch als Konzentrat anwendbar.[101]

Unerwünschte Wirkungen: *Allergische Wirkungen.* Sehr seltenes Auftreten allergischer Reaktionen auf Kohl.[130,131]
Fallbericht: Bei einer Frau wurden nach Aufnahme von Kohl mit der Nahrung Schwellungen im Gesichts- und Halsbereich beobachtet. Im RAST (Radioimmunnsorbenttest) wurden spezifische IgE-Antikörper nachgewiesen.[131] *Verdauungstrakt.* In ersten Tagen der Einnahme von Kohlsaft Auftreten leichter Blähungen möglich.[101]

Tox. Inhaltsstoffe u. Prinzip: Mit toxischen Effekten werden folgende Inhaltsstoffe in Verbindung gebracht:[92]
Rhodanidionen. Strumigen; kompetitive Hemmung der Jodanreicherung in der Schilddrüse, durch Gegenregulation Wachstumsförderung ausgelöst (Kropfbildung).
Oxazolidinthione (5-Vinyl-OZT). Strumigen durch Hemmung der Oxidation von Jodid zu Jod.

Chronische Toxizität: *Mensch.* Möglich durch Rhodanidionen bei Jodmangel, äußert sich durch Kropfbildung, allerdings bei normaler Jodaufnahme (100 bis 200 g/d) erst bei regelmäßiger Zufuhr von 300 mg Rhodanidionen/d (in etwa 5 kg frischem Weißkohl enthalten) über längeren Zeitraum; bei ausreichendem Jodangebot in der Nahrung und normalem Konsum von Kohl keine chronischen Intoxikationen zu erwarten.[3] Auch bei Anwendung von frischem Kohlsaft (1 L/d) über 12 Wochen wurde keine strumigene Wirkung beim Menschen beobachtet.[110]
5-Vinyl-oxazolidin-2-thion stark strumigen, aber mit Kohl als Nahrungsmittel aufgenommene Dosis zu gering, um chronische Intoxikation zu verursachen.[3]
Tier. Strumigene Wirkung der Rhodanidionen erst bei Verwendung von Kohl als Hauptbestandteil des Futters.[3]
Ratten, die über 21 Tage bei gleichzeitiger Gabe geringer Jodmengen (30 µg Jodid/d) 1 mg Kaliumrhodanid erhielten, zeigten eine Steigerung der Schilddrüsengröße, eine schwach geringere Aufnahme von ^{131}I (i.p. Applikation nach 21 Tagen), eine Erhöhung des Verhältnisses von Triiodthyronin T_3/Thyroxin T_4 und insgesamt eine Verminderung der Schilddrüsenhormone um 15%. Die Applikation von 100 g 5-Vinyl-oxazolidin-2-thion bewirkt ebenfalls eine Steigerung der Schilddrüsengröße, eine Steigerung der Radioiodaufnahme durch die Schilddrüse und des Verhältnisses von T_3/T_4 sowie auch hier eine 15%ige Verminderung der Schilddrüsenhormone. Die applizierten Mengen entsprechen der täglichen Aufnahme dieser Verbindungen durch die Tiere bei Fütterung von Kohl.[133]

Carcinogenität: Steigerung der Häufigkeit des Auftretens von Dimethylhydrazin-induzierten Colonadenocarcinomen durch Fütterung von Kohl während der Tumorinitiationsphase (12,8 g Kohl/100 g Nahrung) bei der Maus (*in vivo*) bei gleichzeitiger Erhöhung der Zahl der Carcinome/Tier: s.c. Injektion von Dimethylhydrazinhydrochlorid wöchentlich über 8 Wochen, beginnend mit 17 mg/kg KG, allmähliche Steigerung der Dosis jeweils um 21% bis auf 291 mg/kg KG.[118] Bei weiblichen Tieren soll der Effekt stärker ausgeprägt sein.[134]
Zusatz von Kohl (11% der Nahrung) zu einer fettreichen Diät steigerte die Häufigkeit des Auftretens von Pancreascarcinomen, induziert durch Applikation von 40 mg/kg KG *N*-Nitroso-*bis*-(2-oxopropyl-)amin (BOP), unabhängig ob Kohlfütterung bereits in der Initiationsphase des Tumors oder erst während der Phase der Tumorpromotion erfolgte. Bei Fütterung einer fettarmen Diät mit Kohlzusatz bzw. einer fettreichen Diät ohne Kohlzusatz war die Tumorinzidenz geringer.
Die Häufigkeit des Auftretens von Gallenblasenadenocarcinomen beim Hamster, induziert durch BOP, wurde durch Kohlfütterung unabhängig vom Fettgehalt der Nahrung gesteigert.[135]
Fähigkeit zur Induktion Xenobiotika-metabolisierender Enzyme durch Abbauprodukte der Indolglucosinolate (z.B. Indol-3-Carbinol[136]) scheint in Abhängigkeit vom tumorinduzierenden Agens, Zeitpunkt der Fütterung in Bezug auf Tumorentwicklung, Zusammensetzung der Nahrung u.a. noch unbekannten Faktoren entweder zur Bildung von carcinogenen Metaboliten (carcinogene Wirkung) oder zu ihrem Abbau bzw. zu ihrer beschleunigten Elimination durch Steigerung der Aktivität von Phase 2-katalysierenden Enzymen (anticarcinogener Effekt) zu führen.[122,128]

Mutagenität: Keine eindeutige Aussage hinsichtlich der Mutagenität von Weißkohl:
Weißkohlextrakte, die bei sauren pH-Werten (entsprechend dem physiologischen Milieu des Magens) mit Nitrit in Kontakt gebracht wurden, wiesen in Korrelation zum Glucosinolatgehalt einen erhöhten Gehalt an *N*-Nitrosoverbindungen auf. Im Mutagenitätstest (*Salmonella thyphimurium*-Test) war jedoch keine signifikante Korrelation zwischen dem Gehalt an *N*-Nitrosoverbindungen und der Zahl der Revertanten nachweisbar.[137]
Nitrosierbare Verbindungen im Kohl wurden auch durch andere Arbeitsgruppen nachgewiesen.[138,139]
Eine japanische Arbeitsgruppe beschrieb die Isolierung eines im Salmonella-Test gegen Tryptophanabbauprodukte (gebildet durch Einwirkung starker Hitze) antimutagen wirksamen Proteins mit einem Molekulargewicht von 48.000 aus Kohlsaft.[140,141]

Chronische Vergiftung: *Präventivmaßnahmen.* Jodprophylaxe mit jodiertem Kochsalz (4 bis 5 mg KI auf 1 kg NaCl).

Sonst. Verwendung: *Haushalt.* Wichtige Gemüsepflanze.[142]

Brassica oleracea hom. *HAB 34*

Sonstige Bezeichnungen: Dt.: Weißkohlkraut.

Definition der Droge: Das frische, blühende Kraut.

Stammpflanzen: *Brassica oleracea* L. var. *capitata* (L.) ALEF. var. *capitata* f. *alba*. *HAB 34*.

Herkunft: Aus Anbau.

Zubereitungen: Urtinktur und flüssige Verdünnungen *HAB 1*, Vorschrift 2a.[228]

Anwendungsgebiete: Entsprechend dem homöopathischen Arzneimittelbild. Dazu gehören: Schilddrüsenunterfunktion.[228]

Dosierung und Art der Anwendung: Soweit nicht anders verordnet:

Bei akuten Zuständen alle halbe bis ganze Stunde je 5 Tropfen, 1 Tablette, 10 Streukügelchen oder 1 Messerspitze Verreibung einnehmen. Parenteral 1 bis 2 mL bis zu 3mal täglich s.c. injizieren.[228]
Bei chronischen Verlaufsformen 1- bis 3mal täglich 5 Tropfen, 1 Tablette, 10 Streukügelchen oder 1 Messerspitze Verreibung einnehmen. Parenteral 1 bis 2 mL pro Tag s.c. injizieren.[228]

Unerwünschte Wirkungen: Nicht bekannt.
Hinweis: Es können vorübergehend Erstverschlimmerungen vorkommen, die jedoch unbedenklich sind.[228]

Gesetzl. Best.: *Offizielle Monographien.* Aufbereitungsmonographie der Kommission D am BGA "Brassica oleracea".[228]

Brassica oleracea e planta non florescente hom. *HAB 1*

Sonstige Bezeichnungen: Dt.: Frische Kohlköpfe.

Monographiesammlungen: Brassica oleracea e planta non florescente *HAB 1*.

Definition der Droge: Die frischen Kohlköpfe.

Stammpflanzen: *Brassica oleracea* L. convar. *capitata* (L.) ALEF. var. *capitata*.

Herkunft: Aus Anbau.

Ganzdroge: Frischer, ovaler bis runder Kohlkopf mit Durchmesser von 15 bis 25 cm, entspricht sehr großer Knospe, bestehend aus gestauchter Sproßachse, deren (durch kurze Internodien) sehr dicht stehende, schraubig angeordnete Blätter sich mit ihren stark entwickelten Spreiten von außen nach innen schreitend weit überdecken. Blätter fleischig, außen grünlich- oder rötlichweiß, innen gelblich mit fiederartigen Nerven, die weit hervortreten.[222]

Zubereitungen: Herstellung: Urtinktur und flüssige Verdünnungen *HAB 1*, Vorschrift 1.
Eigenschaften: Urtinktur bräunlich-gelbe Flüssigkeit mit aromatischem, typischem Kohlgeruch.

Identität: Intensive Rotfärbung einer Mischung von Urtinktur, Natriumnitritlösung und einer Lösung von 2-Naphthol in saurem Milieu (verdünnte Salzsäure); Rotfärbung beim Erhitzen mit Ninhydrinlösung; nach Zusatz von Eisen(III)chloridlösung Ockerfärbung der Urtinktur.
Dünnschichtchromatographie:
- Sorptionsmittel: Kieselgel GF_{254}.
- Untersuchungslösung: Urtinktur *HAB 1*.
- Vergleichslösung: L-Serin und L-Tyrosin in Mischung aus Wasser und verdünnter Salpetersäure gelöst, Lösung mit Methanol aufgefüllt.
- Fließmittel: *n*-Butanol-Aceton-Essigsäure-Wasser (35 + 35 + 10 + 20).
- Detektion: Besprühen mit Ninhydrin-Reagenzlösung, nach 10minütigem Erhitzen bei 110 bis 120 °C innerhalb von 10 min Auswertung im Tageslicht.
- Auswertung: Chromatogramm der Vergleichslösung zeigt zwei rote Flecke; im oberen Teil des unteren Drittels den rotvioletten des L-Serins, im oberen Teil des mittleren Drittels den hellroten des L-Tyrosins.

Chromatogramm der Untersuchungslösung zeigt auf der Höhe des L-Serins einen rotvioletten, etwa auf der Höhe des L-Tyrosins einen hellroten Fleck. Zusätzlich sind folgende Flecke vorhanden: Dicht über Start orangefarbener Fleck, wenig unterhalb der Vergleichssubstanz L-Serin ein orangebrauner Fleck, zwischen L-Serin und L-Tyrosin zwei nahe beieinander liegende rotviolette Flecke. Oberhalb von L-Tyrosin kein weiterer Fleck erkennbar.

Reinheit: *Urtinktur.*
- Relative Dichte *PhEur*: 0,930 bis 0,950.
- Trockenrückstand *DAB*: Mindestens 2,0 %.

Lagerung: Vor Licht geschützt.

Anwendungsgebiete: Anwendungsgebiete nicht ausreichend belegt.[229]

Gesetzl. Best.: *Offizielle Monographien.* Negativmonographie der Kommission D am BGA "Brassica oleracea e planta non florescente".[229]

Brassica rapa L. emend. METZG.

Synonyme: *Brassica asperifolia* LAM., *Brassica campestris* L., *Brassica polymorpha* SYME, *Brassica sativa* ssp. *asperifolia*, *Crucifera rapa* E. H. L. KRAUSE, *Napus rapa* (L.) SCHIMP. et SPENN., *Sinapis rapa* BROT.

Sonstige Bezeichnungen: Dt.: Rübenreps, Rübsaat, Rübsen; engl.: Field mustard, Oilseed turnip, Turnip rape; frz.: Navette; it.: Colza Rapa selvatica, Ravizzone für ssp. *oleifera* (DC.) METZG. = var. *silvestris* (LAM.) BRIGGS:
Dt.: Herbstrübe, Saatrübe, Stoppelrübe, Wasserrübe, Weiße Rübe; engl.: Turnip; frz.: Chou-rave, Navet, Rave; span.: Naba; it.: Rapa für ssp. *rapa* L. = var. *rapa* L.

Systematik: Unterscheidung von mehreren Unterarten:[19]
1. Brassica rapa L. ssp. *oleifera* (DC.) METZG. = *B. campestris* L. = *B. campestris* L. ssp. *campestris* ap. LIPSKI. = *B. campestris* L. var. *oleifera* DC. = *B. campestris* L. ssp. *oleifera* (DC.) SCHÜBL. et MART. = *B. napella* VILL. = *B. napus* L. = *B. napus* L. A. *oleifera* DC. = *B. rapa* L. convar. *oleifera* (DC.) ALEF. = *B. rapa* L. C. *oleifera* DC. = *B. rapa* L. var. *sylvestris* (LAM.) BRIGGS = *B. campestris* L. ssp. *eucampestris* (L.) OLSSON = *B. rapa* L. ssp. *sylvestris* (LAM.) JANCHEN = *B. rapoeuropea* SINSK. ssp. *oleifera* (DC.) SINSK. = *Raphanus campestris* (L.) CR.
2. *Brassica rapa* L. ssp. *trilocularis* (ROXB.) HANELT.
3. *Brassica rapa* L. ssp. *dichotoma* (ROXB.) HANELT.
4. Brassica rapa L. ssp. *rapa* L. = *B. campestris* L. var. *rapa* (L.) HARTM. = *B. campestris* L. ssp. *rapa* (L.) HOOK. f. et ANDERS = *B. campestris* L. ssp. *rapifera* (METZG.) SINSK. = *B. rapa* L. = *B. rapa* L.

ssp. *rapifera* METZG. = *B. rapa* L. convar. *rapifera* (METZG.) ALEF. = *B. rapifera* (METZG.) DALLA TORRE et SARNTH. = *B. rapoasiatica* SINSK. = *B. rapoeuropea* SINSK. = *Napus rapa* (L.) SCHIMP. et SPENN. var. *exculenta* SCHIMP. ET SPENN. = *Raphanus rapa* (L.) CR. = *Sinapis tuberosa* POIR.
5. *Brassica rapa* L. ssp. *pekinensis* (LOUR.) HANELT.
6. *Brassica rapa* L. ssp. *chinensis* (L.) HANELT.
7. *Brassica rapa* L. ssp. *narinosa* (BAILEY) HANELT.
8. *Brassica rapa* L. ssp. *nipposinica* (BAILEY) HANELT.

Weitere Arten wie *B. dubiosa* BAILEY, *B. perviridis* (BAILEY) BAILEY, *B. purpuriana* (BAILEY), *B. ruvo* BAILEY und *B. septiceps* (BAILEY) BAILEY werden ebenfalls in *B. rapa* einbezogen, ihre Stellung ist jedoch noch unklar.

Botanische Beschreibung: (Unterschiede zu *B. napus* kursiv gedruckt.)
Pflanze ein- bis zweijährig mit dünn-spindelförmiger (ssp. *oleifera*) oder fleischig-rübenförmiger (ssp. *rapa*) Wurzel. Stengel bis mannshoch, ästig, beblättert, krautig. Untere *Laubblätter* gestielt, meist gefiedert, mit nicht sehr großen Endabschnitten und gut ausgebildeten gezähnten Seitenlappen (selten fast ungeteilt), *grasgrün* (selten schwach bereift), *stets borstig behaart*. Mittlere und obere Stengelblätter sitzend, ungeteilt und oft ganzrandig, bläulich bereift, fast oder völlig kahl, stengelumfassend. Blütenstand fast stets dicht doldentraubig (*ältere Blüten in der gleichen Ebene wie die Knospen oder diese überragend*), Blüten klein, kürzer als ihre Stiele, zuweilen eingeschlechtig. *Kelchblätter (4) fast waagerecht abstehend*, schmal, *etwa 4 bis 5 mm lang*, $^1/_3$ bis $^1/_4$ so breit. *Kronblätter* gold-gelb (4), mit rundlicher Platte (5- bis 6mal so lang wie Nagel) und kurzem, breit-keilförmigem Nagel, *etwa 1,5mal so lang wie die Kelchblätter (6 bis 11 mm), kurzgestielt*. Seitliche kürzere Staubblätter (2) aus weit bogig abstehendem Grunde aufstrebend, viel kürzer als die mittleren (4) Staubblätter. Mediane Honigdrüsen abstehend. Kurze Frucht (4 bis 6,5 cm lang, 2 bis 3 mm breit) auf abstehendem Stiel, aufrecht abstehend, mit stark gewölbten Furchtklappen, außen stark netzadrig und dünner Scheidewand, *15- bis 25samig*. Samen in jedem Fach einreihig, ziemlich klein (1,5 bis 2 mm Durchmesser), kugelig, schwärzlich, oft rotbraun, bei Wildform deutlich netzadrig, bei Kulturformen nur undeutlich erkennbar.[2,21,220]

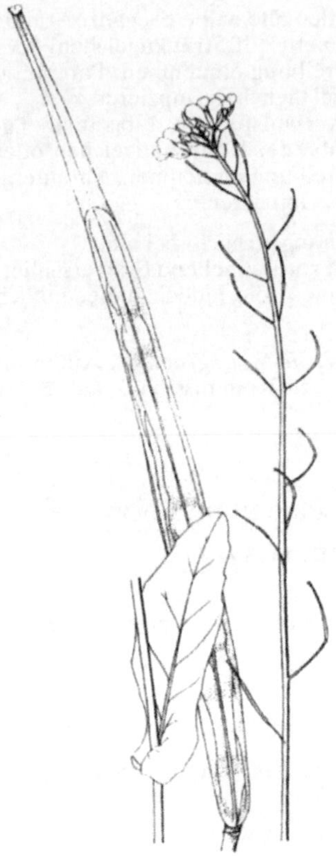

Brassica rapa. Aus Lit.[21]

Inhaltsstoffe: *Glucosinolate*. 6 bis 8 % in den Samen der ssp. *oleifera* = var. *sylvestris*;[3] Gehalt differiert zwischen Kulturformen und Pflanzenteilen.[143]
Hauptglucosinolat der ssp. *oleifera*: Gluconapin (3-Butenylglucosinolat), außerdem Glucobrassicanapin (4-Pentenylglucosinolat), Glucoraphanin (4-Methylsulfinylbutylglucosinolat), Glucoalyssin (5-Methylsulfinylpentylglucosinolat), Gluconasturtin (2-Phenylethylglucosinolat) sowie Progoitrin (2-Hydroxy-3-butenylglucosinolat).
In der ssp. *rapa* neben Gluconasturtin und Progoitrin auch Gluconapoleiferin (2-Hydroxy-4-pentenylglucosinolat) nachgewiesen.[3]
Die Anwesenheit weiterer Glucosinolate wie Glucoerucin (5-Methylthiobutylglucosinolat), Glucoberteroin (5-Methylthiopentylglucosinolat) sowie geringer Mengen der Indolglucosinolate Glucobrassicin (3-Indolylmethylglucosinolat) und Neoglucobrassicin (N_1-Methoxy-3-indolylmethylglucosinolat) in verschiedenen Sorten von Futterrübsen wird beschrieben.[143]
Der hohe Gehalt von Alkenylglucosinolaten in Rüben stellt möglicherweise eine Ursache für das schlechtere Freßverhalten von Schafen im Vergleich zu Raps (*Brassica napus* L. emend. METZG. var. *napus*) dar.[144]
Bei Zellzerstörung durch Freisetzung der Myrosinase Bildung von Isothiocyanaten sowie in Abhängigkeit von äußeren Bedingungen mehr oder weniger großer Mengen an Nitrilen. Aus Glucosinolaten mit terminaler ungesättigter Seitenkette Bildung von Cyanoepithioalkanen durch Wirkung von ESP (epithiospecifier protein).[7,8] Anwesenheit zweiwertiger Eisenionen notwendig, ansonsten Entstehung von Oxazolidinthionen[145] z. B. Goitrin (5-Vinyloxazolidin-2-thion) 0,03 bis 0,25 % in Samen,[146] 0,0024 bis 0,0032 % bei Untersuchung der Ganzpflanze in Rübsen (*B. rapa* ssp. *oleifera*) bezogen auf das Frischgewicht und 0,0072 % bei Untersuchung der Ganzpflanze in der Wasserrübe (*B. rapa* ssp. *rapa*) bezogen auf das Frischgewicht nachgewiesen.[147] Aus Indolglucosinolaten Bildung freier Rhodanidionen, Ermittlung eines Gehalts von 90 bis 100 mg/kg Frischgewicht.[108]

Spaltprodukte der Glucosinolate stellen bei Aufnahme großer Mengen bzw. wiederholter Aufnahme bei der Tierfütterung potentielle Toxine dar, daher Versuche zur Senkung des Glucosinolatgehalts von *B. rapa* L. durch züchterische Maßnahmen.[3]
Lipide. Fettes Öl ca. 40 % in den Samen, aber auch in anderen Pflanzenteilen Lipide enthalten.[148] Untersuchung der Lipide und ihrer Zusammensetzung in den Wurzeln von *B. campestris* var. *rapifera* = *B. rapa* L. ssp. *rapa*: Vorkommen von neutralen Lipiden, Phosphatidylethanolamin, -cholin und -inositol, sowie Mono- und Digalactosyldiglyceriden. Linolensäure ist die Hauptkomponente in allen Lipidklassen, auffällig ist der hohe Gehalt an Palmitinsäure im Phosphatidylinositol. Erucasäure wurde nicht gefunden. In der Sterolfraktion war *β*-Sitosterol die Hauptkomponente, während Brassicasterol und Cholesterol im Gegensatz zu den Samen völlig fehlten.[149]
Phenylpropanderivate. Sinapin (Ester der Sinapinsäure = 4-Hydroxy-3,5-dimethoxyzimtsäure mit Cholin) in Samen nachgewiesen.[150]
Sonstiges. An flüchtigen Geruchsstoffen neben den Abbauprodukten der Glucosinolate auch Isoprenoide (z.B. Farnesen, Myrcen, Limonen), Aldehyde und Sulfide in der Ganzpflanze identifiziert.[18] Aus den Blättern der Unterart *rapa* Isolierung von *S*-Methylcysteinsulfoxid.[220]

Verbreitung: Unkraut- und Ruderalpflanze, die von Nordafrika, dem Mittelmeerraum über fast ganz Europa verschleppt ist, auch in Nord- und Südamerika vorkommend.[19]

Anbaugebiete: Als Öl- und neuerdings auch als Grünfutterpflanze in Europa, Vorderasien bis Pakistan und Nordchina, Mittelasien, ev. auch in Japan und China kultiviert. Wirtschaftliche Bedeutung hat der Anbau heute noch in Kanada, Schweden und in einigen Gebieten Westasiens.[19]

Drogen: Rapae oleum.

Rapae oleum (Rüböl)

Synonyme: Oleum Rapae.

Sonstige Bezeichnungen: Dt.: Colza, Kohlsaatöl, Rapsöl, Repsöl, Rübsaatöl, Rübsamenöl; engl.: Colza oil, Rape oil, Rapeseed oil; frz.: Huile de colza; it.: Olio di colza; span.: Aceite de Colza.

Monographiesammlungen: Oleum Rapae *DAB 6;* Rüböl *DAC 86*; Rape Oil *Mar 29, BPC 54.*

Definition der Droge: Das aus den Samen ohne Anwendung von Wärme gepreßte Öl *DAB 6*; das aus den reifen Samen gewonnene und raffinierte fette Öl *AB-DDR*; das aus den reifen Samen gewonnene und raffinierte Öl *DAC 86*; das ausgepreßte und raffinierte Öl der Samen *Mar 29, BPC 54.*

Stammpflanzen: Während das *DAB 6* sehr allgemein als Stammpflanzen angebaute Brassica-Arten fordert, läßt *DAC 86* nur *B. napus* L. und *B. rapa* L. zu; das *AB-DDR* schreibt sogar die zu verwendenden Varietäten fest: *Brassica napus* L. var. *napus* sowie *B. rapa* L. var. *sylvestris*.
Mar 29 und *BPC 54* fordern als Stammpflanzen *Brassica napus* var. *oleifera* (= var. *napus*) sowie weitere, nicht näher definierte Brassica-Arten.

Herkunft: Aus Anbau.

Gewinnung: Kalte Pressung und z. T. anschließende Raffination.[230]
Reinigung des rohen Rüböls mit konzentrierter Schwefelsäure, unter Einwirkung von Wasserdampf allmählich Abscheidung des Öls, nach Schütteln mit Sodalösung trocknen.[231]

Ganzdroge: S. Identität.

Verfälschungen/Verwechslungen: Mit Harzen/Mineralöl.[223,230]
Fettes Öl aus den Samen einer wilden Varietät von *Sinapis arvensis* L. = Ravison oil als Ersatz zugelassen.[224]

Minderqualitäten: Zu hoher Gehalt an Erucasäure qualitätsmindernd, in der Europäischen Gemeinschaft Begrenzung auf 5 %.[167,232]

Inhaltsstoffe: *Fettes Öl.* Es besteht zu über 90 % aus Triglyceriden.[161,168] Fettsäuren hauptsächlich ungesättigt, Anteil der gesättigten etwa 5 % (Palmitinsäure (16:0), Stearinsäure (18:0), Arachinsäure (20:0) und Behensäure (22:0)).[232]
Ungesättigte Fettsäuren. Früher vor allem Erucasäure (*n*-Docos-13-ensäure), 22:1(13)) zu 40 bis 50 %, Ölsäure (*n*-Octadec-9-ensäure, 18:1(9)) 15 bis 30 %, Linolsäure (*n*-Octadeca-9,12-diensäure, 18:2(9,12)) 13,5 bis 16 %, Linolensäure (*n*-Octadeca-9,12,15-triensäure, 18:3(9,12,15)) 8 %, geringe Mengen Eicosensäure und Docosadiensäure. Heute vor allem Sorten angebaut, die erucasäurearme Öle liefern, meist unter 10 %, dafür höhere Gehalte an Ölsäure etwa 60 %, Linolsäure etwa 20 % und Linolensäure etwa 10 %.[157-159,169]
Sterole. Sitosterol, Campesterol, Brassicasterol frei oder verestert im unverseifbaren Anteil des Öls.[13-15]

Identität: Öl muß der Beschreibung entsprechen: Gelbes oder bräunlichgelbes, etwas dickflüssiges Öl, eigenartiger Geruch und Geschmack *DAB 6*; klare, schwachgelbe Flüssigkeit *AB-DDR, DAC 86*; Geruch und Geschmack schwach wahrnehmbar, leicht bitter *DAC 86*, leicht kratzend *AB-DDR*, mischbar mit Ether und Chloroform *AB-DDR, BPC 54*, mischbar mit Ether und Petrolether, praktisch unlöslich in Wasser und 96 %igem Ethanol *DAC 86*.
Jodzahl und Verseifungszahl müssen im geforderten Bereich lliegen *DAB 6, AB-DDR, DAC 86*.

Reinheit: Ermittlung der Säurezahl, Dichte, Prüfung auf ungereinigtes Rapsöl (Schütteln mit Schwefelkohlenstoff und konzentrierter Schwefelsäure) *DAB 6, AB-DDR* und *DAC 86* sowie zusätzlich Bestimmung der Peroxidzahl, des Brechungsindex, des unverseifbaren Anteils *AB-DDR, DAC 86*.
Im *AB-DDR* wird zusätzlich eine Prüfung auf Harz- und Mineralölbeimischung gefordert (Erhit-

zen mit Ethanol unter Zusatz von Kalilauge, keine Trübung).
DAC86 prüft darüberhinaus das Aussehen (Farbe mittels Vergleichslösungen, Ausschluß von Trübungen), auf Verdorbenheit (Geruch/Geschmack/Färbung der wäßrigen Phase nach Ausschütteln), auf Perchlorethylen (max. 0,1 ppm) sowie auf fremde fette Öle.

Gehalt: Zusammensetzung der Fettsäurefraktion *DAC86*.
Ungesättigte Fettsäuren. Ölsäure 45 bis 65 %, Linolsäure 18 bis 32 %, Linolensäure 6 bis 14 %, Erucasäure max. 5 %, Gadoleinsäure max. 5 %.
Gesättigte Fettsäuren. Palmitinsäure 3 bis 8 %, Stearinsäure max. 3 %, Arachinsäure max. 3 %, Behensäure max. 1 %.
Sonstige Fettsäuren. Max. 2 %.

Gehaltsbestimmung: Bestimmung der Zusammensetzung der Fettsäurefraktion zur Prüfung auf fremde Öle mittels Gaschromatographie *DAC86*. Beschreibung moderner Methoden der Gaschromatographie zur Ermittlung des Anteils der einzelnen Fettsäuren im Rapsöl.[170-173]
Gaschromatographische Untersuchung des Öls nach Präparation der Fettsäuremethylester[173] unter Verwendung von FFAP (free fatty acid phase) Glaskapillarsäulen mit Wasserstoff oder Stickstoff als Trägergas durchgeführt.[170] Optimierung der Methode durch Temperaturvariation,[172] Identifizierung der Fettsäuren durch Vergleich mit Fettsäuremethylesterstandards (auch Unterscheidung von Isomeren möglich)[171] bzw. Kopplung mit MS.[172]

Lagerung: Vor Licht geschützt; in, dem Verbrauch angemessenen, vollständig gefüllten Gefäßen *AB-DDR*, *DAC86*; kühl *AB-DDR*; unter Inertgas; keine Mischung von Ölen verschiedener Lieferungen *DAC86*.

Stabilität: Inkompatibilitäten mit Licht, Luft und Schwermetallen, da hoher Gehalt an ungesättigten Fettsäuren (halbtrocknendes fettes Öl) *DAC86*.

Tox. Inhaltsstoffe u. Prinzip: *Erucasäure* (*n*-Docos-13-ensäure): Bei Aufnahme großer Mengen erucasäurereichen Rapsöls über längeren Zeitraum (s. chronische Toxizität) erfolgt bei Tieren, insbesondere bei Ratten, starke Ablagerung von Fett im Herzmuskel, gefolgt von herdförmigen Nekrosen und Vernarbungen. Bei Schweinen und Affen ist die Myocardschädigung nicht so stark ausgeprägt.
Ursache der Fettablagerung ist einerseits ein erschwerter Abbau der Erucasäure gegenüber Palmitinsäure durch die fettsäureabbauenden Enzyme in den Mitochondrien der Herzmuskelzellen, wobei bereits der Transport der Erucuoylgruppe durch die Mitochondrienmembran im Vergleich zu anderen langkettigen Fettsäuren vermindert ist. Andererseits wird Erucasäure bevorzugt in die Phospholipide der Membranen von Herzmuskelzellen bzw. Mitochondrien eingebaut, was zu Störungen in Bau und Funktion der Membranen und somit zur Myocardschädigung führen kann.[167]
An *in vitro* kultivierten Rattenmyocyten wurde eine im Vergleich zu Hepatocyten deutlich langsamere Metabolisierung der Erucasäure festgestellt.[174,175] Allerdings konnte am perfundierten Rattenherzen bei Tieren, die über mehrere Wochen 30 % ihres Energiebedarfs aus Rapsöl (42,7 % Erucasäure) deckten, ein gesteigerter Abbau der Erucasäure im Vergleich zu Tieren, die Erdnußöl erhielten, nachgewiesen werden. Gleichzeitig wurde eine Rückbildung der Lipidose bei chronischer Gabe beobachtet.[176]
Die Wirkung von Erucasäure auf den Menschen ist noch nicht abgeklärt (s. chronische Toxizität).[167]

Akute Toxizität: *Mensch.* Keine Hinweise auf eine akute Toxizität; das durch Rapsöl verursachte "Toxic oil syndrome" (Toxic rapeseed oil syndrome), an dem 1981 in Spanien über 20.000 Menschen erkrankten und mehr als 300 der Erkrankten verstarben, wurde durch mit Anilin behandeltes Rapsöl verursacht.[177,178]
Erkrankungsverlauf/Symptomatik. s. a. Lit.[179-182]
Akute Phase (Phase 1). Fieber, Kopfschmerz, Husten, Atemnot, akute Pneumonie (im Röntgenbild interstitielle alveoläre Veränderungen sichtbar, z. T. Ödeme auftretend), Eosinophilie, Thrombozytopenie. Auch Auftreten von Übelkeit, Erbrechen, Pancreatitis, Symptome einer akuten Hepatitis beobachtet.[183]
Todesfälle durch respiratorische Insuffizienz auftretend.
Chronische Phase (Phase 2). Nach Abklingen der Phase 1-Symptome nach kurzer Latenzzeit Myalgien, Gelenkveränderungen, Polyneuropathien, sklerodermaähnliche Läsionen, pulmonare Hypertension auftretend.
Untersuchungen am Herzen zeigten eine Hypertrophie der rechten Herzkammer, verbunden mit ausgeprägten sklerodermaähnlichen Veränderungen.[184]
Vielfältige Leberschäden, z. B. chronische Hepatitis, Hyperplasie, Leberzirrhose noch 5 Jahre nach Aufnahme des Öls nachweisbar.[183]
Bei 65 von 424 Patienten wurde ein z. T. temporärer Anstieg der Aminotransferaseaktivität, der über 2 Monate anhielt, als einziges Merkmal einer Leberbeeinflussung gemessen. Bei 18 Patienten trat zusätzlich eine Steigerung der Aktivität der alkalischen Phosphatase auf (nach 3 Monaten fast normalisiert). 16 Patienten hatten noch 30 Monate nach der akuten Phase der Erkrankung eine gestörte Leberfunktion (Erhöhung der Aminotransferasen, alkalischer Phosphatase, Bilirubin).[185]
Auch nach Monaten noch Todesfälle, verursacht durch schwere Neuromyopathien.[186]
In allen klinischen Stadien vasculäre Läsionen, beginnend mit Endothelzellnekrose, gefolgt von einer verstärkten Proliferation sowie Infiltration von Lymphozyten in die Gefäßwand, Schaumzellbildung, Fibroblastenproliferation in der Intima bis hin zur Intimafibrose beobachtet.[179]
Histologische Untersuchungen zeigten, daß der pulmonaren Hypertension in der chronischen Phase der Erkrankung[187] ebenso wie osteolytischen Erscheinungen der Fingerknochen[180] Schädigungen der Gefäße zugrunde liegen.

Bei 30 % der Erkrankten nach Abklingen der klinischen Symptome Manifestierung psychischer Störungen in Form eines "reaktiven Katastrophensyndroms".[188]

Toxisches Agens. Das toxische Agens ist bisher nicht bekannt. Folgende Verbindungen werden als mögliche Verursacher diskutiert:

- *Fettsäureanilide,* in dem mit Anilin behandelten Rapsöl gebildet, z. B. Ölsäureanilid[189] und Linolsäureanilid.[177] Nachweis der Lungentoxizität von Öl- und Linolsäureanilid bei Fütterung von Wistar-Ratten über 15, 20 und 30 d mit 0,0002 bis 0,15 % der Anilide in Rapsöl[190] sowie ihrer Neurotoxizität bei i. p. Gabe von 0,027 mg Anilid/Woche über 3 Wochen an Kaninchen.[191] Bei oraler Applikation von Rapsöl, das Fettsäureanilide enthielt, selbst bei Applikation des Öls über 4 Wochen, war keine Neurotoxizität nachweisbar.[192]
  Nachweis einer Beziehung zwischen dem Gehalt des Öls an Anilin bzw. Fettsäureaniliden und dem Erkrankungsrisiko durch Untersuchung von Ölproben, die nach Ausbruch der Epidemie eingezogen wurden.[193]
- *Oxidationsprodukte der Fettsäureanilide,* z. B. ihrer Epoxy- oder Hydroxyderivate sowie Peroxide und freier Radikale, die in dem Öl durch starke oxidative Zersetzung gehäuft vorkommen, werden ebenfalls als toxische Agentien in Betracht gezogen.[177,194]
- *5-VTPA.* Neuerdings wird ein cyclisches Reaktionsprodukt von Anilin und im Rapsöl vorkommenden Isothiocyanaten, das *N*-(5-Vinyl-1,3-thiazolidin-2-yliden)phenylamin (5-VTPA), früher als 1-Phenyl-5-vinyl-imidazolidin-2-thion bezeichnet, als verursachendes toxisches Agens diskutiert.[195,196]
  Wirkprinzip: Ebenfalls nicht eindeutig geklärt; Diskussion eines Autoimmunprozesses, ausgelöst durch die Folgeprodukte der Umsetzung des Öls mit dem Anilin, ähnlich einer Graft-versus-host-reaction (GVHD).[197-199]

Obwohl Autoantikörper im Serum einiger Patienten mit ausgeprägter chronischer Manifestation der Erkrankung nachweisbar waren, gab es keine Korrelation zur Schwere der Erkrankung. Bei einigen Patienten konnten keine Autoantikörper nachgewiesen werden, der Antikörpertiter veränderte sich unabhängig vom klinischen Zustand, zirkulierende Antikörper-Komplexe waren selten zu finden.[200]

Chronische Toxizität: *Mensch.* In Italien, wo immer häufiger Rapsöl anstelle des teureren Olivenöls verwendet wird, wurden an 70 Probanden Serumuntersuchungen durchgeführt. Bei 40 dieser untersuchten Personen wurden 0,3 bis 3,8 % der enthaltenen Fettsäuren als Erucasäure identifiziert. Im Myocard wurde bei 13 von 16 untersuchten Verstorbenen ein Gehalt von 0,2 bis 2,2 % Erucasäure nachgewiesen, während noch in den 60er Jahren in Italien in menschlichen Geweben keine Erucasäure gefunden wurde.[201]

Die Beschränkung des Erucasäuregehaltes auf 5 % bei Rapsöl in den Ländern der Europäischen Gemeinschaft erscheint daher bis zur eindeutigen Abklärung der Cardiotoxizität sinnvoll.[167]

Tier. Ratten, die über 18 Wochen Rapsöl in der Nahrung erhielten, zeigten eine deutlich erhöhte Zahl nekrotischer Läsionen im Myocardgewebe bei Fütterung von Rapsöl mit 38,9 % Erucasäure im Vergleich zu Rapsölen mit 3,6 % bzw. 0,88 % Erucasäure, wo allerdings auch nekrotische Läsionen, aber in deutlich geringerem Ausmaß, beobachtet wurden.[202-204] Die Häufigkeit des Auftretens von Myocardschäden bei Ratten durch Rapsöl mit hohem Erucasäuregehalt wurde durch körperliche Belastung der Tiere[205] noch gesteigert.

Bei Fütterung von Rapsöl mit 0,88 % Erucasäure zeigten die Herzmuskelzellen Myofibrillenverlust sowie eine leichte Steigerung in der Zahl der Mitochondrien, bei 3,6 % Erucasäure wurden große intravasale Lipidtröpfchen im Myocard beobachtet sowie eine deutliche Steigerung der Anzahl normaler und vergrößerter Mitochondrien. Bei 38,9 % Erucasäure im Öl waren deutlich degenerative Veränderungen im Myocard sowie in den Mitochondrien nachweisbar (Mitochondrienvergrößerung, Verlust der Christae).[206] Eine Steigerung der Größe der Mitochondrien in den Herzzellen von Ratten, die über 24 Wochen mit Rapsöl gefüttert wurden, wird auch beschrieben.[207]

Bei Fütterung von 21 % Rapsöl mit hohem (41,4 %) bzw. geringem (8,7 %) Erucasäuregehalt über 30 Wochen im Vergleich mit 21 % partiell hydriertem Fischöl waren die Inzidenz und der Schweregrad der Myocardschäden bei Fütterung des Rapsöl mit hohem Erucasäuregehalt deutlich gesteigert. Die geringste Schädigung trat bei Fütterung von Fischöl auf.[208]

Eine kurzzeitige Fütterung von Rapsöl mit geringem Gehalt an Erucasäure führte bei Ratten noch nicht zur gesteigerten Fetteinlagerung in das Myocard. Bei einer Fütterung über 26 Wochen ist selbst bei "low-Erucasäure-Rapsöl" (20 % Rapsöl in der Nahrung) eine gesteigerte Häufigkeit von cardialen Nekrosen und Fibrosen im Vergleich zu Sonnenblumenöl, Mohnöl oder Schmalz/Weizenkeimöl 3:1 zu beobachten.[209] Die gleichen Beobachtungen wurden bei der Gabe von Rapsöl (20 % in der Nahrung) mit geringem Erucasäuregehalt über 16 Wochen im Vergleich zu Sojabohnenöl gemacht.[210]

Ein Zusatz von Cholin 0,475 % oder Inositol 0,635 % zur Nahrung bewirkte sowohl bei einer "low- bzw. high-Erucasäure-Diät" eine Verminderung der cardialen Läsionen. Die Gabe von 8 g/kg Tristearat zu einer 20 %igen Rapsöldiät verhindert zwar das Auftreten der cardialen Läsionen nicht, mindert aber ihren Schweregrad.[211]

Allerdings wurde bei der Fütterung von Ratten mit einer Nahrung, die 20 % Rapsöl oder 8,9 % Erucasäure enthielt, nur durch Rapsöl die Auslösung von focalen myocardialen Läsionen und einer reduzierten myocardialen Kontraktilität am perfundierten Rattenherzen gegenüber Isoprenalin, verbunden mit einer reduzierten coronaren Blutversorgung, beobachtet. Erucasäure zeigte diese Effekte nicht.[212] Weder Erucasäure noch Rapsöl bewirkten EKG-Veränderungen gegenüber der Kontrollgruppe, die 20 % Sonnenblumenöl erhielt.[212,213]

Bei Küken führte eine Fütterung mit 15 % Rapsöl in der Nahrung über 10 Tage nicht zu einer stärkeren Akkumulation von Fett im Myocard.[214] Auch bei Langzeitversuchen über 16 Wochen und Fütterung von Rapsöl mit unterschiedlichem Gehalt an Erucasäure (1 bis 51,6 %) bewirkte nur Rapsöl mit einem Erucasäuregehalt von 51,6 % bei Küken eine Steigerung der Fettablagerung im Herzen und das Auftreten von myocardialen nekrotischen Läsionen.[215]

Schweine, die 42 % ihres Kalorienbedarfs durch Aufnahme von Öl deckten, zeigten sowohl nach 1 Woche, 5 Wochen, $^1/_2$ bzw. 1 Jahr nur minimale Schädigungen des Myocards, unabhängig von der Art des aufgenommenen Öls (Rapsöl mit geringem oder hohem Erucasäuregehalt, Fischöle, partiell hydrierte Fischöle, Sojabohnenöl).[216]

Vergleichende Versuche mit Ratten und Schweinen zeigten, daß bei einer Fütterung von 21 % Rapsöl (48 % Erucasäure) über 3 Wochen bei Ratten eine etwa fünffach so stark ausgeprägte Lipidose auftritt wie bei Schweinen.[217]

Auch Makaken, die Rapsöl mit 25 % Erucasäure, partiell hydrierte Fischöle oder ein Gemisch aus Schweinefett und Weizenkeimöl über 4 Monate in der Nahrung erhielten, zeigten keine deutlichen Unterschiede bei der Ausprägung einer myocardialen Lipidose.[218].

Die Toxizität von Rapsöl und/oder Erucasäure ist bisher nicht eindeutig geklärt. Bei der Bewertung der Tierversuche sollten in jedem Fall die auftretenden Speciesunterschiede berücksichtigt werden.

Chronische Vergiftung: *Präventivmaßnahmen.* Verwendung der durch züchterische Maßnahmen erhaltenen erucasäurearmen Rassen zur Gewinnung des Rapsöl.[157-159]

Sonst. Verwendung: *Pharmazie/Medizin.* Ersatz von Olivenöl in Salben und Linimenten,[223,233] auch in der Veterinärmedizin,[230] für die Herstellung von Linimenten mit Methylsalicylat anstelle von Erdnußöl[224] und als indifferentes Füllmaterial für Weichgelatinekapseln.[232]

Außerdem findet Rapsöl als Reagenz zur Prüfung fetter Öle auf fremde fette Öle Anwendung.[235,236] *Haushalt.* Kaltgepreßtes Rapsöl wird als Speiseöl genutzt (Achtung! Erucasäuregehalt).[19] *Industrie/Technik.* Rapsöl, besonders mit hohem Linolsäuregehalt, findet zur Margarineherstellung Verwendung, außerdem Nutzung als Brennöl und zur Schmiermittelherstellung (Wagenschmiere), in der Kautschukindustrie, zur Gewinnung von Hartfetten und Lederfett.[230]

1. Schulz OE (1936). In: Engler A, Prantl K (Hrsg.) Die natürlichen Pflanzenfamilien, Leipzig, 17b, S. 227–658
2. Rothmaler W (Hrsg.) (1982) Exkursionsflora für die Gebiete der DDR und der BRD, Band 2, Gefäßpflanzen, Volk und Wissen Volkseigener Verlag, Berlin
3. Teuscher E, Lindequist U (1988) Biogene Gifte, Akademie-Verlag, Berlin, S. 303–311
4. Fenwick GR, Heaney RK, Mullin WJ (1983) CRC Crit Rev Food Sci Nutr 18:123–201
5. Horn PH, Vaughan JG (1983) Phytochemistry 22:465–470
6. Kaoulla N, MacLeod AJ, Gil V (1980) Phytochemistry 19:1.053–1.056
7. Cole RA (1978) Phytochemistry 17:1.563–1.565
8. Petroski RJ, Tookey HL (1982) Phytochemistry 21:1.903–1.905
9. Hrazdina G, Alscher-Herman R, Kish VM (1980) Phytochemistry 19:1.355–1.359
10. Frohne D, Jensen U (1985) Systematik des Pflanzenreiches unter besonderer Berücksichtigung chemischer Merkmale und pflanzlicher Drogen, Gustav Fischer Verlag, Stuttgart, S. 215
11. Norton G, Harris FH (1983) Phytochemistry 22:2.703–2.707
12. Trémolières H, Trémolières A, Mazliak P (1978) Phytochemistry 17:685–687
13. Appelquist L-AD, Kornfeldt AK, Wennerholm JE (1981) Phytochemistry 20:207–210
14. Matsumoto T, Shimizu N, Shigemoto T, Itoh T, Iida T, Nishioka A (1983) Phytochemistry 22:789–790
15. Matsumoto T, Asano S, Itoh T (1983) Phytochemistry 22:2.619–2.620
16. Knight BA, Berrie AMM (1971) Phytochemistry 10:131–135
17. Adam G, Marquardt V (1986) Phytochemistry 25:1.787–1.799
18. Tollsten L, Bergström G, (1988) Phytochemistry 27:2.073–2.077
19. Mansfeld R (1986) Verzeichnis landwirtschaftlicher und gärtnerischer Kulturpflanzen, Band 1, Akademie-Verlag, Berlin, S. 290–317
20. Sinskaja EN (1928) Trudy prikl bot genet selekc 19:3–648
21. Hess H, Landolt E, Hirzel R (1970) Flora der Schweiz, Band 2, Birkhäuser Verlag, Basel, S. 184–189
22. Junker P (1954) Dissertation, Mathematisch-Naturwissenschaftliche Fakultät der Universität München
23. Hill CB, Williams PH, Carlson DG, Tookey HL (1987) J Am Soc Hort Sci 112 (2):309–313
24. Halva S, Hirvi T, Makinen S, Honkanen E (1986) J Agric Sci Finl 58:157–162
25. Sang JP, Minchinton IR, Johnstone PK, Truscott RJW (1984) Can J Plant Sci 64:77–93
26. Gassner G (1973) Mikroskopische Untersuchung pflanzlicher Lebensmittel, Gustav Fischer Verlag, Stuttgart
27. Geiger H, Maier H, Markham KR (1983) Z Naturforsch C: Biosci 38C:490–491
28. Ziegler E (1982) Die natürlichen und künstlichen Aromen, Hüthig Verlag, Heidelberg, S. 93
29. McGregor DI, Mullin WJ, Fenwick GR (1983) J Assoc Off Anal Chem 66:825–849
30. Muuse GB, Van der Damp HJ (1987). In: Whathelet JP (Ed.) Glucosinolates in Rapeseeds: Analytical Aspects, Martinus Nijhoff Publishers, Dordrecht, S. 38–49
31. Ahmed ZF, Rizk AM, Hammouda FM, Seif El-Nasr MM (1972) Planta Med 21:35–60
32. Olsen O, Sorensen H (1980) Phytochemistry 19:1.783–1.787
33. Wagner H, Bladt S, Zgainski EM (1983) Drogenanalyse, Springer Verlag, Berlin, S. 253–254
34. Danielak R, Borkowski B (1969) Diss Pharm Pharmacol 21:563–575
35. Danielak R, Borkowski B (1969) Diss Pharm Pharmacol 21:577–579
36. Truscott RJ, Minchington IR, Burke DG, Sang JP (1982) Biochem Biophys Res Comm 107:1.368–1.375
37. Heaney RK, Fenwick GR (1980) J Sci Food Agric 31:785–793

38. Thies W (1976) Fette, Seifen, Anstrichm 78:231–234
39. Underhill EW, Kirkland DF (1971) J Chromatogr 57:47–54
40. Thies W (1979) Die Naturwissenschaften 66:364–365
41. Heaney RK, Fenwick GR (1980) J Sci Food Agric 31:593–599
42. Olsen O, Sorensen H (1979) Phytochemistry 18:1.547–1.552
43. Lange R, Petrzika M (1990) Lebensm Biotechnol 7:176–178
44. Helboe P, Olsen O, Sorensen H (1980) J Chromatogr 197:199–205
45. Minchington I, Sang J, Burke D, Truscott RJW (1982) J Chromatogr 247:141–148
46. Björnquist B, Hase A (1988) J Chromatogr 435:501–507
47. Chikkaputtaiah KS, Shankaranarayana ML, Natarajan CP (1971) Flavour Ind 2:591–593, zit. nach CA 76:12869x
48. Murthy TN, Devdhara VD (1988) J Oil Technol Assoc India (Bombay) 20:12–13, zit. nach CA 111: 22263a
49. Lein KA, Schön WJ (1969) Angew Botanik 43:87–92
50. Lein KA (1970) Z Pflanzenzücht 63:137–154
51. Iori R, Leoni O, Palmieri S (1983) Anal Biochem 134:195–198
52. Youngs CG, Wetter LR (1967) J Am Oil Chem Soc 44:551–610
53. Thies W (1982) Fette, Seifen, Anstrichm 84:89–95
54. Changling Y, Bing F, Yupin J, Zhijing H (1987) Fat Sci Technol 89:342–345
55. Klesse P, Lukoschek P (1955) Arzneimittelforsch 5:505–507
56. Zsolani T (1966) Arzneim Forsch 16:870–875
57. Ritter U (1982) Naturheilweisen, Johannes Sonntag Verlagsbuchhandlung, Regensburg, S. 126–127, 137, 161–162
58. Aschner B (1986) Lehrbuch der Konstitutionstherapie, Hippokrates Verlag, Stuttgart, S. 210
59. Pahlow M (1987) Dtsch Apoth Ztg 127:67–68
60. Leeser O (1973) Leesers Lehrbuch der Homöopathie, 2. Aufl., Band 3, Karl F Haug Verlag, Heidelberg, S. 782–784
61. Lewin L (1929) Gifte und Vergiftungen, Verlag von Georg Stilke, Berlin, S. 410–411
62. Capelletti EM, Trevisan R, Caniato R (1982) J Ethnopharmacol 6:161–190
63. Lechner-Knecht S (1982) Dtsch Apoth Ztg 122:2.122–2.129
64. Dannaker CJ, White IR (1987) Contact Dermatitis 16:212–214
65. Kavli G, Moseng D (1987) Contact Dermatitis 17:153–155
66. Widstrom L, Johansson SG (1986) Acta Derm Venerol Stockh 66:70–71
67. Dominguez J, Cuevas M, Urena V, Munoz T, Moneo T (1990) Ann Allergy 64:352–357
68. Sitting M (1985) Handbook of toxic and hazardous chemicals and carcinogens, Noyes Publications, New Jersey, USA
69. Ioannou YM, Burka LT, Matthews HB (1984) Toxicol Appl Pharmacol 75:173–181
70. Bentz H (1969) Nutztiervergiftungen – Erkennung und Verhütung, Gustav Fischer Verlag, Jena
71. Vernot EH, McEwen JD, Haun CC, Kinkead ER (1977) Toxicol Appl Pharmacol 42:417–423
72. IARC Monographs on the Evaluation of the carcinogenetic risk of chemicals to humans (1985) Vol 36, WHO International Agency for research on cancer, S. 55–68
73. Langer P, Stoll V (1965) Endocrinology 76:151–155
74. Dunnick JK, Prejean JD, Haseman J, Thompson RB, Giles HD, McConnell EE (1982) Fundam Appl Toxicol 2:114–120
75. IARC Monographs on the Evaluation of Carcinogenetic risks to humans (1987) Overall Evaluations of Carcinogenicity: An Updating of IARC Monographs, Vol 1–42, Suppl 7, WHO International Agency for research on cancer, S. 56
76. Neudecker T, Henschler D (1985) Mut Res 156:33–37
77. Yamaguchi T (1980) Agric Biol Chem 44:3.017–3.018
78. Eder ET, Neudecker D, Henschler D (1980) Biochem Pharmacol 29:993–998
79. Epstein SS, Arnold E, Andrea J, Bass W, Bishop Y (1972) Toxicol Appl Pharmacol 23:288–325
80. Ruddick JA, Newsome WH, Nash L (1976) Teratology 13:263–266
81. Deutsches Zentrum für Entwicklungstechnologien (GATE) (1986) Rural production and use of plant preparations for crop and post-harvest protection, (Manuskript), D-6236 Eschborn-1
82. Basu AK, Ghosh A, Dutta J (1973) J Chromatogr 86:232–233
83. Helm J (1963) Kulturpflanze 11:333–355
84. Mithen RF, Lewis BG, Heaney RK, Fenwick GR (1987) Phytochemistry 26:1.969–1.973
85. MacLeod AJ, Rossiter JT (1986) Phytochemistry 25:1.047–1.051
86. Bäuerle R, Wagner H, Schraudolf H (1986) Experentia 42, S. 86
87. Goetz JK, Schraudolf H (1983) Phytochemistry 22:905–907
88. Sones K, Heaney RK, Fenwick GR (1984) Food Additives Contaminants 1:289–296
89. Van Etten CH, Daxenbichler ME, Tookey HL, Kwolek WF, Williams PH, Yoder OC (1980) J Am Soc Hort Sci 105:710–714
90. Heaney RK, Fenwick GR (1980) J Sci Food Agric 31:785–793
91. Sones K, Heaney RK, Fenwick GR (1984) J Sci Food Agric 35:762–766
92. Van Etten CH, Tookey ME (1978). In: Keeler RF, van Kampen KR, James LF (Eds.) Effects of poisonous plants on Livestock, Academic Press, New York, S. 507–520
93. Josefsson E, (1967) Phytochemistry 6:1.617–1.627
94. Slominski BA, Campbell LD (1989) J Agric Food Chem 37:1.297–1.302
95. Sekiya J, Kajiwara T, Munechika K, Hatanaka A (1983) Phytochemistry 22:1.867–1.869
96. Hrazdina G, Creasy LL (1979) Phytochemistry 18:581–584
97. Pecket RC, Small CJ (1980) Phytochemistry 19:2.571–2.576
98. FAO Production Yearbook 1984 (1985) Vol 38, United Nations Food and Agricultural Organisation, Rom
99. Langer P (1989). In: Rechtige MJ (Ed.) CRC Handbook of Naturally occurring Food Toxicants, CRC Press Inc, Mola Raton, USA
100. Couchman R, Eagles J, Hegarty MP, Laird WM, Self R, Synge RLM (1973) Phytochemistry 12:707–718
101. Weiss RF (1981) Lehrbuch der Phytotherapie, Hippokrates Verlag, Stuttgart, S. 68–70
102. Van Etten CH, Daxenbichler ME, Williams PH, Kwolek WF (1976) Agric Food Chem 24:452–455

103. Gmelin R (1964). In: Podoba J, Langer P (Eds.) Naturally occurring goitrogens and thyroid function, Veda, Bratislava, CSFR, S. 17–34
104. Sedlak J (1966). In: Silink J, Czerny J (Eds.) Endemic goitre and allied diseases, Veda, Bratislava, CSFR, S.229–236
105. Appelquist LA, Josefsson E (1965) Acta Chem Scand 19:1.242–1.244
106. Appelquist LA, Josefsson E (1967) J Sci Food Agric 18:510–519
107. Michajlovskij N, Langer P (1958) Z Physiol Chem 312:26–30
108. Josefsson E (1967) J Sci Food Agric 18:492–495
109. De Brabander HF, Verbeke R (1977) J Chromatogr 138:131–142
110. Cheney G (1950) Am Diet Assn 26:668–672
111. Cheney G (1949) Calif Med 70:10–15
112. Strehler E, Hunziker K (1954) Schweiz Med Wochenschr 6:198–200
113. Cheney G, Waxler SH, Miller IJ (1956) Calif Med 84: 39–42
114. Cheney G (1952) Calif Med 77:248–252
115. Akhtar MS, Munir M (1989) J Ethnopharmacol 27:163–176
116. Wattenberg LW, Loub WD (1978) Cancer Res 38:1.410–1.413
117. Bresnick E, Birt DF, Woltermann K, Wheeler M, Markin RS (1990) Carcinogenesis 11:1.159–1.163
118. Temple NJ, Basu TK (1987) JNCI 79:1.131–1.134
119. Haenszel W, Locke TB, Segi M (1980) JNCI 64:17–22
120. Manousos O, Day NE, Trichopoulos D (1983) Int J Cancer 32:1–5
121. Graham E (1978) J Nat Canc Inst 61:709–714
122. McDanell R, McLean AE, Hanley AB, Heaney RK, Fenwick GR (1987) Food Chem Toxicol 25:363–368
123. Whitty JP, Bjeldanes LF (1987) Food Chem Toxicol 25:581–587
124. Albert-Puelo M (1983) J Ethnopharmacol 9:261–272
125. Wattenberg LW (1971) Cancer 28:99–102
126. Wattenberg LW (1972). In: Cumley RD (Ed.) Environment and Cancer, Williams and Wilkins, Baltimore, S. 241–255
127. Wattenberg LW (1977) J Nat Cancer Inst 58:395–398
128. Nugon-Baudon L, Rabot S, Szylit O, Raibaud P (1990) Xenobiotica 20:223–230
129. Stohs SJ, Lawson TA, Anderson L, Bueding E (1986) Mech Ageing Dev 37:137–145
130. Calnan CD (1981) Contact Dermatitis 7, S.279
131. Blaiss MS, McCants ML, Lehrer SB (1987) Ann Allergy 58:248–250
132. Poletti A, Schilcher H, Müller A (1990) Heilkräftige Pflanzen, Walter Hädecke Velag, D-7252 Weil der Stadt, S.208
133. Langer P (1966) Endocrinology 79:1.117–1.123
134. Temple NJ, El Khatib SM (1987) Cancer Lett 35:71–77
135. Birt DF, Pelling JC, Pour PM, Tibbeis MG, Schweikkert L, Bresnick E (1987) Carcinogenesis 8:913–917
136. Bradfield CA, Bjeldanes LF (1984) Food Chem Toxicol 22:977–982
137. Tiedink HGM, Davies JAR, Van Broekhoven LW, Van de Camp HJ, Jongen WM (1988) Food Chem Toxicol 26:947–954
138. Kumar R, Mende P, Tricker AR, Siddiqui AR, Preussmann R (1990) Cancer Lett 54:61–65
139. Siddiqui M, Tricker AR, Preussmann R (1988) Cancer Lett 39:259–265
140. Morita K, Kada T, Inoue T (1979) Jpn Kokai Tokkyo Koho:79, 122, 715 (Cl. A61 35/78), zit. nach CA 92: 116422t
141. Morita K, Kada T, Inoue T (1979) Ger Offen, S. 2, 810, 293 (Cl. C07 G7/00), zit. nach CA 92:37283v
142. Sones K, Heaney RK, Fenwick GR (1984) J Sci Food Agric 35:712–720
143. Bradshaw JE, Heaney RK, Smith WHM, Gowers S, Gemmell DJ, Fenwick GR (1984) Sci Food Agric 35:977–981
144. Zobelt U, Daniel P, Marquardt R (1986) VDLUFA-Schriftenreihe 20, Kongreßband, VDLUFA-Verlag, Darmstadt, S.561–570
145. MacLeod AJ, Rossiter JT (1985) Phytochemistry 24:1.895–1.898
146. Astwood EB, Greer MA, Ettlinger MG (1949) J biol Chem 181:121–130
147. Virtanen AI, Kreula M, Kiesvaara M (1958) Acta Chem Scand 12:580–581
148. Appelquist LA (1976) in Vaughan JG, MacLeod AJ, Jones BMG, The Biology and Chemistry of the Cruciferae, Academic press, London, S.250–278
149. Lepage M (1967) Lipids 2:244–274
150. Regenbrecht J, Strack D (1985) Phytochemistry 24:407–410
151. Dungey SG, Sang JP, Rotnie NE, Palmer MV, Burke DG, Knox RB, Williams EG, Hilliard EP, Salisbury PA (1988) Phytochemistry 27:815–817
152. Drozdowska L, Rogozinska J (1982) Acta Agrobotanica 35:25–29
153. Sang JP, Salisbury PA (1988) J Sci Food Agric 45:255–261
154. McGregor DI (1988) Can J Plant Sci 68:367–380
155. Macfarlane Smith WH, Griffith DW (1988) J Sci Food Agric 43:121–134
156. Gmelin R, Virtanen AI (1960) Acta Chem Scand 14:507–510
157. Röbbelen G (1976) Fette, Seifen, Anstrichmittel 78:10–17
158. Busch H, Röbbelen G (1981) Angew Botanik 55:361–371
159. Andersson G (1981) Fette, Seifen, Anstrichmittel 83:1–7
160. Calhoun W, Crane JM, Stamp DL (1975) J Am Oil Chem 52:363–365
161. Norton G, Harris FH (1983) Phytochemistry 22:2.703–2.707
162. Trémolières A, Dubacq JP, Drapier D (1982) Phytochemistry 21:41–45
163. Grove MD, Spencer GF, Rohwedder WK, Mandava N, Worley JF, Warthen JD, Steffens GL (1979) Nature 281:216–217
164. Mitchell JW, Mandava N, Worley JF, Plimmer JR, Smith MV (1970) Nature 225:1.065–1.068
165. Josefsson E (1971) Physiologia Plantarum 24:150–153
166. Whittle PJ, Smith RH, McIntosh A (1976) J Sci Food Agric 27:633–642
167. Lindner E (1990) Toxikologie der Nahrungsmittel, Thieme Verlag, Stuttgart, S. 54–56
168. Zadernowski R, Sosulski F (1978) J Am Oil Chem 55:870–872
169. Laakso I (1985) Acta Pharm Fenn 94:51–57
170. Hiltunen R, Laakso I, Hovinen S, Derome J (1982) J Chromatogr 237:41–48
171. Laakso I, Hiltunen R, Seppänen T, von Schantz M (1983) Acta Pharm Fenn 92:127–135
172. Laakso I, Hiltunen R, Kajaste J, von Schantz M (1985) Acta Pharm Fenn 94:59–65

173. Hiltunen R,Huhtikangas A, Hovinen S (1979) Acta Pharm Fenn 88:31–35
174. Pinson A, Padieu P (1974) FEBS Lett 39:88–91
175. Christiansen RZ, Norseth J, Christiansen N (1979) Lipids 14:614–618
176. Norseth J, Christiansen EN, Christophersen BO (1979) FEBS Lett 97:163–165
177. Pestana A, Munoz E (1982) Nature 298, S. 608
178. Posada M, Castro M, Kilbourne EM, Diaz de Rojas F, Abaitua I, Tabuenca JM, Vioque A (1987) Food Chem Toxicol 25:87–90
179. Toxic Epidemic Syndrome Study group (1982) Lancet 2:697–702
180. Alonzo-Ruiz A, Zea Mendoza AC, Gonzalez Lanza M, Gomez-Catalan E (1984) Lancet 2:520–521
181. Altenkirch H, Stoltenburg-Didinger G, Koeppel C (1988) 49:25–34
182. Phelps RG, Fleischmaier R (1988) J Am Acad Dermatol 18:313–324
183. Solis-Herruzo JA, Vidal JV, Colina F, Castellano G, Munoz-Yague MT, Morillas JD (1987) Gastroenterol 93:558–568
184. James TN, Posada de la Paz M, Abaitua Borda I, Gomes Sanches MA, Martinez Tello FJ, Soldevilla LB (1991) Am Heart J 121:803–815
185. Velicia R, Sanz C, Martinez-Barredo F, Sanchez Tapias JM, Bruguera M, Rodes J (1986) J Hepatol 3:59–65
186. Gilsanez V (1982) Lancet 1:335–336
187. Gomez Sanchez MA, Mestre de Juan MJ, Gomez Pajuelo C, Lopez Diaz de Atauri MJ, Martinez Tuello FJ (1989) Chest 95:325–331
188. Lopez Ibor JJ, Sorija J, Canas F, Rodriguez GM (1985) Br J Psychiatry 147:352–365
189. Tabuenca JM (1981) Lancet 2:567–568
190. Murphy RB, Vodyanoy V, Teny G, Kemper FH, Luepke NP, Renhof M, Weiss U (1982) Lancet 1:98–99
191. Rodrigo J, Robles M, Mayo I, Pestana A, Marquet A, Larraga V, Munoz E (1983) Lancet 1:415–416
192. Beaubernard C, Spencer PS, Koppel C, Altenkirch H (1982) Lancet 2:1.278–1.279
193. Kilbourne EM, Bernert JT, Posada de la Paz M, Hill RH, Abaitua Borda I, Kilbourne BW, Zack MM (1988) Am J Epidemiol 127:1.210–1.227
194. Cardenas A, Abian J, Bulbena O, Roselo J, Gelpi E (1988) J Chromatogr 426:83–91
195. Berneret JT, Pendergrast AH, Ashley DL, Patterson DG, Kilbourne EM, Alexander LR, Posada de la Paz M, Abaitura Borda I (1989) Food Chem Toxicol 27:159–164
196. Nomura GS, Ashley DL, Pendergrast AH, Bernert JT, Patterson DG, Graininger J, Vanderveer D (1989) Food Chem Toxicol 27:165–171
197. Kammüller ME, Penninks AH, Seinen W (1984) Lancet 1:1.174–1.175
198. Paterson JR (1984) Lancet 1, S. 1.411
199. Gleichmann H, Gleichmann E (1984) Lancet 1, S. 1.474
200. Guiterez C, Gaspar L, Muro M, Kreisler M, Ferriz P (1983) Lancet 1, S. 644
201. Gatti GL, Michalek H (1975) Arzneim Forsch 25: 1.639–1.642
202. Umemura T, Slinger SJ, Bhatnagar MK, Yamashiro S (1978) Res Vet Sci 25:318–322
203. Clandinin MT, Yamashiro S (1982) J Nutr 112:825–828
204. Ziemlanski S, Budzynska-Topolowska J, Kochman E (1977) Ann Nutr Aliment 31:69–84
205. Rocquelin G, Kuch D, Culzan R, Escousse A (1982) J Physiol Paris 78:288–295
206. Bhatnagar MK, Yamashiro S (1978) Res Vet Sci 26:183–188
207. Grynberg A, Astorg PO, Lherminier J (1988) Biol Struct Morphog 1:77–79
208. Svaar H, Langmark FT (1980) Acta Pathol Microbiol Scand A88:179–187
209. Beare-Rogers JL, Gray L, Nera EA, Levin OL (1979) Nutr Metab 23:335–346
210. Kramer JK, Hulan HW, Corner AH, Thompson BK, Holfeld N, Mills JH (1979) Lipids 14:773–780
211. Clandinin MT, Yamashiro S (1983) Res Vet Sci 35:306–309
212. de Wildt DJ, Speijers GJ (1984) Toxicol Appl Pharmacol 74:99–108
213. Hunsaker WG, Hulan HW, Kramer JK (1977) Can J Physiol Pharmacol 55:1.116–1.121
214. Vogtmann H, Clandinin DR, Thompson JR (1978) Int J Vitam Nutr Res 48:90–100
215. Hulan HW, Corner AH, Nash DM, Proudfoot FG (1982) Poult Sci 61:1.154–1.166
216. Svaar H, Langmark FT, Lambertsen G, Obstvedt J (1980) Acta Pathol Microbiol Scand A88:41–48
217. Opstvedt J, Svaar H, Hansen P, Pettersen J, Langmark FT, Barlow SM, Duthie IF (1979) Lipids 14:353–371
218. Loew FM, Schiefer B, Laxdal VA, Prasad K, Forsyth GW, Ackman RG, Olfert ED, Bell JM (1978) Nutr Metab 22:201–217
219. Souci SW, Fachmann W, Kraut H (1968) Die Zusammensetzung der Lebensmittel, Nährwerttabellen, Wissenschaftliche Verlagsgesellschaft, Stuttgart.
220. Heg, Bd. IV, Teil 1, S. 73–94, 434–466
221. Hgn, Bd. III, S. 586–607
222. HAB 1
223. Mar 28
224. BPC 54, S. 486–487
225. Kar 58, S. 116
226. Hag, Bd. 3, S. 496–507
227. BAz Nr. 54a vom 17.3.1989
228. BAz Nr. 29a vom 12.12.1985
229. BAz Nr. 129a vom 15.7.1988
230. Hoppe HA (1975) Drogenkunde, 8. Aufl., De Gruyter Verlag, Berlin, S. 178–182
231. DAB 6, Kommentar, Bd. II, S. 214–217
232. DAC 86
233. DAB 6, S. 622–624
234. ÖAB 90
235. PhEur, S. 131
236. DAB 9, Bd. 1, S. 555

Mu/ET

Breynia

HN: 2017700

Familie: Euphorbiaceae.

Unterfamilie: Phyllanthoideae.

Tribus: Phyllanthinae.

Gattungsgliederung: Die Gattung Breynia J.R. FORSTER et G. FORSTER umfaßt etwa 25 Arten.

Gattungsmerkmale: Sträucher oder kleine Bäume, monözisch, gänzlich unbehaart, Nebenblätter schmal, Blätter entlang der Hauptäste spiralig angeordnet, kleiner werdend, an den äußeren Ästen zweireihig, kurzgestielt, ungeteilt, glattrandig; Blüten achselständig, die unteren Blattachseln tragen drei bis viele männliche Blüten, die oberen tragen ausschließlich einzelne weibliche Blüten ohne Kronblätter; männliche Blüten mit fleischigem Kelch, kegel- oder kreiselförmig 6fach gelappt, Staubblätter 3, zu einer Säule verwachsen mit zweifächrigen Antheren an der Spitze; weibliche Blüten, Kelch glocken- bis becherförmig, 6fach gelappt oder gezähnt, ausdauernd oder vereinzelt auswachsend, Ovar 3fächerig; Wände randständig verdickt, 2 Samenanlagen je Fach, Narben klein, spitz zulaufend, zahnförmig, gebogen; Früchte Kapseln, aufspringend in zweisamige Fächer, Samen mit fleischiger Testa mit bauchseitiger Einkerbung.[1,2]

Verbreitung: Südostasien, Australien.

Drogenliefernde Arten: *Breynia cernua*: Breynia-cernua-Blätter; *Breynia fruticosa*: Breynia-fruticosa-Zweige; *Breynia officinalis*: Breynia-officinalis-Zweige; *Breynia rhamnoides*: Breynia-rhamnoides-Blätter.

Breynia cernua (Poir.) Muell. Arg.[3]

Synonyme: *Breynia muelleriana* Baill, *Breynia stipitata* Muell. Arg., *Breynia rhynchocarpa* Benth., *Melanthesa cernua* (Poir.) Decne, *Phyllanthus cermuus* Poir.

Systematik: Die Einordnung von *B. stipitata* und *B. rhynchocarpa* in diese Synonymie erfolgte aufgrund der extremen phänotypischen Instabilität dieser Gattung.[3]

Botanische Beschreibung: Baum oder Strauch bis 8 m Höhe; Blätter spitz bis abgerundet, schwarz werdend beim Trocknen; männliche Kelche fast immer umgekehrt kegelförmig oder kreiselförmig; Staubblätter zu einer Säule vereint, Antheren mit der Säule verwachsen, Griffel kurz, aufrecht ungeteilt oder gespalten.

Verbreitung: Die kleinen Sundainseln, Neuguinea, Salomon Inseln, Die neuen Hebriden.

Drogen: Breynia-cernua-Blätter.

Breynia-cernua-Blätter

Definition der Droge: Die getrockneten Blätter.[4,5]

Stammpflanzen: *Breynia cernua* (Poir.) Muell. Arg.

Herkunft: Indonesien.

Volkstümliche Anwendung und andere Anwendungsgebiete: In Indonesien werden gemahlene Blätter als Salbe auf geschwollene Beine aufgetragen.[4] Auf den Salomoninseln werden sie nach dem Aufkochen mit Leim bei Geschwüren angewandt.[5] Die Wirksamkeit ist bisher nicht belegt.

Breynia fruticosa Hook. f.[5]

Synonyme: *Melanthesa cernua* Benth. non Decne., *Melanthesa chinensis* Bl., *Melanthesopsis fruticosa* Muell. Arg., *Melanthesopsis lucens* Muell. Arg., *Phyllanthus introductus* Steud., *Phyllanthus turbinatus* Sims.

Botanische Beschreibung: Blätter oval-lanzettlich, kurzgestielt, 3 bis 6 cm lang, 2 bis 4,5 cm breit, oberseits braungrau, unterseits braungrau getüpfelt; Blüten achselständig, 5 bis 6 männliche Blüten und 1 bis 3 weibliche Blüten auf einem Ast. Frucht Kapsel mit 5 mm Durchmesser, schwärzlich; Samen ca. 3 mm groß, orange.[6]

Verbreitung: China, Malaysia, Philippinen.

Drogen: Breynia-fruticosa-Zweige.

Breynia-fruticosa-Zweige

Synonyme: Breyniae fruticosae ramulus.

Definition der Droge: Die getrockneten jungen Zweige.[5]

Stammpflanzen: *Breynia fruticosa* Hook. f.

Herkunft: Südchina, Indochina.

Gewinnung: Sammlung aus Wildbeständen und Lufttrocknung.
Hinweis: Die Blätter verfärben sich beim Trocknen auffallend schwarz, eine Eigenschaft, von der sich die in Südchina übliche Bezeichnung herleitet, die übersetzt soviel wie "schwarzgesichtiger Gott" bedeutet.[5]

Volkstümliche Anwendung und andere Anwendungsgebiete: Innerlich als Antidot bei Vergiftungen (Art der Vergiftung nicht näher beschrieben). Topisch als erweichendes und zugleich antiseptisches Mittel bei entzündlichen Schwellungen sowie bei Abszessen; auch in Form von Waschungen bei Wundsein oder bei entzündlichen Hautkrankheiten.[5] In Wasser mazerierte Blätter in den Mund genommen als Mittel bei Zahnschmerzen.[6] Die Wirksamkeit bei den genannten Anwendungsgebieten ist nicht hinreichend dokumentiert.

Breynia officinalis Hemsl.[7]

Botanische Beschreibung: Kleiner Strauch, dicht verzweigt, unbehaart, äußere Äste dünn mit kurzen Internodien; Blätter zweireihig, kurz gestielt, papierartig dünn, länglich elliptisch, bisweilen fast rund, bis 3 cm lang,[8] unterseits blaugrau, 3 bis 4 Blattadern, an der Unterseite deutlich sichtbar, Stipula, winzig, spitz; Blüten grün, getrenntgeschlechtlich, achselständig oder in Scheintrauben; männliche Blüten kurzgestielt, Blütenstiele mit 3 bis 4 Längsstreifen, Perianth bisweilen unvollständig, Stamina 3; weibliche Blüten sehr kurzgestielt, Perianth kurzgezähnt, Gynoecium oberständig, unbehaart, gerade, an der Spitze hohl.[9]

Verbreitung: Endemisch in Taiwan.

Drogen: Breynia-officinalis-Zweige.

Breynia-officinalis-Zweige

Definition der Droge: Die getrockneten jungen Zweige.[10]

Stammpflanzen: *Breynia officinalis* HEMSL.

Herkunft: Taiwan.

Inhaltsstoffe: Zwei als Breynin A und Breynin B bezeichnete, Schwefel im Molekül enthaltende Glykoside (Mengenangaben fehlen). Breynin A liefert säurekatalytisch Glucose, Rhamnose und einen als Breynogenin bezeichneten Ester, der zu *p*-Hydroxybenzoesäure und Breynolid verseifbar ist. Breynolid stellt ein neuartiges System dar, bei dem ein Tetradhydrofuranring spiroartig unter Ausbildung einer Ketalgruppierung mit einem Tetrahydropyranring verknüpft ist; der Tetradhydrofuranring ist außerdem mit einem Cyclohexanring kondensiert, an dem seinerseits ein Tetrahydrothiophen ankondensiert ist. Breynin A unterscheidet sich von Breynin B in der Summenformel durch den Mehrgehalt eines Sauerstoffs.[10,11]

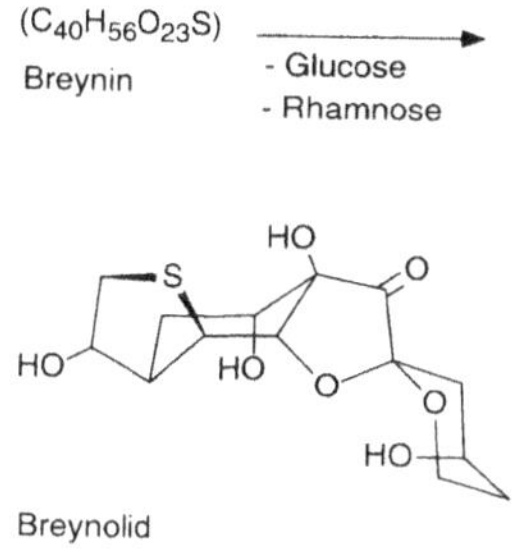

Breynolid

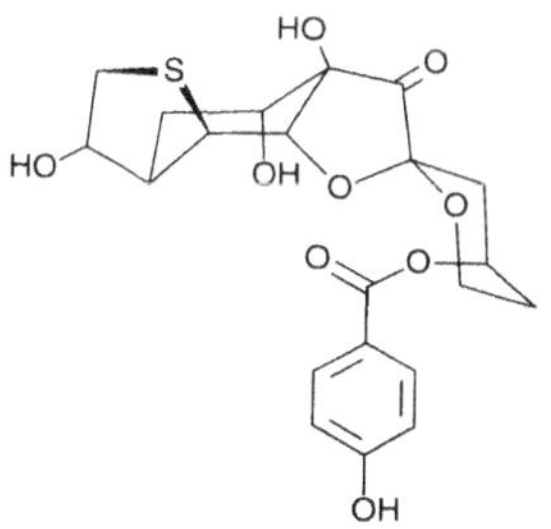

Breynogenin

Wirkungen: Breynin A und Breynin B führen bei der Ratte nach i.p. Gaben von 0,02 mg/kg KG/d nach vier Tagen zu einem Abfall des Serumcholesterins um ca. 30%; nach p.o. Gabe von 10 bis 30 mg/kg/d dosisabhängig nach 17 Tagen zu einem Abfall von 30 bis 55% des Ausgangswertes.[10,12]

Volkstümliche Anwendung und andere Anwendungsgebiete: Gegen Blutspeien bei Tuberkulose.[13] Äußerlich bei syphilitischen Geschwüren und Abszessen.[5,13]

Akute Toxizität: *Tier.* Verfütterung von Extrakten (nähere Angaben zur Extraktherstellung sowie zur Dosierung fehlen) an Kaninchen erwies sich als toxisch, und zwar zeigten sich bei der Autopsie fettige Ablagerungen in der Leber und in den Nieren (Einzelheiten nicht angegeben).[5]

Toxikologische Daten: *LD-Werte.* Breynin A: LD_{50} i.p. bei der Maus 0,25 mg/KG.[9]
Breynin B: LD_{50} i.p. bei der Maus 0,41 mg/KG.[9]

Breynia rhamnoides MUELL. ARG.[7]

Synonyme: *Breynia oblongifolia* MUELL. ARG., *Melanthesa rhamnoides* WIGHT., *Phyllanthus cinerascens* WALL., *Phyllanthus oblongifolius* DENNST., *Phyllanthus rhamnoides* WILLD., *Phyllanthus sepiarius* ROXB., *Phyllanthus tinctorius* WAHL., *Phyllanthus tristis* A. JUSS., *Phyllanthus vitis ideae* ROXB.

Botanische Beschreibung: Blätter hautartig, dünn, oberseits dunkelbraun, unterseits graugrün, 25 mm lang, 16 mm breit; Blüten achselständig, männliche Blüten 2 bis 3 zusammenstehend, weibliche Blüten einzeln am Ende der Zweige; Frucht rote, getrocknet schwärzliche Kapsel, eiförmig, 5 mm Durchmesser, 6 mm lang, Nabelnarbe deutlich sichtbar.[7]

Verbreitung: Südostasien, Malaysia, Philippinen, China.

Drogen: Breynia-rhamnoides-Blätter.

Breynia-rhamnoides-Blätter

Definition der Droge: Die getrockneten Blätter.[14]

Stammpflanzen: *Breynia rhamnoides* MUELL. ARG.

Herkunft: Philippinen.

Inhaltsstoffe: Cerylalkohol, Triacontan, Triacontansäure, Pentatriacontansäure, Lanosterin, Cholesterin,[14] Sitosterin.[16]

Zubereitungen: Infus.

Volkstümliche Anwendung und andere Anwendungsgebiete: Ein Infus aus den Blättern gilt auf den Philippinen als Mittel gegen Magenbeschwerden.[5,14] Die Wirksamkeit ist nicht belegt.

1. Pax F, Hoffmann K (1931) Euphorbiaceae. In: Engler A, Harms H (Hrsg.) Die natürlichen Pflanzenfamilien nebst ihren Gattungen und wichtigeren Arten, insbesondere den Nutzpflanzen, Bd 19c, Verlag von Wilhelm Engelmann, Leipzig
2. Smith AC (1981) – Flora Vitensis Nova, Fam. 91 – Euphorbiaceae, Vol 2, Lawai Kauai Hawaii

3. Shaw HKA (1981) A partial synopsis of the Euphoriaceae – Platycolobeae of Australia, Kew Bull, Vol 35
4. Heyne K (1950) De nüttige planten van Indonesië, 35d ed, Part I, Wageningen
5. Perry LMC (1980) Medicinal Plants of East und Southeast Aisa, Attributed properties and uses; MIT Press, Cambride Massachusetts
6. Lewis WH, Elvin-Lewis PMF (1977) Medical Botany, Wiley – Interscience, New York
7. Baille L (1928) Breynia Forst. In: Lecomte MH, Gagnepin F (Hrsg.) Flore générale de l'Indo-Chine, Euphorbiaceae (bearbeitet von Beille L), Paris, S. 636
8. Hui Lin Li, Tang-Shui Liu et al. (1977) Flora of Taiwan, Vol 3, Epoch, Publishing Co, Taipeh, Taiwan
9. Blackwell Forbes F, Hemsley WB (1894) An enumeration of all the plants known from China proper, Formosa, Hainan, Corea, the Luchu Archipelago and the island of Honstons J Linn Soc Bot, Vol 26
10. Koshiyama H, Hatori M, Ohkuma H, Sakai F, Imanishi H, Ohbayashi M, Kawaguchi H (1976) Breynins, new sulfur-containing glycosides with hypocholesterolemic activity, Chem Pharm Bull, S. 24
11. Sakai F, Okuma H, Koshigama H, Naito T (1976) Chemical studies on Breynin A, Breynogenin and Breynolide, Chem Pharm Bull, S. 24
12. Trost W (1986) Hypocholesteremic effects in rats after oral treatment with Breynins A and B, IRCS Med Sci
13. Liu TS (1952) List of economic plants in Taiwan, Sect. 5: Medicinal plants, Taipeh, Taiwan (Translated by Wei TS)
14. Ilyas M, Verma R, Jamal P (1978) Chemical investigation of the leaves of Breynia rhamnoides Muell. (Euphorbiaceae), J Indian Chem Soc, S. 55
15. Guerro L (1921) Medicinal use of Philippine plants. In: Brown WH, Minor products of Philippine forests, Philip Bur For Bull, S. 22
16. Hgn, Bd. IV, S. 458

RL

Bryonia

HN: 2019400

Familie: Cucurbitaceae.

Unterfamilie: Cucurbitoideae.

Tribus: Benincaseae.

Gattungsgliederung: Die Gattung Bryonia L. umfaßt ca. 12 Arten.[66]

Gattungsmerkmale: Perennierende, rauhhaarige Stauden mit vergrößerter, rübenartig angeschwollener Wurzel. Wurzel außen gelblich, innen weiß. Stengel mit langen, unverzweigten (selten gegabelten) Ranken kletternd. Blätter ungeteilt oder handförmig gelappt. Blüten eingeschlechtig, monözisch oder diözisch, in blattachselständigen Trauben oder doldenförmigen Köpfchen, mit nektarabsonderndem Gewebe am Grunde der Blüte.
Männliche Blüten mit kurzglockig vertieftem Blütenboden, 5blättrigem Kelch und fast radförmiger, tief 5spaltiger Krone. Staubblätter 5, je zwei paarweise verwachsen, das fünfte frei, daher scheinbar nur 3 Staubblätter vorhanden; Staubfäden sehr kurz.
Weibliche Blüten mit unterständigem Fruchtknoten und häufig 3 bis 5 undeutlichen Staminodien. Kelch und Blumenkrone wie bei der männlichen Blüte gestaltet, jedoch meist kleiner. Griffel 3; Narbe einfach oder zweilappig. Fruchtknoten mit 3 Plazenten und wenigen Samenanlagen. Frucht eine kleine, kugelige oder eiförmige, rote, schwarze oder gelbliche, wenigsamige, dünnhäutige Beere. Fächer meist zweisamig. Samen eiförmig, zusammengedrückt. Die Verbreitung der Beeren erfolgt durch Vögel.[66]

Verbreitung: Die Gattung Bryonia ist vorzugsweise im östlichen Mittelmeergebiet und im westlichen Asien bis Turkestan und Afghanistan verbreitet; *Bryonia verrucosa* Dryand., als typische westliche Art, kommt auf den Kanaren vor. *B. alba* L. und *B. cretica* L. ssp. *dioica* (Jacq.) Tutin dringen in Europa weit nach Norden vor; dabei dürfte es sich allerdings nicht um ein ursprüngliches Vorkommen handeln, sondern um eine nachträgliche Verwilderung.[66]

Inhaltsstoffgruppen: Die auffälligsten sekundären Inhaltsstoffe der Gattung Bryonia L. sind die reichlich vorhandenen, bitter schmeckenden Cucurbitacine[1–3] sowie verschiedene Trihydroxyoctadecadiensäuren,[1,4] pentacyclische Triterpenderivate[1,5] und Sterole mit dem im Pflanzenreich seltenen Δ^7-Cholesten-3β-ol Grundgerüst.[1,6]

Drogenliefernde Arten: *Bryonia alba*: Bryonia-alba-Wurzel, Bryonia hom. *PFX*, Bryonia alba *HPUS 78*;
Bryonia cretica ssp. *dioica*: Bryonia-cretica-Wurzel, Bryonia cretica hom. *HAB 1*, Bryonia cretica ferm. 33b *HAB 1*, Bryonia hom. *PFX*.

Bryonia alba L.

Synonyme: *Bryonia monoeca* Krause ex Sturm, *Bryonia nigra* Dum.[7]

Sonstige Bezeichnungen: Dt.: Schwarzbeerige Zaunrübe, Schwarzfrüchtige Zaunrübe, Weiße Zaunrübe; engl.: Blackberried bryony, Blackberried white bryony, White bryony, Wild hops; frz.: Bryone blanche; it.: Brionia blanca; dän.: Galdebaer; russ.: Pierestupien; ung.: Gönye; span.: Columbrina, Nueza.

Botanische Beschreibung: Pflanzen ausdauernd-krautig mit dicken, bis 2,5 kg schweren, rübenförmigen, hellgelben, etwas wulstig geringelten, innen weiß-schleimigen Wurzeln. Stengel verästelt und langgliedrig, mit Hilfe von einfachen Ranken kletternd, 2 bis 4 m lang, von spitzen Knötchen und kurzen Borsten rauh. Laubblätter kurz gestielt, im Umriß breit-herzförmig, fünfeckig bis handförmig-fünflappig, mit eiförmigen oder dreieckigen, spitzen, ungleich eckig-gezähnten oder ausgeschweiften Lappen, beiderseits kurzborstig-rauh (vgl.

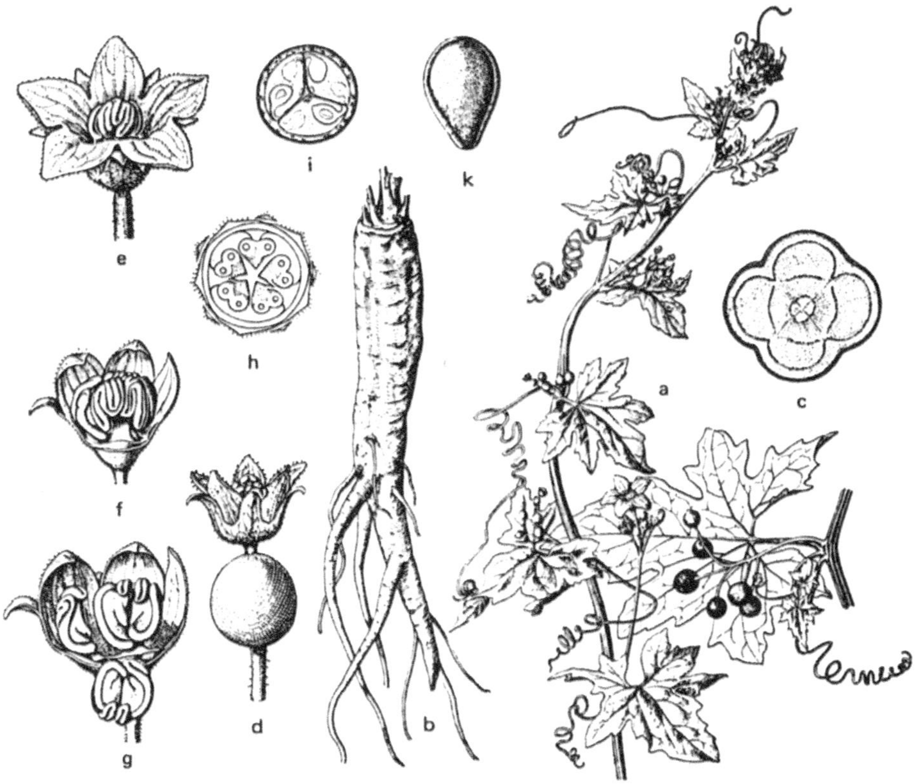

Bryonia alba L. a Blühender und fruchtender Sproß ($^1/_3$ natürliche Größe); d Blüte mit Fruchtknoten; e–g Männliche Blüte; h Diagramm derselben; i Querschnitt durch den Fruchtknoten; k Same. – *Bryonia cretica* L. ssp. *dioica* (JACQ.) TUTIN. b Wurzel; c Querschnitt durch dieselbe.

Abb.). Blüten einhäusig, in Teilen Europas auch zweihäusig. Männliche Blüten in langgestielten Trauben, 10 bis 12 mm breit, leicht abfallend. Kronblätter gelblich-weiß mit grünen Nerven. Die weiblichen Blüten in kurz gestielten, doldenförmigen Büscheln, 9 bis 10 mm breit, ohne Staminodien, ihre Kelchblätter fast so lang wie die Blumenkrone. Griffel fast völlig frei, Narben kahl. Früchte ein- oder zweisamige, dünnhäutige Beeren, 7 bis 8 mm dick, kugelig und schwarz. Chromosomenzahl: 2n = 20. Blütezeit: Juni bis Juli. Fruchtreife: August bis Oktober.[66,67]

Verbreitung: Heimisch im östlichen und südöstlichen Europa bis Persien. Im mittleren und nördlichen Europa nicht einheimisch, aber seit Jahrhunderten eingebürgert und als Zier- und Arzneipflanze angebaut. Verbreitung in Deutschland: Relativ selten, besonders nach Westen zu. In den Gebirgen und in den Alpenländern sehr selten. Die Pflanze wächst zerstreut an Hecken, Zäunen, in Gebüschen, am Rande von Weingärten an etwas feuchten, nährstoffreichen Stellen.[66,71]

Drogen: Bryonia-alba-Wurzel, Bryonia alba hom. *PF X*, Bryonia alba hom. *HPUS 78*.

Bryonia-alba-Wurzel

Synonyme: Radix Bryoniae.

Sonstige Bezeichnungen: Dt.: Faselrübe, Faulrübe, Gichtrübe, Heckenrübe, Hundskürbiswurzel, Hundsrübe, Sauwurzel, Tollrübe; engl.: Bryony root; frz.: Racine de Bryone.

Monographiesammlungen: Radix Bryoniae *BPC 34*; *NF VIII*; *BHP 81*.

Definition der Droge: Verwendet werden die getrockneten, rübenförmigen Wurzeln.

Stammpflanzen: *Bryonia alba* L.

Herkunft: Überwiegend aus dem Anbau.

Ganzdroge: Wurzel groß, 40 bis 60 cm lang und im oberen Teil 10 bis 20 cm dick, rübenförmig, fleischig und saftig; außen schmutzigweiß bis gelblich, quergeringelt, tiefrissig, innen weiß.[8,68]

Schnittdroge: *Geruch.* Frische Wurzel widerlich; getrocknete Wurzel geruchlos.
Geschmack. Ekelhaft bitter und scharf.[8,68]

Makroskopische Beschreibung der in Querscheiben zerschnittenen und getrockneten Wurzel. Querscheiben durch ungleichmäßiges Eintrocknen des frischen, fleischigen Gewebes mit unregelmäßigen, konzentrischen, höckerigen Ringen und radialen Strahlen und Furchen versehen. Außen mit einem gelblichweißen, quergeringelt-unebenen, tief längsrissigen Kork.

Mikroskopisches Bild. Die Korkzellen groß und dünnwandig. In der stärkereichen Mittelrinde zuweilen sklerotisierte Zellen mit weitem Lumen und relativ dünnen Wänden, in der schmalen Innenrinde axial verlaufende Reihen von Sekretzellen. Der Holzkörper stark entwickelt, deutlich radial gestreift, breite, großzellige Markstrahlen und in diesen nur wenig sich abhebende Holzstrahlen mit radialen Reihen von Gefäßgruppen. Die Gefäße weitlumig, die Gruppen durch tangentiale Lagen großzelligen Parenchymgewebes getrennt. Um viele Gefäßgruppen bzw. einzeln liegende Gefäße sekundäres Kambium mit sekundärem Phloem. Das Mark verschwindend klein, im Zentrum der Wurzel eine kleine Gruppe primärer Gefäße. Die Stärkekörner einfach oder zusammengesetzt, zwischen 20 und 120 µm, zuweilen mit kleinem Kern und Schichtung.[69]

Pulverdroge: Pulver hell, gelblich-braun. Zahlreiche Stärkekörner, einfach oder zusammengesetzt, 5 bis 35 µm im Durchmesser. Korkzellen gelblich, groß, dünnwandig, nicht lignifiziert. Gefäße lignifiziert, meist netzartig verdickt. Vereinzelt Sekretionsgewebe vorhanden, aus großen Zellen mit granuliertem Inhalt bestehend. Parenchym teilweise lignifiziert, Calciumoxalat-Kristalle fehlen.[68]

Inhaltsstoffe: Die Droge enthält überwiegend glycosidisch gebundene Cucurbitacine; ihr Gehalt variiert zwischen 0,01 % und 0,4 % bzg. auf das Wurzeltrockengewicht. In der Wurzel liegen, abhängig von Erntezeitpunkt, Trocknung, Lagerung und Extraktion, die Cucurbitacine B, D, E, I, J, K und L,[3,9,10] 1,2,23,24-Tetrahydrocucurbitacin I und dessen 2-*O*-glucosid, 25-*O*- und 2,25-*O*-Mono- bzw. Diglucosid,[3,11] 23,24-Dihydrocucurbitacin B und E,[3,10,11] 22-Deoxocucurbitacin D,[10] die beiden epoxidierten Cucurbitacinglykoside 22-Deoxocucurbitosid A und B sowie zwei Cucurbitacin R-glucoside[12,13] vor. Ebenfalls beschriebene Iso-Cucurbitacine[14] werden heute als Isolationsartefakte angesehen.[15] Weiter findet man in der Wurzel noch verschiedene Sterole mit dem in der Natur seltenen Grundgerüst des Δ^7-Cholesten-3β-ol: 24-Methyl-7-cholesten-3β-ol, 24-Ethyl-7-cholesten-3β-ol, 24-Methylen-7-cholesten-3β-ol, 24-Ethyliden-7-cholesten-3β-ol, 4-Methyl-24-ethyl-7-cholesten-3β-ol, 4-Methyl-24-Ethyliden-7-cholesten-3β-ol sowie deren 3-*O*-β-D-glucopyranoside,[16] dann noch Trihydroxyoctadecadiensäuren mit den Hauptsubstanzen 9,12,13-Trihydroxy-*trans*-10,*cis*-15-octadecadiensäure und 12,15,16-Trihydroxy-*cis*-9,*trans*-13-octadecadiensäure[4,17,18] sowie die Bryonolsäure, eine pentacyclische Triterpenhydroxysäure.[19,20]

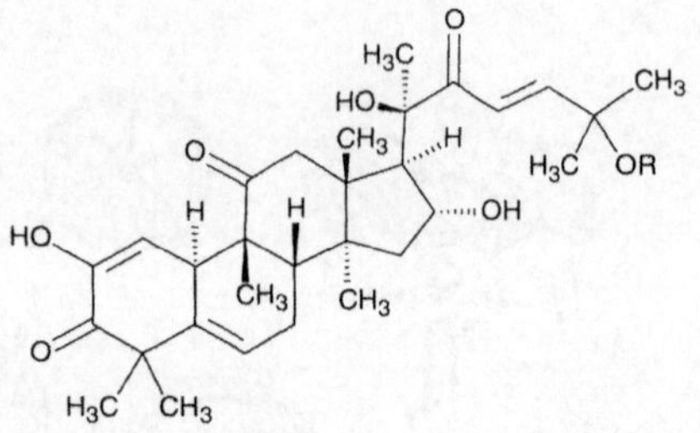

Cucurbitacin I : R = H
Cucurbitacin E: R = Ac

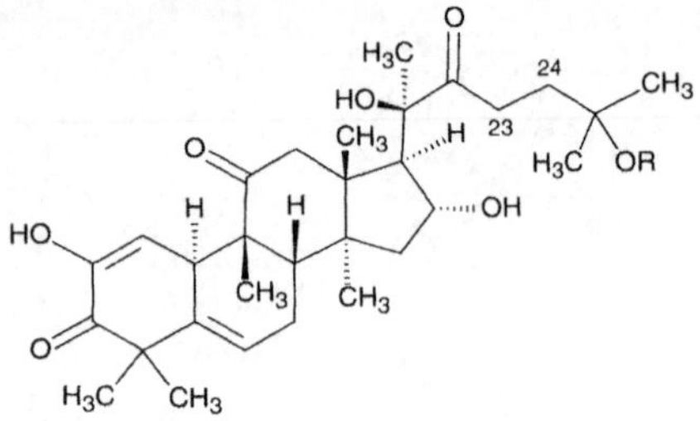

Curcubitacin L : R = H
23, 24 - Dihydrocurcubitacin E : R = Ac

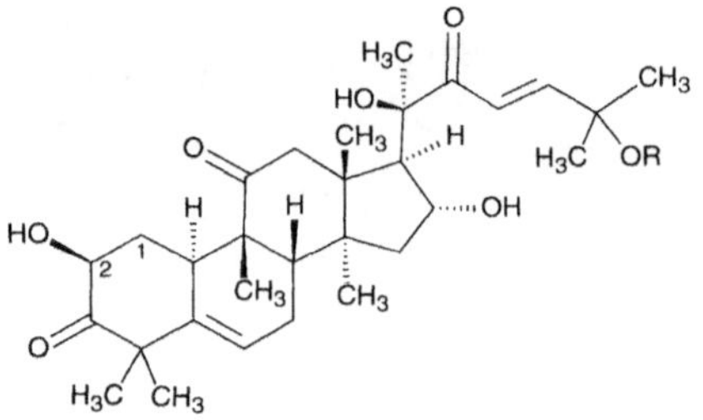

Curcubitacin D : R = H
Curcubitacin B : R = Ac

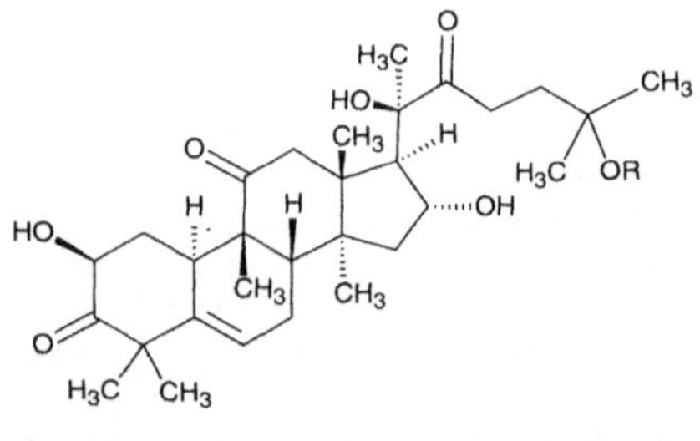

Cucurbitacin R : R = H
23, 24 - Dihydrocurbitacin B : R = 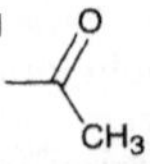

Identität: Durch DC-Nachweis der Cucurbitacine:[3,9,21]

- Sorptionsmittel: Kieselgel 60 F_{254}.
- Untersuchungslösung: Ethanolextrakt (96 %); dieser wird mit HCl hydrolysiert und anschließend mit Chloroform ausgeschüttelt. Die Chloroformphase wird dünnschichtchromatographisch aufgetrennt.

- Vergleichslösungen: Verschiedene Cucurbitacine in Chloroform.
- Fließmittel: Chloroform-Ethanol (19 + 1).
- Auswertung: Die entwickelten Chromatogramme werden getrocknet, nacheinander mit 5%iger alkoholischer $FeCl_3$-Lösung und einem Vanillin-Phosphorsäure-Reagenz besprüht und anschließend 5 bis 10 min auf 120 °C erhitzt. Gut unterscheiden kann man z. B. die Cucurbitacine E, B, I, D, J, K, die auf der DC als violette Flecken erscheinen, wobei Cucurbitacin E den höchsten und Cucurbitacin K den niedrigsten Rf-Wert hat.[3]

Werden die Wurzeln von *B. alba* und *B. cretica* zum gleichen Zeitpunkt geerntet und wie oben beschrieben aufgearbeitet, dann zeigen beide Bryonia-Extrakte auf der DC das gleiche qualitative Cucurbitacin-Muster.[3]

Bryoniapulver wird nach Zusatz von Schwefelsäure zunächst braun, dann purpurrot (Nachweis der Cucurbitacine) *NF VIII*.

Reinheit:
- Säureunlösliche Asche: Max. 2%.
- Fremde organische Substanzen: Max. 2% *BHP 81/ NF VIII*.

Gehaltsbestimmung: Die quantitative Bestimmung der Cucurbitacine ist mit Hilfe der HPLC möglich:
- RP-18-Säule;
- Fließmittel: Acetonitril/Wasser-Gemisch;
- Detektion: UV-230 nm bzw. 270 nm.[2]

Stabilität: Die Droge sollte in gut schließenden Behältnissen aufbewahrt werden.[69]

Wirkungen: Wäßrige Extrakte der Droge besitzen gegen verschiedene experimentelle tierische Tumoren eine Antitumoraktivität,[22,23] die auf die in der Droge enthaltenen Cucurbitacine zurückzuführen ist.[24,25] Die stärkste Antitumoraktivität zeigen die Cucurbitacine D, E und I; in einer Dosis von 1 mg/kg KG i. p. hemmen sie in Mäusen das Wachstum des soliden Crocker Sarcoms 180 zu 50 bis 60%.[24] Aufgrund ihrer starken Toxizität sind Cucurbitacine als Antitumormittel jedoch ohne jede praktische Bedeutung (vgl. Toxikologie).

Das Harz der Zaunrübenwurzel besitzt eine drastisch abführende Wirkung. Es erregt schon in kleinen Dosen durch Reizung der Darmschleimhaut reflektorisch die Peristaltik des Dünn- und Dickdarms und kann sehr leicht zu Spasmen und kolikartigen Schmerzen führen.[26,27] Für die drastisch abführende Wirkung der Zaunrübenwurzel sind, wie Tierexperimente beweisen, die Cucurbitacine verantwortlich.[28] Bei diesen Experimenten hat man Mäusen verschiedene Cucurbitacine in einer Dosis von 5 mg/kg KG oral (Schlundsonde) verabreicht und nach 6 bis 7 h den ausgeschiedenen Stuhl beobachtet und bewertet. Stark wirksam waren u. a. die Cucurbitacine B und E sowie Cucurbitacin E-β-glucosid. Die abführende Wirkung der Cucurbitacine war von bestimmten Strukturmerkmalen abhängig: freie OH-Gruppe am C-16, Δ^{23}-Doppelbindung und acetylierte OH-Gruppe am C-25.

Eine russische Arbeitsgruppe hat in den vergangenen Jahren verschiedene Extrakte sowie Einzelsubstanzen bzw. Substanzanreicherungen aus der Wurzel von *Bryonia alba* L. auf deren biologische Aktivität untersucht. Danach besitzen methanolische Extrakte (5 mg/kg KG) sowie eine daraus angereicherte Trihydroxyoctadecadiensäure-Fraktion (0,05 mg/kg KG), über 20 Tage i. m. verabreicht, bei Ratten mit Alloxan-Diabetes einen hypoglykämischen Effekt; der Blutzucker wird von 291 mg% bis auf 137 mg% erniedrigt, in der Leber werden die Phosphorylase- und Hexokinase-Aktivität erhöht und im Skelettmuskel die Glycogenphosphorylase und die Phosphoprotein-Phosphatase erniedrigt.[29,30]

Cucurbitacin R-glycoside inhibieren *in vitro* die Freisetzung von Arachidonsäure aus neutrophilen menschlichen Granulocyten. Im gleichen Testsystem hemmen die Substanzen die Bildung von 5*S*,12*R*-Dihydroxy-6,8,10,14-(*Z*,*E*,*E*,*Z*)-eicosatetraensäure; die gleiche Hemmung tritt auf, wenn man den menschlichen neutrophilen Granulocyten Arachidonsäure exogen zuführt. Weitere Produkte des Cyclooxygenase- und Lipoxygenase-Stoffwechsels sind hierbei nicht betroffen. Nähere Angaben zu den Versuchen sind nicht zugänglich.[13]

Volkstümliche Anwendung und andere Anwendungsgebiete: Bryonia-alba-Wurzel wird als Abführmittel, Brechmittel und Diuretikum in Kombinationen zusätzlich bei verschiedenen Erkrankungen im Bereich des Magen-Darm-Traktes, der Atemwege, Erkrankungen des rheumatischen Formenkreises, Stoffwechselstörungen, Lebererkrankungen sowie bei akuten und chronischen infektiösen Erkrankungen zur Vorbeugung und Therapie angewendet.[31]

Bewertung: Da die Wirksamkeit von Zaunrübenwurzelzubereitungen bei den beanspruchten Anwendungsgebieten nicht belegt und die Anwendung als drastisch wirksames Laxans und Emetikum obsolet ist, kann angesichts der Risiken eine therapeutische Anwendung entsprechender Mittel nicht vertreten werden (vgl. Toxikologie).[31]

Dosierung und Art der Anwendung: Vgl. Bryonia-cretica-Wurzel.

Unerwünschte Wirkungen: Bei der Einnahme von Zubereitungen aus Zaunrübenwurzeln wurden die folgenden Wirkungen beobachtet: Schwindel, Erbrechen, heftige Koliken, starke, dünnflüssige, zum Teil auch blutige Diarrhoen, Hämorrhoiden, Menstruationen, Nierenschäden, Abort, Erregungszustände und Krämpfe.[31-33,68]

Gegenanzeigen/Anwendungsbeschr.: Während der Schwangerschaft wird von einer Anwendung der Droge bzw. von Drogenzubereitungen dringend abgeraten.[68]

Tox. Inhaltsstoffe u. Prinzip: Der Saft der frischen Zaunrübe bewirkt auf der Haut Rötung, dann schmerzhafte Entzündung mit Blasenbildung, bei intensiverer und längerer Einwirkung auch Zerstörung der betroffenen Hautstellen unter Auftreten von Nekrosen und geschwürigen Veränderungen.[33,34] Verantwortlich für die haut- und schleimhautreizende Wirkung sind die in der Droge vor-

handenen Cucurbitacine, die teilweise auch stark toxisch und cytotoxisch wirken.
So zeigen die Cucurbitacine B, D, E und I aus Bryoniae radix *in vitro* gegen die menschlichen Tumorzellinien KB- und HeLa-Zellen eine beträchtliche cytotoxische Aktivität. Ihre ED_{50} liegt für die KB-Zellen zwischen 0,005 und 0,01 µg/mL und für die HeLa-Zellen zwischen 0,005 und 0,05 µg/mL. Für die Cucurbitacine J, K, L und ThJ liegt die ED_{50} in beiden Testsystemen zwischen 0,1 und 1 µg/mL.[25]
Zum Vergleich: Actinomycin D, eine bekannt cytotoxisch wirkende Substanz, besitzt im gleichen Experimentalsystem eine ED_{50} von 0,001 µg/mL.[25]
Nach einer Empfehlung des Cancer Chemotherapy National Service Center, USA, wird eine Substanz mit einer ED_{50} von 1 µg/mL bereits als cytotoxisch eingestuft.[25] Nach dieser Empfehlung sind alle untersuchten Cucurbitacine aus Bryoniae radix als cytotoxisch wirksame Substanzen anzusehen.
Es sei noch darauf hingewiesen, daß auch die scharf schmeckenden Beeren beider Bryonia-Arten giftig sind, wenn auch über ihren Cucurbitacingehalt keine gesicherten Angaben vorliegen. Es wird berichtet, daß in einigen Fällen nach Verzehr von 6 bis 8 Beeren bei Kindern leichte Vergiftungssymptome wie Durchfall und Erbrechen aufgetreten sind. Bei Einnahme größerer Mengen, ist mit einer schwereren Symptomatik zu rechnen.[32–34]

Akute Toxizität: *Tier.* Bei der Maus beträgt die LD_{50} für die Cucurbitacine D, E und I 2 mg/kg KG i. p.[24] und für das Cucurbitacin B 1 mg/kg KG i. p.[35] Werden die Substanzen der Maus oral appliziert, dann beträgt die LD_{50} für die Cucurbitacine D und I 5 mg/kg KG und für das Cucurbitacin E 340 mg/kg KG. Wesentlich weniger giftig sind die Di- und Tetrahydrocucurbitacine; bei 100 mg/kg KG p. o. werden bei der Maus noch keine Symptome beobachtet.[28]
Derzeit liegen nur wenige Arbeiten über die Toxizität von Cucurbitacinglycosiden vor. Ein einheitliches Bild läßt sich aus diesen Arbeiten nicht ableiten. So beträgt z. B. die LD_{50} für das Cucurbitacin E-2-*O*-glucosid bei der Maus 40 mg/kg KG p. o.; es ist somit um den Faktor 8 bis 9 giftiger als das entsprechende Aglykon. Andererseits wurde für das Cucurbitacin I-2-*O*-glucosid im gleichen Testsystem lediglich eine LD_{50} von 650 mg/kg KG nachgewiesen; in diesem Fall ist das Glucosid erheblich weniger giftig als das entsprechende Aglykon.[36]
Da die Cucurbitacine in den Wurzeln beider Bryonia-Arten genuin überwiegend als Glycoside vorliegen, wären weitere Studien zur Toxikologie der Cucurbitacinglycoside wünschenswert.

Toxikologische Daten: *Giftklassifizierung.* Stark giftig + +.[70]

Akute Vergiftung: *Erste Maßnahmen.* Gabe von Kohlepulver, Erbrechen auslösen, Natriumsulfat, viel warmen Tee trinken lassen. Haut- und Schleimhautblasen steril abdecken.[70]

Gesetzl. Best.: *Offizielle Monographien.* Monographie der Kommission E am BGA "Bryoniae radix".[31]

Bryonia hom. *PFX*

Monographiesammlungen: Bryonia pour préparations homéopathiques *PFX*, 6. Add.

Definition der Droge: Verwendet werden die frischen Wurzeln.

Stammpflanzen: *Bryonia alba* L. oder *Bryonia cretica* L. ssp. *dioica* (JACQ.) TUTIN.

Zubereitungen: Die Urtinktur wird mit Ethanol 45 % (*V*/*V*) hergestellt.
Eigenschaften: Die Urtinktur ist eine hellgelbe Flüssigkeit mit leicht brechenerregendem Geruch und bitterem Geschmack.

Identität: Dünnschichtchromatographie:
- Sorptionsmittel: Kieselgel G (DC-Fertigplatten).
- Untersuchungslösung: Urtinktur.
- Fließmittel: n-Butanol-Essigsäure-Wasser (40 + 10 + 10).
- Auswertung: Das Chromatogramm wird nach Verdunsten des Fließmittels zunächst unter UV 365 nm betrachtet. Auf der DC-Platte ist beim Rf-Wert von 0,45 eine gelbliche Bande und bei den Rf-Werten von 0,55 und 0,6 jeweils eine blaue Bande zu erkennen.

Anschließend wird das Chromatogramm mit einer Anilinphthalsäure-Lösung besprüht und 10 min lang bei 100 bis 105 °C erhitzt. Im Tageslicht zeigt das Chromatogramm beim Rf-Wert von 0,1 eine schwach-braune Bande sowie zwei weitere braune Banden im Bereich der Rf-Werte von 0,25 bzw. 0,35.

Bryonia alba hom. *HPUS 78*

Monographiesammlungen: Bryonia alba *HPUS 78*.

Definition der Droge: Verwendet werden die frischen, vor der Blütezeit der Pflanze geernteten Wurzeln.

Stammpflanzen: *Bryonia alba* L.

Zubereitungen: *Urtinktur:* Herstellung: Zu einer feuchten Masse aus 100 g Trockenmaterial und 400 mL Wasser gibt man 635 mL Alkohol (94,9 %) zur Bereitung von 1 L Urtinktur.
Dilutionen. D2 enthält 1 Teil Urtinktur, 4 Teile dest. Wasser und 5 Teile Ethanol; D3 und höher werden mit Ethanol (88 %) bereitet.

Gehalt: *Urtinktur.* Arzneigehalt $^1/_{10}$.

Bryonia cretica L.

Synonyme: *Bryonia acuta* DESF. var. *sicula* (GUSS.) FIORI et PAOL, *B. digyna* POMEL, *B. dioica* JACQ., *B. sicula* GUSS.[7]

Sonstige Bezeichnungen: Dt.: Falsche Alraune, Gichtrübe, Heckenrübe, Hundskürbis, Hundsrübe, Roßrübe, Rotbeerige Zaunrübe, Rote Zaunrübe,

Rotfrüchtige Zaunrübe, Teufelsrübe; engl.: Red Bryony; frz.: Bryone, Navet du diable; span.: Alfesira, Nabo del diablo.[7]

Systematik: Von *Bryonia cretica* L. sind drei Subspecies bekannt: *B. cretica* ssp. *acuta* (DESF.) TUTIN, *B. cretica* ssp. *cretica*, *B. cretica* ssp. *dioica* (JACQ.) TUTIN.[67]

Botanische Beschreibung: Pflanzen ausdauernd-krautig mit dicken (bis 2,5 kg), rübenförmigen und ästigen Wurzeln (s. Abb. b. *Bryonia alba* L.). Stengel mit Hilfe einfacher Ranken kletternd, 2 bis 4 m lang, ästig, von spitzen Knötchen und kurzen Borsten rauh. Laubblätter kurz gestielt, im Umriß breit-herzförmig, fünfeckig bis handförmig-fünflappig, mit eiförmigen bis dreieckigen, spitzen, ungleicheckig gezähnten oder ausgeschweiften Lappen, beiderseits kurz borstig-rauh; jedem Blatt steht eine Ranke gegenüber (gelegentlich 2 bis 4 Ranken). Blüten zweihäusig. Männliche Blüten in langgestielten Trauben. Krone etwa 16 bis 20 mm breit, gelblich, grün geadert, leicht abfallend. Weibliche Blüten in kurzgestielten, doldenähnlichen Büscheln. Krone nur etwa 7 bis 10 mm breit, meist mit dichtbehaarten Staminodien. Die Kelchblätter halb so lang wie die Krone. Griffel weit hinauf verbunden, Narben behaart. Früchte ein- bis zweisamige, dünnhäutige, kugelige Beeren, 6 bis 10 mm dick, erst grün, dann rotfleckig, zuletzt scharlachrot. Chromosomenzahl: 2n = 20. Blütezeit: Juni bis September.[66,67]

- ssp. *acuta*: Blätter und unreife Früchte einheitlich grün; männliche Blüten mit reichlich langen Haaren.[67]
- ssp. *cretica*: Blätter und unreife Früchte irregulär weißgefleckt; männliche Blüten wenigdrüsig.[67]
- ssp. *dioica*: Blätter und unreife Früchte einheitlich grün; männliche Blüten drüsig, mit wenigen oder keinen langen Haaren.[67]

Inhaltsstoffe: Im Sproß und im Samen liegen weitgehend die gleichen Sterole wie in der Wurzel vor (vgl. Inhaltsstoffe der Droge). Zusätzlich findet man im Sproß noch das 24-Ethyl-cholesta-7,22,25-trien-3β-ol und im Samen das 24-Methyl-cholest-7-en-3β-ol, das 24-Ethyl-cholesta-7,25-dien-3β-ol und das 24-Ethyl-cholesta-7,24(28)-dien-3β-ol.[6,37] In Samen und Wurzel werden noch verschiedene trypsininhibierende Proteine beschrieben.[38,39] Aus Pollen, Narben und Blättern der Pflanze sind Flavonoide isoliert worden. Die Pollen enthalten Kämpferol-3-*O*-rutinosid,[40] die Narben Kämpferol-3-*O*-diglycosid und Quercetin-3-*O*-monoglycosid,[40] die Blätter 7-*O*-Glucosyl-6-*C*-glucosylapigenin und 6,8-Di-*C*-glucosylapigenin.[41]

Verbreitung: Heimisch im westlichen Mittel- und Südeuropa, Nordafrika. Nördlich bis England und Skandinavien; dort wohl ebenso wie in Deutschland nicht wild. Verbreitung in Deutschland: Im Westen weit verbreitet, nach Osten zu weniger häufig. Sie wächst zerstreut an Hecken, Zäunen, in Gebüschen, an Weingartenrändern und in Auwäldern. Die Art wird wie *B. alba* als Zier- und Arzneipflanze kultiviert.[66,71]

Drogen: Bryonia-cretica-Wurzel, Bryonia cretica hom. *HAB 1*, Bryonia cretica ferm 33b *HAB 1*, Bryonia hom. *PFX*.

Bryonia-cretica-Wurzel

Synonyme: Radix Bryoniae.

Sonstige Bezeichnungen: Dt.: Faselrübe, Faulrübe, Gichtrübe, Heckenrübe, Hundskürbiswurzel, Hundsrübe, Sauwurzel, Tollrübe; engl.: Bryony root; frz.: Racine de bryone.

Monographiesammlungen: Bryoniae radix *BPC 34*; *NF VIII*; *BHP 81*.

Definition der Droge: Verwendet werden die getrockneten, rübenförmigen Wurzeln.

Stammpflanzen: *Bryonia cretica* L. ssp. *dioica* (JACQ.) TUTIN.

Herkunft: Überwiegend aus dem Anbau.

Ganzdroge: Wurzel groß, 40 bis 50 cm lang und im oberen Teil 10 bis 20 cm dick, rübenförmig, fleischig und saftig; außen schmutzigweiß bis gelblich, tiefrissig, innen weiß.[8,69]

Schnittdroge: S. Bryonia-alba-Wurzel.

Inhaltsstoffe: Die Droge enthält die Cucurbitacin-Aglykone (meist nach Hydrolyse der entsprechenden Glykoside) B, D, E, I, J, K, L,[3,42] zusätzlich noch Cucurbitacin S[43,44], die beiden 23,24-Dihydrocucurbitacine B und E[3,45,46] und 1,2,23,24-Tetrahydrocucurbitacin I[3,42]; darüberhinaus lassen sich in der Droge noch Bryoamarid und 25-*O*-Acetylbryoamarid,[46–48] die beiden Brydioside B, C,[48] sowie die weniger stark oxidierten Cucurbitacine Bryodulcosid,[48,50–53], Bryonosid, Brydiosid A und Bryosid nachweisen.[48,54] Die Keimwurzeln von *B. cretica* ssp. *dioica* (JACQ.) TUTIN enthalten nur Cucurbitacin E. Mit zunehmendem Alter wird das Muster der Cucurbitacine komplexer; es treten dann die Cucurbitacine B, D, I und andere auf.[55] Die Menge und das Spektrum der Cucurbitacine in der Wurzel hängt entscheidend von der Herkunft, vom Erntezeitpunkt, der Trocknung, der Lagerdauer und der Extraktionsart ab.[2,3,42,56]
Man kann in der Droge neben Cucurbitacinen noch die Triterpensäuren Bryonolsäure (3β-Hydroxymultiflor-8-en-29α-säure)[57,58] und 3α-Hydroxymultiflora-7,9(11)-dien-29α-säure,[5,58] Bryocumarsäure (3α-*p*-Hydroxycinnamoyloxymultiflora-7,9(11)-dien-29-säure),[58] die Sterole 24-Ethyl-cholesta-7,*E*-24(28)-dien-3β-ol, 24-Ethyl-cholest-7-en-3β-ol, 24-Ethyl-cholesta-7,16-dien-3β-ol, 24-Ethyl-cholesta-7,*E*-22-dien-3β-ol,[6,37] das Anthrachinonderivat Chrysophansäure,[59] ein N-Acetylgalactosamin-spezifisches Lektin[60] sowie die beiden ribosomeninaktivierenden Proteine Bryodin-L und Bryodin-R[61,62] nachweisen. Das Lektin überwiegt in der Wurzel, kommt aber auch in allen anderen vegetativen Teilen der Pflanze, außer im Samen, vor.[12]

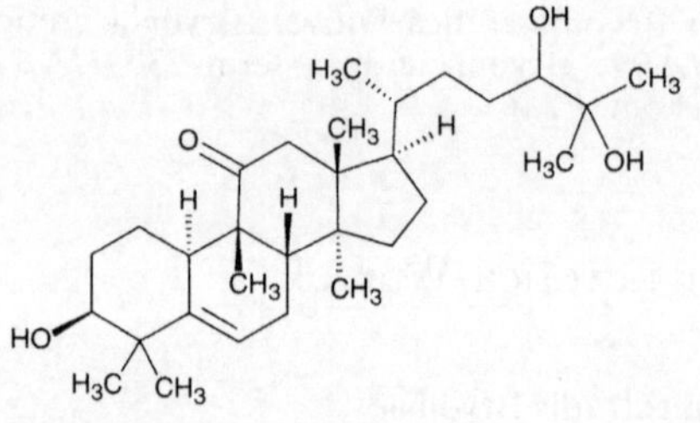

Bryodulcosigenin

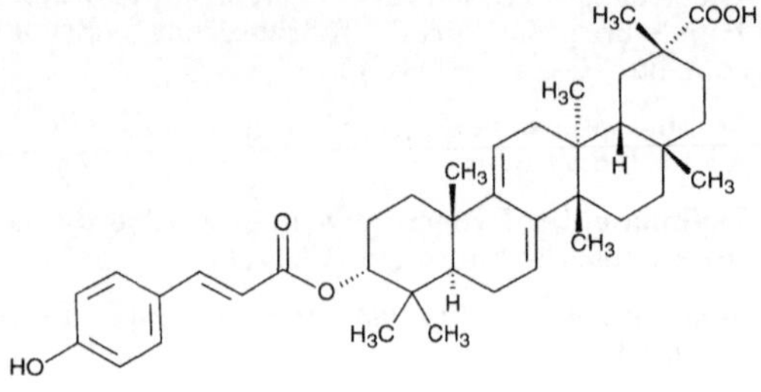

Bryocumarsäure

Identität: Bryoniapulver wird nach Zusatz von Schwefelsäure zunächst braun, dann purpurrot (Nachweis der Cucurbitacine) *NFVII.*
Nachweis der Cucurbitacine durch DC.[3,9,21] (vgl. Bryonia-alba-Wurzel).

Reinheit:
- Säureunlösliche Asche: Max. 2%.
- Fremde organische Substanzen: Max. 2% *BHP81/NFVIII.*

Gehalt: s. Bryonia-alba-Wurzel.

Lagerung: Die Droge sollte in gut schließenden Behältnissen aufbewahrt werden.[69]

Wirkungen: Ein interessantes Experiment wurde mit Bryodin, einem ribosomeninaktivierenden Protein aus Wurzeln von *Bryonia cretica* ssp. *dioica* (JACQ.) TUTIN unternommen. Bryodin wurde über eine Disulfidbrücke an einen monoklonalen Anti-Thy 1.1-Antikörper gebunden. In dieser Form gebunden erweist sich Bryodin *in vitro* gegen die Maus-Lymphoma-Zellinie AKR-A, die Thy 1.1 exprimiert, als spezifisch cytotoxisch wirksam. In einer Konzentration von 1 bis 4×10^{-11} mol/L wird in den AKR-A Zellen die Proteinbiosynthese zu 50% unterdrückt.[63] (Weitere Wirkungen, vgl. Bryonia-alba-Wurzel.)

Anwendungsgebiete: Die Zaunrübenwurzel bzw. Zubereitungen daraus werden als drastisch wirksame Abführmittel und als Brechmittel verwendet.[31] S. a. Bewertung bei Bryonia-alba-Wurzel.

Volkstümliche Anwendung und andere Anwendungsgebiete: S. Bryonia-alba-Wurzel.

Dosierung und Art der Anwendung: *Droge.*
Pulver. 0,3 bis 0,5 g als Abführ- und Brechmittel.[64]
Abkochung. 0,5 g zu 1 Tasse Abkochung bzw. 1,0 g zur 1 Tasse Abkochung.[65]
Zubereitung.
Wein. 40 g zu 1 L Weißwein; man läßt die Droge 24 h ziehen. Einnahme: Täglich 1 bis 2 Eßlöffel.[64]
Tinktur. 10 g zu 90 g Ethylalkohol (60%); man läßt die Droge 8 Tage ziehen. Einnahme: 1 bis 10 Tropfen, täglich nicht mehr als 20 Tropfen.[64]
Honig-Abkochung. 20 g zu 250 g Honig und 350 g Weinessig; man läßt die Mischung bei schwacher Hitze eine halbe Stunde kochen und abkühlen. Anschließend wird durchgesiebt und die Mischung in eine gut schließende Flasche umgefüllt.[64]
Salbe. 30 g Wurzel werden gekocht, zerstampft und dann mit einer gleichen Menge Vaseline oder Schmalz vermischt. Äußerliche Anwendung z. B. bei Prellungen, rheumatischen Schmerzen.[64]

Unerwünschte Wirkungen: S. Bryonia-alba-Wurzel.

Gegenanzeigen/Anwendungsbeschr.: S. Bryonia-alba-Wurzel.

Tox. Inhaltsstoffe u. Prinzip: S. Bryonia-alba-Wurzel.

Akute Toxizität: *Tier.* S. Bryonia-alba-Wurzel.

Toxikologische Daten: *Giftklassifizierung.* Stark giftig + +.[70]

Akute Vergiftung: *Erste Maßnahmen.* S. Bryonia-alba-Wurzel.

Gesetzl. Best.: *Offizielle Monographien.* Monographie der Kommission E am BGA "Bryoniae radix".[31]

Bryonia cretica hom. *HAB 1*

Synonyme: Bryonia.

Monographiesammlungen: Bryonia cretica *HAB 1.*

Definition der Droge: Verwendet wird die frische, vor der Blütezeit geerntete Wurzel.

Stammpflanzen: *Bryonia cretica* L. ssp. *dioica* (JACQ.) TUTIN.

Herkunft: Aus dem Anbau.

Zubereitungen: Die Urtinktur und die flüssigen Verdünnungen werden nach Vorschrift 2a mit 86%igem Ethanol hergestellt.
Eigenschaften: Die Urtinktur ist eine goldgelbe Flüssigkeit von kratzendem, bitterem Geschmack.

Identität: Prüflösung ist die Urtinktur. Sie wird mit Ether ausgeschüttelt, die Etherphase zur Trockne eingedampft und der Rückstand mit einer Lösung von *p*-Dimethylaminobenzaldehyd in Schwefelsäure versetzt. Innerhalb von 5 bis 10 min tritt eine Rotfärbung auf; Nachweis der in der Urtinktur enthaltenen Cucurbitacine.
Dünnschichtchromatographie:
- Sorptionsmittel: Kieselgel HF_{254} (DC-Fertigplatten).
- Untersuchungslösung: Ausschüttelung der mit Wasser verdünnten Urtinktur mit Chloroform;

die organische Phase wird eingeengt, der Rückstand in gleichen Teilen Chloroform und Methanol aufgenommen.

- Vergleichslösung: Vanillin und Cholesterol in Chloroform gelöst.
- Fließmittel: Chloroform-Ethanol (90 + 10).
- Auswertung: Das Chromatogramm wird nach Verdunsten des Fließmittels mit Vanillin-Phosphorsäure besprüht und 10 bis 15 min lang auf 120 °C erhitzt; die Auswertung des Chromatogramms erfolgt im Tageslicht. In Bezug zum dunkelvioletten Fleck des Cholesterols (Rst 1,0) treten im Chromatogramm der Untersuchungslösung bei unterschiedlichen Rst-Werten verschieden gefärbte Substanzflecken auf: Bei Rst 0,12 ein graublauer Fleck, bei Rst 0,4, 0,5 und 0,6 drei violett gefärbte Flecken, bei 0,65, 0,75 und 1,0 drei gelbbraune Flecken und bei Rst 0,9 und 1,3 zwei graue Flecken.

Reinheit: *Urtinktur.*

- Relative Dichte *(PhEur)*: 0,930 bis 0,950.
- Trockenrückstand *(DAB)*: Mindestens 2,9% und höchstens 3,9%.

Lagerung: Vor Licht geschützt aufbewahren.

Anwendungsgebiete: Entsprechend dem homöopathischen Arzneimittelbild.
Dazu gehören: Akute Entzündungen der Atemorgane, des Rippenfells, des Bauchfells, der Leber; akuter und chronischer Rheumatismus.

Dosierung und Art der Anwendung: Soweit nicht anders verordnet: 1- bis 3mal täglich 5 bis 10 Tropfen, 1 Messerspitze Verreibung, 1 Tablette oder 5 bis 10 Streukügelchen einnehmen.
Injektionslösungen 2mal wöchentlich 1 mL s. c. injizieren.
Salben 1- bis 2mal täglich auftragen.
Hinweis: Die Urtinktur und D1 mit etwas Flüssigkeit verdünnt einnehmen.

Unerwünschte Wirkungen: Für die Urtinktur und D1: Bei Kindern und empfindlichen Patienten können Reizerscheinungen im Magen-Darm-Kanal auftreten.
Hinweis: Es können vorübergehend Erstverschlimmerungen vorkommen, die jedoch unbedenklich sind.

Bryonia cretica ferm. 33b *HAB 1*

Synonyme: Bryonia e radice ferm 33b.

Monographiesammlungen: Bryonia cretica ferm 33b *HAB 1*.

Definition der Droge: Verwendet werden die frischen, vor dem Austreiben geernteten Wurzeln.

Stammpflanzen: *Bryonia cretica* L. ssp. *dioica* (JACQ.) TUTIN.

Zubereitungen: Herstellung: Die Urtinktur und die flüssigen Verdünnungen werden nach Vorschrift 33b hergestellt.
Eigenschaften: Die Urtinktur ist eine schwach gelbliche Flüssigkeit mit arteigenem, dumpfem und säuerlichem Geruch und nachhaltig bitterem Geschmack.

Identität: Prüflösung ist die Urtinktur. Sie wird mit Ether ausgeschüttelt, die Etherphase zur Trockne eingedampft und der Rückstand mit *p*-Dimethylaminobenzaldehyd in Schwefelsäure versetzt. Innerhalb von 5 bis 10 min tritt eine Rotfärbung auf.
Dünnschichtchromatographie:

- Sorptionsmittel, Untersuchungslösung und Fließmittel vgl. Bryonia cretica hom. *HAB 1*.
- Vergleichslösung: Resorcin, Pyrogallol und Scopoletin in Methanol gelöst.
- Auswertung: Das Chromatogramm wird nach Verdunsten des Fließmittels zunächst unter UV 254 nm ausgewertet. Anschließend wird das Chromatogramm mit Vanillin-Phosphorsäure besprüht, 10 bis 15 min lang auf 105 bis 110 °C erhitzt und sofort im Tageslicht ausgewertet. Im Chromatogramm der Vergleichslösung tritt im Tageslicht Pyrogallol als rotviolett gefärbter Fleck und wenig darüber das Resorcin als roter Fleck auf. Demgegenüber zeigt das Chromatogramm der Untersuchungslösung kurz über dem Start einen violetten Fleck, etwa auf der Höhe des Pyrogallols einen weiteren violetten Fleck und auf der Höhe des Resorcins noch zwei weitere violette Flecken. Zwischen Resorcin und Scopoletin treten ein violetter und ein brauner Fleck sowie in Höhe des Scopoletins noch ein oder zwei braune Flecken auf.

Reinheit: *Urtinktur.*

- Relative Dichte *(PhEur)*: 1,005 bis 1,025.
- Trockenrückstand *(DAB)*: Mindestens 1,8% und höchstens 4,5%.
- pH-Wert *(PhEur)*: Zwischen 3,0 und 4,2.

Lagerung: Vor Licht geschützt aufbewahren.

Bryonia hom. *PFX*

S. Bryonia hom. *PFX* bei *Bryonia alba* L.

1. Panossian AG, Avetissian GM (1985) Arm Khim Zh 38:644–657, zit. nach: CA 104:65821d
2. Bauer R, Wagner H (1983) Dtsch Apoth Ztg 123:1.313–1.321
3. Pohlmann J (1975) Phytochemistry 14:1.587–1.589
4. Panossian AG, Avetissian GM, Mnatsakanian VA, Batrakov SG, Vartanian SA, Gabrielian ES, Amroyan EA (1983) Planta Med 47:17–25
5. Hylands PJ, Oskoui MT (1979) Phytochemistry 18:1.843–1.845
6. Cattel L, Balliano G, Caputo O, Delprino L (1980) Phytochemistry 19:465–466
7. Mansfeld R (1986) Verzeichnis landwirtschaftlicher und gärtnerischer Kulturpflanzen (ohne Zierpflanzen), Bd. 2, 2. Aufl., Springer, Berlin Heidelberg New York Tokio

8. Berger F (1960) Handbuch der Drogenkunde, Bd. V, W. Maudrich, Wien Bonn Bern
9. Konopa J, Zielinski J, Matuszkiewicz A (1974) Arzneim Forsch 24:1.554–1.557
10. Panossian AG, Nikishchenko MN, Avetissian GM (1985) Khim Prir Soedin: 679–687, zit. nach: CA 104:145475j
11. Panossian AG, Nikishchenko MN, Mnatsakanyan VA, Vartanyan SA (1978) Symp. Pap.-IUPAC Int Symp Chem Nat Prod 11th, Vol. 2:117–119, zit. nach: CA 92:42331p
12. Panossian AG, Dadaian MA, Gabrielian ES (1987) Biull Eksp Biol Med 104:456–457
13. Panossian AG (1985) Bioorg Khim 11:264–269, zit. nach: CA 102:202417b
14. Panossian AG, Nikishchenko MN, Mnatsakanyan VA, Sadovskaya VL (1979) Bioorg Khim 5:721–729, zit. nach: CA 91:71693t
15. Hylands PJ, Mansour ES (1983) J Chem Soc Perkin Trans 1:2.821–2.825
16. Panossian AG, Avetissian GM, Mnatsakanyan VA (1977) Khim Prir Soedin:353–360, zit. nach: CA 88:34487w
17. Panossian AG (1985) Bioorg Khim 11:126–131, zit. nach: CA 102:146120k
18. Panossian AG, Avetissian GM, Mnatsakanyan VA, Asatryan TA, Vartanyan SA, Boroyan RG, Batrakov SG (1979) Bioorg Khim 5:242–253, zit. nach: CA 90:148458j
19. Panossian AG, Avetissian GM, Dilanyan ER, Mnatsakanyan VA (1977) Arm Khim Zh 30:255–262, zit. nach: CA 87:2421h
20. Saltykova IA, Matyukhina LG, Shavva AG (1968) Khim Prir Soedin 4:324, zit. nach: CA 70:65171w
21. Zielinski J, Konopa J (1968) J Chromatogr 36:540–542
22. Konopa J, Jereczek-Morawska E, Matuszkiewicz A, Nazarewicz T (1966) Neoplasma 13:335–338
23. Konopa J, Jereczek-Morawska E, Matuszkiewicz A, Nazarewicz T (1967) Arch Immunol Ther Exp 15:129–132
24. Gitter S, Gallily R, Shohat B, Lawie D (1961) Cancer Research 21:516–521
25. Konopa J, Matuszkiewicz A, Hrabowska M, Onoszka K (1974) Arzneim Forsch 24:1.741–1.743
26. Gessner O, Orzechowski G (1974) Gift- und Arzneipflanzen von Mitteleuropa, Carl Winter, Heidelberg, S. 205
27. Jaretzky R, Risse E (1940) Arch Pharm 278:379
28. LeMen J, Buffard G, Provost J, Tiberghien R, Forgacs P, Lagrange E, Albert O, Aurousseau M (1969) Chimie Therapeutique 4:459–465
29. Vartanian GS, Parsadanian GK, Karagezian KG (1984) Buill Eksp Biol Med 97:295–297
30. Panossian AG, Avetissian GM, Karagezyan KG, Vartanyan GS, Bunyatyan GK (1981) Dokl Akad Nauk SSSR 256:1.267–1.269, zit. nach: CA 94:132427v
31. BAz Nr. 122 vom 6.7.1988
32. Levin L (1962) Gifte und Vergiftungen, Lehrbuch der Toxikologie, Haug, Ulm, S. 721
33. Krienke EG, v. Mühlendahl KE (1978) Notfallmedizin 4:522–559, 619–627
34. Ritter S, Krienke EG (1986) Vergiftungsunfälle mit Pflanzen. In: Krienke EG, v. Mühlendahl KE, Oberdisse U (Hrsg.) Vergiftungen im Kindesalter. Ferdinand Enke, Stuttgart, S. 222–263
35. David A, Vallance DK (1955) J Pharm Pharmacol 7:295–296
36. Albert O, Djetcha T, Lagrange E, Aurousseau M, Forgacs P, Provost J, Tiberghien A (1970) Chimie Therapeutique 5:205–210
37. Cattel L, Balliano G, Caputo O (1979) Phytochemistry 18:861–862
38. Polanowski A, Cieslar E, Otlewski J, Nienartowicz B, Wilimowska-Pelc A, Wilusz T (1987) Acta Biochim Pol 34:395–406, zit. nach: CA 109:69337b
39. Otlewski J, Whatley H, Polanowski A, Wilusz T (1987) Biol Chem Hoppe-Seyler 368:1.505–1.507
40. Imperato F (1980) Experientia 36:1.136–1.137
41. Proliac A, Chaboud A, Raynaud J (1989) Pharm Acta Helv 64:207–208
42. Gmelin R (1964) Arzneim Forsch 14:1.021–1.025
43. Hylands PJ, Mansour ES (1982) Phytochemistry 21:2.703–2.707
44. Hylands PJ, Salama AM (1976) Phytochemistry 15:559–560
45. Duncan GR, Levi DD, Pyttel R (1968) Planta Med 16:224–230
46. Ripperger H (1976) Tetrahedron 32:1.567–1.569
47. Tunmann P, Wienecke H (1960) Arch Pharm 293:195–202
48. Oobayashi K, Yoshikawa K, Arihara S (1992) Phytochemistry 31:943–946
49. Ripperger H (1976) Z Chem 16:322
50. Tunmann P, Scherer FK (1959) Arch Pharm 292:745–748
51. Tunmann P, Wolf G, Scherer EK (1960) Die Pharmazie 15:269
52. Tunmann P, Gerner W, Stapel G (1966) Liebigs Ann Chem 694:162–167
53. Tunmann P, Stapel G (1966) Arch Pharm 299:596–598
54. Hylands PJ, Kosugi J (1982) Phytochemistry 21:1.379–1.384
55. Cattel L, Balliano G, Caputo O, Viola F (1981) Planta Med 41:328–336
56. Tunmann P, Wolf G (1956) Arch Pharm 289:459–469
57. Biglino G, Cattel L, Caputo O, Nobili G (1969) Gazz Chim Ital 99:830–847
58. Hylands PJ, Mansour ES, Oskoui MT (1980) J Chem Soc Perkin Trans 1:2.933–2.936
59. Tunmann P, Kadry HA (1967) Dtsch Apoth Ztg 107:1.356–1.357
60. Peumans WJ, Nsimba-Lubaki M, Calier AR, Van Driesche E (1984) Planta Med 160:222–228
61. Montecucchi PC, Lazzarini AM, Barbieri L, Stirpe F, Soria M, Lappi D (1989) Int J Pept Protein Res 33:263–267
62. Stirpe F, Barbieri L, Battelli MG, Falasca AJ, Abbondanza A, Lorenzoni E, Stevens WA (1986) Biochem J 240:659–665
63. Stirpe F, Wawrzynczak EJ, Brown AN, Knyba RE, Watson GJ, Barbieri L, Thorpe PE (1988) Br J Cancer 58:558–561
64. Poletti A, Schilcher H, Müller A (1990) Heilkräftige Pflanzen, Walter Hädecke, Weil der Stadt
65. Haffner A, Schultz OE, Schmid W (1984) Normdosen gebräuchlicher Arzneistoffe und Drogen, 7. Aufl., Wissenschaftliche Verlagsgesellschaft, Stuttgart
66. Heg, Bd. VI/2, S. A13
67. FEu, Vol. 2, S. 298
68. BHP 81, Part 3, S. 21
69. Hag, Bd. IV, S. 3596-362
70. RoD, IV, Giftpflanzen, S. 10–12
71. Haeupler H, Schönfelder P (1989) Atlas der Farn- und Blütenpflanzen der Bundesrepublik Deutschland, 2. Aufl., Ulmer Vlg., Stuttgart

Rg/KH

Bunium

HN: 2014900

Familie: Apiaceae (Umbelliferae).

Unterfamilie: Apioideae.

Tribus: Apieae.

Gattungsmerkmale: Die Gattung Bunium L. umfaßt 30 Arten und ist nicht gegliedert.[1]

Gattungsmerkmale: Ausdauernde Kräuter, Achse unterirdisch zu einer nahezu kugeligen, festen Knolle ausgebildet.
Laubblätter zwei- bis dreifach gefiedert, Fieder letzter Ordnung schmal und gezipfelt. Hülle klein oder fehlend, Blüten weiß, verkehrt-herzförmig, Spitze gekrümmt. Frucht länglich eiförmig bis länglich, seitlich zusammengedrückt. Rippen dick bis wulstig, Ölgänge eins bis drei.[18,20]
Als Abgrenzung gegenüber der Gattung Carum L. wird heute das Vorhandensein einer knolligen Wurzel und das Keimen mit nur einem Keimblatt (Embryo pseudomonocotyleus) herangezogen.[2]

Verbreitung: West- und Zentraleuropa, Mittelmeergebiet, Nordasien.

Inhaltsstoffgruppen: Die Gattung ist kaum untersucht. In den Früchten der bisher untersuchten Arten fettes Öl mit der für Apiaceae charakteristischen Petroselinsäure; ätherisches Öl mit aromatischen Bestandteilen wie z. B. *p*-Cymen, Cuminaldehyd, Myristicin und Elimicin.

Drogenliefernde Arten: *Bunium bulbocastanum*: Bunium-bulbocastanum-Früchte.
Bunium cylindricum: Bunium-cylindricum-Früchte.
Bunium persicum: Bunium-persicum-Früchte.

Bunium bulbocastanum L.

Synonyme: *Aegopodium bulbocastanum* MICHOT, *Apium bulbocastanum* CARUEL, *Bulbocastanum edule* GRISEB., *Bulbocastanum Linnaei* SCHUR, *Bunium bulbosum* DALAC, *Bunium divaricatum* PORTA et RIGO exsicc. II. n. 465 nec BERTOL., *Bunium maius* VILL., S. F. GRAY, nec GOUAN, *Carum bulbocastanum* (L.) KOCH, *Ligusticum bulbocastanum* CRANTZ, *Pimpinella bulbocastanum* JESS., *Scandix bulbocastanum* MOENCH, *Selinum bulbocastanum* E. H. L. KRAUSE, *Sium bulbocastanum* SPRENG.

Sonstige Bezeichnungen: Dt.: Erdkastanie, Erdeichel, Knollen-Kümmel; engl.: Great Pignut; frz.: Noix de terre, châtaigne de terre; it.: Bulbocastano, castagna di terra.

Botanische Beschreibung: Ausdauernde Pflanze, 30 bis 60 cm hoch mit kugeligem, festem, hartfleischigem Erdsproß. Stengel rund, kahl, gerillt, nach oben ästig. Laubblätter zwei- bis dreifach gefiedert, untere Blätter sowie untere Fieder 1. Ordnung gestielt, obere Stengelblätter auf Scheide sitzend. Zipfel letzter Ordnung linealisch-lanzettlich. Dolden zehn- bis 20strahlig, Hüll- und Hüllchenblätter meist vier- bis siebenblättrig. Blüte weiß. Blütenblätter tief ausgerandet. Blütezeit Juni bis Juli. Frucht 3 bis 4 mm, länglich-elliptisch, an beiden Enden verjüngt, schwarzbraun mit hellen, fädlichen, wenig vorspringenden Rippen, in zwei Teilfrüchte zerfallend. Griffelpolster kegelförmig gewölbt.[18]

Inhaltsstoffe: Abgesehen von den Früchten (s. dort) sind keine weiteren Organe analysiert worden. Die Knollen sind vermutlich gerbstoffhaltig, da sie volksmedizinisch als Adstringens verwendet worden sind.[3]

Verbreitung: Kashmir, Baluchistan, Pakistan, Europa und Nordafrika.

Anbaugebiete: Wird nicht angebaut.

Drogen: Bunium-bulbocastanum-Früchte.

Bunium-bulbocastanum-Früchte

Synonyme: Carum-bulbocastanum-Früchte.

Sonstige Bezeichnungen: Dt.: Früchte der Erdkastanie; engl.: Carum bulbocastanum fruits. In Indien bekannt als Kalajira, "Black caraway"[4], Shingoo Jeera[5], Kala-zira, siya-zirah.[6]

Monographiesammlungen: *BP58*, Pharmacopoeia of India 1955.

Definition der Droge: Reife Früchte.

Stammpflanzen: *Bunium bulbocastanum* L.

Herkunft: Kashmir, Pakistan, Nordwesthimalaya.

Ganzdroge: Längliche, beidseitig spitz zulaufende, dunkelbraune Teilfrüchte, 2,5 bis 5 mm lang und 0,6 bis 1,2 mm dick mit fünf hellbraunen Rippen, kahl, ungestielt, mit auffälligem Griffelpolster.[4]

Schnittdroge: Von intensiv aromatischem Geruch und Geschmack.

Mikroskopisches Bild: Einschichtiges Exokarp aus rechteckigen Zellen mit streifiger Kutikula, Stomata, auffallend lange Zellen (6:1) oberhalb der Ölgänge. Mesokarp parenchymatisch, Leitbündel bikollateral mit Fasern, Sklereiden und wenigen Schraubengefäßen, oberhalb jeweils ein kleiner Sekretgang. Insgesamt sechs Ölgänge, vier breitere an der Rückenseite (350 bis 400 µm), zwei kleinere an der abgeflachten Seite (140 bis 200 µm, manchmal bis 350 µm). Endocarp einschichtig, regelmäßige Zellen, mit Samenschale verwachsen, keine Parkettzellen. Endosperm aus dickwandigem Parenchym mit fettem Öl und Aleuronkörnern mit kleinen Oxalatrosetten.[4]

Verfälschungen/Verwechslungen: In Indien bekannt als Austauschdroge bzw. Verfälschung von Carvi fructus von *Carum carvi* L.[4,5]

Inhaltsstoffe: *Ätherisches Öl.* Älteren Angaben zufolge enthalten die Früchte 2 % ätherisches Öl mit 18 % Aldehyden.[19] Einen wesentlich höheren Gehalt von 9,5%, gibt[5] an, mit 45% Cuminaldehyd, 35% *p*-Cymen und ca. 7% Farnesol neben einer Reihe weiterer Terpene.[5]

Volkstümliche Anwendung und andere Anwendungsgebiete: Als blähungstreibendes Mittel.[18]

Sonst. Verwendung: *Haushalt.* Als Ersatz für Kümmel in Indien, Pakistan und Kashmir.

Bunium cylindricum (Boiss. et Hoh.) Drude

Synonyme: *Carum cylindricum* Boiss. et Hoh.

Botanische Beschreibung: Ausdauernde Pflanze, 10 bis 30 cm hoch, dichotom verzweigt. Untere Blätter gestielt, Blattbasis als Scheide ausgebildet; Blätter zweifach gefiedert, Fieder letzter Ordnung länglich. Obere Blätter kürzer gestielt oder sitzend. Doldenstrahlen 8 bis 12, Hülle fünf- bis sechsblättrig, Hüllchen fünf- bis siebenblättrig, länglich bis lanzettlich mit weißen Rändern. Blüten weiß. Griffelpolster flach bis konisch, Griffel gebogen. Frucht zylindrisch, 5 bis 6 mm lang, Rippen vorstehend.[7]

Inhaltsstoffe: Ätherisches Öl in den Früchten.

Verbreitung: Vorderasien, Zentralasien.

Drogen: Bunium-cylindricum-Früchte.

Bunium-cylindricum-Früchte

Sonstige Bezeichnungen: In Pakistan als "Zira khar" auf dem Markt,[8] in Indien als "Khar zeera".[9]

Definition der Droge: Reife Früchte.

Stammpflanzen: *Bunium cylindricum* (Boiss. et Hoh.) Drude.

Herkunft: Pakistan, Afghanistan, Iran.

Handelssorten: In Pakistan sind zwei Typen bekannt, schwarze Früchte unter dem Namen Siah zira khar und hellere, etwas größere Früchte als Safed zira khar.[8]

Ganzdroge: Teilfrüchte ohne Stiel mit meist abgebrochenen Griffelpolstern, hellbraun, 4,0 bis 7,0 mm lang und 0,5 mm dick. Seitlich zusammengedrückt mit drei hervorstehenden Rippen auf der Rückenseite, flach bis leicht konkav an der Fugenseite, am Rande zwei Rippen.[9] Geruch- und geschmacklos.

Mikroskopisches Bild: Exocarp einschichtig, tangential-ovale Zellen mit dicker Kutikula und anomocytischen Spaltöffnungen. Im Mesocarp, aus zusammengedrückten Parenchymzellen bestehend, liegen unter jeder Rippe kollaterale Leitbündel. Zwischen den Rippen je ein Ölgang, an der Fugenseite zwei gleichgroße ovale Ölgänge, 4160,0 bis 7000,4 µm lang, 99 bis 227,8 µm breit, Epitel aus polygonalen Zellen. Endosperm ohne Oxalatkristalle.[9]

Verfälschungen/Verwechslungen: Bunium-cylindricum-Früchte sind als Verfälschung von Bunium persicum[8] und anderen als "Kümmel" verwendeten Früchten bekannt (z. B. *Carum gracile* Lindl., *Carum carvi* L.).[10]

Inhaltsstoffe: *Fettes Öl.* Ca. 5% fettes Öl mit 38,5% Petroselinsäure (18:1 Δ6), 19,9% Ölsäure (18:1 Δ9) und 30,4% Linolsäure (18:2 Δ9,12). Unverseifbarer Anteil 24,7%.[11]
Ätherisches Öl. 1,4% (Safed zira khar) bzw. 1,8% (Siah zira khar) ätherisches Öl. Letzteres enthält neben 35% Terpenkohlenwasserstoffen ca. 40% Elemicin, 11% Dillapiol, 4% Myristicin und 6% Juniper Campher. Im Öl von Safed zira khar ist Myristicin mit 67% Hauptkomponente, daneben 24% Terpenkohlenwasserstoffe und 4% Elemol.[8]
Weitere Inhaltsstoffe. 4-Methyl-4-hydroxypenten-2-säure, Sitosterol, Tricontan und Tricontanol.[10]

Bunium persicum (Boiss.) Fedtsch

Synonyme: *Carum bulbocastanum* auct. non Koch., *Carum persicum* Boiss.

Botanische Beschreibung: Ausdauernde Pflanze, 15 bis 70 cm hoch, verzweigt. Wurzel 1 bis 2 cm im Durchmesser; Blätter zwei- bis dreifach gefiedert, Fieder letzter Ordnung fädig, untere Blätter gestielt, obere Blätter sitzend; Dolde 8- bis 20strahlig, Hülle ein- bis fünfblättrig oder fehlend, Hüllchen aus zwei bis fünf schmalen Blättchen. Blüte weiß, Frucht 3 bis 4 mm lang, dunkelbraun, hervorstehende Rippen, Griffelpolster flach, Griffel gebogen. Je Teilfrucht sechs große Ölgänge, vier zwischen den Rippen, zwei an der Fugenfläche.[7]

Inhaltsstoffe: Ätherisches Öl in den Früchten.

Verbreitung: Nordafrika, Südeuropa, Iran, Afghanistan, Zentralasien, Westpakistan.

Drogen: Bunium-persicum-Früchte.

Bunium-persicum-Früchte

Sonstige Bezeichnungen: In Pakistan als "Kala Zira" bekannt.[7]

Definition der Droge: Reife Früchte.

Stammpflanzen: *Bunium persicum* (Boiss.) Fedtsch.

Herkunft: Pakistan.

Ganzdroge: Dunkelbraune Teilfrüchte, 3 bis 4 mm lang. Aromatischer Geruch.

Verfälschungen/Verwechslungen: Früchte von *Bunium cylindricum* (Boiss. et Hoh.) Drude.

Inhaltsstoffe: *Ätherisches Öl.* 2,5% ätherisches Öl,[12] höhere Ölgehalte zwischen 5,3% und 7,2% sind beschrieben.[13] Hauptkomponenten des Öls sind Cuminaldehyd (15 bis 25%), *p*-Cymen (15 bis

35 %), 1,4-p-Menthadien-7-al (5 bis 12 %), Limonen (bis 30 %).[13] Ein wesentlich höherer Cuminaldehydgehalt (ca. 40 %) ist beschrieben.[12]
Lipide. 4,6 % fettes Öl. Bestehend aus Triacylglycerolen hauptsächlich der Petroselinsäure (18:1 Δ6) (46,2 %), Linolensäure (18:2 Δ9,12) (27,6 %) und Ölsäure (18:1 Δ9).[14]
Kohlenhydrate. 3,7 % Mono- und Oligosaccharide mit Glucose, Fructose, Mannitol, Sucrose und Raffinose.
0,7 % wasserlösliche Polysaccharide und 4,2 % Pectin.[14]

Wirkungen: *Antimikrobielle Wirkung.* Im Verdünnungstest wirkt Bunium-persicum-Öl hemmend auf Staphylococcus aureus (MHK-Wert 400 ppm), Escherischia coli (MHK-Wert 2000 ppm), Salmonella typhi (MHK-Wert 750 ppm), Shigella dysentery (MHK-Wert 400 ppm) und Vibrio cholera (MHK-Wert 400 ppm).[15]
Einfluß auf die Gefäß- und Kapillarpermeabilität. Die Injektion von 0,2 mL/kg Bunium-persicum-Öl 30 min vor der oralen Verabreichung von CCl_4 (0,4 mL/100 g) wirkt bei Ratten einer Zunahme der Gefäßpermeabilität in Magen und Leber durch CCl_4 entgegen. Die Permeabilität der Hautkapillaren wird durch die Gabe von 0,1 bis 0,2 mL/kg Öl in Mäusen angeregt.[16]
Wirkung auf den Stoffwechsel. 0,3 mL/100 g (Verdünnung 1:200) Bunium-persicum-Öl oral gegeben erhöht den Proteingehalt der Leber bei Ratten und verändert den Fettstoffwechsel. Das Öl hat weiterhin antidotische Eigenschaft gegenüber hepatotoxischen Substanzen, nachgewiesen durch eine Normalisierung bzw. Verbesserung der biochemischen Kennzahlen in Tieren, denen 0,7 mL/100 g Ethanol (40 %) oder 0,2 mL/100 g CCl_4 oral verabreicht worden war.[17]

1. Engler A (1964) Syllabus der Pflanzenfamilien, 12. Aufl., Gebr. Borntraeger, Berlin, S. 377
2. Engstrand L (1973) Bot Notiser 126: 146–156
3. Uphof JCTh (1968) Dictionary of Economic Plants, Verlag J. Cramer, D-3301 Lehre, S. 90
4. Shah CS, Khanna PN (1961) Indian J Pharm 27:176–178
5. Agarwal SG, Thappa RK, Dhar KL, Atal CK (1979) Ind Perfumer 23:34–37
6. Chopra RN, Nayar SL, Chopra IC (1956) Glossary of Indian Medicinal Plants, Council of Scientific & Industrial Research, New Delhi, S. 53
7. Nasir E, Ali S (1972) Flora of West Pakistan, Rawalpindi, S. 85
8. Karim A, Ashraf M, Bhatty MK (1979) Pakistan J Sci Ind Res 22:315–317
9. Afaq SH, Dutt AK, Atal CK (1974) Ind J Pharm 36:140–142
10. Agarwal SG, Vashist VN, Atal CK (1974) Phytochemistry 13:2.024–2.025
11. Bedi KL, Atal GK, Achaya KT (1971) J Sci Food Agr 22:140–142
12. Sadykov JD, Kurbanov M et al (1975) Dokl Akad Nauk Tadz SSR 21:33–36
13. Karim A, Pervez M, Bhatty MK (1977) Pakistan J Sci Ind Res 20:106–108
14. Rakhimov DA, Stepanenko GA, Ubaev K, Glushenkova AI, Kondratenko ES (1984) Chim Prir Soedin, S. 225–226
15. Meena Syed, Hanif M, Chaudhary FM, Bhatty MK (1986) Pakistan J Sci Ind Res 29:183–188
16. Nuraliev YuN, Sadikov AYa, Muzafarova LS, Asadov NK (1978) Izv Akad Nauk Tadzh SSR, Otd Biol Nauk, S. 98–101
17. Mansurova ID, Sadykov JD, Nabidzhanova EN, Molchagina RP, Borshcheva LI et al (1978) Izv Akad Nauk Tadzh SSR, Otd Biol Nauk, S. 101–111
18. Heg, Bd. VI, S. 1191–1194
19. Hag, Bd. III, S. 733
20. FEu, Bd. 2, S. 329

SB

Bupleurum

HN: 2017200

Familie: Apiaceae (Umbelliferae).

Unterfamilie: Apioideae.

Tribus: Apieae.

Gattungsgliederung: Die Gattung Bupleurum L. besteht aus etwa 75 Arten und wird aufgrund von Merkmalen wie Zahl der Ölstriemen, Ausbildung der Hülle und Beschaffenheit des Fruchtpericarps in fünf Sektionen unterteilt.[1]

Gattungsmerkmale: Einjährige oder ausdauernde (sehr selten zweijährige) Kräuter oder Halbsträucher. Stengel abwechselnd traubig-ästig oder wiederholt gabelästig (pseudodichotom). Laubblätter spiralig angeordnet, unterwärts meist gedrängt, oberwärts mehr entfernt, einzeln gestellt oder sehr selten gebüschelt, stets sämtlich ungeteilt und ganzrandig (dadurch von allen übrigen Umbelliferen außer der Gattung Hohenackeria verschieden). Dolden zusammengesetzt, die seitenständigen oft verarmt. Hülle meist vorhanden, seltener fehlend. Blüten ziemlich klein, gelb oder gelbgrünlich, selten rötlichgelb, zwittrig, vormännig. Kelchzähne undeutlich, sehr kurz. Kronblätter gleichförmig, fast kreisrund oder queroval bis länglich, meist völlig ganzrandig.
Griffel kurz oder sehr kurz, spreizend, nach der Blüte zurückgekrümmt, Narben stumpf. Frucht meist eiförmig, elliptisch oder prismatisch länglich, von der Seite mehr oder weniger zusammengedrückt. An jeder Teilfrucht 5 Hauptrippen vorhanden, meist deutlich entwickelt. Ölstriemen in Tälchen stets vorhanden. Nährgewebe auf dem Rükken stielrundlich gewölbt, an den Ölstriemen meist seicht gefurcht und dadurch mehr oder weniger fünfeckig.[2]

Verbreitung: Arten der Gattung Bupleurum sind von den Kanarischen Inseln durch die Subtropen (selten auch in den Tropen) und die gemäßigten und subarktischen Gebiete der Nordhemisphäre bis zum arktischen und subarktischen Nordamerika weit verbreitet. Eine einzige Art findet sich in Südafrika.[2]

Inhaltsstoffgruppen: Saponine, Flavonoide, Cumarine und Acetylene.[3]
Saponine in Wurzeln (z. B. *B. chinense, B. falcatum* und *B. scorzonerifolium*; s. dort) oder in Blättern (z. B. *B. rotundifolium*; s. dort).
Flavonoide, vor allem Rutin, weit verbreitet; auch Kämpferol und dessen Glykoside bei mehreren Arten (z. B. *B. chinense, B. fruticosum, B. scorzonerifolium*), ebenso Isoquercetin und Isoquercitrin; Isorhamnetin und Glykoside (z. B. *B. falcatum*).
Cumarine, Dihydrocumarine, Furocumarin bei einigen Arten; häufig Zimtsäuren (Cumar-, Kaffee-, Ferula- und Chlorogensäure) zu finden.
Ätherische Öle, Zusammensetzung in der Regel wenig untersucht.[3]

Drogenliefernde Arten: *Bupleurum chinense*: Bupleuri radix.
Bupleurum falcatum: Bupleuri radix.
Bupleurum rotundifolium: Bupleurum-rotundifolium-Kraut.
Bupleurum scorzonerifolium: Bupleuri radix.

Bupleurum chinense DC.

Synonyme: *Bupleurum falcatum* auct. Sin. non L.

Sonstige Bezeichnungen: Dt.: Chinesisches Hasenohr.

Botanische Beschreibung: 30 bis 70 cm hoch wachsende Staude.[4]

Inhaltsstoffe: In den oberirdischen Organen Flavone, insbesondere Rutin (Rutosid) und Kämpferol, ein ätherisches Öl nicht näher bekannter Zusammensetzung sowie Triterpensaponine, die möglicherweise denen der Wurzel (Saikosaponine) im chemischen Aufbau ähnlich sind; detailliertere Analysen fehlen.

Verbreitung: Die Pflanze ist in den chinesischen Provinzen Henan, Hebei, Shaanxi, Hubei, Heilongjiang beheimatet.[4]

Drogen: Bupleuri radix.[5]

Bupleuri radix

Synonyme: Radix Bupleuri.

Sonstige Bezeichnungen: Chin.: Chaihu, Ch'ai-fu; dt.: Chinesische Hasenohrwurzel; engl.: Bupleurum root; jap.: Saiko.

Monographiesammlungen: Bupleuri radix *Chin P IX, Jap XI.*

Definition der Droge: Die Droge besteht aus den getrockneten Wurzeln *Jap XI,* aus den Wurzeln *Chin P IX.*[5]

Stammpflanzen: *Bupleurum falcatum* L. oder Varietäten der Art *Jap XI; Bupleurum scorzonerifolium* WILLD. oder *Bupleurum chinense* DC *Chin P IX.*[5]

Herkunft: Hauptlieferländer sind Japan, China und die mitteleuropäischen Länder bis England.

Gewinnung: Die Sammlung erfolgt aus Wildbeständen. Die Pflanzen werden im Frühling oder im Herbst ausgegraben, von Stengeln, Blättern und anhaftendem Erdreich befreit, gewaschen, durchfeuchtet, in dicke Scheiben geschnitten und getrocknet.[5]

Ganzdroge: *Bupleuri radix Jap XI.* Hauptwurzel häufig unverzweigt, von kegelförmiger Gestalt, 10 bis 20 cm lang, 0,5 bis 1,5 cm im Durchmesser; am Wurzelhals häufig Reste der Stengelbasis; außen hellbraun bis braun mit tiefen längs verlaufenden Falten, leicht zerbrechlich, Bruchstelle etwas faserig.
Bupleuri radix (Nanchaihu) Chin P IX.[5] Wurzeln zarter gebaut, meistens unverzweigt oder nur im unteren Teil spärlich verzweigt; außen rotbraun bis schwarzbraun; in Richtung Wurzelhals treten deutlich zahlreiche beulenförmige Ausbuchtungen hervor, der Wurzelhals ist dicht mit faserigen Blattansätzen überzogen, leicht zerbrechlich, ebene Bruchstelle.
Bupleuri radix (Beichaihu) Chin P IX.[5] Wurzeln konisch, häufig mit Verzweigungen, 6 bis 15 cm lang, 0,3 bis 0,8 cm im Durchmesser; außen hellbraun bis schwarzbraun, längs verlaufende Runzeln, Nebenwurzelnarben und Poren; am Wurzelhals häufig Reste der Stengelbasis oder kurze, faserige Blattansätze; Konsistenz hart und zäh, schwer zerbrechlich, Bruchstelle schuppig-faserig mit hellbraun gefärbtem Rindenteil und gelblich-weißem Holzkörper.

Schnittdroge: *Bupleuri radix Jap XI.* Geruch charakteristisch; Geschmack leicht bitter.
Mikroskopisches Bild: Der Längsschnitt zeigt viele Risse in der primären Rinde. Die Rinde ist etwa $^1/_3$ bis $^1/_2$ so dick wie der Radius und durchsetzt mit interzellulären, schizogenen Ölkanälen, 15 bis 35 µm im Durchmesser. Die Gefäße sind radial im Xylem angeordnet mit zerstreuten Bastfasern. Die Ölkanäle befinden sich rund um das Mark. Die Parenchymzellen sind gefüllt mit Stärkekörnern und einigen Öltropfen.
Bupleuri radix (Nanchaihu) Chin P IX.[5] Geruch ranzig.
Mikroskopisches Bild: Korkschicht aus 6 bis 10 Lagen Korkzellen. Ölkanäle befinden sich zahlreich im Phloem (17 bis 27 µm im Durchmesser) und an der Phloem-Außenseite (50 bis 60 µm im Durchmesser), wo sie von 8 bis 12 sezernierenden Zellen umgeben sind. Im Xylem befinden sich kleine Gefäße in radialer Anordnung. 3 bis 5 Zellagen breite Markstrahlen im Holz; Holzfasern und Holzparenchymzellen sind in Gruppen angeordnet; bei älteren Wurzeln sind diese gelegentlich zu Ringen zusammengeschlossen.
Bupleuri radix (Beichaihu) Chin P IX.[5] Geruch schwach, aromatisch; Geschmack schwach bitter.
Mikroskopisches Bild: Querschnitt zeigt Korkschicht aus 7 bis 8 Lagen Korkzellen. Ölkanäle befinden sich im Phloem (27 µm im Durchmesser) und an der Phloem-Außenseite (40 bis 80 µm im Durchmesser), wo sie von 6 bis 8 sezernierenden Zellen

umgeben sind. Ringförmiges Kambium; Xylem nimmt den Großteil des Wurzelquerschnitts ein; große, tangential angeordnete Gefäße; Holzfasern und Holzparenchymzellen zu mehreren konzentrischen Ringen angeordnet.

Verfälschungen/Verwechslungen: Verwechslungen mit der Wurzel von *Bupleurum longiradiatum* TURCZ. sind möglich. Sie ist von den zur Drogenzubereitung verwendeten Wurzeln von *B. chinense*, *B. falcatum* und *B. scorzonerifolium* durch dicht aneinanderschließende Ringe der Wurzeloberfläche zu unterscheiden. Die Wurzel von *B. longiradiatum* hat eine toxische Wirkung.[5]
Außerdem sind Fälle von Kontaminationen der Droge mit Aconitum bekannt geworden.[6]

Minderqualitäten: Der Anteil an Stengelstückchen und Blättern sollte möglichst gering sein.

Inhaltsstoffe: Neutrale Phytosterole, z. B. α-Spinasterol und Stigmasterol; Fettsäuren, z. B. Palmitinsäure, Ölsäure, Linolsäure;[4] Polyacetylene (Saikodiine A, B, C);[7] Mengenangaben fehlen.
In höherer Konzentration (Mengenangaben fehlen) kommen Triterpensaponine des Oleanantyps mit charakteristischer 13β,28-Epoxygruppe vor, die sog. Saikosaponine a, b_1, b_2, c und d.[8] Diese Saikosaponine (Syn.: Saikoside) sind die pharmakologisch aktiven Hauptbestandteile der Droge.[8]

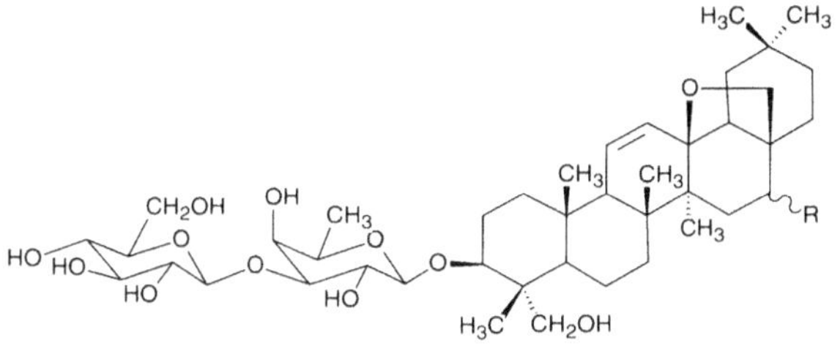

Saikosaponin a: R= -β-OH
Saikosaponin d: R= -α-OH

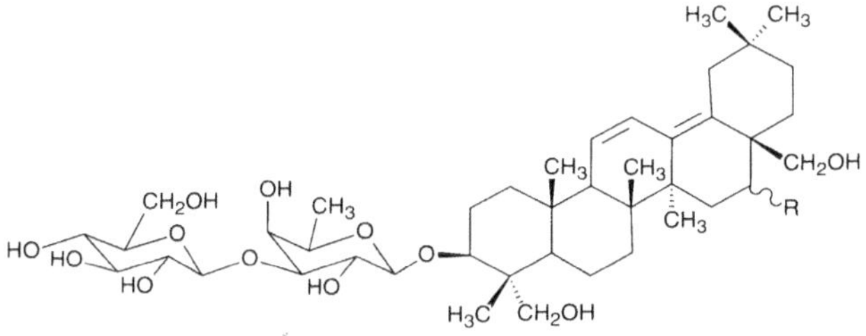

Saikosaponin b_1: R= -β-OH
Saikosaponin b_2: R= -α-OH

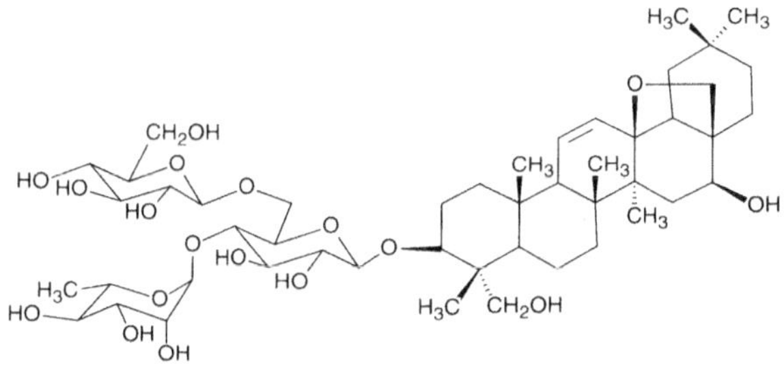

Saikosaponin c

Zubereitungen: Die Droge Bupleuri radix wird weniger als Einzeldroge, sondern vermehrt in Rezepturen zusammen mit anderen Drogen eingesetzt. Dabei handelt es sich um japanische bzw. chinesische, in der traditionellen Medizin eingesetzte Pflanzenmixturen (Kampohozai). Kampohozais sind wäßrige Extrakte einer Mischung natürlicher unbearbeiteter Drogen. Bupleuri radix findet z. B. in folgenden Präparaten Verwendung: Saiko-kei-

shi-to (Komposition aus 9 Drogen), Daisaikoto (Komposition aus 8 Drogen), Shosaikoto (Komposition aus 7 Drogen) und Hochueekito (Komposition aus 10 Drogen).[9,10]
Kampohozai-Herstellung: Die Drogenmischung (20 bis 30 g) wird in 700 mL Wasser bis zum Erreichen von 300 mL Endvolumen gekocht und dann gefiltert. Die Dekokte werden anschließend lyophilisiert und ergeben einen gepulverten Extrakt (7 bis 10 g).

Identität: *Bupleuri radix Jap XI.* 0,5 g der gepulverten Droge geben mit 10 mL Wasser einen für längere Zeit anhaltenden Schaum, der auf den Saponingehalt der Droge zurückgeht.
Bupleuri radix (Beichaihu und Nanchaihu) Chin P IX.[5]
- s. Identitätsprüfung *Jap XI.*
- Die gepulverte Droge wird mit Wasser (bzw. mit Methanol) versetzt, geschüttelt, stehengelassen und anschließend filtriert. Zu dem Filtrat werden eine methanolische Lösung von *p*-Dimethylaminobenzaldehyd und Phosphorsäure gegeben. Nach Erhitzen der Lösung nimmt sie eine blaßrote bis violettrote Farbe an.

Dünnschichtchromatographie:[5]
- Untersuchungslösung: Die mit Methanol versetzte, gekochte und anschließend filtrierte pulverisierte Droge.
- Referenzsubstanz: Saikosaponin a.
- Sorptionsmittel: Kieselgel.
- Laufmittel: Chloroform-Methanol-Wasser (30 + 10 + 1).
- Detektion: Methanol-Schwefelsäuregemisch und Erhitzen auf 50 °C.
- Auswertung: Im Chromatogramm der zu untersuchenden Lösung erscheint eine Zone gleichen Rf-Wertes und gleicher Färbung wie die Referenzsubstanz (blau bis blaurot).

Eine Analytik der Stoffgruppe der Saikosaponine kann über kolorimetrische Bestimmungen, z.B. Farbreaktionen der Saponine und Sapogenine mit Vanillin/Schwefelsäure[11] und *p*-Dimethylaminobenzaldehyd[12,13] sowie mit Hilfe der präparativen Dünnschicht (DC)- oder Säulenchromatographie[14,15] erfolgen. Es wurde die Methode der "Droplet counter current chromatography" (DCCC) zur Trennung und quantitativen Bestimmung der Saikosaponine in Bupleuri radix entwickelt.[15]

Reinheit:
- Stengel und Blätteranteile: Höchstens 10 % *Chin P IX,*[5] *Jap XI.*
- Fremde Beimengungen: Höchstens 1 % *Chin P IX,*[5] *Jap XI.*
- Asche: Höchstens 6,5 % *Chin P IX,*[5] *Jap XI.*
- Säureunlösliche Asche: Höchstens 2 % *Chin P IX,*[5] *Jap XI.*

Gehalt: Extraktgehalt mindestens 1 % *Chin P IX,*[5] *Jap XI.*

Gehaltsbestimmung: Der Extraktgehalt ist nach der Methode zur Bestimmung ethanollöslicher Stoffe in der Hitze zu ermitteln *Chin P IX.*[5]

Lagerung: Gut belüftet und trocken lagern; vor Insektenfraß schützen *Chin P IX.*[5]

Wirkungen: Spezifische pharmakologische Untersuchungen zu Wirkungen und Wirkmechanismen der Droge Bupleuri radix werden seltener beschrieben. Häufiger sind Untersuchungen zu pharmakologischen Aktivitäten sowie zu möglichen therapeutischen Anwendungsbereichen der Stoffgruppe der Saikosaponine bzw. der Saikogenine zu finden.
Wirkung auf Biologische Membranen. Der Einfluß der Saikosaponine aus der Wurzel von *B. falcatum* auf biologische Membranen wurde untersucht.[8,16,17] Für alle Saikosaponine wurden nach Inkubation menschlicher Erythrozyten (3 min, bei RT) mit Saikosaponinen unterschiedlicher Konzentration (1 bis 30 µg/mL) hämolytische Aktivitäten nachgewiesen, wobei die hämolysierenden Eigenschaften unterschiedlich stark ausgeprägt waren (Saikosaponin d > a > b_1 > b_2 > c). Als wirksame Strukturen erwiesen sich die 13*β*,28-Etherbindung, die 16*β*-OH- und die 23-OH-Gruppe.[8] Die gleiche Arbeitsgruppe stellte mit Hilfe der Elektronenspin-Resonanz-Spektroskopie auch eine Veränderung der Erythrozytenmembranfluidität nach Saikosaponingabe fest.[16] Erythrozyten humanen Ursprungs wurden mit 0,1 mg/mL des jeweiligen Saikosaponins für 10 min behandelt. Die Saikosaponine a und b_1, bei denen sich die C_{16}-OH-Gruppe in *β*-Position befindet, verminderten dabei die Membranfluidität wesentlich stärker als die Saikosaponine d und b_2, die die 16-OH-Gruppe in *α*-Stellung aufweisen. Es wurde auch durch Ultrastrukturuntersuchungen mit Hilfe der Rasterelektronenmikroskopie gezeigt,[17] daß die Saikosaponine a und d einen signifikanten Abfall der Negativladung der Zelloberflächen verursachten sowie zu einer Verarmung an Microvilli führten. Untersucht wurden Ascites-Tumorzellen aus Mäusen, die mit Saikosaponinen (50 µg/mL) 2 min behandelt worden waren. Offensichtlich nehmen die biologisch aktiven Saponine Einfluß auf die negativ geladenen Kohlenhydratanteile der Zellmembranen.[17]
Antipyretische, ödemprotektive und antiinflammatorische Wirkung. Die subkutane Verabreichung (2,2 mL/kg KG) der 5 %igen wäßrigen Lösung eines Ethanolextraktes von Bupleuri radix (1,1 g Droge/mL) bei Kaninchen, die aufgrund intravenöser bzw. subkutaner Injektionen von *E. coli* Fieber zeigten, führte zur Normalisierung der Körpertemperatur.[18]
Als antipyretisch wirksam erwiesen sich bei Ratten nach oraler Applikation die Saikoside der Droge Bupleuri radix (Dosis: ≤ $^1/_5$ LD_{50}).[19] Bei Mäusen, bei denen durch subkutane Injektionen von *Saccharomyces cerevisiae* Fieber induziert worden war, führte die intraperitoneale Saikosidgabe von 380 und 635 mg/kg KG (entspricht etwa $^1/_5$ bzw. $^1/_3$ LD_{50}) 5 bis 8 h nach Fieberinduktion zu einer deutlichen Erniedrigung der Körpertemperatur. Die Saikosaponinfraktionen wurden nicht genauer definiert.[20]
Durch intraperitoneale Injektion von *Bupleurum-chinense*-Saponinen (478 mg/kg KG, $^1/_4$ LD_{50}) konnte die Induktion des Rattenpfotenödems nach Carrageeningabe verhindert werden.[20] Dieser ödem-

protektive Effekt wurde auch für Bupleuri radix, Dosierung 100 mg/kg KG i.p., gezeigt.[21] Die orale Gabe von 400 mg Saikosiden konnte ebenfalls die Dextran-, Serotonin- und Crotonöl-induzierte Pfotenschwellung hemmen.

Am Rattenmodell wurde mit Hilfe der Granulom-Beutel-Methode die exsudative und mit Hilfe des "cotton-pellet"-Tests die antigranulomatöse Wirkung der Saikosaponine dargestellt.[22] Bei der Saponinfraktion handelte es sich um eine wäßrige Suspension der gereinigten Saikosaponine a, b und d aus der Wurzel von *Bupleurum falcatum* in der Zusammensetzung 3:2:2. Intramuskuläre Injektionen von 1 mg/kg KG dieser Fraktion täglich über 7 Tage führten zu einer 84 %igen – bei einer Dosis von 10 mg/kg KG zu einer 46 %igen – Abnahme des Exsudatvolumens im Granulom-Beutel-Test. Die orale Gabe von Saikosaponinen in 10facher Menge der i.m.-Injektion ergab nahezu die gleiche Wirkung. Im "cotton-pellet"-Test wurde das Granulomgewicht bei i.m.-Injektion von 10 mg/kg KG täglich über 8 Tage im gleichen Maße reduziert wie nach 8tägiger i.m.-Injektion von Prednisolen (2,5 mg/kg KG). Die orale Applikation erwies sich ebenfalls als effektiv. Die antigranulomatöse Wirkung einzelner Saikosaponine (Saikosaponine a, c und d) wurde ebenfalls bei der Ratte mittels der "cotton pellet"-Methode untersucht (Dosis: Saikosaponin a: 3 mg/kg KG i.m.; Saikosaponin c: 2 mg/kg KG i.m.; Saikosaponin d: 2 mg/kg KG i.m.). Die Saikosaponine a und d, jedoch nicht c, wurden als antiinflammatorisch wirksam befunden.[22]

Bei intraperitonealer Applikation von Bupleuri radix (100 mg/kg KG) wurde bei Ratten sowohl ein deutlich erhöhter Serum-Corticosteron-Spiegel als auch eine verminderte Histaminfreisetzung aus peritonealen Mastzellen gefunden.[23] Daraus wurde geschlossen, daß die antiinflammatorische Wirkung zum einen durch Stimulierung des adrenocorticotropen Systems, zum anderen durch direkte Hemmung der Histaminausschüttung hervorgerufen wurde. Es ist bekannt, daß Glucocorticoide hemmend auf die Proliferation von Fibroblasten und Granulationsgewebe wirken.

Wirkung auf das Hypothalamus-Hypophysen-Nebennierenrinden-System. Die aus *Bupleurum falcatum* isolierten Saikosaponine a und d induzierten an Ratten, intraperitoneal verabreicht (ED_{50}: Saikosaponin a: 0,9 mg/kg KG; Saikosaponin d: 0,3 mg/kg KG), die Ausschüttung von Corticosteron. Ihre Aglyka (Saikogenin F bzw. G) sowie die Artefakte Saikosaponin b_1 und b_3 (genuin: Saikosaponin a) und Saikosaponin b_2 und b_4 (genuin: Saikosaponin d) waren deutlich schwächer wirksam.[24] Hieraus ergibt sich zumindest eine teilweise Erklärung für den Effektivitätsverlust bei oraler Saikosaponingabe. *In-vitro*-Versuche zeigten nämlich, daß unter dem Einfluß von künstlichem Magensaft die Umwandlung von Saikosaponin a in b_1 erfolgte, welches dann zum Teil weiter zu Saikogenin A umgesetzt wurde[25,26] (s. Resorption). Bei oraler Verabreichung ist somit der pharmakologische Effekt der Saikosaponine abhängig von den Bedingungen im Gastrointestinaltrakt (Azidität des Magensaftes, Aktivitäten der intestinalen Mikroflora).[26]

Bei Pentobarbital-anaesthetisierten sowie bei nicht-betäubten Ratten konnte nach einmaliger Saikosaponin-a- oder -d-Gabe (Saikosaponin a: 5 mg/kg KG; Saikosaponin d: 2,5 mg/kg KG) die Stimulierung sowohl der ACTH-Sekretion der Hypophyse als auch der Corticosteronsekretion der Nebennierenrinde nachgewiesen werden. Diese Corticosteronsekretion war mit einer vorübergehenden Hyperglykämie und Hypoinsulinämie verbunden.[27,28] Durch Vorbehandlung mit Dexamethason oder durch Entfernung der Hypophyse konnte der Saikosaponineffekt aufgehoben werden. Das läßt darauf schließen, daß die Saikosaponine direkt auf den Hypothalamus bzw. auf die Hirnanhangdrüse wirken und damit nur indirekt auf die Nebennierenrinde.[27,28]

Wirkung auf die Leber. Saikosaponine, insbesondere die Saikosaponine a und d, beeinflussen auch die Leberfunktion, wie mehrere Arbeitsgruppen[29–36] darstellen konnten. Eine Saikosaponinverabreichung von 5 mg/kg KG i.p. pro Tag über einen Zeitraum von 4 Tagen an Ratten führte *in vitro* im Leberhomogenat und in der Mikrosomenfraktion zu einem starken Abfall der Glucose-6-Phosphatase- und der NADPH-Cytochrom-c-Reduktase-Aktivitäten sowie zu einer signifikanten Erhöhung der 5'-Nukleotidase Aktivität.[29] Die Saikosaponine b_1, b_2 und c hatten keine Wirkung auf diese Enzymaktivitäten.

Im Tierversuch verminderte die Saikosaponingabe die durch D-Galactosamin oder Tetrachlorkohlenstoff induzierten Leberschädigungen bei Ratten (antihepatotoxische Wirkungen).[29,31–33] Verglichen wurden Experimente, in denen Saikosaponine (2 bis 20 mg/kg KG i.p.) vor bzw. nach D-Galactosamin-Behandlung (400 mg/kg KG i.p.) gegeben wurden. In beiden Fällen konnte der D-Galactosamin-induzierte Anstieg der GOT- und GPT-Spiegel im Serum verhindert werden. Mikroskopische Untersuchungen von Leberschnitten zeigten bei den Saikosaponin-behandelten Tieren einen deutlich geringeren Anteil nekrotischen Gewebes als bei den Tieren der Kontrollgruppe, denen lediglich D-Galactosamin injiziert worden war.[29,31,32] Als wirkungsvollste Komponenten der Saikosaponingemische erwiesen sich wiederum die Saikosaponine a und d.[29,33]

Bei Tetrachlorkohlenstoff-induzierter chronischer Hepatitis konnte ebenfalls sowohl mikroskopisch an Gewebeschnitten als auch durch Bestimmungen der GOT- und GPT-Werte im Serum die leberprotektive Wirkung einer kontinuierlichen Saikosaponingabe (über 6 bis 8 Wochen) dargestellt werden (Ratte, 1 mL/kg KG i.p. 50 %ige CCl_4-Lösung, 1 mg/kg KG i.p. Saikosaponin d).[33] In klinischen Studien an Patienten, die an chronischer Hepatitis erkrankt waren, wurde der Einfluß einer Langzeiteinnahme (Zeitraum 6 Monate) von Saikosaponinen (Saikosaponine a und d: 6 mg/d, Saikosaponine a, b_1, b_2 und d: 6 mg/d) auf den Serum-GOT-Spiegel der Patienten untersucht.[34] Die Autoren beschrieben nach dreimonatiger Verabreichung der Mischung von Saikosaponin a und d eine Reduktion der GOT-Werte um 14,3 %, bei Verabreichung des Gemisches der Saikosaponine a, b_1, b_2 und d eine Reduktion um 18 % im Vergleich zu den vor Be-

ginn der Saikosaponin-Behandlung bestimmten Werten. Nach 6 Monaten waren die GOT-Spiegel dann um insgesamt 36,3 % bzw. 33,8 % gefallen. Als Vergleichswerte dienten die vor Beginn der Saikosaponin-Behandlung bestimmten GOT-Werte (3fach-Bestimmungen in Monatsintervallen).
Es wurde *in vitro* an Lebergewebeschnitten von Ratten gezeigt,[36] daß die Verabreichung von Saikosaponinen aus *Bupleurum falcatum* zu einer Steigerung der Lebercholesterogenese führte. Nach Zusatz von 1-^{14}C-markiertem Acetat konnte eine Erhöhung der Cholesterol- (ca. 50 %) und der Lipid-Syntheserate (ca. 40 %) bestimmt weden. Den Tieren waren vor Entnahme der Leber täglich über einen Zeitraum von 7 Tagen 10 mg/kg KG eines Saikosaponingemisches (Saikosaponin a, c und d: 3:2:2) intramuskulär injiziert worden. *In vivo* bewirkte die Saikosaponinverabreichung (s. o.) jedoch eine Herabsetzung der durch Cholesterolfütterung (Diätbeginn 4 Tage vor Saikosaponingabe) hervorgerufenen Erhöhung der Cholesterol-, Triglycerid- und Phospholipidspiegel im Blut der Ratten.[36] Dieser Effekt wurde auf einen gesteigerten Cholesterolumsatz zurückgeführt. Bei Untersuchungen der Einzelsaponine (3 mg/kg KG i. m.) erwiesen sich wiederum die Saikosaponine a und d als wirksam. Für Saikosaponin c konnte kein Effekt dargestellt werden.
Außerdem wurde an Leberschnitten von Ratten, die vor der Tötung täglich 4 Tage lang 20 mg Saikosaponine/kg KG i. m. injiziert bekommen hatten, ein Anstieg der Proteinsynthese um ca. 40% anhand der Bestimmung des ^{14}C-Leucin-Einbaus gezeigt.[36]
Sedative und analgetische Wirkung. Bei Mäusen wurde durch die orale Gabe von Saikosiden (200 bis 800 mg/kg KG, zur Saikosidfraktion keine weiteren Angaben) eine deutliche Sedierung erreicht.[19,37] Im Klettertest am rotierenden Stab erwies sich der sedative Effekt der Saikoside dem von Meprobamat vergleichbar. Die ED_{50} zur Unterdrückung der spontanen Aktivität betrug 347 mg/kg KG oral. Die orale Applikation von 500 mg Saikosiden führte bei Mäusen zu einer Verlängerung des Cyclobarbital-induzierten Schlafes.[38]
Die intraperitoneale Injektion des nach Säurehydrolyse von Saikosaponin a erhaltenen Sapogenins A (50 mg/kg KG) und des zugehörigen Zuckerrestes (100 mg/kg KG) verhinderte Essigsäure-induziertes Krampfen ("writhing") bei Mäusen.[38]
Die interaperitoneale Applikation von 478 mg/kg KG ($^{1}/_{4}$ LD_{50}) der Gesamtsaponine der Wurzel von *Bupleurum chinense* führte zu einer deutlichen Anhebung der Schmerzschwelle gegenüber Stromstößen bei Mäusen.[38]
Die lokalanaesthetische Wirkung der Droge Bupleuri radix wurde auch an aus Fröschen isolierten Nervenfasern demonstriert. Die Wirkung eines 2 %igen Bupleurum-radix-Extraktes (in Ringerlösung aufgenommener, zuvor konzentrierter und gepulverter Bupleurum-radix-Dekokt) erwies sich als 1,7mal so groß wie die einer 0,5 %igen Procain-Lösung.[39] Bestimmt wurde der Zeitraum bis zum Ausbleiben der Aktionspotentiale ("blocking time") nach Reizung der Nervenfasern.
Darüber hinaus werden für die Droge Bupleuri radix sowie für die genannten Saikosaponine antitussive und blutdrucksenkende Wirkungen sowie antiulcerogene Eigenschaften beschrieben.[40] Umfassendere Untersuchungen zu diesen Wirkbereichen liegen bisher jedoch noch nicht vor.

Resorption: Unter dem Einfluß von künstlichem Magensaft erfolgt eine Umwandlung von Saikosaponin a in Saikosaponin b_1. Die orale Applikation von Saikosaponin b_1 (40 mg/kg KG) an Mäuse ergab nach 2 h hohe Serumkonzentrationen an Saikogenin A (45 µg/100 mL Serum). Eine direkte Verabreichung von Saikogenin A (20 mg/kg KG) erbrachte bereits nach 15 min eine maximale Serumkonzentration (95 µg/100 mL Serum), die nach 40 min etwa auf die Hälfte abfiel. Durchschnittlich wurden 88 % des peroral verabreichten Saikogenin A im Serum wiedergefunden. Im Magen wird demnach Saikosaponin a zu Saikosaponin b_1 umgewandelt und dieses dann durch die Bakterienflora des Intestinums unter hydrolytischer Abspaltung der Zukkerkette zu Saikogenin A abgebaut. Die pharmakologischen Wirkungen von Saikosaponin a nach oraler Applikation wären daher über dessen Metaboliten Saikogenin A denkbar.[41] Stuhl- und Urinanalysen nach intramuskulärer Injektion von ^{14}C-markiertem Saikosaponin a und d ergaben, daß nach 2 bzw. 7 Tagen 50 bzw. 85 % der verabreichten Saikosaponine fäkal ausgeschieden wurden.[42]

Elimination: S. Resorption.

Anwendungsgebiete: Keine Indikation, die durch kontrollierte klinische Studien, Zulassungsentscheidungen oder durch eine Monographie der Kommission E beim BGA belegt sind.

Volkstümliche Anwendung und andere Anwendungsgebiete: Findet in der chinesischen und japanischen Volksmedizin Anwendung. Bupleuri radix wird bei fiebrigen Erkältungskrankheiten, Hitzewallungen, Malaria, Spannungsgefühl mit Schmerzen in der Brust und in den Rippenbögen, Regelstörungen, Prolapsus uteri und Prolapsus ani verabreicht.[5]
Die Wurzel von *Bupleurum falcatum* stellt darüber hinaus eine wichtige Komponente in verschiedenen Verordnungen der traditionellen orientalischen Medizin (Kampo-Medizin) dar. Sie wird hauptsächlich bei hepatobiliären sowie bei entzündlichen Erkrankungen eingesetzt. Die chinesische Medizin verwendet in der Regel eine Kombination von Drogen, wobei das Mengenverhältnis der einzelnen Drogen auf das Krankheitsbild abgestimmt ist. Besonders häufig sind Saponin-Drogen vertreten, daher findet sich Bupleuri radix in einer Reihe von Präparaten der traditionellen Medizin Ostasiens. Für den nichtasiatischen Raum liegen keine Angaben vor.
Die Wirksamkeit der Droge bei diesen Indikationen ist nicht belegt. Die pharmakologischen Eigenschaften der Saponine lassen zwar eine Wirksamkeit bei fiebrigen Erkältungskrankheiten denkbar erscheinen, jedoch fehlen hierzu klinische Untersuchungen.

Mutagenität: Bisher sind zwei Arbeiten mit Untersuchungen zur Mutagenität der Droge Bupleuri radix erschienen.
In einer 1982 veröffentlichen Arbeit wurden wäßrige und methanolische Extrakte der Droge Bupleuri radix (aus *Bupleurum falcatum*) und weiterer 103 kommerzieller Drogen im Rec-Test an *Bacillus subtilis* und im Reversionstest an *Salmonella-typhimurium*-Stämmen (Ames-Test, Durchführung mit und ohne metabolische Aktivierung durch Präinkubation mit S9-Mix) untersucht.[43] 50 g der gepulverten Droge wurden mit 300 mL Wasser oder Methanol für 5 h bei 40 °C extrahiert. Die gefilterten Extrakte wurden anschließend im Vakuum getrocknet.
Für den methanolischen, nicht jedoch für den wäßrigen Bupleurum-radix-Extrakt wurde im Rec-Test (Filterblättchen getränkt mit 60 µL Drogenextrakt der Konzentration 100 mg/mL) mutagene Aktivität nachgewiesen. Im Ames-Test (10 mg Drogenextrakt/Platte) konnte über die Bestimmung der Revertantenhäufigkeit eine mutagene Wirkung des wäßrigen Extrakts (ohne vorhergehende Präinkubation mit S9-Mix) dargestellt werden. Für den methanolischen Extrakt konnte in diesem Testsystem kein mutagener Effekt nachgewiesen werden.
Von den insgesamt 104 getesteten Drogen wurden von den Autoren 45 als potentiell mutagen befunden. Bei gelegentlicher Anwendung der Drogen sehen die Autoren jedoch aufgrund der geringen mutagenen Aktivität keine Gefahr für den Menschen.
1990 wurde die mutagene Aktivität von Bupleurum-radix-Dekokten (100 g geschnittene, in 1 L Wasser 1 h gekochte Wurzel von *Bupleurum falcatum*) an *Salmonella-typhimurium*-Stämmen (Ames-Test) untersucht.[44] Im Unterschied zur Veröffentlichung von 1982 konnte, unabhängig von einer S9-Mix-Präinkubation, keine Mutagenität des Dekoktes nachgewiesen werden. Eine mutagenitätssteigernde Wirkung des Bupleurum-radix-Dekoktes (0,5 mg/Platte) ließ sich jedoch für die Mutagene Trp-P-1, Trp-P-2 und Benzpyren nach Inkubation mit S9-Mix darstellen. Zur Identifizierung der mutagenitätssteigernden Substanzen wurde der Dekokt mit Ether und *n*-Butanol sowie mit Hilfe von Silicagel- und Dünnschichtchromatographie fraktioniert. Die Strukturaufklärung der eigentlich wirksamen Substanzen ist bisher jedoch noch nicht gelungen.
Untersucht wurden auch die aus Bupleuri radix isolierten Saikosaponine a und c auf ihre mögliche mutagene Wirkung. Saikosaponin a zeigte eine sehr schwache, Saikosaponin c keine mutagenitätssteigernde Wirkung.

Toxikologische Daten: *LD-Werte.* Maus: LD_{50}: 1,53 g/kg KG i. p. Saikosaponine.[58]
Maus: LD_{50}: 4,7 g/kg KG p. o. Saikoside; 0,112 g/kg KG i.p. Saikoside; 0,175 g/kg KG s.c. Saikoside; 0,07 g/kg KG i. v. Saikoside.[59]
Meerschweinchen: LD_{50}: 0,058 g/kg KG i.p. Saikoside.[59]

Bupleurum falcatum L.

Synonyme: *Bupleurum scorzonerifolium* WILLD. var. *stenophyllum* NAKAI.

Sonstige Bezeichnungen: Dt.: Sichelblättriges Hasenohr; frz.: Oreille de lièvre.

Systematik: *Bupleurum falcatum* zählt zur Untergruppe Nervosa. Die Art weist Varietäten auf, über deren Anzahl jedoch keine weiteren Angaben vorliegen.

Botanische Beschreibung: *Bupleurum falcatum* ist eine sehr vielgestaltige Art. Pflanze ausdauernd, am Grunde mehr oder weniger verholzend und meist mit kräftig entwickelter Grundachse. Stengel einzeln oder zu mehreren, bis über 1 m hoch, zickzackförmig verbogen, reich beblättert, meist verzweigt. Laubblätter derb, in Form und Größe veränderlich, fast kreisrund bis linealisch, die unteren gestielt, die oberen mit schmalem Grunde sitzend. Blattnerven fast parallel oder handförmig auseinandertretend, vorspringend, oft geschlängelt, meist mit vereinzelten, anders gestalteten Zwischennerven untermischt. Dolden meist ansehnlich, drei- bis fünfzehnstrahlig. Hüllblätter 1 bis 3, ungleich wenignervig, stets viel kürzer als die Doldenstrahlen. Hüllchenblätter 5, ziemlich unansehnlich, linealisch-lanzettlich, sehr spitz, drei- bis fünfnervig mit fast unverästelten Nerven. Die ziemlich zahlreichen Blüten deutlich, die Früchte meist nicht überragend. Frucht in Gestalt und Größe sehr veränderlich. Fruchtrippen fadenartig, selten fast geflügelt. Ölstriemen unter den Tälchen 1 bis 6, an der Fugenfläche 2 bis 10.[45]

Inhaltsstoffe: Das fette, im Samen lokalisierte Öl enthält Petroselin- und Petroselidinsäure. In den Wurzeln finden sich Phytosterole, Fettsäuren, Polyacetylene,[7] Saikosaponine (Saikosaponin a, c, d), Saikogenine (Saikogenine A, B, C, D, E, F, G). Zu Inhaltsstoffen der Wurzel s. u. Bupleuri radix.
Die oberirdischen Pflanzenteile enthalten die Phytosterole Stigmastenol, Stigmasterol und α-Spinasterol[46,47] sowie die Flavonoide Isorhamnetin bzw. deren Glykoside und Quercetin.[48]

Verbreitung: *Bupleurum falcatum* ist weit verbreitet. Die Art ist in Süd- bis Mitteleuropa, aber auch in Ostasien, besonders Japan beheimatet. Die Pflanzen wachsen bevorzugt auf Kalk und Mergel, aber auch auf sandigen Böden.[45]

Drogen: Bupleuri radix.

Bupleuri radix

S. *Bupleurum chinense*.

Bupleurum rotundifolium L.

Synonyme: *Bupleurum perfoliatum* LAM.

Sonstige Bezeichnungen: Dt.: Ackerdurchwachs, Ackergoldschirm, Durchwachs-Hasenohr, Löffelkraut, Nabelkraut, Rundblättriges Hasenohr, Stopsloch, Wundkraut; jap.: Tsukinukisaiko.

Systematik: *Bupleurum rotundifolium* gehört zur Sectio I. Perfoliata.[1]

Botanische Beschreibung: Pflanze einjährig, 15 bis 75 cm hoch. Wurzel dünn, senkrecht, verbogen, meist verlängert, mit wenigen, sehr dünnen, abstehenden Fasern versehen. Stengel stielrund, etwas gestreift, bis 4 mm dick, entweder weißlich glänzend oder purpurn überlaufen, oberwärts wiederholt gabelästig. Laubblätter bläulichgrün, im frischen Zustand dünnfleischig, getrocknet derb- bis dünnledrig. Blätter grund- und stengelständig, entweder undeutlich gestielt oder meist sitzend, stengelumfassend, ganzrandig, verkehrt eiförmig oder länglich-verkehrt-eiförmig, bis 7 cm lang und bis 3 cm breit, der Länge nach von 7- bis 13bogigen Nerven durchzogen. Mittlere Stengelblätter vollkommen durchwachsen, bis 45nervig. Doldenstiele 2 bis 4 cm lang mit gelben Blüten. Zur Blütezeit abstehende Hüllblätter sind gelblichgrün, halb durchscheinend, zur Reifezeit zusammenneigend und am Grunde sehr kurz gebunden. Äußere Hüllblätter breit-eiförmig oder eiförmig-rundlich, 5- bis 9nervig, mit besonders zur Fruchtzeit vorspringenden Nerven, zwei- bis dreimal so groß wie die inneren Hüllblätter. Döldchen 10- bis 12blütig. Blumenkronblätter gelb, querrechteckig-rundlich bis fast halbkreisrund, 0,5 bis 0,7 mm lang, etwa 1 mm breit, mit einem kurzen, quadratischen, stumpfen, eingeschlagenen Läppchen versehen. Griffelpolster überragt den Rand des Fruchtknotens weit, denjenigen der reifen Frucht nur wenig. Früchte schwarzbraun, elliptisch-länglich, 3 bis 3,5 mm lang, in der Droge jedoch selten zu finden. Teilfrüchte auf dem Rücken stark gewölbt und gegen die Spitze deutlich verschmälert.[2]
Das Kraut und die Früchte sind zur Reifezeit wegen fehlender Ölstriemen geruchlos, der Geschmack ist schwach zusammenziehend.[45]

Inhaltsstoffe: In allen oberirdischen Organen finden sich die Flavonole Quercetin, Isorhamnetin, Rutin, Isoquercitrin und Isorhamnetin-3-rutinosid. Ihr Gehalt ist in Blättern und Fortpflanzungsorganen und zur Zeit der Knospenbildung sowie der Blüte am größten.[49] Die Blätter von *Bupleurum rotundifolium* enthalten auch Triterpenoide (Rotundioside E, F,[50] Rotundiogenine C, F[51]).

Verbreitung: *Bupleurum rotundifolium* ist in Vorderasien heimisch. Die Pflanze wurde mit Getreide nach Süd- und Mitteleuropa verschleppt und ist in Europa weit (bis nach England und Dänemark) verbreitet.[1] Eingebürgert wurde sie auch im Osten Nordamerikas, in Australien und auf Neuseeland.[52] Die Pflanze findet sich auf Äckern, in Gärten, Weinbergen, an Wegen und Dämmen als Unkraut.[1]

Drogen: Bupleurum-rotundifolium-Kraut.

Bupleurum-rotundifolium-Kraut

Sonstige Bezeichnungen: Dt.: Brustwurtz, Durchwachs; frz.: Percefeuille.

Definition der Droge: Die getrockneten oberirdischen Pflanzenteile.

Stammpflanzen: *Bupleurum rotundifolium* L.

Herkunft: Die Sammlung erfolgt aus Wildbeständen.

Volkstümliche Anwendung und andere Anwendungsgebiete: Das Kraut von *B. rotundifolium* wurde in Deutschland bis zum 18. Jahrhundert als Pflaster gegen Schwellung, Kropfbildung, Hautentzündung, Magenschmerzen und als Aphrodisiacum verwendet.[53]
In der chinesischen Medizin wird das Kraut von *B. rotundifolium* hauptsächlich bei entzündlichen Erkrankungen eingesetzt.[50]
Die Wirksamkeit bei den genannten Anwendungsgebieten ist nicht hinreichend belegt.

Bupleurum scorzonerifolium WILLD.

Synonyme: *Bupleurum falcatum* L. var. *scorzonerifolium* (WILLD.) LEDEB.

Sonstige Bezeichnungen: Dt.: Chinesisches Hasenohr; russ.: Voloduska kozlecevolistnaja.

Botanische Beschreibung: Pflanze perennierend. Stengel einzeln oder zu mehreren (2 bis 5 m) hoch, am Grund dicht bedeckt mit fibrösen Resten der Blattpetiolen, mehr oder weniger flexibel in Längsrichtung, oft stark verzweigt. Blätter, mehr oder weniger gleichartig, die unteren Blätter gestielt, 10 bis 30 cm lang, die oberen sitzend, dick (5 bis 15 mm) und fest, lanzettlich bis linealisch-lanzettlich, zu beiden Enden spitz zulaufend, 7 bis 15 cm lang, vorspringende, parallellaufende Blattnerven, alternierend mit dünneren, weniger prominenten Nerven. Blüten sehr klein, zahlreich, an Verzweigungen befindliche Blüten kleiner als axiale, teilweise in Form einer offenen Rispe angeordnet, Hüllblätter 1 bis 3 (selten 5), ungleiche linealische Blättchen. Frucht eiförmig bis länglich-eiförmig, braun, 2 bis 3 mm lang, mit dicken Fruchtrippen und 4 längsverlaufenden Fugen, 3 (seltener 2) Ölstriemen unter den Tälchen.[54,55]

Verwechslungen: Verwechslungen am natürlichen Standort mit *Bupleurum octoradiatum* BGE. möglich.[54]

Inhaltsstoffe: Alle oberirdischen Organe enthalten Flavonoide (Quercetin, Quercetinglykoside, Rutin, Isorhamnetin, Isoquercitrin, Isorhamnetin-3-rutinosid); vorwiegend die Blätter und Fortpflanzungsorgane; wenig in den Wurzeln zu finden. Der Flavonoidgehalt ist während der Knospenbildung und zu Beginn der Blüte am größten.[49] In den Blättern finden sich auch Gerbstoffe, Saponine, ätherische Öle und Alkaloide.[56] Zu den Inhaltsstoffen der Wurzeln s. Bupleuri radix.

Verbreitung: *Bupleurum scorzonerifolium* WILLD. ist in Ost-Sibirien, im Fernen Osten (Mandschurei, China, Korea, Japan) und im Baikal-Gebiet beheimatet. Die Pflanze wächst auf trockenen Wiesen, im Unterholz, auf Lichtungen und an Rändern von Pinienwäldern, teilweise bis zu subalpinen Höhen.[54]

Drogen: Bupleuri radix.[5]

Bupleuri radix

S. u. *Bupleurum chinense*.

1. Engler A, Prantl K (1898) Die natürlichen Pflanzenfamilien nebst ihren Gattungen und wichtigeren Arten insbesondere den Nutzpflanzen, Bd. III/8, Verlag Wilhelm Engelmann, Leipzig, S. 180–182
2. Hegi G (1906) Illustrierte Flora von Mitteleuropa, Bd. V, J. F. Lehmanns Verlag, München, S.1.094–1.106
3. Rizk AM (1986) The Phytochemistry of the Flora of Qatar, Scientific and Applied Research Centre, University of Qatar, S. 411–413
4. Paulus E, Yu-he D (1987) Handbuch der traditionellen chinesischen Heilpflanzen, Karl F Haug Verlag, Heidelberg, S. 374–375
5. Stöger EA (1991) Arzneibuch der chinesischen Medizin, Monographien des Arzneibuches der Volksrepublik China 1985 und nachfolgender Ausgaben, Deutscher Apotheker Verlag, Stuttgart
6. Natori S, Yoshihira K, Satake M (1974) Bulletin of the National Institute of Hygienic Sciences 92:102–103
7. Morita M, Nakajima K, Ikeya Y, Mitsuhashi H (1991) Phytochemistry 30:1.543–1.545
8. Abe H, Sakaguchi M, Konishi H, Tani T, Arichi S (1978) Planta Med 34:160–166
9. Iwama H, Amagaya S, Ogihara Y (1986) Planta Med 52:247–250
10. Iwama H, Amagaya S, Ogihara Y (1986) J Ethnopharmacol 18:193–204
11. Hiai S, Oura H, Kitai A, Kanai K (1976) Planta Med 29:247–257
12. Akahori A, Kagawa K (1974) Syoyakugaku Zasshi, Jap J Soc Pharmacog 28:116–121
13. Akahori A, Kagawa K, Ariyoshi S (1975) Syoyakugaku Zasshi, Jap J Soc Pharmacog 29:99–105
14. Akahori A, Kagawa K (1974) Syoyakugaku Zasshi, Jap J Soc Pharmacog 28:122–126
15. Otsuka H, Kobayashi S, Shibata S (1978) Planta Med 33:152–159
16. Abe H, Odashima S, Arichi S (1978) Planta Med 34:287–290
17. Abe H, Konishi H, Komiya H, Arichi S (1981) Planta Med 42:356–363
18. Zhu Y (1958) Pharmacology and Applications of Chinese Medicinal Materials, People's Medical Publishing House, S. 34, zit. in[40]
19. Takagi K et al. (1975) References on Medicine Abroad – Pharmacy (1):34, zit. in[40]
20. Zhou ZC et al. (1979) Chinese Pharmaceutical Bulletin 14:252, zit. in[40]
21. Kato M, Marumoto M, Hayashi M, Maeda T, Hayashi E (1984) Yakugaku Zasshi 104:509–515
22. Yamamoto M, Kumagai A, Yamamura Y (1975) Arzneim Forsch 25:1.021–1.023
23. Kato M, Marumoto M, Hayashi M, Maeda T, Hayashi E (1984) Yakugaku Zasshi 104:516–523
24. Yokoyama H, Hiai S, Oura H (1981) Chem Pharm Bull 29:500–504
25. Bader G, Hiller K (1987) Die Pharmazie 42:577–597
26. Fujiwara K, Ogihara Y (1986) Life Sciences 39:297–301
27. Hiai S, Yokoyama H, Nagasawa T, Oura H (1981) Chem Pharm Bull 29:495–499
28. Hiai S (1985). In: Chang HM, Yeung HW, Tso WW, Koo A (eds.), Advances in Chinese Medicinal Materials Research, World Scientific Publishing Co Pte Ltd., Singapoore Philadelphia, S. 49–53
29. Abe H, Sakaguchi M, Yamada M, Arichi S, Odashima S (1980) Planta Med 40:366–372
30. Hashimoto M, Inada K, Ohminami H, Kimura Y, Okuda H, Arichi S (1985) Planta Med 51:401–403
31. Arichi S, Konishi H, Abe H (1978) Acta Hepat Jap 19:430–435
32. Abe H, Toda S, Oui H, Kubo M, Arichi S (1978) Proc Symp Wakan-Yaku 11:7–10
33. Abe H, Sakaguchi M, Yamada M, Arichi S (1980) Proc Symp Wakan-Yaku 13:28–32
34. Yamamoto M, Uemura T, Nakama S, Uemiya M, Koyama T, Hayashi Y, Tosa H, Imadaya A, Masuda Y, Kumagai A (1981) Proc Symp Wakan-Yaku 14:56–59
35. Arichi S (1979) Proc Symp Wakan-Yaku 12:107–113
36. Yamamoto M, Kumagai A, Yamamura Y (1975) Arzneim Forsch 25:1.240–1.243
37. Shanxi Medical College (1974) Shanxi Medical and Pharmaceutical Journal (1):481, zit. in[40]
38. Shibata M (1973) Metabolism and Disease (Wakan Yaku Supplement) 10:687, zit. in[40]
39. Sugaya A, Tsuda T, Sugaya E, Usami M, Takamura K (1979) Planta Med 37:274–276
40. Chang HM, But PPH (1986) Pharmacology and Applications of Chinese Materia Medica, Vol. 1, Chinese Medicinal Material Research Centre, The Chinese University of Hong Kong, S. 967–974
41. Shimizu K, Amagaya S, Ogihara Y (1984) J Chromatogr 307:488–492
42. Yamamoto M (1973) Metabolism and Disease (Wakan Yaku Supplement) 10:695–701, zit. in[40]
43. Morimoto I, Watanabe F, Osawa T, Okitsu T (1982) Mutat Res 97:81–102
44. Niikawa M, Sakai Y, Ose Y, Sato T, Nagase H, Kito H, Sato M, Mizuno M (1990) Chem Pharm Bull 38:2.035–2.039
45. Hag, Bd. 3, S. 534–535
46. Takeda K, Kubota T, Matsui Y (1958) Chem Pharm Bull 6:437–440
47. Takeda K, Kubota T (1958) Chem Pharm Bull 6:536, zit. in[3]
48. Saleh NAM, El-Negoumy SI, El-Hadidi MN, Hosni HA (1983) Phytochemistry 22:1.417–1.420
49. Minayeva WG, Volkhonskaya TA (1970) Dtsch Apoth Ztg 110:1.110
50. Kobayashi Y, Takeda T, Ogihara Y (1981) Chem Pharm Bull 29:2.222–2.229
51. Kobayashi Y, Ogihara Y (1981) Chem Pharm Bull 29:2.230–2.236
52. Mansfeld R (1986) Verzeichnis landwirtschaftlicher und gärtnerischer Kulturpflanzen (ohne Zierpflanzen), Bd. 2, Springer-Verlag Berlin Heidelberg New York Tokyo, S. 999
53. Schneider W (1974) Lexikon zur Arzneimittelgeschichte – Pflanzliche Drogen, Bd. V/2, Govi-Verlag

GmbH Pharmazeutischer Verlag, Frankfurt a.M., S.201–202
54. Shishkin BK (1950) Flora of the U.S.S.R., Vol.XVI, Izdatel'stvo Akademii Nauk SSSR, Moskva-Leningrad, Übersetzung Israel Program for Scientific Translations, Jerusalem 1973, S.228–231
55. Ohwi J (1965). In: Meyer FG, Walker EH (eds.), Flora of Japan (in English), Smithsonian Institution, Washington D.C., S.670
56. Müller-Dietz H, Rintelen K (1962) Arzneipflanzen in der Sowjetunion, Osteuropa-Institut Berlin, 2. Lieferung, S.19–20
57. Jap XI
58. DIMDI-RTECS ND 078469
59. DIMDI-RTECS ND 028193

Sc/So

Buxus

HN: 2012000

Familie: Buxaceae.

Tribus: Buxeae.

Gattungsgliederung: Die Gattung Buxus L. umfaßt etwa 30 Arten,[1] nach anderen Angaben 70 Arten[2] auf 2 Sektionen verteilt: Die Sektion I. Tricera SW. mit den Arten der westindischen Inseln, z.B. *B. citrifolia* SPRENG.; in der Sektion II Eubuxus BAILL. sind die europäischen Arten *B. sempervirens* L. und *B. balearica* LAM. und die asiatischen Vertreter der Gattung, z.B. *B. microphylla* SIEB. et ZUCC., zusammengefaßt.

Gattungsmerkmale: Immergrüne, kleine Bäume oder Sträucher mit gegenständigen, kurzgestielten, kleinen, ledrigen, ganzrandigen, meist kahlen Blättern; Blüten unscheinbar, klein, eingeschlechtig, einhäusig, ohne Kronblätter, in dichten, achselständigen Blütenständen, meist eine weibliche terminale von mehreren männlichen Blüten umgeben; Frucht eine kugelige, 3-klappige Kapsel, jede Klappe mit 2 Hörnern und 2 schwarzen, glänzenden Samen.[1]

Verbreitung: Westeuropa, Mittelmeergebiet, Ostasien, Karibik, Mittelamerika.

Inhaltsstoffgruppen: *Alkaloide.* Charakteristisch sind Steroidalkaloide; über 100 verschiedene Strukturen sind bekannt;[3–6] neben *Buxus sempervirens* L. ist in jüngerer Zeit auch *B. papilosa* C.K. SCHNEIDER eingehend phytochemisch untersucht worden.[5,7–11] Ihrem chemischen Aufbau entsprechend werden die Buxus-Alkaloide unterteilt in 9β-19-cyclo-5α-Pregnane und (9(10→19)-abeo-5α-Pregnane; diese Klassen setzen sich ihrerseits aus jeweils 2 Gruppen mit mehreren Untergruppen zusammen. Die erste Gruppe beinhaltet dibasische Alkaloide mit je einem Aminostickstoff an C^3 und C^{20}; die Unterteilung in die Untergruppen A bis I ergibt sich aus dem jeweiligen Substitutionsmuster an den beiden Stickstoffatomen: A: N^3-Dimethyl, N^{20}-Dimethyl; B: N^3-Dimethyl, N^{20}-Methyl; C: N^3-Methyl, N^{20}-Dimethyl; D: N^3-Methyl, N^{20}-Methyl; E: N^3-Dimethyl; F: N^{20}-Dimethyl; G: N^3-Methyl; H: N^{20}-Methyl; I: Buxus-Alkaloide ohne *N*-Methylgruppen. Die 2. Gruppe setzt sich zusammen aus monobasischen Verbindungen; eine Aufteilung in die Untergruppen K bis O erfolgt analog zu den dibasischen Alkaloiden: K: N^3-Dimethyl; L: N^{20}-Dimethyl; M: N^3-Methyl; O: Nicht-methylierter N^3. Die jeweiligen Kohlenstoffskelette sind mit Trivialnamen belegt.[3] Bei einigen Buxusalkaloiden ist der A-Ringkohlenstoff C^4 unsymmetrisch, meist mit einer Methyl- und einer Hydroxymethylengruppe substituiert; obwohl auch neuere Übersichten und Originalarbeiten die Hydroxymethylengruppe β-ständig darstellen, ist nach ^{13}C-NMR-Studien und Röntgenstrukturanalyse die α-Stellung, zumindest für die 7 daraufhin analysierten Buxus-Alkaloide, bewiesen.[6,12]

9β-19-cyclo-5*α*-Pregnan-Typ.

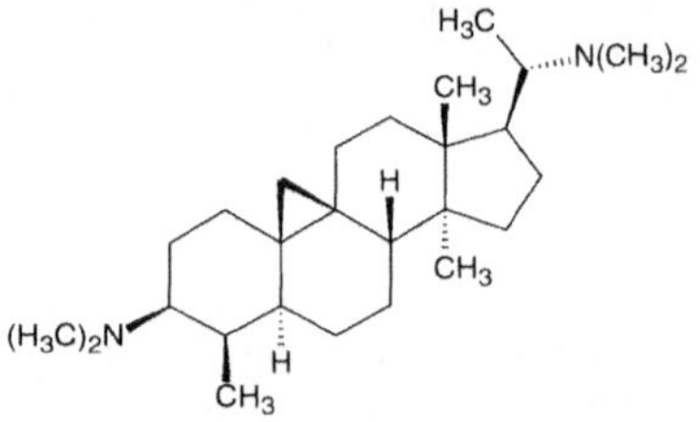

Buxocyclamin A – Dibasisches Alkaloid

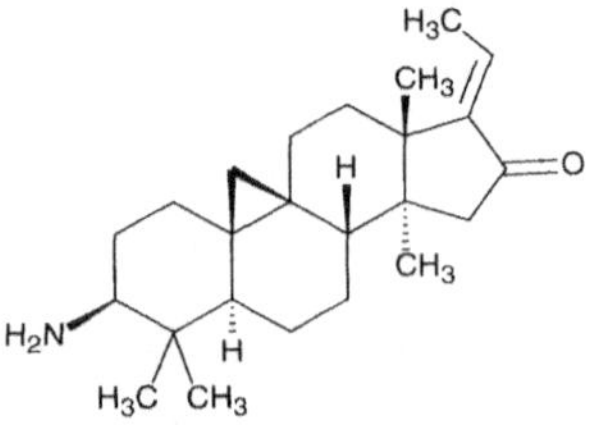

Cyclobuxophyllin O – Monobasisches Alkaloid

9(10→ 19)abeo-5α-Pregnan-Typ.

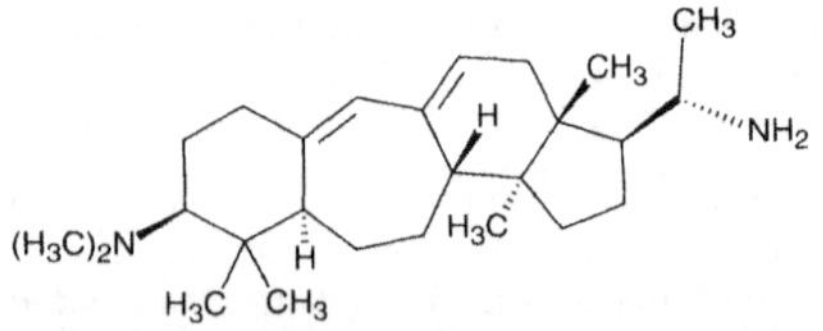

Buxamin E -Dibasisches Alkaloid

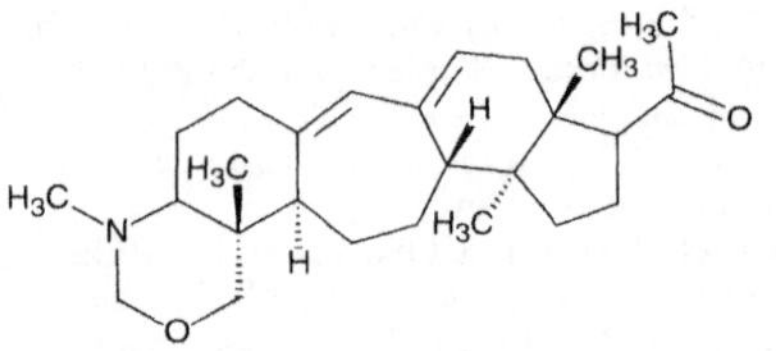

(+)-Buxaquamarin – Monobasisches Alkaloid

Drogenliefernde Arten: *Buxus sempervirens*: Buxi folium, Buxi lignum, Buxus sempervirens hom. *HAB34*, Buxus sempervirens hom. *PFX*.
Buxus wallichiana: Buxus-wallichiana-Rinde.

Buxus sempervirens L.

Sonstige Bezeichnungen: Dt.: Buchsbaum; engl.: Box, Box tree; frz.: Buis, buis bénit; holl.: Palmboompje; it.: Boss, bossolo, mortella; port.: Buco; span.: Boj, boje, buixo, buje, bujo.

Systematik: Die anspruchslose, gut winterharte Art zeigt folgende Formen:
1. Die baumförmigen Vertreter var. *arborescens* (MILL.) L., z. B. mit panaschiert-blätterigen Formen f. *argentea* LOUD., f. *aurea* LOUD. und f. *aureo-marginata* LOUD., var. *angustifolia* LOUD., ebenfalls mit bunten Formen sowie var. *rotundifolia* BAILL.[2].
2. Die strauchförmigen Vertreter mit der var. *suffruticosa* (MILL.) L. und z. B. den Formen f. *myrtifolia* (LAM.) SCHNEID. und f. *rosmarinifolia* (BAILL.);[67] Es werden 19 Gartenformen genannt.[1]

Botanische Beschreibung: Strauch oder kleiner Baum, bis 8 m, im Kaukasus bis 16 m hoch; Wuchs- und Blattform sehr variabel; Zweige anfangs behaart, später kahl, olivgrün, kantig, dicht beblättert; Blätter eirund bis eilänglich, stumpf oder ausgerandet an der Spitze, 1,5 bis 3 cm lang, oben dunkelgrün und stark glänzend, unterseits heller; Blüten gelb; männliche Blüten regelmäßig, 4 Perigonblätter, 4 Staubblätter, Fruchtknotenrudiment sehr klein; weibliche Blüten 4 bis 8 Perigonblätter, 3 verwachsene Fruchtblätter mit 3 freien, kurzen, dicken Griffeln; Samen länglich, 5 bis 6 mm lang; Blütezeit April-Mai.[1,67]

Inhaltsstoffe: *Alkaloide.* Der Gesamtgehalt an Steroidalkaloiden ist alters- und jahreszeitabhängig; er erreicht 2,39 bis 3,13 % in jungen und 1,00 bis 1,31 % in mehrjährigen Blättern;[17,18] im Frühjahr gesammelte Blätter enthalten etwa 2,5mal soviel Alkaloide, wie die im Sommer gesammelten.[19]

Verbreitung: Süd- und Mitteleuropa, deutliche Spaltung in ein westliches und östliches Gebiet: Südost- bis Nordwestspanien, Südfrankreich und Zentralmassiv; Balkan bis nach Nordgriechenland und Kleinasien; am Südufer des Kaspischen Meers; zerstreut im Süden bis nach Nordafrika im Norden bis Maas und Mosel; außerdem durch Kultur weit verbreitet; submediterran-montan, in Spanien bis 1.900 m; an warmen, ziemlich trockenen Orten, auf Felsschutt, seltener auf Sand, meist in Laubmischwäldern, in Trockenwiesen im Schutz lichter Gebüsche oder in offenen Schuttfluren.[67]

Gesetz. Best.: *Artenschutz.* Die Pflanze unterliegt dem Artenschutz gemäß BArtSchV, Anl. 1.

Drogen: Buxi folium, Buxi lignum, Buxus sempervirens hom. *HAB34*, Buxus sempervirens hom. *PFX*.

Buxi folium

Synonyme: Folia buxi.

Sonstige Bezeichnungen: Dt.: Buchsbaumblätter, Buchsblätter, Buxblätter; engl.: Box tree leaves; frz.: Feuilles de Buis; holl.: Palmboompje blad.

Definition der Droge: Die getrockneten Blätter.

Stammpflanzen: *Buxus sempervirens* L.

Herkunft: Aus Wildsammlung; Hauptlieferländer Türkei, Spanien.

Ganzdroge: S. Buxus sempervirens hom. *PFX*.
Mikroskopisches Bild. Die Epidermiszellen beiderseits polygonal mit fast geraden, stark getüpfelten Wänden; Spaltöffnungen nur unterseits; dicke Cuticula, nahe den Spaltöffnungen fein gestreift; vereinzelt Haare, einzellig, dickwandig, ziemlich stumpf; 3- bis 4-schichtiges Palisadenparenchym; reichlich Kristalldrusen im Mesophyll, entlang der Nervatur Einzelkristalle.[24]

Verfälschungen/Verwechslungen: Die in der älteren Literatur durchgehend angegebene Möglichkeit der Verfälschung von Uvae ursi folium mit Buxi folium ist in der Praxis nicht mehr zu erwarten.

Inhaltsstoffe: *Alkaloide.* Von etwa 70 Steroidalkaloiden, die den oben erläuterten Kategorien angehören, sind die Strukturen bekannt; die früher als Inhaltsstoffe beschriebenen Alkaloide Buxin, Parabuxin, Buxinidin, Parabuxinidin, Buxinamin,[3] sowie die Alkaloide A, B, C, D, M, N,[13,14] die Nebenalkaloide 1 bis 5[15] und die Alkaloide BX-6 und BX-10[16] werden in der neueren Literatur nicht mehr erwähnt. Zusammenfassende Darstellungen der bis 1986 aufgeklärten Strukturen gibt Lit.[3-5]. Manche Quellen nennen die für die Alkaloidextraktion verwendeten Pflanzenteile nicht; sehr wahrscheinlich diente in allen Fällen die Blattdroge als Ausgangsmaterial. Die folgende Aufzählung nennt die bisher isolierten Steroidalkaloide in alphabetischer Ordnung:
(+)-16α-Acetoxybuxabenzamidienin;[21] (–)-31-Acetoxy-N^3-benzoylbuxidienin, (–)-Buxadienin;[22] (+)-31-Acetylbuxanoldin; Buxamin-E, Buxamin-G (Norbuxamin/ Buxenin/ Buxenin-G);[15] Buxaminol-B;[26] Buxaminol-E;[27] Buxandonin-L;[28] Buxandrin-E;[29] Buxanin-M;[30] (+)-Buxaquamarin;[22] Buxazidin-B;[32] Buxen-O;[21] (–)-(*E*)- und (–)-(*Z*)-Buxenon (Buxenon-M/ Cyclobuxophyllin-M);[34] Buxeridin-C;[32] N^3-Benzoylcyclomicrophyllin-F (Buxidin-F);[33] Buxisin;[74] Buxithienin-M;[26] Buxocyclamin-A;[74] (–)-Buxoxybenzamin;[35] Buxozin-C;[36] Buxpiin-K (Cyclomicrobuxin);[37] Buxpsiin-K;[38] Buxtauin-M (Cyclomicrobuxinin, Cyclobuxoxin);[75] Cyclobullatin-A;[26] Cyclobuxamin-H;[40] Cyclobuxin-B;[42] Cyclobuxin-D (Alkaloid A);[43] Cyclobuxophyllin-O;[26] Cyclobuxophyllinin-M;[44] Cyclobuxoviridin-B, Cyclobuxoviridin-L;[41] (+)-Cyclomicrobuxinin;[45] Cyclomicrophyllin-C;[46] Cycloprotobuxin-A;[17] Cycloprotobuxin-C (Alkaloid L);[13,25] Cycloprotobuxin-D;[49] Cyclosuffrobuxin-K (Cyclobuxosuffrin-K);[27] (–)-Cyclosuffrobuxinin-M;[45] Cyclovirobuxein-A, Cy-

clovirobuxein-B;[50] Cyclovirobuxin-C, Cyclovirobuxin-D (Bebuxin);[25,51] Cyclovirobuxin-F;[52] Desoxycyclobuxoxazin-A;[73] Irehin (Buxomegin);[23] N^3-Acetylcycloprotobuxin-D;[53] N^3-Benzoylbuxodienin-E;[54] N^3-Benzoylbuxodienin-F (N^3-Benzoylbaleabuxidienin-F), N^3-Benzoylcycloprotobuxolin-C, N^3-Benzoylcycloprotobuxolin-D, N^3-Benzoylcycloxobuxidin-F (*N*-Benzylbaleabuxidin-F), N^3-Benzoylcycloxobuxin-F (Buxatin), N^3-Benzoylcycloxobuxolin-F;[53] N^3-Benzoylcyclovirobuxenin-E;[5] N^3-Benzoyldihydrocyclomicrophyllin-F (Buxepidin);[28,53] N^3-Benzoyl-*O*-acetylbuxodienin-E;[11] N^3-Benzoyl-*O*-acetylcycloxobuxolin-F;[53] N^3-Methylbuxen-M;[55] N^3-Syringoyldihydrocyclomicrophyllin-F;[39] (+)-Nor-16α-acetoxybuxabenzamidienin, (–)-*O*-Acetyl-N-benzoylbuxidienin;[56] *O*-Methylcyclovirobuxin-D;[57] *O*-Tigloylcyclovirobuxein-B;[53] (+)-Semperviramidin;[21] (–)-Semperviron;[45] außerdem mit unbekannter oder unsicherer Struktur:[6] Buxalphin (Buxalfin);[23] Buxaltin-H;[16] Buxarin-F;[31] Buxazin;[33] Buxdeltin;[23] Buxetin[23] Buxiramin-D;[16] Cyclobuxargentin-G;[41] *N*-Acetylcycloprotobuxin-C.[44]

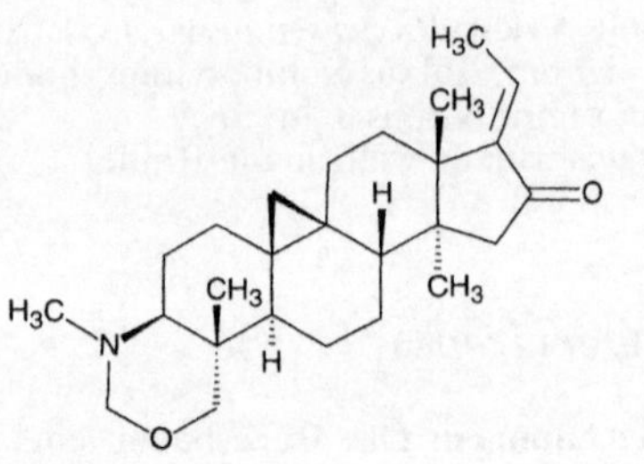

(–)-Semperviron

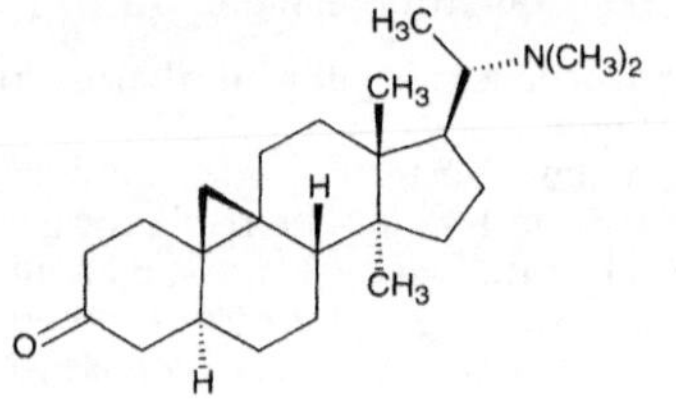

Buxandonin-L

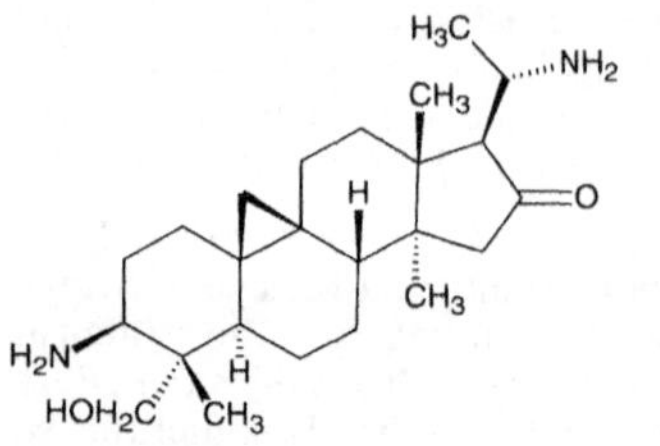

Buxazidin-B

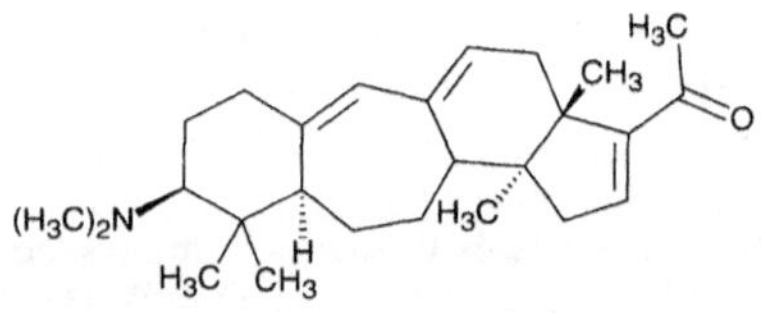

Buxpsiin-K

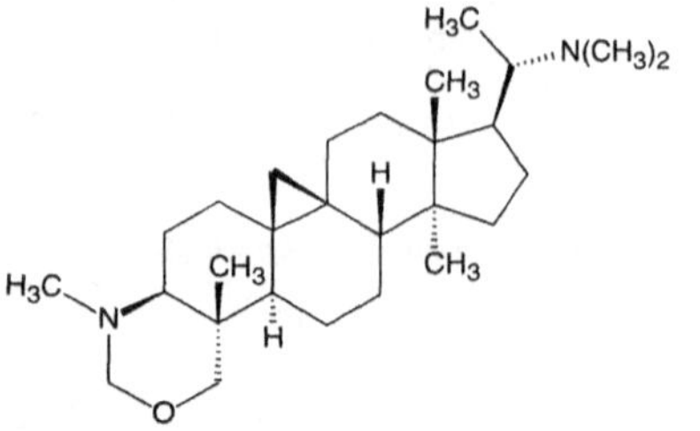

Desoxycyclobuxoxazin-A

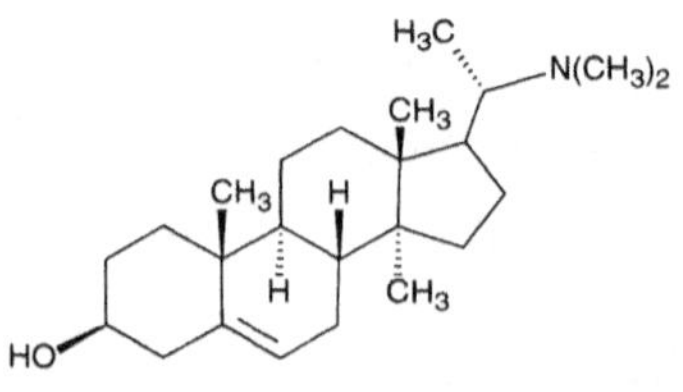

Irehin

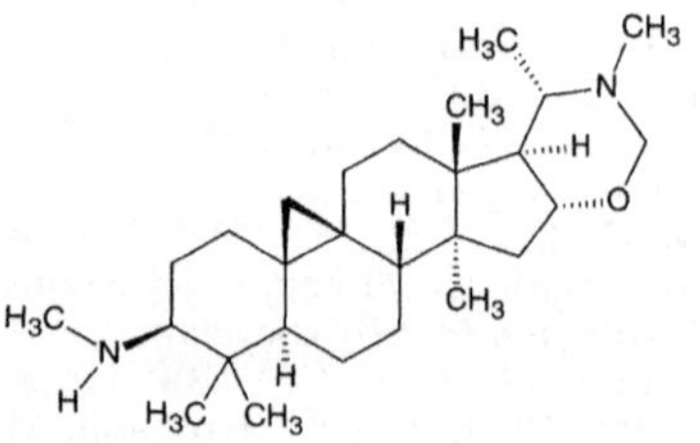

Buxozin-C

Wirkungen: *Wirkung auf die Muskulatur.* Extrakte sollen an Fröschen eine Herabsetzung der Motilität und der Reflexerregbarkeit bewirken und letztlich zu Tetanus und spinaler Lähmung, auch Atemlähmung führen.[48] Nähere experimentelle Angaben fehlen.

Cytotoxische Wirkung. Cycloprotobuxin, ein Hauptalkaloid der Droge, zeigt im PS-145- und WA-Tumorsystem Antitumoraktivität.[20,58] Nicht näher bezeichnete Extrakte sollen das Wachstum von *Mycobacterium tuberculosis* hemmen; nähere experimentelle Angaben fehlen.

Herz-Kreislauf-Wirkung. Über eine blutdrucksenkende Wirkung des Extraktes wird berichtet.[59] Die Relevanz der Befunde für die Bewertung der Droge ist nicht zu beurteilen.

Die vorliegenden Arbeiten lassen eine Bewertung des Wirkprofils der Droge nicht zu.

Volkstümliche Anwendung und andere Anwendungsgebiete: Der wäßr. Extrakt als schweißtreibendes Mittel, das Decoct bei Verstopfung, bei chronischem Rheumatismus,[60,61] zur Blutreinigung und äußerlich als haarwuchsförderndes Mittel; Decoct oder Tinktur zur Anregung des Gallenflusses und bei Malaria,[61] sowie eine Salbenzubereitung auf der Grundlage des ätherischen Öls gegen Hautausschläge, Gesichtspusteln, Haarausfall, Gicht und Rheumatismus;[60] der ethanolische Auszug bei Lungenentzündung und das ätherische Öl zur Behandlung der Epilepsie.[60] Die Wirksamkeit der Droge bei den genannten Indikationen ist nicht belegt.

Unerwünschte Wirkungen: *Allergische Wirkungen.* Kontaktdermatiden, hervorgerufen durch den Pflanzensaft.[58,69]

Weitere medizinische Verwendung: Gepulverte Blätter zur Bekämpfung der Dasselfliegenlarve (Hypoderma-Arten, Hypodermatidae) bei Pferden.[69]

Akute Toxizität: Die Vergiftungssymptome bestehen in Erbrechen, Diarrhoe, Zittern, Schwindel, Kollaps.[48] Für Hunde soll die tödliche Dosis für die Alkaloidpräparation "Buxin" 0,8 g pro Hund,[48] bzw. 0,1 g/kg KG[62] betragen, eine Menge, die etwa 5 bis 10 g Droge/kg KG entspricht. Nähere experimentelle Angaben fehlen.
Hin und wieder werden Tiervergiftungen beobachtet, wenn frischgeschnittene Zweige als Streu verwendet wurden.[63,64] Nach zufälliger Ingestion von bis zu 500 g Buchsbaumblätter zeigten Schweine einen gespannten, steifen Gang, Atembeschwerden und nach dem Umfallen tonisch-klonische Krämpfe, z. T. schrien sie vor dem Zusammenbruch, mehrere Tiere starben an der Vergiftung.[70]

Reproduktionstoxizität: Bei der Anwendung der Droge ist zu beachten, daß Cyclobuxin-D, das Hauptalkaloid der Droge, teratogen wirken soll.[58]

Toxikologische Daten: *Pflanzengiftklassifizierung.* + +,[71] +.[69]

Akute Vergiftung: *Erste Maßnahmen.* Eine primäre Giftentfernung ist meist erst nach Ausschaltung der Krämpfe möglich; nur so viel Antiepileptika wie Diazepam, Barbital usw., bis die Krämpfe eben unterdrückt bleiben; Kohle-Pulvis, Erbrechen auslösen; keine Phenothiazine, keine Analeptika.[71]

Buxi lignum

Synonyme: Lignum buxi.

Sonstige Bezeichnungen: Dt.: Buchsbaumholz.

Definition der Droge: Die verholzten, oberirdischen Teile der Pflanze.

Stammpflanzen: *Buxus sempervirens* L.

Inhaltsstoffe: *Steroidalkaloide.* Cycloprotobuxin-D.[66]

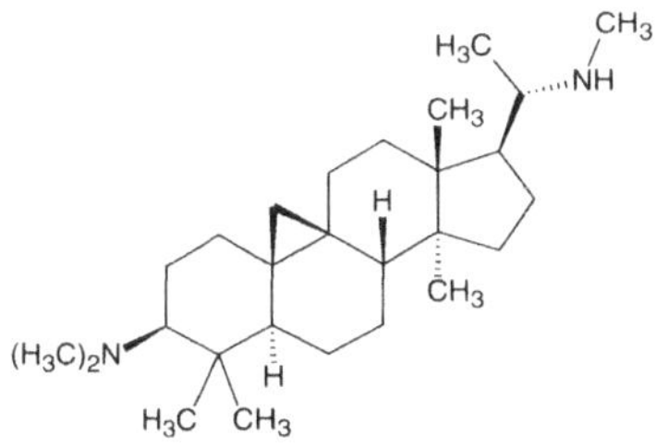

Cycloprotobuxin-D

Volkstümliche Anwendung und andere Anwendungsgebiete: Das Öl der Droge zur Krebsbehandlung,[69] bei Malaria,[60] als Narkotikum, bei Völlegefühl, bei Verstopfung, bei Fieber und Eingeweidewürmern.[69] Früher ungeeignete Anwendung bei sekundärer Syphilis, Hautkrankheiten und Haarausfall als Ersatzdroge für Guajakholz,[67] eine Tinktur bei Lepra,[69] das ätherische Öl bei Epilepsie und Zahnschmerzen.[69] Eine Wirksamkeit der Droge bei diesen Indikationen ist nicht belegt.

Sonst. Verwendung: *Industrie/Technik.* Das harte, schwere, sehr dichte, schwer spaltbare Holz mit feiner Maserung ist gut geeignet für Holzabschnitte und Schnitzereien, es wird außerdem zur Herstellung von Druckstöcken, Flöten und Klarinetten, Tabakspfeifen und für Einlegearbeiten verwendet.[47,65]

Buxus sempervirens hom. *HAB 34*

Synonyme: Buxbaum.

Monographiesammlungen: Buxus sempervirens *HAB 34.*

Definition der Droge: Frische, junge Sprosse mit den Blättern.

Stammpflanzen: *Buxus sempervirens* L.

Herkunft: S. Buxi folium.

Ganzdroge: S. Buxus sempervirens hom. *PFX.*

Inhaltsstoffe: S. Buxi folium.

Zubereitungen: Essenz nach § 3.
Eigenschaften: Die Essenz ist braungelb, von leicht betäubendem Geruch, schwach bitterem Geschmack; D1 bis D3 sind in 1 cm dicker Schicht gelblich gefärbt.

Identität: *Essenz. HAB 34* beschreibt das Kapillarbild.

Lagerung: Urtinktur bis D3 vorsichtig.

Anwendungsgebiete: Entsprechend dem homöopathischen Arzneimittelbild.
Dazu gehören: Fettige, schuppige Kopfhaut mit Haarausfall.[72]

Dosierung und Art der Anwendung: Soweit nicht anders verordnet: 1- bis 3mal täglich 5 bis 10 Tropfen, 1 Messerspitze Verreibung, 1 Tablette oder 5 bis 10 Streukügelchen einnehmen.

Injektionslösungen 2mal wöchentlich 1 mL s. c. injizieren.[72]

Unerwünschte Wirkungen: Nicht bekannt.
Hinweis: Es können vorübergehend Erstverschlimmerungen vorkommen, die jedoch unbedenklich sind.[72]

Gegenanzeigen/Anwendungsbeschr.: Nicht bekannt.[72]

Wechselwirkungen: Nicht bekannt.[72]

Gesetzl. Best.: *Offizielle Monographien.* Monographie "Buxus sempervirens" der Kommission D beim BGA.[72]

Buxus sempervirens hom. *PFX*

Monographiesammlungen: Buxus sempervirens pour préparations homéopathiques *PFX*.

Definition der Droge: Frische, junge Sprosse mit den Blättern.

Stammpflanzen: *Buxus sempervirens* L.

Herkunft: S. Buxi folium.

Ganzdroge: Vierkantige Zweigstücke von gelblicher Farbe, dicht beblättert; Blätter gegenständig, kurzgestielt, ledrig, oberseits dunkelgrün, unterseits heller mit einem hervortretendem Zentralnerv.

Inhaltsstoffe: S. Buxi folium.

Zubereitungen: Urtinktur: Extrakt der beblätterten Zweige mit 65% Ethanol entsprechend der Vorschrift "Préparations homéopathiques".
Eigenschaften: Die Urtinktur ist eine grünlichbraune Flüssigkeit mit krautartigem Geruch und bitterem Geschmack.

Identität: Mit einigen Tropfen Eisen(III)chlorid versetzt wird die Tinktur dunkelgrün; bei einer weiteren Prüfung wird der Rückstand von 2 mL eingedampfter Tinktur in verdünnter Salzsäure aufgenommen, bei Zugabe einiger Tropfen Mayer-Reagenz geben die Alkaloide einen weißlichen Niederschlag.
DC:
- Fließmittel: Butanol-Eisessig-Wasser (4 + 1 + 1).
- Sorptionsmittel: Kieselgel G.
- Detektion: 1. UV 365 nm, 2. Besprühen mit Diphenylboryloxyethylamin und Betrachtung unter UV 365 nm und 3. Besprühen eines weiteren DC mit Dragendorff-Reagenz und Betrachtung im Tageslicht.
- Auswertung: 1. Unter UV 365 nm erscheinen mehrere fluoreszierende Flavonoid-Banden: Zwei blaue Banden bei etwa Rf = 0,3 und Rf = 0,4, eine braune Bande bei etwa Rf = 0,45, darüber wieder zwei blaue Bande etwa Rf = 0,55 und Rf = 0,7, eine braune Bande bei Rf = 0,8 und schließlich eine rote Bande bei Rf = 0,95, weitere braune Banden im mittleren Rf-Bereich können sichtbar sein;
2. Folgendes Bandenmuster ist zu erkennen: Rf = 0,3 blau, Rf = 0,35 orange, Rf = 0,45 intensiv gelb, Rf = 0,5 gelb; Rf = 0,55 blau, Rf = 0,6 intensiv gelb, Rf = 0,8 orange; Rf = 0,95 rot.
3. 5 bis 7 Alkaloidbanden werden zwischen Rf = 0,15 und 0,5 sichtbar.

Reinheit: Trockenrückstand nach der Vorschrift "Préparations homéopathiques": Mindestens 1,8%.

Buxus wallichiana Baill.

Botanische Beschreibung: Baumartiger Strauch, junge Triebe dicht behaart bleibend, Blätter lanzeolat bis ovat-lanzeolat, 4 bis 5 cm lang und 7 bis 10 mm breit, dunkelgrün, Stiel und Mittelrippe behaart, Antheren gelb.[1]

Verbreitung: Indien, Nordwest-Himalaya.[67]

Drogen: Buxus-wallichiana-Rinde.

Buxus-wallichiana-Rinde

Definition der Droge: Die getrocknete Stammrinde.

Stammpflanzen: *Buxus walichiana* Baill.

Inhaltsstoffe: *Alkaloide.* Steroidalkaloide; außer dem Hauptalkaloid Buxtauin-M auch Buxpiin, Cyclobuxin-D, Cyclobuxoxazin-C, Cycloprotobuxin-C, Cyclovirobuxin-D, sowie mit ungeklärter Struktur die Alkaloide F und M.[6,25]

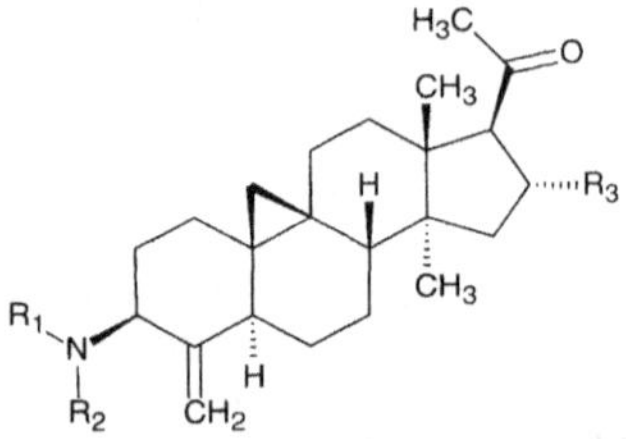

	R_1	R_2	R_3
Buxpiin-K	$-CH_3$	$-CH_3$	$-OH$
Buxtauin-M	$-CH_3$	$-H$	$-OH$
(+)-Cyclomicrobuxamin	$-CH_3$	$-H$	$-H$

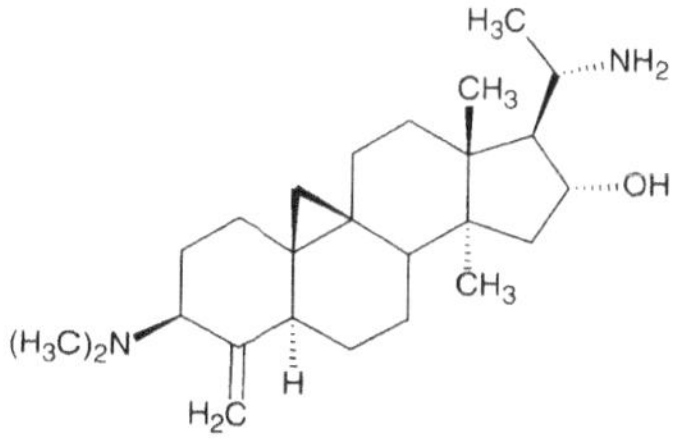

Cyclobuxin-D

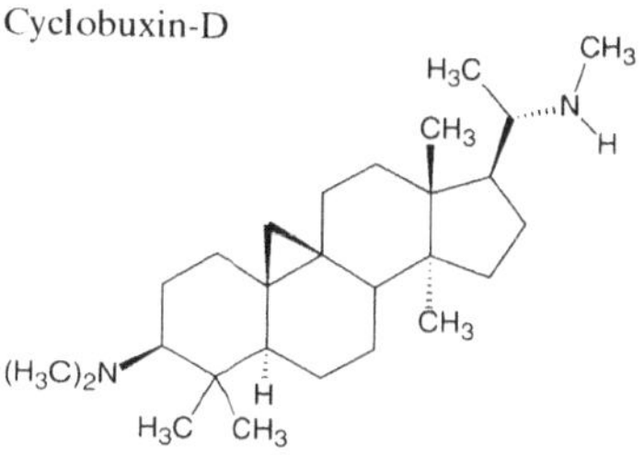

Cycloprotobuxin-C

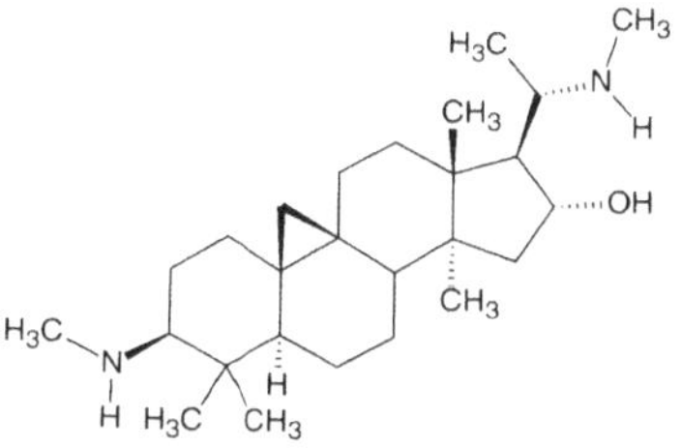

Cyclovirobuxin-D

Volkstümliche Anwendung und andere Anwendungsgebiete: Eine nicht näher bezeichnete Zubereitung der Droge bei Fieber.[65] Die Wirksamkeit der Droge bei dieser Indikation ist nicht belegt.

1. Krüssmann G (1960) Handbuch der Laubgehölze, Bd. I, Paul Parey, Berlin, S. 50–52
2. Heywood VE (Hrsg.) (1982) Blütenpflanzen der Welt, Birkhäuser Verlag, Basel, S. 183–185
3. Cerny V, Sorm F (1967). In: Manske RHF (Hrsg.) The Alkaloids, Vol. 9, Academic Press, New York, S. 305–426
4. Tomko J, Voticky Z (1973). In: Manske RHF (Hrsg.) The Alkaloids, Vol. 14, S. 1–82
5. Atta-ur-Rahman, Muzaffar A (1988). In: Brossi A (Hrsg.) The Alkaloids, Vol. 32, Academic Press, New York, S. 79–239
6. Southon IW, Buckingham J (Hrsg.) (1989) Dictionary of Alkaloids, Capman and Hall, London
7. Atta-ur-Rahman, Choudhary MI (1988). In: Szantay C (Hrsg.) Chem Biotechnol Biol Act Nat Prod, Proc Int Conf, 4th Meeting Date 1987, Akad Kiado, Budapest, S. 319–365
8. Choudhary MI, Atta-ur-Rahman, Shamma M (1988) Phytochemistry 27:1.561–1.562
9. Choudhary MI, Atta-ur-Rahman, Shamma M (1988) Phytochemistry 27:271–274
10. Choudhary MI, Atta-ur-Rahman, Freyer AJ, Shamma M (1987) J Nat Prod 50:84–88
11. Choudhary MI, Atta-ur-Rahman, Freyer AJ, Shamma M (1986) Tetrahedron 42:5.747–5.752
12. Sangare M, Khuong-Huu F, Herlem D, Milliet A, Septe B, Berenger G, Lukacs G (1975) Tetrahedron Lett:1.791–1.794
13. Schlitter E, Heusler K, Friedrich W (1949) Helv Chim Acta 32:2.209–2.226
14. Friedrich W, Schlittler W (1950) Helv Chim Acta 33:873–878
15. Stauffacher D (1964) Helv Chim Acta 47:968–981
16. Döpke W, Müller B (1969) Pharmazie 24:649
17. Khodzhaev BU, Yunusov SY (1982) Khim Prir Soedin:125–126, zit. nach: CA 97:3525p
18. Khodzhaev BU, Primukhamedov IM, Nakaidze NY, Yunusov SY (1984) Khim Prir Soedin:802–803, zit. nach: CA 102:93010r
19. Khodzhaev BU, Sharafutdinova SM, Dzhabbarov A, Yunusov SY (1983) Khim Prir Soedin:538–539, zit. nach: CA 99:191729w
20. Perdue RE, Hartwell JL (Hrsg.) (1976) Plants and Cancer, Proc 16th Annu Meet Soc Econ Bot Cancer treatment Rep 60:973
21. Atta-ur-Rahman, Ahmed D, Choudhary MI, Sener B, Turkoz S (1988) Phytochemistry 27:2.367–2.368
22. Atta-ur-Rahman, Ahmed D, Sener B, Turkoz S (1989) Phytochemistry 28:1.293–1.294
23. Tomko J, Voticky Z, Paulik V, Vassova A, Bauerová P (1964) Chem Zvesti 18:721
24. Berger F (1950) Handbuch der Drogenkunde, Band 2, Folia, Verlag Wilhelm Maudrich, Wien, S. 62–63
25. Vassová A, Tomko J, Voticky Z, Beal JL (1970) Pharmazie 25:363
26. Huong LTT, Voticky Z, Paulik V (1981) Collect Czech Chem Commun 46:1.425
27. Bauerová O, Voticky Z, (1984) Collect Czech Chem Commun 38:255–259
27. Bauerová O, Voticky Z (1984) Chem Zvesti 38:255–259
28. Döpke W, Müller B (1967) Pharmazie 22:666
29. Döpke W, Müller B, Spiteller G, Spiteller-Friedmann M (1967) Tetrahedron Lett:4.247–4.249
30. Döpke W, Müller B (1966) Pharmazie 21:769–770
31. Döpke W, Müller B, Jeffs PW (1966) Pharmazie 21:643
32. Döpke W, Müller B (1967) Naturwiss 54:200
33. Döpke W, Müller B (1965) Naturwiss 52:61
34. Atta-ur-Rahman, Ahmed D, Choudhary MI, Turkoz S, Sener B (1988) Planta Med 53:173–174
35. Atta-ur-Rahman, Iqbal Z, Alam M, Choudhary MI, Nasir H, Fatima T (1990) Phytochemistry 29:683–685
36. Voticky Z, Bauerová O, Paulík V; Doleis L (1977) Phytochemistry 16:1.860–1.861
37. Voticky Z, Tomko J, Dolejs L, Hanus V (1965) Coll Czech Chem Commun 30:3.705–3.710
38. Tomko J, Bauerová O, Voticky Z, Goutarel R, Longevialle P (1966) Tetrahedron Lett:915–919
39. Voticky Z, Paulik V, Vassova A, Proksa B (1988) Pharmazie 43:56–57
40. Brown KS, Kupchan SM (1964) J Am Chem Soc 86:4.430–4.433
41. Kuchcova KI, Voticky Z, Paulík V (1976) Chem Zvesti 30:17
42. Voticky Z, Paulík V, Sedlák B (1969) Chem Zvesti 23:702
43. Brown KS, Kupchan SM (1962) J Am Chem Soc 84:4.590–4.591
44. Nakano T, Terao S, Saeki Y (1966) J Chem Soc C:1.412–1.421
45. Atta-ur-Rahman, Ahmed D, Choudhary MI, Sener B, Turkoz S (1988) J Nat Prod 51:783–786
46. Nakano T, Hasegawa M (1965) J Chem Soc 1965:4.512
47. Polunin O (1977) Bäume und Sträucher Mitteleuropas, BLV Verlagsgesellschaft, München

48. Lewin L (1962) Gifte und Vergiftungen, Lehrbuch der Toxikologie, 5. Aufl., Karl F Haug Verlag, Ulm, S. 859
49. Kupchan SM, Kurosawa E (1965) J Org Chem 30:2.046–2.047
50. Kupchan SM, Ohta G (1966) J Org Chem 31:608–610
51. Khuong-Huu-Lainé F, Magdelaine MJ, Bisset NG, Goutarel R (1966) Bull Soc Chim France:1.216
52. Khodzhaev BU, Primukhamedov IM, Yunusov SY (1985) Khim Prir Soedin:718–719, zit. nach: CA 104:145476k
53. Kupchan SM, Kennedy RM, Schleigh WR, Ohta G (1965) Tetrahedron 23:4.563–4.586
54. Döpke W, Härtel R (1973) Z Chem 13:178
55. Döpke W, Härtel R, Fehlhaber HW (1969) Tetrahedron Lett:4.423
56. Atta-ur-Rahman, Asif E, Ahmed D, Sener B, Turkoz S (1989) J Nat Prod 52:1.319–1.322
57. Khodzhaev BU, Primukhamedov IM, Yunusov SY (1986) Khim Prir Soedin:799–800, zit. nach: CA 106: 192747a
58. Lewis WH, Elvin-Lewis MPF (1977) Medical Botany, Plants Affecting Man's Health, John Wiley & Sons, New York
59. Vincent D, Mathou T (1945) Compt Rend 220:474
60. Kroeber L (1938) Das neuzeitliche Kräuterbuch, Bd. III, Giftpflanzen, Hippokrates-Verlag Marquardt & Cie., Stuttgart, S. 117
61. Leporatti ML, Pavesi A, Posocco E (1985) J Ethnopharmacol 14:53–63
62. Hauschild F (1961) Pharmakologie und Grundlagen der Toxikologie, 3. Aufl., Georg Thieme, Leipzig
63. Liebenow H, Liebenow K (1981) Giftpflanzen, ein Vademekum für Tierärzte, Humanmediziner, Biologen und Landwirte, 2. Aufl., Ferdinand Enke Verlag, Stuttgart, S. 112–113
64. Bentz H (1967) Nutztiervergiftungen, Erkennung und Verhütung, Gustav Fischer Verlag, Jena
65. Uphof JCT (1968) The Dictionary of Economic Plants, 2nd edition, Verlag von J. Cramer, Lehre
66. Perdue RE (1976) Cancer Treatment Rep 60:973
67. Heg, Bd. V, S. 202–213
68. Hgn, Bd. 3, S. 318–322
69. CRC, S. 84
70. Frohne D, Pfänder HJ (1982) Giftpflanzen, Wissenschaftliche Verlagsgesellschaft, Stuttgart
71. RoD, S. 14–15
72. BAz Nr. 62 vom 28. 3. 92
73. Härtel R, Döpke W (1971) Tetrahedron Lett:2741
74. Döpke W, Müller B, Jeffs PW (1968) Pharmazie 23:37
75. Nakano T, Hasegawa M (1965) J Chem Soc:6688

WK

GPSR Compliance

The European Union's (EU) General Product Safety Regulation (GPSR) is a set of rules that requires consumer products to be safe and our obligations to ensure this.

If you have any concerns about our products, you can contact us on ProductSafety@springernature.com

In case Publisher is established outside the EU, the EU authorized representative is:

Springer Nature Customer Service Center GmbH
Europaplatz 3
69115 Heidelberg, Germany

Batch number: 10704763

Printed by Printforce, the Netherlands

Hagers Handbuch

der Pharmazeutischen Praxis
5., vollständig neubearbeitete Auflage

Herausgeber
F. von Bruchhausen, G. Dannhardt, S. Ebel, A. W. Frahm,
E. Hackenthal, R. Hänsel, U. Holzgrabe, K. Keller, E. Nürnberg,
H. Rimpler, G. Schneider, P. Surmann, H. U. Wolf, G. Wurm

Wissenschaftlicher Beirat
R. Braun, S. Ebel, G. Franz, P. Fuchs, H. Gebler, G. Hanke,
G. Harnischfeger, H. Sucker

Die Einzelbände des Gesamtwerks haben die Titel:

Band 1
G. Wurm (Hrsg.)
Waren und Dienste
ISBN 3-540-52142-9

Band 2
E. Nürnberg, P. Surmann (Hrsg.)
Methoden
ISBN 3-540-52459-2

Band 3
H. U. Wolf (Hrsg.)
Gifte
ISBN 3-540-52633-1

Band 4–6 (3 Teilbände)
R. Hänsel, K. Keller, H. Rimpler, G. Schneider (Hrsg.)
Drogen

Band 7–9 (3 Teilbände)
F. v. Bruchhausen, G. Dannhardt, S. Ebel, A. W. Frahm,
E. Hackenthal, U. Holzgrabe (Hrsg.)
Stoffe

Band 10
Register

R. Hänsel K. Keller H. Rimpler
G. Schneider (Hrsg.)

Drogen A–D

Unter besonderer Mitarbeit von
G. Heubl und S. Greiner

Bearbeitet von

R. D. Aye, I. Bauer, T. W. Baumann, M. Beck, A. Beil, W. Blascheck, N. Brand, U. Braun-Sprakties, R. Brenneisen, A. Burger, R. Carle, N. Chaurasia, B. Diettrich, U. Eilert, W. Ferstl, M. Fett, G. Franck, B. Frank, B. Gehrmann, P. Gorecki, L. Gracza, S. Greiner, M. W. Grubert, S. Hampe, R. Hänsel, G. Harnischfeger, G. Henkler, A. Hensel, G. Heubl, A. Hiermann, K. Hiller, K. Hoffmann-Bohm, B. Hohmann, U. Hölscher, K.-H. Horz, O. Isaac, P. Junior, J. Jüptner, J. Jurenitsch, M. Kämpfer, T. Kartnig, F. Khaliefi, C. Kletter, M. Kober, H. P. Koch, H. Koehler, B. Kopp, J. Kraus, Lj. Kraus, W. Kreis, L. Langhammer, R. Liersch, U. Lindequist, D. Loew, M. Luckner, K. Mathys, I. Merfort, H. Miething, S. Moeck, S. Mundt, D. Paper, H. Pilgrim, P. Proksch, O. Ratka, H.-W. Rauwald, J. Reichling, C. Schennen, W. Schilz, H. Schleinitz, S. Schmidt, K. Schneider, E. Scholz, T. Schöpke, H. Schwarze, S. Schweins, B. Schwell, R. Seitz, C.-P. Siegers, P. Simon, U. Sonnenborn, V. Ssymank, K. Staesche, E. Stahl-Biskup, W. Steuding, H. Stuppner, E. Teuscher, H. Thober-Miething, B. Uehleke, M. Veit, D. Warncke, M. Wink, U. Wissinger-Gräfenhahn, B. Zepernick.

Mit einem Geleitwort des wissenschaftlichen Beirats

Mit 141 Abbildungen und 897 Formeln

Mit 176 Arzneipflanzengattungen, 421 Arzneipflanzenarten und 830 Drogen

Springer-Verlag Berlin Heidelberg GmbH

Professor Dr. R. Hänsel
Westpreußenstraße 71
8000 München 81

Dr. K. Keller
Institut für Arzneimittel
des Bundesgesundheitsamtes
Liebenwalder Straße 21
1000 Berlin 65

Professor Dr. H. Rimpler
Albert-Ludwigs-Universität
Institut für Pharmazeutische
Biologie
Schänzlestraße 1
7800 Freiburg

Professor Dr. G. Schneider
Taunusstraße 29
6236 Eschborn 2

ISBN 978-3-642-63468-0
DOI 10.1007/978-3-642-58087-1

ISBN 978-3-642-58087-1 (eBook)

CIP-Titelaufnahme der Deutschen Bibliothek
Hagers Handbuch der pharmazeutischen Praxis / Hrsg. F. von Bruchhausen ... – 5., vollst. neubearb. Aufl. – Berlin : Heidelberg : New York : London : Paris : Tokyo : Hong Kong : Barcelona : Budapest : Springer.
NE: Bruchhausen, Franz von [Hrsg.]
5., vollst. neubearb. Aufl.
Bd. 4. *Drogen:* A–D / R. Hänsel ... (Hrsg.). Bearb. von R. D. Aye ... – 1992
NE: Hänsel, Rudolf [Hrsg.]; Aye, Rolf-Dieter

Softcover reprint of the hardcover 1st edition 1992

Satz, Druck- und Bindearbeiten: Appl, Wemding
14/3145-5 4 3 2 1 0 – Gedruckt auf säurefreiem Papier

Geleitwort

Seit über 100 Jahren ist „Hagers Handbuch der Pharmazeutischen Praxis“ ein anerkanntes und umfassendes Nachschlagewerk für alle, die sich in Apotheken, in der pharmazeutischen Industrie, in pharmazeutischen Hochschulinstituten und Untersuchungslaboratorien mit Arzneimitteln und ihren Ausgangsstoffen beschäftigen.

Hans Hermann Julius Hager wurde am 03. Januar 1816 als Sohn des Regimentsarztes Dr. Johannes Hager in Berlin geboren. Wie sein Vater wollte er Arzt werden, doch dieser veranlaßte ihn, den Apothekerberuf zu ergreifen, wahrscheinlich weil es im Haus Hager finanziell nicht zum besten bestellt war. Mit 16 Jahren begann er seine Lehrzeit in der Löwen-Apotheke in Salzwedel. 1838 erhielt er eine Anstellung in einer Apotheke in Perleberg, in der sich sein wissenschaftliches Talent entfalten konnte, so daß er 1841, ohne vorher ein Studium absolviert zu haben, mit Glanz das Staatsexamen bestand. Im darauffolgenden Jahr erwarb er die Stadt-Apotheke in Frauenstadt in Niederschlesien. Schon während seiner Lehrzeit veröffentlichte er einen „Leitfaden für stöchiometrische Berechnungen“, während der Zeit als Apothekenleiter in Frauenstadt erschien das „Handbuch der pharmaceutischen Recepturkunst“ als Vorläufer seiner späteren „Technik der pharmaceutischen Receptur“. Es folgten 1855 und 1857 Kommentare zu der preußischen, sächsischen, hannöverschen, hamburgischen und schleswig-holsteinischen Pharmakopöe unter dem Titel „Die neuesten Pharmakopöen Norddeutschlands“ in zwei Bänden. Da seine Bücher ein unerwartetes Echo fanden, verkaufte er seine Apotheke, um sich als freischaffender Autor ganz der pharmazeutischen Schriftstellerei zu widmen.

Seit 1859 wohnte er in Berlin, richtete sich dort ein Privatlaboratorium ein und gab bereits im ersten Jahr seines Berlinaufenthaltes die „Pharmaceutische Centralhalle“ heraus, eine unabhängige Fachzeitung, die vorwiegend der wissenschaftlichen Pharmazie gewidmet war und 109 Jahrgänge erlebte.

Andere Beispiele seines literarischen Schaffens sind das „Manuale pharmaceuticum“, das bis 1891 sechs Auflagen und von 1902 bis 1931 drei weitere Auflagen erlebte, die „Adjumenta varia chemica et pharmaceutica“ von 1860, ein „Lateinisch-deutsches Wörterbuch der Pharmakopöen“ von 1863 und 1869 eine vergleichende Untersuchung der englischen, französischen, deutschen, schweizerischen und russischen Arzneibücher. Ab 1860 gab er den „Pharmazeutischen Kalender“ heraus, 1863 folgten die „Industrieblätter“, die vor allem das Geheimmittelunwesen bekämpfen sollten. 1866 folgte Hagers Buch über das „Microscop und seine Anwendung“, das bis 1920 zwölfmal aufgelegt worden ist.

Um abseits der Großstadt ungestörter arbeiten zu können, kaufte er sich 1871 ein kleines Landhaus, die Pulvermühle bei Fürstenberg a.d.

Oder. Hier kommentierte er in den Jahren 1873 und 1874 die Pharmacopoea Germanica und setzte seine 1860 begonnene fruchtbare Zusammenarbeit mit dem Verleger Julius Springer in der Herausgabe von „Hagers Handbuch für die Pharmazeutische Praxis" fort.

Obwohl seine Bücher eine außergewöhnlich große Verbreitung fanden, konnten sie den Autor nicht vor einer allmählichen Verarmung retten. 1881 mußte er die Pulvermühle verkaufen und nach Frankfurt/Oder übersiedeln. Dort richtete er sich wiederum ein Laboratorium ein. Aus finanziellen Gründen war er dann 1896 gezwungen, auch dieses wieder aufzugeben. Er zog zu seinem Sohn nach Neuruppin. Dort ist er dann 1897 völlig verarmt gestorben.

1876 erschien die erste Auflage des Hager, Handbuch für die Pharmazeutische Praxis mit zwei Teilbänden, die wegen der großen Nachfrage nachgedruckt werden mußten. Schon 1880 folgte der erste Ergänzungsband, weitere Ausgaben des Werkes erschienen in den Jahren 1880, 1882, 1883, 1886, 1887, 1888, 1891 und 1893. Der „Hager" wurde in allen Auflagen von der Fachöffentlichkeit mit großem Lob aufgenommen und fand reißenden Absatz. Es war das Verdienst von Hermann Hager, jede Substanz, Droge oder Zubereitung, die er beschrieb, in mehreren Mustern in seinem Laboratorium selbst untersucht zu haben.

Seit dem Erscheinen der 4. Auflage sind über 20 Jahre vergangen, eine Zeit, in der die pharmazeutischen Wissenschaften eine rasante Entwicklung durchgemacht haben. Mit der Internationalisierung des Arzneimittelwesens ist der Bedarf an Informationen über die eigenen Grenzen hinaus zunehmend gestiegen. Neue Untersuchungs- und Bestimmungsmethoden sind in die pharmazeutische Analytik, neue Darreichungsformen, neue Arzneistoffe und Diagnostika in die Therapie eingeführt worden.

Der Springer-Verlag hat sich daher entschlossen, dieser Entwicklung mit der neu konzipierten 5. Auflage gerecht zu werden. Die Fülle wissenschaftlicher Erkenntnisse und Daten mußten im „Hager" auf ca. 10000 Druckseiten komprimiert werden, die in fünf Sachgebiete mit insgesamt neun Bänden geteilt wurden. Als 10. Band wird ein Gesamtregister aller Bände erscheinen.

Als Herausgeber konnten für die einzelnen Bände gewonnen werden:

Band 1
Gisela Wurm, Essen
Waren und Dienste

Band 2
Eberhard Nürnberg, Erlangen; Peter Surmann, Würzburg
Methoden

Band 3
Hans-Uwe Wolf, Ulm
Gifte

Band 4–6
Rudolf Hänsel, München; Konstantin Keller, Berlin;
Horst Rimpler, Freiburg; Georg Schneider, Eschborn
Drogen

Band 7–9
Franz von Bruchhausen, Berlin; Gerd Dannhardt, Frankfurt;
Siegfried Ebel, Würzburg; August Wilhelm Frahm, Freiburg;
Eberhard Hackenthal, Heidelberg; Ulrike Holzgrabe, Bonn
Stoffe

Band 10
Register

Die Bände erscheinen in der Reihenfolge ihrer Fertigstellung, beginnend mit Band 1. Zu jedem Band gehört ein Sachverzeichnis, das um den Inhalt des jeweils neu erschienenen Bandes ergänzt wird.

Zu Beginn eines jeden Bandes sind ein Inhaltsverzeichnis, ein Gesamtabkürzungsverzeichnis sowie das Verzeichnis der Standardliteratur abgedruckt. Spezialliteratur ist am Ende der Monographie angegeben, in der sie zitiert wird. Die Auswahl der in den einzelnen Monographien aufgeführten Handelsprodukte und Fertigarzneimittel stellt kein Werturteil dar, sie sind lediglich als Beispiele aufzufassen und sollen den Arzneistoff für den Leser näher charakterisieren. Kombinationsarzneimittel werden nur in Ausnahmefällen genannt.

Pharmazie und Medizin sind als Wissenschaft ständig in Fluß. Soweit in diesem Werk eine Dosierung oder eine Applikation erwähnt wird, darf der Benutzer zwar darauf vertrauen, daß Autoren, Herausgeber und Verlag größte Mühe aufgewandt haben, daß diese Angaben dem Wissensstand bei Fertigstellung des jeweiligen Bandes entsprechen. Dennoch ist jeder Leser aufgefordert, insbesondere bei der Anwendung von Fertigarzneimitteln, die Gebrauchsinformationen zu prüfen, um in eigener Verantwortung festzustellen, ob die hier gegebenen Empfehlungen für Dosierung und Beachtung der Kontraindikationen gegenüber den Angaben im „Hager" noch dem Stand der Erkenntnisse entsprechen.

Der Band 1 „Waren und Dienste" enthält den derzeitigen Stand des Wissens auf den Gebieten „Verbandmittel, Mittel und Gegenstände zur Kranken- und Säuglingspflege, ärztliche Instrumente, Säuglingsernährung, Schädlingsbekämpfung und Pflanzenschutz, Impfschemata, Diagnostika, ältere Prüfmittel und Reagenzien, Rezepturvorschriften, Tierarzneimittel und Heil- und Mineralwässer".

Der Band 2 „Methoden (der pharmazeutischen Technologie und der pharmazeutischen Analytik)" beschreibt allgemeine Meßtechniken, die Parameter der Stoffbeschreibungen, die Qualitätskontrolle, die Grundoperationen zur Herstellung und die Bewertung von Arzneimitteln und deren Darreichungsformen.

Der Band 3 „Gifte“ informiert über Chemikalien, Suchtstoffe, Inhaltsstoffe von Giftpflanzen und Gifttieren, Biozide sowie deren Reaktionen im Stoffwechsel, Vergiftungssymptome, Krankheitserscheinungen und ihre Therapie mit Antidoten.

Die Bände 4 bis 6 behandeln das große Gebiet der Arzneipflanzen, Drogen und andere Rohstoffe biologischen Ursprungs, gegliedert nach Gattungen. Hierbei handelt es sich um biologische Ausgangsstoffe, die in der Therapie mit Arzneimitteln angewandt werden, aber auch solche, die in der Reformwaren-, Gewürz- und Parfümindustrie und in den besonderen medizinischen Therapierichtungen eine Rolle spielen. Neben den üblichen Arzneibuchdrogen der europäischen Staaten und der USA sind auch wichtige Drogen des Handels aufgenommen.

In den Bänden 7 bis 9 werden die wichtigsten Daten chemisch definierter Stoffe oder Stoffgemische dargestellt. Dazu gehören Synonyma, Zugehörigkeit zu bestimmten Arzneibüchern, Kriterien der Verschreibungspflicht, Strukturformeln, Angaben zur Synthese und Löslichkeit, Eigenschaften, Identitäts-, Reinheits- und Gehaltsbestimmungen, zur Stabilität, Lagerung, Anwendung sowie eine ausführliche Darstellung der Pharmakologie und der medizinischen Anwendung.

Der Herausgeberbeirat dankt den Herausgebern der einzelnen Bände und den über 300 Autoren für ihr unermüdliches Engagement und die ungeheure Arbeit, die solch ein umfangreiches Werk, wie der 10-bändige Hager, macht. Der Herausgeberbeirat dankt dem Springer-Verlag für seine Bereitschaft, das Wagnis eingegangen zu sein, die 5. Auflage des Hager herauszugeben.

Dezember 1991

Wissenschaftlicher Beirat
R. Braun, S. Ebel, G. Franz
P. Fuchs, H. Gebler
G. Hanke, G. Harnischfeger
H. Sucker

Vorwort

Das Wissen über Arzneipflanzen, ihre Drogen und deren Inhaltsstoffe hat seit dem Erscheinen der 4. Auflage dieses Handbuches rasant zugenommen. Die Konzeption der Neuauflage mußte diesen Sachverhalt berücksichtigen. Daher wurden die Drogen von den chemisch definierten Stoffen getrennt und in separaten Bänden abgehandelt.

Alle Drogen-Monographien der 4. Auflage wurden, soweit in der Neuauflage berücksichtigt, gemäß einem erweiterten Monographieaufbau neu bearbeitet.

Um dem Benutzer das Auffinden der umfangreichen Informationen zu erleichtern, sind die Monographien in drei Ebenen gegliedert: Jede Monographie umfaßt, wie schon in der 4. Auflage, eine Pflanzen-, Tier- oder Mikroorganismen-Gattung. Im Unterschied zur 4. Auflage werden nun bei jeder Gattung Angaben zu Taxonomie, Morphologie, Inhaltsstoffgruppen und behandelten Arten gemacht. Unterhalb der Gattungsebene werden in alphabetischer Reihenfolge die drogenliefernden Arten und bei jeder Art, ebenfalls in alphabetischer Reihenfolge, die zugehörigen Drogen behandelt. Auch innerhalb der einzelnen Ebenen wird ein Strukturschema eingehalten, das gewährleistet, daß vergleichbare Informationen bei verschiedenen Monographien in aller Regel auch an vergleichbarer Stelle gefunden werden. Jede Monographie enthält Angaben zur Systematik und Verbreitung der Gattung und der Arten, morphologische Beschreibungen der Arten und Drogen sowie Angaben zu Inhaltsstoffen, Analytik, Wirkung und Verwendung. Die Angaben basieren bei Inhaltsstoffen und Wirkungen generell, bei anderen Gebieten so weit wie möglich auf Primärliteratur, die in der Regel zitiert wird. Lediglich bei umfangreichen Literaturverzeichnissen werden statt aller Originalarbeiten auch zusammenfassende Arbeiten (reviews) zitiert, über die der Einstieg in die Originalliteratur möglich ist. Die Neuauflage besitzt durch die Auswertung von Originalarbeiten bei der Beschreibung von Arzneipflanzen und Drogen eine bislang noch nicht erreichte breite Datenbasis. Der aktuelle Stand der phytochemischen Analytik erlaubt, qualitative und quantitative Prüfungsmethoden mehr als in der 4. Auflage des Handbuches zu berücksichtigen und auch häufiger Angaben zur Konzentration von Drogeninhaltsstoffen zu machen. Der schematische Aufbau einer Drogen-Monographie ist am Beispiel der Gattung Cinchona verdeutlicht (s. Abb. auf S. X).

Das geltende Arzneibuch bestimmte die Auswahl der Drogen. Hinzugezogen wurden die deutschsprachigen Pharmakopöen ÖAB und Helv. Ein Sonderfall ist das AB-DDR. Die Vorbereitung der Neuauflage hatte noch das AB-DDR zu berücksichtigen. Seit 1990 ist das AB-DDR nicht mehr rechtsgültig und wird nur in begründeten Ausnahmefällen (wie z. B. Analytik) weiterhin zitiert. Des weiteren werden Arzneibücher der

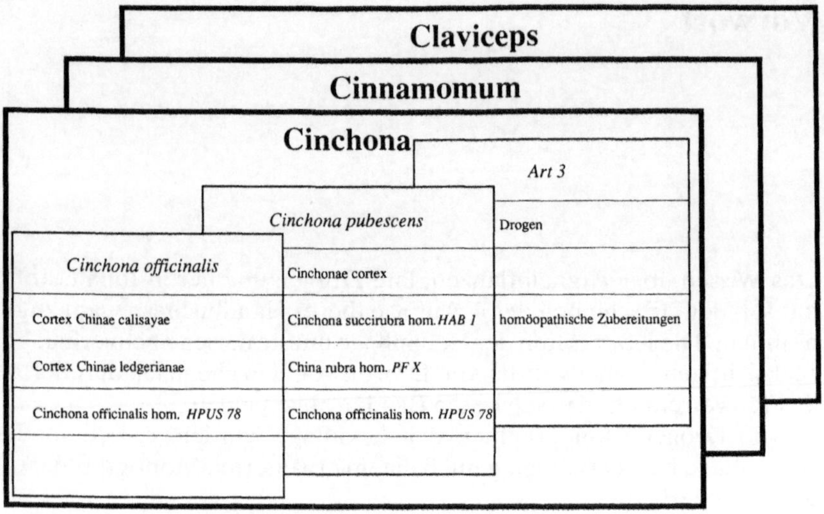

Aufbau einer Drogen-Monographie am Beispiel der Gattung Cinchona

EG-Staaten, das Europäische Arzneibuch, das Internationale Arzneibuch und Monographiesammlungen wie der DAC86, EB6 und BHP83 berücksichtigt.

Drogen, die als Bestandteil von Fertigarzneimitteln in Deutschland auf dem Markt sind oder gehandelt werden sowie Drogen aus nichteuropäischen Ländern, wurden im Interesse des Benutzers zusätzlich aufgenommen.

In der Homöopathie verwendete Zubereitungen wurden größtenteils aufgenommen, wenn sie im HAB 1, HAB 34, PF X oder HPUS aufgeführt sind. Die Bearbeitung einiger weniger Drogen konnte bis zur Drucklegung des Bandes, nicht in der aktuellen, den neuen Ausgaben der Arzneibücher bzw. den neuesten Erkenntnissen über pharmakologische Eigenschaften gerecht werdenden Form, abgeschlossen werden. Die Veröffentlichung in diesem Band wurde deshalb zurückgestellt, was bei dem einheitlichen Aufbau der Monographien gleichbedeutend war mit der Rückstellung der jeweiligen Gattung. Der Verlag bereitet eine geeignete Ergänzung vor.

Durch das Arzneimittelgesetz von 1976 (AMG 1976) hat sich der Stellenwert pflanzlicher Arzneimittel gefestigt. Sie sind heute, gesetzlich verankert, Teil einer rationalen Therapie. Seit 1978 hat die Aufbereitungs- und Zulassungskommission für die phytotherapeutische Therapierichtung und Stoffgruppe, die Kommission E, am Bundesgesundheitsamt Deutschlands das wissenschaftliche Erkenntnismaterial zur Wirksamkeit und Unbedenklichkeit pflanzlicher Arzneimittel systematisch bewertet und ihre Auffassung in Monographien niedergelegt. Das Ergebnis dieser Aufbereitung nach § 25, Abs. 7, AMG 1976 wurde in der Neuauflage vollständig berücksichtigt. Neueste Ergebnisse wie die Risikobewertung von Drogen mit Pyrrolizidinalkaloiden und die Risikobewertung von Arzneipflanzen mit Anthranoiden sind beachtet.

Dieser neue Erkenntnisstand mußte zu einer Trennung der Angaben zur Indikation in einerseits solche, die durch Monographien der Kommission E, aktuelle Zulassungsentscheidungen des Bundesgesundheitsamtes oder durch ausreichende klinische Prüfung gesichert sind, und andererseits in solche, zu denen entsprechende Belege nicht vorliegen, führen. Letztere wurden in einem speziellen Abschnitt „Volkstümliche Anwendung und andere Anwendungsgebiete" aufgenommen.

Bei den Angaben zur Pharmakologie und Toxikologie war ebenfalls eine Neubearbeitung nötig. Auch in diesen Abschnitten haben die Herausgeber darauf Wert gelegt, soweit wie möglich anhand von Originalliteratur präzise Angaben zu den pharmakologischen und toxikologischen Eigenschaften der Drogen zu machen. In Verbesserung der 4. Auflage sind alle Angaben mit Referenzen versehen, so daß die experimentellen Einzelheiten zugänglich sind. Erstmalig und einmalig für ein deutschsprachiges Werk dieser Art finden sich, soweit es der Quelle entnehmbar war, konkrete Angaben zu der untersuchten Zubereitung, zur Dosis, Applikationsweise und zu Art und Ausmaß des beobachteten Effekts. Soweit Angaben in der Literatur fehlten oder nicht zugänglich waren, wird darauf hingewiesen. Hierbei wird auch auf ältere, teilweise pauschalierende Angaben eingegangen, für die bei der Bearbeitung keine Literaturbelege auffindbar waren.

Bei der Nutzen-/Risikobewertung homöopathischer Arzneimittel besteht in der pharmazeutischen Praxis häufig erhebliche Unsicherheit. Inzwischen liegen jedoch auch für diesen Bereich Aufbereitungsergebnisse der Kommission D nach § 25, Abs. 7, AMG 1976 für die homöopathische Therapierichtung und Stoffgruppe vor. Die im Bundesanzeiger veröffentlichten Monographien wurden bei allen homöopathischen Arzneimitteln berücksichtigt. Hierdurch konnte die Verläßlichkeit der Angaben in diesem Gebiet deutlich verbessert werden.

Der Rückgriff auf schwierig zu beschaffende Originalliteratur war nur dank des persönlichen Bemühens aller Autoren möglich, das von den Herausgebern durch Online-Recherchen, Recherchen in der Datenbank Medline und in besonderen Fällen durch Recherchen in den DIMDI-Datenbanken Toxall und RTECS unterstützt wurde.

Unser Dank gilt den 95 Autoren für ihre sorgfältige, kompetente Arbeit und für die gute Zusammenarbeit mit den Herausgebern und dem Springer-Verlag. Den notwendigen redaktionellen Vorgaben des Verlages im Rahmen eines Handbuches und den Forderungen der Herausgeber für Manuskripte und Revisionen haben alle Autoren auch unter Zeitdruck Verständnis entgegengebracht.

Der Erscheinungstermin und der limitierte Umfang des vorliegenden Bandes ließen es nicht zu, daß alle eingereichten Manuskripte aufgenommen werden konnten. Die Herausgeber und der Springer-Verlag haben die Voraussetzung geschaffen, alle vorliegenden Manuskripte bzw. Revisionen in geeigneter Form innerhalb der 5. Auflage erscheinen zu lassen.

Die geforderten Detail-Aussagen in den Drogen-Monographien waren von den Autoren allein nicht in jedem Fall zu erbringen, so daß die Herausgeber auf die tatkräftige Unterstützung weiterer Mitarbeiter angewiesen waren. Hierzu sind auch Organisationshilfen und die Redaktion des Springer-Verlages zu rechnen. Allen nachstehend genannten Mitarbeitern danken wir vielmals:

Herrn Dr. H.-J. Bigalke für die Organisation der Hager-Datenbanken, die Arbeiten am Register und die Texterfassung sowie die Zusammenarbeit mit der Druckerei bei der Konvertierung der erfaßten Manuskripte in das Satzprogramm.

Frau Blümer-Schwinum für die Teilbearbeitung des Registers und für die Soforthilfe bei der Texterfassung und Korrektur.

Frau S. Greiner für die Neufassung von Manuskriptteilen zur Homöopathie.

Frau S. Hager für Datenbank-Online-Recherchen, das ChemText und ChemBase gestützte Zeichnen chem. Formeln und die Organisation externer Arbeiten der Texterfassung und des Zeichnens chemischer Formeln.

Herrn Priv.-Doz. Dr. G. Heubl für die Begutachtung und Neufassung von systematischen und botanischen Manuskriptteilen.

Frau Dr. K. Hoffmann-Bohm für die Überarbeitung und Neufassung von Manuskriptteilen und die redaktionelle Durchsicht der Manuskripte.

Frau A. Moser für die Organisation der Arbeitsabläufe zwischen Herausgebern, Autoren, externen Mitarbeitern und dem Springer-Verlag, die Terminüberwachung und die Mithilfe bei der Texterfassung und den Korrekturen.

Herrn Dr. D. Schenk für die Bearbeitung des kumulierenden Gesamtregisters.

Frau Dr. R. Seitz für die Beschaffung schwer zugänglicher Literatur und die Überarbeitung von Manuskriptteilen zur Homöopathie.

Frau Prof. Dr. E. Stahl-Biskup für die Korrektur und Neufassung von Manuskriptteilen auf dem Gebiet Analytik und Inhaltsstoffe.

Die Herausgeber danken darüber hinaus dem Springer-Verlag, insbesondere Herrn Dr. P. Heinrich, für die gute Zusammenarbeit und die engagierte Förderung des HAGER.

München, Berlin, Freiburg, Frankfurt
im Juli 1992

Rudolf Hänsel
Konstantin Keller
Horst Rimpler
Georg Schneider

Synopse der Arzneipflanzengattungen

Gattung	Autoren
Abelmoschus	Kraus J.
Abies	Frank/Fett
Abroma	Grubert
Acacia	Harnischfeger
Acanthosicyos	Grubert
Achillea	Jurenitsch
Achyranthes	Liersch/Hoffmann-Bohm
Achyrocline	Burger/Stuppner
Aconitum	Teuscher
Acronychia	Eilert
Adhatoda	Seitz
Adiantum	Hoffmann-Bohm/Heubl
Adlumia	Schneider K.
Adonis	Junior
Aegopodium	Hohmann
Aerva	Grubert
Aesculus	Beck
Aethusa	Thober-Miething
Agathis	Harnischfeger
Agathosma	Schwell
Ageratum	Proksch
Agropyron	Gorecki/Seitz
Agrostemma	Hoffmann-Bohm
Ailanthus	Hoffmann-Bohm/Heubl/ Seitz
Ajuga	Proksch
Akebia	Kletter
Alcea	Blaschek
Alchemilla	Moeck
Alchornea	Schneider K.
Aletris	Liersch
Alkanna	Hoffmann-Bohm/Heubl
Alliaria	Schennen
Allium	Aye/Jüptner/Ferstl
Alnus	Proksch
Aloe	Beil/Rauwald
Aloysia	Seitz
Althaea	Blaschek
Amaranthus	Braun-Sprakties
Amomum	Chaurasia
Anacardium	Braun-Sprakties
Anagallis	Grubert
Anamirta	Hänsel/Seitz
Ananas	Carle
Anemarrhena	Seitz/Hänsel
Anemone	Ssymank
Anthemis	Isaac
Anthyllis	Burger
Apium	Frank/Warncke
Apocynum	Diettrich/Luckner/Seitz
Aquilaria	Kletter
Aquilegia	Paper
Arachis	Hänsel/Stahl-Biskup/Zepernick
Aralia	Sonnenborn/Schweins
Arbutus	Kraus/Gehrmann/Hänsel
Arctostaphylos	Hoffmann-Bohm/Simon
Armeniaca	Seitz
Armoracia	Kartnig
Arnica	Merfort
Artemisia	Proksch/Wissinger-Gräfenhahn
Asarum	Hoffmann-Bohm/Gracza
Ascophyllum	Hensel
Aspalathus	Steuding
Asparagus	Kartnig
Aspidium	Seitz
Aspidosperma	Hoffmann-Bohm
Astragalus	Scholz
Astrantia	Hiller
Atriplex	Burger/Stuppner
Atropa	Lindequist
Avena	Hiermann
Baccharis	Seitz/Proksch
Ballota	Chaurasia
Banisteria	Brenneisen
Baptisia	Staesche/Schleinitz
Barosma	Hoffmann-Bohm
Begonia	Kämpfer/Rauwald
Bellis	Schöpke/Hiller
Berberis	Kreis
Bergenia	Gorecki
Betula	Gorecki/Seitz
Bifidobacterium	Sonnenborn
Boophane	Kober/Rauwald
Borago	Ratka
Bovista	Seitz
Bowdichia	Burger
Bowiea	Diettrich/Luckner
Brassica	Mundt/Teuscher
Breynia	Liersch
Bryonia	Reichling
Bunium	Stahl-Biskup
Bupleurum	Schweins/Sonnenborn
Buxus	Kreis
Calamintha	Hohmann
Calendula	Isaac
Calla	Koehler
Calluna	Kraus Lj./Gehrmann/Seitz
Calotropis	Diettrich/Luckner
Caltha	Horz/Reichling
Camellia	Teuscher
Cannabis	Schmidt
Capsella	Seitz/Gorecki
Capsicum	Chaurasia/Henkler
Cardiospermum	Franck

Gattung	Autoren
Carex	Koch/Hoffmann-Bohm
Carlina	Ratka/Seitz
Carum	Stahl-Biskup
Cassia	Staesche/Schleinitz
Castanea	Scholz
Catha	Brenneisen/Mathys
Caulophyllum	Hoffmann-Bohm/Heubl
Ceanothus	Hoffmann-Bohm/Heubl
Centaurea	Koch/Hampe
Centaurium	Hoffmann-Bohm/Heubl/Seitz
Centella	Kartnig/Hoffmann-Bohm
Cephaelis	Kreis
Cerbera	Diettrich/Luckner
Cereus	Seitz
Cetraria	Kartnig/Ferstl
Chaenomeles	Kletter
Chaerophyllum	Stahl-Biskup
Chamaecytisus	Wink
Chamaemelum	Isaac
Chamomilla	Carle
Cheiranthus	Diettrich/Luckner/Schwell
Chelidonium	Hoffmann-Bohm/Stahl-Biskup/Gorecki
Chimaphila	Seitz
Chondrodendron	Kreis
Chondrus	Miething/Hänsel
Chrysanthemum	Seitz
Cichorium	Scholz
Cinchona	Hoffmann-Bohm/Langhammer
Cinnamomum	Chaurasia
Claviceps	Teuscher
Cochlearia	Kartnig
Coffea	Baumann/Seitz
Cola	Seitz/Gehrmann/Kraus Lj.
Colchicum	Teuscher
Collinsonia	Thober-Miething
Colutea	Grubert
Commiphora	Moeck
Conium	Teuscher
Convallaria	Koehler/Kopp/Loew
Conyza	Hoffmann-Bohm
Copernicia	Zepernick/Hänsel/Stahl-Biskup
Coriandrum	Brand
Cornus	Hoffmann-Bohm
Corydalis	Kreis
Corylus	Proksch
Corynanthe	Chaurasia
Costus	Kletter
Cotyledon	Schilz
Coutarea	Seitz
Crataegus	Bauer/Hölscher
Cryptostegia	Diettrich/Luckner
Cucumis	Miething
Cucurbita	Reichling/Horz
Cuminum	Stahl-Biskup
Curcuma	Staesche/Schleinitz
Cyamopsis	Grubert
Cymbopogon	Hänsel/Uehleke
Cynanchum	Seitz
Cynara	Brand
Cypripedium	Veit
Cytisus	Wink
Dactylopius	Kraus Lj./Gehrmann/Khaliefi
Datura	Lindequist
Dicentra	Kreis
Dictamnus	Eilert/Hoffmann-Bohm
Dieffenbachia	Koehler
Digitalis	Luckner
Doronicum	Proksch
Dregea	Luckner/Diettrich
Drimia	Seitz
Drimys	Reichling/Horz
Dryas	Schennen
Dryopteris	Pilgrim

Abkürzungsverzeichnis

AAS	Atomabsorptionsspektroskopie
Abb.	Abbildung
Abk.	Abkürzung
abs.	absolut
AChE	Acetylcholinesterase
Ac_2O	Acetanhydrid
Akt.	Aktivität
alkal.	alkalisch
allg.	allgemein
AMG	Arzneimittelgesetz
Anm.	Anmerkung
anorg.	anorganisch
Ant.	Antagonist
ant.	antagonistisch
anschl.	anschließend
Anw.	Anwendung
Appl.	Applikation
appl.	appliziert
ApBetrO	Apothekenbetriebsordnung
aq.	wasserhaltig, mit Wasser solvatisiert
ASK	Arzneimittel-Stoffkatalog
asymm.	asymmetrisch
Aufl.	Auflage
auss.	ausschließlich
bakt.	bakteriell
BAN	British Approved Names
bas.	basicum (Basisch)
Bd.	Band
Beh.	Behandlung
belg.	belgisch
ber.	berechnet
Best.	Bestimmung
best.	bestimmt
betr.	betrifft, betreffen, betreffend
Bez.	Bezeichnung
bez.	bezogen
biol.	biologisch
Biotr.	Biotransformation
Biov.	Bioverfügbarkeit
BRS	Biologische Referenz-Substanz
BTM	Betäubungsmittel
BuOH	Butanol
bzgl.	bezüglich
Bzl.	Benzen (Benzol)
bzw.	beziehungsweise
ca.	circa, ungefähr
CAS	Chemical Abstracts Services
CCD	Gegenstromverteilung
CD	Circulardichroismus
ChE	Cholinesterase
chem.	chemisch
chron.	chronisch
conc.	concisus (geschnitten)
Cort.	Cortex (Rinde)
crist.	christallisatus (kristallin)
CRS	Chemische Referenz-Substanz
d	Dublett
dän.	dänisch
DC	Dünnschichtchromatographie, Dünnschichtchromatogramm
DCCC	Tröpfchengegenstromverteilung
DCF	Denomination commune française
dest.	destillatus (destilliert)
dgl.	dergleichen, desgleichen
d.h.	das heißt
dil.	dilutus (verdünnt)
Diss.	Dissoziation
diss.	dissoziiert
div.	diverse
D, L	Konfigurationsbezeichnungen
DLM	Dosis letalis minimum
DMF	Dimethylformamid
DMSO	Dimethylsulfoxid
Dos.	Dosierung, Dosis
dt.	deutsch
ED	mittlere Einzeldosis
EG-Nr.	Stoffe und Zusatzstoffe nach Zusatzstoff-Zulassungsverordnung
Eig.	Eigenschaft
einschl.	einschließlich
Elh.	Elementarhilfe
Elim.	Elimination
elim.	eliminieren, eliminiert
engl.	englisch
entspr.	entspricht, entsprechend
entw.	entweder
Erkr.	Erkrankung
Errb.	Erregbarkeit
Erythr.	Erythrocyten
Est.	Erstarrungstemperatur
et al.	et alii
etc.	et cetera
Eth	Diethylether
EtOH	Ethanol
evtl.	eventuell
Exp.	Experiment
exp.	experimentell
Extr.	Extractum (Extrakt)
EZ	Esterzahl
Fbg.	Färbung
FIA	Fließinjektionsanalyse
finn.	finnisch
Fl.	Flüssigkeit
fl.	flüssig
Flor.	Flores (Blüten)
FM	Fließmittel
Fol.	Folia (Blätter)
Fp.	Flammpunkt

Fruct.	Fructus (Früchte)
frz.	französisch
FT	Fourier Transformation
GC	Gaschromatographie
gem.	geminal
ges.	gesättigt
Gew.	Gewicht
GFC	Gelfiltrationschromatographie
ggf.	gegebenenfalls
GKl.	Giftklasse/Giftklassifizierung
Gl.	Gleichung
Glyc.	Glycerol 85 %
GPC	Gelpermeationschromatographie
grch.	griechisch
HAc	Essigsäure
H.I.	Hämolytischer Index
HN	Hager Nr.
holl.	holländisch
hom.	homöopathisch
HPLC	Hochdruckflüssigkeitschromatographie
Hrsg.	Herausgeber
HWZ	Halbwertszeit
hygr.	hygroskopisch
i	iso
i.a.	intraarteriell
i.c.	intracutan
IC	Ionenchromatographie
ICt_{50}	Produkt aus Konzentration und Zeit, das in 50% aller Fälle zur Kampfunfähigkeit führt
IE	Internat. Einheit
i.m.	intramuskulär
Ind.	Indikator
Indk.	Indikation
indiv.	individuell
Inf.	Infusion (Infusion)
inhal.	inhalativ/inhalatorisch
Inj.	Injektion
Inkomp.	Inkompatibilitäten
INN	International Nonproprietary Name (Internationaler Freiname)
Int.	Intensität
Inter.	Interaktion
IP	Isoelektrischer Punkt
i.p.	intraperitoneal
IR	Infrarot
irr.	irreversibel
isl.	isländisch
it.	italienisch
i.v.	intravenös
IZ	Iodzahl
jug.	jugoslawisch
KG	Körpergewicht
KIndk	Kontraindikation
Komb.	Kombination
Komm	Kommentar
Konj.	Konjugation
konst.	konstant
Konz.	Konzentration
konz.	konzentriert
korr.	korrigiert
krist.	kristallisiert, kristallin
l	löslich
LC_{Lo}	niedrigste in der Literatur angegebene tödliche Konzentration

LCt_{50}	Produkt aus Konzentration und Zeit, das in 50% aller Fälle zum Tod führt
LD_{Lo}	niedrigste in der Literatur angegebene tödliche Dosis
LD_{min}	minimale Letaldosis
LD_{50}	Letaldosis (50 %)
Leuk.	Leukocyten
Lign.	Lignum (Holz)
ll	leicht löslich
LM	Lösungsmittel
LPLC	Niederdruckflüssigkeitschromatographie
Lsg.	Lösung
m	Multiplett
m	meta
männl.	männlich
MAK	Maximale Arbeitsplatzkonzentration
max.	maximal
med.	medizinisch
MeOH	Methanol
Metab.	Metabolisierung
metab.	metabolisiert
MHK	Minimale Hemmkonzentration
min.	minutus (zerkleinert)
MPLC	Mitteldruckflüssigkeitschromatographie
MS	Massenspektrum, Massenspektrometrie
Mus.	Muskulatur
Nachw.	Nachweis
nat.	natürlich
n.B.	nach Bedarf
Nd.	Niederschlag
NFN	Nordiska Farmakopenämnden
NIR	Nahes Infrarot
nmiH	nicht mehr im Handel
NMR	Kernmagnetische Resonanz
norw.	norwegisch
o	ortho
o.a.	oder anderes auch, oben angegeben(e)
OHZ	Hydroxylzahl
opt.	optisch
ORD	Optische Rotationsdispersion
org.	organisch
Ox.	Oxidation
p	para
p.a.	pro analysi
PAH	Polycyclische Aromatische Kohlenwasserstoffe
par.	parenteral
p.c.	percutan
PEG	Polyethylenglycol (Macrogol)
Pet	Petrolether
pH	negativer dekadischer Logarithmus der Hydroniumionenkonzentration
phad.	pharmakodynamisch
phak.	pharmakokinetisch
pI_{50}	negativer Logarithmus derjenigen Konzentration eines Hemmstoffs, die zu einer 50%igen Hemmung führt.
p.o.	per os
pol.	polnisch
port.	portugiesisch
POZ	Peroxidzahl
ppm	Teile je Million Teile (parts per million)

prim.	primär
Pro.	Prophylaxe
PrOH	Propanol
pul.	praktisch unlöslich
pulv.	pulveratus (pulverisiert)
pur.	purus (rein)
PSC	Präparative Schichtchromatographie
q	Quartett
qual.	qualitativ
quant.	quantitativ
quart.	quartär
R	Reagenzien/Lösung europäisch (DAB 9)
Rad.	Radix (Wurzel)
RCCC	Rotating locular counter current chromatography
reag.	reagierend
Red.	Reduktion
regelm.	regelmäßig
rel.	relativ
res.	resistent
Rf	Retentionsfaktor
Rg.	Reagenz
Rhiz.	Rhizoma (Rhizom)
Rkt.	Reaktion
RN	Reagenzien/Lösung national (DAB 9)
R.S.	Konfigurationsbezeichnung nach CIP
R_{st}	R_{st}-Wert (Standard)
rum.	rumänisch
russ.	russisch
RV	Urtitersubstanz (DAB 9)
s	Singulett
s.	siehe
S.	Seite
s.a.	siehe auch
SC	Säulenchromatographie
s.c.	subcutan
schwed.	schwedisch
Sdt.	Siedetemperatur
sek.	sekundär
Sem.	Semen (Samen)
SL	Systemnummer der Stoffliste
sl	schwer löslich
sll	sehr leicht löslich
Smt.	Schmelztemperatur
SmtEut	eutektische Schmelztemperatur
s.o.	siehe oben
sog.	sogenannt
Sol.	Solutio (Lösung)
sol.	solutus (gelöst)
span.	spanisch
Spec.	Species (Teemischung)
spez.	spezifisch
ssl	sehr schwer löslich
ssp.	Subspecies
Stip.	Stipites (Stiele)
Stoffw.	Stoffwechsel
s.u.	siehe unten
Subl.	Sublimation
subl.	sublimatus (sublimiert)
subt.	subtilis (fein)
Supp.	Suppositorium (Zäpfchen)
Sym.	Symptom
symp.	symptomatisch
symm.	symmetrisch
Synth.	Synthese
synth.	synthetisch
Sz	Substanz
SZ	Säurezahl
t	Triplett
T	Teil(e)
Tab.	Tabelle
TD	mittlere Tagesdosis
Temp.	Temperatur
tert.	tertiär
tgl.	täglich
ther.	therapeutisch
ther. M.	therapeutische Maßnahmen
THF	Tetrahydrofuran
tierexp.	tierexperimentell
Titr.	Titration
titr.	titratus (eingestellt)
TMS	Tetramethylsilan
Tol.	Toluen (Toluol)
tox.	toxisch. toxikologisch
Toxk.	Toxikokinetik
Tr.	Tropfen
tsch.	tschechisch
türk.	türkisch
UA	Unverseifbare Anteile
u.a.	und andere, unter anderem
Übpf.	Überempfindlichkeit
ung.	ungarisch
Ungt.	Unguentum (Salbe)
unk.	unkompliziert
USAN	United States Adopted Names
usw.	und so weiter
u.U.	unter Umständen
UV	ultraviolett
UW	unerwünschte Wirkungen
Vak.	Vakuum
Verb.	Verbindung
verd.	verdünnt
Verg.	Vergiftung
Verm.	Verminderung
Vert.	Verteiler
Verw.	Verwendung
vet.	veterinärmedizinisch
vgl.	vergleiche
VgS.	Vergiftungssymptom(e)
Vis	sichtbares Licht
Vol.	Volumen
vomed.	volksmedizinisch
Vork.	Vorkommen
Vorschr.	Vorschrift
VVol.	Verteilungsvolumen
weibl.	weiblich
WHO	Weltgesundheitsorganisation
WKM	Wirkmechanismen
wl	wenig löslich
Wst.	Wirkstoff
z.B.	zum Beispiel
Zers.	Zersetzung
zit.	zitiert
ZNS	Zentralnervensystem
z.T.	zum Teil
Zul.-Nr.	Zulassungsnummer
Zus.	Zusammensetzung
zus.	zusammen

Standardliteratur und verbindliche Kürzel

AB-DDR — Minister für Gesundheitswesen der DDR (1987). Arzneibuch der DDR. 2. Ausgabe. Akademie-Verlag, Berlin

Ana — Florey K (Hrsg.) (1972–1986) Analytical Profiles of Drug Substances Bd. 1–15, 1. Aufl., Academic Press, New York London

APr — Dinnendahl V. Fricke U (1982) Arzneistoffprofile Bd. 1–5. 1. Aufl. mit 5 Ergänzungslieferungen 1983–87. Govi-Verlag GmbH Pharmazeutischer Verlag, Frankfurt/Main

Arg 66 — Famacopea Argentina 1966

Arg 78 — Farmacopea Nacional Argentina, Edicion 6, 1978

BAz — Bundesanzeiger, herausgegeben vom Bundesminister der Justiz

Belg VI — Pharmacopée Belge VI (1982), J. Duculot-Gembloux

Belg IV — Pharmacopée Belge IV (1930) und Nachträge bis 1953. F. & N. Dantinne, Strée

Belg V — Pharmacopée Belge V (1962–1968), Bd. 1–3 und Nachträge

BHP 83 — British Herbal Medicine Association (1983) British Herbal Pharmacopoeia. Megaron Press. Bournemouth

BHP 90 — British Herbal Medicine Association (1990) British Herbal Pharmacopoeia

BP 68 — British Pharmacopoeia XI (1968) und Nachtrag 1971, The Pharmaceutical Press, London

BP 88 — British Pharmacopoeia XLI (1988), Her Majesty's Stationary Office, London

BPC 73 [68, 63, 59, 54, 49, 34] — British Pharmaceutical Codex X (1973) [IX (1986), VIII (1963), VII (1959), VI (1954), V (1949), IV (1934)]

BPC 79 — The Pharmaceutical Codex (1979), The Pharmaceutical Press, London

BPVet — British Pharmacopoeia (Veterinary) und Nachträge (1977)

Brasil 1 — Farmacopeia dos Estados Unidos do Brasil (1926)

Brasil 2 — Farmacopeia dos Estados Unidos do Brasil (1959)

Brasil 3 — Farmacopeia dos Estados Unidos do Brasil (1976)

BVetC53 — British Veterinary Codex (1953)

CF 49 — Codex Français = Pharmacopoea Gallica = Pharmacopée Française VII (1949)

CF 65 — s. PF VIII

CFT — Benigni R, Capra C, Cattorini PE (1962) Piante Medicinali, Chimica, Farmacologia e Terapia. Inverni & Della Beffa. Mailand

ChinPIX — The Pharmacopoeia Commission of PRC (1988) Pharmacopeia of the People's Medical Publishing House, Beijing

CRC — Duke IA (1986) CRC-Handbook of Medicinal Herbs, 3. Print, CRC-Press. Boca Raton

CsL 2 — Pharmacopoea Bohemoslovenica II (1954) und Nachtrag

CsL 3 — Pharmacopoea Bohemoslovenica III (1970) und Nachtrag (1976)

DAB 6 — Deutsches Arzneibuch 6. Ausgabe (1926) und Nachträge, R. v. Deckers Verlag, G. Schenck, Berlin

DAB 7 — Deutsches Arzneibuch 7. Ausgabe (1968) und Nachträge, Deutscher Apotheker-Verlag, Stuttgart, Govi-Verlag GmbH, Frankfurt/Main

DAB 8 — Deutsches Arzneibuch 8. Ausgabe (1978) und Nachträge, Deutscher Apotheker Verlag, Stuttgart, Govi-Verlag GmbH, Frankfurt/Main

DAB 9 — Deutsches Arzneibuch 9. Ausgabe (1986) Wissenschaftliche Verlagsgesellschaft, Stuttgart, Govi-Verlag GmbH, Frankfurt/Main

DAB 9 N 1 — 1. Nachtrag 1989 zum Deutschen Arzneibuch 9. Ausgabe 1986. Wissenschaftliche Verlagsgesellschaft, Stuttgart, Govi-Verlag GmbH, Frankfurt/Main

DAB 9 N 2 — 2. Nachtrag 1990 zum Deutschen Arzneibuch 9. Ausgabe 1986. Wissenschaftliche Verlagsgesellschaft, Stuttgart, Govi-Verlag GmbH, Frankfurt/Main

DAB 10 — Deutsches Arzneibuch 10. Ausgabe (1991) Deutscher Apotheker Verlag, Govi-Verlag GmbH, Frankfurt/Main

DAC 79 — Arbeitsgemeinschaft der Berufsvertretungen Deutscher Apotheker (Hrsg.) (1979) Deutscher Arzneimittel-Codex (und Ergänzungslieferungen), Govi-Verlag, Pharmazeutischer Verlag, Frankfurt/Main, Deutscher Apotheker Verlag, Stuttgart

DAC 86 — Bundesvereinigung Deutscher Apothekerverbände (1986), Deutscher Arzneimittel-Codex 1986 mit Ergänzungen, Deutscher Apotheker Verlag, Stuttgart, Govi-Verlag, Frankfurt/ Main

Dan IX — Pharmacopoea Danica IX (1948) und Nachträge

Disp Dan — Dispensatorium Danicum (1963) und alle Nachträge bis 1973, Hrsg. von Danmark, Farmakopekommissionen, Kopenhagen Busck

EB 6 — Ergänzungsbuch zum Deutschen Arzneibuch, 6. Ausg. (1941), Dr. Hans Hösel, Deutscher Apotheker Verlag, Berlin

Egypt 84 — Egyptian Pharmacopoeia 1984

FEu — Tutin TG, Heywood VH, Burges NA, Valentine DH, Waleters SM, Webb DA (Hrsg.) (1964–1980) Flora Europaea Vol. I–V, At the University Press, Cambridge

FN Belg V — The Belgian National Formulary V (1977)

FNFr — Formulaire Nationale de France I (1974) und Ergänzungsband (1976)

GHo — Treibs W (Hrsg.), Gildemeister E, Hoffmann F (1956–1968) Die ätherischen Öle Bd. 1–8, 4. Aufl., Akademie Verlag, Berlin

HAB 1 — Homöopathisches Arzneibuch, 1. Ausgabe (1978), 1.–4. Nachtrag (1985), Deutscher Apotheker Verlag, Stuttgart, Govi-Verlag, Frankfurt/ Main

HAB 34 — Homöopathisches Arzneibuch (1934), Verlag Dr. Willmar Schwabe, Berlin

Hag — List PH, Hörhammer L (Hrsg.) (1977) Hagers Handbuch der Pharmazeutischen Praxis, 4. Aufl., Bd. 1–8, Springer-Verlag, Berlin Heidelberg New York

Heg — Conert HJ, Jäger EJ, Kadereit JW, Schultze-Motel W, Wagenitz G, Weber HE (Hrsg.) (1964–1992) Gustav Hegi Illustrierte Flora von Mitteleuropa, Bände I–VI, 2. u. 3. Aufl., Paul Parey, Berlin Hamburg

Helv V — Pharmacopoea Helvetica V (1933) und Nachträge

Helv VI — Pharmacopoea Helvetica VI (1971) und Nachträge, Eidgenössische Drucksachen- und Materialzentrale, Bern

Helv VII — Pharmacopoea Helvetica VII (1987), Eidgenössische Drucksachen- und Materialzentrale, Bern

Hgn — Hegnauer R (1962–1992) Chemotaxonomie der Pflanzen, Bd. I–X, Birkhäuser Verlag, Basel Stuttgart

Hisp IX — Farmacopea Oficial Espanola IX (1954)

Hop — Hoppe HA (1975–1987) Drogenkunde Vol. 1–3, 8. Aufl., W. de Gruyter Verlag, Berlin New York

HPUS 78 — Homoeopathic Pharmacopeia of the United States VIII (1978) mit Supplement A (1982)

Hung VII — Lang B (Hrsg.) (1986) Pharmacopea Hungarica VII, Akademiai kiado, Budapest

IndP 55 — Pharmacopoeia of India I (1955)

IndP 66 — Ministry of Health (1966) Pharmacopoeia of India II, The manager of publications, Delhi

IndP 85 — Ministry of Health&Family Welfare (1985), Pharmacopoeia of India III, Publications&Information Directorate (CSIR), New Dehli

IndPC 53 — Mukerji B (1953) The Indian Pharmaceutical Codex, Council of Scientific & Industrial Research, New Delhi

Ital 6 — Farmacopea Ufficiale del Regno d'Italia VI (1940), Istituto poligrafico dello stato, Rom

Ital 7 — Farmacopea Ufficiale della Repubblica Italiana VII (1965), Istituto poligrafico dello stato P. V., Rom

Ital 8 — Farmacopea Ufficiale della Repubblica Italiana VIII (1972), Bd. 1–3, Istituto poligrafico dello stato P. V., Rom

Ital 9 — Farmacopea Ufficiale della Repubblica Italiane IX (1985), Instituto poligrafico e zecca dello stato, Rom

Jap XI — The Pharmacopeia of Japan 11th Edition (1986) The Society of Japanese Pharmacopoeia, Jakuji Nippo, Ltd., Tokyo

Jug IV — Pharmacopoea Jugoslavica IV (1984)

Kar 58 — Karrer W (1958) Konstitution und Vorkommen der organischen Pflanzenstoffe – exclusive Alkaloide, Birkhäuser Verlag, Basel Stuttgart

Kar 81 — Karrer W, Huerlimann H, Cherbuliez E (1981–1985) Konstitution und Vorkommen der organischen Pflanzenstoffe exclusive Alkaloide Erg. Band, Teile 1 und 2, Birkhäuser Verlag, Basel Stuttgart

Kir — Kirk RE, Othmer DF (1978–1984) Encyclopedia of Chemical Technology, Bd. 1–25, 3. Aufl., Interscience Publ. (John Wiley&Sons Inc.), New York

Kle 78 — Kleemann A, Engel J (1978) Pharmazeutische Wirkstoffe: Synthesen, Patente, Anwendungen, Ergänzungsband 1982–1987, 1. Aufl., Georg Thieme Verlag, Stuttgart New York

Kle 82 — Kleemann A, Engel J (1982) Pharmazeutische Wirkstoffe: Synthesen, Patente, Anwendungen, 2. Aufl., Georg Thieme Verlag, Stuttgart New York

Kol — Kolthoff IM, Elving PJ (Hrsg.) (1959–1980). Treatise in Analytical Chemistry, Interscience Publishers Inc., New York

Kom — Hartke K, Mutschler E (Hrsg.) (1986) Kommentar zum Deutschen Arzneibuch 9. Ausg., Bd. 1–3, Wissenschaftliche Verlagsgesellschaft, Stuttgart

LBö — Landolt-Börnstein (1961–1986) Zahlenwerte und Funktionen aus Naturwissenschaften und Technik (Gruppe 1: Vol. 1–9, Gruppe 2: Vol. 1–17. Gruppe 3: Vol. 1–22, Gruppe 4: Vol. 1–5, Gruppe 5: Vol. 1–4, Gruppe 6:

Vol. 1–2), Springer-Verlag, Berlin Heidelberg New York

LHi Fiedler HP (1979) Lexikon der Hilfsstoffe, 3. Aufl., Editio Cantor, Aulendorf

MAK Henschler D (Hrsg.) (1972–1988) Gesundheitsschädliche Arbeitsstoffe. Toxikologisch-arbeitsmedizinische Begründung von MAK-Werten, Verlag Chemie, Weinheim

Man Manske RHF, Rodrigo RGA, Brossi A (Hrsg.) (1950–1988) The Alkaloids Vol. 1–33. Academic Press, San Diego New York Berkeley Boston London Sydney Tokio Toronto

Mar 28 Reynolds JEF (Hrsg.) Martindale (1982) The Extra Pharmacopoeia, 28. Edition, The Pharmaceutical Press, London

Mar 29 Reynolds JEF (Hrsg.) Martindale (1989) The Extra Pharmacopoeia. 29. Edition. The Pharmaceutical Press, London

MB MB Formulary (1959). Apotekarsocietetens Förlag, Stockholm

MC De Stevens G (Hrsg.) (1963–1985) Medicinal Chemistry Vol. 1–20, Academic Press, New York London

Mex P 52 Farmacopea Nacional de los Estados Unidos Mexicanos (1952)

MI Budavari S, The Merck Index (1989) 11. Auflage, Merck&Co. Inc., Rahway New Jersey

Ned 5 Nederlandse Pharmacopee V (1926)

Ned 6 Nederlandse Pharmacopee VI (1958), Staatsdrukkerij – en uitgeverijbedrijf, 's-Gravenhage

Ned 7 Nederlandse Farmacopee VII (1971), Staatsuitgeverij, 's-Gravenhage

Ned 9 Nederlandse Farmacopee IX (1983–87), staatsuitgeverij/'s-gravenhage

NF XIV [XIII, XII, XI, X] American Pharmaceutical Association (1975) [(1970, (1965), (1960), (1955)] National Formulary XIV [XIII, XII, XI, X]

NF XV ff. vereinigt mit USP XX ff., s. dort

Nord 63 Pharmacopoea Nordica, Editio Danica III (1963), Nyt Nordisk Forlag Arnold Busck, Kopenhagen

Nord IV Pharmacopoea Nordica. Editio Danica, IV (1975), Udgivet i medfor af lov om apothekervaesenet. Kopenhagen, und Ergänzungsbände

Norv V Pharmacopoea Novegica V (1939)

ÖAB 9 Österreichisches Arzneibuch 9. Ausgabe (1960), Bd. 1–2, Österreichische Staatsdruckerei, Wien

ÖAB 81 Österreichisches Arzneibuch (1981), Bd 1–2, Österreichische Staatsdruckerei, Wien

ÖAB 90 Österreichisches Arzneibuch (1990) und 1. Nachtrag, Verlag der Österreichischen Staatsdruckerei, Wien

Pen Penso G (1983) Index plantarum medicinalium totius mundi eorumque synonymorum, O. E. M. F., Mailand

PF VIII Pharmacopée Française = Codex Français VIII (1965)

PF IX Pharmacopée Française IX (1973)

PF X La Commission Nationale de Pharmacopée (1988), Pharmacopée Française X. L' Adrapharm, Paris, und Supplements

PhEur Europäisches Arzneibuch, 2. Ausgabe

PI Ed I/1 Pharmacopoea Internationalis I (1955), Internationales Arzneibuch, Bd. 1, Wissenschaftliche Verlagsgesellschaft mbH, Stuttgart

PI Ed I/2 Pharmacopoea Internationalis I (1957), Internationales Arzneibuch, Bd. 2, Wissenschaftliche Verlagsgesellschaft mbH, Stuttgart

PI Ed II Pharmacopoea Internationalis II (1967)

PI 1 WHO (1979) Pharmacopoea Internationalis, Vol. 1, Berger-Levrault, Frankreich

PI 2 WHO (1981) Pharmacopoea Internationalis, Vol. 2, Presses Centrales, Schweiz

PI 3 WHO (1988), Pharmacopoea Internationalis, Vol. 3, Presses Centrales, Schweiz

Pol IV Farmakopea Polska IV (1965)

Portug 35 Pharmacopeia Portuguesa (1935)

Portug 46 Farmacopeia Portuguesa VI (1946) und Ergänzungsbände 1961 und 1967

Pro Prous JR (Hrsg.) (1976–1988) Drugs of the Future Vol. 1–13, JR Prous S. A. Publishers, Barcelona

RoD Roth L, Daunderer M (Hrsg.) (1985) Gifte, Krebserzeugende gesundheitsschädliche und reizende Stoffe, Ordner 1–4, Ecomed-Verlag, Moderne Industrie, München

Rom IX Farmacopeea Romana, Editia A, IX-A (1976), Editura medicala

Ross 9 Gosudarstwiennaja Farmakopoea IX SSSR, Nationale Pharmakopöe Nr. 9 der UdSSR

Ross 10 Gosudarstwiennaja Farmakopoea X SSSR, Nationale Pharmakopöe Nr. 10 der UdSSR

SG Bundesamt für das Gesundheitswesen, Schweizer Giftliste, Ausg. 1987, Eidgenössische Drucksachen- und Materialzentrale, Bern

Svec 46 Svenska Farmakopen XI (1946)

Turk P Türk Farmakopesi (1974)

Ull Bartholome E, Bickert E, Hellmann H (Hrsg.) (1972–84) Ullmanns Enzyklopädie der technischen Chemie Bd. 1–25, 4. Aufl., Verlag Chemie, Weinheim

USD 60 United States Dispensatory (1960)

USP XIX United States Pharmacopeial Convention (1975), The United States Pharmacopeia USP XIX

USP XVIII [XVII, XVI, XI] United States Pharmacopeial Convention (1970) [(1965), (1950), (1935–1939)] The Pharmacopeia of the United States of America USP XVIII [XVII, XVI, XI]

USP XX United States Pharmacopeial Convention (1980), The United States Pharmacopeia USP – XXNF XV

USP XXI United States Pharmacopeial Convention (1985), The United States Pharmacopeia USP XXI – NF XVI

USP XXII United States Pharmacopeial Convention (1989), The United States Pharmacopeia USP XXII – NF XVII

Wst Weast RC, Selby SM (1987/88) CRC-Handbook of Chemistry and Physics, 68. Ed., The Chemical Rubber Co., Cleveland Ohio

Zan Zander R, Encke F, Buchheim G, Seybold S (1984), Handwörterbuch der Pflanzennamen, 13. Aufl., Eugen Ulmer, Stuttgart

Zem Herz W, Griesebach H, Kirby GW, Tamm Ch (Hrsg.) (1938–1989) Zechmeister L, Fortschritte der Chemie organischer Naturstoffe, Bände 1–54, Springer-Verlag, Heidelberg

Physikalische Größen

Größe	Zeichen	Größe	Zeichen
Absorption	$A_{1\,cm}^{1\%}$	Fläche	A
– spezifische		Frequenz	f, ν
Absorption, Koeffizient		Geschwindigkeit	υ
– dekadischer	$\alpha(\lambda)$	Geschwindigkeitsgefälle	D
– molarer dekadischer	$\kappa(\lambda)$	Geschwindigkeitskonstante	k
Absorptionsvermögen	A, D_i	Gleichgewichtskonstante	K
Aktivität	a	Impuls	p
Aktivitätseffizient	f	Kapazität	C
Arbeit	w, W	Kraft	F
Avogadro-Konstante	L, N_A	Kopplungskonstante	J
Beschleunigung	a	Ladungszahl	z
Boltzmann-Konstante	R	Länge	l
Brechzahl	n	Leistung	P
Chemische Verschiebung	δ	Lichtgeschwindigkeit	c_o
Chemisches Potential	μ	magn. Flußdichte	B
Dichte	ρ	Masse	m
– relative	d	Massengehalt	ω
Dielektrizitätskonstante (Permittivität)	ε	Massenkonzentration	β
Dielektrizitätszahl (Permittivitätszahl)	ε_r	Molalität	b
Diffusionskoeffizient	D	molare Leitfähigkeit	Λ
Druck	p	Molmasse	M
elektr. Dipolmoment	p_e	Oberflächenkonzentration	Γ
elektr. Leitfähigkeit	γ	Oberflächenspannung	σ, γ
elektr. Feldkonstante	ε_o	Osmotischer Druck	Π
elektr. Feldstärke	E	Periodendauer	T
elektr. Ladung	Q	Plancksche Konstante	h
elektr. Oberflächenpotential	χ	relative Atommasse	A_r
elektr. Potential		relative Molekülmasse	M_r
– äußeres	ψ	Schubmodul	G
– inneres	V, Φ	Schubspannung	τ
elektr. Spannung	U	Stoffmenge	n
elektr. Widerstand	R	Stoffmengenkonzentration	c
elektrochem. Durchtrittsfaktor	α	stöchiometr. Faktor	ν
elektrochem. Potential	μ	Stromstärke	I
elektromot. Kraft	E	Temperatur	
elektrokin. Potential (Zetapotential)	ζ	– Celsius-T.	t
Energie	w, W	– thermodynamische	T
– innere	U	Überführungszahl	t
– freie	A	Überspannung	η
– kinetische	E_{kin}	Viskosität	
– potentielle	E_{pot}	– dynamische	η
Enthalpie		– kinematische	ν
– freie	H	Volumen	V
– spezifische	G	Volumenkonzentration	σ
Entropie		Wellenlänge	λ
– molare	S	Wellenzahl	$\tilde{\nu}$
Fallbeschleunigung	g_u	Winkelgeschwindigkeit	ω
Faraday Konstante	F	Zeit	t

Autorenverzeichnis

Ay Dr. Rolf-Dieter Aye
Kranen-Apotheke
Lünertorstraße 5
2120 Lüneburg

IB Dr. Ingeborg Bauer
c/o Dr. Willmar Schwabe
Willmar-Schwabe-Str. 4
7500 Karlsruhe

TB Priv.-Doz. Dr. Thomas W. Baumann
Universität Zürich
Institut für Pflanzenbiologie
Zollikerstr. 107
CH-8008 Zürich

MB Dr. Michael Beck
c/o Klinge Pharma
Medizinische Abteilung
Berg am Laim Str. 129
8000 München 80

AB Anette Beil
Höhenweg 19
6350 Bad Nauheim

WB Prof. Dr. Wolfgang Blaschek
Universität Kiel
Institut für Pharmazie
Abt. Pharmazeutische Biologie
Grasweg 9
2300 Kiel

Br Dr. Norbert Brand
c/o Galenika Dr. Hetterich GmbH
Postfach 1753
8510 Fürth 1

BS Dr. Ursula Braun-Sprakties
Wendelinusstraße 45
5120 Herzogenrath

Be Priv.-Doz. Dr. pharm. Rudolf Brenneisen
Universität Bern
Pharmazeutisches Institut
Pharm. Phytochemie & Pharmakognosie
Baltzerstr. 5
CH-3012 Bern

Bu Prof. Dr. Artur Burger
Universität Innsbruck
Institut für Pharmakognosie
Innrain 52
A-6020 Innsbruck

RC Dr. Reinhold Carle
c/o Asta Medica AG
Weismüllerstr. 45
Postfach 100105
6000 Frankfurt/M.

NC Dr. Neera Chaurasia
Am Sonnenhof 12
8700 Würzburg 25

Di Dr. Beate Diettrich
Martin-Luther-Universität
Halle-Wittenberg
Sektion Pharmazie
Weinbergweg 15
O-4050 Halle

Ei Dr. Udo Eilert
Institut für Pharm. Biologie
Mendelssohnstraße 1
3300 Braunschweig

Fl Apotheker Wolfgang Ferstl
Thierschplatz 4a
8000 München 22

MF Monika Fett
Universität Würzburg
Inst. f. Pharmazie
und Lebensmittelchemie
Am Hubland
8700 Würzburg

GF Dr. Gisela Franck
c/o Deutsche Homöopathie Union
Otto-Straße 24
7500 Karlsruhe 41

BF Dr. Bruno Frank
Lehmgrubenweg 9
8702 Hettstadt

Gn Dr. Beatrice Gehrmann
Universität Hamburg
Institut für Angewandte Botanik
Abteilung Pharmakognosie
Bundesstraße 43
2000 Hamburg 13

PG Prof. Dr. Piotr Gorecki
Institut für Heilpflanzenforschung
Libelta 27
PL-61707 Poznan

LG Dr. Lajos Gracza
c/o Carl Müller GmbH & Co. KG
Bahnhofstr. 33–35 + 40
Postfach 869
7320 Göppingen

GS Ärztin Sibylle Greiner
Altes Hofgut
3579 Frielendorf-Lenderscheid

MG Dr. Meinhard W. Grubert
Johannes-Gutenberg-Universität
Institut für Pharmazie
Saarstraße 21
6500 Mainz

Hm Apothekerin Silke Hampe
Amalienstraße 18
8000 München

RH Prof. Dr. Rudolf Hänsel
Westpreußenstr. 71
8000 München 81

GH Prof. Dr. Götz Harnischfeger
Breiter Weg 15
3380 Goslar

HG Dr. Günter Henkler
Inst. f. Arzneimittel
Seestraße 10
1000 Berlin 65

Hl Dr. Andreas Hensel
c/o ASTA Pharma AG
Weismüllerstraße 45
Postfach 100105
6000 Frankfurt 1

Hu Priv.-Doz. Dr. Günther Heubl
Kirschstraße 32a
8029 Sauerlach

AH Prof. Dr. Alois Hiermann
Institut für Pharmakognosie
Universitätsplatz 4
A-8010 Graz

Hi Prof. Dr. Karl Hiller
Humboldt-Universität
Chemie WB Pharmazie
Goethestraße 54
O-1120 Berlin

HB Dr. Kerstin Hoffmann-Bohm
Emmeringer Str. 37
8089 Emmering

Ho Dr. Bertold Hohmann
Institut für Angewandte Botanik
Marseiller Str. 7
2000 Hamburg 36

Hh Dr. Ulrich Hölscher
Dr. Willmar Schwabe Arzneimittel
Willmar-Schwabe-Str. 4
Postfach 410925
7500 Karlsruhe 41

KH Dr. Karl-Heinrich Horz
Aartal-Apotheke
Friedhofstraße 4
6348 Herborn-Seelbach

Ic Dr. Otto Isaac
Liesingstraße 8
6450 Hanau 9 (Großauheim)

Ju Prof. Dr. Peter Junior
Neue Uhlen-Apotheke
Bahnhofstraße 1
4939 Steinheim

JJ Apothekerin Jacqueline Jüptner
Panoramastraße 23
7900 Ulm

Jh Prof. Dr. Johann Jurenitsch
Universität Wien
Institut für Pharmakologie
Währinger Str. 25
A-1090 Wien

MK Dr. Marga Kämpfer
c/o Evang. Krankenhaus Hamm
Werlerstr. 110
4700 Hamm

Ka Prof. Dr. Theodor Kartnig
Institut für Pharmakognosie
Universitätsplatz 4/1
A-8010 Graz

FK Dr. Faeis Khaliefi
Pharmazeutische Naturprodukte
Im Höfle 4
7321 Dürnau

CK Dr. Christa Kletter
Universität Wien
Institut für Pharmakologie
Währinger Str. 25
A-1090 Wien

Ko Apotheker Martin Kober
Johann Wolfgang Goethe-Universität
Inst. f. Pharm. Biologie
Georg-Voigt-Str. 16
Postfach 111932
6000 Frankfurt/M. 11

Kh Prof. Dr. Heinrich P. Koch
Universität Wien
Institut für Pharm. Chemie
Währinger Str. 10
A-1090 Wien

Kr Dr. Hildegard Koehler
Universität Regensburg
Pharmazeutische Biologie
Universitätsstraße 31
8400 Regensburg

Kp Prof. Dr. Brigitte Kopp
Universität Wien
Pharmakognostisches Institut
Währinger Str. 25
A-1090 Wien 9

Ks Priv.-Doz. Dr. Joseph Kraus
Karlstr. 13
7987 Weingarten

LK Prof. Dr. Ljubomir Kraus
Universität Hamburg
Institut für Angewandte Botanik
Abteilung Pharmakognosie
Bundesstraße 43
2000 Hamburg 13

WK Priv.-Doz. Dr. Wolfgang Kreis
Universität Tübingen
Pharmazeutisches Institut
Auf der Morgenstelle 8
7400 Tübingen

LH Prof. Dr. Liselotte Langhammer †

RL Dr. Reinhard Liersch
c/o Madaus AG
Postfach 91 05 55
5000 Köln 1

UL Dr. Ulrike Lindequist
Ernst-Moritz-Arndt-Universität
Sektion Pharmazie
Friedrich-Ludwig-Jahn-Str. 17
O-2200 Greifswald

DL Prof. Dr. Dieter Loew
Katernberger Str. 255
5600 Wuppertal 1

ML Prof. Dr. Martin Luckner
Martin-Luther-Universität
Halle-Wittenberg
Sektion Pharmazie
Weinbergweg 15
O-4050 Halle

Ma Karoline Mathys
Universität Bern
Pharmazeutisches Institut
Baltzerstraße 5
CH-3012 Bern

IM Priv.-Doz. Dr. Irmgard Merfort
Institut für Pharm. Biologie
Gebäude 26.23
Universitätsstraße 1
4000 Düsseldorf 1

HM Dr. Holger Miething
Mühlenstraße 4
1000 Berlin 45

SM Leb.-Chemikerin Sabine Moeck
c/o Fa. Steiner & Co.
Ostpreußendamm 72/73
1000 Berlin 45

Mu Dr. Sabine Mundt
Ernst-Moritz-Arndt-Universität
Friedrich-Ludwig-Jahn-Str. 17
O-2200 Greifswald

Pa Dr. Dietrich Paper
Pharmazeutische Biologie
der Universität Regensburg
Universitätsstraße 31
8400 Regensburg

Pi Doz. Dr. Horst Pilgrim
Ernst-Moritz-Arndt-Universität
Friedrich-Ludwig-Jahn-Str. 17
O-2200 Greifswald

PP Prof. Dr. Peter Proksch
Universität Würzburg
Inst. f. Botanik u. Pharm. Biologie
LS f. Pharm. Biologie
Mittlerer Dallenbergweg 64
8700 Würzburg

Ra Otto Ratka
c/o Martin Bauer GmbH
Dutendorfer Str. 5–7
8531 Vestenbergsgreuth

Rd Prof. Dr. Hans-W. Rauwald
Johann Wolfgang Goethe-Universität
Inst. f. Pharm. Biologie
Georg-Voigt-Str. 16
Postfach 11 19 32
6000 Frankfurt/M. 11

Rg Prof. Dr. Jürgen Reichling
Inst. f. Pharm. Biologie
Im Neuenheimer Feld 364
6900 Heidelberg

CS Dr. Carola Schennen
Zum Ziegeleiteich 6
3326 Oelber am Weißen Wege

Sz Dr. Winfried Schilz
c/o Birkenweg
Pharm. Fabrik GmbH
Postfach 12 44
8752 Kleinostheim/Main

SH Apothekerin Hildegard Schleinitz
Rhône-Poulenc Rorer GmbH
Nattermannallee 1
5000 Köln 30

St Dr. Stephan Schmidt
Rheingaustraße 42 B
6238 Hofheim a. Ts.

SD Dr. Kurt Schneider
Universität Wien
Pharmakognostisches Institut
Währinger Str. 25
A-1090 Wien 9

ES Dr. Eberhard Scholz
Albert-Ludwigs-Universität
Inst. f. Pharm. Biologie
Schänzlestr. 1
7800 Freiburg

TS Dr. Thomas Schöpke
Humboldt-Universität zu Berlin
Sektion Chemie/Bereich Pharmazie
Goethestraße 54
O-1120 Berlin-Weißensee

Sa Dipl.-Leb. Chem. Hildegund Schwarze
Inst. f. Arzneimittel
Seestraße 10
1000 Berlin 65

Sc Dipl.-Biol. Sabine Schweins
Dr. Poehlmann & Co. GmbH
Pharmazeutische Fabrik
Abt. f. Biologische Forschung
Loerfeldstraße 20
Postfach 13 65
5804 Herdecke

Sw Dipl.-Biol. Bettina Schwell
Rendelerstraße 20
6000 Frankfurt am Main

RS Dr. Renate Seitz
c/o Springer-Verlag GmbH & Co. KG
Agnes-Bernauer-Platz 8
8000 München 21

Si Prof. Dr. Claus-Peter Siegers
Medizinische Hochschule
Institut für Toxikologie
Ratzeburger Allee 160
2400 Lübeck 1

Su Dr. Peter Simon
Deisenhofener Str. 40
8000 München 90

So Dr. Ulrich Sonnenborn
c/o Firma Poehlmann
Loerfeldstraße 20
5804 Herdecke

VS Priv.-Doz. Dr. Volker Ssymank
Cheruskerstr. 15
3300 Braunschweig

Se Dr. Karin Staesche
Rhône-Poulenc Rorer GmbH
Nattermannallee 1
5000 Köln 30

SB Prof. Dr. Elisabeth Stahl-Biskup
Institut für Angewandte Botanik
Bundesstraße 43
2000 Hamburg 13

Sg Dr. Wolfgang Steuding
c/o Salus-Haus
Postfach 11 80
8206 Bruckmühl (Obb.)

Sp Dr. Hermann Stuppner
Universität Innsbruck
Inst. f. Pharmakognosie
Innrain 52
A-6020 Innsbruck

ET Prof. Dr. Eberhard Teuscher
Ernst-Moritz-Arndt-Universität
Sektion Pharmazie
Friedrich-Ludwig-Jahn-Str. 17
O-2200 Greifswald

TM Dr. Hermine Thober-Miething
Mainzer Str. 3
1000 Berlin 31

BU Dr. Dr. Bernhard Uehleke
Sebastian-Kneipp-Forschungsinstitut
8039 Bad Wörishofen

MV Dr. Markus Veit
An der Stadtmauer 1a
8700 Würzburg-Heidingsfeld

Wa Diethilde Warncke
c/o Kneipp-Werke
Steinbachtal 43
Postfach 59 60
8700 Würzburg 1

MW Prof. Dr. Michael Wink
Ruprecht-Karls-Universität
Inst. f. Pharm. Biologie
Im Neuenheimer Feld 364
6900 Heidelberg

WG Dr. Ulrike Wissinger-Gräfenhahn
Institut für Arzneimittel
Seestraße 10
1000 Berlin 65

Ze Dr. Bernhard Zepernick
Tollenseestraße 46 B
1000 Berlin 37

C

Calamintha

HN: 2007800

Familie: Lamiaceae (Labiatae).

Unterfamilie: Stachyoideae.

Tribus: Saturejeae.

Gattungsgliederung: Die Gattung Calamintha MILLER wird von vielen Autoren als eigene Sektion in die Gattung Satureja L. (→ Gattung Satureja) gestellt. Haupt-Unterschiede: Blüten in axillären gegenständigen, meist gestielten Cymen (Satureja: Blüten in Scheinquirlen oder lockeren Cymen); Kelch mehr oder weniger zweilippig (bei Satureja mit fünf mehr oder weniger gleich langen Zähnen).[7]
S.a. Inhaltsstoff-Gruppen der Gattung Calamintha.

Gattungsmerkmale: Kräuter, seltener Halbsträucher. Blütenstände axilläre, ± lockere und in der Regel gestielte Cymen. Kelch cylindrisch, 13nervig, röhrig, deutlich zweilippig, untere Lippe länger als die obere; Schlund behaart. Blütenkrone meistens groß; zweilippig, Unterlippe dreilappig, mittlerer Lappen am größten; Griffel meistens mit ungleichen Ästen, der untere breiter, lappig, der hintere kurz und pfriemlich.[2,7]

Verbreitung: Europa, Asien.[2]

Inhaltsstoffgruppen: Ätherisches Öl, Flavone.[3,4]
Chemotaxonomie: Satureja-Arten bilden vornehmlich phenolische Monoterpene (*p*-Cymen, Thymol, Carvacrol) während Calamintha-Arten vorherrschend alicyclische Monoterpene (Menthon, Isomenthon, Pulegon) bilden.[1]

Drogenliefernde Arten: *C. nepeta* (L.) SAVI ssp. *glandulosa* (REQ.) P. W. BALL: Calaminthae herba.

Calamintha nepeta (L.) SAVI

Synonyme: *C. nepeta* (L.) SAVI ssp. *glandulosa* (REQ.) P. W. BALL = *C. officinalis* MOENCH = *C. ascendens* JORD. = *C. glandulosa* REQ. = *C. montana* LAM. = *Melissa calamintha* L. = *Satureja calamintha* (L.) SCHEELE = *Thymus calamintha* DC. = *Thymus glandulosa* REQ. = *C. glandulosa* (REQ.) BENTH.
C. nepeta (L.) SAVI ssp. *nepeta* = *C. nepetoides* JORDAN = *C. thessala* HAUSSKN. = *Satureja calamintha* ssp. *nepetoides* (JORDAN) BR.-BL.[5,6,7]

Sonstige Bezeichnungen: Dt.: Bergmelisse, Ackermelisse, Bergminze, Waldquendel; frz.: Calament.[20,21]

Systematik: Die europäische Art *C. nepeta* (L.) SAVI beinhaltet zwei Unterarten:[7] *C. nepeta* (L.) SAVI ssp. *glandulosa* (REQ.) P. W. BALL und *C. nepeta* (L.) SAVI ssp. *nepeta*.

Botanische Beschreibung: *C. nepeta* (L.) SAVI: Staude 30 bis 80 cm hoch, schwach bis dicht flaumig; Blätter 10 bis 35 (bis 45) × 8 bis 25 (bis 30) mm, breit oval, stumpf, fast ganzrandig oder leicht bis tiefer gekerbt-gesägt mit bis zu neun Zähnen auf jeder Seite; Cymen 5- bis 20blütig; Blütenstiel 0 bis 22 mm; Kelch 3 bis 7 × 1 bis 1,5 (bis 2) mm, schwach bis dicht flaumhaarig bis flaumig; obere Zähne 0,5 bis 1,5 mm, untere Zähne 1 bis 2 mm flaumhaarig, selten mit wenigen langen Wimpern; Krone (9 bis) 10 bis 15 mm, weiß oder lilafarben.
C. nepeta (L.) SAVI ssp. *glandulosa* (REQ) P. W. BALL: Cymen fünf- bis 11 (bis 15)blütig, Blütenstiel 0 bis 5 (bis 10) mm; Blätter 10 bis 20 (bis 25) mm lang, fast ganzrandig oder mit bis zu fünf Zähnen auf jeder Seite; Geruch nach Melisse.
C. nepeta (L.) SAVI ssp. *nepeta*: Cymen (fünf-) 10 bis 20-blütig, Blütenstiel 8 bis 22 mm; Blätter 20 bis 35 (bis 54) mm lang, mit fünf bis neun Zähnen auf jeder Seite.[7]

Verwechslungen: Andere Calamintha- bzw. Satureja-Arten.
Zu beachten: Ein Synonym zu *Glechoma hederacea* L. (Gundelrebe) ist irreführender Weise auch *Calamintha hederacea* SCOP.

Verbreitung: Süd- und West-Europa.[7]

Drogen: Calaminthae herba.

Calaminthae herba

Synonyme: Herba Calaminthae montanae.

Sonstige Bezeichnungen: Dt.: Kalaminthkraut, Bergmelisse, Waldquendel.

Definition der Droge: Verwendet wird das getrocknete Kraut mit Blüten (blühende Zweige).[21]

Stammpflanze: *C. nepeta* (L.) SAVI ssp. *glandulosa* (REQ.) P.W. BALL.

Herkunft: Mittel- und Süd-Europa (bes. Alpengebiet), aus Wildbeständen.

Ganzdroge: Zarte Stengelabschnitte, stumpfkantig bis rund, stark behaart; Blätter: breit eiförmig, klein, etwa 14 bis 20 (10 bis 25) mm lang, kurz gestielt, meist mit nur wenigen Kerbzähnen; Blüten in blattachselständigen, meist lockeren Cymen; Kelch röhrig, mit zwei längeren abstehenden und drei kürzeren Zähnen; Blumenkrone zweilippig, meist doppelt so lang als der Kelch, beim Trocknen oft herausgefallen.

Schnittdroge: Blattfragmente mit bloßem Auge fein borstig behaart bis schwach behaart erscheinend; Blattrand mit wenigen Zähnen bis fast ganzrandig, Nerven unterseits hell hervortretend; meist ganze Kelche in der Schnittdroge, zwei längere abstehende und drei kürzere Zähne; zweilippige Blüten länger als der Kelch, oft herausgefallen; Stengel stark behaart, stumpfkantig bis rund (derbere Stengelstücke sollten in der Schnittdroge fehlen).
Geruch: Nach Melisse.
Mikroskopisches Bild. Blattoberseite (Flächenbild). Epidermiszellen kantig- bis wellig-buchtig verzahnt; Zellen des Nervenparenchyms gestreckt; praktisch keine Stomata.
Haare zahlreich:
- einzellige sehr kurze bis längere Kegelhaare mit geprickelter Kutikula;
- zwei- bis mehrzellige kurze bis lange Gliederhaare mit geprickelter Kutikula.

Drüsenhaare:
- meist einzelliger, kurzer Stiel, Drüsenköpfchen relativ groß, oval-eiförmig bis rundlich;
- (besonders am Blattrand:) meist zwei-zelliger Stiel, Köpfchen zart, rundlich-gestreckt.

Blattunterseite (Flächenbild). Behaarung wie Oberseite, zusätzlich Labiaten-Drüsenschuppen und Stomata mit zwei polaren Nebenzellen; Epidermiszellen meist deutlich welliger als auf der Oberseite.
Blattquerschnitt. Normales bifaziales Batt; Palisadenparenchym ein- (bis zwei)-schichtig, etwa 1/2, oft bis 2/3 des Mesophylls einnehmend; die derben Epidermis-Außenwände ± wellig nach außen gewölbt.
Kelch- und Blütenblätter. Sie zeigen dieselbe Behaarung wie die Laubblätter.

Pulverdroge: Flächenbilder der Blattober- und -unterseite mit wellig-buchtigen Epidermiszellen, Stomata mit zwei polaren Nebenzellen (meist nur auf der Blattunterseite).
Haare:
- einzellige derbe, geprickelte, kurze bis längere Kegelhaare.
- derbe, zwei- bis mehrzellige, geprickelte, unterschiedlich lange Gliederhaare.
- Drüsenhaare: a) meist einzelliger, kurzer Stiel, Köpfchen relativ groß, rundlich oval-eiförmig; b) Stiel zwei- bis dreizellig, Köpfchen zart, rundlich-gestreckt.
- Labiaten-Drüsenschuppen (meist nur auf der Blattunterseite).

Fragmente der Kelch- und Blütenblätter mit derselben Behaarung wie auf den Blättern.

Verfälschungen/Verwechslungen: Andere Lamiaceen.

Inhaltsstoffe: Ca. 0,35 % ätherisches Öl.[20]
Hauptkomponente Piperitonoxid (55 %);[9] ferner: Pulegon, Menthon, Menthol (und deren Acetate), Piperitenonoxid, β-Bisabolen, α- u. β-Pinen, Limonen, Cineol, β-Caryophyllen, Carvon, Thymol, Terpinen; weitere Nebenkomponenten vergl.[9–13];
Triterpene. Ursolsäure und 3-Epi-ursolsäure,[15,16] 3,4-Secotriterpenoid (Calaminthadiol).[17]

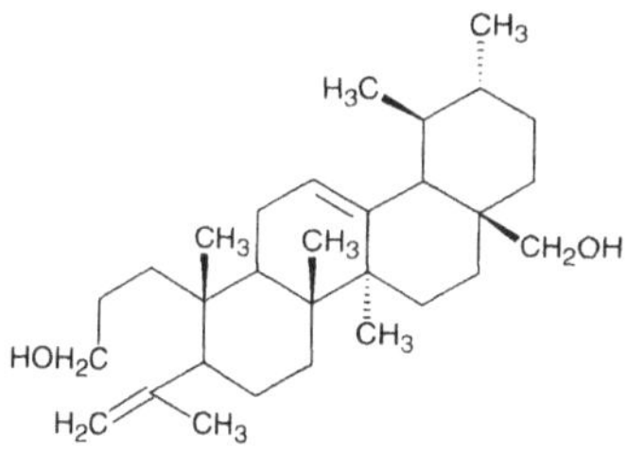

Calaminthadiol

Volkstümliche Anwendung und andere Anwendungsgebiete: Bei Magenbeschwerden, zur Entwässerung, bei Schluckauf und bei Ohrensausen.[18–21] Früchte in Indien als Aphrodisiacum.[20]

Sonst. Verwendung: Gelegentlich als Gewürz.[18–21]

1. Adzet T, Passet J (1972) Riv Ital Essenze Profumi Piante Off Aromi Saponi Cosmet Aerosol 54(7): 482–486, zit. nach: CA 78(3):13806c
2. Engler A, Prantl K (1897) Die natürlichen Pflanzenfamilien, Teil IV,3, Verl. W. Engelmann, Leipzig
3. Pavlovic S, Ivanic R, Sivin K, Zivanovic P, Jancic R, Milinkowic D, Vujcic S (1983) ArhFarm 33(6), 287–291, zit. nach: CA 100(25):206794j
4. Tomas-Barberan FA, Husain SZ, Gil MI (1988) Biochem Syst Ecol 16(1):43–46
5. Index Kewensis (1895) Enum. Genera Species Flowering Plants: Vol. I, u. Suppl. XVI (1981) Clarendon Press, Oxford
6. Zan, S. 151
7. FEu, Bd. 3, S. 167
8. Gessner O (1953) Die Gift- und Arzneipflanzen von Mitteleuropa, Verl. Carl Winter, Heidelberg
9. Kokkalo E, Stefanou E (1990) Flavour Fragrance J 5(1): 23–26, zit. nach: CA 113(8):65043n
10. Bellomaria B, Valentini G (1985) Gazz Bot Ital 119(5–6):237–245, zit. nach: CA 107(12): 102423k
11. Frazao S, Domingues A, Sousa MB (1974) Characteristics of the essential oil Calamintha ascendens (Satureja calamintha); Int. Congr. Essent. Oils, (Pap.), 6th, 118, 4pp., Allured Publ. Corp.: Oak Park, Ill, zit. nach: CA 84(8):49732p
12. de Pooter HL, Goetghebeur P, Schamp N (1987) Phytochemistry 26(12):3.355–3.356
13. de Pooter HL, Schamp NM (1986) Comparison of the volatile composition of some Calamintha/Satureja species; Prog. Essent. Oil Res., Proc. Int. Symp. Essent Oils, 16th, Meetiing Date 1985, 139–150. Edited by: Brunke, Ernst-Joachim. de Gruyter: Berlin, zit nach: CA 105(10):84925c
14. de Pooter HL, De Buyck LF, Schamp NM (1986) Phytochemistry 25(3):691–694
15. Aversa MC, Gianetto P, Romeo G (1977) Atti Soc Peloritana Sci Fis Mat Nat 23(1):75–84, zit. nach: CA 91(19):157934j
16. Aversa MC, Giannetto P, Romeo G (1976) Chim Ind (Milan) 58(6):448, 1976, zit. nach: CA 86(11):68352x
17. Giannetto P, Romeo G, Aversa MC (1979) Phytochemistry, 18(7):1.203–1.205
18. Berger F (1954) Handbuch der Drogenkunde, Bd. 4, Verl. W. Maudrich Wien
19. Valnet J (1983) Phytotherapie, 5. Auflage, Verl. Maloine S.A. Editeur, Paris
20. Hag, Bd. 3, S. 563
21. Hop, S. 198

Ho

Calendula

HN: 2006400

Familie: Asteraceae (Compositae).

Unterfamilie: Asteroideae (Tubuliflorae).

Tribus: Calenduleae.

Gattungsgliederung: Die Gattung Calendula L. umfaßt etwa 12, vorwiegend mediterrane Arten.[1] Der bereits im 13. Jhd. erwähnte Name ist wahrscheinlich ein Diminutiv vom lat. "Calendae", dem Monatsersten, und weist auf das tägliche Öffnen und Schließen der Blüten hin.[2] Der Name "Ringelblume" bezieht sich auf die eigenartig gebogenen Früchte. Calendula ist eine taxonomisch "extrem schwierige" Gattung[1] mit den Arten: *C. arvensis* L., *C. eckerleinii* OHLE, *C. incana* WILLD., *C. lanzae* MAIRE, *C. maroccana* BALL, *C. meuselii* OHLE, *C. officinalis* L., *C. pachysperma* ZOH., *C. palaestina* BOISS., *C. stellata* CAV., *C. suffruticosa* VAHL und *C. tripterocarpa* RUPR.[3–7]

Gattungsmerkmale: Meist einjährige Kräuter oder Halbsträucher mit in der Regel reichästigem Stengel mit wechselständigen, ungeteilten Laubblättern. Blütenköpfchen mittelgroß bis groß, einzeln, langgestielt, heterogam, mit röhrigen, funktionell männlichen Scheibenblüten und zahlreichen weiblichen, fruchtbaren gelben Strahlenblüten. Hüllblätter ein- bis zweireihig, ungefähr gleichlang, Blütenboden nackt, Früchte einwärts gekrümmt, nicht gleichgestaltet; die äußeren länger, weniger eingekrümmt, in einen zweischneidigen Schnabel verlängert, die inneren kürzer, stärker gekrümmt, oft an einer oder an beiden Seiten häutig geflügelt, mit nach innen geschlagenem Flügel, alle am Rücken mehr oder weniger knotig bis dornig.[206,207]

Verbreitung: Im gesamten Mittelmeerraum sowie Makaronesien. Nördlich bis Mitteleuropa, östlich bis Iran, Punjab, Sind und Peshawar. Das südlichste Vorkommen sind Ableger im Hoggar-Gebirge in der Zentralsahara und im Jemengebirge im tropischen Arabien.[1]

Inhaltsstoffgruppen: Carotine und Xanthophylle;[8,9] Triterpensaponine (Oleanolsäureglykoside) in Blüten[10,11] und Wurzeln[12,13] sowie Triterpenalkohole (Monole, Diole, Triole).[14–16] Freie Sterole, Sterylester und Sterylglucoside,[17] Sesquiterpene[18,19] und Sesquiterpenglykoside,[20,21] jedoch keine Sesquiterpenlactone;[22] Flavonoide, insbesondere Isorhamnetinglykoside,[23,24] Polysaccharide[25] sowie Triacylglyceride mit ges. und unges. Fettsäuren, u. a. Octadecatriensäuren.[26,192]

Drogenliefernde Arten: *Calendula arvensis*: Calendulae arvensis flos, Calendulae arvensis herba. *Calendula officinalis*: Calendulae flos, Calendulae flos cum calyce, Calendulae herba, Calendula officinalis hom. *HAB 1*, Calendula officinalis hom. *PF X*, Calendula officinalis hom. *HPUS 78*.

Calendula arvensis L.

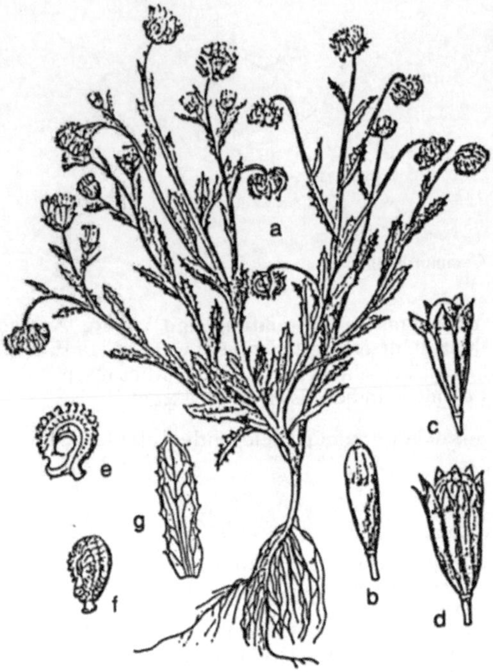

Calendula arvensis L. a Habitus der blühenden und fruchtenden Pflanze, b Knospe der Scheibenblüte, c Scheibenblüte (sich öffnend), d eine teratologische (10teilige) Scheibenblüte (Original), e und f Larven- (oder Ringel-) Früchte, g Laubblatt

Synonyme: *C. aegyptiaca* PERS., *C. arvensis* L. ssp. *hydruntina* (FIORI) LANZA, *C. arvensis* L. ssp. *macroptera* ROUY, *C. arvensis* L. var. *parviflora* (RAF.) BATT., *C. bicolor* RAF., *C. ceratosperma* VIV., *C. cristagalli* VIV., *C. gracilis* DC., *C. malacitana* BOISS. et REUT., *C. micrantha* BOISS. et NOE, *C. micrantha* TIN. et GUSS., *C. officinalis* L. var. *hydruntina* FIORI, *C. palaestina* BOISS. var *repanda* (BOISS. et NOE) BOISS., *C. parviflora* RAF., *C. persica* C. A. MEY., *C. repanda* BOISS. et NOE, *Calendula sancta* L.[5]

Sonstige Bezeichnungen: Dt.: Acker-Ringelblume, Kleine Ringelblume, Wilde Ringelblume; engl.: Field marigold; frz.: Petit souci, Souci des champs, Souci des prés; provenc.: Gaout, Gauchefer, Gauchet-fer; languedoc.:Gaouget; it.: Fiorrancio dei campi, Fiorrancio selvatico; span.: Calendula silvestre, Hierba del podador, Hierba lavamanos, Hierba vaquera, mercalilla del campo, Maravilla de los campos, Tetilla de gallina; katal.: Groguet de camp, Llevagat, Llevamá bord, Llevamal inflabou, Lligamá; port.: Erva-vaqueira, Pampilho, Pampulho; ndl.: Akkergoudsbloem, Wilde goudsbloem; türk.: Çayir nergisi; tunes.: Karchoun.

Systematik: *C. arvensis* ist eine hochpolymorphe Art. Die Variabilität erstreckt sich vor allem auf die Köpfchengröße (klein bis mittelgroß), auf die Wuchsform (aufrecht oder niederliegend bis aufsteigend), die Lebensdauer (ausgesprochen kurzlebig oder mit kräftigem vegetativen Unterbau) sowie auf die Fruchtform (äußere Achänen ± geschnäbelt oder ± geflügelt). In den südlichen Mittelmeerländern, im Irak und auf den Kanarischen Inseln kommen Pflanzen vor, die sich durch kleine Köpfe auszeichnen.[3]

Botanische Beschreibung: Einjährige, 10 bis 20 cm hohe Pflanze mit spindelförmiger Wurzel. Stengel einzeln oder zu mehreren, niederliegend oder bogig aufsteigend, mit zahlreichen, abstehenden oder aufstrebenden Ästen bis unter die Köpfe beblättert, kantig, kurz flaumhaarig. Untere Laubblätter spatelig, kurz gestielt, ganzrandig oder stumpf gezähnt, die mittleren und oberen lanzettlich, mit herzförmigem Grund, stengelumfassend sitzend, ganzrandig oder kurz gezähnt, kurz zugespitzt, flaumig behaart, hellgrün. Blütenköpfe einzeln, ziemlich lang gestielt, zur Fruchtzeit übergeneigt, 1 bis 2 cm breit. Hülle weitglockig; Hüllblätter einreihig, lanzettlich bis lineal, lang zugespitzt, grün, an der Spitze häufig rötlich überlaufen, weißhäutig berandet. Blüten zitronen-, selten ockergelb oder orangerot, getrocknet glänzend. Zungenblüten 7 bis 12 mm lang, dreizähnig, mehrreihig angeordnet. Früchte (Achänen) stark eingekrümmt, die randständigen doppelt so lang wie die Hülle, am Rücken stark dornig, in einen zweischneidigen Schnabel verschmälert (Hakenfrüchte), die mittleren schwach kahnförmig (Kahnfrüchte), die innersten ringförmig eingekrümmt, am Rücken stachelig quer gerieft (Larvenfrüchte).[206]

Verwechslungen: Verwechslungen mit *C. officinalis* sind kaum zu erwarten (s. d.).

Verbreitung: Im gesamten Mittelmeerraum, besonders in Tunesien zwischen Hammam-Lif und Sfax. Im Norden bis zum nördlichen Frankreich, in Deutschland bis zum Maintal, in Rheinhessen und in Thüringen. Nördlich davon stets adventiv oder verwildert, so auch in England. Im Osten bis Indien, Iran und den früheren zentralasiatischen Sowjetrepubliken, südlich bis zur arabischen Halbinsel und westlich bis zu den Kanarischen Inseln. Als kalkliebender Thermophyt vielfach in Weingärten anzutreffen, daneben auf Brachen, Schuttplätzen und an Ackerrändern.[206]

Anbaugebiete: Im Gegensatz zu *C. officinalis* wird *C. arvensis* nicht angebaut.

Drogen: Calendulae arvensis flos, Calendulae arvensis herba.

Calendulae arvensis flos

Synonyme: Flores Calendulae arvensis, Flores Calendulae silvestris.[205]

Sonstige Bezeichnungen: Göllingtee.[174]

Definition der Droge: Die zur Blütezeit gesammelten und getrockneten völlig geöffneten Blütenköpfchen.

Stammpflanzen: *Calendula arvensis* L.

Inhaltsstoffe: *Flavonoide*. Das Flavonoidspektrum von *C. arvensis* ist dem von *C. officinalis* ähnlich. Die Blütenköpfchen enthalten Quercetin-3-*O*-*β*-D-glucosid (Isoquercitrin), Quercetin-3-*O*-*β*-(6-*O*-*α*-L-rhamnosyl)-D-glucosid (Rutin), Quercetin-3-*O*-*β*-D-galactosid (Hyperosid) und Isorhamnetin-3-*O*-*β*-(6-*O*-*α*-L-rhamnosyl)-D-glucosid (Narcissin).[172,178]
Carotinoide. Ungefärbte Polyene, $C_{40}H_{56}$-Kohlenwasserstoffe. Hydroxyderivate und Epoxide sind in wechselnder Menge und Zusammensetzung in den Blüten von zwei Varietäten von *C. arvensis* nachgewiesen worden.[182]

Wirkungen: *Antibakterielle Wirkung*. Die wasserlöslichen Bestandteile des ethanolischen Extraktes (Urtinktur) sind im Agarverdünnungstest ab einer Konzentration von 10 oder 25 mg/mL aktiv gegen *Staphylococcus aureus*.[100] Gereinigte Extrakte und die Saponoside sind unwirksam. Die Ergebnisse sind denen von *C. officinalis* ähnlich.[172]
Andere Wirkungen. *C. arvensis* werden ferner menstruationsfördernde (emmenagoge), peripher vasodilatorische und hypotensive Wirkungen zugeschrieben.[120,177,187] Die hypotensive Wirkung soll bei wäßrigen Extrakten länger andauern, bei alkoholischen Extrakten aber plötzlich einsetzen. Die uteruswirksame Substanz findet sich eher im wäßrigen als im alkoholischen Extrakt.[177]
Nachvollziehbare Angaben zu diesen behaupteten Wirkungen liegen nicht vor.

Volkstümliche Anwendung und andere Anwendungsgebiete: In Tunesien (Kairouan) verwendet man das Dekokt aus Blüten und Früchten äußerlich als Antirheumatikum,[172] in der italienischen Volksmedizin als entzündungswidriges und fiebersenkendes Heilmittel,[176] in der chinesischen Medizin bei unregelmäßiger Menses.[163] In Spanien werden sowohl die Blüten als auch das Kraut von *C. arvensis* ebenfalls bei Menstruationsbeschwerden verwendet. In Kashmir werden die Blüten als Stimulans, Spasmolyticum und Emmenagogum verwendet.[191] Die Wirksamkeit ist jedoch nicht belegt.

Sonst. Verwendung: *Landwirtschaft*. Als Färbemittel für Speisen wie Butter und Käse.[188,189]

Calendulae arvensis herba

Synonyme: Herba Calendulae arvensis, Herba Calendulae silvestris.

Monographiesammlungen: Pharmacopée traditionelle tunisienne.[147,176]

Definition der Droge: Die zur Blütezeit gesammelten und getrockneten oberirdischen Teile.

Stammpflanzen: *Calendula arvensis* L.

Inhaltsstoffe: *Triterpensaponine*. Die oberirdischen Teile von *C. arvensis* enthalten als Arvensoside bezeichnete Oleanolsäureglykoside, die zum Teil mit den in den Wurzeln von *C. officinalis* vorkommenden Saponosiden identisch sind.[52,179–181]
Sesquiterpenglykoside. Im Gegensatz zu *C. officinalis* enthalten die oberirdischen Teile von *C. arvensis* Sesquiterpenglykoside. Arvosid A ist ein 4-*O*-(*β*-D-fucopyranosyl)-4-Epicubebol; das sehr seltene 4-Epicubebol ist bisher nur in marinen Braunalgen gefunden worden.[175] Weitere sechs Sesquiterpenglykoside sind Derivate des ebenfalls seltenen Alloaromadendrols, Arvosid B hat die Struktur eines 4-*O*-(*β*-D-fucopyranosyl)-4-Alloaromadendrols.[21]

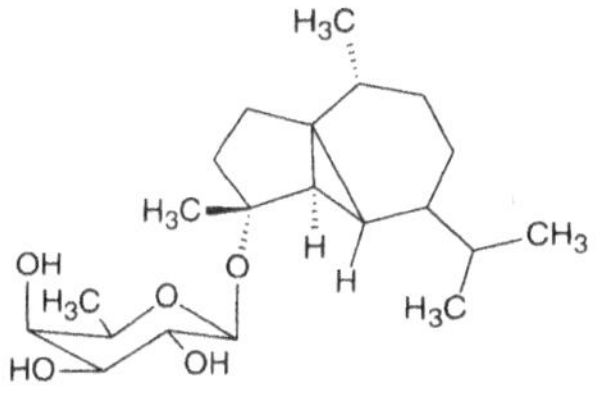

Arvosid A

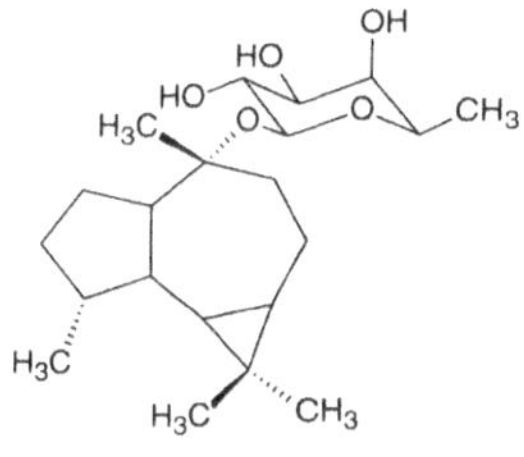

Arvosid B

Die übrigen Glykoside sind Derivate des Arvosids B mit verschiedenen Substituenten am Fucopyranosylrest.[176]
Phenolcarbonsäuren. In den oberirdischen Teilen sind Protocatechusäure, *p*-Hydroxybenzoesäure, Syringasäure, Kaffeesäure, *p*-Cumarsäure und Ferulasäure enthalten.[172]
Aminosäuren. In den oberirdischen Teilen sind 15 Aminosäuren identifiziert worden. Davon liegen in 100 g Droge jeweils ca. $5{,}5 \times 10^{-3}$ g in freier und ca. 21×10^{-3} g in gebundener Form vor.[183] Alkaloide, Cumarine und Tannine werden aufgrund von Farbreaktionen vermutet.[184]

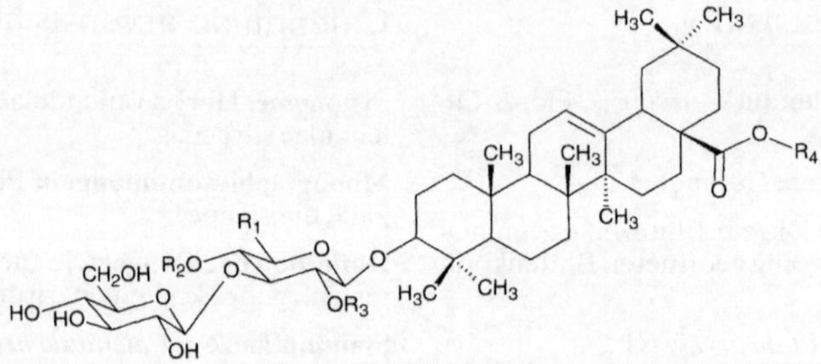

	R_1	R_2	R_3	R_4
Arvensosid A (=Saponosid 1)	$—CH_2OH$	—H	—H	β-D-Glc
Arvensosid B (=Saponosid 2)	$—CH_2OH$	—H	—H	—H
Arvensosid C	$—CH_2OH$	—H	β-D-Glc	β-D-Glc
Arvensosid D	$—CH_2OH$	—H	β-D-Glc	—H
Saponosid 3	—COOH	—H	—H	β-D-Glc
Saponosid 4	—COOH	—H	—H	—H
Saponosid 5	$—CH_2OH$	β-D-Glc	—H	β-D-Glc
Saponosid 5a	$—CH_2OH$	β-D-Glc	—H	—H

Triterpenglykoside aus *Calendula arvensis*

Wirkungen: *Antiphlogistische Wirkung.* Der ethanolische Extrakt aus den oberirdischen Teilen hemmt bei p.o. Applikation des Carrageeninödem der Rattenpfote. Die Ödemhemmung beträgt 32% beim Trockenextrakt (100mg/kg) gegenüber 45% beim Indometacin (5mg/kg).[110] Am gleichen Modell ist der Frischpflanzenextrakt in einer Dosierung von 300mg/kg Ratte p.o. wirksamer als Lysin-Acetylsalicylat in gleicher Dosierung.[172] Bei der an der Ratte durch s.c. Injektion von 3µL/g Terpentinöl, was 50% der letalen Dosis entspricht, ausgelösten Entzündung wird der Anstieg von Corticosteron und Haptoglobin durch das Arvensosid A um 30 bis 50% vermindert.[172,185] Die Arvensoside A und B sowie das Saponosid 4 (s. Formelübersicht) sollen ebenfalls die Prostaglandinsynthese durch phagozytierende Rattenleukozyten hemmen.[186] Die experimentellen Angaben hierzu sind unzureichend. Die antiphlogistische Aktivität ist vom Saponingehalt der Extrakte abhängig.[151]

Antivirale Wirkung. Die Sesquiterpenglykoside von *C. arvensis* hemmen in Zellen mit CER-Zellen (Plaquetechnik) die Vesicular-Stomatitis-Virus(VSV)-Infektion mit VSV-Viren vom Indiana-Serotyp. Die Anti-VSV-Aktivität ist am höchsten beim Arvosid A. Mit einer Konzentration von 100µg/mL wird eine 100%ige Plaquereduktion erzielt (MIC_{50} = 36). Beim Arvosid B beträgt die Plaquereduktion 73% bei einer Konzentration von 20µg/mL (MIC_{50} = 14).
Nur Arvosid A vermindert auch die Vermehrung von Rhinoviren vom HRV-Typ 1B. Die CPE-Reduktion beträgt 25% bei einer Konzentration von 100µg/mL.[176] Die Triterpenglykoside hemmen hauptsächlich die VSV-Infektion, wenn auch unterschiedlich stark. Wirksam bei einer HRV-Infektion ist nur das Saponosid 3 (s. Formelübersicht).[181]
Hämolytische Wirkung PFX. Die hämolytische Aktivität beträgt für Arvensosid A = 3.085, B = 5.400, C = < 1.000 und D = 24.000. Das Saponosid D aus *C. officinalis* ist mit einer hämolyti-

schen Aktivität von 48.600 zweimal wirksamer als das Arvensosid D aus *C. arvensis*.[52] Nach eine anderen Quelle soll Arvensosid B für die hämolytische Aktivität verantwortlich sein.[151] Nähere Angaben sind nicht ersichtlich.

Volkstümliche Anwendung und andere Anwendungsgebiete: Extrakte aus *C. arvensis* werden als Antiseptikum, zur Wundbehandlung, bei Menstruationsbeschwerden, bei Bienenstichen und Wespenstichen und bei Verbrennungen[120] sowie als auflösendes und schweißtreibendes Mittel verwendet.[188,189] In Tunesien wird das Kraut in der traditionellen Therapie nur äußerlich verwendet. In Sidi Bouzid bereitet man aus den Blättern eine Paste und legt sie, um den rheumatischen Schmerz zu lindern, auf die schmerzenden Körperstellen. Als Kataplasma auf den Kopf gelegt, sollen die Blätter das Fieber senken und die Kopfschmerzen beseitigen.[147] In Spanien benutzen die Landleute die Blätter zu Blutstillung bei Wunden, daher der Name "hierba del podador" und im Katalanischen "llevamal",[190] und als schweißtreibendes Mittel.[204]

Akute Toxizität: *Tier.* Bei der peroralen Applikation von Extrakten aus frischen und getrockneten Pflanzen treten bis zu einer Dosierung von 1500 mg/kg Ratte keine toxischen Erscheinungen auf.
Bei der i.p. Applikation ist der aus der frischen Pflanze gewonnene Extrakt mit einer LD_{50} von 48 mg/kg Ratte toxischer als der aus der getrockneten Pflanze hergestellte mit 320 mg/kg Ratte. Das unterschiedliche Ergebnis beruht wahrscheinlich auf dem unterschiedlichen Saponosidgehalt in den Extrakten von 1,20 g/L bzw. 0,43 g/L.[151,172]

Sonst. Verwendung: *Landwirtschaft.* Zum Färben, auch von Butter und Käse.[188]

Calendula officinalis L.

Synonyme: *C. officinalis* var. *anemonaeflora* HORT., *C. officinalis* var. *hortensis* FIORI, *C. officinalis* var. *prolifera* DC., *Caltha officinalis* MOENCH.

Sonstige Bezeichnungen: Dt.: Feminell, Goldblume, Goldrose, Marienrose, Regenblume, Ringelblume, Ringelrose, Sonnwendblume, Stinkerli, Studentenblume, Totenblume, Weckbröselchen u.a.; engl.: Common Marygold, Garden Marygold, Gold bloom, Marigold, Mary bud, Pot Marigold; frz.: Fleur feminelle, Fleurs de tous les mois, Souci, Souci des jardins; span.: Caldo, Maravilla; katalan.: Flor de tot l'any; it.: Calendola, Fior d'ogni mese, Fiorrancio dei giardini, Fiorrancio di tutti i tempi; grch.: Canestro; ndl.: Goudsbloem; dän.: Horgenfrue; norw.: Ringblomst; pol.: Nagietek lekarski, Nagietka, Nagietka lekarskiego; lit.: Medetka; russ.: Nogotki lekarstvennye; tsch.: Mesiček Zahradnì; ung.: Körömvirág.

Systematik: Mit häufig zwei Blühphasen im Frühsommer und im Herbst läßt sich *C. officinalis* als eine Art auf dem Wege zu einer annuellen Sippe bezeichnen.[3] Innerhalb der Art sind aber große genetische Unterschiede zu erkennen, z.B. im Blühdatum, der Anzahl der Blütenköpfchen, der Scheiben- und Strahlenblüten und der verschiedenen Fruchtformen.[27] Da zwischen Calendula-Arten mit unterschiedlichen Chromosomenzahlen starke genetische Kreuzungsbarrieren bestehen, kann man sich das Auftreten verschiedenfarbiger Blütenköpfchen nur so erklären, daß eine 18 Chromosomen enthaltende Sippe und eine mit 14 Chromosomen im diploiden Satz nach Bastardierung und Polyploidisierung einen neuen Pflanzentyp mit $2n = 32$ Chromosomen entstehen ließen.[4]
Zur Drogengewinnung werden vorwiegend gefüllt blühende Formen angebaut (*f. ligulata hort.*). Die Farbe der Blüten reicht von hellgelb bis dunkelorange. Die Sorte "Prinz von Orleans" ist dunkelorangegelb bis orangerot, *f. ranunculoides* blaßorangegelb, *f. superba* goldgelb, *f. isabellina* aprikosenfarbig-nankinggelb (die Spitzen der Zungenblüten sind rötlichbraun bis gelbbraun), *f. regalis* hell- bis ockergelb; *f. pallida* ähnelt kleinen dicht gefüllten Chrysanthemum-Sorten: Blüten weiß, gelblich überlaufen, die Strahlenblüten unterseits schwefelgelb. Eine Abnormität ist die seit dem Mittelalter bekannte *f. prolifera* DC., bei der sich aus dem Hauptkopf bis zu 15 neue Köpfchen bilden.[28,206]

Botanische Beschreibung: Pflanze einjährig, selten zweijährig, 30 bis 50 cm hoch, mit etwa 20 cm langer Pfahlwurzel und zahlreichen dünnen Nebenwurzeln. Stengel aufrecht, vom Boden an oder erst im oberen Teil reich verzweigt, kantig, flaumig behaart. Die wechselständigen Blätter sind 10 bis 15 cm lang und 3 bis 4 cm breit, die unteren fast spatelförmig, die oberen länglich bis lanzettlich, alle filzig behaart. Jeder Stengel oder Seitenzweig bildet an seiner Spitze ein Blütenköpfchen mit einem Durchmesser von 5 bis 7 cm aus. Es besteht aus einem schüsselförmigen Hüllkelch, der von zahlreichen grünen, schmal-lanzettlichen, beidseitig dicht mit Drüsenhaaren besetzten Blättchen gebildet wird. Doppelt so lang wie der Hüllkelch sind die etwa 15 bis 20 mm langen Strahlblüten (Zungenblüten). Das Innere des Köpfchens wird von trichterförmigen Scheibenblüten (Röhrenblüten) eingenommen. *C. officinalis* neigt besonders als Kulturpflanze dazu, Röhren- in Zungenblüten umzuwandeln; die Infloreszenzen mit mehreren Kreisen von Zungenblüten werden als "gefüllt" bezeichnet. Die im Zentrum des Köpfchens stehenden radiären Röhrenblüten sind pseudohermaphrodit und weiblich steril. Ihre fünf Staubblätter sitzen mit freien Filamenten an den Kronblättern, aber die Antheren sind mittels ihrer Kutikula zu einer Röhre verklebt. In dieser Antherenröhre befindet sich ein steriler Griffel. Aufgrund seiner weiblichen Sterilität ist der unterständige Fruchtknoten der Röhrenblüten nur schwach entwickelt. Demgegenüber sind die zygomorph geformten Strahlenblüten am Rande des Köpfchens rein weiblich; ihre Staubblätter sind vollständig zurückgebildet. Ihr unterständiger Fruchtknoten ist entsprechend seiner Fertilität viel

stärker entwickelt als der der Röhrenblüten. Früchte werden also nur von den weiblichen Strahlenblüten ausgebildet. Die heterokarpen Früchte (Achänen) sind sichelförmig, gekrümmt bis geringelt, und werden entsprechend ihrer Form als Haken-, Flug- oder Larvenfrüchte bezeichnet.[29]
Die Pflanze besitzt einen charakteristischen balsamischen Geruch und einen aromatischen, bitteren Geschmack.[29]

Verwechslungen: Da *C. officinalis* meist angebaut wird, sind Verwechslungen selten. Die Blüten der Acker-Ringelblume (*C. arvensis* L.) finden gelegentlich als Flores Calendulae silvestris Verwendung. Die Zungenblüten von *C. arvensis* sind hellgelb bis zitronengelb, nur selten orangerot bis goldgelb; sie sind nur 0,7 bis 1,2 cm lang, stehen in kleinen Köpfchen – Durchmesser nur 1 bis 2 cm – an Pflanzen, die nur 10 bis 20 cm hoch werden, deren Laubblätter bis auf die spateligen unteren lanzettlich sind und entfernt grobbuchtig gezähnt oder auch ganzrandig sein können. Sobald die Pflanzen fruchten, unterscheiden sie sich auch durch die Haltung ihrer Fruchtstände: bei *C. officinalis* steif aufrecht, bei *C. arvensis* übergeneigt bis herabhängend. Angebaut wird *C. arvensis* nicht.[29]
Gelegentlich wird die in Nordafrika heimische Art *C. suffruticosa* VAHL angebaut. Die Laubblätter dieser Art sind lineal-lanzettlich, schwach ausgebuchtet-gezähnt. Die zahlreichen Blütenköpfe haben einen Durchmesser von 2 bis 3 cm.[28] Verwechslungen mit *C. algeriensis* BOISS. ET REUT. und *C. microphylla* LGE.[30] haben praktisch keine Bedeutung mehr.

Inhaltsstoffe: *C. officinalis* ist reich an Triterpensaponinen, relativ einfach gebauten Glykosiden der Oleanolsäure. Bei den Blüten ist das 3-OH glykosidisch an D-Glucuronsäure gebunden, während bei den Wurzelsaponinen das 3-OH mit β-D-Glucose verknüpft ist. Sterole kommen in allen Pflanzenteilen und während der verschiedenen Vegetationsperioden frei und verestert und als acylierte Glucoside vor.[17] Die Keimperiode ist gekennzeichnet durch die Hydrolyse von Sterylestern zu freien Sterolen, die Blütezeit hingegen durch die Akkumulation von Estern, Glykosiden und freien Sterolen in allen Pflanzenteilen, hauptsächlich in den Blüten.
Charakteristisch für das Altern ist die Hydrolyse von Sterolestern in den Bättern und die Veresterung in den Wurzeln.[36] Der Gesamtgehalt – bezogen auf das Trockengewicht – beträgt 0,09 %.[37] Sitosterol dominiert in den jüngeren, Stigmasterol in den älteren Zellgeweben. In den Blättern finden sich die Sterolformen in den Mikrosomen (66 %), in den Mitochondrien und Golgi-Membranen (24 %), in den Chloroplasten (5 %), in den Zellwänden (4 %) und im Cytosol (1 %).[40,41]
Allantoin (5-Ureidohydantoin) findet sich in den Blütenköpfchen mit 0,136 bis 0,147 %, in den Zungenblüten mit 0,104 bis 0,116 % und im Kraut und in den Wurzeln mit 0,107 %.[195]
Calendulafrüchte enthalten etwa 20 % fettes Öl, das zu 60 % aus Calendulasäure, einer Octadecatriensäure, besteht.[27]

Verbreitung: In ganz Mittel- und Südeuropa, Westasien und den USA. Die Garten-Ringelblume ist eine alte Kultur- und Zierpflanze, die vermutlich schon im 12. Jhd. in Deutschland angebaut worden ist. Häufig in Bauerngärten und auf Friedhöfen angepflanzt. Verwildert vielfach auf Schuttplätzen, an Wegrändern, Zäunen und in Weinbergen anzutreffen.[29]

Anbaugebiete: Kulturen finden sich in den Mittelmeerländern, auf dem Balkan, in Osteuropa, in der ČSFR und in Ostdeutschland. Auch auf dem Gebiet der früheren Sowjetunion und in den Niederlanden wird Calendula angebaut. Hauptherkunftsgebiete für orangegelbe Blütendroge sind die Balkanländer, für orangerote Ware Syrien und Ägypten.

Drogen: Calendulae flos (Ringelblumenblüten), Calendulae flos cum calyce, Calendulae herba, Calendula officinalis hom. *HAB 1.*, Calendula officinalis hom. *PFX*, Calendula officinalis hom. *HPUS 78.*

Calendulae flos (Ringelblumenblüten)

Synonyme: Flores Calendulae, Flores Calendulae sine calycibus, Calendulae flos sine calyce, Flores Feminell.[188]

Sonstige Bezeichnungen: Dt.: Feminell, Ringelblumenblüten; engl.: Marigold florets, Marigold flowers; frz.: Fleur de souci (des jardins), Fleur de tous les mois; it.: Fior d'ogni mese, Fiorrancio dei giardine.

Monographiesammlungen: Flores Calendulae sine calycibus (Ringelblumenblüten) *EB 6*, Calendula *BHP 83*, Ringelblumenblüten (Calendulae flos) *DAC 79*.

Definition der Droge: Die Randblüten der völlig entfalteten, gesammelten und getrockneten Blütenköpfchen *EB 6*, die völlig entfalteten, vom Blütenstandsboden abgetrennten, getrockneten Zungenblüten gefüllter Formen *DAC 79*, die nach dem völligen Öffnen der Blüten gesammelten und getrockneten Zungenblüten *BHP 83*.

Stammpflanzen: *Calendula officinalis* L.

Herkunft: Die Droge stammt überwiegend aus dem Anbau. Hauptlieferland ist Ägypten neben Ungarn, Polen und den Balkanländern.

Gewinnung: Die Aussaat erfolgt direkt ins Freiland von März bis April mit einer Saatgutmenge von 2 bis 3 kg/ha in einer Tiefe von höchstens 2 cm.[193] Das Tausendkorngewicht ist durch die Heterokarpie großen Schwankungen unterworfen und kann Werte zwischen ca. 4 g für Larvenfrüchte und 14 bis 15 g für Flug- und Hakenfrüchte erreichen.[28] Die Fruchtform hat keinen Einfluß auf Anzahl der Pflanzen, Zahl der Blütenköpfchen oder Blütengewicht.[46] Im Handel befindet sich meist Saatgut mit allen Fruchtformen. Durch die Vielgestaltigkeit der Früchte verstopfen die Sägeräte leicht.[47] Es emp-

fiehlt sich eine Düngung mit 70 bis 80 kg/ha P_2O_5 und K_2O bei der Aussaat. Um die Blütenernte nicht zu beeinträchtigen, sollten höchstens 40 bis 50 kg/ha Stickstoff gegeben werden.[193] Die Kulturen sind durch Verunkrautung gefährdet. Unkräuter werden mechanisch-chemisch beseitigt,[48] z. B. im Vorauflauf mit Propyzamid oder Trifluralin.[47]
Krankheiten und Schädlinge: *Erysiphe cichoracearum* DC., *Entyloma calendulae* (OUD.) DE BY., *Alternaria calendulae* NEES und *Cercospora calendulae* SACC., *Sphaeroteca fuliginea* (Echter Mehltau), *Phytomyza atricornis* MEIG., *Brachycaudus helichrysi* KALT., *Bemisia tabaci* GEN., *Aphis fabae* SCOP. und *Myzus persicae* SULZ, Überträger des Mosaikvirus der Dahlie. Gegen Schädlinge empfiehlt sich eine Behandlung auf der Basis von Schwefel oder Propiconazol.[47,193] Die maschinelle oder manuelle Ernte beginnt Anfang Juli.[49] Etwa ein bis zwei Monate lang können – im Abstand von jeweils wenigen Tagen – die neu entfalteten Blütenköpfchen ohne Achsenanteile gepflückt werden. Im Laufe der Erntezeit verringert sich aber nicht nur die Anzahl der Blütenköpfchen und deren Durchmesser und Einzelgewicht, sondern auch die Anzahl der Blütenköpfchen pro Infloreszenz.[29] Die Blüten werden im Schatten oder bei einer Temperatur von 35 bis 45 °C getrocknet. Künstliche Trocknung ist zweckmäßig, da die Köpfchen sehr langsam austrocknen. Bei Verwendung als Schmuckdroge ist eine Trocknung bei 80 °C empfehlenswert, weil bei dieser Temperatur die Farbe am besten erhalten bleibt.[47] Das Trocknungsverhältnis frisch zu trokken beträgt 6 bis 8 : 1. Der Ertrag an getrockneten Blütenköpfchen liegt bei 18 bis 25 kg/100 m². Kelchfreie Ware gewinnt man meist aus den getrockneten Köpfchen, aus denen die Zungenblüten herausgerebelt werden. Der reine Blütenertrag ohne Kelch beträgt 9 bis 15 kg/100 m². Zur Krautgewinnung wird der Bestand Mitte Juli bei Vollblüte geschnitten. Die Krauternte gibt Erträge von 25 bis 40 kg/100 m²; Samenertrag 300 bis 600 kg/ha. Zur Saatgutgewinnung erntet man die Fruchtstände, sobald sich die inneren Larvenfrüchte im August hellbraun verfärben; die Früchte des äußeren Kreises sind dann noch nicht ausgefallen.[43]
Solange die Calendula-Wirkstoffe noch nicht feststehen, ist auch die Züchtung spezieller Sorten für den Arzneipflanzenanbau nicht sinnvoll. Für die Drogengewinnung werden z. Zt. besonders die gefülltblühenden orangefarbenen Sorten bevorzugt wie "Orangekönig", "Orangekugel", "Meisterstück"[28] oder "Balls Orange", "Golden King", "Midas", "Orange Gitana", "Persimmon Beauty"[47] sowie "Kablouna Orange", "Orange Gem" und "Orange Princess". Von neun untersuchten Ziersorten hat "Kablouna Orange" den höchsten Carotinoid- und "Orangekugel" den höchsten Flavonoidgehalt.[50] Abhängig vom Erntetermin ergeben sich deutliche Unterschiede im Saponingehalt.[51]

Ganzdroge: Strahlend gelbe oder orangefarbene Blütenblätter, 15 bis 25 mm lang und 3 mm breit, ein- bis dreigezähnt mit vier oder fünf Nerven, fast ganzrandig; die kurze haarige Röhre oft mit Resten des fadenförmigen Griffels und der zweispaltigen Narbe. Fruchtknoten länglich, 0,5 mm lang, behaart. Schwacher Geruch; salziger und schwach bitterer Geschmack *BHP83*.

Schnittdroge: *Geruch.* Schwach, eigenartig.
Geschmack. Aromatisch und bitter.
Makroskopisches Bild. Die Droge besteht aus den geschnittenen orangeroten bis goldgelben, glänzenden dreizähnigen Zungenblüten mit nach innen gekrümmtem Fruchtknoten ohne Pappus. Die Zungenblüten zeigen vier, nahe dem oberen Rand verlaufende Hauptnerven und an dem basalen röhrenförmigen Teil kleine Haare.[126]
Mikroskopisches Bild. Epidermiszellen auf der Oberseite der Zungenblüten teilweise papillenartig vorgewölbt mit hellgelben, kugelförmigen Chromoplasten. Kutikula deutlich gefurcht. Epidermiszellen des Fruchtknotens langgestreckt. Haare mehrzellig mit ein- oder zweireihigem Stiel und spitz zulaufender oder eiförmiger Endzelle. Wenige Drüsenhaare.[126]

Pulverdroge: Leuchtend gelbes Pulver, bestehend aus Blütenfragmenten. Epidermiszellen schmal länglich, mit gewellten Zellwänden, irregulär geformten Chromoplastiden und einigen Öltröpfchen. Pollen mit 40 µm Durchmesser, triporat, mit stacheliger Exine. Nicht-Drüsenhaare bestehend aus einer doppelten Zellreihe mit ein- bis zweizelligen Fortsätzen bis 900 µm Länge. Calciumoxalatrosetten mit einem Durchmesser von 2 bis 6 µm *BHP83*.

Verfälschungen/Verwechslungen: Verwechslungen oder Verfälschungen sind möglich mit den Blüten anderer Asteraceen wie Inula-Arten, *Anthemis tinctoria* L., *Doronicum pardalianches* L. und *Arnica montana* L. Die Zungenblüten von *Arnica montana* sind 3,5 bis 5 cm lang, mit 8 bis 12 Nerven und einem Pappus versehen und unterscheiden sich auch im Aroma. Die Blüten von *Doronicum pardalianches* sind durch ihre goldgelbe Farbe, die Größe (2 bis 2,5 cm lang, 3 mm breit) und die vier bis fünf Nerven der Zunge sowie das Fehlen eines Pappus an den Strahlblüten weniger gut zu unterscheiden. *Anthemis tinctoria* hat viel kleinere Zungenblüten: 0,6 bis 1 cm lang und etwa 2 bis 3 mm breit, die Spitze der Zunge ist zwar auch dreizähnig, jedoch sind die beiden äußeren Zähne viel ausgeprägter und sämtliche Zähne sind rundlich statt spitz. Die Färbung der Zungenblüten ist nie orangefarben, sondern höchstens satt dottergelb. Bei den meist dreizähnigen Zungenblüten verschiedener Inula-Arten fällt die geringe Breite der gelben Zungen auf, die fast durchgehend nur 1 bis 1,5 mm breit sind; dazu kommt als Unterscheidungsmerkmal der Pappus. Verwechslungen mit den Blüten von *C. arvensis* sind kaum zu erwarten, denn deren Zungenblüten sind hell oder zitronengelb und nur 0,7 bis 1,2 cm lang.[29]
Weit häufiger als Verfälschungen von Caldendula-droge mit artfremden Blüten sind Verfälschungen von Safran (Stigmata Croci) und Arnikablüten mit Calendulablüten. Die mikroskopisch wahrnehmbaren Merkmale, die bei der Beschreibung der Droge genannt werden, lassen sich in diesen Fällen zur Identifizierung heranziehen.

Inhaltsstoffe: *Triterpensaponine*. Die Saponoside der Blüten sind am C-3 der Oleanolsäure immer mit Glucuronsäure verbunden, die ihrerseits an β-D-Glucose und/oder an β-D-Galactose gebunden ist. Die 28-Carboxylgruppe kann mit β-D-Glucose verestert sein (28 → 1β).[31]
Die Glykoside der Blüten werden als Glykoside A bis F bezeichnet.[11]

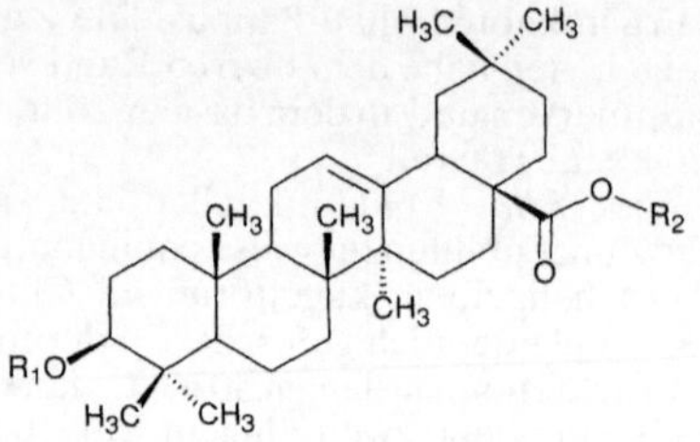

	R_1	R_2
Oleanolsäure	—H	—H
Glykosid A	- Glu - (2→1)- Glc | (3→1)-Gal	- Glc
Glykosid B	- Glu - (2→1)- Glc | (3→1)-Gal	—H
Glykosid C	- Glu - (3→1)- Gal	- Glc
Glykosid D	- Glu - (3→1)- Gal	—H
Glykosid D_2	- Glu	- Glc
Glykosid F	- Glu	—H

Der Gesamtgehalt an Saponosiden beläuft sich auf 2 bis 10%, bezogen auf das Trockengewicht der Blüten.[52,53]
Triterpenalkohole. Die Blüten enthalten ein Gemisch von überwiegend acylierten pentacyclischen Mono-, Di- und Trihydroxytriterpenen, die sich vom ψ-Taraxen, Taraxen, Lupen, Oleanen und Ursen ableiten.[15]

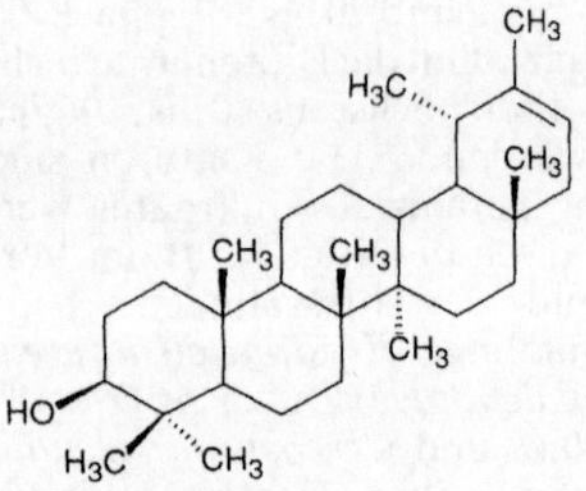

ψ-Taraxasterol

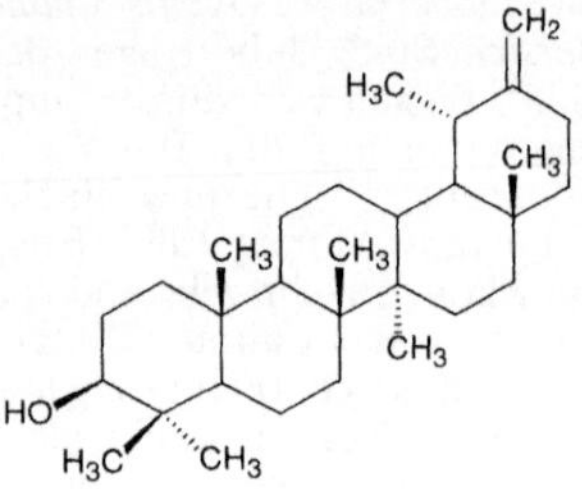

Taraxasterol

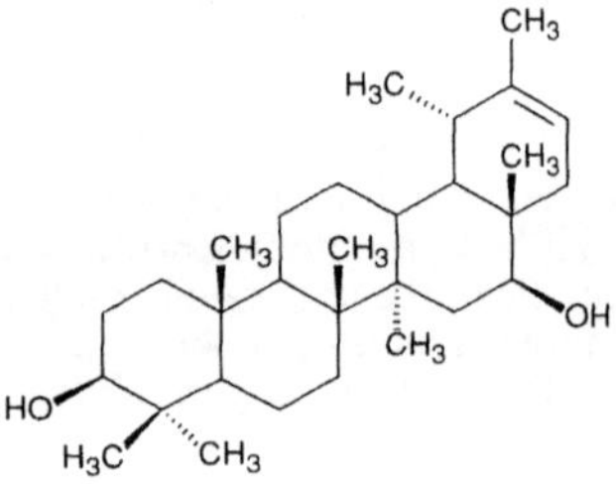

Faradiol

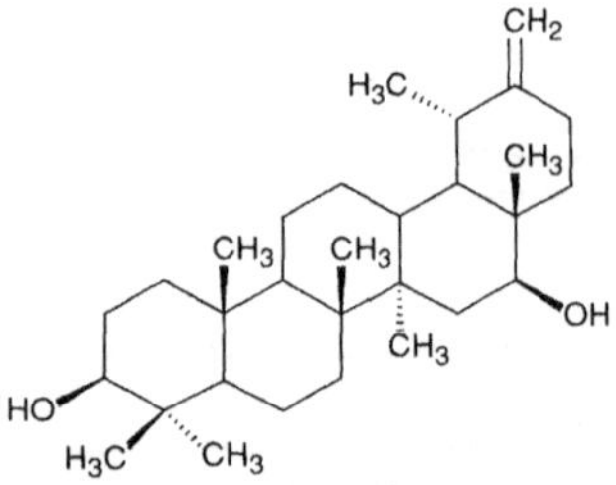

Arnidiol

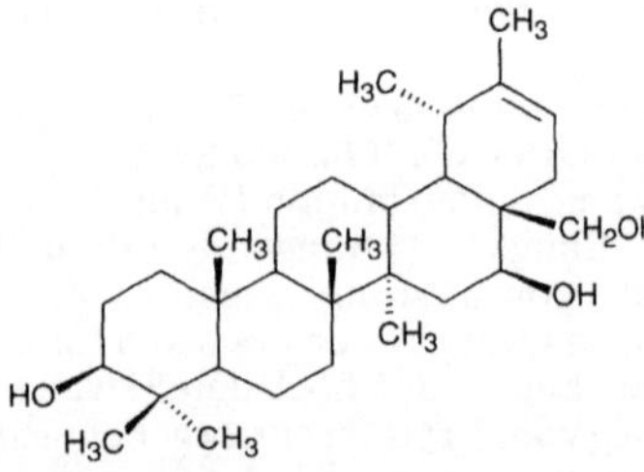

Heliantriol B_0

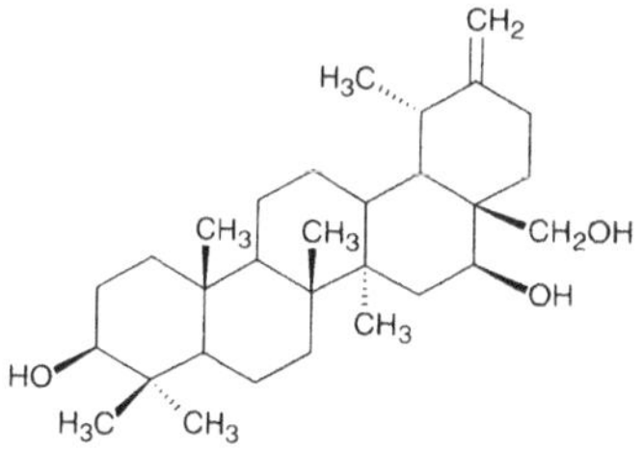

Heliantriol B_1

Alle Alkohole kommen frei oder verestert vor. Die Monole sind sowohl außerhalb als auch innerhalb (68 %) der Chromoplasten lokalisiert. Die Triterpendiole finden sich ebenso wie die Triole fast ausschließlich in den Chromoplasten.[15,33–35] 10 % der Monole und 98 % der Diole sind verestert, die Monole mit Essigsäure, die Diole hauptsächlich mit Laurinsäure, Myristicinsäure und Palmitinsäure. 98 % der Diolester liegen als 3-Monoester vor, nur 2 % als Diester.[35] Der Monolgehalt der getrockneten Blüten beträgt 0,8 %, davon sind 14 % α-Amyrin (3β-Hydroxyurs-12-en), 4 % β-Amyrin (3β-Hydroxyolean-12-en), 27 % Lupeol (3β-Hydroxylup-20(30)-en), 20 % Taraxasterol (3β-Hydroxyurs-20(30)-en) und 35 % ψ-Taraxasterol (3β-Hydroxyurs-20-en).[15,44,54] An 3-Monoestern der Triterpendiole enthalten die getrockneten Blüten ca. 4,0 %. Sie setzen sich zusammen aus ca. 75 % Faradiol-(3β-,16β-Dihydroxy-ψ-taraxen)-Estern und Arnidiol-(3β,16β-Dihydroxytaraxen)-Estern, 9,8 % Calenduladiol-(3β,16β-Dihydroxylup-20(29)-en)-Estern (Thurberin), 8,6 % Brein-(3β,16β-Dihydroxyurs-12-en)-Estern und 6,1 % Ursadiol(Coflodiol)-(3β,16β-Dihydroxyolean-13(18)-en)-Estern. Der Rest besteht aus Maniladiol-(3β,16β-Dihydroxyolean-12-en)-Estern und Erythrodiol-(3β,28-Dihydroxyolean-12-en)-Estern.[14,15,39,55–58,194] In den Blüten sind ferner Triterpentriole enthalten: Heliantriol A_1 (Coflotriol) (3β,16β,28-Trihydroxyolean-13(18)-en), Helantriol B_0 (3β,16β,28-Trihydroxytarax-20-en), Heliantriol B_1 (3β,16β,28-Trihydroxytarax-20(30)-en), Heliantriol B_2 (3β,16β,28-Trihydroxylup-20(29)-en), Heliantriol C (3β,16β,22-Trihydroxytarax-20-en), Longispinogenin (3β,16β,28-Trihydroxyolean-12-en) und Ursatriol (3,16,21-Trihydroxyurs-12-en).[33,58,59]

Sterole. Sterole kommen als freie Alkohole, Ester und Glykoside vor. Der Sterolgehalt der getrockneten Blüten beträgt 0,06 bis 0,08 %, davon sind 15 bis 20 % verestert mit Essigsäure, Laurinsäure, Myristicinsäure und Palmitinsäure. Die freien Sterole verteilen sich auf 49,3 % Stigmasterol, 20,7 % β-Sitosterol, 7 % Campesterol und 1 % Cholesterol, die Sterolester auf 22,6 % Stigmasterol- und 77,4 % Sitosterol-Ester. Die Sterylester machen etwa 20 % des Gesamtsterolgehaltes der Blüten aus.[39] In den Zungenblüten findet sich der höchste Gehalt an Sterylglykosiden; der Aglykonanteil besteht zu 50 % aus β-Sitosterol, zu 35 % aus Stigmasterol und zu 15 % aus Isofucosterol.[38] Außerdem sind 24-Methylencholesterol, 28-Isofucosterol sowie 4β-Methylstigmasta-7,24(28)-dien-3β-ol und 4β-Methylergosta-7,24(28)-dien-3β-ol nachweisbar.[36–39,57,171]

Carotinoide. Die Farbe der Calendulablüten ist auf den Gehalt an Carotinoiden zurückzuführen. Je nach Blütenfarbe lassen sich zwei Gruppen unterscheiden: Die orangefarbenen Varietäten zeichnen sich durch ihren Gehalt an Carotinen aus. Dagegen enthalten die gelb blühenden Varietäten vorwiegend Xanthophylle, insbesondere 5,8-Epoxide.[8,42] Die intensiv orange gefärbten Zungenblüten haben den höchsten Carotinoidgehalt, der bis zu 1,5 % betragen kann.[60,61] In den verschiedenen Varietäten ist der Gehalt an Carotinoiden wenig unterschiedlich. Lutein überwiegt und Lutein und Zeaxanthin zusammen machen 88 bis 92 % des Gesamtgehaltes aus. Der Gehalt an Epoxy-Verbindungen liegt dagegen unter 3 %.[198] Maßgebend für die Farbintensität der orangefarbenen Varietäten ist das Lycopin, das in den gelben fehlt. Die gelben Blüten enthalten an Carotinoiden: Violaxanthin, Auroxanthin, *cis*-Luteoxanthin, 9-*cis*-Luteinepoxid, Luteoxanthin, *cis*-Flavoxanthin, 9'-*cis*-Lutein, 9-*cis*-Lutein, Flavoxanthin, Luteinepoxid, Lutein und β-Carotin. Die orangen Blüten enthalten Violaxanthin, Auroxanthin, *cis*-Luteoxanthin, 9-*cis*-Antheraxanthin, 9-*cis*-Luteinepoxid, Luteoxanthin, 9'-*cis*-Lutein, 9-*cis*-Lutein, Mutatoxanthin, Flavoxanthin, Luteinepoxid, Lutein, Lycopin und β-Carotin.[62] Ebenfalls nachweisbar ist Loliolid,[63] ein 1,3-Dihydroxy-3.5.5-trimethoxycyclohexyliden-4-essigsäurelacton[64] und Oxidationsprodukt von Carotinoiden wie Violaxanthin.[65] Loliolid ist wahrscheinlich identisch mit dem Bitterstoff Calendin.[22,66,67]

Flavonoide, Cumarine. Die Blüten enthalten Flavonolglykoside mit Isorhamnetin bzw. Quercetin als Aglykon[24,52,70,71] sowie nicht glykosidisch gebundenes Isorhamnetin.[22]

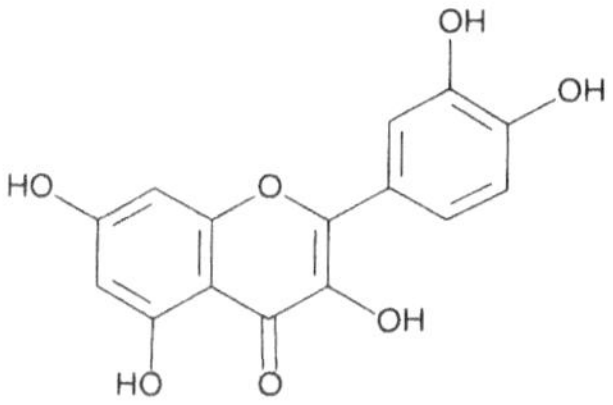

Quercetin

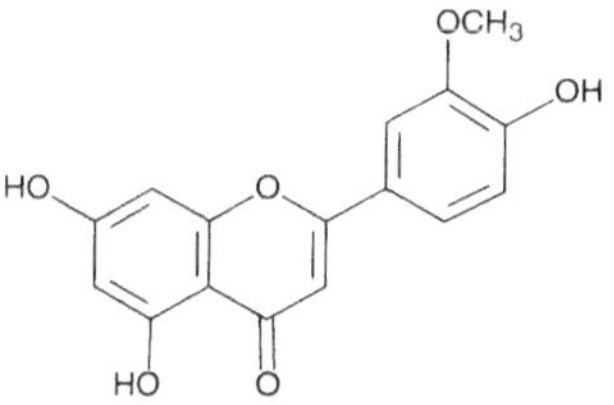

Isorhamnetin

Calendula officinalis enthält die folgenden Quercetin- und Isorhamnetinglykoside:
Quercetin-3-*O*-[(*O*-α-L-rhamnopyranosyl (1 → 2) (*O*-α-L-rhamnopyranosyl (1 → 6)]-β-D-glucopyranosid,
Isorhamnetin-3-*O*-[(*O*-α-L-rhamnopyranosyl (1 → 2)] (*O*-α-L-rhamnopyranosyl (1 → 6)]-β-D-glucopyranosid,

Quercetin-3-*O*-[(*O*-α-L-rhamnopyranosyl (1→2)]-β-D-glucopyranosid,
Isorhamnetin-3-*O*-[(*O*-α-L-rhamnopyranosyl (1→6)]-β-D-glucopyranosid (= Narcissin),
Isorhamnetin-3-*O*-[(*O*-α-L-rhamnopyranosyl (1→2)]-β-D-glucopyranosid,
Quercetin-3-*O*-β-D-glucopyranosid (= Isoquercitrin),
Isorhamnetin-3-*O*-β-D-glucopyranosid.[52]
Während der Blütenentwicklung sinkt der Gehalt an Narcissin und steigt der Gehalt an Isorhamnetin-3-*O*-(2',6'-dirhamnosyl)-glucosid. Der einsetzende Abbau dieses Glykosids ist in den abblühenden Infloreszenzen ebenfalls zu erkennen.[197]
Der Flavonoidgehalt der Droge reicht von 0,3 bis 0,8 %.[31]
An Cumarinen enthält die Droge hauptsächlich Scopoletin neben Umbelliferon und Aesculetin.[22,72]
Ätherisches Öl. Das unangenehm riechende ätherische Öl ist in den getrockneten Blüten zu etwa 0,2 % enthalten. Zwischen dem Öl aus frischen und dem aus getrockneten Blüten bestehen nur quantitative Unterschiede.[19] Der Ölgehalt der Röhrenblüten beträgt 0,64 % gegenüber 0,024 % in den Zungenblüten. Die gelben Varietäten enthalten mehr Öl als die orangefarbenen, doch ist die qualitative Zusammensetzung die gleiche.[73] Das ätherische Öl besteht überwiegend aus Sesquiterpenen, sowohl Kohlenwasserstoffen als auch sauerstoffhaltigen Verbindungen. Hauptbestandteile sind α-Cadinol (27 %) und T-Cadinol (13 %).[19] Auch Fettsäuren sind enthalten.[74,75]
Die Kohlenwasserstoff-Fraktion des unverseifbaren Anteils besteht überwiegend aus normalen Paraffinen von $C_{18}H_{38}$ bis $C_{34}H_{70}$.[44,45]
Polysaccharide. Calendulablüten enthalten 14,75 % wasserlösliche Polysaccharide;[76] es handelt sich um saure, verzweigtkettige Heteroglycane,[77,78] deren Struktur Rhamnoarabinogalactanen bzw. Arabinogalactanen entspricht.[25]

Zubereitungen: Die Blütendroge findet Verwendung zur Herstellung von Tinkturen, Fluidextrakten und Aufgüssen.[29] Die Kneipp'sche Calendula-Salbe wird aus Blüten und Kraut mit Wachssalbe zubereitet. 100 g Salbe entsprechen 5 g Blüten und 15 g Kraut.[29,79] Seit alters her bekannt ist Schmalz als Salbengrundlage.[196] So enthält die Dr.-Theiss-Ringelblumensalbe in 100 g den Auszug aus 10 g Blütendroge in einer Salbengrundlage aus Schweineschmalz (Adeps suillus) und Maiskeimöl (Oleum Maydis). Die Herstellung von Calendulaöl erfolgt durch Extraktion mit Oliven- oder Erdnußöl im Verhältnis 1:10.[79] Flüssiger Extrakt 1:1 in 40 %igem Alkohol *BPC34* 1:5 in 90 %igem Alkohol *BHP83*.
Zur Anwendung in der Kosmetik werden auch Extrakte mit Isopropylmyristat, hergestellt durch Extraktion bei Raumtemperatur im Verhältnis 1:9,[80,81] und hydroglycolische, durch Mazeration, Perkolation oder Turboextraktion gewonnene Extrakte verarbeitet. Als Lösungsmittel dienen Propylenglycol, Glycerol, Diethylenglycol und Polyethylenglycol 400. Das Verhältnis Droge zu Extrakt beträgt 1:10.[82] Therapeutisch genutzt werden auch gefriergetrocknete Extrakte.[83] Stabilisierte Extrakte erhält man durch schnelles Gefrieren der frisch geernteten Pflanzen auf –110 °C, Mahlen bei –50 °C und bis zu 12stündiger Mazeration, Abtrennung durch Zentrifugieren und lichtgeschützte Lagerung.[84] Durch Hochdruckextraktion mit CO_2 lassen sich die lipophilen Bestandteile gewinnen. Das Verfahren hat den Vorteil, daß die Extraktion durch den Ausschluß von Sauerstoff und hohen Temperaturen besonders schonend erfolgt. Dies begünstigt besonders die Carotinoide. Die Endausbeute an nativen Inhaltsstoffen beträgt ca. 6 Gew. % bei einem Gasdurchsatz von ca. 30 kg CO_2 pro kg Einsatzgut.[85,86] Carotinreiche Auszüge werden auch durch Extraktion mit Chloroform oder Dichlormethan erhalten. Die Extraktion erfolgt im Verhältnis 1:6 bei einer Temperatur von 45 bis 48 °C. Mit Chloroform erhält man eine Ausbeute von 8,61 % Extraktivstoffen bzw. 1,65 % Carotinoiden, mit Dichlormethan 8,26 % Extraktivstoffe bzw. 1,58 % Carotinoide.[61]

Identität: *Dünnschichtchromatographie.* Die DC-Prüfung dient dem Nachweis der flavonoiden Verbindungen.
Referenzsubstanz: Rutosid.
Adsorptionsschicht: Kieselgel G.
Fließmittel: Ethylacetat-Ameisensäure-Wasser (80 + 10 + 10).
Detektion: Mit einem Gemisch aus Borsäure- und Oxalsäurelösung und Erhitzen auf 120 °C.
Auswertung: Im Chromatogramm erscheinen drei gelbgrün fluoreszierende Flecke, welche dem Isorhamnetin-3-rutinorhamnosid, dem Isorhamnetin-3-rutinosid und dem Isorhamnetin-3-glucosid zuzuordnen sind. Die Isorhamnetin-3-rutinorhamnosid-Zone erlaubt es, Calendula auch im Gemisch mit Arnika zu erkennen.[87] Eine schnelle und einfache Identifizierung von 15 Flavonoid- und Saponinglykosiden gelingt durch zweidimensionale DC mit Hilfe einer neuartigen "TLC-reaction-box".[88,89,197]
Als Referenzsubstanzen werden auch Rutosid und Kaffeesäure verwendet.[126]

Reinheit:

- Fremde Beimengungen: Kleine kahnförmige oder kreisförmig eingerollte, am Rücken kurzstachelige, grob quergeriefte Früchtchen dürfen nicht vorhanden sein *EB6*.
  Höchstens 7,0 % fremde Bestandteile. Der Anteil an Hüllkelchblättern darf 5,0 %, der Anteil an Früchten und sonstigen fremden Bestandteilen 2,0 % nicht übersteigen *DAC79*. Die gelegentlich in der Droge vorkommenden Früchte sind äußerst vielgestaltig. Die kahnartigen "Flugfrüchte" sind bis zu 12 mm lang und bis zu 9 mm breit, die "Hakenfrüchte" sind etwa 18 mm lang und 2 mm breit. Die kleinen "Ringel"- oder "Larvenfrüchte" erreichen nur eine Länge von 8 mm und eine Breite von 2 mm. Die Früchte sind am Rücken mehr oder weniger kurzstachelig und mit Haken versehen.
  Höchstens 5 % Hüllkelchblätter; Früchte dürfen nur vereinzelt vorhanden sein.[126]
- Asche, max.: 11 % *EB6*, *DAC79*; 10 %;[126] 9 % *BHP83*;

- Säureunlösliche Asche, max.: 2% *BHP83*;
- Extraktivstoffe (Wasser): Nicht weniger als 20% *BHP83*;
- Trocknungsverlust: Höchstens 10%.[126]

Gehalt: In den Arzneibüchern wird kein Mindestgehalt oder Gehaltsbereich für bestimmte Calendula-Inhaltsstoffe vorgeschrieben. Die getrockneten Blüten enthalten 2 bis 10% Saponoside,[51] bis zu 1,5% Carotinoide[60] und 0,28 bis 0,75% Flavonoide.[68]

Gehaltsbestimmung: Die Saponoside werden photometrisch durch die Farbreaktion mit Vanillin in saurem Medium bestimmt.[91] Ein neueres Verfahren bedient sich der HPLC unter folgenden Bedingungen:[52,92]
- Stationäre Phase: Waters µ-Bondapak C 18-Säule;
- Mobile Phase: CH_3OH-H_2O-H_3PO_4 (80 + 20 + 0,2);
- Konzentration: 5 mg/mL mobile Phase;
- Probenvolumen: 20 µL;
- Detektion: UV 210 nm;
- Durchfluß: 1 mL/min.

Die Carotinoide lassen sich sowohl kolorimetrisch[60] als auch photometrisch bei einer Wellenlänge von 450 nm[80] bzw. 200 bis 800 nm[61] oder durch HPLC[93] bestimmen.
Zur photometrischen Bestimmung der Flavonoide wird der Al-Chelatkomplex bei 425 nm[199] oder bei 430 nm[197] gemessen. Die HPLC-Bestimmung wird unter folgenden Bedingungen durchgeführt:[52]
- Stationäre Phase: Waters µ-Bondapak C 18-Säule;
- Mobile Phase: $CH_3CN - H_2O$ (80 + 20);
- Durchfluß: 1 mL/min;
- Detektion: UV 254 nm;
- Konzentration: 0,1 mg/mL CH_3OH;
- Probenvolumen: 20 µL.

Die quantitative Bestimmung der Flavonoide gelingt auch nach Hydrolyse durch HPLC-Bestimmung der Aglyka.[94]

Lagerung: Höchstens drei Jahre. Vor Licht geschützt *DAC79*. Vor Licht und Feuchtigkeit geschützt.[126]

Wirkungen: *Antimikrobielle Wirkung.* Eine antimikrobielle Wirkung wird dem ätherischen Öl zugeschrieben, besonders den darin enthaltenen Terpenalkoholen und -lactonen.[18,19,95] Die Wirkung zeigt sich sowohl im Agardiffusionstest als auch im Verdünnungstest. Mit dem Verdünnungstest sind folgende MID (maximum inhibitory dilution)-Werte gefunden worden: *Escherichia coli* > 1:800, *Pseudomonas aeruginosa* > 1:800, *Bacillus subtilis* 1:1600, *Staphylococcus aureus* 1:400 und *Candida albicans* 1:1600. Eine mäßige *fungizide Wirkung* hat das ätherische Öl auch gegen die Dermatophyten *Trichophyton mentagrophytes* var. *interdigitale*, *Trichophyton rubrum*, *Trichophyton concentricum* und *Epidermophyton floccosum* im Verdünnungstest im Sabourod-Medium.[19]
Die Flavone sollen wirksam sein gegen *Staphylococcus aureus*, *Klebsiella pneumoniae*, *Escherichia coli*, *Candida monosa* und *Sarcinia lutea*, nicht dagegen die Saponine.[97] Nach einer anderen Quelle sollen die Saponine zumindest partiell für die fungistatische Aktivität der Calendulablüten verantwortlich sein.[103] Diese Angaben sind nicht interpretierbar, da die Versuchsbedingungen nicht zugänglich sind.
Mit Ethanol, Isopropylmyristat oder Propylenglykol hergestellte Extrakte sind antibakteriell wirksam, besonders gegen grampositive Mikroorganismen wie Staphylokokken und Streptokokken.[98–101]
Die wasserlöslichen Bestandteile des ethanolischen Extraktes sind im Agar-Verdünnungstest ab einer Konzentration von 25 mg/mL deutlich wirksam gegen *Staphylococcus aureus*.[98–100] Ein wäßriger Extrakt (1:10) hemmt das Wachstum von Bakterien und Pilzen. Die MHK beträgt für *Staphylococcus albicans* 5%, *Staphylococcus aureus* 10%, *Pseudomonas aeruginosa* 5%, *Serratia marcescens* 10%, *Klebsiella pneumoniae* 10%, *Proteus vulgaris* 5%, *Streptococcus faecalis* 10%, *Escherichia coli* 5% und für *Bacillus cereus* 5%.[101] Im Gegensatz dazu sollen nach einer anderen Untersuchung, deren Versuchsbedingungen nicht zugänglich sind, nur die wasserlöslichen Bestandteile des ethanolischen Extraktes antimikrobiell wirksam sein.[102]
Auch eine Wirksamkeit gegen Protozoen ist nachweisbar.[96,105–107] Ein trichomonacider Effekt der sauerstoffhaltigen Terpenalkohole und Terpenlactone soll noch in einer Verdünnung von 1:1500000 nachweisbar sein.[18,96] Bei eine Trichomonas-vaginalis-Kultur bewirkt Calendulatinktur eine Senkung des Wachstumskoeffizienten um 50% (Cr_{50}) in einer Konzentration von 0,88% und eine Reduzierung der maximalen Anzahl einer T.-vaginalis-Population um 50% (C_{Nmax50}) in einer Konzentration von 0,59%; die letale Konzentration für 50% einer T.-vaginalis-Population (CL_{50}) beträgt 5,49%.[107]
Nach einer russischen Arbeit hat eine marktübliche Calendulatinktur *in vitro* eine hohe virucide Aktivität gegenüber Grippeviren vom Typ A, Stamm PR-8, und Typ A2, Stamm Frunze. Ferner wird das Wachstum von Herpes-simplex-Viren in transplantierten Hep-2-Zellen deutlich gehemmt. Die Tinktur ist aber nicht in der Lage, das APR-Grippevirus im Hühnerembryo-Test zu neutralisieren. Auch ist keine chemotherapeutische Aktivität bei Mäusen mit durch Grippeviren (Stamm A2 Frunze) induzierter Pneumonie nachweisbar.[108]
Antiphlogistische Wirkung. Ethanolische Extraktivstoffe hemmen das Carrageeninödem der Rattenpfote.[109,110] Die Ödemhemmung beträgt bei einer Dosierung von 100 mg/kg p.o. 11%[110] und bei der Applikation von 1 mL/kg p.o. wäßriger Lösung, entsprechend 7,5 mL Tinktur, 44%.[109] Ein aus Calendula-Tinktur gewonnener sprühgetrockneter Extrakt vermindert nach i.p. Applikation von 0,45 mg/kg die hyperämisierende Wirkung von Thurfylnicotinat in ähnlicher Weise wie 5 mg/kg Phenylbutazon.[109] Gefriergetrocknete (lyophilisierte) Extrakte vermögen bei der Ratte nach einer gleichzeitigen Injektion von Carrageenin und Prostaglandin E_1 sowohl den inflammatorischen Effekt als auch die Leukozyteninfiltration zu unterdrükken.[83] Nach Versuchen mit dem Crotonöltest am Mäuseohr ist das aktive Prinzip lipophiler Natur

und läßt sich aus den Blüten mit CO_2 extrahieren: Bei topischer Applikation ergeben 1,2 mg des hydroalkoholischen Gesamtextraktes pro Mäuseohr die gleiche Ödemhemmung von 20%, die mit 0,1 mg CO_2-Extrakt, entsprechend 2,4 mg Droge erzielt wird. In einer Dosierung von 1200 µg, entsprechend 28,6 g Droge beträgt die Ödemhemmung 70,7%.[111]

Wundheilende Wirkung. Eine mit den ethanolischen und den wäßrigen Extraktivstoffen (1:1) hergestellte 5%ige Salbe stimuliert bei Wistar-Albino-Ratten die physiologische Regeneration und Epithelisierung von experimentell induzierten Wunden. Es kommt zu einer Steigerung der Phagozytoseaktivität und Differenzierung der Makrophagen, wahrscheinlich durch einen intensiveren Metabolismus der Glycoproteine, Nucleoproteine und Collagenproteine während der Regenerationsphase.[113,114] Calendula soll die Fibrinbildung verstärken, was sich in einem raschen Wundverschluß und einer guten Granulatbildung auswirken soll.[170] Die wundheilenden und entzündungshemmenden Eigenschaften werden auch auf den gleichzeitig hohen Gehalt an Mangan und Carotin zurückgeführt.[116] Analogiegründe sprechen dafür, das granulationsfördernde Prinzip in den chemisch dem Vitamin A nahestehenden Carotinoiden zu sehen.[117]

Calendula-Zubereitungen sollen ferner das zelluläre Hydratationsgleichgewicht der Haut verbessern,[132] Granulation und Epithelisierung steigern, die Zellneubildung stimulieren sowie Blutzirkulation und Hauttonus verbessern.[61] Experimentelle Angaben zu diesen Befunden sind nicht zugänglich.

Immunstimulation. Bei den Saponosiden ist keine Immunstimulation nachweisbar.[32] Polysaccharid-Fraktionen aus Calendula wirken dagegen im Granulocyten- und Carbon-Clearance-Test in einer Dosierung von 10 mg/kg Maus i.p. immunstimulierend.[78] Das Polysaccharid PS-III steigert den Phagocytose-Index bei einer Konzentration von 10^{-5} bis 10^{-6} um 54 bis 100% und ist damit eine der stärksten der in diesem System getesteten Verbindungen.[25] Bei der Maus wird die Phagocytoseaktivität der RES durch den unverseifbaren Extraktanteil stimuliert.[115] Immunstimulierende Eigenschaften werden auch dem Calendulosid B zugeschrieben.[90]

Antitumorale Wirkung. Ein wäßriger Extrakt soll nach i.v. und i.p. Applikation das experimentelle Crocker-Sarkom 180 bei Mäusen hemmen. Der Index der Antitumorwirkung beträgt 25,8%.[118] Angaben zur Dosierung sind nicht zugänglich. *In vitro* haben Calendulaextrakte eine cytotoxische Aktivität auf diploide MRC 5-Zellen, Hep-2-Zellen und Ehrlich-Ascitestumorzellen. *In vivo* ist eine antitumorale Aktivität auf den Ehrlich'schen Mäuseascitestumor bei einer täglichen Gabe von 25 mg/kg^{-1} p.o. nachweisbar.[119]

Herz/Kreislauf und ZNS. Beim Hund wurde eine hypotensive und vasodilatorische Wirkung festgestellt.[120,121] Die Angaben sind nicht nachvollziehbar, da die Versuchsbedingungen nicht zugänglich sind. Für hydroalkoholische Blütenextrakte (1:1 und 0,5:1 mit 30%igem Ethanol) wird nach Anwendung an Ratten, Meerschweinchen und Katzen ein inhibierender Effekt auf das ZNS mit deutlicher sedativer Aktivität sowie ein hypotensiver Effekt infolge myotroper Aktivität beschrieben.[130] Experimentelle Daten sind nicht zugänglich. Auch die Saponoside sollen eine deutliche Wirkung auf das ZNS haben und die Spontanmotilität vermindern sowie den Hexobarbitalschlaf verlängern.[13,131] Experimentelle Daten fehlen. Alkoholische und wäßrige Calendulaextrakte bewirken beim Hund einen kurzzeitigen Abfall des arteriellen Blutdrucks (3-Manometer-Methode). Die Bewegungen des Herzvorhofs werden stark vermindert; es kommt zu einer leichten Bradycardie und zu einer erhöhten peripheren Aktivität. Nach Durchtrennung des Nervus vagus werden die Reaktionen unterdrückt oder stark verlangsamt. Die Extrakte beeinflussen die Peripherie und das ZNS durch Reizung des Vagusnervs im Sinne einer Verminderung der Herztätigkeit, wirken also parasympathomimetisch. Versuche am isolierten Kaninchendarm bestätigen die parasympathomimetische Wirkung: Steigerung des Tonus, manchmal verbunden mit einer Erhöhung der Kontraktionsamplitude.[120,121]

Die vorstehenden Angaben sind nicht nachvollziehbar, da die Versuchsbedingungen nicht zugänglich sind.

Estrogene Wirkung. Wäßrige Extrakte (Droge: Extrakt = 1-2:1) haben einen tonussteigernden Effekt auf den isolierten Kaninchen- und Meerschweinchenuterus.[173] In Rapsöl aufgenommene wasserlösliche Extraktivstoffe (Droge: Extrakt = 2,5:1) haben nach s.c. Injektion von 0,2 mL/Tier eine positive estrogene Reaktion auf die Vaginalschleimhaut von sterilisierten Mäusen. Bezogen auf den Estronstandard beträgt die Aktivität der Calendulablüten 7000 Mäuseeinheiten/kg.[123]

Zur Bestimmung der estrogenen Aktivität von Calendula-Fraktionen sind nach sukzessiver Extraktion der pulverisierten Blüten folgende Extrakte erhalten worden (Ausbeute): A = Petrolether (14,4%), B = Ether (3,2%), C = Chloroform (1,6%), D = Methanol (5,5%), E = Methylessigesterlösl. (2,8%), F = Methylessigesterunlösl. (2,7%). G = zusätzlicher wäßriger Extrakt (25,2%). A, B und C enthalten Carotinoide (Carotin, Lycopin, Violaxanthin), B und D Saponine, D, E, F und G Flavone, B, D, E und F blau fluoreszierende Verbindungen. Für die in Rapsöl aufgenommenen Extraktivstoffe (0,5 mg/mL) ist nach Injektion von 0,2 mL/Tier folgende estrogene Aktivität (Einheiten) ermittelt worden: A = 29, B = 31, C = 19 und G = 27-31. D, E und F sind inaktiv und toxisch.[124]

Choleretische Wirkung. Calendula-Aufgüsse sollen bei Hunden die Sekretion der Gallensäuren und der Gallenmenge ohne signifikante Änderung des Gehaltes an Cholesterol und Bilirubin steigern.[125] Experimentelle Daten sind nicht ersichtlich.

Hämolytische Wirkung PFX. Die hämolytische Wirkung beträgt für die Saponine S_1 = < 1000 (> 1,000 mg/mL), S_2 = 2700 (0,400 mg/mL), S_3 = < 1000 (> 1,000 mg/mL), S_4 = 48600 (0,022 mg/mL), S_5 = < 1000 (> 0,720 mg/mL) und S_6 = 9,818 (0,110 mg/mL).[52]

Verschiedene Wirkungen. Die tägliche Applikation von 10 bis 50 mg/kg p.o. Calendula-Saponosiden

über 12 Wochen normalisiert bei Ratten mit experimenteller, durch Cholesterindiät ausgelöster Hyperlipidämie Serumcholesterol, freie Fettsäuren, Phopholipide, β-Lipoproteine, Gesamtlipide und Triglyceride.[127–129]
An durch Ramasedin provozierten gastrischen Ulcera bei männlichen weißen Wistar-Ratten zeigen zwei von acht Calendulafraktionen einen deutlichen ulcusprotektiven Effekt (Paul's Index –1,16 bzw. –2,05). Experimentelle Details sind nicht ersichtlich.[203]
Ein Glycolextrakt (Droge:Extrakt = 1:2) wirkt bei Trypanblau-Versuchen an Albino-Kaninchen vasoprotektiv durch Verminderung der Kapillaraktivität in einer lokal auf die Rückenhaut aufgetragenen Dosis von 30 mg. Unter der Behandlung mit dem Extrakt erscheint die Farbe nach 553 ± 13 Sekunden gegenüber 377 ± 49 Sekunden bei der Kontrolle.[132]

Anwendungsgebiete: *Äußerlich.* Äußere Anwendung: Wunden, auch mit schlechter Heilungstendenz. Ulcus cruris.[200] Vergrößerte und entzündete Lymphknoten, Atherome, akute und chronische Hautentzündungen *BHP83.*
Innerlich. Innere lokale Anwendung: Entzündliche Veränderungen der Mund- und Rachenschleimhaut.[200] Zur Behandlung von Magenulcera und Darmulcera; als Emmenagogum und bei Dysmenorrhoe *BHP83.*

Dosierung und Art der Anwendung: *Droge. Dosierung.* 1 bis 2 g Droge auf 1 Tasse Wasser;[200] 1 g Droge zu einer Tasse Aufguß *EB6*; dreimal tgl. 1 bis 4 g Droge als solche oder als Infus *BHP83*; 1 bis 2 Teelöffel voll (2 bis 3 g) als Aufguß; 3 Teelöffel voll (= 2,7 g) zum heißen Infus täglich.[152]
Teebereitung. Etwa 1 bis 2 Teelöffel voll Ringelblumenblüten werden mit heißem Wasser (ca. 150 mL) übergossen und nach 10 min durch ein Teesieb gegeben. Soweit nicht anders verordnet, wird bei Entzündungen im Mund- und Rachenraum mit dem noch warmen Aufguß mehrmals täglich gespült oder gegurgelt. Zur Behandlung von Wunden wird Leinen oder ein ähnliches Material mit dem Aufguß getränkt und auf die Wunden gelegt. Die Umschläge werden mehrmals täglich gewechselt.[126]
Als Diaphoreticum der Aufguß 5:100 *BHP83. Zubereitung.* Innerlich oder äußerlich: 1 bis 2 Teelöffel (2 bis 4 mL) Tinktur auf 1/4 bis 1/2 L Wasser;[200] zwei- bis dreimal tgl. 30 Tropfen Tinktur.[145] Dreimal tgl. 0,5 bis 1 mL eines flüssigen Extraktes 1:1 in 40 %igem Alkohol oder 0,3 bis 1,2 mL einer Tinktur 1:5 in 90 %igem Alkohol *BHP83.*
Innerlich: In akuten Fällen stündlich 15 bis 25 Tropfen, sonst drei- bis viermal tgl. 15 bis 25 Tropfen in etwas warmem Wasser.[134,142] 2 bis 4 g der Tinktur.[152]
Äußerlich: 1 bis 2 Teelöffel Tinktur auf 1/2 L warmem Wasser zu Spülungen, Umschlägen oder zum Gurgeln.[134,142,145] Zur Wundbehandlung 1 Eßlöffel Tinktur mit 1/4 L Wasser verdünnt zu Umschlägen;[117] 1:10 verdünnt auf Wunden.[152]
Salben entsprechend 2 bis 5 g Droge in 100 g Salbe;[200] 10 bis 20 %ige Salbe.[142] Drogenmazerat in Olivenöl, unverdünnt.[149]

Volkstümliche Anwendung und andere Anwendungsgebiete: Nach einer Umfrage unter Apotheken zählen Ringelblumenblüten zu den 12 Drogen, die als "sehr bedeutend" eingestuft werden.[157]
Äußerlich. Calendulasalbe bei Varicosis, Venenentzündung und Ulcus cruris sowie bei venösen Durchblutungsstörungen mit Varicosis, Thrombophlebitis, Ulcus cruris und damit im Zusammenhang stehenden Hautveränderungen wie Entzündungen, Schrunden, Rhagaden und Ekzemen, Krampfadern.[148,158] Bei Rißwunden, Schnittwunden, Schlagwunden und Quetschwunden, eitrigen Wunden, Furunkulose, Panaritien, Pharyngitis, Hämorrhoiden, Analekzemen, Proktitis, Lymphadenomen, Hautentzündungen und Conjunctivitis (als Augenlotion),[79,117,133–135,158] Brandwunden und Sonnenbrand.[132,136,137] Zur Behandlung trockener Dermatosen, trockener, zu Rhagaden neigender Ekzeme, bei Flechte, z. B. Bartflechte und bei Akne.[138–140] Zur allgemeinen Hautpflege und als Hautschutzmittel, besonders bei rauher Haut und rissiger Haut,[74,141,142] bei Frostschäden und Frostbeulen[133,143] sowie Bienenstichen.[144]
Die Tinktur bei Gingivitiden, Pyorrhoe, Candida von Säuglingen, Lippenerosionen, entzündlichen Erkrankungen der oberen Luftwege und Angina[145] sowie bei Blepharitis.[146]
Innerlich. Bei entzündlichen Erkrankungen der inneren Organe, z. B. Cholecystitis, Cholangitis, Cystitis, Cystopyelitis und Adnexitis.[134,149] Zur Behandlung von Magenulcera und Darmulcera,[149,150] Gastritiden, Spasmen des Verdauungstraktes, Colitis, Enterocolitis und als Cholagogum.[145] Als Emmenagogum und bei Dysmenorrhoe.[159]
Die Volksheilkunde betrachtet die Calendula ferner als harntreibendes und schweißtreibendes Mittel, das außerdem bei Krämpfen, Fieber und Obstipation wirkt und bei Leberleiden, Zahnweh, lahmen Gliedern und Augenentzündungen, als herzstärkendes Mittel, zur Vertreibung von Würmern (Goldrosentee), zur Bereitung von Liebesgetränken und als Mittel gegen Warzen und Syphilis empfohlen wird.[152,153,206] In der Krebstherapie hat die Calendula seit Matthiolus bis zur Mitte des 19. Jhd. eine besondere, heute vollständig vergessene Rolle gespielt.[119,152]
Bei den angegebenen Anwendungsgebieten ist die Wirksamkeit vielfach nicht belegt.

Unerwünschte Wirkungen: Keine bekannt.[61,80,90,200]
Allergische Wirkungen. Kreuzallergien mit anderen Compositen sind nicht auszuschließen,[31] jedoch bisher nicht bekannt.[132,153–155.] Ein Fall von anaphylaktischem Schock nach Gurgeln mit Calendulatinktur wird berichtet.[201]

Gegenanzeigen/Anwendungsbeschr.: Keine bekannt.[200]

Akute Toxizität: *Tier.* Für wäßrige Extrakte ist bei Mäusen eine LD_{50} von 375 mg/kg und eine LD_{100} von 580 mg/kg i. v. und i. p. gefunden worden.[118] In eine anderen Arbeit wird die LD_{50} mit 300 mg/kg Maus i. p. angegeben.[202] Keine Detailangaben ersichtlich. Wäßrig-alkoholische Extrakte mit 30 %

EtOH haben eine LD_{50} von 45 mg/Maus s.c. und eine LD_{50} von 526 mg/100 g Ratte i.v.[130]
Ein Glycolextrakt aus Blüten 2:1 ist nach s.c. Applikation von 10 mL/kg bei Albino-Mäusen nicht toxisch.[132]

Chronische Toxizität: *Tier.* Nach Applikation von Calendula-Extrakt (Solvens nicht ersichtlich) an Hamster über 18 Monate und an Ratten über 21 Monate in einer Dosierung von 0,15 g/kg p.o. zeigen sich keine Toxizitätssymptome.[61,118]
In einem 22-Monats-Test wurden Carcinogenitätsstudien mit Calendula-Extrakt (Solvens nicht ersichtlich) an B_6-Ratten in Gruppen von 50 Tieren, männlich und weiblich, insgesamt 100 Versuchs- und 50 Kontrolltiere, mit einer Dosierung von LD_{05} (= 0,15 g/kg) p.o. vorgenommen. Eine weitere Versuchsserie ist mit Goldhamstern in Gruppen von 50 männlichen und weiblichen Tieren, insgesamt 100 Versuchs- und 50 Kontrolltiere, in der gleichen Dosierung über 18 Monate durchgeführt worden. Der Extrakt ist bei beiden Tierspecies nicht carcinogen.[61]

Sonst. Verwendung: *Kosmetik.* Calendula-Extrakte eignen sich für die Pflege empfindlicher, normaler und trockener Haut, und zur Säuglingspflege.[61,81,82,132,133,141,142,164–166] Calendula-Extrakte sind beispielsweise Bestandteil von Gesichtslotionen,[61,167] Badeemulsionen,[168] Seifen, Shampoos[61] und Präparaten zur Behandlung von Hautrötung, Ödemen und Sonnenbrand.[137]

Gesetzl. Best.: *Standardzulassung.* Standardzulassung "Ringelblumenblüten" Nummer 1209. 99.99. *Offizielle Monographien.* Aufbereitungsmonographie der Kommission E des BGA "Calendulae flos (Ringelblumenblüten)".[200]

Calendulae flos cum calyce

Synonyme: Flores Calendulae cum calycibus.

Sonstige Bezeichnungen: Ringelblumenblüten.

Monographiesammlungen: Flores Calendulae (Ringelblumenblüten) *2. AB-DDR.*

Definition der Droge: Die getrockneten, grob zerkleinerten Blütenkörbchen *2. AB-DDR.*

Stammpflanzen: *Calendula officinalis* L.

Ganzdroge: Ganze oder teilweise zerfallene Blütenköpfchen insbesondere gefüllter Sorten mit zahlreichen Zungenblüten und wenigen Röhrenblüten. Geruch wahrnehmbar. Geschmack aromatisch und bitter.[160]

Schnittdroge: Die Teile des Blütenstandsbodens sind auf der einen Seite grünlich und stark behaart und auf der anderen Seite bräunlich. Die Teile der Hüllkelchblätter sind hellgrün, 1 bis 2 mm breit, stark behaart und lassen häufig die spitz auslaufende Blattspitze erkennen. Die Teile der Zungenblüten sind gelb, orangegelb oder bräunlich; teilweise ist die dreizähnige Blattspitze vorhanden. Die Röhrenblüten sind orangebraun oder braunviolett, fünfzipfelig und etwa 5 mm lang. Teile der Blütenstandsachsen, Laubblätter und Früchte können vorhanden sein.[199]
Mikroskopisches Bild. Blütenstandsboden: Epidermiszellen der Oberseite mit mäßig verdickten Außenwänden. Hüllkelch: Spaltöffnungen auf der Außenseite der Blätter. Bohnenförmige Schließzellen, von drei bis fünf Epidermiszellen umgeben. Leitbündel von Bündeln stark verdickter Sklerenchymzellen begleitet. Zungenblüten: Epidermiszellen auf der Oberfläche teilweise papillenartig vorgewölbt mit hellgelben, kugelförmigen Chromoplasten. Kutikula deutlich gefurcht. Epidermiszellen der Innenseite der Blütenkrone papillenartig vorgewölbt mit Drusen und gelben, kugelförmigen Chromoplasten. Epidermiszellen des Fruchtknotens langgestreckt. Haare mehrzellig mit ein- oder zweireihigem Stiel und spitz zulaufender oder eiförmiger Endzelle. Wenig Drüsenhaare. Pollenkörner etwa 40 µm groß, im Querschnitt abgerundet, dreieckig, mit grobstacheliger Exine.[169]

Inhaltsstoffe: Wie in Calendulae flos. In den Zungenblüten beträgt der Flavonoidgehalt bis zu 0,88 %, in den Blütenböden bis zu 0,33 %.[69] Ein zur Diskussion gestellter Mindestgehalt von 1,40 % Flavonoiden in den getrockneten Blütenköpfchen[199] erscheint als zu hoch angesetzt.

Identität: *Dünnschichtchromatographie.* Adsorptionsmittel: Kieselgel G.
Untersuchungslösung: 0,300 g gepulverte Substanz in 5,0 mL Methanol zum Sieden erhitzen und filtrieren. 18 bis 20 µL als Startband a auftragen.
Vergleichslösung: 0,0050 g Rutosid in 20,0 mL Methanol. 9 bis 10 µL als Startband b auftragen.
Fließmittel: Ethylacetat – Ameisensäure – Wasser (80 + 10 + 10).
Detektion: Nach dem Besprühen mit einem Gemisch aus Borsäure- und Oxalsäurelösung 15 min auf 120 °C erhitzen und im UV-Licht betrachten.
Auswertung: Der Rf-Wert des gelbgrün fluoreszierenden Testsubstanzfleckes muß im Bereich von 0,15 bis 0,30 liegen. Das Chromatogramm zeigt über die Startlinie a drei gelbgrün fluoreszierende Flecke mit Rf-Werten in den Bereichen von 0,35 bis 0,55, 1,0 bis 1,30 und 1,90 bis 2,60. Weitere Flecke sind vorhanden. Nach dem Entwurf einer Neufassung waren zur Ablösung der Monographie *2. AB-DDR*/272/75 folgende Änderungen vorgesehen:
- 1,00 g Substanz in 10,0 mL Methanol, davon 20 µL als Startband a auftragen;
- die Dünnschichtplatte nach dem Besprühen und Erhitzen im UV-Licht bei 366 nm betrachten.[199]

Reinheit: Teile der Blütenstandsachsen höchstens 4,0 %; unschädliche Beimengungen höchstens 1,0 %; verfärbte Bestandteile höchstens 5,0 %; andere Substanzen mit flavonoiden Verbindungen: das Chromatogramm darf außer den genannten keine weiteren gelbgrün fluoreszierenden Flecke zeigen *2. AB-DDR.*
Änderungsvorschlag gemäß:[199]
- Unschädliche Beimengungen: Höchstens 1,0 %.
- Verfärbte Bestandteile: Höchstens 5,0 %.

- Teile der Blütenstandsachsen: Höchstens 8,0%.
- Teile der Früchte: Höchstens 6,0%.
- Teile der Laubblätter: Höchstens 4,0%.
- Asche: Höchstens 10,0%.
- Asche, säureunlöslich: Höchstens 0,50%.
- Trocknungsverlust: Höchstens 12,0%.
- Zerkleinerungsgrad: Die Substanz muß bei einer Einwaage von 10,00g das Sieb Nr. I vollständig passieren; mindestens 40% müssen von Sieb Nr. III zurückhalten werden und höchstens 20% dürfen Sieb Nr. V passieren.[199]

Lagerung: Vor Licht geschützt; höchstens drei Jahre.[199]

Anwendungsgebiete: S. Calendulae flos.

Volkstümliche Anwendung und andere Anwendungsgebiete: S. Calendulae flos.

Toxikologische Eigenschaften: S. Calendulae flos.

Calendulae herba

Synonyme: Herba Calendulae.

Sonstige Bezeichnungen: Dt.: Ringelblumenkraut; engl.: Marygold herb; frz.: Herbe de souci (des jardins).

Definition der Droge: Die zur Blütezeit gesammelten und getrockneten oberirdischen Teile.

Stammpflanzen: *Calendula officinalis* L.

Ganzdroge: *Mikroskopisches Bild:* Im Blatt oberseits zwei bis drei Schichten Palisadengewebe, darunter etwa fünf bis sieben und mehr Schichten lockeren Schwammgewebes. Stomata in großer Zahl an beiden Epidermen, meist von vier, seltener drei Epidermiszellen umgeben. Haarbildungen: Köpfchenhaare, zweizellreihig mit mehrzelligen, seltener einzelligen Köpfchen; Gliederhaare aus drei bis sieben, selten mehr starkwandigen, in der Länge wenig differenzierten Zellen mit langgestreckter, dünnwandiger, peitschenförmiger Endzelle, die mindestens dreimal länger ist als die Basalzellen. Am Blattrand die gleichen Haare, doch ohne die lange Endzelle.[169]

Inhaltsstoffe: Ätherisches Öl, β-Carotin und γ-Carotin, Lycopin, Rubixanthin, Violaxanthin, Saponin, Phytosterin und der Bitterstoff Loliolid.[67]

Zubereitungen: Neben Calendulae flos Bestandteil der Kneipp'schen Calendula-Salbe.[29,79]

Volkstümliche Anwendung und andere Anwendungsgebiete: Als Choleretícum, äußerlich bei entzündeten Wunden und Flechten, zu Gurgelwässern.[188]
Im fernen Osten Rußlands wird ein Aufguß von Calendulakraut im Verhältnis 1:10 als Hypotensivum und bei Angina verwendet,[161] auf den Kanarischen Inseln bei Husten und Krämpfen,[162] in der chinesischen Medizin bei unregelmäßiger Menses.[163]
Die Wirksamkeit bei den genannten Anwendungsgebieten ist nicht belegt.

Calendula officinalis hom. *HAB 1*

Synonyme: Calendula

Monographiesammlungen: Calendula officinalis *HAB 1*.

Definition der Droge: Die frischen, zur Blütezeit gesammelten oberirdischen Teile.

Stammpflanzen: *Calendula officinalis* L.

Zubereitungen: Urtinktur und flüssige Verdünnungen *HAB 1*, Vorschrift 3a.
Eigenschaften: Die Urtinktur ist eine gelbgrüne bis braungrüne Flüssigkeit mit leicht aromatischem Geruch und mild würzigem Geschmack.

Identität: Ziegelroter Niederschlag beim Erhitzen der Urtinktur mit Fehlingscher Lösung. Starker Schaum nach Schütteln der Urtinktur mit Wasser.
Dünnschichtchromatographie:
- Adsorptionsmittel: Kieselgel HF_{254}.
- Untersuchungslösung: Urtinktur.
- Vergleichslösung: Aescin und Gallussäure in Methanol.
- Fließmittel: *n*-Butanol-Essigsäure 98%-Wasser (50 + 10 + 40) Oberphase.
- Detektion: UV 254 nm.
- Auswertung: Das Chromatogramm der Vergleichslösung zeigt im unteren Teil des mittleren Drittels des Rf-Bereiches den Fleck des Aescins und im oberen Drittel den Fleck der Gallussäure. Das Chromatogramm der Untersuchungslösung zeigt über der Vergleichssubstanz Aescin und etwa auf der Höhe der Gallussäure je einen Fleck. Wenig über dem Start und etwa in der Mitte zwischen den Vergleichssubstanzen kann je ein Fleck auftreten. Die Chromatogramme werden anschließend mit Anisaldehydlösung besprüht und auf 105 bis 110°C erhitzt. Das Chromatogramm der Untersuchungslösung zeigt knapp unterhalb der Vergleichssubstanz Aescin einen orangefarbenen Fleck sowie in der Mitte zwischen beiden Vergleichssubstanzen, etwas unterhalb und etwas oberhalb der Vergleichssubstanz Gallussäure, je einen blauvioletten Fleck.

Reinheit: *Urtinktur:*
- Relative Dichte *(PhEur)*: 0,895 bis 0,915.
- Trockenrückstand *(DAB)*: Mindestens 1,0%.

Lagerung: Vor Licht geschützt.

Anwendungsgebiete: Entsprechend dem homöopathischen Arzneimittelbild.
Dazu gehören: Hauteiterungen und schlecht heilende Wunden, Quetsch-, Riß- und Defektwunden; Erfrierungen und Verbrennungen der Haut.

Dosierung und Art der Anwendung: Soweit nicht anders verordnet: 1- bis 3mal täglich 5 bis 10 Tropfen, 1 Messerspitze Verreibung, 1 Tablette oder 5 bis 10 Streukügelchen einnehmen.
Injektionslösungen 2mal wöchentlich 1 mL s.c. injizieren.
Salben 1- bis 2mal täglich auftragen.

Unerwünschte Wirkungen: Nicht bekannt.
Hinweis: Es können vorübergehend Erstverschlimmerungen vorkommen, die jedoch unbedenklich sind.

Calendula officinalis hom. *PF X*

Sonstige Bezeichnungen: Calendula.

Monographiesammlungen: Calendula officinalis pour préparations homéopathiques *PFX*.

Definition der Droge: Der frische Blütenstand (Blütenköpfchen mit ungefähr 15 cm Stengel).

Stammpflanzen: *Calendula officinalis* L.

Ganzdroge: Der Stiel endet mit einem Blütenköpfchen von etwa 3 bis 5 cm Durchmesser. Schüsselförmiger Hüllkelch, besetzt mit zwei Reihen von Kelchblättern. Die Blüten sind strahlenförmig. 2,5 cm lange, dreigezähnte Zungenblüten, an der Peripherie gelb bis gelborange, im Zentrum dunkelgelb oder braun je nach Varietät. Geruch unangenehm balsamisch und harzig. Geschmack bitter.

Zubereitungen: Die Urtinktur wird mit einem Gehalt von 55 % (*V/V*) Ethanol aus den blühenden frischen Pflanzenteilen hergestellt.
Eigenschaften: Grünbraune Flüssigkeit mit einem leichten, Übelkeit hervorrufenden Geruch und einem scharfen Geschmack.

Identität: Nach energischem Schütteln von 1 mL Urtinktur mit 10 mL Wasser starke Schaumbildung. 1 mL Urtinktur mit 5 mL Ether und wenig Aktivkohle mischen und filtrieren, 2 mL Filtrat eindampfen, Rückstand mit 1 mL eines Gemisches aus gleichen Teilen Essigsäureanhydrid und Chloroform, dann 1 mL Schwefelsäure versetzen. Es entsteht eine Rotfärbung, die in Braun übergeht.
Dünnschichtchromatographie:
- Adsorptionsmittel: Kieselgel G.
- Untersuchungslösung: Urtinktur. 30 µL als Startband auftragen.
- Vergleichslösung: 10 mg Rutin und 5 mg Chlorogensäure in 10 mL methanolischer Lösung. 10 µL als Startband auftragen.
- Detektion: UV 365 nm.
- Fließmittel: Wasserfreie Ameisensäure-Eisessig-Wasser-Ethylacetat (11 + 11 + 27 + 100).
- Auswertung: Das Chromatogramm der Vergleichslösung zeigt ein bräunliches Band bei Rf 0,35 (Rutin) und ein blaues Band bei Rf 0,55 (Chlorogensäure). Das Chromatogramm der Untersuchungslösung zeigt ein bräunliches Band bei Rf 0,25, ein leicht bläuliches Band bei Rf 0,30, ein bräunliches Band bei Rf 0,35 (Rutin), zwei blaue Bänder bei Rf 0,55 (Chlorogensäure) und 0,95 sowie ein rotes Band an der Lösungsmittelfront.

Nach dem Besprühen mit einer 1 %igen (*m/V*) Lösung von Aminoethanoldiphenylborat in Methanol zeigt das Chromatogramm der Vergleichslösung ein orangefarbenes Band bei Rf 0,35 (Rutin) und ein grünes Band bei Rf 0,55 (Chlorogensäure). Das Chromatogramm der Untersuchungslösung zeigt ein grünes Band bei Rf 0,30, ein orangefarbenes Band bei Rf 0,35 (Rutin), ein grünes Band bei Rf 0,55 (Chlorogensäure), ein helloranges Band bei Rf 0,60 und ein grünes Band bei Rf 0,90. Das Chromatogramm der Untersuchungslösung zeigt ebenfalls ein fluoreszierendes Band des Isorhamnetinglucorhamnosids unterhalb des orange fluoreszierenden Bands des Rutins und ein gelblich fluoreszierendes Band des Narcissins zwischen den Bändern des Rutins und der Chlorogensäure.

Gehalt: *Urtinktur.*
- Ethanolgehalt zwischen 50 % (*V/V*) und 60 % (*V/V*).
- Trockenrückstand: Gleich oder höher als 0,75 %.

Calendula officinalis hom. *HPUS 78*

Synonyme: Caltha officinalis, C. sativa, C. vulgaris, Flos omnium mensium, Solis sponsa, Solseginum aureum, Verrucaria.

Sonstige Bezeichnungen: Dt.: Ringelblume; engl.: Garden marigold; frz.: Fleur de tous les mois.

Monographiesammlungen: Calendula officinalis *HPUS 78.*

Definition der Droge: Die frischen blühenden oberen Pflanzenteile.

Stammpflanzen: *Calendula officinalis* L.

Zubereitungen: *Urtinktur.* 700 mL Pflanzenbrei mit 100 g Feststoffen und 600 mL Feuchtigkeit. Alkohol 95 % ad 1000 mL.
Verdünnungen. Zweimal: aus 1 Teil Urtinktur, 4 Teilen destilliertem Wasser und 5 Teilen Alkohol (95 %). Dreimal und höher: Mit medizinischem Alkohol (88 %).

1. Norlindh T (1977) Calenduleae – Systematic Review. In: Heywood VH, Harborne JB, Turner B (eds.) The Biology and Chemistry of the Compositae, Acad Press, London, S. 961–987
2. Genaust H (1983) Etymologisches Wörterbuch der botanischen Pflanzennamen, 2. Aufl., Birkhäuser, Basel Boston Stuttgart
3. Meusel H, Ohle H (1966) Öst bot Z 113:191–120
4. Ohle H (1974) Feddes Repert 85:245–283
5. Heyn CC, Dagan O, Nachman B (1974) Israel J Bot 23:169–201
6. Ohle H (1975) Feddes Repert 86:1–17
7. Ohle H (1975) Feddes Repert 86:525–541
8. Goodwin TW (1954) Biochem J 58:90–94
9. Scheffer JJC (1979) Pharm Weekbl 114:1.149–1.157
10. Kasprzyk Z, Wojciechowski Z (1967) Phytochemistry 6:69–75
11. Vidal-Ollivier E, Balansard G, Faure R, Babadjamian A (1989) J Nat Prod 52:1.156–1.159
12. Wojciechowski Z, Jelonkiewicz-Konador A, Tomaszewski M, Jankowski J, Kasprzyk Z (1971) Phytochemistry 10:1121–1124

13. Bialaschik FJ (1982) Dissertation Poznań, Institut für Heilpflanzenforschung
14. Zimmermann J (1946) Helv Chim Acta 29:1.455–1.456
15. Kasprzyk Z, Pyrek J (1968) Phytochemistry 7:1.631–1.639
16. Sliwowski J, Dziewanowska K, Kasprzyk Z (1973) Phytochemistry 12:157–160
17. Adler G, Kasprzyk Z (1975) Phytochemistry 14:627–631
18. Gracza L (1987) Planta Med 53:227
19. Janssen AM (1989) Dissertation Leiden
20. Jakupovic J, Grenz M, Bohlmann F, Rustaiyan A (1988) Planta Med 54:254–256
21. Pizza C, De Tommasi N (1988) Phytochemistry 27:2.205–2.208
22. Westhaus RG (1990) Dissertation Düsseldorf
23. Friedrich H (1962) Arch Pharm 295:464–471
24. Vidal-Ollivier E, Elias R, Faure F, Babadjamian A, Crespin F, Balansard G, Boudon G (1989) Planta Med 55:73–74
25. Varljen J, Lipták A, Wagner H (1989) Phytochemistry 28:2.379–2.383
26. Nugteren DH, Christ-Hazelhof E (1987) Prostaglandins 33:403–417
27. Meier zu Beerentrup H, Röbbelen G (1987) Fat Science Technology 89:227–230
28. Heeger EF (1956) Handbuch des Arznei- und Gewürzpflanzenanbaus. Drogengewinnung. Deutscher Bauernverlag, Leipzig
29. Auster F, Schäfer J (1958) Arzneipflanzen, VEB Georg Thieme, Leipzig
30. Luckner M, Beßler O, Luckner R (1967) Dt Apoth Ztg 107:1923
31. Steinegger E, Hänsel R (1988) Lehrbuch der Pharmakognosie und Phytopharmazie, 4. Aufl., Springer, Berlin Heidelberg New York London Paris Tokyo
32. Lutomski J (1983) Pharm Unserer Zeit 12:149–153
33. Wilkomirski B (1985) Phytochemistry 24:3.066–3.067
34. Wilkomirski B (1987) Phytochemistry 26:1.635–1.637
35. Adler G, Kasprzyk Z (1976) Phytochemistry 15:205–207
36. Kasprzyk Z, Pyrek J, Turowska G (1968) Acta Biochim Polon 15:149–159
37. Kasprzyk Z, Pyrek J (1967) Roczniki Chem 41:201–208
38. Kasprzyk Z, Turowska G (1969) Bull Acad Polon Sci Ser Sci Chim 17:397–398
39. Wojciechowski Z, Bocheńska-Hryniewicz M, Kucharczak B, Kasprzyk Z (1972) Phytochemistry 11:1165–1168
40. Janiszowska W, Kasprzyk Z (1977) Phytochemistry 16:473–476
41. Janiszowska W, Sobocińska E, Kasprzyk Z (1979) Phytochemistry 18:427–430
42. Zechmeister L, von Cholnoky L (1932) Z physiol Chem 208:26–32
43. Theobald D, Röbbelen G (1989) Angew Botanik 63:313–322
44. Stevenson R (1961) J Org Chem 26:5.228–5.230
45. Komae H, Hayashi N (1971) Phytochemistry 10:1.944
46. Schratz E (1954) Planta Med 2:4–15
47. Dachler M, Pelzmann H (1989) Heil- und Gewürzpflanzen, Österreichischer Agrarverlag, Wien
48. Pank F, Ennet D (1988) Pharmazie 43:503–506
49. Herold M, Pank F, Menzel E, Kaltofen H, Loogk E, Rust H (1989) Drogen Report 2:43–64
50. Bomme U, Hölzl J, Schneider E (1990) Herba Hungar 29:19–28
51. Vidal-Ollivier E, Diaz-Lanza AM, Balansard G, Maillard C, Vaillant J (1990) Pharm Acta Helv 65:236–238
52. Vidal-Ollivier E (1988) Thèse de Doctorat en Science, Université d'Aix-Marseille
53. Tamas M, Hodisan V, Grecu L, Fagarasan E, Baciu M, Muica I (1978) St Cerc Biochim 21:89–94, zit. nach: CA (1978) 89:176359
54. Kasprzyk Z, Turowska G, Baranowska E (1969) Bull Acad Polon Sci Ser Sci Chim 17:399–401, zit. nach: CA (1970) 72:21802
55. Pyrek JSt (1977) Roczniki Chem 51:2.493–2.497
56. Pyrek JSt (1977) Roczniki Chem 51:2.331–2.342
57. Wilkomirski B, Kasprzyk Z (1979) Phytochemistry 18:253–255
58. Pyrek JSt (1979) Pol J Chem 53:2.465–2.490
59. Kasprzyk Z, Wilkomirski B (1973) Phytochemistry 12:2.299–2.300
60. Andreeva LG (1961) Aptechnoe Delo 10:46–49, zit. nach: CA (1962) 56:1769
61. Avramova S, Portarska F, Apostolova B, Petkova S, Konteva M, Tsekova M, Kapitanova T, Maneva K (1988) MBI Med Biol Inf, S. 28–33
62. Tóth G, Szabolcs J (1981) Phytochemistry 20:2.411–2.415
63. Pyrek JSt (1984) J Nat Prod 47:822–827
64. Tóth G, Háznagy A, Bula E (1976) Pharmazie 31:51–52
65. Ghosal S, Singh AK, Chaudhuri RK (1976) J Pharm Sci 65:1.549–1.551
66. Suchý M, Herout V (1961) Coll Czech Chem Commun 26:890–892
67. Willuhn G, Westhaus RG (1987) Planta Med 53:305
68. Peneva P, Ivancheva S, Vitkova A, Kozovska V (1985) Plant Science (Sofia) 22:50–56
69. Ocioszynska I, Nartowska J, Strzelecka H (1977) Herba Polon 23:191–199
70. Wagner H, Bladt S, Zgainski EM (1983) Drogenanalyse. Springer, Berlin Heidelberg New York
71. Komissarenko NF, Chernobai VT, Derkach AI (1988) Khim Prir Soedin 795–801, zit. nach: CA (1989) 111:4243q
72. Derkach AI, Komissarenko NF, Chernobai VT (1986) Khim Prir Soedin 777, zit. nach: CA (1987) 106:135330k
73. Marczal G, Cserjési Z, Héthely E, Petri G (1987) Herba Hungar 26:179–189
74. Vollmann H (1967) Dissertation Saarbrücken
75. Janssen AM, Scheffer JJC, Baerheim Svendsen A (1986) Tagung Ätherische Öle, Bad Bevensen 9/86
76. Chushenko VN, Zhukov GA, Karamova OE, Obolentseva GV (1988) Khim Prir Soedin, S. 585–586, zit. nach: CA (1988) 109:226748
77. Wagner H, Proksch A, Riess-Maurer I, Vollmar A, Odenthal S, Stuppner H, Jurcic K, Le Turdu M, Heur YH (1984) Arzneim Forsch 34:659–661
78. Wagner H, Proksch A, Riess-Maurer I, Vollmar A, Odenthal S, Stuppner H, Jurcic K, Le Turdu M, Fang JN (1985) Arzneim Forsch 35:1.069–1.075
79. Lindemann G (1982) Naturheilpraxis, S. 880–881
80. Gorá J, Kalemba D, Kurowska A, Swiatek L (1980) Acta Horticult 96:165–171
81. Kurowska A, Kalemba D, Gorá J (1984) POLLENA-TSPK (Tluszcze, Srodki, Piorace, Kosmet) 28:17–20
82. Diemunsch A-M, Mathis C (1980) Labo-Pharma, S. 55–63
83. Shipochliev T, Dimitrov A, Aleksandrova E (1981) Veterinary Sciences (Sofia) 18:87–94

84. Parviz M (1986) Fr Demande 2, 608, 932, zit. nach: CA (1989) 110:72733
85. Quirin K-W, Gerard D, Grau D, Grau G (1987) Seifen Öle Fette Wachse 113:539–544
86. Quirin K-W, Gerard D (1989) Seifen Öle Fette Wachse 115:57–59
87. Pachaly P (1984) Dt Apoth Ztg 124:2.153–2.161
88. Heisig W, Wichtl M (1988) Planta Med 54:582–583
89. Heisig W, Wichtl M (1990) Dt Apoth Ztg 130:2.058–2.062
90. Yatsuno AI, Belova LF, Lipkina GS, Sokolov SYa, Trutneva EA (1978) Farmakol Toksikol 41:556560
91. Mrugasiewicz K, Lutomski J, Mścisz A (1979) Herba Polon 25:107–112
92. Vidal-Ollivier E, Babadjamian A, Maillard C, Elias R, Balansard G (1989) Pharm Acta Helv 64:156–158
93. Langer K (1976) Dissertation Erlangen-Nürnberg
94. Hasler A, Meier B, Sticher O (1990) bonn bacans, Intern Sympos, Bonn July 17–22, Poster P_1 132
95. Vichkanova SA, Adgina VV, Izosimova SB (1977) Rastit Resur 13:428–435, zit. nach: CA 87:162117s
96. Gracza L (1971) Mezhdunar Kongr Efirnym Maslam 4th 1968 (Pub 1971) 1:83–89, zit. nach: CA (1973) 78:106441v
97. Tarle D, Dvorzak I (1989) Farm Vestn (Ljubljana) 40:117–120, zit. nach: CA (1990) 112:42317v
98. Leclerc H (1973) Précis de Phytopharmacie, Masson, Paris, S. 229
99. Felklova M, Janečkova M (1957) Československ Farmac 6:577
100. Dumenil G, Chemli R, Balansard G, Guiraud H, Lallemand M (1980) Ann Pharm Fr 38:493–499
101. Gasiorowska I, Jachimowicz M, Patalas B, Mlynarczyk A (1983) Czas Stomat 36:307–311
102. Chaplins'ka MG, Golovkin VO (1963) Farmatsevt Zh (Kiew) 18:56–60, zit. nach: CA (1960) 60:3945h
103. Wolters B (1966) Dt Apoth Ztg 106:1.729–1.733
104. Pandey DK, Tripathi NN, Tripathi RD, Dixit SN (1982) Angew Bot 56:259–267
105. Fazakas B, Racz G (1965) Farmacia (Bukarest) 13:91
106. Gracza L, Szasz K (1968) Acta Pharm Hung 38:118–125, zit. nach: CA (1973) 78:106441
107. Samochowiec E, UrbankAska L, Mańka W, Stolarska E (1979) Wiad Parazytol 25:77–81
108. Bogdanova NS, Nikolaeva IS, Scherbakova LI, Tolstova TI, Moskalenko NYu, Pershin GN (1970) Farmakol Toksikol 33:349–355
109. Peyroux J, Rossignol P, Delaveau P (1981) Plant Méd Phytothér 15:210–216
110. Mascolo N, Autore G, Capasso F, Menghini A, Fasulo MP (1987) Phytotherap Res 1:28–31
111. Della Loggia R, Becker H, Isaac O, Tubaro A (1990) Planta Med 56:658
112. Tubaro A, Della Loggia R, Zilli C, Vertua R, Delaveau P (1983) Sociétá Italiana di Farmacognosia, 2° Congresso nazionale, Milano 15.–16.12.1983
113. Kloucek-Popova E, Popov A, Pavlova N, Krusteva S (1981) Suvrem Med 32:395–399, zit. nach: 114
114. Kloucek-Popova E, Popov A, Pavlova N, Krusteva S (1982) Acta Physiol Pharmacol 8:63–67
115. Delaveau P, Lallouette P, Tessier AM (1980) Planta Med 8:63–67
116. Grinkevich NI, Ignateva NS, Safronich LN (1963) Aptechnoe Delo 12:38–40, zit. nach: CA (1964) 61:11001e
117. Hänsel R, Haas H (1983) Therapie mit Phytopharmaka, Springer, Berlin Heidelberg New York Tokyo
118. Manolov P, Boyadzhiev TSV, Nikolov P (1964) Eksperim Med Morfol 3:41–45, zit. nach: CA (1965) 62:9652d
119. Boucaud-Maitre Y, Algernon O, Raynaud J (1988) Pharmazie 43:220–221
120. Giroux J, Beaulaton S, Boyer J (1951) Bull Soc Pharm Montpellier 11:47–49
121. Boyer J (1949) Thèse Doct Univ Pharm Montpellier; zit. nach: 120
122. Chaplinska MG, Golovkin VO (1962) Farmatsevt Zh (Kiew) 2:35–40; zit. nach[132]
123. Banaszkiewicz W, Mrozikiewicz A (1962) Poznan Towarz Przyjaciol Nauk Wydzial Lekar Prace Komisji Farm 2:35–40, CA (1963) 59:6681g
124. Banaszkiewicz W, Kowalska M, Mrozikiewicz A (1963) Poznan Towarz Przyjaciol Nauk Wydzial Lekar Prace Komisji Farm 1:53–63, zit. nach: CA (1964) 61:2364h
125. Naumenko MA (1941) Farmakol Toksikol 4:22–25, zit. nach: CA (1944) 38:5598
126. Standardzulassung "Ringelblumenblüten" Nr. 1209.99.99
127. Wojcicki J, Samochowiec L, Kadlubowska D, Lutomski J (1977) Herba Polon 23:285–289, zit. nach: CA (1978) 89:140619w
128. Samochowiec L (1983) Herba Polon 29:151–155
129. Wojcicki J, Samochowiec L (1980) Herba Polon 26:233–237, zit. nach: CA (1981) 95:180898s
130. Boyadzhiev TSV (1964) Nauchni Tr Vissh Med Inst Sofia 43:15–20, zit. nach: CA (1965) 63:1114a
131. Wojcicki J, Bartlomowicz B, Samochowiec L (1980) Herba Polon 26:119–122
132. Russo M (1972) Riv Ital EPPOS 54:740–743
133. Proserpio G, Pirro C (1974) Riv Ital EPPOS 56:473–475
134. Fischer G (1966) Heilkräuter und Arzneipflanzen, 3. Aufl., Haug, Ulm
135. Proserpio G (1974) Riv Ital EPPOS 56:39–54
136. Marini D, Ranucci G (1984) Il Prodotto Chimico 25:4–9
137. Aubin MF (1977) Ger Offen 2, 720, 420, zit. nach: CA (1978) 88:659965
138. Ghosh A (1978) Brit Homoeopath J 67:121–123
139. Feier V, Wohlrapp E, Costa GH, Stanciu N, Radcov G, Dop I (1983) Dermato-Venerologia 28:299–302
140. Broutin HJ, Brelet YA (1971) Fr Demande 2, 077, 789
141. Dietrich GJ (1936) Die Zahnheilkunde 16:6
142. Spaich W (1977) Moderne Phytotherapie, Haug, Ulm
143. Wiesenauer M (1987) Homöopathie für Ärzte und Apotheker, Deutscher Apotheker Verlag, Stuttgart
144. Münch W (1939) Dt Z Homöopathie 18:44
145. Turova AD (1974) Medicina, S. 218–222
146. Kolen'ko AB (1961) Oftal'molog Zh (Odessa) 16:29–32
147. Boukef MK (1986) Médecine traditionelle et Pharmacopée. Les plantes dans la médecine traditionelle tunisienne, Agence de Coopération Culturelle et Technique (ACCT), Paris
148. Dastur JF (1962) Medicinal Plants of India and Pakistan, Taraporevala, Bombay
149. Petkov VV (1988) Sovremennaja Fitoterapija (Zeitgenössische Phytotherapie), Verlag Medicina i Fizkultura, Sofia
150. Istudor V, Mantoiu M, Badescu I (1981) Farmacia (Bukarest) 29:41–48
151. Chemli R, Toumi A, Oueslati S, Zouaghi H, Boukef K, Balansard G (1990) J Pharm Belg 45:12–16
152. Madaus G (1938) Lehrbuch der biologischen Heilmittel, Bd. I, Georg Thieme, Leipzig

153. CRC (1986) S. 87
154. Mitchell JC, Dupuis G (1971) Brit J Dermatol 84:139
155. Mitchell JC, Dupuis G (1972) Brit J Dermatol 87:235
156. Karl J (1983) Phytotherapie, Tibor Marczell, München
157. Wichtl M (1984) Dt Apoth Ztg 124:2058–2062
158. BHP 83
159. CFT (1962) S. 185
160. Willuhn G (1989) Ringelblumen. In: Wichtl M (Hrsg.) Teedrogen, 2. Aufl., Wissenschaftliche Verlagsgesellschaft, Stuttgart, S. 400
161. Moskalenko SA (1971) J Ethnopharmacol 21:231–251
162. Darias V, Bravo L, Barquin E, Martin Herrera D, Fraile C (1986) J Ethnopharmacol 15:169–193
163. Cheung KY, Xie JX, But PPH (1986) J Ethnopharmacol 15:1–44
164. NN (1990) Weleda Nachrichten Heft 178:8
165. Wolf HG (1989) Pharm Ztg 134:29
166. Kurowska A, Kalemba D, Gorá J (1980) POLLENA-TSPK (Tluszcze, Srodki, Piorace, Kosmet) 24:64–73, zit. nach: CA (1981) 95:86112
167. Yankovskaya SA, Kakovskaya NF, Molodtsova AD, Ryzhova VI, Makarova RV (1970) USSR 285, 167, zit. nach: CA (1971) 74:115809r
168. Speteanu R, Brad I, Petrescu M, Silva F (1977) Rom 62, 716, zit. nach: CA (1980) 92:99461
169. Hag (1972) S. 604
170. Hauberrißer E (1940) Hippokrates 11:393–398
171. Pyrek JSt (1969) Chem Commun 3:107–108
172. Chemli R (1986) Thèse Doctorat de Sciences Pharmaceutiques, Université d'Aix-Marseille
173. Shipochliev T (1981) Veterinary Sciences (Sofia) 18:94–98
174. Gerth van Wijk HL (1971) A Dictionary of Plant Names, Asher & Co., Vaals Amsterdam
175. Pizza C, De Tommasi N (1987) J Nat Prod 50:784–789
176. De Tommasi N, Pizza C, Conti C, Orsi N (1990) J Nat Prod 53:830–835
177. Pinkas M, Torck M, Perrin E (1975) CR Acad Sci Paris 281:447–450
178. Perrin E (1975) Thèse Doctorat de l'Université de Lille
179. Chemli R, Babadjamian A, Faure R, Boukef K, Balansard G, Vidal E (1987) Phytochemistry 26:1.785–1.788
180. Pizza C, Zhong-Liang Z, De Tommasi N (1987) J Nat Prod 50:927–931
181. De Tommasi N, Conti C, Stein ML, Pizza C (1981) Planta Med 57:250–253
182. Baraud J (1958) Rev Gen Bot 65:221–243, zit. nach: CA (1962) 57:1278
183. Chemli R, Boukef K, Balansard G, Gayte-Sorbier A (1986) Plant Méd et Phytothér 20:203–209
184. Rizk AM, Heiba HI, Ma'Ayergi HA, Batanouny KH (1986) Fitoterapia 57:3
185. Chemli R, Toumi A, Balansard G, Boukef K, Zouaghi H (1985) Third Symposium on Inflammation Markers, Lyon, June 1985
186. Mascolo N, Pizza C, De Simone F, Capasso F (1986) Atti del 3° convegno nazionale della societá italiana di fitochimica, Reggio Calabria, 29.–31.10.1986
187. Paris RR, Moyse H (1971) Précis de Matière Médicale, Tome III, Masson & Cie, Paris
188. Hag, Bd. III, S. 608
189. Hoppe HA (1981) Drogenkunde, Walter de Gruyter, Berlin, S. 48
190. Font Quer P (1981) Plantas medicinales, Editorial Labor, Barcelona Madrid Bogotá Buenos Aires Caracas Lisboa Quito Rio de Janeiro Mexico Montevideo
191. Chopra RN, Nayar SL, Chopra IC (1956) Glossary of Indian Medicinal Plants, Council of Scientific & Industrial Research, New Delhi
192. Meier zu Beerentrup H (1986) Dissertation Georg-August-Universität Göttingen
193. Catizone P, Marotti M, Toderi G, Tetenyi P (1986) Coltivazione delle Plante Medicinale e Aromatiche, Pàtron Editore Bologna
194. Pyrek JSt, Baranowska E (1977) Roczniki Chem 51:1.141–1.145
195. BiegankAska J (1988) Herba Polon 34:199–203
196. Erzherzog Joseph (1903) Atlas der Heilpflanzen des Praelaten Kneipp, Faksimile-Ausgabe, Weltbild, Augsburg 1987
197. Heisig W (1991) Methodenentwicklung zur Identitätsprüfung pflanzlicher Drogen, Dissertationes Botanicae, Bd. 167, J. Cramer, Berlin Stuttgart, S. 108
198. Quackenbush FW, Miller SL (1972) J Ass Off Anal Chem 55:617–621, zit. nach: CA (1972) 77:31565
199. Volkmann A (1990) Zentbl Pharm Pharmakother Labdiag 129:868–869
200. BAz Nr. 50 v. 13.3.1986
201. Goldmann II (1974) Klin Med (Mosc) 52:142–143
202. N.N. Indian J Exp Biol (1968) 6:323
203. Manolov P, Pavlova N, Nikolov N, Lambev I, Krusteva S, Yossifov I (1983) Probl Vatr Med 11:70-74
204. Uphof JCTh (1968) Dictionary of Economic Plants, 2. ed., J. Cramer, Lehre
205. Steinmetz EF (1957) Codex vegetabilis, Amsterdam
206. Heg (1987) S. 799
207. FEu (1976) S. 206

Ic

Calla

HN: 2004300

Familie: Araceae.

Unterfamilie: Calloideae.[1,9]

Tribus: Calleae.[1,9]

Gattungsgliederung: Im Unterschied zu der in Afrika beheimateten Gattung Zantedeschia mit 6 Arten und 2 Unterarten, umfaßt die auf Europa begrenzte Gattung Calla nur eine Art.[1,2,3,4]

Gattungsmerkmale: Die Grundachse ist ein kriechendes Rhizom, das an den Knoten zahlreiche sproßbürtige Wurzeln trägt. Dem aufsteigenden Blütenschaft entspringen im untersten, noch horizontalen Teil zwei Laubblätter, im übrigen ist er unbeblättert. Das weitere Wachstum erfolgt durch einen Achselsproß aus dem vorletzten Blatt, der im gleichen Jahr gewöhnlich nur mehr Laubblätter hervorbringt. Das Hüllblatt (Spatha), selten zu zwei oder drei vorhanden, ist flach ausgebreitet, innen weiß bleibend. Die kurz zylindrische Ähre trägt an der Spitze oft nur männliche Blüten mit sechs oder mehr Staubblättern aus kurzen Antheren an flachen Staubfäden, die übrigen Blüten sind zwittrig. Der einfächrige, kurz eiförmige Fruchtknoten enthält zwei bis vierzehn längliche, auf dem Grunde des Faches stehende, anatrope Samenanlagen. Narbe sitzend. Die scharlachrote, beerenartige Frucht öffnet sich wie eine Kapsel durch Aufspringen und gibt die länglichen, dickschaligen, von einer Schleimhülle umschlossenen Samen frei.[4]

Verbreitung: In gemäßigten Zonen Europas.[1]

Inhaltsstoffgruppen: In Sekretzellen Gerbstoffe; in Interzellularräumen Schleim; in Blättern Leucoanthocyane und Scharfstoffe bisher unbekannter Konstitution.[9]

Drogenliefernde Arten: *C. palustris* L.: Calla-palustris-Rhizom; Calla aethiopica hom. *HAB 34* (→ *Zantedeschia aethiopica* (L.) SPRENG.)

Calla palustris L.

Sonstige Bezeichnungen: Dt.: Schlangenwurz, Schlangenkraut, Sumpf-Drachenwurz, Schweinsohr; engl.: Water arum; franz.: Anguine; it.: Dragontea aquatica.[4]

Systematik: Chromosomenzahl: 2n = 36, 72[4]

Botanische Beschreibung: Ausdauernd, 15 bis 30 cm hoch. Die kriechende Grundachse ist grün gefärbt, hohl und wird etwa 50 cm lang, mit oft genäherten, zweizeilig angeordneten Blättern. Der Blütenschaft ist ca. so lang bis doppelt so lang wie die rundlich herzförmigen, mitunter fast nierenförmigen, zugespitzten Laubblätter mit etwa 4 bis 11 cm breiter Spreite. Die bis 10 cm lange Scheide ragt im obersten Teil spitz vor und ist von fester, fast ledriger Konsistenz. Das außen grünliche, innen weiße Hüllblatt hat eiförmige bis elliptische Gestalt und eine plötzlich zusammengezogene, beinahe schwanzartige Spitze. Seine Länge beträgt nur 6 bis 7 cm. Die länglich-zylindrische, stumpfe Ähre erreicht nur etwa ein Drittel der Länge des Hochblattes und ist von grünlicher Farbe. Die Blüten sind spiralig gestellt und sehr dicht angeordnet. Die kurz ellipsoiden Staubbeutel werden von flachen Filamenten getragen. Die Samen gelangen in der beerenartigen Frucht zu etwa vier bis acht (bis zehn) zur Entwicklung, sind längs gefurcht, schwärzlich, 4 bis 5 mm lang und kaum 2 mm breit, mit Basalhöcker und deutlichen Nabelstreifen.[4]

Inhaltsstoffe: Blätter: alkaloidartige Scharfstoffe (ähnlich *Arum maculatum* L.), Polyphenole: Leucoanthocyane bes. Leucocyanidin;[4,9]
Flavon-*C*-glykosyle (nachgewiesen, doch noch nicht identifiziert), Cyanidin.[3]

Verbreitung: Europa, Sibirien, Nordamerika in Sümpfen, Torfmooren und Erlenbrüchen.[4]

Drogen: Calla-palustris-Rhizom.

Calla-palustris-Rhizom

Synonyme: Callae palustris rhizoma, Radix Dracunculi palustris, Radix Callae palustris.

Sonstige Bezeichnungen: Dt.: Schlangenwurzel.

Definition der Droge: Die getrockneten unterirdischen Teile der Pflanze.

Stammpflanzen: *Calla palustris* L.

Herkunft: Sammlung aus Wildvorkommen.

Handelssorten: Die Droge ist keine Handelsware.

Inhaltsstoffe: Flavon-*C*-glykosyle.
Anmerkung: Ob ähnlich wie in anderen Araceen die Toxizität auf dem Vorkommen von Ca-Oxalatraphiden in Verbindung mit proteolytischen Enzymen beruht,[6] ist nicht bekannt.

Volkstümliche Anwendung und andere Anwendungsgebiete: Früher in der Volksmedizin wegen seines schlangenförmigen Aussehens innerlich gegen Schlangenbisse.

Tox. Inhaltsstoffe u. Prinzip: Getrocknetes Calla-Rhizom verursacht intensive Schleimhautirritationen im Mund von Menschen und führt bei Mäusen zum Tod infolge ödematöser und blutender Schleimhäute im Gastrointestinalbereich. Die Erscheinungen werden gemildert, wenn das Rhizom zuerst hitzebehandelt wurde.[7]

Sonst. Verwendung: *Haushalt.* In Lappland aus Wurzeln gewonnenes, mehlähnliches Produkt zum Brotbacken; höchstwahrscheinlich als Fladenbrot bei hohen Temperaturen gebacken (beachte toxische Eigenschaften!).[7,8]

Gesetzl. Best.: *Artenschutz.* Die Pflanze unterliegt dem Artenschutz gemäß BArtSchV, Anl. 1.

Calla aethiopica hom. *HAB 34*

Hinweis: Die im *HAB 34* als Calla aethiopica hom. geführte Droge wird heute der Art *Zantedeschia aethiopica* (L.) SPRENG. zugeordnet (→ Zantedeschia).

1. Dahlgren RMT, Clifford HT und Yeo PF (1985) The Families of the Monocotyledons, 3. Aufl., Springer-Verlag Berlin
2. Hutchinson J (1959) The Families of Flowering Plants, 2. Aufl., Oxford at the Clarandon Press
3. Letty C (1973) Bothalia 11 (1&2):5-26
4. Heg (1967–1980), Bd. II, Teil 1, S. 326
5. Williams CA, Harborne JB, Mayo SJ (1981) Phytochemistry 20:217-234
6. Walter WC (1967) J Am Med Assoc 210:154-155
7. Airaksinen MM, Peura P, Ala-Fossi-Salokangas L, Antere S, Lukkarinen M, Saikkonen M, Stenbäck F (1986) J Ethnopharmacol 18:273-296
8. Lindley G (1981) Flora Medica, Ajay Book Service, New Delhi
9. Hgn, Bd. 2, S. 78, 89, 92

Kr

Calluna

HN: 2018500

Familie: Ericaceae.

Unterfamilie: Ericoideae.

Tribus: Calluneae.

Gattungsgliederung: Die Gattung Calluna SALISB. ist monotypisch, d. h. sie besteht aus nur einer Art – *Calluna vulgaris*. Obwohl die Gattung habituell mit den Erica-Arten große Ähnlichkeit hat – Calluna-vulgaris-Blüten laufen bis heute unter der pharmazeutischen Bezeichnung Flores Ericae – bestehen dennoch grundlegende Merkmalsunterschiede, die den Status als Gattung bzw. monogenerische Tribus rechtfertigen. So besitzt Calluna einen abweichenden Typ von Markgewebe; die Blattstellung ist nicht quirlförmig, sondern gegenständig; der Kelch ist petaloid ausgebildet und größer als die Krone; die Kapselfrucht öffnet septifrag, d. h. bei der Öffnung zerbrechen die Scheidewände und auch die Chromosomenbasiszahl ist mit n = 6 abweichend.

Gattungsmerkmale: Kleiner, immergrüner Zwergstrauch; Blätter gegenständig, sitzend; Blüten 4-zählig, in den endständigen oder seitenständigen Trauben bzw. Rispen angeordnet; Blütenstiel mit mehreren Vorblättern; Kelchblätter 8; Antheren zugespitzt mit basalen Anhängseln, über die gesamte Länge sich mit einem Schlitz öffnend; Frucht eine septifrage Kapsel.[1-6]

Verbreitung: In fast ganz Europa sowie im atlantischen Nordamerika.

Inhaltsstoffgruppen: Calluna führt reichlich Proanthocyanidine, ein Merkmal, das für die Arten der taxonomisch nahestehenden Gattungen Vaccinium, Erica und Rhododendron gleichermaßen zutrifft, nicht hingegen für die Arten der Gattung Arctostaphylos.[7-9]
Das gemeinsame Auftreten von 3-*O*-Galactosiden und 3-*O*-Arabinosiden, das zahlreiche Gattungen der Ericaceae kennzeichnet, ist auch für Calluna charakteristisch.[10]

Drogenliefernde Arten: *Calluna vulgaris*: Callunae flos, Callunae herba, Calluna vulgaris hom. *HAB 1*.

Calluna vulgaris (L.) HULL.

Synonyme: *Calluna sagittaefolia* GRAY, *Erica vulgaris* L.[2,5]

Sonstige Bezeichnungen: Dt.: Besenheide, Brandheide, Heidekraut, Kuhheide; engl.: Common heather, ling, white heather; frz.: Bruyère commune,béruée, béruère, brande, callune, fausse-bruyère; it.: Brughiera, erica monore; port.: Monyarica, urzo do monte; span.: Brecina.[2,5,11-14]

Botanische Beschreibung: Zwergstrauch von 0,2 bis 1 m, selten 2,2 m Höhe, mit niederliegenden, wurzelnden Sprossen und aufstrebenden Zweigen, Stämmchen dünn, graubraun, reich verästelt, mit aufrechten, dichtstehenden Ästen.
Laubblätter lineal-lanzettlich, vierzeilig angeordnet, dachig sich deckend, 1 bis 3,5 mm lang, nach oben eingerollt, sitzend, am Grunde mit 2 mm langen, spitzen, am Rande drüsigen, abwärtsgerichteten Spornen. Blütenstand mehr oder weniger einseitswendig, dicht- und reichblütig, traubig. Blüten nickend, hellviolettrosa, selten weiß, an 5 bis 25 cm langen Kurztrieben, kurzgestielt, am Grunde mit 4 kleinen, länglich-rundlichen, am Rande häutigen und langgefransten Hochblättern. Kelch 4-teilig, glänzend, petaloid, violettrosa, von strohartiger Konsistenz, bleibend, etwa 4 mm lang, tief 4-lappig; Lappen spitz.
Staubblätter 8, mit 8 am Blütengrunde eingefügten dunklen, rundlichen Drüsen; Antheren an der Spitze mit 2 auswärts gekrümmten Hörnchen, am Grunde mit 2 gezähnten Anhängseln. Pollen weißlich, unregelmäßig, dicht warzig gestrichelt, 37 bis 44 µm im Durchmesser. Fruchtknoten 4-fächrig; Griffel die Kelchblätter überragend, mit dicker, knopfiger, 4-höckeriger Narbe. Fruchtkapsel kugelig, 1,5 mm lang, 4-fächrig, mit stiefen, weißen Borstenhaaren besetzt, scheidewandlösend, vielsamig, Samen hellbraun, sehr klein, wenig über 0,1 mm lang, eilänglich.[2,5]

Verwechslungen: Mit *Erica tetralix* L., der Glockenheide: quirlig angeordnete Blätter und hellrosa Blüten.

Inhaltsstoffe: *Polyphenole.* Zusammensetzung und Menge von 26 analytisch faßbaren phenolischen Inhaltsstoffen unterliegen starken jahreszeitlichen Schwankungen.[10] In den Monaten Januar und Februar entfällt der Hauptanteil auf Chlorogensäure und Quercetin-3-*O*-glykoside. In den Monaten März bis April nimmt deren Gehalt zugunsten freier Phenole wie des Orcins (3,5-Dihydroxytoluol) ab, die dann ab Mai von (+)-Catechin, Procyanidin D-1, Callunin, Orcinol-β-D-Glucosid verdrängt werden. Bis Dezember bleibt das Phenolmuster konstant. Sowohl in den oberirdischen Schößlingen als auch in der Wurzel ist der Gesamtphenolgehalt im Monat September am höchsten.
In der Phenolführung unterscheiden sich Triebspitzen und Wurzeln erheblich. In den Triebspitzen herrschen mengenmäßig die folgenden Stoffe vor: Chlorogensäure, Quercetin-3-*O*-galactosid, Quercetin-3-*O*-arabinosid, (+)-Catechin, Procyanidin D-1 und 3,5,7,8,4'-Pentahydroxyflavanon-8-*O*-glucosid (Callunin). Die Wurzeln enthalten in großen Mengen lediglich (+)-Catechin und Procyanidin D-1. Arbutin ist während der gesamten Vegetationsperiode chromatographisch nachweisbar, es kommt sowohl in Blättern und Stengeln als auch in den Wurzeln vor.[10] Demgegenüber konnten andere Untersucher mit der Methode der thermischen Abspaltung (TAS-Verfahren) Arbutin nicht immer nachweisen.[15]
Sonstiges. Frisches Kraut, 4 h nach dem Abschneiden analysiert, enthält ca. 260 mg/100 g Ascorbinsäure.[16-18]

Verbreitung: In fast ganz Europa verbreitet, mit Ausnahme von Südspanien, einigen mediterranen Inseln, so etwa fehlend auf den Balearen, Korsika und Sardinien, ebenso in Süditalien und Griechenland. Ostwärts erstreckt sich das Areal bis Rußland und Kleinasien. Ein Teilareal liegt im atlantischen Nordamerika; es reicht von Massachusetts bis Neufundland. Häufig auf Mooren oder sandigen, silikathaltigen Böden, in lichten trockenen Wäldern, auf mageren, nährstoffarmen Böden mit geringem Kalkgehalt, Sanddünen, öfter in ausgedehnten, fast reinen Heiden.[1,2,5,6]

Drogen: Callunae flos, Callunae herba, Calluna vulgaris hom. *HAB 1*.

Callunae flos

Synonyme: Ericae flos, Flores Callunae, Flores Ericae.

Sonstige Bezeichnungen: Dt.: Besenheideblüten, Heideblüten; engl.: Heather flowers, ling flowers; frz.: Fleurs de bruyère commune.

Monographiesammlungen: Calluna *BHP83*.

Definition der Droge: Die von den Zweigen gerebelten Blüten; reine Blüten sind niemals im Handel, sondern mehr oder weniger mit Blättern und Triebspitzen vermengt.[5]

Stammpflanzen: *Calluna vulgaris* (L.) HULL.

Herkunft: Sammlung aus natürlichen Vorkommen; Hauptlieferländer sind Deutschland (Niedersachsen), atlantisches Nordamerika, Polen, Rußland.[2]

Gewinnung: Die von den Zweigen gerebelten Blüten, gut getrocknet.[2]

Ganzdroge: "Blüte: Violettrosarote, seidig glänzende Blüten, deren kurzer Stiel in der Achsel eines bis 3,5 mm langen Tragblattes sitzt, das nach oben umgebogen ist und am Grunde zwei lange, spitze, am Rande drüsige, abwärts gerichtete Sporne trägt. Ähnliche Blätter kommen kreuzgegenständig auch am Blütenstiel und den anderen Achsenorganen vor. Die nickende Blüte wird von 4 kleinen, länglich-runden, am Rande häutigen, eine Art Außenkelch bildenden Hochblättern umgeben. Sie hat 4 glänzend violettrosarote, kronblattartige, bis 4 mm lange, eiförmige, vorn stumpfliche Kelchblätter, 8 Staubblätter und einen 4fächerigen Fruchtknoten mit weit aus der Blüte ragendem, eine kopfige, vierhöckrige Narbe tragendem Griffel".[19]

Schnittdroge: Ohne Geruch und mit schwachem, herbem, bitterlichem Geschmack.
Mikroskopisches Bild. "Basaler Teil der Laubblätter: Die Laubblätter haben eine wellig-buchtige, zur Spitze hin papillöse Epidermis, am Rande kurze, einzellige, an den abwärts gerichteten Spornen zum Teil auch längere Haare und dort auch dünnwandige Drüsenhaare. Im Mesophyll kommen Calciumoxalatdrusen vor. Hüllblatt: Die Epidermiszellen der Hüllblätter sind länglich-polygonal, stark cuticulargestreift und tragen am Rande zahlreiche, einzellige, gebogene oder gewundene, derbwandige, feinkörnige Haare. Die Epidermiszellen der Kelchblätter sind langgestreckt rechteckig bis faserförmig zugespitzt. Staubblatt: Die Staubblätter färben sich im Chlorahydrat-Präparat rot. Ihre auf einem breiten, kurzen Filament sitzenden Antheren tragen an der Spitze zwei auswärts gekrümmte Hörnchen und an der Basis zwei gezähnte Anhängsel. Pollenkörner: 4 Pollenkörner sind jeweils zu 35 bis 45 µm großen Tetraden vereinigt und haben 3 rundliche Austrittöffnungen."[19]

Pulverdroge: Typische Merkmale sind "Staubblätter mit zwei hörnchenartigen Spitzen und zwei Antherenanhängseln, Pollenkörner als Tetraden, einzellige Haare auf Hochblättern und Laubblättern, Calciumoxalatdrusen."[19]

Verfälschungen/Verwechslungen: Möglich mit den hellrose Blüten von *Erica tetralix* L.: Kelch kürzer als die glockenförmige Krone, ohne Außenkelch.

Minderqualitäten: Droge mit verholzten Anteilen.

Inhaltsstoffe: Für Handelsware liegen bisher keine Analysen vor. Da die Droge beachtliche Anteile an Triebspitzen enthält, dürfte das Spektrum an phenolischen Inhaltsstoffen demjenigen ähneln, wie es für Triebspitzen zum Zeitpunkt der Blüte, August bis September, vorliegt:[19] 19,4 bis 28,4 % Gesamtphenole, darunter Chlorogensäure, Orcinol-*β*-D-glucosid, Callunin, Quercetin (frei und glykosidisch gebunden), (+)-Catechin, (-)-Epicatechin, Procyanidin B-2 und D-1. Arbutin und Hydrochinon waren unter der Nachweisgrenze.

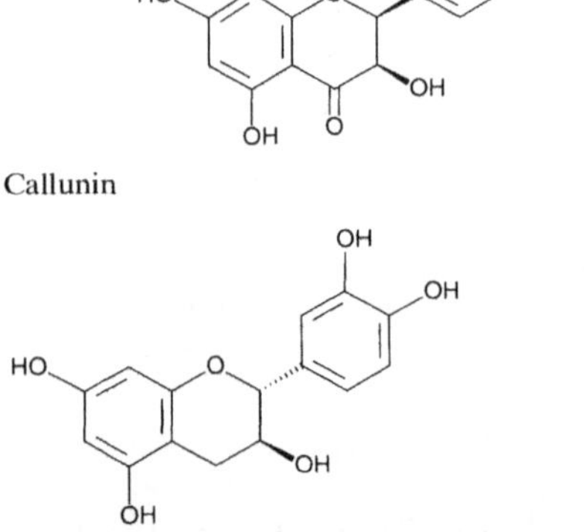

Callunin

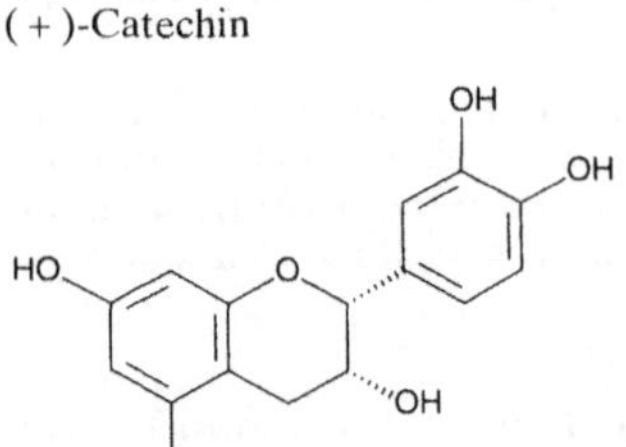

(+)-Catechin

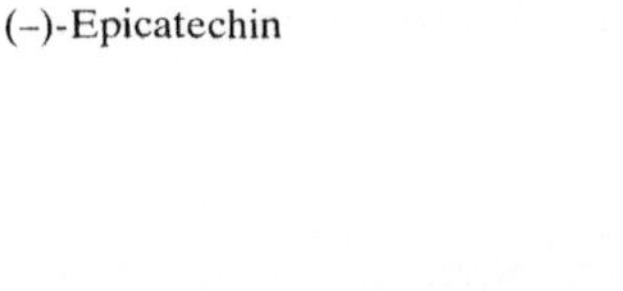

(–)-Epicatechin

Identität: Vgl. Callunae herba.

Gehalt: Vgl. Callunae herba.

Lagerung: Gut getrocknet und verschlossen.

Wirkungen: Die der Droge zugeschriebenen Wirkungen, diuretisch, antimikrobiell, cholagog, antirheumatisch und wundheilungsfördernd,[20] sind bisher durch keine experimentell-pharmakologischen Untersuchungen belegt.

Volkstümliche Anwendung und andere Anwendungsgebiete: Wie Callunae herba. *Offizielle Monographien.* Aufbereitungsmonographie der Kommission E am BGA "Callunae vulgaris herba (Heidekraut)/ Callunae vulgaris flos (Heideblüten)".[21]

Callunae herba (Heidekraut)

Synonyme: Callunae vulgaris herba, Herba Callunae, Herba Callunae cum floribus, Herba Ericae, Herba Ericae cum floribus.

Sonstige Bezeichnungen: Dt.: Besenheidekraut, Brandheide; engl.: Common heather; frz.: Herbe de bruyère commune.

Monographiesammlungen: Herba Callunae *EB6*.

Definition der Droge: Das getrocknete während der Blütezeit gesammelte Kraut, bestehend aus den Sprossen, Zweigen, Blättern und Blüten *EB6*.

Stammpflanzen: *Calluna vulgaris* (L.) HULL.

Herkunft: Vgl. Callunae flos.

Gewinnung: Die blühenden, beblätterten Triebspitzen werden während der Blütezeit Juli, August bis September, Oktober gesammelt, die Droge soll gut getrocknet sein.[2]

Ganzdroge: Vgl. Botanische Beschreibung der Art *Calluna vulgaris*.

Schnittdroge: *Geschmack.* Herb, bitterlich.
Geruch. Schwach aromatisch.
Makroskopisches Bild. Droge gekennzeichnet durch die violettrosaroten, seidig glänzenden Blüten, deren 4 blumenblattartige Kelchblätter nach innen umgeschlagen sind und die kleine, rosarote, glockenförmige Blumenkrone verdecken; durch die kleinen Zweigstückchen mit den grünen, kreuzgegenständigen, schuppenförmigen Blätter und durch vereinzelte, schwarzbraune, verholzte Aststückchen.[34]
Mikroskopisches Bild. Ausgesprochen xeromorpher Blattbau. Bifaciales Blatt mit eingerollten Blatträndern. Die harte Cuticula ist an den Blattseiten am dicksten, am Blattgrund finden sich vermehrt Calciumoxalatdrusen. Die obere Epidermis zeigt in der Flächenansicht wellige, der Länge nach gestreckte Zellen mit stellenweise verschleimter Innenwand, die untere Epidermis ist dachrinnenförmig eingestülpt und trägt neben Spaltöffnungen einzellige, dickwandige, spitzkegelförmige, glatte, etwas geschlängelte Haare. Nicht unähnlich sind die Haare am Rand der Kelchblätter, lediglich etwas gestreckt. Die Antheren besitzen ein kleines blättchenförmiges Anhängsel und dreiteilige, eingekerbte Pollenkörner mit körniger Exine.[2,5]

Pulverdroge: Rötlichgrün. Gekennzeichnet durch die langen, einzelligen, dickwandigen, spitzen Haare von Hochblatt- und Laubblattstückchen, durch Kelch- und Kronblattstückchen mit papillösen Epidermiszellen, durch Blattstückchen mit großen Calciumoxalatdrusen, durch die im Chloralhydratpräparat sich rot färbenden Antheren mit 2 auswärts gekrümmten Hörnchen, am Grunde mit 2 gezähnten Anhängseln, und durch 35 bis 45 µm große, weißliche, unregelmäßige, dicht warzig gestrichelte Pollenkörner mit körneliger Exine und 3 Austrittsstellen. Blattepidermisfetzen zeigen Spaltöffnungen auf der Unterseite.[2,5] Die Pollenkörner neigen dazu, zu dritt oder zu viert zu verkleben.[22]

Verfälschungen/Verwechslungen: Mit *Erica tetralix* L. (Glockenheide): Quirlig angeordnete Blätter, weiter vgl. Callunae flos.

Inhaltsstoffe: Analysen, vergleichbar denen, wie sie mit Wurzeln und frischen Schößlingen durchgeführt wurden,[10] fehlen für die Droge.
Polyphenole. Die folgenden phenolischen Verbindungen kommen vor (Mengenangaben fehlen in der Regel): Flavone: Kämpferol,[23] Quercetin,[23,24] Myricetin,[5] Herbacetin (frei und glykosidisch),[25] Dihydroherbacetin (frei und glykosidisch),[24-26] Taxifolin (glykosidisch),[24] 3-Methylgalangin;[24] Catechine: (+)-Catechin;[7] Oligomere Procanthocyanidine: Procyanidin D-1;[27,31] 3 bis 7 % Catechingerbstoffe;[28] Phenolcarbonsäuren: Chlorogensäure, *p*-Cumarsäure, Protocatechussäure, Syringasäure und Vanillinsäure.[23]
Triterpene und Steroide. 2,5 % Ursolsäure,[5] β-Sitosterol.[29]

Identität: Es wird empfohlen, die *HAB 1*-Methode (vgl. Calluna vulgaris hom. *HAB 1*) sinngemäß anzuwenden. Anstelle der Urtinktur verwendet man die folgende Prüflsg.: 1 g pulverisierte Droge wird 5 min lang mit 10 mL Ethanol 60 % auf dem Wasserbad bei 65 °C geschüttelt. Die abgekühlte, filtrierte Lsg. dient als Untersuchungslsg. Auf der Bahn der Prüflsg. dürfen nach Detektion mit Dichlorchinonchlorimidlsg. und Ammoniakdampf die für Hydrochinon und Arbutin charakteristischen Zonen nicht sichtbar sein. Das *HAB 1* beschreibt die Positionen zahlreicher blaugrauer, graublauer, blauvioletter und blaugrüner Zonen relativ zu den 3 Referenzsubstanzen Arbutin, Hydrochinon und Chlorogensäure. Anhand der bloßen Beschreibung wird eine sichere Identifizierung oft nur schwer möglich sein; das Mitlaufenlassen einer aus einer authentischen Drogenprobe hergestellten Untersuchungslsg. ist empfehlenswert (vergleichendes Fingerprint DC).

Reinheit: Maximaler Aschegehalt 4 % *EB6*.

Gehalt: Bisher sind keine speziellen Methoden ausgearbeitet worden. Wünschenswert erscheint eine Gesamtproanthocyanidin-Bestimmung, beispielsweise:[30] Extraktion der Proanthocyanidine mit Aceton-Wasser (70 + 30), Behandlung mit *n*-Butanol-Salzsäure 37 % (95 + 5) und photometrische

Bestimmung der bei der säurekatalysierten Spaltung entstehenden Anthocyanidine. Auch eine Gesamtphenolbestimmung, mit der Phenolcarbonsäuren, Flavone, Catechine und Proanthocyanidine erfaßt werden, sollte nach dem Vorbild der Weißdornblätter mit Blüten (→ Crataegus) durchführbar sein. Die phenolischen Extraktivstoffe werden mit Folin-Ciocalteus Phenolreagenz umgesetzt. Als Bezugsgrundlage dient die unter gleichen Bedingungen erhaltene Extinktion von (+)-Catechin.

Lagerung: Gut getrocknet in verschlossenen Behältnissen aufbewahren *EB6*.

Volkstümliche Anwendung und andere Anwendungsgebiete: Erkrankungen und Beschwerden im Bereich der Niere und der ableitenden Harnwege, bei Vergrößerung der Vorsteherdrüse, zur Vorbeugung bei Steinleiden, Weißfluß; bei Erkrankungen und Beschwerden im Bereich des Magen-Darm-Traktes, Durchfall, Magen-Darm-Krämpfe, Koliken, Leber- und Galleerkrankungen; bei Gicht, Rheuma; Erkrankungen und Beschwerden im Bereich der Atemwege, Husten, Erkältungskrankheiten; bei Schlafstörungen, Unruhezuständen.[21] Äußerlich zur Wundbehandlung.[21] Die Wirksamkeit bei den genannten Anwendungsgebieten ist nicht belegt.

Dosierung und Art der Anwendung: Innerlich als Dekokt 1,5 g Droge auf 1/4 L Wasser, ca. 3 min lang kochen; 3 Tassen täglich zwischen den Mahlzeiten. Fluidextrakt (1:1): 1 oder 2 Teelöffel voll pro Tag.[32] Äußerlich: Für ein Ganzbad 500 g Droge mit einigen Litern Wasser auskochen; nach dem Abseihen dem Badewasser zusetzen; für ein Teilbad entsprechend weniger Dekokt ansetzen.

Sonst. Verwendung: *Pharmazie/Medizin.* Als Schmuckdroge in Teemischungen.[21]

Gesetzl. Best.: *Offizielle Monographien.* Aufbereitungsmonographie der Kommission E am BGA "Callunae vulgaris herba (Heidekraut)/ Callunae vulgaris flos (Heideblüten)".[21]

Calluna vulgaris hom. *HAB 1*

Synonyme: Erica.

Monographiesammlungen: Calluna vulgaris *HAB 1*.

Definition der Droge: Die frischen, oberirdischen Teile blühender Pflanzen.

Stammpflanzen: *Calluna vulgaris* (L.) Hull.

Zubereitungen: Urtinktur und flüssige Zubereitungen *HAB 1*, Vorschrift 3a mit Ethanol 86 % (*V/V*). Eigenschaften: Die Urtinktur ist eine rotbraune bis braune Flüssigkeit ohne besonderen Geruch und mit adstringierendem Geschmack.

Identität: *Urtinktur.* Mit Eisen(III)chloridlsg. färbt sich die verd. Urtinktur schmutzig grün. Mit Resorcin/HCl auf dem Wasserbad erwärmt, färbt sich die Prüflsg. dunkelrot.

DC der Prüflsg.:
- Referenzsubstanzen: Arbutin, Hydrochinon, Chlorogensäure;
- Sorptionsmittel: Kieselgel H;
- Fließmittel: Ethylacetat-Methanol-Wasser (64 + 20 + 16);
- Detektion: Dichlorchinonchlorimidlsg. und Ammoniak-Dämpfe, Auswertung im Vis;
- Auswertung: Das Chromatogramm der Prüflsg. zeigt zahlreiche blaugraue, graublaue, blauviolette und blaugrüne Zonen, deren relative Positionen zu den Referenzsubstanzen beschrieben werden. Die Referenzsubstanzen Arbutin (blau) und Hydrochinon (graubraun) entsprechenden Zonen sind auf dem Chromatogramm der Prüflsg. nicht sichtbar.

Reinheit: *Urtinktur.*
- Relative Dichte: 0,895 bis 0,915.
- Trockenrückstand: Mindestens 2,8 %.

Gehalt: *Urtinktur.* Ethanolgehalt ca. 60 %.

Lagerung: *Urtinktur.* Vor Licht geschützt.

Anwendungsgebiete: Die Anwendungsgebiete sind nicht ausreichend belegt.[33]

Gesetzl. Best.: *Offizielle Monographien.* Aufbereitungsmonographie der Kommission D am BGA "Calluna vulgaris (Erica)".[33]

---

1. Nordhagen R (1937-1938) Studien über die monotypische Calluna Salisb. Ein Beitrag zur Bicornes-Forschung, Bergens Museums Arbok 1937, Naturvidenskapelig rekke 4:1-5, tab. 1-3, 1:1–70
2. Heg, Bd 5, Teil 3, S. 1.689–1.699
3. Melchior H (Hrsg) (1964) A Engler's Syllabus der Pflanzenfamilien, 12. Aufl., Bd. II, Bornträger Berlin, S. 386
4. Krüssmann G (1976) Handbuch der Laubgehölze, 2. Aufl., Bd. I, Parey, Berlin Hamburg, S. 276
5. Hag, Bd III, S. 610–612
6. Maugini E (1983) Manuale di Botanica Farmaceutica, 6. Aufl., Piccin, Florenz, S. 387–389
7. Haslam E (1981) Vegetable Tannins. In: Conn EE (Hrsg.) The biochemistry of plants, Academic Press, New York, S. 527–556
8. Haslam E, Lilley TH (1988) CRC Reviews Food Science and Nutrition 27:1
9. Haslam E (1989) Plant Polyphenols, Vegetable tannins revisted, Cambridge University Press, Cambridge, S. 94
10. Jalal MAF, Read DJ, Haslam E (1982) Phytochemistry 21:1.397–1.401
11. Roberg M (1937) Arch Pharm 275:145–166
12. Mubberley DJ (1990) The Plant Book, Cambridge University Press, Cambridge
13. Schauenberg P, Paris F (1977) Guide to medical Plants, Luuterworth Press, Guilford London
14. Font Quer P (1981) Plantes médicinales, Editorial Lubor, Barcelona Madrid
15. Kraus Lj (1974) Dtsch Apoth Ztg 114:1.423–1.424
16. Jones E, Hughes RE (1983) Phytochemistry 22:2.493–2.499
17. Bessey OA (1938) J Biol Chem 126:771
18. Hughes RE (1964) Analyst 89:618

19. Rohdewald P, Rücker G, Glombitza KW (1986) Apothekengerechte Prüfvorschriften, Deutscher Apotheker Verlag, Stuttgart, S. 747–748
20. BHP 83, S. 45
21. BAz Nr. 101 vom 1.6.1990
22. Kavina K (1950) Morfologie rostlin, Nakladatelstvi Ceskych Zemedelcu, Brazda, S. 177
23. Mantilla JLG, Vieitez E (1975) An Edafol Agrobiol 34:765–774
24. Olechnowicz-Stepien W, Rzadkowska-Dodalska H, Grimshaw J (1978) Pol J Chem 52:2.167–2.172
25. Shelyuto VL, Glyzin VI, Mirnova LP, Ban'kovskii AI (1977) Khim Priroedn Soedin (Tashk) 6:859–860
26. Lamer-Zarawska E, Olechnowicz-Stepien W, Krolicki Z (1986) Bull Pol Acad Sci/ Biol Sci 34:71–74
27. Shelyuto VL, Smirnova LP, Glyzin VI, Anufrieva LI (1975) Khim Priroedn Soedin 5:652
28. Natherova E (1962) Acta Fac pharm bohemcsl 7:63
29. Glechnowicz-Stepien W, Rzadkowska-Dodalska H, Grimshaw J (1982) Pol J Chem 56:153–157
30. Hiermann A, Kartnig TH, Azzam S (1986) Sci Pharm 54:331–337
31. Brachet J, Paris RR (1970) Phytochemistry 9:435–439
32. Valet J (1983) Phytothérapie, Meloine SH, Paris
33. BAz Nr. 213 vom 11.11.1989
34. EB6

LK/Gn/RS

Calotropis

HN: 2009500

Familie: Asclepiadaceae.[20]

Unterfamilie: Asclepiadoideae Cynanchoideae.[1,20]

Tribus: Asclepiadeae.[1,20]

Gattungsgliederung: Die Gattung Calotropis R. Br. enthält 4 Arten: *C. gigantea* (L.) R. Br., *C. procera* (Ait.) R. Br. in Aiton, *C. hamiltonii* Wight (auch als subsp. *hamiltonii* (Wight) S.I. Ali von *A. procera*) und *C. herbacea* (Roxb.) Wight.[14,15]

Gattungsmerkmale: Die Gattung Calotropis R. Br. umschließt große aufrechte Bäume und kleine Sträucher. Die Laubblätter der einzelnen Arten sind groß, bis zu 15 cm breit und bis zu 30 cm lang. Sie sind ganzrandig und etwas fleischig, meist länglich eiförmig, an der Basis gerippt und an der Blattspitze scharf zugespitzt. Sie sind gegenständig, kurz gestielt oder fast sitzend. Die Blüten bilden große Blütendolden. Der Kelch ist fünfzählig und tiefgelappt. Die Kelchblätter sind eiförmig oval bis lanzettlich und tragen auf der Innenseite zahlreiche Drüsenhaare. Die Blütenkrone ist verwachsen, glockig und bis zwei Drittel ihrer Länge gespalten. Die Kronblattlappen sind grünlich, fast lederartig und haben purpurne Spitzen. Die Nebenkrone besteht aus 5 kappenförmigen Zipfeln. Diese sind an der Seite zusammengedrückt und tragen an der Spitze 2 Lappen oder Zähnchen und am Grunde einen gebogenen, nektarbildenden Sporn. Staubblätter und Griffel sind zu einem deutlich gestielten Gynostegium verwachsen. Die Antheren tragen ein kurzes Anhängsel. Der Narbenkopf ist breit, pentagonal. Die Pollenmassen (Pollinien) benachbarter Antheren sind über bügelartige, schmale Translatoren miteinander verbunden. Die Balgfrüchte sind aufgeblasen, groß, fast kugelig, grün oder rotbakkig.[14,15] Sie werden auch Sodomsäpfel genannt.[2,3] Nach dem jüdischen Geschichtsschreiber Flavius Josephus (1. Jahrhundert v. Chr.) sollen sie zur warnenden Erinnerung an die verbrannten Städte Sodom und Gomorrha "Asche" enthalten. Bei dieser "Asche" handelt es sich um die seidige Behaarung der Samen.[2]

Verbreitung: Vom tropischen und subtropischen Westafrika über die arabische Halbinsel bis Pakistan, Hinterindien und Südchina. In Zentral- und Südamerika wohl nur eingeschleppt.[2,3,14]

Inhaltsstoffgruppen: Alle bisher untersuchten Arten enthalten Cardenolidglykoside. Näher untersucht wurden die Cardenolide von *C. procera* (Ait.) R. Br. und *C. gigantea* (L.) R. Br.[2,20] Die Cardenolide werden von Insekten, z. B. den Larven des Schmetterlings "Monarch", beim Verzehr von Teilen der Pflanze aufgenommen und gespeichert. Sie bleiben bei der weiteren Entwicklung der Larven zum adulten Insekt im Organismus erhalten und dienen dem Schutz vor Fraßfeinden, z. B. Vögeln.[4]

Drogenliefernde Arten: *Calotropis gigantea*: Calotropis radicis cortex, Calotropis gigantea hom. *HAB 34*, Calotropis gigantea hom. *HPUS 78*. *Calotropis procera*: Calotropis radicis cortex.

Calotropis gigantea (L.) R. Br.

Synonyme: *Asclepias gigantea* L., *Madorius giganteus* Kuntze, *Periploca cochinchinensis* Lour., *Streptocaulon cochinchinensis* G. Don.[13]

Sonstige Bezeichnungen: Engl.: Giant milk weed, giant swallow root, swallow wort; frz.: Arbre à soie; ind.: Moto-aak; kolumb.: Lechoso; Jawa: Saduri, Widuri.[5,13]

Botanische Beschreibung: Bis zu 3 m hohe, gelegentlich baumartige Sträucher. Die sitzenden, fleischigen Blätter sind 10 bis 20 cm lang und 4 bis 10 cm breit, elliptisch oder länglich-eiförmig. Sie weisen eine schmale, oft stengelumfassende Basis auf. Die purpurn oder weiß gefärbten Blüten sind 3 bis 5 cm breit und besitzen abgespreizte Lappen. Die behaarten Schuppenblätter der Blütenkrone sind kürzer als die Staubblattsäule. Die 9 bis 10 cm langen Balgfrüchte sind zurückgebogen und geschwollen. Die Samen tragen ein Büschel seidiger Haare.[16]

Inhaltsstoffe: Im Milchsaft und in den Wurzeln sind die bei *Calotropis procera* beschriebenen Cardenolidderivate enthalten. Es wird eine weiße und eine rote Varietät der Pflanze unterschieden. Der Cardenolidgehalt der roten Varietät ist deutlich niedriger als der der weißen.[11,12] Darüberhinaus wurde Procesterol, ein steroidales Hydroxyketonderivat, identifiziert.[19]

Verbreitung: Heimisch in Ost- und Hinterindien, im Malayischen Archipel und im südlichen China.[10,13]

Anbaugebiete: In Ostafrika wurden Anbauversuche unternommen.[13]

Drogen: Calotropis radicis cortex, Calotropis gigantea hom. *HAB34*, Calotropis gigantea hom. *HPUS78*.

Calotropis radicis cortex

Sonstige Bezeichnungen: Dt.: Mudarwurzelrinde; engl.: Calotropis bark, Gigantic swallow root, Madar root.[21]

Monographiesammlungen: Calotropis *IndPC53*.

Definition der Droge: Stücke der getrockneten Wurzelrinde *IndPC53*.

Stammpflanzen: *Calotropis procera* (AIT.) R. BR. und *Calotropis gigantea* (L.) R. BR.

Ganzdroge: Die Wurzelrinde ist etwa 2 bis 6 mm dick, außen gelblichgrau, innen blaß-rötlich. Die im Handel vorkommenden Rindenstücke sind häufig stark gekrümmt und auf der Außenseite tief längsrissig. Sie lassen bis zu 4 mm dicke Korkleisten erkennen. Die Rinde schneidet sich leicht. Der Bruch ist körnig und zeigt die schmale, gelbliche Außenschicht und die dicke, weißliche Innenschicht. In der Innenschicht sind viele Steinzellen und Milchsaftschläuche enthalten.

Schnittdroge: *Geruch.* Aromatisch.
Geschmack. Schleimig, bitter und scharf.
Makroskopisches Bild. Die Wurzelrindenstücke sind etwa 2 bis 3 cm breit, 2 bis 6 mm dick, rinnenförmig oder flach, teils nach außen umgebogen, der Länge nach feingerunzelt, innen blaßrötlich-braun und von körnigem, mehligem Bruch. Vielfach haften der Innenseite der Rinde noch Stücke des gelblichweißen Holzes an.
Mikroskopisches Bild. Im Querschnitt ist außen ein aus vielen Reihen dünnwandiger, verholzter Zellen gebildeter schwammiger Kork mit mehreren Reihen Korkmutterzellen zu erkennen. Darunter liegt eine ziemlich breite Mittelrinde aus dünnwandigen, dicht mit Stärke gefüllten, etwas tangential gestreckten Zellen. Manche dieser Zellen enthalten Calciumoxalat-Drusen. Die Mittelrinde läßt reichlich Milchröhren erkennen. Auf Rindenquerschnitten werden diese im äußeren Teil der Mittelrinde vielfach im Längsverlauf getroffen. In der Nähe der Korkschicht finden sich einzeln und in kleineren Gruppen reich poröse, nur wenig verdickte Steinzellen oder kleine Gruppen langer, stark verdickter, schmaler, nicht verholzter Sklerenchymfasern. Die Sklerenchymfasern liegen in größerem Abstand zueinander und können in einem Ring angeordnet sein. Die Innenrinde läßt ein- bis zweireihige, sich nach außen hin etwas erweiterende Markstrahlen erkennen. Die Markstrahlzellen sind dünnwandig, in den inneren Lagen etwas radial gestreckt und mit Stärke gefüllt. Die mit den Markstrahlen abwechselnden schmalen, in den inneren Lagen nur 1 bis 3 Zellreihen breiten Rindenstrahlen sind in den äußeren Lagen großzellig, in den inneren kleinzelliger. Sie enthalten keine Bastfasern. In den Rindenstrahlen finden sich Milchsaftschläuche, die sich durch Perizykl und Phloem ziehen. Darüber hinaus lassen sich Oxalatdrusen erkennen. Die Drusen sind jedoch seltener als in der Mittelrinde. Alle Parenchymzellen sind mit rundlichen bis eiförmigen, einfachen und zusammengesetzten Stärkekörnern gefüllt, die häufig einen Hohlraum enthalten. Die Stärkekörner sind 3 bis 10 µm groß und lassen eine auffällige Schichtung erkennen. Die zusammengesetzten Stärkekörner bestehen meist aus 2, seltener aus 3 und mehr Teilkörnern.[22]

Inhaltsstoffe: Die Droge enthält die Cardenolidglykoside Calotropin, Calactin und Uscharidin. Im Gegensatz zu den meisten anderen Cardenoliden sind in diesen Verbindungen die Zucker über zwei Hydroxylgruppen an das Genin gebunden.[4,6–8]

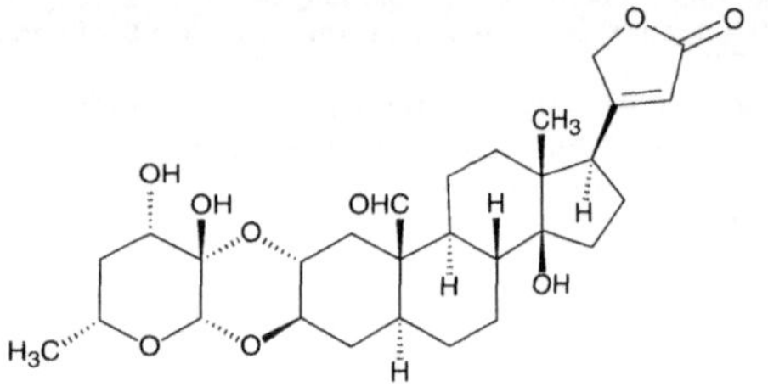

Calotropin

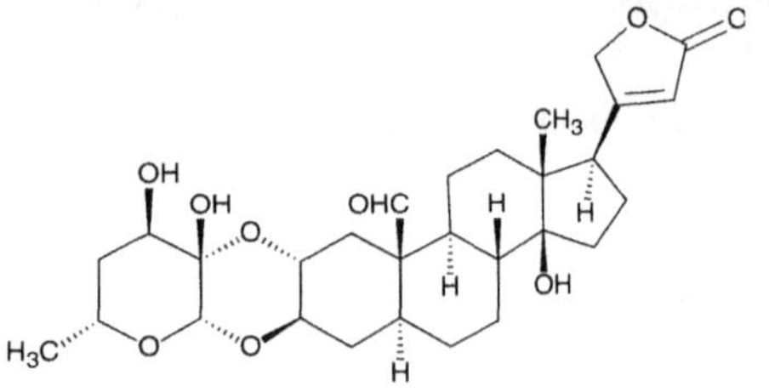

Calactin

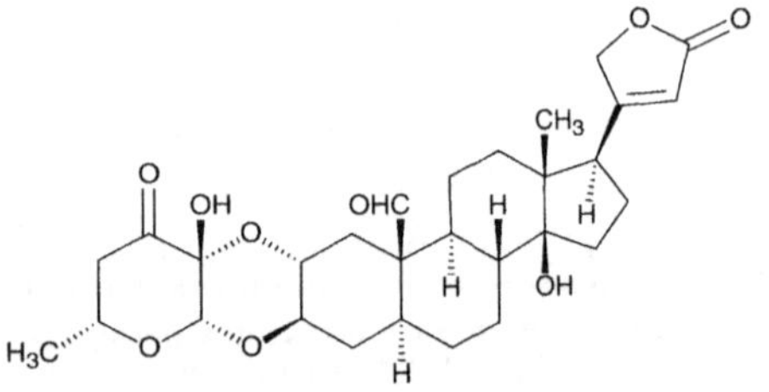

Uscharidin

Gehalt: Cardenolidgehalt und Carenolidspektrum wurden mit Hilfe der Dünnschichtchromatographie und der HPLC untersucht. Die Dünnschichtchromatographie wurde auf Silicagel G als Trägermaterial sowie einer Mischung aus Ethylacetat und Wasser als Laufmittel durchgeführt. Die Detektion erfolgte durch Besprühen mit einer ethanolischen Lösung von 3,5-Dinitrobenzoesäure. Bei der HPLC wurde eine RP18 Säule und Methanol als Laufmittel verwendet. Die Detektion erfolgte bei 226 nm.[11,12,17] Alternativ hierzu ist eine Bestimmung mittels kompetetivem Radioimmunoassay beschrieben.[18]

Wirkungen: Das in der Droge enthaltene Cardenolidglykosid Calotropin besitzt Antitumoraktivität *in vitro* gegenüber menschlichen epidermoiden Carcinomzellen der Nasopharynx.[23]

Volkstümliche Anwendung und andere Anwendungsgebiete: Die gepulverte Wurzelrinde wird zur Behandlung von Dysenterie verwendet. Sie soll eine ähnliche Wirkung wie Ipecacuanhawurzel haben.[16,23]
Die Wurzel findet in der Volksmedizin Indiens und Afrikas Verwendung bei Epilepsie, Hysterie, Krämpfen, Krebs, Warzen, Lepra, Elephantitis, Würmern, Fieber und Gicht und Schlangenbiß. Der Milchsaft dient zur Behandlung von Beulen, Geschwüren, Schwellungen und Rheumatismus.[8,10,23]
In Afrika wurde die Wurzel bei Zahnschmerzen gekaut. In Nigeria dient sie zur Behandlung der Syphilis. In Westafrika, z. B. im Senegal, wird die gepulverte Rinde bei Verdauungsbeschwerden, z. B. Durchfällen, eingesetzt. In Indien wird der Rauch brennender Wurzeln, die vorher in den Latex getaucht worden waren, zur Behandlung von Asthma und Husten verwendet.[23] Die Rinde dient auch als schweißtreibendes Mittel.[16] Diese Anwendungen sind mit wissenschaftlichen Methoden bisher nicht untersucht und belegt worden. Der Gehalt der Wurzeln an herzwirksamen Cardenolidglykosiden und die Ipecacuanha-ähnliche emetisch-carthartische Wirkung lassen einige der Anwendungen jedoch als begründet erscheinen.[23]
In einer Reihe von Ländern, z. B. in Tanganjika und im Senegal, gilt die Rinde als Aphrodisiakum und als Tonikum für Männer. Diese Verwendung geht möglicherweise auf die Signaturenlehre zurück, da der Milchsaft der Pflanze menschlichem Sperma ähnlich sieht.[23]

Dosierung und Art der Anwendung: *Droge.* Als Expectorans und Diaphoreticum 200 bis 600 mg, als Emeticum 2 bis 4 g.[23]

Tox. Inhaltsstoffe u. Prinzip: Die Inhaltsstoffe sind Cardenolide. Sie haben eine digitalisähnliche Wirkung auf das Herz.[6,8] Wirkprinzip Digitalis lanatae folium.

Akute Toxizität: *Mensch.* Höhere Dosen der Droge rufen Erbrechen, Diarrhoe, verlangsamten Herzschlag, Schweißausbruch, erhöhten Blutdruck, Konvulsionen und den Tod hervor.[23] Zur Bekämpfung der Symptome im Magen-Darm-Trakt werden Milch und andere schleimige Getränke sowie Reispudding empfohlen. Zur Minderung der Schmerzen werden Morphin und Atropin eingesetzt.[23] Die Droge wurde bei Morden und Selbstmorden verwendet.[23] *Pflanzengiftklassifizierung.* Die Droge ist auf Grund der in ihr enthaltenen Cardenolidglykoside stark toxisch.[23]

Akute Vergiftung: Auf Grund des Gehalts der Droge an herzwirksamen Cardenolidglykosiden ist die Einleitung der bei → Digitalis lanatae folium beschriebenen Maßnahmen zweckmäßig.

Calotropis gigantea hom. *HAB 34*

Monographiesammlungen: Madar *HAB 34.*

Definition der Droge: Getrocknete, im April und Mai gesammelte Wurzelrinde.

Stammpflanzen: *Calotropis gigantea* (L.) R. Br.

Zubereitungen: Urtinktur nach Vorschrift 4 des *HAB 34* mit 90 %igem Weingeist.

Identität: Urtinktur von strohgelber Farbe, ohne besonderen Geruch und von schwach bitterem, harzigem Geschmack. Die 1. Dezimalpotenz ist in 1 cm dicker Schicht schwach gelblich gefärbt.

Anwendungsgebiete: Entsprechend dem homöopathischen Arzneimittelbild. Dazu gehört: Fettleibigkeit.[24]

Dosierung und Art der Anwendung: Soweit nicht anders verordnet:
Ab D4: 1 bis 3mal täglich 5 bis 10 Tropfen, 1 Messerspitze Verreibung, 1 Tablette oder 5 bis 10 Streukügelchen einnehmen.[24]
Ab D6: Injektionslösungen 2mal wöchentlich 1 mL s. c. injizieren.[24]

Unerwünschte Wirkungen: Nicht bekannt.
Hinweis: Es können vorübergehend Erstverschlimmerungen vorkommen, die jedoch unbedenklich sind.[24]

Gegenanzeigen/Anwendungsbeschr.: Nicht bekannt.[24]

Wechselwirkungen: Nicht bekannt.[24]

Gesetzl. Best.: *Offizielle Monographien.* Aufbereitungsmonographie "Calotropis gigantea (Madar)" der Kommission D am BGA.[24]

Calotropis gigantea hom. *HPUS 78*

Sonstige Bezeichnungen: Mudar.

Monographiesammlungen: Calotropis gigantea *HPUS 78.*

Definition der Droge: Die Wurzel.

Stammpflanzen: *Calotropis gigantea* (L.) R. Br.

Zubereitungen: *Urtinktur.* Herstellung: 100 g grob zerkleinerte Wurzel werden mit 500 mL dest. Wasser und 537 mL EtOH 94,9 % (*V/V*) angesetzt zur Bereitung von 1000 mL Urtinktur.
Dilutionen. D2 (2 ×) aus 1 Teil Urtinktur, 4 Teilen dest. Wasser und 5 Teilen EtOH 94,9 % (*V/V*); D3 (3 ×) und höher mit EtOH 88 % (*V/V*).
Medikationen. D3 (3 ×) und höher.

Gehalt: *Urtinktur.* Arzneigehalt $^1/_{10}$.

Calotropis procera (AIT.) R. BR.

Synonyme: *Ascelpias procera* AIT., *Calotropis hamiltonii* WALL., *C. heterophylla* WALL., *C. wallichii* WIGHT, *Madorius procerus* KUNTZE.[13]

Sonstige Bezeichnungen: Dt.: Oscherstrauch; engl.: Auricula tree, Dead See fruit, french cotton, giant milkweed, Sodom apple, swallow wort; frz.: Arbre à soie, calotrope; indisch: Aak, madar, yerkum.[1-3]

Botanische Beschreibung: Aufrechte Staude, in der Regel 1,8 bis 2,4 m hoch. Die sehr kurz gestielten Blätter sind 6 bis 15 cm lang und 4,5 bis 8 cm breit, länglich-elliptisch bis breit-eiförmig. Die duftenden Blüten haben einen Durchmesser von etwa 2,5 cm und bilden doldenartige Blütentrauben. Die aufrecht stehenden Blütenblätter sind weißlich gefärbt und zeigen auf der oberen Hälfte purpurne Flekken. Die Schuppenblätter der Blütenkrone sind glatt oder flaumig behaart, mit gespaltener Spitze, ohne Öhrchen. Sie sind ebenso lang wie die Staubblattsäule oder länger als diese. Die eiförmigen Balgfrüchte sind 7,5 bis 10 cm lang und 5 bis 7,5 cm breit. Die Samen tragen ein Büschel seidiger Haare.[5,16]

Inhaltsstoffe: Wurzel, Milchsaft und Samen enthalten Cardenolidglykoside. Der Gesamtcardenolidgehalt der Blätter beträgt ca. 2 mg/g Trockengewicht, der des Latex ca. 160 mg/g Trockengewicht.[7] Gefunden wurden u. a. die Calotropageninglykoside Voruscharin, Calotropin, Calactin, Calotoxin, Uscharidin und Uscharin (s. a. Strukturformeln bei *Calotropis gigantea*).[4,6-9,25] Darüber hinaus wurde Calotropagenin nachgewiesen.[7,25]

Verbreitung: Heimisch in Kleinasien, Indien, Afrika, Pakistan und auf den Sundainseln. Besonders häufig als Unkraut, z. B. in trockenen Steppen. Die Art ist nicht so weit verbreitet wie *Calotropis gigantea*.[10]

Anbaugebiete: In Ost-Afrika versuchsweise kultiviert. Der Anbau zur Gewinnung von Kohlenwasserstoffen wurde geprüft.[13]

Drogen: Calotropis radicis cortex.

Calotropis radicis cortex

S. *Calotropis gigantea*.

1. Engler A (1964) Syllabus der Pflanzenfamilien, Bd. 2: Angiospermen, Übersicht über die Florengebiete der Erde, Gebr. Bornträger, Berlin
2. Baumgarten G (1963) Die herzwirksamen Glykoside, Georg Thieme, Leipzig
3. Hutchinson J, Dalziel JM (1963) Flora of West Tropical Africa, Vol. 2, Whitefriars Press, London
4. Luckner M (1990) Secondary Metabolism in Microorganisms, Plants and Animals, Fischer, Jena und Springer, Berlin
5. Bhandari MM (1978) Flora of the Indian Desert, Pankaj Printers, Jodhpur
6. Mahran GH, Rizkallah MM, Saber AH (1973) Phytochemical study of Calotropis procera growing in Egypt, Bull Fac Pharm, Cairo Univ, Volume Date 1971, 10:1–21
7. Seiber JN, Nelson CJ, Lee SM (1982) Cardenolides in the latex and leaves of seven Asclepias species and Calotropis procera, Phytochemistry 21:2.343–2.348
8. Oliver-Brever B (1986) Medicinal-Plants in Tropical West-Africa, University Press, Cambridge
9. Kar 85, S. 1.480–1.452
10. Perry LM, Metzger J (1980) Medicinal Plants of East and Southeast Asia, MIT Press, Massachusetts
11. De S (1988) Biosynthesis and qualitative analysis of cardenolides in Calotropis gigantea. Sci and Cult 54:279–280
12. De S, Datta SK (1988) Separation and HPLC identification of two cardiac glycosides from Calotropis gigantea (LINN.) R. BR. ex AIT. Indian Drugs 25:167–168
13. Mansfeld R (1986) Verzeichnis landwirtschaftlicher und gärtnerischer Kulturpflanzen, Akademie Verlag, Berlin
14. Nasir E, Ali SI (1983) Flora of Pakistan, Nr. 150 Asclepiadaceae, Karachi, Pakistan, S. 6–9
15. Ali SI (1980) The subspecies of Calotropis procera, Notes R B G Edinb 38:287–290
16. Kirtikar KR, Basu BD, An JCS (1924) Indian Medicinal Plants, Vol. 3, Lalit Mohan Basu, Allahabad, Indien, S. 1.606–1.611
17. De S, Datta SK (1987) A simple TLC method for detection of cardiac glycosides (cardenolides) from Calotropis gigantea (LINN.) R. BR. ex AIT. Both in situ and in vitro, Ind J Pharm Sci 49:183
18. Radford DJ, Gillies AD, Hinds JA, Duffy P (1986) Naturally occurring cardiac glycosides, Med J Aust 144:540–544
19. Khan AQ, Malite A (1989) A steroid from Calotropis procera, Phytochemistry 28:2.859–2.861
20. Hgn
21. Hag, Bd. 3, S. 617
22. IndP 53
23. CRC
24. BAz Nr. 129a vom 15.07.1988
25. Kar 77, S. 617, 618

Di/ML

Caltha

HN: 2001500

Familie: Ranunculaceae.

Unterfamilie: Ranunculoideae.

Tribus: Helleboreae.

Subtribus: Calthinae.

Gattungsgliederung: Die Gattung Caltha L. (Syn.: Calta J. ST.-HIL., Thacla SPACH) besteht aus über 40 Arten und zerfällt in die geographisch getrennten Untergattungen Caltha und Psychrophila (GAY) PRANTL.[1,29]

Gattungsmerkmale: Stauden mit meist herz- oder nierenförmigen Blättern und radiären Blüten. Blütenhülle einfach, mit fünf oder mehr gelben oder weißen Blütenhüllblättern. Honigblätter fehlen, Staubblätter meist zahlreich. Fünf bis zehn Fruchtblätter, bis zur Basis nicht verwachsen. Balgfrüchte mit zwei Reihen von Samen.[29]

Verbreitung: Die Untergattung Caltha kommt mit ca. 25 Arten in den gemäßigten und kalten Zonen der nördlichen Hemisphäre vor, wogegen die Untergattung Psychrophila mit ca. 15 Arten im südlichen extratropischen Gebiet, besonders in Südamerika, Südostaustralien und Neuseeland, beheimatet ist.[29]

Inhaltsstoffgruppen: Alkaloide vom Benzylisochinolintyp mit Magnoflorin als Hauptalkaloid.[30] In zwei Arten, *C. biflora* DC. und *C. leptosepala* DC., wurde das Pyrrolizidinalkaloid Senecionin gefunden.[2] Protoanemonin, das bei Gewebezerstörung enzymatisch aus der glucosidischen Vorstufe Ranunculin freigesetzt wird,[3,4] ist in sehr geringen Mengen vorhanden.[5] Weiterhin finden sich Triterpensaponine und Triterpenlactone. Die Samen enthalten fettes Öl.[30]

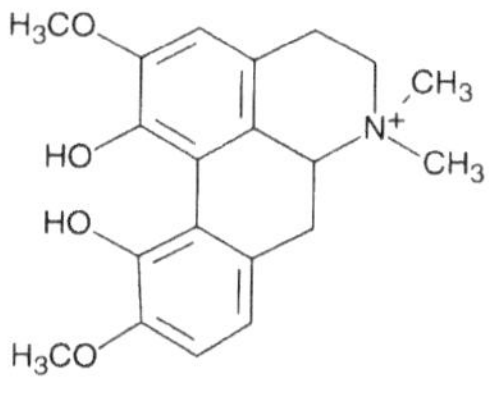

Magnoflorin

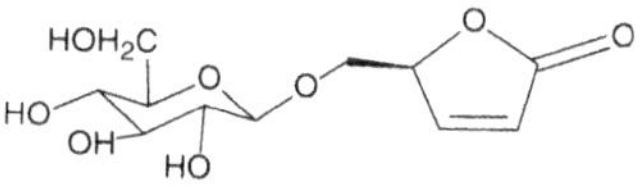

Ranunculin

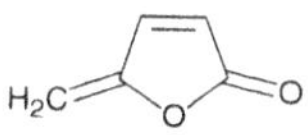

Protoanemonin

Drogenliefernde Arten: *C. palustris* L.: Caltha-palustris-Kraut, Caltha palustris hom. *HAB 1*, Caltha palustris hom. *HPUS 78*.

Caltha palustris L.

Synonyme: *C. palustris* L. var. *palustris*: *C. asarifolia* DC., *C. polypetala* HOCHST. ex LORENT, *C. alpestris* SCHOTT, NYMAN et KOTSCHY, *C. vulgaris* SCHOTT, NYMAN et KOTSCHY, *C. silvestris* WOROSCH. *C. palustris* var. *radicans* (FORST.) BECK: *C. arctica* R.BR.

Sonstige Bezeichnungen: Dt.: Sumpfdotterblume, Sumpfschmirgel, Bachblume, Dotterblume, Eierblume, Schmalzblume, Butterblume, Kuhblume; engl.: Buttercup, Kingcup, Marsh Marigold, Mayblob, Cowslip; frz.: Populage, Pacoteure, Souci d'eau, Souci des marais; it.: Farferugine, Farferugio; dän.: Kabbeleje; norweg.: Bekkeblomst; holl.: Dotterbloem; poln.: Kniec, Kaszeniec; tschech.: Blatouch, Žvlutak; russ.: Katuznica; ungar.: Gólyahir.

Systematik: Die sehr formenreiche Art *C. palustris* wird in fünf Unterarten eingeteilt,[29] die sich durch Größe der Pflanzen, Anzahl der Blüten sowie Form der Fruchtblätter und Balgfrüchte unterscheiden. Die gefundenen Chromosomenzahlen sind sehr unterschiedlich und sollen nicht mit morphologischen Rassen korreliert sein. Eine Überarbeitung der Art auf genetischer Grundlage scheint jedoch notwendig. Zur Problematik der Einteilung in Unterarten und Varietäten s.[1]

Botanische Beschreibung: Ausdauernde Sumpfpflanze mit kräftigem, vielköpfigem Wurzelstock. Aufsteigende oder niederliegende, meist mehrblütige, kahle, hohle Stengel, am Grunde oft rot überlaufen, gelegentlich an den Knoten wurzelnd und neue Pflanzen bildend; 10 bis 60 cm hoch. Blätter dunkelgrün mit glänzender, herzeiförmiger bis nierenförmiger, am Rande gekerbter oder gezähnter Spreite. Grundblätter lang gestielt, Stengelblätter kürzer gestielt bis sitzend und insgesamt etwas kleiner, stengelumfassend, oft mit häutiger Blattscheide. Blüten groß, ca. 4 cm im Durchmesser. Blütenhülle einfach, mit fünf oder mehr dottergelben, außen grünlichen, glänzenden, 12 bis 18 mm langen, eiförmigen Hüllblättern. Keine Honigblätter, aber Nektarien am Grunde der Fruchtknoten. Zahlreiche gelbe Staubblätter. Fünf bis acht Fruchtknoten. Balgfrüchte mehrsamig, sternförmig ausgebreitet, kurz geschnäbelt. Samen dunkelbraun bis schwarz, ca. 2,5 mm lang und 1,3 mm breit. Blütezeit März bis Juni, vereinzelt nochmals Juli bis Oktober.

Inhaltsstoffe: S. Inhaltsstoffgruppen der Gattung Caltha und Inhaltsstoffe Caltha-palustris-Kraut. Das in allen Teilen der frischen Pflanze in geringer Menge enthaltene Protoanemonin[6] (ca. 0,25 µg/g in den Blättern blühender Pflanzen) dimerisiert beim Trocknen spontan zu Anemonin.[7] In den Wurzeln wurden Saponine (Hederageninglykoside)[10,24,25] und Aporphinalkaloide nachgewiesen. Hauptalkaloid ist mit ca. 0,01 % Magnoflorin, daneben geringe Mengen Corytuberin und Protopin.[8,9,26] Die Samen enthalten ca. 30 % fettes Öl mit *all-cis*-konfigurierten, einfach oder mehrfach ungesättigten C_{18}- und C_{20}-Fettsäuren als Hauptbestandteilen.[30]

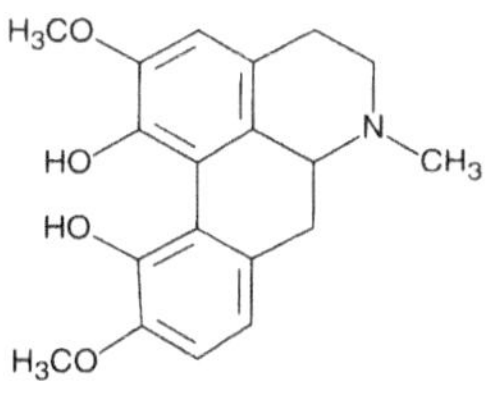

Corytuberin

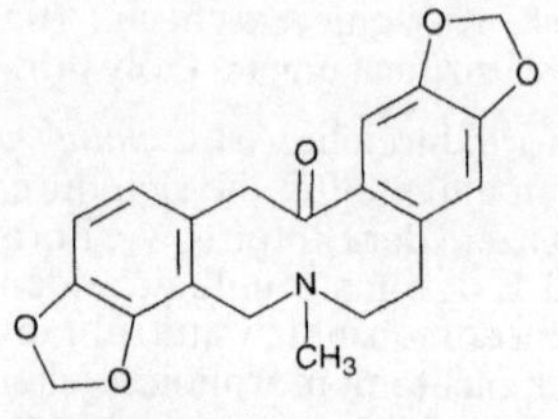

Protopin

Verbreitung: Auf der gesamten nördlichen Halbkugel. In ganz Europa verbreitet bis nach Island und ins arktische Rußland; in der Mittelmeerregion seltener. In den gemäßigten, nördlichen und arktischen Zonen Asiens und Amerikas ebenfalls verbreitet.
C. palustris kommt vom Tiefland bis in alpine Regionen vor, im Himalaya bis in Höhen über 4000 m. Bevorzugt sind feuchte Standorte wie Sumpfwiesen, Bachränder, Gräben, Quellfluren, Bruch- und Auwälder.

Drogen: Caltha-palustris-Kraut, Caltha palustris hom. *HAB 1*, Caltha palustris hom. *HPUS 78*.

Caltha-palustris-Kraut (Sumpfdotterblumenkraut)

Synonyme: Herba Calthae palustris cum floribus, Folia et Flores Calthae palustris, Herba Populaginis.

Sonstige Bezeichnungen: Dt.:Sumpfdotterblumenkraut, Dotterblumenkraut, Schmalzblumenkraut, Butterblumenkraut, Kuhblumenkraut.

Definition der Droge: Die getrockneten, oberirdischen Teile der blühenden Pflanze.

Stammpflanzen: *C. palustris* L.

Herkunft: Wildvorkommen.

Inhaltsstoffe: S. Inhaltsstoffgruppen der Gattung Caltha und Inhaltsstoffe der Art *Caltha palustris* L. Die Droge enthält Triterpensaponine vom Oleanantyp, u.a.. Hederageninglykoside.[10,11,12] Weiterhin findet man Triterpenlactone mit Lupangrundgerüst, z.B. Caltholid[13] und Palustrolid.[11] An Aporphinalkaloiden sind Corytuberin (ca. 0,001 %) sowie Spuren von Magnoflorin und Protopin enthalten.[26] Daneben kommen geringe Mengen von Anemonin (zur Struktur des Anemonins s.[7]) vor, das beim Trocknen aus dem in der Frischpflanze enthaltenen Protoanemonin entsteht.[5,7] Aus den Blüten wurden Carotinoide[14] sowie Quercetin-3-glykoside und Quercetin-3,7-diglykoside isoliert.[15,16]

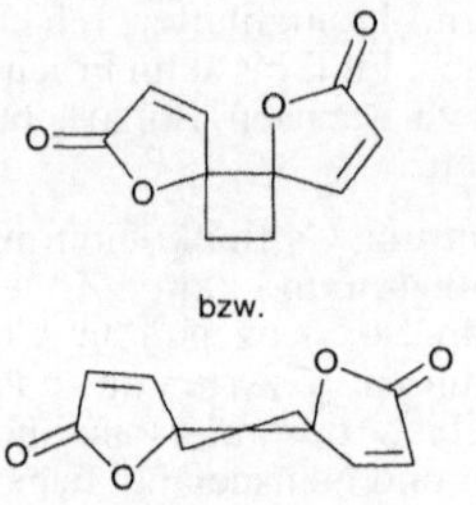

Anemonin

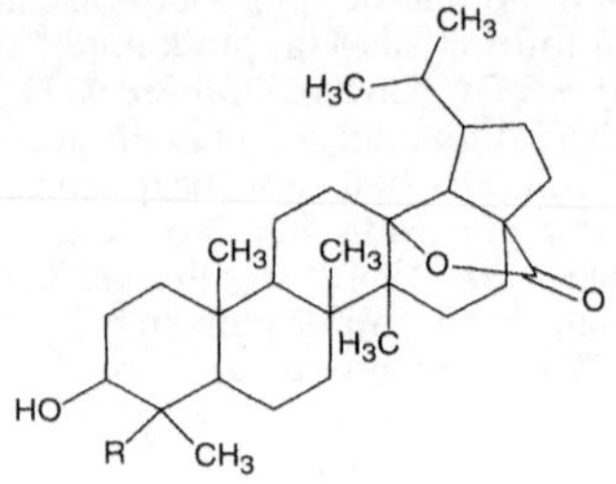

	R
Caltholid (= 24-Nor-3β-hydroxylupan-13β,28-lacton)	—H
Palustrolid (= 3β,23-dihydroxylupan-13β,28-lacton)	—CH$_2$OH

Analytik: Quantifizierung von Protoanemonin in Pflanzenmaterial mittels HPLC.[17] Da Protoanemonin rasch in Anemonin übergeht, sollte die von Bonora et al.[17] beschriebene Methode modifiziert werden, um Anemonin mit zu erfassen.

Wirkungen: Nach nicht zugänglichen russischen Arbeiten soll die Triterpenglykosidfraktion aus *C. palustris* im Tierversuch an Ratten sowohl nach i.p.- als auch nach p.o.-Gabe eine Absenkung des Cholesterinspiegels und einen Anstieg des Blutzuckerspiegels verursachen. Weiterhin wird von einer antiinflammatorischen Wirkung nach i.p.-Gabe bei formaldehydinduzierter Entzündung berichtet.[18,19] Die dargestellten Ergebnisse sind nicht beurteilbar, da exakte Angaben zum Versuchsaufbau sowie zur Herkunft, Gewinnung und Zusammensetzung der Triterpenglykosidfraktion fehlen.

Volkstümliche Anwendung und andere Anwendungsgebiete: Der Signaturenlehre folgend wurde die Sumpfdotterblume wohl wegen ihrer Blütenfarbe früher bei Gelbsucht, Leber- und Gallebeschwerden gebraucht.[20] Bei nordamerikanischen Indianerstämmen[21] und in der russischen Volksheilkunde[22] wird die Pflanze zu Umschlägen und Wundspülungen bei Hautläsionen und Geschwüren benutzt, da sie äußerlich angewendet hautreizend und wundheilend wirken soll; nach innerlicher Anwen-

dung wird von diuretischer und abführender Wirkung berichtet.
Von der Anwendung wird wegen fehlender Wirksamkeit bei gleichzeitig bestehendem Risiko von Nebenwirkungen abgeraten.

Tox. Inhaltsstoffe u. Prinzip: Das toxische Prinzip der Droge ist unklar. Die Protoanemonin- bzw. Anemoninkonzentration erscheint zu gering, um die Giftwirkung zu erklären. Zur Toxizität der Aporphinalkaloide und der triterpenoiden Inhaltsstoffe liegen keine Angaben vor. Magnoflorin wirkt im Tierversuch bei Kaninchen nach i. v. Gabe (5 bis 40 mg/kg) kurzzeitig blutdrucksenkend und induziert bei Mäusen i. p. appliziert (2,5 bis 10 mg/kg) Hypothermie. Eine Wirkung auf den Nikotinrezeptor im parasympathischen Nervensystem wird diskutiert.[27]

Akute Toxizität: *Mensch.* Nach Genuß größerer Mengen der eingelegten Blütenknospen als Kapern oder der Blätter als Salat kann es zu Vergiftungen kommen. Aus dem Jahre 1817 ist ein Fall mit folgenden Vergiftungserscheinungen beschrieben:[20] Starke Leibschmerzen, Übelkeit, Brechreiz, Schwindel und Kopfschmerz; schmerzhaftes Brennen in der Harnröhre beim Urinlassen, Rotfärbung des Urins. Nach mehreren Stunden starkes Anschwellen des Gesichtes und Schwellungen am ganzen Körper. Auftreten pemphigusartiger Blasen mit rotem, stark juckendem Hof. *Tier.* Vom Weidevieh wird die Sumpfdotterblume wegen ihres scharfen Geschmackes meist gemieden. Bei Pferden, die fast nur Sumpfdotterblumen zu fressen bekamen, wurden Hinterleibsschmerzen und Harndrang beobachtet. Eines der Tiere starb.[23]

Toxikologische Daten: *Giftpflanzenklassifizierung.* Giftig +.

Sonst. Verwendung: *Haushalt.* Die grünen Blütenknospen werden mancherorts in gesalzenes Essigwasser eingelegt und als Kapernersatz gegessen. Vor dem Verzehr wird gewarnt (s. Akute Toxizität). Die Blüten wurden früher zum Gelbfärben von Butter verwendet.

Caltha palustris hom. *HAB 1*

Monographiesammlungen: Caltha palustris *HAB 1* (5. Nachtrag).

Definition der Droge: Die frischen, zur Blütezeit geernteten, oberirdischen Teile von *C. palustris* L.

Zubereitungen: Urtinktur und flüssige Verdünnungen nach Vorschrift 2a *HAB 1.*

Identität: Die Urtinktur ist gelborange bis braun gefärbt, ohne besonderen Geruch und von süßlichem Geschmack. Schütteln der Urtinktur mit Wasser ergibt einen beständigen Schaum. Beim Versetzen mit Dragendorffs Reagenz entsteht eine orangerote Trübung.
Dünnschichtchromatographie:
- Sorptionsmittel: Kieselgel HF_{254}-Fertigplatte.
- Untersuchungslösung: Urtinktur mit Wasser verdünnen, ansäuern, kräftig schütteln, filtrieren. Filtrat mit NH_3 versetzen und dreimal ausethern. Getrocknete Etherphasen eindampfen und in Methanol aufnehmen.
- Vergleichslösung: Scopolaminhydrobromid und Anethol in Methanol.
- Fließmittel: Diethylamin-Ethylacetat-Toluol (10 + 20 + 70 Vol %).
- Detektion: Bei 254 nm; anschließend mit verdünntem Dragendorffs Reagenz und danach mit Natriumnitritlösung besprühen.
- Auswertung: Das Chromatogramm der Vergleichslösung zeigt im $UV_{254\,nm}$ am Beginn des oberen Drittels die Anetholzone, nach dem Besprühen wird im unteren Drittel die orangefarbene Scopolaminzone sichtbar. Das Chromatogramm der Untersuchungslösung zeigt am Start eine rotbraune Zone. Unmittelbar darüber kann eine weitere rotbraune Zone auftreten. Knapp unterhalb der Referenzsubstanz Scopolamin befindet sich eine kräftige, rotbraune Zone. Unterhalb und knapp oberhalb der Referenzsubstanz Anethol tritt je eine schwache, orangefarbene Zone auf.

Reinheit: Relative Dichte der Urtinktur: 0,933 bis 0,953; Trockenrückstand: Mindestens 1,5 %, höchstens 3 %.

Lagerung: Vor Licht geschützt.

Anwendungsgebiete: Entsprechend dem homöopathischen Arzneimittelbild.
Dazu gehören: Hautausschläge. Aufbereitungsmonographie der Kommission D am BGA.[28]

Dosierung und Art der Anwendung: Soweit nicht anders verordnet: Ein- bis dreimal täglich fünf bis zehn Tropfen, eine Messerspitze Verreibung, eine Tablette oder fünf bis zehn Streukügelchen einnehmen.
Hinweis: Urtinktur und D1 nur verdünnt einnehmen.
Ab D4: Injektionslösungen zweimal wöchentlich 1 mL s. c. injizieren.
Ab D3: Salben ein- bis zweimal täglich auftragen.[28]

Unerwünschte Wirkungen: Nicht bekannt.
Hinweis: Es können vorübergehend Erstverschlimmerungen vorkommen, die jedoch unbedenklich sind.[28]

Gesetzl. Best.: *Offizielle Monographien.* Aufbereitungsmonographie der Kommission D am BGA "Caltha palustris".[28]

Caltha palustris hom. *HPUS 78*

Monographiesammlungen: Caltha palustris *HPUS 78.*

Definition der Droge: Die ganze Pflanze *HPUS 78.*

Zubereitungen: Urtinktur: Zu einer feuchten Masse, bestehend aus 100 g Festanteil und 400 mL

Pflanzensaft gibt man 635 mL Alkohol (94,9 Vol %) zur Bereitung von 1 L Urtinktur.
Dilutionen: D2 wird aus einem Teil Urtinktur, drei Teilen destilliertem Wasser und sechs Teilen Alkohol bereitet, D3 und höhere Potenzen mit Alkohol 88 Vol % *HPUS 78*.

Gehalt: Urtinktur: Arzneigehalt $^1/_{10}$.

1. Smit PG (1973) Blumea 21:119–150
2. Stermitz FR, Adamovics JA (1977) Phytochemistry 16:500
3. Hill R, van Heyningen R (1951) Biochem J 49:332–335
4. Tschesche R, Wirth W, Welmar K (1981) Phytochemistry 20:1835–1839
5. Bruni A, Bonora A, Dall'Olio G (1986) J Nat Prod 49:1172–1173
6. Bonora A, Dall'Olio G, Donini A, Bruni A (1987) Phytochemistry 26:2277–2279
7. Moriarty RM, Romain CR, Karle IL, Karle J (1965) J Am Chem Soc 87:3251–3252
8. Nijland MM (1963) Pharm Weekblad 98:261–263, zit. nach: CA (1963) 59:4208
9. Stermitz FR, Castedo L, Dominguez D (1980) J Nat Prod 43:140–142
10. Roberg M (1937) Arch Pharm 275:145–166
11. Bhandari P, Rastogi RP (1984) Phytochemistry 23:2082–2085
12. Bhandari P, Gray AJ, Rastogi RP (1987) Planta Med 53:98–100
13. Bhandari P, Rastogi RP (1984) Phytochemistry 23:1699–1703
14. Karrer P, Jucker E (1947) Helv Chim Acta 30:1774–1775
15. Egger K, Keil M (1965) Ber Deut Bot Ges 78:153–155
16. Egger K, Keil M (1965) Ber Deut Bot Ges 78:418–422
17. Bonora A, Dall'Olio G, Bruni A (1985) Planta Med 51:364–367
18. Figurkin BA, Khidasheli VD, Pidemskii EL, Goleneva AF (1978) Rastit Resur 14:93–95, zit. nach: CA (1978) 88:115364
19. Goleneva AF, Khidasheli VD, Figurkin BA (1979) Rastit Resur 15:115–117, zit. nach: CA (1979) 90:162170
20. Spiritus (1825) Magazin für die gesamte Heilkunde 20:451–460
21. Turner NJ (1984) J Ethnopharmacol 11:181–201
22. Demitsch W (1889) Histor Studien aus dem Pharmakolog Inst d kaiserl Univ Dorpat 1:134–240
23. Lewin L (1962) Gifte und Vergiftungen, 5. Ausg., Haug Verlag, Ulm
24. Zelenina MV (1980) Rastit Resur 16:235–237, zit. nach: CA (1980) 93:41545
25. Vugalter MM, Dekanosidze G, Dzhikija OD, Kermetelidze EP (1986) Khim Prir Soedin 712–716, zit. nach: CA (1987) 106:192743
26. Slavík J, Bochoráková J, Slavíková L (1987) Coll Czech Chem Comm 52:804–812
27. El Tahir KEH (1991) Int J Pharmacognosy 29:101–111
28. BAz Nr. 109a vom 16.06.1987
29. Heg, (1965) Bd III/3, S. 77–81
30. Hgn, Bd. 6, S. 10–51 u. Bd. 9, S. 318, 343

KH/Rg

Camellia

HN: 2011500

Familie: Theaceae (Ternstroemiaceae, Camelliaceae).

Unterfamilie: Theoideae (Camellioideae).

Tribus: Theeae (Camellieae).

Gattungsgliederung: Die Gattung Camellia L. umfaßt etwa 80 Arten, die in die Sektionen Theopsis COHEN STUART, Camelliopsis (PIERRE) SEALY, Camellia (L.) DYER, dazu *C. japonica* L., Paracamellia SEALY, dazu *C. sasanqua* THUNB., *C. oleifera* C. ABEL, sowie *C. kissi* WALL., und Thea (L.) DYER, dazu *C. sinensis* (L.) O. KUNTZE, gegliedert sind.[1,2]

Gattungsmerkmale: Immergrüne Holzgewächse mit wechselständigen, nebenblattlosen, ungeteilten Blättern; Blüten zwittrig, aktinomorph, groß, blattachselständig, Kelch 5- bis 9blättrig, Krone 5blättrig, seltener mehrblättrig, Staubgefäße zahlreich, Fruchtknoten 3- bis 5fächrig, Griffel 3 bis 5, bis auf die oberen röhrenförmigen Enden verwachsen; Frucht fast kugelige, holzige Kapsel.[2]

Verbreitung: Tropische und subtropische Gebiete Ostasiens.

Inhaltsstoffgruppen: Bei allen untersuchten Arten in allen untersuchten Organen Polyphenole wie Flavanderivate, Phenylacrylsäuren, Phenolcarbonsäuren sowie deren Ester, Glykoside bzw. Oligomere, und Triterpensaponine vom Oleanan- und 28-Nor-Oleanan-Typ, in den Samen 15 bis 60 % fettes Öl mit Palmitinsäure- und Ölsäure als Hauptfettsäuren sowie wechselnden Mengen Linolsäure, Akkumulation von Aluminiumionen-, Manganionen- und Fluoridionen ebenfalls bei allen untersuchten Arten; Purinalkaloide bei Vertretern der Sektionen Thea, in hohen Konz. nur in *C. sinensis*, in niedrigeren auch bei *C. irrawadiensis* P.K. BARUA, außerdem in einem Chemotyp von *C. kissi* WALL., Sektion Paracamellia, bei anderen Arten vermutlich fehlend; Theanin (γ-Ethylamid der Glutaminsäure) bei *C. sinensis*, *C. japonica* und *C. sasanqua*.[3,4,54]

Drogenliefernde Arten: *C. sinensis*: Theae folium, Thea chinensis hom. *HAB 34*, Thea sinensis hom. *HPUS 78*.

Camellia sinensis (L.) O. KUNTZE

Synonyme: *Camellia assamica* (J.W. MASTERS) W. WIGHT, *C. assamica* ssp. *lasiocalyx* (WATT) W. WIGHT, *C. bohea* (L.) SWEET, *C. chinensis* (SIMS) KUNTZE, *C. oleosa* (LOUR.) REHDER, *C. thea* LINK, *C. thea* var. *lasiocalyx* WATT, *C. viridis* (L.) SWEET, *Thea bohea* L., *Th. cantonensis* LOUR., *Th. chinensis* SIMS, *Th. cochinchinensis* LOUR., *Th. grandiflora* SALISB., *Th. macrophylla* MAKINO, *Th. oleosa* LOUR., *Th. parviflora* SALISB., *Th. sinensis* L., *Th. stricta* HAYNE, *Th. viridis* L., *Theaphylla assami-*

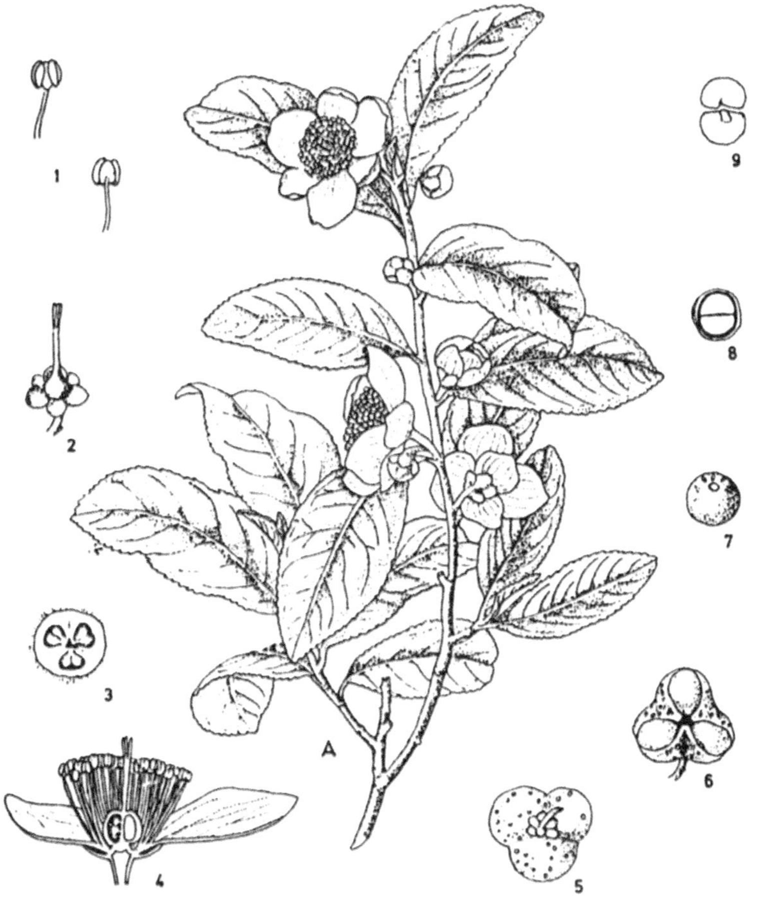

Teestrauch *Camellia sinensis* (L.) O. KUNTZE; blühender Zweig: 1 Staubblätter, 2 Stempel mit Kelchblättern, 3 Fruchtknotenquerschnitt, 4 Blüte im Längsschnitt, 5 und 6 reife Frucht, 7 Same, 8 Same im Querschnitt, 9 Embryo. Aus Lit.[12]

ca J.W. MASTERS, *Th. cantonensis* (LOUR) RAF., *Th. lanceolata* RAF., *Th. laxa* RAF., *Th. viridis* RAF.

Sonstige Bezeichnungen: Dt.: Teestrauch; engl.: Tea plant; frz.: Théier; span.: té; russ.: Čajnoe derevo.

Systematik: *Camellia sinensis* (L.) O. KUNTZE ist eine Kulturpflanze, über deren Entstehung es sehr unterschiedliche Auffassungen gibt. Sie wird gewöhnlich in die Varietäten *C. sinensis* var. *sinensis* und *C. sinensis* var. *assamica* untergliedert.
C. sinensis var. *sinensis* ist verhältnismäßig widerstandsfähig gegen Trockenheit und Frost, erreicht unbeeinflußt wachsend eine Höhe von 4 bis 6 m und blüht frühzeitig. Die Blätter weisen eine Länge von 7 bis 12 cm auf, werden rasch ledrig und haben keine ausgeprägte Blattspitze.
C. sinensis var. *assamica* verträgt nur kurze Frostperioden, bei denen die Temp. bis −5 °C, während der Winterruhe bis −10 °C absinken kann, ist wüchsiger und erreicht unbeeinflußt wachsend Höhen von 12 bis 15 m. Die Blätter werden bis 25 cm lang, sind weicher und haben eine ausgeprägte Blattspitze.
Da die Art ein Fremdbestäuber ist, konnten zahlreiche Hybridformen entstehen, die sich morphologisch, in der Chromosomenzahl sowie den Inhaltsstoffen unterscheiden und eine eindeutige Abgrenzung der Varietäten unmöglich machen. Vermutlich ist auch *C. irrawadiensis* an der Hybridbildung beteiligt. Die frühere Art *C. taliensis* (W.W. SM.) MELCH. wird heute als Bastard von *C. sinensis* und *C. irrawadiensis* angesehen.[5]

Botanische Beschreibung: Immergrüner reich verzweigter Strauch, in wildem Zustand baumartig werdend; Blätter wechselständig, kurzgestielt, lederartig, dunkelgrün, glänzend, lanzettförmig oder lang-eiförmig, grob gesägt, in der Jugend auf der Unterseite durch flaumige Behaarung silbrig erscheinend; Blüten einzeln oder in wenigblütigen Büscheln, in den Blattachseln stehend, kurzgestielt, weiß oder schwach rosa, Durchmesser 3 bis 5 cm, mit 5 bis 7 Kronblättern und der gleichen Zahl Kelchblätter, Blütenblätter am Grunde mit den zahlreichen Staubblättern verwachsen, Fruchtknoten 3fächrig; Frucht grünlich-braune, holzige Kapsel, Durchmesser 1 bis 1,5 cm, mit 1 bis 3 braunen, glatten Samen.[2,6,12,55]

Inhaltsstoffe: In allen Organen Polyphenole, Purinalkaloide, Theanin, besonders reichlich in den Samen Triterpensaponine vom Oleanan-Typ (etwa 10%) und in den Samen 15 bis 45% fettes Öl.[3,4,54]

Verbreitung: Kein natürliches Vorkommen.

Anbaugebiete: Anbau zwischen 45° nördlicher und 30° südlicher Breite möglich, als günstigstes Jahrestemperaturmittel gilt 20°C, als Mindestniederschlagsmenge in tropischen Gebieten 1300 mm im Jahr. Die Ansprüche an den Boden sind gering, nur stauende Nässe wird nicht vertragen. Hauptanbauländer, geordnet in der Reihenfolge der geernteten Mengen: Indien, China, Sri Lanka, Japan, GUS, Indonesien, Kenia, Türkei, Pakistan, Malawi, Argentinien.

Drogen: *C. sinensis*: Theae folium, Thea chinensis hom. *HAB 34*, Thea sinensis hom. *HPUS 78*.

Theae folium (Teeblatt)

Synonyme: Folia Theae, Folium Theae.

Sonstige Bezeichnungen: Dt.: Tee; engl.: Tea; frz.: Thé, Feuilles du Théier; span.: Té; russ.: Čaj.

Monographiesammlungen: Theae folium *PF VIII*, Folium Theae *Helv V*, *Port 35*, behandelt in *BPC 68*, *Mar 29*.

Definition der Droge: Blätter des Teestrauchs, die nach der Ernte einer Spezialbehandlung unterzogen wurden, die entsprechend den Regionen der Produktion sehr unterschiedlich sein kann. Verwendet werden die sehr jungen, flaumig behaarten Blätter. Je nach Art der Behandlung wird Grüner Tee (Thés verts) oder Schwarzer Tee (Thés noirs) erhalten *PF VIII*.

Stammpflanzen: *Camellia sinensis* (L.) O. KUNTZE und Kulturvarietäten *PF VIII*.

Herkunft: Ausschließlich aus dem Anbau. Hauptlieferländer Indien, Sri Lanka und China.[6]

Gewinnung: Die Ernte beginnt frühestens im 3. Jahr nach der Anpflanzung, die durch Stecklinge oder Aussaat erfolgt. Der volle Ertrag setzt etwa im 6. bis 7. Jahr ein. Geerntet wird entweder durch Abknipsen der Triebe mit Daumen und Zeigefinger oder maschinell. Da die jüngsten Blätter die besten Qualitätsmerkmale besitzen, wird streng zwischen den Pflückqualitäten unterschieden: Pekospitze, d.h. das noch nicht entfaltete oberste Blatt allein, Imperial; Pekospitze und 2 Blätter (die übliche Pflückformel: two and a bud), Fein; Pekospitze und 2 oder 3 Blätter, Mittel; Pekospitze und 3 Blätter, Grob. In tropischen Gebieten kann alle 7 bis 10 Tage gepflückt werden. Ein Pflücker kann am Tag 20 bis 25 kg frische Blätter ernten. Die mechanische Ernte erfolgt, indem man nach einer bestimmten Zeit des Nachwachsens die Sträucher mit selbstfahrenden Erntemaschinen auf die Höhe zur Zeit unmittelbar vor der letzten Ernte zurückschneidet. Da das Nachwachsen nicht gleichmäßig erfolgt, wird ein Gemisch unterschiedlicher Qualität erhalten. Mechanische Ernte erfolgt vor allem in der GUS und Japan.

Durch unterschiedliche Aufbereitung werden gewonnen: Grüner Tee (Theae viridis folium), Schwarzer Tee (Theae nigrae folium) und Oolongtee.

Grüner Tee wird erhalten, indem durch Erhitzen des frischen Materials für einige Minuten in rotierenden zylindrischen Behältern mit gespanntem Wasserdampf oder in flachen eisernen Pfannen die Fermente inaktiviert werden. Anschließend wird maschinell etwa 30 min gerollt, der Wassergehalt durch Trocknen auf 50% herabgesetzt, nochmals gerollt und an der Sonne getrocknet.

Grüner Tee liefert sehr helle, klare, bitter schmeckende Aufgüsse. In Indonesien wird grüner Tee abschließend bei 200° C geröstet; dieser geröstete grüne Tee – besser unter den Bezeichnungen "Roasted green Tee" und "Hoji-cha" bekannt – unterscheidet sich vom grünenTee beträchtlich im Aroma.[56]

Gelber Tee oder Blumentee unterscheidet sich vom grünen Tee dadurch, daß hier nicht an der Sonne, sondern im Schatten getrocknet wird.[56]

Schwarzer Tee wird erzeugt, indem man die Blätter in flacher Schicht auf Nylonnetzen oder in Trögen ausbreitet und durch Durchblasen warmer Luft innerhalb von 6 bis 18 h den Wassergehalt der Blätter von 75 bis 80% auf 55 bis 65% reduziert. Dadurch werden sie schlaff und lassen sich ohne zu brechen weiter verarbeiten. Bereits während dieser Phase laufen wichtige biochemische Vorgänge in den Blättern ab, die den Gehalt an freien Aminosäuren, organischen Säuren und Coffein erhöhen. Der Coffeingehalt kann, bezogen auf das Trockengewicht, um mehr als 20% zunehmen. Anschließend werden durch das sog. Rollen die Zellstrukturen zerstört und autolytische Prozesse eingeleitet. Das Rollen erfolgt durch Einfüllen in beiderseits offene, senkrecht befestigte Zylinder, die auf der Oberseite durch eine Andruckkappe verschlossen werden, die die Blätter auf einen mit Riffeln oder Leisten versehenen Stahltisch preßt. Tisch und Zylinder drehen sich exzentrisch gegeneinander. Modernere Verfahren bedienen sich der sog. McTear Rotovane, einem waagerechten Zylinder, in dem die Blätter durch eine Förderschnecke zwischen rotierende Schnittmesser und konisch ausgearbeitete Widerstandsflächen der Zylinderwand gepreßt werden. Anschließend wird die Blattmasse noch in einer CTC-Maschine (crush, tear, curl) geschnitten. Dabei handelt es sich um sich gegenläufig mit unterschiedlicher Geschwindigkeit drehende geriffelte oder gekerbte Stahlwalzen. Ein Triturator vereinigt die Wirkung der Rotovane und der CTC-Maschine. Nach dem Rollen wird der Fermentationsvorgang bei 100% relativer Luftfeuchtigkeit in 5 bis 8 cm hoher Schicht bei Temp. zwischen 15 bis 30°C zu Ende geführt. Der Vorgang dauert 45 min bis 3 h und wird beendet, wenn der Tee eine kupferbraune Farbe und ein gutes Aroma erreicht hat. Dabei kommt es vor allem zur Oxidation und Polymerisation der Polyphenole. Etwa 5 bis 7% des Coffeins werden bei der Fermentation in nicht extrahierbarer Form gebunden. Anschließend wird rasch bei 80 bis 100°C getrocknet. Durch die hohen Temp. werden die enzymatischen Prozesse gestoppt. Nichtenzymatische Reaktionen führen zur Umwandlung des Chloro-

phylls in das braunschwarze Phaeophytin, geringe Mengen des Coffeins gehen durch Sublimation verloren, einige Aromastoffe verflüchtigen sich, viele andere werden neu gebildet. Abschließend wird durch Schwingsiebe nach Teilchengröße sortiert.
Oolongtee ist ein halbfermentierter Tee, innen grün und außen schwarz, der aber für den Welthandel keine Bedeutung hat.[4,6,7]

Handelssorten: Im Handel spielt der Schwarze Tee die Hauptrolle. Blattees, aus gerollten Blättern bestehend, werden heute seltener gehandelt als die sog. Broken-Tees, die aus vor der Fermentation und/oder dem Trocknen zerkleinerten Blättern gewonnen werden. Am hochwertigsten ist der Flowery Orange Pekoe bzw. der Flowery Broken Orange Pekoe. Er wird aus einem dünnen Blatt mit der Pekoespitze gewonnen. Es folgt Orange Pekoe bzw. Broken Orange Pekoe, der außer der Pekoespitze ein schon voll entwickeltes Blatt enthält. Die nächste Güteklasse ist Pekoe bzw. Broken Pekoe, die von der Knospe abwärts auch das dritte Blatt enthält. Im Pekoe Souchong bzw Souchong sind auch das vierte bis sechste Blatt enthalten. Die beim Aussieben anfallenden kleinen Teepartikel (Fannings) werden meistens zur Herstellung von Teeaufgußbeuteln ebenso verwendet wie die staubförmigen Partikel (Dust). Sie werden auch zu Ziegel- oder Tafeltee verpreßt. Beide Fraktionen haben zwar geringeren Handelswert, liefern aber sehr gute, kräftige Teeaufgüsse.
Häufig wird der Tee durch vorübergehenden Zusatz von Rosen- bzw. Jasminblüten während der Trocknung oder das Zufügen von ätherischen Ölen, z.B. Bergamottae aetheroleum (Earl Grey Tea), Johannisbeeröl (Black Current Tea) oder von Gewürzen, z.B. Vanille, Nelken, Zimt (Kaneel-Tee) aromatisiert.[6,8,9]

Ganzdroge: Das unzerkleinerte Teeblatt, das gewöhnlich nicht in den Handel kommt, ist lanzettlich oder elliptisch-eiförmig, an der Spitze stumpf oder in eine längere Spitze ausgezogen. Der Blattrand ist feingesägt. Jeder Zahn endet bei den jungen Blättchen in einer Drüsenzotte. Die Sekundärnerven bilden in einiger Entfernung vom Blattrand bogenförmige Schlingen, von denen Abzweigungen in die Randzähne entsandt werden. Die jüngsten, oft nicht völlig entfalteten Blättchen, sind auf der Unterseite silbrig, die älteren Blätter hingegen nur spärlich behaart.

Schnittdroge: Schwarzer Tee besteht aus rotbraunen bis nahezu schwarzen, stark gerollten Blattstückchen und aus Stengelanteilen bzw. einem groben Pulver. Nach dem Aufweichen in heißem Wasser läßt sich, zumindestens bei Blattees, der gekerbt-gezähnte Rand der Blätter erkennen. Die Blattzähne enden bei jüngeren Blättern in einer Drüsenzotte, die im Alter verlorengeht. Der Grüne Tee ist grünlich-gelb bis bräunlich-grün. Die Blattstruktur ist deutlich erkennbar.[10,11]
Schwarzer Tee riecht schwach aromatisch, schmeckt leicht adstringierend und ergibt einen rotbraunen Aufguß. Grüner Tee ist fast geruchlos, schmeckt adstringierend und angenehm bitter; sein Aufguß ist grünlich.

Mikroskopisches Bild. Im Flächenbild sind polygonale Zellen der oberen Epidermis mit welligen, etwas verdickten Wänden sichtbar, Spaltöffnungen fehlen. Die untere Epidermis weist zahlreiche Spaltöffnungen mit meistens 3 Nebenzellen und vereinzelt einzellige Haare oder Haarbasen auf. Im Querschnitt erkennbar ist die auf der Unter- und Oberseite hervorgewölbte Mittelrippe mit kollateralem Leitbündel, das unterseits von Sklerenchymfasern begleitet wird. Die verholzten Zellwände ergeben bei Zusatz rauchender Salzsäure, auch ohne Phloroglucinzusatz, eine Rotfärbung. Das Pallisadenparenchym ist ein- bis zweischichtig, das Schwammparenchym ist locker und enthält Calciumoxalat-Drusen. Hier findet man auch, besonders in älteren Blättern, eigenartige, bizarr verzweigte, dickwandige Idioblasten, sog. Stern- oder Astrosklereiden.[11,12]

Pulverdroge: Im Pulver finden sich dickwandige, scharf zugespitzte, einzellige Haare, die über ihrer Ansatzstelle umgebogen sind, die charakteristischen Sternsklereiden, große Oxalatdrusen, Epidermisfetzen mit von je 3, seltener auch 4 Nebenzellen begleiteten Spaltöffnungen. Im Tee der Spitzenqualität sind, da sie aus sehr jungen Blättern bereitet werden, Sternsklereiden kaum auffindbar. Hier bilden die Haare und die Spaltöffnungen mit 3 Nebenzellen wichtige Merkmale.[11,12]

Verfälschungen/Verwechslungen: Als Verfälschungen werden in der älteren Literatur Blätter einer Vielzahl von Pflanzen angegeben, z.B. von Epilobium-, Salix- und Prunus-Arten. Neben der mikroskopischen Analyse zur Erkennung der Verfälschungen wird auch die Betrachtung im UV empfohlen, da Teeblätter kaum, die Blätter anderer Pflanzen meistens stark fluoreszieren. Daneben sollen auch bereits extrahierte Teeblätter, Teestengel, mit Klebemitteln aus staubartigen Teeabfällen geformte Handelstees (Lie-tea, Lügentee), mit Ton beschwerter Tee und mit Färbemitteln geschönter Tee in den Handel gekommen sein. Derartige Verfälschungen haben heute wohl nur historisches Interesse.

Minderqualitäten: Minderqualitäten weisen einen hohen Anteil an älteren Blättern und viel Stengelanteil auf. Sie sind durch einen niedrigen Coffeingehalt gekennzeichnet.

Inhaltsstoffe: *Purinalkaloide (Methylxanthine)*
Hauptalkaloid ist das Coffein, früher auch als Tein (Thein) bezeichnet. Sein Gehalt wird entscheidend vom Entwicklungszustand der verwendeten Blätter und in geringerem Maße von klimatischen Faktoren bestimmt. In der Spitzenknospe wurden 4,7 %, im ersten Blatt 4,2 %, im 2. Blatt 3,5 %, im 3. Blatt 2,9 %, im oberen Stengelteil 2,5 % und im unteren Stengelteil 1,4 % Coffein gefunden. Durchschnittswerte im Coffeingehalt betrugen im August für Tee aus Pakistan 4,0 %, aus Indien 3,4 %, aus Indonesien 3,0 % und aus Sri Lanka 2,9 %. In Sri Lanka liegt der Coffeingehalt mit 2,4 % im Januar am niedrigsten, mit 2,9 % von Juni bis August am höchsten. Der Gehalt an Theobromin beträgt im verarbeiteten Tee zwischen 0,16 und 0,2 %, der an Theophyllin zwischen 0,02 und 0,04 %.[4,6]

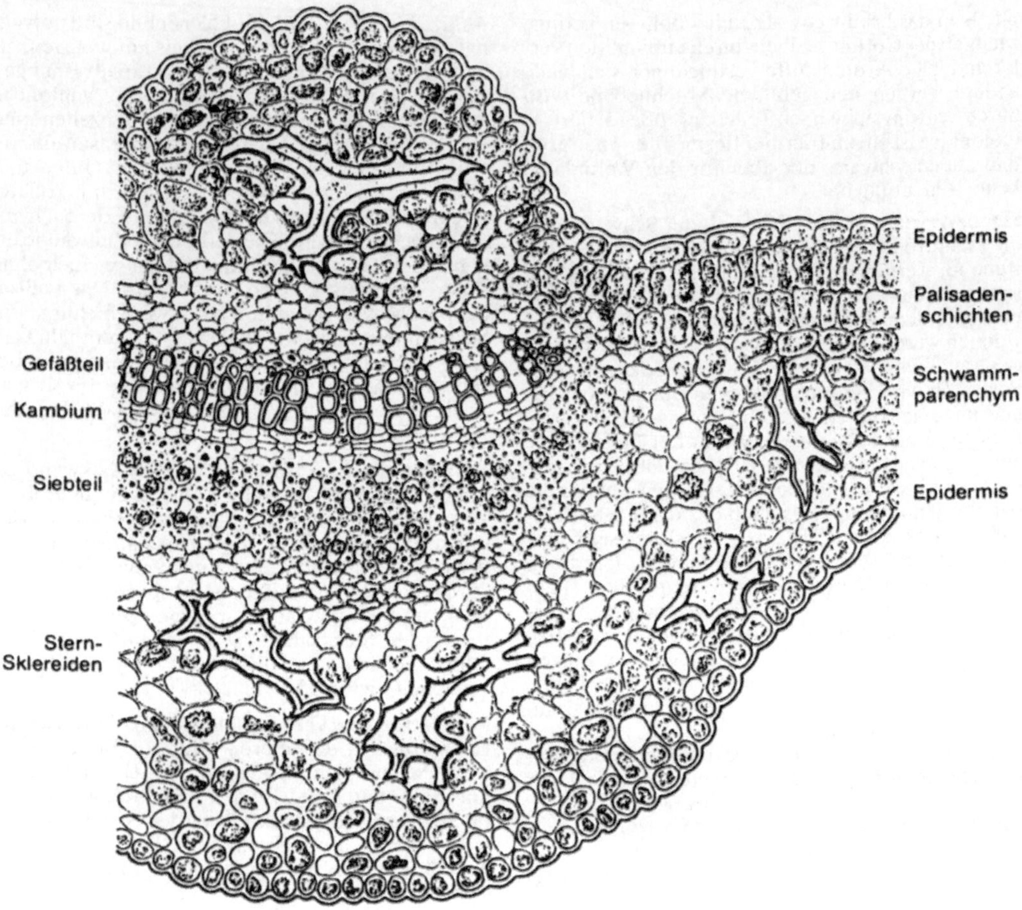

Camellia sinensis – Mikroskopisches Bild. Querschnitt durch den Mittelnerv eines älteren Teeblattes; Vergrößerung 200fach. Aus Lit.[12]

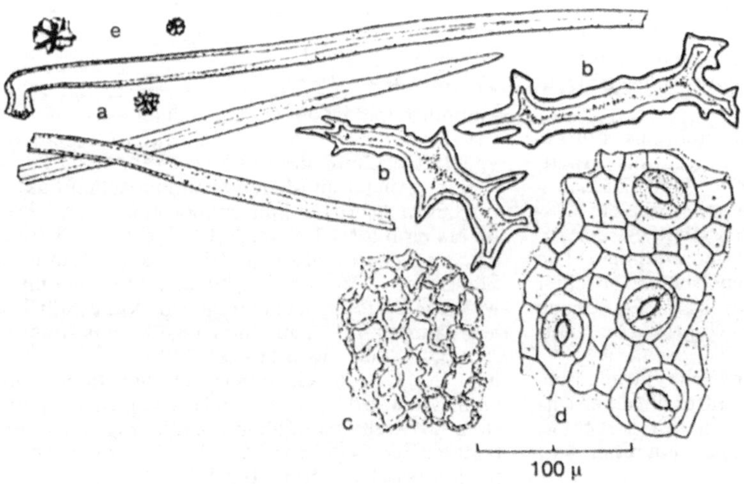

Theae folium, Pulver. a Haare, deren Bruchstücke und Calciumoxalat-Drusen; b Asterosklereiden; c Bruchstücke der oberen Epidermis; d Bruchstücke der unteren Epidermis; e Blattfragmente mit Gefäßen. Aus Lit.[12]

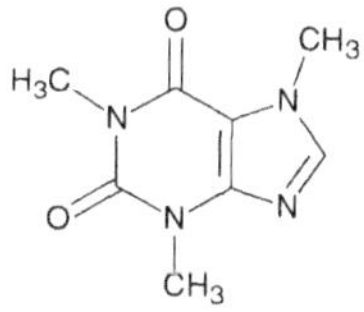

Coffein

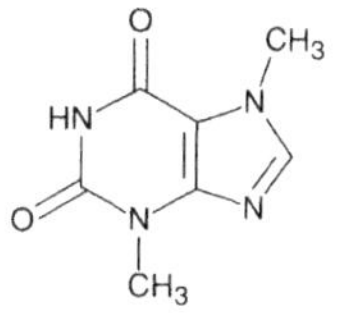

Theobromin

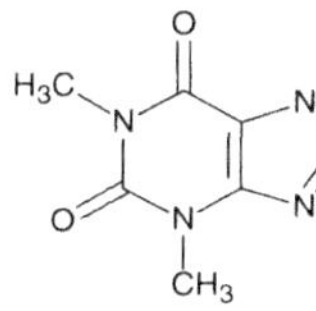

Theophyllin

Polyphenole
Im unfermentierten Tee bilden die Catechine den Hauptanteil der Polyphenole. Ihr Gesamtgehalt beträgt durchschnittlich 25% und zwar 1 bis 3% (–)-Epicatechin, 3 bis 6% (–)-Epicatechingallat, 3 bis 6% (–)-Epigallocatechin, 9 bis 13% (–)-Epigallocatechingallat, 1 bis 2% (+)-Catechin und 3 bis 4% (+)-Gallocatechin. Auch der Catechingehalt ist entscheidend vom Entwicklungszustand der Blätter abhängig. In der Spitzenknospe wurden 26,5% Catechine, im ersten Blatt 25,9%, im zweiten Blatt 20,7%, im dritten Blatt 17,1%, im oberen Stengelteil 11,1% und im unteren Stengelteil 5,0% bestimmt.

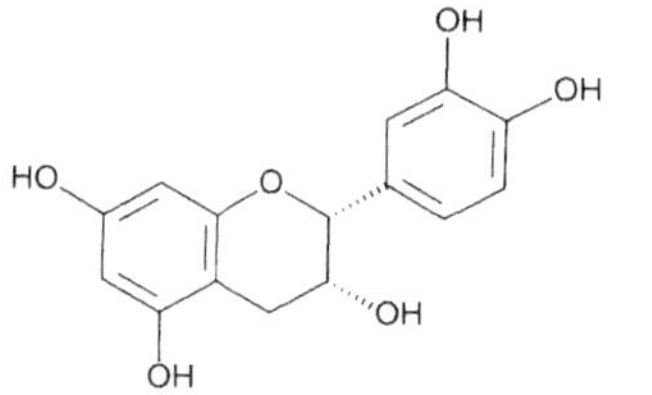

(–)-Epicatechin

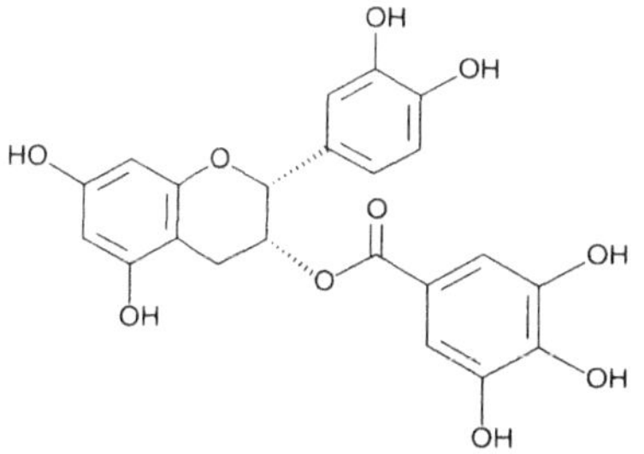

(–)-Epicatechingallat

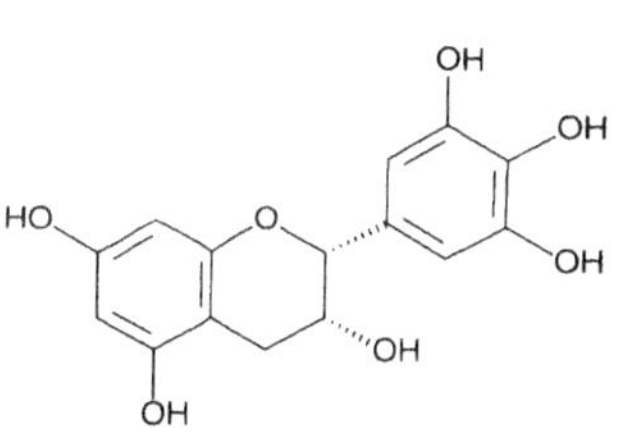

(–)-Epigallocatechin

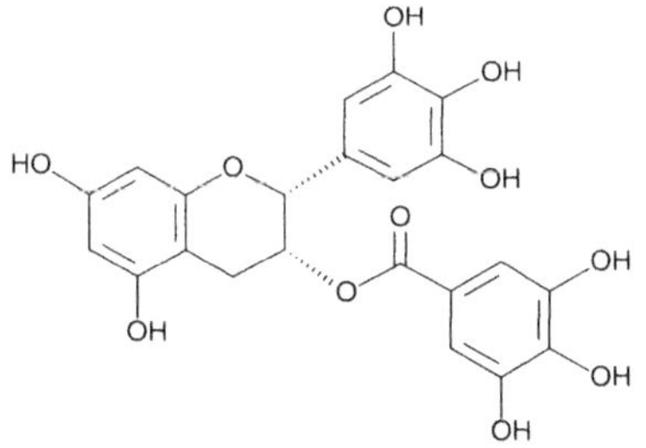

(–)-Epigallocatechingallat

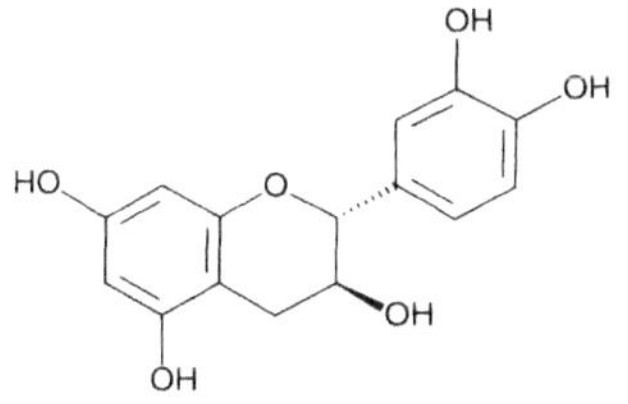

(+)-Catechin

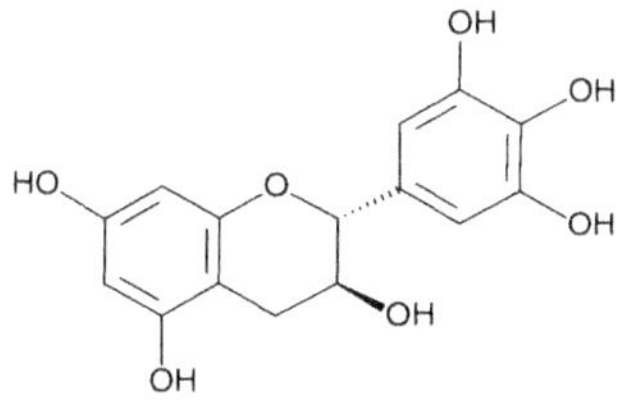

(+)-Gallocatechin

Der Rückgang des Catechingehaltes mit der Alterung erfolgt vorwiegend auf Kosten des (–)-Epigallocatechingallats und des (–)-Epicatechingallats. Neben den Catechinen kommen etwa 1,5% Glykoside der Flavonole Quercetin, Kämpferol und Myrecetin vor. Nachgewiesen wurden auch Gallussäure, *p*-Cumarsäure, Kaffeesäure und Depside, wie z.B. bis 1% Theogallin, Chinasäure, Chlorogensäure und 3'-*p*-Cumaroylchinasäure.[4,13,14]

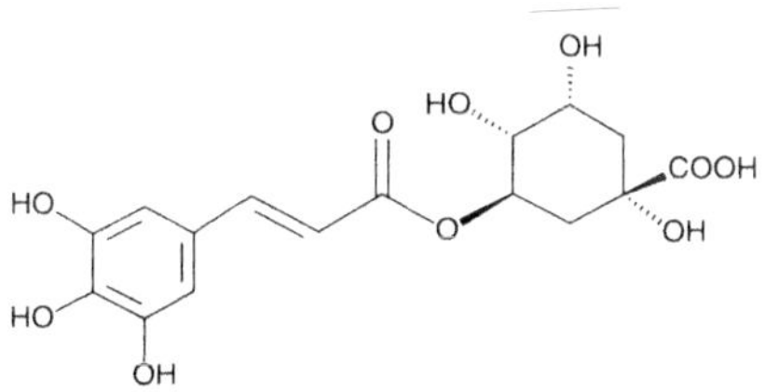

Theogallin

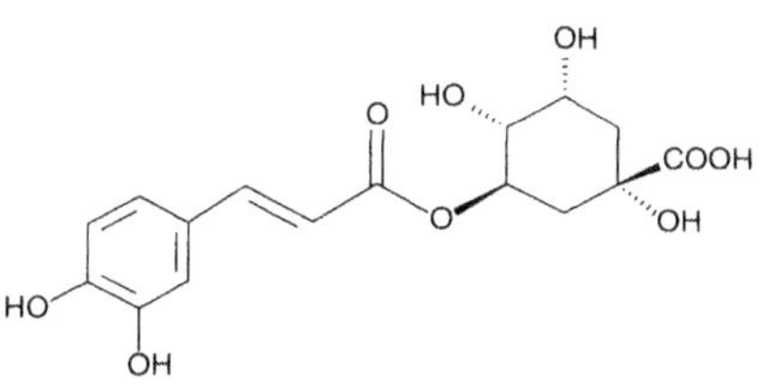

Chlorogensäure

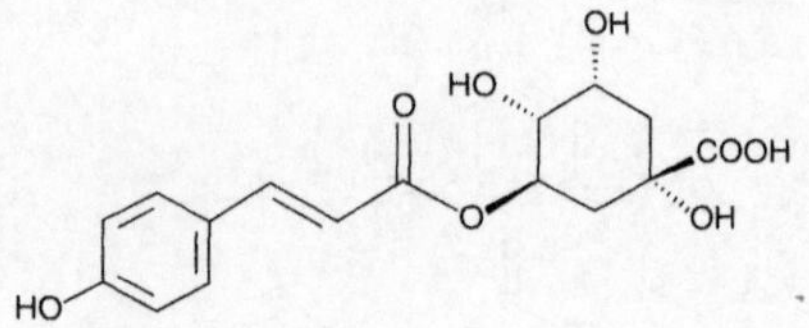

p-Cumaroylchinasäure

Bei der Fermentation und der nachfolgenden Trocknung kommt es zu wesentlichen Veränderungen der Polyphenolfraktion. Die Startreaktion dieser Veränderungen ist die durch die *o*-Polyphenoloxidase des Teeblattes katalysierte Dehydrierung der Catechine zu *o*-Chinonen, den 3',4'-Dehydrocatechinen, bei der (–)-Epigallocatechin und sein Gallussäureester bevorzugt angegeriffen werden. Durch eine Sauerstoff verbrauchende, nichtenzymatische Reaktion zwischen 3',4'-Dehydrocatechin und 3',4'-Dehydrogallocatechin entstehen unter Ausbildung eines Tropolonringes 4 Theaflavine, orangerote Substanzen, die für das erwünschte Aussehen des Tee-Extr. entscheidend verantwortlich sind, obwohl ihr Gehalt im Schwarzen Tee 2% kaum übersteigt.

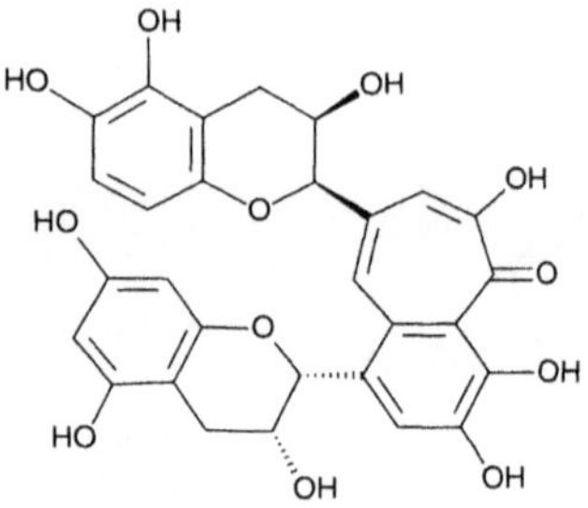

Theaflavin

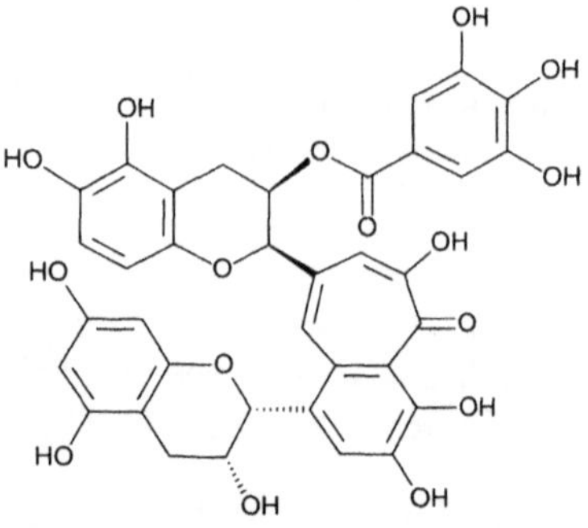

Theaflavingallat A

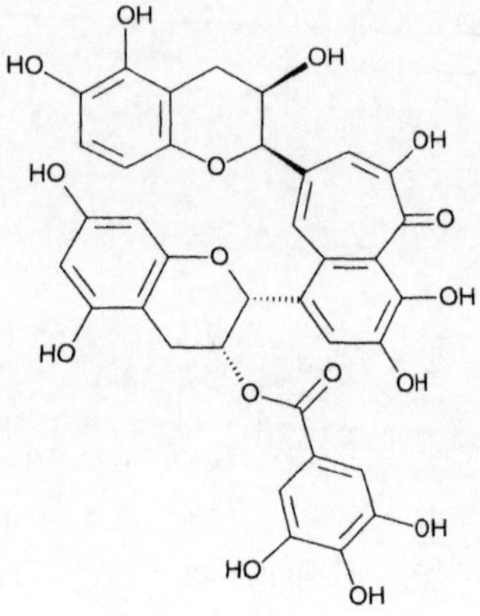

Theaflavingallat B

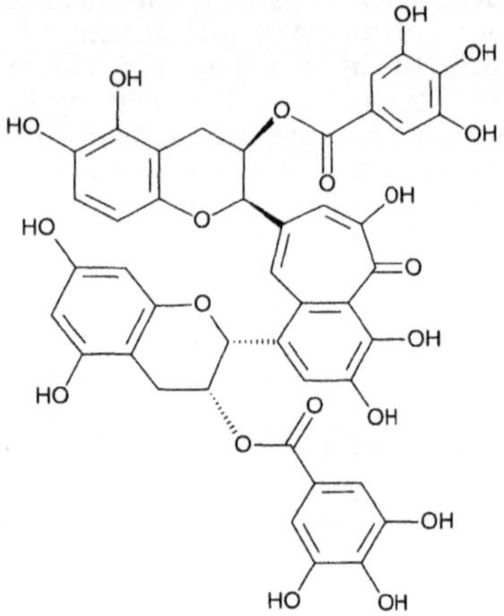

Theaflavindigallat

Analog reagieren die *o*-Chinone des (–)-Epicatechins, (–)-Epicatechingallats und des (+)-Catechins mit dem *o*-Chinon der Gallussäure unter Bildung der sog. Theaflavinsäuren, Verb. mit roter Farbe, die aufgrund ihrer Instabilität nur in geringen Mengen im Schwarzen Tee vorkommen.

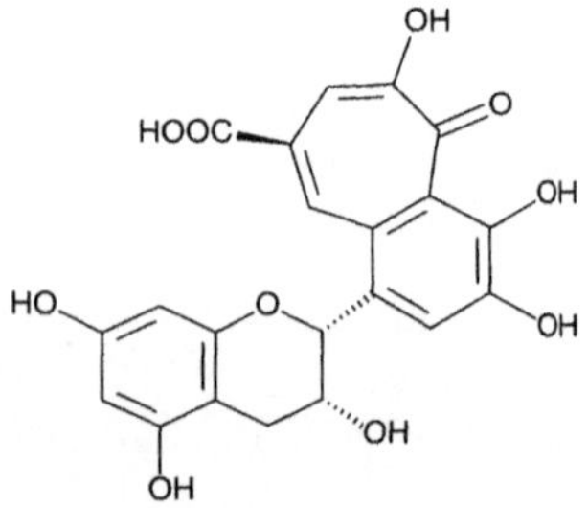

Epitheaflavinsäure

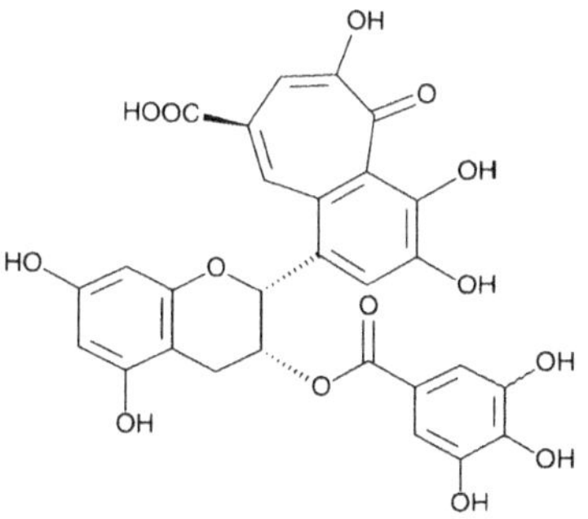

3-Galloyl-epitheaflavinsäure

Aus gleichen Gründen liegen auch die aus den Chinonen der Catechine gebildeten Dimere, die Bisflavanoide, nur in geringen Konz. vor. Diese 3 Stoffgruppen repräsentieren etwa 15 % der ursprünglichen Catechine des grünen Teeblattes. Die Hauptmenge der Polyphenole geht in die wenig charakteristischen oligomeren Thearubigene mit Gerbstoffcharakter über, die sich durch rotbraune Farbe auszeichnen und deren Molmassen mit 1.000 bis 40.000 Dalton bestimmt wurden. Z.T. haben diese Verb. den Charakter von Proanthocyanidinen. Die Chinasäureester und die Flavonolglykoside werden vermutlich in die Bildung der Thearubigenfraktion mit einbezogen. Ein T. der Polyphenole geht auch in wasserunlösliche Polymere über. Die Thearubigene machen etwa 20 bis 30 % des Trockengewichts des Schwarzen Tees aus und bestimmten Geschmack und Farbe des Teegetränks wesentlich mit.[4,7,13,15,16,54]

Zusammenfassend unterscheiden sich grüner und schwarzer Tee wie folgt: Im grünen Tee fehlen die Thearubigene und Theaflavine, dafür enthält er höhere Konzentrationen an Catechinen, Flavonolglakosiden, Bisflavonolen und an Chlorogensäure.

Aminosäuren

Der Anteil der Aminosäuren im Teeblatt beträgt etwa 4 %. Etwa die Hälfte davon entfällt auf Theanin (0,3 bis 1,6 %), das den Geschmack des Teegetränks ebenfalls mitbestimmt, und sein Homologes, die 2-Amino-6-ethylamidoadipinsäure. Die Aminosäuren, besonders L-Leucin, sind wichtige Ausgangsprodukte für die Bildung der Aromakomponenten während der Verarbeitung.[17]

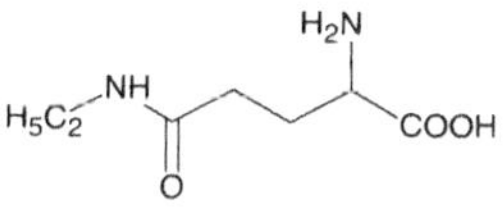

Theanin

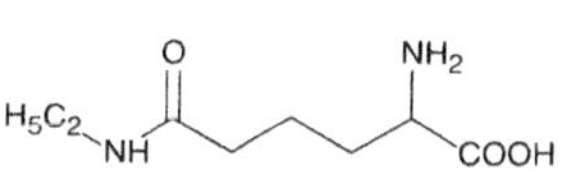

2-Amino-6-ethylamidoadipinsäure

Carotinoide

Die in geringer Konz. vorhandenen Carotinoide Neoxanthin, Violaxanthin, Lutein und β-Carotin sind ebenfalls an der Aromabildung des Schwarzen Tees bei der Verarbeitung beteiligt.[4]

Saponine

Enthalten sind auch geringe Mengen von Triterpenestersaponinen vom Oleanan-Typ. Als Aglyka der Blattsaponine (Theafoliasaponine) wurden Barringtogenol C (Theasapogenol B) und R_1-Barringenol neben wenig Camelliagenin A und A_1-Barringenol, als Säurekomponenten Zimtsäure und Angelicasäure, als Zuckerkomponenten L-Arabinose, D-Xylose, D-Galaktose und D-Glucuronsäure nachgewiesen.[18]

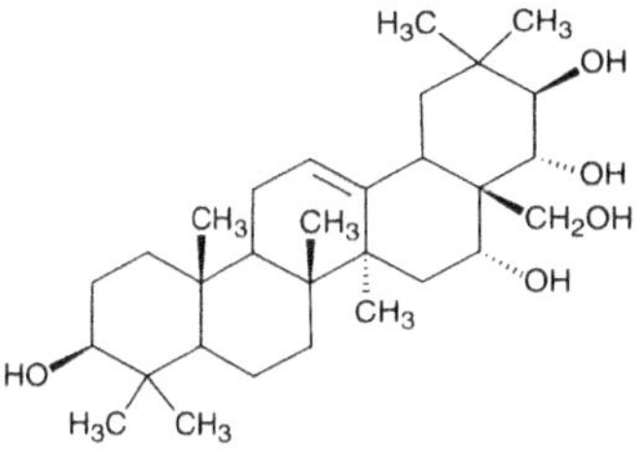

Barringtogenol

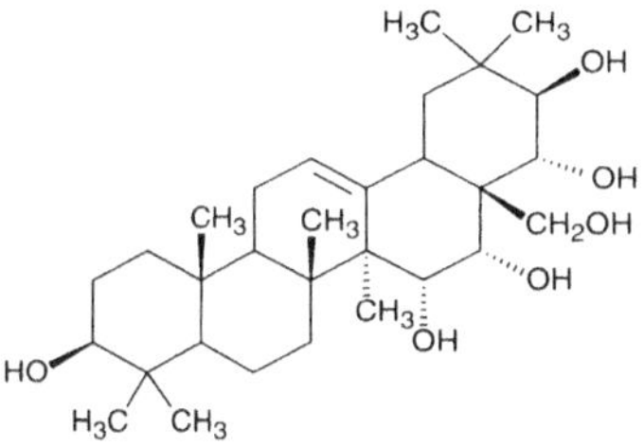

R_1-Barringenol

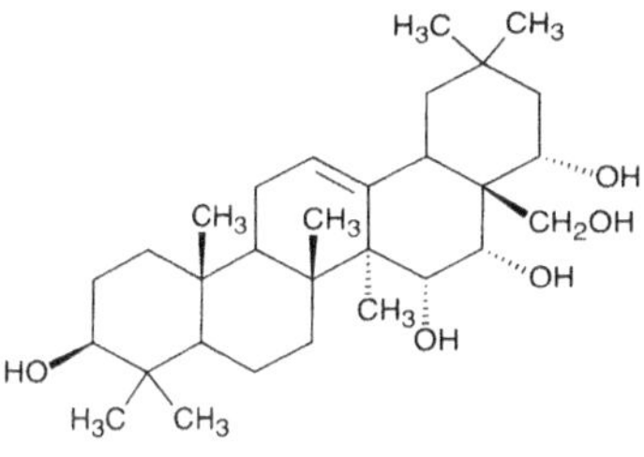

A_1-Barringenol

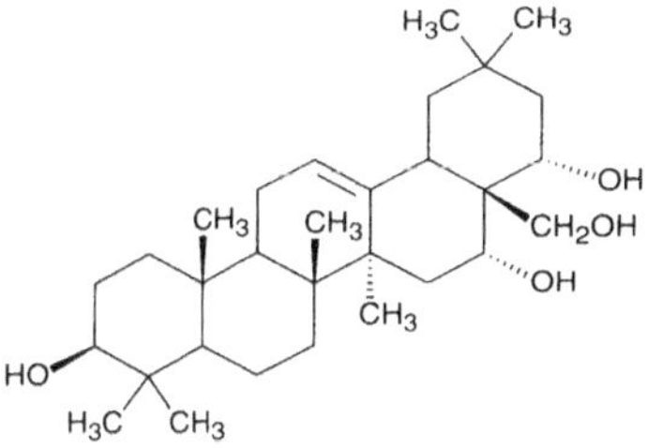

Camelliagenin A

Mineralstoffe

Kalium-Ionen machen etwa 40 % des Mineralstoffgehaltes des Tees aus (9 bis 34 mg/g[51]). Bemerkenswert ist der relativ hohe Gehalt an Fluoriden (0,13 bis 0,18 mg/g, vorwiegend als Kaliumfluorid vorliegend[19]) sowie an Aluminium- (bis 3 %[20]) und Mangan-Ionen (bis 0,38 %[54]).

Flüchtige Stoffe
In den grünen Blättern wurden u.a. das weit verbreitete (*trans*)-Hex-2-enal, Linalool, Geraniol, Benzylalkohol, Phenylethylalkohol und Methylsalicylat gefunden.[4,54]
Im Grünen Tee macht Linalool etwa 20% der flüchtigen Stoffe aus, es folgen δ-Cadinen, Geraniol, Indol, Nerolidol, Linaloolmonoxide, Benzylalkohol, α-Terpinol, (*cis*)-Jasmon, β-Ionen, Octanol, Caryophyllen, Calamen, Cubenol, (*epi*)-Cubenol und Dihydroactinidiolid. Weitere nur in Spuren vorkommende Stoffe dürften am Aroma beteiligt sein.[21]
Die Aromastoffe des Schwarzen Tees werden vorwiegend während der Fermentation gebildet. Zu ihnen gehören u.a. 2-Methyl-hept-2-en-6-on, α-Ionon und β-Ionon, Linalooloxide, Geraniol, 4-Octanolide, (*cis*)-Hex-3-enyl-(*cis*)-hex-3-enoat, Theaspiron, 2,3-Dimethyl-non-2-en-4-olid, Jasminlacton, 5-Decanolide, Methyljasmon und Dihydroactinidiolid. Während des Trocknens entstehen vor allem Pyrazinderivate-, Pyridinderivate- und Chinolinderivate.[4,22,23,54]

Zubereitungen: Teefilterbeutel: Zur Bereitung des Teeaufgusses sind Teefilterbeutel mit etwa 1,8bis 2,2 g Inhalt im Handel. Daneben werden, besonders in den USA, auch Familienbeutel zu $^1/_4$ Unze (7,09 g) oder für Gaststätten zu 1 Unze (28,35 g) gehandelt. Die Herstellung der Filterbeutel stellt große Anforderungen an die Papierqualität. Sie müssen im heißen Wasser fest bleiben, sollen keine feinen Partikel passieren lassen und dürfen die Diffusion und Konvektion nur wenig einschränken. Meistens wird Papier aus 30bis 40% Cellulose und 60bis 70% Abaca-Fasern, den Fasern von *Musa textilis*, verwendet.[4]
Teetrocken-Extr. (Instanttee): Die Herstellung von Teetrockenextr. erfolgt entweder aus dem handelsüblichen Schwarzen Tee, vorwiegend in den USA, oder auch bereits in den Herstellerländern, z.B. in Indien, Kenia und Sri Lanka, aus fermentiertem, ungetrocknetem Schwarzen Tee. Vor der Extraktion wird die Aromafraktion mit strömendem Heißdampf gewonnen. Durch nachfolgende Extraktion in mehreren hintereinander geschalteten Säulen mit einer dem Gegenstromverfahren ähnlichen Methode mit möglichst wenig heißem Wasser werden Extr. mit Gehalten an Trockensubstanz von 25bis 35% erreicht. Anschließend wird im Vakuum konzentriert. Vor der Trocknung wird die Aromafraktion wieder zugesetzt. Die Trocknung erfolgt durch Sprühtrocknung oder durch Lyophilisieren. Das so gewonnene Produkt ist in heißem Wasser völlig löslich. Zur Bereitung von Tee-Extr. zur Herstellung von Eis-Tees wird der wäßrige Extr. vor der Trocknung auf 5bis 10°C abgekühlt und das Präzipitat entfernt.[4]

Identität: Die Identitätsbestimmung erfolgt am zweckmäßigsten durch Zerreiben der Droge und mikroskopische Begutachtung des Pulvers. *Helv V* schreibt Mikrosublimation vor, die reichlich Coffeinnadeln liefert, die im Polarisationsmikroskop bei gekreuzten Nikolschen Prismen in allen Farben leuchten. Benetzt man das Sublimat mit 1 Tr. Bromwasser und läßt bei mäßiger Wärme eintrocknen, so färbt sich der erhaltene organgegelbe Rückstand mit verd. Ammoniak purpurrot. Auch eine DC-Identitätsbestimmung ist möglich. Dazu wird ein bei 60°C gewonnener methanolischer Extr. der mit Ammoniak oder 10%iger Natriumbicarbonatlsg. befeuchteten Droge an Kieselgel G, LM Ethylacetat/MeOH/Wasser (100 + 13,5 + 10), chromatographiert. Zur Detektion dient Iod-Kaliumiodid-Salzsäure-Rg., als Vergleichssubstanzen werden Coffein, Theobromin und Theophyllin eingesetzt.[24]

Reinheit: Aschegehalt 5bis 6,5%, Schwermetallfreiheit der Asche; Feuchtigkeitsgehalt max. 8,5% *Helv V*.

Gehalt: Mindestgehalt an Coffein 2% *PF VIII*, 2,2% *Helv V*, 1,5% *Port 35*, Gehalt an wasserlöslichen Extraktstoffen mindestens 32% *Helv V*.

Gehaltsbestimmung: *Extraktgehalt*
Dreimalige Extraktion des getrockneten Tees mit Wasser auf dem Wasserbad, jeweils Absaugen nach dem Abkühlen, Waschen mit Wasser, Trocknen der Blätter bei 105°C. Der Gewichtsverlust muß mindestens 32% betragen *Helv V*.
Coffeingehalt
Die gravimetrischen Best. dürften heute ohne Bedeutung sein. Die Droge wird mit MgO und Wasser stehengelassen, mit Chloroform am Rückfluß extrahiert, der Extr. eingedampft, der Rückstand mit Salzsäure angesäuert, mit Pet von Chlorophyll und Lipiden befreit, mit Ammoniaklsg. alkalisiert, mehrmals mit Chloroform ausgeschüttelt, das Chloroform mit Wasser gewaschen, eingedampft, der Rückstand bei 100°C getrocknet und gewogen *PF VIII*. Ein ähnliches Verfahren schreibt auch *Helv V* vor.
Zur titrimetrischen Best. wird die pulverisierte Droge mit Ammoniaklsg. und Chloroform extrahiert, ein T. des Chloroformextr. mit Wasser versetzt, das Chloroform abgedampft, die wäßrige Lsg. mit 3 N Schwefelsäure und 0,1 N Iod-Lsg. versetzt, das ausgefallene Coffeinperiodid abfiltriert und das nicht verbrauchte Iod mit 0,1 N Natriumthiosulfatlsg. zurücktitriert.[25] Das Coffeinperiodid kann auch in MeOH gelöst und anschließend kolorimetrisch bei 460 nm bestimmt werden.[26]
Auch Bestimmung mit DC oder GC ist möglich.[44]
Am sichersten ist die Best. der Purinderivate mit Hilfe der HPLC.[27–29,44]
Gerbstoffgehalt
Die Best. des Gerbstoffgehaltes ist mit der Hautpulvermethode möglich.[50] Dazu wird der wäßrige Extr. der Teeblätter mit Wolframatophosphorsäure und Natriumcarbonatlsg. versetzt und das durch Reduktion entstehende Wolframblau kolorimetrisch erfaßt. Die Best. erfolgt parallel in einem mit Hautpulver behandeltem und einem unbehandeltem Anteil des Extr. Die Differenz beider Best. gibt Aufschluß über den Gerbstoffgehalt. Als Vergleichssubstanz wird Pyrogallol verwendet *PhEur*, *Helv VI*. Auch die Differenz des Trockenrückstandes vor und nach der Hautpulverbehandlung kann zur Best. des Gerbstoffgehaltes herangezogen weden.

Lagerung: Trocken, in dicht schließenden Gefäßen aus Glas oder Weißblech, getrennt von riechenden Drogen oder Chemikalien.

Stabilität: Wegen der Flüchtigkeit und Instabilität der Aromastoffe sollten Teeblätter nicht länger als 1 Jahr gelagert werden.

Wirkungen: Nach der Aufnahme von Schwarzem oder Grünem Tee wird besonders der Effekt des Coffeins bemerkbar. Dessen Wirkung beruht hauptsächlich auf seinem Antagonismus mit endogenem Adenosin an Adenosinrezeptoren (A_1- und A_2-Rezeptoren). Im Gehirn verringert es die durch Adenosin bewirkte Hemmung der Freisetzung von Neurotransmittern, z.B. Dopamin, γ-Aminobuttersäure und Serotonin, und wirkt somit anregend auf die Tätigkeit des ZNS, in geringen Dosen auf die sensorischen, in höheren Dosen auch auf die motorischen Bezirke der Hirnrinde und in geringem Maße auf die Medulla oblongata. Der Tonus der Hirngefäße wird erhöht. Folgen sind eine Verringerung des Schlafbedürfnisses, eine Erhöhung der Aufmerksamkeit, eine Verbesserung des Wahrnehmungsvermögens für sensorische Reize und des Konzentrations-, Reaktions- sowie Lernvermögens. Die antidepressive Wirkung wird ebenfalls auf den Adenosinantagonismus zurückgeführt. Darüber hinaus werden u.a. die Blutgefäße der Nieren durch Aufhebung der konstriktorischen Adenosinwirkungen dilatiert. Folge ist die Erhöhung der glomerulären Filtrationsrate und damit ein natriuretischer und volumendiuretischer Effekt. Am Herzen wird, besonders bei Insuffizienz, eine positiv inotrope Wirkung beobachtet. Die Durchblutung der Herzkranzgefäße wird verbessert. Die Magensaftsekretion wird angeregt. Glykogenolyse und Lipolyse werden gefördert. Die Hemmung der Phosphodiesterase durch Coffein und seine direkten, nicht durch Blockade oder Adenosinrezeptoren vermittelten Einflüsse auf den Ca^{2+}-Ionentransport spielen bei Blutplasmakonzentrationen, wie sie nach dem Genuß von Tee erreicht werden, keine Rolle.[43,51,53] Weitere Wirkungen und Details → Stoffbände.
Die Wirkung der Thearubigene, Theaflavine und Flavinsäuren ist sehr vielfältig. Sie wirken gerbstoffähnlich und daher sekretionseinschränkend und resorptionshemmend sowie, unterstützt durch die diuretische Wirkung des Coffeins, antidiarrhoisch. Durch Inaktivierung von Verdauungsenzymen, besonders der Pankreasamylase, haben sie antihyperglykämischen Effekt. Im Tierversuch (Ratten) wurde eine Hemmung der Resorption p.o. applizierten Cholesterols (^{14}C-Cholesterol) und eine gesteigerte Elimination unter dem Einfluß p.o. gegebenen (−)-Epigallocatechingallats (250 bis 500 mg/kg, sehr hohe Dosis!) beobachtet.[31]
Wegen ihres Proanthocyanidincharakters haben einige kleinmolekulare Komponenten der Polyphenolfraktion, besonders die Dimeren, beim Grünen Tee unterstützt durch die Flavonolglykoside, kapillarabdichtende und antiinflammatorische Effekte. Im Tierversuch konnte durch die Polyphenole des Tees (z. B. 0,01 bis 1 mg pro Maus) die Kapillarfragilität herabgesetzt werden.[51] Beim Menschen wurde nach Gabe von täglich 30 mg Teepolyphenolen über 4 bis 6 Wochen eine Zunahme der Kapillarfestigkeit auf das Doppelte beobachtet.[52] Die kapillarabdichtende und antiinflammatorische Wirkung soll u. a. auf einem Bradykinin- und Prostaglandinantagonismus beruhen, der am Meerschweinchenileum nachgewiesen wurde. Das Ausmaß durch Bradykinin, PGE_1 und $PGF_{2\alpha}$ an diesem Organ ausgelöster Kontraktionen wurden durch Thearubigene und Theaflavine (10 bis 100 ng/mL), nicht aber durch Catechine, zu etwa 75 % gehemmt.[30]
In verschiedenen Untersuchungen wurden Hinweise auf eine antimutagene und anticarcinogene Wirkung der Teepolyphenole erhalten.[32,39,46,49] So können sie beispielsweise bei Mäusen nach topischer (1,2 mg in 0,2 mL Aceton pro Tier, täglich) oder p. o. Anwendung (0,5 g/L im Trinkwasser, täglich) die Entstehung und das Wachstum von Hauttumoren nach Applikation von 3-Methylcholanthren, 7,12-Dimethylbenz[a]anthracen und anderen Carcinogenen einschränken.[46] Bei Tieren mit soliden Tumoren wurde eine Lebensverlängerung nach Gabe von (−)-Epicatechingallat beobachtet.[32]
Catechine, Catechinoligomere und Gallussäure, aber auch die Purinderivate des Tees (50 bis 100 mg/kg, p. o., sehr hohe Dosen!), hemmen bei der Maus anaphylaktische Hautreaktionen, ausgelöst durch i. c. Applikation von Antikörpern gegen Eialbumin zusammen mit Eialbumin, zu etwa 70 %.[33]
Theanin (5 mmol/kg) wirkt im Tierversuch (Maus) der zentral stimulierenden Wirkung toxischer Dosen von Coffein (270 mg/kg) entgegen.[40]
Der relativ hohe Fluoridgehalt der Teeaufgüsse (1,0 bis 1,5 mg/L, der Konzentration im fluoridierten Wasser entsprechend) soll karieshemmend wirksam sein.[19]
Auf Grund seiner Inhaltsstoffe hat Tee eine zentral anregende, leicht diuretische, je nach Extraktionszeit mehr oder weniger stark stopfende, die Herztätigkeit fördernde und möglicherweise antiarteriosklerotische Wirkung.[51]

Resorption: Die polymeren Thearubigene werden nicht resorbiert, sie wirken topisch. Für die Catechine, Flavonolglykoside, Theaflavine und Flavinsäuren darf eine resorptive Wirkung angenommen werden.
Für die postulierte Einschränkung der Resorption des Coffeins durch die Bildung von Polyphenol-Coffein-Komplexen, die in neutralem oder saurem Milieu unlöslich sind, im alkalischen Milieu des Darmes aber gespalten werden,[51] gibt es keine Beweise.[4] Versuche am Menschen haben gezeigt, daß der Plasmaspiegel an Coffein nach dem Genuß von Tee genauso rasch steigt, wie nach Aufnahme von Kaffee oder Coca Cola.[46]
Die Fluoride des Tees werden zu 73 bis 80 % resorbiert.[47] Die Methylxanthine werden rasch und vollständig resorbiert.

Verteilung: S. Coffein.

Wirkungsverlauf: S. Coffein.

Elimination: S. Coffein.

Volkstümliche Anwendung und andere Anwendungsgebiete: Die Anwendung bei Ermüdungserscheinungen, z. B. bei älteren Patienten zur Unterdrückung des mittäglichen Schlafbedürfnisses im Sinne der Förderung des Nachtschlafes, bei Migräne, ausgelöst durch Tonusverlust der Hirngefäße, zur kurzfristigen Behandlung von Durchfallerkrankungen und als angenehmes, leistungsstimulierendes Getränk, ist in Analogie zu anderen Coffein- und Gerbstoffdrogen plausibel.[41,42]
Ungesüßte Aufgüsse von Schwarzem Tee werden, verbunden mit 1- bis 2tägigem Fasten, bei "verdorbenem Magen" angewendet. Schwarzer Tee ist in Schlankheitsunterstützungstees enthalten und in Form des Tee-Extr., Extractum Theae nigrae, in Fertigarzneipräparaten zur Therapie von Durchfällen.

Dosierung und Art der Anwendung: *Droge.* Als Teeaufguß 1 Teelöffel Schwarzer Tee (bei Broken-Tee ein gestrichener, bei Blattee ein gehäufter Teelöffel) oder 1 Aufgußbeutel pro Tasse mit sprudelnd kochendem Wasser übergießen und je nach Verwendungszweck 3 bis 10 min ziehen lassen. Metallkannen, Tee-Eier aus Metall und Metallsiebe sollten nicht verwendet werden. Das Coffein ist nach 3 min zum größten Teil extrahiert, die Teegerbstoffe erst teilweise. Derartiger Tee wirkt anregend, wenig magenbelastend und kaum stopfend. Mit steigender Extraktionsdauer steigt der Gerbstoffgehalt. Teegetränke mit Extraktionszeiten von 10 min und länger wirken stopfend. Sie sind als Antidiarrhoica geeignet. Durch Zusatz von Milch können die nachteiligen Gerbstoffwirkungen auf den Magen ausgeschaltet werden.
In einer Tasse (150 mL) des Aufgusses aus Schwarzem Tee (2,5 g) sind enthalten 20 bis 70 mg Coffein (je nach Teesorte, Extraktionsart und -dauer, hohe Werte bei Verwendung des stark zerkleinerten Beuteltees, niedrige Werte bei Verwendung eines Tee-Eies),[48] durchschnittlich 5 mg Theobromin, 2 mg Theophyllin, 280 mg Thearubigene, 20 mg Theaflavine, 80 mg Catechine, 30 mg Theanin und Spuren von Flavonolglykosiden, Bisflavanolen und Chlorogensäure.
Der Grüne Tee zeigt hinsichtlich der Purinalkaloide und des Theanins ähnliche Zusammensetzung, jedoch fehlen die Thearubigene und Theaflavine. Der Gehalt an Catechinen pro Tasse beträgt etwa 280 mg, davon 160 mg (–)-Epigallocatechingallat, und an Flavonolglykosiden etwa 20 mg.[4] *Zubereitungen.* Zur Bereitung von Teegetränk oder Arzneifertigwaren kann auch Teetrockenextrakt eingesetzt werden.

Unerwünschte Wirkungen: Bei magenempfindlichen Personen Magenreizung möglich. Durch Teeaufgüsse mit hohem Gerbstoffgehalt können Obstipationen ausgelöst werden.

Weitere medizinische Verwendung: Teeflavonoide werden Kaugummis, die bei schlechtem Mundgeruch empfohlen werden, zugesetzt.[34]

Tox. Inhaltsstoffe u. Prinzip: Als potentielle Giftstoffe kommen Coffein, die Polyphenole und Aluminium-Ionen in Betracht.

Toxikokinetik: S. Resorption.

Akute Toxizität: Bei Überdosierung können Mengen, die 300 mg Coffein oder mehr entsprechen, also etwa 5 Tassen von Teegetränk normaler Stärke, zu Unruhe, Tremor und erhöhter Reflexerregbarkeit führen.

Chronische Toxizität: Die in verschiedenen Testsystemen ermittelten mutagenen Wirkungen und die im Tierversuch ermittelten teratogenen Effekte des Coffeins scheinen für den Menschen ohne Bedeutung zu sein.[4,35]
Die Resorptionshemmung durch die Polyphenole, besonders des Grünen Tees, soll zu Thiamin-Avitaminosen führen können. Die Ergebnisse von Untersuchungen zu dieser Problematik an Tieren und Menschen sind sehr widersprüchlich und erlauben kein endgültiges Urteil.[36] Bei der in Europa üblichen Thiaminaufnahme sind mit Sicherheit keine Avitaminosen zu erwarten.[4]
Fertilitätsstörungen, bestehend in einer verlängerten Zeit bis zur Empfängnis bei bestehendem Kinderwunsch, werden Tee- und Kaffeegerbstoffen angelastet.[37]
Hinweise auf die mögliche Carcinogenität der Gerbstoffe des Grünen Tees ergaben sich bei Untersuchungen mit Hilfe der Mikrosomen-Degranulationstechnik, ausgelöst durch Beobachtungen des gehäuften Auftretens von Tumoren bei Arbeitern in Teefabriken und von Oesophaguscarcinomen bei Teetrinkern in Kashmir.[38] Dem stehen die Beobachtungen über Antimutagenität und Anticarcinogenität der Polyphenole gegenüber (s. Wirkungen).[32,39]
Mögliche Zusammenhänge zwischen dem hohen Gehalt an extrahierbaren Aluminium-Ionen im Tee, 2 bis 6 (bis 100?) mg/L Teeaufguß und dem Entstehen der Alzheimer-Krankheit werden diskutiert.[20]

Gesetzl. Best.: Teeblätter gelten als Genußmittel, eine Abgabe in Apotheken ist nicht zulässig. Keine Standardzulasung, keine offizielle Monographie.

Thea chinensis hom. *HAB 34*

Monographiesammlungen: Thea chinensis *HAB 34*.

Definition der Droge: Getrocknete Zweigspitzen mit den jüngsten Blättern und Blüten.

Stammpflanzen: *Camellia sinensis* (L.) O. KUNTZE.

Zubereitungen: Urtinktur nach § 4 *HAB 34* mit 60 %igem EtOH, Arzneigehalt $^1/_{10}$, und flüssige Verdünnungen.
Die Tinktur ist von grünlichbrauner Farbe, ohne besonderen Geruch und Geschmack. Die 2. und 3. Dezimalpotenz sind in 1 cm dicker Schicht hellgrünlichbraun bis gelblich gefärbt.

Analytik: Beim Versetzen der Urtinktur mit Natronlauge entsteht eine kaffeebraune Trübung. Eisenchlorid-Lsg. färbt sie braunschwarz.

Im Kapillarbild, bei einer relativen Luftfeuchtigkeit von 58%, einer Temperatur von 17°C und einer Steighöhe von 10cm: Oberteil 3,5 cm wäßrige Zone, blaß-bräunlich mit dunklerem Rand an der Basis, 0,5 cm Wölbung, rötlichbraun; Unterteil 1 cm schwarzbraune Zone, undurchlässig, 2,5 cm grünlichbraune Zone, undurchlässig; 1 cm rötlichgelbe Zone; Fußende gelblichbraun.

Reinheit: Urtinktur: Relative Dichte 0,905 bis 0,909, Trockenrückstand 2,92 bis 4,17%.

Gehalt: Mindestens 0,14% Coffein.

Gehaltsbestimmung: Gravimetrische Bestimmung des Coffeins nach dem Ausschütteln mit Chloroform (s. Coffea hom. *HAB 34*).

Anwendungsgebiete: Entsprechend dem homöopathischen Arzneimittelbild. Dazu gehören:[45] Magenschwäche; Herzstörungen- und Kreislaufstörungen; Kopfschmerzen; Erregungszustände; Verstimmungszustände.

Dosierung und Art der Anwendung: Soweit nicht anders verordnet: 1- bis 3mal täglich 5 bis 10 Tropfen, 1 Messerspitze Verreibung, 1 Tablette oder 5 bis 10 Streukügelchen einnehmen.
Injektionslösungen 2mal wöchentlich 1 mL s.c. injizieren.

Unerwünschte Wirkungen: Nicht bekannt.
Hinweis: Es können vorübergehend Erstverschlimmerungen vorkommen, die jedoch unbedenklich sind.

Gesetzl. Best.: *Offizielle Monographien.* Aufbereitungsmonographie "Camellia sinensis" (Thea chinensis) der Kommission D am BGA.[45]

Thea sinensis hom. *HPUS 78*

Definition der Droge: Die getrockneten Blätter.

Stammpflanzen: *Camellia sinensis* (L.) O. KUNTZE.

Zubereitungen: EtOH-Gehalt 60%, Verdünnungen 2× (D2) und höher, Verreibungen 1× und höher.

Gehalt: *Urtinktur.* Arzneigehalt $^{1}/_{10}$.

1. Roberts EAH, Williams DM (1958) J Sci Food Agric 9:217
2. Melchior H, Werdemann E (1964). In: A. Englers Syllabus der Pflanzenfamilien, XII. Aufl., Bd. 2, Angiospermen, Verlag Bornträger, Berlin
3. Nagata T, Sakai S (1985) Phytochemistry 24:2.217–2.222
4. Graham HN (1984) Tea: The Plant and Its Manufacture; Chemistry and Consumption of the Beverage. In: The Methylxanthine Beverages and Foods: Chemistry, Consumption, and Health Effects, Alan R. Liss, New York, S. 29–74
5. Mansfeld R (1986) Verzeichnis landwirtschaftlicher und gärtnerischer Kulturpflanzen, 2. Aufl., Akademie-Verlag, Berlin, Bd. 1, S. 248–251
6. Franke G (1975) Nutzpflanzen der Tropen und Subtropen, S. Hirzel Verlag, Leipzig, Bd. 1, S. 80–114
7. Natarajan S, Seshadri TR (1972) Current Sci (India) 41:585–593
8. Autorenkollektiv (1978) Kleine Teekunde, Fachbuchverlag, Leipzig
9. Eden T (1976) Tea, 3. Aufl., Longman, London
10. Frohne D (1989). In: Wichtl M (Hrsg.) Teedrogen, Wiss. Verlagsgesellschaft mbH, Stuttgart, S. 492–494
11. Karsten, Weber, Stahl (1962) Lehrbuch der Pharmakognosie für Hochschulen, 9. Aufl., Gustav Fischer, Jena, S. 289–292
12. Deutschmann F, Hohmann B, Sprecher S, Stahl E (1979) Drogenanalyse I, Morphologie und Anatomie, Gustav Fischer, Stuttgart New York, S. 353–358
13. Herrmann K (1983) Lebensmittelchem Gerichtl Chem 37:30–35
14. Gulbani DI, Sopromadze LN, Toidze IS (1980) Khimiya Prirodnykh Soedinenii 3:409–410
15. Zaprometov MN, Chikhikvishvilli ID 81986) Subtrop Kult (2):64–69
16. Nonaka G, Hashimoto F, Nishioka I (1986) Chem Pharm Bull 34:61–65
17. Afzal M, Al-Sweedan N, Massih LA, Takahashi K, Shibata S (1987) Planta Med (1):109–110
18. Hashizume A (1973) J Agricult Chem Soc Japan 47:237
19. Sakai T, Kobashi K, Tsunezuka M, Hattani M, Namba T (1985) Shoyakugaku Zasshi 39:165–169, zit. nach: CA 104:75116s
20. Flaten TP, Odegard M (1988) Food Chem Toxicol 26:959–960
21. Nose M, Nakataki Y, Yamanishi Z (1971) Agricult Biol Chem 35:261–271
22. Horita H, Hara T (1985) Chagyo Gijutsu Kenkyu (67):43–46, zit. nach: CA 104:223894m
23. Selvendran RR, Reynolds J, Gailliard T (1978) Phytochemistry 17:233–236
24. Wagner H, Bladt S, Zgainski EM (1983) Drogenanalyse, Dünnschichtchromatographische Analyse von Arzneidrogen, Springer-Verlag, Berlin Heidelberg New York, S. 86
25. Luckner M (1966) Prüfung von Drogen, Gustav Fischer, Jena
26. Richter J (1954) Pharmaz Zentralhalle 93:339–340
27. van Duiju J, van der Stegen GHD (1979) J Chromatogr, S. 199–204
28. Galasko GTF, Furman KJ, Alberts E (1989) Food Chem Toxicol 27:49–51
29. Terada H, Sakabe Y (1984) J Chromatogr 291:453–459
30. Murari R, Natarajan S, Seshadri TR, Ramaswamy AS (1972) Current Science 41:435–437
31. Chisaka T, Matsuda H, Kubomura Y, Machizuki M, Yamahara J, Fujimara H (1988) Chem Pharm Bull 36:227–233
32. Hara Y, Matsuzaki S, Nakamura K (1989) Nippon Eujo Shokuryo Gakkaishi 42:39–45, zit. nach: CA 110:205235s
33. Kar K, Mohanta PK, Popli SP, Dhawan BN (1981) Planta Med 42:75–78
34. Terazawa M, Ishikawa H (1987) Shokuhin Kogyo 30:43–51, zit. nach: CA 110:141122c
35. Teuscher E, Lindequist U (1987) Biogene Gifte, Gustav Fischer, Stuttgart New York, S. 426–430
36. Ali M, Hayat LHJ, Alsaleh J, Gubler CJ (1989) Experientia 45:112–114
37. Weinberg CR, Wilcox AJ (1990) Lancet, March 31, S. 792
38. Minocha R, Dani HM, Siddiqui MA (1986) Indian J Exp Biol 24:224–228

39. Whang ZY, Khan WA, Bickers DR, Mukhtar H (1989) Carcinogenesis 10:411–415
40. Kimura R, Murata T (1971) Chem Pharm Bull 19:1.257–1.261
41. Monographie Mateblätter der Kommission E BAz Nr. 85 vom 05.05.1988
42. Monographie Brombeerblätter der Kommission E BAz Nr. 22a vom 01.02.1990
43. Forth W, Henschler D, Rummel W (1990) Allgemeine Pharmakologie und Toxikologie, 5. Aufl., Bibliographisches Institut, Mannheim Wien Zürich
44. Hurst WJ, Marin RA, Tarka jr SM (1984) Analytical Methods of Quantitation of Methylxanthines. In: The Methylxanthine Beverages and Foods: Chemistry, Consumption, and Healths Effects, Alan R. Liss, New York, S. 29–74
45. BAz Nr. 66 a vom 7. 4. 1989
46. Marks V, Kelly JF (1973) Lancet Apr 14:827, corrected in Lancet June 9:1.313
47. Trautner K, Siebert G (1986) Arch Oral Biol 31:223–228
48. Imming P, Laabs S, Noll V, Walka J, Weis N (1986) Dt Apoth Ztg 126:329–330
49. Okuda T, Mori K, Hayazu H (1985) Wakan Iyaku Gakkaishi 2:168–169, zit. nach: CA 104:82009n
50. Steinegger E, Brenneisen R (1980) Pharm Acta Helv 55:20–26
51. Stagg GV, Millin DJ (1975) J Sci Food Agric 26:1.439–1.459
52. Kraiko EA (1959) Akad Nauk SSSR, Inst Biokhim Sb 1959, 4:265, zit. nach:[51]
53. Williams M (1989) Med Res Reviews 9:219–243
54. Hgn
55. Heg
56. Belitz H-D, Grosch W (1992) Lehrbuch der Lebensmittelchemie. Springer, Berlin Heidelberg New York, 4. Aufl. S. 862

ET

Cannabis

HN: 2025700

Familie: Die Gattung Cannabis L. wird zusammen mit der Gattung Humulus L. der Familie der Cannabidaceae zugerechnet. Als Synonyme sind Cannabaceae, Cannabinaceae und Cannabiaceae gebräuchlich. Die Familie nimmt eine Mittelstellung zwischen den Moraceae und Urticaceae ein.

Gattungsgliederung: Für die Gliederung der Gattung Cannabis L. existieren zwei voneinander abweichende Konzepte. Ein Ansatz geht von mehreren Arten aus.[107] Dabei werden meist zwei oder drei Arten, nämlich *Cannabis sativa* L., *Cannabis indica* LAM. und seltener auch *Cannabis ruderalis* JANISCH. unterschieden.[1–3] Für andere Autoren gibt es nur die eine Sammelart *Cannabis sativa* L.[4–7,108,109] Sie begründen diese Auffassung mit der starken Variabilität und Plastizität der taxonomisch nutzbaren Merkmale, mit der hohen Übereinstimmung reproduktiver Strukturen und der uneingeschränkten Interfertilität.

Gattungsmerkmale: Ein- bis zweijährige, bis zu 5 m hohe, windbestäubte Kräuter. Aufrechter kurzhaarig-rauher Stengel mit angedrückten Borsten, meist ästig. Blätter und Zweige unten gegenständig, oberhalb teils wechselständig; Blätter lang gestielt, gefiedert, 3- bis 7teilig; Einzelblättchen lanzettlich, gesägt. Blütenstände zweihäusig, selten einhäusig, seitenständig, in den Achseln schuppenartiger Blätter am Grunde der Zweige. Weibl. Pflanze größer, dichter belaubt. Weibl. Blütenstände auf die Blüte reduziert, von Vorblatt umhüllt: Gesamtblütenstände bilden eine beblätterte Scheinähre. Männliche Blütenstände lockere, rispenartige Trugdolden. Wurzel spindelförmig. Samen arm an Nährgewebe; Keimling weiß, ölig-fleischig, hakenförmig gekrümmt.[108]

Verbreitung: Aufgrund ihrer jahrtausendealten Nutzung zur Faser-, Öl- und Drogengewinnung kommen Pflanzen der Gattung weltweit in gemäßigten und tropischen Regionen vor. Ihr Ursprungsgebiet hat die Gattung wahrscheinlich in Vorder- und Mittelasien.

Inhaltsstoffgruppen: Cannabinoide; ätherisches Öl, vorwiegend Mono- und Sesquiterpenkohlenwasserstoffe; Triterpene; Dihydrostilbene, Cannabispirane; Flavone; biogene Amine, Betaine, Amide, Spermidinalkaloide.[109]

Drogenliefernde Arten: *Cannabis sativa* L.: Cannabis indicae herba, Cannabis sativae fructus, Cannabis hom. *HAB34*, Cannabis indica hom. *HAB34*, Cannabis indica hom. *HPUS78*, Cannabis sativa hom. *HPUS78*.

Cannabis sativa L.

Synonyme: In der taxonomischen Literatur sind neben *C. sativa* L. als wichtige Artbezeichnungen *C. americana* HOUGH. et HAM., *C. chinensis* DEL., *C. erratica* SIEV., *C. foetens* GIL., *C. generalis* KR., *C. gigantea* CREV., *C. indica* LAM., *C. intersita* SOJ., *C. lupulus* SCOP., *C. macrosperma* STO. aufgeführt, die bei Annahme einer monotypischen Gattung als Synonyme anzusehen sind.

Sonstige Bezeichnungen: Dt.: Bästling, Hanf, Indischer Hanf; männl. Pfl.: Femel, Fimel; weibl. Pfl.: Henne, Mäsch, Mastel, Samenhanf; engl.: Gallow grass, Green goddes, Hemp; frz.: Chanvres; it.: Canapa, Canape, Canape indiana; pol.: Konopie, Konopie indyjskie; port.: Canhamo, Canhamo da India; span.: Cánamo.

Systematik: Auch die Untergliederung der anemogamen Art *C. sativa* L. in Unterarten und Varietäten ist angesichts hoher Variabilität infolge Anbau, Züchtung und stetem Einfluß von Wildbeständen nicht unumstritten. Man kann in die folgenden Unterarten untergliedern:[106]

- ssp. *indica* (LAM.) SMALL et CRONQ. (Synonym: *C. indica* LAM., *C. macrosperma* STOKES, *C. sativa α-kif* DC.)
- ssp. *sativa* (Synonyme: *C. chinensis* DELILE, *C. foetens* GILIB., *C. gigantea* DELILE ex VILMORIN, *C. sativa* ssp. *culta* SEREB. ex SEREB. et SIZOV)

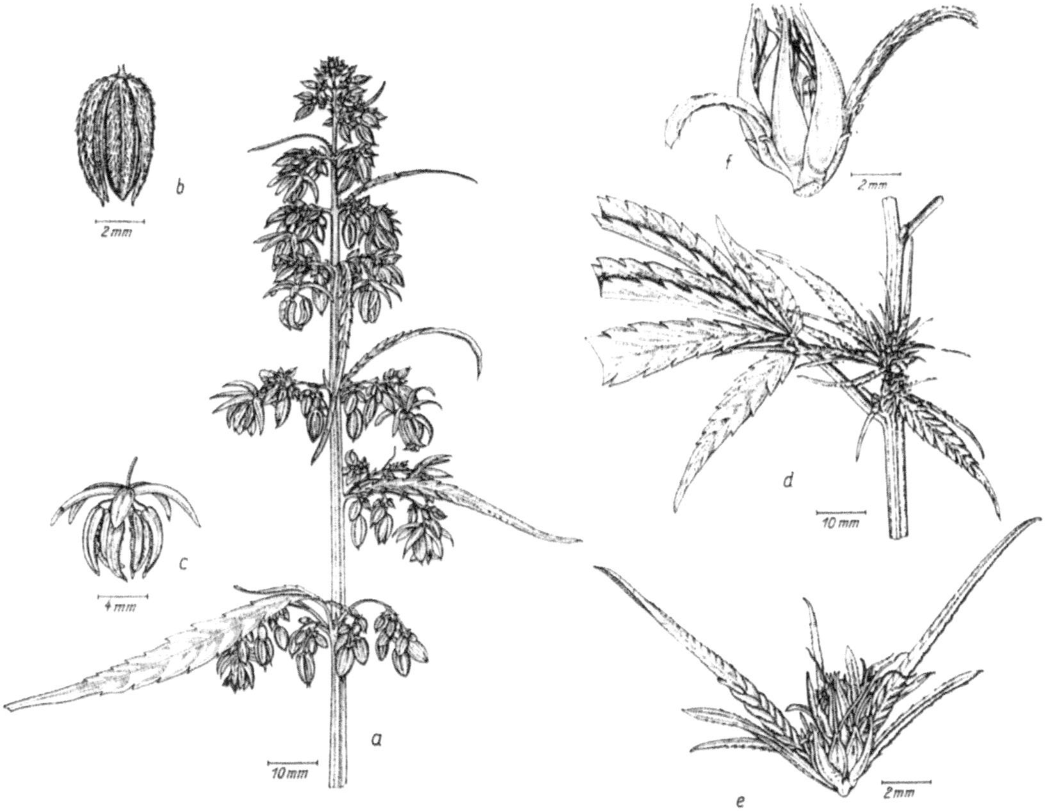

Cannabis sativa L. a Männliche Pflanze mit Blüten; b geschlossene männliche Blüte; c geöffnete männliche Blüte. Sproßstücke der weiblichen Pflanze mit Blüten; e weibliche Blüte; f weibliche Blüte geschlossen. Aus Lit.[106]

– ssp. *spontanea* SEREBR. ex SEREBR. et SIZOV (Synonyme: *C. ruderalis* JANISCH.).

Es werden auch die beiden Unterarten – *sativa* und – *indica* (LAM.) SMALL et CRONQ. mit den Varietäten – *spontanea* VAVILOV und – *sativa* bzw. – *kafiristanica* (VAVILOV) SMALL et CRONQ. und – *indica* (LAM.) WEHMER unterschieden.[5,109] Die Unterarten repräsentieren Fasern und Öl liefernde Sorten bei – *sativa* bzw. zur Drogengewinnung geeignete Pflanzen bei – *indica*, wobei die Ausprägung des Cannabinoidspektrums zur Unterscheidung herangezogen wird. Die Gliederung der Unterarten erfolgt auf Basis der Fruchtgröße. Zu weiteren chemotypischen Gliederungskonzepten s. a. Inhaltsstoffe der Art.

Botanische Beschreibung: S. Gattung Cannabis.

Verwechslungen: Über eine Verwechslung mit einer Datisca-Art (Scheinhanf) wird berichtet.[2]

Inhaltsstoffe: *Cannabinoide.* Die mehr als 60 bekannten Cannabinoide stellen die auffälligsten Inhaltsstoffe der Art dar. In Abhängigkeit von der jeweiligen Ausgestaltung des Terpenanteils lassen sich Cannabinoide vom Cannabigerol-, Cannabidiol-, (–)-Δ-9-*trans*-Tetrahydrocannabinol-, Cannabichromen-, (–)-Δ-8-*trans*-Tetrahydrocannabinol-, Cannabicyclol-, Cannabielsoin-, Cannabinol-, Cannabinodiol-, und Cannabitriol-Typ unterscheiden. Für die verschiedenen Cannabinoidtypen, nachstehend mit CBG, CBD, Δ-9-THC, CBC, Δ-8-THC, CBL, CBE, CBN, CBDL und CBTL abgekürzt, sind die zugehörigen Carbonsäuren, stellungsisomere Carbonsäuren, die durch Decarboxylierung entstehenden "neutralen" Phenole und Phenolmethylether beschrieben. Zusätzlich kann die Länge der aliphatischen Seitenkette variieren.

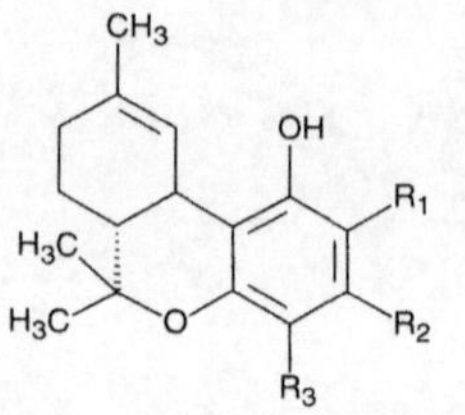

	R_1	R_2	R_3
Δ-9-Tetrahydro-cannabinolcarbonsäure A (Δ-9-THCA A)	—COOH	$-C_5H_{11}$	—H
Δ-9-Tetrahydro-cannabinolcarbonsäure B (Δ-9-THCA B)	—H	$-C_5H_{11}$	—COOH
Δ-9-Tetrahydro-cannabinol (Δ-9-THC)	—H	$-C_5H_{11}$	—H
Δ-9-Tetrahydro-cannabivarincarbonsäure (Δ-9-THCVA)	—COOH	$-C_3H_7$	—H
Δ-9-Tetrahydro-cannabivarin (Δ-9-THCV)	—H	$-C_3H_7$	—H
Δ-9-Tetrahydro-cannabiocrolcarbonsäure (Δ-9-THCOA)	—COOH	$-CH_3$	—H
Δ-9-Tetrahydro-cannabiocrol (Δ-9-THCO)	—H	$-CH_3$	—H

Variationsmöglichkeiten des Cannabinoidmoleküls am Beispiel des (–)-Δ-9-*trans*-THC-Tpys

In der Cannabinoid-Biosynthese hat CBGA eine zentrale Stellung.[8,9] Ob Δ-9-THCA aus CBDA oder angesichts CBDA-freier Pflanzen direkt aus CBGA hervorgeht, ist umstritten.[8–10] Gesichert erscheint, daß eine photochemische Umsetzung von CBDA zu Δ-9-THCA in der Pflanze nicht erfolgt.[11,12] Neben der Biosynthese der Carbonsäuren ist die direkte Bildung phenolischer Cannabinoide *in vivo* prinzipiell ebenfalls möglich.[10]
Die Cannabinoidcarbonsäuren CBDA, Δ-9-THCA, CBCA und CBGA sind als die quantitativ bedeutsamsten, genuin in der Pflanze vorliegenden Cannabinoide anzusehen. Ihr relativer Anteil kann sehr stark variieren. So sind Pflanzen beschrieben, die jeweils eines der genannten vier Cannabinoide oder auch Δ-9-THCVA mit einer Propylseitenkette als Hauptcannabinoid aufweisen.[13–16]
Generell können bis auf die Samen alle Pflanzenteile Cannabinoide enthalten; die dort vereinzelt gefundenen Cannabinoidspuren sind wahrscheinlich auf eine Kontamination mit Harz zurückzuführen.[7] Wesentliche qualitative Unterschiede im Cannabinoidspektrum werden zwischen den verschiedenen Pflanzenteilen nicht beobachtet.[16–18] Die höchsten Cannabinoidkonzentrationen werden mit 3 bis 6 % bezogen auf die Trockenmasse in den Deckblättern der Blüten- bzw. Fruchtstände angetroffen. In den Laubblättern weisen sie in Abhängigkeit vom Blattalter ca. 1 bis 3 % auf, während Stengel und vor allem die Wurzeln deutlich geringere Cannabinoidgehalte zeigen.[19]
Die Cannabinoide werden vorrangig in Drüsenhaaren akkumuliert, wo sie mehr als 90 % des subcuticularen Sekrets ausmachen. Daneben gibt es Hinweise, daß auch andere Gewebe Cannabinoide enthalten können.[20]
Nach Einsetzen der Blüte wird im Bereich der Triebspitzen der weiblichen Pflanzen der Drüsenhaarinhalt als cannabinoidreiches Harz abgesondert, in dem im weiteren Verlauf zunehmend auch decarboxylierte Cannabinoid-Phenole gefunden werden.[21]
Für die psychotropen Wirkungen ist hauptsächlich das phenolische Δ-9-THC verantwortlich.[22]
Entsprechend werden die Pflanzen zur Verwendung als Rauschmittel bevorzugt, aus denen Δ-9-THC-reiche Drogen gewonnen werden können. Mit Blick auf die Anwendung und die pharmakologischen Unterschiede zwischen den verschiedenen Cannabinoidtypen wird die qualitative und quantitative Ausprägung des Cannabinoidspektrums zur chemotypischen Unterscheidung von "Faser"- und "Rausch"hanf herangezogen. Die verwendeten Kriterien reichen vom einfachen Verhältnis von Δ-9-THC bzw. Δ-9-THCA zu CBD bzw. CBDA,[17] über Formeln, die angesichts der Variabilität des Cannabinoidspektrums bis zu 10 Cannabinoide berücksichtigen,[14] bis hin zu phänotypischen Konzepten, die Unterschiede zwischen verschiedenen Chemotypen anhand von empirisch ermittelten Konzentrationsgrenzen festlegen.[5,23]
Die individuelle Ausprägung des Cannabinoidspektrums von geklontem Material zeigt unter kontrollierten Bedingungen bei Variation klimatischer Faktoren bis auf quanitative Unterschiede keine wesentlichen Veränderungen.[24,25] Dennoch ist die Erhaltung eines einheitlichen Cannabinoidspektrums in Freilandkultur wie in Wildbeständen angesichts der steten Möglichkeit der Einkreuzung abweichenden genetischen Materials kaum sicherzustellen. Klassifizierungsversuche anhand des Cannabinoidspektrums sind daher vornehmlich zur individuellen Charakterisierung von Pflanzen, Pflanzenteilen oder Drogen geeignet.
Ätherisches Öl. Die Bestandteile des durch Wasserdampfdestillation der oberirdischen Pflanzenteile gewonnenen ätherischen Öls werden in den gleichen Drüsenhaaren akkumuliert, in denen auch die Cannabinoide angereichert werden.[20] Anders als im Sekret der Drüsenhaare macht der Anteil der Cannabinoide im Wasserdampfdestillat nur einen geringen Anteil aus. Die Konzentration des durch Wasserdampfdestillation erhaltenen Öls beträgt zwischen 0,1 und 0,3 % bezogen auf luftgetrocknete Droge. Es besteht zu ca. 85 % aus Monoterpen- und Sesquiterpenkohlenwasserstoffen. Die quantitativ bedeutendsten Bestandteile sind β-Caryophyllen, Humulen, Caryophyllenoxid, α-Pinen, β-Pinen, Li-

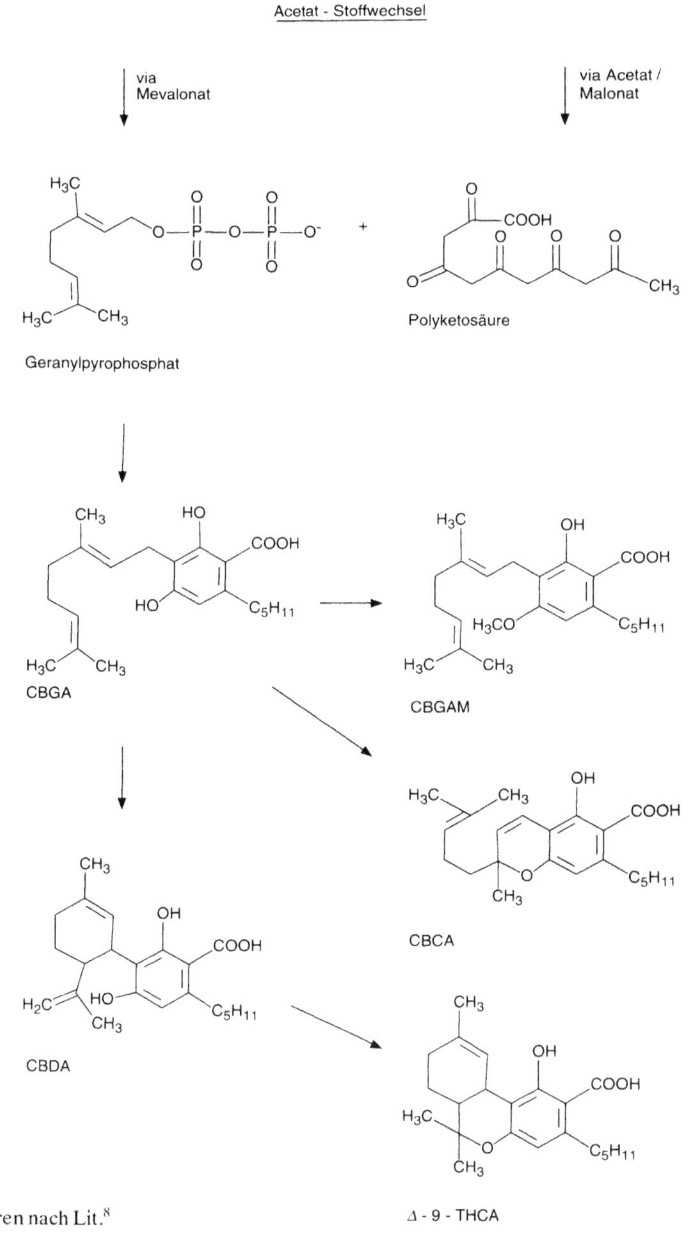

Biosynthese der Cannabinoidcarbonsäuren nach Lit.[8]

monen, Myrcen und *cis*-*β*-Ocimen. Als nichtterpenoide Komponenten sind *cis*-Anethol, *trans*-Anethol, Dihydroactinidiolid, Eugenol, *iso*-Eugenol, *β*-Ionon und Methyleugenol in Spuren für das ätherische Öl nachgewiesen. Weitere Einzelheiten s. Lit.[26] Für das Wasserdampfdestillat der Wurzeln ist die Anwesenheit von Carvon und Dihydrocarvon beschrieben.[27]

Nicht-cannabinoide Phenole. Neben den Cannabinoiden sind die nachgewiesenen Spiroindane, Dihydrostilbene und Verbindungen mit Dihydrophenanthren-Struktur weitere charakteristische Cannabisbestandteile, die einen gemeinsamen biogenetischen Ursprung haben.[28]

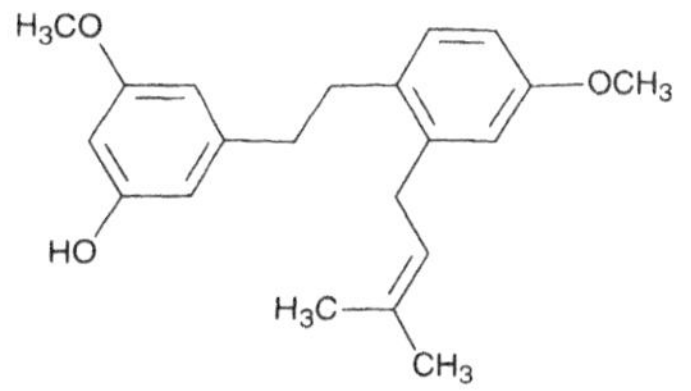

Cannabipren

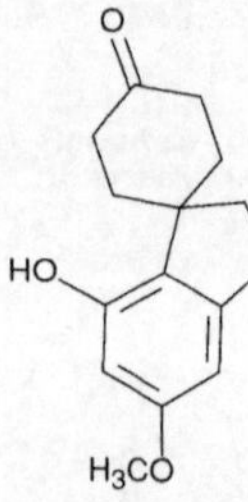

Cannabispiron

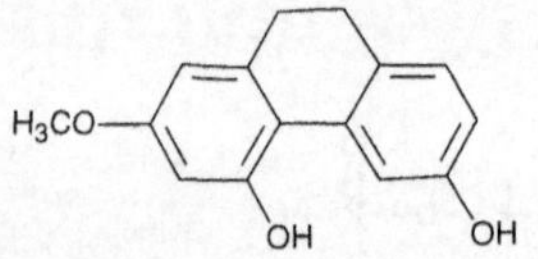

Cannithren-1

Die nicht-cannabinoiden Phenole sind überwiegend aus Blattmaterial isolierbar und kommen einzeln in Konzentrationen von bis zu 0,05 % bezogen auf getrocknetes Pflanzenmaterial vor.
Alkaloide. Für *Cannabis sativa* sind trotz vieler Untersuchungen nur wenige bedeutende stickstoffhaltige Inhaltsstoffe beschrieben. Die Spermidinalkaloide Cannabisativin und Anhydrocannabisativin werden in Blättern, Stengel und Wurzeln gefunden.[29]

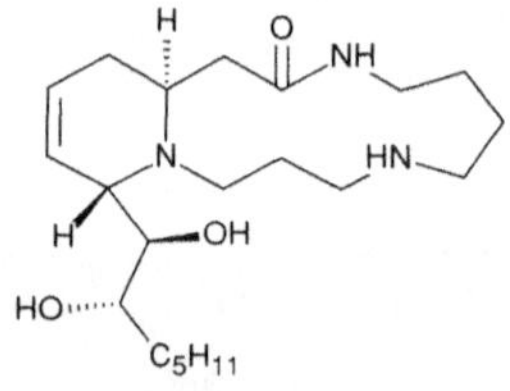

Cannabisativin

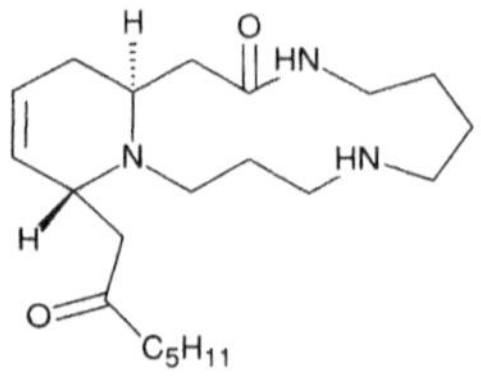

Anhydrocannabisativin

Bei dem als Pflanzenbestandteil seltenen *N*-(*p*-Hydroxyphenylethyl)-*p*-hydroxy-(*trans*)-cinnamid handelt es sich um ein aus Wurzeln isoliertes Amid.[30]
Cholin, Trigonellin, L-(+)-Isoleucin-betain und Neurin kommen als quarternäre Basen vor. Neben Piperidin, Hordenin und Pyrrolidin sind 10 weitere einfache Amine als Cannabisbestandteile bekannt.[29]
Flavonoide. Canniflavon-1 und Canniflavon-2 sind zwei prenylierte Flavone aus Cannabisblättern.[28]
Bei den weiter beschriebenen 19 Flavonoidglykosiden handelt es sich um auch in anderen Pflanzenarten nachgewiesene *O*-Glykoside und um die ebenso weiter verbreiteten *C*-Glykosyle Orientin, Vitexin und Isovitexin.
Eine detailierte Übersicht der für Cannabis belegten Inhaltsstoffe s. Lit.[29]

Verbreitung: S. Gattung Cannabis.

Drogen: Cannabis indicae herba, Cannabis sativae fructus, Cannabis hom. *HAB34*, Cannabis indica hom. *HAB34*, Cannabis indica hom. *HPUS78*, Cannabis sativa hom. *HPUS78*.

Cannabis indicae herba (Indischer Hanf)

Synonyme: Herba Cannabis indicae, Summitates Cannabis.

Sonstige Bezeichnungen: Dt.: Haschisch, Haschischkraut, Indischer Hanf, Kif, Marihuana, Rauschhanf; engl.: Gallow Grass, Grass, Hashish, Indian Cannabis, Pot, Shit; frz.: Herbe de chanvre; span.: Hachich, Haxix, Marijuana.
Weitere, international gebräuchliche Bezeichnungen für die Droge sind in Lit.[110] wiedergegeben.

Monographiesammlungen: Cannabis indicae herba *BelgIV*; *HispIX*; *ItalVI*; Herba Cannabis indicae *NedV*; *EB6*; Herba Cannabis *HelvV*; Cannabis *Mar29*; Cannabis *BPC49*.

Definition der Droge: Die Droge besteht aus den getrockneten blühenden oder mit Früchten versehenen Zweigspitzen der weiblichen Pflanzen.

Stammpflanzen: *Cannabis sativa* L. var. *indica* LAM. *EB6*.

Herkunft: Vorderasien, indischer Subkontinent, bes. NW-Indien, Iran, Afghanistan; kultiviert in Indien, Iran, Türkei, Israel, Nord-Afrika und im tropischen Amerika.[106]
EB6 erwähnt besonders Kulturen in Südafrika und Nordamerika. Die Bedeutung dieser Angabe wird allerdings durch das Alter der Monographie relativiert.
Der Anbau von Pflanzen der Gattung Cannabis ist heute in vielen Ländern gesestzlich untersagt oder unterliegt strengen Restriktionen. S. a. Gesetzl. Bestimmungen.

Gewinnung: Je nach Provenienz wird die Droge a) durch Abstreifen der Blätter, b) Abstreifen des von den Blüten- und Fruchtständen abgesonderten Harzes und Formung zu Kugeln oder Platten oder c) durch Abschneiden der gerade fruchtenden, 5 bis 10 cm langen Zweigspitzen, Entfernen der Blätter, Pressen und Bündeln der Triebspitzen erhalten. Die Art der Gewinnung bestimmt die Zusammensetzung der Droge, so daß sich a) blattreiche, b) überwiegend aus Harz bestehende und c) harzhaltige Triebspitzen enthaltende Qualitäten unterscheiden lassen.

Handelssorten: Bei Ganja, einer indischen Provenienz von hoher Qualität, handelt es sich um von Laubblättern befreite Zweigspitzen. Chur und Guaza sind ähnliche Drogenpräparationen. Kiffi bezeichnet Stengel und Zweige aus marokkanischem Anbau. Charas, Chira oder Churus besteht überwiegend aus rohem Harz und stammt aus den Bergregionen Nepals und Turkestans. Bhang aus

Indien, Griffa aus Marokko und das ursprünglich aus Mittel- und Südamerika kommende Marihuana werden zu einem hohen Anteil aus Blättern gewonnen.
In der Rauschgiftszene wird hauptsächlich in Haschisch und Marihuana unterschieden. Haschisch, ursprünglich ein arabischer Sammelbegriff für verschiedene Drogenqualitäten, steht dabei für sehr harzreiche Präparationen, während mit dem Begriff Marihuana aus Blättern erhaltene Droge gekennzeichnet wird. Zur Charakterisierung unterschiedlicher Haschischqualitäten sind im Jargon Bezeichnungen wie "Blonder Marokkaner", "Grüner Türke", "Schwarzer Afghane" oder "Roter Libanese" üblich.

Ganzdroge: Getrocknete Zweigspitzen weiblicher Pflanzen mit Blüten und/oder Früchten oder nur Blätter und Früchte; Blätter häufig zerbrochen und durch Harz mit verblühter Ähre zu einem dichten, zusammengedrückten Knäuel verklebt.

Schnittdroge: *Sensorische Eigenschaften.* Kräftig würziger Geruch und würziger, schwach bitterer Geschmack.
Makroskopische Beschreibung. Zahlreiche, schmal lanzettliche, am Rande eingerollte Blattstückchen, die auf der dunkelgrünen Oberseite eine helle drüsige Punktierung und auf der leicht behaarten Unterseite die Haupt- und Seitennerven deutlich zeigen; häufig zottig behaarte, braune Stengelteile; Früchte, s.a. Cannabis fructus.
Mikroskopisches Bild. Bifaziales Blatt mit ein- bis zweireihigem hohen Palisadengewebe und nach außen verdickten Epidermiszellen; viele Oxalatdrusen besonders im Nervenparenchym; in den Siebteilen der kollateralen Gefäßbündel Milchsaftröhren mit bräunlichem Inhalt; Spaltöffnungen nur an der Unterseite; Epidermiszellen in der Flächenansicht der Blattoberseite polygonal oder schwach wellig, unterseitig polygonal buchtig, in der Umgebung der zahlreichen Spaltöffnungen stärker wellig; auf beiden Blattflächen viele einzellige retortenförmige, spitze, gegen die Blattspitze abgebogene Haare, die einen traubenförmigen Zystolithen mit Calciumcarbonat enthalten; auf der Blattoberseite kürzere Haare, mit dem stark gebauchten Fußteil tief ins Mesophyll ragend, auf der Unterseite längere Haare, auf den Nerven bis 500 µm Länge; Hautdrüsen mit einzelligem Stiel und achtzelligem Köpfchen, dessen Sekretzellen in einer Ebene liegen, darüber die Cuticula, blasenförmig abgehoben; kleine Haare mit kurzem Stil und ein- bis zweizelligem, kugeligem Köpfchen.

Pulverdroge: Bräunlichgrün; bifazial gebaute Querschnittsbruchstücke von Blättern, die 1 Palisadenzellreihe und 2 bis 3 Reihen Schwammparenchym erkennen lassen; Gewebefetzen mit Zystolithenhaaren, bis 250 µm lange Drüsenzotten mit leicht abfallendem Köpfchen und zahlreichen Oxalatdrusen; Stengelbruchstücke mit den gleichen Haaren wie die übrigen Drogenteile; Gefäßbündelbruchstücke von zahlreichen Bastfasern umgeben; kugelige bis abgeplattete Pollenkörner, gelb, etwa 25 µm Durchmesser.

Verfälschungen/Verwechslungen: Marihuana wird vor Anwendung als Rauschgift häufig verschnitten, u.a. mit *Nicotiana tabacum* L., *Lavandula officinalis* CHAIX ex VILL., *Nepeta cataria* L. oder *Origanum vulgare* L.[31]
Es bestehen Verwechslungsmöglichkeiten, auch wenn das mikroskopische Bild weitgehend typisch ist, so mit Urtica-Arten, Moraceen, Ulmaceen und Boraginaceen, die ähnliche Zystolithen- oder andere ähnliche Haare wie *Cannabis sativa* L. aufweisen.[32]

Inhaltsstoffe: Die Droge kann alle für die oberirdischen Pflanzenteile unter Inhaltsstoffe der Art angegebenen Verbindungen enthalten. Anders als bei frischem Pflanzenmaterial ist, abhängig von Trocknungsprozeß und Lagerung, ein unterschiedlich stark ausgeprägter Anteil decarboxylierter Cannabinoide und cannabinoider Abbauprodukte nachweisbar. S.a. Stabilität.

Identität: *Farbreaktionen.* Die Farbreaktionen der Arzneibücher basieren auf der Reaktion nach Beam *Hisp IX*/ *Ned 5*. Die durch Zugabe von 0,5 N ethanolischer Kalilauge zu einem Petroletherextrakt erzeugte Violettfärbung zeigt die Anwesenheit von CBD oder CBN an, für die unter den Reaktionsbedingungen die oxidative Bildung *p*-chinoider Strukturen beschrieben ist.[33]
Weitere Farbreaktionen sind der Test nach Duquenois-Levin, der mit Acetylaldehyd und Vanillin in ethanolischer Salzsäure eine violette Färbung zeigt, und der Test nach Ghamrawi, der auf einer Rotfärbung nach Zugabe von *p*-Dimethylaminobenzaldehyd in Schwefelsäure beruht. Beide Reaktionen sind im Vergleich zum Beam-Test weniger spezifisch, allerdings weist die Reaktion nach Duquenois eine höhere Empfindlichkeit auf.[34]
Für forensische Zwecke wird heute zumeist der Echtblausalz B-Test genutzt, bei dem durch Reaktion der Cannabinoide mit wäßriger Echtblausalz B-Lösung rötlich violette Azofarbstoffe erzeugt werden. Auch wenn der Test als relativ spezifisch gilt,[35] geben einige andere Pflanzen, wie z.B. *Myristica fragrans* HOUTT., ebenfalls in diesem Test einen positiven Nachweis.[36] Die Spezifität des Tests läßt sich in Kombination mit Mikroskopie und DC noch erhöhen.[37]
DC-Nachweis. Für einen DC-Nachweis ist eine Vielzahl von Trennsystemen beschrieben. So werden mit Benzol, Benzol/*n*-Hexan oder Benzol/*n*-Hexan/Diethylamin an Kieselgel bewährte Trennungen erreicht.[36] Auch Petrolether/Ether-Mischungen werden häufig verwendet.[38] Außerdem sind zweidimensionale Trennsysteme mit erhöhter Selektivität beschrieben. Die einzelnen Cannabinoide werden in der Regel durch Besprühen mit Echtblausalz B-Lösung detektiert.[36]
Sonstige. Neben den o.g. einfacheren Verfahren gehören heute IR, GC, GC-MS und HPLC speziell auch im Bereich der forensischen Analytik zu den Standardtechniken für einen Nachweis der Cannabinoide bzw. der Droge.[36,39-47]

Reinheit:
- Asche: Max. 15 % *EB 6*.
- Säureunlösliche Asche: Max. 5 % *USP XI*.

Gehalt:
- Extraktgehalt in Ethanol 90%: Mind. 15% *Ned V.*
- Mittlere Werte für den Gehalt an Δ-9-THC: Marihuana ca. 1% Δ-9-THC, Ganja ca. 3% Δ-9-THC und Haschisch ca. 5% Δ-9-THC *Mar 29.*

Der Gehalt an psychotrop wirksamem Δ-9-THC bzw. seiner Vorstufe Δ-9-THCA kann sehr stark variieren.

Gehaltsbestimmung: Da die Arzneibuchmonographien zu Herba Cannabis älteren Datums sind, wird dort außer der gravimetrischen Bestimmung *Ned V* der mit EtOH extrahierbaren Bestandteile keine weitere Gehaltsbestimmung vorgesehen.
Der Gehalt an Cannabinoiden in der Pflanze wie in der Droge wird in der Regel mittels GC oder HPLC bestimmt.[36,43,45,48–55] Die analysenbedingte Decarboxylierung der Cannabinoid-Carbonsäuren bei der GC-Analyse kann durch Silylierung der Cannabinoide oder andere Derivatisierungen verhindert werden, so daß wie bei der HPLC auch mittels GC eine Bestimmung nichtdecarboxylierter und decarboxylierter Cannabinoide nebeneinander möglich ist.
Es werden u. a. beispielhaft folgende chromatographische Trennverfahren empfohlen:[36]
a) HPLC, isokratisch:
- Säule: 250 × 4,6 mm Innendurchmesser gefüllt mit Scherisorb ODS 5 bzw. 10 µm.
- Mobile Phase: Methanol/Wasser/Essigsäure 75:23,71,3 (*V/V*).
- Flußrate: 1,8 mL/min.
- Detektion: UV bei 230 nm.
- Testlösung: 5 bis 10 mg Cannabisöl, 50 bis 100 mg Cannabisharz oder 150 bis 200 mg Pflanzenmaterial werden mit 1 mL Methanol-Chloroform-Mischung (9:1) und 0,8% *m/V* Dioctylphthalat als internem Standard versetzt und verschlossen 15 min mit Ultraschall behandelt. Nach 5minütigem Zentrifugieren bei 3.500 Upm und Filtration kann die Lösung zur Injektion verwendet werden. Sofern die Cannabinoide nur in decarboxylierter Form bestimmt werden sollen, werden 100 µL der Lösung zur Trockene eingedampft. Der Rückstand wird 5 min bei 200 bis 210 °C erhitzt und nach Abkühlen in 100 µL mobiler Phase gelöst.
- Injektionsvolumen: 2 bis 3 µL.

b) HPLC mittels Gradient:
- Säule: s. o.
- Mobile Phase: Am Start 80% Methanol/20% 0,02 N-Schwefelsäure, linearer Gradient in 20 min auf 90% Methanol/10% 0,02 N-Schwefelsäure.
- Flußrate 1,5 mL/min.
- Detektion, Testlösung und Injektionsvolumen wie unter a) zitiert.

c) GC:
- Säule: OV-1, quervernetzte Kapillare, Filmdicke 0,2 µm, Länge 25 m × 0,32 mm Innendurchmesser, Trägergas Stickstoff.
- Detektor: FID.
- Injektionstechnik: Split-Modus im Verhältnis 1:60.
- Flußrate: Etwa 100 cm^3/s bestimmt bei einer Ofentemperatur von 150 °C.
- Make-up-Gas: Stickstoff mit 18 mL/min.
- Arbeitstemperaturen: Injektor 250 °C, Detektor 250 °C.
- Temperaturprogramm: Start bei 50 °C, nach 1 min Anstieg um 5 °C/min auf 170 °C, Anstieg um 2 °C/min auf 250 °C.

Neben den genannten Möglichkeiten ist auch die densitometrische Bestimmung der Cannabinoide nach DC-Auftrennung beschrieben.[56]
Für pharmakologische, toxikologische und forensische Zwecke werden die Cannabinoide häufig mittels GC/MS-Kopplung, RIA oder EIA quantifiziert.[36,57–61]

Lagerung: Vorsichtig *Helv V, EB 6.*
Vor Licht geschützt über Kalk *Hisp IX, Helv V.*
Hinweis: Untersuchungen mit Δ-9-THC zeigen, daß es eine hohe Affinität zu Kunststoffmaterialien und Gummiteilen aufweist und von diesen leicht absorbiert wird.[62]

Stabilität: Cannabinoidcarbonsäuren werden besonders bei erhöhter Lagertemperatur zu phenolischen Cannabinoiden decaboxyliert. Diese können oxidativ oder photochemisch weiter abgebaut werden. Ein nennenswerter oxidativer Abbau der phenolischen Cannabinoide in getrocknetem Drogenmaterial vollzieht sich erst bei Temperaturen oberhalb Raumtemperatur.[63] Bedeutende Abbauprodukte mit cannabinoider Struktur sind CBN aus Δ-9-THC, CBL aus CBC, und CBE aus CBD.
Untersuchungen an Lösungen der Reinsubstanzen, an Extrakten, getrocknetem Pflanzenmaterial und geprpeßtem Harz unter dem Einfluß von Raumlicht belegen durch deutliche Rückgänge im Gehalt, daß die phenolischen Cannabinoide lichtempfindlich sind.[63] UV-Bestrahlung beschleunigt den Abbau der Cannabinoide.[64] Bei Bestrahlung von CBD mit UV-Licht nicht natürlich vorkommender, kurzer Wellenlänge kann Δ-9-THC gebildet werden.[65] Angesichts der belegten Lichtempfindlichkeit ist o. g. Lichtschutzvermerk *Hisp IX, Helv V* gerechtfertigt.

Wirkungen: Die Droge ist durch vielfältige Wirkungen gekennzeichnet, die im wesentlichen mit den pharmakologischen Eigenschaften der Cannabinoide in Zusammenhang stehen.[22]
Psychotrope Wirkungen. Maßgeblich für die Verwendung von Cannabis als Rauschgift. Sie sind beim Menschen nach oraler Gabe von etwa 20 mg Δ-9-THC oder Inhalation einer Zigarette mit einem Gehalt von 2% Δ-9-THC zu erwarten. Sie gehen mit einer Stimmungsveränderung, Antriebsminderung, Änderungen und Irritationen der Aufmerksamkeit, der Denkabläufe und der Wahrnehmung und einer Beeinträchtigung des Kurzzeitgedächtnisses, des Zeitgefühls und der Bewegungskoordination einher. So wird der Cannabisrausch als ein psychischer Zustand überwiegend angenehm empfundener, entspannter Euphorie mit traumähnlichen Abschnitten beschrieben, in denen sensorische Eindrücke gesteigert oder verändert erlebt werden können. Der Gedankengang kann von

spontanen Assoziationen durchbrochen werden. Im Rausch ist die Bewältigung komplexer Aufgaben erschwert, und das Einfühlungsvermögen stumpft ab. Negative Empfindungen wie Angst, Panik und psychotische Zustände sind möglich, aber nicht die Regel. Da die Zusammensetzung, der Gehalt und die Applikationsart der verabreichten Droge variieren können und Umgebung, Erfahrung und Erwartung des Anwenders den Rausch beeinflussen, können der Verlauf und die Intensität des Rausches sowie das ihn begleitende Gefühl von Müdigkeit variieren.[66–68]

Die komplexen, überwiegend subjektiven psychotropen Wirkungen beim Menschen sind im Tierexperiment schwer darstellbar. Dennoch bewirkt die Droge auch dort im freien Verhalten wie in konditionierten Verhaltenstests ein charakteristisches Erscheinungsbild von Effekten, das primär durch eine zentrale Sedierung bestimmt wird. Daneben wird vor allem bei niedrigen Dosen eine zusätzliche stimulierende Wirkung beobachtet, die sich besonders in der Verstärkung verschiedener Reflexe äußert.[22]

Ein Beispiel für das Nebeneinander von sedierenden und stimulierenden Effekten ist der sog. "Popcorn-Effekt" bei der Maus. Durch Δ-9-THC sedierte Mäuse bewegen sich kaum; auf einen Berührungsreiz hin springen sie jedoch hyperstimuliert auf. Der Effekt setzt sich fort, wenn sie beim Aufspringen mit weiteren sedierten Mäusen in Kontakt kommen. Vergleichbare Kombinationen von Sedierung und Reflexsteigerung werden in Testmodellen an Hund und Affe genutzt, um Cannabinoide und verwandte Substanzen auf psychotrope Wirksamkeit zu prüfen.[22]

Die Erschwerung der Bewältigung komplexer Aufgaben läßt sich im Tierversuch für verschiedene Spezies wie Ratte, Taube oder Affenarten nach Dosen von 0,5 bis 15 mg/kg KG Δ-9-THC zeigen. Daß auch Marihuanaextrakt zu ähnlichen Beeinträchtigungen führt, zeigt sich u. a. bei der Ratte in Klettertests.[22]

Für alle wichtigen einzelnen Cannabinoide wie z. B. Δ-9-THC, CBD, CBC oder CBG sind sedierende Eigenschaften im Tierversuch u. a. bei Maus, Hund und Rhesus-Affe belegt.[22,66,69] Zusätzliche psychotomimetische Effekte dagegen zeigt nur ein Teil der Cannabinoide, deren Hauptvertreter Δ-9-THC ist.[22]

Für die psychotrope Wirksamkeit erscheinen die Pyranstruktur, die (–)-Konfiguration, die *trans*-Anordnung und das freie Phenol wichtige Voraussetzungen zu sein.[56] Daher sind auch die wichtigsten durch Hydroxylierung gebildeten Δ-9-THC-Metaboliten wirksam, während CBD, CBC und CBG keine psychotomimetischen Effekte zeigen.[22,72–74] Das in der aliphatischen Seitenkette verkürzte Δ-9-THCV und das THC-Abbauprodukt CBN wirken euphorisierend und zeigen ca. ein Viertel bzw. ein Zehntel der Aktivität von Δ-9-THC.[29,69] Die Anwesenheit der Carboxylgruppe bedeutet eine Inaktivierung der psychotropen Eigenschaften, wie u. a. für Δ-9-THCA B belegt ist.[29]

Für solche Cannabinoide, die selbst nur eine leichte oder keine psychotomimetische Wirkung zeigen, sind Wechselwirkungen mit Δ-9-THC erwähnt. So wirkt CBD den stimulierenden Eigenschaften von Δ-9-THC entgegen und verstärkt die sedierenden Effekte,[22,66] während CBN die psychotomimetischen Effekte von Δ-9-THC potenziert.[90] Anders als angesichts der sedierenden Eigenschaften zu erwarten, kann bei Nagern aggressives Verhalten durch Gabe durch Δ-9-THC hervorgerufen werden.[22] Bei anderen Versuchstierarten, wie z. B. Affen, kommt es dosisabhängig zu einer Hemmung der artspezifischen Aggressivität. Eine Steigerung der Aggressivität durch den Konsum von Cannabisprodukten oder die Verabreichung einzelner Cannabinoide wird beim Menschen in der Regel nicht beobachtet.[67]

Neben den psychotropen Eigenschaften sind für die einzelnen Cannabinoide weitere potentiell therapeutisch relevante Wirkungen auf das ZNS beschrieben, die auch für das Wirkungsspektrum der Droge bedeutsam sind.

Antiemetische Effekte. Diese Effekte sind für Δ-9-THC in placebo-kontrollierten klinischen Studien an Krebspatienten, die sich einer Chemotherapie unterzogen, belegt. Dabei wurde in Sesamöl gelöstes Δ-9-THC in Kapseln zu 15 und 20 mg oral 2 h vor dem Chemotherapeutikum und 2 und 6 h danach verabreicht. 14 der 20 berücksichtigten Patienten bestätigen einen antiemetischen Effekt, während in der Kontrollgruppe kein solcher Effekt auftrat.[67] In einer anderen kontrollierten Studie mit Cross-over zeigte sich für Δ-9-THC im Vergleich zu Thiethylperazin und Metoclopramid eine entsprechende Wirksamkeit bei einer allerdings erhöhten Nebenwirkungsrate.[68] Daß psychotrope Nebenwirkungen bei Verwendung von Δ-9-THC als Antiemetikum zu erwarten sind, ergibt sich aus dem Befund, daß eine gute antiemetische Wirksamkeit bei Plasmakonzentrationen über 120 ng/mL erreicht wird.[67]

Angesichts der Nebenwirkungen wird die antiemetische Wirksamkeit von Δ-9-THC nur in der Chemotherapie von Krebs eingesetzt.[68,75] Als Eingangsdosis werden 5 mg/m^2 Körperoberfläche oral 1 bis 3 h vor Gabe des Chemotherapeutikums gegeben. Die Folgedosen werden 2 bis 4 h nach Gabe des Chemotherapeutikums beginnend bis zu 6mal täglich verabreicht. Falls erforderlich, wird die Dosis schrittweise bis auf 15 mg/m^2 Körperoberfläche gesteigert.[110]

Im Tiermodell läßt sich für die Katze ebenfalls ein antiemetischer Effekt bestätigen, der nach oraler und i. m. Gabe, nicht aber nach i. v. Applikation auftritt.[22]

Antikonvulsive Eigenschaften. Sie sind für Δ-9-THC, Δ-8-THC, 11-Hydroxy-Δ-8-THC, CBD und CBN beschrieben,[22,76,77] Patienten, die durch andere Antikonvulsiva nicht ausreichend eingestellt waren und daher zusätzlich mit Dosen von 200 oder 300 mg CBD behandelt wurden, zeigten leichte Vorteile gegenüber der Placebogruppe.[67]

Am Versuchstier reduziert Δ-9-THC bei Katzen vorübergehend die klinische und elektographische Anfallintensität nach elektrischer Reizung subcorticaler Strukturen. Mäuse sind nach Gabe von CBD gegen maximale Elektroschockanfälle geschützt.

CBD und Δ-9-THC wirken beide potenzierend auf die antikonvulsiven Eigenschaften von Phenytoin.[67] Zwischen CBD und Δ-9-THC sind deutliche Unterschiede im Spektrum der antikonvulsiven Wirksamkeit. So ist CBD im Gegensatz zu Δ-9-THC gegen maximale durch Pentetrazol induzierte Anfälle wirksam. Das antikonvulsive Potential von CBD ist eher mit Phenytoin zu vergleichen als das von Δ-9-THC. Allerdings ist CBD in seiner Wirkung speziesabhängig größeren Schwankungen unterworfen.[22] Im Gegensatz zu ihren vorrangig antikonvulsiven Eigenschaften können Δ-9-THC und andere Cannabinoide mit psychotomimetischer Wirksamkeit speziesabhängig auch Krämpfe erzeugen. So sind bei einem genetisch einheitlichen Kaninchenstamm durch Δ-9-THC-induzierte Krämpfe beschrieben, die durch Vorbehandlung mit CBD abgeblockt werden konnten.[22]

Analgetische Eigenschaften. Δ-9-THC zeigt analgetische Eigenschaften, allerdings wird z. T. auch eine Steigerung der Empfindlichkeit für Schmerz beobachtet.[67] Eine einzelne orale Dosis von 20 mg Δ-9-THC zeigte bei Krebspatienten den gleichen analgetischen Effekt wie 60 oder 120 mg Codein. Eine niedrigere Dosis von 10 mg wird besser vertragen, ist aber auch weniger wirksam.[67] Rauchen von Drogenmaterial, das etwa 12 mg Δ-9-THC abgibt, führte demgegenüber zu einer Steigerung der Empfindlichkeit für Elektroschocks auf der Haut.[67] Die unterschiedlichen Befunde zur analgetischen Wirksamkeit von Δ-9-THC werden auch mit dem gleichzeitig sedierenden und stimulierenden Potential der Substanz in Zusammenhang gebracht.[67]

Widersprüchliche Daten liegen zu den analgetischen Eigenschaften von Δ-9-THC im Tierversuch vor. So wird berichtet, die Substanz sei im carrageenan-induzierten Ödemtest an der Ratte 20mal so wirksam wie Acetylsalicylsäure und 2mal so wirksam wie Hydrocortison. Diese Ergebnisse konnten durch eine andere Arbeitsgruppe jedoch nicht bestätigt werden. Möglicherweise spielt dabei die Applikationsart eine entscheidende Rolle. Die erste Untersuchung wurde nämlich mit Δ-9-THC, das in unverdünntem Propylenglykol suspendiert war, durchgeführt, während die Substanz bei letzterer an Serumalbumine gebunden appliziert wurde.[22] CBD und CBC sollen die analgetischen Eigenschaften von Δ-9-THC potenzieren.[22]

Körpertemperatur. Δ-9-THC, wie auch andere Cannabinoide, bewirkt bei den meisten Versuchstierarten eine Senkung der Körpertemperatur. So wird für die Maus eine dosisabhängige Hypothermie nach Dosen von 5 bis 100 mg/kg KG Δ-9-THC beobachtet. Eine Dosis von 10 mg intraperitoneal injiziert führt zu einer 5- bis 6stündigen Hypothermie, die nach 1 bis 2 h maximal ist.

Charakteristisch für Cannabinoide ist die relativ geringe Höhe des Maximums, die niedriger ist als z. B. bei Chlorpromazin oder Reserpin. Die Applikation von Δ-9-THC und anderen Cannabinoiden führt erst bei solchen Dosen zu deutlichen hypothermischen Effekten, die bereits Auswirkungen auf das Verhalten hervorrufen.[22]

Respirationsstrakt. Die Inhalation von Marihuanarauch führt zu Bronchodilatation bei gesunden Probanden. Durch Methacholin bei Asthmapatienten hervorgerufene Anfälle lassen sich durch Inhalation von Marihuanarauch beenden, während Placebomarihuana keine Wirkung zeigt. Der Effekt von Marihuanarauch entspricht dem einer Isoproterenol-Inhalation. Im Vergleich zu Salbutamolaerosolen mit Dosen zu 0,1 mg zeigt ein Δ-9-THC-Aerosol mit Dosen zu 0,2 mg ebenfalls eine vergleichbare Verbesserung der Atemfunktion bei Asthmapatienten. Die Salbutamolwirkung setzt früher ein, nach 1 h jedoch ist die Wirkung vergleichbar gut. In Einzelfällen soll auch eine starke Bronchokonstriktion nach Δ-9-THC-Gabe möglich sein.[67] Bronchiodilatation zeigen nur deutlich psychotomimetisch aktive Cannabinoide wie Δ-8- und Δ-9-THC, für CBD und CBN wird sie nicht beobachtet.[67]

Auge. Die Eigenschaft von Cannabisprodukten, den Augeninnendruck zu senken, wurde eher zufällig bei der Untersuchung der Wirkung hoher durch Rauchen inhalierter Dosen festgestellt. Nach 30 min kam es zu einer Senkung des Augeninnendruckes um bis zu 45 %. Δ-9-THC i. v. in einer Dosierung von 22 bzw. 44 µg/kg KG bewirkt beim Menschen eine Senkung des Augeninnendruckes von 37 % im Mittel und 57 % im Maximum. In Form öliger Augentropfen topisch appliziert, ist der Effekt dem von konventionellen Augentropfen, z. B. Pilocarpin-Augentropfen, vergleichbar. Er hält allerdings häufig länger an. Systemische, psychotrope Nebenwirkungen wurden nicht beobachtet. Über die Effekte und den Nutzen einer Langzeitapplikation liegen keine ausreichenden Daten vor.[67]

Immunsystem. Bislang liegen keine Hinweise für eine deutliche immunsuppressive Wirkung beim Menschen vor. *In vitro* und im Tierversuch kommt es nach Cannabinoidgabe gewebsabhängig zu einer signifikanten Immunsuppression. So sind mit Δ-9-THC behandelte Mäuse deutlich infektionsanfälliger.[67] Als Mechanismus zur Auslösung einer Immunsuppression werden Beeinflussungen der Prostaglandin-Biosynthese sowie Effekte auf Membranen und Enzyme diskutiert.[82]

Antimikrobielle Wirkungen. Antibakterielle Aktivität ist für CBD, CBDA, CBG und Δ-9-THC beschrieben.[67,78–80] CBD und Δ-9-THC wirken *in vitro* in Konzentrationen von 1 bis 5 µg/mL bakteriostatisch und bakterizid auf Streptokokken und Staphylokokken.[67]

Tumorhemmende Wirkungen. Die Hemmung des Wachstums von transplantierten Lungentumoren ist *in vitro* und im Tierversuch für Δ-9-THC, Δ-8-THC und CBN belegt.[22,67] Als Ursache wird eine Reduzierung der Nucleinsäuresynthese diskutiert.[67]

Herz, Kreislauf, Hormonstoffwechsel. Zu cardiovaskulären und endokrinologisch bedeutsamen Wirkungen der Cannabinoide s. Nebenwirkungen.

Weitere Wirkungen. Δ-9-THC soll appetitanregende Eigenschaften besitzen.[67] Im Tierversuch sind bislang jedoch nur dosisabhängige Reduktionen der Nahrungsaufnahme beobachtet worden.[22]

Toleranz. Für die Mehrzahl der beschriebenen pharmakologischen Wirkungen wird bei längerfristiger Applikation der Droge oder des einzelnen

Cannabinoids eine deutliche Toleranzentwicklung festgestellt, so für die Stimmungsveränderungen, die Herzfrequenzsteigerung oder die Beeinträchtigung der Bewältigung psychomotorischer Leistungen. Sie wird in der Regel als eine echte pharmakodynamische Toleranz interpretiert, die nicht auf Änderungen in Absorption oder Metabolismus des Wirkstoffes zurückgeführt werden kann.[22] Vereinzelt wird allerdings als Ursache neben adaptiven Vorgängen im ZNS auch ein verstärkter Δ-9-THC-Abbau in der Leber diskutiert.[66,82]
Im Gegensatz zur z. B. bei Opiaten beobachteten Toleranz hält die cannabinoid-bedingte Toleranz sehr lang an. Cross-Toleranz wird relativ häufig zwischen einzelnen Cannabinoiden beobachtet. Zwischen Cannabinoiden und anderen Arzneistoffklassen ist sie jedoch nicht weit verbreitet. Eine Ausnahme ist u. a. Alkohol.[22]
Wirkungsmechanismus. Als Ausgangspunkt der meisten Cannabinoidwirkungen wird das ZNS angenommen.[22] Die Vielseitigkeit der Effekte läßt nicht auf einen einzelnen Rezeptor schließen, auch wenn verschiedene Bindungsstellen mit hoher Affinität in Gehirn und Leber bekannt sind. Neben der Wirkung über Rezeptoren werden auch Wechselwirkungen mit Zellwandlipiden oder eine Beeinflussung der Prostaglandinbiosynthese als mögliche Mechanismen diskutiert.[22,68,82,83]

Resorption: Die wirksamen Bestandteile werden vom Gastro-Intestinal-Trakt und der Lunge resorbiert. Bei oraler Applikation kann die Säurelabilität des Wirkstoffes und die Bindungsfähigkeit durch Nahrungsbestandteile den resorbierbaren Δ-9-THC-Anteil und die Resorptionsgeschwindigkeit stark beeinflussen.[62] Die Bioverfügbarkeit von Δ-9-THC bei oraler Gabe beträgt zwischen 4 und 12%. Wenn die Droge geraucht wird, liegt die systemische Verfügbarkeit abhängig von der Rauchtechnik und dem pyrolysierten Anteil zwischen 2 und 50%.[68] Wie bei anderen inhalierten Drogen wird auch bei starken Cannabisrauchern infolge effektiveren Inhalierens eine erhöhte systemische Verfügbarkeit festgestellt.[84]

Verteilung: Die lipophilen Cannabinoide werden aus dem Blut schnell in die verschiedensten Gewebe wie Herz, Speicheldrüsen, Fett, Hirn, Leber und Nieren abgegeben. Als Verteilungsvolumen wird etwa 500L genannt.[84] Bei oraler Gabe wird das Plasmaspiegelmaximum nach ca. 1 h, bei gerauchter Droge nach ca. 10 min erreicht.
Im Blut sind Δ-9-THC und seine Metaboliten zu großen Teilen an Plasmaproteine gebunden.[85,86] Δ-9-THC liegt nur zu 5% ungebunden vor.[84] Zur Proteinbindungsfähigkeit von Δ-9-THC *in vitro* vgl. Lit.[62]

Wirkungsverlauf: Bei oraler Gabe tritt abhängig von den individuellen Resorptionsverhältnissen erst nach 30 bis 60 min ein erster psychotroper Effekt auf. Die Wirkung ist nach 2 bis 3 h maximal und dauert bis zu 8 h an. Nach Rauchen der Droge kommt es bereits in wenigen Minuten zu ersten Wirkungen. Etwa nach 30 min wird der maximale Effekt beobachtet. Die Wirkung der gerauchten Droge kann bis zu 3 h andauern. Die im Vergleich zur langen Eliminationshalbwertszeit kurze Dauer der subjektiven Wirkungen resultiet aus der schnellen Verteilung der Cannabinoide und dem damit verbundenen raschen Abfall des Plasmaspiegels.[84] Die psychotrop wirksame Dosis beträgt ca. 100 bis 250 µg Δ-9-THC/kg KG.[87] Für den Wirkungseintritt ist ein Mindestplasmaspiegel von 25 ng Δ-9-THC/mL erforderlich.[68]

Elimination: Die Cannabinoide unterliegen vorrangig in der Leber einem raschen Metabolismus durch mikrosomale Hydroxylierung und nichtmikrosomale Oxidation. Auch Konjugatbildung mit Schwefelsäure und Glucuronsäure ist beschrieben. Hauptmetabolit von Δ-9-THC nach oraler Gabe ist 11-Hydroxy-Δ-9-THC, das bereits innerhalb von 10 min gebildet und in der weiteren Folge zu polaren Säuren oxidiert wird. Nach Rauchen oder i. v.-Applikation sind Folgeprodukte von 11-Hydroxy-Δ-9-THC, nämlich 11-Nor-Δ-9-THC-carbonsäure und andere polare Säuren, die quantitativ bedeutsamsten Metaboliten.[84] Da das Verhältnis von 11-Hydroxy-Δ-9-THC zu Δ-9-THC bei i. v.-Applikation 1:10 bis 1:20, oral aber 1:2 beträgt, wird auf einen First-pass-Effekt geschlossen.
Die Ausscheidung der Cannabinoide erfolgt vor allem über den Darm und nur z. T. über die Niere. So werden innerhalb von 72 h ca. 35% der Gesamtcannaboinoiddosis mit den Faeces und nur 10 bis 15% mit dem Harn ausgeschieden.[84] Bedingt durch tubuläre Rückresorption infolge seiner hohen Lipophilie wird wenig unmetabolisiertes Δ-9-THC im Urin gefunden.[62]
Die biliär ausgeschiedenen Metaboliten unterliegen einem enterohepatischen Kreislauf.[66]
Erfolgt die Elimination der Cannabinoide aus dem Blut in den ersten Stunden infolge Verteilung und Metabolismus sehr rasch, so verläuft sie in der terminalen Phase sehr viel langsamer. Unterschiede in der Eliminationshalbwertszeit von 60 h zu 30 h zwischen erstmaligen und gewohnheitsmäßigen Cannabisrauchern werden auf eine Enzyminduktion zurückgeführt. Trotz der langen Eliminationshalbwertszeiten wird keine Akkumulation von Δ-9-THC bei wiederholter Gabe beobachtet. Diese wird allerdings für die inaktiven Metaboliten vermutet.
Die Gesamtclearance wird mit Werten zwischen 0,2 und 1,0 L/min angegeben.[84]

Volkstümliche Anwendung und andere Anwendungsgebiete: Erst Erwähnung findet Cannabis bzw. Hanf im Arzneibuch des chinesischen Kaisers Shen-Nung ca. 3000 v. Chr. Dort wird Cannabisharz u. a. als Heilmittel bei Beriberi, Verstopfung, Frauenkrankheiten, Gicht, Malaria, Rheumatismus und Geistesabwesenheit empfohlen. Auch die psychotropen Eigenschaften werden dort bereits erwähnt.[93]
Auch in jüngeren chinesischen und indischen Schriften finden Cannabiszubereitungen immer wieder Erwähnung, wobei häufig Indikationen, wie z. b. nervöse Verstimmung, Schlaflosigkeit, Erbrechen, tetanus oder Husten angegeben werden, die

mit Aspekten des heute bekannten therapeutischen Potentials der Droge übereinstimmen.[93,94]
Die mittelalterlichen Kräuterbücher Europas kennen überwiegend nur die äußerliche Anwendung von Hanf, *Cannabis sativa* L. So setzt Paracelsus Hanf in Rezepturen für Balsame zur Heilung von Kontrakturen ein, und auch Bock verwendet das Kraut äußerlich zu Umschlägen bei Hitze des Kopfes und der Glieder, sowie bei Podagra.[95]
Friedrich nennt in seiner Sammlung von Volksarzneimitteln von 1845 u. a. die innerliche Anwendung der Krautspitzen bei Tripper, Angina pectoris und Erstickungsanfällen.[95]
Indischer Hanf, *Cannabis indica* LAM., wird erst im 19. Jh. als gesondertes Heilmittel mit euphorisierender Wirkung beschrieben, das bei Schlaflosigkeit, Neuralgien, schmerzhaften Rheumatismen, schmerzhaften Magen- und Darmstörungen, Cholera, Tetanus, Epilepsie, Strychninvergiftung, akuter Bronchitis, Pertussis, Asthma, drohendem Abort und Wehenschwäche eingesetzt wird. Der Extrakt der Triebspitzen dient als Sedativum und leichtes Schlafmittel.[95]
Aktuelle phytotherapeutische Sammlungen geben als Indikationen für indischen Hanf schmerzhafte Erkrankungen des Verdauungstraktes wie Ulzera oder Krebs, Erkrankungen der Atemwege wie Asthma, Emphysem oder chronische Bronchitis, Neuralgien, Migräne, Harnwegserkrankungen und psychische Störungen wie Ängste, Neurasthenie oder Hysterie an. Als Applikationsformen der Droge werden der alkoholische Extrakt, die Tinktur und Zigaretten vorgeschlagen.[105] Die Wirksamkeit bei den o. g. Indikationen ist nicht belegt.
Bedingt durch die Einstufung als nichtverkehrsfähiges Betäubungsmittel ist auch eine volkstümliche therapeutische Verwendung der Krautdroge heute nicht möglich. S. a. Gesetzliche Bestimmungen.

Dosierung und Art der Anwendung: *Droge. Frühere therapeutische Anwendung.* Mittlere Einzelgabe bei oraler Einnahme 0,1 g *EB 6.*
Anwendung als Rauschmittel. Die Droge wird in der Regel geraucht, wobei Haschisch mit Tabak vermischt eingesetzt wird. Eine Marihuanazigarette enthält durchschnittlich 0,5 bis 1 g Droge. Um eine psychotrope Wirkung zu entfalten, muß die Dosis 5 bis 10 mg Δ-9-THC aufweisen. Im Rauch sind ca. 50 % des in der Droge vorhandenen Δ-9-THC verfügbar. Es entsteht hauptsächlich durch Decarboxylierung der zugehörigen Carbonsäure während des Rauchvorganges. Die Variabilität in Gehalt und Cannabinoidspektrum der Droge, Unterschiede im Wirkprofil der einzelnen Cannabinoide und der Einfluß der Atemtechnik machen eine genaue Dosierung nahezu unmöglich.

Unerwünschte Wirkungen: *Allgemeine Nebenwirkungen.* Als allgemeine Nebenwirkungen treten – gehäuft beim ersten Haschischkonsum – bei Cannabisrauchern Bindehautreizung, trockener Mund und Rachen sowie Kopfschmerzen und Übelkeit auf.[87] *Allergische Wirkungen.* Über allergische Reaktionen wird nur in wenigen Einzelfällen berichtet.[66] *Herz, Kreislauf, Gefäße.* Als kardiovaskuläre Nebenwirkungen wird eine Erhöhung der Herzfrequenz beobachtet. Gleichzeitig kommt es durch periphere Vasodilatation im Liegen zu einer Erhöhung und im Stehen zu einer Senkung des systolischen Blutdruckes.[66] Da der Sauerstoffbedarf des Myokards bei höherer Herzfrequenz steigt, sind Patienten mit koronaren Durchblutungsstörungen bei Cannabiskonsum besonders gefährdet.[68] *Endokrinium, Genitalsystem.* Beim Mann kommt es zur Senkung des Testosteronspiegels und zu verringerter Spermatogenese. Einzelne Fälle von Gynäkomastie sind beschrieben.[66]
Bei der Frau kann bereits 1 Zigarette während der lutealen Phase Plasma LH unterdrücken.[88] In der Folge von regelmäßigem Cannabisgebrauch werden anovulatorische Zyklen festgestellt.
Neben einer direkten Wirkung von Δ-9-THC auf die Gonaden und der Stimulation von androgenbindendem Protein werden als Ursachen hauptsächlich Einflüsse auf die Hormonsekretion der Hypophyse genannt.[62,66,89]

Beeinflussung des Reaktionsvermögens: Wahrnehmung, Aufmerksamkeit und Informationsverarbeitung sind bereits nach 1 bis 2 Marihuana-Zigaretten gestört. Die Folge ist eine deutliche Beeinträchtigung der Fahr- und Flugtüchtigkeit, die bis zu 8 h anhält.[67,68]

Schwangerschaft: S. Reproduktionstoxikologie.

Stillperiode: Im Tierversuch wie auch am Menschen lassen sich in Muttermilch Δ-9-THC und seine Metaboliten nachweisen. Sie werden mit der Milch vom Kind aufgenommen und mit den Faeces wieder ausgeschieden.[66,84]

Wechselwirkungen: Alkohol oder Barbiturate und Δ-9-THC verhalten sich in vielen ihrer Wirkungen additiv.[91] Dieses gilt bei Alkohol u. a. in den Punkten zentrale Sedierung, antikonvulsiver Effekt, Körpertemperatursenkung im Versuchstier sowie Verhaltensweise und Beeinflussung des Reaktionsvermögens.[22]
Auch mit Reserpin sind Wechselwirkungen, z. B. die Potenzierung reserpin-induzierter Hypokinesen, bekannt. Sie werden u. a. darauf zurückgeführt, daß Δ-9-THC die subzelluläre Verteilung von Reserpin ändert. So bewirkt Präinkubation von Hirngewebe mit Δ-9-THC einen deutlichen Anstieg des Reserpingehaltes im Myelinmembrananteil der mitochondrialen Fraktion.[22]
Zusammen mit Δ-9-THC appliziert, ist die antikonvulsive Wirksamkeit von Diazepam deutlich gesteigert.[22] Tricyclische Antidepressiva zeigen additive Effekte bezüglich der Herzfrequenzsteigerung.[110] Für weitere Wechselwirkungen s. Lit.[22,91,92]

Tox. Inhaltsstoffe u. Prinzip: Die toxikologischen Eigenschaften der Droge stehen ebenfalls mit ihrem Gehalt an Cannabinoiden in Zusammenhang. Die Toxizität der Droge, wie auch die der Cannabinoide wird als vergleichsweise gering eingestuft und liegt im Bereich sozial akzeptierter Drogen wie Kaffee, Alkohol und Tabak.[67]

Akute Toxizität: *Mensch.* Nach Anwendung hochdosierter Cannabispräparationen werden als psychopathologische Reaktionen panische Angst,

kurzzeitige schwach paranoide Zustände und ein akutes Hirnsyndrom beschrieben. So wird u. a. von Psychosen bei 11 schwedischen Patienten berichtet, die zuvor Haschisch mit 3,5% Δ-9-THC geraucht hatten. Die Psychosen äußerten sich in einer Mischung affektiver Symptome wie Stimmungsschwankungen, Desorientierung, Konzentrationsmängeln, schizophrenie-ähnlichen Zuständen verbunden mit Depression, Angst, optischen und akustischen Halluzinationen und paranoidem Verfolgungswahn.[66] Für das Auftreten von Psychosen soll die individuelle Empfindlichkeit gegenüber psychotoxischen Einflüssen von Bedeutung sein.
Die Symptome für eine Intoxikation sind relativ unspezifisch, wie z. B. Mundtrockenheit, Kältegefühl, Schwindel, Übelkeit und ein beschleunigter Puls. Eine Veränderung der Pupillen ist nicht eindeutig belegt. Todesfälle nach Cannabisgebrauch sind sehr selten. Meist stehen sie mit einer bei atypischen Rauschverläufen potentiell erhöhten Suizidneigung in Zusammenhang.

Chronische Toxizität: *Mensch. Psychopathologische Effekte.* Chronischer Mißbrauch führt zu Apathie, Beeinträchtigung des Urteilsvermögens, der Konzentration und der Erinnerung. Auch Einstellungs- und Wesensveränderungen werden beobachtet. Die Vernachlässigung der eigenen Erscheinung und ein allgemeines Desinteresse werden als sog. amotivationales Syndrom diskutiert. Längerfristiger Gebrauch erhöht das Risiko der Entstehung von Psychosen, des Auftretens von Halluzinationen und einer Entwicklung von Schizophrenie. Außerdem kann es bei chronischem Mißbrauch zu einem sog. "Flashback" kommen, einem Nachrausch, der durch subjektive Zustandsbilder, wie sie sonst nur im Rausch erlebt werden, gekennzeichnet ist. Das Phänomen tritt gehäuft bei vormaligen LSD-Konsumenten auf.[67]
Atemwegserkrankungen. Regelmäßiger Cannabismißbrauch fördert chronische Atemwegserkrankungen wie Pharyngitis, Bronchitis und Asthma.
Indirekte Folgen. Neben den direkten Wirkungen wird Cannabis immer wieder auch als Einstiegsdroge angesehen, die als sog. "weiche" Droge den Weg in eine "Drogenkarriere" ebnet. *Tier.* Beim Affen lassen sich nach chronischer Anwendung von Tagesdosen von 2,4 mg/kg KG Δ-9-THC Änderungen im Sozialverhalten feststellen, die sich in vermehrt unsozialem Verhalten, einer erhöhten Selbstbezogenheit und darin äußern, daß die Tiere weniger spielen.[22]

Carcinogenität: Der Cannabisrauch enthält Carzinogene, Cocarzinogene, Reizstoffe und ziliartoxische Agentien.[96] Rauchkondensat von Marihuana hat im Tierversuch tumorbildende und tumorfördernde Eigenschaften.[104] Untersuchungen an Soldaten mit starkem Haschischkonsum belegen das Auftreten prämaligner Schleimhautveränderungen im Bereich der Atemwege.[67] Im Vergleich zu Tabak bewirkt die tiefere Inhalation, daß bei Cannabiskonsum ca. die vierfache Menge Teer in die Lungen gelangt.[97] Beim Rauchen von Haschisch und Marihuana ist daher ein erhöhtes Lungen- und Bronchialkrebsrisiko zu vermuten. Eine isolierte Betrachtung der Lungenkarzinogenität bei Konsumenten von Cannabisprodukten wird dadurch erschwert, daß Haschisch- und Marihuanaraucher in der Regel auch Tabak konsumieren.

Mutagenität: Bei Marihuanaanwendern wird im Vergleich zu Nichtanwendern eine erhöhte Rate chromosomaler Veränderungen, hauptsächlich Chromosomenbrüche und Translokationen, festgestellt.[67] Für starke Cannabisanwender, z. B. täglich 14 Marihuanazigaretten mit 2% Δ-9-THC über 28 bis 29 Tage, sind irreguläre Mitosen mit chromosomalen Abweichungen wie asymmetrische oder dizentrische Chromosomen, Brüche oder Hyper- und Hypoploidie beschrieben. Absetzen der Droge für mehr als 10 Tage führt das Niveau chromosomaler Abweichungen auf den Normalwert zurück.[66] Die klinische Relevanz der Veränderungen ist umstritten. Über 72 Tage fortgesetzter chronischer Cannabiskonsum bewirkt keine signifikante Zunahme der Chromosomenbrüche gegenüber dem Ausgangswert.[67]

Reproduktionstoxizität: Angesichts ihrer Lipophilie sind die Cannabinoide gut plazentagängig und nach wenigen Minuten im Foetus zu finden. Wie Tierversuche belegen, kann Δ-9-THC-Exposition während der Schwangerschaft eine kürzere Schwangerschaft, eine längere Geburt, ein niedrigeres Geburtsgewicht und vermehrt Mißbildungen zur Folge haben. Väterlicher Cannabinoidkonsum erscheint für das Mißbildungsrisiko ebenfalls von Bedeutung. Neben physischen Aspekten können auch das Verhalten, die Ansprechbarkeit und Lernfähigkeit des Nachwuchses beeinflußt werden. Außerdem gibt es bei Versuchstieren Hinweise, daß durch Δ-9-THC und CBN die Entwicklung reproduktiver Funktionen beim männlichem Nachwuchs, wahrscheinlich infolge Senkung des peripheren Testosteronspiegels, beeinflußt wird.[67,88,89] CBC wirkt diesen und anderen perinatalen Effekten von Δ-9-THC bei kleinen Nagetieren entgegen. Somit werden die unerwünschten Wirkungen in hohem Maße von der individuellen Zusammensetzung der verwendeten Droge bestimmt.[66]

Abhängigkeitspotential: Cannabiskonsum führt zu psychischer Abhängigkeit. Die Tendenz zu physischer Abhängigkeit ist nur schwach oder gar nicht vorhanden, denn nach Absetzen treten nur milde oder keine Entzugssymptome auf. Die Abhängigkeitschrakteristika werden von der WHO als ein eigener Abhängigkeitstyp, als sog. Cannabistyp geführt.

Toxikologische Daten: *LD-Werte.* Je nach Applikationsart werden unterschiedliche LD_{50}-Werte für Δ-9-THC gefunden: Maus i. v. 43 mg/kg KG, i. p. 455 mg/kg KG, oral 482 mg/kg KG; Ratte i. v. 28 mg/kg KG, i. p. 373 mg/kg KG, oral 600 mg/kg KG; Rhesus-Affe i. v. 128 mg/kg KG.[87]
CBC in inaktiver Dosierung erhöht die Mortalitätsrate nach Δ-9-THC-Gabe beim Versuchstier.[22]
Die Δ-9-THC-bezogene Anwendungssicherheit der Droge läßt sich veranschaulichen, wenn man die LD_{50} des Rhesus-Affen auf den Menschen überträgt. Denn es wäre erforderlich, mehrere 100 g Ha-

schisch zu rauchen, um obige LD_{50}-Werte zu erreichen.

Akute Vergiftung: *Erste Maßnahmen.* In der Regel sind keine besonderen therapeutischen Schritte zu unternehmen, zumal wenn die stets erforderlichen beruhigenden Maßnahmen greifen.[110]

Chronische Vergiftung: Das Therapiekonzept der psychischen Abhängigkeit von Cannabisprodukten muß die zugehörigen physischen, kognitiven und emotionalen Aspekte berücksichtigen. Es wird daher empfohlen, daß ärztliche, psychologische, juristische und sozialpädagogische Betreuung dabei zusammenwirken.[98]

Sonst. Verwendung: Die Fasergewinnung ist noch immer in vielen Regionen ein bedeutender Wirtschaftsfaktor.[99] "Faserhanf"-Sorten stellen ein hauptsächlich nach Wuchsform selektiertes Pflanzenmaterial dar, das nicht zwingend nur zu geringer Δ-9-THC-Produktion befähigt ist. EG-Verordnungen über einschränkende Maßnahmen bei der Einfuhr von Hanf und Hanfsaaten verlangen daher, daß der Δ-9-THC-Gehalt des oberen Drittels der Pflanze nicht mehr als 0,3 % beträgt.[100]

Gesetzl. Best.: Ausgehend vom Opiumabkommen von 1925 ist die Kontrolle des Verkehrs mit Hanf in internationalen Suchtstoffabkommen mitberücksichtigt. In Einklang mit den aktuellen internationalen Übereinkommen, wie der Single Convention on Narcotic Drugs, unterliegen Pflanzen der Gattung Cannabis und Cannabisprodukte in Deutschlang den Bestimmungen des Betäubungsmittelgesetzes. Angesichts der gesundheitlichen Gefährdung gibt es im deutschen Recht derzeit keine Unterscheidung in "harte" Drogen wie z.B. Heroin und "weiche" Drogen wie z.B. Haschisch oder Marihuana. Cannabisharz und Pflanzen und Pflanzenteile der zur Gattung Cannabis gehörenden Pflanzen werden in Anlage I des Betäubungsmittelgesetzes als nicht verkehrsfähige Betäubungsmittel eingestuft. Davon ausgenommen sind die Samen, Pflanzen, die als Schutzstreifen bei der Rübenzüchtung gepflanzt und vor der Blüte vernichtet werden, und Pflanzenteile, wenn der Verkehr mit ihnen zur Gewinnung und Verarbeitung von Fasern für gewerbliche Zwecke dient. Letztere Ausnahme bezieht sich ausdrücklich auf den Verkehr, nicht aber auf den Anbau.

Cannabis sativae fructus (Hanffrüchte)

Synonyme: Fructus Cannabis, Semen Cannabis.

Sonstige Bezeichnungen: Dt.: Hanfkörner, Hanfsamen; engl.: Hemp seed; frz.: Chènevis, Graine de chanvre, Semence de chanvre; span.: Canamon.

Monographiesammlungen: Fructus Cannabis *Dan VII*; *Helv IV*; *EB 6*.

Definition der Droge: Die reifen Früchte (Nüßchen).

Stammpflanzen: *Cannabis sativa* L.

Herkunft: Wichtigster Lieferant ist die GUS.

Gewinnung: Der Erntezeitpunkt ist gegeben, wenn etwa die Hälfte aller Früchte graubraun gefärbt ist. Die Früchte werden durch Dreschen der gemähten Pflanzen erhalten.

Ganzdroge: Breit-eiförmige, 3 bis 5 mm lange und 2 mm breite, etwas zusammengedrückte, an den Rändern schwach gekielte, glatte, glänzende, graugrüne, grünlichgraue oder graubraune, einfächerige Früchtchen mit einem endospermarmen Samen.

Schnittdroge: *Sensorische Eigenschaften.* Hanffrüchte schmecken süß-ölig.
Makroskopische Beschreibung. Zahlreiche Bruchstücke der dünnen, harten und spröden, innen olivbraunen, außen fein netzartig marmorierten Fruchtschalen und Stücke des gelblichweißen, ölreichen Samens.
Mikroskopisches Bild. Palisadenartig gestreckte, an den Seiten faltig verbogene, stark verdickte Steinzellen, in Endosperm und Embryo fettes Öl und 4 bis 8 µm große Aleuronkörner mit einem großen Globoid und Kristall.

Pulverdroge: Palisadenzellen des Endokarps, bis 100 µm lang, sehr stark verdickte Außenwand, wellig gebogene Seitenwände, in der Mitte weniger, zum Ende hin fast gar nicht mehr verdickt, das Zelllumen erscheint daher nach unten hin trichterförmig erweitert; starkt verdickte, getüpfelte, in Flächenansicht wellig-buchtige Exokarpzellen; Mesokarpzellen, deren Wände in das Lumen weisende Zacken und Leisten zeigen; langgestreckte, durch Interzellularen getrennte Schlauchzellen der Samenschale; in Embryo- und Endospermzellen viel fettes Öl und bis 8 µm große Aleuronkörner mit Kristallen und Globoiden.

Inhaltsstoffe: *Fettsäuren.* Die Früchte bestehen zu 25 % aus Eiweiß und zu 20 bis 35 % aus fettem, trocknendem Öl, das etwa 55 % Linol-, 20 % Linolen- und 15 % Ölsäure als wichtigste Fettsäuren enthält.
Cannabinoide. Sie werden in den Samen in der Regel nicht nachgewiesen,[101,102] allerdings ist eine äußerliche Kontamination durch Harzkontakt nicht auszuschließen.[7]
Weitere Bestandteile. Quarternäre Basen wie Cholin, Trigonellin, L-(+)-Isoleucin. Außerdem sind hämorrhagische Effekte beschrieben, die auf Vitamin K zurückgeführt werden. Für weitere Informationen vgl. Lit.[29]

Identität:
- Sensorische Prüfung: Ölig süßer Geschmack.

Reinheit:
- Sensorische Prüfung: Alte, ranzige und hohle Früchte sind zu verwerfen *EB 6*.
- Asche: Max. 6 % *EB 6*, max. 8 % *Dan VII*.

Volkstümliche Anwendung und andere Anwendungsgebiete: Beispiele für die frühere, überwiegend äußerliche therapeutische Anwendung der Samen oder ihres Öls sind die Verwendung bei

Gicht, Rheuma, als Expectorans bei Bronchitis, bei Leiden der Urogenitalorgane und des Magen-Darm-Traktes, sowie bei Gallebeschwerden.[95,111] Ihre medizinische Verwendung ist heute weitgehend obsolet, die Wirksamkeit bei den genannten Anwendungen nicht belegt.

Dosierung und Art der Anwendung: *Droge.* Mittlere Einzelgabe bei Einnahme 1,0 g *EB 6*. *Zubereitung.* Innerlich als Mazerat, Mazerationsdauer 8 h, Ansatzverhältnis $^1/_2$ Teelöffel auf 1 Glas Wasser, oder als Decoct im Verhältnis 1:10.
Äußerlich zerstoßen zu Kataplasmen.

Sonst. Verwendung: *Landwirtschaft.* Als Vogelfutter. Bei der Ölherstellung anfallende Preßrückstände werden als eiweißreiches Viehfutter eingesetzt. *Industrie/Technik.* Das aus Hanfsamen gewonnene Öl dient vorwiegend technischen Zwecken.

Gesetzl. Best.: Die Samen sind von den Bestimmungen des Betäubungsmittelgesetzes ausdrücklich ausgenommen.

Cannabis hom. *HAB 34*

Synonyme: Hanf.

Monographiesammlungen: Cannabis *HAB 34*.

Definition der Droge: Frische, blühende Stengelspitzen mit Blättern und Blüten von männlichen und weiblichen Pflanzen.

Stammpflanzen: *Cannabis sativa* L.

Zubereitungen: Essenz nach § 1 *HAB 34*.

Gehalt: *Essenz.* Arzneigehalt $^1/_2$.

Gesetzl. Best.: Die homöopathischen Drogen und Zubereitungen unterliegen den Bestimmungen des Betäubungsmittelgesetzes und sind daher nicht verkehrsfähig.

Cannabis indica hom. *HAB 34*

Synonyme: Indischer Hanf.

Monographiesammlungen: Cannabis indica *HAB 34*.

Definition der Droge: Getrocknete Krautspitzen (Haschisch).

Zubereitungen: *Urtinktur.* Herstellung: Nach § 4 mit Ethanol 60 %.
Dilutionen. D2 bis D4 mit Ethanol 60 %, D5 und höher mit Ethanol 45 %.

Gehalt: *Urtinktur.* Arzneigehalt $^1/_{10}$.

Lagerung: Bis D3 vorsichtig.

Gesetzl. Best.: S. Cannabis hom. *HAB 34*.

Cannabis indica hom. *HPUS 78*

Synonyme: Indian Hemp.

Definition der Droge: Ethanolischer Extrakt; 1 g Extrakt entspricht 8 g der Spitzen von Indischem Hanf.

Stammpflanzen: Eine indische Varietät von *Cannabis sativa* L.

Herkunft: *HPUS 78* weist auf die Schwierigkeiten einer botanischen Abgrenzung verschiedener Provenienzen hin, sieht aber dennoch mit Verweis auf die mit 8.000 Fuß hoch gelegenen Anbaugebiete in Indien medizinische Unterschiede.
Hinweis: Jüngere Untersuchungen des Cannabinoidgehaltes von Cannabispflanzen an 20 indischen Standorten unterschiedlicher Höhenlage deuten nicht auf einen Zusammenhang zwischen Höhenlage und Δ-9-THC-Gehalt hin.[103]

Zubereitungen: *Urtinktur.* Herstellung: Cannabis indica, ethanolischer Extrakt 12,5 g, Ethanol 94,9 % (*V/V*) 1000 mL zur Bereitung von 1000 mL Tinktur.
Dilutionen. D2 (2 ×) mit Ethanol 94,9 % (*V/V*); D3 (3 ×) und höher mit Alkohol 88 % (*V/V*).
Medikationen. D2 (2 ×) und höher.

Gehalt: *Urtinktur.* Arzneigehalt $^1/_{10}$.

Gesetzl. Best.: Die homöopathischen Drogen und Zubereitungen unterliegen den Bestimmungen des Betäubungsmittelgesetzes und sind daher nicht verkehrsfähig.

Cannabis sativa hom. *HPUS 78*

Synonyme: Hemp.

Definition der Droge: Blühende Stengelspitzen von frischen, angebauten männlichen und weiblichen Pflanzen.

Stammpflanzen: *Cannabis sativa* L.

Zubereitungen: *Urtinktur.* Herstellung: Zu einer feuchten Pflanzenmasse, bestehend aus 100 g Festanteil und 200 mL Pflanzensaft, gibt man 100 mL dest. Wasser und 730 mL Alkohol 94,9 % (*V/V*) zur Bereitung von 1000 mL Urtinktur.
Dilutionen. D2 (2 ×) aus 1 Teil Urtinktur, 2 Teilen dest. Wasser und 7 Teilen Ethanol 94,9 % (*V/V*); D3 (3 ×) und höher mit Alkohol 88 % (*V/V*).
Medikationen. D3 (3 ×) und höher.

Gehalt: *Urtinktur.* Arzneigehalt $^1/_{10}$.

Gesetzl. Best.: s. Cannabis indica hom. *HPUS 78*.

1. Schultes RE, Klein WM, Plowman T, Lockwood TE (1974) Bot Mus Leafl Harv Univ 23:337–367
2. Emboden WA (1974) Econ Bot 28:304–310
3. Anderson LC (1974) Bot Mus Leafl Harv Univ 24:29–36

4. Doorenbos NJ, Fetterman PS, Quimby MW, Turner CE (1971) Ann NY Acad Sci 191:3–12
5. Small E, Cronquist A (1976) Taxon 25:405–435
6. Beutler JA, Der Maderosian AH (1978) Econ Bot 32:378–394
7. Lawi-Berger C (1982) Dissertation, Universität Genf, Schweiz
8. Shoyama Y, Yamauchi T, Nishioka J (1970) Chem Pharm Bull 18:1.327–1.332
9. Shoyama Y, Yagi M, Nishioka J (1975) Phytochemistry 14:2.189–2.192
10. Kajima M, Piraux M (1982) Phytochemistry 21:67–69
11. Fairbairn JW, Liebmann JA, Rowan MG (1976) J Pharm Pharmacol 28:1–7
12. Lydon J, Teramura AH (1987) Phytochemistry 26:1.216–1.217
13. Turner CE, Elsohly MA, Cheng PC, Lewis G (1979) J Nat Prod 42:317–319
14. Rowan MG, Fairbairn JW (1977) J Pharm Pharmacol 29:491–494
15. Fournier G, Richez-Dumanois C, Duvezin J, Mathieu JP, Paris M (1987) Planta Med 53:277–280
16. Field BI, Arndt RR (1980) J Pharm Pharmacol 32:21–24
17. Fetterman PS, Keith ES, Waller CW, Guerrero O, Doorenbos NJ, Quimby MW (1971) J Pharm Sci 60:1.246–1.249
18. Latta RP, Eaton BJ (1975) Econ Bot 29:153–163
19. Hemphill JK, Turner JC, Mahlberg PG (1980) J Nat Prod 43:112–122
20. Malingre T, Hendriks H, Batterman S, Bos R, Visser J (1975) Planta Med 28:56–61
21. Claussen U, Korte F (1968) Liebigs Ann Chem 713:166–174
22. Dewey WL (1986) Pharmacol Rev 38:151–178
23. Fournier G, Richez-Dumanois C, Duvezin J, Mathieu JP, Paris M (1987) Planta Med 53:277–280
24. Braut-Boucher F (1978) Dissertation, Universität Paris-Sud, Frankreich
25. Schmidt S (1984) Dissertation, Westf. Wilh. Universität, Münster, Deutschland
26. Hendriks H, Malingre TM, Batterman S, Bos R (1978) Pharm Weekbl 113:413–421
27. Sethi KK, Jain MP, Thakur RS (1977) Planta Med 32:378
28. Crombie L, Crombie WML (1982) J Chem Soc Perkin Trans 1:1.455–1.466
29. Turner CE, Elsohly MA, Boeren CE (1980) J Nat Prod 43:169–234
30. Slatkin DJ, Doorenbos NJ, Harris LS, Masoud AN, Quimby MW, Schiff PL (1971) J Pharm Sci 60:1.891–1.892
31. Segelman AB, Babcock PA, Braun BL (1973) J Pharm Sci 62:515–516
32. Nakamura GR (1969) J Ass Off Anal Chem 52:5–16
33. Mechoulam R, Shani A, Yagnitinsky B, Ben-Zvi Z, Braun P, Gaoni Y (1970) Some Aspects of Cannabinoid Chemistry. In: Joyce CRB, Curry SH (Hrsg.) The Botany & Chemistry of Cannabis, J & A Churchill, London, S. 93–118
34. El-Darawy ZI, Ali MI, Mobarak ZM (1972) Qual Plant Mat Veg 22:7–13
35. Segelman AB, Segelman FP (1976) J Chromatogr 123:79
36. Vollner L, Bieniek D, Korte F (1986) Regul Toxicol Pharmacol 6:348–358
37. Segelman AB, Babcock PA, Braun B (1973) J Pharm Sci 62:515–516
38. Hendriks H, Batterman S, Bos R, Huizing HJ, Malingre TM (1981) J Chromatogr 205:444–450
39. Baker PB, Fowler R, Bagon KR, Gough TA (1980) J Anal Toxicol 4:145–152
40. Kovar KA, Franzutti R (1987) Pharm Unserer Zeit 2:33–38
41. Vree TB, Breimer DD, van Ginneken CAM, van Rossum JM (1972) J Pharm Pharmacol 24:7–12
42. Smith RN (1975) J Chromatogr 115:101–106
43. Knaus EE, Coutts RT, Kazakoff CW (1976) J Chromatogr Sci 14:525–530
44. Novotny M, Lee ML, Low CE, Raymond A (1976) Anal Chem 48:24–29
45. Baker PB, Taylor BJ, Gough TA (1980) J Pharm Pharmacol 33:369–372
46. Wheals BB, Smith RN (1975) J Chromatogr 105:396–400
47. Debruyne D, Moulin M, Bigot MC, Camsonne R (1981) Bull Narc 33:49–58
48. Claussen U, Borger W, Korte F (1966) Liebigs Ann Chem 693:158–164
49. Fairlie K, Fox BL (1976) J Chromatogr Sci 14:334–335
50. Lerner P (1969) Bull Narc 11:39–42
51. De Zeeuw RA, Malingre TM, Merkus FWHM (1972) J Pharm Pharmacol 24:1–6
52. Turner CE, Hadley KW, Henry J, Mole ML (1974) J Pharm Sci 63:1.872–1.876
53. Björkman S (1982) J Chromatogr 237:389–397
54. McCallum NK, Cairns ER (1977) J Pharm Sci 66:114–116
55. Kanter SL, Musumeci MR, Hollister LE (1979) J Chromatogr 171:504–508
56. Faugeras G, Paris M (1971) Plant Med Phytother 5:224–233
57. Hanson VW, Buonarati MH, Baselt RC, Wade NA, Yep C, Biasotti AA, Reeve VC, Wong AS, Orbanowsky MW (1983) J Anal Toxicol 7:96–102
58. Karlsson L, Jonsson J, Aberg K, Roos C (1983) J Anal Toxicol 7:198–202
59. Foltz RL, McGinnis KM, Chinn DM (1983) Biomed Mass Spectrom 10:316–323
60. Rosenthal D, Harvey MT, Bursey JT, Brine DR, Wall ME (1978) Biomed Mass Spectrom 5:312–316
61. Riesselmann B (1981) Dtsch Apoth Ztg 121:2.078–2.082
62. Garret ER, Hunt CA (1974) J Pharm Sci 63:1.056–1.064
63. Fairbairn JW, Liebmann JA, Rowan MG (1976) J Pharm Pharmacol 28:1–7
64. Lyndon J, Teramura AH (1987) Phytochemistry 26:1.216–1.217
65. Allwardt WH, Babcock PA, Segelman AB, Cross JM (1972) J Pharm Sci 61:1.994–1.995
66. Maykut MO (1985) Prog Neuropharmacol Biol Psychiatry 9:209–238
67. Hollister LE (1984) Pharmacol Rev 38:1–20
68. Hollister LE (1988) Acta Psychiatr Scand Suppl (345) 78:108–118
69. Gaoni Y, Mechoulam R (1966) Chem Commun 1:20
70. Hollister LE (1976) Pharmacology 11:3–11
71. Edery H, Grunfeld Y, BenZvi Z, Mechulam R (1971) Ann NY Acad Sci 191:40–53
72. Grunfeld Y, Edery H (1969) Electroenceph Clin Neurophysiol 27:219–220
73. Mechoulam R, Shani A, Edery H, Grunfeld Y (1970) Science 169:611–612
74. Isbell H, Gorodetzky CW, Jasinski D, Claussen U, von Spulak F, Korte F (1967) Psychopharmacologia 11:184–188

75. Vincent BJ, McQuiston DJ, Einhorn LH, Nagy CM, Brames MJ (1983) Drugs 25:52–62
76. Karler R, Cely W, Turkanis SA (1973) Life Sci 13:1.527
77. Sofia RD, Delgado CJ, Douglas JF (1974) Eur J Pharmacol 27:155
78. Mechoulam R, Gaoni Y (1965) Tetrahedron 21:1.223–1.229
79. Krejci Z, Horak M, Santavy F (1959) Pharmazie 14:349
80. Kabelik I, Krejci Z, Santavy F (1960) Bull Narc 12:5
81. Cushman P (1976) Life Sci 19:875
82. Martin BR (1986) Pharmacol Rev 38:45–74
83. Reichmann M, Nen W, Hokin LE (1988) Mol Pharmacol 34:823–828
84. Busto U, Bendayan R, Sellers EM (1989) Clin Pharmacokin 16:1–26
85. Widman M, Nilsson IM, Nilsson JLG, Agurell S, Borg H, Gramstrand B (1973) J Pharm Pharmacol 25:453–457
86. Agurell S (1970) Chemical and Pharmacological Studies of Cannabis. In: Joyce CRB, Curry SH (Hrsg.) The Botany and Chemistry of Cannabis. J & A Churchill, London, S. 175–193
87. Gadamers Lehrbuch der chemischen Toxikologie und Anleitung zur Ausmittelung der Gifte, Bd. I/II (1979) Van den Hoek u. Ruprecht, Göttingen
88. Mendelson JH, Mello NK, Ellingboe J, Skupny AST, Lex BW, Griffin M (1986) J Pharmacol Exp Ther 237:862–866
89. Husain S, Khan I (1985) Bull Narc 37:3–13
90. Karniol IG, Carlini EA (1972) J Pharm Pharmacol 24:833–835
91. Hollister LE (1986) NIDA Res Monogr 68:110–116
92. Dewey WL, Johnson KM, Bloom AS (1976) Ann NY Acad Sci 281:190–197
93. Emboden WA (1982) Cannabis in Ostasien. In: Völger G, von Welck K (Hrsg.) Rausch und Realität, Bd. 2, Rowohlt Taschenbuch Verlag, Reinbeck bei Hamburg, S. 557–567
94. Moser-Schmitt E (1982) Sozioritueller Gebrauch von Cannabis in Indien. In: Völger G, von Welck K (Hrsg.) Rausch und Realität, Bd. 2, Rowohlt Taschenbuch Verlag, Reinbeck bei Hamburg, S. 933–941
95. Madaus G (1976) Lehrbuch der biologischen Heilmittel (Nachdruck der Ausg. Leipzig 1938), Bd. I, Hildesheim New York
96. Novotny M (1975) Experientia 32:280
97. Wu TC, Thashkin DP, Djahed B, Rose JE (1988) N Engl J Med 318:347–351
98. Miller NS, Gold MS, Pottash AC (1989) J Subst Abuse Treat 6:241–250
99. Schütt P (1972) Weltwirtschaftspflanzen, Paul Parey, Berlin Hamburg, S. 152
100. Official Journal of the European Communities, No. L191, 19.7.1984, S. 6; No. L199, 28.7.1984, S. 23–25
101. Ono M, Shinamine M, Takahashi K (1972) Bull Nat Hyg Sci (Eisei Shikenjo Hokoku) 90:1
102. Hemphill JK, Turner JC, Mahlberg PG (1980) J Nat Prod 43:112–122
103. Turner CE, Cheng PC, Lewis GS, Russel MH, Sharma GK (1979) Planta Med 37:217–225
104. Hoffmann D, Brunnemann KD, Gori GB, Wynder EL (1975) Recent Adv Phytochem 9:63–81
105. Valnet J (1983) Traitment des maladies par les plantes, Malvine SA, Paris, S. 293
106. Schultze-Motel J (Hrsg.) (1986) Mansfeld R Verzeichnis landwirtschaftlicher Kulturpflanzen (ohne Zierpflanzen), 2. Aufl., Springer Verlag, Berlin Heidelberg New York Tokyo, S. 87–90
107. FEu, Bd. 1, S. 67
108. Heg, Bd. III/1, S. 283–295, 473–474
109. Hgn, Bd. 8, S. 193–194
110. Mar 29, S. 1553
111. Hag, Bd. 3, S. 652–663

St

Capsella

HN: 2011000

Familie: Cruciferae (Brassicaceae).

Tribus: Lepidieae.

Subtribus: Capsellinae.

Gattungsgliederung: Seit der Ausgrenzung aus der Gattung Thlaspi L. (Subtribus Thlaspidinae), die sich durch die rundlichen, geflügelten Schötchen mit 2 bis 16 Samenanlagen und seitenwurzeligen Embryonen deutlich unterscheiden, wurde die Gattung Capsella MEDIK. immer wieder verschieden abgegrenzt; man zählt heute 6 Arten zum engeren Kern.[1-4]

Gattungsmerkmale: Ein- bis zweijährige Pflanzen mit spindelförmiger Wurzel. Stengel einfach oder verzweigt. Laubblätter fiederlappig bis fiederteilig oder ungeteilt. Haare einfach oder verzweigt. Blütentrauben anfangs dicht, später verlängert. Kelchblätter schräg abstehend, eiförmig, weißhautrandig, nicht gezackt. Kronblätter klein, weiß, rötlich oder gelblich, verkehrt-eiförmig, abgerundet oder schwach ausgerandet, kurz genagelt, bisweilen fehlend. Staubblätter einfach. Honigdrüsen 4, je eine beiderseits der kürzeren Staubblätter, meist halbmondförmig, mit Fortsatz nach der Mitte. Fruchtknoten verkehrt-eiförmig mit 12 bis 24 Samenanlagen. Griffel kurz, Narbe flach, kopfig. Frucht von vorn nach hinten zusammengedrückt, verkehrtherzförmig, ihre Klappen gekielt, netznervig. Griffel bleibend. Epidermiszellen der Scheidewand mit welligen Wänden. Samen zahlreich, ellipsoid. Embryo rückenwurzelig. Chromosomengrundzahl $x = 8$.[1]

Verbreitung: Zentrum der Verbreitung ist der mediterrane Raum, ostwärts bis Zentralasien, einige Arten sind weltweit vertreten.[1]

Inhaltsstoffgruppen: *Alkaloidartige Verbindungen.* Sinapin, der Cholinester der Sinapinsäure, das als charakteristischer Samen-Inhaltsstoff der Familie gilt, konnte auch in mehreren Capsella-Arten nachgewiesen werden.
Fettsäuren. Wie die ganze Familie zeichnet sich der Genus Capsella durch fettreiche Samen mit hohem Gehalt an ungesättigten Säuren aus, in *C. bursa-pastoris*, der bestuntersuchten Art, vornehmlich Linol- und Linolensäure.
Sonstige. Das Auftreten nicht proteinogener Aminosäuren in der Familie konnte für *C. bursa-pastoris* als häufigst untersuchten Vertreter der Gattung bestätigt werden.

Vielfach Flavonoide und mittlere bis hohe Ascorbinsäuregehalte.[5]
Glucosinolate sind für diesen Genus nicht typisch, das berichtete Vorkommen in den Samen und oberirdischen Teilen von *C. bursa-pastoris* ist eher umstritten.[5]

Drogenliefernde Arten: *Capsella bursa-pastoris*: Bursae pastoris herba, Capsella bursa-pastoris hom. *HAB 1*, Capsella bursa-pastoris, äthanol. Infusum hom. *HAB 1*, Thlaspi bursa pastoris hom. *HPUS 78*.

Capsella bursa-pastoris (L.) MEDIK.

Synonyme: *Bursa pastoris* WIGG., *Capsella polymorpha* CAV., *Iberis bursa-pastoris* CRANTZ, *Lepidium bursa-pastoris* (L.) WILLD., *Nasturtium bursa-pastoris* ROTH, *Rodschiedia bursa-pastoris* GAERTN., *Thlaspi bursa-pastoris* L., *Thlaspi polymorphum* GILIB.[1,6]

Sonstige Bezeichnungen: Dt.: Bauernsenf, Echtes Hirtentäschelkraut, Gänsekresse, Hirtentäschel, Täschelkraut, Taschenknieper; engl.: Mother's heart, Pickpurse, Sheperd's purse, Sheperd's sprout, Toywort; frz.: Bourse a pasteur, Bourse de pasteur, Molette de Berger, Tabouret; it.: Borsacchina, Borsa del pastore; pol.: Tasnik pospolity; span.: Bolsa de pastor.

Systematik: Die Art (2n = 32) ist sehr vielgestaltig hinsichtlich Blattform, Behaarung, Größe der Kronblätter und Fruchtform und kann in viele Sippen (ca. 200) unterteilt werden. Da aber keine ökologische und geographische Isolierung erfolgte, ist eine systematische Unterteilung von rein theoretischem Interesse.[7]

Botanische Beschreibung: 2 bis 40 cm hohe, ein- bis meist zweijährige Pflanzen mit einfacher, spindelförmiger Wurzel und einzelnem aufrechtem Stengel, kahl oder besonders im unteren Teil zerstreut behaart. Grundständige Blätter in einer Rosette, gestielt, ungeteilt oder fiederteilig, in Abschnitten, die oft gezähnt und am Grunde am breitesten sind, mit einzelnen 0,5 bis 1 mm langen einfachen Haaren und kleineren Sternhaaren. Die wenigen Stengelblätter sind kleiner, sitzend und stark runzelig eingerollt. Blütenstand nach der Blüte verlängert. Blüte fast übers ganze Jahr; Blüten weiß, klein, 4 bis 6 mm lang, Kelchblätter 1 bis 2 mm, Kronblätter 2 bis 3 mm lang. Schötchenfrüchte 4 bis 9 mm lang und fast so breit, kahl, flachgedrückt, langgestielt, dreieckig, verkehrt herzförmig; Samen 0,8 bis 1 mm lang, rotbraun.[1,7]

Verwechslungen: In wärmeren Gebieten, wo beide Arten gemeinsam vorkommen, mit *C. rubella* REUT., deren kleinere Kronblätter rötlich sind.[7]

Inhaltsstoffe: In den Samen Sinapin (ohne Mengenangaben),[8] 9-Methylsulfinylnonyl- und 10-Methylsulfinyldecylglucosinolate (ohne Mengenangaben)[9,10] und bis zu 39 % fettes Öl[11,12] mit den Hauptkomponenten Linolensäure (31 bis 34 %), Linolsäure (21 bis 22 %) und Eicosensäure (ca. 10 %); Erucasäure fehlt.[11]
Das Vorkommen von nicht näher beschriebenen Cardenoliden in den Samen wurde nie mehr bestätigt.[13]
Im frischen Kraut konnten Sinigrin, 9-Methylsulfinylnonyl- und 10-Methylsulfinyldecylglucosinolat identifiziert werden.[10,14]

Verbreitung: Über die ganze Erde verbreitet, von der Ebene bis ins Hochgebirge (3.000 m); in Gärten, auf Äckern und Schuttplätzen, an Wegrändern, oft als Unkraut.[1]

Drogen: Bursae pastoris herba, Capsella bursa-pastoris hom. *HAB 1*, Capsella bursa-pastoris, athanol. Infusum hom. *HAB 1*, Thlaspi bursa pastoris hom. *HPUS 78*.

Bursae pastoris herba (Hirtentäschelkraut)

Synonyme: Herba bursae pastoris, Herba Sanguinaria.[15]

Sonstige Bezeichnungen: Dt.: Beutelschneiderkraut, Blutkraut, Herzelkraut, Säckelkraut, Täschelkraut; engl.: Cocowort, Sheperd's purse herb; frz.: Herbe de bourse à pasteur, Herbe de molette

Monographiesammlungen: Bourse à Pasteur *PFX*; Herba Bursae pastoris (Hirtentäschelkraut) *EB 6*; Capsella *BHP 83*.

Definition der Droge: Die getrockneten, oberirdischen blüten- und furchttragenden Teile, die gegen Ende der Blütezeit und vornehmlich zur fruchttragenden Zeit gesammelt werden *PFX*; die getrockneten, zur Blütezeit gesammelten oberirdischen Teile *EB 6*; das getrocknete Kraut *BHP 83*.

Stammpflanzen: *Capsella bursa-pastoris* (L.) MEDIK.

Herkunft: Aus Wildvorkommen in Osteuropa (Jugoslawien, Ungarn, Bulgarien, Rußland).[15]

Gewinnung: Sammlung im Hochsommer, möglichst schnelle Trocknung.[16]

Ganzdroge: Die Droge besteht aus den Stengeln mit Blättern, Blüten und Früchten. Der Stengel trägt am Grunde eine Rosette länglich-lanzettlicher, gestielter, meist fast fiederspaltiger, seltener buchtig gezähnter oder ungeteilter Blätter; die wenigen Stengelblätter sind kleiner, sitzend und stark runzelig eingerollt. Die Blätter sind heller oder dunkler grün, kahl oder mehr oder weniger behaart. Der Stengel ist hellgrau, rund oder kantig oder fein längsgerillt. Den kopfig gehäuften Blütenknospen an der Spitze des Stengels folgen nach unten die offenen, kleinen, gestielten weißen Blüten und anschließend langgestielte, flachgedrückte, verkehrt-eiförmige, unbehaarte, ausgewachsen 4 bis 6 mm große Schötchen mit zahlreichen kleinen, rotbraunen Samen. Der bleibende, kurze Griffel überragt die Ausrandung der Schötchen nicht.[40]

Schnittdroge: *Geschmack.* Etwas scharf und bitter.
Geruch. Schwach und unangenehm, arteigen.
Makroskopische Beschreibung. Die Schnittdroge ist gekennzeichnet durch die ganzen, verkehrt dreieckigen, herzförmigen, flachgedrückten, grünen bis hellgelben, langgestielten Schötchen oder Teile derselben sowie den abgesprungenen Fruchtklappen, den falschen Scheidewänden und den zahlreichen rotbraunen Samen. Weiterhin finden sich kleine Knäuel der weißlich grünen, stark eingeschrumpften Blütenstände und hellgrüne, runde oder kantige und fein längsgerillte Stengelstücke.[16]
Mikroskopisches Bild. Obere Blattepidermis aus schwach, untere aus stark wellig konturierten Zellen gebildet. Auf beiden Seiten Spaltöffnungen, die von meist 3 gewöhnlichen oder von etwas kleineren Epidermiszellen umgeben sind. Auf beiden Epidermen sowohl einzellige, konisch spitz zulaufende 500 µm lange glatte Haare wie auch dickwandige, 3- bis 5strahlige Sternhaare mit an der Epidermis angedrückten Sternstrahlen und warziger Cuticula. Mesophyll bifacial, oberseits als 1- bis 2schichtiges, dickes Palisadengewebe, darunter ein aus rundlichen Zellen zusammengesetztes Schwammparenchym, das an der unteren Epidermis in kurz- und flacharmige Zellen übergeht.[16]

Pulverdroge: Hellgrünes Pulver, gekennzeichnet durch einzellige, flache Sternhaare mit 3- bis 5strahligen Fortsätzen mit gekörnter Cuticula und durch einzellige bis 500 µm lange kegelförmige, verdickte, zugespitzte Haare mit glatter Cuticula.[15]

Verfälschungen/Verwechslungen: Kommen praktisch nicht vor.[15,16]

Inhaltsstoffe: *N-haltige Verbindungen.* Die Droge weist einen hohen Gehalt an Aminosäuren und Proteinen (32 % in der Trockensubstanz) auf,[17-19] 22 Aminosäuren wurden chromatographisch identifiziert, die Hauptkomponenten sind Prolin, Valin, Ornithin, und α- und γ-Aminobuttersäure.[17] Ein physiologisch aktives Polypeptid konnte nicht näher definiert werden.[20] Das Vorkommen von Cholin (bis 1 %), Acetylcholin (ohne Mengenangabe), Tyramin und Spuren von Histamin wird sowohl bestritten[21] wie bestätigt.[14,15,22]
Flavonoide. 16 Flavon- und Flavonolglykoside der Aglyka Kämpferol, Luteolin, Diosmetin und Quercetin wurden identifiziert bzw. isoliert, u.a. Rutin (0,006 %), Luteolin-7-rutinosid (0,002 %), Diosmin.[14,17,22,23]
Org. Säuren. Hoher Anteil an phenolischen und aliphatischen organischen Säuren (z.B. Chlorogen-, Syringa-, Vanillinsäure, Fumarsäure u.a.) (ohne Mengenangaben).[22,24]
Anorg. Substanzen. Auffallend ist der hohe Gehalt an Ca- und insbesondere K-Salzen (keine genauen Mengenangaben).[22]
Sonstiges. Vitamin C,[22,25] β-Sitosterol und Triterpene nicht bekannter Struktur.[14]

Zubereitungen: Extractum Bursae pastoris fluidum *EB6* (1:1 mit EtOH 70 %), *BHP83* (1:1 in EtOH 25 %).

Identität: Durch makroskopische und mikroskopische Prüfungen *PFX*, *EB6*, *BHP83*.
DC: Sowohl *PFX* als auch die Standardzulassung[16] lassen in einem ethanolischen Extrakt auf Aminosäuren prüfen mit Prolin[16] bzw. Prolin, Valin und γ-Aminobuttersäure *PFX* als Referenzsubstanzen. Ninhydrin als Detektionsmittel reagiert mit Aminosäuren unter Bildung von rosa bis violetten, in ihrer Struktur noch nicht endgültig geklärten Produkten.[26]
- LM: Butylacetat-Pyridin-Wasser (50 + 10 + 40) (Oberphase) *PFX*; *n*-Butanol-Aceton-Eisessig-Wasser (35 + 35 + 10 + 20);[16]
- Auswertung: Man erhält im Chromatogramm der Untersuchungslsg. 5 bis 7 Zonen von Aminosäuren; Hauptzone ist die des Prolins.

PFX läßt in einem 2. Chromatogramm zusätzlich auf das Vorhandensein von Rutin prüfen.
- LM: Butylacetat;
- Referenzsubstanz: Rutin;
- Detektion: Mit Naturstoffreagenz unter UV bei 365 nm;
- Auswertung: Man erhält eine braun-orange fluoreszierende Zone.

Reinheit:
- Fremdanteile: Nicht mehr als 2 % *PFX*. S. a. Lit.[16]
- Trocknungsverlust: Höchstens 10 % *PFX*. S. a. Lit.[16]
- Asche: Höchstens 9 % *PFX*; 12 % *EB6*; 10 % *BHP83*. S. a. Lit.[16]

Gehaltsbestimmung: In Ermangelung gesicherter Kenntnisse über spezifische Inhaltsstoffe begnügt man sich hier mit der Angabe eines Mindestwertes des Extraktgehaltes, was in diesem Fall sicher vertretbar ist.[13,14] Verfahren: Aus einem stöchiometrisch hergestellten Extrakt wird der Trockenrückstand bestimmt.[16]
Die anderen Arzneibücher verlangen keine Gehaltsbestimmung.

Lagerung: Vor Licht und Feuchtigkeit geschützt *PFX*. S. a. Lit.[16]

Wirkungen: In einigen älteren Arbeiten[27-29] wurde die Eignung der Droge als Ersatz für das damals schwer zu beschaffende Mutterkorn geprüft: Hierbei wurde festgestellt, daß 0,5 bis 1 mL von mit Wasser, EtOH-Wasser-Gemischen oder mit Aceton-Wasser-Gemischen hergestellte Fluidextrakte (1:1) nach i.v. Applikation am Kaninchen (1 bis 2 mg/kg KG), innerhalb weniger Sekunden unter Blutdruckabfall zum Tode führten. Geringe Dosen (nicht angegeben) führten lediglich zu einem Blutdruckabfall. Die Effekte waren durch i.v. Vorbehandlung mit 0,2 bis 1 mg Atropin antagonisierbar. Die Wirkung wurde auf ein Cholinderivat zurückgeführt. Man untersuchte verschiedene Handelspräparate mit Hirtentäschelkraut-Zubereitungen am graviden und nichtgraviden, isolierten Meerschweinchenuterus.[28] Hierbei wurde in einzelnen Versuchen eine Steigerung der Kontraktilität beschrieben. Da Angaben zur Zusammensetzung der Präparate fehlen und die Ergebnisse innerhalb einer Versuchsreihe sowie zwischen den Präparaten differierten, sind die Ergebnisse kaum interpretier-

bar. Man fand am isolierten Meerschweinchenuterus mit Infusen und Mazeraten aus der Droge mit Konzentrationen von 1:4.000 bis 1:1.000 eine Steigerung des Tonus und bisweilen eine Steigerung der Kontraktionsfrequenz.[29] Es wird berichtet, daß die Befunde mit gelagerter Droge sowie anderen Drogenchargen und mit Extrakten nicht reproduzierbar waren.
Der Rückstand eines eingeengten Extraktes (95% EtOH, 1:10) führte nach i.v. Applikation an der Ratte (6 mg/kg KG) zu einem kurzzeitigen Blutdruckabfall. Im Gegensatz zu dem vergleichbaren, durch 0,7 µg/kg KG Acetylcholin ausgelösten Blutdruckabfall, war der Effekt nicht mit Atropin (80 µg/kg KG) antagonisierbar.[21]
In mehreren Arbeiten aus jüngerer Zeit wurde versucht, die pharmakologischen Wirkungen der Droge bestimmten Inhaltsstoffen zuzuordnen. Hierzu wurde ein Extrakt aus der Droge (EtOH 95%) durch SC an Kohle sowie mittels Gelchromatographie weiter gereinigt. Nach SC an Kohle wurde die Fraktion "K1" erhalten (0,2% der Droge), die nach Chromatographie an Sephadex G-25 eine Fraktion "K-2" lieferte (0,08% der Droge), die weiter in die Fraktionen "K3" (0,06% der Droge) und "K4" (0,01% der Droge) aufgetrennt wurden.[20,30,31]
An der Katze wurde nach i.v. Applikation von 1 mg/kg KG der Fraktionen ein vorübergehender Blutdruckabfall, der mit 1 µg/kg KG Isoproterenol vergleichbar war und durch Vorbehandlung mit 15 mg/kg KG Pronethalol teilweise antagonisierbar war, festgestellt.[30]
Am isolierten Papillarmuskel der Katze wird mit 10^{-3} g/mL "K1" eine negativ inotrope Wirkung (vergleichbar mit 10^{-5} g/mL Pronethalol), und in der gleichen Konzentration am isolierten Meerschweinchenvorhof eine negativ chronotrope Wirkung beschrieben.[30]
Die i.a. Applikation von 0,4 mL einer Lsg. mit 2 bis 4×10^{-3} g/mL der Fraktionen erhöhte am Hund *in vivo* den Koronarfluß. Der Effekt von "K3" war am ausgeprägtesten und entsprach 2 bis 4 µg Glyceroltrinitrat.[30]
$1,6 \times 10^{-3}$ bis $4,3 \times 10^{-3}$ g/mL erhöhten *in vitro* die Kontraktilität von isoliertem Ileum, Aorta und Trachealmuskeln. Der Effekt am Meerschweinchenileum war weder durch Atropin noch durch Diphenhydramin antagonisierbar, so daß er im Gegensatz zur Auffassung der älteren Autoren weder durch das Vorkommen von Acetylcholin noch von Histamin zu erklären ist.[30]
"K3" erhöhte am isolierten Rattenuterus *in vitro* die Kontraktilität. Exakte Konzentrationsangaben fehlen. Die ED_{50} liegt im Bereich von 10^{-3} g/mL. In *In-vivo*-Versuchen erhöhte die i.v. Applikation von 6 mg "K3" die spontane Motilität des Rattenuterus. Der Effekt war vergleichbar mit 0,1 IE Oxytocin.[20,30]
Nach i.p. Applikation von 60 und 300 mg/kg KG verschiedener Fraktionen beim Dextran-Ödem-Modell an der Rattenpfote wird eine antiexsudative Wirkung beschrieben, nach oraler (2 mg/kg KG) oder i.p. (1,3 mg/kg KG) Gabe verschiedener Fraktionen an der Ratte wird eine Erhöhung der Harnmenge beschrieben.[31] Die diuretische Wirkung wird in einer ähnlich angelegten Studie (p.o. Applikation von 250 mg eines 50% EtOH-Extraktes an Ratten) bestätigt.[32]
60 bis 300 mg/kg KG i.p. reduzierten bei der Ratte nach Pylorus-Ligatur das Auftreten von Ulcera.[31]
Die Gabe von Trinkwasser, mit 0,2% des Rückstandes des Filtrates einer wäßrigen Abkochung aus der Droge (Droge: Extrakt-Verhältnis nicht angegeben) reduzierte bei männlichen Ratten das durch die Verfütterung von 0,5 g 3'-Methyl-4-(dimethylamino)azobenzol ausgelöste Auftreten von Lebertumoren. Die Versuchsdauer betrug 258 Tage.[33]
In einer neueren Überprüfung[22] der früheren Untersuchungen bewirkten die aktiven Fraktionen eines ethanolischen und eines wäßrigen Drogenextraktes Kontraktionen des isolierten Rattenuterus, die der Wirkung von $3,3 \times 10^{-5}$ IE bzw. $3,5 \times 10^{-5}$ IE Oxytocin/mL entsprachen.
Eine hämostatische Wirkung des Hirtentäschelkrauts durch Beeinflussung der Faktoren der Blutgerinnung (Thrombocyten-Aggregation, ADP-Freisetzung aus Thrombocyten, thromboelastographische Veränderungen) konnte in dieser Untersuchung jedoch nicht festgestellt werden.[22]
Insgesamt liefern auch die neueren pharmakologischen Untersuchungen keine fundierte Erklärung für die therapeutische Anwendung der Droge.

Anwendungsgebiete: Innere Anwendung: Symptomatische Behandlung leichterer Menorrhagien und Metrorrhagien; zur lokalen Anwendung bei Nasenbluten.[34]
Äußere Anwendung: Oberflächliche, blutende Hautverletzungen.[34]

Dosierung und Art der Anwendung: *Droge.* Mittlere Einzeldosis: 5 g *EB6*, 1 bis 4 g *BHP83*.
Mittlere Tagesdosis: 10 bis 15 g.[34]
Jeweils als Teeaufguß (2 bis 4 g Droge auf 150 mL kochendes Wasser, nach 15 min abgeseiht) mehrmals tgl. zwischen den Mahlzeiten getrunken.[16]
Lokale Anwendung: 3 bis 5 g auf 150 mL Aufguß.[34]
Zubereitung. Fluidextrakt *EB6*: Tagesdosis 5 bis 8 g.[34]
Fluidextrakt (1:1, EtOH 25%) *BHP83*: Einzeldosis 1 bis 4 mL.

Volkstümliche Anwendung und andere Anwendungsgebiete: In der europäischen Volksmedizin nur noch selten innerlich oder äußerlich als blutstillendes Mittel und bei Dysmenorrhoen; früher galt die Droge als Mutterkornersatz bei Gebärmutterblutungen, diese Anwendung ist aber allein schon wegen der unzuverlässigen Wirkung obsolet.[15]
Die Indianer Nordamerikas trinken ein aus der pulverisierten Droge hergestelltes Infus gegen Kopfschmerzen.[35]
In den bolivianischen Anden werden Frischpflanzenabkochungen zur Anregung während der Geburt getrunken,[36] auf den Kanarischen Inseln und in Spanien diese neben den üblichen Anwendungen auch bei Blasenentzündungen.[37]
Die Anwendungsgebiete sind gegenwärtig nicht belegt.

Unerwünschte Wirkungen: Keine bekannt.[34]

Gegenanzeigen/Anwendungsbeschr.: Keine bekannt.[34]

Wechselwirkungen: Keine bekannt.[34]

Reproduktionstoxizität: Bei Fütterungsversuchen an weiblichen Mäusen konnten nach Verfütterung einer Mischung mit 20- und 40%igem Anteil von getrocknetem, vermahlenem Hirtentäschelkraut keine Veränderung der Fertilität und der östrogenen Aktivität festgestellt werden.[38]

Toxikologische Daten: *LD-Werte.* LD_{50} eines 90%igen EtOH-Extraktes der ganzen Pflanze: 1000 mg/kg KG.[32]

Sonst. Verwendung: *Haushalt.* In China seit langem als Gemüsepflanze kultiviert.[6]

Gesetzl. Best.: *Standardzulassung.* Standardzulassung Nr. 1539.99.99.[16] *Offizielle Monographien.* Aufbereitungsmonographie der Kommission E am BGA "Bursae pastoris herba (Hirtentäschelkraut)".[34]

Capsella bursa-pastoris hom. *HAB 1*

Synonyme: Thlaspi bursa pastoris.

Monographiesammlungen: Capsella bursa-pastoris *HAB 1*.

Definition der Droge: Die frischen oberirdischen Teile blühender Pflanzen.

Stammpflanzen: *Capsella bursa-pastoris* (L.) MEDIK.

Zubereitungen: Urtinktur und flüssige Verdünnungen nach *HAB 1*, Vorschrift 2a.
Eigenschaften: Die Urtinktur ist eine gelb- bis rotbraune Flüssigkeit mit aromatischem, arteigenem Geruch und würzigem Geschmack.
Darreichungsform: Urtinktur, flüssige Verdünnungen, Tabletten, Verreibungen, Streukügelchen, flüssige Verdünnungen zur Injektion.

Identität: Urtinktur, mit Natriumhydroxidlsg. versetzt, färbt rotes Lackmuspapier blau und ergibt einen aminartigen Geruch. Eingeengte, dann wieder mit Wasser verdünnte Urtinktur ergibt mit salzsaurer Reineckesalz-Lsg. einen braunen Nd.
DC:
- Prüflsg.: Urtinktur;
- Adsorptionsschicht: Kieselgel HF;
- FM: Eisessig-Wasser-Aceton-1-Butanol (10 + 20 + 35 + 35);
- Referenzlsg.: Methanolische Prolin-, Phenylalanin-, Serin-Lsg.;
- Detektion: Unter UV bei 254 nm, nach Besprühen mit Ninhydrin-Reagens im Vis;
- Auswertung: Das DC der Prüflsg. zeigt unter UV 3 fluoreszenzmindernde Zonen im oberen Drittel des Rf-Bereichs, nach dem Besprühen 7 violette bis orangefarbene Zonen in definierter Relation zu den Referenzsubstanzen.

Reinheit: *Urtinktur.*
- Relative Dichte: 0,930 bis 0,950.
- Trockenrückstand: Mindestens 1,5%.

Lagerung: Vor Licht geschützt.

Anwendungsgebiete: Die Anwendungsgebiete entsprechen dem homöopathischen Arzneimittelbild. Dazu gehören Steinleiden, Gebärmutterblutungen und Schleimhautblutungen.[39]

Dosierung und Art der Anwendung: *Zubereitung.* Bei akuten Zuständen häufige Anwendung alle halbe bis ganze Stunde je 5 Tr. oder 1 Tablette oder 10 Streukügelchen oder 1 Messerspitze Verreibung einnehmen; parenteral 1 bis 2 mL bis zu 3 mal tgl. s. c. injizieren.[39]
Bei chronischen Verlaufsformen 1- bis 3 mal tgl. 5 Tr. oder 1 Tablette oder 10 Streukügelchen oder 1 Messerspitze Verreibung einnehmen; parenteral 1 bis 2 mL pro Tag s. c. injizieren.[39]

Unerwünschte Wirkungen: Nicht bekannt.[39]

Gegenanzeigen/Anwendungsbeschr.: Nicht bekannt.[39]

Wechselwirkungen: Nicht bekannt.[39]

Gesetzl. Best.: *Offizielle Monographien.* Aufbereitungsmonographie der Kommission D am BGA "Capsella bursa pastoris (Thlaspi bursa pastoris)".[39]

Capsella bursa-pastoris, äthanol. Infusum hom. *HAB 1*

Synonyme: Capsella, äthanol. Infusum.

Monographiesammlungen: Capsella bursa-pastoris, äthanol. Infusum *HAB 1*.

Definition der Droge: Die zur Blütezeit gesammelten, getrockneten, oberirdischen Teile.

Stammpflanzen: *Capsella bursa-pastoris* (L.) MEDIK.

Zubereitungen: Urtinktur und flüssige Verdünnungen nach *HAB 1*, Vorschrift 20 mit Ethanol 30%.
Eigenschaften: Die Urtinktur ist eine gelb- bis rotbraune Flüssigkeit mit aromatischem, arteigenem Geruch und würzigem Geschmack.

Identität: *Urtinktur.* Mit Eisen(III)-chloridlsg. färbt sich die Urtinktur graublau; rotes Lackmuspapier färbt sich beim Erhitzen der Urtinktur mit Natriumhydroxidlsg. blau, und es tritt aminartiger Geruch auf.
DC:
- Prüflsg.: Urtinktur;
- Adsorptionsschicht: Kieselgel H;
- FM: Chloroform-Eisessig-Wasser (50 + 42 + 8);
- Referenzlsg.: Methanolische Rutin-, Kaffeesäure-, Scopoletin-Lsg.;
- Detektion: Naturstoffreagenz und Auswertung unter UV 365 nm;
- Auswertung: Im DC der Untersuchungslsg. sind 4 gelbrote Flecken zwischen den Referenzsubstanzen Rutin und Kaffeesäure, ein gelbroter unter der Referenzsubstanz Scopoletin zu finden.

Reinheit: *Urtinktur.*
- Relative Dichte: 0,955 bis 0,970.
- Trockenrückstand: Mindestens 1,5 %.

Lagerung: Vor Licht geschützt.

Thlaspi bursa pastoris hom. *HPUS 78*

Sonstige Bezeichnungen: Sheperd's purse.

Monographiesammlungen: Thlaspi bursa pastoris *HPUS 78*.

Definition der Droge: Die frische Pflanze.

Zubereitungen: *Urtinktur.*
Zubereitung von 1000 mL Urtinktur aus 333 mL feuchter Drogenmasse (= 100 g frische Pflanze und 233 mL Wasser), 200 mL destilliertem Wasser und 600 mL Ethanol 94,9 % (*V/V*).
Verdünnungen. D2 (2 ×) aus 1 Teil Tinktur, 3 Teilen destilliertes Wasser und 6 Teilen Ethanol 94,9 % (*V/V*).
D3 (3 ×) und höher mit Ethanol 88 % (*V/V*).
Medikationen. D3 (3 ×) und höher.

Gehalt: *Urtinktur.* Arzneigehalt $^{1}/_{10}$.

1. Heg (1986) Bd. IV, Teil 1, S. 346
2. Schulz OE (1936). In: Engler A, Harms H (Hrsg.) Die natürlichen Pflanzenfamilien. Bd. 17b, Leipzig, S. 227–658
3. Janchen E (1942) Das System der Cruciferen. Österr Bot Zeitschr 91:1–28
4. Vaughan JG, Macleod AJ, Jones BMG (1976) The Biology and Chemistry of the Cruciferae, Academic Press, New York
5. Hgn, Bd. III, S. 586–607, 675; Bd. VIII, S. 358–362, 710
6. Mansfeld R (1988) Schultze-Motel J (Hrsg.) Verzeichnis landwirtschaftlicher und gärtnerischer Kulturpflanzen. Bd. 2, Springer, Berlin Heidelberg New York, S. 284
7. Hess HE, Landolt E, Hirzel R (1970) Flora der Schweiz, Bd. 2, Birkhäuser, Basel Stuttgart
8. Schultz OE, Gmelin R (1952) Z Naturforsch 7b:500–509 (1953) ibid 8b:151–157
9. Kjaer A (1958). In: Ruhland W (Hrsg.) Handbuch der Pflanzenphysiologie, Bd. 9, Springer, Berlin, S. 64
10. Ettlinger MG, Kjaer A (1968) Sulfur Compounds in Plants. In: Mabry TJ, Alston RE, Runeckles VC (Hrsg.) Recent Advances in Phytochemistry, Vol. 1, Appleton-century-Crofts, New York, S. 59–142
11. Szymczak J, Krzeminski K, Krzeminska K (1980) Acta polon pharm 36:669
12. Mukherjee KD, Kiewitt I, Hurka A (1984) Phytochemistry 23:117–119
13. Kowalewski Z (1963) Dissertationes Pharmaceut 15:65–71, zit. nach: CA 59:14297h
14. Sabri NN, Sarg T, Seif El-Din AA (1975) Egypt J Pharm Sci 16:521–522, zit. nach: CA 89:160097
15. Czygan F (1989) Hirtentäschelkraut. In: Wichtl M (Hrsg.) Teedrogen, Wissenschaftliche Verlagsgesellschaft, Stuttgart, S. 231–233
16. Standardzulassung Nr. 1539.99.99 für Fertigarzneimittel (1986) Govi-Deutscher Apotheker Verlag, Frankfurt
17. Maillard C, Barlatier A, Debrauwer L, Calaf R, Balansard G (1988) Ann Pharm Fr 46:211–216
18. Ullrich I, Jahn-Deesbach W (1984) Angew Bot 58:255–266
19. Sugii M, Miura H, Nagata K (1979) Anal Biochem 92:265–269
20. Kuroda K, Tagaki K (1968) Nature 220:707–708
21. Kuroda K, Kaku T (1969) Life Sci 8:151–155
22. Diensberg R (1979) Dissertation, Bonn
23. Wohlfahrt R, Gademann R, Kirchner CP (1972) Dtsch Apoth Ztg 112:1.158–1.160
24. Nagai K (1960) Yakugaku Kenkyu 32:617–621, zit. nach: CA 55:1w2551
25. Jones E, Hughes RE (1983) Phytochemistry 22:2.493–2.499
26. Wichtl M (1988) Monographienkommentar. In: Standardzulassungen, 5. Erg.-Lfg. Govi-Deutscher Apotheker Verlag, Frankfurt
27. Boruttau H, Cappenberg H (1921) Arch Pharm 259:33–52
28. Jaeger F (1921) Arch Gynäkol 114:467–500
29. Kochmann M (1920) Münch Med Wochenschr 67:1.284–1.297
30. Kuroda K, Takagi K (1969) Arch Int Pharmacologie Ther 178:382–391
31. Kuroda K, Takagi K (1969) Arch Int Pharmacologie Ther 178:392–399
32. Sharma ML, Chandokhe N, Ray Ghatak BJ, Jamwal KS, Gupta OP, Singh GB, Mohd Ali M (1978) Ind J Exp Biol 16:228–240
33. Kuroda K, Akao M, Kanisawa M, Miyaki K (1974) GANN 65:317–321
34. BAz Nr. 173 vom 18.9.1986 mit Ergänzung BAz Nr. 50 vom 13.3.1990
35. Hart JA (1981) J Ethnopharmacol 4:1–55
36. Bastien JW (1983) J Ethnopharmacol 8:97–111
37. Darias V, Bravo L, Barquin E, Herrera DM, Fraile C (1986) J Ethnopharmacol 15:169–193
38. East J (1955) J Endocrin 12:267–272
39. BAz Nr. 129a vom 15.7.1988 in der Fassung BAz Nr. 47 vom 8.3.1990
40. EB 6

RS/PG

Capsicum

HN: 2022900

Familie: Solanaceae.

Tribus: Solaneae.[1]

Subtribus: Solaninae.[1]

Gattungsgliederung: Linné beschrieb anhand des ihm vorliegenden Herbar-Materials zunächst 2 bzw. 3 (4) Arten der Gattung Capsicum.[2,3] Dann wurden über 50 (bis zu 61) neue, meist kultivierte Arten vorgeschlagen,[3,4] die früher aber auf 25 "gute" Arten mit 28 Varietäten beschränkt waren.[5] Anerkannt wurden teilweise nur die beiden ursprünglichen Arten mit der Feststellung, daß alle kultivierten Varietäten zu *Capsicum annuum* L. zugeordnet werden können.[6] In den USA jedoch verbreiteten sich die Systeme mit nur einer Kulturart *C. frutescens* L.[7,8]

Heute umfaßt die Gattung Capsicum L. mehr als 30 Arten.[9-11] Durch weltweite Anpflanzung über mehrere Jahrhunderte entstanden zahlreiche kultigene Formen, die sich in Habitus, Blütenfarbe und vor allem in Fruchtform, -farbe und -größe unterscheiden. Die Existenz von 5 kultivierten Arten, *C. annuum* L. mit den Varietäten var. *annuum* und var. *glabriusculum* (DUNAL) HEISER et PICKERSGILL, *C. baccatum* L. mit den Varietäten var. *baccatum* und var. *pendulum* (WILLD.) ESHBAUGH, *C. chinense* JACQ., *C. frutescens* L. und *C. pubescens* RUIZ et PAVON, ist anerkannt.[9,10,21,26] *C. cardenasii* HEISER et SMITH und *C. eximium* HUNZIKER befinden sich in Südamerika auf dem Wege zur Domestikation.[2]

Gattungsmerkmale: Einjährige oder zweijährige Kräuter oder Stauden bzw. Halbsträucher. Blätter wechselständig, paarig oder in Dreiergruppen, einfach. Blüten, einzeln, in Paaren oder in Gruppen zu dreien, achselständig, außerhalb der Achseln oder gegenüber vom Blatt. Kelch glockenförmig oder als Röhre, 5- oder 6zähnig, Kelchzipfel stets sehr kurz, leicht aufsteigend, fleischig. Korolle gedreht, mit sternförmigem, 5- bis 6fach gelapptem Rand. Staubblätter 5 bis 6.[2,13,14] Beere mit Samen, die ins Innere hineinragen.[2] Alle Species haben 2n = 24 Chromosomen, deren Karyotypen in der Feinstruktur sehr ähnlich sind.[2]

Verbreitung: Heimisch in Mittel- und Südamerika; inzwischen sind *C. frutescens*, *C. annuum* und *C. baccatum* pantropisch verbreitet, kultiviert werden sie vor allem in Asien und Afrika.[2]

Inhaltsstoffgruppen: *Scharfstoffe.* Scharfstoffe (Säureamide) vom Vanillylamidtyp wie Capsaicin, anhand deren Verteilung ein Schlüssel zur Identifizierung von 4 kultivierten Arten aufgestellt wurde.[12] Das meiste Capsaicin enthalten die tropischen Arten, die Schärfe nimmt zur gemäßigten Zone ab.[4]
Steroidalkaloide. Aus Capsicum-Arten sind Steroidalkaloidglykoside wie Solanin und Solanidin bekannt.
Flavonoide. Hierbei handelt es sich vor allem um Apigenin- und Luteolinglykoside sowie Chrysoeriolglykoside und *C*-Glykosylflavone wie Vitexin, Isovitexin, Orientin u. a.[16] Aufgrund des Blattflavonoidspektrums lassen sich 3 Sippen bilden:
- Chrysoeriolglykoside und Vicenin fehlen,
- *C*-Glykosylflavone nur durch Vicenin vertreten und
- Luteolinglykoside fehlen.[17]

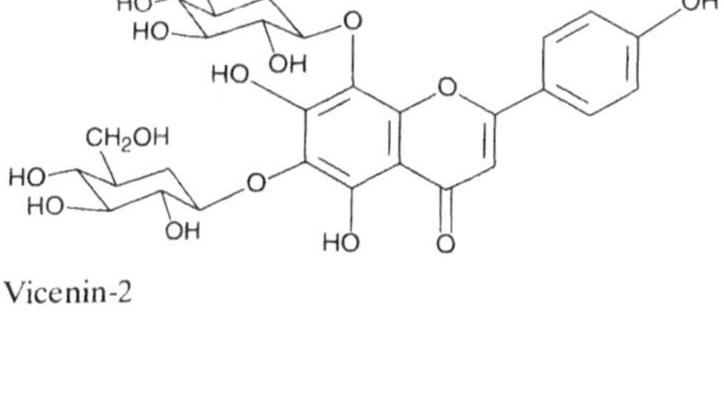

Vicenin-2

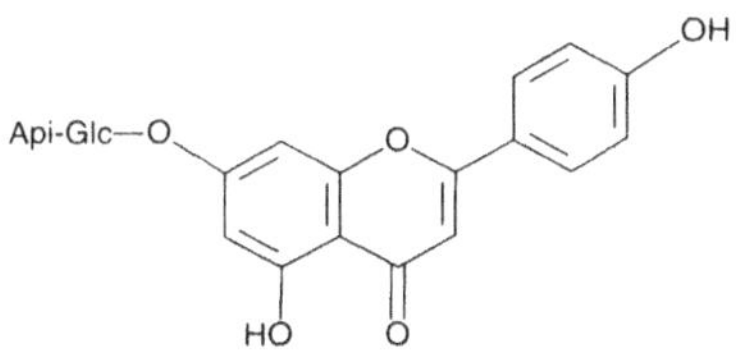

Apiin

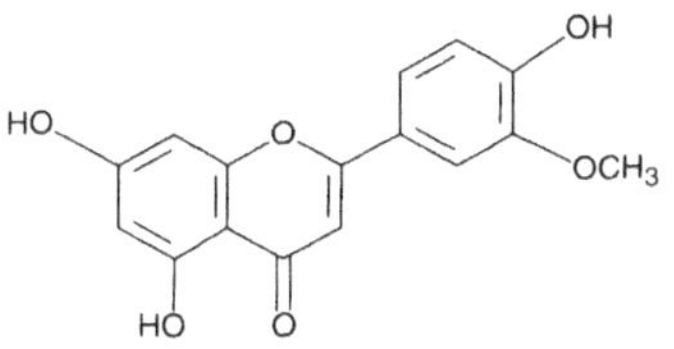

Chrysoeriol

Sonstige Stoffgruppen. Ätherisches Öl, fettes Öl, Saponine, Vitamine, Ascorbinsäure in den Früchten, Farbstoffe wie Carotinoide und Xanthophylle, Cumarine wie Scopoletin begleitet von Aesculetin oder Aesculin, Diterpenglykoside und Lignane.[16]

Drogenliefernde Arten: *Capsicum annuum*: Capsici fructus, Capsicum annuum hom. *HAB 1*, Capsicum annuum hom. *PFX*, Capsicum annuum hom. *HPUS 78*.
Capsicum frutescens: Capsici fructus acer.

Capsicum annuum L.

Synonyme: *C. annuum* L. var. *annuum* = *C. annuum* var. *longum* (DC.) SENDTN., *C. longum* DC., *C. annuumlongum* SENDTN.[4,12] *C. annuum* L. var. *glabriusculum* (DUNAL) HEISER et PICKERSGILL = *C. annuum* var. *arviculare* (DIERBACH) D'ARCY et ESHBAUGH, *C. annuum* var. *minimum* (MILLER) HEISER, *C. hispidum* var. *minimum* (MILLER) HEISER, *C. minimum* MILLER.[10,20,21,26]

Sonstige Bezeichnungen: Dt.: Beisbeere, Cayenne-Pfeffer, Gemeine Beißbeere, Gemeiner Paprika, Indischer oder Türkischer Pfeffer, Mexikanischer Paprika, Paprika, roter Pfeffer, Schoten-Pfeffer, Spanischer Pfeffer;[1,4,20,22] engl.: African chillies, African pepper, bird pepper, Capsicum, Cayenne, chillies, guinea pepper, pod pepper, red pepper, spanish pepper;[1,20,22,24] frz.: Piment annuel, piment de cayenne, piment de jardins, poivre de Cayenne, poivre d'Espagne, poivre de Guinée, poivre d'Indre;[1,20,22,24] it.: Capsico pepe cornuto, Peperone, pepe cornuto, pepe rosso;[23,24] pol.: Papryka, Pieprz turecki; span.: Aji, Pimiento;[23] tsch.: Paprika obecná; ung.: Paprika.[19]

Systematik: Verschiedene Autoren haben *C. annuum* in Subspecies (3 bis 4) mit bis zu 20 Varietäten unterteilt.[4,25-29] Im System des Kulturpaprikas werden 4 Convarietäten, die bei den Kulturtaxa praktisch den Unterarten als gleichwertig betrachtet werden können, unterschieden. Im einzelnen handelt es sich um convar. *annuum* L. mit 7 Provarietäten, convar. *baccatum* (L.) TERPÓ mit 2 Varietäten

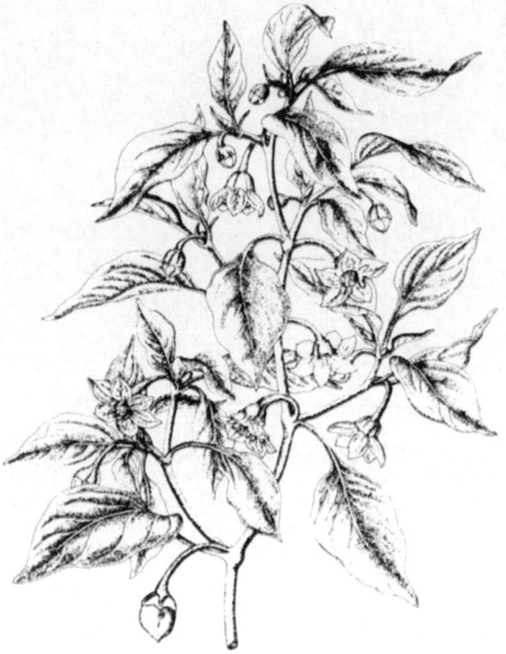

Teil des blühenden Sprosses von *C. annuum* L. Nach Lit.[30]

bzw. Provarietäten, convar. *grossum* (L.) Terpó mit 5 Provarietäten und convar. *longum* (DC.) Terpó mit 5 Provarietäten.[4] Die Gewürzpaprika liefernden Varietäten bzw. Sorten, Kulturformen mit meist länglichen und rotgefärbten Früchten, zählen zu *C. annuum* convar. *longum*, die den Gemüsepaprika liefernden Sorten, Kulturformen mit scharfstoffarmen, mildschmeckenden, großfrüchtigen Sorten mit grün bis gelbgrün gefärbten Früchten, zu *C. annuum* convar. *grossum*.[4]
Heute geht man von der Existenz von 2 Varietäten, nämlich var. *annuum* und var. *glabriusculum* (Dural) Heiser et Pickersgill, aus.[10,21]

Botanische Beschreibung: Einjähriges, in den Tropen perennierendes 20 bis 100 cm hohes Kraut mit aufrechtem, am Grunde etwas holzigem, kantigem, oberwärts sparrig verzeigtem, kahlem Stengel. Blätter, meist einzeln, lang gestielt, oval, lanzettlich bis eiförmig, stumpf zugespitzt, am Grunde keilförmig, ganzrandig oder leicht geschweift, kahl. Blüten meist einzeln oder seltener in Paaren oder zu dreien, nickend, lang gestielt; Kelch halbkugelig aus 5 verwachsenen Blättern, glockenförmig, mit 5 bis 7 kleinen Zähnen, zur Fruchtzeit nicht vergrößert; Corolle radförmig, kurzröhrig, weiß bis gelblich, selten purpurn bis violett, mit weißlich-grünen oder violetten Flecken; 5 bis 6 Staubgefäßen, mit violetten Antheren, dazwischen 5 kleine, papillöse Staminodien; Fruchtknoten oberständig, Scheidewände teilweise unentwickelt, dadurch oben einfächrig, unten 2fächerig (3-), Samenträger (Funiculi) oben wandständig, unten zu einer mittelständigen Säule verwachsen; Beere 1,5 (0,8) bis 5 (25) cm lang, bis 9 cm dick, sehr variabel, kegelförmig oder länglich spitz, unreif fleischig, reif ausgetrocknet, Kelch bleibt erhalten, Fruchtwand derb ledrig glänzend, gewöhnlich rot, gelb, grün oder bräunlichrot oder schwarz; Samen zahlreich, hell, gelblichweiß, flach, scheibenförmig, mehr oder weniger kreisrund bis nierenförmig, am Rande verdickt, Oberfläche grubig, ca. 3 bis 5 mm Durchmesser, ca. 0,5 mm dick.[3,4,12,13,19,30]
Bei *C. annuum* convar. *longum* handelt es sich um 45 bis 100 cm hohe Pflanzen, die Früchte sind länger als breit, schmal verlängert, hülsenartig oder dünnzylindrisch, Ende zugespitzt, glatt oder quergerieft, aufrechtstehend oder hängend, 4 bis 25 cm lang, Durchmesser bis 4 cm, 2- bis 3adrig, Fruchtwand bis 3,2 mm stark, meistens scharf.[4]

Verwechslungen: Der mitunter synonyme Gebrauch der Artnamen *C. annuum* und *C. frutescens* führt zu Verwechslungen und Unsicherheiten hinsichtlich der botanischen Identifizierung, obwohl anhand der Morphologie der blühenden Pflanzen die Capsicum-Arten im Prinzip unterscheidbar sind.[12] Eine morphologische Differenzierung anhand der Früchte ist nicht immer sicher möglich.

Inhaltsstoffe: *Saponine.* Bittere Saponine mit antibiotischer Wirkung vorzüglich gegen Hefen kommen in Samen und Wurzeln vor. Das Sagoningemisch wurde Capsicidin genannt; Hydrolyse liefert Galaktose (Gal), Glucose (Glc), Xylose (Xyl) und unter anderem das Steroidsapogenin Diosgenin.[15,32-34]
Die Aglyka der Steroidglykoside aus Capsicum-annuum-Wurzeln leiten sich ebenfalls von der Spirostanreihe ab. Japanische Untersucher benennen die Steroidglykoside mit unverzweigter Zuckerkette am *C*-3 des Gitogenins Capsicoside A1, B1 und C1, diejenigen, die sich vom Tigogenin ableiten, Capsicoside A2 (Gal) und B2 (Gal-Glc), und die vom Diosgenin A3 (Gal) und B3 (Funkiose). Die bislang bekannten Steroidglykoside mit verzweigter Zuckerkette heißen Capsicosin D und Capsicosin E.[35-37]

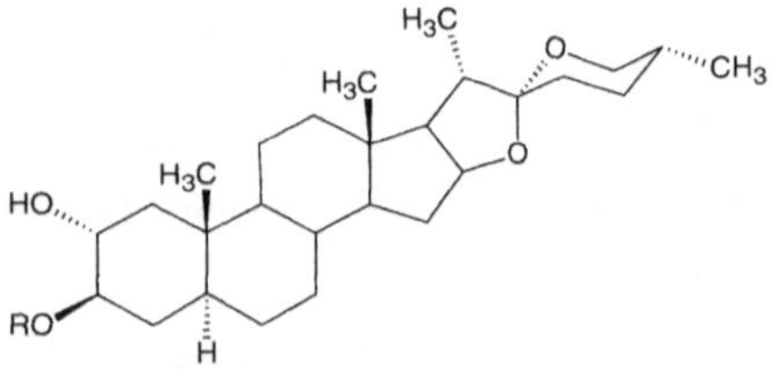

Capsicosid A1 : R= β-D-Gal

Capsicosid B1 : R= β-D-Glc-(1→4)-β-D-Gal

Capsicosid C1 : R= β-D-Xyl-(1→3)-β-D-Glc-(1→4)-β-D-Gal

Capsicoside A1, B1 und C1 aus Capsicum-annuum-Wurzeln

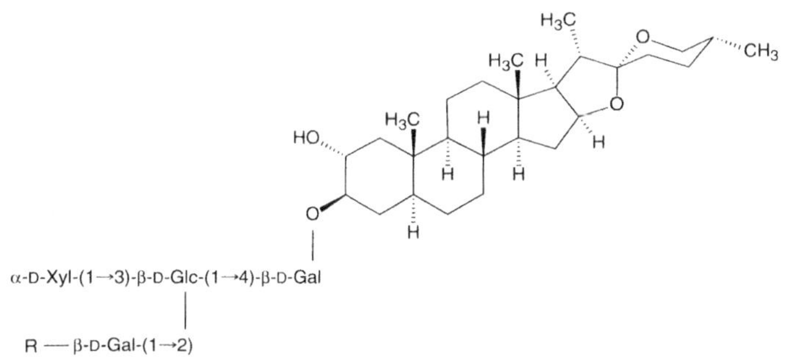

Capsicosin D1 : R= H
Capsicosin E1 : R= D-Glc

Capsicosin D1 und E1 aus Capsicum-annuum-Wurzeln

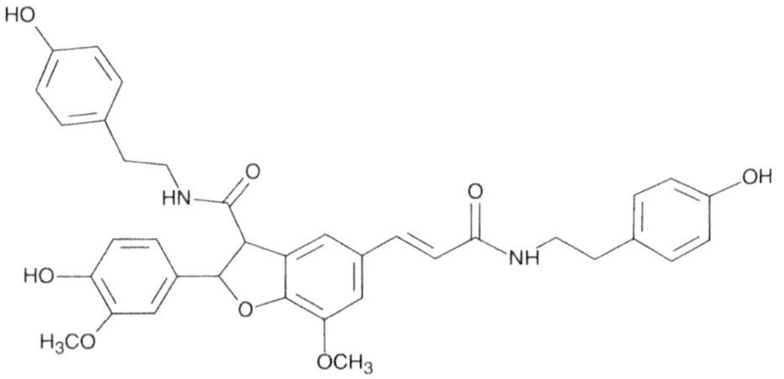

Grossamid aus den Wurzeln von *C. annuum* var. *grossum*

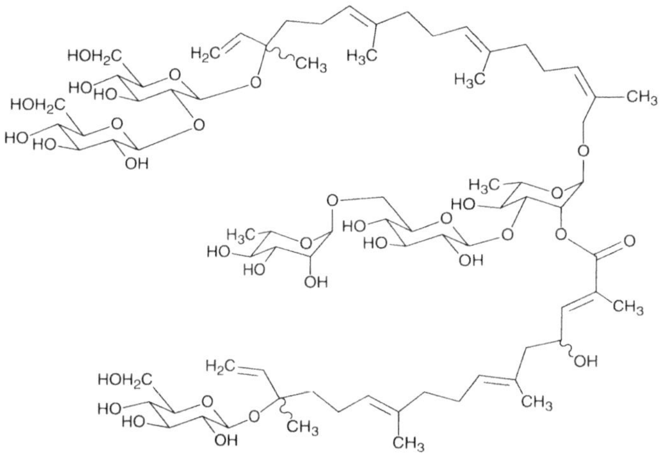

Capsianisid A, ein acyclisches Diterpenglykosid, aus den frischen Früchten von *C. annuum* var. *fasciculatum*

Lignanderivate. Die Wurzeln von *C. annuum* var. *grossum* enthalten das Neolignanderivat Grossamid, ein Lignanamid neben einem weiteren Amid wie *N-cis*-Feruloyltyramin.
Weiterhin wurden *p*-Aminobenzaldehyd, *N-trans*-Feruloyltyramin, *N-trans*-Cumaroyltyramin, *N-trans*-Feruloyloctopamin und *N-trans-p*-Cumaroyloctopamin identifiziert.[38]
Diterpenderivate. In den frischen Früchten von *C. annuum* var. *fasciculatum* fand man das acyclische Diterpenglykosid Capsianisid A.[44,45]

Flavonglykoside. Früchte, Blätter und Blüten führen Apiin, Apigenin-7-*O*-apiosylglucosid, und Luteolin-7-*O*-monoglucosid.[39]
Vitamin C (Ascorbinsäure). Die frischen Früchte enthalten 0,04 bis 0,21 % Ascorbinsäure, das sind somit 4- bis 6mal mehr Vitamin C als in Zitronensaft.[40,55]
Sonstige. Cumarinderivate wie Aesculetin und Scopoletin in Sproß und Wurzel[41] sowie verschiedene Pflanzensäuren.[42] Eine Übersichtsarbeit zur Zusammensetzung der frischen Früchte s. Lit.[0,55]

Verbreitung: Die Heimat ist Mexiko und das Gebiet südlich bis zum Panamakanal.[4] Wildformen von den südlichen USA bis ins nordwestliche Südamerika.[20]

Anbaugebiete: Im 16. Jahrhundert nach Europa eingeführt und heute in verschiedenen Formen in allen wärmeren Gegenden kultiviert.[19]
Mannigfaltigkeitszentrum der Kulturformen in Zentral-Mexiko und Guatemala; sonst kultiviert in Trinidad, Peru, Bolivien, Chile, Argentinien, Brasilien. Ebenso in Nordamerika und Europa, besonders in Ungarn, auf der Balkanhalbinsel, in Südfrankreich, Italien, Spanien.[20]

Drogen: Capsici fructus, Capsicum annuum hom. *HAB 1*, Capsicum annuum hom. *PFX*, Capsicum annuum hom. *HPUS 78*.

Capsici fructus (Paprika)

Synonyme: Capsici annui fructus, Fructus Capsici, Fructus Capsici annui.

Sonstige Bezeichnungen: Dt.: Brasilianischer Pfeffer, Cayennepfeffer, indischer Pfeffer oder türkischer Pfeffer, Schotenpfeffer, Spanischer Pfeffer, Taschenpfeffer; engl.: African cayenne, African chillies, bird pepper, capsicum fruit, cayenne pepper, chillies, cockspur pepper, Guinea pepper, Guinea pods, Louisiana lang pepper, Nyassaland pepper, red pepper, spanish pepper, tochillies; frz.: Capsique, fruit de poivre d'Espagne, piment de cayenne, piment rouge, poivre d'Indre; dän.: Spansk peber, spansk peppar; hindi: Lal mircha;[52] lateinisch: Piper brasiliense, P. cayennense, P. hispanicum, P. indicum, P. rubrum, P. turcicum; port.: Pimentao, Pimentao cornicabra;[53] span.: Aji, capsico annuo, chile, fruto de capsico, paprika, pimiento, pimiento rojo;[48] tsch.: Orvoc pieprzowca.

Monographiesammlungen: Paprika *DAB 7*; Fructus Capsici *Dan IX*, *ÖAB 90*, *CsL 3*; Capsici fructus *Hisp IX*, *USP XI*; Pimentao *Portug 46*; Capsicum *BPC 79*, *Jap XI*, *IndP 66*.
Nach Lit.[19] ferner in *Belg V*, *Ned 5*, *Helv VI*, *Norv V*, *Pol III*, *Svec 46*, *ChinP 53*.

Definition der Droge: Reife, getrocknete Früchte *DAB 7*, *Hisp IX*, *USP XI*, *ÖAB 90*, *BPC 79*, *CsL 3*, *IndP 66*; getrocknete Früchte *Dan IX*; die Früchte *Jap XI*, *Portug 46*. Paprika, bestehend aus den frischen oder getrockneten Früchten verschiedener capsaicinarmer Capsicum-Arten.[127]
Hinweis: Während sich die Aufbereitungsmonographie "Paprika" der Kommission E am BGA[127] nur auf capsaicinarme Sorten von *C. annuum* L., also den "edelsüßen" Paprika des Handels, bezieht und die scharfen Sorten in einer gesonderten Monographie "Cayennepfeffer"[126] (s. Capsici fructus acer) aufführt, beziehen sich die o. a. Arzneibücher auf scharfe (brennende), capsaicinreiche Capsicum-Sorten.

Stammpflanzen: *C. annuum* L. var. *longum* (DC.) Sendtner *DAB 7*, *USP XI*; *C. annuum* L. var. *longum* Fingerhuth *Hisp IX*; *C. annnuum* L. *Portug 46*, *CsL 3*; verschiedene Arten der Gattung Capsicum L. *ÖAB 90*; *C. annuum* L. var. *minimum* (Miller) Heiser und gleichfruchtige Varietäten von *C. frutescens* L. *BPC 79*; *C. annuum* L. oder seine Varietäten *Jap XI*; *Capsicum frutescens* L. oder *C. annuum* L. *IndP 66*; *C. annuum* L.[127]

Herkunft: Europa, insbesondere Ungarn, Rumänien, Bulgarien, Südfrankreich, Spanien und Italien, sowie in Nordamerika; kleine Anbaugebiete in Mittel- und Südamerika sowie in Asien und Afrika.[19,54]

Gewinnung: Die zur Zeit der Vollreife geernteten Früchte werden gewöhnlich in flacher Schicht ausgebreitet und an einem warmen, aber schattigen Ort oder auf Heißluftdarren getrocknet, wobei die Temperatur 35 °C nicht überschreiten soll,[19,46] da bei Heißlufttrocknung mit minimaler Sonnenlichteinwirkung oder im Dunkeln hohe Capsaicinoidgehalte erreicht werden.[57]

Handelssorten: Zur Gewinnung der Arzneidroge dienen nur scharfe Sorten, die die Anforderungen an den Capsaicinoidgehalt erfüllen.[18]

Ganzdroge: Frucht kegelförmig, orange, braun- bis dunkelrot, etwa 6 bis 12 cm lang und am Grunde bis 4 cm breit, wo sie einem flach ausgebreiteten, graugrünen Kelch mit meist 5 Zähnen aufsitzt. Häufig ist noch ein Rest des gebogenen, hohlen Fruchtstiels vorhanden. Fruchtwand etwa 0,3 mm dick, brüchig, außen glänzend, glatt oder zart querstreifig, innen heller gefärbt und mit kleinen, punktförmigen oder axial gestreckten, blasigen Aufwölbungen versehen. Die aus meist 3, seltener 2 Fruchtblättern gebildete Frucht ist im oberen Teil ungefächert, im unteren Teil 2- oder 3fächerig. Die Samen sitzen im unteren Teil der Frucht zentralwinkelständig, im oberen Teil an den leistenförmig angeordneten Placenten. Samen hellgelb, scheibenförmig, fast kreisrund, etwa 0,6 mm dick und mit einem Durchmesser von 3 bis 5 mm. Ihre Oberfläche ist feingrubig. In das Endosperm ist der gebogene Embryo eingebettet.[50]
Die Früchte variieren sehr in Größe, Form, Farbe und Dicke der Fruchtwand. Durch das Altern werden die frisch feuerroten, gelbroten oder gelben Früchte braun bis schwarz.[19]

Schnittdroge: *Geruch und Geschmack.* Die Früchte sind fast geruchlos, von sehr scharfem und brennendem Geschmack und entwickeln schon beim Berühren einen sehr scharfen, heftig zum Niesen reizenden Staub;[19] schwach würziger Geruch, scharf brennender Geschmack, die Placentateile schmekken brennend scharf.[46,50]
Makroskopisches Bild. Unregelmäßige Bruchstükke der meist braunroten Fruchtwand, ganze Samen, seltener gelblichrote Teile der Placenten und graugrüne Stücke des Kelches und des Fruchtstiels.[19]
Mikroskopisches Bild. Die in Aufsicht polygonalen, dickwandigen, getüpfelten Epidermiszellen der Fruchtwand sind im Querschnitt schmal, tangential gestreckt; ihre helle Außenwand ist stark verdickt und von einer Cuticula bedeckt, die häufig

a
b
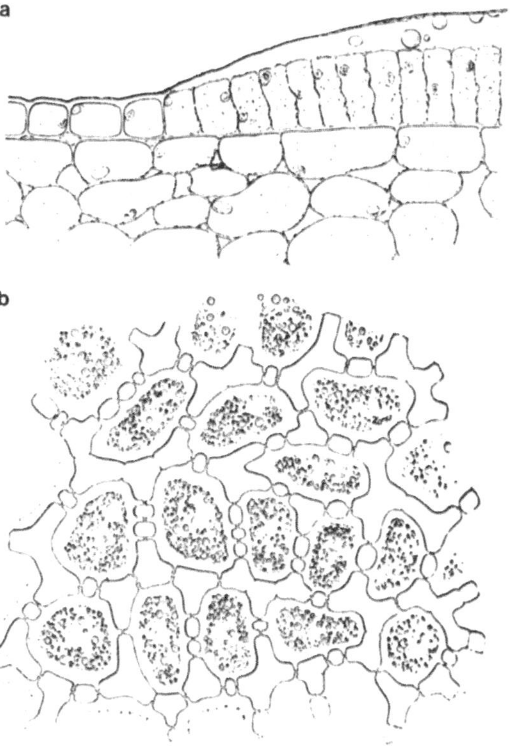

Capsici fructus. a Querschnitt durch den Randteil der Paprika-Fruchtscheidewand mit epidermalen Capsaicin-Drüsen. b Flächenansicht der äußeren Oberhaut der Paprika-Fruchtwand, Epidermiszellen und Cuticula. Nach Lit.[58]

a
b
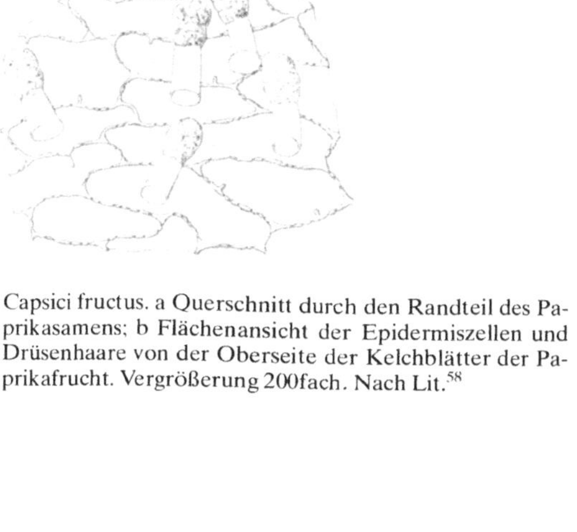

Capsici fructus. a Querschnitt durch den Randteil des Paprikasamens; b Flächenansicht der Epidermiszellen und Drüsenhaare von der Oberseite der Kelchblätter der Paprikafrucht. Vergrößerung 200fach. Nach Lit.[58]

parallel verlaufende Rillen aufweist. Die äußeren Zell-Lagen des Mesocarps sind stark kollenchymatisch verdickt; sie enthalten zahlreiche rotgelbe Öltröpfchen und rote Körnchen. Nach innen zu gehen sie allmählich in dünnwandige, große, dicht gelagerte, die gleichen Inhaltsstoffe führende Parenchymzellen über, in deren inneren Schichten sich zarte Leitbündel finden; die innerste Schicht bilden Großzellen, die von dünnwandigen, teils kollabierten Zellreihen gestützt werden und denen die Endokarpzellen aufliegen. Unter den Großzellen haben diese perlschnurartig verdickte und verholzte Wände; im Querschnitt sind sie quadratisch oder flach rechteckig, in Aufsicht meist axial gestreckt, wellig bis buchtig; die Zellen über den Stützzellreihen sind meist schwach gewellt, dünnwandig und wenig auffallend.
Die Epidermiszellen des Samens sind im Querschnitt quadratisch bis tangential gestreckt, an den Kanten mehr radial verlängert; ihre Außenwände und die oberen Teile der Seitenwände sind relativ dünn; die unteren Teile der Seitenwände und die Innenwand zeigen gelbliche, unregelmäßige, dicke, geschichtete, gelegentlich mit kleinen Warzen versehene, verholzte Auflagerungen; in Aufsicht erscheinen die Zellwände daher unregelmäßig wulstig (Gekrösezellen). Es folgen mehrere Lagen dünnwandiger, teilweise zusammengedrückter Zellen. Die derbwandigen Zellen des Endosperms und die zartwandigen Gewebe des Embroys führen fettes Öl und Aleuronkörner.
Die obere Epidermis des Kelches besteht aus polygonalen Zellen, die häufig etwa $100\,\mu m$ lange Drüsenhaare mit ein- bis dreizelligem Stiel und vielzelligem, schmalem Köpfchen tragen; das interzellularenreiche Mesophyll besitzt rundliche Parenchymzellen, die teilweise Calciumoxalatsand enthalten. Die Zellen der unbehaarten, unteren Epidermis sind meist langgestreckt und geradwandig; die in der Epidermisebene liegenden, rundlichen bis ovalen Spaltöffnungen sind etwa $45\,\mu m$ lang und $35\,\mu m$ breit.
Der Stiel zeigt unregelmäßig isodiametrische oder gestreckte Epidermiszellen, häufig Spaltöffnungen, spärlich Drüsenhaare, zartwandiges Grundgewebe mit vereinzelten Calciumoxalatsandzellen, einen Ring bikollateraler Leitbündel mit schraubig oder netzartig verdickten Gefäßen, verholzten Sklerenchymfasern, reich getüpftelten, verholzten Markstrahlzellen und dünnwandige Zellen des Markes.[50]

Pulverdroge: Gelblichrot bis rotbraun. Fragmente der Fruchtwandepidermis mit dickwandigen, getüpfelten Zellen; kollenchymatisch verdickte oder dünnwandige Zellen des Mesocarps mit gelblichroten Öltropfen und roten Körnchen; Bruchstücke des Endocarps mit Nestern perlschnurartig verdickter und verholzter Zellen; Gekrösezellen der Epidermis der Samenschale; Bruchstücke des Endosperms und des Embryos; wenige graugrüne Fragmente des Kelchs mit Spaltöffnungen und Drüsenhaare; wenige faserige Fragmente des Fruchtstieles.[50]

Verfälschungen/Verwechslungen: Andere Capsicum-Früchte oder deren Bestandteile dürfen nicht

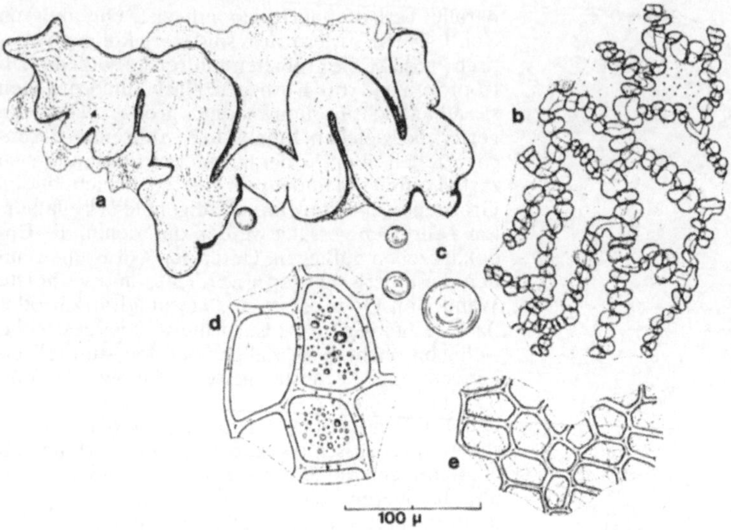

Charakteristiche Bestandteile des Pulvers von Capsici fructus. a Bruchstücke aus der Samenschalenepidermis mit "Gekrösezellen", schwach grünlich, zahlreich, sehr charakteristisch; b Bruchstücke aus der inneren Fruchtwandepidermis mit den auffallend getüpfelten, zahlreichen "Rosenkranzzellen", sehr charakteristisch; c Öltropfen, sehr zahlreich, durch Rotfärbung charakteristisch; d Epidermiszellen aus der inneren Fruchtwand in Aufsicht; e Bruchstücke aus dem Endosperm, oft mit Aleuronkörnern. Aus Lit.[30]

vorhanden sein. Früchte von *C. frutescens* L. sind 1 bis 7 cm lang und 0,3 bis 2 cm breit; ihre Epidermiszellen sind kleiner, annähernd quadratisch, reihenförmig angeordnet und zart getüpfelt; die übrigen Zellelemente von Frucht und Samen sind bei etwa gleicher Form ebenfalls kleiner.[50]

Paprikapulver kommt häufig ausgezogen, dann wieder aufgefärbt in den Handel, wobei minderwertige Sorten auch mit Olivenöl geölt werden. Hoher Sandgehalt, Mahlprodukte der Getreide- und Hülsenfrüchte, zerriebenes Brot, Maisstärke, Mehl, Kleie, Grieß, Holzmehl, Ziegelmehl, Ölkuchenmehl, Eichenrinde, Curcuma, Sandelholz, Okker, Chromrot, Mennige, Schwerspat und Teerfarbstoffe wurden beobachtet. Ein hoher Bariumgehalt dürfte auf einen mit Bariumsalzen gefällten Ponceau-Farbstoff zurückzuführen sein, der früher namentlich in Ungarn zugesetzt worden sein soll. Es sollen auch capsaicinfreie Paprikapulver als "süßer" oder "edelsüßer" Paprika in den Handel gekommen sein, die teilweise oder ganz mit Alkohol ausgezogen wurden. Zur Auffindung der Verfälschungen mittels Fluoreszenzmikroskopie s. Lit.[31]

Minderqualitäten: Die Droge darf nicht von Milben befallen sein.[50]

Bei unsachgemäßer Ernte können Teile des Stengels oder der Blätter oder Teile anderer Pflanzen in die Droge gelangen; hierdurch wird Wert und Aussehen der Droge beeinträchtigt.[54]

Inhaltsstoffe: *Scharfstoffe.* Die Scharfstoffe des Paprikas (0,01 bis 0,22 %) stellen Säureamide zwischen Vanillylamin und einer gesättigten oder ungesättigten Carbonsäure dar und werden als Capsaicinoide bezeichnet. Bekannt sind Capsaicin sowie mindestens 11 weitere chemisch nahestehende Verbindungen wie Dihydro-, Nordihydro- (bis zu 10 %) und Homodihydrocapsaicin neben weiteren mengenmäßig unbedeutenderen. Die Hauptkomponenten Capsaicin (32 bis 38 %), das Amid zwischen Vanillylamin und der C_{10}-Carbonsäure (*E*)-8-Methyl-6-nonen-säure, sowie Dihydrocapsaicin (18 bis 52 %) machen 84 % der Gesamtscharfstoffe aus. Die Zusammensetzung variiert je nach Capsicum-Sippe.[59–64]

Der scharfe Geschmack ist an die freie phenolische Hydroxylgruppe in Position 4 gebunden.[46]

Biosynthese und Vorkommen: Der C_6-C_1-Teil und das *N*-Atom stammen aus Phenylalanin auf bislang ungeklärtem Reaktionsweg. Unter Verlängerung der Seitenkette durch Anknüpfung von Acetylgruppen entsteht der C_{10}-Säureanteil aus aliphatischen Aminosäuren.[65–68]

Capsaicinoide kommen nur in den Placenten der Früchte von Capsicum-Arten vor. Zusammen mit geringen Mengen ätherischen Öls werden sie von Drüsenzellen der Placentaepidermis als kleine ölige Tropfen unter die Cuticula abgegeben, wo sie auskristallisieren.[67]

Saponine/Steroide. Die Samen enthalten neben 4-α-Methyl-5-α-cholest-8(14)-en-3-β-ol[43] ein bisdesmosidisches 22-Hydroxyfurostanolglykosid.[34]

Ätherisches Öl. Ca. 0,1 % äth. Öl mit den Aromakompenten 2-Methoxy-3-isobutylpyrazin und Capsiamid, *N*-(13-Methyltetradecyl)acetamid.[69,70]

Farbstoffe. 0,3 bis 0,8 % lipophile Carotinoide, die frei und als Fettsäureester vorkommen. Zu diesem Gemisch mit über 30 Verbindungen zählen Capsanthin mit 35 % der Gesamtmenge, α-Carotin mit

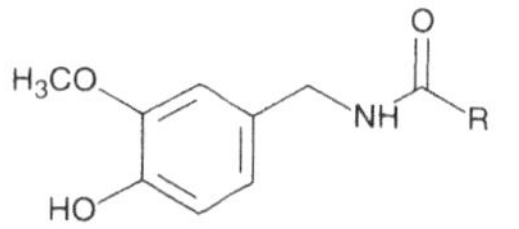

Säurekomponente/ Trivial-Bezeichnung	R
(*E*)-8-Methyl-6-nonensäure Capsaicin	$-(CH_2)_4CH{=}CH\text{-}CH(CH_3)_2$
8-Methylnonansäure Dihydrocapsaicin (DHC)	$-(CH_2)_6CH(CH_3)_2$
7-Methyloctansäure Nordihydrocapsaicin (NDHC)	$-(CH_2)_5CH(CH_3)_2$
9-Methyldecansäure Homodihydrocapsaicin I (HDCH I)	$-(CH_2)_7CH(CH_3)_2$
(*E*)-9-Methyl-7-decensäure Homocapsaicin I (HC I)	$-(CH_2)_5CH{=}CH\text{-}CH(CH_3)_2$
(*E*)-9-Methyl-6-decensäure	$-(CH_2)_4CH{=}CH\text{-}CH_2CH(CH_3)_2$
8-Methyldecansäure Homodihydrocapsaicin II (HDCH II)	CH_3 $-(CH_2)_6CHCH_2CH_3$
(*E*)-8-Methyl-6-decensäure Homocapsaicin II (HC II)	CH_3 $-(CH_2)_4CH{=}CH\text{-}CHCH_2CH_3$
Octansäure Caprylsäurevanillylamid (CSVA)	$-(CH_2)_6CH_3$
Nonansäure Nonylsäurevanillylamid (NSVA)	$-(CH_2)_7CH_3$
Decansäure Decylsäurevanillylamid (DSVA)	$-(CH_2)_8CH_3$
Undecansäure	$-(CH_2)_9CH_3$
Dodecansäure	$-(CH_2)_{10}CH_3$
6-Methyloctansäure	CH_3 $-(CH_2)_4CHCH_2CH_3$
Tridecansäure	$-(CH_2)_{11}CH_3$

Scharfstoffe aus Capsicum-Arten. Nach Lit.[15]

10 % und Violaxanthin mit 10 %. Ein 3,6-Epoxid des Capsanthins sowie weitere Epoxide sind identifiziert.[55,71] Capsici annui fructus besitzt geringe Vitamin-A-Aktivität.[72]

Flavone/Flavanone. Apiin, das nach Säurehydrolyse Apigenin, Apiose und Glucose ergibt, ferner neben anderen Luteolin-7-glucosid.[39] Eriocitrin und Hesperidin waren entgegen früheren Angaben nicht nachweisbar.[39]

Zubereitungen: S. a. unter Capsici fructus acer.
Pulver. Capsici fructus pulveratus (Powdered Capsicum) *JapXI*: Gelbrotes Pulver mit schwachem, charakteristischem Geruch und brennend scharfem Geschmack.
Tinktur. Tinctura Capsici (Spanischpfeffertinktur) *AB-DDR*: Aus Spanischpfefferfrüchten im Verhältnis 1:5 gewonnener ethanolischer Drogenauszug von rötlicher Farbe, wahrnehmbarem Geruch und brennendem, anhaltendem scharfen Geschmack.
Tinctura Capsici (Paprikatinktur, Cayennepfeffertinktur) *ÖAB90*: Durch Perkolation mit verdünntem Alkohol erhaltener Auszug im Verhältnis Droge zu Extrakt von 1:10; gelbliche bis bräunlichrote Flüssigkeit, die eigenartig riecht und brennend scharf schmeckt, mit verdünntem Alkohol klar, mit Ethanol oder Wasser trüb mischbar.
Capsicum Tincture (Tinctura Capsici) 1:10 mit Alkohol *JapXI*, 1:20 mit Ethanol 60 % (*V/V*) *IndP66*.
Extrakt. Extractum Capsici (Paprikaextrakt, Cayennepfefferextrakt) *ÖAB90*: Mit Aceton erhaltenes Perkolat im Verhältnis von Droge zu Extrakt von 1:2 wird mit der Preßflüssigkeit vereinigt und das Aceton abdestilliert. Die flüssigen Anteile werden durch Watte filtriert, der Filterrückstand verworfen; viskose, gelborange- bis dunkelrote, in dünner Schicht klare oder fast klare Flüssigkeit von eigenartigem Geruch und brennend scharfem Geschmack; Mischbarkeit mit Fetten, fetten Ölen oder Vaseline, mit Ethanol nur teilweise, mit Wasser nicht mischbar.
Oleoresin. Capsicum-Oleoresin (Capsicum Extractum) *IndP66*: s. Capsici fructus acer.
Capsaicin-Darstellung/Isolierung. Die Gewinnung erfolgt in zwei Schritten: Zunächst wird das Capsaicinoid-angereicherte Capsicum-Oleoresin durch Extraktion mit organischen Lösungsmitteln, meistens polaren wie Methanol, Ethanol, Aceton oder auch unpolaren wie Dichlormethan, Chloroform oder Ethylacetat durch Soxhlet-Extraktion erhalten. Anschließend werden Fette, Lipide, Steroide und Pigmente durch Flüssig-flüssig-Verteilung oder SC an Aluminiumoxid, Kohle oder Kieselgur entfernt.[15,73]
Ferner sind Verfahren mittels Kohlendioxid-Extraktion[74] sowie ohne Verwendung von chlorierten Kohlenwasserstoffen[75] mit hohen Ausbeuten bekannt.

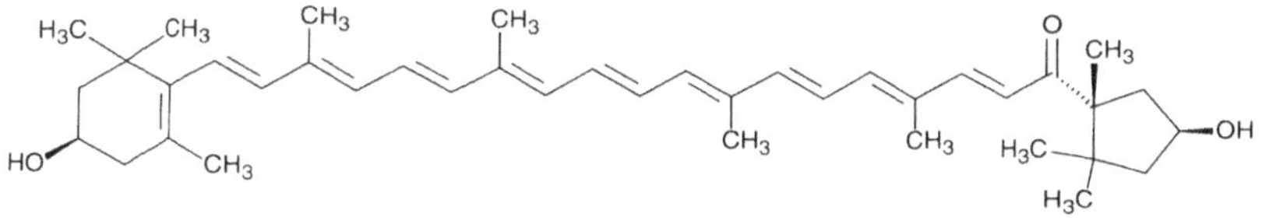

Capsanthin (= E 160c, C-Orange 13)

Mehrmalige Umkristallisation aus Petroläther oder Hexan ergibt Capsaicinoid-Kristalle mit einem Schmelzbereich von 64 bis 65 °C. Einzelne Verbindungen erhält man nur durch weitere Auftrennung durch Papierchromatographie, DC oder HPLC.[15]

Analytik: *Capsaicinoide.*
Kolorimetrische, photometrische Methoden. Bei der Vanadinmethode reagiert Ammoniumvanadat mit Capsaicinoiden in organischen Lösungsmitteln zu einer blauen Verbindung. Capsaicin reduziert Phosphormolybdänsäure zu Molybdänblau.[79,80] Mit Diazobenzolsulfonsäure kuppelt Capsaicin zu einem roten Azofarbstoff.[81] Diese Methoden sind nicht spezifisch, nicht empfindlich und werden durch Begleitstoffe gestört.[78] Mit Dibrom- bzw. Dichlorchinonchlorimid reagiert Capsaicin zu einem Indophenolfarbstoff.[82] Jedoch muß Capsaicin auch hier von störenden Begleitstoffen z.B. durch SC oder DC gereinigt werden.
Chromatographische Methoden. Die SC, vorwiegend an Aluminiumoxid, Aktivkohle, Kieselgur, Polyamid oder Kieselgel, dient hauptsächlich der Reinigung von Capsicum-Extrakten, daneben aber auch zur Auftrennung im präparativen Maßstab.
Die Papierchromatographie wurde mittlerweile durch DC verdrängt.
Dünnschichtchromatographie: Es sind zahlreiche Methoden beschrieben, die vor allem hinsichtlich Probenaufbereitung, mobiler Phase und Detektion variieren.[83–86] Mit bestimmten stationären Phasen erreicht man auch eine Auftrennung der Capsaicinoide. Die Nachweisgrenze reicht bis zu 0,1 µg Capsaicin.[78]
Gaschromatographie: Capsaicinoidgemische können mittels GC üblicherweise nach drei Methoden aufgetrennt werden:
- als Methylester der Fettsäuren;[87]
- durch direkte Chromatographie der Capsaicinoide;[88–91]
- nach Trimethylsilylierung der Capsaicinoide.[92–94]

Die Flammenionisationsdetektion ist hierbei am gebräuchlichsten.
Hochdruckflüssigkeitschromatographie: Ohne Derivatisierung können die Capsaicinoide an RP-Phasen und Ag^+-haltigen mobilen Phasen gut aufgetrennt werden. Bei gleichzeitiger quantitativer Bestimmung erhält man ein charakteristisches Fingerprintchromatogramm.[95–97]
Spektroskopische Methoden: Die IR-, MS- und NMR-Spektroskopie dient vor allem der Strukturaufklärung; sie werden jedoch auch zur Qualitätsprüfung von Capsicum-Früchten und -Zubereitungen vorgeschlagen.[98]
Ätherisches Öl.
Die ISO-Methode wird als geeignet zur volumetrischen Bestimmung des äth. Öls des Gewürzpaprikas betrachtet.[99] Zur qualitativen Bestimmung der Einzelstoffe bietet sich die GC in Verbindung mit MS an.[100]
Carotinoide.
Qualitative und quantitative Untersuchungen werden mittels DC oder vor allem per HPLC durchgeführt.[101–105]

Identität: *Droge.*
Makroskopische und mikroskopische Merkmale nach *DAB 7*: s. Ganzdroge, Schnittdroge, Pulverdroge.
DC nach *ÖAB 90*: 10%iger Drogenauszug mit Chloroform.
- Stationäre Phase: Kieselgel 60 F.
- Mobile Phase: Diethylether.
- Detektion: Dichlorchinonchlorimid und Ammoniak.
- Auswertung: Blauviolette Capsaicinoidzonen bei Rf-Werten zwischen 0,5 und 0,8.

DC nach *AB-DDR*:
- Untersuchungslsg.: Drogenauszug mit Methanol-Wasser-Mischung (1 + 1) wird mit Benzol ausgeschüttelt, die obere Phase dient der DC.
- Vergleichslsg.: 0,005 g Capsaicin in 20,0 mL Chloroform gelöst.
- Stationäre Phase: Kieselgel G.
- Mobile Phase: Chloroform-Methanol (95 + 5) (*V/V*).
- Detektion: Dibromchinonchlorimid, Ammoniakdampf.
- Auswertung: Nach Detektion Nachweis der blauen Capsaicinzone anhand der Referenzsubstanz.

Prinzipiell ähnliche DC-Untersuchung nach *Jap XI* mit veränderter Drogenaufbereitung und anderer mobilen Phase.
Farbreaktionen nach *USP XI*:
- Prüfung auf Capsanthin: Zu 0,01 g pulverisierte Droge gibt man 80%ige Schwefelsäure. Einige Teilchen färben sich dunkelblau oder grünlichblau. Nach 1 bis 2 min bilden sich graublaue Tropfen.
- 10 mg Droge werden mit 5 mL Petroläther geschüttelt, der Trockenrückstand des Filtrats färbt sich auf Zugabe von Schwefelsäure bläulichgrau.

Tinktur.
DC der Tinktur nach *AB-DDR*:
- Vergleichslsg.: 0,05%ige ethanolische Lsg. von Capsaicin.
- Stationäre Phase: Chloroform Methanol-Ameisensäure (100 + 10 + 6).
- Detektion: Dibromchinonchlorimid-Rg.

Extrakt.
Dichte 0,92 bis 0,94 *ÖAB 90.*

Reinheit: *Droge.*
- Asche: Höchst. 7 % *DAB 7*; höchst. 10 % *Dan IX, USP XI*; höchst. 6,5 % *Hisp IX, CsL 3*; höchst. 8 %, bestimmt mit der gepulverten Droge *Portug 46, ÖAB 90, Jap XI, IndP 66.*
- Säureunlösliche Asche: Höchst. 1 % *Dan IX*; höchst. 1,2 % *Jap XI.*
- Sulfatasche: Höchst. 8 % *Helv VI.*
- Trocknungsverlust (Wassergehalt): Höchst. 12 % *USP XI*; höchst. 13 % *CsL 3.*
- Fremde Bestandteile: Höchst. 1,0 % *Jap XI*; höchst. 3 % Kelche und Fruchtstielchen *IndP 66.*
- Fremde org. Beimengungen: Höchst. 1,0 % *IndP 66.*
- Extraktgehalt: Mind. 9 % Eth löslicher Extrakte *Jap XI.*
- Prüfung auf künstliche Farbstoffe/Teerfarbstoffe: Nachweis durch Färbung eines weißen, entfet-

teten Wollfadens mit einem wäßrig-alkoholisch-alkalisierten Drogenauszug und Entfärbbarkeit mit Ammoniaklsg. *DAB 7*; der Farbton der wäßrigen Lsg. aus gepulverten Paprika bzw. Cayennepfeffer darf sich durch verdünnte HCl oder verdünntem Ammoniak nicht deutlich verändern *Hisp IX, Portug 46, ÖAB 90*.
Tinktur.
- Ethanolgehalt: Mind. 65 % *(V/V) ÖAB 90*.
- Alkoholzahl: Mind. 9,7 *Jap XI*.
- Dichte: Ca. 0,82 *Jap XI*.

Extrakt.
- Trocknungsverlust: Höchst. 5,0 % *ÖAB 90*.

Gehalt: *Droge.* Gehalt an Capsaicinoiden, berechnet als Capsaicin: Mind. 0,25 %, bezogen auf die bei 105 °C getrockente Droge *ÖAB 90*; mind. 0,18 % *CsL 3*.
Extraktivstoffe: Mind. 12 % nicht Eth-flüchtiger Extaktivstoffe *IndP 66*.
Zubereitungen. Tinktur: Mind. 0,025 % *ÖAB 90*.
Extrakt: Mind 2,5 % *ÖAB 90*.

Gehaltsbestimmung: Nach Extraktion der lipophilen Capsaicinoide mit Dichlormethan oder Chloroform oder anderen lipophilen Lösungsmitteln werden die Capsaicinoide mittels DC gereinigt, und nach Elution der Zone erfolgt Umsetzung mit Gibbs-Rg. (2,6-Dichlorchinonchlorimid) und spektralphotometrische Bestimmung *ÖAB 90*.
AB-DDR läßt bei prinzipiell ähnlicher Drogenaufbereitung die dem Capsaicin entsprechende DC-Zone auskratzen, das substanzhaltige Kieselgel mit Dichlorchinonchlorimid versetzen und nach Zentrifugieren die überstehende klare Lsg. direkt bei UV 590 nm gegen eine Blindprobe messen.

Wirkwertbestimmung: Der Scharfstoffgehalt kann zur sensorischen Grenzwertbestimmung dienen; 0,02 g Droge in 500 mL Wasser (1:50.000) müssen noch deutlich scharf schmecken *DAB 7*, auch *USP XI* läßt auf die Schärfe prüfen.
Biologische Wertbestimmung durch Prüfen des scharfen Geschmacks,[76] der sog. Scoville heat test, ist von der ASTA und ISO zur Scharfwertbestimmung von Capsicum-Produkten zugelassen.[77]

Lagerung: *Droge.* Vor Licht geschützt *DAB 7*; vor Licht geschützt, in gut schließenden Gefäßen *USP XI, ÖAB 90*.
Zubereitungen. Tinktur: Vor Licht geschützt, in dicht schließenden Behältnissen *ÖAB 90, Jap XI*; vor Licht geschützt.
Extrakt: Vor Licht geschützt, in dicht schließenden Gefäßen *ÖAB 90*.

Stabilität: Der Capsaicinoidgehalt kann durch Licht, Schimmelpilze, UV-Licht, UV-Bestrahlung, Hitze und Oxidation negativ beeinflußt werden.[15]

Wirkungen: S. Capsici fructus acer.

Resorption: S. Capsici fructus acer.

Verteilung: S. Capsici fructus acer.

Elimination: S. Capsici fructus acer.

Volkstümliche Anwendung und andere Anwendungsgebiete: In der Volksmedizin wird die capsaicinarme Paprika innerlich bei Verdauungsstörungen, Magen- und Darmleiden sowie als entwässerndes und die Herz- und Kreislauffunktionen unterstützendes Mittel angewendet.[127]
Die äußerliche Anwendung bezieht sich auf die capsaicinreichen Paprikaarten (s. Capsici fructus acer).[127]
Da die Wirksamkeit der Droge und ihrer Zubereitungen nicht belegt ist, kann die therapeutische Anwendung capsaicinarmer Zubereitungen nicht befürwortet werden.[127]
Zur Anwendung "scharfer Capsicum-Früchte" s. Droge Capsici fructus acer.

Dosierung und Art der Anwendung: Die Droge ist nicht zur Teezubereitung geeignet. Die Anwendung von Capsicum-annuum-Früchten (Paprika) sollte sich auf die Verwendung als Gewürz und Gemüse beschränken.[127]
Zur Anwendung "scharfer Capsicum-Früchte" s. Droge Capsici fructus acer.

Unerwünschte Wirkungen: Überempfindlichkeitsreaktionen wie urticarielles Exanthem in seltenen Fällen.[127]

Gegenanzeigen/Anwendungsbeschr.: S. Capsici fructus acer.

Wechselwirkungen: S. Capsici fructus acer.

Akute Toxizität: S. Capsici fructus acer.

Chronische Toxizität: S. Capsici fructus acer.

Carcinogenität: S. Capsici fructus acer.

Mutagenität: S. Capsici fructus acer.

Reproduktionstoxizität: S. Capsici fructus acer.

Toxikologische Daten: *LD-Werte.* S. Capsici fructus acer. *Pflanzengiftklassifizierung.* S. Capsici fructus acer.

Akute Vergiftung: *Erste Maßnahmen.* S. Capsici fructus acer.

Rezepturen: Spiritus Capsici salicylatus (Capsicum and Salicylic Acid Spirit) *Jap XI*.

Sonst. Verwendung: *Haushalt.* Zur Herstellung des nur wenig scharfen Gewürzpaprikas werden die Früchte nach der Ernte längsgespalten, Stengel, Kelch, Placenten und Samen werden sorgfältig entfernt, nach dem Trocknen werden die zurückgebliebenen Fruchtwände mit bestimmten Mengen der getrockneten Samen und Scheidewände versetzt und gemahlen.[19,31]
Der Gewürzpaprika wird meist in den Produktionsländern in "Paprikamühlen" hergestellt. Im Handel ist vorwiegend in der Lebensmittelindustrie Paprikapulver. Hierbei unterscheidet man folgende Handelssorten: Edelsüßdelikater Paprika, edelsüßer Paprika, halbsüßer Gulaschpaprika, Rosenpaprika, scharfer Paprika, zumeist die Arzneibuchware oder Merkantilware aus Ungarn. Die einzelnen Produkte erhält man durch unterschiedliche Anteile an Samen und Fruchtscheidewänden im Verhältnis zu den übrigen Fruchtteilen und ggf. durch Abtrennen von Kelch und Stielen. Die einzelnen Pro-

dukte sind durch Schärfe, Aschegehalt, Sandgehalt, Farbe und Geschmack zu differenzieren. *Industrie/Technik.* Verwendung von Capsicum und capsaicinhaltigen Zubereitungen als Tränengas.[111]

Gesetzl. Best.: *Offizielle Monographien.* Aufbereitungsmonographie der Kommission E am BGA "Capsicum (capsaicinarme Paprika-Arten)".[127]

Capsicum annuum hom. *HAB1*

Synonyme: Capsicum.

Monographiesammlungen: Capsicum annuum *HAB1*.

Definition der Droge: Verwendet werden die reifen, getrockneten Früchte.

Stammpflanzen: *Capsicum annuum* L.

Zubereitungen: Urtinktur aus der grob gepulverten Droge (170) und flüssige Verdünnungen nach Vorschrift 4a mit Ethanol 86% (*m/m*) *HAB1*.
Eigenschaften: Die Urtinktur ist eine orangefarbene Flüssigkeit mit eigenartigem Geruch und brennend scharfem Geschmack.
Darreichungsformen sind Urtinktur, flüssige Verdünnungen, Streukügelchen, Verreibungen, Tabletten, flüssige Verdünnungen zur Injektion, Salben.[128]

Identität: Als Prüflsg. dient ein aus der pulv. Droge mit Ethanol 90% hergestellter Auszug.
Mit Ammoniumvanadat und Salzsäure versetzt, färbt sich der in Aceton gelöste Rückstand der eingedampften Prüflsg. grün.
Mit verd. NaOH-Lsg. erhält man eine gelbe Fällung.
Nach Ausschütteln der Prüflsg. mit Ether ist die Etherschicht dunkelgelb gefärbt; nach Eindampfen der Etherschicht und Aufnehmen des Rückstandes mit Schwefelsäure ergibt diese eine dunkelblau bis schwarzgefärbte Lsg., die sich nach 1 min nach dunkelviolett verändert *HAB1*.
DC nach *HAB1*:
- Stationäre Phase: Kieselgel GF_{254}.
- Mobile Phase: Ether.
- Untersuchungslsg.: Ethanolische Prüflsg. wird mit Wasser versetzt und mit Chloroform ausgeschüttelt, organische Phase wird eingeengt und der Rückstand in Chloroform gelöst.
- Vergleichslsg.: 0,1% Capsaicin in Chloroform.
- Detektion: 0,5% Dichlorchinonchlorimid in Methanol, Ammoniakdämpfe; Auswertung im Tageslicht.
- Auswertung: Das Chromatogramm der Vergleichslsg. zeigt am Übergang vom unteren zum mittleren Rf-Bereich den blauen Fleck des Capsaicins. Das Chromatogramm der Untersuchungslsg. zeigt auf gleicher Höhe einen sehr deutlich ausgeprägten blauen Fleck und im oberen Drittel des Chromatogramms eine große, schwach gelbe, diffuse Zone. Der Startfleck ist grün.

Reinheit: *Droge.*
- Fremde Bestandteile: Höchst. 2%.
- Asche: Höchst. 7,0%.
- Sulfatasche: Höchst. 10,0%.

Urtinktur.
- Relative Dichte (PhEur): 0,830 bis 0,845.
- Trockenrückstand (DAB): Mind. 1,2%.

Lagerung: *Urtinktur.* Vor Licht geschützt.

Anwendungsgebiete: Die Anwendungsgebiete entsprechen dem homöopatischen Arzneimittelbild. Dazu gehören: Wurmfortsatzentzündungen, Mittelohrvereiterung, Schleimhautentzündungen des Mundes und Rachens, Entzündungen des Magen-Darm-Kanals, der Harnblase und der Harnröhre.[128]

Dosierung und Art der Anwendung: *Zubereitung.* Soweit nicht anders verordnet: Bei akuten Zuständen häufige Anwendung alle halbe bis ganze Stunde je 5 Tropfen oder 1 Tablette oder 10 Streukügelchen oder 1 Messerspitze Verreibung einnehmen; parenteral 1 bis 2 mL bis zu 3mal täglich s.c. injizieren; Salben 1- bis 2mal täglich auftragen.
Bei chronischer Verlaufsform 1- bis 3mal täglich 5 Tropfen oder 1 Tablette oder 10 Streukügelchen oder 1 Messerspitze Verreibung einnehmen; parenteral 1 bis 2 mL pro Tag s.c. injizieren; Salben 1- bis 2mal täglich auftragen.[128]

Unerwünschte Wirkungen: Nicht bekannt. Hinweis: Es können sog. Erstverschlimmerungen vorkommen, die jedoch ungefährlich sind.[128]
In niedrigen Verdünnungsstufen muß mit ähnlichen Reaktionen wie bei Capsici fructus gerechnet werden.

Gegenanzeigen/Anwendungsbeschr.: Nicht bekannt.[128]

Wechselwirkungen: Nicht bekannt.[128]

Gesetzl. Best.: *Offizielle Monographien.* Aufbereitungsmonographie der Kommission D am BGA "Capsicum annuum (Capsicum)".[128]

Capsicum annuum hom. *PFX*

Synonyme: Capsicum.

Monographiesammlungen: Capsicum annuum pour préparations homéopathiques *PFX*.

Definition der Droge: Die Droge besteht aus den getrockneten Früchten.

Stammpflanzen: *Capsicum annuum* L.

Ganzdroge: Die Droge ist bei Reife gelb oder rot, mehr oder minder vierkantig, etwa 15 cm lang, eingebeult, trägt Kelchreste und enthält 2 bis 4 Kammern. Im Innern sind zahlreiche gelbe und nierenförmige Samen enthalten.

Zubereitungen: Urtinktur, mit Ethanol 90% (*V/V*) hergestellt, ist orange, besitzt einen charakteristischen Geruch und einen pikanten und brennenden Geschmack *PFX*.

Identität: *Droge.* Die Droge muß die beschriebenen makroskopischen Merkmale aufweisen.
Urtinktur. DC der Urtinktur:
Methode A:
- Untersuchungslsg.: Urtinktur.
- Mobile Phase: Butanol-Eisessig-Wasser (40 + 10 + 10) (*V/V*).
- Stationäre Phase: Kieselgel G.
- Auswertung: Im UV 365 nm erscheinen im Chromatogramm der Untersuchungslsg. mehrere blaue Zonen, von denen 2 bei Rf 0,3 bzw. 0,5 liegen, sowie 1 orange Zone bei Rf 0,95.

Methode B:
- Untersuchungslsg.: s. o.
- Vergleichslsg.: 0,01%ige Lsg. von Capsaicin in Methanol.
- Mobile Phase: Chloroform-Ethylacetat-2-Propanol (33 + 9 + 3).
- Detektion und Auswertung: Das Chromatogramm wird mit Anisaldehyd-Rg. besprüht und im Tageslicht ausgewertet; auf der Höhe der Vergleichssubstanz Capsaicin, Rf etwa 0,75, erscheint im Chromatogramm der Untersuchungslsg. eine Zone mit gleicher Farbe und etwa gleicher Intensität. Ohne nähere Angaben zur Probenvorbereitung soll auch die Droge den o. a. DC-Prüfungen entsprechen *PFX*.
- Farbreaktionen der Urtinktur mit Schwefelsäure bzw. Ammoniumvanadat analog Capsicum annuum hom. *HAB 1*.

Reinheit: *Urtinktur.*
- Ethanolgehalt: 85 bis 95 % (*V/V*).
- Trockenrückstand: Mindestens 0,7 %.

Capsicum annuum hom. *HPUS 78*

Monographiesammlungen: Capsicum annuum *HPUS 78.*

Definition der Droge: Die getrocknete Frucht mit Samen.

Stammpflanzen: *Capsicum annuum*, *C. cordiforme*, *C. longum* und *C. grossum* ohne Nennung der Autorennamen *HPUS 78*; vgl. *C. annuum* L.

Zubereitungen: *Urtinktur.* Herstellung: 100 g mäßig grob pulverisierte Droge wird mit 50 mL Wasser und 958 mL Alkohol 94,9 % (*V/V*) zur Bereitung von 1.000 mL Tinktur versetzt.
Dilutionen. D2 und höher mit Alkohol 88 % (*V/V*).
Medikationen. D2 und höher.
Verreibungen. D1 und höher.

Gehalt: *Urtinktur.* Arzneigehalt $^1/_{10}$.

Capsicum frutescens L.

Synonyme: *Capsicum annuum* L. var. *frutescens* sensu O. KUNTZE non L., *C. chacoense* O. KUNTZE, *C. conicum* TERPÓ, *C. fastigiatum* BL.[20]
Hinweis: *C. minimum* ROXB. (Homonym zu *C. minimum* MILLER) ist ein ungültiger Name.[47]

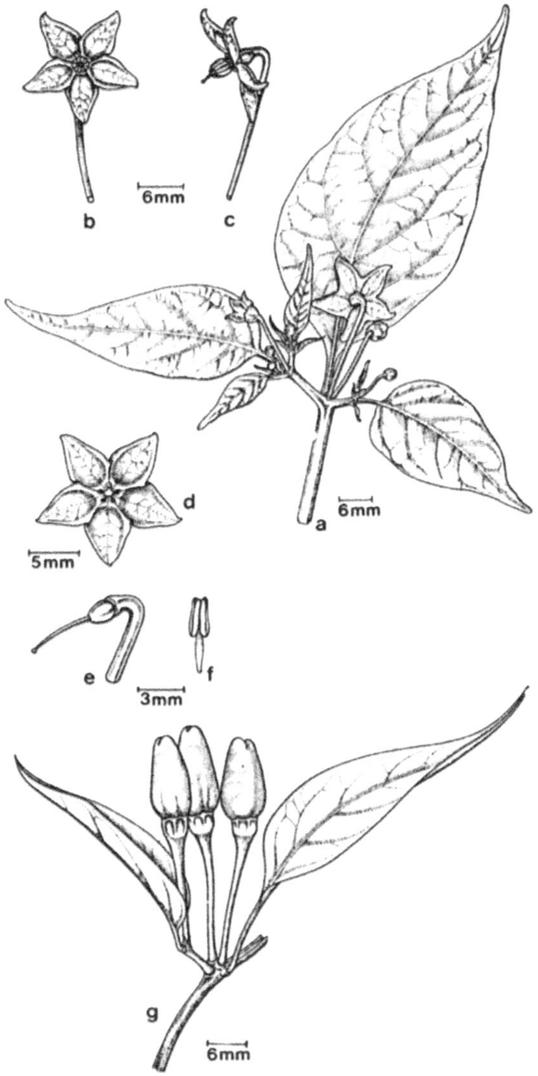

Capsicum frutescens. a blühender Sproß; b Blüte von vorn; c Blüte von der Seite; d Blütenkrone; e Fruchtknoten und Griffel; f Staubblatt; g Sproß mit Früchten. Aus Lit.[20]

Sonstige Bezeichnungen: Dt.: Cayennepfeffer; engl.: Birdchilli, cayennepepper, chillies; frz.: Piments, poivron.
Da *C. frutescens* L. und *C. annuum* L. als z. T. eine Art aufgefaßt wurden, s. a. *C. annuum* L.

Systematik: *C. frutescens* L. steht als unkrautartige Wildsippe mit *C. chinense* JACQUIN als kultigene Form in enger Beziehung, so daß Zweifel bestehen, ob sie als getrennte Arten aufzufassen seien. Einige Autoren schlagen deshalb den Begriff *C. frutescens-C. chinense*-Komplex vor.[9,12]
Die Einteilung in 6 Subspecies wird vorgeschlagen.[130]

Botanische Beschreibung: Halbstrauch von buschigem Wuchs, spät fruchttragend, 35 bis 115 (50) cm hoch; im Unterschied zu *C. annuum* L. ovale bis oval-lanzettliche Blätter, 2 cm lang, bis 1,5 cm breit, dunkel- bis hellgrün, kahl, nur selten zart behaart; fünf- bis siebenzählige Blüten in Paaren oder Gruppen, radförmig, Durchmesser max. 2 cm, je Achsel 2 bis 5 Blüten an hängenden oder aufrechten Blütenstielchen; Korolle 6 bis 10 mm lang, grünlichweiß oder schmutzigweiß; Antheren blaugrau. Frucht stets aufrecht stehend, Form variiert von kugelig bis länglich-spitz oder -stumpf, bis 2 cm lang, 0,6 bis 3 cm breit; Kelcheinschnürung und eine charakteristisch eingedellte Fruchtwand können vorhanden sein; Farbe gelb über orange, lachsfarben und rot bis braun. Samen gelblich.[2,3,12,28]

Verwechslungen: Die zahlreichen sich vielfach überschneidenden bzw. gegensätzlichen Klassifizierungen führten zu Unsicherheit in der Identifizierung, so daß dasselbe Kultivar als *C. annuum* in einigen Ländern und als *C. frutescens* in anderen Ländern benannt wird.[40]

Verbreitung: Diese Art ist im tropischen Südamerika beheimatet. Das ursprüngliche Wildareal dürfte im westlichen Quellgebiet des Amazonas liegen.[2,20] Entlang den von den Anden aus nach Osten fließenden Flüssen kann man die Wildformen antreffen.[2] Wild oder als Unkraut in den südlichen USA, Mexiko bis ins nördliche oder östliche Südamerika; sekundär in Afrika, Südostasien und auf den pazifischen Inseln.[20]

Anbaugebiete: Kultur in allen tropischen und subtropischen Gegenden der Welt.[2]

Drogen: Capsici fructus acer.

Capsici fructus acer (Cayennepfeffer)

Synonyme: Capsici fructus, Capsici frutescentis fructus, Fructus Capsici, Fructus Capsici acer.

Sonstige Bezeichnungen: Dt.: Chayenne, Chilies, Spanischer Pfeffer; engl.: Capsicum, chillies, Tabacso pepper; frz.: Paprika, Piments, Poivre de Cayenne, Poivron; it.: Capsico.
Oft werden auch die unter Capsici fructus genannten Bezeichnungen gebraucht.

Monographiesammlungen: Cayennepfeffer *DAB 10*; Fructus Capsici *ÖAB 90*, Capsici frutescentis fructus *Helv VII*; Capsicum *BPC 79*, *BHP 83*, *IndP 66*.

Definition der Droge: Die getrockneten, reifen, meist vom Kelch befreiten Früchte *DAB 10*, *Helv VII*; reife, getrocknete Frucht *ÖAB 90*, *BPC 79*, *IndP 66*.

Stammpflanzen: *Capsicum frutescens* L. s.l. *DAB 10*, *Helv VII*; verschiedene Arten der Gattung Capsicum *ÖAB 90*; *Capsicum annuum* L. var. *minimum* (Miller) Heiser und gleichfruchtige Varietäten von *Capsicum frutescens* L. *BPC 79*; *Capsicum frutescens* L. oder *C. annuum* L. *IndP 66*.

Herkunft: Vorwiegend Import aus Anbaugebieten im tropischen Afrika.[137]

Gewinnung: S. Capsici fructus.

Handelssorten: Je nach Herkunft, Reifegrad, Trocknungsart und weiterer Verarbeitung kann die Droge ein recht unterschiedliches Aussehen haben.[137]

Ganzdroge: Gelbbraune bis orange, rote bis braunrote Frucht, etwa 1 bis 7 cm lang und etwa 0,3 bis 2 cm breit, Außenseite der pergamentartigen Fruchtwand glänzend, Innenseite matt mit sehr zahlreichen, in der Längsrichtung der Frucht gestreckten, etwa 0,3 bis 1 mm breiten und mehrere Millimeter langen Blasen; am oberen Ende oft noch die Narbe des Stielansatzes vorhanden, vereinzelt kurze, dreieckige Kelchzipfel, innen eine Placenta, die sich eine kurze Strecke in 2 bis 3 Streifen an der Fruchtwand fortsetzt. Samen größtenteils frei oder an der Placenta haftend, gelblich scheibenförmig, etwa 2,5 bis 4 mm breit und etwa 1 mm dick.[49]

Schnittdroge: *Geruch.* Mäßig stark.[49]
Geschmack. Scharf, brennend.[49]
Mikroskopisches Bild. Flächenansicht: Äußere Epidermis des Perikarps mit reihenförmig angeordneten, annähernd quadratischen, seltener 3- bis 5eckigen Zellen mit knotig verdickten, derben, geraden oder leicht gebogenen Wänden; darunter zartwandige, gestreckte bis isodiametrische Zellen mit orangefarbenen Öltropfen und vereinzelt Leitbündel sichtbar. Die Innenseite zeigt sehr zahlreiche, langgestreckte Gruppen Steinzellen mit 6 bis 16 µm, meistens 12 µm dicker gewellter, getüpfelter Wand (Rosenkranzzellen). Im Querschnitt weist die äußere Epidermis unter einer sehr dicken, gelben Kuticula derbe Außen- und Radialwände und dünne Innenwände auf. Darauf folgen mehrere Lagen tangential gestreckter, höchstens schwach kollenchymatisch verdickter Zellen und weiter innen ein Gewebe von sehr zartwandigen, isodiametrischen Zellen mit orangefarbenen Tropfen von fettem Öl sowie kleine, kollaterale Leitbündel. Die innere Begrenzung besteht in den blasenartigen Erhebungen aus einer bogenartig vorgewölbten Lage von tangential gestreckten Steinzellen, unter denen große, oft kollabierte Hohlräume liegen.
Die Epidermiszellen der Samenschale haben eine gleichmäßige Außenwand. Die Innenwände und die radialen Seitenwände sind stark verdickt. Diese Verdickungen (im Querschnitt U-förmig) sind etwa 20 bis 50 µm dick, gelblich, verholzt, deutlich geschichtet und getüpfelt. Sie heben sich vielfach wellig empor, so daß in der Aufsicht auffällige, darmartig gewundene Bildungen entstehen (Gekröszellen). Diese sind an der Flachseite des Samens niedrig, am wulstigen Samenrand nimmt ihre Höhe wesentlich zu. Unter der Epidermis befindet sich wenig charakteristisches, dünnwandiges Gewebe. Die Zellen des Endosperms sind derbwandig, die des Embryos sehr zart, sie enthalten fettes Öl und Aleuronkörner.[49]

Pulverdroge: Orange gefärbt, besonders gekennzeichnet durch Flächenansichten der äußeren Fruchtwandepidermis, zahlreiche orangefarbene Öltröpfchen, z.T. noch in Parenchymzellen eingeschlossen, sehr häufig Gruppen von Steinzellen, den Rosenkranzzellen, und von gelblich gefärbten, gestreckten Zellen der Samenschale mit wellig gebogenen Wänden, den Gekrösezellen, kleine Stärkekörner weisen auf unreife Früchte hin.[49]

Verfälschungen/Verwechslungen: Nach *DAB 10* und *Helv VII* Früchte bestimmter *Capsicum annuum* Sorten. Als Verfälschung gilt auch *Capsicum annuum* var. *longum* (DC.) SENDTNER, da die vorwiegend als Gewürz verwendeten Früchte einen geringeren Capsaicinoidgehalt aufweisen.[137]
Pharmakognostisch lassen sich die Früchte der am häufigsten gehandelten Arten *C. annuum* var. *annuum* und *C. frutescens* kaum unterscheiden. Die Früchte der ebenfalls kultivierten Art *C. baccatum* L. var. *pendulum* (WILLD.) ESHBAUGH sind an der bei der Trocknung entstehenden Längsfurchung zu erkennen. *C. pubescens* RUIZ et PAV., eine weitere Kulturart, weist charakteristische, fast schwarze Samen auf. Eine etwas deutlichere, jedoch auch nicht eindeutige Differenzierung ist durch Mikroskopie möglich.

Minderqualitäten: Unreife Früchte können an den kleinen Stärkekörnern erkannt werden und sollen nur in geringen Mengen vorhanden sein.[137]

Inhaltsstoffe: *Capsaicinoide.* 0,3 bis mehr als 1,0% Capsaicinoide mit folgender Zusammensetzung: 63 bis 77% Capsaicin, 20 bis 32% Dihydrocapsaicin, 1 bis 8% Nordihydrocapsaicin und der Rest Homodihydrocapsaicin I und II, Caprylsäurevanillylamid, Nonylsäurevanillylamid und weitere Capsaicinoide.[137]
Sonstige. Daneben kommen fettes Öl, Carotinoide,[138] Ascorbinsäure,[139] und ein komplexes Gemisch leicht flüchtiger Verbindungen[140,141] mit über 125 Substanzen vor, von denen 24 identifiziert sind.[141]

Zubereitungen: S. a. Capsici fructus.
Fluidextrakt. Capsici extractum liquidum normatum (eingestellter Cayennepfefferliquidextrakt) *Helv VII*: 100 g Droge wird in einem Perkolator mit Aceton übergossen. Nach 3 h wird mit Aceton perkoliert, bis 200 g Perkolat erhalten sind. Dieses wird mit der Preßflüssigkeit vereinigt und unter vermindertem Druck zur Trockne gebracht. Der Rückstand wird mehrfach mit 60 g EtOH 96% gereinigt und nach 3tägigem Stehen bei 2 bis 8 °C wird das erhaltene Filtrat auf den geforderten Gehalt eingestellt. Eigenschaften: Dunkelbraune, in dünner Schicht klare oder fast klare Flüssigkeit von eigenartigem Geruch, mischbar mit Aceton, EtOH 96%, Chloroform und ätherischen Ölen, opaleszent löslich in fetten Ölen *Helv VII*.
Capsicum-Oleoresin. Zerkleinerte Droge wird mit Aceton oder EtOH 90% erschöpfend extrahiert. Nach Entfernen des Lösungsmittels wird der Rückstand mit kaltem EtOH mehrfach extrahiert, bis der unlösliche Rückstand nicht mehr scharf schmeckt. Die erhaltenen alkoholischen Lsg. werden vereinigt und zur Trockne gebracht. Anstatt von reinem EtOH kann auch Industriesprit (mit MeOH vergällter EtOH) verwendet werden.[51]
Capsicum-Salbe (Capsicum Ointment) wird nach *BPC 79* durch Schmelzen von 935 g Salbengrundlage (Simple Ointment) und 50 g Emulgator (emulsifying wax) und Einarbeiten von 15 g Oleoresin gewonnen.
Tinktur. Cayennepfeffertinktur (Capsici acris tinctura) *DAC 86*; Capsici tinctura normata (eingestellte Cayennepfeffertinktur) *Helv VII*: Nach *DAC 86* erhält man Cayennepfeffertinktur durch Perkolation aus zerschnittenem Cayennepfeffer und EtOH 90% (*V/V*) im Verhältnis 1:10; gelb- bis rötlichbraune Flüssigkeit, charakteristischer Geruch, brennend scharfer Geschmack. Nach *Helv VII* erhält man eingestellte Cayennepfeffertinktur, indem man Cayennepfefferliquidextrakt in einer Mischung von EtOH und Wasser auf die gewünschte Konzentration an Capsaicinoiden verdünnt.

Identität: S. a. Capsici fructus.
Droge. DC nach *DAB 10*:
- Schicht: Kieselgel HF_{254}.
- Fließmittel: Diethylether.
- Untersuchungslsg.: Dichlormethan-Drogenauszug.
- Referenzlsg.: Capsaicin in Dichlormethan gelöst.
- Detektion: Kennzeichnung der fluoreszenzmindernden Zonen im UV 254 nm und anschließend Besprühen mit einer 0,5%igen Lsg. (*m/V*) von Dichlorchinonchlorimid in Methanol und Einbringen in Ammoniakdämpfe bis zur Blaufärbung der Zonen.
- Auswertung: Im UV 254 nm ist im mittleren Bereich des Chromatogramms der Untersuchungslsg. eine fluoreszenzmindernde Zone sichtbar, die etwa auf gleicher Höhe der fluoreszenzmindernden Zone im Chromatogramm der Referenzlsg. liegt. Nach Besprühen und Bedampfen färben sich die Zonen blau.

Fluidextrakt. DC nach *Helv VII*: Wie für die Droge beschrieben.
Tinktur. DC nach *DAC 86* und *Helv VII*: Wie für die Droge beschrieben.

Reinheit: S. a. Capsici fructus.
Droge.
- Fremde Bestandteile: Höchst. 2% *DAB 10*; höchst. 1% *Helv VII*; Früchte von *C. annuum* L. var. *longum* (DC.) SENDTN. dürfen nicht vorhanden sein *DAB 10, Helv VII*.
- Trocknungsverlust: Höchst. 10% *DAB 10*.
- Asche: Höchst. 7% *DAB 10*.
- Sulfatasche: Höchst. 8% *Helv VII*.

Fluidextrakt.
- Ethanolgehalt: 65 bis 75% (*V/V*) *Helv VII*.
- Methanol und Isopropylalkohol: Höchst. 0,2% (*V/V*) *Helv VII*.

Tinktur.
- Ethanolgehalt: Mind. 84,0 und höchst. 89,0% (*V/V*) *DAC 86*; 82 bis 90% (*V/V*) *Helv VII*.
- Methanol und Isopropylalkohol: Höchst. 0,2% (*V/V*) *Helv VII*.
- Trockenrückstand: Mind. 0,8% *DAC 86*.

Gehalt: S. a. Capsici fructus.
Droge. Mind. 0,4% Capsaicinoide, berechnet als Capsaicin ($C_{18}H_{27}NO_3$; M_r 305,4) *DAB 10, Helv VII.*
Fluidextrakt. Mind. 1,8 und höchst. 2,2% (*m/m*) Capsaicinoide, berechnet als Capsaicin *Helv VII.*
Tinktur. Mind. 0,04 und höchst. 0,06% (*m/m*) Capsaicinoide, berechnet als Capsaicin *Helv VII.*

Gehaltsbestimmung: S. a. Capsici fructus.
Droge. Mit Dichlormethan werden die lipophilen Capsaicinoide aus der Droge extrahiert und mittels DC von Begleitsubstanzen abgetrennt. Dabei erfolgt praktisch keine Auftrennung in die einzelnen Capsaicinoide. Anschließend wird die Capsaicinoid-Zone ausgeschabt und mit Dichlorchinonchlorimid unter Bildung blauer Indophenolfarbstoffe umgesetzt. Die Auswertung erfolgt gegen einen Referenzwert, der mit Capsaicin-Standard erhalten wird *DAB 10, Helv VII.*
Fluidextrakt. Die Methode entspricht der Gehaltsbestimmung der Droge, der Extrakt wird nur mit Chloroform verdünnt und direkt zur quantitativen DC verwendet *Helv VII.*

Wirkwertbestimmung: S. a. Capsici fructus.
Schärfe: $7{,}2 \cdot 10^{-5}$ g Droge in 5%iger wäßriger Glucose-Lsg. müssen bei 2 von 3 Testpersonen noch als scharf empfunden werden.[131] Eine etwa $6 \cdot 10^{-5}$ g Droge entsprechenden Menge Tinktur muß o. a. Bedinungen entsprechen.[131]

Lagerung: *Droge.* Vor Licht geschützt *DAB 10*; zusätzlich gut verschlossen *Helv VII*; an einem trockenem Ort.[131]
Fluidextrakt. Gut verschlossen, vor Licht geschützt *Helv VII.*
Oleoresin. Vor Licht geschützt; falls eine Entmischung eintritt, muß durch Erwärmen und Mischen Homogenität vor Entnahme wieder hergestellt werden *BPC 79.*
Tinktur. Vor Licht geschützt *DAC 86*; zusätzlich gut verschlossen *Helv VII.*
Vorsichtsmaßnahmen bei der Handhabung: Sowohl die Droge als auch die Zubereitungen aus Cayennepfeffer reizen selbst in geringen Mengen die Schleimhäute (Augen) sehr stark und erzeugen schmerzhaftes Brennen *Helv VII, BPC 79.*

Wirkungen: Ein großer Teil der pharmakologischen Prüfungen wurde mit öligen, wäßrigen, etherischen, alkoholischen und anderen Extrakten verschiedener *Capsicum*-Arten durchgeführt, ohne daß die Extrakte eindeutig charakterisiert wurden. Es ist unklar, welche der beobachteten biologischen Wirkungen dem Capsaicin und welche anderen Wirkstoffen zuzuschreiben sind.[153]
Capsaicin ist Hauptbestandteil des in der Droge natürlich vorkommenden Gemisches homologer Vanillylamide. Die für Capsaicin beschriebenen Wirkungen und Risiken sind deshalb für die Beurteilung der Droge von Bedeutung.
Wirkungen bei lokaler Anwendung. Bei lokaler Applikation von Capsaicin folgt auf eine initiale Erregungsphase mit mehr oder weniger stark ausgeprägten Erythem, mit Schmerz- und Wärmegefühl eine Phase der Unempfindlichkeit.[119]

Die Substanz führt je nach Versuchsanordnung zu einer reversiblen oder irreversiblen Ausschaltung afferenter Fasern.[148] Eine primäre Schädigung der afferenten Nervenendigungen wird dabei von einigen Autoren angezweifelt.[121,143]
Nach lokaler Applikation reagiert Capsaicin mit einem speziellen Rezeptorsystem im polymodalen Nociceptor, was zur Freisetzung von Neurotransmittern führt.[142] Als primärer Neurotransmitter ist in diesem System Substanz P nachweisbar, und zwar sowohl in den peripheren Endigungen der myelinfreien C-Fasern als auch in dem gesamten dorsalen Trakt des Rückenmarks.[135,165]
In rascher Folge auf den Primärreiz entstehen sekundäre biologisch-chemische Prozesse, welche das örtliche Geschehen mitbestimmen und formen. Vasodilatation der Gefäße und Erhöhung der Gefäßwandpermeabilität führen zu Extravasation, Rötung und Schwellung. Als Mediatoren werden nach Substanz P vor allem Histamin, Bradykinin und Prostaglandine verantwortlich gemacht.[132,142]
Das durch Capsaicin ausgelöste Erythem, ebenso wie Schmerz- und Wärmegefühl, halten einige Stunden an.[156]
In einer zweiten, zeitlich nachfolgenden Phase treten antinociceptive und antiphlogistische Effekte auf. Diese können Stunden bis Wochen anhalten.[144]
Aus elektrophysiologischen Untersuchungen am isolierten Ischiasnerv der Ratte ist abzuleiten, daß Capsaicin (10^{-5} M) depolarisierend wirkt.[144]
Ein einfacher Depolarisationsblock reicht jedoch als Erklärung für die beobachtete langdauernde Hemmung der Schmerzleitung nicht aus, wenn man berücksichtigt, daß bei einmaliger topischer oder systemischer Anwendung von Capsaicin wohl die erste Reaktion auf den Schmerzreiz wie erwartet auftritt, bei wiederholter Anwendung jedoch eine Wirkungsabschwächung zu beobachten ist.[119]
Bei erneuter Applikation von Capsaicin im gleichen Hautbezirk, z. B. nach 24 h, kommt es zu einer entzündlichen Reaktion von deutlich geringerer Intensität.[156]
Wiederholte Capsaicin-Anwendung führt zu einer Abnahme der Freisetzung der Substanz P aus polymodalen Nociceptoren, möglicherweise über eine Hemmung des sog. nerve growth factor (NGF), von dem der axonale Transport von Substanz P abhängig ist.[123,167,168]
Mehrfache Anwendungen wirken damit wie eine Desensibilisierung gegenüber dieser Substanz.[156]
Durch 15minütige Einwirkung von 1,5%iger Capsaicin-Lösung (isoton. NaCl, 10% Ethanol) auf den zeitweilig freigelegten Ischiasnerv der Ratte wird die analgetische Wirkung von Morphin im Footflick- und Formalin-Test über mindestens 12 Wochen deutlich reduziert.[114]
Wärmesensitive Neuronen im Thalamus der anästhesierten Katze werden bei mikroelektrophoretischer Applikation von Capsaicin überwiegend erregt (16 von 27), kältesensitive größtenteils inhibiert (12 von 17), 35 der 60 thermisch insensitiven bleiben unbeeinflußt.[145]
An Nervenendigungen des Rückenmarks (in künstlicher Cerebrospinalflüssigkeit) von Ratten wird die Substanz-P-Freisetzung durch Inkubation

mit 10^{-6} M Capsaicin auf das 5fache gesteigert, jedoch nicht, wenn der Ca^{2+}-Gehalt der Lösung reduziert war.[161]
Capsaicin hemmt nicht nur die Cyclooxygenase, sondern auch die 5-Lipoxygenase. Am intakten menschlichen Leukocyten beträgt die Hemmkonzentration IC_{50} = 100 µmol.[145]
Aus *In-vitro*-Versuchen (Hinterhorn des Rückenmarks von Ratten) ist bekannt, daß auch die homologen Vanillylamide, ebenso wie Capsaicin, Substanz P liberieren.[122]
Die Anwendung einer 1%igen Capsaicin-Lösung an der menschlichen Haut (Unterarm) führt initial zu einem brennend stechenden Gefühl. Die Schmerzreaktion auf nachfolgende Reizung mit einer 55°-Sonde oder durch Zusammendrücken einer Hautfalte wird für 10 Tage deutlich geringer. Die Wirkungen sollen noch nach 3maliger Anwendung reproduzierbar sein.[166]
Wirkungen bei systemischer Anwendung, peroral. Intragastrale Applikation von 1 mg Capsaicin in physiologischer Kochsalzlösung erhöht bei der Ratte den Ulcus-Index auf 89%, ohne daß sich Gesamtmenge, Säuremenge oder pH des Magensaftes ändern. Der ulcerogene Effekt gleichzeitig verabreichten Reserpins wird verstärkt.
Intraduodenale Applikation erhöht statistisch signifikant die Gesamtacidität, ohne die übrigen Parameter des Magensaftes oder die Ulcushäufigkeit zu beeinflussen.[150]
Die gepulverte Droge (250 mg/kg KG) steigert bei der Ratte die Bioverfügbarkeit von gleichfalls p. o. appliziertem Vasicin um 233% (AUC).[118]
Bei gesunden Patienten und bei Patienten mit Duodenalulcera führten 4 mal 0,4 g Chili-Puder (innerhalb 1 h intragastral) zu einem signifikanten Anstieg der Säuresekretion[129] und zu einer Zunahme der Magenmotilität.[110,129]
Dafür, daß hohe Dosen die Sekretionstätigkeit des Magens reduzieren,[19] gibt es keine aktuellen experimentellen Belege.
Bei je einer gesunden Versuchsperson wurde durch 40 bzw. 80 g Paprika-Pulver/Woche p. o. (Capsaicin-Gehalt unbekannt) der Gehalt des Plasmas an und die 24-Stunden-Urin-Ausscheidung von Cortisol auf 120 bis 400% bzw. 200 bis 300% erhöht.[164]
Wirkungen bei systemischer Anwendung, parenteral. Durch 1 mg Capsaicin in Natriumchlorid-Lösung, intraarteriell appliziert, wird die Impulsaktivität nociceptiver Neuronen im Katzenthalamus für etwa 6 s erhöht, durch das homologe Dihydrocapsaicin (INN: Nonivamid) für etwa 5 s.[117]
Nach i. p. Applikation von 50 mg/kg KG an Ratten soll ein neurodegenerativer Effekt an marklosen Fasern nachweisbar sein.[167,168]
Capsaicin zeigt einen differenzierten Einfluß auf polymodale Nociceptoren. 50 mg/kg KG s. c. verhindern beim Meerschweinchen noch 3 Tage nach Applikation jede Reaktion im Hot-plate-Test und auf chemische Reizung am Auge durch Zingeron. Nicht beeinflußt werden dagegen die Reaktionen auf Druck, Kälte und Vibrationsreize.[123]
Die Depletierung von Substanz P im Ischiasnerv und im Rückenmark von Ratten ist nach jeweils 50 mg/kg KG s. c. Capsaicin stärker als nach Dihydrocapsaicin und bei neugeborenen Ratten größer als bei Erwachsenen.[160]
An der Ratte bewirkt die s. c. Gabe von 20 bis 80 mg/kg KG Capsaicin, daß eine durch s. c. Applikation von *Mycobacterium butyricum* induzierte Entzündungsreaktion innerhalb 24 h für eine Zeitdauer von mindestens 20 Tagen reduziert wird.[124]
10 bis 300 mg/kg KG Capsaicin i. v. bewirken beim Hund primär eine Blutdrucksteigerung, gefolgt von einem langsamen Abfall, während für das Kaninchen nur ein Blutdruckabfall beschrieben wird.[162]

Resorption: Daten zur Resorption beim Menschen liegen nicht vor.
Aus Versuchen an der Ratte geht hervor, daß ein Gemisch aus Capsaicin und Dihydrocapsaicin (Verhältnis 85:15) nach Applikation von 13,6 mg/kg KG mit einer Standarddiät rasch resorbiert wird, nämlich zu etwa 85 % in 3 h, zum überwiegenden Teil im Jejunum. Beide Substanzen unterliegen teilweise einem First-pass-Effekt. Dihydrocapsaicin und wahrscheinlich auch Capsaicin werden in der Darmwand teilweise hydrolysiert.[146]

Verteilung: Nach i. v. Gabe von 2 mg/kg KG an Ratten ist der Gehalt an unverändertem Capsaicin in Gehirn und Rückenmark 5fach, in der Leber 3fach höher als im Blut. 10 min nach Applikation ist der Capsaicin-Spiegel in Blut und Leber stark abgefallen, in Rückenmark und Gehirn jedoch noch deutlich nachweisbar.[157]
Nach s. c. Applikation von 50 mg/kg KG Capsaicin bei der Ratte tritt ein Konzentrationsmaximum im Plasma nach 5 h auf; bis 100 min nach Applikation sind die Capsaicin-Spiegel in Gehirn, Rückenmark und Blut etwa gleich. Wesentlich höher soll der Gehalt in den Nieren, relativ niedrig in der Leber sein. Nach 17 h liegt er in allen Organen unter der Nachweisgrenze.[157]
50 mg/kg KG (s. c.) Capsaicin oder Dihydrocapsaicin ergeben nach 6 h maximale Spiegel in Blut und Gehirn von erwachsenen Ratten, wobei die absolute Konzentration von Dihydrocapsaicin im Gehirn, die von Capsaicin im Blut deutlich höher ist.[160]

Elimination: Capsaicin und nicht näher definierte Metaboliten sollen größtenteils über den Urin eliminiert werden.[146]

Anwendungsgebiete: Schmerzhafter Muskelhartspann im Schulter-Arm-Bereich sowie im Bereich der Wirbelsäule bei Erwachsenen und Schulkindern.[126]

Dosierung und Art der Anwendung: *Zubereitung.* Soweit nicht anders verordnet: In halbfesten Zubereitungen entsprechend 0,02 bis 0,05 % Capsaicinoide, in flüssigen Zubereitungen entsprechend 10 bis 40 mg Capsaicinoide pro cm^2. Zubereitungen aus Paprika ausschließlich zur äußeren Anwendung.[126] Dauer der Anwendung: Nicht länger als 2 Tage. Vor einer erneuten Anwendung am gleichen Applikationsort muß ein Zeitraum von 14 Tagen abgewartet werden. Bei längerer Anwendung am gleichen Applikationsort ist mit einer Schädigung sensibler Nerven zur rechen.[126]

Hinweis: Paprika-Zubereitungen reizen selbst in geringen Mengen die Schleimhäute sehr stark und erzeugen ein schmerzhaftes Brennen. Ein Kontakt von Paprika-Zubereitungen mit Schleimhäuten und besonders den Augen ist zu vermeiden.[126]

Volkstümliche Anwendung und andere Anwendungsgebiete: Die Früchte verschiedener Capsicum-Arten werden seit langem für medizinische Zwecke verwendet.[137] Die schwierige Abgrenzung der einzelnen Capsicum-Arten mit ihren zahlreichen Kulturformen spiegelt sich in vielen phytotherapeutischen Handbüchern, auch neueren Datums, wider: Man findet unter der Bezeichnung "Capsicum", "Cayennepfeffer" (nach Lit.[49,126] nur von *C. frutescens* stammend), "Chilies" (im Drogenhandel von *C. frutescens* stammend[137]), "Paprika" (nach Lit.[56,127,137] die milden, capsaicinarmen Früchte von *C. annuum*) und "Spanischer Pfeffer" sowohl die Früchte von *C. annuum* als auch von *C. frutescens* aufgeführt. Da aber immer von "scharfen Früchten" die Rede ist, kann man davon ausgehen, daß sich die genannten Indikationen nicht auf die milde, capsaicinarme Paprika beziehen, sondern auf capsaicinreiche Sorten.
"Scharfe Capsicum-Früchte" werden in der Volksmedizin in Form von alkoholischen Extrakten (Pinselungen), Salben, Pasten und Pflastern als Hautreizmittel bei Arthritis, Frostbeulen und Rheumatismus auf die Haut aufgetragen.[51,56,106–108] In Indien verwendet man ein Pflaster aus Paprika, Knoblauch und Pfeffer bei chronischer Lumbago.[109] Ferner finden Drogenextrakte zum Gurgeln bei Heiserkeit, Halsschmerzen und eitrigen Halsentzündungen Verwendung.[106,109] In Indien werden Pastillen aus Paprika, Zucker und Traganth bei Heiserkeit gelutscht.[109] Paprikaextrakte sind auch Bestandteil von lokal applizierbaren Cremes zur Förderung der Durchblutung im Genitalbereich bzw. zur Steigerung der Reizempflindlichkeit (z. B. "Orgasmus-Creme für die Frau").
"Scharfe Capsicum-Früchte" werden innerlich angewandt bei Magen- und Darmstörungen.[56] In Indien werden Pillen aus gleichen Teilen Paprika, Rhabarberwurzeln, Ingwerwurzeln oder Aloe bei Appetitlosigkeit, Dyspepsie und Diarrhoe eingenommen.[106,109] In Spanien gilt die Droge als Mittel gegen Alkoholismus und Seekrankheit.[108] Auf Madagaskar wird die Droge bei Delirium tremens angewandt, ebenso in Indien und auf den Inseln Westindiens, wo ein Infus aus Paprika mit Zimt und Zukker das Verlangen nach Alkohol unterdrücken bzw. das unangenehme Gefühl im Oberbauchbereich, das Trunksucht zu begleiten pflegt, beheben soll.[106,109] Die Droge soll bei fieberhaften Zuständen als fiebersenkendes Mittel geeignet sein.[110] Es wird berichtet von der volkstümlichen Anwendung der Droge bei Scharlachfieber, Gelbfieber, Malaria, Cholera, Typhus und Wechselfieber in Indien und Malaysia.[106,107,110] Ferner werden in Indochina Gelbsucht und Lebererkrankungen, in Indien Gicht, Wassersucht und Hämorrhoiden mit der Droge innerlich behandelt.[106,107] In Mexiko und Ungarn gilt die Einnahme von Paprika als vorbeugend gegen Arterienverkalkung, Schlaganfall und Herzerkrankungen. In Ungarn, Indien und Ostasien wird Paprika zur Libido- und Potenzsteigerung eingenommen.[110]
Mit Ausnahme der unter Anwendungsgebiete genannten Indikationen ist die Wirksamkeit der Droge bei den genannten Anwendungen, vor allem die innere Anwendung, nicht hinreichend belegt.

Dosierung und Art der Anwendung: *Zubereitung.*
Äußere Anwendung:
Arthritis, Rheuma: 60%iger ethanolischer Extrakt als Pinselung.[108]
Heiserkeit, Halsentzündungen: Gurgelwasser.[106,109]
Der Hinweis unter Anwendungsgebiete/Dosierung und Art der Anwendung ist zu beachten.
Innere Anwendung:
Alkoholismus: Dekokt aus 0,5 L Wasser und 5 g Paprikapulver, 3 g pulv. Cascarillarinde und 5 g pulv. Rhabarberwurzeln; 2 Tassen pro Tag trinken.[108]
Hinweis: Nach Lit.[126] sind Paprika-Zubereitungen ausschließlich zur äußeren Anwendung.

Unerwünschte Wirkungen: *Allergische Wirkungen.* In seltenen Fällen können Überempfindlichkeitsreaktionen auftreten.[126] *Haut.* S. Hinweis oben.

Gegenanzeigen/Anwendungsbeschr.: Anwendung auf geschädigter Haut; Überempfindlichkeit gegen Paprika-Zubereitungen.[126]

Wechselwirkungen: Nicht bekannt. Keine zusätzliche Wärmeanwendung.[126]
Daten zu Wechselwirkungen beim Menschen liegen nicht vor. Es ist allerdings nicht auszuschließen, daß Capsaicin die Bioverfügbarkeit anderer p.o. applizierter Substanzen erhöht.

Akute Toxizität: *Tier.* Die akute Toxizität von Capsaicin ist in großem Maße abhängig von der Tierspecies, dem Alter der Tiere und von der Applikationsart.[136]
Als Intoxikationszeichen an der Ratte treten Excitation und Konvulsionen nach 1 bis 2 min, nachfolgend Streckung der Glieder und Dyspnoe auf. Der Tod tritt nach 2 bis 5 min durch Atemversagen ein. Einige der lang dauernden Effekte müssen mit degenerativen Veränderungen von Neuriten in Zusammenhang gebracht werden; diese Effekte treten vor allem dann auf, wenn Capsaicin in hohen Konzentrationen angewendet wird.[119]
Besonders empfindlich scheinen dabei neugeborene Ratten und Mäuse zu sein.[119]
Der bei der neugeborenen Ratte gesetzte Schaden an den marklosen Fasern besteht bei der adulten Ratte fort.[121]
Dihydrocapsaicin bindet bei s.c. Applikation von 10 mg/kg KG bei der Ratte und bei *In-vitro*-Inkubation irreversibel an mikrosomale Leberproteine, nicht jedoch an Neuroproteine des Rückenmarks und des Gehirns, so daß die Neurotoxizität auf diese Weise nicht zu erklären ist.[151]
Capsaicin (Sigma 8, wahrscheinlich 20 % Dihydrocapsaicin) dagegen wirkt bei direkter spinaler Applikation von 40 µg in 20 µL DMSO/NaCl-Lösung (1:1) bei adulten Ratten selektiv neurotoxisch, die C-Faser-Endigungen in der Substantia gelatinosa werden degeneriert.[158]

Für neurotoxische Effekte als eine Ursache der langanhaltenden Capsaicin-Wirkung sprechen auch folgende Versuche: 15 bis 30 min nach lokaler Applikation einer 1%igen Lösung in Olivenöl sind die Aktionspotentiale am Nervus saphenus bei Ratte und Frettchen für mindestens 1 bis 2 h unterdrückt, ebenso wie bei Kaninchen und Meerschweinchen. Nach einem behandlungsfreien Intervall (Ratte) von 3 Monaten ist dieses am ursprünglichen Applikationsort noch um 76 %, bei Stimulation proximal zur behandelten Zone um 60 % reduziert. Erklärt wird dieses Phänomen damit, daß die primär degenerierten C-Fasern nur z. T. regeneriert worden sind. Der Verlust an C-Fasern ist auch elektronenmikroskopisch nachweisbar.[149]

Chronische Toxizität: *Tier.* Die Applikation von 500 mg/kg KG eines nicht näher charakterisierten Extraktes aus rohen Paprikafrüchten oder 50 mg/kg KG/Tag Capsaicin an Ratten per Schlundsonde über 60 Tage führt zu einem signifikanten Abfall der Wachstumsrate, trotz kontinuierlicher Futteraufnahme. 1 Monat nach Studienbeginn waren Plasma-Harnstoff, Glucose, Phospholipide, Triglyceride, Gesamt-Cholesterol, freie Fettsäuren, Glutamat-Pyruvat-Transferase und alkalische Phosphatase deutlich reduziert, wobei der Extrakt stärker wirkte als Capsaicin.[154]
Der Zusatz von 5 % "rotem Pfeffer" oder 0,015 % Capsaicin zu einer Standarddiät über 8 Wochen verringert bei Ratten das Körpergewicht, reduziert die lipogenen Enzyme und senkt den Fructose-induzierten Anstieg von Serum-Triglyceriden deutlich ab.[159]
1 mg/kg KG Capsaicin in einem nicht näher charakterisierten wäßrigen (!) Extrakt aus *C. annuum* bzw. Capsaicin in 5%iger ethanolischer Lösung über 3 bis 9 Monate an Ratten verabreicht, führen zum Verlust der Schleimschicht im Magen, zur Degeneration der schleimproduzierenden Zellen, zu Ödemen der Mucosa und Submucosa sowie zu Blutungen in den Magen, wobei in diesem Fall die größeren Schäden durch Capsaicin induziert worden sein sollen.[133]
2 × 10 µL eines ethanolischen Chili-Extraktes pro Woche (entsprechend 2 × 25 µg Capsaicin) führen bei Applikation auf die Zunge von Mäusen neben Gewichtsverlust und erhöhter Mortalität (17 von 40 Kontroll- und 20 von 68 Versuchstieren wurden älter als 16 Monate) zu histopathologischen Veränderungen an Zunge, Magen, Leber und Niere.[113]
5 × wöchentlich 20 µL eines ethanolischen Chili-Extraktes (entsprechend 0,5 µg Capsaicin/g KG), appliziert in die Backentasche, erhöhen beim Goldhamster die Mortalität und führen bei 23 % der Tiere zur Schrumpfung des Augapfels und zum Verschluß des Augenlides.[116] Die Gewichtszunahme bei Ratten wird sowohl durch 50 mg/kg KG/Tag Capsaicin als auch durch einen Paprika-Extrakt mit einer Capsaicinmenge von 0,5 mg/kg KG/Tag signifikant reduziert, d. h. daß der Gesamtextrakt auf Capsaicin bezogen, wesentlich stärker wirksam ist.[170]

Carcinogenität: Nach Applikation von 2 × 10 µL eines ethanolischen Chili-Extraktes pro Woche (entsprechend 2 × 25 µg Capsaicin auf die Zunge von Mäusen treten Magen- und Leber-Tumoren auf; die Häufigkeit der Lungentumoren entspricht der der Kontrollgruppe. Die Tumorrate ist bei Tieren mit reduziertem Speichelfluß (Atropin-Prämedikation) höher, die Abweichung von der Kontrollgruppe jedoch auch in diesen Fällen statistisch nicht signifikant.[113] In der gleichen Versuchsanordnung wirkt Capsaicin fördernd auf die Bildung von Magen-Tumoren durch "DMN-OAc" (vermutlich Dimethylnitrosamin-Acetat) und von Lebertumoren durch Hexachlorcyclohexan.[115]
An Ratten soll Capsaicin auch als Cocarcinogen zu *N*-Ethyl-*N'*-Nitro-*N*-Nitrosoguanidin wirken.[147]
Bei Mäusen, deren Futter über 35 Tagen 0,0625 bis 1 % Capsaicin zugemischt wird, ist die Inzidenz von Adenocarcinomen des Duodenums erhöht, in der 1 %-Gruppe ist die Abweichung von der Kontrollgruppe statistisch signifikant.[169]
Aus der Beobachtung, daß Capsaicin *in vitro* (Hautmikrosomen der neonatalen Ratte, IC_{50} = $3{,}0 \cdot 10^{-4}$ bis $3{,}6 \cdot 10^{-4}$ mol; Keratinocyten von Maus und Mensch, 180 bis 300 µmol) den epidermalen Benzpyren-Metabolismus und die Bindung der Metaboliten an DNA hemmt, wird auf mögliche anticarcinogene Effekte geschlossen.[152]

Mutagenität: Die Daten zur Mutagenität sind z. T. widersprüchlich. Die Mehrzahl der Arbeiten nimmt für Capsaicin eine geringere Mutagenität an als für verschiedene Paprika-Extrakte.
Capsaicin ist an *Salmonella typhimurium* (TA 98, weitere Einzelheiten nicht bekannt),[169] ebenso wie im Mikronucleus-Test am Knochenmark der Maus bei Dosen von 7,5 mg/kg KG deutlich, bei Dosen von 1,8 mg/kg KG jedoch nicht mutagen.
Im SD-1018- und SD-7828-Test (Streptomycin-dependent, weitere Einzelheiten nicht bekannt) soll Capsaicin nicht mutagen sein; ethanolische Extrakte aus *C. annuum* und *C. frutescens* dagegen sind in diesen wie in TA-100- und TA-98-Test mutagen.[125]
Nach anderer Quelle soll reines Capsaicin (mit einem Gehalt von 20 % Dihydrocapsaicin) an *S. typhimurium* (TA 100, TA 98, TA 1538, TA 1537 und TA 1535, weitere Einzelheiten nicht bekannt) stärker mutagen als Capsaicin in Form eines stark eingeengten ethanolischen Extraktes aus käuflichem Chili-Puder (25 g mit 0,6 % Capsaicin/5 mL) wirken.[155]
Im V-79-Chinese-hamster-Zelltest sind weder Capsaicin noch o. g. Chili-Extrakt mutagen.[155]
Verschiedene methanolische (sonst nicht näher definierte) Paprika-Extrakte sollen in TA 98, nicht jedoch im TA-100- und TA-1537-Test (*S. typhimurium*, metabolisch aktiviert durch die Darmflora von Ratten) mutagen wirken. Extrakte aus rotem Paprika geringer als solche aus grünem.[163]

Reproduktionstoxizität: Aus Ergebnissen im Mikronucleus-Test an Zellen aus dem Knochenmark der Maus ist der Verdacht einer erbgutverändernden Wirkung von Capsaicin abzuleiten.[155]

Toxikologische Daten: *LD-Werte.* An weiblichen und männlichen Mäusen hat Capsaicin eine i. p. LD_{50} von 6,50 und 6,75 mg/kg KG: Die Toxizität von

Capsaicin in einem acetonischen Extrakt war etwa 4 × höher, nämlich 1,51 mg/kg (i. p.). Die i. p. LD_{50} für halbwüchsige weibliche Ratten beträgt 10,40 mg/kg KG bei Applikation in DMSO und 13,20 mg/kg KG in Propylenglycol. Bei adulten weiblichen Ratten beträgt die i. p. LD_{50} 9,50 mg/kg KG.
Besonders empfindlich gegenüber Capsaicin ist das Meerschweinchen, bei dem die i. p. LD_{50} zu 1,10 mg/kg KG ermittelt wurde. Weniger empfindlich sind Kaninchen (i. p. LD_{50} > 50 mg/kg KG) und Hamster (i. p. LD_{50} > 120 mg/kg KG).[136]
Die relative Toxizität von Capsaicin in DMSO an der Maus variiert stark in Abhängigkeit von der Applikationsart. Die entsprechenden Werte für die LD_{50} sind 0,56 mg/kg KG (i. v.), 1,60 mg/kg KG (intratracheal), 7,65 mg/kg KG (i. p.), 7,80 mg/kg KG (i. m.), 9,00 mg/kg KG (s. c.) und 60 bis 75 mg/kg KG (intragastral). Bei rectaler bzw. lokaler Applikation treten bis zu Dosen von 280 mg/kg KG bzw. 512 mg/kg KG keine Zeichen akuter Toxizität auf.[136]
Die LD an der narkotisierten Katze bei Applikation durch Infusion einer nicht näher bezeichneten Capsaicin-Lösung beträgt 1,56 bis 4,3 mg/kg KG.[170]
Die p. o. LD_{50} für einen Chili-Extrakt (5:1, die Droge enthält 0,6 % Capsaicin) an der männlichen Maus beträgt 155,6 mg/kg KG.[155]
Pflanzengiftklassifizierung. Wenig giftig.[112]

Akute Vergiftung: *Erste Maßnahmen.* Kohle-Pulvis-Gabe, Erbrechen auslösen, Haut und Augen spülen, viel trinken lassen. Haut- und Schleimhautblasen steril abdecken.[120]

Rezepturen: Capsicum unguentum compositum (Cayennepfeffersalbe) *Helv VII*: Erhält man durch Einarbeiten von Campher, Eucalyptusöl in Medizinal-Terpentinöl und Cayennepfefferfluidextrakt, *Helv VII*, in geschmolzenes Wachs und Cetylsalbe und anschließendes Kaltrühren.

Alte Rezepturen: Tela Carbasi et gossypii capsici (Capsici tissue) *BPC34*, Emplastrum Capsici (Plaster of Capsicum) *BPC34*, Emplastrum Capsici elasticum (Rubber Plaster of Capsicum) *BPC34.*

Gesetzl. Best.: *Offizielle Monographien.* Aufbereitungsmonographie der Kommission E am BGA "Capsicum (Paprika)".[126]

1. Heg (1975) Bd. V, Teil 4, S. 2556–2559
2. Brücher H (1977) Tropische Nutzpflanzen, Springer, Berlin Heidelberg New York, S. 433–444
3. Smith PG, Heiser CB jr (1951) Am J Botany:362–368
4. Terpó A (1966) Feddes Repertorium 12:155–191
5. Fingerhuth A (1820) Monographia Generis Capsici, Arnz & Comp, Düsseldorf
6. Irish HC (1898) 9th Ann Rep Missouri Bot Gard:53–110
7. Bailey LH (1923) Gentes Herb 1:128–129
8. Erwin AT (1932) Agric Exp Sta Bull:293
9. Pickersgill B (1971) Evolution 25:683–691
10. Heiser CB jr, Pickersgill B (1969) Taxon 18:277–283
11. Hunziker AT (1954) VIII Congrés international de Botanique, Comp Rend Séanc Rapp Comm, Sect 3,4,5 et 6 (1958) Synopsis of the Genus Capsicum
12. Jurenitsch J, Kubelka W, Jentzsch K (1978) Planta Med 35:174–183
13. FEu, Bd. 3, S. 196–197
14. Backer CA, Bakhuizen van den Brink RC (1965) Flora of Java, Vol. II, Groningen Niederlande, S. 469
15. Suzuki T, Iwai K (1984) In: Brossi A (Hrsg.) The Alkaloids, Vol. XXIII, Academic Press, Orlando San Diego New York London Toronto Montreal Sydney Tokyo, S. 228–300
16. Hgn, Bd. VI, S. 417–429, 439–443, 754, 789
17. Ballard RE, McClure JW, Eshbaugh WH, Wilson KG (1970) Am J Botany 57:225–233
18. Heeger EF (1956) Handbuch des Arznei- und Gewürzpflanzenanbaues – Drogengewinnung, Deutscher Bauernverlag, Berlin
19. Hag, Bd. 3, S. 669–678
20. Schultze-Motel J (1988) In: Mansfeld R (Hrsg.) Verzeichnis landwirtschaftlicher und gärtnerischer Kulturpflanzen (ohne Zierpflanzen), 2. Aufl., Bd. 2, Springer, Berlin Heidelberg New York Tokyo, S. 1207–1209
21. Heiser CG jr, Pickersgill B (1975) Baileya 19:151–156
22. DIN 10210 (1974) Gewürze und Zutaten, Nomenklatur, Beuth Verlag, Berlin
23. Garnier G, Bézanger-Beauquense L, Debraux G (1961) Ressources Médicinales de la Flore France, Vogpt Frères Éditeurs, Paris, Tome II, S. 1069-1071
24. Madaus G (1938) Lehrbuch der biologischen Heilmittel, Bd. II, Thieme, Leipzig, S. 814–819
25. Heiser CB jr (1969) Taxon 18:36–45
26. D'Arcy WG, Eshbaugh WH (1974) Baileya 19:93–105
27. Smith PG, Heiser CB jr (1957) Bull Torrey Botanical Club 84:413–420
28. Heiser CB jr, Smith PG (1953) Economic Botany:214–227
29. Eshbaugh WH, Smith PG (1971) Baileya 18:13–16
30. Deutschmann F, Hohmann B, Sprecher E, Stahl E (1979) Drogenanalyse I: Morphologie und Anatomie, 1. Aufl., Fischer, Stuttgart New York, S. 121–125
31. Berger F (1949) Handbuch der Drogenkunde, Bd. 3, Verlag W. Maudrich, Wien, S. 92-123
32. Gál IE (1967) Pharmazie 22:120–123
33. Gál IE (1968) Z Lebensm Unters Forsch 138:86–92
34. Tschesche R, Gutwinski H (1975) Chem Ber 108:265–272
35. Gutsu EV, Lazurévskii GV (1983) Isz Akad Nauk Mold, Ser Biol Khim Nauk 5:61–63, zit. nach CA 100:48599n
36. Gutsu EV, Kintya PK, Lazurévskii GV, Balashova NN (1984) Rastit Resur 20:127–130; zit. nach CA 100:117851c
37. Gutsu EV, Shvets SA, Kintia PK, Lazurievksy GV (1987) In: F.E.C.S. International Conference on Chemistry and Biotechnology of Biologically Active natural Products 3rd meeting, date 1985, VCH Weinheim, Vol. 5, S. 436–440
38. Yoshihara T, Yamaguchi K, Takamatsu S, Sakamura S (1981) Agric Biol Chem 45:2593–2598
39. Rangoonwala R, Friedrich H (1967) Naturwissenschaften 54:368
40. Govindarajan VS (1985) CRC Crit Rev Food Sci Nutr 22:109–176
41. Kala H (1958) Planta Med 2:186–189
42. Reschke A, Hermann K (1982) Z Lebensm Unters Forsch 174:5–8
43. Matsumoto T, Osawa Y, Itoh T (1983) Phytochemistry 22:2621–2622

44. Yahara S, Izumitani Y, Nohara T (1988) Tetrahedron Lett:1943–1946
45. Yahara S, Izumitani Y, Nohara T (1988) Tennen Yuki Kagobutsu Toronkai Koen Yoshishu 30:173–179, zit. nach CA 111:74782p
46. AB-DDR
47. Heubl G (1992) Persönliche Mitteilung München
48. Hisp IX
49. DAB 10
50. DAB 7, S.756–758
51. BPC 79
52. IndP 66
53. Portug 46
54. Luckner R, Toth L, Luckner M (1969) Pharm Zhalle 108:1–11
55. Govindarajan VS (1986) CRC Crit Rev Food Sci Nutr 24:245–355
56. Leurg AY (1980) Encyclopedia of Common Natural Ingredients, a Wiley-Interscience Publication, John Wiley & Sons, New York Chichester Brisbane Toronto
57. Borkowski B, Gertig H, Olszak M (1957) Acta Pol Pharm 15:289
58. Gassner G (1973) Mikroskopische Untersuchung pflanzlicher Lebensmittel, 4. Aufl., Fischer, Stuttgart
59. Jurenitsch J, Bingler E, Becker H, Kubelka W (1979) Planta Med 36:54–60
60. Jurenitsch J, David M, Heresch F, Kubelka W (1979) Planta Med 36:61–67
61. Jurenitsch J, Kubelka W, Jentzsch K (1978) Sci Pharm 46:307–318
62. Jurenitsch J (1982) Sci Pharm 50:64–70
63. Jurenitsch J (1981) Sci Pharm 49:321–328
64. Jurenitsch J (1979) Sci Pharm 47:31–36
65. Leete E, Louden MCL (1968) J Am Chem Soc 90:6837
66. Bennet DJ, Kirby GW (1968) J Chem Soc, Sect. C:442
67. Rangoonwala R (1969) Pharmazie 24:177
68. Kopp B, Jurenitsch J (1980) Planta Med 39:289
69. Buttery RG, Seifert RM, Guadagni DG, Ling LC (1968) J Agric Food Chem 17:1322–1327
70. Buttery RG, Seifert RM, Lundin RE, Guadagni DG (1969) Chem Ind:490–491
71. Parkes KEB, Pattenden G, Baranyai M, Molnar P, Szabolcs J, Toth G (1968) Tetrahedron Lett:2535–2538
72. Mejia LA, Hudson E, Ganzales de Mejia E, Vazquez F (1988) J Food Sci 53:1448–1451
73. The Joint Committee of the Pharmaceutical Society and the Society for Analytical Chemistry on the Methods of Assay of Crude Drugs (1959) Analyst 89:377
74. Müller-Stock A, Joshi RK, Büchi J (1973) J Chromatogr 79:229–241
75. Sass NL, Rounsavill M, Combs H (1977) J Agric Food Chem 25:1419–1420
76. Scoville WL (1912) J Am Pharm Assoc 1:453
77. Govindarajan VS (1979) ACS Symp Ser 115:53
78. Pock H (1969) Die "scharf schmeckenden" Inhaltsstoffe des Paprikas und ihre quantitative Bestimmung, Dissertation Wien
79. Büchi J, Hippenmeier F (1948) Pharm Acta Helv 23:327–336
80. Büchi J, Hippenmeier F (1948) Pharm Acta Helv 23:352–360
81. Csedö K, Kopp E (1964) Pharmazie 19:541–544
82. Holló J, Gál I, Sütö J (1957) Fette Seifen Anstrichmittel 59:1048u1049
83. Wagner H, Bladt S, Zgainski EM (1983) Drogenanalyse, Springer, Berlin Heidelberg New York
84. Stahl E, Kraus LJ (1969) Arzneim Forsch 19:684
85. Stahl E, Schild W (1981) 4. Drogenanalyse: Inhaltsstoffe und Isolierungen, 1. Aufl., Fischer, Stuttgart, New York
86. Glasl H, Ihrig M (1984) Pharm Ztg 129:609–612
87. Todd PH jun, Perun C (1961) Food Technology:270–272
88. Morrison JI (1967) Chem Ind:1785–1786
89. Holló J, Jupucz E, Bodor J (1969) Lebensm Wiss Technik 2:19–21
90. Grushka E, Karral P (1977) Separation Science 12:415–423
91. Dicecco JJ (1976) J Assoc Off Anal Chem 59:1–4
92. Müller-Stock A, Joshi RK, Büchi J (1973) Pharm Acta Helv 47:7–14
93. Müller-Stock A, Joshi RK, Büchi J (1973) Pharm Acta Helv 48:504–516
94. Müller-Stock A, Joshi RK, Büchi J (1971) J Chromatogr 63:281–287
95. Jurenitsch J, Kampelmühler I (1980) J Chromatogr 192:101–110
96. Heresch F, Jurenitsch J (1979) Chromatographia 12:647
97. Sticher O, Soldati F, Joshi RK (1978) J Chromatogr 166:221–231
98. Woodbury JE (1980) J Assoc Off Anal Chem 63:556–558
99. Tatár J (1964) Herba Hungarica 3:457–465
100. Chitwood RL, Pangborn RM, Jennigs W (1983) Food Chem 11:201–216
101. Baranyai M, Marus U, Szabolcs J (1982) Acta Alimentaria 11:309–323
102. Biacs PA, Daood HG, Pavisa A, Hajdu F (1989) J Agric Food Chem 37:350–353
103. Minguez Mosquera MI, Garrido Fernandez J, Pereda Marin J (1984) Grasas Aceites 35:4–10; zit. nach CA 100:208039k
104. Camara B, Monéger R (1978) Phytochemistry 17:91–93
105. Fisher C, Kocis JA (1987) J Agric Food Chem 35:55–57
106. Kirtikar KR, Basu BD (1987) Indian Mdicinal Plants, Vol. 3, 2nd Ed. (reprint), Internatinal Book Distributors, Dehradun India
107. Perry LM (1980) Medicinal Plants of East and Southeast Asia: Attributed Properties and Uses, MIT Press, Cambridge Massachusetts London England
108. Cecchini T (1990) Enciclopedia de las Hierbas y de las Plantas Medicinales, Editorial de Vecchi, Barcelona
109. Nadkarni KM (1982) Indian Materia Medica, Vol. 1, Sangam Books, Bombay London
110. Glatzel H (1968) Die Gewürze, Nicolaische Verlagsbuchhandlung, Herford
111. Fisher AA (1970) Hautarzt 21:295–297
112. Roth L, Daunderer M, Kormann K (1984) Giftpflanzen – Pflanzengifte, Ecomed, Landsberg
113. Agrawal RC, Bhide SV (1987) Indian J Med Res 86:391–396
114. Abbott FV, Grimes RW, Melzack R (1984) Brain Research 295:77–84
115. Agrawal RC, Wiessler M, Hecker E, Bhide SV (1986) Int J Cancer 38:689–695
116. Agrawal RC, Sarode AV, Lalitha VS, Bhide SV (1985) Toxicology Letters 28:1–7
117. Andoh R, Shima K, Miyagawa T, Sakurada S, Kisara K, Ohsawa K, Takahashi M (1980) Japan J Pharmacol 30:599–605
118. Atal CK, Zutshi U, Rao PG (1981) J Ethnopharmacol 4:229–232

119. Bevan S, Szolcsanyi J (1990) TIPS 11/8:330–333
120. RoD IV-3, S. 817
121. Buck SH, Burks TF (1983) TIPS 4/2:84–87
122. Bucsics A, Lembeck F (1981) European Journal of Pharmacology 71:71–77
123. Burks TF, Buck SH, Miller MS (1985) Federation Proc 44:2531–1534
124. Colpaert FC, Donnerer J, Lembeck F (1983) Life Sciences 32:1827–1834
125. Damhoeri A, Hosono A, Itoh T (1985) Agric Biol Chem 49:1519–1520
126. BAz Nr. 22a vom 01.02.1990
127. BAz Nr. 80 vom 27.04.1989
128. BAz Nr. 190a vom 10.10.1985
129. Desai HG, Venugopalan K, Philipose M, Zaveri MP, Kalro RH, Antia FP (1977) Indian J Med Res 66:440–448
130. Uphof JCT (1968) Dictionary of Economic Plants, 2nd Ed., Verlag von J. Cramer, New York
131. Mukerjee B (1953) The Indian Pharmaceutical Codex, Council of scientific & industrial Research, New Dehli, Vol. I, S. 51–52
132. Di Sclafani A, Wilkin JK (1983) Cutis 31:523–530
133. Ekandem GJ (1978) Diss. Abstr. int B39, 491, S. 116
134. Flynn DL, Rafferty MF (1986) Prostaglandins Leukotrienes and Medicine 24:195–198
135. Gamse R, Molnar A, Lembeck F (1979) Life Science 25:629–636
136. Glinsukon T, Stitmunnaithum V, Toskulkao C, Buranawuti T, Tangkrisanavinont V (1980) Toxicon 18:215–220
137. Kom, S. 1116–1121
138. Camara B, Monéger R (1978) Phytochemistry 17:91–93
139. Keshinro OO, Ketiku OA (1983) Food Chemistry 11:43–49
140. Keller U, Flath RA, Mon TR, Teranishi R (1981) ACS Symp Ser 170, zit. nach CA 96:50912
141. Jentzsch K, Kubelka W, Pock H (1969) Sci Pharm 37:153–162
142. Hänsel R, Haas H (1983) Lokale Wirkungen von Hautreizstoffen. In: Hänsel R, Haas H (Hrsg.) Therapie mit Phytopharmaka, Springer, Berlin
143. Hänsel R, Haas H (1983) Cayennepfeffer und Capsaicin. In: Hänsel R, Haas H (Hrsg.) Therapie mit Phytopharmaka, Springer, Berlin
144. Hayes AG, Hawcock AB (1984) Life Sciences 35:1561–1568
145. Hori T, Shibata M, Kiyohara T, Nakashima T, Asami A (1988) Neuropharmacology 27:135–142
146. Kawada T, Suzuki T, Takahashi M, Iwai K (1984) Toxicology and Applied Pharmacology 72:449–456
147. Kim JP, Park JG, Lee MD, Han MD, Park ST, Lee BH, Jung SE (1985) Japanese Journal of Surgery 15:427–437
148. Jancsó G (1977) Nature 270:741–743, zit. nach Lembeck F (1980) Münch Med Wochenschr 122: 1672
149. LynnB (1987) Acta Physiologica Hungarica 69:287–294
150. Makara GB, Csalay L, Frenkl R, Somfai Z, Szepeshazi K (1965) Acta Medica Hung XXI:213–216
151. Miller MS, Brendel K, Burks TF, Sipes IG (1983) Biochem Pharmacol 32:547–551
152. Modly CE, Das M, Don PS, Marcelo CL, Mukhtar H, Bickers DR (1986) Drug Metabolism and Disposition 14:413–416
153. Molnár J (1965) Arzneim Forsch (Drug Res) 15:718–727
154. Monsereenurson Y (1983) Research Communications in Chemical Pathology and Pharmacology 41:95–110
155. Nagabhushan M, Bhide SV (1985) Environmental Mutagenesis 7:881–888
156. Neeck G, Rusch D, Schmidt KL (1987) Z Phys Med Baln Med Klim 16:383–388
157. Saria A, Skofitsch G, Lembeck F (1982) J Pharm Pharmacol 34:273–275
158. Palermo NN, Brown HK, Smith DL (1981) Brain Research 208:506–510
159. Sambaiah K, Satyanarayana MN (1982) J Biosci 4:425–430
160. Skofitsch G, Donnerer J, Lembeck F (1984) Arzneim Forsch (Drug Res) 34:154–156
161. Theriault E, Otsuka M, Jessell T (1979) Brain Research 170:209–213
162. Toda N, Usui H, Nishino N, Fujiwara M (1972) J Pharmacol Exp Ther 181:512–521
163. van der Hoeven JC, Lagerweij WJ, Bruggeman IM, Voragen FG, Koeman JH (1983) J Agric Food Chem 31:1020–1026
164. Glatzel H (1965) Muench Med Wochenschr 7:332–342
165. Nicoll RA, Schenker C, Leeman SE (1980) Ann Rev Neurosci 3:227–268, zit. nach Lit.[116]
166. Carpentier SE, Lynn B (1981) Br J Pharmacol 73:755–758, zit. nach DIMDI-MEDLINE, Dok.-Nr. 81 233 574 vom 30.06.1992
167. Harper GP, Thoenen H (1981) Ann Rev Pharmacol Toxicol 21:205–209, zit. nach DIMDI-MEDLINE, Dok.-Nr. 81 206 018 vom 30.06.1992
168. Kessler JA, Black IB (1981) Proc Nethl Acad Sci USA 78:4644–4647, zit. nach DIMDI-MEDLINE, Dok.-Nr. 82 037 892 vom 30.06.1992
169. Toth NN (1984) Anticancer Res 4:117, zit. nach De Vincenzi M, Maialetti F, Di Pasquale M (1991) Fitoterapia LXII:60–61
170. NN (1983) Res comm in Chem Pathol and Pharmacol 41:95, zit. nach Di Vincenzi M, Maialetti F, Di Pasquale M (1991) Fitoterapia LXII:60–61
171. NN (1985) Envir Mutagen 10:321; zit. nach De Vincenzi M, Maialetti F, Di Pasquale M (1991) Fitoterapia LXII:60–61

NC/HG

Cardiospermum

HN: 2017800

Familie: Sapindaceae.

Tribus: Paullinieae.

Gattungsgliederung: Die Gattung Cardiospermum L. wurde 1753 von Linné beschrieben.
Sie besteht aus 12 bis 14 Arten. Die systematische Einordnung nach Lit.[1] nennt unter der Tribus Paullinieae die Gattung Cardiospermum mit den folgenden 3 Sektionen:
- Sektion Cardiospermum (= sect. Brachyadenia),
- Sektion Ceratadenia,
- Sektion Carphospermum.

Gattungsmerkmale: Reich verzweigte, krautige oder selten halbstrauchartige Pflanzen mit wechselständigen, doppelt gefiederten oder zerteilten Blättern und kleinen, achselständigen, meist rankentragenden Blütenständen, die viele, etwas unregelmäßige Blüten tragen. Kelchblätter 5, oft durch Verwachsung scheinbar 4, Kronblätter 4, zwei größere und zwei kleinere mit kapuzenförmigen, kammtragenden Schuppen. Diskus einseitig gebuchtet, Staubblätter 7 oder 8, Filamente ungleich lang, Frucht eine nicht ganz vollständig dreifächerige, aufgeblasene, gewöhnlich wandbrüchige oder durch unregelmäßiges Zerreißen sich öffnende dünnhäutige Kapsel. Samen kugelig, ohne Samenmantel.[2,3]

Verbreitung: Ubiquitär über den ganzen subtropischen und tropischen Erdgürtel verbreitet.[2]

Inhaltsstoffgruppen: *Cyanogene Verbindungen.* Die cyanogenen Glykoside Cardiospermin und Cardiosperminsulfat in allen Organen, insbesondere in den Blättern, von *C. grandiflorum* Sw. und *C. hirsutum* WILLD. in wechselnden Konzentrationen während der ganzen Vegetationsperiode.[4,19,20] Auch bei den Blättern von *C. halicacabum* L. wurde Cyanogenese beobachtet.[18]

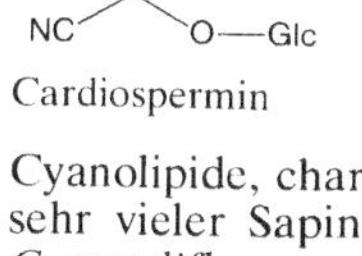

Cardiospermin

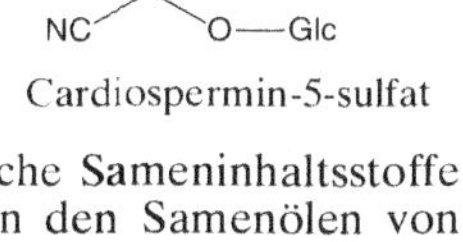

Cardiospermin-5-sulfat

Cyanolipide, charakteristische Sameninhaltsstoffe sehr vieler Sapindaceen, in den Samenölen von *C. grandiflorum*, *C. hirsutum* und *C. halicacabum*.[4,5,18,21] Die Cyanolipide sind Ester langkettiger Fettsäuren, bevorzugt C-20- und C-18-Fettsäuren, mit ungesättigten, isoprenoiden Hydroxy- und Dihydroxynitrilen. Die Cyanolipide der Sapindaceen treten in 4 Grundtypen auf, Typ I und IV mit Cyanhydringruppierung sind cyanogen. Typ II und III ohne Cyanhydringruppierung sind nicht cyanogen.[5,18]

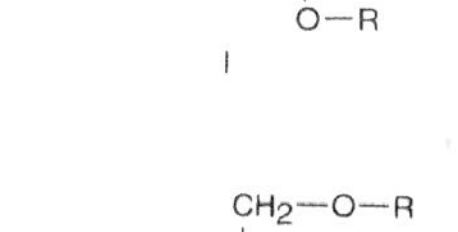

I

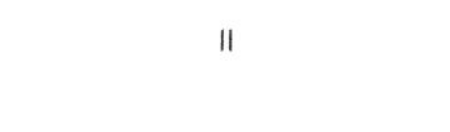

II

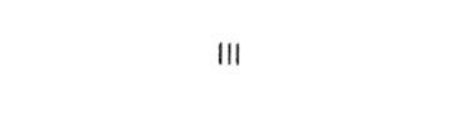

III

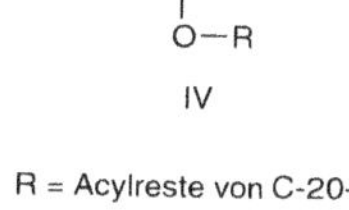

IV

R = Acylreste von C-20- und C-18-Fettsäuren

Ein biogenetischer Zusammenhang zwischen beiden Stoffgruppen konnte beobachtet werden: Während mit zunehmendem Reifegrad der Samen die Konzentration der Cyanolipide zunimmt, wird gleichzeitig in den übrigen Organen der Pflanze eine Konzentrationsabnahme der cyanogenen Glykoside beobachtet.[4]
Im fetten Öl, dem Hauptreservestoff der Samen, ist der hohe Gehalt an 11-Eicosensäure gattungs-charakteristisch.[18]

Drogenliefernde Arten: *Cardiospermum halicacabum*: Cardiospermum-halicacabum-Blätter, Cardiospermum-halicacabum-Samen, Cardiospermum halicacabum hom. *HAB 1.*

Cardiospermum halicacabum L.

Synonyme: *Cardiospermum corindum* L., *C. glabrum* SCHUM. et THONN., *C. inflatum* SALISB., *C. truncatum* A. RICH, *C. villosum* MILL. ex DC.[15]

Sonstige Bezeichnungen: Dt.: Ballonpflanze, Ballonrebe, Herzerbse, Herzsame, Wundererbse; engl.: Balloon-vine, Heart pea, Puff-ball, summer, Winter-cherry; frz.: Coeur des Indes, pois de coeur; philippinisch: Lagupo; tamilisch: Mudakattan.

Botanische Beschreibung: Einjährige, kletternde Pflanze mit einfachem oder vom Grunde her durch 5 oder 6 strohfarbene, kraus behaarte Rippen mit dazwischenliegenden grünen, fast kahlen Furchen geteiltem Stengel. 50 bis 100, gelegentlich bis 200 cm lang, am Grunde 2 bis 3 mm dick, mit meist bis zu 5, selten bis 10 cm langen Internodien. Laubblätter wechselständig, doppelt dreizählig, kahl oder flaumig behaart. Blattstiel 2 bis 5 cm, Blattspindel 1 bis 2 cm lang. Seitliche Spindel oft kürzer. Die 1 bis 2 mm lang gestielten Teilblättchen sind oval-rhomboidisch, fiederteilig mit spitzen Lappen. Endblättchen rhomboidisch-lanzettlich, am Grunde mehr oder weniger keilförmig verschmälert, am Ende meist stark zugespitzt, etwa 3 bis 5 cm lang und 1,5 bis 2,5 cm breit; seitliche Blättchen kleiner; Nebenblätter pfriemlich und rasch abfallend. Blüten in seitlichen, einfachen, wenigblütigen Trugdolden oder in einem endständigen, aus Trugdolden zusammengesetzten Blütenstand. Trugdolden mit dünnem, 5 bis 10 cm langem Stiel, an dem 1 cm unterhalb der Blütenstiele meist paarweise ungefähr 2 cm lange Ranken ausgebildet sind.
Weiße eingeschlechtliche Blüten, zygomorphe Blüten der monözischen Pflanze stehen auf einem feinen, etwa 5 mm langen Stiel. 4 Kelchblätter mehr oder weniger oval und sehr ungleich, das größte von ihnen ist etwa 3,5 mm lang, kahl oder besonders am Rand locker behaart. 4 weiße, verkehrt eiförmige, genagelte Kronblätter, sie sind etwa 4 mm lang und besitzen am Grunde eine kapuzenförmige, kronblattartige Schuppe. Diese ist an den oberen Kronblättchen jeweils mit einem zurückgebogenen, kurzen Anhängsel und einem kleinen, dorsalen, oft behaarten Kamm versehen.

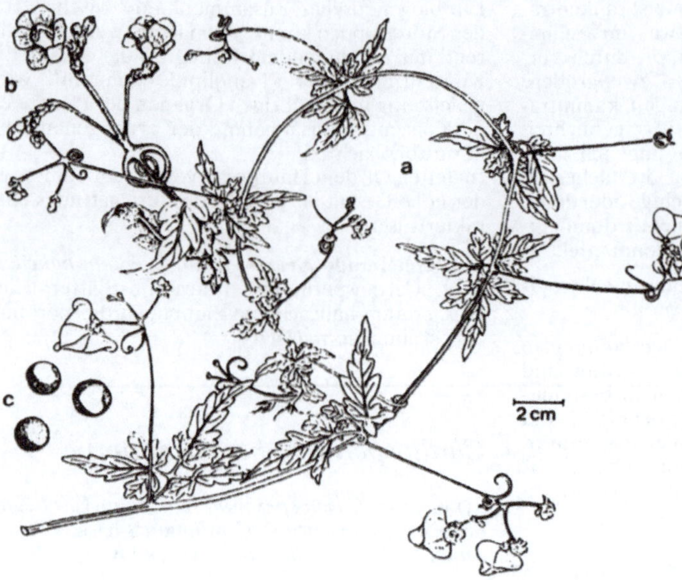

Cardiospermum halicacabum L., a Zweig mit Blüten und jungen Früchten, b Blütenstand, c Samen. Aus Lit.[27] nach Lit.[8]

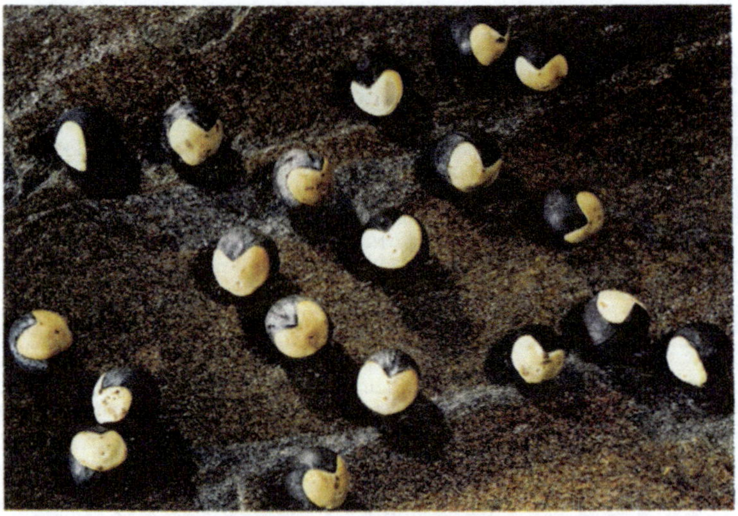

Samen von *Cardiospermum halicacabum* L.

Schuppen der unteren Kronblätter überragen diese und tragen jeweils einen längeren, fast flügelartigen Kamm. Diskus einseitig mit drüsigen Ausstülpungen, aber keine kronförmigen Anhängsel. Staubblätter 7 oder 8, etwa 3 mm lang; ihre Filamente sind behaart. Fruchtknoten etwa 2,5 mm lang, dreifächerig, mit je einer Samenanlage, kurz behaart. Griffel 1 mm lang mit dreiteiliger Narbe. Die 3,0 bis 3,4 cm lange Frucht ist eine ballonförmig aufgeblasene, nahezu runde Kapsel. Die knapp erbsengroßen schwarz-braunen Samen tragen einen herzförmigen weißen Fleck.[6,26]

Verwechslungen: Bei *Cardiospermum microcarpum* H. B. K. ist die Kapselfrucht mehr dreieckig mit höchstens 1,6 cm Ausdehnung in jeder Richtung.[15] Der Nabelfleck der Samen ist halbkreisförmig.

Inhaltsstoffe: Allgemeine ältere Angaben nennen als Inhaltsstoffe nicht näher deklarierter Pflanzenteile Glykoside, Aminosäuren, Procyanidine, Saponine, Harze und den Zuckeralkohol Quebrachitol.[6,23]
Catechingerbstoffe. In den Wurzeln reichlich Phlobaphene und Phlobatannine (ohne Mengenangaben).[24]
Im ethanolischen Extrakt der oberirdischen Teile wurden nachgewiesen (ohne Mengenangaben): *Pentacyclische Terpene.* Glutinon, β-Amyrenon, β-Amyrin.

Sterole. β-Sitosterol, Campesterol, Stigmasterol.
Flavonoide. 7,4'-Dimethylapigenin, Triacetylapigenin, Triacetylchrysoeriol, Tetraacetylluteolin, Apigenin-7-(glucuronsäure-methylester)-pentaacetat, Apigenin-7-(glucuronsäure-3.6-lacton)-tetraacetat.[7]

Verbreitung: Indien, in den Tropen und Subtropen jetzt weltweit eingebürgert.[8]

Anbaugebiete: Als (Zier- und) Arzneipflanze im Mittelalter in Deutschland kultiviert, jetzt noch in Indien, auf den Philippinen, in Brasilien.[8]
In Arzneipflanzenkulturen und Botanischen Gärten in Deutschland, in Weinanbaugebieten Süddeutschlands, jedoch nicht winterhart.

Drogen: Cardiospermum-halicacabum-Blätter, Cardiospermum-halicacabum-Samen, Cardiospermum halicacabum hom. *HAB 1.*

Cardiospermum-halicacabum-Blätter

Definition der Droge: Die getrockneten Blätter.

Stammpflanzen: *Cardiospermum halicacabum* L.

Ganzdroge: Vgl. Botanische Beschreibung der Art *C. halicacabum* L.

Inhaltsstoffe: Die Droge ist unzulänglich analysiert, ohne nähere Angaben wird berichtet vom Vorkommen großer Mengen Tannin, von Saponinen und strukturell nicht näher definierten Alkaloiden.[13]
Aus den Blättern von *C. corindum* L. (Syn. *C. halicacabum*) wurden Luteolin-7-glucuronid-3',4'-dimethylether identifiziert und die folgenden zwei aromatische Nitrosulfone (0,0002 bzw. 0,00025 %) isoliert:[25]

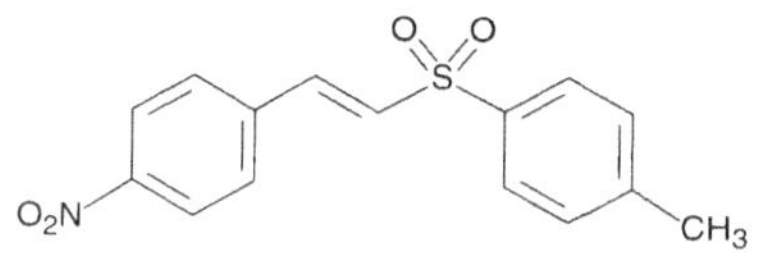

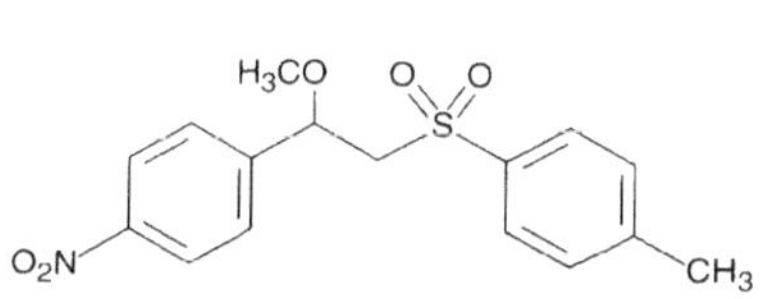

Wirkungen: Der alkoholische Blätterextrakt bewirkt Lähmung des Zentralnervensystems und hat einen analgetischen Effekt bei Ratten und Mäusen. Orale Gaben bei Ratten zeigten signifikant entzündungshemmende Wirkung.[13]

Volkstümliche Anwendung und andere Anwendungsgebiete: In der indischen Medizin werden Blätter-Dekokte bei Rheumatismus, Nervenleiden, Hämorrhoiden, chronischer Bronchitis und Tuberkulose verwendet;[12,13] ölige Abkochungen der Blätter, z. B. in Rizinusöl, werden bei rheumatischen Schmerzen, Schwellungen und "Tumoren" eingerieben.[4]
Beim Zerreiben der Blätter sollen ein hautreizender Saft und ein starker, stechender Geruch entstehen.[15] Bei Ohrenschmerzen wird in Indien der Saft der Blätter ins Ohr geträufelt,[14] bei Kopfschmerzen der Duft der frisch zerriebenen Blätter von den Eingeborenen Afrikas inhaliert.[15] Dort werden Blätterabkochungen als Klistier bei Diarrhoe und Dysenterien verwendet. Breiige Blätterumschläge werden bei den Zulus bei Blasenbeschwerden und syphilitischen Ausschlägen aufgelegt, während der Blättertee bei eitrigen Wunden getrunken wird.[15]
Sowohl im indischen wie karibischen Raum gilt der Blättertee als Menstruations- und Wehen-förderndes Mittel.[6,15] Die Wirksamkeit der Droge bei den genannten Anwendungen ist nicht eindeutig belegt.

Cardiospermum-halicacabum-Samen

Definition der Droge: Die Samen.

Stammpflanzen: *Cardiospermum halicacabum* L.

Ganzdroge: Vgl. botanische Beschreibung der Art *C. halicacabum.*

Inhaltsstoffe: *Samenöl.* 20 bis 33 % fettes Samenöl.[5,17] Davon bis zu 55 % Cyanolipide vm Grundtyp I und II, nämlich Fettsäurediester mit 1-Cyano-2-hydroxymethylprop-2-en-1-ol (49 %) und 1-Cyano-2-hydroxymethylprop-1-en-3-ol (6 %) (vgl. unter Inhaltsstoffgruppen der Gattung Cardiospermum).[5]
Der kurzkettige Ester (Methyl-4,4-dimethoxy-3-(methoxymethyl)-butyrat) erwies sich als Artefakt aus dem Cyanolipid II.[5,7]
Als Fettsäuren des Samenöls wurden identifiziert: Arachidonsäure (10 % der Fettsäurefraktion), 11-Eicosensäure (42 %), Lignocerinsäure (1 %), Linolensäure (8 %), Linolsäure (8 %), Ölsäure (22 %), Palmitinsäure (3 %) und Stearinsäure (2 %).[17]
Phytosterole. Campesterol, β-Sitosterol, Stigmasterol, Cycloartenol (ohne Mengenangaben).[22]
Sonstige Verb. Nicht näher definierte Triterpene und Flavonglykoside des Apigenins, Chrysoeriols und Luteolins (alle ohne Mengenangaben).[7]

Wirkungen: Das Samenöl zeigt bei anästhesierten Hunden (2 mg/kg KG) einen sofortigen 1 $^1/_2$ h anhaltenden Blutdruckabfall. Am isolierten Kaninchendarmtrakt bewirkte es einen Tonusanstieg (5 bis 40 mg), höhere Dosen (100 mg) führten zu einer völligen Entspannung. Niedrigere Dosen (20 bis 100 µg) stimulierten isolierte Froschherzen, höhere Dosen (5 bis 20 mg) bewirkten zunächst eine Hemmung, die von einer Stimulation gefolgt wurde.
Die wasserlösliche Extraktfraktion der Samen (5 bis 25 mg/kg KG i. v.) führte bei anästhesierten Hunden zu einem sofortigen Blutdruckabfall, der dann innerhalb von 2 bis 4 h auf den halben und dann graduell auf den Ausgangswert stieg. Am isolierten Froschherzen zeigte die wasserlösliche

Fraktion (1 bis 50 mg) eine anfängliche Depression, der eine auffallende Stimulation folgte.[11]

Volkstümliche Anwendung und andere Anwendungsgebiete: Im Punjab (Indien) werden die Samen bei rheumatischem Fieber und zur verstärkten Schweißabsonderung bei Rheumatismus verwendet.[12] Die Wirksamkeit der Droge bei den genannten Indikationen ist nicht belegt.

Cardiospermum halicacabum hom. *HAB 1*

Synonyme: Cardiospermum.

Sonstige Bezeichnungen: Cardiospermumkraut.

Monographiesammlungen: Cardiospermum halicacabum *HAB 1.*

Definition der Droge: Frische oberirdische Teile blühender Pflanzen.

Stammpflanzen: *Cardiospermum halicacabum* L.

Zubereitungen: Urtinktur und flüssige Verdünnungen nach Vorschrift 3a.

Identität: Dunkelolivgrüne Färbung der mit Wasser verdünnten Urtinktur nach Zusatz von Eisen(III)chlorid-Lösung; dunkelrote Färbung mit Magnesiumspänen und Salzsäure.
Dünnschichtchromatographie der Urtinktur:
- Sorptionsmittel: Kieselgel H.
- Referenzsubstanzen: Chlorogensäure, Kaffeesäure und Rutin (Rutosid, *DAB 10*).
- Fließmittel: Ethylacetat-wasserfreie Ameisensäure-Wasser (80 + 10 + 10).
- Detektion: Diphenylboryloxyethylamin/Polyethylenglykol 400; UV 365 nm.
- Auswertung: Nach Detektion Nachweis eines charakteristischen Musters verschiedenfarbig fluoreszierender Zonen im UV 365 nm anhand der Referenzsubstanzen.

Reinheit: *Urtinktur.*
- Relative Dichte *(PhEur)*: 0,900 bis 0,915.
- Trockenrückstand *(PhEur)*: Mindestens 1,8 %.

Lagerung: *Urtinktur.* Vor Licht geschützt.

Anwendungsgebiete: Entsprechend dem homöopathischen Arzneimittelbild.
Dazu gehören:
Bei innerer Anwendung: Entzündungen der Atemwege und Haut; Rheumatismus.
Bei äußerer Anwendung: Entzündungen der Haut.[9]

Dosierung und Art der Anwendung: *Zubereitung.* Soweit nicht anders verordnet:
1- bis 3mal täglich 5 bis 10 Tropfen oder 1 Messerspitze Verreibung oder 1 Tablette oder 5 bis 10 Streukügelchen einnehmen. Injektionslösungen 2mal wöchentlich 1 mL s.c. injizieren. Salben 1- bis 2mal täglich auftragen.[9]

Unerwünschte Wirkungen: Nicht bekannt.
Hinweis: Es können vorübergehend Erstverschlimmerungen vorkommen, die jedoch unbedenklich sind.[9]

Gegenanzeigen/Anwendungsbeschr.: Nicht bekannt.[9]

Wechselwirkungen: Nicht bekannt.[9]

Gesetzl. Best.: *Offizielle Monographien.* Aufbereitungsmonographie der Kommission D am BGA "Cardiospermum halicacabum".[9]

1. Radlkoffer L (1933). In: Engler A (Hrsg.) Das Pflanzenreich, Bd. IV, Leipzig, S. 165
2. Engler A, Prantl K (1887–1909) Die natürlichen Pflanzenfamilien, III. Teil, 5. Abt., Engelmann, Leipzig, S. 306–308
3. Lord Britton N, Brown HA (1936) An Illustrated Flora of the Northern United States, Canada and the British Possessions, Vol. II, Scribner, New York, S. 501 ff
4. Hübel W, Nahrstedt A (1979) Planta Med 36:280
5. Mikolajczak KL, Smith CR, Tjarks LW (1971) Lipids 5:812–817
6. Schwabe W (1972) Allg homöopath Ztg 217:146–150
7. Künstler K (1975) Konstitutionsermittlung von Iridoidglykosiden mit Hilfe der C-13-NMR-Spektroskopie und Isolierung und Konstitutionsermittlung von Inhaltsstoffen aus Cardiospermum halicacabum. Inaugural-Dissertation, Ruprecht-Karl-Universität, Heidelberg
8. Schultze-Motel J (Hrsg.) (1986) Rudolf Mansfelds Verzeichnis landwirtschaftlicher und gärtnerischer Kulturpflanzen (ohne Zierpflanzen) 2. Aufl. Bd. 2, Springer, Heidelberg, S. 814
9. BAz Nr. 199a vom 20.10.1989 i.d.F. v. BAz Nr. 217 vom 23.11.1990
10. Hopkins CY, Eroing DF, Chisolm MJ (1968) Phytochemistry 7:619–624
11. Modi NT, Deshmankar BS (1972) Ind J Pharm 34:76–77
12. Kirtihar KR, Basu BD (1918) Indian Medicina Plants, 1. Aufl., Sudhindra Nath Basu, Allahabad, S. 353–355
13. Gopalakrishnan C, Dhananjayan R, Kameswaran L (1976) Indian J Physiol Pharmacol 20:203–208
14. Nadkarni KM (1976) Indian materia medica, Vol. 1, Popular Prakashan, Bombay
15. Index Kewensis (1895–1969) Plantarum phanerogamarum, Clarendon, London
16. Watt JM, Breyer-Brandwijk MG (1962) The Medicinal and Poisonous Plants of Southern and Eastern Africa, Livingstone, Edinburgh-London, S. 930
17. Cisholm MJ, Hopkins CY (1958) Can J Chem 36:1.537–1.540
18. Hgn, Bd. 6, S. 271–187; Bd. 9, S. 486–495
19. Seigler DS, Eggerding C, Butterfield C (1974) Phytochemistry 13:2.330–2.332
20. Hübel W, Nahrstedt A (1979) Tetrahedron Lett:4.395–4.396
21. Seigler DS (1974) Phytochemistry 13:841–843
22. Covello M, Schettino O (1973) Rend Accad Sci Fis Mat, Naples 40:227–234 zit in CA (1975) 82:108805y
23. Plouvier V (1949) Compt rend 228:1.886–1.888 zit. nach CA (1950) 44:190i
24. Desai KB, Sethna S (1954) J Maharaja Sayajirao (Boroda) 3:33–39 zit nach CA (1956) 50:390i
25. Adinarayana D, Rao KN, Sarada M (1987) J Nat Prod 50:620–622

26. HAB 1
27. Busson F (1965) Plantes alimentaires de l'ouest Africain, S.349

GF

Carex

HN: 2002500

Familie: Cyperaceae.

Unterfamilie: Caricoideae.

Tribus: Cariceae.

Gattungsgliederung: Die Familie der Cyperaceae (Syn. Riedgräser/ Sauergräser) umfaßt ca. 96 Genera.[1] Die Gattung Carex L. (Syn. Riedgras/ Segge) ist mit mehr als 2000 Taxa die artenreichste innerhalb der Familie der Cyperaceae. Die Gattung Carex gliedert sich in vier Untergattungen,[2] die nachfolgend mit zugehörigen, pharmazeutisch relevanten Species aufgeführt sind:
- Untergattung: Promocarex KÜK. (Syn. Monostachyae/ einährige Seggen).
- Untergattung: Vignea (P. BEAUV.) KÜK. (Syn. Homostachyae/ gleichährige Seggen) – *Carex arenaria* L., *Carex disticha* HUDS.
- Untergattung: Indocarex BAILL.
- Untergattung: Carex L. (Syn. Heterostachyae/ verschiedenährige Seggen) – *Carex hirta* L.

Gattungsmerkmale: Ausdauernde, grasartige, rasen- oder horstbildende, oft Ausläufer (Stolonen) treibende Kräuter oder Stauden. Stengel dreikantig, markig. Blätter dreizellig angeordnet, flach oder rinnig, mit geschlossener Blattscheide. Blütenstand aus einem oder mehreren Ährchen bestehend. Blüten eingeschlechtig, in der Achsel einer Spelze stehend. Narben 2 bis 3, Nußfrucht dreikantig, einsamig, vollständig vom Schlauch (Utriculus) eingeschlossen.[3]

Verbreitung: Weltweit, wobei die größte Artenvielfalt in den gemäßigten Gebieten der Nördlichen Hemisphäre zu finden ist. In den Tropen sind die Arten fast ausschließlich auf die Gebirge beschränkt.
Die meisten Carex-Arten kommen an feuchten oder nassen Standorten vor. Sowohl in der Arktis als auch in der alpinen Region gehören die Carex-Arten zu den Pionieren der Phaerogamen-Vegetation. Sie sind bestandsbildend in den Riedwiesen und Flachmooren, kommen aber auch auf trockenen sandigen Heideböden, in Kiefernwäldern sowie im Küstenbereich vor.[3,4]

Inhaltsstoffgruppen: Polyphenolische Verbindungen scheinen in der Gattung Carex verbreitet zu sein: Flavonglykoside vom Tricin-und Luteolintyp und *C*-Glykosylflavone vom Apigenin- und Luteolintyp sind charakteristisch für Carex-Blätter.[5,6] Flavonolglykoside vom Quercetintyp, überwiegend als Rutin, oder vom Kämpferoltyp wurden dagegen in Carex-Blättern seltener angetroffen; Proanthocyanidine. Ob Saponine in der Gattung Carex vorkommen, ist nach wie vor strittig.

Die in Südeuropa verbreitete *Carex brevicollis* D.C. enthält in Blättern, Samen und Wurzeln toxische Alkaloide. Hauptalkaloide der Blätter sind die 1,4-substituierten *β*-Carboline Brevicollin und Brevicarin.[23,24]

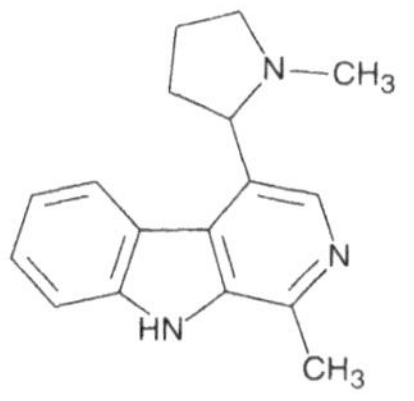

Brevicollin aus *Carex brevicollis* D.C.

Drogenliefernde Arten: *Carex arenaria*: Caricis rhizoma (Sandriedgraswurzelstock); *Carex disticha*: Carex-disticha-Rhizom; *Carex hirta*: Carex-hirta-Rhizom.

Carex arenaria L.

Synonyme: *Vignea arenaria* (L.) REICHENBACH.

Sonstige Bezeichnungen: Dt.: Deutsche Sarsaparilla, Riedgras, Rote Quecke, Sandriedgras, Sandsegge, Seegras, Segge; engl.: German sarsaparilla, Sedge; frz.: Carex des sables, Carosse, Chiedent rouge, Fausse Salsepareille, Laiche des sables, Salsepareille d'Allemagne; it.: Carice; port.: Sarsa da praia. Über weitere mundartliche Bezeichungen s. Lit.[3,7]

Systematik: *Carex arenaria* L. var *prostrata* DE-LANGHE ist eine neue, in den antwerpischen Kempen (Belgien) entdeckte Varietät, die sich durch überaus lange (bis 130 cm), liegende bzw. überhängende Stengel und Blätter auszeichnet.[8]

Botanische Beschreibung: 15 bis 45 cm hohe, ausdauernde Pflanze; Wurzelstock 2 bis 5 mm Durchmesser, lang kriechend, Ausläufer treibend, mit schwarzbraunen, in lange Fasern aufgelöste Niederblätter. Stengel kräftig, aufrecht, etwa 1 mm dick, scharf dreikantig, oberwärts rauh, am Grunde von braunen Blattscheiden umgeben. Blätter meist rinnig, Spreiten starr, 2 bis 4 m breit, allmählich in die eingerollte Spitze verschmälert. Blütenstand etwas überhängend, aus 6 bis 16 eiförmigen, etwa 1 cm langen, geraden Ährchen bestehend, die unteren rein weiblich, die mittleren am Grunde weiblich, an der Spitze männlich, die oberen rein männlich; Schläuche eiförmig-lanzettlich, stark nervig, 4 bis 5 mm lang, ab der Mitte mit stumpfwinklig hervortretendem Flügel, an der Spitze in einen zweizähnigen Schnabel verschmälert. Narben 2. Frucht eiförmig, beiderseits gewölbt, 2 mm lang, gelbbraun, glänzend. Blütezeit Mai bis September.

Verwechslungen: Verwechslungen mit anderen Carex-Arten sind möglich. Botanischer Bestimmungsschlüssel der Carex-Arten s. Lit.[9]

Inhaltsstoffe: Die frischen jungen Blätter von *C. arenaria* enthalten Salicylsäure und Wachs, die

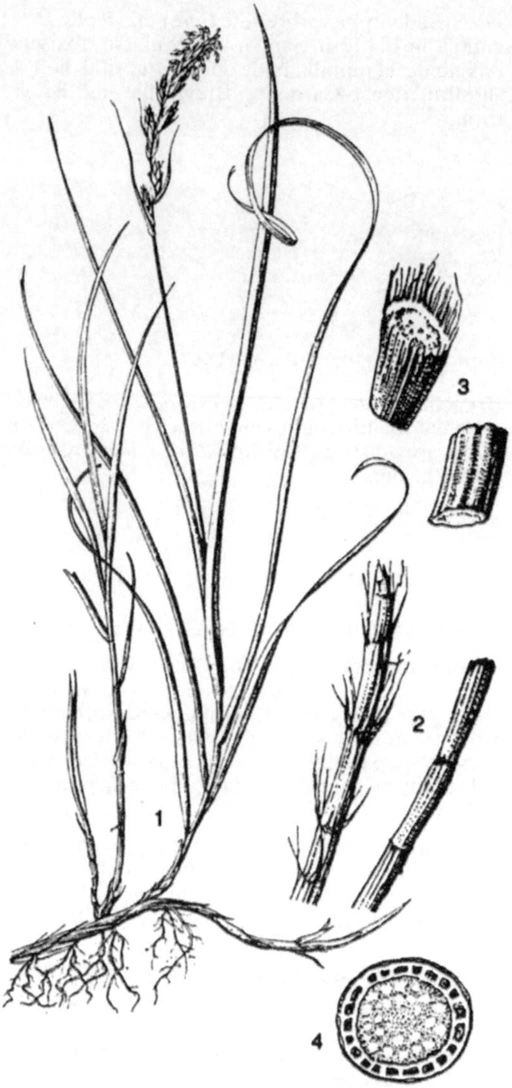

Erscheinungsform von *Carex arenaria* L. nach Lit.[8] 1 Habitus, 2 Rhizom, 3 Rhizomstücke, vergrößert, 4 Querschnitt durch das Rhizom, vergrößert

frischen Blütenstände ein nicht näher charakterisiertes ätherisches Öl und Wachs.[10]

Verbreitung: Europa; Atlantische, Baltische und Südskandinavische Küsten; im Binnenland bis Mitteldeutschland (Schlesien, Sachsen); fehlt in der Arktis. Im atlantischen Nordamerika nur eingeschleppt.
In offenen Dünenrasen, in sandigen Kiefernwäldern, in Heiden; der ökologische Schwerpunkt der Art liegt in trockenen, sauren, rohen Sandböden. *C. arenaria* wird oft zur Befestigung von Sanddünen und Deichen an der Nord- und Ostseeküste angebaut ("Sandpionierpflanze").[3,4]

Drogen: Caricis rhizoma.

Caricis rhizoma (Sandriedgraswurzelstock)

Synonyme: Radix Arenariae, Radix Caricis, Radix Caricis arenariae, Radix Graminis majoris, Radix Graminis rubrae, Radix Sarsaparillae germanicae, Rhizoma Caricis, Rhizoma Caricis arenariae.

Sonstige Bezeichnungen: Dt.: Deutsche Sarsaparilla, Riedgraswurzel, Rote Queckenwurzel, Sandriedgraswurzel, Sandriedgraswurzelstock, Seegraswurzel, Seggenwurzel; engl.: Sand Carex root, Sea sedge; frz.: Racine de Chiedent rouge, Racine de Salsepareille d'Allemagne.

Monographiesammlungen: Rhizoma Caricis (Sandriedgraswurzelstock) *EB 6*.

Definition der Droge: Der getrocknete, im Frühjahr gesammelte Wurzelstock *EB 6*.

Stammpflanzen: *Caricis arenaria* L.

Herkunft: Größtenteils aus Wildvorkommen, zum kleineren Teil aus angepflanzten Beständen.

Gewinnung: Die Droge wird im Frühjahr (am besten im März und April) ausgegraben, getrocknet und zu Bündeln gepackt. In den Handel kommt sie in kurze Stücke geschnitten.[11]

Ganzdroge: Dunkelbraune, 1,5 bis 4 mm dicke, fast walzenrunde, etwas zusammengedrückte, ästige, blaß blaubraune, gefurchte und knotige Wurzelstöcke; die Glieder zwischen den Knoten sind 3 bis 5 cm lang (6- bis 12mal länger als breit); an den Knoten faserige, aber nicht bis zum Grunde zerschlitzte Niederblätter und Büschel feiner Wurzeln; Querschnitt weißlich, nicht hohl, sondern mit dunklerem Zentralzylinder, charakteristisch ist der dichte Kranz von Luftkammern.[12-16,25]

Schnittdroge: *Geschmack.* Balsamisch-aromatisch. *Geruch.* Süßlich angenehm, hinterher etwas bitter und kratzend.
Makroskopisches Bild. 2 bis 4 mm dicke Wurzelstockstückchen, dunkelrotbraun, schwach längsfurchig, an den Knoten eingeschlitzte, glänzend dunkelbraune Blattscheiden; nur an den Knoten, nicht an den Internodien sind Wurzelansätze erkennbar.[16,25]
Mikroskopisches Bild. Querschnitt: Helle, lockere, schwammige Rinde mit zahlreichen, großen, kreisförmig angeordneten, durch 1- bis 3reihigen Streifen dünnwandiger Parenchymzellen voneinander getrennten Luftlücken durchsetzt; Zentralkörper mit Mark und zahlreichen, an der dunkel gefärbten Endodermis gehäuft auftretenden Leitbündeln. Innerhalb der Endodermis weißes, spärliches, stärkereiches Gewebe mit radialen Gefäßbündeln, die meist in drei konzentrischen Kreisen angeordnet sind; Gefäßbündel zahlreich, klein, dunkler gefärbt, mit breiter Sklerenchymscheide, aus 4 bis 6 peripheren Gefäßen mit zentralem Phloem. Im Parenchymgewebe reichlich Stärke. Epidermiszellen klein, dünnwandig. Kein Kork.[15,16,25]

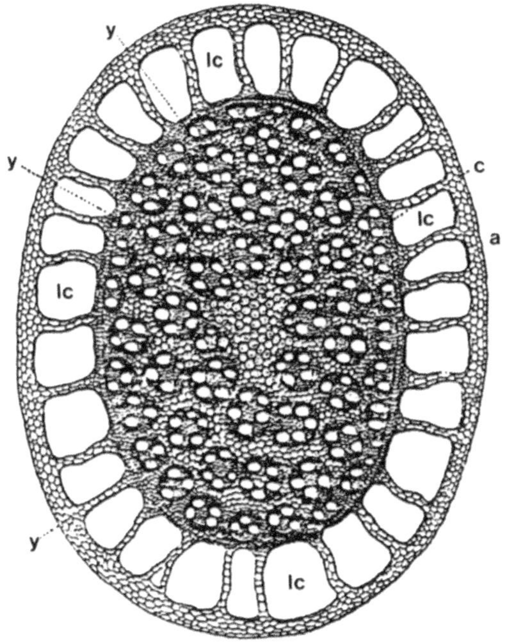

Querschnitt durch das Rhizom von *Carex arenaria* L., vergrößert nach Lit.[22]; a Epidermis, lc Luftkanäle, c Endodermis, y Gefäßbündel

Licht- und elektronenmikroskopische Charakteristik der Wurzel in verschiedenen Entwicklungsstadien s. Lit.[17]

Pulverdroge: Gelblichgrau; kleine Epidermiszellen, dünnwandige, stärkereiche Parenchymzellen, 200 bis 600 µm lange, stärkeführende, an dem einen Ende meist abgeschrägte, am anderen Ende einseitig zugespitzte Sklerenchymfasern, Bruchstücke von Gefäßbündeln.[15,25]

Verfälschungen/Verwechslungen: Im Handel wird häufig eine Droge unter der Bezeichnung Rhizoma Caricis *EB 6* angeboten, die nicht von *C. arenaria* L., sondern von anderen Arten, meist *Carex hirta* L. (s. Carex-hirta-Rhizom), stammt.[18,19]
Als Verfälschungen kommen außerdem Wurzelstöcke von *Carex disticha* Huds. (s. Carex-disticha-Rhizom) und *Scirpus maritimus* L. (Syn. *Bolboschoenus maritimus* L.) vor.
Schlüssel zur Erkennung der Droge und ihrer Verfälschungen:[20]

1. Nur leptozentrische Leitbündel im Inneren des Zentralzylinders, riesige Luftkammern in der Rinde: *Carex arenaria*.
2. Kollaterale Leitbündel, in der Nähe der Endodermis bisweilen scheinbar leptozentrische Leitbündel.
   a. Gerbstoffzellen vorhanden (Vanillin-Salzsäure-Reaktion positiv), Steinzellen in der Rinde und im Zentralzylinder: *Scirpus maritimus*.
   b. Gerbstoffzellen nicht vorhanden.
   α. Endodermis stark U-förmig verdickt, Lufträume in der Rinde größer als die Parenchymzellen: *Carex disticha*.
   β. Endodermis höchstens schwach U-förmig verdickt, Interzellularen kleiner als die umgebenden Parenchymzellen: *Carex hirta*.

Inhaltsstoffe: *Saponine*. Aus brasilianischen Carex-arenaria-Rhizomen wurden 0,15 bis 0,20 % Saponine mit einem hämolytischen Index von 32.000 isoliert.[10] Das Vorkommen von Saponinen in europäischen Herkünften ist strittig.[16]
Ätherisches Öl. In brasilianischen Carex-arenaria-Rhizomen wurden 0,22 bis 0,88 % eines hell orangegelben ätherischen Öles gefunden (Bestimmungsmethode nicht angegeben). Als Bestandteile wurden darin Methylsalicylat, Cineol sowie nicht näher definierte Sesquiterpenkohlenwasserstoffe und -alkohole gefunden.[10]
Flavone. In hydrolysierten Blattextrakten wurde Tricin nachgewiesen.[6]
Gerbstoffe. 8 bis 10 % Catechingerbstoffe (Bestimmungsmethode nicht angegeben).[10,20]

Zubereitungen: Decoct *EB 6*: 3 g Droge auf 1 Tasse.

Identität: Nur makro- und mikroskopisch.

Reinheit: Wurzelstöckchen mit nur 1 bis 2 cm langen Internodien, mit Wurzelresten nicht nur an den Knoten, sondern auch an den Internodien, mit ganz durchschlitzten Niederblättchen und ohne Luftlükken in der Rinde dürfen nicht vorhanden sein; Hinweis auf eine Verfälschung bzw. Verunreinigung durch *Carex hirta EB 6*.
Maximaler Aschegehalt: 4 % *EB 6*.

Wirkungen: Es liegen derzeit keine validen Studien über die Wirkung der Droge und ihrer Zubereitung vor.

Anwendungsgebiete: Es liegen derzeit keine belegten Anwendungsgebiete vor, so daß eine therapeutische Anwendung nicht befürwortet wird.[21]

Volkstümliche Anwendung und andere Anwendungsgebiete: Ein Kaltmazerat der Droge wurde früher bei venerischen Erkrankungen und bei chronischen Hautkrankheiten anstelle von Sarsaparillawurzel verwendet. Weitere Indikationen waren Blähungen, Koliken, Leberleiden, Diabetes, Ödeme, Lungentuberkulose und Amenorrhoe. Die Droge wurde auch zur Blutreinigung eingesetzt.[10,11,16,23]
Zubereitungen aus Sandriedgraswurzelstock werden heute zur Vorbeugung gegen Gicht, Rheumatismus, Gelenkentzündungen und bei Hautleiden sowie als schweiß- und harntreibendes Mittel angewendet. Die Wirksamkeit bei den beanspruchten Anwendungsgebieten ist aber nicht belegt.[21]

Dosierung und Art der Anwendung: *Zubereitung*. Zur Einnahme als Abkochung: Mittlere Einzelgabe 3 g Droge auf 1 Tasse *EB 6*.
Als Kaltmazerat: 2 Teelöffel voll (5 g) der Droge auf $^1/_4$ L Wasser, 2- bis 3mal täglich 1 Tasse.[20]

Weitere medizinische Verwendung: In der Veterinärmedizin wurde die Droge bei Räude von Pferden, Schafen und Hunden sowie bei Maul- und Klauenseuche verwendet.[10]

Tox. Inhaltsstoffe u. Prinzip: Aufgrund des Gehaltes an Saponinen können lokale Reizungen bei der Anwendung der Droge und ihrer Zubereitungen auftreten.[21]

Sonst. Verwendung: In Brasilien werden die Rhizome von *C. arenaria* als Fischbetäubungsmittel und zusammen mit den Blütenständen als Nießpulver und als Insektizid eingesetzt.[10]

Gesetzl. Best.: *Offizielle Monographien.* Negativmonographie der Kommission E am BGA "Caricis rhizoma (Sandriedgraswurzelstock)".[21]

Carex disticha Huds.

Synonyme: *Carex intermedia* Good., *Carex pseudoarenaria* Pers., *Vignea intermedia* (Good.) Reichenbach.

Sonstige Bezeichnungen: Dt.: Kammsegge.

Botanische Beschreibung: Ausdauernd. Wurzelstock unterirdisch kriechend, 2 bis 3 mm dick, bedeckt mit braunen bis schwarzbraunen, borstig zerfasernden Niederblättern. Stengel aufrecht oder später etwas überhängend, 30 bis 60 cm hoch, bis 2 mm dick, unter dem Blütenstand scharf dreikantig, oberwärts rauh, bis zur Mitte hinauf beblättert, am Grunde von braunen Blattscheiden umgeben. Blätter allmählich in die lange, rauhe, dreikantige Spitze verschmälert, flach oder etwas rinnig, an den Rändern und am Rückenkiel rauh, 2 bis 4 mm breit, grasgrün oder blaugrün. Blütenstand ährenförmig, dicht, länglich bis pyramidenförmig, aus mehr als 20 Ährchen bestehend, 3 bis 7 cm lang, bis ca. 1 cm dick, unten unterbrochen, undeutlich dreizeilig, hellbraun. Untere und obere Ährchen meist weiblich, mittlere meist männlich, zuweilen einige Ährchen androgyn oder der ganze Blütenstand weiblich. Weibliche Ährchen eiförmig bis länglich eiförmig, bis 1,5 cm lang, ca. 0,5 cm breit, gerade, länger und auch viel breiter als die männlichen. Spelzen der weiblichen Blüten länglich eiförmig, 4 mm lang, bis 2 mm breit, zugespitzt, hell- bis rotbraun mit heller getöntem Kiel und schmalem Hautrand. Spelzen der männlichen Blüten lanzettlich, länger, schmäler und heller. Schläuche eiförmig oder eiförmig-lanzettlich, zugespitzt, etwas länger als die Spelzen, 4 mm lang, ca. 2 mm breit, plankonvex, kurz gestielt, oberwärts allmählich in den ziemlich langen, etwas nach innen gekrümmten, zweizähnigen Schnabel verschmälert, beiderseits deutlich nervig, an den Rändern von unterhalb oder Mitte bis zur Spitze schmal geflügelt, mit unregelmäßig gezähnten Flügeln, hell- oder dunkelbraun, glänzend. Narben 2. Frucht länglich eiförmig, etwas bikonvex, ca. 2 mm lang, 1 mm breit, olivgrün bis hellbraun.

Verwechslungen: Verwechslungen mit anderen Carex-Arten sind möglich (vgl. *Carex arenaria* L.).

Verbreitung: Heimisch in Mittel- und Nordeuropa, Sibirien und China.

Drogen: Carex-disticha-Rhizom.

Carex-disticha-Rhizom

Synonyme: Rhizoma Caricis distichae.

Definition der Droge: Der Wurzelstock.

Stammpflanzen: *Carex disticha* Huds.

Herkunft: Vgl. Caricis rhizoma.

Gewinnung: Vgl. Caricis rhizoma.

Schnittdroge: *Makroskopisches Bild.* Vgl. Caricis rhizoma. Typisch ist das Fehlen der für Caricis rhizoma charakteristischen Luftlücken.[16]
Mikroskopisches Bild. Querschnitt: An mehreren Stellen unregelmäßig, tief eingebuchtet; in der Rinde kein wesentlich verdicktes Hypoderm, nur an einzelnen Stellen kleine, in das Rindeninnere hineinragende, zapfartige Faserkonglomerate; überzellgroße Interzellularen von unregelmäßiger Form, getrennt durch dazwischen geschobene Platten von Parenchymzellen; Endodermiszellen mit auffallend verdickten Innenwänden; dazwischen aber auch anomal kleine Endodermiszellen, von stark abweichendem Maß, mit sehr kleinem Lumen; anschließend unverdicktes, schwach verholztes Parenchymgewebe aus polyedrischen Zellen, im Zentralzylinder nur durch Leitbündel unterbrochen; Gefäßbündel deutlich kollateral, einige in der Nähe der Endodermis scheinbar leptozentrisch; Leitbündel von wenigen Faserschichten umgeben, mit 4 bis 8 Gefäßen; Endodermis, Holz- und Rindenfasern verholzt; Stärke vorhanden.

Verfälschungen/Verwechslungen: Schlüssel zur Unterscheidung der Carex-Drogen, s. Caricis rhizoma.

Carex hirta L.

Synonyme: *Carex villosa* Stokes.

Sonstige Bezeichnungen: Dt.: Behaarte Segge, Haarsegge.

Botanische Beschreibung: Ausdauernd, 10 bis 60 cm hoch, Blätter grasgrün, Ausläufer treibend. Stengel aufrecht oder aufsteigend, stumpf dreikantig, nur unter den männlichen Ähren rauh, beblättert. Scheiden behaart, mit undeutlichen Quernerven, die grundständigen bräunlich bis purpurrot, schwach netzfaserig. Spreiten mehr oder weniger dicht behaart, flach oder etwas rinnig. Weibliche Ähren 2 bis 4, ziemlich entfernt, fast über die ganze Länge des Stengels verteilt, oval bis kurzzylindrisch, 1,5 bis 2,5 cm lang, aufrecht, sitzend oder mehr oder weniger gestielt, lockerfrüchtig. Männliche Ähren 2 bis 3, einander genähert, jedoch von den weiblichen bedeutend entfernt, schlank zylindrisch. Hüllblätter laubblattartig, langscheidig, so lang oder länger als der Blütenstand, die der männlichen Ähren klein. Tragblätter schmalpfriemlich, trockenhäutig berandet, mit langer, oft gesägter Spitze, oben braun bis bräunlich mit grünem Mittelstreifen, mehr oder weniger behaart. Schläuche eikegelförmig, 5 bis 6 mm lang, mehrnervig, lang geschnäbelt, dicht oder zerstreut kurzhaarig gelbgrün, zuletzt braun, in einen mit bis zu 2 mm langen, schlanken, später abstehenden Zähnen versehenen Schnabel übergehend, länger als die Tragblätter. Narben 3. Früchte verkehrt-eiförmig, dreikantig.

Verwechslungen: Verwechslungen mit anderen Carex-Arten sind möglich (vgl. *Carex arenaria* L.).

Verbreitung: Heimisch in Europa, Kleinasien, im Ural, Kaukasus, in Nordafrika; in Nordamerika eingeschleppt.

Drogen: Carex-hirta-Rhizom.

Carex-hirta-Rhizom

Synonyme: Rhizoma Caricis hirtae.

Sonstige Bezeichnungen: Dt.: Kurzhaarige Seggenwurzel.

Definition der Droge: Der Wurzelstock.

Stammpflanzen: *Carex hirta* L.

Herkunft: Vgl. Caricis rhizoma.

Gewinnung: Vgl. Caricis rhizoma.

Ganzdroge: Lehmbraun, fast vollkommen mit bis auf den Grund zerschlitzten Niederblattscheiden eingehüllt; die Internodien zeigen eine mittlere Länge von 1,5 bis 2 cm (vgl. Caricis rhizoma).[16]

Schnittdroge: *Makroskopisches Bild.* Vgl. Caricis rhizoma. Typisch ist das Fehlen der für Caricis rhizoma charakteristischen Luftlücken.[16]
Mikroskopisches Bild. Querschnitt: Unter der kleinzelligen Epidermis etwa 10 Schichten verdickter und verholzter Zellen mit einer in Richtung auf den Zentralzylinder zu jeweils stärker werdenden Wanddicke; anschließend lockeres Parenchymgewebe mit runden, besonders in der Nähe der Endodermis von zahlreichen Interzellularen durchzogen, stark getüpfelten Zellen; Rinde von kleineren Leitbündeln durchzogen; Endodermis aus einer Reihe schwach hufeisenförmig verdickter, meist radial gestreckter Zellen. Unterhalb der Endodermis ein geschlossener Ring aus 2 bis 3 Reihen stark verholzter Fasern, allmählich von den kollateralen Leitbündeln abgelöst; stark entwickelte Sklerenchymfaserscheiden; Leitbündel ellipsoidisch; der Siebteil in der Regel der Rinde zugekehrt, vor dem aus meist 2 bis 3 großen Gefäßen bestehenden Gefäßteil liegend; von kleinen Interzellularen durchzogenes Parenchymgewebe zwischen den im Zentralzylinder verstreut liegenden Leitbündeln.

Verfälschungen/Verwechslungen: Die im Handel under dem Namen Rhizoma Caricis *EB 6* angebotene Ware stammt oft von *Carex hirta* L.; Schlüssel zur Unterscheidung der Carex-Drogen s. Caricis rhizoma.

Inhaltsstoffe: *Flavone.* In hydrolysierten Blattextrakten wurden nicht näher definierte *C*-Glykosylflavone und das Flavon Tricin entdeckt.[6]
Die Droge soll keine Saponine und nur Spuren ätherischen Öls enthalten.

1. Dahlgren RMT, Clifford HT, Yeo PF (1985) The families of monocotyledons, Springer Verlag, Berlin Heidelberg New York
2. Kükenthal A (1909) Carex. In: Engler A (Hrsg) Das Pflanzenreich, Heft 38:67–824
3. Heg (1980) Bd. II, Teil 1
4. Rothmaler W (1986) Exkursionsflora, Kritischer Band, VEB Volk & Wissen Verlag, Berlin
5. Glennie CW, Harborne JB (1971) Phytochemistry 10:1.325–1.329
6. Harborne JB (1971) Phytochemistry 10:1.569–1.574
7. Marzell H (1941) Wörterbuch der deutschen Pflanzennamen, S Hirzel, Leipzig, S. 825–834
8. Irion H (1955) Drogistenlexikon, Springer, Berlin, S. 1.131
9. Rothmaler W (1976) Exkursionsflora für die Gebiete der DDR und BRD, Bd. 2: Gefäßpflanzen, 8. Aufl., VEB Volk & Wissen Verlag, Berlin, S. 514
10. Freise FW (1938) Pharm Zentralhalle 79:49–51
11. Madaus G (1976) Lehrbuch der biologischen Heilmittel (Nachdruck), G Olmes, Hildesheim
12. Tschirch A (1889) Angewandte Pflanzenanatomie, Urban & Schwarzenberg, Wien, S. 365
13. Tschirch A (1925) Handbuch der Pharmakognosie, Tauschnitz, Leipzig, Bd. 2, S. 400
14. Tschirch A (1936) Handbuch der Pharmakognosie, Tauschnitz, Leipzig, Bd. 3/2, S. 769
15. Weber U (1938) Geschnittene Drogen, Fischer, Jena, S. 69
16. Berger F (1960) Handbuch der Drogenkunde, Bd. 5, Maudrich, Wien, S. 122–127
17. Robards AW, Clarkson DT, Sanderson J (1979) Protoplasma 101:331–347
18. Schenk G (1954) Mitt dtsch Pharm Ges 24:141–142
19. Schmitz B (1958) Dtsch Apoth Ztg 98:642–644
20. Breitwieser K, Schenk G (1940) Arch Pharm 278:126–136
21. BAz Nr. 101 vom 01.06.1990
22. Berg O (1865) Anatomischer Atlas zur pharmazeutischen Warenkunde, Gaertner, Berlin, S. 35–36
23. Hgn (1963) Bd. 2
24. Hgn (1986) Bd. 7
25. EB 6

Kh/HB

Carlina

HN: 2018200

Familie: Compositae (Asteraceae).

Unterfamilie: Asteroideae.

Tribus: Carlinae.

Gattungsgliederung: Die Gattung Carlina L. umfaßt 28 Arten, die in die 3 Untergattungen Carlowizia (MOENCH) LESS., Lyrolepis (RECH. fil.) MEUSEL et KÄSTNER und Carlina untergliedert werden. Die 3 arzneilich verwendeten Arten *C. acaulis*, *C. biebersteinii* und *C. vulgaris* gehören zur Untergattung Carlina.[1-3]

Gattungsmerkmale: Meist krautige, milchsaftführende, distelartige Pflanzen; oft dicht mit charakteristischen Peitschenhaaren bedeckt; Laubblätter meist dornig, fiederlappig bis fiederschnittig, seltener nur randlich gezähnt bis ganzrandig; Köpfchen mit gleichgestalteten Blüten (homogam), meist klein bis mittelgroß, einzeln oder zu mehreren in wenig- bis vielblütigen Schirmrispen. Involucrum stark gegliedert; Hüllblätter dreigestaltig, die äußeren laubartig, grün, mit meist geteilter Spreite, die mittleren klein, ungeteilt, lanzettlich zugespitzt, die inneren zungenförmig verlängert, trockenhäutig, gelb bis gelbbraun, weiß oder purpur gefärbt; Köpfchenboden flach, mit einem aus pergamentartigen Schuppen und starren Borsten bestehenden Spreublattkomplex, dieser ein bienenwabenartiges Spreublattaggregat bildend, das die einzelnen Blüten und Früchte umschließt. Blüten zwittrig, mit 5zipfeliger radiärer Krone; Staubbeutel mit borstigzipfeligen Anhängseln; Griffel zylindrisch mit kurzen Narbenlappen; Achänen verkehrt kegelförmig bis zylindrisch, meist stumpfkantig mit an der Spitze gabeligen Zwillingshaaren bedeckt; Pappus ein- oder zweireihig, seine Bosten fiedrig behaart; Chromosomenzahl 2n = 18 oder 20.[2,3]

Verbreitung: Die Verbreitung erstreckt sich von den Kanarischen Inseln über Europa bis nach Mittelasien.[8]

Inhaltsstoffgruppen: Wie bei den meisten Asteraceae werden in der Gattung Carlina – bevorzugt in Sekretzellen und Sekrettaschen der Wurzeln – Acetylenderivate akkumuliert, darunter das Carlinaoxid. Carlinaoxid scheint für die Gattung taxoncharakteristisch zu sein, jedenfalls wurde es außerhalb der Gattung bisher nicht angetroffen.[2] Als phenylsubstituiertes C_{13}-Acetylenderivat ähnelt Carlinaoxid den C_{13}-Acetylenen der Gattung Careopsis, Dahlia, Onopordon, unterscheidet sich von ihnen aber durch einen zusätzlichen Furanring.[4,5]
Hinsichtlich der Flavonführung zeichnen sich die Carlina-Arten durch das Vorherrschen von *C*-Glykosylflavonen aus; es kommen Mono- und Di-*C*-Glykosylderivate vor, wobei Glucose, Galactose und Arabinose als Zuckerkomponenten vorkommen können. Flavonglykoside sind vergleichsweise selten vertreten. Dabei führen alle Organe der Pflanzen Flavone, am reichlichsten die Früchte, was im Falle von *C. biebersteinii* näher untersucht wurde. Eine zusammenfassende Übersicht über die Flavonführung von Carlina-Arten findet sich bei Lit.[2]

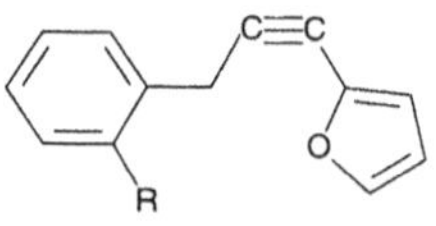

(1) R= -H
(2) R= -OCH3

$$ROCH_2{-}CH{=}CH{-}(C{\equiv}C)_3{-}CH{=}CH{-}CH{=}CH_2$$

(3) R= -H
(4) R= -COCH3

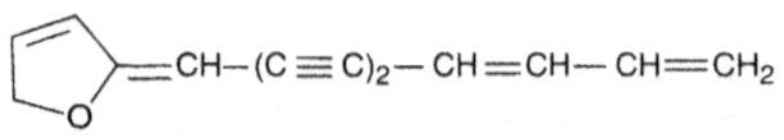

(5)

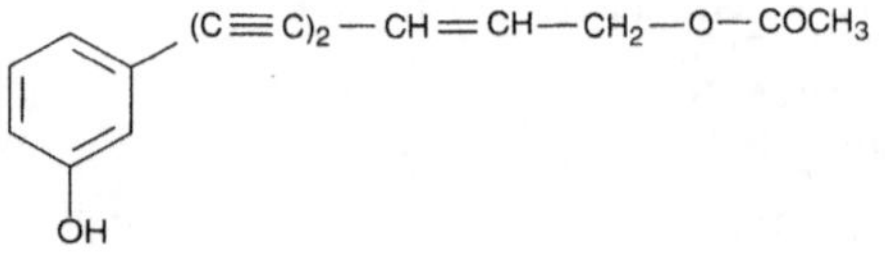

(6)

Carlinaoxid (1) und biogenetisch verwandte Polyacetylenverbindungen (2–6) aus Carlina-Arten

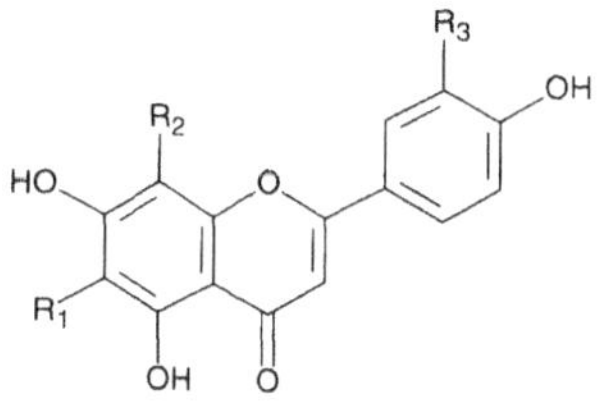

	R_1	R_2	R_3
Vitexin	—H	—Glc	—H
Isovitexin	—Glc	—H	—H
Orientin	—H	—Glc	—OH
Isoorientin	—Glc	—H	—OH
Schaftosid	—Glc	—Ara	—H
Isoschaftosid	—Ara	—Glc	—H
Corymbosid	—Ara	—Gal	—H
Lucenin-2	—Glc	—Glc	—OH
Carlinosid	—Glc	—Ara	—OH

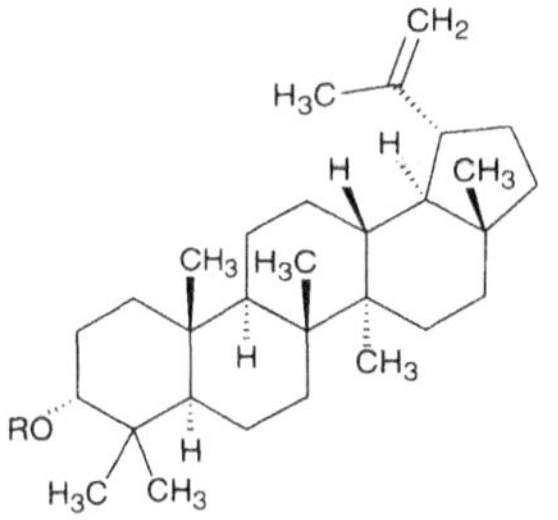

Lupeol: R= -H

Lupeylacetat: R= $-COCH_3$

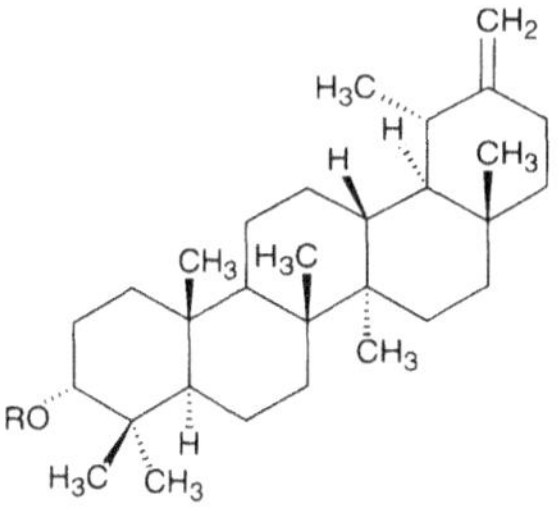

Taraxasterol: R= -H

Taraxasterylacetat: R= $-COCH_3$

Triterpene des Lupontyps wie Lupeol, Lupeylacetat und Lupeylpalmitat sowie Taraxerylacetat und Taraxerylpalmitat kommen in den oberirdischen Teilen von Carlina-Arten vor.[2]
Die Früchte sind durch die Einlagerung von Phytomelanen gekennzeichnet.[6]

Drogenliefernde Arten: *Carlina acaulis*: Carlinae radix.

Carlina acaulis L.

Synonyme: *Carlina alpina* JACQ., *C. caulescens* LAM., *C. chamaeleon* VILL., *C. grandiflora* MOENCH, *C. subacaulis* DC.

Sonstige Bezeichnungen: Dt.: Jägerdistel, Silberdistel, Stengellose Eberwurz, Wetterdistel; engl.: Carline thistle, Stemless carlina root, Stemless caroline; frz.: Carline, Carline noire, Chardon doré, Chardonerette, Chardousse, Racine de Carline; it.: Cardo di San Pellegrino, Carlina.

Systematik: Die Art wird in die Unterarten subsp. *acaulis* und subsp. *simplex* (WALDSTEIN et KIT.) NYMAN gegliedert.[2,3]

Botanische Beschreibung: Stengel gewöhnlich gestaucht, unter 5 cm lang, selten bis 15 cm lang. Laubblätter mehr oder weniger flach oder mäßig kraus, wenig derb. (10)15 bis 20(34) cm lang, fiederteilig bis fiederschnittig, mit breiten, bedornten Zipfeln. Abschnitte 1. Ordnung fiederspaltig bis fiederteilig;

die Endzipfel eiförmig bis lanzettlich und (bei den Fiedern der Blattmitte) an ihrem Grund 6 bis 14 mm breit. Zipfel 2. Ordnung dornig gezähnt bis fiederspaltig, ihre Lappen meist ganzrandig oder seltener dornig gezähnt.[8]

Verwechslungen: Verwechslungen am Standort kommen praktisch nicht vor.

Inhaltsstoffe: In den Blättern neben 7-*O*-Glucosylapigenin die vier *C*-Glykosylflavone Orientin, Isoorientin, Vitexin und Schaftosid.[7]

Verbreitung: Von Spanien, Italien und dem Balkan über Mitteleuropa bis Mittelrußland. Auf nährstoffarmen, bevorzugt kalkhaltigen Böden, in den Alpen bis auf 2.800 m Höhe.[8]

Drogen: Carlinae radix. Zu Carlinae gummiferae radix → Atractylis (s. a. Verfälschungen/Verwechslungen von Carlinae radix).

Carlinae radix (Eberwurzel)

Synonyme: Radix Apri, Radix Cardopatiae, Radix Carlinae, Radix Chamaeleontis albae.

Sonstige Bezeichnungen: Dt.: Attichwurzel, Jägerbrotwurzel, Karlsdistel, Karlsdistelwurzel, Rohrwurzel, Silberdistelwurz, Stengellose Eberwurz, Weiße Roßwurzel, Wetterdistelwurz, Wurzel der wilden Artischocke, Zwergdistelwurzel; engl.: Stemless carline root; frz.: Racine de carline acaule. Diese Bezeichnungen finden sich in der Literatur explizit unter der Drogenbezeichnung. Teilweise wird mit diesen Namen aber auch der Artname der Stammpflanze bezeichnet (s. dort).

Monographiesammlungen: Radix Carlinae *EB6*.

Definition der Droge: Die getrockneten, im Herbst gesammelten Wurzeln.

Stammpflanzen: *Carlina acaulis* L.

Herkunft: Herkunftsländer sind Jugoslawien und Bulgarien. Die Droge stammt ausschließlich aus Wildsammlungen. In Deutschland steht die Pflanze unter Naturschutz und darf deshalb nicht gesammelt werden.[17]

Ganzdroge: Wurzel bis 30 cm lang, bis 25 mm dick, zylindrisch, fleischig, meist einfach, seltener mehrköpfig, von Stengel- und Blattresten geschopft, außen hellbraun und mit vielen Wurzelnarben bedeckt, tief längsrunzelig, fast immer um ihre Achse schraubenförmig gedreht. Ältere Wurzeln hohl oder häufig der Länge nach bis zur Mitte gespalten. Bruch spröde-hornartig, nicht faserig.[18]

Schnittdroge: Geruch schwach aromatisch, unangenehm, Geschmack anfangs süßlich bitter, dann brennend scharf.[18]
Oft schraubig gedrehte, kurze Wurzelstücke mit grau- bis hellbrauner, grob längsrunzeliger Außenseite.

Das Lupenbild zeigt im Querschnitt eine dünne, außen braune, innen heller braune, harzig glänzende, strahlige Rinde. Sie umgibt einen hellgelben, fleischigen oder harzartig-spröden, nicht holzigen, strahligen, innen meist zerrissenen, marklosen Holzkörper. In der Rinde und dem Markstrahlgewebe des Holzes zahlreiche radial und konzentrisch gestellte, braunrote Sekretbehälter.[18]
Mikroskopisches Bild. Das mikroskopische Bild zeigt die breite Innenrinde aus breiten Markstrahlen mit zahlreichen ungleich großen, meist unregelmäßig begrenzten, schizogenen Balsambehältern. Die gleichen Balsamgänge in der inneren Partie der Mittelrinde. Die Rindenstrahlen aus Siebröhrengruppen, Bastparenchymgewebe und dünnwandigen, langgestreckten, prosenchymatischen Zellen. Der Holzkörper aus zahlreichen, schmalen, fein porösen, hellgelben Holzstrahlen mit in Gruppen zusammenliegenden, netzadrig bis leiterförmig verdickten Gefäßen und aus breiten Markstrahlen mit zahlreichen großen Harzgängen in konzentrisch und zugleich strahligen Reihen angeordnet. Holzfasern treten nur selten auf, Sklerenchymfasern fehlen völlig. Das Parenchym enthält Inulin, teilweise auch reichlich Calciumoxalat in Form sehr kleiner Prismen.[18]

Pulverdroge: Hellbraun, gekennzeichnet durch zahlreiche Bruchstücke von meist netzartig getüpfelten Gefäßen, durch großlumige, farblose und kleinlumige, gelbe Parenchymzellen mit Inulin in formlosen Massen, teilweise auch mit Calciumoxalat in Form sehr kleinprismatischer Einzel- und Zwillingskristalle, durch Reste braunroter Sekretgänge, durch vereinzelte Holzfasern und durch sehr kleine, etwa 8 µm große Stärkekörner.

Verfälschungen/Verwechslungen: Verwechslungen kommen praktisch nicht vor.
Als Verfälschungen kommen die Wurzeln anderer Carlina-Arten vor, insbesondere von *C. vulgaris* L., die früher als Radix Carlinae silvestris im Gebrauch war. Sie läßt sich leicht von *C. acaulis* L. unterscheiden, da sie keine Sekretbehälter besitzt und daher nicht aromatisch riecht und schmeckt.[18]
Die giftige Wurzel von *Atractylis gummifera* L. (syn.: *Carlina gummifera* LESS.), auch Mastixdistelwurzel genannt, ist der echten Droge in Geruch, Geschmack und Anatomie sehr ähnlich. Zur Unterscheidung dienen die Milchsaftröhren im Phloem sowie die vielen Fasern im Holzkörper, die bei der Carlina-acaulis-Wurzel fehlen.[9]
Als Verfälschung, auch als Ersatzdroge, dienen Carlina-acanthifolia-Wurzeln von *C. acanthifolia* ALL., die von der Carlinae radix sehr schwer zu unterscheiden sind, allenfalls durch die weißlichbeige Farbe des Holzkörpers oder durch den vergleichsweise höheren Anteil an parenchymatischem Gewebe.[10]

Inhaltsstoffe: Die Droge ist unzulänglich analysiert, berichtet sind das Vorkommen von 18 bis 20 % Inulin sowie von ca. 1 % eines äth. Öles mit Carlinaoxid (80 bis 90 %) als Hauptbestandteil (Literaturübersicht bei[10]).

Identität: *Fingerprint-DC.*[11]
- Untersuchungslsg.: Filtrat eines Chloroformextraktes;
- Referenzsubstanzen: β-Sitosterol und Thymo;
- Sorptionsmittel: Kieselgel G;
- FM: Toluol-Ethylacetat (90 + 10);
- Detektion: Reagenz 1: Thymol-Schwefelsäure-Reagenz, 120°C über 10 min, Tageslicht; Reagenz 2: Anisaldehyd-Schwefelsäure-Reagenz, 105°C über 10 min, Tageslicht.
- Auswertung: Zahlreiche unterschiedlich gefärbte Zonen, die keinen definierten Inhaltsstoffen zugeordnet werden können.

Hinweis: Da eine gute Beschreibung einer authentischen DC fehlt, empfiehlt es sich, zum Vergleich den Chloroformauszug einer authentischen Drogenprobe zu chromatographieren. DC und Prüflsg. und Lsg. der authentischen Drogenprobe müssen übereinstimmen. Angaben über eine orientierende DC- und HPLC-Prüfung der lipophilen Drogenfraktion finden sich bei Lit.[10]

Reinheit: Asche: Höchstens 12 % *EB6*.
Die Bestimmung sollte nach dem aktuellen Arzneibuch, dem *DAB 10* durchgeführt werden.

Gehalt: Äth. Öl: Mindestens 1 % *EB6*.

Gehaltsbestimmung: Die Bestimmung des äth. Öles *EB 6* ist nicht mehr Stand der Technik. Zur Bestimmung sollte die neue Apparatur nach dem *DAB 10* verwendet werden.

Lagerung: In dicht schließenden Gefäßen.[18]

Stabilität: Haltbarkeit: Mindestens 3 Jahre.

Wirkungen: Es liegen keine Angaben vor. Das äth. Öl hemmt bis zu Verdünnungen von $1:2 \times 10^5$ das Wachstum von *Staphylococcus aureus*.[12]

Volkstümliche Anwendung und andere Anwendungsgebiete: Innerlich bei atonischer Gastritis,[13] in Spanien bei Erkältung[14] und bei Krankheiten, die mit Fieber einhergehen.[15]
Äußerlich als Waschung bei Dermatosen sowie zum Auswaschen von Wunden und Geschwüren.[18]
Als lindernde Mundspülung bei Zungenkrebs.[13]
Die Wirksamkeit bei den genannten Anwendungsgebieten ist nicht hinreichend dokumentiert.

Dosierung und Art der Anwendung: *Zubereitung.* Innerlich als Dekokt (5 min lang kochen lassen) aus 3 g Droge pro 150 mL Wasser; 3 Tassen tgl. trinken.[13]
- Abkochung: Man kocht 2 Teelöffel der getrockneten Wurzel 10 min lang in 1 Tasse Wasser, läßt diese dann ½ h lang ziehen. 3 bis 4 Tassen tgl. zwischen den Mahlzeiten.[16]
- Tinktur: 20 g getrocknete und zerkleinerte Wurzeln läßt man 10 Tage lang in 80 g EtOH 60 % ziehen. 4- bis 5mal tgl. je 40 bis 50 Tropfen.[16]
- Wein: Man läßt 50 g getrocknete Wurzel in 1 L gutem Weißwein (trocken, likörartig) mindestens 12 Tage lang ziehen. Dann läßt man ihn durch ein Sieb laufen und nimmt vor den Mahlzeiten jeweils ein kleines Glas voll.[16]

Äußerlich: 30 g Droge auf 1 L Wasser als Dekokt.[13]

Unerwünschte Wirkungen: Es liegen keine Angaben vor.

Tox. Inhaltsstoffe u. Prinzip: Das äth. Öl gilt aufgrund des hohen Gehaltes an Carlinaoxid als stark toxisch.[12] Konkrete Untersuchungen liegen nicht vor.
Anmerkung: Aus der Toxizität des Carlinaoxids kann nicht auf eine Toxizität der Drogenzubereitungen extrapoliert weden, da die Konzentration an Carlinaoxid im Dekokt sehr gering sein dürfte.

Gesetzl. Best.: *Artenschutz.* Die Stammpflanze *C. acaulis* L. unterliegt in Deutschland dem Artenschutz.[17]

1. Meusel H, Werner K (1962) Wiss Z Univ Halle, Math.-Nat. 2:279–292
2. Meusel H, Kästner A (1990) Lebensgeschichte der Gold- und Silberdisteln. Monographie der mediterranmitteleuropäischen Compositen-Gattung Carlina, Bd. 1, Springer, Wien New York
3. FEu, Bd. 4, S. 208
4. Bohlmann F, Rode KM (1967) Chem Ber 100:1.507–1.514
5. Bohlmann F, Burckhardt T, Zdero C (1973) Naturally occurring acetylenes, Academic Press, London
6. Hgn, Bd. III, S. 502
7. Rasolojaona L, Raynaud J (1979) Ann pharmac franc 37:469–473
8. Heg, Bd. VI/4, S. 817
9. Fassina G, Contessa AR (1961) Planta Med 9:177–179
10. Schilcher H, Hagels H (1990) Dtsch Apoth Ztg 130:2.186–2.190
11. Kartnig Th, Bukar F, Zarfl J (1991) Sci Pharm 59:157–163
12. Schmidt-Thomé J (1951) Z Naturforsch 56:409–411
13. Valnet J (1983) Phytothérapie, Maloine, Paris, S. 282
14. Cecchini T (1990) Enciclopedia de las Hierbas y de las Plantas Medicinales, Editorial de Vecchi, Madrid, S. 134
15. Font Quer P (1981) Plantas Medicinales, Editorial Labor, Barcelona Madrid, S. 834
16. Poletti A, Schilcher H, Müller A (1990) Heilkräftige Pflanzen Hädecke, Weil der Stadt, S. 52
17. Heg, Bd. VI/4, S. 1.392
18. Hag, Bd. III, S. 717

Ra/RS

Carum

HN: 2004000

Familie: Apiaceae (Umbelliferae).

Unterfamilie: Apioideae.

Tribus: Apieae.

Gattungsgliederung: Die Gattung Carum L. umfaßt ca. 25 Arten.[1]

Gattungsmerkmale: Zweijährige bis ausdauernde, kahle Kräuter mit fiedrigen Laubblättern. Dolden reichstrahlig, Hüllblätter fehlend oder klein. Blüten klein, Kronblätter weiß, selten rötlich oder gelblich, verkehrt eiförmig; Frucht länglich, von der Seite her zusammengedrückt. Teilfrüchte im Querschnitt fünfeckig, mit fünf stark hervorspringenden Hauptrippen, in der Fuge flach, in mittleren Teil etwas vorspringend. Ölgänge in den Tälchen entweder einzeln und groß (immer bei den mitteleuropäischen Arten) oder zwei bis drei und klein, an der Fugenfläche 2. Fruchthalter frei, nur an der Spitze gegabelt. Wurzel spindelförmig.[49]

Für die Abgrenzung der Gattung Carum gegenüber der Gattung Bunium zieht man heute als Kriterium die Anzahl der Keimblätter des Embryos (Carum: Embryo dicotyleus, Bunium: Embryo pseudomonocotyleus) heran und die Form der Wurzel (Carum: spindelförmig, Bunium: Wurzel knollig). Die Anzahl der Ölgänge zwischen den Rippen bei den Früchten wurde im 19. Jahrhundert verwendet und dementsprechend Arten mit einem Ölgang der Gattung Carum zugerechnet und Arten mit zwei bis drei Ölgängen der Gattung Bunium.[2]

Verbreitung: Europa, Asien, Nordafrika, Nordamerika.

Drogenliefernde Arten: *Carum carvi*: Carvi fructus, Carvi aetheroleum, Carum carvi hom. *HAB 1*, Carum carvi, äthanolisches Decoctum hom. *HAB 1*.

Carum carvi L.

Synonyme: *Apium carvi* (L.) CRANTZ, *Seseli carvi* LAM., *Ligusticum carvi* ROTH, *Sium carvi* BERNH., *Bunium carvi* BIEB., *Foeniculum carvi* LINK, *Pimpinella carvi* JESSEN, *Selinum carvi* E.H.L. KRAUSE, *Karos carvi* NIEUWLAND et LUNELL, *Seseli carum* SCOP., *Sium carum* WEBER, *Aegopodium carum* WIB., *Carum decussatum* GILIB., *C. aromaticum* SALISB., *C. officinale* S.F. GRAY, *Carvi careum* BUBANI, *Pimpinella anisum* MEIGEN et WENIGER nec. L., *Lagoecia cuminoides* WILLEMET [ex DC] nec. L.[49]

Sonstige Bezeichnungen: Dt.: Wiesenkümmel, Kümmel, gewöhnlicher Kümmel, gemeiner Kümmel, echter Kümmel, Kramkümmel, Karve, Garbe; engl: caraway, carwey, cumin; frz.: carvi, cumin de prés, anis des Vosges, le carvi; it.: carvi, caresg, comino tedesco, cumino de prati, anice dei Vosgi; span.: hinojo de prade, alcaravea, carvi; holl.: karwij.

Botanische Beschreibung: Meist zweijährige Pflanze, 30 bis 100 cm hoch, mit fleischiger, spindelförmiger Pfahlwurzel von etwa 20 cm Länge. Stengel aufrecht, kahl, kantig, gerieft und vom Grunde an ästig. Die Rosettenblätter, sowie die Stengelblätter sind kahl, doppelt, z.T. dreifach gefiedert. Fiedern 1. Ordnung zu acht bis zwölf Paaren, Fiedern 2. und 3. Ordnung linealisch. Die unteren Fiedern sind typisch kreuzartig gestellt. Blätter mit deutlicher Scheide. Die Hauptachse und Seitenäste enden je in einer zusammengesetzten Blütendolde; acht bis 16 Doldenstrahlen, Hülle meist fehlend, selten bis zu achtblättrig, Hüllchen fehlend oder aus wenigen Blättern bestehend. Blüten weiß bis schwach rosa. Blütezeit: Im Juni des zweiten Jahres. Der Fruchtknoten ist unterständig, zweifächrig mit Scheidewand, umgekehrt eiförmig, deutlich durch Furche in zwei mediane Hälften geteilt. Anatrope Samenanlage.

Die Frucht ist eine Spaltfrucht, kahl, länglich elliptisch. Sie zerfällt in zwei Teilfrüchte, 3 bis 6 mm lang, sichelförmig gebogen, bräunlich mit fünf helleren, kantigen Hauptrippen, Geruch aromatisch.

Chromosomenzahl: 2n = 20, Chromosomenzahl kann intraspezifisch variieren.

Verwechslungen: Im Vergleich zu anderen wiesenbewohnenden Doldenblütlern ist der Wiesenkümmel eher klein und zart. Am ähnlichsten ist die Wilde Möhre (*Daucus carota* L.), die einen dichteren Blütenstand mit einer dunkelroten Blüte in der Mitte besitzt. Im Gegensatz zum Kümmel sind die Blättchen unter dem Blütenstand geteilt und die Laubblätter behaart. Die Früchte sind nicht zu verwechseln, da die Früchte der Karotte auffallend borstig-stachelig sind.[49] Die Früchte der Kümmelpflanze können mit denen von *Aegopodium podagraria* L., *Anthriscus silvestris* (L.) HOFFM. und *Chaerophyllum bulbosum* L. verwechselt werden.[3] Unterscheidung anhand des Mikrocharakters des Exocarps.[4]

Inhaltsstoffe: Ätherisches Öl unterschiedlicher Zusammensetzung in Früchten, Kraut und Wurzeln. Während im ätherischen Öl der Früchte Monoterpene die Hauptkomponenten sind, besteht das Krautöl vorwiegend aus Sesquiterpenkohlenwasserstoffen, das Wurzelöl aus aliphatischen Aldehyden.[5]

Fettes Öl in Früchten, Hydroxycumarine in Früchten und Wurzeln, Polyacetylene in den Wurzeln.[50]

Verbreitung: Heimisch in fast ganz Europa, wildwachsend auf Wiesen und an Wegrändern, auch in den Alpen. Außerdem in Sibirien, Kaukasus, Vorderasien, Himalaya, Mongolei, Marokko. In Nordamerika nicht heimisch, sondern nach Einfuhr verwildert.

Anbaugebiete: Ägypten, Türkei, Niederlande, Polen, Spanien, UdSSR, USA, Marokko.

Drogen: Carvi fructus (Kümmel), Carvi aetheroleum (Kümmelöl), Carum carvi, äthanolisches Decoctum hom. *HAB 1*, Carum carvi hom. *HAB 1*.

Carvi aetheroleum (Kümmelöl)

Synonyme: Oleum carvi, Aetheroleum carvi, Oleum carvi aethereum, Oleum Carui, Oleum Cari.

Sonstige Bezeichnungen: Dt.: Ätherisches Kümmelöl; engl.: Caraway oil; frz.: Essence de carvi.

Monographiesammlungen: Carvi aetheroleum (Kümmelöl) *DAB 10*; Aetheroleum Carvi *ÖAB 81*; Caraway Oil *BP 88*, *USP XXI*.

Definition der Droge: Kümmelöl ist das aus den reifen Früchten gewonnene ätherische Öl.

Stammpflanzen: *C. carvi* L.

Herkunft: Holland, Polen, Ungarn.

Gewinnung: Wird aus den gequetschten reifen Früchten von *C. carvi* L. durch Wasserdampfdestillation gewonnen.

Verfälschungen/Verwechslungen: Zur Erhöhung des Carvongehaltes wird bisweilen (+)-Carvon (auch synthetisch) zugegeben, manchmal auch das billigere (–)-Carvon, dessen typischer Geruch nach Krauseminze durch den Kümmelgeruch überdeckt wird. Zur Erreichung des geforderten Drehwertes wird dann (+)-Limonen, ein Produkt der Orangenölherstellung, zugegeben. Diese Verfälschungen sind nur unter Einsatz enantiomerentrennender stationärer Phasen gaschromatographisch nachweisbar.[23]

Minderqualitäten: Bedingt durch die Tatsache, daß bei der Ölgewinnung sowohl Kümmelfrüchte minderer Qualität oder beschädigte Ware, als auch Abfälle der Kümmelproduktion wie z. B. gebrochene Kümmelfrüchte, Schalen und Stengelanteile verarbeitet werden, gelangen auch Öle minderer Qualität in den Handel. Sie sind entweder ärmer an Carvon oder riechen untypisch. Zur Qualitätsverbesserung werden Kümmelöle auch rektifiziert, wobei die minderwertigen Fraktionen verworfen werden.

Inhaltsstoffe: Kümmelöl besteht zu 45 bis 65 % aus *(S)*-(+)-Carvon und zu 30 bis 40 % aus *(R)*-(+)-Limonen. Ersteres ist für den typischen Geruch des Öls verantwortlich. Der Gehalt an Carvon im ätherischen Öl steigt bei der Reife und Nachreife der Kümmelfrüchte. Auch hängt er maßgeblich von der Destillationszeit ab, da Carvon bereits nach 3,5 Std. Destillationszeit erschöpfend destilliert ist, Limonen jedoch erst nach ca. 8 Std.[24]
Außer den genannten Inhaltsstoffen enthält Kümmelöl zahlreiche weitere Terpene. In Konzentrationen zwischen je 0,2 und 1,5 % sind enthalten: Myrcen, *α*-Phellandren, *p*-Cymen und *β*-Caryophyllen sowie *cis*- und *trans*-Carveol, *cis*- und *trans*-Dihydrocarvon und *trans*-Dihydrocarveol.[25-28]
Carvenon, Carvacrol und Perillalkohol sind Destillations- bzw. Lagerungsartefakte.[29]

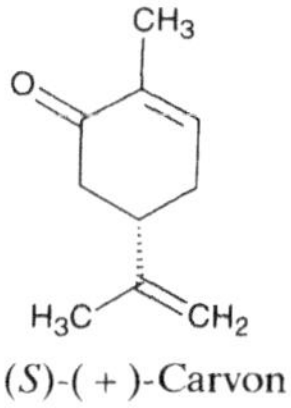

(*S*)-(+)-Carvon

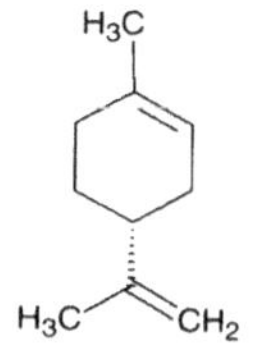

(*R*)-(+)-Limonen

Identität: Kümmelöl ist eine farblose, mit der Zeit gelb werdende Flüssigkeit, die wie Kümmel riecht und schmeckt. Nach *DAB 10* wird die Identität des Kümmelöls mit Hilfe der Dünnschichtchromatographie durchgeführt. Als Untersuchungslösung dient eine Lösung des Öls in Toluol.
- Referenzlösung: Carvon in Toluol;
- Sorptionsmittel: Kieselgel GF_{254};
- Fließmittel: Dichlormethan;
- Detektion: Fluoreszenzminderung im UV-Licht 254 nm, Besprühen mit Anisaldehydreagenz und 5 bis 10 min. Erhitzen auf 100 bis 105 °C;
- Auswertung: Die fluoreszenzmindernde Zone des Carvons färbt sich nach dem Besprühen und Erhitzen orange bis rotbraun. Limonen ist dünnschichtchromatographisch so nicht nachweisbar, da es beim Erhitzen vor der Reaktion von der Platte abdampft. Nachweis des Carvons durch Besprühen mit Dinitrophenylhydrazinreagenz ergibt als Hydrazon einen orangefarbenen Fleck.
- Andere Identitätsprüfungen: Sie erfolgen am besten mittels Gaschromatographie.[30]

Reinheit: Kümmelöl ist mischbar mit Ethanol 90 %, Ether, Petrolether, Toluol, fetten Ölen und flüssigen Paraffinen.
DAB 10 prüft die Reinheit durch Mischen mit Ethanol 90 %, *ÖAB 81* durch Lösen in Ethanol-Wasser-Gemischen, die gegen Lackmus neutral, höchstens schwach sauer reagieren dürfen.
- Relative Dichte: 0,904 bis 0,917 *DAB 10*; 0,903 bis 0,915 *ÖAB 81*.
- Brechzahl: 1,484 bis 1,488 *DAB 10*, *ÖAB 81*.
- Optische Drehung: +70 bis +81° *DAB 10*, *ÖAB 81*.
- Säurezahl: Höchstens 1,0 (5,00 g Öl in 50 mL Lösemittel) *DAB 10*; weiter wird vom *DAB 10* auf verharzte ätherische Öle und auf wasserlösliche Anteile geprüft.

Gehalt: *DAB 10* fordert mindestens 50,0 und höchstens 65,0 % D-Carvon (= (+)-Carvon) nach der Oxim-Methode. Das ätherische Öl wird mit Hydroxylaminhydrochloridlösung ($[H_3NOH]Cl$) im Überschuß erhitzt. Die bei der Reaktion freiwerdende HCl wird mit 0,5 N-ethanolischer Kaliumhydroxid-Lösung bis zum Umschlag nach olivgrün titriert, Bromphenolblau als Indikator.
1 mL 0,5 N-ethanolische Kaliumhydroxid-Lösung entspricht 75,1 mg Carvon ($C_{10}H_{14}O$). Ebenso verfahren *ÖAB 81* (50,0 bis 65,0 %) und *BP 88* (53,0 bis 63,0 % *m/m* Carvon).
AB-DDR läßt den Gehalt an Limonen und Carvon gaschromatographisch bestimmen, unter Verwendung einer 50 m langen Kapillarsäule aus Glas oder Quarz, stationäre Phase: Polyglycol 20000, Trägergas N_2 0,40 mL/min, Temperaturprogramm.
- Auswertungsverfahren: 100 %-Methode. Gehalt an Carvon 50,0 bis 60,0 %, Gehalt an Limonen 35,0 bis 50,0 % (jeweils Flächenprozente, gaschromatographisch ermittelt).
- Weitere Gehaltsbestimmungen: Gaschromatographische Bestimmung von Carvon und Limonen mit Menthol als innerem Standard, FID-Detektion.[30] HPLC-Bestimmung von Carvon und Limonen mit RP 18 (7 µm Reversed Phase) als

stationäre Phase und Acetonitril-Wasser (6:4) als mobile Phase, UV-Detektion bei 230 nm.[31]

Lagerung: Bedingt durch den Limonengehalt unterliegt Kümmelöl bei nicht sachgerechter Lagerung einer autoxidativen Zersetzung, die sich durch rasche Gelbfärbung des Öls bemerkbar macht. Limonen wird dabei zu verschiedenen Hydroperoxiden und zu Limonen-1,2-epoxid umgewandelt.[32] Da diese Stoffe die autokatalytische Zersetzung fördern, dürfen Öle verschiedener Lieferungen nicht untereinander gemischt werden.

Wirkungen: *Spasmolytische Wirkung.*[33] Kümmelöl ist das spasmolytisch wirksame Prinzip der Kümmelfrüchte (s. Wirkungen der Droge Carvi fructus). Die erschlaffende Wirkung des Kümmelöls selbst wurde festgestellt am Meerschweinchen-Trachea-präparat ohne Zugabe von Spasmogen. Messung: Abnahme der Ruhekraft (%) gegenüber der Ruhekraft vor Substanzzugabe (100%). ED_{50} bei Kümmelöl: 20 mg/L, mittelstark im Vergleich zu anderen als spasmolytisch wirksam eingestuften ätherischen Ölen. ED_{50} für Isoprenalin 0,00082 mg/L, ED_{50} für Papaverin 0,082 mg/L. Keine spasmolytische Wirkung zeigt Kümmelöl allerdings am elektrisch stimulierten Meerschweinchenileum-Längsmuskelpräparat.
Choleretische Wirkung.[34] Die bei Glatzel beschriebene choleretische Wirkung, nachgewiesen am Choledochusfistelhund, geht auf Ergebnisse einer nicht zugänglichen, russischen Arbeit zurück.
Antimikrobielle Wirkung. Die antimikrobielle Wirkung von Kümmelöl und seinem Hauptbestandteil (+)-Carvon ist vielfach beschrieben, zusammengefaßt bei *35*. Es wirkt u. a. hemmend auf *Bacillus subtilis* (in einer Verdünnung von 1:2600 *V/V*), *Pseudomonas aeruginosa* (1:150 *V/V*), *Candida albicans* (1:1600 *V/V*) und *Aspergillus niger* (1:1400 *V/V*).[35] Die beiden Carvon-Enantiomere sind einzeln meist wirksamer als Kümmelöl, wobei zwischen den beiden Enantiomeren kein Wirkungsunterschied festzustellen ist.
Gehemmt werden auch die Dermatophyten *Epidermophyton floccosum* (in einer Verdünnung 1:3200 bis 1600 *V/V*), *Trichophyton mentagrophytes* var. *interdigitales* (< 1:3200 *V/V*) und *T. rubrum* (< 1:3200 *V/V*).[36] Kümmelöl hemmt die Bildung von Mycotoxinen bei *Aspergillus versicolor* (1:3200 *V/V*)[35] und *Aspergillus parasiticus* (MHK-Wert 0,8 mg/mL Medium).[37]
Als Interpretation der Ergebnisse wird Kümmelöl eine mäßige bis starke Wirkung gegen Pilze zugeschrieben.

Anwendungsgebiete: Bei Einnahme. Dyspeptische Beschwerden, wie leichte, krampfartige Beschwerden im Magen-Darm-Bereich, Blähungen und Völlegefühl. Aufbereitungsmonographie der Kommission E am BGA.[21]

Dosierung und Art der Anwendung: *Droge.*
- Gebräuchliche Einzeldosis: ein bis zwei Tropfen auf Zucker
- Tagesdosis: drei bis sechs Tropfen.[21]

Volkstümliche Anwendung und andere Anwendungsgebiete: Als Magenmittel.
Die volkstümliche Anwendung in Mundwässern und anderen Mundpflegemitteln kann mit der antimikrobiellen Wirkung von Kümmelöl in Verbindung stehen. Aufgrund seiner hyperämisierenden Eigenschaft findet man es in hautreizenden Einreibungen und als Badezusatz. Die Wirksamkeit bei diesen Anwendungsgebieten ist gegenwärtig nicht ausreichend belegt.

Unerwünschte Wirkungen: Bei Einwirkungen auf die Haut sind Hautreizungen[38] und auch allergische Reaktionen möglich.[39]

Gegenanzeigen/Anwendungsbeschr.: Nicht bekannt.[21]

Tox. Inhaltsstoffe u. Prinzip: Allenfalls *(S)*-(+)-Carvon (D-Carvon), Prinzip unbekannt.

Metabolismus: In Kaninchen bildet (+)-Carvon ein Glucuronid und ein (+)-Carbinol.[40]

Chronische Toxizität: *Mensch.* Die zeitweilige Einnahme von 1 mg (+)-Carvon/kg/Tag gilt als unbedenklich.[41] Dies entspricht einer Einzeldosis von 0,1 bis 0,15 g Kümmelöl (3 bis 4 Tr.).
Tier.
- Kümmelöl: Nicht beschrieben
- (+)-Carvon: Bei Toxizitätsuntersuchungen an Mäusen starben in Langzeitstudien einige Tiere mit Abzessen im Urogenitalbereich (vermutliche Todesursache, 2-Jahres-Studie, 375 mg/kg und 750 mg/kg (+)-Carvon an fünf Tagen in der Woche).[42] In einer Fütterungsstudie bei Ratten führten 10000 ppm 16 Wochen lang gegeben zu Wachstumsstörungen und Hodenatrophie, jedoch keine Effekte bei 1000 ppm über 28 Wochen und 2500 ppm über ein Jahr.[43]

Carcinogenität: Untersuchungen zu Kümmelöl liegen nicht vor. In einer Fütterungsstudie an Mäusen (375 mg und 750 mg/kg Körpergewicht p.o., fünf Tage pro Woche, 103 Wochen) erwies sich (+)-Carvon als nicht cancerogen.[42]

Mutagenität: (+)-Carvon wirkt nicht mutagen in *Salmonella typhimurium* Testsystemen TA 98, TA 100, TA 1535, TA 1537 mit und ohne S9. Die Ergebnisse beim Schwesterchromatidaustausch und Chromosomenaberationen in Zellen chinesischer Hamster (CHO-Zellen) waren nicht eindeutig interpretierbar.[42]
Bei i.p. Injektion von 6,00 bzw. 1,20 g/kg Körpergewicht D-Carvon dreimal pro Woche über acht Wochen keine Zunahme an Lungentumoren gegenüber einer Kontrollgruppe.[44]

Immuntoxizität: Schwach, zurückzuführen vermutlich auf (+)-Carvon.[39] Die experimentelle Sensibilisierung im Sensibilisierungstest mit komplettem Freund'schen Adjuvans ergab eine mR von 1,25 ((+)-Carvon, 10%).[39] Keine Sensibilisierung durch Kümmelöl und (+)-Carvon getestet an 25 Freiwilligen.[38,45]

Abhängigkeitspotential: Nicht beschrieben.

Toxikologische Daten: *LD-Werte.* Kümmelöl: LD_{50} oral bei Ratten: 3,5 mL/kg bzw. 3720 mg/kg.[45,47]

Sonst. Verwendung: Likörindustrie, Kosmetische Industrie, Gewürzindustrie.

Gesetzl. Best.: *Offizielle Monographien.* Aufbereitungsmonographie der Kommission E am BGA.[21]

Carvi fructus (Kümmel)

Synonyme: Fructus carvi, Semen Cumini pratensis, Semen carvi.

Sonstige Bezeichnungen: Dt.: Echter Kümmel, gewöhnlicher Kümmel, Wiesenkümmel, Feldkümmel, Brotkümmel; engl.: Caraway (fruit, seed); frz.: Semences (Fruits) de carvi, Cumin de prés.

Monographiesammlungen: Kümmel (Carvi fructus) *DAB 10*; Fructus Carvi (Kümmel) *ÖAB 81*; Carvi fructus (Kümmel) *Helv VII*; Caraway *BP 88, USP XXI, BPC 79, BHP 23, Mar 29.*

Definition der Droge: Besteht aus den getrockneten, reifen Früchten.

Stammpflanzen: *C. carvi* L.

Herkunft: Kümmel wird aus Feldkulturen gewonnen. Kulturmäßiger Anbau hauptsächlich in Holland, Polen, Ungarn, Deutschland, Dänemark, Tschechoslowakei, GUS, Ägypten, Türkei.

Gewinnung: Die Ernte erfolgt vor der Vollreife (Milchreife) im Juli, um das Ausfallen des Kümmels bei Vollreife zu verhindern. Nachreifung ungefähr drei Wochen, dann wird gedroschen.[51]

Ganzdroge: Stets in Teilfrüchte zerfallen, Griffel und Fruchtstiel selten erhalten. Teilfrüchte graubraun, kahl, meist sichelförmig, meist 5 mm (3 bis 6) lang, 1 mm dick. Entsprechend der Variation der Fruchtgröße variiert das Tausendkorngewicht zwischen 2,6 bis 3,8 g. Auf der Rückenfläche drei, am Rande der Fugenseite zwei hervortretende, gleichstarke, hellfarbige Rippen. Der Querschnitt ist dadurch etwa regelmäßig fünfeckig. Je Rippe ein Leitbündel, Tälchen etwas vorgewölbt, je einen mächtigen Ölgang führend. An der Fugenfläche befindet sich zu beiden Seiten des Karpophors je ein Ölgang (Ölstriemen, insgesamt sechs pro Teilfrucht). Im Inneren liegt das graue Endosperm.[3,6]
Mikroskopisches Bild. Das Exokarp besteht aus polygonalen bis leicht gestreckten Zellen mit undeutlich getüpfelten Wänden. Eine deutliche Kutikularstreifung ist oft zu erkennen. Selten kommen rundlich-ovale Spaltöffnungen vom anomocytischen Typ vor. Keine Haare, Zotten oder Papillen. Das Mesokarp besteht aus uncharakteristischen Parenchymzellen. In ihm liegen die im Querschnitt elliptischen Ölgänge (Ölstriemen) mit dünnwandigen, gelblichbraunen bis braunen Epithelzellen ausgekleidet, 170 bis 200 µm, zuweilen bis etwa 300 µm breit.[6] Die Zellen des Endokarps sind dünnwandig, schmal rechteckig mit 10 bis 20 µm breiten, quer zur Längsausdehnung der Frucht gestreckten Zellen (Querzellen), die im Längsschnitt parallel, rechtwinklig zu den Ölgängen laufen. Die Leitbündel in den Rippen bilden wenige Spiralgefäße, die von verholzten Sklerenchymfasern begleitet werden. An der Spitze jeder Rippe befindet sich ein kleiner, 18 µm weiter Exkretgang. Die Samenschale aus wenigen Lagen gelbbrauner, meist stark kollabierter Zellen ist mit dem Endokarp verwachsen, an der Fugenfläche jedoch durch die Raphe getrennt. Das Endosperm besteht aus ziemlich derbwandigen, farblosen, gerundet-polygonalen Zellen mit winzigen Calciumoxalatdrusen. Ebenso wie das zartwandige Gewebe des Embryos enthält es reichlich fettes Öl und Aleuronkörner.[6]

Pulverdroge: *Farbe.* Gelbbraun.
Geruch. Aromatisch.
Geschmack. Würzig, schwach brennend.
Das mikroskopische Bild des Kümmelpulvers zeigt reichlich Bruchstücke des Endosperms, dessen Zellen fettes Öl und Aleuronkörner mit kleinen Calciumoxalat-Rosetten enthalten. Öltropfen häufig. Bruchstücke des Exokarps aus derbwandigen Zellen mit parallelstreifiger Kutikula und wenigen Spaltöffnungen; auffallend sind die Querzellen des Endocarps, manchmal charakteristisch mit quer dazu verlaufendem, gelblichbraunem bis braunem Exkretgangfragment. Wenige Sklerenchymfasern. Stärke fehlt.[6]

Verfälschungen/Verwechslungen: Selten, da Droge ausschließlich aus Feldkulturen gewonnen wird. Verwechslungen beruhen meist auf einer sprachlichen Verwechslung mit den römischer Kümmel, Kreuz- oder Mutterkümmel genannten Früchten von *Cuminum cyminum* L. Diese im östlichen Mittelmeergebiet heimische und besonders in Indien kultivierte und verwendete Kümmelart unterscheidet sich durch ihre Behaarung, die hellere Farbe und geruchlich vom gewöhnlichen Kümmel. Indischer Kümmel bezeichnet die Früchte von *Carum gracile* LINDLE, die dem europäischen Kümmel ähnlich sind, aber sehr unterschiedlich riechen. *Nigella sativa* L. (Ranunculaceae) ist die Stammpflanze des Schwarzkümmels, der im Orient bisweilen anstatt Kümmel benutzt wird, keine Verwechslungsgefahr mit echtem Kümmel.

Minderqualitäten: Ein zu hoher Anteil an fremden Bestandteilen wie z. B. Ackerunkräutern kommt bisweilen vor. Zu viele unreife Früchte (Schmachtkörner), zu viele Fruchtstiele bzw. Stengelanteile. Extrahierte Früchte können an der dunklen Farbe und am eingeschrumpften Aussehen erkannt werden. Sie besitzen nur geringes Aroma.

Inhaltsstoffe: *Fettes Öl.* Kümmel enthält 10 bis 18 % fettes Öl bestehend aus Triacylglycerolen hauptsächlich der einfach ungesättigten Petroselinsäure (18:1 Δ6) (40 bis 50 %) und Ölsäure (18:1 Δ9) (29 bis 30 %). An gesättigten Fettsäuren sind Palmitinsäure (um 5 %), Stearinsäure (um 1 %), Eicosansäure (< 1 %) enthalten. Der Anteil an Linolen-

säure liegt zwischen 0,6 und 2,3%. Des weiteren sind zusammen 1% verschiedene Hexadecensäuren (16:1), verschiedene Icosensäuren (20:1) und andere Fettsäuren vorhanden.[7-9]
Kohlenhydrate. Kümmelfrüchte enthalten ca. 13% Polysaccharide, sind jedoch wie andere Apiaceenfrüchte praktisch stärkefrei. Als Reservekohlehydrat werden Mannane ("Reservecellulose") in den Zellwänden des Endosperms gespeichert. Sie bestehen bei Kümmel zu 90% aus Mannose, charakterisiert als $\beta(1\rightarrow 4)$-Mannan.[10] Weitere Polysaccharidbestandteile vor allem in den anderen Teilen der Frucht (Fruchtschale, Samenschale und Embryo) sind Arabinose, Galactose, Xylose, Glucose, Rhamnose und Fucose.
Freie Zucker insgesamt 0,8%: Glucose, Fucose, Galactose, Arabinose und Xylose.[11]
Eiweiß. Rohprotein ca. 25%.
Ätherisches Öl. Die Droge enthält 3 bis 7% ätherisches Öl. Klima und Boden haben einen starken Einfluß auf den Ölgehalt in den Früchten. Gehaltreiche Früchte stammen aus feucht maritimem Klima wie Holland, Norddeutschland und Skandinavien. Kümmel aus heißen, trockenen Ländern wie Marokko, Persien und Indien sind weniger wertvoll.[51]
Der Ölgehalt steigt während der dreiwöchigen Nachreife noch an. Tetraploider Kümmel enthält deutlich mehr ätherisches Öl (bis zu 10%).[12]
Hauptbestandteile des ätherischen Öls sind *(S)*-(+)-Carvon (40 bis 65%) und *(R)*-(+)-Limonen (ca. 30 bis 45%). Limonen und Carvon bilden zusammen einen Anteil von 95 bis 98% des ätherischen Öls. Während der Fruchtentwicklung steigt der Carvongehalt an, ebenso während der Nachreife nach der Ernte.
Weitere Bestandteile (s. Droge Carvi aetheroleum).
Phenolsäuren und Depside. Kümmel enthält ca. 0,35% Phenolsäuren, hauptsächlich Kaffeesäure (0,3%) in abnehmenden Konzentrationen angeordnet dann Ferulasäure, *p*-Cumarsäure, *p*-Hydroxybenzoesäure, Protocatechusäure, Syringasäure, Vanillinsäure, Gentisinsäure, Sinapinsäure und Salicylsäure. *p*-Hydroxybenzoesäure kommt auch glykosidisch gebunden vor.[13]
An Kaffeesäureestern der Chinasäure sind ca. 0,1% Chlorogensäure (= 5-Caffeoylchinasäure), weiterhin 4-Caffeoylchinasäure, 3-Caffeoylchinasäure und 5-*p*-Cumaroylchinasäure (insgesamt 0,05%) enthalten.[14]
Flavonoide. Die Droge hat einen Flavonolgehalt von ca. 0,04%. Im Einzelnen sind dies Quercetin und Kämpferol; Isorhamnetin nur in Spuren.
Flavonolglykoside. Sie sind zu ca. 0,014% enthalten, hauptsächlich Isoquercitrin (= Quercetin-3-*O*-*β*-D-glucosid) und Quercetin-3-(*O*-caffeoyl)-glucosid, daneben Miquelianin (= Quercetin-3-*O*-*β*-D-glucuronid) und Astragalin (= Kämpferol-3-*O*-*β*-D-glucosid).[15] Beschrieben ist auch das Vorkommen von Isorhamnetin-3-glucosid und Isorhamnetin-3-galactosid.[16]
Cumarine, Furocumarine. Neben Spuren von Hydroxycumarinen[7] auch Spuren von Bergapten (5-Methoxypsoralen) und Xanthotoxin (8-Methoxypsoralen).[17]

Identität: Die Prüfung auf Identität erfolgt nach *DAB 10* mit Hilfe der Dünnschicht-Chromatographie. Von der frisch pulverisierten Droge wird ein Dichlormethanextrakt hergestellt.
- Referenzsubstanzen: Carvon und Olivenöl,
- Sorptionsmittel: Kieselgel GF_{254},
- Fließmittel: Dichlormethan, zweimal entwickeln,
- Detektion: Anisaldehyd-Reagenz, Erhitzen auf 100 bis 105 °C.

Nach *Helv VII* erfolgt die Identitätsprüfung ebenfalls dünnschichtchromatographisch.

Reinheit: Fremde Bestandteile: Höchstens 2% (*m/m*) *DAB 10*; höchstens 1,5% *Helv VII*.
Fremde Beimengungen: Höchstens 1,0%, weder Haare, noch Zellen mit Netzleistenverdickung und nur geringe Mengen von Fasern und von über 20 µm weiten Gefäßen *ÖAB 81*.
Trocknungsverlust: Höchstens 12,0% *DAB 10*.
Wasser: Höchstens 7,0% (*V/m*) *ÖAB 81, Helv VII*.
Säureunlösliche Asche: Höchstens 1,5% *BP 88*.

Gehalt: Mindestens 3,0% (*V/m*) ätherisches Öl *DAB 10*, *ÖAB 81*; mindestens 3,5% (*V/m*) *Helv VII*; mindestens 2,5% (*V/m*) *BP 88*.

Gehaltsbestimmung: Volumetrische Bestimmung des Gesamtgehaltes an ätherischem Öl durch Wasserdampfdestillation nach Zerkleinern der Droge.

Lagerung: Vor Feuchtigkeit und Licht geschützt in gut schließenden Metall- oder Glasgefäßen, nicht in Kunststoffbehältern (ätherisches Öl!). Höchstens 18 Monate, gepulverte Substanz höchstens 24 h *AB-DDR*; nicht über 25 °C *BP 88*. Der Ölgehalt nimmt im Jahr durchschnittlich um 2,8% ab, so daß bei ordnungsgemäß gelagertem Kümmel nach etwa vier Jahren noch mit ca. 90% des Ölgehalts gerechnet werden kann. Bei der Lagerung der Droge tritt keine nennenswerte Veränderung der Ölzusammensetzung auf. Bei Lagerung der gemahlenen Droge wird zwischen 2 und 8% des Ölgehaltes pro Jahr verloren.[18]

Wirkungen: *Spasmolytische bzw. antispasmodische Wirkung.*[19] 10 mL/L eines wäßrig-ethanolischen Kümmelextraktes (1:35, Ethanolgehalt 30% *G/G*) erhöht signifikant die DE_{50} von Acetylcholin (ΔDE_{50} 42,2 µg/L) und von Histamin (ΔDE_{50} 35,6 µg/L) für die Kontraktion des Meerschweinchen-Ileums, gemessen gegen einen Ansatz ohne Zugabe von Kümmelextrakt (Ethanolwirkung berücksichtigt). Die maximale Kontraktion wird um 10,2% (Acetylcholin) bzw. um 7,1% (Histamin) erniedrigt. Im gleichen Modell erreichen 0,1 µg/L Atropin eine ΔDE_{50} von Acetylcholin von 9,3 µg/L und 1,0 µg/L Atropin einer ΔDE_{50} von 92,5 µg/L. Die Wirkung von 10 mL/L Kümmelextrakt entspricht ungefähr der Wirkung von 0,4 µg/L Atropin im Modell. Die Ergebnisse sprechen für eine unspezifische spasmolytische Wirkung des Kümmelextrakts.

Antimikrobielle Wirkung. S. Droge Carvi aetheroleum

Anwendungsgebiete: Dyspeptische Beschwerden wie leichte, krampfartige Beschwerden im Magen-Darm-Bereich, Blähungen und Völlegefühl, nervöse Herz-Magen-Beschwerden, Verdauungsbeschwerden bei Säuglingen.[20] Aufbereitungsmonographie der Kommission E am BGA.[21]

Dosierung und Art der Anwendung: *Droge.*
- Gebräuchliche Einzeldosis der Droge: 1 bis 5 g frisch zerkleinerte Droge für Aufgüsse sowie für andere galenische Zubereitungen zum Einnehmen.[20]
- Tagesdosis: 1,5 bis 6 g Droge.[21]

Zubereitung. Teezubereitung: Ein bis zwei Teelöffel voll Kümmel werden unmittelbar vor Gebrauch gequetscht und mit siedendem Wasser (ca. 150 mL) aufgegossen. Nach 10 bis 15 Minuten (bedeckt stehen lassen!) gibt man durch ein Teesieb. 1 Teelöffel = ca. 3,5 g.[20]

Volkstümliche Anwendung und andere Anwendungsgebiete: Verwendung als milchtreibendes Mittel (Lactagogum) bei stillenden Frauen, menstruationsfördernd (Emenagogum), magenstärkend (kümmelhaltige Schnäpse).[22] Die Wirksamkeit bei den Anwendungsgebieten ist gegenwärtig nicht belegt.

Unerwünschte Wirkungen: Nicht bekannt.[21]

Gegenanzeigen/Anwendungsbeschr.: Nicht bekannt.[21]

Wechselwirkungen: Nicht bekannt.[21]

Sonst. Verwendung: *Haushalt.* Als Küchengewürz in Kartoffel- und Gemüsegerichten, Sauerkraut, Brot, Gebäck, Käse, Wurst, Quark und Spirituosen. Bei blähungstreibenden Speisen (z. B. Kohl, frisches Brot) verbessert er die Verträglichkeit.

Gesetzl. Best.: *Standardzulassung.* 1109.99.99. *Offizielle Monographien.* Aufbereitungsmonographie der Kommission E am BGA.[21]

Carum carvi, äthanol. Decoctum hom. *HAB 1*

Monographiesammlungen: Carum carvi, äthanolisches Decoctum *HAB 1.*

Definition der Droge: Getrocknete, reife Früchte.

Stammpflanzen: *C. carvi* L.

Zubereitungen: Urtinktur aus der frisch zerquetschten Droge und flüssige Verdünnungen nach Vorschrift 19f *HAB 1* mit Ethanol 62 %.
Eigenschaften: Hellgelbe bis gelbbraune Flüssigkeit mit arteigenem Geruch und Geschmack.

Identität: *Carum carvi hom.* Dünnschichtchromatographie des mit Toluol verdünnten ätherischen Öls, welches bei der Gehaltsbestimmung gewonnen wird:
- Sorptionsmittel: Kieselgel GF_{254}.
- Vergleichslösung: Carvon in Methanol.
- Fließmittel: Dichlormethan.
- Detektion: UV 254 nm, dann Anisaldehyd-Reagenz und Erhitzen auf 100 bis 105 °C.

Urtinktur. Als Prüflösung wird eine Pentanausschüttelung verwendet, die nach Abdampfen des Pentans in Chloroform aufgenommen wird. Beim Versetzen mit Acetanhydrid und Schwefelsäure verfärbt sich die Mischung von hellgelb über rötlichbraun nach schmutzig. Des weiteren Dünnschichtchromatographie der Prüflösung nach derselben Vorschrift wie bei der Prüfung von Carum carvi hom. (s. o.).

Reinheit: *Carum carvi hom.* Fremde Bestandteile höchstens 1,5 %, Sulfatasche höchstens 10 %.
Urtinktur. Relative Dichte 0,886 bis 0,900, Trockenrückstand mindestens 0,8 %.

Gehalt: *Carum carvi hom..* Mindestens 4,0 % ätherisches Öl.

Gehaltsbestimmung: *Carum carvi hom.* Volumetrische Bestimmung des Gesamtgehaltes an ätherischem Öl durch Wasserdampfdestillation der unmittelbar vorher gepulverten Droge.

Lagerung: *Urtinktur.* Vor Licht geschützt.

Carum carvi hom. *HAB 1*

Monographiesammlungen: Carum carvi *HAB 1*, 5. Nachtrag.

Definition der Droge: Getrocknete, reife Früchte.

Stammpflanzen: *C. carvi* L.

Zubereitungen: Urtinktur aus der frisch zerquetschten Droge und flüssige Verdünnung nach Vorschrift 4a *HAB 1* mit Ethanol 86 %.
Eigenschaften:Die Urtinktur ist eine hellgelbe bis gelbbraune Flüssigkeit mit arteigenem, würzigem Geruch und Geschmack.

Identität: *Carum carvi hom.* Die Droge muß der Monographie Kümmel *(DAB)* entsprechen.
Urtinktur. Beim Versetzen mit Acetanhydrid und Schwefelsäure färbt sich die Mischung von hellgelb oder rötlich-braun nach schmutzig braun. Dünnschichtchromatographie einer Pentanausschüttelung, nach Eindampfen aufgenommen in Methanol.
- Sorptionsmittel: Kieselgel H (DC-Fertigplatten).
- Referenzlösung: Menthol, Carvon, Anethol in Methanol.
- Fließmittel: wasserfreie Ameisensäure-Ether-Toluol (2 + 18 + 80).
- Detektion: Anisaldehyd-Reagenz, Erhitzen auf 105 bis 110 °C.

Reinheit: *Carum carvi hom.* Die Droge muß der Monographie Kümmel *(DAB)* entsprechen.
Urtinktur. Relative Dichte 0,840 bis 0,845; Trockenrückstand: Mindestens 0,5 %.

Lagerung: *Urtinktur.* Vor Licht geschützt.

Anwendungsgebiete: Die Anwendungsgebiete sind nicht ausreichend belegt. Aufbereitungsmonographie der Kommission D am BGA.[48]

Unerwünschte Wirkungen: Nicht bekannt.[48]

Gegenanzeigen/Anwendungsbeschr.: Nicht bekannt.[48]

Wechselwirkungen: Nicht bekannt.[48]

1. Engler A (1964) Syllabus der Pflanzenfamilien Bd. II 12. Aufl., Gebr. Borntraeger Berlin, S. 377
2. Engstrand L (1973) Bot Notiser 126:146–154
3. Berger F (1952) Handbuch der Drogenkunde Bd.3, Verlag für medizinische Wissenschaften Wilhelm Maudrich, Wien, S. 152
4. Cappelletti EM (1979) Plant Med Phytother 13(3):205–212
5. Wichtmann EM, Stahl-Biskup E (1987) Flavour Fragr J 2:83–89
6. Deutschmann F, Hohmann B, Sprecher E, Stahl E (1984) Pharmazeutische Biologie Bd. 3, Drogenanalyse I: Morphologie u. Anatomie 2. Aufl., Gustav Fischer Verlag, Stuttgart, S. 137
7. Kartnig T, Scholz G (1969) Fette, Seifen, Anstrichmittel 71(4):276–280
8. Salzer UJ (1975) Fette, Seifen, Anstrichmittel 77:446–450
9. Seher A, Gundlach U (1982) Fette, Seifen, Anstrichmittel 84(9):342–349
10. Hopf H, Kandler O (1977) Phytochemistry 16:1.715–1.717
11. Bauer F, Vali S, Stachelberger H (1988) Chem Mikrobiol Technol Lebensm 11:181–187
12. Dijkstra H, Speckmann GJ (1980) Euphytica 29(1):89–96
13. Schulz JM, Herrmann K (1980) Z Lebensm Unters Forsch 171:193–199
14. Dirks U, Herrmann K (1984) Z Lebensm Unters Forsch 179:12–16
15. Kunzemann J, Herrmann K (1977) Z Lebensm Unters Forsch 64:194–200
16. Crowden RK, Harborne JB, Heywood VH (1969) Phytochemistry 8:1.963–1.984
17. Ceska O, Chaudhary SK, Warrington PJ, Ashwood-Smith MJ (1987) Phytochemistry 26(1):165–169
18. Fehr D (1980) Pharm Ztg 125:1.300–1.303
19. Forster HB, Niklas H, Lutz S (1980) Planta Med 40(4):309–319
20. Standard-Zulassungen für Fertigarzneimittel (1987/89) Govi Verlag, Pharmazeutischer Verlag, Deutscher Apotheker Verlag, Frankfurt
21. BAz Nr. 22a vom 01.02.1990
22. Holzner W (1985) Das kritische Heilpflanzen-Handbuch, Verlag ORAC, Wien, S. 85
23. König WA, Krebber R, Evers P, Bruhn G (1990) J HRC 13:328–332
24. Koedam A, Scheffer JJC, Baerheim Svendsen A (1979) Z Lebensm Unters Forsch 168:106–111
25. Salveson A, Baerheim Svendsen A (1976) Planta Med 30:93–96
26. Salveson A, Baerheim Svendsen A (1978) Sci Pharm 46:93–100
27. Rothbächer H, Suteu F (1975) Planta Med 28(2):112–123
28. Lawrence BM (1980) Perfum Flavor 5(4):6–16
29. Rothbächer H, Suteu F (1974) Planta Med 26:283–288 und (1978) Chemiker-Ztg 102:260–263
30. Glasl H, Wagner H (1974) Dtsch Apoth Ztg 114(4):146–151
31. Kovar KA, Bock E (1983) J Chromatogr 262:285–291
32. Preuss FR (1964) Dtsch Apoth Ztg 104(51):1.797–1.803
33. Brandt W (1988) Z Phytother 9:33–39
34. Glatzel (1968) Die Gewürze, Nicolaische Verlagsbuchhandlung Herford, S. 140
35. Janssen AM (1989) Dissertation, Antimicrobial Activities of Essential Oils – a Pharmacognostical Study, Leiden
36. Janssen AM, Scheffer JJC, Parhan-Van Atten AW, Baerheim Svendsen A (1988) Pharm Weekbl 10: 277–280
37. Farag RS, Daw ZY, Abo-Raya SH (1989) J Food Sci 54(1):74–76
38. Opdyke DLJ (1973) Fd Cosmet Toxicol 11:1.051
39. Hausen BM (1988) Allergiepflanzen – Pflanzenallergene, Ecomed Verlagsgesellschaft, Landsberg/München, S. 273 und S. 290
40. Williams RT (1959) Detoxication Mechanisms. The Metabolism and Detoxication of Drugs, Toxic Substances and Other Organic Compounds 2. Aufl., Chapman & Hall Ltd., London, S. 524
41. WHO Techn. Rep. Ser. Nr. 648 (1980)
42. NTP Technical Report (1990) On the Toxicology and Carcinogenesis Studies of d-Carvone in B6C3F$_1$ Mice, NTP TR 381, National Institutes of Health
43. Hagan EC, Hansen WH, Fitzhugh OG, Jenner PM, Jones WI, Taylor JM, Long EL, Nelson AA, Brouwer JB (1967) Fd Cosmet Toxicol 5:14
44. Stoner GC, Shimkin MB, Kniazeff AJ, Weisburger JH, Weisburger EK, Gori GB (1973) Cancer Res 33:3.069
45. Opdyke DLJ (1978) Fd Cosmet Toxicol 16:673–674
46. Shelanski MV, Moldovan M (1972) Report to RIFM, zit. in[38]
47. Skramlik EV (1959) Pharmazie 14:435–445
48. BAz Nr. 146 vom 08.08.1989
49. Heg
50. Hgn
51. GHo

SB

Cassia

HN: 2005800

Familie: Fabaceae (Leguminosae).

Unterfamilie: Caesalpinioideae.

Tribus: Cassieae.

Subtribus: Cassiinae.

Gattungsgliederung: Die Gattung Cassia L. umfaßt etwa 530 Arten und wird in drei Untergattungen gegliedert.[1]

- Subgenus Fistula DC. mit z.B. *C. fistula* L., *C. grandis* L., *C. javanica* L., *C. moschata* H.B.K., *C. roxburghii* DC. (= *C. marginata* ROXB.).
- Subgenus Senna (ROXB.) BENTH., dieses wird in fünf Sektionen eingeteilt
  - Sectio Oncolobium VOG. mit z.B. *C. marylandica* L., *C. occidentalis* L., *C. sophera* L.,
  - Sectio Prososperma VOG. mit z.B *C. tora* L. (= *C. obtusifolia* L.)
  - Sectio Chamaesenna DC. mit z.B. *C. alata* L., *C. angustifolia* VAHL., *C. auriculata* L., *C. didymobotria* FRESEN., *C. italica* (MILL.) LAM. ex STEUD., *C. reticulata* WILLD., *C. senna* L., *C. siamea* LAM.
  - Sectio Chamaefistula DC. mit z.B. *C. floribunda* CAV. (= *C. laevigata* WILLD.), *C. speciosa* SCHRAD., *C. spectabilis* DC.
  - Sectio Psilorhegma VOG. mit z.B. *C. glauca* LAM. sowie über 30 überwiegend australischen Arten von höchstens regionaler medizinischer Bedeutung.
- Subgenus Lasiorhegma VOG. mit den Sektionen:
  - Sectio Absus VOG. mit *C. absus* L.
  - Sectio Chamaecrista DC. mit z.B. *C. mimosoides* L. und sehr zahlreichen überwiegend amerikanischen Arten mit höchstens regionaler medizinischer Bedeutung.

Eine neuere Gliederung vor allem der amerikanischen Arten, die auch die meisten nicht amerikanischen Arten einschließt, stammt von[2]. Danach werden die Untergattungen zu Gattungen erhoben:
Subgenus Fistula DC. wird zur Gattung Cassia L. im engeren Sinne.
Subgenus Senna (ROXB.) BENTH. zur Gattung Senna P. MILLER.
Subgenus Lasiorhegma VOG. zur Gattung Chamaecrista (BREYNE) MOENCH.
Die weitere Unterteilung erfolgt in Serien.
Da die nicht amerikanischen Arten nicht vollständig erfaßt sind und die neuen Gattungsnamen und entsprechenden Synonyme der Arten in der pharmazeutischen Literatur und den Arzneibüchern noch unbekannt und auch in den Floren und Synonymverzeichnissen noch nicht eingeführt sind, wird hier bei der älteren Gliederung verblieben und an den betr. Stellen jeweils auf die neuen Synonyme hingewiesen.

Gattungsmerkmale: Bäume, Sträucher oder Kräuter. Blätter stets paarig gefiedert, Rhachis mit Stieldrüsen entweder zwischen den Blättchen oder am Blattstiel. Nebenblätter verschieden gestaltet. Blüten gelb, seltener weiß oder rosa, zu eins bis drei in den Blattachseln oder in terminalen oder blattachselständigen Trauben, die zuweilen zu Rispen zusammengesetzt sind. Kelch tief geteilt mit kurzer Röhre und fünf gleichartigen, dachziegelig angeordneten Zähnen. Kronblätter fünf, in aufsteigender Deckung, fast gleich oder die unteren größer. Staubblätter vier bis zehn, oft sehr ungleich und z. T. steril; Antheren meist an der Spitze öffnend. Fruchtknoten sitzend oder kurz gestielt mit kurzem oder verlängertem Griffel. Hülse verschieden gestaltet: zylindrisch oder flach, vierkantig oder geflügelt, aufspringend oder geschlossen bleibend, oft mit Querwänden zwischen den Samen. Samen zahlreich, horizontal oder vertikal zusammengedrückt.[1,3,4]

Verbreitung: Tropische und subtropische Gebiete aller Kontinente mit Ausschluß Europas; die weitaus meisten Arten in Nord-, Mittel- und Südamerika.[1]

Inhaltsstoffgruppen: Anthrachinonglykoside, oft auch Anthronglykoside sowie Dianthronglykoside (Sennoside); Leucoanthocyanidine; Saponine; Galactomannane als Reservekohlenhydrate im Endosperm der Samen aller untersuchten Arten.[5,6] Vor allem in der Rinde baum- und strauchförmiger Arten kommen reichlich Gerbstoffe vor. Sie werden in der Literatur immer wieder erwähnt, ohne daß ihre Struktur angegeben wird.

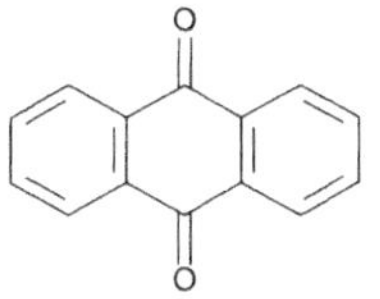
Anthrachinon

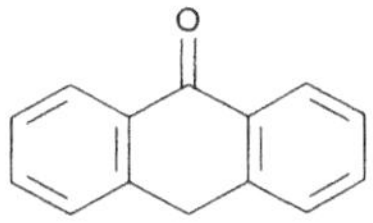
Anthron

Die Anthrachinonderivate Emodin, Rhein, Aloeemodin, Physcion und Chrysophanol oder einige von ihnen sind in allen Untergattungen und Sektionen verbreitet, seltener sind Obtusifolin und Obtusin.[7] Sie sind genuin glykosidisch verknüpft meist mit Glucose, seltener mit Rhamnose, Arabinose oder Xylose. In Blättern aller sechs indischen Arten der Untergattung Fistula (= Gattung Cassia s. str.) wurde durch Hydrolyse ein Anthrachinongemisch aus Chrysophanol, Rhein und Physcion gefunden.[8] Lediglich in der Untergattung Lasiorhegma (= Gattung Chamaecrista) sind Anthranoide bisher nur von *C. mimosoides* bekannt. Dianthronglykoside kommen bei *C. fistula*, sonst aber nur in der Untergattung (= Gattung) Senna vor, in dieser vor allem in der Sektion Chamaesenna. Außer den Anthrachinonderivaten vom Emodin-Typ finden sich in mehreren Arten der Untergattungen Fistula und Senna auch solche, die sich in Art, Stellung und Zahl ihrer Substituenten unterscheiden und artspezifisch scheinen.[7,9–12] Auch Dianthrachinonderivate kommen vor, wie z.B. Cassiamin A + B (= Diemodin) und Cassiamin C (= Dichrysophanol) in *Cassia siamea*.[7]
Das Vorkommen von Leucoanthocyanidinen wird mit der Baumform und einer rosa Blütenfarbe in Verbindung gebracht, sie wurden nur in den baumförmigen Arten der Untergattung Fistula gefunden.[13] Von den 21 untersuchten Cassia-Arten kommen sie in allen zur Untergattung Fistula (= Gat-

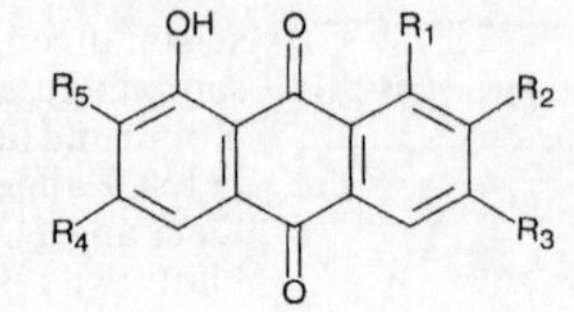

	R_1	R_2	R_3	R_4	R_5
Emodin	—OH	—H	$—CH_3$	—OH	—H
Rhein	—OH	—H	—COOH	—H	—H
Aloeemodin	—OH	—H	$—CH_2OH$	—H	—H
Physcion	—OH	—H	$—CH_3$	$—OCH_3$	—H
Chrysophanol	—OH	—H	$—CH_3$	—H	—H
Obtusifolin	$—OCH_3$	—OH	$—CH_3$	—H	—H
Obtusin	$—OCH_3$	—OH	$—CH_3$	$—OCH_3$	$—OCH_3$

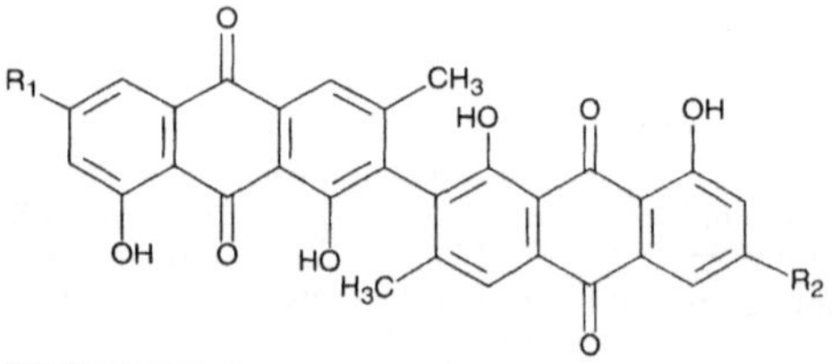

	R_1	R_2
Cassiamin A	—H	—OH
Cassiamin B	—OH	—OH
Cassiamin C	—H	—H

tung Cassia s. str.) gehörenden Arten vor und fehlen in allen zur Untergattung (= Gattung) Senna gehörenden Arten. Auch Saponine befinden sich in allen zur Untergattung Fistula gehörenden Arten in Samen wie in Blättern; ihre Verteilung in der Untergattung Senna korreliert nicht mit Blütenfarbe oder Habitus und hat keine taxonomische Bedeutung, da sie in einigen Arten entweder nur in Samen oder nur in Blättern vorkommen.[13]
Die Samen der Cassia-Arten enthalten 4 bis 5 % freie, nicht proteingebundene Aminosäuren, die ausschließlich im Embryo, vor allem in den Keimblättern lokalisiert sind. Es handelt sich um die Aminosäuren Alanin, Arginin, Asparagin, Asparaginsäure, Glutaminsäure, Glycin, Isoleucin/Leucin, Phenylalanin, Prolin, Serin und Valin. Tyrosin kommt nur in geringen Mengen und Ornithin nur in Spuren vor. Das Vorkommen der einzelnen Aminosäuren und ihr Mengenverhältnis dürfte Bedeutung für die taxonomische Bewertung der Arten besitzen. Samen von *Cassia occidentalis* enthalten kein Arginin und haben ein von den anderen Arten abweichendes Aminosäurespektrum. Genaue Aussa-

gen über den taxonomischen Wert der freien Aminosäuren sind erst nach Untersuchung von wesentlich mehr Cassia-Arten möglich.[14]

Drogenliefernde Arten: *Cassia alata*: Cassia-alata-Blätter.
Cassia angustifolia: Sennae folium, Sennae fructus angustifoliae, Senna hom. *HAB34*, Senna hom. *PFX*.
Cassia auriculata: Cassia-auriculata-Blätter, Cassia-auriculata-Rinde, Cassia-auriculata-Samen.
Cassia fistula: Cassiae fistulae fructus.
Cassia italica: Cassia-italica-Blätter.
Cassia occidentalis: Cassia-occidentalis-Blätter, Cassia-occidentalis-Samen.
Cassia senna (= *C. acutifolia*): Sennae folium, Sennae fructus acutifoliae, Senna hom. *HAB34*, Senna hom. *HPUS78*, Senna hom. *PFX*.

Cassia alata L.

Synonyme: *Cassia bracteata* L. F., *Herpetica alata* RAF., *Senna alata* ROXB.

Sonstige Bezeichnungen: Dt.: Flügelkassie; engl.: Candlestick Cassia, Ringworm bush; frz.: Bois puant, Casse ailée, Dartrier; sanskr.: Dadrughna; philippin.: Akapulko, Sonting; indones.: Daoen koepang, Katepeng badak; thai.: Khirkak; südamer.: Matapasto; tansan.: Muambangoma; samoa.: la'au fai lafa.

Botanische Beschreibung: Großer Strauch mit sehr dicken, weichen Zweigen. Blätter 30 bis 60 cm lang, 4- bis 12paarig gefiedert. Blättchen 5 bis 15 cm lang, elliptisch bis breit eiförmig, an der Basis ungleichseitig, steif, fast lederig, kahl oder unterseits schwach weichhaarig. Blattspindel zwischen den Blättchen schmal geflügelt. Blüten in dichten Trauben; Kronblätter leuchtend gelb mit dunkleren Adern; Staubblätter sehr ungleich, davon drei ohne Antheren, die sieben vollständigen Staubblätter mit fast gleichen Antheren oder die zwei bis drei untersten länger. Hülsen 10 bis 20 cm lang, 13 bis 16 mm breit, zungenförmig, mit breitem Flügel auf der Mitte jeder Fruchtklappe, gerade, häutig, kahl, aufspringend. Samen 50 oder mehr.[4]

Inhaltsstoffe: Alle Pflanzenteile, insbesondere die Frucht, enthalten Chrysophanol. In den Wurzeln kommen neben β-Sitosterol zwei seltenere Anthranoide vor: 1,3,8-Trihydroxy-2-methylanthrachinon und 1,5-Dihydroxy-8-methoxy-2-methylanthrachinon-3-*O*-β-D-glucopyranosid.[84] Das im Samenendosperm vorkommende wasserlösliche Galactomannan hat ein Molekulargewicht von 26.400 und besteht aus etwa 23 Heptasaccharideinheiten, die durch β-(1–4)-Bindungen verknüpft sind. Etwa 21 % der Ketten sind verzweigt.[87,88] Die Samen enthalten 2 bis 3,8 % fettes Öl mit Palmitinsäure, Ölsäure und 40,9 bis 54 % Linolensäure. Der unverseifbare Anteil ist reich an Sterolen: β-Sitosterol (21,5 bis 60,5 %), Stigmasterol (21 bis 32,1 %) und Campesterol (6,7 bis 11,4 %) sowie Δ^7-Sterole einschließlich 22-Dihydrospinasterol (16,4 bis 19,8 %) und 28-Isoavenasterol (5,1 bis 5,4 %).[89]

Verbreitung: *Cassia alata* ist heimisch im trop. Amerika, jetzt aber in den gesamten Tropen verbreitet.

Anbaugebiete: Auf den Philippinen, in den USA (Texas), Frz. Guayana, Argentinien und Samoa angebaut. In West-Afrika in Halbkultur.[15]

Drogen: Cassia-alata-Blätter.

Cassia-alata-Blätter

Sonstige Bezeichnungen: Dt.: Flügelkassienblätter; engl.: Candlestick, Cassia leaves, Ringworm bush leaves; frz.: Bois puant, Casse ailée, Dartrier.

Definition der Droge: Die getrockneten Fiederblättchen.

Stammpflanzen: *Cassia alata* L.

Herkunft: Sammlung aus Wildbeständen oder Kulturen. Aus allen Tropenländern.

Ganzdroge: Blättchen elliptisch bis breit eiförmig, an der Basis ungleichseitig, an der Spitze breit gerundet oder leicht ausgerandet mit kleiner, deutlich abgesetzter Spitze, 5 bis 15 cm lang und 3 bis 6 cm breit; steif, brüchig, kahl oder unterseits an der Basis sehr schwach behaart. Nervatur auf der Unterseite deutlich hervortretend, auf der Oberseite leicht eingesenkt. Oberseite olivgrün, Unterseite bräunlichgrün.[132]

Schnittdroge: *Geschmack*. Leicht bitter und unangenehm.
Geruch. Schwach eigenartig.
Olivgrüne bis bräunlichgrüne, steife, brüchige Blattfragmente.
Mikroskopisches Bild. Blattquerschnitt bifacial, Palisadenparenchym einschichtig, Schwammparenchym vielschichtig, wenig breiter als das Palisadenparenchym. Epidermiszellen beider Blattseiten polygonal, mit kleinen papillösen Ausstülpungen. Spaltöffnungen paracytisch. Fasern mit Kristallzellreihen in Begleitung aller Leitbündel, Calciumoxalatdrusen fehlen. Haare sehr spärlich, vor allem über den Nerven, einzellig, nur 30 bis 65 µm lang, spitz kegelförmig abstehend, derb- bis dickwandig mit glatter oder sehr schwach warziger Cuticula.[132]

Pulverdroge: Olivgrünes Pulver. Epidermisfragmente aus polygonalen Zellen mit kleinen rundlichen papillösen Ausstülpungen und paracytischen Spaltöffnungen. Spiralgefäße, zahlreiche Fasern mit Kristallzellreihen. Calciumoxalatdrusen fehlen. Haare nur vereinzelt, spitz kegelförmig abstehend, vor allem an Fragmenten der Blattnerven.[132]

Inhaltsstoffe: Die Blätter enthalten Rhein, Aloeemodin, Chrysophanol und deren Glucoside sowie freies Kämpferol, Kämpferol-3-*O*-sophorosid und wahrscheinlich ein Flavanon.[85] Aus dem nach der Extraktion der Blätter mit Chloroform-Ethanol-Mischung erhaltenen Rest läßt sich ein äth. Öl destillieren, das Sesquiterpene und phenolische Verbindungen enthält.[86]

Wirkungen: *Fungicide Wirkung.* Ein 5 %iger wäßriger Extrakt aus getrockneten Cassia-alata-Blättern zeigt *in vitro* eine fungicide Wirkung gegen die den Tropenringwurm auslösenden Dermatophyten *Trichophyton rubrum* CIAL., *T. mentagrophytes* MAK., *Microsporon gypseum* P., *M. canis* HA., *Epidermophyton floccosum* EL. Die Kulturen von *T. mentagrophytes* werden schon am sechsten Tag der Einwirkung vollständig gehemmt, die übrigen während 14 Tagen Einwirkung. Candida- und Cryptococcus-Kulturen werden durch Cassia-alata-Extrakt nicht beeinflußt (Agar-Dilutions-Test).[90]
Antimikrobielle Wirkung. Das ätherische Öl der Blätter, das sich nach[86] aus dem Rückstand der Chloroform-Ethanol-Extraktion destillieren läßt, zeigt *in vitro* antibakterielle Wirkung sowohl gegen grampositive als auch gegen gramnegative Keime einschließlich *Staphylococcus aureus* und Pseudomonas. Die durch chromatographische Trennung des Öles erhaltenen sechs Fraktionen haben unterschiedlich starke antibakterielle Wirkung (Agar-Diffusions-Test).[86]
Antiinflammatorische Wirkung. Die intraperitoneale Applikation wäßriger Suspensionen des ethanolischen Extraktes aus getrockneten Cassia-alata-Blättern (100, 200 und 400 mg/kg) verminderte bei Ratten dosisabhängig die Ausbildung carrageeninduzierter Pfotenödeme.[91]

Volkstümliche Anwendung und andere Anwendungsgebiete: Abkochungen der Blätter werden innerlich im tropischen Westafrika, Sierra Leone, Nigeria, in Indonesien und bei den Fidji Insulanern bei Verstopfung, zur Blutreinigung, z. T. auch bei Durchfall und bei Würmern verwendet.[81,92–95] Die Anwendung bei Verstopfung ist aufgrund des Vorkommens von Anthranoiden plausibel.
Im Vordergrund steht die äußerliche Anwendung gegen parasitäre Hautkrankheiten in Süd- und Zentralamerika,[96] im tropischen Westafrika,[81] Nigeria,[93] Indien[97] und Indonesien.[98]
Vor allem die frischen Blätter, zu Brei verrieben oder ihr Preßsaft wird gegen die in allen Tropengebieten weit verbreitete, als "Ringwurm" bezeichnete Pilzinfektion angewendet, auch bei Skabies, Herpes, bei Ekzemen und Leucodermen.[97] In Ghana wird der Saft frischer Blätter in die Augen geträufelt zur Heilung von Augenkrankheiten.[81] Die Wirksamkeit bei Pilzinfektionen der Haut ist aufgrund der nachgewiesenen fungiciden Wirkung denkbar. Die Wirksamkeit bei den anderen genannten Anwendungen ist gegenwärtig nicht belegt.

Sonst. Verwendung: Die Blätter dienen auch als Fischgift.[86]

Cassia angustifolia VAHL.

Synonyme: *Cassia lanceolata* WIGHT et ARN., *C. ligustrina* L., *C. medica* FORSSK., *C. medicinalis* BISCH., *Senna alexandrina* MILL.[2], *S. officinalis* ROXB.[15], *S. angustifolia* BATKA.
Cassia angustifolia VAHL. und *C. senna* L. sind zwei morphologisch eng verwandte Arten, die im mikroskopischen Bild und in den Inhaltsstoffen nahezu übereinstimmen und z. T. im gleichen Gebiet, Nordafrika, Arabien heimisch sind. Deshalb werden sie von manchen Autoren zu einer Art zusammengefaßt: als *C. senna* (L.) VON BRENAN[15] bzw. *Senna alexandrina* MILL.[2]

Sonstige Bezeichnungen: Dt.: Indische Cassie, Indische Senna; engl.: Indian senna, Tinnevelly senna plant; frz.: Casse à feuilles étroites, Casse trompeuse, Séné; it.: Sena; span.: Sen; port.: Sene; russ.: Uzkolistnaja kassija; türk.: Hind sinai; arab.: Sanaehindi; hindi.: Bhuikhakhasa, Hindisana, Hindisanakapat; sanskr.: Bhumiari, Bhupadma, Hemapatri, Markandika.

Botanische Beschreibung: Bis 2 m hohe Sträucher. Blätter fünf- bis neunpaarig gefiedert; Blattspindel 7 bis 14 cm lang, oberseits mit deutlicher Rinne; Blättchen lineallanzettlich, 1 bis 6 cm lang und 0,3 bis 2 cm breit. Blütenstände blattachselständige, aufrechte Trauben mit zahlreichen gestielten zygomorphen Blüten. Kelchblätter fünf, eiförmig-lanzettlich, dachziegelig deckend. Kronblätter fünf, gelb, braun geadert. Staubblätter zehn, nur sieben fertil, die drei oberen steril und kurz (2 mm), die drei unteren länger (12 mm) als die vier seitlichen (7 mm). Antheren der drei unteren Staubblätter lang, säbelartig gekrümmt, als Schauapparat dienend. Hülsen flach, etwas nierenförmig, 15 bis 17 mm breit, 4 bis 5,5 cm lang. Samen gelblich, zusammengedrückt, eiförmig-keilförmig mit kurzem Stiel, Oberfläche runzelig.[4]

Inhaltsstoffe: Die lebenden Pflanzen enthalten die Anthrachinonglucoside Rhein-8-glucosid und Aloeemodin-8-glucosid sowie deren Anthronformen. Die für die Drogen typischen Dianthronglucoside = Sennoside kommen in der lebenden Pflanze nicht vor. Die Pflanze verfügt über Enzyme, die die Anthronglucoside zu Dianthronglucosiden oxidieren können. In der lebenden Zelle sind Enzym und Substrat getrennt. Durch das Absterben bei der Ernte wird die Trennung aufgehoben, so daß während des Trocknens bei 20 °bis 50 °C die Umwandlung der Anthronglucoside in die Dianthronform erfolgt.[16,17] Inaktiviert man die Enzyme gleich nach der Ernte, so finden sich nach dem Trocknen überwiegend Anthronglucoside und nur 0,1 % Sennoside.[18] Der Oxidationsprozeß verläuft in gleicher Weise, wenn die Pflanzen sehr rasch bei 60 °C getrocknet werden oder wenn der Wasserentzug langsam über 14 Tage erfolgt. Das beweist, daß die Sennoside nicht einfach Artefakte des Trocknungsprozesses sind, sondern zusammen mit den Anthron- und Anthrachinonglucosiden, die rasch in einander umgewandelt werden können, Teil ei-

nes Redoxsystems darstellen, das physiologische Bedeutung für die lebende Zelle hat.[19]
Alle Pflanzenorgane enthalten die Anthrachinon- und Anthronglucoside in unterschiedlicher Menge. Der Gehalt variiert im Laufe der Ontogenese. Reife Samen enthalten keine nachweisbaren Mengen. Bei der Keimung treten sie auf, sobald die Radicula erscheint und nehmen parallel mit dem Trockengewicht der Keimpflanze zu. In den noch nicht grünen Keimblättern entspricht der Gehalt mit 2 bis 2,3% bereits dem von ausgewachsenen Blättern. 17 Tage nach der Keimung enthalten die entfalteten Primärblätter etwa halb so viel wie ausgewachsene Blätter. Hypocotyl bzw. Stengel und Wurzeln weisen dagegen nur 0,12 bis 0,18% auf. Auch in ausgewachsenen Pflanzen haben diese Organe einen geringen Gehalt.[19] Die Blätter erreichen ihren höchsten Anthranoidgehalt, über 3%, wenn die Blütenknospen gebildet werden; mit zunehmendem Alter nimmt der Anthranoidgehalt ab.[20,21] Zur Blütezeit findet sich die höchste Konzentration, über 4%, in den Blüten, in denen sie bis zum frühen Stadium der Fruchtentwicklung zunimmt. Innerhalb der Blüten weisen die Fruchtblätter mit ca. 5,8% und die Staubblätter mit 7,2% den höchsten Wert auf. In den Früchten befinden sich die Anthranoide in der Fruchtwand, die sich aus dem Fruchtblatt entwickelt.[19] Ihr Gehalt erreicht in den wachsenden Hülsen sein Maximum etwa 25 Tage nach dem Fruchtansatz, um mit zunehmender Reife, während die Samen wachsen, abzunehmen.[20]
Wie die Glykoside vom Rhein-Typ und vom Nicht-Rhein-Typ (entspr. Aloeemodintyp) sowohl in den Blättern als auch in den Früchten mit zunehmendem Alter der Pflanze abnehmen, so nimmt vor allem das Verhältnis der Nicht-Rhein-Glykoside zu den Gesamtglykosiden signifikant ab; in den Blättern von 32% in noch nicht entfalteten Blättern bis 7% in alten Blättern fruchttragender Pflanzen; in den Früchten von 11% drei Tage nach Fruchtansatz bis 3% in voll ausgereiften Früchten.[22] Diese Umwandlung von Nicht-Rhein in Rhein wird auf oxidierende Enzyme zurückgeführt, die durch Licht aktiviert werden. Werden 40 Tage alte Pflanzen für 48 Stunden im Dunkeln gehalten, so wird der Umwandlungsprozeß von Nicht-Rhein in Rhein verhindert, während 48 Stunden Dauerlicht ihn entsprechend der verstärkten Photosyntheseaktivität fördert.[23]
Außer Anthranoiden finden sich in Blättern und Früchten die Flavonoide Kämpferol und Isorhamnetin, der Zuckeralkohol Pinit in Mengen von 7 bis 8%, sowie die Zucker Fructose, Glucose und Saccharose und ein Schleim in relativ hoher Konzentration (0,8 bis 7%). Dieser Schleim enthält 24% Arabinose, 29% Galactose und 47% einer aus Galacturonsäure und Rhamnose zusammengesetzten Aldobiuronsäure. Bei der Extraktion der Blätter mit 96%igem Ethanol erhält man nicht das in älterer Literatur zitierte, Leibschmerzen verursachende Harz, sondern ein Gemisch aus 80% Chlorophyll, 10% Wachs mit dem Hauptbestandteil 16-Hydroxytriacontan, sowie Myristylalkohol und Phytosterole.[24]

Verbreitung: Ostafrika, Somalia, Arabien bis Süd-Indien in warmen, ariden Gebieten.

Anbaugebiete: Süd-Indien im Gebiet von Tinnevelly, Ramnad, Madura und Trichonopoly; kleinere Anbaugebiete bei Bombay und Madras; Arabien; Kalifornien.

Drogen: Sennae folium (Sennesblätter), Sennae fructus angustifoliae (Tinnevelly-Sennesfrüchte), Senna hom. *HAB34*, Senna hom. *PFX*.

Sennae folium (Sennesblätter) von *C. angustifolia*

Synonyme: Cassiae folium, Folia Sennae, Folium Sennae.

Sonstige Bezeichnungen: Dt.: Indische Sennesblätter, Tinnevelly-Senna, Tinnevelly Sennesblätter; engl.: East Indian senna leaves, Tinnevelly senna; frz.: Séné de Tinnevelly;
Sonstige Bezeichnungen für beide Arten: engl.: Cassia leaf, Senna leaves; frz.: Feuille de séné; it.: Foglia di senna; span.: Hojas de sen; port.: Folhas de sene; holl.: Sennablad, Sennabladje.

Monographiesammlungen: Sennae folium *DAB 10 (Eur)*; Senna *USP XXII*; Folium Sennae *ÖAB 90 (Eur)*; Sennae folium *Helv VII*; Folia Sennae *2. AB-DDR*; Cassia leaf *BHP 83*; Senna *MAR 29*.

Definition der Droge: Die getrockneten Fiederblätter.

Stammpflanzen: *Cassia angustifolia* VAHL oder *Cassia senna* L. oder eine Mischung beider Arten.

Herkunft: Das Hauptlieferland für Tinnevelly-Sennesblätter ist Indien. Tinnevelly-Sennesblätter werden ausschließlich von kultivierten Pflanzen gewonnen.

Gewinnung: In Indien werden die Pflanzen nur drei bis fünf Monate lang kultiviert. Etwa 90 bis 100 Tage nach der Aussaat, wenn die Blätter voll ausgewachsen und bläulichgrün gefärbt sind, werden die Fiederblättchen mit der Hand von den Blattspindeln abgestreift. Zwei weitere Blatternten folgen im Abstand von jeweils 20 Tagen.[21]
Zum Trocknen werden die Blättchen in dünner Schicht ausgebreitet und bei guter Belüftung und dreimal täglichem Umwenden im Schatten getrocknet. Nach vier bis fünf Tagen sind sie trocken und gelblichgrün gefärbt. Um die Transportkosten niedrig zu halten, werden die Blättchen zu Ballen gepreßt.[21] Oft werden sie vorher noch verlesen und nach Größe und Farbe sortiert. Die Sortierung nach Größe erfolgt in Indien mittels handbetriebener Siebtrommeln in fünf Stufen: Prime I bis IV und Ungraded, wobei Prime I aus den größten, Prime IV aus den kleinsten Blättchen besteht und Ungraded ein Abfallprodukt aus viel Bruch, Blattspindeln und Stengeln darstellt. Die Reinigung der Blätter von Stengeln und Steinen erfolgt ebenfalls in Handarbeit in einem als "winnowing" bezeichne-

ten Vorgang ähnlich dem Worfeln des Getreides. Der Gehalt an Stengeln sollte bei allen Primequalitäten 1% nicht übersteigen. Oft werden die Größentrennungen nur sehr ungenau durchgeführt.[25]

Handelssorten: Sennae Tinnevelly folium totum Prime I: Blätter sollen zurückbleiben auf einem Sieb mit drei Löchern auf 25mm, Toleranz 25% II, 10% III; Sennae Tinnevelly folium totum Prime II: auf Sieb mit vier Löchern auf 25mm, Toleranz: 25% III, 10% IV; Sennae Tinnevelly folium totum Prime III: auf Sieb mit sechs Löchern auf 25mm, Toleranz: 30% IV, 10% kleiner als IV; Sennae Tinnevelly folium totum Prime IV: auf Sieb mit acht Löchern auf 25mm, Toleranz: 35% kleiner als IV. Sennae Tinnevelly folium ungraded s. o.
Die Einteilung nach der Blattgröße ist kein Qualitätskriterium für den Sennosidgehalt. Erfahrungsgemäß entsprechen die schönen großen Blätter der Prime I- und Prime II-Qualitäten im Sennosidgehalt nicht den Anforderungen des *DAB 10(Eur)*. Blätter der Prime III-Qualität erreichen nicht immer den Mindestsennosidgehalt. Den höchsten Sennosidgehalt weist gewöhnlich die ungraded-Qualität auf, die vor allem zur Extraktion verwendet wird.[132]
Sennae Tinnevelly folium totum *FAQ II* und *FAQ III* (fair average quality of the season) stellen Durchschnittsqualitäten der jeweiligen Ernte dar mit etwas höherem Anteil an Blattspindeln, Stengeln und Bruch, die überwiegende Blattgröße soll jeweils der Prime II bzw. Prime III entsprechen.[25]

Ganzdroge: Fiederblättchen sehr kurz gestielt, länglich-lanzettlich, größte Breite in der Mitte, allmählich in die Spitze verschmälert, am Grunde schwach ungleichseitig, ca. 15 bis 50 mm lang, bis 12 mm breit, gelbgrün bis bräunlichgrün. Nervatur fiederig, unterseits etwas hervortretend. Beide Blattseiten nur sehr schwach behaart bis fast kahl.

Schnittdroge: *Geschmack.* Anfangs schleimig-süßlich, dann bitter und unangenehm.
Geruch. Eigenartig.
Gelbgrüne oder graugrüne bis bräunlichgrüne, dünne, steife, brüchige Blattfragmente.
Mikroskopisches Bild. S. a. *DAB 10(Eur)*. Epidermis der Ober- und Unterseite gleich gestaltet. Epidermiszellen im Querschnitt rechteckig bis fast quadratisch mit dicken Außenwänden, in der Flächenansicht vieleckig, derbwandig, oft Schleim führend, um Haaransätze radial angeordnet; Spaltöffnungen paracytisch mit zwei zum Spalt parallelen Nebenzellen. Haare einzellig, bis zu 250 µm lang, spitz, an der Basis gekrümmt, dickwandig mit warziger Cuticula; sehr spärlich, durchschnittlicher Abstand zwischen 2 Haaren = 6 Epidermiszellen.
Mesophyll aequifacial, beiderseits mit je einer Lage Palisadenparenchym; Palisadenzellen oberseits länger mit geraden Seitenwänden, unterseits kürzer mit stark welligen Seitenwänden und Interzellularen. Schwammparenchym zentral aus fünf bis sechs Lagen rundlicher Zellen; einzelne Zellen mit einer Calciumoxalatdruse. Am Hauptnerv mehrschichtiges Collenchym anstelle der unteren Palisadenschicht. Leitbündel von Sklerenchymfasern mit Kristallzellreihen umgeben.

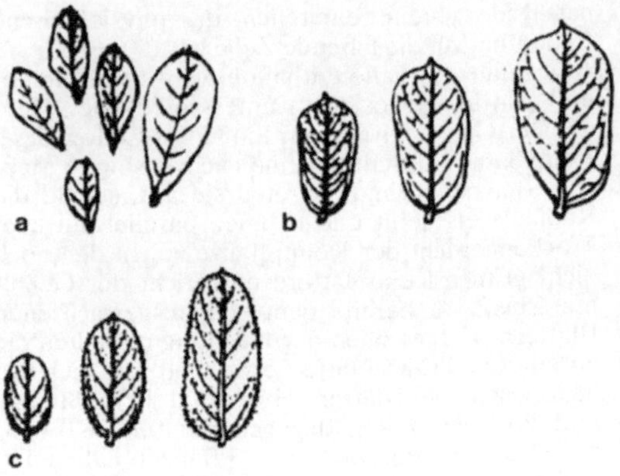

Verfälschungen durch Fiederblättchen anderer Cassia-Arten; a *Cassia auriculata*, b *Cassia italica*, c *Cassia holosericea*; a nach [4,26]; b, c nach Lit.[126]

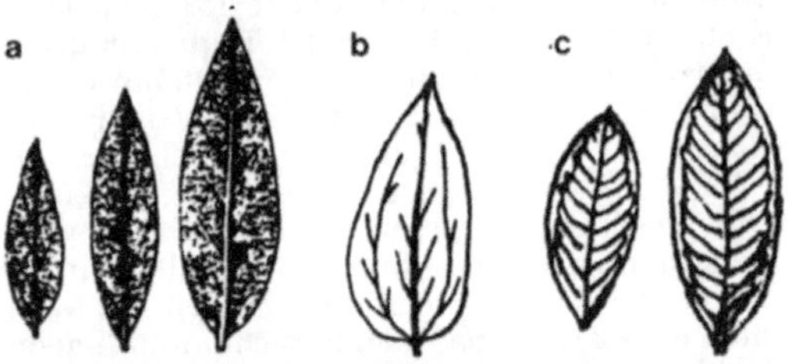

Verfälschungen durch Fiederblättchen aus anderen Gattungen; a *Solenostemma arghel*, b *Coriaria myrtifolia*, c *Tephrosia purpurea*; a, b nach Lit.[126]; c nach Lit.[29]

Pulverdroge: Hellgrün bis gelblichgrün; Epidermisfragmente aus polygonalen, derbwandigen Zellen und paracytischen Spaltöffnungen; spitze, dickwandige, an der Basis gekrümmte einzellige Haare mit warziger Cuticula, frei oder in Verbindung mit Epidermisfragmenten mit radial angeordneten Zellen; Fragmente der Spiral- und Ringgefäße. Fasern mit begleitenden Kristallzellreihen; Mesophyll mit einzelnen Calciumoxalatdrusen, frei liegende Calciumoxalatdrusen und -einzelkristalle *DAB 10 (Eur)*.

Verfälschungen/Verwechslungen: Seit die Sennesblätter fast ausschließlich aus Kulturen gewonnen werden, sind Verfälschungen nur noch relativ selten zu beobachten. Beobachtet wurden:
1. Fiederblättchen anderer Cassia-Arten (s. Abb.)
a) von *Cassia auriculata* L. = Palthé-Senna. Beschreibung s. u. Cassia-auriculata-Blätter. Chem. Nachweis s. u. Analytik.
b) von *Cassia italica* (MILL.) LAM. ex STEUD. (= *C. obovata* COLL.). Beschreibung s. u. Cassia-italica-Blätter.
2. Blätter aus anderen Gattungen.
Tephrosia purpurea PERS (= *Galega purpurea* L.), Fabaceae, zuweilen in Tinnevelly Sennesblättern, wächst am Rande von Sennakulturen in Indien. Blättchen länglich lanzettlich mit Stachelspitze, am Grunde symmetrisch, 20 bis 30 mm lang, 8 bis 12 mm breit, oberseits kahl, unterseits fein seidig behaart, Nervatur aufsteigend, auf beiden Seiten heraus-

ragend. Spaltöffnungen paracytisch. Haare bis 250µm lang, einzellig, spitz, wenig gekrümmt. Calciumoxalatkristalle und -drusen fehlen, typische von Sennesblättern abweichende Nervatur.[29]

Minderqualitäten: Der Anteil an anderen Pflanzenteilen, Blattspindeln, Stengel, Blüten, Früchten, sollte 3% nicht übersteigen *DAB 10(Eur)*.

Inhaltsstoffe: Wirksame Bestandteile sind die Anthranoide, die in der Blattdroge zu 75 bis 80% als Dianthrone, zu 20 bis 25% als Anthrone vorliegen.[30] In der Regel sind sie glykosidisch gebunden, überwiegend an D-Glucose, L-Rhamnose, Apiose und Xylose. Bei den Dianthronglykosiden (= Sennosiden) überwiegen die Homo-Dianthronglykoside Sennosid A, A_1 (= G), B, die Dimere des Rheins darstellen und stereoisomer sind:
Sennosid A ist die (+)-, A_1 die (−)- und B die meso-Form. Zusammen machen sie etwa 80% der Dianthronglycoside aus.[31] 20% entfallen auf die ebenfalls stereoisomeren Hetero-Dianthronglykoside Sennosid C und D, deren Aglykon aus Rhein und Aloeemodin besteht. In Spuren ist ein weiteres Homo-Dianthronglykosid, Aloeemodin-Dianthronglucosid und ein Hetero-Dianthron, Rheidin A, bestehend aus Rhein und Emodin, nachgewiesen worden. Von letzterem konnte nur das Aglykon gefunden werden.[24]

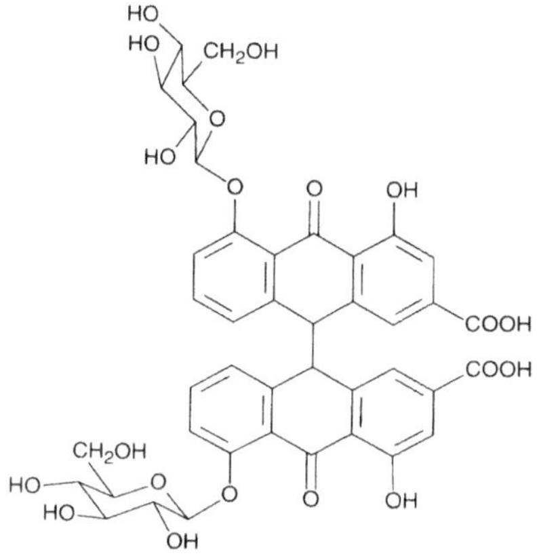

Sennosid A,B

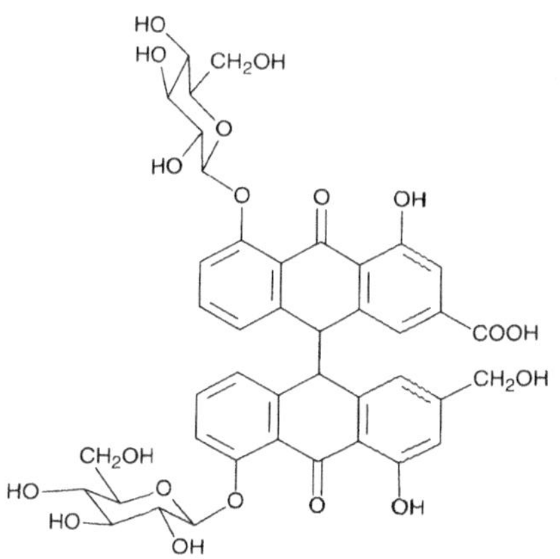

Sennosid C,D

An Anthronglykosiden konnten Rhein-8-*O*-*β*-D-glucosid und ein Rheindiglucosid, Aloe-emodin-8-*O*-*β*-D-glucosid und ein Aloeemodindiglucosid und Chrysophanol-glucosid nachgewiesen werden.[24]
Ohne pharmakologische Bedeutung, aber wichtig zur Unterscheidung der Drogen der beiden Sennesarten sind die Naphthalinglykoside: Tinnevellinglucosid kommt nur in *C. angustifolia*, 6-Hydroxymusizinglucosid bei ausgewachsenen Pflanzen nur in *C. senna* vor, was eine dünnschichtchromatographische Unterscheidung erlaubt. In den Blättern von *C. angustifolia* findet man etwa 0,4% Tinnevellin-6-*O*-*β*-D-glucopyranosid, in den Blättern von *C. senna* ist etwa 0,8% 6-Hydroxymusizin-8-*O*-*β*-D-glucopyranosid enthalten.[32,33]

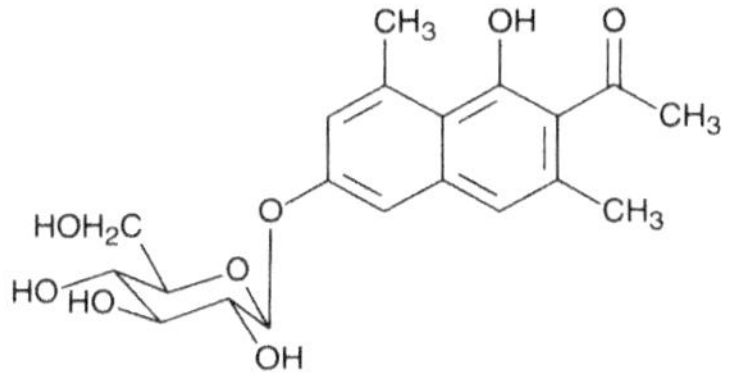

6-Hydroxymusizinglucosid

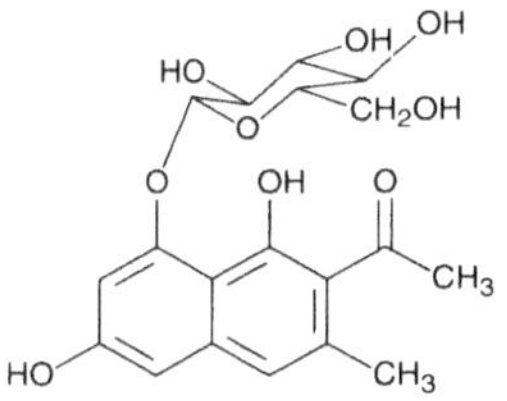

Tinnevellinglucosid

Zubereitungen: *Sirupus Sennae (Sennasirup) DAB 6.* 10T mittelfein geschnittene Sennesblätter und 1T gequetschter Fenchel werden mit 5T Ethanol befeuchtet und einen Tag bei Zimmertemperatur mit 60T Wasser unter gelegentlichem Schütteln stehengelassen. Danach wird durchgeseiht und einmal aufgekocht. Nach dem Erkalten wird aus 35T des erkalteten Filtrats und 65T Zucker der Sirup bereitet.
Senna Fluidextract (Sennesblätterfluidextrakt) USP XXII. 1000g grob gepulverte Sennesblätter werden mit 600 bis 800 mL einer Mischung von einem Volumenteil Ethanol und zwei Volumenteilen Wasser als Menstruum verquollen und anschließend perkoliert. Die ersten 800 mL des Perkolats werden getrennt aufgefangen, das weitere Perkolat wird bei einer Temperatur, die 60° nicht übersteigen darf, zum Dickextrakt eingeengt und in den ersten 800 mL wieder aufgenommen. Anschließend wird mit dem Menstruum auf 1000 mL aufgefüllt.
Senna Syrup (Sennesblättersirup) USP XXII. Senna Fluidextrakt *USP XXII* 250 mL; geeignete/s ätherische(s) Öl(e); Saccharose 635 g; Gereinigtes Wasser ad 1000 mL.
Das (die) ätherische(n) Öl(e) werden mit Senna Fluidextract *USP XXII* gemischt, allmählich mit 330 mL gereinigtem Wasser versetzt und 24 h unter gelegentlichem Schütteln stehengelassen. Danach wird die Mischung filtriert, wobei soviel gereinigtes

Wasser nachgegossen wird, daß man 580 mL Filtrat erhält. Dann wird die Saccharose gelöst, auf 1000 mL mit gereinigtem Wasser aufgefüllt, gemischt und filtriert.
Folia Sennae Spiritu extracta (mit Weingeist ausgezogene Sennesblätter) EB6.
200 T Sennesblätter werden mit 800 T Ethanol zwei Tage stehengelassen, dann werden sie ausgepreßt und getrocknet.

Identität: Nach Extraktion und saurer Hydrolyse werden die Aglykone in Chloroform oder Ether ausgeschüttelt. Sie lassen sich durch Zugabe von Ammoniak anfärben, wobei sich Anthrone und Dianthrone gelb färben, während Anthrachinone eine Rotfärbung ergeben (Bornträger-Reaktion). Diese Identitätsprüfung nach *DAB 9(Eur)* erlaubt eine Aussage über die Güte der Droge: gute Droge darf erst nach der beim Erhitzen eintretenden Luftoxidation der Sennoside zu Anthrachinonen eine Rotfärbung zeigen.
Weitere Prüfungen sind die unter "Reinheit" angegebenen DC-Prüfungen.

Reinheit: Die DC-Trennung des Anthranoidgemisches ist auf Kieselgelplatten mit relativ polaren Laufmitteln möglich, z. B. Wasser-Ethylacetat-1-Propanol (30 + 40 + 40) *DAB 10(Eur)*, Benzol-Ethylformiat-Ameisensäure (75 + 25 + 5) *2. AB-DDR*. Die Detektion kann durch Eigenfarbe oder -fluoreszenz oder Ansprühen mit Kaliumhydroxidlösung in MeOH oder EtOH erfolgen. Die Zuordnung erfolgt durch Vergleich der Rf-Werte mit Leitsubstanzen, z. B. Senna-Trockenextrakt CRS *DAB 10(Eur)*, 1,8-Dihydroxyanthrachinon *2. AB-DDR*. Auswertung *DAB 10(Eur)*: Im Chromatogramm der Untersuchungslösung und der Referenzlösung erscheinen bei Rf-Wert 0,1 bis 0,2 (Sennosid B), Rf-Wert 0,2 bis 0,3 (Sennosid A), bei Rf-Wert 0,3 bis 0,4 (Sennosid D) und bei Rf-Wert 0,4 bis 0,5 (Sennosid C) vier rotbraune Zonen. Zwischen den Zonen von Sennosid D und C kann eine rote, dem Rhein-8-Glucosid entsprechende Zone sichtbar sein. Auswertung *2. AB-DDR*: Im Chromatogramm der Referenzsubstanz erscheint eine rotviolette Zone bei einem Rf-Wert von 0,65 bis 0,80. Im Chromatogramm der Untersuchungslösung erscheinen eine gelbliche Zone bei einem Rf-Wert von 0,25 bis 0,40 und eine rote Zone bei einem Rf-Wert von 0,55 bis 0,70. Weitere Flecke können vorhanden sein.
Die DC eines methanolischen Drogenextraktes auf Kieselgel mit Ethylacetat-MeOH-Wasser (100 + 17 + 13) erlaubt die Unterscheidung von Drogen von *C. angustifolia* und *C. senna*: Im UV-Licht (254 nm) ist bei Tinnevelly-Drogen die Zone des Tinnevellin-6-*O*-*β*-D-glucopyranosids bei Rf 0,30 bis 0,35 sichtbar, bei Alexandriner-Drogen die Zone des 6-Hydroxymusizin-8-*O*-*β*-D-Glucopyranosids bei Rf 0,35 bis 0,40. Die Flecken färben sich beim Ansprühen mit 0,5%iger wäßriger Lösung von Echtblausalz rotbraun.[32]

- Fremde Beimengungen: Höchstens 3 % andere Pflanzenteile und höchstens 1 % fremde Bestandteile. Die Droge darf keine stark behaarten Blätter enthalten (*Cassia auriculata*) *DAB 10(Eur)*. Höchstens 8 % Stengel und höchstens 2 % Früchte und fremde Bestandteile *USP XXII*. Höchstens 4 % unschädliche Beimengungen und höchstens 20 % verfärbte Bestandteile *2. AB-DDR*.
Es wird durch Nachweis von Goratensidin, das in den offizinellen Cassia-Arten fehlt, auf *Cassia auriculata* und andere leukoanthocyanhaltige Cassiaarten geprüft *DAB 10(Eur)*, *2. AB-DDR*. Goratensidin ergibt mit konzentrierter Schwefelsäure eine Rotfärbung durch Bildung des Oxoniumsalzes.[34,35]

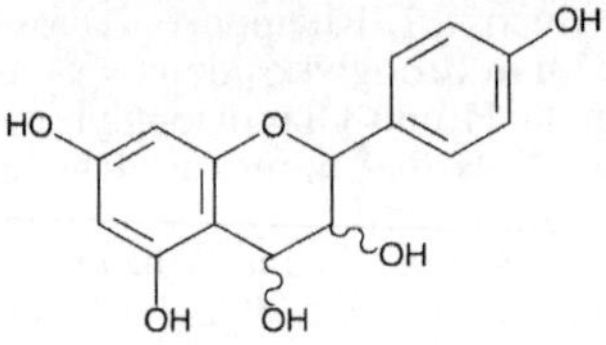

Goratensidin

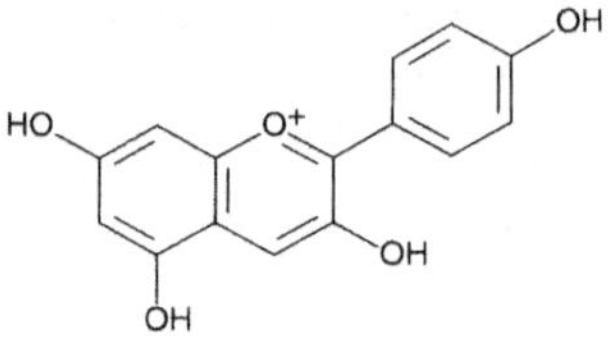

Goratensidin

- Salzsäureunlösliche Asche: Höchstens 2,5 % *DAB 10(Eur)*; höchstens 3,0 % *USP XXII*.

Gehalt: Mindestens 2,5 % Hydroxyanthracen-glykoside, berechnet als Sennosid B (M_r 863) *DAB 10(Eur)*; mindestens 2,4 und höchstens 3,0 % Anthracenderivate, berechnet als Dihydroxyanthrachinonmonoglykosid ($C_{20}H_{18}O_9$, M_r 402,4) und bezogen auf die bei 105 °C getrocknete Droge *2. AB-DDR*.

Gehaltsbestimmung: In den Pharmakopoen werden Konventionsmethoden zur Bestimmung des Gesamt-Anthranoid-Gehaltes beschrieben. Je nach Ablauf werden dabei nur glykosidisch gebundene Hydroxyanthranoide erfaßt *DAB 10(Eur)* oder auch deren Aglykone *2. AB-DDR*. Im Prinzip beruhen die Methoden auf Extraktion, Hydrolyse der Glykoside und Oxidation zu Anthrachinon-Derivaten, die dann als rotgefärbte Magnesium-Chelatkomplexe *DAB 10(Eur)* oder als rotgefärbte Phenolate *2. AB-DDR* spektralphotometrisch gemessen werden. Die Berechnung kann mittels der spezifischen Absorption *DAB 10(Eur)* oder gegen einen Standard, z. B. 1,8-Dihydroxyanthron *2. AB-DDR* erfolgen. Die Bestimmung der Einzelkomponenten ist durch DC-Trennung und densitometrische Messung[36] oder HPLC möglich; bei letzterer scheint die Reversed-Phase-Technik besonders geeignet.[37]

Lagerung: Vor Licht geschützt *DAB 10(Eur)*; vor Befall durch Insekten und Nagetiere geschützt *USP XXII*; vor Licht und Feuchtigkeit geschützt *Helv VII*, *ÖAB 90(Eur)*.

Stabilität: Höchstens drei Jahre *2. AB-DDR*. Die Stabilität der Wirkstoffe ist bei Lagerung bei

Raumtemperatur und bei 37°C mindestens drei Jahre gewährleistet.[38]

Wirkungen: Senna gehört zur Gruppe der stimulierenden Laxantien vom Anthranoidtyp. Anthracen-Derivate induzieren eine aktive Sekretion von Elektrolyten und Wasser in das Darmlumen und hemmen die Resorption von Elektrolyten und Wasser aus dem Dickdarm. So wird über eine Volumenzunahme des Darminhalts der Füllungsdruck im Darm verstärkt und die Darmperistaltik angeregt.[125]

Laxierende Wirkung. Wäßrige Suspensionen von gepulverten Sennesblättern und -früchten in die Speiseröhre von Mäusen gegeben (280 mg/kg bis 1050 mg/kg KG) bewirken nach zwei Stunden die Ausscheidung nasser Kothäufchen, die Flecken auf Fließpapier hinterlassen und gezählt werden können, im Gegensatz zu den normalen trockenen, länglichen Kothäufchen der Mäuse. Etwa sechs Stunden nach der Applikation ist die laxierende Wirkung weitgehend abgeklungen. Die Zahl nasser Kothäufchen pro kg Körpergewicht nimmt mit zunehmender Dosis der Droge in logarithmischer Funktion zu.[39] Mit dieser grundlegenden Methode werden auch Sennesextrakte, -präparate und reine Sennoside sowie die anderen, in geringer Menge vorkommenden Anthranoide getestet.

Die laxierende Wirkung eines standardisierten Sennaextraktes (20% Sennosid A + B) ist um ca. 30% stärker als die eines reinen Sennosid-A + B-Gemisches (99%), da die in der Droge neben Sennosid A und B enthaltenen Anthranoide z.T. die Wirkung verstärken.[40,41] Sennosid C hat die gleiche ED_{50} wie Sennosid A. In einer Mischung aus 20% Sennosid C und 80% Sennosid A verstärkt sich die Wirkung 1,6-fach.[42] Auch das Aloeemodindianthrondiglucosid (10-10'-*trans*), das selbst in einer Dosis von 19,7 mg/kg KG bei Mäusen keine laxierende Wirkung ausübt, verstärkt die Wirkung des Sennosid A um das 1,3-fache wenn es in einer Mischung von 85% Sennosid A und 15% Aloeemodindianthrondiglucosid (10-10'-*trans*) gegeben wird.[43] Die laxierende Wirkung sennosidhaltiger Drogen beruht zu einem Teil auf einer Beschleunigung der Dickdarmpassage. Die Dickdarmpassage von Ratten wird durch orale Gaben von 50 mg/kg KG Sennosiden vier bis sechs Stunden nach der Verabreichung verkürzt von normal über sechs Stunden auf 30 bis 20 Minuten; danach verlängert sie sich wieder und erreicht 24 Stunden nach der Applikation normale Passagezeiten.[44]

Wirkungsmechanismus. Rhein-9-Anthron ist das wesentliche Abbauprodukt der Sennoside, das an seinem Entstehungsort, dem Dickdarm, die abführende Wirkung auslöst und dabei mit ausgeschieden wird. Für Rhein trifft das in geringerem Maße zu. Beide wirken antiabsorptiv, indem sie durch Inaktivierung der membranständigen K^+-Na^+-ATPase die Resorption von Wasser und Natriumionen aus dem Dickdarmlumen in die Blutbahn hemmen; der Stuhl wird also nicht eingedickt. Gleichzeitig lösen sie eine Sekretion von Wasser und den Elektrolyten Na^+, K^+, Ca^{2+}, Cl^- in das Darmlumen aus. Dadurch wird der Darm stärker gefüllt. Der Dehnungsreiz führt zur Verstärkung der Peristaltik und zur Defäkation. Wegen der Instabilität des Rhein-9-Anthrons in künstlichen Medien lassen sich die meisten Versuche nur mit Rhein durchführen. Mit Sonden wurde das Jejunum und Kolon von Menschen mit 15 mg bzw. 20 mg Rhein perfundiert. Dadurch wurde die Flüssigkeitsresorption aus dem Darm umgekehrt in eine Flüssigkeitssekretion in den Darm, der Natriumnettotransport verändert und starke Kaliumverluste registriert.[52] Nähere Angaben sind der Quelle nicht entnehmbar. Am isolierten Rattenkolon wird die K^+-Na^+-ATPase durch eine Rheinkonzentration von $2 \cdot 10^{-4}$ mol/L nahezu vollständig gehemmt, was zu einer Abnahme der Nettoresorption der Elektrolyte und des Wassers aus dem Darmlumen führt. Da die Permeabilität der Darmwand durch Rhein nicht verändert wird, überwiegt die physiologische zelluläre Sekretion durch die Darmwand.[53]

Die Sekretion wird wahrscheinlich stimuliert durch endogen in der Kolonschleimhaut gebildetes Prostaglandin E_2. Sennesfruchtextrakt mit 10,3% Sennosiden erhöht bei Ratten in Dosen von 17,5 bis 30 mg/kg KG (kalkuliert als Sennosid B) dosisabhängig die Prostaglandinausschüttung in das Kolonlumen.[54]

Resorption: In welchem Ausmaß eine Resorption des Rhein-9-Anthrons durch die Dickdarmwand erfolgt, ist noch nicht vollständig geklärt.[48] Eine solche wird diskutiert. Ca. 6% der peroral applizierten Anthranoide konnten im Urin und Kot wiedergefunden werden.[48,49]

Enterohepatischer Kreislauf. Resorbiertes Rheinanthron gelangt in die Leber, in der es glucuronidiert wird. Die Glucuronide werden z.T. über den Harn ausgeschieden, was die oft beobachtete Gelb- bis Rotfärbung des Urins nach Einnahme der Drogen oder ihrer Zubereitungen erklärt. Der andere Teil gelangt über die Galle erneut in den Darm. Im Urin werden Rhein, Sennidin, Rheinmonosulfat und Rheinmonoglucuronat festgestellt, im Kot Sennidin, Rhein und Rheinanthron.[49] Diesen Kreislauf machen sicherlich die neben den Sennosiden in geringer Menge in den Drogen enthaltenen Anthranoide Rhein, Aloeemodin u.a. durch, die wegen ihrer geringen Hydrophilie z.T. bereits im Dünndarm resorbiert werden. Rhein wird teilweise auch im Gewebe der Darmwand glucuronidiert. Das beweisen *in vitro*-Versuche an isoliertem Rattendarm (Jejunum und abgestreifte Kolonschleimhaut), dessen Badlösung auf der Schleimhautseite 10 nmol/ml Rhein enthielt. Nach 60 Minuten Inkubation bei 37°C wurden im Gewebe des Jejunum 35% des zugefügten Rheins als Rheinmonoglucuronid neben geringen Mengen -monosulfat gefunden. In der Badlösung akkumuliert Rheinmonoglucuronid auf der Darmseite. Die Darm-Blut Verteilungsrate beträgt etwa 10:1. Unverändertes Rhein wurde auf der Blutseite nur in sehr geringer Menge, mehr dagegen auf der Darmseite gefunden.[50]

Stoffwechsel und Pharmakokinetik von Rhein und Rheinanthron lassen sich anhand radioaktiv markierter Substanzen verfolgen, die in den Darm narkotisierter Ratten appliziert werden. Von 25 mg/kg

KG ^{14}C-Rhein wurden innerhalb von fünf Tagen im Urin 37,1 %, im Kot am ersten Tag 13,2 %, am zweiten Tag 28,6 % wiedergefunden; von 20 mg/kg ^{14}C-Rheinanthron dagegen nur 2,8 % im Urin, aber im Kot bereits am ersten Tag 87,3 %. Dieser bemerkenswerte Unterschied dürfte auf der sicheren und schnellen laxierenden Wirkung des Rheinanthrons im Vergleich zum Rhein beruhen, die ihm während der Dickdarmpassage wenig Zeit zur Resorption läßt. Alle Gewebe und Organe der behandelten Ratten sind frei von Radioaktivität. Ausschließlich die Niere weist am ersten Tag eine signifikant hohe Radioaktivität auf, (nach ^{14}C-Rheingabe mehr als nach ^{14}C-Rheinanthrongabe) die auch nach fünf Tagen erst zu 40 % ausgewaschen ist. Im Urin wurden neben den unveränderten Substanzen ihre Glucuronide, Sulfate und ein unbekannter Metabolit festgestellt, im Kot neben überwiegend unveränderten Substanzen auch noch unbekannte radioaktive Abbauprodukte, die keine Bornträgerreaktion geben.[51]

Wirkungsverlauf: Systematische Untersuchungen zur Kinetik von Drogenzubereitungen fehlen, jedoch ist davon auszugehen, daß die in der Droge enthaltenen Aglyka bereits im oberen Dünndarm resorbiert werden, während die Glykoside, wenn überhaupt, erst nach Spaltung im Dickdarm bioverfügbar sind.[125] Die β-glykosidische Bindung der Sennoside wird weder durch die Magensäure noch durch die α-Glucosidasen des Dünndarms hydrolysiert. Sie gelangen unverändert in den Dickdarm. Die hydrophile Eigenschaft der Glykoside verhindert zudem ihre Resorption durch die Darmwand. Im Dickdarm werden sie sofort durch die β-Glucosidasen der Darmbakterien hydrolysiert zu Sennidinen, die durch Darmbakterien zu Rhein-9-Anthron gespalten werden. Werden keimfreien Ratten Sennoside oral verabreicht, so tritt keine laxierende Wirkung ein und die Sennoside werden im Kot wiedergefunden, während sich im nassen Kot normaler Tiere die Sennidine A und B und Rhein-9-Anthron nachweisen lassen.[45,46] Werden Sennoside *in vitro* unter anaeroben Bedingungen mit dem Dickdarminhalt von Ratten inkubiert, so entstehen dieselben Spaltprodukte wie im Kot normaler Tiere.[45]

Aus der großen Zahl der menschlichen Darmbakterien sind nur wenige in der Lage, die Sennoside abzubauen wie z. B. *Bacterioides fragilis*, *Streptococcus faecalis* und *S. faecium*. Werden reine Kulturen jeder dieser, aus menschlichem Kot isolierten, durch Serienverdünnungsmethode gewonnenen Bakterienstämme unter anaeroben Bedingungen mit Sennosid A + B 16 Stunden bei 37 °C inkubiert, so findet zunächst Hydrolyse zu den Sennidinen statt, die isomerisiert und anschließend – wahrscheinlich über freie Anthronradikale – zu Rhein-9-Anthron reduziert werden.[47] Das Rhein-9-Anthron wird durch die Bakterien nicht weiter angegriffen und wird als solches durch das Darmepithel absorbiert.[48]

Anwendungsgebiete: Obstipation. Zur Reinigung des Darmes vor diagnostischen Maßnahmen.[125]

Dosierung und Art der Anwendung: *Droge.* Mittlere Tagesdosis: 20 bis 60 mg Hydroxyanthracenderivate.[125]

Art der Anwendung: Geschnittene Droge, Drogenpulver oder Trockenextrakte für Aufgüsse, Abkochungen oder Kaltmazerate. Flüssige oder feste Darreichungsformen zur Einnahme.[125]

Teezubereitung: 1/2 bis 1 gestrichener Teelöffel (ca. 0,6 bis 1,5 g) Schnittdroge wird mit ca. 150 mL warmem oder heißem Wasser übergossen und nach ca. zehn Minuten durch ein Teesieb gegeben. Der Tee kann auch durch Ansetzen mit kaltem Wasser und etwa acht- bis zehnstündiges Ziehen bereitet werden. Eine nahezu vollständige Extraktion der Sennoside A/B (95 %) wird durch halbstündige Heißextraktion oder achtstündige Kaltextraktion erreicht. Bei zunehmender Extraktionszeit beginnt die Zersetzung der freigesetzten Sennoside.[55] Wegen der durch Überbrühen der Droge erreichbaren deutlichen Keimzahlreduzierung sollte der Heißaufguß bevorzugt werden,[56] wenn auch der Kaltaufguß als verträglicher angesehen wird.[57]

Wenn nicht anders verordnet, wird morgens und/oder abends vor dem Schlafengehen eine Tasse frisch bereiteter Tee getrunken. Anthranoidhaltige Abführmittel dürfen ohne ärztlichen Rat nicht über längere Zeiträume (mehr als 1 bis 2 Wochen) eingenommen werden.[125]

Zubereitung. Folia Sennae Spiritu extracta *EB 6*. Mittlere Einzelgabe 2 g. Die Dauer der Anwendung sollte auf wenige Tage begrenzt werden.[58]

Volkstümliche Anwendung und andere Anwendungsgebiete: In Indien werden die Sennesblätter außer bei Verstopfung auch bei Appetitlosigkeit, Bauchschmerzen, Leberleiden, Milzvergrößerung, Gelbsucht, Vergiftungssymptomen, Anämie, Aussatz, bei übelriechendem Atem, Bronchitis sowie bei Tumoren angewendet.[4] Die Wirksamkeit bei den genannten Anwendungen ist gegenwärtig nicht belegt.

Unerwünschte Wirkungen: *Allergische Wirkungen.* Mitunter verursachen Sennesblätter beim Verarbeiten, wie Trocknen, Schneiden, Abwiegen und Abfüllen, eine inhalative Allergie an den Schleimhäuten der Atmungsorgane.[59]

Verdauungstrakt. In Einzelfällen krampfartige Magen-Darmbeschwerden.[125] Häufig treten, besonders nach Verwendung des Heißaufgusses, kolikartige Leibschmerzen auf, die auf das Harz in den Blättern zurückgeführt werden, wahrscheinlich aber Folge einer Überdosierung sind. Bei bestimmungsgemäßem Gebrauch sind keine Nebenwirkungen bekannt.

Überdosierung verursacht Durchfall mit Leibschmerzen, seltener auch Reaktionen im Dünndarmbereich mit Übelkeit und Erbrechen.[60] Eine häufige und chronische Einnahme führt zur Gewöhnung, die zum weiteren Gebrauch höherer Dosen verleitet. Das kann zu Funktionsstörungen des Dickdarms führen, die sich als Laxantien-Kolon manifestieren.[61,62]

Bei chronischem Gebrauch/Mißbrauch: Elektrolytverluste, insbesondere Kaliumverluste, Albuminurie und Hämaturie, Pigmenteinlagerung in die

Darmmucosa (Pseudomelanosis coli). Der Kaliumverlust kann zu Störungen der Herzfunktion und zu Muskelschwäche führen, insbesondere bei gleichzeitiger Einnahme von Herzglykosiden, Diuretika und Nebennierenrindensteroiden.[125]
Schwangerschaft. Die Anthranoide regen nicht nur den Dickdarm sondern reflektorisch auch die Uterusmuskulatur an. Das kann zu Hyperämisierung im Beckenbereich und durch neuromuskuläre Stimulation der Uterusmuskulatur zu einem Abort führen.[60,61]
Untersuchungen an tragenden Mutterschafen, denen zwischen dem 70. und 120. Tag der Schwangerschaft ein- bis dreimal in sieben- bis zehntägigen Abständen jeweils 60 mg/kg Sennoside in den Darm gegeben wurden, zeigten keine Stimulation der Uterusbewegung, und die Aufrechterhaltung der Schwangerschaft war bei allen Tieren normal.[63]
Stillperiode. Es wird diskutiert, daß die resorbierten wasserlöslichen Glykoside zu einem kleinen Teil in die Muttermilch gelangen und beim Säugling Durchfälle auslösen können.[61] Das dürfte aber höchstens bei chronischer hoher Dosierung zutreffen, denn in der in 24 Stunden gesammelten Muttermilch von 20 Frauen, die drei Tage lang 5 g eines standardisierten Sennapräparates mit 15 mg Sennosiden eingenommen hatten, wurden nur 0 bis 27 ng/ml Rhein gefunden, was durchschnittlich 0,007 % der Sennosidaufnahme entspricht. Keines der gestillten Kinder hatte eine abnormale Stuhlkonsistenz.[64]

Gegenanzeigen/Anwendungsbeschr.: Darmverschluß, akut-entzündliche Erkrankungen des Darmes, z. B. Morbus Crohn, Colitis ulcerosa, Appendizitis; abdominale Schmerzen unbekannter Ursache. Kinder unter 12 Jahren.[125]
Verwendung bei Schwangerschaft und Laktation. Aufgrund experimenteller Anhaltspunkte zu Risiken nicht anzuwenden bei Stillzeit, Schwangerschaft sowie bestehendem Kinderwunsch. Aktive Metabolite, wie Rhein, gehen in geringen Mengen in die Muttermilch über. Eine laxierende Wirkung bei gestillten Säuglingen wurde nicht beobachtet.[125]
Besondere Warnungen. Jede über eine kurzdauernde Anwendung hinausgehende Einnahme von anthranoidhaltigen Abführmitteln kann zu einer Verstärkung der Darmträgheit führen. Anthranoidhaltige Abführmittel sind bei chronischer Obstipation keine vertretbare Alternative zu einer Ernährungsumstellung oder zu Quellstoffpräparaten.[125]

Wechselwirkungen: Bei chronischem Gebrauch ist aufgrund des Kaliummangels eine Wirkungsverstärkung von Herzglykosiden möglich.[125]

Tox. Inhaltsstoffe u. Prinzip: Die Toxizität der Sennesblätter und -früchte, konzentrierter Extrakte oder der isolierten Sennoside ist äußerst gering. Drogenextrakte besitzen, vermutlich aufgrund des Gehaltes an Aglyka, eine höhere Allgemeintoxizität als die reinen Glykoside.[125]

Akute Toxizität: *Tier.* Bei Ratten und Mäusen sind nach einmaliger oraler Gabe von Sennosiden in sehr hohen Dosen Symptome einer Vergiftung festzustellen. Die LD_{50}-Werte betragen bei beiden Tierarten etwa 5000 mg/kg. Die Tiere starben innerhalb von sieben Tagen infolge enormer Wasser- und Elektrolytverluste aufgrund starker Durchfälle. An den Organen der Eingeweide der toten Tiee waren keine Veränderungen festzustellen.[65]
Beim Vergleich der akuten Toxizität von Senna-Extrakt (20 % Sennosidgehalt) und reinen Sennosiden A + B (99 %) an Mäusen lag die LD_{50} für den Extrakt nach oraler Gabe bei 2500 mg/kg, nach i. v. Applikation bei 171 mg/kg; für die reinen Sennoside bei 5000 mg/kg bzw. 4100 mg/kg. Die höhere Toxizität des Senna-Extraktes wird mit der Anwesenheit freier Anthranoide erklärt.[40] Auf gleiche Weise wurde ein in verschiedene Fraktionen aufgetrennter Sennaextrakt mit den in den jeweiligen Fraktionen nachweisbaren reinen Anthranoiden verglichen. Die geringste Toxizität hatte die nur Sennosid A + B-haltige Fraktion (LD_{50} nach i. v. Applikation über 4000 mg/kg). Die intravenöse Toxizität der Sennidinfraktion war etwa 100mal so hoch. Die i. v. Toxizität der Rhein enthaltenden Fraktion lag dazwischen (LD_{50} = 130 mg/kg); reines Rhein hatte eine LD_{50} von über 25 mg/kg.[66]

Chronische Toxizität: *Tier.* In einem Sechs-Monate-Test vertrugen Ratten bis zu 100 mg/kg KG Sennoside p. o. täglich ohne spezifisch toxische Auswirkungen. Die Tiere hatten schwere Durchfälle. Veränderungen in der Nahrungsaufnahme, Körpergewicht und einigen biochemischen Parametern sowie leichte Nierenschädigungen sind als Sekundäreffekte infolge des chronischen Durchfalls zu bewerten.[65]
An Mäusen, die 11 Wochen standardisiertes Sennesblätterpulver in einer 10 %igen Gummi-arabicum-Suspension (0,5 mg/mL Sennoside A + B = 10 mg/kg KG) d. h. die 50fache therapeutische Dosis für Menschen erhalten hatten, wurden keine Nervenplexus- oder andere Gewebsveränderungen an Kolon und Jejunum festgestellt.[67]

Mutagenität: Untersuchungen zu Drogenzubereitungen liegen nicht vor. Mutagenitätsprüfungen an Mikroorganismen und Säugetierzellen *in vitro* und *in vivo* zeigen, daß die getesteten Sennoside keine genotoxische Wirkung haben.[65]

Reproduktionstoxikologie: Untersuchungen zu Drogenzubereitungen liegen nicht vor. Untersuchungen während der Reproduktion zeigen, daß Sennoside keinen nachteiligen Einfluß auf die Fruchtbarkeit haben und keine embroytoxischen oder teratogenen Wirkungen besitzen. Auch läßt sich kein nachteiliger Einfluß auf das Aufzuchtverhalten der Muttertiere oder die nachgeburtliche Entwicklung der Jungen feststellen.[65]

Sonst. Verwendung: *Kosmetik.* Senna Trockenextrakte wie auch reines Sennosid B können als UV-Sonnenschutz eingesetzt werden wegen ihrer Stabilität und der UV-Absorption im Bereich von 290 bis 3220 nm.[68]

Gesetzl. Best.: *Standardzulassung.* Standardzulassung Nummer: 7399.99.99 vom 25.2.1985 *Offizielle Monographien.* Aufbereitungsmonographie der Kommission E des BGA "Senna".[125]

Sennae fructus angustifoliae (Tinnevelly-Sennesfrüchte)

Synonyme: Folliculi Sennae, Fructus Sennae angustifoliae.

Sonstige Bezeichnungen: Dt.: Indische Mutterblätter, Indische Sennesbälge, Indische Sennesschoten, Sennenbälglein, Sennesbälglein, Tinnevelly Mutterblätter; engl.: Cassia fruit, East Indian Senna fruit, Senna pods, Tinnevelly Senna fruit; frz.: Follicules de séné, Fruit de séné de l'Inde ou de Tinnevelly, Gousses de séné; it.: Follicolo di sena, Senna Tinnevelly frutto; span.: Frutos de sen; port.: Frutas de sene; holl.: Sennabalja, Sennapeulen, Sennavrucht.

Monographiesammlungen: Sennae fructus angustifoliae *DAB10(Eur)*, *ÖAB90(Eur)*, *Helv VII*; Fructus Sennae *2. AB-DDR*; Cassia Fruit *BHP83*; Senna *MAR29*.

Definition der Droge: Die getrockneten Früchte *DAB10(Eur)*, *ÖAB81*, *Helv VII*, *BP88*, *BHP83*; getrocknete reife, grob zerkleinerte Früchte *2. AB-DDR*.

Stammpflanzen: *Cassia angustifolia* VAHL *DAB10(Eur)*, *ÖAB90(Eur)*, *Helv VII*; *Cassia angustifolia* VAHL und *Cassia senna* (L.) (*C. acutifolia* DEL.) *BHP83*.

Herkunft: Aus Kulturen: Hauptlieferland ist Indien.

Gewinnung: Von den für die Gewinnung der Blätter kultivierten Pflanzen werden die Hülsen 25 bis 35 Tage nach dem Ansatz mit der Hand gepflückt. Aufgrund der langen Blütezeit werden auf diese Weise zwei Ernten erzielt. Die qualitativ besten Früchte mit hohem Sennosidgehalt und golden grüner Farbe nach dem Trocknen werden erhalten, wenn die Früchte jeweils etwa 25 Tage nach dem Ansatz geerntet werden, sobald die Hülsen ihre volle Größe erreicht haben, aber die Samen noch nicht ausgereift sind. Da sich die Früchte eines Blütenstandes von unten nach oben nacheinander entwickeln, werden die Hülsen geerntet, wenn die unterste Frucht des Fruchtstandes etwa 35 Tage alt ist. Diese ist zu der Zeit voll ausgereift und dunkelbraun, hat aber im Sennosidgehalt bereits abgenommen. Die anderen Hülsen des Fruchtstandes sind zum Erntezeitpunkt noch jünger und haben einen höheren Sennosidgehalt, so daß auf diese Weise eine in Hinsicht auf Sennosidgehalt und Farbe optimale durchschnittliche Droge erzielt wird.[19]

Handelssorten: Sennae Tinnevelly fructus totus/ Sennae Tinnevelly fructus quadr. concisus sine semine: von reifen dunkelbraunen Früchten fallen die Samen beim Schneiden aus und werden abgetrennt.

Ganzdroge: Hülsen pergamentartig, flach, über den Samen schwach aufgetrieben, grünlichbraun bis braun, über den Samen dunkelbraun. Umriß oval, leicht nierenförmig gebogen, 30 bis 60 mm lang, 14 bis 18 mm breit, an einem Ende etwas asymmetrisch in den Stielansatz zusammengezogen, am anderen mit kurzem Griffelrest. Samen fünf bis zehn, gelbgrün bis gelbbraun, abgeflacht, sehr hart, umgekehrt herzförmig bis keilförmig, am schmalen Ende mit leicht verdicktem hellgelben Nabel. Oberfläche runzelig-warzig *DAB10(Eur)*.

Schnittdroge: *Geschmack.* Anfangs schleimig-süßlich, dann bitter, kratzend.
Geruch. Schwach eigenartig.
Dünne pergamentartige, grünlichbraune bis dunkelbraune Hülsenfragmente und zahlreiche freie ganze Samen.
Mikroskopisches Bild. S. a. *DAB10(Eur)*.
Äußere Epidermis aus polygonalen derbwandigen Zellen mit dicker Cuticula. Spaltöffnungen paracytisch, vereinzelt. Haare spärlich, einzellig, dickwandig, warzig, spitz, an der Basis gekrümmt. Hypodermis aus collenchymatisch verdickten Zellen. Mesocarp parenchymatisch, von Leitbündeln durchzogen; Leitbündel von Fasern mit Kristallzellreihen umgeben. Innerste Mesocarpschicht kleinzellig, regelmäßig, jede Zelle mit einem Calciumoxalatkristall. Endocarp aus mehreren Lagen schmaler, dickwandiger Fasern, die sich unter spitzem Winkel kreuzen. Epidermis der Samenschale palisadenförmig mit dicken Seitenwänden und stark verdickten Außenwänden. Endosperm aus polygonalen Zellen mit Fett und Aleuronkörnern, seine Zellwände mit Schleimauflagerungen.

Pulverdroge: Braunes Pulver. Epidermisfragmente aus polygonalen derbwandigen Zellen mit wenigen paracytischen Spaltöffnungen. Haare meist frei, einzellig, spitz, dickwandig mit warziger Cuticula; zahlreiche Endocarpfragmente aus mehreren sich kreuzenden Lagen dickwandiger Fasern, oft mit aufliegender, Calciumoxalatkristalle führender Mesocarpschicht, freie Calciumoxalatkristalle und -drusen. Flächenansichten der Samenepidermis aus rundlichen, dickwandigen, an den Rändern länglichen, nach außen vorgewölbten Zellen. Kleinzelliges fettführendes Gewebe aus Endosperm und Keimblättern mit geschichteten, schleimführenden Wänden *DAB10(Eur)*.

Verfälschungen/Verwechslungen: In den aus Kulturen gewonnenen indischen Sennesfrüchten kommen Verfälschungen praktisch nicht mehr vor. Sehr selten werden die Hülsen von *Cassia italica* (MILL.) LAM. ex STEUD. (= *C. obovata* COLL.) beobachtet.[127] Sie sind grünlichbraun bis braun, über den Samen dunkler, ca. 35 bis 50 mm lang, 13 bis 16 mm breit, stark nierenförmig gebogen, mit halbmondförmigen, stark hervortretenden Rippen über jedem Samen, Samen sechs bis zehn, graugrün bis bräunlich, umgekehrt herzförmig oder keilförmig, nicht zusammengedrückt.

Minderqualitäten: Der Anteil an anderen Pflanzenteilen, Fruchtstielen, Stengeln, Blättern und Blüten, sollte 1 % nicht übersteigen *DAB10(Eur)*. Eine Droge aus überwiegend oder ausschließlich dunkelbraunen bis schwärzlichen Früchten ist minderwertig.

Inhaltsstoffe: In den Früchten finden sich dieselben Inhaltsstoffe wie in den Blättern, lediglich die prozentuale Verteilung scheint unterschiedlich zu sein: in Sennae fructus angustifoliae wurden 85 bis 90 % Dianthronglykoside und 10 bis 15 % Anthronglykoside nachgewiesen.[30] Die Verteilung der Sennoside A, A_1, B einerseits und Sennoside C und D andererseits ist ebenfalls anders: Bei den Früchten entfallen auf A, A_1 und B etwa 95 %, auf C und D nur 5 %. Das Naphthalinglykosid Tinnevellinglucosid wird mit 0,3 % angegeben.[32]

Zubereitungen: *Senna Liquid Extract (Sennesfrüchtefluidextrakt) BP88.* 1000 g Alexandriner- oder Tinnevellysennesfrüchte werden mit 5 L gereinigtem Wasser übergossen und 8 h mazeriert, danach wird die überstehende Flüssigkeit dekantiert und durchgeseiht. Dies wird zweimal mit je 2 L gereinigtem Wasser wiederholt. Der Drogenrückstand wird leicht gepreßt, die erhaltene Flüssigkeit durchgeseiht. Die vereinigten Abläufe werden 3 min auf 80 °C erhitzt und filtriert. Das Filtrat wird unter reduziertem Druck bei einer Temperatur, die 60 °C nicht übersteigt, eingeengt. 6 mL Korianderöl werden in 250 mL Ethanol 90 % gelöst und dem Filtrat zugegeben. Mit gereinigtem Wasser wird auf 1000 mL aufgefüllt und nach 24 h Standzeit wird nochmals filtriert.
Senna Tablets (Sennesfrüchtetabletten) BP88. Die Tabletten werden aus gepulverten, entsamten Alexandriner- oder Tinnevellysennesfrüchten hergestellt.

Identität: S. Sennae folium.

Reinheit: DC-Prüfung s. Sennae folium (von *Cassia angustifolia*)
- Fremde Beimengungen: Höchstens 1 % *DAB 10(Eur).* Höchstens 2,0 % unschädliche Beimengungen und Abwesenheit von *C. auriculata 1. AB-DDR.*
- Salzsäureunlösliche Asche: Höchstens 2,0 % *DAB 10(Eur).*

Gehalt: Mindestens 2,2 % Hydroxyanthracen-glykoside, berechnet als Sennosid B (M_r 863) *DAB 10(Eur)*; mindestens 2,3 und höchstens 3,0 % Anthracenderivate, berechnet als Dihydroxyanthrachinonmonoglykosid ($C_{20}H_{10}O_9$; M_r 402,4) und bezogen auf die bei 105 °C getrocknete Droge *2. AB-DDR.*

Gehaltsbestimmung: S. Sennae folium (von *Cassia angustifolia*).

Lagerung: S. Sennae folium (von *Cassia angustifolia*).

Stabilität: S. Sennae folium (von *Cassia angustifolia*).

Wirkungen: S. Sennae folium (von *Cassia angustifolia*).

Anwendungsgebiete: S. Sennae folium (von *Cassia angustifolia*).

Dosierung und Art der Anwendung: *Droge.* S. Sennae folium (von *Cassia angustifolia*).
Bei der Teebereitung erfolgt der Übergang der Sennoside aus den Sennesfrüchten wesentlich schneller als aus den Blättern. Nach fünfminütiger Heißextraktion oder zweistündiger Kaltmazeration geschnittener Sennesfrüchte sind etwa 85 % der Sennoside A + B im Aufguß enthalten. Eine nahezu vollständige Extraktion der Sennoside A + B (95 %) wird bei den Früchten schon durch 20minütige Heißextraktion oder vierstündige Kaltmazeration bei 20 °C erreicht.[55]
Es empfiehlt sich die Heißextraktion: 1/2 bis 1 gestrichener Teelöffel (ca. 0,7 bis 1,8 g) Schnittdroge wird mit ca. 150 mL heißem Wasser übergossen und nach ca. zehn Minuten abgeseiht. Wenn nicht anders verordnet, wird morgens und/oder abends vor dem Schlafengehen eine Tasse frisch bereiteter Tee getrunken.

Unerwünschte Wirkungen: Sennesfrüchte gelten im Vergleich zu Sennesblättern trotz ihres höheren Anthranoidgehaltes als milderes und mit geringeren Nebenwirkungen behaftetes Abführmittel. Das wird mit einem geringeren Gehalt an Aloeemodinmono- und -diglykosid erklärt.[30] Diese werden im Gegensatz zu den Sennosiden teilweise schon im Dünndarm resorbiert und können Leibschmerzen verursachen. Vergleichende klinische Untersuchungen liegen nicht vor.

Gegenanzeigen/Anwendungsbeschr.: S. Sennae folium (von *Cassia angustifolia*).

Wechselwirkungen: S. Sennae folium (von *Cassia angustifolia*).

Toxikologische Eigenschaften: S. Sennae folium (von *Cassia angustifolia*).

Sonst. Verwendung: S. Sennae folium (von *Cassia angustifolia*). *Haushalt.* Wegen des hohen Gehaltes an vor allem essentiellen Aminosäuren wird vorgeschlagen, die Samen, die bei der Verarbeitung der offizinellen Hülsen anfallen und meist verworfen werden, für diätische Ergänzungsmittel einzusetzen.[14]

Gesetzl. Best.: *Standardzulassung.* Standardzulassung Nummer: 1269.99.99 vom 12.3.1986. *Offizielle Monographien.* Aufbereitungsmonographie der Kommission E des BGA "Senna (Sennes)".[125]

Senna hom. *HAB 34*

Monographiesammlungen: Senna *HAB 34.*

Definition der Droge: Die getrockneten Fiederblätter. Die Sennesblätter müssen den im DAB gestellten Anforderungen entsprechen.

Stammpflanzen: *Cassia angustifolia* VAHL. und *Cassia senna* L. (*C. acutifolia* DEL.).

Zubereitungen: Zur Tinktur nach § 4 durch Perkolation mit 60 %igem Weingeist.
Eigenschaften: Die Urtinktur ist eine grünlichbraune Flüssigkeit von eigenartigem, unangenehmem Geruch und Geschmack. Die zweite und dritte De-

cimal-Potenz sind in 1 cm dicker Schicht grünlichgelb bis gelblich gefärbt.

Identität: Die Urtinktur und die niederen Verdünnungen färben sich nach Zusatz einiger Tropfen Kalilauge purpurrot bzw. rosa oder rötlich.
Kapillarbild der Tinktur. Steigh.: 15 cm bei 58% rel. F., 16 °C. Oberteil: 3 cm wäßrige Zone, rötlichbraun; 5,5 cm Wölbung, rötlichgelb. Unterteil: 0,5 cm bräunlichgrüne Zone, undurchlässig; 1 cm schmutzig-grüne Zone, undurchlässig; 0,5 cm bräunlichgrüne Zone, undurchlässig; 2 cm grünlichgelbe Zone; 1 cm schwach-schmutzig-grünlichgelbe Zone; Fußende rötlichgelb. Mit 10%iger Natronlauge rote Färbung.

Reinheit: *Urtinktur.*
- Spez. Gew. annähernd 0,910;
- Trockenrückstand 2,6 bis 3,3 %.

Gehalt: *Urtinktur.* Arzneigehalt $^1/_{10}$.

Lagerung: Vor Licht geschützt.

Senna hom. *PFX*

Synonyme: Cassia angustifolia.

Monographiesammlungen: Senna pour préparations homéopathiques *PFX*.

Definition der Droge: Die getrockneten Fiederblätter.

Stammpflanzen: *Cassia angustifolia* VAHL. oder *Cassia senna* L.

Zubereitungen: Zur Tinktur mit 65 %igem Ethanol nach der allgemeinen Vorschrift zur Herstellung der Tinkturen (entspr. der Monographie Préparations homéopathiques *PFX*).
Eigenschaften: Die Tinktur ist eine dunkelbraune Flüssigkeit. Geruch und Geschmack sind nicht charakteristisch.

Identität: Nach saurer Hydrolyse werden die Aglykone in Ether ausgeschüttelt und mit verdünntem Ammoniak versetzt. Es entsteht eine Gelbfärbung. Nach dem Erhitzen im Wasserbad tritt eine Rotfärbung auf.

Reinheit: DC s. Sennae folium *DAB 10(Eur)*.

Gehalt:
- Ethanolgehalt: 60 bis 70 % *(V/V)*.
- Trockenrückstand: Mindestens 1,5 %.

Cassia auriculata L.

Synonyme: *Senna auriculata* ROXB.

Sonstige Bezeichnungen: Engl.: Tanner's Cassia, Tanner's Senna; hindi.: Taroda, Tarwar, Tarval; sanskr.: Avartaki, Charmaranga, Mayahari; sinhales.: Ranavara; burm.: Peikthingat.

Botanische Beschreibung: Hoher Strauch oder kleiner Baum, reich verzweigt. Rinde glatt, rötlichbraun, Zweige fein behaart. Blätter 7,5 bis 10 cm lang. Nebenblätter blattartig, sehr groß, rundlichnierenförmig, auf Seite des Blattstieles in eine lange, pfriemartige Spitze ausgezogen, ausdauernd. Blättchen 8 bis 12 Paar, leicht überlappend, 0,8 bis 3,0 cm lang, 0,3 bis 1,3 cm breit, länglich-eiförmig, stumpf mit Stachelspitzchen, wellig, kahl oder leicht kurzhaarig, oberseits leuchtend grün, unterseits blasser, an der Basis gewöhnlich abgerundet mit 1,25 mm langem Stielchen. Blüten groß, ca. 5 cm Durchmesser, in terminalen oder blattachselständigen, doldenartigen Trauben. Kronblätter leuchtend gelb mit orangefarbenen Nerven. Staubblätter zehn, die drei oberen zu Staminodien umgebildet, sieben fertil, davon die drei unteren kleiner als die seitlichen. Hülsen 7,5 bis 12,5 cm lang und 1,3 bis 1,6 cm breit, flach, papierartig dünn, eilänglich, stumpf, blaß braun, zwischen den Samen tief eingedrückt, schrumpfelig, behaart. Samen 10 bis 20.[4]

Inhaltsstoffe: Die Pflanze ist reich an Gerbstoffen, vor allem Rinde und Blätter. Die Hülsen enthalten β-Sitosterol und die Anthranoide Chrysophanol, Emodin und Rubiadin,[9] außerdem Nonacosan und Nonacosan-6-on.[100]

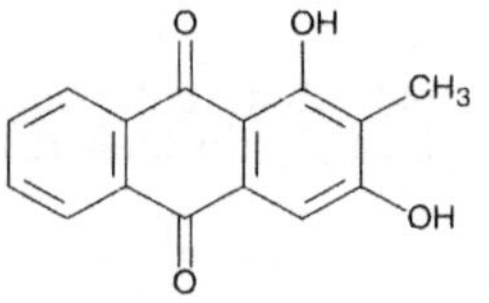

Rubiadin

In Rinde, Blüten und Samen kommen Pyrrolizidinalkaloide vor, in den Blüten sind es 0,1 %. Sie wurden sowohl durch DC mit Dragendorff's Reagenz als auch UV-spektrometrisch in einem methanolischen Extrakt aus 10 g trockenem Pflanzenmaterial, der nach dem Trocknen mit 2 N-HCl aufgenommen wurde, mit Mattocks Reagenz auf ungesättigte Pyrrolizidinalkaloide nachgewiesen, wobei sie eine Absorption um 565 nm zeigten. Die Pyrrolizidinalkaloide sollen ähnliche Struktur besitzen wie das Lasiocarpin.[128] Die Struktur der verzweigten Ketten wurde jedoch nicht ermittelt.

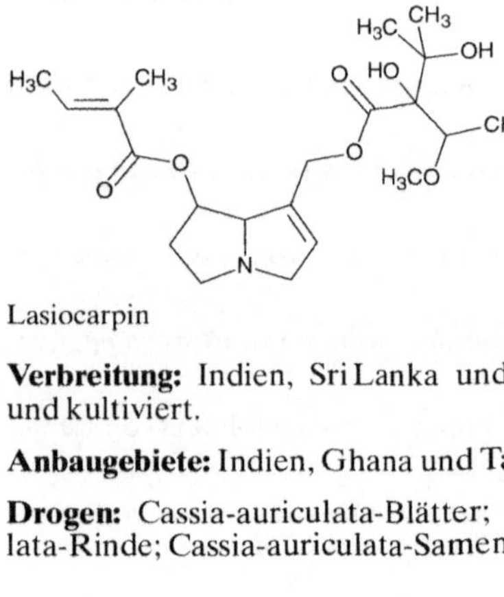

Lasiocarpin

Verbreitung: Indien, Sri Lanka und Burma, wild und kultiviert.

Anbaugebiete: Indien, Ghana und Tansania.

Drogen: Cassia-auriculata-Blätter; Cassia-auriculata-Rinde; Cassia-auriculata-Samen.

Cassia-auriculata-Blätter

Sonstige Bezeichnungen: Engl.: Bush-tea, Palthé-Senna.

Definition der Droge: Die getrockneten Fiederblättchen.

Stammpflanzen: *Cassia auriculata* L.

Herkunft: Sammlungen aus Wildbeständen. Indien, Sri Lanka und Burma.

Ganzdroge: Bräunlichgrün bis hellbraun. Blättchen elliptisch, umgekehrt eiförmig oder herz- bis nierenförmig, an der Basis gewöhnlich gerundet und lang behaart; nur 8 bis 30 mm lang und 3 bis 15 mm breit (s. Abb. bei Sennae folium von *Cassia angustifolia*).[26]

Schnittdroge: *Geschmack.* Etwas zusammenziehend, leicht bitter.
Geruch. Schwach eigenartig.
Bräunlichgrüne bis hellbraune, zuweilen bis rötlichbraune, dünne, steife, brüchige Blattfragmente.
Mikroskopisches Bild. Blattquerschnitt bifacial; Haare zahlreich, dickwandig, glatt, spitz, nicht gekrümmt, ca. 300 bis 800 µm lang, zuweilen mit schwach welliger Cuticula.[26]

Pulverdroge: Bräunlichgrün bis hellbraun. Zahlreiche dickwandige, glatte, spitze, nicht gekrümmte Haare, ca. 300 bis 850 µm lang bzw. deren Bruchstücke.[26]

Inhaltsstoffe: Die Blätter enthalten nur wenig Anthranoide (0,15 % nach[99]), daneben etwa 20 % Gerbstoffe und das Leucoanthocyanidin Goratensidin (s. Sennae folium von *Cassia angustifolia* unter Reinheit – Nachweis von *Cassia auriculata*).

Volkstümliche Anwendung und andere Anwendungsgebiete: Die Blätter werden in Indien als Tee bei Wurmerkrankungen und Verstopfung sowie äußerlich bei Geschwüren und Hauterkrankungen gebraucht.[4] Die Wirksamkeit bei den genannten Anwendungsgebieten ist gegenwärtig nicht belegt.

Sonst. Verwendung: *Pharmazie/Medizin.* Die Blätter werden zur Verfälschung der Sennesblätter von *Cassia angustifolia* benutzt. *Haushalt.* Aus den Blättern wird ein erfrischendes Getränk bereitet. Im Süden von Sri Lanka dienen die Blätter als Substitut für Schwarzen Tee.

Cassia-auriculata-Rinde

Sonstige Bezeichnungen: Engl.: Tanner's Cassia bark, Tanner's Senna bark.

Definition der Droge: Die getrocknete Rinde.

Stammpflanzen: *Cassia auriculata* L.

Herkunft: Aus Wildbeständen in Indien, Sri Lanka, Burma.

Ganzdroge: Dünn, in schmalen Streifen oder gerollt, an Zimtrinde erinnernd, nahezu glatt, außen rötlichbraun, innen olivgrün, faserig.[4]

Inhaltsstoffe: Die Rinde enthält 7 bis 25 % Gerbstoff und eine sehr geringe, nicht bestimmte Menge an Pyrrolizidinalkaloiden.[101]

Volkstümliche Anwendung und andere Anwendungsgebiete: Cassia-auriculata-Rinde wird in Indien und Ceylon bei Rheuma und Augenerkrankungen sowie als Adstringens zum Gurgeln und für Klistiere verwendet.[4] Die Anwendung als Adstringens ist aufgrund des Gerbstoffgehaltes plausibel. Die Wirksamkeit bei den anderen Anwendungsgebieten ist gegenwärtig nicht belegt.

Sonst. Verwendung: *Industrie/Technik.* Die Rinde wird zum Gerben und zum Schwarzfärben verwendet und dient auch zur Gewinnung von Bastfasern.[4]

Cassia-auriculata-Samen

Sonstige Bezeichnungen: Engl.: Tanner's Cassia seed, Tanner's Senna seed.

Definition der Droge: Die getrockneten reifen Samen.

Stammpflanzen: *Cassia auriculata* L.

Herkunft: Sammlung aus Wildbeständen. Indien, Sri Lanka und Burma.

Ganzdroge: Samen glatt, braun oder dunkel olivgrün, abgeflacht, oval, eiförmig oder abgerundet dreieckig, mit einer stumpfen, leicht abgesetzten Spitze.[4]

Inhaltsstoffe: Die Samen enthalten Galactomannan, β-Sitosterol und 0,004 % Pyrrolizidinalkaloide.[101]

Volkstümliche Anwendung und andere Anwendungsgebiete: In Sri Lanka und in der indischen Ayurveda-Medizin werden die Samen innerlich bei Diabetes und bei Durchfall sowie äußerlich bei Augenerkrankungen verwendet. Bei eitrigen Augenerkrankungen oder schmerzhaften Hornhautentzündungen werden die fein gemahlenen Samen in die Augen geblasen oder mit Cocosöl zu einer Paste verarbeitet, die auf die schmerzenden Augen gebracht wird.[4] Die Wirksamkeit bei den genannten Anwendungen ist gegenwärtig nicht belegt.

Tox. Inhaltsstoffe u. Prinzip: Von den 0,004 % Pyrrolizidinalkaloiden werden bei regelmäßiger oraler Einnahme der Samen täglich etwa 0,05 g Alkaloide aufgenommen. Ihre Hepatotoxizität entspricht pharmakologisch derjenigen bekannter Pyrrolizidinalkaloide.[101]

Chronische Toxizität: *Mensch.* Der häufige, oft langfristige Gebrauch der Cassia-auriculata-Samen und -Blüten (Bush-tea, Ranavara-tea) sowie anderer Pyrrolizidinalkaloide enthaltender Arzneipflanzen wird mit den in Sri Lanka und anderen südostasiatischen Ländern häufig vorkommenden chronischen Lebererkrankungen, z. T. mit Lebervenenverschluß und primärem Leberzellenkrebs, in Zusammenhang gebracht.[101] *Tier.* Werden 150 bis 200 g schweren Ratten täglich je 5 g gemahlener Cassia-auriculata-Samen unter das Futter gemischt, so werden nach 10 bis 14 Tagen schwere histologische Veränderungen in Leber und Niere festgestellt: zentrale Blutungen, Nekrosen.[101]

Cassia fistula L.

Synonyme: *Bactyrilobium fistula* WILLD., *Cassia bonplandiana* DC, *C. excelsa* H.B.K., *C. fistuloides* COLL., *C. rhombifolia* ROXB., *Cathartocarpus excelsus* G. DON, *Cathartocarpus fistula* PERS.[15]

Sonstige Bezeichnungen: Dt.: Purgierkassie, Röhrenkassie; engl.:Golden shower, Indian laburnum, Pudding pipe tree, Purging Cassia; frz.: Canéficier, Casse en silique, Cassier; it.: Cassia di Levante, Cassia in bastoni, Cassia solutiva; holl.: Indische goude regen; hindi.: Amaltas; sanskr.: Aragvadha; tamil.: Appai; arab.: Sana hini, Suqunqul; thai.: Rajapruk.

Botanische Beschreibung: 6 bis 9 m hoher Baum. Stamm gerade, aufrecht. Junge Rinde glatt, grünlich-grau, alte dunkelbraun, rauh. Blätter 23 bis 40 cm lang, vier- bis achtpaarig gefiedert. Blattspindel behaart, Blättchen deutlich gestielt, oval oder länglich-eiförmig, zugespitzt, 5 bis 12,5 cm lang und 3,8 bis 9,5 cm breit, oberseits hellgrün, glatt, unterseits heller, silbrig behaart. Nervatur kräftig, Mittelnerv unterseits hervortretend, dicht behaart. Blättchenstiele 6 bis 10 mm lang. Blüten hellgelb, in lokkeren, hängenden, 30 bis 50 cm langen Trauben. Blütenstiele 3,8 bis 5,7 cm lang. Kelch 1 cm lang, bis zum Grunde geteilt, behaart. Blumenkrone hellgelb, ca. 3,8 cm im Durchmesser; Kronblätter fünf, eiförmig, nahezu gleich; Staubblätter zehn, die drei unteren mit sehr langen, eingerollten Filamenten, die vier seitlichen mit kurzen, geraden Filamenten, die drei oberen viel kleiner. Hülse 30 bis 60 cm lang, senkrecht herabhängend, zylindrisch, nicht aufspringend.[4]

Inhaltsstoffe: Rinde und Kernholz enthalten 10 bis 12% Gerbstoff, Fistucacidin = 3,4,7,8-Pentahydroxyflavan, ein optisch inaktives Leucoanthocyanidin, Barbaloinglucosid und freies Rhein,[71] die Rinde auch ein trimeres Leucopelargonidin[72] und das Splintholz (–)-Epiafzelechin, (+)-Catechin, Kämpferol, Dihydrokämpferol, 1,8-Dihydroxy-3-methylanthrachinon und ein dimeres Proanthocyanidin.[73]

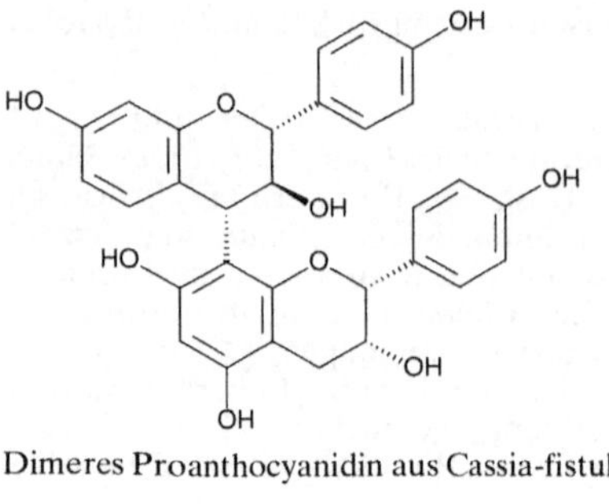

Dimeres Proanthocyanidin aus Cassia-fistula-Holz

Die Blätter enthalten freies Rhein, Rheinglucosid, zur Blütezeit auch Sennosid A und B.[74] Durch eine Screening-Methode wurden Steroide und Gerbstoff nachgewiesen.[75] In den Blüten findet sich 0,01 % Aurantiamidacetat = modifiziertes Phenylalanindipeptid,[129]

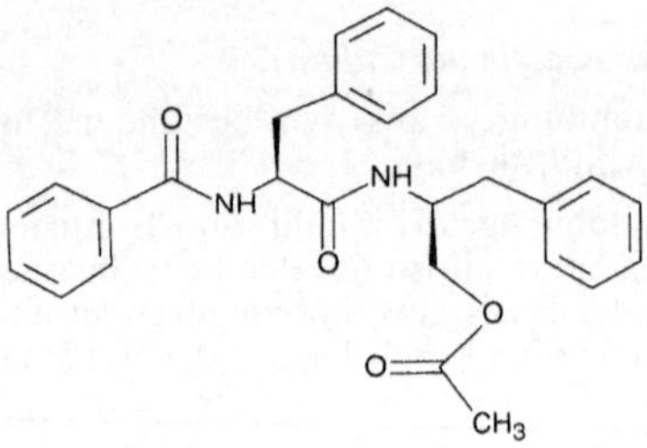

Aurantiamidacetat

0,006 % β-Sitosterol, 0,02 % β-Sitosterol-β-D-glucosid, 0,001 % eines unbestimmten β-Sitosterolfettsäureesters, Kämpferol und ein Proanthocyanidin (= tetrameres Leucopelargonidin).[72,76]

Verbreitung: *Cassia fistula* stammt ursprünglich aus Südasien und wird heute in allen Tropenländern als Zierpflanze und zur Holz- und Rindengewinnung kultiviert.

Drogen: Cassiae fistulae fructus.

Cassiae fistulae fructus

Synonyme: Cassiae fructus, Fructus Cassiae fistulae.

Sonstige Bezeichnungen: Dt.: Cassienpfeifen, Manna, Purgierkassie, Röhrenkassie; engl.: Cassia pods, Pudding stick, Purging Cassia; frz.: Casses canéfice, Fruits de canéficer, Fruits de Casse; it.: Canna fistula; span.: Caña fistula; holl.: Oude-Mannetjes drop, Pijp-Cassia.

Monographiesammlungen: Cassiae Fructus *Ind. PC 53*; Cassia Fruit *BPC 59*.

Definition der Droge: Die getrockneten reifen Früchte.

Stammpflanzen: *Cassia fistula* L.

Herkunft: Hauptlieferland ist Indien, geringe Mengen kommen aus Afrika und Südamerika.

Ganzdroge: Hülsen schwarzbraun bis schwarz, glatt, zylindrisch, 30 bis 60 cm lang, 15 bis 30 mm dick, fast gerade bis sehr schwach gekrümmt, nicht aufspringend. Naht auf beiden Längsseiten als ebener Streifen sichtbar. Oberfläche durch mehr oder weniger schwache, ringsumlaufende Eindrücke undeutlich geringelt. Das Innere durch zahlreiche hellgelbbraune Querwände in 5 bis 6 mm hohe Fächer geteilt. Je Fach ein horizontal liegender Same, eingebettet in extraktartig zähes, süßlich-schwachsäuerliches, schwärzliches Fruchtfleisch, Samen hell rötlichbraun, sehr hart, glatt und glänzend, rundlich-oval, 8 bis 12 mm breit, zusammengedrückt, ca. 2,5 mm dick.[130]

Verfälschungen/Verwechslungen: Verfälschungen oder Verwechslungen mit ähnlich aussehenden Früchten anderer Cassia-Arten sind selten und ausschließlich in südamerikanischer Droge anzutreffen.[130]

- Früchte von *Cassia bacillaris* L. FIL. aus Surinam sind kleiner, bis 45 cm lang, bis 12 mm dick, außen hellbraun, Fruchtfleisch herb.
- Früchte von *Cassia grandis* L. F. = *C. brasiliana* LAM., Pferdekassie, sind ca. 60 cm lang, ca. 7 cm dick, säbelförmig gekrümmt, Nähte stärker hervortretend, Fruchtfleisch sehr gerbstoffreich, zusammenziehend.
- Früchte von *Cassia moschata* H. B. K. aus Mittel- und Südamerika, Venezuela, Kolumbien sind kleiner, stellenweise stärker eingeschnürt, das Fruchtfleisch ist hellbraun, schmeckt ähnlich dem der *Cassia fistula* und riecht beim Erwärmen nach Moschus.[130]

Minderqualitäten: Alte Früchte, deren Fruchtmus eingetrocknet ist, so daß die Samen frei zwischen den Scheidewänden herumrollen und beim Schütteln der Früchte klappern, sind nicht mehr zu verwenden. Selbstverständlich sind auch wurmstichige Früchte minderwertig, auch wenn sie nicht klappern, weil der Raum zwischen den Scheidewänden durch Wurmwolle ausgefüllt ist.[130]

Inhaltsstoffe: Die Früchte enthalten ein Anthranoid-Gemisch, in dem sich neben den Sennosiden auch Chrysophanol, Rhein und Physcion als Aglykone nachweisen lassen. Daneben konnte Fistulinsäure (= 1,4-Dihydroxy-6,7-dimethoxy-methylanthrachinon-3-carbonsäure) gefunden werden, die möglicherweise artspezifisch ist.[79] Im musartigen Mesocarp (= Pulpa) finden sich ca. 1 % Anthranoide, 50 % Zucker, überwiegend Saccharose, Zitronensäure, Gummi, ein gelber Farbstoff und Spuren eines ätherischen Öles.[80] Die Samen enthalten β-Sitosterol und ein halbtrocknendes Samenöl, das zu reich ist an freien Fettsäuren, Wachsen und Kohlenwasserstoffen, so daß es für Nahrungszwecke unbrauchbar ist.[77]

Zubereitungen: Extractum Cassiae Pulpa *Ind. PC 53*. Zur Herstellung wird die Pulpa 12 h mit der gleichen Menge dest. Wasser mazeriert, dann erschöpfend mit dest. Wasser perkoliert. Nach Filtrieren wird das Perkolat bis auf einen weichen Extrakt eingeengt *Ind PC 53*.

Identität: S. Sennae folium (von *Cassia angustifolia*).

Reinheit: S. Sennae folium (von *Cassia angustifolia*).

Gehalt: Wasserlöslicher Extrakt: mindestens 38 % *Ind. PC 53*.

Gehaltsbestimmung: Sennoside S. Sennae folium (von *Cassia angustifolia*).

Wirkungen: *Laxierende Wirkung.* Der von den Zukkern befreite, anthranoidhaltige getrocknete Rest des mit heißem Wasser extrahierten Fruchtmuses (Pulpa), der 2 bis 3 % der Gesamtpulpa ausmacht, bewirkte bei Mäusen beim Test nach[39] eine im Rahmen der Schwankungsbreite mit Tinnevelly Sennesfrüchten vergleichbare laxierende Wirkung. Die kleinste wirksame Dosis des zuckerfreien Restes betrug bei 20 g schweren Mäusen 12 mg/kg (entspr. ca. 500 bis 600 mg Pulpa/kg KG), die Dosis, die innerhalb von 8 h zu 50 % nassen und 50 % normalen Kothäufchen führte, 74 mg/kg KG (entspr. ca. 2800 bis 3700 mg Pulpa/kg KG).[80]
Antimikrobielle Wirkung. Der Etherextrakt der Früchte zeigt *in vitro* antibakterielle Aktivität gegen *Staphylococcus aureus*, *St. albus*, *Bacillus megaterium*, *Shigella flexneri*, *Sh. shiga* und *Salmonella parathyphi A* und *B*. 1 g des Extraktes war wirksamer als 1 µg Chloramphenicol.[81] Der Befund ist nicht bewertbar, da experimentelle Daten am Ganztier oder am Menschen fehlen.
Antivirale Wirkung. Ein durch erschöpfende Perkolation der Früchte mit 50 %igem Ethanol erhaltener Extrakt bewirkte in einer Konzentration von 65 µg/mL an mit Geflügelpestviren infizierten Hühnerembryo-Fibroblastenkulturen nach 48 Stunden, sowie an mit Kuhpockenviren infizierten Hühnerembryo-CAM-Kulturen (Chorio-Allantois-Membran) nach 72 Stunden eine gegenüber Kontrollen um 90 % verminderte Virusvermehrung. Der Extrakt (65 µg/mL) verhinderte nicht nur die Replikation der Viren, sondern schützte auch die infizierten Zellen vor ihrer cytopathologischen Aktivität, selbst wenn er erst 1 Stunde nach der Infektion zugefügt wurde. Der Extrakt (40 µg/mL) verhinderte sowohl die Replikation beider Viren als auch ihre cytopathologische Aktivität, wenn er den Zellkulturen 18 Stunden vor der Infektion zugefügt wurde.[82]

Dosierung und Art der Anwendung: *Droge.* Gebräuchliche Einzeldosis: 4 bis 8 g der Fruchtpulpa *Ind PC 53*. *Zubereitung.* Gebräuchliche Einzeldosis: 4 bis 8 g Extractum Cassiae Pulpa *Ind PC 53*.

Volkstümliche Anwendung und andere Anwendungsgebiete: Die Fruchtpulpa wird vor allem in Indien häufig bei Verstopfung, besonders von Kindern und schwangeren Frauen gebraucht.[80] In Indien werden Abkochungen der Hülsen bei Lungenentzündung und bei hohem Fieber angewendet.[83] Außer bei Verstopfung werden sie auch bei Durchfall, Rheumatismus, Lebererkrankungen, Rachenschmerzen, Brustbeschwerden und Augenkrankheiten, in Rhodesien auch bei Malaria, Schwarzwasserfieber und Blutvergiftung verwendet. Die Fruchtpulpa wird äußerlich bei Gicht und Rheumatismus aufgetragen.[4] Die Anwendung bei Verstopfung ist auf Grund des Vorkommens von Anthranoiden plausibel. Die Wirksamkeit bei den anderen Anwendungen ist gegenwärtig nicht belegt.

Unerwünschte Wirkungen: Bei normaler Dosierung sind keine Nebenwirkungen bekannt. Bei starker Überdosierung und chronischem Gebrauch sind dieselben Nebenwirkungen zu erwarten wie bei Folium und Fructus Sennae.

Cassia italica (MILL.) LAM ex STEUD.

Synonyme: *Cassia aschrek* FORSSK., *C. burmanni* WIGHT., *C. obovata* COLL., *C. obtusata* HAYNE, *Senna obovata* LINK., *Senna obtusa* ROXB.

Sonstige Bezeichnungen: Dt.: Alippische Senna, Italienische Sennespflanze, Syrische Senna; engl.: Italian senna, Mecca senna, Senegal senna, Tripoli senna; frz.: Séné du Sénégal; arab.: Usruq; ägypt.: Senabaharuy, Senahagazy; hindi.: Bhui-tarwar, Chhotataroda, Surati-sonomukhi; sinhales.: Nilavakai; haiti.: Ti sene.

Botanische Beschreibung: Ausdauerndes, 30 bis 90 cm hohes Kraut. Stengel kahl, blaßgrün, gestreift, am Grunde etwas holzig. Zweige ausgebreitet, mit Ausnahme der jüngsten Spitzen kahl. Blätter 5 bis 10 cm lang; Blattspindel kahl, ohne Drüsen zwischen den Blättchen. Blättchen drei- bis sechs-, selten siebenpaarig, 2 bis 2,5 cm lang und 1 bis 1,3 cm breit, umgekehrt eiförmig-keilförmig, stumpf mit Stachelspitzchen, Basis keilförmig; oberseits blaßgrün, kahl, unterseits blaugrün, kahl oder schwach behaart. Blüten in achselständigen, gestielten Trauben, die sich bis zur Fruchtreife verlängern und am Ende länger als die Blätter sind. Kronblätter ca. 1,3 cm lang, gelb, mit dunklerer netzförmiger Nervatur. Vollständige Staubblätter sieben, sehr ungleich, die zwei bis drei untersten am größten, Staminodien sehr klein. Fruchtknoten dicht behaart, Hülsen 2,5 bis 4,5 cm lang und 1,3 bis 2 cm breit, flach, papierartig dünn, kahl, an beiden Enden abgerundet, stark nierenförmig gekrümmt, mit einem längs verlaufenden, etwas welligen Kamm in der Mitte der Hülse über den Samen. Samen 6 bis 12, keilförmig, 6 bis 8 mm lang, fein netzig-runzelig, dunkelbraun, glänzend.[4]

Inhaltsstoffe: Blätter und Früchte enthalten dieselben Anthranoide wie *Cassia angustifolia* und *C. senna*: Rhein, Aloeemodin, Sennidin A und B sowie Sennosid A und B. Frisch austreibende, noch nicht voll entfaltete Blätter haben den höchsten Sennosidgehalt (über 3 %). In den ausgewachsenen Blättern erreicht er ein Maximum von ca. 3 %, wenn die Blütenknospen gebildet werden und nimmt bis zur Fruchtreife ständig ab.[102] Zu Beginn der Blütezeit ist der Sennosidgehalt in den Blättern etwas höher als in Blättern von *C. angustifolia* im gleichen Stadium.[103] Die Früchte von *C. italica* sind dagegen erheblich ärmer an Sennosiden als die von *C. angustifolia*. Wie bei letzterer nehmen die Sennoside während der Entwicklung der Früchte mit ihrem zunehmenden Alter ab. Bereits in 15 bis 20 Tage alten Früchten von *C. italica* sind keine Sennoside mehr nachweisbar.[104]

Verbreitung: Von Westafrika, Nigeria, Sudan, Ägypten, Arabien, Iran, Pakistan bis Indien in ariden Gebieten. Auf den Karibischen Inseln und im nördlichen Südamerika ist *Cassia italica* eingebürgert.[15]

Anbaugebiete: In Südeuropa (in Italien bereits im 16. Jahrhundert), in Libyen und auf den Karibischen Inseln.

Drogen: Cassia-italica-Blätter.

Cassia-italica-Blätter

Synonyme: Cassia-obovata-Blätter.

Sonstige Bezeichnungen: Dt.: Sudan-Sennesblätter.

Definition der Droge: Die getrockneten Fiederblättchen.

Stammpflanzen: *Cassia italica* (MILL.) LAM. ex STEUD.

Herkunft: Sammlung aus Wildbeständen; in Südeuropa, Libyen und auf den Karibischen Inseln aus Kulturen. Aus Südeuropa, Sudan, Ägypten, Arabien, Iran, Libyen und von den Karibischen Inseln.

Ganzdroge: Blättchen eiförmig, oben abgestutzt oder ausgerandet mit Stachelspitzchen, hellgraugrün bis bräunlichgrün (s. Abb. bei Sennae folium von *C. angustifolia*).

Schnittdroge: *Geschmack.* Anfangs schleimig-süßlich, dann bitter.
Geruch. Eigenartig.
Graugrüne bis bräunlichgrüne, dünne, steife, brüchige Blattfragmente.[132]
Mikroskopisches Bild. Entspricht weitgehend dem der Droge Sennae folium *DAB 10(Eur)*. Im Mesophyll nur sehr vereinzelt Calciumoxalatdrusen; Haare bis 150 µm lang, im Ganzen gekrümmt, dickwandig mit warziger Cuticula, reichlich auf der Blattunterseite.

Pulverdroge: Entspricht weitgehend Sennae folium *DAB 10(Eur)*. Calciumoxalatdrusen erheblich weniger; Haare reichlich, im Ganzen gekrümmt.

Inhaltsstoffe: Das Anthranoidspektrum entspricht dem von Sennae Folium *DAB 10(Eur)*. Die Blätter im Iran wildwachsender Pflanzen enthalten 2,53 bis 3,58 % Hydroxyanthracenderivate berechnet als Sennosid B.[105] Bei einem phytochemischen Screening wurden nicht näher definierte Flavonoide, Saponine und Gerbstoffe nachgewiesen.[105]

Volkstümliche Anwendung und andere Anwendungsgebiete: Im Yemen nimmt man die Blätter und Sprosse bei Verstopfung und bei Husten.[107] In Haiti werden Abkochungen der Blätter oral bei Eingeweidewürmern gegeben.[108] In Indien und in Guinea werden junge Blätter und Hülsen bei Verstopfung und zur Blutreinigung angewendet.[4] Die Anwendung bei Verstopfung ist aufgrund der enthaltenen Anthranoide plausibel. Die Wirksamkeit bei den anderen Anwendungsgebieten ist gegenwärtig nicht belegt.

Sonst. Verwendung: *Pharmazie/Medizin.* Wegen ihres weitgehend übereinstimmenden Anthranoidspektrums dienen die Blätter als Substitut für Sennesblätter, aber auch zur Verfälschung der Sennesblätter. Wegen ihres hohen Sennosidgehaltes dienen sie als Rohstoff für die Sennosidgewinnung.[102]

Cassia occidentalis L.

Synonyme: *Cassia foetida* PERS., *Senna occidentalis* LINK.

Sonstige Bezeichnungen: Engl.: Coffee-senna, Fetid Cassia, Rubbish Cassia, Stinking weed; frz.: Arbre à l'ail, Casse fétide, Herbe puante; port.: Cana fista; mexikan.: Vainillo; südamer.: Fedegoso, Magerioga, Pajamariola; Peru: Achuporoto; Ghana: Amanseidua; Nigeria: Rere; sanskr.: Kasamarda; hindi.: Kasondi, Kasunda; chin.: Chüeh-ming-tzu; jap.: Habuso; indones.: Kopi andelan, Menting; thai.: Chumhet lek.

Botanische Beschreibung: Einjähriger, 0,6 bis 1,5 m hoher Halbstrauch. Zweige gefurcht, oft purpurfarbig. Blätter sehr stinkend beim Zerreiben, drei- bis fünfpaarig gefiedert, 15 bis 20 cm lang. Blättchen 2,5 bis 10 cm lang, 13 bis 18 mm breit, eiförmig-lanzettlich, allmählich in eine sehr scharfe Spitze auslaufend. Basis gewöhnlich abgerundet und sehr wenig schief. Blätter häutig, blaugrün, kahl oder unterseits schwach behaart. Blüten in wenigblütigen, blattachselständigen Trauben. Blütenstiel 5 mm lang, verlängert sich bis zur Fruchtreife auf ca. 13 mm. Kelch 1 cm lang, bis zur Basis geteilt, kahl. Kronblätter fast gleich, länglich-eiförmig, gelb, schwach orange geadert. Staubblätter zehn, die drei oberen ohne Antheren, die drei unteren länger und mit längeren Antheren als die vier seitlichen. Hülsen bis 12,5 cm lang, ca. 5 mm dick, leicht zusammengedrückt, schwach gekrümmt, kahl, mit Querwänden zwischen jedem Samen, an den Querwänden deutlich eingeschnürt. Samen 20 bis 30, oval, auf einer Seite abgeplattet, auf der anderen gerundet, 6 mm lang, 4 mm breit, hart, glänzend, dunkel olivgrün.[4]

Inhaltsstoffe: Alle Pflanzenteile, Blätter, Wurzeln, Hülsen und Samen, enthalten Anthranoide, jeweils etwa in gleicher Menge in freier Form und als Glucoside. In den Wurzeln sind es Rhein und Aloeemodin. Der Gesamtanthranoidgehalt ist am höchsten in den Samen (2,5 %) und am geringsten in den Blättern (2,1 %).[109] Die Flavonoide der Hülsen sind 3,5,3'4'-Tetrahydroxy-7-methoxyflavon-3-*O*-(2"-rhamnosylglucosid) und 5,7,4'-Trihydroxy-3,6,3'-trimethoxyflavon-7-*O*-(2"-rhamnosylglucosid).[114] Die Wurzeln enthalten die Xanthone Pinselin und 1,7-Dihydroxy-3-methylxanthon, das als biogenetische Vorstufe des in großer Menge vorkommenden 1,8-Dihydroxyanthrachinons und Chrysophanols über das Zwischenprodukt 1,4,5-Trihydroxyanthrachinon (= Helminthosporin) gilt.[115]

Verbreitung: *Cassia occidentalis* ist in den südöstlichen USA: Virginia, Kansas, Florida und Texas sowie im tropischen Amerika heimisch, heute aber in den gesamten Tropen weit verbreitet. Sie wächst vor allem in der Nähe von Dörfern, oft als Unkraut, aber auch kultiviert.

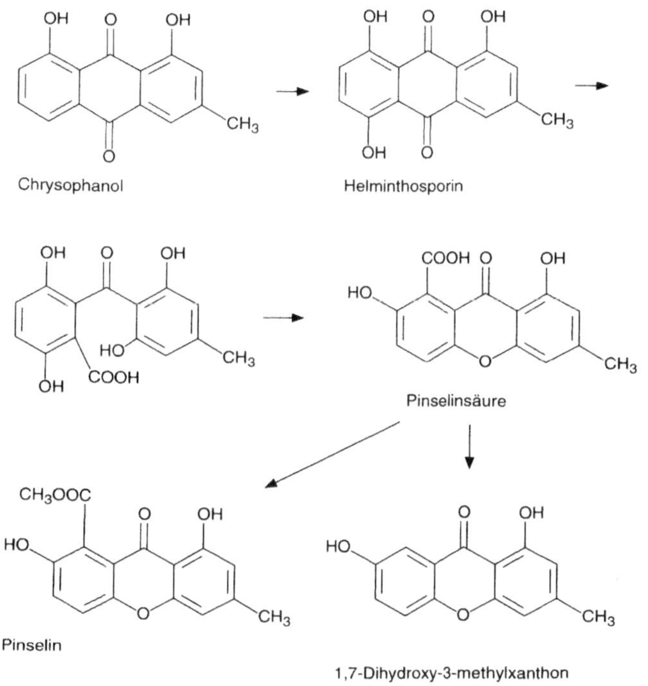

Anbaugebiete: Französisch-Guayana, Argentinien, Irak, China, Japan, Indonesien, Malaysia, Philippinen, Afrika.[15]

Drogen: Cassia-occidentalis-Blätter; Cassia-occidentalis-Samen.

Cassia-occidentalis-Blätter

Sonstige Bezeichnungen: Engl.: Coffee-senna leaves, Fetid Cassia leaves, Rubbish Cassia leaves, Stinking weed leaves; frz.: Casse fétide, Herbe puante; port.: Cana fista folhas.

Definition der Droge: Die getrockneten Fiederblättchen.

Stammpflanzen: *Cassia occidentalis* L.

Herkunft: Sammlung aus Wildbeständen oder Kulturen. Aus allen tropischen Gebieten.

Ganzdroge: Blättchen häutig, blaugrün bis dunkel graugrün, kahl oder unterseits schwach behaart; eiförmig-lanzettlich, allmählich in eine sehr scharfe Spitze auslaufend, an der Basis gerundet und sehr wenig schief; 2,5 bis 10 cm lang und 13 bis 18 mm breit, oft zerknittert.[132]

Schnittdroge: *Geschmack.* Bitter, unangenehm.
Geruch. Eigenartig, beim Zerreiben stinkend.
Dünne, häutige, sehr brüchige, blaugrüne bis dunkel graugrüne Blattfragmente.
Mikroskopisches Bild. Blattquerschnitt bifacial. Palisadenparenchym aus einer Lage langer Zellen, Schwammparenchym etwas schmaler als die Palisadenschicht. Fasern mit Kristallzellreihen sehr spärlich, nur in Begleitung der kräftigsten Nerven; Calciumoxalatdrusen fehlen. Epidermis beiderseits aus polygonalen Zellen; Spaltöffnungen paracytisch. Haare spärlich, einzellig, bis ca. 600 µm lang und 25 bis 30 µm breit, im Ganzen gekrümmt, derbwandig mit sehr schwach warziger Cuticula.[132]

Inhaltsstoffe: Die Blätter enthalten 2,1 % Anthranoide, frei und als Glucoside. Es sind Chrysophanol, Emodin und Physcion[109] sowie das Dianthrachinon 4,4',5,5'-Tetrahydroxy-2,2'-dimethyl-1,1'-dianthrachinon.[110] Die Flavonoide in den Blättern sind Kämpferol und die Flavanone Matteucinol-7-rhamnosid und Jaceidin-7-rhamnosid.[113]

Wirkungen: *Antimikrobielle Wirkung.* Der Ethanolextrakt der getrockneten Blätter zeigt *in vitro* antibakterielle Aktivität gegen die grampositiven Bakterien *Bacillus subtilis* und *Staphylococcus aureus*; gramnegative Bakterien und Pilze werden nicht gehemmt (Agar-Diffusions-Test).[116]

Volkstümliche Anwendung und andere Anwendungsgebiete: Cassia-occidentalis-Blätter, z.T. auch Wurzeln, werden in Indonesien bei Zahn- und Kieferschmerzen und bei Weißfluß angewendet,[94,98] in Haiti bei Asthma und Kopfschmerzen,[117] in Tansania bei Fieber, Nierenerkrankungen und bei Schlangenbiß[118] und an der Elfenbeinküste bei Fieber, Gelbsucht, Verstopfung, Nierenerkrankungen, Asthma und grauem Star; dort dienen sie auch zur Abtreibung.[119] In der indischen Ayurveda Medizin werden die Blätter bei Erkältung, Fieber, Schluckauf und Asthma, sowie bei wundem Rachen und bei Gallenerkrankungen gebraucht.[4] Die Wirksamkeit bei den genannten Anwendungen ist gegenwärtig nicht belegt.

Sonst. Verwendung: *Haushalt.* Die jungen Blätter und die unreifen Hülsen werden gekocht als Gemüse gegessen.

Cassia-occidentalis-Samen

Sonstige Bezeichnungen: Dt.: Mogdad-Kaffee, Neger-Kaffee, Stephani-Kaffee; engl.: Negro-coffee; frz.: Café des noirs.

Definition der Droge: Die getrockneten, reifen Samen.

Stammpflanzen: *Cassia occidentalis* L.

Herkunft: Sammlung aus Wildbeständen oder Kulturen. Aus allen tropischen Gebieten.

Ganzdroge: Samen graugrün bis dunkel olivgrün; oval, auf einer Seite abgeplattet, auf der anderen gerundet, ca. 6 mm lang und 4 mm breit, hart, glänzend.[4]

Inhaltsstoffe: Die Samen enthalten 2,5 % Anthranoide, frei und als Glucoside. Es sind Physcion und Chrysophanol[109] sowie Rhein, Aloeemodin, 1,8-Dihydroxy-2-methylanthrachinon und 1,4,5-Trihydroxy-3-methyl-7-methoxyanthrachinon.[111,112] Die frischen und getrockneten Samen enthalten ein noch nicht untersuchtes Phytotoxin, das seine Giftwirkung beim Rösten der Samen verliert.[81]

Wirkungen: *Antimikrobielle Wirkung.* Ethanol-, Benzol- sowie Petrolether- (60° bis 80°) Extrakte aus getrockneten Samen (2 mL Extrakt entspr. 1 g Droge) zeigten *in vitro* antibakterielle Aktivität gegen *Staphylococcus aureus*, *Bacillus subtilis*, *B. proteus* und *Vibrio cholerae*, sowie fungicide Wirkung gegen *Aspergillus niger*, *A. flavus* und *Penicillium chrysogenum* (Cup-plate-Test). Diese Wirkung wird einem ätherischen Öl in den Samen zugeschrieben.[120]

Volkstümliche Anwendung und andere Anwendungsgebiete: In Indien werden die bitteren Samen bei Fieber und bei Husten von Menschen und Tieren, bei Verstopfung und zur allgemeinen Kräftigung verwendet, sowie äußerlich bei verschiedenen Hauterkrankungen.[4] Abkochungen gerösteter Samen werden in Thailand als Tee bei Bluthochdruck gebraucht.[121] Im tropischen Amerika und Kolumbien werden die gerösteten Samen bei chronischem Durchfall anstelle von Kaffee gebraucht.[94,122] Die Wirksamkeit bei den genannten Anwendungen ist gegenwärtig nicht belegt.

Toxikologische Eigenschaften: Die Verfütterung frischer und getrockneter Samen bewirkt bei Hühnern, Kaninchen, Ziegen, Rindern und Pferden ei-

ne Myopathie, die zum Tode führen kann. Sie führt zu schweren Veränderungen an den Muskeln, zuletzt auch am Herzmuskel. Bei einigen Tieren treten Veränderungen in der Leber auf. Die Untersuchungen wurden an Tieren durchgeführt, die auf einer Weide mit hohem Besatz von *Cassia occidentalis* weideten. Die Myopathie trat immer in den Monaten auf, in denen *C. occidentalis* Früchte entwikkelte.[123] Über die aufgenommene Menge und das Wirkprinzip ist nichts bekannt.
Eine einmalige Gabe gemahlener, reifer Samen in wäßriger Suspension an drei Shetland-Ponies führt bei einer Dosis von 0,33% des Körpergewichtes 50 Stunden nach der Applikation zum Tode; bei einer Dosis von 0,20% des Körpergewichtes nach 130 Stunden, während bei einer Dosis von 0,10% des Körpergewichtes keinerlei krankhafte Veränderungen auftreten. Das Syndrom ist charakterisiert durch einen fieberfreien Verlauf, unkoordinierte Bewegungen und liegende Stellung bis zum Tode. Das Blut der toten Tiere weist eine Erhöhung der alkalischen Phophatasen CPK, LDH und SGOT auf.[124]

Sonst. Verwendung: *Haushalt.* Die gerösteten Samen dienen in Afrika, Südostasien und im tropischen Amerika als Kaffee-Ersatz.

Cassia senna L.

Synonyme: *Cassia acutifolia* DEL., *C. lanceolata* COLL., *Senna acutifolia* LINK[15], *Senna alexandrina* MILL.[2,15]
Cassia senna L. und *Cassia angustifolia* VAHL. sind zwei morphologisch eng verwandte Arten, die im mikroskopischen Bild und in den Inhaltsstoffen nahezu übereinstimmen und z.T. im gleichen Gebiet: Nordafrika, Arabien heimisch sind. Deshalb werden sie von manchen Autoren zu einer Art zusammengefaßt, als *Cassia senna* (L.) VON BRENAN[15] bzw. *Senna alexandrina* MILL.[2]

Sonstige Bezeichnungen: Dt.: Ägyptische Cassia, Ägyptischer Sennesstrauch, Sennencassie; engl.: Alexandrian senna plant, Khartoum Senna, Nubian senna plant; frz.: Casse à feuilles aigues, Cassia séné; it.: Cassia d'Egitto, Sena di Levante; span.: Sen; port.: Sene; russ.: Ostrolistnaja kassija; türk.: Sinai mekke, Sinameki; arab.: Sana makki.

Botanische Beschreibung: Bis 60 cm hoher Halbstrauch. Blätter 4- bis 5paarig gefiedert; Blättchen eiförmig zugespitzt bis länglich-lanzettlich, 1 bis 3 cm lang, 4 bis 11 mm breit, lederig, mehr oder weniger behaart. Blütenstände blattachselständige Trauben mit zahlreichen gestielten Blüten. Kronblätter fünf, gelb, 7 bis 8 mm lang, Staubblätter zehn, davon zwei stark verlängert. Hülsen flach; 3 bis 5 cm lang, 15 bis 25 mm breit. Samen zusammengedrückt, umgekehrt herzförmig bis keilförmig mit kurzem Stiel.[131]

Inhaltsstoffe: Die Inhaltsstoffe von *Cassia senna* stimmen fast vollständig überein mit denen der *Cassia angustifolia.* Wie bei letzterer nimmt der Anthranoidgehalt in den Blättern von in Ägypten kultivierter *Cassia senna* bis zum Maximum zur Blütezeit zu, um mit zunehmendem Alter der Pflanze abzunehmen.[69]
In der ehemaligen UdSSR kultivierte *Cassia senna* hat den höchsten Anthranoidgehalt in den Blättchen eines gefiederten Blattes (1,48%); in der Blattspindel ist er etwas geringer (1,33%), im Stengel nur 0,67%. Das zeigt sich auch an der anatomischen Struktur der Pflanzenorgane. In den Blättchen sind die Anthranoide in einer außen an den Siebteil der Leitbündel anschließenden Zellschicht und im Mesophyll lokalisiert; in der Blattspindel in einer außen an den Siebteil der Leitbündel anschließenden Zellschicht, Endodermis, Rindenparenchym und der äußersten Markzone. Die Blättchen enthalten Flavonoide, die in der Epidermis und der Cuticula lokalisiert sind.[70]

Verbreitung: Im nördlichen Zentralafrika, Sudan, Erythrea, Ägypten in warmen ariden Gebieten.

Anbaugebiete: Sudan, Ägypten am oberen und mittleren Nil, Erythrea und in der ehemaligen UdSSR.

Drogen: Sennae folium (Sennesblätter), Sennae fructus acutifoliae (Alexandriner Sennesfrüchte), Senna hom. *HAB 34*, Senna hom. *PF X*, Senna hom. *HPUS 78*.

Sennae folium (Sennesblätter) von *Cassia senna*

Synonyme: Cassiae folium, Folia Sennae, Folium Sennae.

Sonstige Bezeichnungen: Dt.: Ägyptische Sennesblätter, Alexandriner-Senna, Alexandriner-Sennesblätter, Alexandrinische Sennesblätter, Khartum-Senna; engl.: Alexandrian senna, Khartoum senna; frz.: Séné d'Alexandrie, séné de Khartoum; *Sonstige Bezeichnungen für beide Arten.* Engl.: Cassia leaf, Senna leaves; frz.: Feuille de séné; it.: Foglia di senna; span.: Hojas de sen; port.: Folhas de sene; holl.: Sennablad, Sennabladje.

Monographiesammlungen: Sennae folium *DAB 10(Eur)*; Senna *USP XXII*; Folium Sennae *ÖAB 90(Eur)*; Senna folium *Helv VII*; Cassia leaf *BHP 83*; Senna *Mar 29*.

Definition der Droge: Die getrockneten Fiederblätter.

Stammpflanzen: Für Sennae folium: *Cassia senna* L. oder *Cassia angustifolia* VAHL. oder eine Mischung beider Arten.

Herkunft: Sammlung aus Wildbeständen spielt nur noch im Sudan und Oberägypten eine geringe Rolle, die Hauptmenge stammt dort aus Kulturen. Lieferländer für Alexandriner Sennesblätter sind vor allem der Sudan und Ägypten; Erythrea und die ehemalige UdSSR exportieren geringe Mengen.

Gewinnung: In der Erntezeit (April bis September) werden die Pflanzen etwa 15 cm über dem Boden abgeschnitten und an der Sonne getrocknet. Die trockenen Fiederblättchen werden von den Blattspindeln abgestreift und von diesen, sowie von den Stengeln und Hülsen, durch Sieben getrennt. Wegen dieser weniger sorgfältigen Aufarbeitung sind die Alexandriner-Sennesblätter weniger einheitlich als die indischen Tinnevelly-Sennesblätter. Sie enthalten oft zerbrochene Fiederblättchen, Blüten, Bruchstücke von Blattspindeln und andere fremde Beimengungen.

Ganzdroge: Fiederblättchen sehr kurz gestielt, eiförmig-lanzettlich, größte Breite unterhalb der Mitte, stachelspitzig, am Grunde ungleichseitig, ca. 15 bis 30 mm lang, bis 12 mm breit, graugrün bis bräunlichgrün, dünn, brüchig. Nervatur fiederig, unterseits schwach hervortretend. Beide Blattseiten fein behaart mit kurzen Haaren *DAB 10(Eur)*.

Schnittdroge: *Geschmack*. Anfangs schleimig-süßlich, dann bitter und unangenehm.
Geruch. Eigenartig.
Gelbgrüne oder graugrüne bis bräunlichgrüne, dünne, steife, brüchige Blattfragmente.
Mikroskopisches Bild. S. a. *DAB 10(Eur)* Praktisch übereinstimmend mit dem von Cassia angustifolia, nur etwas dichter behaart (durchschnittlicher Abstand zwischen 2 Haaren = 3 Epidermiszellen).

Pulverdroge: Übereinstimmend mit Sennae folium von *Cassia angustifolia*, nur Haare etwas zahlreicher.

Verfälschungen/Verwechslungen: In aus Wildbeständen gesammelter Droge werden zuweilen Verfälschungen oder Verwechslungen beobachtet
1) durch Fiederblättchen anderer Cassia-Arten (s. Abb. bei Sennae folium (Sennesblätter) von *C. angustifolia*).
a) von *Cassia italica* (MILL) LAM. ex STEUD. Beschreibung s. Cassia-italica-Blätter.
b) von *Cassia holosericea* FRES. (= *C. schimperi* STEUD.). Blättchen breit oval, abgestutzt, mit Stachelspitzchen, nur bis 25 mm lang, ca. 10 mm breit, beiderseits dicht behaart (s. Abb. bei Sennae folium (Sennesblätter) von *C. angustifolia*).
2. Blätter aus anderen Gattungen (s. Abb. bei Sennae folium (Sennesblätter) von *C. angustifolia*).
a) *Solenostemma arghel* HAYNE (= *Cynanchum arghel* DEL.), Asclepiadaceae, war zur Zeit des ägyptischen Monopols für den Sennahandel regelmäßig in Alexandriner Sennesblättern enthalten, heute noch zuweilen als Verfälschung. Blätter lanzettlich, ohne Stachelspitze, am Grunde symmetrisch, um die Längsachse gebogen, hellgraugrün, steif lederig. Blattbau bifacial mit zwei Lagen Palisaden, Milchröhren im Mesophyll; Spaltöffnungen anomocytisch, Cuticula dick, stark gefaltet, Haare mehrzellig, mit warziger Cuticula, Kristallzellreihen unregelmäßig, Drusen im Mesophyll.[27]
b) *Coriaria myrtifolia* L., Coriariaceae, zuweilen in Alexandriner Sennesblättern, vor allem in der Pulverdroge. Blätter eiförmig, spitz, dreinervig, kahl. Blattbau bifacial mit drei Lagen Palisadenparenchym, Epidermiszellen polygonal bis leicht wellig mit Cuticularfalten; Spaltöffnungen paracytisch mit zwei hornförmigen Nebenzellen mit senkrecht zum Spalt verlaufenden deutlichen Cuticularstreifen. Calciumoxalatkristalle und Haare fehlen.[28]

Minderqualitäten: S. Sennae folium von *Cassia angustifolia*.

Inhaltsstoffe: Im Wesentlichen übereinstimmend mit denen von Sennae folium von *Cassia angustifolia*. Nur in den Naphthalinglucosiden besteht ein Unterschied: *C. senna* enthält 6-Hydroxymusizinglucosid (s. Abb. bei Sennae folium (Sennesblätter) von *C. angustifolia*) zu etwa 0,85 %.[32]

Zubereitungen: S. Sennae folium von *Cassia angustifolia*.

Identität: S. Sennae folium von *Cassia angustifolia*.

Reinheit: S. Sennae folium von *Cassia angustifolia*.

Gehalt: S. Sennae folium von *Cassia angustifolia*.

Gehaltsbestimmung: S. Sennae folium von *Cassia angustifolia*.

Toxikologische Eigenschaften: S. Sennae folium von *Cassia angustifolia*.

Gesetzl. Best.: S. Sennae folium von *Cassia angustifolia*.

Sennae fructus acutifoliae (Alexandriner-Sennesfrüchte)

Synonyme: Folliculi Sennae, Fructus Sennae acutifoliae.

Sonstige Bezeichnungen: Dt.: Afrikanische Mutterblätter, Alexandriner-Sennesfrüchte, Muttersennesblätter, Sennesbälge, Sennesbälglein, Sennesschoten; engl.: Alexandrian Senna fruits, Alexandrian Senna pods, Khartoum Senna pods; frz.: Gousse de séné, Follicules de séné, Fruit de séné d'Alexandrie, Fruit de séné de Khartoum; it.: Follicolo di sena; span.: Frutos de sen; holl.: Sennesbaelg, Sennabalja, Sennapeulen, Sennavrucht.

Monographiesammlungen: Sennae fructus acutifoliae *DAB 10(Eur)*, *ÖAB 90(Eur)*, *Helv VII*; Fructus Sennae *2. AB-DDR*; Cassia fruit *BHP 83*; Senna *Mar 29*.

Definition der Droge: Die getrockneten Früchte *DAB 10(Eur)*, *ÖAB 90(Eur)*, *Helv VII*, *BP 88*, *BHP 83*; getrocknete reife, grob zerkleinerte Früchte *2. AB-DDR*.

Stammpflanzen: *Cassia senna* L. *DAB 10(Eur)*, *ÖAB 90(Eur)*, *Helv VII*; *Cassia senna* L. und *Cassia angustifolia* VAHL. *BHP 83*.

Herkunft: Hauptlieferländer sind der Sudan und Ägypten; Erythrea und die UdSSR liefern geringe Mengen.

Gewinnung: Alexandriner-Sennesfrüchte werden nicht mit der Hand geerntet, sondern die Pflanzen werden ca. 15 cm über dem Boden abgeschnitten und getrocknet. Durch Siebe werden die Hülsen von den Blättern und Stengelteilen abgetrennt.

Ganzdroge: Hülsen pergamentartig, flach, über den Samen sehr schwach aufgetrieben, grün bis bräunlichgrün, über den Samen braun. Umriß oval, nierenförmig gebogen, 30 bis 50 mm lang, 15 bis 25 mm breit, an einem Ende etwas asymmetrisch in den Stielansatz zusammengezogen, am anderen Ende abgerundet. Samen fünf bis sieben, graugrün bis hellbraun, sehr hart, abgeflacht, umgekehrt herzförmig bis keilförmig, am schmalen Ende mit leicht verdicktem, etwas hellerem Nabel. Oberfläche runzelig *DAB 10(Eur)*.

Schnittdroge: *Geschmack.* Anfangs schleimig süßlich, dann bitter kratzend.
Geruch. Schwach eigenartig.
Dünne pergamentartige, graugrüne, bräunlichgrüne bis braune Hülsenfragmente und freie ganze, nicht immer voll entwickelte Samen.[132]
Mikroskopisches Bild. S. a. *DAB 10(Eur)*. Stimmt überein mit dem von Sennae fructus angustifoliae.

Pulverdroge: Grünlichbraunes bis braunes Pulver; stimmt überein mit dem von Sennae fructus angustifoliae.

Verfälschungen/Verwechslungen: S. bei Sennae fructus angustifoliae.

Minderqualitäten: Aufgrund ihrer Gewinnung sind die Alexandriner Sennesfrüchte weniger rein als die Tinnevelly Sennesfrüchte, trotzdem sollte der Anteil an anderen Pflanzenteilen, Fruchtstielen, Stengeln, Blättern, Blüten, 1 % nicht übersteigen *DAB 10(Eur)*.

Inhaltsstoffe: In den Früchten finden sich dieselben Inhaltsstoffe wie in den Blättern, lediglich die prozentuale Verteilung scheint unterschiedlich zu sein: In Sennae fructus wurden 85 bis 90 % Dianthronglucoside und 10 bis 15 % Anthronglucoside nachgewiesen.[30]
Die Verteilung der Sennoside A, A_1, B einerseits und Sennoside C und D andererseits ist ebenfalls anders: Bei den Früchten entfallen auf A, A_1 und B etwa 95 %, auf C und D nur 5 %. Das Naphthalinglucosid 6-Hydroxymusizinglucosid wird mit 0,3 % angegeben.[32]

Zubereitungen: Senna Liquid Extract (Sennesfrüchtefluidextrakt) *BP 88*, Herstellung s. bei Sennae fructus angustifoliae; Senna Tablets (Sennesfrüchtetabletten) *BP 88*, Herstellung s. bei Sennae fructus angustifoliae.

Identität: S. Sennae folium (von *Cassia angustifolia*).

Reinheit: S. Sennae folium (von *Cassia angustifolia*).

Gehalt: Mindestens 3,4 % Hydroxyanthracenglykoside, berechnet als Sennosid B (M_r 863) *DAB 10 (Eur)*; mindestens 2,3 und höchstens 3,0 % Anthracenderivate, berechnet als Dihydroxyanthrachinonmonoglykosid ($C_{20}H_{18}O_9$, M_r 402,4) und bezogen auf die bei 105 °C getrocknete Droge *2. AB-DDR*.

Gehaltsbestimmung: S. Sennae folium (von *Cassia angustifolia*).

Lagerung: S. Sennae folium (von *Cassia angustifolia*).

Stabilität: S. Sennae folium (von *Cassia angustifolia*).

Wirkungen: S. Sennae folium (von *Cassia angustifolia*), Sennae fructus angustifoliae.

Anwendungsgebiete: S. Sennae folium (von *Cassia angustifolia*).

Dosierung und Art der Anwendung: *Droge.* S. Sennae fructus angustifoliae.
Bei der Dosierung ist der höhere Gehalt an Hydroxyanthracenglycosiden in Sennae fructus acutifoliae zu berücksichtigen. Die Dosierung für die Teebereitung von 1/2 bis 1 gestrichenen Teelöffel (ca. 0,7 bis 1,8 g) Schnittdroge auf 150 mL Wasser entsprechend der Standardzulassung ist jedoch so gering bemessen, daß die Tagesdosis von 20 bis 60 mg Hydroxyanthracen-Derivaten nicht überschritten wird.

Unerwünschte Wirkungen: S. Sennae folium (von *Cassia angustifolia*).

Gegenanzeigen/Anwendungsbeschr.: S. Sennae folium (von *Cassia angustifolia*).

Wechselwirkungen: S. Sennae folium (von *Cassia angustifolia*).

Toxikologische Eigenschaften: S. Sennae folium (von *Cassia angustifolia*).

Sonst. Verwendung: S. Sennae folium (von *Cassia angustifolia*).

Gesetzl. Best.: *Standardzulassung.* Standardzulassung Nummer 1259.99.99 vom 12.3.1986. *Offizielle Monographien.* Aufbereitungsmonographie der Kommission E des BGA "Senna (Sennes)".[125]

Senna hom. *HAB 34*

S. Senna hom. *HAB 34* bei *Cassia angustifolia*.

Senna hom. *PFX*

S. Senna hom. *PFX* bei *Cassia angustifolia*.

Senna hom. *HPUS 78*

Synonyme: Cassia acutifolia, C. aethiopica, C. lanceolata, C. lenivita, C. officinalis, C. senna, Senna acutifolia, S. alexandrina.

Monographiesammlungen: Senna *HPUS 78*.

Definition der Droge: Die getrockneten Fiederblätter.

Stammpflanzen: *Cassia senna* L.

Zubereitungen: a Urtinktur: Drogenstärke $^1/_{10}$. Gepulverte Sennesblätter 100 g mit einem Gemisch aus 500 Teilen dest. Wasser und 537 Teilen absolutem Alkohol zur Herstellung von 1000 mL Urtinktur.
b Dilutionen: 2 × (= D_2) aus 1 Teil Urtinktur, 4 Teilen destilliertem Wasser und 5 Teilen Alkohol. 3 × (= D_3) und höher mit Alkohol (88 Vol %).

1. Taubert P (1894) Leguminosae. In: Engler A, Prantl K (Hrsg), Die natürlichen Pflanzenfamilien, Bd. III, Engelmann, Leipzig
2. Irwine HS, Barneby RC (1982) The American Cassiinae. Mem New York Bot Garden. 35:1–454
3. Bailey LH (1977) Manual of Cultivated Plants, 17. Aufl., Macmillan, New York
4. Kirtikar KR, Basu BD, An ICS (1975) Indian Medicinal Plants, 2. Aufl., Repr., Bd. 2, MS Bishen Singh, M Pal Singh, Dehra Dun, Delhi
5. Alam N, Gupta PC (1986) Planta Med, 1986:308–310
6. Farooqi MJH, Kapoor VP, Khan PSH (1985) Res Ind 30:144–149
7. Rizk AM (1986) The Phytochemistry of the Flora of Qatar, 1. Aufl., King Print, Richmond
8. Mahesh VK, Sharma R, Singh RS, Upadhya SK (1984) J Nat Prod 47:733
9. Lohar DR, Garg SP, Chawan DD (1981) J Indian Chem Soc 58:820
10. Singh J (1981) Planta Med 41:397–399
11. Rizvi SA, Gupta PC, Kaul RK (1971) Planta Med 19:222–223
12. Tiwari RD, Anjali R (1979) Planta Med 36:91–94
13. Rao CK, Subhashini G (1986) Current Sci 55:320–321
14. Dale T, Court WE (1981) Quart J Crude Drug Res 19:25–29
15. Mansfeld R (1986) Verzeichnis landwirtschaftlicher und gärtnerischer Kulturpflanzen (ohne Zierpflanzen), Schultze-Motel J (Hrsg.), 2. Aufl., Springer, Berlin Heidelberg New York Tokyo
16. Lemli J, Cuveele J (1978) Planta Med 33:293
17. Lemli J, Cuveele J (1978) Planta Med 34:311–318
18. Menßen HG (1982) Dtsch Apoth Ztg 122:2.317–2.320
19. Atzorn R, Weiler EW, Zenk MH (1981) Planta Med 41:1–14
20. Singh P, Mohan R (1982) Indian J Pharm Sci 44:12–13
21. Shah RR, Kalyansundaram NK, Amin DR, Patel DH, Patel PB, Dalal KC, Gupta R (1981) Indian Drugs 18:314–316
22. Srivastava VK, Maheshwari ML, Singh R, Gupta R (1981) Herba Hung 20:75–80
23. Srivastava VK, Gupta R, Maheshwari ML (1980) Indian J Exp Biol 18:1.318–1.319
24. Lemli J (1986) Fitoterapia 57:33–40
25. Pilarczyk W (1962) Dtsch Apoth Ztg 102:569–572
26. Holtzem H (1958) Dtsch Apoth Ztg 98:151–154
27. Schier W, Schultze W (1989) Dtsch Apoth Ztg 129:1.193–1.197
28. Gastaldo P, Profumo P, Tosi B, Bruni A (1981) Int J Crude Drug Res 25:161–170
29. Banerjee G, Sadhukhan S, Banerjee SK (1986) Int J Crude Drug Res 24:107–111
30. Miething H, Boventer W, Hänsel R (1986) Pharm Ztg. 131:747–749
31. Lemli J (1986) Verh-K Acad Geneeskd Belg 48:51–62
32. Lemli J, Cuveele J, Verhaeren E (1983) Planta Med 49:36–37
33. Lemli J, Toppet S, Cuveele J, Janssen G (1981) Planta Med 43:11–17
34. Vamarsky (1920) Pharm Monatsh 1:77
35. Paris R, Cubukcu B (1962) Ann Pharm Fr 20:583
36 a. Duez PU, Mitarbeiter (1984) J Chromatogr. 303:391
36 b. Miething H, Boventer W, Hänsel R (1986) Dtsch Apoth Ztg 126:2.158–2.159
37. Christ B, Pöppinghaus T, Wirtz-Peitz (1978) Arzneim-Forsch 28:225–231
38. Roth HJ (1985) Dtsch Apoth Ztg 125:165–167
39. Lou TC (1949) J Pharm Pharmacol 1:673–682
40. Marvola M, Koponen A, Hiltunen R, Hieltala P (1981) J Pharm Pharmacol 33:108–109
41. Fairbairn JW (1976) Pharmacologia 14, Suppl 1:48–61
42. Kisa K, Sasaki K, Yamauchi K, Kuwano S (1981) Planta Med 42:302–312
43. Nakajima K, Yamauchi K, Kawano S (1985) J Pharm Pharmacol 37:703–706
44. Leng-Peschlow E (1988) Pharmacology 36, Suppl 1:40–48
45. Dreesen M, Stragier J, Eyssen H (1980) Planta Med 39:246
46. Dreesen M, Eyssen H, Lemli J (1981) J Pharm Pharmacol 33:679–681
47. Dreesen M, Lemli J (1982) Pharm Acta Helv 57:350–352
48. Lemli J (1988) Pharmacology 36, Suppl 1:126–128
49. Lemli J, Lemmens L (1980) Pharmacology 20, Suppl 1:50–57
50. Sund RB, Elvegard SO (1988) Pharmacology 36, Suppl 1:144–151
51. de Witte P, Lemli J (1988) Pharmacology 36, Suppl 1:152–157
52. Symposium Anthrachinon-Laxantien (1985) Dtsch Apoth Ztg 125:2745–2747
53. Wanitschke R, Karbach U (1988) Pharmacology 36, Suppl 1:98–103
54. Beubler E, Kollar G (1988) Pharmacology 36, Suppl 1:85–91
55. Miething H, Boventer W, Hänsel R (1987) Dtsch Apoth Ztg 127:2.587–2.588
56. Härtling C (1987) Pharm Ztg 132:643–644
57. Pahlow M (1985) Dtsch Apoth Ztg 125:1.950–1.951
58. Fintelmann V, Menßen HG, Siegers CP (1989) Phytotherapie Manual: Pharmazeutischer, pharmakologischer und therapeutischer Standard, 1. Aufl., Hippokrates, Stuttgart
59. Roth L, Daunderer M, Kormann K (1988) Giftpflanzen Pflanzengifte. Vorkommen, Wirkung, Therapie, Allergische und phototoxische Reaktionen, 3. Aufl. Ecomed, Landsberg München
60. Maiwald L (1986) Z Phytother 7:153–156
61. Roeder E (1982) Dtsch Apoth Ztg 122:2.081–2.087
62. Riemann JF (1981) Dtsch Apoth Ztg 121:1.350–1.355
63. Garcia-Villar R (1988) Pharmacology 36, Suppl 1:203–211

64. Faber P, Strenge-Hesse A (1988) Pharmacology 36, Suppl 1:212–220
65. Mengs U (1988) Pharmacology 36, Suppl 1:180–187
66. Hietala P, Marvola M, Parviainen T, Laionen H (1987) Pharmacol Toxicol 61:153–156
67. Gendre P, Dufour P (1986) Z Phytother 7:160–162
68. Bader S, Carinelli L, Cozzi R, Cozzoli O (1981) Cosmet Toiletries 96:67–74
69. El-Gengaihi S, Agiza AH, El-Hamidi A (1975) Planta Med 27:349–353
70. Shafeeva AP, Ladygina EIA (1973) Pharmacija (Moskau) 22:26–31
71. Murty VK, Rao TVP, Venkateswarlu V (1967) Tetrahedron 23:515–518
72. Narayanan CR, Seshadri TR (1972) Indian J Chem 10:379
73. Patil AD, Deshpande VH (1982) Indian J Chem Sect B, 21 B:626–628
74. Kaji NN, Khorana ML, Sanghavi MM (1968) Indian J Pharm 30:8–11
75. Bhattacharjee AK, Das AK (1969) Econom Botany 23:274–276
76. Biswas KM, Mallik H (1986) Indian Chem Soc 63:448–449
77. El-Sayyad SM, Sayed HM (1985) Bull Pharm Sci Assiut Univ 8:12–27
78. Modi FK, Khorana ML (1952) Indian J Pharm 14:61
79. Agrawal GD, Rizvi SA, Gupta PC, Tewari JD (1972) Planta Med 21:150–155
80. Iyengar MA, Pendse GS, Narayana N (1966) Planta Med 14:289–301
81. Oliver-Bever B (1983) J Ethnopharmacol 9:1–83
82. Babbar OD, Chowdhury BL, Singh MP, Khan S, Baypai S (1970) Indian J Experimental Biology 8:304–312
83. Anis M, Iqbal M (1986) Fitoterapia 57:52–55
84. Tiwari RD, Yadava OP (1971) Planta Med 19:299–305
85. Anton R, Duquenois PL (1968) Plantes Méd Phytothér 2:255–268
86. Benjamin TV, Lamiranka A (1981) Quart J Crude Drug Res 19:93–96
87. Gupta DS, Jann B, Bajpai KS, Sharma SC (1987) Carbohydr Res 162:271–276
88. Sen AK, Sarka KK, Banerjee N, Farooqi MIH (1987) Indian J Chem, Sect B, 26 B:21–25
89. Miralles J, Gaydou EM (1986) Rev Fr Corps Gras 33:381–384
90. Fuzellier MC, Mortier F, Lectard P (1982) Ann Pharm Fr 40:357–363
91. Palanichamy S, Nagarajan S (1990) Fitoterapia 61:44–47
92. Macfoy CA; Sama AM (1983) J Ethnopharmacol 8:215–223
93. Gill LS, Akinwumi C (1986) J Ethnopharmacol 18:257–266
94. Hirschhorn HH (1983) J Ethnopharmacol 7:157–167
95. Singh YN (1986) J Ethnopharmacol 15:57–88
96. Hirschhorn HH (1982) J Ethnopharmacol 5:163–180
97. Pushpangadan P, Atal CK (1984) J Ethnopharmacol 11:59–77
98. Hirschhorn HH (1983) J Ethnopharmacol 8:65–96
99. Lohar DR, Chawan DD, Garg SP (1975) Curr Sci 44:67
100. Lohar DR, Garg SP, Chawan DD (1981) J Indian Chem Soc 58:989–991
101. Arseculeratne SN, Gunatilaka AAL, Panabokke RG (1981) J Ethnopharmacol 4:159–177
102. Sharma HK, Daiya KS, Chawan DD, Gupta R (1982) J Econ Tax Bot 3:230–232
103. Babu AV, Patel KN, Bhavsar GC (1981) Indian J Pharm Sci 43:65
104. Sharma HK, Daiya KS, Chawan DD (1982) Pharm Weekbl, Sci 4:83–84
105. Nazirizadeh M, Amin GH (1985) Acta Agron Adac Sci Hung 34, Suppl 1985:72
106. Mohsin A, Shah AH, Al-Yahya MA, Tarig M, Tanira MOM, Ageel AM (1989) Fitoterapia 60:174–177
107. Fleurentin J, Pelt JM (1982) J Ethnopharmacol 6:85–108
108. Weniger B, Ronzier M, Daguilh R, Henrys D, Henrys JH, Anton R (1986) J Ethnopharmacol 17:13–30
109. Rai PP, Shok M (1983) Indian J Pharm Sci 45:87–88
110. Tiwari RD, Singh J (1977) Planta Med 32:375–377
111. Lal J, Gupta PC (1974) Experientia 30:850–851
112. Shah CS, Shinde MV (1969) Indian J Pharm 32:70
113. Tiwari RD, Singh J (1976) Phytochemistry 16:1.107–1.108
114. Singh M, Singh J (1985) Planta Med 1985:525–526
115. Wader GR, Kudav NA (1987) Indian J Chem Sect B, 26 B:703
116. Verpoorte R, Tjin A, Tsoi A, Van Doorne H, Baerheim Svendsen A (1982) J Ethnopharmacol 5:221–226
117. Weniger B (1982) J Ethnopharmacol 6:67–84
118. Chhabra SC, Mahunnah RCA, Mshiu EN (1987) J Ethnopharmacol 21:253–277
119. Ake Assi L (1983) Bothalia 14:617–620
120. Gaind KN, Budhiraja RD, Kaul RN (1966) Indian J Pharm 28:248–250
121. Panthong A, Kanjanapothi D, Taylor WC (1986) J Ethnopharmacol 18:213–228
122. Hirschhorn HH (1981) J Ethnopharmacol 4:129–158
123. Schmitz DG, Denton JH (1977) Southwest Vet 33:165–170
124. Martin BW, Terry MK, Bridges CH, Bailey EM Jr (1981) Vet Hum Toxicol 23:416–417
125. BAz Nr. 228 vom 5.12.1984, Entwurf vom 23.10.1991, noch unveröffentlicht
126. Tschirch A (1929) Handbuch der Pharmakognosie, Bd 2, Tauchnitz, Leipzig
127. BPC 79, S. 808
128. Mattocks AR (1967) Anal Chem 39:443–447
129. Talapatra SK, Mallik AK, Talapatra B (1980) Phytochemistry 19:1.199–1.202
130. Berger F (1952) Handbuch der Drogenkunde, Bd. 3, 1. Aufl., Maudrich, Wien Düsseldorf
131. Hag, Bd. III, S. 739
132. eigene Untersuchungen

Se/SH

Castanea

HN: 2005100

Familie: Fagaceae (= Cupuliferae).

Unterfamilie: Castanoideae.

Tribus: Castaneae.

Gattungsgliederung: Die Gattung Castanea MILL. besteht aus fünf Arten und wird nicht weiter untergliedert.[36,37]

Gattungsmerkmale: Bäume, seltener hohe Sträucher. Meist stachelig gezähnte, seltener ganzrandige Laubblätter, an den aufrechten Trieben schraubig, an den übrigen zweizeilig. Blütenstände achselständig, nach den Blättern erscheinend. Männliche Blüten mit acht bis zwölf Staubblättern, langen Staubfäden und behaarten Fruchtknotenrudimenten. Weibliche Blüten mit fünf- bis achtspaltigem, glockigem Perigon; Fruchtblatt mit fünf bis acht Narben und unterständigem, (fünf bis) sechs (bis sieben)-fächrigem Fruchtknoten, jedes Fach mit zwei anatropen Samenanlagen. Mehrere männliche Blüten sind zu köpfchenförmigen Dichasien vereinigt, die wiederum in langen, unterbrochenen Kätzchen angeordnet sind. Die weiblichen Blüten stehen einzeln oder zu zwei bis sieben in einem gemeinsamen, dicht mit schuppenförmigen Blättchen besetzten Fruchtbecher an eigenen Blütenständen oder am Grunde von oben männlichen Blütenständen. Die vier Vorblätter der beiden Außenblüten jedes Dichasiums verwachsen während der Fruchtreifung zu einer stacheligen Fruchthülle (Cupula), die sich bei der Reife mit vier Klappen oder auch unregelmäßig öffnet. Nußfrüchte halbkugelig, bespitzt, braun, mit großer hellbrauner Anheftungsstelle. Samen mit dicken, fleischigen, gefalteten Keimblättern.[37]

Verbreitung: Nördliche, gemäßigte Hemisphäre, bevorzugt in maritimem Klima.

Inhaltsstoffgruppen: *Gerbstoffe*. Hydrolysierbare Gerbstoffe sind in der Gattung Castanea verbreitet. In der Rinde von *C. crenata* SIEB. et ZUCC. kommen überwiegend Galloylhamamelosen,[1,2] in geringerer Menge auch Ellagitannine, darunter Acutissimin A und B, vor.[3,4] Hauptsächlich in den Gallen,[5] aber auch in den Blättern und in der Rinde von *C. crenata* sind galloylierte 3,4,5-Trihydroxybenzylalkoholglykoside enthalten.[1] Dagegen überwiegen in den Blättern von *C. mollissima* BL. und in den Blättern sowie im Holz von *C. sativa* MILL. die Ellagitannine. In den Blättern von *C. mollissima* ist Casuarinin,[6] im Holz von *C. sativa* ist Vescalagin (s. a. Inhaltsstoffe der Art *C. sativa* MILL.)[7] und in den Blättern von *C. sativa* ist 1,2,3-Tri-*O*-Galloyl-4,6-(*S*)-hexahydroxydiphenoyl-*β*-D-glucose (Tellimagrandin II) (s. a. Inhaltsstoffe der Droge Castaneae folium) die Hauptkomponente.[8] Kondensierte Gerbstoffe (Proanthocyanidine) kommen in der Rinde von *C. sativa*[9] und von *C. crenata* vor.[2,10]

Stoffe mit Einfluß auf die Gallenbildung. Die Larven der Gallwespe *Dryoscosmus kuriphilus* stimulieren in den Knospen von *C. crenata* ein abnormes Wachstum mit nachfolgender Bildung von Gallen.[11] In diesen Gallen wurden verschiedene wachstumsregulierende Steroide, darunter Brassinolid mit einem ungewöhnlichen siebengliedrigen Lacton als B-Ring gefunden. Im gesunden Gewebe der Triebe, Blätter und Blütenknospen ist Brassinolid nicht enthalten.[12] Fünf Cytokinine, die möglicherweise die Bildung von Gallen fördern, wurden in Schößlingen und einjährigen Zweigen von *C. crenata* gefunden.[13]

Sonstige. Sowohl *C. crenata* als auch *C. sativa* erhalten Triterpene,[14] Phenolcarbonsäuren, Zimtsäurederivate und überwiegend glykosidierte Flavonole.[15,38] Unter den freien Aminosäuren der Früchte von *C. sativa* überwiegt die γ-Aminobuttersäure, bei *C. crenata* und *C. mollissima* überwiegt Arginin.[16]

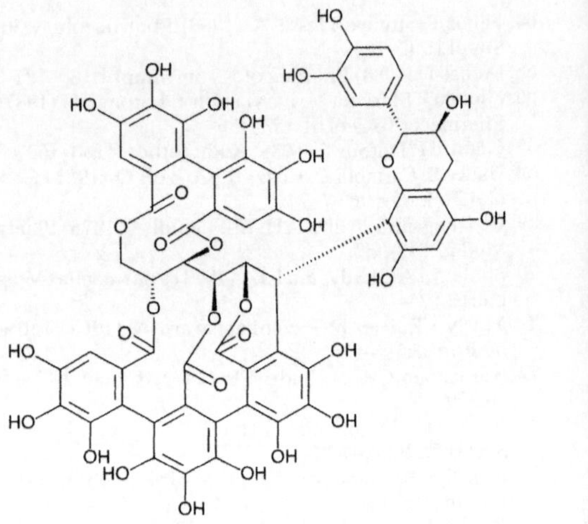

Acutissimin A

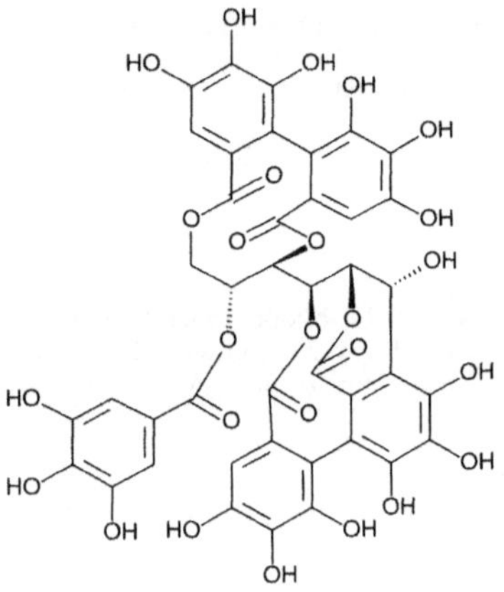

Casuarinin

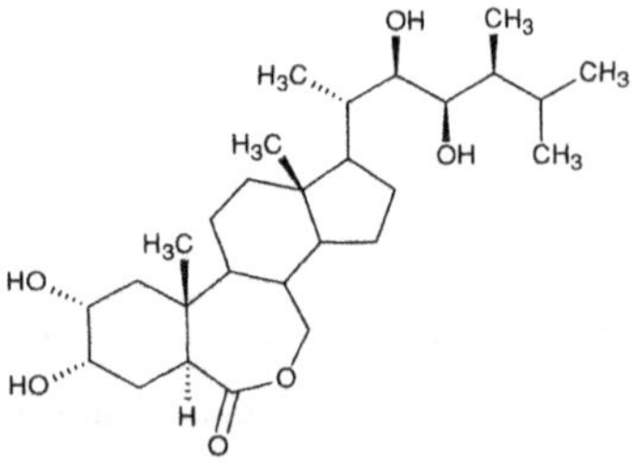

Brassinolid

Drogenliefernde Arten: *C. sativa*: Castaneae folium, Castanea vesca hom. *HAB 34*, Castanea vesca hom. *HPUS 78*.

Castanea sativa MILL.

Synonyme: *C. castanea* KARSTEN, *C. sylvestris* TOURN., *C. vesca* GAERTN., *C. vulgaris* LAM., *Fagus castanea* L.

Sonstige Bezeichnungen: Dt.: Echte Kastanie, Edelkastanie, Eßkastanie, Maronenbaum; engl.: Sweet Chestnut, Spanish Chestnut; frz.: Châtaignier, Châtaignier à fruits comestibles, Marron; it.: Castagno, Marrone; span.: Castaño.

Systematik: Es werden zahlreiche wilde oder ungepfropfte Sorten und gepfropfte Kultursorten unterschieden.[37]

Botanische Beschreibung: Bis 35 m hoher Baum mit breit ausladender Krone und starkem Stamm mit anfangs glatter Rinde, die später in längsrissige Borke übergeht. Laubblätter länglich-lanzettlich, 8 bis 18 (bis 25) cm lang und 3 bis 6 (bis 8) cm breit, kurz zugespitzt, am Grunde keilförmig, mit grob ausgeschweiftem und stachelspitzig-gezähntem Rand, Spreite lederartig, oberseits meist kahl, unterseits anfangs graufilzig, später verkahlend. Männliche Blüten in 10 bis 20 cm langen, unterbrochenen, aufrechten Blütenständen (Kätzchen, Scheinähren). Weibliche Blüten mit fünf bis acht (bis 12) weißlichen, fädigen Narben, Fruchtknoten (zwei- bis drei-) bis sechsfächrig, jedes Fach mit zwei Samenanlagen, von denen in der Regel aber nur eine zum Samen heranreift. Eins bis vier Nüsse mit braunem Perikarp und wollig behaarter Samenschale.

Inhaltsstoffe: Die frische Rinde enthält Hamamelitannin (= 2',5-Di-*O*-Galloyl-D-hamamelose).[17] Das Holz enthält die Ellagitannine Vescalagin und Castalagin sowie deren Vorstufen Vescalin und Castalin.[7] In diesen Verbindungen ist eine Triphensäure (Flavogallonsäure) sowohl esterartig als auch über eine *C*-*C*-Bindung mit einer offenkettigen Glucose verknüpft.[4,18] Die frischen Blätter enthalten Vescalagin, Castalagin und 2,3:4,6-Bis-(*S*)-Hexahydroxydiphensäure-D-glucose (= Pedunculagin).[19] Das Vorkommen von Hamamelitannin in frischen Blättern[20] wurde nicht bestätigt.[19] Die frische Rinde enthält auch kondensierte Gerbstoffe (Proanthocyanidine), die aus Catechin und Gallocatechin im Verhältnis 50 : 50 aufgebaut sind. Das Holz und die Blätter sind dagegen frei von Proanthocyanidinen.[9]
Die Samenschale enthält 0,6 % (+)-Catechin.[21] Die frische Rinde enthält Gallussäure, Ellagsäure, (+)-Catechin und (+)-Gallocatechin.[17,38] Gallussäure und Ellagsäure wurden auch im Holz gefunden.[38] Frische Blätter enthalten Gallussäure und Dehydrodigallussäure.[19] Dehydrodigallussäure ist möglicherweise kein genuiner Inhaltsstoff, sondern ein Hydrolyseprodukt der Ellagitannine.
Die frischen Blätter enthalten β-Sitosterolglucosid, 3-*O*-*p*-Cumaroylchinasäure und Quercetin,[22] sowie 5,4'-Dihydroxy-7-methoxyflavon (= Genkwanin).[23] Quercetin wurde auch im Holz gefunden.[38] Weiterhin enthalten die frischen Blätter Quercetin-3-*O*-β-D-glucuronid (= Miquelianin) sowie die Flavonolglykoside Kämpferol-3-*O*-β-rutinosid, Astragalin, Hyperin, Rutin, Quercitrin, Isoquercitrin und Isorhamnetin-3-*O*-β-rutinosid (= Narcissin).[22,23] Zusätzlich wurden die acylierten Flavonolglykoside Tilirosid und Kämpferol-3-*O*-[2_{Glc}-(*p*-Cumaroyl)]-α-L-rhamnosyl-(1→6)-β-D-glucopyranosid isoliert.[24] Gehaltsangaben für diese Verbindungen fehlen.
Die männlichen Blüten bilden das fischartig riechende Trimethylamin, welches kleine Käferarten anlockt, die dann mit dem schwach klebrigen Pollen beladen werden und die weiblichen Blüten bestäuben.[25] Der frische Samen enthält als wichtigste Oligosaccharide Saccharose, Raffinose und Stachyose in Mengen von 1,85 %, 0,21 % und 0.19 % des Frischgewichts.[26] Weiterhin enthalten die Samen 0,2 bis 1,4 % freie Aminosäuren mit γ-Aminobuttersäure (12 bis 35 %) als Hauptkomponente.[16] Im Samen kommen außerdem 2 % Lipide vor, die sich u. a. aus 43,5 % Triglyceriden, 23,5 % Phospholipiden, 3 % Steroiden und geringen Mengen Vitamin E zusammensetzen.[27] In den abgestorbenen Blättern wurden die Triterpene Ursolsäure (0,2 %), Lupeol (0,4 %) und Betulin (0,1 %) gefunden.[14]

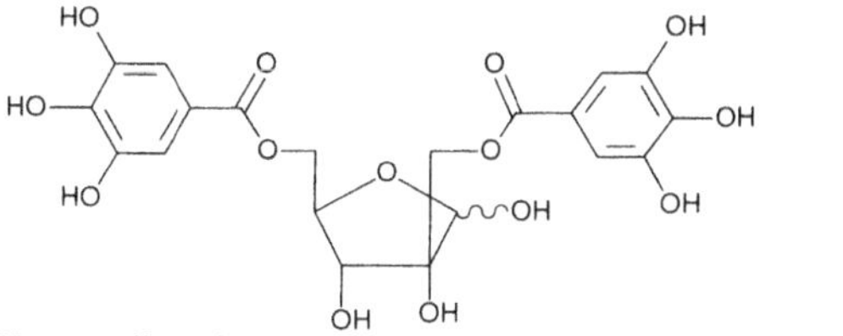

Hamamelitannin

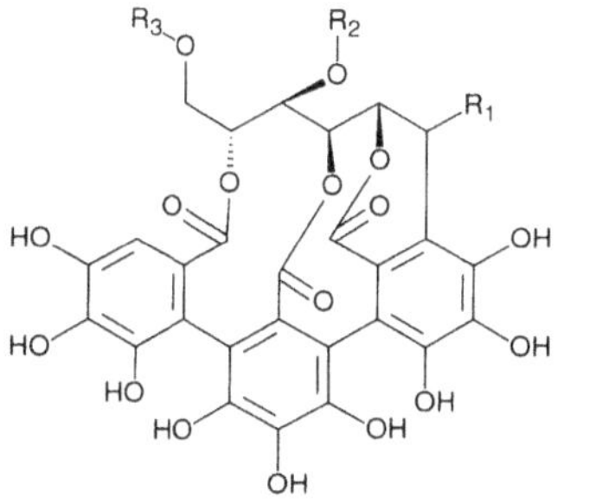

	R_1	R_2	R_3
Castalin	····OH	—H	—H
Vescalin	◄OH	—H	—H
Castalagin	····OH	—G—G—	
Vesacalagin	◄OH	—G—G—	

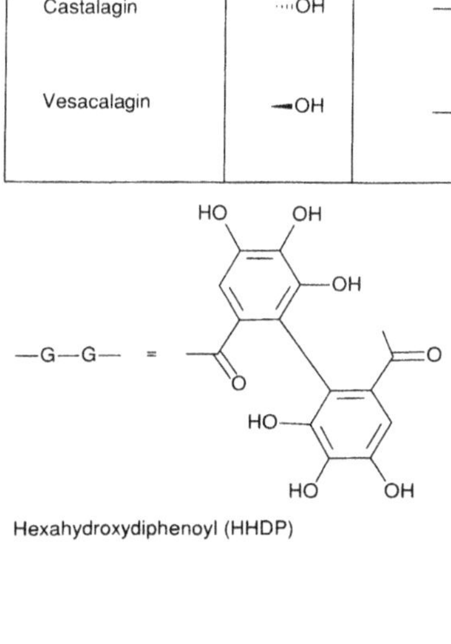

Hexahydroxydiphenoyl (HHDP)

Verbreitung: Im südlichen Europa, besonders im Mittelmeerraum und in den Balkanländern. In Nordamerika, Indien und Japan kultiviert. In trokkenen und lichten Laubwaldgesellschaften bisweilen bestandbildend.[37]

Anbaugebiete: Die Kultur der *C. sativa* erfolgt vorwiegend in den Mittelmeerländern. Dort werden hauptsächlich die als Nahrungsmittel verwendeten Früchte (Maronen) gewonnen.[28]

Drogen: Castaneae folium, Castanea vesca hom. *HAB34*, Castanea vesca hom. *HPUS78*.

Castaneae folium (Edelkastanienblätter)

Synonyme: Folia Castaneae.

Sonstige Bezeichnungen: Dt.: Eßkastanienblätter, Maronenbaumblätter; engl.: Chestnut leaves; frz.: Feuilles de châtaignier; span.: Hojas de castaño.

Monographiesammlungen: Folia Castaneae *EB6*.

Definition der Droge: Die im September bis Oktober gesammelten und getrockneten Laubblätter.[39]

Stammpflanzen: *C. sativa* MILL.

Herkunft: Sammlung von meist kultivierten Bäumen. Hauptlieferländer sind Jugoslawien und Ungarn; daneben auch Rußland und Spanien.[29]

Gewinnung: Trocknung an der Luft.

Ganzdroge: Ledrige, bis 20 cm lange und bis 6 cm breite, länglich-lanzettliche zugespitzte Blätter mit deutlich gesägtem, stachelspitzigem, unterseits wulstig verdicktem Blattrand und sehr kräftiger Mittelrippe. In jede Stachelspitze, die oftmals einwärts gekrümmt ist, läuft einer der parallel zueinander liegenden Seitennerven. Junge Blätter sind schwach behaart.

Schnittdroge: *Geschmack.* Zusammenziehend.
Geruch. Nicht wahrnehmbar.
Zähledrige Blattstückchen, unterseits mit kräftigen Haupt- und parallelen Seitennerven. Blattrandstückchen mit großen, derben, scharf gesägten, stacheligen und eingekrümmten Zähnen. Dicke, hellbraune Mittelrippenteile mit Spreitenresten und Blattstiele sind in geringer Menge vorhanden.
Mikroskopisches Bild. Ein- bis zweireihiges Palisadenparenchym, das mehr als die Hälfte des Blattquerschnitts einnimmt. Sowohl im Palisaden- als auch im Schwammparenchym größere Zellen mit je einer Calciumoxalatdruse. An der Blattunterseite mehrzellige, dünnwandige Drüsenhaare und sechs- bis achtarmige dickwandige Büschelhaare.

Pulverdroge: Grünes Pulver aus zahlreichen Epidermisfragmenten der Blattunterseite mit bis zu 200 µm langen, dickwandigen, sternförmigen Büschelhaaren aus zwei bis acht einzelligen Strahlen, wellig-buchtigen Epidermiszellen mit anomocytischen Spaltöffnungsapparaten und bis 60 µm großen, aus dem Mesophyll durchscheinenden Oxalatdrusen. Bruchstücke der oberen Epidermis mit polygonalen, getüpfelten Zellen. Mitunter finden sich einzellige, derbwandige, bis 700 µm lange, spitze Deckhaare. Fragmente der Blattnerven mit langen Faserbündeln kommen häufig vor.

Inhaltsstoffe: *Gerbstoffe.* Die Droge enthält 6 bis 8 % Gerbstoffe.[9] Mittels Papierchromatographie wurden folgende Ellagitannine nachgewiesen:[8] 1,2,3-Tri-*O*-Galloyl-4,6-(*S*)-HHDP-*β*-D-glucose (Tellimagrandin II), 2,3-Di-*O*-Galloyl-4,6-(*S*)-HHDP-D-glucose (Tellimagrandin I), 1-*O*-Galloyl-2,3:4,6-bis-(*S*)-HHDP-*β*-D-glucose (Casuarictin), 1-*O*-Galloyl-2,3:4,6-bis-(*S*)-HHDP-*α*-D-glucose (Potentillin), 1-*O*-Galloyl-4,6-(*S*)-HHDP-α-D-glucose, 2,3:4,6-Bis-(*S*)-HHDP-D-glucose (= Pedunculagin). Zusätzlich dürften auch die in frischen Blättern gefundenen Ellagitannine Castalagin und Vescalagin[19] enthalten sein (s. Inhaltsstoffe der Art *C. sativa*).
Flavonole. Quercetin und Myricetin sowie die Glykoside Rutin, Quercitrin und Myricitrin wurden gefunden.[30] Es ist zu erwarten, daß auch die schonend getrocknete Droge die in den frischen Blättern vorkommenden Flavonolaglyka und -glykoside enthält (s. Inhaltsstoffe der Art *C. sativa*).
Sonstige. Die in den frischen Blättern enthaltene Ascorbinsäure, die 3-*O*-*p*-Cumaroylchinasäure, das *β*-Sitosterolglucosid, die Gallussäure und die Dehydrodigallussäure (s. Inhaltsstoffe der Art *C. sativa*) dürften auch in der Droge vorkommen.

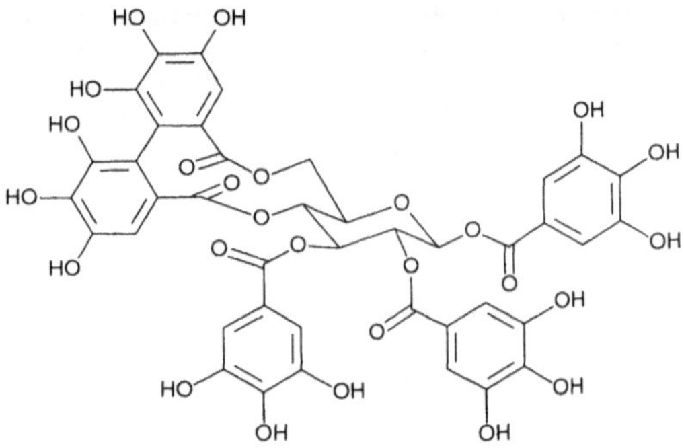

Tellimagrandin II

Zubereitungen: Extractum Castaneae fluidum *EB6*, hergestellt aus grob gepulverten Kastanienblättern mit EtOH 70 % im Verhältnis 1:1.

Identität: Makro- und mikroskopisch nach *EB6*.

Reinheit: Aschegehalt nicht mehr als 6 % *EB6*.

Volkstümliche Anwendung und andere Anwendungsgebiete: Kastanienblätter werden bei Erkrankungen und Beschwerden im Bereich der Atemwege wie Bronchitis und Keuchhusten, bei Beinbeschwerden und Durchblutungsstörungen,[31–34] sowie bei Diarrhoe und als Gurgelmittel bei Halsentzündungen angewendet.[40]
Die Wirksamkeit bei diesen Anwendungsgebieten ist nicht belegt. Eine therapeutische Anwendung kann nicht befürwortet werden.[31]

Dosierung und Art der Anwendung: *Droge.* Mittlere Einzelgabe: 5 g *EB6*, 2 bis 4 g *BHP83* der getrockneten Blätter als Aufguß. Teebereitung: 2 bis 5 g fein geschnittene Blätter werden mit kochendem Wasser übergossen und nach kurzem Stehen durch ein Sieb gegeben. Die Blätter können auch mit kaltem Wasser angesetzt, kurz aufgekocht und dann abgeseiht werden. *Zubereitung.* Fluidextrakt: Mittlere Einzelgabe 5,0 g *EB6*, 1 bis 4 mL dreimal täglich *BHP83*.

Unerwünschte Wirkungen: Sind in therapeutischen Dosen nicht bekannt.[31]

Gesetzl. Best.: *Offizielle Monographien.* Aufbereitungsmonographie der Kommission E am BGA.[31]

Castanea vesca hom. *HAB34*

Synonyme: Kastanie.

Monographiesammlungen: Castanea vesca *HAB34.*

Definition der Droge: Die frischen Blätter.

Stammpflanzen: *C. sativa* MILL. (angegeben als *C. vesca* GAERTN).

Zubereitungen: Essenz nach *HAB34*, §3. Eigenschaften: Die Essenz hat eine dunkelbraune Farbe und keinen besonderen Geruch und Geschmack. Die erste und dritte Dezimalpotenz sind in 1 cm dicker Schicht bräunlichgelb gefärbt.

Gesetzl. Best.: *Offizielle Monographien.* Aufbereitungsmonographie der Kommission D am BGA (*Castanea sativa*).[35]

Castanea vesca hom. *HPUS78*

Synonyme: Chestnut.

Monographiesammlungen: Castanea vesca *HPUS78.*

Definition der Droge: Die frischen Blätter.

Stammpflanzen: *C. sativa* MILL.

Zubereitungen: Urtinktur aus 285 g feuchter Masse (darin 185 mL Pflanzensaft) mit 852 mL EtOH 60 %, so daß 1000 ml Tinktur erhalten werden. Verdünnungen: zweimal (D2) mit EtOH 54 %, ab dreimal (D3) mit EtOH 88 %.

1. Ozawa T, Kobayashi S, Seki R, Imagawa H (1984) Agric Biol Chem 48: 1.411-1.416
2. Nonaka G, Ishimaru K, Tanaka T, Nishioka T (1984) Chem Pharm Bull 32: 483-489
3. Ishimaru K, Nonaka GI, Nishioka I (1987) Chem Pharm Bull 35: 602-610
4. Nonaka GI, Sakai T, Tanaka T, Mihashi K, Nishioka J (1990) Chem Pharm Bull 38: 2.151-2.156
5. Ozawa T, Arai N, Takino Y (1978) Agric Biol Chem 42: 1.907-1.910
6. Feng H, Nonaka GI, Nishioka J (1988) Phytochemistry 27: 1.185-1.189
7. Mayer W, Gabler W, Riester A, Korger H (1967) Liebigs Ann Chem 707: 182-189
8. Haddock EA, Gupta RK, Al-Shafi SMK, Layden K, Haslam E, Magnolato D (1982) Phytochemistry 21: 1.049-1.062
9. Scholz E (1991) Unveröffentlichte Ergebnisse
10. Sakata K, Kishimoto J, Sakai H, Kosaka N (1963) Tottori Nogakkaiko 15: 52-56, zit. nach CA 60: 3192d
11. Ikeda M, Takasuto S, Sassa T, Ikekawa N, Nukina M (1983) Agric Biol Chem 47: 655-657
12. Arima M, Yokota T, Takahashi N (1984) Phytochemistry 23: 1.587-1.591
13. Yokota T, Takahashi N (1980) Phytochemistry 19: 2.367-2.369
14. Marsili A, Morelli T (1972) Phytochemistry 11: 2.633-2.634
15. Cortizo M, Mantilla JLG (1981) An Edafol Agrobiol 40: 1.253-1.259
16. Tixier M, Desmaison AM (1980) Phytochemistry 19: 1.643-1.646
17. Mayer W, Kunz W (1959) Naturwissenschaften 46: 206
18. Mayer W, Seitz H, Jochims JC, Schauerte K, Schilling G (1971) Liebigs Ann Chem 751: 60-68
19. Schick H, Schlenk G, Mayer W (1979) Das Leder 30: 109-114
20. Mayer W, Kunz W, Loebich F (1965) Liebigs Ann Chem 688: 232-235, Fußnote S. 233
21. Schmidt OT, Hüll G (1947) Liebigs Ann Chem 80: 509
22. Romussi G, Mosti L, Cafaggi S (1980) Pharmazie 35: 647-648
23. Romussi G, Mosti L, Ciarallo G (1981) Pharmazie 36: 718
24. Romussi G, Mosti L, Biguardi G (1981) Liebigs Ann Chem 761-764
25. Frohne D, Jensen U (1979) Systematik des Pflanzenreichs, 2. Aufl., Fischer Verlag, Stuttgart
26. Dey PM (1981) Phytochemistry 20: 1.493-1.496
27. Beaubatie L (1979) Bull Soc Pharm Bordeaux 118: 109-114
28. Franke W (1989) Nutzpflanzenkunde, 4. Aufl., Thieme, Stuttgart, S. 228-230
29. Müggenburg Fa (1990) Persönliche Mitteilung, Hamburg, 13. 12. 90
30. Susplugas P, Lallemand M, Boukef K, Susplugas C (1978) Plant Med Phytother 12: 31-35
31. BAz Nr. 76 vom 23. 4. 1987
32. Madaus G (1938) Lehrbuch der biologischen Heilmittel, Bd. 3, Leipzig, S. 861
33. Weiss RF (1984) Lehrbuch der Phytotherapie, 6. Aufl., Hippokrates-Verlag, Stuttgart
34. BHP83, S. 52
35. BAz Nr. 109a vom 16.06.1987
36. Zan, S. 183–184
37. Heg, Bd. III, Teil 1
38. Hgn, Bd. III, IV, VII, VIII
39. EB 6
40. BHP 83

ES

Catha

HN: 2030300

Familie: Celastraceae.

Unterfamilie: Celastroideae.[1]

Tribus: Celastreae.[1]

Gattungsgliederung: Die Gattung Catha Forsk. ex Scop.[1] (Catha Forsk. ex Schreb.[2]) umfaßt die drei Arten *Catha edulis* Forsk.,[3,4] *Catha transvaalensis* Codd. (Syn.: *Catha cassinoides* N.K.B. Robson)[5–8] und *Catha abbottii* Van Wyk & Prins.[9] *Catha spinosa* Forsk.[3,10] wird neuerdings als *Maytenus parviflora* (Vahl) Sebsebe klassiert.[11] Von ethnopharmakologischem Interesse ist einzig *Catha edulis* Forsk.[12–15] Die Art präsentiert sich, vor allem Blätter und Habitus betreffend, als sehr polymorph. Ob es sich dabei um echte Varietäten oder um unterschiedliche Kulturformen, Rassen oder Typen handelt, ist unklar.[12,16] Eine detaillierte botanische Abgrenzung der einzelnen Arten ist in Lit.[9] zu finden.

Gattungsmerkmale: Bäume oder Sträucher.

Verbreitung: Vertreter der Gattung Catha sind hauptsächlich in Ost- und Südafrika sowie auf der arabischen Halbinsel vorkommend.

Inhaltsstoffgruppen: Alkaloide, besonders Phenylalkylamine und Sesquiterpenester-Alkaloide (Celastraceen-Merkmal).[17]

Drogenliefernde Arten: *Catha edulis*: Catha-edulis-Blätter.

Catha edulis Forsk.

Synonyme: *Catha edulis* (Vahl) Forsk. ex Endl.[20], *Catha forskalii* A. Rich., *Catha inermis* G.F. Gmel., *Celastrus edulis* Vahl., *Dillonia abyssinica* Sacleux, *Trigonotheca serrata* Hochst.[12]

Sonstige Bezeichnungen: Als Bezeichnungen für die ganze Pflanze und/oder für die Konsumdroge: Dt.: Abessinischer Tee; Kath(-strauch), Khat (-strauch); engl.: Abyssinian Tea, Arabian Tea, khat, Somali Tea.[18]
Je nach Land existieren verschiedene Schreibweisen und Synonyma: Jemen: Qat; Äthiopien: Cat, Chat, Tschat; Kenia: Miraa, Mirra, Mirungi, Muirungi; Tansania: Muhulo; Uganda: Musitate.[14,19]

Systematik: *Catha edulis* ist sehr polymorph, insbesondere Größe, Form, Farbe und Anordnung der Blätter betreffend.[20] So werden beispielsweise in Äthiopien die Typen "weiß" und "rot" sowie ein "Zwischentyp" unterschieden.[18,21–23]

Botanische Beschreibung: Strauch oder Baum, 2 bis 15 m hoch, wildwachsend bis zu 25 m, graugrüner Stamm, außerhalb von Kenia in der Regel 2 bis 4 m hoher Strauch; zurückgeschnitten kann sich ein Habitus mit stark ausgeprägtem Horizontalwuchs entwickeln; immergrüne, ledrige Blätter 3 bis 12 cm lang, oval- bis eiförmig und am Rande gekerbt gezähnt, je nach Typ von tief olivgrün bis rötlich oder kräftig rotviolett, Blattoberseite wachsig-glänzend, Unterseite matt mit charakteristischer, dicht netziger Nervatur, Blattstellung an blühenden Zweigen durchwegs gegenständig, kann aber vor allem bei Jungpflanzen alternierend sein; Blütenstand bildet eine kurze, typische Zyma mit 5- bis 6facher Dichotomie, aus der Blattachsel entspringend; kurze, lanzettliche Stützblätter, die Basis jeder Gabelung begleitend; unscheinbare weiß-

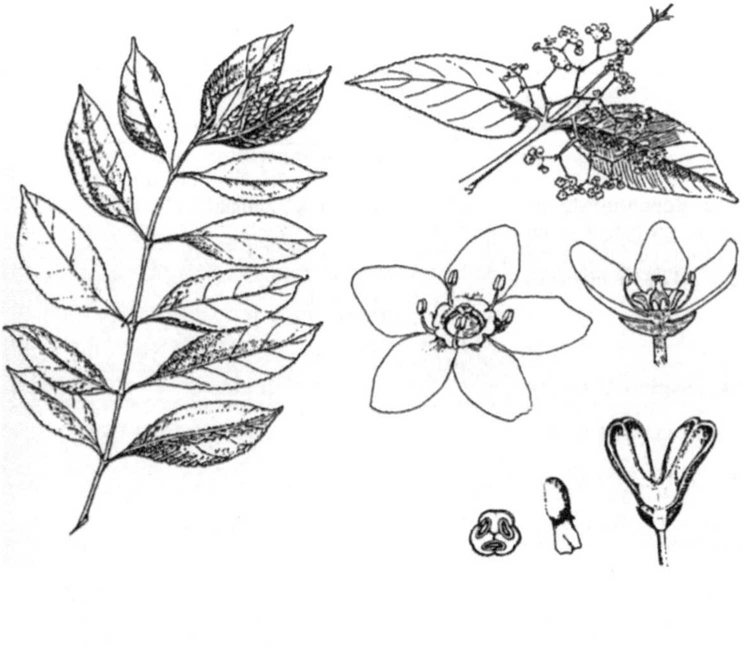

Catha edulis Forsk. Nach Lit.[12]

gelbliche Blüten, sehr dünnen Stielen aufsitzend, mit dickem, fleischigem Diskus, in dessen wellig gekerbten Rand die peripheren Blütenteile eingefügt sind (typisches Celastraceen-Merkmal), Basis des Diskus von einem 5lappigen Kelch umgeben; mit den Kelchblättern alternierend 5 länglich-ovale, weiß-gelbliche Petalen, opponierend 5 Stamina mit 2fächerigen Antheren; ei- bis kegelförmiges Ovar im Diskus eingesenkt und von 3 kurzen, stumpfen Narben besetzt, nach der Befruchtung entwickelt sich aus dem 3fächrigen Ovar eine zuerst grüne, später braune, längliche, stumpf dreikantige, dreilappige Kapsel, Scheidewände im unteren Teil nach der Mitte der Frucht hin verdickt, Fächer sind meist ein-, selten zweisamig, Same von einer feinrunzeligen, bräunlichen Samenhaut überzogen, an der Basis mit einem flügelartigen, zarten, weißlichen Arillus versehen, der etwa doppelt so lang ist wie der Same.[4,12]

Inhaltsstoffe: *Alkaloide.* In den Blättern von *Catha edulis* (Khat) wurden folgende Alkaloide vom Phenylalkylamin-Typ (Khatamine) identifiziert: Die Phenylpropylamine *S*-(−)-Cathinon (= *S*-(−)-α-Aminopropiophenon), *S,S*-(+)-Norpseudoephedrin (Cathin) und *R,S*-(−)-Norephedrin[12,24–29] und die Phenylpentenylamine *S*-(+)-Merucathinon, *S,S*-(−)-Pseudomerucathin und *R,S*-(+)-Merucathin.[14,30,31] (−)-N-Formylnorephedrin wurde in Khat aus Saudiarabien nachgewiesen.[32] Optisch reine Isomere von Cathinon und Merucathinon sind heute durch stereospezifische Synthese zugänglich.[33]
Im weiteren wurden bisher rund 15 Sesquiterpenpolyester-Alkaloide (Cathedulin K1, K2, K5, K12, K15, E2–E6 etc.), schlecht wasserlösliche Verbindungen mit einem Molekulargewicht zwischen 600 und 1.200, identifiziert.[29,34–42]
Sonstige. Die stickstofffreien Verbindungen in *Catha edulis* gehören der Gruppe der Flavonoide (Kämpferol-, Quercetin- und Myricetin-Glykoside),[43–45] Catechin-Gerbstoffe[43] sowie Triterpene (Celastrol, Pristimerin, Iguesterin etc.)[29,36] an. Im ätherischen Öl wurden rund 40 hauptsächlich monoterpenoide Komponenten identifiziert.[46,47]

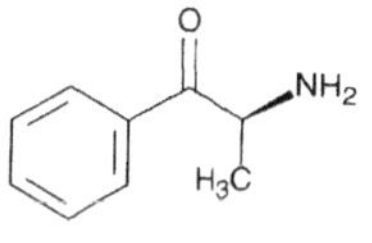
S-(−)-Cathinon

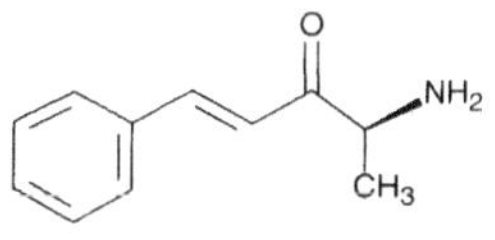
S-(+)-Merucathinon

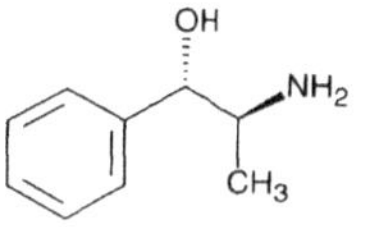
S,S-(+)-Norpseudoephedrin

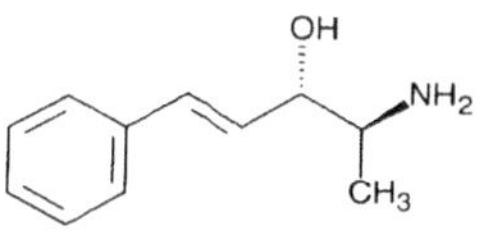
S,S-(−)-Pseudomerucathin

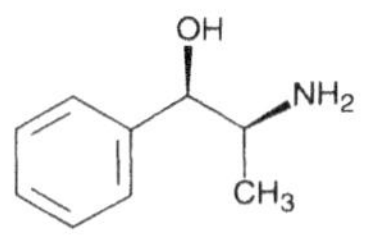
R,S-(−)-Norephedrin

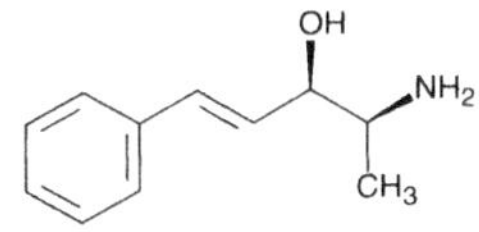
R,S-(+)-Merucathin

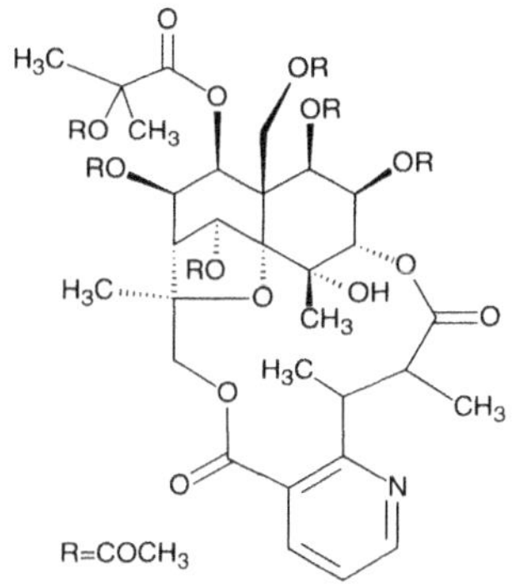
Cathedulin-K1

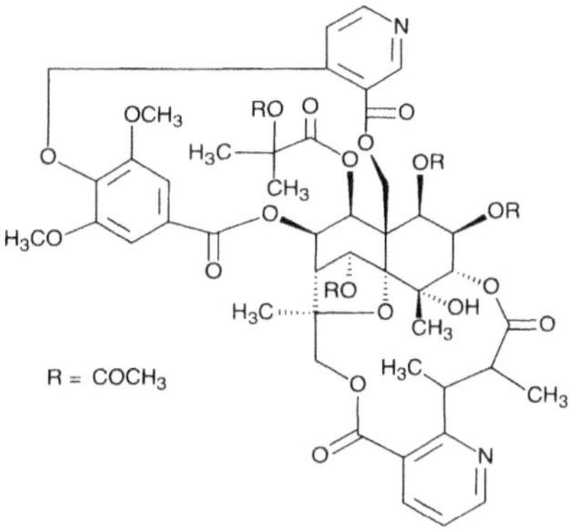
Cathedulin-E3

Das Phenylpropylamin-Alkaloidprofil von *Catha edulis* schwankt in Abhängigkeit von Pflanzenteil, Provenienz und Typ.[12,14,23,26,27] Die HPLC-Untersuchung[26] verschiedener Pflanzenteile von *Catha edulis* aus Kenia ergab, daß junge, bereits blatttragende Triebe den höchsten Gehalt an Phenylpropylaminen (Cathinon + Norpseudoephedrin + Norephedrin: 290 mg/100 g getrocknete Droge) aufweisen, während ganz junge, noch blattlose Schoße einen zwar tieferen Phenylpropylamin-Gehalt (190 mg/100 g), dafür aber einen bedeutend höheren Cathinon-Anteil (51 %) verzeichnen. In voll entwickelten Blättern betrug der Gehalt 170 mg/100 g, wovon aber nur noch 2,4 % als Cathinon vorlag. Stengel und Rinde älterer Zweige enthielten nur noch Spuren von Cathinon, während in der dicken Stammrinde und in den Wurzeln keine Alkaloide nachweisbar waren.[26,48]
Der Khatamin-Totalgehalt (Phenylpropylamine + Phenylpentenylamine) in Khat-Mustern der wichtigsten Märkte Äthiopiens, Kenias, Nordjemens und Madagaskars schwankte zwischen 20 und 960 mg/100 g, wovon < 0,1 bis 56 mg/100 g als Phe-

nylpentenylamine vorlagen.[23] Der Cathinon-Gehalt schwankte zwischen 9 und 330 mg/100 g, der Norpseudoephedrin-Gehalt zwischen 5 und 750 mg/100 g (kenianischer Khat: Bis 90 % des Khatamin-Totalgehaltes) und der Norephedrin-Gehalt zwischen 0,7 und 80 mg/100 g. Die höchsten Cathinon-Gehalte wie auch die maximalen Cathinon-Anteile bezüglich Khatamin-Totalgehalt wiesen kenianische Khat-Muster auf, gefolgt von Khat-Mustern aus Äthiopien. Bei diesen Provenienzen war jeweils auch eine gute Korrelation zwischen dem gemessenen Cathinon-Gehalt (= psychotrope Potenz!) und der Qualitätsbezeichnung bzw. dem Preis des Händlers festzustellen.

Die HPLC-Bestimmung der vor allem in Äthiopien differenzierten drei Khat-Typen ergab die höchsten Khatamin- und Cathinon-Gehalte für den "roten Typ", während sich die Werte für den "weißen Typ" und den "Zwischentyp" nicht signifikant unterschieden.[23]

Hinweis: In *Catha transvaalensis* konnten keine Phenylpropyl- und Phenylpentenylamine nachgewiesen werden.[14] Über *Catha abbottii* liegen bis jetzt keine phytochemischen Untersuchungen vor.

Verbreitung: Wildwachsend kommt *Catha edulis* über den ganzen östlichen Teil Afrikas, von Äthiopien bis nach Südafrika, auf der arabischen Halbinsel (v. a. Nordjemen), in Nordmadagaskar sowie in Afghanistan und Turkestan vor.[19] Äthiopien gilt als Ursprungsland von *Catha edulis*.[13,18,49] Im allgemeinen ist die wilde Pflanze im gebirgigen Hochland, zwischen 1.500 und 2.500 m angesiedelt.

Anbaugebiete: Kultiviert wird *Catha edulis* hauptsächlich in den traditionellen Konsumländern Äthiopien (v. a. Provinz Harrarghe), Kenia (Hochland Meru-Distrikt), Nordjemen und Nordmadagaskar. Neuerdings soll *Catha edulis* auch vereinzelt in Israel angebaut werden.[50] Typisch sind in Äthiopien und Nordjemen die terrassenförmig in Höhenlagen von 1.500 bis 2.500 m angelegten und teilweise mit raffinierten Bewässerungssystemen versehenen Pflanzungen. In Nordjemen sind 60 % der fruchtbaren Fläche mit *Catha edulis*-Kulturen belegt; geerntet wird 3- bis 4mal pro Jahr, das Produktionsvolumen wird auf rund 1 Mrd Dollar geschätzt.[51]

Neuerdings wird Khat aus den traditionellen Anbauländern Äthiopien und Kenia nach Europa (v. a. Italien, Frankreich und Schweiz) und in die Vereinigten Staaten zur Belieferung lokaler Emigranten-Märkte exportiert.[52–56]

Drogen: Catha-edulis-Blätter.

Catha-edulis-Blätter (Khatblätter)

Sonstige Bezeichnungen: Dt.: Abessinischer Tee, Kat, Khat, Khat-Tee; engl.: Arabian tea, Catha edulis leaves, Khat.

Definition der Droge: Die frischen Blätter oder Triebspitzen.[13,18]

Stammpflanzen: *Catha edulis* FORSK.

Gewinnung: Die erste Ernte erfolgt in der Regel erst 5 bis 8 Jahre nach dem Anbau. Junge Astausschläge und Zweigspitzen werden frühmorgens geschnitten, gebündelt und als Schutz gegen Austrocknung bis zum Verkauf auf den Khat-Märkten in Bananenblätter (*Musa* x *paradisiaca* L.), Blätter der falschen Banana (*Ensete ventricosum* (WELW.) CHEESM.), feuchte Papiere oder Plastik eingewickelt.

Ganzdroge: Frische Blätter hell- bis dunkelgrün, mit glänzender, unbehaarter, ledriger Oberfläche. Blattspreite oval-lanzettlich, Blattspitze und Blattgrund spitz zulaufend, Blattrand gekerbt gezähnt; federteilige, gegen den Blattrand zu netzartige Äderung, besonders auf der Blattunterseite gut sichtbar; Mittelrippe rund, gelb bis rötlichbraun gefärbt, stark hervortretend.[12] Geruchlos, Geschmack leicht zusammenziehend, bitter.

Pulverdroge: Die mikroskopischen, wenig charakteristischen Merkmale von *Catha edulis* sind ausführlich in Lit.[57–61] beschrieben worden.

Inhaltsstoffe: S. Inhaltsstoffe der Art *Catha edulis*.

Identität: Die Morphologie der Blattdroge sowohl im Makro- wie auch im Mikrobereich ist nicht charakteristisch und zur eindeutigen Identifikation nicht geeignet.[57] Für eine rasche, einfache Identifikation anhand des charakteristischen Khatamin-Fleckmusters eignet sich die Dünnschichtchromatographie (DC; Kieselgel GF_{254}; Essigsäureethylester-Methanol-Ammoniak 25 % (85:10:5); UV/VIS/Ninhydrin, frisch hergestellt, 0,3 g in 100 mL n-Butanol + 3 mL konz. Essigsäure, 110 °/2 min; Norephedrin, Norpseudoephedrin und Cathinon als Referenzsubstanzen).[62] Für die Identifikation einzelner Inhaltsstoffe oder isolierter Khatamine werden meistens die mit Diodenarray-Detektion gekoppelte Hochdruckflüssigchromatographie (HPLC-DAD),[14,23,26] die Gaschromatographie[27] (GC) und die Gaschromatographie-Massenspektroskopie (GC-MS)[27] eingesetzt.

Lagerung: Nach eigenen Beobachtungen ist Khat als Frischdroge tiefgekühlt über Monate und ohne Wirkungsverlust (= Cathinon-Abbau!) lagerbar.

Stabilität: Beim Welken, Trocknen oder unsachgemäßen Verarbeiten bilden sich aus dem Hauptwirkstoff Cathinon verschiedene Abbauprodukte oder Artefakte, was in der Regel einen Wirkungsverlust zur Folge hat.[12,14,27] Der Einfluß von reduzierenden Enzymen führt zur Bildung von Norpseudoephedrin und Norephedrin. So kann die Frischdroge bis zu 100mal mehr Cathinon als die Trockendroge enthalten. Durch Oxydation, zum Beispiel infolge enzymatischer Desaminierung, oder Photolyse bildet sich aus Cathinon das Diketon 1-Phenyl-1,2-propandion. Häufige Isolierungsartefakte sind Dimere von Cathinon, zum Beispiel 3,6-Dimethyl-2,5-diphenylpyrazin und die entsprechenden Dihydroderivate. Aufgrund der leichten Enolisierbarkeit der Ketogruppe razemisiert Cathinon relativ rasch, insbesondere als Base und in polaren Lösungsmitteln.

Dagegen sind Cathinon-Salze (Oxalate, Hydrochloride etc.) in fester Form stabil.[12,14]

Wirkungen: *Gesamtdroge (Khat).* In einer klinischen Studie erhielten 8 gewohnheitsmäßige, gesunde Khatkonsumenten (Gruppe 1) 2 Bündel Khat zu je 80 bis 100 g, während 5 gesunde Probanden ohne Khaterfahrung (Gruppe 2) nur 1 Bündel erhielten.[63] Die Applikation erfolgte peroral im Rahmen einer Khat-Sitzung. Vor und 1,5, 3,5, 6,5 sowie 18 h nach Kaubeginn wurden Blutdruck, Pulsrate, Atmungsfrequenz und Körpertemperatur bestimmt. In beiden Versuchsgruppen konnte nach 1,5 und 3,5 h ein signifikanter Blutdruckanstieg von im Mittel 18 mm Hg (Gruppe 1) bzw. 25 mm Hg (Gruppe 2) beobachtet werden. Trotz der geringeren Dosierung war der Effekt bei Gruppe 2 stärker. Die Pulsrate war bei Gruppe 2 nach 1,5 h leicht erhöht, nach 3,5 h aber signifikant vermindert. Die Atmungsfrequenz war in beiden Gruppen nach 1,5 h signifikant erhöht. Die Körpertemperatur war ebenfalls erhöht, aber nur in Gruppe 2 signifikant. Die beobachteten Effekte können mit der Wirkung von Amphetamin verglichen werden. In einer eigenen, noch unveröffentlichten, placebokontrollierten Doppelblindstudie erhielten 6 Probanden standardisierte, geschnittene und leicht aromatisierte Khatdroge in einer Dosis, die 0,8 mg Cathinon/kg KG entsprach.[64] Als Placebo wurde Khat eingesetzt, welchem vorgängig durch Extraktion mit verd. Salzsäure die Phenylalkylamine entzogen worden waren. Die Applikation erfolgte oral durch Kauen über 1 h verteilt. Während 9 h wurden Blutproben entnommen, Blutdruck und Pulsrate gemessen, sowie EKG-Untersuchungen durchgeführt. Die ZNS-stimulierenden Effekte wurden subjektiv anhand eines gemäß ARCI (Addiction Research Center Inventory[65]) standardisierten und ursprünglich zur Erfassung von Amphetamin-Effekten geschaffenen Fragenkatalogs gemessen. Die zentralen (Euphorie, amphetaminartige Stimulation etc.) und peripheren Effekte (Blutdruck, Puls etc.) entsprachen weitgehend denjenigen nach peroraler Cathinon-Applikation (s. Wirkungen von Cathinon)[66] und korrelierten gut mit den pharmakokinetischen Daten von Cathinon (s. Verteilung von Cathinon).

In zahlreichen weiteren Studien[67-70] konnten die amphetaminartigen Effekte des Khat-Konsums bestätigt werden. Als zentralstimulierende Effekte wurden v. a. Anorexie, Schlaflosigkeit, Hyperaktivität, Erregung, Euphorie und erhöhter Rededrang registriert. Peripher kommt es zu sympathomimetischen Nebeneffekten wie Blutdruckanstieg, erhöhte Pulsfrequenz, Herzrhythmusstörungen, erhöhte Körpertemperatur, beschleunigte und vertiefte Atmung und Pupillenerweiterung.

Im Tierversuch zeigte die perorale Applikation getrockneter Khatblätter eine ulkusprotektive Wirkung.[71] Ratten erhielten während 2 Wochen eine Standardnahrung mit 20 % getrockneten und gepulverten Khatblättern. Nach einer 24stündigen Fastenzeit wurde durch Injektion einer 5 %igen Histaminlösung die Bildung eines Magenulkus angeregt. Untersuchungen der getöteten Versuchstiere ergaben im Vergleich mit einer Placebogruppe eine niedrigere Konzentration an freier und gebundener Säure im Magen sowie eine signifikant niedrigere Ulkusbildungsrate.

Khatextrakte. In einer placebokontrollierten Humanstudie wurde der Einfluß von Khat auf den Blutzuckerspiegel untersucht.[72] 15 Khatkonsumenten zwischen 15 und 25 Jahren erhielten einen wäßrigen Khatextrakt aus je 150 g Khat. Danach erhielten die Probanden eine Glucoselösung mit 100 g Glucose, welche innerhalb von 5 min oral eingenommen werden mußte. Messungen des Blutzuckerspiegels in den nächsten 3 h ergaben keinerlei Beeinflussung der normalen Glucose-Toleranz durch Khat.

Aus frischen Khatblättern wurde ein Chloroform-Diethylether-Extrakt (1:3) hergestellt, in Ringerlösung und Tween-80 suspendiert und Kröten in einer Dosierung von 202, 405 und 810 mg/kg Trockenextrakt in den Lymphsack injiziert.[73] Durch Messung des ventrikulären Aktionspotentials und EKG-Aufzeichnungen konnte eine positiv chronotrope Wirkung am Herzmuskel nachgewiesen werden. Die Steigerung der Herzfrequenz war dosisabhängig. Die niedrigste Dosierung hatte die größte Wirkung, wobei die Wirkung 2 h anhielt. Die Tachykardie beruhte auf einer sympathomimetischen Stimulierung des Sinusknotens. Eine chronische Behandlung mit 81 mg/kg Trockenextrakt täglich während 15 Tagen führte zu einer signifikanten Abnahme der Herzfrequenz. Beide beobachteten Effekte entsprechen der Wirkung von Amphetamin.

Phenylalkylamine (Khatamine). In zahlreichen *in-vitro* und *in-vivo* Versuchen[74-78] wurde der Wirkmechanismus von *S*-(–)-Cathinon als indirektes Sympathomimetikum nachgewiesen. An zentralen Neuronen steigert *S*-(–)-Cathinon wie *S*-(+)-Amphetamin die Dopaminfreisetzung, peripher bewirken beide Substanzen eine vermehrte Freisetzung von Noradrenalin. Die Unterschiede zwischen *S*-(–)-Cathinon und *S*-(+)-Amphetamin liegen dabei einzig in der Wirkstärke. *In-vitro* setzt *S*-(–)-Cathinon wie *S*-(+)-Amphetamin an katecholaminergen Synapsen Neurotransmitter frei.[74]

Der Effekt von *S*-(–)-Cathinon auf dopaminerge Neuronen im Nucleus caudatus des Kaninchens wurde an isoliertem Gewebe im Vergleich mit der Wirkung von *S*-(+)-Amphetamin getestet. Die Messung der Dopaminfreisetzung erfolgte durch Markierung des isolierten Gewebes mit radioaktivem ^{3}H-Dopamin. Eine 3 μM Lösung von *S*-(+)-Amphetamin hatte denselben Effekt auf die Dopamin-Freisetzung wie eine 6 μM Lösung von *S*-(–)-Cathinon. Eine Vorbehandlung des isolierten Gewebes mit Cocain, welches bekannterweise die Freisetzungswirkung von *S*-(+)-Amphetamin hemmt, stoppte auch die stimulierende Wirkung von *S*-(–)-Cathinon. In einer analogen Studie[75] wurden die Phenylpentenylamine *S*-(+)-Merucathinon, *S,S*-(–)-Pseudomerucathin und *R,S*-(+)-Merucathin mit den Phenylpropylaminen *S*-(–)-Cathinon, *S,S*(+)-Norpseudoephedrin und *R,S*-(–)-Norephedrin verglichen. Dabei zeigte sich, daß *S*-(+)-Merucathinon verglichen mit *S*-(–)-Cathinon eine ca. 6fach geringere Wirkung auf die Dopamin-Freisetzung besitzt. *S,S*-(+)-Norpseudoephedrin,

R,S-(–)-Norephedrin, *S,S*-(–)-Pseudomerucathin und *R,S*-(+)Merucathin sind äquipotent, verglichen mit *S*-(–)-Cathinon aber rund 8mal schwächer wirksam. Der Effekt von *S*-(–)-Cathinon auf die Freisetzung von ^{3}H-Noradrenalin wurde an isoliertem Gewebe vom Vorhof des Kaninchenherzens getestet. Eine Konzentration von 1 µM *S*-(–)-Cathinon bewirkte innerhalb von 1 bis 2 min eine Stimulierung der Noradrenalin-Freisetzung, was durch Messung der Radioaktivität bestimmt werden konnte. Derselbe Effekt konnte mit einer entsprechenden Amphetaminlösung erzielt werden. Die dosisabhängige Noradrenalin-Freisetzung konnte durch Vorbehandlung des Kaninchens mit Reserpin gesteigert und mit Desipramin gehemmt werden.[76] Ein Vergleich zwischen *S*-(–)-Cathinon und *S,S*-(+)-Norpseudoephedrin ergab eine ähnliche Wirkung auf die Freisetzung von Noradrenalin aus peripheren Neuronen.[77]

In einer analogen Studie[78] wurden die Phenylpentenylamine *S*-(+)-Merucathinon, *S,S*-(–)-Pseudomerucathin und *R,S*-(+)-Merucathin mit den Phenylpropylaminen *S*-(–)-Cathinon, *S,S*-(+)-Norpseudoephedrin und *R,S*-(–)-Norephedrin verglichen. Die drei Phenylpropylamine zeigten eine gleich starke Wirkung auf die Noradrenalin-Freisetzung. Die drei Phenylpentenylamine waren ebenfalls äquipotent, besitzen aber gegenüber den Phenylpropylaminen eine rund 10mal schwächere Wirkung.

S-(–)-Cathinon und *S,S*-(+)-Norpseudoephedrin in einer Dosierung von 0,2 bis 0,6 mg/mL reduzierten beim aus der Ratte isolierten Muskelpräparat die Muskelkontraktionen, welche durch indirekte elektrische Stimulation an neuromuskulären Synapsen ausgelöst wurden. Die lokalanästhetische Wirkung war beinahe so stark wie diejenige von 0,1 mg/mL Lignocain. Eine partielle Blockade, welche durch Tubocurarin ausgelöst wurde und durch Noradrenalin und Adrenalin antagonisiert werden kann, wurde durch *S*-(–)-Cathinon und *S,S*-(+)-Norpseudoephedrin nicht beeinflußt.[84]

In einer placebokontrollierten Humanstudie wurde peroral 0,5 mg/kg KG *S*-(–)-Cathinon in Kapselform verabreicht. 1 h nach der Applikation waren der systolische und der diastolische Blutdruck sowie die Pulsrate signifikant erhöht. Die Wirkungen auf das ZNS wurden anhand eines gemäß ARCI (Addiction Research Center Inventory[65]) standardisierten und ursprünglich zur Erfassung von Amphetamin-Effekten geschaffenen Fragenkatalogs gemessen. Nach 1 h war die Anzahl der positiven Antworten in den Kategorien "stimulierend-euphorisch" und "amphetaminartige Wirkung" gegenüber Placebo deutlich erhöht. Die Wirkung korrelierte mit der maximalen Plasmakonzentration von *S*-(–)-Cathinon, während der Hauptmetabolit *R,S*-(–)-Norephedrin keine Wirkung zeigte.[66]

Die erst vor wenigen Jahren entdeckten Phenylpentenylamine in Khat sind aufgrund ihrer niedrigen Konzentration in der Droge für die erwähnten Khat-Effekte von untergeordneter Bedeutung.[14,31,78]

In einem *in-vivo* Versuch[79] wurde *S*-(–)-Cathinon Ratten in einer Dosierung von 25 mg/kg KG i.p. injiziert. Die Wirkung auf die lokomotorische Aktivität wurde durch Impulsmessung in einem mit Lichtschranken ausgerüsteten Laufkäfig bestimmt. Es wurde eine Steigerung der lokomotorischen Aktivität während ca. 5 h gemessen. Derselbe Effekt konnte mit einer 3fach niedrigeren Dosierung von *S*-(+)-Amphetamin erzielt werden, wobei die Wirkung weniger lang anhielt. Außerdem wurden eine gesteigerte Reaktionsbereitschaft auf audiogene Reize und Perioden zwanghaften Nagens registriert. In einer ähnlichen Studie[80] wurde racemisches Cathinon mit *S*-(+)-Amphetamin und *S,S*-(+)-Norpseudoephedrin verglichen. Während Cathinon in Dosierungen unter 1,25 mg/kg KG die lokomotorische Aktivität verminderte, kam es ab 1,87 mg/kg KG zu einer Stimulation der lokomotorischen Aktivität. *S*-(+)-Amphetamin zeigte ab 0,9 mg/kg KG, *S,S*-(+)-Norpseudoephedrin ab 3,7 mg/kg KG eine lokomotionsfördernde Wirkung.

Nach i.p. Injektion verschiedener Dosierungen (0,5 bis 20 mg/kg KG) *S*-(–)-Cathinon, *R*-(+)-Cathinon und *S*-(+)-Amphetamin bei Ratten wurde durch Messungen in einem speziellen Laufkäfig die lokomotorische Aktivität bestimmt.[81] Eine maximale Steigerung wurde mit 6 mg/kg KG *S*-(–)-Cathinon, 12 mg/kg KG *R*-(+)-Cathinon und 3 mg/kg KG *S*-(+)-Amphetamin beobachtet. Das *S*-(–)-Cathinon-Enantiomer zeigt also verglichen mit *R*-(+)-Cathinon eine doppelt so starke lokomotorische Stimulationswirkung. In einem zweiten Versuch[81] wurden die kardiovaskulären Effekte am isolierten Meerschweinchen-Herz getestet. Dabei zeigten beide Enantiomere dieselbe positiv chronotrope Wirkung.

Die i.p. Injektion von 16 mg/kg KG *S*-(–)-Cathinon führte beim Kaninchen zu Hypermotilität, gesteigertem stereotypem Verhalten, Pupillenerweiterung und nach 2 h zu einer maximalen Steigerung der mittleren Körpertemperatur um 1,89°C. Die beobachteten Effekte entsprechen der Wirkung von *S*-(+)-Amphetamin und konnten durch Vorbehandlung der Versuchstiere mit Haloperidol vermindert weden.[82]

S-(–)-Cathinon, *R*-(+)-Cathinon und *S,S*-(+)-Norpseudoephedrin wurden Ratten in einer Dosierung von 300 und 500 µg pro Tier intracerebroventrikular injiziert. Alle 3 Substanzen reduzierten akut und signifikant die Nahrungsaufnahme und führten chronisch zu einer Verminderung des Körpergewichtes.[83]

S-(–)-Cathinon, *R*-(+)-Cathinon und *S,S*-(+)-Norpseudoephedrin verlängerten in einer Dosierung von 5 bis 25 mg/kg KG s.c. bei Ratten die Reaktionszeit im Heizplatten-Test. Dieser Effekt konnte durch α-Methylparatyrosin antagonisiert werden, so daß es sich wahrscheinlich nicht um einen echten analgetischen Effekt handelt, sondern die verzögerte Reaktion eher durch eine Übererregung verursacht wurde.[85]

Affen, welche sich durch Hebeldruck *S*-(–)-Cathinon in Einzeldosen von 0,06 bzw. 0,25 mg/kg KG selber i.v. applizieren konnten, betätigten den Hebel in kurzen Abständen Tag und Nacht und es manifestierten sich extreme Unruhe, Zittern, Appetitlosigkeit und Pupillenerweiterung. Die Selbstapplikation brach erst ab, wenn die Tiere in völliger Erschöpfung einschliefen.[83]

Catheduline. Die Catheduline E3, E4 und E5 besitzen eine starke insektizide Wirkung. Sie hemmen in einer Dosierung von 1 ppm das Wachstum der Larve des Eulenfalters (*Pectinophora gossypiella*). Dies entspricht beinahe der Wirkstärke von Azadirachtin, einem der stärksten natürlichen Insektizide.[39]

Flavonoid-Fraktion. Ratten erhielten während 2 Tagen peroral 200 mg/kg KG einer aus Khat isolierten Flavonoid-Fraktion. Danach wurde p.o. eine Phenylbutazon-Suspension in einer Dosierung von 2mal 100 mg/kg KG in einem Intervall von 15 h verabreicht, um die Bildung eines Magenulkus anzuregen. 6 h nach der zweiten Verabreichung wurden die Tiere getötet und untersucht. Im Vergleich mit einer Kontrollgruppe wurde eine signifikant niedrigere Ulkusbildungsrate mit einer verminderten Konzentration an freier und gebundener Magensäure festgestellt. Die bereits früher mit der Gesamtdroge festgestellte ulkusprotektive Wirkung des Khat[71] (s. unter Wirkungen der Gesamtdroge) ist demnach auf Flavonoide zurückzuführen.[86] Eine p.o. Verabreichung einer Flavonoid-Fraktion aus Khat in einer Dosierung von 200 mg/kg KG hatte bei der Ratte im Carrageenan-Ödemtest und Cotten-Pellet-Granulomtest eine antiexsudative, entzündungshemmende Wirkung. Die Wirkungsstärke war mit derjenigen von Oxyphenbutazon vergleichbar.[87]

Wirkungsverlauf: Die ZNS-stimulierende Wirkung sowie auch die peripheren Effekte korrelieren mit der Cathinon-Konzentration im Plasma.[66] In einer Humanstudie mit gewohnheitsmäßigen Khatkonsumenten war die Wirkung 1,5 bis 3,5 h nach Kaubeginn maximal.[68] In einer Humanstudie mit Probanden, welche keinerlei Khaterfahrung hatten, wurde innerhalb 1 h Khat entsprechend einer Dosierung von 0,8 mg/kg KG *S*-(–)-Cathinon oral appliziert. 20 bis 40 min nach Kaubgeinn konnte *S*-(–)-Cathinon im Plasma nachgewiesen werden. Nach 2 h wurden maximale Plasmaspiegel von durchschnittlich 150 ng/mL *S*-(–)-Cathinon gemessen.[64] *In-vitro* wurde die Bioaktivierung von *S,S*-(+)-Norpseudoephedrin zu Cathinon durch eine Dopamin-*β*-Hydroxylase unterstützte Oxidation nachgewiesen. Aufgrund der hohen Reaktionsbereitschaft (K_m = 18,8 mM) für *S,S*-(+)-Norpseudoephedrin, des verzögerten Wirkungseintrittes und der langen Wirkdauer wird eine Ketonisierungsreaktion unter dem Einfluß von Dopamin-*β*-Hydroxylase als mögliche *in-vivo* Bioaktivierungsreaktion diskutiert.[91]

Elimination: Ca. 10 % des *S*-(–)-Cathinons werden im Körper zu *R*-(+)-Cathinon racemisiert und durch eine stereospezifische 1*R*-Ketoreduktion rasch zu *R,S*-(–)-Norephedrin und *R,R*-(+)-Norpseudoephedrin metabolisiert und renal eliminiert.[92,93] Innerhalb von 24 h werden nur ca. 2,5 % *S*-(–)-Cathinon unverändert ausgeschieden. Norpseudoephedrin und Norephedrin werden innerhalb von 24 h praktisch unverändert renal ausgeschieden.[93] Für *S,S*-(+)-Norpseudoephedrin wurde nach p.o. Applikation in Kapselform festgestellt, daß die Resorption wegen der starken pH-Abhängigkeit (pK_s 8,92) erst nach der Magenpassage im Darm beginnt. Nach 2 h wurden maximale Plasmawerte gemessen. Der Abfall der Blutspiegelkurve war monoexponentiell und erfolgte mit einer Halbwertszeit von 3 h.[94] In einer weiteren Humanstudie konnte p.o. verabreichtes *S,S*-(+)-Norpseudoephedrin nach 30 bis 50 min im Urin nachgewiesen werden. Innerhalb von 6 h wurden 40 % der eingenommenen Dosis unverändert im Urin ausgeschieden; nach 24 h konnte *S,S*-(+)-Norpseudoephedrin in Spuren noch im Urin nachgewiesen werden.[95]

Volkstümliche Anwendung und andere Anwendungsgebiete: Als Teil des religiösen und gesellschaftlichen Lebens wird Khat in islamischen Kulturen seit Jahrhunderten traditionell verwendet und vom Koran toleriert. Populär ist vor allem der Khatkonsum in Gruppen, welcher die Kommunikationsfähigkeit steigern und die Phantasie und die Vorstellungskraft anregen soll. Bei der Arbeit wird Khat individuell primär wegen seiner leistungssteigernden und hungerdämpfenden Wirkung konsumiert. Das Kauen der Blätter und Triebspitzen ist die verbreitetste Form des Konsums. Daneben ist auch die Zubereitung eines Khat-Infus in Nordjemen weit verbreitet. In Somalia und Äthiopien wird auch etwa eine Khat-Paste aus getrockneten pulverisierten Khatblättern, Honigsirup und verschiedenen Gewürzen hergestellt. Die Paste wird meist zuerst gekaut und dann ganz hinuntergeschluckt.[13,18,46,97]

Die Blätter, Triebspitzen und Wurzeln von *Catha edulis* werden in der Volksmedizin gegen zahlreiche Krankheiten aber auch als Aphrodisiakum eingesetzt.[19] Außer der aufgrund der subjektiven Effekte leicht erklärbaren Anwendung gegen Depressionen und Melancholie sind noch zahlreiche weitere Indikationen gebräuchlich. So soll ein auf die Stirn gelegtes Khatblatt Kopfschmerzen vertreiben.[13,18] Massai- und Kipsigi-Stämme verwenden die Droge zur Behandlung der Gonorrhoe. Regelmäßiger Khatkonsum soll vor einer Malariainfektion schützen. In verschiedenen Regionen Afrikas werden die Wurzeln bei Magen-Beschwerden, die Blätter und Wurzeln gegen Influenza eingesetzt. In Südafrika dient die Droge als Medizin gegen Husten und Asthma. In der saudiarabischen Volksmedizin wird Khat ebenfalls gegen Asthma, Fieber und als ZNS-Stimulans eingesetzt.[22,98] Klinische Daten zum Beleg der Wirksamkeit liegen nicht vor.

In den 20er und 30er Jahren stellte der britische Apotheker Martindale verschiedene pharmazeutische Spezialitäten mit Khatextrakten her. Eine Khat-Kakaomilch sowie eine Spezialität mit Khatextrakt, Milchpulver und Calciumglycerophosphat wurden als Nerventonica verwendet. Ein Brausepulver mit Phenolphthalein und Khatextrakt wurde als mildes Laxans eingesetzt.[13,18,22] Die medizinische Anwendung der Droge ist heute obsolet.

Unerwünschte Wirkungen: *Zentralnervensystem.* Sowohl die Gesamtdroge, wie auch der Hauptinhaltsstoff *S*-(–)-Cathinon führen zu sympathomimetischen Reaktionen, die sich häufig als Unruhe, Appetitlosigkeit, Schlaflosigkeit und Störung des Tag-Nacht-Rhythmus manifestieren.[19,49,52,89] Am Auge kommt es regelmäßig zu einer Pupillenerweiterung.[63,67] *Herz, Kreislauf, Gefäße.* Der Khatkonsum führt zu einer Stimulation der Zellen im Sinusknoten des Herzmuskels und somit zu einer Steigerung der Pulsfrequenz sowie gelegentlich zu Arrhythmien.[73] *S*-(–)-Cathinon-Hydrochlorid führt in einer Dosierung von 0,5 mg/kg KG beim Menschen zu Blutdruckanstieg und Zunahme der Pulsfrequenz.[66] Bei Langzeit-Konsumenten sind diese Effekte vermindert.[63] *Respirationstrakt.* Beim Menschen steigert Khat in einer Dosierung von ca. 100 g Frischdroge p. o. den Sauerstoffverbrauch. Die Atmung wird vertieft und beschleunigt.[63,69] *Verdauungstrakt.* Der hohe Gerbstoffgehalt der Droge führt zu Entzündungen der Mundschleimhaut und der Speiseröhre, zu Verdauungsbeschwerden sowie zu Obstipation. Die chronische Obstipation führt reaktiv zu regelmäßigem Laxantienmißbrauch.[18,49,52,67,90]

Abhängigkeitspotential: Chronischer Khatkonsum führt zu mäßiger psychischer, nicht aber zu physischer Abhängigkeit.[96]

Tox. Inhaltsstoffe u. Prinzip: Die euphorisierende und stimulierende Wirkung ist auf die Phenylpropylamine zurückzuführen. Während die erwünschten ZNS-Effekte hauptsächlich durch *S*-(–)-Cathinon verursacht werden, sind für die peripheren sympathomimetischen Nebeneffekte auch *S,S*-(+)-Norpseudoephedrin und *R,S*-(–)-Norephedrin verantwortlich.[52,78,89] Durch *in-vitro* Experimente konnte gezeigt werden, daß die zentralen Effekte wie bei Amphetamin durch Freisetzung des physiologischen Neurotransmitters Dopamin verursacht werden, wobei die Wirkstärke von *S*-(–)-Cathinon mit derjenigen von *S*-(+)-Amphetamin vergleichbar ist. *S,S*-(+)-Norpseudoephedrin und *R,S*-(–)-Norephedrin wirken ca. 10mal schwächer auf das ZNS.[77,89] Dieser Unterschied ist auch auf die größere Lipohilie von Cathinon und damit die bessere Passage der Blut-Hirn-Schranke zurückzuführen. Die peripheren Effekte beruhen auf der erhöhten Freisetzung von Noradrenalin, wobei *S*-(–)-Cathinon, *S,S*-(+)-Norpseudoephedrin und *R,S*-(–)-Norephedrin vergleichbare Wirkstärke besitzen.[78]

Verteilung: Nach oraler Einnahme von 0,5 mg/kg KG *S*-(–)-Cathinon-Hydrochlorid in Kapseln wurden beim Menschen innerhalb von 1 h maximale Plasmawerte von ca. 100 ng/mL erreicht.[66,88] 8 h nach der Applikation konnte im Plasma kein *S*-(–)-Cathinon mehr nachgewiesen werden. *S*-(–)-Cathinon kann aufgrund der gegenüber *R,S*-(–)-Norephedrin und *S,S*-(+)-Norpseudoephedrin höheren Lipophilie die Blut-Liquor Schranke besser passieren und ist daher für die ZNS-stimulierenden Effekte hauptverantwortlich. Auch eine Passage der Blut-Milch-Schranke ist bekannt. In der Brustmilch von gewohnheitsmäßigen Khatkonsumentinnen konnten Khatalkaloide nachgewiesen werden.[89,90]

Wirkungsmechanismus: Khat wird häufig im Rahmen von sog. Khat-Sitzungen in gesellschaftlicher Runde konsumiert. Die Teilnehmer konsumieren während einer Sitzung 1 bis 2 Khatbündel zu je ca. 100 g. Je nach Droge werden entweder die jungen Blätter oder bei jungen Schossen die Rinde und die ganzen Triebspitzen verwendet. Das angekaute Drogenmaterial wird gut eingespeichelt und für die weitere Extraktion in eine Backentasche geschoben. Um den bitteren Geschmack etwas zu neutralisieren aber auch für eine optimale Extraktion werden große Mengen Tee, Coca Cola, Wasser oder andere kalte Getränke konsumiert. Nach der möglichst gründlichen Extraktion der wasserlöslichen Inhaltsstoffe durch intensives Kauen werden die Rückstände ausgespuckt.[97] Die Wirkung tritt ca. 1,5 h nach Kaubeginn ein und hält mehrere Stunden an.[68] Khat wird aufgrund seiner amphetaminartigen, ZNS-stimulierenden Wirkung konsumiert. Die Effekte können grob in subjektive und objektive Wirkungen unterteilt werden. Subjektiv wird der Einfluß der Droge auf das ZNS durch eine Steigerung der Energie, der Aufmerksamkeit, der Selbsteinschätzung und der Kommunikationsfähigkeit registriert. Probleme scheinen leichter zu bewältigen, das Raum- und Zeitgefühl geht teilweise verloren, ohne daß Halluzinationen erzeugt werden.[46,97] Außerdem werden die Phantasie und die Vorstellungskraft angeregt, wobei es oft zur Entwicklung wirklichkeitsfremder Ideen kommt. Ein eventuell vorhandenes Hungergefühl sowie vorhandene Müdigkeit veschwinden, und die körperliche Leistungsfähigkeit steigt. Objektiv kann ein Zustand leichter Euphorie mit oft aufgeregter Gesprächigkeit und gelegentlich auch eine Hyperaktivität beobachtet werden.[49,52,89] Dieser sogenannten Erregunsphase folgt dann beim Nachlassen der Wirkung eine Erschlaffungsphase, wobei das Gespräch allmählich verstummt.[18,97]

Akute Toxizität: *Mensch.* Die perorale Einnahme von 0,5 mg/kg KG Cathinon führt zu einem Blutdruckanstieg und einer Steigerung der Pulsfrequenz.[66] Derselbe Effekt tritt nach dem Konsum von 1 bis 2 Bündeln Khat zu ca. 100 g auf. Es kommt zu Pupillenerweiterung, einem leichten Anstieg der Körpertemperatur und einer vertieften, beschleunigten Atmung. Khat bewirkt wie Amphetamin Appetithemmung.[52,63,67,89] Nach der stimulierenden Phase kommt es häufig zu reaktiven Depressionen, Angstzuständen und Verwirrtheit.[49] In Ausnahmefällen können nach dem Konsum größerer Drogenmengen manische, schizophrene und paranoide Psychosen auftreten.[52,54,56,90,99] Bei Diabetikern wurden nach Khatkonsum Hyperglykämien beobachtet,[100] während bei gesunden Probanden keine Beeinflussung des Blut-Glucose-Spiegels beobachtet werden konnte.[72] *Tier.* In einer Toxizitätsstudie mit Mäusen und Ratten führte ein ethanolischer Khatextrakt in einer Dosierung von 2 g/kg KG p. o. zum Tod der Versuchstiere. Bei einer Dosierung von 200 mg/kg KG p. o. wurde bei Ratten eine Reduktion des Blutzuckerspiegels und der Konzentration an alkalischer Phosphatase sowie ein Anstieg des Gesamtbilirubins, der sauren Phosphatase und der

Lactatdehydrogenase beobachtet. Histopathologisch korrelierten diese Beobachtungen mit einer Entzündung der Leber und einer Blutstauung im Myokard.[98,101] Ein Chloroform-Ether-Extrakt von Khatblättern in einer Dosierung von 0,5 bis 1,0 g/kg KG s.c. führte in der Ratte zu einer Reduktion der RNA-, DNA- und Gesamtprotein-Konzentration in der Leber und im Gehirn. Ein Fütterungsversuch mit Khatextrakten zeigte in der Ratte Blutbildveränderungen. Nach 2 Wochen wurde ein Ansteigen der Leukozytenzahl, des Hämoglobins und des Hämatokrits beobachtet.[98] Der Einfluß von *S*-(−)-Cathinon, *R*-(+)-Cathinon, *R,S*-(−)-N-Formylnorephedrin und *S,R*-(+)-N-Formylnorephedrin auf die Prothrombinzeit wurde getestet. Alle eingesetzten Substanzen führten bei der Ratte akut zu einer 4 h anhaltenden Hypoprothrombinämie. Der Fibrinogenspiegel war nur während 2 h leicht erhöht. Von den untersuchten Verbindungen steigerten *R,S*-(−)-N-Formylnorephedrin und *S,R*-(+)-N-Formylnorephedrin die Koagulationsfähigkeit des Blutes am stärksten.[102] Cathinon führte in einer Dosierung von 50 mg/kg KG s.c. bei der Maus innerhalb weniger Minuten zu Erregung, Laufen im Kreis und leichtem Tremor. Die Wirkung hielt mehrere Stunden an. Norpseudephedrin führte in einer Dosierung von 50 bis 100 mg/kg KG s.c. zu ähnlichen Effekten, wobei die Wirkung erst 2 bis 3 h nach der Applikation eintrat.[103] Bei der Maus führte die Applikation von Cathinon in einer Dosierung von 30 bis 180 mg/kg KG s.c. zu einer Steigerung der motorischen Aktivität. Norpseudoephedrin zeigte denselben Effekt, wobei die Wirkung wiederum verzögert eintrat.

Chronische Toxizität: *Mensch.* Der gewohnheitsmäßige Khatkonsument ist häufig an seinen braun verfärbten Zähnen und seinem starren Blick erkennbar. Der regelmäßige Konsum führt zu Nervosität, Schlaflosigkeit und einer Störung des Tag-Nacht-Rhythmus. Beim plötzlichen Absetzen nach längerem Konsum wurde leichtes Zittern, Antriebslosigkeit, Lethargie, depressive Verstimmung und ein erhöhtes Schlafbedürfnis mit Alpträumen beobachtet.[67,89,100,104,105] Jahrelanger Khatkonsum kann zu geistiger Abwesenheit und einem Zerfall der Persönlichkeit führen.[67] Die kardiovaskulären Effekte des Khatkonsums sind beim gewohnheitsmäßigen Konsumenten vermindert, was auf eine Gewöhnung des Körpers an die peripheren sympathomimetischen Effekte der Droge schließen läßt.[63] Khat führt beim Menschen wie Amphetamin zu einer Zunahme an adrenocorticotropem Hormon und an Wachstumshormonen.[106] Die appetithemmende Wirkung der Droge führt oft zu Mangelernährung und damit verbunden zu einer erhöhten Anfälligkeit für Infektionen und Krankheiten. Der hohe Gerbstoffgehalt der Droge führt zu Verstopfung, aus welcher andererseits ein chronischer Laxantien-Mißbrauch resultiert.[49,52,67,90] Das Khatkauen verursacht häufig Entzündungen der Mundschleimhaut und der Speiseröhre, sowie in der Folge Sekundärinfektionen.[67,89,100] In einer Studie wurden bei 70 jemenitischen Patienten mit Verdauungsstörungen und Magen-Darm-Beschwerden Gewebeproben der Speiseröhre, des Magens und des Zwölffingerdarms entnommen. Unter den Patienten waren rund $^1/_3$ regelmäßige und $^1/_3$ gelegentliche Khatkonsumenten, während $^1/_3$ kein Khat konsumierte. Die Untersuchungen ergaben einzig bei regelmäßigen Khatkonsumentinnen eine größere Veranlagung für Zwölffingerdarmgeschwüre. Die große Verbreitung von Speiseröhren-Karzinomen in der jemenitischen Bevölkerung konnte aber nicht mit dem Khatkonsum in Korrelation gebracht werden.[107] Khat führt am Auge zu einer Verminderung des intraokularen Drucks und möglicherweise auch zu einer allmählichen Atrophie des Sehnervs.[89] *Tier.* Eine subchronische p.o. Applikation von 50 bis 200 mg/kg KG/Tag eines getrockneten Chloroform-Ether-Khatextraktes über 6 Wochen führte bei Mäusen zu einer Reduktion des Hämatokrits, des Hämoglobins und des mittleren Zellvolumens.[98] In subchronischer Applikation führte *S*-(−)-Cathinon, *R*-(+)-Cathinon, *R,S*-(−)-N-Formylnorephedrin und *S,R*-(+)-N-Formylnorephedrin bei der Ratte zu einer Hypoprothrombinämie ohne Beeinflussung des Fibrinogenspiegels.[102] In einer Studie zur chronischen Toxizität wurden Ratten mit einer Grundnahrung gefüttert, welcher 1 bis 50 % Khatextrakt beigemischt war. Es wurde eine verminderte Nahrungsaufnahme, ein retardiertes Wachstum, Läsionen im Magen-Darm-Bereich, Nekrosen im Leber- und Nierengewebe und hämorrhagische Magenentzündungen beobachtet.[103]

Mutagenität: Ein wäßriger Khat-Extrakt reduzierte in der Wurzelspitze von *Allium cepa* drastisch den mitotischen Index. *S*-(−)-Cathinon zeigte einen analogen Effekt und führte zu einer Verdichtung und Konzentrierung der Chromosomen, klebriger Metaphase und Brückenbildung in der Anaphase. Der Effekt war konzentrationsabhängig und irreversibel.[108] Die Mutagenität von Wasser- und Chloroform-Khatextrakten (25 und 50 µL/Plate) wurde unter Anwendung des Ames-Histidin-Reversion-Tests an zwei *Salmonella typhimurium* TA 100-Stämmen getestet. Alle untersuchten Extrakte zeigten mutagene Eigenschaften.[109]

Der zytologische Effekt eines methanolischen Khat-Extraktes wurde unter Anwendung des Mikronucleus-Tests, sowie zytologischer Analyse des mitotischen Index bei femoralen Zellen der Maus untersucht. Die Mäuse erhielten während 2 bzw. 5 Tagen 125, 250 oder 500 mg/kg KG p.o. Khat-Extrakt und wurden anschließend getötet. Es wurde eine signifikante Zunahme an mikronucleierten polychromatischen Erythrozyten, eine Induzierung einer Knochenmarksdepression, sowie eine Verminderung des mitotischen Index der somatischen Zellen festgestellt. Außerdem kam es zu einer signifikanten Steigerung von Chromosomenaberrationen, sowie einer Zunahme an anomalen Spermien.[121]

Reproduktionstoxizität: Eine epidemiologische Erhebung im Jemen ergab, daß Neugeborene von Khat konsumierenden Müttern ein vermindertes Geburtsgewicht haben.[100,110] Die Laktation ist bei gewohnheitsmäßigen Khat-Konsumentinnen vermindert und in der Brustmilch konnten Khatalkaloide nachgewiesen werden.[89,90] Beim Mann wurde Spermatorrhoe, spontane Ejakulation, verminderte sexuelle Potenz und nach jahrelangem Mißbrauch der Droge Impotenz beschrieben.[67,111,112] In verschiedenen Tierversuchen mit Khatextrakten wurde eine Verminderung der Spermatozytenteilung und der Spermaproduktion sowie nach ca. 2 Monaten ein völliger Verlust der Samenproduktion beschrieben.[98] Die wäßrige Lösung eines methanolischen Khat-Trockenextraktes führte in einer Dosierung von 50 bis 200 mg/kg KG p.o. bei männlichen Mäusen zu einer dosisabhängigen Abnahme der Fruchtbarkeit. Die höchste Dosierung führte nach 2 Wochen zu völliger Impotenz.[113] Methanolische Khatextrakte in einer Dosierung von 250 und 500 mg/kg KG führten bei der Ratte bei oraler Applikation zu einer signifikanten Zunahme von Aborten, Wachstums-Abnormalitäten beim Föten und antiöstrogenen Effekten.[98] Bei trächtigen Meerschweinchen, welche mit 2,2 g/kg KG Khatblättern gefüttert wurden, nahm der plazentare Blutfluß 75 min nach der Fütterung um 10 % und 180 min nach der Fütterung um 24 % ab. Die tägliche Futteraufnahme der Versuchstiere war außerdem stark reduziert und die Gewichtszunahme vermindert. Das mittlere Geburtsgewicht war um 7 % reduziert. Die Konzentration an *S,S*-(+)-Norpseudoephedrin im Urin der Meerschweinchen war mit Konzentrationen, welche im Urin schwangerer Khat-Konsumentinnen gemessen wurden, vergleichbar.[114,115] Meerschweinchen erhielten in einer späten Phase der Trächtigkeit Khatblätter p.o. Die Neugeborenen wurden anästhesiert, beatmet und kardiovaskuläre metabolische sowie neurophysiologische Parameter untersucht. Es wurde festgestellt, daß während mindestens 3 Tagen nach Geburt die Hirnfunktionen beeinträchtig sind und eine Wachstumsverzögerung eintritt.[122] Der Khat-Konsum könnte daher den plazentaren Blutfluß auch im Menschen reduzieren und das Wachstum des Föten beeinträchtigen.

Abhängigkeitspotential: In Untersuchungen bezüglich der suchterregenden Wirkung von Cathinon konnte gezeigt werden, daß Tiere, welche an suchterregende Stimulantien gewöhnt waren, sich Cathinon in demselben Rhythmus injizieren wie Amphetamin.[116,117] Diese Ergebnisse zeigen, daß Cathinon zur Entstehung einer psychischen Abhängigkeit beim Khatkauen führen kann. 1973 wurde Khat von der WHO in die Liste der suchterzeugenden Drogen als "Khat-Anhängigkeitstyp" ("Khat Addiction") eingeteilt, während Cathinon erst Mitte der 80er Jahre international und auf Druck der UNO der Betäubungsmittelgesetzgebung unterstellt worden ist. Aufgrund der voluminösen Form des Drogenmaterials und der Art des Konsums ist die Dosissteigerung limitiert. Bezüglich der kardiovaskulären Khateffekte konnte aber Toleranzentwicklung beobachtet werden.[63] Eine Toleranzbildung bezüglich der ZNS-Effekte ist bisher nicht bekannt. Beim Absetzen des Khatkonsums kommt es nur zu schwachen physischen Entzugssymptomen wie leichtem Tremor, Lethargie und erhöhtem Schlafbedürfnis.[67,100,104,105,118]

Toxikologische Daten: *LD-Werte.* Die orale letale Dosis eines ethanolischen Khatextraktes bei der Maus beträgt 2 g/kg KG.[101] Für racemisches Cathinon wurde bei der Maus nach i.p.-Injektion innerhalb von 24 h eine LD_{50} von 263 mg/kg KG ermittelt. Die akute Toxizität von Cathinon entspricht somit rund $^{1}/_{3}$ der Amphetamin-Toxizität (LD_{50}: 78 mg/kg KG).[119]

1. Melchior H (1964) A Engler's Syllabus der Pflanzenfamilien, Bd. 2, Dicotyledonae, Bornträger, Berlin
2. Zander R (1984) Handwörterbuch der Pflanzennamen, 13. Aufl., Verlag Eugen Ulmer, Stuttgart
3. Forskal P (1775) Flora Aegyptiaco-Arabica, Carsten Niebuhr, Den Haag, S. 63
4. Engler A (1960) Die natürlichen Pflanzenfamilien, 2. Aufl., Bd. 20b, Duncker & Humblot, Berlin, S. 154–155
5. Demissew S (1984) Botanical Aspects of "Khat" (Catha edulis, Celastraceae), Proceedings of the International Symposium on Khat, Addis Ababa, S. 5–11
6. Crombie L, Fleming RA, Toplis D, Whiting DA (1989) J Chem Soc Perkin Trans I, 1.700–1.702
7. Begley MJ, Crombie L, Crombie WML, Toplis D, Whiting DA (1990) Planta Med 56:524–525
8. Codd LE (1971) Bothalia 10:363
9. Van Wyk AE, Prins M (1987) South Afr J Bot 53:202–205
10. Revri R (1983) Catha edulis Forsk. – Geographical Dispersal, Botanical, Ecological and Agronimical Aspects with Special Reference to Yemen Arab Republic, Dissertation Universität Hohenheim
11. Demissew S, Addis Ababa University, persönliche Mitteilung
12. Schorno X (1979) Zur Pharmakognosie von Catha edulis Forsk. unter besonderer Berücksichtigung der ZNS-aktiven Phenylalkylamine, Dissertation Universität Bern
13. Schopen A (1978) Das Qat. Geschichte und Gebrauch des Genußmittels Catha edulis Forsk. in der arabischen Republik Jemen, Arbeiten aus dem Seminar für Völkerkunde der JW Goethe-Universität Frankfurt/M, Bd. 8, F Steiner Verlag, Wiesbaden
14. Geisshüsler S (1988) Zur Chemie, Analytik und Pharmakologie von Phenylalkylaminen aus Catha edulis Forsk. (Celastraceae), Dissertation Universität Bern
15. Brenneisen R, ElSohly MA (1992) Socio-Economic Poisons: Khat, the Natural Amphetamine. In: Nigg HN (ed.), Phytochemical Resources for Medicine and Agriculture, Plenum Press, New York, im Druck
16. Krikorian AD (1985) Econ Bot 39:514–521
17. Frohne D, Jensen U (1985) Systematik des Pflanzenreichs, 3. Aufl., G Fischer Verlag, Stuttgart New York, S. 179
18. Getahun A, Krikorian AD (1973) Econ Bot 27:353–377
19. Krikorian AD (1984) J Ethnopharmacol 12:115–178
20. Schorno X (1982) Pharm Unserer Zeit 11:65–73
21. Assefa M (1983) Socio Economic Aspects of Khat in the Harrarghe Administrative Region (Ethiopia), Proceedings of the First International Conference on Khat, Antananarivo, Madagascar, S. 72–77
22. Al-Meshal IA, Ageel AM, Parmar NS, Tariq M (1985) Fitoterap 56:131–152

23. Geisshüsler S, Brenneisen R (1987) J Ethnopharmacol 19:269–277
24. Schorno X, Steinegger E (1979) Exp 35:572–574
25. United Nations Document (1975) MNAR, 11/75
26. Schorno X, Brenneisen R, Steinegger E (1982) Pharm Acta Helv 57:168–176
27. Brenneisen R, Geisshüsler S (1985) Pharm Acta Helv 60:290–301
28. Szendrei K (1980) Bull Narcot 32:5–35
29. Crombie L, Crombie WML, Whiting DA (1990) Alkaloids of Khat (Catha edulis). In: Brossi A (ed) The Alkaloids, Academic Press, London, S. 139–164
30. Brenneisen R, Geisshüsler S, Schorno X (1984) Planta Med 50:531
31. Brenneisen R, Geisshüsler S (1987) J Nat Prod 50:1.188–1.189
32. Al-Meshal IA, Nasir M, El-Feraly FS (1986) Phytochemistry 25:2.241–2.242
33. Wolf JP, Pfander H (1986) Helv Chim Acta 69:1.498–1.504
34. Baxter RL, Crombie L, Simmonds DJ, Whiting DA (1976) J Chem Soc Chem Comm 12:463–465
35. Baxter RL, Crombie L, Simmonds DJ, Whiting DA (1976) J Chem Soc Chem Comm 12:465–466
36. Baxter RL, Crombie L, Simmonds DJ, Whiting DA, Braenden OJ, Szendrei K (1979) J Chem Soc Perkin Trans 1, 2.965–2.971
37. Baxter RL, Crombie WML, Crombie L, Simmonds DJ, Whiting DA, Szendrei K (1979) J Chem Soc Perkin Trans 1, 2.982–2.989
38. Crombie L, Crombie WML, Whiting DA, Szendrei K (1979) J Chem Soc Perkin Trans 1, 2.976–2.981
39. Kubo I, Kim M, De Boer G (1987) J Chromatogr 402:354–357
40. Crombie L, Toplis D, Whiting DA, Rozsa Z, Hohmann J, Szendrei K (1986) J Chem Soc Perkin Trans 1, 531–534
41. Baxter RL, Crombie L, Simmonds DJ, Whiting DA (1979) J Chem Soc Perkin Trans 1, 2.972–2.975
42. Crombie L, Crombie WML, Whiting DA, Braenden OJ, Szendrei K (1978) J Chem Soc Chem Comm:107–108
43. El Sissi HI, Abd Alla MF (1966) Planta Med 14:76–83
44. Al-Meshal IA, Hifnawy MS, Nasir M (1986) J Nat Prod 49:172
45. Gellert M, Szendrei K, Reisch J (1981) Phytochemistry 20:1.759–1.760
46. Qédan S (1972) Planta Med 21:410–415
47. Dmitriev MT, Rastyannikov EG, Kopkov VI, Malysheva AG (1989) Farmatsiya 38:76–77
48. Guantai AN, Maitai CK (1982) East Afr Med J 59:394–399
49. Elmi A (1983) J Ethnopharmacol 8:163–176
50. Litman A, Levav I, Saltz-Rennert H, Maoz B (1986) Cult Med Psych 10:389–396
51. Alhubaishi AAA, Abdel-Kader MIA (1991) J Basic Microbiol 31:83–89
52. Kalix P, Braenden O (1985) Pharmacol Rev 37:149–164
53. Gough S, Cookson I (1984) Lancet 8374:455
54. Gough S, Cookson I (1987) Br J Psych 150:875–876
55. Mayberry J, Morgan G, Perkin E (1984) Lancet 8374:455
56. McLaren P (1987) Br J Psych 150:712–713
57. United Nations Document (1979) MNAR 3/79
58. Röhm E, Schmid HV (1975) Arch Kriminol 155:155–162
59. Nordal A, Laane MM (1978) Medd Norsk Farm Selsk 40:1–18
60. Shadan P, Shellard EJ (1962) J Pharm Pharmacol 14:110–118
61. Elkiey MA, Karawya MS, Ghourab MG (1968) J Pharm Sci UAR 9:127–145
62. Lehmann T, Geisshüsler S, Brenneisen R (1990) Forens Sci Int 45:47–51
63. Nencini P, Ahmed A, Amiconi G, Elmi A (1984) Pharmacol 28:150–154
64. Brenneisen R, Fisch HU, Kalix P, Mathys K, Widler P, Manuskript in Vorbereitung
65. Martin W, Sloan J, Sapira J, Jasinski D (1971) Clin Pharm Ther 12:245–258
66. Brenneisen R, Fisch HU, Koelbing U, Geisshüsler S, Kalix P (1990) Br J Clin Pharm 30:825–828
67. Halbach H (1972) Bull WHO 47:21–29
68. Nencini P, Ahmed A, Elmi AS (1986) Drug Alcohol Dep 18:97–105
69. Alles G, Fairchild D, Jensen M (1961) J Med Pharm 3:23–352
70. Hodgkinson R (1962) Med J Austral 49:884–886
71. Al-Meshal IA, Ageel AM, Tariq M, Parmar NS (1983) Res Comm Subst Abuse 2:143–150
72. Elmi AS (1983) J Ethnopharmacol 8:331–334
73. Nabil Z, Saleh M, Mekkawy H, Abd Allah G (1986) J Ethnopharmacol 18:245–256
74. Kalix P (1981) Psychopharmacol 74:269–270
75. Kalix P, Geisshüsler S, Brenneisen R (1987) J Pharm Pharmacol 39:135–137
76. Kalix P (1983) Life Sci 32:801–807
77. Kalix P (1983) Drug Alcohol Dep 11:395–401
78. Kalix P, Geisshüsler S, Brenneisen R (1987) Pharm Acta Helv 12:332–334
79. Kalix P (1980) Br J Pharm 68:11–13
80. Zelger JL, Schorno HX, Carlini EA (1980) Bull Narcot 32:67–81
81. Gugelmann R, von Allmen M, Brenneisen R, Porzig H (1985) Exp 41:1.568–1.571
82. Kalix P (1980) J Pharm Pharmacol 2:662–663
83. Yanagita T (1979) NIDA Res Monogr 27:326–327
84. Guantai AN, Mwangi JW, Muriuki G, Kuria KAM (1987) Neuropharmacol 26:401–405
85. Knoll J (1979) NIDA Res Monogr 27:322–323
86. Tariq M, Parmar NS, Ageel AM, Al-Meshal IA, Abu-Jayyab AR (1984) Res Comm Subst Abuse 5:157–160
87. Al-Meshal IA, Tariq M, Parmar NS, Ageel AM (1985) Agents Actions 17:379–380
88. Brenneisen R, Mathys K, Geisshüsler S, Fisch HU, Koelbing U, Kalix P (1991) J Liq Chromatogr 14:271–286
89. Kalix P (1990) Pharmacol Ther 48:397–416
90. Pantelis C, Hindler CG, Taylor JC (1989) Psych Med 19:657–668
91. May SW, Phillips RS, Herman HH, Müller PW (1982) Biochem Biophys Res Comm 104:38–44
92. Mathys K, Brenneisen R (1992) J Chromatogr 593:79–85
93. Brenneisen R, Geisshüsler S, Schorno X (1986) J Pharm Pharmacol 38:298–300
94. Frosch F (1977) Arzneim Forsch 3:665–668
95. Maitai CK, Mugera GM (1975) J Pharm Sci 64:702–703
96. Eddy N, Halbach H, Isbell H, Seevers M (1965) Bull WHO 32:721–733
97. Weir S (1985) Qat im Yemen, British Museum Publications Ltd, Dorset, England
98. Al-Bekairi AM, Abulaban FS, Qureshi S, Shah AH (1991) Fitoterap 4:291–300
99. Giannini A, Castellani S (1982) J Toxicol Clin Toxicol 19:455–459

100. Luqman W, Danowski T (1976) Ann Intern Med 85:246–249
101. Tariq M, Al-Meshal IA, Al-Saleh A (1983) Toxicity Studies in Catha edulis. In: Hayes AW, Schnell TM, Miya TM (eds), Developments in the Science and Practice of Toxicology, Elsevier, Amsterdam, S. 337–340
102. Tariq M, Parmar NS, Islam MW, El-Feraly FS, Al-Meshal IA (1987) Res Comm Subst Abuse 8:29–37
103. Maitai CK (1977) Toxicon 15:363
104. Kennedy J, Teague J, Fairbanks L (1980) Cult Med Psych 4:311–344
105. Kennedy J (1987) The Flower of Paradise – The Institutionalized Use of the Drug Qat in North Yemen, D Reidel, Dordrecht, Niederlande
106. Nencini P, Anania M, Abdullahi M, Amiconi G, Elmi A (1983) Proceedings of First International Conference on Khat, International Council on Alcohol and Addictions, Lausanne, S. 148–152
107. El-Guneid A, El-Sherif AM, Murray-Lyon IM, Zureikat N, Shousha S (1991) Histopathol 19:437–443
108. Al-Meshal IA (1987) Toxicon 25:451–454
109. Hannan MA, Aboul-Enein HY, Al-Dakan AA (1985) Res Comm Subst Abuse 6:179–187
110. Ghani N, Eriksson M, Kristiansson B, Qirbi A (1987) Soc Sci Med 24:625–627
111. Le Bras M, Frétillère Y (1965) Méd Trop 25:720–732
112. Laurent JM (1962) Ann Méd-Psych 120:649–657
113. Tariq M, Qureshi S, Ageel AM, Al-Meshual IA (1990) Toxicol Lett 50:349–353
114. Jansson T, Kristiansson B, Qirbi A (1988) J Ethnopharmacol 23:11–17
115. Jansson T, Kristiansson B, Qirbi A (1988) J Ethnopharmacol 23:19–26
116. Glennon RA, Young R, Hauck AE, McKenney JD (1984) Pharmacol Biochem Behavior 21:895–901
117. WHO Advisory Group (1980) Bull Narcot 32:83–93
118. Giannini A, Burge H, Shaheen J, Price W (1986) J Psychoactive Drugs 18:155–158
119. Huang D, Wilson MC (1983) Res Comm Subst Abuse 3:215–225
120. Kalix P (1988) Dtsch Apoth Ztg 128:2.150–2.153
121. Qureshi S, Tariq M, Parmar NS, Al-Meshal IA (1988) Drug Chem Toxicol 11:151–165
122. Thordstein M, Jansson T, Kristansson B (1991) Biol Neonate 59:161–170

Be/Ma

Caulophyllum

HN: 2020400

Familie: Berberidaceae[1] (Leonticaceae[2]).

Unterfamilie: Berberidoideae.[1]

Tribus: Epimedieae.[1]

Subtribus: Epimediinae.[1]
Manche Autoren betrachten die Familie der Berberidaceae als polyphyletisch und stellen demzufolge der Familie der Berberidaceae s. str., unter Segregation einiger ihrer Gattungen in die neuen Taxa, die Familien Nandinaceae, Leonticaceae und Podophyllaceae gegenüber.[2] Diesem taxonomischen Konzept zufolge wäre die Gattung Caulophyllum MICHX. in die Familie Leonticaceae einzuordnen.[2] Aufgrund neuerer cladistischer Analysen wird aber eine Gliederung der Familie der Berberidaceae in 4 Unterfamilien vorgeschlagen.[3]

Gattungsgliederung: Die Gattung Caulophyllum MICHX. besteht aus 3 Arten:[4,5]
C. giganteum (FARW.) LECONTE et BLACKWELL.
C. robustum MAXIM.
C. thalictroides (L.) MICHX.
C. giganteum wurde früher als Varietät *C. thalictroides* (L.) MICHX. var. *giganteum* FARW. betrachtet und erst 1981 in den Artrang erhoben.[4]

Gattungsmerkmale: Ausdauernde, kahle Kräuter, mit kräftigem Rhizom; Sproß aufrecht, mit 2 oder 3 über die Mitte inserierten wechselständigen Laubblättern, die unteren 1 bis 3 Blätter dreizählig (bis doppelt dreizählig) gefiedert, fast sitzend und scheinbar 3 Blätter vortäuschend; Fiederblättchen 9 oder mehr, die terminalen verkehrt-eiförmig, lappig oder zerteilt, die lateralen meist lanzettlich. Blütenstand endständig, vielblütig, traubig oder rispenartig. Blüten gelblich-grün bis purpurn, dreizählig. Kelchblätter 6, länglich-elliptisch, kronblattähnlich, von 3 oder 4 petaloiden Tragblättern umgeben. Kronblätter 6, einreihig angeordnet, klein, drüsenähnlich, viel kürzer als die Kelchblätter und zu diesen opponiert stehend. Staubblätter 6, die Antheren sich mit 2 Klappen öffnend. Fruchtknoten asymmetrisch, oben spitz zulaufend, mit seitlich inseriertem, sehr kleinem Griffel und 2 Samenanlagen. Fruchtknoten sich schon frühzeitig öffnend, da die Samen rasch an Größe zunehmen, diese auf kurzen, festen Stielchen sitzend; Samen blau, rundlich, fleischig, etwa 10 mm lang, zur Reife kleinen Steinfrüchten sehr ähnlich.[6,7]

Verbreitung: Die Gattung Caulophyllum ist durch ein disjunktes Areal charakterisiert. Während *C. thalictroides* und *C. giganteum* im östlichen Nordamerika beheimatet sind, besiedelt *C. robustum* ein ausgedehntes Areal in Ost-Asien, das sich von Japan über China bis Korea erstreckt und auch noch Teile Rußlands einschließt.[5]

Inhaltsstoffgruppen: Die artenarmte Gattung Caulophyllum scheint durch das Vorkommen von Alkaloiden und Triterpensaponinen charakterisiert zu sein: Kraut bzw. Wurzeln von *C. robustum* enthalten die Chinolizidinalkaloide *N*-Methylcytisin und Lupanin, das Aporphinalkaloid Magnoflorin und das Taspinalkaloid Taspin. In Rhizom und Wurzeln von *C. thalictroides* konnten ebenfalls Aporphinalkaloide- und Chinolizidinalkaloide (s. Inhaltsstoffe der Art *C. thalictroides*) aufgefunden werden.[8–10]
Aus Rhizom und Wurzeln von *C. robustum* wurden die hämolysierenden Triterpensaponine Caulosid-A bis Caulosid-G isoliert; Caulosid-A und Caulosid-C bis -G stellen Hederageninglykoside, Caulosid B ein Caulophyllogenin(= 16α-Hydroxyhederagenin)-glykosid dar. Wurzeln und Rhizom von *C. thalictroides* enthalten auch Triterpensaponine vom Hederagenintyp (s. Inhaltsstoffe der Art *C. thalictroides*).[9,10]
Phytochemische Untersuchungen der Art *C. giganteum* (Syn. *C. thalictroides* (L.) MICHX. var. *gigan-*

teum FARW.) liegen bisher nicht vor. In Hinblick auf das sympatrische Vorkommen mit *C. thalictroides* müßte eventuell überprüft werden, ob bei früheren phytochemischen Bearbeitungen der Art "*C. thalictroides*" eventuell *C. thalictroides* (L.) MICHX. var *giganteum* FARW." vorlag.

Drogenliefernde Arten: *C. thalictroides*: Caulophyllum-thalictroides-Rhizom und Wurzeln, Caulophyllum thalictroides hom. *HAB34*, Caulophyllum thalictroides hom. *PFX*, Caulophyllum thalictroides hom. *HPUS78*.

Caulophyllum thalictroides (L.) MICHX.

Synonyme: *Leontice thalictroides* L.

Sonstige Bezeichnungen: Dt.: Blauer Hahnenfuß, Frauenwurz, Löwenblatt, Stengelblatt; engl.: Blueberry root, Blue Cohosh, Leontice, Papoose root, Squaw root; frz.: Cohosh bleu, La Leontice; it.: Caulofillo.

Botanische Beschreibung: Pflanze krautig, ausdauernd, aufrecht, kahl, 30 bis 70 cm hoch, mit fleischigem, verzweigtem Rhizom. Blätter über der Mitte des Sprosses inseriert, mit einem großen, fast sitzendem Blatt, dieses dreizählig bis doppelt dreizählig gefiedert und habituell 3 Laubblätter vortäuschend; Fiederblättchen gestielt, verkehrt-eiförmig, dünn in 3 Lappen zerteilt, an der Basis keilförmig. Blütenstand rispig, 3 bis 6 cm lang, von einem laubblattähnlichen Hochblatt umgeben; Blüten gelblich-grün bis purpurn, fast 1 cm im Durchmesser. Kelchblätter 6, in 2 Reihen angeordnet; Kronblätter 6, stark reduziert, unscheinbar, drüsenartig; Staubblätter 6, so lang wie die Kronblätter; Fruchtknoten sich schon vor der Reife öffnend, mit 2 dunkelblauen, 5 bis 8 mm langen, rundlichen Samen, diese auf etwa gleichlangen, festen Stielchen sitzend und aufgrund der fleischigen Samenschale kleinen Steinfrüchten gleichend; Embryo in ein hornartiges Nährgewebe eingebettet; Chromosomenzahl 2n = 16.

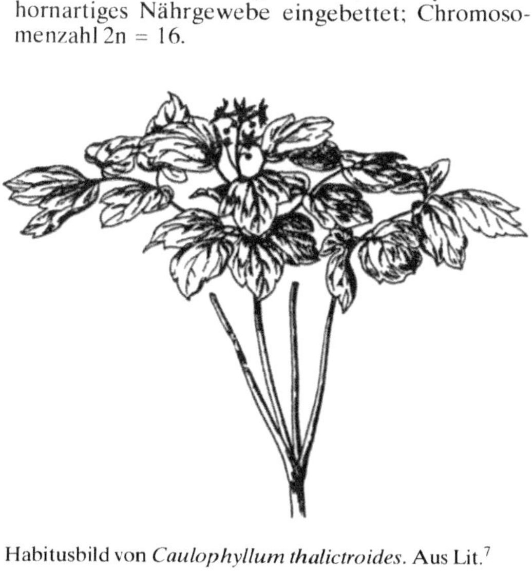

Habitusbild von *Caulophyllum thalictroides*. Aus Lit.[7]

Verbreitung: In feuchten Wäldern des östlichen Nordamerikas; im Norden von New Brunswick und Nova Scotia bis Ontario und Manitoba (Kanada), im Süden bis Tennessee, Alabama und Georgia (USA).[6]

Drogen: Caulophyllum-thalictroides-Rhizom und Wurzeln, Caulophyllum thalictroides hom. *HAB34*, Caulophyllum thalictroides hom. *PFX*, Caulophyllum thalictroides hom. *HPUS78*.

Caulophyllum-thalictroides-Rhizom und Wurzeln

Synonyme: Caulophylli radix, Radix Caulophylli.

Sonstige Bezeichnungen: Dt.: Frauenwurzel, Frauenwurzelstock, Frauenwurzwurzel, Löwenblattwurzel; engl.: Blueberry root, Blue Cohosh root, Papoose root, Squaw root.

Monographiesammlungen: Caulophyllum *BPC34*, *BHP83*.

Definition der Droge: Getrocknete Rhizome und Wurzeln *BPC34*, *BHP83*.

Stammpflanzen: *C. thalictroides* (L.) MICHX. *BPC34*, *BHP83*.

Herkunft: Wildvorkommen im östlichen Teil Kanadas und der Vereinigten Staaten von Amerika.[11,13]

Ganzdroge: Rhizom ca. 8 cm lang, bis 1 cm dick, reich bewurzelt, hin und her gewunden, runzelig, geringelt, verästelt, vielköpfig, mit zahlreichen aufrechten Knoten. Knoten an der Spitze Überreste früherer Stengel tragend. Ältere Rhizomteile mit zahlreichen, ca. 6 cm langen, verzweigten Wurzeln, die sich um das Rhizom herumwickeln.[16]

Schnittdroge: *Geschmack.* Bitter, schwach würzig. *Geruch.* Schwach, zum Niesen reizend. *Makroskopisches Bild.* Rhizomstücke 1 bis 2 cm lang, 0,5 bis 1,0 cm breit, bräunlich, gewunden, unregelmäßig geformt, geringelt, knotig; obere Seite mit zahlreichen eingesenkten, becherförmigen Narben; untere Seite und seitliche Partien mit zahlreichen, verzweigten Wurzeln. Wurzeln lang, drahtig, verflochten, gelblich-braun, ca. 0,5 mm im Durchmesser. Bruch kurz; im Querschnitt eine äußere dunkle, dünne, korkartige Rinde, gefolgt von hellerem Parenchymgewebe; in der Nähe der Oberfläche zahlreiche, graue, ringförmig angeordnete Punkte.[11,17] *Mikroskopisches Bild.* Im Querschnitt von außen nach innen: Korkzellen mit ziemlich verdickten Wänden; Phelloderm und Rindenparenchym aus polyedrischen Zellen, durchsetzt mit Blattnarbenstellen; unzusammenhängender Ring offen kollateraler Leitbündel, durch breite Markstrahlen getrennt; gut entwickeltes, cellulosehaltiges Mark.[11,17]

Pulverdroge: Pulver hellbraun; Stärkekörner zahlreich, 3 bis 16 μm im Durchmesser, sphärisch geformt; Korkfragmente mit gelbbraunen Wänden, Hoftüpfelgefäße in Gruppen, wenige stark verholzte Tracheiden mit randständigen Tüpfeln; Fragmente von stärkehaltigen Parenchymgewebe.[11]

Inhaltsstoffe: *Alkaloide.* Rhizom und Wurzeln enthalten die Chinolizidnalkaloide (–)-*N*-Anagyrin (0,012%, isoliert), (–)-*N*-Methylcytisin (0,033%, isoliert), (–)-Baptifolin (0,02%, isoliert) und (+)-Magnoflorin (keine Mengen angegeben).[8]

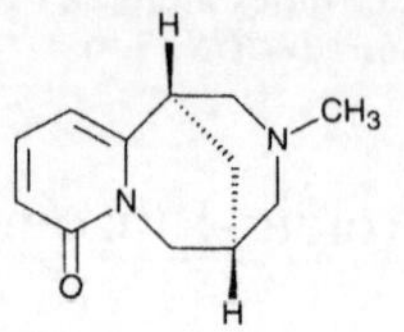

(–)-*N*-Methylcytisin

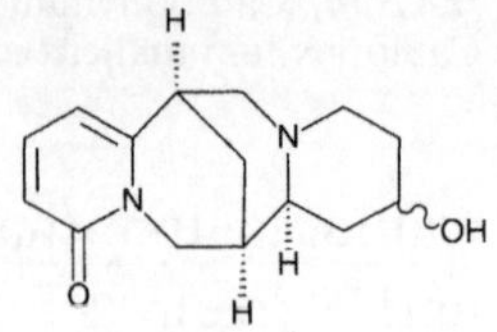

(–)-Baptifolin

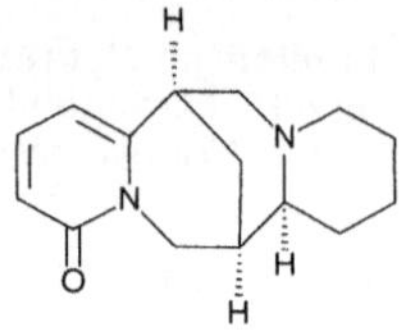

(–)-Anagyrin

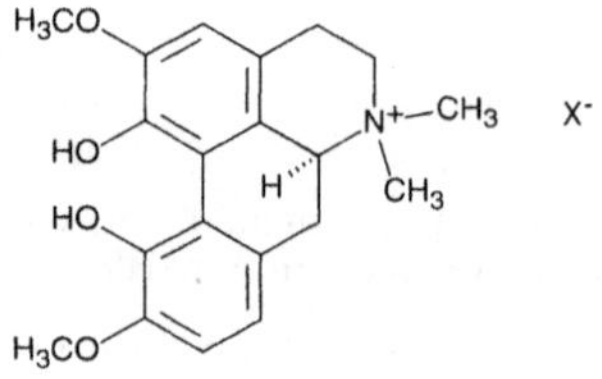

(+)-Magnoflorin

Triterpensaponine. Aus Rhizom und Wurzeln wurden zwei hämolysierende Saponine isoliert: Caulosaponin und das zuckerreichere Primärsaponin Caulophyllosaponin; bisher konnte nur das Aglykon, Hederagenin, identifiziert werden.[9]

Zubereitungen: Decoct (keine Spezifizierung) *BHP83*; Fluidextrakt 1:1 in Ethanol 70% (*V*/*V*) *BHP83.*

Identität: S. Analytik der Droge Caulophyllum thalictroides hom. *PFX.*
Nach Anreicherung aus der pulv. Droge wird die Alkaloidfraktion einer DC-Prüfung unterzogen *BHP83*:
Referenzsubstanz: Chinin.
Sorptionsmittel: Kieselgel.
Fließmittel: Aceton-Methanol (3 + 2).
Detektion: Dragendorff-Reagenz.
Auswertung: Drei orange-braune Flecken sind im Vis zu erkennen.

Reinheit: Säureunlösliche Asche: Höchst. 4% *BHP83.*

Wirkungen: Ein aus der Droge isoliertes Glykosid (keine näheren Angaben zur Struktur) wirkt nach s.c.-Injektion ins Kaninchenohr stark lokal irritierend; Instillation einer Lösung ins Kaninchenauge führt zur Entzündung. Das Glykosid soll auch oxytocisch wirken.[12]

Volkstümliche Anwendung und andere Anwendungsgebiete: Bei den Indianern Nordamerikas ist die Droge schon seit langem als Heilmittel gegen Frauenleiden in Gebrauch (squaw root). Noch Anfang des 20. Jahrhunderts wurde die Droge in der englischen und amerikanischen Medizin gegen Würmer, zur Entwässerung, bei Menstruationsstörungen, bei Krampfschmerzen und hauptsächlich als Uterusmittel zur Wehenanregung und Krampflösung bei mangelhafter Wehentätigkeit und spastischen Nachschmerzen eingesetzt.[13]
BHP83 gibt als Indiaktionen an: Amenorrhoe, Dysmenorrhoe, drohender Abort, wehenähnliche Krämpfe, rheumatische Beschwerden; spezifische Indikation: Durch Uterus-Atonie ausgelöste Erkrankungen.
Zu den genannten Indikationen liegen weder klinische Studien noch hinreichend dokumentiertes Erfahrungsmaterial vor. Daher sind die genannten Anwendungsgebiete nicht belegt.

Dosierung und Art der Anwendung: *Droge.* Zur Einnahme: 0,3 bis 1 g Droge *BHP83. Zubereitung.* Fluidextrakt *BHP83*: Zur Einnahme 0,5 bis 1 mL.

Gegenanzeigen/Anwendungsbeschr.: Es sollen während der ersten drei Monate einer Schwangerschaft allenfalls kleine Dosen der Droge oder ihrer Zubereitungen eingenommen werden.[11] Hinweis: Was unter "kleinen Dosen" zu verstehen ist, ist nicht näher angegeben.

Reproduktionstoxizität: Ein "homöopathischer Extrakt in niedriger Potenz" stört bei schwangeren Ratten die Implantation der Blastopcyste im Endometrium.[14] Das histologische Bild des Uterus, die fehlende Vergrößerung der Schilddrüse sowie die Abnahme der Basophilen nach Zahl und Größe, dies alles wurde als Ausdruck einer estrogenen Aktivität gedeutet.[14] Da weder der applizierte Extrakt definiert ist, noch die Versuchsanordnung im Detail beschrieben wurde, sind die Schlußfolgerungen der Autoren[14] nicht nachvollziehbar.

Caulophyllum thalictroides hom. *HAB34*

Monographiesammlungen: Caulophyllum thalictroides *HAB34.*

Definition der Droge: Frischer Wurzelstock mit den daranhängenden Wurzeln *HAB34*; die frischen, unterirdischen Teile.[15]

Stammpflanzen: *Leontice thalictroides* L. (Syn. *C. thalictroides* (L.) MICHX.[15]).

Zubereitungen: Essenz nach § 3 *HAB34*; Eigenschaften: Die Essenz ist von gelblichbrauner Farbe, ohne besonderen Geruch und Geschmack.
Urtinktur und flüssige Verdünnungen nach *HAB 1*, Vorschrift 3a. Darreichungsformen: Urtinktur, flüssige Verdünnungen, Tabletten, Verreibungen, Streukügelchen, flüssige Verdünnungen zur Injektion.[15]

Identität: *Essenz.* Fehlingsche Lösung wird durch die Essenz reduziert.

Gehalt: *Essenz.* Arzneigehalt $^1/_3$.

Anwendungsgebiete: Die Anwendungsgebiete entsprechen dem homöopathischen Arzneimittelbild. Dazu gehören: Menstruations-, Gebärmutter- und Geburtsstörungen; Rheumatismus der Finger- und Zehengelenke.[15]

Dosierung und Art der Anwendung: *Zubereitung.* Soweit nicht anders verordnet:
Bei akuten Zuständen häufige Anwendung alle halbe bis ganze Stunde je 5 Tropfen oder 1 Tablette oder 10 Streukügelchen oder 1 Messerspitze Verreibung einnehmen; parenteral 1 bis 2 mL bis zu dreimal täglich s. c. injizieren.
Bei chronischen Verlaufsformen ein- bis dreimal täglich 5 Tropfen oder 1 Tablette oder 10 Streukügelchen oder 1 Messerspitze Verreibung einnehmen; parenteral 1 bis 2 mL pro Tag s. c. injizieren.[15]

Unerwünschte Wirkungen: Nicht bekannt. Hinweis: Es können vorübergehend Erstverschlimmerungen vorkommen, die jedoch unbedenklich sind.[15]

Gegenanzeigen/Anwendungsbeschr.: Nicht bekannt.[15]

Wechselwirkungen: Nicht bekannt.[15]

Gesetzl. Best.: *Offizielle Monographien.* Aufbereitungsmonographie der Kommission D am BGA "Caulophyllum thalictroides".[15]

Caulophyllum thalictroides hom. *PFX*

Monographiesammlungen: Caulophyllum thalictroides pour préparations homéopathiques *PFX.*

Definition der Droge: Die getrockneten, unterirdischen Teile.

Stammpflanzen: *C. thalictroides* (L.) MICHX.

Zubereitungen: Urtinktur nach der Monographie "Préparations Homéopathiques" *PFX*, mit Ethanol 65 % (*V/V*); Eigenschaften: Die Urtinktur ist eine orangebraune Flüssigkeit mit einem Geruch und Geschmack, der an Süßholz erinnert.

Identität: *Droge.* Das Rhizom mit Wurzeln muß der makro- und mikroskopischen Identitätsprüfung (s. Schnittdroge Caulophyllum-thalictroides-Rhizom und Wurzeln) genügen. Ein ethanolischer Drogenauszug muß der für die Urtinktur beschriebenen DC-Prüfung (s. Reinheit) entsprechen.
Urtinktur. Saponinnachweis *PFX*: Nach Zusatz von Wasser zur Urtinktur und Schütteln ergibt sich ein stabiler Schaum.
Alkaloidnachweis *PFX*: Eindampfen der Urtinktur zur Trockene und
- Zugabe von Kaliumtetrajodomercurat-Lösung (Mayers-Reagenz), worauf sich ein weißer Niederschlag bildet (Alkaloidfällung);
- Zugabe von Essigsäureanhydrid und Schwefelsäure, wobei sich der Rückstand violett färbt.

Reinheit: *Urtinktur.* Ethanolgehalt: Zwischen 60 und 70 % (*V/V*).
Trockenrückstand: Höher oder gleich 1,30 %.
DC-Chromatographie nach *PFX*:
Sorptionsmittel: Kieselgel G.
Fließmittel: Butanol-Eisessig-Wasser (40 + 10 + 10).
Detektion: 1. DC-Platte: Direktauswertung im UV 365 nm; Besprühen mit Dragendorff-Reagenz, Auswertung im Vis; 2. DC-Platte: Besprühen mit 10%iger ethanolischer Schwefelsäure, Erhitzen auf 100 bis 105 °C 10 min lang, Auswertung im Vis.
Auswertung: 1. DC-Platte: Im UV 365 nm zeigen sich mind. 5, mitunter auch 6 gelblich bzw. bläulich gefärbte Banden. Nach Detektion mit Dragendorff-Reagenz erkennt man mind. zwei, manchmal auch vier orange Banden im Vis; 2. DC-Platte: Nach Detektion mit dem Schwefelsäure-Reagenz treten mind. 7, mitunter auch 8 verschieden gefärbte Banden im Vis auf.

Caulophyllum thalictroides hom. *HPUS 78*

Synonyme: Blue Cohosh.

Monographiesammlungen: Caulophyllum thalictroides *HPUS 78.*

Definition der Droge: Die frische Wurzel.

Stammpflanzen: *C. thalitctroides* (L.) MICHX.

Zubereitungen: *Urtinktur.* Herstellung: Zu einer feuchten Pflanzenmasse, bestehend aus 100 g Festanteil und 233 mL Pflanzensaft, gibt man 267 mL dest. Wasser und 537 mL Alkohol 94,9 % (*V/V*) zur Bereitung von 1000 mL Urtinktur *HPUS 78.*
Dilutionen: D2 (2 ×) enthält 1 Teil Urtinktur, 4 Teile dest. Wasser und 5 Teile Alkohol; D3 (3 ×) und höher mit Alkohol 88 % (*V/V*).
Medikationen: D3 (3 ×) und höher.

Gehalt: *Urtinktur.* Arzneigehalt $^1/_{10}$.

1. Janchen E (1949) Die systematische Gliederung der Ranunculaceen und Berberidaceen, Österr Akad Wiss Wien, Math Naturwiss Kl, Denkschr 108 (4):1–82
2. Airy Shaw HK (1973) JC Willis's A dicitionary of the flowering plants and ferns, 8th ed. Cambridge, Cambridge Univ Press
3. Meacham CA (1980) Phylogeny of the Berberidaceae with an Evaluation of Classifications. Systematic Botany 5 (2):149–172
4. Loconte H, Blackwell WH (1981) A New Species of Blue Colosh (Caulophyllum, Berberidaceae) in Eastern North America. Phytologia 49 (5):483
5. Loconte H, Blackwell WH (1985) Intrageneric Taxonomy of Caulophyllum (Berberidaceae). Rhodora 87:463–469

6. Ernst WR (1964) The Genera of Berberidaceae, Lardizabalaceae und Menispermaceae in the Southeastern United States. J Arnold Arbor 45:1–35
7. Gleason HA (1952) The New Britton and Brown Illustrated Flora of the Northeastern United States and Adjacent Canada, Vol. 2, S. 189
8. Flom MS, Doskotch RW, Beal JL (1967) J Pharm Sci 56 (11):1.515–1.517
9. Hgn (1964) Bd. III, S. 243–248
10. Hgn (1989) Bd. VIII, S. 106–107
11. BHP 83, S. 54–55
12. Ferguson HC, Edwards LD (1954) J Am Pharmaceut Assos 43:16–21
13. Stübler M, Krug E (Hrsg.) (1987) Leesers Lehrbuch der Homöopathie, 2. Aufl., Bd. 3, Pflanzliche Arzneistoffe I, Haug-Verlag, Heidelberg, S. 684–689
14. Chandrasekhar K, Vishwanath CR (1974) J Reprod Fert 38:245–246
15. BAz Nr. 190a vom 10.10.1985
16. BPC 34
17. PF X

HB/HG

Ceanothus

HN: 2028600

Familie: Rhamnaceae.[1]

Tribus: Rhamneae.[1]

Gattungsgliederung: Die etwa 50 bis 60 Arten umfassende Gattung Ceanothus L. wird in zwei systematische Einheiten gegliedert:
- Sect. Ceanothus, der ca. 36 Ceanothus-Arten angehören, wie z. B. *C. americanus* L., *C. fendleri* Gray und *C. velutinus* Desf.
- Sect. Cerastes, in die die übrigen 19 Ceanothus-Arten eingeordnet werden.

Nähere verwandtschaftliche Beziehungen bestehen zur Gattung Colubrina Brongn.[1,2]

Gattungsmerkmale: Laubabwerfende oder immergrüne, 0,5 bis 6 m hohe Sträucher oder kleine Bäume, mit abspreizenden, oft dornigen Zweigen und 3lokunaren Knoten; häufig mit Knöllchenbildungen an den Wurzeln (Mykorrhiza); Laubblätter meist gestielt, wechselständig bis gegenständig, membranös oder ledrig, gesägt bis gekerbt-gesägt, die Spreite an der Basis von 3 Nerven innerviert, der übrige Teil netznervig; Nebenblätter klein, dünn, hinfällig; Blüten 5zählig, zwittrig, klein aber auffällig, weiß oder blau, auch lila bis purpurn, in terminalen oder seitlichen Rispen oder Trugdolden angeordnet; Kelchblätter 5, manchmal kronblattähnlich, an der Basis mit dem urnenförmigen Blütenboden verwachsen, dieser mit einem drüsigen Diskus ausgekleidet, in den der Fruchtknoten eingebettet ist, Kronblätter 5, mit kapuzenförmig eingekrümmter Spitze, deutlich genagelt, länger als der Kelch; Staubblätter 5, mit langen, dünnen Filamenten, länger oder so lang wie die Krone, zu den Petalen opponiert stehend; Fruchtknoten 3fächrig, mit kurzem, dreiteiligem Griffel; Frucht am Anfang steinfruchtartig, später sich zu einer 3lappigen, rundlichen Kapsel entwickelnd, diese zur Reifezeit in 3 Teilfrüchte (Kokken) zerfallend; Samen eiförmig, dunkelbraun bis schwarz, an der Oberfläche glatt, auf einer Seite konvex gewölbt; Embryo groß, die Kotyledonen rundlich-elliptisch, dünn; Chromosomenzahl $2n = 24$.

Verbreitung: Die Gattung Ceanothus ist hauptsächlich auf das temperate Nordamerika beschränkt. Das Areal erstreckt sich von Alberta und Columbia im Norden entlang der Rocky Mountains über Kalifornien bis Mexiko und Guatemala.
Nur wenige Arten, wie etwa *C. americanus* L. und *C. ovatus* Desf., sind auch im Osten Nordamerikas heimisch.

Inhaltsstoffgruppen: *Cyclopeptidalkaloide.* In der Familie Rhamnaceae kommen Peptidalkaloide, die einen 13-, 14- und 15gliedrigen Macrocyclus aufweisen, häufig vor. Auch in der Gattung Ceanothus scheinen solche Cyclopeptidalkaloide verbreitet zu sein. Allerdings wurden nur Cyclopeptidalkaloide mit 14gliedrigem Macrocyclus, sogenannte "Phencyclopeptine", aufgefunden:
- In der Wurzel bzw. Wurzelrinde von *C. americanus* L. mehrere Phencyclopeptine (s. Ceanothi radicis cortex).
- In der Wurzel von *C. integerrimus* Hook. et Arn. insgesamt 0,07 % Alkaloide, darunter die Phencyclopeptine Integerressin (8) (0,03 % isoliert), Integerrenin (7) (0,008 % isoliert) sowie Integerrin (6) (nur in Spuren).[3,4] s. Formelübersicht. In einer neueren Arbeit wurden *C. integerrimus* var. *californicus* und 2 verschiedene Populationen von *C. integerrimus* var. *integerrimus* phytochemisch untersucht. Die Varietät *californicus* wies insgesamt 0,33 % Alkaloide auf, darunter 45 % Integerrenin (7), 45 % Discarin-B (5), 5 % Ceanothus-Alkaloid (4) und 5 % Ceanothus-Alkaloid (3) (HPLC-Analyse). Von der Varietät *integerrimus* enthielt Population 1 insgesamt 0,09 % Alkaloide, mit 70 % Integerrenin (7), 16 % Ceanothus-Alkaloid (2), 10 % Ceanothus-Alkaloid (4), 4 % Ceanothus-Alkaloid (3) und nur Spuren von Discarin-B (5) (HPLC-Analyse). Population 2 wies insgesamt 0,14 % Alkaloide auf, mit 70 % Integerrin (6), Discarin-B (5) und 15 % Ceanothus-Alkaloid (1) (HPLC-Analyse).[5] Als mögliche Gründe für die unterschiedlichen Alkaloidspektren innerhalb der polymorphen Art *C. integerrimus* werden interspezifische Hybridisierung, Symbiose mit anderen Phencyclopeptin-produzierenden Pflanzen und variierende Standortbedingungen (z. B. Feuchtigkeit) einzelner Populationen angeführt.[5]
- In der Wurzelrinde von *C. sanguineus* Pursh. insgesamt 0,22 % Alkaloide, davon ca. 42 % Discarin-B (5), 37 % Ceanothus-B (9), 12 % Ceanothus-Alkaloid (2), 6 % Frangufolin (10) und Adouetin-Y' (= Myrianthin-B) (11), und 3 % Ceanothus-Alkaloid (12) (HPLC-Analyse).[6] S. Formelübersicht.

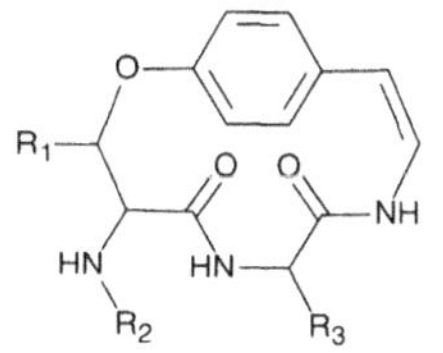

Ceanothus-Alkaloide	R_1	R_2	R_3
1: 5-β-Indolylmethyl-8-*N*-(*N*'-methylvalyl)-9-phenylphencyclopeptin	$—C_6H_5$	$NHCH_3$ $—COC$ $CH(CH_3)CH_2CH_3$	$-CH_2$-β-Indolyl
2: 5-β-Indolylmethyl-8-*N*-(*N*',*N*'-dimethylvalyl)-9-isopropylphencyclopeptin	$—CH(CH_3)_2$	$N(CH_3)_2$ $—COC$ $CH(CH_3)CH_2CH_3$	$-CH_2$-β-Indolyl
3: 5-Benzyl-8-*N*-(*N*',*N*'-dimethylisoleucyl)-9-phenylphencyclopeptin	$—C_6H_5$	$N(CH_3)_2$ $—COC$ $CH(CH_3)CH_2CH_3$	$—CH_2-C_6H_5$
4: 5-Isobutyl-8-*N*-(*N*'-methylisoleucyl)-9-phenylphencyclopeptin	$—C_6H_5$	$NHCH_3$ $—COC$ $CH(CH_3)CH_2CH_3$	$—CH_2-CH(CH_3)_2$
5: 5-β-Indolylmethyl-8-*N*-(*N*',*N*'-dimethylisoleucyl)-9-isopropylphencyclopeptin (= Discarin B)	$—CH(CH_3)_2$	$N(CH_3)_2$ $—COC$ $CH(CH_3)CH_2CH_3$	$-CH_2$-β-Indolyl
6: 5-β-Indolylmethyl-8-*N*-(*N*',*N*'-dimethylvalyl)-9-phenylphencyclopeptin (= Integerrin)	$—C_6H_5$	$N(CH_3)_2$ $—COC$ $CH(CH_3)_2$	$-CH_2$-β-Indolyl
7: 5-Isobutyl-8-*N*-(*N*',*N*'-dimethylisoleucyl)-9-phenylphencyclopeptin (= Integerrenin)	$—C_6H_5$	$N(CH_3)_2$ $—COC$ $CH(CH_3)CH_2CH_3$	$—CH_2-CH(CH_3)_2$
8: 5-Benzyl-8-*N*-(*N*',*N*'-dimethylvalyl)-9-phenylphencyclopeptin (= Integerressin)	$—C_6H_5$	$N(CH_3)_2$ $—COC$ $CH(CH_3)_2$	$—CH_2-C_6H_5$
9: 5-Benzyl-8-*N*-(*N*'-methylprolyl)-9-isopropylphencylclopeptin (= Ceanothin B)	$—CH(CH_3)_2$	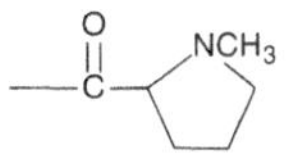	$—CH_2-C_6H_5$
10: 5-Isobutyl-8-*N*-(*N*',*N*'-dimethylphenylalanyl)-9-isopropylphencyclopeptin (= Frangufolin)	$—CH(CH_3)_2$	$N(CH_3)_2$ $—COC$ $CH_2C_6H_5$	$—CH_2-CH(CH_3)_2$
11: 5-sec-Butyl-8-*N*-(*N*',*N*'-dimethylphenylalanyl)-9-isopropylphencyclopeptin (= Adonetin-Y', Myrianthin-B)	$—CH(CH_3)_2$	$N(CH_3)_2$ $—COC$ $CH_2C_6H_5$	$—CH(CH_3)CH_2CH_3$
12: 5-sec-Butyl-8-*N*-(*N*'-methylphenylalanyl)-9-isopropylphencyclopeptin	$—CH(CH_3)_2$	$NHCH_3$ $—COC$ $CH_2C_6H_5$	$—CH(CH_3)CH_2CH_3$

Polyphenole.
Aromatische Säuren und Aldehyde. In der Wurzelrinde von *C. americanus* L. wurden 3 Benzoesäurederivate aufgefunden (s. Ceanothi radicis cortex).[7] In dem Saft junger Blätter von *C. azureus* DESF., *C. integerrimus* HOOK. et ARN., *C. thyrsiflorus* ESCHW. und *C. velutinus* DOUGL. wurde Methylsalicylat nachgewiesen.[8]
Das äth. Öl der Blätter von *C. velutinus* DOUGL. (0,14 bis 0,21 % äth. Öl, Wasserdampfdestillation) enthält als Hauptbestandteile Salicylaldehyd, Ethylcinnamat und Cinnamylcinnamat.[9]

Flavone, Flavonole. Die Blätter von *C. americanus* L. enthalten Flavonolglykoside (s. Ceanothi folium),[10] die Blätter von *C. velutinus* DOUGL. Velutin (= 4',5-Dihydroxy-3',7-Dimethoxyflavon).[11]
Gerbstoffe. Die Blätter von *C. velutinus* DOUGL. enthalten Catechingerbstoffe.[8] S. a. Ceanothi folium und Ceanothi radicis cortex.
Triterpene. Aus der Wurzelrinde von *C. velutinus* DOUGL. wurden Betulinsäure, Ceanothensäure und β-Sitosterol isoliert.[11] Auch in der Wurzelrinde von *C. americanus* L. konnten freie Triterpene gefunden werden[7] (s. Ceanothi radicis cortex).

Drogenliefernde Arten: *C. americanus*: Ceanothi folium, Ceanothi radicis cortex, Ceanothus americanus hom. *HAB1*, Ceanothus americanus hom. *PFX*, Ceanothus americanus hom. *HPUS78*.

Ceanothus americanus L.

Synonyme: *Ceanothus ellipticus* RAF., *C. officinalis* RAF., *C. perennis* PURSH., *C. tardiflorus* HORNEM., *C. trinervus* MOENCH, *C. virgatus* RAF.

Sonstige Bezeichnungen: Dt.: Amerikanischer Sekkelstrauch, Säckelblume, Seckelblume, Seckelstrauch, Wilder Schneeball; engl.: American Ceanothus, New Jersey tea, redroot, Red-root-bark tree; frz.: Céanothe, Céanothe d'Amérique.

Systematik: Zwei Varietäten werden beschrieben: *C. americanus* var. *americanus* und *C. americanus* var. *intermedius* (PURSH) TREL. (kleinblättrige Form).

Botanische Beschreibung: Niedriger, 40 bis 100 cm hoher, laubabwerfender Strauch, mit grünlich-purpurnen Zweigen; Blätter wechselständig, 3 bis 10 cm lang, 1,5 bis 5 cm breit, eiförmig bis länglich-eiförmig, an der Basis abgerundet, apikal schwach zugespitzt, fiedernervig, die Blattspreite von 3 Hauptnerven innerviert, an der Oberseite kahl oder fein angedrückt seidenhaarig, auf der Unterseite dicht grauhaarig, der Spreitenrand fein und oft unregelmäßig gesägt; Blattstiel 8 bis 13 mm lang. Infloreszenz lang gestielt, in den Achseln der oberen Laubblätter entspringend, 5 bis 15 cm lang, rispig, mit zahlreichen turgdoldigen Teilinfloreszenzen; Blüten weiß; Kronblätter 2,0 bis 3 mm lang, etwa doppelt so lang wie die Kelchblätter; Kapsel kugelig, etwa 7 mm im Durchmesser; Chromosomenzahl 2n = 24.[12,13]

Verwechslungen: *Ceanothus americanus* gehört zu einem Komplex von Arten, die sich sehr ähnlich sind, wobei Verwechslungen mit *C. ovatus* DESF. und *C. sanguineus* PURSH. möglich sind. Bemerkenswert sind auch die zahlreichen Hybriden, die als Zierpflanzen im Handel angeboten werden.

Verbreitung: Im östlichen und zentralen Nordamerika verbreitet. Das Areal erstreckt sich vom südlichen Kanada von Ontario und Manitoba südwärts bis Florida und Texas. In Gärten und Parkanlagen als Ziersträucher.[1]

Anbaugebiete: *C. americanus* wird zur Züchtung von Gartenhybriden (Ziersträuchern) in Kultur gehalten.[1]

Drogen: Ceanothi folium, Ceanothi radicis cortex, Ceanothus americanus hom. *HAB1*, Ceanothus americanus hom. *PFX*, Ceanothus americanus hom. *HPUS78*.

Ceanothi folium (Säckelblumenblätter)

Synonyme: Folia Ceanothi.

Sonstige Bezeichnungen: Dt.: Seckelblumenblätter; engl.: New Jersey tea; frz.: Thé de Jersey.

Definition der Droge: Die getrockneten Blätter.

Stammpflanzen: *Ceanothus americanus* L.

Ganzdroge: Blätter oberseits stumpf, meist kahl, fahlgrün oder graugrün bis bräunlich grün, unterseits deutlich heller. Blattspreite schmal- bis breiteirund, stumpf oder zugespitzt, 3 bis 8 cm lang, 3 bis 5 cm breit, am Grunde breit keilförmig in den oberseits rinnigen, bis 3 mm langen Blattstiel verschmälert. Blattrand feingesägt; die zur Blattspitze hin gerichteten Zähne tragen an der Spitze eine meist breit dreieckige, dunkelrote bis schwarze, leicht abbrechende Drüse. Die 3 weißlichen bis bräunlichen Hauptnerven und die stärkeren Seitennerven treten unterseits hervor und tragen meist zahlreiche, zur Blattspitze hin gerichtete Borstenhaare. Blattstiel und Basis der Blattspreite gelegentlich bräunlich-violett überlaufen.[14]

Schnittdroge: *Geschmack.* Schwach bitter.
Geruch. Schwach würzig-aromatisch.
Mikroskopisches Bild. Epidermiszellen der Ober- und Unterseite der Laubblätter vieleckig, mit in der Aufsicht geraden bis schwach welligen Wänden; oberseits glatte oder leicht streifige, unterseits fast immer schwach wellig gestreifte Cuticula. Spaltöffnungsapparate anomocytisch, mit 4 oder 5 Nebenzellen, beiderseitig vorkommend, unterseits sehr zahlreich und etwas kleiner als auf der oberen Seite. Borstenhaare auf den Nerven oberseits vereinzelt vorkommend, unterseits dagegen zahlreich, 90 bis 950 μm lang, spitz, gerade oder gebogen bis etwas wellig, derbwandig, 1- bis 4zellig, mit getüpfelter, etwa 25 bis 40 μm breiter Basis; Lumen bisweilen mit bräunlichem Inhalt gefüllt. Epidermiszellen der Oberseite im Querschnitt fast quadratisch bis schwach tangential gestreckt, häufig deutlich abgegrenzte Schleimmassen enthaltend. Epidermiszellen der Unterseite etwas flacher, mehr tangential gestreckt. Mesophyll zur Hälfte bis $^{3}/_{4}$ von dem meist dreireihigen Palisadenparenchym eingenommen, dessen schmalzylindrische Zellen in den oberen Reihen dicht, in den unteren locker angeordnet sind und zum locker gebauten Schwammparenchym hin deutlich an Länge abnehmen. Oberhalb der Leitbündel einzelne Zellen mit 25 bis 32 μm gro-

ßen, grobspitzigen Calciumoxalatdrusen; seitlich sowie unterhalb der Leitbündel oft in Reihen angeordnete Zellen mit 18 bis 25 µm großen, grobspitzigen Calciumoxalatdrusen.[14]

Inhaltsstoffe: *Phenolische Verbindungen.* Kämpferol-3-rhamnosid, Quercitrin, Rutosid (= Rutin), Quercetin-3-rhamnoglucosylrhamnosid (keine Mengenangaben).[10]
Da nach Hydrolyse neben Quercetin und Kämpferol als Aglyka die Anthocyanidine Cyanidin und Delphinidin nachgewiesen werden konnten, enthält die Droge möglicherweise Proanthocyanidin-Gerbstoffe.[15]

Identität: S. Ceanothus americanus hom. *HAB 1.*

Volkstümliche Anwendung und andere Anwendungsgebiete: Die Droge wurde früher gegen Aphthen, Angina, Diphtherie und Dysenterie verwendet.[16] Die Indianer Nordamerikas empfehlen die Droge gegen Blutungen in der Lunge.[17]
Die Wirksamkeit der Droge bei den genannten Indikationen ist nicht belegt.

Sonst. Verwendung: *Haushalt.* Während der Amerikanischen Revolution wurde die Droge als Ersatz für Tee verwendet, daher auch der Name "New Jersey tea".[18]

Ceanothi radicis cortex

Synonyme: Cortex Ceanothi radicis.

Sonstige Bezeichnungen: Engl.: Ceanothus, New Jersey Tea, Red Root.

Definition der Droge: Die getrocknete Wurzelrinde.

Stammpflanzen: *Ceanothus americanus* L.

Schnittdroge: *Geschmack.* Zusammenziehend, bitter.
Geruch. Droge geruchlos.
Makroskopisches Bild. Kurze, zusammengerollte oder gekrümmte Stücke, 1 bis 3 mm dick; grau bis rotbraun, glatt oder durch Längsfurchen aufgerauht; innere Oberfläche meist rotbraun, gestreift oder glatt; kurzer, ungerader, körniger Bruch.[19]

Mikroskopisches Bild: Ein mikroskopischer Querschnitt der Droge mit den typischen Elementen Kork, Rinde, Phloem, Calciumoxalatrosetten, Stärke, Steinzellen, Siebröhren und Markstrahlen findet sich in Lit.[19]

Inhaltsstoffe: *Cyclopeptidalkaloide.* Vgl. Inhaltsstoffgruppen der Gattung Ceanothus.
Phencyclopeptine: Ceanothin-B, Americin (0,02% isoliert), Ceanothin-C, Frangulanin (= Ceanothamin-A), Adouetin-X (= Ceanothamin-B), Adouetin-Y, Ceanothin-D, Ceanothin-E.[20]
Die Wurzelrinde enthält insgesamt etwa 0,16% Alkaloide (isoliert).[21]

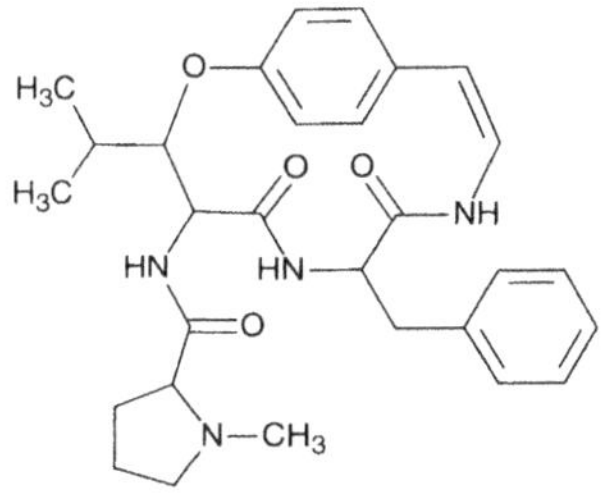
Ceanothin-B

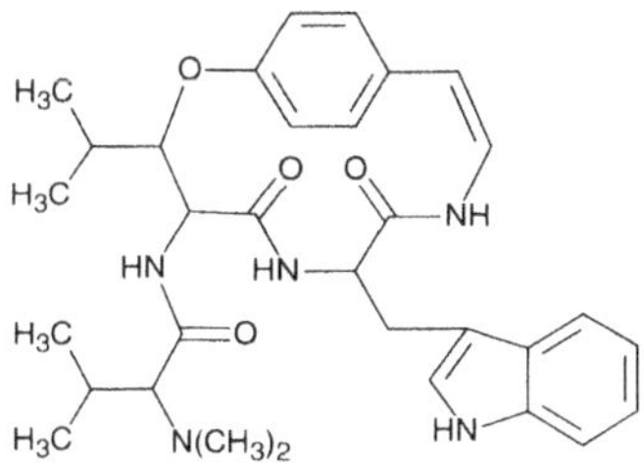
Americin

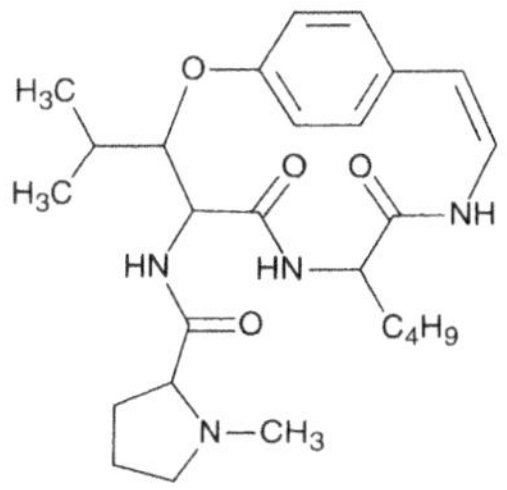
Ceanothin-C

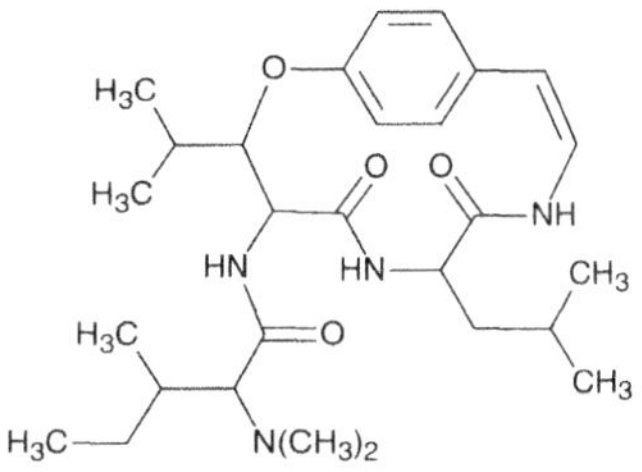
Frangulanin

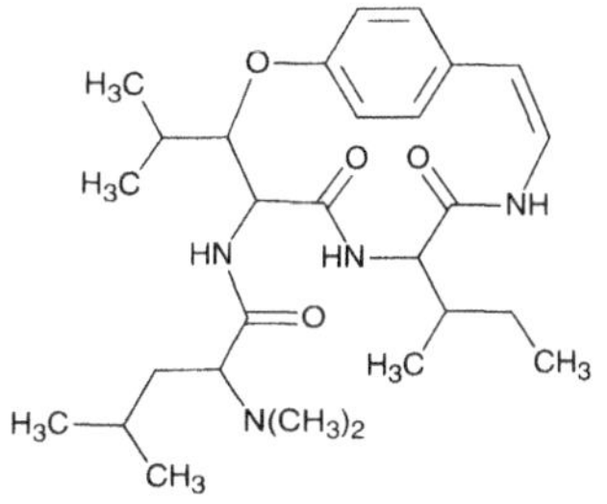
Adouetin-X

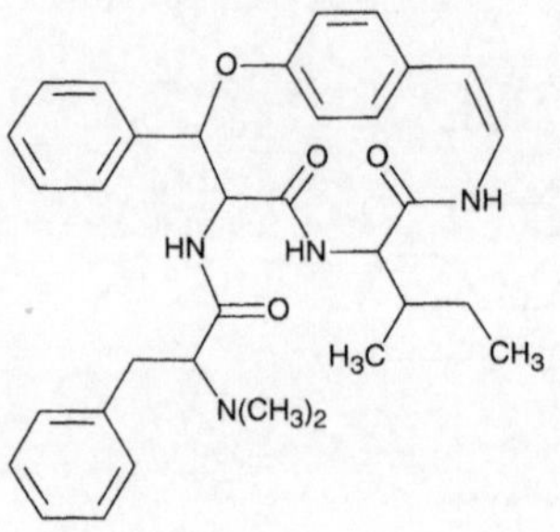

Adoutein-Y

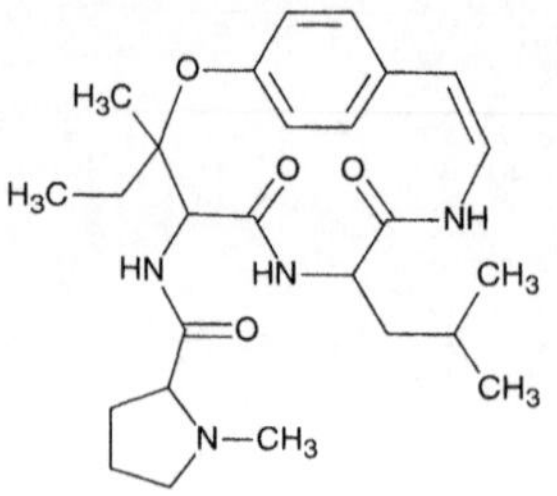

Ceanothin-D

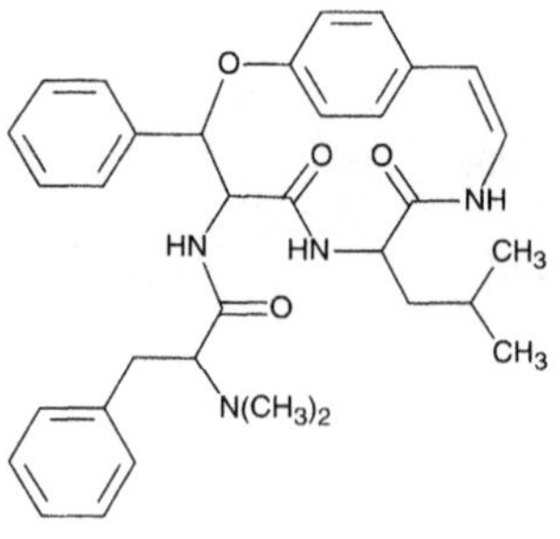

Ceanothin-E

Triterpene. Lupeol, Betulin, Betulinsäure, β-Sitosterol, Ceanothsäure (= Emmenolsäure; etwa 0,08 % isoliert), Ceanothensäure.[7]

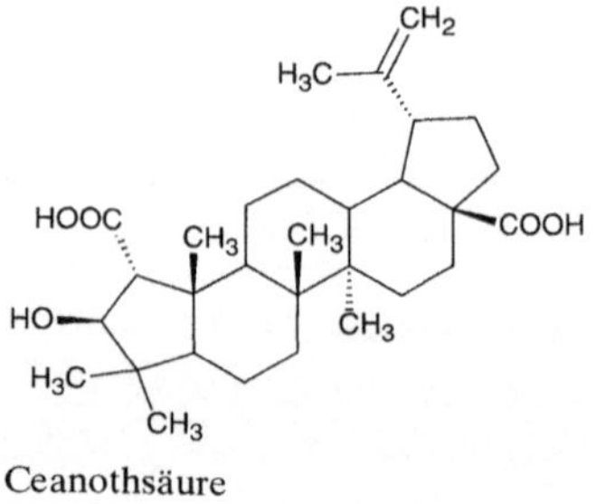

Ceanothsäure

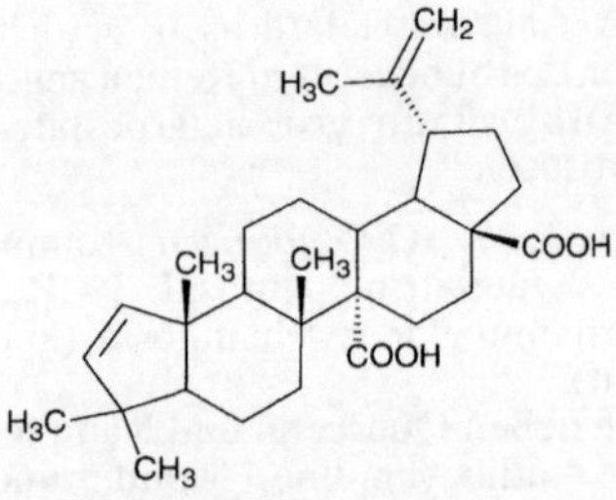

Ceanothensäure

Organische und anorganische Säuren. Vanillinsäure, Syringasäure, Phthalsäure;[7] Oxalsäure, Malonsäure, Apfelsäure, Bernsteinsäure, Orthophosphorsäure, Pyrophosphorsäure.[22]
Sonstige Verbindungen. Außerdem soll die Droge nicht näher identifizierte Gerbstoffe und Phlobaphene enthalten.[23,24]

Wirkungen: *Veränderung der Blutgerinnungszeit.* Bestimmung der Blutgerinnungszeit durch Messung der elektrischen Leitfähigkeit des Blutes mittels eines Blutkoagulometers; für die Versuche wird narkotisierten Sprague-Dawley Ratten Blut durch Herzpunktion entnommen. Ein wäßrig-ethanolischer Drogenextrakt und eine aus dem Extrakt durch IC gewonnene saure Fraktion, die 0,15 % Bernsteinsäure, 0,13 % Oxalsäure, 0,05 % Malonsäure, 0,05 % Apfelsäure, 0,04 % Orthophosphorsäure und 0,0005 % Phosphorsäure enthält, setzen die Gerinnungszeit um 25 % gegenüber den Kontrollen herab, und zwar sowohl bei oraler Verabreichung bei den Ratten 15 min vor Blutentnahme als auch bei direkter Vermischung mit dem Blut im Koagulometer. Eine aus dem Drogenextrakt gewonnene neutral/basische Fraktion zeigt gar keinen Effekt.[22] Da nähere Angaben zur Dosierung fehlen und zudem noch unerklärliche Schwankung in der Blutgerinnungszeit der Ratten auftraten (z. B. Verlängerung/Verkürzung der Gerinnungszeit nach Zugabe von Natriumoxalat zum Blut junger Ratten/erwachsener Ratten) sind die Ergebnisse schlecht zu bewerten.

Volkstümliche Anwendung und andere Anwendungsgebiete: Die Droge wurde früher als Adstringens, zur Blutstillung sowie gegen Fieber, Gonorrhöe und Syphilis gebraucht.[16,24]
Die Wirksamkeit der Droge bei den genannten Indikationen ist nicht belegt.

Ceanothus americanus hom. *HAB1*

Monographiesammlungen: Ceanothus americanus *HAB1*.

Definition der Droge: Die getrockneten Blätter.

Stammpflanzen: *Ceanothus americanus* L.

Zubereitungen: Urtinktur und flüssige Verdünnungen mit Ethanol 62 % (*m/m*) nach *HAB1*, Vorschrift 4a; Eigenschaften: Die Urtinktur ist eine

grünlich braune Flüssigkeit mit schwach bitterem Geschmack und ohne besonderem Geruch.
Darreichungsformen: Urtinktur, flüssige Verdünnungen, Tabletten, Verreibungen, Streukügelchen, flüssige Verdünnungen zur Injektion.[25]

Identität: *Droge.* Ein ethanolischer Drogenauszug
- zeigt nach Zusatz von Magnesium-Spänen und konz. Salzsäure eine rötliche Färbung (Shinoda-Test auf flavonoide Verb.).
- wird mit Borsäure und Oxalsäure versetzt, zur Trockene eingedampft und der Rückstand mit Ether ausgeschüttelt. Die Etherphase zeigt im UV 365 nm grüne Fluoreszenz; Nachweis der in der Droge enthaltenen Flavonolverb.
- gibt auf Zusatz von Eisen(III)chloridlsg. eine dunkelgrüne Färbung.
- wird einer DC-Prüfung unterzogen nach:
- Referenzsubstanzen: Chinin, Gallussäure.
- Sorptionsmittel: Kieselgel H.
- FM: 1-Butanol-Essigsäure 98%-Wasser (65 + 17,5 + 17,5).
- Detektion: Besprühen mit Naturstoff/PEG-Reagenz, Auswertung im UV 365 nm.
- Auswertung: Nachweis eines charakteristischen Musters orange bzw. blau fluoreszierender Zonen anhand der Referenzsubstanzen.

Urtinktur. Die Urtinktur muß die für den ethanolischen Drogenauszug beschriebenen Identitätsreaktionen nach *HAB 1* geben.

Reinheit: *Droge.*
- Fremde Bestandteile: Der Anteil an Früchten, die aus stumpf-dreieckigen, braunen Kapseln mit 2 bis 3 mm Durchmesser bestehen, und an Stengeln darf 10%, der Anteil sonstiger fremder Bestandteile darf 1 % nicht übersteigen.
- Asche: Höchst. 9,0%, mit 1,00 g pulv. Droge bestimmt.

Urtinktur.
- Relative Dichte: 0,896 bis 0,911.
- Trockenrückstand: Mind. 1,7%.

Lagerung: Vor Licht geschützt.

Anwendungsgebiete: Die Anwendungsgebiete entsprechen dem homöopathischen Arzneimittelbild. Dazu gehört: Milzvergrößerung.[25]

Dosierung und Art der Anwendung: *Zubereitung.* Soweit nicht anders verordnet:[25]
Bei akuten Zuständen häufige Anwendung alle halbe bis ganze Stunde je 5 Tropfen oder 1 Tablette oder 10 Streukügelchen oder 1 Messerspitze Verreibung einnehmen; parenteral 1 bis 2 mL bis zu 3mal täglich s. c. injizieren.
Bei chronischen Verlaufsformen 1- bis 3mal täglich 5 Tropfen oder 1 Tablette oder 10 Streukügelchen oder 1 Messerspitze Verreibung einnehmen; parenteral 1 bis 2 mL pro Tag s. c. injizieren.

Unerwünschte Wirkungen: Nicht bekannt.
Hinweis: Es können vorübergehend Erstverschlimmerungen vorkommen, die jedoch unbedenklich sind.[25]

Gegenanzeigen/Anwendungsbeschr.: Nicht bekannt.[25]

Wechselwirkungen: Nicht bekannt.[25]

Gesetzl. Best.: *Offizielle Monographien.* Aufbereitungsmonographie der Kommission D am BGA "Ceanothus americanus".[25]

Ceanothus americanus hom. *PFX*

Synonyme: Ceanothus.

Monographiesammlungen: Ceanothus americanus pour préparations hom. *PFX.*

Definition der Droge: Die frischen oder getrockneten Blätter.

Stammpflanzen: *Ceanothus americanus* L.

Zubereitungen: Urtinktur nach der Monographie "Préparations Homéopathiques" *PFX*, mit Ethanol 65% (*V/V*); Eigenschaften: Die Urtinktur ist eine braune Flüssigkeit mit aromatischem Geruch und leicht bitterem, charakteristischem Geschmack.

Ceanothus americanus hom. *HPUS 78*

Synonyme: New Jersey Tea.

Monographiesammlungen: Ceanothus americanus *HPUS 78.*

Definition der Droge: Die frischen Blätter.

Stammpflanzen: *Ceanothus americanus* L.

Zubereitungen: *Urtinktur.* Herstellung: Zu einer feuchten Pflanzenmasse, bestehend aus 100 g Festanteil und 150 mL Pflanzensaft, gibt man 250 mL dest. Wasser und 635 mL Alkohol 94,9% (*V/V*) zur Bereitung von 1000 mL Urtinktur.
Dilutionen. D2 (2×) enthält 1 Teil Urtinktur, 3 Teile dest. Wasser und 6 Teile Alkohol 94,9% (*V/V*); D3 (3×) und höher mit Alkohol 88% (*V/V*).
Medikationen. D3 (3×) und höher.

Gehalt: *Urtinktur.* Arzneigehalt $^{1}/_{10}$.

1. Brizicky GK (1964) J Arnold Arb Vol. XLV:451–455
2. Munz PA, Keck DD (1959) A California Flora, University of California Press, Berkeley, Los Angeles
3. Tschesche R, Rheingans J, Fehlhaber HW, Legler G (1967) Chem Ber 100:3.942–3.936
4. Tschesche R, Frohberg E, Fehlhaber HW (1968) Tetrahedron Lett:1.311–1.315
5. Lagarias JC, Goff D, Klein FK, Rapoport H (1979) J Nat Prod 42:220–227
6. Lagarias JC, Goff D, Rapoport H (1979) J Nat Prod 42:663–668
7. Mayo de P, Starratt AN (1962) Canad J Chem 40:1.632–1.641
8. Hgn (1973) Bd. 6, S. 56–76

9. Richards LW, Lynn EW (1934) J Am Pharm Assoc 23:332, zit. nach Lit.[8]
10. Pichon-Prum N, Raynaud J, Mure C, Reynaud J (1985) Ann Pharm Fr 43:27–30
11. Craig AR, Das KC, Farmer WJ, Lin YY, Woo WK, Weinstein B (1971) Phytochemistry 10:908
12. Rensselaer vM, McMinn HE (1942) Ceanothus. A systematic study of the genus Ceanothus, Part I and II, Santa Barbara Botanic Gardens, Santa Barbara, California
13. Martin WC, Hutchins CR (1980) A Flora of New Mexico, Vol. 1, J Cramer, Vaduz Liechtenstein
14. HAB 1, 5. Nachtrag
15. Prum N, Mure C, Raynaud J, Reynaud J (1984) Pharmazie 39:353
16. Madaus G (1938) Lehrbuch der biologischen Heilmittel, Abteilung I: Heilpflanzen, Bd. I, Georg Thieme Verlag, Leipzig, S. 867–870
17. Mabberley DJ (1990) The plant-book, Cambridge University Press, Cambridge New York Port Chester Melbourne Sydney
18. Lewis WH, Elvin-Lewis MPF (1977) Medical Botany, A Wiley-Interscience Publication, John Wiley & Sons, New York Chichester Brisbane Toronto Singapore
19. Gathercoal EN, Wirth EH (1949) Pharmacognosy, 2. Aufl., Lea & Febiger, Philadelphia, S. 420–421
20. Servis RE, Kosak AI, Tschesche R, Frohberg E, Fehlhaber HW (1969) J Am Chem Soc 91:5.619–5.624
21. Roscoe CW, Hall NA (1960) J Am Ph Assoc 49:108–112
22. Lynch TA, Miya TS, Carr CJ (1958) J Am Pharm Assoc, Sci Ed 47:816–819
23. Heg, Bd. 5, Teil 1, S. 324–325
24. Claus EP, Tyler VE (1964) Pharmacognosy, 5. Aufl., Lea & Febiger, Philadelphia, S. 10–11
25. BAz Nr. 190a vom 10.10.1985

HB/Hu

Centaurea

HN: 2012800

Familie: Asteraceae.

Unterfamilie: Lactucoideae.[1,2]

Tribus: Cardueae.

Subtribus: Centaureinae.

Gattungsgliederung: Die äußerst formenreiche, etwa 600 Arten umfassende Gattung Centaurea L. wird in mehr als 40 Sektionen gegliedert. Wenngleich eine endgültige Gattungsaufteilung noch aussteht, wird folgenden Gattungen heute Eigenständigkeit zuerkannt: Acroptilon, Mantisalca und Amberboa.[3]

Gattungsmerkmale: Krautige, selten (auf den Kanarischen Inseln) halbstrauchige, meist ästige Pflanzen mit wechselständigen, ungeteilten oder (häufiger) fiederteiligen, wehrlosen Laubblättern. Köpfe mittelgroß bis sehr groß. Hüllblätter dachig angeordnet, in ein trockenhäutiges, oft verschiedenartig fransig zerteiltes Anhängsel oder in einen hand- oder fiederförmig zerteilten (sehr selten einfachen) Dorn endigend oder wenigstens mit einem schmalen Hautrand. Blütenboden dicht spreuschuppig (Spreuschuppen zuweilen in Haare aufgelöst). Blüten zwitterig, röhrig, verschieden gefärbt; die randständigen Blüten meist vergrößert, geschlechtslos, mit schieftrichtiger, etwas zygomorpher Krone. Pappus fehlend oder vorhanden und dann aus mehreren Reihen rauher Borsten bestehend; letztere von außen nach innen an Länge zunehmend, die in erster Reihe stehenden aber viel kürzer als alle übrigen und zusammengeneigt. Früchte walzlich, etwas zusammengedrückt; Anheftungsstelle seitlich über dem Grunde.[3]

Verbreitung: Hauptverbreitungsgebiet in den Mittelmeerländern von den Kanarischen Inseln bis Persien, Vorderindien und Ägypten. Teilweise bis Nordeuropa und Nordasien. In Nordamerika eine einzige einheimische Art (*C. americana* NUTT.), in Südamerika etwas zahlreicher.[3]

Inhaltsstoffgruppen: *Sesquiterpenlactone.* In mehreren Arten Cynaropikrin, ein Sesquiterpenlacton vom Guaianolid-Typ,[4] sowie chlorierte Verbindungen wie Chlorohyssopifolin A (= Centaurepensin), B und C (= Acroptilin).[5,6]

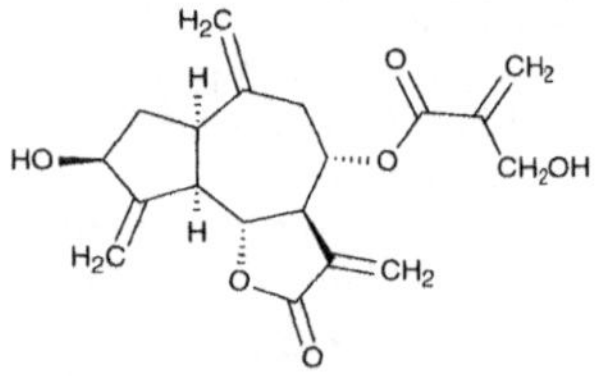

Cynaropikrin

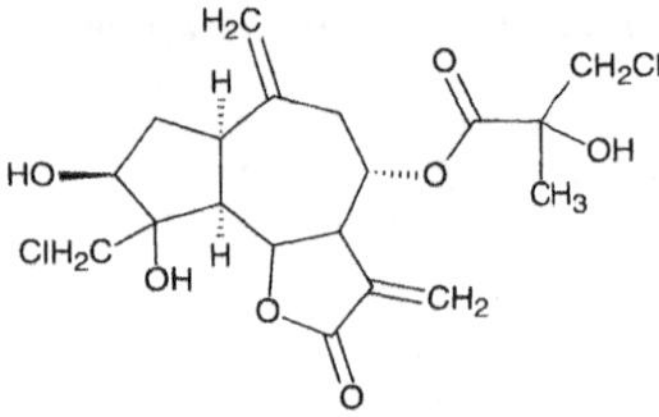

Centaurepensin

Flavonoide: Flavonglykoside wie Centaurein, Jacein, Jaceosid.[7–9] s. Inhaltsstoffe der Droge Jaceae nigrae radix. Außerdem wurden Flavonole wie Quercetin und Kämpferol sowie Flavanonole (Naringenin) isoliert.[10,11]

Anthocyane: Cyanidin-3-*O*-(6-*O*-succinyl-*β*-D-glucosyl)-5-*O*-*β*-D-glucosid (= Centaurocyaniny = Succinylcyanin) in den Blüten von sieben verschiedenen Centaurea-Arten.[13–15] S. a. Inhaltsstoffe der Art *C. cyanus.*

Succinylanthocyane sind in der Natur relativ selten. So wurde außer Succinylcyanin (= Centaurocyanin) nur noch Pelargonidin-3-(6"-succinyl-glucosyl)-5-glucosid beschrieben (s. Inhaltsstoffe der Art *C. cyanus*).[31]

Sonstige. Verschiedene Arten sind obligat oder fakultativ cyanogen. Weitere gattungstypische Inhaltsstoffe sind Polyacetylene und Triterpene.[17]

Drogenliefernde Arten: *Centaurea calcitrapa*: Calcitrapae herba.

Centaurea cyanus: Cyani flos.

Centaurea jacea: Jaceae flos, Jaceae nigrae radix.

Centaurea calcitrapa L.

Synonyme: *Calcitrapa hippophaestum* GAERTN., *C. stellata* LAM., *Hippophaestum vulgare* S.F. GRAY, *Rhaponticum calcitrapa* SCOP.

Sonstige Bezeichnungen: Dt.: Distelartige Flockenblume, Sterndistel, Stern-Flockenblume; engl.: Star thistle; frz.: Centaurée chausse trape, chardon étoilé; it.: Cacatrappola, cardo riccio, cardo stellato, cecepreto lippofesto.

Botanische Beschreibung: Zweijährige, 10 bis 80 (100) cm hohe Pflanze mit häufig mehrköpfigem Erdstock und dick spindelförmiger Wurzel. Stengel aufrecht oder aufsteigend, kantig, rauh, in der Regel vom Grunde an wiederholt sparrig verästelt mit steifen, zickzackartig gebogenen Ästen, hellgrün bis weißlich, locker beblättert, umflügelt. Laubblätter grün, beiderseits zerstreut kurz flaumhaarig, die grundständigen fiederspaltig, mit lanzettlichen, spitzen, gesägten Abschnitten, zur Blütezeit bereits vertrocknet; Stengelblätter sitzend, fiederspaltig, mit lanzettlichen, entfernt gesägten Abschnitten, die obersten lanzettlich oder spießförmig, nicht herablaufend. Köpfe an den Zweigen end- und achselständig sitzend, von den obersten Laubblättern gestützt. Hülle walzlich-eiförmig, etwa 10 mm lang und 6 mm breit; Hüllblätter kahl, die innersten lineal, mit einem rundlichen, trockenhäutigen Anhängsel, die übrigen eiförmig, undeutlich längsnervig, häutig berandet, in einen kräftigen blaßgelben, abstehenden, am Grunde jederseits mit 1 bis 3 Dörnchen besetzten Dorn endigend. Blüten hell-purpurrot, mit sitzenden Drüsen versehen; die randständigen nicht strahlend. Früchte 3 bis 7 mm lang, kahl, eiförmig, weißlich; Pappus fehlend.[3]

Verbreitung: Allgemein Süd- und westliches Mitteleuropa; Nordafrika von Ägypten bis zu den Kanarischen Inseln, Westasien bis Nordwest-Indien; eingeschleppt in Nordamerika.
Meist truppweise an sonnigen, warmen Hängen, steinigen Lehnen, auf Äckern (bes. Kleefeldern), an Wegrändern, Rainen, auf Viehweiden, Kunstwiesen, wüsten Plätzen, Schutt, zwischen Bahngleisen. Gewöhnlich nur verschleppt und vorübergehend, doch vielerorts eingebürgert. In der Ebene und im Hügelland.

Drogen: Calcitrapae herba.

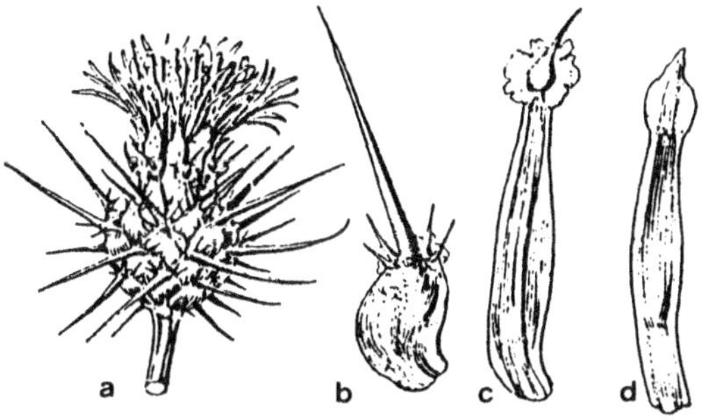

Centaurea calcitrapa L. a Blütenkopf, b äußeres Hüllblatt, c mittleres Hüllblatt, d inneres Hüllblatt; aus Lit.[3]

Calcitrapae herba

Synonyme: Herba calcitrapae.

Sonstige Bezeichnungen: Dt.: Sterndistelkraut, Stern-Flockenblumenkraut.

Definition der Droge: Das Kraut.

Stammpflanzen: *Centaurea calcitrapa* L.

Herkunft: Aus Wildvorkommen.

Ganzdroge: Die bis 80 cm hoch werdende Pflanze ist vom Grunde auf meist stark verästelt und besitzt grüne, beiderseits zerstreut flaumig behaarte Blätter. Die grundständigen Blätter sind fiederspaltig mit lanzettlichen, spitzen, gesägten Abschnitten und sind zur Blütezeit bereits vertrocknet. Die Stengelblätter sind fiederspaltig und besitzen lanzettliche, entfernt gesägte Abschnitte. Die Blüten sind sämtlich röhrig, hell-purpurrot und mit sitzenden Drüsen versehen. Die randständigen Blüten sind nicht strahlend. Die Hülle ist walzlich-eiförmig, etwa 10 mm lang und 6 mm breit. Die Hüllblätter sind kahl, die äußeren in einen geteilten Dorn endigend, die innersten lineal, mit einem rundlichen, trockenhäutigen Anhängsel versehen.[20]

Inhaltsstoffe: *Sesquiterpene.* Es wurde der Bitterstoff Cnicin (= Centaurin) als Hauptverbindung (0,06 %) isoliert.18,19 Weiterhin erhielt man Cnicin-4'-*O*-acetat (0,006 %) sowie ein weiteres, mit Cnicin sehr nahe verwandtes Sesquiterpenlacton (0,008 %).[18]

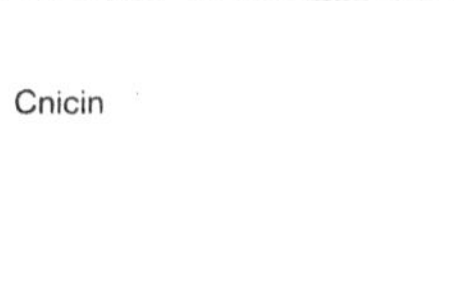

	R
Cnicin	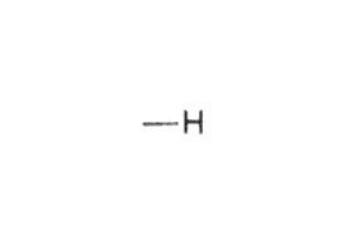
Cnicin-4'-O-acetat	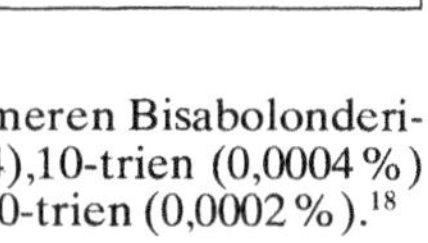
Salonitenolid	—H

Sehr geringe Mengen der isomeren Bisabolonderivate 4,9-Dioxo-bisabol-2,7(14),10-trien (0,0004 %) und 4,9-Dioxo-bisabol-2,7*E*,10-trien (0,0002 %).[18]

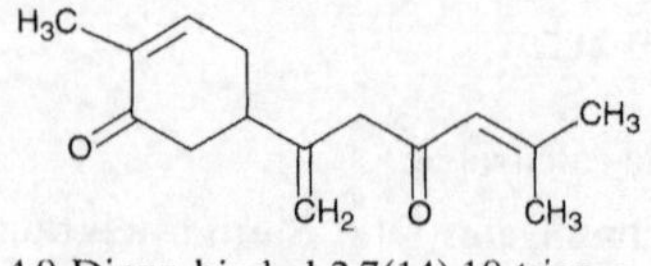

4,9-Dioxo-bisabol-2,7(14),10-trien

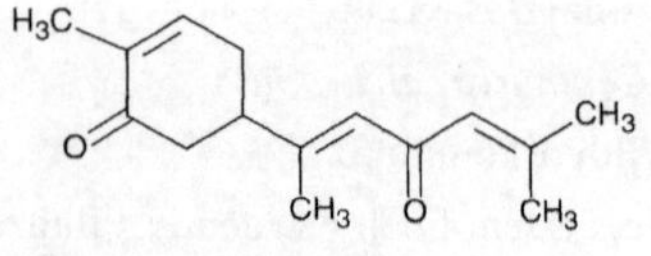

4,9-Dioxo-bisabol-2,7*E*,10-trien

Flavone. 5,7-Dihydroxy-6,3',4'-trimethoxyflavon (0,016 %).
Alkaloide. Weiterhin konnte ein Alkaloid, Stizolphin, isoliert werden.[12]
Sonstige. Aplotaxen (0,002 %), Squalen (0,002 %), Phytol (0,002 %), Taraxasterol (0,016 %).[18]

Volkstümliche Anwendung und andere Anwendungsgebiete: Das Kraut als Extrakt innerlich eingenommen bei Wechselfieber, zur Entwässerung[20,21] und bei Magenleiden.[22] Außerdem bei Augenleiden.[3] Äußerlich wird das Kraut zur Wundbehandlung verwendet.[21] Die Wirksamkeit bei den genannten Indikationen ist nicht belegt.

Centaurea cyanus L.

Synonyme: *Cyanus arvensis* MOENCH., *C. segetum* LAM., *C. vulgaris* PRESL.

Sonstige Bezeichnungen: Dt.: Blauchrut, Blaue Kronblume, Blaumützen, Hergottsblümli, Herrgottskrönli, Hunger, Hungerbloume, Kaiserblume, Kornmutter, Kornbeißer, Kornblume, Kornfresser, Kornnägeli, Kreuzblume, Roggenblom, Schannelke, Tabacksblom, Tabaksblaume, Trämpsen, Tremisse u. a.; engl.: Blaver, bluebonnets, blue poppy, brushes, corn binks, corn bluebottle, cornflower, hurtsickle, thimbles, witches-bells; frz.: Barbeau, bleuet, bluet, casse lunette; it.: Battisegola, battisocere, fioraliso; port.: Ambreta, fidalguinhos, lojos dos jardins, sandades; rhätoromanisch: Ciana, fluor blaua, flur da grann, flur da sejel; span.: Aciano, azul, azulejo, botoncillo, escobilla, flore de centaurea, liebrecilla; walliserisch: Courte cornelya, grône.

Systematik: Es existieren zahlreiche Kulturformen:[3]
- f. *hortorum* (PAN.) GUYTER. Pflanze meist niedrig, sehr reichästig und kleinköpfig. Auffallende, vielleicht höherwertige mediterrane Rasse. Bisweilen in Gärten oder als Topfpflanze, ziemlich formbeständig.
- f. *incana* CHRIST. Stark xerophile, angedrückt graufilzige Form mit niedrigem Stengel und kurz- und reichästiger Verzweigung. Laubblätter klein, ganzrandig.
- f. *monocephala* D.N. CHRIST. Pflanze schlank, astlos, einköpfig. Wohl durch Dichtsaat entstehende Kümmerform.

Botanische Beschreibung: Einjährig-überwinternde oder 1jährige (5) 20 bis 70 cm hohe Pflanze mit spindelförmiger, bleicher Pfahlwurzel. Stengel aufrecht, fast stets verzweigt und meist reichästig, kantig, spinnwebig-wollig, entfernt beblättert. Laubblätter lanzettlich, die grundständigen meist leierförmig-fiederspaltig, gestielt, die unteren Stengelblätter mit entfernt stehenden, einzelnen Zähnen, am Grunde in einen kurzen Stiel zusammengezogen oder sitzend auf verdickten Stielen, die oberen ungeteilt und sitzend, alle graugrün, spinnwebigwollig, schlaff. Köpfe einzeln an der Spitze der Gipfel und der Äste, mittelgroß, durchschnittlich 3 cm breit. Hülle eiförmig; äußere Hüllblätter eiförmig, eng anliegend und grün, die inneren länglich, lockerer stehend und häufig violett überlaufen; Anhängsel derselben dreieckig, schwarz, beiderseits bis zum Grunde herablaufend kämmig gefranst, mit jederseits 4 bis 7, an den äußeren kaum 1 mm langen, an den inneren noch kürzeren Fransen. Strahlblüten blau ("kornblumenblau"), selten (doch häufig bei Kulturformen) alle purpurviolett, blaßrosa oder weiß; die randständigen strahlig, weit-schiefglokkig, etwa doppelt bis dreimal so lang wie die inneren. Frucht 3 bis 3,3 mm lang, fein weiß seidig-flaumig, reif an beiden Enden elfenbeinweiß, sonst blaugrau mit weißen Streifen; Pappus stark, kaum 1 mm lang, rostbraun, selten heller.[3] Blütezeit von Mitte Juli bis Ende August.[23] 2n = 24.

Inhaltsstoffe: Experimente mit Zellkulturen der blaublütigen Form von *Centaurea cyanus* haben ergeben, daß sich der Blütenfarbstoff der mit UV-Licht behandelten Kulturen vom Succinylcyanin (= Centaurocyanin) der Elternpflanze unterscheidet; es handelt sich hierbei um das Cyanidin-3-(6"-malonyl)-glucosid.[30] In einer nicht näher beschriebenen Kulturform von *C. cyanus* mit rosa Blüten wurde als Farbstoff Pelargonidin-3-(6"-succinylglucosyl)-5-glucosid gefunden.[31]

Verbreitung: Ursprünglich im Mittelmeergebiet (Sizilien, südliche Balkanhalbinsel, Vorderasien) heimisch, gegenwärtig mit dem Getreideanbau fast über die ganze Erde verbreitet:
In Europa nördlich Irland, Schottland, bis Island, Skandinavien, nördliches Rußland; gemäßigtes Asien; Nordamerika; Südamerika (selten), Australien, Nordafrika.
Gesellig unter Getreide, spärlicher in Kartoffel- und Rübenäckern oder truppweise auf Brachäkkern, selten auf Schutt, wüsten Plätzen; an Feldwegen. Von der Ebene bis in die Bergstufe. Auf leichten, besonders sandigen Böden, auch auf Lehm, Ton, Torfböden.[3]

Drogen: Cyani flos (Strahlenblüten), Cyani flos (Strahlen- und Röhrenblüten).

Cyani flos (Strahlenblüten)

Synonyme: Flores cyani, Flores cyani coerulei.

Monographiesammlungen: Flores cyani *EB 6*.

Definition der Droge: Die rasch getrockneten Strahlenblüten *EB 6*.

Stammpflanzen: *Centaurea cyanus* L.

Herkunft: Sammlung aus Wildvorkommen; selten kultiviert.

Gewinnung: Die Ernte erfolgt zur Blütezeit (Juni bis August).[25]

Ganzdroge: Kronblumenblaue, stark geschrumpfte, randständige, sterile Strahlenblüten. Die Blumenkrone besteht aus einer fadenförmigen Röhre, die sich nach oben in einen schief-trichterförmigen Teil mit unregelmäßigen, 6- bis 8spaltigen, dreieckigen Lappen erweitert.[26]

Schnittdroge: *Geruch.* Ohne.
Geschmack. Süß, etwas salzig.[27]
Stark geschrumpfte, ganze Randblüten oder größere Teile derselben.[26]

Pulverdroge: Blaues Pulver mit den längsgestreckten Epidermiszellen der Strahlenblüten und zickzackförmig gewundenen Seitenwänden.[26]

Inhaltsstoffe: *Anthocyane*: Neueren Untersuchungen [13,14,29–31] zufolge wird die Farbe der blauen Varietät von *Centaurea cyanus* durch einen Pigmentkomplex hervorgerufen. Dieser Farbkomplex besteht u.a. aus dem Cyanidin-3-*O*-(6-*O*-succinyl-*β*-D-glucosyl)-5-*O*-*β*-D-glucosid (= Succinylcyanin[13] = Centaurocyanin[27,29]).
Centaurocyanin ist in Methanol instabil und baut sich kontinuierlich zu Cyanin (= Cyanidin-3,5-diglucosid) ab. Dies ist eine Erklärung dafür, weshalb Cyanin bei den früher angewandten Isolierungsmethoden mit Methanol als Hauptanthocyan der blauen Kornblumenblüten erhalten wurde.[29]
Flavone: Ein weiterer Bestandteil des blauen Farbkomplexes ist das Flavon Apigenin-4'-*O*-(6-*O*-malonyl-*β*-D-glucosyl)-7-*O*-*β*-D-glucuronid.[29]

Identität: Zur Identitätsprüfung auf Anthocyane wird der filtrierte, salzsaure Methanolextrakt der gepulverten Droge dünnschichtchromatographisch aufgetrennt:[32]

- Sorptionsmittel: Kieselgel 60 F_{254}.
- Fließmittel: n-Butanol-Eisessig-Wasser (40 + 10 + 2).
- Auswertung: Erfolgt im Vis. Die Anthocyane ergeben rote bis blauviolette Flecken im Rf-Bereich 0,3 (Hauptzone) und 0,5 (Nebenzone).

Reinheit: Asche: Nicht mehr als 6 % *EB6*.

Lagerung: Sorgfältig vor Licht geschützt aufzubewahren *EB6*.

Wirkungen: *Antibiotische Wirkung.* Ein wäßrig-alkoholischer, sterilisierter Blütenextrakt zeigt im Gegensatz zu einem Extrakt aus oberirdischen Pflanzenteilen von *Centaurea cyanus* keine Wachstumshemmung von *Shigella shiga*.[35]

Volkstümliche Anwendung und andere Anwendungsgebiete: Blüten und ihre Zubereitungen bei Fieber, Menstruationsstörungen, Weißfluß, Obstipation, sowie als schleimlösendes und harntreibendes Mittel und zur Anregung des Appetits und der Funktion von Leber und Galle.[33]
Die Droge auch zur Herstellung von Augenwässern bei Augenentzündungen und Augenbindehautkatarrhen. Ferner zu Waschungen des Haarbodens bei Kopfgrind und zur Bekämpfung von Schuppenbildung, innerlich gegen Husten und Brustleiden.[3,24]
Heute nur mehr selten als "Schmuckblume", zu Räuchertees und sonstigen Teezubereitungen.[3,24]
Da die Wirksamkeit bei den oben genannten Indikationen nicht belegt ist, kann eine therapeutische Anwendung nicht befürwortet werden. Gegen die Verwendung als Schmuckdroge bestehen keine Bedenken.[33]

Dosierung und Art der Anwendung: *Zubereitung.* Als Einnahme 1,0 g (zu 1 Tasse Aufguß).[26]

Gesetzl. Best.: *Offizielle Monographien.* Aufbereitungsmonographie der Kommission E am BGA "*Centaurea cyanus* (Kornblume)".[33]

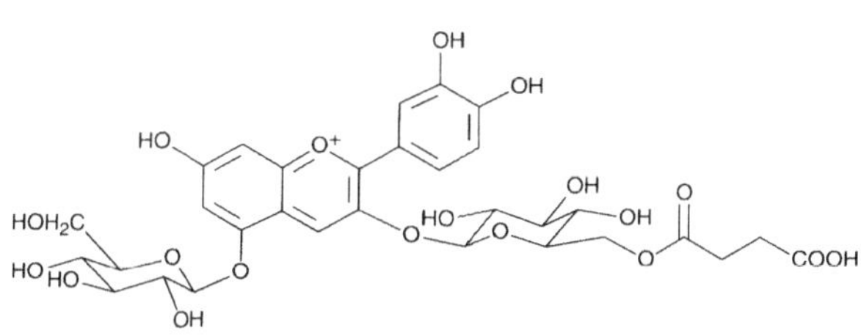

Succinylcyanin

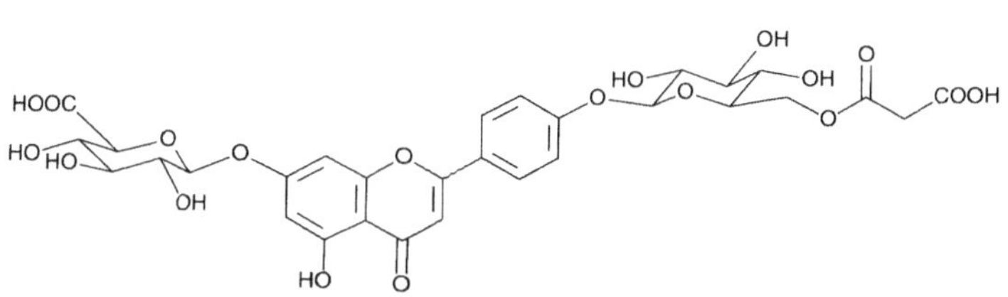

Apigenin-4'-*O*-(6-*O*-malonyl-*β*-D-glucosyl)-7-*O*-*β*-D-glucuronid

Cyani flos (Strahlen- und Röhrenblüten)

Monographiesammlungen: Flos cyani *Helv VI.*

Definition der Droge: Die getrockneten, von Blütenboden und Hüllkelch abgetrennten Strahlenblüten und in geringerem Maß auch die meistens vom Fruchtknoten abgetrennten Röhrenblüten *Helv VI.*

Stammpflanzen: *Centaurea cyanus* L.

Herkunft: S. Cyani flos (Strahlenblüten).

Gewinnung: S. Cyani flos (Strahlenblüten).

Schnittdroge: *Geruch.* Schwach süßlich.
Geschmack. Beim Zerkauen schwach salzig.[34]
Makroskopische Merkmale. Strahlenblüte. Geschlechtslos, größtenteils nur aus der Krone bestehend, selten auch mit verkümmertem Fruchtknoten und Pappus; Krone mit ca. 7 mm langem, röhrigem, weiter vorne sich trichterförmig erweiterndem Teil, der vorne in 6 bis 8 dreieckige, ca. 5 mm lange Lappen übergeht; mit Ausnahme des hintersten, 1 bis 2 mm langen, farblosen Teiles durchwegs intensiv blau gefärbt.
Röhrenblüte. Meist vom Fruchtknoten getrennt, röhriger Teil hinten schmal, ungefärbt, nach vorne erweitert und in 5 lineale Zipfel auslaufend; Staubgefäße zu einer Röhre verbunden; Fruchtknoten mit haarigem Pappus.[34]
Mikroskopisches Bild. Strahlenblüte. Die Epidermen bestehen in Flächenansicht überall aus langgestreckten, schmalen Zellen, deren Längswände im röhrigen Teil gerade, in den Zipfeln stellenweise geschlängelt sind. Sehr zarte Spiralgefäße durchziehen den röhrigen Teil, in welchem sich zahlreiche Oxalatprismen befinden.
Röhrenblüte. Die Epidermis der Krone ist in Flächenansicht gleich gebaut wie in den Strahlenblüten. Die Staubgefäße weisen auf der Außenwand der Theca derbe, dreieckige Papillen auf. Der Pollen ist von ovalem Umriß, ca. 45 µm lang und ca. 35 µm breit, mit grob punktierter Außenwand. Der Griffel ist von zwei gelben Exkretschläuchen durchzogen, die auch in der Krone zu finden sind; unmittelbar unter der zweizipfligen Narbe trägt der Griffel einen Ring von einzelligen Haaren.[34]

Inhaltsstoffe: S. Cyani flos (Strahlenblüten).

Reinheit: Verbrennungsrückstand: Höchstens 9 %, bestimmt mit 0,5 g *Helv VI.*

Lagerung: In gut verschlossenem Behälter, unter Lichtschutz *Helv VI.*

Volkstümliche Anwendung und andere Anwendungsgebiete: S. Cyani flos (Strahlenblüten).

Centaurea jacea L.

Synonyme: *Cyanus jacea* PRESL, *C. variabilis* LEVEILLE p.p., *Jacea pratensis* CASS., *Rhaponticum jacea* SCOP.

Sonstige Bezeichnungen: Dt.: Gemeine Flockenblume, Gewöhnliche Flockenblume, Hartkopp, Heublume, Heunägeli, Knopfblume, Pferdsblume, Wiesenflockenblume u. a.; engl.: Brown knapweed, rayed knapweed; frz.: Jacée, jacée des près, mal fenu, tetard, tête de moineau; it.: Steccioni, stoppioni.

Systematik: *Centaurea jacea* ist eine der veränderlichsten Pflanzen der heimischen Flora, deren einzelne Formen einerseits sehr schwer voneinander zu trennen sind, andererseits aber kaum systematisch einwandfrei bewertet werden können. Im Gebiet der Mitteleuropäischen Flora werden folgende Unterarten angegeben:[3]
- subsp. *angustifolia* (SCHRANK) GUGLER
- subsp. *gaudini* (BOISS. et REUTER) GREMLI (= subsp. *bracteata* (SCOP.) HAYEK)
- subsp. *haynaldi* (BORB.) HAYEK
- subsp. *jacea*
- subsp. *macroptilon* (BORB.) HAYEK
- subsp. *oxylepsis* (WIMM. et GRAB.) HAYEK

Näheres s. Lit.[3]

Botanische Beschreibung: Ausdauernde, (3) 10 bis 120 (150) cm hohe Pflanze mit ästigem, mehrköpfigem Erdstock. Stengel aufrecht, seltener bogig auf-

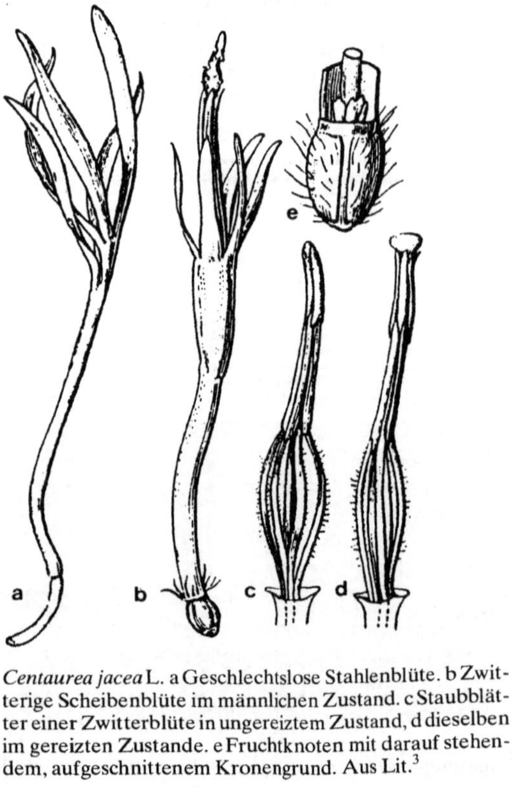

Centaurea jacea L. a Geschlechtslose Stahlenblüte. b Zwitterige Scheibenblüte im männlichen Zustand. c Staubblätter einer Zwitterblüte in ungereiztem Zustand, d dieselben im gereizten Zustande. e Fruchtknoten mit darauf stehendem, aufgeschnittenem Kronengrund. Aus Lit.[3]

steigend, einfach oder ästig, kantig, kahl oder grauspinnwebig-filzig. Laubblätter grün und kahl bis spinnwebig grau- oder weißfilzig, die grundständigen und die unteren Stengelblätter eiförmig bis lanzettlich, in den Stiel verschmälert, ungeteilt und entfernt knorpelig gezähnelt bis gelappt oder (oft leierförmig) buchtig-fiederspaltig, die mittleren und oberen eilanzettlich, mit abgerundetem oder verschmälertem Grunde sitzend, mitunter durch einzelne Zähne am Grunde spieß- oder halbzinkenförmig, die Zweige bis zu den Köpfen beblättert. Köpfe einzeln (sehr selten zu 2 bis 3) an der Spitze der Zweige. Hülle eiförmig bis kugelig, 12 bis 20 mm lang und 7 bis 20 mm breit; Hüllblätter mit einem trockenhäutigen Anhängsel, die Nägel grün, schwach längsgestreift, von den Anhängseln ganz verdeckt und nur seitlich etwas durchschimmernd; Anhängsel der inneren Hüllblattreihe rundlich, ungeteilt, die der übrigen rundlich, gewölbt, ungeteilt oder unregelmäßig eingerissen, schwarzbraun bis weißlich oder die äußeren oder selbst alle (bis auf die innersten) dreieckig-lanzettlich bis lanzettlich, anliegend oder zurückgebogen, regelmäßig kämmig-gefranst, mit verlängerten Fransen, die Endfransen länger als die seitlichen und gerade vorgestreckt. Blüten pfirsichrot, sehr selten weiß; die randständigen fast stets unfruchtbar, vergrößert, strahlend und undeutlich zweilippig. Früchte 3 mm lang, kahl oder fein behaart, weißgrau bis hellbraun, kaum gestreift, stark glänzend; Pappus fehlend.[3]

Verbreitung: Ganz Europa, nördlich bis Nordfrankreich, Holland, Dänemark, Skandinavien; Nordasien, Kaukasien, Armenien; Nordwestafrika. Zerstreut oder truppweise, aber meist häufig auf trockenen bis feuchten Wiesen, Weiden, steinigen, buschigen Hängen, in lichten Wäldern, an Wegrändern, im Flußschotter, auf Bahndämmen. Von der Ebene bis 2.000 m (Graubünden).

Drogen: Jaceae flos, Jaceae nigrae radix.

Jaceae flos

Synonyme: Flores jaceae nigrae.

Sonstige Bezeichnungen: Dt.: Wilder Saflor.[22]

Stammpflanzen: *Centaurea jacea* L.

Inhaltsstoffe: *Anthocyane*: Cyanidin-3-*O*-(6-*O*-succinyl-*β*-D-glucosyl)-5-*O*-*β*-D-glucosid (= Succinylcyanin = Centaurocyanin).[13,27,29]
Flavone: Apigenin-4'-*O*-(6-*O*-malonyl-*β*-D-glucosyl)-7-*O*-*β*-D-glucuronid.[29] Außerdem 4',5,7-Trihydroxy-3,6-dimethoxyflavon sowie das 7-*O*-Glucosid dieses Flavons.[37]

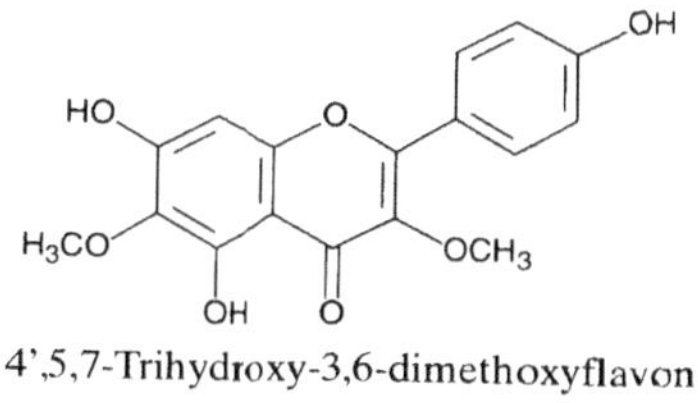

4',5,7-Trihydroxy-3,6-dimethoxyflavon

Identität: Prüfung auf Anthocyane s. Cyani flos (Strahlenblüten).

Wirkungen: *Antibiotische Wirkung.* Ein wäßrig-alkoholischer, sterilisierter Blütenextrakt von *Centaurea jacea* in 5 %iger Konzentration zeigt im Gegensatz zu einem Extrakt aus oberirdischen Pflanzenteilen keine Wachstumshemmung von *Salmonella typhimurium*.[35]

Volkstümliche Anwendung und andere Anwendungsgebiete: Die Blüten wirken blutstillend; bei Flechten, Hautausschlägen und als harntreibendes Mittel.[22]
Die Wirksamkeit bei den genannten Anwendungsgebieten ist nicht belegt.

Jaceae nigrae radix

Synonyme: Radix carthami silvestris.

Stammpflanzen: *Centaurea jacea* L.

Inhaltsstoffe: *Polyphenole.* Bisher wurden in den Wurzeln drei Flavonglykoside nachgewiesen.[7-9,36] Bereits 1922 wurde Centaurein (= 5,7,3'-Trihydroxy-3,6,4'-trimethoxyflavon-7-*O*-*β*-D-glucosid)[2,8] isoliert.[38] Außerdem konnten Jacein (= 5,7,4'-Trihydroxy-3,6,3'-trimethoxyflavon-7-*O*-*β*-D-glucosid)[8] sowie Jaceosid (= 5,7,4'-Trihydroxy-6,3'-dimethoxyflavon-7-*O*-*β*-D-glucosid) identifiziert werden.[9]

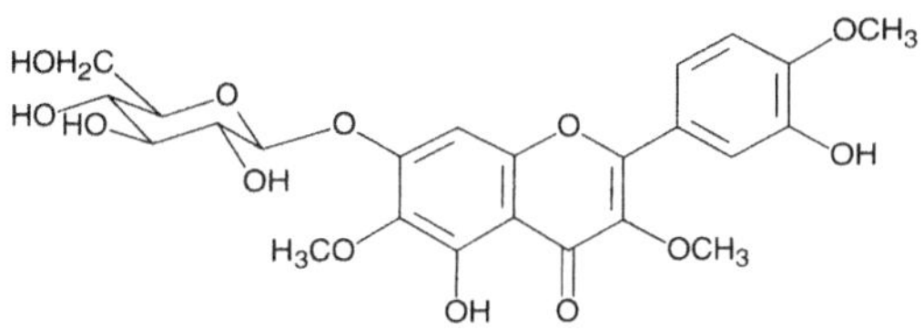

Centaurein

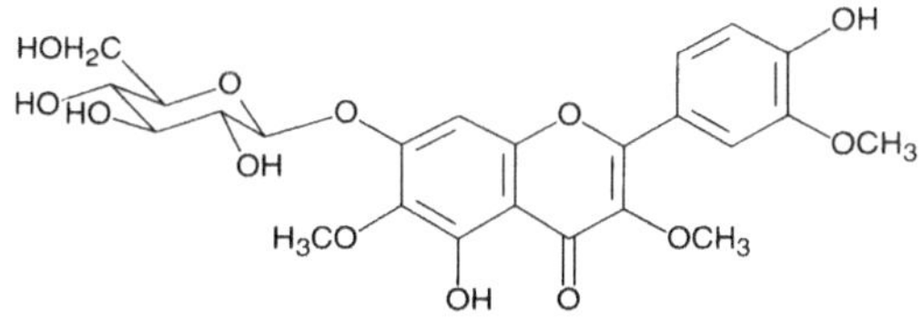

Jacein

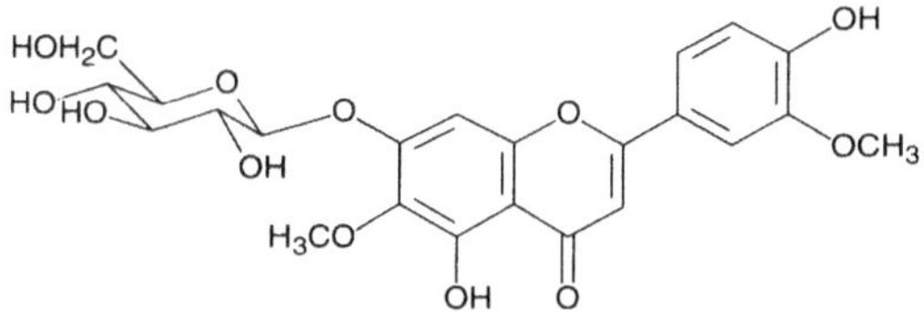

Jaceosid

Sonstige. Thiophenderivate ($C_{13}H_{12-16}S$).[22]

Volkstümliche Anwendung und andere Anwendungsgebiete: Als Fiebermittel.[22] Die Wirksamkeit ist nicht belegt.

1. Thorne RF (1983) Nord J Bot 3:85–117
2. Jansen RK, Michaels HJ, Palmer JD (1991) Syst Bot 16:98–115
3. Heg, Bd. VI/4, S. 934–985, 1.406
4. Ohno N, Hirai H, Yoshioka H, Dominguez XA, Mabry TJ (1973) Phytochemistry 12:221
5. Stevens KL (1982) Phytochemistry 21:1.093
6. Gonzales AG, Darias V, Alonso G, Esteves E (1980) Planta Med 40:179
7. Rizk AM (1968) The Phytochemistry of the Flora of Quatar, Scientific and Applied Research Centre University of Quatar, Kingprint of Richmond, S. 67–69
8. Farkas L, Hörhammer L, Wagner H, Rösler H, Gurniak R (1964) Chem Ber 97:610, 1.666
9. Wagner H, Hoer R, Murakami T, Farkas L (1973) Chem Ber 106:20–27
10. Hänsel R, Schulz H, Leuckert C (1964) Z Naturforsch 19B:727
11. Bandyukova VA, Khalmatov KK (1967) Khim Prir Soedin 3:57
12. Ahmed ZF, Rimpler H, Rizk AM, Hammouda FM, Ismail SI (1970) Phytochemistry 9:1.595
13. Takeda K, Tominaga S (1983) Bot Mag Tokyo 96:35g-363 zit. nach: CA 100:117808u
14. Sulyok G, László-Bencsik A (1985) Phytochemistry 24:1.121–1.122
15. Kagegawa K, Kaneko Y, Haltori E, Koike K, Takeda K (1987) Phytochemistry 26:2.261–2.263
16. Hgn, Bd. 8, S. 284
17. Gonzales AG, Bermejo J, Breton JL, Rodriguez LF (1973) Anal Quim 69:801
18. Jakupovic J, Jia Y, Pathak VP, Bohlmann F, King RM (1986) Planta Med:399–401
19. Gonzales AG, Darias V, Alonso G, Boada JN, Feria M (1978) Planta Med 33:356–359
20. Berger F (1954) Handbuch der Drogenkunde, Bd. 4, Maudrich, Wien, S. 87
21. Font Quer P (1981) Plantas Medicinales, Editorial Labor SA, Barcelona, S. 851
22. Hag, Bd. 3, S. 786
23. Grunert (1964) Gartenblumen, Neumann Verlag, S. 190
24. Berger F (1949) Handbuch der Drogenkunde, Bd. 1, Maudrich, Wien, S. 297–299
25. Schauenberg P, Paris F Guide to Medicinal Plants, Lutterworth Press, Guilford London, S. 168
26. EB 6, S. 169
27. Weber U (1953) Geschnittene Drogen, Fischer, Stuttgart, S. 70
28. Farkas L, Hörhammer, L, Wagner H (1963) Tetrahedron Lett:727–728
29. Tamura H, Kondo T, Kato Y, Goto T (1983) Tetrahedron Lett:5.749–5.752
30. Kakegawa K, Kaneko Y, Hattori E, Koike K, Takeda K (1987) Phytochemistry 26:2.261–2.263
31. Takeda K, Kumegawa C, Harborne JB, Self R (1988) Phytochemistry 27:1.228–1.229
32. Wagner H, Bladt S, Zgainski EM (1983) Drogenanalyse, Springer, Heidelberg, S. 269–273
33. BAz Nr. 43 vom 02.03.1989
34. Helv VI, S. 549, 561
35. Monya M, Sabau M, Rácz G (1968) Planta Med 16:58–62
36. Wagner H, Hörhammer L, Hoer R, Murakami T, Farkas L (1969) Tetrahedron Lett:3.411–3.414
37. Rosler H, Star AE, Mabry TJ (1971) Phytochemistry 10:450–451
38. Bridel M, Charaux C (1922) CR Acad Sci 833:1.186

Kh/Hm

Centaurium

HN: 2028800

Familie: Gentianaceae.[1]

Tribus: Gentianeae.[1]

Subtribus: Erythraeinae.[1]

Gattungsgliederung: Die Gattung Centaurium Hill besteht aus etwa 30 bis 50 Arten, von denen ca. 20 in Europa vorkommen. In dieser taxonomisch problematischen Gattung wurden zahlreiche Arten beschrieben, deren Hybridcharakter erst spät erkannt und nachgewiesen wurde. So bestehen auch heute noch Unsicherheiten bei polymorphen Arten und ihrer infraspezifischen Gliederung.[2–4]
Neueren Studien zufolge wird die Gattung in 4 Sektionen und 3 Subsektionen gegliedert:[2–4]
Sect. Centaurium mit den 3 Subsektionen
- subsect. Caespitosa (Ronniger) Melderis, mit *C. scilloides* (L. fil.) Druce;
- subsect. Centaurium, mit *C. erythraea* Rafn, *C. majus* (Hoffmanns. et Link) Zeltner;
- subsect. Vulgaria (Melderis) Zeltner, mit *C. chilense* (Pers.), *C. chloodes* (Brot.) Samp., *C. linariifolium* (Lam.) G. Beck, *C. littorale* (D. Turner) Gilmour;

Sect. Parviflora Ronniger, mit *C. pulchellum* (Sw.) Druce, *C. tenuiflorum* (Hoffmanns. et Link) Fritsch;
Sect. Spicaria (Griseb.) Ronniger, mit *C. spicatum* (L.) Fritsch;
Sect. Xanthaea Ronniger mit nur einer Art, nämlich *C. maritimum* (L.) Fritsch.

Gattungsmerkmale: Ein- oder zweijährige bis ausdauernde, meist aufrechte, oft stark verzweigte Kräuter; Blüten 5zählig, in dicht gedrängten oder lockeren Trugdolden, selten auch in verlängerten Ähren, zuweilen heterostyl; Kelch röhrenförmig, tief geteilt, mit 5 linealen, spitzen Lappen; Krone trichterförmig, rosarot, weiß oder gelb, langröhrig, unter dem Schlunde eingeschnürt, mit 5teiligem Saum; Staubblätter 5, seltener 4, diese an der Spitze der Kronröhre inseriert; Antheren länglich-linealisch, nach dem Verstäuben stark schraubig gedreht; Fruchtknoten mit kurzem, fadenförmigen Griffel mit zweilappiger Narbe; Kapsel linealisch-zylindrisch, 2fächrig, sich mit 2 Klappen septizid öffnend; Samen sehr zahlreich, mit netzartig strukturierter Schale.[5,6]

Verbreitung: Die Gattung Centaurium ist hauptsächlich nordhemisphärisch verbreitet. Das Areal der Gattung erstreckt sich von Nordafrika, der Iberischen Halbinsel und Südeuropa über Mitteleuropa bis zum Kaukasus und den Iran. Teilareale liegen in Kalifornien, Mexico sowie in Chile und Australien.

Inhaltsstoffgruppen: *Secoiridoide, Xanthone.*
Das Vorkommen von Bitterstoffen vom Typ der Secoiridoidglucoside und von Xanthonen in europäischen Centaurium-Arten scheint von chemotaxonomischer Relevanz zu sein:[4]
In einer neueren Studie werden die methanolischen Extrakte aus den oberirdischen Teilen und den Kapseln von ca. 100 Populationen 9 europäischer Centaurium-Arten mittels DC untersucht auf Anwesenheit und ungefährem Gehalt an Secoiridoidglucosiden, nämlich Swerosid, Swertiamarin, Gentiopikrin (schwach bitter) und den Swerosid-*m*-hydroxybenzoesäureestern Centapikrin, Desacetylcentapikrin (stark bitter), Decentapikrin A und Decentapikrin B (schwach bitter), und an Xanthonen, nämlich 1,8-Dihydroxy-3,5-dimethoxyxanthon (X_1), 1,8-Dihydroxy-3,5,6,7-tetramethoxyxanthon (X_2), 1,8-Dihydroxy-3,7-dimethoxyxanthon (X_3) und den *β*-Monoglucosiden der Xanthone X_1/X_2.

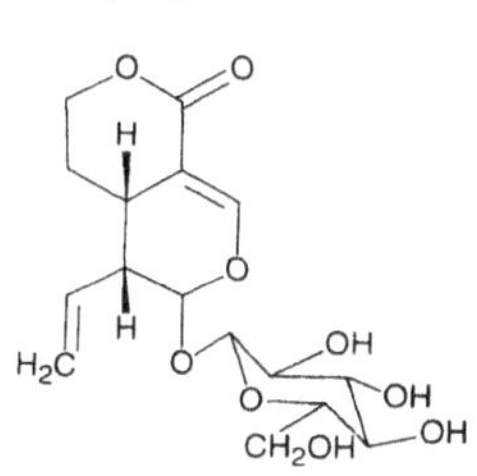

Swerosid

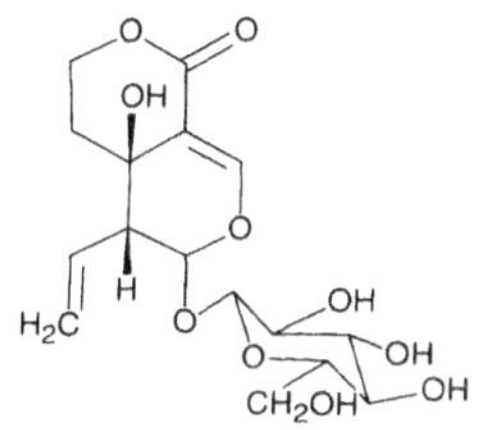

Swertiamarin

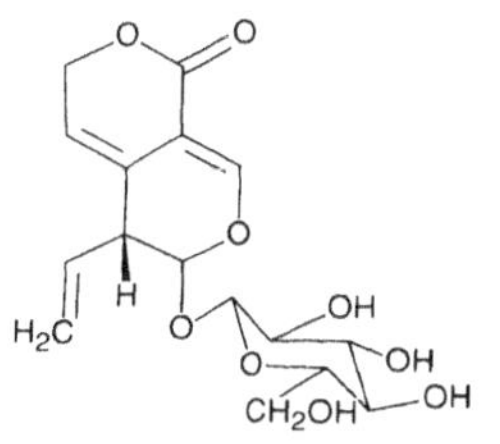

Gentiopikrin (Syn. Gentiopikrosid)

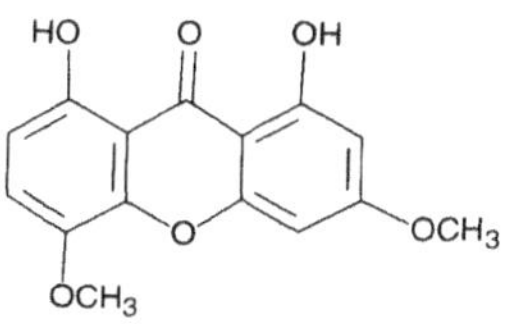

1,8-Dihydroxy-3,5-dimethoxyxanthon

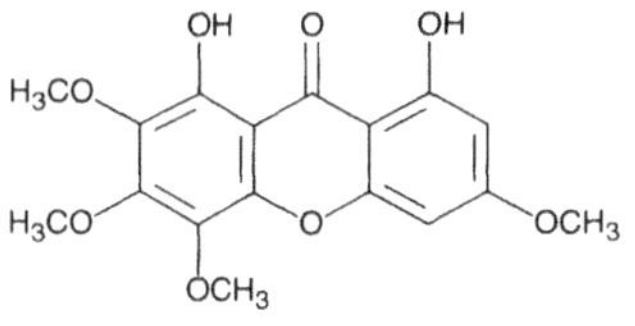

1,8-Dihydroxy-3,5,6,7-tetramethoxyxanthon

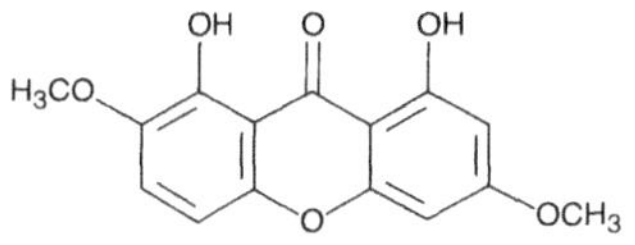

1,8-Dihydroxy-3,7-dimethoxyxanthon

Sect. Centaurium. In den oberirdischen Teilen Swertiamarin als Hauptsecoiridoid, in einer Konzentration von 2 bis maximal 8 %, begleitet von geringeren Mengen (meist 0,1 bis 0,5 %) an Swerosid und Gentiopikrin; in den Kapseln ein oder mehrere Swerosid-*m*-hydroxybenzoesäureester.

- Subsect. Caespitosa: In den Kapseln von *C. scilloides* 0,5 bis 2 % Decentapikrin A; in den oberirdischen Teilen außer den o. a. Secoiridoiden das Xanthon X_2 (0,2 bis 0,5 %), begleitet von variierenden Mengen an Xanthon X_1 und X_3.
- Subsect. Centaurium: In den Kapseln von *C. erythraea* und *C. majus* (Populationen aus Portugal) die stark bitteren Ester Centapikrin und Desacetylcentapikrin (0,1 bis 0,2 %); in den oberirdischen Teilen außer den o. a. Secoiridoiden das Xanthon X_2 (0,2 % oder weniger). In den Kapseln der Populationen von *C. majus* aus Nordspanien findet sich dagegen Decentapikrin B als Hauptester neben geringeren Mengen an Centapikrin und/oder Desacetylcentapikrin. Weitere Untersuchungen sind notwendig zur Klärung, ob es sich hierbei eventuell um Chemovarietäten handelt;
- Subsect. Vulgaria: *C. littorale* subsp. *littorale* weist in den Kapseln etwa gleiche Mengen an Decentapikrin A und Decentapikrin B auf (jeweils 0,5 bis 2 %); in den oberirdischen Teilen außer den o. a. Secoiridoiden das Xanthon X_2 (0,2 bis 0,5 %); *C. chloodes*, die bisher in die Subsect. Vulgaria gestellt wurde, zeigt dagegen das gleiche Inhaltsstoffmuster wie *C. scilloides*. Die Autoren schlagen daher vor, *C. chloodes* eventuell in die Subsect. Caespitosa zu transferieren.

Sect. Parviflora. In den oberirdischen Teilen von *C. pulchellum* und *C. tenuiflorum* 0,1 bis 2 % Swerosid und 0,1 bis 0,5 % Gentiopikrin (*C. pulchellum* 2:1, *C. tenuiflorum* etwa 1:1) und die Xanthone X_1, X_2 und X_3; in den Kapseln praktisch das gleiche Secoiridoidmuster (bei *C. tenuiflorum* zusätzlich noch 0,1 bis 0,5 % Swertiamarin), die Xanthone X_1, X_2 und X_3, die *β*-Monoglucoside von X_1/X_2, aber keine Swerosid-*m*-hydroxybenzoesäureester.
Sect. Spicaria. In den oberirdischen Teilen von *C. spicatum* über 2 % Swerosid, 0,1 bis 0,5 % Gentiopikrin, 0,2 bis 0,5 % Xanthon X_1 und unter 0,2 % Xanthon X_2; die Kapseln enthalten keine Swerosid-*m*-hydroxybenzoesäureester.

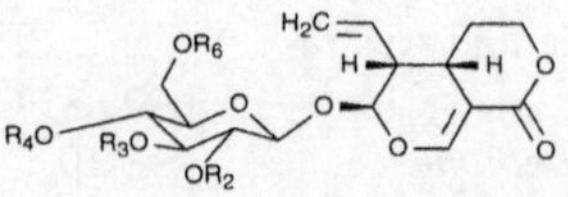

	R_2	R_3	R_4	R_6
Centapikrin	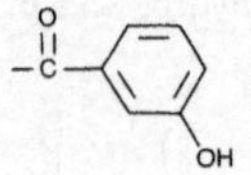	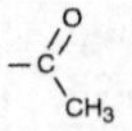	–H	–H
Desacetylcentapikrin	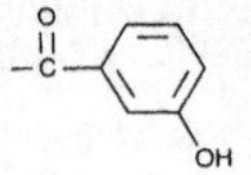	–H	–H	–H
Decentapikrin A	–H	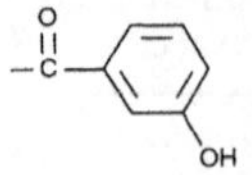	–H	–H
Decentapikrin B	–H	–H	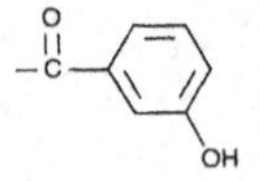	–H

Sect. Xanthea. In den oberirdischen Teilen von *C. maritimum* 0,1 bis 0,5% Swerosid als Hauptsecoiridoid; in den Kapseln keine Swerosid-*m*-hydroxybenzoesäureester.
Die amerikanischen Vertreter, *C. quitense* und *C. chilense* (vgl. Inhaltsstoffe der Art *C. chilense*), zeigen in der gleichen Studie ein von allen europäischen Centaurium-Arten abweichendes Inhaltsstoffmuster. Da aber jeweils nur eine Population dieser Arten untersucht wurde, ist eine chemotaxonomische Beurteilung derzeit nicht möglich.[4]
Secoiridoidalkaloide. Secoiridoidalkaloide, wie z.B. Gentianin und Gentianidin, scheinen in der Gattung Centaurium verbreitet zu sein. Sie leiten sich von Secoiridoidglucosiden vom Swertiamarin- und Gentiopikrin-Typ ab.[7–9]
In älteren Arbeiten,[10] bei denen Ammoniak zur Isolierung verwendet wurde, muß allerdings damit gerechnet werden, daß es sich bei den Secoalkaloiden um Isolationsartefakte handelt.[7]

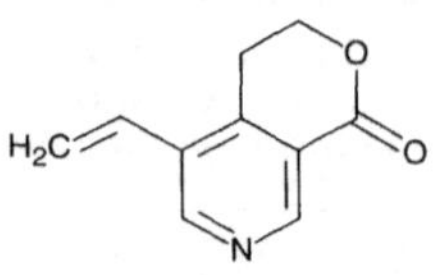

Gentianin

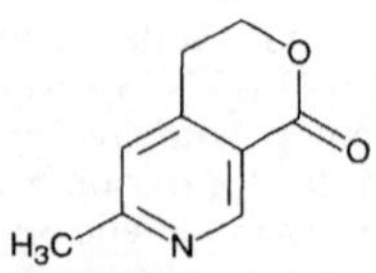

Gentianidin

Drogenliefernde Arten: *Centaurium chilense*: Canchalagua hom. *HAB 34*.
Centaurium erythraea: Centaurii herba.

Centaurium chilense (PERS.)

Synonyme: *Centaurium chilensis* (WILLD.) DRUCE, *Chironia chilensis* WILLD., *Erythraea chilensis* PERS., *Gentiana peruviana* LAM.

Botanische Beschreibung: Pflanze einjährig, 5 bis 30 cm hoch; Stengel aufrecht, 4kantig bis prismatisch, dichotom verzweigt; die unteren Blätter sitzend, zu einer grundständigen Rosette vereinigt, die oberen Stengelblätter gegenständig, kleiner, gestielt, linealisch, 6 bis 10 mm lang, zugespitzt; Infloreszenz eine lockerblütige Trugdolde; Blüten rosarot, lang gestielt; Kelch zylindrisch, gewöhnlich in 5 linealische, spitze Lappen zerteilt; Kronröhre etwa so lang wie der Kelch, die 5 freien Kronblatteile länglich-elliptisch, stumpf, etwa 5 mm lang; die beiden Narbenlappen verwachsen; Kapsel zylindrisch, etwa 10 mm lang.[11] Vgl. a. Beschreibung der Pflanze in Lit.[12]

Inhaltsstoffe: Aus den oberirdischen Teilen der Pflanze (Canchalaguae herba), aus den Blüten und aus der Wurzel konnten das Secoiridoidglucosid Swerosid und geringe Mengen an 1,8-Dihydroxy-3,7-dimethoxyxanthon dünnschichtchromatographisch nachgewiesen werden.[4]
Aus Canchalaguae herba wurden 4 Xanthone, Swertiaperenin, Swerchirin, Decussatin und 1,8-Dihydroxy-2,3,4,6-tetramethoxy-9*H*-xanthon, und das Triterpen Oleanolsäure isoliert.[13]

Verbreitung: Küstenregion Chiles. Ob die Art auch in Mexiko vorkommt, ist zweifelhaft.

Drogen: Canchalagua hom. *HAB 34*.

Canchalagua hom. *HAB 34*

Monographiesammlungen: Canchalagua *HAB 34*.

Definition der Droge: Das getrocknete, während der Blüte gesammelte Kraut.

Stammpflanzen: *Erythraea chilensis* PERS. (Syn. *Centaurium chilensis* (WILLD.) DRUCE, *C. chilense* (PERS.)).

Zubereitungen: Urtinktur nach §4 *HAB34* aus grob gepulverter Droge durch Perkolation mit Ethanol 90%; Eigenschaften: Die Tinktur ist von braungrüner Farbe, aromatischem Geruch und bitterem Geschmack.

Gehalt: *Urtinktur.* Arzneigehalt $^{1}/_{10}$.

Anwendungsgebiete: Die Anwendungsgebiete entsprechen dem homöopathischen Arzneimittelbild. Dazu gehört: Grippaler Infekt.[14]

Dosierung und Art der Anwendung: *Zubereitung.* Bei akuten Zuständen häufige Anwendung alle halbe bis ganze Stunde je 5 Tropfen oder 1 Tablette oder 10 Streukügelchen oder 1 Messerspitze Verreibung einnehmen; parenteral 1 bis 2 mL bis zu 3mal täglich s.c. injizieren.
Bei chronischen Verlaufsformen 1- bis 3mal täglich 5 Tropfen oder 1 Tablette oder 10 Streukügelchen oder 1 Messerspitze Verreibung einnehmen; parenteral 1 bis 2 mL pro Tag s.c. injizieren.[14]

Gegenanzeigen/Anwendungsbeschr.: Keine bekannt.[14]

Gesetzl. Best.: *Offizielle Monographien.* Aufbereitungsmonographie der Kommission D am BGA "Centaurium chilensis (Canchalagua)".[14]

Botanische Beschreibung: Pflanze krautig, 2jährig, 5 bis 50 cm hoch; Stengel meist einzeln, mitunter auch mehrere, im oberen Teil (oft auch schon von der Basis an) ästig verzweigt; Rosettenblätter 10 bis 50 mm lang, 8 bis 20 mm breit, verkehrt-eiförmig bis elliptisch-lanzettlich, meist stumpf, 3- bis 7nervig, Stengelblätter in der Regel viel kleiner und schmäler, spitz, 3nervig; Blüten von variabler Größe, purpurn bis rosarot, selten weiß, in einer dichten oder lockeren Trugdolde; Kelch $^{1}/_{2}$ oder $^{3}/_{4}$ so lang wie die Kronröhre, seltehner gleichlang; Chromosomenzahl 2n = 20,40.[2,3]

Inhaltsstoffe: Vgl. Inhaltsstoffgruppen der Gattung Centaurium.
Bitterstoffe (Iridoide/Secoiridoide). In der Wurzel von *C. minus* (Syn. *C. erythraea*) wurde Gentiopikrin als Haupsecoiridoidglucosid neben Swertiamarin nachgewiesen, in Stengel und Blättern Swertiamarin neben Gentiopikrin und in den Kapseln die stark bitteren Swerosidester Centapikrin und Desacetylcentapikrin (TLC-Analyse, keine Gehaltsangaben). Entgegen früheren Berichten ist Amarogentin nicht oder höchstens in Spuren in der Pflanze enthalten.[4,16,17]
Aus der Ganzpflanze konnte das Iridoid 6'-(*m*-Hydroxybenzoyl)loganin und eine bittere Verbindung mit Bis-Secoiridoidal-Struktur, nämlich Centaurosid, isoliert werden (keine Gehaltsangaben).[18]

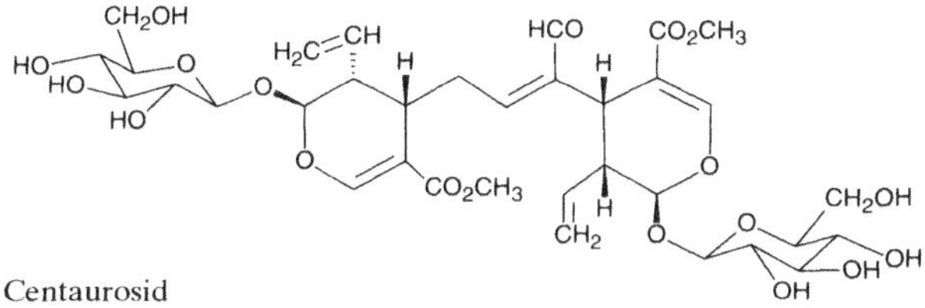

Centaurosid

Centaurium erythraea RAFN

Synonyme: *Centaurium centaurium* DRUCE, *C. minus* GARSAULT, *C. minus* MOENCH p.p., *C. umbellatum* GILIBERT, *Erythraea centaurium* BORKH.

Sonstige Bezeichnungen: Dt.: Echtes Tausendgüldenkraut; engl.: Common centaury, pink centaury; frz.: Erythrée, fiel de terre, herbe à la fièvre, herbe à mille-florins, petite centaurée; it.: Biondella, caccia febbre, centaurea minore, fiel de terra.[5]

Systematik: *C. erythraea* wird heute in nicht weniger als 12 Unterarten gegliedert:[15]
C. erythraea subsp. *apertum* (H. LINDB. fil.) GREUTER; -subsp. *bernardii* (MAIRE et SAUVAGE) GREUTER; -subsp. *bifrons* (PAU) GREUTER; -subsp. *enclusense* (O. BOLOS) O. BOLOS et VIGO; -subsp. *erythraea*; -subsp. *grandiflorum* (PERS.) MELDERIS; -subsp. *limoniiforme* (GREUTER) GREUTER; -subsp. *majus* (HOFFMANS. et LINK) LAINZ; -subsp. *rhodense* (BOISS. et REUTER) MELDERIS; -subsp. *rumelicum* (VELEN.) MELDERIS; -subsp. *suffruticosum* (GRISEB.) GREUTER; -subsp. *turcicum* (VELEN.) MELDERIS.

In einer älteren Arbeit zur Verteilung der Bitterstoffe werden für einzelne Pflanzenorgane folgende Bitterwerte angegeben:[19] Blüten 5.900 bis 11.700, Blätter 1.300 bis 3.800, Stengel 600 bis 1.200 und Kraut 1.900 bis 4.700 (s. Centaurii herba).
Xanthone. Aus den Wurzeln von *C. erythraea* wurden 0,004% 1,8-Dihydroxy-3,5-dimethoxyxanthon (Methylbellidifolin), 0,009% 1,8-Dihydroxy-3,5,6, 7-tetramethoxyxanthon (8-Desmethyleustomin), 0,007% 1-Hydroxy-3,5,6,7-tetramethoxyxanthon, 0,002% 1-Hydroxy-3,5,6-trimethoxyxanthon, 0,002% 1-Hydroxy-3,7,8-trimethoxyxanthon (Decussatin) und 0,02% 1-Hydroxy-3,5,6,7,8-pentamethoxyxanthon (Eustomin) isoliert;[20] aus der Ganzpflanze erhielt eine weitere Arbeitsgruppe 1,8-Dihydroxy-3,4,6-trimethoxyxanthon und 1,8-Dihydroxy-2,3,4,6-tetramethoxyxanthon (keine Gehaltsangaben).[21]

Verbreitung: Das Areal dieser Art, die in zahlreiche, regional verbreitete Unterarten zerfällt, erfaßt nahezu das gesamte Mediterrangebiet und strahlt nordwärts bis zu den Britischen Inseln und nach Skandinavien aus.

Anbaugebiete: Zur Kultivierung von *C. erythraea* s. Lit.[22]

Drogen: Centaurii herba.

Centaurii herba

Synonyme: Herba Centaurii, Herba Centaurii minoris, Herba Chironiae, Herba Erythraeae centaurii, Herba Felis terrae, Summitates Centaurii, Summitates Centaurii minoris.

Sonstige Bezeichnungen: Dt.: Bitterkraut, Erdgalle, Erdgallenkraut, Fieberkraut, Roter Aurin, Tausendgüldenkraut, Tausendguldenkraut; engl.: Centaury, Centaury tops, Herb of centaurium; frz.: Petite centaurée, Herbe de petite centaurée; it.: Centaurea minore.

Monographiesammlungen: Centaurii herba (Tausendgüldenkraut) *DAB 10*, *Helv VII*; Centaurée (petite) *PF X*; Herba Centaurii *ÖAB 90*; Centaurium *BHP 83*; Centaury *Mar 29*.

Definition der Droge: Die getrockneten, oberirdischen Teile blühender Pflanzen *DAB 10*, *BHP 83*; die getrockneten, blühenden Zweigspitzen *PF X*, *Mar 29*; die zur Blütezeit gesammelten und getrockneten oberirdischen Teile *ÖAB 90*; die getrockneten, blütentragenden oberirdischen Teile oder die beblätterten, blütentragenden Stengel ohne die Grundblätter *Helv VII*.

Stammpflanzen: Alle Monographiesammlungen nennen als Stammpflanze *Centaurium erythraea* RAFN; *Mar 29* läßt auch noch andere Centaurium-Arten zu, ohne diese genauer zu benennen.
Hinweis: Für die weitverbreitete und polymorphe Art *C. erythraea* existieren zahlreiche Synonyme, die als Stammpflanzen für die Droge "Centaurii herba" aufgeführt werden: *Centaurium minus* MOENCH *DAB 10*, *ÖAB 90*; *Centaurium erythraea* RAFN. *PF X* bzw. *C. erythraea* RAFIN. *Helv VII*, *BHP 83*. (Der Name des botanischen Autors ist in Wirklichkeit RAFN und nicht Rafin. = RAFINESQUE-SCHMALZ.) In früheren Pharmakopöen findet sich auch oft das Synonym *C. umbellatum* GILIBERT. In einigen Pharmakopöen waren neben *C. erythraea* RAFN auch andere Centaurium-Arten zugelassen, so z. B. nach *Ross 9* *Centaurium pulchellum* (Sw.) DRUCE, nach *Hung VI* *C. pulchellum* und *C. uliginosum* (W. et K.) BECK (Syn. *C. littorale* subsp. *uliginosum* (W. et K.) MELDERIS).

Herkunft: Die Droge wird aus Ungarn, Rumänien, Jugoslawien und Marokko importiert.[17]

Gewinnung: Das Kraut wird zur Blütezeit gesammelt und zur Erhaltung der schönen Blütenfarbe rasch getrocknet.[17,23]

Ganzdroge: Stengel hohl, rundlich, mit schwachen Längsleisten, nur im oberen Teil verzweigt. Laubblätter gegenständig, sitzend, eiförmig bis lanzettlich, bis ca. 3 cm lang, ganzrandig, beiderseits kahl. Blütenstand diaxial verzweigt. Kelch grün, mit 5 lanzettlichen, zugespitzten Zähnen. Blumenkrone aus 5 rosaroten, länglich-elliptischen, ca. 5 bis 8 mm langen Zipfeln und einer weißlichen, die Kelchzipfel überragenden Kronröhre, in der die 5 Staubblätter inseriert sind. Fruchtknoten oberständig, mit kurzem Griffel, 2lappiger, breiter Narbe und zahlreichen Samenanlagen. Häufig sind bereits zylindrische, ca. 7 bis 10 mm lange Kapseln mit kleinen braunen Samen entwickelt.[24]

Schnittdroge: *Geschmack.* Stark bitter.
Geruch. Schwach, eigenartig.
Makroskopisches Bild. Fragmente des Stengels, rosarote Blüten und deren Teile, Blattfragmente. Da die Blätter bei der Trocknung stark schrumpfen und leicht zerbrechen, treten in der Schnittdroge überwiegend Stengelstücke und verhältnismäßig wenig Blattbruchstücke auf.[17]
Mikroskopisches Bild. Blätter in der Aufsicht beiderseits mit welligbuchtigen Epidermiszellen und zahlreichen anomocytischen Spaltöffnungen; Haare fehlen. Im Querschnitt Mesophyll schwach dorsiventral, aus meist 2 Lagen relativ breiter, kurzer Palisadenzellen und mehrschichtigem, dichtem Schwammparenchym; Mesophyllzellen meist mit je einem Calciumoxalatkristall unterschiedlicher Form. Stengelepidermis in der Aufsicht aus langgestreckten, geradwandigen Zellen mit längsgestreifter Cuticula und anomocytischen Spaltöffnungen; Rindenparenchym aus rundlichen, axial gestreckten, chlorophyllführenden Zellen. Holzkörper einen kompakten, geschlossenen Ring aus englumigen Spiral-, Netz- und Hoftüpfeltracheiden und -tracheen, derbwandigen getüpfelten Fasern und Holzparenchym bildend; großes Mark aus rechteckigen, axial gestreckten, getüpfelten Zellen.[24]

Pulverdroge: Pulver grünlichgelb bis bräunlich. Zahlreiche Stengelstücke mit Sklerenchymfasern und englumigen Spiral-, Netz- und Hoftüpfelgefäße sowie rechteckigen, getüpfelten Markzellen; Blattfragmente mit welligbuchtigen Epidermiszellen, anomocytischen Spaltöffnungen und Mesophyllzellen mit Calciumoxalatkristallen verschiedener Form; Bruchstücke von Kelch und Blumenkrone mit stumpfpapillösen Epidermiszellen und radiärstreifiger Cuticula; Teile des Endotheziums mit netz- oder leistenförmigen Wandverdickungen; gelbe, ca. 30 μm große, dreieckig abgerundete bis elliptische Pollenkörner mit 3 Keimporen in der feinpunktierten Exine; Fragmente der Fruchtkapselwand mit gekreuzten Lagen faserähnlicher Zellen; kleine gelbbraune Samen mit dunkelbrauner erhabener Netzstruktur, die vno den derben Seitenwänden ihrer Epidermis gebildet wird.[24]

Verfälschungen/Verwechslungen: Es kommen gelegentlich Verwechslungen oder Verfälschungen mit anderen Centaurium-Arten vor, z. B. mit *Centaurium pulchellum* (Sw.) DRUCE, das deutlich gestielte Blüten besitzt, oder mit *C. uliginosum* (W. et K.) BECK (Syn. *C. littorale* subsp. *uliginosum* (W. et K.) MELDERIS), das 3nervige Blätter aufweist.
Früher gab es Verschnitte der Droge mit Brombeerkraut, Johanniskraut und Klatschmohnblüten; als Verfälschungen traten ferner die Blätter von *Chamaenerion angustifolium* (L.) SCOP. (Syn. *Epi-*

lobium angustifolium L.) (Onagraceae), mit spärlichen einzelligen Haaren, auf. Es wird auch von einer Verwechslung des Saatgutes von *C. erythraea* mit den Samen von *Silene armeria* L., Caryophyllaceae, berichtet.[17,23]

Minderqualitäten: In den letzten Jahren traten mitunter stark verunreinigte Drogenpartien auf, so daß der absiebbare Anteil begrenzt werden sollte.[17]

Inhaltsstoffe: s. a. Inhaltsstoffgruppen der Gattung Centaurium.
Bitterstoffe (Iridoide/Secoiridoide). Die Droge enthält als Hauptiridoid das Secoiridoidglucosid Swertiamarin (75% der gesamten Iridoidmenge), neben geringeren Mengen an Gentiopikrin und Swerosid; daneben konnten auch das Secoiridoid Gentioflavosid und das Iridoid Dihydrocornin aufgefunden werden (genaue Gehaltsangaben fehlen).[4,25,26]
Der Bitterwert der Droge (s. Gehalt) wird vor allem bestimmt durch die zwar nur in kleinen Mengen vorhandenen (keine genauen Angaben), aber intensiv bitterschmeckenden Swerosidester Centapikrin und Desacetylcentapikrin, die fast ausschließlich im Fruchtknoten lokalisiert sind.[16,17]

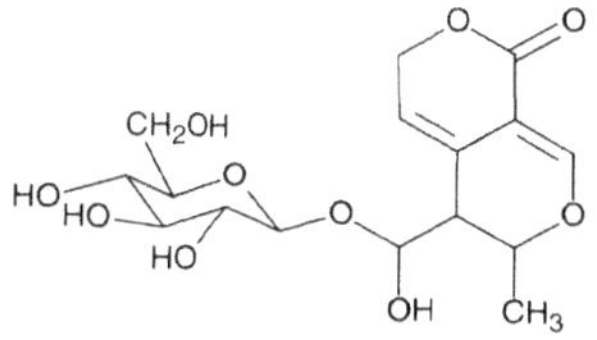

Gentioflavosid

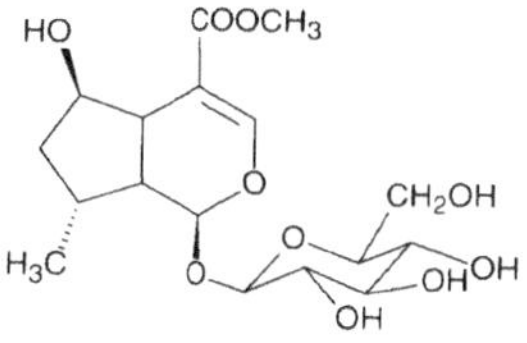

Dihydrocornin

Secoiridoidalkaloide. Gentianin (0,3% isoliert) und Gentianidin.[8,27]
Xanthone. 1,6,8-Trihydroxy-3,5,7-trimethoxyxanthon,[28] 1,2,3-Trihydroxy-5-methoxyxanthon,[29] 1,8-Dihydroxy-3,5,6,7-tetramethoxyxanthon[4,30] und 1,4-Dihydroxy-3,5-dimethoxyxanthon (keine Gehaltsangaben).[31]
Triterpene. Aus der Droge konnte 0,7% Oleanolsäure isoliert werden;[32] außerdem enthält die Droge β-Sitosterol, Oleanolsäurelacton, Maslinsäure, Erythrodiol, β-Amyrin,[33] α-Amyrin, Erythrodiol-3-palmitat,[34] Stigmasterol, Campesterol, Brassicasterol und δ-7-Stigmasterol (keine Gehaltsangaben).[35]
Organische Säuren. Monohydroxyterephthalsäure, 2,5-Dihydroxyterephthalsäure.[36] Als freie und gebundene Phenolcarbonsäuren (136 mg/L wäßriger Extrakt): Protocatechusäure, *m*-Hydroxybenzoesäure und *p*-Hydroxybenzoesäure, Vanillinsäure, Syringasäure, *p*-Cumarsäure, Ferulasäure, 3,4-Dihydroxyphenylessigsäure, Sinapinsäure, Kaffeesäure,[37] Pyrocatechusäure, Gentisinsäure, *p*-Hydroxyphenylbrenztraubensäure.[38]

Sonstiges. Die Droge soll außerdem Flavonverbindungen und Anthocyane enthalten.[5,17]

Zubereitungen: Extractum Centaurii (Tausendgüldenkrautextrakt) *EB6*: Herstellung durch Auszug von 1 Teil Droge mit 10 Teilen Wasser und 1 Teil Ethanol 98% und Eindampfen zum Dickextrakt; Eigenschaften: Der Extrakt ist dunkelbraun und in Wasser trübe löslich.
Fluidextrakt (1:1) mit Ethanol 25% (*V/V*) nach *BHP83* oder mit Ethanol 30% (*V/V*), die meisten Handelsextrakte. Für Fertigarzneimittel und für sofortlösliche Tees werden, soweit sie Tausendgüldenkraut enthalten, am häufigsten Sprühtrockenextrakte verarbeitet.

Identität: Nach *PF X* zeigt ein mit Ethanol 60% (*V/V*) hergestellter Drogenauszug auf Zugabe von konz. Salzsäure und Magnesiumspänen eine rotbraune Färbung (Shinodatest zum Flavonoid-Nachweis) und auf Zusatz von Eisen(III)chloridlösung eine grünlich braune Färbung (Polyphenolnachweis).
DC-Prüfung eines methanolischen Drogenauszuges nach *DAB 10*:
- Referenzsubstanz: Rutosid.
- Sorptionsmittel: Kieselgel GF_{254}.
- FM: Ethylacetat-wasserfreie Essigsäure-Wasser (69 + 16 + 16), 2malige Entwicklung.
- Detektion: Direktauswertung im UV 254 nm; Besprühen mit Anisaldehyd-Reagenz und Erhitzen auf 100 bis 105 °C 5 bis 10 min lang, Auswertung im Vis und UV 365 nm.
- Auswertung: Bei der Direktauswertung im UV 254 nm erscheint das Swertiamarin auf der Höhe der Vergleichssubstanz Rutosid als stark fluoreszenzmindernde Hauptzone; nach Besprühen mit dem Anisaldehyd-Reagenz färbt sich das Swertiamarin im Vis braun und erscheint als stark braun bis braungelb fluoreszierende Zone im UV 365 nm. Zur sicheren Identifizierung der Droge werden noch weitere Zonen im Chromatogramm des Drogenauszuges beschrieben, denen aber keine definierten Inhaltsstoffe zugeordnet sind.[17]

DC-Prüfung eines methanolischen Drogenauszuges nach *Helv VII*:
- Referenzsubstanz: Ein methanolischer Auszug aus pulv. Enzianwurzel.
- Sorptionsmittel: Kieselgel GF_{254}.
- FM: Aceton-Chloroform-Wasser (70 + 30 + 2).
- Detektion: Direktauswertung im UV 254 nm.
- Auswertung: Im Chromatogramm des Tausendgüldenkrautauszuges Nachweis der stark fluoreszenzmindernden Zone des Swertiamarins, das einen leicht niedrigeren Rf-Wert aufweist als die Hauptzone (= Gentiopikrin) des Enzianwurzelauszuges.

Weitere Bestimmungsmethoden: Dünnschichtchromatographie mit anderem Sorptionsmittel, FM oder Detektionsreagenz als in den o. a. Pharmakopöen beschrieben;[4,26,41] HPLC-Methoden.[26,42]

Reinheit: *Droge.*
- Fremde Bestandteile: Höchst. 3% *DAB 10*, *Helv VII*; höchst. 2,0% *PF X*; höchst. 1% *ÖAB 90*, *BHP 83*.

- Trocknungsverlust: Höchst. 10,0% *DAB 10*, *PFX*.
- Asche: Höchst. 6,0% *DAB 10*; höchst. 8,0% *PFX*; höchst. 4,0% *ÖAB 90*; höchst. 10% *BHP 83*.
- Sulfatasche: Höchst. 3% *BHP 83*.

DC-Chromatographie eines mit 60% Ethanol (*V/V*) hergestellten Drogenauszuges nach *PFX*:
- Referenzsubstanz: Loganin.
- Sorptionsmittel: Kieselgel GF_{254}.
- FM: Ethylacetat-Methanol-Wasser (77 + 15 + 8).
- Detektion: Direktauswertung im UV 254 nm; Besprühen mit Vanillin/Schwefelsäure-Reagenz, Auswertung im Vis.
- Auswertung: Nachweis der fluoreszenzmindernden Zone des Swertiamarins, das etwa auf gleicher Höhe wie die Referenzsubstanz Loganin liegt. Nach Besprühen mit dem Vanillin/Schwefelsäure-Reagenz färbt sich das Swertiamarin braun.

Gehalt: *Droge*.
- Bitterwert: Mind. 2.000 *DAB 10, ÖAB 90*.
- Bitterwirkung: Mind. 100 Ph. Helv.-Einheiten *Helv VII*.

Hinweis: *Helv VII* gibt den Bitterwert in Ph. Helv.-Einheiten/g Droge, wobei 1 Ph. Helv.-Einheit/g einem Bitterwert von 100 entspricht. Der o. a. geforderte Ph. Helv.-Wert entspricht also einem Bitterwert von 10.000.[43]

Wirkwertbestimmung: *Bitterwertbestimmung*. Nach *DAB 10* und *ÖAB 90* wird eine Grenzwertbestimmung durchgeführt; ein wäßriger Drogenauszug wird auf die Konzentration verdünnt, die dem als Mindestanforderung genannten Bitterwert entspricht; diese Verdünnung muß noch deutlich bitter schmecken. Nach *Helv VII* wird aus der Droge eine wäßrige Stammlösung zur direkten Bestimmung der Bitterwirkung hergestellt; 1 mL der Stammlösung entspr. 0,1 mg Droge.

Lagerung: Vor Licht geschützt *DAB 10, Mar 29*; vor Licht und Feuchtigkeit geschützt *PFX*; vor Licht geschützt, in gut schließenden Behältnissen *ÖAB 90, Helv VII*.

Wirkungen: *Steigerung der Speichel- und Magensaftsekretion*. Tausendgüldenkraut ist eine typische Bitterstoffdroge, die reflektorisch die Speichel- und Magensaftsekretion anzuregen vermag.[17,44,45]
Antiphlogistische und antipyretische Effekte. Pharmakologische Untersuchungen des Trockenrückstandes eines wäßrigen Auszuges (3,8:1) erbrachten folgende Resultate:[39]
Die tägliche topische Applikation von jeweils 200 mg Salbe mit 1 bis 10% Extrakt/Tier/Tag bewirkt an der Ratte (200 bis 300 g KG) nach 8 Tagen im "air pouch granuloma-test" mit Crotonöl eine dosisabhängige Reduktion der Exsudatmenge um 16 bis 47%, bezogen auf die unbehandelte Kontrolle. Die Salbengrundlage führte zu einer Verringerung um 0,5%, Etofenamat (50 mg/g) Gel, 100 mg/Tier/Tag, zu einer Reduktion um 56%.
Die p. o. Applikation von 1, 5, 10, 50, 100 und 500 mg Extrakt/Tier/Tag führt nach 16 Tagen an der Rattenpfote ab einer Dosis von 5 mg/Tier zu einer dosisabhängigen, signifikanten Reduktion des durch intradermal appliziertes Freund'sches Adjuvans hervorgerufenen Ödems um 3,9 bis 29,9%. Indometacin (1 mg/kg KG/Tag) führte zu einer 70,5 %igen Hemmung.
Weder im Writhing-Test noch im Heizplatten-Test wurde bei Mäusen (20 bis 30 g KG) nach i. p. Applikation von 1 bis 100 mg Extrakt/Tier ein analgetischer Effekt gefunden.
100 mg Extrakt/Tier p. o. führen an der Ratte zu einer Senkung des durch s. c. Hefeinjektion erzeugten Fiebers. Eine fiebersenkende Wirkung von 50 mg und 100 mg Extrakt/Tier i. p. bei durch 20 mg/kg KG 2,4-Dinitrophenol oder durch 10 mg/kg KG *d*-Amphetaminsulfat erzeugtem Fieber wird ebenfalls mitgeteilt. Die normale Körpertemperatur von mit Extrakt behandelten Kontrolltieren bliebt unverändert.[39]

Anwendungsgebiete: Appetitlosigkeit; dyspeptische Beschwerden.[44] Bei Magenbeschwerden, z. B. durch mangelhafte Magensaftbildung; zur Appetitanregung.[46]
Die Anwendung ist aufgrund der in Tausendgüldenkraut enthaltenen Bitterstoffe (s. Inhaltsstoffe) plausibel.

Dosierung und Art der Anwendung: *Droge*. Einzeldosis:[51] 1,0 g. Um die von der Kommission E am BGA[44] empfohlene "mittlere Tagesdosis" von 6 g einzunehmen, müßten somit 6 Einzeldosen eingenommen werden, was allerdings nicht den Angaben des therapeutischen Schrifttums entspricht.
Einnahme als Pulver: Von der im Mörser pulverisierten Droge nimmt man 3mal am Tag je $^1/_2$ g auf einer Oblate oder mit Marmelade oder Honig gemischt.[52] Nach Lit.[53] nimmt man 0,25 g Pulver auf Oblaten 2- bis 4mal täglich, jeweils zu den Mahlzeiten. *Zubereitung*. Gebräuchliche Einzeldosis als Aufguß oder Abkochung: 1,0 g auf 1 Tasse Tee.[47]
Teezubereitung:[46] "1 bis 2 Teelöffel voll (2 bis 3 g) Tausendgüldenkraut werden mit siedendem Wasser (ca. 150 mL) übergossen und nach 15 min durch ein Teesieb gegeben." Etwa $^1/_2$ h vor den Mahlzeiten 1 Tasse frisch bereiteten Tee, mäßig warm, trinken.
Tinktur (5:1) hergestellt mit Ethanol 70% (*V/V*): 2 bis 5 g pro Tag.[52]
Extractum Centaurii fluidum, ethanolisch 25% (*V/V*) = Tausendgüldenkrautextrakt: Tagesdosis 2 bis 4 mL.[48]
Extractum Centaurii spissum: Tausendgüldenkrautextrakt *EB 6*: Einzeldosis 0,2 g,[51] Tagesdosis 1 bis 2 g.[44]

Volkstümliche Anwendung und andere Anwendungsgebiete: Gegen Fieber, bei intestinalem Wurmbefall, äußerlich zur Wundbehandlung.[49,50] Auf Mallorca sehr geschätzt bei Diabetes.[54] In der Volksmedizin Ägyptens zur Behandlung von Bluthochdruck und zum "Austreiben von Nierensteinen".[40] Die Wirksamkeit bei den genannten Anwendungsgebieten ist nicht belegt.

Gegenanzeigen/Anwendungsbeschr.: Magen- und Darmgeschwüre.[46]

Sonst. Verwendung: *Kosmetik.* Die Droge wurde früher zum Färben der Haare verwendet.[5,49]

Gesetzl. Best.: *Artenschutz.* Alle wildlebenden, heimischen Centaurium-Arten stehen unter Artenschutz *Standardzulassung.* Standardzulassung Nr.1319.99.99 "Tausendgüldenkraut".[46] *Offizielle Monographien.* Aufbereitungsmonographie der Kommission E am BGA "Tausendgüldenkraut".[44]

1. Melchior A (1964) Engler's Syllabus der Pflanzenfamilie, Bd.II: Angiospermen, Gebrüder Bornträger, Berlin
2. Melderis A (1972) Bot J Linn Soc 65:223–269
3. Zeltner L (1970) Recherches de biosystematique sur les genres Blackstonia Huds. et Centaurium Hill., Bull Soc Neuchatel Sci Nat 93:4–164
4. Sluis van der WG (1985) Pl Syst Evol 149:253–286
5. Heg, Bd.V, Teil 3, S.1.968–1.973
6. FEu, Bd.3, S.56–59
7. Hgn, Bd.8, S.500–510
8. Bishay DW, Shelver WH, Khalil SKW (1978) Planta Med 33:422–423
9. Bishay DW, Ross SA, Hylands PJ (1979) Planta Med 37:253–258
10. Khafagy SM, Mnajed HK (1968) Acta Pharm Suecica 5:135–142
11. Reiche C (1910) Flora de Chile, Tomo quinto, Familias 50–83, Santiago de Chile
12. HAB 34, S.121
13. Versluys C, Cortes M, Lopez JT, Sierra JR, Razmilic I (1982) Experientia 38:771–772, zit. nach CA 97:107049c und Hgn, Bd.8, S.503, 509
14. BAz Nr.109a vom 16.06.1987
15. Greuter W, Burdet HM, Long G (1986) Med-Checklist, Vol.3, Conservatoire de Jardin botaniques Genève
16. Sluis van der WG, Labadie RP (1977) Planta Med 32a:52–53
17. Kom, S.3.261–3.264
18. Takagi S, Yamaki M, Yumioka E, Nishimura T, Sakina K (1982) Yakugaku Zasshi 102:313–317, zit. nach CA 97:52511q
19. Soos E (1947) Sci Pharm (Wien) 15:18, zit. nach Hgn, Bd.4, S.181
20. Kaouadji M, Vaillant I, Mariotte AM (1986) J Nat Prod 49:359
21. Takagi S, Yamaki M (1982) Yakugaku Zasshi 102:546–548, zit. nach CA 97:212621
22. Schröder H (1964) Pharmazie 19:45, zit. nach Kom, S.3.262
23. Berger F (1954) Handbuch der Drogenkunde, Bd.IV, Verlag für medizinische Wissenschaften Wilhelm Maudrich, Wien
24. DAB 10
25. Do T, Popov S, Marekov N, Trifonov A (1987) Planta Med 53:580
26. Sluis van der WG, Labadie RP (1981) Planta Med 41:221–231
27. Rulko F (1976) Pr Nauk Akad Med Wroclawiu 8:3–36, zit. nach CA 86:103037
28. Neshta NM, Nikolaeva GG, Sheichenko VI, Patudin AV (1982) Khim Prir Soedin:258, zit. nach CA 97:123930p
29. Neshta NM, Glyzin VI, Savina AA, Patudin AV (1983) Khim Prir Soedin:787, zit. nach CA 100:171554w
30. Neshta NM, Glyzin VI, Nikolaeva GG, Sheichenko VI (1983) Khim Prir Soedin:106–107, zit. nach CA 98:194985s
31. Neshta NM, Glyzin VI, Patudin AV (1984) Khim Prir Soedin:110, zit. nach CA 101:3893h
32. Poethke W et al (1951) Arch Pharm 284:385, zit. nach Hgn, Bd.4, S.189
33. Bellavista V, Schiaffella F, Mezzetti T (1974) Phytochemistry 13:289–290
34. Popov SS et al (1972) Compt Rend Acad Bulgare Sci 25:1.225, zit. nach Hgn, Bd.8, S.504
35. Aquino R, Behar I, Garzarella P, Dini A, Pizza C (1985) Boll Soc Ital Biol Sper 61:165–169, zit. nach CA 102:182427z
36. Hatjimanoli M, Favre-Bonvin J, Kaouadji M, Mariotte AM (1988) J Nat Prod 51:977–980
37. Hatjimanoli M, Debelmas AM (1977) Ann Pharm Fr 35:107–111, zit. nach CA 87:35991e
38. Dombrowicz E, Swiatek L, Zadernowski R (1988) Farm Pol 44:657–660, zit. nach CA 110:209359h
39. Berkan T, Usteunes L, Lermioglu F, Ozer A (1991) Planta Med 57:34–37
40. Leung AY (1980) Encyclopedia of common natural ingredients used in food, drugs, and cosmetics, Wiley-Interscience, New York etc., S.190–110
41. Wagner H, Bladt S, Zgainski EM (1983) Drogenanalyse, Dünnschichtchromatographische Analyse von Arzneidrogen, Springer-Verlag, Berlin Heidelberg New York
42. Takino Y, Koshioka M, Kawaguchi M, Miyahara T, Tanizawa H, Ishii Y, Higashno M, Hayashi T (1980) Planta Med 38:344–350
43. Wagner H (1982) Pharmazeutische Biologie, 2. Drogen und ihre Inhaltsstoffe, 2. Aufl., Gustav Fischer Verlag, Stuttgart New York
44. BAz Nr.122 vom 06.07.1988
45. Glatzel H (1968) Die Gewürze. Ihre Wirkungen auf den gesunden und kranken Menschen, Nicolaische Verlagsbuchhandlung, Herford
46. Standardzulassung für Fertigarzneimittel (1987/89) Govi Verlag, Pharmazeutischer Verlag, Deutscher Apotheker Verlag, Frankfurt/M.
47. ÖAB 90
48. BHP 83, S.55–56
49. Leporatti ML, Pavesi A, Posocco E (1985) J Ethnopharmacol 14:53–63
50. Darias V, Bravo L, Barquin E, Herrera DM, Fraile C (1986) J Ethnopharmacol 15:169–193
51. Schmidt W, Schultz OE (Hrsg.) Haffner/Schultz/Schmidt, Normdosen gebräuchlicher Arzneistoffe und Drogen, 7. Aufl., Wissenschaftliche Verlagsgesellschaft, Stuttgart, S.133
52. Poletti A, Schilcher H, Müller A (1990) Heilkräftige Pflanzen, Hädecke, Weil der Stadt, S.115
53. Valnet J (1983) Phytothérapie, Maloine, Paris, S.294–295
54. Font Quer P (1990) Plantas Medicinales, 12. Aufl., Editorial Labor, S.726–727

HB/Hu/RS

Centella

HN: 2004700

Familie: Apiaceae (Umbelliferae).

Unterfamilie: Hydrocotyloideae.

Tribus: Hydrocotyleae.

Gattungsgliederung: Die Gattung Centella L. besteht aus etwa 20 Arten.[1] Centella wurde früher als Untergattung (subgenus) unter Hydrocotyle geführt: Hydrocotyle subgen. Centella BENTH. et HOOKER. In allen neueren Florenwerken wird Centella aber als eigenständige Gattung geführt. Als trennende Merkmale zwischen Hydrocotyle und Centella werden angegeben:[2] Blattmerkmale, Unterschiede in der Infloreszenz sowie Fruchtmerkmale.

Gattungsmerkmale: Ausdauernde, aufrechte, kletternde oder niederliegende, an den Knoten bewurzelte Kräuter oder Sträucher; Blätter wechselständig, einfach, ganzrandig, gezähnt oder gesägt; Blütenstand doldig, wenigblütig, mit 2 auffallenden Hüllblättern; Kelchzähne unscheinbar; Kronblätter ungeteilt, rundlich bis eiförmig, rot oder weiß; Frucht seitlich abgeflacht, kahl, mit 5 bis 9 fadenförmigen, deutlich netzartig verbundenen Rippen. Fruchtwand der Spaltfrucht mit ölhaltiger Schicht, stark verholztem Endokarp, meist ohne Ölstriemen; Samen eiförmig-elliptisch, mit glatter Oberfläche.[2]

Verbreitung: Mit Ausnahme der weit verbreiteten *C. asiatica* sind die übrigen Centella-Arten in Südafrika heimisch.[1]

Inhaltsstoffgruppen: Mit Ausnahme von *C. asiatica* ist über die Inhaltsstoffe der Gattung Centella wenig bekannt. Aus 6 der etwa 20 Arten wurden Polyine isoliert.[3,4,5] *C. asiactica* enthält Glykoside der auch in anderen Hydrocotyloideae nachgewiesenen Flavonole Quercetin und Kämpferol; Flavone fehlen. Triterpensäuren und Triterpensäure-Zuckerester, sog. Pseudosaponine, sind innerhalb der Unterfamilie der Hydrocotyloideae bislang in den Genera Centella und Hydrocotyle aufgefunden worden. Centella- und Hydrocotyle-Arten bilden charakteristische ätherische Öle mit ähnlichen Sesquiterpenoid-Anteilen.[3,4,6]

Drogenliefernde Arten: *C. asiactica*: Centellae asiaticae herba, Centella asiatica hom. *HAB 1*, Hydrocotyle asiatica hom. *PFX*.

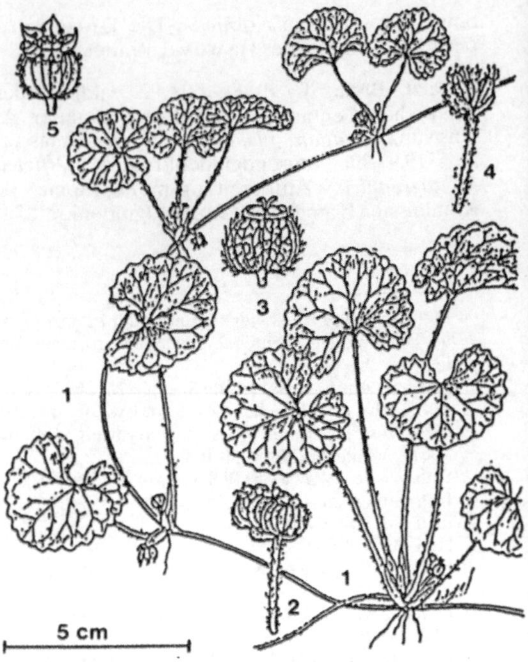

Centella asiatica (L.) URBAN 1 Habitus; 2 Fruchtstand; 3 Spaltfrucht mit 2 einsamigen Teilfrüchten; 4 Blütendolde, wenigblütig, mit sitzenden Einzelblüten und zwei auffallenden Hüllblättern; 5 Einzelblüte. Aus Lit.[1]

Centella asiatica (L.) URBAN

Synonyme: *Centella asiatica* (L.) NANNF., *C. cordifolia* (HOOKER fil.) NANNF., *C. coriacea* NANNF., *C. dusenii* NANNF., *C. floridana* (C. et R.) NANNF., *C. hirtella* NANNF., *C. repanda* (PERS.) SMALL., *C. triflora* (R. et P.) NANNF., *C. uniflora* (COL.) NANNF., *Hydrocotyle asiatica* L.[7]

Sonstige Bezeichnungen: Dt.: Asiatischer Wassernabel, Indischer Wassernabel, Wassernabel; engl.: Hydrocotyle, Indian Hydrocotyle, Indian Pennywort; frz.: Hydrocotyle asiatique; Hindi: Brahmi, Brahma-manduki, Madukaparni; it.: Idrocotile.

Systematik: Es gibt mind. 2 chemische Rassen von *C. asiatica* (s. Inhaltsstoffe).

Botanische Beschreibung: Zarte Pflanzen mit ein bis mehreren kriechenden Stengeln, an den Knoten bewurzelt, kahl bis wollig und verkahlend. Blätter kreisförmig-nierenförmig, 2 bis 6 cm lang, 1,5 bis 5 cm breit, gekerbt- bis ganzrandig, 5 bis 9 Nerven. Blattstiele 3 bis 30 cm lang. Blütenstiele 1,2 bis 4 cm lang. Hüllblätter gewöhnlich zwei, oval bis fast kreisförmig, hautrandig, 2,5 bis 3 mm lang, 1,5 bis 2,5 mm breit. Dolden mit zwei oder drei sitzenden oder sehr kurz gestielten Blüten. Blütenblätter weiß bis purpur oder rosa. Kelch allgemein nicht gezähnt. Frucht oval bis kugelförmig, 2 bis 5 mm im Durchmesser, die Teilfrüchte stark seitlich abgeplattet, meist 7 bis 9 Rippen, mit vorspringendem Netzwerk.[2]

Inhaltsstoffe: In Indien existieren zwei chemische Rassen, die sich inhaltlich bezüglich ihrer Triterpensäure-Zuckerester (Pseudosaponine) unterscheiden (s. Centellae asiaticae herba). Mutmaßlich kommt noch eine dritte chemische Rasse in Indien vor.[3] Herkünfte von *C. asiatica* aus Sri Lanka und Madagaskar zeigen ebenfalls abweichende Pseudosaponinmuster.[8]

Aus den Wurzeln von *C. asiatica* konnten etwa 14 Polyacetylene isoliert werden.[10]

Verbreitung: Südostasien, Indien, Sri Lanka, Teile Chinas, westliche Südseeinseln, Madagaskar, Südafrika, Südosten der USA, Mexiko, Venezuela, Kolumbien, östliches Südamerika. An Gewässern sowie feuchten und sumpfigen Stellen.

Drogen: Centellae asiaticae herba, Centella asiatica hom. *HAB 1*, Hydrocotyle asiatica hom. *PFX*.

Centellae asiaticae herba (Wassernabelkraut)

Synonyme: Centellae herba, Herba Centellae, Herba Centenellae, Herba Centellae asiaticae, Herba Hydrocotylis asiaticae.

Sonstige Bezeichnungen: Dt.: Wassernabel-Kraut, Indisches Wassernabel-Kraut; engl.: Hydrocotyle, Indian Hydrocotyle, Indian Pennywort, Indian Water Navelwort.

Monographiesammlungen: Centella *BHP 83*; Centella *Mar 29*; Centellae Herba *IndP 53*.

Definition der Droge: Die getrockneten oberiridischen Teile *BHP 83*; die frischen und getrockneten Blätter und Stengel *Mar 29, IndP 53*.

Stammpflanzen: *C. asiatica* (L.) Urban (Syn. *Hydrocotyle asiatica* L.).

Herkunft: Sammlung aus Wildbeständen; Indien, Sri Lanka, Madagaskar, Südafrika.

Gewinnung: Die Droge wird im allgemeinen das ganze Jahr über geerntet und anschließend an der Sonne getrocknet.[11]

Ganzdroge: Langstielige, kreisförmig-nierenförmige bis eiförmig-herzförmige Blätter, 2 bis 6 cm lang, 1,5 bis 5 cm breit, gekerbt- bis ganzrandig, fünf bis neun Nerven. Blattstiele 3 bis 30 cm lang, dünn. Blütenstände zwei bis drei Blüten, Einzelblüten weiß bis rosa. Früchte oval bis kugelförmig, 2 bis 5 mm im Durchmesser, aus zwei, fest aneinanderhaftenden Teilfrüchten bestehend, deren Oberfläche deutlich netzaderig ist. Schnurartige Stücke der dünnen, oberirdischen Ausläufer.[63]

Schnittdroge: *Geschmack.* Scharf, würzig.
Geruch. Schwach aromatisch.
Makroskopisches Bild. Im Gesamteindruck braungrün bis graugrün durch zahlreiche zerknitterte Blattstücke. Schnurartige, dünne Fragmente der Ausläufer. Teile von Blütenständen mit weißen bis rosafarbenen Blüten, 1 bis 2 mm großen elliptischen Hüllblättchen sowie zartem Stiel. Vereinzelt Früchte, deren zwei Teilfrüchte mit der schmalen Fugenseite fest aneinander haften. Ihre Oberfläche ist deutlich netzaderig.
Mikroskopisches Bild. Epidermiszellen der Blätter unregelmäßig länglich mit geraden oder gebogenen Wänden. Cuticula fein und dicht gestreift. Auf beiden Blattoberflächen Spaltöffnungen, meist paracytisch, 30 × 28 µm groß. 1 bis 2 Reihen Palisadenzellen, ca. 45 µm lang, 25 µm breit. Schwammparenchym in 3 bis 4 Zellreihen, mit vielen Interzellularen. Einzelne Mesophyllzellen mit großen Calciumoxalat-Einzelkristallen oder -Drusen. Größere Leitbündel führen ober- und unterhalb je eine Kollenchymleiste. Die Blattstiele besitzen eine Epidermis mit verdickten Innenwänden, 2 bis 3 Reihen Kollenchym und eine breite Parenchymschicht. In dieser verlaufen 7 bis 9 Gefäßbündel, von denen 5 bis 7 in der Mitte einen Kreis bilden. Zwei weitere liegen in den Kanten beiderseits der Stielringe. Innerhalb des Leitbündelringes farbloses Markparenchym mit vielen kleinen Interzellularen. Einige der Parenchymzellen enthalten Calciumoxalatkristalle. Die Blütenstiele zeigen ähnlichen Aufbau. Das Endokarp der Früchte ist stark entwickelt und verholzt.[63-65]

Pulverdroge: Braungrünes bis graugrünes Pulver mit zahlreichen Blatt- und Stengelfragmenten, selten solche von Einzelblüten.[64]

Minderqualitäten: Es finden sich bei der Ganz- und Schnittdroge des Handels vereinzelt Stücke von faserförmigen Wurzeln.

Inhaltsstoffe: Übersicht s. a. Lit.[3,4,12]
Ätherisches Öl. Die Droge enthält ca. 0,1 % ätherisches Öl,[66] mit etwa 36 % eines nicht näher beschriebenen Terpenacetates, sowie *trans*-β-Farnesen, Germacren D, β-Caryophyllen, *p*-Cymol und α-Pinen.[6,9]
Flavonolderivate. Quercetin- und Kämpferolglykoside.[8,13]
Triterpensäuren und Triterpensäure-Zuckerester. Frei vorliegende Triterpensäuren: Asiatsäure, 6-Hydroxyasiatsäure (= Madecass-, Madecassia-, Madecassin-, Brahminsäure) und Betulinsäure. In Pflanzen aus Madagaskar wurden auch geringe Mengen Madasiat(in)säure gefunden. Letztere entspricht der 6-Hydroxyasiatsäure, hat aber anstelle der CH_2OH-Gruppe eine CH_3-Gruppe (s. Formelbild).
Triterpensäure-Zuckerester, die auch als Saponine oder Pseudosaponine bezeichnet werden, jedoch kaum hämolysieren: Als Hauptkomponente Asiaticosid (Asiatsäure-Glucose-Glucose-Rhamnose); daneben geringe Mengen von Asiaticosid A (6-Hydroxyasiatsäure-Glucose-Glucose-Rhamnose) und Asiaticosid B (Terminolsäure-Glucose-Glucose-Rhamnose) und in Drogenmaterial einer zweiten indischen Rasse (vgl. Systematik der Art *C. asiatica*) Brahminosid (6-Hydroxyasiatsäure-Trisaccharid) und Brahmosid (6-Hydroxyasiatsäure-Disaccharid). Brahminosid und Brahmosid weisen als Zuckerkomponenten Glucose (1 bzw. 2 Moleküle), Rhamnose und Arabinose auf.
Das auch noch im jüngeren Schrifttum genannte "Madecassosid" erwies sich als Gemisch der beiden Asiaticoside A und B.
Aus Drogenmaterial aus der Gegend von Calcutta wurden die Triterpensäure-Zuckerester Thankunisid und Isothankunisid sowie die freien Säuren Asiat-, Thankunin- und Isothankuninsäure isoliert. Thankunin- und Isothankuninsäure sollen Isomere

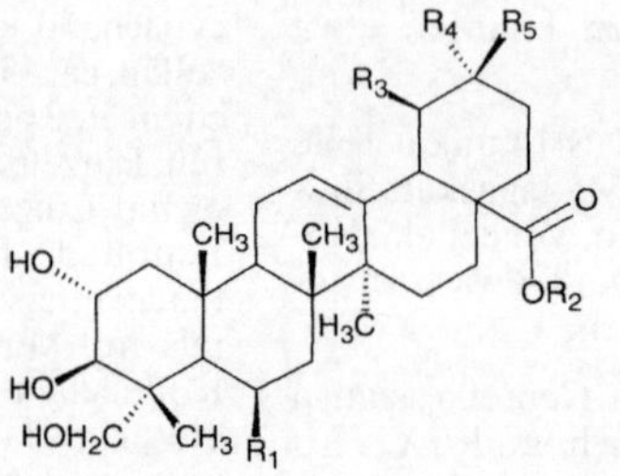

	R_1	R_2	R_3	R_4	R_5
Asiatsäure	—H	—H	—CH_3	—CH_3	—H
Madecass-Säure	—OH	—H	—CH_3	—CH_3	—H
Asiaticosid	—H	→1)-β-D-Glc-(6→1)-β-D-Glc-(4→1)-α-L-Rha	—CH_3	—CH_3	—H
Asiaticosid A	—OH	→1)-β-D-Glc-(6→1)-β-D-Glc-(4→1)-α-L-Rha	—CH_3	—CH_3	—H
Terminolsäure	—OH	—H	—H	—CH_3	—CH_3
Asiaticosid B	—OH	→1)-β-D-Glc-(6→1)-β-D-Glc-(4→1)-α-L-Rha	—H	—CH_3	—CH_3

von 6-Hydroxyasiatsäure sein.[14] Ob es sich hierbei um ein Drogenmuster einer dritten chemischen Rasse Indiens handelte, wie vermutet wird[3] (vgl. Systematik der Art *C. asiatica*), bleibt offen; in einer neueren Arbeit mit Drogenmaterial aus diesem Gebiet wurden hingegen Asiatsäure, Madecass-Säure (= 16-Hydroxyasiatsäure), Asiaticosid und Madecassosid (= Gemisch aus Asiaticosid A und B) isoliert.[15]

Der Gehalt an Triterpensäureestern zeigt je nach Herkunft der Droge starke Schwankungen (1 bis 8 %).[14-16]

Stickstoffhaltige Verbindungen. Nach einer älteren Untersuchung[18] ca. 0,002 % eines als Hydrocotylin bezeichnetes Alkaloid. Das Vorkommen wurde seither nicht mehr bestätigt.[15]

Zubereitungen: Aufguß (keine Spezifizierung) *BHP83*, Cataplasma Centellae *IndP53*, Decoctum Centellae *IndP53*, Extractum Centellae Liquidum (Fluidextrakt 1:1 mit Alkohol 60 %) *IndP53*, Pulvis Centellae *IndP53*, Succus Centellae *IndP53*.

Gereinigte, patentierte "Extrakte" aus Centellae asiaticae herba:

Centasinum®: Extrakt aus *C. asiatica* (L.) URBAN, bestehend aus 40 % Asiaticosid, 30 % Asiatsäure und 30 % Madecass-Säure; Puder (2 %); Salbe (1 %); Augentropfen (1 %).

Centelase®: Eingestellter Extrakt aus *C. asiatica* (Gesamttriterpen-Fraktion), bestehend aus 40 % Asiaticosid und 30 % Asiatsäure und 30 % Madecass-Säure; Tabletten (à 10 oder 30 mg); Tropfen (10 mg/mL); Ampullen i.m. (10 mg/mL); Puder (2 %); Salbe (1 %).[19,20]

Emdecassol®: Salbe, in 100 g enthalten 0,4 g Asiaticosid und 0,6 g Triterpensäuregemisch aus Herba Hydrocotylis asiaticae (standardisiert auf Asiatsäure 0,29 bis 0,3 g, Madecass-Säure 0,29 bis 0,3 g und Madasiatsäure max. 0,1 g).

Madecassol®: Eingestellter Extrakt aus *C. asiatica*, bestehend aus Asiaticosid (40 %) und Asiatsäure (29 bis 30 %), Madecass-Säure (29 bis 30 %) und Madasiatsäure (1 %);[21] Salbe (1 %); Puder (2 %); Ampullen i.m. oder s.c. (à 20 oder 25 mg); Tabletten (à 10 mg).[22,23]

Bei diesen "Industrieextrakten" dürfte es sich, wie in Lit.[15] beschrieben, um angereicherte, gereinigte Triterpensäure- und Triterpensäure-Zuckerester-Fraktionen handeln.

In Veröffentlichungen von Tierversuchen und klinischen Studien zur Wirksamkeit der Droge findet man bisweilen nur die Angabe, daß ein "eingestellter Extrakt von Centella asiatica" (titrated extract of Centella asiatica – TECA) für die Untersuchungen verwendet wurde; oft erfolgt der Zusatz: "bestehend aus ca. 40 % Asiaticosid und ca. 60 % Asiat-

säure mit Madecass-Säure". Es handelt sich hierbei wahrscheinlich um Extrakte, die dem Industrieprodukt Centelase® oder Madecassol® inhaltlich entsprechen oder ähnlich sind.
Zu beachten: In vielen Veröffentlichungen steht der Begriff "Asiaticosid" nicht für die eigentliche Reinsubstanz Asiaticosid, sondern für das Triterpengemisch aus Centellae asiaticae herba, z. B. Madecassol® oder Centelase®. In diesen Fällen wird der Begriff "Asiaticosidgemisch" in der vorliegenden Monographie verwendet (s. Wirkungen).

Identität: Ermittlung von DC-Fingerprints eines methanolischen Drogenauszuges:[24]
- Referenzlösung: Quercetin.
- Sorptionsmittel: Kieselgel 60.
- Fließmittel: Chloroform-Methanol-Wasser (70 + 30 + 10); Unterphase.
- Detektion: Direktauswertung im UV 366 nm; Besprühen mit dem Anisaldehyd-Schwefelsäure-Reagenz, Erhitzen ca. 10 min auf 105 °C, Auswertung im Vis und UV 366 nm.
- Auswertung: Vergleich mit DC eines methanolischen Drogenauszuges aus authentischer Herba Centellae asiaticae. Vgl. a. DC-Screening in Lit.[15]

Reinheit: Fremde Beimengungen: Höchstens 2% *IndP53.*

Gehaltsbestimmung: Bestimmung der Triterpenfraktion durch die Anthron-Schwefelsäure-Reaktion und deren photometrischen Auswertung bei 625 nm.[25]
Bestimmung des Asiaticosidgemisches mittels DC auf Glaspulver, Umsetzung mit Anthron direkt auf der Sorptionsschicht und Quantifizierung bei 510 und 600 nm.[26]
DC mit Doppelentwicklung auf Kieselgel G-CM-Natriumcellulose-Platten. Fließmittel: Chloroform-Methanol-Wasser (7 + 3 + 0,5); Detektion mit 5% Schwefelsäure-Ethanol. Quantifizierung durch Remissionsmessung in situ.[27]
Bestimmung der Asiatsäure in der Gesamttriterpenfraktion mittels HPLC.[28]

Lagerung: In verschlossenen Gefäßen, kühl und trocken *IndP53.*

Wirkungen: *Centellae asiaticae herba.*
Ein mit Ethanol 50% hergestellter Drogenauszug (Centella-Extrakt) wird auf psycho-neuropharmakologische Wirkungen untersucht. Albino Mäuse und Wistar Ratten erhalten p. o. 0,2 bzw. 0,5 mL einer 10%igen Suspension des Extraktes in wäßriger Gummi arabicum-Lsg. (100 mg Extrakt/mL Lsg.) 2 bzw. 4 Stunden vor den Versuchen. Kontrolltiere erhalten in derselben Weise reine Gummi arabicum-Lsg. Im MES-Test (maximale, durch Elektroschock induzierte Konvulsionen bei Ratten) vermag der Centella-Extrakt die Zeitdauer einzelner Konvulsionsphasen signifikant herabzusetzen, so z.B. die Stuporphase (Extrakt 15 s, Kontrolle 29 s) und Aufwachphase (Extrakt 33,0 s, Kontrolle 50,2 s); 20 mg/kg i. p. Phenobarbital-Natrium zeigt ähnliche Effekte (Stuporphase 9s, Aufwachphase 23,8s). In Verhaltens-Tests an Mäusen und Ratten (forciertes Schwimmen) reduzierte der Centella-Extrakt die Zeitdauer der Immobilitätsphase signifikant (Ratte: Extrakt ≈ 80s; Kontrolle ≈ 239 s), ähnlich wie nach i. p. Gabe von 10 mg/kg Imipramin-HCl (≈ 144 s) oder 50 mg/kg *d*-Amphetaminsulfat (≈ 85 s). Aus diesen Untersuchungen wird eine sedative und antidepressive Wirkung für den Centella-Extrakt abgeleitet und mögliche Wirkmechanismen werden diskutiert.[29]
Asiaticosid.
Ulcus-protektive Wirkung.
Tiermodell: Die subcutane Applikation von 1,250 mg Asiaticosid (suspendiert in 0,5 mL Propylenglykol 10%)/ 100 g KG an junge männliche Wistar Ratten drei Stunden vor der Kälteexposition, senkt die Ausbildung von Ulcera durch Kälteschock signifikant. Ein vergleichbarer Effekt wird auch bei Applikation unmittelbar vor Kälteexposition erzielt. Die Verabreichung von 55 mg Mercaptoethylamin/100 g KG durch Magensonde an junge männliche Wistar Ratten führt zur Ausbildung von Ulcera bis zur Perforation. Die orale Applikation von 1,250 mg Asiaticosid/ 100 g KG Ratte drei Stunden nach Gabe von Mercaptoethylamin reduziert die Ulcusbildung signifikant. Außerdem wird die Vernarbung entstandener Läsionen beschleunigt.[31]
Antimikrobielle Wirkung.
Asiaticosid weist in einer Konzentration von 1 mg/mL im Agardiffusionstest als Lochtest gegen *Pseudomonas pyocyaneus* eine Wirkungszone von 3 mm, gegen *Trichoderma mentagrophytes* eine solche von 7 mm Durchmesser auf. Im Reihenverdünnungstest zur Ermittlung der geringsten, noch wirksamen Konzentration waren die folgenden Mengen an Asiaticosid zur Wachstumshemmung ausreichend: *P. pyocyaneus* > 1000 µg/mL, *T. mentagrophytes* 1000 µg/mL.
Asiaticosidgemisch (Madecassol®, Centelase®, TECA).
Wundheilende Wirkung.
Tiermodell: Männliche Sprague Dawley Ratten; wiederholte mechanische Hautschädigung; Ermittlung der Zeit $t_{1/2}$, bei der die Wunde zur Hälfte zugeheilt ist (planimetrische Messung). 15 Ratten erhalten täglich 100 mg/kg KG des Extraktes TECA per oral, weitere 15 täglich nur Gummilösung p. o. Die Hautschädigung erfolgt dreimal, jeweils nach vollständiger Heilung der vorhergenden Wunde. Wiederholte Hautschädigung bewirkt vor der normalen Wundkontraktionsphase eine posttraumatische Dilatation und verzögert die Wundheilung (als $t_{1/2}$ gemessen). Der Extrakt TECA vermag die Dilatationsphase zu unterdrücken und die Wundheilungszeit $t_{1/2}$ signifikant zu beschleunigen. Als Mechanismus wird eine regulierende Wirkung des Extraktes TECA auf die metabolischen Prozesse bei abnormen Hautzuständen, wie sie beispielsweise bei wiederholter Hautschädigung vorliegen, diskutiert.[33]
Bei Hautverbrennungsversuchen an LAC-silver grey Mäusen zeigten sich keine signifikanten Unterschiede in Mortalitätsrate bzw. Wundheilungsrate zwischen den mit Madecassol® (i. p. – 0,2 mg in 0,1 mL physiologische Kochsalzlsg./Propylenglykol 1:10) täglich behandelten Mäusen, den mit reinem Lösungsmittel (i. p. – 0,1 mL Kochsalzlsg./Propylenglykol 1:10) täglich behandelten Mäusen und

den unbehandelten Tieren. Es wird diskutiert, daß Madecassol® auf die normale Wundheilung (z.B. nach Verbrennungen) keinen Einfluß ausübt, bei abnormalen Hautzuständen wie Ulcera, Lepra- oder Bilharziosisläsionen (vgl. Volkstümliche Anwendung und andere Anwendungsgebiete) dagegen einen regulierenden Effekt hat.[34]

Venentonisierende Wirkung.

Randomisierte, multizentrische, doppel-blind versus Placebo Studie an 94 (überwiegend weiblichen) Patienten: Für die Studie werden nur Patienten mit chronischer Veneninsuffizienz herangezogen. Andere Phlebopathien, wie z.B. Postphlebitis-Syndrom, werden ausgeschlossen. Eine Patientengruppe erhält täglich 120mg TECA (zwei 30mg Kapseln morgens und abends), die zweite Gruppe 60mg TECA (eine 30mg Kapsel morgens und abends) und die dritte Gruppe je zwei Placebo-Kapseln morgens und abends. Als subjektive Parameter werden Schwere in den Beinen, Schmerz beim Stehen in den Beinen, Ödeme und allgemeines Befinden, als objektive Parameter plethysmographische Messungen des Venentonus gewertet. Bei beiden Dosierungen (60 und 120mg) zeigen sich signifikante Verbesserungen sowohl der subjektiven als auch der objektiven Parameter gegenüber dem Placebo. Die Unterschiede beider Dosierungen hinsichtlich ihrer Wirkung sind zwar nicht signifikant, aber die Tendenz zu einem Dosis-abhängigen Effekt ist erkennbar.[35] Als mögliche Wirkmechanismen wird diskutiert, daß das Asiaticosidgemisch einen regulierenden Effekt auf das vaskuläre und perivaskuläre Gewebe ausübt, indem es den Mucopolysaccharidmetabolismus und die Collagenbiosynthese modifiziert und auf die Proliferation und Migration der Fibroblasten Einfluß nimmt.[34–39,43]

Daneben existiieren noch weitere klinische Studien zur Wirkung des Asiaticosidgemisches bei Phlebopathien, wobei vorwiegend Patienten mit chronischer Veneninsuffizienz behandelt wurden: Offene,[19,23,39–41] einfach-blind,[42] einfach-blind versus Placebo,[43] doppelblind versus Hydroxyethylrutosid[44] und doppel-blind versus Placebo[20,45] Studien. Bei allen Studien, außer Studie[19] (4mal tägl. 10mg Centelase® Tabletten), erhalten die Patienten täglich insgesamt 60mg Asiaticosidgemisch p.o., meist in Form von Centelase® Tabletten (2 × 30mg oder 3 × 20mg), bei Studie[23] aber als Madecassol® Tabletten (6 × 10mg) und bei den Studien[43,44] in Form von TECA Tabletten (2 × 30mg). Subjektive Parameter bei diesen Untersuchungen sind meist Schmerz bei Bewegung, Schmerz bei Druck, nächtliche Paraesthesien, nächtliche Krämpfe, Schwere in den Beinen und Ödeme, objektive Parameter plethysmographische,[39,40,43,44] rheographische,[42] capillaroskopische[41] und Ultraschall[45]-Messungen. Bei den einfach-blind und doppel-blind versus Placebo Studien finden sich signifikante Unterschiede der subjektiven und objektiven Werte von Patienten mit chronischer Veneninsuffizienz gegenüber dem Placebo zugunsten des Asiaticosidgemisches. Auch die übrigen Studien zeigen eine deutliche Besserung der Symptome nach Behandlung mit dem Asiaticosidgemisch, vor allem bei chronischer Veneninsuffizienz und in geringerem Maße auch beim Postphlebitis Syndrom. Allerdings ist bei diesen Studien die Patientenzahl teils recht gering, es werden Phlebopathien unterschiedlicher Genese oft gleichzeitig untersucht, und das Asiaticosidgemisch wird mitunter nicht genau definiert (TECA, vgl. Zubereitungen). Weitere Literatur s.[12]

Resorption: Untersuchung der Pharmakokinetik von Asiatsäure am Menschen nach oraler Gabe eines Asiaticosidgemischs (TECA) an zwölf männliche Probanden.

Asiaticosid wird *in vivo* in Asiatsäure transformiert. Messungen der Plasmakonzentrationen von Asiatsäure mittels HPLC nach p.o. Gabe von 30 bzw. 60mg TECA als einmalige Gabe oder in Anschluß an eine 7-Tages-Therapie, bei der die Probanden 2mal tgl. entweder 30 oder 60mg TECA erhalten hatten, ergeben die folgenden Resultate: Zwischen den beiden Dosen gibt es, ob bei einmaliger Gabe oder nach 7-Tages-Therapie, keine signifikanten Unterschiede im Zeitpunkt der maximalen Plasmakonzentration t_{max} und in der Eliminationshalbwertszeit $t_{1/2}$ (ca. 2,2h bei 30mg, ca. 3,4h bei 60mg); die Unterschiede in maximaler Plasmakonzentration C_{max} und Fläche unter der Kurve AUC (area under the curve) sind zwar signifikant, aber aus dem Dosisunterschied erklärbar. Vergleicht man dagegen die Werte der jeweiligen Dosen nach der 7-Tages-Therapie mit den Werten nach nur einmaliger Gabe, so zeigt sich, daß die Werte für C_{max}, AUC und $t_{1/2}$ (ca. 6,3h bei 30mg, ca. 10,3h bei 60mg) bei beiden Dosen nach 7-Tages-Therapie signifikant erhöht sind. Nur t_{max} ist in etwa gleich geblieben. Als Ursache für dieses Akkumulationsphänomen wird eine durch längere TECA-Anwendung bedingte Modifikation des Asiaticosid-Metabolismus diskutiert.[28]

Anwendungsgebiete: Die klinisch kontrollierten Studien mit Triterpenfraktionen aus der Droge (= Asiaticosidgemisch) weisen darauf hin, daß das Asiaticosidgemisch für die perorale Therapie chronischer Veneninsuffizienz brauchbar zu sein scheint (vgl. Wirkungen). Aufgrund der z.T. recht unterschiedlichen Eingangskriterien bei den Studien sind jedoch weitere Untersuchungen notwendig, bevor eine endgültige Aussage zur therapeutischen Eignung getroffen werden kann.

Dosierung und Art der Anwendung: *Droge.* Dreimal tgl.: 0,6g getrocknete Blätter oder Infus.[64] Gebräuchliche Einzeldosis der Droge: 0,33 bis 0,68g.[63]

Zubereitung. Centasinum®: 3 bis 6mal tgl. 10mg p.o. (Tabletten); 10mg tgl. i.m. (Ampullen); Anwendung 1 bis 2mal tgl. Puder (2%) oder Salbe (1%); 6mal tgl. 1 Tropfen in den Bindehautsack einträufeln (Augentropfen 1%).

Centelase®: 3 bis 6 Tabletten zu 10mg tgl.; 20 Tropfen (10mg/mL) 3 bis 6mal tgl. (Lösung); 1 Ampulle (à 10mg/1mL) i.m. tgl.; Anwendung 1 bis 2mal tgl. Puder (2%) oder Salbe (1%).

Emdecassol® Salbe: Anwendung 2mal tgl.

Madecassol® Tabletten: 3 bis 6 Tabletten (à 10mg) tgl.

Volkstümliche Anwendung und andere Anwendungsgebiete: In Indian wird die Droge bei Haut-

krankheiten, Syphilis und Rheumatismus, als Adjuvans in der Leprabehandlung und zur Entwässerung eingesetzt.[63,67] In der Ayurvedischen Medizin findet sie auch bei Geisteskrankheiten, Epilepsie und Hysterie Verwendung.[50]
Auf Java verwendet man die Droge bei zu geringer Harnausscheidung, in China bei körperlicher und geistiger Erschöpfung, auf Sri Lanka sowie Madagaskar gegen Lepra,[51] auf den Fidschi-Inseln gegen Diarrhoe und Augenkrankheiten,[52] in Thailand gegen Entzündungen, Asthma und Bluthochdruck,[53] und in Indonesien bei Harnwegsinfekten.[54]
BHP83 empfiehlt die Einnahme der Droge bei Rheuma und Hautkrankheiten und die topische Anwendung bei schwer heilenden Wunden, Lepra-Geschwüren und postoperativen Vernarbungen. Es liegen zahlreiche Erfahrungsberichte und Fallstudien vor über die Madecassol®-Therapie von schwer heilenden Wunden nach chirurgischen Eingriffen und radiologischen Behandlungen,[22,55,56] die Madecassol®-Behandlung von Keloiden, hypertrophen Vernarbungen[21,57] und verschiedenartigen Geschwürprozessen der Haut,[58] und über den Einsatz von Madecassol® in der Therapie von Lepra- und Bilharziosisläsionen[59,60] sowie bei Sklerodermie.[36] Wegen des sehr heterogenen Patientengutes, unzureichender Angaben zum Therapieschema und -verlauf, teilweiser Komedikation mit epithelisierenden Salben bei topischer Applikation und wegen der verschiedenerartigen, z. T. gleichzeitig verabreichten Anwendungsformen (p. o., topisch, i. m.) sind die Publikationen schwierig zu interpretieren, so daß Aussagen zur therapeutischen Eignung bei den genannten Indikationen derzeit nicht möglich sind.
Die Wirksamkeit der Droge oder ihrer Zubereitungsformen ist bei keinen der genannten Anwendungen gegenwärtig ausreichend belegt.

Unerwünschte Wirkungen: *Allergische Wirkungen.* Seltene Fälle von allergischer Kontaktdermatitis nach topischer Anwendung von Centelase® Creme.[46,47] An vier Patienten mit unterschiedlichen Hautläsionen wurde nach der lokalen Applikation von Madecassol® Salbe auch Kontaktdermatitis beobachtet. In diesem Falle wird allerdings angenommen, daß der Hilfsstoff Propylenglykol die Hauptursache für die Irritation sei.[48] *Verdauungstrakt.* Nach Einnahme von Centelase® oder TECA Tabletten traten während der klinischen Studien (vgl. Wirkungen) vereinzelt Magenbeschwerden und Übelkeit auf. Bei den doppel-blind versus Placebo Studien erwiesen sich diese Nebenwirkungen als nicht signifikant gegenüber dem Placebo.[20,35,42,44,45] *Haut.* Nach s. c. Injektion von 5 mg Madecassol® (in physiologischer Kochsalzlsg.) in Meerschweinchen traten Erythema an der Injektionsstelle auf. Histiologische Untersuchungen zeigten eine Keratinisierung der Epidermis an dieser Stelle auf.[34] Vgl. a. Lit.[49]

Akute Toxizität: *Tier.* Die perorale Gabe von 1 g/kg KG eines ethanolischen (50 %) Drogenauszuges an 10 Mäusen führte weder zum Tod der Tiere noch zu toxischen Nebenwirkungen.[29]

Carcinogenität: Langzeitstudie mit Madecassol® an hr/hr unbehaarten Mäusen:[61] 4 Gruppen von Mäusen (mit je ca. 30 Tieren) erhalten während ihrer gesamten Lebenszeit (bis zu zwei Jahre) zweimal wöchentlich die folgenden Lösungen auf den Rücken gepinselt: 1. Gruppe: 0,1 % Madecassol® in Benzol; 2. Gruppe: Initiation mit 0,1 ml 0,1 % 20-Methylcholanthren (MCA) zwei Wochen vor Beginn der Pinselung mit 0,1 % Madecassol® in Benzol; 3. Gruppe: Reines Benzol; 4. Gruppe: Initiation mit MCA wie o. a. zwei Wochen vor Beginn der Pinselung mit reinem Benzol.
MCA vermag in der o. a. Konzentration selber keine Tumore zu erzeugen.
Da das Lösungsmittel Benzol allgemein als Carcinogen angesehen wird, erscheint in diesem Zusammenhang interessant, daß bei topischer Anwendung oder subcutaner Applikation des Benzols in Tierexperimenten (Mäusen) bisher keine carcinogene Wirkung nachgewiesen werden konnte.[62]
Die MCA-initiierte Madecassol-Gruppe und die nicht-initiierte Madecassol-Gruppe weisen eine maligne Hauttumor-Rate von 3,4 bzw. 2,5 % auf; bei den Kontrolltieren zeigt sich eine maligne Hauttumor-Rate von 2,9 bzw. 0 % für die MCA-initiierte Benzolgruppe und die nicht initiierte Benzolgruppe. Bei den benignen Hauttumoren dagegen weisen sowohl die MCA- initiierte als auch die nicht-initiierte Madecassol-Gruppe eine höhere Papillom-Rate auf als die Kontrollen (z. B. nicht-initiierte Madecassol-Gruppe: 64,2 %; nicht-initiierte Benzol- Gruppe 7,3 %).
Bei den Tumoren der inneren Organe zeigen sich keine signifikanten Unterschiede zwischen den Madecassol-Gruppen und den Kontrollen.
Diese Resultate zeigen, daß das Asiaticosidgemisch (Madecassol®) bei wiederholter topischer Anwendung über einen längeren Zeitraum (bei Mäusen ab ca. 6 Monate) eine tumorpromovierende und möglicherweise carcinogene Wirkung an Mäusen besitzt. Da zur Zeit keine Untersuchungen an anderen Tierspecies und keine Berichte über Fälle von Krebs bei Behandlungen mit Asiaticosidgemischen am Menschen vorliegen, bleibt es offen, ob diese an Mäusen erhaltenen Ergebnisse für die topischen Anwendung der Droge sowie ihrer Zubereitungen beim Menschen relevant sind.

Centella asiatica hom. *HAB 1*

Synonyme: Hydrocotyle asiatica.

Monographiesammlungen: Centella asiatica *HAB 1*.

Definition der Droge: Die getrockneten, oberirdischen Teile.

Stammpflanzen: *C. asiatica* (L.) URB.

Zubereitungen: Urtinktur und flüssige Verdünnungen nach *HAB 1*, Vorschrift 4a; Eigenschaften: Die Urtinktur ist eine gelbgrüne bis braungrüne Flüssigkeit mit schwach bitterem Geschmack.

Identität: Prüflösung: Ein mit Ethanol 70% hergestellter Drogenauszug.
- Die Mischung von Prüflsg. und Wasser ist trüb und ergibt nach kräftigem Schütteln einen mindestens 30 Minuten lang anhaltenden Schaum;
- Versetzt man die mit Wasser verdünnte Prüflsg. mit Eisen(III)chloridlsg., entsteht eine braungrüne Färbung.
- Dünnschichtchromatographie der Prüflsg. nach *HAB 1*:
- Referenzsubstanzen: Aescin, Phenazon, Sennosid B.
- Sorptionsmittel: Kieselgel HF_{254}.
- Fließmittel: Chloroform-Methanol-Wasser (52 + 40 + 8).
- Detektion: Direktauswertung im UV 254 nm; Besprühen mit Acetanhydrid-Schwefelsäure-Reagenz, Erhitzen 5 bis 10 Minuten auf 105 bis 110 °C, Auswertung im Vis.
- Auswertung: Im Chromatogramm der Prüflsg. erkennt man nach Detektion mit dem Acetanhydrid-Schwefelsäure-Reagenz ein charakteristisches Muster von 3 bis 4 grünbraunen Flecken, einen violettbraunen und einen violetten Fleck auf der Höhe bzw. zwischen den Vergleichsubstanzen Aescin, Phenazon und Sennosid B.

Reinheit: *Urtinktur.*
- Relative Dichte (*PhEur*): 0,890 bis 0,910 *HAB 1*.
- Trockenrückstand (*DAB*): Mind. 2,3 % *HAB 1*.

Lagerung: Vor Licht geschützt *HAB 1*.

Anwendungsgebiete: Entsprechend dem homöopathischen Arzneimittelbild. Dazu gehören: Gebärmutterentzündung; Hauterkrankungen mit Verdickungen und Juckreiz.[68]

Dosierung und Art der Anwendung: *Droge.* Soweit nicht anders verordnet:
1- bis 3mal täglich 5 bis 10 Tropfen, 1 Messerspitze Verreibung, 1 Tablette oder 5 bis 10 Streukügelchen einnehmen.
Salben 1- bis 2mal täglich auftragen.
Injektionslösungen 2mal wöchentlich 1 mL sc. injizieren.[68]

Unerwünschte Wirkungen: Nicht bekannt.
Hinweis: Es können vorübergehend Erstverschlimmerungen vorkommen, die jedoch unbedenklich sind.[68]

Gesetzl. Best.: *Offizielle Monographien.* Aufbereitungsmonographie der Kommission D am BGA "Centella asiatica (Hydrocotyle asiatica)".[68]

Hydrocotyle asiatica hom. *PFX*

Synonyme: Centella asiatica.

Monographiesammlungen: Hydrocotyle asiatica pour préparations hom. *PFX*.

Definition der Droge: Die ganze getrocknete Pflanze.

Stammpflanzen: *C. asiatica* (L.) URBAN (*Hydrocotyle asiatica* L.).

Zubereitungen: Urtinktur nach der Monographie "Préparations Homéopathiques" *PFX*, mit Ethanol 45 % (*V/V*); Eigenschaften: Die Urtinktur ist eine grünbraune Flüssigkeit mit einem charakteristischen frischen Geruch und einem frischen Geschmack, der eine leichte Betäubung der Zunge zur Folge hat.

Identität: *Droge.*
Die Droge muß der makroskopischen Identitätsprüfung genügen. Ein ethanolischer Drogenauszug muß der für die Urtinktur beschriebenen DC-Prüfung (s. Reinheit) entsprechen.
Urtinktur.
- Verdünnt man die Urtinktur mit Wasser, ergibt sich eine Trübung;
- Auf Zusatz von Eisen(III)chloridlsg. zur Urtinktur entsteht eine dunkelgrüne Färbung;
- Nach Einengen der Urtinktur zur Trockene fügt man einige Tropfen Chloroform, Acetanhydrid und Schwefelsäure zum Rückstand, worauf sich eine rote Färbung ergibt, die ins Braune übergeht *PFX*.

Reinheit: *Urtinktur.*
- Ethanolgehalt: Zwischen 40 und 50% (*V/V*) *PFX*.
- Trockenrückstand: Höher oder gleich 1,20% *PFX*.

DC-Chromatographie *PFX*:
- Sorptionsmittel: Kieselgel G.
- Fließmittel: I. Ethylacetat-Methylethylketon-wasserfreie Ameisensäure-Wasser (50 + 30 + 10 + 10); II. Butanol-Ethanol-Ammoniak 20% (*V/V*)-Wasser (12 + 8 + 1 + 2).
- Detektion: I. Direktauswertung im UV 365 nm; Besprühen mit Diphenylborsäure-β-aminoethylester (Naturstoff-Reagenz), Auswertung im UV 365 nm; II. Besprühen mit Acetanhydrid-Schwefelsäure-Reagenz, Erhitzen 10 Minuten auf 100 bis 105 °C, Auswertung im Vis.
- Referenzlösung: II. Asiaticosid.
- Auswertung: I. Bei der Direktauswertung im UV 365 nm zeigen sich eine bläuliche, eine rote, zwei blaue und zwei braune Banden; Nach Besprühen mit dem Naturstoffreagenz erkennt man im UV 365 nm eine blaue, eine grünlich-gelbe, zwei orange und eventuell noch zwei gelbe Banden; II. Nach Besprühen mit dem Acetanhydrid- Schwefelsäure-Reagenz und Erhitzen zeigen sich eine graue, zwei braune und zwei violette Banden. Bei dem violetten Fleck bei Rf 0,15 handelt es sich um Asiaticosid.

1. Tang-shui L (1977) Flora of Taiwan, 107. Fam. Umbelliferae, Epoch Publishing Co. Ltd, Taipeh, Taiwan
2. Mathias ME, Constance L (1976) 145. Fam. Umbelliferae. In: Harling G, Sparre B (Hrsg.) Flora of Ecuador, Nr. 5, Berlinska Biktryckeriet, Lund
3. Hgn (1973) Bd. 6, S. 596–597
4. Hgn (1990) Bd. 9, S. 678
5. Bohlmann F, Zdero C (1975) Chem Ber 108:511–514

6. Asakawa Y, Matsuda R, Takemoto T (1982) Phytochemistry 21:2.590–2.592
7. Froebe HA (1979) Die Infloreszenzen der Hydrocotyloideen (Apiaceae), Akademie der Wissenschaften und der Literatur Mainz, Franz Steiner Verlag GmbH, Wiesbaden
8. Rao PS, Seshadri TR (1969) Current Science (India) 38:77–79
9. Bhattacharyya SC (1956) J Indian Chem Soc 33:579–586, 893–898
10. Schulte KE, Rücker G, Abdel Bary E (1973) Arch Pharm 306:197–209
11. Kan WS (1986) Pharmaceutical Botany, National Research Institute of Chinese Medicine, Taiwan, S.416
12. Kartnig T (1988) Clinical Applications of Centella asiatica (L.) URB. In: Herbs, Spices, and Medicinal Plants, Recent Advances in Botany, Horticulture, and Pharmacology, Vol. 3, Oryx Press, Phoenix, S. 145–173
13. Prum N, Illel B, Raynaud J (1983) Pharmazie 38:423
14. Dutta T, Basu UP (1968) Bull Nat Inst Sci India 37:178–184
15. Castellani C, Marai A, Vacchi P (1981) Boll Chim Farm 120:570–605
16. Polonsky J, Sach E, Lederer E (1959) Bull Soc Chim France: 880–887
17. Sahu NP, Roy SK, Mahato SB (1989) Phytochemistry 28:2.852–2.854
18. Basu NK, Lamsal PP (1947) Quart J Pharm Pharmacol 20:135–136
19. Barletta S, Borgioli A, Corsi C, Pollastri M, Tesi CU (1981) Gaz Med It 140:33–35
20. Mazzola C, Gini MM (1982) Clin Europ (Roma) 21:160–166
21. Bossé JP, Papillon J, Frenette G, Dansereau J, Cadotte M, Le Lorier J (1979) Annals of Plastic Surgery 3:13–21
22. Riu MMR, Alavoine J, Auriault A, Le Mouel C (1966) Journal de Médecine de Lyon 47:693–706
23. Huriez C (1972) Lille Médical 17 (suppl. 3):574–579
24. Kartnig T, Bucar F, Charzewski H, Melcher R (1987) Sci Pharm 55:147–158
25. Rahandra T, Chanez M, Boiteau P (1963) Ann Pharm Fr 21:313–320
26. Rahandra T, Chanez M, Boiteau P, Jacquard S (1963) Ann Pharm Fr 21:561–567
27. Meng Z, Zheng Y (1988) Zhongguo Yaoke Daxue Xuebae 19:205–206, zit. nach CA 109:216083w
28. Grimaldi R, De Ponti F, D'Angelo L, Caravaggi M, Guidi G, Lecchin S, Frigo GM, Crema A (1990) J Ethnopharmacol 28:235–241
29. Sakina MR, Dandiya PC (1990) Fitoterapia LXI:291–296
30. Ravokatra A, Nigeon-Dureuil M, Ratsimamanga AR (1974) C R Acad Sc Paris t 278, Serie D:1.743–1.746
31. Ravokatra A, Loiseau A, Ratsimamanga-Urverg S, Nigeon-Dureuil M, Ratsimamanga AR (1974) C R Acad Sc Paris t 278, Serie D:2.317–2321
32. Tschesche R, Wulff G (1965) Z Naturforschung 20 b:543–546
33. Poizot A, Dumez D (1978) C R Acad Sc Paris t 286, Série D:789–792
34. Lawrence JC (1967) European Journal of Pharmacology 1:414–424
35. Pointel JP, Boccalon H, Cloarec M, Ledevehat C, Joubert M (1987) Angiology 38:46–50
36. Sasaki S, Shinkai H, Akashi Y, Kishihara Y (1972) Acta Dermatovener (Stockholm) 52:141–150
37. Spicer EJF, Urwin C (1972) Ant Méd 7 (suppl. 3):23, zit. nach Lit.[39,41]
38. Belianski M, Vapaille N (1971) Rev Eur et Clin Biol 16:897, zit. nach Lit.[40,41]
39. Cappelli R (1983) Giorn It Angiol 3:44–48
40. Cospite M, Ferrara F, Milio G, Amato C, Lo Presti T, Ballo M, Meli F, Raimondi F (1984) Giorn It Angiol 4:200–205
41. Allegra C (1984) Clin Ter 110:555–559
42. Marastoni F, Baldo A, Redaelli G, Ghiringhelli L (1982) Min Cardioang 30:201–207
43. Frausini G, Rotatori P, Oliva S, Gaggi S, Francolini G, Pupita F (1985) Giorn It Angiol 5:147–151
44. Monteverde A, Occhipinti P, Rossi F, Vellata D (1987) Acta Therapeutica 13:629–636
45. Allegra C, Pollari G, Criscuolo A, Bonifacio M, Tabassi D (1981) Clin Ter 99:507–513
46. Santucci B, Picardo M, Cristaudo A (1985) Contact Dermatitis 13:39
47. Vena GA, Angelini G (1985) Contact Dermatitis 13:108–109
48. Eun HC, Lee AY (1985) Contact Dermatitis 13:310–313
49. May A (1968) Eur J Pharmacol 4:331–339
50. Chopra RN, Nayar SI, Chopra IC (1956) Glossary of Indian Medicinal Plants, CSIR, New Delhi, S. 217
51. Emboden WA (1985) J Ethnobiol 5:101–107
52. Singh YN (1986) J Ethnopharmacol 15:57–88
53. Panthong A, Kanjanapothi D, Taylor WC (1986) J Ethnopharmacol 18:213–228
54. Elliott S, Brimacombe J (1987) J Ethnopharmacol 19:285–317
55. Kiesswetter H (1964) Wien med Wschr 114:124–126
56. Colonna D'Istria J, Savy J (1970) Journal français d'oto-rhino-laryngologie et chirurgie maxillo-faciale 19:507–510
57. Basset MA, Ullmo A, Maleville MMJ, Alt J (1970) Bulletin de la Société française de dermatologie et de syphiligraphie 77:826–827
58. Wolfram S (1965) Wien med Wschr 21:439–442
59. Aziz-Fam A (1973) Intern Surgery 58:451–455
60. Nebout M (1974) Bulletin de la Société de pathologie exotique 67:471–478
61. Laerum LD, Iversen OH (1972) Cancer Research 32:1.463–1.469
62. IARC Monographs (1987) Volume 1 to 42, Supplement 7, S. 120
63. IndP 53
64. BHP 83
65. HAB 1
66. GHo
67. Mar 29
68. BAz Nr.29a vom 12.02.1986

Ka/HB

Cephaelis

HN: 2012100

Familie: Rubiaceae.

Unterfamilie: Rubioideae.

Tribus: Psychotrieae.

Gattungsgliederung: Die Gattung Cephaelis SW. umfaßt etwa 200 Arten;[43] während heute fast alle Floren die Gattungen Cephaelis und Psychotria voneinander trennen, wurden früher die Arten der

Gattung Cephaelis auch in die Gattung Psychotria miteinbezogen.

Gattungsmerkmale: Sträucher, Bäume, selten verholzte Kräuter; Blätter meist kahl, stark geädert; Nebenblätter frei oder verwachsen, häufig überdauernd. Blütenstände achsel- oder endständig, oft von gegenständigen Hochblättern in halbkugelige Köpfchen eingehüllt, die freien oder verwachsenen Hochblätter meist groß, häufig gefärbt; Blüten gewöhnlich ungestielt; die Blütenbecher kurz mit 4bis7 (meist 5) häufig unregelmäßigen, kleinen stumpfen oder gezähnten Kelchblättern; Blütenhülle meist weiß, der Tubus meist trichter- oder tellerförmig, gewöhnlich zur Basis hin verbreitert, meist mit 5 Kronblattlappen; Fruchtknoten 2fächrig, je eine Samenanlage pro Fach, die Fächer durch eine dicke Scheidewand voneinander getrennt; Frucht fleischig, mit zwei glatten oder gerippten Steinkernen.

Verbreitung: In den Tropen der Neuen und Alten Welt; besonders in Brasilien, Kolumbien, Venezuela, Panama, Costa Rica, Nicaragua.

Inhaltsstoffgruppen: *Alkaloide.* Typisch sind Alkaloide vom Emetin-Typ und iridoide Isochinolinglucoside, wobei hier die 1*S*-Verbindungen, z. B. Desacetylisoipecosid, biogenetische Vorstufen der Emetin-Alkaloide darstellen, die 1*R*-Epimere jedoch als Nebenalkaloide aufgefaßt werden können.[1]

Drogenliefernde Arten: *Cephaelis acuminata*: Ipecacuanhae radix; *Cephaelis barcellana*: Cephaelis-barcellana-Blatt; *Cephaelis blepharophora*: Cephaelis-blepharophora-Blatt; *Cephaelis elata*: Cephaelis-elata-Sproß; *Cephaelis emetica*: Ipecacuanhae nigrae radix; *Cephaelis humboldtiana*: Cephaelis-humboldtiana-Blatt; *Cephaelis ipecacuanha*: Ipecacuanhae pulvis (normatus), Ipecacuanhae radix, Cephaelis ipecacuanha hom. *HAB 1*, Cephaelis ipecacuanha hom. *PFX*, Cephaelis hom. *HPUS 78*; *Cephaelis tomentosa*: Cephaelis-tomentosa-Wurzel.

Cephaelis acuminata (Bent.) Karst.

Synonyme: *Uragoga acuminata* (Bent.) O. Kuntze, *Uragoga granatensis* Baill., *Psychotria acuminata* Bent.

Systematik: Für *Cephaelis acuminata* (Bent.) Karst. existiert keine taxonomisch gültige Artbeschreibung.[43,44] Lediglich bei Lit.[50], wo die Arten der Gattungen Cephaelis und Psychotria in der Gattung Psychotria zusammengefaßt werden, findet sich eine Diagnose für die Art *Psychotria acuminata* Bent., für die als Synonym *Cephaelis acuminata* genannt wird.

Botanische Beschreibung: Die Diagnose bezieht sich auf *Psychotria acuminata* Bent.:[50] Pflanzen halbstrauchig oder strauchig, 1bis4m hoch, mit kahlen Zweigen; Nebenblätter zu einer etwa 2mm langen Scheide verwachsen; Laubblätter gestielt, der Blattstiel 0,8bis1,8cm lang; Blattspreite kahl, 9bis20cm lang, 3,5bis8,5cm breit, länglich-elliptisch, lang zugespitzt, mit 10bis13 am Rande anastomisierenden Seitennerven; Blütenstand endständig, rispig oder doldenrispig, 1,5bis4,5cm lang, dicht dichotom verzweigt, mit 7bis12 Blüten; Blüten 0,5bis1,5cm lang, 5zählig, weiß, gestielt; Krone 7,5bis8mm lang, der Tubus etwa halb so lang, mit 5 lanzettlichen Kronblattlappen; Staubblätter 5, länglich linealisch, die Filamente 3,5mm lang, in der Mitte des Tubus inseriert.

Verbreitung: Die Pflanze wächst in Mexico, Zentral- und Mittelamerika, besonders in Nord- und Zentralkolumbien.[50]

Drogen: Neuere Untersuchungen (s. Ipecacuanhae radix) machen wahrscheinlich, daß *Cephaelis acuminata* (Bent.) Karst., obwohl sie in fast allen Pharmakopöen genannt wird, keine Stammpflanze der Droge Ipecacuanhae radix darstellt.

Ipecacuanhae radix

S. *Cephaelis ipecacuanha* (Brot.) A. Rich Ipecacuanhae radix.

Cephaelis barcellana (Muell. Arg.) Standley

Synonyme: *Psychotria barcellana* Muell. Arg.

Sonstige Bezeichnungen: Lokal: Sacha-ajo.

Systematik: Möglicherweise nur eine Varietät oder Unterart von *Cephaelis tomentosa* (Aubl.) Vahl.[53]

Botanische Beschreibung: s. *Cephaelis tomentosa*; von dieser an der Behaarung der Blattunterseite zu unterscheiden, die hier entlang der Nervatur durch lange, eng beieinanderliegende Haare auffällt; die roten Hochblätter eventuell mit grünen, länglichen Spitzen.[53]

Inhaltsstoffe: *Alkaloide.* Extrakte aller Pflanzenteile geben eine positive Dragendorff-Reaktion.[45]

Verbreitung: Peru, Kolumbien, Brasilien, Venezuela.

Drogen: Cephaelis-barcellana-Blatt.

Cephaelis-barcellana-Blatt

Definition der Droge: Die Blätter.

Stammpflanzen: *Cephaelis barcellana* (Muell. Arg.) Standley.

Volkstümliche Anwendung und andere Anwendungsgebiete: Die gekochten Blätter in Form eines Breiumschlags bei Verbrennungen;[46] die Wirksamkeit ist nicht belegt.

Cephaelis blepharophora STANDLEY

Sonstige Bezeichnungen: Karijona-Indianer: Kanetopa.

Botanische Beschreibung: Kahler Strauch, etwa 1 m groß; Zweige dunkel, entweder kahl oder unterhalb der Nodien abstehend behaart, Internodien 7 bis 13 cm; Nebenblätter verwachsen, viellappig, mit 7 bis 8 mm langen und bis 1 cm breiten Scheiden; Blattstiel 12 bis 20 mm, fein anliegend behaart; Blätter elliptisch bis länglich-elliptisch, 16 bis 19 cm lang und 6 bis 8 cm breit, plötzlich in eine dreieckige Spitze auslaufend, oberseits grün, entlang der Mittelrippe schwach behaart, ansonsten kahl, unterseits etwas heller, entlang der Nervatur etwas behaart, sonst kahl; Blütenstand etwa 2 cm, achselständig; Hochblätter zahlreich, bis 2,5 cm, ledrig, meist kahl, selten fein behaart; Blüten sitzend mit 1 mm kurzem, kahlem, gelapptem Blütenbecher; Kelch 1,5 mm lang, kurz 5zähnig, kahl; Krone blauviolett mit 5 kurzen Zipfeln; Antheren länglich, 2 bis 2,5 mm lang; Frucht blau.[53]

Verbreitung: Kolumbien, Venezuela.

Drogen: Cephaelis-blepharophora-Blatt.

Cephaelis-blepharophora-Blatt

Definition der Droge: Die Blätter.

Stammpflanzen: *Cephaelis blepharophora* STANDLEY.

Volkstümliche Anwendung und andere Anwendungsgebiete: Die gekochten Blätter in Form eines Breiumschlags bei Verbrennungen;[45] die Wirksamkeit ist nicht belegt.

Cephaelis elata SW.

Synonyme: *Cephaelis chiriquiensis* Standley, *Cephaelis costaricensis* SCHLECHT., *Cephaelis punicea* VAHL, *Evea elata* (SW.) STANDLEY, *Tapogomea elata* AUBL. ex LAM., *Uragoga punicea* (VAHL) SCHUM.

Botanische Beschreibung: Sträucher oder bis 8 m hohe Bäume; die Äste weich, kahl, häufig mit geschwollenen Nodien; Blätter steif papierartig oder etwas ledrig, oberseits kahl und glänzend, schmallänglich oder länglich-eiförmig, 10 bis 25 cm lang und 1,5 bis 7,0 cm breit, an den Rändern häufig etwas gerollt, Spitze rund oder stumpf dreieckig, mit deutlicher, manchmal unterseits behaarter Mittelrippe, die 16 bis 22 Nebenrippen weit bogenförmig dem Rand zulaufend; Nebenblätter verwachsen, geschwollen, becherförmig, bis 1,2 cm lang; die Blattscheiden mit zwei, meist halbkugeligen, kahlen, ledrigen Lappen; Blütenstand terminal, meist ein einzelner, 0,5 bis 3,5 cm langer Blütenstiel. Die Blüte mit den Hochblättern bis 6,5 cm durchmessend, die beiden äußersten Hochblätter, rundlich, bis 0,7 cm, tiefrot oder rotorange.

Verbreitung: Panama.

Drogen: Cephaelis-elata-Sproß.

Cephaelis-elata-Sproß

Definition der Droge: Die verholzten oberirdischen Organe.

Stammpflanzen: *Cephaelis elata* SW.

Volkstümliche Anwendung und andere Anwendungsgebiete: Ein Decoct des Stammes wird bei verschiedenen Formen der Geisteskrankheit verabreicht.[47] Eine Wirksamkeit ist nicht belegt.

Cephaelis emetica (MUTIS) PERS.

Synonyme: *Psychotria emetica* (L. fil.) MUTIS, *Ronabea emetica* RICH.

Sonstige Bezeichnungen: Dt.: Schwarze Ipecacuanhawurzel.

Verbreitung: Bolivien bis Guatemala.

Drogen: Ipecacuanhae nigrae radix.

Ipecacuanhae nigrae radix

Synonyme: Ipecacuanhae radix striata major, Radix Ipecacuanha glycyphloea, Radix Ipecacuanha nigra striata.

Sonstige Bezeichnungen: Dt.: Schwarze Ipecacuanhawurzel; frz.: Ipéca strié majeur, gris cendré glycyrrhizé.

Definition der Droge: Die getrockneten Wurzeln.

Stammpflanzen: *Cephaelis emetica* (MUTIS) PERS.

Herkunft: Kolumbien.

Ganzdroge: Bis 10 mm dick, außen fast schwarz und längsgestreift, nicht gringelt; die 4 bis 6 mm dicke Rinde nur selten streckenweise vom Holzkörper abgelöst, meist fest.

Verfälschungen/Verwechslungen: Die Droge ähnelt der Cartagena-Ipecacuanha und wurde mehrfach als Verfälschung festgestellt.[2]

Inhaltsstoffe: *Alkaloide.* Nur Spuren, wenig (0,027 %) oder gar kein Emetin nachweisbar.[2]

Cephaelis humboldtiana CHAM.

Synonyme: *Psychotria humboldtiana* MUELL. ARG.

Systematik: Eine Varietät *ornata* (MUELL. ARG.) STANDLEY syn.: *Psychotria humboldtiana* var. *ornata* MUELL. ARG. mit größeren Blättern wurde beschrieben.[53]

Botanische Beschreibung: Kahler oder fast kahler Strauch, 0,6 bis 3 m hoch; Nebenblätter 1,5 bis 2,5 mm, kahl, verwachsen, mit lanzettlichen Zipfeln; Blätter kurzgestielt, ledrig, länglich-elliptisch, 7 bis 8 cm lang und 2,5 bis 3 cm breit, spitz auslaufend, 12 bis 14 Paare von Seitennerven; Blütenstand endständig, aus 3 Köpfchen zusammengesetzt; Hochblätter oval oder rundlich, ganz oder gelappt, stumpf, kahl, rötlich; Kelch mit 5 lanzettlichen Zipfeln; Krone gelappt, die Zipfel etwa $^1/_3$ so lang wie die Kronröhre.

Verbreitung: Kolumbien, Brasilien, Venezuela.

Drogen: Cephaelis-humboldtiana-Blatt.

Cephaelis-humboldtiana-Blatt

Definition der Droge: Die Blätter.

Stammpflanzen: *Cephaelis humboldtiana* CHAM.

Volkstümliche Anwendung und andere Anwendungsgebiete: Die Tikuna-Indianer verwenden die gekochten Blätter in Form eines Breiumschlags bei geschwollenen Füßen;[45] die Wirksamkeit ist nicht belegt.

Cephaelis ipecacuanha (BROT.) A. RICH.

Synonyme: *Callicocca ipecacuanha* BROT., *Cephaelis emetica* PERSOON, *Evea ipecacuanha* (BROT.) STANDLEY, *Ipecacuanha officinalis* ARRUDA, *Ouragoga ipecacuanha* (BROT.) FARW., *Psychotria emetica* VELL., *Psychotria ipecacuanha* (BROT.) MUELL. ARG. (auch STOKES), *Uragoga emetica* BAILL., *Uragoga ipecacuanha* (WILLD.) BAILL.
HPUS 78 nennt ohne Angabe der Autoren weitere Synonyme: *Hipecacuanha brasiliensis*, *H. dysenteria*, *Ipecacuanha fusca*.

Sonstige Bezeichnungen: Dt.: Brechwurzel, Kopfbeere, Ruhrwurzel, Speiwurzel; engl.: Ipecac, Rio ipecac; frz.: Ipécacuanha; it.: Ipecacuana; port.: Poaia; span.: Ipecacuana.

Botanische Beschreibung: Ausdauernde, immergrüne, krautige Pflanze, bis 40 cm hoch, mit glattem, 2 bis 4 mm dickem Rhizom. An diesem entspringen zahlreiche bis etwa 20 cm lange, faserartige Wurzeln, von denen sich im Laufe der Entwicklung einige zu stark verdickten Speicherwurzeln umbilden. Der kriechende oder aufstrebende, einfache oder wenig verzweigte, undeutlich vierkantige Stengel trägt gelegentlich Adventivwurzeln. Die sich insbesondere am oberen Ende des Stengels befindenden, dekussiert stehenden Laubblätter sind ganzrandig. Ihre Spreite ist in den kurzen Blattstiel verschmälert. Am Grunde des Blattes befinden sich pfriemartig aufgeschlitzte Nebenblätter, die in ihrem unteren Teil scheidenartig miteinander und mit dem Blattstiel verwachsen sind. Die Blüten stehen in endständigen, köpfchenförmigen Blütenständen, die von 4 bis 6 Hochblättern umschlossen werden. Die Einzelblüten besitzen einen 5zähnigen, an den Zähnen bewimperten Kelch und eine weiße, glokkig trichterförmige, 5zipfelige Korolle. Aus dem unterständigen, aus 2 Fruchtblättern gebildeten Fruchtknoten entwickelt sich eine fleischige, blauschwarze Steinfrucht.

Inhaltsstoffe: *Alkaloide.* Die Stengel enthalten geringe Mengen an Alkaloiden, wie sie auch für Rhizom und Wurzel typisch sind, die Samen sind alkaloidfrei.[2] Aus Hypocotyl angelegte Calluskulturen enthalten bis 0,35 % Emetin und 0,93 % Cephaelin.[3]

Verbreitung: Wildwachsend in lichten Wäldern des tropischen Brasiliens, besonders in den Provinzen Mato Grosso und Minas Gerais, auch in Para, Maranhao, Pernambuco, Bahia, Espiritu santo, Rio de Janeiro, Sao Paolo. Kultiviert in Indien, Hinterindien und auf dem Malaiischen Archipel.

Drogen: Ipecacuanhae pulvis (normatus), Ipecacuanha radix, Cephaelis ipecacuanha hom. *HAB 1*, Cephaelis ipecacuanha hom. *PFX*, Ipecacuanha hom. *HPUS 78*.

Ipecacuanhae pulvis (normatus)

Synonyme: Ipecacuanha mondata, Ipecacuanha praeparata, Ipecacuanha pulverata, Ipecacuanhae radicis pulvis standardisatus, Radix Ipecacuanha pulverata, Radix Ipecacuanha titrata.

Sonstige Bezeichnungen: Dt.: (Eingestelltes) Ipecacuanhapulver; engl.: Powdered Ipecac, Powdered Ipecacuanha, Prepared Ipecacuanha; frz.: Poudre d'Ipécacuanha; it.: Polvo de ipecacuana; span.: Polvo de raiz de ipecacuana.

Monographiesammlungen: Eingestelltes Ipecacuanhapulver *DAB 10 (Eur)*; Powdered Ipecac *USP XXII*; Pulvis ipecacuanhae radicis (standardisatus) *P I 1, P I 2*; Radix Ipecacuanha titrata *ÖAB 90*; Ipecacuanha pulvis normatus, *Helv VII*.

Definition der Droge: Eingestelltes Ipecacuanhapulver ist pulverisierte Ipecacuanhawurzel, die falls erforderlich, mit Lactose oder extrahierter pulverisierter Ipecacuanhawurzel oder Ipecacuanha mit geringerem Alkaloidgehalt auf den geforderten Alkaloidgehalt eingestellt wurde.

Stammpflanzen: Vgl. Ipecacuanhae radix.

Pulverdroge: Hellgraues bis gelblichbraunes Pulver; fast geruchlos; bitterer, Brechreiz erregender Geschmack. Weitere Merkmale des Pulvers sind in der Monographie Ipecacuanhae radix beschrieben; zusätzlich können in einem Glycerol-Präparat Lactosekristalle sichtbar sein.

Verfälschungen/Verwechslungen: Auch die gepulverte Droge wurde ausgiebig verfälscht, indem verschiedene andere Produkte beigemahlen wurden. Früher setzte man zur Verstärkung der Brechwirkung Brechweinstein zu. Heute finden sich als Beimengungen Stamm- und Holzteile der Ipecacuanha, Pulver von Richardsonia-Wurzeln, Süßholz, entölte Birkenrinde, verschiedene Stärkearten, Dextrin, Pflanzengallen, gemahlene bittere Mandeln, gemahlene Oliven sowie Olivenpreßrückstände.

Identität: Das Pulver muß den Anforderungen und Prüfungen von Ipecacuanhae radix entsprechen *DAB 10 (Eur), USP XXII*. – Bei der mikroskopischen Betrachtung müssen Bündel parallel liegender Kristallnadeln und Einzelkristalle zu sehen sein; die geforderte DC-Untersuchung entspricht den Vorschriften *DAB 10 (Eur); AB-DDR* verwendet als Fließmittel jedoch Chloroform-MeOH (85 + 15).

Reinheit: *Droge. DAB 10 (Eur)* und *USP XXII* verweisen auf die Angaben unter Ipecacuanhae radix; als zusätzliche Prüfung wird als Trocknungsverlust max. 5,0 % vorgeschrieben.
Rezepturen. Ipecac Syrup *USP XXII*: EtOH-Gehalt 1,0 bis 2,5 %, es wird außerdem nach der Monographie Microbial Limit Tests *USP XXII* auf die Abwesenheit von *E. coli* geprüft; Ipecacuanhae sirupus compositus *Helv VII*: Rel. Dichte 1,27 bis 1,29; Brechungsindex 1,435 bis 1,445.

Gehalt: *Droge.* 1,9 bis 2,1 % Alkaloide, berechnet als Emetin *DAB 10 (Eur), USP XXII, ÖAB 90, Helv VII*.
Rezepturen. Ipecac Syrup *USP XXII*: Etwa 0,14 % Alkaloide, errechnet aus der Zubereitungsvorschrift; Ipecacuanhae sirupus compositus *Helv VII*: Etwa 0,006 % Alkaloide, errechnet aus der Zubereitungsvorschrift.

Gehaltsbestimmung: Die Arzneibücher verweisen auf die Vorschriften bei Ipecacuanhae radix.

Lagerung: Separandum, vorsichtig zu lagern; in dicht verschlossenen Gefäßen, vor Licht geschützt.

Stabilität: Höchstens 3 Jahre *AB-DDR*.

Wirkungen: Zu den Wirkungen der Droge s. Ipecacuanhae radix, sowie → Emetindihydrochlorid und Cephaelinhydrochlorid. Die folgenden Angaben beziehen sich auf die Rezeptur Ipecac Syrup *USP XXII*.
Emetische Wirkung. Bei einer Testgruppe von 250 Kindern, die versehentlich Gifte aufgenommen hatten, löste Ipecac Syrup *USP XXII* in 98 % der Fälle Erbrechen aus. Verabreicht wurden 15 mL Sirup, dazu 200 mL Wasser; die durchschnittliche Zeit bis zum Einsetzen der Wirkung betrug weniger als 20 min; in Fällen, bei denen die Emesis zunächst ausblieb, wurden nach 20 min weitere 15 mL Sirup verabreicht;[38] ähnliche Studien mit vergleichbaren Ergebnissen s. Lit.[39,40]. Bei 21 Vergiftungsfällen von Kleinkindern unter 1 Jahr führte die einmalige Gabe von 10 mL Ipecac Syrup *USP XXII*, entsprechend 14 mg Ipecacuanhaalkaloide, innerhalb von 21,7 ± 2,7 min zum Erbrechen. Die Patienten erbrachen sich 3,3mal ± 0,3 in Intervallen von 26,4 ± 6,6 min.[41] Klinische Studien liegen auch für Vergiftungsfälle bei erwachsenen Patienten vor.[28,59]
Die höchste orale Giftausscheidung ist nach unmittelbarer Applikation des Sirups gegeben: 20 nüchterne Erwachsene nahmen Tc99m-markiertes Serumalbumin und entweder 5 (n = 10), 30 (n = 5) oder 60 (n = 5) min später Ipecac Syrup *USP XXII* ein. Bei der ersten Gruppe konnten nach dem Erbrechen noch 17 % der Radioaktivität im Magen-Darmtrakt nachgewiesen werden; bei der zweiten und dritten Gruppe waren es 41 % bzw. 56 %.[77]
Zur Effizienz der Giftausscheidung nach Ipecacuanha-induziertem Erbrechen werden folgende Angaben gemacht: Aus einer Gruppe von 88 gesunden Probanden, denen Thiamin als Marker p. o. appliziert wurde, erhielten 51 Ipecac Syrup *USP XXII*; 31 wurden als Kontrolle einer Magenspülung unterzogen. Bei der Ipecacuanha-Gruppe wurden 50 ± 35 % des Markers erbrochen, durch die Magenspülung wurde er zu 90 ± 34 % entfernt.[78] An verschiedenen Gruppen nüchterner, gesunder, freiwilliger Erwachsener (Gruppengröße 18 bis 20) wurden ähnliche Untersuchungen mit Cyanocobolamin als Marker durchgeführt. Durch Ipecacuanha-induziertes Erbrechen wurden 28 bis 47 %, durch Magenspülung 45 % des Markers entfernt.[79,80]
Bei 10 Freiwilligen wurde nach Gabe von Ampicillin als Marker und anschließender Giftentfernung durch Ipecacuanha-induziertes Erbrechen bzw. Magenspülung Serumspiegel von 62 % (Ipecacuanha-Sirup) bzw. 68 % (Magenspülung), verglichen zu einer als 100 % gesetzten, unbehandelten Kontrollgruppe, bestimmt.[81]
Der Urin von 12 freiwilligen Erwachsenen wurde nach Aspiringabe und Ipecacuanha-induziertem Erbrechen über 48 h gesammelt; Ipecac Syrup *USP XXII* wurde 60 min nach dem Marker verabreicht. Während bei einer unbehandelten Kontrolle 96,3 % ± 7,5 % des applizierten Aspirins im Urin wiedergefunden wurden, waren es bei der behandelten Gruppe nur 70,3 % ± 11,8 %.[22]
Um den Wirkungseintritt zu beschleunigen wird empfohlen, nach der Einnahme des Sirups größere Mengen klarer Flüssigkeit (Wasser, Tee) zu trinken. Eine Studie mit 121 Kindern, die man nach Gabe von Ipecacuanha-Sirup unterschiedliche Mengen Wasser trinken ließ, ergab keine Korrelation zwischen Flüssigkeitszufuhr und Zeit bis zum Einsetzen der Wirkung (Emesis).[69] Eine weitere Studie (24 Kinder) zeigte, daß durch Gabe kohlensäurehaltiger Getränke statt Wasser die Effektivität der Ipecacuanha-Emesis nicht beeinträchtigt ist.[70]

Elimination: → Emetindihydrochlorid, Cephaelindihydrochlorid.

Anwendungsgebiete: Der Ipecac Syrup *USP XXII* in Notfällen um das Erbrechen oral aufgenommener Giftstoffe hervorzurufen.[59] Die Anwendung von Ipecacuanha-Sirup ist nicht unumstritten und wird teilweise kontrovers diskutiert.[59,60] Während letztlich die Anwendung des Sirup befürwortet wird,[59] sind Fluidextrakt und Tinktur bezüglich dieser Indikation negativ bewertet worden.[61]

Dosierung und Art der Anwendung: *Zubereitung.* Der Ipecac Syrup *USP XXII* ist in angelsächsischen Ländern freiverkäuflich und wird zusammen mit Aktivkohle als "Poison treatment kit" in 30-mL-

Gefäßen abgegeben. Die Einzeldosis beträgt bei Erwachsenen und Jugendlichen über 12 Jahren 30 mL (2 Eßlöffel, entsprechend etwa 21 g Alkaloide) p. o.; nach Einnahme sollen 1 bis 2 Glas Wasser oder Tee getrunken werden. Bei Kindern von 1 bis 12 Jahren beträgt die Dosis 15 mL (1 Eßlöffel) p. o.; ebenfalls gefolgt von 1 bis 2 Glas klarer Flüssigkeit; bei Kleinkindern von 0,5 bis 1 Jahr sollen 5 mL (1 Teelöffel) p. o. Ipecacuanha-Sirup und $^1/_2$ bis 1 Glas Wasser oder Tee gegeben werden; bei Säuglingen sollte die Anwendung nur auf Anweisung eines Arztes oder Apothekers erfolgen. Falls innerhalb von 30 min kein Erbrechen erfolgt, wird eine weitere Einzeldosis verabreicht; Patient nicht ruhig stellen. Nach Möglichkeit Giftberatungsstelle, Arzt, Krankenhaus oder Apotheker anrufen oder aufsuchen.[59]

Unerwünschte Wirkungen: → Emetindihydrochlorid, Cephaelinhydrochlorid. In eine 12wöchigen Studie mit 146 Patienten, denen zur Giftentfernung Ipecac Syrup *USP XXII* verabreicht worden war, berichteten 11,6 % über untypische Trägheit und 13 % über Diarrhoe; die Symptome waren nicht miteinander korreliert. Andere Symptome traten nicht häufiger als in der unbehandelten Kontrollgruppe auf.[62]
In seltenen Fällen tritt nach therapeutischer Gabe des Ipecacuanha-Sirups anhaltendes Erbrechen auf, was, wie im Falle einer jungen Frau, der nach Überdosierung eines Arzneimittels Ipecac Syrup *USP XXII* verabreicht worden war, zu Pneumomediastinum und Retropneumoperitoneum (Lungenemphysemen) führen kann.[63] In einem Fall starb ein Kind, dem nach Ingestion von wenigen Tabletten Chlorpheniramin-Maleat zur Giftentfernung 15 mL Ipecacuanha-Sirup verabreicht worden waren, nach anhaltendem Erbrechen (24 h) an den Folgen eines Magendurchbruchs.[64]

Gegenanzeigen/Anwendungsbeschr.: Nicht als Emetikum angewendet werden darf die Droge bei Patienten, die nicht bei vollem Bewußtsein sind (Schock, Koma, präkomatöse Zustände);[59] außerdem ist sie bei Vergiftungen mit ätzenden Substanzen und bei antiemetisch wirkenden Pharmaka, z. B. Phenothiazinen, kontraindiziert.[28,32] Hier ist eine Magenspülung vorzuziehen.

Wechselwirkungen: Die Wirksamkeit von Ipecacuanha-Sirup und Emetin wird durch Milch oder Kohle-Pulvis deutlich reduziert. Eine Cross-over-Studie von 9 Probanden zeigte, daß die Gabe von Milch die Wirkungsgeschwindigkeit beeinträchtigt.[34] Eine effektive Bindung von Emetin an Kohle-Pulvis erfolgt in künstlicher Magenflüssigkeit; eine Dosis von 21 mg Alkaloid wird bereits von 1 g Aktivkohle in 0,5 L zu mehr als 99,9 % gebunden.[35] Allerdings wird die Wirkung des Ipecacuanha-Sirups durch Kohle-Pulvis nicht vollständig aufgehoben: Bei einer Studie mit 10 gesunden Probanden, denen 60 mL Ipecac Syrup *USP XXII*, 480 mL Wasser und 5 min später 50 g Kohle-Pulvis per Magensonde appliziert worden waren, erbrachen sich 80 % nach durchschnittlich 20,25 min.[68]

Toxikologische Daten: *Pflanzengiftklassifizierung.* + + +.[29]

Akute Vergiftung: → Emetindihydrochlorid; bei therapeutischer Einnahme des Ipecac Syrup *USP XXII* ist mit akuten Vergiftungen nicht zu rechnen; jedoch können Komplikationen durch anhaltendes Erbrechen auftreten. S. Unerwünschte Wirkungen.

Chronische Vergiftung: Bei anhaltendem Mißbrauch, etwa bei psychogenen Eßstörungen (Anorexia nervosa, Bulimia nervosa) treten im allgemeinen reversible Myopathien der Skelett- und Herzmuskulatur auf. Bei einer magersüchtigen Patientin (46 kg, 168 cm), die angab, über 4 Monate täglich mehrere 30-mL-Portionen Ipecacuanha-Sirup eingenommen zu haben, wurde eine generelle Muskelschwäche diagnostiziert; die Titer der Enzyme Aspartataminotransferase (102 IU), Lactatdehydrogenase (455 IU), Kreatinkinase (512 IU) und -aldolase (22 IU) waren stark erhöht; im EKG stellte man eindeutige ST- und T-Abnormalitäten fest. Eine Biopsie an Skelettmuskeln zeigte leicht reduzierte Faserdurchmesser (20 bis 50 µm) und vereinzelte nekrotische Fasern, jedoch keine Anzeichen für Atrophie oder Hypertrophie. Während des Krankenhausaufenthaltes verbesserte sich der Zustand der Patientin, bei ihrer Entlassung waren Enzymwerte und Muskelkraft normal.[54] Der Verlauf weiterer Intoxikationen aus jüngerer Zeit wird ähnlich geschildert,[54,55,71,72,76] in einigen Fällen wurde Emetin im Urin nachgewiesen;[73,74] alle auftretenden Symptome gleichen denen einer chronischen Emetinintoxikation: → Emetindihydrochlorid.
Mißbrauch von Ipecacuanha-Sirup kann zum Tod führen. Eine 26jährige, etwas übergewichtige Frau, die angab, über 3 Monate hinweg täglich 90 bis 120 mL Ipecac Syrup *USP XXII* eingenommen zu haben, wurde mit folgenden Symptomen ins Krankenhaus eingeliefert: Herzklopfen, Brustspannen, Atemnot und ausgeprägte Erschöpfung, die seit 10 Tagen anhielt; Blutdruck 75/60 mm Hg, Puls 150; Temperatur 36,7 °C. Jede Bewegung verursachte Kurzatmigkeit. Das EKG zeigte eine supraventrikulare Tachykardie mit invertierten T-Wellen; die Blutwerte wurden bestimmt und die anfängliche Diagnose lautete paroxysmale supraventrikuläre Tachykardie. Nach Gabe von 1 mg i. v. Propranolol-Hydrochlorid und 10 mg i. v. Edrophoniumchlorid ging die Pulsfrequenz auf 130 zurück, die Atemnot verstärkte sich während der folgenden 24 h; der Blutdruck sank unbeeinflußbar, bis die Patientin schließlich verstarb.[65] Zwei weitere Berichte beschreiben einen ähnlichen Verlauf mit tödlichem Ausgang nach Mißbrauch von Ipecacuanha Sirup bei Personen mit Anorexia nervosa und Bulimia nervosa.[66,67]
Die Gefahr der chronischen Intoxikation besteht auch bei Kindern, die von ihren Müttern durch Gabe von Ipecacuanha-Sirup absichtlich krank gemacht werden (Münchhausen-Syndrom).[74,75]

Rezepturen: Ipecac Syrup *USP XXII*: Zur Herstellung von 1000 mL Sirup wird zunächst aus 70 g eingestelltem Ipecacuanhapulver *USP XXII* durch

Perkolation der Droge ein Trockenextrakt gewonnen, der in 70 mL EtOH-HCl-Wasser (30 + 3,5 + 66,5) aufgenommen wird und dann mit 100 mL Glycerol und Zuckersirup auf 1000 mL ergänzt wird; enthält ca. 0,14 % Alkaloide. – Pulvis Ipecacuanhae opiatus (dt.: Doversches Pulver), Ipecacuanha and Opium Powder *BPC 73*: 10 g Eingestelltes Ipecacuanhapulver, 10 g Opiumpulver, 80 g Lactose; s. a. Alte Rezepturen. – Ipecacuanha und Opium Tablets *BPC 73, IndP 66*, in der Regel enthält jede Tablette 300 mg des Doverschen Pulvers. – Rezept für einen Infus: 0,5 T Ipecacuanhapulver in 175 T Wasser, 5 T Ammoniumchlorat, 5 T Anisspiritus, ad 200 T Eibischsirup.[30]

Gesetzl. Best.: *Apothekenpflicht.* Apothekenpflichtig; bei den Rezepturen mit Opium sind die Suchtgift- und Betäubungsmittelbestimmungen zu beachten. *Verschreibungspflicht.* Abgabe nur nach ärztlicher Verordnung. Wenn die Droge verordnet ist, muß immer eingestelltes Brechwurzelpulver abgegeben werden *BP 88*. *Offizielle Monographien.* Ipecacuanha-Sirup (Ipecac syrup).[31]

Ipecacuanhae radix

Synonyme: Radix ipecacuanhae, Radix ipecacuanhae (grisae vel annulatae), Radix Uragogae ipecacuanhae.

Sonstige Bezeichnungen: Dt.: Brechwurzel, Ipecacwurzel, Ruhrwurzel, Speiwurzel; engl.: Ipecac root, Root of Ipecacuanha; frz.: Racine d'ipéca, Racine d'ipécacuanha; it.: Ipecacuana; port.: Poaia, Raiz de ipecacuanha; span.: Ipeca anillada, Ipecacuana anilada menor, Ipecacuana del Brasil, Rais de ipecacuanha.

Monographiesammlungen: Ipecacuanhawurzel *DAB 10 (Eur)*; Ipecac *USP XXII*; Ipecacuanhae radix *P I, Helv VII*; Radix Ipecacuanhae *ÖAB 90*; Cephaelis *BHP 83*; Ipecacuanha *Mar 28*.

Definition der Droge: Die unterirdischen Organe *DAB 10 (Eur), USP XXII, P I, Helv VII.*

Stammpflanzen: *Cephaelis ipecacuanha* (Brot.) A. Rich. und *C. acuminata* Karst.

Herkunft: Anbau und Wildsammlung in Brasilien, Nicaragua, Panama; Anbau in Indien.

Gewinnung: Die Hauptmenge der Droge wird von wild wachsenden Pflanzen gewonnen. Zur Gewinnung der Droge werden die unterirdischen Organe 3- bis 4jähriger Pflanzen ausgegraben und in der Sonne rasch getrocknet. Danach werden die Wurzeln in 5 bis 10 cm lange Stücke zerteilt und durch Sieben von anhaftender Erde befreit. Die Rhizome werden z. T. wieder in den Boden eingesetzt. Aus ihnen entwickeln sich im Verlauf weiterer 3 bis 4 Jahre erneut erntereife Pflanzen. Sowohl in Brasilien, insbesondere in der Provinz Minas Gerais, als auch in anderen tropischen Gebieten wird *Cephaelis ipecacuanha* kultiviert. Die Pflanzen werden durch Auspflanzen von Rhizomstücken vermehrt. Die Ernte der Wurzel ist am günstigsten zwischen Januar und März, kann aber während des ganzen Jahres erfolgen. Sie wird gewöhnlich nur in der Regenzeit unterbrochen.[2]

Handelssorten: Manche Handelsmuster sind sehr reich an Rhizomteilen, deren Alkaloidgehalt sich aber nicht wesentlich von dem der Wurzel unterscheidet. *Cephaelis ipecacuanha* liefert "Ipéca annelé mineur", die als Matto-Grosso-, oder Brasilianische Ipecacuanha gehandelt wird und nach dem Hauptausfuhrhafen auch Rio-Ipecacuanha genannt wird. Die in Brasilien durch Anbau gewonnene Droge wird u. a. unter der Bezeichnung Minas-Ipecacuanha gehandelt. Eine indische Kulturdroge wirde Jahore-Ipecacuanha genannt; sie spielt im Drogenhandel jedoch kaum noch eine Rolle. Als Stammpflanze für die "Ipéca annelé majeur", die als Cartagena-, Panama-, Nicaragua-, Costa-Rica- oder Columbia-Ipecacuanha in den Handel kommt, wird bisher immer *Cephaelis acuminata* Karst. genannt; nach neueren Untersuchungen stammt jedoch die Panama-Ipecacuanha von *Cephaelis ipecacuanha*. Diese Schlußfolgerung basiert auf vergleichenden chemischen und anatomischen Untersuchungen von Herbarmaterial und Panama-Droge unterschiedlicher Herkünfte.[42] Man vermutet, daß auch Cartagena- und Nicaragua-Ipecacuanha, sowie andere Ipecacuanha-Formen letztlich von *C. ipecacuanha* abstammen.[42,44] Die Rio-Ipecacuanha stellt auf Grund ihres hohen Emetingehaltes (65 bis 75 %) die wertvollste Ipecacuanhadroge dar. Sie ist im deutschen Drogenhandel aber kaum noch erhältlich; offenbar wird sie vor allem industriell zur Emetingewinnung verarbeitet; Cartagena-Ipecacuanha und weitere Sorten enhalten Emetin und Cephaelin in etwa gleichen Anteilen.

Ganzdroge: *Rio-Droge.* Die Rhizome sind etwa 1 bis 3 mm dick und haben eine längsrillige, bräunliche oder graubraune Außenseite. Der Querbruch ist glatt. Die Wurzeln sind meist unverzweigt, nahezu zylindrisch und bisweilen gekrümmt. Sie sind entweder etwa 2 bis 4 mm dick und haben eine hellgraue, glatte Oberfläche, oder sie sind etwa 4 bis 6 mm dick, stark geringelt und bräunlich bis rötlichbraun. – Die Droge besteht aus den höchstens 5 mm dicken, bis 20 cm langen, meist in 5 bis 7 cm lange zerbrochenen, wurmförmig gekrümmten, am Ursprung und an der Spitze verdünnten Wurzeln der Pflanze.

Die ursprünglich zahlreich vorhandenen Wurzelzweige sterben während des sekundären Dickenwachstums der Wurzel ab; an diesen Stellen wächst das Parenchym der Rinde dann zu Wülsten heran, die in ihrer großen Anzahl der Droge das geringelte Aussehen verleihen. In den Furchen zwischen den Wülsten reißt die Rinde leicht ein und löst sich auf größere Strecken vom Holz. Die Wülste umfassen die Rinde mehr oder weniger weit, bilden aber niemals einen geschlossenen Ring. Die Farbe der Wurzeln ist grau, graubraun, oft auch schwärzlich braun. Der Bruch ist glatt, hornartig. Der Geruch ist schwach, dumpf, der Geschmack widerlich bitter und etwas scharf.

Cartagena-Droge. Ähnlich der Rio-Droge, die Wurzeln jedoch 4 bis 7 mm dick, grau oder graubraun, mit schwächer ausgeprägter Wulstbildung.[2]
Lupenbild. Die Rio-Droge zeigt im Querschnitt eine weißlichgraue bis bräunliche Rinde und einen gelblichen, dichten, radial gestreiften, fein porösen Holzkörper, der etwa $^1/_5$ bis $^1/_3$ des Wurzeldurchmessers einnimmt. Der Kork ist auf dem Querschnitt als dünne, braune Zone zu erkennen. Bei der Cartagena-Droge ist der Holzkörper deutlicher strahlig.[2,27]

Mikroskopisches Bild: *Rio-Droge.* Etwa 5 bis 6 Zellagen Kork, die Zellen mit stark gebräuntem Protoplasmarest, der als auffallend körnige, braune Haut den dünneren Zellwänden dicht anliegt. Die Rinde besteht in der Hauptsache aus fast isodiametrischen Parenchymzellen mit grob und unregelmäßig getüpfelten Wänden, gefüllt mit meist zusammengesetzten Stärkekörnern. In einzelnen dieser Zellen, besonders in der inneren Rinde, Bündel von nadelförmigen Calciumoxalatkristallen. Die Stärke der Rinde läßt 2 Formen unterscheiden: Kleine, einfache und zusammengesetzte Körner, die Größe der einfachen Körner oder der Teilkörner der zusammengesetzten beträgt in der Regel 4 bis 8 µm, die Anzahl der Teilkörner eines zusammengesetzten Kornes beträgt bis 7, die Größe der zusammengesetzten Körner bis 22 µm. – Daneben vereinzelt rundliche Körner, fast immer einzeln, von nicht ganz kugeliger Form, die bis zu 20 µm messen. Die Stärke des Holzes besteht aus kleinen Einzelkörnern oder wenig zusammengesetzten Körnern. Die großen Einzelkörner der Rinde fehlen im Holz vollständig. Die Siebröhren sind klein, nahe dem Kambium deutlicher, nach außen hin obliteriert; Bastfasern und Steinzellen fehlen. Der Holzkörper ist hart, hellgelb, im äußeren breiteren Teil radial angeordnet, marklos, mit abnormen Markstrahlen. Die Zellen der letzteren nicht radial, sondern in der Längsachse der Wurzel gestreckt, kurz, spitz, oder stumpf endigend, mit Stärke gefüllt, einfach schräg getüpfelt, sklerotisch (Ersatzfasern), funktionieren als Markstrahlgewebe. Zwischen den Holzfasern enge, gefäßartige Tracheiden mit geraden oder wenig schräg gestellten Hoftüpfeln, die Gefäßglieder stehen durch kreisrunde Löcher miteinander in Verbindung, daneben echte Tracheiden, ferner Holzparenchym. Es zeigen sich Übergänge von den Ersatzfasern zu den gefäßartigen Tracheiden. Nur selten schlanke, prosenchymatische Zellen mit ziemlich lang ausgezogenen Enden (Libriformfasern), diese sind stärker verdickt als die anderen und scharf charakterisiert durch schiefe, spaltenförmige Tüpfel. Die Rinde der Speicherwurzeln enthält große Mengen von Stärke. In einzelnen Zellen befinden sich zu Raphidenbündeln vereinigte Calciumoxalatnadeln.
Cartagena-Droge. Die Wurzel wird außen begrenzt von 5 bis 16, meist 5 bis 6 Lagen tafelförmiger, in radialen Reihen angeordneter, mehr oder weniger dünnwandiger Korkzellen mit braunem, feinkörnigem Inhalt. Die Rinde besteht aus zahlreichen dichten Lagen dünnwandiger, polygonaler, von außen nach innen an Größe abnehmender, außen etwas unregelmäßig, nach innen in mehr oder weniger radialen Reihen angeordneter, Stärke führender Parenchymzellen, zwischen denen Raphiden führende Idioblasten zerstreut liegen. Die Stärke ist aus 2 bis 7, meist 3, häufig ungleich großen, mit Kernspalte versehenen Teilkörnern zusammengesetzt. Der Gesamtdurchmesser der Körner beträgt bis 32 µm, der Teilkörner bis 15 µm. Daneben kommen auch kugelige bis ovale, bis 22 µm große Einzelkörner vor. Die Calciumoxalatraphiden sind 30 bis 80 µm, meist 40 bis 65 µm lang und zu mehr oder weniger axial orientierten Bündeln vereinigt. Die keilförmigen Siebbündel sind meist nur in Kambiumnähe zu erkennen. Bastfasern und Steinzellen fehlen. Der Holzkörper erscheint im Querschnittsbild sehr gleichmäßig aus 12 bis 35 µm, meist 16 bis 24 µm breiten Zellelementen zusammengesetzt, deren radiäre Reihen abwechselnd stärkehaltig und stärkefrei sind. Im Längsschnitt findet man behöft getüpfelte Tracheiden und Tracheen mit seitlichen Poren, Ersatzfasern mit rundlichen oder linksschiefen Spalttüpfeln, relativ kurze Holzparenchymzellen, beidendig spitze Holzfasern mit linksschiefen Spalttüpfeln. Die Ersatzfasern und die Holzparenchymzellen enthalten 8 bis 10 µm große, oft zusammengesetzte Stärkekörner. Das Rhizom zeigt im Querschnitt an der Innenseite der primären Rinde einen unterbrochenen Ring von tangential gestreckten, etwa 40 µm langen und 25 µm breiten, stumpfendigen Sklereiden mit stark verdickter, verholzter, reichlich getüpfelter Wand. Das Mark besteht aus relativ großen, dickwandigen, getüpfelten, verholzten, Stärke führenden Parenchymzellen.

Pulverdroge: Spärliche Korkfragmente; Fragmente des dünnwandigen, Stärke führenden Rindenparenchyms mit vereinzelten, Calciumoxalatraphiden enthaltenden Zellen; Fragmente des Holzkörpers mit seitlich perforierten, behöft getüpfelten Tracheen, behöft getüpfelten Tracheiden, Stärke führenden Ersatzfasern mit rundlichen oder spaltenförmigen Tüpfeln, spitzen, dickwandigen Holzfasern und Parenchymzellen; einfach oder aus 2 bis 7, häufig ungleichen Teilkörnern zusammengesetzte, 8 bis 32 µm große Stärkekörner, 30 bis 80 µm lange Calciumoxalatraphiden und deren Bruchstücke. Rechteckige, langgestreckte Sklereiden mit stark verdickten, reichlich getüpfelten Zellwänden aus dem Rhizom sind relativ selten.

Verfälschungen/Verwechslungen: Die Handelsdrogen stammen häufig weder von *Cephaelis ipecacuanha* noch von *C. acuminata*, auch wenn die Ipecacuanha-Alkaloide nachgewiesen werden können.[4] Einige weitere südamerikanische Rubiaceen-Arten, so etwa *Bothriospora corymbosa* HOOK. fil., *Ferdinandusa elliptica* POHL, *Remijia amazonica* K. SCHUM. und *Tocoyena longiflora* (GRISEB.) K. SCHUM., enthalten ebenfalls Emetin und Cephaelin.[5] Der im Anschluß angeführte Schlüssel zur Identifizierung der Droge Ipecacuanhae radix und ihrer dicotylen Verfälschungen orientiert sich an den Angaben bei Lit.[2] und der Tabelle bei Lit.[27].

1. a) Von süßlichem Geschmack Rinde mit Oxalatraphiden → *Cephaelis emetica* MUTIS (PERS.) (Droge: Ipecacuanhae nigrae radix). b) Nicht süßlich → 2.

2. a) Meist reichlich Stärke führend → 3. b) Inulin führend → 12.
3. a) Markstrahlen und Holzstrahlen im Querschnitt nicht unterscheidbar → 4. b) Holz im Querschnitt mit deutlich unterscheidbaren Mark- und Holzstrahlen → 6.
4. a) Anordnung der Elemente des Holzes radial; Rinde mit Oxalatraphiden → 5. b) Anordnung der Elemente des Holzes nicht radial; in der Rinde Oxalatraphiden; Gefäße bis 175 µm weit; Zellen des Parenchyms manchmal mit schwarzem Inhalt → blaublütige, emetinfreie Cephaelis- oder Psychotria-Art (Droge: Poaya de flor azul).
5. a) Einzelkörner der Stärke des Holzes bis 8 µm groß → *Cephaelis ipecacuanha* (Rio-Droge). b) Einzelkörner der Stärke größer → *Cephaelis ipecacuanha* (Cartagena-Droge).
6. a) In der Rinde Gruppen von tangential angeordneten Bastfasern → Viola- oder Ionidium-Art (?) (Droge: Ipecacuanha fibrosa). b) Ohne Fasern in der Rinde → 7.
7. a) Oxalatraphiden in der Rinde → 8. b) Anders geformte oder keine Oxalatkristalle → 9.
8. a) In der Rinde ungeschichtete, bis 6 µm große Stärkekörner; Markstrahlen des Holzes bis 2 Zellreihen breit → Stammpflanze unbekannt (Droge: Ipecacuanha nigra). b) In der Rinde deutlich geschichtete Stärke. Einzelkörner bis 22,5 µm; Markstrahlen des Holzes eine Zelle breit → *Richardsonia scabra* (L.) ST.-HIL. (Droge: Poya branca, Poya preta; mehlige Ipecacuanhawurzel).
9. a) Rinde mit säulenförmigen Oxalat-Einzelkristallen; die spärlichen Stärkekörner der Rinde klein, rund → Stammpflanze unbekannt (Droge: Guatemala-Ipecacuanha). b) Rinde mit Oxalatdrusen → 10. c) Oxalatkristalle fehlend → 11.
10. a) Rinde mit Riesenzellen → *Triosteum perfoliatum* L. (Droge: Wild Ipecacuanha). b) Rinde dünn, mit Sekretzellen mit orangerotem Inhalt → *Naregamia alata* W. et A. (Droge: Goa-Ipecacuanha).
11. a) Markstrahlen des Holzes eine Zelle breit → *Polygala violacea* ST. HIL. b) Markstrahlen des Holzes breiter → *Polygala caracasana* H.B. et K.
12. a) Holz normal; Rinde mit Steinzellen, Oxalatdrusen und Gerbstoffzellen → *Heteropteris pauciflora* JUSS. (Droge: Falsche Radix Ipecacuanhae). b) Holz anomal; Rinde ohne oder mit sehr kleinen Steinzellen und mit säulenförmigen Oxalatkristallen → Ionidium-Arten (Ipecacuanha alba; Ceara-Ipecacuanha; Cayenne-Ipecacuanha).

Beschreibungen verschiedener Vertauschungen bzw. Verfälschungen der Ipecacuanhawurzel:

- Die *mehlige Ipecacuanhawurzel*, Radix Ipecacuanhae falsa (undulatae, alba, farinosa, amylaceae) von *Richardsonia scabra* (L.) ST.-HIL. und auch von *Rich. brasiliensis* GOMEZ (*Rich. pilosa* H. B. K.), Brasilien, Mexiko, besteht fast ausnahmslos aus dem untersten Stück des Stengels, dem sich die in der Mitte angeschwollene, wellig gebogene Wurzel anschließt. Die Länge ist etwa 25 cm, die Dicke 1 bis 4 mm, die Farbe hellgrau bis graubraun, die Oberfläche zart längsstreifig, in Abständen von einigen Millimetern querrissig. Auf dem Querschnitt nimmt das Holz die Hälfte ein, etwa vorkommende Einkerbungen der dikken, weißen, mehligen Rinde sind nur schwach vorhanden. Weniger Raphidenzellen. Die Stärkekörner deutlich geschichtet und größer. Einzelkörner 22 µm, zusammengesetzte 42,5 µm. Im Holzkörper einreihige Markstrahlen und in den Holzstrahlen echte, getüpfelte Gefäße. Der untere Teil des Holzkörpers ist ausgezeichnet durch sehr reichlich vorkommende Oxalatdrusen. Im Pulver keine stärkeführenden Tracheiden, doch größere Stärkekörner und Gefäßtrümmer. Enthält kein Emetin, statt dessen 0,03 % eines anderen Alkaloids. Die Wurzel wurde früher als selbständige Sorte neben der offizinellen Ipecacuanha verwendet, doch ist ihre Wirkung ganz erheblich schwächer; gegenwärtig gelangt sie nur hie und da nach Europa, ohne Anwendung zu finden.
- Die *schwarze Ipecacuanhawurzel*; die Beschreibung der Droge s. Ipecacuanhae nigrae radix.
- Die *weiße Ipecacuanhawurzel*, Radix Ipecacuanhae alba (lignosa, flava) von *Hybanthus ipecacuanha* (L.) BAILL. [*Jonidium ipecacuanha* (L.) VENT., auch ST.-HIL.], Violaceae, Brasilien, ist sehr verästelt, grauweiß oder hellbraungelb, dicht längsrunzelig, mit wenigen Querrissen und Einschnürungen, mit sehr dünner, innen weißer Rinde, hellgelbem, porösem Holz und ohne Stärke. Sie enthält Inulin, kein Emetin und besitzt Steinzellen wie die Stengel der echten Ipecacuanha.
- Die als Substitution für die echte Ipecacuanha angetroffenen Wurzeln von *Hybanthus parviflorus* (VENT.) BAIL. [*Jonidium parviflorum* (VENT.) ST. HIL.] sind knorrig, mehr oder weniger geringelt und zeigen an der Stelle, wo sich diese Ringelungen befinden, transversale Einschnitte, die jedoch nicht bis zum Holzkörper dringen. Die Breite des Holzkörpers ist etwa $1/2$ der ganzen Dicke. Der Bruch der Rinde ist glatt. Die Wurzeln enthalten viel Calciumoxalatkristalle, keine Sklerenchymfasern.
- Die Wurzeln von *Viola itoubou* sind weniger stark geringelt als die Ipecacuanhawurzel und die transversalen Einschnitte fehlen fast völlig; der Holzkörper beträgt $1/3$ der ganzen Dicke, die Bruchfläche der Rinde ist an der Innenseite etwas faserig; enthält keine Kristalle, aber sehr viele Sklerenchymfasern und Steinzellen.
- Wurzeln von *Polygala violacea* VAHL, auch ST. HIL., (Polygalaceae) Venezuela, sowie von
- *Polygala caracasana* H. B. K. werden ebenfalls als Verfälschung gefunden, enthalten aber kein Emetin und keine Raphiden; im Holz finden sich fast ausschließlich isolierte Gefäße und einreihige Markstrahlen.
- Die Wurzeln von *Cephaelis tomentosa* (AUBL.) VAHL; s. Cephaelis-tomentosa-Wurzel. Weiter bekannt gewordene Verfälschungen sind die Wurzeln von
- *Asclepias curassavica* L. (Asclepiadaceae);
- *Manettia ignita* (VELLOTI) SCHUMANN (Rubiaceae), bekannt als Radix Ipecacuanhae striata minor;

- *Cryptocoryne spiralis* (RETZIUS) FISCHER (Araceae);
- *Tylophora asthmatica* WIGHT et ARNOTT (Asclepiadaceae), die sog. Indische Ipecacuanha; ebenso
- *Tylophora indica* MERR.;
- *Heteropteris pauciflora* JUSS. (Malpighiaceae), die als "Falsche Radix Ipecacuanhae" bezeichnet wird, in Brasilien ähnlich der Ipecacuanhawurzel Anwendung findet, aber weder Stärke noch Alkaloide enthält.
- Eine kultivierte Verfälschung ist das Rhizom von *Chamaelirium luteum* (L.) GRAY (*Chamaelirium cardinianum* WILLD., *Veratrum luteum* L.). Der Querschnitt zeigt nach Betupfen mit Vanillin-Salzsäure über die ganze Fläche zerstreut zahlreiche Zellen mit intensiv rotem Inhalt, nämlich Phloroglucin, was bei der echten Ipecacuanhawurzel nicht zu bemerken ist.

Als Alkaloide enthaltende Paralleldrogen sind zu nennen die Wurzeln von:

Remijia amazonica K. SCHUM. enthält 0,75 bis 0,82 % Emetin und 0,43 bis 0,62 % Cephaelin neben weiteren Substanzen und wird von den Kräuterkundigen von Manãos bis Belém als Poaya brava verwendet.

Ferdinandusa elliptica POHL var. *belemnensis* DUKKE. Die dünnen äußeren Wurzelspitzen dieses großen Baumes enthalten 0,88 bis 0,96 % Emetin und 0,33 % Cephaelin, 0,02 % Psychotrin u. a. Diese Wurzel wird in Pará als "Poyawein" verarbeitet.

Tocoyena longiflora (GRISEB.) K. SCHUM. ist ein in Guayana vorkommender Strauch. Die Wurzeln enthalten 1,31 bis 1,66 % Emetin, 0,62 bis 0,68 % Cephaelin, 0,02 bis 0,08 % Psychotrin sowie ein brechenerregendes Weichharz. Die Wurzel wird von Kräutersammlern an Drogenfirmen Nordamerikas unter der Bezeichnung "Fabrikpoaya" verschickt.

Caperonia decorticans SPRUCE, Euphorbiaceae, an der Westgrenze von Pará; die Mittelstücke dieser Wurzeln enthalten 0,68 % Emetin, 0,74 % Cephaelin, 0,11 % Psychotrin u. a.

Bothriospora corymbosa HOOK. fil., enthält in der gelblichweißen Rinde 1,0 bis 1,35 % Emetin neben 0,10 bis 0,22 % Cephaelin und Spuren von Psychotrin. Als "Ipec-lisa" findet sich diese Rinde in den Kräuterhandlungen Brasiliens.

Hillia illustris (VEILL.) K. SCHUM., Rubiaceae, enthält in der Rinde 1,1 bis 1,3 % Emetin.

Tylophora asthmatica WIGHT et ARN. gilt in Indien als Ersatzdroge für Radix Ipecacuanhae.

Minderqualitäten: Stücke der unteren Stengelpartie dürfen in der Handelsware nicht vorkommen. Als "holzige" Ipecacuanha bezeichnet man eine Ware, die ungewöhnlich stark mit Stengelteilen, manchmal bis zu 50 %, vermengt ist.

Inhaltsstoffe: *Alkaloide.* Zwischen 1,8 und 4,0 % Isochinolinalkaloide vom Emetintyp, auch als Ipecacuanhaalkaloide bezeichnet, die zum größten Teil in den peripheren Rindenzellen der Speicherwurzeln abgelagert sind; Rhizomteile sind fast gleichwertig mit den Wurzeln. Das Holz ist alkaloidärmer, enthält etwa 0,5 bis 1,0 % Alkaloide; da der Holzteil jedoch nur etwa 15 % der Droge ausmacht, ist eine alleinige Verwendung der Wurzelrinde, wie vereinzelt vorgeschlagen wurde, nicht notwendig.[2] Die Hauptalkaloide Emetin und Cephaelin machen zusammen bis zu 98 % des Alkaloidgemisches aus. Bei einer neueren Untersuchung des Alkaloidgehalts von Ipecacuanhawurzeldroge verschiedener Herkünfte mittels HPLC[6] enthielt die alkaloidreichste Charge 3,7 % Gesamtalkaloide, die alkaloidärmste 2,2 %; die emetinreichste Probe enthielt 2,6 % Emetin; die Emetinanteile lagen zwischen 27,8 und 70 %. In Cartagena- und Panama-Droge beträgt der Cephaelinanteil 50 % oder mehr.[2,42] Der Alkaloidgehalt variiert jahreszeitabhängig; bei der Panama-Droge wurde vor der Regenzeit im März ein Gehalt von 1,7 % ermittelt, im Juni wird ein Maximum von etwa 3,5 % erreicht.[44]

Nebenalkaloide sind: Psychotrin, *O*-Methylpsychotrin, Emetamin, Protoemetin, sowie die iridoiden Isochinolinglucoside Ipecosid;[7,8] Neoipecosid, 7-Methylneoipecosid.[9]

Weitere Inhaltsstoffe. Die Droge enthält etwa 30 bis 40 % Stärke und 3 bis 4 % saure Saponine, die sog. Ipecacuanhasäure.[2] – Axenische, subers oder emers kultivierte Wurzeln bilden bis etwa 0,4 % Emetin und etwa 1,2 % Cephaelin.[10]

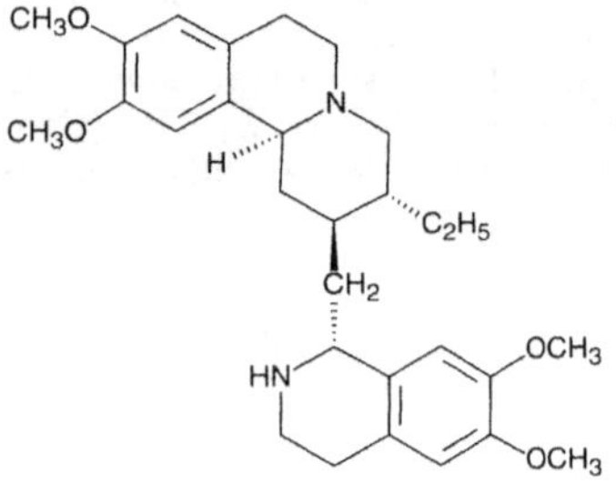

Emetin

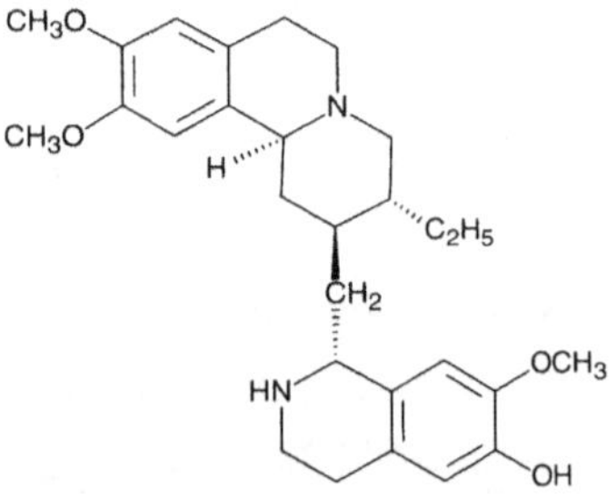

Cephaelin

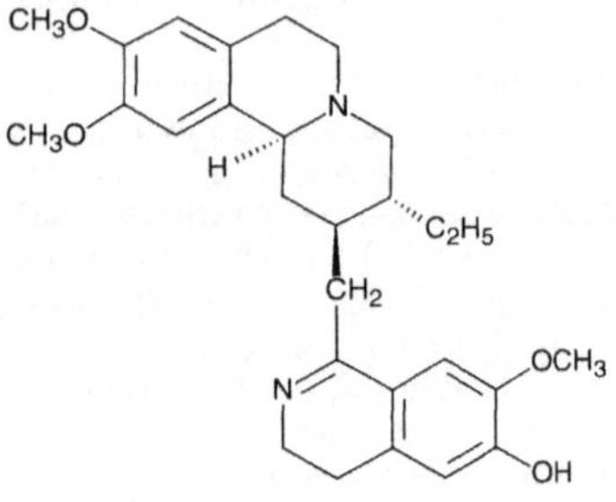

Psychotrin

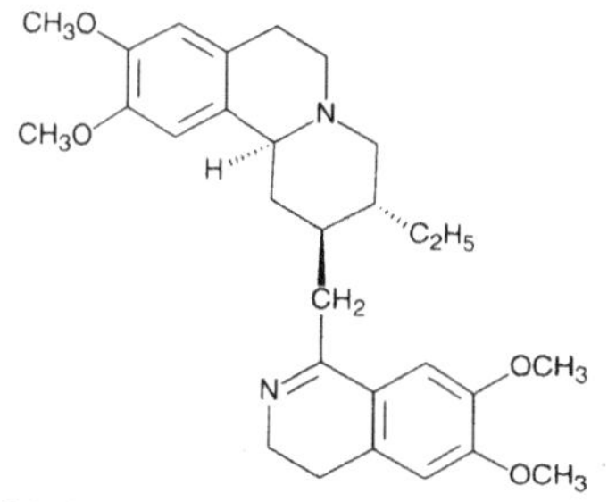

Methylpsychotrin

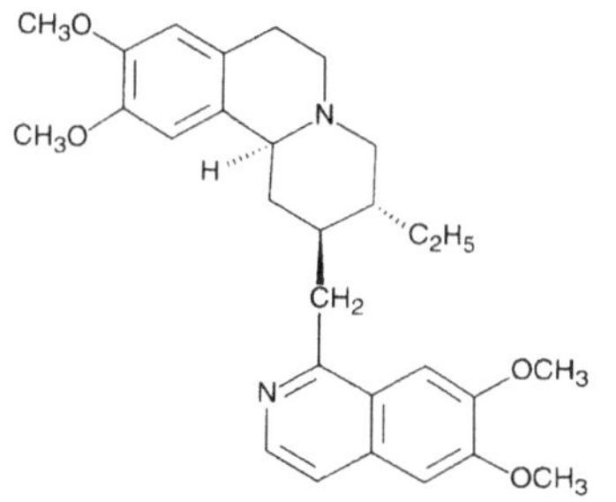

Emetamin

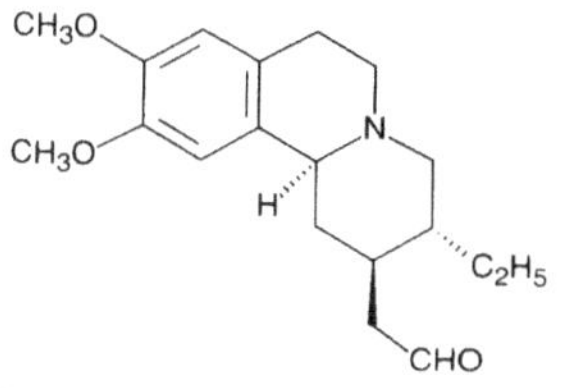

Protoemetin

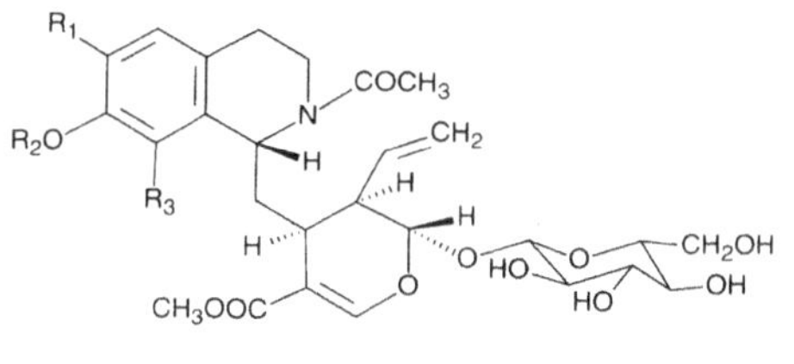

	R_1	R_2	R_3
Ipecosid	—OH	—H	—H
Neoipecosid	—H	—H	—OH
7-Methylneoipecosid	—H	$—CH_3$	—OH

Zubereitungen: Ipecacuanhaextrakt: Ipecacuanhae extractum *DAB 10* wird nach dem in der Vorschrift Trockenextrakte in der Monographie Extrakte *DAB 10* beschriebenen Verfahren der Perkolation hergestellt; nach Bestimmung des Alkaloidgehalts wird das hellbraune, fast geruchlose, süßlich-bittere Pulver gegebenenfalls mit Lactose oder Dextrin auf den geforderten Gesamtalkaloidgehalt eingestellt. – Ipecacuanhae tinctura (Ipecacuanhatinktur) *DAB 10*: Nach Bestimmung des Alkaloidgehalts wird 1 T pulverisierte Ipecacuanhawurzel *DAB 10* mit 8 bis 12 T EtOH 70 % nach dem in der Monographie Tinkturen *DAB 10* beschriebenen Verfahren zur Perkolation so hergestellt, daß die Tinktur die geforderte Alkaloidmenge enthält. *BP 88* läßt eine Ipecacuanha Tincture aus 100 mL Ipecacuanha Liquid Extract *BP 88*, 16,5 mL Essigsäure 6 %, 210 mL EtOH 90 %, 200 mL Glycerol und dest. W. ad 1000 mL herstellen. – Ipecacuanhae extractum fluidum (Ipecacuanha Estratto Fluido *Ital 9*) wird entsprechend der Vorschrift Estratti fluidi der Monographie Esstratti *Ital 9* aus pulverisierter Ipecacuanhawurzel und EtOH 70 % so hergestellt, daß der Flüssigextrakt den geforderten Gesamtalkaloidgehalt hat. Die Zubereitung des Ipecacuanha Liquid Extract *BP 88* und des Ipecacuanhafluidextrakt (Ipecacuanhae extractum fluidum, (Extractum Ipecacuanhae fluidum) *DAC 86* erfolgen auf ähnliche Art nach den Vorschriften des *BP 88* bzw. der Monographie Extrakte *DAB 10*. – Ipecacuanhae (Extractum siccum normatum /Extractum ipecacuanhae siccum, Eingestellter Ipecacuanhatrockenextrakt, Brechwurzeltrockenextrakt, Extrait sec titré d'ipéca) *Helv VII*: Ein nach Perkolation mit vergälltem EtOH in Gegenwart von Ameisensäure erhaltener Trockenextrakt wird nach Bestimmung der Gesamtalkaloide mit Mannitol auf den geforderten Gehalt eingestellt. – Weitere Zubereitungen: Ipecacuanha Liquid Extract *IndP 66*, Diluendum ipecacuanhae *Nord 63*.

Identität: *Droge*. Die neueren Arzneibücher wie *DAB 10* und *Helv VII* lassen eine DC durchführen, die gleichermaßen Aussagen über die Identität und die Reinheit der untersuchten Droge erlaubt. Einzelheiten zur DC s. Reinheit. Bei der Prüfung auf Identität werden die Hauptalkaloide Emetin und Cephaelin nachgewiesen und deren Mengen anhand der entsprechenden Zonen der mitchromatographierten Referenzlsg. abgeschätzt. Liegt die Cartagena-/Panamasorte vor, müssen die Hauptzonen der Untersuchungslsg. in Lage, Fluoreszenz und Größe denen der Vergleichslsg. ähnlich sein; bei Rio-/Mato-Grosso-Droge ist die Cephaelinbande deutlich schmaler als jene der Referenzlsg.; Identitätsprüfungen für die im *DAB 10* aufgeführten Zubereitungen werden auf die gleiche Art durchgeführt. – In den älteren Arzneibüchern sind weniger aussagekräftige Farbreaktionen als Identitätsprüfungen beschrieben, z. B.: Die gepulverte Droge wird mit 3 N Salzsäure extrahiert; im Filtrat wird nach Zusatz von Chloramin T das Emetin zu Rubremetiniumchlorid dehydriert, es entsteht eine orangegelbe Färbung *DAB 7*. Eine verfeinerte Farbreaktion, ebenfalls unter Bildung von Rubremetiniumchlorid, beschreibt *PhEur I/II*: Gepulverte Droge wird mit EtOH angefeuchtet, dann die Alkaloidbasen durch Ammoniak freigesetzt; diese werden

mit Eth extrahiert. Zugesetzte Diazobenzolsulfonsäure kuppelt mit Cephaelin zu einem orangeroten Azofarbstoff. Das in der Eth-Phase verbliebene Emetin wird, nach Abdampfen des Eth, in salzsaurer Lsg. mit Kaliumchlorat oxidiert; durch Dehydrierung und Ausbildung eines zusätzlichen Pyrrolringsystems entsteht orangerotes, im UV 365 nm fluoreszierendes Rubremetiniumchlorid.[7] → Identitätsreaktionen für die Reinalkaloide Emetindihydrochlorid und Cephaelinhydrochlorid.
Zubereitungen. Die DC als Identitätsprüfung fordern folgende Monographien: Ipecacuanhaextrakt *DAB 10*, Ipecacuanhatinktur *DAB 10*, Ipecacuanha Estratto Fluido *Ital 9*, Ipecacuanhafluidextrakt *DAC 86*, Ipecacuanhae sirupus compositus *Helv VII*, Ipecacuanhae Extractum siccum normatum *Helv VII*; Durchführung der DC s. Reinheit.

Reinheit: *Droge.* Im Pulver dürfen typische Gefäße nicht in größerer Menge vorhanden sein, ebensowenig verkleisterte Stärke, Calciumoxalatdrusen, Farbstoffzellen, fremde Stärke oder Inulin.
DC nach *DAB 10*, *Helv VII*:
- Untersuchungslsg.: Aus der pulverisierten Droge werden die durch Ammoniak freigesetzten Alkaloidbasen mit Chloroform extrahiert, der filtrierte Auszug wird direkt zur DC verwendet.
- Referenzsubstanzen: Emetindihydrochlorid und Cephaelindihydrochlorid.
- Sorptionsmittel: Kieselgel G 60.
- Fließmittel: Konz. Ammoniaklsg.-MeOH-Chloroform (0,5 + 6,5 + 93).
- Detektion: Nach Besprühen mit Iod-Chloroform und Erhitzen auf 60°C entstehen Dehydroprodukte der Alkaloide.
- Auswertung: Bereits im Tageslicht sind im Chromatogramm der Untersuchungslösung zwei deutliche Banden zu erkennen, die unter UV 365 nm intensiv fluoreszieren; die obere, gelbe Bande entspricht Emetin, die darunterliegende, hellblaue Bande Cephaelin. Die Nebenalkaloide sind nicht immer deutlich nachweisbar. Die geforderte DC-Analyse *DAB 10* der 1:25 verdünnten Probelsg. erlaubt den raschen Nachweis einer zumindest teilweise extrahierten Droge; in diesem Fall wären keine Alkaloidzonen mehr sichtbar. Weitere geeignete DC-Methoden mit anderen Fließmittelsystemen *PhEur I/II*: Chloroform-Methanol (85 + 15); Toluol-Ethylacetat-Diethylamin (70 + 20 + 10);[51] Methylenchlorid-Aceton-konz. Ammoniaklsg. (60 + 40 + 0,5);[52] die Detektion erfolgt entweder mit Dragendorff-Reagenz mit anschließender Auswertung im Tageslicht oder, wie oben geschildert, mit Iod-Chloroform-Lsg. und Auswertung im UV 365 nm. Weitere DC-Methoden s. Lit.[11].

Die aktuellen europäischen Arzneibücher fordern außerdem: Höchstens 1,0% fremde Bestandteile, höchstens 6,0% Sulfatasche und höchstens 3,0% salzsäureunlösliche Asche *DAB 10 (Eur)*, *ÖAB 90*, *Helv VII*. – Anforderungen anderer aktueller Pharmakopöen: Fremde Bestandteile max. 2%, oberirdische Sproßteile max. 5,0% *USP XXII*; Fremde Bestandteile max. 1,0%, Gesamtasche max. 10%, säureunlösl. Asche max. 3% *BHP 83*.
Zubereitungen. Ipecacuanhaextrakt *DAB 10*: Trocknungsverlust max. 5,0%; Ipecacuanhatinktur *DAB 10*: EtOH-Gehalt 63,5 bis 69,0%, Trocknungsrückstand mind. 1,5%, die Zubereitung muß den Grenzprüfungen auf Isopropanol und MeOH entsprechen; Ipecacuanha Liquid Extract *BP 88*: EtOH-Gehalt 63 bis 69%, Ipecacuanha Tincture *BP 88*: EtOH-Gehalt 24 bis 28%; Ipecacuanha Estratto Fluido *Ital 9*: EtOH-Gehalt 55 bis 61%; Ipecacuanhae extractum siccum normatum *Helv VII*: Trocknungsverlust max. 4,0%. Ipecacuanhafluidextrakt *DAC 86* wird geprüft nach den entsprechenden Vorschriften *DAB 10*: EtOH-Gehalt mind. 40%, die Zubereitung muß den Grenzprüfungen auf Isopropanol und MeOH entsprechen, Trocknungsrückstand mind. 10,0%.

Gehalt: *Droge.* Mindestens 2,0% Gesamtalkaloide berechnet als Emetin *DAB 10 (Eur)*, *ÖAB 90*, *Helv VII*. – *USP XXII* verlangt zusätzlich, daß der Anteil von Emetin und Cephaelin größer 90% ist und daß das Verhältnis von Cephaelin : Emetin zwischen 1:1 und 2,5:1 liegt.
Zubereitungen. Geforderter Gesamtalkaloidgehalt, jeweils berechnet als Emetin: Ipecacuanhaextrakt *DAB 10*, Ipecacuanha Liquid Extract *BP 88*, Ipecacuanha Estratto Fluido *Ital 9*, Ipecacuanhafluidextrakt *DAC 86*: 1,90 bis 2,10%; Ipecacuanhatinktur *DAB 10*, Ipecacuanha Tincture *BP 88*: 0,19 bis 0,21%; Ipecacuanhae extractum siccum normatum *Helv VII*: 7,5 bis 8,5%.

Gehaltsbestimmung: *Droge.* Bei der Gehaltsbestimmung werden in der Regel nur die Alkaloide Emetin und Cephaelin erfaßt, die mit Ether extrahierbar sind. Der zu verwendende Ether muß von Peroxiden gereinigt werden und darf nicht länger als 24 h danach verwendet werden. Psychotrin ist in Ether unlöslich und wird deshalb nicht bestimmt. Zum Freimachen der Alkaloide ist Natriumcarbonatlösung oder Ammoniakflüssigkeit zu verwenden, nicht Natronlauge, weil das Cephaelin infolge seiner Phenoleigenschaften eine in Wasser lösliche Phenolatverbindung liefert.
Einige Arzneibücher, z. B. auch *USP XXII*, fordern die getrennte Bestimmung von Emetin und Cephaelin. Dabei wird aus dem Gesamtalkaloidextrakt das Cephaelin als Phenolat entfernt und im Rückstand das Emetin bestimmt. Zur getrennten Bestimmung von Emetin und Cephaelin kann auch ein polarographisches Verfahren dienen. Es beruht auf der Nitrosierbarkeit des Cephaelins unter Bedingungen, bei denen das Emetin nicht angegriffen wird; das Nitrosierungsprodukt des Cephaelins kann dann kathodisch reduziert werden.
Titrimetrische Bestimmung DAB 10 und andere aktuelle europäische Pharmakopöen: Die pulverisierte Droge wird, um ein Zusammenklumpen zu vermeiden, zunächst mit Eth versetzt und gut durchgeschüttelt; nach Zusatz von Ammoniaklsg. werden die Alkaloidbasen freigesetzt und in die Eth-Phase extrahiert. Nach einstündiger Extraktion setzt man Wasser zu, worauf das stärkehaltige Drogenpulver zusammenklebt und anschließend leicht abfiltriert werden kann. Das Filtrat wird eingedampft und der Rückstand kurze Zeit auf 100°C

erhitzt, um eventuelle Ammoniakreste, die die Bestimmung verfälschen würden, vollständig zu entfernen. Im Rückstand werden die Alkaloide indirekt maßanalytisch bestimmt: Der in zuvor neutralisietem EtOH aufgenommene Rückstand wird zunächst mit 0,1 N Salzsäure versetzt und der Überschuß mit 0,1 N NaOH rücktritriert; Indikator Methylrot-Mischindikator-Lsg.; 1 mL 0,1 N Salzsäure entspricht 24,03 mg Gesamtalkaloide, berechnet als Emetin. Da bereits die DC-Prüfung eine halbquantitative Aussage über das Mengenverhältnis Emetin: Cephaelin macht, wird auf eine getrennte Bestimmung der beiden Alkaloide verzichtet.

USP XXII beschreibt zwei Methoden zur Extraktion der Eth-lösl. Alkaloide, die beide eine Über-Nacht-Mazeration der Droge vorsehen; bei der anschließenden titrimetrischen Bestimmung wird der Alkaloidrückstand in 0,1 N Schwefelsäure aufgenommen, sie verläuft ansonsten jedoch analog der Methode *DAB 10*. *USP XXII* fordert außerdem die getrennte Bestimmung von Emetin und Cephaelin unter Einbeziehung mehrerer Festphasenextraktionsschritte über Einweg-Kieselgur-Säulen, wobei das Aufarbeitungsprinzip dem der im Anschluß geschilderten Flüssig-Flüssig-Extraktionen entspricht. Die Gehaltsbestimmung der cephaelin- bzw. emetinhaltigen Säuleneluate erfolgt photometrisch bei 283 nm; Referenzwellenlänge 350 nm; gemessen gegen einen 0,5 %-Schwefelsäurestandard.

Eine getrennte photometrische Bestimmung von Emetin und Cephaelin sieht das *AB-DDR* vor. Dazu wird im Eth-Extrakt vorhandenes Cephaelin durch Zugabe von NaOH in sein Phenolat überführt; daher geht bei anschließendem Ausschütteln der alkalischen Lsg. mit Eth nur das nichtphenolische, weiterhin als Alkaloidbase vorliegende Emetin über. Die so getrennten Alkaloidfraktionen werden nach weiderer Aufarbeitung mit Essigsäure und Iodlsg. versetzt und auf 60 °C erhitzt. Die Alkaloide bilden mit Iod gelb gefärbte Verbindungen, die auch nach Zugabe von Natriumthiosulfat beständig sind; über die Extinktion der Analyselösungen bei 420 nm kann deren Alkaloidgehalt ermittelt werden. Bei der Bestimmung werden auch die Nebenalkaloide erfaßt, was bei der Gehaltsbestimmung aber nicht ins Gewicht fällt.

Helv VI läßt phenolische und nichtphenolische Alkaloide durch Ausschütteln der Eth-Ammoniaklsg. mit NaOH voneinander trennen und anschließend gesondert acidimetrisch bestimmen.

Weitere Methoden. – Die Droge wird mit Essigsäure extrahiert, durch Verdünnen mit Wasser und Ausschüttelungsprozesse gereinigt und die Alkaloide schließlich mit Perchlorsäure in Essigsäure titriert.[12] – Nach Adsorptionschromatographie und Elution der Alkaloide mit Chloroform wird der Gesamtalkaloidgehalt zunächst bei 286 nm photometrisch bestimmt; mit 2,6-Dichlorchinonchlorimid wird Cephaelin in Gegenwart methanolischer KOH zum entsprechenden Indophenol umgesetzt, das bei 595 nm photometrisch bestimmt wird.[13] – Colorimetrische Methode:[14] Nachweis von primären und sekundären Aminen nach *Folin* mit Hilfe von 1,2-Naphthochinonsulfonat; der gebildete Farbstoff ist mit Chloroform extrahierbar und wird bei 460 nm photometrisch vermessen; weitere colorimetrische Methoden s. Lit.[15-17].

– Kombination aus DC und Photometrie, bei der die Alkaloide zunächst auf Kieselgel G im Fließmittelsystem Benzol-Toluol-Essigsäureethylester-Diethylamin-MeOH (35 + 35 + 20 + 10 + 2) getrennt und dann Emetin und Cephaelin mit 25 % methanolischer Ammoniaklsg. vom Adsorbens gelöst werden; schließlich wird der Gehalt an Emetin bzw. Cephaelin über deren Adsorption bei 283 nm bzw. 285 nm bestimmt.[18]

Ionenaustauschverfahren wurden vorgeschlagen;[19,20] bei der zweiten Methode[20] bleiben bei Elution mit EtOH 50 % die phenolischen Alkaloide zunächst am Amberlit-IRA-400-Ionentauscher gebunden, sie können nach Waschen der Säule mit Wasser durch 1 N HCl quantitativ eluiert werden. Die Alkaloide Emetin und Cephaelin können dann durch titrimetrische oder photometrische Methoden getrennt bestimmt werden.

In neuerer Zeit sind mehrere HPLC Methoden zur Bestimmung der Hauptalkaloide beschrieben worden, z. B.:

- Trennsäule: µPorasil;
- Fließmittel: Isokratisch, Chloroform-MeOH-Diethylamin (90 + 10 + 0,2);
- Detektion: Bei 280 nm;
- Fluß: 0,5 mL/min;
- Retentionszeiten: Um 6 min für Emetin, 7 min für Cephaelin.[21]
- Vorsäule: Lichroprep Si 60, Trennsäule: Lichrosorb Si 60;
- Fließmittel: Isokratisch, Chloroform-MeOH-Diethylamin (85 + 15 + 0,001);
- Detektion: 280 nm;
- Fluß: 1,5 mL/min.[6]

Ähnliche HPLC-Methoden s. Lit.[10,23].

Alkaloide vom Typ des Emetins können als Elektronendonatoren mit -akzeptoren, z. B. Iod, Charge-Transfer-Komplexe bilden, über deren Adsorption auch in Rohextrakten und galenischen Präparationen eine spektrophotometrische Bestimmung von Ipecacuanha-Alkaloiden erfolgen kann.[24] Spektrofluorimetrische Methoden zur Gehaltsbestimmung sind ebenfalls bekannt.[25]

Zubereitungen. Allgemein werden die Alkaloidbestimmungen entsprechend der Drogenmonographie durchgeführt; Ausnahme: Ipecacuanhaextrakt *DAB 10*: Der in EtOH 70 % aufgenommene Extrakt wird über Aluminiumoxid gereinigt; im Eluat werden die Alkaloide titrimetrisch bestimmt.

Eine zusammenfassende Darstellung der analytischen Methoden, die zur Bestimmung von Ipecacuanha-Alkaloiden in der Droge, ihren Zubereitungen oder in biologischen Flüssigkeiten herangezogen wurden, s. Lit.[8].

Lagerung: Separandum, vorsichtig aufzubewahren; dicht verschlossen, vor Licht geschützt lagern.

Wirkungen: *Expectorierende Wirkung.* → Emetindihydrochlorid und Cephaelindihydrochlorid; beide Alkaloide erzielen durch lokale Reizwirkung reflektorisch über die Magenschleimhaut eine Bronchialsekretion; Untersuchungen mit Drogenzubereitungen liegen nicht vor, jedoch sind hier auf

Grund des Alkaloidgehaltes entsprechende Wirkungen zu erwarten. Da sich Cephaelin und Emetin in ihrer Toxizität und expektorierenden Wirkung kaum unterscheiden,[49] erscheint die frühere Bevorzugung emetinreicher Droge nicht gerechtfertigt. Die begleitenden Saponine der Droge könnten, da sie ebenfalls lokale Reizwirkung ausüben, die expectorierende Wirkung unterstützten. Entsprechende Untersuchungen liegen allerdings nicht vor. *Emetische Wirkung.* s. Ipecacuanhae pulvis (normatus). *Amöbizide Wirkung.* → Emetindihydrochlorid; Cephaelin ist weniger wirksam als Emetin, weshalb nicht die Droge, sondern ausschließlich das Reinalkaloid Emetin eingesetzt wird. *Cytotoxische Wirkung.* → Emetindihydrochlorid und Cephaelindihydrochlorid; Untersuchungen mit Drogenzubereitungen liegen nicht vor.

Resorption: → Emetindihydrochlorid.

Verteilung: → Emetindihydrochlorid.

Wirkungsverlauf: → Emetindihydrochlorid; über den Wirkungsverlauf bei Gabe der Droge oder von Drogenzubereitungen liegen keine Untersuchungen vor.

Elimination: → Emetindihydrochlorid und s. Ipecacuanhae pulvis (normatus); da die Ausscheidung der Reinalkaloide im tierischen und menschlichen Organismus nur sehr langsam vor sich geht, ist bei längerer Anwendung die Möglichkeit der kumulativen Giftwirkung gegeben.

Volkstümliche Anwendung und andere Anwendungsgebiete: Ähnlich wie andere Ipecacuanha-Drogen bei Amöbenruhr. Die Droge und Zubereitungen der Droge werden als Expectorans bei chronischer Bronchitis oder im Anfangsstadium einer akuten Bronchitis, verbunden mit trockenem Husten, angewandt – vorgeschlagene Dosierung (Erwachsener) 10 mL eines 0,5 %igen Infuses[26] – auf Grund der Wirkungen der Inhaltsstoffe sind die Anwendungen plausibel, wegen der Risiken jedoch heute obsolet. Die Droge wird gelegentlich als Emetikum bei Vergiftungen eingesetzt, hier ist jedoch der Sirup vorzuziehen; s. Ipecacuanhae pulvis (normatus).

Unerwünschte Wirkungen: → Cephaelindihydrochlorid und Emetindihydrochlorid; hohe Dosen der Droge können langanhaltendes Erbrechen sowie eine starke Diarrhoe mit blutigem Stuhl, teils mit Schleimhauterosionen im GI-Trakt und einer Albuminurie, hervorrufen.[28,32] Bei längerer, im allgemeinen mißbräuchlicher, Anwendung treten Myopathien auf; s. Ipecacuanhae pulvis (normatus). *Allergische Wirkungen.* Bei häufigem Umgang, insbesondere beim Pulverisieren der Droge, kann es zu lokalen Reizerscheinungen an Haut und Schleimhaut kommen; so wurden u.a. stark juckende Entzündungen, Pustelbildung, Konjunktivitis und starke Asthmaanfälle beobachtet.[2,37,57] Auch in jüngerer Zeit wurden asthmatische Erscheinungen beobachtet: Bei einigen Arbeitern, die Ipecacuanha-Tabletten abpacken und über allergische Symptome klagten, wurden Ipecacuanha-spezifische IgE-Antikörper nachgewiesen; das Vorhandensein der Antikörper korrelierte mit dem Auftreten der Symptome.[58] Während die Alkaloide lokale Reizerscheinungen hervorrufen können, gilt als eigentlich allergen wirksames Prinzip ein Glykoprotein mit einem Zuckeranteil von 8,5 %, gebildet aus Galaktose, Glucose, Arabinose, Xylose.[33]

Gegenanzeigen/Anwendungsbeschr.: → Emetindihydrochlorid und s. Ipecacuanhae pulvis (normatus).

Wechselwirkungen: → Emetindihydrochlorid und s. Ipecacuanhae pulvis (normatus).

Weitere medizinische Verwendung: Vereinzelt wurde vorgeschlagen, Ipecacuanhae radix bzw. Emetin Arzneimitteln zuzusetzen, die häufig zu Suizidversuchen mißbraucht werden; trotz des Auftretens von Übelkeit und Erbrechen ist die mißbräuchliche Verwendung emetinhaltiger Präparationen nicht zu verhindern. Tierversuche haben gezeigt, daß die Wirkung, speziell von Barbituraten, sogar verstärkt werden könnte.[36]

Toxikokinetik: → Emetindihydrochlorid, Cephaelindihydrochlorid.

Wirkungsmechanismus: → Emetindihydrochlorid, Cephaelindihydrochlorid.

Akute Toxizität: → Emetindihydrochlorid, Cephaelindihydrochlorid und s. Ipecacuanhae pulvis (normatus); mehrere Vergiftungsfälle sind auf die versehentliche Anwendung von Ipecacuanha-Flüssigextrakt *USP XVI* an Stelle des Ipecacuanha-Syrup *USP XXII* zurückzuführen;[57] der Flüssigextrakt ist etwa 14mal konzentrierter als der Sirup.[28]

Chronische Toxizität: → Emetindihydrochlorid, Cephaelindihydrochlorid und s. Ipecacuanhae pulvis (normatus); bei länger andauernder Anwendung der Droge und ihrer Zubereitungen ist wie bei Emetin die Gefahr der kumulativen Giftwirkung gegeben.[57]

Toxikologische Daten: → Emetindihydrochlorid, Cephaelindihydrochlorid. *Pflanzengiftklassifizierung.* + + +.[29]

Akute Vergiftung: *Erste Maßnahmen.* Reichlich Wasser oder Tee trinken lassen; Kohle-Pulvis; Ruhe und Wärme zur Schockprophylaxe;[29] s. Ipecacuanhae pulvis (normatus).

Rezepturen: Ipecacuanhae sirupus compositus (Sirupus ipecacuanhae compositus, Brustsirup, Ipecacuanhasirup, Sirop pectroal, Ipecacuana sciroppo composto) *Helv VII*: 0,72 g Ipecacuanhae Extractum siccum normatum *Helv VII* und 0,3 g Weinsäure werden in 10 mL 0,09 %igen Pomeranzenöl-EtOH-Lsg. gelöst und mit 75 mL einer 13,33 %igen Magnesiumsulfatlsg. gemischt. Einige Tage später wird der Ansatz mit Wasser auf 100 mL ergänzt, danach 566 g Zucker in 319 g Wasser sowie 0,56 g *p*-Hydroxybenzoesäuremethylester und 0,24 g *p*-Hydroxybenzoesäurepropylester, beide gelöst in 14 g EtOH, zugemischt; enthält ca. 0,0006 % Alkaloide. – Mixtura Ipecacuanhae (Ipecacuanhae mixtura, Brechwurzelmixtur) *NRF*: 7,0 g Ipecacuanhatinktur, 5,0 g anisölhaltige Ammoniaklsg., 20 g Zuckersirup, 168 g konserviertes Wasser. – Modifizierte Rezeptur einer Mixtura Ipecacuanhae: 5,0 T Ipecacuanhatinktur, 50 T Fenchelsirup, ad 200 T dest. Wasser.[30] – Sirupus emeticus (Brechsirup) *Helv VI*: aus Ipecacuanhatrockenextrakt und Glycerol; enthält etwa 0,11 % Alkaloide. – Brecherregender Sirup *NRF*: 5,5 g Ipecacuanhafluidextrakt, 10 g Glycerol 85 %, 0,025 g *p*-Hydroxybenzoesäurepropylester, 0,075 g *p*-Hydroxybenzoesäuremethylester, 84,4 g Zuckersirup; enthält etwa 0,11 % Alkaloide. – Ipecacuanhasirup:[30] 70 T Ipecacuanhafluidextrakt, 100 T Glycerol, ad 1000 T Zuckersirup. – Ammonia and Ipecacuanha Mixture *BP88*: 2 g Ammoniumbicarbonat, 30 mL Ipecacuanhatinktur, 5 mL konz. Aniswasser, 10 mL konz. Campherwasser, 50 mL Süßholzwurzelflüssigkextrakt, 500 mL doppeltkonz. Chloroformwasser, ad 1000 mL Wasser. – Paediatric Ipecacuanha Emetic Mixture *BP88*: 70 mL Ipecacuanhaflüssigextrakt, 2,5 mL Salzsäure, 100 mL Glycerol, ad 1000 mL Zuckersirup. – Paediatric Ipecacuanha and Squill Linctus *BPC73*: 0,1 mL Ipecacuanhatinktur, Meerzwiebeltinktur 0,15 mL, 0,0075 mL zusammengesetzte Orangenessenz, 2,5 mL Schwarze-Johannisbeeren-Sirup, ad 5 mL Zuckersirup. – Paediatric Ipecacuanha and Ammonia Mixture *BPC73*: 0,1 mL Ipecacuanhatinktur, 30 mg Ammoniumbicarbonat, 100 mg Natriumbicarbonat, 0,5 mL Tolubalsamsirup, 2,5 mL doppelt-konz. Chloroformwasser, ad 5 mL Wasser. – Paediatric Ipecacuanha Mixture *BPC73*: 0,1 mL Ipecacuanhatinktur, 100 mg Natriumbicarboat, 0,5 mL Tolubalsamsirup, 2,5 mL doppelt-konz. Chloroformwasser, ad 5 mL Wasser. – Paediatric Opiate Ipecacuanha Mixture *BPC73*: 0,1 mL Ipecacuanhatinktur; 0,15 mL campherhaltige Opiumtinktur, 100 mg Natriumbicarbonat, 1 mL Tolubalsamsirup, 2,5 mL doppeltkonz. Chloroformwasser, ad 5 mL Wasser. – Weitere Rezepturen: Ipecacuanha and Squill Mixture, Alkaline Ipecacuanha Mixture, Ipecacuanha Sirup (Emetic).[28]

Gesetzl. Best.: *Apothekenpflicht.* Apothekenpflichtig; Cephaelis ipecacuanha unterliegt der GiftVO der Länder Nr. p 6–4 X R:22 S:2–13 incl. Zubereitungen. Die Food and Drug Administration (USA) bewertet Fluidextrakt und Tinktur negativ. *Verschreibungspflicht.* Abgabe nur nach ärztlicher Verordnung. Wenn die Droge verordnet ist, muß immer eingestelltes Brechwurzelpulver abgegeben werden *BP88*. Fertigpräparate, die Ipecacuanhae radix enthalten, sind rezeptpflichtig.

Cephaelis ipecacuanha hom. *HAB1*

Synonyme: Ipecacuanha.

Monographiesammlungen: Cephaelis Ipecacuanha *HAB1*.

Definition der Droge: Die getrockneten unterirdischen Organe.

Stammpflanzen: *Cephaelis ipecacuanha* (BROT.) A. RICH.

Zubereitungen: Urtinktur und flüssige Verdünnungen nach Vorschrift 4a *HAB1* mit EtOH 62 %.

Identität: *HAB1* läßt die Droge nach den Vorschriften für Ipecacuanhae radix *PhEur I/II* auf Identität und Reinheit prüfen, soweit sich diese auf *Cephaelis ipecacuanha* beziehen.
Die Urtinktur ist eine braun-rote Flüssigkeit mit schwach bitterem Geschmack; nach dem Ansäuern mit Salzsäure muß bei Zugabe von Chloramin T eine orangegelbe Färbung auftreten; mit Mayer-Reagenz wird die Fällung der Alkaloide verfolgt. *HAB1* verlangt zur kombinierten Reinheits- und Identitätsprüfung sowohl der Droge, als auch der Urtinktur eine DC-Untersuchung.

Reinheit: *Droge.* Vgl. Identität.
Urtinktur.
- DC-Untersuchungen der Urtinktur *HAB1*:
- Referenzsubstanzen: Emetin und Cephaelin.
- Fließmittel: Chloroform-Methanol (85 + 15), zweifache Entwicklung.
- Detektion und Auswertung vgl. Ipecacuanhae radix.
- Relative Dichte *PhEur I/II*: 0,892 bis 0,907 *HAB1*.
- Trockenrückstand *DAB8*: Mind. 1,4 % *HAB1*.

Gehalt: *Droge.* Mind. 1,8 % Gesamtalkaloide, berechnet als Emetin.
Urtinktur. 0,14 bis 0,18 % Alkaloide berechnet als Emetin, wobei der Anteil an phenolischen Alkaloiden nicht größer als 30 % sein darf.

Gehaltsbestimmung: Aus der Droge werden durch Zugabe von Chloroform und wenig konz. Ammoniak die Alkaloidbasen extrahiert; der Extrakt wird mit salzsaurer Lsg. ausgeschüttelt und der Alkaloidgehalt der wäßrigen Phase spektrophotometrisch bestimmt; in einer weiteren Probe der wäßrigen Phase können die phenolischen Alkaloide nach Zugabe von KOH ebenfalls photometrisch bestimmt werden. Aus den Extinktionswerten kann ein Quotient $Q_{C/E}$ gebildet werden, der Aussagen über das Verhältnis von Emetin zu Cephaelin zuläßt. Die Gehaltsbestimmung der Urtinktur verläuft analog *HAB1*.
Die 4. Dezimalverdünnung (D4) wird einer Grenzprüfung unterzogen: Die Extinktion bei 283 nm darf max. 0,15 betragen (Schichtdicke 1 cm, gemessen gegen EtOH 43 %).

Lagerung: Auch die Urtinktur als Separandum, vorsichtig zu lagern; vor Licht geschützt in gut schließenden Gefäßen.

Anwendungsgebiete: Die Anwendungsgebiete entsprechen dem homöopathischen Arzneimittelbild; dazu gehören: Bronchitis, Bronchialasthma, Keuchhusten; Magen-Darm-Entzündungen; Schleimhautblutung; Kreislaufstörungen.[48]

Dosierung und Art der Anwendung: *Zubereitung.* Ab D4 werden verabreicht: Flüssige Verdünnungen, Verreibungen, Tabletten und Verdünnungen zur Injektion nach den Herstellungsvorschriften *HAB1*; Streukügelchen ab D2; Suppositorien ab D3. Bei akuten Zuständen alle halbe Stunde je

5 Tropfen oder 1 Tablette oder 10 Streukügelchen der Verreibung; parenteral 1 bis 2 mL bis zu 3mal täglich; bei chronischen Verlaufsformen 1- bis 3mal täglich 5 Tropfen oder 1 Tablette oder 10 Streukügelchen oder 1 Messerspitze Verreibung; parenteral 1 bis 2 mL täglich; Suppositorien 2- bis 3mal täglich 1 Zäpfchen.[48]

Unerwünschte Wirkungen: Es können sogenannte Erstverschlimmerungen auftreten, die jedoch ungefährlich sind.[48]

Gesetzl. Best.: *Verschreibungspflicht.* Urtinktur und 1. bis 3. Dezimalverdünnung rezeptpflichtig. *Offizielle Monographien.* Aufarbeitungsmonographie "Cephaelis" der Kommission D am BGA.[48]

Cephaelis ipecacuanha hom. *PFX*

Monographiesammlungen: Ipéca pour préparations homéopathiques *PFX*.

Definition der Droge: Die getrockneten unterirdischen Organe *PFX*.

Stammpflanzen: *Cephaelis ipecacuanha* (Brot.) A. Rich. und *Cephaelis acuminata* Karst.

Zubereitungen: Urtinktur *PFX* nach der Monographie "Préparations homéopathiques" *PFX* mit EtOH 65 %.

Identität: *PFX* verlangt eine Prüfung der Droge entsprechend den Vorschriften für "Ipécacuanha (Racine d')" im gleichen Arzneibuch.
Die Urtinktur ist eine braun-rote Flüssigkeit mit bitterem, Übelkeit erregendem Geschmack; schäumt beim Schütteln mit Wasser stark; mit Eisen(III)chlorid und Mayer-Reagenz wird auf Alkaloide geprüft; außerdem Cephaelinnachweis mit Diazobenzolsulfonsäure und eine weitere Farbreaktion mit Natriummolybdat-Schwefelsäure. Zur kombinierten Reinheits- und Identitätsprüfung wird sowohl für die Droge, als auch für die Urtinktur die DC verlangt *PFX*.

Reinheit: *Droge.* Vgl. Identität.
Urtinktur. DC-Untersuchung der Urtinktur *PFX*, s. Cephaelis ipecacuanha hom. *HAB 1*; Trockenrückstand mind. 0,9 %, bestimmt nach der Monographie "Préparations homéopathiques" *PFX*; Gehalt an EtOH: Zwischen 60 und 70 % *PFX*.

Gehalt: *Droge.* Mind. 2,0 % Gesamtalkaloide, berechnet als Emetin *PFX*.
Urtinktur. 0,07 bis 0,15 % Gesamtalkaloide, berechnet als Emetin *PFX*.

Gehaltsbestimmung: *PFX* läßt den Gesamtalkaloidgehalt der Droge nach der Drogenmonographie "Ipecacuanha (Racine d')" *PFX* prüfen; vgl. Ipecacuanhae radix. Die Gehaltsbestimmung der Urtinktur verläuft ähnlich.

Cephaelis ipecacuanha hom. *HPUS 78*

Synonyme: Ipecacuanha.

Monographiesammlungen: Ipecacuanha *HPUS 78*.

Definition der Droge: Die getrocknete Wurzel *HPUS 78*.

Stammpflanzen: *Cephaelis ipecacuanha* (Brot.) A. Rich.

Zubereitungen: Urtinktur, Verdünnungen und Verreibungen *HPUS 78*; 1000 mL Urtinktur werden aus 100 g gepulverter Droge, 200 mL Wasser und 824 mL EtOH 94,9 % hergestellt *HPUS 78*.

Dosierung und Art der Anwendung: *Zubereitung.* Verdünnungen und Medikationen D2 und höher; Verreibungen D1 und höher *HPUS 78*.

Cephaelis tomentosa (Aubl.) Vahl.

Synonyme: *Evea tomentosa* (Aubl.) Standley, *Psychotria poeppigiana* Muell.-Arg., *Tapogomea tomentosa* Aubl.

Sonstige Bezeichnungen: Span.: Labios ardientes.

Botanische Beschreibung: Strauch bis 2 m, die Zweige rund, goldgelb behaart, oft unterhalb der Nodien dünner werdend; Blätter lanzettlich bis eiförmig-länglich, 8 bis 23 cm lang, 3 bis 9 cm breit, spitz auslaufend, stumpf bis rundlich an der Basis, beiderseits goldgelb behaart, mit deutlicher Mittelrippe und 9 bis 12 bogenförmigen Seitenrippen; Blattstiele bis 2 cm lang, dicht behaart, Nebenblätter verwachsen, zylindrisch, die Scheiden stumpf oder spitz, 2 bis 6 mm lang; Blütenstand endständig, aufrecht, 5 bis 6 cm breit, die Blüten knäuelförmig beisammen, von mehreren Hochblättern umgeben, das äußere Paar auffallend groß und tiefrot; Blütenstiel 2,5 bis 7 cm lang, dicht behaart; Blüte mit kurzem, behaartem, schmal länglich gelapptem Blütenbecher; Krone gelb, 5zipfelig, mit enger, nach oben etwas geöffneter, bis 13 mm langer Röhre, außen fädig behaart, innen unterhalb der Ansatzstellen der Filamente bärtig behaart; Stamina 5, 2,5 bis 3,5 mm lang; Griffel dünn, mit fingerförmigen Narben, kaum breiter als der Griffel; Früchte beerenartig, blau, rundlich, Durchmesser kleiner 1 cm.[43]

Verbreitung: Panama, Trinidad.

Drogen: Ipecacuanha-tomentosa-Wurzel.

Ipecacuanha-tomentosa-Wurzel

Definition der Droge: Die getrockneten unterirdischen Organe.

Stammpflanzen: *Cephaelis tomentosa* (Aubl.) Vahl.

Ganzdroge: Die Wurzelrinde sehr dünn, ohne Einschnürungen, mit schwachen Längsfurchen; die Holzsubstanz sehr hart, grauweiß.

Inhaltsstoffe: Die Wurzeldroge enthält 0,1 % Emetin.[2]

Volkstümliche Anwendung und andere Anwendungsgebiete: Ein Decoct wird bei Verwirrtheit und Halluzinationen sowie bei Röteln verabreicht;[47] für diese Anwendungen ist eine Wirksamkeit nicht belegt.

1. Nakagura N, Höfle G, Coggiola D, Zenk MH (1978) Planta Med 34:381
2. Tschirch (1923) Handbuch der Pharmakognosie, 3. Bd., Verlag von Tauchnitz CH, Leipzig, S. 683
3. Jha S, Sahu NP, Mahato SB (1988) Planta Med: 504
4. Schier W (1981) Dtsch Apoth Ztg 7:325
5. Lewis WH, Elvin-Lewis MPF (1977) Medical Botany, Plants Affecting Man's Health, John Wiley and Sons, New York
6. Kraus L, Carstens J, Richter R (1985) Dtsch Apoth Ztg 125:863
7. Brossi A, Teitel S, Parry GV (1971). In: Manske RHF (Hrsg) The Alkaloids, Vol. XIII, Academic Press, New York
8. Fujii T, Ohba M (1983). In: Brossi A (Hrsg) The Alkaloids, Vol. XXII, Academic Press, New York
9. Itoh A, Tanahashi T, Nagakura N (1989) Chem Pharm Bull 37:1.137
10. Teshima D, Ikeda K, Satake M, Aoyama T, Shimomura K (1988) Plant Cell Rep 7:278
11. Baerheim Svendsen A, Verpoorte R (1983) J Chromatogr Library 23A, Chromatography of Alkaloids, Part A: Thin-Layer Chromatography, Elsevier Scientific Publishing Company, Amsterdam
12. Auterhoff H, Becker C (1960) Arch Pharm 293:1.021
13. Graf E, Rönsberg W (1969) Arch Pharm 303:209
14. Seth RK, Ray GK (1967) Ind J Pharm 29:130
15. Seth RK, Ray GK (1967) Ind J Pharm 29:203
16. Wisniewski W, Pietwa A (1967) Acta Pol Pharm 24:393
17. Affonso A, Shingbal DM (1973) Can J Pharm Sci 8:57
18. Habib MS (1975) Planta Med 27:295
19. Jindra A, Pohorsky J (1961) J Pharm Pharmacol 3:344
20. Kamp A (1957) Pharm Weekbl 92:1
21. Sahu NP, Mahato SB (1982) J Chromatogr 238:525
22. Curtis RA, Barone J, Giacona N (1984) Arch Intern Med 144:48
23. Subba GC, Sandberg F (1982) Acta Pharm Suec 19:293
24. Elsayed MAH, Salam MAA, Salam NAA, Mohammed YA (1978) Planta Med 34:430
25. Hassan SM (1983) J Pharm Belg 38:305
26. Steinegger E, Hänsel R (1988) Lehrbuch der Pharmakognosie und Phytopharmazie, Springer-Verlag, Berlin
27. Berger F (1960) Handbuch der Drogenkunde, Band V Radices, Wilhelm Maudrich Verlag, Wien, S. 245
28. Mar 28
29. RoD, S. 20
30. Braun H, Frohne D (1987) Heilpflanzenlexikon für Ärzte und Apotheker, 5. Auflage, Gustav Fischer-Verlag, Stuttgart, S. 221
31. Food and Drug Administration (USA) Monographie "Poison Treatment Drug Products" vom 7.10.1989
32. Kom
33. Berrens L, Young E (1962) Biochim Biophys Acta 63:559
34. Varipapa RJ, Odera GM (1977) New Engl J Med 296:112
35. Cooney DO (1978) J Pharm Sci 67:426
36. Gowdy JM (1970) New Engl J Med 283:936
37. Lewin L (1962) Gifte und Vergiftungen, Lehrbuch der Toxikologie, 5. Aufl, Karl F Haug Verlag, Ulm
38. Reid DHS (1969) Lancet 1:261
39. Alpert JJ (1969) Lancet 1:728
40. Jonas O, Smyth N (1975) Aust J Pharm 56:697
41. Gaudreault P, McCormick MA, Lacouture PG, Lovejoy FH Jr (1986) Ann Emerg Med 15:808
42. Hatfield GM, Artega L, Dwyer JD, Arias TD, Gupta MP (1981) J Nat Prod 44:452
43. Dwyer JD (1980) Ann Missouri Bot Gard 67:59
44. Gupta MP, Cedeño JE, Soto AA, Corea MA (1986) Fitoterapia 17:147
45. Schultes RE (1985) J Ethnopharmacol 14:105
46. Uphof JCT (1968) The Dictionary of Economic Plants, 2nd Ed, Verlag von J Cramer, Lehre
47. Joly LG, Guerra S, Séptimo R, Solís PN, Correa M, Gupta M, Levy S, Sandberg F (1987) J Ethnopharmacol 20:145
48. BAz Nr. 190a vom 19.09.1985
49. Body EM, Knight LM (1964) J Pharm Pharmacol 16:118
50. Steyermark JA (1974) Flora de Venezuela, Edition Especial del Instituto Botanico, Caracas
51. Wagner H, Bladt S, Zgainski EM (1983) Drogenanalyse, Springer-Verlag, Heidelberg
52. Pachaly P (1983) Dünnschichtchromatographie in der Apotheke, Wissenschaftliche Verlagsgesellschaft mbH, Stuttgart
53. Standley PC (1931) Publications of Field Museum of Natural History 7:341
54. Palmer EP, Guay AT (1985) N Engl J Med 313:1.457
55. Mateer JE, Farrell BJ, Chou SSM, Gutmann L (1985) Arch Neurol 42:188
56. Brotman MC, Forbath N, Garfinkel PE, Humphrey JG (1981) Can Med Assoc J 125:453
57. Manno BR, Manno JE (1977) Toxicol Annu 2:221
58. Luczynska CM, Marshall PE, Scarisbrick DA, Topping MD (1984) Clin Allergy 14:169
59. NN (1985) Food and Drug Administration, Tentative Final Monograph, Federal Reg 50:2.244
60. Vale JA, Meredith TJ, Proudfoot AT (1986) Brit Med J 293:1.321
61. NN (1990) Food and Drug Administration, Order, Federal Reg 55:46.914
62. Czajka PA, Russell SL (1985) Pediatrics 75:1.101
63. Wolowodiuk OJ, McMicken DB (1984) Ann Emerg Med 13:1.148
64. Knight KM, Doucet HJ (1987) South Med J 80:786
65. Adler AG, Walinsky P, Krall RA, Cho SY (1980) JAMA 243:1.927
66. Schiff RJ, Wurzel CL, Brunson SC, Kasloff I, Nussbaum MP, Frank SD (1986) Pediatrics 78:412
67. Friedman EJ (1984) Am J Psychiatry 141:702
68. Krenzelok EP, Freedman GE, Pasternak S (1986) J Toxicol Clin Toxicol 24:159
69. Grande GA, Ling LJ (1987) J Toxicol Clin Toxicol 25:473
70. Uden DL, Davison GJ, Kohen DP (1981) Ann Emerg Med 10:79
71. Friedmann AG, Seime RJ, Roberts T, Fremouw WJ (1987) Gen Hosp Psychiatry 9:225
72. Halbig L, Gutmann L, Goebel HH, Brick JF, Schochet S (1988) Acta Neuropathol Berl 75:577

73. Lachman MF, Romeo R, McComb RB (1989) Clin Chem 35:499
74. Colletti RB, Wasserman RC (1989) J Pediatr Gastroenterol Nutr 8:394
75. Sutphen JL, Saulsbury FT (1988) Pediatrics 82:453
76. Kuntzer T, Bogousslavsky J, Deruaz JP, Janzer R, Regli F (1989) J Neurol 236:246
77. Vasquez TE, Evans DG, Ashburn WL (1988) Clin Nucl Med 13:638
78. Auerbach PS, Osterloh J, Braun O, Hu P, Geehr EC, Kizer KW, McKinney H (1986) Ann Emerg Med 15:692
79. Tandberg D, Diven GB, McLeod JW (1986) Am J Emerg Med 4:205
80. Tandberg D, Murphy LC (1989) Am J Emerg Med 4:205
81. Tenenbein M, Cohen S, Sitar DS (1987) Ann Emerg Med 16:838

WK

Cerbera

HN: 2009700

Familie: Apocynaceae.

Unterfamilie: Plumerioideae.

Tribus: Cerbereae.

Gattungsgliederung: Die Gattung Cerbera L. ist synonym zu Tanghinia THOUARS,[1] ein Name, der sich in der Homöopathie erhalten hat (vgl. dazu Tanghinia venenifera hom.). Die Gattung Cerbera umfaßt sechs Arten, die nicht weiter untergliedert werden.[2]

Gattungsmerkmale: Immergrüne kleine Bäume oder Sträucher, mit dicken Zweigen, abwechselnd stehenden Blättern und Blüten, die eine Kronröhre besitzen. Der Kelch ist bis zum Grunde geteilt. Die Krone ist weiß bis rot. Die Kronblätter sind schmal und tellerförmig ausgebreitet. Die Kronröhre ist schmal zylindrisch und am Schlund mit kurzen Schuppen besetzt. Die Narbe ist zweiteilig und besitzt zwei ringförmige Wülste. Die Antheren sind schmal lanzettlich und tragen fadenförmige Anhängsel. Die Frucht besteht aus zwei Teilfrüchten. Das Exokarp ist fleischig, das Mesokarp netzförmig-schwammig, das Endokarp holzig.[2]

Verbreitung: Heimisch in Strandwäldern und Salzsümpfen Südasiens, Südostasiens (malaiische Tropen, Sri Lanka), Australiens und Indiens. Von den etwa 8 cm großen, ovalen Früchten fault beim Treiben im Meerwasser das Fruchtfleisch ab. Es hinterbleibt die Steinfrucht ("Mandel"), die von einer das Schwimmgerüst bildenden Faserhülle, den Rudimenten des Fruchtfleisches, umgeben ist. Diese schützen den Samen, bis er an Land gespült wird und dort zum Keimen kommt.[3]

Inhaltsstoffgruppen: In der Pflanze, hauptsächlich aber in den Samen, sind herzwirksame Cardenolidglykoside enthalten.[3] Kämpferol, das für die Unterfamilie Plumeroideae charakteristisch ist, wurde in *Cerbera odollam* nachgewiesen.[4]

Drogenliefernde Arten: *Cerbera manghas*: Cerbera-manghas-Rinde, Cerbera-manghas-Samen, Cerbera lactaria hom. *HPUS 78*.
Cerbera tanghin: Tanghinia venenifera hom. *HPUS 78*.

Cerbera manghas L.

Synonyme: *Cerbera lactaria* HAMILT., Cerbera odollam GAERTN.

Botanische Beschreibung: Kleiner Baum oder großer Strauch mit 12 bis 25 cm langen und 4 bis 6 cm breiten Blättern. Die Blätter sind wechselständig und kommen an den Enden der Zweige gehäuft vor. Die Blüten sind groß und haben 2 bis 4 cm lange Blütenblätter und eine 1 bis 2 cm lange Kronröhre. Der Fruchtknoten besteht aus zwei deutlich sichtbaren Fruchtblättern. Die Früchte haben einen Durchmesser von 6 bis 10 cm. Ihre Schale ist glatt und kahl, anfangs grün und bei der Reife schwach rosa. Das Exokarp ist fleischig. Das Mesokarp ist netzförmig-schwammig, das Endokarp holzig. Die Frucht enthält meist einen Samen.[2,5–9]

Inhaltsstoffe: Die Pflanze enthält vor allem in den Samen herzwirksame Cardenolidglykoside.[3,11,12]

Verbreitung: Indien, Sri Lanka, Malaysia, China, Australien, Inseln des Pazifik; Vorkommen in der Nähe der Küsten auf Überschwemmungsgebieten und in der Pflanzengesellschaft der Mangroven.[6,7]

Anbaugebiete: Häufig angepflanzt zwischen Reisfeldern und entlang von Wegen, auch in Küstenferne.[7]

Drogen: Cerbera-manghas-Rinde, Cerbera-manghas-Samen, Cerbera lactaria hom. *HPUS 78*.

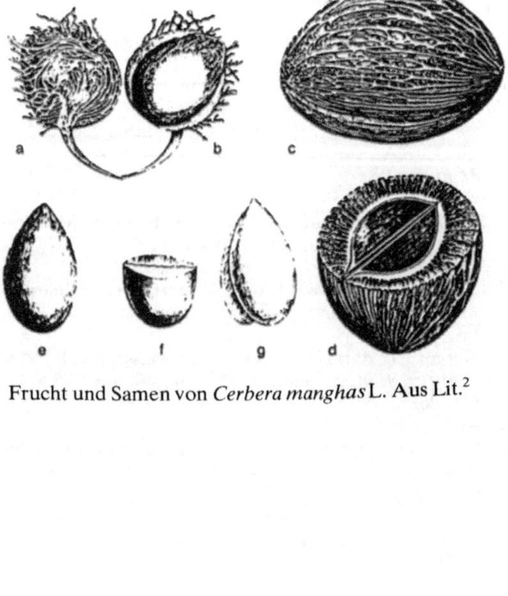

Frucht und Samen von *Cerbera manghas* L. Aus Lit.[2]

Cerbera-manghas-Rinde

Sonstige Bezeichnungen: Fidschi: Vasa.

Definition der Droge: Die getrocknete Rinde.

Stammpflanzen: *Cerbera manghas* L.

Volkstümliche Anwendung und andere Anwendungsgebiete: Auf den Fidschi-Inseln wird die Droge in Form einer Abkochung – Dosierung nicht angegeben – als Purgans bei Verstopfung angewendet.[10] Aufgrund des bekannten sekretagogen Effektes von herzwirksamen Glykosiden infolge Hemmung der Na^+/K^+-ATPase ist die Wirksamkeit zwar plausibel, jedoch ist von einer Anwendung wegen der geringen therapeutischen Breite sowie des Nebenwirkungsrisikos dringend abzuraten. Das Rindendekokt trinkt man weiterhin zur Behandlung von Leberleiden. Schließlich ist die mißbräuchliche Verwendung als Abortivum beschrieben.[10]

Cerbera-manghas-Samen

Synonyme: Cerberae manghas semen.

Definition der Droge: Getrocknete Samen.

Stammpflanzen: *Cerbera manghas* L.

Ganzdroge: Die Samen sind etwa 2 cm × 3 cm groß, oval und teilweise zusammengedrückt. Sie sind kahl und besitzen kein Endosperm. Die Kotyledonen sind dünn.[2,5]

Inhaltsstoffe: Die Droge enthält Cardenolidglykoside. Identifiziert wurden: die Digitoxigeninderivate Neriifolin (= Digitoxigenin-α-L-thevetosid), Cerberin (= Acetylneriifolin = Veneniferin = Digitoxigenin-α-L-acetylthevetosid) und Cerberosid (= Thevetin B = Digitoxigenin-α-L-thevetosido-β-D-glucosido-D-glucosid) sowie die Tanghiningeninglykoside Tanghinin (= Tanghiningenin-α-L-acetylthevetosid), Desacetyltanghinin (= Tanghiningenin-α-L-thevetosid) und Tanghinosid (= Tanghiningenin-β-D-glucosido-D-glucosid).[2,11,12]

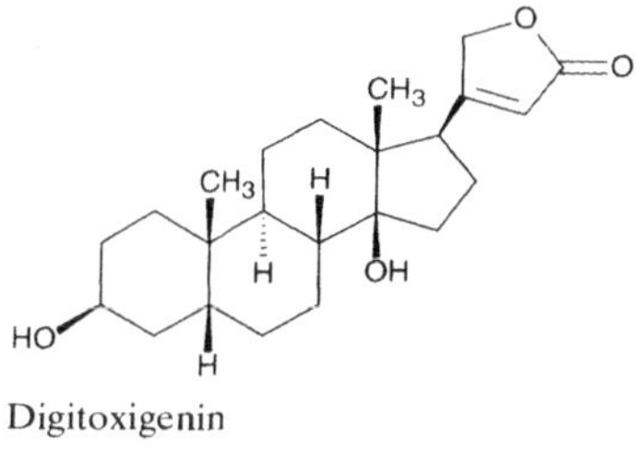

Digitoxigenin

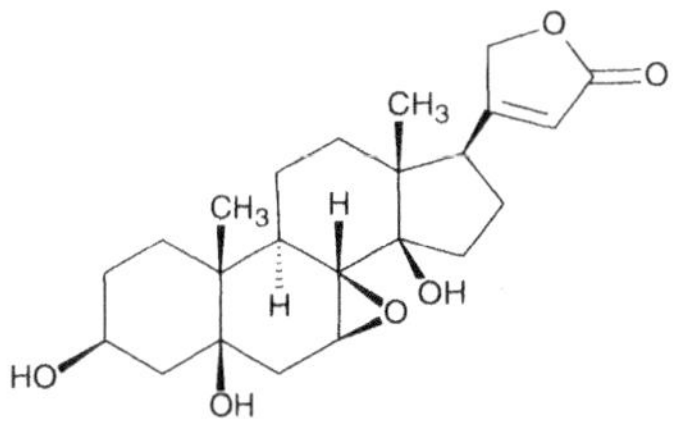

Tanghiningenin

Wirkungen: Die Droge soll bei oraler Applikation digitalisähnliche Wirkung zeigen. Der Wirkungseintritt soll schneller als bei Digitalis-lanata-Blättern erfolgen.[13]

Volkstümliche Anwendung und andere Anwendungsgebiete: Die Droge wird wegen der in ihr enthaltenen herzwirksamen Cardenolidglykosiden angewendet.
Die Samen werden auf den Philippinen und den Malaysischen Inseln bei Gottesgerichten und zur Behandlung von Hydrophobie benutzt.[6,9] Diese Anwendungsgebiete sind wissenschaftlich nicht belegt.

Unerwünschte Wirkungen: Die in der Droge enthaltenen Cardenolidglykoside lassen die bei → Digitalis-lanata-Blättern beschriebenen Nebenwirkungen erwarten.

Wechselwirkungen: Die in der Droge enthaltenen Cardenolidglykoside lassen die bei → Digitalis-lanata-Blättern beschriebenen Wechselwirkungen erwarten.

Akute Toxizität: *Mensch.* Die Samen bewirken (wegen der in ihnen enthaltenen herzwirksamen Cardenolidglykoside?) in geringen Dosen Erbrechen und Durchfall, in hohen Dosen Kollaps und Tod.[6,9] *Tier.* Die Samen werden beim Fischfang zur Betäubung von Fischen eingesetzt.[6,9]

Akute Vergiftung: *Erste Maßnahmen.* Ähnlich wie im Falle von Digitalisintoxikationen dürften auch bei Cerbera-manghas-Vergiftungen Medizinische Kohle und Natriumsulfat als erste Maßnahmen zweckmäßig sein. Medizinische Kohle: 1 g/kg Körpergewicht, wenn erforderlich alle 4 bis 6 h wiederholt. Natriumsulfat (als Decahydrat): 20 bis 30 g = 1 Eßlöffel voll für Erwachsene, 10 bis 20 g = 1/2 bis 1 Eßlöffel voll für Kleinkinder jeweils in mindestens 100 mL Wasser = 1 Glas voll gelöst. Zusätzlich bis zu 1 L Wasser, Kleinkinder 100 bis 300 mL Wasser nachtrinken.

Sonst. Verwendung: *Industrie/Technik.* Das fette Öl, das aus den Samen gepreßt werden kann, findet als Brennöl Verwendung.[13]

Cerbera lactaria hom. *HPUS 78*

Monographiesammlungen: Cerbera lactaria *HPUS 78*.
Hinweis: Kann wie und anstelle von Tanghinia venenifera hom. *HPUS 78* verwendet werden.

Definition der Droge: Die Samen.

Stammpflanzen: *Cerbera manghas* L.

Zubereitungen: S. Tanghinia venenifera hom.

Gehalt: S. Tanghinia venenifera hom.

Cerbera tanghin Hook.

Synonyme: *Cerbera venenifera* Steud.

Botanische Beschreibung: Habitus ein kleiner Baum. Ansonsten s. "Botanische Beschreibung" der Gattung Cerbera.

Inhaltsstoffe: In den Samen neben fettem Öl ca. 0,3 % Cardenolidglykoside, darunter Glykoside mit Tanghinigenin als Aglykon und L-Thevetose als Zuckerkomponente.[13]

Verbreitung: Endemisch auf Madagaskar.

Drogen: Tanghinia venenifera hom. *HPUS78*.

Tanghinia venenifera hom. *HPUS78*

Sonstige Bezeichnungen: Engl.: Madagascar Poison Nut.

Monographiesammlungen: Tanghinia venenifera *HPUS78*.

Definition der Droge: Die Samen.

Stammpflanzen: *Cerbera tanghin* Hook.

Zubereitungen: *Urtinktur*. Zu 100 g grob gepulverter Droge gibt man die entsprechende Menge EtOH 94,9 % (*V/V*), um 1000 mL Urtinktur zu erhalten.
Dilutionen. D2 (2×) und höher mit EtOH 88 % (*V/V*).
Medikationen. D2 und höher.

Gehalt: *Urtinktur*. Arzneigehalt $^1/_{10}$.

1. Mabberley DJ (1990) The Plant-Book, Cambridge University Press, Cambridge New York
2. Lippold H (1980) Die Gattungen Thevetia L., Cerbera L. und Cascabela Rafin. (Apocynaceae). Feddes Repetitorium 91:45–55
3. Baumgarten G (1963) Die herzwirksamen Glykoside, Georg Thieme, Leipzig
4. Daniel M, Sabnis SD (1978) Ind J Exp Biol 16:512–513
5. Gaertner J (1791) De fructibus et seminibus plantarum, Wilhelm Heinrich Schramm, Tübingen
6. Kirtikar KR, Basu BD, An ICS (1975) Indian Medicinal Plants. Lalit Mohan Basu, Allahabad
7. Dassanayake MD (1983) A Revised Handbook to the Flora of Ceylon, Amerind Publishing Co., New Delhi
8. Chopra RN, Nayar SL, Chopra IC (1956) Glossary of Indian medicinal plants, Council of Scientific & Industrial Research, New Delhi
9. Perry LM, Metzger J (1980) Medicinal Plants of East and Southeast Asia, MIT Press, Cambridge Massachusetts London, England
10. Steiner RP (1986) Folk Medicine, the art and the science, American Chemical Society, Washington DC, S. 70–71
11. Kar58, S. 888
12. Kar81, S. 511, S. 521
13. Hag, S. 815

Di/ML

Cereus

HN: 2016900

Nach systematischer Neuaufteilung der Gattung Cereus werden die pharmazeutisch wichtigen Arten *Cereus bonplandii* unter die Gattung → Eriocereus, *C. serpentinus* unter die Gattung → Nyctocereus und *C. grandiflorus* unter die Gattung → Selenicereus gestellt.

1. Heg, Bd. 5, Teil 2, S. 688 und 1.557
2. Zan

RS

Cetraria

HN: 2004800

Familie: Parmeliaceae.

Gattungsgliederung: Autoren mit einem engeren Gattungskonzept rechnen etwa 18 Arten, das sind *Cetraria islandica* und verwandte Arten, Autoren mit einem breiteren Gattungskonzept rechnen etwa 45 Arten zum Genus Cetraria Acharius.[1]
Die Diskussion über die Untergliederung der Gattung Cetraria in Subgenera ist noch nicht abgeschlossen.

Gattungsmerkmale: Thallus blättrig, aufrechtstrauchig oder dem Substrat anliegend, primär dichotom, zum Teil auch unregelmäßig verzweigt, die einzelnen Lappen dorsiventral gebaut, mehr oder weniger rinnig eingerollt. Der Rand des Thallus mit zahlreichen kurzen, dunklen, abstehenden Wimpern versehen, in die häufig terminal eine Pycnidie eingeschlossen ist. Unterseits mit Pseudocyphellen. Selten schüsselförmige Apothecien oberseits an den Enden der Thalluslappen. Asci lecanoral, mit acht hyalinen, einzelligen Sporen.[1]

Verbreitung: Kosmopolitisch, jedoch besonders häufig in den arktischen und borealen Zonen der nördlichen Hemisphäre, aber auch in subantarktischen Gebieten und den Bergen anderer Breiten.[1]

Inhaltsstoffgruppen: Höhermolekulare Homopolysaccharide vom Glucantyp, vor allem Lichenan und Isolichenan; Flechtensäuren: Aromatische Flechtensäuren des Depsidon-Typus, aliphatische Flechtensäuren mit einem fünfgliedrigen Lactonring.[2–5]

Drogenliefernde Arten: *Cetraria ericetorum* und *C. islandica*: Lichen islandicus, Cetraria islandica hom. *HAB1*.

Cetraria ericetorum OPIZ

Synonyme: *Cetraria crispa* (ACHARIUS) NYLANDER, *C. libertina* STUCKENBERG, *C. tenuifolia* (RETZ.) HOWE.

Sonstige Bezeichnungen: Dt.: Krauses Lederschild. Es ist anzunehmen, daß viele der sonstigen Bezeichnungen für *C. islandica* auch für *C. ericetorum* verwendet werden, da diese früher als kleinwüchsige Varietät von *C. islandica* angesehen wurde.

Systematik: *C. ericetorum* wird in drei Unterarten aufgegliedert, und zwar in ssp. *ericetorum*, vorwiegend in Skandinavien, Mittel- und Osteuropa anzutreffen, ssp. *patagonica* KÄRNEF., an der Südspitze Südamerikas beheimatet, und ssp. *reticulata* (RÄS.) KÄRNEF., im Westen Nordamerikas beheimatet.[1]

Botanische Beschreibung: Stets auf der Erde wachsende Flechte. Thallus 2 bis 5 cm hoch, dichotom verzweigt, die einzelnen Lappen 1 bis 4 mm breit, stark rinnenförmig, manchmal ziemlich dick. Die Unterseite von unterschiedlich brauner Farbe, die mittleren Teile der Lappen heller, die basalen Teile oft rötlich; im allgemeinen ziemlich glatt, manchmal mit vorstehenden, netzartigen Rippen. Oberseite gleichfarbig, sehr glatt oder mit vorstehenden, netzartigen Rippen, glänzend oder matt. Randständige Pseudocyphellen sehr eng, an den oberen Teilen der Lappen eine durchgehende Linie bildend. Auf der Fläche wenige Pseudocyphellen an den breiten Lappenteilen. Randständige Wimpern 0,5 bis 1,5 mm lang, manchmal fehlend. Apothecien randständig, selten, ca. 2 bis 5 mm im Durchmesser, in verschiedenen Braunfärbungen.[1]

Verwechslungen: Die mit *C. ericetorum* häufig vergesellschaftete, ähnlich aussehende, jedoch größerwüchsige *C. islandica*.

Verbreitung: *C. ericetorum* ist hauptsächlich im borealen Nordeuropa und im alpinen Westen Nordamerikas verbreitet. Geringe Vorkommen in Südpatagonien.

Drogen: Lichen islandicus, Cetraria islandica hom. *HAB 1* (s. unter *Cetraria islandica*).

Lichen islandicus (Isländisches Moos)

Synonyme: Cetrariae lichen, Fucus islandicus.

Sonstige Bezeichnungen: Dt.: Blätterflechte, Fieberflechte, Fiebermoos, Heideflechte, Hirschhornflechte, Isländische Flechte, Isländisches Moos, Kramperltee, Lungenflechte, Lungenmoos, Purgiermoos, Tartschenflechte; engl.: Iceland moss; frz.: Lichen d'Islande; it.: Crep, Erba rissa, Lichene catartico, Lichene islandico, Musco catartico, Musco di terra, Musco islandico; pol.: Porost islandzki; span.: Liquen, Liquen de Islandia, Liquen islandico, Musgo de Islandia; tsch.: Islandsky lisejnik, Stelha puklerky islandske.

Monographiesammlungen: Isländisches Moos (Lichen islandicus) *DAB 10*; Lichen islandicus (Isländische Flechte) *ÖAB 90*; Lichen islandicus (Isländisch Moos, Lichen d'Islande, Lichen islandico) *Helv VII*; Iceland Moss *Mar 29*.

Definition der Droge: Der getrocknete Thallus *DAB 10, ÖAB 90, Helv VII*; die getrocknete Flechte *Mar 29*.

Stammpflanzen: Das *DAB 10* nennt als Stammpflanze *Cetraria islandica* (L.) ACHARIUS sensu latiore. Durch den Zusatz "sensu latiore" (= im weiteren Sinne) wird auch *Cetraria ericetorum* OPIZ als Stammpflanze zugelassen, da sie früher als kleinwüchsige Varietät von *C. islandica* aufgefaßt wurde. *ÖAB 90*, *Helv VII* und *Mar 29* nennen ausschließlich *Cetraria islandica* als Stammpflanze.

Herkunft: Sammlung aus Wildbeständen. Hauptlieferländer sind die nord-, mittel- und osteuropäischen Länder, vor allem die skandinavischen Länder, Bulgarien, Jugoslawien, Rumänien, die GUS, aber auch Kanada.

Gewinnung: Lufttrocknung. Zur Bereitung der Teedroge werden die getrockneten Thallusstücke angefeuchtet, geschnitten und wieder getrocknet.

Ganzdroge: Abhängig von der zugrundeliegenden Stammpflanze kann Lichen islandicus unterschiedlich ausgeprägte Bestandteile enthalten.
Von *Cetraria islandica*: Thallusstücke bis zu 15 cm lang, unregelmäßig gabelig verzweigt, mit 0,6 bis 1,5 cm breiten, nur ausnahmsweise auch schmäleren, kahlen, schwach rinnenförmigen oder fast flachen, steifen, brüchigen, etwa 0,5 mm dicken Loben, die mitunter gekraust und am Rande ausgefranst erscheinen (Pycnidien). Die Oberseite ist grünlich bis olivbraun, die Unterseite grauweiß bis hellbräunlich, mit weißlichen vertieften Flecken (sog. Atemöffnungen). Sehr selten braune, scheibenförmige Apothecien.
Von *Cetraria ericetorum*: Thallusstücke bis zu 5 cm lang, unregelmäßig gabelig verzweigt, mit 0,1 bis 0,4 cm breiten, kahlen, stets deutlich rinnenförmigen, steifen, brüchigen, 0,5 mm dicken Loben, die mitunter gekraust und am Rande ausgefranst erscheinen (Pycnidien). Ober- und Unterseite gleichfarbig in verschiedenen Brauntönen. Apothecien extrem selten.

Schnittdroge: *Geschmack.* Schwach bitter, etwas schleimig.
Geruch. Schwach, aber eigenartig.
Im Gesamteindruck grünlichbraun bis graubraun, scheckig durch die spröden, zerbrochenen Thallusstücke. Diese breiter oder schmäler rinnenförmig, teilweise auch flach, die beiden Seiten oft unterschiedlich gefärbt. Ränder bewimpert, an der Unterseite häufig Pseudocyphellen als helle Flekken sichtbar. Nach Befeuchten mit Wasser werden die Thallusstücke weich und ledrig.
Mikroskopisches Bild: Im Querschnitt zwei helle Randschichten und eine grüne Markschicht zu erkennen. Die obere Rindenschicht meist etwas dikker als die untere. Die Randschichten bestehen außen aus 3 bis 4 Lagen englumigem und dickwandi-

gem, fast isodiametrischem, dichtem Hyphengeflecht, das nach innen weitlumiger wird (Scheinparenchym). Die dazwischen liegende Markschicht aus locker verschlungenen Hyphen, zwischen denen 10 bis 15 µm große, kugelige, olivgrüne bis braune Algenzellen (Gonidien) eingebettet sind. An den weißgefleckten Stellen (Pseudocyphellen) der Unterseite fehlen die Randschichten, und die Markschicht ist hier breiter entwickelt.[25]

Pulverdroge: Im graubraunen Pulver sind nach Aufhellung zahlreiche Stücke aus dem Scheinparenchym sowie lockeres Hyphengeflecht und Gonidien zu erkennen.[25]

Verfälschungen/Verwechslungen: Verschiedene Cladonia-Arten, die jedoch an ihrem stielrunden Thallus unschwer zu erkennen sind.[26]

Inhaltsstoffe: Übersichten über die Inhaltsstoffe von Lichen islandicus finden sich in Lit.[2–7]
Polysaccharide. Die Droge enthält mehr als 50% Polysaccharide. Ein erheblicher Anteil davon entfällt auf das Lichenan (= Lichenin), ein lineares Copolymer der β-D-Glucopyranose mit einem Polymerisationsgrad von 60 bis 200. Die β-D-Glucoseeinheiten sind zu etwa 70% durch β-(1→4)- und zu etwa 30% durch β-(1→3)-Bindungen verknüpft. Nach chemischen, enzymatischen und ^{1}H-NMR-spektroskopischen Untersuchungen scheint festzustehen, daß Lichenan aus Cellobiose- und Cellotriose-Bauelementen (2 oder 3 Moleküle β-(1→4)-verknüpfte Glucopyranose) besteht, die voneinander durch β-(1→3)-Glucopyranose-Moleküle getrennt sind.[8–10]

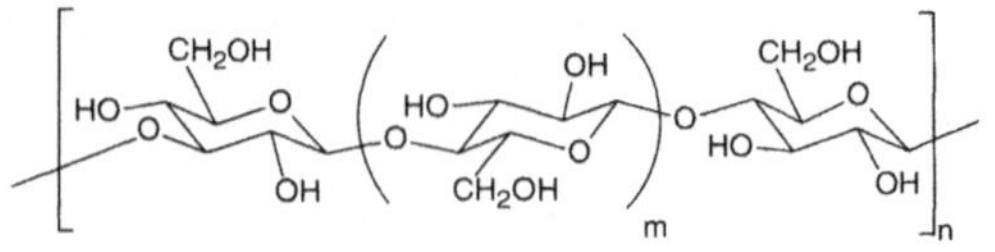

Lichenan: m = 1 oder 2; n = 20–60

Lichenan löst sich nur in heißem Wasser. Die Lösung erstarrt beim Abkühlen zu einer Gallerte. Lichenan färbt sich mit Iod nicht an.
Eine zweite Komponente ist das Isolichenan (= Isolichenin), ein lineares Copolymer der α-D-Glucopyranose mit einem mittleren Polymerisationsgrad von 42 bis 44. Die α-D-Glucopyranoseeinheiten sind zu etwa 55% durch α-(1→3)- und zu etwa 45% durch α-(1→4)-Bindungen verknüpft. Es liegen keine voll periodischen Sequenzen vor. Entweder wird ein einzelnes (1→3)-verknüpftes Glucose-Molekül oder ein (1→3)-Disaccharid jeweils an beiden Seiten von einem (1→4)-Glucopyranose-Molekül flankiert.[11] Isolichenan löst sich bereits im kalten Wasser und gibt mit Iod eine Blaufärbung. Weiters finden sich Polysaccharide, aufgebaut aus Glucose allein, Glucose und Mannose[12] sowie aus Glucose und Glucuronsäure.[13]
Aromatische Flechtensäuren vom Depsidon-Typus. Fumarprotocetrarsäure, Protocetrarsäure und Cetrarsäure, die in europäischen Herkünften in der Regel zu insgesamt 2 bis 3% enthalten sind.[28]

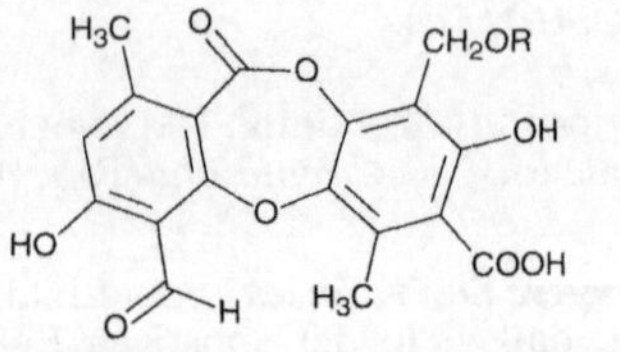

Fumarprotocetrarsäure: R = CO – CH = CH – COOH
Protocetrarsäure: R = H
Cetrarsäure: R = $CH_2 - CH_3$

Aliphatische Flechtensäuren mit einem γ-Lactonring. Wichtigster Vertreter ist die Protolichesterinsäure, die in europäischen Herkünften zu 1 bis 1,5%, in japanischen Herkünften bis zu 4% enthalten ist. In einigen Herkünften zusätzlich die isomere L-Alloprotolichesterinsäure und die bei der Aufarbeitung aus Protolichesterinsäure leicht entstehende Lichesterinsäure.[28]

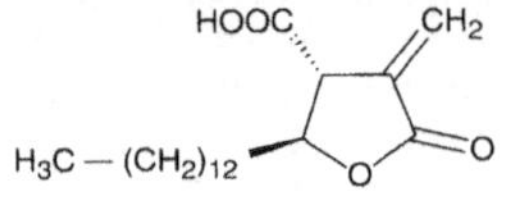

(+)-Protolichesterinsäure

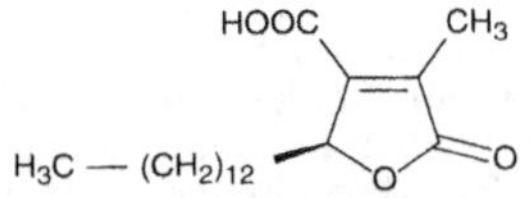

(–)-Lichesterinsäure

Sonstige. Usninsäure, ein Dibenzofuranderivat, kommt entgegen früheren Berichten nicht oder nur in kleinsten Mengen vor.[14,15] Weiters Sterole, Fette, Carotinoide, Vitamine und etwa 0,05% ätherisches Öl.[5,7]

Identität: Nach Zusatz von Iodlsg. zur pulverisierten Droge färben sich die Gonidien gelbbraun und die Hyphenwände, besonders in der Mittelschicht, nach dem Auswaschen mit Wasser blau *DAB 10* (Nachweis von Isolichenan, s. Inhaltsstoffe). Die pulverisierte Droge wird mit Wasser übergossen und kurz aufgekocht; die bitter schmeckende, graubraune Lösung erstarrt nach dem Erkalten gallertartig *DAB 10, ÖAB 90* (Nachweis von Lichenan, s. Inhaltsstoffe). Das wäßrige Decoct (1:100) ergibt mit Tanninlsg. eine starke weiße Trübung, die beim Erwärmen verschwindet und beim Erkalten wieder auftritt *ÖAB 90* (Nachweis von Lichenan, s. Inhaltsstoffe).
DC eines acetonischen Drogenauszuges nach *DAB 10*:
- Referenzsubstanz: Kaffeesäure.
- Sorptionsmittel: Kieselgel GF_{254}.
- FM: Chloroform-Methanol-Essigsäure (98%) (80 + 10 + 10).
- Detektion: Direktauswertung im UV 254; anschließend Besprühen mit 0,1% *p*-Phenylendiamin in Ethanol und Auswertung im Vis und UV 365 nm.
- Auswertung: Nachweis der Fumarprotocetrarsäure anhand der auf etwa gleicher Höhe erschei-

nenden Kaffeesäure. Die Fumarprotocetrarsäure zeigt bei der Direktauswertung im UV 254 nm Fluoreszenzminderung. Nach dem Besprühen färbt sich die Fumarprotocetrarsäure-Zone ockergelb und zeigt im UV 365 nm eine intensive, gleichfarbige Fluoreszenz.

Hinweis: Zur Detektion kann auch Anisaldehyd-Reagenz verwendet werden, wobei sich die Flechtensäuren und die Kaffeesäure graublau anfärben. (Eine farbige Abbildung des charakteristischen Fingerprint-Chromatogrammes findet sich in Lit.[29]).[26]

DC eines acetonischen Drogenauszuges nach *AB-DDR*:
- Referenzsubstanz: 2-Aminobenzoesäure.
- Sorptionsmittel: Kieselgel G.
- FM: *n*-Butanol-Wasser-Aceton (50 + 20 + 10).
- Detektion: Besprühen mit 5 % Eisen(III)chlorid in Wasser und Auswertung im Vis.
- Auswertung: Nachweis eines charakteristischen Musters violettbrauner Flecken.

Reinheit:
- Fremde Bestandteile: Höchstens 5 % *DAB 10*; höchstens 3 % *ÖAB 90, Helv VII.*
- Asche: Höchstens 3 % *DAB 10, ÖAB 90.*
- Sulfatasche: Höchstens 3 % *Helv VIII.*
- Trocknungsverlust: Höchstens 12 % *DAB 10.*
- Quellungszahl: Mindestens 4,5, mit pulv. Droge bestimmt *DAB 10*; mindestens 5, mit pulv. Droge bestimmt *Helv VII.*
- Viskosität: 3,30 bis 4,50 cSt *AB-DDR*: 1,5 g gepulverte Droge wird mit 100 mL Wasser unter Rückfluß 60 min erhitzt, danach sofort auf 20 °C abgekühlt und bei 1.800 bis 2.300 g 10 min zentrifugiert. Nach Absaugen der überstehenden Flüssigkeit wird deren Viskosität unter Verwendung eines Kapillarviskosimeters bestimmt.

Wirkwertbestimmung: Zur Wertbestimmung der Droge wird die Quellungszahl *DAB 10, Helv VII* oder die Viskositätsbestimmung *AB-DDR* benützt.

Lagerung: Vor Licht geschützt *DAB 10*; vor Licht geschützt, in gut schließenden Behältnissen *ÖAB 90*; gut verschlossen, vor Licht geschützt *Helv VII.*

Wirkungen: *Reizlindernde Wirkung.*[16] Schutz entzündeter Schleimhäute durch die einhüllende Wirkung der Polysaccharide.

Antimikrobielle Wirkung (schwach).[16] Das Decoct aus der Droge zeigt *in vitro* eine schwache antibiotische Wirkung. Gegenüber *Sarcina lutea* als Testorganismus entspricht die Hemmwirkung von 0,1 mL eines 10 %igen wäßrigen Decoctes je nach Drogenmuster jener von 0,007 bis 0,085 IE Benzylpenicillin-Natrium.[17] Ein Decoct (1:20) zeigt sich, nach der Methode der Verdünnungsreihe getestet, gegen *Mycobacterium tuberculosis*, Typus humanus, noch in einer Verdünnung von 1:10.000 bis 1:50.000 wirksam.[18]

Antitumorale Wirkung. Die Lichenan und Isolichenan enthaltende Ethanolfällung des wäßrigen Extraktes, in einer Dosierung von 200 mg/kg KG täglich 10 Tage lang an Schweizer Albino-Mäuse i.p. verabreicht, hemmt das Wachstum von subcutan implantierten Sarcom-180-Tumoren signifikant (ca. 90 %ige Tumorhemmung gegenüber den Kontrolltieren).[19] Lichenan bewirkt jedoch, in Dosen bis zu 100 mg/kg KG in gleicher Weise verabreicht, keine Steigerung der Phagozytose und keine Stimulation des reticuloendothelialen Systems.[20] Die intraperitoneale Verabreichung eines Extraktes in einer Dosis von 20 mg/kg KG an weiße Ratten über 10 Tage soll das Wachstum von inokuliertem Sarcom und Cholangiom hemmen und zur Erhöhung von Milz- und Körpergewicht führen. Nähere Angaben hierzu liegen nicht vor.[21]

Anwendungsgebiete: *Bei Einnahme*:
- Schleimhautreizungen im Mund- und Rachenraum und damit verbundener trockener Reizhusten.[16]
- Appetitlosigkeit.[16]

Dosierung und Art der Anwendung: *Droge.* Tagesdosis: 4 bis 6 g Droge; *Zubereitungen* entsprechend[16].

Einzeldosis: 1,5 g auf 1 Teetasse.[23]

Für die Anwendung bei Schleimhautreizungen im Mund- und Rachenraum und bei Reizhusten soll die zerkleinerte Droge für Aufgüsse sowie andere galenische Zubereitungen zum Einnehmen angewandt werden, die Anwendung bei Appetitlosigkeit vorzugsweise Kaltmazerate sowie andere bitter schmeckende Zubereitungen zum Einnehmen.[16]

Hinweis: Bei Aufgüssen kann nach Überbrühen der Droge mit heißem Wasser dieses sofort abgegossen und die Droge erneut mit heißem Wasser angesetzt werden, um eine weniger bitter schmeckende Zubereitung zu erhalten.

Volkstümliche Anwendung und andere Anwendungsgebiete: Innerlich: Bronchitis, Keuchhusten; Übelkeit und Brechreiz (Schwangerschaftserbrechen und in Zusammenhang mit Migräne); Magenerkrankungen, Gallenleiden, Meteorismus; Nieren- und Blasenbeschwerden; Diarrhoe; Erschöpfungszustände.

Äußerlich: Zum Auflegen auf schlecht heilende Wunden.[27]

Die Wirksamkeit bei den genannten Anwendungsgebieten ist gegenwärtig nicht belegt.

Unerwünschte Wirkungen: Bei Einnahme: Keine bekannt.[16]

Bei äußerer Anwendung: Sehr seltene Fälle von Überempfindlichkeit gegen Flechtensäuren.[22]

Gegenanzeigen/Anwendungsbeschr.: Keine bekannt.[16]

Gesetzl. Best.: *Standardzulassung.* Standardzulassung Nr. 1049.99.99 "Isländisches Moos".[30] *Offizielle Monographien.* Aufbereitungsmonographie der Kommission E am BGA "Lichen islandicus (Isländisches Moos)".[16]

Cetraria islandica (L.) ACHARIUS

Synonyme: *Lichen islandicus* L., *Lobaria islandica* HOFFM.

Sonstige Bezeichnungen: Dt.: Blätterflechte, Fieberflechte, Fiebermoos, Heideflechte, Hirschhornflechte, Isländische Flechte, Isländisches Moos, Kramperltee, Lungenflechte, Lungenmoos, Purgiermoos, Tartschenflechte; engl.: Iceland moss; frz.: Lichen d'Islande; it.: Crep, Erba rissa, Lichene catartico, Lichene islandico, Musco catartico, Musco di terra, Musco islandico; pol.: Porost islandzki; span.: Liquen, Liquen de Islandia, Liquen islandico, Musgo de Islandia; tsch.: Islandsky lisejnik, Stelha puklerky islandske.

Systematik: *C. islandica* wird aufgegliedert in die Unterarten ssp. *antarctica* KÄRNEF., ssp. *crispiformis* (RÄS.) KÄRNEF., ssp. *islandica* ACHARIUS, ssp. *orientalis* (ASAHINA) KÄRNEF.[1]

Botanische Beschreibung: Stets auf der Erde wachsende Flechte. Thallus unterschiedlich groß, im allgemeinen 2 bis 6 cm hoch, meist dichotom, manchmal unregelmäßig verzweigt, mit kurzen seitlichen Loben, oder fast unverzweigt. Die einzelnen Lappen unterschiedlich geformt, oft 1 bis 10 mm breit, manchmal sehr breit, rinnenförmig oder flach; manchmal ziemlich steif und dick. Ränder gewöhnlich mit einer deutlichen Leiste. Unterseitig in verschiedenen Braunfärbungen oder grau bis weißlichgrau, die Mittelteile der Lappen gewöhnlich heller, die basalen Teile oft rötlich; glatt oder leicht gerippt, manchmal grubig; glänzend oder matt. Oberseits häufig dunkler braun, seltener gleichfarbig wie die Unterseite, glatt oder manchmal grubig; glänzend oder matt. Die randständigen Pseudocyphellen bilden manchmal eine durchgehende Linie an den oberen Teilen der Lappen, an den unteren Teilen sind sie weniger zahlreich und weniger deutlich oder schwach entwickelt. Die flächenständigen Pseudocyphellen oft zahlreich, manchmal klein und schwach entwickelt. Die randständigen Wimpern 0,1 bis 1 mm lang, meist am Ende eine Pycnidie aufweisend, wechselnd in Zahl und Größe. Apothecien randständig, selten vorhanden; wenn vorhanden, oft an schaufelförmigen Enden der Lappen, scheibenförmig, 2 bis 20 mm im Durchmesser; der Rand manchmal leicht gekerbt, in verschiedenen Braunfärbungen. Medulla färbt sich mit *p*-Phenylendiamin orangerot.[1]

Verwechslungen: Die mit *C. islandica* häufig vergesellschaftete, ähnlich aussehende, jedoch kleinwüchsigere *C. ericetorum* OPIZ kann Anlaß zu Verwechslungen geben.

Verbreitung: In den borealen, alpinen und arktischen Regionen der nördlichen Hemisphäre. In den nördlichen Gegenden in der Ebene wachsend, in südlichen Gegenden mehr im Gebirge. Begrenzte Populationen auch in alpinen und subantarktischen Regionen der südlichen Hemisphäre.[1]

Drogen: Lichen islandicus (Isländisches Moos), Cetraria islandica *HAB 1*.

Cetraria islandica hom. *HAB 1*

Synonyme: Lichen islandicus.

Monographiesammlungen: Cetraria islandica *HAB 1*.

Definition der Droge: Der getrocknete Thallus.

Stammpflanzen: *Cetraria islandica* (L.) ACHARIUS sensu latiore.

Zubereitungen: Urtinktur und flüssige Verdünnungen nach Vorschrift 4a mit Ethanol 62 %.
Eigenschaften: Die Urtinktur ist eine gelbbraune bis hellbraune Flüssigkeit mit leicht würzigem Geruch und bitterem Geschmack.
Darreichungsformen: Urtinktur, flüssige Verdünnungen, Tabletten, Verreibungen, Streukügelchen, flüssige Verdünnungen zur Injektion.[24]

Identität: Die Urtinktur, mit der 10fachen Menge Wasser 2 bis 3 min aufgekocht, ergibt eine graubraune Lösung, die nach dem Erkalten gallertartig erstarrt.
DC der Urtinktur:
- Referenzsubstanzen: Kaffeesäure und Vanillin.
- Sorptionsmittel: Kieselgel HF_{254}.
- FM: Essigsäure (98 %)-Methanol-Chloroform (10 + 10 + 80).
- Detektion: Direktauswertung im UV 254 nm; anschließend Besprühen mit 0,1 % *p*-Phenylendiamin in Ethanol und Auswertung im UV 365 nm.
- Auswertung: Nachweis eines charakteristischen Musters farbiger Flecken anhand der Referenzsubstanzen.

Reinheit: *Urtinktur.*
- Relative Dichte: 0,880 bis 0,900.
- Trockenrückstand: Mindestens 0,6 %.

Lagerung: *Urtinktur.* Vor Licht geschützt.

Anwendungsgebiete: Die Anwendungsgebiete entsprechen dem homöopathischen Arzneimittelbild. Dazu gehört: Bronchitis.[24]

Dosierung und Art der Anwendung: *Zubereitung.* Soweit nicht anders verordnet:[24]
Bei akuten Zuständen häufige Anwendung alle halbe bis ganze Stunde je 5 Tropfen oder 1 Tablette oder 10 Streukügelchen oder 1 Messerspitze Verreibung einnehmen; parenteral 1 bis 2 mL täglich s. c. injizieren.
Bei chronischen Verlaufsformen 1- bis 3mal täglich 5 Tropfen oder 1 Tablette oder 10 Streukügelchen oder 1 Messerspitze Verreibung einnehmen; parenteral 1 bis 2 mL pro Tag s. c. injizieren.

Unerwünschte Wirkungen: Nicht bekannt.
Hinweis: Es können vorübergehend Erstverschlimmerungen vorkommen, die jedoch unbedenklich sind.[24]

Gegenanzeigen/Anwendungsbeschr.: Nicht bekannt.[24]

Wechselwirkungen: Nicht bekannt.[24]

Gesetzl. Best.: *Offizielle Monographien.* Aufbereitungsmonographie der Kommission D am BGA "Cetraria islandica".[24]

1. Kärnefelt I (1979) The brown fruticose species of Cetraria, Opera Botanica 46, Berlings, Lund (Sweden)
2. Huneck S (1968) Progress in Phytochemistry, Bd. 1, Interscience Publ., London New York Sidney, S. 223–346
3. Zem (1971), Bd. 29, S. 209–306
4. Zem (1984), Bd. 45, S. 103–234
5. Culberson CF (1969) Chemical and Botanical Guide to Lichen Products, The University of North Carolina Press, Chapel Hill
6. Huovinen K, Härmälä P, Hiltunen R, Schantz M (1986) Planta Med 52:508
7. Solberg Y (1986) Journ Hattori Bot Lab 60:391–406
8. Peat S, Whelan WJ, Roberts RG (1957) J Chem Soc:3.916–3.924
9. Perlin AS, Suzuki S (1962) Can J Chem 40:50–55
10. Gagnaire D, Marchessault RH, Vincendon M (1975) Tetrahedron Lett 45:3.953–3.956
11. Fleming M, Manners DJ (1966) Biochem J 100:24
12. Hranisavljevic-Jakovljevic M, Miljkovic-Stojanovic J, Dimitrijevic R, Micovic VM (1980) Carbohydr Res 80:291–295 zit. nach: CA 92:92160573s
13. Gorin P, Iacomini M (1984) Carbohydr Res 128:119
14. Pers. Mitteilung Prof. Czygan zit. in Kartnig T (1987) Z Phytother 8:127–130
15. Janssen A, Scharf W (1979) Chromatographia 12:106–110
16. BAz Nr. 43 vom 2.3.1989
17. Sticher O (1965) Pharm Acta Helv 40:385–394, 483–495
18. Döpp W, Bersch HW (1950) Pharmazie 5:603–604
19. Shibata S, Nishikawa Y, Tanaka M, Fukuoka F, Nakanishi M (1968) Zeitschr Krebsforschung 71:102–104
20. Nishikawa Y, Ohno H (1981) Chem Pharm Bull 29:3.407–3.410
21. Valavichyus YM, Yankyavichyus K, Mazelaitis I, Budrene S, Serulyavichene E (1984) Liet TSR Mokslu Akad Darb Ser C Biol Mokslai 79–83 zit. nach: Biol abstr (1985) 80, AB-610, Ref No 5478
22. Thune PO, Solberg YJ (1980) Contact Dermatitis 6:81–87
23. ÖAB 90
24. BAz Nr. 109a vom 16.6.1987
25. DAB 10
26. Kom. S. 2.398–2.400
27. Valnet J (1983) Traitement des maladies par les plantes, 5. Aufl., Maloine S. A., Paris
28. Asahina Y, Tanase Y (1934) Ber Dtsch Chem Ges 67:411 zit. nach[26]
29. Stahl E, Schild W (1981) Pharmazeutische Biologie, Bd. 4, G. Fischer Verlag, Stuttgart, S. 317–320
30. Standardzulassungen für Fertigarzneimittel (1987/89) Govi Verlag, Pharmazeutischer Verlag, Deutscher Apotheker Verlag, Frankfurt/M.

Ka/Fl

Chaenomeles

HN: 2005500

Familie: Rosaceae.

Unterfamilie: Maloideae.

Tribus: Maleae.

Gattungsgliederung: Die Gattung Chaenomeles LINDL. besteht aus wenigen Arten. Es sind viele Hybriden bekannt. Die manchmal zu Chaenomeles gestellte Species *C. sinensis* gehört nach heutiger Auffassung zur Gattung Cydonia.[1]

Gattungsmerkmale: Laubwerfende bis halbimmergrüne Sträucher mit dornigen Ästen. Blätter derb, kurz gestielt, eiförmig, gesägt oder gekerbt, mit Drüsen an und zwischen den Blattzähnen, junge Blätter auch behaart, später verkahlend; Nebenblätter nierenförmig, frei, nur an jungen Sprossen. Blüten einzeln oder mehrere, zwittrig oder männlich; Kelch verwachsen, röhrig-glockig, Kelchlappen fünf, Sepalen auf der Innenseite behaart; Kronblätter fünf, frei, groß, rot oder rosa, selten weiß, am Grunde behaart; Staubblätter 40 bis 60, Filamente frei, rot oder weiß, Antheren gelb, Pollen trikolpat, glatt; kleiner Diskus, nektarabsondernd; Fruchtknoten fünffächrig, an der abaxialen Seite mit dem Hypanthium verwachsen, fünf Griffel, diese nur an der Basis oder bis zur halben Länge verwachsen; viele Samenanlagen pro Fach. Scheinfrucht groß, vielsamig, apfelähnlich. Samen braun.[1]

Verbreitung: Japan, China, Tibet, Burma, Bhutan, weltweit kultiviert.

Drogenliefernde Arten: *C. japonica*: C.-japonica-Frucht,
C. speciosa: Fructus Chaenomelis *ChinPIX*.

Chaenomeles japonica (THUNB.) LINDL. ex SPACH

Synonyme: *C. alpina* KOEHNE, *C. japonica* var. *maulei* (MASTERS) LAVALL., *C. maulei* (MASTERS) LAVALL., *Cydonia japonica* (THUNB.) PERS., *Cydonia japonica* var. *α typica* MAKINO, *Cydonia maulei* (MASTERS) MOORE, *Malus japonica* (THUNB.) ANDREWS, *Pyrus japonica* THUNB., *Pyrus japonica* var. *maulei* (MASTERS) BURVENICH, *Pyrus maulei* MASTERS.[1]

Sonstige Bezeichnungen: Dt.: japanische Zierquitte, Japanische Birne, Feuerbusch, Wilder Quittenbaum, Scharlachquitte; engl.: Dwarf Japanese Quince; frz.: Cognassier du Japon, Poirier du Japon; chin.: Cha-tzu, Mu-T'ae; jap.: Boke, Kusa-Boke, No-Boke, Ko-Boke, Shidomi, Chiku-ume, Jinashi.

Systematik: Es sind verschiedene Cultivare bekannt.

Botanische Beschreibung: Kleiner Strauch, 60 bis 120 cm hoch. Zweige mit kurzen schlanken Dornen, die jungen Triebe anfangs oft mit kurzen gelblichen Haaren besetzt, später verkahlend, Haarnarben warzig. Blätter spatelförmig bis verkehrt eiförmig, meist 4 bis 5 cm lang, 2 bis 3 cm breit, kurz gestielt, beidseits kahl, Blattrand grob gekerbt; Nebenblätter nierenförmig, gekerbt, 1 cm lang, 1,5 bis 2 cm breit. Blüten lachsfarben bis orangerot, 3 bis 4 cm im Durchmesser; Kelch grün bis violett gefärbt; Staubblätter 40 bis 60; fünf Griffel, kahl, an der Basis verwachsen, Narben grün. Frucht annähernd kugelig, außen etwas klebrig, ca. 4 cm im Durchmesser, gelb mit roten Flecken. Samen rotbraun, eiförmig, glänzend, 6 bis 8 mm lang, 4 bis 5 mm breit.[1]

Inhaltsstoffe: In Blättern und Blüten ist das Mandelsäurenitrilglucosid Prunasin nachzuweisen.[15]
In den Früchten werden Procyanidine,[2] Catechine,[3] ein Monoterpenglucosid Betulalbusid A,[5] organische Säuren,[4] Zuckeralkohole,[6] Zucker,[4] Pektine, Carotin und Tannin[7] gebildet. Aus Destillaten frischer Früchte sind Ester, Alkohole und Terpene bekannt. Die Hauptbestandteile der Alkoholfraktion stellen 3-Hexen-1-ol und 2-Hexen-1-ol dar, die ca. 34 % der flüchtigen Inhaltsstoffe ausmachen. Rund 44 % der Aromastoffe entfallen auf Ester, wobei Ethyl-2-methylbutyrat und Ethyl-3-methylbutyrat mit 23 % die Hauptbestandteile darstellen. Ein weiterer wichtiger Aromastoff ist der Ethylester der Tiglinsäure. Die Terpenfraktion beträgt 5,2 % und enthält Linalool, *a*-Terpineol, Nerol und Geraniol. Zu den wichtigen Aromaträgern gehört neben den bereits genannten Estern auch der Alkohol 3-Hexen-1-ol.[6]
Die Samen enthalten neben Blausäureglykosiden und Vitamin E 10,9 % fettes Öl mit 13,9 % Palmitinsäure, 27 % Ölsäure und 58,2 % Linolsäure.[8,14]

Verbreitung: Japan, Ebene bis Berglagen.

Anbaugebiete: Japan, China, Australien, Neuseeland, Europa, USA.

Drogen: Chaenomeles-japonica-Frucht.

Chaenomeles-japonica-Frucht

Sonstige Bezeichnungen: Chin.: Zha zi.

Definition der Droge: Die frische Frucht.

Stammpflanzen: *Chaenomeles japonica* (THUNB.) LINDL.

Ganzdroge: Annähernd kugelig, ca. 4 cm im Durchmesser, gelb mit roten Flecken, außen etwas klebrig.[1]

Inhaltsstoffe: Aus den Früchten können dimere und polymere Procyanidine, (–) Epicatechin und (+) Catechin isoliert werden. Der Gesamtgehalt an Phenolen wird, bezogen auf die frische Frucht, mit 1,5 %, der Gehalt an Procyanidinen mit 0,5 % und jener an (–) Epicatechin mit 0,05 % angegeben.[3] Der Tanningehalt der reifen Früchte beträgt 0,9 bis 1,3 %.[7] Als weitere Inhaltsstoffe treten Äpfelsäure,[4] das Monoterpenglucosid Betulalbusid A (9-Hydroxylinalool-9-β-D-glucopyranosid)[5] sowie die Zuckeralkohole Mannit (16,4 %) und Sorbit (30 %) auf.[6] Der Zuckergehalt reifer Früchte schwankt zwischen 9,9 und 13,9 %. Als Zucker sind Fructose, Glucose und Saccharose nachzuweisen.[4,7] Weiters sind lösliche Pektine in einer Menge von 4,5 bis 6,1 %, Protopektin von 5,7 bis 8,9 % und Carotin von 0,9 bis 1,2 % enthalten.[7]

Sonst. Verwendung: *Haushalt.* Die Früchte dienen zur Bereitung von Gelée und von Likör.[15]

Chaenomeles speciosa (SWEET) NAKAI

Synonyme: *C. angustifolia* KOIDZUMI, *C. cardinalis* NAKAI, *C. eburnea* NAKAI, *C. eugenioides* KOIDZUMI, *C. extus-coccinea* NAKAI, *C. japonica* var. *α genuina* MAXIM., *C. japonica* var. *genuina* (MAXIM.) ITO, *C. japonica* var. *β lagenaria* (LOISEL.) MAKINO, *C. lagenaria* LOISELEUR, *C. lagenaria* (LOISEL.) KOIDZUMI, *C. trichogyna* NAKAI, *Cydonia speciosa* SWEET.[1]

Sonstige Bezeichnungen: Dt.: Japanische Quitte, Prächtige Quitte; engl.: Japanese Quince, Flowering Quince, Japonica; frz.: Cognassier du Japon, Poirier du Japon, Cognassier à fruit en gourde; chin.: Tieh kio hai tang, T'ich keng hait'ang, Haytan taoua, Hung mei; it.: Cotogno del Giappone; jap.: Kara-boke, Hiboke, Kai dan boke, Ki buki, Yodo-boke.

Systematik: Es sind viele Cultivare bekannt.

Botanische Beschreibung: Strauch, meist 2 m hoch, selten bis 5 m. Junge Zweige kahl oder mit gelblichen bis braunen kurzen Haaren besetzt, später verkahlend. Blätter länglich oder breitlanzettlich bis eiförmig, 4,5 bis 10 cm lang, 2 bis 4 cm breit, scharf gesägter Blattrand, beidseits kahl oder bei jungen Blättern unterseits auf der Nervatur schwach flaumig behaart, kurz gestielt; Nebenblätter nierenförmig, gesägt, 0,5 bis 1 cm lang, 1,2 bis 2 cm breit. Blüten 4 bis 5 cm im Durchmesser, scharlachrot oder weiß bis rosa; Kelchblätter grün bis violett; Staubblätter 40 bis 60; Griffel kahl oder an der Basis behaart, Narben grün, Früchte in der Form variabel, meist apfelähnlich, äußere Fruchtschale trocken, 4 bis 7 cm lang, 3 bis 6 cm breit. Samen zahlreich, eiförmig, braun, matt, 6 bis 8 mm lang, 4 bis 5 mm breit.[1]

Inhaltsstoffe: Die Blüten enthalten die Anthocyane Cyanidin-3-galactosid und Cyanidin-3-glucosid, Pelargonidin-3-galactosid sowie Diglykoside des Cyanidins und Pelargonidins. Der Zuckeranteil der Diglykoside besteht aus Glucose und Galactose.[9]
In Blättern wurde Sorbit nachgewiesen.[10]

Verbreitung: China, Tibet, Burma, Ebene bis Gebirgslagen.

Anbaugebiete: Weltweit kultiviert, China, Korea, Japan, Java, sowie Australien, Südafrika, Europa, USA.

Drogen: Fructus Chaenomelis *ChinPIX*.

Fructus Chaenomelis

Sonstige Bezeichnungen: Chin.: Mugua; engl.: Common floweringquince fruit.

Monographiesammlungen: Fructus Chaenomelis *ChinP IX*.

Definition der Droge: Die getrocknete reife Frucht.

Stammpflanzen: *Chaenomeles speciosa* (SWEET) NAKAI.

Herkunft: China.

Gewinnung: Ernte im Sommer und Herbst. Die grüngelben Früchte werden in heißem Wasser blanchiert, wodurch die Fruchtschale eine grauweiße Färbung annimmt. Die Frucht wird der Länge nach halbiert und getrocknet.[16]

Ganzdroge: *Geschmack:* Sauer.
Geruch: Schwach aromatisch.
Längliche Fruchthälften, 4 bis 9 cm lang, 2 bis 5 cm breit, 1 bis 2,5 cm dick, außen violettrot oder rotbraun mit unregelmäßig tiefen Runzeln. Die Außenkante der Schnittfläche nach innen gerollt. Fruchtfleisch rotbraun gefärbt, im Zentrum gekerbt, bräunlichgelb. Samen zusammengedrückt, länglich dreieckig, hart, Oberfläche glatt, glänzend. Die meisten Samen fallen aus der Frucht heraus.[16]

Pulverdroge: Braunrotes Pulver; polygonale Exokarpzellen mit braunem Inhalt; Mesokarpzellen hellbraun, rundlich bis länglich; Sklereiden in Gruppen oder einzeln angeordnet, rundlich oder länglich, mit deutlich ausgebildeten Tüpfelkanälen, rundliche Sklereiden im Querschnitt 28 bis 52 µm, längliche 48 bis 72 (bis 115) µm lang, 28 bis 36 µm breit; häufig Netzgefäße, selten Leitergefäße, Gefäße 8 bis 10 µm breit; Calciumoxalateinzelkristalle, tetragonal, 13 bis 15 µm lang und 8 bis 11 µm breit.[11]

Inhaltsstoffe: Die Frucht enthält Sorbit.[10] Nach chinesischen Quellen sollen organische Säuren wie Äpfelsäure-, Zitronensäure-, Weinsäure- und Ascorbinsäure enthalten sein.[12]

Identität: 1 g gepulverte Droge wird mit 10 mL Ethanol versetzt, eine Stunde unter Rückfluß erhitzt und filtriert. Das Filtrat muß folgende Reaktionen zeigen:
1. 1 mL Filtrat wird zur Trockene gebracht, der Rückstand in 1 mL Essigsäureanhydrid aufgelöst und 1 bis 2 Tropfen conc. Schwefelsäure zugesetzt. Es entsteht eine Rotviolettfärbung an der Berührungsfläche der beiden Flüssigkeiten, wobei die obere Schicht eine bräunlichgelbe Farbe annimmt *ChinP IX*.
2. Etwas Filtrat wird auf ein Filterpapier aufgetropft und trocknen gelassen; anschließend wird mit einer 1 % ethanolischen Aluminium(III)-chloridlösung besprüht. Nach dem Trocknen ist unter UV-Licht bei 365 nm eine blaue Fluoreszenz zu beobachten *ChinP IX*.
3. 0,5 g gepulverte Droge werden mit 10 mL Wasser versetzt. Nach kräftigem Schütteln wird die Lösung filtriert, das Filtrat mit 3 mL verdünnter Salzsäure und 20 mL Eth versetzt und ausgeschüttelt. Die Etherphase wird abgetrennt und der Ether abgedampft. Der Rückstand wird mit 2 mL Wasser und 2 bis 3 Tropfen Bleiacetat-Lösung versetzt. Es fällt ein weißer Niederschlag aus.[11]

Reinheit: *Trocknungsverlust:* 2 bis 5 g der maximal 3 mm großen Drogenteile werden exakt eingewogen, 6 Stunden lang bei 100 bis 105 °C getrocknet und nach dem Erkalten gewogen. Der Trocknungsverlust darf 12,0 % nicht überschreiten.[11]
Normalasche: 2 bis 3 g der grob gepulverten, durch ein Sieb der Maschenweite 850 ± 29 µm gesiebten Droge werden verascht und bis zur Gewichtskonstanz geglüht. Der Aschengehalt darf 5,0 % nicht überschreiten.[11]

Gehalt: *pH-Wert:* 5 g gepulverte Droge wird mit 50 mL H_2O versetzt, gut geschüttelt, 1 Stunden stehengelassen und filtriert. Der pH-Wert der Lösung sollte 3 bis 4 betragen *ChinP IX*.
Extraktgehalt: Etwa 2,3 g der grob gepulverten, durch ein Sieb der Maschenweite 850 ± 29 µm gesiebten Droge werden mit 70 mL Wasser 5 Stunden unter gelegentlichem Umschütteln extrahiert und anschließend 16 bis 20 Stunden stehengelassen. Nach dem Filtrieren wird der Rückstand mit soviel Wasser nachgewaschen, bis das Volumen des Filtrates 100,00 mL beträgt. 50,0 mL des Filtrates werden zur Tockene gebracht und der Rückstand gewogen. Der Extraktgehalt muß mindestens 16,0 % betragen.[11]

Lagerung: Aufbewahrung an einem trockenen Ort, vor Feuchtigkeit und Schädlingsbefall geschützt *ChinP IX*.

Volkstümliche Anwendung und andere Anwendungsgebiete: Gegen Krämpfe, Blähungen, reguliert die Magenfunktion.[16] Die Droge soll sowohl anregend als auch beruhigend wirken.[13]
Die Droge wird bei Arthritis mit nachfolgender Ankylose, bei Schmerzen und Schweregefühl in den Gliedern, bei Ödemen und Schwächegefühl in den Beinen eingesetzt.[16]
Die Wirksamkeit ist im Sinne der westlichen Medizin nicht belegt.

Dosierung und Art der Anwendung: *Droge.* Als Einzelgabe: 6 bis 9 g *ChinP IX*; als Bestandteil von Teemischungen.

1. Weber C (1964) J. Arnold Arboretum 45:161–171; 302–331
2. Weinges K, Bähr W, Theobald H, Wiesenhütter A, Wild R, Kloss P (1969) Arzneim Forsch 19(3):328–330
3. Varnaite R, Ratomskyte G (1981) Liet. TSR Mokslu Akad Darb, Ser C, 4:39–42, zit. nach CA96(9):65700e
4. Lesinska E (1987) Die Nahrung 31(7):763–765
5. Tschesche R, Ciper F, Breitmaier E (1977) Chem Ber 110:3.111–3.117
6. Lesinska E, Przybylski R, Eskin M (1988) J Food Sci 53(3):854–856
7. Ratomskyte G (1989) Liet. TSR Mokslu Akad Darb, Ser C, 1:38–44, zit. nach CA111(7):54213a
8. Gora J, Kurowska A (1979) Herba Pol 25(1):53–56, zit. nach CA91(11):87370w

9. Timberlake CF, Bridle P (1971) Phytochemistry 10:2.265–2.267
10. Wallaart RAM (1980) Phytochemistry 19:2.603–2.610
11. Stöger EA, Friedl F (1991) Arzneibuch der chinesischen Medizin, 2. Aufl., Deutscher Apotheker Verlag, Stuttgart
12. Paulus E, Ding Yu-he (Hrsg.) (1987) Handbuch der traditionellen chinesischen Heilpflanzen, Karl F. Haug Verlag, Heidelberg
13. Perry LM, Metzger J (1980) Medicinal Plants of East and Southeast Asia, The MIT Press, Cambridge Massachusetts London
14. Hgn, Bd. 6, S. 88 u. Bd 9, S. 375–385
15. Heg, Bd. IV, Teil 2 B, S. 693
16. ChinP IX, Engl. edit. 1988, S. 45

CK

Chaerophyllum

HN: 2014700

Familie: Apiaceae (Umbelliferae).

Unterfamilie: Apioideae.

Tribus: Scandiceae.

Subtribus: Scandicineae.

Gattungsgliederung: Die Gattung Chaerophyllum L. umfaßt 36 Arten und ist nicht gegliedert.[1]

Gattungsmerkmale: Ein- oder zweijährige bis ausdauernde Kräuter. Wurzel zuweilen knollig-rübenförmig verdickt. Laubblätter ein- bis dreifach gefiedert oder dreizählig. Hülle fehlend. Kronblätter weiß oder rosa, selten gelb, tief ausgerandet. Frucht länglich-kegelförmig oder schmal-ellipsoid, zur Spitze hin verjüngt, nicht geschnäbelt, seitlich zusammengedrückt. Rippen breit und stumpf, Ölgänge einzeln und groß.[Heg]
Chromosomenzahl meist n = 11, auch n = 6 und n = 7, intraspezifische Variationen.[2]

Verbreitung: Europa, Mittelasien, Nordamerika.

Inhaltsstoffgruppen: Die Gattung Chaerophyllum ist phytochemisch nur punktuell untersucht. Wie für Apiaceae typisch sind ätherische Öle in Früchten, Kraut und Wurzeln verschiedener Arten enthalten. Sie sind vorwiegend terpenoider Natur.[3] Flavonolglykoside- und Flavonglykoside sind in Blättern, Blüten und Früchten verbreitet.[4,5,6] Im Kraut von *C. aureum* sind sie Gegenstand einer phytosoziologischen Studie.[7] Furanocumarine, auch eine für Apiaceae typische Stoffklasse, sind in den Früchten von *C. prescottii* enthalten.[8] Als Vertreter der Polyine wurde Falcarinon in der Wurzel von *C. temulentum* gefunden.

Drogenliefernde Arten: *Chaerophyllum bulbosum*: Chaerophyllum-bulbosum-Wurzel, Chaerophyllum sativum pour préparations hom. *PFX* (→ Anthriscus).
Chaerophyllum temulentum: Chaerophyllum temulentum hom. *HAB 34*.
Chaerophyllum villosum: Chaerophyllum-villosum-Wurzel.

Chaerophyllum bulbosum L.

Synonyme: *C. levigatum* Vis., *C. rapaceum* Alef., *C. sativum* Gaertn., *Myrrhis bulbosum* Spr.

Sonstige Bezeichnungen: Dt.: Rüben-Kälberkropf, Kerbelrübe, Knollenkerbel, Rübenkerbel; engl.: Turnip-rooted chervil; frz.: Carotte de Philadelphie, cerfeuil bulbeux.

Botanische Beschreibung: Zwei- bis drei-, gelegentlich mehrjährige Pflanze, 1 bis 2 m hoch mit rübenförmiger Wurzel, Stengel aufrecht, oben glatt, oft bläulich bereift und schmutzig rotüberlaufen, unten rotgefleckt und behaart, unter den Knoten verdickt, Blätter zwei- bis vierfach gefiedert, die unteren gestielt, behaart, die oberen auf einer Scheide sitzend und kahl. Zipfel letzter Ordnung lanzettlich. Doldenstrahlen 15 bis 20 ungleich lang, Hülle meist fehlend, Hüllchen mit fünf bis sechs Blättchen, Blüten weiß. Blütezeit: Juni bis August. Fruchtknoten unterständig. Frucht 4 bis 6 mm lang, an dünnem Stiel, gelblich, dunkelbraun gestreift, linealisch-länglich, Rippen nicht hervortretend, niedergedrücktes Griffelpolster, Griffel so lang wie Griffelpolster, Spaltfrucht.[20]

Verwechslungen: Verwechslung mit *Conium maculatum* L. möglich.

Inhaltsstoffe: Ätherisches Öl in Früchten, Blättern und Wurzeln,[3] Quercetin-3-rutinosid, Luteolin-7-glucosid und Luteolin-7-diglucosid in den Früchten,[6] in den Blüten als Aglyka hauptsächlich Quercetin und Kämpferol, in Spuren auch Luteolin und Apigenin.[4] *n*-Nonacosan im Stengelwachs.[9]
Das in der Literatur immer wieder genannte Chaerophyllin geht auf Ergebnisse aus dem Jahre 1839 zurück.[10] Diese Verbindung wurde durch Wasserdampfdestillation aus Früchten gewonnen und dessen Sulfat als weiße, wasserlösliche, giftige Blättchen beschrieben. Durch sein Verhalten gegenüber Alkali wird auf ein flüchtiges Alkaloid geschlossen.

Verbreitung: Zwischen Gebüsch, in feuchten Wäldchen, an Waldrändern. In fluß- und bachbegleitenden Unkrautgesellschaften. Mittel- und Osteuropa, Zentralasien.

Anbaugebiete: Vergessene Kulturpflanze, in Rußland wird allenfalls die ertragreichere Sibirische Kerbelrübe, *Chaerophyllum prescottii* DC. (= *C. bulbosum* ssp. *prescottii* (DC.) Nyman) angebaut.

Drogen: Chaerophyllum-bulbosum-Wurzel.

Chaerophyllum-bulbosum-Wurzel

Sonstige Bezeichnungen: Kerbelrübe.

Definition der Droge: Bis zu 10 cm lange, gelbschalige, fleischige Hypokotylknolle.[11]

Stammpflanzen: *Chaerophyllum bulbosum* L.

Gewinnung: Ernte im Spätssommer des ersten Jahres nach Absterben der Blätter, Knollen werden in

Sand eingeschlagen und erreichen ab Dezember ihren besten Geschmack (süßlich-kastanienartig).[11]

Ganzdroge: Rüben- oder knollenförmige Wurzel, graubraun mit weißem bis gelblichem Fleisch und zentralem, radial gestreiftem Holzkörper. Geschmack süßlich aromatisch.[20]

Inhaltsstoffe: *Ätherisches Öl.* Ungefähr 0,6 % ätherisches Öl in der getrockneten Wurzel mit ca. 80 % Monoterpenkohlenwasserstoffen, hauptsächlich *cis*-Ocimen und *trans*-Ocimen, Limonen, γ-Terpinen und α-Pinen.[3] Ein Öl der Wurzel von *C. bulbosum* ssp. *bulbosum* aus Griechenland enthält 37 % Apiol, das Vorhandensein von Chemotypen wird diskutiert.[12]
Kohlenhydrate. Ca. 20 % Stärke.[20]

Sonst. Verwendung: *Haushalt.* Geschmort als Beigemüse.

Chaerophyllum temulentum L.

Synonyme: *Bellia temulenta* BUBANI, *C. geniculatum* GILIB., *C. hirsutum* PALLAS nec L., *C. temulum* L., *Myrrhis temula* ALL., *Myrrhis temulenta* SM., *Scandix nutans* MÖNCH, *Scandix temula* WEBER, ROTH, *Selinum temulum* E. H. L. KRAUSE.

Sonstige Bezeichnungen: Dt.: Hecken-Kälberkropf, Taumelkerbel, betäubender Kälberkropf, Eselskerbel; engl.: Rough chervil; frz.: Cerfeuil puant, cerfeuil penché, cerfeuil batard; it.: Anacio (selvatico).

Botanische Beschreibung: Pflanze ein- bis zweijährig, 30 bis 100 cm hoch mit spindelförmiger, verästelter Wurzel. Stengel aufrecht, rund, unter den oberen Knoten angeschwollen, oberwärts ästig, meist violett gefleckt oder schmutzig-rot überlaufen, am Grunde weiß behaart. Blätter zwei- bis dreifach gefiedert, die unteren gestielt, die oberen auf Blattscheiden sitzend und weniger gefiedert. Zipfel letzter Ordnung breit-eiförmig, stumpf gekerbt. Dolden 6- bis 12strahlig, langgestielt, behaart. Hülle fehlend, selten ein- bis zweiblättrig. Hüllchen sechs- bis achtblättrig, gewimpert, am Grunde etwas verwachsen. Blüten weiß, bis zur Mitte zweilappig, kahl. Frucht länglich-kegelförmig, 4,8 bis 7 mm lang, 1,2 bis 1,5 mm dick, oft violett überlaufen, bei der Reife gelblich. Fruchtstiele ziemlich dick. Zwiebelförmiges Griffelpolster, Griffel etwa gleich lang, rechtwinkelig voneinander abstehend. Blütezeit Mai bis Juli.

Inhaltsstoffe: *Ätherisches Öl.* Früchte und Blätter enthalten ätherisches Öl mit hohem Sesquiterpenkohlenwasserstoff-Gehalt, im Blattöl 54,5 % Germacren D.[3]
Flavonoide. In den Früchten Quercetin-3-rutinosid,[6] in Blättern Luteolin-7-glucosid,[5] in Blüten Glykoside von Quercetin und Kämpferol.[4]
Polyine. Falcarinon in den Wurzeln.[13] Die Giftigkeit des Krautes (Taumelkerbel!) wird mit dem Gehalt an Polyinen in Verbindung gebracht,[14] ist jedoch durch Literatur nicht belegbar. *C. temulentum* spielt ohnehin als Giftpflanze für den Menschen keine Rolle.[14]
Alkaloide. Coniinartige flüchtige Alkaloide werden erwähnt.[21] Diese Angabe läßt sich durch Originalliteratur nicht verifizieren. Möglicherweise ist damit das flüchtige Chaerophyllin aus *C. bulbosum* gemeint, das, einmal verwechselt, sich seither in der Literatur wiederholt und dort teilweise namentlich auch für *C. temulentum* angeführt ist.[15,16,22]

Verbreitung: Gebüsche, Hecken, Zäune, Unkrautgesellschaften an Waldrändern und in Waldlichtungen.
Zentraleuropa.

Drogen: Chaerophyllum hom. *HAB 34.*

Chaerophyllum hom. *HAB 34*

Monographiesammlungen: *HAB 34* Anhang.

Definition der Droge: Essenz nach §2 der frischen, blühenden Pflanze; Arzneigehalt 1/2.

Stammpflanzen: *Chaerophyllum temulentum* L.

Chaerophyllum villosum WALL.

Botanische Beschreibung: Pflanze bis zu 60 cm hoch, Wurzel länglich, spitz. Stengel unten dicht weiß behaart. Blätter zwei- bis dreifach gefiedert, Fiedern fein geteilt. Blattscheiden der oberen Blätter aufgeblasen. Dolde sechs- bis zehnstrahlig, Blütenblätter länglich bis lanzettlich, weiß. Frucht zylindrisch, 6 bis 9 mm lang, an der Spitze schmaler, Rippen auffallend, im Tälchen je ein Ölgang, Fugenseite tief eingebuchtet.[17]

Inhaltsstoffe: Sitosterol in den oberirdischen Teilen,[18] die blühende Pflanze enthält ätherisches Öl.[GHo]

Verbreitung: Afghanistan, Indischer Himalaya, West-Pakistan.

Drogen: Chaerophyllum-villosum-Wurzel.

Chaerophyllum-villosum-Wurzel

Definition der Droge: Getrocknete Wurzel.

Stammpflanzen: *Chaerophyllum villosum* WALL.

Herkunft: Kashmir.

Ganzdroge: Wurzel spitz zulaufende Rübe 1 bis 3 cm lang und 1,2 cm Durchmesser, schmutzig grau, längliche Runzeln, quer verlaufende Lenticellen.[19]

Mikroskopisches Bild: Kork aus 12 Schichten rechteckiger Zellen, Rinde außen parenchymatisch, zerdrückt, mit Lufträumen, innen kompakt aus isodiametrischen Zellen mit kleinen Interzellularen. Stärke einzeln und zusammengesetzt. Schizogene, nach außen größer werdende Ölgänge, 13 bis 78 μm im Durchmesser. Gefäße in Gruppen von 1 bis 12, Netz- und Schraubengefäße. Viel Xylemparenchym, große Lufträume in Richtung Zentrum.[19]

Pulverdroge: Hellgrau bis cremefarben, geruchlos, Geschmack zu Beginn süßlich, dann zusammenziehend.[19]

Sonst. Verwendung: *Pharmazie/Medizin.* Die Wurzel dient in Indien zum Strecken bzw. zur Verfälschung der Aconitum-heterophyllum-Knollen.[19] *Haushalt.* Wird in Kaschmir als Nahrungsmittel verwendet.[23]

1. Engler A (1964) Syllabus der Pflanzenfamilien, 12. Aufl., Gebr. Borntraeger, Berlin, S. 375
2. Moore DM (1971). In: The Biology and Chemistry of the Umbelliferae, V. H. Heywood (Hrsg.), Academic Press, New York, S. 233
3. Kubeczka KH (1989). In: Le Ombrellifere: Ricerche ed Applicazioni, Societa Italiana di Fitochimica, Perugia, S. 7–31
4. Hörhammer L, Wagner H, Götz H (1959) Arch Pharm 291:44–51
5. Crowden RK, Harborne JB, Heywood VH (1969) Phytochemistry 8:1.963–1.984
6. Harborne JB, Williams CA (1972) Phytochemistry 11:1.741–1.750
7. Gonnet JF (1983) Phytochemistry 22:1.421–1.423
8. Leskova ES, Ananichev AV (1969) Rast Res 5:565–572
9. Huneck S (1960) Naturwissenschaften 47:498
10. Polstorff L (1839) Arch Pharm 68:176–185
11. Franke W (1981) Nutzpflanzenkunde, 2. Aufl., Thieme, Stuttgart New York, S. 196
12. Kokkalou E, Stefanou E (1989) Pharm Acta Helv 64:133–134
13. Bohlmann F, Arndt C, Bornowski H, Kleine KM (1961) Chem Ber 94:958–967
14. Frohne D, Pfänder HJ (1983) Giftpflanzen, 2. Aufl., Wissenschaftliche Verlagsgesellschaft, Stuttgart, S. 37
15. Gessner O, Orzechowski G (1974) Gift- und Arzneipflanzen von Mitteleuropa, 3. Aufl., Carl Winter Universitätsverlag Heidelberg, S. 91
16. Roth L, Daunderer M, Kormann K (1988) Giftpflanzen – Pflanzengifte, 3. Aufl., Ecomed Verlagsgesellschaft mbH, Landsberg München, S. 23
17. Nasir E (1972) Umbelliferae. In: Flora of West Pakistan, S. 91
18. Bhan MK, George V, Ramesh Kapoor, Rishi AK (1976) Indian J Chem, Sect B, 14B:475–476
19. Sharma BM, Pratap Singh, Atal CK (1969) Jour Res Ind Med 4:68–726
20. Heg, Bd. VI, S. 998–1001
21. Hag, Bd. III, S. 830
22. Hgn, Bd. 6, S. 569, 772 u. Bd. 9, S. 681, 684
23. GHo, Bd. 6, S. 354

SB

Chamaecytisus

HN: 2012600

Familie: Leguminosae (Fabaceae).

Unterfamilie: Papilionoidea.

Tribus: Genisteae.

Subtribus: Genistinae (früher auch Cytisinae).

Gattungsgliederung: Die Gattung Chamaecytisus LINK, die nicht weiter unterteilt wird, umfaßt in Europa 35 Arten. Bei Chamaecytisus handelt es sich jedoch um eine taxonomisch schwierige Gattung, in der interspezifische Hybride regelmäßig auftreten.[5] Die folgenden Arten, von denen viele früher zur Gattung Cytisus gerechnet wurden,[1] kommen in Europa vor:
C. albus (HACQ.) ROTHM.; *C. austriacus* (L.) LINK; *C. banaticus* (GRISEB. et SCHENK) ROTHM.; *C. blokkianus* (PAWL.) A. KLASKOVA; *C. borysthenicus* (GRUNER) A. KLASKOVA; *C. ciliatus* (WAHLENB.) ROTHM.; *C. creticus* (BOISS. et HELDR.) ROTHM.; *C. danubialis* (VELEN.) ROTHM.; *C. dorycnioides* (DAVIDOV) FRODIN et HEYWOOD; *C. eriocarpus* (BOISS.) ROTHM.; *C. glaber* (L. fil.) ROTHM.; *C. graniticus* (REHMANN) ROTHM.; *C. heuffelii* (WIERZB.) ROTHM.; *C. jankae* (VELEN.) ROTHM.; *C. kovacevii* (VELEN.) ROTHM.; *C. leiocarpus* (A. KERNER) ROTHM.; *C. lindemannii* (V. KRECZ.) A. KLASKOVA; *C. litwinowii* (V. KRECZ.) A. KLASKOVA; *C. nejceffii* (URUM.) ROTHM.; *C. paczoskii* (V. KRECZ.) A. KLASKOVA; *C. podolicus* (BLOCKI) A. KLASKOVA; *C. polytrichus* (BIEB.) ROTHM.; *C. purpureus* (SCOP.) LINK; *C. pygmaeus* (WILLD.) ROTHM.; *C. ratisbonensis* (SCHAEFFER) ROTHM.; *C. rochelii* (WIERZB.) ROTHM.; *C. ruthenicus* (FISCHER ex WOLOSZCZAK) A. KLASKOVA; *C. skrobiszewskii* (PACZ.) A. KLASKOVA; *C. spinescens* (C. PRESL) ROTHM.; *C. subidaeus* (GAND.) ROTHM.; *C. supinus* (L.) LINK; *C. tommasinii* (VIS.) ROTHM.; *C. wulfii* (V. KRECZ.) A. KLASKOVA; *C. zingeri* (NENUKOW ex LITV.) A. KLASKOVA.

Gattungsmerkmale: Mehrjährige Halbsträucher und Sträucher mit oft grünen, photosynthetisch aktiven Sproßachsen, die spitz und stachelig sein können. Blätter 3zählig gefingert oder gefiedert. Zwittrige, zygomorphe Schmetterlingsblüten, die in aufrechten, racemösen Blütenständen oder zu zweit achselständig angeordnet sein können. Blütenkelch tubulär und 2lippig; obere Lippe mit 2 Zähnen, untere Lippe 3zähnig, wobei die Zähne kleiner sind als die zugehörige Lippe; Corolla gelb, selten weiß oder purpurn. Alle 10 Staubfäden zu 1 Röhre verwachsen. Hülsen leicht zusammengedrückt, bei der Reife schwarz werdend und aufspringend. Symbiose mit stickstoffbindenden Bakterien in Wurzelknöllchen.

Verbreitung: Die meisten Arten der Gattung Chamaecytisus sind im östlichen Mittelmeergebiet, Balkan, Osteuropa sowie Asien beheimatet. Nur wenige Arten zeigen zentral- und westeuropäische Verbreitung, z. B. *C. albus*, *C. supinus*, *C. hirsutus*, *C. purpureus*, *C. ratisbonensis* und *C. supinus*.[5]

Inhaltsstoffgruppen: *Alkaloide.* Die meisten der bisher mit modernen phytochemischen Methoden (insbesondere Kapillar-GLC und GC-MS) untersuchten Arten des Genus Chamaecytisus enthalten als charakteristische Inhaltsstoffe Chinolizidinalkaloide insbesondere vom Spartein- und Lupanin-Typ (s. Strukturformeln bei Inhaltsstoffen der Art *C. albus*). Aber auch Dipiperidinalkaloide (z. B. Ammodendrin), einfache Phenylethylamine (z. B. Dopamin), Isochinolinalkaloide (z. B. Salsolidin) wurden gefunden.[2]
Flavonoide. Ferner enthalten die Arten Flavone, Flavonole und Isoflavonoide, die aber bislang nur in wenigen Fällen detailliert untersucht wurden.[2,3]

Drogenliefernde Arten: *Chamaecytisus albus*: Chamaecytisus-albus-Kraut.
Chamaecytisus austriacus: Chamaecytisus-astriacus-Kraut.
Chamaecytisus blockianus: Chamaecytisus-blokkianus-Kraut.
Chamaecytisus ciliatus: Chamaecytisus-ciliatus-Kraut.
Chamaecytisus eriocarpus: Chamaecytisus-eriocarpus-Kraut.
Chamaecytisus glaber: Chamaecytisus-glaber-Kraut.
Chamaecytisus hirsutus: Chamaecytisus-hirsutus-Kraut.
Chamaecytisus jankae: Chamaecytisus-jankae-Kraut.
Chamaecytisus leiocarpus: Chamaecytisus-leiocarpus-Kraut.
Chamaecytisus lindemannii: Chamaecytisus-lindemannii-Kraut.
Chamaecytisus polytrichus: Chamaecytisus-polytrichus-Kraut.
Chamaecytisus purpureus: Chamaecytisus-purpureus-Kraut.
Chamaecytisus ratisbonensis: Chamaecytisus-ratisbonensis-Kraut.
Chamaecytisus ruthenicus: Chamaecytisus-ruthenicus-Kraut.
Chamaecytisus supinus: Chamaecytisi supini herba.

Chamaecytisus albus (Hacq.) Rothm.

Synonyme: *Cytisus albus* Hacq., *Cytisus leucanthus* Waldst. et Kit., *Cytisus leucanthus* ssp. *albus* (Hacq.) Hayek.

Sonstige Bezeichnungen: Dt.: Weißer Zwergginster; engl.: White broom.

Botanische Beschreibung: Halbstrauch von 30 bis 80 cm Höhe, Sproßachsen aufrecht oder herabhängend. Anliegend behaarte Blättchen von (10 bis) 20 bis 30 × 7 bis 12 mm Größe. Behaarung entweder beid- oder nur blattunterseitig. 5- bis 8zählige Blüten in Köpfchen. Blüten weiß, Fahne 16 bis 20 mm lang. Hülse 20 bis 30 × 5 bis 6 mm groß und behaart.[5]

Inhaltsstoffe: *C. albus* enthält in den oberirdischen Teilen 1,2 bis 1,5 % (TG = bezogen auf das Trokkengewicht) Gesamt-Alkaloide, die sich auf Spartein (1,6 bis 1,8 %), Lupanin (92 bis 94 %), 17-Oxolupanin (2,2 bis 2,9 %) und unbekannte Alkaloide (1,5 bis 1,7 %) verteilen.[6] In den Samen mit 0,25 % Gesamt-Alkaloiden ist Lupanin Hauptalkaloid (98 %), begleitet von Spartein, Isolupanin, 11,12-Dehydrolupanin als Nebenalkaloiden.[7]

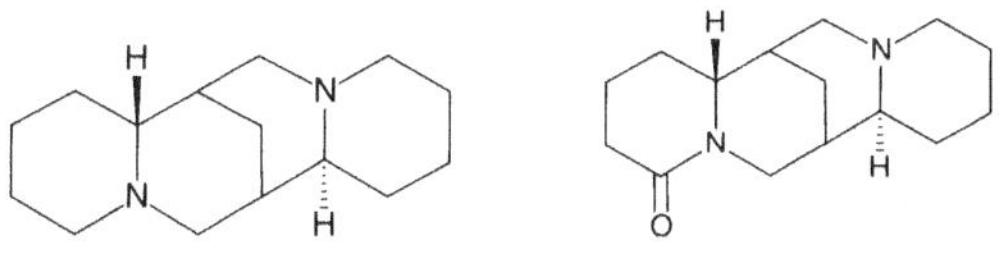

Spartein Lupanin

Verbreitung: Östliches Zentral- und SO-Europa, nordwärts bis S-Polen.[5]

Drogen: Chamaecytisus-albus-Kraut.

Chamaecytisus-albus-Kraut

Definition der Droge: Die getrockneten oberirdischen Teile.

Stammpflanzen: *Chamaecytisus albus* (Hacq.) Rothm.

Toxikologische Eigenschaften: S. Chamaecytisi supini herba.

Chamaecytisus austriacus (L.) Link

Synonyme: *Cytisus austriacus* L., *Cytisus smyrnaeus* auct. non Boiss. incl. *Cytisus pindicola* Halacsy.

Sonstige Bezeichnungen: Dt.: Österreichischer Zwergginster.

Systematik: Art sehr variabel in Habitus, Blattform und Behaarung. Varianten mit begrenzter Verbreitung wurden als separate Arten beschrieben, die aber durch zahlreiche Intermediärformen miteinander verbunden sind. Die Subspeziesfrage bleibt deshalb offen.[5]

Botanische Beschreibung: Halbstrauch von 17 bis 70 cm Höhe mit aufrechten oder liegenden Sproßachsen, die dicht und anliegend behaart sind. Fiederblättchen 15 bis 25 × 3 bis 6 mm groß; oberseitig dicht anliegend, unterseitig weißfilzig behaart. Vielblütige, schopfige Blütenstände. Blütenkronblätter gelb mit 15 bis 22 mm großer Fahne. Hülse 20 bis 30 × 5 mm groß und behaart.[5]

Inhaltsstoffe: In den Früchten von *C. austriacus* wurden 0,7 % Gesamt-Alkaloide mit 91 % Spartein und 1,2 % Lusitanin, in den oberirdischen Teilen zusätzlich 17-Oxospartein und Lupanin nachgewiesen.[6,8-10] Einem anderen Ergebnis nach enthalten Früchte 0,098 %, Sprosse zwischen 0,2 und 0,5 % Alkaloide mit 61 bis 98 % Lupanin und als Nebenalkaloide Spartein, 11,12-Dehydrospartein, Ammodendrin, Isolupanin, 5,6-Dehydrolupanin, 11,12-

Dehydrolupanin, 4-Hydroxylupanin, Anagyrin und Salsolidin.[7]

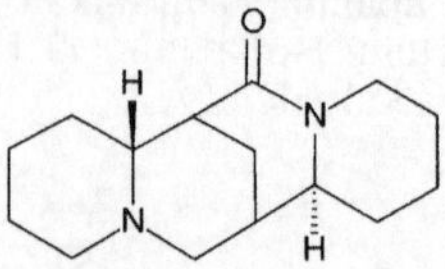

17-Oxospartein

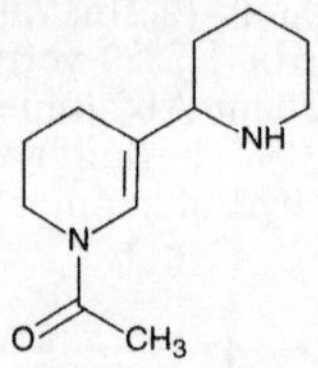

Ammodendrin

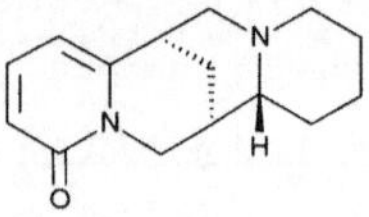

Anagyrin

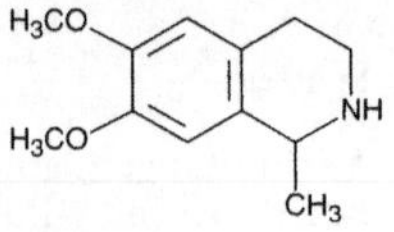

Salsolidin

Verbreitung: Östliches Mittel- und SO-Europa bis südliches Mittelrußland.[5]

Drogen: Chamaecytisus-austriacus-Kraut

Chamaecytisus-austriacus-Kraut

Definition der Droge: Die getrockneten oberirdischen Teile.

Stammpflanzen: *C. austriacus* (L.) LINK.

Toxikologische Eigenschaften: S. Chamaecytisi supini herba.

Chamaecytisus blockianus (PAWL.) A. KLASKOVA

Synonyme: *Cytisus blockianus* PAWL., *Cytisus blokkii* V. KRECZ.

Botanische Beschreibung: Halbstrauch von 20 bis 50 cm Höhe mit herabhängenden Sproßachsen, die spärlich anliegend behaart sind. Fiederblättchen 12 bis 22 × 4 bis 8 mm groß, beidseitig anliegend behaart. 5- bis 10zählige Blüten in Köpfchen. Kronblätter blaß gelb, Fahne 18 bis 25 mm; Hülse 20 bis 30 × 4 bis 5 mm groß, die mit langen Haaren spärlich behaart sind.[5]

Inhaltsstoffe: *C. blockianus* enthält im Samen 1,7 % Gesamt-Alkaloide mit 82 % Lupanin und als Nebenalkaloide Spartein, 11,12-Dehydrospartein, Isolupanin, 11,12-Dehydrolupanin und Hydroxylupanin.[7]

Verbreitung: Moldau-Region und westliche Ukraine.[5]

Drogen: Chamaecytisus-blockianus-Kraut.

Chamaecytisus-blockianus-Kraut

Definition der Droge: Die getrockneten oberirdischen Teile.

Stammpflanzen: *C. blockianus* (PAWL.) A. KLASKOVA.

Toxikologische Eigenschaften: S. Chamaecytisi supini herba.

Chamaecytisus ciliatus (WAHLENB.) ROTHM.

Synonyme: *Cytisus hirsutus* ssp. *ciliatus* (WAHLENB.) ASCHERSON et GRAEBNER.

Botanische Beschreibung: Strauch bis 1 m Höhe; Sprosse aufrecht bis herabhängend und mit schwacher Behaarung. Fiederblättchen 20 bis 30 × 10 bis 15 mm groß, oberseits glatt bis schwach behaart, unterseits abstehend fein behaart. Kronblätter gelb, die Fahne kann braune Flecken aufweisen. Hülsen 20 bis 40 mm lang, nicht, spärlich oder fein behaart.[5]

Inhaltsstoffe: *C. ciliatus* enthält 0,8 % Gesamt-Alkaloide mit 47 % Spartein, 23 % 17-Oxospartein, 5 % Lupanin und 23 % nicht identifizierte Alkaloiden.[6] Früchte mit 0,32 % (TG) Gesamt-Alkaloiden, davon 92 % Lupanin, ferner Isolupanin und ein Dehydrolupanin als Nebenalkaloide.[7]

Verbreitung: Östliches Zentraleuropa und Balkanhalbinsel.[5]

Drogen: Chamaecytisus-ciliatus-Kraut.

Chamaecytisus-ciliatus-Kraut

Definition der Droge: Die getrockneten oberirdischen Teile.

Stammpflanzen: *C. ciliatus* (WAHLENB.) ROTHM.

Toxikologische Eigenschaften: s. Chamaecytisi supini herba.

Chamaecytisus eriocarpus (BOISS.) ROTHM.

Synonyme: *Cytisus absinthoides* JANKA, *Cytisus eriocarpus* BOISS.

Botanische Beschreibung: Halbstrauch von 40 bis 80 cm Höhe mit aufrechten Sprossen, die lang abstehend behaart sind. Fiederblättchen 10 bis 17 mm groß, beidseitig dicht anliegend bis filzig behaart. Kelch abstehend behaart. Kronblätter gelb. Hülse dicht abstehend und wollig behaart.[5]

Inhaltsstoffe: *C. eriocarpus* enthält in Stengeln/Blättern die Isoflavonoide Daidzein, Genistein-5-methylether und Genistein-7-glucosid, die Flavone Vitexin und Orientin, sowie die Alkaloide Cytisin, Lupanin und Anagyrin.[3]

Verbreitung: Balkanhalbinsel.[5]

Drogen: Chamaecytisus-eriocarpus-Kraut.

Chamaecytisus-eriocarpus-Kraut

Definition der Droge: Die getrockneten oberirdischen Teile.

Stammpflanzen: *C. eriocarpus* (BOISS.) ROTHM.

Toxikologische Eigenschaften: S. Droge Chamaecytisi supini herba.

Chamaecytisus glaber (L. fil.) ROTHM.

Synonyme: *Cytisus elongatus* WALDST. et KIT.

Sonstige Bezeichnungen: Dt.: Kahler Zwergginster.

Botanische Beschreibung: Strauch bis 150 cm Höhe; Sprosse aufrecht bis überhängend; fein anliegend behaart als Jungpflanze, später kahl. Fiederblättchen 20 bis 25 × 8 bis 12 mm groß, beidseitig fein anliegend behaart, die später oberseits kahl werden. Kronblätter gelb; Fahne mit braunen Flecken. Hülsen 20 bis 25 mm, dicht fein behaart.[5]

Inhaltsstoffe: *C. glaber* weist als Hauptalkaloide Spartein und Lupanin auf.[9]
In den Früchten 1,5 % (TG) Gesamt-Alkaloide mit 79 % Lupanin, 3 % Dehydrolupanin und in Spuren (< 1 %) Spartein, Dehydrospartein, Ammodendrin, Isolupanin, 17-Oxolupanin, Anagyrin und 13-Hydroxylupanin.[7]

Verbreitung: West- und Mittel-Rumänien, NO-Teil der Balkanhalbinsel.[5]

Drogen: Chamaecytisus-glaber-Kraut.

Chamaecytisus-glaber-Kraut

Definition der Droge: Die getrockneten oberirdischen Teile.

Stammpflanzen: *C. glaber* (L. fil.) ROTHM.

Toxikologische Eigenschaften: S. Chamaecytisi supini herba.

Chamaecytisus hirsutus (L.) LINK

Synonyme: *Cytisus hirsutus* L., *Cytisus leucotrichus* SCHUR, *Cytisus pumilus* DE NOT.

Sonstige Bezeichnungen: Dt.: Behaarter Zwergginster; engl.: Hairy broom.

Systematik: Extrem variabel in Habitus und Behaarung. Viele Varietäten wurden auf dem Unterart- und Artniveau beschrieben, die aber nicht klar zu unterscheiden sind.[5] *C. polytrichus*, *C. ciliatus* wurden früher als Unterarten abgetrennt, nach Lit.[5] aber als eigenständige Arten betrachtet.

Botanische Beschreibung: Strauch bis Halbstrauch von 20 bis 100 (bis 200) cm Höhe; Sprosse aufrecht bis herabhängend, selten flachliegend, abstehend behaart. Fiederblättchen 6 bis 20 × 4 bis 10 mm groß, oberseits kahl bis stark behaart, unterseits fein bis stark behaart. Kronblätter gelb bis gelb-rosa; die Fahne mit oder ohne braune Flecken. Hülsen 25 bis 40 × 5 bis 8 mm, überall stark oder nur an den Rändern behaart.[5]

Verwechslungen: *C. ciliatus*, *C. glaber*, *C. leiocarpus*, *C. polytrichus* und *C. wulfii* sind ähnlich, können aber über ihre Behaarung und Größe auseinandergehalten werden.[5]

Inhaltsstoffe: *C. hirsutus* enthält in den Früchten 0,68 % (TG) Gesamt-Alkaloide mit 92 % Lupanin, 4,5 % Hydroxylupanin und in Spuren (< 1 %) Spartein, Ammodendrin, Isolupanin, 11,12-Dehydrolupanin, 4-Hydroxylupanin, 17-Oxolupanin, 13-Hydroxylupanin und Anagyrin.[7]

Verbreitung: Zentral- und Osteuropa, etwas kalkmeidend.[5]

Drogen: Chamaecytisus-hirsutus-Kraut.

Chamaecytisus-hirsutus-Kraut

Definition der Droge: Die getrockneten oberirdischen Teile.

Stammpflanzen: *C. hirsutus* (L.) LINK.

Toxikologische Eigenschaften: S. Chamaecytisi supini herba.

Chamaecytisus jankae (VELEN.) ROTHM.

Synonyme: *Cytisus jankae* VELEN.

Botanische Beschreibung: Zwergstrauch von 8 bis 10 cm Höhe mit aufrechten Sproßachsen. Fiederblättchen 10 × 2 mm, dicht silbrig fein behaart. 2- bis 4blütige Blütenköpfe. Kronblätter blaß-gelb, Fahne ca. 15 mm groß; Schiffchen außen dicht behaart. Hülsen 15 × 5 mm, behaart.[5]

Inhaltsstoffe: *C. jankae* enthält in den oberirdischen Teilen 1,3 bis 1,9 % (TG) Gesamt-Alkaloide mit folgender Zusammensetzung: Spartein 2 bis 9 %, 17-Oxospartein 12 bis 36 %, Lupanin 53 bis 59 %, 17-Oxolupanin 0,5 bis 3,8 %, unbekannte Alkaloide 6 bis 17 %.[6]

Verbreitung: Balkanhalbinsel.[5]

Drogen: Chamaecytisus-jankae-Kraut.

Chamaecytisus-jankae-Kraut

Definition der Droge: Die getrockneten oberirdischen Teile.

Stammpflanzen: *C. jankae* (VELEN.) ROTHM.

Toxikologische Eigenschaften: s. Droge Chamaecytisi supini herba.

Chamaecytisus leiocarpus (A. KERNER) ROTHM.

Botanische Beschreibung: Zwergstrauch bis 30 cm Höhe, mit überhängenden Zweigen, die jung behaart, später kahl sind. Fiederblättchen 25 bis 40 × 10 bis 20 mm, die beidseitig anliegend behaart sind, später oberseits kahl werden. Kronblätter gelb; Fahne mit braunen Flecken. Hülsen 30 bis 45 × 6 bis 8 mm groß, kahl bis spärlich behaart.[5]

Verwechslungen: S. *C. hirsutus*.

Inhaltsstoffe: *C. leiocarpus* enthält in den Früchten 1,2 % Gesamt-Alkaloide, mit 69 % Lupanin, 5 % Dehydrospartein, 6 % Dehydrolupanin und in Spuren (< 1 %) Spartein, Ammodendrin, Isolupanin, 11,12-Dehydrolupanin, 4-Hydroxylupanin und 13-Hydroxylupanin.[7]

Verbreitung: West- und Zentralrumänien, nördlicher Teil der Balkanhalbinsel.[5]

Drogen: Chamaecytisus-leiocarpus-Kraut.

Chamaecytisus-leiocarpus-Kraut

Definition der Droge: Die getrockneten oberirdischen Teile.

Stammpflanzen: *C. leiocarpus* (A. KERNER) ROTHM.

Toxikologische Eigenschaften: S. Chamaecytisi supini herba.

Chamaecytisus lindemannii (V. KRECZ.) A. KLASKOVA

Synonyme: *Cytisus lindemannii* V. KRECZ.

Botanische Beschreibung: Strauch bis 120 cm Höhe, mit herabhängenden Sprossen, die in den unteren Teilen kahl, oben aber dicht fein behaart sind; Haare grünlich und etwas abstehend. Kronblätter gelb; Fahne ohne rote Flecken. Hülsen 30 × 6 mm, dicht behaart.[5]

Verwechslungen: Ähnlich *C. borysthenicus*.

Inhaltsstoffe: In den Samen von *C. lindemannii* wurden 1,2 % (TG) Gesamt-Alkaloide gefunden mit 90 % Lupanin und 7 % eines nicht identifizierten Alkaloids.[7]

Verbreitung: Ukraine und S-Rußland, im Gegensatz zu *C. borysthenicus*, der sandige Habitate besiedelt, in Wäldern und Strauchvegetation.[5]

Drogen: Chamaecytisus-lindemannii-Kraut.

Chamaecytisus-lindemannii-Kraut

Definition der Droge: Die getrockneten oberirdischen Teile.

Stammpflanzen: *C. lindemannii* (V. KRECZ.) A. KLASKOVA.

Toxikologische Eigenschaften: S. Chamaecytisi supini herba.

Chamaecytisus polytrichus (BIEB.) ROTHM.

Synonyme: *Cytisus hirsutus* ssp. *polytrichus* (BIEB.) HAYEK, *Cytisus polytrichus* BIEB.

Systematik: S. *C. hirsutus*.

Botanische Beschreibung: Zwergstrauch von 10 bis 25 cm Höhe, mit niederliegenden Zweigen, die jung lang abstehend behaart sind. Blättchen 10 bis 15 × 4 bis 6 mm groß, beidseitig dicht abstehend behaart, selten kahl. Kelch abstehend behaart. Kronblätter gelb; Fahne mit braunen Flekken. Hülsen 20 bis 35 mm × 5 bis 5 mm behaart.[5]

Verwechslungen: S. *C. hirsutus*.

Inhaltsstoffe: *C. polytrichus* enthält 0,3 % Gesamt-Alkaloide mit 6,1 % Spartein. 5 % 17-Oxospartein, 1 % Lupanin, 24 % 17-Oxolupanin und 64 % nicht identifizierten Alkaloide.[6]

Verbreitung: Bergregionen Südeuropas, Balkanhalbinsel bis zur Krim und Mittelrumänien.[5]

Drogen: Chamaecytisus-polytrichus-Kraut.

Chamaecytisus-polytrichus-Kraut

Definition der Droge: Die getrockneten oberirdischen Teile.

Stammpflanzen: *C. polytrichus* (BIEB.) ROTHM.

Toxikologische Eigenschaften: S. Chamaecytisi supini herba.

Chamaecytisus purpureus (SCOP.) LINK

Synonyme: *Cytisus purpureus* SCOP.

Sonstige Bezeichnungen: Dt.: Purpur-Zwergginster; engl.: Purple broom.

Botanische Beschreibung: Zwergstrauch bis 30 cm Höhe, mit kahlen Sproßachsen. Blättchen kahl und glänzend. Blüten zu zweit oder zu dritt an seitenständigen Kurztrieben; Kronblätter purpurn, Fahne 15 bis 25 mm. Hülsen 15 bis 25 × 4 bis 5 mm, kahl.[5]

Inhaltsstoffe: *C. purpureus* enthält nur in sehr geringen Mengen Chinolizidinalkaloide (0,001 bis 0,05 % TG), wie z. B. *N*-Methylcytisin, Lupanin, Cytisin und Anagyrin.[7,11,12] Zusätzlich treten bislang nicht identifizierte Alkaloide auf, die vermutlich zu den einfachen Isochinolinalkaloiden zählen, wie z. B. Dehydroheliamin, Backebergin oder Salsolidin.[7] Zellkulturen produzierten Lupanin.[12]

Verbreitung: Gebüsch- und Felsvegetation der S- und SO-Alpen, N-Albanien und N-Jugoslawien. Häufig als Zierpflanze kultiviert.[5]

Drogen: Chamaecytisus-purpureus-Kraut.

Chamaecytisus-purpureus-Kraut

Definition der Droge: Die getrockneten oberirdischen Teile.

Stammpflanzen: *C. purpureus* (SCOP.) LINK.

Toxikologische Eigenschaften: S. Droge Chamaecytisi supini herba.

Chamaecytisus ratisbonensis (SCHAEFFER) ROTHM.

Synonyme: *Cytisus biflorus* L'HÉRIT., *Cytisus ratisbonensis* SCHAEFFER.

Sonstige Bezeichnungen: Dt.: Regensburger Zwergginster, Zwillingsginster.

Systematik: Pflanzen der SO-Ukraine wurden als *C. kreczetoviczii* WISSJUL. beschrieben; ihr Status ist jedoch nicht geklärt.[5]

Botanische Beschreibung: Zwergstrauch von 10 bis 45 cm Höhe mit niederliegenden oder vorne aufsteigenden Ästen, die anfangs angedrückt seidenhaarig behaart sind, später kahl werden. Fiederblättchen 10 bis 15 × 4 bis 6 mm groß, oberseits kahl, unterseits behaart, aber später ebenso kahl werdend. Blüten zu 2 achselständig; Kronblätter gelb; Fahne 16 bis 22 mm groß mit orange-roten Flecken. Hülsen 20 bis 30 × 4 bis 5 mm, anliegend behaart.[5]

Inhaltsstoffe: *C. ratisbonensis* enthält in Blättern und Sproß 0,2 bis 0,5 % (TG) Gesamt-Alkaloide mit 75 % Lupanin, 20 % Spartein und als Nebenalkaloide Dehydrolupanin, Dehydrospartein, 4-Hydroxylupanin, 7-Hydroxylupanin, 13-Hydroxylupanin und Ammodendrin.[11,7]

Verbreitung: Warmtrockene Wälder, Gebüsche, Heiden und Trockenrasen Mittel- und Osteuropas, bis hin zur Ukraine.[5]

Drogen: Chamaecytisus-ratisbonensis-Kraut.

Chamaecytisus-ratisbonensis-Kraut

Definition der Droge: Die getrockneten oberirdischen Teile.

Stammpflanzen: *C. ratisbonensis* (SCHAEFFER) ROTHM.

Toxikologische Eigenschaften: S. Droge Chamaecytisi supini herba.

Chamaecytisus ruthenicus (FISCHER ex WOLOSZACZAK) A. KLASKOVA

Synonyme: *Cytisus ruthenicus* FISCHER ex WOLOSZACZAK.

Botanische Beschreibung: Strauch von 25 bis 150 cm Höhe mit aufrechten Zweigen, die grauweiß anliegend behaart sind. Blättchen 10 bis 17 × 4 bis 8 mm groß, oberseits schwach, unterseits stark anliegend behaart. 3- bis 5zählige Blüten; Kronblätter gelb, Fahne 25 bis 30 mm, mit oder ohne Flecken. Hülsen 30 bis 35 × 6 bis 8 mm, dicht anliegend behaart.[5]

Inhaltsstoffe: *C. ruthenicus* enthält im Sproß 0,13 %, im Blatt 0,005 % und im Samen 1,6 % Gesamt-Alkaloide. Hauptalkaloid ist das Lupanin sind 66 bis 97 %, Nebenalkaloide mit Spartein, 11,12-Dehydrospartein, Ammodendrin, 5,6-Dehydrolupanin und 11,12-Dehydrolupanin.[7]

Verbreitung: Rußland südlich des 59. Breitengrades und O-Polen.[5]

Drogen: Chamaecytisus-ruthenicus-Kraut.

Chamaecytisus-ruthenicus-Kraut

Definition der Droge: Die getrockneten oberirdischen Teile.

Stammpflanzen: *C. ruthenicus* (FISCHER ex WOLOSZACZAK) A. KLASKOVA.

Toxikologische Eigenschaften: S. Chamaecytisi supini herba.

Chamaecytisus supinus (L.) LINK

Synonyme: *Cytisus capitatus* SCOP., *Cytisus supinus* L.

Sonstige Bezeichnungen: Dt.: Kopf-Zwergginster; engl.: Clustered broom.

Systematik: Pflanzen der Ukraine, Rumänien, Bulgarien, Ungarn und Polen wurden als *Cytisus aggregatus* abgetrennt. Da viele Zwischenformen vorkommen, werden diese Pflanzen nach Lit.[5] als *C. supinus* betrachtet.

Botanische Beschreibung: Strauch von 20 bis 60 (bis 120) cm Höhe, mit aufrechten oder überhängenden Zweigen, die selten niederliegend wachsen. Sprosse abstehend fein bis dicht behaart. Blättchen 15 bis 35 × 7 bis 14 mm groß, oberseits schwach behaart bis kahl, unterseits abstehend fein behaart. Blüten in 2- bis 8zähligen endständigen Köpfen und einzeln achselständig. Kronblätter gelb, Fahne 20 bis 25 mm, meist braungefleckt. Hülsen 20 bis 35 × 5 bis 6 mm abstehend oder wollig behaart.[5]

Verwechslungen: Ähnlichkeit mit *C. hirsutus*-Gruppe gegeben.[5]

Inhaltsstoffe: *C. supinus* enthält in den oberirdischen Teilen 0,6 bis 1,8 % (TG) Gesamt-Alkaloide mit Spartein (0,9 bis 2 %), 17-Oxospartein (18 bis 25 %), Lupanin (69 bis 78 %), 17-Oxolupanin (2,3 %),[6,10] ferner 11,12-Dehydrospartein, Ammodendrin, Isolupanin, 11,12-Dehydrolupanin und Hydroxylupanin.[7] Samen enthalten 1,5 % Gesamt-Alkaloide mit Lupanin als Hauptalkaloid (84 %) und Spartein, 11,12-Dehydrospartein, Ammodendrin, Isolupanin, 11,12-Dehydrolupanin und Hydroxylupanin als Nebenalkaloiden.[7]

Verbreitung: Warmtrockene Wälder, Heiden, Halbtrockenrasen in Mittel- und Südeuropa, nordwärts bis Süddeutschland und Südfrankreich.[5]

Drogen: Chamaecytisi supini herba (Zwergginsterkraut).

Chamaecytisi supini herba (Zwergginsterkraut)

Synonyme: Cytisi supini herba.

Sonstige Bezeichnungen: Dt.: Kopf-Zwergginster; engl.: Clustered broom.

Definition der Droge: Die getrockneten oberirdischen Teile.

Stammpflanzen: *C. supinus* (L.) LINK.

Inhaltsstoffe: s. Inhaltsstoffe der Art.

Identität: Für Chinolizidinalkaloide ist besonders die Kapillar-GLC und GLC-MS geeignet.[7,12] (Ausführliche Darstellung → Cytisus-Monographie, Cytisi scoparii herba).

Wirkungen: Für die Droge und ihre Zubereitungen liegen keine genauen Untersuchungen vor, jedoch wurde der Wirkstoff (–)-Spartein gründlich untersucht und insbesondere als antiarrhythmisch, ferner als uterotonisch, diuretisch, hypoglykämisch und oxytocisch wirksame Substanz klassifiziert (zur Pharmakologie des (–)-Sparteins → Stoffband i. d. Hdb.).[4,17,19] Lupanin soll antiarrhythmisch, hypotensiv und hypoglykämisch wirken,[17,19] 13-Hydroxylupanin antiarrhythmisch und hypotensiv. Cytisin wirkt stimulierend auf die Atmung, halluzinogen, oxytocisch, uterotonisch und amöbicid.[17,19]

Toxikologische Eigenschaften: Chinolizidinalkaloide vom Spartein-/Lupanin-/Cytisin-Typ haben mehrere, biochemisch bereits definierte Angriffspunkte: a) Modulation membranständiger Transportsysteme für Ionen,[4,13] b) Aktivierung nicotinerger Acetylcholin-Rezeptoren[14] und c) leichte Hemmung der Proteinbiosynthese,[15,17] i. d. Hdb. Bd. 3, S. 382 u. 1096.
Ferner wurden für Spartein, Lupanin und Cytisin antivirale, antibakterielle, antifungale Eigenschaften beschrieben.[17,18] Diese Alkaloide schrecken Insekten und andere Pflanzenfresser vom Fraß ab[17,18] und wirken insekticid.[17,18]

Mutagenität: Das in einigen Arten, z. B. *C. austriacus*, *C. glaber*, *C. hirsutus*, vorkommende Anagyrin kann bei trächtigen Kühen und Schafen zu starken Extremitätsmißbildungen der Neugeborenen führen, sog. "Crooked calf disease". Als kritische Dosen werden 6,5 bis 12 mg/kg KG Anagyrin/Tag zwischen dem 40. und 75. Tag der Schwangerschaft angesehen.[16] Ähnliche Eigenschaften soll das bei einigen Arten vorkommende Dipiperidinalkaloid Ammodendrin haben.[4]

Toxikologische Daten: *LD-Werte.* Folgende LD_{50}-Werte wurden für die Reinstoffe (–)-Spartein (→ Stoffband i. d. Hdb.), Lupanin, 13-Hydroxylupanin und Cytisin ermittelt:[17,18]
Spartein.
LD_{100} Meerschweinchen i. p. 23 bis 30 mg/kg KG;
LD_{50} Ratte i. p. 42 bis 44 mg/kg KG, s. c. 68 bis 75 mg/kg KG;
LD_{50} Maus i. p. 55 (*m*) bis 67 (*f*) mg/kg KG, i. v. 17 (*m*) bis 20 (*f*) mg/kg KG, p. o. 350 (*m*) bis 510 (*f*) mg/kg KG;
LD_{100} Kaninchen p. o. 450 mg/kg KG; Letale Dosis: Kaninchen i. v. 20 bis 30 mg/kg KG, Hund i. v. 50 bis 70 mg/kg KG, Taube i. v. 40 bis 50 mg/kg KG.
Lupanin.
LD_{100} Meerschweinchen i. p. 22 bis 25 mg/kg KG;
LD_{50} Maus i. p. 80 bis 175 mg/kg KG, p. o. 410 mg/kg KG;
LD_{50} Ratte i. p. 180 bis 192 mg/kg KG, p. o. 1.464 mg/kg KG;
LD_{50} Meerschweinchen i. p. 210 mg/kg KG.
13-Hydroxylupanin.
LD_{100} Meerschweinchen i. p. 228 mg/kg KG, s. c. 456 mg/kg KG;
LD_{50} Ratte i. p. 199 mg/kg KG;
LD_{50} Maus i. p. 172 mg/kg KG.
Cytisin.
LD_{100} Katze s. c. 3 mg/kg KG; Hund s. c. 4 mg/kg KG; Ziege s. c. 109 mg/kg KG.

1. Holubová-Klásková A (1964) Acta Univ Carol (Biol) (Suppl. 2):1–24
2. Harborne JB, Boulter D, Turner BL (1971) Chemotaxonomy of the Leguminosae, Academic Press, London New York
3. Damadyan B, Güner N, Mericli AH, Cubukcu B (1986) Planta Med 52:504
4. Panter KE, Bunchi TD, Keeler RF, Sisson DV, Callan RJ (1990) J Toxicol Clin Toxicol 28:69–83
5. FEu, Bd. 2, S. 90–93
6. Daily A, Kotsev N, Ilieva L, Dutschewska H, Mollov N (1978) Arch Pharm 311:889–891

7. Greinwald R (1988) Untersuchungen zur chemotaxonomischen Bedeutung von Leguminosenalkaloiden und zum Alkaloidstoffwechsel in transformierten Geweben und Zellkulturen. Dissertation Universität Würzburg
8. Daily A, Dutschewska H (1979) Planta Med 36:188–189
9. Daily A, Dutschewska H, Mollov N (1977) Planta Med 32:380–383
10. Faugeras G, Paris R (1971) Boissiera 19:201–218
11. Wink M (1984) Stoffwechsel und Funktion von Chinolizidin-Alkaloiden in Pflanzen und pflanzlichen Zellkulturen. Habilitationsschrift TU Braunschweig
12. Wink M, Witte L, Hartmann T, Theuring C, Volz V (1983) Planta Med 48:253–257
13. Kleinhaus AL (1980) J Physiol 299:309
14. Yovo K, Huguet F, Pothier J, Durand M, Breteau M, Narcisse G (1984) Planta Med 50:420–424
15. Wink M, Twardowski T (1992). In: Rizvi SJH, Rizvi V (eds.) Allelopathy: Basic and applied aspects, Chapman & Hall, London, S. 129–150
16. Keeler RF (1976) J Toxic Env Health 1:887–898
17. Wink M (1992). In: Bernays EA (ed.) Insect plant interactions, CRC-Press, Basingstoke, S. 131–166
18. Wink M (1992). In: Cordell G (ed.) The Alkaloids, Vol. 43 (in press)
19. Kinghorn AD, Balandrin MF (1984). In: Pelltier WS (ed.) Alkaloids: Chemical and biological perspectives, Wiley, New York, S. 105

MW

Chamaemelum

HN: 2012900

Familie: Asteraceae (Compositae).

Unterfamilie: Asteroideae.

Tribus: Anthemideae.

Gattungsgliederung: Die Gattung Chamaemelum umfaßt nach dem derzeitigen Kenntnisstand sechs Arten und zwei Varietäten. Sie wird in zwei Sektionen eingeteilt:[1,2] Sect. Chamaemelum; Sect. Santolinopsis Benedi.
Als Arten und Varietäten werden unterschieden: *Chamaemelum eriolepis* (Cosson ex Maire) Benedi; *Chamaemelum flahaultii* (Emberger) Benedi; *Chamaemelum fuscatum* (Brot.) Vasc.; *Chamaemelum mixtum* (L.) All. mit der var. *glabrescens* (Maire) Benedi; var. *aureum* Durieu in Bory & Durieu) Benedi; *Chamaemelum nobile* (L.) All.
Chamaemelum ist ein alter Name für Chamomilla, schon zu Zeiten des Dioscorides als Sammelbezeichnung für Kamillenarten verwendet.[3] Die Eigenständigkeit der Gattung Chamaemelum gegenüber der Gattung Anthemis wird heute aufgrund folgender Merkmale allgemein akzeptiert:
Bei den Anthemideen allgemein und auch bei der vorliegenden Gattung sind anatomische Merkmale – vor allem der Früchte – für die Abgrenzung und Gliederung von großer Bedeutung. Die ursprünglich zusammengefaßten Gattungen Anthemis und Chamaemelum sind phylogenetisch zwar eng miteinander verwandt, unterscheiden sich aber in einer Reihe von Merkmalen. Wie Anthemis ist Chamaemelum diploid (X = 9). Karyotypisch zeigt *Chamaemelum nobile* insgesamt eine größere chromosomale Symmetrie als Anthemis. Bei Chamaemelum fehlen die bei Anthemis charakteristischen T-Haare mit einzellreihigem, kurzem Stiel und großer, quer aufsitzender Endzelle. Chamaemelum unterscheidet sich ferner durch die sackartige Ausstülpung der Blütenkrone, die den Oberteil des Ovars bzw. später der Achäne bedeckt und die bei Anthemis nie zu finden ist. Chamaemelum hat eine durchweg normal monosporische Embryosackentwicklung im Gegensatz zur tetrasporischen bei Anthemis. Die Früchte sind monosymmetrisch – und nicht di- oder polysymmetrisch – ohne Sekretbehälter, aber mit Schleimzellen auf der gesamten Oberfläche. Die Lage der zwei Keimblätter ist transversal und nicht dorsal-ventral. Der embryologische, fruchtanatomische und chemische Charakter von Chamaemelum ähnelt mehr Matricaria als Anthemis.[4,100]

Gattungsmerkmale: Pflanzen krautig, 6 bis 40 cm hoch, einjährig oder ausdauernd, vielstengelig, behaart; Blätter wechselständig, im Umriß länglich, ein- bis mehrfach fiederschnittig, mit linealisch-pfriemlichen spitzen Abschnitten; Köpfchen einzeln, endständig, 2 bis 2,5 cm im Durchmesser, lang gestielt; Hülle mehrreihig, angedrückt behaart, mit trockenhäutigem Hautrand; Blütenstandsboden konisch; Spreublätter breit spatelig, gewölbt, dünnhäutig, der Mittelnerv oft behaart; randständige Zungenblüten weiblich oder steril, weiß, die Zunge dreizipflig; Röhrenblüten zwittrig, gelb, fünfzipflig, mit ringförmiger Aussackung an der Basis; Achänen bräunlich, ohne Pappus, 1 bis 1,6 mm lang, im Querschnitt rundlich, wenig abgeflacht, glatt, ohne deutliche Rippen, aber auf der Bauchseite mit drei schwach hervortretenden Längsstreifen. Chromosomenzahl 2n = 18.

Verbreitung: Mediterran-westeuropäisch. Von den Britischen Inseln über Frankreich und die Iberische Halbinsel bis Nordafrika (Marokko, Algerien).

Inhaltsstoffgruppen: Ätherisches Öl.[5-7] Polyine.[8-13] Die Polyinmuster von Chamaemelum und Anthemis sind unterschiedlich. Sesquiterpenlactone vom Germacranolid- und Eudesmanolid-Typ,[14-17] Terpene,[18] Flavonoide,[19] Isocumarine,[12,20] Hydroxycumarine und Phenolcarbonsäuren.[21,22]

Drogenliefernde Arten: *Chamaemelum fuscatum*: Chamaemelum-fuscatum-Blüten; *Chamaemelum nobile*: Chamomillae romanae flos (Römische Kamille), Chamomillae romanae aetheroleum (Römisches Kamillenöl), Chamaemelum nobile hom. *HAB 1*, Anthemis nobilis hom. *HPUS 78*.

Chamaemelum fuscatum (Brot.) Vasc.

Synonyme: *Anthemis fuscata* Brot., *Anthemis praecox* Link in Schrader. *Chamomilla fuscata* (Brot.) Gren & Godr., *Maruta fuscata* Brot., *Ormenis fuscata* (Brot.) Schultz-Bip., *Ormenis praecox* (Link in SCHRADER) BRIQ. & CAVILL., *Perideraea fuscata* (BROT.) WEBB.

Botanische Beschreibung: Einjährig, unbehaart, im allgemeinen rötlich, in der Mitte weniger. Sproß 6 bis 40 (bis 60) cm hoch, meistens verzweigt, in der Mitte weniger. Die unteren Blätter zwei- bis dreifach gefiedert, Lappen linear, nicht gestachelt. Blütenstiele 1 bis 7 cm lang, im oberen Teil erweitert. Hülle 3 bis 5 × 4 bis 7 mm, Blütenboden leicht konisch oder halbkugelig. Hüllblätter mit einem breiten, im allgemeinen rötlichen oder dunkelbraunen Rand, kahl; die äußeren oval, die mittleren und inneren eiförmig. Spreublätter eiförmig, normalerweise von gleicher Farbe wie die Hüllblätter, selten hyalin, kahl. Zungenblüten zwittrig oder weiblich und meistens steril, mit einem 4 bis 14 mm breiten weißen, am Grunde gelben Saum. Scheibenblüten gelb, mit 1 bis 1,2 mm langer Röhre, mit ringförmiger Aussackung beide Seiten des Ovars umfassend, zwei Höcker bildend, sowie einen Rand von 0,8 bis 1,3 mm, glockenförmig. Achänen 1 bis 1,4 mm, eiförmig, dorsiventral leicht gedrückt, mit etwa 30 longitudinalen und 3 auf der Bauchseite stärker hervortretenden Rippen. 2n = 18.
Blüht und fruchtet von Oktober bis Mai.[23]

Inhaltsstoffe: Sowohl in den Wurzeln als auch in den oberirdischen Teilen sind Polyine enthalten, darunter *cis,trans*-isomere Dehydromatricariaester und Methyl-*trans*-(thiophen-2-yl)-pent-4-in-2-enoat[8] sowie Dihydroanacyclin und Capillarin.[10,12] Die oberirdischen Teile enthalten ferner Isocumarin-Derivate,[12] die Sesquiterpenlactone Santamarin und Armexifolin sowie verwandte Eudesmanolide.[16,17] Das ätherische Öl besteht aus Estern der Methacrylsäure mit verschiedenen Isoprenalkoholen, Nerylisovalerat, den Bisabolenderivaten (–)-ar-Curcumen und Bisabolen-1,4-endoperoxid, dem Thiophenderivat Methyl-*trans*-5-(2-thienyl)pent-4-in-2-enoat und 2-Methylallylisobutyrat. Weiter wurden im ätherischen Öl *trans*-Pinocarveol[7] und 2-Methylen-3-oxobutylmethacrylat gefunden.[16]

Verbreitung: Mediterran, bis Portugal und Nordwestspanien.

Drogen: Chamaemelum-fuscatum-Blüten.

Chamaemelum-fuscatum-Blüten

Definition der Droge: Die zur Blütezeit gesammelten und getrockneten völlig geöffneten Blütenköpfchen.

Stammpflanzen: *Chamaemelum fuscatum* (BROT.) VASC.

Herkunft: In Europa bildet die Droge keine Handelsware.

Wirkungen: Das aus dem ätherischen Öl von *C. fuscatum* isolierte Methyl-*trans*-5-(thiophen-2-yl)-pent-4-in-2-enoat besitzt eine phototoxische Aktivität gegenüber verschiedenen Mikroorganismen, wie *Bacterium subtilis*, *Escherichia coli*, *Streptococcus albus* und *Saccharomyces cerevisiae*. Im Filterpapiertest wurden nach zweistündiger Bestrahlung mit UV-Licht Hemmzonen beobachtet, nicht hingegen bei den unbestrahlten Proben (keine näheren Angaben zur Zusammensetzung und Intensität der UV-Bestrahlung).[8]

Volkstümliche Anwendung und andere Anwendungsgebiete: Äußerlich ähnlich wie Römische Kamille (s. Chamomillae romanae flos).

Chamaemelum nobile (L.) ALL.

Synonyme: *Anthemis chamomilla-romana* CRANTZ, *Anthemis nobilis* L., *Anthemis odorata* LAM., *Chamaemelum odoratum* DOD., *Chamomilla nobilis* GOD., *Leucanthemum odoratum* EID. AP., *Lyonnetia abrotanifolia* WEBB., *Matricaria nobilis* BAILL., *Ormenis aurea* R. LOWE., *Ormenis nobilis* J. GAY.

Sonstige Bezeichnungen: Dt.: Römische Kamille, Römische Hundskamille, Edel-Kamille, Gartenkamille, Doppelte Kamille, Große Kamillen, Dickköpfe, Welsche Kamille, Dicke Granille, Gaadekamille, Krampf-Kamille, Hemdknöpkes, Hemmerknebbche, Kragengnebcher; engl.: Roman chamomile, Noble chamomile, Small chamomile, Gardenscotch, Ground apple, Low chamomile, Whig plant; frz.: Camomille romaine; span.: Manzanilla romana, M. noble, M. inglesa, M. de Paris; katalan.: Camamilla romana; bask.: Bitxilora, Lilibitxi, Enbasabedarr, Larranbillo; it.: Camomilla romana, C. di Boemia, C. di Germania, C. inglese, C. nobile, C. ortense; port.: Camomila verdadeira, C. nobre, C. odorante, Macela dourada, M. galega; dän.: Romerske cameelblomster; ndl.: Roomse kamille; ungar.: Rómaikamilla; russ.: Rimskaja romaška; tsch.: Rmen sličný, Heřmanek římský; pol.: Koszyszek rumianku rzymskiego, Rumianek rzymski; türk.: Rumi papatya, Alman papatyasi; arab.: Babunj, Babunaj, Shajrat-ol-kafur; ind.: Babunike-phul, Shimedapu, Shimaichamantipu; pers.: Babunah.

Systematik: Von *Chamaemelum nobile* werden Varietäten und Formen beschrieben wie *C. discoideum*[3] sowie die Cultivare "weißköpfig", "gelbköpfig",[24] "doppia", "stradoppia"[25] und die Varietät "flore pleno".[5,26] Auch werden Varietäten je nach Provenienz unterschieden.[27] Bei der Befruchtung der nur noch aus weiblichen Zungenblüten bestehenden ganz gefüllten Formen spalten die Nachkommen in ungefüllte und gefüllte Blütenköpfe mit allen möglichen Zwischenformen auf. Die Vermehrung erfolgt deshalb vegetativ.[26]

Botanische Beschreibung: Ausdauernde, niederliegende, 20 bis 50 cm hohe Staude, am Rhizom ästig blühende und kurze sterile Sprosse treibend. Stengel rundlich, längsfurchig, behaart. Blätter wechselständig, doppelt bis dreifach fiederschnittig, mit lineal-pfriemlichen Abschnitten, Blattspindel ungeflügelt. Blütenköpfchen einzeln, endständig, ziemlich lang gestielt, 2 bis 2,5 cm breit. Hüllkelch halbkugelig, Hüllblätter mehrreihig, dachziegelig, lan-

zettlich bis spatelförmig mit breitem, häutigem Saum. Blütenboden kegelförmig, markig, mit am Rande zerschlitzten Spreublättern besetzt. Zungenblüten weiblich, silberweiß, ca. 7 cm lang, an der Spitze dreizähnig. Röhrenblüten zwittrig, gelb. Krone am Grund mit ringförmiger Aussackung den oberen Rand der Achäne umfassend. Bei der Wildform 12 bis 18 Zungenblüten neben zahlreichen Röhrenblüten; letztere bei der kultivierten gefüllten Form nur wenige oder ganz fehlend. Früchte (Achänen) ca. 2 mm lang, hell-bräunlich, fast dreikantig, mit Längsrippen, glatt, ohne Pappus.
Geruch aromatisch, Geschmack würzig-bitter.

Verwechslungen: Die Wildform ähnelt in ihrem Habitus, besonders in der Form der Blätter, der echten Kamille, *Chamomilla recutita* (L.) RAUSCHERT; sie unterscheidet sich von dieser durch die größeren Blütenköpfchen, sowie dem markigen und mit Spreublättern besetzten Blütenboden. Auch mit *Matricaria maritima* L., der geruchlosen Kamille, ist eine Verwechslung möglich.
Die kultivierten Formen ähneln den Blütenköpfchen von *Chrysanthemum parthenium* (L.) BERNH., deren Blüten sind jedoch kleiner und am Blütenboden fehlen die Spreublätter. Als wilde Kamille (Camomille sauvage) wird in Marokko *Chamaemelum mixtum* bezeichnet.[28]

Inhaltsstoffe: Die oberirdischen Pflanzenteile enthalten – bezogen auf das Trockengewicht – ca. 0,55 % ätherisches Öl, davon die Blütenköpfchen ca. 1,34 % und die Blätter ca. 0,43 %; die Stengel enthalten nur Spuren. Im Laufe der Ontogenese steigt der Ölgehalt an und erreicht kurz vor dem Aufblühen sein Maximum. Während der Vollblüte und wenn die Köpfchen beginnen, braun zu werden, geht der Ölgehalt deutlich zurück.[29,30] Im frischen Kraut aus dreijährigem Anbau auf ungedüngtem Boden mittlerer Qualität werden die höchsten Gehalte am Ende des Verzweigungsstadiums (1,09 %) und zu Beginn der Blütezeit (1,07 %) gefunden. In getrockneten Blütenköpfchen beträgt der Ölgehalt nur noch max. 0,818 %. Die frischen ungeöffneten Köpfchen haben einen relativ hohen Gehalt von 5,25 % ätherischem Öl, während die halb geöffneten Blüten zur gleichen Zeit 4,35 % ätherisches Öl enthalten. Zu Beginn der Blütezeit beträgt der Gehalt in den sich gerade öffnenden Blüten noch 2,95 %; er geht im Laufe der Blütezeit stark zurück. Die getrockneten Blütenknöpfchen enthalten bei Blütebeginn 2,02 % ätherisches Öl. Der Gehalt sinkt während der Blütezeit ebenfalls ab.[31] Nach anderen Angaben verringert sich der Gehalt an ätherischem Öl von 2,37 % in den ungeöffneten Blüten bei schönem Wetter auf 1,13 % und bei schlechtem Wetter auf 0,66 %.[29] Auch diurnale Schwankungen lassen sich nachweisen: Der Ölgehalt der Blüten ist in Morgenstunden am höchsten und erreicht gegen Mittag sein Minimum.[32] Er ist ebenfalls abhängig von Klima und Standort.[25] Das ätherische Öl enthält geringe Mengen von Chamazulen, weicht aber sonst von der Zusammensetzung des ätherischen Öls von *Chamomilla recutita* völlig ab. Es weist die höchste Esterzahl aller bekannten ätherischen Öle auf[33] und besteht überwiegend aus Estern der Angelicasäure, hauptsächlich dem Isobutylester.[34] Die Flavonoide, Apigenin- und Luteolinderivate, erreichen am Anfang der Blüte mit 0,44 % ein Maximum. Der Gehalt fällt einen Monat später auf 0,16 % zurück; nach einem weiteren Monat sind nur noch Spuren nachweisbar.[35] Im Gegensatz zu den Zungenblüten der gefüllten Form enthalten die der Wildform kein Luteolin-7-glucosid, wohl aber deren Röhrenblüten.[19]
Die gleichen Cumarine, Scopoletinderivate, sind in gefüllten und ungefüllten Blütenköpfchen enthalten. An Phenolcarbonsäuren finden sich vor allem Derivate der *trans*-Kaffeesäure; Ferulasäure ist nur in den Röhrenblüten enthalten,[22] in der frischen Pflanze Anthenobilinsäure und deren Glucoseester.[36]
Sowohl in den Wurzeln als auch in den Blättern sind Polyine enthalten, darunter Dehydromatricariaester und Thiophenderivate.[9,64] Ferner finden sich Sesquiterpenlactone vom Germacranolidtyp, insbesondere Nobilin und 3-Epinobilin, die *C. nobile* zu einer Bitterdroge machen.[14,15,37,38]
Frische Blütenköpfchen enthalten 1β-Hydroperoxyisonobilin und Allylhydroperoxide. Während der Vegetationsperiode werden max. zehn Peroxide gebildet. Anzahl und Gehalt nehmen bis zur Blütezeit zu und dann wieder ab.[39]

Verbreitung: Beheimatet in Süd- und Westeuropa sowie in Nordafrika (Marokko, Algerien) und auf den Azoren; auf der Iberischen Halbinsel im ganzen Norden, im Westen von Galizien bis zur Algarve, in Extremadura, beiden Kastilien, Aragon und im westlichen Andalusien. In Deutschland eingebürgert anzutreffen auf kiesigen Triften, an Rändern stehender Gewässer, aber auch an trockenen Standorten.

Anbaugebiete: Zur Drogengewinnung wird eine fast ausschließlich Zungenblüten bildende "gefülltblühende" Varietät angebaut, besonders in Frankreich (Anjou, Valenciennes, Lyonnais), Belgien (Hennegau, Deux Acren, Lessines, Flobecq, Boussu), England (Surrey), Italien (Piemont), in der GUS (Weißrußland, Ukraine, Transkaukasien), in der Č SFR und in Polen. Daneben sporadisch in Indien (Punjab), im Irak, in Nordamerika, Brasilien, Argentinien und Mexiko. In geringem Umfang auch in Deutschland (Sachsen, Thüringen) und in Österreich (Niederösterreich, Burgenland).

Drogen: Chamomillae romanae flos (Römische Kamille), Chamomillae romanae aetheroleum (Römisches Kamillenöl), Chamaemelum nobile hom. *HAB 1*, Anthemis nobilis hom. *HPUS 78*.

Chamomillae romanae aetheroleum (Römisches Kamillenöl)

Synonyme: Aetheroleum Chamomillae romanae, Oleum Anthemidis, Oleum Chamomillae romanae.

Sonstige Bezeichnungen: Dt.: Kamillenöl, römisches, Römisch-Kamillenöl; engl.: English Chamomile oil, Roman Chamomile oil, Chamomile oil; frz.: Essence de Camomille romaine; it.: Essenza di Camomilla romana.

Monographiesammlungen: Chamomile oil *BPC1949*

Definition der Droge: Das aus den frischen oder getrockneten gefüllten oder ungefüllten Blütenköpfchen und den getrockneten oberirdischen Pflanzenteilen gewonnene ätherische Öl.

Stammpflanzen: *Chamaemelum nobile* (L.) ALL.

Herkunft: Belgien, Frankreich (Maine et Loire), Großbritannien und Italien (Piemont, Marken). Zentrum der Vermarktung ist Grasse (F).

Gewinnung: Die industrielle Gewinnung erfolgt durch Wasserdampfdestillation der kurz vor oder während der Vollblüte geernteten Blütenköpfchen bzw. der ganzen Pflanzen. Der Ölertrag ist abhängig von der Erntezeit und den klimatischen Bedingungen. Er beträgt im Mittel 15 bis 20 kg/ha.[45,48] Nur bei relativ hohem Ölgehalt ist eine Destillation der ganzen Pflanze lohnend.[30]

Verfälschungen/Verwechslungen: Verfälschungen mit den ätherischen Ölen von Schafgarbe, Limone und Zeder sowie mit Terpentin, leicht zu erkennen an der butterartigen Konsistenz des Römisch-Kamillenöls beim Abkühlen auf 0 °C; die zugesetzten anderen Öle bleiben flüssig.[25]

Minderqualitäten: Das aus der ganzen Pflanze – insbesondere nach vorheriger Blütenernte – gewonnene ätherische Öl entspricht zwar qualitativ dem reinen Blütenöl, doch ergeben sich bei manchen Bestandteilen quantitative Unterschiede;[30] es ist deshalb von minderer Qualität.[48]

Inhaltsstoffe: Die Zusammensetzung des Römisch-Kamillenöls ist sehr komplex; 102 Komponenten wurden identifiziert;[87] es wird charakterisiert durch die Anwesenheit von Terpenoiden sowie gesättigten und ungesättigten Fettsäuren mit vier und fünf C-Atomen wie Butter-, Valerian-, Croton-, Angelica-, Tiglin- und Methacrylsäure. Diese sind verestert mit C_3- bis C_6-Alkoholen wie *n*-Butanol, Isobutanol, Isoamylalkohol und 3-Methylenpentan-1-ol.
Das Öl der gefülltblütigen Varietät enthält im Mittel 1,5 % Isobutylbutyrat, 3,8 % Isobutylisovalerat, 34,2 % *n*-Butylangelat + Hexylacetat, 7,3 % 2-Methylbutyl-2-methylbutyrat, 22,8 % Isoamylangelat und 0,6 % Isoamyltiglat.
Das Öl der gelbköpfigen Varietät enthält im Mittel 0,6 % Isobutylbutyrat, 3,5 % Isobutylisovalerat, 14,5 % *n*-Butylangelat + Hexylacetat, 9,2 % 2-Methylbutyl-2-methylbutyrat, 19,4 % Isoamylangelat und 0,8 % Isoamyltiglat.[24,88]
Von anderer Seite wird Isobutylangelat als Hauptbestandteil angesehen, während *n*-Butylangelat bzw. das isomere *n*-Butyltiglat nur in geringer Konzentration vorhanden sein sollen.[5,57,58,89,90] Weiter enthält das Öl 5 % Terpenkohlenwasserstoffe, u. a. α-Pinen und β-Pinen, β-Myrcen, Limonen, γ-Terpinen, *p*-Cymen, β-Caryophyllen,[34] Camphen,[58] β-Selinen, β-Bourbonen und Humulen, α-Cubeben und β-Cubeben;[33] Carbonylverbindungen wie Pinocarvon (0,7 %), Myrtenal (0,3 %), Pinocamphon (0,1 %)[25] und Valeranon;[90] 0,2 % Terpenalkohole wie *t*-Pinocarveol, Myrtenol und Borneol, ferner Wachse.[34] Nerolidol (0,138 %) und Farnesol (2,288 %) sind nur in ägyptischem Öl enthalten.[91]

Analytik: DC; UV-, IR-, Raman-Spektroskopie;[34,92] GC,[24,30,34,58,88] HRC,[93] MS,[34,94] GC-MS,[33,94] MDGC,[95] CGC,[96] CGC-MS,[6,90,93] CGC-EI-MS,[90] CGC-FTIR,[90] CGC-NICI(PICI)-MS,[90] NMR.[33,57]

Identität: Der Geruch des Öls ist stark und angenehm, der Geschmack brennend.[97] Das Öl aus den Blättern entspricht organoleptisch, in der Farbe und in den physikalischen Konstanten dem Blütenöl. In der quantitativen Zusammensetzung ergeben sich Unterschiede.[30] d_{15} 0,905 bis 0,918, α_D −1° bis +3°; n_D^{20} 1,442 bis 1,457, SZ 1,5 bis 14, EZ 210 bis 317;[97] 0,897 bis 0,91 g/mL.[103]
Nach[98] soll Römisch-Kamillenöl folgende Konstanten aufweisen: d_{25}^{25} 0,892 bis 0,910, n_D^{20} 1,4400 bis 1,4500, SZ bis 15, EZ 250 bis 310, löslich in 2 Vol. 80 %igem Alkohol (zuweilen mit geringem Niederschlag). Für piemontesisches Römisch-Kamillenöl sind folgende Konstanten ermittelt worden: d_{20}^{20} 0,904, n_D^{20} 1,440, α_D −1,5°, SZ 1,7, EZ 298.[89]

Lagerung: In gut verschlossenen, braunen Flaschen, vor Licht geschützt.

Stabilität: Frisch destilliertes Öl hat eine hellblaue Farbe, die bei längerem Aufbewahren unter dem Einfluß von Luft und Licht allmählich in Grün bis Braungelb übergeht.[97] Bei einmonatiger Aufbewahrung des Öls in hermetisch verschlossenen dunklen Glasflaschen bei +25 °C und +4 °C verändern sich die Hauptbestandteile nicht.[24]

Wirkungen: *Antimikrobielle Wirkung.* Das Öl der frischen Blüten ist im Filterpapier-Diffusionstest (mit Öl imprägnierte Filterscheiben) wirksam gegen grampositive Bakterien, besonders gegen *Bacillus subtilis*, gefolgt von *B. anthracis*, *Micrococcus glutamicus*, *B. sacchrolyticus*, *B. thuringiensis*, *Sarcina lutea*, *B. stearothermophilus*, *Lactobacillus plantarum*, *Staphylococcus aureus*, *Staphylococcus* sp. und *L. casei*, dagegen unwirksam gegen gramnegative Bakterien: Salmonella-Gruppe B, *Citrobacter* sp., *Enterobacter* sp., *Escherichia coli*, *Pseudomonas* sp., *Salmonella saintpaul* und *S. weltevreden*. Das Wachstum von Dermatophyten wird gehemmt, ebenfalls das Wachstum von *Alternaria* sp., *Aspergillus fumigatus* und *A. parasiticus*. Dagegen werden *Candida albicans*, *Cryptococcus neoformans*, *Histoplasma capsulatum* und *A. niger* nicht gehemmt.[72] Nur qualitative Angaben, MHK-Werte fehlen.
Antiödematöse Wirkung. Römisch-Kamillenöl bewirkt an männlichen Wistar-Ratten zwei Stunden nach i. p. Injektion von 350 mg/kg KG eine Hemmung des Carrageenin-Ödems der Rattenpfote zwischen 22,8 und 38,7 %. Drei Stunden nach der Injektion beträgt die Hemmung zwischen 38,0 und 43,0 %. Indometacin (5 mg/kg KG i. p.) bewirkt bei

diesem Versuch eine Ödemhemmung von 73,7 bzw. 66,7 %.[24,88] Wegen der hohen Dosierung sind die Versuchsergebnisse nicht interpretierbar.
Motilitätshemmende Wirkung. I.p. Injektion von 350 mg/kg KG Öl der gefülltblütigen Varietät reduziert die Motilität von männlichen Wistar-Ratten im Vergleich zu unbehandelten Tieren 50 min lang um 51 bis 76 %. Das Öl der gelbblühenden Varietät mit halb so hohem Gehalt an Angelicasäureestern hat dagegen nur eine Wirkungsdauer von 20 min.[24] Wegen der hohen Dosierung sind die Versuchsergebnisse nicht interpretierbar.
Diuretische Wirkung. Die s.c. Injektion von 350, 1250 und 2500 mg Öl/kg KG und die i.p. Injektion von 175 und 350 mg/kg KG bewirken an männlichen Wistar-Ratten bis zu einer Dosierung von 350 mg/kg KG eine 50 %ige Reduzierung der Diurese. Bei hohen Dosen tritt ein gegenteiliger Effekt ein.[24] Wegen der hohen Dosierung sind die Versuchsergebnisse nicht interpretierbar.

Dosierung und Art der Anwendung: *Droge.* 5 bis 10 Tropfen,[25] entsprechend ca. 0,1 bis 0,2 mL, auf Würfelzucker.

Volkstümliche Anwendung und andere Anwendungsgebiete: Bei krampfartigen Schmerzen im Magen-Darm-Bereich, auch bei spastischen Obstipationsformen; bei dysmenorrhoischen Beschwerden.[25] Kontrollierte Studien zur Wirksamkeit bei den genannten Anwendungsgebieten liegen nicht vor.

Toxikologische Eigenschaften: Das ätherische Öl soll beim Menschen nach Einnahme betäubend und hypnotisch wirken.[25] Untersuchungen oder konkrete Vergiftungsfälle werden in der Literatur nicht beschrieben. Das Risiko ist daher nicht beurteilbar.

Sonst. Verwendung: *Kosmetik.* Als Rohstoff in der Kosmetik und in der Parfümerie.[21,30,33,90] *Industrie/Technik.* In der Aromenindustrie, als Aromastoff in der Lebensmittelindustrie[93] und zur Herstellung von Likören und Wermutweinen.[25]

Chamomillae romanae flos (Römische Kamille)

Synonyme: Anthemidis flores, Anthemidis flos, Flores Chamomillae hortensis, majoris, nobilis, odorati, Chamomillae romanae flores, Flores Anthemidis, Flores Chamomillae romanae, Flores Leucanthemi (romani), Flos Anthemidis.

Sonstige Bezeichnungen: Dt.: Römische Kamillen; engl.: Chamomile flowers, English chamomile, Roman chamomile flowers; frz.: Fleur de camomille romaine; it.: Camomilla romana; span.: Manzanilla romana.

Monographiesammlungen: Römische Kamille (Chamomillae romanae flos) *DAB 10*, Chamomillae flos *Belg V*, Chamomile flowers *BP88*, Camomille romaine *PF VIII*, Camomilla romana (Anthemidis flos) *Ital 8*, Flos Chamomillae romanae (Blüte der Großen Kamille) *ÖAB 81*, Anthodium Anthemidis *Pol III*, Chamomillae romanae flos *Hisp IX*, Chamomillae romanae flos *Helv VII*, Camomila romana *Brasil 1*, Chamaemelum *BHP 83*, Chamomile *BPC 54*.

Definition der Droge: Die getrockneten Blütenköpfchen der kultivierten, gefülltblütigen Varietät *DAB 10*.

Stammpflanzen: *Chamaemelum nobile* (L.) ALL. (*Anthemis nobilis* L.).

Herkunft: Hauptlieferländer sind Belgien, Frankreich, Italien, Polen, die Č SFR, Nordamerika und Argentinien.

Gewinnung: Die Droge stammt ausschließlich aus dem Anbau. Kultiviert wird die gefülltblütige Varietät, die wesentlich mehr ätherisches Öl produziert als die halbgefüllten oder ungefüllten Varietäten. Die Vermehrung erfolgt vegetativ durch Stockteilung. Die Setzlinge werden im Herbst oder im April–Mai im Abstand von 40 bis 50 cm ausgepflanzt. Die Nutzungsdauer der Kultur beträgt zwei bis drei Jahre. Der Ertrag liegt im zweiten Jahr 20 bis 30 % über dem des ersten Jahres. Danach werden die alten Stöcke gehoben, geteilt und wieder neu gepflanzt. Aus 1 m^2 erhält man bis zu 1000 Setzlinge.
Römische Kamille gedeiht besonders gut auf leichten, humosen, nicht zu trockenen Böden in warmer, sonniger Lage; schwere Böden sind weniger geeignet, stauende Nässe wird nicht vertragen. Ökologische Faktoren beeinflussen die phänotypische Differenzierung und den Ölgehalt: Pflanzen an einem höher gelegenen Standort entwickeln größere Blütenköpfchen und haben einen höheren Ölgehalt. Pflanzen an einem wärmeren Standort sind trotz einer größeren Anzahl von Drüsenhaaren auf den Zungenblüten weniger produktiv.[40]
Römische Kamille ist anspruchsvoller als die echte Kamille. Vor der Pflanzung sind 120 kg/ha P_2O_5 und K_2O empfehlenswert; die Kultur benötigt ferner jährlich eine leichte Stickstoffdüngung von 50 bis 60 kg/ha. Überschuß an Stickstoff reduziert die Zahl der Blütenköpfchen.
Kerb 50W (3 kg/ha), vor oder nach dem Auspflanzen appliziert, wirkt gegen monokotyle und dikotyle Unkräuter, ohne die Kultur zu schädigen. Afalon (1,5 kg/ha) und Gesagard 50 (2,0 kg/ha) sind weniger wirksam. Der Ertrag an Blütenköpfchen wird um 12 % bzw. 9 % gesteigert.[41] Die Applikation von 3 kg/ha Kerb im Frühjahr bewirkt einen Propyzamid-Rückstand von 0,15 mg/kg in den geernteten Blüten und in der oberen 5 cm dicken Erdschicht. In 5 bis 10 cm Tiefe beträgt die Konzentration noch 0,056 mg/kg. Der Herbizidrückstand hängt mehr von der Temperatur als von der Bodenfeuchtigkeit ab.[42] Die Kontrolle der Unkräuter kann auch mit 1 kg/ha Trifluralin und 2 kg/ha Propyzamid nach dem Auspflanzen erfolgen. Nach dem Auflaufen werden 0,6 kg/ha Linuron oder 3 bis 3,5 kg/ha Chlorbromuron appliziert. Die oberirdischen Teile werden vom Rost (*Albugo tragopogonis* (PERS.) GRAY) und die Wurzeln von Fusarien befallen. Der Falsche Mehltau (*Peronospora leptospermae* DE BY.)

deformiert die Blüten und färbt sie violett. Auch die Chrysanthemenfliege (*Phytomyza atricornis* MEIG.) greift die Blüten an. Insekten wie *Eupterix atropunctata* GOEZE, *Aphis fabae* SCIP. und *Gueriniella serrulata* F. parasitieren im Innern der oberirdischen Teile. Gegen Läusebefall sind Phosphorester wirksam. Die Ernte beginnt im Juni–Juli und kann mehrmals wiederholt werden. Der für den Mengenertrag und den Ölgehalt günstigste Erntetermin liegt kurz vor dem völligen Erblühen der Pflanzen.[43,44] Die Zungenblüten sind noch nicht voll entfaltet und der Blütenboden ist noch flach. Die manuelle oder maschinelle Ernte sollte bei schönem Wetter stattfinden, um ein Braunwerden der Blüten zu verhindern. Der Ölgehalt ist morgens am höchsten bzw. wenn die Temperatur noch unter 25 °C liegt. Die für die Ernte günstigste Tageszeit sind die frühen Morgenstunden und die späten Abendstunden.[45] Die Trocknung erfolgt im allgemeinen bei 35 °C, ist aber bei normaler Temperatur am schonendsten. Höhere Temperaturen bewirken einen beträchtlichen Ölverlust. Das Erntegut muß flach ausgebreitet werden. Unsachgemäß getrocknete Blüten werden leicht mißfarbig (braun), sind hygroskopisch und verderben schnell. Das Eintrocknungsverhältnis liegt bei 4 bis 5 : 1. Der Ernteertrag beläuft sich auf 3,5 bis 5 to/ha frische Blüten bzw. 0,6 bis 1 to Blütendroge. Der Krautertrag – nur zur Ölgewinnung – beträgt 15 to/ha.[25,26,29,46–54] Die Lyophilisation der Römischen Kamille bringt gegenüber den üblichen Trocknungsverfahren als einzigen Vorteil das bessere Aussehen der Droge. Die Ausbeuten an ätherischem Öl und an mit Wasser extrahierbaren Substanzen sind sogar geringer. Eine Veränderung der Bestandteile des ätherischen Öls ist auch bei diesem Verfahren festzustellen. Außerdem erhöhen sich die Trocknungskosten durch die Lyophilisation um 15 bis 30 %.[54,55]

Ganzdroge: Die Droge weist einen starken, angenehmen, charakteristischen Geruch und einen bitteren, aromatischen Geschmack auf. Die weiße bis gelblichgraue Droge besteht aus halbkugeligen, einzeln stehenden Blütenköpfchen mit einem Durchmesser von 8 bis 20 mm. Auf dem kegelförmigen, im Gegensatz zur echten Kamille markigen Blütenboden stehen die Einzelblüten sowie kleine durchscheinende Spreublätter. Die Basis des Blütenbodens ist von einem Hüllkelch aus zwei bis drei Reihen von dicht dachziegelartig angeordneten Hüllblätter mit hautartigem Rand umgeben. Die meisten Einzelblüten sind zungenförmig und nur einige zentralstehende blaßgelbe Blüten sind röhrenförmig. Die Zungenblüten sind mattweiß, lanzettlich und umgebogen, mit unterständigem dunkelbraunem Fruchtknoten, einem fadenförmigen Griffel und einer zweilappigen Narbe. Die Röhrenblüten besitzen eine fünfzähnige Korolle; das Androeceum trägt fünf epipetale Staubblätter; das Gynoeceum ist vergleichbar mit dem der Zungenblüten *DAB 10*.

Schnittdroge: Einzelne weißliche, ca. 7 mm lange, dreizähnige Zungenblüten mit vier mehr oder weniger parallelen Nerven und unregelmäßig dreizähniger Spitze. Fruchtknoten gelblichbraun und relativ kurz. Kleine hellgrüne, schmallanzettliche, trockenhäutige, strohige Hüllkelchblätter. Bruchstücke des Blütenbodens mit kleinen Spreublättern. Kleine gelbe Röhrenblüten wenig oder fehlend.

Mikroskopisches Bild. Korollen der Zungenblüten: Äußere Epidermis zusammengesetzt aus dünnwandigen gekrümmten Zellen, mit gefurchter Kutikula und zahlreichen Drüsenhaaren. Innere Epidermis aus polygonalen, dünnwandigen Zellen mit in der Aufsicht kreisförmigen Papillen. Spreublätter mit einer Schicht von dünnwandigen, länglichen Zellen, in der Mitte dickwandige, lignifizierte Sklereiden. Kelchblätter den Spreublättern ähnlich, aber mit Spaltöffnungen. Griffel mit Calciumoxalatkristallen; Spitzen der Narben zu Papillen verlängert. Häufig Haare, oft abgelöst, mit einer langen, gestreiften apikalen Zelle und vier bis fünf kleinen Basalzellen. Gelegentlich Pollenkörner.[101]

Pulverdroge: Gelblichweiß. Bruchstücke der Zungenblüten mit den stumpf kegelförmigen, kutikular gestreiften Papillen, Fragmente der Hüllkelch- und Spreublättchen mit den höckerartig angeordneten Zellen. Sklerenchymplatten und 700 bis 1000 µm lange Gliederhaare, die aus vier bis acht sehr kurzen Zellen und einer sehr langen, dünnwandigen Endzelle bestehen. Durchschnittlich 25 µm große Pollenkörner mit stacheliger Exine und drei Austrittstellen; selten.

Verfälschungen/Verwechslungen: Selten; am Fehlen der Spreublätter meist leicht nachweisbar. Die gefüllten Blütenköpfchen von *Chrysanthemum parthenium* (L.) BERNH.: Blütenboden nackt, nicht spreublättrig, etwas flach, Blüten kleiner. Als Verfälschung findet man auch *Matricaria maritima* L., die geruchlose Kamille.

Inhaltsstoffe: *Ätherisches Öl.* Die Blütenköpfchen enthalten 0,6 bis 2,4 % ätherisches Öl, das frischdestilliert hellblau aussieht und sich bei der Aufbewahrung gelbbraun verfärbt.[50] Es besteht vorwiegend aus Estern der Angelicasäure bzw. der isomeren Tiglinsäure, daneben auch der Methacryl- und Isobuttersäure, mit aliphatischen C_3- bis C_6-Alkoholen wie *n*-Butanol, Isobutanol, Isoamylalkohol und 3-Methyl-pentan-1-ol.[5,34,50,56,57] Das ätherische Öl enthält u. a. 36,0 % Isobutylangelat, 17,9 % Isoamylangelat und 3,7 % Isobutylbutyrat.[58] Ferner finden sich ca. 5 % Terpen-Kohlenwasserstoffe, u. a. α-Pinen und β-Pinen, α-Charyophyllen und β-Caryophyllen, (–)-Pinocarvon und (–)-*trans*-Pinocarveol,[3,27,50–52] sowie Chamazulen, Farnesen, Bisabolen, Cadinen und Bisabolol.[53] Durch direkte Headspace-GC-Analyse lassen sich auch flüchtige Komponenten erfassen, die nicht im ätherischen Öl enthalten, aber für die Aromabildung bedeutsam sind.[58]

Sesquiterpene (Bitterstoffe). Sesquiterpenlactone vom Germacranolid-Typ: In den Blüten Nobilin, 3-Epinobilin, 1,10-Epoxynobilin und 3-Dehydronobilin, im frischen und getrockneten Kraut ohne Blüten ein Lacton vom Nobilin-Typ.[14,15,37,38,50,59,60]

Hydroperoxide. Im Ethanolextrakt der Blütendroge 1β-Hydroperoxyisonobilin,[39] ein Sesquiterpen-

Peroxid vom Germacran-Typ sowie Allylhydroperoxide.[61]

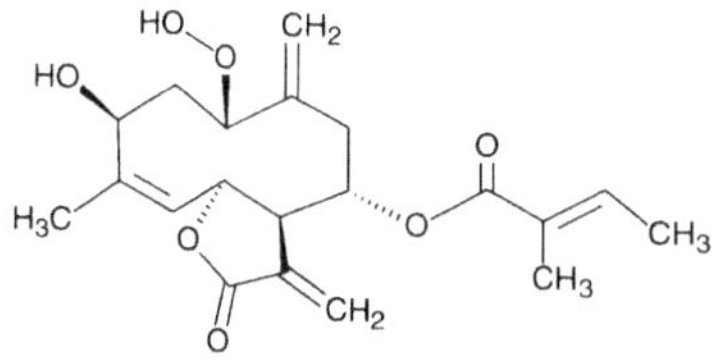

1β-Hydroperoxyisonobilin

Der Gehalt in der getrockneten Droge schwankt stark und nimmt bei längerer Lagerung ab.

Polyphenole. 0,5 % Flavonoide: Anthemosid, Ester der Anthenobilinsäure (2,3-Dihydrozimtsäure) mit Apigenin-7-glucosid,[36,47,57] Cosmosiosid (Apigenin-7-glucosid), Luteolin-7-glucosid, bei schlecht getrocknetem Material auch die Aglucone.[21,50] Apiin (Apigenin-7-apiosylglucosid),[62] Kämpferol.[63]

Scopolosid (Scopoletin-7β-glucosid); in weniger gut getrocknetem Material auch Scopoletin.[21,50,63]

Catechin, das die Braunfärbung der Blüten bei der Lagerung verursacht.[36,50]

Ester der Kaffee- und Ferulasäure. In gut getrockneten Blüten Glucoseester der *trans*-Kaffeesäure, in schlecht getrockneten *trans*-Kaffeesäure und *cis*-Kaffeesäure sowie der Glucoseester der *cis*-Kaffeesäure.[21] In den Röhrenblüten der ungefüllten Form Ferulasäure, die in den Zungenblüten fehlt.[22]

Polyine. cis-Dehydromatricariaester und *trans*-Dehydromatricariaester und zwei *cis-trans*-isomere Thiophenester.[9,64,65]

Triterpene und Steroide. Die pentacyclischen Triterpene β-Amyrin und Pseudotaraxasterol;[66] β-Sitosterol.[67]

Zubereitungen: Fluidextrakte, Tinkturen, Elixiere, Weine, Sirupe, Pulver, Schönheitsmasken, Haarwässer, Öle.[34,67]

Identität: Nach *DAB 10, BP 88* und *Helv VII* wird ein methanolischer Drogenauszug mittels DC auf spezifische Flavonoide und phenolische Inhaltsstoffe geprüft. Die Sichtbarmachung erfolgt mit dem Naturstoffreagens. Nachsprühen mit Macrogol 400 liefert intensivere und stabilere Fluoreszenzfarben. Anhand der Referenzsubstanzen Kaffeesäure und Rutosid lassen sich die Positionen von fünf definierten Inhaltsstoffen beschreiben: Apigenin (Rf ca. 0,88), Kaffeesäure (ca. 0,75), Luteolin (ca. 0,69), Apigenin-7-glucosid (ca. 0,60) und Apiin (ca. 0,57). Luteolin-7-glucosid ist meist als blau fluoreszierende Zone bei Rf ca. 0,30 gut zu erkennen.[68–71]

Reinheit: Durchmesser des Blütenköpfchens: höchstens 3 % mit einem Durchmesser von weniger als 8 mm *DAB 10, PhEur, BP 88, Ital 8, Belg V, Helv VII.* Dadurch sollen vor allem Blüten von *Chrysanthemum parthenium* (L.) BERNH. ausgeschlossen werden, die aber besser am Fehlen der Spreublätter zu erkennen sind.[68]

Beschaffenheit der Droge: braune oder dunkelgefärbte Blütenköpfchen dürfen nicht anwesend sein *DAB 10, PhEur, Ital 8, Helv VII.* Die Anwesenheit von mißfarbenen Blüten ist auf eine unsachgemäße Trocknung zurückzuführen.[68] Keine Stengel und fremde Beimengungen *Belg V.* Fremde organische Substanz max. 2 % *BHP 83.* Fremde Beimengungen max. 1 % *ÖAB 9.*

- Wasser: Höchstens 10 % *DAB 10, PhEur, BP 88, Ital 8, Helv VII, Pol III.*
- Asche (Sulfatasche), max.: 12 % *DAB 10, PhEur, BP 88, Ital 8, Helv VII*; 8 % *Hisp 9, Pol III*; 7 % *BHP 83*; 6 % *Belg V.* Der Wert von 12 % erscheint zu hoch angesetzt.[68]
- Säureunlösliche Asche, max.: 1 % *BHP 83.*
- Extraktivstoffe (Wasser): mindestens 20 % *BHP 83.*

Gehalt: Ganze Droge: Mindestgehalt an ätherischem Öl 0,7 % *(V/m) DAB 10, PhEur, BP 88, Ital 8, Helv VII, Pol III*; 0,5 % *Belg V*; 0,4 % *PF IX, Brasil 1.*

Pulver: Mindestgehalt an ätherischem Öl 0,2 % *BPC 54.*

Gehaltsbestimmung: Ätherisches Öl: Die Bestimmung erfolgt unter Verwendung von 20 g nicht zerkleinerter Droge, einem 500-mL-Rundkolben, 250 mL Wasser als Destillationsflüssigkeit und 0,50 mL Xylol als Vorlage. Es wird drei Stunden mit einer Destillationsgeschwindigkeit von 3 bis 3,5 mL je Minute destilliert *DAB 10, Helv VII.*

Wegen der starken Quellung der Droge ist besonders am Beginn der Bestimmung auf die Gefahr einer lokalen Überhitzung ("Anbrennen" der Droge) zu achten.[68]

Lagerung: Droge: In gut verschlossenen Behältern *BP 88, Ital 8, Helv VII, Mar 28,* vor Licht geschützt *DAB 10, PhEur, Belg V, BP 88, Ital 8, Hisp IX, Helv VII,* vor Feuchtigkeit geschützt *Belg V* und kühl,[43,68] aber nicht in Kunststoffbehältern.[68]

Technisch: In Ballen gepreßt, dunkel, kühl und vor Feuchtigkeit geschützt. Kleinere Mengen in verschlossenen Glasgefäßen oder Blechbüchsen. Transport leicht gepreßt in Säcken.[25]

Wirkungen: Im Gegensatz zur echten Kamille liegen nur wenige pharmakologische Untersuchungen vor.

Das ätherische Öl ist aktiv gegen grampositive Bakterien und Dermatophyten[72] (s. Chamomillae romanae aetheroleum). Die aus dem ethanolischen Blütenextrakt isolierten Hydroperoxide (Chemische Formeln) besitzen ebenfalls antibakterielle Eigenschaften. Untersucht nach der Bouillon-Verdünnungsmethode erwiesen sie sich gegenüber den folgenden Keimen als aktiv: *Escherichia coli, Enterococcus faecalis, Pseudomonas aeruginosa.* Für Substanz 1 wurden MHK-Werte von 256 µg/mL (gegen *E. coli*) und 512 µg/mL (gegen *P. aeruginosa*) gemessen. Für Substanz 2 lagen die entsprechenden Werte bei 512 bzw. 128 µg/mL. Zum Vergleich: Gentamicin: MHK = 1,0 µg/mL (*E. coli*), 32,0 µg/mL (*Enterococcus faecalis*) und 0,5 µm/mL (*Staphylococcus aureus*).

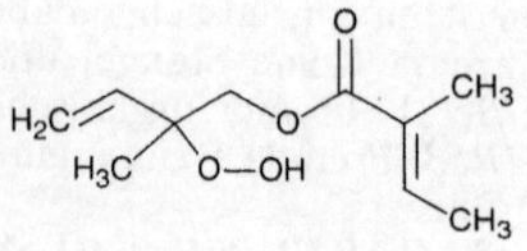

(Z)-2-Methyl-2-buttersäure-(2-hydroperoxy-2-methyl-3-butenyl)ester (= Substanz 1)

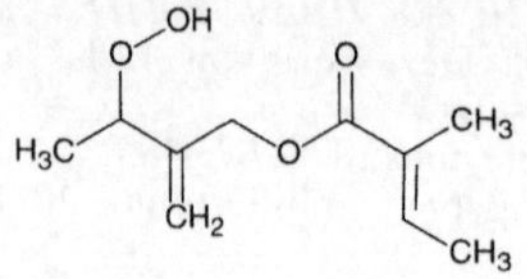

(Z)-2-Methyl-2-butensäure-(3-hydroperoxy-2-methylidenbutyl)ester (= Substanz 2)

An der antibakteriellen Wirkung sind möglicherweise auch die Sesquiterpenlactone beteiligt,[73] die überdies auch gegen Protozoen wirksam sein sollen.[74] Jedoch sind experimentelle Angaben dazu nicht zugänglich.
Cytostatische Wirkung. Nobilin, 1,10-Epoxynobilin und 3-Dehydronobilin hemmen *in vitro* das Wachstum menschlicher HeLa (Cervix-Carcinom)- und KB (Nasopharynx-Carcinom)-Zellen.[14] Für das aus den Blüten isolierte Hydroxy-isonobilin beträgt die ED50 0,5 µg/mL ($1{,}5 \times 10^{-6}$M) bei HeLa-Zellen und 1,23 µg/mL ($3{,}5 \times 10^{-6}$M) bei KB-Zellen.[37,38]
Wirkung auf das ZNS. Bei ethologischen Studien an aggressiven und nichtaggressiven Albinomäusen erzielt der ethanolische Blütenextrakt in einer Dosierung von 280 und 420 mg/kg KG einen deutlichen Effekt auf die charakteristischen Verhaltensaktivitäten der sozialen Aggression. Das aggressive Verhalten wird unterdrückt, ohne andere soziale und nichtsoziale Verhaltensweisen zu verändern. Die motorische Aktivität und der Pentobarbitalschlaf werden nicht beeinflußt. Der Extrakt besitzt in einer Dosierung von 420 mg/kg KG i.p. auf Mäuse mit strychnin-induzierten tonischen oder klonischen Konvulsionen keinen antikonvulsiven Effekt, der auf eine depressive Wirkung auf das ZNS oder eine muskelrelaxierende Wirkung zurückzuführen wäre. Es wird auf das Vorkommen einer "antiaggressiven Substanz" in römischen Kamillenblüten und auf eine mögliche therapeutische Bedeutung der Droge bei psychischen Erkrankungen geschlossen.[75] Wegen der hohen Dosen sind die Versuchsergebnisse jedoch nicht interpretierbar.

Volkstümliche Anwendung und andere Anwendungsgebiete: In Frankreich traditionell zur symptomatischen Behandlung von Verdauungsbeschwerden wie Oberbauchblähungen, Darmträgheit, Aufstoßen, auch Darmblähungen.[76] Die Wirksamkeit bei den genannten Anwendungsgebieten erscheint aufgrund des Gehaltes an den bitter schmeckenden Sesquiterpenen plausibel. Darüber hinaus werden Zubereitungen innerlich bei Menstruationsbeschwerden angewendet,[73,77] was mit einer der Droge nachgesagten emmenagogen Wirkung in Zusammenhang stehen könnte.[25] Ferner bei Nervosität, Hysterie und allgemeiner Schwäche.[55,80-83] Äußerlich als Aufguß, Dekokt oder Kataplasma zu Wundspülungen sowie Spülungen bei Schleimhautentzündungen im Mundbereich.[43,50,73] Als Lotio bei Zahnschmerzen- und Ohrenschmerzen,[79] auch bei Kopfschmerzen und grippalen Schmerzen.[65] Die Wirksamkeit bei den genannten Anwendungsgebieten ist nicht hinreichend dokumentiert.

Dosierung und Art der Anwendung: *Droge.* Mittlere Einzelgabe als Einnahme 1,5 g *ÖAB 81*, oder sieben bis acht Blütenköpfchen zu einer Tasse Aufguß, nach den Hauptmahlzeiten einzunehmen. Mittlere Tagesgabe 50 bis 200 mL als Infus oder Dekokt zu 3 %; bei äußerlicher Anwendung "ad libitum"[65] oder 3 g auf 100 mL Wasser *ÖAB 81*. Mittlerer Gehalt als Mund- und Wundspülung 3 % als Aufguß oder Dekokt.[43,104] Als Badezusatz 50 g zu 10 L Wasser. *Zubereitung.* Tagesgabe als Pulver 2 bis 6 g, als Tinktur 10 bis 30 mL, als Fluidextrakt 3 bis 6 mL, als Elixier, Wein oder Sirup 40 bis 120 mL.[104]
Salben ein- bis zweimal täglich auftragen; flüssige Einreibungen (Externa): 1 Eßlöffel voll mit $^1/_4$ L Wasser verdünnen, zwei- bis dreimal täglich zu Spülungen oder Umschlägen.

Unerwünschte Wirkungen: *Allergische Wirkungen.* Der Gehalt an Germacranoliden mit exocyclischer Methylengruppe macht die römische Kamille zu einem potentiellen Kontaktallergen. In Einzelfällen muß deshalb mit allergischen Reaktionen gerechnet werden.[81] Überdies können die in Teeaufgüssen enthaltenen Blütenpollen in seltenen Fällen anaphylaktische Reaktionen auslösen.[82,83] *Verdauungstrakt.* Die Einnahme eines Aufgusses von 10 bis 20 g Droge in 100 mL Wasser kann Erbrechen hervorrufen.[25]

Sonst. Verwendung: *Pharmazie/Medizin.* Als Schmuckdroge für Teemischungen.[84] *Kosmetik.* Zur Haarpflege und zum Aufhellen nachgedunkelter blonder Haare,[80,102] auch als Zusatz zu Haarwaschmitteln (Shampoos).[43,85] Soll den Haaren, die schon hell oder blond sind, zusätzlich einen goldenen Glanz verleihen.[50,86] Mit Kaolin gemischt für Schönheitsmasken.[25]
Zur Haarpflege konzentrierten Aufguß der normalen Haarwäsche beigeben und den Schaum nach dem Waschen 10 bis 15 Minuten belassen. Der Aufguß wird bereitet aus zwei bis drei Eßlöffel voll Blüten, die man 1/2 Stunde lang in 1 L kochendem Wasser hat ziehen lassen.[86] *Haushalt.* In Frankreich häufig als Genußmittel in Cafés und Gaststätten. Als Repellent zur Abwehr von Mücken und anderen Insekten.[77] *Landwirtschaft.* Die gefülltblühende Varietät als Zierpflanze für Rabatten und Einfassungen.[26] *Industrie/Technik.* Zur Gewinnung des ätherischen Öls (s. Chamomillae romanae aetheroleum). In der Likörindustrie zum Aromatisieren.[25]

Chamaemelum nobile hom. *HAB 1*

Synonyme: Anthemis nobilis, Chamomilla romana.

Monographiesammlungen: Chamaemelum nobile (Anthemis nobilis, Chamomilla romana) *HAB 1*, 5. Nachtrag.

Definition der Droge: "Die frischen oberirdischen Teile blühender Pflanzen" *HAB 1*.

Stammpflanzen: "Ungefüllt-blütige Varietät von *Chamaemelum nobile* (L.) ALL." *HAB 1*.

Zubereitungen: Urtinktur und flüssige Verdünnungen nach *HAB 1*, Vorschrift 3a;
- Eigenschaften: Die Urtinktur ist eine gelbgrüne bis gelbbraune Flüssigkeit mit arteigenem Geruch und stark bitterem Geschmack *HAB 1*.
- Darreichungsform: Urtinktur, flüssige Verdünnungen, Tabletten, Verreibungen, Streukügelchen, flüssige Verdünnungen zur Injektion. Aufbereitungsmonographie *Chamaemelum nobile* (*Chamomilla romana*) der Kommission D am BGA.[99]

Identität: *Urtinktur*. Identitätsprüfung nach *HAB 1*: Nach Zusatz von Eisen(III)chloridlösung zur Urtinktur färbt sich die Mischung grün bis dunkelgrün; Nach Verdünnen der Urtinktur mit Wasser (blaßgelbe Mischung) wird Natriumhydroxidlösung zugesetzt, worauf sich die blaßgelbe Lösung intensiv gelb färbt;
DC-Chromatographie *HAB 1*: Nach Einengen der Urtinktur, Verdünnen mit Wasser und Ansäuern wird mit Ethylacetat ausgeschüttelt und die Ethylacetatfraktion einer DC-Prüfung unterzogen:
- Referenzlösung: Kaffeesäure (I), Chlorogensäure (II), Rutin (III);
- Sorptionsmittel: Kieselgel H;
- Fließmittel: Ethylacetat-Wasser-Ameisensäure-Essigsäure 98 % (65 + 25 + 5 + 5);
- Detektion: Besprühen mit einer 1 %igen Lösung (*m*/*V*) von Diphenylboryloxyethylamin in Methanol und anschließend mit einer 5 %igen Lösung (*m*/*V*) von Macrogol 400 in Methanol, Auswertung im UV 365 nm;
- Auswertung: Im Chromatogramm der Untersuchungslösung zeigt sich ein charakteristisches Muster von blauen, gelben und grünlichen Zonen oberhalb, unterhalb und auf der Höhe der Referenzsubstanzen I, II und III.

Reinheit: – Relative Dichte: 0,900 bis 0,920 *HAB 1*.
- Trockenrückstand: Mindestens 1,4 % *HAB 1*.

Lagerung: Vor Licht geschützt *HAB 1*.

Anwendungsgebiete: Die Anwendungsgebiete entsprechen dem homöopathischen Arzneimittelbild. Dazu gehören nervöse Störungen, Magen-Darm-Störungen. Aufbereitungsmonographie *Chamaemelum nobile* (*Chamomilla romana*) der Kommission D am BGA.[99]

Dosierung und Art der Anwendung: *Zubereitung*. Bei akuten Zuständen häufige Anwendung alle halbe bis ganze Stunde je 5 Tropfen oder 1 Tablette oder 10 Streukügelchen oder 1 Messerspitze Verreibung einnehmen;
parenteral 1 bis 2 mL bis zu dreimal täglich s. c. injizieren. Bei chronischen Verlaufsformen ein- bis dreimal täglich 5 Tropfen oder 1 Tablette oder 10 Streukügelchen oder 1 Messerspitze Verreibung einnehmen;
parenteral 1 bis 2 mL pro Tag s. c. injizieren.[99]

Unerwünschte Wirkungen: Nicht bekannt. Es können vorübergehend Erstverschlimmerungen vorkommen, die jedoch unbedenklich sind.[99]

Gegenanzeigen/Anwendungsbeschr.: Urtinktur und 1. Dezimalverdünnung: bekannte Allergie gegen römische Kamille und andere Korbblütler. Ab D2: nicht bekannt.

Gesetzl. Best.: *Offizielle Monographien*. Aufbereitungsmonographie *Chamaemelum nobile* (*Chamomilla romana*) der Kommission D beim BGA.[99]

Anthemis nobilis hom. *HPUS 78*

Synonyme: Roman Chamomile *HPUS 78*.

Monographiesammlungen: Anthemis nobilis (Roman Chamomile) *HPUS 78*.

Definition der Droge: Die frische Ganzpflanze zu Beginn der Blüte.

Stammpflanzen: *Anthemis nobilis* (Syn. *Chamaemelum nobile* (L.) ALL.).

Zubereitungen: *Urtinktur*. Herstellung: Zu einer feuchten Pflanzenmasse, bestehend aus 100 g Festanteil und 300 mL Pflanzensaft, gibt man 730 mL Alkohol 94,9 % (*V*/*V*) zur Bereitung von 1000 mL Urtinktur.
Dilutionen. D2 (2 ×) enthält 1 Teil Urtinktur, 2 Teile dest. Wasser und 7 Teile Alkohol; D3 (3 ×) und höher mit Alkohol 88 % (*V*/*V*).
Medikationen. D3 (3 ×) und höher.

Gehalt: *Urtinktur*. Arzneigehalt $^1/_{10}$.

1. Benedí i Gonzalez C (1986) Fontqueria 10:1–4
2. Benedí i Gonzalez C (1988) Candollea 43:123–127
3. Benedí i Gonzalez C (1987) Collectanea Bot 17:55–61
4. Mitsuoka S, Ehrendorfer F (1972) Österr Bot Z 120:155–200
5. Nano GM, Sacco T, Frattini C (1976) Essenze Deriv Agrum 46:171–175
6. Damiani P, Menghini A, Trillini B, Daddi P (1983) Fitoterapia 54:213–222
7. De Pascual Teresa J, Caballero E, Caballero C, Anaya J, Gonzalez MS (1983) Phytochemistry 22:1.757–1.759
8. De Pascual Teresa J, Anaya J, Caballero E, Cruz Caballero M, Navarro JJ (1989) Planta Med 55:491
9. Bohlmann F, Burkhardt T, Zdero C (1973) Naturally Occurring Acetylenes, Academic Press, London New York
10. Bohlmann F, Kleine KM, Arndt C, Köhn S (1965) Chem Ber 98:1.616–1.622

11. Bohlmann F, Zdero C (1971) Chem Ber 104:1.375–1.378
12. Bohlmann F, Zdero C (1970) Chem Ber 103:2.856–2.859
13. De Pascual Teresa J, Anaya J, Caballero E, Cruz Caballero M, Navarro JJ (1989) Planta Med 55:407
14. Holub M, Samek Z (1977) Collect Czech Chem Commun 42:1.053–1.064
15. Benešova V, Herout V, Šorm F (1964) Collect Czech Chem Commun 29:3.096–3.101
16. De Pascual Teresa J, Anaya J, Caballero E, Caballero MC (1988) Phytochemistry 27:855–860
17. De Pascual Teresa J, Caballero E, Anaya J, Caballero C, Gonzalez MS (1986) Phytochemistry 25:1.365–1.369
18. Toulemonde B, Beauverd D (1984) Parfum Cosmet Arom 60:65–67
19. Hérisset A, Chaumont JP, Paris R (1973) Plant Méd Phythothér 7:234–240
20. Hill RA (1986) Naturally Occurring Isocoumarins. In: Zechmeister L, Herz W, Grisebach H, Kirby GW, Tamm Ch (Hrsg.) Fortschritte der Chemie organischer Naturstoffe, Springer, Wien New York
21. Chaumont JP (1969) Plant Méd Phytothér 3:167–174
22. Hérisset A, Chaumont JP, Paris R (1974) Plant Méd Phytothér 8:3066313
23. Valdés B, Talavera S, Fernandez-Saliano E (1987) Flora Vascular de Andalucia Oriental, Vol. 3, Ketres editoria S. A. Barcelona
24. Melegari M, Albasini A, Pecorari P, Vampa G, Rinaldi M, Rossi T, Bianchi A (1988) Fitoterapia 59:449–455
25. Pomini L (1972) Riv Ital EPPOS 54:627–630
26. Heeger EF (1956) Handbuch des Arznei- und Gewürzpflanzenanbaus, Deutscher Bauernverlag, Berlin
27. Laruelle R (1959) J Pharm Belg 14:232–241
28. Toulemonde B, Beauverd D (1984) Parfum Cosmet Arom 60:65–67
29. Schratz E (1942) Die Deutsche Heilpflanze 11:121; zit.[26]
30. Hérisset A, Jolivet J, Chaumont JP (1975) Plant Méd Phytothér 9:140–147
31. Felklová M (1960) Sbornîk českoslov akad zeměděl ved. Rostlinna výroba 6:499–504; CA(1960) 54:25595
32. Laruelle R (1960) J Pharm Belg 15:269
33. Klimes I, Lamparsky D, Scholz E (1981) Helv Chim Acta 64:2.338–2.349
34. Nano GM, Sacco T, Frattini C (1973) Essenze Deriv Agrum 43:107–114
35. Paris RR, Hérisset A, Chaumont JP (1968) CR Acad Sci Paris 267:740–842
36. Hérisset A, Chaumont JP, Paris R (1970) Plant Méd Phytothér 4:189–200
37. Grabarczyk H, Drozdz B, Hladon B, Wojciechowska J (1977) Pol J Pharmacol Pharm 29:419–423
38. Samek Z, Holub M, Brabarczyk H, Drozdz B, Herout V (1977) Collect Czech Chem Commun 42:1.065–1.068
39. Rücker G, Mayer R, Lee KR (1989) Arch Pharm 322:821–826
40. Menghini A, Cagiotti MR (1985) Proc Conv Soc Ital Fitochimica, Trieste 27–29 jun
41. Lesniewska S, Zalecki R (1983) Herba Pol 29:119–126
42. Gnusowski B, Zalecki R, Zakrzewski T (1982) Herba Pol 28:179–186; CA 100:19205
43. Hag, Bd. 3, S. 108
44. Chladek M (1959) Pharmazie 14:691–697
45. Rombaux J, Laruelle R (1960) J Pharm Belg 15:269–274
46. Bentini M, Guarnieri A (1988) Riv Ing Agr 4:193–197
47. Catizone P, Marotti M, Toderi G, Tétényi P (1986) Coltivazione delle Piante Medicinali Aromatiche, Pàtron Editore, Bologna
48. Chialva F (1985) Proc Conv Soc Ital Fitochimica, Trieste 27–29 jun, p. 18–21
49. Baraldi G, Bentini M, Guarnieri A (1985) Proc Conv Soc Ital Fitochimica, Trieste 27–29 jun, p. 22–26
50. Zwaving JH (1982) Pharm Weekbl 117:157–165
51. Nagy F, Szalay P, Földesi D (1978) Herba Hung 17: 67–81
52. Jolivet J (1977) Plant Méd Phytothér 11:119–123
53. Hérisset A, Jolivet J, Boussarie MF (1971) Plant Méd Phytothér 5:118–125
54. Debelmas J, Besson P, Hérisset A (1966) Ann Pharm Fr 24:587–592
55. Hérisset A (1967) Ann Pharm Fr 25:673–677
56. Bicchi C, Frattini C, Nano GM (1985) Proc Conv Soc Ital Fitochimica, Trieste 27–29 jun, p. 59–71
57. Klimes I, Lamparsky D (1984) Perfum & Flavor 9: 1–13
58. Chialva F, Gabri G, Liddle PAP, Ulian F (1982) J HRC & CC 5:182–188
59. Benešová V, Samek Z, Herout V, Šorm F (1970) Tetrahedron Lett 57:5.017–5.020
60. Barbetti P, Casinovi CG (1981) Ann Ist Super Sanitá 17:283–322
61. Mayer R, Rücker G (1987) Arch Pharm 320:318–322
62. Hérisset A, Paris RR, Chaumont JP (1971) Plant Méd Phytothér 5:234–239
63. Abou-Zied EN, Rizk AM (1973) Qual Plant Mater Veg 22:141–144
64. Bohlmann F, Zdero C (1966) Chem Ber 99:1.226–1.228
65. Bohlmann F, Bornowski H, Schönowsky H (1962) Chem Ber 95:1.733–1.741
66. Zyczyńska-Baloniak I, Matuszelewska H, Dudzińska J (1971) Acta Polon Pharm 28:621–628
67. Benigni R, Capra C, Cattorini PE (1962) Piante Medicinali, Chimica, Farmacologia e Terapia, Inverni & Della Beffa, Milano, Bd. 1, S. 187
68. Wichtl M (1986) Römische Kamille. In Hartke K (Hrsg.) DAB 9 Kommentar, Wissenschaftliche Verlagsgesellschaft mbH, Stuttgart, Govi-Verlag GmbH, Frankfurt, S. 2058
69. Stahl E, Juell S (1982) Dtsch Apoth Ztg 122:1.951–1.957
70. Pachaly P (1982) Dünnschichtchromatographie in der Apotheke, Wissenschaftliche Verlagsgesellschaft mbH, Stuttgart
71. Stahl E, Schild W (1981) Pharmazeutische Biologie, 4. Drogenanalyse II: Inhaltsstoffe und Isolierungen, Gustav Fischer, Stuttgart New York
72. Prasad G, Singh AK, Singh K, Gupta KC, Sharma VD (1987) Indian Perfumer 31:185–187
73. Willuhn G (1989) in Wichtl M (Hrsg.) Teedrogen, Wissenschaftliche Verlagsgesellschaft mbH, Stuttgart
74. Rubinchik MA, Rybalko KS, Evstratova RI, Konovalova OA (1976) Rastitel'nye Resursy 12:170–181
75. Al-Maliki SJ, Elisha EE, Ibrahem DK, Karim S (1987) J Biol Sci Res 18:87–104
76. Nachzulassung für Phytopharmaka in Frankreich (1987). Pharm Ind 49, 1271
77. Nadkarni KM, Nadkarni AK (1982) Indian Materia Medica, 3. Aufl., Popular Prakashan, Bombay
78. Martinez M (1959) Las Plantas Medicinales de México, 4. ed., Ediciones Botas, Mexico

79. Morton JF (1977) Major Medicinial Plants, Charls C Thomas, Springfield/Ill
80. Kroeber L (1947) Das neuzeitliche Kräuterbuch, 3. Aufl., Hippokrates, Stuttgart
81. Hausen BM (1988) Allergiepflanzen Pflanzenallergene. ecomed, Landsberg/Lech, S. 88–89
82. Casterline CL (1980) JAMA 244:330
83. Lewis WH (1978) JAMA 240:109–110
84. Weiss RF (1974) Lehrbuch der Phytotherapie, 3. Aufl., Hippokrates, Stuttgart
85. Trease GE, Evans WC (1972) Pharmacognosy 10th ed., Baillière Tindall, London
86. Poletti A, Schilcher H, Müller A (1982) Heilkräftige Pflanzen, Walter Hädecke, Weil der Stadt
87. Hasebe A, Oomura T (1989) Koryo 161:93–101; zit. nach CA 111:45024
88. Rossi T, Melegari M, Bianchi A, Albasini A, Vampa G (1988) Pharmacol Res Commun 20:71–74
89. Chretien-Bessière Y, Peyron L, Bénezet J, Garnero Y (1970) Riv It Essenze profumi 52:211–213
90. Bicchi C, Frattini C, Raverdino V (1987) J Chromatogr 411:237–249
91. Balbaa SJ, Zaki AY, El-Zalabani SM (1975) Egypt J Pharm Sci 16:161–173; zit. nach CA 86:167935
92. Hérisset A, Jolivet J, Rey P (1972) Plant Méd Phytothér 6:194–203
93. Bicchi C, Frattini C, Nano GM (1985) Proc Conv Soc Ital Fitochimica, Trieste 27–29 jun
94. Georges G, Fellous R (1982) Parfum Cosmet Arom 43:37
95 Bicchi C, D'Amato A, Frattini C, Nano GM, Pisciotta A (1989) J HRC 12:705–707
96. Bicchi C, D'Amato A, Galli A, Galli M (1990) J HRC 13:649–659
97. GHo, Bd. 7, S. 634
98. Standard Nr. 177, Essential Association of the USA (1961) Perfum Record 52:288; zit. nach Miltitzer Berichte 1962, S. 149
99. BAz 109a v. 16.6.1987
100. FEu (1976) Vol. 4, S. 165
101. BHP 83, S. 60
102. Heg (1979) Bd. 6, S. 289
103. Mart 28, S. 673
104. Coimbra R (1958) Notas de Fitoterapia, Laboratorio Clinico Silva Araujo, SA, Rio de Janeiro

Ic

Chamomilla

HN: 2002900

Familie: Asteraceae (Compositae).

Unterfamilie: Asteroideae.

Tribus: Anthemidae.

Gattungsgliederung: Die Gattung Chamomilla S.F. GRAY[1] umfaßt nur vier Arten:[111] *Chamomilla aurea* (LOEFL.) GAY ex COSSON et KRALIK, Chamomilla recutita (L.) RAUSCHERT, *Chamomilla suaveolens* (PURSH) RYDB., *Chamomilla tzvelevii* (POBED.) RAUSCHERT.

Gattungsmerkmale: Einjährige Kräuter mit mehrfach fiederteiligen, wechselständigen Laubblättern und mit ästigem Stengel. Blütenköpfe einzeln, gestielt. Hülle halbkugelig; Hüllblätter wenigreihig, häutig berandet. Blütenboden kegelig, hohl, ohne Spreublätter. Röhrenblüten zwittrig, röhrig, 4- oder 5-zähnig, gelb bis grünlichgelb. Zungenblüten falls vorhanden weiblich, weiß. Früchte länglich, gekrümmt, an der Innenseite mit 3 bis 5 schmalen Rippen; Epidermis mit Schleimzellen; Pappus fehlend oder ein Krönchen bildend.[112]

Verbreitung: Fast in ganz Europa, nördlich bis Skandinavien, Nordasien, adventiv in Australien, Neuseeland, Südamerika und im Westen Nordamerikas.[112]

Inhaltsstoffgruppen: Ätherisches Öl, teilweise mit Azulenen; Mono- und Sesquiterpene, vor allem Bisaboloide und Guajanolide, darunter Azulenbildner;[2,3] Polyine;[4] Cumarine;[5,6] Flavonoide, vor allem Apigenin-7-glucosid;[7–10] Aromatische Carbonsäuren;[8] Polysaccharide.
Das Vorkommen linearer Lactone vom Typus des Anthecotulids[11,112] ist auf Verfälschungen mit *Anthemis cotula* L. zurückzuführen.[12]

Drogenliefernde Arten: *Chamomilla recutita*: Matricariae flos (Kamillenblüten), Matricariae aetheroleum (Kamillenöl), Chamomilla recutita hom. *HAB 1.*

Chamomilla recutita (L.) RAUSCHERT

Synonyme: *Chamomilla meridionalis* C. KOCH, *Chamomilla vulgaris* S. F. GRAY, *Chrysanthemum suaveolens* (L.) CAVAN., *Matricaria chamomilla* L. pro parte, *Matricaria coronata* GAY ex KOCH,[1] *Matricaria pusilla* WILLD., *Matricaria recutita* L., *Matricaria suaveolens* L.

Sonstige Bezeichnungen: Dt.: Deutsche Kamille, Echte Kamille, Feldkamille, Hermel, Kamille, Kleine Kamille, Mägdeblume; engl.: Common chamomile, German chamomile, Hungarian chamomile, Small chamomile, True chamomile, Wild chamomile; frz.: Camomille (Chamomille), Camomille allemande, Camomille commune, Chamomille d'Allemagne, Matricaire, Matricaire camomille; it.: Camomilla comune, Capomilla; port.: Camomila, Camomilla dos Alemães, Camomilla vulgar, Mançanilha, Margaça das boticas; span.: Camomilla, Manzanilla, Manzanilla alemana, Manzanilla común, Manzanilla de Aragón, Manzanilla dulce, Manzanilla ordinaria.

Systematik: Die nomenklatorische Situation ist schwierig, nachdem LINNAEUS in der ersten Auflage der "Species Plantarum" Fehler machte, die er später entgegen den Nomenklaturregeln korrigierte. Nach der von LINNAEUS vorgenommenen Beschreibung bezeichnet das Binom "*Matricaria chamomilla* L. 1753" eindeutig nicht die medizinisch verwendete Echte Kamille, sondern die Geruchlose Kamille. Gültiger Name für die Echte Kamille ist der gleichzeitig veröffentlichte Artname *Matricaria recutita* L.[1] Bei der berechtigten Aufspaltung der Linné'schen Gattung Matricaria L. in die Gattungen Chamomilla A. GRAY und Matricaria L. sensu stricto ergibt sich ein weiteres Problem: *Matricaria chamomilla* wurde als Typus-Art der Gattung Matrica-

ria ausgewählt.[13] Behält man dies bei, so bleibt der Gattungsname Matricaria bei der Geruchlosen Kamille und die Echte Kamille kommt in die Gattung Chamomilla. Gegen diese Einordnung spricht, daß "*M. chamomilla* 1753", deren Achänen ein Krönchen besitzen, nicht der Gattungsdiagnose entspricht. Die Wahl der Typus-Art ist daher irrtümlich erfolgt, so daß *Matricaria recutita* als Typus der Gattung anzusehen ist.[112]
Das unterschiedliche Auftreten des Bisabolols und der Bisabololoxide in Kamille verschiedener geographischer Herkunft führte zur Einteilung der Handelskamillen in vier Chemodeme[14] und zur wirkstofforientierten Züchtung di- und tetraploider Kamillensorten.[15] Wildkamillen sind diploid.[16]

Botanische Beschreibung: Pflanze einjährig, 10 bis 80 cm hoch, Wurzeln dünn, spindelförmig. Stengel aufrecht, meist ästig, kahl, stielrund. Laubblätter wechselständig, zwei- bis dreifach fiederteilig, mit schmal-linealen, kaum 0,5 mm breiten, stachelspitzigen Abschnitten. Blütenköpfchen einzeln, 10 bis 28 mm im Durchmesser, gestielt, heterogam. Hülle halbkugelig; Hüllblätter 26 bis 48, ein- bis dreireihig, verkehrt eiförmig bis lanzettlich, grün, mit schmalem, bräunlichem Hautrand. Röhrenblüten 5zähnig, 1,5 bis 2,5 mm lang, goldgelb; Zungenblüten 11 bis 27,6 bis 11 cm lang und bis 3,5 mm breit, weiß, länger als die Hülle, sehr bald zurückgeschlagen. Blütenboden 6 bis 8 mm breit, anfangs flach, später konisch-kegelförmig, hohl und ohne Spreublättchen. Frucht (Achäne) 0,8 bis 1,3 mm lang, etwas zusammengedrückt, leicht hornartig gekrümmt, am Grunde verschmälert, oben schief abgestutzt, auf der konkaven Bauchseite mehr oder weniger 4- bis 5rippig, Rippen mit kleinen Schleimdrüsen besetzt, auf der Rückenseite abgerundet, rippenlos, außen spärlich drüsig-punktiert, feucht schleimig. Pappus fehlend oder als kaum erkennbarer Rand ausgebildet.[112]

Verwechslungen: Die Echte Kamille wird häufig mit Pflanzen der Gattungen Anthemis und Matricaria verwechselt. Aufgrund des Sensibilisierungsrisikos durch Anthecotulid muß besonders auf Verwechslungen mit *Anthemis cotula* L. geachtet werden.[12] Zur Identifizierung von *A. cotula* können folgende Merkmale herangezogen werden: Borstenförmige Spreublättchen, markiger Blütenboden und widerlicher Geruch der Pflanze. *Anthemis arvensis* L. und *A. austriaca* JACQ. besitzen ebenfalls stachelspitzige Spreublättchen und keinen hohlen Blütenboden. Beide Arten sind jedoch fast geruchlos. Ebenfalls geruchlos sind *Matricaria maritima* L. (*C. inodora* L.) und *M. perforata* MÉRAT, die einen markerfüllten Blütenboden, aber keine Spreublättchen aufweisen. *Chamomilla suaveolens* (PURSH) RYDB. (*M. discoidea* DC., *M. matricarioides* (LESS.) PORTER) duftet "kamillentypisch", ist jedoch aufgrund fehlender Zungenblüten und gedrungenerem Wuchs kaum mit der Echten Kamille zu verwechseln. Gelegentlich wurden Verwechslungen mit *Anthemis tinctoria* L., *Leucanthemum vulgare* LAMK. (*Chrysanthemum leucanthemum* L.) und mit dem Mutterkraut, *Tanacetum parthenium* (L.) SCHULTZ-BIP. (*Chrysanthemum parthenium* (L.) BERNH.) beobachtet.
Neben Fehlbestimmungen und Verwechslungen führt der synonyme Gebrauch der Gattungsnamen Anthemis, Chamomilla und Matricaria, insbesondere im angelsächsischen Sprachraum, zu begrifflichen Verwechslungen und Unsicherheiten hinsichtlich der botanischen Identifizierung.[12] So wird *Anthemis nobilis* L. in der *BelgV* als "Chamomillae Flos" bezeichnet. Da das bei DIOSKURIDES erwähnte Parthenion nicht die Echte Kamille, sondern *Tanacetum parthenium* bezeichnet, sollte die volkstümliche Bezeichnung "Mutterkraut" nicht für die Kamille verwendet werden.[17] Produkten, die unter der Bezeichnung "marokkanische Kamille" gehandelt werden, liegt *Ormenis multicaulis* BRAUN-BLANQ. et MAIRE zugrunde.[18]

Inhaltsstoffe: Die ober- und unterirdischen Pflanzenorgane enthalten ätherisches Öl, dessen Zusammensetzung von der Zugehörigkeit zu einem der bekannten Chemodeme bestimmt wird. Nach dem jeweils dominierenden Bisaboloid werden Handelskamillen in Bisabolol-, Bisabololoxid A, Bisabololoxid B- und Bisabolonoxid-Typen eingeteilt.[14,19]
Die Ölgehalte variieren im Laufe der Ontogenese. Während der Blütenentwicklung wird im allgemeinen ein Gehaltsanstieg beobachtet. Der Maximalgehalt von 0,3 bis 1,5% wird vor dem vollen Aufblühen erreicht. Mit dem Abblühen geht der Ölgehalt deutlich zurück. Der Gehalt an Matricin und Bisaboloiden folgt diesem Gang, bei gleichzeitiger Abnahme des *trans*-β-Farnesengehalts.[19] Die Wurzeln enthalten nur geringe Mengen an ätherischem Öl. Therapeutisch relevante Kamilleninhaltsstoffe, wie Chamazulen und Bisabolol, fehlen. Wurzelöl enthält *trans*-α-Farnesen, die isomeren Chamomillaester und En-In-Dicycloether, Chamomillol, β- und *cis*-Caryophyllen sowie Caryophyllenepoxid.[20]
Das Vorkommen des irregulären Monoterpens Artemisiaketon im ätherischen Öl aus Kamillenblüten ist wegen der problematischen verwandtschaftlichen Gliederung der Gattung von chemotaxonomischem Interesse.[3,18]
Als salzresistente Art scheint *C. recutita* Halogenide anzureichern. Für Kamillenblüten werden deshalb häufig Bromidgehalte > 50 mg/kg gemessen. Dies führte zu einer Anhebung des Grenzwertes auf 150 ppm Bromid.[21]

Verbreitung: Da die unterschiedliche Bisaboloid- und Matricinführung genetisch fixiert ist[19,22] und diese chemische Differenzierung mit einer geographischen Trennung dieser Sippen korreliert ist, treten bei *C. recutita* Chemodeme auf.[14] Diese Einteilung in chemische Rassen ermöglicht die eindeutige Einordnung aller bekannten Kamillenherkünfte nach ihrem Wirkstoffprofil.
Bisabolol-Rasse: Endemisches Vorkommen in Katalonien/Spanien;[2]
Bisabololoxid A-Rasse: Ägypten, Mitteleuropa;
Bisabololoxid B-Rasse: Südamerika;
Bisabolonoxid-Rasse: Südosteuropa, Türkei.
Demgegenüber unterscheiden sich die bekannten Kamillenherkünfte in allen übrigen Kamilleninhaltsstoffen lediglich in quantitativer Hinsicht.

Durch züchterische Bearbeitung sind Chemovare entstanden, die auch außerhalb des ursprünglichen Verbreitungsareals der Ausgangssippen angebaut werden.

Anbaugebiete: Der Kamillen-Weltmarkt wird auf jährlich ca. 4500 Tonnen geschätzt. Der deutsche Kamillenbedarf in Höhe von ca. 3000 Tonnen wird ausschließlich durch Einfuhren aus verschiedenen Anbauländern gedeckt.[2,23] Argentinien beherrscht mit ca. 8000 ha Anbaufläche und einer Jahresproduktion von 2500 Tonnen Droge den Weltmarkt. In Ägypten wird die Kamille überwiegend auf der Stufe einer Wildpflanze angebaut. Fortschrittlicher Kamillenanbau wird dagegen in Spanien, Argentinien und in einigen osteuropäischen Ländern praktiziert.

Drogen: Matricariae flos (Kamillenblüten), Matricariae aetheroleum (Kamillenöl), Chamomilla recutita (Kamille) hom. *HAB 1*.

Matricariae flos (Kamillenblüten)

Synonyme: Chamomilla, Chamomillae anthodium, Chamomillae flos, Flores Chamomillae, Flos chamomillae, Flos Chamomillae vulgaris, Matricaria.

Sonstige Bezeichnungen: Dän.: Kamilleblomst; dt.: Blüte der Kleinen Kamille, Chamomilla-recutita-Blüten, Kamillenblüten, Matricaria-chamomilla-Blüten; engl.: Camomile Flowers, German Chamomile, Matricaria Flowers; frz.: Chamomille allemande, Fleur de Camomille; holl.: Gewone Kamillebloem; it.: Camomilla commune; port.: Camomila dos Alemães, Camomila vulgar; span.: Manzanilla común, Manzanilla de Aragón, Manzanilla ordinaria; tsch.: Heřmánkový květ, Rumančekový květ.

Monographiesammlungen: Matricariae flos (Kamillenblüten) *DAB 10, ÖAB 90, Helv VII*; Chamomillae vulgaris flos *Ned 8*; Flores Chamomillae *AB-DDR, Ross 10*; Flos chamomillae *Dan IX, CsL 4, Egypt 84*; Anthodium Chamomillae *Pol IV*; Chamomillae Anthodium *Hung VII*; Chamomilla communis *Arg 66*; Chamomillae Flos *Rom IX, Jug IV*; Camomila *Portug 46*; Camomila Vulgar *Brasil 2*; Matricaria *BHP 83*; Matricaria Flowers *Mar 29*.

Definition der Droge: Getrocknete Blütenköpfchen *DAB 10*; getrocknete, ganze bzw. teilweise oder vollständig zerfallene Blütenkörbchen und Teile der Blütenstiele *AB-DDR*; die zu Beginn der Blüte aus Wildsammlung oder Anbau gewonnenen Blütenköpfchen *Ross 10*; frische oder getrocknete Blütenköpfchen.[24]

Stammpflanzen: Die meisten Monographiesammlungen nennen als Stammpflanze nur *Chamomilla recutita* (L.) RAUSCHERT bzw. seine Synonyme *Matricaria chamomilla* L., *Matricaria recutita* L. *und Matricaria suaveolens* L. *Helv VII, DAB 10/PhEur, ÖAB 90, Helv VII, AB-DDR, Hung VII, CsL 4, Ross 10*. Daneben sind folgende Stammpflanzen zugelassen: *Matricaria matricarioides* (LESS.) PORTER = *Chamomilla suaveolens* (PURSH) RYDB. *Ross 9*, *Anthemis nobilis* L. = *Anthemis aurea* BROT var. *β aurea* L. *Portug 46*.

Herkunft: Kamillendroge stammt überwiegend aus Anbau. Hauptlieferländer sind Argentinien und Ägypten, Spanien, die osteuropäischen Länder Ungarn, Tschechoslowakei, Jugoslawien, Albanien, Polen, Bulgarien.[23,25]

Gewinnung: In den Haupterzeugerländern wird noch überwiegend eine heterogene Kamille vom Wildtyp angebaut. Für die Erzeugung hochwertiger Droge werden Zuchtsorten verwendet. Durch Colchicinbehandlung konnten großblütige, ertragreiche tetraploide Kamillensorten erzeugt werden. Bei der wirkstofforientierten Züchtung wurden Sorten mit hohem Gehalt an (–)-α-Bisabolol und Matricin bevorzugt. Die Bisabololführung wird rezessiv vererbt. Diploide Kamillen vom Bisaboloityp können deshalb nur dort vermehrt werden, wo keine Einkreuzungsgefahr durch Wildkamillen besteht. Demgegenüber ist der Bisabololgehalt tetraploider Kamillen vom Bisabololtyp gegenüber Einkreuzungen durch Wildkamille beständig.[15] Um die Sortenreinheit zu erhalten, muß bei der Saatgutvermehrung lediglich eine Vermischung mit anderen Sorten vermieden werden. Unter erntetechnischen Gesichtspunkten sind einheitlicher Blühtermin, Haltbarkeit und Größe der Blütenköpfchen, Anordnung der Blüten in einer Ebene, hohe Keimfähigkeit, geringe Krautbildung sowie Verlängerung der Erntekampagne durch Selektion früh- und spätblühender Sorten die wesentlichen Züchtungsziele.[15] Über den Einfluß von Herbiciden auf den Ölgehalt liegen unterschiedliche Angaben vor. Phytotoxische Einflüsse sind von den klimatischen Verhältnissen, dem Anwendungszeitpunkt und der Art des Herbicids abhängig.[26] Wachstum, Entwicklung, Ertrag und Ölgehalt unterliegen dem Einfluß von Stickstoff- und Kaliumdüngung.[27]
Die Aussaat ist im Herbst und Frühjahr möglich, wobei die Herbstaussaat zu besseren Erträgen führt. Zur Aussaat reichen 1 bis 4 kg/ha reines Saatgut aus. Die Keimfähigkeit ist oft ungenügend.[28] Das Tausendkorngewicht beträgt 40 bis 65 mg. Die Achänen sind 0,9 bis 1,6 mm lang. Die zur Keimfähigkeitsprüfung vorgeschriebene ISTA-Methode (International Seed Testing Association) erlaubt nur bedingte Aussagen über den Anbauwert des Saatguts.[29] Bei der Saatgutvermehrung liefert ein Hektar 150 bis 200 kg Saatgut.[30] Die Blütezeit beginnt Ende April. Die Ernte erstreckt sich über 4 bis 8 Wochen. Die manuelle Ernte erlaubt bis zu fünf Pflücken, bei mechanischer Ernte werden meist nur ein bis zwei Pflücken durchgeführt. Im Großflächenanbau können Hektarerträge von max. 4000 kg Frischware, entsprechend ca. 800 kg Droge/ha erzielt werden.[15] Die manuelle Ernte stellt mit ca. 2000 Arbeitskraftstunden/ha einen außerordentlich arbeitsintensiven Prozeß dar. Eine Handpflücke ist nur noch in Entwicklungsländern durchführbar. Die Pflückleistung beträgt 3 bis 5 kg/Tag. Mit Pflückkämmen ist eine Steigerung auf ca. 2 kg/h möglich. Beim Einsatz von Pflückmaschinen werden Stundenleistungen > 300 kg frischer Blütenware erreicht.[31]

Frische Kamillenblüten enthalten 70 bis 78 % Wasser. Nach der Trocknung soll ein Wassergehalt von 10 bis 13 % nicht überschritten werden.
Um Azulenverluste zu vermeiden, soll die Trocknung im Schatten bei Temperaturen < 20 °C durchgeführt werden; Dauer bei günstiger Witterung 4 bis 5 Tage.[32] Bei natürlicher Trocknung und insbesondere bei der künstlichen Trocknung im Warmluftstrom treten beträchtliche Verluste an ätherischem Öl ein. Ein weiterer Gehaltsrückgang erfolgt bei der Lagerung der Droge. Dagegen kann tiefgefrorene Kamille ohne Wertverlust über längere Zeit gelagert werden.[33] Frische bzw. tiefgefrorene Kamillenblüten stellen eine günstige Alternative zur herkömmlichen Droge dar.[24,33]

Handelssorten: Die alten deutschen Landsorten "Quedlinburger Großblütige Kamille" und "Erfurter Kleinblütige Kamille" sind heute bedeutungslos. Dies trifft auch auf andere Topodeme, wie "Fränkische" oder "Böhmische Kamille" = "Bohemia", zu. Bevorzugt wird heute eine Kamillendroge mit einem hohen Gehalt an (–)-α-Bisabolol und Matricin. Die diploide Kamillensorte Degumille® (2n = 18) und die tetraploide Sorte Manzana® (2n = 36) wurden sortenrechtlich anerkannt. Sie enthalten jeweils mindestens 150 mg Chamazulen und 200 bzw. 300 mg (–)-α-Bisabolol in 100 g Blütendroge.[15] Die tetraploiden Sorten BK-2 (Ungarn), Zloty Lan (Polen), Bodegold (ehemalige DDR) und Pohořelický (ČSFR) führen Bisabolonoxid A. Bisabolonoxid A ist die Hauptkomponente im ätherischen Öl der türkischen Landsorte "Menem".[19]

Ganzdroge: Geruch: Charakteristisch, kräftig, aromatisch, angenehm; Geschmack: Schwach bitter; Durchmesser der offenen Blütenköpfchen 10 bis 17 mm. Sie bestehen aus einem Blütenboden, einem Hüllkelch, 11 bis 27 am Rande stehenden Zungenblüten und zahlreichen, zentralen Röhrenblüten; manchmal finden sich 10 bis 20 mm lange Stielreste. Bei mechanisch geernteter Droge treten Stielreste von durchschnittlich 3 cm Länge auf.[34] Blütenboden 1,5 bis 5 mm breit, halbkugelig bis kegelförmig, hohl und ohne Spreublättchen. Hüllkelch aus 26 bis 48 verkehrt eiförmigen bis lanzettlichen in ein bis drei Reihen angeordneten, 1,9 bis 3,1 mm langen und 0,6 bis 1,6 mm breiten Hüllblättchen mit häutigem, bräunlichgrauem Rand. Zungenblüten weiß, bis zu 11 mm lang und 3,5 mm breit. Krone aus einem basalen, ca. 1,5 mm langen, hellgelben, röhrigen Teil, der in eine weiße, gestreckt-eiförmige Zunge ohne ausgeprägten, seitlichen Rand übergeht; die vier Nerven konvergieren paarweise gegen die drei Zähne des oberen Endes. Röhrenblüten etwa 1,5 mm lang, Krone gelb, nach oben erweitert und in 5 Zipfeln auslaufend. Staubfäden am unteren Teil der Krone inseriert; Antheren zu einer Röhre verwachsen. Am Grunde der Zungenblüten und Röhrenblüten befindet sich ein dunkelbrauner, ovaler bis kugeliger Fruchtknoten.

Schnittdroge: Blütenköpfchen für Teemischungen werden meist ungeschnitten verwendet. Der durch Sieb 710 abtrennbare Grusanteil ist auf 25 % begrenzt *DAB 10*. Für Teeaufgußbeutel wird bis zu 85 % geschnittenes Kamillenkraut neben Kamillengrus verwendet.[35] Zur Einstellung der Dichte werden Kamillenfrüchtchen zugesetzt.

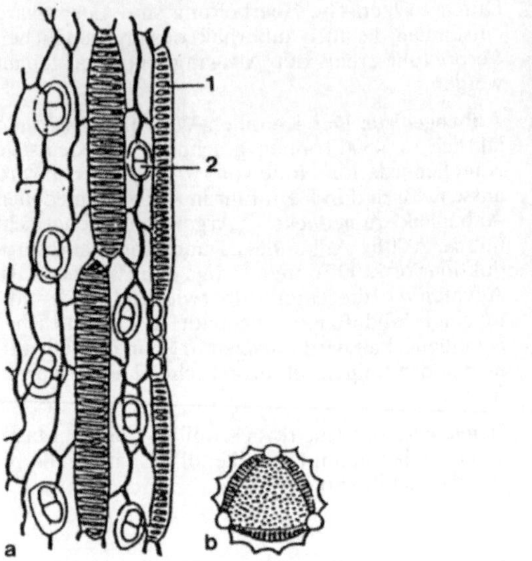

Matricariae flos; A Oberfläche des Fruchtknotens; a Strickleiterzellen (verschleimte Epidermis); b Compositen-(Etagen-)Drüsen in der Aufsicht; B Pollenkorn. Aus[91]

Mikroskopisches Bild. Epidermiszellen des Blütenbodens polygonal oder rechteckig, um die Ansatzstellen der Fruchtknoten radialstrahlig angeordnet. Schwammparenchym mit radial verlaufenden, kollateralen Leitbündeln, gelegentlich von Fasern begleitet, sowie einige schizogene Exkretgänge. Hüllkelchblätter in der Flächenansicht mit hautartigem Rand aus einer Lage radial gestreckter Zellen und einer zentralen Zone von chlorophyllführendem Gewebe; darüber die Epidermen mit längsgestreckten Zellen und welligen Seitenwänden und mit Spaltöffnungen und Compositendrüsenhaaren. In der Gegend der Leitbündel zahlreiche gestreckte, getüpfelte, weitlumige Steinzellen. Krone der Zungenblüten und Röhrenblüten in der Flächenansicht mit isodiametrischen bis gestreckten Zellen und vereinzelten Compositendrüsenhaaren. Obere Epidermis der Zungenblüten aus papillösen Zellen, von der Spitze der Papille aus radialstrahlig gestreift. Mesophyll mit sehr kleinen Oxalatdrusen. Konnektivzipfel der Staubgefäße mit derben, getüpfelten Zellwänden. Pollenkörner gerundet-dreieckig (30 bis 35 µm Durchmesser), kurz und derbstachelig, mit drei Austrittsporen. Fruchtknoten beider Blütenarten an der Basis mit Steinzellenkranz aus einer einzigen Reihe von Steinzellen. In der Epidermis der Fruchtknoten wechseln längsgestreckte, wellig begrenzte Zellen, zwischen denen Compositendrüsenhaare inseriert sind, mit leiterartig unterteilten, langgestreckten Gruppen von Schleimzellen, die leicht platzen und den Schleim herausquellen lassen.

Pulverdroge: Bruchstücke der Hüllkelchblätter mit schmalem, häutigem Saum und Sklerenchymfasern beiderseits des Mittelnervs.

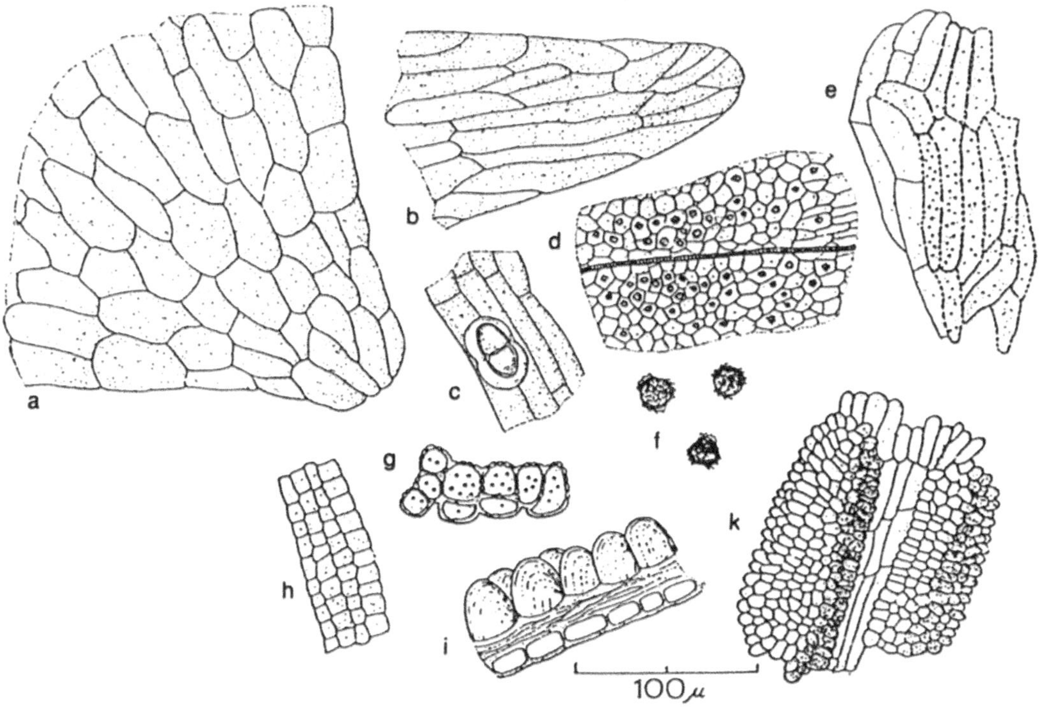

Pulver von Matricariae flos; a Kronblattzipfel einer Röhrenblüte; b Konnektivzipfel eines Staubblattes; c Compositendrüse; d Stück eines Kronblattes mit Calciumoxalatdrusen; e Sklerenchymfasern aus dem Hüllkelchblatt; f Pollenkörner; g Steinzellen von der Basis des Fruchtknotens; h Filament eines Staubblattes; i Papillen vom Kronblatt einer Zungenblüte; k Narbenschenkel. Aus Lit.[92]

Fragmente der Kronblattzipfel von Zungenblüten mit längsgestreckten Epidermiszellen. Teile der Zungenblüten mit stark wellig-buchtigen Epidermiszellen der Unterseite und schwach papillösen Zellen der Oberseite. Fragmente des Fruchtknotens mit Compositendrüsen (s. Drüsenhaare Typ A *DAB 10*), kleinen Calciumoxalatdrusen und schmalen Schleimepidermiszellen. Zahlreiche, grobstachelige Pollenkörner. Fragmente des Blütenstandsbodens mit Exkretgängen. Drüsenschuppen nach Behandlung mit Phosphorsäure (85 %) und Schwefelsäure conc. (9 + 1) violettrot bis dunkelviolett gefärbt.

Verfälschungen/Verwechslungen: Selten, da die Droge aus Kulturen stammt. Die angeführten makroskopischen und mikroskopischen Merkmale reichen aus, um die wesentlichen Verfälschungen oder Verwechslungen der Droge ausschließen zu können. Als solche kommen die Blütenköpfchen der verwandten Matricaria- und Anthemis-Arten in Betracht.[36] Ferner sind *Capsella bursa-pastoris*, Poaceen, und andere Ackerunkräuter in der Droge zu finden, die u. U. Rückschlüsse auf ihre Herkunft erlauben.[37]

Minderqualitäten: Inhomogenität, starker Insektenbefall, mangelhafter hygienischer Zustand, geringer Azulengehalt und unzulässige Pestizidrückstandsmengen führten in den letzten Jahren zu Beanstandungen von Droge ägyptischer Herkunft.[38,39]

Hinsichtlich Zusammensetzung und Ölgehalt erfüllt der Inhalt von Kamillenaufgußbeuteln häufig nicht die Anforderungen des Arzneibuchs. Zur Herstellung minderwertiger Qualitäten wird vorzugsweise Chamomillae herba cum floribus verwendet.[35,40]

Inhaltsstoffe: *Ätherisches Öl.* Die Droge enthält 0,3 bis 1,5 % ätherisches Öl mit bis zu 15 % dunkelblauem Chamazulen, das bei der Destillation aus der farblosen Vorstufe Matricin durch Verseifung, Wasserabspaltung und Decarboxylierung entsteht.[41]

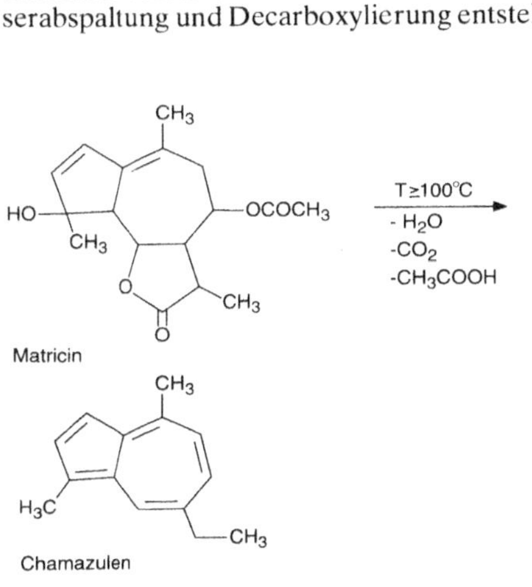

Matricin

Chamazulen

Öle mit hohem Chamazulengehalt sind tiefblau gefärbt, während solche mit niedrigem Gehalt eine blaugrüne bzw. gelbgrüne Färbung aufweisen. Monoterpene, wie γ-Terpinen, Δ³-Caren[42] sowie Artemisiaketon,[3,18] wurden im Kamillenöl nur in Spuren nachgewiesen.

Sesquiterpene. Wesentlicher Bestandteil des Kamillenöls ist (–)-α-Bisabolol (INN: Levomenol);[43] daneben kommen die sauerstoffreicheren Derivate Bisabololoxid A, B, C und Bisabolonoxid A vor.

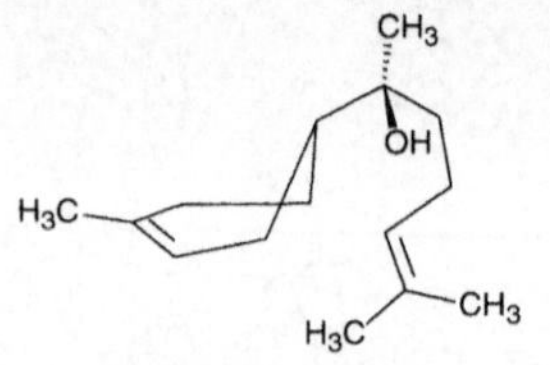

(–)-α-Bisabolol

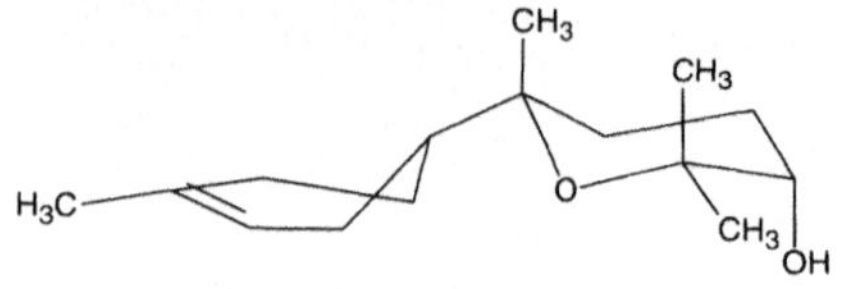

Bisabololoxid A

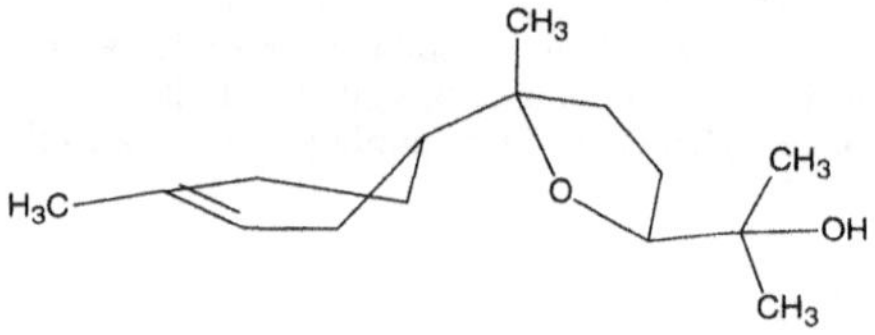

Bisabololoxid B

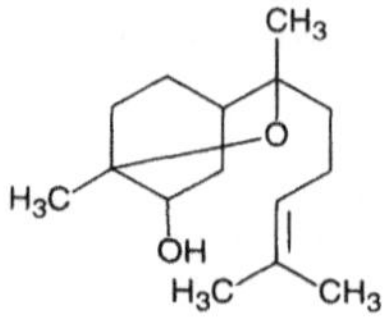

Bisabololoxid C

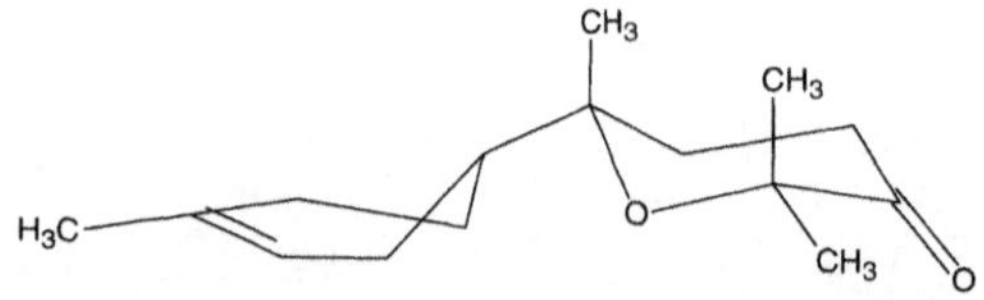

Bisabolonoxid A

Der Anteil des jeweils mengenmäßig dominierenden Bisabololderivats im ätherischen Öl beträgt bis zu 33 %.[18] Neben dem Chamazulen wurden im Kamillenöl das Guajanolid Chamaviolin, das azulenogene Spathulenol sowie die Sesquiterpene α-Cubeben, α-Muurolen und Calamen gefunden.[44]

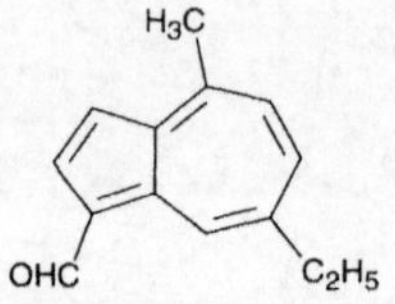

Chamaviolin

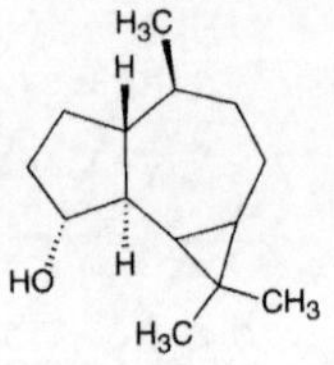

Spathulenol

Bis zu 45 % des ätherischen Kamillenöls bestehen aus *trans*-β-Farnesen.[18]

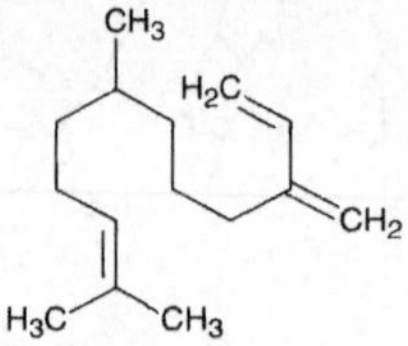

trans-β-Farnesen

Entgegen früheren Berichten[11,112] kommt das allergene Sesquiterpenlacton Anthecotulid nicht in der Echten Kamille vor.[12]

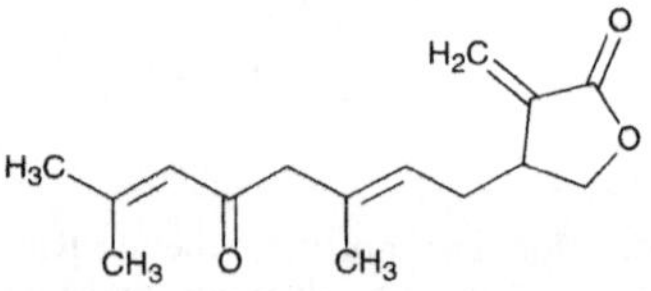

Anthecotulid

Polyine. Analytisch gewonnene Kamillenöle enthalten bis zu 25 % der *cis-trans*-Isomere des 2-Hexa-(2,4)-diin-1-yliden-1,6-dioxaspiro-[4,4]-non-3-ens, kurz als En-In-Dicycloether oder Spiroether bezeichnet.[4,19] *Cis*- und *trans*-Isomere sind etwa im Verhältnis 2:1 im Kamillenöl enthalten. Unter den Bedingungen der Wasserdampfdestillation tritt eine Isomerierung des *cis*-Spiroethers zur *trans*-Form ein. In technisch gewonnenen Ölen sind diese labilen Inhaltsstoffe nicht oder nur in geringem Umfang enthalten.[18,45] Weitere Polyine, wie die isomeren Matricaria- und Chamomillaester, sind nur in den Wurzeln und Blättern von *Chamomilla recutita* enthalten.[46,47]

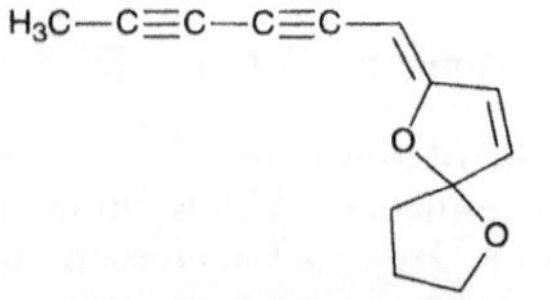

cis-En-In-Dicycloether

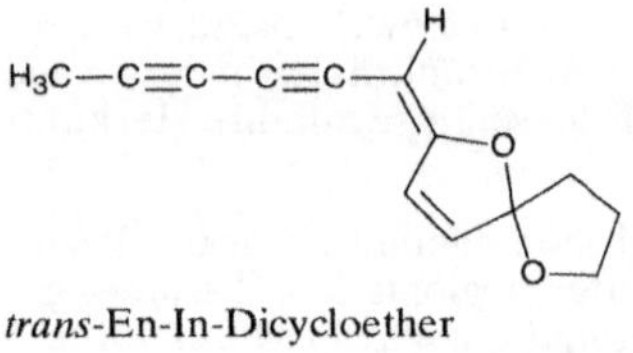

trans-En-In-Dicycloether

Cumarine. Die Cumarine Herniarin (7-Methoxyumbelliferon) und Umbelliferon sind in Kamillenblüten durchschnittlich zu 0,06 bzw. 0,01 % enthalten.[48]
Flavonoide. Für die Kamillenwirkung sind Flavonid- und -monoglykoside, acetylierte Flavonmonoglykoside und ihre Aglyka von Bedeutung.[49] Die Zungenblüten führen bis zu 5 % Apigenin-7-glucosid.[50] Die Droge enthält durchschnittlich ca. 0,5 % Apigenin-7-glucosid. Das freie Apigenin entsteht postmortal durch enzymatische Hydrolyse und ist in schonend gewonnenen Drogen umd Kamillenextrakten nur in geringem Umfang enthalten.[10,51] Neben den hydroxylierten Aglyka, Luteolin und Quercetin, wurden nach Hydrolyse der Glykoside 11 teilweise höher methoxylierte Flavonaglyka, wie Chrysosplenetin, Jaceidin und Chrysosplenol, nachgewiesen.[8,9]

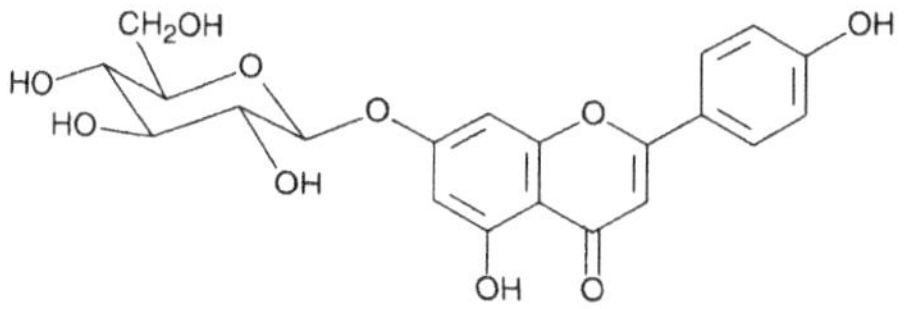

Apigenin-7-glucosid

Aromatische Carbonsäuren. Neben Anissäure wurden in Kamillenblüten Vanillinsäure, Syringa- und Kaffeesäure identifiziert. Es liegen keine quantitativen Untersuchungen vor.[8]
Polysaccharide. In den "Schleimrippen" der Kamillenblüten sind bis zu 10 % Schleimstoffe lokalisiert.[52] Dabei handelt es sich um ein Polysaccharid, dessen Hauptkette aus α-(1→ 4)-verknüpfter *D*-Galacturonsäure zusammengesetzt ist.[53]
Weitere Bestandteile sind: Xylose (ca. 21 %), Arabinose (ca. 10 %), Galactose (ca. 15 %), Glucose (ca. 7 %) und Rhamnose (ca. 2 %). Das stark verzweigte Polysaccharid mit β-(1→ 4)-verknüpften Xylosen weist ein Molekulargewicht > 500000 auf.[54]

Zubereitungen: Extractum Chamomillae fluidum (Kamillenfluidextrakt) *ÖAB 90, Helv VII, AB-DDR, EB 6*; Matricariae extractum liquidum normatum (Eingestellter Kamillenextrakt) *Helv VII*.
Zerkleinerte oder ganze Kamillenblüten werden mit Mischungen aus EtOH und Wasser durch Perkolation so extrahiert, daß aus einem Teil Droge höchstens zwei Teile Fluidextrakt entstehen. Zur Verbesserung der Azulenstabilität wird der Extraktionsflüssigkeit z. T. Ammoniak zugesetzt[55] (s. a. *ÖAB 90* und *Helv VII*). Eingestellte Kamillenextrakte enthalten 0,12 bis 0,18 % ätherisches Öl.
Tinctura Chamomillae (Kamillentinktur) *ÖAB 90*. Kamillentinktur wird aus Kamillenblüten im Verhältnis 1:5 mit verd. Ethanol durch Mazeration hergestellt.
Zur Durchführung pharmakologischer und klinischer Prüfungen wurde das Handelspräparat Kamillosan® mit standardisiertem Gehalt an hydrophilen und lipophilen Wirkstoffen eingesetzt. 100 g des ethanolischen Auszugs enthalten mindestens 150 mg Apigenin-7-glucosid und mindestens 150 mg chamazulenreiches ätherisches Öl, davon 50 mg (–)-α-Bisabolol. In der Balneotherapie werden vorzugsweise isopropanolische Kamillenauszüge (z. B. Kamillobad®) eingesetzt.
Für die großtechnische Herstellung von Kamillenextrakten hat sich die bewegte Mazeration bewährt.[56] Dabei erweist sich die Verwendung frischer Kamillenblüten als vorteilhaft.[33]
Tinctura Chamomillae (Kamillentinktur) EB 6. Kamillentinktur wird aus Kamillenblüten im Verhältnis 1:5 mit EtOH (60 % m/m) hergestellt.
Oleum Chamomillae infusum EB 6. Fettes Kamillenöl wird durch Mazeration von Kamillenblüten mittels Erdnußöl hergestellt.

Identität: Nach *DAB 10, ÖAB 90, AB-DDR* wird die Prüfung auf Identität durch Nachweis der Proazulene durchgeführt.[57] Ein Dichlormethanextrakt aus Kamillenblüten wird mit EP-Reagenz (4-Dimethylaminobenzaldehyd/Eisessig/Phosphorsäure) erhitzt. Die nach dem Erkalten mit Petrolether geschüttelte wäßrige Lösung muß deutlich bläulichgrün bis blau gefärbt sein. Proazulenfreie Drogen, Verfälschungen oder Verwechslungen ergeben eine gelbbräunliche Färbung.
Die Blaufärbung entsteht nach thermischer Zersetzung des Matricins zu Chamazulen, das im sauren Milieu als Azuleniumkation vorliegt und mit Aldehyden zu blau gefärbten Reaktionsprodukten kondensiert.
DC des ätherischen Öls aus Kamillenblüten nach *AB-DDR*:
- Referenzsubstanz: Bisabolol.
- Adsorptionsschicht: Kieselgel G.
- Fließmittel: Chloroform-Benzol (75 + 25).
- Detektion: Anisaldehydlösung und Erhitzen auf 120 °C.
- Auswertung: Im Chromatogramm des ätherischen Öls erscheinen ein oder zwei bräunliche Flecke mit R_f-Werten im Bereich 1,30 bis 2,00 und ein rötlicher, violetter oder violettgrauer Fleck mit dem Rf-Wert der Referenzsubstanz. Die Identitätsprüfung des Kamillenextrakts *AB-DDR* wird nach einer modifizierten DC-Vorschrift durchgeführt.

Für Matricariae extractum liquidum normatum *Helv VII* erfolgt die Identitätsprüfung ebenfalls durch DC des ätherischen Öls, modifiziert nach *Ph Eur III*. Im *ÖAB 90* ist für Extractum Chamomillae fluidum und Tinctura Chamomillae lediglich eine organoleptische Prüfung auf Identität vorschrieben.

Reinheit: *Droge.*
- Fremde Bestandteile: Höchstens 2 % fremde Bestandteile und höchstens 25 % durch Sieb 710 abtrennbare Bestandteile nach *DAB 10*, höchst. 25 % absiebbare Bestandteile *ÖAB 90*, höchstens 2 % unschädliche Beimengungen, Anteil teilweise oder vollständig zerfallener Blütenköpfchen nicht limitiert *AB-DDR*. Nach *Ross 9* sind max. 3 % fremde Bestandteile und 40 % Grusanteil zulässig. *Dan IX* läßt max. 6 % Stengel- und Blattanteile sowie 0,5 % artfremde Bestandteile zu. Nach *BHP 83* sind höchstens 8 % fremde organische Beimengungen zulässig. Nichtbeschreibungsgemäße Drogenteile und

fremde organische Beimengungen sind nach *Arg66* auf max. 10% bzw. 2% begrenzt.

Aufgrund des hohen Gehalts an ätherischem Öl in den Röhrenblüten können zerfallene Blütenköpfchen nicht generell als minderwertig betrachtet werden.[58] Die Begrenzung des Grusanteiles ist jedoch bei Verwendung der Droge in Teemischungen wegen der Tendenz zu Inhomogenitäten des Teegemisches begründet.

Die Länge der Stielreste ist im *DAB10* auf höchstens 20 mm begrenzt; im *AB-DDR* und *Ross X* sind Blütenstiele bis 30 mm Länge zulässig. Nach *Ross 9* ist der Anteil der Blütenköpfchen mit einer Stengellänge >3<5 cm auf 8% begrenzt. Der Anteil der Blütenköpfchen mit Stengelresten >2<4 cm ist nach *CsL 4* auf 8% limitiert; 1% der Blütenköpfchen darf längere Blütenstiele aufweisen. Nach *Hisp IX* und *Brasil2* ist der Stengelanteil auf 5% begrenzt. Nach *BHP83* und *Egypt84* sind höchstens 10% Stengelanteil erlaubt. Mit diesen Vorschriften wird der Forderung nach Berücksichtigung maschinengepflückter Droge Rechnung getragen.[34]

- Asche: Sulfatasche höchstens 13% nach *DAB 10*, *ÖAB 90*; max. 14% nach *Hisp IX*, *Brasil 2*, *CsL 4*, *Hung VII* und *Ross X*; höchstens 15% nach *Dan IX*, *Ned 8* und *Helv VI*; max. 12% nach *Ross 9*; höchstens 11% nach *Egypt84*; höchstens 10% nach *BHP83*.
- Säureunlösliche Asche: Max. 5% nach *Dan IX*; max. 3% nach *CsL 4*; höchstens 4% nach *BHP83* und *Egypt84*.
- Wasserlösliche Extraktivstoffe: Mindestens 15% nach *BHP83*.
- Trocknungsverlust: Der Trocknungsverlust der Droge beträgt nach *Egypt84* max. 10%; nach *Ross 9* und *CsL 4* sind höchstens 14% zulässig.

Bei Drogen mit einem Wassergehalt von 10 bis 12% ist ein Wachstum von Mikroorganismen unmöglich. Intensivere Trocknung führt zu Verlusten an ätherischem Öl. Eine Begrenzung des Trocknungsverlusts auf max. 12% erscheint daher sinnvoll *Pol IV*.

- Quellungsfaktor: Mindestens 14 nach *Helv VI*.
- Chromatographie: Nach *DAB 10* erfolgt die Prüfung auf Reinheit durch DC. Als Untersuchungslösung dient der zur Identitätsprüfung verwendete Dichlormethanextrakt:
- Referenzsubstanzen: Borneol (I), Bornylacetat (II) und Guajazulen (III).
- Adsorptionsschicht: Kieselgel GF_{254}.
- Fließmittel: Chloroform.
- Detektion: 1. UV 254 nm, 2. Anisaldehyd und Erhitzen auf 100 °C.
- Auswertung: Das Chromatogramm der Referenzlösung zeigt im unteren Drittel eine gelbbraune Zone (I), in der Mitte eine braungelbe bis graue Zone (II) und im oberen Drittel eine blaue Zone (III). Das Chromatogramm des ätherischen Öls zeigt nahe am Start eine blaue Zone des Matricins, mehrere rotviolette Zonen mit Rf-Werten zwischen den Referenzsubstanzen I und II, davon entspricht eine Zone dem Bisabolol. Bräunliche Zonen im Rf-Bereich der Referenzsubstanz II entsprechen den En-In-Dicycloethern. Eine rote Zone des Farnesens stimmt mit dem Rf-Wert von Referenzsubstanz III überein.

Im UV-Licht ist eine Anzahl fluoreszenzlöschender Zonen erkennbar.

Die DC-Prüfung gestattet eine Charakterisierung der wichtigsten Kamilleninhaltsstoffe. Da Bisabolol als Reagenz erhältlich ist (vgl. *AB-DDR*), wäre seine Verwendung kamillenfremden Referenzsubstanzen vorzuziehen.[2]

Gehalt: Ganze Droge: Mindestens 0,4% (V/m) ätherisches Öl *DAB10*, *Hisp IX*, ÖAB 90, *CsL 4*, *Hung VII*, *Rom IX*, *Egypt4*, *Brasil2*; mindestens 0,6% *Ned8*; mindestens 0,5% *Dan IX*, *Helv VI*; *0,3% Ross 10*, *Pol IV*; mindestens 0,25% *BHP83*; mindestens 0,10 bis 0,16% Matricin, berechnet auf die bei 105 °C getrocknete Droge *AB-DDR*.

Die Gehaltsforderung von mindestens 0,4% ätherischem Öl ist recht niedrig angesetzt. Ein Mindestgehalt von 0,6% wäre durchaus vertretbar.

Pulverisierte Droge: Mindestens 0,4% ätherisches Öl nach *Helv VI*. Bei der Zerkleinerung treten Wirkstoffverluste ein.

Kamillenfluidextrakt *ÖAB90* soll mindestens 0,3% (m/m) ätherisches Öl enthalten. Eingestellter Kamillenfluidextrakt enthält mindestens 0,12 und höchstens 0,18% (m/m) ätherisches Öl *Helv VII*. Kamillenfluidextrakt *AB-DDR* weist einen Matricingehalt von 0,01 bis 0,02% (m/m) auf.

Gehaltsbestimmung: Volumetrische Bestimmung des durch Wasserdampfdestillation gewonnenen und in Xylol aufgenommenen ätherischen Öls nach *DAB 10*.

Photometrische Bestimmung des Azulengehaltes durch Extinktionsmessung des durch Wasserdampfdestillation gewonnenen, in Xylol aufgefangenen ätherischen Öls bei 600 nm *AB-DDR*. Als Vergleich dient eine Lösung von Guajazulen in Xylol.

Für Kamillenfluidextrakte schreibt das *ÖAB 90* eine gravimetrische Bestimmung des durch Wasserdampfdestillation gewonnenen und in Pentan ausgeschüttelten ätherischen Öls vor. Nach dem Trocknen der organischen Phase und Filtration wird das Lösungsmittel sorgfältig entfernt und der Gehalt an ätherischem Öl durch Wägung ermittelt.

Eine gravimetrische Gehaltsbestimmung wird auch nach *Helv VI* bei Kamillenblüten und Kamillenfluidextrakt durchgeführt.

Der hohe Gehalt an schwerflüchtigen Sesquiterpenen bewirkt, daß bei der Rücklaufdestillation, auch bei Verwendung von Kochsalz, Decahydronaphthalin (= Decalin®) oder anderer Zusätze zur Erhöhung der Siedetemperatur, das ätherische Öl nur unvollständig erfaßt wird. Eine saubere Abscheidung des Öls und die einwandfreie Ablesbarkeit des Ölvolumens sind dabei nicht immer gegeben. Die gravimetrische Gehaltsbestimmung ergibt gegenüber der volumetrischen besser reproduzierbare Werte und deutlich höhere Gehalte. Dieser Unterschied wird häufig zu wenig beachtet, woraus sich in der Literatur oft differierende Gehaltsangaben erklären.[52]

Zwar ist die GC eine offizinelle Analysenmethode, zur Kamillenanalytik wird sie jedoch derzeit nur in

der *Hung VII* genutzt. Die isomeren En-In-Dicycloether, das kritische Substanzpaar (–)-α-Bisabolol und Bisabolonoxid A lassen sich bereits auf gepackten Säulen einwandfrei trennen.[18]
Auf eine Untersuchung der Kamillenflavone verzichten derzeit alle Pharmakopöen. Zur qualitativen Untersuchung der Kamillenflavone ist die DC ausreichend.[59] Zu ihrer quantitativen Bestimmung ist die HPLC hervorragend geeignet.[10,50,51]

Lagerung: *Kamillenblüten.* Vor Licht geschützt *DAB 10, Hisp IX, AB-DDR.* In gut schließenden Behältern, vor Licht geschützt *ÖAB 90, Helv VII, Arg 66, Brasil 2, Egypt 84.*
Kamillenfluidextrakt. Gut verschlossen, vor Licht geschützt *Helv VII.*
Kamillentinktur. Gut verschlossen, vor Licht geschützt *ÖAB 90.*

Stabilität: Die Haltbarkeit der Droge beträgt maximal bis zu zwei Jahren.[60] Droge höchstens 18 Monate, gepulverte Droge höchstens 24 h *AB-DDR.* Unter klimatisierten Bedingungen wurde nach 23 Monaten ein Rückgang des Azulen-Gehalts auf 30 % des Ausgangswertes beobachtet.[33] Aus diesem Grund ist die Haltbarkeitsangabe der Standardzulassung[60] wenig realistisch.

Wirkungen: *Antiphlogistische Wirkung.*[24] Für Chamazulen wurde der Wirkungsnachweis am UV-induzierten Lichterythem,[61] mit dem Granulombeuteltest,[62,63] dem Rattenpfotentest nach Selye[64,65] und am thermisch geschädigten Rattenschwanz[66] erbracht. Am Carrageenin-Ödem wurden nach peroraler Applikation der isolierten Kamilleninhaltsstoffe (350 bis 1400 mg/kg) folgende ED_{50}-Werte bestimmt: Chamazulen 4,48 mmol/kg; Matricin 2,60 mmol/kg; (–)-α-Bisabolol 2,69 mmol/kg. Als Referenz diente Salicylamid (ED_{50}: 1,53 mmol/kg).[67] In einer älteren Untersuchung wurde für (–)-α-Bisabolol am gleichen Modell eine ED_{50} von 3,82 mmol/kg gefunden.[68] Die antiphlogistische Wirkung des (–)-α-Bisabolols wurde ferner am Cotton-Pellet-Granulom,[69] an der Adjuvans-Arthritis der Ratte[68] und am UV-Erythem des Meerschweinchens[68] belegt. Am UV-Erythem wurde für (–)-α-Bisabolol eine ED_{50} von 2,93 mmol/kg ermittelt; die ED_{50} für Salicylamid betrug 1,46 mmol/kg.[68] Im Cotton-Pellet-Test wurden bei oraler Applikation folgende ED_{50}-Werte gefunden: (–)-α-Bisabolol 30 mg/kg; Kamillenöl 35 mg/kg; Indometacin 4,5 mg/kg.[69] In der pharmakologischen Wirkung entsprach 1 mg (–)-α-Bisabolol etwa 2 mg Bisaboloxid B oder 3 mg Bisabololoxid A.[68] Im Vergleich zum synthetischen Racemat und dem rechtsdrehenden Isomer zeigte das (–)-α-Bisabolol die doppelte Wirkstärke.[68] Die ulcusprotektive Wirkung von (–)-α-Bisabolol wurde bei oraler Applikation an verschiedenen Tiermodellen untersucht. Es hemmte dosisabhängig die durch Indometacin, Streß oder Alkohol induzierte Ulcusbildung und beschleunigte die Abheilung chemischer und thermisch erzeugter Ulcera.[70] Am Streß-Ulcusmodell war (–)-α-Bisabolol (ED_{50} 29,5 mg/kg) dem Methiamid (ED_{50} 31,5 mg/kg) gleich. Im Ethanol-Ulcusmodell verringerte Kamillosan®, 1:10 verdünnt, 1 mL/Ratte, die ulcerogene Wirkung des Ethanols um 50 %. Für (–)-α-Bisabolol wurde eine ED_{50} von 3,4 mg/kg p.o. ermittelt.[70] Am Crotonöl-induziertem Ödem des Mausohrs zeigten hydroalkoholische Kamillenextrakte (0,25 bis 0,75 mg/Tier) bei topischer Applikation eine antiinflammatorische Aktivität (ED_{50} 0,42 mg/Tier), die der von Benzydamin (ED_{50} 0,31 mg/Tier) entsprach. Am selben Tiermodell übertraf die antiphlogistische Wirkung eines aus frischen Kamillenblüten hergestellten hydroalkoholischen Extrakts die eines herkömmlichen Drogenauszugs um 40 %.[71] Apigenin (ED_{50} 29,8 µg/Tier) und Luteolin (ED_{50} 38,4 µg/Tier) übertrafen in diesem Tiermodell die Wirkstärke des Indometacins (ED_{50} 46,1 µg/Tier).[72] Beide Flavonaglyka riefen eine starke Hemmung der Leukozyten-Infiltration hervor, die als Myeloperoxidase-Aktivität gemessen wurde.[73]
Muskulotrop spasmolytische Wirkung.[24] Die Wirkung des Apigenins auf den $BaCl_2$-induzierten muskulotropen Darmspasmus des Meerschweinchen-Ileums erwies sich mit einem Titer von 3,29 x Papaverin der Referenzsubstanz überlegen. Für (–)-α-Bisabolol wurde ein Titer von 0,91 gefunden. Die Bisabololoxide besitzen jeweils nur die halbe Wirkstärke des Papaverins. Kamillosan® zeigte zwischen 1 und 3 mg Extrakt/mL Badvolumen eine dosisabhängige spasmolytische Wirkung.[49]
Wundheilungsfördernde Wirkung.[24] Die heilungsfördernde Wirkung von Chamazulen (25 mg/kg i. p.) wurde durch Untersuchungen am thermisch geschädigten Rattenschwanz[66] sowie durch die beschleunigte Abheilung experimentell erzeugter Brandwunden am Meerschweinchen nach oraler Applikation von (–)-α-Bisabolol und Chamazulen nachgewiesen.[74] Durch i.m.-Gabe von 10 mg/kg Apigenin konnte die Wundheilung beim Meerschweinchen ebenfalls beschleunigt werden.[74]
Desodorierende Wirkung.[24] Über die desodorierende Wirkung der Kamille liegen keine pharmakologischen Untersuchungen vor.
Antibakterielle und bakterientoxinhemmende Wirkung.[24] Kamillenöl übte in Konzentrationen > 0,025 % einen bakteriostatischen und bakteriziden Effekt auf grampositive Keime aus und zeigte eine fungizide Wirkung gegen *Candida albicans* (Reihenverdünnungs-Test).[75] Vergleichende *In vitro*-Tests mit lipophilen Kamilleninhaltsstoffen ergaben für die En-In-Dicycloether und (–)-α-Bisabolol mit einer MHK von jeweils 100 µg/mL (Agar-Diffusions-Test) den stärksten antibakteriellen Effekt. Eine fungizide Wirkung auf *Candida albicans* wurde bei einer Bisabolol-Konzentration von 1000 µg/mL beobachtet.[76]
Die antimikrobielle Wirkung eines hydroalkoholischen Kamillenextrakts und seiner Inhaltsstoffe wurde nach Entfernen des Alkohols durch Turbidimetrie bestimmt. Das Wachstum von *Staphylococcus aureus* und verschiedener Streptococcen wurde gehemmt (MHK 10 mg Extrakt/mL). Bereits mit 2,5 mg Extrakt/mL wurde eine trichomonazide Aktivität gefunden.[77] 250 µg/mL eines Petroletherextrakts aus Kamillenblüten verhinderten die durch Streptolysin bedingte Hämolyse von Streptococcen in Blut-Agar.[78]

Anregung des Hautstoffwechsels.[24] Unter dem Einfluß eines standardisierten Kamillenauszugs wurde in der Haut von Meerschweinchen ein zeitabhängiger Anstieg des Gehalts an Kreatininphosphat und von ATP sowie eine Abnahme der Glucose-6-phosphat-Gewebskonzentration gemessen. An Rattenleber-Mitochondrien wurde eine konzentrationsabhängige Steigerung der oxidativen Phosphorylierung gefunden.[79] Diese Ergebnisse lassen den Schluß zu, daß bei der topischen Anwendung von Kamillenextrakten energieabhängige Prozesse, wie Zellgewebsregeneration, Entzündungshemmung und Hautstoffwechsel, günstig beeinflußt werden.

Resorption: Bei topischer Applikation von ^{14}*C*-(–)-α-Bisabolol waren 82% der Aktivität nach einer Stunde im Urin der Versuchstiere (Nacktmäuse) nachweisbar.[80] Nach oraler Gabe von Apigenin-7-glucosid konnte im Urin freies Apigenin nachgewiesen werden. Bei keimfrei aufgezogenen Ratten trat keine Hydrolyse der Flavonglykoside auf. Es muß daher angenommen werden, daß die Darmflora für die Glykosidspaltung verantwortlich ist.[81,82] Apigenin war nach oraler Applikation im Serum von Versuchstieren nachweisbar.[83]

Anwendungsgebiete: Äußerlich:
- Haut- und Schleimhautentzündungen sowie bakterielle Hauterkrankungen einschließlich der Mundhöhle und des Zahnfleisches.
- Entzündliche Erkrankungen und Reizzustände der Luftwege (Inhalationen).
- Entzündungen im Anal- und Genitalbereich (Bäder und Spülungen).[24]
- Für Bäder und Spülungen bei Haut- und Schleimhautentzündungen sowie bakteriellen Hauterkrankungen, wie Nachbehandlung eröffneter Furunkel und infizierte Wunden. Als Sitzbad bei entzündlichen Erkrankungen des Analbereiches, Pruritus ani, nach Operationen, zur Linderung der Beschwerden bei Hämorrhoiden, Analekzemen, Analfissuren bei perianalem Ekzem, entzündlichen Erkrankungen im Genitalbereich, zur Nachbehandlung von vaginalen Operationswunden, Episiotomien.[84]

Innerlich:
- Gastro-intestinale Spasmen und entzündliche Erkrankungen des Gastro-Intestinal-Traktes.[24]
- Magen-Darm-Beschwerden; Reizung der Mund- und Rachenschleimhaut sowie der oberen Atemwege.[60]

Dosierung und Art der Anwendung: *Droge.* Gebräuchliche Einzeldosis der Droge: Ca. 3 g Droge als Infus;[24,36,60] 2 bis 8 g Droge als Infus *BHP 83*.
Zur Bereitung eines Dampfbades 1 bis 2 Eßlöffel (= ca. 6 g) Kamillenblüten mit heißem Wasser übergießen.[36,60]
Teebereitung: Ein gehäufter Eßlöffel voll Kamillenblüten (= ca. 3 g) wird mit heißem Wasser (ca. 150 mL) übergossen, zugedeckt und nach 5 bis 10 Minuten durch ein Teesieb filtriert. Soweit nicht anderes verordnet, wird bei Erkrankungen im Magen-Darm-Bereich 3- bis 4mal täglich eine Tasse frisch bereiteter Tee zwischen den Mahlzeiten getrunken. Bei Entzündungen der Schleimhaut im Mund- und Rachenbereich wird mit dem frisch bereiteten Tee mehrmals täglich gespült oder gegurgelt.[24]
Im Drogenrückstand bleiben bis zu 70% des ätherischen Öls zurück. Die Verwendung wäßrig-alkoholischer, standardisierter Auszüge ist deshalb vorteilhaft.[36]
Zubereitung. Gebräuchliche Einzeldosen der Zubereitungen:
- 1 bis 4 mL Kamillenfluideextrakt (EtOH 45%) zur innerlichen Anwendung *BHP 83*.
- 3- bis 10%ige Aufgüsse für Umschläge und Spülungen, als Badezusatz 50 g Droge auf 10 L Wasser, halbfeste Zubereitungen entsprechend 3 bis 10% Droge.[24]
- 0,8 g Kamillengesamtextrakt/L Wasser zur Anwendung als Voll-, Sitz-, Teil- oder Dampfbad.[84]
- 1%ige Lösung Extractum Chamomillae fluidum zur Mund- und Wundspülung *EB 6*.
- 5%ige Lösung Tinctura Chamomillae zur Mund- und Wundspülung *EB 6*.

Volkstümliche Anwendung und andere Anwendungsgebiete: In der Volksmedizin wird die Kamille in Form des Kamillentees verwendet bei schmerzhaften, mit Krämpfen verbundenen Magen- und Darmstörungen, wie Durchfall und Blähungen, bei entzündlichen Magen- und Darmerkrankungen, wie Gastritis und Enteritis. Als Mundspülung bei Entzündungen der Mund- und Rachenhöhle. Äußerlich in Form heißer Kompressen bei schlecht heilenden Wunden, als Sitzbad bei Abszessen, Furunkeln, Hämorrhoiden und Frauenleiden. Als Kamillendampfbad zur Behandlung von Akne vulgaris, zur Inhalation bei Schnupfen und Bronchitis sowie als Zusatz zu Säuglingsbädern.
Die Wirksamkeit bei den genannten Anwendungen wurde im Rahmen der Aufbereitung des wissenschaftlichen Erkenntnismaterials weitgehend bestätigt.[24]

Unerwünschte Wirkungen: Keine bekannt.[24] *Allergische Wirkungen.* Seltene Fälle von allergischen Reaktionen, insbesondere bei Allergie gegen Beifuß.[85,86] Seltene Fälle von Kreuzreaktionen mit anderen Compositen.[12]

Gegenanzeigen/Anwendungsbeschr.: Keine bekannt.[24]

Akute Toxizität: *Tier.* Für Kamillenöl wurden am Kaninchen eine akute orale LD_{50} und eine akute dermale $LD_{50} > 5$ g/kg gefunden.[87]
Phototoxische Effekte, Hautirritationen und Sensibilisierungen wurden nicht beobachtet.[87]
Kamillenöl wurde deshalb von der FDA der GRAS-Status zuerkannt.

Sonst. Verwendung: *Kosmetik.* Aufgrund der entzündungswidrigen, desodorierenden und duftgebenden Eigenschaften sind Kamillenauszüge und Kamillenöl hervorragend als Zusatz für Pflegepräparate, wie Seifen, Waschlotionen, Haarshampoos und -wässer, Badezusätze, Cremes, Lippenstifte, Hautlotionen, Gesichtsmasken, Desodorantien, Rasierschäume, After Shave- und After-Sun-Prä-

parate, sowie für Mundpflegepräparate, wie Zahnpasten, -gels und Mundwässer, geeignet.[88]
Wäßrige und alkoholische Kamillenauszüge dienen zum Blondieren der Haare, wobei die Kamillenflavone eine Rolle spielen sollen.[89] In der Parfümerie wird Kamille als Bestandteil von Chyprenoten eingesetzt.[90]

Gesetzl. Best.: *Standardzulassung.* Standardzulassung Nummer: 7999.99.99.[60] *Offizielle Monographien.* Aufbereitungsmonographie der Kommission E am BGA "Matricariae flos (Kamillenblüten)".[24]
Aufbereitungsmonographie der Kommission B8 am BGA "Kamillenbäder".[84]
Avis aux fabricants concernant les demandes d'autorisation de mise sur le marché de spécialités pharmaceutiques a base de plantes, Fascicule spécial No 86/20 bis, Annexes I-IV, Août 1986, "Matricaire".

Matricariae aetheroleum (Kamillenöl)

Synonyme: Aetheroleum Chamomillae, Matricariae oleum, Oleum Chamomillae.

Sonstige Bezeichnungen: Dt.: Ätherisches Kamillenöl, Chamomilla-recutita-Blütenöl, Kamillenöl; engl.: Chamomile Oil, German Type, Chamomile Oil, Hungarian Type, Matricaria oil; frz.: Essence de camomille; it.: Olio essenziale di camomilla; span.: Aceite de manzanilla.

Monographiesammlungen: Aetheroleum Chamomillae *ÖAB 90*, *Hung VII*; Oleum chamomillae *Helv VI*; Oleum Chamomillae *EB 6*; Matricaria oil *Mar 29*.

Definition der Droge: Das ätherische Öl aus den Blütenköpfchen der Kamille *ÖAB 90*, *Helv VI*, *EB 6*, *Hung VII*.
Kamillenöl wird durch Wasserdampfdestillation aus frischen oder getrockneten Blütenköpfchen und Stengeln der Kamillenblüten gewonnen.[113] In der Produktionspraxis werden überwiegend frische Kamillenblüten mit Stengeln eingesetzt.[93,94]

Stammpflanzen: Als Stammpflanze nennen alle Monographiesammlungen ausschließlich *Chamomilla recutita* (L.) Rauschert bzw. sein Synonym *Matricaria chamomilla* L.

Herkunft: Hauptlieferländer sind Ägypten, Spanien, Frankreich und die osteuropäischen Länder. Obwohl Argentinien Hauptlieferant von Kamillendroge ist, werden dort wegen fehlender Destillationseinrichtungen keine Kamillenöle produziert.

Gewinnung: Kamillenöl wird aus frischen oder getrockneten Kamillenblüten mit Stengeln durch Wasserdampfdestillation mittels diskontinuierlicher Verfahren in mobilen oder stationären Destillationsbehältern oder nach einem kontinuierlichen Verfahren gewonnen.[93–95] S. a.[113,114]
Die Zusammensetzung des Kamillenöls wird von der Art des Destillationsguts und vom Destillationsverfahren beeinflußt. Kamillenöle aus frischen und getrockneten Pflanzenteilen weisen nur geringe Unterschiede im Wirkstoffgehalt auf. Bei Verwendung von stengelhaltiger Blütenware kann die Ölausbeute im Vergleich zu reiner Blütenware verbessert werden. Die Ölausbeuten betragen ca. 0,2 bis 0,3 %, bezogen auf das Trockengewicht der eingesetzten Frischware. Der Hektarertrag liegt zwischen 2 und 5 kg Kamillenöl.[94]
Bei langer Dampfeinwirkung resultieren Öle mit hohem Wachsanteil. Dies ist an erhöhten Verseifungs-, Ester- und Säurezahlen abzulesen. Die Dichte der Kamillenöle korreliert offensichtlich mit ihrem Wachsgehalt.[94]
Hohe thermische Belastung führt bei der Destillation zu einer fast vollständigen Zersetzung der *cis*- und *trans*-Spiroether und zu einer vollständigeren Umsetzung des Matricins in Chamazulen.[45,94]
Die Destillation des Kohobationswassers hat ebenfalls zersetzungsbedingte Veränderungen zur Folge.[96]

Handelssorten: Die genetisch fixierten Unterschiede in der Bisaboloidführung der Kamille drücken sich in der Zusammensetzung der Kamillenöle aus. Die Relation der Bisaboloide natürlicher Öle soll im Einklang mit einer der bekannten chemischen Rassen von *Chamomilla recutita* (L). Rauschert stehen.[18] Im Handel überwiegen Kamillenöle vom Bisabololoxid A-Typ, wobei ägyptische Ware häufig durch "Grünöle" mit geringem Chamazulengehalt auffällt. Öle vom Bisabololoxid B-Typ sind bisher nicht im Handel.[18]

Verfälschungen/Verwechslungen: Kamillen-Bisabolol wird häufig durch den billigeren, isolierten Wirkstoff aus *Vanillosmopsis erythropappa* Schultz-Bip. ersetzt.[97,98] Aufgrund der charakteristischen Isotopen-Diskriminierung beider Ausgangspflanzen ist neuerdings der Nachweis derartiger Verfälschungen mittels IRMS bzw. GC/IRMS möglich.[98,99] Zusätze von racemischem Bisabolol lassen sich durch Bestimmung des Drehwerts der isolierten Substanz und durch HPLC mit Polarimeter-Detektion nachweisen.[100,101] Chamazulen stammt gelegentlich aus Zusätzen von Schafgarbenöl.[98] Auch Verfälschungen durch Guajazulen sind nachzuweisen.[18]
Gelegentlich werden Kamillenöle mit "Herkunfts"- oder Typenbezeichnungen unter Angabe der Provenienz in den Handel gebracht. Dabei können Verwechslungen mit dem ätherischen Öl anderer Stammpflanzen auftreten. Das ätherische Öl der Römischen Kamille, *Chamaemelum nobile* (L). All. (Anthemis nobilis L.), wird häufig als "Kamillenöl englisch" oder "Chamomile oil, English Type" gehandelt.[18,93]
"Marokkanisches Kamillenöl" stammt aus *Ormenis multicaulis* Braun-Blanq. et Maire.[18] Das ätherische Öl der Echten Kamille kommt im angelsächsischen Sprachraum unter den Bezeichnungen "Chamomile Oil, German Type" bzw. "Hungarian Chamomile Oil" in den Handel.[93,102]

Minderqualitäten: Sämtliche Monographien schreiben dunkelblaue bis blaugrüne Kamillenöle vor. Chamazulenarme "Grünöle", verursacht durch Destillation mit Säuren, sind somit als Minderqualität abzulehnen.

Inhaltsstoffe: *Monoterpene.* Matricariae aetheroleum (Kamillenöl) enthält die wasserdampfflüchtigen lipophilen Inhaltsstoffe der Kamillenblüten (s. Matricariae flos). Neben Spuren von Monoterpenen dominiert die Sesquiterpenfraktion mit bis zu 33% (–)-α-Bisabolol bzw. Bisabololoxide und bis zu 15% Chamazulen. Bis zu 45% des ätherischen Öls bestehen aus *trans*-β-Farnesen.[94]
Da sich Anthecotulid unter den Bedingungen der Wasserdampfdestillation thermisch zersetzt, ist in Kamillenölen, deren Ausgangsmaterial *Anthemis cotula* L. enthält, diese allergisierende Substanz nicht mehr enthalten.[103]
Während analytisch gewonnene Öle bis zu 30% der Spiroether enthalten,[104] enthalten technisch gewonnene Kamillenöle diese labilen Inhaltsstoffe nicht oder nur in geringem Umfang.[45,94] Eine drastische Reduzierung des Spiroethergehalts tritt allerdings auch im analytischen Maßstab ein.[105] Die in der Droge enthaltenen polaren Inhaltsstoffe, wie Cumarine, Flavonoide, aromatische Carbonsäuren und Polysaccharide sind im Kamillenöl und in CO_2-Hochdruckextrakten gleichermaßen nicht enthalten.[106]

Zubereitungen: Kamillenöl wird durch Wasserdampfdestillation aus frischen oder getrockneten Blütenköpfchen und Stengeln der Kamille gewonnen.[93,95,113]
Oleum Chamomillae citratum *EB6*, Aetheroleum Chamomillae citratum *Hung VII.*
Mischung aus gleichen Teilen Kamillenöl und Zitronenöl.

Identität: Die Identitätsprüfung von Kamillenöl erfolgt nach *ÖAB90* und *Helv VII* mittels DC und durch Dichtebestimmung.
DC nach *ÖAB90*: Als Untersuchungslösung dient das in Chloroform gelöste, ätherische Kamillenöl.
- Adsorptionsschicht: Kieselgel 60 F_{254}.
- Fließmittel: Methylenchlorid-Essigsäureethylester (98 + 2).
- Detektion: Anisaldehyd-Essigsäure-Methanol-Schwefelsäure (0,5 + 10 + 85 + 5) und Erhitzen auf 100 bis 110 °C.
- Auswertung: Auf dem Chromatogramm müssen folgende Flecken erkennbar sein: Der blauviolette Fleck des Farnesens (Rf ca. 0,73), der orangerote Fleck des Chamazulens (Rf ca. 0,70), die hellbraunen Flecken der Spiroether (Rf ca. 0,45 bis 0,55), bei einem Rf von ca. 0,30 der violette Fleck des Bisabolols und bei einem Rf von ca. 0,1 bis 0,2 die braunen Flecke der Bisabololoxide A und B.

Dichte:
- ρ_{20° = 0,912 bis 0,955 *EB6.*
- ρ_{20° = 0,922 bis 0,956 *ÖAB 90.*
- ρ_{20° = 0,917 bis 0,959 *Helv VII.*
- ρ_{20° = 0,900 bis 0,940 *Hung VII.*
- ρ_{15° = 0,917 bis 0,957[113].
- ρ_{25° = 0,910 bis 0,950[93].

Die Dichte technisch gewonnener Öle liegt zwischen 0,87 und 0,97 g/mL. Die Dichte der Kamillenöle korreliert mit ihrem Wachsanteil.[94] Nach *EB6* sollen Kamillenöle beim Abkühlen auf 0 °C zu einer butterähnlichen Konsistenz erstarren. Untersuchungen authentischer Kamillenöle zeigen jedoch, daß nur einzelne Öle zum Erstarren neigen.[94,95]
Nach Lit.[93] wird die Identität von Kamillenöl durch Vergleich des IR-Spektrums mit einem Referenzspektrum sowie durch Bestimmung von SZ, EZ, EZ nach Acetylierung, Löslichkeit in EtOH und spez. Dichte vorgenommen. Nach *Hung VII* sind SZ, EZ und EZ nach Acetylierung auf 30 bzw. 10 bis 40 und 55 bis 100 limitiert.
Brechungsindex: n_D^{20} = 1,464-1,469 *ÖAB 60.*
Untersuchungen an authentischen Kamillenölen zeigen eine Bandbreite des Brechungsindex von 1,3640 bis 1,520.[94]

Reinheit: *Löslichkeit in Ethanol ÖAB 90, Hung VII.* 1 mL ätherisches Kamillenöl mischt sich mit 10 mL EtOH unter Abscheidung von Paraffinen. Die Mischung muß gegen Lackmus neutral oder höchstens schwach sauer reagieren.
Farbe nach Verdünnung ÖAB 90. Eine Mischung von 2 Tr. ätherischem Kamillenöl und 100 mL EtOH muß noch deutlich blau oder grünblau sein.

Gehalt: Obwohl die Arzneibücher blaue, d. h. chamazulenreiche Kamillenöle vorschreiben, werden bisher nur im *Hung VII* Mindestgehalte gefordert: 2,5% Chamazulen und 10,0% (–)-α-Bisabolol. Nach neueren Vorschlägen sollten Kamillenöle mindestens 3% Chamazulen und mindestens 15 bis 20% (–)-α-Bisabolol enthalten.[94,107]

Gehaltsbestimmung: Zur quantitativen Bestimmung der Bisaboloide ist die GC geeignet *Hung VII.*[18] Der Azulengehalt wird durch Extinktionsmessung (600 bis 610 nm) des in Xylol bzw. Cyclohexan gelösten Kamillenöls bestimmt *AB-DDR, Hung VII.*[18]

Lagerung: Kamillenöl: Vor Licht geschützt, in dicht schließenden Gefäßen *ÖAB 90.* Kühl, vor Licht geschützt, in vollen, dicht schließenden Glas- oder Aluminiumgefäßen *Hung VII.*[93]

Wirkungen: S. Droge Matricariae flos.

Anwendungsgebiete: Vgl. Droge Matricariae flos.

Dosierung und Art der Anwendung: *Droge.* 0,1 g (= 5 Tropfen) Oleum Chamomillae *EB6.*

Toxikologische Eigenschaften: S. Droge Matricariae flos.

Sonst. Verwendung: *Pharmazie/Medizin.* Kamillenöl wird in Form des isolierten Wirkstoffs zur Herstellung von Oleum chamomillae citratum und zur Wirkstoffstandardisierung von Kamillenpräparaten verwendet. *Kosmetik.* Kamillenöl findet wie Kamillenauszüge als Zusatz für kosmetische Pflegepräparate und als Bestandteil von Chyprenoten in der Parfümerie Verwendung.[90]

Gesetzl. Best.: *Offizielle Monographien.* Dem Kamillenöl wurde von der FEMA der GRAS-Status ("Generally recognized as safe") zuerkannt und von der FDA bestätigt.[108] Der Europarat hat Kamillenöl in die Liste der zugelassenen Lebensmittelzusatzstoffe aufgenommen.[109] Der Food Chemicals Codex enthält eine Kamillenöl-Monographie.[93]

Chamomilla recutita hom. *HAB 1*

Synonyme: Chamomilla.

Monographiesammlungen: *Chamomilla recutita HAB 1.*

Definition der Droge: Ganze, frische, zur Blütezeit gesammelte Pflanzen.

Stammpflanzen: *Chamomilla recutita* (L.) RAUSCHERT.

Zubereitungen: Urtinktur und flüssige Verdünnungen nach *HAB 1*, Vorschrift 3 a.
Eigenschaften: Die Urtinktur ist eine goldgelbe bis gelbgrüne Flüssigkeit mit arteigenem, aromatischem Geruch und Geschmack.

Identität: Intensiv grüne Färbung des eingeengten Petrolether-Auszugs nach Versetzen mit HCl conc. Leuchtend hellblaue Fluoreszenz der mit Ammoniaklösung versetzten Urtinktur im UV-Licht (365 nm).
Dünnschichtchromatographie:
- Adsorptionsschicht: Kieselgel HF_{254}.
- Untersuchungslösung: Wasserdampfdestillation der eingeengten, mit Wasser versetzten Urtinktur; Trocknen des in der Toluol-Vorlage enthaltenen ätherischen Öls; Spülen der Apparatur mit Hexan; Einengen der vereinigten organischen Phasen; Aufnahme des getrockneten Rückstands in Hexan.
- Vergleichslösung: Guajazulen, Menthylacetat, Anisaldehyd und Borneol in Methanol.
- Fließmittel: Methylenchlorid-Ethylacetat (98 + 2).
- Detektion: UV 365 und 254 nm; Anisaldehyd-Lösung und Erhitzen auf 100 °C.
- Auswertung: Das Chromatogramm wird vor der Detektion mit Anisaldehyd-Reagenz im UV 365 und 254 nm ausgewertet. Das Chromatogramm der Vergleichslösung zeigt im Tageslicht im unteren Drittel des Rf-Bereiches den grünlichen Fleck des Borneols, im unteren Teil des mittleren Drittels den vor dem Besprühen im UV 254 nm fluoreszenzmindernden Fleck des Anisaldehyds und darüber den nach dem Besprühen blauen Fleck des Menthylacetats sowie wenig über der Grenze vom mittleren zum oberen Drittel den roten Fleck des Guajazulens.
Das Chromatogramm der Untersuchungslösung zeigt auf Höhe des Borneols einen grünlichen und darunter einen violetten Fleck. Kurz oberhalb des Borneols liegt ein schmaler violetter Fleck, deutlich davon abgesetzt ein kräftig violetter Fleck, der zum Teil von einem im ultravioletten Licht bei 365 nm violettblau fluoreszierenden Fleck überdeckt wird. Kurz unterhalb, auf der Höhe und kurz oberhalb des Anisaldehyds liegen ein braunvioletter, zwei oder drei rotviolette und ein oder zwei blauviolette Flecke. Kurz unterhalb des Menthylacetats befindet sich ein intensiv gelbbrauner und oberhalb ein violettbrauner, allmählich in blaugrün übergehender Fleck. Zwischen Guajazulen und Mitte des oberen Drittels des Rf-Bereiches liegen ein oder zwei, selten drei rosaviolette Flecke.

Reinheit: *Urtinktur.*
- Relative Dichte *PhEur III*: 0,890 bis 0,910.
- Trockenrückstand *DAB 9*: Mindestens 1,3 %.

Lagerung: Vor Licht geschützt.

Anwendungsgebiete: Entsprechend dem homöopathischen Arzneimittelbild. Dazu gehören: Entzündungen der Atemorgane, Zahnungsbeschwerden, Entzündungen und Krämpfe der Verdauungsorgane, der weiblichen Geschlechtsorgane, heftige Schmerzzustände, reizbare Verstimmungszustände.[110]

Dosierung und Art der Anwendung: *Droge.* Soweit nicht anders verordnet: 1- bis 3mal täglich 5 bis 10 Tropfen, 1 Messerspitze Verreibung, 1 Tablette oder 5 bis 10 Streukügelchen einnehmen.
Injektionslösungen 2mal wöchentlich 1 mL s.c. injizieren. Suppositorien 2 bis 3mal täglich 1 Zäpfchen einführen.
Salben 1- bis 2mal täglich auftragen.
Tinktur zur äußeren Anwendung: 1 Eßlöffel voll mit $^1/_4$ L Wasser verdünnen, 2 bis 3mal täglich zu Spülungen oder Umschlägen verwenden.[110]

Unerwünschte Wirkungen: Nicht bekannt.
Hinweis: Es können vorübergehend Erstverschlimmerungen vorkommen, die jedoch unbedenklich sind.[110]

Gegenanzeigen/Anwendungsbeschr.: Nicht bekannt.[110]

Wechselwirkungen: Nicht bekannt.[110]

Gesetzl. Best.: *Offizielle Monographien.* Aufbereitungsmonographie der Kommission D am BGA.[110]

Chamomilla vulgaris pour préparations homéopathiques *PFX*

Synonyme: Matricaria chamomilla.

Monographiesammlungen: Chamomilla vulgaris pour préparations homéopathiques *PFX.*

Definition der Droge: Ganze, frische, zur Blütezeit gesammelte Pflanzen. Die Droge entspricht der makroskopischen Beschreibung und enthält keine Spreublättchen.

Stammpflanzen: *Chamomilla recutita* (L.) RAUSCHERT.

Zubereitungen: Urtinktur nach *PFX.*
Eigenschaften: Gelbbraune Flüssigkeit mit aromatischem Geruch und bitterem Geschmack.

Identität: Intensiv grüne Färbung des eingeengten Petrolether-Auszugs nach Versetzen mit HCl conc.

Leuchtend hellblaue Fluoreszenz der mit Ammoniaklösung versetzten Urtinktur im UV-Licht (365 nm). Rostroter Nd. nach Erhitzen mit Kupfer(II)tartrat-Lsg.

Dünnschichtchromatographie nach *PFX*:
- Adsorptionsschicht: Kieselgel G.
- Untersuchungslösung: Rückstand des Pet-Auszugs der Urtinktur gelöst in MeOH.
- Vergleichslösung: Herniarin.
- Fließmittel: Chloroform.
- Detektion: UV 365 und 254 nm; Anisaldehyd-Lösung und Erhitzen auf 100 °C.
- Auswertung: Das Chromatogramm der Untersuchungslösung weist bei Rf = 0,30 im UV bei 365 nm eine intensiv blaue Bande auf, die Herniarin entspricht.

Reinheit: *Urtinktur.*
- Trockenrückstand: Mindestens 1,20 %.
- Ethanolgehalt: 40 bis 50 % (*V/V*).

1. Rauschert S (1974) Folia Geobot Phytotax 9:249–260
2. Carle R, Isaac O (1985) Dtsch Apoth Ztg 125, Suppl I:2–8
3. Greger H (1978) Anthemidae – Chemical review. In: Heywood VH, Harborne JB, Turner BL (Eds.) The Biology and Chemistry of the Compositae, Acad. Press, London New York, S. 899–941
4. Bohlmann F, Herbst P, Arndt C, Schönowski H, Gleinig H (1961) Chem Ber 94:3.193–3.216
5. Neuwald F, Harder K (1949) Z Naturforsch 4b:309
6. Power FB, Browning H (1914) J Chem Soc, London 105:1.829–1.845
7. Greger H (1975) Plant Syst Evol 124:35–55
8. Reichling J, Becker H, Exner J, Dräger PD (1979) Pharm Ztg 124:1.998–2.005
9. Exner J, Reichling J, Cole TH, Becker H (1981) Planta Med 41:198–200
10. Schreiber A, Carle R, Reinhard E (1990) Planta Med 56:179–181
11. Yamazaki H, Miyakado M, Mabry TJ (1982) J Nat Prod 45:508
12. Hausen BM, Busker E, Carle R (1984) Planta Med 50:229–234
13. Hitchcock AS, Green ML (1935) Species lectotypicae generum Linnaei. In: International Rules of Botanical Nomenclature, Jena, S. 139–143, zit. nach[1]
14. Schilcher H (1973) Planta Med 23:132–144
15. Franz C, Kirsch C, Isaac O (1985) Dtsch Apoth Ztg 125, Suppl I:20–23
16. Mitsuoka S, Ehrendorfer F (1972) Oesterr Bot Ztg 120:155–200
17. Tschirch A (1917) Handbuch der Pharmakognosie, Bd. 2, CH Tauchnitz Verlag, Leipzig, S. 977–992
18. Carle R, Fleischhauer I, Fehr D (1987) Dtsch Apoth Ztg 127:2.451–2.457
19. Franz C (1981) Habilitationsschrift, Technische Universität München Freising-Weihenstephan
20. Reichling J, Bisson W, Becker H (1983) Z Naturforsch 38c:159–164
21. Bundesratsdrucksache Nr. 736/89 der Vierten Verordnung zur Änderung der Pflanzenschutzmittel-Höchstmengenverordnung vom 20.12.1989
22. Franz C (1982) Genetische, ontogenetische und umweltbedingte Variabilität der Bestandteile des Öls von Kamille. In: Kubeczka KH (Hrsg.) Ätherische Öle, Analytik, Physiologie, Zusammensetzung, Georg Thieme Verlag, Stuttgart New York, S. 214–224
23. Langerfeld J (1988) hgk Mitteilungen 31:25–26
24. BAz Nr. 228 vom 05.12.1984/ BAz Nr. 50 vom 13.03.1990
25. Ebert K (1982) Arznei- und Gewürzpflanzen – Ein Leitfaden für Anbau und Sammlung, Wiss Verlagsgesellschaft, Stuttgart, S. 114–119
26. Reichling J, Becker H, Vömel A (1977) Planta Med 32:235–243
27. Franz C, Kirsch C (1974) Gartenbauwiss 1:10–19
28. Heeger EF (1956) Handbuch des Arznei- und Gewürzpflanzenanbaues, Dtsch Bauernverlag, Leipzig, S. 488–505
29. Carle R, Seidel F, Franz C (1991) Angew Botanik 65:1–8
30. Catizione P, Marotti M, Toderi G, Tétényi P (1986) Coltivatione delle plante medicinali e aromaticche, Pàtron Editore, Bologna, S. 133–138
31. Herold M, Pank F, Menzel E, Kaltofen H, Loogk E, Rust H (1989) Drogenreport 2:43–62
32. Blažek Z, Kučera M (1952) Pharmazie 7:1.107–1.109
33. Carle R, Dölle B, Reinhard E (1989) Planta Med 55:540–543
34. Nagell A (1984) Eingangskontrolle von Arzneipflanzen. In: Hanke G (Hrsg.) Qualität pflanzlicher Arzneimittel, Wiss Verlagsgesellschaft, Stuttgart, S. 94–102
35. Franz C, Fritz D, Ruhland E (1981) Planta Med 42:132
36. Wichtl M (1984) Teedrogen, Wiss Verlagsgesellschaft, Stuttgart, S. 183–185
37. Blažek Z, Starý F (1962) Českoslov farm 11:244–251
38. NN (1983) Pharm Ztg 128:2.247
39. NN (1982) Dtsch Apoth Ztg 122:1.552
40. Lewe WA (1964) Pharm Ztg 109:256–257
41. Stahl E (1954) Chem Ber 87:202–205, 505–507, 1.626–1.628
42. Motl O, Repčák M (1979) Planta Med 36:272–273
43. Isaac O, Schneider H, Eggenschwiller H (1968) Dtsch Apoth Ztg 108:293–298
44. Motl O, Repčák M, Buděšinský M, Ubik K (1983) Arch Pharm 316:908–911
45. Carle R, Isaac O (1987) Dtsch Patent Anmeldung P 37 04 519.9
46. Bohlmann F, Mönch H, Blaszkiewicz P (1967) Chem Ber 100:611–667
47. Bohlmann F, Bornowski H, Herbst P (1960) Chem Ber 93:1.931–1.937
48. Redaelli C, Formentini L, Santaniello E (1981) Planta Med 43:412–413
49. Achterrath-Tuckermann U, Kunde R, Flaskamp E, Isaac O, Thiemer K (1980) Planta Med 39:38–50
50. Redaelli C, Formentini L, Santaniello E (1981) Planta Med 42:288–292
51. Dölle B, Carle R, Müller W (1985) Dtsch Apoth Ztg 125, Suppl I:14–19
52. Schilcher H (1987) Die Kamille, Wiss Verlagsgesellschaft, Stuttgart
53. Janecke H, Weißer W (1964) Planta Med 12:528–540
54. Wagner H, Proksch A, Riess-Maurer I, Vollmar A, Odenthal S, Stuppner H, Jurcic K, Le Turdu M (1984) Arzneim Forsch 34:659–661
55. Koch K (1942) Arch Pharm 280:424–442
56. Isaac O (1968) Informationsdienst APV 14:156–166
57. Stahl E (1953) Dtsch Apoth Ztg 93:197–200
58. Reinhard E, Hanke G (1989) Qualitätssicherung von Drogen und Drogenmischungen, In: Thoma K (Hrsg.) Arzneimittelsicherheit: Beiträge aus Offizin-

und Krankenhausapotheken, Govi-Verlag, Frankfurt, S. 107–126
59. Wagner H, Bladt S, Zgainski EM (1983) Drogenanalyse, Springer-Verlag, Heidelberg, S.32–33, 184–185
60. Standardzulassung "Kamillenblüten" vom 03.12.1982, veröffentlicht im Anlageband I zum Bundesgesetzblatt Teil I Nr. 47 vom 08.12.1982
61. Horáková Z (1952) Čs fisiol 1:148–156
62. Stern P, Milin R (1956) Arzneim Forsch 6:445–450
63. Stern P, Nikulin A (1957) Aerztl Forsch 11:495–498
64. Zierz P, Kiessling W (1953) Dtsch Med Wochenschr 78:1.166–1.168
65. Zierz P, Lehmann A, Craemer R (1957) Hautarzt 8:552–556
66. Deininger R (1956) Arzneim Forsch 6:394–395
67. Jakovlev V, Isaac O, Flaskamp E (1983) Planta Med 49:67–73
68. Jakovlev V, Isaac O, Thiemer K, Kunde R (1979) Planta Med 35:125–140
69. Jakovlev V, von Schlichtegroll A (1969) Arzneim Forsch 19:615–616
70. Szelenyi I, Isaac O, Thiemer K (1979) Planta Med 35:218–227
71. Della Loggia R, Carle R, Sosa S, Tubaro A (1990) Planta Med 56:657–658
72. Tubaro A, Zilli C, Redaelli C, Della Loggia R (1984) Planta Med 50:359
73. Della Loggia R, Tubaro A, Dri P, Zilli C, Del Negro P (1986) The Role of Flavonoids in the Anti-inflammatory Activity of Chamomilla recutita. In: Plant Flavonoids in Biology and Medicine, AR Liss, New York, S.481–484
74. Zita C (1955) Cas Lek Ces 8:203–208
75. Aggag E, Yousef RT (1972) Planta Med 22:140–144
76. Szalontai M, Verzar-Petri G, Florian E (1977) Parfüm Kosmet 58:121–127
77. Cinco M, Banfi E, Tubaro A, Della Loggia R (1983) Int J Crude Drug Res 21:145–151
78. Kienholz M (1963) Arzneim Forsch 13:920–926
79. Thiemer K, Stadler R, Isaac O (1973) Arzneim Forsch 23:756–759
80. Hölzl J, Hahn B (1987) Arzneim Forsch 37:716–720
81. Griffiths LA, Smith GE (1972) Biochem J 128:901–911
82. Griffiths LA, Barrow A (1972) Biochem J 130:1.161–1.162
83. Redaelli C, Formentini L, Santaniello E (1980) Poster Intern Res Congr on Nat Prod as Med Agents, Straßburg
84. BAz Nr. 222 vom 10.11.1989
85. Benner MH, Lee HJ (1973) J Allergy Clin Immunol 52:307–308
86. Subiza J, Subiza JL, Honojosa M, Garcia R, Jerez M, Valdivieso R, Subiza E (1989) J Allergy Clin Immunol 84:353–358
87. Opdyke DLJ (1974) Food and Cosmetics Toxicology, Oxford, S.853
88. Schrader K (1979) Grundlagen und Rezepturen der Kosmetika, Dr. Alfred Hüttig Verlag, Heidelberg, S.177
89. Janistyn H (1978) Handbuch der Kosmetika und Riechstoffe, Bd 1, Dr. Alfred Hüttig Verlag, Heidelberg, S.1.027–1.028
90. Lancaster GS (1969) Dragoco report 1:7–8
91. Gilg E, Brandt W, Schürhoff PN (1927) Lehrbuch der Pharmakognosie, 3. Aufl., Springer Verlag, Berlin
92. Karsten G, Weber U, Stahl E (1962) Lehrbuch der Pharmakognosie für Hochschulen, 9. Aufl., Gustav Fischer Verlag, Stuttgart, S.354–359
93. Food Chemicals Codex (1981) 3. Ed., National Academy Press, Washington, S.81–82
94. Carle R, Fiedler G (1990) Pharm Ind 52:1.142–1.146
95. Guenther E (1952) The Essential Oils, Vol. V, Robert E, Krieger Publishing Co., Malabar, Florida, S.438–445
96. Juhász K, Udvardy A, Tyihák E (1965) Riechstoffe, Aromen, Körperpflegemittel 15:1–3
97. Jellinek S (1984) Dragoco report 5/6:127–131
98. Carle R, Fleischhauer I, Beyer J, Reinhard E (1990) Planta Med 56:456–460
99. Carle R (1991) Pharm Unserer Zeit 20:75–82
100. Kunde R, Isaac O (1979) Planta Med 35:71–75
101. Hermann R (1982) Dtsch Apoth Ztg 122:1.797–1.800
102. Der Marderosian AH (1988) Natural Product Medicine, George F Stickley Co., Philadelphia, S.271–273
103. Carle R (1990) unveröffentlicht
104. Steinegger E, Hänsel R (1988) Lehrbuch der Pharmakognosie und Phytopharmazie, 4. Aufl., Springer Verlag, Berlin Heidelberg New York London Paris Tokyo, S.308–313
105. Nahrstedt A (1989) Z Phytother 10:83–86
106. Stahl E, Schütz E (1978) Arch Pharm 311:992–1.001
107. Auterhoff H (1975) Dtsch Apoth Ztg 115:1.608–1.610
108. Flavouring Extract Manufacturers' Association (1965) Survey of flavouring ingredient usage levels. No. 2273, in: Fd Technol Champaign 19:155
109. Council of Europe (1970) Natural and Artificial Flavouring Substances. Partial Agreement in the Social and Public Health Field, List N(1), Series 1(b), No. 273, Strasbourg
110. BAz Nr. 217a vom 22.11.1985
111. FEu
112. Heg (1987) Bd. VI, Teil 4, S.580–590, 1353–1355
113. GHo
114. Ull

RC

Cheiranthus

HN: 2009800

Familie: Cruciferae (= Brassicaceae).

Tribus: Hesperideae.[1]

Subtribus: Matthiolinae.

Gattungsgliederung: Die Gattung Cheiranthus L. (Synonyme: Cheiri ADANS., Cheiri CLAIRV.) umfaßt etwa 10 Arten.[1] Die Vereinigung der Gattung mit Erysimum scheint gerechtfertigt. Nach dem System von Hayek-Janchen ist jedoch u. a. der Unterschied in der Verteilung der Honigdrüsen in den Blüten und der Öffnungsweise der Schoten gegenüber Erysimum hervorzuheben. Die Gattungen werden jetzt getrennt betrachtet.[4]

Gattungsmerkmale: Stauden, Halbsträucher bis Sträucher mit angedrückten Gabel- oder Sternhaaren. Stengel aufrecht, dicht beblättert. Blätter länglich-lanzettlich. Blütentrauben dicht, reichblütig. Kelchblätter aufrecht, die seitlichen gesackt. Kronblätter groß, mit langem Nagel von goldgelber, brauner, violetter oder weißer Farbe. Antheren länglich, stumpf, Honigdrüsen zwei, die seitlichen Staubblätter ringförmig umgebend. Fruchtknoten mit 16 bis 60 Samenanlagen. Narbe oft tief zweilappig, spreizend. Schote vierkantig, aber vom Rücken her zusammengedrückt, linealisch. Klappen mit deutlichem Mittelnerv und netzigen Seitennerven; Scheidewand derb. Samen einreihig, berandet oder schmal geflügelt. Embryo seitenwurzelig.[4] Chromosomengrundzahl n = 7.

Verbreitung: Die Arten weisen eine weit getrennte Verbreitung auf: Ostasien, westliches Nordamerika, östliches Mittelmeergebiet, Madeira und Kanaren.[4]

Inhaltsstoffgruppen: Die Art *Cheiranthus cheiri* enthält Cardenolidglykoside, schwefelhaltige Verbindungen, u. a. Senfölglykoside und Flavonoide; in den Samen befindet sich fettes Öl und Sinapin.[25] Für die übrigen Arten liegen keine Angaben vor.

Drogenliefernde Arten: *Cheiranthus cheiri*: Cheiranthi cheiri flos, Cheiranthi cheiri semen, Cheiranthus cheiri hom. *HAB 1.*

Cheiranthus cheiri L.

Synonyme: *Cheiranthus corinthius* BOISS., *Cheiranthus fruticulosus* L., *Cheiranthus luteus* DULAC., *Cheiranthus muralis* (LAM.) SALISB., *Cheiranthus senoneri* HELD. et SART., *Cheiri vulgare* CLAIRV., *Erysimum cheiri* CRANTZ, *Erysimum murale* LAM.[4]

Sonstige Bezeichnungen: Dt.: Gelbe Violen, Gelbveiglein, Goldlack, Lack, Lackviolen; engl.: Gilliflower, ten weeks stock, wallflower; frz.: Bâton d'or, carafée, giroflée de muraille, giroflée jaune, jaunet, muret, mûrier, ravenelle jaune, violette de Saint George, violier jaune; holl.: Muurbloem; it.: Bastono d'oro, garifano, leucojo giallo, violacciocco, viola ciocca, ciolaciocca gialla, viola gialla, viola zala, viole de a ciocche.

Systematik: *Cheiranthus cheiri* wird als Beet- und Topfpflanze in verschiedenen Sorten kultiviert. Variieren können sowohl die Blütenfarben als auch der Sproßaufbau sowie der Zeitpunkt der Reife. Es gibt Sorten mit gefüllten und mit ungefüllten Blüten.[4]

Botanische Beschreibung: Die Pflanze hat einen schwachen, arteigenen Geruch und bitteren, an Kresse erinnernden Geschmack. 20 bis 60 (70) cm hoher, zweijähriger bis mehrjähriger Halbstrauch mit spindelförmiger Wurzel. Die Sprosse verholzen. Sie sind aufrecht oder aufsteigend und ästig. Die Zweige sind reichlich mit Laubblättern besetzt, durch die Blattnarben knotig und enden in sterilen oder blütentragenden Blattrosetten. Die Stengel sind kantig und reichlich mit angedrückten, parallelen, zweischenkligen Haaren besetzt. Die Rosettenblätter sind gestielt, länglich-lanzettlich, spitz, allmählich in den Stiel verschmälert, ganzrandig oder spärlich kurzgezähnt. Besonders auf der Unterseite tragen sie zweischenklige, angedrückte Haare. Die unteren Stengelblätter sind kurz gestielt, die oberen sitzend und gegen den Grund verschmälert. Die Blüten stehen in dichten Trauben auf 10 bis 14 mm langen, behaarten, aufrecht abstehenden Stielen. Die Kelchblätter sind 9 bis 11 mm lang, lineal-lanzettlich, hautrandig, gehörnelt, behaart, die seitlichen sind kurz gesackt. Die goldgelben Kronblätter sind 2 bis 2,5 cm lang. Die Platte ist rundlich, verkehrt-eiförmig, vorn gestutzt oder ausgerandet und plötzlich in den 6 bis 8 mm langen Nagel zusammengezogen. Die Schoten befinden sich in einem verlängerten Fruchtstand an 4 bis 14 mm langen, aufrecht abstehenden Stielen. Sie sind 2,5 bis 6 cm lang, 2 bis 3 cm breit und vom Rücken her zusammengedrückt. Die Klappen tragen einen deutlichen Mittelnerv und sind angedrückt behaart. Die Samen sind einreihig angeordnet, 3 mm lang, länglich, schmal geflügelt und von hellbrauner Farbe.[4]

Inhaltsstoffe: *Cardenolidglykoside.* Die gesamte Pflanze, besonders aber die Samen, enthalten Cardenolidglykoside. Identifiziert wurden das Cheirosid A (Uzarigenin-β-D-fucosido-β-D-glucosid)[5] sowie Cheirotoxin (Strophanthidin-β-D-gulomethylosido-β-D-glucosid),[5] Erysimosid (Strophanthidin-β-D-digitoxosido-β-D-glucosid) und Glucoerysimosid (Strophanthidin-β-D-digitoxosido-β-D-glucosido-β-D-glucosid).[26]

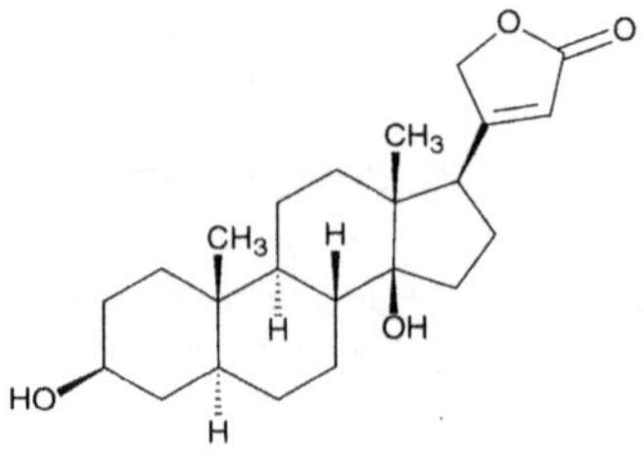

Uzarigenin

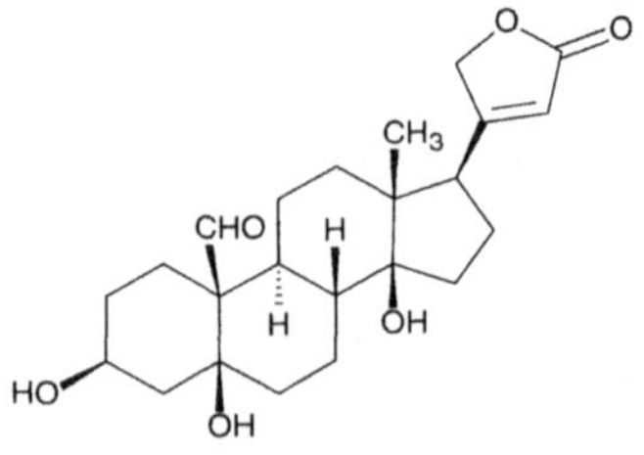

Strophanthidin

Glucosinolate. Die Pflanze enthält die Glucosinolate (Senfölglucoside) Glucocheirolin (zerfällt bei Hydrolyse in Cheirolin, Sulfat und Glucose)[6] und Glucoiberin (zerfällt bei Hydrolyse in Iberin, Sulfat und D-Glucose).[20] Außerdem sind geringe Mengen der Isothiocyanate (Senföle) Cheirolin[7,8] und Iberin sowie das Enzym Myrosinase vorhanden. Myrosinase spaltet die Glucosinolate unter Bildung der genannten Senföle.[20]

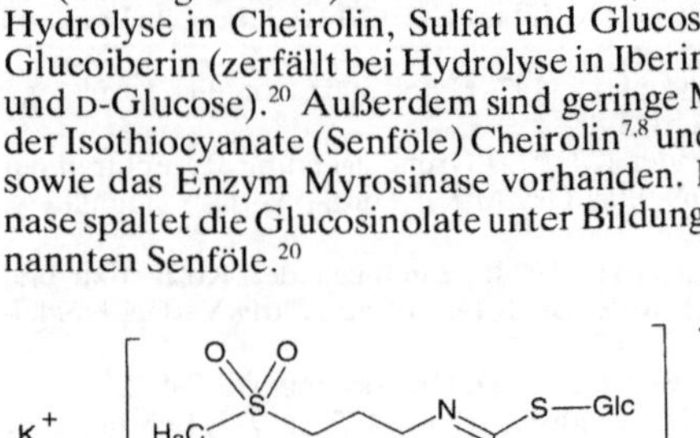

Glucocheirolin

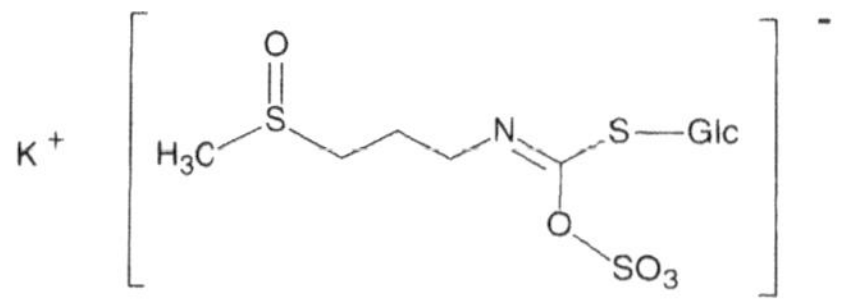

Glucoiberin

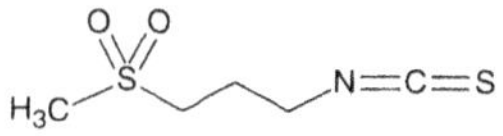

Cheirolin

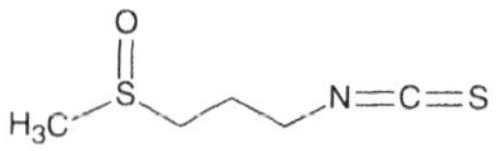

Iberin

Verbreitung: Wildvorkommen wahrscheinlich nur im östlichen Mittelmeergebiet. In Süd-, West- und Mitteleuropa findet man die Pflanze häufig aus Gärten verwildert und eingebürgert vor, bevorzugt auf Kalkfelsen und altem Gemäuer.[4]

Anbaugebiete: *Cheiranthus cheiri* wird in Europa, Nordafrika, Westasien, Japan und Neuseeland als Zierpflanze kultiviert.

Drogen: Cheiranthi cheiri flos, Cheiranthi cheiri semen, Cheiranthus cheiri hom. *HAB 1*.

Cheiranthi cheiri flos (Goldlackblüten)

Synonyme: Cheiri arabici flos, Cheiri flos, Flores Cheiranthi, Flores Cheiri, Flores Cheiri arabici, Flores Leucoii lutei, Flores Leucoji, Flores Leucoji lutei et vulgaris.[9]

Sonstige Bezeichnungen: Engl.: Wallflowers; frz.: Fleurs de Giroflée; port.: Goivos amarellos;[10] span.: Flores d'alheli amarillo.

Definition der Droge: Die getrockneten Blüten.

Stammpflanzen: *Cheiranthus cheiri* L.

Herkunft: S. Verbreitung der Art.

Gewinnung: Von angebauten Beständen.

Ganzdroge: Die Blüten besitzen 4 derbe, auf der Außenseite behaarte Kelchblätter von über 1 cm Länge und grüner bis graugrüner Farbe. Die genagelten Kronblätter sind bis über 2 cm lang, die Platte ist rundlich bis verkehrt-eiförmig und plötzlich in den etwa 6 bis 8 mm langen Nagel zusammengezogen. Die vier längeren Staubblätter sind 9 bis 11 mm lang. An ihrem Grund befinden sich vier Honigdrüsen von etwas dunklerer Farbe. Der Fruchtknoten ist schlank und behaart nach Lit.[10]

Schnittdroge: Die gelben Blüten sind von schwachem, angenehmem Geruch und von bitterem, etwas scharfem Geschmack.
Mikroskopisches Bild. Die äußere Epidermis der Kelchblätter besteht aus fast geradlinig-polygonalen Zellen und führt zahlreiche Spaltöffnungen, die jeweils von 4 bis 5 kleinen Nebenzellen umgeben sind. Die innere Kelchblattepidermis führt viel weniger Spaltöffnungen und besteht aus gestreckten, schwach wellig begrenzten Zellen. Das Mesophyll ist bifazial. Die Epidermen beider Kronblattseiten sind gleichgestaltet und bestehen aus kleinen, geradlinig-polygonalen, papillösen Zellen. Die fibröse Schicht der Antheren zeigt quergestreckte, durch verhältnismäßig wenige Ringleisten verstärkte Zellen, die Pollenkörner sind ellipsoidisch, etwa 30 µm lang, mit feinpunktierter Exine und drei Austrittsschlitzen darin. Die Außenseite der Kelchblätter und des Fruchtknotens tragen einzellige, T-förmige Haare mit derber Wand und warziger Cuticula, wobei die Querbalken der Haare der Epidermis ziemlich oder ganz dicht aufliegen. Die Haare der Kelchblätter sind kleiner als die des Fruchtknotens.[10]

Inhaltsstoffe: *Ätherisches Öl.* Die Droge enthält 0,06 % eines wohlriechenden ätherischen Öles mit Linalool, Geraniol, Nerol, Benzylalkohol, Anthranilsäuremethylester, Indol, Essigsäure, Salicylsäure und Anthranilsäure. Außerdem wurden Ketone und Aldehyde mit Veilchen- und Weißdornaroma, Phenole, Lactone, senfölartige Verbindungen sowie 3-Methylthiopropyl-isothiocyanat nachgewiesen.[12]
Flavonole. Einer neueren Untersuchung zufolge enthält Cheiri flos zudem Flavonole, wobei Isorhamnetin-3-arabino-7-rhamnosid und Isorhamnetin-3-gluco-7-rhamnosid, Quercetin-3-gluco-7-rhamnosid und Quercetin-7-rhamnosid zu den Hauptkomponenten zählen. Verschiedene Isorhamnetin- und Quercetinderivate mit Glucose oder Rhamnose an C-7 und mit Glucose an C-3 sowie Glucose und Rhamnose an C-7 wurden in Spuren gefunden. Mengenangaben fehlen.[13]
Sonstige. Die Droge enthält außerdem Cheiranthin, ein Cardenolidglykosid unbekannter Struktur, sowie das Enzym Myrosinase.

Volkstümliche Anwendung und andere Anwendungsgebiete: Bei Krämpfen, zur "Blutreinigung", bei Obstipation als Laxans, bei Leber- und Herzleiden sowie zur Beschleunigung der Menstruation.[23] Außerdem bei nervösen Spannungen und Oligurie.[14] Die Wirksamkeit bei den genannten Anwendungsgebieten ist nicht belegt.

Dosierung und Art der Anwendung: Als Infus 2 bis 3 g Droge auf 100 mL Wasser; 3 bis 4 Tassen pro Tag.[14]

Toxikologische Eigenschaften: S. *Cheiranthus cheiri* L.[24]

Toxikologische Daten: *LD-Werte.* Die Letaldosis beim Frosch beträgt 1,375 mg Droge (alkoholischer Auszug, i. v. in den Rückenlymphsack injiziert) pro Gramm KG.[3]
Pflanzengiftklassifizierung. Zur Droge Cheiranthi cheiri flos liegen hierzu keine Angaben vor. Das im Handel früher verfügbare Drogengemisch Cheiranthi flos et semen wird als stark giftig (+ +) eingestuft.[2]

Therapeutische Maßnahmen bei Vergiftungen: S. *Cheiranthus cheiri* L.[24]

Cheiranthi cheiri semen (Goldlacksamen)

Synonyme: Semen Cheiranthi, Semen Cheiri.

Definition der Droge: Die getrockneten, reifen Samen.

Stammpflanzen: *Cheiranthus cheiri* L.

Herkunft: S. Verbreitung der Art.

Gewinnung: Von angebauten Beständen.

Ganzdroge: Die Samen sind hellbraun, 3 mm lang und rundlich geflügelt. Die Keimblätter sind flach. Der Keimling ist seitenwurzlig.

Inhaltsstoffe: *Cardenolidglykoside.* Die Samen enthalten etwa 0,5 % Cardenolidglykoside.[15] Hiervon wurden in den entfetteten Samen 0,01 bis 0,04 % Cheirotoxin (Strophanthidin-β-D-gulomethylosido-β-D-glucosid), Erysimosid (Strophanthidin-β-D-digitoxosido-β-D-glucosid), Glucoerysimosid (Strophanthidin-β-D-digitoxosido-β-D-glucosido-β-D-glucosid), das durch autofermentativen Abbau entstandene Erysinotoxin (= Helveticosid = Desglucoerysimosid = Erysimin = Alleosid A = Strophanthidin-β-D-digitoxosid) sowie Allisid und Glucobipindogulomethylosid nachgewiesen.[16] Die Mengenangaben für Cheirosid A (Uzarigenin-β-D-fucosido-β-D-glucosid) schwanken zwischen 0,021 bis 0,04 %[23] und 0,058 %[20].
Schwefelhaltige Verbindungen. 1,6 bis 1,7 % des Isothiocyanates Cheirolin; die Glucosinolate (Senfölglucoside) Glucocheirolin zu 1,5 % und Glucoiberin zu 0,045 %. Im Gegensatz zu den übrigen Pflanzenteilen werden die Glucosinolate der Samen während Trocknung und Lagerung nicht durch das ebenfalls in den Samen enthaltene Enzym Myrosinase gespalten, sondern bleiben als solche erhalten.[17]
Fettes Öl. 21,8 % fettes Öl mit 42 % Linolsäure, 38,5 % Erucasäure, 12 % Ölsäure, 3 % Palmitinsäure, 4 % Linolensäure und 0,5 % Lignocerinsäure (= Tetracosansäure).[18]

Identität: Eine pharmakopögerechte Methode zur Identitätsprüfung existiert nicht. Folgende Methoden ließen sich unter Einsatz von authenthischen Proben zum Vergleich verwenden. Papierchromatographie: Trennung der Cardenolidglykosidfraktion auf Whatman-Papier Nr. 1 bei 18 °C; FM: Toluol/*n*-Butanol/Wasser (3 + 1 + 4, Oberphase; absteigend); Detektion mit Keddes Reagenz. DC: Trennung des Glykosidgemisches über Aluminiumoxid (Aktivitätsstufe III) mit Ethanol/Chloroform (1 + 3 bis 1 + 9).[6,21] – Das im *HAB 1* angegebene Verfahren zur Prüfung auf Identität der aus dem frischen Kraut hergestellten Urtinktur mittels DC über Kieselgel könnte Grundlage für die Ausarbeitung einer Methode sein. Ein authentischer Drogenextrakt müßte im Sinne eines Fingerprint-Chromatogramms eingesetzt werden.

Volkstümliche Anwendung und andere Anwendungsgebiete: Die Samen wurden früher ähnlich den Blüten bei Verstopfung als Laxans und zur Beschleunigung des Eintritts der Menstruation sowie bei Herzinsuffizienz verwendet.[14] Die Wirksamkeit bei den genannten Anwendungen ist nicht belegt. Die Wirkung auf das Herz erscheint plausibel. Die Verwendung bei Obstipation könnte auf einer richtigen Beobachtung beruhen, da Cardenolide durch Hemmung der aktiven Na^+- und H_2O-Resorption eine erregende Wirkung auf die glatte Darmmuskulatur auslösen können.

Tox. Inhaltsstoffe u. Prinzip: Das aus den Samen isolierte Glykosid Cheiranthin bewirkt, i. v. in den Rückenlymphsack injiziert, noch in einer Menge von 0,1 mg beim Frosch systolischen Herzstillstand.[3]
Zu den toxikologischen Eigenschaften, s *Cheiranthus cheiri* L.[24]

Toxikologische Daten: *LD-Werte.* Cheirotoxin: 0,1185 ± 0,0036 mg/kg KG (Katze), Cheirosid A: 0,6833 ± 0,0525 mg/kg KG (Katze); nähere Angaben zur Applikationsart fehlen.[19] Bei Injektionen in den Rückenlymphsack des Frosches betrug die kleinste noch letale Dosis 0,004 g Droge (ethanolischer Extrakt) pro 42 g KG.[3]
Pflanzengiftklassifizierung. Das Drogengemisch Cheiri flos et semen wird als stark giftig (+ +) eingestuft.[2]

Therapeutische Maßnahmen bei Vergiftungen: S. *Cheiranthus cheiri* L.[24]

Cheiranthus cheiri hom. *HAB 1*

Monographiesammlungen: Cheiranthus cheiri *HAB 1*.

Definition der Droge: Die frischen oberirdischen Teile der vor der Blüte stehenden Pflanze.

Stammpflanzen: *Cheiranthus cheiri* L.

Zubereitungen: Urtinktur und flüssige Verdünnungen nach *HAB 1*, Vorschrift 3a mit EtOH 86 %. Eigenschaften: Die Urtinktur ist eine olivgrüne bis bräunliche Flüssigkeit ohne besonderen Geruch und mit schwach bitterem Geschmack. Darreichungsformen: Urtinktur, flüssige Verdünnungen, Tabletten, Verreibungen, Streukügelchen, flüssigen Verdünnungen zur Injektion.[22]

Identität: Zur Herstellung der Prüflsg. wird die mit Wasser verdünnte Urtinktur nach Bleiacetatfällung mit Chloroform/Isopropanol ausgeschüttelt und der Rückstand in MeOH aufgenommen. Mit Ammoniak versetzt, färbt sich die Prüflsg. dunkelgelbgrün und fluoresziert bei 365 nm. Der Verdampfungsrückstand der Prüflsg. färbt sich beim Versetzen mit Dinitrobenzoesäure-/Natriumhydroxid-Lsg. rotviolett (Raymond-Reaktion auf Cardenolide).
DC nach *HAB 1*:
- Referenzlsg.: 0,1 % methanolische Convallatoxin-, Digitoxin-, Oleandrin-Lsg.
- Sorptionsschicht: Kieselgel H.

- Fließmittel: Wasser/MeOH/Ethylacetat (8 + 11 + 81).
- Detektion: Ethanolische Chloramin T/Trichloressigsäure-Lsg., Auswertung sofort nach dem Erhitzen im UV-Licht bei 365 nm.
- Auswertung: Das Chromatogramm der Untersuchungslsg. zeigt 5 bis 7 gelbgrün fluoreszierende Zonen über die ganze Laufhöhe verteilt und 1 hellblau fluoreszierende Zone im Bereich zwischen den beiden oberen Referenzsubstanzen.

Reinheit: *Urtinktur.*
- Relative Dichte: 0,895 bis 0,915.
- Trocknungsrückstand: Mindestens 1,8 % und höchstens 3,0 %.

Lagerung: *Urtinktur.* Vor Licht geschützt und vorsichtig zu lagern.

Anwendungsgebiete: Die Anwendungsgebiete entsprechen dem homöopathischen Arzneimittelbild. Dazu gehören Weisheitszahnschmerzen.[22]

Unerwünschte Wirkungen: Nicht bekannt. Hinweis: Es können sogenannte Erstverschlimmerungen vorkommen, die jedoch ungefährlich sind.[22]

Gegenanzeigen/Anwendungsbeschr.: Nicht bekannt.[22]

Wechselwirkungen: Nicht bekannt.[22] Bei akuten Zuständen häufige Anwendung alle halbe bis ganze Std. je 5 Tr. oder 1 Tablette oder 10 Streukügelchen oder 1 Messerspitze Verreibung einnehmen; parenteral 1 bis 2 mL bis zu 3mal tgl. s.c. injizieren. Bei chronischen Verlaufsformen 1- bis 3mal tgl. 5 Tr. oder 1 Tablette oder 10 Streukügelchen oder 1 Messerspitze Verreibung einnehmen; parenteral 1 bis 2 mL pro Tag s.c. injizieren.[22]

Gesetzl. Best.: *Verschreibungspflicht.* Cheiranthus cheiri *HAB 1* ist bis einschließlich dem Verdünnungsgrad D 3 verschreibungspflichtig. *Offizielle Monographien.* Aufbereitungsmonographie der Kommission D am BGA "Cheiranthus cheiri".[22]

1. Engler A (1964) Syllabus der Pflanzenfamilien, Band 2, Angiospermen, Übersicht über die Florengebiete der Erde, Gebr. Borntraeger, Berlin, S. 186
2. RoD
3. Jaretzky R, Wilcke M (1932) Arch Pharm 70:81–94
4. Heg Bd. IV, Teil 1, S. 156–159
5. Schwarz H, Katz A, Reichenstein T (1946) Pharm Acta Helv 21:250
6. Schneider W, Lohmann W (1912) Ber Dtsch Chem Ges 45:2954
7. Wagner P (1908) Ber Dtsch Chem Ges 41:4467
8. Schneider W (1910) Justus Liebigs Ann Chem 375:207
9. Berger F (1954) Handbuch der Drogenkunde, Bd. I, W. Maudrich Verlag, Wien Bonn Bern, S. 257–259
10. Brand W, Wasicky R (1931). In: Thoms H (Hrsg.) Handbuch der praktischen und wissenschaftlichen Pharmazie, Band V/1, Urban & Schwarzenberg, Berlin Wien, S. 978
11. Andersson BA, Lundgren L, Stenhagen G (1979) Dep Plant Biol 1978 (Pub. 1979), S. 431–433, zit. nach: CA 91:136413
12. GHo (1959) Band V, S. 182
13. Kowalewski Z, Kortus M, Matlawska I. (1979) Herba Pol. 25:183–187, zit. nach: CA 92:72667
14. Valnet J (1983) Phytotherapie, Maloine, Paris, S. 420
15. Teuscher E, Lindequist U (1988) Biogene Gifte, Akademie-Verlag, Berlin, S. 176
16. Makarevich IF, Belokon VF (1975) Khim Prir Soedin 5:662–663 zit. nach: CA 84:102279
17. Luckner M (1990) Secondary Metabolism in Microorganisms, Plants and Animals, Fischer, Jena, Springer, Berlin
18. Wehmer C (1929) Die Pflanzenstoffe, 2. Auflage, Bd. 1, Gustav Fischer, S. 415
19. Dragendorff G (1898) Die Heilpflanzen der verschiedenen Völker und Zeiten, Neudruck (1967), Werner Fritsch, München, S. 259
20. Kar 81
21. Belokon VF, Makarevich IF (1980) Khim Prir Soedin 3:424–425 zit. nach: CA 93:128778
22. BAz Nr. 190a vom 10.10.85
23. Dieses Hdb., Bd. 3, S. 834–835
24. Dieses Hdb., Bd. 3, S. 264
25. Hgn, Bd. III, S. 597, 600
26. Kar 58

Di/ML/Sw

Chelidonium

HN: 2021200

Familie: Papaveraceae.

Unterfamilie: Papaveroideae.

Tribus: Chelidonieae.

Gattungsgliederung: Die Gattung Chelidonium L. umfaßt nur eine Art, nämlich *Chelidonium majus* L.[1,2]

Gattungsmerkmale: S. Botanische Beschreibung der Art *Chelidonium majus.*

Verbreitung: S. *Chelidonium majus.*

Inhaltsstoffgruppen: Alle Vertreter der Familie der Papaveraceae führen Alkaloide, und zwar vornehmlich Benzylisochinolinabkömmlinge. In den Unterfamilien Hypecooideae und Papaveroideae (und damit auch in Chelidonium) sind die Basen in den Milchröhren, in der Unterfamilie Fumarioideae in Alkaloididioblasten lokalisiert. Die Alkaloide Coptisin, Protopin und Sanguinarin (s. Inhaltsstoffe der Art *C. majus*) sind in der gesamten Familie weit verbreitet und können daher als Familienmerkmale angesehen werden. Als Gegenionen zu den basischen Alkaloiden finden sich im Milchsaft bzw. in den Idioblasten organische Säuren, wie z. B. Fumarsäure und Mekonsäure. Die Chelidonsäure kommt im Milchsaft von *Chelidonium majus* L. und *Stylophorum diphyllum* (Michx.) Nutt. (beide Vertreter der Tribus Chelidonieae) vor, wurde aber bei keiner anderen Art innerhalb der Papaveraceae gefunden.[3]

Drogenliefernde Arten: *C. majus*: S. unter Drogen der Art.

Chelidonium majus L.

Synonyme: *Chelidonium grandiflorum* DC., *C. haematodes* MOENCH., *C. japonicum* THUNB., *C. laciniatum* MILL., *C. luteum* GILIB., *C. maius* L., *C. murale* REN., *C. ruderale* SALISB., *C. umbelliferum* STOCK.[2,4,5]

Sonstige Bezeichnungen: Dt.: Blutkraut, Gelbes Millkraut, Gemeines Schöllkraut, Gewöhnliches Schöllkraut, Goldwurz, Großes Schöllkraut, Schällkraut, Schellkraut, Schillkraut, Schindkraut, Schöllkraut, Schwalbenwurz, Schwinnwart, Tüfelsmilch, Wulstkraut; engl.: Devil's Milk, Greater Celandine, Rock Poppy, Tetterwort, Wallow-wort; frz.: Chélidonine, Grand-éclair, Herbe de Sainte Claire, Herbe Hirondalle; it.: Cinerognola, Erba da porri, Erba maistra, Erba nocca; pol.: Celidonia, Glistnik jaskólze ziele, Glistnik pospolity, Zlotnik; port.: Celidonia; span.: Celidonia.

Systematik: Innerhalb der Art *Chelidonium majus* L. treten verschiedene morphologische Varietäten auf:[2]

- var. *crenatum* FRIES: Kronblätter gekerbt, Früchte lang, gedreht; bei dieser Varietät soll es sich um eine Kreuzung zwischen var. *maius* und var. *tenuifolium* handeln.
- var. *fumariifolium* (DC.) KOCH (Syn. *C. laciniatum* MILL. var. *fumariaefolium* DC.): Wuchs sparrig, Blätter mit verkürzter Rachis, Fiedern meist langgestielt, linealisch-lanzettlich, am Rande mit Adventivknospen, die zu Blütenständen oder zu ganzen Pflanzen werden; eine Wuchsstoffmutation wird angenommen.
- var. *maius*: Blätter verhältnismäßig derb, Fiedern nur wenig eingeschnitten, gekerbt, stumpf, alle herablaufend, höchstens die untersten etwas gestielt; Kronblätter ganzrandig. Hierher gehören: – f. *grandiflorum* WEIN; – f. *latipetalum* MOLL; – f. *loehrianum* (ORTH) MGF. (Syn. *C. majus* L. var. *laciniatum* (MILL.) KOCH f. *serrata* (ORTH) FAST, *C. majus* L. var. *löhriana* ORTH, *C. majus* L. var. *serrata* ORTH); – f. *pleniflorum* CHRISTIANSEN (Syn. *C. majus* L. var. *pleniflorum* LAW.); – f. *semiplenum* DOMIN. Ob eine Einteilung der Varietät *maius* in verschiedene Formen überhaupt sinnvoll ist, bleibt umstritten.
- var. *tenuifolium* LILJ. (Syn. *C. laciniatum* MILL., *C. majus* L. var. *laciniatum* (MILL.) KOCH, *C. majus* L. var. *quercifolium* THUILL.): Blätter zart, oft mit verkürzter Rachis, Fiedern, besonders an den oberen Blättern, tief eingeschnitten, mit spitzen Kerbzähnen, gestielt, höchstens die beiden obersten herablaufend. Kronblätter spitz-fiederschnittig.

Es existieren auch karyologische Sippen (Karyotypen): 2n = 12, Pflanzen vieler Standorte in Europa und Asien; 2n = 10 in Japan und Osteuropa; 2n = 20 in Japan;[5] in Polen erhielt man eine tetraploide Zuchtsorte 2n = 24.[6–8]

Botanische Beschreibung: Ausdauernde Staude, 30 bis 50 (100) cm hoch. Wurzelstock etwa fingerdick, kurz, häufig ästig bis zerklüftet, von schwammig-faseriger Konsistenz, außen rotbraun, dicht mit helleren Faserwurzeln besetzt, gelblichweiß bis orange, mit dunkelgelbem bis ziegelrotem, scharf schmeckendem Milchsaft. Stengel aufrecht, verzweigt, stielrund, zerstreut abstehend behaart, mit orangegelbem Milchsaft wie die ganze Pflanze. Laubblätter grund- und stengelständig, gleichgestaltet, gefiedert. Blattspindel geflügelt. Fiedern unsymmetrisch, am Grunde je mit einem Fiederchen, das auch als Zwischenfieder an die Spindel herabrücken kann, eiförmig, ringsum buchtig gekerbt bis eingeschnitten, zart, oberseits kahl, hellgrün, unterseits blaugrün bereift und zerstreut behaart. Blüten radiär, in wenigblütigen (2- bis 8blütigen), lockeren Dolden, bis 2 cm im Durchmesser, langgestielt, gelb. Kelchblätter 2, blaßgelb, zerstreut behaart, hinfällig. Kronblätter 4, breit eiförmig, bis 12 mm lang, ausnahmsweise zerschlitzt, hinfällig. Staubblätter zahlreich (16 bis 24), gelb, mit keulig verdickten, an der Spitze plötzlich wieder verjüngten Staubfäden. Fruchtknoten linealisch, aus zwei seitlichen Fruchtblättern gebildet, einfächerig, mit zwei wandständigen Placenten; an diesen zwei Reihen anatroper Samenanlagen an waagrechtem Funiculus, mit zwei Integumenten und mit Raphenanhängsel. Griffel kurz, dick. Narbe zweilappig, über den Fruchtblattmitten (karinal). Frucht eine bis 5 cm lange, schotenähnliche Kapsel, knotig, zweiklappig, vom Grunde nach der Spitze aufspringend, vielsamig. Samen nieren- bis eiförmig, 1,2 bis 1,7 mm lang, 0,7 bis 1 mm breit und dick; Ansatzstelle schmal-oval, an der Seite, etwa 0,8 mm lang, häufig noch mit einem etwa 1 mm langen, gelblichen, kammförmigem Anhängsel; Oberfläche dunkelbraun bis schwarz, feinnetziggrubig, schwach glänzend; Verbreitung der Samen durch Ameisen (Myrmekochorie). Blütezeit Mai bis September. Chromosomengrundzahl n = 6 (bei japanischem Herbarmaterial n = 5).[2,4,8–11]

Inhaltsstoffe: In praktisch allen Pflanzenteilen von *C. majus* sind Alkaloide enthalten, wobei der Großteil in den gegliederten Milchröhren angehäuft ist.[12] Die über 20 bisher nachgewiesenen Chelidonium-Alkaloide lassen sich in folgende chemische Stoffgruppen einteilen:

- Benzophenanthridin-Typ (α-Naphthophenanthridin-Typ): Die Alkaloide sind charakterisiert durch ein tetracyclisches Ringsystem, das man sich als Naphthalinkern mit daran angelagerter Isochinolinstruktur vorstellen kann. Diese Alkaloidgruppe kann in 2 chemische Untergruppen unterteilt werden, wobei die erste ein tertiäres *N*-Atom (z. B. Chelidonin) und die zweite ein quarternäres *N*-Atom mit 2 zentralen aromatisierten Ringsystemen enthält (z. B. Sanguinarin).[13,14]
- Protoberberin-Typ: Diese Alkaloide sind sowohl als Tetrahydroprotoberberine (Stylopin) als auch als Protoberberine (Berberin) vertreten.[14]
- Protopin-Typ: Hierzu gehört das für Papaveraceen charakteristische Protopin.[14]
- Sonstige: Andere Alkaloidtypen als die o. a. drei Typen von Benzylisochinolinabkömmlingen sind nur in geringer Menge vorhanden: Ein Chinolizidinalkaloid, Spartein (s. Chelidonii herba), und ein Aporphinalkaloid, Magnoflorin (s. Chelidonii radix).

Der Biosyntheseweg der Benzylisochinolinabkömmlinge ist weitgehend geklärt und entspricht dem im folgenden dargestellten Schema.[15,16]

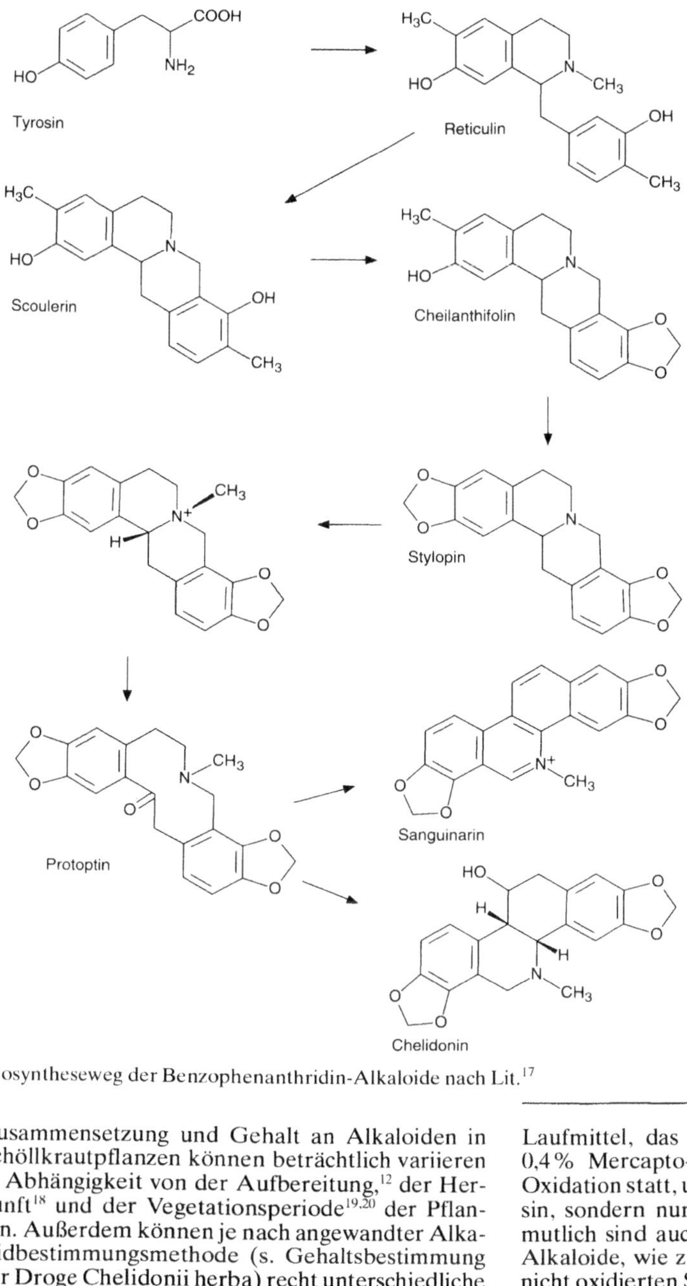

Biosyntheseweg der Benzophenanthridin-Alkaloide nach Lit.[17]

Zusammensetzung und Gehalt an Alkaloiden in Schöllkrautpflanzen können beträchtlich variieren in Abhängigkeit von der Aufbereitung,[12] der Herkunft[18] und der Vegetationsperiode[19,20] der Pflanzen. Außerdem können je nach angewandter Alkaloidbestimmungsmethode (s. Gehaltsbestimmung der Droge Chelidonii herba) recht unterschiedliche Gehaltswerte ermittelt werden, die von den tatsächlichen Absolutwerten abweichen.[21]
Untersuchungen mit aus Stengeln bzw. Blattstielen von Schöllkraut gewonnenem Milchsaft zeigen, daß frischer, noch nicht oxidierter Milchsaft größere Mengen an Dihydrocoptisin neben Sanguinarin, Chelerythrin, Berberin und Coptisin enthält (keine der weiteren Alkaloide untersucht). Läßt man den Milchsaft einige Tage an der Luft stehen oder chromatographiert man den frischen Milchsaft in einem Laufmittel, das kein Reduktionsmittel (wie z.B. 0,4% Mercapto-Ethanol) enthält, so findet eine Oxidation statt, und es läßt sich kein Dihydrocoptisin, sondern nur noch Coptisin nachweisen. Vermutlich sind auch noch andere leicht oxidierbare Alkaloide, wie z.B. Dihydroberberin, im frischen, nicht oxidierten Schöllkraut-Latex vorhanden, diese werden aber ebenso wie Dihydrocoptisin bei der weiteren Bearbeitung der Pflanze, so z.B. während der Trocknung, oxidiert.[12]
Interessant erscheint auch die Verteilung der Inhaltsstoffe im frischen Schöllkraut-Latex: Alle 5 untersuchten Alkaloide, nämlich Berberin, Chelerythrin, Coptisin, Dihydrocoptisin und Sanguina-

rin, sind in den Vakuolen angereichert, neben Chelidonsäure, Enzymen wie Hydrolasen und nicht näher charakterisierten phenolischen Verbindungen.
Sanguinarin und Chelerythrin haben dabei eine größere Affinität zum Vakuoleninhalt als Berberin, Coptisin oder Dihydrocoptisin und können letzteres sogar aus den Vakuolen in den übrigen Milchsaft verdrängen. Bei Freisetzung aus der Vakuole führen Sanguinarin und Chelerythrin im Gegensatz zu den anderen drei Alkaloiden zur Lysis der Tonoplastmembran, was vermutlich der Grund für die strikte kompartimentelle Isolierung ist. Das Enzym Phenoloxidase ist nicht in den Vakuolen, dafür aber im restlichen Milchsaft vorhanden.[12,22]
Die Anwesenheit von Enzymen in der Pflanze, die mit den aktiven Wirksubstanzen gleichzeitig bei der Aufarbeitung der Frischpflanze austreten, wird als möglicher Grund für die früher häufig genannte "unsichere Wirkung" der Schöllkrautpräparate[23,24] (nach *EB6* aus der frischen Ganzpflanze hergestellt) angegeben – die Enzyme könnten zu einem Um- bzw. Abbau der aktiven Verbindungen führen.[17,25] Man bevorzugt heute getrocknete Droge (s. Chelidonii herba), wobei aber zu beachten ist, daß der Alkaloidgehalt je nach Trocknungsbedingungen erheblich schwanken kann. Als günstig wird ein Erhitzen auf 105°C mit anschließender Trocknung bei Zimmertemperatur oder bei 60°C angesehen. Wesentlich geringere Alkaloidmengen finden sich, wenn die Pflanze nur bei Zimmertemperatur oder bei 60°C ohne vorheriges Erhitzen auf 105°C getrocknet wird. Als Grund hierfür wird angegeben, daß erst bei Erhitzen über 100°C die Alkaloid-abbauenden Enzyme vollständig denaturiert und damit inaktiviert werden.[26]
Neben den Trocknungsbedingungen beeinflussen wie eingangs erwähnt auch Herkunft und Vegetationsperiode der Pflanze den Alkaloidgehalt und das Alkaloidspektrum. Die getrockneten unterirdischen Teile chinesischer Schöllkrautpflanzen enthalten je nach Provenienz zwischen 0,8 und 2,0% Gesamtalkaloide; Chelidonin (0,5 bis 1,02%) und Coptisin (0,15 bis 0,57%) stellen die Hauptverbindungen dar, als Nebenalkaloide treten 6-Methoxydihydrochelerythrin (0,08 bis 0,2%), 6-Methoxydihydrosanguinarin (0,08 bis 0,15%), Dihydrosanguinarin (0,02 bis 0,1%), Berberin (Spuren bis 0,04%), Protopin (0,02 bis 0,11%) und Stylopin (Spuren) auf (Umkehrphasen-Ionenpaar-HPLC; andere Alkaloide nicht untersucht).[27] In einer weiteren Arbeit unter Verwendung frischer Wurzeln von Schöllkrautpflanzen aus Italien wurden drei Hauptalkaloide nachgewiesen, nämlich Sanguinarin (0,38%, bez. auf das Trockengewicht TG), Chelerythrin (0,33%, bez. auf TG) und Berberin (0,07%, bez. auf TG) (Normalphasen-HPLC; andere Alkaloide nicht untersucht).[28] Proben von getrocknetem Schöllkraut (Chelidonii herba) unterschiedlicher Herkunft wurden mit Hilfe einer chromatospektrometrischen Methode auf ihren Gehalt an Chelidonin, Sanguinarin und Chelerythrin untersucht. Für Chelidonin und Sanguinarin wurden Gesamtgehalte von 0,03 bis 0,27% nachgewiesen, während Chelerythrin nicht in meßbaren Mengen vorlag.[18] Die getrockneten oberirdischen Teile (Kraut) und getrockneten unterirdischen Teile (Rhizom und Wurzeln) von Schöllkrautpflanzen, die in Jugoslawien zu verschiedenen Jahreszeiten gesammelt wurden, zeigen je nach Vegetationsperiode unterschiedliche Alkaloidgehalte: Während der Blütezeit (etwa April bis Mai) weist die Pflanze den geringsten Alkaloidgehalt auf (Kraut etwa 0,5%, Rhizom/Wurzeln etwa 0,8%, best. durch Titration nach *AB-DDR*); im Sommer (Juli/August) werden dann die Höchstwerte erreicht (Kraut etwa 1,7%, Rhizom/Wurzeln etwa 2,2%) und im Herbst (Oktober/November) sinkt der Gehalt wieder. Als günstigste Sammelzeit wird Anfang August bis Ende Oktober angegeben.[29] Andere Autoren sind jedoch zu abweichenden Ergebnissen gekommen: Demnach sollen die oberirdischen Teile von *C. majus* ein Maximum während der Blütezeit[30] bzw. während der Fruchtreife[31] aufweisen.
Die Früchte von *C. majus* sollen viel Cholin und etwa je 0,15% Chelidonin und Stylopin, die Samen ausschließlich Coptisin führen.[32]
Aus den frischen oberirdischen Teilen der Pflanze wurde ein neutrales, Rinderblut schwach hämolysierendes Saponin (ca. 0,43% Rohsaponinmasse, bez. auf das Frischgewicht)[33] und ein Flavonolaglykon[34] isoliert; keine der beiden Verbindungen konnte näher identifiziert werden.
Die Pflanze soll außerdem ätherisches Öl (0,01% im Kraut) und Gerbstoffverbindungen enthalten (keine näheren Angaben).[12,35]

Verbreitung: *C. majus* ist in ganz Europa vom subarktischen bis zum mediterranen Teil heimisch (nordwärts bis Norwegen, südwärts bis in das Mittelmeergebiet, auf den Azoren, Kanaren und auf Madeira). Auch in den gemäßigten und subarktischen Gebieten Asiens ist die Pflanze verbreitet (außertropisches Ostasien, ganz Innerasien, Sibirien). Das Vorkommen des Schöllkrautes in Nordamerika, vor allem im atlantischen Teil, wird auf eine Einschleppung zurückgeführt.
C. majus ist eine typische Ruderalpflanze, die auf stickstoffreichen Standorten, vor allem in der Nähe menschlicher Siedlungen auf Schuttplätzen, Zäunen, Mauern, an Hecken, Wege- und Straßenrändern, in Gebüschen und sogar in Mauerritzen wächst, wohin die Samen von Ameisen verschleppt werden. Die Pflanze ist auch in trockenen Wäldern und sogar in Städten anzutreffen.[2]

Anbaugebiete: In Polen ist eine tetraploide Zuchtsorte im Anbau (*C. majus* L. chemovar. "*Cynober*").[6,7] Der optimale Aussaat-Termin für *C. majus* ist der Herbst. Der Alkaloidgehalt ist vom Anlegetermin der Plantage unabhängig; die Alkaloidausbeute ist nur vom Drogenertrag abhängig.[20]

Drogen: Chelidonii herba, Chelidonii radix, Chelidonium majus hom. *HAB 1*, Chelidonium majus Rh hom. *HAB 1*, Chelidonium majus e floribus, äthanol. Digestio hom. *HAB 1*, Chelidonium majus hom. *PFX*, Chelidonium majus hom. *HPUS 78*.

Chelidonii herba (Schöllkraut)

Synonyme: Herba Chelidonii, Herba Chelidonii majoris.

Sonstige Bezeichnungen: Dt.: Schellkraut, Schwalbenkraut; engl.: Great(er)l Celandine, Herbs of Celandine Poppy, Prickled Poppy Herb, Tetterwort; frz.: Felougue, Herbe d'éclair, Herbe de l'hirondelle, Tiges de chelidonine; it.: Chelidonia; pol.: Ziele glistnika; span.: Celidonia.

Monographiesammlungen: Chelidonii herba (Schöllkraut) *DAB 10*; Chelidonium *BHP 83*.

Definition der Droge: Die zur Blütezeit gesammelten, getrockneten oberirdischen Teile *DAB 10*, *BHP 83*.

Stammpflanzen: *Chelidonium majus* L. *DAB 10*, *BHP 83*.

Herkunft: Die Droge wird vor allem aus osteuropäischen Ländern importiert.[36]

Gewinnung: Sammlung aus Wildbeständen und aus dem Anbau der Zuchtsorte "*Cynober*" in Polen.[7] Die oberirdischen Teile werden zur Blütezeit geerntet und in dünner Schicht getrocknet; dabei soll die Anwendung höherer Temperatur vorteilhaft sein (s. Trocknungsbedingungen unter Inhaltsstoffe der Art *C. majus*).[36]

Handelssorten: Tetraploide Zuchtsorte "*Cynober*".[7]

Ganzdroge: Stengel gelblich bis grünlichbraun gefärbt, etwa 3 bis 7 mm dick, hohl, rundlich bis mehrkantig, häufig breitgedrückt und zerstreut behaart. Laubblätter wechselständig, tief fiederspaltig bis unpaarig gefiedert. Blätter sehr dünn, meist gefaltet, oberseits matt blaugrün, unterseits hell graugrün gefärbt, mit dunkler Netznervatur, kahl oder unterseits zerstreut behaart. Blüten in lockeren, wenigblütigen Trugdolden stehend. Kelchblätter 2, beim Aufblühen abfallend; Kronblätter 4, gelb, etwa 8 bis 10 mm lang, breit eiförmig; Staubblätter zahlreich; Fruchtknoten oberständig, länglich. Selten sind lange, dunkle, zwischen den Samen leicht eingeschnürte Schoten anzutreffen.[37]

Schnittdroge: *Geschmack.* Brennend scharf, bitter.
Geruch. Eigentümlich, widerlich.
Makroskopisches Bild. Die Laubblattstücke sind auf der einen Seite grün und auf der anderen Seite graugrün. Die Stengelstücke sind grün, bräunlichgrün oder gelblichgrün, hohl, meist zusammengedrückt oder zerfallen und teilweise längsfurchig. Teile der meist zusammengefalteten gelbbraunen Blüten, der schotenförmigen Kapselfrüchte sowie die Samen können vorhanden sein.[38]
Mikroskopisches Bild. Blätter bifazial mit einschichtigem Palisadenparenchym und 4- bis 6-schichtigem, interzellularenreichem Schwammparenchym. Leitbündel der stärkeren Nerven unterseits durch Kollenchym, nicht durch Fasern versteift, von zarten, etwa 15 µm weiten Milchröhren mit gelbbraun gefärbtem Inhalt begleitet. Epidermis der Blattoberseite aus isodiametrischen, gerundeten bis welligen Zellen bestehend, ohne Spaltöffnungen; Epidermis der Unterseite aus stark welligen Zellen mit zahlreichen rundlichen, von 3 bis 7 Epidermiszellen umgebenen Spaltöffnungen. Deckhaare vereinzelt auf der Blattunterseite, reichlicher auf dem Stengel, etwa 400 bis 2.000 µm lang, einzellreihig aus 5 bis 30 dünnwandigen, oft kollabierten, etwa 50 bis 200 µm langen Zellen. Stengel unter der Epidermis 2 bis 3 Lagen dickwandiger, kollenchymatischer, tangential gestreckter Zellen führend; darunter folgen 5 bis 6 Lagen verholzter, weitlumiger, gelber, getüpfelter Fasern. Kollaterale Leitbündel ringsum von zahlreichen, etwa 10 bis 25 µm weiten, gegliederten Milchröhren mit gelblichbraun gefärbtem, körnigem Inhalt begleitet. Das großzellige Mark ist bis auf die äußersten Zellschichten geschwunden.[37]

Pulverdroge: Pulver dunkel graugrün bis bräunlichgrün gefärbt.[37] Zahlreiche zarte Blattfragmente mit welligen Epidermiszellen und Spaltöffnungen vom anomocytischen Typ; zahlreiche Blatt- und Stengelfragmente mit Netz- und Spiralgefäßen, die von Milchröhren mit bräunlich gefärbtem, körnigem Inhalt begleitet werden; größere Verbände weitlumiger, verholzter Fasern aus dem Stengel; vereinzelte Bruchstücke der langen, einzellreihigen Deckhaare aus dünnwandigen, oft kollabierten Haarzellen; wenige etwa 30 bis 45 µm große, glatte, runde Pollenkörner mit 3 Keimporen sowie Fragmente der Blumenkrone aus zartwandigen, stellenweise leicht papillösen Zellen mit zahlreichen blaßgelblichen Fett-Tröpfchen; einzelne Bruchstücke des Endotheciums aus regelmäßigen, kleinen, derbwandigen Zellen, die je nach ihrer Lage entweder regelmäßige Tüpfel oder leistenartige Verdickungen tragen.[37]

Inhaltsstoffe: *Alkaloide.* Je nach Herkunft und Trocknungsbedingungen der Droge (s. *C. majus*) zwischen 0,01 und 1 % Alkaloide.[14,21,36] Es kommen hauptsächlich Benzylisochinolinabkömmlinge vom Benzophenanthridin-, Protoberberin- und Protopintyp vor: Chelidonin, Sanguinarin, Chelerythrin, Stylopin, Coptisin, Berberin und Protopin.[17,36] In sehr geringer Menge finden sich noch etwa 20 weitere Alkaloide.[39] Als einzige Verbindung, die kein Benzylisochinolinderivat darstellt, wurde das Chinolizidinalkaloid Spartein in der Droge nachgewiesen, allerdings nur in sehr geringer Menge (0,3 mg/kg).[40]

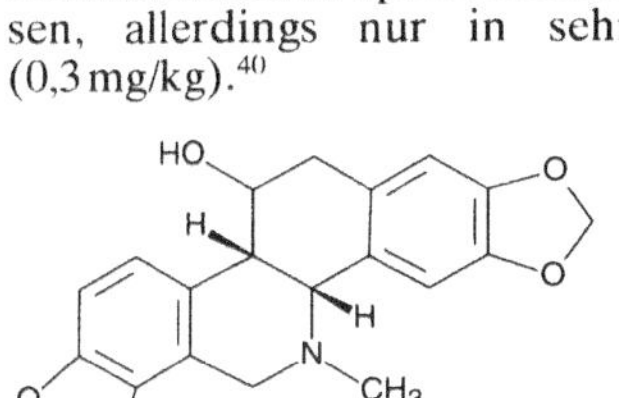

Chelidonin

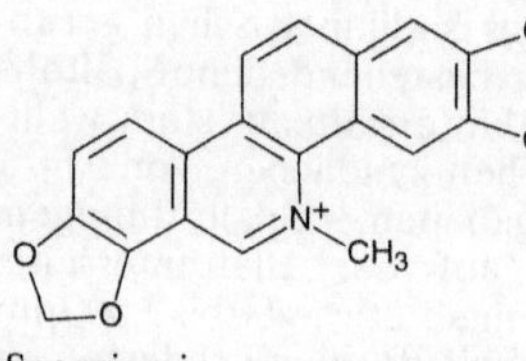

Sanguinarin

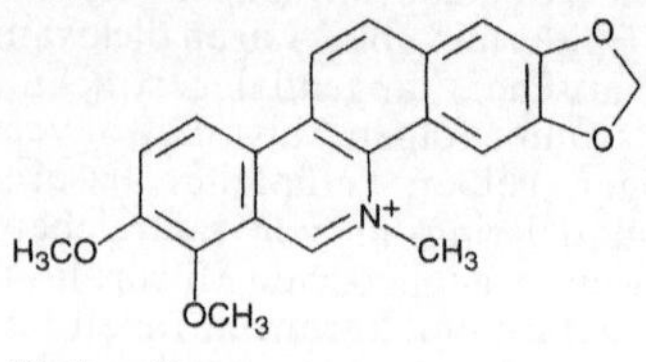

Chelerythrin

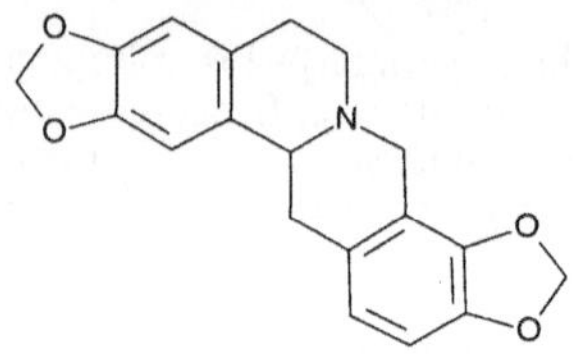

Stylopin

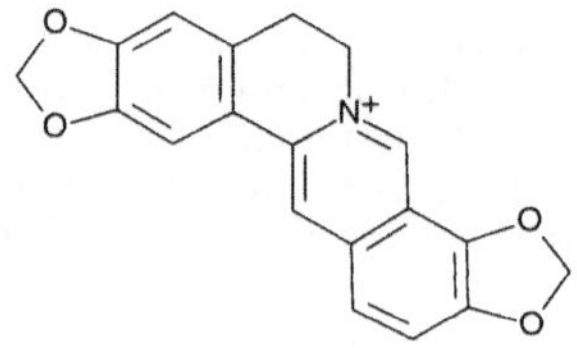

Coptisin

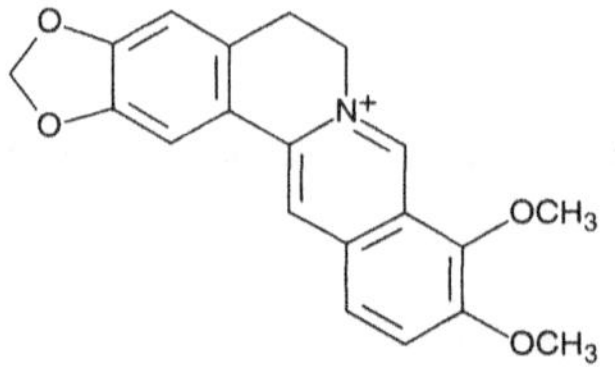

Berberin

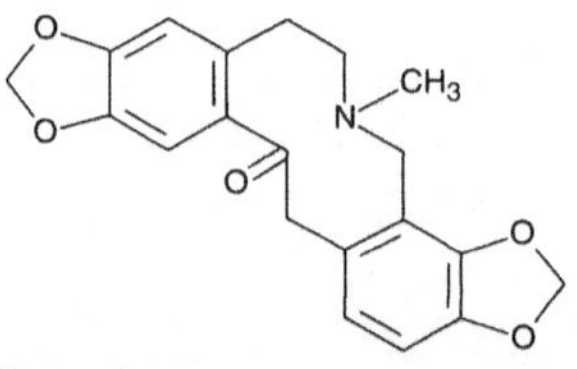

Protopin

Pflanzensäuren. Als Gegenionen zu den basischen Alkaloiden finden sich in der Droge organische Säuren, und zwar vor allem die Chelidonsäure neben Citronensäure, Äpfelsäure und Bernsteinsäure.[12,41–43]
In einer neueren Arbeit wurden in der Droge einige Zimtsäurederivate aufgefunden: 2-(–)-Caffeoyl-D-glycerinsäure, 4-(–)-Caffeoyltrihydroxybuttersäure, Caffeoyl-L-Äpfelsäure und ein Caffeoyltrihydroxybuyrolacton. Die Hydrolyse eines wäßrig-methanolischen Drogenextraktes ergab 0,4 % Kaffeesäure und je ca. 0,1 % *p*-Cumarsäure, Ferulasäure, Gentisinsäure und *p*-Hydroxybenzoesäuren.[44]

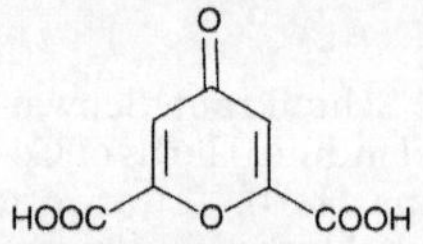

Chelidonsäure

Sonstige Verb. Cholin und die biogenen Amine Histamin, Methylamin und Tyramin (keine Mengenangaben).[45]

Zubereitungen: Aufguß (keine Spezifizierung) *BHP83*, Fluidextrakt 1:1 in 25 % Ethanol *BHP83*, Tinktur 1:10 in 45 % Ethanol *BHP83*.

Identität: Nach *DAB10* erfolgt die Identifzierung der Droge mittels DC. Verwendet wird ein Essigsäureextrakt der pulv. Droge, aus dem nach Alkalisieren mit Ammoniak die Alkaloide mit Chloroform ausgeschüttelt werden. Der Extrakt wird zur Trockene eingeengt und in Methanol aufgenommen:
- Referenzsubstanzen: Papaverinhydrochlorid, Methylrot;
- Sorptionsmittel: Kieselgel GF_{254};
- FM: 1-Propanol-Wasser-wasserfreie Ameisensäure (90 + 9 + 1);
- Detektion: Fluoreszenzminderung im UV 254 nm, Fluoreszenz im UV 365 nm, Besprühen mit Dragendorffs Reagenz, Auswertung im Vis;
- Auswertung: Chelidonin (Rf 0,44) liegt im Rf-Bereich zwischen Papaverinhydrochlorid (Rf 0,33) und Methylrot (Rf 0,55). Es erfolgt weiterhin eine Zuordnung von Sanguinarin (Rf 0,28) und Chelerythrin (Rf 0,19). Alle drei Alkaloide färben sich mit Dragendorffs Reagenz gelborange bzw. orange bis graubraun, beim Nachsprühen mit Natriumnitritlösung, das die Nachweisempfindlichkeit erhöht, erscheinen die Zonen braun bis graubraun.[36] Eine farbige Abbildung des Chromatogramms findet sich in Lit.[46]

Weitere DC-Vorschriften mit demselben Fließmittel und mit farbiger Abbildung s. Lit.[47], mit Gradientenelution s. Lit.[48].
Das *AB-DDR* läßt eine DC-Prüfung der Alkaloide nach Anreicherung aus der Pulverdroge durch saure und alkalische Verteilung und Etherausschüttelung durchführen; mit Papaverinhydrochlorid als Referenzsubstanz, Aluminiumoxid als Sorptionsmittel, Chloroform-Benzol-Ether (50 + 40 + 10) als FM und Dragendorffs Reagenz als Detektionsmittel; eine Zuordnung der Alkaloidzonen im Chromatogramm des Drogenauszuges erfolgt nicht.
Möglichkeiten zum analytischen Nachweis der Chelidonsäure:
Mikroreaktion nach Ramstad. Gibt man zu einer kleinen Menge chelidonsäurehaltigem Pflanzenmaterial auf einem Objektträger einige Tropfen 20 %iger Kalilauge, so färbt sich die Lösung allmählich gelb und man erkennt unter dem Mikroskop feine, oftmals stern- oder büschelartige Kristallna-

deln (Bildung von xanthochelidonsaurem Kalium).[41]

Opaleszenzreaktion nach Schindler. Herstellung eines alkoholischen Auszuges mit 4 bis 5 mL Methanol oder Ethanol (60 bis 70 %) aus der pulv. Droge (0,5 bis 0,8 g) und Filtration; nach Zugabe von 1 mL konz. Kalilauge zum Filtrat tritt nach ca. 1 bis 2 min eine blaue Opaleszenz auf. Nach mehrstündigem Stehen setzt sich ein voluminöser Nd. von blauer Farbe ab, während die überstehende Flüssigkeit gelblich klar durchscheinend ist (dichroitische Opaleszenz durch Bildung von Xanthochelidonsäure infolge Sprengung des Pyronringes durch überschüssige Lauge in Gegenwart von Alkohol).[41,49]

Andere Pflanzensäuren, wie z. B. die bei einigen Papaveraceen vorkommende Mekonsäure, geben weder die Kristallbildung nach Ramstad noch eine blaue Opaleszenz nach der Reaktion von Schindler.[41,49]

Flagellocystenreaktion (Nachweis der Alkaloidchelidonate). Man gibt zu wenig fein pulv. Droge (oder getrocknetem, pulv. Drogenauszug) auf einem Objektträger einen Tropfen 5 %iger Gerbsäurelsg. (Sol. Acid. tannic.), bedeckt die Mischung schnell mit einem Deckgläschen und betrachtet das Ganze unter dem Mikroskop bei etwa 100facher Vergrößerung. Es bilden sich bald große gelbliche Blasen und lange, peitschenartig geschwungene, feine haarförmige Gebilde; nach einiger Zeit verschwinden die Gebilde, indem sie zu gelben, ölartigen Tropfen zusammenfließen. Durch die geißelartigen Härchen unterscheidet sich die Flagellocystenreaktion von der ähnlichen Mikroreaktion nach Werdermann auf Opiumalkaloidmekonate.[41,49]

Reinheit: *Droge.*
- Fremde Bestandteile: Höchst. 10 % *DAB 10.*
- Trocknungsverlust: Höchst. 10,0 % *DAB 10.*
- Asche: Höchst 13,0 % *DAB 10*; nicht mehr als 15 % *BHP 83*; säureunlösliche Asche: Nicht mehr als 2 % *BHP 83.*
- Wasserunlöslicher Extraktionsrückstand: Mind. 2 % *BHP 83.*

Gehalt: Mind. 0,6 % Gesamtalkaloide, berechnet als Chelidonin und bezogen auf die getrocknete Droge *DAB 10.*

Gehaltsbestimmung: Da es sich bei den Alkaloiden im Schöllkraut immer um ein Alkaloidgemisch, unter Umständen mit über 20 Alkaloiden, handelt, ist die Angabe des Gesamtalkaloidgehaltes unbefriedigend. Er gibt keine Auskunft über den Gehalt an einzelnen Alkaloiden und läßt demnach auch keine Rückschlüsse auf mögliche biologische Wirkungen zu. Andererseits gibt der Gesamtalkaloidgehalt immerhin einen Hinweis auf die Qualität der Droge, weswegen seine Bestimmung neben den Bestimmungen einzelner Alkaloide weiterhin seine Berechtigung hat.

In älteren Arbeiten wird zur Bestimmung des Gesamtalkaloidgehaltes ein unspezifisches acidimetrisches Titrationsverfahren angewendet, meist in Form einer Rücktitration.[50,51] Auch das *AB-DDR* ermittelt den Gesamtalkaloidgehalt mittels Rücktitration nach einer Reihe vorangegangener Extraktions- und Reinigungsschritte, die aber etliche Fehlermöglichkeiten bieten. Spezifischer ist die Methode des *DAB 10*, die auf einer Komplexbildung des durch Schwefelsäure abgespaltenen Formaldehyds aus den Methylendioxygruppen der Alkaloide mit Chromotropsäure basiert. Die Alkaloide werden mit Essigsäure extrahiert, mit Ammoniak freigesetzt und mit Chloroform ausgeschüttelt. Nach Zugabe von Chromotropsäure und Schwefelsäure wird erhitzt und die Absorption des blauen Komplexes bei 570 nm gegen einen Blindwert gemessen. Die Berechnung erfolgt über die spezifische Absorption $A^{1\%}$ = 933 als Chelidonin. Ein systematischer Fehler ergibt sich bei dieser Bestimmung durch die Tatsache, daß die einzelnen Alkaloide eine unterschiedliche Anzahl von Methylendioxygruppen enthalten, so daß auch dieser Wert nicht ganz dem tatsächlichen Alkaloidgehalt entspricht. Die Bestimmung der Einzelalkaloide kann nach Auftrennung mittels DC erfolgen.[18,48,52] Besonders bewährt hat sich eine Direktauswertung mit dem DC-Spektralphotometer, wobei die Trennung mit Toluol-Methanol (93 + 7) auf HPTLC-Platten erreicht wird, und die Alkaloide bei unterschiedlichen Wellenlängen vermessen werden: Chelidonin (Rf 0,51) bei 285 nm, Chelerythrin (Rf 0,57) bei 315 nm und Sanguinarin (Rf 0,67) bei 325 nm.[52]

Verschiedene Autoren verwenden die HPLC zur Auftrennung der Alkaloide,[27,28,53] die eine Aussage über die qualitative Zusammensetzung der Alkaloidfraktion zuläßt und, sofern die Trennung ausreicht, gleichzeitig eine quantitative Bestimmung erlaubt (s. unter Inhaltsstoffe der Art *C. majus*). Zur Trennung der Alkaloide sind u. a. RP-18-Phasen geeignet. Die quantitative Bestimmung von Chelidonin, Sanguinarin und Chelerythrin gelingt mit einem Fließmittelgemisch aus Methanol-0,1 M NaH_2PO_4-Lösung (pH 2,1)-Triethanolamin (70 + 55 + 1,2 *G/G*) isokratisch; Detektion bei 280 nm.[53] Die HPLC-Trennung eines größeren Alkaloidspektrums wird bei Lit.[27,54] beschrieben, jedoch reichen die Trennleistungen nicht ganz für eine reproduzierbare quantitative Bestimmung aller damit getrennten Alkaloide aus.

Lagerung: Vor Licht geschützt, vorsichtig zu lagern *DAB 10.*

Wirkungen: Für die Beurteilung der mit Schöllkrautauszügen etwa bis zum Jahre 1970 durchgeführten pharmakologischen Untersuchungen ist die Tatsache bedeutsam, daß noch im *EB 6* ausschließlich die Frischdroge zugelassen war: "Herba Chelidonii recens – das frische, zu Beginn der Blütezeit mit der Wurzel gesammelte Kraut".[84] Man war der Meinung, daß die Droge bei der Trocknung bzw. Lagerung ihre Wirkstoffe verliere,[24,26] was unter best. Trocknungsbedingungen tatsächlich der Fall sein kann (s. Inhaltsstoffe der Art *C. majus*). Die meisten pharmakologischen Untersuchungen wurden daher mit Extrakten aus der frischen, seltener der getrockneten Ganzpflanze, mit Auszügen aus einem frischen Pflanzenteil (Frischkraut oder Frischwurzel) oder mit den aus der Ganzpflanze isolierten Gesamtalkaloiden durchgeführt. Aber

auch die Frischdroge scheint hinsichtlich ihrer Stabilität nicht unproblematisch zu sein, denn man schrieb den daraus gewonnenen Präparaten in der Erfahrungsheilkunde oft eine "unsichere Wirkung" zu.[24–26,55]
Da die mit der Frischdroge erzielten pharmakologischen Ergebnisse nur bedingt auf die Trockendroge übertragbar sind, und, angesichts der vor allem in älteren Arbeiten oft unzureichenden experimentellen Angaben zu Dosierung, erzielter Wirkung, Versuchsmodell, etc., sind die meisten vorliegenden Arbeiten zum Schöllkraut für die pharmakologische Bewertung von "Chelidonii herba" wenig brauchbar, erklären aber, worauf die für die Droge postulierten Wirkungen basieren. Auf der Grundlage dieser Arbeiten werden der Schöllkrautpflanze zwei große Wirkungsbereiche zugeschrieben, nämlich eine Beeinflussung des Herz-Kreislaufsystems und eine Wirkung auf das Zentralnervensystem.
Extrakte aus frischem Kraut und aus der frischen Ganzpflanze sollen am isolierten Frosch- und Katzenherzen die Herztätigkeit anregen, den Blutdruck erhöhen und die Herzkranzgefäße erweitern (keine Dosisangabe); aufgrund von Durchströmungsversuchen am Trendelenburgschen Froschgefäßapparat sollen die Extrakte zu einer Verengung der peripheren Gefäße führen (Trockenextrakt aus der Ganzpflanze in einer Dosis entspr. 5,5 mg Gesamtalkaloide, ber. als Chelidonin).[26,56] Nähere Angaben fehlen.
Extrakte aus der frischen Ganzpflanze sollen am Ganztier die Schmerzempfindung herabsetzen (minimal wirksame Trockenextraktdosis: Frosch: Extrakt entspr. 4,5 mg Gesamtalkaloide (GA)/kg KG s.c.; Maus: Extrakt entspr. 2,5 mg GA/kg KG s.c.; Ratten: Extrakt entspr. 0,5 mg GA/kg KG s.c.). In höheren Gaben sollen die Extrakte bei den Tieren eine leichte Betäubung bewirken, jedoch keine ausgesprochen narkotische oder hypnotische Wirkung.[26,56] Keine näheren Angaben.
Versuche an glattmuskeligen Organen: Am isolierten Rattenuterus wurde nach Gabe von getrockneten Frischpflanzenextrakten eine Tonussteigerung (ab einer Extraktmenge entspr. 0,001 mg Gesamtalkaloide) und in höheren Dosen (entspr. 0,05 mg Gesamtalkaloide) eine Dauerkontraktion beobachtet, während das reine Chelidonin eine Tonusabnahme (ab 0,1 mg) und in höheren Dosen (ab 5 mg) eine Dauererschlaffung bewirkte.
Am isolierten Rattendünndarm wurde nach Gabe von getrockneten Frischpflanzenextrakten (Extraktmenge entspr. 0,03 mg Gesamtalkaloide) bzw. reinem Chelidonin (0,3 mg) eine Tonussteigerung, am isolierten Rattendickdarm mit derselben Dosis eine Tonusabnahme bzw. Lähmung der Darmtätigkeit beobachtet (keine näheren Angaben).[56]
Die aus der getrockneten Ganzpflanze isolierten Gesamtalkaloide führten am freigelegten Darm urethanisierter Kaninchen (20 mg/kg KG i.v.) zu einer vorübergehenden Tonussteigerung, gefolgt von einer längeranhaltenden Tonusherabsetzung und Hemmung der großen peristaltischen Bewegungen, durch die eine Verstopfung verursacht wird. Die stopfende Wirkung soll durch zentrale Sympathicuserregung zustande kommen.[57]
Am isolierten Kaninchendünndarm soll Chelidonin eine primäre starke Erregung, gefolgt von einer längeren Hemmung der Darmmuskulatur bewirken (keine näheren Angaben).[26]
Nach älteren Arbeiten soll das Alkaloid Chelidonin auf die gesamte glatte Muskulatur entspannend wirken: Beobachtet wurde eine Hemmung der Spontan-Kontraktionen veschiedener isolierter Organe (Ösophagus, Magenfundus und -pylorus des Frosches, Meerschweinchen-Uterus, Katzen- und Kaninchen-Darm), eine Aufhebung Spasmogen-(Histamin-, Pilocarpin-, Pituitrin-, Bariumchlorid-) induzierter Krämpfe nicht näher definierter Organe und eine Aufhebung Histamin-induzierter Bronchospasmen bei Meerschweinchen bzw. eine Unterdrückung der Spasmen bei gleichzeitiger Gabe von Chelidonin und Spasmogen.[58,59]
1 g Chelidonin soll dieselbe spasmolytische Aktivität wie 0,53 g Papaverin am Kaninchendünndarm aufweisen (keine näheren Angaben).[60]
Extrakte aus dem Frischkraut und die aus der Ganzpflanze isolierten Gesamtalkaloide sollen spasmolytisch wirken und den Pilocarpin-erzeugten Bronchospasmus lösen (nähere Angaben fehlen).[26]
In einer neueren Arbeit werden methanolische Trockenextrakte aus der Ganzpflanze und die nach saurer/alkalischer Verteilung und Chloroformausschüttelung daraus gewonnenen Gesamtalkaloide auf spasmolytische Aktivität am Meerschweinchen-Illeum getestet. Die Testsubstanzen werden im Organbad vor der Zugabe des Spasmogens (Histamin, 250 µg/mL Endkonzentration im Organbad) gelöst. Der Trockenextrakt vermag den Histamin-induzierten Spasmus nur in sehr hoher Konzentration (500 µg/mL Organbad) zu hemmen (48 % Hemmung); 250 µg Extrakt/mL Organbad zeigen keine Wirkung. Die Gesamtalkaloide hemmen den Histamin-induzierten Spasmus dagegen schon bei 100 µg/mL Organbad um 92 %.[29]
Es existieren eine Reihe von klinischen Untersuchungen, vor allem aus den 30er Jahren (Übersicht s. Lit.[17]), in denen Patienten mit Magen-, Darm- oder Leberaffektionen (auch chronischen Gallestauungen und Entzündungen der Galle) mit Frischpflanzenpräparaten (Preßsäften aus der frischen Ganzpflanze, Frischpflanzenverreibungen mit Milchzucker, etc.) per os behandelt wurden; dabei konnte eine schmerzlindernde und krampflösende Wirkung der Präparate beobachtet werden (Besserung der subjektiven Beschwerden).
Auf der Grundlage dieser tierexperimentellen und klinischen Beobachtungen, die überwiegend mit der Frischpflanze oder den isolierten Gesamtalkaloiden gemacht wurden und z.T. wegen fehlender Angaben nicht nachvollziehbar sind, wird der Schöllkrautpflanze eine *spasmolytische Wirkung* an der glatten Muskulatur des Magen-Darmkanals und der Gallenwege zugeschrieben;[12,17,26] die Wirkung wird vor allem auf das Chelidonin zurückgeführt.[36,61] Auch in der Aufbereitungsmonographie zur Droge "Chelidonii herba" wird angegeben: "Ausreichend gesichert ist die papaverinartige, leicht spasmolytische Wirkung am oberen Verdauungstrakt";[62] wie oben ausgeführt, finden sich in der

Literatur hierzu aber keine ausreichenden experimentellen Belege.

Zur Frage, ob die Schöllkrautpflanze eine *cholagoge Wirkung* besitzt, und ob es sich dabei um einen choleretischen oder cholekinetischen Effekt handelt, bestehen keine übereinstimmenden Auffassungen. Nach klinischen Untersuchungen, vor allem aus den 30er Jahren (Übersicht s. Lit.[17]), sollen Präparate aus der frischen Ganzpflanze per os eingenommen bei Patienten mit Gallestauungen eine cholagoge Wirkung zeigen. An Hunden mit Gallenblasenfistel soll der Frischkrautextrakt die Gallensekretion um das Doppelte steigern (keine konkreten Angaben).[26] Dagegen konnten in Versuchen an Kaninchen mit Choledochusfistel mit Frischkrautpräparaten weder bei intravenöser noch bei intraduodenaler Zufuhr eine Zunahme des Gallenflusses festgestellt werden (nähere Angaben fehlen).[63]

In einer neueren Arbeit wurde die Wirkung eines alkoholischen Trockenextraktes aus dem getrockneten Kraut auf die Galle- und Pankreassekretion von Patienten mit gemischten Hepathopathien (teilweise mit deutlich ausgeprägtem Cholestasesyndrom) untersucht. Bei acht leberkranken Patienten wird eine Duodenalsonde zur Gewinnung des Duodenalsaftes und eine Magensonde zur Absaugung des Magennüchternsekretes und Verabreichung des Pflanzenextraktes gelegt. 30 min nach der Sondeneinführung wird das Ruhesekret von Galle- und Pankreassaft in das Duodenum (10-min-Periode) aufgefangen und Volumen sowie Konzentration des Bilirubins, Cholesterols, der Lipase und der α-Amylase bestimmt (angegeben werden aber nur die jeweiligen Absolutmengen in mg bzw. Aktivitätseinheiten E im 10-min-Ruhesekret). Auffallend ist, daß die durchschnittlichen Basalwerte der 10-min-Ruhesekretion der leberkranken Patienten von den durchschnittlichen Basalwerten von 22 lebergesunden Patienten z.T. erheblich abweichen: Bilirubin 0,086 mg (leberkrank) gegenüber 0,543 mg (lebergesund), Cholesterol 4,58 mg gegenüber 10,65 mg, Lipase 0,267 E gegenüber 2,52 E und α-Amylase 4.166 E (leberkrank) gegenüber 1.633 (lebergesund) (jeweils Absolutmengen im 10-min-Ruhesekret). Nach Verabreichung des Drogenextraktes (100 mg Trockenextrakt stand. auf Gesamtalkaloide ber. als 1,5 mg Chelidonin, suspendiert in 10 mL Wasser) wird der Duodenalsaft in 10-min-Perioden aufgefangen, über eine Gesamtdauer von 100 min. Erst in den letzten 30 min wird nach Angabe des Autors eine echte Drogenwirkung beobachtet (vorher nur ein indifferenter Flüssigkeitsreiz). Die Maximalwerte werden in den letzten 10 min erreicht: Bilirubin 1,008 mg, Cholesterol 26,94 mg, Lipase 4.982 E und α-Amylase 14.569 E (Werte gegenüber den Basalwerten des Ruhesekrets signifikant erhöht). Die langsame, aber kontinuierliche Steigerung des Gallenflusses wird vom Autor als choleretischer Effekt gewertet.[64] Ob eine cholagoge Wirkung der Droge für die Therapie von Gallenwegserkrankungen überhaupt praktische Relevanz hat, bleibt fraglich.[65]

Während es zur *antimikrobiellen Wirkung* einzelner Chelidoniumalkaloide eine Reihe von Arbeiten gibt, sind nur wenige Untersuchungen zur diesbezüglichen Wirkung des Drogenextraktes vorhanden. Getrocknete, mit Ethanol 70 % hergestellte Extrakte aus dem getrockneten Kraut zeigen gegenüber *Staphylococcus aureus* 209, *St. aureus* 617, *Escherichia coli* 12.835 (lac + sach), *E. "crim"* 2.584 und *Shigella sonnei* 3c im Agarplattentest (400 µg/Platte) schwache antibakterielle Wirkung (Hemmzonen: Weniger als 10 mm im Durchmesser).[66] Ethanolische Fluidextrakte (1:1) aus getrocknetem Pflanzenmaterial (keine Angabe ob Kraut oder Ganzpflanze) zeigen gegenüber verschiedenen Candida-, Trichophyton-, Microsporum- und Epidermophyten-Arten im Agardiffusionstest schwache bis starke antimykotische Wirkung (Hemmdurchmesser von 12 bis 30 mm, keine Dosisangabe). Die Hemmwirkungen der Extrakte unterscheiden sich auch je nach Sammelzeit der Droge (Hemmdurchmesser der Extrakte bei *Candida albicans*: Sammelzeit Juli 12 bis 13 mm, Sammelzeit September 24 bis 30 mm).[67]

Zur postulierten *oncostatischen Wirkung* von Schöllkrautpräparaten liegt eine tierexperimentelle Arbeit mit wäßrigen und alkoholischen Extrakten aus dem getrockneten Kraut vor. Test- und Kontrollmäuse werden Tumore implantiert, und zwar entweder Maus-Sarkom 180 oder Ehrlich-Maus-Karzinom. Daraufhin erhalten Test-Mäuse von jedem Extrakt eine tägliche Dosis von 50 mg Extrakt/kg KG Maus i. p. (Gesamtdosis 350 mg Extrakt/kg KG Maus in sieben Tagen). Am achten Tag werden den Test- und Kontrollmäusen die Tumore entfernt und gewogen. Der wäßrige Trockenextrakt aus der Droge weist gegenüber keinen der beiden Tumorarten eine signifikante Hemmung auf. Der getrocknete, mit 40 % Methanol hergstellte Drogenextrakt zeigt zwar eine Hemmung von 28 bzw. 30 % auf das Wachstum von Sarkom 180 bzw. Ehrlich-Krazinom, aber auch eine erhöhte Toxizität (s. unter Akute Toxizität). Der wasserlösliche, gereinigte alkoholische Extrakt (Extraktion der Droge mit 40 % MeOH, Fällung mit $Ba(OH)_2$, mehrmalige Reextraktion des Nd. mit 30 % MeOH, 85 % EtOH und reines EtOH) besitzt keine ausgeprägte Toxizität (Mortalitätsrate null, Gewichtsverlust der Mäuse 5 %) nach Gabe von insgesamt 350 bzw. 750 mg Extrakt/kg KG Maus in sieben Tagen. Die Tumorhemmung liegt bei der niedrigeren Dosis bei 45 bzw. 48 % gegenüber Sarkom 180 bzw. Ehrlich-Karzinom, bei der höheren Dosis bei 55 bzw. 56 %.[68]

Auf die Pharmakologie der einzelnen Chelidonium-Alkaloide soll in diesem Zusammenhang nicht näher eingegangen werden, da das Alkaloidgemisch aufgrund synergistischer und antagonistischer Effekte seiner Komponenten eine andere Wirkung als das einzelne Reinalkaloid aufweist und, da Alkaloidgehalt und -zusammensetzung der Droge je nach Herkunft, Lagerung, etc. erheblich schwanken können (s. *C. majus*).

Anwendungsgebiete: Krampfartige Beschwerden im Bereich der Gallenwege und des Magen-Darmtraktes (s. Kommentar unter Wirkungen).[62]

Dosierung und Art der Anwendung: *Droge.* Mittlere Tagesdosis 2 bis 5 g der Droge bzw. 12 bis 30 mg

Gesamtalkaloide, berechnet als Chelidonin.[62] *Zubereitung.* Geschnittene Droge, Drogenpulver oder Trockenextrakte für flüssige und feste Darreichungsformen zur inneren Anwendung.[62]

Volkstümliche Anwendung und andere Anwendungsgebiete: Die Schöllkrautpflanze war schon in der Antike bekannt und wurde von jener Zeit an über das Mittelalter bis in die Neuzeit als Heilmittel eingesetzt, vor allem zur innerlichen Behandlung von Galle- und Leberleiden. In der Medizin des Mittelalters wurde die Pflanze außerdem bei Hauterkrankungen wie Bläschenausschlag, Krätze und Warzen äußerlich angewandt, meist in Form des frischen Milchsaftes oder eines Preßsaftes aus der Frischpflanze.[17,26,69,85] Auch heute noch findet man die Empfehlung, einige Tropfen frisch aus der Pflanze gepreßten Milchsaft auf Warzen, Hornhaut und Hühneraugen aufzutragen.[69]
Nach klinischen Untersuchungen, vor allem aus den 30er Jahren, sollen mit Frischpflanzenextrakten ausgesprochen gute Heilungserfolge bei Cholecystitis, Cholelithiasis und Ikterus catarrhalis,[70] sowie Enteritis, Gastroenteritis, Ikterus infektiosus und "diffusen latenten Hepotopathien" erzielt werden.[71]
Aus Rußland werden Heilungserfolge berichtet bei der Therapie von Darmpolypen mit einem Infus aus dem getrockneten Kraut (als Klistier angewandt)[72] und bei der lokalen Behandlung von Warzen, Papilloma, Kondyloma und Brustknötchen stillender Mütter mit einem 75%igen alkoholischen Extrakt aus dem getrockneten Kraut.[73]
In der Volksmedizin werden verschiedene Präparate aus dem getrockneten Kraut (Tee, Infus, wäßrig-alkoholischer Extrakt, Fluidextrakt, Tinktur) empfohlen bei Krämpfen, insbesondere der Gallenwege und des Verdauungstraktes, bei Angina pectoris, Asthma und Arteriosklerose,[69] ferner bei Bluthochdruck, Lebererkrankungen, Gallensteinen, Eingeweidewürmern und Magenkrebs.[74] Das *BHP83* nennt als Indikationen Cholecystitis und speziell Gallensteine. In Rußland ist ein Decoct (1:30) aus dem getrockneten Kraut bei Verdauungsbeschwerden und Hautkrankheiten in Gebrauch.[75] In Spanien wird ein Infus aus der getrockneten Ganzpflanze (5 g auf 1 L Wasser) bei Arthritis, Gicht und Wassersucht eingenommen.[76] In China verwendet man das getrocknete Kraut als Mittel gegen Magen- und Darmgeschwüre, Ödeme und Hepatitis.[77]
Die Wirksamkeit der Droge bei den genannten Indikationen ist nicht hinreichend belegt.

Dosierung und Art der Anwendung: *Droge.* 2 bis 4 g Droge oder als Infus dreimal täglich.[78] *Zubereitung.* Tee: $1^1/_2$ Eßlöffel getrocknetes Kraut läßt man 10 min lang in 1 L kochendem Wasser ziehen; 3 Tassen am Tag zwischen den Mahlzeiten trinken.[69]
Fluidextrakt *BHP83*: 1 bis 2 mL dreimal täglich.
Tinktur *BHP83*: 2 bis 4 mL dreimal täglich.
Infus: 15 g getrocknetes Kraut auf 1 L Wasser; 10 min ziehen lassen; 3 Tassen täglich zwischen den Mahlzeiten trinken.[74]

Unerwünschte Wirkungen: *Blut.* Ein Fall von hämolytischer Anämie nach Einnahme eines Aufgusses aus der Droge (keine Dosisangabe) ist bekannt; intravasculäre Hämolyse, Nierenversagen und Thrombocytopenie traten auf.[79]

Akute Toxizität: In einem Tierexperiment zur Untersuchung der oncostatischen Wirkung der Droge (s. unter Wirkungen) wurde nach Gabe von insgesamt 350 mg eines 40%igen methanolischen Drogenextraktes pro kg KG Maus in sieben Tagen eine Mortalitätsrate und ein Gewichtsverlust von durchschnittlich je 20% bei den 40 untersuchten Mäusen festgestellt.[68] Ansonsten liegen zur akuten Toxizität der Droge keine Berichte vor. Es wird postuliert, daß die Schöllkrautpflanze für Mensch und Tier nur in frischem Zustand giftig ist, wobei dem orangegelben Milchsaft die Wirkung zugeschrieben wird.[80–82] Die Giftwirkung soll beim Trocknen verlorengehen; dies ist aber möglicherweise auf die angewandten Trocknungsbedingungen zurückzuführen (s. unter Inhaltsstoffe der Art *C. majus*). Aber auch zur Toxizität der Frischpflanze liegen keine ausreichenden experimentellen Belege vor.[81] Die häufig zitierten Hautirritationen nach äußerlicher Anwendung konnten in Tier- und Selbstversuch eines Autors weder für den frischen Milchsaft noch für Extrakte oder Tinkturen aus der frischen Ganzpflanze gefunden werden (Einzelheiten s. Lit.[70]) und die in der Literatur häufig genannte Vergiftung eines 4jährigen Jungen[83] kann nicht zweifelsfrei auf die Einnahme von Schöllkraut zurückgeführt werden.

Gesetzl. Best.: *Apothekenpflicht.* Droge und Zubereitungen daraus sind apothekenpflichtig. *Offizielle Monographien.* Aufbereitungsmonographie der Kommission E am BGA "Chelidonii herba".[62]

Chelidonii radix (Schöllkrautwurzel)

Synonyme: Chelidonii rhizoma, Radix Chelidonii, Rhizoma Chelidonii.

Sonstige Bezeichnungen: Dt.: Warzenkrautwurzel; engl.: Tetterwort root; frz.: Racine d'éclaire; pol.: Korzen glistnika.

Monographiesammlungen: Radix Chelidonii *EB 6*.

Definition der Droge: Die getrocknete, im Spätsommer und Herbst (August bis Oktober) gesammelte Wurzel *EB 6*.

Stammpflanzen: *Chelidonium majus* L. *EB 6*.

Herkunft: Europa und Asien.

Gewinnung: Sammlung aus Wildbeständen;[84] aus dem Anbau: Polnische Zuchtsorte "*Cynober*",[7] aus Setzlingen höhere Erträge.[20]

Ganzdroge: Wurzelstock braun bis schwarzbraun, 5 bis 10 cm lang, vielköpfig, spindelförmig, bisweilen gegabelt, am Stengelansatz 0,5 bis 1 cm dick, längsgefurcht, mit zahlreichen Nebenwurzeln besetzt; am Bruch orangegelb bis rotbraun.[84]

Schnittdroge: *Geschmack.* Bitter.

Makroskopisches Bild. Schwarzbraune, unregelmäßig geformte, am Bruch orangegelbe bis rotbraune Wurzelstock- und fein längsgestreifte Wurzelstückchen.[84] Der Querschnitt zeigt einen Kranz weißlicher Gefäßbündel, den ein breites Mark umgibt und selbst von einer schmalen dunkelen Rinde umgeben ist.[38]
Mikroskopisches Bild. Der Querschnitt zeigt neben einem mehrschichtigen Abschlußgewebe (nur teilweise gut erhalten) und einem geräumigen Zentralzylinder mit großlumigen Tracheen ebenfalls gegliederte Milchsaftröhren, die in der Mitte der trennenden Querwände der Milchsaftzellen meist mit einer Durchlöcherung, seltener mit mehreren Löchern versehen sind. Das Parenchym wird von gegliederten Milchröhren mit körnigem, braunem Inhalt durchzogen und enthält in seinen Zellen kleinkörnige Stärke; Oxalatkristalle fehlen.[38]

Pulverdroge: Dunkelbraunes Pulver. Korkbruchstücke aus sehr lockeren schwach verkorkten Zellen; Parenchymzellfetzen mit kleinkörniger Stärke; Bruchstücke der langen Milchsaftröhren und Gefäße mit Netz- und Treppentüpfelung.[84]

Inhaltsstoffe: *Alkaloide.* Je nach Herkunft und Trocknungsbedingungen der Droge (s. *C. majus*) zwischen 0,8 und 2% Alkaloide;[17,27,29] teilweise soll der Gesamtalkaloidgehalt sogar über 3% betragen.[85] Es kommen dieselben Benzylisochinolinabkömmlinge vom Benzophenanthridin-, Protoberberin- und Protopintyp wie in der Krautdroge (s. Chelidonii herba) vor.[17] Chelidonin, Chelerythrin, Coptisin und Sanguinarin stellen die Hauptalkaloide dar.[27,32] Als Nebenbestandteile kommen außer den bei der Krautdroge bereits genannten Alkaloiden Berberin, Stylopin und Protopin auch 6-Methoxydihydrochelerythrin, 6-Methoxydihydrosanguinarin, Dihydrosanguinarin,[27] Oxysanguinarin, Dihydrochelerythrin,[86] Homochelidonin, β-Allocryptopin, Chelilutin, Chelamin und Corysamin.[87]
Als einzige Verbindung, die kein Benzylisochinolinderivat darstellt, wurde das Aporphinalkaloid Magnoflorin in der Droge nachgewiesen.[88]
Sonstige Verb. Cholin und die biogenen Amine Histamin, Methylamin und Tyramin (keine Mengenangaben);[45] Pflanzensäuren.[89]

Identität: Nach *EB 6* erfolgt die Identitätsprüfung nur anhand der makro- und mikroskopischen Merkmale. Vgl. DC-Prüfung unter Identität der Droge Chelidonii herba sowie Identität der Droge Chelidonium majus hom. *HAB 1*.

Reinheit: – Asche: Nicht mehr als 8% *EB 6*.

Gehalt: Mind. 0,5% Alkaloide, berechnet auf Chelidonin *EB 6*.

Gehaltsbestimmung: *EB 6* verwendet eine unspezifische acidimetrische Rücktitration; da das Alkaloidmuster dem in Chelidonii herba ähnlich ist, eignen sich auch alle dort beschriebenen Methoden zur Gehaltsbestimmung.

Lagerung: Vorsichtig aufbewahren *EB 6*.

Wirkungen: S. a. Chelidonii herba.
Wie unter Chelidonii herba beschrieben, liegen tierexperimentelle und klinische Untersuchungen praktisch nur für die (frische) Ganzpflanze, für die aus der Ganzpflanze isolierten Gesamtalkaloide oder für frische Pflanzenteile (Kraut, Wurzel) vor. Ein Extrakt aus frischen Wurzeln mit einem Alkaloidgehalt von 0,8% berechnet als Chelidonin soll nach älteren Untersuchungen ähnliche Wirkungen auf das Herz-Kreislaufsystem und das ZNS zeigen wie Extrakte aus dem Frischkraut oder der frischen Ganzpflanze: Mäuse sollen nach subcutaner und peroraler Applikation in ihrer Beweglichkeit gehemmt, später leicht betäubt werden. Am isolierten Kaninchendarm soll der Extrakt erschlaffend wirken und in höherer Konzentration eine starke Tonussenkung gefolgt von einer reversiblen Lähmung zeigen. Der Kaninchenuterus soll sehr stark kontrahiert werden.
Am isolierten Katzen- und Froschherz soll der Extrakt eine positiv inotrope Wirkung zeigen und am Herz-Lungenpräparat des Hundes die Herztätigkeit anregen, den Blutdruck erhöhen und die Herzkranzgefäße erweitern. Eine cholagoge Wirkung am Hund mit Gallenblasenfistel wurde nicht beobachtet.[26] Da experimentelle Angaben praktisch nicht vorhanden sind, sind die Ergebnisse nicht nachvollziehbar.
Oncostatische Wirkung. Ein wäßrig-ethanolischer (1:1) Trockenextrakt aus den getrockneten Rhizomen und Wurzeln wirkt cytotoxisch auf Eagle's 9KB Karzinome der Nasopharynx in Zellkultur. Der Extrakt wies ED_{50}-Werte von 0,11, 6,4, 9,8 und 21 µg/mL in vier identischen Testansätzen auf. Gegenüber L-1210 Leukämie in Mäusen und Walker 256 Karzinosarkome in Ratten war der Extrakt wirkungslos.[90]

Volkstümliche Anwendung und andere Anwendungsgebiete: S. Chelidonii herba.
In der Volksmedizin wird die frische Wurzel gegen Zahnschmerzen gekaut und die pulv. Wurzeln auf den Zahn aufgetragen zur Erleichterung der Zahnextraktion.[26,91]
In China wird ein Wurzelextrakt bei unregelmäßiger Menstruation eingenommen.[92]
Die Wirksamkeit der Droge bei den genannten Indikationen ist nicht belegt.

Dosierung und Art der Anwendung: *Droge.* Mittlere Einzelgabe: Als Einnahme 0,5 g *EB 6*.

Akute Toxizität: S. Chelidonii herba.

Sonst. Verwendung: Gewinnung der Hauptalkaloide, vor allem Chelidonin.[93,94]

Gesetzl. Best.: *Apothekenpflicht.* Droge und Zubereitungen daraus sind apothekenpflichtig.

Chelidonium majus hom. *HAB 1*

Synonyme: Chelidonium.

Monographiesammlungen: Chelidonium majus *HAB 1*.

Definition der Droge: Der frische Wurzelstock mit anhängenden Wurzeln.

Stammpflanzen: *Chelidonium majus* L.

Zubereitungen: Urtinktur und flüssige Verdünnungen nach *HAB1*, Vorschrift 3a. Eigenschaften: Die Urtinktur ist eine braungelbe Flüssigkeit von leicht bitterem Geschmack und ohne besonderen Geruch *HAB1*.
Darreichungsformen: Urtinktur, flüssige Verdünnungen, Tabletten, Verreibungen, Streukügelchen, flüssige Verdünnungen zur Injektion, Salben.[95]

Identität: *Urtinktur.* Beim Verdünnen der Urtinktur mit Wasser rötlich-blaue Fluoreszenz, die nach Zugabe von NaOH-Lsg. in reines Blau umschlägt, das sich mit Ether ausschütteln läßt. Die Reaktion beruht auf dem Nachweis der Chelidonsäure.
DC-Prüfung der nach saurer/alkalischer Verteilung und Chloroform-Ausschüttelung angereicherten Alkaloide aus der Urtinktur nach *HAB1*:
- Referenzsubstanz: Papaverinhydrochlorid, Colchicin;
- Sorptionsmittel: Kieselgel H;
- FM: *n*-Propanol-Wasser-wasserfreie Ameisensäure (90 + 9 + 1);
- Detektion: Direktauswertung im UV 365 nm, Besprühen mit Dragendorffs-Reagenz, Auswertung im Vis;
- Auswertung: Nachweis eines charakteristischen Fleckenmusters; die Auswertung erfolgt ohne Zuordnung einzelner Inhaltsstoffe.

Reinheit: *Urtinktur.*
- Relative Dichte *(PhEur)*: 0,895 bis 0,915.
- Trockenrückstand *(DAB)*: Mind. 1,2 %.

Gehalt: *Urtinktur.* Mind. 0,06 und höchst. 0,12 % Alkaloide, berechnet als Chelidonin.

Gehaltsbestimmung: *Urtinktur.* Die Gehaltsbestimmung *HAB1* erfolgt analog "Chelidonii herba *DAB10*".

Lagerung: *Urtinktur.* Vor Licht geschützt.

Anwendungsgebiete: Die Anwendungsgebiete entsprechen dem homöopathischen Arzneimittelbild. Dazu gehören: Enzündungen, Steinbildungen und chronische Störungen des Leber-Galle-Systems; Entzündungen der Atemorgane und des Rippenfelles; Rheumatismus.[95]

Dosierung und Art der Anwendung: *Zubereitung.* Soweit nicht anders verordnet:[95]
Bei akuten Zuständen häufige Anwendung alle halbe bis ganze Stunde je 5 Tropfen oder 1 Tablette oder 10 Streukügelchen oder 1 Messerspitze Verreibung einnehmen; parenteral 1 bis 2 mL bis zu 3mal täglich s. c. injizieren.
Bei chronischen Verlaufsformen 1- bis 3mal täglich 5 Tropfen oder 1 Tablette oder 10 Streukügelchen oder 1 Messerspitze Verreibung einnehmen; parenteral 1 bis 2 mL pro Tag s. c. injizieren.

Unerwünschte Wirkungen: Nicht bekannt.
Hinweis: Es können vorübergehend Erstverschlimmerungen vorkommen, die jedoch unbedenklich sind.[95]

Gegenanzeigen/Anwendungsbeschr.: Nicht bekannt.[95]

Wechselwirkungen: Nicht bekannt.[95]

Gesetzl. Best.: *Offizielle Monographien.* Aufbereitungsmonographie der Kommission D am BGA "Chelidonium majus (Chelidonium)".[95]

Chelidonium majus Rh hom. *HAB1*

Synonyme: Chelidonium Rh.

Monographiesammlungen: Chelidonium majus Rh *HAB1*.

Definition der Droge: Der frische Wurzelstock mit anhängenden Wurzeln.

Stammpflanzen: *Chelidonium majus* L.

Zubereitungen: Urtinktur und flüssige Verdünnungen nach *HAB1*, Vorschrift 21. Eigenschaften: Die Urtinktur ist eine braune Flüssigkeit von aminartigem Geruch.

Identität: *Urtinktur.* Die mit Wasser verdünnte Urtinktur zeigt im UV 365 nm eine gelbrote Fluoreszenz, die nach Zugabe von NaOH-Lsg. in Blaugrün umschlägt; mit Ether läßt sich daraus ein blauer fluoreszierender Farbstoff ausschütteln. Die Reaktion beruht auf dem Nachweis der Chelidonsäure.
DC-Prüfung der nach saurer/alkalischer Verteilung und Chloroform-Ausschüttelung angereicherten Alkaloide aus der Urtinktur analog Chelidonium majus hom.

Reinheit: *Urtinktur.*
- Relative Dichte *(PhEur)*: 1,015 bis 1,055.
- Trockenrückstand *(DAB)*: Mind. 3,0 %.

Gehalt: *Urtinktur.* Mind. 0,09 und höchst 0,25 % Alkaloide, berechnet als Chelidonin.

Gehaltsbestimmung: *Urtinktur.* Die Gehaltsbestimmung *HAB1* erfolgt analog "Chelidonii herba *DAB10*".

Lagerung: *Urtinktur.* Vor Licht geschützt und dicht verschlossen.

Chelidonium majus e floribus, äthanol. Digestio hom. *HAB1*

Synonyme: Chelidonium, Flos, äthanol. Digestio.

Monographiesammlungen: Chelidonium majus e floribus, äthanol. Digestio *HAB1*.

Definition der Droge: Die frischen Blüten.

Stammpflanzen: *Chelidonium majus* L.

Zubereitungen: Urtinktur und flüssige Verdünnungen nach *HAB1*, Vorschrift 18c. Eigenschaften: Die Urtinktur ist eine braungelbe Flüssigkeit mit bitterem Geschmack und würzigem Geruch.

Identität: *Urtinktur.* Die mit Wasser verdünnte Urtinktur zeigt im UV 365 nm eine rötlichgelbe Fluoreszenz, die nach Zugabe von NaOH-Lsg. in reines Blau umschlägt; mit Ether läßt sich daraus ein blauer fluoreszierender Farbstoff ausschütteln. Die Reaktion beruht auf dem Nachweis der Chelidonsäure.
Nach Einengen der Urtinktur zur Trockene, Zusatz von verd. Ammoniaklsg. und Ausschütteln mit Ether erfolgt eine DC-Prüfung der angereicherten Alkaloide aus der Urtinktur analog Chelidonium majus hom. *HAB 1*.

Reinheit: *Urtinktur.*
- Relative Dichte *(PhEur)*: 0,888 bis 0,908.
- Trockenrückstand *(DAB)*: Mind. 1,4%.

Lagerung: *Urtinktur.* Vor Licht geschützt.

Chelidonium majus hom. *PFX*

Synonyme: Chelidonium.

Monographiesammlungen: Chelidonium majus pour préparations hom. *PFX*.

Definition der Droge: Die frische Pflanze zur Zeit der vollen Blüte.

Stammpflanzen: *Chelidonium majus* L.

Zubereitungen: Urtinktur nach der Monographie "Préparations Homéopathiques" *PFX*, mit Ethanol 45% (*V/V*). Eigenschaften: Die Urtinktur ist eine braune Flüssigkeit mit schwachem Geruch und bitterem Geschmack.

Identität: *Urtinktur.* Fällungsreaktionen der Urtinktur: Mit Salzsäure und Kaliumtetrajodomercuratlsg. braune Färbung, mit Ethanol 50% und KOH-Lsg. flächige Fällung, mit Chloraminlsg. zitronengelbe Fällung, mit Ammoniak im UV 365 nm blaue Fluoreszenz, die sich mit Ether ausschütteln läßt.

Reinheit: *Urtinktur.*
- Ethanolgehalt: Zwischen 40 und 50% (*V/V*).
- Trockenrückstand: Höher oder gleich 1,20%.
- DC-Chromatographie nach *PFX*:
- Referenzsubstanzen: Berberinchlorid, Chelidonin;
- Sorptionsmittel: Kieselgel;
- Fließmittel: Butanol-Eisessig-Wasser (40 + 10 + 10);
- Detektion: Direktauswertung im UV 365 nm, Besprühen mit Dragendorffs-Reagenz, Auswertung im Vis;
- Auswertung: Nachweis eines charakteristischen Fleckenmusters; eine Zuordnung einzelner Inhaltsstoffe erfolgt nicht.

Gehalt: *Urtinktur.* Alkaloidgehalt mind. 0,015%, berechnet als Chelidonin.

Gehaltsbestimmung: Unspezifische acidimetrische Rücktitration (s. unter Chelidonii herba).

Chelidonium majus hom. *HPUS 78*

Synonyme: Celandine.

Monographiesammlungen: Chelidonium majus *HPUS 78*.

Definition der Droge: Die ganze frische Pflanze samt Wurzeln.

Stammpflanzen: *Chelidonium majus* L.

Zubereitungen: *Urtinktur.* Herstellung: Zu einer feuchten Pflanzenmasse, bestehend aus 100 g Festanteil und 567 mL Pflanzensaft, gibt man 468 mL Alkohol 94,9% (*V/V*) zur Bereitung von 1000 mL Urtinktur.
Dilutionen. D2 (2×) enthält 1 Teil Urtinktur, 4 Teile dest. Wasser und 5 Teile Alkohol 94,9% (*V/V*); D3 (3×) und höher mit Alkohol 88% (*V/V*).
Medikationen. D3 (3×) und höher.

Gehalt: *Urtinktur.* Arzneigehalt $^1/_{10}$.

1. Engler A (1964) Syllabus der Pflanzenfamilien, Bd. 2, Gebrüder Bornträger Verlag, Berlin-Nikolassee
2. Heg (1986) Bd. IV, Teil 1, S. 24–26
3. Hgn (1969) Bd. 5
4. Hess E, Landlot E, Hierzel R (1970) Flora der Schweiz, Bd. 2, Birkhäuser Verlag, Basel Stuttgart
5. Bailey LH (1950) The Standard Cyclopedia of Horliculture, Bd. I, The Macmillan Company, New York
6. Boratynska W, Michalski T (1957) Biuletyn Instytutu Roslin Leczniczych 3:40–43
7. Boratynska W (1972) Zielarski Biuletyn Informacyjny 10:6–7
8. Formanowiczowa H, Kozlowski J (1975) Herba Polon 21:284–300
9. HAB 1
10. Formanowiczowa H, Kozlowski J (1965) Proceeding of Intern Seeds Testing Assoc 30:343–347
11. Stählin A, Brouver W (1955) Handbuch der Samenkunde, DLG-Verlags-GmbH, Frankfurt am Main
12. Jans BP (1973) Ber Schweiz Bot Ges 83:306–344
13. Man, Bd. IV, VII, IX, X, XII, XV
14. Boit HG (1961) Ergebnisse der Alkaloid-Chemie bis 1960, Akademie-Verlag, Berlin
15. Battersby AR, Staunton RJ, Wiltshire HR, Francis JF, Southgate R (1975) J Chem Soc Perkin Trans 1:1.147–1.156, zit. nach Lit.[17]
16. Takao N, Iwasa K, Kamigauchi M, Sugiura M (1976) Chem Pharm Bull 24:2.859–2.868, zit. nach Lit.[17]
17. Harnischfeger G, Stolze H (1983) Bewährte Pflanzendrogen in Wissenschaft und Medizin, notamed Verlag, Bad Homburg/Melsungen
18. Scholz C, Hänsel R, Hille C (1976) Pharm Ztg 121:1.561–1.574
19. Kustrak D, Petricic J, Kalodera Z (1982) Acta Pharm Jugosl 32:225–230
20. Kucharski W, Zalecki R (1988) Herba Polon 34:221–230
21. Porebski J, Jarosinska D (1966) Diss Pharm (Warsz) 18:625–629
22. Matile P (1974). In: Lucker M, Mothes K, Nover L (Hrsg.) Nova Acta Leopoldina Suppl 7, Secondary metabolism und coevolution, S. 139–156, zit. nach Lit.[17]
23. Kreitmair H (1950) Pharmazie 5:85–88

24. Wetter O (1955) Planta Med 3:33–37
25. Kwasniewski V (1954) Pharmazie 9:758–761, zit. nach Lit.[17]
26. Nyomárkay KM (1971) Ann Univ Sci Budapest, de Rolando Eötvös Nominatae, Sekt Biol 13:127, zit. nach Lit.[12]
27. Niu CQ, He LY (1991) J Chromatogr 542:193–199
28. Bugatti C, Colombo ML, Tomè F (1987) J Chromatogr 393:312–316
29. Kustrak D, Petricic J, Kalodera Z (1982) Acta Pharm Jugosl 32:225–230
30. Nyomárkay KM, Vince J (1977) Ann Univ Sci Budapest, de Rolando Eötvös Nominatae, Sekt Biol 18/19:113, zit. nach Kom
31. Gertig H (1957) Acta Polon Pharm 14:109, zit. nach Lit.[29]
32. Lavenir R, Paris RR (1965) Ann Pharm Fr 23:307–312, zit. nach Lit.[17]
33. Kwasniewski V (1958) Arch Pharm 291:209–211
34. Kwasniewski V (1955) Arzneim Forsch 8:245–246
35. Gessner O (Hrsg.) (1974) Gift- und Heilpflanzen von Mitteleuropa, 3. Aufl., Carl Winter Universitätsverlag, Heidelberg
36. Kom. S. 3.073–3.075
37. DAB 10
38. Thoms H (1929) Handbuch der praktischen und wissenschaftlichen Pharmazie, Bd. V, Urban, Schwarzenberg Verlag, Berlin Wien
39. Tin-Wa M, Kim HK, Fong HH, Farnsworth NR (1972) Lloydia 35:87–89, zit. nach Lit.[36]
40. Schütte HR, Hindorf H (1964) Naturwissenschaften 51:464, zit. nach Lit.[17]
41. Kwasniewski V (1955) Arzneim Forsch 5:90–92
42. Slavik J (1955) Cesk Farm 4:15–17
43. Ramstad E (1953) Pharm Acta Helv 28:45–57
44. Hahn R, Nahrsted A (1991). In: Reinhard E (Hrsg.) Abstracts of Short Lectures and Poster Presentations, 39th Annual Congress on Medicinal Plant Research, Saarbrücken, 3.–7. September 1991, Thieme Verlag, Stuttgart New York, S. 119
45. Kwasniewski V (1958) Pharmazie 13:363–364
46. Stahl E, Schild W (1981) Pharmazeutische Biologie, Bd. 4, G Fischer Verlag, Stuttgart New York, S. 69
47. Wagner H, Bladt S, Zgainski EM (1983) Drogenanalyse, Dünnschichtchromatographische Analyse von Arzneidrogen, Springer-Verlag, Berlin Heidelberg New York, S. 82
48. Matysik G, Jusiak L (1990) J Chromatogr 518:273–276
49. Kwasniewski V (1953) Pharm Zentralh 92:5–7
50. Schenck G, Graf H (1937) Arch Pharm 275:113–125, 166–173
51. Neugebauer H, Brunner K (1937) Pharm Zentralh 78:17–20
52. Freytag WE (1980) Planta Med 40:278–283
53. Freytag WE (1986) Dtsch Apoth Ztg 126:1.113–1.117
54. Han LF, Nowicky W, Gutmann V (1991) J Chromatogr 543:123–128
55. Bausch S (1949) Südd Apoth Ztg 89:686, zit. nach Lit.[26]
56. Seel H, Stieda H, Peplau G (1939) Hippokrates 10:1.281–1.287
57. Sato M (1935) Tohoku J exp Med 26:153–160
58. Hanzlik PJ (1915) J Pharmacol Exp Therapeut 7:99–119, zit. nach DIMDI-TOXALL Dokument Nr. PP02024
59. Hanzlik PJ (1920) J Am Med Assoc 75:1.324–1.325, zit. nach DIMDI-TOXALL Dokument Nr. PP02026
60. Wrocinski T (1963) Biul Inst Roslin Leczniczych 9:136–141, zit. nach CA 61:2354f
61. Müller-Hester H (1955) Planta Med 2:38–50
62. BAz Nr. 90 vom 15.05.1985
63. Urban G (1940) Naunyn-Schmiedeberg's Arch exp Path Pharmak 195:43–51, zit. nach Lit.[17]
64. Baumann JC (1975) Med Monatsschr 29:173–180
65. Verspohl EJ (1992) Pharm Ztg 137:9–13
66. Moskalenko SA (1986) J Ethnopharmacol 15:231–259
67. Vukusic I, Pepeljnjak S, Kustrak D, Grüngold D (1991). In: Reinhard E (Hrsg.) Abstracts of Short Lectures and Poster Presentations, 39th Annual Congress on Medicinal Plant Research, Saarbrücken, 3.–7. September 1991, Thieme Verlag, Stuttgart, New York, S. 46
68. Sokoloff B, Saelhof CC, Takeuchi Y, Powella R (1964) Growth 28:225–231
69. Poletti A, Schilcher H, Müller A (1990) Heilkräftige Pflanzen, erweiterte und akutalisierte Neuausgabe, Walter Hädecke Verlag, Weil der Stadt
70. Schmalz D (1936) Pharm Zentralhal 77:738–740
71. Daniel K (1938) Hippokrates 9:209–213
72. Aminev AM, Stoliarenko AI (1960) Vop Onkol 6:81–82, zit. nach Lit.[68]
73. Demchenko PF (1957) Vrachebn Delo 12:1.335–1.338, zit. nach Lit.[68]
74. Valnet R (1983) Phytothérapie, Traitement des maladies par les plantes, 5. Aufl., Maloine SA, Paris
75. Moskalenko SA (1987) J Ethnopharmacol 21:231–251
76. Cecchini T (1990) Enciclopedia de las Hierbas y de las Plantas Medicinales, Editorial de Vecchi, Barcelona
77. Paulus E, Yu-he D (1987) Handbuch der traditionellen chinesischen Heilpflanzen, Karl F Haug Verlag, Heidelberg
78. BHP 83, S. 62
79. García VP, Vicente PR, Barez A, Soto I, Candas MA, Coma A (1990) Sangre 35:401–403
80. Lewin L (1929) Gifte und Vergiftungen, Verlag von Georg Stilke, Berlin
81. Frohne D, Pfänder HJ (1987) Giftpflanzen. Ein Handbuch für Apotheker, Toxikologen und Biologen, 3. Aufl., Wissenschaftliche Verlagsgesellschaft mbH, Stuttgart
82. Roth L, Daunderer M, Kormann K (1988) Giftpflanzen – Pflanzengifte. Vorkommen, Wirkung, Therapie. Allergische und phototoxische Reaktionen, 3. Aufl., Ecomed Verlagsgesellschaft mbH, Landsberg München
83. Behrens B (Hrsg.) (1937) Fühner-Wielands Sammlung von Vergiftungsfällen, Bd. 8, Verlag von FCW Vogel, Berlin
84. EB 6
85. Wichtl M (1989) Teedrogen, 2. Aufl., Wissenschaftliche Verlagsgesellschaft mbH, Stuttgart, S. 437–439
86. Slavik J, Slavikova L (1977) Coll Czechosl Chem Comm 42:2.686–2.693, zit. nach Lit.[17]
87. Slavik J, Slavikova L, Brabenec J (1965) Coll Czechosl Chem Commun 30:3.697–3.704, zit. nach Lit.[17]
88. Slavik J, Slavikova L (1977) Coll Czechosl Chem Comm 42:287–293
89. Berger F (1954) Handbuch der Drogenkunde, Bd. 5, W Maudrich Verlag, Wien, S. 129–130
90. Kim HK, Farnsworth NR, Blomster RN, Fong HHS (1979) J Pharm Sci 58:372–374
91. CRC, S. 113
92. Kong YC, Xie JX, But PPH (1986) J Ethnopharmacol 15:1–44
93. Jusiak L (1967) Acta Polon Pharm 24:65–70
94. Petrus R, Respondek J, Nowinska E (1986) Herba Polon 32:91–97
95. BAz Nr. 190a vom 10.10.1985

HB/SB/PG

Chimaphila

HN: 2030100

Familie: Pyrolaceae.

Unterfamilie: Pyroloideae.

Tribus: Pyroleae.[1]

Gattungsgliederung: Die Gattung Chimaphila PURSH. besteht aus etwa 5 Arten, die auf 2 Sektionen verteilt werden: Sect. Aristata und Sect. Campanulata.[1]

Gattungsmerkmale: Niedrige, ausdauernde Kräuter oder Halbstäucher mit kriechendem Wurzelstock und verzweigten, aufrechten Stengeln. Laubblätter kurz gestielt, gegenständig bis scheinbar quirlständig, immergrün, keilförmig, lanzettlich, lederig, mit gekerbtem bis gesägtem Blattrand. Blüten in terminalen Doldentrauben oder einzeln, weiß, rosa oder purpurn, gestielt, mit Tragblättern. Kelch 5teilig, die Lappen stumpf. Kronblätter 5, rundlich, konkav, abspreizend oder zurückgebogen. Staubblätter 10, die Filamente kurz, am Grund verbreitert und behaart, einen diskusartigen Drüsenring ausbildend, Antheren 2fächrig, sich mit terminalen Poren öffnend. Fruchtknoten kugelig, aus 5 verwachsenen Karpellen. Griffel gerade, sehr kurz, die Narbe schildförmig, 5kerbig, glatt. Kapsel rundlich, mit 5 Furchen, 5fächrig, vielsamig, sich von der Spitze her mittels 5 Klappen öffnend. Samen sehr klein, die Testa mitunter schwach netzig.[2,3]

Verbreitung: Die Gattung ist mit mehreren Arten von Nordamerika bis Mexiko verbreitet, kommt auch in Korea und Japan vor. Eine Art ist auch in Europa heimisch.[2]

Inhaltsstoffgruppen: *Arbutinartige Glykoside.* Homoarbutin und Isohomoarbutin sind in der Gattung verbreitet; das Vorkommen von Arbutin konnte nicht bestätigt werden.
Chinone. Chimaphilin (2,7-Dimethylnaphtochinon), erstmals aus *C. umbellata* und *C. maculata* destilliert, kommt in den weiteren Chimaphila- und vielen Pyrola-Arten vor. Da aus Frischpflanzen das Chimaphilin nicht wie aus getrocknetem Pflanzenmaterial direkt sublimiert werden kann, wird angenommen, daß es in frischen Pflanzen in glykosidischen Vorstufen (ev. als Isopentenylhomoarbutin) vorliegt.
Flavonoide. Die Flavonoidmuster werden durch 3 Glykoside von Kämpferol und Quercetin geprägt.
Gerbstoffe. Überwiegend kondensierte Gerbstoffe, in einer russischen Art wurde auch Epicatechin-3-gallat nachgewiesen.
Iridoide. In einigen japanischen Arten Monotropein.
Triterpene. Sie sind die Bestandteile des Cuticularwachses der ledrigen Blätter. Aus dem Kraut einiger Arten wurden β-Amyrin und Ursolsäure isoliert.[4,5]

Drogenliefernde Arten: *Chimaphila umbellata*: Chimaphilae herba, Chimaphila umbellata hom. *HAB 1*, Chimaphila umbellata hom. *PFX*, Chimaphila umbellata hom. *HPUS 78.*

Chimaphila umbellata (L.) NUTT.

Synonyme: *Chimaphila umbellata* (L.) BARTON, *Chimaphila umbellata* (L.) DC, *Chimaphila carymbosa* PURSH, *Pirola umbellata* L., *Pyrola carymbosa.*

Sonstige Bezeichnungen: Dt.: Doldenförmiges Wintergrün, Doldiges Wintergrün, Doldiges Winterlieb, Gichtkraut, Harnkraut, Nabelkraut, Walddolde, Waldmangold, Winterlieb; engl.: American wintergreen, Ground holly, Ground leaf, King's cure, Noble pine, Pipsissewa, Prince's pine, Rheumatism weed, Round-leaved consumption cure, Shin leaf, White leaf; frz.: Herbe à pisser, Poirier en ombelle, Pyrole ombellée.

Botanische Beschreibung: Ausdauernder, bis 25 cm hoher Halbstrauch, mit aufrechten, kantigen Stengeln und kriechendem, weißem Wurzelstock. Laubblätter immergrün, kurz gestielt, lederig, eiförmig spatelig bis linealisch, 20 bis 45 mm lang und 10 bis 15 mm breit, keilförmig, der Blattrand von der Mitte an scharf gesägt. Blütenstandachse bis 10 cm lang, mit 2 bis 7 Blüten, diese doldig oder doldentraubig angeordnet. Blüten nickend, schwach glockenförmig. Kelchblätter verkehrt-eiförmig, gezähnelt, etwa $^1/_3$ so lang wie die Kronblätter. Petalen breit-eiförmig, gewölbt, rosa, 5 bis 6 mm lang. Staubblätter 10, am Grunde verdickt, die Seitenkanten leicht geflügelt und bewimpert. Antheren kurz, dick, rot. Pollen in Tetraden vereinigt. Griffel sehr kurz. Narbe breit, vertieft, kürzer als die Antheren. Kapsel 5 bis 6 mm im Durchmesser, tief 5furchig, auf aufrechten Stielen.[5]

Verwechslungen: Im amerikanischen Raum wird von Verwechslungen mit der amerikanischen Art *C. maculata* berichtet, die aber habituell und histochemisch leicht unterschieden werden kann.[6]

Inhaltsstoffe: s. Droge Chimaphilae herba.

Verbreitung: Nord-, Mittel- und Osteuropa. Von Skandinavien südwärts bis Norditalien und zum Balkan, von Mittelfrankreich ostwärts bis Zentralasien und Japan verbreitet. Ebenso in Nordamerika von Kanada bis Mexiko vorkommend. Meist sehr gesellig, bevorzugt in trockenen, sandigen Kiefernwäldern, seltener in Misch- oder Laubwäldern.[5]

Gesetz. Best.: *Artenschutz.* Die Pflanze unterliegt dem Artenschutz gemäß BArtSchV, Anl. 1.

Drogen: Chimaphilae herba, Chimaphila umbellata hom. *HAB 1, PFX, HPUS 78.*

Chimaphilae herba

Synonyme: Chimaphila[7], Chimaphilae herba, Herba Pirolae, Herba Pyrolae umbellatae.[8]

Sonstige Bezeichnungen: Dt.: Doldenförmiges Wintergrünkraut, Waldmannskraut; engl.: Pipsissewa.

Definition der Droge: Getrocknete, nur zuweilen mit Zweigstücken und Blüten vermischte Blätter.[8,9]

Stammpflanzen: *Chimaphila umbellata* (L.) NUTT.

Herkunft: Die Pflanze unterliegt in Deutschland dem Artenschutz. Sie konnte bis vor kurzem aus Wildbeständen oder Anbauversuchen aus den USA, vor allem aus Michigan, Virginia und North Carolina bezogen werden.[7] Obwohl die Pflanze noch nicht auf der Liste des Washingtoner Artenschutzabkommens steht, sondern erst dem "kategorischen Schutzstatus A" unterstellt ist, besteht seit kurzem ein strenges Ausfuhr- und Handelsverbot selbst für Ware, die aus dem Anbau kommt. Sie ist über den Drogenhandel derzeit nicht erhältlich.[27]

Ganzdroge: Blätter kurzgestielt, verkehrt eilanzettlich, ziemlich spitzig, am Grunde keilförmig verschmälert und ganzrandig, im übrigen ziemlich scharf gesägt, am Rande etwas zurückgeschlagen, steif, lederartig, kahl, oberseitig dunkelgrün, unterseitig heller grün, mit stark hervortretendem Mittelnerv und nur wenig hervortretenden Seitennerven. Holzig trockene Stengel, vierkantig. Rosa Blüten, selten.[8]

Schnittdroge: Sensorische Eigenschaften: Droge geruchlos, Geschmack anfangs süßlich, später bitter und zusammenziehend.[8]

Mikroskopisches Bild: Mikroskopisches Bild eines Blattquerschnitts: Stark verdickte Kutikula mit dickwandigen, papillösen, mehrreihigen Epidermiszellen; Hypodermis aus dickwandigen Kollenchymzellen; Parenchym aus dünnwandigen isodiametrischen Parenchymzellen, das vor allem in der Mittelschicht von langen Zellzwischenräumen durchzogen ist; reichlich Calciumoxatrosetten; Stomata ohne Nachbarzellen.[7]

Verfälschungen/Verwechslungen: Mit *C. maculata*.[6]

Inhaltsstoffe: *Chinone.* Ca. 0,2 % Chimaphilin (2,7-Dimethyl-1,4-naphthochinon.[10–13]
Phenole. Vom Typus des Hydrochinons: 7,3 bis 7,6 % Arbutin[14] (Ausbeuten konnten nicht bestätigt werden[15]), 2 % Isohomoarbutin, Renifolin (ohne Mengenangabe) und 2 weitere nicht sicher identifizierte Phenolglucoside.[15,16]
Flavonole. Kämpferol, Quercetin, Hyperosid und Avicularin (Quercetin-3-L-arabinofuranosid) (ohne Mengenangaben).[12,14,17,18]
Triterpene. 0,25 % β-Amyrin,[19] β-Sitosterol, Taraxerol und Ursolsäure (ohne Mengenangaben).[12]
Gerbstoffe. 4 bis 5 % Tannine[7,14] und Epicatecholgallat.[14]

Zubereitungen: Fluidextrakt (1:1 mit Ethanol).[9]

Wirkungen: *Antimikrobielle Wirkungen.* Alkoholische und wäßrige Extrakte zeigten angeblich *in vitro* antibiotische Aktivitäten (ohne genauere Angaben).[20] Alkoholische und etherische Extrakte einer kanadischen Varietät von *C. umbellata* und daraus isoliertes Chimaphilin sollen antibakterielle Aktivität gegen *Staphylococcus aureus* und *Escherichia coli* und antimykotische gegen *Candida albicans* und *Trichophyton mentagrophytes* gezeigt haben; nähere Versuchsangaben fehlen jedoch.[12]
Blutzuckersenkende Wirkung. Für die angeblich hypoglykämische Wirkung im Tierversuch im Rahmen eines allgemeinen Pflanzenscreening fehlen brauchbare Angaben.[21]

Volkstümliche Anwendung und andere Anwendungsgebiete: Die nordamerikanischen Indianer tranken Pipsissewa-Abkochungen bei Nieren- und Blasenleiden, zur Regulierung der Menstruation und bei allgemeinen "Frauenleiden", aber auch unmittelbar vor und nach der Geburt, weiters bei rheumatischen Beschwerden, Magenverstimmung und krebsartigen Krankheiten; äußerlich fanden sie Verwendung bei Hautkrankheiten und Pokken.[12,23,24]
Allopathische Anwendung heute höchstens noch in den USA ähnlich wie die Bärentraubenblätter bei Blasenkatarrh und chronischer Cystitis[7–9,22] und bei Herzwassersucht.[8] Die Wirksamkeit bei bakteriellen Infekten der ableitenden Harnwege erscheint denkbar, jedoch fehlen klinische Untersuchungen, speziell zu den im Harn erreichbaren Wirkstoffkonzentrationen. Die Wirksamkeit bei den übrigen Indikationen ist nicht belegt.

Dosierung und Art der Anwendung: *Droge.* Einmalige Dosis 2 g[7] oder 1 bis 3 g[9] als Teegetränk. *Zubereitung.* Einzeldosis des Extrakts 1 bis 4 mL.[9]

Unerwünschte Wirkungen: *Allergische Wirkungen.* Getrocknete, eher aber frische Droge kann mitunter Hautirritationen hervorrufen,[25] verantwortliche Verbindung ist das Chimaphilin, das sowohl als wichtiger Pyrolaceeninhaltsstoff als auch als Synthetikum gut untersucht ist und als schwaches Kontaktallergen gilt[25] (→ Stoffband: Naphthochinone und Chimaphilin).

Sonst. Verwendung: *Haushalt.* In den USA als Geschmackskorrigens in Getränken und Süßspeisen.[22]

Chimaphila umbellata hom. *HAB 1*

Monographiesammlungen: Chimaphila umbellata *HAB 1*.

Definition der Droge: Die frischen, oberirdischen Teile blühender Pflanzen.

Stammpflanzen: *Chimaphila umbellata* (L.) NUTT.

Ganzdroge: Auf kriechendem, holzigem Wurzelstock bis 25 m hoher Halbstrauch mit aufrechtem oder aufsteigendem 4kantigem einfachem oder gabelig verzweigtem holzigem Stengel, der an der Spitze rosettenähnlich büschelig gehäufte, immergrüne, ledrige, am Rande umgerollte Blätter trägt. Blattstellung kreuzgegenständig, Blätter mit stark glänzender, dunkelgrüner Blattoberseite, etwas weniger glänzender, hellerer Unterseite; die ganze Pflanze unbehaart. Blüten in 2- bis 7blütigen Trugdolden auf 8 bis 20 mm langen meist von einem aufgerichteten Tragblatt begleiteten Stielen. Kelchblätter etwa so lang wie Kronblätter, glockenförmige Korolle 5zählig, hellrosa. Die purpurroten bis violetten Staubgefäße kürzer als die Kronblätter, am Grunde mehr oder weniger dick dreieckig, mit etwas geflügelten oder gewimperten Seitenkanten und 2 etwas spreizenden Staubbeuteln[28] (vgl. auch Bot. Beschreibung der Art).

Zubereitungen: Urtinktur und flüssige Verdünnungen nach *HAB1*, Vorschrift 3a mit EtOH 86% (*m/m*). Ethanolgehalt etwa 60%.
Eigenschaften: Die Urtinktur ist eine dunkelbraune Flüssigkeit mit aromatischem Geruch und bitterem, leicht adstringierendem Geschmack.
Darreichungsformen: Urtinktur, flüssige Verdünnungen, Streukügelchen, Verreibungen, Tabletten, flüssige Verdünnungen zur Injektion.

Identität: *Urtinktur.* Mit Eisen(III)chlorid-Lsg. färbt sich verd. Urtinktur schmutzig grün, beim Erhitzen mit Vanillin-Salzsäure-Lsg. kräftig weinrot. Stark wäßrig verdünnte Urtinktur ergibt mit Folin-Reagenz in Natriumcarbonat-Lsg. eine grünblaue, danach blaue Färbung, mit Eisen(III)-chlorid-Lsg. und Kaliumhexacyanoferrat(III)-Lsg. nach dem Farbumschlag von hell-olivgrün nach blau einen voluminösen blauen Niederschlag.
DC:
- Prüflsg.: Die nach Bleiacetatfällung abzentrifugierte Urtinktur.
- Referenzlsg.: Hydrochinon und Arbutin in Methanol.
- Adsorptionsschicht: Kieselgel HF.
- LM: Ethylacetat-Methanol-Wasser (77 + 13 + 10).
- Detektion unter UV bei 254 nm, anschließend Besprühen mit Eisen(III)chlorid-/Kaliumhexacyanoferrat(III)-Lsg. und Detektion im Vis.
- Auswertung: Das Chromatogramm der Prüflsg. soll 5 bis 6 fluoreszierende, nach Besprühen kräftig blaue Zonen relativ zu, aber nicht identisch mit den Referenzsubstanzen zeigen.

Reinheit:
- Relative Dichte: 0,900 bis 0,915.
- Trockenrückstand: Mindestens 2,0%.

Lagerung: Vor Licht geschützt.

Anwendungsgebiete: Die Anwendungsgebiete entsprechen dem homöopathischen Arzneimittelbild. Dazu gehören: Chronische Entzündung der ableitenden Harnwege, der Vorsteherdrüse, der Brustdrüse.[26]

Dosierung und Art der Anwendung: *Zubereitung.* Soweit nicht anders verordnet:[26]
1- bis 3mal täglich 5 bis 10 Tropfen, 1 Messerspitze Verreibung, 1 Tablette oder 5 bis 10 Streukgüelchen einnehmen.
Injektionslösungen 2mal wöchentlich 1 mL s.c. injizieren.

Unerwünschte Wirkungen: Nicht bekannt.
Hinweis: Es können vorübergehend Erstverschlimmerungen vorkommen, die jedoch unbedenklich sind.[26]

Gegenanzeigen/Anwendungsbeschr.: Nicht bekannt.[26]

Wechselwirkungen: Nicht bekannt.[26]

Gesetzl. Best.: *Offizielle Monographien.* Aufbereitungsmonographie der Kommission D am BGA "Chimaphila umbellata".[26]

Chimaphila umbellata hom. *PFX*

Monographiesammlungen: Chimaphila umbellata pour préparations homéopathiques *PFX*.

Definition der Droge: Die ganze getrocknete Pflanze.

Stammpflanzen: *Chimaphila umbellata* (L.) W. BARTON (*Pyrola umbellata* L.).

Zubereitungen: Urtinktur nach der Monographie "Préparations Homéopathiques" *PFX*, mit Ethanol 65% (*V/V*).
Eigenschaften: Die Urtinktur ist eine dunkelbraune Flüssigkeit.

Identität: *Droge.* Ein ethanolischer Drogenauszug muß der für die Urtinktur beschriebenen DC-Prüfung entsprechen.
Urtinktur. Urtinktur mit konz. Ammoniak versetzt, fluoresziert bei 365 nm grün. Mit Eisen(III)chlorid-Lsg. färbt sich die Urtinktur dunkelgrün, mit Vanillin-Salzsäurelsg. beim Erwärmen rot. Bis zur Farblosigkeit verdünnte Urtinktur ergibt mit Natriumhydroxydlsg. eine gelbe Färbung. Nach Bleiacetatfällung abfiltrierte Urtinktur färbt sich bei Zugabe von einigen Phosphormolybdänsäurekristallen blau.
DC:
- Adsorptionsschicht: Kieselgel G.
- Prüflsg.: Urtinktur.
- Vergleichslsg.: a) ethanolische Hyperosid-Lsg.; b) methanolische Arbutin-Lsg.
- LM. a) Wasser-Ameisensäureanhydrid-Ethylacetat (10 + 10 + 80); b) Ameisensäureanhydrid-Ethylacetat-Methylenchlorid (10 + 40 + 50).
- Detektion: a) vor und nach dem Besprühen mit Naturstoffreagenz im UV bei 365 nm; b) nach Besprühen mit Eisen(III)chlorid-/Kaliumhexacyanoferrat(III)-Lsg. im Vis.
- Auswertung: Chromatogramm a) soll 6 fluoreszierende Zonen mit definierten Rf-Werten zeigen, die Hauptzone an Intensität und Farbe vergleichbar mit der Referenzsubstanz Hyperosid. Chromatogramm b) zeigt neben 4 blau bis bläulichen Zonen mit definierten Rf-Werten eine tiefblaue Zone, an Farbe, Intensität und Rf-Wert entsprechend der Referenzsubstanz Arbutin.

Reinheit: *Urtinktur.*
- Ethanolgehalt: Zwischen 60 und 70% (*V/V*).
- Trockenrückstand: Höher oder gleich 2,0%.

Chimaphila umbellata hom. *HPUS 78*

Sonstige Bezeichnungen: Pipsissewa.

Monographiesammlungen: Chimaphila umbellata *HPUS 78*.

Definition der Droge: Die ganze Pflanze.

Zubereitungen: *Urtinktur.* Herstellung: Zu einer feuchten Pflanzenmasse, bestehend aus 100 g Festanteil und 200 mL Pflanzensaft, gibt man 100 mL dest. Wasser und 730 mL EtOH 94,9 % (*V*/*V*) zur Bereitung von 1000 mL Urtinktur *HPUS 78*.
Dilutionen. D2 (2×) aus 1 Teil Urtinktur, 2 Teilen dest. Wasser und 7 Teilen EtOH 94,9 % (*V*/*V*); D3 (3×) und höher mit EtOH 88 % (*V*/*V*).
Medikationen. D3 (3×) und höher.

Gehalt: *Urtinktur.* Arzneigehalt $^{1}/_{10}$.

1. Copeland HF (1947) Observations on the structure and classification of the Pyrolaceae. Madrono 9:65–102
2. Rydberg PA (1914) North American Flora; Vol. 29, Teil 1: Pyrolaceae. New York Botanical Gardens
3. Hui-Lin L, Tang-Shui L (1978) Flora of Taiwan, Vol. 4, Pyrolaceae. Taipei, Taiwan
4. Hgn, Bd. 4, S. 67–94, 450–454; Bd. 8, S. 422–430; Bd. 9, S. 314
5. Heg (1975) Bd. V, Teil 3, S. 1.593
6. Schwarting AE, Hiner LD (1943) J Am Pharm As Sc Ed 32:182–187
7. Gathercoal EN, Wirth EH (1949) Pharmacognosy, Lea and Febiger, Philadelphia, S. 479
8. Berger F (1960) Handbuch der Drogenkunde, Bd. 4, Maudrich Verlag, Wien Bonn Bern, S. 389
9. The Extra Pharmacopoeia Martindale Ed 25 (1958) Pharmaceutical Press, London
10. Fairbank S (1860) Am J Pharm 32:254–258
11. Di Modica G, Tira S, Borello E (1953) Gaz Chim Ital 83:393–401
12. Sheth K, Catalfomo P, Sciuchetti LA, French DH (1967) Lloydia 30:78–83
13. Bolkart KH, Zenk MH (1969) Z Pflanzenphysiol 61:656
14. Trubachev AA (1967) Tr Leningrad Khim Pharm Inst 21:176–182, zit. nach: CA 69:74507s
15. Walewska E, Thieme H (1969) Pharmazie 24:423
16. Walewska E (1971) Herba Pol 17:242, zit. nach: CA 76:158253p
17. Trubachev AA, Batyuk VS (1969) Farmatsiya (Moskau) 18:48–51, zit. nach: CA 71:46684v
18. Trubachev AA, Batyuk VS (1968) Khim Prir Soedin 4:320–321, zit. nach: CA 70:65170v
19. Veitch FP Jr, Welton PA (1951) J Am Chem Soc 73:3.530
20. Bishop CJ, MacDonald RE (1951) Can J Botany 29:260–269
21. Farnsworth NR, Segelman AB (1971) Tile Till 57:52–68, zit. aus[22]
22. Leung AY (1980) Encyclopedia of Common Natural Ingredients Used in Food, Drugs, and Cosmetics, Wiley-Interscience, New York Chichester Brisbane Toronto
23. Chandler RF, Freeman L, Hooper SN (1979) J Ethnopharmacol 1:49–68
24. Hartwell JL (1971) Lloydia 34:103–141
25. Hausen BM, Schiedermair (1988) Contact Dermatitis 19:180–183
26. BAz Nr. 190a vom 10.10.1985
27. Pers. Mitteilung der Fa. Paul Müggenburg, Drogenhandel, vom 7.4.1992
28. HAB 1

RS

Chondrodendron

HN: 2012200

Familie: Menispermaceae.

Tribus: Triclisiae.

Gattungsgliederung: Die große Variationsbreite der vegetativen Organe, z. B. bei *Chondrodendron platyphyllum* (St. Hil.) Miers, oder auch der Reproduktionsorgane, z. B. bei *C. tomentosum* Ruiz et Pav. führten zu einer Vielzahl von Artbezeichnungen, von denen inzwischen viele als Nomina superflua verworfen wurden. Während Lit.[1] bzw. Lit.[2] noch 9 bzw. 8 Arten nennen, wird die Gattung Chondrodendron Ruiz et Pavon inzwischen enger gefaßt und enthält nur noch die 3 Arten *C. tomentosum*, *C. platyphyllum* und *C. microphyllum*. Andere, bisher der Gattung zugerechnete tubocurareliefernde Arten werden jetzt aufgrund ihrer Blüten- und Fruchtmerkmale als Gattung Curarea Barneby et Krukoff abgetrennt.[4] Entsprechend den Nomenklaturregeln wäre "Chondodendron" die gültige Gattungsbezeichnung,[2,3] allerdings wird in den neueren Arbeiten zur Systematik die etymologisch richtige Schreibweise "Chondrodendron" bevorzugt.[4]

Gattungsmerkmale: Kletternde Sträucher oder große Schlingpflanzen; Äste verzweigt mit knotiger Rinde; Blätter ganzrandig; Blüten gestielt in manchmal büschelartiger Rispe; zweihäusig; männliche Blüten mit 6 bis 18 schuppig übereinanderliegenden, außen behaarten Sepalen, die äußersten sehr klein, die 6 inneren größer, kahl, aber am Rande bewimpert; 6 etwas fleischige, kahle Petalen; 6 freie oder verwachsene Stamina, das Konnektiv über die Anthere hinaus verlängert, manchmal an der Spitze zweispaltig, die Antheren in der Masse des Staubblattes eingesunken; Perianth der weiblichen Blüten wie das der männlichen, Staminodien klein oder fehlend, 6 aufrechte, freie, elliptische, höckrige Fruchtknoten; Narbe sitzend, flach ganzrandig, nach außen gekrümmt; die Frucht ist eine wenig fleischige, gestielte, höckrige Steinfrucht; Samen endospermfrei, mit großen, fleischigen Kotyledonen.
Das Holz ist anomal aufgebaut: Konzentrisch oder sichelförmig angeordnete Basteinschlüsse, die durch sukzessive Auflagerung von Verdickungsringen entstehen, die jeweils einen für primäre dicotyle Sproßachsen typischen Aufbau zeigen, d. h. in einen Leptom- und Hadromteil gegliedert sind und

von breiten primären Markstrahlbereichen voneinander getrennt bleiben; durch die Einlagerung von unterschiedlichen Verfestigungselementen entstehen im Querschnitt deutlich erkennbare, wellige, kontinuierliche Sklerenchymringe.[1,3,4]

Verbreitung: Im tropischen Regenwaldgebiet Südamerikas, der sog. Hyläa: Bolivien, Ecuador, Kolumbien bis Panama; außerdem in Guayana und im östlichen Brasilien.

Inhaltsstoffgruppen: *Alkaloide.* Charakteristisch sind tertiäre und quartäre Bisbenzylisochinolinalkaloide vom Isochondodendrin- und Curintyp. Einige der früher vorgeschlagenen Strukturen[5] wurden mittlerweile revidiert.[6,7]

Drogenliefernde Arten: *Chondrodendron microphyllum*: Chondrodendri radix;
Chondrodendron platyphyllum: Chondrodendri radix;
Chondrodendron tomentosum: Tubocurare, Pareira brava hom. *HAB 34*, Pareira brava hom. *PFX*, Pareira brava hom. *HPUS 78*.

Chondrodendron microphyllum
(Eichl.) Moldenke

Botanische Beschreibung: Im vegetativen Zustand kaum von der anderen ostbrasilianischen Art, *C. platyphyllum* (St. Hil.) Miers, zu unterscheiden; die männliche Blüte jedoch mit nur 3 Stamina, diese zu einer Säule verwachsen.[1]

Verbreitung: Östl. Brasilien, in der Gegend um Ilhéus.[1]

Drogen: Chondrodendri radix; s. *Chondrodendron platyphyllum* (St. Hil.) Miers.

Chondrodendron platyphyllum
(St. Hil.) Miers

Synonyme: *Abuta platyphylla* Mart., *Botryopsis platyphylla* Miers, *Chondrodendron aemulum* Miers, *C. cinerascens* (St. Hil.) Miers, *C. nemophilum* Miers, *C. obscurum* Miers, *Cocculus ovatus* Vell., *C. paniguligera* Mart., *C. platyphylla* Mart.[2,3]

Sonstige Bezeichnungen: Lokal: Abuta, Abutua (grande; miuda; da terre; preta; legitima). Baga da preia, Batata brava, Buta, Jaboticaba de Cipò, Orelha de Onca, Pareira brava.[3]

Systematik: Polymorphe Art, was auch an der Vielzahl der ursprünglich vergebenen, inzwischen verworfenen Epitheta zu erkennen ist.

Botanische Beschreibung: Die jungen Stengel behaart, die älteren kahl, gestreift; die Blattstiele 4 bis 10 cm lang, manchmal leicht peltat an der Blattspreite eingefügt; Blattspreite papierartig oder ledrig, unterseits kahl, glänzend, oberseits grau- bis weißfilzig behaart, in der Form sehr variierend: Herzförmig, rund, schmalelliptisch oder eiförmig, an der Spitze stumpf oder spitz auslaufend, 10 bis 25 cm lang, 4 bis 12 cm breit, die 5 bis 7 Hauptnerven am Grunde zusammenlaufend; Blüten grünlich-gelb oder gelblich, in dichten, etwa 25 cm langen, hängenden Büscheln; männliche Blüte: Äußere Sepalen 9, behaart, 0,5 bis 1,5 mm lang; innere Sepalen 6, zurückgebogen, 2 bis 5 mm lang; Petalen 6, bis 2 mm lang; Stamina 6; die weiblichen Blütenstände häufig weniger dicht als die männlichen; weibliche Blüte: Perianth gleicht dem der männlichen Blüte; Karpelle 6, 1,5 mm lang, 0,5 mm breit; Frucht flach elliptisch, etwa 1,2 cm lang und 1,0 cm breit.[3]

Verwechslungen: Im Gebiet um Ilhéus in Ostbrasilien überschneiden sich die Verbreitungsgebiete von *Chondrodendron platyphyllum* (St. Hil.) Miers und *C. microphyllum* (Eichl.) Moldenke,[1] so daß hier gelegentlich Verwechslungen anzunehmen sind.

Inhaltsstoffe: *Alkaloide.* In den Blättern (–)-Chond(r)ofolin (7-*O*-Methylcurin, (*R*,*R*-7-*O*-Methylbebeerin), im Stamm (–)-Curin (Aristolochin, (–)-Bebeerin, Chond(r)odendrin).[9]

Verbreitung: Östl. Brasilien: São Paulo bis Bahia; Piauí, Ceará.[1]

Drogen: Chondrodendri radix.

Chondrodendri radix

Synonyme: Radix Chondrodendri, Radix Pareirae bravae.

Sonstige Bezeichnungen: Port.: Abútua, Baga da praia, Bútua, Pareira-brava.

Monographiesammlungen: Abútua *Brasil 2*; Pó de Abutúa *Brasil 2*.

Definition der Droge: Die (pulverisierte) Wurzel *Brasil 2*.

Stammpflanzen: *Chondrodendron platyphyllum* (St. Hil.) Miers und *C. microphyllum* (Eichl.) Moldenke; in der älteren Literatur wird häufig noch *Chondrodendron tomentosum* Ruiz et Pav. als Stammpflanze angegeben, was aber nach späteren Untersuchungen zur Systematik und zur Verbreitung der Chondrodendron-Arten ausgeschlossen werden muß, da *Chondrodendron tomentosum* in Brasilien gar nicht vorkommt.[1–3]

Herkunft: Östl. Brasilien, von São Paulo bis Bahia.

Ganzdroge: Die beiden Stammpflanzen der Droge sind sich in ihren morphologisch-anatomischen Merkmalen sehr ähnlich, so daß die folgende Beschreibung für beide Herkünfte zutrifft: Unregelmäßige, gebogene Stücke unterschiedlicher Größe, meist 2 bis 6 cm dick, 3 bis 8 cm lang, tief längsrunzelig, mit mehr oder weniger deutlichen Querrissen und einem dünnen, dunkelbraunen, leicht abzulösenden Kork; im Querschnitt ist eine deutliche Schichtung zu erkennen, die Schichten gewöhnlich etwas exzentrisch angeordnet, gegeneinander durch eine gewellte braune Linie deutlich abgegrenzt.[31]

Pulverdroge: Von dunkelbrauner Farbe und stark bitterem Geschmack.[31]

Inhaltsstoffe: *Alkaloide.* Wenn die Droge (–)-Curin enthält, stammt sie von *Chondrodendron platyphyllum*; enthält sie (+)-Curin stammt die Droge von *Chondrodendron microphyllum*.[9] Für beide Herkünfte finden sich (+)-Isochond(r)odendrin (Isobebeerin, *O*-7,*O*-7'-Didemethylcycleanin);[5,9–11,14,15] zur Struktur s. Lit.[6,12,16]

Zubereitungen: Aus der Droge werden die Alkaloide Curin und Isochond(r)odendrin gewonnen.[1,9]

Reinheit: Max. Aschegehalt: 5 % *Brasil 2.*

Lagerung: Das Pulver als Separandum; in deutlich beschriftetem Gefäß, vor Insekten geschützt *Brasil 2.*

Volkstümliche Anwendung und andere Anwendungsgebiete: In Brasilien: Bei dyspeptischen Beschwerden; Koliken im Bereich des Uterus und bei Fieber. Die Anwendung bei Krämpfen kann unter Umständen auf die muskelrelaxierenden Eigenschaften der Inhaltsstoffe zurückgeführt werden.[1,9] Untersuchungen zur Wirksamkeit der Droge bei diesen Indikationen liegen allerdings nicht vor.

Chondrodendron tomentosum Ruiz et Pav.

Synonyme: *Botryopsis platyphylla* Benth., *B. spruceana* Eichl., *Chondrodendron cretosum* Miers, *Cocculus chondodendron* DC.[2,3]

Sonstige Bezeichnungen: Dt.: Behaarter Knorpelbaum, Pareira (brava); frz.: Pareira (brava); Siona-Dialekt: Nasacata; Peru: Amphihuasca.

Botanische Beschreibung: Stengel samtartig; Blattstiele 8 bis 12 cm lang, an der Basis kurz, unterhalb der Spreite länger abstehend behaart; Blätter etwas ledrig, ganzrandig, oberseits spärlich, unterseits dicht weißsamtig behaart; die Form leicht herzförmig, dreieckig-eiförmig oder rundlich, stumpf, 10 bis 15 cm lang und ebenso breit, zur Basis hin 5 Hauptnerven; junge Blätter häufig etwas peltat; Blüten in 10 bis 15 cm langen Büscheln, achselständig, auf wenig- oder unverzweigten Stielen; äußere Sepalen 9, behaart, etwa 1 mm lang, innere Sepalen 6, kahl 3,5 mm lang, 2,5 mm breit; Petalen 0,4 mm lang; die etwa 12 mm lange, 9 mm breite Steinfrucht auf einem 3 bis 4 mm langen Stiel.[3]

Inhaltsstoffe: *Alkaloide.* In den Blättern Tomentocurin.[22]

Verbreitung: Im westlichen Teil Boliviens; Peru, Ecuador, Zentralkolumbien, Panama.[1]

Drogen: Tubocurare, Pareira brava hom. *HAB 34*, Pareira brava hom. *PFX*, Pareira brava hom. *HPUS 78.*

Tubocurare

Sonstige Bezeichnungen: Dt.: Curare, Paracurare. Die Curare-Zubereitung aus *Chondrodendron tomentosum* wird auch "Serpa" oder "Rio-Huallaga-Curare" genannt.

Definition der Droge: Spissumextrakt aus dem frischen oder getrockneten Stamm mit Rinde. Grundsätzlich hat man zwischen Loganiaceen-Curare (→ Gattung Strychnos) und Menispermaceen-Curare zu unterscheiden. Zum zweiten Typ gehört auch das aus *Chondrodendron tomentosum* gewonnene Tubocurare.

Stammpflanzen: Serpa-Tubocurare wird ausschließlich aus *Chondrodendron tomentosum* Ruiz et Pav. gewonnen; zu seiner Herstellung werden keine zusätzlichen Drogen verwendet.[13]

Herkunft: Wildsammlung, Peru.

Gewinnung: Curare ist ein Sammelbegriff für eine Reihe südamerikanischer Pfeilgifte. Das Curare wird je nach Herkunft unterschiedlich hergestellt und kommt in unterschiedlichen Gefäßen als Calebassen-Curare (in Flaschenkürbissen), Topf-Curare (in ungebrannten Tontöpfen) und Tubocurare (in Bambusröhren) in den Handel; als Ausgangsmaterial kommt sowohl getrocknete, als auch frische Droge in Frage. Die generelle Vorgehensweise bei der Herstellung des Curare ist wie folgt: Die Droge wird fein zerkleinert und anschließend mit Wasser extrahiert. Der Extrakt wird filtriert, gegebenenfalls mit weiteren Komponenten versetzt und schließlich bei schwacher Hitze stunden- bis tagelang konzentriert;[13] nach dem mehr oder minder bitteren Geschmack beurteilt man, ob die Curare eingedickt genug ist.[8] Im industriellen Maßstab lieferte die Verarbeitung von 3.250 kg frischer Droge 166 kg Curare.[13]

Handelssorten: Während das Tubocurare praktisch ausschließlich von *Chondrodendron tomentosum* stammt,[2,8] ist die Zusammensetzung anderer Curare-Sorten weniger gut bekannt: Das Tukuna-Curare (Ticuna-Curare, Tecuna-Curare[1,4]) wird aus den Stengeln von *Curarea tecunarum* Barneby et Krukoff [= *Chondrodendron limaciifolium* (Diels) Moldenke], der Rinde von *Strychnos castelnaeana* Wedd. und weiteren 5 oder 6 Pflanzen hergestellt.[8,13] Auch andere Curarea-Arten kommen als Hauptkomponente verschiedener Curare-Präparationen in Frage: *Curarea toxicofera* (Wedd.) Barneby et Krukoff [= *Chondrodendron toxicoferum* (Wedd.) Krukoff et Moldenke] und *Curarea candicans* (L.C. Richard) Barneby et Krukoff [= *Chondrodendron candicans* (L.C. Richard) Sandwith].[1,2,4]

Ganzdroge: Das Tubocurare ist eine braune, dicke Flüssigkeit von bitterem Geschmack.

Minderqualitäten: Die individuelle Qualitätsbeurteilung bei der Herstellung der Tubocurare resultiert in Chargen unterschiedlichen Alkaloidgehaltes. Nach Angaben bei Lit.[8] wurde minderwertige

Curare auch bewußt in den Handel gebracht, so z. B. Ware, bei der nur die obere Schicht ordnungsgemäß hergestellter Tubocurare entsprach, während der Rest minderwertig war, oder auch Tubocurare, die mit Karamel gestreckt worden war.

Inhaltsstoffe: *Alkaloide.* In Tubocurare-Präparationen aus dem Gebiet des Rio Sisa (Nebenfluß des Rio Huallaga) lag der Alkaloidgehalt meist zwischen 4 und 5 %.[13] Ein anderes Tubocurare enthielt 9,8 bis 11,8% Tubocurarin.[8] Folgende Bisbenzylisochinoline wurden aus Tubocurare-Präparationen gewonnen: (+)-Tubocurarin (Amerizol, Amelizol, Tubarin, D-Pancurarinchlorid, Tubadil, Introcostrin C, Delacurarin, Dextrotubocurarinchlorid); ein einzelner Bericht über das Vorkommen von (–)-Tubocurarin,[17] dessen Entstehung auf Lagerungs- und Extraktionsbedingungen zurückgeführt wurde;[5] (–)-Curin (Chondodendrin, Bebeerin, Aristolochin), Chondocurarin;[18,19] (+)-Chondocurin;[20] Cycleanin;[17] Norcycleanin;[21] mit unbekannter Struktur Tomentocurin;[22,24] Isochondodendrin (*O*-7,*O*-7'-Didemethylcycleanin);[26,27] das Benzylisochinolinalkaloid (*S*)-Isococlaurin;[9] außerdem *N*-Benzylphthalimid.[22]

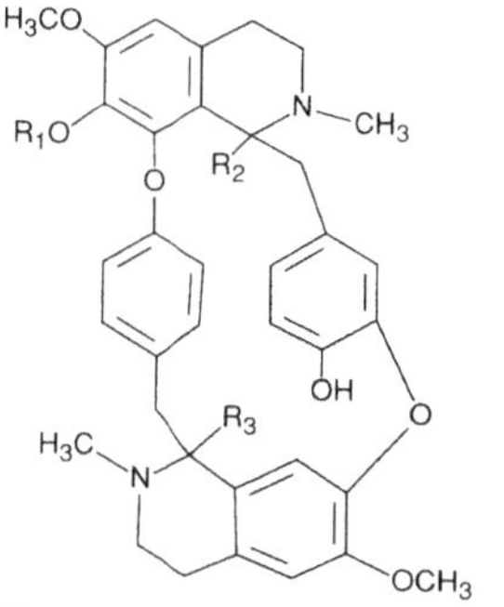

	R_1	R_2	R_3
(-)-Curin	—H	▬H	▬H
(+)-Chondocurin	—H	▬H	···H
Chondofolin	—CH_3	···H	···H
(-)-Tubocurin	—H	···H	▬H

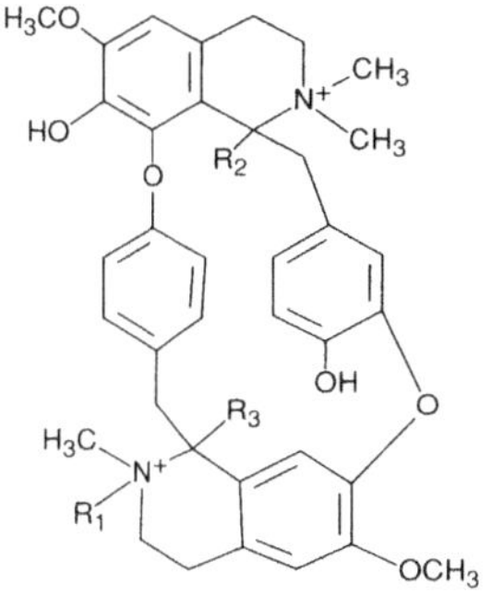

	R_1	R_2	R_3
Chondocurarin	—CH_3	···H	▬H
(+)-Tubocurarin	—H	▬H	···H

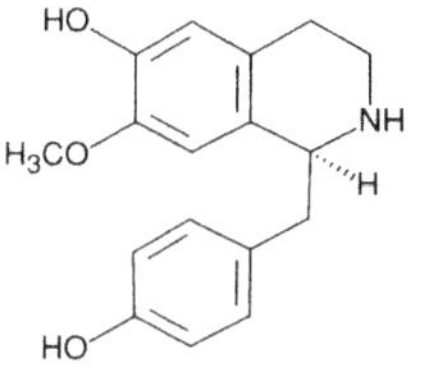

(*S*)-Isococlaurin

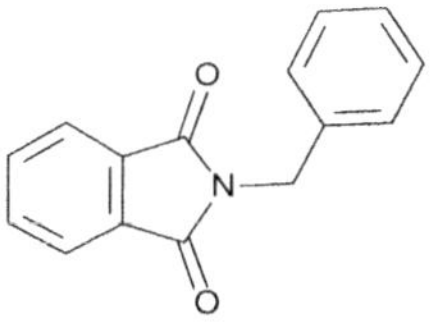

N-Benzylphthalimid

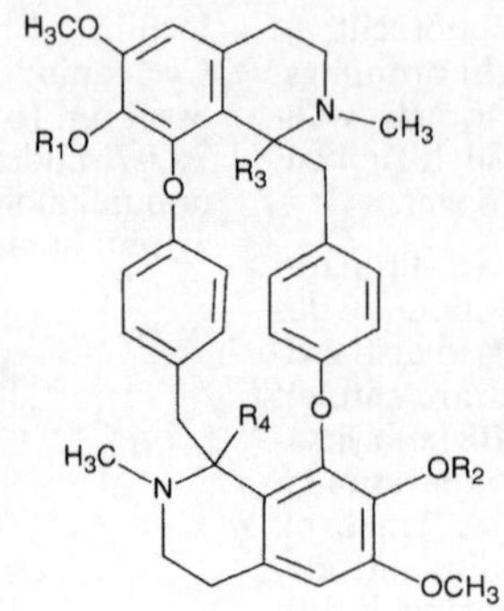

	R_1	R_2	R_3	R_4
(-)-Cycleanin	$-CH_3$	$-CH_3$	H	H
(-)-Norcycleanin	$-H$	$-CH_3$	H	H
Isochondodendrin	$-H$	$-H$	H	H

Zubereitungen: Aus dem Tubocurare wird (+)-Tubocurarin in Form seines Chlorids (Tubocurarinchlorid INN, Tubocurarinii chloridum INN) gewonnen.[24,25,27] Gelegentlich wird (+)-Tubocurarin in der medizinischen Literatur auch als "Curare" bezeichnet.

Identität: Wegen des unterschiedlichen Charakters der Chondrodendronalkaloide werden meist Kombinationen verschiedener DC-Systeme zur Bestimmung des Alkaloidmusters eingesetzt. Eine zweiteilige DC-Methode zur Trennung von Tubocurarin und seinen tertiären und quartären Analoga beschreibt Lit.[23]: Kieselgel GF_{254} als Sorptionsmittel; eine erste Entwicklung der Platte erfolgt in Methylethylketon-Wasser-Ameisensäure (8 + 1 + 1), wobei (+)-Tubocurarin von (+)-Chondocurarin abgetrennt wird; die trockene Platte wird zusätzlich in Chloroform-MeOH-Ammoniak (50 + 50 + 1) entwickelt, wobei das (+)-Tubocurin abgetrennt wird.
Auch Trennsysteme auf Kieselgur-Basis wurden erfolgreich eingesetzt; verwendete Fließmittelsysteme:[28,29]

- S1, Aceton-2 M-HCl (1 + 1).
- S2, Aceton-1 M-HCl (1 + 1).
- S3, MeOH-1 M-HCl (1 + 1).
- S4, EtOH-1 M-HCl (1 + 1).
- S5, Dioxan-Aceton-1 M-HCl (1 + 1 + 2).
- S6, Dioxan-1 M-HCl (1 + 1).
- S7, Isopropanol-1 M-HCl (1 + 1).

Für die Routineanalyse von kommerziellem (+)-Tubocurarin wurde folgende DC-Methode entwickelt:[25]

- Sorptionsmittel: Kieselgel 60 F_{254}.
- Fließmittel: Untere Phase einer Mischung von Chloroform-MeOH-12,5 % Trichloressigsäure in Wasser (1 + 1 + 1).
- Detektion der Alkaloide nach Besprühen mit Dragendorff-Reagenz oder einer Mischung von 0,1 M-Kaliumhexacyanoferrat(III) und 0,1 M-Eisen(III)chlorid (1 + 1).

Weitere Vorschläge zur DC-Trennung findet man bei Lit.[29]

Wirkungen: *Muskelrelaxierende Wirkung.* Curare; s. a. → Tubocurarin; Curare hemmt spezifisch die neuromuskuläre Erregungsübertragung; die Reizschwelle der Endplatte für Acetylcholin wird erhöht; Cholinesterase-Inhibitoren heben eine leichte Curarelähmung sofort auf; die Wirkungen des Curare entsprechen also weitgehend jenen ihres Hauptalkaloids (+)-Tubocurarin.

Resorption: Curare; → Tubocurarin; die Wirkungen des Curare entfalten sich wie beim Reinalkaloid (+)-Tubocurarin ausschließlich durch direkte Einbringung in die Blutbahn.

Elimination: Curare; → Tubocurarin.

Volkstümliche Anwendung und andere Anwendungsgebiete: Curare als Fiebermittel und bei Epilepsie;[8] die Wirksamkeit ist nicht belegt.

Toxikokinetik: Curare; → Tubocurarin; die Giftwirkung von Curare entfaltet sich ausschließlich nach direkter Einbringung in die Blutbahn; weder der Dampf erhitzter Curare-Lösungen, noch Curarestaub sollen eine Giftwirkung haben.[8] Keine Giftwirkungen treten ein, wenn man Lösungen in den Bindehautsack träufelt oder Curare mit Fett verrie-

ben in die enthaarte Oberhaut einreibt.[13] Kaninchen (1,4kg KG) vertragen 250mg Curare p.o., während sie nach s.c. Gabe von 3bis 5mg ins Unterhautgewebe sterben.[8]
Nach p.o. Applikation von Curare an Versuchstiere soll ein curareartig wirkender Stoff in den Urin übergehen; die Mengen sollen ausreichen um andere Tiere damit zu vergiften.[8]
Das Blut von mit Curare vergifteten Hunden soll genügend Gift enthalten, um auf kleinere Versuchstiere tödlich zu wirken.[8]

Akute Vergiftung: Schwindelgefühl als vorherrschendes Symptom stellte sich bei einem Mann ein, dem etwas Curare in eine ansonsten unbedeutende Verletzung gelangt war; er stürzte, vom Schwindel ergriffen, zu Boden und verblieb eine halbe Stunde in diesem Zustand, bevor er sich wieder erholte.[8]
Ein Mann, dem durch eine Curare-Pfeilspitze der Zeigefinger verletzt worden war, bekam Schmerzen in der Wunde; Hand, Arm und Lymphdrüsen der Achselhöhle schwollen an; weitere Symptome waren Fieber, beschleunigte Atmung und Durstgefühl; nach etwa 12h trat Besserung ein, nachdem der Arm mit Öl eingerieben und ein Fiebermittel gegeben worden waren.[8]
Einer jungen Frau, der ein Curare-Pfeil durch den Arm gedrungen war, wurde der Pfeil nach 2min entfernt. Folgende Symptome wurden beobachtet: Schläfrigkeit, Ekelgefühl, Übelkeit, Kopfweh, Harnfluß mit Spuren von Protein; nach einer halben Stunde Kollaps mit schwachem Puls. Man schnitt die Wunde und das Gewebe um die Wunde heraus und beatmete eineinhalb Stunden künstlich; danach besserte sich der Zustand, eine allgemeine Schwäche war auch noch nach mehreren Tagen festzustellen.[8]
Genaue Angaben zu Herkunft und Zusammensetzung des bei den beschriebenen Vergiftungsfällen vorliegenden Curare können nicht gemacht werden. *Erste Maßnahmen.* → Tubocurarin.

Sonst. Verwendung: *Haushalt.* Tubocurare wird von den Chazuta-Indianern als Pfeilgift zur Jagd verwendet.[8]

Pareira brava hom. *HAB34*

Synonyme: Chondrodendron tomentosum.

Monographiesammlungen: Pareira brava *HAB34.*

Definition der Droge: Die getrockneten Wurzeln.

Stammpflanzen: *Chondrodendron tomentosum* RUIZ et PAV.

Herkunft: Wildsammlung; Bolivien oder Peru.

Ganzdroge: S. Chondrodendron tomentosum hom. *PFX.*

Schnittdroge: S. Chondrodendron tomentosum hom. *PFX.*

Verfälschungen/Verwechslungen: Eine Verwechslung mit der sog. falschen Pareirawurzel, von *Cissampelos pareira* stammend, ist möglich; auch die Verwechslung mit Wurzeln anderer Chondrodendron-Arten ist denkbar.

Zubereitungen: Urtinktur und flüssige Verdünnungen nach *HAB1*, Vorschrift 4a mit EtOH 62%. Tabletten, Verreibungen, Streukügelchen, Suppositorien und flüssige Verdünnungen zur Injektion nach den Vorschriften des *HAB1.*

Identität: S. Chondrodendron tomentosum hom. *PFX.*

Reinheit: Tinktur nach *HAB34*:
- Trockenrückstand: 1,18 bis 2,20%;
- spez. Gewicht: 0,879 bis 0,901.

Anwendungsgebiete: Die Anwendungsgebiete entsprechen dem homöopathischen Arzneimittelbild; dazu gehören:
Harnblasenentleerungsstörungen, Harnwegsentzündungen, Vergrößerungen der Prostata.[32]

Dosierung und Art der Anwendung: *Zubereitung.* Urtinktur, flüssige Verdünnungen, Tabl., Verreibungen, Streukügelchen, flüssige Verdünnungen zur Injektion ab D4; bei akuten Zuständen: alle halbe bis ganze Stunde je 5Tr. oder 1Tabl. oder 10 Streukügelchen oder 1 Messerspitze Verreibung; parenteral 1 bis 2mL s.c. bis zu 3mal tgl.; Suppositorien 2- bis 3mal tgl. 1 Zäpfchen.
Bei chronischem Verlauf: 1- bis 3mal tgl. 5Tr. oder 1Tabl. oder 10 Streukügelchen oder 1 Messerspitze Vereibung; parenteral s.c. 1 bis 2mL tgl.; Suppositorien 2- bis 3mal tgl. 1 Zäpfchen.[32]

Unerwünschte Wirkungen: Es können vorübergehend Erstverschlimmerungen auftreten, die jedoch unbedenklich sind.[32]

Gesetzl. Best.: *Offizielle Monographien.* Aufbereitungsmonographie der Kommission D am BGA "Chondrodendron tomentosum (Pareira brava)".[32]

Pareira brava hom. *PFX*

Monographiesammlungen: Pareira brava pour préparations homéopathiques *PFX.*

Definition der Droge: Die getrocknete Wurzel.

Stammpflanzen: *Chondrodendron tomentosum* RUIZ et PAV.

Herkunft: Wildsammlung; Bolivien oder Peru.

Ganzdroge: Meist 2 bis 5cm dicke, 10 bis 15cm lange, zylindrische, knotige Wurzelstücke; mehr oder weniger gedreht, verzweigt, von grober Beschaffenheit; außen braunschwarz, längsrunzelig und mit Querrunzeln und Querrissen versehen; wachs- oder harzartigem Querschnitt; faseriger Querbruch; geruchlos mit intensiv bitterem Geschmack.[30,33]

Schnittdroge: *Geruch.* Schwach.
Geschmack. Bitter.
Mikroskopisches Bild. Querschnitt: Die Rinde besteht aus einer dünnen schwarzen Korkschicht und einer noch dünneren hellen Parenchymschicht; der

Holzkörper setzt sich zusammen aus mehreren (meist 4 oder 5) welligen, konzentrischen oder auch etwas exzentrischen, völlig geschlossenen Schichten, die durch hellere Zonen von Parenchymgewebe voneinander getrennt sind; in jeder der Zonen ein dünner, wellig gebogener Steinzellenring, in dessen Buchten sich nach innen je ein kleines Gefäßbündel mit einer kleinen, halbrunden, dunklen Bastkappe und einem keilförmigen, porösen Holzkörper anlegt; zwischen den Bündeln breite Markstrahlen; im Zentrum ein kreisrunder, strahlig gelappter Holzstrang, dessen Strahlen nicht in der Mitte zusammenfließen; Mark fehlt.[30,33]

Zubereitungen: Urtinktur: Extrakt der getrockneten Wurzel mit 65 % EtOH entsprechend der Vorschrift "Préparations homéopathiques". Eigenschaften: Die Urtinktur ist eine braunrote Flüssigkeit von schwachem Geruch und unangenehm bitterem Geschmack.

Identität: Die weiter oben beschriebenen makroskopischen und mikroskopischen Merkmale müssen vorhanden sein. Der ethanolische Extrakt verhält sich bei Nachweisreaktionen wie für die Urtinktur beschrieben.

Reinheit: Der ethanolische Extrakt der Droge bzw. die Urtinktur werden mittels DC an Kieselgel G aufgetrennt; Fließmittel Toluol-Aceton-EtOH-Ammoniak (15 + 20 + 6 + 2); nach der Entwicklung sind im UV_{365} gewöhnlich folgende Banden zu erkennen: Eine gelbliche Bande bei R_f = 0,1, eine rosa Bande bei R_f = 0,5, eine gelbgrüne Bande bei R_f = 0,6, eine blaue Bande bei R_f = 0,8 und eine blaugrüne Bande bei R_f = 0,95. Nach dem Besprühen mit Dragendorff-Reagenz sind im Vis zwei deutliche, orangerote Banden bei R_f = 0,5 und = 0,6 zu erkennen; unterhalb von R_f = 0,2 können außerdem 3 bis 4 schwache Banden sichtbar sein.
- Aschegehalt: Max. 6,0 %.
- Trockenrückstand der Urtinktur, bestimmt nach der Vorschrift "Préparations homéopathiques": Mind. 0,80 %.

Pareira brava hom. *HPUS 78*

Synonyme: Pareira.

Monographiesammlungen: Pareira brava *HPUS 78*.

Definition der Droge: Die getrockneten Wurzeln.

Stammpflanzen: *Chondrodendron tomentosum* RUIZ et PAV.

Zubereitungen: Urtinktur: 100 g grob gepulverte Droge, 300 mL dest. Wasser und 700 mL EtOH 94,9 % zur Bereitung von 1000 mL Urtinktur; D2 aus 1 T Tinktur, 2 T dest. Wasser, 7 T EtOH, höhere Dilutionen mit EtOH 88 %.

Dosierung und Art der Anwendung: *Zubereitung.* Flüssige Verdünnungen der Urtinktur ab D3.

1. De Melho Filho LE (1959). In: Bovet D, Bovet-Nitti F, Marini-Bettòlo GB (Hrsg.) Curare and Curare-like Agents, Elsevier, Amsterdam, S. 113–122
2. Krukoff BA, Moldenke HN (1938) Brittonia 3:1–74
3. Diels L (1910). In: Engler A (Hrsg.) Das Pflanzenreich, Menispermaceae, Bd. IV.94, Verlag von Wilhelm Engelmann, Leipzig (1910), S. 1–345
4. Barneby RC, Krukoff BA (1971) Mem NY Bot Gard 22:1–89
5. Wintersteiner O (1959). In: Bovet D, Bovet-Nitti F, Marini-Bettòlo GB (Hrsg.) Curare und Curare-like Agents, Elsevier, Amsterdam, S. 153–162
6. Buck KT (1987). In: Brossi A (Hrsg.) The Alkaloids, Vol. 30, Academic Press, New York, S. 1–222
7. Cava MP, Buck KT (1977). In: Manske RHF (Hrsg.) The Alkaloids, Vol. 16, Academic Press, New York, S. 249–317
8. Lewin L (1923) Die Pfeilgifte, 2. Ausg., Verlag Johann Ambrosius Barth, Leipzig; 2. Aufl. 1984 des reprographischen Nachdrucks, WB-Druck, Füssen
9. King H (1940) J Chem Soc:737–746
10. Thornber CW (1970) Phytochemistry 9:157–187
11. Southon IW, Buckingham J (Hrsg.) (1989) Dictionary of Alkaloids, Chapman and Hall, London
12. Godfrey JC, Tarbell DS, Boekelheide V (1955) J Am Chem Soc 77:3.342–3.348
13. Vellard J (1959). In: Bovet D, Bovet-Nitti F, Marini-Bettòlo GB (Hrsg.) Curare und Curare-like Agents, Elsevier, Amsterdam, S. 3–33
14. King H (1936) J Chem Soc:1.276–1.279
15. King H (1939) J Chem Soc:1.157–1.164
16. Naghaway J, Soine TO (1979) J Pharm Sci 68:655–656
17. Wintersteiner O, Dutcher JD (1943) Science 97:467–468
18. Dutcher JD (1951) Ann NY Acad Sci 54:326
19. Reynolds CD, Palmer RA, Gorinsky BA, Gorinsky C (1975) Biochem Biophys Acta 404:341–344
20. Shamma M, Deno NC, Remar JF (1966) Tetrahedron Lett:1.375–1.379
21. Curcumelli-Rodostamo M, Kulka M (1967). In: Manske RHF (Hrsg.) The Alkaloids, Vol. 9, Academic Press, New York, S. 133–174
22. Bick IRC, Clezy PS (1960) J Chem Soc:2.402–2.407
23. Nakamura GR (1966) J Ass Offic Anal Chem 49:1.086
24. Dutcher JD (1952) J Am Chem Soc 74:2.221–2.225
25. Clarke CJ, Raja RB (1982) J Chromatogr 244:174–176
26. Curcumelli-Rodostamo M (1971). In: Manske RHF (Hrsg.) The Alkaloids, Vol. 13, Academic Press, New York, S. 303–350
27. Dutcher JD (1946) J Am Chem Soc 68:419–424
28. Chichiro VE (1963) Aptechn Delo 12:36, zit. nach Lit.[29]
29. Baerheim Svendsen A, Verpoorte R (1983) J Chromatogr Library 23A, Chromatography, Elsevier Scientific Publishing Company, Amsterdam
30. Berger F (1960) Handbuch der Drogenkunde, Band V Radices, Wilhelm Maudrich Verlag, Wien, S. 326
31. Brasil 2, S. 23–24
32. BAz Nr. 242a vom 26.12.1988
33. PF X

WK

Chondrus

HN: 2019500

Familie: Gigartinaceae.
Diese Familie wird zur Ordnung der Gigartinales, zur Unterklasse der Florideophycidae, zur Klasse der Rhodophyceae und zur Abteilung der Rhodophyta gestellt.[1]

Gattungsgliederung: Die Abgrenzung der Gattung Chondrus STACKH. zur Gattung Gigartina ist strittig.[2] Beide Gattungen zusammen umfassen ca. 130 Arten.[3]

Gattungsmerkmale: Thallus mit diskusartiger Haftscheibe, aufrechtem Stiel und abgeflachten, dichotom verzweigten, blattartigen Abschnitten. Thallusaufbau multiaxial. Mark mehr oder weniger filamentös, mit zahlreichen parallel verlaufenden Zellfäden, die Rinde aus radialen Zellreihen bestehend. Gametangien diözisch verteilt. Spermatangien in Gruppen an jungen Thallusauswüchsen. Karpogonäste, sich aus der inneren Rinde entwikkelnd, 3zellig, mit langer Auxilliarzelle. Zellfäden des Gonimoblasten aus den Zellfäden der Markschicht hervorgehend und terminale Kaposporangien bildend. Hüllfäden fehlend. Tetrasporangien sich im Mark entwickelnd, die Tetrasporen kreuzförmig in den Sori angeordnet.[4]

Verbreitung: Nord- und Ostseeküsten, europäische und nordamerikanische Küsten des Atlantik; mit mehreren Arten auch an den Küsten Koras und Japans vertreten, darunter mit der technologisch verwertbaren Art *Chondrus ocellatus* HOLM.[5]

Inhaltsstoffgruppen: Die Arten der Gattung Chondrus sind, soweit bisher untersucht, durch das Vorkommen von Hydrokolloiden aus der Stoffgruppe der Carrageenane charakterisiert. Die Stoffgruppe der Carrageenane ist definiert als in Rotalgen vorkommende Galactane mit einem Sulfatestergehalt von 18 bis 40 %. Im Estergehalt unterscheiden sie sich von Agarose (0 %), Agaropectin (3 bis 10 %), von Furcelleran (8 bis 19 %) und von Hypnean (12 bis 16 %). Carrageenane sind ihrem chemischen Aufbau nach linear gebaute Copolymere aus D-Galactosederivaten. Die D-Galactopyranosen sind im Polymer alternierend über α-1,3- und β-1,4-Bindungen verknüpft. Die 1,3-verknüpften Bausteine treten als 2-Sulfat, als 4-Sulfat und selten nichtsulfatiert auf; die 1,4-verknüpften Bausteine als 2-Sulfat, 6-Sulfat, 2,6-Disulfat, als 3,6-Anhydro-D-Galactose und als 3,6-Anhydro-2-sulfatderivat. Die Position 3-OH ist stets unsulfatiert. Es ergibt sich aus dieser Gesetzmäßigkeit eine große Anzahl von denkbaren Permutationen, aber nur einige wenige davon kommen in Chondrus-Arten vor. Die Bausteine der sechs häufiger auftretenden Carrageenane geben folgende Strukturformeln wieder:

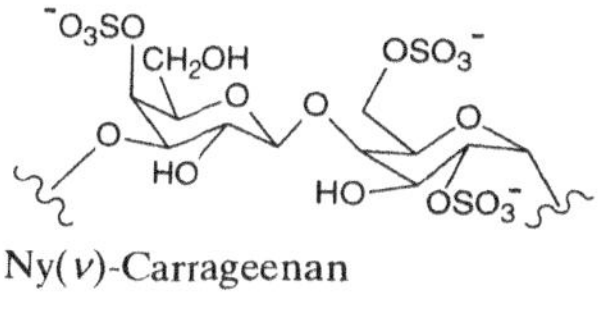

Ny(ν)-Carrageenan

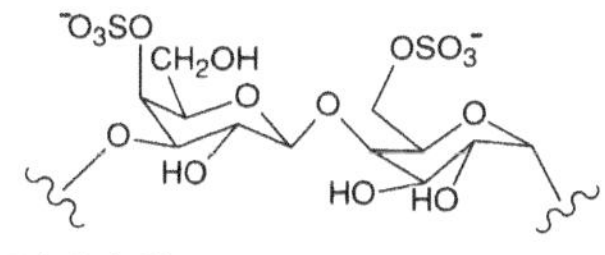

My(μ)-Carrageenan

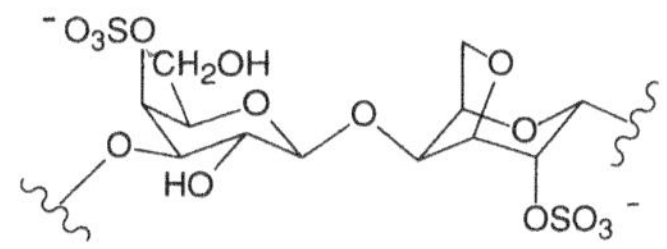

Iota(ι)-Carrageenan

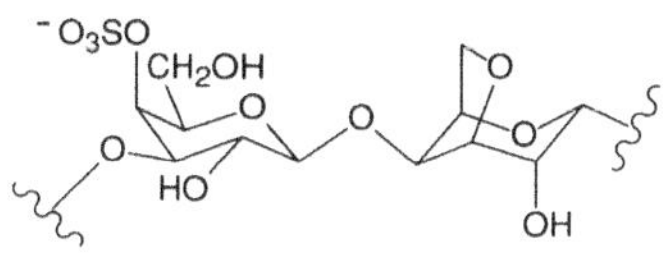

Kappa(κ)-Carrageenan

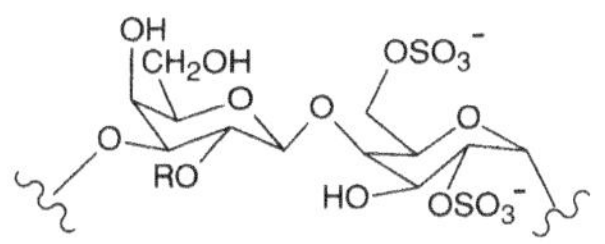

30% R = H
70% R = SO_3^-

Lambda(λ)-Carrageenan

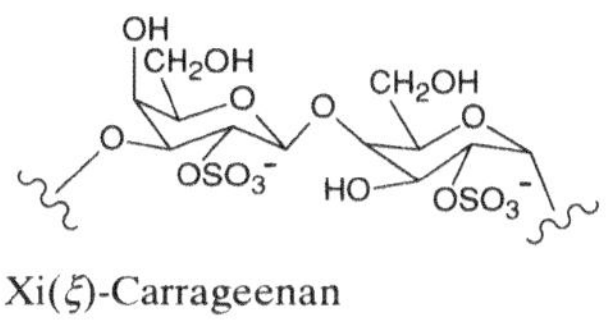

Xi(ξ)-Carrageenan

Die Unterschiede der verschiedenen Carrageene lassen sich wie folgt charakterisieren: (1) Zahl und Stellung der Sulfatgruppen, (2) Konformation der Pyranosen, ob $^4C_1$ oder $^1C_4$, was wiederum von der Sulfatierung abhängt (s. Strukturformeln) und (3) von der Natur des Kations, welches die Ladung der Sulfatreste kompensiert.
Im Einzelnen:[6] Kappa(κ)-Carrageenan besteht aus alternierenden 1,3-verknüpften α-D-Galactose-4-sulfat- und 1,4-verknüpften 3,6-Anhydro-β-D-Galactose-Einheiten. Eine regelmäßige Folge dieser Disaccharid-Sequenzen führt zur Ausbildung von Helix- und Doppelhelixstrukturen. An zahlreichen Stellen ist der Anhydro-Galactoserest durch einen anderen Rest, insbesondere durch D-Galactose-6-sulfat ersetzt; dies führt zu einem Knick in der Helix. Als Tertiärstruktur für Kappa(κ)-Carrageenan ergibt sich somit eine geordnete periodische Sequenz, die Helices und Doppelhelices ausbilden kann. Die geordnete Struktur ist von unregelmäßigen aperiodischen Abschnitten unterbrochen. Kappa(κ)-Carrageenan bildet sich genuin in der Alge aus der Vorstufe My(μ)-Carrageenan unter dem Einfluß einer Dekinase.
Iota(ι)-Carrageenan ist ähnlich aufgebaut, mit dem Unterschied, daß die 3,6-Anhydro-Galactose in Position 2-OH sulfatiert ist. Vorstufe ist Ny(ν)-Carra-

geenan, aus dem es sich genuin in der Pflanze unter dem Einfluß einer Dekinase oder artifiziell während des Extraktionsvorganges bildet, und zwar unter Eliminierung des 6-Sulfatrestes, Ringschluß und Konformationsänderung (vgl. Strukturformeln).
Lambda(λ)-Carrageenan ist durch einen deutlich höheren Sulfatgehalt charakterisiert. Im wesentlichen handelt es sich um ein Copolymerisat aus 1,3-verknüpften β-D-Galactose-4-sulfat- und aus α-1,4-verknüpften 3,6-Anhydro-β-D-Galactose-Einheiten. Es kann sich eine Zickzackband-Tertiärstruktur ausbilden: Lambda(λ)-Carrageenan hat keine gelbildenden Eigenschaften, vielmehr bildet es viskose Lösungen.
Xi(ξ)-Carrageenan unterscheidt sich vom Lambda(λ)-Carrageenan darin, daß die 1,3-verknüpften Bausteine in Position 2-OH vollständig sulfatiert sind, wohingegen zumindest ein Teil der 1,4-verknüpften Pyranosen in Position 6-OH unsubstituiert vorliegt. Bisher ist Xi(ξ)-Carrageenan nur als Inhaltsstoff in Gigartina-Arten gefunden worden, nicht aber in Chondrus-Arten, so daß es möglicherweise als ein phytochemisches Merkmal zur Artumgrenzung herangezogen werden kann.
Das Verteilungsmuster der verschiedenen Carrageenane innerhalb der Gattung Chondrus ist wahrscheinlich unterschiedlich: In *Chondrus crispus* kommen nativ Kappa(κ)-, Lambda(λ)- und Iota(ι)-Carrageenan vor, während in einer taxonomisch nicht näher identifizierten Chondrus-Art der Hawaii-Inseln lediglich Lambda(λ)-Carrageenan vorkommt.[6]

Drogenliefernde Arten: *Chondrus crispus*: Carrageen.

Chondrus crispus STACKH.

Synonyme: *Fucus crispus* L., *Sphaerococcus crispus* AGARDH.

Systematik: *Chondrus crispus* ist extrem variabel. Es sind zahlreiche Wuchsformen beschrieben.[7,8] Die genetische Variabilität erstreckt sich auch auf einzelne Inhaltsstoffe: Populationen aus Wales enthalten Sitosterol und Populationen von den Küsten Canadas stellvertretend Cholesterol.[9]

Botanische Beschreibung: Thallus meist purpurrot, zuweilen grünlich-gelb, aufrecht, 5 bis 22 cm hoch, flach, dichotom und gleich hoch verzweigt, fächerförmig ausgebreitet, unten in einen stielartigen Abschnitt verschmälert, mit diskusartiger Haftscheibe, im Zentrum mit zahlreichen parallel verlaufenden, im Durchmesser 7 bis 15 µm dicken und bis 80 µm langen, anastomosierenden Zellfäden (multiaxialer Bau); Segmente linealisch, meist 3 bis 8 mm breit; Rand mit zunächst zungenförmigen, später mehrfach (bis 5fach) dichotom geteilten Thalluslappen; Thallus knorpelig, zweischichtig; Innengewebe aus netzförmig verbundenen Zellen bestehend, Rindenschicht aus senkrecht zur Thallusoberfläche und perlschnurartig angeordneten, 4 bis 8 µm langen und 3 bis 4 µm breiten, radial gestreckten, gabelig verzweigten Zellfäden aufgebaut. Gametangien diözisch verteilt. Spermatangien farblos, an den Enden jüngerer Thalluslappen, die Spermatien 7,5 bis 10 µm lang und 4 bis 5 µm breit. Kaposporangien 20 bis 30 µm lang und 14 bis 25 µm breit, ohne Hüllfäden. Tetrasporangien im Mark an den kurzen Seitenästen sitzend, mit kreuzförmig angeordneten Tetrasporen.[4,10]

Verwechslungen: Habituell sehr ähnlich sind *Gigartina stellata* (STACKH.) BATT., *Phyllophora pseudoceranioides* (S.G. GMEL.) NEWROTH et TAYLOR sowie *Gymnogongrus crenulatus* (TURN.) J. AG.

Inhaltsstoffe: Zwischen Gametophyten und Sporophyten bestehen im Gesamtgehalt an Carrageenanen keine wesentlichen Unterschiede, jedoch ist das Verhältnis zwischen gelbildendem Kappa(κ)-Carrageenan und dem viskose Lösungen bildenden Lambda(λ)-Carrageenan – genetisch fixiert – unterschiedlich: Kappa(κ)-Carrageenan wird vorzugsweise von den Gametophyten, Lambda(λ)-Carrageenan von den Sporophyten gebildet.[11,12]

Verbreitung: Das Areal dieser bis in 25 m Meerestiefe vorkommenden Rotalge reicht von den Küsten Islands bis zum Baltikum und Nordrußland, erstreckt sich südwärts bis Spanien, Marokko und zu den Kapverdischen Inseln, schließt aber auch Teile Nordamerikas (Labrador, New Jersey) sowie einige Küstengebiete Japans ein.

Anbaugebiete: *Chondrus crispus* läßt sich kultivieren.[13] Das Prinzip besteht darin, nicht auf Untergrund haftende Pflanzen zur vegetativen Vermehrung zu bringen. In Außenanlagen mit Meerwasser, das kontinuierlich durchlüftet und mit neuen Nährstoffen versorgt wird, kann die Wachstumsrate bis auf 15 bis 20 % pro Tag gesteigert werden. Kommerzielle Aquakulturen gibt es in Canada, in den USA, in Japan und in Rußland. Auf der Halbinsel Nova Scotia (Canada) bevorzugt man ein Tankverfahren. Tanks werden mit Meerwasser gefüllt, das in Nachahmung der natürlichen Wellenbewegung in ständiger Bewegung gehalten wird; alles übrige besorgen Sonnenlicht und Luft. Man erzielt Wachstumsraten von 3 % pro Tag.[13] Über Marktanteile aus Kulturen wurden keine Angaben gefunden.

Drogen: Carrageen.

Carrageen (Irländische Alge)

Synonyme: Alga (Fucus, Lichen, Muscus) Carrageen oder Carragaheen, Fucus (Fungus) crispus, Fucus (Lichen) irlandicus, Karrageen.

Sonstige Bezeichnungen: Dt.: Felsen-, Kraus-, Leber-, Perl-, Seemoos, Hornklee, Irländische Alge, Irländisches Moos, Knorpeltang; engl.: Chondrus, Dorset weed, Irish moss, Pearl moss, Pig-wrack, Salt rock moss; frz.: Mousse d'Irlande; port.: Alga perlada.

Monographiesammlungen: Carrageen *DAB 6*; Carrageen *ÖAB 90*; Carrageen *Helv VI*; Carrageen

Ned 6; Carrageen *Belg V*; Carrageen *Dan IX*; Carrageen BHP 83; Carragaheen *CF 37*; Chondrus *BPC 59*; Chondrus *NF XI*.

Definition der Droge: Der von der Haftscheibe befreite, an der Sonne *DAB 6* bzw. an der Luft *Helv VI* getrocknete und gebleichte Thallus. Der von der Sonne gebleichte und getrocknete Thallus *ÖAB 90*. Hinweis: Es bleibt somit offen, ob aus natürlichen Vorkommen gesammelte oder ob kultivierte Algen verwendet werden *ÖAB 90*.

Stammpflanzen: *Chondrus crispus* (L.) STACKH. und *Gigartina mamillosa* (GOOD. et WOODW.) AGARDH *DAB 6*, *Helv VI*.
Chondrus crispus (L.) STACKHOUSE, seltener *Gigartina mamillosa* GOODENOUGH et WOODWARD) J.G. AGARDH *ÖAB 90*.
Zu *Gigartina mamillosa* → Bd. 5 unter Gigartina.

Herkunft: Von der Weltproduktion, die auf ca. 10.000 t pro Jahr geschätzt wird, entfallen die Hälfte auf die USA mit Anlagen in Rockland im Bundesstaat Maine. Es folgen Frankreich und Dänemark; kleinere Mengen produzieren Spanien, Portugal, Korea und Argentinien.[13] Früher wurde der Hauptanteil an den nördlichen Küsten Irlands gesammelt und über die Küstenstadt Carragheen exportiert.

Gewinnung: Die im frischen Zustand vom Seewasser an Land gespülten oder aus dem Wasser herausgezogenen Algen sind violettrot bis grünrot und von gallertartiger bis fleischiger Beschaffenheit. Zunächst wird das Pflanzenmaterial durch Begießen von Verunreinigungen wie Sand und Schmutz befreit. Zum Bleichen breitet man es am Strand aus und setzt es mehrere Wochen lang Sonnenlicht und Wind aus. Zwischendurch muß es ca. 4- bis 5mal in bestimmten Abständen mit Meerwasser durchfeuchtet werden; Süßwasser ist ungeeignet, da es die Salze auslaugt, wodurch das Carrageen seiner Gelierfähigkeit beraubt wird. (Zur Spezifität der Gelbildung mittels Salzen s. Sonstige Verwendung.) Das gebleichte Carrageen wird schließlich in Schuppen getrocknet und in Ballen à 300 kg verpackt.

Ganzdroge: Der 5 bis 15 cm lange Thallus ist flach und wiederholt gabelförmig in schmale, lineale Lappen geteilt. Zuweilen sitzen daran halbkugelige, flach warzenförmige Zystokarpien, jedoch stets nur auf ein und derselben Seite des Thallus.[17]

Schnittdroge: *Geschmack.* Schleimig-fade und schwach salzig.
Geruch. Die getrocknete Droge ist fast geruchlos, mit kaltem Wasser aufgequollen entwickelt sie den charakteristischen Seegeruch.
Makroskopisches Bild. Bräunlichgelbe bis weißgelbe, streifknorpelige und durchscheinende Stücke.
Mikroskopisches Bild. Der nach geringem Anfeuchten hergestellte Querschnitt zeigt in Glycerin eine kutikula-ähnliche, durch Schleimauflagerungen außen verstärkte Haut, eine aus radial angeordneten Zellreihen gebildete Rindenschicht, deren Zellen von außen nach innen an Größe zunehmen, sowie eine aus getüpfelten, längsgestreckten, bisweilen gegabelten Zellen bestehende Markschicht. Legt man einen Querschnitt durch den trockenen Thallus in Alkohol und läßt langsam mit gleichen Teilen Wasser verdünntes Glycerin zufließen, so tritt der Unterschied zwischen den kleinen, in radialen Reihen angeordneten Zellen der Randschicht und der großzelligen Mittelschicht deutlich hervor. Die Zellen enthalten Amylodextrinkörper, die sich mit Iodlösung rotviolett bis rotbraun färben. Läßt man Wasser zufließen, so quillt die Mittellamelle stark und die sekundäre Membran hebt sich deutlich ab: Nur sie färbt sich nach Zusatz von Iodlsg. mit konz. Schwefelsäure blau.[17]

Verfälschungen/Verwechslungen: Carrageen kann mehr oder weniger hohe Anteile von Thallusteilen der botanisch verwandten Art *Gigartina stellata* (STACKH.) BATT. (Synonym: *G. mamillosa* (GOOD. et WOODW.) J.G. AG.) enthalten, was von den meisten Pharmakopöen sanktioniert wird. Die Thalli der beiden Algen lassen sich anhand ihrer großen Zystokarpien unterscheiden, die bei *Chondrus crispus* ovale Form haben, wenig hervorstehend, eher in den Thallus eingesenkt erscheinen und die ca. 2 mm lang sind. Bei *Gigartina stellata* treten die Zystokarpien zitzenartig hervor, sie sind größer, etwa 2 bis 5 mm lang. *Chondrus crispus* zeichnet sich durch flache Bänder, *Gigartina stellata* durch rinnenförmige Bänder aus.[16,18] Ware französischer Herkunft kann als Beimengung *Gigartina pistillata* enthalten.[18]

Inhaltsstoffe: 53 bis 59 % Carrageenane, darunter mengenmäßig vorherrschend Kappa(κ), Iota(ι) und Lambda(λ)-Carrageenan.[7]
7 bis 10 % Proteine (Detailanalysen fehlen). Ca. 2 % Lipide (Detailanalysen fehlen). Ca. 15 % mineralische Bestandteile, darunter reichlich Chlor-, Iod- und Bromsalze. Vergleichsweise viel Arsen (0,07 %), wobei die Form, in der Arsen vorliegt, nicht näher analysiert ist.[18]

Zubereitungen: *Irisch-Moos-Extrakt (Chondrus Extrakt NF XI)*. Herstellung: Droge mit verdünnter, fast siedender Alkalilsg. extrahieren. Feststoffgehalt des Rohextraktes ca. 1 %. Nach Zusatz von Adsorptionsmitteln filtrieren, im Vakuum eindikken, das restliche Wasser durch Behandlung mit hydrophilen organischen Lösungsmitteln entfernen.
Carrageenane als Handelsprodukte. Vorbemerkung: Die Bezeichnung Carrageenan wird in sehr unterschiedlichem Sinne gebraucht: Einmal zur Bezeichnung definierter, in Rotalgen vorkommender Galactane (vgl. Inhaltsstoffe der Gattung Chondrus). Sodann dient Carrageenan als Bezeichnung für Handelspräparate, die in unterschiedlichsten Typen mit unterschiedlichen Löslichkeitseigenschaften und Gelbildungsqualitäten angeboten werden. Bei den Handelsprodukten handelt es sich um alkalibehandeltes Carrageen (Verfahren 1 gemäß Abb.), um Extrakte (Beispiel: Chondrus Extract *NF IX*, s. o.; Verfahren 2 gemäß Abb.) oder um Extraktfraktionen (Verfahren 3).[26]
Nach einem älteren Vorschlag[19] sollten diese Produkte nur dann die Bezeichnung Carrageenan tragen dürfen, wenn sie von *Chondrus crispus* oder

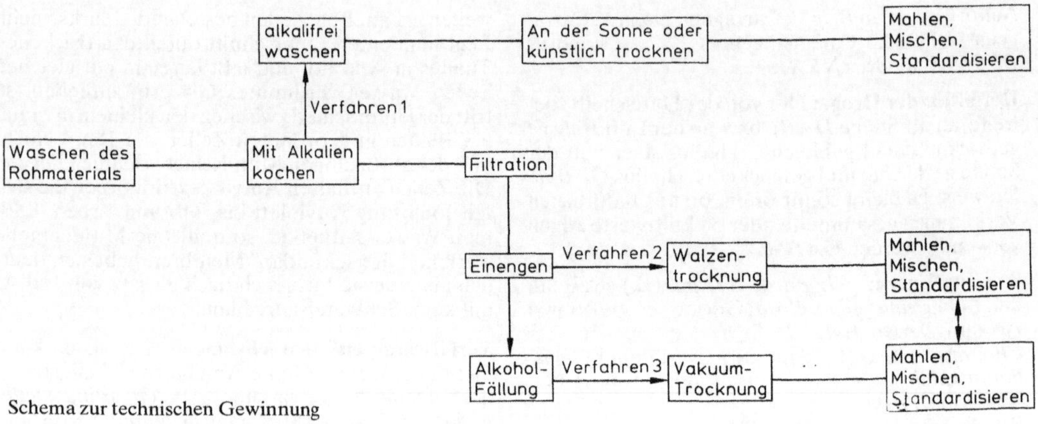

Schema zur technischen Gewinnung

von *Gigartina stellata* (Synonym: *G. mamillosa*) stammen. Im amtlichen Lebensmittelcodex der USA[20] ist hingegen Carrageenan als ein Produkt definiert, das durch Extraktion mittels Wasser oder mittels wäßriger Alkalilösungen aus bestimmten Rotalgen gewonnen werden kann und das bestimmte Eigenschaften aufweisen muß (vgl. Reinheit). Als Ausgangsmaterial für Handelscarrageenane kommen die folgenden Rotalgen in Frage:[13] *Chondrus crispus*, *C. ocellatus*, *Eucheuma cottonii*, *Eucheuma spinoseum*, *Gigartina acicularis*, *G. pistillata*, *G. radula* und *G. stellata* (keine Angaben bei Lit.[13] zu den botanischen Autoren). Die Herstellungsverfahren unterscheiden sich auch darin, daß unterschiedliche Salze bei der Extraktion zugesetzt werden. Je nach Verwendungszweck liegen die Carrageenane in den Handelcarrageenanen in Form von Ammonium-, Calcium-, Kalium- oder Natriumsalzen vor.[21]

Abgebaute Carrageenane erhält man in der Regel durch Acetolyse der Polymermoleküle bis zur Molekülgröße von M unter 30.000.[22] Sie sind stabiler und zeichnen sich durch höhere Lösungsgeschwindigkeit aus. Ihren technologischen Vorzügen stehen toxikologische Bedenken entgegen (s. Toxikologie).

Identität: Es wird durch Kochen einer wäßrigen Lösung ein Schleim bereitet, der nach dem Abkühlen erstarrt. Die noch warme Lösung färbt sich nach Zugabe von Iodlösung braunrot bis violettrot, während die erstarrte Gallerte nach Zugabe von Iodlösung keine Färbung aufweist *ÖAB 90*, *Helv VI*.

Reinheit: *Droge.*

- Fremde Beimengungen: Höchstens 3 % *ÖAB 90*.
- Freie Säure: Es wird eine Grenzwertprüfung mit blauem Lackmuspapier durchgeführt *ÖAB 90*.
- Schwefelige Säure: Eine frisch hergestellte, wäßrige Gallerte darf nach Zugabe von konzentrierter Phosphorsäure und anschließendem Erwärmen auf dem Wasserbad einen an der Unterseite des Verschlußstopfens angebrachten Streifen Kaliumiodatstärkepapier nicht blau färben *ÖAB 90*, *Helv VI*.
- Asche: Höchstens 20 % *ÖAB 90*, höchstens 22 % Sulfatasche *Helv VI*.

Zubereitungen. Spezifikation von Carrageenanen:[20] Gehalt an Arsen, berechnet als As, nicht mehr als 3 ppm (= 0,0003 %), säureunlösliche Asche nicht über 1 %, Gesamtasche nicht über 35 %, Schwermetalle, berechnet als Pb, nicht über 40 ppm (= 0,004 %), Blei nicht über 10 ppm (= 0,001 %), Trocknungsverlust nicht über 12 %, Sulfatgehalt zwischen 18 und 40 % bez. auf Trockengewicht, Viskosität einer 1 %igen Lösung nicht unter 5 centipoise bei 75 °C.

Wirkwertbestimmung: Quellungsfaktor, bestimmt unter Verwendung von 0,5 g Droge, Durchfeuchten mit Aceton und Ablesung nach 24 h: Mindestens 18 *ÖAB 90* bzw. 12 *Helv VI*.

Lagerung: In dicht schließenden Gefäßen *ÖAB 90*, in gut verschlossenem Behälter *Helv VI*.

Wirkungen: *Entzündungserregende Eigenschaften.*
– Ödembildung:
Im Pfotenödemtest injiziert man subplantar – im typischen Falle 0,05 mL einer 1 %igen Carrageenan-Lsg. in physiologischer Kochsalzlsg. in die hintere rechte Pfote der Ratte – und mißt 3 h später die Volumenzunahme, beispielsweise plethysmographisch.[21] Die Volumendifferenz vor der Injektion und 3 h nach Injektion wird als "Ödemvolumen" bezeichnet. Der Pfotenödemtest ist ein Modell für die Initialstadien einer akuten Entzündung sowie zur Messung ihrer Beeinflußbarkeit durch Arzneistoffe.
Hinweis: Falsch positive Ergebnisse werden häufig erhalten. Es muß sichergestellt sein, daß die Prüfsubstanz keine lokal irritierenden Eigenschaften aufweist ("Counterirritation") und daß sie keine hämodynamischen Veränderungen verursacht.[22]
– Granulombildung:
Nach subkutaner Injektion wird Carrageenan von den Makrophagen zwar aufgenommen, doch sind sie nicht imstande, die Substanz abzubauen: Es entwickelt sich am Ort der Injektion bzw. der Applikation ein Fremdkörpergranulom.[23] Im Cotton-pellet-Versuch wird ein mit Carrageenan getränkter Wattekörper subkutan gelagert und die Neubildung von Bindegewebe nach einer bestimmten Zeit gemessen. Die maximale Konzentration an unlösli-

chem Collagen bildet sich zwischen dem 5. und dem 9. Tag nach Implantation. Im Cotton-pellet-Versuch mit Carrageenan, der eine chronisch verlaufende Entzündung darstellt, erfaßt man ausschließlich die Gewebsneubildung und ihre pharmakologische Beeinflussung.[24]
Weitere Wirkungen. In vitro induzieren Carrageenane (50 µg/mL) in einer biphasischen Reaktion eine Thrombozytenaggregation: Phase 1 besteht in einer Aggregation ohne Freisetzung von Mediatoren; die Phase 2 ist durch Freisetzung der Aggregationsfaktoren ADP und Serotonin aus den dichten Granula gekennzeichnet.[25]
Intravenöse Gaben von Carrageenanen führen bei mehreren Tierspecies zur Freisetzung von Kininen; die Blutgerinnung wird bei niedriger Dosierung gehemmt, bei höherer hingegen ausgelöst und gefördert.[26] Beeinflußbar sind ferner eine Reihe immunologischer Reaktionen.[26,27]

Resorption: Nach Zufütterung von Carrageen (Nativ-Carrageen) in Anteilen von 2 bis 20 % wird die zugeführte Menge an Carrageen unverändert quantitativ mit den Faeces ausgeschieden; daraus wird geschlossen, daß Carrageen bei der Ratte nicht vom Magen-Darm-Trakt aus resorbierbar ist.[28] Auch bei der Maus ist Carrageen nach per-os-Zufuhr nicht resorbierbar. Meerschweinchen hingegen resorbieren bestimmte Anteile (quantitative Angaben fehlen) im Caecum und in den proximalen Abschnitten des Colons.[28] Für den Menschen sind bisher keine Resorptionsstudien publiziert worden, überraschend, weil Carrageen und Carrageenane ausgiebig – vor allem im Lebensmittelbereich – verwendet werden.

Volkstümliche Anwendung und andere Anwendungsgebiete: Bei Diarrhoe als Mucilaginosum, bei Verstopfung als Ballaststoff. Die Wirksamkeit bei den genannten Anwendungen ist nicht belegt.

Dosierung und Art der Anwendung: *Droge.* 1,5 g Droge auf eine Tasse Wasser als Abkochung.[16]

Toxikologische Eigenschaften: Aussagen über toxikologische Eigenschaften sind nur in Verbindung mit Angaben darüber aussagekräftig, welches Carrageen- oder Carrageenan-Präparat als Prüfsubstanz eingesetzt wurde. Detailangaben fehlen vielfach. Ein kritischer Grenzbereich in toxikologischer Hinsicht sind Carrageenane mit Molekulargewichten unter 50.000, da sie bei per-os-Zufuhr resorbierbar sind, so daß mit systemischen Wirkungen zu rechnen ist. Gemäß einer Stellungnahme der FDA ist keine deutliche Gefahr für die Gesundheit bei Verwendung von Carrageenanen im Rahmen der gesetzlichen Vorschriften zu erkennen.[29] Hingegen wird aufgrund unzureichender Datenlage vorgeschlagen, auf Carrageenan-Abbauprodukte mit niedrigem Molekulargewicht als Lebensmittelzusatzstoff auf jeden Fall zu verzichten.[30] Was die Verwendung als Hilfsstoff in der pharmazeutischen Technologie anbelangt, so sollte man sich diesen Empfehlungen anschließen.

Akute Toxizität: Die DL minima, die innerhalb von 24 h nach i. v.-Injektion bei Kaninchen zum Tode führt, lag für Kappa(κ)-Carrageenan im Bereich von 3 bis 15 mg/kg KG und für Lambda(λ)-Carrageenan im Bereich 1 bis 5 mg/kg KG.[31] In der Hand anderer Untersucher[32] erwiesen sich die beiden Substanzen als vergleichsweise untoxisch: Es wurden vergleichbare Dosen, selbst nach mehrfacher Injektion in zeitlichen Abständen, gut vertragen. Möglicherweise lagen den Untersuchungen unterschiedliche Präparationen zugrunde.

Chronische Toxizität: *Tier.* Bei einem Versuch mit männlichen und weiblichen Rhesusaffen (*Macaca mulatta*) wurde die Wirkung einer nativen (unabgebauten) Form des Carrageenan aus *Chondrus crispus* – es bestand überwiedend aus Kappa(κ)-Carrageenan – verglichen mit der Wirkung einer abgebauten Form aus *Eucheuma spinosa*, das chemisch nicht näher definiert war. Beide Typen wurden 7 bis 14 Wochen lang im Trinkwasser verabreicht. Affen, die 1 % Nativ-Carrageenan (Abkürzung: NC) – entsprechend einer Aufnahme von 1,3 g/kg KG/Tag – erhielten, nahmen an Gewicht zu und verblieben in gutem Zustand. Okkultes Blut erschien sporadisch in den Faeces wie auch bei den Kontrolltieren. Bei der Sektion wurden nur geringfügige Veränderungen festgestellt, von denen keine der NC-Verabreichung zugeschrieben werden konnte. Ähnliche Befunde wurden bei Tieren erhoben, die 11 Wochen lang 1 % NC und nach einer bis 11 Wochen währenden Erholungsperiode erneut mit dem Trinkwasser bis 12 Wochen lang täglich sich steigernde Dosen von 50 bis 1.250 mg NC/kg KG erhalten hatten. Affen, die 0,5- oder 1 %ige Lösungen von niedermolekularem Eucheuma-Abbauprodukt (Abkürzung: NEuA) erhielten, nahmen an Gewicht zu; hingegen erlitten die Tiere, denen 2 %ige NEuA-Lösungen gegeben wurden, beträchtliche Gewichtsverluste. Es entsprach dies einer Dosis von 2,9 g NEuA/kg KG/Tag. Alle Affen, die NEuA erhielten, verloren häufig Blut aus dem Verdauungstrakt und entwickelten Anämie. Pathologische Veränderungen im Dickdarm reichten von flachen Schleimhauterosionen bis zu mit Zellinfiltration verbundenen Ulcerationen, Granulationsgewebe in den Lamina propria und multiplen Kryptenabszessen. Die Schwere dieser Wirkung war dosisabhängig. Somit wurde ein deutlicher Unterschied zwischen der toxikologischen Wirkung von nativem hochmolekularem Carrageenan und niedermolekularen Carrageenan-Abbauprodukten nachgewiesen.[33]
Ein Zusatz hydrolysierter Carrageenane – gewonnen durch salzsaure Hydrolyse aus Iota(ι)-Carrageenan – in einer Dosis von 50 g/L Trinkwasser führte bei Ratten (Versuchsdauer 5 Monate, Gesamtaufnahme ca. 500 g Carrageenanabbauprodukt), desgleichen bei Meerschweinchen (Versuchsdauer 6 Wochen, Gesamtaufnahme ca. 150 g pro Tier) zu einer veränderten Permeabilität des Intestinums, gemessen über die vermehrte Resorption von ^{3}H-Polyethylenglykol (PEG 900).[34]

Reproduktionstoxizität: An syrische Goldhamster wurden per os während der Tage 6 bis 10 der Gestation Carrageenane in Dosen von 10 bis 200 mg/kg

KG verabreicht. Es konnten weder teratogene noch fetotoxische Wirkungen beobachtet werden.[35] Die Injektion von 0,1 mL einer 0,1 %igen Lamda(λ)-Carrageenan-Suspension in den Dottersack befruchteter Hühnereier zeigte hingegen signifikante teratogene und letale Wirkungen.[36]

Sonst. Verwendung: *Pharmazie/Medizin.* Die Droge selbst findet kaum Verwendung. Hingegen werden die aus *C. crispus* gewonnenen Carrageenane vielfältig verwendet. Carrageenan wird in der pharmazeutischen Technologie eingesetzt als Quellmittel, als Hilfsstoff zur Emulgierung und Suspendierung, als Verdickungsmittel (EWG-Nr. E407/Höchstmenge von 20 g in 1 kg verzehrfähigem Erzeugnis, einzeln oder insgesamt mit anderen Dikkungsmitteln[37,38]), als Tablettierhilfsstoff (Binde- und Sprengmittel).[17,39] Diese Anwendungen beruhen auf der Tatsache, daß Carrageenan viskose wäßrige Lösungen bildet. Die Viskosität von Carrageenan-Lösungen steht in logarithmischer Abhängigkeit von der Konzentration. Die Viskosität einer 2 %igen wäßrigen Carrageenan-Lösung variiert zwischen extrem weit auseinander liegenden Werten von 5 bis 300 Pa × s (bei 40 °C) in Abhängigkeit von Art und Menge ionischer Bestandteile: Natriumionen steigern die Viskosität, Kalium-, Calcium und Ammoniumionen fördern die Gelbildung.[39] Zum Mechanismus der Gelbildung liegen mehrere Vorschläge vor,[40] von denen bisher keine vollbefriedigend alle bekannten experimentellen Daten erklärt. Nach dem in der Abb. schematisch wiedergegebenem Mechanismus[41] liegen bei höherer Temperatur die Primärketten in Knäuelform (a) (Coils) vor. Im festen Zustand bei tieferer Temperatur wurden Doppelhelices (b) nachgewiesen. Ungeklärt ist, warum die Gelbildung ionenspezifisch, in Anwesenheit von Kalium- oder Ammonium-Ionen, erfolgt. In Anwesenheit der genannten Ionen assoziieren die Doppelhelices und bilden Domänen (c) aggregierter Stränge, welche schließlich ein dreidimensionales Netzwerk aufbauen, in dessen Maschen Wasser festgehalten wird. Gelierungsmechanismus.

Kosmetik. Für Zahnpasten, Hautcremes, als Verdickungsmittel für Shampoos und Lotionen.[14] *Industrie/Technik.* Carrageenan eignet sich besonders zur Stabilisierung von Milchprodukten; es verhindert in eingedickter Milch während der Lagerung bei 24 °C die Sedimentation und Fettabscheidung. In einer Konzentration von 0,05 % wird es bei der Eiscremeherstellung verwendet; da dabei die Gelbildung unerwünscht ist, wird ein Gemisch aus Carrageenan mit Gummi arabicum und Celluloseethern verwendet. Erwünscht hingegen sind die gelierenden Qualitäten des Carrageenan bei der Herstellung von Milchpuddings. In Obstkuchen dient Carrageenan der gleichmäßigen Verteilung der Früchte. Spaghetti zerbrechen nicht so leicht beim Kochen, wenn sie Carrageenan in einer Konzentration von 0,3 bis 0,5 % enthalten. Textur und Aussehen süßer Teigwaren können durch Carrageenan beeinflußt werden. Milch-Shakes erhalten ein besseres Mundgefühl. Bier wird durch Carrageenan geklärt und stabilisiert.[15]

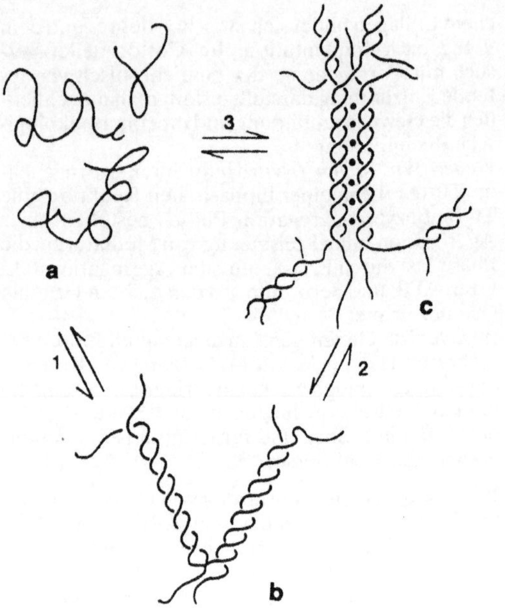

Gelierungsmechanismus. Nach Lit.[41] Erläuterungen dazu s. Text

1. Van den Hoek C (1978) Algen, Thieme, Stuttgart
2. West JA, Hommersand MH (1982) Rhodophyta. Life Histories. In: Lobban CS, Wynne MJ, The Biology of Seaweeds, Blackwell, Oxford London, S. 133–193
3. Kim DH (1976) A study of the development of cystocarps and tetrasporangial sori in Gigartinaceae. Nova Hedw 27:1–146
4. Dixon PS, Irvine LM (1977) Seaweeds of the British Isles, Vol. 1: Rhodophyta, British Museum, London
5. Moirano AL (1977) Sulphated seaweeds Polysaccharides. In: Graham HD (ed.) Avi Publ, Connect., S. 347–381
6. Glicksman M (1982) Food Hydrocolloids, Vol. 1, CRC Press, Boca Raton (USA)
7. Chapman VJ, Chapman DJ (1980) Seaweeds and their uses, Chapmann and Hall, London New York
8. Cheney PD, Mathieson AC (1977) J Phycol 13, Suppl. Abstr. 61:13
9. Saito A, Idler DR (1966) Can J Biochem 44:1.195
10. Pankow H (1990) Ostsee-Algenflora, Fischer, Jena
11. Chen LCM, McLachlan J, Neish AC, Shacklock PF (1973) J Mar Biol Ass U.K. 53:11–16
12. McCandless EL, Craigie JS, Walter JA (1973) Planta 112:201–212
13. Glicksman M (1983) Seaweed Extracts. In: Glicksman M (ed.) Food Hydrocolloids, Vol. 2, CRC Press, Boca Raton (USA), S. 63–113
14. Otte I (1985) Fey-Otte Wörterbuch der Kosmetik, Wissenschaftliche Verlagsgesellschaft, Stuttgart
15. Huth K, Pötter C, Cremer HD (1980) Füll- und Quellstoffe als Zusastz industriell hergestellter Lebensmittel. In: Rittka H (Hrsg.) Pflanzenfasern, Thieme, Stuttgart New York, S. 47
16. ÖAB 90
17. Hag IV, Bd. 3, S. 721–724
18. Paris RR, Moyse H (1976) Matière Médicale, BD. 1, Masson, Paris New York, S. 355–357
19. Tseng CK (1945) Science NY 101:597–602

20. Food Chemicals Codex III, Carrageenan (1981), National Academy Press, Washington DC, S.74–75
21. Winter CA, Risley EA, Nuss GW (1962) Proc Soc Exp Med 111:544–547
22. Smith MJH, Ford-Hutchinson AW (1979) Anti-Inflammatory Agents of Animal Origin. In: Born GVR, Farah A, Herken H, Welch AD (eds) Handbook of Experimental Pharmacology, Vol. 50/II, Springer, Berlin Heidelberg New York, S. 661–697
23. van Robertson W, Schwartz B (1953) J Biol Chem 201:689–696
24. Vogel G, Marek ML, Oertner R (1970) Arzneim Forsch 20:699–703
25. McMillan RM, Macintyre DE, Gordon JL (1979) J Pharm Pharmacol 31:148–152
26. Di Rosa M (1972) J Pharm Pharmacol 24:89–102
27. Thomson AW, Fowler EF (1981) Agents and Actions 11:265–273
28. Staub HW, Ali R (1982) Nutritional and physiological value of Gums. In: Glicksman M (ed.) Food Hydrocolloids, Vol. I, CRC Press, Boca Raton USA, S. 101–121
29. FDA: Federal Register (1979), 44, 133, 40.343
30. 17th Report of the joint FAO/WHO Expert Committee on Food Additives (1974) WHO Techn Report Series Nr. 539, FAO Nutrition Meetings Report Series Nr. 53, Genève
31. Anderson W, Duncan JGG (1965) J Pharm Pharmacol 17:647–654
32. Johnston KH, McCandless EI (1968) J Immunol 101:556–562
33. Benitz KF, Goldberg L, Coulston F (1974) Fd Cosm Toxicol 11:565–575
34. DelAhunty T (1987) Food Chem Toxicol 25:113–118
35. Goldemberg RC (1984) Drug Cosmet Ind 134:40
36. Rovasio RA, Monis B (1980) Toxicol Pathol 8:14–19
37. Lebensmittel Zusatzstoff-Zulassungsverordnung, Anlage 2, Liste 5 (1991) Becksche Verlagsbuchhandlung, München
38. Lebensmittel Zusatzstoffverkehrsverordnung, Anlage 2, Liste 5 (1991) Becksche Verlagsbuchhandlung, München
39. Fiedler HP (1989) Lexikon der Hilfsstoffe, 3. Aufl., Editio Cantor, Aulendorf
40. Burchard W (Hrsg.) (1985) Polysaccharide, Eigenschaften und Nutzung, Springer, Berlin Heidelberg New York
41. Robinson G, Morris ER, Rees DA (1980) J Chem Soc Chem Comm 152

HM/RH

Chrysanthemum

HN: 2032500

Nach systematischer Neuaufteilung[1] der Gattung Chrysanthemum sind die pharmazeutisch relevanten Arten *C. cinerarifolium*, *C. parthenium* und *C. vulgare* der Gattung → Tanacetum unterstellt.

1. Heg, Bd. VI, Teil 4, S. 1.362

RS

Cichorium

HN: 2008000

Familie: Asteraceae (Compositae).

Unterfamilie: Lactucoideae.

Tribus: Lactuceae (= Cichorieae).

Gattungsgliederung: Die Gattung Cichorium L. umfaßt neun Arten und wird nicht weiter untergliedert.[35]

Gattungsmerkmale: Ein- bis mehrjährige, krautige, milchsaftführende Pflanzen mit schrotsägeförmigen Laubblättern und sitzenden oder kurz gestielten, vielblütigen Blütenköpfchen. Blüten alle zungenförmig, hellblau, selten rosarot oder weiß. Achänen mit Pappus aus sehr kurzen, oft borstenförmigen Schuppen.[35]

Verbreitung: Europa, Asien und Ostafrika. Verbreitungsschwerpunkt im Mittelmeergebiet.[35]

Inhaltsstoffgruppen: Mit Ausnahme von *Cichorium intybus* und *C. endivia* ist über die Inhaltsstoffe der Gattung wenig bekannt. Beide Arten enthalten neben weitverbreiteten Triterpenen, die in Form von Estern höherer Fettsäuren vorliegen, Phenylpropansäureester der Chinasäure und der Weinsäure, Cumarine sowie Flavone und Flavonole, die überwiegend als Glykoside vorliegen. Das Flavonoidmuster der Gattung ist sehr einheitlich.[31] Der Milchsaft enthält bittere Sesquiterpenlactone vom Guajanolidtyp. Als Reservekohlenhydrat kommt Inulin vor, das in den Wurzeln kultivierter Arten von *C. intybus* zu 50 % und mehr enthalten sein kann.[1,36]
Während Flavone den vorherrschenden Flavonoidtyp der Lactuceae bilden, wurden Flavonole bisher nur in 14 von 34 untersuchten Gattungen der Tribus, die insgesamt etwa 70 Gattungen umfaßt, gefunden. Isorhamnetin kommt nur bei Cichorium vor, und scheint ein charakteristischer Inhaltsstoff dieser Gattung zu sein.[31] Keine der übrigen Stoffgruppen kann als gattungstypisch gelten, da diese auch in mehreren anderen Gattungen der Tribus vorkommen.

Drogenliefernde Arten: *Cichorium endivia*: Cichorium endivia hom. *HAB 1*; *Cichorium intybus*: Cichorii folia et radix, Cichorii radix, Cichorium intybus Rh hom. *HAB 1*, Cichorium intybus ethanol. Decoctum hom. *HAB 1*, Cichorium intybus hom. *HPUS 78*.

Cichorium endivia L.

Sonstige Bezeichnungen: Dt.: Winterendivie; engl.: Common endive; frz.: Chicorée des jardins, Endivie; it.: Endivia; port.: Escarolla.

Systematik: Folgende Unterarten von *C. endivia* L. werden unterschieden:[35]
– ssp. *divaricatum* (SCHOUSBOE) P.D. SELL (= *C. divaricatum* SCHOUSBOE = *C. endivia* ssp. *pumilum* (JACQ.) HEGI = *C. intybus* ssp. *divaricatum* (SCHOUSBOE) BONNIER et AYENS = *C. pumilum* JACQ.);

– ssp. *endivia* (= *C. endivia* L. s. str.) mit folgenden Varietäten:[40]

var. *crispum* LAM. (Krause Winterendivie), var. *endivia* (Schnittendivie), var. *latifolium* LAM. (Breitblättrige Endivie, Eskariol).

Botanische Beschreibung: Ein- bis zweijährige, 0,3 bis 1,2 m hohe Pflanze. Stengel steif aufrecht, krautig, kahl, sparrig-ästig. Laubblätter kahl, die grundständigen länglich, in den Stiel verschmälert, buchtig ausgeschweift und gezähnelt bis schrotsägeförmig, vielfach fiederteilig, am Rand oft kraus; die unteren Stengelblätter den grundständigen Laubblättern ähnlich, sitzend; die oberen breit eiförmig, sitzend. Blütenköpfchen 3 bis 4 cm, end- und zu 2 bis 5 blattachselständig; Hüllblätter drüsenlos bis bewimpert, die inneren aufrecht, die äußeren stumpf, nur halb so lang wie die inneren. Blüten hellblau, selten weiß. Achänen 2,5 bis 3,5 mm lang; Pappus ein viertel- bis ein halbmal so lang wie die Frucht.[35]

Inhaltsstoffe: In den blauen Blüten kommen zwitterionische malonylierte Anthocyanine vor.[2] Aus luftgetrockneten oberirdischen Pflanzenteilen wurden 0,022 % eines Flavonglucosids isoliert, bei dem es sich vermutlich um Isoquercitrin handelt.[23]

Verbreitung: Mittelmeergebiet, als Kulturpflanze in ganz Europa.

Drogen: Cichorium endivia hom. *HAB 1*

Cichorium endivia hom. *HAB 1*

Definition der Droge: Die ganze, vor der Blüte geerntete Frischpflanze.[37]

Stammpflanzen: *Cichorium endivia* ssp. *endivia* L. var. *crispum* LAM.

Inhaltsstoffe: *Zimtsäurederivate.* Das vorherrschende Kaffesäurederivat in den Blättern der Frischpflanze ist D-(+)-Dicaffeoylweinsäure (= Chicoreesäure).[24] In den Blättern zweier Kulturformen von *C. endivia* ssp. *endivia* wurden folgende Hydroxyzimtsäureester nachgewiesen: 250 mg/kg Dicaffeoylweinsäure, 80 mg/kg Chlorogensäure, 26 mg/kg Monocaffeoylweinsäure, 15 mg/kg Feruloyläpfelsäure und 12 mg/kg Caffeoyläpfelsäure.[43] Die Mengenangaben sind gemittelt und beziehen sich auf das Frischgewicht.

Weiterhin wurden eine Caffeoylglucose, zwei vermutlich isomere Monocaffeoylshikimisäuren sowie zwei isomere Dicaffeoylweinsäuren nachgewiesen.[41]

Flavonoide. Die Blätter der Frischpflanze enthalten hauptsächlich Kämpferol-3-β-D-glucuronid, daneben Kämpferol-3-β-D-glucosid sowie ein weiteres Glucosid, bei dem es sich sehr wahrscheinlich um Kämpferol-3-(*O*-malonyl)-β-D-glucosid handelt.[25]

Sesquiterpenlactone. Die frische Wurzel lieferte die Guajanolide 10-β-Hydroxycichopumilid und sein Dihydroderivat 10-β-Hydroxy-11β-13-dihydrocichopumilid.[26] In einer weiteren Untersuchung wurden ebenfalls aus der frischen Wurzel die Guajanolide Lactucin, 8-Desoxylactucin, Lactucopikrin, 11β,13-Dihydrolactucin, die Guajanolidglucoside Crepidiasid A und Crepidiasid B, die Germacranolidglucoside Picrisid B und Sonchusid A, das Eudesmanolid Cichoriolid A sowie dessen 8-*O*-glucosid Cichoriosid A in Mengen zwischen 0,0002 und 0,002 % isoliert.[6]

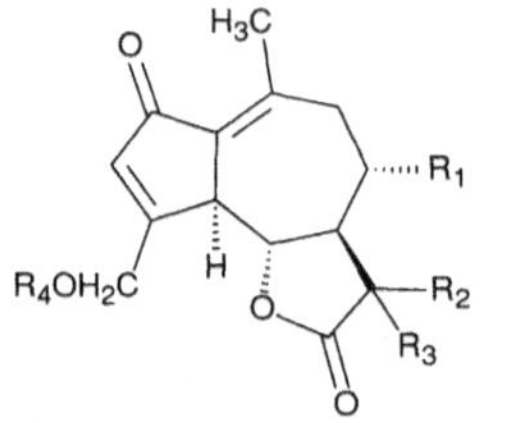

	R1	R2	R3	R4
Lactucin	—OH	=CH2		—H
8-Desoxy-lactucin	—H	=CH2		—H
Crepidiasid A	—H	=CH2		- Glc
Crepidiasid B	—H	····CH3	—H	- Glc

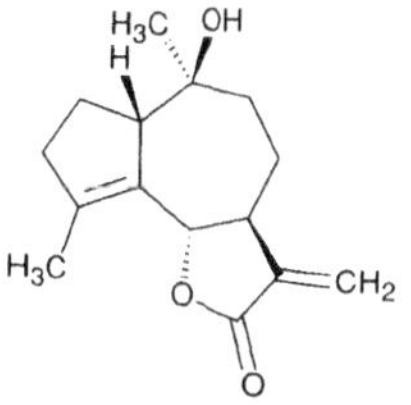

10β-Hydroxycichopumilid

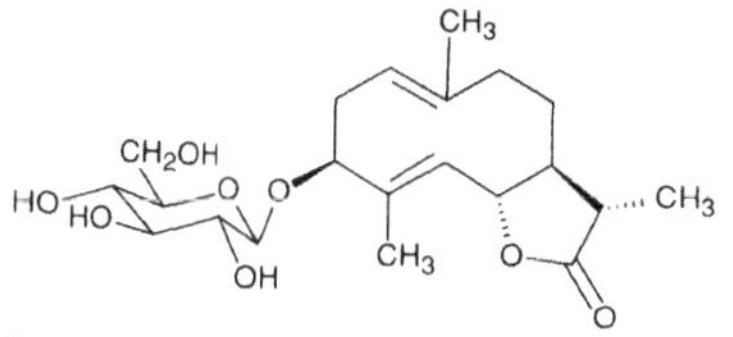

Sonchusid A

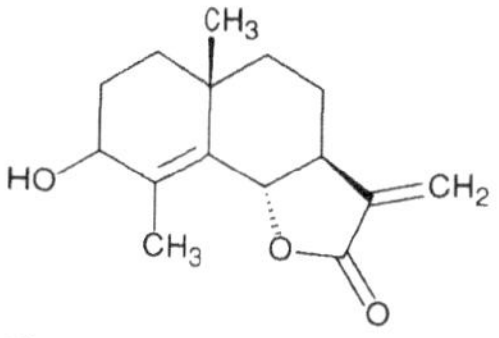

Cichoriolid A

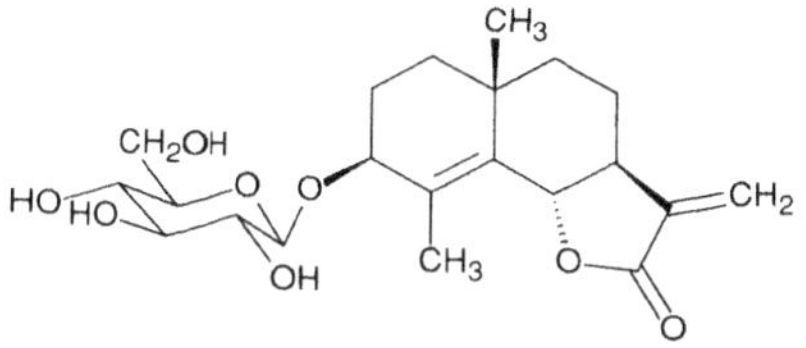

Cichoriosid A

Zubereitungen: Urtinktur *HAB 1*, Vorschrift 2a.

Tox. Inhaltsstoffe u. Prinzip: Die Cytotoxizität von Sesquiterpenlactonen mit der als cytotoxisch aktiv geltenden α-Methylen-γ-lacton Struktur wurden im L-5178Y Zellkultur-Modell miteinander verglichen.[6] Crepidiasid A und Picrisid B zeigten mit einer ID_{50} von jeweils > 100 µg/mL eine deutlich geringere Aktivität als die jeweiligen Aglykone, deren ID_{50} bei 1,7 µg/mL bzw. oberhalb von 10 µg/mL lag. Im HeLA-Test war 8-Desoxylactucin mit einer ED_{50} von 0,26 µg/mL cytotoxisch aktiver als Lactucin, dessen ED_{50} 7,56 µg/mL betrug.[27]

Chronische Toxizität: *Mensch.* Da die Sesquiterpenlactone in der Pflanze überwiegend in Form der weniger toxischen Glycoside vorliegen, wird das toxikologische Risiko beim Verzehr der Salatpflanzen als gering bewertet.[6]

Sonst. Verwendung: *Haushalt.* Die vor der Ernte zur Zarthaltung der inneren Blätter zusammengebundenen Rosetten von *C. endivia* ssp. *endivia* var. *latifolium* (Escariol) und var. *crispum* sowie die Blätter der Schnittform, var. *endivia*, liefern einen Wintersalat.[19]

Cichorium intybus L.

Synonyme: *C. intybus* auct.

Sonstige Bezeichnungen: Dt.: Gewöhnliche Wegwarte, Wilde Zichorie, Zichorie; engl.: Chicory, Succory, Wild chicory; frz.: Chicorée sauvage; it.: Cicoria, Radicchio; port.: Almeirão, Chicória, Chicória brava; span.: Chicoria.

Systematik: Folgende Varietäten von *C. intybus* L. werden unterschieden:[35]

- var. *intybus* (= *ssp. intybus* var. *sylvestre* VISIANI = *C. sylvestre* G. BANK), die Wildpflanze mit sägeförmig eingeschnittenen Grundblättern und harten Wurzeln.
- var. *sativum* LAM. et DC (= *ssp. sativum* (DC.) JANCHEN var. *radicosum* ALEF.), die Wurzel- oder Kaffeezichorie mit meist nur schwach gezähnelten Grundblättern und fleischigen, großen, bis über 500 g schweren Wurzeln.
- var. *foliosum* HEGI, die Salatzichorie oder Chicoree, der eine große Ähnlichkeit mit der Wurzelzichorie hat.

Botanische Beschreibung: 0,15 bis 2 m hohe Pflanze mit ausdauernder, 10 bis 30 cm langer dicker Wurzel. Stengel steif aufrecht, besonders im oberen Teil sparrig verzweigt, häufig borstig behaart. Laubblätter 10 bis 30 cm lang, 1 bis 5 cm breit, verkehrt-eiförmig, länglich, schrotsägeförmig bis zerschlitzt, vielfach unterseits steif behaart; unterste Blätter gestielt, den grundständigen fast gleich, die oberen sowie die Blätter im Bereich des Blütenstands länglich bis lanzettlich und sitzend. Blütenköpfchen 3 bis 4 cm breit, zahlreich, end- und achselständig, einzeln oder zu mehreren, sitzend oder kurz gestielt; Hüllblätter borstig bewimpert, häufig drüsig behaart; die inneren länglich-lanzettlich, aufrecht, die äußeren eiförmig, abstehend, halb so lang wie die inneren; Blüten hellblau, selten weiß oder rosarot, bis dreimal länger als der Hüllkelch. Achänen 2 bis 3 mm lang, Pappus acht- bis zehnmal kürzer als die Frucht.[35]

Inhaltsstoffe: In den blauen Blüten von *C. intybus*[2] sowie in den roten Blättern eines Chemovars von *C. intybus*[3] kommen zwitterionische malonylierte Anthocyanine vor. Die Stengel enthalten Umbelliferon, 6,7-Dihydroxycumarin , Scopoletin, Äsculin und Cichoriin (= Äsculetin-7-*O*-β-D-glucosid).[1] Die frischen Blätter enthalten Kaffeesäure, Chicoreesäure (Dicaffeoylweinsäure), sowie Kaffeesäure-, Ferulasäure- und Cumarsäuremonoester der Chinasäure.[1] In den frischen Blättern von *C. intybus* var. *foliosum* wurden folgende Kaffeesäureester in auf das Frischgewicht bezogenen Mengen nachgewiesen: 17 mg/kg Dicaffeoylweinsäure, 5 mg/kg Chlorogensäure und 4 mg/kg Monocaffeoylweinsäure.[43] Der Milchsaft der frischen Wurzel enthält die Sesquiterpenlactone Lactucin und Lactucopikrin (= Lactupicrin = 8-*p*-Hydroxyphenylacetyllactucin) in etwa gleichen Anteilen.[4] Zusätzlich zu diesen beiden Verbindungen wurde 8-Desoxylactucin in einem Mengenverhältnis von 1 : 3 : 2 sowohl in der frischen Wurzel, als auch in frischen oberirdischen Teilen gefunden.[5] Neben 8-Desoxylactucin wurden aus der frischen Wurzel die Guajanolidglucoside Cichoriosid B und Crepidiasid B, die Eudesmanolidderivate Sonchusid C und Cichoriolid A sowie die Germacranolidglucoside Sonchusid A und Cichoriosid C in Mengen zwischen 0,0002 % und 0,01 % isoliert.[6] Die frische Wurzel enthält in geringer Konzentration mehrere Polyacetylene, darunter Ponticaepoxid. Zwei der Polyacetylene wurden auch in den frischen Wurzeln von *C. intybus* var. *foliosum* gefunden.[28] Die Blätter bilden nach Inokulation mit *Pseudomonas cichorii* das fungitoxische Sesquiterpenlacton Cichoralexin.[29]

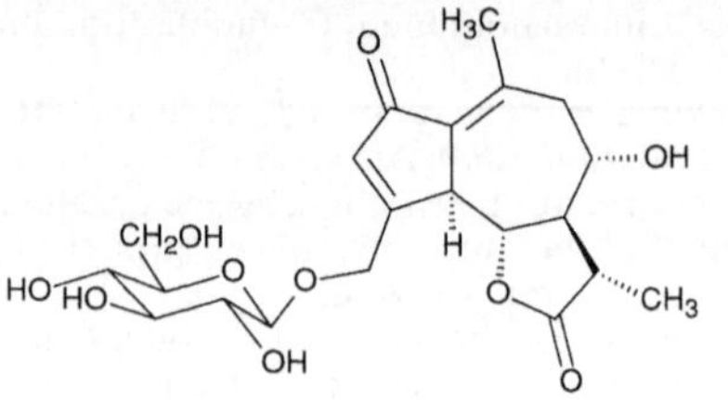

Cichoriosid B

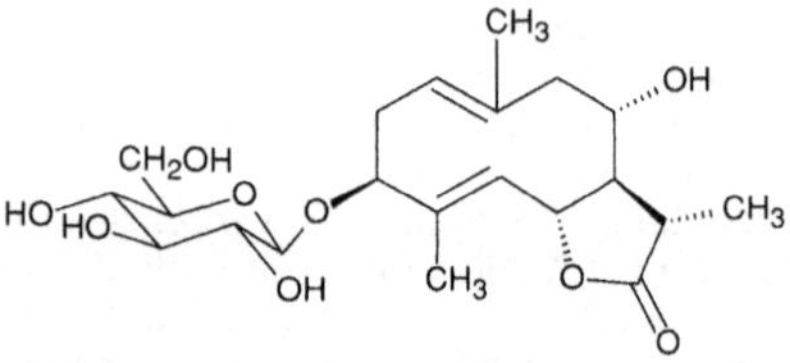

Cichoriosid C

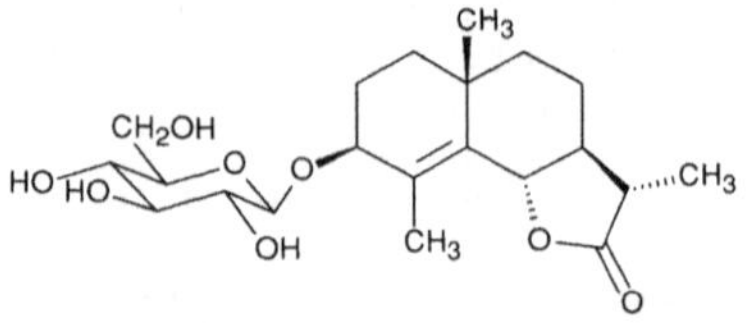

Sonchusid C

Verbreitung: Europa, Vorderasien bis zum Iran, Nord- und Südafrika, gesamtes Amerika, Australien und Neuseeland. In Unkrautfluren, an Wegrändern, Schuttstellen, auf Weiden und Äckern; bis in Höhen von etwa 900 m.

Drogen: Cichorii folia et radix (Wegwartenblätter mit Wurzeln), Cichorii radix (Wegwartenwurzel), Cichorium intybus Rh hom. *HAB 1*, Cichorium intybus ethanol. Decoctum hom. *HAB 1*, Cichorium intybus hom. *HPUS 78*.

Cichorii folia et radix (Wegwartenblätter mit Wurzeln)

Synonyme: Folia et Radix Cichorii, Folia et Radix Intybi.

Sonstige Bezeichnungen: Dt.: Cichorienblätter und Wurzeln, Gemeine Wegwartenblätter und Wurzeln, Wegwartenblätter und Wurzeln, Zichorienblätter und Wurzeln; engl.: Succory leaves and root; frz.: Feuilles et racines de chicorée; it.: Foglie e radice di cicoria.

Monographiesammlungen: Chicorée sauvage *PF VII*; Cichorii folia et radix *Ital V*.

Definition der Droge: Die genannten Pharmakopoen schreiben getrocknete Blätter und Wurzeln ohne Angabe von deren Mengenverhältnis vor. Die Wurzel wird im frischen Zustand geschält und anschließend getrocknet *PF VII*.

Stammpflanzen: *Cichorium intybus* L. var. *intybus*.

Herkunft: Sammlung aus Wildvorkommen. Hauptlieferanten sind die Balkanländer.[38]

Gewinnung: Trocknung an der Luft.

Schnittdroge:
Geschmack. Bitter.
Geruch. Heuartig.
Mikroskopisches Bild. Blatt: Beide Epidermen geradwandig bis stark wellig buchtig. Beiderseits zahlreiche 20 bis 35 µm lange, eingesenkte Spaltöffnungen mit 4 (bis 5) Nebenzellen. In beiden Epidermen, am Blattrand und besonders unterseits über der Mittelrippe sehr große Köpfchenhaare mit rauher Oberfläche, charakteristisch kegelförmig verbreiterter Basis aus 2 bis 5 parallelen Reihen derbwandiger Zellen, 5 bis 12 Stielzellen und ein- bis mehrzelligem Köpfchen oder einer stumpfen Endzelle. Interzellularenreiches 1 (bis 2)-reihiges Palisadenparenchym aus weiten Zellen, mehrere Lagen lockeres Schwammparenchym.[42]
Wurzel: Kork aus wenigen Lagen von Zellen mit dünner, brauner Wand. Rinde mit deutlichen Interzellularräumen und zerstreuten Milchröhren. Phloem ausgeprägt, faserfrei, mit mehrreihigen Markstrahlen, zahlreichen Siebröhrenbündeln und Milchröhren. Poröser Holzkörper mit kurzen, dicht getüpfelten Gefäßen, die meist in Bündeln stehen, 20 bis 60 µm im Durchmesser messen und von einzelnen derbwandigen, schief getüpfelten Holzfasern umgeben sind. Ein- bis dreireihige Markstrahlen. Im Parenchym von Rinde und Holz zahlreiche Inulin-Sphäriten.[42]

Inhaltsstoffe: *Sesquiterpenlactone.* In Kraut und Wurzel der getrockneten Pflanze wurden geringe Mengen Lactucin und Lactucopikrin nachgewiesen. Die weiteren, in der frischen Wurzel enthaltenen Sesquiterpenlactone (s. Inhaltsstoffe von Cichorium intybus) konnten bisher in getrocknetem Pflanzenmaterial nicht gefunden werden.[33]
Zimtsäurederivate. In der Wurzel wurde Isochlorogensäure gefunden.[32] Es ist davon auszugehen, daß die in den frischen Blättern vorkommenden Phenylpropansäureester (s. Inhaltsstoffe von Cichorium intybus) auch in der Droge vorhanden sind.
Flavonoide. Die Blätter sollen Apigenin, Apigenin-7-*O*-L-arabinosid, Luteolin-7-*O*-glucosid, Quercitrin und Hyperosid enthalten.[1] In einer neueren Untersuchung konnte jedoch nur das Vorkommen von Hyperosid bestätigt werden.[31] Zusätzlich wurden Luteolin-7-*O*-glucuronid, Quercetin-3-*O*-glucuronid, Kämpferol-3-*O*-glucosid, Kämpferol-3-*O*-

glucuronid sowie Isorhamnetin-3-*O*-glucuronid nachgewiesen. Bei weiteren in Spuren vorkommenden Flavonoiden handelt es sich vermutlich um *C*-Glykosylflavone.[31]

Identität: Mittels HPLC an einer RP-18 Phase mit Methanol-Wasser 1:1 konnten Lactucin, 8-Desoxylactucin und Lactucopikrin aus einem Frischwurzelextrakt getrennt und Lactucin durch Additionsanalyse identifiziert werden.[8]

Gehalt: Die genannte HPLC-Methode eignet sich auch zur quantitativen Bestimmung von Lactucin in Mengen von 0,6 ng bis 1200 ng.[8]

Wirkungen: *Wirkung am Herzen.* Die nicht näher beschriebene Perfusion isolierter Krötenherzen mit 0,4 mL eines aus der getrockneten Wurzel mit Ethanol-Wasser 7:3 im Verhältnis 1:10 hergestellten Extrakts bewirkt eine deutliche Verminderung der Kontraktionskraft und der Schlagfrequenz. Ganglienblockade und Atropinisierung des Herzens haben keinen Einfluß auf diese Wirkungen.[9] Nach intraduodenaler bzw. intravenöser Gabe einer wäßrigen Abkochung der gerösteten Wurzel, entsprechend 165 mg/kg KG bzw. 10 bis 50 mg/kg KG Trockenextrakt, werden sowohl bei der Ratte als auch beim Kaninchen eine Blutdrucksenkung um 10 bis 20 % des Initialdrucks sowie eine leichte Bradykardie beobachtet.[10]
Wirkung an Galle und Leber. Nach intraduodenaler Gabe einer wäßrigen Abkochung der gerösteten Wurzel, entsprechend einer Dosierung von 750 mg/kg bis 1250 mg/kg KG Trockenextrakt wird bei der Ratte ein schwacher choleretischer Effekt beobachtet.[10] Der dreiwöchige Zusatz von 5 % getrockneter Wurzel zum Futter führt zu einer signifikanten Erniedrigung des Cholesterolspiegels von Plasma und Leber bei Ratten, die eine mit 1 % Cholesterol angereicherte Diät erhielten. Die intraperitoneale Gabe eines wäßrigen Wurzelextrakts erniedrigt die Cholesterolwerte ebenfalls, jedoch weniger deutlich.[11]
Antiexsudative Wirkung. Die subkutane Applikation von 2 · 100 mg/kg KG eines durch Perkolation der getrockneten Ganzpflanze mit reinem Ethanol hergestellten Extrakts vermindert bei Ratten die Ausbildung Carrageenin-induzierter Pfotenödeme um 50 %.[12]

Anwendungsgebiete: Gegen Appetitlosigkeit und dyspeptische Beschwerden.[13] Diese Anwendung ist aufgrund der in *C. intybus* enthaltenen Bitterstoffe (Guajanolide) plausibel.

Dosierung und Art der Anwendung: *Droge.* Mittlere Tagesdosis: 3 g der getrockneten, zerkleinerten Droge als Infus.[13]
Einzelgabe: 2 bis 4 g Ganzdroge mit 150 bis max. 250 mL kochendem Wasser überbrühen, 10 min ziehen lassen und abseihen.[14]

Volkstümliche Anwendung und andere Anwendungsgebiete: Die ganze Pflanze wird zur Appetitanregung, zur Stimulierung der Sekretion von Verdauungssäften und als Laxans, der frische Pflanzensaft als Abführmittel bei Kindern empfohlen.[14,18] Bei der Appetit- und Verdauungsanregung dürften die bitteren Guajanolide wirksam sein. Bei den anderen Anwendungsgebieten ist die Wirksamkeit nicht belegt.

Unerwünschte Wirkungen: *Allergische Wirkungen.* In seltenen Fällen allergische Hautreaktionen.[13] Fälle von Kontaktdermatitis nach berufsbedingter Exposition wurden beschrieben.[15,16] Die Sensibilisierungspotenz von Lactucin und Lactucopikrin wird als schwach eingestuft.[17]

Gegenanzeigen/Anwendungsbeschr.: Allergie gegenüber Wegwarte und anderen Compositen. Bei Gallensteinleiden nur nach Rücksprache mit einem Arzt anzuwenden.[13]

Toxikologische Eigenschaften: S. Cichorium endivia hom. *HAB 1.*

Reproduktionstoxizität: 200 mg/kg KG Trockenextrakt eines mittels Soxhlet-Extraktion mit Ethanol 50 % hergestellten Auszugs der getrockneten Wurzel intragastral vom 1. bis 7. und danach vom 14. bis 16. Trächtigkeitstag gegeben führt bei 24 von 30 Ratten (84 %) zum Verlust der Feten im letzten Trächtigkeitsdrittel.[34]

Toxikologische Daten: *LD-Werte.* Die LD_{50} eines durch wäßrige Abkochung der gerösteten Wurzel hergestellten Trockenextrakts ist an Mäusen bei p. o. Applikation bis zu einer Dosis von 625 mg Trokkenextrakt/kg KG und bei i. v. Applikation bis zu einer Dosis von 125 mg Trockenextrakt/kg KG nicht ermittelbar.[10] Bei i. p.-Applikation eines nicht näher definierten Wurzelextrakts liegt die LD_{50} für Mäuse bei 8900 mg/kg KG.[30]

Sonst. Verwendung: *Haushalt.* Die Rüben von *C. intybus* L. var. *foliosum* HEGI, der Salatzichorie oder Chicoree, werden im Herbst in Sand eingeschlagen und abgedeckt. Aus den Blattachseln treiben dann während des Winters 15 bis 20 cm lange und bis 5 cm dicke zugespitzte feste, infolge der Abdeckung bleiche und zarte Knospen aus, die als Salat und Gemüse auf den Markt kommen. Neuerdings kommt aus Italien eine durch Anthocyan rot gefärbte, im Aussehen an einen kleinen Kopfsalat erinnernde Varietät von *C. intybus* L. var. *foliosum* HEGI als "Radicchio rosso" auf unsere Märkte.[19]

Gesetzl. Best.: *Offizielle Monographien.* Aufbereitungsmonographie der Kommission E am BGA "Cichorium intybus (Wegwarte)".[13]

Cichori radix (Wegwartenwurzel)

Synonyme: Intybi radix, Radix Cichorii, Radix Intybi.

Sonstige Bezeichnungen: Dt.: Gemeine Wegwartenwurzel, Wegwartenwurzel, Zichorienwurzel; engl.: Succory root; frz.: Racine de chicorée; it.: Radice di cicoria; port.: Raiz de chicória.

Monographiesammlungen: Intybi radix *Port 46.*

Definition der Droge: Die im Herbst gesammelte, getrocknete Wurzel.[20]

Stammpflanzen: *Cichorium intybus* L. var. *intybus*.

Herkunft: Sammlung aus Wildvorkommen. Hauptlieferländer sind Polen und die GUS, daneben auch die Balkanstaaten.[39]

Gewinnung: Trocknung der ganzen Wurzel an der Luft, selten in Trockenöfen.[39]

Ganzdroge: Wurzel 1 bis 1,5 cm dick, 10 bis 30 cm lang, zylindrisch oder spindelförmig, wenig verzweigt. Rinde hellbraun, längsrunzelig.[20]

Schnittdroge:
Geschmack. Rinde deutlich, Holz schwach bitter.
Geruch. Nicht wahrnehmbar.
Mikroskopisches Bild. S. Cichorii folia et radix (Wegwartenblätter und Wurzeln).

Pulverdroge: Gelbbraunes Pulver aus Korkfragmenten mit bräunlicher Zellwand, zahlreichen Fetzen von Parenchymgewebe mit Inulin-Sphäriten, Bruchstücken der Rinde mit netzförmig verzweigten Milchröhren; Stücke des Holzkörpers mit Netzgefäßen und zahlreichen Parenchymzellen mit Inulin-Sphäriten, selten verholzte Fasern.[42]

Verfälschungen/Verwechslungen: Die Wurzeln von *Taraxacum officinale* wurden als Verfälschungen beobachtet.[20] Diese haben 80 μm weite Gefäße mit gestreckten schmalen Tüpfeln statt der 50 μm weiten, rundlich getüpfelten Gefäße von Cichorii radix.

Inhaltsstoffe: *Sesquiterpenlactone.* S. Cichorii folia et radix (Wegwartenblätter und Wurzeln).
Das aus den getrockneten Wurzeln isolierte und als Intybin bezeichnete bittere "Protokatechuderivat" ist vermutlich identisch mit dem Lactucopikrin.[7]

Analytik: S. Cichorii folia et radix (Wegwartenblätter und Wurzeln).

Anwendungsgebiete: S. Cichorii folia et radix (Wegwartenblätter und Wurzeln).

Dosierung und Art der Anwendung: *Droge.* Mittlere Tagesdosis: 3 g der getrockneten, zerkleinerten Droge als Infus.[13]
Einzelgabe: 2 bis 4 g Wurzel mit 250 mL kalten Wassers versetzen, aufkochen, beiseitestellen und zugedeckt 10 min ziehen lassen.[14]

Volkstümliche Anwendung und andere Anwendungsgebiete: Eine Abkochung der Wurzel soll bei Störung der Leberfunktion und bei Gelbsucht sowie als mildes Laxans wirksam sein.[21] Die Wirksamkeit der Droge bei dieser Anwendung ist nicht belegt.

Unerwünschte Wirkungen: S. Cichorii folia et radix (Wegwartenblätter und Wurzeln).

Gegenanzeigen/Anwendungsbeschr.: S. Cichorii folia et radix (Wegwartenblätter und Wurzeln).

Toxikologische Eigenschaften: S. Cichorium endivia hom.

Toxikologische Daten: S. Cichorii folia et radix (Wegwartenblätter und Wurzeln).

Sonst. Verwendung: *Haushalt. C. intybus* L. var. *sativum* LAM. et DC, die Wurzel- oder Kaffeezichorie liefert eine Wurzel, aus der seit 1763 nach Rösten und Mahlen der Zichorienkaffee als Kaffeersatz bereitet wird.[19]

Gesetzl. Best.: *Offizielle Monographien.* Aufbereitungsmonographie der Kommission E am BGA "Cichorium intybus (Wegwarte)".[13]

Cichorium intybus ethanol. Decoctum hom. *HAB1*

Synonyme: Cichorium, ethanol. Decoctum.

Monographiesammlungen: Cichorium intybus ethanol. Decoctum *HAB1*.

Definition der Droge: Die ganze, zur Blütezeit gesammelte, getrocknete Pflanze.

Stammpflanzen: *Cichorium intybus* L. ssp. *intybus* und *C. intybus* L. ssp. *sativum* (DC) JANCHEN.

Zubereitungen: Urtinktur aus der zerschnittenen Droge und flüssige Verdünnungen *HAB1*, Vorschrift 19f mit Ethanol 62 %. Die Urtinktur ist eine bräunlichgelbe Flüssigkeit mit schwach aromatischem Geruch und bitterem Geschmack.

Reinheit: *Zerschnittene Droge.*
- Fremde Bestandteile *PhEur*: Höchstens 5 % Stengelanteile von mehr als 6 mm Dicke.
- Asche *DAB*: Höchstens 13 %.
- Salzsäureunlösliche Asche *PhEur*: Höchstens 4,0 %.

Urtinktur.
- Rel. Dichte PhEur: 0,885 bis 0,905.
- Trockenrückstand *DAB*: Mindestens 1,0 % und höchstens 3,0 %.

Lagerung: Vor Licht geschützt.

Cichorium intybus Rh hom. *HAB1*

Synonyme: Cichorium Rh.

Monographiesammlungen: Cichorium intybus *HAB1*.

Definition der Droge: Die ganzen, zur Blütezeit gesammelten frischen Pflanzen.

Stammpflanzen: *Cichorium intybus* L. ssp. *sativum* (DC) JANCHEN.

Zubereitungen: Urtinktur und flüssige Verdünnungen *HAB1*, Vorschrift 21.
Eigenschaften: Die Urtinktur ist eine braune Flüssigkeit von schwach würzigem Geruch.

Identität: Prüflösung durch Ausschütteln der Urtinktur mit Ethylacetat, Einengung und Aufnahme des Rückstands in Wasser-Methanol 1:1.

- Hellrote Färbung der Prüflösung mit Phloroglucin/HCl.
- Gelbfärbung der Prüflösung mit verd. NaOH-Lsg.
- Rotfärbung der Prüflösung nach Zusatz einer ethanol. Thymol-Lsg. und Zugabe von Schwefelsäure.

Dünnschichtchromatographie: Nachweis der Kaffeesäurederivate und der Flavonoide nach Detektion mit Diphenylboryloxyethylamin und Polyethylenglykol.

Reinheit: *Urtinktur.*
- Relative Dichte *PhEur*: 1,010 bis 1,040.
- Trockenrückstand *DAB*: Mindestens 4,5 %.

Lagerung: Vor Licht geschützt und dicht verschlossen.

Cichorium intybus hom. *HPUS 78*

Synonyme: Chicory.

Monographiesammlungen: Cichorium intybus *HPUS 78.*

Definition der Droge: Die frische Wurzel.

Stammpflanzen: *Cichorium intybus* L. ssp. *intybus.*

Zubereitungen: Urtinktur aus 300 g feuchter Masse (darin 200 mL Wasser) mit 837 mL Ethanol 72 %, so daß 1000 mL Tinktur erhalten werden.
Verdünnungen: 2 × (D2) mit Ethanol 63 %, ab 3 × (D3) mit Ethanol 88 %.

1. Gonzalez AG (1977). In: Heywood VH, Harborne JB, Turner BL (Eds.) The Biology and Chemistry of the Compositae. Academic Press, London, S. 1.085–1.095
2. Takeda K, Harborne JB, Self R (1986) Phytochemistry 25:1.337–1.342
3. Bridle P, Thomas Loeffler RS, Timberlake CF, Self R (1984) Phytochemistry 23:2.968–2.969
4. Holzer K, Zinke A (1953) Monatsh Chem 84:901–909
5. Pyrek JS (1985) Phytochemistry 24:186–188
6. Seto M, Miyase T, Umehara K, Ueno A, Hirano Y, Otani N (1988) Chem Pharm Bull 36:2.423–2.429
7. Schmitt A (1940) Bot Arch 40, S. 516
8. Leclerq E 81984) J Chromatogr 283:441–444
9. Balbaa SI, Zaki AY, Abdel-Wahab SM, El-Denshary ESM, Motazz-Bellah M (1973) Planta Med 24:133–144
10. Cazin JC, Cazin M, Beerens H (1978) Rev Inst Pasteur Lyon 11:111–119
11. Gupta AK, Kaur N, Nath S (1986) IRCS Med Sci 14, S. 212
12. Benoit PS, Fong HHS, Svoboda GH, Farnsworth NR (1976) Lloydia 39:160–171
13. BAz Nr. 76 vom 23.04.1987 in der Fassung vom 01.09.1990 (BAz Nr. 164)
14. Fischer G, Krug E (1980) Heilkräuter und Arzneipflanzen, 6. Aufl., Heidelberg, S. 242
15. Friis B, Hjorth N, Vail jr JT, Mitchell JC (1975) Contact Dermatitis 1:311–313
16. Malten KE (1983) Contact Dermatitis 9, S. 232
17. Hausen BM (1988) Allergiepflanzen – Pflanzenallergene, ecomed, Landsberg München, S. 163
18. Madaus G (1938) Lehrbuch der biologischen Heilmittel, Bd. 3, Leipzig
19. Franke W (1989) Nutzpflanzenkunde, 4. Aufl., Thieme, Stuttgart, S. 218
20. Berger F (1960) Handbuch der Drogenkunde, Bd. 5, W. Maudrich Verlag, Wien Bonn Bern, S. 131–134
21. Leporatti ML, Pavesi A, Posocco E (1985) J Ethnopharmacol 14:59–69
22. Sell PD (1975) Bot J Linn Soc 71, S. 236
23. Saleh MRI, Metwally AM, Amer MMA (1975) Pharmazie 30, S. 404
24. Wöldecke M, Herrmann K (1974) Z Naturforsch 29c:360–361
25. Wöldecke M, Herrmann K (1974) Z Naturforsch 29c:355–359
26. El-Masry S, Ghazy NM, Zdero C, Bohlmann F (1984) Phytochemistry 23:183–185
27. Hladon B, Drozdz B, Holub M, Szafranek P, Klimaszewska O (1978) Polish J Pharmacol Pharm 30:611, zit. nach[5]
28. Rücker G, Noldenn U (1991) Planta Med 57:97–98
29. Monde K, Oya T, Shirata A, Takasugi M (1990) Phytochemistry 29:3.449–3.451
30. N.N. (1984) Ind J Pharmacol 16, S. 50
31. Rees S, Harborne J (1984) Bot J Linn Soc 89:313–319
32. Grodzinska-Zachwieja Z, Kahl W (1966) Acta Biol Cracov, Ser Bot 9, S. 87
33. Noldenn U (1989) Dissertation Universität Bonn
34. Prakash AO, Mathur R (1976) Ind J Exp Biol 14:623–626
35. Heg, Bd. VI, Teil 4, 2. Aufl., S. 992–1.000
36. Hgn, Bd. III, S. 447–544
37. Persönl. Mitteilung, Fa. Staufen Pharma, Göppingen, 26.09.1990
38. Persönl. Mitteilung, Fa. Müggenburg, Hamburg, 06.09.1990
39. Persönl. Mitteilung, Fa. Müggenburg, Hamburg, 08.08.1990
40. Heg, Bd. VI, Teil 4, 2. Aufl., S. 1.412
41. Goupy PM, Varoquaux PJA, Nicolas JJ, Macheix JUJ (1990) J Agric Food Chem 38:2.116–2.121
42. Hag, Bd. 4, S. 3
43. Winter M, Herrmann K (1986) J Agric Food Chem 34:616–620

ES

Cinchona

HN: 2000700

Familie: Rubiaceae.

Unterfamilie: Cinchonoideae.

Tribus: Cinchonae.

Gattungsgliederung: Die Gliederung der Gattung Cinchona L. ist sehr schwierig und wird von einzelnen Autoren unterschiedlich gehandhabt. Die Ansichten über den Wert der Arten und deren Umfang gehen erheblich auseinander.[1] Nach den Angaben in den neueren Flora schwankt die Zahl der Arten zwischen 40 und 50.[2,3] Manche als Arten beschriebene Taxa sind nach heutiger Auffassung nur Formen, Rassen oder Hybriden. Natürliche Hybridisierung scheint leicht zu sein.[4] Der Trend in der Systematik geht dahin, zunächst die Synonymie für die Taxa zu

klären, dann die legitimen Bezeichnungen zu ermitteln (Prioritätsregel) und schließlich die Taxa neu zu fassen und notwendige Nomenklaturänderungen durchzuführen.[5] In neueer Literatur[6] werden folgende Arten berücksichtigt: *Cinchona officinalis* L. und *Cinchona pubescens* VAHL.
Als eigenständige Arten sind außerdem zu berücksichtigen:[5] *Cinchona micrantha* RUIZ et PAVON und *Cinchona pitayensis* WEDD.
Chinarinden werden heute nur noch von Kulturen geerntet. Plantagenpflanzen sind mit dem Ziel eines optimales Arzneistoffprofils gezüchtet durch Selektion und/oder Kreuzungen. Daher finden sich in den Cinchona-Plantagen keine "natürlichen Arten" mehr vor. Dieser Sachverhalt spiegelt sich auch in Arzneibüchern wieder, in denen als Stammpflanzen verschiedene "Arten sowie deren Hybriden und/oder Varietäten" genannt sind. Die botanische Zuordnung der angebauten Cinchona-Pflanzen ist eben schwierig, zumal heute meist vegetativ vermehrte Hybriden angebaut werden.
Für praktische Bedürfnisse ist es zweckmäßig der Beschreibung folgender "Typen" zu folgen:[4] Cinchona calisaya, Cinchona ledgeriana, Cinchona officinalis und Cinchona succirubra.[7] Bei diesen "Typen"-Namen, die in pharmazeutischer Literatur häufig anzutreffen sind, handelt es sich um überholte, nach der heutigen botanischen Nomenklatur nicht mehr gültige Namen, die aber in den China-Plantagen noch Verwendung finden.
Hinweis: Der Anbau des Typs "cinchona officinalis", auch pale Cinchona genannt[8] (entspr. nicht *C. officinalis* L.), wurde wegen der hohen Anfälligkeit dieser Pflanze gegenüber Schädlingen und Krankheiten aufgegeben.[4]

Gattungsmerkmale: Bäume, seltener Sträucher. Laubblätter gegenständig, gestielt; Blattspreite ungeteilt, elliptisch-lanzettlich oder rundlich, ganzrandig; Nebenblätter ungeteilt, innen drüsig, zwischen den beiden gegenständigen Laubblättern jederseits oft nur ein durch Verwachsung entstandenes Nebenblatt. Blütenstände vielblütig, in reichblütigen, entständigen Rispen; Blüten zwittrig, radiärsymmetrisch, rot, rosa oder gelblich weiß. Kelch klein, glockenförmig, fünfzähnig, bleibend, innen drüsenlos. Blumenkrone stieltellerförmig, die fünf Kronzipfel mit klappiger Knospenlage, behaart, am Rande langhaarig, Kronröhre stielrund oder kantig, zuweilen leicht aufspaltend, im Schlunde kahl oder behaart. Staubblätter fünf, bei der langgriffeligen Form in der Mitte der Röhre befestigt, bei der kurzgriffeligen Form gegen den Schlund zu angewachsen, halb hervorragend. Fruchtknoten unterständig, zweifächerig, aus zwei Korrellen bestehend. Kapsel septizid, von unten nach der Spitze zu aufspringend; die zwei Klappen oben durch den Kelch zusammengehalten, am Grunde spreizend, die Spaltung gewöhnlich in den Blütenstiel übergreifend. Samenleisten in den Klappen frei, im Querschnitt halbkreisförmig. Samen zahlreich, geflügelt, mit Endosperm, senkrecht stehend und sich dachziegelig deckend. Keimling klein, keulenförmig.[9]

Verbreitung: Tropisches Amerika, am Osthang der Anden von etwa 10° nördlicher bis 20° südlicher Breite, vorwiegend von 1600 bis 2400 m (bis 3400 m) Meereshöhe; Venezuela, Kolumbien, Ecuador, Peru, Bolivien bis Mittelamerika (Costa Rica). An ihren natürlichen Standorten bilden die Cinchona-Bäume keine Wälder, sondern wachsen verstreut. Durch Raubbau waren sie von der Ausrottung bedroht.

Inhaltsstoffgruppen: *Alkaloide.* Indoltyp: Monomere Indolalkaloide wie Chinamin und Aricin finden sich vor allem in den Rinden und Blättern von Cinchona-Arten. Quasi-dimere Indolalkaloide vom Cinchophyllamin-Typ werden als typische Inhaltsstoffe der Cinchona-Blätter angesehen.[10,11]
Chinolintyp: Chinolinalkaloide findet man hauptsächlich in Cinchona-Rinden. Biogenetisch sind sie mit Indolbasen verwandt, die sich vom Tryptophan ableiten. Der *N*-Baustein ist mit einem C_9-Baustein verknüpft, der sich aus dem Monoterpenstoffwechsel von den Secoiridoiden herleitet. Formal betrachtet handelt es sich um Chinolinderivate mit einem Chinuclidinring. Die Biogenese der Alkaloide erfolgt in den Blättern. Sie führt vom Vincosid über Corynantheal zum Chinuclidyl-Indolalkaloid Cinchonaminal. Nach Ringsprengung im Heterocyclus des Indolteils dieser Verbindung erfolgt ein Ringschluß zu den Chinuclidyl-Chinolinalkaloiden, welche größtenteils in den Rinden gespeichert werden. In den Blättern wird die Indolbase Cinchonamin gespeichert, die durch Reduktion des Cinchonaminals entsteht.[12-14]

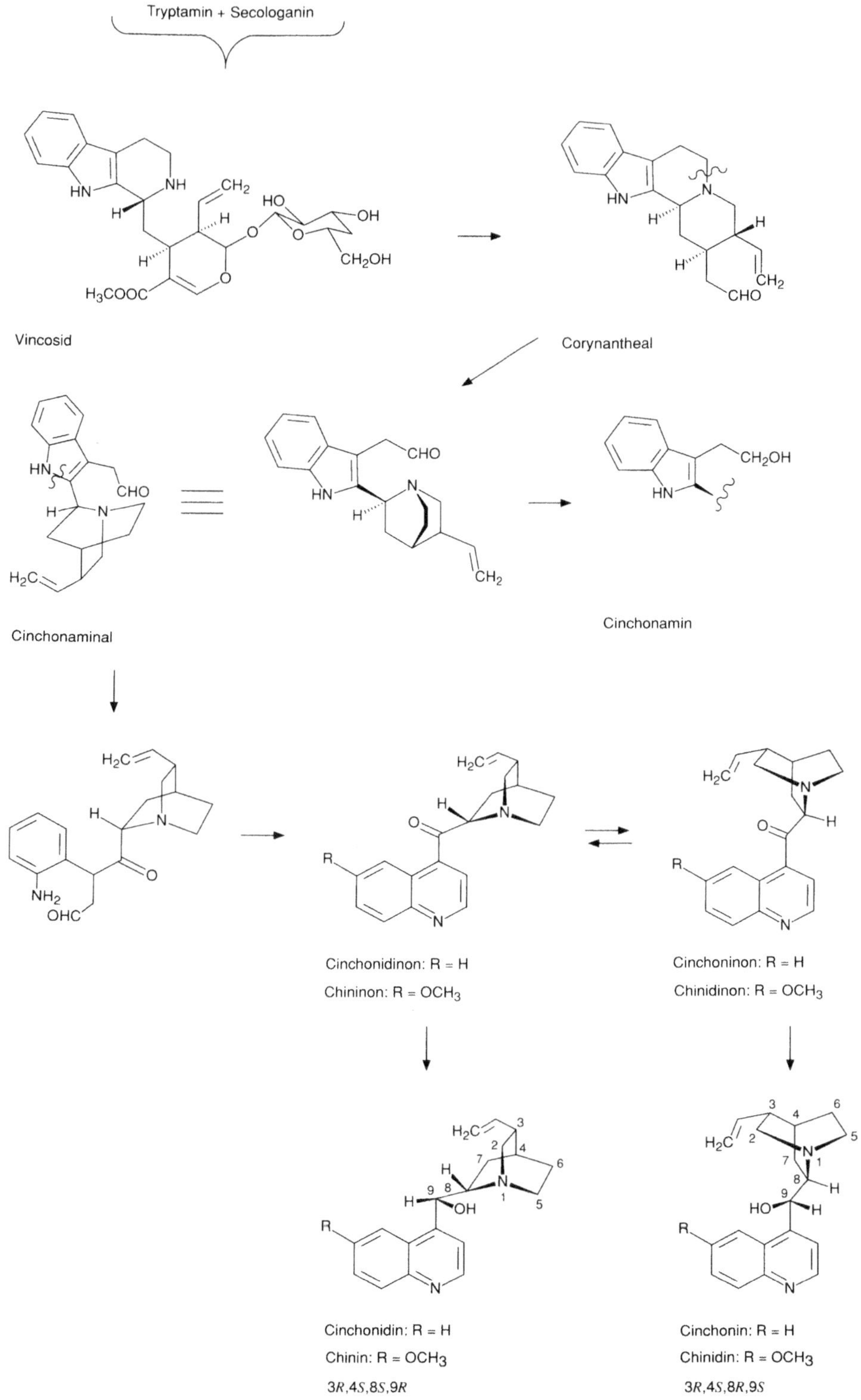

Biogenese der Chinaalkaloide nach Lit.[14]

Anthrachinone. Anthrachinone vom Alizarin-Typ wurden in Zell- und Gewebekulturen von Cinchona-Arten entdeckt.[15-17] Sie entstehen über Shikimisäure und Mevalonsäure auf einem anderen Biosynthese-Weg als die Anthrachinone der Chrysophanol-Emodin-Gruppe. Die Anthrachinone von Cinchona-Arten sind als Phytoalexine anzusehen.[17]
Bittere Triterpenglykoside.
Gerbstoffe.

Drogenliefernde Arten: *C. officinalis* L.
- Syn. *C. ledgeriana* MOENS ex TRIM. (= *C. calisaya* WEDD. var. *ledgeriana* HOWARD) wird als Stammpflanze aufgeführt in:
- Cinchona *USP XI, BHP83.*
  Der Typ "Cinchona ledgeriana" (= ledger Cinchona[8]) liefert "Fabrikrinde", "Gelbe Chinarinde".
- Syn. *C. calisaya* WEDD. wird als Stammpflanze aufgeführt in:
- Cinchona *USP XI, BHP83.*
- Cortex Chinae calisayae (Calisaya-Chinarinde) *EB6.*
- Cinchona officinalis hom. *HPUS 78.*

Der Typ "Cinchona calisaya" (= yellow Cinchona[8]) liefert "Fabrikrinde", "Gelbe Chinarinde", "Cortex Chinae calsayae" (= Gelbe Königsrinde, Königschinarinde, Cortex Chinae regiae).
C. pubescens VAHL (Syn. *C. succirubra* PAVON ex KLOTSCH) wird als Stammpflanze genannt in:
- Cinchonae cortex (Chinarinde) *DAB 10 (Eur), Helv VII.*
- Cortex Chinae (Chinarinde) *ÖAB 90.*
- Cinchona *USP XI, BHP83.*
- Cinchona succirubra hom. *HAB 1.*
- China rubra hom. *PF X.*
- Cinchona officinalis hom. *HPUS 78.*

Der Typ "Cinchona succirubra" (= Roter Chinarindenbaum, red Cinchona[8]) liefert "Apothekerrinde", "Rote Chinarinde" (= Cortex Chinae rubrae).

Cinchona officinalis L.

Synonyme: *C. calisaya* WEDD., *C. calisaya* WEDD. var. *ledgeriana* (MOENS) HOWARD, *C. ledgeriana* MOENS ex TRIM.

Sonstige Bezeichnungen: Dt.: Gelber Chinarindenbaum; engl.: Ledger Cinchona, yellow Cinchona.

Systematik: s. a. unter Gattungsgliederung von Cinchona. Da die wildwachsenden Cinchona-Bäume durch Raubbau bereits Anfang des 19. Jahrhunderts von der Ausrottung stark bedroht waren, der Bedarf an Droge bzw. am dem daraus gewonnenen Chinin ständig anstieg, hatte man schon früh mit Zuchtversuchen begonnen. Aus Samen vom Typ "Cinchona calisaya" (entspr. *C. officinalis* L. Typ "Cinchona calisaya"), die in Bolivien gesammelt wurden, wuchs in Java 1852 die erste Cinchona-Pflanze heran. Ihre erfolgreiche Anzucht ließ auf Kulturerfolge hoffen, nur der Chiningehalt dieser Pflanze war zu niedrig. 1854 wurde in Chile und Peru Pflanzenmaterial von etwa zehn Arten und Varietäten, vorwiegend vom Typ "Cinchona calisaya", gesammelt und so der Grundstock zum ersten erfolgreichen Versuchsfeld in Java gelegt. Aber der Durchbruch gelang erst mit Samenmaterial, das 1865 von Ledger aus Bolivien importiert wurde. Die aus Ledger's Samen selektierte Population der Gelben Chinarindenbäume wurde 1882 als neue Art "*C. ledgeriana*" (entspr. *C. officinalis* L. Typ "Cinchona ledgeriana") beschrieben.
Bereits 1890 hatte der Typ "Cinchona ledgeriana" aufgrund des hohen Chiningehaltes seiner Rinde (keine Gehaltsangaben) mehr oder weniger alle anderen "Arten", "Varietäten" bzw. "Typen" verdrängt. Der einzige bis zu einem gewissen Grade konkurrenzfähige Typ war "Cinchona succirubra" (entspr. *C. pubescens* VAHL), dessen Rinde zwar einen geringeren Chiningehalt (keine Gehaltsangaben), dafür aber einen höheren Anteil weiterer Alkaloide enthielt, und als "Apothekerrinde" pharmazeutische Verwendung fand (s. Cinchonae cortex).
Der Typ "Cinchona ledgeriana" wurde später auf Wurzeln der robusteren, schnellwüchsigen *Cinchona pubescens* gepropft, wobei der Alkaloidgehalt vom Typ "Cinchona ledgeriana" praktisch nicht verändert wurde. Dies bestätigt, daß bei Cinchona die Alkaloidbildung in den Blättern und nicht in der Wurzel erfolgt. In der auf Ledger's Samen zurückgehenden Population wurden auch die ersten Chemocultivars entdeckt: *C. ledgeriana* chemovar. *chinidinifera* MOENS bildet in der Stammrinde bis 2,4 % Chinidin, *C. ledgeriana* chemovar. *cinchonidinifera* MOENS bis 4 % Cinchonidin.[4,7,43]

Botanische Beschreibung: Großer bis mittelgroßer Baum oder auch Strauch, Stammdurchmesser selten bis 1,5 m; Rinde runzelig, schwärzlich; junge Zweige behaart; Nebenblätter lanzettlich oder länglich, spitz oder stumpf, kahl; Blätter gestielt, lanzettlich bis eiförmig-elliptisch, 10 cm lang und 3,5 bis 4 cm breit, zugespitzt, an der Basis abgerundet oder verschmälert, lederig, oberseits kahl, unterseits an den Nerven oft kurzhaarig; Rispen terminal, beblättert, klein und dicht, vielblütig; Kronröhre striegelhaarig; Kelch kahl, rötlich, Zähne dreieckig, spitz; Krone rosa oder rot, seidenhaarig, die Kronlappen eiförmig, spitz, die Kronröhre etwa 1 cm lang; Kapsel länglich, gewöhnlich 1,5 bis 2 cm lang, kahl.[5]

Verwechslungen: Verwechslungen sind möglich mit Hybriden.

Inhaltsstoffe: Aus den Blättern von *C. ledgeriana* MOENS ex TRIM. (entspr. *C. officinalis* L.) wurden monomere und quasi-dimere Indolalkaloide isoliert.[11]

Verbreitung: Wildbestände in Südamerika; In Kulturen in tropischen Gebieten.

Anbaugebiete: Hauptanbaugebiete sind Java und Zaire.[8]

Drogen: Gelbe Chinarinden: Cortex Chinae calisayae (Calisaya-Chinarinde), Cortex Chinae ledgerianae, Cinchona officinalis hom. *HPUS 78.*

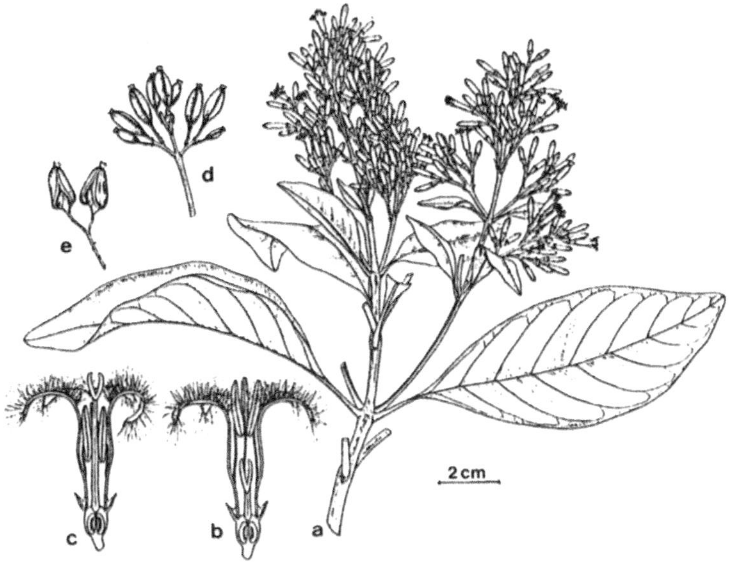

Habitusbild von *C. ledgeriana* MOENS ex TRIM. (entspr. *C. officinalis* L.) aus Lit.[4] a Teil eines Zweiges mit zwei Blütenständen, b kurzgriffelige Blüte, c langgriffelige Blüte, d Früchte, e aufgesprungene Kapseln a,d,e x1, b,c x6. Gezeichnet nach Material im Herbarium Vadense.

Cortex Chinae calisayae (Calisaya-Chinarinde)

Synonyme: Cortex Chinae regiae, Cortex Cinchonae calisayae.

Sonstige Bezeichnungen: Dt.: Gelbe Chinarinde, Gelbe Königsrinde, Königschinarinde; engl.: Calisaya bark, yellow bark, yellow Cinchona bark, Peruvian bark.

Monographiesammlungen: Cinchona *USP XI*, *BHP 83*; Cortex Chinae calisayae (Calisaya-Chinarinde) *EB 6*.

Definition der Droge: "Getrocknete Stamm- und Wurzelrinde" *USP XI*, *BHP 83*; "Getrocknete Rinde" *EB 6*.

Stammpflanzen: "*C. succirubra* PAVON ex KLOTSCH oder deren Hybriden oder *C. ledgeriana* (HOWARD) MOENS ex TRIMEN, *C. calisaya* WEDDELL oder Hybriden dieser Arten mit anderen species von Cinchona" *USP XI*; "*C. calisaya* WEDDELL" *EB 6*; "viele Hybriden von *C. ledgeriana* MOENS, *C. succirubra* PAV., *C. officinalis* L. und *C. calisaya* WEDD." *BHP 83*.

Herkunft: Wildbestände und Kulturen in Südamerika, vor allem in Bolivien und Peru.[10,52]

Gewinnung: S. Cinchonae cortex.

Ganzdroge: Im Gegensatz zur "Roten Chinarinde" (s. Cinchonae cortex) sind Innenfläche und Querschnitt der Calisaya-Chinarinde von gelbbrauner Farbe, die besonders deutlich beim Behandeln eines Drogenschnittes mit Kalilauge hervortritt; ansonsten entsprechend der Droge Chinarinde *DAB 10 (Eur)*.[52]

Schnittdroge: S. *EB 6*.

Pulverdroge: S. *EB 6*.

Inhaltsstoffe: 4 bis 8 % Gesamtalkaloide (keine Angabe der Bestimmungsmethode), mit einem Chininanteil von über 50 %.[10]

Identität: Calisaya-Chinarinde schmeckt stark bitter *EB 6*.

Reinheit: Asche: Höchstens 3 % *EB 6*.

Gehalt: Mindestens 4,5 % Alkaloide *EB 6*.

Gehaltsbestimmung: *EB 6*: Alkaloidbestimmungsmethode nach Cortex Chinae *DAB 6*.

Cortex Chinae ledgerianae

Sonstige Bezeichnungen: Dt.: Gelbe Chinarinde; engl.: Ledger bark, ledger Cinchona.

Monographiesammlungen: Cinchona *USP XI*, *BHP 83*.

Definition der Droge: "Getrocknete Stamm- und Wurzelrinde" *USP XI*, *BHP 83*.

Stammpflanzen: "*C. succirubra* PAVON ex KLOTSCH oder deren Hybriden oder *C. ledgeriana* (HOWARD) MOENS ex TRIMEN, *C. calisaya* WEDDELL oder Hybriden dieser Arten mit anderen species von Cinchona" *USP XI*; " viele Hybriden von *C. ledgeriana* MOENS, *C. succirubra* PAV., *C. officinalis* L. und *C. calisaya* WEDD." *BHP 83*.
Hinweis: In der pharmazeutischen Literatur wird als Stammpflanze von Cortex Chinae ledgerianae allgemein "*C. ledgeriana*" (entspr. *C. officinalis* L. Typ "Cinchona ledgeriana") angegeben.[4,7,10] S. Gattungsgliederung von Cinchona.

Herkunft: Hauptlieferländer sind Indonesien (Java) und Zaire.[8]

Gewinnung: S. Cinchonae cortex.

Ganzdroge: Gelbbraunfärbung der Innenseite der Rinde, ähnlich Cortex Chinae calisayae.

Schnittdroge: Ähnlich Cortex Chinae calisayae.

Pulverdroge: Ähnlich Cortex Chinae calisayae.

Inhaltsstoffe: Bis zu 15 % Gesamtalkaloide (keine Angabe der Bestimmungsmethode), mit einem Chininanteil von über 80 bis 90 % und einem Chinidinanteil von höchstens 4 %.[10]

Sonst. Verwendung: *Industrie/Technik.* Die Gelbe Chinarinde Typ "Cinchona ledgeriana" wird fast ausschließlich zur Chiningewinnung verwendet.[10]

Cinchona officinalis hom. *HPUS 78*

Synonyme: China, China fusca, China officinalis, China regia, Cinchona calisaya, Cinchona flava, Cinchona rubra.

Monographiesammlungen: Cinchona officinalis *HPUS 78*.

Definition der Droge: "Zweig-, Stamm- und Wurzelrinde" *HPUS 78*; "getrocknete Rinde".[44]

Stammpflanzen: Die Droge stammt von verschiedenen Cinchona-Arten; genannt werden die Typen "Cinchona calisaya", "Cinchona succirubra" und "Cinchona officinalis" (s. Gattungsgliederung von Cinchona) *HPUS 78*. In Lit.[44] wird als Stammpflanze für die homöopathische Droge nur "*C. calisaya* WEDD." angegeben.

Zubereitungen: *Urtinktur.* 100 g Cinchona, 200 mL dest. Wasser und 824 mL 94,9 % (*V/V*) Ethanol zur Bereitung von 1000 mL Tinktur.
Dilutionen. Zweimal (D2) und höher mit 80 % (*V/V*) Ethanol.
Medikationen. Zweimal (D2) und höher.
Verreibungen. Einmal (D1) und höher.
Entspr. Zubereitungen aus *C. calisaya* WEDD.[44]

Gehalt: *Urtinktur.* Arzneigehalt $^1/_{10}$.

Anwendungsgebiete: Die Anwendungsgebiete sind nicht ausreichend belegt.[44]

Gegenanzeigen/Anwendungsbeschr.: Bis D4: Chininüberempfindlichkeit; Urtinktur: Nicht anwenden während der Schwangerschaft.[44]

Gesetzl. Best.: *Offizielle Monographien.* Aufbereitungsmonographie der Kommission D am BGA "Cinchona calisaya (China regia)".[44]

Cinchona pubescens VAHL

Synonyme: *C. cordifolia* MUTIS ex HUMB., *C. succirubra* PAVON ex KLOTSCH, *C. tucuyensis* KARST.

Sonstige Bezeichnungen: Dt.: Roter Chinarindenbaum; engl.: Red Cinchona.

Systematik: Der Typ "Cinchona succirubra" nach Lit.[6] entspricht *C. pubescens* VAHL (s. Gattungsgliederung von Cinchona).

Botanische Beschreibung: Mittelgroßer, 5 bis 15 (20) m hoher Baum mit rundlicher, dichtlaubiger Krone; Stammdurchmesser 15 bis 30 cm; Äste rechtwinkelig abstehend, junge Zweige meist behaart; Nebenblätter groß, eiförmig, stumpf oder zugespitzt, seidenhaarig oder fast kahl; Blätter mit dünnem bis 8 cm langem Stiel, Spreite 15 bis 40 cm lang und 7 bis 25 cm breit, länglich-elliptisch bis rundlich, mit 12 bis 13 bogigen Seitennerven, an der Spitze abgerundet bis stumpf dreieckig, an der Basis abgerundet, bisweilen am Blattstiel herablaufend, oberseits meist kahl, unterseits an den Nerven oft dicht angedrückt behaart; Blütenstand rispig, bis 35 cm lang, gegenständig, oft beblättert, vielblütig, die Blüten fast sitzend; Blütenröhre dicht seidenhaarig; Kelch angedrückt behaart, die Zähne kurz und breit, zugespitzt; Krone rot oder rosa, 10 bis 12 mm lang, die Kronblattlappen halb so lang wie die Röhre; Kapsel länglich, kahl, längsrippig, 1,5 bis 3,5 cm lang und 0,7 cm breit.
C. pubescens VAHL ist nicht sehr anspruchsvoll und wird wegen ihres kräftigen Wuchses und ihrer geringen Anfälligkeit gegenüber Schädlingen und Pflanzenkrankheiten als Unterlage für Propfreiser von *C. officinalis* L. Typ "Cinchona ledgeriana" verwendet.

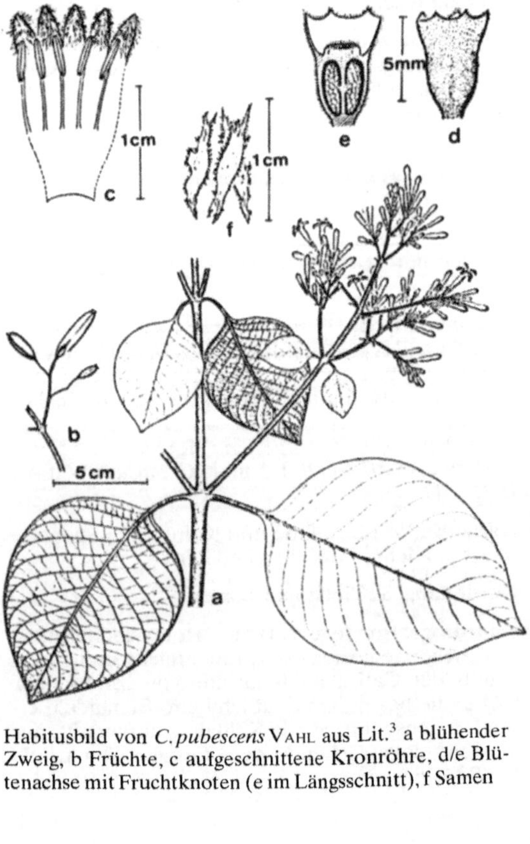

Habitusbild von *C. pubescens* VAHL aus Lit.[3] a blühender Zweig, b Früchte, c aufgeschnittene Kronröhre, d/e Blütenachse mit Fruchtknoten (e im Längsschnitt), f Samen

Verwechslungen: Verwechslungen sind möglich mit Hybriden.

Inhaltsstoffe: Aus den Blättern von *C. pubescens* (Syn. *C. succirubra*) wurde Chinin neben Indolalkaloiden isoliert.[18]

Verbreitung: Heimat: Nördliches Peru, westliches Ecuador, bis Mittelamerika (Costa Rica), gelegentlich noch bis 800 m Höhe herabsteigend; am Chimborazo besonders verbreitet.

Anbaugebiete: Kulturen in Indonesien (Java), Indien, Sri Lanka, Afrika, Südamerika, Rußland; Hauptproduzenten sind Indonesien und Zaire.[8]

Drogen: Cinchonae Cortex (Chinarinde), Cinchona succirubra hom. *HAB 1*, China rubra hom. *PFX*, Cinchona officinalis hom. *HPUS 78*.

Cinchonae cortex (Chinarinde)

Synonyme: Chinae cortex, Cinchona, Cortex Chinae, Cortex Cinchonae.

Sonstige Bezeichnungen: Dt.: Apothekerrinde, Fieberrinde, Rote Chinarinde; engl.: Cinchona bark, Jesuit's bark, Peruvian bark, Red bark, Red Cinchona bark; frz.: Ecorce de Quina, Quinquina, Quinquina rouge; holl.: Kinabast; it.: Corteccia di China, China corteccia; port.: Quina, Quina vermelha; span.: Corteza de quina, Corteza febril, Cascarilla.

Monographiesammlungen: Cinchonae cortex (Chinarinde) *DAB 10 (Eur)*; Cinchona *USP XI*, *BHP 83*; Cortex Chinae (Chinarinde) *ÖAB 90*; Chinarinde (Quinquina, China corteccia) *Helv VII*; Cinchona Bark *Mar 29*.

Definition der Droge: "Chinarinde besteht aus der getrockneten Rinde" *DAB 10 (Eur)*, *ÖAB 90*, *Helv VII*, *Mar 29*; "getrocknete Stamm- und Wurzelrinde" *USP XI*, *BHP 83*.

Stammpflanzen: "*C. pubescens* VAHL (*C. succirubra* PAVON) oder deren Varietäten sowie Hybriden" *DAB 10 (Eur)*, *ÖAB 90*, *Helv II*; "*C. succirubra* PAVON ex KLOTSCH oder deren Hybriden oder *C. ledgeriana* (HOWARD) MOENS ex TRIMEN, *C. calisaya* WEDELL oder Hybriden dieser Arten mit anderen species von Cinchona" *USP XI*; " viele Hybriden von *C. ledgeriana* MOENS, *C. succirubra* PAV., *C. officinalis* L. und *C. calisaya* WEDD." *BHP 83*; "*C. pubescens* (*C. succirubra*) oder ihre Varietäten oder Hybriden" *Mar 29*.
Hinweis: Zuordnung zu den heute gültigen Taxa s. Gattungsgliederung von Cinchona.

Herkunft: Hauptlieferländer sind Indonesien (Java) sowie Südafrika und Südamerika; Heimat Südamerika; Kultur von Hybriden in Indien, Afrika und dem Fernen Osten.[47,48]

Gewinnung: In den Kulturen rodet man meist die Bäume im Alter von sechs bis 12 Jahren, um außer der Stamm- und Zweigrinde auch die Wurzelrinde ernten zu können = "uprooting" (Rodewaldverfahren). Seltener dagegen wird das "coppicing" (Schlagwaldverfahren) durchgeführt, bei dem man zur Rindengewinnung die sechs- bis achtjährigen Bäume fällt und nach weiteren fünf bis sechs Jahren die aus dem Stumpf ausgeschlagenen Schößlingen erntet.
Wenn Wurzeln nicht ausschlagen und absterben, so ist die Wurzelrinde arm an Alkaloiden. Deswegen erntet man jetzt lieber erst nach zehn bis 12 Jahren nach dem Rodewaldverfahren. In diesem Alter haben die Bäume den optimalen Alkaloidgehalt.[8]
Stamm- und Zweigrinde löst sich nach Abklopfen und läßt sich dann abtrennen; Wurzelrinde wird mit dem Messer geschält.
Die Trocknung erfolgt zunächst langsam in der Sonne, dann im Trockenapparat; die Temperatur darf 70 °C nicht übersteigen, sonst kommt es zu Alkaloidverlusten.

Ganzdroge: *Stamm- und Zweigrinde.* Röhrenförmige, 2 bis 6 mm dicke Stücke, bis über 30 cm lang, 1 bis 4 cm im Durchmesser. Äußere Oberfläche matt, grau oder bräunlichgrau, oft mit Flechten besetzt, meistens rauh mit Längsfurchen und feineren Querrissen oder runzelig- rissig. Innere Oberfläche dunkelrötlichbraun, glatt, nur zart längsgestrichelt. Bruch braunrot, außen glatt, innen kurzfaserig. *Wurzelrinde.* 2 bis 7 cm lange, gebogene oder gedrehte Fragmente, unregelmäßig rillig. Äußere Oberfläche etwas schuppig, innere mehr oder weniger gestreift, beide dunkelrötlichbraun. Bruch faserig.[49]

Schnittdroge: *Geschmack.* Intensiv bitter, etwas adstringierend.
Geruch. Schwach, charakteristisch.
Makroskopisches Bild. Unregelmäßige, viereckige Stücke von ca. 0,5 cm Durchmesser. Farbe rotbraun, Struktur brüchig-faserig, Kork mit Querrissen. Beim Reiben eines Drogenstücks zwischen den Fingern lösen sich die derben Sklerenchymfasern aus dem Gewebe und fallen als bereits makroskopisch sichtbare "Späne" herab, deren Identität sich mikroskopisch leicht prüfen läßt. Bei Lupenbetrachtung am Längsbruch hellglitzernde Punkte = Kristallsandzellen.
Mikroskopisches Bild. Für die Analytik wesentlich sind die hellgelben, gedrungenen, derben Sklerenchymfasern der Innenrinde. Sie treten meist einzeln auf, höchstens in kurzen radialen Reihen, nie in Faserbündeln. Ihre Wand ist geschichtet, die Tüpfelkanäle zum Zell-Lumen hin sind trompetenartig erweitert.
Steinzellen nur in der Wurzelrinde, selten. Einzelne Parenchymzellen mit Kristallsand. Zwischen Außen- und Innenrinde von Stamm- und Zweigrinde weitlumige (100 bis 350 µm), tangential gestreckte Exkret-Idioblasten. Weitere Details s. Lit.[49]

Pulverdroge: Rötlichbraunes Pulver: Bereits makroskopisch sichtbare, ca. 1 mm lange und ca. 60 µm breite, hellglänzende Sklerenchymfasern mit deutlicher Wandschichtung und Tüpfelung, dunkle Korkfragmente, rotbraunes Parenchym.[49]

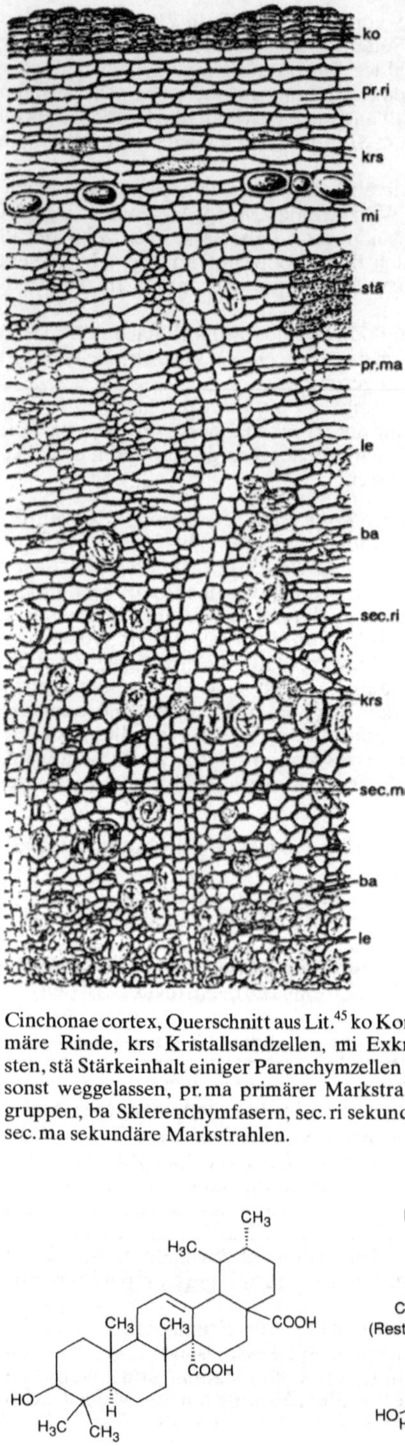

Cinchonae cortex, Querschnitt aus Lit.[45] ko Kork, pr. ri primäre Rinde, krs Kristallsandzellen, mi Exkret-Idioblasten, stä Stärkeinhalt einiger Parenchymzellen gezeichnet, sonst weggelassen, pr. ma primärer Markstrahl, le Siebgruppen, ba Sklerenchymfasern, sec. ri sekundäre Rinde, sec. ma sekundäre Markstrahlen.

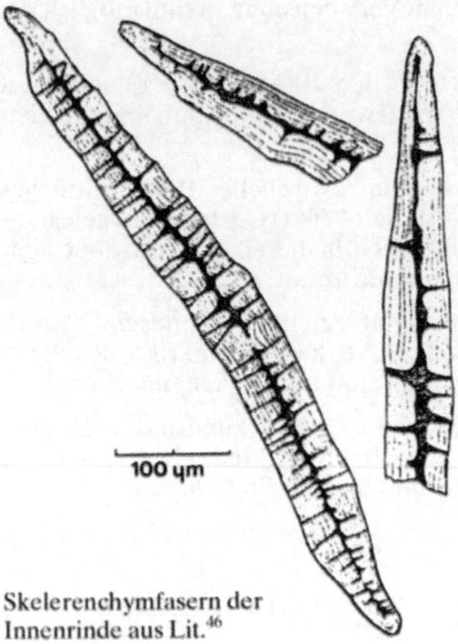

Skelerenchymfasern der Innenrinde aus Lit.[46]

Verfälschungen/Verwechslungen: Gelbe Fabrikrinde mit höherem Chiningehalt; an der Gelbbraunfärbung der Innenseite der Rinde erkennbar.

Minderqualitäten: Drogen mit abweichendem Alkaloidprofil: Manche Rinden enthalten überwiegend Cinchonin und Cinchonidin.[10]

Inhaltsstoffe: *Alkaloide.* 5 bis 15 % Gesamtalkaloide (keine Angabe der Bestimmungsmethode); der überwiegende Teil der Alkaloide ist an organische Säuren oder Gerbstoffe gebunden. Die absoluten und relativen Mengen der vier Hauptalkaloide schwanken in der Droge. Stammrinde enthält einen wesentlich höheren Anteil an Chinin als Ast- oder Wurzelrinde. Chinin 0,8 bis 4 %, Chinidin 0,02 bis 0,4 %, Cinchonin 1,5 bis 3 %, Cinchonidin 1,5 bis 5 %.[47]

Bitterstoffe. Gemisch von Triterpensäuremonoglykosiden: Chinovasäure-3-chinovosid ca. 60 %, Chinovasäure-3-glucosid ca. 30 %, Cincholsäure-3-chinovosid ca. 5 %.[19,21]

Phenylpropane und Flavanoide.

Säuren. Chinasäure, Kaffeesäure (keine Mengenangaben).

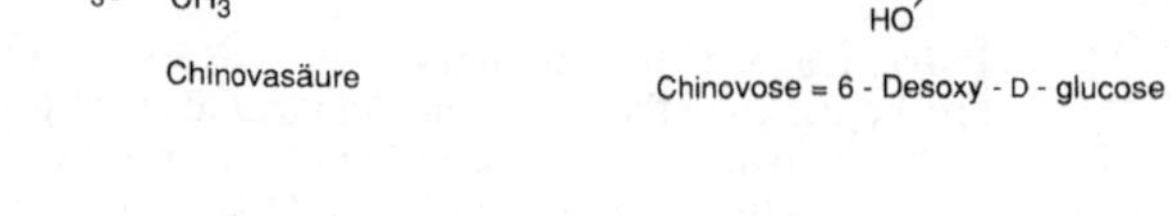

Chinovasäure

Chinovose = 6 - Desoxy - D - glucose

Cinchonaine. Als mögliche Vorstufen der Chinarinden-Gerbstoffe werden die erst in jüngster Zeit isolierten Cinchonaine[20,21] angesehen, von denen es zwei Gruppen gibt:
- Phenylpropansubstituierte Epicatechine (Cinchonain Ia bis Id)
- Phenylpropansubstituierte dimere Proanthocyanidine (Cinchonain IIa und IIb).

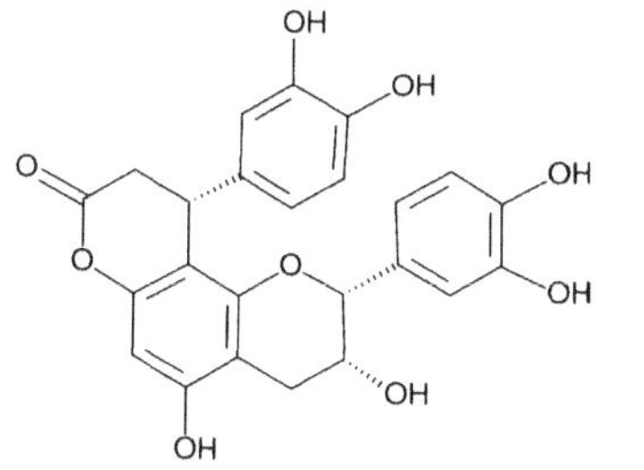

Cinchonain I a

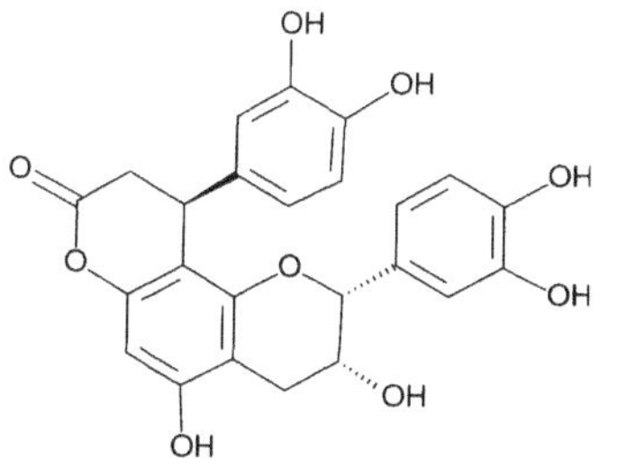

Cinchonain I b

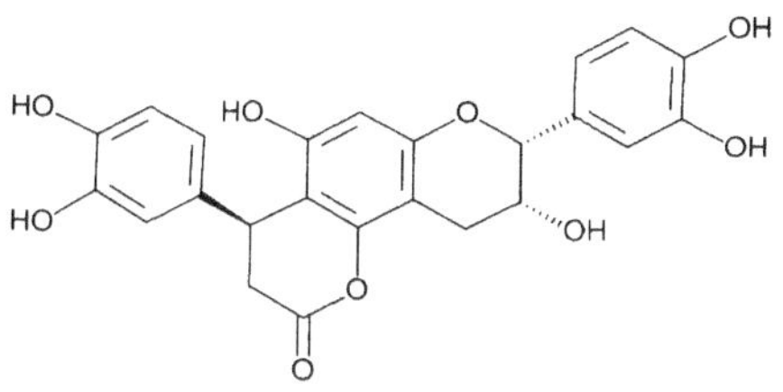

Cinchonain 1 c

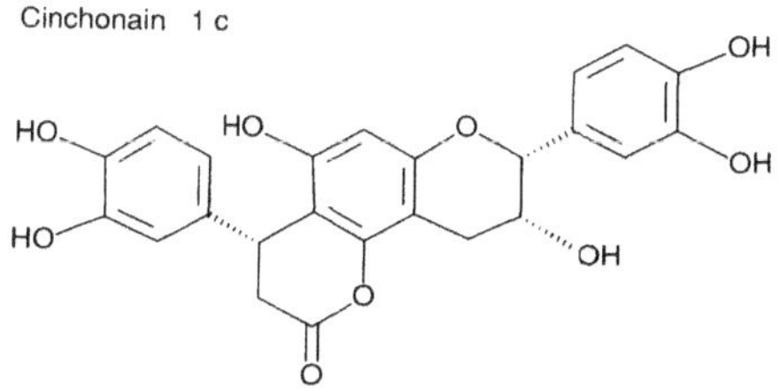

Cinchonain 1 d

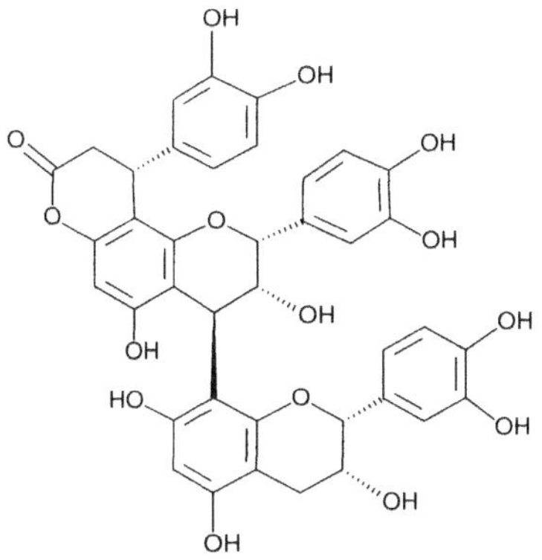

Cinchonain II a

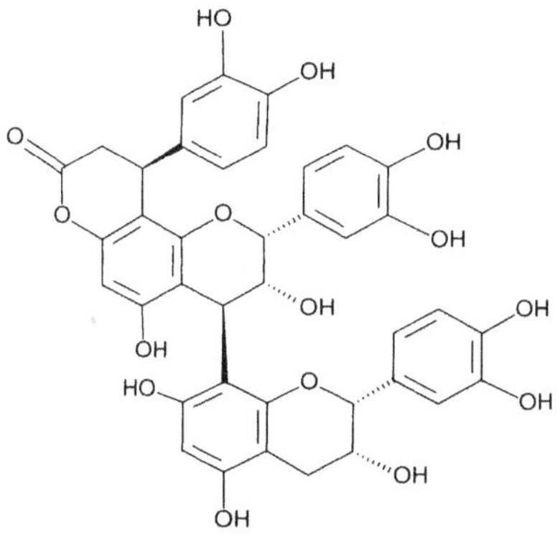

Cinchonain II b

Gerbstoffe. 3 bis 5 % Catechin-Gerbstoffe (keine Angabe der Bestimmungsmethode).[10]
Phlobaphene. Bei dem sogenannten unlöslichen "Chinarot" handelt es sich um Phlobaphene, die bei der Trocknung und Lagerung der Droge aus den Gerbstoffen entstehen.

Zubereitungen: Teeaufguß: "Etwa 1/2 Teelöffel voll (0,5 bis 1 g) Chinarinde wird mit siedendem Wasser (ca. 150 mL) übergossen und nach zehn Minuten durch ein Teesieb gegeben".[22]
Decoct *ÖAB 90*: 0,5 g Chinarinde auf eine Teetasse.
Chinatinktur (Cinchonae tinctura) 1:5 in Ethanol 70 % (*V/V*) *DAC 86*: Rotbraune Flüssigkeit mit stark bitterem Geschmack; die Tinktur wird gegebenenfalls mit Ethanol 70 % (*V/V*) auf den geforderten Alkaloidgehalt (s. Gehalt Chinatinktur) eingestellt.
Extractum Chinae fluidum (Chinafluidextrakt) *ÖAB 90*: Klare, dunkel rotbraune Flüssigkeit, die den charakteristischen Geruch der Chinarinde aufweist und stark bitter und zusammenziehend schmeckt; klar mischbar mit der gleichen Menge verdünntem Alkohol; mit Alkohol oder Wasser tritt eine starke Trübung auf; Herstellung: Perkolation der Droge mit Ethanol-dest. Wasser-Ameisensäure (48 + 48 + 4). Nach Gewinnung von vier bis fünf Teilperkolaten aus einem Teil Droge werden Perkolat und filtrierte Preßflüssigkeit auf ca. 55 Tei-

le eingeengt, in 40 Teile Ethanol aufgenommen und gegebenenfalls mit Ethanol-dest. Wasser (1 + 1) auf den erforderlichen Alkaloidgehalt (s. Gehalt Chinafluidextrakt) eingestellt.
Extractum Chinae (Chinaextrakt) *ÖAB 90*: Rötlichbraunes bis hellbraunes Pulver, das fast geruchlos ist und stark bitter und zusammenziehend schmeckt; Herstellung: Perkolation wie bei Chinafluidextrakt *ÖAB 90*. Perkolat und filtrierte Preßflüssigkeit werden zum Trockenextrakt weiterverarbeitet.
Cinchonae extractum siccum normatum (Syn. Extractum cinchonae siccum, eingestellter Chinatrokkenextrakt) *Helv VII*: Rötlichbraune, lockere Brocken oder hellbraunes Pulver von schwachem Geruch und adstringierendem, stark bitterem Geschmack; fast unlöslich in Wasser, löslich in Ethanol 70 %, wenig löslich in Ethanol 96 %; Herstellung: Perkolation der Droge mit Industriesprit-gereinigtem Wasser-25 % Ameisensäure (46 + 50 + 4). Nach Gewinnung von vier Teilperkolaten aus einem Teil Droge werden Perkolat und Preßflüssigkeit eingedampft und mit Industriesprit-gereinigtem Wasser (35 + 65) mazeriert. Mazerat und Rückstandsfiltrate werden vereinigt und weiterverarbeitet. Das Endfiltrat wird auf Verdampfungsrückstand und Alkaloidgehalt (s. Gehaltsbestimmung Chinaextrakt) geprüft. Gegebenenfalls wird so viel Zucker im Endfiltrat gelöst, daß der Extrakt nach dem Eindampfen den vorgeschriebenen Alkaloidgehalt (s. Gehalt Chinaextrakt) aufweist.
Chinarinde, Chinaextrakte *ÖAB 90*, Chinafluidextrakt *ÖAB 90* und Chinatinktur *DAC 86* sind Bestandteile von Fertigarzneimitteln.
Gewinnung von Chinin/Chinidin: Chinin wird noch ausschließlich aus dem Drogenmaterial isoliert. Eine wäßrige Suspension der feingemahlenen Droge wird mit gelöschtem Kalk und verd. Natronlauge versetzt und mit aromatischen Kohlenwasserstoffen bei 60 °C extrahiert. Die Alkaloidbasen werden dann mit verd. Schwefelsäure aus der organischen Phase ausgeschüttelt. Das aus der schwach sauren, wäßrigen Lösung auskristallisierte Chininsulfat wird durch weiteres Umkristallisieren gereinigt.
Das bei der Isolierung des Chinins anfallende Chinidin wird durch weitere Fällung und Salzbildung gereinigt. Da der Bedarf an Chinidin hiermit nicht gedeckt wird, gewinnt man den größeren Anteil halbsynthetisch durch Isomerisierung aus Chinin.[47]

Identität: *Chinarinde.*
Prüfung auf Alkaloide:
DAB 10 (Eur), ÖAB 90, Helv VII:
- Grahe-Probe: Beim trockenen Erhitzen des Drogenpulvers bilden sich blutrote Tröpfchen, die in ethanolischer Lösung unter UV 365 nm fluoreszieren. Die Tröpfchen enthalten nicht Chinin, sondern Chinolin, Lepidin, 4-Ethylchinolin und deren 6-Methoxyderivate.
- Allgemeiner Alkaloidnachweis mit Mayers Reagenz = Alkaloidfällung mit Tetrajodomercurat.
- Chinin und Chinidin bilden mit sauerstoffhaltigen Säuren Salze, deren Lösungen unter UV 365 nm intensiv fluoreszieren; Zusatz von Halogenidionen löscht die Fluoreszenz.[47]

AB-DDR: Nach Anreicherung aus der Droge wird die Alkaloidfraktion einer DC-Prüfung unterzogen:
- Referenzsubstanz: Chininhydrochlorid.
- Sorptionsmittel: Kieselgel G.
- Fließmittel: Benzol-Methanol (80 + 20).
- Detektion: 0,1 N Schwefelsäure und Kaliumtetrajodowismutatlösung, Auswertung im UV 365 nm und im Vis.
- Auswertung: Nachweis des Chinins in der Untersuchungslösung, das im UV 365 nm nach Besprühen mit Schwefelsäure eine blaue Fluoreszenz, im Vis nach Detektion mit Kaliumtetrajodowismutatlösung eine orangebraune Färbung zeigt.

Chinatinktur.
Prüfung auf Alkaloide:
DAC 86: DC-Prüfung der angereicherten Alkaloidfraktion aus der Tinktur:
- Referenzsubstanzen: Chinin, Chinidin, Cinchonin und Cinchonidin.
- Sorptionsmittel: Kieselgel 60 F_{254}.
- Fließmittel: Dichlormethan-Diethylamin (90 + 10).
- Detektion und Auswertung analog "Prüfung auf Reinheit" Chinarinde *DAB 10 (Eur)*. Nachweis der vier Hauptalkaloide (s. Referenzsubstanzen), wobei der Chinidin-Fleck im Chromatogramm der Untersuchungslösung auch fehlen kann.

Chinafluidextrakt.
Prüfung auf Alkaloide:
ÖAB 90: Analog der Prüfung des Chinaextraktes *ÖAB 90*.
Chinaextrakt.
Prüfung auf Alkaloide:
ÖAB 90: Eine wäßrig-alkoholische Lösung des Extraktes, versetzt mit verdünnter Schwefelsäure, zeigt
- im UV 365 nm eine blaue Fluoreszenz, die auf Zusatz von Salzsäure verschwindet,
- mit Mayers-Reagenz einen gelblichweißen Niederschlag (vgl. Chinarinde *DAB 10 (Eur)*)
- und mit Jodlösung eine braune Additionsverbindung (→ Chininhydrochlorid[47]).

Die angereicherte Alkaloidfraktion aus dem Extrakt zeigt mit Bromwasser in ammoniakalischer Lösung eine Grünfärbung = Thalleiochin-Reaktion auf China-Alkaloide, die am *C*-6' eine Methoxygruppe tragen. Hierbei entsteht ein komplexes Produktgemisch (→ Chininhydrochlorid[47]).
Helv VII: Eingestellter Chinatrockenextrakt wird analog der "Prüfung auf Identität" Chinarinde *DAB 10 (Eur)* untersucht; zusätzlich wird eine DC-Prüfung der ethanolischen (70 % (*V/V*)) Lösung des Extraktes analog "Prüfung auf Reinheit" Chinarinde *DAB 10 (Eur)* durchgeführt, wobei der Chinidin-Fleck im Chromatogramm der Untersuchungslösung allerdings auch fehlen kann.

Reinheit: *Chinarinde.*
DC-Prüfung nach *DAB 10 (Eur), ÖAB 90, Helv VII*:
Nach Extraktion des Drogenpulvers mit ammoniakalischem Chloroform wird der Rückstand des Filtrates in wasserfreiem Ethanol gelöst und diese Lö-

sung über DC mit einer Referenzlösung der Hauptalkaloide verglichen.
- Referenzsubstanzen: Chinin, Chinidin, Cinchonin, Cinchonidin.
- Sorptionsmittel: Kieselgel G.
- Fließmittel: Chloroform-Diethylamin (90 + 10).
- Detektion: Wasserfreie Ameisensäure und Jodplatinat-Reagenz; Auswertung im UV 365 nm und im Vis.
- Auswertung: Nach dem Besprühen mit wasserfreier Ameisensäure zeigen Chinin und Chinidin im UV 365 nm eine intensiv blaue Fluoreszenz. Nach anschließender Detektion mit Jodplatinat zeigen Chinin, Chinidin und Cinchonin (Rf-Werte etwa 0,2 bis 0,3/ 0,3 bis 0,4/ 0,4 bis 0,5) im Vis eine violette bzw. grauviolette Färbung; Cinchonidin liegt knapp unterhalb des Chinidins und weist eine kräftig blaue Fluoreszenz im Vis auf.

Mittels dieser Methode[23] ist eine semiquantitative Abschätzung der Menge der vier Hauptalkaloide möglich. Danach sollte die Droge ca. 3,5 % Chinin, ca. 0,1 % Chinidin, ca. 2 % Cinchonin und ca. 2 % Cinchonidin enthalten.[47]
- Fremde Bestandteile: Höchstens 2 % *DAB 10 (Eur), ÖAB 90, Helv VII.*
- Sulfatasche: Höchstens 4,0 %, *DAB 10 (Eur), ÖAB 90, Helv VII.*

Chinatinktur.
- Ethanolgehalt: Höchstens 68,0 % *(V/V) DAC 86.*
- Trockenrückstand: Mindestens 3,5 % *DAC 86.*
- Grenzprüfung auf Methanol und Isopropanol nach *DAC 86.*

Chinafluidextrakt.
- Ethanolgehalt: Mindestens 40,0 % *(V/V) ÖAB 90.*
- Prüfung auf Methanol, Isopropanol und Schwermetalle nach *ÖAB 90.*

Chinaextrakt.
- Trocknungsverlust: Höchstens 5,0 % *ÖAB 90, Helv VII.*
- Asche: Höchstens 5,0 % *ÖAB 90.*
- Prüfung auf Schwermetalle *ÖAB 90.*

Gehalt: *Chinarinde.*
Mindestens 6,5 % Gesamtalkaloide, davon mindestens 30 und höchstens 60 % aus Alkaloiden vom Typ des Chinins *DAB 10 (Eur), ÖAB 90, Helv VII.* Da Chinarinde in Form galenischer Zubereitungen als unspezifisches Bittermittel verwendet wird, wäre für die Apothekerrinde die Bestimmung des Bitterwertes sinnvoll. Da am bitteren Geschmack auch Triterpenglykoside beteiligt sind, geht der Bitterwert nicht dem Alkaloidgehalt parallel. Trotzdem schreiben die Pharmakopöen die Gehaltsbestimmung der Alkaloide vor.[21]
Chinatinktur.
Mindestens 0,80 und höchstens 0,90 % *(m/m)* Alkaloide, berechnet als Chinin *DAC 86.*
Chinafluidextrakt.
4,4 bis 4,6 % Alkaloidgehalt, berechnet als äquimolares Gemisch von Chinin und Cinchonin *ÖAB 90.*
Chinaextrakt.
15,8 bis 16,2 % Alkaloidgehalt, berechnet als äquimolares Gemisch von Chinin und Cinchonin *ÖAB 90*; mindestens 18,0 und höchstens 22,0 % Gesamtalkaloide, berechnet als Mittelwert von Chinin und Cinchonin und bezogen auf die bei 100 bis 105 °C getrocknete Substanz *Helv VII.*

Gehaltsbestimmung: *Chinarinde.*
Spektrophotometrische Methode nach *DAB 10 (Eur), ÖAB 90, Helv II*: Die unterschiedlichen UV-Absorptionsspektren der Alkaloide vom Chinin- und Cinchonin-Typ erlauben ihre getrennte Erfassung mittels einer spektroskopischen Methode. Die an Gerbstoffe oder Säuren gebundenen Alkaloidbasen werden zunächst mittels Natronlauge freigesetzt und dann mit Benzol aus dem Drogenpulver extrahiert. Durch Ausschütteln der organischen Phase mit Salzsäure werden ihr die Alkaloide entzogen, diese als Salze in die wäßrige Phase überführt und anschließend die Absorption der verdünnten Salzsäurelösung bei 316 und 348 nm im Vergleich zu Chinin und Cinchonin gemessen. Unter Berücksichtigung des Lambert-Beer'schen Gesetzes und der additiven Absorption von Zweistoffsystemen läßt sich der Alkaloidgehalt der Droge differenziert berechnen.[47] Verbesserungsvorschläge zur Methode s. Lit.[24]
Alternative Bestimmungsmethoden: Maßanalytische Bestimmung des Gesamtalkaloidgehaltes;[25] DC-, HPLC- und GC-Methoden;[26-28] Radioimmunoassay;[29,30] Isotachophorese (Ionophorese).[31]
Chinatinktur.
DAC 86: Anreicherung der Alkaloidbasen über eine Aluminiumoxid und titrimetrische Bestimmung mit 0,05 N Salzsäure gegen Methylrot-Mischindikator in wäßrig-ethanolischer Lösung; Blindwertbestimmung der reinen Ethanol-Wasser Mischung.
Chinafluidextrakt.
ÖAB 90: Analog der Gehaltsbestimmung Chinaextrakt *ÖAB 90.*
Chinaextrakt.
ÖAB 90, Helv VII: Nach Zusatz von Natronlauge zur wäßrigen *ÖAB 90* bzw. wäßrig-ethanolischen *Helv VII* Lösung des Extraktes werden die Alkaloidbasen durch Ausschütteln mit organischen Lösungsmitteln der wäßrigen Phase entzogen und nach Entfernung der Lösungsmittel in Ethanol gelöst. Zweistufentitration mit 0,1 N Salzsäure gegen Methylrot *ÖAB 90* bzw. Methylrot-Mischindikator *Helv VII*: Wegen des hohen Ethanolgehaltes der Alkaloidlösung schlägt der Indikator zunächst zu früh um. Nach Verdünnen mit Wasser entfärbt sich die Lösung wieder und kann bis zum erneuten Farbumschlag titriert werden.[32]

Lagerung: *Chinarinde.* Vor Licht geschützt *DAB 10 (Eur), ÖAB 90*; Gut verschlossen, vor Licht geschützt *Helv VII*; Vor Licht und Feuchtigkeit geschützt.[22]
Chinatinktur. Vor Licht geschützt *DAC 86.*
Chinaextrakt. Vor Licht geschützt, in dicht schließenden Gefäßen, mit einem geeigneten Trocknungsmittel *ÖAB 90*; Vor Feuchtigkeit und Licht geschützt *Helv VII.*

Wirkungen: *Förderung der Magensaft- und Speichelsekretion.* Chinarinde ist eine typische Bitterstoffdroge, die reflektorisch die Speichel- und Magensaftsekretion anzuregen vermag.

Zur Wirkung der Reinalkaloide → Chinin und Chinidin.

Anwendungsgebiete: Einnahme bei Appetitlosigkeit und dyspeptischen Beschwerden wie Blähungen und Völlegefühl.[22,33]
Diese Anwendung ist aufgrund der in der Chinarinde enthaltenen Bitterstoffe, des Alkaloids Chinin und der Triterpensäureglykoside, plausibel.

Dosierung und Art der Anwendung: *Droge.* Tagesdosis: 1 bis 3 g Droge.[33] *Zubereitung.* Teeaufguß: Soweit nicht anders verordnet, wird mehrmals täglich eine Tasse frisch bereiteter Teeaufguß eine halbe Stunde vor den Mahlzeiten eingenommen.[22]
Tagesdosis: 0,6 bis 3 g Chininfluidextrakt mit 4 bis 5 % Gesamtalkaloide, 0,15 bis 0,6 g Chinaextrakt mit 15 bis 20 % Gesamtalkaloide.[33]
Gebräuchliche Einzeldosis: Chinaextrakt *ÖAB 90*: 0,2 g; Chinafluidextrakt *ÖAB 90*: 0,5 bis 1,0 g.
Art der Anwendung: Zerkleinerte Droge sowie andere, bitterschmeckende galenische Zubereitungen zum Einnehmen.[33]

Volkstümliche Anwendung und andere Anwendungsgebiete: Chinarinde wird bei grippalen Infekten,[31] Malaria, Milzvergrößerung, Muskelkrämpfe, Muskelschmerzen, Appetitlosigkeit, auch bei Krebsleiden, und bei Magenbeschwerden eingesetzt.[39,48] China-Puder wird äußerlich bei Abschürfungen und Geschwüren angewandt.[10]
Die Wirksamkeit bei den genannten Anwendungsgebieten ist gegenwärtig nicht belegt.

Unerwünschte Wirkungen: *Allergische Wirkungen.* S. a. Reinalkaloide → Chinin, Chinidin.
Gelegentlich können nach Einnahme von chininhaltigen Arzneimitteln Überempfindlichkeitsreaktionen wie Hautallergien oder Fieber auftreten. Eine Sensibilisierung gegen Chinin oder Chinidin ist möglich;[33] Kontakturtikaria, hervorgerufen durch Luftkontakt mit Cinchona;[36] Toxische epidermale Necrolyse, hervorgerufen durch chininhaltige "Tonics".[37] *Blut.* In seltenen Fällen ist eine erhöhte Blutungsneigung durch Verminderung der Blutplättchen zu beobachten (Thrombozytopenie).[33] *Verdauungstrakt.* Bei Überdosierung oder längerer Anwendung von chininhaltigen Arzneimitteln können Übelkeit und Brechdurchfall auftreten.[33,50] *Sonstige.* Bei Überdosierung oder längerer Anwendung von chininhaltigen Arzneimitteln können Hör- und Sehstörungen auftreten.[33]

Schwangerschaft: Embryotoxizität.

Gegenanzeigen/Anwendungsbeschr.: Schwangerschaft; Überempfindlichkeit gegen Cinchona-Alkaloide wie Chinin oder Cinchonin; Magen- und Darmgeschwüre.[22,33]

Wechselwirkungen: Bei gleichzeitiger Gabe Wirkungsverstärkung von Antikoagulantien.[33]

Weitere medizinische Verwendung: Bestandteile von Haarwässern und Zahnputzmitteln.[39,51]

Tox. Inhaltsstoffe u. Prinzip: S. Reinalkaloide → Chinin, Chinidin.

Chronische Toxizität: *Mensch.* Chronische Anwendung kann zu "Cinchonismus" führen: Sehstörungen, Kopfweh, Hautausschläge, Magen- und Darmgeschwüre, Ohrensausen.[40]

Rezepturen: Zusammengesetzte Chinatinktur, Cinchonae tinctura composita *DAB 10 (Eur)*: Die Tinktur wird aus 10 Teilen pulv. Chinarinde, 4 Teilen pulv. Enzianwurzel, 2 Teilen frisch pulv. Zimtrinde und 100 Teilen Ethanol 70 % (*V/V*) nach dem in der Monographie "Tinkturen" *DAB 10 (Eur)* beschriebenen Verfahren der Perkolation hergestellt. Tinctura Chinae composita (zusammengesetzte Chinatinktur) *ÖAB 90*.

Sonst. Verwendung: *Industrie/Technik.* Chinarindenextrakte (keine Spezifizierung) finden in der Getränke- und Lebensmittelindustrie als Bittermittel Verwendung.[39]

Gesetzl. Best.: *Standardzulassung.* Standardzulassung Nr. 1459.99.99 "Chinarinde".[22] *Offizielle Monographien.* Aufbereitungsmonographie der Kommission E am BGA "Cinchonae cortex (Chinarinde)".[33]

Cinchona succirubra hom. *HAB 1*

Synonyme: China.

Monographiesammlungen: Cinchona succirubra *HAB 1*.

Definition der Droge: Die getrocknete Rinde jüngerer Stämme und älterer Zweige.

Stammpflanzen: "*C. succirubra* PAVON, ihre Varietäten oder Hybriden".

Zubereitungen: Urtinktur und flüssige Verdünnungen nach *HAB 1*, Vorschrift 4a mit Ethanol 62 % (*V/V*); Eigenschaften: Die Urtinktur ist eine rotbraune Flüssigkeit von angenehm bitterem Geschmack *HAB 1*. Darreichungsformen: Urtinktur, flüssige Verdünnungen, Tabletten, Verreibungen, Streukügelchen, flüssige Verdünnungen zur Injektion.[41]

Identität: *Urtinktur.* Bildung eines tiefbraunen Niederschlags nach Zugabe von Natriumhydroxidlösung; Rotfärbung nach Zusatz von verd. Ammoniaklösung; Nachweis des Chinins/Chinidins (vgl. Chinarinde *DAB 10 (Eur)*) = intensiv hellblaue Fluoreszenz im UV 365 nm nach Zugabe von verd. Schwefelsäure.
Dünnschichtchromatographie der Urtinktur *HAB 1*: Nachweis der vier Hauptalkaloide analog der "Prüfung auf Reinheit" Chinarinde *DAB 10 (Eur)*, wobei der Chinidin-Fleck im Chromatogramm der Untersuchungslösung auch fehlen kann.

Reinheit: *Urtinktur.*
- Relative Dichte: 0,895 bis 0,908.
- Trockenrückstand: Mindestens 2,4 %.

Gehalt: *Urtinktur.* Mindestens 0,45 und höchstens 0,50 % Gesamtalkaloide, von denen mindestens 30 und höchstens 60 % aus Alkaloiden vom Typ des Chinins bestehen.

Gehaltsbestimmung: *Urtinktur.* Spektrophotometrische Methode zur Alkaloidbestimmung analog der "Gehaltsbestimmung" Chinarinde *DAB 10 (Eur)*, mit Toluol anstelle von Benzol als Extraktionsflüssigkeit.

Lagerung: *Urtinktur.* Vor Licht geschützt.

Anwendungsgebiete: Die Anwendungsgebiete entsprechen dem homoöpathischen Arzneimittelbild. Dazu gehören: Fieberanfälle, allgemeine Blutvergiftung; Entzündungen der Atemwege; akute Durchfälle; Verdauungsschwäche; Gallenkoliken; Schleimhautblutungen; Blutarmut; allgemeine Entkräftung; Hautausschläge; Nervenschmerzen.

Dosierung und Art der Anwendung: *Zubereitung.* Soweit nicht anders verordnet:
Bei akuten Zuständen häufige Anwendung alle halbe bis ganze Stunde je fünf Tropfen oder eine Tablette oder zehn Streukügelchen oder eine Messerspitze Verreibung einnehmen; parenteral 1 bis 2 mL bis zu dreimal täglich.
Bei chronischen Verlaufsformen ein- bis dreimal täglich fünf Tropfen oder eine Tablette oder zehn Streukügelchen oder eine Messerspitze Verreibung einnehmen; parenteral 1 bis 2 mL pro Tag.[41]

Unerwünschte Wirkungen: Nicht bekannt. Hinweis: Es können vorübergehend Erstverschlimmerungen vorkommen, die jedoch unbedenklich sind.[41]

Gegenanzeigen/Anwendungsbeschr.: Bis D4: Chininüberempfindlichkeit. Urtinktur: Schwangerschaft, Stillzeit. Nicht anwenden bei Säuglingen und Kleinkindern.[42]

Gesetzl. Best.: *Offizielle Monographien.* Aufbereitungsmonographie der Kommission D am BGA "Cinchona succirubra (China)".[41,42]

China rubra hom. *PFX*

Synonyme: China, Cinchona succirubra.

Monographiesammlungen: China rubra pour préparations homéopathiques *PFX (Add. 1989).*

Definition der Droge: Die getrocknete Rinde.

Stammpflanzen: *C. pubescens* VAHL (*C. succirubra* PAVON), ihre Varietäten oder Hybriden.

Zubereitungen: *Urtinktur.* Nach der Monographie "Préparations homéopathiques" *PFX*, mit Ethanol 65 % (*V/V*); Einstellen der Urtinktur auf den geforderten Alkaloidgehalt (s. Gehalt); Eigenschaften: Die Urtinktur ist eine rotbraune Flüssigkeit mit schwachem Geruch und bitterem Geschmack.

Identität: *Urtinktur.* Trübung nach Verdünnung mit Wasser; allg. Alkaloidnachweis mit Kaliumtetrajodomercuratlösung (Mayers-Reagenz); Nachweis des Chinins/ Chinidins (vgl. Chinarinde *DAB 10 (Eur)*) = Nach Zugabe von verd. Schwefelsäure blaue Fluoreszenz im UV 365 nm, die auf Zusatz von Salzsäure verschwindet.

Reinheit: *Urtinktur.*
- Ethanolgehalt: Zwischen 60 und 70 % (*V/V*).
- Trockenrückstand: Höher oder gleich 1,00 %.
- DC-Chromatographie nach *PFX*: Analog der "Prüfung auf Reinheit" Chinarinde *DAB 10 (Eur)*.

Gehalt: *Urtinktur.* Mindestens 0,30 % und höchstens 0,45 % Gesamtalkaloide, berechnet als Chinin.

Gehaltsbestimmung: *Urtinktur.* Die angereicherte Alkaloidfraktion aus der Urtinktur wird in Eisessig mit 0,1 N Perchlorsäure gegen Kristallviolett titriert.

Cinchona officinalis hom. *HPUS 78*

S. Drogen der Art Cinchona *officinalis* L.

1. Macbride JF (1936) Flora of Peru, Vol XIII, part VI, S. 24
2. Dwyer J (1980) Ann Missouri Bot Gard 67:1
3. Steyermark JA (1974) Flora de Venezuela: Rubiaceae, Vol. 9
4. Van Harten AM (1969) Cinchona. In: Ferwerda FP, Wit F (Hrsg) Outlines of perennial crop breeding in the tropics. Miscellaneous Papers 4, Landbouwhogeschool, Wageningen, The Netherlands, S. 111–128
5. Heubl, G (1991) Persönliche Mitteilungen
6. Schultze-Motel J (Hrsg) (1986) Mansfelds Verzeichnis der Kulturpflanzen, Bd. 2, Springer, Berlin Heidelberg New York Tokyo, S. 1.089–1.090
7. Cobley LS (1956) An introduction to the botany of tropical crops, Longmans, London
8. Intern. Tradecenter (1982) Markets for selected medicinal plants and their derivatives, Genf
9. Schumann K (1897) Rubiaceae. In: Engler A, Prantl K (Hrsg) Die natürlichen Pflanzenfamilien. Engelmann, Leipzig IV/4, S. 44–136
10. Paris PR, Moyse H (1971) Précis de matière médicale, Bd. III, Pharmacognosie spéciale. Dicotylédones (suite). Gamopétales. Masson, Paris, S. 319–343
11. Zeches M, Richard B, Thepenier P, Le Men-Olivier L, Le Men J (1980) Phytochemistry 19:2.451–2.454
12. Rüffer M, Nagakura N, Zenk MH (1978) Tetrahedron Lett:1.593–1.596
13. Nagakura N, Rüffer M, Zenk MH (1979) J Chem Soc Perkin Trans 1:2.308–2.312
14. Schneider G (1985) Pharmazeutische Biologie, 2. Aufl., Bibliographisches Institut Wissenschaftsverlag, Mannheim Wien Zürich
15. Zem (1986) Bd. 49, S. 79–143
16. Dorairaj S, Banerjee AK, Achari B, Pakrashi SCh (1988) Planta Med 54:469–470
17. Wijnsma R, van Weerden IN, Verpoorte R, Harkes PAA, Lugt ChB, Scheffer JJC, Baerheim Svendsen A (1986) Planta Med:211–212
18. Phillipson JD et al (1981) J Pharm Pharmacol 33, 15 P
19. Hgn (1973) Bd. 6, S. 130–174
20. Nonaka GI, Nishioka I (1982) Chem Pharm Bull 30:4.268–4.276

21. Nonaka GI, Kawahara O, Nishioka I (1982) Chem Pharm Bull 30:4.277–4.282
22. Standardzulassungen für Fertigarzneimittel (1987/89) Govi Verlag, Pharmazeutischer Verlag, Deutscher Apotheker Verlag, Frankfurt/ M.
23. Stahl E, Schild W (1981) Pharmazeutische Biologie, Bd. 4, Drogenanalyse II, Inhaltsstoffe und Isolierungen, Fischer, Stuttgart
24. Glasl H (1981) Dtsch Apoth Ztg 121:2125–2129
25. Eder R, Ruckstuhl O (1943) Pharm Acta Helv 18:396–418
26. Baerheim Svendsen A, Verpoorte R (1983) Chromatography of alcaloids, part A: thinlayer chromatography, Elsevier, Amsterdam New York, S. 131
27. Verpoorte R, Baerheim Svendsen A (1984) Chromatography of alcaloids, part B: gas-liquid chromatography and high- performance liquid chromatography, Elsevier, Amsterdam New York, S. 89, 269
28. Wijnsma R, van Vliet TB, Harkes PAA, van Groningen HJ, van der Heijden R, Verpoorte R, Baerheim Svendsen A (1987) Planta Med 53:80–84
29. Robins RJ, Webb AJ, Rhodes MJO, Payne J, Morgan MRA (1984) Planta Med 50:235–238
30. Morgan MRA, Braham S, Webb AJ, Robins RJ, Rhodes MJC (1985) Planta Med 51:237–241
31. Klein H, Teichmann R (1987) Pharm Ztg 132:1.131–1.135
32. Kommentar DAB 7-DDR/65, Cortex Chinae (Chinarinde)
33. Glatzel H (1968) Die Gewürze. Ihre Wirkungen auf den gesunden und kranken Menschen, Nicolaische Verlagsbuchhandlung, Herford
34. Jodlbauer A (1924) HDB Exp Pharmakol II:1.563–1.571
35. BAz Nr. 22a vom 01.02.1990
36. Dooms-Goossens A, Deveylder H, Duron C, Dooms M, Degreff H (1986) Contact Dermatitis 13:258
37. Callaway JL, Tate WE, Durham NC (1974) Arch Dermatol 109:909
38. Hartwell JL (1967 bis 1971) Plants used against cancer. A survey, S. 30, zit. nach CRC
39. Leung AY (1980) Encyclopedia of Common Natural Ingredients, a Wiley-Interscience Publication, John Wiley & Sons, New York Chichester Brisbane Toronto
40. Lewis WH, Elvin-Lewis MPF (1977) Medical Botany, John Wiley & Sons, New York, S. 515 zit. nach CRC
41. BAz Nr. 109a vom 16.06.1987
42. BAz Nr. 47 vom 08.03.1990
43. Steinegger E, Hänsel R (1988) Lehrbuch der Pharmakognosie und Phytopharmazie, 4. Aufl., Springer, Berlin Heidelberg New York London Paris Tokyo
44. BAz Nr. 104a vom 07.06.1990
45. Gilg E, Brandt W (1922) Lehrbuch der Pharmakognosie, 3. Aufl., Springer, Berlin
46. Deutschmann F, Hohmann B, Sprecher E, Stahl E (1984) Pharmazeutische Biologie 3. Drogenanalyse I.: Morphologie und Anatomie, 2. Aufl., Fischer, Stuttgart New York
47. Kom
48. BHP 83
49. DAB 10
50. Mar 29
51. CRC
52. EB 6

HB/LH

Cinnamomum HN: 2022000

Familie: Lauraceae.

Unterfamilie: Lauroideae.

Tribus: Cinnamomeae.

Subtribus: Cinnamominae.

Gattungsgliederung: Für die Gattung Cinnamomum Schaeffer werden synonym die Bezeichnungen Camphora (Bauh.) Boehm., Septina Noronha, Camphorina Noronha, Parthenoxylon Bl., Cynamonum Deniker, Neocinnamomum Liou-Ho und Cecdodaphne Nees gebraucht.[1]
Bis heute sind 355 Binomen beschrieben, die tatsächliche Artenzahl ist jedoch kleiner.[2,3] Sie liegt bei ca. 150 Arten.[4,5] Aufgrund des Geruchs der Blätter und der Rinde unterteilte man früher die Gattung in 3 Sektionen.[6] Heute erkennt man die Einteilung in 2 Sektionen mit Sektion Malabathrum Meissn. und Sektion Camphora Nees an.[2,7]

Gattungsmerkmale: Bäume oder aufrechte Stauden, Rinden und Blätter oft wohlriechend.[8] Zwittrige Blüten, selten polygam,[8] in end- oder achselständigen, vielblütigen Rispen oder zu ährenartig reduzierten Rispen; bei Arten, die in Bergen vorkommen, weniger Blüten. Fertile Staubblätter 9 (oder 6) in 3 Kreisen, die beiden äußeren Kreise nach innen aufspringend, der innere Kreis nach außen, mit Drüsen. Antheren 4zellig, sehr selten 2zellig. Der 4. Kreis (Wirtel) besteht aus auffallenden, drüsenlosen Staminodien. Narbe diskusförmig oder schildförmig; Griffel kurz oder länglich.[8] Blumenröhre aufsteigend; der untere Teil der Frucht ist von einem Fruchtbecher umschlossen; Blätter häufig 3nervig, oft parallele Hauptnerven, oder fiedernervig.[1,3] Sektion Malabathrum Meissn. besitzt meist gegenständige Blätter, Sektion Camphora Nees wechselständige Blätter.[2,7]

Verbreitung: Pantropische und subtropische Verbreitung, ausgenommen Afrika; die Gattung kommt vom asiatischen Festland bis Formosa und von den Pazifischen Inseln bis Australien vor.[1] Sektion Camphora Nees findet man überwiegend auf der nördlichen Halbkugel, in den inneren Tropen ist sie nur durch einige wenige Arten vertreten.[2]

Inhaltsstoffgruppen: *Ätherisches Öl.* Cinnamomum-Arten führen in wohl allen Arten ätherisches Öl. Die Öle enthalten, soweit untersucht, als Hauptkomponenten Phenylpropane, wie z. B. Zimtaldehyd, Safrol, Eugenol und Cumarin, und Monoterpene, wie z. B. (–)-Linalool, 1,8-Cineol und Campher, in den höher siedenden Fraktionen auch Sesquiterpene.[3,9–12,26] Innerhalb der einzelnen Arten existieren jeweils Chemodeme, die sich durch die Zusammensetzung des ätherischen Öles voneinander unterscheiden.[13] Als Zimtsäurederivate wurden in den Blättern von *C. triplinerve* Zimtsäureamid und Methylsulfonylallylcinnamat gefunden.[3] Zimtaldehyd kommt nicht nur frei, sondern auch maskiert in Form cyclischer Glycerolacetalderivate vor.[78]

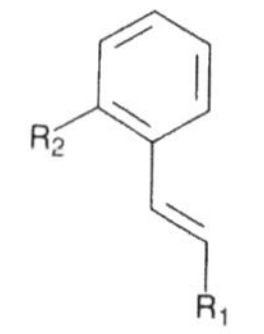

R_1 = CHO	R_2 = H	Zimtaldehyd
R_1 = CHO	R_2 = OCH_3	*o*-Methoxyzimtaldehyd
R_1 = CH_2OH	R_2 = H	Zimtalkohol
R_1 = COOH	R_2 = H	*trans*-Zimtsäure

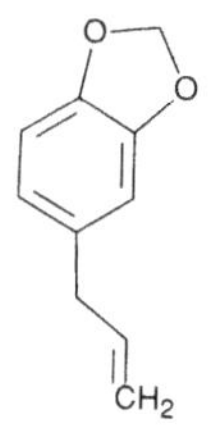

Safrol

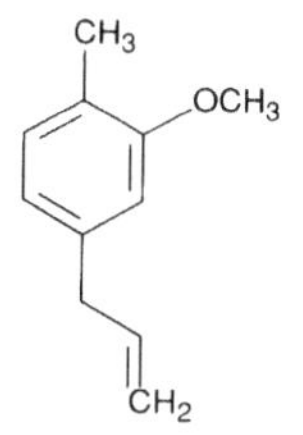

Eugenol

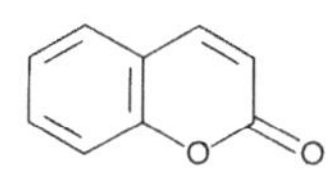

Cumarin

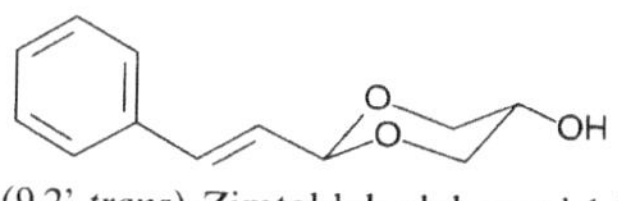

(9,2'-*trans*)-Zimtaldehydglycerol-1,3-acetal

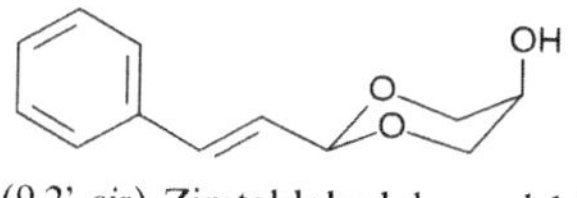

(9,2'-*cis*)-Zimtaldehydglycerol-1,3-acetal

Diterpene. Gattungscharakteristisch sind als Cinncassiole und Cinnzeylanole bezeichnete tetra- und pentacyclische Diterpene.[35–44] Man unterteilt sie nach biogenetischen Zusammenhängen in vier Gruppen.[45] Die Cinncassiole kommen sowohl frei als auch in glykosidischer Bindung vor.[38–45]
Einteilung der Cinncassiole in vier Gruppen nach Lit.[45] und Einzelverbindungen:

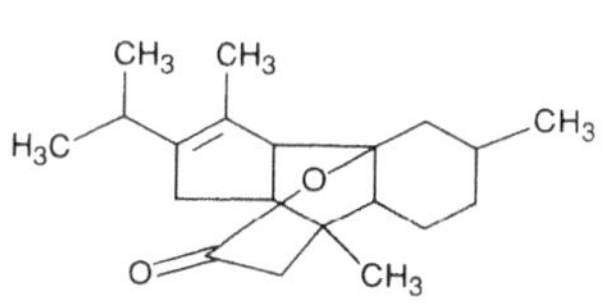

Lacton-Typ (A-Serie)

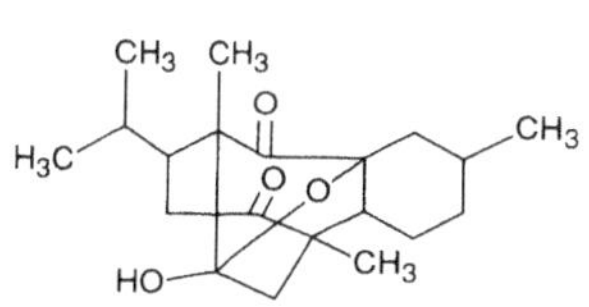

Diketon-Typ (C-Serie)

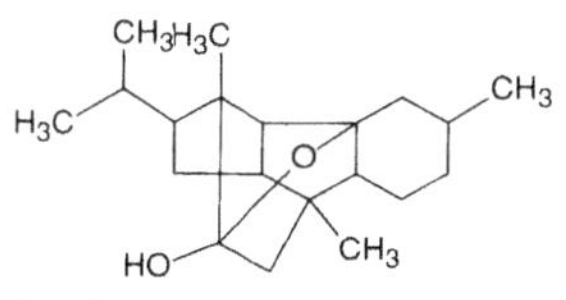

Ketal-Typ (B-Serie)

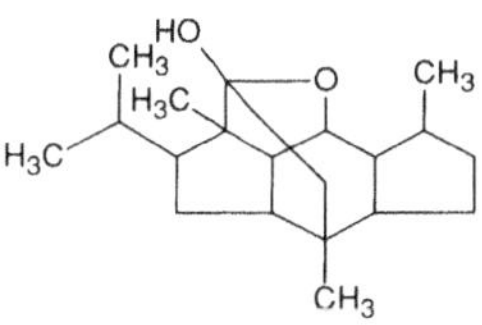

"Neuer" Ketal-Typ (D-Serie)

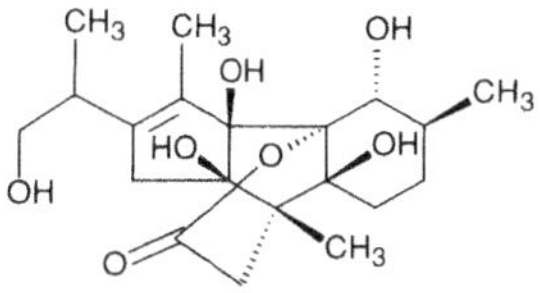

Cinncassiol A

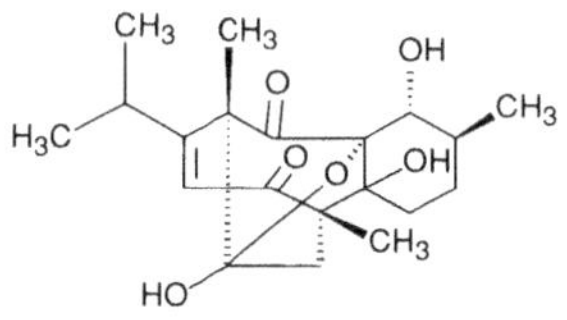

Cinncassiol C_2

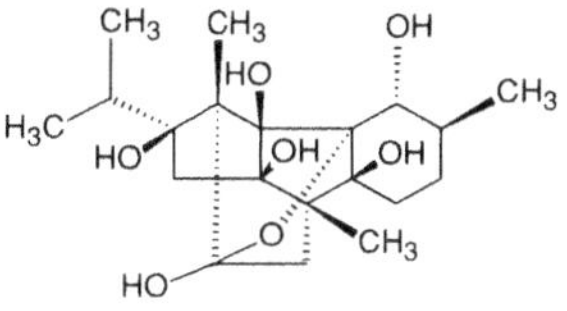

Cinnzeylanol

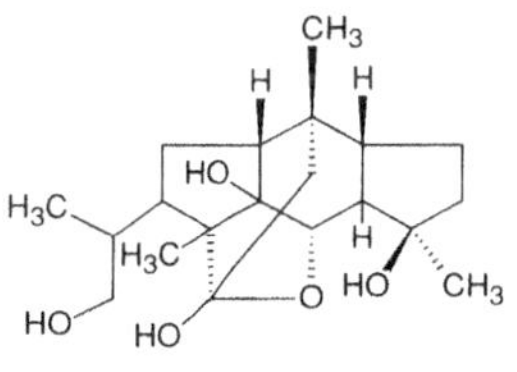

Cinncassiol D_1

Monomere Catechine. Monomere Catechine kommen in mehreren Varianten vor, vor allem als Glykoside sowie als Methylderivate.[22,27,28,203]

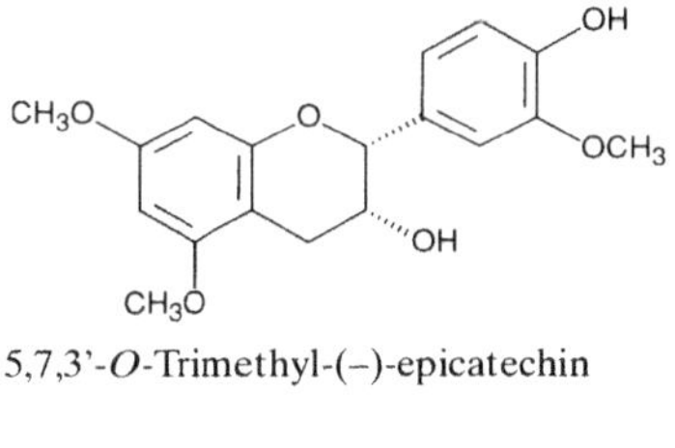

5,7,3'-*O*-Trimethyl-(–)-epicatechin

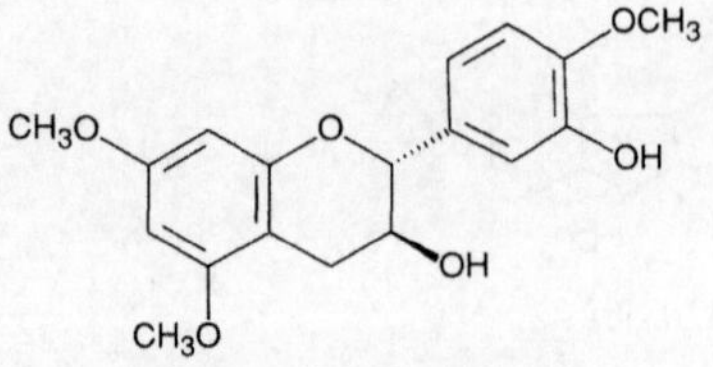

5,7,4'-*O*-Trimethyl-(+)-catechin

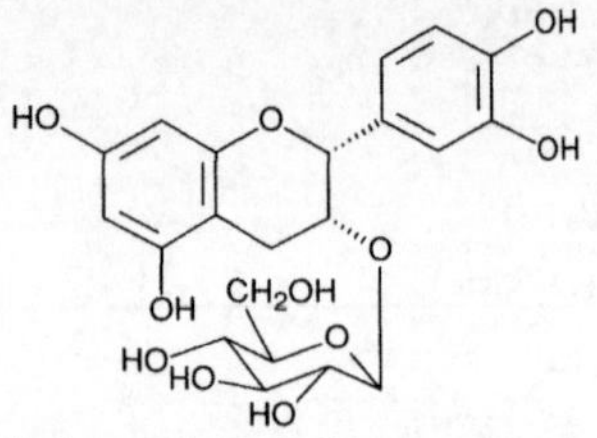

Epicatechin-3-*O*-β-D-glucopyranosid

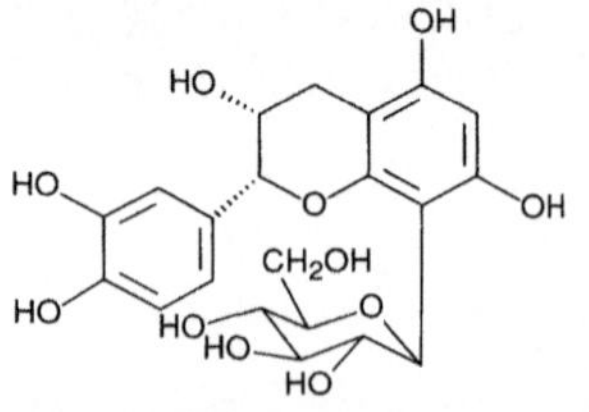

Epicatechin-8-*C*-β-D-glucopyranosid

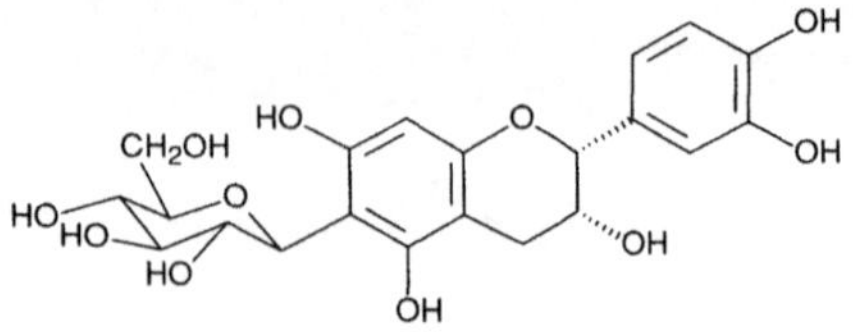

Epicatechin-6-*C*-β-D-glucopyranosid

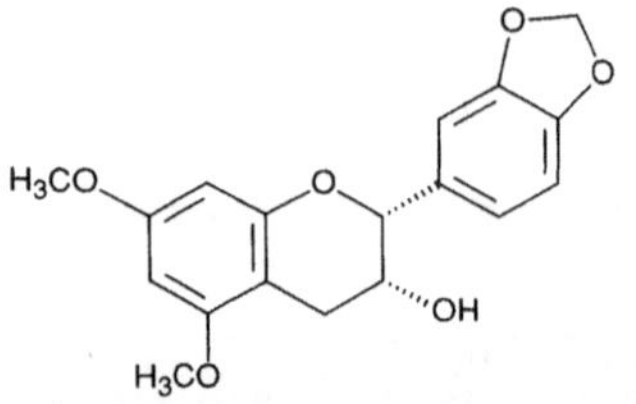

5,7-*O*-Dimethyl-3'-4'-di-*O*-methylenepicatechin

Proanthocyanidine. Am Aufbau der Proanthocyanidine sind als monomere Bausteine (–)-Epicatechin und (+)-Catechin beteiligt; somit handelt es sich um Procyanidine. Einige di- bis hexamere Vertreter wurden isoliert und sind der Konstitution nach bekannt.[14–21] Sie sind meist linear verknüpft.

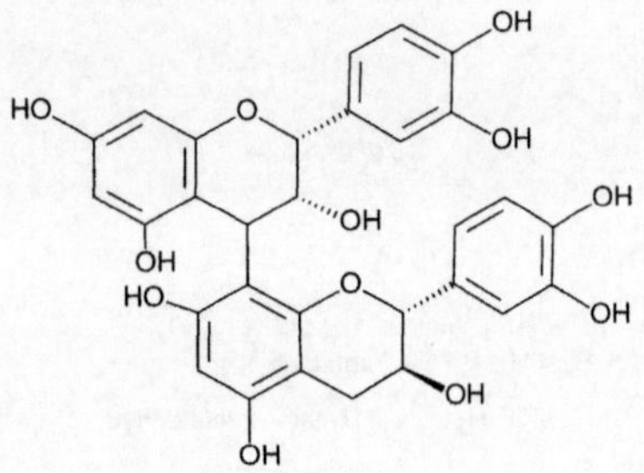

Procyanidin B_1

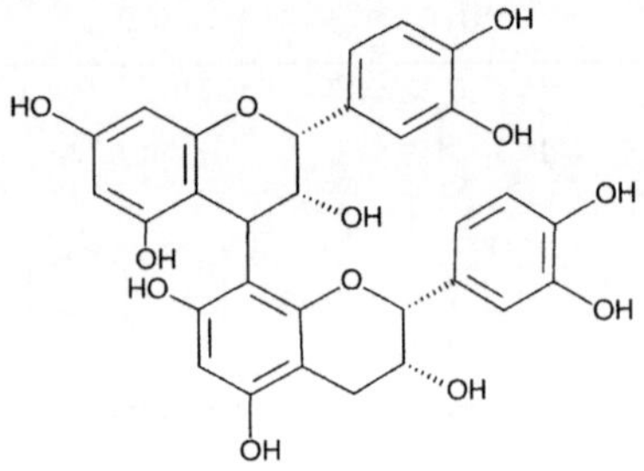

Procyanidin B_2

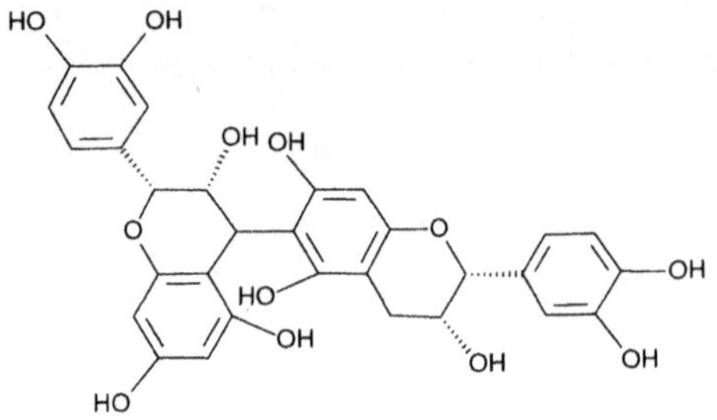

Procyanidin B_5

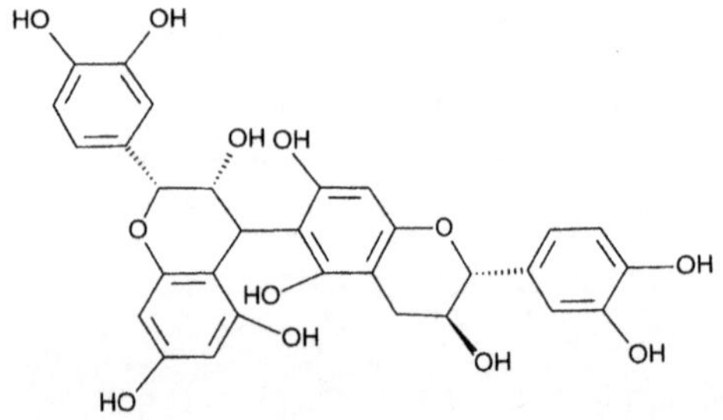

Procyanidin B_7

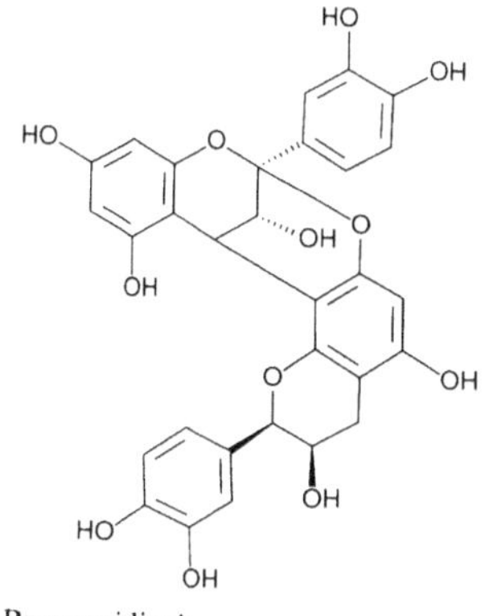

Procyanidin A_2

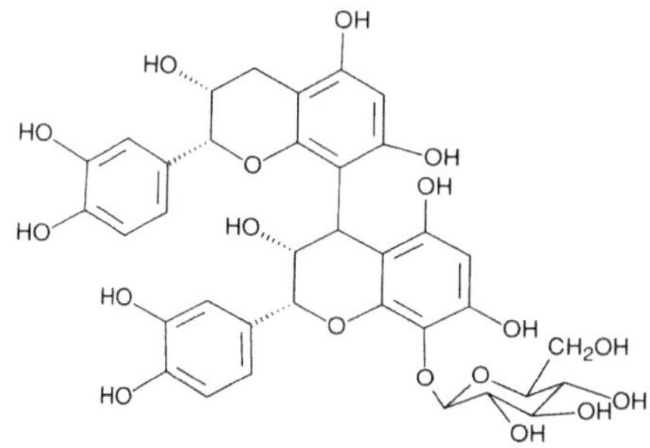

Procyanidin B_2-8-*C*-β-D-glucopyranosid

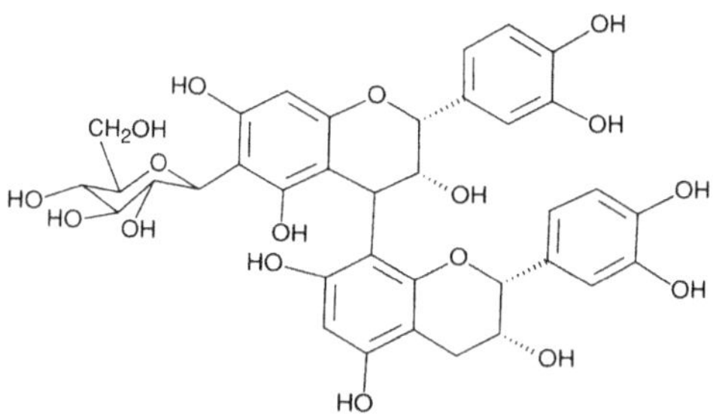

Procyanidin B_2-6-*C*-β-D-glucopyranosid

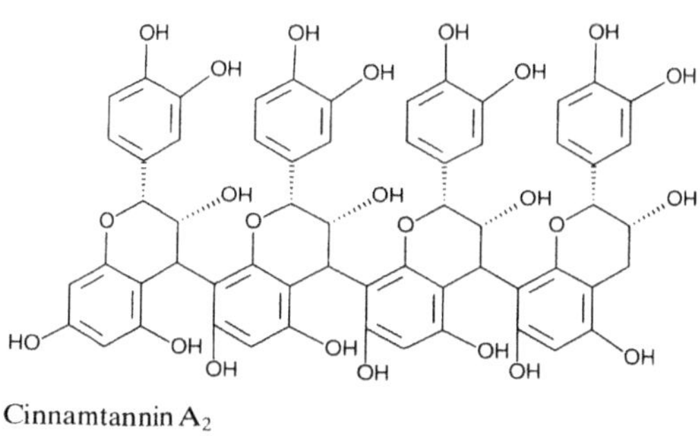

Cinnamtannin A_2

Lignane. In drei Cinnamomum-Arten wurden Lignane nachgewiesen.[23–25]
Isochinolinalkaloide. Aus der Rinde einer nicht näher identifizierten Cinnamomum-Species erhielt man die Benzylisochinolinalkaloide Norcinnamolaurin, (–)-Cinnamolaurin und Reticulin sowie das Aporphinalkaloid (+)-Corydin.[29,30] *C. camphora* enthält das Benzylisochinolin Reticulin und das Aporphin Laurolitsin.[31]

Drogenliefernde Arten: *Cinnamomum aromaticum*: Cassiae flos, Cinnamomi cassiae aetheroleum, Cinnamomi chinensis cortex, Cinnamomi ramulus.
Cinnamomum burmanii: Cinnamomi burmanii cortex.
Cinnamomum camphora: Cinnamomi camphorae aetheroleum.
Cinnamomum culilawan: Culilabani cortex.
Cinnamomum loureirii: Cinnamomi loureirii cortex.
Cinnamomum verum: Cinnamomi aetheroleum, Cinnamomi cortex, Cinnamomum-verum-Blätteröl, Cinnamomum zeylanicum hom. *HAB 1*, Cinnamomum hom. *HPUS 78*.

Cinnamomum aromaticum Nees

Synonyme: *Cinnamomum cassia* Nees ex Bl., *C. cassia* Bl., *C. cassia* Nees, *C. cassia* J.S. Presl, *C. obtusifolium* var. *cassia* Perr. et Eb., *Laurus cassia* Nees, *Laurus cinnamomum* Andr.[46,47,219,220]

Sonstige Bezeichnungen: Dt.: Chinazimtbaum, Chinesischer Zimtbaum, Chinesischer Zimtstrauch, Kassie, Zimtbaum, Zimtkassie; engl.: Chinese cassia, Chinese cinnamon; frz.: Canelle de Chine, Canellier; it.: Canella del coromandel, Cassia lignea.

Systematik: Der derzeit gültige Name lautet *Cinnamomum aromaticum* Nees.[49] Diese Art wurde auch als Varietät von *C. obtusifolium* aufgefaßt (*C. obtusifolium* var. *cassia* Perr. et Eb.).[50]

Botanische Beschreibung: Immergrüner Baum. Zweige braun, behaart. Blätter länglich-lanzettlich, auf schlankem, 6 bis 8 mm langem Blattstiel, behaart, zur dreinervigen Basis hin mehr oder weniger spitz zulaufend, 7,5 bis 10 cm lang, mit langer Spitze, ledrig, mit unauffälliger Netznervatur, wechselständig, Blattunterseite braun. Blüten klein, auf kurzen, dünnen, seidigen Blütenstielen, die etwa so lang oder wenig länger sind als das Perianth; sie stehen zu dreien in zymösen Rispen in den Blattachseln und in größeren Rispen am Ende der Zweige. Perianth leicht seidig, etwa 3 mm lang, mit länglich-lanzettlichen Blütenblättern. Perianth-Rezeptakel nicht sehr verbreitert, mit 6 abgestumpften Lappen, die oft als ganze stehenbleiben und nicht in der Mitte abbrechen. Steinfrucht, saftig, etwa erbsengroß, elliptisch und glatt.[46,52,53]

Verwechslungen: Da innerhalb der Art Belaubung, Blütenstand und aromatische Eigenschaften stark variieren, sind Verwechslungen mit nahe verwandten Arten wie *C. obtusifolium* nicht auszuschließen.[53]

Inhaltsstoffe: *Ätherisches Öl.* Die einzelnen Pflanzenorgane sollen in der Regel ätherisches Öl mit etwa gleichmäßig hohen Zimtaldehydgehalten von ca. 80 bis 93 % liefern.[61] Einzelbefunde für das ätherische Öl aus den Blättern ergaben aber Gehalte an Zimtaldehyd von nur 4,4 %.[54]

Verbreitung: Heimisch und kultiviert im südlichen China, insbesondere in den Provinzen Kwangsi und Kwangtung, in Vietnam,[46] Laos und Burma.[219]

Anbaugebiete: Kultur in o.a. Gebieten, zusätzlich in geringem Umfang angebaut auf Java (seit 1856), Sumatra, Padang, Ceylon, Malabar, in Mexiko, Südamerika und Japan.[46,55]

Drogen: Cassiae flos, Cinnamomi cassiae aetheroleum, Cinnamomi chinensis cortex, Cinnamomi ramulus.

Cassiae flos (Zimtblüten)

Synonyme: Cinnamomi flos, Clavellis Cassiae, Flores Cassiae, Flores Cassiae deflorati, Flores Cinnamomi.

Sonstige Bezeichnungen: Dt.: Kanelblüten, Kassiablüten, Zimtfrüchte, Zimtkelche, Zimtnägelein, Zimtnagerl;[46,56,57] engl.: Cinnamon flowers, Cassia buds;[46] frz.: Fleurs de cannelliers.[46]

Definition der Droge: Die nach dem Verblühen gesammelten, getrockneten Blüten. Hinweis: Es handelt sich hier eigentlich um ein junges Fruchtstadium.[57]

Stammpflanzen: *Cinnamomum aromaticum* NEES.

Ganzdroge: Keulenförmig, bis höchstens 12 mm lang, sehr hart, fast holzig, schwarz- oder graubraun, grobrunzelig, teilweise noch gestielt, mit einem röhrigen Unterkelch, der in einen großlappigen, nach einwärts gebogenen Saum endet. Sechs mehr oder weniger undeutliche, schwach ausgerandete Perigonlappen schließen den in der Höhlung der becherförmigen Kupula liegenden, dicklinsenförmigen, einfächerigen Fruchtknoten fast ganz ein.[57]

Schnittdroge: Geschmack und Geruch nach Zimt.[57]

Pulverdroge: Kurze, einzellige, dicke, spitze, meist etwas gebogene Haare der Oberhaut, Sekretzellen der Mittelrinde sowie Steinzellen und Bastfaserbündel des Sklerenchymrings an der Grenze von Mittel- zur Innenrinde des Unterkelchs bzw. Stiels.[57]

Verfälschungen/Verwechslungen: Angaben zur mikroskopischen Unterscheidung von Verwechslungen bzw. Verfälschungen von Cassiae flos s. Lit.[58]

Inhaltsstoffe: *Ätherisches Öl.* Etwa 1,9 % ätherisches Öl mit 80 % Zimtaldehyd; in den Blütenstielen etwa 1,7 % ätherisches Öl mit 92 % Zimtaldehyd.[46]

Wirkungen: Pharmakologische Studien, die ausschließlich mit Zimtblüten durchgeführt wurden, sind nicht bekannt. Zimtblütenöl soll antimikrobielle Eigenschaften sowie *in vitro* antivirale Effekte gegen Adeno- und Herpesviren aufweisen.[63] Nähere Angaben fehlen, so daß die Ergebnisse nicht nachvollziehbar sind.

Volkstümliche Anwendung und andere Anwendungsgebiete: Zur Geruchs- und Geschmacksverbesserung; heute jedoch nahezu obsolet. Zubereitungen aus Zimtblüten sollen traditionell zur Blutreinigung angewendet worden sein. So sind zwei Monopräparate mit der Indikation "Blutreinigung" bekannt, darüber hinaus sind sie in mehreren Kombinationsarzneimitteln mit mehr als 10 Bestandteilen enthalten. In Indonesien werden Zimtblüten bei Gebärmutterentzündungen verwendet.[60] Da die Wirksamkeit bei den beanspruchten Anwendungsgebieten nicht belegt ist, wird eine therapeutische Anwendung nicht empfohlen. Gegen die Verwendung als Geschmackskorrigenz bestehen keine Bedenken.[59]

Unerwünschte Wirkungen: *Allergische Wirkungen.* Als Risiken werden aufgrund des hohen Zimtaldehydgehaltes im ätherischen Öl häufig allergische Haut- und Schleimhautreaktionen genannt.[59,62]

Gegenanzeigen/Anwendungsbeschr.: Zimtblüten sollten nicht bei Überempfindlichkeit gegen Zimt oder Perubalsam angewendet werden sowie nicht in der Schwangerschaft.[59]

Sonst. Verwendung: *Haushalt.* Als Gewürz und in der Likörindustrie.[56]

Gesetzl. Best.: *Offizielle Monographien.* Negative Aufbereitungsmonographie der Kommission E am BGA "Cinnamomi flos (Zimtblüten)".[59]

Cinnamomi cassiae aetheroleum (Cassia-Öl)

Synonyme: Oleum cassiae, Oleum cinnamomi cassiae.[113]

Sonstige Bezeichnungen: Dt.: Chinesisches Zimtöl, Kassiaöl; engl.: Cinnamon leaf oil, Cinnamon oil; frz.: Essence de canelle de Chine; dän.: Kanelolie; it.: Essenza di canella di China; port.: Essencia de canella; span.: Esencia de canela; ung.: Fahéj olaj.

Monographiesammlungen: Oleum cinnamomi cassiae *Helv V*, *EB6*; Cinnamon Oil *USP XXI-NF XVI*.

Definition der Droge: Das durch Destillation mit Wasserdampf aus den Blättern und jungen Zweigen sowie Rindenabfällen gewonnene und rektifizierte ätherische Öl *Helv V*; ätherisches Öl des chinesischen Zimts *EB6*; durch Wasserdampfdestillation aus Blättern und Zweigen erhaltenes ätherisches Öl *USP XXI-NF XVI*. Hinweis: Im Gegensatz zu *Cinnamomum verum* bestehen im Falle von *Cinnamomum aromaticum* keine wesentlichen Unterschiede in der Zusammensetzung des ätherischen Öles aus Blättern, Zweigen oder Rinde.[61]

Stammpflanzen: *Cinnamomum aromaticum* NEES. Die Arzneibücher geben hierfür folgende Synonyme an: *Cinnamomum obtusifolium* var. *cassia* (BL.)

PERR. et EB. (*C. cassia* (NEES) BL.) *Helv V*; *C. cassia* (NEES) BL. *EB6*; *C. cassia* (NEES) NEES ex BL. *USP XXI-NF XVI*.

Herkunft: China, insbesondere aus den Provinzen Kwangsi und Kwangtung.[71]

Gewinnung: Das Öl wird durch Wasserdampfdestillation der billigen Teile des Cassiabaums, wie der Blätter, der Zweige und seltener der Rindenabfälle, erhalten.[71] Trommeln aus Eisen oder Bleikanister dienen als Behältnis zum Export. Deshalb muß das Öl zur Entfernung der als Salze der Zimtsäure aufgenommenen Schwermetalle rektifiziert werden.

Ganzdroge: Chinesisches Zimtöl ist eine gelbe bis bräunliche, optisch aktive, stark lichtbrechende Flüssigkeit, die würzig riecht und anfangs süß und aromatisch, später brennend scharf schmeckt.[227,233]

Verfälschungen/Verwechslungen: Die geringere relative Dichte, eine starke optische Linksdrehung und eine geringere Löslichkeit in 70% igem Ethanol (*V/V*) weisen auf Verfälschungen hin. Die bekanntesten Verfälschungen sind Zedernholz- und Gurjunbalsamöl.[71] Mit Kolophonium, häufig auch in Kombination mit Petroleum, verfälschtes Öl ist oft dunkelbraun.[71]

Inhaltsstoffe: Cassia-Öl enthält bis zu 90 % Zimtaldehyd, sehr selten bis zu 95 %.[91] Im Gegensatz zu Zimtöl kommt nur wenig oder kein Eugenol und Linalool vor,[91,114] dafür aber größere Mengen an *o*-Methoxyzimtaldehyd und Cumarin.[83,115,116] Jedoch ist Eugenol in Ölen bestimmter Provinienzen (z. B. Südamerika) enthalten.[117] Rindenöl aus Nigeria weist bis zu 12 % Eugenol auf, das Blattöl über 90 % Benzylbenoat.[221] Der Gehalt an *o*-Methoxyzimtaldehyd im Rindenöl beträgt 1,5 bis 3,8 %, in Blatt- und Zweigöl 10 bis 11 %.[118,119] Insgesamt 35 Verbindungen wurden im Öl identifiziert.[86]

Identität: Beim Schütteln von 4 Tr. Chinesischem Zimtöl mit 4 Tr. Salpetersäure bilden sich unter 5 °C weiße bis gelbe Kristalle.[234] Zu chromatographischen Methoden s. Cinnamomi chinensis cortex.

Reinheit:
- Dichte: 1,055 bis 1,070 *Helv V*; 1,049 bis 1,064 *EB6*; 1,045 bis 1,063 *USP XXI-NF XVI*.
- Brechzahl: 1,600 bis 1,608 *EB6*; 1,602 bis 1,615 bei 20 °C *USP XXI-NF XVI*.
- Löslichkeit: 1 Teil äth. Öl löst sich in 2 Teilen Ethanol 70 % *EB6*, *Helv V*, *USP XXI-NF XVI*.
- Optische Drehung: + 6° bis –1° *Helv V*, *EB6*; –1° bis + 1° *USP XXI-NF XVI*.
- Schwermetalle: Nach *Helv V* und *EB6* ist hierauf zu prüfen, da (früher) zum Transport Bleigefäße verwendet wurden; ebenso sind Kupferrückstände aus den Destillationsapparaturen als Verunreinigung möglich. Max. 0,004 % *USP XXI-NF XVI*.
- Halogene: Prüfung nach *USP XXI-NF XVI* vorgeschrieben.
- Harze und harzhaltige Bestandteile: Prüfung nach *Helv V* und *USP XXI-NF XVI* vorgeschrieben.
- Nichtflüchtige Bestandteile: Max. 8 % *EB6*.
- Eugenol: *Helv V* läßt auf Abwesenheit prüfen.

Gehalt: Mindestgehalt an Aldehyden, berechnet als Zimtaldehyd 80 % *Helv V*, *EB6*; 80 % Gesamtaldehyde (*m/V*) *USP XXI-NF XVI*.

Gehaltsbestimmung:
- Bisulfitmethode im Cassiakolben *EB6*, *USP XXI-NF XVI*.
- Gravimetrische Bestimmung des Zimtaldehyds als Zimtaldehydsemioxamazon *Helv V* s. Cinnamomi chinensis cortex.
- Acidimetrische Bestimmung des Zimtaldehyds nach Umsetzung mit Hydroxylaminhydrochloridlsg. und Titration mit ethanolischer Kaliumhydroxidlsg.[113]

Lagerung: Aufbewahrung vor Licht geschützt, in gut gefüllten, dicht schließenden Behältnissen *Helv V* und unter Vermeidung von großer Hitze *USP XXI-NF XVI*.

Stabilität: Luftsauerstoff oxidiert Zimtaldehyd zu Zimtsäure unter gleichzeitiger Harzbildung und Dunkelfärbung des Öles.[71]

Wirkungen: S. Cinnamomi chinensis cortex und Cinnamomi (ceylanici) aetheroleum.
Antibakterielle Wirkung. Die antibakterielle Wirkung wird durch die Hauptkomponente Zimtaldeyhd bestimmt. Bereits 1918 stellte man fest, daß Cassia-Öl stärker desinfizierend wirksam ist als Phenol.[120] Cassia-Öl wirkt gegen Streptokokken, Staphylokokken und Gonokokken in Verdünnungen von 1:40.000, 1:1.600 bzw. 1:24.000; es ist auch gegen Vibrio Nasik in Konzentrationen von 1:8.000 bis 1:16.000 wirksam.[120] Verschiedene Cassia-Öle hemmen das Wachstum von *Elberthella thyphosa*, Neisseria, *Streptococcus faecalis* und *S. pyogenes*, *Bacillus megatherium* und *Corynebacterium diphteriae*. Einzelkolonien von *Escherichia coli*, *Staphylococcus aureus* und *Odium albicans* traten bei einem der getesteten Öle auf.[121,122]
Fungistatische Wirkung. S. Cinnamomi ceylanici aetheroleum.
Wirkung auf den Verdauungstrakt. Applikation von 250 mg/kg KG Zimtaldehyd i. p. oder 500 mg/kg KG p. o. soll Mäuse gegen streßinduzierte Magenerosionen schützen.[127] Zimtaldehyd inhibiert die Magenperistaltik der anästhesierten Ratte (5 bis 20 mg/kg KG i. v., Meßgröße: Magendruck auf einen mit Wasser gefüllten Ballon) und die Darmperistaltik bei der Maus (250 mg/kg KG i. p., Meßgröße: Menge Bariumsulfat zwischen Duodenum und Appendix 30 min nach Gabe des Bariumsulfats).[127]
Wirkung auf die Gallensekretion. Bei Ratten steigert die perorale Gabe von Zimtaldehyd (500 mg/kg KG) die Gallensekretion (Meßgröße: Menge der Galle).[127]
Wirkung auf das zentrale Nervensystem. Erregende Wirkung des Zimtaldehyds auf Frontalhirn, Hippocampus, Amygdala und Formatio reticularis am Kaninchen (10 und 20 mg/kg KG, intraarteriell).[97] An Mäusen führten 125 bis 500 mg/kg KG i. p. und 250 bis 1.000 mg/kg KG p. o. zu einer Abnahme der motorischen Aktivität.[98]

Cardiovaskuläre Wirkung. Die Hauptkomponente des Cassia-Öls, Zimtaldehyd, zeigt einen blutdrucksenkenden Effekt bei anästhesierten Hunden und Meerschweinchen (5 bis 10 mg/kg KG, i. v.), der hauptsächlich durch periphere Vasodilatation bedingt wird.[127] Intraaterielle Applikation von 10 bis 50 mg Zimtaldehyd soll beim anästhesierten Hund zu einer Blutdruckerhöhung führen.[126] Eine positiv inotrope und chronotrope Wirkung wird am isolierten Meerschweinchenherzen durch 250 µg/0,1 mL Zimtaldehyd hervorgerufen.[126]
Wirkung auf die Nebennieren. Zimtaldehyd führt zu einer Catecholaminfreisetzung an isolierten Hundenebennieren ($4 \cdot 10^{-4}$ bis $1{,}2 \cdot 10^{-3}$ g/mL), Zimtalkohol und Zimtsäure zeigen diese Wirkung nicht.[125,126] Die direkte intraarterielle Injektion in die Nebenniere erzeugt eine erhöhte Catecholaminkonzentration im venösen Blut der Nebenniere.[126]
Wirkung auf die glatte Muskulatur. Zimtaldehyd ($1 \cdot 10^{-4}$ g/mL) besitzt eine papaverinähnliche Aktivität auf das isolierte Ileum des Meerschweinchens und der Maus.[127]
Histaminfreisetzung. Zimtaldehyd (0,3 bis 3 mg/mL) setzt *in vitro* Histamin aus menschlichen Leukocyten frei.[128]

Anwendungsgebiete: Appetitlosigkeit; dyspeptische Beschwerden wie leichte, krampfartige Beschwerden im Magen-Darm-Bereich, Völlegefühl, Blähungen.[104] Zur symptomatischen Behandlung von Verdauungsbeschwerden wie Oberbauchblähungen, Darmträgheit, Aufstoßen, Darmblähungen; bei vorübergehenden Erschöpfungszuständen; zur Förderung der Gewichtszunahme.[105]

Dosierung und Art der Anwendung: *Droge.* Ätherisches Öl zum Einnehmen.[104] Soweit nicht anders verordnet: 0,05 bis 0,2 g täglich.[104]

Unerwünschte Wirkungen: *Allergische Wirkungen.* Häufig allergische Haut- und Schleimhautreaktionen,[104] die durch Zimtaldehyd hervorgerufen werden.[62,128]

Gegenanzeigen/Anwendungsbeschr.: Überempfindlichkeit gegen Zimt und Perubalsam; Schwangerschaft.[104]

Wechselwirkungen: Keine bekannt.[104] Hinweis: Da eine Reaktion zwischen Zimtaldehyd und Substanzen mit freier primärer Aminogruppe möglich ist,[110] sollte das ätherische Öl nicht zusammen mit entsprechenden Arzneistoffen mit geringer therapeutischer Breite verabreicht werden.[106]

Tox. Inhaltsstoffe u. Prinzip: Zimtaldehyd zeigt *in vitro* cytotoxische Wirkung an Mäuse-L1210-Zellkulturen (4,8 µg/mL bzw. 20 bis 24 µg/mL).[106] Es ist zu vermuten, daß der Hauptinhaltsstoff Zimtaldehyd als reaktionsfreudige Substanz für die toxischen Eigenschaften des Cassia-Öls verantwortlich ist. Von der FAO/WHO wird die annehmbare Tageszufuhr (ADI) mit $\leq 0{,}7$ mg/kg KG angegeben.[140]

Resorption: Die Hauptkomponente Zimtaldehyd wird kaum durch die Haut resorbiert.[130] Diese Aussage steht im Gegensatz zu relativ niedrigen dermalen LD_{50}-Werten.

Metabolismus: Nach i. p. Gabe von Zimtaldehyd an Ratten wurden Benzoesäure, Hippursäure und Zimtsäure im Urin gefunden.[131]

Akute Toxizität: *Tier.* Die akute Toxizität von Cassia-Öl und Zimtaldehyd hängt stark von der Applikationsart ab.[106]

Mutagenität: Bei der Untersuchung von Zimtaldehyd an Salmonella-Stämmen (Ames-Test) wurde in den meisten Experimenten negative Ergebnisse erhalten.[133–137] So erscheinen neue Untersuchungen mit chemisch eindeutig bestimmten Cassia-Ölen notwendig.[106]
Im Bacillus-subtilis-DNA-Repair-Test ist Cassia-Öl positiv (H17 Rec^+ oder M45 $RecPT^-$, 20 µL/10 mL Nährmedium), dagegen negativ im WP2-uvr-Reversion-Test mit *Escherichia coli.*[109]

Reproduktionstoxizität: An Hühnerembryonen wurden durch Zimtaldehyd teratogene Effekte beobachtet;[129] sie sind nicht direkt auf das Risiko während der Schwangerschaft beim Menschen übertragbar.[106]

Toxikologische Daten: *LD-Werte. Ätherisches Öl.* Ratte, p.o.: 5.200 mg/kg KG[106] bzw. 2.800 mg/kg KG;[132] Kaninchen, percutan: 320 mg/kg KG.[132]
Zimtaldehyd. Ratte, p.o.: 2.220 mg/kg KG bis 3.350 mg/kg KG;[138,139] Meerschweinchen, p.o.: 1,16 g/kg KG;[139] Maus, i.p.: 200 mg/kg KG;[132] i.v.: 132 mg/kg KG; i.p.: 610 mg/kg KG; p.o.: 2.225 mg/kg KG.[98]
Sonst. Verwendung: Kosmetik. Zur Aromatisierung in Zahnpasten, Cremes, Mundwässern etc. *Haushalt.* Aromatisierung von Backwaren. *Industrie/Technik.* Aufgrund seiner mikrobiologischen Eigenschaften beurteilt man Cassia-Öl mit 75 bis 80 % Zimtaldehyd, 8 % Terpenen und Salicylaldehyd als geeignet für die Raumdesinfektion.[121–123]

Gesetzl. Best.: *Offizielle Monographien.* Aufbereitungsmonographie der Kommission E am BGA "Cinnamomi cassiae cortex (Chinesischer Zimt)".[104]

Cinnamomi chinensis cortex (Chinesischer Zimt)

Synonyme: Cinnamomi cassiae cortex, Cinnamomi cortex, Cortex Cassiae, Cortex Cinnamomi, Cortex Cinnamomi cassiae, Cortex Cinnamomi chinensis.

Sonstige Bezeichnungen: Dt.: Chinesische Zimtrinde, Englischer, Gemeiner, Indischer Zimt, Kanel, Mutterzimt, Zimtkassia; engl.: Bastard cinnamon, Cassia, Cassia bark, Cassia China, Cassia cinnamon, Chinese cassia, Chinese cinnamon, Cinnamon bark, Cinnamon No 2; frz.: Canelle de Chine; arabisch: Salikha;[64] chinesisch: Rougui;[65,192] dän.: Kassia Kanel, Kinesisk Kanel; grch.: Phloiòs Kinnamomou;[47] holl.: Kaneel; indisch: Dalchini;[47,64] it.: Canella di China; japanisch: Keihi; port.: Canela da China; span.: Canela de China, Canela de la China;

rum.: Scortisiora; russ.: Kitajskaja korica; ung.: Fahéj.

Monographiesammlungen: Cortex Cinnamomi cassiae *Dan IX*; Cortex Cinnamomi chinensis *Helv V*, *EB 6*.

Definition der Droge: Die ganz oder teilweise geschälte, getrocknete Rinde dünner Zweige *Helv V*; die getrocknete Rinde oberirdischer Achsen in Südchina angebauter Bäume *EB 6*.

Stammpflanzen: *Cinnamomum aromaticum* NEES. Die Arzneibücher geben hierfür folgende Synonyme an: *Cinnamomum cassia* (NEES) NEES et EBERM. ex BL. *Dan IX*; *C. obtusifolium* var. *cassia* PERR. et EB. *Helv V*; *C. cassia* (NEES) BL. *EB 6*.

Herkunft: Burma, China, Ceylon.[64]

Gewinnung: Die Droge stammt von 2 bis 3 cm dikken Ästen etwa sechs- bis achtjähriger Bäume. Die abgeschnittenen Äste werden an zwei Seiten der Länge nach und in bestimmten Abständen (45 bis 50 cm) durch Querschnitte eingeschnitten, die Rinde wird mit Hornmessern abgeschält und mit einem Hobel vom Kork und von Teilen der Außenrinde befreit und während 24 h an der Sonne getrocknet.[46] Die Rinde kommt meist in Bündeln zu 0,5 kg in den Handel. Hauptausfuhrort ist Kanton.[46]

Handelssorten: Die Rinde des Stammes ist gröber als die Zweigrinde und wird unter der Bezeichnung Cassia lignea gehandelt, während die Zweigrinde die eigentliche Gewürzrinde ist und Cassia vera genannt wird. Heute sind diese Begriffe vielfach verschwommen.[57] Der sog. englische Zimt, China Cinnamon, ist ein ungeschälter Zimt; er soll von älteren, dickeren Zweigen von *C. aromaticum* gesammelt werden. Die Stücke sind meistens rauher, dikker, dunkler und mit grauem Kork bedeckt.[46,55] Im Lebensmittelbereich unterscheidet man vier Sorten aufgrund der Länge, des Aussehens und der Farbe: Cassia lignea whole selected, 40 bis 40 cm lange Stangen, ca. 2 cm stark und von gelb-brauner Farbe, Cassia lignea broken, gebrochene Stangen, Cassia lignea whole scraped und Cassia lignea broken scraped.[68] Ebenso ist der Gehalt an ätherischem Öl ein Unterteilungskriterium.

Ganzdroge: 1 bis 3 mm dick und meist 2 bis 5 cm breit, je nach der Schälung von der Korkschicht mehr oder minder befreite, hellbraune Rindenstükke, die zu Röhren oder Halbröhren von etwa 30 bis 60 cm Länge eingerollt sind. Innenseite fast glatt, bald heller, bald dunkler als die vom Kork befreite Außenrinde, die vereinzelt graue Flecke trägt. Bruch glatt, nur im inneren Teil treten wenige Fasern hervor. Der Querschnitt läßt, unter der Lupe betrachtet, in der Mitte oder näher der Außenseite einen hellen Streifen erkennen.[227]

Schnittdroge: *Geruch.* Nach Zimtöl.
Geschmack. Eigenartig und würzig, kaum herb und nicht schleimig,[227] adstringierend aufgrund des Gerbstoffgehalts der primären Rinde,[70] anfangs etwas süßlich.[65,66]
Makroskopische Beschreibung. Gekennzeichnet durch die hellbraunen, meist eingerollten Rindenstückchen, an denen mitunter ein bräunlich-grauer Kork mit rundlichen oder wenigen quergestellten Lentizellen erhalten ist. Die Innenseite der Rindenstückchen ist feinkörnig oder fast glatt.[227]

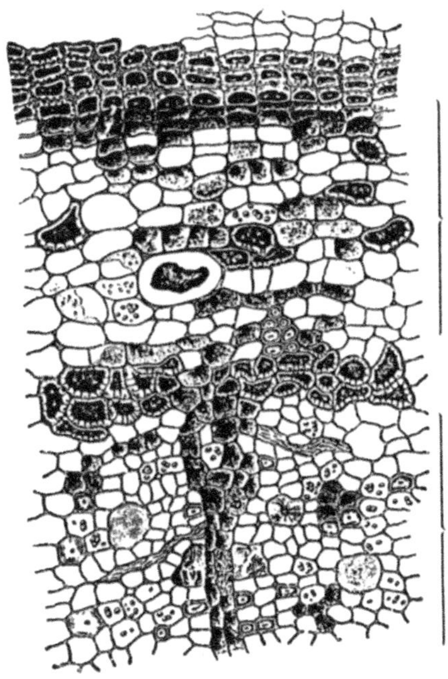

Querschnitt durch Chinesischen Zimt. Nach Lit.[58]

Mikroskopisches Bild. Der Querschnitt läßt an den ungeschälten Stellen einen Kork aus verdickten, mit einer dunkelroten Masse erfüllten Zellen erkennen; die Epidermis ist meist noch erhalten. An der Grenze von der primären zur sekundären Rinde liegt ein aus primären Bastfasern und Steinzellgruppen gebildeter Ring, der ab und zu vom Parenchym radial durchbrochen wird. Die Markstrahlen sind 1 bis 3, meist 2 Zellen breit. Die Rinde enthält größere Schleimzellen, Sekretzellen mit ätherischem Öl und bis 600 µm lange, in der Mitte meist 35 bis 45 µm dicke Sklerenchymfasern. Letztere sind stark verdickt, deutlich geschichtet und liegen einzeln oder zu zweien oder dreien beieinander. Im Parenchym und zuweilen auch in den Steinzellen einfache und zusammengesetzte Stärkekörner, in manchen Markstrahlen sehr kleine, nadelförmige oder prismatische Calciumoxalatkristalle.[227]

Pulverdroge: Das gelbbraune Pulver ist gekennzeichnet durch zahlreiche verholzte, deutlich geschichtete und stark verdickte, farblose Bastfasern oder deren Bruchstücke, zahlreiche verholzte, oft einseitig hufeisenförmig verdickte Steinzellen, gelb- bis rotbraune Korkfragmente, vereinzelte Bruchstücke eines Querschnitts zeigen an der Grenze zwischen primärer und sekundärer Rinde einen nicht völlig geschlossenen Ring aus einseitig verdickten Steinzellen, 1 bis 3 Zellen breite Markstrahlen mit sehr kleinen, bis 8 µm langen, prismatischen Calciumoxalatnadeln, einfache bis 20 µm große und zu zweien bis vieren zusammengesetzte bis 30 µm große Stärkekörner, größere Schleim- und Sekretzellen mit verharztem Öl.[227] Eine sehr ausführliche Beschreibung s. Lit.[232]

Verfälschungen/Verwechslungen: Die häufigsten Verfälschungen sind die Abfallprodukte der Zimtgewinnung.[70] Weiterhin beschrieben sind Verfälschungen wie Chips, Zimtholz, Holzmehle, Zigarrenkistenholz, fremdartige Rinden und Roßkastaniensamenschalen.[70] Nach dem Zweiten Weltkrieg beobachtete man Untermischungen von Buchekkernschalen, die an den sehr reichlich vorkommenden, 70 bis 700 µm langen einzelligen Haaren zu erkennen sind. Rinde von *C. tamala* NEES et EBERM. ist aufgrund des stärker schleimigen Geschmacks erkennbar.[71,72,80] Auf drei Seiten stark verdickte Sklereiden und Calciumoxalatdrusen deuten auf *Canella alba* (L.) MURR. hin, größere Mengen obliterierter Siebstränge auf *Dicyphellium caryophyllatum* NEES. Fremde Stärke weist bei der mikroskopischen Analyse auf Eichelmehl, andere Mehle und Galgant hin, große Mengen an Sklereiden oder Holzfasern auf Nußschalen.[70,71]

Minderqualitäten: Das Vorkommen von verkleisterter Stärke mit unscharfen Konturen bei der mikroskopischen Untersuchung weist auf ausdestillierten Zimt hin.[71]

Inhaltsstoffe: *Ätherisches Öl.* 1 bis 4 % ätherisches Öl[71] mit 70 bis 95 % Zimtaldehyd,[91] bis zu 0,042 % Cinnamylacetat, bis zu 0,068 % Zimtalkohol, bis zu 0,257 % Zimtsäure, bis über 1 % Cumarin und *o*-Methoxyzimtaldehyd, bezogen auf die Droge[75]; ferner zwei epimere Zimtaldehydglycerol-1,3-acetale.[78] Das Rindenöl enthält kein Eugenol.

Diterpene. Neben den für Insekten toxischen Cinnzeylanolen kommen die Cinncassiole A bis E vor. Sie liegen frei oder als Glucoside vor. Es handelt sich dabei um tetra- und pentacyclische Verbindungen mit Lacton-, Ketal- und Diketon-Struktur.[38–45]

Gerbstoffe. Neben den Flavan-3-ol-Derivaten (–)-Epicatechin-8-*C*-glucosid und (–)-Epicatechin-6-*C*-glucosid sind tetramere, pentamere und hexamere Procyanidine bekannt.[12] Sie erhielten z. T. Trivialbezeichnungen wie Cinnamtannin A_2 bis A_4.[12] Bausteine sind (–)-Epicatechin, (+)-Catechin sowie das dimere, doppelt verknüpfte Procyanidin A_2.[13] Ebenso kennt man sieben Methylderivate des Flavan-3-ols aus *C. aromaticum*,[76] wie z. B. Epicatechin-5,7,3'-trimethylether und sein 3',4'-Methylendioxyderivat.[78]

Phenolcarbonsäuren. Quantifiziert wurden folgende Pflanzensäuren: 131 ppm Ferulasäure, 152 ppm *p*-Cumarsäure, 295 ppm Protocatechusäure, unter 50 ppm Kaffesäure, Sinapinsäure, Salicylsäure, *p*-Hydroxybenzoesäure, Vanillinsäure, Syringasäure und in Spuren Gentisinsäure.[79] Außerdem wurden aus Chinesischem Zimt auch 3-(2-Hydroxyphenyl)-propionsäure und 3-(2-*O*-*β*-D-Glucosylphenyl)-propionsäure isoliert.[77]

Sonstige. In Chinesischer Zimtrinde sind auch die Lignane Syringaresinol, ein Lyoniresinolglucosid sowie 6'-Apiosyl-3,5-dimethoxyarbutin enthalten.[78]

Schleim. Der Schleimgehalt sowie der Aschegehalt des Schleims eignen sich zur Differenzierung der Ceylonzimtrinde vom Chinesischen Zimt.[33] Chinesischer Zimt enthält 3,89 bis 5,07 % Schleim mit 6,1 bis 7,8 % Asche.[33,70]

Zubereitungen: Tinctura Cinnamomi, Zimttinktur *Helv V*: 200 Teile Chinesische Zimtrinde werden mit verdünntem Ethanol gleichmäßig durchfeuchtet und anschließend durch Perkolation 1.000 Teile Tinktur gewonnen. Die Tinktur ist eine rotbraune, nach Chinesischem Zimt riechende und schmekkende Flüssigkeit.

Identität: *Droge.* Farbreaktion nach *Dan IX*: Nachweis des Zimtaldehyds mit Dinitrophenylhydrazin. Dünnschichtchromatographie[234]:

- Untersuchungslsg.: Etherauszug aus der pulverisierten Rinde;
- Sorptionsmittel: Kieselgel GF_{254};
- FM: Hexan-Chloroform-Ethylacetat (4 + 1 + 1);
- Detektion: Besprühen mit Dinitrophenylhydrazin-Rg. und Auswertung im UV 254;
- Auswertung: Bei einem Rf-Wert von ca. 0,4 erscheint im UV 254 vor dem Besprühen eine rosa Bande, die sich nach Besprühen mit Dinitrophenylhydrazin-Rg. orange färbt.

Eine weitere Methode[192] verwendet als mobile Phase Petrolether (60 bis 90 °C)-Ethylacetat (85 + 15) und als Referenzsubstanz Zimtaldehyd. Zahlreiche weitere DC-Methoden wurden erarbeitet, um die verschiedenen handelsüblichen Zimtrinden und Zimtöle aufzutrennen.[81–85]

Hauptsächlich dient die GC zur Bestimmung der Komponenten des ätherischen Öls des Chinesischen Zimts.[86–90] Dabei muß Zimtsäure separat oder nach Methylierung bestimmt werden. Bei der HPLC bereitet die simultane Bestimmung von Zimtsäure und Cumarin bzw. von Zimtaldehyd[74,91] Schwierigkeiten. Eine HPLC-Methode, in der simultan Zimtaldehyd, Zimtalkohol, Zimtsäure, Zimtsäureacetat und Cumarin erfaßt werden, ist beschrieben.[75] Zimtaldehyd kann auch fluorimetrisch bestimmt werden.[92]

Reinheit: *Droge.*

- Trocknungsverlust: Höchstens 13 %;[68] höchstens 15,5 % nach 6 h.[234]
- Wasser: Höchstens 15 %.[192]
- Zucker: Höchstens 1,8 %.[68]
- Asche: Höchstens 3 % *Dan IX*; 4 %;[68,227] 5 %.[67,80,192,234]
- Säureunlösliche Asche: Höchstens 0,25 % *Dan IX*; 1,5 %;[68] 2 %.[67,80]

Gehalt: *Droge.* Gehalt an ätherischem Öl: Mindestens 1,5 %;[68] 1 % (*V*/*m*);[227,234] im Pulver 0,7 % (*V*/*m*).[234]

Gehalt an Zimtaldehyd: Mindestens 1,5 %.[80]

Zubereitung. Tinktur: Mindestens 0,25 % Zimtaldehyd, Ethanolgehalt 63 bis 66 % (*V*/*V*) *Helv V*.

Gehaltsbestimmung: Nach *Helv V* und *Dan IX* erfaßt man den Zimtaldehydgehalt des ätherischen Öls mit Semioxamazid; dabei wird Zimtaldehyd zu dem schwerlöslichen Zimtaldehydsemioxamazon umgesetzt und gravimetrisch bestimmt.[94,95]

Der Gehalt an ätherischem Öl wird unter Zusatz von Siliconharz bestimmt.[234]
Für die Qualitätsbeurteilung der Chinesischen Zimtrinde spielt nicht nur der Zimtaldehydgehalt des ätherischen Öls eine Rolle, sondern auch der Gerbstoffgehalt, da ein gerbstoffreicher Zimt auch mit viel Zimtaldehyd geschmacklich minderwertig sein kann.[70]

Lagerung: Pulver: In dicht schließenden Behältnissen aufbewahren,[234] zusätzlich an kühlem und trokkenem Ort.[192]

Wirkungen: *Antibakterielle Wirkung.* Schon seit langem ist bekannt, daß alkoholische Rindenextrakte aus *C. aromaticum* eine antibiotische Wirkung auf Coli-Bakterien und *Staphylococcus aureus* sowie eine virustatische Wirkung aufweisen.[65]
Die antibakterielle Wirkung wird durch das ätherische Öl und dessen Hauptkomponente Zimtaldehyd bestimmt, s. Cinnamomi cassiae aetheroleum.
Fungistatische Wirkung. Pulverisierte Chinesische Zimtrinde, der wäßrige Extrakt und der Chloroformextrakt aus Zimtrinde hemmen das Wachstum und die Mycotoxin-Produktion verschiedener toxinproduzierender Aspergillus-Arten,[93] s. a. Cinnamomi cortex und Cinnamomi aetheroleum.
Wirkung auf die Immunabwehr. Durch *In-vitro*-Versuche wie Histaminfreisetzung aus nach Levine sensibilisiertem Meerschweinschenlungengewebe (Konzentration des Extraktes 10^{-6} bis 10^{-4} mg/mL) und verschiedene *In-vivo*-Versuche am Meerschweinchen (Extraktkonzentration 50 bis 200 mg/kg KG) konnte gezeigt werden, daß der wäßrige Extrakt aus Chinesischem Zimt komplementabhängige allergische Reaktionen der Typen II und III hemmt.[102,103] Typ-IV-Reaktionen wie Kontaktdermatitis werden nicht beeinflußt. Daraus wird gefolgert, daß der getestete Extrakt eine Anti-Komplement-Wirkung besitzt.[102] Angaben zum Droge-Extrakt-Verhältnis fehlen. Es wird überprüft, ob die im wäßrigen Extrakt enthaltenen Diterpene für die beschriebenen antiallergenen Wirkungen in Betracht kommen.[39,45]
Antiulcerogene Wirkung. Bei i. p. Gabe von 100 mg/kg KG an Ratten verhindert der wäßrige Extrakt (Angaben zum Droge-Extrakt-Verhältnis fehlen) das Auftreten von Streß-Ulcera, hervorgerufen durch Kälteexposition bei 3 bis 5 °C oder Aufbewahrung in Wasser bei 22 bis 24 °C. Bei p. o. (100 mg/kg KG) oder i. p. (100 mg/kg KG) Applikation an Ratten hemmt dieser wäßrige Extrakt das Auftreten von serotonininduzierten Magen-Ulcera.[96] An Pylorus-ligierten Ratten konnte eine Reduktion der Magensekretion (Magensaft –46,3 %, Pepsin-Produktion –44 %, Magensäure –36 %) durch 100 mg des wäßrigen Extraktes pro kg KG i. p. an Ratten gezeigt werden. Die Durchblutung der Magenschleimhaut nahm zu.[96]
Wirkung auf den Verdauungstrakt. Ältere Untersuchungen befassen sich mit der Wirkung von Zimtrinde und Chinesischer Zimtrinde auf die Magensekretion, auf den Appetit und die Resorption aus dem Darm,[99–101] s. Cinnamomi (ceylanici) cortex.

Anwendungsgebiete: Appetitlosigkeit, dyspeptische Beschwerden wie leichte, krampfartige Beschwerden im Magen-Darm-Bereich, Völlegefühl, Blähungen.[104]
Zur symptomatischen Behandlung von Verdauungsbeschwerden wie Oberbauchblähungen, Darmträgheit, Aufstoßen, Darmblähungen; bei vorübergehenden Erschöpfungszuständen; zur Förderung der Gewichtszunahme.[105]

Dosierung und Art der Anwendung: *Droge.* Zerkleinerte Droge für Teeaufgüsse sowie andere galenische Zubereitungen zum Einnehmen.[104,105]
Soweit nicht anders verordnet: Tagesdosis 2 bis 4 g Droge.[104] *Zubereitung.* Zubereitungen entsprechend einer Tagesdosis von 2 bis 4 g Chinesischem Zimt.[104]

Volkstümliche Anwendung und andere Anwendungsgebiete: In der chinesischen Volksmedizin bei Impotenz, Durchfallerkrankungen, Enuresis, rheumatischen Erkrankungen, Hodenbruch, Menopausensyndrom.[65,192] Chinesische Zimtrinde ist auch ein Bestandteil von immunstimulierend verwendeten sog. Kampophozai-Mischungen.[111] Ebenso wird Chinesische Zimtrinde traditionell bei Amenorrhoe und Abort eingesetzt.[112]
In Indien traditionell als Tonikum bei Verdauungsbeschwerden und als Ersatz für Ceylonzimtrinde,[72,73] bei Erbrechen und gegen Diarrhoe in Kombination mit Adstringentien.[67] Aufgrund des Gerbstoffgehaltes erscheint die Anwendung bei Durchfall plausibel. Mit Ausnahme der Anwendung bei dyspeptischen Beschwerden sind die übrigen Anwendungsgebieten nicht ausreichend wissenschaftlich belegt.

Dosierung und Art der Anwendung: *Droge.* Die mittlere Einzelgabe soll 1,0 g, der mittlere Gehalt als Korrigens 10 % betragen.[227]

Unerwünschte Wirkungen: *Allergische Wirkungen.* Häufig allergische Haut- und Schleimhautreaktionen,[104] die durch das ätherische Öl mit Zimtaldehyd als Hauptbestandteil hervorgerufen werden.[62,223] Eine Gruppenallergie gegen Perubalsam ist möglich.[223]

Gegenanzeigen/Anwendungsbeschr.: Überempfindlichkeit gegen Zimt und Perubalsam; Schwangerschaft.[104,192]

Wechselwirkungen: Keine bekannt.[104]
Hinweis: Chinesische Zimtrinde hemmt *in vitro* in einer Konzentration von 2 % (*m/V*) die Freisetzung von Tetracyclin und Methacyclin-Hydrochlorid aus Gelatinekapseln.[107] *In-vivo*-Untersuchungen zu Wechselwirkungen liegen nicht vor.

Tox. Inhaltsstoffe u. Prinzip: S. Cinnamomi cassiae aetheroleum.

Mutagenität: Als α-β-ungesättigte Verbindungen kommt Zimtaldehyd für eine mögliche mutagene Wirkung in Betracht. Die meisten Versuche im Ames-Test (Salmonella) zeigten jedoch negative Ergebnisse,[106] s. a. Cinnamomi cassiae aetheroleum.

Alte Rezepturen: Sirupus Cinnamomi, Zimtsirup *Helv V*: Je 50 Teile chinesischer und ceylonesischer Zimt werden mit 500 Teilen weißen Weins 2 Tage lang mazeriert. In 400 Teilen Kolatur werden 600 Teile Zucker kalt gelöst. Nach Filtration erhält man einen bräunlichgelben, nach Zimt riechenden und schmeckenden Sirup.

Sonst. Verwendung: *Haushalt.* Als Gewürz.[72,73]

Gesetzl. Best.: *Offizielle Monographien.* Aufbereitungsmonographie der Kommission E am BGA "Cinnamomi cassiae cortex (Chinesischer Zimt)".[104]

Cinnamomi ramulus (Cassia-Zimtzweige)

Synonyme: Ramulus cinnamomi.

Sonstige Bezeichnungen: Dt.: Cinnamomum-aromaticum-Zweige; chinesisch: Guizhi, Gui zhi.

Definition der Droge: Die getrockneten, jungen Zweige.[66]

Stammpflanzen: *Cinnamomum aromaticum* NEES bzw. dessen Synonym *C. cassia* PRESL.[66]

Herkunft: Guangdong, Guangxi und Fujian.[65]

Gewinnung: Die jungen Zweige werden im Frühjahr oder Herbst geschnitten, von den Blättern befreit und an der Sonne getrocknet oder erst in Scheiben geschnitten und anschließend an der Sonne getrocknet.[66] Die Rohdroge wird von Verunreinigungen befreit, kurz in Wasser eingelegt, gewaschen, durchfeuchtet, in dünne Scheiben geschnitten und an der Luft getrocknet.[65]

Ganzdroge: Länglich zylindrisch, 30 bis 75 cm lang, am dickeren Ende 0,3 bis 1 cm breit. Die Oberfläche ist braun oder rotbraun gefärbt und weist Längsrippen, feinrunzelige, warzenförmige Blatt-, Zweig- und Triebnarben sowie runde oder ovale, tupfenförmige Poren auf. Konsistenz hart und spröde, leicht brechbar.[66,69]

Schnittdroge: *Geruch.* Charakteristisch und aromatisch.
Geschmack. Süß, leicht scharf.[65]

Makroskopische Beschreibung. Die geschnittene Droge besteht aus 2 bis 4 mm starken Stückchen; eine rötlich-braune Rinde, ein weißlich-gelber bis gelbbrauner Holzteil und viereckiges Mark sind zu erkennen.[66,69]
Mikroskopisches Bild. Im Querschnitt sind folgende Schichten von außen nach innen zu erkennen: Eine Lage Epidermiszellen, auf jungen Zweigen mit einzelligen Haaren; 3 bis 5 Zellagen Kork, die innerste Zellschicht weist verdickte Außenwände auf; im Rindenparenchym Ölbehälter und Sklereiden; die Sklereiden des Perizykels sind zu einem Ring angeordnet. Phloem mit Sekretzellen und Fasern. Deutliches Kambium. Holzmarkstrahlen 1 bis 2 Zellen breit, mit braungefärbtem Inhalt und feinen Calciumoxalat-Raphiden. Gefäße einzeln oder in Gruppen zu mehreren, dünnwandige Holzfasern. Markzellen mit leicht verdickten, verholzten Zellwänden.[65]

Inhaltsstoffe: S. Cinnamomi cassiae aetheroleum, da zur Gewinnung von chinesischem Zimtöl neben Blättern die Zweige verwendet werden.[51]

Identität: Dünnschichtchromatographie:[66]
- Untersuchungslsg.: Mit Ethanol kalt extrahierter Drogenauszug;
- Referenzsubstanz: Zimtaldehyd in Ethanol;
- Sorptionsmittel: Kieselgel G;
- FM: Petrolether (60 bis 90 °C)-Ethylacetat (85 + 15);
- Detektion: Besprühen mit 2,4-Dinitrophenylhydrazinlsg;
- Auswertung: Nachweis von Zimtaldehyd.

Lagerung: Lichtgeschützt, kühl und trocken lagern.[66]

Volkstümliche Anwendung und andere Anwendungsgebiete: In China wird die Droge aufgrund ihrer schweißtreibenden Wirkung traditionell bei Erkältungskrankheiten, Kältegefühl, rheumatischen Gelenkschmerzen, unterstützend bei Amenorrhoe, Angstzuständen mit Herzklopfen und bei Schmerzsyndrom mit Unterbauchschmerzen verwendet.[65] Die Wirksamkeit bei den genannten Anwendungsgebieten ist nicht belegt. Wegen der großen Ähnlichkeit in der Zusammensetzung mit der Chinesischen Zimtrinde ist die Wirksamkeit bei Appetitlosigkeit und dyspeptischen Beschwerden plausibel.

Dosierung und Art der Anwendung: Traditionell als Einzeldroge oder innerhalb einer Rezeptur als Tee: 3 bis 9 g Droge täglich.[65,66]

Cinnamomum burmanii (NEES) BL.

Synonyme: *Cinnamomum burmanii* (TH. et C.G. NEES) C.G. NEES ex BL., *Cinnamomum dulce* NEES[219], *Cinnamomum kiamis* NEES, *Cinnamomum mindanaense* ELMER[2], *Laurus burmani* TH. et C.G. NEES[2], *Laurus dulcis* ROXB.[219]. *Persea dulcis* SPR.[219]
Hinweis: Für die Artbezeichnung *C. burmanii* findet man auch die orthographischen Varianten *C. burmannii* und *C. burmanni*.[2]

Sonstige Bezeichnungen: Engl.: Batavia cassia, Indonesian cassia, Java cassia, Korintje cassia, Padang cassia, Padang cinnamom; frz.: Cannelle type Indonésia; javanisch: Manis djangan; port.: Falsa canforeira.[219,220]

Systematik: Drei wichtige Varietäten werden genannt; es handelt sich um *C. burmanii* BL. var. *angustifolium*, *C. burmanii* BL. var. *chinense* und *C. burmanii* BL. var. *kiamis*.[53]

Botanische Beschreibung: Strauch oder Baum, 5 bis 15 m hoch. Blätter 4 bis 14 cm lang, 1,5 bis 6 cm breit, kahl oder junge Blätter unterseits spärlich fein grau behaart, Blattunterseite fahl rot. Blüten in endständigen, armblütigen Rispen; Blütenstielchen 4 bis

12 mm lang, fein behaart; Perianth 4 bis 5 mm lang; die Blütenhüllblätter reißen schräg weit von der Basis nach der Blüte auf, das fruchttragende Perianth ist fast offen. Frucht eine Beere, 1 cm lang.[8,141,142]

Inhaltsstoffe: S. Droge Cinnamomi burmanii cortex. Die Blätter sind besonders schleimhaltig.[143]

Verbreitung: Heimisch auf Timor und Sumatra,[46] in Japan, China und auf Java.[8,53] In Höhen zwischen 700 und 2.400 m, meistens über 1.000 m,[8] wächst auf allen Böden, jedoch bevorzugt in dunklen, humushaltigen und gut durchlässigen Böden.[53]

Anbaugebiete: Die Angaben hierzu sind widersprüchlich: Einerseits wird die Pflanze nicht in Kultur gehalten,[46] andererseits wird sie auf Java und Sumatra in größerem Umfang sowie auf den Philippinen angebaut.[53,219]

Drogen: Cinnamomi burmanii cortex.

Cinnamomi burmanii cortex (Padang-Zimt)

Synonyme: Cortex Cinnamomi burmanii.

Sonstige Bezeichnungen: Dt.: Cassia lignea, Fagot-Cassie, Holzkassie, Holzzimt, Java-Cassie, Mutterzimt, Padang-Kaneel, Padang-Kassie, Zimt;[46,48] engl.: Batavia Cassia, Cassia vera, Java Cassia, Padang Cinnamon;[48] frz.: Cannelle de Padang.[48]

Definition der Droge: Getrocknete (Stamm-)Rinde.[68]

Stammpflanzen: *Cinnamomum burmanii* (NEES) BL.

Herkunft: Sumatra, Timor, Padang.

Gewinnung: Aus Kulturen, die ähnlich dem Ceylon-Zimt gehalten werden, erntet man zu Beginn der Regenzeit die Rinden. Zunächst entfernt man Moose, Flechten und den äußeren Kork, dann wird die Rinde vom unteren Teil des Stamms in Streifen von 1 m Länge und 7,5 bis 10 cm Breite geerntet und in der Sonne oder im Schatten getrocknet.[61]

Handelssorten: Padang-Zimt wird in folgende Sorten eingeteilt:[68,70] a) AA prima selected: Stangen, ca. 8 mm dick, technisch einwandfrei geschält, gelblich-braune Farbe; b) A prima: Stangen bis 1 m Länge, ca. 20 mm dick, technisch einwandfrei geschält, Farbe bis dunkelbraun; c) B secunda: wie b), jedoch heller gelblich-braun; d) C tertia: Bruch von AA bis B.
Für den Preis spielt aber auch der Gehalt an ätherischem Öl eine Rolle.[61] Die besten Sorten werden auch unter der Bezeichnung Cassia vera gehandelt.[70] Jedoch führen die Begriffe Cassia vera und Cassia lignea zu Verwirrung, da sie für verschiedene Zimtrinden verwendet werden.[70] Die US Government Standard kennt die Typen Korintje Cassia und Batavia Cassia.[61] Anhand morphologischer Unterschiede werden ein Padang-Typ und ein Tjibodas-Typ beschrieben.[144] Handelsbräuche sowie Abbildungen der auf demselben Markt gehandelten Zimtrinden s. Lit.[145]

Ganzdroge: Padang-Zimt besteht aus dünnen, mehr oder weniger gut geschälten, oft zusammengerollten Röhrchen, die in der Form an Ceylon-Zimt erinnern, oder aus dunkelrot-braunen geschälten und sehr harten, bis 3,5 cm dicken Röhren. Die einzelnen Rinden sind 1 bis 3 cm dick,[68] der Bruch ist körnig bis glatt.[70] In der Rinde der Prima-Qualität sind Kork und primäre Rinde besser als bei Ceylon-Zimt abgeschält.[70]

Schnittdroge: *Geschmack.* Herb, schleimig und scharf, an Ceylon-Zimt erinnernd.[70]
Zur Variabilität des Rindenaufbaus und der Rindenstruktur s. Lit.[145,146]

Pulverdroge: Drei verschiedene Formen von Steinzellen sind charakteristisch:[46,155] a) längsgestreckte, teilweise einseitige Verdickung sichtbar, brauner Inhalt; b) hellwandige, isodiametrische, allseitig verdickte mit Stärkeinhalt; c) kleinere, rundliche, gelbwandige, in auffälligen Nestern, fast ungetüpfelt mit schwarzbraunem Inhalt. Außerdem nach Größe, Form und Lumen stark veränderliche Bastfasern mit abschilfernder Lamelle, mit dem Nachbargewebe oft in eigenartier Form verwachsen, wobei die reihenweise übereinanderstehenden, bakkenartigen Verdickungen der angewachsenen Zellen auffallen, verwachsen oft auch mit dem Markstrahlgewebe, das Kristalle verschiedener Form enthält.

Inhaltsstoffe: *Ätherisches Öl.* Mit bis zu 77 % Zimtaldehyd als Hauptkomponente und Cumarin;[61,83] Eugenol und *o*-Methoxyzimtaldehyd fehlen.[89] *α*-Terpineol ist in Spuren enthalten.[61] Nach Lit.[222] beträgt der Gehalt an Cumarin 0,042 %. Weitere Untersuchungen zur Zusammensetzung des ätherischen Öls liegen nicht vor.

Identität: DC[82,83], s. Cinnamomi cassiae cortex oder Cinnamomi (ceylanici) cortex. HPLC[222].

Reinheit:
- Trocknungsverlust (Feuchtigkeit): Höchstens 13 %;[68] höchstens 11 %.[61]
- Zucker: Höchstens 1,8 %.[68]
- Asche: Höchstens 6,0 %;[68] höchstens 5 %.[61]
- Salzsäureunlösliche Asche: Höchstens 2,0 %.[61,68]

Gehalt: Gehalt an ätherischem Öl: Mindestens 3,5 %;[68] mindestens 1,25 % (*V/m*) für Batavia Cassia und 1,5 % (*V/m*) für Korintje Cassia.[61]
Hinweis: Da Padang-Zimt im Vergleich zu anderen Zimtrinden die meisten Ölzellen enthält, weist er einen dementsprechend hohen Gehalt an ätherischem Öl auf.[70]

Gehaltsbestimmung: Volumetrische Bestimmung des Gehaltes an ätherischem Öl mittels Wasserdampfdestillation sowie acidimetrische Bestimmung des Zimtaldehyds oder mit GC oder HPLC möglich, s. Cinnamomi cassiae cortex.

Lagerung: In sauberen und einwandfreien Behältnissen aus geeignetem Material, damit weder Geschmack noch Geruch beeinflußt werden.

Volkstümliche Anwendung und andere Anwendungsgebiete: Bei Diarrhoen und Magenkrämpfen.[46]
Die Wirksamkeit bei den genannten Anwendungsgebieten ist nicht belegt. Wegen der großen Ähnlichkeit in der Zusammensetzung mit der Zimtrinde ist die Wirksamkeit bei Appetitlosigkeit und dyspeptischen Beschwerden plausibel.

Sonst. Verwendung: *Haushalt.* Als Gewürz.

Cinnamomum camphora (L.) SIEB.

Synonyme: *Camphora camphora* KARST., *Camphora officinarum* NEES, *Cinnamomum camphora* FRIES, *Cinnamomum camphora* (L.) NEES et EB., *Cinnamomum camphoriferum* ST. LAG, *Laurus camphora* L., *Laurus camphorifera* SALISB., *Persea camfora* SPR.[46,56,57,154,219,220]

Sonstige Bezeichnungen: Dt.: Campherbaum, Kampferbaum, Kampferlorbeer; engl.: Champhor laurel, Camphor tree, Gum camphor, Japanese camphor tree; frz.: Camphre, Camphrier du Japon, Laure à camphre; arabisch: Kanfur; chinesisch: Chang, Chang-shu; dän.: Kamfer; holl.: Japaansche Kamferboom; it.: Camfora; japanisch: Kuso-noki; span.: Alcanfor; thailändisch: Gaara-boon; tsch.: Kafr; ung.: Kámforfa.

Systematik: Man unterteilt die Art in vier Gruppen, nämlich den Japanischen, den Neuseeländischen, den Westformosa- und den Ostformosa-Kampferbaum. Diese ordnet man aufgrund morphologischer Merkmale in drei Subspecies, aufgrund der unterschiedlichen Zusammensetzung des ätherischen Öls der Blätter in zahlreiche Formen an.[148–153]
Folgende Subspecies sind beschrieben: Subspecies *C. camphora* ssp. *formosana* mit zwei Varietäten und zahlreichen chemischen Formen, *C. camphora* ssp. *japonicum*, die chemisch einheitlich ist, und *C. camphora* ssp. *newzealanda* mit zwei chemisch unterschiedlichen Varietäten.[147–153]

Botanische Beschreibung: Immergrüner, bis zu 50 m hoher und 5 m dicker Baum. Das Aussehen ähnelt dem einer Linde. Stamm unten aufrecht, weiter oben knorrig in viele Äste verzweigt, die von einer glatten, grünlichen Rinde bedeckt sind. Blätter wechselständig, an langen Blattstielen, oval-lanzettlich, ganzrandig, glatt und glänzend, gerippt, auf der Oberseite hell gelbgrün, auf der Unterseite blasser, 5 bis 11 cm lang, bis 5 cm breit, mit 3 bis 5 Hauptnerven, die etwas oberhalb der Basis beginnen. Blüten klein, weiß, Stielchen 1 bis 1,5 mm, Blütenhüllblätter innen behaart, in Büscheln, die von langen, blattachselständigen Stielen getragen werden, süßlich aromatisch duftend, 3-Staubblattkreis 1,5 mm lang, behaart, mit sitzenden, breiten herzförmigen Drüsen. Frucht eine purpurschwarze, einsamige, 10 bis 12 mm große Steinfrucht.[8,46,154,156,157]

Inhaltsstoffe: *Ätherisches Öl.* Ätherisches Öl kommt in fast allen Organen vor. Man erhält 4,5 bis 5 % Wurzelöl, 3,8 bis 4,25 % Stammholzöl, 2,2 bis 2,7 % Öl aus Zweigen und Ästen und 0,2 bis 3 % aus Blättern. Es enthält überwiegend Monoterpene, Monterpenalkohole und Sesquiterpene wie Campherenon und Campherenol mit Campheran-Skelett.[158,159] Weiterhin wurden bislang identifiziert Oxonerolidol, Oxofarnesol, Ylangen, Elemen, Caryophyllin, Humulen, Sedinen und Nerolidol.[165] Zu umfangreichen systematischen Untersuchungen über die Variabilität des ätherischen Öls der Blätter s. Lit.[148–153]
Lignane. In den Blättern der Blattölrasse "Linalool" kommen Lignane vor. Im einzelnen identifizierte man Dimethylsecoisolariciresinol, Hinokinin, Cinnamonol, ein furofuranoides Lignan, Dimethylmatairesinol, Kusunokinol und Kusunokinin.[161,162] Das Chemodem mit viel Safrol im ätherischen Blattöl enthält keine Lignane in den Blättern.[161,162]
Fettes Öl und Fett. In den Früchten etwa 42 % Kusuöl, das wahrscheinlich zum größten Teil aus Laurin besteht und wie Kokosöl verwendet werden kann. Im Samenfett Fettsäuren der Capron-, Capryl-, Caprin- und Laurin-Reihe, ferner Öl- und Linolsäure.[46]
Isochinolinalkaloide. Die Wurzel enthält die beiden Alkaloide Laurolitisin und Reticulin.[31]
Sonstige. Spuren von Kaffeesäure, Quercetin, Kämpferol und Leukocyanidin, in den Samen Lektine mit nicht näher bestimmter Zuckerspezifität,[160] in den Blättern Palmiton und Sterine.[3,32]

Verbreitung: Heimisch an der Küste von Ostasien von Vietnam bis zur Mündung des Jang-tse-kiang, ferner auf den Inseln Hainan und Taiwan und dem südlich des 34. Breitengrades gelegenen Teil Japans.[46] Heute auch in chilenischen Bergwäldern.[163] Gemischter Sand- und Lehmboden sowie Höhen zwischen 600 und 1.500 m werden bevorzugt.[157] Die Temperatur im Winter darf –6,6 °C nicht unterschreiten.[46]

Anbaugebiete: Kultur außer in den ursprünglichen Herkunftsländern in vielen warmen Ländern wie Japan, Ostafrika, Ghana,[164] Marokko, Ceylon, Kalifornien, Mexiko, Florida, gelegentlich auch in Java. Die Hauptmenge liefern Japan und Taiwan.[46]

Drogen: Cinnamomi camphorae aetheroleum.

Cinnamomi camphorae aetheroleum (Kampferbaumöl)

Synonyme: Oleum Camphorae, Oleum Cinnamomi camphorae.

Sonstige Bezeichnungen: Dt.: Campheröl, Kampferöl; engl.: Camphor blue oil, Camphor oil; frz.: Huile de camphre.

Definition der Droge: Cineolreiche Fraktion des ätherischen Öls aus dem Holz *AB-DDR*.

Stammpflanzen: *Cinnamomum camphora* (L.) SIEB.

Herkunft: Japan und Taiwan.

Gewinnung: Das ätherische Öl wird durch Wasserdampfdestillation gewonnen, Campher wird abdestilliert. Die niedriger als Campher siedende Fraktion enthält das cineolreiche ätherische Öl.

Handelssorten: Campheröl weiß, Oleum Camphorae album, enthält die niedrigsiedenden Anteile des ätherischen Öls.[56] Campheröl rot bzw. schwarz, Oleum Camphorae rubrum bzw. nigrum, enthält die höher als Campher siedenden Anteile, u. a. Safrol, Phenol und Sesquiterpene.[56] Rotes Campheröl entspricht nicht den Anforderungen des *AB-DDR*.

Ganzdroge: Klare, farblose oder schwach gelbe Flüssigkeit, Geruch charakteristisch.[231]

Minderqualitäten: Öl mit zu großem Anteil an höher siedenden Fraktionen.

Inhaltsstoffe: Kampferbaumöl enthält als Hauptkomponente Cineol. Daneben sind aus Kampferöl hell Borneol, Carvacrol, Eugenol, D-(−)-Limonen, Phellandren, α-Pinen und Safrol bekannt.[122,163] Die höher als Campher siedende Fraktion des ätherischen Öls weist die Sesquiterpene mit Campheran-Grundgerüst Campherenon und Campherenol auf.[158,159] Weiters wurden zwei Phenolether und ein aliphatisches Keton im ätherischen Öl identifiziert.[165]

Identität: Dünnschichtchromatographie des ätherischen Öls *AB-DDR*:
- Referenzsubstanz: Cineol in Chloroform;
- Sorptionsmittel: Kieselgel G;
- FM: Benzol-Ethylacetat (95 + 5);
- Detektion: Besprühen mit Vanillin-Schwefelsäure und 5 min bei 120 °C erhitzen; Betrachten im Vis;
- Auswertung: Im Rf-Bereich von 0,3 bis 0,5 liegt die rotviolette Zone des Cineols. Weitere Zonen sind vorhanden.

Reinheit:
- Brechzahl: 1,457 bis 1,560 *AB-DDR*.
- Dichte: 0,905 bis 0,925 g/mL *AB-DDR*.
- Optische Drehung: $[\alpha]_D^{20} = -5{,}0°$ bis $+5{,}0°$ *AB-DDR*.

Gehalt: Der Gehalt an 1,8-Cineol muß mindestens 70,0 % betragen *AB-DDR*.

Gehaltsbestimmung: Gaschromatographie *AB-DDR*:
- Geräteparameter: Säule: 200 cm Länge, 3 mm Innendurchmesser, Füllung 10 % Ethylenglykoladipinsäurepolyester auf säuregewaschenem und dimethylsilyliertem Chromosorb W;
- Temperatur: 90 bis 150 °C, 6 °C/min;
- Trägergas: Stickstoff, 2.000 mL/h;
- Trennstufenzahl: Mindestens 1.400, berechnet für den unter isothermen Bedingungen bei 120 °C bestimmten Fenchon-Standard;
- Detektor: Flammenionisationsdetektor;
- Durchführung: Standardlsg.: 0,08 g 1,8-Cineol und 0,08 g Fenchon als interner Standard werden in 1,00 mL Dichlormethan gelöst; die Peaks erscheinen in der Reihenfolge 1,8-Cineol, Fenchon. Untersuchungslsg.: 0,1 g äth. Öl wird mit 0,08 g Fenchon in 1,00 mL Dichlormethan gelöst. Zur Berechnung müssen Mittelwerte von drei Chromatogrammen eingesetzt werden.

Lagerung: In dem Verbrauch angemessenen, vollständig gefüllten Gefäßen; vor Licht geschützt *AB-DDR*.

Stabilität: Höchstens 2 Jahre *AB-DDR*.

Wirkungen: *Antibakterielle Wirkung.* Leichtes Campheröl ist gegen Streptokokken, Staphylokokken, Gonokokken (Nährmedium 20%ige Pferdeserumbouillon) und Vibrio Nasik (Nährmedium alkalische Peptonbouillon) in Konzentrationen von 1:400 bzw. 1:100 bzw. 1:600 bzw. 1:800 wirksam.[120] Die Dämpfe zweier Qualitäten von leichtem Kampferöl lieferten unterschiedliche Ergebnisse hinsichtlich des Wachstums von *Escherichia coli*, *Elberthella thyphasa* und *Staphylococcus aureus* (Nährmedium Glucose-Agar). Eine Qualität erwies sich als wachstumshemmend gegen die acht getesteten Bakterien und eine Hefeart.[122]

Volkstümliche Anwendung und andere Anwendungsgebiete: Als Einreibemittel bei Rheuma.[56,154] Die Wirksamkeit bei dem genannten Anwendungsgebiet ist nicht belegt.

Unerwünschte Wirkungen: *Allergische Wirkungen.* Kampferöl ist möglicherweise allergen wirksam.[163] Nähere Angaben fehlen.

Sonst. Verwendung: *Kosmetik.* Kampferöl wird in Parfums, Seifen, Deodorants und Reinigungsmitteln verwendet.[154] *Haushalt.* Weißes, safrolfreies Kampferöl wird bei der Herstellung von Vanille- und Pfefferminz-Aromen verwendet und gelangt so in Backwaren, Gewürze und Getränke.[154] *Industrie/Technik.* Als Lösungsmittel in Farben, Tinte und Lacken.[154]

Cinnamomum culilawan (L.) Bl.

Synonyme: *Cinnamomum caryophylloides rubrum* Rumph, *Cinnamomum culiban* Rafin., *Cinnamomum culilaban* (L.) J.S. Presl, *Cinnamomum culilawan* (Roxb.) Presl, *Cinnamomum culitlawan* (L.) Kosterm., *Cinnamomum culitlawan* (roxb.) Nees, *Cinnamomum rubrum* Bl., *Laurus culitlawan* L.[2,219]

Systematik: Es werden drei chemische Rassen beschrieben, die eine unterschiedliche Zusammensetzung der Rindenöle aufweisen.[166,167]

Botanische Beschreibung: Baum, wenig verzweigt, kahl, an der Spitze dicht fein behaart, kleine, endständige Knospen, meistens kahl bis dicht feingrau behaart. Blätter gegenständig, kahl, herzförmig, länglich-lanzettlich bis oval-elliptisch, 2,5 bis 4,5 cm breit, 9 bis 12 cm lang, oder dünn zugespitzt, an der Basis spitz; auf der Oberseite glänzend, drei Hauptnerven schwach hervorragend, Unterseite dicht fein glänzend, verborgen netzförmig, Mittelrippe schwach hervorragend, die Seitennerven entspringen etwas über der Basis, die Sekundärnerven sehr verborgen, parallel horizontal verlaufend; Petiolen klein, 5 bis 10 mm lang, oben konkav gebogen.[2] Achselständige Rispen, etwa 6 cm lang, wenigblütig, an der Spitze mit bis zu 1 cm langen Verzweigungen. Blütenstielchen 3 mm lang, zylindrisch, Blüten dicht behaart. Blütenhüllblätter oval, spitz, 3 mm lang. Staubgefäße sehr schlank, 2,5 mm lang, Antheren länglich, 4zellig, Filament dünn, dicht behaart. Drüsen klein, etwa in der Mitte des Filaments sitzend. Staminodien schlank, 1,5 mm lang, oberer Teil pfeilartig. Griffel schlank, kurze Narbe.[2] Die Abb. eines Herbarexemplars s. Lit.[2]

Verbreitung: Auf Java und den Molukken, und zwar Amboina und naheliegende Inseln,[2] auf Neu-Guinea und in China.[46]

Drogen: Culilabani Cortex.

Culilabani cortex (Lawang-Rinde)

Synonyme: Cortex Culilabani, Cortex Caryophylloides ruber.

Sonstige Bezeichnungen: Dt.: Bittere Zimtrinde, Culilawanrinde; engl.: Lawang bark; thai: Lavang; in Südostasien: Lawang, Koolit lawang.

Definition der Droge: Die getrocknete Rinde von Stämmen und Ästen.

Stammpflanzen: *Cinnamomum culilawan* (L.) Bl.

Herkunft: Molukken, Neu-Guinea, China.

Handelssorten: Im Ersten Weltkrieg fälschlich als Massoi-Rinde gehandelt.[70]

Ganzdroge: Sie weicht äußerlich von anderen Zimtrinden ab.[70] Die Droge ist 10 bis 20 cm lang, 5 bis 7 mm dick und 4 bis 6 cm breit, schwach rinnig gebogen. Außenrinde längsrunzelig, außen von grauweißem oder braunem Kork bedeckt, nicht selten finden sich Flechten. Innenseite glatt, zimtbraun.[46,70]

Schnittdroge: *Geruch.* Erinnert mehr an Nelken und Muskatnüsse als an Zimt.
Geschmack. Gewürznelkenähnlich.
Mikroskopisches Bild. Der Kork besteht vorwiegend aus tafelförmigen, mehr oder weniger stark. und ringsum gleichmäßig verdickten, mit farblosen Wänden versehenen, leeren oder nur geringen bräunlichen Inhalt führenden, verholzten Steinzellen, zum kleineren Teil aus in tangentialen Reihen angeordneten Zellen mit tiefbraun gefärbter, verdickter Außenwand sowie dünnen Seiten- und Innenwänden. Das zarte Phellogen hat nach innen ein breites Phelloderm abgeschieden, dessen Zellen sich zum größten Teil in verhältnismäßig dünnwandige, an den Seitenwänden und der Innenwand stärker als an der Außenwand verdickte, verholzte Steinzellen umgewandelt haben. Einige der dünnwandig gebliebenen Phellodermzellen sind zu Öl- und Schleimzellen geworden, die übrigen führen meist, ebenso wie viele der Steinzellen, braunen Inhalt. Auch die folgende Schicht der Rinde führt in ihrem aus großen, tangential gestreckten Zellen bestehenden Gewebe zahlreiche Öl- und Steinzellen. Hier ist das Parenchymgewebe großenteils sklerotisiert, doch ist es nicht zur Bildung eines kontinuierlichen mechanischen Festigungselementes gekommen; die Gruppen der ganzen, überwiegend U-förmigen verdickten, verholzten, reichlich getüpfelten, zum Teil klein-, zum Teil großlumigen Steinzellen sind auf weite Strecken durch dünnwandiges Parenchym voneinander getrennt. Die sekundäre Rinde weist sehr deutlich die stark trichterig nach außen verbreiterten primären und zahlreiche sekundäre Markstrahlen von meist zwei Zellen Breite auf; die dazwischenliegenden Rindenstrahlen sind deutlich durch das stark obliterierte Siebgewebe tangential geschichtet und führen zahlreiche, oft in tangentialen Verbänden liegende, bis zu punkt- oder strichförmigen Lumen verholzte, bis 900 µm lange, meist jedoch kürzere Fasern, zahlreiche Schleim- und Ölzellen und bestehen im übrigen aus Parenchym, in das, besonders in den äußeren Schichten, einige verhältnismäßig dünnwandige, grob getüpfelte Steinzellen eingestreut sind. Im äußeren, verbreiterten Teil der primären Markstrahlen sind durch Verdickung und Verholzung der Seiten- und Innenwände zahlreicher Zellen große Steinzellennester entstanden. Ein Teil der parenchymatischen Zellen, besonders auch der Markstrahlen, ist von braunen Inhaltsmassen erfüllt, durch Infiltration sind auch viele Zellmembranen braun gefärbt; die übrigen Parenchymzellen des Phelloderms, der primären und sekundären Rinde, auch die Steinzellen enthalten einfache, rundliche oder zu zweien bis vieren zusammengesetzte Stärkekörner von 5 bis 10 µm Größe, die Markstrahlzellen, vielleicht auch einige Parenchymzellen, außerdem Calciumoxalat in kleinen Nadeln und wetzsteinförmigen Kriställchen.[46]

Inhaltsstoffe: *Ätherisches Öl.* Etwa 5 bis 6 % (bis zu 9 %) äth. Öl, das je nach Rindentyp eine stark wechselnde Zusammensetzung zeigt:[166,167] Beim Eugenol-Typ besteht das ätherische Öl nahezu aus Eugenol, beim Eugenol-Safrol-Typ enthält es insgesamt 85 bis 97 % Eugenol und Safrol zu etwa gleichen Mengen und beim Safrol-Typ 24 % Eugenol und viel Safrol. Zimtaldehyd fehlt.[70] Cumarin wurde dünnschichtchromatographisch nachgewiesen.[83]

Identität: In Betracht kommt die DC-Untersuchung des ätherischen Öls mit den Hauptbestandteilen als Referenzsubstanzen.[83,84]

Gehaltsbestimmung: In Betracht kommt die volumetrische Bestimmung des ätherischen Öls mittels Wasserdampfdestillation nach *DAB 10*, s. a. Cinnamomi (ceylanici) cortex.

Volkstümliche Anwendung und andere Anwendungsgebiete: Früher bei Verdauungsbeschwerden sowie bei Darmstörungen.[56] Die Wirksamkeit bei den genannten Anwendungsgebieten ist nicht belegt.

Sonst. Verwendung: *Haushalt.* Als Gewürz.[70]

Cinnamomum loureirii NEES

Synonyme: *Cinnamomum obtusifolium* NEES var. *loureirii* PERR. et EB., *Laurus cinnamomum* LOUR.[168,169]

Sonstige Bezeichnungen: Engl.: Saigon cassia, Saigon cinnamon;[61] it.: Canella di Macassar.[47]

Systematik: Diese Art wird manchmal als Varietät von *Cinnamomum obtusifolium* NEES aufgefaßt.[50,174]

Botanische Beschreibung: Baum, 7 bis 8 m hoch, mit glatten Ästen. Blätter gegenständig alternierend, hart, ungeteilt elliptisch bis eiförmig, spitz zulaufend, 3- bis 5nervig, lederartig; Blattstiel 1,5 cm oder weniger lang; Blattspreite 7,5 bis 12,5 cm lang. Blüten achselständig oder an der Basis von Zweigen in Trauben stehend, Blütenstiele 10 bis 12 mm lang; Perianth behaart, 4 mm lang; 9 fertile Staubblätter, 2,5 bis 3 mm lang, die inneren 3 mit Drüsen; 3 Staminodien mit behaartem Filament.[46,170]

Verwechslungen: Möglicherweise mit *Camphorina saigonica* FARWELL (*Cinnamomum saigonicum* (FARWELL) DRUGG.)[168,169] und *Cinnamomum obtusifolium* NEES.[70]

Inhaltsstoffe: *Ätherisches Öl.* Wurzel und Stammrinde führen ätherisches Öl mit Zimtaldehyd als Hauptkomponente. Im benzolischen Wurzelextrakt sind Monoterpene wie α-Fenchen, α-Pinen, Camphen, 1,8-Cineol, Linalool, Campher und weitere, Sesquiterpene und aromatische Verbindungen wie Zimtaldehyd, Zimtsäureacetat, Eugenol und Methyleugenol enthalten.[171] Im ätherischen Öl des Holzes fand man nahezu das gleiche Inhaltsstoffmuster an Monoterpenen. Cumarin und Zimtsäurederivate konnten nicht nachgewiesen werden.[171] In den Blättern und Zweigen etwa 2 bis 6 % äth. Öl mit Zimtaldehyd. Das Zweig- und Blattöl von *C. loureirii* japanischer Herkunft, nach Citral und Ceylon-Zimt riechend, mit 40 % Linalool und 27 % Aldehyden, enthält vor allem Citral und wenig Cineol.[61]
Gerbstoffe. Gerbstoff, bestehend aus polymeren 5,7,3',4'-Tetrahydroxyflavan-3,4-diolen.[172]

Verbreitung: Heimisch in Japan und China und besonders in den gebirgigen Gegenden von Vietnam.[46]

Anbaugebiete: Kultur in Vietnam,[46] Vermehrung durch Aussaat, seltener durch Stecklinge.[61]

Drogen: Cinnamomi loureirii cortex.

Cinnamomi loureirii cortex (Saigon-Zimt)

Synonyme: Cortex cinnamomi loureirii.

Sonstige Bezeichnungen: Dt.: Japanzimt; engl.: Annam cassia, Danang cassia, Saigon cassia, Saigon cinnamon, Tonkin cassia, Vietnam cassia; frz.: Canelle de Saigon.[48,70]

Monographiesammlungen: Cinnamon *USP XXI-NF XVI.*

Definition der Droge: Die getrocknete Rinde *USP XXI-NF XVI.*

Stammpflanzen: *Cinnamomum loureirii* NEES.

Herkunft: Vietnam, vor allem Annam und Tonkin, China, Japan; Ausfuhrort Saigon.[70]

Handelssorten: Von Saigon aus exportierte Rinde wird nach der Rindenstärke in vier Sorten eingeteilt.[61] Basierend auf histologischen Merkmalen wird eine Unterteilung in sechs verschiedene Typen vorgeschlagen.[173]

Ganzdroge: Die Ganzdroge besteht entweder aus 30 cm langen Rindenröllchen, 4 cm Durchmesser, Dicke der Rinde 0,5 bis 0,7 mm, oder aus unregelmäßig gebogenen oder auch abgeflachten Stücken von bis zu 10 mm Dicke, außen hell- bis dunkelrotbraun, oft mit Krustenflechten überzogen, längsrunzelig bei junger Rinde, sonst rauh durch Korkflecken, innen rötlich- bis dunkelbraun.[51,70]

Schnittdroge: *Geschmack.* Aromatisch, süß und scharf,[51] wie Ceylon-Zimt.[70]
Makroskopisches Bild. Die Rinde weist Kork mit Steinkork und primäre Rinde auf wie Chinesischer Zimt, da sie ungeschält in den Handel kommt.[70]
Mikroskopisches Bild. Der Querschnitt zeigt eine schmale äußere Schicht mehr oder weniger verholzter Korkzellen, sodann stärkehaltiges Rindenparenchym mit verstreut liegenden Steinzellen, mit Schleim- und Ölzellen und mit einem nahezu geschlossenen Steinzellenring mit kleinen Gruppen von Sklerenchymfasern. Das breite Phloem wird von 1 bis 3 Zellen breiten Markstrahlen durchzogen, die, wie auch das sekundäre Rindenparenchym, Stärke und Kristallnadeln von Calciumoxalat enthalten. Unscheinbare Siebzellen, Bastfasern einzeln oder in Gruppen zu 2 bis 20, zahlreiche Schleim- und Ölzellen sind vorhanden. Parenchym-, Stein- und Faserzellen sind häufig mit einer amorphen, rötlichbraunen Substanz gefüllt, die größtenteils unlöslich in den gewöhnlichen Reagentien ist.[51,174]

Pulverdroge: Gelblich- bis rötlichbraunes Pulver. Zahlreiche einfache oder zu zweien bis vieren zusammengesetzte Stärkekörner, 5 bis 25 µm im Durchmesser. Unregelmäßig geformte Steinzellen, gelegentlich mit ungleichmäßig verdickten Wänden, manchmal Stärke enthaltend. Fasern 300 bis 1.500 µm lang, mit sehr dicken, mehr oder weniger gewellten und leicht verholzten Wänden. Parenchymzellen mit rötlichbraunen Wänden. Längliche Schleim- und Ölzellen. Markstrahlgewebe mit zahlreichen winzigen Calciumoxalatnadeln (Raphiden) in einer Zelle. Fragmente von etwas verholztem Kork.

Verfälschungen/Verwechslungen: Unter dem Namen Saigon-Zimt wird auch gelegentlich die Rinde von *C. burmanii* gehandelt.[70]

Inhaltsstoffe: *Ätherisches Öl.* 2 bis 6 % (7 %) ätherisches Öl, das viel Zimtaldehyd und etwas Eugenol

enthält.[61,70] Ferner sind identifiziert α-Fenchen, α-Copaen, α-Terpineol und α-Pinen, Camphen, β-Pinen, 1,8-Cineol, Linalool, Methyleugenol, Eugenol in Spuren und Cumarin.[61,115,171] *o*-Methoxyzimtaldehyd fehlt.[115]
Gerbstoffe. Die Gerbstofffraktion enthält nur oligo- und polymere Procyanidine[172] mit 5,7,3',4'-Tetrahydroxyflavan-3,4-diol als Baustein.

Identität: Geeignet wäre die DC des ätherischen Öls,[115] beispielsweise nach Zimtrinde *DAB 10*. In Betracht kommen weiterhin die HPLC oder GC des ätherischen Öls, s. Cinnamomi cassiae cortex.

Reinheit:
- Fremde org. Substanzen: Höchstens 2% *USP XXI-NF XVI*.
- Trocknungsverlust (Restfeuchte): Höchstens 10%.[61]
- Asche: Höchstens 6%.[61]
- Salzsäureunlösliche Asche: Höchstens 2,0%.[61]

Gehalt: Gehalt an ätherischem Öl: Mindestens 2,5% *USP XXI-NF XVI*; mindestens 3,0% (*V*/*m*).[61]

Gehaltsbestimmung: Bestimmung des Gehalts an ätherischem Öl mittels Wasserdampfdestillation in Anlehnung an Zimtrinde *DAB 10*.

Lagerung: Bei Raumtemperatur trocken in gut verschlossenen Gefäßen *USP XXI-NF XVI*.

Volkstümliche Anwendung und andere Anwendungsgebiete: Bei Verdauungsbeschwerden.[46] Die Wirksamkeit ist nicht belegt, jedoch ist wegen der großen Ähnlichkeit in der Zusammensetzung mit der Cassia-Zimtrinde die Wirksamkeit bei dyspeptischen Beschwerden plausibel.

Dosierung und Art der Anwendung: *Droge.* 0,3 bis 1,3 g.[46]

Alte Rezepturen: Pulvis aromaticus *USP XI* besteht aus je 35 Teilen Zimt und Ingwer, je 15 Teilen Kardamomensamen und Muskatnuß.[46]

Cinnamomum verum J.S. Presl

Synonyme: *Cinnamomum ceylanicum* Bl., *Cinnamomum zeylanicum* Breyne, *Cinnamomum zeylanicum* Nees, *Laurus cassia* Burm., *Laurus cinnamifera* Stokes, *Laurus cinnamomea* Salisb., *Laurus cinnamomum* L.

Sonstige Bezeichnungen: Dt.: Ceylonischer Zimtbaum, Ceylon-Zimt, Kaneelbaum, Zimtbaum; engl.: Cinnamom; frz.: Canellier, Cannelle de Ceylan; dän.: Ceylonkanel; it.: Cannella; pol.: Cynamon; russ.: Korica; tsch.: Skoricovnik ceylonsky.

Systematik: Die gültige Bezeichnung der Art lautet *Cinnamomum verum* J.S. Presl.[49,218] Die frühere Bezeichnung *C. ceylanicum* Bl. wird heute als nicht eindeutig aufgefaßt. Für die kultivierten Bestände werden als Stammplanzen *C. verum* J.S. Presl var. *verum* und *C. verum* J.S. Presl var. *subcordata* Nees genannt.[175]

Botanische Beschreibung: 6 bis 12 m hoher, dicht belaubter immergrüner Baum, in Kultur strauchartig gehalten; ältere Äste zylindrisch mit braungrauer Rinde; Blätter gegenständig, waagrecht abstehend bis geneigt, anfangs rot, später grün, oberseits glänzend, derbledrig, bis ca. 12 cm (23 cm) lang, ca. 5 cm breit, rundlich eiförmig, oval-elliptisch bis länglich, mehr oder weniger kurz zugespitzt, ganzrandig, Hauptnerven mehr oder weniger parallel verlaufend, Nerven 2. Ordnung mehr oder weniger senkrecht dazu, nach Nelken riechend; Blüten unscheinbar, weißlichgrün, unangenehm duftend, in achsel- oder endständigen Rispen stehend, etwa 0,5 cm groß, seidig behaart; Frucht beerenartig, eiförmig länglich, kurzstachelig, vom anwachsenden Unterkelch bis zu Hälfte eingeschlossen.[176,177]

Inhaltsstoffe: Die Bildung chemischer Rassen scheint in dieser Art verbreitet zu sein. Die morphologische Variabilität der Art, ihre Verwechslung mit anderen Arten und die unterschiedlichen Eigenschaften der Blattöle sind diskutiert.[178]
Ätherisches Öl. Der Zimtbaum ist eines der bekanntesten Beispiele für eine Art, deren Organe qualitativ gleiche, jedoch quantitativ unterschiedliche ätherische Öle liefern.[87,88,223] Im Blattöl ist Eugenol die Hauptkomponente (70 bis 90%), im Stamm- und Zweigrindenöl Zimtaldehyd (65 bis 75%) und in der Wurzelrinde Campher.[71]
Sonstige. Fette: Laurinsäure ist mit 87% die Hauptkomponente des Samenfetts.[3] Kondensierte Gerbstoffe, Pflanzensäuren,[79] Schleim,[33] Zucker.[186–188]

Verbreitung: Heimat ist Ceylon, in Höhenlagen zwischen 900 und 2.000 m, Südwest-Indien.

Anbaugebiete: In Ceylon, besonders an der Westküste, daneben Anbau auf den Philippinen, in Brasilien, Ostindien, Westindien. Durch die Holländer auf Java und Sumatra. Ghana, Jamaica, Martinique, Französisch Guayana, Brasilien, Seychellen.[71,157,176]

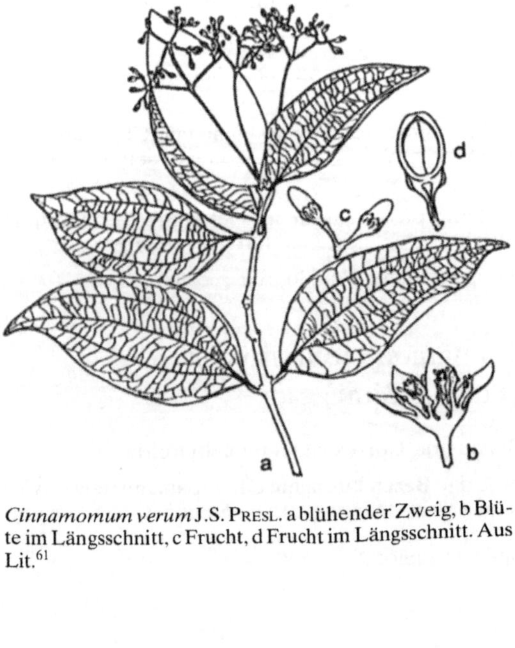

Cinnamomum verum J.S. Presl. a blühender Zweig, b Blüte im Längsschnitt, c Frucht, d Frucht im Längsschnitt. Aus Lit.[61]

Drogen: Cinnamomi aetheroleum, Cinnamomi cortex, Cinnamomum-verum-Blätteröl, Cinnamomum zeylanicum hom. *HAB 1*, Cinnamomum hom. *HPUS 78*.

Cinnamomi aetheroleum (Zimtöl)

Synonyme: Aetheroleum Cinnamomi, Oleum cinnamomi, Oleum cinnamomi ceylanici.

Sonstige Bezeichnungen: Dt.: Ätherisches Zimtöl, Ceylonzimtöl, Zimtöl; engl.: Cinnamon oil; frz.: Essence de canelle, Huile essentielle de canelle; it.: Canella essenza; span.: Esencia Canela, Esencia de canela, Esencia de canela de Ceylán.

Monographiesammlungen: Zimtöl *DAB 7*, *DAC 86*; Aetheroleum Cinnamomi *ÖAB 90*; Cinnamomi aetheroleum *Helv VII*; Cinnamon oil *BP 88*.

Definition der Droge: Ätherisches Öl aus der Rinde *DAB 7*; das aus der Rinde durch Wasserdampfdestillation gewonnene ätherische Öl *ÖAB 90*, *Helv VII*, *DAC 86*; aus Zimt durch Destillation gewonnen *BP 88*.

Stammpflanzen: *Cinnamomum verum* J.S. Presl. *DAB 7*, *ÖAB 90* und *Helv VII* geben hierfür die synonyme Bezeichnung *Cinnamomum zeylanicum* Bl. an.

Herkunft: Europa, seltener Ceylon und die Seychellen.[71]

Gewinnung: Ceylonzimtöl wird fast ausschließlich in europäischen Fabriken aus importierten Chips, Abfällen der Stangenzimtbereitung, in einer Ausbeute von 0,5 bis 1 % gewonnen.[71] Ein Verfahren mit 1,1 % Ausbeute durch Flüssig-Flüssig-Extraktion mit 1,1,2-Trichlor-1,2,2-trifluorethan und anschließender Wasserdampfdestillation ist beschrieben.[212] Das aus Ceylon und von den Seychellen stammende äth. Öl besteht großenteils aus Zimtblätteröl und enthält entsprechend weniger Zimtaldehyd und mehr Eugenol.[71]

Ganzdroge: Klare, hellgelbe Flüssigkeit, die angenehm nach Zimt riecht und anfangs süß-aromatisch, dann brennend scharf schmeckt.[230]

Verfälschungen/Verwechslungen: Aufgrund der sehr unterschiedlichen Zusammensetzung des äth. Öls aus den verschiedenen Organen des Zimtbaums wird nur das Öl aus der Rinde zugelassen. Zimtblätteröl zählt aufgrund des niedrigeren Zimtaldehydgehalts zu den Verfälschungen. Als weitere Verfälschung sind Cassia-Öl sowie dessen Verfälschungen möglich (s. Cinnamomi cassiae aetheroleum). Cassia-Öl erhöht die Dichte sowie den Gehalt an Zimtaldehyd.

Inhaltsstoffe: Ceylonzimtöl enthält ca. 65 (42 %) bis 76 % Zimtaldehyd als Hauptkomponente und nur ca. 4 bis 10 % Eugenol.[175] 70 weitere Verbindungen sind identifiziert,[88] u. a. Zimtalkohol, Zimtsäure, *o*-Methoxyzimtaldehyd,[175] Cinnamylacetat in wechselnden Mengen;[183] Cumarin kommt praktisch nicht oder nur in sehr geringen Mengen vor.

Identität: Dünnschichtchromatographie nach *Helv VII* und *DAC 86*:
- Untersuchungslsg.: 1%ige Lsg. in Ethanol *Helv VII*; 10%ige Lsg. in Ethylacetat *DAC 86*;
- Vergleichslsg.: Eugenol und Zimtaldehyd in Ethanol *Helv VII*; Linalool, Eugenol, Zimtalkohol und Zimtaldehyd in Ethylacetat *DAC 86*;
- Sorptionsmittel: Kieselgel 60;
- FM: Methanol-Toluol (10 + 90) *Helv VII*; Dichlormethan *DAC 86*;
- Detektion: Anisaldehyd-Reagenz und Erhitzen *Helv VII*; Molybdatophosphorsäurelsg. und Erhitzen *DAC 86*;
- Auswertung: Nach *Helv VII* darf die Zone des Eugenols der Untersuchungslsg. nicht größer sein als die entsprechende Zone des Referenzchromatogramms. Nach *DAC 86* kann die Zone des Zimtalkohols auch fehlen.

Reinheit:
- Optische Drehung: 0° bis −1° *DAB 7*, *ÖAB 90*, *Helv VII*, *DAC 86*; 0° bis −2° *BP 88*.
- Brechzahl: 1,580 bis 1,591 *DAB 7*; 1,581 bis 1,591 *ÖAB 90*, *Helv VII*; 1,581 bis 1,592 *DAC 86*; 1,573 bis 1,600 *BP 88*.
- Löslichkeit: Mit Ether, Chloroform, Benzol, fetten Ölen mischbar *DAB 7*; das Öl muß sich in 3 Volumenteilen Ethanol 70 % (*V/V*) lösen *DAB 7*, *Helv VII*, *BP 88*; das Öl ist in jedem Verhältnis mit Alkohol, Ether, Chloroform oder fetten Ölen mischbar, mit Petrolether nur teilweise, mit flüssigem Paraffin nicht *ÖAB 90*; das Öl ist praktisch unlöslich in Wasser, mit Ethanol 96 % bzw. fetten Ölen mischbar und in Ethanol 70 % leicht löslich *DAC 86*.
- Wasser: Das Öl muß der Prüfung V.4.5.1 entsprechen *Helv VII*.
- Fremde Ester: Das Öl muß der Prüfung V.4.5.2 entsprechen *Helv VII*, *DAC 86*.
- Fette Öle und verharzte äth. Öle: Das Öl muß der Prüfung V.4.5.3 entsprechen *ÖAB 90*, *Helv VII*, *DAC 86*.
- Relative Dichte: 1,018 bis 1,035 *ÖAB 90*; 1,025 bis 1,042 *Helv VII*; 1,012 bis 1,029 *DAC 86*; 1,000 bis 1,040 *BP 88*.
- Säurezahl: Höchstens 2,0 %, berechnet als Zimtsäure *DAB 7*, da ein zu hoher Gehalt an Zimtsäure die Qualität des Öls mindert; darf gegen Lackmus nur schwach sauer reagieren *ÖAB 90*; höchstens 8,0 mit 2,0 g Substanz bestimmt, Indikator ist Phenolrot-Lösung *DAC 86*.
- Wasserlösliche Anteile: Die Substanz muß der Prüfung V.4.5.6.N1 entsprechen *DAC 86*.
- Aussehen der Lösung: 0,5 mL Öl in 1,5 mL Ethanol 70 % muß in der Klarheit der Lösung 2,0 mL Ethanol 70 % in einem gleichartigen Reagenzglas betrachtet entsprechen *DAC 86*.

Gehalt: 66 bis 76 % (*V/V*) Zimtaldehyd und 5 bis 11 % Eugenol und Zimtsäure *DAB 7*; 65 bis 76 % (*m/m*) Zimtaldehyd *ÖAB 90*; 65 bis 76 % (*m/m*) Carbonylverbindungen, berechnet als Zimtaldehyd *Helv VII*; 64 bis 76 % (*m/m*) Carbonylverbindungen, berechnet als Zimtaldehyd *DAC86*; 60 bis 80% (*m/m*) Aldehyde, berechnet als Zimtaldehyd *BP88*.

Gehaltsbestimmung: Bestimmung von Eugenol und Zimtsäure mit Cassiakolben durch Bildung wasserlöslicher Phenolate *DAB7*, Bestimmung des max. zulässigen Gehaltes an Eugenol durch GC *BP88*. Titration der Carbonylverbindungen mit ethanolischer Kaliumhydroxid-Lsg. nach Zusatz von Hydroxylaminhydrochlorid gegen Bromphenolblau-Lsg. als Indikator *DAB7*, *ÖAB90*, *Helv VII*, *DAC86*, *BP88*.

Lagerung: Vor Licht geschützt, in dicht verschlossenen, dem Verbrauch angemessenen, möglichst vollständig gefüllten Behältnissen *DAB7* oder unter Inertgas *DAC86*; vor Licht geschützt, in dicht schließenden Gefäßen *ÖAB90*; in möglichst gefülltem, gut verschlossenem Behältnis, vor Licht geschützt *Helv VII*. Zur Lagerung dürfen Öle aus verschiedenen Lieferungen nicht miteinander gemischt werden *DAB7*, *DAC86*.

Wirkungen: *Antibakterielle und fungistatische Wirkung.* S. a. Cinnamomi (ceylanici) cortex, Cinnamomi cassiae aetheroleum.
Im Agar-Diffusionstest zeigte sich Zimtöl als wirksam gegen verschiedene Bakterien mit minimalen Hemmkonzentrationen zwischen 1:2.560 (*Staphylococcus aureus*, *Pseudomonas aeruginosa*) und 1:5.120 (*Bacillus subtilis*), nach 2 Tagen Inkubationszeit gegen verschiedene Pilze mit MHKs von 1:20.480 bis 1:12.800.[213] Die Sporenbildung, die Sporenkeimung (bis zu einer Konzentration von 0,2%) und das Wachstum verschiedener Pilze werden unterdrückt.[214] Durch den Gehalt an *o*-Methoxyzimtaldehyd weist Zimtöl antimikrobielle und fungizide Eigenschaften auf.[123,124] Zimtöl hemmt das Wachstum von Schimmelpilzen auf Brot.[200]
Antiphlogistische Wirkung. Zimtöl hemmt in einer Konzentration von 37 µmol/L *in vitro* (Schaf-Samenblasen-Präparat) die Prostaglandin-Biosynthese zu 51,9% im Vergleich zu einer gleich behandelten Probe ohne Inhibitor. Als maßgeblich an der Wirkung beteiligt wird das zu etwa 5% enthaltene Eugenol betrachtet.[217]

Anwendungsgebiete: Appetitlosigkeit; dyspeptische Beschwerden wie leichte, krampfartige Beschwerden im Magen-Darm-Bereich, Völlegefühl, Blähungen.[190]

Dosierung und Art der Anwendung: Soweit nicht anders verordnet: Tagesdosis 0,05 bis 0,2 g ätherisches Öl zum Einnehmen; Zubereitungen entsprechend.[190]

Volkstümliche Anwendung und andere Anwendungsgebiete: In der Volksmedizin wird Zimtöl tropfenweise als Mittel bei Dysmenorrhoe und zur Blutstillung gebraucht.[177]

Unerwünschte Wirkungen: *Allergische Wirkungen.* Häufig allergische Haut- und Schleimhautreaktionen,[190] s. a. Cinnamomi cortex.

Gegenanzeigen/Anwendungsbeschr.: Überempfindlichkeit gegen Zimt oder Perubalsam; Schwangerschaft.[190]

Wechselwirkungen: Keine bekannt,[190] s. a. Cinnamomi cassiae aetheroleum.

Mutagenität: Im Bacillus-subtilis-DNA-Repair-Test ist Ceylonzimtöl wie Cassia-Öl positiv.[204–206]

Toxikologische Daten: *LD-Werte.* LD_{50}: Ratten, p. o.: 4,160 mg/kg KG.[132]

Alte Rezepturen: Aqua Cinnamomi (Zimtwasser) *DAB6*: Es wird 1 Teil Zimtöl in 99 Teilen Weingeist gelöst und die Lösung mit 900 Teilen 35 bis 40 °C warmen Wassers wiederholt durchgeschüttelt. Nach mehrtägigem Stehen wird filtriert. Zimtwasser ist fast klar.

Sonst. Verwendung: *Pharmazie/Medizin.* Zur Geruchs- und Geschmacksverbesserung.[229] *Kosmetik.* S. Cinnamomi (ceylanici) cortex. *Haushalt.* S. Cinnamomi (ceylanici) cortex.

Gesetzl. Best.: *Offizielle Monographien.* Aufbereitungsmonographie der Kommission E am BGA "Cinnamomi ceylanici cortex (Zimtrinde)".[190]

Cinnamomi cortex (Zimtrinde)

Synonyme: Cinnamomi ceylanici cortex, Cortex Cinnamomi, Cortex Cinnamomi ceylanici, Cortex Cinnamomi zeylanici.

Sonstige Bezeichnungen: Dt.: Ceylonzimtrinde, Echter Kanel, Echter Zimt, Java-Zimt, Malabar-Zimt; engl.: Ceylon Cinnamom, Cinnamom bark, Cinnamon, Cinnamon bark; frz.: Canelle de Ceylan, Cannelle dite de Ceylan, Ecorce de cannelle de Ceylan, Ecorce du cannellier; hindi: Dalchini[193], Kalmi-Dalchini; holl.: Ceylonkanel, Cimet, Kaneelbast; it.: Cannella, Cannella di Ceylan, Canella regina; pol.: Slatka korica; port.: Canela do ceilão; russ.: Kora cynamonowa; span.: Canela, Canela de Ceilán, Canela de Ceylan, Canela de Holanda, Corteza de canela.

Monographiesammlungen: Zimtrinde *DAB10 (Eur)*; Cortex Cinnamomi ceylanici *ÖAB90*; Cinnamomi Cortex *Helv VII*; Cinnamomum *BHP83*.

Definition der Droge: Zimtrinde besteht aus der getrockneten, vom äußeren Kork und dem darunter liegenden Parenchym befreiten Rinde junger, auf zurückgeschnittenen Stöcken wachsender Schößlinge *DAB10 (Eur)*, *ÖAB90*, *Helv VII*.

Stammpflanzen: *Cinnamomum verum* J.S. Presl. *DAB10 (Eur) ÖAB90* und *Helv VII* geben dafür das Synonym *Cinnamomum zeylanicum* Nees an, *BHP83 Cinnamomum zeylanicum* Bl.

Herkunft: Import hauptsächlich aus Ceylon, auch von Madagaskar, Malaysia und den Seychellen.[175]

Gewinnung: Man löst die Rinde dünner Zweige mit Messern ab und legt sie über Rundhölzer. Anschließend wird der Kork und der größte Teil der Außenrinde abgetrennt, da diese nur wenig ätherisches Öl enthält. Die dünne Rinde wird im Schatten getrocknet.[175]

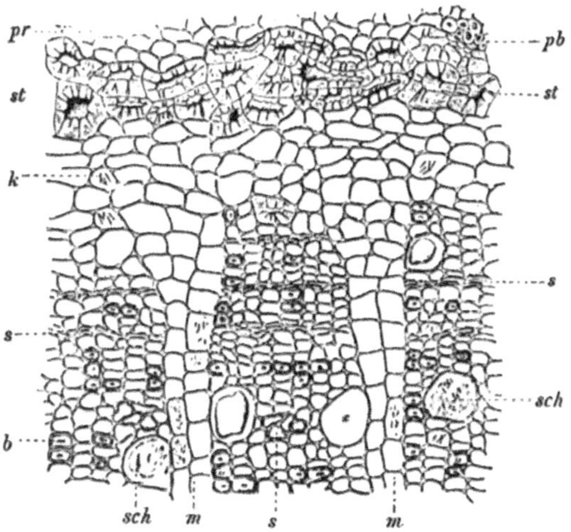

Querschnitt durch Ceylon-Zimt. st geschlossener Steinzellenring, pr primäre Rinde, pb primäres Bastfaserbündel, b Bastfasern der sekundären Rinde, sch Schleimzellen, m Markstrahlen, k Oxalatkristallnadeln, s Siebzellen. Nach Lit.[58]

Handelssorten: Die Handelssorten unterscheidet man nach Geruch, Geschmack und der Dicke der Rinde.[71] Die dünnsten von den obersten Teilen der Stockausschläge liefern die beste und mildeste Droge. 4 Handelssorten werden aufgrund der Rindendicke unterschieden: Ekelle 00000 spezial, 00000, 0000 mit gelbbrauner heller Farbe und 000 mit gelbbrauner Farbe.[68]
Seychellen-Zimt, der auch von *C. verum* gewonnen wird, teilt man in zwei Sorten ein: Seychellen Cinnamom bark, gebrochene Stangen von gelblichbrauner Farbe und Seychellen Cinnamom bark gebrochene Stangen, geschabt von heller gelbbrauner Farbe.[68]

Ganzdroge: Mehrere Rindenstücke ineinandergeschoben zu Röhren oder dicht gepackt als Doppelröhren; Wandstärke der Rinde etwa 0,2 bis 0,8 mm; Außenseite glatt, gelblichbraun, mit unscheinbaren Narben von Blättern und achselständigen Blütenknospen; zarte, weißliche, wellige Längsstreifung; Innenseite dunkler, längsgestreift; Bruch kurzfaserig.[224]

Schnittdroge: *Geruch.* Charakteristisch, aromatisch.[224]
Geschmack. Leicht süß, warm, charakteristisch und angenehm,[224] etwas schleimig, brennend würzig.[117]
Mikroskopisches Bild. Querschnitt: Durch die Schälung zeigt die Rinde an der Außenseite zerrissene Schichten braunwandiger Parenchymzellen; darauf folgt ein geschlossener Ring isodiametrischer oder tangential gestreckter Steinzellen mit verdickten und getüpfelten Wänden; gelegentlich schließen daran nach außen Bündel primärer Bastfasern mit rundlich polygonalen, englumigen Zellen an; die sekundäre Rinde besteht aus ein- oder zweireihigen Markstrahlen mit kleinen, etwa 7 µm langen Calciumoxalatnadeln in einigen Zellen; dazwischen liegt Parenchym mit Schleim- und Ölzellen; Bastfasern, einzeln oder in Gruppen, der Durchmesser der einzelnen Faser beträgt 15 bis 25 µm, die Zellwände sind verdickt; im Parenchym und den Markstrahlzellen einfache oder zusammengesetzte Stärkekörner mit einem Durchmesser meist unter 10 µm.[224]

Pulverdroge: Gelbliche bis rötlichbraune Farbe; Gruppen rundlicher Steinzellen mit getüpfelten, gefurchten und mäßig verdickten Wänden; Fasern, farblos, mit engem Lumen und verdickten, verholzten, kaum getüpfelten Wänden; selten kleine Nadeln von Calciumoxalat; reichlich Stärkekörner; Korkteile fehlen oder sind nur selten vorhanden.[224]

Verfälschungen/Verwechslungen: Die Rinden anderer Cinnamomum-Arten wie der Chinesische Zimt von *C. aromaticum* NEES, der Padang-Zimt von *C. burmanii* BL. und der Saigon-Zimt von *C. loureirii* NEES, die vor allem in der Lebensmittelindustrie eine große Rolle spielen, sind im gepulverten Zustand leicht mit der offizinellen Zimtrinde zu verwechseln.[46,175] Sie unterscheiden sich durch den weniger feinen Geruch und durch ihren Cumaringehalt von mehr als 0,03 %.[175] Eine Unterscheidung mittels Reaktion mit Barytwasser (Ceylon-Zimt zeigt blasse, blaugrüne Fluoreszenz unter der Quarzlampe) ist möglich.[177,191] Berberidis radicis cortex (Berberitzenwurzelrinde) tauchte als Ansichtsmuster unter der Bezeichnung Cortex Cinnamomi ceylanici DAB auf.[226]

Minderqualitäten: Schärfere, billigere Qualitäten werden durch die Normierung der Rindendicke ausgeschlossen.[71]

Inhaltsstoffe: *Ätherisches Öl.* 0,5 bis 2,5 % (bis 4 %) ätherisches Öl mit 42 bis 68 % Zimtaldehyd als wertbestimmendem Bestandteil.[175] Daneben kommt Eugenol vor.[178] Außerdem sind 70 weitere Verbindungen identifiziert.[88]
Seychellen-Zimt enthält mindestens 1,3 % ätherisches Öl, das nur einen schwachen Zimtgeruch aufweist. Der Zimtaldehydgehalt liegt bei 32 %; zusätzlich kommt Campher vor.[70]
Procyanidine. Der Gehalt an Gerbstoffen liegt unter 2 %; höhere Gehalte deuten auf größere Anteile an primärer Rinde hin. Es handelt sich um kondensierte Gerbstoffe, die als charakteristischen Baustein Procyanidin A_2 enthalten. Sie liegen tri- bis pentamer vor.[185]
Diterpene. Bislang sind die insektizid wirksamen pentacyclischen Diterpene Cinnzeylanol und dessen Acetylderivat Cinnzeylanin bekannt.[36,37]
Phenolcarbonsäuren. Protocatechusäure mit 231 ppm, daneben unter 50 ppm 9 weitere Hydroxyzimtsäuren und Hydroxybenzoesäuren.[79]
Zucker. Mannit, bis 1,8 %,[70] ein L-Arabino-D-xylan mit 8 % L-Arabinose und 92 % D-Xylose und aus der Stammrinde ein α-D-Glucan.[186–188]
Sonstige. 2 bis 3,7 % Schleim mit 17 bis 25 % Asche,[33] β-Sitosterin.[189]

Zubereitungen: Zimttinktur *ÖAB 90*: 20 T Ceylonzimtrinde und 100 T Ethanol 70 % (*V/V*) werden nach dem Mazerationsverfahren zur Tinktur verar-

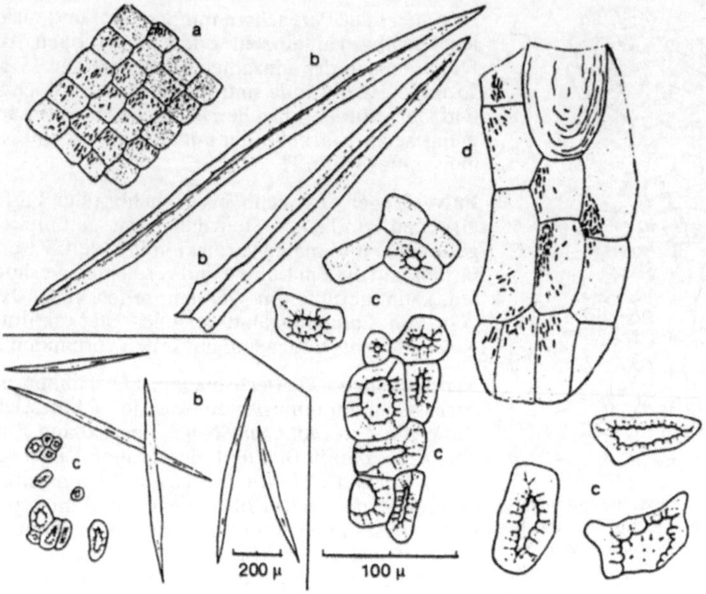

Charakteristische Elemente des Pulvers von Cinnamomi cortex. a Zellen des Markstrahlgewebes mit Ca-Oxalat-Nädelchen und gelegentlich Fasern, bräunlich; zahlreich, charakteristisch, b Bastfasern und Bastfaserbruchstücke; schwach gelblich, einzeln liegend, kaum getüpfelt, bis 600 µm lang; sehr zahlreich, charakteristisch auffallend bei Lupenvergrößerung, c Steinzellen aus der primären Rinde; schwach gelblich, Zellwände dickwandig, zumeist gleichmäßig verdickt, selten hufeisenförmig, getüpfelt; sehr zahlreich, wenig charakteristisch; schon bei Lupenvergrößerung auffallend, d Zellen aus dem Rindenparenchym mit Kristallnädelchen und eingeschlossenen Exkretzellen (äth. Öl); zartgelblich, zahlreich, charakteristisch. Nach Lit.[176]

beitet, einer braunroten Flüssigkeit, die nach Ceylonzimtrinde riecht und schmeckt. Zimttinktur *Helv VII*: Aus 200 g Zimtrinde werden mit 70% (*V/V*) Ethanol 1.000 g Tinktur hergestellt, eine rotbraune, klare, charakteristisch riechende und schmeckende Flüssigkeit.
Nach *BHP83* kann die Droge mit Filipendula, Chamaemelum, Ulmus und Eibischwurzel bzw. mit Geranium, Quercus, Acorus und schwarzem Catechu bzw. mit Holunder, Pfefferminzblättern und Schafgarbe kombiniert werden.
In Teemischungen wie Magentee I mit 10% Droge als wirksamem Bestandteil, in den Magen-Darm-Tees II bis XII bis zu 5% Droge als Geschmackskorrigens.[175,191]

Identität: *Droge.* Als Identitätsprüfung kann die unter Reinheit der Monographie Zimtrinde *DAB 10 (Eur)* genannte dünnschichtchromatographische Prüfung durchgeführt werden:[175]
- Untersuchungslsg.: Rückstand des Dichlormethanauszuges aus der gepulverten Droge in Toluol;
- Referenzsubstanzen: Zimtaldehyd und Eugenol in Toluol;
- Sorptionsmittel: Kieselgel GF_{254};
- FM: Dichlormethan;
- Detektion: Auswertung im UV 254 nm und 365 nm, Besprühen mit *o*-Dianisidin-Rg. und Auswertung im Vis;
- Auswertung: Anhand der Referenzsubstanzen werden im Chromatogramm der Untersuchungslsg. Zimtaldehyd, Eugenol und eine knapp unterhalb der Zimtaldehyd-Zone liegende, hellblau fluoreszierende Zone nachgewiesen, die dem *o*-Methoxyzimtaldehyd entspricht. Hinweis: Zum eindeutigen Nachweis des Eugenols kann das Chromatogramm nach Besprühen mit methanolischer Kaliumhydroxidlsg. zunächst mit einer 5%igen (*m/V*) wäßrigen, frisch bereiteten Echblausalz-Lsg. besprüht werden. Eugenol färbt sich rotbraun. Zum Entfärben der Schicht wird mit konz. Salzsäure besprüht und erst anschließend mit *o*-Dianisidin. Eine bessere Trennung von Zimtaldehyd und Eugenol ermöglichen die Fließmittel Petrolether(40 bis 60 °C)-Dichlormethan (1 + 1) oder Toluol bei Zweifachentwicklung.[84]

Zubereitung. Verdünnt man 1 mL Zimttinktur mit 500 mL Wasser, so muß noch deutlich der Geruch nach Ceylonzimtrinde wahrnehmbar sein *ÖAB 90*. DC der Tinktur nach *Helv VII*:
- Referenzsubstanzen und Sorptionsmittel: S. Droge;
- FM: Methanol-Toluol (10 + 90);
- Detektion: Besprühen mit Anisaldehyd-Rg. und Erhitzen; Auswertung im UV 365 nm;
- Auswertung: Die Eugenol und Zimtaldehyd entsprechenden Zonen müssen im UV 365 nm sichtbar sein.

Reinheit: *Droge.* DC s. Identität.
- Fremde Beimengungen: Höchstens 2% *BHP 83*. Nach *DAB 7* wurde insbesondere auf die Bei-

mengung von Rinde von *C. aromaticum* NEES geprüft, die anhand der Rindendicke, des vorhandenen graubraunen Korks, des schleimigen und adstringierenden Geschmacks, der Größe der Stärkekörner sowie der Form und Verdickung der Steinzellen erkannt werden sollte.
- Sulfatasche: Höchstens 6% *DAB 10 (Eur), ÖAB 90.*
- Säureunlösliche Asche: Höchstens 2% *BHP 83.*

Zubereitungen. Tinktur:
- Ethanolgehalt: Mindestens 65% *(V/V) ÖAB 90*; mindestens 64 bis 70% *(V/V) Helv VII.*
- Methanol und Isopropylalkohol: Höchstens 0,2% *(V/V) Helv VII.*
- Dichte: 0,890 bis 0,900 *ÖAB 90.*
- Trockenrückstand: Mindestens 1,6% *ÖAB 90.*

Gehalt: Gehalt an ätherischem Öl: Mindestens 1,2% *(V/m) DAB 10 (Eur), ÖAB 90, Helv VII*; mindestens 1% *BHP 83.*
Zimtaldehyd: Im äth. Öl 60 bis 75% Aldehyde, berechnet als Zimtaldehyd *BHP 83.*

Gehaltsbestimmung: Volumetrische Bestimmung des ätherischen Öls durch Wasserdampfdestillation mit 0,1 N-Salzsäure als Destillationsflüssigkeit *DAB 10 (Eur)*, und zwar unter Zusatz von Xylol, weil Zimtöl eine größere Dichte als Wasser aufweist.[175]
Zimtaldehyd: Dieser kann direkt aus der gepulverten Droge mittels GC bestimmt werden,[194] eine fluorimetrische Methode ist beschrieben.[92] Die HPLC bietet sich zur quantitativen Analyse der Inhaltsstoffe des äth. Öls ebenfalls an,[175] s.a. Cinnamomi cassiae cortex, Cinnamomi cassiae aetheroleum.

Lagerung: Vor Licht geschützt *DAB 10 (Eur)*; gut verschlossen, vor Licht geschützt *ÖAB 90, Helv VII*; in gut schließenden Metall- oder Glasgefäßen, nicht in Kunststoffgefäßen;[177] vor Licht und Feuchtigkeit geschützt.[191]

Stabilität: *Droge.* Die Haltbarkeit in den vorgesehenen Behältnissen beträgt 4 Jahre.[191] Bei der Lagerung von gemahlenem Zimt stellte man fest, daß die quantitativen Verschiebungen in der Zusammensetzung des ätherischen Öls umso deutlicher sind, je höher die Temperatur ist; der Faktor Zeit spielt dagegen eine geringere Rolle, ebenso der Einfluß des Verpackungsmaterials.[196]
Tinktur. Inkompatibilitäten: Alkalisch reagierende Stoffe, Eisensalze, Gerbstoffe, Iod, Iodide können zu Ausfällungen führen *Helv VII.*

Wirkungen: Zimtrinde wirkt antibakteriell, fungistatisch und motilitätsfördernd.[190]
Antibakterielle Wirkung. Die antibakterielle Wirkung beruht auf dem Vorkommen von äth. Öl mit der Hauptkomponente Zimtaldehyd, s.a. Cinnamomi cassiae cortex und Cinnamomi cassiae aetheroleum.
Fungistatische Wirkung. Zimt bzw. Zimtöl hemmen das Wachstum, die Sporenbildung und die Toxinbildung verschiedener Aspergillus-Arten.[197-200]
Wirkung auf das Endokrinium/Genitalsystem. An kastrierten Mäusen und Ratten ergaben nicht näher definierte Extrakte positive estrogene Reaktionen, die durch mikroskopische Untersuchung der Vaginalabstriche nachgewiesen wurden. Weder Zimtaldehyd noch das äth. Öl insgesamt sind für diese Reaktion verantwortlich. Nähere Angaben liegen nicht vor.[202]
Wirkung auf den Verdauungstrakt. 0,5 g Zimt in Kochsalzlösung steigert die Magensekretion am Pawlowschen Hund nur geringfügig,[101] die Darmzottenbewegung am Hundedarm *in situ* soll beschleunigt werden (keine Angaben zur Dosis),[100] der Säuregehalt des Magensaftes des Menschen wird durch Gabe von 1 g Zimtrinde nicht wesentlich beeinflußt.[101]
Sonstige Wirkung. Die Diterpenderivate Cinnzeylanin und Cinnzeylanol wirken insektizid. Seidenraupenlarven und Larven anderer Insekten werden durch eine Konzentration von 16 ppm p.o. getötet.[182]

Anwendungsgebiete: Appetitlosigkeit;[190] dyspeptische Beschwerden wie leichte, krampfartige Beschwerden im Magen-Darm-Bereich, Völlegefühl, Blähungen.[190,191]

Dosierung und Art der Anwendung: *Droge.* Soweit nicht anders verordnet: Tagesdosis 2 bis 4 g zerkleinerte Droge für Teeaufgüsse sowie andere galenische Zubereitungen zum Einnehmen.[191] *Zubereitung.* Zubereitungen entsprechend.[190]

Volkstümliche Anwendung und andere Anwendungsgebiete: Gegen Diarrhoe, insbesondere kindliche Durchfallerkrankung, bei dyspeptischen Beschwerden mit Erbrechen, bei Erkältung und Grippe, bei Wurmbefall;[207,210] äußerlich zur Wundreinigung.[210] Außer für dyspetptische Beschwerden ist die Wirksamkeit bei den genannten Anwendungsgebieten nicht ausreichend belegt.

Dosierung und Art der Anwendung: *Droge.* 1 Teelöffel voll, etwa 0,5 bis 1 g Zimtrinde, wird mit heißem Wasser übergossen und nach 10 min durch ein Teesieb gegeben; 2- bis 3mal täglich wird 1 Tasse zu den Mahlzeiten getrunken.[191] *Zubereitung.* 3mal pro Tag: Fluidextrakt 0,5 bis 1 mL, Tinktur 2 bis 4 mL,[210] gebräuchliche Einzeldosis 0,5 bis 1,0 g.[209]

Unerwünschte Wirkungen: *Allergische Wirkungen.* Häufig allergische Haut- und Schleimhautreaktionen.[190] Als Allergene enthält Zimtrinde Zimtaldehyd, Thymol, Eugenol und Linalool.[62] Die Sensibilisierungspotenz wird als mittelstark eingestuft.[62] Im "human maximization test" konnten 18 bzw. 20 von 25 Freiwilligen mit Zimtblätteröl, Zimtrindenöl und auch mit Zimtaldehyd sensibilisiert werden.[139]
Die experimentelle Sensibilisierung erreichte man auch mit Zimtaldehyd im Draize-Test[195] und im FCA-Test.[34]
Eine Vielzahl von Fallbeschreibungen liegt für Hautveränderungen durch Zimtaldehyd und auch Zimtrindenöl vor.[223] Sie treten bei Anwendung von Salben, Zahnpasten, Kaugummi, bei der Zimtkerzenherstellung, Bonbonherstellung und bei Bäkkern auf.
"Quencheffekt": Der sog. Quencheffekt kann auftreten, wenn neben dem Allergen (Zimtaldehyd)

eine weitere Verbindung (Eugenol, Limonen) im Gemisch enthalten ist. Die Wirkung des Allergens wird aufgehoben oder reduziert. Die Beobachtungen der verschiedenen Untersucher sind allerdings nicht einheitlich.[62,106,138,139]

Gegenanzeigen/Anwendungsbeschr.: Überempfindlichkeit gegen Zimt oder Perubalsam; Schwangerschaft.[190] Magen- und Darmgeschwüre.[191]

Wechselwirkungen: Keine bekannt.[190]

Tox. Inhaltsstoffe u. Prinzip: Das toxische Prinzip der Zimtrinde ist sein ätherisches Öl. Zimtöl wirkt in größeren Mengen erregend auf das cardiovaskuläre System, auf Nerven und Muskeln, insbesondere auf den Uterus.[157]

Akute Toxizität: Werden größere Mengen Zimt genommen, wie es häufig zu abortiven Zwecken geschieht, so können Methämoglobinämie und dadurch Nephritis entstehen.[157] Hohe Dosen bewirken krampfähnliche Anfälle.[163] Zimtrinde ruft in größeren Mengen über eine Erregung des vasomotorischen Zentrums eine Tachycardie, eine Erhöhung der Darmperistaltik, der Atemtätigkeit und der Schweißsekretion hervor; darauf folgt eine Phase zentraler Sedierung mit Schläfrigkeit und Depression.[46,177]

Mutagenität: An *Salmonella typhimurium* TA 100 und TA 98 erhielt man im Ames-Test negative Ergebnisse,[201] s. a. Cinnamomi cassiae cortex.

Toxikologische Daten: *Pflanzengiftklassifizierung.* Wenig oder kaum giftig, (+).[163]

Alte Rezepturen: Zimtsirup (Sirupus Cinnamomi) *DAB6*: 2 Teile fein zerschnittener Ceylon-Zimt werden mit 1 Teil Weingeist und 10 Teilen Wasser bei Raumtemperatur unter wiederholtem Umschütteln in einem verschlossenen Gefäß extrahiert und anschließend ausgepreßt. Aus 8 Teilen der filtrierten Flüssigkeit wird mit 12 Teilen Zucker der Sirup bereitet. Zimtsirup ist rötlichbraun.

Sonst. Verwendung: *Kosmetik.* Zahnpasten, Mundwässer, Parfums, Seifen, Lippenstifte. *Haushalt.* Als Gewürz zum Backen, für Süßspeisen, in Glühweingewürz.[177] Als Aromaticum in Kaugummi, in Cola-Getränken, in Likörs. Zimt verlängert die Haltbarkeit von Fleischwaren wie Mettwurst.[211]

Gesetzl. Best.: *Standardzulassung.* Zimt 1709.99.99, Magentee I 2019.99.99.[191] *Offizielle Monographien.* Aufbereitungsmonographie der Kommission E am BGA "Cinnamomi ceylanici cortex (Zimtrinde)".[190]

Cinnamomum-verum-Blätteröl

Synonyme: Cinnamomi ceylanici e folio aetheroleum.

Sonstige Bezeichnungen: Dt.: Ceylonzimt-Blatt-Öl, Zimtblätteröl.

Definition der Droge: Ätherisches Öl aus Blättern und Zweigen.[215]

Stammpflanzen: *Cinnamomum verum* J. S. PRESL.

Herkunft: Seychellen, Ceylon, Madagaskar, Südindien,[61] Ghana.[179]

Gewinnung: Zimtblätteröl fällt als Nebenprodukt der Zimtgewinnung an und wird durch Wasserdampfdestillation von Blättern und Zweigen gewonnen.[215] Auf den Seychellen werden frisch gepflückte Blätter der Wasserdampfdestillation unterworfen, damit kein ätherisches Öl während der Trocknung der Blätter verlorengeht.[179] Die Ausbeute beträgt 0,6 bis 0,8 %.[179]

Handelssorten: Je nach Herkunft unterscheidet man Ceylon-, Madagaskar-, Südindien- und Seychellen-Zimtblätteröl aufgrund verschiedener physikalischer Daten sowie unterschiedlicher Eugenol-Gehalte.[61]

Ganzdroge: Rotbraunes Öl mit Geruch nach Zimt und Nelken. Reines Zimtblätteröl ist fahl weiß und dunkelt langsam durch Luft und Licht nach.[228]

Inhaltsstoffe: Phenolische Verbindungen sind bis zu 90 % enthalten. Hauptbestandteil ist mit bis über 70 % Eugenol.[87,88,180] Darüber hinaus sind über 70 weitere Komponenten identifiziert,[88] darunter Zimtaldehyd, Zimtsäureacetat, Zimtalkohol, Eugenolacetat, Benzaldehyd. Zimtblätteröl aus Ghana erreicht Eugenolgehalte bis zu 92 %, Eugenolacetatgehalte bis zu 5 %.[228]
Es wird eine chemische Rasse aus Buhbaneshwar beschrieben, deren ätherisches Blattöl praktisch frei von Eugenol ist und dafür Benzylbenzoat als Hauptkomponente aufweist.[180] Ebenso ist eine chemische Rasse, die als Safrol-Typ bezeichnet wird, bekannt. Das äth. Öl enthält 52,3 % Safrol und 46,2 % Eugenol.[228] Cumarin wurde in Spuren nachgewiesen.[88]

Zubereitungen: Aufgrund des hohen Eugenolgehaltes dient Zimtblätteröl nach Isolierung von Eugenol der Gewinnung von Vanillin.[228]

Identität: In Betracht kommen die GC, HPLC und DC; s. a. Cinnamomi cassiae cortex, Cinnamomi cassie aetheroleum. GC- und DC-Untersuchung mit den Hauptkomponenten als Referenzsubstanzen ist beschrieben.[87,88] Ebenso kann das IR-Spektrum zur Identifizierung herangezogen werden.[228]

Reinheit:
- Brechzahl: 1,522 bis 1,544;[178,184] 1,530 bis 1,540.[61]
- Dichte: 1,018 bis 1,065.[178,179]
- Löslichkeit in Ethanol 70 % (*V/V*): 1,5.[184]
- Optische Drehung (20 °C): –2,5° bis + 2°.[61]

Gehalt: Mindestens 75 % Eugenol;[61,228] Phenolgehalt: 70 bis 90 %.[61,178]

Gehaltsbestimmung: Methode mit dem Cassiakolben, Erfassen der phenolischen Bestandteile oder GC.[88,180,181] Auch durch IR-Spetroskopie soll der Eugenolgehalt bestimmbar sein.[228]

Wirkungen: *Antimikrobielle Wirkung.* Die Wachstumshemmung verschiedener Bakterien durch Zimtblätteröl wurde *in vitro* untersucht. Es hemmte das Wachstum aller Species, war jedoch schwächer wirksam als Zimtöl.[120-122] Die Untersuchungsergebnisse sind bestätigt.[208] Methode s. Cinnamomi cassiae aetheroleum.

Immuntoxizität: Da bei Nelkenöl, das auch große Mengen an Eugenol aufweist, Sensibilisierungsreaktionen festgestellt wurden, untersuchte man an 25 Freiwilligen mit dem Test nach Klingman die Reaktion mit einer Konzentration von 10% Zimtblätteröl in Vaseline. Eine Sensibilisierung trat nicht auf. Man folgerte, daß Nelkenöl stärker sensibilisierend wirkt als Zimtblätteröl.[215] Appliziert man Mäusen unverdünntes Zimtblätteröl, so werden Irritationen erzeugt. Beim Menschen konnte bei Applikation einer 10%igen Lsg. von Zimtblätteröl in Vaseline in 48h keine Irritation festgestellt werden.[215] Dagegen steht ein anderer Befund: Im "human maximization test" trat mit Zimtblätteröl am Menschen eine Sensibilisierung auf.[215]

Toxikologische Daten: *LD-Werte.* Die perorale LD_{50} bei Ratten liegt bei 2,65 g/kg KG,[132] die dermale beim Kaninchen bei > 5 g/kg KG.[215]

Sonst. Verwendung: *Kosmetik.* Verwendung in Seifen, Detergentien, Cremes, Lotionen und Parfums.[215]

Gesetzl. Best.: *Offizielle Monographien.* Zimtblätteröl erhielt den GRAS-Status[215] und ist für die Verwendung in Lebensmitteln zugelassen. Der Food Chemical Codex enthält eine Monographie "Cinnamon leaf oil".[215]

Cinnamomum zeylanicum hom. *HAB 1*

Synonyme: Cinnamomum.

Monographiesammlungen: Cinnamomum zeylanicum *HAB 1*.

Definition der Droge: Die von den äußeren Teilen befreite Rinde junger Schößlinge.

Stammpflanzen: *Cinnamomum verum* J.S Presl. *HAB 1* gibt hierfür dessen Synonym *Cinnamomum zeylanicum* Bl. an.

Zubereitungen: Urtinktur aus der grob gepulverten Droge und flüssige Verdünnungen nach *HAB 1*, Vorschrift 4a mit Ethanol 62%.
Eigenschaften: Die Urtinktur ist eine tiefrotbraune Flüssigkeit mit arttypischem Geruch und aromatisch bitterlichem, leicht adstringierendem Geschmack.
Darreichungsformen: Urtinktur, flüssige Verdünnungen, Streukügelchen, Verreibungen, Tabletten, flüssige Verdünnungen zur Injektion.[216]

Identität: *Droge und Urtinktur.* Der ethanolische Drogenextrakt (Prüflsg.) und die Urtinktur müssen mit Dinitrophenylhydrazin einen orangeroten Niederschlag ergeben bzw. mit ammoniakalischer Silbernitratlsg. einen grau-schwarzen Niederschlag.

Reinheit: *Droge und Urtinktur.* Dünnschichtchromatographie des ethanolischen Drogenextraktes (Prüflsg.) bzw. der Urtinktur nach *HAB 1*; je zwei gleich hergestellte Chromatogramme:
- Referenzsubstanzen: Cumarin und Eugenol in Methanol;
- Sorptionsmittel: Kiegelgel H;
- FM: Methylenchlorid; 2mal entwickeln;
- Detektion: DC I: Besprühen mit ethanolischer Kaliumhydroxidlsg. und Auswerten im UV 365 nm; DC II: Besprühen mit Anisaldehyd-Rg., Erhitzen auf 105 bis 110 °C und Auswerten im Vis;
- Auswertung: Im DC I anhand der Referenzsubstanz der gelb fluoreszierende Fleck des Cumarins; im DC II anhand der Referenzsubstanz der blaugraue Fleck des Eugenols sowie ein charakteristisches Muster verschieden gefärbter Flecke; s. a. Lit.[84]

Droge.
- Fremde Beimengungen: Rinden anderer Zimtarten dürfen nicht vorhanden sein. Geprüft wird auf die Rinde von *C. aromaticum* und *C. burmanii.* Auch die Rinde älterer Stämme von *C. verum* darf nicht beigemengt sein.
- Sulfatasche: Höchstens 6,5%.

Urtinktur.
- Dünnschichtchromatographie s. o.
- Relative Dichte (*PhEur*): 0,890 bis 0,905.
- Trockenrückstand (*DAB*): Mindestens 1,0%.

Gehalt: *Droge.* Gehalt an ätherischem Öl: Mindestens 1,3%, d. h. die Forderung liegt um 0,1% höher als die des *DAB 10 (Eur)*.

Gehaltsbestimmung: Volumetrische Bestimmung des ätherischen Öls mittels Wasserdampfdestillation; das *HAB 1* schreibt abweichend vom *DAB 10 (Eur)* als Destillationsflüssigkeit Wasser und eine Destillationsdauer von 2h vor.

Lagerung: *Urtinktur.* Vor Licht geschützt.

Anwendungsgebiete: Die Anwendungsgebiete entsprechen dem homöopathischen Arzneimittelbild. Dazu gehören nervöse Störungen, Gebärmutterblutung.[216]

Dosierung und Art der Anwendung: *Zubereitung.* Soweit nicht anders verordnet: Bei akuten Zuständen häufige Anwendung alle halbe bis ganze Stunde je 5 Tr. oder 1 Tablette oder 10 Streukügelchen oder 1 Messerspitze Verreibung einnehmen; parenteral 1 bis 2 mL bis zu 3mal täglich s. c. injizieren. Bei chronischen Verlaufsformen 1- bis 3mal täglich 5 Tr. oder 1 Tablette oder 10 Streukügelchen oder 1 Messerspitze Verreibung einnehmen; parenteral 1 bis 2 mL pro Tag s. c. injizieren.[216]

Unerwünschte Wirkungen: Nicht bekannt. Hinweis: Es können sog. Erstverschlimmerungen vorkommen, die jedoch ungefährlich sind.[216]

Gegenanzeigen/Anwendungsbeschr.: Nicht bekannt.[216]

Wechselwirkungen: Nicht bekannt.[216]

Gesetzl. Best.: *Offizielle Monographien.* Aufbereitungsmonographie der Kommission D am BGA "Cinnamomum zeylanicum (Cinnamomum)".[216]

Cinnamomum hom. *HPUS 78*

Synonyme: Cinnamon.

Monographiesammlungen: Cinnamomum *HPUS 78*.

Definition der Droge: Die innere Rinde.

Zubereitungen: *Urtinktur.* Herstellung: Zu 100 g grob gepulvertem Zimt gibt man eine ausreichende Menge an Alkohol 94,9 % (*V/V*) zur Bereitung von 1.000 mL Urtinktur.
Dilutionen. D2 (2 ×) und höher mit Alkohol 88 %.
Verreibungen. D1 (1 ×) und höher.
Medikationen. D1 (1 ×) und höher.

Gehalt: *Urtinktur.* Arzneigehalt $^{1}/_{10}$.

1. Kostermans AJGH (1957) Commun Forest Res Inst Indonesia 57:1–64
2. Kostermans AJGH (1986) A monograph of the genus Cinnamomum Schaeffer (Lauraceae) Part I, Academia Scientific Book Inc, Tokyo
3. Hgn, Bd. IV, S. 350–381, S. 478–481, S. 498–500, S. 502, Bd. VIII, S. 633–664
4. Kostermans AJGH (1957) Reinwardtia 4:193–256
5. Kostermans AJGH (1964) Bibliographia Lauracearum, Djuli, Bogor (Indonesia)
6. Blume CL (1836) Rumphia 1:26, zit. nach Lit.[2]
7. Meissner CF (1964) Lauraceae. In: De Candolle AP (Hrsg.) Prodromus systematis naturalis regni vegetabilis, Bd. 15, Treuttel & Würtz, Paris, S. 1–17
8. Backer CA, Backhuizen van den Brink RC (1968) Flora of Java, Bd. 3, Noordhoff, Groningen (Niederlande), S. 53
9. Fujita Y, Fujita S, Yoshikawa H (1970) Bull Chem Soc Jpn 43:2630–2631
10. Fujita Y (1970) Bull Chem Soc Jpn 43:1599
11. Hussain RA, Kim J, Hu TW, Pezzuto JM, Soejarto DD, Kinghorn AD (1986) Planta Med 52:403–404
12. Lawrence BM, Hogg JW (1974) Planta Med 25:1–5
13. Fujita Y (1967) Botan Mag (Tokyo) 80:61–71, zit. nach Lit.[3]
14. Morimoto S, Nonaka GI, Nishioka I (1986) Chem Pharm Bull 34:633–642
15. Morimoto S, Nonaka GI, Nishioka I (1986) Chem Pharm Bull 34:643–649
16. Nonaka GI, Morimoto S, Nishioka I (1983) J Chem Soc Perkin Trans 1:2139–2145
17. Otsuka H (1982) J Pharm Soc Jpn 102:162, zit nach Lit.[3]
18. Morimoto S, Nonaka GI, Nishioka I (1985) Chem Pharm Bull 33:4338–4345
19. Ezaki N (1985) Planta Med 51:34
20. Jacques D (1973) J Chem Soc Chem Commun: 518
21. Jacques D (1974) J Chem Soc Perkin Trans 1:2263
22. Morimoto S, Nonaka GI, Nishioka I, Ezaki N, Takizawa N (1985) Chem Pharm Bull 33:2281–2286
23. Takaoka D (1975) Nippon Kagaku Kaishi 12:2192–2196
24. Ganeshpure PA, Stevenson R (1981) J Chem Soc Perkin Trans 1:1681
25. Brophy GC, Mohandas J, Slaytor M, Sternhell S, Watson TR, Wilson LA (1969) Tetrahedron Lett:5159–5162
26. Wu TS, Chen ZS (1977) J Taiwan Pharm Assoc 29:15, zit. nach Lit.[10]
27. Bate-Smith EC (1954) Biochem J 58:122–125
28. Harborne JB (1988) The Flavonoids, Advances in Research since 1980, 1. Aufl., Chapman & Hall, London, S. 29–62
29. Gellert E, Summons RE (1970) Aust J Chem 23:2095–2099
30. Gellert E, Summons RE (1969) Tetrahedron Lett: 5055–5058
31. Tomita M, Kozuka M (1964) J Pharm Soc Jpn 84:362
32. Hayashi N, Komae H (1971) J Indian Chem Soc 48:10
33. Dutta AB (1961) J Anal Oil Ass Chem 44:639–640
34. Klecak G (1977) J Soc Cosm Chemists 28:53, zit. nach Lit.[62]
35. Wang J (1985) Zhiwu Xuebao 27:177, zit. nach CA 103:51182p
36. Isogai A, Suzuki A, Tamura S, Murakoshi S (1976) Agric Biol Chem 40:2305–2306
37. Isogai A, Suzuki A, Tamura S, Ohashi Y, Sasada Y (1977) Acta Crystallogr, Sect B, B 33:623–626
38. Yagi A, Tokubuchi N, Nohara T, Nonaka G, Nishioka I, Koda A (1980) Chem Pharm Bull 28:1432–1436
39. Nohara T, Kashiwada Y, Tomimatsu T, Nishioka I (1982) Phytochemistry 21:2130–2132
40. Nohara T, Nishioka I, Tokubuchi N, Miyahara K, Kawasaki T (1980) Tetrahedron Lett:2647
41. Nohara T, Nishioka I, Tokubuchi N, Miyahara K, Kawasaki T (1980) Chem Pharm Bull 28:1969–1970
42. Nohara T, Nishioka I, Tokubuchi N, Miyahara K, Kawasaki T (1980) Phytochemistry 24:1849
43. Nohara T, Nishioka I, Tokubuchi N, Miyahara K, Kawasaki T (1980) Chem Pharm Bull 29:2686
44. Nohara T, Nishioka I, Tokubuchi N, Miyahara K, Kawasaki T (1980) Chem Pharm Bull 28:2682
45. Nohara T, Kashiwada Y, Murakami K, Tomimatsu T, Kido M, Yagi A, Nishioka I (1981) Chem Pharm Bull 29:2451–2459
46. Hag, Bd. IV, S. 50–62
47. Imbesi A (1964) Index Plantarum, Messina, S. 269–271
48. DIN 10210 (1974) Beuth Verlag, Berlin Köln
49. Kostermans AJGH (1983) Bull Bot Surv India 25:90–133
50. Perrot EM, Eberhardt PH (1909) Bull Sci Pharmacol 16:573–579
51. USP XXI-NF XVI
52. Komae H, Hayashi N (1971) Phytochemistry 10:3310
53. Santos JK (1930) Philippine J Sci 43:305–365
54. Kya P, Min NC (1970) Union of Burma J Life Sci 3:197–204
55. Tschirsch A (1892) Indische Heil- und Nutzpflanzen und deren Cultur, R. Gaertners Verlagsbuchhandlung, Berlin, S. 86–94
56. Hoppe HA (1975) Drogenkunde, 8. Aufl., Bd. 1, De Gruyter-Verlag, Berlin, S. 289–291
57. Berger F (1949) Handbuch der Drogenkunde, Bd. 1, Verlag W. Maudrich, Wien, S. 110–118, S. 138–140, S. 239–240
58. Moeller J (1905) Mikroskopie der Nahrungs- und Genußmittel aus dem Pflanzenreiche, 2. Aufl., Springer, Berlin
59. BAz Nr. 49 vom 11.03.1992
60. Hirschhorn HH (1983) J Ethnopharmacol 8:65–96

61. Purseglove JW, Brown EG, Green CL, Robbins SRJ (1981) Spices. In: Purseglove JW (Hrsg.) Spices, 1. Aufl., Vol. 1, Longman Inc, London New York, S. 100–173
62. Hausen BJM (1988) Allergiepflanzen, Pflanzenallergene, 1. Aufl., ecomed, Landsberg, S. 95–96
63. Deininger R (1985) Der Kassenarzt 7:47–55
64. Chopra RN, Nayar SL, Chopra IC (1956) Glossary of Indian Medicinal Plants, Council of Scientific & Industrial Research, New Dehli, S. 65–66
65. Paulus E, Ding YH (1987) Handbuch der traditionellen chinesischen Heilpflanzen, Karl F. Haug Verlag, Heidelberg, S. 226–227
66. Stöger EA (1989) Arzneibuch der chinesischen Medizin, 1. Aufl., DECA, Wasserburg Laufen Wien
67. Mukerji B (1953) The Indian Pharmaceutical Codex, Indigenous Drugs, Bd. I, Council of Scientific & Industrial Research, New Dehli, S. 70–72
68. Zimt – technische Lieferbedingungen, DIN 10202-Entwurf (1966) Beuth Verlag, Berlin Köln
69. Birnstiel W (1922) Dissertation Basel, Vergleichende Anatomie der Cinnamomumrinden.
70. Staesche K (1970) Gewürze. In: Schormüller J (Hrsg.) Handbuch der Lebensmittelchemie, Bd. IV, Springer, Berlin Heidelberg New York, S. 448–464
71. Eder R, Büchi J, Flück H, Käsermann H (1947) Kommentar zur Pharmacopoea Helvetica, Editio V, Selbstverlag des Schweizerischen Apotheker-Vereins, Zürich, S. 287–288, 603–604
72. Chopra RN, Chopra IC, Handa KL, Kapur LD (1958) Chopra's Indigenous Drugs of India, U.N. Dhur & Sons Private Ltd., Calcutta, S. 120–127
73. Nadkarni AK (1976) Dr. K. M. Nadkarni's Indian Materia Medica, Bd. I, Popular Prakashan, Bombay, S. 327–333
74. Sheu SJ, Yu CH, Chen YP, Hsu HY (1981) Chung-kuo-Nung-Yeh-Hua-Hsueh-Hui-Chih 19:46–51, zit. nach CA 95:209738c
75. Sagara K, Oshima T, Yoshida T, Tong YY, Zhang G, Chen YH (1987) J Chromatogr 409:365–370
76. Morimoto S, Nonaka GI, Nishioka I, Ezaki N, Takizawa N (1985) Chem Pharm Bull 34:2281–2286
77. Tanaka S, Yoon YH, Fukui H, Tabata M, Akira T, Okano K, Iwai M, Iga Y, Yokoyama K (1989) Planta Med 55:245–248
78. Miyamura M, Nohara T, Tomimatsu T, Nishioka I (1983) Phytochemistry 22:215–218
79. Schulz JM, Herrmann K (1980) Z Lebensm Unters Forsch 171:193–199
80. Helv V
81. Zhu ZF (1985) Zhongcaoyao 16:316, zit. nach CA 103:166005
82. Betts TJ (1965) J Pharm Pharmacol 17:520–521
83. Karig F (1975) Dtsch Apoth Ztg 46:1781–1784
84. Stahl E, Schild W (1981) Pharmazeutische Biologie, Bd. 4, Drogenanalyse: Inhaltsstoffe und Isolierungen, 1. Aufl., Gustav Fischer Verlag, Stuttgart New York, S. 242–244
85. Wagner H, Bladt S, Zgainski EM (1983) Drogenanalyse, Springer Verlag, Berlin
86. ter Heide R (1972) J Agric Food Chem 20:747
87. Angmor JE, Dicks DM, Evans WC, Santra DK (1972) Planta Med 21:417–420
88. Senanayake UM, Lee TH, Wills RBH (1978) J Agric Food Chem 26:822–824
89. Lawrence BM (1967) Perf Essent Oil Rec: 236
90. Lockwood GB (1979) Planta Med 36:380
91. Ross MSF (1976) J Chromatogr 118:273–275
92. Tsai SY, Chen SC (1984) J Nat Prod 47:536–538
93. Hitokoto H, Morozumi S, Wauke T, Sakai S, Ueno I (1979) Mycopathologia 66:161–167
94. Hanus J (1925) Schweiz Apoth Ztg 63:276
95. Eder R, Schneiter W (1925) Schweiz Apoth Ztg 63:285–288
96. Akira T, Tanaka S, Tabata M (1986) Planta Med 52:440–443
97. Harada M, Fujii Y, Kamiya J (1976) Chem Pharm Bull 24:1784–1788
98. Harada M, Ozaki Y (1972) Yakugaku Zasshi 92:135–140
99. Heupke W, Holländer E (1932) Dtsch Arch Klin Med 172:583
100. v. Kokas E, v. Ludány G (1933) Arch Exp Pathol Pharmakol 169:140
101. Sanchez-Palomera E (1951) Gastroenterology 18:251–268
102. Nagai H, Shimazawa T, Matsuura N, Koda A (1982) Jpn J Pharmacol 32:813–822
103. Nagai H, Shimazawa T, Takizawa T, Koda A, Yagi A, Nishioka I (1982) Jpn J Pharmacol 32:823–831
104. BAz Nr. 22a vom 01.02.1990
105. Ministère des Affaires Sociales et de l'Emploi: Spécialités Pharmaceutiques à Base de Plantes – Bull Off No 86 bis vom 20.08.1986
106. Keller K (1992) Cinnamomum Species. In: de Smet PAGM (Hrsg.) Adverse Effects of Herbal Drugs, 1. Aufl., Springer, Berlin Heidelberg New York London Paris Tokyo Hong Kong Barcelona Budapest, S. 105–114, 262–263
107. Miyazaki S, Inoue H, Nadai T (1977) Chem Pharm Bull 27:2523–2527
108. Kakinuma K, Koike J, Kotani K, Ikekawa N, Kada T, Nomoto M (1984) Agric Biol Chem 48:1905–1906
109. Sekizawa J, Shibamoto T (1982) Mutat Res 101:127–140
110. Majeti VA, Suskind RR (1977) Contact Dermatitis 3:16–18
111. Iwama H, Amagaya S, Ogihara Y (1986) J Ethnopharmacol 18:193–204
112. Cheun Kong Y, Xie JX, But PPH (1986) J Ethnopharmacol 15:1–44
113. Bournot K (1952) Pharmazie 7:567–580
114. Herriset A (1974) Plant Med Phytother 8:161, zit. nach CA 82:64313
115. Lawrence BM (1969) Can Inst Food Technol 59:78
116. Leupin K (1939) Mitt Geb Lebensm Hyg 30:4–5
117. Montes AL (1963) Soc Arg Invest Prod Arom Bol 5:6
118. Chowdhury MA (1964) J Pharm Pharmacol 16:347
119. Dodge FD (1939) Amer Perfumer 38:30
120. Collier WA, Nitta Y (1930) Z Hygiene Infektionskrankheiten 111:302–312
121. Kellner W, Kober W (1954) Arzneim Forsch 4:319–325
122. Kellner W, Kober W (1955) Arzneim Forsch 5:224–229
123. Kellner W, Kober W (1956) Arzneim Forsch 6:768–772
124. Morozumi S (1979) Appl Environ Microbiol 36:577–583
125. Harada M, Hirayama Y, Yamazaki R (1982) J Pharmacobiodyn 5:539–546
126. Harada M, Saito A (1978) J Pharm Dyn 1:89–97
127. Harada M, Yano S (1975) Chem Pharm Bull 23:941–947
128. Nater JP, DeJong JM (1977) Contact Dermatitis 11:322–323
129. Abramovici A, Rachmuth-Roizman P (1983) Toxicology 29:143–156

130. Meyer FR, Meyer E (1959) Arzneim Forsch 8:516–519
131. Friedmann E, Mai H (1931) Biochem Z 242:282–287
132. Duke JA (1977) Phytotoxin Tables. In: CRC Crit Rev Toxicology (November), S. 189–237
133. Moon KH, Pack MY (1983) Drug Chem Toxicol 6:521–535
134. Mortelmans K, Haworth S, Lawlor T, Speck W, Tainer B (1986) Environ Mutagenesis 8 Suppl:1
135. Ishidate M, Sofuni T, Yoshikawa K, Hayashi M, Nohmi T (1984) Food Chem Toxicol 22:623–636
136. Shashikanth KN, Hsono A (1987) Lebensmittel Wiss Technol 20:91–94
137. Kanari M, Tomoda M, Gonda R, Shimizu N, Kimura M, Kawaguchi M, Kawabe C (1989) Chem Pharm Bull 37:3191–3194
138. Opdyke DLJ (1976) Food Cosmet Toxicol 14:197–198
139. Opdyke DLJ (1979) Food Cosmet Toxicol 17:253–258
140. Anonymus (1980) 23rd Report of the Joint FAO/WHO Expert Committee on Food Additives, Technical Report Series 648, WHO, Genf
141. Hooker JD (1894) The Flora of British India, Bd. 5, L. Reeve & Co Ltd., The Oast House Brook, Ashford Kent, S. 128–136
142. Pax F (1891) Lauraceae. In: Engler/Prantl, Die natürlichen Pflanzenfamilien, Bd. II/2, Wilhelm Engelmann, Leipzig, S. 106–126
143. Eijkman JF (1887) Niew Tijdschrift Pharm Nederl 2:122–124
144. Yoshida S, Nitta A, Konoshima M (1974) Yakugaku Zasshi 94:1337–1343
145. Yoshida S, Nitta A (1976) Yakugaku Zasshi 96:1385–1392
146. Yoshida S, Nitta A (1976) Yakugaku Zasshi 96:1393–1400
147. Youngman BJ (1952) Kew Bulletin: 61–65
148. Hirota N (1953) Perf Essent Oil Rec: 167–171
149. Hirota N (1953) Perf Essent Oil Rec: 201–204
150. Hirota N (1954) Perf Essent Oil Rec: 236–241
151. Hirota N (1954) Perf Essent Oil Rec: 397–403
152. Hirota N (1954) Perf Essent Oil Rec: 41–49
153. Hirota N (1953) Perf Essent Oil Rec: 4–11
154. Morton MF (1977) Major Medicinal Plants, Charles C Thomas Publishers, Springfield, S. 102–107
155. Lindner MW (1951) Pharmazie 6:352
156. Suri RK (1978) Indian Drugs Pharm Ind 18:25
157. Madaus G (1938) Lehrbuch der biologischen Heilmittel, Bd. II, Georg Thieme Verlag, Leipzig, S. 998–1002
158. Hikino H, Suzuki N, Takemoto T (1967) Tetrahedron Lett 50:5069–5070
159. Hikino H, Suzuki N, Takemoto T (1971) Chem Pharm Bull 19:87–92
160. Sandhu RS, Reen RS, Singh S, Singh J, Chopra SK (1982) Occurence and Characterization of Phytolectins in Indian Plants. In: Bøg-Hansen TC (Hrsg.) Lectins – Biology, Biochemistry, Clinical Biochemistry, Bd. II, Walter de Gruyter & Co., Berlin New York, S. 679–692
161. Takaoka D (1975) Nippon Kagaku Kaishi 12:2192–2196
162. Ganeshpure PA, Stevenson R (1981) J Chem Soc Perkin Trans 1:1681
163. Roth L, Daunderer M, Kormann K (1984) Giftpflanzen – Pflanzengifte, ecomed, Landsberg, S. 208–211
164. Irvin FR (1961) Woody Plants of Ghana, Oxford University Press, London, S. 27
165. Hayashi S, Yano K, Matsuura T (1969) Bull Chem Soc Jpn 42:3591
166. Spoon W (1956) Chem Weekblad 52:236
167. Spoon W, Spruit D (1958) Chem Weekblad 54:580
168. Merrill ED (1935) Trans Am Philos Soc 24, Part 2:164
169. Allen CK (1939) J Arn Arb 20:52
170. de Loureiro J (1790) Flora Cochinchinensis, Regiae Scientiarum, Bd. I, Academia Ulyssipons, S. 366
171. Asakawa Y, Komatsu T, Hayashi S, Matsuura T (1971) Flavour Ind 2:114–119
172. Buchhalter L (1971) J Pharm Sci 60:144–145
173. Nitta A (1984) Yakugaku Zasshi 104:261–274
174. Perrot EM, Eberhardt PH (1909) Bull Sci Pharmacol 16:633–640
175. Kom, S. 3544–3545
176. Deutschmann F, Hohmann B, Sprecher E, Stahl E (1979) Drogenanalyse I: Morphologie und Anatomie, 1. Aufl., Gustav Fischer Verlag, Stuttgart New York, S. 156–159
177. Czygan FC (1989) Zimtrinde. In: Wichtl M (Hrsg.) Teedrogen, 2. Aufl., Wissenschaftliche Verlagsgesellschaft, Stuttgart, S. 535–537
178. Krishna S, Kamath HR, Kudva KT, Kudva KG (1945/46) J Sci Ind Res 4:464–466
179. Fock-Heng P (1965) Economic Botany 257–261
180. Rao YR, Paul SC, Dutta PK (1988) Indian Perfumer 32:86–89
181. Paul SC, Dutta PK (1978) Indian Perfumer 22:187–189
182. Isogai A, Murakoshi S, Suzuki A, Tamura S (1977) Agric Biol Chem 41:1779–1784
183. Angmor JD, Dewick PM, Evans WC (1979) Planta Med 35:342–347
184. Shintre WP, Rao BS (1932) J Indian Instit Sci 15A:84–87
185. Nonaka J, Morimoto S, Nishioka J (1983) J Chem Soc Perkin Trans 1:2139–2145
186. Gowda DC, Sarathy C (1987) Carbohydr Res 166:263–269
187. Gowda JP, Gowda DC, Anjaneyalu YV (1980) Carbohydr Res 87:241–248
188. Sarathy C, Gowda DC (1988) Indian J Chem, Sect. B 27B:694–695
189. Govindachari TR, Jadhav SJ, Hoshi BS, Kamat VN, Mohamed PA, Parthasarathy PC, Patankar SJ, Prakash D, Rane DF, Viswanathan N (1969) Indian J Chem 7:308–310
190. BAz Nr. 22a vom 01.02.1990
191. Braun R (Hrsg.) (1989) Standardzulassungen, Deutscher Apotheker Verlag, Stuttgart, Govi Verlag GmbH, Frankfurt
192. ChinP IX
193. Lewis YS, Krishnamurthy N, Shivashankar S, Natarajan CP (1977) Current Science 46:832–833
194. Senanayake UM, Lee TH (1976) J Chromatogr 116:468–471
195. Sharp DW (1978) Toxicology 9:261, zit. nach Lit.[62]
196. Koller WD (1976) Z Lebensm Unters Forsch 160:143–147
197. Mabrouk SS, El-Shayeb NM (1980) Z Lebensm Unters Forsch 171:344–347
198. Llewellyn GC, Burkett ML, Eadie T (1981) J Assoc Off Anal Chem 64:55–96
199. Conner DE, Beuchat LR (1985) J Appl Bacteriol 59:49–55
200. Reiß J (1982) Getreide, Mehl, Brot 56:50–53
201. Zaika LL, Kissinger JC (1984) J Food Science 49:5–9
202. Noding A, Stoa KF, Nordal A (1950) Meddelelser Norsk Farm Selskap 13:68, zit. nach Münzel K (1950) Schweiz Apoth Ztg 88:751
203. Tang W, Eisenbrand G (1992) Chinese Drugs of Plant Origin, Springer, Berlin Heidelberg New York Lon-

don Paris Tokyo Hong Kong Barcelona Budapest, S.319–330
204. Paovalo C, Chulasiri MU (1986) J Food Prot 49:12–13
205. Ungsurungsie M, Suthienkul O, Paovalo C (1982) Food Chem Toxicol 20:527–530
206. Ungsurungsie M, Paovalo C, Noonai A (1984) Food Chem Toxicol 22:109–112
207. Vohora SB (1986) J Ethnopharmacol 16:201–211
208. Morris JA, Khettry A, Seitz EW (1979) J Am Oil Chem Soc 56:595–603
209. ÖAB 90
210. BHP 83
211. Gerhardt U, Böhm T (1980) Fleischwirtsch 60:1523–1526
212. Bernard T, Perineau F, Delmas M, Gaset A (1989) Flavour Fragrance J 4:85–90
213. Yousef RT, Tawil GG (1980) Pharmazie 35:698–701
214. Mukherjee N (1974) Pfl Krankh 8:468–471
215. Opdyke DLJ (1975) Food Cosmet Toxicol 13:749
216. BAz Nr. 190a vom 10.10.1985
217. Wagner H, Wierer M, Bauer R (1986) Planta Med 52:184–187
218. Kostermans AJGH (1965) Reinwardtia 7:141–146
219. Schultze-Motel J (1986) In: Mansfeld R (Hrsg.) Verzeichnis landwirtschaftlicher und gärtnerischer Kulturpflanzen, 2. Aufl., Bd. 2, Springer, Berlin Heidelberg New York Tokyo, S.214–217
220. Tucker AO, Lawrence BM (1987) Botanical Nomenclature of Commercial Sources of Essential Oils, Concretes, and Absolutes. In: Craker LE, Simon JE (Hrsg.) Herbs, Spices, and Medicinal Plants, Oryx Press, Phoenix (Arizona), S.204–205
221. Lockwood GB (1979) J Pharm Pharmacol, Suppl 31:8P
222. Archer A (1988) J Chromatogr 447:272–276, zit. nach CA 109:148085w
223. Fisher AA (1970) Hautarzt 21:295–297
224. DAB 10 (Eur)
225. Nitta A (1985) Yakugaku Zasshi 105:256–270
226. Schier W (1981) Dtsch Apoth Ztg 121:325
227. EB 6
228. Wijesekera ROB (1978) CRC Crit Rev Food Sci Nutr 10:1–30
229. DAC 86
230. DAB 7
231. AB-DDR
232. Dan IX
233. Helv V
234. Jap XI

NC

Claviceps

HN: 2011600

Familie: Clavicipitaceae.
Zur Ordnung der Clavicipitales der Klasse der Ascomycetes (Schlauchpilze) gehörig.

Gattungsgliederung: Der Gattung Claviceps TULASNE gehören etwa 50 Arten an, die nur unvollständig voneinander abzugrenzen sind. Gewöhnlich werden die Fähigkeit, auf bestimmten Wirtspflanzen zu parasitieren, die Gestalt der Dauerformen (Sklerotien), die Form der Fruchtkörper, der Perithecien und der Konidien als Artmerkmale betrachtet. Eine Gliederung in die Typengruppen *Claviceps purpurea* mit dunkelvioletten, länglichen Sklerotien und *Claviceps fusiformis-paspali* mit grauen oder braunen, kugeligen Sklerotien ist denkbar.[1,2] Die Typengruppe *C. fusiformis-paspali* bildet nur einfache Ergolinalkaloide und Indol-Diterpen-Alkaloide, die Typengruppe *C. purpurea* bildet auch Peptidalkaloide.

Gattungsmerkmale: Die Claviceps-Arten besitzen wie alle Schlauchpilze ein fädiges, mehr oder weniger verzweigtes Mycel, das durch Querwände mit offenem Porus gekammert ist. Die Zellwände bestehen aus Chitin. Die Zellen sind ein- oder mehrkernig.
Claviceps-Arten parasitieren auf Poaceae, Süßgräsern. Auch auf einigen Vertretern der Juncaceae, Binsengewächse, und Cyperaceae, Riedgräser, wurden sie nachgewiesen.
Die generative Vermehrung erfolgt durch Ascosporen, die zu 8 in einem länglich-keuligen Schlauch (Ascus) gebildet werden. Die Asci sind zu mehreren, zusammen mit zahlreichen haploiden Hyphen (Paraphysen) eine palisadenartige Schicht (Hymenium) bildend, in ein flaschenförmiges Perithecium eingeschlossen. Viele Perithecien sind, in ein Lager steriler Hyphen eingebettet, zu kleinen gestielten, kugeligen Fruchtkörpern zusammengeschlossen.
Daneben ist auch ungeschlechtliche Vermehrung durch die Abschnürung von Exosporen (Konidien) von den Hyphenenden möglich.
Die Claviceps-Arten bilden harte, aus fest verflochtenen, dickwandigen Hyphen bestehende Überwinterungsformen, die Sklerotien.[3]

Verbreitung: Kosmopolitisch.

Inhaltsstoffgruppen: Indolalkaloide vom Ergolintyp, Indol-Diterpen-Alkaloide, Amine, Farbstoffe (Dimere von Xanthinderivaten, sog. Ergochrome, und Anthrachinoncarbonsäuren), Mycosterole, Triacylglycerole und Estolide.

Drogenliefernde Arten: *Claviceps purpurea*: Secale cornutum, Claviceps purpurea hom. *HAB 1*, Claviceps purpurea hom. *HPUS 78*.

Claviceps purpurea (FRIES) TULASNE

Synonyme: Namen für verschiedene Entwicklungsstadien des Mutterkornpilzes, die man für verschiedene Organismen hielt, z. B. *Clavaria clavus*, *Clavis secalinus*, *Cordyceps purpurea*, *Fusarium heterosporum*, erscheinen in der wissenschaftlichen Literatur heute nicht mehr.[3]

Sonstige Bezeichnungen: Dt.: Bockshorn, Brandkorn, Giftkorn, Hahnensporn, Hungerkorn, Kornmuhme, Kornmutter, Kornzapfen, Krähenkopf, Mehlmutter, Mutterkorn, Mutterkornpilz, Mutterzapfen, Rockenmutter, Roggenbrand, Roter Keulenkopf, Schwarzkopf, Tollkorn, Wolfszahn, Zapfenkorn; engl.: Cockspur, Ergot, Ergot of rye, Horned rye, Horn seed, Mother of rye, Rye smut, Spawn, Spur; frz.: Blé, Bléavorté, Blé noir, Charbon du seigle, Ergot, Faux seiglé, Seigle ergotisé; it.:

Chiodo segalino, Grano allogliato, Grano cornuto, Grano speranota, Grano sperone, Madre segal, Mascarella, Segala alloglioto, Sperone di gallo; port.: Centeio espigado, Cravagem de centeio, Esparo de centeio; span.: Cornadillo, Cornezuelo de centeno, Cornichos, Conichuelo.[3]

Systematik: Die Untergliederung der Art nach unterschiedlicher Wirtsspezifität, z.B. *C. purpurea* var. *glyceriae*, hat keine Anerkennung gefunden. Sicherlich existieren jedoch chem. Rassen mit unterschiedlichen Potenzen zur Alkaloidbildung.[3]

Botanische Beschreibung: *Claviceps purpurea* wurde als Parasit auf über 400 der 600 Gattungen der Poaceae, Süßgräser, gefunden. Besonders häufig kommt der Pilz auf Vertretern der Triben Festuceae, Hordeeae (dazu wichtige Getreide und Futtergräser liefernde Sippen) und Agrosteae vor. Darüber hinaus werden auch einige Juncaceae, Binsengewächse, und Cyperaceae, Riedgrasgewächse, befallen. Als Droge in Betracht kommt nur das Sklerotium des auf *Secale cereale* L., Roggen, parasitierenden Mutterkornpilzes.

Der Lebenszyklus des auf dem Roggen vorkommenden Mutterkornpilzes beginnt mit der Infektion des Fruchtknotens durch eine Ascospore. Die auskeimenden Hyphen dringen, ohne den Weg über die Narbe zu nehmen, von außen in den Fruchtknoten ein, der innerhalb von 6 bis 8 Tagen völlig durch- und umwachsen ist (Sphaceliastadium).

Etwa vom 10. Tage nach der Infektion an tritt am oberen Ende des dort wattigen, nunmehr auch die Narbe einschließenden Mycelgebildes (Sphacelium) ein visköser, süßer Saft aus, vermutlich der Siebröhrensaft der Wirtspflanze, der sog. Honigtau. Dieser Honigtau, der zahlreiche vom Mycel abgeschnürte Konidien enthält, lockt Insekten an, die zur Verbreitung des Mutterkornpilzes beitragen. Auch durch Herablaufen an der Ähre und durch Verspritzen durch den Wind kommt es zu weiteren Infektionen. Ein Teil der Konidien keimt im verbleibenden Honigtau aus und trägt zur Sklerotienbildung bei. Häufig erfolgt die Infektion des Roggens erst durch Honigtau der Gräser der Feldraine. Nach der völligen Zerstörung des Fruchtknotens, noch während der Honigtaubildung, wird das Hyphengeflecht von einigen inselartigen Stellen an der Basis ausgehend dichter, die Hyphenwände verdikken sich, Querwände werden ausgebildet und Fettvakuolen werden sichtbar. Die Hyphen der Rindenschicht lagern purpurne Farbstoffe ein, und es entsteht etwa 3 Wochen nach der Infektion das Sklerotium, das von den proximalen Teilen aus nachwachsend eine Länge von 8 cm erreichen kann und an seiner Spitze ein lockeres Gebilde trägt, das aus Resten des Fruchtknotens und der Griffel, eingebettet in lockeres Mycel, besteht. Das Sklerotium fällt meistens vor der Ernte des Roggens zu Boden und überwintert. Nach einer Ruhe- und Kälteperiode bilden sich im Frühjahr auf ihm 6 bis 15, seltener bis zu 60, 1 bis 3 cm lange, rotgestielte, köpfchenförmige, rosafarbene Fruchtkörper, die die Perithecien einschließen. In den jungen Fruchtkörpern laufen die Kopulationsprozesse ab, die zur Kernfusion

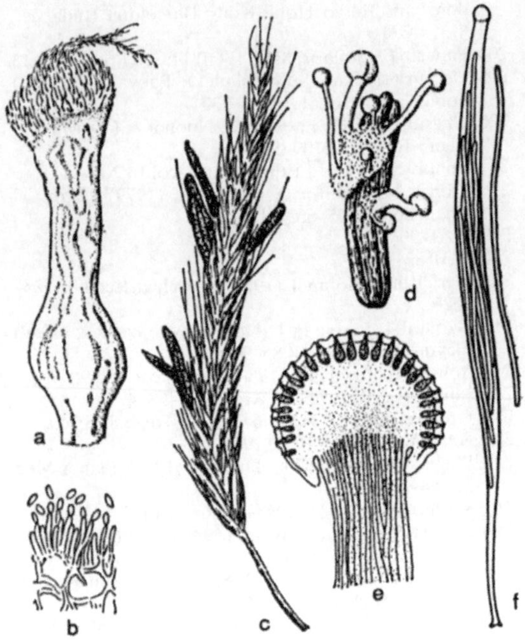

Entwicklungszyklus des Mutterkornpilzes. a Befallener Roggenfruchtknoten (Vergr. 15fach), b Konidienbildung (Vergr. 300fach), c Roggenähre mit reifen Sklerotien, d Sklerotium mit Fruchtkörpern (Vergr. 2fach), e Längsschnitt durch einen Fruchtkörper mit zahlreichen Perithecien (Vergr. 25fach), f Ascus und Ascospore (Vergr. 400fach). a, b, d–f nach Tulasne, c nach Schenck. Aus Lit.[66]

führen. Die gebildeten 50 bis 70 µm langen, fadenförmigen Ascosporen werden, vermutlich durch aktives Ausstoßen aus den Asci, aus den Perithecien entlassen und durch den Wind auf die Fruchtknoten der Gräser getragen.

Da heute die Zahl der Feldraine, die den heruntergefallenen Sklerotien ein Auskeimen ermöglichen und die Gräser als Zwischenwirte beherbergen, zurückgegangen ist und eine intensive Saatgutreinigung stattfindet, ist der Mutterkornbefall des Roggens geringer geworden.[3,4,58]

Inhaltsstoffe: *Ergolin-Alkaloide* (Mutterkornalkaloide, Secalealkaloide, Ergotalkaloide). Indolalkaloide mit dem Grundkörper Ergolin (partiell hydriertes Indolo[4,3-*f*,*g*]chinolin), der in Position 8 ein *C*-Atom und meistens in Position 8, 9 (8-Ergolene) oder 9, 10 (9-Ergolene) eine Doppelbindung trägt. Das *H*-Atom in Position 5 ist *β*-ständig. Das *N*-Atom in Position 6 ist fast immer methyliert. Die meisten der bekannten Vertreter kann man nach dem Substituenten am *C*-8 in 2 Serien einteilen: Alkaloide der Clavin-Serie und Alkaloide der Ergolen-Serie.

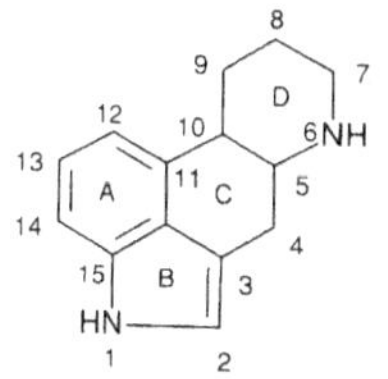

Ergolin

Indolalkaloide der Clavin-Serie. Die Clavinalkaloide besitzen am *C*-8 eine Methyl-, Hydroxymethyl-, oder seltener eine Aldehydgruppe. Bei einigen Vertretern ist der Ring D zwischen den Atomen 6 und 7 geöffnet (6,7-Seco-Clavinalkaloide), seltener dann wieder sekundär durch eine Sauerstoffbrücke geschlossen. Die Clavinalkaloide kommen in Mutterkornsklerotien in nur sehr geringen Mengen vor, dominieren aber sehr häufig in saprophytischen Kulturen von Claviceps-Arten. Es sind etwa 40 Vertreter dieser Gruppe bekannt, die aber teilweise auch von anderen Pilzen, z. B. *Aspergillus fumigatus*, *Penicillium chermesinum* und *P. concavo-rugulovasum*, gebildet werden. Zu den bekanntesten Vertretern der Clavinalkaloide gehören Agroclavin, Elymoclavin und Festuclavin.

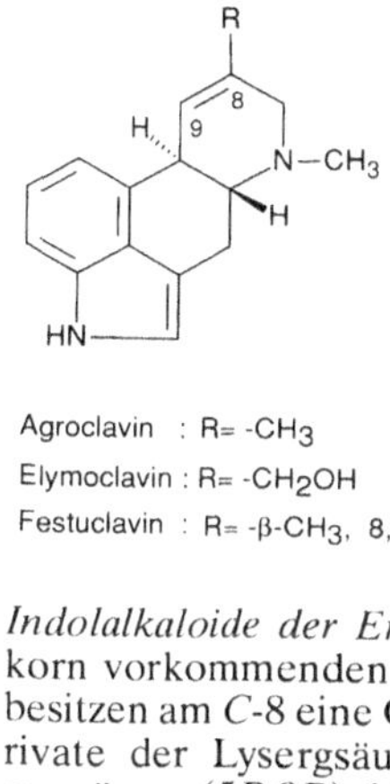

Agroclavin : R= $-CH_3$
Elymoclavin : R= $-CH_2OH$
Festuclavin : R= $-\beta-CH_3$, 8,9-dihydro-

Indolalkaloide der Ergolen-Serie. Die im Mutterkorn vorkommenden Vertreter der Ergolen-Serie besitzen am *C*-8 eine Carboxylgruppe. Sie sind Derivate der Lysergsäure (D-Lysergsäure, (+)-Lysergsäure, (5*R*,8*R*)-6-Methyl-ergol-9-en-8-carbonsäure) oder der Paspalsäure (6-Methyl-ergol-8-en-8-carbonsäure). Die Lysergsäure ist die Säurekomponente der natürlich vorkommenden Lysergsäureamide. In leicht saurem oder neutralem Milieu stehen sie und ihre Derivate mit der Isolysergsäure (D-Isolysergsäure, (+)-Isolysergsäure, (5*R*,8*S*)-6-Methyl-ergol-9-en-8-carbonsäure) bzw. deren Derivaten im Gleichgewicht. Für jedes Lysergsäure-Derivat existiert ein Enantiomerenpaar, z. B. das linksdrehende, pharmakologisch hochaktive Ergotamin und das rechtsdrehende, pharmakologisch kaum aktive, durch die Endung -inin gekennzeichnete Ergotaminin. Paspalsäure wurde aus Kulturen von *C. paspali* gewonnen. Sie ist nur als Ausgangsmaterial für die Halbsynthese von Lysergsäurederivaten von Interesse.
Die Lysergsäurederivate sind entweder einfache Amide, d. h. die Carboxylgruppe der Lysergsäure ist amidartig mit Ammoniak oder aliphatischen Aminen verknüpft, oder der an der Carboxylgruppe gebundene Rest ist ein Tripeptid-, sehr selten auch ein Dipeptid-Rest, der sekundär unter Ausbildung eines Diketopiperazin-Ringes (Ergopeptame) oder eines Diketopiperazin-Ringes mit anelliertem Oxazol-4-on-Ring (Ergopeptine) zu einem Cycloltripeptid verändert ist.
Einfache Lysergsäureamide sind Ergin (Lysergsäureamid), Lysergsäure-α-hydroxyethylamid und Ergometrin (Ergonovin, Ergobasin, Ergotocin, Ergostetrin). Nur Ergometrin und seine halbsynthetischen Derivate (z. B. Methylergometrin) sind von therapeutischem Interesse.

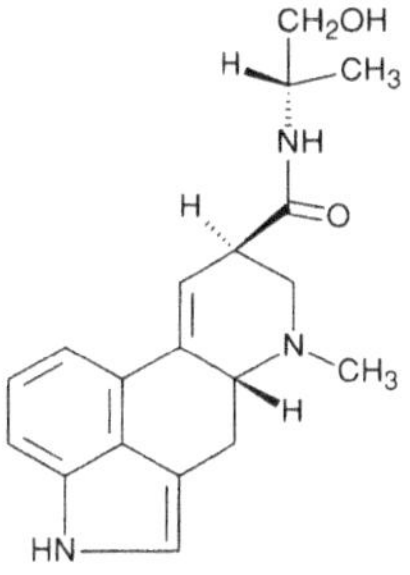

Ergometrin

Bei den Peptidalkaloiden des Mutterkorns (Ergopeptame und Ergopeptine) bestimmt die unmittelbar an der Lysergsäure gebundene Aminosäure die Gruppenzugehörigkeit. Bei der Ergotamin-Gruppe ist es L-Alanin, bei der Ergotoxin- bzw. Ergotoxam-Gruppe ist es L-Valin, bei der Ergoxin-Gruppe L-α-Aminobuttersäure und bei der Ergoannam-Gruppe L-Isoleucin. Das Gemisch der Alkaloide der Ergotoxin-Gruppe (Ergocornin, α-Ergokryptin, β-Ergokryptin und Ergocristin) wird auch als "Ergotoxin" bezeichnet, das der Dihydroderivate als "Dihydroergotoxin". Als zweite Aminosäure kann vorkommen L-Phenylalanin, L-Valin, L-Leucin, L-Isoleucin, L-Homoleucin oder L-α-Aminobuttersäure. Die dritte Aminosäure ist bei den Ergopeptinen stets L-Prolin und bei den Ergopeptamen stets D-Prolin.
Zur Zeit sind 6 Ergopeptame bekannt. Sie kommen in den Sklerotien nur in sehr geringen Konzentrationen vor und werden nur in saprophytischen Kulturen bei Supplementierung mit bestimmten Aminosäuren in größerer Menge gebildet. Ihre Trivialnamen tragen die Endung -am (statt -in). Sie sind bisher ohne therapeutisches Interesse.
Von den Ergopeptinen wurden bisher 16 gefunden. Von besonderer therapeutischer Bedeutung sind Ergotamin und die halbsynthetischen Derivate des Ergotamins (z. B. Dihydroergotamin), des Ergocornins (Dihydroergocornin), des α-Ergokryptins (α-Dihydroergokryptin, Bromokryptin), des β-Ergokryptins (β-Dihydroergokryptin) und des Ergocristins (Dihydroergocristin).[4-8]
Ergochrome. *C-C*-verknüpfte Dimere 4 verschiedener Xanthonderivate, von gelber Farbe: Ergochrom AA (Secalonsäure A), Ergochrom BB (Secalonsäure B), Ergochrom AB (Secalonsäure C),

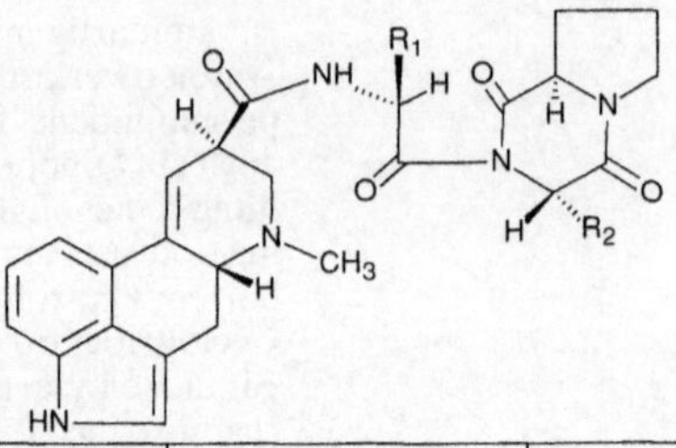

	R_1	R_2
Ergocristam	$—CH(CH_3)_2$	$—CH_2C_6H_5$
α-Ergokryptam	$—CH(CH_3)_2$	$—CH_2CH(CH_3)_2$
β-Ergokryptam	$—CH(CH_3)_2$	$—CH(CH_3)CH_2CH_3$
Ergocornam	$—CH(CH_3)_2$	$—CH(CH_3)_2$
Ergobutyram	$—CH(CH_3)_2$	$—CH_2CH_3$
β,β-Ergoannam	$—CH(CH_3)CH_2CH_3$	$—CH(CH_3)CH_2CH_3$

Ergochrom CC (Ergoflavin), Ergochrom AC (Ergochrysin A), Ergochrom BC (Ergochrysin B), Ergochrom AD, Ergochrom BD, Ergochrom CD, Ergochrom DD.[10]

Anthrachinone. Die Anthrachinoncarbonsäuren Clavorubin und Endocrocin, daneben auch (2(bzw.3)-Methyl-6,8-dihydroxyanthrachinon, von orangeroter Farbe.[10,11]

Amine. Trimethylamin, Methylamin, Ethylamin, *n*-Propylamin, Isopropylamin, Isobutylamin, *n*-Hexylamin, Phenylethylamin, Histamin, Agmatin, Cadaverin, Putrescin, Cholin, Acetylcholin, Ergothionein.

Fettes Öl. Bis 30 %, Triacylglycerole, mit hohem Anteil an Ricinoloyl-Resten, und Estolide, Ricinoloyl-Reste tragende Triacylglycerole, die an den OH-Gruppen dieser Reste ihrerseits mit Fettsäuren verestert sind.[12]

Verbreitung: *C. purpurea* begleitet den Roggen in allen seinen Anbaugebieten, Nordeuropa bis Sibirien, Mitteleuropa, Vorder- und Zentralasien, Nordafrika, Nordamerika und Australien, kommt darüber hinaus kosmopolitisch auf Wildgräsern vor.

Anbaugebiete: Großflächiger Anbau durch Beimpfung von Roggen früher besonders in der Tschechoslowakei, Ungarn, Portugal, der Schweiz und Jugoslawien,[4] heute stark zugunsten der Gewinnung der Alkaloide durch saprophytische Kulturen im Rückgang begriffen bzw. aufgegeben (z. B. seit 1978 in der Schweiz kein Anbau mehr).[4]

Drogen: Secale cornutum, Secale cornutum hom. *HAB 1*, Secale cornutum hom. *HPUS 78*.

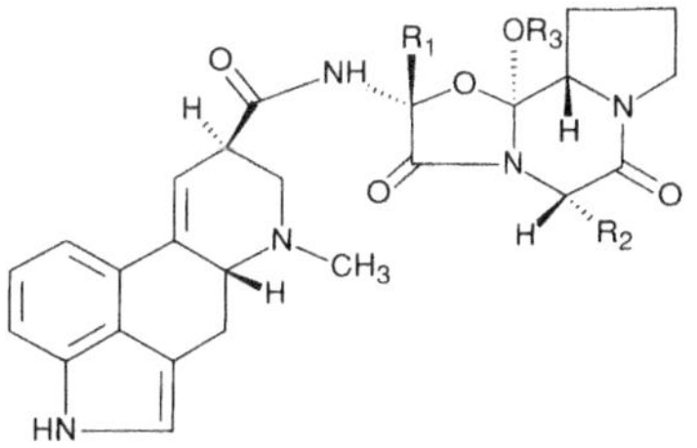

	R_1	R_2	R_3
Ergotamin	$-CH_3$	$-CH_2C_6H_5$	$-H$
Ergovalin	$-CH_3$	$-CH(CH_3)_2$	$-H$
Ergosin	$-CH_3$	$-CH_2CH(CH_3)_2$	$-H$
Ergohexin	$-CH_3$	$-CH_2CH_2CH(CH_3)_2$	$-H$
Ergocristin	$-CH(CH_3)_2$	$-CH_2C_6H_5$	$-H$
Ergocornin	$-CH(CH_3)_2$	$-CH(CH_3)_2$	$-H$
O-12'-Methyl-ergocornin	$-CH(CH_3)_2$	$-CH(CH_3)_2$	$-CH_3$
α-Ergocryptin	$-CH(CH_3)_2$	$-CH_2CH(CH_3)_2$	$-H$
O-12'-Methyl-α-ergocryptin	$-CH(CH_3)_2$	$-CH_2CH(CH_3)_2$	$-CH_3$
β-Ergocryptin	$-CH(CH_3)_2$	$-CH(CH_3)CH_2CH_3$	$-H$
Ergoheptin	$-CH(CH_3)_2$	$-CH_2CH_2CH(CH_3)_2$	$-H$
Ergobutyrin	$-CH(CH_3)_2$	$-CH_2CH_3$	$-H$
Ergostin	$-CH_2CH_3$	$-CH_2C_6H_5$	$-H$
Ergonin	$-CH_2CH_3$	$-CH(CH_3)_2$	$-H$
α-Ergoptin	$-CH_2CH_3$	$-CH_2CH(CH_3)_2$	$-H$
Ergobutin	$-CH_2CH_3$	$-CH_2CH_3$	$-H$

Secale cornutum (Mutterkorn)

Sonstige Bezeichnungen: Engl.: Ergot; frz.: Ergot de seigle; it.: Grano speronato, Segale cornuto; port.: Cravagem de centeio.

Monographiesammlungen: Secale cornutum *DAB6*; Secale cornutum *Dan IX*; Secale cornutum *Hisp IX*; Secale cornutum *Ital 7*; Secale cornutum *Ned 6*; Ergot de seigle *PF VIII*; Secale cornutum *Portug 35*; Secale cornutum *PI Ed I/1*; Secale cornutum *Helv V*; Ergot *BPC 68*; Pulvis Secalis standardisatus (desoleatus) *Ital 7*; Pulvis Secalis standardisatus (desoleatus) *Ned 6*; Pulvis Secalis standardisatus (desoleatus) *PI Ed I/1*; Secale cornutum desoleatum titratum *ÖAB 90*; Pulvis Secalis standardisatus (desoleatus) *BPC 68*.

Definition der Droge: Das auf der Roggenpflanze gewachsene, bei gelinder Wärme getrocknete Sklerotium *DAB 6*.

Stammpflanzen: *Claviceps purpurea* (FRIES) TULASNE.

Herkunft: Nur noch selten durch Sammlung aus Wildvorkommen, z. B. in Spanien, Portugal, Argentinien und USA, oder durch Anbau (s. Anbaugebiete der Art *Claviceps purpurea*).

Gewinnung: *Parasitische Kultur.* Zur Gewinnung werden zu diesem Zweck angebaute Roggenpflanzen oder Roggen-Weizen-Hybriden (Triticale) mit den Konidien bestimmter chemischer Rassen von *C. purpurea* infiziert, besonders mit denen von Ergotamin- oder Ergotoxinstämmen. Ausgehend von Bruchstücken äußerlich keimfrei gemachter Sklerotien werden saprophytische Kulturen auf Nähragar mit synthetischen Nährmedien angelegt. Durch Abschwemmen der Agarkulturen wird eine Konidiensuspension gewonnen. Auch Arthrosporen, die beim Zerfall des submers kultivierten Mutterkornpilzes in bestimmten Nährlösungen entstehen, sind als Impfmaterial geeignet. Das Beimpfen erfolgt, wenn die Ähren des Roggens eben aus den sie umhüllenden Blättern hervortreten. Beimpft wird mit Impfmaschinen, die Walzenpaare besitzen, die aus je einer mit gerieften Nadeln versehenen und einer glatten Walze bestehen. Die Walzen drehen sich gegenläufig. Den gerieften Nadeln wird die Impfsuspension zugeführt. Die Ähren werden bei der Fahrt der Maschine über das Roggenfeld von den glatten Walzen gegen die Stachelwalzen gedrückt und so von den benetzten Nadeln durchstochen. Wenn etwa 2 Wochen später die Roggenblüte erfolgt, kommt es zu eine Potenzierung des Impferfolges infolge von Sekundärinfektionen durch den Honigtau. Geerntet wird entweder mit der Hand mehrmals nacheinander durch Ausbürsten der reifen Sklerotien oder maschinell, z. B. durch Abmähen der Ähren und nachfolgende maschinelle Trennung von Mutterkorn und Roggenkörnern. Die Trocknung erfolgt bei maximal 50 °C. Die Ausbeute beträgt durchschnittlich 200 kg/ha, kann aber um den Faktor 2,5 nach oben oder unten variieren.[4,9]
Saprophytische Kultur. Neben der Alkaloidgewinnung aus der Droge besitzt heute die industrielle Erzeugung der Mutterkornalkaloide mit Hilfe saprophytischer Kulturen sehr große Bedeutung. Da die meisten Mutterkornstämme, die bei parasitischer Lebensweise reichlich Alkaloide bilden, in saprophytischen Kulturen nicht zur Alkaloidbildung fähig sind, war die Auffindung von Produktionsstämmen die Grundvoraussetzung für die industrielle Produktion. Zur Inkulturnahme werden die Sklerotien an der Oberfläche durch Eintauchen in EtOH/PrOH-Mischungen, in Lösungen von Formaldehyd oder $HgCl_2$ desinfiziert, durchgebrochen und Teile aus ihrem Innern entnommen, die auf mit Agar verfestigten Nährmedien innerhalb weniger Tage zu einem wattigen Mycel auswachsen. Das Mycel kann in flüssige Nährmedien überführt und in Schüttelkultur oder in belüfteten Fermentern submers kultiviert werden. Durch Auslese unter den Stämmen, die unter *In-vitro*-Bedingungen Alkaloide bilden, erhält man die Produktionsstämme. Um die Vielfalt des zur Auslese zur Verfügung stehenden Materials zu erhöhen, werden durch Röntgen- oder UV-Strahlung bzw. chemische Mutagene auch Mutanten erzeugt.
Zur Alkaloidproduktion werden diese Stämme zunächst in Wachstumsnährmedien, die eine gute Biomasseproduktion ermöglichen, submers kultiviert. Anschließend wird in Produktionsmedien überführt, die sich durch einen hohen osmotischen Druck (bis zu 30 % Saccharose, Mannitol oder Sorbitol enthaltend), geringen Phosphatgehalt und hohen Gehalt an Säuren des Citratzyklus auszeichnen. Der Produktionsprozeß dauert etwa 2 bis 3 Wochen. Die wasserlöslichen Alkaloide werden in das Nährmedium ausgeschieden. Die Peptidalkaloide verbleiben im Mycel und müssen nach Alkalisierung mit Eth extrahiert werden. Auch die Verwendung immobilisierten Mycels zur Ermöglichung einer kontinuierlichen Produktion wurde vorgeschlagen. Zum Einsatz gelangen Stämme von *C. purpurea*, die *in vitro* Peptidalkaloide produzieren, z. B. solche Stämme, die bevorzugt Ergotamin, Ergocornin und Ergokryptin bzw. Ergocristin bilden. Auch Stämme von *C. paspali*, die Lysergsäure-α-hydroxyethylamid oder Paspalsäure erzeugen, werden industriell verwendet. Die beiden letzteren Produkte werden zu Lysergsäure verarbeitet, die in halbsynthetische Mutterkornalkaloide umgewandelt werden kann. Die Ausbeuten an Alkaloiden können bis zu 2 g/L Nährlsg. betragen.[4,9,13,18–20]

Handelssorten: Secale cornutum totum *DAB 6*, Secale cornutum pulv. grossus, Secale cornutum totum Ergotaminstamm, Secale cornutum totum Ergotoxinstamm.

Ganzdroge: *Makroskopisches Bild.* Die Länge der Sklerotien schwankt zwischen 1 und 5 cm, liegt jedoch meistens zwischen 1,5 und 2,5 cm. In der Mitte beträgt ihr Durchmesser 2 bis 5 mm. Sie sind schwärzlich-violett, oft matt bereift, gerade oder schwach halbmondförmig gekrümmt, stumpf dreikantig, beiderseits verjüngt, oft längsgefurcht, zuweilen querrissig, spröde und zeigen eine ebene Querbruchfläche. Manchmal finden sich am Ende mützchenförmige schwammige Reste des Fruchtknotengewebes des Roggens. Die Querschnittfläche ist im Umriß stumpf dreikantig oder rundlich und zeigt von den Längsfurchen stammende Einbuchtungen, am Rande ist sie tiefviolett, im Zentrum grauweiß, hellrötlich oder blaßviolett und weist oft eine unregelmäßige sternförmige Zeichnung auf.
Der Geschmack ist fade süßlich, nach einiger Zeit beißend, der Geruch pilzartig, bei älterer Droge auch aminartig.[65]

Schnittdroge: Schnittdrogen des Mutterkorns werden nicht verwendet.
Mikroskopisches Bild. Die äußere Schicht des Sklerotiums besteht aus mehreren Lagen gestreckter Hyphen und löst sich wie eine feine Haut ab oder bleibt als grauweißer Reif auf der Oberfläche erhalten. Darunter folgt eine dunkelbraun-violette Randschicht stark zusammengefallener, pseudoparenchymatisch verbundener Hyphen. Ihr Farbstoff löst sich in Laugen violett, in Chloralhydrat und Säuren rot. Zur Mitte hin wird das Geflecht im-

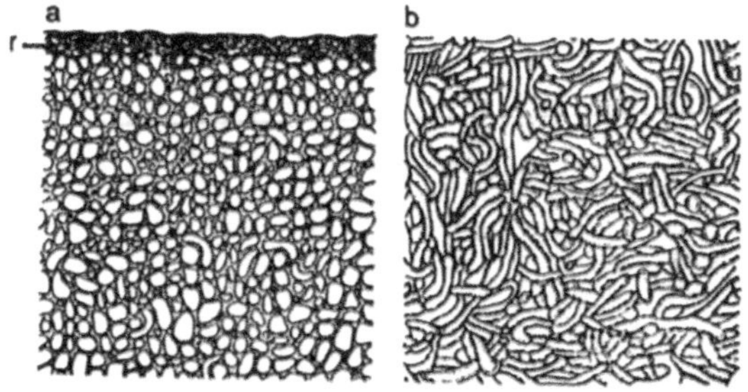

Schnitt durch ein Sklerotium des Mutterkorns. a Periphere Schichten, pseudoparenchymatischer Bau, r dunkelbraunviolette Randschicht; b Ausschnitt aus dem inneren Bereich mit erkennbaren Hyphen (Vergr. etwa 320fach), nach *Gäumann*, aus Lit.[65]

mer lockerer, die einzelnen Hyphen sind deutlich abgrenzbar. Die Hyphen weisen einen Querschnitt von 3 bis 12 µm auf und sind mit fettem Öl gefüllt.[65,67]

Pulverdroge: Das Pulver ist graubraun bis grauviolett und durch Fragmente der pseudoparenchymatisch verwachsenen, 3 bis 12 µm breiten, rundlichen oder elliptischen Hyphen und die zahlreichen Fetttröpfchen charakterisiert. Beim Versetzen mit Chloralhydrat bilden die dunklen Fetzen der Randschicht rötliche oder purpurfarbene Höfe.[67,68]

Verfälschungen/Verwechslungen: In der älteren Literatur werden als Verfälschungen Sklerotien genannt, die von Gräsern geerntet wurden. Sie weichen in Größe, Form und Alkaloidspektrum vom Roggenmutterkorn ab.

Minderqualitäten: Eine Erkennung von alkaloidfreien oder alkaloidarmen Drogen oder solchen mit dem Überwiegen von Clavinalkaloiden ist nur mit chemischen Methoden möglich.

Inhaltsstoffe: Ergolin-Alkaloide (s. *Claviceps purpurea*), von denen nur Ergometrin und die Ergopeptine zur therapeutischen und toxischen Wirkung beitragen.

Zubereitungen: Die nicht standardisierten Zubereitungen sind obsolet: Extractum Secalis cornuti fluidum *DAB 6*, *Ital 7*, Extractum Secalis cornuti *Helv V*, *EB 6*, Extractum Secalis cornuti fluidum neutrum *Hisp IX*, Ergot liquid extract *BPC 54*, Tinctura Secalis cornuti Acido parata *EB 6*.
Eine Gehaltsforderung mit Ober- und Untergrenze an Gesamtalkaloiden wird bei Ergot Tablets *BPC 68* (0,12 bis 0,18 %) und Iniectabile Secalis cornuti *Helv V* (1 mg/mL) gestellt. Auch diese Präparate dürften heute kaum noch Bedeutung besitzen. Für das ebenfalls standardisierte Fertigarzneimittel Secalysat® Bürger ist eine Umstellung auf ein Monopräparat mit Methylergometrin vorgesehen. Zum therapeutischen Einsatz gelangen fast ausschließlich reine Mutterkornalkaloide oder halbsynthetisch gewonnene Derivate.

Identität: Beim Übergießen der zerkleinerten Droge mit heißem Wasser muß ein eigenartiger, aber keineswegs ammoniakalischer oder ranziger Geruch entstehen *DAB 6*, *Helv V*. Übergießen des entfetteten Pulvers mit Ammoniaklsg. ergibt eine rote Lsg. *Hisp IX*. Extrahiert man das mit Schwefelsäure befeuchtete Pulver mit Eth, erhält man eine rote Lsg., bei Extraktion mit Natriumbicarbonatlsg. eine violette Lsg. *PF VIII*. Extraktion des Pulvers mit Eth/Ammoniaklsg., Ansäuern mit Weinsäurelsg., Versetzen der Lsg. mit *p*-Dimethylaminobenzaldehyd-Rg. ergibt Blaufärbung (Van Urk-Reaktion) *ÖAB 90*. Es kann auch mit salzsaurem Wasser extrahiert, nach dem Alkalisieren mit Ammoniaklsg. in Eth überführt und anschließend eingedampft werden; der mit Essigsäure aufgenommene Rückstand muß nach Zusatz von Eisen(III)chlorid und konz. Phosphorsäure beim Erhitzen auf dem Wasserbad eine Violett- bzw. Blaufärbung ergeben (Keller-Reaktion) *Dan IX*, *Helv V*.
Sicherer ist die Identifizierung durch DC: LM Toluol-Ethylacetat-Diethylamin (70 + 20 + 10) oder Toluol-Chloroform-EtOH (28,5 + 57 + 14,5), Vergleichssubstanzen Ergometrin, Ergotamin, Ergocristin, Detektion im UV und durch Besprühen mit *p*-Dimethylaminobenzaldehyd-Rg.[14] Auch zur Trennung der Mutterkornalkaloide mit Hilfe der HPLC sind verschiedene Verfahren beschrieben.[15–17,21,59]

Reinheit: *Droge*.
- Aschegehalt: Max. 4 %
  Ned 6, *ÖAB 90*; max. 5 %
  Dan, *Hisp IX*, *Ital 7*, *PI Ed. I/1*, *Helv V*.
- Sulfatasche: Max. 5 % *PF VIII*.
- Feuchtigkeitsgehalt: Max. 5% *Dan*, *ÖAB 90*.

Gehalt: *Secale cornutum*. Wasserunlösliche Alkaloide mindestens 0,05 % *DAB 6*, 0,075 % *Dan IX*, 0,17 % *Ned 6*; wasserlösliche Alkaloide mindestens 0,025 % *Dan IX*, 0,023 % *Ital 7*, 0,03 % *Ned 6*; Gesamtalkaloide mindestens 0,15 % *PF VIII*, *Ital 7*, *PI Ed I/1*, *0,2 bis 0,5 % BPC 68*.
Pulvis Secalis desoleatus. Wasserunlösliche Alkaloide mindestens 0,225 % *Ned 6*; wasserlösliche Alkaloide 0,045 % *Ned 6*; Gesamtalkaloide 0,1 % *Hisp IX*.
Secale cornutum desoleatum titratum. Wasserunlösliche Alkaloide 0,19 bis 0,21 % *ÖAB 90*; wasserlösliche Alkaloide mindestens 0,022 % *ÖAB 90*.
Pulvis Secalis standardisatus. Gesamtalkaloide 0,2 %, mindestens 0,03 % wasserlösliche Alkaloide *Ital 7*, PI Ed I/1, 0,15 % Gesamtalkaloide *BPC 68*.

Gehaltsbestimmung: Die kolorimetrische Best. beruht auf der Bildung eines blauen Farbstoffes bei Reaktion der Mutterkornalkaloide mit *p*-Dimethylaminobenzaldehyd in stark saurer Lsg., beschleunigt durch die Anwesenheit von Fe^{3+}-Ionen (Van Urk-Reaktion). Bei Anwendung von *p*-Dimethylaminozimtaldehyd erfolgt Grünfärbung, die die Intensität der Blaufärbung übertrifft.
Zur Gesamtalkaloidbest. wird das Drogenpulver zunächst mit Pet entfettet und dann mit Ammoniaklsg. alkalisiert. Die Alkaloide werden mit Eth (oder Chloroform *PF VIII*) durch kontinuierliche Extraktion oder Schütteln in Lsg. gebracht und anschließend, eventuell unter Zusatz von Aceton oder

EtOH, durch mehrmaliges Ausschütteln mit weinsaurer Lsg. aus der polaren Phase extrahiert. Nachdem die weinsaure Lsg. von Resten des Eth bzw. Chloroforms befreit wurde, werden die Alkaloide auf die oben beschriebene Weise durch Messung der Extinktion der Lösungen bei 630 nm kolorimetrisch bestimmt. Zur Aufstellung einer Eichkurve wird meistens Ergotamintartrat verwendet *Ital 7, PF VIII, PI Ed I/1, ÖAB 90.*
Zur Best. des Gehaltes an wasserlöslichen Alkaloiden werden die Alkaloide aus dem weinsauren Extr. nach Alkalisieren wieder in Eth überführt, aus dem die wasserlöslichen Alkaloide durch mehrmaliges Ausschütteln mit schwach ammoniakalischem Wasser entfernt werden. Dann wird, wie oben beschrieben, der Alkaloidgehalt der etherischen Lsg. bestimmt und der erhaltene Wert vom Wert für den Gesamtalkaloidgehalt subtrahiert *PI Ed I/1*. Nach einem anderen Verfahren werden die wasserunlöslichen Alkaloide mit Tetrachlorkohlenstoff aus der alkalisierten Lsg. extrahiert, die polare Phase mehrmals mit Wasser gewaschen, die vereinigten wäßrigen Phasen angesäuert, mit Eth ausgeschüttelt, mit Weinsäurelsg. reextrahiert und in der weinsauren Lsg. der Gehalt an wasserlöslichen Alkaloiden bestimmt *PF VIII*. Es ist jedoch auch möglich, durch Alkalisieren mit Ammoniaklsg. unter Zusatz von Ammoniumsulfat die wasserunlöslichen Alkaloide in der Kälte auszufällen und im Filtrat den Gehalt an wasserlöslichen Alkaloiden zu bestimmen *ÖAB 90*. Diese Methoden liefern jedoch, ebenso wie die noch unzuverlässigere acidimetrische Methode des *DAB 6*, Ergebnisse, die kaum Aussagen über den therapeutischen Wert der Droge zulassen, da sie Isomerisierungs- und Abbauprodukte miterfassen, die pharmakologisch inaktiv sind, und außerdem keine Aussagen über die Relationen der Peptidalkaloide zueinander ermöglichen.
Genaueren Aufschluß über den Gehalt an Einzelalkaloiden liefern Analysen mit Hilfe der HPLC.[15–17,21] Sehr geringe Mengen an Alkaloiden lassen sich auch mit einem Radioimmunassay (RIA) erfassen.[22]

Wirkwertbestimmung: Methoden der biologischen Standardisierung, wie z. B. der Hahnenkammtest und der Adrenalinumkehrtest,[3] sind heute ohne Bedeutung.

Lagerung: Über geeignetem Trocknungsmittel vor Licht geschützt, in gut verschlossenen Behältern an einem kühlen Platz, nicht in gepulvertem Zustand, gegebenenfalls unter gelegentlichem Zusatz einiger Tropfen Chloroform zum Schutz vor Insektenfraß.

Stabilität: In unzerkleinertem Zustand 1 Jahr haltbar.

Wirkungen: Auf Grund gemeinsamer Strukturmerkmale mit den Neurotransmittern Noradrenalin, Serotonin und Dopamin werden Mutterkornalkaloide an α_1-adrenergen, α_2-adrenergen, $5HT_1$-serotoninergen, $5HT_2$-serotoninergen, D_1-dopaminergen und D_2-dopaminergen Rezeptoren in unterschiedlichem Maße gebunden und üben dort, je nach ihrer Struktur, dem beeinflußten Zelltyp und dessen Funktionszustand, agonistische oder antagonistische Reaktionen aus. Ihre Wirkung auf das ZNS beruht, zumindestens teilweise, auf dem Angriff an den genannten, hauptsächlich aber dopaminergen Rezeptoren ausgewählter Zellen. Darüber hinaus haben sie eine direkte, am glatten Muskel des Uterus und der Blutgefäße angreifende, konstriktorische Aktivität. Möglicherweise erfolgt ihre Wirkung hier durch eine direkte oder indirekte Beeinflussung der Guanylatcyclaseaktivität. Der Angriff am glatten Muskel läßt sich durch die Hydrierung der Doppelbindung im Ring D einschränken (s. Strukturformeln bei *Claviceps purpurea*). Die Wirkung am Rezeptor läßt sich durch spezifische Strukturveränderungen verstärken oder abschwächen.
Ergometrin hat einen stark ausgeprägten Effekt auf den schwangeren Uterus. Es führt zu rhythmischen Kontraktionen, in hohen Dosen zu Dauerkontraktionen. Die vasokonstriktorischen und zentralen Wirkungen sind gering.
Die Peptidalkaloide weisen ebenfalls, wenn auch in geringerem Maße uterotonische Effekte auf. Ihre vasokonstriktorische Wirkung ist sehr ausgeprägt. Zentral führen sie in mittleren Dosen zu Sedation und Steigerung der Wirkung hypnotisch und narkotisch wirksamer Pharmaka. Die Herz-Kreislauf-Funktionen werden im Sinne eines verminderten Sympathicotonus beeinflußt. Durch die Hemmung der Ausschüttung von Prolactin werden Nidation und Lactation gehemmt.[12,23–32,60]
Die Clavinalkaloide wirken antibiotisch und cytostatisch.[33,34]

Resorption: Ergometrin wird nach peroraler Gabe rasch und vollständig resorbiert. Die Resorption der Peptidalkaloide erfolgt nach p. o. Applikation langsam und bleibt unvollständig. Durch gleichzeitige Gabe von Coffein kann sie beschleunigt werden.[35]

Verteilung: Die Verteilung der Mutterkornalkaloide erfolgt rasch, die Blut-Hirn-Schranke wird passiert. Infolge des lipophilen Charakters werden die Peptidalkaloide im Gewebe angereichert.

Wirkungsverlauf: Nach peroraler Applikation setzt die uterotonische Wirkung des Ergometrins bereits nach 10 min ein, t_{max} wird nach 60 bis 90 min erreicht, bei i. m. Gabe nach 7 bis 8 min und bei i. v. Gabe innerhalb von 70 s. Die Wirkung hält mehrere Stunden an. Die uterotonische Wirkung der Peptidalkaloide kommt bei peroraler Applikation wegen der langsamen Resorption und der raschen Entgiftung kaum zum Tragen; t_{max} wird nach 2 h erreicht.[35,69]

Elimination: Ergometrin wird vermutlich hauptsächlich über die Nieren ausgeschieden. Die Ausscheidung der Peptidalkaloide und ihrer Metabolite erfolgt vorwiegend über die Galle. Die Biotransformation der Alkaloide geschieht in der Leber. Plasma $t_{1/2}$ für Ergotamin beträgt etwa 2 h, $t_{1/2}$ infolge starker Gewebsbindung etwa 34 h (Kumulationsgefahr).[35] Die Struktur der Metaboliten ist unbekannt.

Anwendungsgebiete: Aufgrund der Risiken ist die therapeutische Anwendung von Mutterkorn und Mutterkornzubereitungen nicht mehr vertretbar.[49]

Volkstümliche Anwendung und andere Anwendungsgebiete: Droge und Zubereitungen spielten früher eine große Rolle in der gynäkologischen Praxis zur Einleitung der Geburt und später, als die Möglichkeit des Eintretens einer Uterusdauerkontraktur mit Erstickungsgefahr für das Kind erkannt war, postpartal zur Vermeidung gefährlicher Nachblutungen. Außerdem wurden sie bei Migräne im Sinne einer Verbesserung des Tonus der Hirngefäße und bei neurovegetativen Störungen eingesetzt, für die letztgenannten Indikationen zur Vermeidung der Nebenwirkungen (Nausea, Emesis) mit Barbituraten und Atropin kombiniert.
Wegen der Schwierigkeiten der Standardisierung der Droge und ihrer Zubereitungen, wegen der geringen Stabilität der Alkaloide in Lösungen, wegen des unterschiedlichen Wirkungsspektrums der Alkaloide und der spezifischen Wirkung sowie der größeren therapeutischen Breite halbsynthetischer Ergolinderivate ist eine Anwendung der Droge und ihrer Zubereitungen heute kaum noch gebräuchlich. Secale cornutum hat heute als Arzneidroge daher nur geringe Bedeutung, ist aber als Industriedroge von sehr großer Wichtigkeit. Bei den wenigen Fertigarzneimitteln, in denen heute noch Mutterkornextrakte enthalten sind, ist die Dosierung meistens so gering, daß kaum eine Wirkung zu erwarten ist.

Dosierung und Art der Anwendung: *Droge. BPC68* schreibt bei einem Alkaloidgehalt der Droge von 0,15 % eine Dosierung von 0,15 bis 0,5 g pro dosi vor, das sind etwa 0,2 bis 0,7 mg Alkaloide, *ÖAB90* bei einem Alkaloidgehalt von 0,2 % bis max. 1,5 g pro dosi, etwa 1 bis 3 mg Alkaloiden entsprechend, und max. 3,0 g pro die, etwa 6 mg Alkaloiden entsprechend. *Zubereitung.* Ergot Tablets *BPC68*, Dosierung etwa 0,15 bis 0,45 g standardisiertem Mutterkorn entsprechend (s. o.); Iniectabile Secalis cornuti *Helv V*, max. Einzeldosis 1,0 mL (1 mg Alkaloide).

Unerwünschte Wirkungen: Ausgehend von den bei der therapeutischer Anwendung von Mutterkornalkaloiden gemachten Erfahrungen sind auch bei Einsatz der Droge folgende Nebenwirkungen möglich: Nausea, Erbrechen, Schwächegefühl in den Beinen, Muskelschmerzen, Taubheitsgefühl in den Fingern, pektanginöse Beschwerden, vorübergehende Tachykardie oder Bradykardie, lokalisierte Ödeme, Juckreiz, bei Überdosierung oder chronischer Anwendung Thrombosen, Intimaschäden, auch in den Gefäßen der Retina verbunden mit Optikusatrophie, bis hin zum Gangrän von Extremitäten, Hemiplegie und Konvulsionen.[35,36,69]

Gegenanzeigen/Anwendungsbeschr.: Für Mutterkornpräparate wie für Reinalkaloide gelten als Kontraindikationen periphere Durchblutungsstörungen wie Raynaudsche Krankheit, Thrombangiitis obliterans, starke arteriosklerotische Gefäßveränderungen und andere Gefäßerkrankungen, Leberfunktionsstörungen, schwere Koronarinsuffizienz, Niereninsuffizienz, Schwangerschaft, Stillzeit, Infektionskrankheiten, Sepsis, Hypertonie, schwere Hypotonie.[35,64]

Wechselwirkungen: Verstärkte Vasokonstriktion nach Gabe von Makrolidantibiotika, Tetracyclinen und β-Rezeptorenblockern.[35,64]

Tox. Inhaltsstoffe u. Prinzip: Neben Ergometrin, Ergopeptinen und ähnlich Lysergsäurediethylamid (LSD) wirkenden Abbauprodukten der Lysergsäurederivate sind vermutlich auch Ergochrome[37] an der Toxizität beteiligt.

Toxikokinetik: Hinsichtlich der nativen Mutterkornalkaloide s. Resorption, Verteilung der Droge. Über Resorption und Elimination der übrigen toxischen Wirkstoffe liegen noch keine Erkenntnisse vor.

Wirkungsmechanismus: Hinsichtlich der nativen Mutterkornalkaloide s. Wirkungen. Für die Entstehung des Ergotismus convulsivus (s. Chronische Toxizität) werden Abbauprodukte der nativen Mutterkornalkaloide mitverantwortlich gemacht, die beispielsweise unter dem Einfluß von anderen niederen Pilzen, z. B. Fusarien, gebildet werden, die bei feuchter Witterung auf den Sklerotien des Mutterkornpilzes parasitieren. Diese Stoffe sollen LSD-ähnlich wirken.[38] Über die Angriffspunkte der toxisch wirkenden Ergochrome ist noch nichts bekannt.

Akute Toxizität: *Mensch.* Akute Vergiftungen treten beim Menschen bei Arzneimittelüberdosierung, Überempfindlichkeit gegenüber Mutterkornalkaloiden und bei durch Leberschäden, Niereninsuffizienz oder schwere Infektionskrankheiten gestörter Elimination auf. Symptome sind Nausea, Erbrechen, Diarrhoe, Durst, kühle Haut, Pruritus, rascher, schwacher Puls, Parästhesie, Taubheit der Extremitäten, Verwirrtheit und auch Bewußtlosigkeit. *Tier.* Bei Tieren kommt es zur vorübergehenden Infertilität, bei trächtigen Tieren zum Verwerfen, bei säugenden Tieren zu Agalaktie.[57] Weiterhin wurde bei Rindern ein Ansteigen der Körpertemperatur bis auf 41 °C mit allen Zeichen eines Hitzestresses beobachtet.[53]

Chronische Toxizität: *Mensch.* Die chronische Toxizität kann Folge einer Überdosierung oder von bestehenden Eliminationsstörungen bei therapeutischer Anwendung von Mutterkornpräparaten bzw. der Verunreinigung des Getreides und damit des daraus gewonnenen Mehles durch Mutterkorn sein. Erkrankungen von Säuglingen sind auch durch Übergang von Mutterkornalkaloiden in die Milch stillender Mütter möglich.
Im Altertum und im Mittelalter hat die chronische Toxizität in Jahren, die den Mutterkornbefall des Getreides begünstigten, beispielsweise durch Trockenheit während der Honigtauperiode, Tausende von Opfern gefordert.[39,40] Durch Saatgutreinigung, den großflächigen Getreideanbau (Infektionen gehen meistens von Sklerotien und befallenen Gräsern auf Wegrändern und Feldrainen aus), die gründliche Getreidereinigung vor der Verarbeitung und die Zerstörung eines Teils der Alkaloide beim Backprozeß sind diese Gefahren heute weitgehend gebannt.

Auch in diesem Jahrhundert hat es Epidemien gegeben, z. B. 1951 in Pont Saint Esprit in Frankreich, 1977/78 im Bezirk Wollo in Äthiopien.[38] Probenahmen aus einem deutschen Anbaugebiet zeigten jetzt wieder in fast der Hälfte der Proben die Anwesenheit von Mutterkorn. Dabei wurden Anteile von 0,001 bis 10 % Mutterkorn im Getreide gefunden. Hauptsächlich befallen waren Roggen, Triticale, Weizen und Gerste, Hafer nur selten.[41] Bei der konventionellen Verarbeitung wird das Mutterkorn fast vollständig entfernt. Besondere Gefahren ergeben sich hingegen bei Getreide aus "biologischem" Anbau, das häufig nur unzureichend gereinigt und oft ohne einen Backprozeß zu durchlaufen konsumiert wird.[42–44]
Die chronische Mutterkornvergiftung (Ergotismus) tritt in 2 Erscheinungsformen auf, dem sog. Ergotismus gangraenosus, im Mittelalter als Sankt Antoniusfeuer oder Ignis sacer bezeichnet, und dem Ergotismus convulsivus.[3,43]
Beim Ergotismus gangraenosus, der auch Folge einer Therapie mit Mutterkornalkaloiden sein kann, werden zunächst Kopfschmerzen, Schwindel, Übelkeit, Parästhesie, Tachy- oder Bradykardie, Hypo- oder Hypertonie beobachtet. Bald imponieren Durchblutungsstörungen, ausgelöst durch Gefäßspasmen, später durch Thrombusbildung, die zum völligen Gefäßverschluß führen. Folge ist trockene Gangrän. Gliedmaßen lösen sich unblutig vom Körper. Ischämie der inneren Organe führt u. a. zu pektanginösen Beschwerden, Gesichtsausfällen und Aphasien. Auch unter der Therapie mit Mutterkornalkaloiden auftretende Herz- und Hirninfarkte wurden beschrieben.[61,62] Angiographisch werden Gefäßspasmen, Kollateralisation und das Auftreten sekundärer Thromben beobachtet.[53]
Beim Ergotismus convulsivus sind neben Übelkeit und Kopfschmerzen anfänglich Hauptsymptome Hautjucken und Ameisenlaufen. Es folgen fibrilläre Muskelzuckungen und nach einigen Wochen klonische Krämpfe. Tonische Spasmen der Gliedmaßen schließen sich an. In schweren Fällen kommt es zu Krampfanfällen, Bewußtseinsverlust und zum Tod.[38,40,69]
Tier. Bei Weidetieren treten nach langfristiger Aufnahme von mit Mutterkornsklerotien verunreinigtem Futter Ödeme an den hinteren Gliedmaßen, Gangrän an den Ohren, an den Gliedmaßen, am Schwanz und an der Haut, Konvulsionen sowie Fehlentwicklungen des Euters mit Einschränkung der Laktation auf.[51,54,56] Pathologisches Zeichen ist Myopachynsis der Arteriolen in tieferen Bereichen der Haut, in den Lungen, den Nieren, der Milz, der Submukosa des Dünndarmes und der Hirnrinde.[55]

Mutagenität: Einige Mutterkornalkaloide, z. B. Ergotamin, Ergometrin und deren halbsynthetische Derivate (10^{-8} bis 10^{-6} M) lösen bei einer Zellinie aus dem Ovar Chinesischer Hamster (CHO-Zellen) Chromosomenaberrationen aus.[45]

Reproduktionstoxizität: Mutterkornalkaloide führen bei Weidetieren zu Fertilitätsstörungen und Agalaktie. Bei Versuchen an Mäusen, Ratten und Kaninchen wurde durch Ergotamin eine Zunahme der pränatalen Mortalität und eine Verzögerung der fötalen Entwicklung ausgelöst. Teratogenität wurde nicht beobachtet.[63]

Toxikologische Daten: *LD-Werte.*
- Ergometrin: LD_{50} 3,2 mg/kg KG, Kaninchen, i. v.; 0,15 mg/kg KG, Maus, i. v.
- Ergotamin: LD_{50} 3,0 mg/kg KG, Kaninchen, i. v.; 60 mg/kg KG, Maus, i. v., 80 mg/kg KG, Ratte, i. v., für den Menschen LD-Wert, geschätzt, 10 mg p. o., schon ab 0,5 mg i. v.;
- Ergosin: LD_{50} 1,2 mg/kg KG, Kaninchen, i. v.;
- Ergocristin: LD_{50} 1,9 bis 2,1 mg/kg KG, Kaninchen, i. v.;
- α-Ergokryptin: LD_{50} 0,8 bis 1,0 mg/kg KG, Kaninchen, i. v.;
- Ergocornin: LD_{50} 1,1 mg/kg KG, Kaninchen, i. v.;
- Elymoclavin: LD_{50} 1,2 mg/kg KG, Kaninchen, i. v.[23,46]

Droge. LD-Wert für den Menschen, geschätzt, 5 bis 10 g, p. o.; bereits bei der Aufnahme von 10 Sklerotien täglich kann es zu chronischer Intoxikation kommen.[47,48]
Pflanzengiftklassifizierung. Toxizitätsgrad nach Hodge und Sterner für die Droge hochgiftig, für die Alkaloide extrem giftig.

Akute Vergiftung: Nach peroraler Aufnahme 10 %ige Natriumsulfat- oder Kochsalzlsg. trinken und erbrechen lassen bzw. Magenspülung, Natriumsulfat als Laxans, Gabe von reichlich Aktivkohle.[47]

Chronische Vergiftung: *Erste Maßnahmen.* Sofortiges Absetzen der Droge oder Beseitigung der Vergiftungsquelle.

Rezepturen: Keine offizinellen Rezepturen.

Sonst. Verwendung: Keine sonstige Verwendung.

Gesetzl. Best.: *Apothekenpflicht.* Secale cornutum, alle Secalezubereitungen und alle Mutterkornalkaloide sind apothekenpflichtig.[70] *Verschreibungspflicht.* Secale cornutum, alle Secalezubereitungen und alle Mutterkornalkaloide sind verschreibungspflichtig.[70] *Offizielle Monographien.* Aufbereitungsmonographie "Secale cornutum (Mutterkorn)" der Kommission E am BGA.[49]

Secale cornutum hom. *HAB 1*

Monographiesammlungen: Secale cornutum *HAB 1*, 1. Nachtrag.

Definition der Droge: Verwendet wird das auf der Roggenpflanze gewachsene, bei nicht mehr als 40 °C getrocknete Sklerotium.

Stammpflanzen: *Claviceps purpurea* (FRIES) TULASNE.

Zubereitungen: Vorschrift 4a *HAB 1*: Urtinktur aus der pulverisierten Droge und flüssige Verdünnungen mit EtOH 62 % (*G/G*).
Eigenschaften: Die Urtinktur ist eine rotbraune Flüssigkeit mit arteigenem Geruch und unangenehmem, eigenartigem Geschmack.
Darreichungsformen ab D4.

Identität: *Droge.* Versetzen der pulverisierten Droge mit Ammoniaklsg. ergibt Rotfärbung der Mischung.
Extraktion der Droge mit Weinsäurelsg. und MeOH auf dem Wasserbad bei 80 °C, Versetzen des Extr. mit Ammoniaklsg., 3maliges Ausschütteln mit Eth, Eindampfen des etherischen Extr., Aufnehmen des Rückstandes mit MeOH, Versetzen eines T. der Lsg. mit Essigsäure/*p*-Dimethylaminobenzaldehyd-Rg., Blauviolettfärbung; Versetzen eines anderen T. der Lsg. mit Eisen(III)chlorid-Rg. und Phosphorsäure, Blau- bis Violettfärbung.
DC eines weiteren T. der Lsg.:
- Adsorptionsschicht: Kieselgel HF_{254};
- LM: EtOH-Chloroform (1 + 9);
- Referenzlsg.: Lösung von Codeinphosphat, Resorcin, Papaverinhydrochlorid, Phenacetin in MeOH;
- Detektion: Betrachten im UV bei 254 nm und durch Besprühen mit *p*-Dimethylaminobenzaldehyd.

Urtinktur. Versetzen der Urtinktur mit Sulfanilsäure-, Natriumnitrit- und Natriumcarbonatlsg. ergibt rote bis rotbraune Färbung.
DC: Zur Herstellung der Untersuchungslsg. wird die durch Einengen im Vakuum von EtOH befreite Urtinktur mit Wasser verdünnt und 3mal mit Chloroform ausgeschüttelt, die Chloroformauszüge werden im Vakuum zur Trockne eingedampft, der Rückstand wird mit Chloroform aufgenommen.
- Referenzlsg.: Lösungen von Ergosterol, Guajazulen und Eugenol in Dichlormethan;
- Adsorptionsschicht: Kieselgel HF_{254};
- LM: EtOH 99 % (*V/V*)-Chloroform-Cyclohexan (5 + 20 + 75);
- Detektion: Im UV bei 254 nm und durch Besprühen mit Antimon(III)chlorid-Lsg., Erhitzen auf 105 bis 110 °C und Betrachten im UV bei 365 nm.

Reinheit: *Droge.*
- Fremde Bestandteile: Höchstens 2 %.
- Asche: Höchstens 5 %.
- Trocknungsverlust: Höchstens 6 %.

Urtinktur.
- Relative Dichte: 0,895 bis 0,905 %.
- Trockenrückstand: Mindestens 1,25 %, höchstens 1,85 %.
- Grenzprüfung D4: Absorption der 4. Dezimalverdünnung, gemessen bei 250 nm gegen EtOH, darf nicht größer als 0,20 sein.

Gehalt: Mindestens 0,25 % Gesamtalkaloide, berechnet als Ergotamin, in der Droge.

Gehaltsbestimmung: Die Droge wird mit Pet im Soxhletextraktor entfettet, getrocknet, mit Eth und Ammoniak versetzt, 2 h gerührt, abfiltriert und mit Eth gewaschen, die erhaltene etherische Lsg. wird eingeengt, die Alkaloide werden aus dieser Lsg. mit Weinsäurelsg. reextrahiert, eine abgemessene Menge dieser Lsg. wird mit *p*-Dimethylaminobenzaldehyd-Rg. versetzt und die Extinktion bei 630 nm gemessen, Ergotamintartrat dient als Standard.

Lagerung: Vor Licht geschützt.

Anwendungsgebiete: Die Anwendungsgebiete entsprechen dem homöopathischen Arzneimittelbild. Dazu gehören Gebärmutterkrämpfe, Muskelkrämpfe, Krampfleiden, Lähmungen, Durchblutungsstörungen bei Schlagaderkrankheiten, Blutungsneigung.[50]

Dosierung und Art der Anwendung: *Zubereitungen.* Bei akuten Zuständen häufige Anwendung alle halbe bis ganze Stunde je 5 Tr. oder 1 Tablette oder 10 Streukügelchen oder 1 Messerspitze Verreibung einnehmen; parenteral 1 bis 2 mL bis zu 3mal tgl.[50]
Bei chronischen Verlaufsformen 1- bis 3mal tgl. 5 Tr. oder 1 Tablette oder 10 Streukügelchen oder 1 Messerspitze Verreibung einnehmen; parenteral 1 bis 2 mL pro Tag.[50]

Unerwünschte Wirkungen: Nicht bekannt. Vorübergehend können unbedenkliche Erstverschlimmerungen auftreten.[50]

Gesetzl. Best.: *Offizielle Monographien.* Aufbereitungsmonographie "Secale cornutum" der Kommission D am BGA.[50]

Secale cornutum hom. *HPUS 78*

Synonyme: Cockspur, Ergot of rye, Horned rye, Rye ergot, Spurred rye.

Monographiesammlungen: Secale cornutum *HPUS 78.*

Definition der Droge: Verwendet wird das ganze, frisch getrocknete Sklerotium. Es sollte zur Zeit der vollsten Entwicklung, also kurz vor der Ernte des Getreides, gesammelt werden.

Stammpflanzen: *Claviceps purpurea* (FRIES) TULASNE, parasitierend auf Roggen oder anderen Getreidearten.

Zubereitungen: *Urtinktur.* Zubereitung von 1000 mL Urtinktur aus 100 g frisch gemahlenem, grobem Pulver, 530 mL dest. Wasser und 500 mL EtOH 94,9 % (*V/V*). *Verdünnungen.* D2 (2 ×) aus 1 T Tinktur, 4 T dest. Wasser und 5 T EtOH 94,9 % (*V/V*), D3 (3 ×) und höher mit EtOH 88 % (*V/V*). Darreichungsformen D3 und höher.

Gehalt: *Urtinktur.* Arzneigehalt $^1/_{10}$.

1. Brady LR (1962) Lloydia 25:1–36
2. Grasso V (1954) Ann Sper Agrar 8 (Suppl.):1–55
3. Bové FJ (1970) The Story of Ergot, Karger, Basel
4. Kobel H, Sanglier JJ (1986) Biotechnology 4:569–609
5. Floss HG, Andersson JA (1980). In: Steyn PS (Ed.) The Biosynthesis of Mycotoxins, Academic Press, New York, S. 17–67
6. Flieger M, Sedmera P, Vokoun J, Rehaček Z, Struchlik J, Malinka Z, Cvak L, Harazim P (1984) J Nat Prod 47:970–976
7. Crespi-Perellino N, Ballabio M, Gioia B, Minghetti A (1987) J Nat Prod 50:1.065–1.074
8. Stadler PA (1982) Planta Med 46:131–144

9. Ebert K (1982) Arznei- und Gewürzpflanzen, ein Leitfaden für Anbau und Sammlung, Wissenschaftliche Verlagsgesellschaft, Stuttgart, S. 157–159
10. Frank B (1969) Angew Chemie 81:269–278
11. Schneider R, Mutschler E, Rochelmeyer H (1970) Pharmazie 25:367
12. Morriss LJ, Hall SW (1966) Lipids 1:188–196
13. Gröger D (1979) Pharmazie 34:278
14. Wagner H, Bladt S, Zgainski EM (1983) Drogenanalyse, Springer, Berlin Heidelberg New York, S. 72–73
15. Flieger M, Wurst M, Stuchlik J, Rehaček Z (1981) J Chromatogr 207:139–144
16. Bethke H, Oelz B, Stich K (1976) J Chromatogr 123:193–203
17. Hartmann V, Rödiger M, Ableidinger W, Bethke H (1978) J Pharm Sci 67:98–103
18. Schmauder HP (1982) In: Atal CK, Kapur BM (Eds.) Cultivation and Utilization of Medicinal Plants, Regional Research Laboratory, Council of Scientific & Industrial Research, Jammu-Tawi, S. 188–205
19. Kapp B, El-Sayed AH, Mahmoud W, Rehm HJ (1984) Eur Congr Biotechnol 3rd 1:281–286, Verlag Chemie, Weinheim, zit. nach CA 105:5050n
20. Hartmeier W, Schmitz M (1987). In: Chmil H, Hammes WP, Bailey JE (Eds) Biochem Eng (Int Congr 1986), Fischer, Stuttgart, S. 469–473, zit. nach CA 110:6189e
21. Wehrli A, Hildenbrand HP, Stampfli R (1978) J Chromatogr 149:199–210
22. Huhtikangas A, Lehtola T, Lundell J, Vallanen T (1983) Acta Pharm Fenn 92:269–274
23. Berde B, Schild HO (Eds) (1978) Handbuch der Experimentellen Pharmakologie, Bd. 49, Ergot Alkaloids and Related Compounds, Springer, Berlin Heidelberg New York
24. Loupi E, Vigneau C, Rotivel Y (1982) Lyon Pharm 33:105–106
25. Mercier C (1982) J Pharm Belg 37:289–298
26. Cassady JM, Floss HG (1977) Lloydia 40:90–106
27. Stadler PA, Giger RKA (1984). In: Krogsgaard-Larsen P, Christensen SB, Kofod H (Eds) Natural Products and Drug Development, Alfred Benzon Symp. 20:463–485, Munksgaard Copenhagen
28. Kalkman HO, Van Gelderen EM, Timmermanns PBMW, Van Zwieten PA (1982) Pharm Weekblad Sci Ed 4:164
29. Lemordant D (1986) Lyon Pharm 37:323–331
30. Closse A, Frick W, Dravid A, Bolliger G, Hausen D, Sauter A, Tobler HJ (1984) Naunyn-Schmiedeberg's Arch Pharmacol 327:95–101
31. Kraupp O, Lembeck F (1982) Ergot Alkaloids Today: Therapeutical Consequences of Chemical-Pharmacological Research Results, Vienna Symposium 1980, Thieme, Stuttgart
32. Vesely DL (1983) Res Commun Chem Pathol Pharmacol 40:245–254
33. Eich E, Eichberg D, Müller WEG (1984) Biochem Pharmacol 33:523–526
34. Eich E, Becker Ch, Mayer K, Maidhof A, Müller WEG (1986) Planta Med 1986:290–294
35. Förster W, Sziegoleit W, Griegel B, Arnold D (1989) Allgemeinmedizinische Arzneitherapie, 6. Aufl., Hirzel, Leipzig
36. Berli P, Gerhardt H, Huck K, Diezler P (1986) Schweiz Med Wochenschr 116:440–445
37. Yamazaki M, Maebayashi Y, Miyaki K (1971) Chem Pharm Bull 19:199
38. Opitz K (1985) Veröff Arbeitsgem Getreideforsch 198:81–89
39. Matossian MK (1981) Med History 25:73–84
40. Teuscher E, Lindequist U (1987) Biogene Gifte, Fischer, Stuttgart New York
41. Wolff J, Richter W (1989) Veröff Arbeitsgem Getreideforsch 220:76–87
42. Dorner WG (1985) Chem Rundsch 34:38
43. Kruse H, Naue D, Berg Ch (1989) Pharm Ztg 134:9–13
44. Pfänder HJ, Seiler KU, Ziegler A (1986) Dtsch Ärztebl 8:2.013–2.016
45. Dighe R, Vaidya VG (1988) Teratogenesis Carcinog Mutagen 8:169–174
46. Rothlin M (1946/47) Bull Schweiz Akad Med Wiss 2:249–273
47. Ludewig R, Lohs KH (1988) Akute Vergiftungen, 7. Aufl., Fischer, Jena, S. 313–315
48. Frohne D, Pfänder HJ (1987) Giftpflanzen, 3. Aufl., Wissenschaftliche Verlagsgesellschaft, Stuttgart, S. 193–195
49. BAz Nr. 173 vom 18.09.1986
50. BAz Nr. 129a vom 15.07.1988
51. Kamphues J, Drochner W (1991) Tierärztl Praxis 19:1–7
52. Fischbach R, Gross-Fengels W, Schmidt R (1990) Röntgenblätter 43:213–219
53. Ross AD, Bryden WL, Bakau W, Burgess LW (1989) Aust Vet J 66:247–249
54. Loken T, Ulvund MJ, Vag T (1979) Acta Vet Scand 20:601–603
55. Coppock RW, Mostrom MS, Simon J, McKenna DJ, Jacobsen B, Szlachta HL (1989) J Am Vet Med Assoc 194:549–551
56. Stoeber M (1987) Wien Tierärztl Monatsschr 74:81–83
57. Appleyard WT (1986) Vet Rec 118:48–49
58. Shaw BI, Mantle PG (1980) Trans Br mycol Soc 75:117–121
59. Klug C (1986) Bundesgesundheitsamt, Berlin, MvP-Heft 2
60. Roquebert J, Grenié B (1986) Arch intern Pharmacodyn Ther. 284:30–37
61. Rem JA, Gratzl O, Follath F, Pult I (1986) Schweiz Med Wochenschr 116:1.814–1.816
62. Berlit P, Gerhardt H, Huck K, Diezler P (1986) Schweiz Med Wochenschr 116:440–445
63. Grauwiler J, Schon H (1973) Teratology 7:227–236
64. Bundesverband der Pharm. Industrie e.V. (Hrsg) (1990) Rote Liste 1990, Cantor, Aulendorf, S. 88
65. Karsten-Weber-Stahl (1962) Lehrbuch der Pharmakognosie für Hochschulen, 9. Aufl., Gustav Fischer, Jena, S. 30–38
66. Strasburger E, Noll F, Schenck H, Schimper AFW (1978) Lehrbuch der Botanik, 31. Aufl., neubearbeitet von von Denffer D, Ehrendorfer F, Mägdefrau K, Ziegler H, Fischer, Jena
67. ÖAB 90, S. 954–958
68. Dan IX, S. 687–690
69. Mar 27, S. 589–596

ET

Cochlearia

HN: 2004900

Familie: Brassicaceae (Cruciferae).

Tribus: Lepidieae.

Gattungsgliederung: Die Gattung Cochlearia L. umfaßt etwa 25 Arten und wird in vier Sektionen eingeteilt:[1]
- Sectio Cochlearia; dieser gehören alle in Mitteleuropa vorkommenden Arten an, sowie acht salzliebende Arten im nördlichen Europa, Asien und Nordamerika.
- Sectio Glaucocochlearia O. E. SCHULZ; nur *Cochlearia glastifolia* L. in Spanien und Marokko.
- Sectio Pseudosempervivum BOISS.; fünf Arten in Hochgebirgen Kleinasiens.
- Sectio Hilliella O. E. SCHULZ; zehn Arten im Ost-Himalaya und in Sikkim.

Gattungsmerkmale: Kräuter und Stauden. Die in Mitteleuropa vorkommenden Arten stets kahl. Laubblätter grund- und stengelständig, fast immer ungeteilt, meist dicklich; Stengelblätter oft stengelumfassend. Kelchblätter abstehend, stark gewölbt, aber am Grunde ohne sackförmige Erweiterung. Kronblätter vier, alle gleich gestaltet, weiß oder violett, kurz genagelt, ganzrandig. Staubfäden sechs, gerade; zu beiden Seiten der beiden kürzeren Staubfäden je eine meist dreieckige Honigdrüse. Frucht kugelig bis ellipsoid oder eiförmig, über dem Kelchansatz nicht gestielt, nicht oder wenig zusammengedrückt, meist breitwandig, zweiklappig aufspringend; Klappen meist deutlich netznervig, gewölbt, ungeflügelt, dünnwandig, mit deutlichem, bis zur Spitze reichendem Mittelnerv. In jedem Fach meist nur 2 bis 4 (1 bis 6) hängende Samenanlagen. Scheidewand zart, oft durchlöchert oder fehlend, mit kleinen, unregelmäßig polygonalen Epidermiszellen. Griffel kurz, Narbe kreisrund. Samen in zwei Reihen, eiförmig oder ellipsoid, wenig zusammengedrückt, ohne Rand, mit stark höckeriger oder papillöser Samenschale.[1]

Verbreitung: Europa, Asien, Nordamerika, Marokko, Kleinasien, Ost-Himalaya, Sikkim. Im mitteleuropäischen Raum ist die Sektion Cochlearia vertreten.[1]

Inhaltsstoffgruppen: Soweit bisher untersucht, führen alle Arten in den Samen Glucosinolate (= Senfölglykoside) in sehr unterschiedlicher Ausgestaltung der Seitenkette, wobei Vertreter aller drei Glucosinolat-Typen vorkommen: Mit aliphatischer Seitenkette (*sek.*-Butylglucosinolat = Glucocochlearin),[1,2] mit aromatischer Seitenkette (Benzylglucosinolat = Glucotropaeolin)[1] und auch mit heterocyclischer Seitenkette (4-Methoxy-3-indolylmethylglucosinolat = 4-Methoxyglucobrassicin)[3]. Ebenfalls in den Samen wurde die, bei den Cruciferen weit verbreitete, Alkaloid-ähnliche Verbindung Sinapin, ein Ester des Cholin mit Sinapinsäure, nachgewiesen.[2] Die Ausstattung mit Flavonoidglykosiden, Phenolcarbonsäuren u. a. phenolischen Substanzen ermöglicht die chemosystematische Unterscheidung von sieben Arten der Sectio Cochlearia.[4]

Drogenliefernde Arten: *Cochlearia officinalis*: Cochleariae herba, Cochlearia officinalis hom. *HAB 1*, Cochlearia officinalis spag. KRAUSS hom. *HAB 1*.

Cochlearia officinalis L.

Synonyme: *Cochlearia linnaei* GRIEWANK, *Crucifera cochlearia* E. H. L. KRAUSE.[17]

Sonstige Bezeichnungen: Dt.: Bitterkresse, Echtes Löffelkraut, Löffelkresse, Lungenkresse, Quellenkraut, Scharbocksheilkraut, Scharbockskraut, Skorbutkraut; engl.: Scorbute-grass, Scurvy grass, Spoonwort; frz.: Cranson, cranson officinal, Herbe au scorbut, Herbe aux cuillères; it.: Coclearia; span.: Yerba de coclearia; tsch.: Lžičnì bylina, Lžičnik.

Systematik: Die Art wird manchmal in die beiden Unterarten ssp. *officinalis* und ssp. *alpina* gegliedert, in Lit.[18] mit ssp. *pyrenaica* als eigene Art *C. pyrenaica* geführt. Die Merkmale schwanken innerhalb der Art und der von ihr gebietsweise abgetrennten Sippen so stark, daß es oft schwer fällt, sie sicher zu bestimmen. Von den Chromosomen des haploiden Satzes sind ein bis zwei überzählig (sog. B-Chromosomen), d. h., während die meisten Individuen gleichmäßig 12 Chromosomen aufweisen, kommen bei anderen 13 oder 14 vor, ohne daß äußere Unterschiede der Pflanzen erkennbar werden.[1] Von den übrigen Arten der Sectio Cochlearia ist *C. officinalis* auch karyologisch und chemotaxonomisch deutlich abgesetzt.[4]

Botanische Beschreibung: 15 bis 35 cm hohe, zwei- bis mehrjährige, wintergrüne, kahle Pflanzen mit spindeligem, reichfaserigem Wurzelstock, ein- oder mehrstengelig, fruchtbare und unfruchtbare Sprosse erzeugend. Stengel aufsteigend bis fast aufrecht, einfach oder verzweigt, kantig-gefurcht, beblättert. Grundblätter in lockerer Rosette, rundlich-herzförmig oder nierenförmig, ganzrandig oder geschweift, langgestielt. Stengelblätter eiförmig, seltener rundlich, grob entfernt-gezähnt, die oberen mit dem Grunde stengelumfassend. Blüten in zuerst gedrängter, etwas überhängender, später verlängerter Traube, groß, weiß, wohlriechend. Kelchblätter etwa 1,5 bis 2 mm lang, schmal elliptisch, weiß-hautrandig. Kronblätter etwa 4 bis 5 mm lang, länglich-verkehrteiförmig. Staubbeutel gelb. Frucht 4 bis 7 mm lang, kugelig oder eiförmig, durch den kurzen, bleibenden, kaum über 0,5 mm langen Griffel gekrönt. Fruchtklappen gewölbt, durch den starken Mittelnerv oft etwas gekielt, bei der Reife etwas netznervig. Scheidewand rundlich oder eiförmig, bis doppelt so lang wie breit, meist symmetrisch, oft zerrissen-durchlöchert. Samen zwei bis vier pro Fach, rundlich-ellipsoid, wenig zusammengedrückt, 1 bis 3 mm lang; Samenschale meist rotbraun, fein stumpfhöckerig-warzig.[1]

Inhaltsstoffe: Die oberirdischen Pflanzenorgane enthalten Glucosinolate (= Senfölglykoside), vor

allem Glucocochlearin, das nach enzymatischer Spaltung *sek.* Butylsenföl liefert. Frisches Kraut liefert ätherisches Öl in Mengen von 0,015 bis 0,030 %.[5] Unter den phenolischen Inhaltsstoffen wurden Flavon- und Flavonolderivate sowie vier Phenolcarbonsäuren nachgewiesen.[4,12] Neben Tropin findet sich auch dessen *m*-Hydroxybenzoesäureester, das Cochlearin.[2,6] In den frischen Blättern wurden mit der 2,6-Dichlorphenol-Indophenol-Methode zwischen 82,8 ± 16,7 mg/100 g[7] und 214 mg/100 g[8] Ascorbinsäure gefunden.
Die Asche ist besonders sulfatreich.[1]

Verbreitung: Allgemeine Verbreitung: Mittel- und Nordeuropa, Asien und Nordamerika. Die ssp. *officinalis* auf salzhaltigen Böden an den Meeresküsten des Atlantischen Ozeans, der Nord- und Ostsee, ferner an Salz- und Sumpfstellen des Binnenlandes. Die ssp. *alpina* findet sich in den Pyrenäen, am Nord- und Ostrand der Alpen, im deutschen Mittelgebirge, Irland, Wales, Nordost-England, Schottland und im Gebirge von Südnorwegen.[1]

Drogen: Cochleariae herba, Cochlearia officinalis hom. *HAB1*, Cochlearia officinalis spag. KRAUSS hom. *HAB1*.

Cochleariae herba (Löffelkraut)

Synonyme: Herba Cochleariae.

Sonstige Bezeichnungen: Dt.: Bitterkresse, Echtes Löffelkraut, Löffelkresse, Lungenkresse, Quellenkraut, Scharbocksheilkraut, Scharbockskraut, Skorbutkraut; engl.: Scorbute-grass, Scurvy grass, Spoonwort; frz.: Cranson, cranson officinal, Herbe au scorbut, Herbe aux cuillères; it.: Erba di coclearia; span.: Yerba de coclearia; tsch.: Lžičnì bylina, Lžičnik.

Monographiesammlungen: Cochleariae herba *Ital6*; Cochlearia *CF49*; Coclearia *Brasil1*.

Definition der Droge: Die getrockneten, im ersten Jahr geernteten grundständigen Blätter oder die im zweiten Jahr kurz vor oder während der Blüte geernteten oberirdischen Teile der Pflanze.[1]

Stammpflanzen: *Cochlearia officinalis* L.

Herkunft: Die Droge stammt vorwiegend aus mitteleuropäischen Ländern, z.B. aus Deutschland (Thüringen).

Gewinnung: Gewinnung aus Kulturen. Trocknung rasch und möglichst mit künstlicher Wärme, jedoch nicht über 35 °C.[1]

Ganzdroge: Kantig-gefurchte Stengelteile, Blätter gelbgrün, Blütenteile weiß; vereinzelt Früchte, von einem kurzen Griffel gekrönt.

Schnittdroge: *Geschmack.* Schwach salzig-bitter.
Geruch. Leicht kressenartig.
Im Gesamteindruck gelbgrün, vor allem durch die Blattanteile; Stengelanteile gefurcht, im Querschnitt kantig; Blüten weiß.

Mikroskopisches Bild. Obere Blattepidermis mit wenigen, untere mit zahlreichen anisocytischen Spaltöffnungen, die oft in kleinen Gruppen beisammen liegen, jeweils mit drei Nebenzellen. Mesophyll bifacial, mit einer Schicht sehr breiter Palisadenzellen und mehrschichtigem Schwammparenchym.[20]

Pulverdroge: Gelbgrünes Pulver mit zahlreichen Blatt- und Stengelfragmenten. Spaltöffnungen anisocytisch. Fragmente der Blüten.

Verfälschungen/Verwechslungen: Selten mit *Ranunculus ficaria* L., Ranunculaceae. Verfälschung erkenntlich an den gelben Blüten.[20]

Inhaltsstoffe: Ein Gemisch von Glucosinolaten (= Senfölglykosiden) mit Glucocochlearin (= *sek.* Butylsenfölglucosid) als Hauptkomponente und geringen Mengen an Glucotropaeolin (= Benzylsenfölglucosid), Allylglucosinolat[9] und anderen Glucosinolaten.
Ätherisches Öl (Oleum Cochleariae). Das *S*-haltige, dünnflüssige, stechend-scharf riechende Öl entsteht zum überwiegenden Teil nach enzymatischer Spaltung aus den Glucosinolaten und besteht zu 87 bis 98 % aus *sek.* Butylsenföl, geringen Mengen Benzylsenföl, Isopropyl-, Allyl- und anderen Isothiocyanaten sowie (+)-Limonen.[1,9] Es kann aus der Droge nach Zusatz von Wasser und einigen weißen Senfsamen in Ausbeuten von 0,15 bis 0,30 % erhalten werden.[10,11]
Weitere Inhaltsstoffe.
Flavon- und Flavonolglykoside, wobei die Flavonderivate z. T. als *C*-Glykoside (*C*-Glykosylflavone), z. T. als gemischte *C*-, *O*-Glykoside vorliegen;[12] Phenolcarbonsäuren;[4] Ascorbinsäure; Tropin (= Tropan-3α-ol) und dessen Ester mit *m*-Hydroxybenzoesäure (= Cochlearin)[6]; etwa 12 bis 15 % besonders sulfatreiche Asche.[13]

Zubereitungen: Spiritus Cochleariae *EB6*. Zur Herstellung → Bd. 1 (Waren und Dienste) S. 664.

Identität: Sensorische Identitätsprüfung meist ausreichend. DC der Glucosinolate[14] oder der freien Senföle über ihre Thioharnstoffderivate. Dazu wird die Droge in der Kälte mit Wasser und unter Zugabe von einigen weißen Senfsamen fermentiert und das Fermentationsgemisch der Wasserdampfdestillation unterworfen. Die Thioharnstoffderivate der Senföle werden durch Umsetzen mit Ammoniak (25 %) in Ethanol (95 %) (1:1) gewonnen. Die abgesaugten, umkristallisierten Thioharnstoffderivate werden mittels DC identifiziert.[14]

Reinheit: Keine Angaben in den maßgeblichen Monographiesammlungen.

Gehalt: Die Droge enthält 0,15 bis 30 % ätherisches Öl.[10,11]

Gehaltsbestimmung: Zur Bestimmung des ätherischen Öls aus dem getrockneten Kraut muß dieses mit Wasser und einigen weißen Senfsamen versetzt werden, da die eigenen Enzyme beim Trocknen zerstört werden.[1,10,11]
Zur Bestimmung der Senföle werden vor allem gaschromatographisch Verfahren, oft kombiniert mit

Massenspektroskopie, beschrieben.[9,15] Die Quantifizierung der Glucosinolate kann auch mittels HPLC erfolgen.[16]

Wirkungen: Die Droge zeigt bei äußerlicher Anwendung eine leichte hautreizende Wirkung. Das ätherische Öl daraus sowie seine ethanolische Lösung (Spiritus Cochleariae *EB6*) besitzen aufgrund des Gehaltes an Senfölen eine ausgeprägte hautreizende Wirkung.

Volkstümliche Anwendung und andere Anwendungsgebiete: Innerlich bei Vitamin C-Mangel, für Frühjahrs- und "Blutreinigungskuren", als harntreibendes Mittel, bei Gicht, Rheuma und Magenbeschwerden. Äußerlich in Form von Umschlägen mit dem zerquetschten Kraut bei Geschwüren; in Form des Löffelkrautgeistes (Spiritus Cochleariae *EB6*) als Hautreizmittel sowie für Mundspülungen bei Zahnfleischerkrankungen.[1]
Die Wirksamkeit bei den genannten Anwendungen ist gegenwärtig nicht belegt.

Tox. Inhaltsstoffe u. Prinzip: Bei der Anwendung des ätherischen Öles sind massive Hautreizungen bis hin zur Blasenbildung zu erwarten (→ Hdb. 3, S. 638).

Sonst. Verwendung: *Haushalt.* In den Nordländern wird das Kraut, vermengt mit saurer Milch oder Molke zubereitet oder mit Salz eingemacht als Würzspeise verwendet.[1]

Gesetzl. Best.: *Artenschutz.* Alle heimischen Cochlearia-Arten (wildlebende Populationen) stehen unter Artenschutz.

Cochlearia officinalis hom. *HAB1*

Monographiesammlungen: Cochlearia officinalis *HAB1*.

Definition der Droge: Frische, zu Beginn der Blütezeit gesammelte, oberirdische Teile.

Stammpflanzen: *Cochlearia officinalis* L.

Zubereitungen: Urtinktur und flüssige Verdünnungen *HAB1*, Vorschrift 3a.
Eigenschaften: Die Urtinktur ist eine grünlichbraune Flüssigkeit mit würzig-scharfem Geruch und bitterem, brennendem Geschmack.

Identität: *Urtinktur.*
- Schwarzbraune Fällung nach Zugabe von ammoniakalischer Silbernitrat-Lösung zur Urtinktur und Erwärmen.
- Intensive Gelbfärbung nach Zugabe von verdünnter Natriumhydroxydlösung zur Urtinktur; nach wenigen Minuten Auftreten einer braunen Fällung.
- Nach Erhitzen der Urtinktur mit Quecksilber(II)chlorid-Lösung und Wasser und darauffolgendem Abkühlen entsteht eine braungraue Fällung.
- Nach Erhitzen der Urtinktur mit verdünnter Salzsäure und Bariumchloridlösung entsteht nach Abkühlung eine hellgraue Fällung.

Dünnschichtchromatographie:
- Sorptionsmittel: Kieselgel HF_{254};
- Untersuchungslösung: Einengen der Urtinktur im Vakuum bei einer 50 °C nicht übersteigenden Temperatur. Aufnehmen des Rückstandes in Ethanol;
- Vergleichslösung: Emetindihydrochlorid, Quercetin und Chininhydrochlorid in Ethanol;
- Fließmittel: *n*-Butanol-*n*-Propanol-Essigsäure (98 %)-Wasser (55 + 15 + 15 + 15);
- Detektion: UV 365 nm;
- Auswertung: Das Chromatogramm der Vergleichslösung zeigt im unteren Drittel des Rf-Bereiches den blauen Fleck des Emetindihydrochlorids, im unteren Teil des mittleren Drittels den hellblauen Fleck des Chininhydrochlorids und im oberen Drittel den braunen Fleck des Quercetins.
  Das Chromatogramm der Untersuchungslösung zeigt dicht über der Startlinie einen braunen Fleck, knapp unterhalb der Vergleichssubstanz Emetindihydrochlorid einen hellblauen und knapp darüber einen blauen Fleck, knapp unterhalb der Vergleichssubstanz Chininhydrochlorid einen grüngelben Fleck, zwischen den Vergleichssubstanzen Chininhydrochlorid und Quercetin zwei dunkelbraune Flecke und oberhalb der Vergleichssubstanz Quercetin einen roten und einen orangefarbenen Fleck.

Reinheit: *Urtinktur.*
- Relative Dichte *PhEur*: 0,895 bis 0,915
- Trockenrückstand *DAB*: Mindestens 1,2 %.

Lagerung: Vor Licht geschützt.

Anwendungsgebiete: Entsprechend dem homöopathischen Arzneimittelbild. Dazu gehören: Magenstörungen; Augenentzündungen.[19]

Dosierung und Art der Anwendung: *Zubereitung.* Soweit nicht anders verordnet: 1- bis 3mal täglich 5 bis 10 Tropfen, 1 Messerspitze Verreibung, 1 Tablette oder 5 bis 10 Streukügelchen einnehmen. Augentropfen 1- bis 3mal täglich 1 Tropfen in den Bindehautsack träufeln. Injektionslösungen 2mal wöchentlich 1 mL s.c. injizieren.[19]

Unerwünschte Wirkungen: Nicht bekannt.
Hinweis: Es können vorübergehend Erstverschlimmerungen vorkommen, die jedoch unbedenklich sind.[19]

Gegenanzeigen/Anwendungsbeschr.: Nicht bekannt.

Wechselwirkungen: Nicht bekannt.

Gesetzl. Best.: *Offizielle Monographien.* Aufbereitungsmonographie "Cochlearia officinalis" der Kommission D am BGA.[19]

Cochlearia officinalis spag. Krauss hom. *HAB 1*

Monographiesammlungen: Cochlearia officinalis spag. Krauss *HAB 1*.

Definition der Droge: Frische, zu Beginn der Blütezeit gesammelte, oberirdische Teile.

Stammpflanzen: *Cochlearia officinalis* L.

Zubereitungen: Urtinktur und flüssige Verdünnungen *HAB 1*, Vorschrift 27.
Eigenschaften: Die Urtinktur ist eine braune Flüssigkeit mit würzig-herbem Geruch und etwas brennendem, würzigem Geschmack.

Identität: Die Prüfung erfolgt auf dieselbe Weise wie unter der Droge Cochlearia officinalis hom. *HAB 1* angegeben.
Dünnschichtchromatographie:
Die Durchführung erfolgt wie unter der Droge Cochlearia officinalis hom. *HAB 1* angegeben.
Auswertung: Das Chromatogramm der Vergleichslösung zeigt im unteren Drittel des Rf-Bereiches den blauen Fleck des Emetindihydrochlorids, im unteren Teil des mittleren Drittels den hellblauen Fleck des Chininhydrochlorids und im oberen Drittel den braunen Fleck des Quercetins.
Das Chromatogramm der Untersuchungslösung zeigt dicht über der Startlinie einen braunen Fleck, in Höhe der Vergleichssubstanz Emetindihydrochlorid einen hellblauen Fleck, dicht unterhalb der Vergleichssubstanz Chininhydrochlorid einen grüngelben, in Höhe dieser Vergleichssubstanz einen blauen und wenig darüber einen weiteren blauen Fleck, zwischen den Vergleichssubstanzen Chininhydrochlorid und Quercetin einen braunen Fleck und wenig unterhalb der Frontlinie einen hellgelben Fleck.

Reinheit: *Urtinktur.*
- Relative Dichte *Ph Eur*: 0,955 bis 0,965.
- Trockenrückstand *DAB*: Mindestens 1,3 %.

Lagerung: Vor Licht geschützt.

1. Heg (1986) Bd IV, Teil 1, S. 329–336
2. Hgn (1964) Bd III, S. 587–592
3. Bäuerle R, Wagner H, Schraudolf H (1986) Experientia 42, S. 86
4. Heubl GR, Vogt R (1985) Bot Jahrb Syst 107:177–194
5. Hofmann AW (1869) Berl Berichte 2:102 und (1874) Berl Berichte 7:508
6. Hgn (1989) Bd VIII, S. 354
7. Jones E, Hughes RE (1983) Phytochemistry 22:2.493–2.499
8. Nordal A (1939) Nytt Magazin for Naturvidenskapene 79:193
9. Cole RA (1976) Phytochemistry 15:759–762
10. Bericht von Schimmel und Co, April 1900, S. 31
11. Gadamer J (1899) Arch Pharm 237:92–105
12. Kartnig T, Brantner A, Planta Med (im Druck)
13. Kartnig T, eigene Untersuchungen
14. Wagner H, Bladt S, Zgainski EM (1983) Drogenanalyse, Springer Verlag, Berlin Heidelberg New York, S. 253–257
15. Fenwick GR, Heaney RK, Mullin WJ (1983) CRC Critical Reviews on Food Science and Nutrition 18:123–201
16. Betz JM, Page SW (1990) Planta Med 56:590–591
17. Heg (1986) Bd. IV, Teil 1, S. 330
18. FEu (1964) Bd. 1, S. 313–314
19. BAz Nr. 109a v. 16.06.1987
20. Berger F (1954) Handbuch der Drogenkunde, Verlag für medizinische Wissenschaften Wilhelm Maudrich, Wien

Ka

Coffea

HN: 2014000

Familie: Rubiaceae.

Unterfamilie: Cinchonoideae.

Tribus: Coffeeae mit den beiden Gattungen Coffea und Psilanthus.[1]

Gattungsgliederung: Die Gattung Cóffea L. besteht aus etwa 90 Arten, welche fast alle der Untergattung Coffea angehören. Letztere wird in die Sektionen Eucoffea, mit ca. 25 Arten in Afrika, und Mascarocoffea, mit ca. 60 Arten auf Madagaskar und den Maskarenen, gegliedert.[2,3] Die Sektion Eucoffea wird in fünf Subsektionen aufgeteilt, wovon hier zwei erwähnenswert sind: Erythrocoffea, durch rote Früchte gekennzeichnet, enthält unter anderen die wirtschaftlich wichtigen Arten *C. arabica* L. und *C. canephora* Pierre ex Froehner. In der Subsektion Pachycoffea sind die verschiedenen, relativ großfrüchtigen Formen von *C. liberica* s.l. zu finden, welche mit relativ dicken und großen Blättern ausgestattet sind und früher in begrenztem Maße angebaut wurden.
Die Taxonomie innerhalb der Coffeeae wie auch in verwandten Tribus ist selbst auf der Ebene der Untergattungen noch stark im Fluß. Eine Vereinfachung der Gattungsstruktur wird durch die geringe Zahl taxonomisch brauchbarer Merkmale erschwert. Der Grund hierfür ist die große Variabilität innerhalb enger Formenkreise und die dadurch fehlende, deutliche Abgrenzung auf verschiedenen taxonomischen Stufen. So wird verständlich, weshalb auch die Zugehörigkeit zur Unterfamilie Cinchonoideae noch nicht feststeht.[4]

Gattungsmerkmale: Strauch oder Baum mit gegenständigen Blättern und blattachselständigen Infloreszenzen. Blüten 1 bis 2 cm, selten auch länger, (4)5 bis 9(12)zählig. Pollenkörner einzeln, trikolporat. Unterständiges Gynaeceum aus 2 verwachsenen Karpellen mit je einer zentralwinkelständigen Samenanlage. Fleischige Steinfrucht, kleiner als 1 cm oder bis 2 cm groß, Endokarp pergamentartig. Samen (1) 2 (3) pro Frucht mit einer tiefen L- oder T-förmigen adaxialen Furche, in welche das Endokarp und die Samenschale eingefaltet sind. Die Zellen der Samenhaut werden während des Endospermwachstums zusammengedrückt, einzelne

Zellen der Exotesta entwickeln sich zu Sklereiden. Nukleäres Endosperm.
Die Abgrenzung gegenüber der Gattung Psilanthus geschieht aufgrund der Blütenmorphologie: Bei Coffea ragen die Staubblätter aus der relativ kurzen Kronröhre heraus, während sich diese bei Psilanthus ganz in der langen Kronröhre befinden.[5]

Verbreitung: Die Gattung Coffea ist geographisch auf Afrika, Madagaskar und die Maskarenen eingegrenzt. Hingegen erstreckt sich das Verbreitungsgebiet der Tribus Coffeeae mit der Gattung Psilanthus von Afrika bis nach Indomalaysia und Polynesien.

Inhaltsstoffgruppen: Die chemotaxonomische Bearbeitung der Gattung ist noch nicht weit gediehen und berücksichtigt fast ausschließlich dic beiden Inhaltsstoffgruppen Purinalkaloide und Chlorogensäuren,[6] deren Vorkommen in den Samen (= Bohnen) der kommerziell wichtigen Arten gründlich untersucht ist. Der Gehalt an Purinalkaloiden mit Coffein als Hauptkomponente ist positiv korreliert mit demjenigen an Chlorogensäuren, das heißt, hohe Coffeinwerte gehen mit hohen Werten für Chlorogensäuren einher und umgekehrt.[7] Die meisten Kaffeearten und fast alle Vertreter der Sektion Mascarocoffea sind coffeinfrei, haben niedrige Gehalte an Chlorogensäuren, aber besitzen, soweit bekannt, hohe Konzentrationen an bitter schmeckenden Diterpen-Glykosiden des Furokauran-Typs.[8–11]
Arten, deren Samen Coffein akkumulieren, zeigen in der Regel auch in allen oberirdischen Teilen vergleichbare Coffeingehalte, wobei immer ein von der Pflanzenspitze zur Basis abnehmender Gradient vorhanden ist: Junge Blätter besitzen den höchsten Gehalt, welcher denjenigen der Samen deutlich übertreffen kann; alte abfallende Blätter sowie die Wurzeln sind coffeinfrei.[12,13]
Das Verhältnis der langkettigen Alkane im Blattwachs scheint ein chemotaxonomisches Merkmal für die Abgrenzung der Arten von Erythrocoffea gegenüber jenen von Pachycoffea zu sein.[14] Letztere Subsektion ist zudem durch vergleichsweise tiefe Trigonellingehalte der Samen gekennzeichnet.[15]

Drogenliefernde Arten: *Coffea arabica*: Coffeae carbo, Coffeae semen, Coffea arabica hom. *HAB 1*, Coffea arabica tosta hom. *HAB 1*, Coffea cruda hom. *PFX*, Coffea hom. *HPUS 78*.
C. canephora: Coffeae carbo, Coffeae semen.

Coffea arabica L.

Synonyme: *C. laurifolia* SALISB., *C. mauritiana* HOST. non LAMK., *C. vulgaris* MOENCH, *Jasminum arabicum laurifolia* DE JUSS.

Sonstige Bezeichnungen: Dt.: Arabica-Kaffee, Kaffee, Kaffeebaum, Kaffeepflanze, Kaffeestrauch; engl.: Arabian coffee, coffee, coffee tree; frz.: Caféier; Äthiopien: Bun(i); chinesisch: Chia-fei; port.: Café, cafeeiro; span.: Café, cafeto; türk.arab.: Kahwe, qahwa; Handel: Arabica(s).

Systematik: Der Arabica-Kaffee ist in den südwestlichen Begwäldern Äthiopiens heimisch. Dieses Ursprungsgebiet stellt einen wichtigen Genpool dar, mit Hilfe dessen versucht wird, die sehr schmale genetische Basis der zwei kultivierten Varietäten *C. arabica* L. var. *arabica* (= var. *typica* CRAMER) und *C. arabica* L. var. *bourbon* (B. RODR.) CHOUSSY, die beide aus den frühen arabischen Plantagen stammen, zu verbreitern.[16,17]
C. arabica L. var *arabica*, welche dem von LINNÉ 1753 beschriebenen Typus entspricht, wurde von den Holländern über Zwischenstationen in Java kultiviert und zu Beginn des 18. Jahrhunderts nach Amsterdam gebracht. Aus dieser Zucht gelangten im Jahre 1719 Individuen entweder direkt nach Niederländisch-Guayana (Surinam) oder indirekt über Paris – eine Pflanze wurde 1714 dem König Ludwig XIV geschenkt – durch die Franzosen nach Martinique (1721).
C. arabica L. var. *bourbon* wurde von den Franzosen nach der Maskareneninsel La Réunion, früher Bourbon genannt, gebracht und dort kultiviert (1715 bis 1721). Kurz danach wurde diese Varietät zum Anbau in den französischen Kolonien nach Mittel- und Südamerika verschifft.
Im Laufe der Zeit sind Dutzende von Mutanten entdeckt worden, wovon einige als Kulturformen genutzt werden. Eine augenscheinliche Mutante betrifft die Fruchtfarbe. Gelbfrüchtige Kulturformen werden "Amarelo" genannt. Mit "Vermelho" werden die "normalen" rotfrüchtigen Formen bezeichnet. Von wirtschaftlicher Bedeutung sind die folgenden Kulturformen:
- cv *Caturra* gehört zur Varietät *bourbon*, hat einen gedrungenen Wuchs und ist ertragreich.
- cv *Mundo Novo* stammt aus der natürlichen Kreuzbestäubung zwischen den Varietäten *arabica* und *bourbon* und ist durch einen sehr guten Ertrag sowie starken Wuchs ausgezeichnet.
- cv *Catuai Vermelho* und *Catuai Amarelo* wurden aus Kreuzungen zwischen *Caturra Amarelo* und *Mundo Novo* erhalten. In den *Catuai*-Kultivaren ist die gedrungene Wuchsform von *Caturra Amarelo* mit dem hohen Ertrag und dem guten vegetativen Wachstum von *Mundo Novo* vereinigt.
- cv *Maragogipe* gehört zur Varietät *arabica* und ist eine gigantische Form mit großen Blättern, Früchten und Samen.
- cv *Mokka* (*Mocha, Mokha, Moka*) ist eine Mutante, die sehr wahrscheinlich in den Kulturen Arabiens entstanden ist. Sie ist kleinwüchsig und besitzt kleine Blätter, Früchte und Samen.

Von züchterischem Interesse sind zudem die Mutanten *Purpurascens* (junge Blätter rot), *Cera* (gelbes Endosperm), *Laurina* (Blätter schmal, Samen zugespitzt, etwa halber Coffeingehalt, geringer Ertrag).[18–22]

Botanische Beschreibung: Strauch oder kleiner Baum, (2)5 bis 8 m hoch, oft mit vielen basalen Ästen; junge Äste kahl, abgeplattet; Nodien stark aufgetrieben; die Rinde der fruchtenden Äste aschig-weiß; reiches Blattwerk mit 2 bis 3 Jahre ausdauernden Blättern. Blätter 6 bis 20 cm lang und 2,5 bis 6 cm breit, an starkwüchsigen Pflanzen manchmal wesentlich größer; kahl, schwach lederig mit glänzender Oberseite, oval- oder elliptisch-lanzettlich; ausgeprägte Blattspitze, 12 bis 15 mm lang und 2 bis 3 mm breit; Rand bisweilen stark gewellt; Mittelnerv nur wenig erhaben auf der Oberseite, hingegen stark vorspringend auf der Unterseite; Seitennerven ausgeprägt, 7 bis 13 Paare, welche auf der Blattunterseite häufig je eine knopflochartige, 1 mm kleine Öffnung an der Verbindungsstelle mit dem Hauptnerv aufweisen und auf der Blattoberseite eine kleine Erhebung bedingen (Domatium); die kleineren Nerven bilden unregelmäßige, auf beiden Blattseiten erhabene Netze; Blattstiel 8 bis 15 mm lang; interpetioläre Stipeln 3 bis 4 mm lang, breit-dreieckig, gekielt und zugespitzt, häutig und persistierend. Infloreszenzen in blattachselständigen, dichten Knäueln mit 10 bis 20 Blüten. Die sitzenden oder sehr kurz gestielten Teilblütenstände tragen dicht übereinanderstehende, schuppige Hochblätter, welche manchmal als Nebenkelche bezeichnet werden. Blütenkelch 2,5 bis 3 mm lang mit gestutztem 5zähnigem Saum; Krone weiß, wohlriechend (Jasmin), während der Anthese 20 bis 25 mm lang, aus einer 10 mm langen Röhre und (4)5(6) abgerundeten, 12 mm langen und 3 bis 4 mm breiten Zipfeln bestehend. Die Staubblätter entspringen am Schlund der Röhre und ragen aus dieser heraus; Antheren 6 bis 8 mm, Filamente 2 bis 3 mm lang. Griffel 15 mm lang mit zwei 4 mm langen Narben; in einzelnen Blüten Griffel viel kürzer und in der Kronröhre verborgen. Reife Frucht ellipsoidisch, im Querschnitt abgeplattet; Länge 12 bis 18 mm, Breite 12 bis 15 mm, Dicke 11 bis 13 mm, an 3 bis 6 mm langem Stiel; jung grün, später gelb und zur Reife dunkelrot; Exokarp zähhäutig, Mesokarp fleischig und leicht süß, Endokarp (= Pergamenthülle) hart. Samen plan-konvex mit einer Rille auf der planen adaxialen Seite, 8 bis 12 mm lang, 5 bis 8 mm breit, 3 bis 5 mm dick.[2] Allotetrapoloid, 2n = 4x = 44, selbstfertil.

Inhaltsstoffe: Anthocyane mit dem Aglykon Cyanidin sind verantwortlich für die rote Pigmentierung der Früchte, die sich auf das Exokarp beschränkt.[23] Im Gegensatz zur Bohne enthält die bei der nassen Aufarbeitung anfallende Fruchthülle (= Pulpa), die im wesentlichen aus Exo- und Mesokarp besteht, in saurem Aceton lösliche und unlösliche kondensierte Gerbstoffe.[24,25]

Verbreitung: Das Zentrum der Art liegt in den südwestlichen Bergen Äthiopiens, 5° bis 10° nördl. Breite und 34° bis 38° östl. Länge auf 1.000 bis 1.800 m Höhe, wo die Pflanze in großer Zahl im Unterwuchs der immergrünen, feuchten Berg-Regenwälder gedeiht. Es scheint außerordentlich schwierig zu sein, natürliche Populationen von Wildformen zu finden, da die Eingeborenen diesen Kaffee selektiv nutzen und häufig junge Pflanzen aus anderen Standorten einbringen. Lediglich eine Population im Sekundärwald auf dem Boma Plateau im südöstlichen Sudan wird als unberührt wildwachsend betrachtet.[16] Als Blütenbesucher wurden Tagfalter und Holzbienen (Xylocopa-Arten) beobachtet, welche den am Grunde der Kronröhre abgesonderten Nektar ausbeuten.[26]

Anbaugebiete: Als Folge der hohen Frostempfindlichkeit aller kultivierten Arten ist der Anbau auf die tropischen und subtropischen Gebiete innerhalb der beiden Wendekreise begrenzt. Der Arabica-Kaffee ist eine Hochlandpflanze und gedeiht daher optimal im Temperaturbereich von 15 (Nacht) bis 24 °C (Tag). Bei höheren Temperaturen ist die Photosynthese reduziert und die Anfälligkeit gegenüber Kaffeerost erhöht. Tiefere Temperaturen beeinträchtigen das Wachstum. Infolgedessen wird Arabica beispielsweise in den Subtropen auf Meereshöhe oder wenig darüber und unter dem Äquator ab 1.500 und bis 2.500 m kultiviert. Günstig für den Anbau ohne Bewässerung ist eine jährliche Niederschlagsmenge zwischen 1.500 und 2.000 mm, welche über eine Zeit von 9 Monaten verteilt sein sollte. Eine 2- bis 3monatige Trockenperiode führt zur Blühinduktion. Der Boden muß leicht sauer sein. Lockere, luftdurchlässige Böden vulkanischen Ursprungs sind am produktivsten.[27]
Circa 80 % des weltweiten Kaffeeanbaus [Abbildung] entfällt auf Arabica, der Rest auf Robusta (s. *C. canephora*).[28]

Drogen: Coffeae carbo, Coffeae semen, Coffea arabica hom. *HAB 1*, Coffea arabica tosta hom. *HAB 1*, Coffea cruda hom. *PFX*, Coffea hom. *HPUS 78*.

Coffeae carbo (Kaffeekohle)

Synonyme: Carbo Coffeae, Coffeae tostae carbo.

Monographiesammlungen: Carbo Coffeae *EB 6*.

Definition der Droge: Die gemahlenen, bis zur Schwarzbräunung und Verkohlung der äußeren Samenpartien gerösteten, grünen, getrockneten Samen.[76]

Stammpflanzen: *Coffea arabica* L. s. l., *Coffea canephora* PIERRE ex FROEHNER und andere Coffea-Arten.[76,87]

Herkunft: S. Coffeae semen.

Gewinnung: Die Herstellung erfolgt durch Rösten der grünen, trockenen Kaffeebohnen bis zur Schwarzbräunung und Verkohlung der äußeren Samenpartien und anschließende Vermahlung; der bei der Darstellung von Kaffeekohle auftretende Gewichtsverlust beträgt etwa 30 bis 35 %.[87]

Ganzdroge: Schwarzbraunes bis braunschwarzes, mittelfeines beim Zerreiben zwischen den Fingern knirschendes Pulver. Geruch und Geschmack nach gebranntem Kaffee.[87]

Schnittdroge: *Mikroskopisches Bild.* Kennzeichnend sind die länglichen, im allgemeinen spindelförmigen, oft aber auch unregelmäßig gestalteten, gleichmäßig verdickten, von großen Spaltentüpfeln durchsetzten, 70 bis 800 µm langen und 15 bis 50 µm breiten Steinzellen, ferner die größeren, mehr oder weniger durchsichtigen, schwarzbraunen Endospermbruchstücke mit charakteristischer knotiger Wandverdickung und große Fetttröpfchen.[87]

Inhaltsstoffe: 0,8 bis 1 % Coffein (ca. 75 % des Gehalts im Röstkaffee); stark reduzierende Karamelisierungsprodukte mit einem Reduktionsvermögen

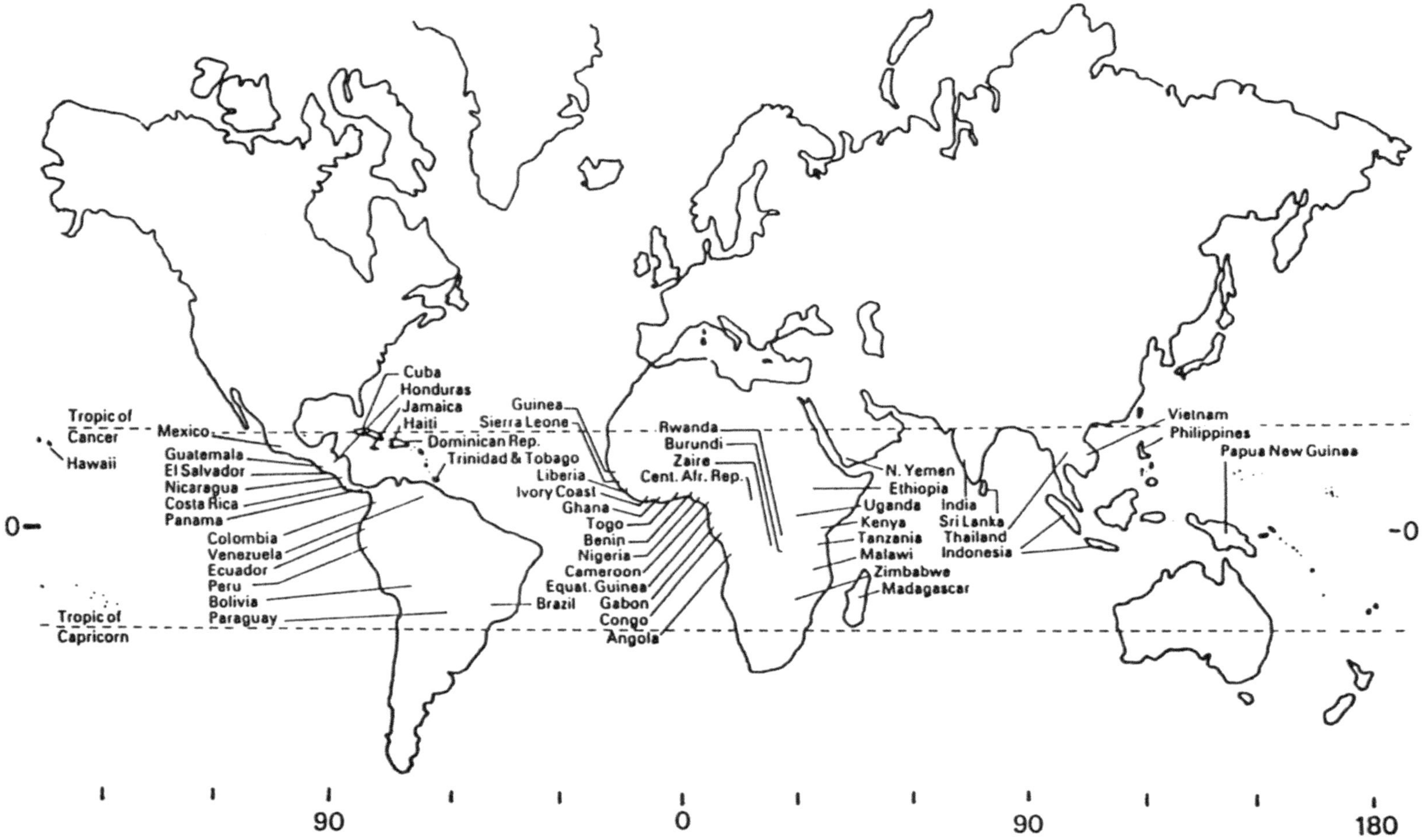

Kaffee-produzierende Länder

entsprechend 70 bis 90 mg scheinbarer Ascorbinsäure/100 g Kaffeekohle; bis zu 0,9 ppm Vitamin B_1.[77]

Lagerung: In gut verschlossenen Gefäßen aufzubewahren *EB6*.

Wirkungen: Adsorbierend, adstringierend; nähere Angaben nicht bekannt.[76]

Anwendungsgebiete: Unspezifische, akute Durchfallerkrankungen; lokale Therapie leichter Entzündungen der Mund- und Rachenschleimhaut.[76]

Dosierung und Art der Anwendung: *Droge*.
- Mittlere Einzelgabe 3,0 g, als Streupulver unverdünnt.
- Mittlere Tagesdosis 9,0 g.[76]
- Gemahlene Kaffeekohle sowie deren Zubereitungen zum Einnehmen sowie zur lokalen Anwendung.[76]

Volkstümliche Anwendung und andere Anwendungsgebiete: In Arabien wird der Kaffeesatz des wesentlich stärker gebrannten arabischen Kaffees bei Dysenterie gegessen und in dicker Schicht auf eitrige Wunden und Entzündungen gelegt.[78] Diese Anwendungen stehen in Einklang mit den bekannten Wirkungen.[76]

Unerwünschte Wirkungen: Keine bekannt.[76]

Gegenanzeigen/Anwendungsbeschr.: Nicht bekannt.[76]

Wechselwirkungen: Keine bekannt. Auf Grund des Adsorptionsvermögens der Kaffeekohle kann die Resorption anderer, gleichzeitig verabreichter Arzneimittel beeinträchtigt sein.[76]

Gesetzl. Best.: *Offizielle Monographien.* Aufbereitungsmonographie der Kommission E am BGA "Coffeae carbo (Kaffeekohle)".[76]

Coffeae semen (Kaffeebohnen)

Synonyme: Semen Coffeae, Semina Coffeae.

Sonstige Bezeichnungen: Dt.: Grüner Kaffee, Kaffee; engl.: Coffee, coffee beans, green coffee; frz.: Café, café vert; span.: Café, semilla de café.

Monographiesammlungen: Café vert *PFX*; Coffeae Semen *Hisp IX*; Semina Coffeae *Portug 46*.

Definition der Droge: Die getrockneten, von der Samenhaut befreiten Bohnen *PFX*; die fast vollständig von der Samenhaut befreiten Samen *Hisp IX*, *Portug 46*.

Stammpflanzen: *Coffea arabica* L., *Coffea canephora* PIERRE *PFX*; *Coffea arabica Hisp IX*, *Portug 46*.

Herkunft: Hauptlieferländer sind Brasilien, Kolumbien, Mexico und Äthiopien;[29] s. a. Anbaugebiete *Coffea arabica*.

Gewinnung: Etwa 9 Monate nach der Blüte sind die Früchte, Kaffeekirschen oder Kaffeebeeren genannt, erntereif. Die Ernte geschieht meistenorts von Hand, wobei als Folge des asynchronen Fruchtansatzes mehrere "runs" (Durchgänge) nötig sind. Im Zusammenhang mit dem wenig aufwendigen "trockenen Verfahren" (s. unten), werden die reifen Früchte länger am Baum belassen, um dann in einem einzigen Durchgang, "strip" genannt, gleichzeitig reife, unreife und überreife Früchte vom Aste abzustreifen.
In Erzeugerländern werden zwei Verfahren zur Aufbereitung der Kaffeekirschen eingesetzt, die zu zwei verschiedenen Zwischenprodukten führen, welche dann in einem weiteren einheitlichen Prozeß den sogenannten grünen Kaffee des Handels ergeben. Das "trockene Verfahren" liefert getrocknete Kaffeekirschen als Zwischenprodukt, das "nasse Verfahren" den Hornschalenkaffee, der ebenfalls getrocknet wird. Die trockene Aufbereitung wird üblicherweise für den Robusta-Kaffee, aber auch für 90 % der brasilianischen Arabica-Ernte verwendet. Die nasse Aufbereitung ist fast ausschließlich auf den Arabica-Kaffee beschränkt und ergibt später, falls eine Fermentation eingeschlossen ist, den "milden Kaffee". Das trockene Verfahren ist sehr einfach und verlangt, was der endgültigen Qualität abträglich sein kann, keine besonderen Vorkehrungen während der Ernte (s. oben), weil alle Kirschen, erntereif oder nicht, unbesehen in den Trocknungsprozeß eingeschleust werden können. Ganz anders liegen die Verhältnisse beim nassen Verfahren, wo eine strikte Kontrolle bei der Ernte vorausgehen muß, weil unreife oder überreife, bereits eingetrocknete Früchte den Pulper (s. unten) nicht passieren können.
Trockenes Verfahren. Die frisch gepflückten Kirschen werden in 30 bis 40 mm dicker Schicht zum Trocknen an der Sonne ausgebreitet. Häufiges Rechen zu Beginn der Trocknung verhindert mikrobielles Wachstum. Nach 3 bis 4 Wochen sind die Kirschen rappeldürr – zwischen Bohne und Fruchtwand hat sich ein Hohlraum gebildet – und enthalten noch ungefähr 12 % (*m/m*) Feuchtigkeit. Als Alternative zum "natürlichen Trocknen" an der Sonne wird auch öfters "künstlich", das heißt maschinell, im Warmluftstrom mit 60 °C getrocknet.
Nasses Verfahren. Die Ernte, die frei von unreifen Kirschen sein muß, wird in einen mit Wasser gefüllten Tank gekippt. Bereits am Baum eingetrocknete oder von Insekten zerfressene Kirschen schwimmen obenauf, während die reifen Kirschen auf den Grund sinken, wo sie über einen Syphon zum Pulper geleitet werden. In diesem wird die Kirsche mechanisch gequetscht. Die rote Haut (= Exokarp) und ein Teil des Fruchtfleisches (= Teil des Mesokarps) lösen sich dabei als aufgerissene Hülle (= Pulpa) ab. Zurück bleiben die beiden Samen, ein jeder umgeben – von innen nach außen – von der Silberhaut (= Testa), der Hornschale (= Endokarp) und den schleimigen Resten des Mesokarps, die fest an der Hornschale haften. Das Ziel der anschließenden Fermentation, welche meist im Wasser durchgeführt wird, besteht darin, den Schleim, der vorwiegend aus Pektin besteht, aufzulösen, damit der resultierende Hornschalen-Kaffee saubergewaschen werden kann. Unter leicht sauren Bedingungen wird das Pektin durch in der Frucht bereits vorhandene Pektinasen abgebaut. Diese Reaktion wird offenbar durch verschiedene Mikroorganismen mit pektinolytischer Aktivität beschleu-

nigt. Die Dauer der Fermentation, welche bei Umgebungstemperatur abläuft, beträgt in den Höhenlagen des Arabica-Anbaus etwa 48 h. Nach gründlichem Waschen wird der Hornschalenkaffee entweder an der Sonne oder seltener maschinell getrocknet.
Die Produkte aus der nassen bzw. trockenen Aufbereitung, getrocknete Kirschen und Hornschalen-Kaffee, werden anschließend in einer Schälmaschine, engl. "Huller", geschält. Dabei wird meistens auch die hinfällige Silberhaut wegpoliert. Die resultierenden Kaffeebohnen, im Handel grüner Kaffee genannt, werden schließlich maschinell nach Größe, Dichte und Oberflächenfarbe sortiert.
Die Lagerung im Erzeugerland kann in Form der getrockneten Kirschen, des Hornschalen-Kaffees oder des grünen Kaffees geschehen. Dabei sollte der Feuchtigkeitsgehalt dieser Produkte den Wert von 11 % (*m/m*) nicht übersteigen. Diese Bedingung wird beispielsweise eingehalten, wenn bei 28 °C die relative Luftfeuchte nicht mehr als 67 % beträgt. Oberhalb von 13 % (*m/m*) beginnt mikrobielles Wachstum.[30]

Handelssorten: Jedes Erzeugerland hat seine eigenen Sorten- und Qualitätsbezeichnungen. Für die weltweite Kaffeepreisgestaltung und Quotenregelung wurde von der Internationalen Kaffeeorganisation, ICO, die folgende Klassifizierung vorgeschlagen:[31]
- "Colombian Milds", inklusive Kenya und Tansania, nasse Aufbereitung;
- "Other Milds" aus nasser Aufbereitung;
- "Brazilians and Other Arabicas", einschließlich Äthiopien, trockene Aufbereitung.

Ganzdroge: Die geschälten Samen sind abgeplattet-ellipsoid, 7 bis 14 mm (10 bis 15 mm) lang, 6 bis 8 mm breit und auf der flacheren Seite mit einer tiefen Furche versehen, in der noch Reste der Samenhaut (Silberhaut) eingeklemmt sind. Die Samen sind hart, hornartig, grünlich, gelb oder gelblich-braun gefärbt und fast ohne Geruch und Geschmack.[88,89]

Schnittdroge: *Mikroskopisches Bild.* Pulverisierter Kaffee zeigt Endospermbruchstücke aus polyedrischen Zellen mit perlmuttartig glänzenden, zellulosehaltigen Zellwänden, die unregelmäßig knotig verdickt sind; in den Zellen teilweise Eiweißkörner und Fetttröpfchen; ferner Bruchstücke der Samenschale aus mehrschichtigen, zusammengefallenen, inhaltslosen, sehr dünnwandigen Zellen und spindelförmigen Faserzellen mit gleichmäßig verdickten, reichlich getüpfelten Zellwänden.[89]

Verfälschungen/Verwechslungen: Ganzdroge, keine bekannt. Gerösteter (s. Zubereitungen), gemahlener Kaffee kann mit gerösteten Kaffee-Ersatzprodukten gestreckt sein. Die wichtigsten sind Zichorienwurzel (*Cichorium intybus* L.), Löwenzahnwurzel (*Taraxacum officinale* WEBER), Feigenfrüchte (*Ficus carica* L.), Zuckerrübenwurzel (*Beta vulgaris* L.), Lupinensamen (*Lupinus* ssp.), Roggenkörner (*Secale cereale* L.) und Gerstenkörner (*Hordeum distichon* L.).[32,33]

Minderqualitäten: Unreife Früchte, am Baum eingetrocknete oder durch Schadorganismen befallene Früchte ergeben sogenannte "defective beans", die meist aufgrund ihrer Pigmentierung (schwarz, braun, grau) erkannt werden. Zudem führen Unachtsamkeiten während der Aufbereitung (s. Gewinnung) zu charakteristischen, unerwünschten Veränderungen der Bohne. So hat die Stinkerbohne ("stinker"), die infolge Überfermentierung entsteht, einen äußerst widerlichen Geruch sowie Geschmack und vermag im gemahlenen Zustand mehrere Kilogramm Kaffee ungenießbar zu machen. "Stinkers" können dank ihrer Fluoreszenz im UV-Licht (360 nm) bei der elektronischen Sortierung erfaßt werden.[27,34]

Inhaltsstoffe: Die grünen Bohnen enthalten Purinalkaloide. Hauptkomponente ist Coffein (= 1,3,7-Trimethylxanthin) mit durchschnittlich 1,16 % (0,58 bis 1,70 %).[36] Die übrigen bekannten Purinalkaloide Theobromin, Theophyllin, Paraxanthin, Theacrin, Liberin und Methylliberin sind jeweils nur in geringer Konzentration vorhanden. Die Konzentration an Theophyllin beträgt 5 bis 25 ppm.[37] S. a. Lit.[35]
Der Gehalt an Chlorogensäuren liegt zwischen 5,5 bis 7,6 % (HPLC). Hauptkomponente (60 bis 80 %) ist die 5-Caffeoylchinasäure, welche gemeinhin als Chlorogensäure bezeichnet wird.[38]
Atractyligenin, ein Diterpen vom Kauran-Typ, und dessen Glykoside sind in Konzentrationen von 320 bis 1000 ppm vorhanden.[39-42]
Der nichtverseifbare Anteil des Kaffeeöls enthält die Diterpenalkohole Kahweol und Cafestol, die an der primären Hydroxylgruppe vor allem mit Palmitin- und Linolsäure verestert sind. Die Bohne enthält ca. 16 % Kaffeeöl, wovon 1 % Diterpenalkohole sind.[35,43]
Trigonellin 1,08 %.[44,45]
Im Kaffeewachs finden sich 500 bis 1000 ppm an Fettsäure-Derivaten des 5-Hydroxytryptamins.[43]

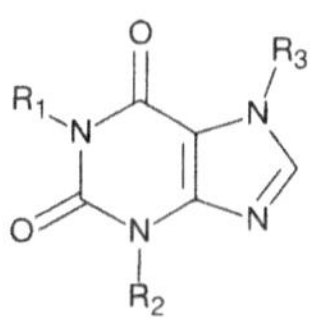

	R_1	R_2	R_3
Coffein	$-CH_3$	$-CH_3$	$-CH_3$
Theobromin	$-H$	$-CH_3$	$-CH_3$
Theophyllin	$-CH_3$	$-CH_3$	$-H$
Paraxanthin	$-CH_3$	$-H$	$-CH_3$

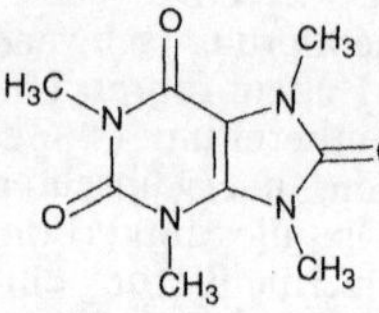

Theacrin

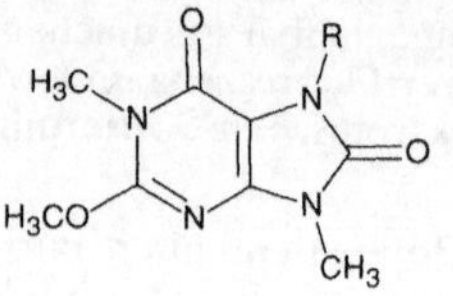

Methylliberin: R= $-CH_3$

Liberin: R= -H

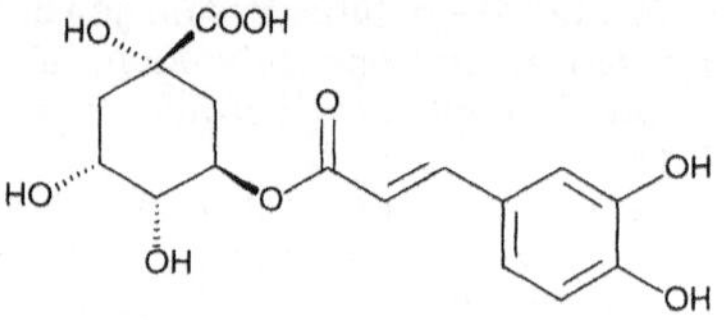

Chlorogensäure

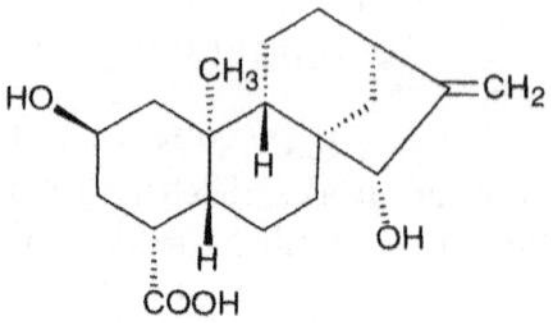

Atractyligenin

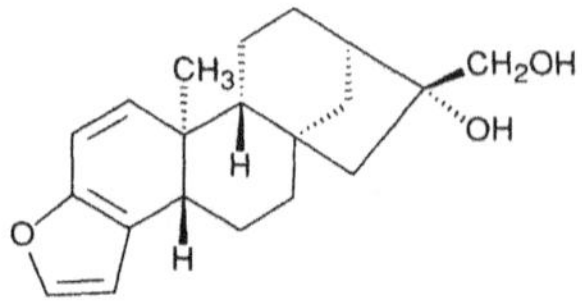

Kahweol

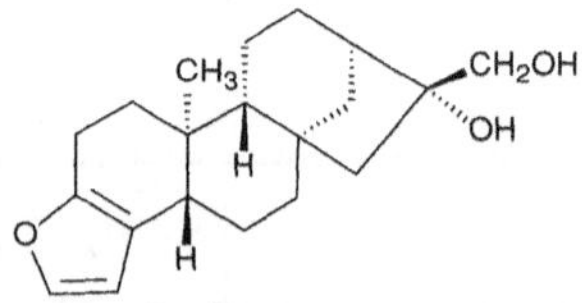

Cafestol

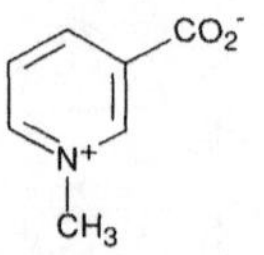

Trigonellin

Zubereitungen: Coffeae semen tostae (geröstete Kaffeebohnen), Prepared Coffee (Coffea Preparata) *BPC68*: Die getrockneten Samen werden solange geröstet, bis sie eine tiefbraune Farbe und den charakteristischen Geruch annehmen. Gehalt an Coffein mindestens 1 % *BPC68*.

Röstverfahren. Dieser Prozeß wird fast durchwegs im Verbraucherland durchgeführt und bildet zusammen mit dem Mahlen die Voraussetzung dafür, daß aus den Bohnen durch Aufgießen mit heißem Wasser das geschmacklich und farblich typische Getränk zubereitet werden kann (s. Sonstige Verwendung).

Der Röstprozeß findet in der Regel unter atmosphärischem Druck statt, wobei heiße Gase aus einem Brenner zusammen mit zusätzlicher Luft den Wärmeträger darstellen. Heiße Metalloberflächen, in älteren Röstapparaten einziger Wärmeträger, sind heute lediglich eine Ergänzung zum Wärmetransfer aus heißen Gasen. Es existiert eine große Zahl von Röstapparaturen. Das konventionelle Rösten geschieht meistens in der sich horizontal drehenden Trommel, die perforiert sein kann, mit heißem Gas beschickt wird und kontinuierlichen Betrieb erlaubt. Hier beträgt die Röstdauer 12 bis 15 min, mitunter auch nur 5 bis 8 min. Eine neue Generation von Röstern, die auf dem Prinzip des "fluidised-bed" (Fließbett) operieren, führte zu einer Verkürzung und Verbesserung des Röstprozesses mit Röstzeiten zwischen 1,5 und 3,5 min. Während des Röstvorganges "schwimmen" die Bohnen im heißen Gas. Die Wärmeübertragung (Konvektion) ist dadurch optimiert und der Gewichtsverlust minimalisiert. Im englischen Sprachgebrauch wird deshalb diese Methode mit "fast and high-yield roasting" bezeichnet. Die Temperatur der wärmeübertragenden Gasphase liegt zwischen 220 °C und 270 °C.

Physikalisch-chemisch und thermoanalytisch betrachtet, verliert die Bohne zunächst in einer ersten Phase ihre Restfeuchte und später, ab einer Bohnentemperatur von 160 °C, beginnt die exotherme Reaktion, welche bei 210 °C ihr Maximum und bei 250 °C wieder ein tiefes Niveau erreicht. Während dieser Pyrolyse findet ein Trockengewichtsverlust statt, der auf die Bildung flüchtiger Produkte, in erster Linie von CO_2, zurückzuführen ist und je nach Röstmethode zwischen 1 und 10 % beträgt. Während des Röstvorganges nimmt die Bohne an Volumen zu. Pro Gramm gerösteten Kaffees bleiben bis 5 mL (Normaldruck) CO_2 unter Druck in der Bohne eingeschlossen, welches langsam entweicht.[46,47]

Einwirkung des Röstens auf die Inhaltsstoffe. Der Coffeingehalt wird nicht nennenswert verändert, hingegen fällt der Gehalt an Chlorogensäuren auf etwa 40 bzw. weniger als 10 % des ursprünglichen Wertes bei der mittleren bzw. starken Röstung. Der Gehalt des freien Atractyligenins nimmt auf Kosten seiner Glykoside zu. Trigonellin zerfällt zu 30 bis 90 % proportional zur Röstdauer (Röstgradindikator!) und ergibt unter anderem Nikotinsäure, dessen Gehalt dabei um den Faktor 20 auf maximal 40 mg/100 g ansteigt. Die Fettsäure-Derivate des 5-Hydroxytryptamins werden zu etwa 20 % zu 5-Hydroxyindolen, Alkanen und Alkanderivaten pyrolysiert.

Während des Röstens werden vor allem aus den wasserlöslichen Verbindungen wie Kohlehydrate, Aminosäuren, Chlorogensäuren und Trigonellin flüchtige aromatische Substanzen sowie polymere braune Pigmente gebildet.

Caramel, Melanoidine, verschiedene aromatische Verbindungen sowie in geringem Maße auch Coffein (10bis30%) sind für den charakteristischen, bitteren Geschmack des Getränks (s. Sonstige Verwendung) verantwortlich.
Bis heute sind im gerösteten Kaffee über 1.000 flüchtige Substanzen, die insgesamt 0,1 % des Bohnengewichts ausmachen, identifiziert worden. Die meisten werden in allen anderen gerösteten Lebensmitteln ebenfalls vorgefunden. Trotz großer Anstrengungen ist noch nicht klar, welche Verbindungen für das Kaffeearoma ausschlaggebend sind. Schwefelhaltige Furanderivate sollen in geringer Konzentration (wenige ppm) eine Geruchsnote besitzen, die an frisch gerösteten Kaffee erinnert.[29,35,43,45,48]

Identität:
- Durch makroskopische und mikroskopische Prüfung *PFX*, *Hisp IX*.
- Chemisch *PFX*.

Zur Untersuchung dient ein in kochendem Wasser aufgenommener Chloroformextrakt aus mit Ammoniak alkalisierter Droge. Der Rückstand der eingedampften Untersuchungslsg. in Wasserstoffperoxid und Salzsäure aufgenommen zeigt nach erneutem Eindampfen eine rotorange Färbung, die beim Befeuchten mit Ammoniak in Rotviolett übergeht (Xanthinbasen).
Mit Iod-Kaliumiodid-Lsg. versetzt bleibt die Untersuchungslsg. zunächst klar, auf Zusatz von Salzsäure fällt dunkelbrauner Niederschlag von schwerlöslichen Xanthin-Perjodiden aus, der sich nach Neutralisation mit Natriumhydroxydlsg. wieder auflöst (Xanthinbasen).
Weitere Identitätsreaktionen s. Coffea arabica hom. *HAB 1*.
- DC *PFX*.

Das Chromatogramm eines ethanolischen Drogenauszuges zeigt im Tageslicht nach Detektion mit Iod-Kaliumiodid-Lsg. und Salzsäure einen Hauptflecken, der in Lage und Farbe mit dem der Referenzsubstanz Coffein identisch ist.
- Fließmittel: MeOH-Chloroform (5 + 95);
- Adsorptionsschicht: Kieselgel G.

S. a. Coffea arabica hom. *HAB 1*.

Reinheit:
- Fremde Bestandteile: Höchstens 2% *PFX*. Beimengungen von Fremdstoffen wie Stärkekörnern, fremden Steinzellen und Gefäßen aus anderen Früchten sind in pulverisiertem Kaffee nicht erlaubt *Hisp IX*.
- Maximaler Wassergehalt: 9% *PFX*.
- Maximaler Aschegehalt: 5% *PFX*; 6% *Portug 46*.

Gehalt: Coffeingehalt mindestens 1% *PFX*; mindestens 1,5% *Portug 46*.

Gehaltsbestimmung: Zur Gehaltsbestimmung *PFX* wird die mit Ammoniak alkalisierte, gepulverte Droge mit Tetrachlorkohlenstoff extrahiert, nach mehreren Reinigungsschritten der Rückstand in MeOH aufgenommen und daraus die Absorption des Coffeins bei 273 nm gemessen. Gehaltsberechnung mit Hilfe der spezifischen Absorption (vgl. a. Coffeinbest. in Coffea arabica hom. *HAB 1*). Die Coffeinbestimmung *Hisp IX* und *BPC 68* für Prepared Coffee (gebrannter Kaffee) erfolgt gravimetrisch nach Extraktion mit Chloroform und Ammoniak (*Hisp IX*) bzw. nach ethanolischer Extraktion (*BPC 68*) und entsprechenden Reinigungsschritten.
Im Lebensmittelbereich ist die modifizierte Methode nach Levine *der* Standard für die Coffeinbestimmung im grünen und gerösteten Kaffee.[45,49] Moderne Bestimmungstechniken gestatten die schnelle Erfassung auch der Begleit-Purinalkaloide.[50]

Lagerung: Gut verschlossen aufzubewahren, vor Licht und Feuchtigkeit geschützt *PFX*.

Wirkungen: Der weitaus größte Teil der für den Kaffee beschriebenen Wirkungen läßt sich auf die Anwesenheit von Coffein zurückführen. Detaillierte Angaben zur Coffeinwirkung → Coffein. Der Übersicht halber seien die Coffeineffekte vereinfacht zusammengefaßt:
Coffein ist zentral erregend, hat eine positiv inotrope und (in hohen Konzentrationen) eine positiv chronotrope Wirkung auf das Herz. Es wirkt relaxierend auf die glatte Muskulatur sowohl der Gefäße (mit Ausnahme der zerebralen Gefäße, die mit einer Vasokonstriktion reagieren) als auch der Bronchien. Coffein hat einen kurzfristigen diuretischen Effekt und bewirkt ein Erhöhung der Magensekretion. Zudem steigert es die Freisetzung der Catecholamine.
Von den verschiedenen Hypothesen mit dem gemeinsamen Ziel, die physiologische Wirkung des Coffeins in seinem Angriffspunkt auf der Ebene der Zelle zu erklären, ist heute jene der kompetitiven Blockierung der an der Zelloberfläche liegenden Adenosin-Rezeptoren (A1 und A2) wohl die wichtigste. Diese Rezeptoren sind im Gehirn, Fettgewebe, in der Leber, Niere, im Herz und an Erythrozyten aufgefunden worden. Coffein und andere Methylxanthine kompetitieren mit Adenosin um diese Bindungsstellen. So wird begreiflich, weshalb eine große Zahl der Coffeinwirkungen denjenigen des Adenosins entgegengesetzt sind. Adenosin-Effekte sind: Sedierung des ZNS, Dilatation der zerebralen Gefäße, Erniedrigung der Schlagfrequenz und des Blutdrucks, Verminderung der Lipolyse im Fettgewebe, Hemmung der synaptischen Freisetzung von Katecholaminen.
Die nach üblichem Kaffeegenuß (s. Sonstige Verwendung) oder nach therapeutischer Verabreichung von Kaffeextrakten (s. Therapeutische Anwendung) in Blut und Gehirn zirkulierenden Coffeinkonzentrationen liegen zwischen 10 und 50 μM und genügen vollauf, die erwähnten Adenosin-Effekte zu antagonisieren. Diese Erkenntnisse basieren auf einer Vielzahl von Studien an Säugern.[51–54]
Herz, Kreislauf, Gefäße. In Doppelblindstudien konnte gezeigt werden, daß Individuen, die gewöhnlich keinen Kaffee trinken, bereits 1 h nach Verabreichung einer Einzeldosis Coffein von 250 mg mit einem Anstieg des systolischen Blutdruckes von durchschnittlich 10 mm Hg reagieren, während habituelle Kaffeetrinker diesbezüglich to-

lerant sind. Die Langzeit-Dosierung von Coffein (7 d; 3mal 250 mg/d) führt bei Nicht-Kaffeetrinkern nach 1 bis 4 d ebenfalls zur Toleranz, d. h. der Blutdruck sinkt auf den Ausgangswert ab.[55,56] Bereits niedrige Dosen haben einen cardiotonischen, positiv inotropen Effekt, der möglicherweise zum Anstieg des Blutdrucks beiträgt.[57]
Blut. Wird, wie dies in den skandinavischen Ländern üblich ist, gemahlener Kaffee mit kochendem Wasser übergossen (Infusion) und der nach 10 min dekantierte Extrakt getrunken, so kommt es bei einem täglichen Konsum von durchschnittlich 5,6 Tassen nach 9 Wochen zu einem signifikanten Anstieg des Gesamt- sowie des LDL-Cholesterols.[58] Bei dieser Art der Zubereitung wird offenbar ein cholesterolämischer Faktor entweder freigesetzt oder neu gebildet, welcher mit einer Filtration durch Papierfilter zusammen mit 80 % der Kaffeelipide entfernt werden kann.[59] Zusammenstellung der epidemiologischen Untersuchungen zum Thema Kaffee und Cholesterol in Lit.[54]
Verdauungstrakt. Die orale Zufuhr von 200 mg Chlorogensäure stimuliert beim Menschen die Magensekretion.[60] Dieser Effekt erklärt möglicherweise, weshalb beide, normaler und entcoffeinierter Kaffee, die gastrale Sekretion doppelt so stark anregen wie Coffein allein.[61]
Sonstige. Eine Diät mit 20 % grünem Kaffee hemmt beim Hamster die DMBA-induzierte, orale (Backentasche) Tumorbildung zu 90 %. Eine Mischung aus Kahweol und Cafestol allein, welche dem Gehalt in der Diät entspricht, zeigt einen Hemmwert von 35 %.[62]

Wirkungsverlauf: Die stimulierende Wirkung des Kaffees, welche auf die Anwesenheit von Coffein zurückgeführt wird, setzt schon wenige Minuten nach der Einnahme ein. Maximale Plasmakonzentrationen an Coffein werden nach 15 bis 45 min erreicht. Seine Plasmahalbwertzeit beträgt durchschnittlich 4 bis 6 h, wobei aber von Individuum zu Individuum große Unterschiede bestehen.[53]

Anwendungsgebiete: Kaffeeextrakte aus gerösteten und ungerösteten Samen werden medizinisch analog zu anderen coffeinhaltigen Drogen bei geistiger und körperlicher Ermüdung angewendet.[63,64] Auch das Kaffeegetränk (Heißwasserextrakt aus gerösteten, gemahlenen Samen; s. Sonstige Verwendung) kann bei Neigung zu Hypotonie therapeutisch eingesetzt werden.[65]

Dosierung und Art der Anwendung: *Zubereitung.* Soweit nicht anders verordnet: Mittlere Tagesdosis: Zubereitungen entsprechend 15 g Droge.[64]
Extrakte aus Kaffeebohnen zum Einnehmen.[64]

Volkstümliche Anwendung und andere Anwendungsgebiete: In Haiti werden Abkochungen der gerösteten Bohnen bei Schwächezuständen, Anämie, Ödemen, Leberbeschwerden und Hepatitis getrunken.[68] Die Wirksamkeit ist nicht belegt.

Unerwünschte Wirkungen: *Allergische Wirkungen.* Überempfindlichkeitsreaktionen nach Einnahme von Kaffeezubereitungen sind, angesichts der breiten Verwendung als Lebensmittel, äußerst selten. Stäube des grünen Kaffees, welche Zellulosefasern der Jutesäcke, Hyphen und Sporen von Pilzen, Bohnenfragmente und Pollen enthalten, können allergische Reaktionen auslösen. Die Allergene sind heterogene Proteine (M_r 50.000 bis 500.000), die beim Rösten teilweise zerstört werden. Chlorogensäure konnte als Allergen ausgeschlossen werden.[66]
Sonstige. Einschlafstörungen, Überregbarkeit, nervöse Unruhezustände.[64]

Gegenanzeigen/Anwendungsbeschr.: Ulcus ventriculi und -duodeni.[64]
Gegen Ende des zweiten und im letzten Trimester der Schwangerschaft verlängert sich die Plasmahalbwertzeit von Coffein auf 18 bis 20 h. In dieser Phase ist deshalb dem Faktor Coffein Beachtung zu schenken.[53] Das gleiche gilt auch für die Stillperiode, da einerseits die Halbwertzeit für Coffein Neugeborener während der ersten 5 Lebensmonate stark erhöht ist und andrerseits Coffein rasch in die Muttermilch (Konzentrationsverhältnis Milch/Serum 0,47 bis 0,87) übertritt.[67] Weiterführende Literatur zu diesen Aspekten in Lit.[54] Eine Veränderung der Halbwertzeit ist auch bei Erkrankungen der Leber zu beobachten.[53]

Wechselwirkungen: Wirkungsverstärkung durch psychoanaleptisch wirksame Arzneimittel und coffeinhaltige Getränke.[64]

Tox. Inhaltsstoffe u. Prinzip: Soweit bekannt, ist Coffein konzentrationsmäßig das wichtigste und toxikologisch gesehen das einzig zu berücksichtigende Wirkungsprinzip mit durchschnittlich 1,16 % für *C. arabica* und 2,15 % für *C. canephora*. Toxikologische Eigenschaften von Coffein → Coffein.
Die Kontroverse um die Schädlichkeit des Kaffeegetränks nahm in Europa ihren Anfang im 17. Jahrhundert und hat bis heute kein Ende gefunden. Wenn von Coffein die Rede ist, so ist damit vorrangig der Kaffee gemeint, weil er die Hauptquelle dieses weltweit am häufigsten konsumierten Wirkstoffes darstellt. Obschon oder vielleicht weil die Zahl der Veröffentlichungen zum Thema "Coffein (Kaffee) und Gesundheit" exponentiell ansteigt, hat die wissenschaftliche Forschung in den vergangenen Jahren mehr Fragen aufgeworfen als beantwortet. Die zur Zeit wohl fundierteste Auseinandersetzung mit dieser Thematik findet sich in einem kürzlich erschienenen Übersichtswerk,[54] in welchem allein unter den Gesichtspunkten der cardiovasculären Erkrankungen, der Carcino-, Muta- sowie Teratogenität und der menschlichen Reproduktion ca. 500 Publikationen abgehandelt weden. Das Fazit ist, daß trotz der Fülle von Untersuchungsergebnissen kaum eine gesicherte Aussage über Coffein (Kaffee) als Risikofaktor gemacht werden kann. Die Resultate sind inkonsistent oder sogar widersprüchlich, eine Dosis-Wirkung-Korrelation besteht nur selten. Die Gründe hierfür sieht der Autor in erster Linie im Parameter der "Coffein-Exposition", der in Form der nicht-kontrollierten Selbsteinschätzung der Versuchspersonen in die Studien einfließt. Angesichts der Tatsache, daß die Einnahme einer Droge (oder eines Genußmittels) einen Akt menschlicher Verhaltensweise darstellt und

deshalb nur mit großer Mühe quantifizierbar ist, erstaunt es nicht, wenn vor allem in epidemiologischen Studien häufig Null-Befunde als Quintessenz resultieren. Es werden tagebuchartige Aufzeichnungen der täglichen Aufnahme durch die Versuchspersonen und die Bestimmung des Coffeinspiegels im Speichel oder Blut empfohlen. Des weiteren kann der Autor zeigen, daß ein Teil der widersprüchlichen Statements durch irrtümliche Interpretation der Ergebnisse verursacht sind. Vermehrte Beachtung sollte den "Confounders" (Versuchspersonen, die zusätzlichen Risikofaktoren ausgesetzt sind, z.B. Raucher) geschenkt werden, welche die wahre Aussage der Studie gefährden.

Toxikokinetik: Coffein wird innerhalb von wenigen Minuten resorbiert und verteilt sich unmittelbar frei im ganzen Körperwasser (ca. 0,7 L/kg KG), so daß die Konzentration im Gewebe dem jeweiligen Wassergehalt proportional ist. Eine Einzeldosis (p.o. oder i.v.) von 1 mg Coffein/kg KG führt im Menschen zu einem Peak-Plasmaspiegel von ca. 1 mg/L (= 1 µg/mL). Die Plasmahalbwertzeit beträgt durchschnittlich 4 bis 6 h. Sie ist im letzten Trimester der Schwangerschaft und bei Lebererkrankungen stark verlängert (s.a. Gegenanzeigen/Anwendungsbeschr.). Coffein wird in der Leber durch drei verschiedene Prozesse metabolisiert: – Demethylierung zu Dimethyl- und Monomethylxanthinen; – Oxidation zu den entsprechenden Methylharnsäuren; – Öffnung des Imidazolringes und damit Bildung substituierter Aminouracile. Der weitaus größte Teil dieser Metaboliten wird im Urin und nur wenig (2 bis 7 %) in den Faeces ausgeschieden. Weniger als 2 % des applizierten Coffeins wird in unveränderter Form eliminiert.[53,69,70]

Akute Toxizität: Die Hochrechnung aus Tierversuchen ergibt für den Menschen eine LD_{50} von Schätzungsweise 150 bis 200 mg Coffein/kg KG.[54] Aus der Praxis wird einerseits davon berichtet, daß bereits eine Einzeldosis von 5,3 g Coffein p.o. den Tod eines Kindes herbeigeführt habe,[71] während andererseits eine 21jährige Frau die Einnahme von 106 g Coffein (424 Tabletten zu je 250 mg) ohne bleibende Symptome überlebte.[72] Die "American Association of Poison Control Centers" registrierte 2.709 Fälle von Coffeinvergiftung. Lediglich 0,1 % (d.h. 3 Fälle) verliefen tödlich.[54] Es besteht kein klares Bild der medizinischen Ursachen, die letztlich nach einer Überdosierung von Coffein zum Exitus führen. Hingegen werden im Zusammenhang mit der Vergiftung durch Coffein eine Reihe von allgemeinen Symptomen wie Erbrechen und abdominale Krämpfe (erste Zeichen) beschrieben. Weitere Symptome betreffen das zentrale Nervensystem und schließen Rigidität, myoklonische Spasmen, Opisthotonus sowie Konvulsionen ein. Kardiovaskuläre Effekte sind ebenfalls häufig und führen zu Tachykardie und Arrhythmien. Die diuretische und emetische Wirkung kann eine massive Störung der Flüssigkeits- und Elektrolythaushaltes ergeben. Erholung ohne bleibende Symptome.[54]
Angesichts dieser Daten und des Umstandes, daß für eine schwerwiegende Lebensmittelvergiftung pro kg KG eine Tasse sehr starken Kaffees entsprechend 10 bis 15 g Kaffeepulver eingenommen werden müßte, ist diesbezüglich eine lebensbedrohende Situation kaum vorstellbar. Anders liegen die Verhältnisse für pharmazeutische Zubereitungen, welche eine erleichterete Ingestion großer Coffeinmengen ermöglichen und in seltenen Fällen zu einer Lebensbedrohung führten.

Chronische Toxizität: Coffeinabusus über längere Zeit von täglich 1,5 bis 1,8 g führt beim Menschen zu einem als "Coffeinismus" bezeichneten Komplex von unspezifischen Symptomen wie Angst, Ruhelosigkeit, Reizbarkeit, Schlaflosigkeit, Zuckungen, Herzklopfen, Extrasystolen, Schwindel, Erbrechen, Durchfall, Appetitlosigkeit, Kopfschmerzen, Ohrenklingen, Beschleunigung der Atmung, leichtes Fieber und Albuminurie.[53,54,73]

Akute Vergiftung: *Erste Maßnahmen.* Erbrechen mit Syrupus Ipecac. (Erwachsene: 30 mL, Kinder 1 bis 12 Jahre: 15 mL) oder Magenspülung.
Einnahme einer Aufschlämmung von Aktivkohle (Erwachsene: 30 bis 100 g; Kinder: 15 bis 30 g; Kleinkinder: 1 bis 2 g/kg KG) entweder wäßrig oder mit Natriumsulfat (Na_2SO_4) oder mit Sorbit.
Bekämpfung der Krampfneigung mit Diazepam i.v. (Erwachsene: Einzeldosis 5 bis 10 mg, 15minütlich wiederholbar bis zur total applizierten Dosis von 30 mg; Kinder analog 0,25 bis 0,4 mg/kg KG bis zur total applizierten Dosis von 10 mg).
Genaue Kontrolle des Elektrolyt- und Flüssigkeitsgleichgewichts.[86,90] *Präventivmaßnahmen.* Pneumonie-Prophylaxe bei Aspiration.

Chronische Vergiftung: *Erste Maßnahmen.* Absetzen der coffeinhaltigen Droge, falls nötig unter strikter Kontrolle (Hospitalisierung).

Sonst. Verwendung: *Haushalt.* Kaffeegetränk: Zu seiner Herstellung dienen die gerösteten und gemahlenen Bohnen von *C. arabica* und *C. canephora*, wobei unter Normal- oder Überdruck (8 bis 10 bar) mit kochendem Wasser oder mit heißem, dampfhaltigen Wasser (Vaporisation) eine Fest-Flüssig-Extraktion durchgeführt wird.
Die gängigen Methoden sind: Die Filtration durch Papierfilter (Filterkaffee; "drip coffee"); das Dekokt und die Infusion (oft beide als gekochter Kaffee bezeichnet); die Perkolation, bei welcher der Extrakt durch das Mahlgut rezirkuliert wird; die Espresso-Methode mit Vaporisation und hohem Druck (Espresso- oder Ristretto-Kaffee).[74,75]
Eine Tasse Kaffee (150 mL), aus 10 g Bohnen hergestellt, enthält je nach Extraktionsart und Ausgangsmaterial 80 bis 180 mg Coffein.[29] Die Berechnung der Coffeinaufnahme (Coffeinkonsum) anhand von standardisierten Werten für eine Tasse Kaffee ist ungenau und bleibt eine grobe Schätzung.[54]

Gesetzl. Best.: *Offizielle Monographien.* Monographie-Entwurf (unveröffentlicht) der Kommission E beim BGA "Stoffcharakteristik zur Bewertung fixer Kombinationen mit Coffeae semen (Kaffeebohnen)".[64]

Coffea arabica hom. *HAB 1*

Synonyme: Coffea.

Monographiesammlungen: Coffea arabica.

Definition der Droge: Die von der Samenschale (Silberhaut) weitgehend befreiten, reifen, getrockneten, ungerösteten Samen.

Stammpflanzen: *Coffea arabica* L.

Zubereitungen: Urtinktur und flüssige Verdünnungen aus zerkleinerten Samen *HAB 1*, Vorschrift 4a mit EtOH 62 %.
Eigenschaften: Die Urtinktur ist eine gelbliche Flüssigkeit von schwach bitterem Geschmack.

Identität: *Droge.*
- Ein EtOH-Extrakt der Droge mit Essigsäure und Natriumnitrit versetzt, färbt sich tiefrot (Xanthinbasen).
- DC:
- Referenzlsg.: 0,1 % ethanolische *p*-Aminoacetophenon-Lsg.;
- Adsorptionsschicht: Kieselgel HF_{254};
- Fließmittel: Chloroform-EtOH (93 + 7) in gesättigter Ammoniakatmosphäre.
- Auswertung: Das Chromatogramm des EtOH-Extraktes der gepulverten Droge zeigt im UV-Licht bei 254 nm einen dunklen Fleck wenig über dem der Referenzsubstanz; beim Besprühen mit einer Mischung aus wäßriger Weinsäurelsg. und Iod-Eisen(III)chlorid-Aceton-Lsg. färbt sich dieser Fleck tiefbraun.

Zubereitung. Urtinktur. Die Urtinktur färbt sich mit Natriumhydroxid-Lsg. tiefgelb, mit verdünnter Ammoniaklsg. grün, beim Schütteln mit Natriumnitrit und Essigsäure rot bis rotbraun.
Auf Filterpapier eingetrocknete Urtinktur fluoresziert im UV-Licht bei 365 nm hellblau.
DC: Chromatographische Prüfung auf Coffein als Hauptsubstanz, Prüflsg. ist die Urtinktur.

Reinheit:
- Fremde Bestandteile: Höchstens 1,5 %.
- Feuchtigkeitsgehalt: Max. 15 %.
- Relative Dichte: 0,890 bis 0,900.
- Trockenrückstand: Mindestens 1,5 %.

Gehalt: In der Droge mindestens 1,3 %, in der Urtinktur mindestens 0,10 % Coffein.

Gehaltsbestimmung: Aus einem salzsauren Drogenauszug bzw. aus der mit Salzsäure versetzten Urtinktur wird nach Reinigungsschritten über basische und saure Kieselgur-Säulen und Elution mit Eth sowie Chloroform aus der Chloroformphase die Absorption des Coffeins bestimmt und mit Hilfe der spezifischen Absorption der Gehalt berechnet. Diese Methode entspricht der modifizierten Methode nach Levine.[45,49]

Anwendungsgebiete: Sie entsprechen dem homöopathischen Arzneimittelbild. Dazu gehören Schlafstörungen und Neuralgien.[79]

Dosierung und Art der Anwendung: *Zubereitung.* Bei akuten Zuständen häufige Anwendung alle halbe bis ganze Stunde je 5 Tr. oder 1 Tablette oder 10 Streukügelchen oder 1 Messerspitze Verreibung einnehmen; parenteral 1 bis 2 mL bis zu 3mal tgl. s. c. injizieren.
Bei chronischen Verlaufsformen 1- bis 3mal tgl. 5 Tr. oder 1 Tablette oder 10 Streukügelchen oder 1 Messerspitze Verreibung einnehmen; parenteral 1 bis 2 mL pro Tag s. c. injizieren.[79]

Unerwünschte Wirkungen: Nicht bekannt. Vorübergehend können unbedenkliche Erstverschlimmerungen eintreten.[79]

Gegenanzeigen/Anwendungsbeschr.: Nicht bekannt.[79]

Wechselwirkungen: Nicht bekannt.

Gesetzl. Best.: *Offizielle Monographien.* Aufbereitungsmonographie der Kommission D am BGA "Coffea arabica (Coffea)".[79]

Coffea arabica tosta hom. *HAB 1*

Synonyme: Coffea tosta hom.

Definition der Droge: Die getrockneten, stark gerösteten Samen.

Stammpflanzen: *Coffea arabica* L.

Zubereitungen: Urtinktur und flüssige Verdünnungen *HAB 1*, Vorschrift 4a mit EtOH 43 % (*G/G*).
Darreichungsform: Urtinktur, flüssige Verdünnungen, Tabletten, Verreibungen, Streukügelchen, flüssige Verdünnungen zur Injektion.[80]

Anwendungsgebiete: Sie entsprechen dem homöopathischen Arzneimittelbild. Dazu gehören Schlafstörungen und Neuralgien.

Dosierung und Art der Anwendung: *Zubereitung.* Bei akuten Zuständen häufige Anwendung alle halbe bis ganze Stunde je 5 Tr. oder 1 Tablette oder 10 Streukügelchen oder 1 Messerspitze Verreibung einnehmen; parenteral 1 bis 2 mL bis zu 3mal tgl. s. c. injizieren.
Bei chronischen Verlaufsformen 1- bis 3mal tgl. 5 Tr. oder 1 Tablette oder 10 Streukügelchen oder 1 Messerspitze Verreibung einnehmen; parenteral 1 bis 2 mL pro Tag s. c. injizieren.[80]

Unerwünschte Wirkungen: Nicht bekannt.[80]

Gesetzl. Best.: *Offizielle Monographien.* Aufbereitungsmonographie der Kommission D am BGA "Coffea arabica tosta (Coffea tosta)".[80]

Coffea cruda hom. *PFX*

Synonyme: Coffea.

Monographiesammlungen: Coffea cruda pour Préparations Homéopathiques *PFX*.

Definition der Droge: Die getrockneten grünen Kaffeebohnen.

Stammpflanzen: *Coffea arabica* L.

Zubereitungen: Urtinktur aus den getrockneten, grünen Bohnen mit EtOH 65 % (*V/V*) nach den allgemeinen homöopathischen Zubereitungsvorschriften *PFX*.
Eigenschaften: Bernsteingelbe Flüssigkeit mit schwachem Geruch und an Süßholz erinnerndem Geschmack.

Gehalt: Mindestens 0,06 % Coffein.

Coffea hom. *HPUS 78*

Synonyme: Coffee.

Monographiesammlungen: Coffea (Coffee) *HPUS 78*.

Definition der Droge: Die Samen vom besten ungerösteten Mokkakaffee.

Stammpflanzen: *Coffea arabica* L.

Zubereitungen: *Urtinktur.*
Zubereitung von 1000 mL Urtinktur aus 100 g grob gepulvertem, rohem Kaffee und entsprechender Menge EtOH 94,9 % (*V/V*).
Verdünnungen. D2 (2×) und höher mit EtOH 88 % (*V/V*).

Gehalt: *Urtinktur:* Arzneigehalt $^1/_{10}$.

Coffea canephora PIERRE ex FROEHNER

Synonyme: *C. arabica* L. var. *stuhlmannii* WARB., *C. bukobensis* ZIMM., *C. Kouilouensis* DE WILD., *C. laurentii* DE WILD., *C. maclaudii* A. CHEV., *C. robusta* LINDEN, *C. ugandae* CRAMER, *C. welwitschii* PIERRE ex DE WILD.

Sonstige Bezeichnungen: S. *C. arabica*; Handel: Robusta(s).

Systematik: Diese in den äquatorialen Tiefland-Regenwäldern Afrikas heimische Art ist diploid und durch eine riesige Mannigfaltigkeit an Formen und Ökotypen charaktisiert, welche unter verschiedenen botanischen Namen beschrieben wurden. Ihre Entdeckung und rasche Verbreitung durch den Menschen ist eng mit der Zerstörung der Arabica-Plantagen durch den Kaffeerost (*Hemileia vastatrix* B. et BR.) in den östlichen Kolonialländern vor und während der letzten Jahrhundertwende verknüpft. Im Jahre 1897 hatte PIERRE als erster diese Spezies aufgrund von Pflanzenmaterial aus Gabon mit *C. canephora* benannt. Es handelt sich um eine Varietät mit stark herabhängenden Ästen und stark gewellten Blättern, die bereits vor der Beschreibung durch PIERRE von europäischen Siedlern in Kouilou entdeckt und an verschiedenen Orten unter der Bezeichnung "Kouilou Kaffee" kultiviert worden war. Sie soll der in Uganda gezogenen Form "Nganda" entsprechen, welche ebenfalls breite, kuppelförmige Büsche bildet.
Die Botaniker LAURENT sammelte im Jahre 1895 im Kongobecken Pflanzenmaterial, welches er 1898 korrekt als *C. canephora* identifizierte. Leider meinte DE WILDMAN zwei Jahre später, es handle sich hierbei um eine neue Spezies und nannte sie *C. laurentii*. Um die gleiche Zeit (1900 bis 1901) brachte LINDEN aus diesem Gebiet Pflanzen zur Weiterzucht nach Brüssel, welche er mit *C. robusta* bezeichnete und nach Java sandte, wo diese vermeintliche Art anschließend kultiviert und gezüchtet wurde. Von dort her breitete sich ihr Anbau unter dem Namen "Robusta" in neue Regionen Afrikas, nach Amerika und Asien aus. Sie hat einen kräftigen Stammwuchs, wodurch der Strauch einen baumförmigen Charakter erhält. Obschon es sich hier, wie sich später herausstellte, lediglich um eine Varietät von *C. canephora* handelt, wird die Bezeichnung "Robusta" als Sammelbegriff für alle Vertreter dieser Art, und speziell im Handel als Abgrenzung gegenüber "Arabica", verwendet. Es sollten die beiden hier beschriebenen Varietäten systematisch wie folgt bezeichnet werden:[18]

- Robusta Typ (aufrechter, baumförmiger Wuchs, große, breite Blätter): *C. canephora* var. *canephora* (syn. *C. robusta* LINDEN).
- Nganda oder Kouilou-Typ (stark ausladender, buschförmiger Wuchs, kleinere, schmale Blätter): *C. canephora* var. *nganda* HAARER (syn. *C. kouilouensis* PIERRE ex DE WILD.)

Für die Kultivierung hat es sich eingebürgert, die Pflanzen einer der beiden Gruppen von *C. canephora*, nämlich Robusta oder Kouilou (Schreibweise häufig auch "Kouillou" oder "Konilon") zuzuordnen.[81]

Botanische Beschreibung: Bäumchen oder kleiner Baum von aufrechtem Wuchs, 4 bis 8 m hoch, besitzt gewöhnlich mehrere Stämme, welche aus dem gleichen Stumpf entspringen, mit an der Basis weithin blattlosen, herabhängenden Seitenästen mit aschigweißer Rinde. Junge Zweige kahl, abgeplattet und dunkelgrün. Blätter 15 bis 30 cm lang, 5 bis 12 cm breit, fest und papierartig (nicht lederig), kahl, in zwei Zeilen, mehr oder weniger deutlich hängend, lang-oval oder lanzettlich und an beiden Enden verschmälert, mit abgesetzter Spitze; die ganze Blattfläche mehr oder weniger stark gewellt; 8 bis 13 Paare sekundärer Nerven, aufsteigend, mit oder ohne Domatien; kräftiger Blattstiel mit schwach gewölbter Oberseite, 8 bis 20 mm lang, ein wenig am Zweig herablaufend; interpetioläre Stipeln dreieckig, mit erhabener Mittelrippe, die sich in eine kleine Spitze verlängert, an der Basis miteinander verwachsen, ziemlich langlebig. Axilläre Infloreszenzen aus 1 bis 3 Knäueln bestehend, die jungen Knäuel versteckt im Winkel der sich etwas vergrößernden Stipeln. Der Blütenstand besitzt zwei Nebenkelche. Blüten sitzend oder 2 bis 3 mm lang gestielt, etwa 30 pro Knäuel. Saum des Blütenkelchs gestutzt, nur schwach zipfelig. Blütenkrone weiß, manchmal schwach rosa, 20 bis 24 mm lang; Röhre 8 bis 12 mm lang; (4)5 bis 7(8) Kronzipfel, 12 bis 16 mm lang, 2 bis 4 mm breit. Antheren weit aus der Kronröhre herausragend, 8 bis 10 mm lang, auf 3 bis 6 mm langen Filamenten, welche am Schlund der Röhre inseriert sind. Griffel aus der Kronröhre herausragend, 12 bis 17 mm lang, mit zwei 6 mm großen endständigen Narben. Früchte, 40bis60, in dicht gedrängten, kugeligen Knäueln. Fruchtstiele 2bis5mm lang, an der Basis von den Schuppen des unteren Nebenkelches umgeben, welche mehr oder weniger auswachsen und persistieren. Frucht zur Reife rot, rundlich-oval, 8bis16mm lang und häufig beinahe ebenso breit, Proportionen sehr variabel, apikal mit einer kleinen, knopfartigen Scheibe, dem ehemaligen Diskus besetzt; Exokarp dünn, glatt, mit 6bis10 schwachen Längsleisten; Samen plan-oval oder leicht rund, 6bis12mm lang, 4bis7mm breit, in Form und Größe sehr variabel. Die ganze Pflanze zeigt in allen Merkmalen große Variabilität. Kulturformen zahlreich und instabil.[2]

2n = 22. Selbststeril. Im allgemeinen hohe Resistenz gegenüber dem Kaffeerost.

Spontan entstandene sowie durch Züchtung erhaltene Kreuzungen zwischen *C. canephora* und *C. arabica* sind von größter Bedeutung für die Erhaltung der durch den Kaffeerost und andere Schadorganismen weltweit bedrohten Arabica-Kulturen. So wird mit gutem Erfolg versucht, die ausgezeichneten Resistenzeigenschaften des spontan aufgetretenen "Hibrido do Timor" (4n) durch Rückkreuzungen in die Arabica-Kulturformen *Caturra* und *Catuai* einzuschleusen. Die Kreuzungsprodukte *Catimor* werden zur Zeit in allen Kaffee-Versuchsstationen auf ihre Eignung im Anbau geprüft.[82]

Züchterisch wurde 1975 an der Elfenbeinküste der Hybrid *C. arabusta* erzielt, der bereits plantagenmäßig angebaut wird, und in welchem die guten Eigenschaften der Eltern vereinigt sein sollen.[83]

Inhaltsstoffe: Die Pulpa enthält doppelt so viel lösliche, kondensierte Gerbstoffe wie jene von *C. arabica*.[24]

Verbreitung: Ursprungsgebiet sind die feuchten Tiefland-Regenwälder des tropischen Afrikas von Guinea bis Uganda und Angola, wo diese Art manchmal großflächig den Unterwuchs dominiert. Zentralafrika und besonders das Kongobecken sind die genetischen Zentren mit großer Vielfalt.[22,81] Elefanten sollen für die Verbreitung dieser Spezies verantwortlich sein, da sie deren Früchte lieben.[84]

Anbaugebiete: *C. canephora* gedeiht nur in relativ niederen Höhenlagen, erträgt hohe Temperaturen und benötigt starke Niederschläge (ca. 2.000 mm/Jahr), sowie humusreiche Böden. Wuchskraft, Produktivität und Krankheitstoleranz haben den Anbau von Robusta in allen Teilen der feuchten Tropen begünstigt. Der Kouilou-Kaffee hingegen wird lediglich im Kongo, an der Elfenbeinküste, in Guinea und Uganda sowie vereinzelt in Brasilien angebaut. Der agronomische Wert ist wegen seiner Krankheitsanfälligkeit relativ klein.

Drogen: Coffeae carbo, Coffeae semen.

Coffeae carbo (Kaffeekohle)

S. *Coffea arabica.*

Coffeae semen (Kaffeebohnen)

Monographiesammlungen: Café vert *PF X.*

Definition der Droge: Die getrockneten, von der Samenhaut befreiten Bohnen.

Stammpflanzen: *Coffea canephora* PIERRE und *Coffea arabica* L.

Herkunft: Hauptlieferländer sind Indonesien, die Elfenbeinküste und Uganda.

Handelssorten: Robusta, trockene Aufbereitung.

Ganzdroge: Die geschälten Samen sind plan-oval oder plan-rundlich, 6bis12mm lang, 4bis7mm breit und in Form und Größe sehr variabel.

Inhaltsstoffe: Coffein: 2,15% (1,16bis3,27%).[36]
Theophyllin 80bis350ppm. Theophyllin kann zur Unterscheidung zwischen Arabica (5bis25ppm) und Robusta dienen.[37]
Chlorogensäuren: 8,0bis10,1% (HPLC).[38]
Atractyligenin 0bis20ppm.[42]
Der nicht-verseifbare Anteil des Kaffeeöls enthält die Diterpenalkohole Kahweol und Cafestol, die an der primären Hydroxylgruppe vor allem mit Palmitin- und Linolsäure verestert sind. Die Bohne enthält ca. 16% Kaffeeöl, wovon 0,2% Diterpenalkohole sind.[35,43]
Trigonellin 0,67%.[44,45]
Das kürzlich identifizierte 2-Methylisoborneol verursacht den erdig-muffigen Aromaeindruck des Robusta-Kaffees in einer Konzentration von 2,5ppt.[85]
S. a. *Coffea arabica.*

1. Leroy LF (1980) Proc 9th Coll ASIC:473–477
2. Chevalier A (1947) Les Caféiers du globe III. Systématiques des caféiers et faux caféiers. Maladies et insectes nuisible. Encyclopédie biologique 28, Fascicule III, P Lechevalier, Paris
3. Leroy JF (1967) Compt Rend Hebd Séances Acad Sci, Ser D, 265:1.043–1.045
4. Robbrecht E (1988) Tropical woody Rubiaceae. Opera Bot Belg 1:1–271
5. Robbrecht E, Puff C (1986) Bot Jahrb Syst 108:63–137
6. Clifford MN, Williams T, Bridson D (1989) Phytochemistry 28:829–838
7. Carelli MLC, Lopes CR, Monaco LC (1974) Turrialba 24:398–401
8. Bertrand G (1902) Bull Soc Pharm 5:283–285
9. Chassevent F, Dalger G, Gerwig S, Vincent J-C (1973) Proc 6th Coll ASIC:147–154
10. Poisson J (1977) Proc 8th Coll ASIC:33–57
11. Prewo R, Guggisberg A, Lorenzi-Riatsch A, Baumann TW, Wettstein-Bättig M (1990) Phytochemistry 29:990–992
12. Weevers T (1930) Arch néerl Sci III B 5:111–194
13. Frischknecht PM, Ulmer-Dufek J, Baumann TW (1986) Phytochemistry 25:613–616
14. Stocker H, Wanner H (1977) Z Naturforsch 32c:288
15. Mazzafera P (1991) Phytochemistry 30:2.309–2.310
16. Charrier A, Berthaud J (1985) Botanical Classification of Coffee. In: Clifford MN, Wilson RC (Hrsg.) Coffee:

Botany, Biochemistry and Production of Beans and Beverage, Croom Helm, London, S. 13
17. Berthaud J, Charrier A (1988) Genetic Resources of Coffea. In: Clarke RJ, Macrae R (Hrsg.) Coffee, Vol. 4, Agronomy, Elsevier, London New York, S. 1
18. Haarer AE (1958) Modern Coffee Production, Nachdr. 1. Aufl., Leonhard Hill, London
19. Coolhaas C, de Fluiter HJ, Koenig HP (1960). In: Sprecher von Bernegg A (Begr.) Tropische und subtropische Weltwirtschaftspflanzen, III. Teil: Genußpflanzen, 2. Band, Kaffee, Ferdinand Enke, Stuttgart, S. 1
20. Brücher H (1977) Tropische Nutzpflanzen, 1. Aufl., Springer, Berlin Heidelberg New York
21. Carvalho A (1988) Principles and Practice of Coffee Plant Breeding for Productivity and Quality Factors: Coffea arabica. In: Clarke RJ, Macrae R (Hrsg.) Coffee, Vol. 4, Agronomy, Elsevier, London New York, S. 129
22. Van der Vossen HAM (1985) Coffee Selection and Breeding. In: Clifford MN, Wilson RC (Hrsg.) Coffee: Botany, Biochemistry and Production of Beans and Beverage, Croom Helm, London, S. 48
23. Barboza CA, Ramirez-Martinez JR (1991) Proc 14th Coll ASIC:272–276
24. Clifford MN, Ramirez-Martinez JR (1991) Food Chemistry 40:191–200
25. Clifford MN, De Colmenares NG, Ramirez-Martinez JR, Adams MR, De Menezes HC (1991) Proc 14th Coll ASIC:230–236
26. Knuth P (1905) Handbuch der Blütenbiologie III/2, Engelmann, Leipzig
27. Mitchell HW (1988) Cultivation and Harvesting of the Arabica Coffee Tree. In: Clarke RJ, Macrae R (Hrsg.) Coffee, Vol. 4, Agronomy, Elsevier, London New York, S. 43
28. Smith AW (1985) Introduction. In: Clarke RJ, Macrae R (Hrsg.) Coffee, Vol. 1, Chemistry, Elsevier, London New York, S. 1
29. Viani R (1986) Coffee. In: Ullmann's Encyclopedia of Industrial Chemistry, Vol. A7, VCH Verlagsgesellschaft Weinheim, S. 315
30. Vincent J-C (1987) Green Coffee Processing. In: Clarke RJ, Macrae R (Hrsg.) Coffee, Vol. 2, Technology, Elsevier, London New York, S. 1
31. McClumphia AD (1988) The Trading of Green Coffee. In: Clarke RJ, Macrae R (Hrsg.) Coffee, Vol. 6, Commercial and Technico-Legal Aspects, Elsevier, London New York, S. 1
32. Gassner G (1973) Mikroskopische Untersuchung pflanzlicher Lebensmittel, 4. Aufl., G. Fischer, Stuttgart
33. Macrae R, Beaumont J, Vaughan JR (1987) Detection and Analysis. In: Clarke RJ, Macrae R (Hrsg.) Coffee, Vol. 5, Related Beverages, Elsevier, London New York, S. 149
34. Clarke RJ (1987) Grading, Storage, Pre-treatments and Blending. In: Clarke RJ, Macrae R (Hrsg.) Coffee, Vol. 2, Technology, Elsevier, London New York, S. 35
35. Viani R (1988) Physiologically Active Substances in Coffee. In: Clarke RJ, Macrae R (Hrsg.) Coffee, Vol. 3, Physiology, Elsevier, London New York, S. 1
36. Charrier A (1975) Proc 7th Coll ASIC:295–302
37. Kappeler AW, Baumann TW (1985) Proc 11th Coll ASIC:273–279
38. Clifford MN (1985) Chlorogenic Acids. In: Clarke RJ, Macrae R (Hrsg.) Coffee, Vol. 1, Chemistry, Elsevier, London New York, S. 153
39. Ludwig H, Obermann H, Spiteller G (1974) Chem Ber 107:2.409–2.411
40. Obermann H, Spiteller G (1976) Chem Ber 109:3.450–3.461
41. Richter H, Spiteller G (1978) Chem Ber 111:3.506–3.509
42. Maetzel U, Maier HG (1983) Z Lebensm Unters Forsch 176:281–284
43. Folstar P (1985) Lipids. In: Clarke RJ, Macrae R (Hrsg.) Coffee, Vol. 1, Chemistry. Elsevier, London New York, S. 203
44. Yeransian JA, Kadin H, Borker E (1963) J Assoc Offic Anal Chem 46:315–319
45. Macrae R (1985) Nitrogenous Compounds. In: Clarke RJ, Macrae R (Hrsg.) Coffee, Vol. 1, Chemistry, Elsevier, London New York, S. 115
46. Clarke RJ (1987) Roasting and Grinding. In: Clarke RJ, Macrae R (Hrsg.) Coffee, Vol. 2, Technology, Elsevier, London New York, S. 73
47. Garloff H, Lang H, Viani R (1990) Kaffee. In: Heiss R (Hrsg.) Lebensmitteltechnologie, Springer, Berlin Heidelberg New York London Paris Tokyo Hong Kong, S. 358
48. Dart SK, Nursten HE (1985) Volatile Components. In: Clarke RJ, Macrae R (Hrsg.) Coffee, Vol. 1, Chemistry, Elsevier, London New York, S. 223
49. Newton JM (1979) J Assoc Offic Anal Chem 62:705–708
50. Suzuki T, Waller GR (1988) Metabolism and Analysis of Caffeine and Other Methylxanthines in Coffee, Tea, Cola, Guarana and Cacao. In: Linskens HF, Jackson JF (Hrsg.) Modern Methods of Plant Analysis, New Series, Vol. 8 Analysis of Nonalcoholic Beverages, Springer, Berlin Heidelberg, S. 184–220
51. Snyder SH (1984) Adenosine as a Mediator of th Behavorial Effects of Xanthines. In: Dews PB (Hrsg.) Caffeine, Springer, Berlin Heidelberg New York Tokyo, S. 129
52. Borstel WR, Wurtmann RJ (1984) Caffeine and Cardiovascular Effects of Physiological Levels of Adenosine. In: Dews PB (Hrsg.) Caffeine, Springer, Berlin Heidelberg New York Tokyo, S. 142
53. Elias PS (1985) Proc 11th Coll ASIC:93–112
54. James JE (1991) Caffeine and Health, 1. Aufl., Academic Press, London
55. Robertson D, Wade D, Workman R, Woosley RL, Oates JA (1981) J Clin Invest 67:1.111–1.117
56. Robertson D, Curatolo PW (1984). In: Dews PB (Hrsg.) Caffeine, Springer, Berlin Heidelberg New York Tokyo, S. 77
57. Millon H, Guidoux R, Antonioli JA (1988) Physiological Effects of Coffee and its Components. In: Clarke RJ, Macrae R (Hrsg.) Coffee, Vol. 3, Physiology, Elsevier, London New York, S. 81
58. Bak AAA, Grobbee DE (1989) New Engl J Med 321:1.432–1.437
59. Van Dusseldorp M, Katan MB, van Vliet T, Demacker PNM, Statenhof AFH (1991) Arterioscler Thromb 11:586–593
60. Czok G, Lang K (1986) Arzneim Forsch 11:335
61. Cohen S, Booth GH (1975) New Engl J Med 293:897–899
62. Miller EG, Couvillon AM, Gonzales-Sanders AP, Binnie WH, Würzner HP, Sunhara GI (1991) Proc 14th Coll ASIC:46–51
63. BAz Nr. 127 vom 12.7.1991
64. Vorveröffentlichung der Kommission E vom 24.6.1987
65. Hänsel R (1991) Phytopharmaka: Grundlagen und Praxis, 2. Aufl., Springer, Berlin Heidelberg New York London Paris Tokyo Hong Kong Barcelona Budapest

66. Strobel RGK (1988) Allergens and Mould Toxin Contaminants. In: Clarke RJ, Macrae R (Hrsg.) Coffee, Vol. 3, Physiology, Elsevier, London New York, S. 215
67. Tyrala EE, Dodson WE (1979) Archives of Disease in Childhood 54:787–800
68. Weniger B, Rouzier M, Daguilh R, Henrys D, Henrys JH, Anton R (1986) J Ethnopharmacol 17:13–30
69. Arnaud MJ, Welsch C (1980) Proc 9th Coll ASIC:385–396
70. Arnaud MJ (1984) Products of Metabolism of Caffeine. In: Dews PB (Hrsg.) Caffeine, Springer, Berlin Heidelberg New York Tokyo, S. 3
71. Dimaio VJM, Garriott JC (1974) Forensic Science 3:275–278
72. Nagesh RV, Murphy KA (1988) American J Kidney Diseases 12:316–318
73. Eichler O (1976) Toxizität. In: Eichler O (Hrsg.) Kaffee und Coffein, Springer, Berlin Heidelberg New York, S. 337
74. Pictet G (1987) Home and Catering brewing of Coffee. In: Clarke RJ, Macrae R (Hrsg.) Coffee, Vol. 2, Technology, Elsevier, London New York, S. 221
75. Viani R (1991) Coffee physiological data. Encyclopaedia of food science, food technology and nutrition, Academic Press London (in Druck)
76. BAz Nr. 85 vom 5.5.1988
77. Kuhn A, Schäfer G (1939) Dtsch Med Wochenschr 23:922–923
78. Mylius G (1950) Pharmazie 5:407–408
79. BAz Nr. 190a vom 10.10.1985
80. BAz Nr. 109a vom 16.6.1987
81. Charrier A, Berthaud J (1988) Principles and Methods in Coffee Plant Breeding: Coffea canephora PIERRE. In: Clarke RJ, Macrae R (Hrsg.) Coffee, Vol. 4, Agronomy, Elsevier, London New York, S. 167
82. Bettencourt AJ, Rodrigues CJ (jr) (1988) Principles and Practice of Coffee Breeding for Resistance to Rust and Other Diseases. In: Clarke RJ, Macrae R (Hrsg.) Coffee, Vol. 4, Agronomy, Elsevier, London New York, S. 199
83. Capot J, Ake Assi L (1987) Café Cacao Thé 19:3–4
84. Lind EM, Morrison MES (1974) East African Vegetation. Longman, London
85. Vitzthum OG, Weisemann C, Becker R, Köhler HS (1990) Café Cacao Thé 34:27–33
86. Poisindex. caffeine C 1974–1991 Micromedex Vol. 70 Exp. 11/30/91
87. EB 6
88. HAB 1
89. PF X
90. RoD

TB/RS

Cola

HN: 2025900

Familie: Sterculiaceae.

Tribus: Sterculieae.[1]

Subtribus: Sterculiinae.[1]

Gattungsgliederung: Die Gattung Cola SCHOTT et ENDL. umfaßt nach Lit.[2] 50 bis 60 Arten; nach Lit.[3] besteht sie jedoch aus etwa 140 Arten, die in sieben Untergattungen gruppiert werden, nämlich in die Subgenera Alticola, Cheirocola, Cola (mit *C. acuminata* und *C. nitida*), Ficicola, Ingonia, Neocourtenia und Pseudobichea.

Außer den im folgenden näher zu besprechenden zwei Cola-Arten haben folgende Arten lokale Bedeutung:[2,4] *Cola anomala* K. SCHUM., in Kamerun (Bamenda) in Lagen über 1.000 m kultiviert; Samen als Genußmittel gekaut; *C. ballayi* CORNU ex HEKKEL, im tropischen Zentral- und Ostafrika, jedoch selten kultiviert; Samen Kult- und Genußmittel; *C. cordifolia* R. BR. wird in tropischen Gebieten von Afrika bis Südostasien kultiviert; die Samen werden gegessen, die Rinde als Arzneimittel verwendet;[5,6] *C. sphaerocarpa* A. CHEVAL, beheimatet im tropischen Zentral- und Ostafrika; die Samen werden als Genußmittel gekaut; *C. verticillata* STAPF ex CHEV. (Owe-Kola), verbreitet und teilweise kultiviert von der Elfenbeinküste bis zur Kongomündung; Verwendung der Samen als Genußmittel.

Gattungsmerkmale: Bis 25 m hohe Bäume; Laubblätter wechselständig oder zu Scheinwirteln vereinigt, einfach oder gelappt, seltener gefingert, ganzrandig, meist immergrün, ledrig; Nebenblätter früh abfallend oder fehlend; Blüten an jungen Trieben in achselständigen, kurzen Trugdolden, Büscheln, Trauben oder Rispen angeordnet, teilweise auch an blattlosen Ästen; Blüten weiß, gelblich oder rötlich, eingeschlechtig und diözisch verteilt oder männliche und zwittrige Blüten auf einer Pflanze; Kelch weit glockenförmig, tief 4- bis 6teilig, oft gefärbt; männliche Blüten mit meist sehr kurzem Androgynophor, dieser an der Spitze mit einem Kranz von 5 bis 20 Antheren, die Theken parallel oder übereinander stehend; zwittrige Blüten mit fast freien Fruchtblättern, diese nur am Grund verwachsen; Ovar 3- bis 10fächrig, pro Fach mit 1 bis 30, zweireihig angeordneten Samenanlagen; Griffel ebenfalls 3 bis 10; Balgfrüchte 4 bis 5, selten mehr, diese bis 17 cm lang, sich erst spät in Längsrichtung öffnend, holzig oder lederig, oft zu einem sternförmigen Samenbalg vereinigt; Samen sehr groß (fälschlich als Nüsse bezeichnet!), bis 3 cm im Durchmesser, oft von einer schleimigen Schale umgeben, ohne Nährgewebe, mit 2, seltener auch 3 bis 7 Keimblättern, diese dick, tief, zweispaltig, sich beim Trocknen oft nach rotbraun verfärbend (Bildung von Colarot).[3]

Verbreitung: Die Gattung Cola ist ursprünglich im tropischen Afrika beheimatet; einige Arten sind durch den Anbau weit verbreitet worden und kommen heute auch in Süd- und Mittelamerika sowie Ostasien vor.[2]

Inhaltsstoffgruppen: *Purine*. Coffein und wenig Theobromin in allen Organen der Pflanze, stark akkumuliert in den Samen.[2,7,8]

Polyphenole. In den Samen Leucoanthocyanidine und Catechine (gattungsspezifisch bevorzugt (+)-Catechin und wenig (–)-Epicatechin), aus denen beim Trocknungsprozeß Gerbstoffe und gefärbte Phlobaphene kondensieren.[7,9]

Die Gattung Cola kennzeichnen endosperm- und ölfreie, stärkeführende Samen.[7]

Drogenliefernde Arten: *Cola acuminata*: Colae semen.

Cola nitida: Colae semen, Cola hom. *HAB 1*.

Cola acuminata (P. Beauv.) Schott et Endl.

Synonyme: *Sterculia acuminata* P. Beauv., *Cola pseudoacuminata* Engl.[4,10]

Sonstige Bezeichnungen: Dt.: Abata Kola, Kola, Kolabaum; engl.: Cola nut tree, kola nut tree; frz.: Colatier.

Systematik: Es existieren diverse Varietäten, zum Anbau geeignet erweist sich *C. acuminata* var. *trichandra* K. Schott.[2,11]

Botanische Beschreibung: Schlanker bis 20 m hoher Baum, Stamm tief bis zur Basis verzweigt, mit in Schollen brechender alter Rinde, weitverzweigte Krone, Belaubung spärlich, oft einseitig. Rinde dünkelgrün, rauh. Blätter meist nur an den Zweigenden, 15 bis 18 cm lang, bis 10 cm breit, elliptisch bis eiförmig, in eine gewellte oder gedrehte Spitze auslaufend, ledrig derb, beidseitig dunkelgrün glänzend, an der Basis dreinervig. Die männlichen oder zwittrigen Blüten (Hauptblütezeit Dezember bis Februar und August bis September) in achsel- oder astständigen, wenigblütigen Trugdolden, das 5gliedrige, kelchförmige Perigon weiß bis gelblich, an der Innenseite rot gefleckt; Durchmesser 1,5 (männliche Blüten) bis 2,5 cm (Zwitterblüten). Die sternförmigen Früchte mit 5, rechtwinklig zum Stiel angeordneten, lederartigen, dunkelbraunen, bis 20 cm langen, 5 cm breiten und dicken Balgkapseln ohne Rückenkiel. Bis zu 14 Samen pro Kapsel, zweireihig angeordnet, eiförmig oder eckig, 2 bis 2,5 cm im Durchmesser, mit weißer fleischiger Samenschale und meist rötlichem oder rotem, seltener weißem Samenkern aus 3 bis 5, seltener 6 Cotyledonen.[12,13]

Inhaltsstoffe: In Blättern, jungen Trieben, Blüten und jungen Wurzeln Coffein in welchselnden Konzentrationen (zwischen 0,05 und 0,4 %) und Spuren von Theobromin.[8,14] Mit zunehmendem Alter der Organe nimmt die Konzentration der Purine ab.[8]
In den frischen Samen bis 2,1 % Coffein,[15] 4 bis 6 % (+)-Catechin und (–)-Epicatechin[9,16] und 0,3 % Proanthocyanidine, deren Verknüpfung und Strukturen z. T. noch ungeklärt sind.[16–18]
Coffein und Catechine liegen zum Großteil in Form eines lockeren Coffein-Catechin-Komplexes vor.[9,19,26] In den Anfängen der Cola-Chemie hielt man diese Verbindung fälschlich für ein Glykosid und nannte es Kolanin; der Name findet sich heute noch in der Literatur für den Coffein-Catechin-Komplex.[8,20]
Unter dem Einfluß von Enzymen (Phenoloxidasen) und in Gegenwart von Luftsauerstoff gehen die Catechine in kondensierte Gerbstoffe (Cola-Gerbstoffe, früher Kola-Tannine oder Kolatine genannt[21]) unterschiedlichen Polymerisationsgrades über, die bis zu Molekulargewichten von etwa 3.000 Da adstringierend schmecken. Mit zunehmender Polymerisation bilden sich gefärbte wasserlösliche ("Kolarote"), dann unlösliche Phlobaphene, die ihre adstringierende Wirkung und auch ihre Bindungsfähigkeit an Coffein verloren haben. Dieser Vorgang findet statt beim längeren Lagern und handelsmäßigem Trocknen der weißen bis rötlichen frischen Samen, die dann dunkelbraun werden.[9] Nach älteren Untersuchungen soll der Coffein-Catechin-Komplex (Kolanin) der frischen Früchte leichter als reines Coffein vom Magen-Darm-Trakt resorbiert werden.[22,23]

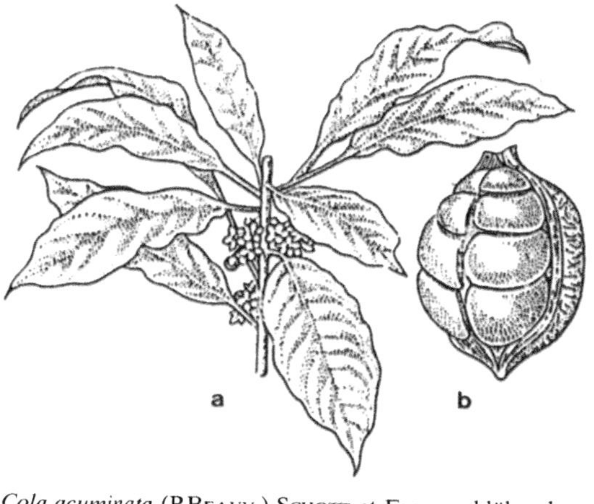

Cola acuminata (P Beauv.) Schott et Endl.; a blühender Zweig, b Frucht. Aus Lit.[4]

Verbreitung: Heimisch in Togo, Sierra Leone und Angola, heute pantropisch verbreitet und kultiviert von 10° N bis 5° S Breite.[12,24] Im Unterwuchs des Regenwaldes, bis zu Höhen von 300 m NN.[12,24]

Anbaugebiete: Nigeria, Togo, Westindien.[24]

Drogen: Colae semen.

Colae semen (Kolasamen)

S. *Cola nitida*

Cola nitida (Vent.) Schott et Endl.

Synonyme: *Cola acuminata* Endl., *Cola acuminata* var. *latifolia* Schum., *Cola vera* K. Schum., *Sterculia nitida* Vent.[3,10,12]

Sonstige Bezeichnungen: Dt.: Gbanja-Kola, Kola, Kolabaum; engl.: Cola nut tree, Kola nut tree; frz.: Colatier.

Systematik: Über die Unterteilung der Art *C. nitida* herrscht keine Einheitlichkeit in der Literatur. Einige Autoren sprechen von Formen, Unterarten oder Varietäten. Die häufigst genannten sind: Var. *alba* mit weißen Samen und Blüten, var. *rubra* mit roten Samenkernen, var. *sublobata* mit besonders großen Samen und die nicht näher definierten Varietäten *mixta* und *pallida*.[2,11,13,15,25]

Botanische Beschreibung: Bis zu 25 m, meist 10 bis 15 m hoher Baum mit hoch unverzweigtem Stamm mit braunroter, glatter Rinde, in nur wenige dicke Äste verzweigt, mit dichtem Laubwerk, Blätter mit

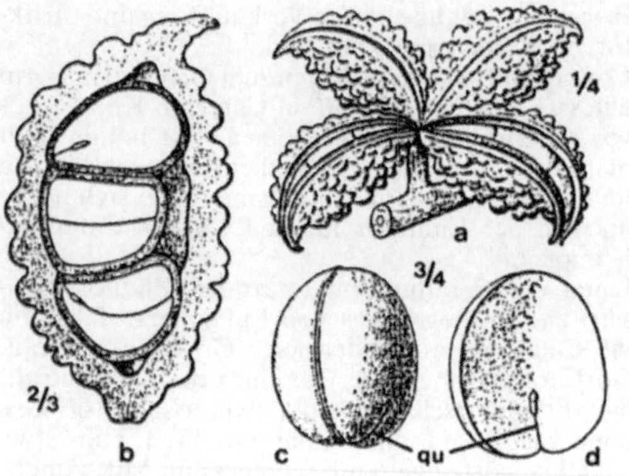

Cola nitida. a ganze Frucht ($^1/_4$); b eine Teilfrucht, längs durchschnitten ($^2/_3$), drei Samen enthaltend; c Keimling nach Ablösung der Samenschale, die Trennungslinie der Keimblätter zeigend ($^3/_4$); d ein Keimblatt von innen gesehen mit der Plumula und dem Würzelchen, qu Querriß der Keimblätter ($^3/_4$). Aus Lit.[11]

langen Stielen variierend in Größe und Form, häufig eiförmig oder länglich, zugespitzt, oft gekrümmt zu einer Träufelspitze, bis 25 cm lang und bis 10 cm breit, mit oberseitig stark hervortretender Nervatur, unterseits gefurcht. Die größeren zwittrigen und kleinen (bis 1,5 cm Durchmesser) männlichen Blüten in caulifloren, cymösen Infloreszenzen, mit fünfzipfeligem, becherförmigem, weiß bis gelblich gefärbtem Perianth, das innen rot geädert, an der Außenseite wenig behaart ist. Das rot gefärbte Androgynophor der männlichen Blüten sitzend und fast ungestielt. Früchte gestielt mit fünf zurückgebogenen, zur Zeit der Reife hängenden, dicken, eiförmigen, runzeligen oder höckrigen Balgkapseln, die an der konkaven Rückenseite einen Kiel tragen, der in einem gebogenen Schnabel endet. Bis zu 10, zweireihig angeordnete Samen mit weißer zäher Samenschale und je zwei rötlichen bis roten, selten weißen Cotyledonen in unterschiedlicher Größe (bis zu 5 cm Durchmesser).[12,13]
C. nitida blüht und fruchtet das ganze Jahr über gleichzeitig, Hauptblütezeit im Februar, Hauptfruchtzeit Mai bis Juni.[13,24]

Inhaltsstoffe: Die Inhaltsstoffe der beiden Arten *C. acuminata* und *C. nitida* unterscheiden sich nach bisherigen Untersuchungen nur in ihrer Quantität, nicht jedoch in der Zusammensetzung. Der Gehalt an Purinalkaloiden sowohl in den Samen wie in den übrigen Organen soll nach den meisten Quellen bei *C. nitida* durchschnittlich höher als bei *C. acuminata* sein, aber wiederum abhängig vom Standort bzw. Anbaugebiet.[8,10,24] Andere Untersuchungen ergaben umgekehrte Ergebnisse,[15] s. a. *Cola acuminata*. Frische Samen enthalten bis 2,2 % Coffein, bis 0,05 % Theobromin, bis 6,5 % Catechine, Procyanidine und Gerbstoffe, bis 45 % Stärke, bis 3 % Zukker, Eiweiß und Mineralstoffe.[26–28]

Verbreitung: Heimisch vom Senegal bis Nigeria als typische Pflanze des tropischen Regenwaldes in tieferen Lagen (bis 50 m NN); kultiviert im ganzen tropischen Afrika, in Teilen Asiens und Südamerikas.[12,24]

Anbaugebiete: Nigeria, Ghana, Kamerun, Elfenbeinküste, Jamaica, vielfach zusammen mit Kakao, wobei die langsamer wachsenden Kolabäume als Schattenspender dienen.[2,24] Der Anbau in den südamerikanischen und asiatischen Tropenländern steht noch in den Anfängen.[2]

Drogen: Colae semen, Cola hom. *HAB 1*.

Colae semen (Kolasamen)

Synonyme: Cotyledones colae, Embryo colae, Nuces Sterculiae, Nux colae, Semen colae.

Sonstige Bezeichnungen: Dt.: Bissynuß, Colasamen, Gurunuß, Kolanuß, Ombenennuß; engl.: Cola nuts, cola seeds; frz.: Cola, noix de Kola, semence de cola; it.: Noce di cola, seme di cola; span.: Nuez de cola, nuez de guru, semilla di cola.

Monographiesammlungen: Colae semen *Belg V*; Kolae Nux *Hisp IX*; Colae semen *Ital 6*; Colae semen *Ned 6*; Kola *PF IX*; Semen Colae *ÖAB 90*; Semen Colae *Helv VII*; Semen colae *EB 6*; Cola *BHP 83*, *Mar 29*.

Definition der Droge: Der von der Samenschale befreite getrocknete Samenkern *Belg V*, *Ital 6*, *Ned 6*, *PF IX*, *EB 6*; der von der Samenschale befreite und getrocknete Keimling *Hisp IX*, *ÖAB 90*; der getrocknete Embryo *Helv VII*; die getrockneten Keimblätter *BHP 83*.

Stammpflanzen: *Cola acuminata* SCHOTT et ENDL. und *C. nitida* (VENT.) SCHOTT et ENDL. *Ital 6*, *Ned 6*, *ÖAB 90*, *BHP 83*; *C. nitida* (VENT.) SCHOTT et ENDL. (= *C. vera* K. SCHUMANN) *Hisp IX*, *EB 6*; verschiedene Species der Gattung Cola SCHOTT et ENDL., besonders von *Cola nitida* (VENT.) SCHOTT et ENDL. *Belg V*, *PF IX*, *Helv VII*.

Herkunft: Tropisches Westafrika, insbesondere Nigeria als weltgrößter Produzent,[2,30] Gabun, Goldküste, Kamerun, Sierra Leone und Togo,[2,13] ferner aus Anbau in Zentralafrika, Madagaskar, Brasilien, Fidji-Inseln, Indien, Jamaika, Java und Sri Lanka.[2]

Gewinnung: Fruchtreife 4 bis 5 Monate nach der Blüte. Die Ernte erfolgt durch Pflücken bzw. Abdrehen oder Abschlagen der fast reifen bis vollreifen, aber noch ungeöffneten Früchte. Erst die überreifen Früchte öffnen sich von selbst. Die Samen werden durch Aufbrechen der Balgkapseln von Hand oder mit Messern aus den Früchten befreit. Die meist noch anhaftende weiße Samenschale wird nach regional verschiedenen Verfahren von den Samenkernen entfernt: Nach eintägigem Einweichen in Wasser läßt sich die gequollene Testa leicht abziehen. Oder man läßt die Kolasamen auf großen Haufen 5 bis 6 Tage antrocknen, die Samenhaut bräunt und zersetzt sich an der Luft, die Reste werden durch Waschen der Samen entfernt.
Frisch zu verwendende Samen gelangen in große Blätter gehüllt in den lokalen Handel.

Zur Gewinnung der getrockneten Samenkerne werden die anfangs weißen oder rötlichen Keimlinge an Luft und Sonne oder in Trockenanlagen getrocknet, sie färben sich dabei rot- bis dunkelbraun und werden sehr hart. Zur gleichmäßigeren Trocknung und Braunfärbung werden die Samen oft in die Keimblätter zerlegt.[8,13]

Handelssorten: Die Sorten des Handels werden entweder nach ihrer Herkunft unterschieden (Westafrikanische Kola, Ghana-Kola, Westindien-Kola)[31] oder nach ihren Varietäten näher bezeichnet (*C. nitida* var. *rubra* und var. *alba* etc.).[15]

Ganzdroge: Die Droge besteht aus den meist in die Keimblätter zerfallenen, nur selten ganzen Samenkernen. Keimblätter 2 bis 4 cm lang, sehr hart, braungefärbt, unterschiedlich dick; Außenseite unregelmäßig gewölbt, schwach runzelig, Innenseite flach bis konkav, mit senkrecht verlaufender Keimspalte, in deren Höhlung am Grund oft Reste der Radikula und Plumula zu erkennen sind.[48–50]

Schnittdroge: Geruchlos bis schwach aromatischer Geruch, zusammenziehender und schwach bitterer Geschmack.
Droge bestehend aus braunen, harten, körnigen Samenkernstücken.[51]
Mikroskopisches Bild. Epidermis der Keimblattaußenseite aus 10 bis 20 µm großen, radial gestreckten Zellen mit verdickten Zellwänden, die Epidermiszellen der Innenseite mehr isodiametrisch, 15 bis 25 µm groß, oft mit stellenweise getüpfelten Radialwänden. Das ganze innere Gewebe besteht aus polygonalzelligem Parenchym mit braungefärbten, unregelmäßig getüpfelten Zellwänden und dreieckigen Interzellularen. Die 30 bis 50 µm großen Parenchymzellen fast vollständig ausgefüllt mit dicht zusammengelagerten, einzelnen, bis 30 µm großen, kugeligen, eiförmigen, keulenförmigen oder nierenförmigen Stärkekörnern, die bisweilen einen strahligen Spalt und eine Schichtung erkennen lassen.[48–50]

Pulverdroge: Rötlichbraunes bis zimtbraunes Pulver; Fragmente der Parenchymzellen mit braunen Zellwänden, Stärkekörner (s. o.), seltener Fragmente der Epidermen mit kleinen, polygonalen, getüpfelten Zellen und spärliche, zarte Spiralgefäße.[48,49,51]

Verfälschungen/Verwechslungen: Verfälschungen durch Beimengung von Samen anderer, wertloserer Cola-Arten, z. B. *C. anomala* K. SCHUM., *C. astrophora* WARB. (= Kpandu-Cola) aus Togo, *C. digitata* MAST., *C. lepidata* K. SCHUM., *C. pachicarpa* K. SCHUM., *C. supfiana* BUSSE (= Avatimecola).
Verfälschungen durch Samen anderer Arten, sog. falscher Cola: *Coula edulis* BAILL. (Oleaceae), Westafrika; *Dimorphandra mora* SCHOMB. (Fabaceae), Guayana, Trinidad; *Garcinia cola* HECKEL (Guttiferae) = Bitter-Cola, Sierra Leone und *G. floribunda* = Bitter-Cola, Lagos; *Heritiera litoralis* DRYANDER (Sterculiaceae) = Spiegelbaum, Afrika, Indonesien, Antillen; *Lucuma mammosa* GRISEB. (Sapotaceae), Hinderindien; *Napoleona imperialis* BEAUV. (Lecythidaceae), Benim, Nigeria; *Pentadesma butyraceum* G. DON (Guttiferae) = Butterbaum, Kenia, Westafrika.
Sie zeichnen sich in der Regel durch gravierende habituelle Unterschiede aus und sind erkenntlich durch die abweichende Form und Größe der Stärkekörner und das gänzliche Fehlen des Coffeins.[11,32]

Minderqualitäten: Durch Beimengung coffeinärmerer Cola-Arten.[32]

Inhaltsstoffe: *Purine.* Coffein in wechselnden Mengen von 0,6 bis 3,7 %, Durchschnittswerte um 2,5 %; Theobromine bis 0,1 %.
Polyphenole. (+)-Catechin und (–)-Epicatechin, Procyanidine, Gerbstoffe (Mengenangaben fehlen).
Reservestoffe. Stärke (34 bis 43 %), Zucker (3 %), Eiweiß (7 %), Fett und Mineralstoffe (ohne Mengenangaben).[33]

Zubereitungen: *Extractum Colae ÖAB 90*: Gehalt an Alkaloiden 9,75 bis 10,25 %; Trockenextrakt aus dem Perkolat 1:1 mit EtOH 45 % (*V/V*).
Extractum Colae fluidum EB 6: Alkaloidgehalt 1,2 %, Perkolat mit EtOH 70 % (*V/V*); *ÖAB 90*: Alkaloidgehalt 1,4 bis 1,6 %, aus Colaextrakt, EtOH, Wasser (15 + 39 + 46).
Tinctura Colae EB 6 1:5 mit EtOH 70 %, Alkaloidgehalt 0,25 %.
Vinum Colae EB 6 aus Colafluidextrakt, Xereswein, Zuckersirup (50 + 850 + 100).

Identität: *Droge.*
- Organoleptisch *EB 6*.
- Xanthinreaktion auf Purine mit Wasserstoffperoxidlsg. und Salzsäure, der Rückstand färbt sich mit Ammoniak purpurrot *Helv VII*, *EB 6*.
- Mikrosublimation des Coffeins, das Sublimat färbt sich mit Kaliumwismutjodidlsg. gelbbraun *ÖAB 90*.
- DC nach *PF IX*, *Helv VII*:
- Untersuchungslsg.: Ethanolischer Drogenextrakt *PF IX*, Chloroformauszug eines schwefelsauren Drogenextrakts *Helv VII*;
- Referenzsubstanz: Coffein;
- LM: Chloroform-wasserfreies Aceton-Ammoniak 26 % (25 + 24 + 1) *PF IX*; EtOH 96 %-Ammoniak 26 %-Chloroform (1 + 5 + 94) *Helv VII*.
- Detektion: Mit Jod-Salzsäure bei Tageslicht. Die Probe muß rotbraune Zonen im Bereich der Referenzsubstanz aufweisen.

Reinheit: Von Insekten zerfressene Samen dürfen nicht verwendet werden *EB 6*.
- Aschegehalt: Höchstens 3 % *Ital 6*, *ÖAB 90*, *EB 6*.
- Sulfatasche: Höchstens 4 % *Helv VII*.
- Fremde Bestandteile: Höchstens 1 %, kein Schleim, da Elemente der Samenschale *Helv VII*.

Gehalt: Der Mindestgehalt an Alkaloiden, vorwiegend Coffein und wenig Theobromin, beträgt in allen genannten Arzneibüchern 1,5 %, ausgenommen *BHP 83* 1,25 %.

Gehaltsbestimmung: Die Gehaltsbestimmung der Droge erfolgt gemäß allen Arzneibuchvorschriften durch gravimetrische Coffeinbestimmung nach

Ausschütteln eines ammoniakalischen Drogenauszugs mit Chloroform und Wiegen des getrockneten Rückstandes der vereinigten, gereinigten Chloroformphasen.
Die Gehaltsbestimmung der Zubereitungen erfolgt nach allen Arzneibuchvorschriften durch Ausschütteln der ammoniakalisierten und nötigenfalls verdünnten Zubereitungen mit Chloroform und gravimetrische Bestimmung des Coffeins.
Gerade für niedrige Coffeinwerte z.B. in galenischen Zubereitungen (Sir. Colae, Vinum Colae) und Colagetränken erweist sich die gravimetrische Coffeinbestimmung nach den gängigen Arzneibuchvorschriften als ungenau und wegen der großen dazu benötigten Probemengen als schwierig.[34]
Vorgeschlagen werden als weitere Bestimmungsmethoden:
Spektrophotometrische Bestimmung des Coffeins.[15,25,34,35] Dazu wird das Coffein aus wäßriger neutraler, alkalischer und schwach saurer Lösung mit organischen Lösungsmitteln ausgeschüttelt oder über Extrelutsäuren abgetrennt; Extrakte lassen sich über Kieselgur oder Polyamidsäulen reinigen. Aus der Extinktion läßt sich mit Hilfe der spez. Extinktion der Coffeingehalt errechnen (→ Gehaltsbestimmung von Coffea hom. *HAB1*). Auch vorausgehende Trennung des Coffeins mit GLC[35,36] oder direkte photometrische Bestimmung auf der DC[38] wird vorgeschlagen.
LC- und HPLC-Trennung und -Bestimmung des Coffeins mit Hilfe eines Standards.[37,39,40]
Weitere moderne Bestimmungsmethoden gestatten auch die schnelle Erfassung der Begleit-Purinalkaloide.[41] (→ Coffeinbestimmung bei der Gattung Coffea.)

Lagerung: Vor Licht geschützt, in gut schließenden Behältnissen *BelgV*, *ÖAB90*; gut verschlossen *HelvVII*.

Wirkungen: Für die therapeutische Anwendung der Droge sind die durch Coffein (→ Hdb. Stoffe) ausgelösten, ZNS-stimulierenden Effekte bestimmend. Nach Lit.[29] wirkt die Droge tierexperimentell analeptisch, lipolytisch, motilitätssteigernd und stimuliert die Magensäureproduktion. Im Vergleich zu Coffein soll die Droge eine schwächere diuretische und positiv chronotrope Wirkung besitzen. Nähere Angaben dazu nicht bekannt, sie entsprechen jedoch denen anderer coffeinhaltiger Drogen (→ Gattung Coffea).
Magensaftsekretion: Anästhesierten, nüchternen Albino-Ratten wurde i.v. und durch kontinuierliche Magenperfusion 10 mg/100 g KG Colaextrakt ungenannter Konzentration appliziert. Der Magensäuregehalt wurde durch Titration gegen Phenolphthalein 10minütig überprüft. Die Magensäuresekretion wurde bei Cola-accuminata-Extrakt um 65,3 bzw. 69,3 %, bei Verwendung von Cola-nitida-Extrakten um 62,1 % bei p.o. Applikation erhöht.[42]
Die Einnahme von Cola während der Schwangerschaft ergab keine signifikanten Veränderungen am Geburtsgewicht oder Kopf- und Brustumfang der Neugeborenen im Vergleich zu Neugeborenen, deren Mütter während der Schwangerschaft keine Cola gekaut haben.[43]

Resorption: Nach älteren Studien soll das reine Coffein der getrockneten Samen nicht so schnell und vollkommen resorbiert werden wie der Coffein-Catechin-Komplex der frischen Samen.[22,23] Diese Angaben bedürfen aber einer Überprüfung. Im allgemeinen wird reines Coffein schnell und nahezu vollständig vom Magen-Darm-Trakt resorbiert (→ Hdb. Stoffe: Coffein).

Anwendungsgebiete: Bei geistiger und körperlicher Ermüdung.[29]

Dosierung und Art der Anwendung: *Droge.* Tagesdosis 2 bis 6 g,[29] Einzeldosis 1 bis 3 g bis dreimal tgl. als Drogenpulver zum Einnehmen.[52] *Zubereitung.* Tagesdosis: 0,25 bis 0,75 g Colaextrakt, 2,5 bis 7,5 g Colafluidextrakt, 10 bis 30 g Colatinktur, 60 bis 180 g Colawein;[29] gebräuchliche Einzeldosis 0,2 bis 0,3 g Extr. Colae, 2 bis 5 g Extr. Colae fluid.[48]
Als galenische Zubereitung zum Einnehmen.

Volkstümliche Anwendung und andere Anwendungsgebiete: In den Ursprungsländern Nigeria, Togo, Kamerun werden die frischen Kolasamen zur Anregung, bei Müdigkeit und zur Dämpfung des Hunger- und Durstgefühls gekaut, aber auch zur Anregung der Magensäfte vor den Mahlzeiten.[24,44,45] Frauen kauen Kolanüsse zur Vorbeugung von Schwangerschaftserbrechen und Migräne.[43] Gemahlene Samen werden bei Diarrhoe eingenommen oder als Umschläge auf Wunden und Entzündungen aufgelegt.[24]
Die Anwendungen erscheinen aufgrund der bekannten Wirkungen als plausibel.
In ganz Afrika kommt der Droge aber auch eine bedeutende Rolle im kultischen und sozialen Leben der Einheimischen zu: Cola gilt als Symbol der Freundschaft, Gäste erhalten zur Begrüßung eine Kolanuß, Verlobungs-, Hochzeits-, Geburts- und Einweihungsrituale werden mit dem gemeinsamen Essen von Kolanüssen beschlossen. Ein Heißwasserextrakt, im Geschmack und Nährwert dem Kakao vergleichbar, ist ein beliebtes Getränk der Einheimischen.[24,46]

Unerwünschte Wirkungen: Einschlafstörungen, Übererregbarkeit, nervöse Unruhezustände. Magenbeschwerden sind möglich.[29]

Gegenanzeigen/Anwendungsbeschr.: Magen- und Zwölffingerdarmgeschüre.[29]

Wechselwirkungen: Wirkungsverstärkung durch psychoanaleptisch wirksame Arzneimittel und coffeinhaltige Getränke.[29]

Sonst. Verwendung: *Haushalt.* Als Geschmackszugabe zu Backwaren und Süßigkeiten.[24,33] *Industrie/Technik.* Grundlage der weltweit vertriebenen Colagetränke. Sie enthalten neben Colaextrakten Auszüge aus aromatischen Drogen wie Ingwer, Orangenblüten, Limettenschalen und Tonkabohnen. Weiterhin werden Johannisbrotextrakt und Zucker (10 bis 13 %) sowie häufig Phosphorsäure (etwa 0,07 %) und auch Coffein anderer Herkunft (6,5 bis 25 mg/100 mL) zugesetzt. Die Farbgebung erfolgt mit Zuckercouleur.[33] Colagetränke zählen lebensmittelrechtlich zu den Limonaden.

Gesetzl. Best.: *Offizielle Monographien.* Aufbereitungsmonographie der Kommission E am BGA "Colae semen (Kolasamen)".[29]

Cola hom. *HAB 1*

Synonyme: Kola.[50]

Monographiesammlungen: Cola *HAB 1.*

Definition der Droge: Die reifen, von der Samenschale befreiten, getrockneten Samen.

Stammpflanzen: Verschiedene coffeinhaltige Arten der Gattung Cola SCHOTT et ENDL., besonders *Cola nitida* (VENT.) SCHOTT et ENDL.

Zubereitungen: Urtinktur aus der pulverisierten Droge und flüssige Verdünnungen nach *HAB 1*, Vorschrift 4a mit EtOH 62%. Eigenschaften: Die Urtinktur ist eine rötlich-bräunliche Flüssigkeit mit aromatischem Geschmack und leicht süßlichem Geruch.
Darreichungsformen: Urtinktur, flüssige Verdünnungen, Tabletten, Verreibungen, Streukügelchen, flüssige Verdünnungen zur Injektion.[47]

Analytik: *Droge.*
Prüflösung: Ethanolischer Drogenextrakt.
- Drogenpulver mit Salzsäure und EtOH erhitzt, färbt tiefrot.
- Prüflsg. mit Natriumhydroxidlsg. versetzt, läßt einen gallertigen Niederschlag entstehen.
- DC:
- LM: EtOH 96%-Dichlormethan (7 + 93), Ammoniakatmosphäre;
- Adsorptionsschicht: Kieselgel H;
- Referenzlsg: Ethanolische Coffein-, Theobrominlsg.;

Detektion im UV bei 254 nm, anschließend Besprühen mit einer Weinsäure-, Iod-, Eisen(III)chlorid-Lsg. und Auswertung im Vis. Das Chromatogramm der Untersuchungslsg. zeigt an Farbe und Intensität mit der Referenzlsg. identische Zonen.
Urtinktur.
- Urtinktur mit Salzsäure am Rückfluß erhitzt, färbt sich tiefrot, mit Natriumhydroxidlsg. versetzt, bildet einen brauen Nd., der die Gefäßwand gallertartig belegt.
- DC:

Die Untersuchungslsg. der DC ist die Urtinktur, DC analog der Droge.

Reinheit: *Droge.*
- Asche: Höchstens 5%.
- Trocknungsverlust: Höchstens 15% nach 2stündigem Trocknen bei 105 °C.

Urtinktur.
- Relative Dichte: 0,890 bis 0,900%.
- Trockenrückstand: Mindestens 1%.

Lagerung: Vor Licht geschützt.

Anwendungsgebiete: Die Anwendungsgebiete sind nicht ausreichend belegt.[47]

Gegenanzeigen/Anwendungsbeschr.: Risiken bei Einnahme sind nicht bekannt, parenteral ab D4 nicht bekannt.[47]

Gesetzl. Best.: *Offizielle Monographien.* Aufbereitungsmonographie der Kommission D am BGA "Cola (Kola)".[47]

1. Melchior H (Hrsg.) (1964) Englers Syllabus der Pflanzenfamilien, Bd. III, Gebrüder Bornträger, Berlin, S. 315
2. Brücher H (1977) Tropische Nutzpflanzen. Ursprung, Evolution und Domestikation, Springer, Berlin Heidelberg New York, S. 469
3. Halle N (1961) Flore de Gabon, Bd. 2: Sterculiaceae, Musée National d'Histoire Naturelle, Paris
4. Schultze-Motel J (Hrsg.) (1988) Mansfeld R Verzeichnis landwirtschaftlicher und gärtnerischer Kulturpflanzen, Bd. 2, Springer, Berlin Heidelberg New York, S. 882–884
5. LeGrand A, Wondergem PA (1987) J Ethnopharmacol 21:109–125
6. Kerharo J, Adam D (1974) La Pharmacopée sénégalaise traditionelle, plantes médicinales et toxiques, Vigot Frères, Paris, S. 752–756
7. Heg, Bd. 6, S. 458–470, 756
8. Sprecher von Bernegg A (1934) Tropische und subtropische Weltwirtschaftspflanzen, Teil III, Bd. 1, Ferdinand Enke, Stuttgart, S. 215–256
9. Brieskorn CH (1947) Pharmazie 2:489–492
10. Oliver-Bever B (1986) Medicinal Plants in tropical West Africa, Cambridge University Press, Cambridge London
11. Hag, Bd. 4, S. 229
12. Irvine FR (1961) Woody Plants of Ghana, Oxford University Press, London
13. Russel TA (1955) The Cola of Nigeria and the Cameroons, Trop Agric 32:210–240
14. Dekker J (1902) Untersuchung der Blätter von Theobroma Cacao and Sterculia Cola auf darin enthaltenen Xanthinbasen, Schweiz Wochenschrift f Chemie und Pharmac 11:159–168
15. Somorin O (1973) J Food Sci 38:911–912
16. Weinges K (1964) Phytochemistry 3:263–266
17. Weinges K, Kaltenhäuser W, Marx HD, Nader E, Nader F, Perner J, Seiler D (1968) Liebigs Ann Chem 711:184–204
18. Porter LJ (1988) Flavans and Proanthocyanidins. In: Harborne JB (Ed.) The Flavonoids, Academic Press, London, S. 41
19. Weinges K (1971) Acta Phys Chim Debrecina 17:249–264
20. Knebel E (1982) Die Bestandteile der Cola-Nuß, Inaugural-Dissertation, Erlangen
21. Goris A (1911) Bull Soc Pharm 18:138–142
22. Gehlen W (1934) Arch Exp Pathol 174:695–701
23. Weinges K, Bähr W, Theobald H, Wiesenhüter A, Wild R, Kloss P (1969) Arzneim Forsch 19:328–330
24. Duke JA (1989) CRC Handbook of Nuts, CRC Press Inc, Boca Raton, Florida, S. 107
25. El-Masry S, Nazmi Sabri N, Khafagy SM (1979) Egypt J Pharm Sci 20:1–6
26. Maillard C, Babadjamian A, Balansard G, Ollivier B, Bamba D (1985) Planta Med 51:515–517
27. Maillard C, Ollivier B, Balansard G, De Meo M (1986) Ann Pharm Franc 44:495–500
28. Stanislas E, Fouraste I (1976) J Pharm Belg 31:599–606

29. BAz Nr. 127 vom 12.07.1991
30. Ogunmela OA (1989) Food Chem 32:163–170
31. Müggenburg P (1991) Drogen und Vegetabilien, Lieferprogramm, Hamburg
32. Berger F (1964) Handbuch der Drogenkunde, Bd. VI, Maudrich Verlag, Wien, S. 265-269
33. Belitz HD, Grosch W (1985) Lehrbuch der Lebensmittelchemie, Springer, Berlin Heidelberg New York Tokyo, S. 648
34. Zwaving JH, Dikhoff JHW (1968) Pharm Weekbl 103:1309–1321
35. Khayal SE, Ayad MM (1983) Analytical Lett 16(B19):1525–1535
36. Abdel-Moety EM (1988) Z Lebensm Unters Forsch 186:412–416
37. Belliardo F, Martelli A, Valle MG (1985) Z Lebensm Unters Forsch 180:398–401
38. Malingre TM, Batterman S (1977) Pharm Weekbl 112:1305–1310
39. Reid SJ, Good TJ (1982) J Agric Food Chem 30:775–778
40. Frischkorn CGB, Frischkorn HE (1975) Z Lebens Unters Forsch 158:295–299
41. Suzuki T, Waller GR (1988) Metabolism and Analysis of Caffeine and Other Methylxanthines in Coffee, Tea Cola, Guarana and Cacao. In: Linskens HF, Jackson JF (Hrsg.) Modern Methods of Plant Analysis, New Series, Vol. 8, Analysis of Nonalcoholic Beverages, Springer, Berlin Heidelberg, S. 184–220
42. Ibu JO, Iyama AC, Ijije CT, Ishmael D, Ibeshim M, Nwokediuko S (1986) J Gastroenterol Suppl 124:39–45
43. Abidoye RO, Chijioke AP (1990) Nutr Research 10:1091–1098
44. Etkin NL (1981) J Ethnopharmacol 4:75–98
45. Gill LS, Akinwumi C (1986) J Ethnopharmacol 18:257–266
46. Karg JE (1978) Riechst Aromen Kosmet 28:45–46, 146–150
47. BAz Nr. 129a vom 15.07.1988
48. ÖAB 90
49. Helv VII
50. HAB 1
51. EB 6
52. BHP 83

RS/Gn/LK

Colchicum

HN: 2001200

Familie: Colchicaceae.

Tribus: Colchiceae.

Gattungsgliederung: Die Gattung Colchicum L. besteht aus etwa 120 Arten[1] und wird in die Untergattungen Archicolchicum und Eucolchicum eingeteilt. Die Untergattung Archicolchicum umfaßt 7 Sektionen: Luteae, mit *Colchicum luteum* BAK., Bulbocodiae, Vernae, Montanae, Cupaniae, Filiformae und Arenariae. Zur Untergattung Eucolchicum gehört nur die Sektion Autumnales, dazu u. a. *C. autumnale* L., *C. speciosum* STEV., *C. neapolitanum* TEN. und *C. variegatum* L.[2,3]

Gattungsmerkmale: Ausdauernde Knollenpflanze; Blätter grundständig, breit bis schmal lanzettlich, den Blättern der Tulpen ähnelnd, gleichzeitig mit der Blüte erscheinend oder Blüten im Herbst und Blätter im folgenden Frühjahr zusammen mit der Frucht sich entwickelnd; Blüten zu 1 bis 3 an der Spitze des unterirdischen Stengels, rosa, hellila, purpurn, selten weiß oder gelb; Perigonblätter 6, die äußeren meistens länger als die inneren, im oberen Teil frei, mehrere Zentimeter lang, schmal oval, nach unten zu einem mehrere Zentimeter langen, schmalen, bandförmigen Teil verschmälert und zu einer Röhre vereinigt, frei oder verwachsen; Staubblätter 6; Frucht dreifächrige Kapsel, in jedem Fach zahlreiche Samen; Griffel 3, fadenförmig, oder einer mit 3 freien Narben.[4]

Verbreitung: Mittel-, Süd- und Westeuropa, ostwärts bis Mittelasien, südwärts bis Nordafrika.

Inhaltsstoffgruppen: Neutrale Tropolonalkaloide, z. B. Colchicin, Colchicosid und *N*-Desacetyl-*N*-formylcolchicin; bas. Tropolonalkaloide, z. B. Demecolcin, *N*-Methyldemecolcin und Speciosin; Phenylethylisochinolinalkaloide vom Autumnalintyp, vom Homoproaporphintyp sowie deren Hydroderivate.[1,5,6,47]

Drogenliefernde Arten: *Colchicum autumnale*: Colchici flos, Colchici semen, Colchici tuber, Colchicum autumnale hom. *HAB 1*, Colchicum autumnale hom. *PFX*, Colchicum autumnale hom. *HPUS 78*, *Colchicum neapolitanum*: Colchici semen.

Colchicum autumnale L.

Synonyme: *Colchicum commune* NECK., *C. crociflorum* ANDERS, *C. multiflorum* BROT.

Sonstige Bezeichnungen: Dt.: Herbstzeitlose, Butterwecken, Henne, Hennegift, Giftblume, Herbstblume, Herbstlilie, Hundsblume, Hundshode, Hundsknofel, Kuckucksweck, Kühe, Kuheuter, Läuseblume, Leichenblume, Michel(s)wurz, Mönchskappen, Nackte Hure, Nackte Jungfer, Ochsen, Ochsenpinsel, Spindelblume, Spinnblume, Teufelsbrot, Teufelswurz, Wiesenlilie, Wiesensafran, Wildsafran, Winterhaube, Winterhauch; engl.: Autumn crocus, Fall crocus, Meadow saffron, Naked lady, Tuber-root, Upstart, Wild saffron, Wonder bulb; frz.: Colchique, Dame nue, Mort-au-chien, Veilleuse; it.: Colchico, Efemero, Zafferano selvatico.

Systematik: *Colchicum autumnale* L. var. *vernum* SCHRANK, Blüten und Blätter im Frühjahr erscheinend, sowie *C. autumnale* L. f. *giganteum* DOMIN., Blätter bis 65 cm lang, sind beschrieben.[48] Gartenformen sind "Album", mit vielen weißen Blüten, "Alboplenum" mit gefüllten weißen Blüten.[8]

Botanische Beschreibung: 8 bis 25 cm lange, 2 bis 4 cm breite, schmal ovale, flache Laubblätter, im Frühjahr zusammen mit den Früchten erscheinend, zur Blütezeit nicht mehr vorhanden; Blüten meistens einzeln, im Herbst auftretend; 6 Perigonblätter, freier, schmal ovaler Teil 4 bis 6 cm lang, bis 2 cm

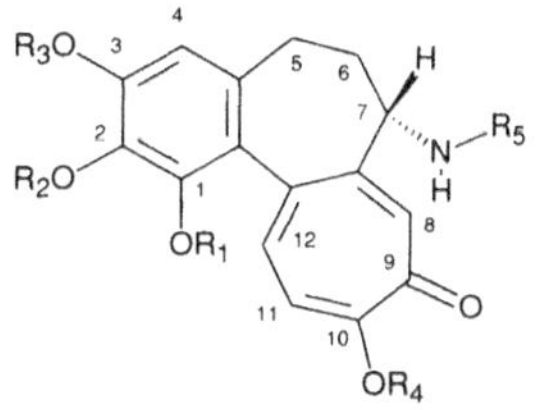

	R_1	R_2	R_3	R_4	R_5
Colchicin	$-CH_3$	$-CH_3$	$-CH_3$	$-CH_3$	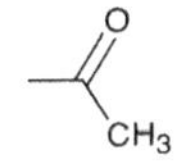
N-Desacetyl-*N*-formylcolchicin	$-CH_3$	$-CH_3$	$-CH_3$	$-CH_3$	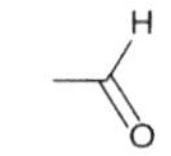
N-Desacetyl-*N*-(3-oxobutyryl)colchicin	$-CH_3$	$-CH_3$	$-CH_3$	$-CH_3$	$-COCH_2COCH_3$
Colchicosid	$-CH_3$	$-CH_3$	·Glc	$-CH_3$	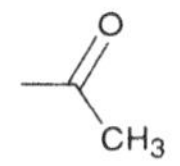
Demecolcin	$-CH_3$	$-CH_3$	$-CH_3$	$-CH_3$	$-CH_3$
2-Demethylcolchicin	$-CH_3$	$-H$	$-CH_3$	$-CH_3$	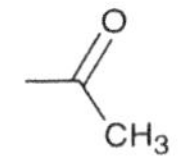
3-Demethylcolchicin	$-CH_3$	$-CH_3$	$-H$	$-CH_3$	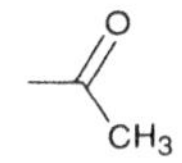
2-Demethyldemecolcin	$-CH_3$	$-H$	$-CH_3$	$-CH_3$	$-CH_3$
3-Demethyldemecolcin	$-CH_3$	$-CH_3$	$-H$	$-CH_3$	$-CH_3$
Colchicein	$-CH_3$	$-CH_3$	$-CH_3$	$-H$	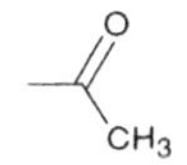

breit, hellrosa oder hellila, unterer schmaler Teil der Perigonblätter bis 25 cm lang, zu einer in die Erde hineinreichenden Röhre verwachsen; 3 Griffel, frei; 6 Staubblätter; Frucht dreifächrige, vielsamige Kapsel; Samen rund, bräunlich, anfangs klebrig, Durchmesser 0,8 bis 3,0 mm.[2,4,48]

Verwechslungen: Am Standort Verwechslungen mit dem nur in der westlichen und südlichen Schweiz auf subalpinen Weiden oberhalb 600 m vorkommenden *C. alpinum* LAM. et DC. möglich, letzteres in allen Teilen kleiner, freier Teil der Perigonblätter nur 2 bis 3 cm lang. Im Garten schwer von den angebauten, aus Klein- oder Vorderasien stammenden Colchicum-Arten, z. B. *C. bornmülleri* FREYN., Blätter bis 10 cm breit, freier Teil der Perigonblätter bis 20 cm lang, *C. speciosum* STEV., Blüten am Fuße gelb, u. a. zu unterscheiden.[8,48]

Inhaltsstoffe: In allen Teilen der Pflanze Tropolonalkaloide, bisher etwa 30 verschiedene bekannt, zum Teil aber Artefakte, die beim Trocknen oder bei der Aufarbeitung gebildet werden.

Verbreitung: Mitteleuropäische Pflanze: nordwärts bis Irland, England, Norddeutschland, Südpolen, Ukraine, Bulgarien, europäische Türkei, südwärts bis Nordspanien, Mittelasien und Albanien. Auf nährstoffreichen, feuchten Wiesen, von der Ebene bis in die Voralpen, vorkommend. In Mittel- und Süddeutschland häufig, im Norden selten anzutreffen.[4]

Anbaugebiete: Anbau durch Aussaat auf feuchten Lehmböden in halbschattiger Lage möglich, Ernte aber frühestens im vierten Jahr durchführbar.[10] Kein Anbau für kommerzielle Zwecke.[11]

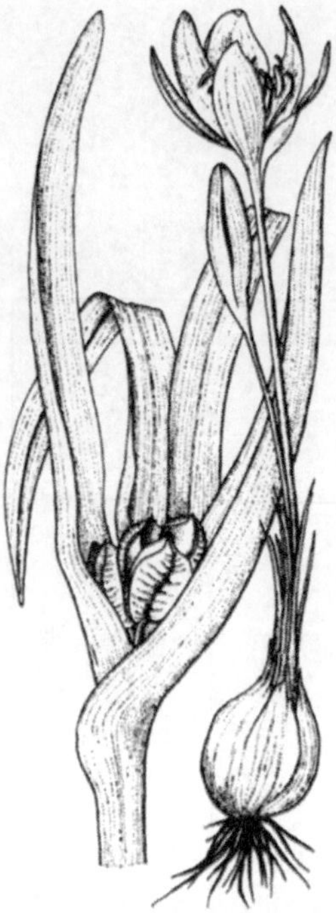

Colchicum autumnale, blühend und fruchtend (2/5 ×, nach Firbas, aus Lit.[53])

Drogen: Colchici flos (Herbstzeitlosenblüten), Colchici semen (Herbstzeitlosensamen), Colchici tuber (Herbstzeitlosenknollen), Colchicum autumnale hom. *HAB1* (Colchicum), Colchicum autumnale hom. *PFX*, Colchicum autumnale hom. *HPUS78*.

Colchici flos (Herbstzeitlosenblüten)

Synonyme: Flores Colchici.

Sonstige Bezeichnungen: Dt.: Zeitlosenblüten; engl.: Colchicum flowers, Meadow saffron flowers; frz.: Fleurs de Colchique.

Definition der Droge: Frische Blüten.

Stammpflanzen: *Colchicum autumnale* L.

Inhaltsstoffe: 1,2 bis 2,0 % Alkaloide, berechnet auf das Trockengewicht, davon 60 bis 70 % Colchicin, etwa 20 % *N*-Desacetyl-*N*-formylcolchicin und geringe Mengen Demecolcin.[9] Der Gehalt an Abbauprodukten von Colchicin ist vermutlich sehr gering.

Zubereitungen: Fertigarzneimittel, hergestellt aus dem Preßsaft der frischen Blüten unter Zusatz von EtOH zur Konservierung, 0,5 mg Colchicin pro Gramm.

Wirkungen: Die pharmakologischen Eigenschaften und die Anwendung entsprechen denen von Colchici semen.

Gesetzl. Best.: S. Colchici semen.

Colchici semen (Herbstzeitlosensamen)

Synonyme: Colchicum autumnale e seminibus, Colchicum e seminibus, Semen Colchici, Semen Colchici autumnalis, Semen Croci pratensis.

Sonstige Bezeichnungen: Dt.: Zeitlosensamen; engl.: Colchicum seeds, Meadow saffron seeds; frz.: Semence de colchique; it.: Semen colchico; span.: Semilla de colchico; port.: Sementes colchico.

Monographiesammlungen: Monographien in: *DAB6*, *DAC86*, *DanIX*, *Ned6*, *BelgV*, *Ital6*, *Port35*, *BP68*, *PFIX*, *HispIX*, *HelvV*, *USPXI*, weitere Beschreibungen in *Mar29*, *BPC79* und *PI1*.

Definition der Droge: Die reifen, getrockneten Samen.

Stammpflanzen: Alle Pharmakopoen, mit Ausnahme von *Ital6*, lassen nur *C. autumnale* als Stammpflanze zu. *Ital6* gibt daneben auch *C. neapolitanum* und andere Arten als Stammpflanzen an (s. dort).

Herkunft: Sammlung aus Wildbeständen, Hauptlieferländer Griechenland, Jugoslawien, Ungarn und die GUS.[11]

Gewinnung: Ernte im Juli, Lufttrocknung.[11]

Ganzdroge: *Geruch:* Ohne.
Geschmack: bitter und scharf.
Die Samen kommen unzerkleinert in den Handel. Sie sind dunkelbraun, hart und haben einen Durchmesser von 0,8 bis 2 mm, seltener bis 3 mm. Die Oberfläche ist matt, körnig-höckerig-feingrubig oder feinrunzelig. Sie besitzen eine beim Trocknen zu einer harten Spitze geschrumpfte, hellere, leistenartige Karunkula.
Im Querschnitt wird bei Lupenbetrachtung das hornartige grauweißliche, zur Samenmitte hin strahlige Endosperm sichtbar, das von der braunen Samenschale umgeben ist und den sehr kleinen, etwa 0,5 mm langen Embryo, meistens gegenüber der Stelle des Randes, an der sich die Karunkula befindet, enthält.
Mikroskopisches Bild. Die Samenschale besteht aus 6 bis 8 Reihen dünnwandiger, zum Teil zusammengefallener Zellen mit einer Epidermis aus sehr flachen, dickwandigen, großen Zellen. Die Zellwände der Samenschale sind braun gefärbt. Das braunweiße Nährgewebe besteht aus dickwandigen, grobgetüpfelten Zellen mit zahlreichen, 2 bis 12 µm großen Aleuronkörnern. Die etwas hellere Karunkula weist große, isodiametrische Zellen mit deutlichen Interzellularen auf und führt Stärkekörner.[7]

Pulverdroge: Größtenteils aus Endospermgewebe bestehend, Einzelzellen mit stark verdickten, grob getüpfelten Wänden; dünnwandige braune Zellen der Samenschale, meistens zusammengefallen, Öltröpfchen und Aleuronkörner aus dem Endosperm vorhanden, daneben sehr wenig Stärkekörner aus

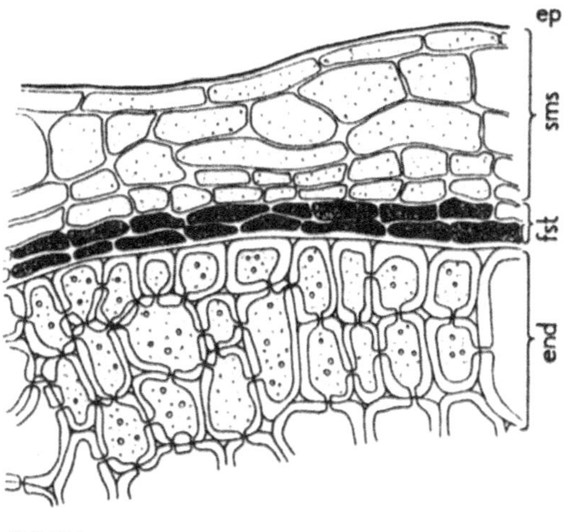

Colchici semen. Querschnitt durch den äußeren Teil. ep Epidermis, sms Samenschale, fst farbstoffführende Zellschichten, end Endosperm (etwa 100 ×, nach Karsten, aus Lit.[49])

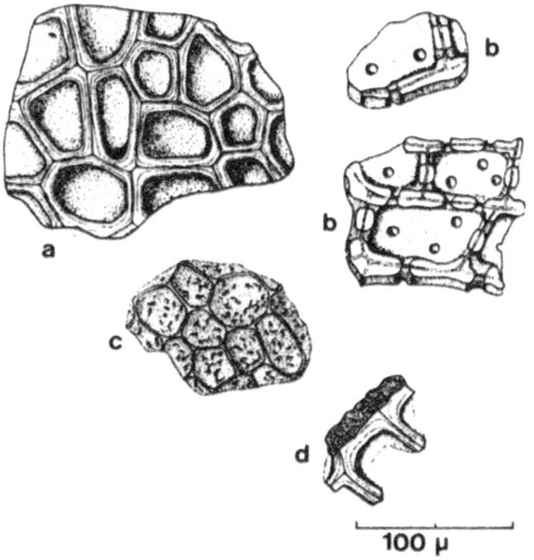

Pulver von Colchici semen. a Stück der Samenschalenepidermis, b Bruchstücke des Endosperms, c Stück aus dem äußeren Teil der Samenschale, d Samenschale im Querschnitt mit anhängendem Teil des Endosperms (nach Weber, aus Lit.[49])

der Karunkula zu finden. Ein zur Trockene eingedampfter wäßriger Auszug, in 15%iger Salpetersäure gelöst, zeigt nach Zusatz von rauchender Salpetersäure Violettfärbung: Colchicinreaktion.[49]

Verfälschungen/Verwechslungen: Verfälschung mit den Samen der Linsenwicke, *Vicia tetrasperma* (L.) Moench, Fabaceae, beschrieben. Diese Samen sind kugelig, etwa 2mm im Durchmesser, und besitzen eine mattgrüne, glatte, samtartige glänzende, feinpunktierte Oberfläche. Ihr Nabel ist linealisch, 1,5mm lang, braun bis intensiv ockergelb oder graugelb mit heller Längsleiste.[12] Verwechslung mit Sinapis semen (→ dort) oder Samen von kultivierten *Colchicum*-Arten möglich.

Inhaltsstoffe: Die Samen enthalten nach der Ernte etwa 0,5 bis 1,2% Alkaloide, hauptsächlich neutrale Alkaloide mit Tropolonring, wie Colchicin (etwa 65% der Gesamtalkaloide) und Colchicosid (etwa 30% der Gesamtalkaloide) neben wenig *N*-Desacetyl-*N*-formylcolchicin und *N*-Desacetyl-*N*-oxobutyrylcolchicin. Bas. Alkaloide mit Tropolonring, wie Demecolcin, kommen in sehr geringen Mengen vor. Die nativen Alkaloide gehen beim Trocknen und bei der Aufarbeitung der Samen teilweise in Artefakte über. Durch Säurekatalyse entsteht durch Abspaltung der Methylgruppe in Position 10 des Colchicins das Colchicein, das als freies Tropolonderivat Fe^{3+}-Ionen unter Grünfärbung binden kann. 3-Demethylcolchicin entsteht durch Hydrolyse des Colchicosids. Unter Lichteinfluß werden Lumialkaloide gebildet; bei ihnen sind die *C*-Atome 8 und 12 durch eine zusätzliche Brücke verknüpft. Durch Integration eines *O*-Atoms in den Tropolonring, durch Verengung des Tropolonringes zum Benzolring, durch Desacylierung, durch Einführung einer OH-Gruppe in Position 4 und durch Demethylierung der phenolischen OH-Gruppen treten weitere Artefakte auf.[13–19]

Zubereitungen: Tinctura Colchici (Zeitlosentinktur) *DAB 6*, hergestellt aus 1 T. grob gepulvertem Zeitlosensamen und 10 T. verd. EtOH (68 bis 69 Volumenprozent), Gehalt an Colchicin 0,04%.
Colchicinum (Colchicin), Gewinnung durch Extraktion der Samen mit 90%igem heißem EtOH, Einengen des Extr., Versetzen mit Wasser zur Abscheidung von Lipiden, Filtration, Extraktion der wäßrigen Lsg. mit Chloroform, Einengen des Chloroform-Extr., Auskristallisation eines Colchicin-Chloroform-Adduktes, Befreien des Colchicins vom Chloroform durch Lösen des Adduktes in siedendem Wasser, Eindampfen der wäßrigen Lösung im Vakuum, Trocknen über Trocknungsmitteln.[7]

Identität: Ältere Pharmakopöen prüfen durch makroskopische sowie mikroskopische Betrachtung *DAB 6*, *P I 1*, *Ned 6* und mikrochemisch durch Benetzen eines eingedampften wäßrigen Extr. aus der Droge mit konz. Salpetersäure, wobei Violettfärbung die Anwesenheit von Colchicin anzeigt, auf Identität *Helv V*, *Belg V*, *Hisp IX*. *PF IX* ermittelt die Identität durch DC: Extraktionsmittel EtOH, Sorptionsmittel Kieselgel G, FM Chloroform-Aceton-Ammoniak (25 + 24 + 1), Detektion mit konz. Schwefelsäure-Ac_2O (1 + 9), Auswertung eines im Rf-Bereich von 0,5 erscheinenden citronengelben Fleckes im VIS, der auch bei der Referenzsubstanz Colchicin auftritt. *DAC 86* bestimmt die Identität ebenfalls durch DC: Entfetten des Drogenpulvers mit Pet, Extraktionsmittel Methylenchlorid und Ammoniak, FM Methylenchlorid-Aceton-Diethylamin (5 + 4 + 1), Detektion mit ethanolischer Salzsäure, Auswertung eines gelben Fleckes in Höhe des Fleckes der Referenzsubstanz Colchicin im VIS.

Reinheit: Höchstens 2 % fremde org. Verunreinigungen *PI 1*, höchstens 8 % Asche *Ned 6*, *Helv V*.

Gehalt: Mindestens 0,4 % Colchicin *DAB 6*, *Ned 6*, *DAC 86*; mindestens 0,5 % Colchicin *Helv V*, *PI 1*, *Hisp IX*, *Belg V*, *Dan IX*; mindestens 0,5 % Gesamtalkaloide *PF IX*.

Gehaltsbestimmung: Ältere Pharmakopöen bestimmen den Colchicingehalt der Droge gravimetrisch. Zur Abtrennung wird die sehr gute Löslichkeit des Colchicins in Chloroform genutzt. Die Extraktion aus der Droge kann mit Wasser erfolgen. Störstoffe werden durch Fällung mit Bleiacetat entfernt. Nach Filtration wird das überschüssige Fällungsmittel durch sekundäres Natriumphosphat ausgefällt. Durch Zusatz von Natriumchlorid wird die Löslichkeit des Colchicins im wäßrigen Lösungsmittel herabgesetzt. Anschließend wird mit Chloroform ausgeschüttelt und ein Teil des Chloroform-Extr. eingedampft, getrocknet und gewogen. Zum Ausschluß von Fehlern durch Lipide kann der Trocknungsrückstand mit verd. Salzsäure behandelt werden, wobei die Alkaloide in Lösung gehen. Der verbleibende Rückstand kann vom zuerst ermittelten Wert abgezogen werden *DAB 6*, *Helv V*, *USP XI*, *Hisp IX*. Die Werte fallen zu niedrig aus, da ein Teil der Alkaloide bei der Fällung des überschüssigen Bleiacetats mitgerissen wird.[17]
Belg V, *PF IX* und *PI 1* extrahieren mit EtOH, dampfen zur Trockne ein, nehmen in wäßriger 20 %iger Natriumsulfat-Lsg. auf, entfernen die Lipide durch mehrmaliges Ausschütteln mit Eth und extrahieren die Alkaloide aus der alkalisierten Lsg. mit Chloroform. Der Trocknungsrückstand des Chloroform-Extr. wird zur völligen Entfernung des Chloroforms zweimal mit EtOH behandelt und bei 100 °C getrocknet. Der Rückstand kann durch Wägung bestimmt werden oder aber nach Behandlung mit verd. Salzsäure im siedenden Wasserbad für 50 min in Colchicein überführt und einer iodometrischen Titration zugeführt werden *Ned 6*.
Exakter ist die Bestimmung des Colchicingehaltes nach DC. Dazu wird vom *DAC 86* das gleiche Chromatogramm verwendet, das auch der Best. der Identität dient (s. dort). Der nach Detektion mit ethanolischer Salzsäure erhaltene gelbe Fleck wird zur Lokalisation des Colchicins benutzt. Das Sorptionsmittel im Bereich des Fleckes wird abgeschabt und mit ethanolischer Salzsäure eluiert. Die Extinktion des Eluats wird bei 350 nm photometrisch bestimmt und daraus der Colchicingehalt berechnet.
Die quant. Best. von Colchicin neben Colchicosid mit Hilfe der HPLC ist ebenfalls möglich.[20]

Lagerung: Vor Licht geschützt über Kalk *Helv V*, *Hisp IX*.

Wirkungen: Träger der Wirkung von Drogenextrakten ist vor allem Colchicin. Das nach Abspaltung des Glucoserestes aus dem Colchicosid hervorgehende 3-Demethylcolchicin dürfte an der Wirkung beteiligt sein.
Hauptangriffspunkt ist ein α,β-Dimeres, aufgebaut aus je einer Untereinheit α- und β-Tubulin, das als Baustein der Mikrotubuli der Zellen dient. Durch Bindung von Colchicin oder anderen Tropolonalkaloiden an das Dimere wird dessen Fähigkeit zur Aggregation unter Ausbildung der Mikrotubuli gehemmt. Damit werden der intrazelluläre Transport, der Export von Zellbestandteilen durch Exocytose und die Wanderungsfähigkeit von Zellen unterdrückt.[21] Folge ist eine Verhinderung des Chromosomentransports während Mitose und Meiose, also eine Verhinderung der Zellteilung, unter bestimmten Bedingungen auch das Auftreten von Chromosomenmutationen, z. B. eine Polyploidisierung. Durch Einschränkung der Exocytose wird die Abgabe von lysosomalen Enzymen durch die Zelle verhindert. Die Motilitätshemmung betrifft besonders die zur Phagocytose befähigten Lymphocyten. Therapeutisch nutzbar sind diese Wirkungen zur Hemmung der Einwanderung und der Autolyse von Phagocyten bei Entzündungsprozessen.[22–24]

Resorption: Untersuchungen zu Drogenauszügen liegen nicht vor. Colchicin wird im Magen-Darm-Kanal sehr gut resorbiert. Die Zeit bis zum Erreichen der max. Konz. im Plasma (t_{max}) beträgt 0,5 bis 2,0 h. Nach Gabe von 2 mg werden nach 15 min Plasmakonz. von 4 bis 33 ng/mL erreicht. Die Proteinbindung beträgt 31 %. Die Resorptionsquote (AUC) wurde, abhängig von der applizierten Dosis, mit 14,1 (0,5 mg), 26,3 (1 mg), bzw. 47,3 ng/mL · h bestimmt. Nach i. v. Gabe verläßt es das Blut schnell und verteilt sich in den Geweben. Es tritt nach Ausscheidung durch die Galle in den enterohepatischen Kreislauf ein.[22,25,26,50]

Verteilung: Verteilungsvolumen von Colchicin (V_d) 11 bis 15 L/kg. Besonders hohe Konzentrationen liegen in Leber, Milz, Nieren und Magen-Darm-Trakt vor. Blutspiegelkurve meistens zweigipflig.[25,26,50]

Wirkungsverlauf: Die Linderung bei akutem Gichtanfall kann bereits nach 2 h, in schweren Fällen nach 12 h eintreten. Nach 48 h sind Schmerzen, Schwellungen und Rötung weitgehend verschwunden.[22,50]

Elimination: Colchicin verschwindet relativ rasch aus dem Blutplasma, wird jedoch langsam aus den Leukocyten eliminiert. Die Hauptmenge wird über die Gallenflüssigkeit und Faeces ausgeschieden, nur 5 bis 25 % verlassen den Körper über den Harn. Hauptmetaboliten im Harn sind Demethyl- und Desacetylcolchicin. Die biologische Halbwertszeit ($t_{1/2}$) beträgt 15 bis 19 h, die mittlere Verweildauer (MRT) 15 bis 20 h, die systemische Clearance nach p. o. Applikation 32 bis 40 L/h, die renale Clearance 4 bis 5 L/h.[26,50]

Anwendungsgebiete: Mit anderen Mitteln nicht beherrschbarer akuter Gichtanfall, Familiäres Mittelmeerfieber.[39]

Dosierung und Art der Anwendung: *Droge.* Die Droge wird nicht therapeutisch verwendet. *Zubereitung.* Eingesetzt werden ethanolische Extr., z. B. Tinctura Colchici, und Fertigarzneimittel, seltener auch mit EtOH gewonnene Trockenextr. mit eingestelltem Colchicingehalt oder Colchicin.

Bei akutem Gichtanfall werden dem Patienten Mengen, die 1 mg Colchicin entspr. p. o. als Initialdosis, und dann bis zum Auftreten der Besserung alle 2 bis 3 h Mengen, die 0,5 mg Colchicin entspr., max. 8 mg/d, gegeben. Nach Verschwinden der Beschwerden Dosisabbau auf tgl. 2 mg. Keine Wiederholung der Behandlung innerhalb von 3 Tagen.[25]
Zur Verhinderung der Fieberattacken bei Familiärem Mittelmeerfieber wird eine Dauerbehandlung mit Dosen, die 0,5 bis 1,5 mg pro Tag entspr. empfohlen. Bei dieser Dauerbehandlung ist eine laufende Kontrolle des Blutbildes sowie der Leber- und Nierenfunktion angezeigt.[28,39]

Volkstümliche Anwendung und andere Anwendungsgebiete: Heute obsolet ist die Anwendung bei akuter und chronischer Leukämie, Hauttumoren und Condylomata. Umstritten ist der Einsatz bei akutem Gelenkrheumatismus, Sehnenscheidenentzündung, Entzündung des Magen-Darm-Traktes, Psoriasis,[27] Morbus Behçet,[29] nekrotisierender Vasculitis[30] und Leberzirrhose.[31,32]
In der Volksmedizin wurde eine Abkochung der Pflanze zur Bekämpfung von Läusen bei Mensch und Vieh verwendet. In Graubünden galt die Pflanze, früh nüchtern gegessen, als Mittel gegen Gelbsucht, Zeitlosenwein wurde bei Asthma, Gicht, Wassersucht und Rheumatismus benutzt.[48] Alle Formen der Selbstmedikation sind wegen der großen Vergiftungsgefahr auszuschließen.
Die Wirksamkeit bei den erwähnten Anwendungsgebieten ist derzeit nicht belegt.

Unerwünschte Wirkungen: Als Nebenwirkungen stehen im Vordergrund Wirkungen auf die glatte Muskulatur, möglicherweise durch Stimulation der Prostaglandinbiosynthese verursacht, die zu Bauchschmerzen und Diarrhoe, begleitet von Nausea und Erbrechen, seltener auch Magen- sowie Darmblutungen, führen können. Bei Langzeitanwendung wurden Nieren- und Leberschäden sowie Alopecia, periphere Neuritis, Myopathien und Knochenmarksschäden beobachtet, letztere gefolgt von Leukopenie, Thrombocytopenie, Megaloblastenanämie, seltener von aplastischer Anämie, vermutlich infolge eines Malabsorptionssyndroms, insbesondere von Vitamin B_{12}-Mangel.[33,34,50]
Teratogene Wirkungen, vor allem das Auftreten von Aneuploidien, sind auf Grund der Beeinflussung des Mitoseapparates möglich. Sie können auch durch Colchicinapplikation an den Vater verursacht sein und wurden bei einem Neugeborenen beobachtet, dessen Vater zur Zeit der Konzeption mit Colchicin behandelt wurde.[50]

Gegenanzeigen/Anwendungsbeschr.: Bei älteren und geschwächten Patienten, bei Patienten mit Herz-, Nieren- und Magen-Darm-Erkrankungen ist Vorsicht geboten. Kontraindiziert bei Gravidität und bei Frauen im konzeptionsfähigen Alter. Bei Niereninsuffizienz (Kreatininclearance unter 20 mL/min) Dosisintervalle verlängern. Bei Leberschäden verkürzte Halbwertszeit beachten. Überwachung der Leberfunktion notwendig.[25]

Wechselwirkungen: Nekrolysis toxica epidermica wurde bei einem Patienten beobachtet, der bei einem akuten Gichtanfall unter Alkoholeinfluß stehend, mit Colchicin behandelt wurde.[50]

Weitere medizinische Verwendung: Colchicin wird in der pränatalen Cytodiagnostik nach Amniocentese zur Arretierung der Mitose der aus dem Fruchtwasser gewonnenen und kultivierten Zellen embryonalen Ursprungs in der Metaphase und damit zur Ermöglichung der Beobachtung der Chromosomen zur Ermittlung von Chromosomenmutationen verwendet.

Tox. Inhaltsstoffe u. Prinzip: Die toxische Wirkung der Droge ist hauptsächlich durch den Gehalt von Colchicin bedingt. Die übrigen Alkaloide sind von untergeordneter tox. Bedeutung.

Toxikokinetik: S. Resorption, Verteilung.

Toxikodynamik: Die meisten Effekte lassen sich durch die Hemmung der Ausbildung der Mikrotubuli (s. Wirkungen) und damit durch Einschränkung der Funktionstüchtigkeit des Cytoskeletts erklären.[21] Auch eine Intensivierung der Prostaglandinbiosynthese kann an den toxischen Wirkungen beteiligt sein.[50]

Akute Toxizität: *Mensch.* Nach akuter Vergiftung durch die Pflanze, die Droge, Drogenextr. oder durch Colchicin treten auch bei Aufnahme hoher Dosen Symptome frühestens nach 3 bis 6 h auf. Zunächst werden Brennen sowie Rauhheit im Munde, Durst und Schluckbeschwerden beobachtet. Etwa 12 bis 14 h nach Giftaufnahme folgen Nausea, heftige Abdominalschmerzen, Erbrechen, Diarrhoe, Darmkolik, Blasenkrämpfe, Hämaturie, Blutdruckabfall und Krämpfe mit späterer aufsteigender Paralyse. Das Bewußtsein bleibt bis zum Tode erhalten. Der Tod erfolgt durch Erschöpfung, Atemlähmung oder Kreislaufkollaps nach 7 bis 72 h.
Lokale Applikation konzentrierter Lösungen führt zu Haut- und Schleimhautreizung, bei Einbringen ins Auge ist Erblindung möglich.[9,38,50]
Die tödliche Dosis soll etwa 5 g Samen für einen Erwachsenen und 1 bis 1,5 g für ein Kind betragen. Bei akzidentellen Vergiftungen bei therapeutischer Anwendung von colchicinhaltigen Fertigarzneimitteln oder bei Suicidversuchen lagen die letalen Dosen zwischen 7 und 200 mg, in der Regel zwischen 30 und 80 mg Colchicin.[38]
Eine tödliche Vergiftung mit dem Kraut erfolgte durch Verwechslung mit Blättern des Bärlauchs, *Allium ursinum* L., die als Salat gesammelt worden waren.[38] Ebenfalls tödliche Vergiftungen nach Aufnahme der Knollen durch Verwechslung mit Küchenzwiebeln,[41] der beblätterten Stengel durch Verwechslung mit Porree[42] oder der Blätter bei volksmedizinischer Anwendung traten auf.[43] Vergiftungen von Kindern mit der Milch von Kühen, die die Blätter von *C. autumnale* gefressen hatten, wurden beobachtet.[45]
Vergiftungen mit Colchicin enthaltenden Fertigarzneimittel werden in der Literatur nicht selten beschrieben. Ein 31 Jahre alter Mann wurde 5 h nach Einnahme von 100 Tabletten eines Colchicinpräparates, 1,2 mg/kg KG entsprechend, in ein Kranken-

haus eingeliefert. Der Serumspiegel betrug zur Zeit der Einlieferung 34 ng/mL, 8 h später 15 ng/mL. Er blieb auch während der Hämoperfusion auf diesem Niveau. Die Behandlung erfolgte durch Magenspülung, Gabe von Aktivkohle sowie Cholestyramin und Hämoperfusion. Der Tod des Patienten trat 36 h nach der Einnahme durch Herzkollaps ein.[40] Zwei junge Frauen nahmen mit suicidaler Absicht 28 bzw. 39 mg Colchicin ein. Symptome waren zunächst Nausea, Erbrechen und Darmkoliken, später traten u. a. cardiovasculäre Beschwerden und neurologische Ausfälle auf. Beide überlebten, litten aber noch monatelang an Folgen der Vergiftung.[50]
Tier. Vergiftungen mit *C. autumnale* spielen bei Weidetieren eine große Rolle. 1 mg/kg KG soll für Rinder tödlich sein, 0,25 mg/kg KG bewirken bereits starke Durchfälle. Die Rinder erkranken erst 1 bis 3 Tage nach der Aufnahme der Pflanze. Die beim warmblütigen Tier auftretenden Symptome ähneln denen beim Menschen. Bei säugenden Kühen erkranken auch die Kälber.[46] Die Pflanze wird von Weidetieren meistens nur aufgenommen, wenn sie sich, für die Tiere nicht mehr erkenntlich, im Heu befindet. 1990 wurde ein Fall beschrieben, bei dem 17 Pferde nach Aufnahme von Heu, das etwa 1,5 % Kraut von *C. autumnale* enthielt, Vergiftungserscheinungen wie Koliken zeigten. Ein Pferd starb nach einigen Tagen. Bei der Obduktion wurden seröse oder serös-hämorrhagische Flüssigkeitsansammlungen im Thorax und Abdomen festgestellt.[44] Für Kaltblüter sind Colchicumalkaloide weniger toxisch.

Chronische Toxizität: Im Vordergrund steht das Malabsorptionssyndrom, weiterhin können, möglicherweise als Folge des Malabsorptionssyndroms, Knochenmarksschäden mit Leukopenie, Thrombocytopenie, Megaloblastenanämie, seltener aplastische Anämie sowie Purpura und hämorrhagische Kolitis auftreten. Gefäß-, Nieren- und Leberschäden wurden beobachtet. Bisweilen kommt es auch zu Myoneuropathie und Steatorrhoe.[33,34,50]

Carcinogenität: Das Auftreten eines Retikulumsarkoms im Jejunum wurde nach dreijähriger Behandlung mit Colchicin mit Tagesdosen von 0,5 mg bei einem 53jährigen Mann festgestellt.[50]

Mutagenität: Bei Patienten wurde nach Colchicinbehandlung das Auftreten von Lymphocyten mit 47 Chromosomen beobachtet.[50]

Reproduktionstoxikologie: Teratogenität muß aufgrund der Wirkung der Tropolonalkaloide auf Mitose und Meiose angenommen werden. Die Bildung aneuploider Spermien ist wahrscheinlich.[50]

Toxikologische Daten: *LD-Werte.* LD_{50} für Colchicin 6,1 mg/kg KG, i. p., Ratte; 2,0 mg/kg KG, i. p., Maus; LD_{50} für Colchicein 84 mg/kg KG, i. p., Maus; LD_{50} für Demecolcin 1,7 mg/kg KG, i. v., Ratte.[35] Beim Menschen wurden Todesfälle bereits nach einer Einzeldosis von 7 mg beobachtet, allerdings wurden auch Dosen von 28 bzw. 39 mg überlebt.[50] Für die Droge wird die tödliche Dosis mit 1,5 bis 2,0 g für Kinder und mit 5,0 g für Erwachsene angegeben.[9,38] *Giftklassifizierung.* Nach *Hodge* und *Sterner*: hochgiftig (für die Droge).[52]

Akute Vergiftung: Erste Hilfe: Magenentleerung, Magenspülung, Gabe eines salinischen Abführmittels, z. B. 30 g Natriumsulfat in 250 mL Wasser, lindernde Getränke nach Bedarf.

Sonst. Verwendung: *Landwirtschaft.* Pflanzenzüchtung: Einsatz von Colchicin zur Erzeugung von polyploiden Hochleistungsrassen bei Arznei- und Nutzpflanzen.

Gesetzl. Best.: *Verschreibungspflicht.* Die Droge wird nicht verwendet, alle Zubereitungen und Fertigarzneimittel, die Drogenextrakte oder Colchicin enthalten, sind apotheken- und verschreibungspflichtig. *Offizielle Monographien.* Aufbereitungsmonographie "Colchicum autumnale" der Kommission E am BGA.[39]

Colchici tuber (Herbstzeitlosenknollen)

Synonyme: Bulbus Colchici, Cormus Colchici, Radix Colchici, Tubera Colchici.

Sonstige Bezeichnungen: Dt.: Zeitlosenknollen; engl.: Colchicum corm, Colchicum root, Meadow saffron root; frz.: Bulbe de colchique, Racine de colchique; port.: Tuberculo colchico.

Monographiesammlungen: Colchicum corm *BP 68*, *NF IX*, *Port 35*, enthalten in *BPC 79*.

Definition der Droge: Im Frühsommer gesammelte, von Hüllblättern befreite, in Scheiben geschnittene und bei 65 °C nicht übersteigenden Temp. getrocknete Knollen *BP 68*.

Stammpflanzen: *Colchicum autumnale* L.

Herkunft: Sammlung aus Wildbeständen, Hauptlieferländer Griechenland, Jugoslawien, Ungarn und die GUS.[10]

Gewinnung: Im Frühsommer, Entfernen der Hüllblätter, in Scheiben schneiden, vorsichtig bei Temp. um 60 °C trocknen.

Ganzdroge: *Geruch.* Ohne.
Geschmack. Süßlich, kratzend.
Nierenförmige bis ovale, etwa 1 bis 3 cm breite, 2 bis 5 mm dicke Scheiben, außen gelblich braun, innen weiß, hart, beim Zerbrechen mehlig stäubend *BP 68*.
Mikroskopisches Bild. Im Querschnitt Grundgewebe aus polyedrischen, dünnwandigen, stark stärkehaltigen Zellen sichtbar; die sehr zahlreichen, zerstreut liegenden, gegen das Zentrum gedrängt stehenden Gefäßbündel zeigen Spiralgefäße und dünnwandiges Holzparenchym. Stärkekörner einfach, rundlich, eiförmig oder durch gegenseitigen Druck mehr oder weniger eckig, oder zusammengesetzt; jedes Korn mit deutlicher zentraler Kreuz- oder Sternspalte. In vielen Zellen gelbliche, amor-

phe Massen, die durch Schwefelsäure zunächst citronengelb, dann rot gefärbt werden.

Pulverdroge: Creme- bis lederfarben, reichlich dünnwandiges Parenchym mit zahlreichen Stärkekörnern, zwei- bis dreifach, seltener bis siebenfach zusammengesetzt, Einzelkörner rund oder polygonal, 12 bis 16 µm, seltener 6 bis 30 µm im Durchmesser, Spiralgefäße, bis 30 µm im Durchmesser, dünnwandiges Holzparenchym und Bruchstücke der braunen Epidermiszellen, deren senkrecht zur Oberfläche verlaufende Wände leicht wellig sind, treten vereinzelt auf *BP68*.

Verfälschungen/Verwechslungen: Verwechslung mit Knollen von *C. luteum* BAK. möglich *BPC79*. Diese Knollen sind wesentlich kleiner als die von *C. autumnale*, wegen der teilweisen Verkleisterung der Stärke durchscheinend und arm an Colchicin. Denkbar sind auch Verfälschungen mit Knollen von als Zierpflanzen angebauten *Colchicum*-Arten. Hier muß die Unterscheidung durch DC erfolgen.

Inhaltsstoffe: Die Knollen enthalten 0,1 bis 0,6% Alkaloide, hauptsächlich Colchicin (etwa 60% der Gesamtalkaloide), daneben Demecolcin, *N*-Desacetyl-*N*-formylcolchicin und, reichlicher als die Samen, bei der Trocknung und Lagerung entstandene Artefakte wie das durch Säurehydrolyse gebildete Colchicein, die durch enzymatische *O*-Demethylierung entstandenen Demethylderivate mit phenolischer Hydroxylgruppe, wie 2-Demethylcolchicin, 3-Demethylcolchicin, 2-Demethyldemecolcin, 3-Demethyldemecolcin und außerdem Lumialkaloide sowie weitere Alkaloide mit verändertem Ringsystem.[15–17,19]

Zubereitungen: Herbstzeitlosenknollenflüssigextr. *BP68*, hergestellt aus mittelfein gepulverter Droge und 70%igem EtOH durch Perkolation, eingestellt auf einen Gehalt an 0,3% Alkaloiden; Herbstzeitlosentinktur *BP68*, hergestellt aus Herbstzeitlosenflüssigextr. *BP68* durch Verdünnen mit 70%igem EtOH im Verhältnis 1:10, Gehalt an Alkaloiden 0,03%; Herbstzeitlosentrockenextrakt *BP68*, eingestellt mit Lactose auf 1% Colchicin; Colchicinum (Colchicin), Herstellung s. Colchici semen.

Identität: *BP68* bestimmt die Identität durch makroskopische und mikroskopische Prüfung und das Auftreten einer Gelbfärbung beim Benetzen mit Salzsäure. Die zur Best. der Identität von Colchici semen angewandte DC-Prüfung ist für Colchici tuber ebenfalls anwendbar.

Reinheit: Höchstens 2,0% fremde org. Verunreinigungen, nicht mehr als 5% säurelösliche Asche *BP68*.

Gehalt: Mindestens 0,25% Alkaloide *BP68*, mindestens 0,35% Alkaloide *NFIX*.

Gehaltsbestimmung: Die Best. des Alkaloidgehaltes nach *NFIX* erfolgt wie bei Colchici semen durch Ermittlung des Trockenrückstandes eines Chloroformextr. entspr. *DAB6*, nach *BP68* entsprechend *Ned6*. Empfehlenswert ist die Gehaltsbest. nach *HAB1*.

Lagerung: Keine Angaben in den Monographien, jedoch Aufbewahrung vor Licht geschützt und trokken empfehlenswert.

Stabilität: Keine Angaben in den Monographien, bei trockener Lagerung und bei Lichtschutz darf eine Haltbarkeit von 5 Jahren vorausgesetzt werden.

Wirkungen: Träger der Wirkung von Drogenextr. sind vor allem Colchicin und das in gleicher Weise wirksame Demecolcin. Das Wirkungsspektrum, die therapeutische Anwendung, die toxikologischen Eigenschaften und die sonstige Anwendung entsprechen denen von Colchici semen.

Gesetzl. Best.: S. Colchici semen.

Colchicum autumnale hom. *HAB1*

Synonyme: Colchicum.

Monographiesammlungen: Colchicum autumnale *HAB1*.

Definition der Droge: Frische, im Frühjahr gesammelte Knollen.

Stammpflanzen: *Colchicum autumnale* L.

Ganzdroge: Die frischen Knollen haben einen rettichartigen Geruch, sind 2 bis 4 cm lang, breit-eiförmig, auf einer Seite flach, mit einer breiten Längsfurche versehen, auf der anderen Seite konvex, außen gelbbraun und häutig, innen weiß; an der Basis befindet sich ein Schopf fasriger Wurzeln.

Mikroskopisches Bild: s. Colchici tuber.

Zubereitungen: Urtinktur und fl. Verdünnungen *HAB1*, Vorschrift 2a. Die Urtinktur ist eine gelbe Fl.

Identität: Gelbfärbung des Verdunstungsrückstandes eines Chloroformextr. aus der mit Wasser verd. Urtinktur nach Zusatz von Schwefelsäure; die Farbe geht nach dem Versetzen mit Salpetersäure in Violett über. Nachweis von Colchicin durch DC auf Kieselgel HF_{254} mit dem FM Chloroform-Diethylamin (9 + 1), Detektion durch Fluoreszenzminderung im UV und durch nach dem Besprühen mit Dragendorff Reagens sichtbar werdende orange Flecke, Referenzsubstanz Colchicin.

Reinheit: *Urtinktur.*
- Relative Dichte *PhEur*: 0,935 bis 0,950;
- Trockenrückstand *DAB9*: mindestens 2,5%.

Gehalt: Mindestens 0,06 und höchstens 0,12% Colchicin und Demecolcin, berechnet als Colchicin, in der Urtinktur.

Gehaltsbestimmung: Mit DC, Ausschaben der Flecke des im UV nachgewiesenen Colchicins (Rst 1,0) und Demecolcins (Rst 1,5), Elution mit EtOH, Extinktionsmessung bei 350 nm, Berechnung des Gehaltes durch Vergleich der Extinktion mit der eines in gleicher Weise behandelten Colchicinstandards.

Lagerung: Vor Licht geschützt *HAB1*.

Anwendungsgebiete: Entsprechend dem homöopathischen Arzneimittelbild.
Dazu gehören: Akute und chronische Gicht; akuter Gelenkrheumatismus; Sehnenscheidenentzündung; Ergüsse in Körperhöhlen; Nierenentzündung; Entzündung des Magen-Darm-Kanals.[51]

Dosierung und Art der Anwendung: Soweit nicht anders verordnet:[51]
Ab D4: 1- bis 3mal täglich 5 bis 10 Tr., 1 Messerspitze Verreibung, 1 Tablette oder 5 bis 10 Streukügelchen einnehmen.
Ab D6: Injektionslösungen 2mal wöchentlich 1 mL s.c. injizieren.
Ab D3: Salben 1- bis 2mal täglich auftragen.

Unerwünschte Wirkungen: Nicht bekannt.
Hinweis: Es können vorübergehend Erstverschlimmerungen vorkommen, die jedoch unbedenklich sind.[51]

Gegenanzeigen/Anwendungsbeschr.: Bis D8: Schwangerschaft.[51]

Gesetzl. Best.: *Verschreibungspflicht.* Urtinktur und 1. bis 3. Dezimalverdünnung verschreibungspflichtig. *Offizielle Monographien.* Aufbereitungsmonographie "Colchicum autumnale" der Kommission D am BGA.[51]

Colchicum autumnale hom. *PFX*

Synonyme: Colchicum.

Monographiesammlungen: Colchicum autumnale pour préparations homéopathiques *PFX*.

Definition der Droge: Frische, vorzugsweise zu Beginn des Sommers geerntete Knollen.

Stammpflanzen: *Colchicum autumnale* L.

Ganzdroge: Beschreibung s. Colchicum autumnale hom. *HAB 1*.

Zubereitungen: Urtinktur mit 45 % (V/V) Alkohol nach der allgemeinen Vorschrift der Monographie Préparations Homéopatiques *PFX*.

Identität: Auftreten einer opaleszierenden blauvioletten Verfärbung einige Stunden nach Mischen der Urtinktur mit 30 %iger Natronlauge.
Ausschütteln der mit Natronlauge alkalisierten Lösung mit Chloroform, Versetzen des Verdunstungsrückstandes des Chloroformextraktes mit einigen Tr. Schwefelsäure und einigen Kristallen Kaliumnitrit ergibt Violettfärbung.
DC der Urtinktur, getrennt mit Butanol-Essigsäure-Wasser (40 + 10 + 10), Detektion bei 365 nm, Beschreibung der Fluoreszenz der Banden: bei Rf 0,35 bräunlich, 0,40 schwach blau, 0,60 bis 0,65 eine blaue und eine ockerfarbene Bande, 0,80 bis 0,90 zwei blaue Banden.

Reinheit:
- Bestimmung des Gehaltes an EtOH: 40 bis 50 %.
- Bestimmung des Trockenrückstandes: 1,00 % oder höher.

Gehalt: 0,018 bis 0,045 % Colchicin.

Gehaltsbestimmung: DC von zwei Colchicinlösungen, die den Grenzkonzentrationen des Gehalts entsprechen, und der Urtinktur mit Chloroform-Aceton-Ammoniak (25 + 24 + 1), Detektion mit Schwefelsäure-Ac_2O (1 + 9), die Intensität der Farbe der zitronengelben Bande der Urtinktur, Rf etwa 0,50, muß zwischen den Intensitäten der mit den Vergleichslösungen erhaltenen Banden liegen.

Colchicum autumnale hom. *HPUS 78*

Sonstige Bezeichnungen: Lat.: Colchicum anglicum, Colchicum commune; engl.: Meadow saffron, Naked lady, Tuber-root, Upstart, Wild saffron; frz.: Colchique; dt.: Herbstzeitlose.

Monographiesammlungen: Colchicum autumnale *HPUS 78*.

Definition der Droge: Frische, im Frühjahr gegrabene Knollen *HPUS 78*.

Stammpflanzen: *Colchicum autumnale* L.

Ganzdroge: Beschreibung s. Colchicum autumnale *HAB 1*.

Zubereitungen: Urtinktur, Drogenstärke $^1/_{10}$, Verdünnungen 3 × (D3) und höher, EtOH-Konz. etwa 54 % *HPUS 78*.

Colchicum neapolitanum Ten.

Synonyme: *Colchicum arenarium* Gr. et Godr. non W. K. = *C. autumnale* Salis non L. = *C. castrense* Laremb. = *C. longifolium* Cast. = *C. longifolium* Loret.

Sonstige Bezeichnungen: Dt.: Neapolitanische Zeitlose; engl.: Neapolitan crocus; frz.: Colchique napolitain; it.: Colchico napolitano.

Botanische Beschreibung: Ähnelt *C. autumnale* L., Laubblätter jedoch nur 1 bis 2 cm breit, linealisch-lanzettlich; Blüten zu 1 bis 2, selten 3 bis 4, freier Teil der Perigonblätter etwa 4 cm lang, 5 bis 8 mm breit, Perigonröhre 10 bis 15 cm lang, hellrosalila; Frucht 3 bis 4 cm lang.[36]

Verwechslungen: Zu verwechseln mit *C. autumnale*, letzteres mit 2 bis 4 cm breiten Laubblättern und bis 2 cm breiten freien Abschnitten der Perigonblätter, mit *C. arenarium* W. K., letzteres mit geradem Griffel und nicht herablaufender Narbe, und mit *C. longifolium* Asch. et Graebn., letzteres mit bis zu 1,2 cm breiten Laubblättern und nur bis 3,5 cm langen freien Teilen der Perigonblätter; *C. longifolium* auch *C. neapolitanum* zugerechnet.[36]

Inhaltsstoffe: Nach älteren Untersuchungen in allen Teilen Colchicin,[37] aus der neueren Literatur nichts über Inhaltsstoffe bekannt.

Verbreitung: Im westlichen Mittelmeergebiet.

Anbaugebiete: Kein Anbau für kommerzielle Zwecke.

Drogen: Früher neben *C. autumnale* als Stammpflanze für Colchici semen *Ital 6*.

Colchici semen (Herbstzeitlosensamen) von Colchicum neapolitanum

S. *Colchicum autumnale* L.

1. Šantavý F (1982) Pharmazie 37:56–65
2. Engler A, Prantl K (1930) Die natürlichen Pflanzenfamilien, Engelmann, Leipzig
3. Stefanoff B (1929) Sborn Akad Nauk 22:1–99
4. Heß HH, Landolt E, Hirzel R (1967) Flora der Schweiz, Birkhäuser, Basel Stuttgart
5. Yusupov MK, Sadykov AS (1978) Khim Prirod Soed 1:3–26
6. Šantavý F (1981) Heterocycles 15, S. 1.505
7. Hag
8. Grunert C (1981) Gartenblumen von A bis Z, Neumann, Leipzig Radebeul
9. Teuscher E, Lindequist U (1987) Biogene Gifte, Fischer, Stuttgart New York
10. Heeger EF (1956) Handbuch des Arznei- und Gewürzpflanzenanbaus, Deutscher Bauernverlag, Berlin
11. Ebert K (1982) Arznei- und Gewürzpflanzen, ein Leitfaden für Anbau und Sammlung, Wissenschaftliche Verlagsgesellschaft mbH, Stuttgart
12. Berger F (1965) Sci Pharm 33:82–89
13. Šantavý F, Reichstein T (1950) Helv Chim Acta 33:1.606–1.627
14. Šantavý F, Talas M (1954) Coll Czech Chem Comm 19:141–152
15. Potěšilova H (1967) Coll Czech Chem Comm 32:141–157
16. Gasic O, Potěšilova H, Šantavý F (1976) Planta Med 30:75–81
17. Šantavý F, Preininger V, Šimánek V, Potěšilova H (1981) Planta Med 43:153–160
18. Šantavý F, Šedmera P, Vokoun J, Dvoackova S, Šimánek V (9183) Coll Czech Chem Comm 48:2.989–2.993
19. Glavac D, Kornhauser A, Ravnik-Glavac M (1984) Vestn Slov Kem Drus 31:11–21
20. Forni G, Massarani G (1977) J Chromatogr 131:444–447
21. Robertzs K, Hyams JS (1979) Microtubules, Academic Press, New York
22. Markwardt F, Matthies HJ, Oelssner W (1985) Medizinische Pharmakologie, 2 Bde, Thieme, Leipzig
23. Thies PW (1985) Pharm Unserer Zeit 14:149–152
24. Jung EG (1972) Planta Med 22:316–321
25. Förster W, Sziegoleit W, Griegel B, Arnold D (1987) Allgemeinmedizinische Arzneitherapie, Hirzel, Leipzig
26. Girre C, Thomas G, Scherrmann JM, Crouzette J, Fournie (1989) Fundam Clin Pharmacol 3:537
27. Zacharias H, Kragballe K, Herlin T (1982) Arch Dermatol Res 274:327–333
28. Peters RJ (1983) West J Med 138, S. 43
29. Migachi Y (1981) Br J Dermatol 104, S. 67
30. Hazen PG, Michel B (1979) Arch Dermatol 115:1.303–1.306
31. Kershenobich D, Vargas F, Garcia-Tsao G, Tamayo RP, Gent M, Rojkind M (1988) New Engl J Med 318:1.709–1.713
32. Boyer JL, Ransohoff DF (1988) New Engl J Med 318:1.751–1.752
33. Palopoli JJ, Waxman J (1987) New Engl J Med 317, S. 1.290
34. Kungl RW, Duncan G, Watson D, Alderson K, Rogawski MA, Peper M (1987) New Engl J Med 316:1.562–1.568
35. Lewis RJ, Tatkin RL (1980) Registry of Toxic Effects of Chemical Substances, US Department of Health and Human Services, Center of Disease Control, National Institute for Occupational Safety and Health, USA 1982
36. Briquet J (1910) Prodrome de la Flore Corse, Tome I, Genève et Bâle, Lyon
37. Rochette (1876) Union Pharm 17:200, zit. nach: Dragendorff G (1898) Die Heilpflanzen, Enke, Stuttgart
38. Frohne D, Pfänder HJ (1987) Giftpflanzen, Wiss. Verlagsgesellschaft mbH, Stuttgart, S. 164–166
39. BAz Nr. 173 v. 18.09.1986
40. Vehier-Mounier C, Saulnier F, Durocher A, Houdret N, Lhermitte M, Lefebvre MC, Wattel F (1989) La Presse Médical 18(35), S. 1.755
41. Johnson C, Johnson CP (1861) British Poisonous Plants, 2. Aufl., John van Voorst, London
42. Tovo S (1967) Minerva Med 87, S. 283
43. Simonin C (1960) J Forensic Med 7, S. 184
44. Kamphues J, Meyer H (1990) Tierärztl Praxis 18, S. 273
45. Forsyth AA (1956) British Poisonous Plants Bull, S. 161, London, Her Majesty's Stationery Office
46. Habermehl G (1985) Mitteleuropäische Giftpflanzen und Wirkstoffe, Springer, Berlin
47. Man (1952) 2, S. 261, (1960) 6, S. 247, (1968) 11, S. 407, (1984) 23, S. 1
48. Heg
49. Karsten-Weber-Stahl (1962) Lehrbuch der Pharmakognosie, 9. Aufl., Gustav Fischer, Jena, S. 400–403
50. Mar 29, S. 438–439
51. BAz Nr. 190a v. 10.10.1985 i. d. Fassung v. BAz Nr. 16 v. 24.01.1989
52. Stephan U, Elstner P, Müller RK (Hrsg.) (1985) Bi-Lexikon Toxikologie, Bibliographisches Institut, Leipzig
53. Frohne D, Jensen U (1985) Systematik des Pflanzenreiches unter besonderer Berücksichtigung chemischer Merkmale und pflanzlicher Drogen, Fischer, Stuttgart, New York, S. 293

ET

Collinsonia

HN: 2023000

Familie: Labiatae (Lamiaceae).

Unterfamilie: Stachyoideae.[1]

Tribus: Saturejeae.

Subtribus: Perillinae.[1]

Gattungsgliederung: Die Gattung Collinsonia L. umfaßt fünf Arten:
C. anisata Sims., *C. canadensis* L. (= *C. cuneata* Wender. = *C. decussata* Moench. = *C. punctata*

ELL. = *C. serotina* WALT. = *C. urticifolia* SALISB.), *C. scabriuscula* AIT. (= *C. ovalis* PURSH. = *C. praecox* WALTH. = *C. scabra* PERS. = *C. tuberosa* MICHX.), *C. verticillaris* RAF. (= *Hypogon verticillare* NIEUWL.), *C. verticillata* BALDW. ex ELL. (= *Hypogon verticillatum* HOUSE = *Micheliella verticillata* BRIQ.).[2,12]

Gattungsmerkmale: Große perennierende, aromatische Kräuter mit häutigen, gestielten Blättern und terminalen Blütenständen aus kleinen, meist gegenständigen, gelblichen Blüten in Trauben zu Rispen vereinigt. Kelch glockenförmig, kurz, 10nervig, 2lippig, gebogen, gewöhnlich in der Röhre behaart, obere Lippe 3zähnig, untere 2spaltig. Blumenkrone viel länger als der Kelch, schräg glockenförmig, 5lappig, 4 Lappen nahezu gleichförmig, der untere mittlere Lappen viel größer, hängend oder gebogen, gefranst oder zerrissen, wie eine Unterlippe erscheinend. 2 oder 4 Antheren-tragende, divergierende, weit hervorragende Staubfäden, vor der Blütezeit zusammengerollt; Basen der Filamente mit einem wolligen Ring verbunden; Antheren 2zellig oder die Pollensäcke an der Längsseite teilweise zusammenhängend. Fruchtknoten tief 4teilig. Früchte glatte, runde Nüßchen.[6,13]

Verbreitung: Die Gattung ist im östlichen und südöstlichen Nordamerika verbreitet.[13]

Inhaltsstoffgruppen: Chemotaxonomische Untersuchungen fehlen. In den oberirdischen Organen von Collinsonia-Arten ätherisches Öl, das bei *C. anisata* SIMS. zu etwa 80% aus Methylchavicol besteht.[14]

Drogenliefernde Arten: *Collinsonia canadensis* L.: Collinsonia-canadensis-Wurzel, Collinsonia canadensis hom. *HAB 1*, Collinsonia canadensis hom. *PFX*, Collinsonia canadensis hom. *HPUS 78*.

Collinsonia canadensis L.

Synonyme: *Collinsonia cuneata* WENDER., *C. decussata* MOENCH., *C. punctata* ELL., *C. serotina* WALT., *C. urticifolia* SALISB.[2]

Sonstige Bezeichnungen: Dt.: Kanadische Collinsonie, Steinwurz; engl.: Archangel, Canadian horsemint, Collinson's flower, Hard-hack, Heal-all, Horse-balm, Horse-weed, Knob's grass, Richweed, Rock-weed, Stoneroot; frz.: Baume de cheval, Collinsone de Canada, Herbe du cheval.[4,5,15]

Systematik: Die Art wird in drei Varietäten unterschieden: *C. canadensis β cordata* PURSH., *C. canadensis α ovata* PURSH., *C. canadensis* var. *punctata* (ELL.) A. GRAY.[2]

Botanische Beschreibung: Perennierendes Kraut, 90 bis 120 cm hoch, mit starkem, knotigem, faserigem Wurzelstock und kahlen, oft rot gefärbten Sproßachsen mit wenigen Seitentrieben. Blätter oberseits hellgrün, unterseits blaßgrün, kahl, gestielt, breit, unten herz- oder eiförmig nach oben schmaler und kürzer werdend. Blüten schmutziggelbe, innen rötlich geäderte Lippenblüten in reichblütigen Rispen zusammengefaßt; Oberlippe mit stumpfen Zipfeln, seitliche Zipfel der Unterlippe klein, abgerundet, mittlerer Zipfel größer, gefranst; Kelch zugespitzt; zwei Staubgefäße; Geruch: Stark aromatisch, unangenehm, in größeren Mengen betäubend. Blütezeit August bis Oktober. Frucht: Kugeliges Nüßchen.[5,6]

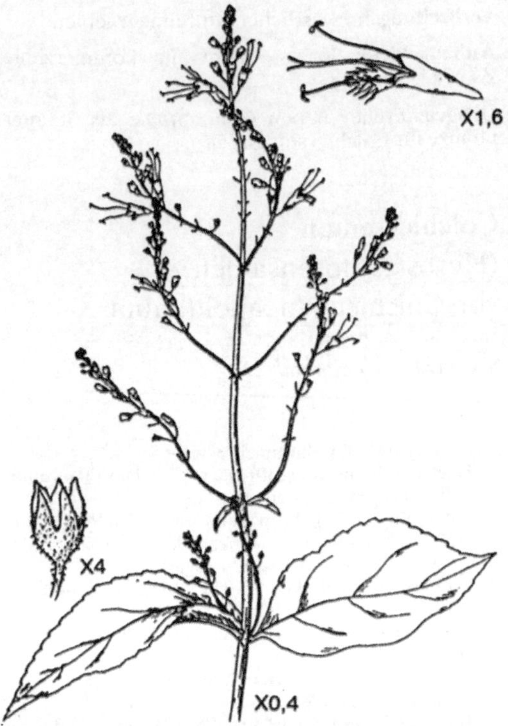

C. canadensis. Aus Lit.[6]

Inhaltsstoffe: Ätherisches Öl: Caryophyllen, Germacren D, Limonen, α-Pinen und β-Pinen.[7]

Verbreitung: *C. canadensis* ist in feuchten Wäldern von Kanada, Quebec und Ontario und im atlantischen Nordamerika westlich bis Wisconsin und Arkansas, südlich bis Alabama und Florida verbreitet.[6]

Anbaugebiete: In Süddeutschland wird *C. canadensis* zur Gewinnung von Arzneipflanzen kultiviert.

Drogen: Collinsonia-canadensis-Wurzel, Collinsonia canadensis hom. *HAB 1*, Collinsonia canadensis hom. *PFX*, Collinsonia canadensis hom. *HPUS 78*.

Collinsonia-canadensis-Wurzel

Synonyme: Radix Collinsoniae, Rhizoma Collinsoniae canadensis.

Sonstige Bezeichnungen: Dt.: Collinsoniawurzel, Grießwurzel, Kanadische Grießwurzel, Steinwurzel; engl.: Canada snake-root, Gravel-root, Horse-balm root, Knob-root, Knot-root, Stone-root; frz.: Racine à la gravelle, Racine de baume du cheval, Racine de guérit tout.[4-6]

Monographiesammlungen: Die Droge ist nicht offizinell.
Collinsonia *BHP 83*.

Definition der Droge: Die im Herbst gesammelten, getrockneten Wurzeln und Wurzelstöcke *BHP 83*.

Stammpflanzen: *Collinsonia canadensis* L.

Herkunft: Sammlung aus Wildbeständen und Kulturen (s.o. Verbreitung der Art).

Ganzdroge: Hell- bis dunkelbrauner, sehr harter, 5 bis 25 cm langer und bis 5 cm dicker Wurzelstock, unregelmäßig gebogen, durch Reste von Zweigen und Stengeln knotige und narbige Oberfläche, unterseits einige lange, 1 bis 2 mm dicke, braune Wurzeln.[16]

Schnittdroge: *Sensorische Eigenschaften:* Geruch: Schwach aromatisch; Geschmack: Scharf, beißend, widerlich kratzend.[9]
Makroskopische Beschreibung: Harte, braune bis 10 cm lange und bis 2 cm dicke Rhizomstücke, innen gelblich-weiß gefärbt mit schmalem Phloem und engem Xylem, großes Mark; fadenförmige, braune Wurzelstücke.[11]

Pulverdroge: *Mikroskopische Merkmale:* Korkzellen mit gelbbraunen Wänden; Gefäßfaserbündel, bestehend aus dünnwandigen, spitz-zulaufenden Fasern und englumigen, getüpfelten Gefäßen; länglich ovale Parenchym- und Sklerenchymzellen, mit Stärkekörnern gefüllt, Zellwände stark verholzt; polyedrische Markzellen mit wenig verdickten und verholzten Wänden.[9]

Inhaltsstoffe: Ätherisches Öl (Mengenangaben fehlen) mit Caryophyllen, Germacren D, Limonen sowie α-Pinen und β-Pinen als bisher identifizierten Bestandteilen.[7]
Phenylpropanderivate: Die Droge enthält 1,33 % Rosmarinsäure (bestimmt mittels HPLC).[8]
Weitere nicht näher identifizierte Inhaltsstoffe: Ein Alkaloid, Saponine, Harze, Tannine, organische Säuren.[3]

Identität: Prüfung eines Methanolextraktes auf Rosmarinsäure mittels HPLC: Säule RP18; Fließmittel: MeOH-Wasser-H_3PO_4 85 % (50 + 59, 7 + 0,3); Detektion: 320 nm.[8]

Volkstümliche Anwendung und andere Anwendungsgebiete: Collinsonia-canadensis-Wurzel wird bei Steinleiden, Nierensteinen und Harngrieß, Blasenentzündungen, Wassersucht und gastrointestinalen Störungen angewendet.[3,5,9]
Die Wirksamkeit bei den genannten Anwendungsgebieten ist gegenwärtig nicht belegt.

Dosierung und Art der Anwendung: *Droge.* Gebräuchliche Einzeldosis: Innerlich als Infus 1 bis 4 g.
Zubereitung. Fluidextrakt (1:1): 1 bis 4 mL;
Tinktur (1:5): 2 bis 8 mL.

Akute Toxizität: Die Droge und ihre Zubereitungen wirken nach älteren Angaben[11] lokal entzündungserregend auf die Schleimhäute des Intestinaltraktes, was sich bevorzugt in Form kolikartiger Schmerzen bemerkbar macht. Darüber hinaus scheinen auch systemische Vergiftungserscheinungen aufzutreten: Nach Einnahme von eineinhalb Teelöffel voll Drogenpulver traten Nausea, Schwächegefühl, Schwindel und Harndrang auf.[11]

Collinsonia canadensis hom. *HAB 1*

Monographiesammlungen: Collinsonia canadensis *HAB 1*.

Definition der Droge: Verwendet werden die frischen, unterirdischen Teile von *Collinsonia canadensis* L.

Stammpflanzen: *Collinsonia canadensis* L.

Zubereitungen: Urtinktur und flüssige Verdünnungen, Vorschrift 3a *HAB 1*.
Eigenschaften: Die Urtinktur ist eine braune Flüssigkeit mit schwach aromatischem Geruch und ohne besonderen Geschmack.

Identität: Nach Zugabe von Wasser und Eisen(III)chlorid-Lösung zur Urtinktur und kräftigem Schütteln der Mischung entsteht ein über 2 h lang beständiger Schaum.
Die Urtinktur färbt sich nach Zusatz von Wasser und verdünnter Natriumhydroxid-Lösung deutlich gelb.
Die Urtinktur färbt sich durch Zusatz von Eisen(III)chlorid-Lösung grün.
Nach Zusatz von Wasser tritt eine schwache Trübung auf, die sich innerhalb von 10 bis 20 min deutlich verstärkt.
Dünnschichtchromatographie:
- Sorptionsmittel: Kieselgel GF_{254};
- Untersuchungslösung: Die eingeengte, mit Wasser aufgenommene Urtinktur wird mit Chloroform ausgeschüttelt, die Chloroformphasen eingeengt und in Methanol aufgenommen;
- Vergleichslösung: Coffein, Kaffeesäure und Noscapinhydrochlorid in Methanol;
- Fließmittel: Chloroform-Ethanol (93 + 7);
- Detektion: Erhitzen auf 105 bis 110 °C, UV 254 und 365 nm, Silbernitrat-Sprühreagenz *HAB 1*.
- Auswertung: Das Chromatogramm der Vergleichslösung zeigt 2 h nach der Entwicklung im UV-Licht bei 254 nm wenig über der Startlinie den Fleck der Kaffeesäure, im mittleren Rf-Bereich den Fleck des Coffeins und im oberen Bereich den Fleck des Noscapinhydrochlorids. Im Chromatogramm der Untersuchungslösung erscheinen bei UV-Licht 365 nm direkt über der Startlinie und wenig oberhalb der Kaffeesäure je ein gelblicher Fleck, in Höhe des Coffeins ein starker, gelber Fleck. Im Rf-Bereich zwischen Coffein und Noscapinhydrochlorid liegen zwei hellblaue Zonen und über dem Noscapinhydrochlorid zwei weitere hellblaue. Nach Besprühen

mit Silbernitrat-Lösung färbt sich der zuvor im UV-Licht 365 nm starke gelbe Fleck dunkelgrau.

Reinheit: Urtinktur: Relative Dichte *PhEur*: 0,895 bis 0,915;
Trockenrückstand *DAB*: Mindestens 1,3 %.

Lagerung: Vor Licht geschützt.

Anwendungsgebiete: Entsprechend dem homöopathischen Arzneimittelbild.
Dazu gehören: Hämorrhoiden; Stuhlverstopfung.[10]

Dosierung und Art der Anwendung: Soweit nicht anders verordnet: 1- bis 3mal täglich 5- bis 10 Tropfen, 1 Messerspitze Verreibung, 1 Tablette oder 5- bis 10 Streukügelchen einnehmen.[10]
Injektionslösungen 2mal wöchentlich 1 mL s.c. injizieren.[10]
Suppositorien 2 bis 3mal täglich 1 Zäpfchen einführen. Salben 1 bis 2mal täglich auftragen.[10]

Unerwünschte Wirkungen: Nicht bekannt.
Hinweis: Es können vorübergehend Erstverschlimmerungen vorkommen, die jedoch unbedenklich sind.[10]

Gesetzl. Best.: *Offizielle Monographien.* Aufbereitungsmonographie "Collinsonia canadensis" der Kommission E beim BGA.[10]

Collinsonia canadensis hom. *PFX*

Monographiesammlungen: Collinsonia canadensis pour préparations homéopathiques *PFX*.

Definition der Droge: Die Droge besteht aus dem getrockneten Rhizom von *Collinsonia canadensis* L.

Stammpflanzen: *Collinsonia canadensis* L.

Zubereitungen: Die Urtinktur wird aus dem getrockneten Rhizom von *Collinsonia canadensis* L. mit Ethanol (65 % *V/V*) gemäß der allgemeinen Vorschrift für Urtinkturen *PFX* hergestellt.
Eigenschaften: Die Urtinktur ist eine bernsteinfarbene Flüssigkeit von aromatischem Geruch und aromatischem, leicht scharfem Geschmack.

Collinsonia canadensis hom. *HPUS 78*

Synonyme: Stone-Root.

Monographiesammlungen: Collinsonia canadensis *HPUS 78*.

Definition der Droge: Die frische Wurzel.

Stammpflanzen: *Collinsonia canadensis* L.

Zubereitungen: *Urtinktur.* Herstellung von 1000 mL Urtinktur: Zu einer feuchten Pflanzenmasse, bestehend aus 100 g Festanteil und 233 mL Pflanzensaft werden 267 mL dest. Wasser und 537 mL konz. Alkohol (95 % *V/V*) gegeben.
Verdünnungen. Herstellung von Verdünnungen: D2 zu 1 Teil Tinktur werden 3 Teile dest. Wasser und 6 Teile konz. Alkohol (95 % *V/V*) ab D3 Alkohol (88 % *V/V*) gegeben.

Gehalt: *Urtinktur.* Arzneigehalt $^1/_{10}$.

1. Engler A (1964) Syllabus der Pflanzenfamilien, 12. Aufl., Bornträger Verlag, Berlin
2. Jackson BD (1895) Index Kewensis, Vol. I, Clarendon Press, Oxford
3. Schindler W (1953) Arzneim Forsch 3:142
4. van Wijk HLG (Hrsg.) (1962) A Dictionary of Plant Names, Vol. I, A Asher & Co, Amsterdam
5. Madaus G (1938) Lehrbuch der biologischen Heilmittel, Bd. II, Georg Thieme Verlag, Leipzig
6. Lord Britton N, Brown HA (Hrsg.) (1913) Illustrated Flora of Northern United States, Canada and the British Possessions, Charles Scribner's Sons, New York
7. Lawrence BM, Hogg JW, Terhune SJ, Morton JK, Gill LS (1972) Phytochemistry 11:2.636–2.638
8. Gracza L, Ruff P (1984) Arch Pharm 317:339–345
9. BHP 83, S. 72
10. BAz Nr. 217a vom 22.11.1985
11. Millspaugh ChF (1974) American Medicinal Plants, Nachdruck der Ausgabe von 1892, Dover Publ Inc, New York, S. 465–468
12. Gray Herbarium Index, Harvard University (1968), Vol. 3, GK Hall & Co, Boston Massachusetts
13. Gleason HA (1952) The New Britton and Brown Illustrated Flora of the Northeastern United States and Adjacent Canada, Vol. 3, New York, S. 189
14. Hgn, Bd. IV, S. 309
15. HPUS 78, S. 209
16. Hag, Bd. IV, S. 249

TM

Colutea

HN: 2027800

Familie: Fabaceae (Papilionaceae).

Tribus: Astragaleae (Galegeae).

Subtribus: Coluteinae.

Gattungsgliederung: Die Angaben über die Artenzahl der Gattung Colutea L. reichen von 10[1], 20[2], 26[3] bis zu 28 in der neueren Literatur[4,5].
Synonym des Gattungsnamens ist Baguenaudiera Bubani.[4]

Gattungsmerkmale: Kahle oder schwach seidenhaarige Sträucher. Laubblätter unpaarig gefiedert, mit kleinen Nebenblättern. Blüten mittelgroß, gelb bis rötlich, in wenigblütigen, achselständigen Trauben mit kleinen Hochblättern. Vorblätter unterhalb des Kelches klein, bisweilen fehlend. Blüten zygomorph, mit breit glockigem Kelch; Kelchzähne fast gleich oder die beiden oberen kürzer als die unteren. Corolla über 1 cm lang; Kronblätter kurz genagelt; Fahne fast kreisrund, aufrecht; Flügel länglich sichelförmig; Schiffchen breit, stumpf, stark einwärts gekrümmt. Staubblätter 10; oberstes Staubblatt frei, die übrigen 9 hoch hinauf verwachsen. Fruchtknoten gestielt, mit zahlreichen, anfangs zweireihigen Samenanlagen. Griffel an der Spitze stark gebogen, oberwärts innen bärtig, kappenartig erweitert, mit verdickter, seitenständiger Narbe. Hülsen häutig, stark aufgeblasen, geschlossen bleibend oder nur an der Spitze an Ventral- und Dorsalnaht sich öffnend. Samen zahlreich, nierenförmig, klein, mit fadenförmigem Funikulus.[1,28]

Verbreitung: Südeuropa bis zum westlichen Himalaya, in Nordafrika von Marokko bis Nordost-Afrika, häufig von der Türkei bis nach Afghanistan; zumeist in trockenen Bergregionen.[1,3,5]

Inhaltsstoffgruppen: Bislang liegen erst wenige phytochemische Daten von Colutea-Arten vor.
Saponine, ohne nähere Charakterisierung, sind in oberirdischen Pflanzenteilen bekannt von *Colutea grocilis* FREYN et SINT., *C. media* WILLD., *C. orientalis* LAM. und *C. persica* BOISS.[6,7]
Alkaloide, ohne nähere Angaben, sind in oberirdischen Teilen von *C. grocilis* nachgewiesen;[7] Cytisin soll in *C. orientalis* vorkommen,[8] in *C. arborescens* L. jedoch nicht.[9,10] Physochlain wurde aus den Wurzeln von *C. orientalis* gewonnen.[31]
Flavonoide, wie z.B. Coluteosid (Dihydroxymethoxyflavonol-Glucosid, Smt. 299 °C), nachgewiesen in Blättern und Blüten von *C. arborescens*;[11,12] ferner Flavonoide nachgewiesen in Blättern, Sproßachsen und Blüten von *C. grocilis*.[7]
Isoflavonoide sind nachgewiesen in Blättern und Keimpflanzen von *C. arborescens*,[29] das Isoflavan Isomucronulatol in Keimpflanzen und Früchten von *C. arborescens*.[13]
L-Canavanin nachgewiesen in Samen von *C. arborescens*.[14–17,30]
Lectine nachgewiesen für Samen von *C. arborescens*.[17]
Coluteasäure nachgewiesen in Blättern und Hülsen von *C. arborescens*.[12,18,30]
Bitterstoffe chemisch bislang unbekannter Natur in Blättern und Samen von *C. arborescens*.[18,19,28,30]
Fettes Öl in Samen von *C. arborescens*[18,20,30] und bei *C. orientalis*.[20]
Schleimstoffe im Schleimendosperm bekannt bei Samen von *C. orientalis*, *C. arborescens*, *C. brevialata* und *C. cilicica*.[20,21] Galaktomannane bekannt bei Samen von *C. brevialata*.[22]

Drogenliefernde Arten: *Colutea arborescens*: Coluteae folium.

Colutea arborescens L.

Synonyme: *Colutea vesicaria* SEGUIER, *C. hirsuta* ROTH.[28]

Sonstige Bezeichnungen: Dt.: Blasenschote, (gelber) Blasenstrauch, Chlepperli, Erbsenblüte, Klescherlstaudn, Kletschstaude, Kletschen, Linsebaum, Schaflinse, Welsch Linsen; engl.: Bladder-nut tree, Bladder senna; frz.: Arbre à vessies, baguenaude, baguenaudier, balandier, clioquette, colutier, faux séné, floquette, glouglou, panpan, séné du pays, séné indigène; afghanisch: Braa; baskisch: Putzosta, ixara otso; catalanisch: Espantallops; grch.: Kolitea, Koloutea; holl.: Lombardsch linzeboom, Schaap linseboom; it.: Colutea, erba vescicaria, fruscoli dei boschi, maggerena, vescicaria; port.: Sene bastardo, falso sene; span.: Espantalobos, espantazorras, garbancillo, sonajas.

Systematik: *Colutea nepalensis* SIMS gilt als *C. arborescens* L. var. *nepalensis* BAKER.[23] *C. media* WILLD. gilt als Bastard aus *C. arborescens* L. x *C. orientalis* MILLER.[28]

Botanische Beschreibung: Kleiner, reich verzweigter, bis 2 (in Kultur bis 4) m hoch werdender Strauch mit aufgerichteten Ästen und Zweigen. Zweige stielrund, zuerst anliegend behaart, doch rasch verkahlend, hellgrün, die älteren mit graubrauner, zerfasernder Rinde. Laubblätter 5 bis 15 cm lang, zumeist 7- bis 11zählig gefiedert, oberseits gelblichgrün, kahl, durch Papillen matt; an der Blattspindel, unterseits und am Rand angedrückt weißlich behaart, später verkahlend, blaßbläulichgrün; Fiederblättchen kurz gestielt, verkehrt-eiförmig bis breit elliptisch, etwa 1 bis 3 cm lang und 0,75 bis 1,5 cm breit, an der Spitze meist etwas ausgerandet und kurz stachelspitzig, mit ziemlich deutlichen, netzartig verbundenen Seitennerven. Nebenblätter klein, frei, eiförmig, spitz, behaart, bald vertrocknend. Blütenstände blattachselständig, 5 bis 10 cm lang, stets kürzer als das tragende Laubblatt, aufrecht, mit 2 bis 8 nickenden Blüten und lanzettlichen, häutigen Tragblättern. Blüten bis etwa 2 cm lang (bei Gartenformen auch größer) mit 0,5 bis 1,5 cm langen, später verdickten Stielen und schuppenförmigen Vorblättern unter dem Kelch. Kelch weit glokkig, deutlich zweilippig, gelbgrün, mit kurzen, weißen Haaren; Kelchzähne stumpf und breit, viel kürzer als die Röhre, die beiden oberen kürzer als die unteren. Kronblätter lebhaft hellgelb; Fahne rotbraun gezeichnet, aufgerichtet, fast kreisrund, etwa so lang wie die gekrümmten Flügel und das aufwärts eingekrümmte, stumpfe Schiffchen. Fruchtknoten gestielt, kahl oder schwach behaart; Griffel eingerollt, auf der Innenseite mit etwa 5 mm langer, aufwärts gerichteter Griffelbürste, darüber die verbreiterte, von einem Haarkranz umgebene Narbe. Hülsen nickend, gestielt, blasenförmig, 6 bis 8 cm lang und etwa 3 cm breit, zugespitzt, kahl oder im jungen Zustand zerstreut behaart, glatt, reif hellokkerbraun, mit meist durchscheinenden, pergamentartigen, zähen, schwach geaderten Klappen, nicht aufspringend oder abfallend, sondern im Verlauf des Winters verwitternd; auf der mehr oder weniger flachen Rückennaht mit etwa 30 bis 40, anfangs in 2, später oft in 3 oder 4 Reihen stehenden Samen. Samen mit ziemlich langen Nabelsträngen, 3 bis 4 mm lang, nierenförmig, seitlich abgeflacht, glatt, schwärzlich.
Laubblätter unangenhm bitter schmeckend, von Schafen und Ziegen gern gefressen. Samen ebenfalls stark bitter schmeckend und brechenerregend.[28,30]

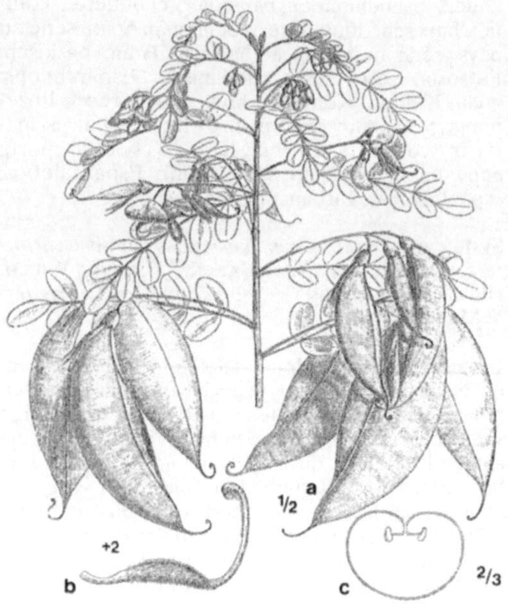

Colutea arborescens L. a Zweigstück mit Blättern und den aufgeblasenen Hülsen; b Fruchtknoten mit Griffel; c Querschnitt durch die Hülse. Aus Lit.[1]

Inhaltsstoffe: Für *Colutea arborescens* liegen bislang erst wenige phytochemische Angaben vor.
Flavonoide, wie z. B. Coluteosid, in Blättern und Blüten nachgewiesen.[11,12]
Isoflavonoide in Blättern und Keimpflanzen,[29] das Isoflavan Isomucronulatol in Keimpflanzen und Früchten biosynthetisch untersucht.[13]
L-Canavanin in Samen mit etwa 1 %,[30] 4,7 %[15] und 5,7 %.[14,17]
Lectine in Samen.[17]
Coluteasäure in Blättern und Früchten.[12,18]
Bitterstoffe chemisch unbekannter Natur in Blättern und Samen.[18,19]
Fettes Öl in Samen zu 12,4 %, mit Glyceriden der Palmitin-, Stearin-, Eruca-, Öl- und Linolsäure.[18]
Schleimstoffe im Schleimendosperm des Samens bislang chemisch nicht untersucht, vermutlich Galaktomannane.

Verbreitung: *Colutea arborescens* ist ein circummediterraner Strauch, anzutreffen in Südeuropa von Spanien, Süd- und Ostfrankreich bis zu den Balkanländern, Ungarn und Siebenbürgen, bis zur Ukraine und Türkei, in Marokko, Algerien, Kleinasien, Transkaukasien bis Afghanistan. In lichten Gehölzen, besonders Laubniederwäldern, an warmen, trockenen Hängen in Südeuropa, besonders, aber nicht ausschließlich, auf Kalkboden. Nördlich der Alpen oft kultiviert (nördlich bis Südschweden) und leicht verwildernd.[28]

Drogen: Coluteae folium.

Coluteae folium (Blasenstrauchblätter)

Synonyme: Folia Coluteae, Folia Coluteae vesicariae, Folia Sennae germanicae.

Sonstige Bezeichnungen: Dt.: Falsche Senna; engl.: Bladder senna; frz.: Faux séné, séné indigène; it.: Erba vescicaria.

Definition der Droge: Die getrockneten Laubblätter.[18,28] Nach Lit.[27] dürfte es sich um die Fiederblättchen handeln.

Stammpflanzen: *Colutea arborescens* L.

Herkunft: Sammlung aus Wildvorkommen, besonders Südeuropa.

Ganzdroge: Fiederblättchen verkehrt herzförmig, dünn, nur unterseits anliegend behaart.[27]

Schnittdroge: *Geschmack.* Sehr bitter.
Geruch. Aromatisch, ziemlich streng.
Mikroskopisches Bild. Zahlreiche rundliche Spaltöffnungen in oberer und unterer Epidermis. Auf der unteren Epidermis (nur auf dieser) außerdem zahlreiche, gestreckt spindelförmige Haare mit bucklig gewellter Oberfläche und zahlreichen kugeligen Cuticularwärzchen. Die Haare sind einzellig und stehen auf einer Fußzelle, die im Verband der Epidermis steckt. Der Inhalt der Haare ist stark doppelbrechend und glasklar, wie das ganze Haar überhaupt. Die Haare haben eine Länge von 100 bis 500 µm, ihre maximale Breite beträgt 25 bis 30 µm. Die papillös gestalteten Epidermiszellen sind von geringerem diagnostischem Wert.[19]

Verfälschungen/Verwechslungen: Über Verfälschungen von Sennesblättern durch Blasenstrauchblätter wird berichtet.[10,27]

Inhaltsstoffe: *Flavonol.* Coluteosid.[11]
Isoflavan. Isomucronulatol ohne nähere Angaben.[29]
Sonstige Verb. Coluteasäure, ohne nähere Angaben.[18,30] Bitterstoffe unbekannter Natur.[18,30] Emodine sollen nicht vorhanden sein.[19]

Wirkwertbestimmung: Bittergrenze des Infuses 1:3000; als Bittergrenze wird die Verdünnung bezeichnet, in der ein Infus von 3 Personen übereinstimmend als eben noch bitter schmeckend bezeichnet wird.[19]

Volkstümliche Anwendung und andere Anwendungsgebiete: Ersatz für Sennesblätter.[26,30] Diese Anwendung als Abführmittel ist kritisch zu bewerten. Die Wirksamkeit wird zunehmend bezweifelt. Nach Lit.[19] wurde in Dosen von 3 g Drogenpulver keine Wirkung beobachtet. Nach Lit.[18] soll der Drogenextrakt nur ein Drittel der Wirkung von Sennesblättern betragen. Ferner gilt die Droge als harntreibend, woraus sich insgesamt nach veralteter Auffassung eine Anwendung zur sog. Blutreinigung ableitet.[9,12,24,25] Die Wirksamkeit als Abführmittel ist nicht eindeutig und diejenige als harntreibendes Mittel nicht belegt.

Dosierung und Art der Anwendung: *Droge.* Die Blätter werden noch heute zuweilen im Aufguß verwendet (50,0 auf 0,5 L Wasser, morgens tassenweise zu trinken); die Abkochung von 30:1000 soll mit Erfolg als Ersatz für Sennesblätter anwendbar sein.[18] Allerdings schmeckt die Droge so schauderhaft bitter, daß sie im Regelfall wahrscheinlich unverwendbar ist.
Pflanzengiftklassifizierung. Gefährlichkeitsgrad: Wenig giftig (+).[10]

Gesetzl. Best.: *Artenschutz. Colutea arborescens* steht in der Roten Liste der gefährdeten Arten unter den potentiell gefährdeten Pflanzen.[10]

1. Taubert P (1894) Leguminosae. In: Engler A, Prantl K (Hrsg.) Die natürlichen Pflanzenfamilien, III. Teil, 3. Abt., Engelmann, Leipzig
2. Melchior H (1964) Engler's Syllabus der Pflanzenfamilien, 12. Aufl., II. Bd., Bornträger, Berlin S. 235
3. Gillett JB, Polhill RM, Verdcourt B (1971) Leguminosae, Papilionoideae. In: Milne-Redhead E, Polhill RM (Hrsg.) Flora of tropical East Africa, Crown Agent for Oversea Governments, London
4. Gunn CR (1983) A nomenclator of legume (Fabaceae) genera. In: US Dept Agr, Tech Bull 1680
5. Mabberley DJ (1989) The plant-book, University Press, Cambridge New York New Rochelle Melbourne Sydney
6. De Wildeman E (1936) Mem Inst R Col Belge, sect Sci nat med, col 8, t V, 1
7. Aynehchi Y, Sormaghi MHS, Amin GH, Soltani A, Qumehr N (1982) Int J Crude Drug Res 20:61–70
8. Wiesner J v (1927) Die Rohstoffe des Pflanzenreichs, 4. Aufl., Engelmann, Leipzig
9. Gessner O (1974) Gift- und Arzneipflanzen von Mitteleuropa, 3. Aufl., C Winter Universitätsverlag, Heidelberg, S. 43,443
10. Roth L, Daunderer M, Kormann K (1988) Giftpflanzen, Pflanzengifte, 3. Aufl., S. 321–322, ecomed, Landsberg München
11. Paris RR (1958) C R Acad Sci 257:236–238
12. Scardavi A (1962) Quaderno (Pavia) 25:1–158
13. Al-Ani HAM, Dewick PM (1985) Phytochemistry 24:55–61
14. Rosenthal GA (1977) Biochem Syst Ecol 5:219–220
15. Fearon WR, Bell EA (1955) Biochem J 59:221–224
16. Bell EA (1958) Biochem J 70:617–619
17. Teuscher E, Lindequist U (1987) Biogene Gifte, Fischer, Stuttgart New York, S. 259, 482
18. Kroeber L (1949) Das neuzeitliche Kräuterbuch, 2. Aufl., Hippokrates, Stuttgart, Bd. III, S. 102
19. Peyer W, Hünerbein H (1932) Pharm Zentralh 73:1–2
20. Nadelmann H (1890) Pringsh Jahrb Wiss Bot 21:609–691
21. Grubert M (1981) Mucilage or gum in seeds and fruits of angiosperms, Minerva, München
22. Odenthal S (1984) Dissertation, Universität München
23. Kirtikar KR, Basu BD (1975) Indian medicinal plants, 2nd ed., Vol. I, MS Periodical Experts, Delhi
24. Leporatti ML, Pavesi A, Posocco E (1985) J Ethnopharmacol 14:53–63
25. Lopez-Hermoso RS (1938) Bol Univ Granada 10:1–49
26. Ambasta SSP (1986) (ed.) The useful plants of India. CSIR, Publ & Inform Directorate, New Delhi
27. Berger F (1950) Handbuch der Drogenkunde, Vol. 2, Maudrich, Wien, S. 318
28. Heg (1975) Bd. IV, Teil 3, S. 1.457–1.464
29. Zem, Bd. 43, S. 165–166
30. Hag, Bd. IV, S. 251–252
31. Abutalybov MG, Aslanov SM, Novruzov EN (1979) Otkrytiya Izobret Prom Obraztsy Tovarnye Znaki 55:90 zit. nach CA 90:100395

MG

Commiphora

HN: 2027500

Familie: Burseraceae.

Tribus: Boswellieae.

Gattungsgliederung: Die Gattung Commiphora Jacq. (Syn.: Balsamodendron DC.) umfaßt etwa 100 Arten. Wegen der Schwierigkeiten in der taxonomischen Untergliederung der Gattung unterscheidet Engler nur sog. Artengruppen (Greges = in Scharen vorkommende Arten), was erkennbar nur einen Behelf darstellt. Eine überfällige Revision unter Einbeziehung chemotaxonomischer Erkenntnisse wird erschwert durch den Kriegsverlust des Engler'schen Typenmaterials (in Berlin-Dahlem), der zunächst zur Festsetzung von Neo- bzw. Lectotypen zwänge.[39,40] Die Einordnung der nachfolgend behandelten Arten zu den Engler'schen Artengruppen ist wie folgt (*Commiphora mukul* bleibt wegen der Verbreitung der Art in Ostindien unberücksichtigt): Abyssinicae: *Commiphora abyssinica, C. molmol*; Africanae: *C. africanum*; Heterophyllae: *C. erythraea*; Opobalsameae: *C. opobalsamum*; Schimperianae Engl.: *C. abyssinica, C. schimperi*.[39,40]

Gattungsmerkmale: Bäume mit oft dornigen Zweigen, meist mit gedreiten oder unpaarig gefiederten Blättern und mit gestielten, ganzrandigen, gesägten oder gekerbten Blättchen. Blüten in zu Rispen oder Büscheln zusammengesetzten Dichasien, klein, zwittrig und eingeschlechtlich, mit becher-, krug- oder röhrenförmigem Receptaculum, viergliederig, mit 8 Staubgefäßen und sitzendem, 2-, selten 3fächerigem Fruchtknoten. Frucht eine eiförmige oder kugelige Steinfrucht, gewöhnlich mit nur einem entwickelten Fach.[41]

Verbreitung: Hauptsächlich in den xerophytischen Gebieten des tropischen und subtropischen Afrika sowie Arabiens; einige Arten auf Madagaskar und in Vorderindien.[41]

Inhaltsstoffgruppen:
- Gummiharze (= Mischungen von etwa 0,4 bis 10 % ätherischem Öl, 20 bis 50 % Harz, Schleimstoffen und Proteinen), die in der lebenden Pflanze als milchsaftartiger Inhalt der Exkretgänge vorliegen. Die ätherischen Öle sind reich an Monoterpenkohlenwasserstoffen und -alkoholen sowie Sesquiterpenkohlenwasserstoffen und O-haltigen, cyclischen Sesquiterpenen (vor allem Alkohole). Auffällige Bestandteile der Harz-Fraktionen sind pentacyclische Triterpene mit α-OH-Gruppen am C-3 bzw. geöffnetem Ring A

(Seco-Derivate) und durch Abbau in der Kohlenstoffzahl reduzierte Triterpenabkömmlinge; außerdem kommen Lignane und Neolignane vor. – Systematische Untersuchungen über die Verbreitung weiterer Stoffgruppen liegen nicht vor.[43]

Drogenliefernde Arten: *Commiphora abyssinica*: Myrrha.
Commiphora africanum: Bdellium indicum.
Commiphora erythraea: Bisabol-Opopanax.
Commiphora molmol: Myrrha, Myrrha hom. *HAB 1*.
Commiphora mukul: Bdellium indicum.
Commiphora opobalsamum: Balsamum de Mecca, Amyris gileadensis hom. *HAB 34*.
Commiphora schimperi: Myrrha.

Commiphora abyssinica ENGL.

Synonyme: *Amyris kafal* FORK, *Balsamodendron abyssinica* BERG, *Balsamodendron kafal* KUNTH, *Commiphora madagascariensis* JACQ.

Botanische Beschreibung: Bis zu 10 m hohes Bäumchen mit dornenreichen Ästen; Blätter gedreit, mit länglich spitzen Blättchen. Die Seitenblätter sind meist sehr klein. Frucht 2fächerig, 2klappig.[39]

Inhaltsstoffe: *Ätherisches Öl.* Dieses besteht ausschließlich aus Sesquiterpenen. Hauptbestandteile sind Furanosesquiterpene vom Eleman-, Germacran- und Guajantyp, neben Sesquiterpenkohlenwasserstoffen und dem Sesquiterpenalkohol Elemol. Hauptkomponente ist mit 7 % Furanodien.[1]
Steroide. Campesterol, Cholesterol und β-Sitosterol im Harz.[2]

Verbreitung: Äthiopien (Provinz Eritrea) sowie an der arabischen Westküste im Gebirgsland des Yemen.[39]

Drogen: Myrrha, Myrrha hom. *HAB 1*; s. unter Art *Commiphora molmol.*

Commiphora africanum (A. RICH.) ENGL.

Synonyme: *Balsamodendrum africanum (A.* RICH.) ARN., *Commiphora pilosa* ENGL., *Heudelotia africana* A. RICH.

Sonstige Bezeichnungen: Kenia: Igoo; Somalia: Dabba'un'un; Suaheli: Mbambara; Tansania: Msagasi.

Botanische Beschreibung: Bäumchen, Blätter behaart, Seitenblättchen länglich, spitz, Endblättchen lang keilförmig.[3,39]

Inhaltsstoffe: *Ätherisches Öl.* Hauptbestandteile sind α-Pinen, α-Thujen und *p*-Cymen.[4] Die Pflanze soll relativ stark cyanogen sein.[43]

Verbreitung: Tropisches Afrika.[3]

Anbaugebiete: In Afrika als Hecke zur Umzäunung von Wohnstätten gepflanzt.[3]

Drogen: Bdellium indicum; s. *Commiphora mukul.*

Commiphora erythraea (EHRENB.) ENGL.

Systematik: Es existiert eine Varietät *C. erythraea* var. *glabrescens* ENGL. = *C. kataf* KUNTH.

Botanische Beschreibung: Bäumchen; Blätter behaart, mit fast ganzrandigen Blättchen, zweipaarig bis gedreit.[39] Nach einem anderen Autor ein hoher Baum.[5]

Verbreitung: Arabien und an der Küste Nordafrikas. Die Baumform nur in den westlichen Bezirken von Somalia vorkommend.[39]

Drogen: Bisabol-Opopanax.

Bisabol-Opopanax (Bisabol-Myrrhe)

Synonyme: Bisabol-Myrrha, Gummiresina (Pastinace) Opopanax.

Sonstige Bezeichnungen: Dt.: Burseraceen-Opopanax, Opopanaxgummi, Opopanaxgummiharz, Süße Myrrhe; engl.: Coarse Myrrh, Habag-hadi, Opopanaco, Perfumed Bdellium, Sweet Bdellium; frz.: Bdellium d'Afrique; Habbak-Haddi.

Stammpflanzen: *Commiphora erythraea* (EHRENB.) ENGL., *C. erythraea* (EHRENB.) ENGL. var. *glabrescens* ENGL. und *C. kataf* ENGL.

Herkunft: Somalia und Nordafrika.[39]

Gewinnung: S. Myrrha bei *Commiphora molmol.*

Ganzdroge: Unregelmäßige, braungelbe, nußgroße Stücke mit hellem bis weißlichem Bruch, stellenweise hellere bis völlig durchsichtige Gummikörner eingestreut; daneben kleinere Körner aus Calciumcarbonat.[44]

Schnittdroge: *Geschmack.* Scharf, brennend, kratzend, bitterlich.
Geruch. Angenehm.

Minderqualitäten: Holz- und Rindenstücke neben größeren Mengen Pflanzenstücken.[44]

Inhaltsstoffe: *Ätherisches Öl.* 2,5 bis 7,5 %; Hauptbestandteile sind Sesquiterpene mit α-Santalen, α-Bisabolen (6,5 %) und Furanodienon, weiterhin das bicyclische Sesquiterpen Cadinol neben anderen Furanosesquiterpenen. Hauptkomponente der Monoterpene ist *trans*-β-Ocimen.[5–7]

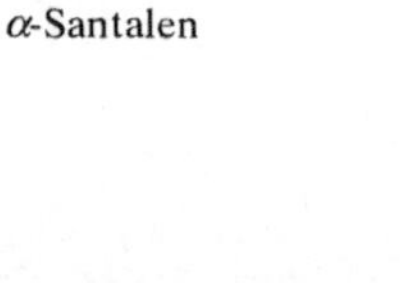

α-Santalen

Harzfraktion. 21,5% Harzanteile mit etherlöslichen Ferulasäureestern des Oporesinotannols, etherunlösliches freies Oporesinotannol, Ferulasäure und Bisaboresen.[5,44]

Volkstümliche Anwendung und andere Anwendungsgebiete: Die Bisabol-Myrrhe wird in Somalia bei Magenbeschwerden und Impotenz verwendet.[8] Die Wirksamkeit bei den genannten Anwendungsgebieten ist gegenwärtig nicht belegt.

Sonst. Verwendung: *Kosmetik.* In der Parfümindustrie als Zusatz für die Basisnote von Damenparfüms, in Seifen- und Reinigungsmittelkompositionen für das Fixieren von Düften.[9]

Commiphora molmol Engl.

Synonyme: *Balsamodendron myrrha* Nees, *Commiphora myrrha* Holm., *C. myrrha* (Nees) Engl. var. *molmol* Engl.

Sonstige Bezeichnungen: Myrrhenbaum.

Botanische Beschreibung: Bis zu 3 m hoher, sparrig verzweigter, dorniger Baum; graugrüne, kurzgestielte Blätter, selten einfach, meist dreizählig, größere, eiförmig-längliche oder verkehrt-lanzettliche, ganzrandige und nur an den Spitzen gezähnte Endblättchen; Blütenstände rispenartig; Frucht braun, ca. 7 mm lang, eiförmig zugespitzt.[39]

Verbreitung: Somalia.

Anbaugebiete: Die Pflanze wird nicht kultiviert.

Drogen: Myrrha.

Myrrha (Myrrhe)

Synonyme: Gummi Myrrha, Gummiresina Myrrha, Myrrha vera.

Sonstige Bezeichnungen: Dt.: Echte Myrrhe, Heerabol-Myrrha, Männliche Myrrhe, Myrr, Myrrhen, Rote Myrrhe; engl.: Gum Myrrh, Myrrh; frz.: Myrrhe; it.: Mirra; span.: Mira.

Monographiesammlungen: Myrrhe *DAB 10*; Myrrha *Dan IX, Hisp IX, Ned 6, Belg V, Ital 6, ÖAB 90, Helv VII*, Gummi-resina Myrrha *Norv V*; Myrrh *BHP 90, Mar 29.*

Definition der Droge: Das aus der Rinde von *Commiphora molmol* ausgetretene und an der Luft getrocknete Gummiharz. Es kann auch von anderen Commiphora-Arten stammen, soweit es in der chemischen Zusammensetzung vergleichbar ist *DAB 10*; das aus den Stämmen und Zweigen nach Verletzung ausgetretene und an der Luft erhärtete Gummiharz *ÖAB 90*; das aus den Wunden der Stämme und Zweige als Milchsaft ausgetretene und nachher an der Luft erhärtete Gummiharz *Helv VII*; Gummiharz *AB-DDR*; das aus den Stämmen erhaltene Gummiharz *BHP 90.*

Stammpflanzen: *Commiphora molmol* Engl. *Hisp IX*; *C. molmol* Engl. und andere Commiphora-Arten *DAB 10, Dan IX, Belg V, ÖAB 90, BHP 90*; Commiphora-Arten *Norv V, Ned 6.*

Herkunft: Somalia, Nordäthiopien, Südarabien.

Gewinnung: Sammlung aus Wildbeständen (in Somalia auch aus Kulturen[3]); Ernte nach der Regenzeit von Juni bis August; Gewinnung des Gummiharzes durch Einschnitte in die Rinde, wobei aus den schizolysigenen Sekreträumen ein gelber Milchsaft austritt, der an der Luft erstarrt.[6]

Handelssorten: Je nach Herkunft werden verschiedene Handelssorten unterschieden:
- Heerabol-Myrrha, echte Myrrha, Somali-Myrrha, männliche Myrrhe von *C. molmol* aus Somalia;
- Arabische Myrrha, Fadhli-Myrrha von *C. abyssinica* Engl. und *C. schimperi* Engl. aus Südarabien und Nordäthiopien.[39,41]

Nach Europa gelangen Mischsorten.[44]

Ganzdroge: Unregelmäßige, bisweilen löcherige, leicht brüchige, rotgelbe bis rotbraune Körner oder Klumpen verschiedener Größe mit farblosen bis gelben Anteilen; Oberfläche grau bis gelbbraun bestäubt; muscheliger Bruch, dünne, durchscheinende Splitter.[45]

Schnittdroge: *Geruch.* Schwach aromatisch. *Geschmack.* Anhaltend bitter, aromatisch, kratzend, beim Kauen an den Zähnen klebend.

Pulverdroge: Bräunlichgelbes Pulver, bestehend aus gelblichen Splittern oder Kügelchen verschiedener Größe sowie feinkörnigen, in Wasser aufquellenden Massen; Chloralhydrat-Präparat charakterisiert durch rotbraune Korkfragmente mit einzelnen oder zusammenhängenden, polyedrischen bis länglichen Steinzellen mit teilweise stark verdickter, getüpfelter und verholzter Wand, weiterhin durch Fragmente mit dünnwandigem Parenchym und Sklerenchymfasern sowie etwa 10 bis 25 µm großen, unregelmäßig prismatischen bis polyedrischen Calciumoxalatkristallen.[45]

Verfälschungen/Verwechslungen: Die Qualität der Droge ist sehr unterschiedlich. *C. mukul*, Bdelliumharz, falsche Myrrhe und *C. erythraea*, Burseraceen-Opopanax, süße Myrrhe kommen als häufigste Verfälschungen vor, daneben treten Produkte von *C. agallocha* (Roxb.) Engl. und *C. ugogensis* Engl. auf.

Minderqualitäten: Die Droge wird in feuchtem Zustand oft mit kleinen Steinen, Arabischem Gummi und Kastanien vermischt.[39]

Inhaltsstoffe: *Ätherisches Öl.* Die Droge enthält 2 bis 10% ätherisches Öl mit einer je nach Drogenmuster variierenden Zusammensetzung. Hauptbestandteile sind Sesquiterpene, die verschiedenen Grundtypen angehören. Zu den Nebenbestandteilen zählen Monoterpene wie Limonen, α- und β-Pinen und einige Phenylpropanderivate wie Zimt- und Cuminaldehyd sowie Cresol, weiterhin Myrrholsäure.[5,6,8,10–16]

Genuine Sesquiterpene des äth. Öls.

- Sesquiterpenkohlenwasserstoffe: Z. B. β-Elemen 6,2 %, δ-Elemen 28,8 %, α-Copaen 10,0 %, Bourbonen 4,9 %, α-Bergamotten 4,9 %, Humulen, Germacran und Caryophyllen;
- Sesquiterpenalkohole: Elemol und β-Eudesmol;
- Sesquiterpenlacton: Commiferin;

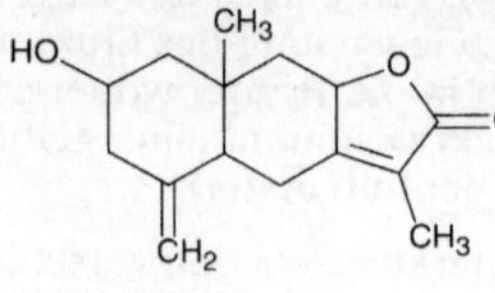

Commiferin

- Furanosesquiterpene:
- – Germacren-Typ: Z. B. Furanodien, Furanodienon, 2-Methoxyfuranodien und das 5-Acetoxy-2-methoxy-4,5-dihydrofuranodien-6-on, das Geruch und Geschmack der Droge hauptsächlich mitbestimmt.

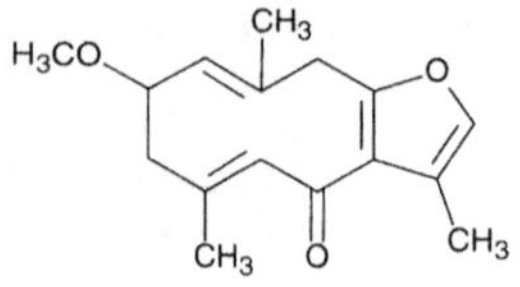

2-Methoxyfuranodien

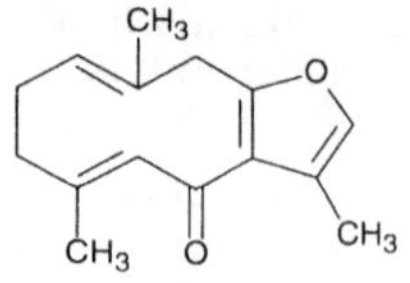

Furanodienon

- – Eudesmen-Typ: Z. B. Furanoeudesma-1,3-dien 12,5 %, Lindestren 3,5 %;

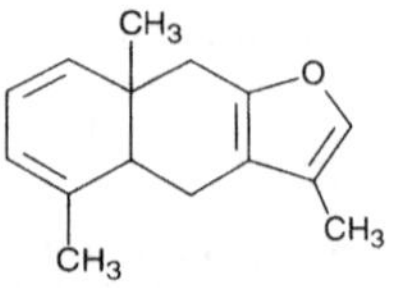

Furanoeudesma-1,3-dien

- – Elemen-Typ: Isofuranogermacren 11,9 %, Curzerenon 11,7 %;

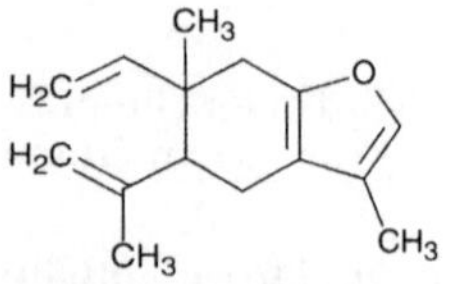

Isofuranogermacren

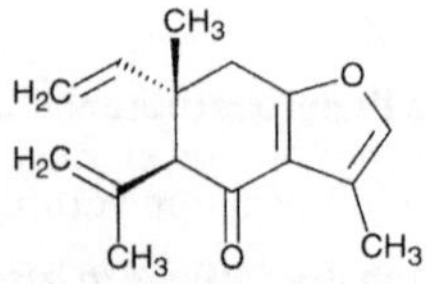

Curzerenon

- – Guajen-Typ: 2-Methoxyfuranoguaia-9-en-8-on 0,1 %.

Harz. Das Harz besteht aus ca. 28 bis 30 % ethanollöslichen Bestandteilen und kann abhängig vom Extraktionsmittel in verschiedene Fraktionen eingeteilt werden:[5,6,8]

- Etherlöslicher Teil (23 %): Die Phenole α- und β-Heerabo-Myrrhol, das indifferente Heeraboresen, α-, β- und γ-Commiphorsäure und Commiphorinsäure.
- Etherunlöslicher Teil (5 %): α-, β-Heerabo-Myrrhololsäure und 1,5 bis 2,5 % Burseracin.
- Chloroformlöslicher Teil: Die Triterpene 3-epi-α-Amyrin, α-Amyrenon, das Sesquiterpen β-Eudesmolacetat, das Monoterpen Isolinalylacetat, die pentacyclischen Triterpene Lupeon und 3-epi-Lupenylacetat,[17] weiterhin die Sterole Campesterol, Cholesterol und β-Sitosterol.[2]
- Polare Fraktion: Die polare, ethanolunlösliche Fraktion (61 % des Harzes) besteht aus mit Wasser extrahierbaren Proteinen (18 %) und Schleimstoffen (50 bis 60 %). Die Totalhydrolyse des gereinigten Schleimes (64 % des Rohschleimes) liefert Arabinose, Galaktose, 4-Methylglucuronsäure und Aldobiuronsäure.[5,6,8]

Zubereitungen: Myrrhae tinctura (Tinctura Myrrhe, Myrrhentinktur): 1:5 gepulverte Droge mit Ethanol 90 % (*V/V*) *DAB 10* bzw. 96 % (*V/V*) *ÖAB 90*; 2:8 mit Ethanol 95 % (*V/V*) *Helv VII*.
Eigenschaften: Gelbrote bis braune Flüssigkeit *DAB 10*, *ÖAB 90*; gelbbraune, klare Flüssigkeit *Helv VII*; mit charakteristischem Geruch und anhaltend bitterem Geschmack *DAB 10*. Beim Hinzufügen des gleichen Volumens Wasser entsteht eine milchigtrübe, gelblich gefärbte Suspension *DAB 10*; mit verdünntem Alkohol oder Alkohol klar mischbar, mit Wasser entsteht eine milchige Trübung *ÖAB 90*; mit Wasser und Glycerol 85 % trübe, mit Ethanol 96 % und Ethanol 70 % klar mischbar *Helv VII*.

Identität: *Myrrhe.* Nach *DAB 10* werden zur Prüfung der Identität die im ethanollöslichen Anteil enthaltenen und für die Droge charakteristischen Sesquiterpene herangezogen. Die Untersuchung erfolgt mittels DC:

- Untersuchungslösung: Ethanolischer Drogenextrakt.
- Vergleichslösung: Dimethylgelb, Indophenolblau, Sudanrot G in Dichlormethan.
- Sorptionsmittel: Kieselgel G oder H.
- Fließmittel: Dichlormethan.
- Detektion: Nach Verdunsten der mobilen Phase wird mit Anisaldehydlösung besprüht, bei 100 bis 105 °C erhitzt und im Tageslicht ausgewertet.
- Auswertung: Das Chromatogramm der Vergleichslösung zeigt im unteren Drittel die gelbbraune Zone des Indophenols, darüber die rotviolette des Sudanrot G und im mittleren Drittel die zunächst gelbe, später rote des Dimethylgelb. Das Chromatogramm der Untersuchungslösung zeigt zahlreiche rote und rotviolett gefärbte Zonen. Drei können bekannten Sesquiterpenen zugeordnet werden. In Höhe des Sudanrot G liegen zwei intensiv rotviolett gefärbte Zonen, wobei die untere 2-Methoxyfuranodien und die obere Curzerenon zuzuordnen ist. Zwischen Dimethylgelb und der Front liegt die stark rotviolette Zone des Furanoeudesma-1,3-diens. Im unteren Bereich dürfen keine intensiv blaugefärbten Zonen vorhanden sein.

Weitere Identitätsprüfungen s. a. *ÖAB 90, Helv VII.*
Myrrhentinktur. Nach *DAB 10* werden zur Prüfung die für die Droge charakteristischen Sesquiterpene herangezogen. Die Untersuchung erfolgt mittels DC, s. dazu Identität Myrrha.

Reinheit: *Myrrhe.*
- Fremde Beimengungen: Höchstens 65% ethanolunlösliche Bestandteile *DAB 10, ÖAB 90*; höchstens 70% alkoholunlösliche Bestandteile *Helv VII.*
- Asche: Höchstens 7,0% *DAB 10, ÖAB 90*; höchstens 15% Sulfatasche *Helv VII*; höchstens 10,0%; höchstens 12%, salzsäureunlösliche Asche höchstens 2% *BHP 90.*
- Trocknungsverlust: Höchstens 15,0% *DAB 10, ÖAB 90.*

Myrrhentinktur.
- Alkoholgehalt: 82,0 bis 88,0% (*V/V*) *DAB 10, Helv VII*; mindestens 90,0 Vol.-% *ÖAB 90.*
- Dichte: 0,820 bis 0,830 *ÖAB 90.*
- Isopropylalkohol: Prüfung nach *DAB 10*, nach Tincturae Reinheit *ÖAB 90.*
- Methylalkohol: Prüfung nach *DAB 10*, nach Tincturae Reinheit *ÖAB 90*; fremde Alkohole gesamt höchstens 0,2% (*V/V*) *Helv VII.*
- Trockenrückstand: Mindestens 4% *DAB 10, ÖAB 90*; 4,5 bis 5,5% *Helv VII.*

Gehalt: *Myrrhe.* Mindestens 6% ätherische Öle, bestimmt durch Wasserdampfdestillation unter Zusatz von Xylol *BHP 90.*

Lagerung: *Myrrhe.* Vor Licht geschützt *DAB 10*; dicht verschlossen, vor Licht geschützt *ÖAB 90*; nicht in Pulverform, vor Licht und Feuchtigkeit geschützt *Helv VII.*
Myrrhentinktur. Dicht verschlossen, vor Licht geschützt *DAB 10, Helv VII*; vor Licht geschützt, in dicht schließenden Gefäßen, in Mengen über 2 L an einem kühlen, feuersicheren Ort *ÖAB 90*; vor Feuer schützen! Gut verschlossen aufbewahren.[23]

Wirkungen: *Adstringierende Wirkung.* Myrrhe wirkt auf die Schleimhäute adstringierend.[42]
Antiexsudative Wirkung. Im Carrageenan-Ödemtest an der Mäusepfote wird mit dem Rückstand eines Petrolätherauszuges, 500 mg/kg KG, peroral, 1 h vor der Ödeminduktion verabreicht, eine Ödemhemmung von 62,12% erreicht. Mit der Referenzsubstanz Oxyphenylbutazon, 100 mg/kg KG, peroral, wird eine Ödemhemmung von 55,32% erzielt.[18]
Antipyretische Wirkung. Der Rückstand eines Petrolätherauszuges, 500 mg/kg KG, bewirkte an Mäusen bei der durch s.c. Injektion von 20 mL/kg KG einer 20%igen wäßrigen Suspension von Bierhefe erzeugten Hyperpyrexie eine Abnahme der Temperatur nach 30 min um 1,05 °C, nach 90 min um 2,05 °C und nach 150 min um 2,48 °C bez. auf die 1 h vor Gabe gemessene Referenztemperatur.[19]

Anwendungsgebiete: Lokale Behandlung leichter Entzündungen der Mund- und Rachenschleimhaut, Prothesendruckstellen.[20,23]

Dosierung und Art der Anwendung: *Droge.* Gepulverte Droge zur lokalen Anwendung.[20] *Zubereitung.* Myrrhentinktur sowie andere galenische Zubereitungen zur lokalen Anwendung.[20]
Äußerlich: Myrrhentinktur unverdünnt zum Einpinseln der Mundschleimhaut und des Zahnfleisches, verdünnt zum Spülen oder Gurgeln. In Zahnpulvern entsprechend 10% der gepulverten Droge.[20]
Wenn nicht anders verordnet, die betroffenen Stellen 2- bis 3mal täglich mit der unverdünnten Tinktur betupfen, zum Spülen oder Gurgeln 5 bis 10 Tropfen in ein Glas Wasser geben[20] bzw. 30 bis 60 Tropfen in ein Glas warmes Wasser.[23]

Volkstümliche Anwendung und andere Anwendungsgebiete: Die Myrrhe wird zur Therapie und Prophylaxe unspezifischer Darminfektionen verwendet; Myrrhentinktur zudem innerlich bei Husten. Die ägyptische Volksmedizin wendet die Myrrhe für die Behandlung von Wunden und Geschwüren an.[21,22] Die Wirksamkeit bei den genannten Anwendungsgebieten ist gegenwärtig nicht belegt.

Unerwünschte Wirkungen: Keine bekannt.[20]
Hinweis: Bei unverdünnter Anwendung von Myrrhentinktur kann vorübergehend ein leichtes Brennen und eine Geschmacksirritation auftreten.[23]

Gegenanzeigen/Anwendungsbeschr.: Keine bekannt.[20]

Wechselwirkungen: Keine bekannt.[20]

Sonst. Verwendung: *Kosmetik.* Als Zusatz zu Parfümkompositionen, insbesondere für die Parfümierung von Seifen, Lippenstiften, Mundwässern und Zahnpasten; alkoholische Auszüge als Fixatur.[9]

Gesetzl. Best.: *Standardzulassung.* Standardzulassung Nr. 6699.99.99.[23]
Offizielle Monographien. Aufbereitungsmonographie der Kommission E am BGA "Myrrha (Myrrhe)".[20]

Myrrha hom. *HAB 1*

Definition der Droge: Das aus der Rinde von *Commiphora molmol* ENGLER ausgetretene und an der Luft getrocknete Gummiharz. Es kann auch von anderen Commiphora-Arten stammen, soweit es in der chemischen Zusammensetzung vergleichbar ist. Die Substanz muß der Monographie Myrrhe (*DAB*) entsprechen.

Stammpflanzen: *Commiphora molmol* ENGL. und andere Commiphora-Arten.

Zubereitungen: Urtinktur und flüssige Verdünnungen nach *HAB 1*, Vorschrift 4.
Eigenschaften: Die Urtinktur ist eine goldgelbe bis gelbbraune Flüssigkeit mit aromatischem Geruch und stark bitterem Geschmack.
Darreichungsformen: Entsprechende Zubereitungen aus Myrrha.[24]

Identität: Tief- bis braunrote Färbung der Urtinktur nach Zugabe von Vanillin und Salzsäure und Erwärmen.
Dünnschichtchromatographie:
- Untersuchungslösung: Urtinktur.
- Vergleichslösung: Indophenolblau, Sudanrot G und Dimethylgelb in Dichlormethan.
- Sorptionsmittel: Kieselgel H.
- Fließmittel: Dichlormethan.
- Detektion: Nach Verdunsten der mobilen Phase wird mit Anisaldehydlösung besprüht, bei 105 bis 110 °C erhitzt und im Tageslicht ausgewertet.
- Auswertung: Das Chromatogramm der Vergleichslösung zeigt im unteren Drittel den gelbbraunen Fleck des Indophenols, darüber den rotvioletten des Sudanrot G und im mittleren Drittel den zunächst gelben und später roten des Dimethylgelb.

Das Chromatogramm der Untersuchungslösung zeigt zwischen Start und der Referenzsubstanz Indophenolblau einen graubraunen, zwei violette und einen gelbbraunen, zwischen Indophenolblau und Sudanrot G einen violetten, in Höhe des Sudanrot G zwei violette, zwischen Dimethylgelb und der Front einen rotvioletten Fleck.

Reinheit: *Urtinktur.*
- Relative Dichte: 0,835 bis 0,847.
- Trockenrückstand: Mindestens 2,0 %.

Anwendungsgebiete: Die Anwendungsgebiete sind nicht ausreichend belegt.[24]

Unerwünschte Wirkungen: Peroral: Nicht bekannt. Parenteral ab D6: Nicht bekannt.[24]

Gesetzl. Best.: *Offizielle Monographien.* Aufbereitungsmonographie der Kommission D am BGA "Myrrha".[24]

Commiphora mukul (HOOK. ex STOCKS) ENGL.

Synonyme: *Balsamodendron mukul* HOOK. ex STOCKS, *B. roxburghii* STOCKS non ARN., *Commiphora roxburghii* (STOCKS) ENGL.

Sonstige Bezeichnungen: Arab.: Moql; engl.: Mukul myrrh tree; pers.: Boe-jahudan; sanskrit: Devad-hupa, guggulu, koushikaka.

Botanische Beschreibung: Bäumchen, Blätter kahl, mit in der ganzen Länge gesägten Blättchen, Blättchen fast sitzend.[39]

Verbreitung: Ostindien.

Anbaugebiete: In Indien zuweilen als Heckenpflanze verwandt.[3]

Drogen: Bdellium indicum.

Bdellium indicum (Indisches Bdellium)

Sonstige Bezeichnungen: Dt.: Bdelliumharz, Falsche Myrrhe.

Stammpflanzen: *Commiphora mukul* (HOOK.) ENGL., *Commiphora africanum* (A. RICH.) ENGL.

Herkunft: Droge von *C. mukul*: Indien; Droge von *C. africanum*: Sudan.

Gewinnung: Das Harz von *C. mukul* schwitzt aus, nachdem in der kalten Jahreszeit Einschnitte in die Rinde gemacht worden sind.[39]
C. africanum s. Myrrha bei *C. molmol.*

Ganzdroge: Braun oder grünlich gefärbtes Harz.[39]

Schnittdroge: *Geschmack.* Bittersäuerlich.

Inhaltsstoffe: *Ätherisches Öl.* 0,4 % ätherisches Öl mit dem Monoterpenkohlenwasserstoff Myrcen und dem Diterpenkohlenwasserstoff Camphoren (Dimyrcen) als Hauptbestandteile.[25]
Harz. 50 % ethanollösliches Harz. Das Harz kann abhängig vom Extraktionsmittel in verschiedene Fraktionen eingeteilt werden:
- Petrolätherfraktion: 9 bis 11 %, mit den Diterpenen Cembren A (8 %) und Mukulol (27 %), dem Lignan (+)-Sesamin (1,2 %) und den Sterolen Cholesterol (ca. 2 %), *E*-Guggulusterol (5 %) und *Z*-Guggulusterol (1,2 %).
- Ethylacetatfraktion: 32 bis 35 %, mit den Guggulusterolen I, II und III, weiterhin drei langkettige aliphatische Tetrole Octadecantetrol, Nonadecantetrol und Eicosantetrol im Ethylacetat/Methanol-Extrakt.[26-28]
- Ethylacetatunlöslicher Rückstand: 54 bis 59 %, der keine Glykoside, sondern ein polymeres Kohlenhydrat enthält.[27]

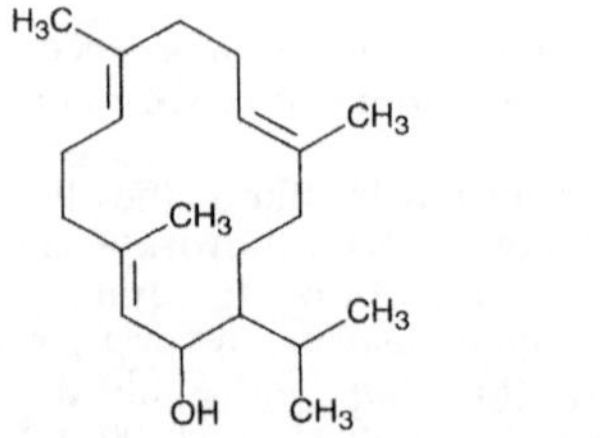

Cembren A

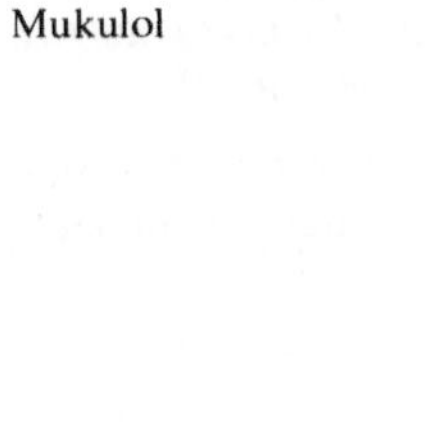

Mukulol

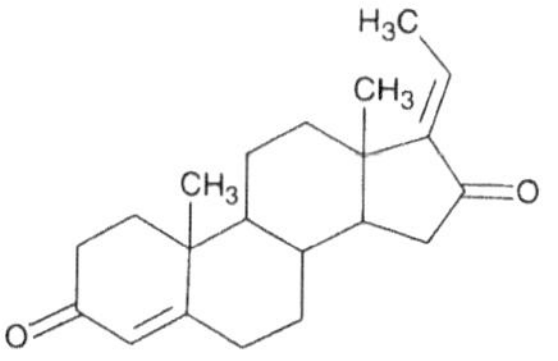

E-Guggulusterol

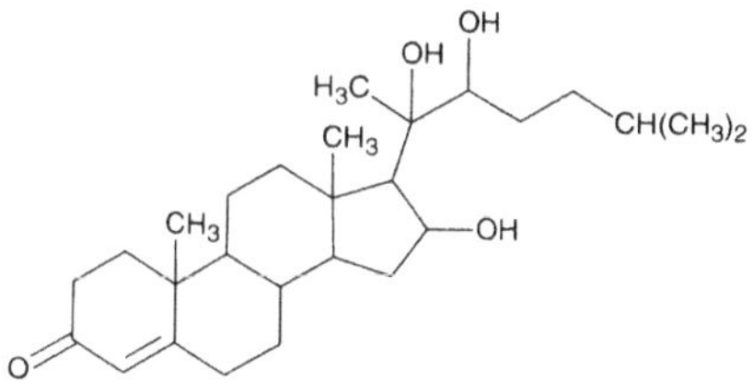

Guggulusterol I

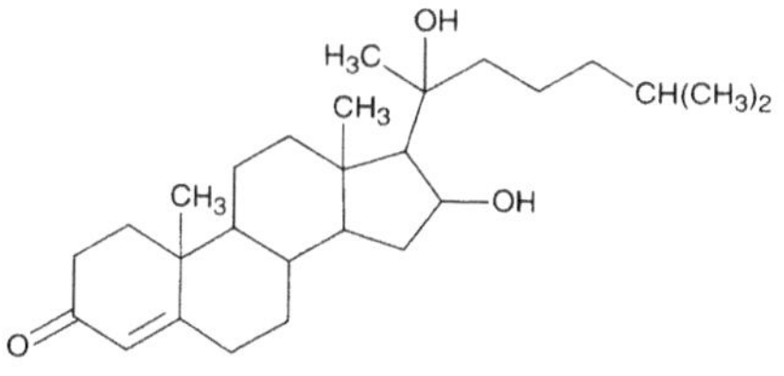

Guggulusterol II

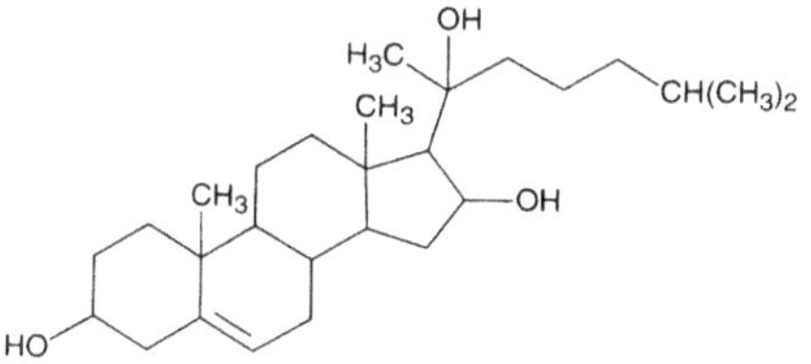

Guggulusterol III

- Polare Fraktion: 50% ethanolunlösliches Gummi, bestehend aus Kohlenhydraten.[25]

Wirkungen: *Hemmung der Plättchen-Aggregation.* Der Rückstand einer Ethylacetatfraktion hemmte in einer Konzentration von 0,2 mmol die durch 0,01 mmol ADP, 0,12 mmol Adrenalin und 0,10 mmol Serotonin induzierte Plättchen-Aggregation zu 100%. Eine Mischung der reinen Guggulusterole *E* und *Z* hemmte in einer Konzentration von 0,1 mmol die durch 0,01 mmol ADP induzierte Plättchen-Aggregation zu 30%. Die Referenzsubstanz Clofibrat, 0,1 mmol, bewirkte bei der durch ADP induzierten Aggregation eine Hemmung um 30%, bei der durch Adrenalin und Serotonin induzierten um 20%. Nähere Angaben zu der Ethylacetatfraktion und zur Herkunft des mit Plättchen angereicherten Plasmas fehlen.[29]

Senkung des Serumlipidspiegels. Die tägliche p.o. Gabe von 1,5 g eines Petrolätherextraktes führte an 51 Probanden, von denen 75% an Hyperlipoproteinämie Typ II litten, nach 75 Wochen zu einer signifikanten Abnahme des Cholesterolgehaltes um 36,8% und des Triglyceridgehaltes um 50,4%. Mit der Referenzsubstanz Clofibrat, 2,0 g/Tag, peroral, wurde eine signifikante Abnahme von 43,5 bzw. 50,2% erzielt. Eine spezielle Diät wurde nicht verordnet und ein signifikanter Gewichtsverlust nicht beobachtet.[30]

Die tägliche p.o. Gabe von 12 bzw. 16 g der Droge führte bei 25 Probanden mit verschiedenen nicht näher definierten Fettstoffwechselkrankheiten nach 3 Monaten zu einer signifikanten Abnahme der Cholesterol-, Triglycerid- und Phospholipidspiegel um 35,8, 32,8 bzw. 42,3%. Der Gehalt an freien Fettsäuren nahm um 62,1% ab. Weiterhin wurde eine nicht signifikante Reduktion des Gewichtes um durchschnittlich 4,2 kg beobachtet.[31]

Ein aus dem Harz durch Extraktion mit Petroläther gewonnenes weißes Pulver, Dosierung 25 mg/kg KG, i.v., bewirkte bei Affen nach 8 h eine Abnahme der Cholesterol-, Triglycerid- und Phospholipidspiegel um 40, 28 bzw. 32% und bei Hunden um 31, 20 bzw. 41%. Im Vergleich zeigte Knoblauchpulver, Dosierung ebenfalls 25 mg/kg KG, i.v., eine stärkere Abnahme des Cholesterolspiegels bei Affen um 53% und bei Hunden um 48%. Die Angaben zu den Testsubstanzen und zu dem Versuchsaufbau sind unzureichend, so daß die Ergebnisse der Überprüfung bedürfen.[32]

Schilddrüsenstimulierende Wirkung. Die tägliche p.o. Gabe von 1 mg/100 g KG eines aus der Droge isolierten Ketosteroids, vermutlich Guggulusterol *Z*, führte bei Ratten nach 6 Tagen zu etwa einer Verdopplung der Peroxidase-Aktivität im Schilddrüsengewebe und nach 10 Tagen zu etwa einer Verdopplung der ^{131}Iod-Aufnahme in die Schilddrüse, jeweils verglichen mit der Kontrolle.[33]

Antiexsudative Wirkung. Im Carrageenan-Ödemtest an der Mäusepfote wird für den Rückstand eines Petrolätherauszuges, Dosierung 200 mg und 400 mg/kg KG, i.p., 1 h vor der Ödeminduktion verabreicht, eine Ödemhemmung um 23,8 bzw. 32,4% nach 3 h und um 30,9 bzw. 40,8% nach 5 h mitgeteilt. Mit der Referenzsubstanz Phenylbutazon, 80 mg/kg KG, i.p., wurde eine Ödemhemmung von 53,8% nach 3 h und 46,7% nach 5 h erzielt.[18]

Eine aus dem Rückstand eines Petrolätherextraktes durch SC gewonnene kristalline Steroidfraktion, Dosierung 1 mg und 5 mg/100 g KG, i.p., 14 Tage jeweils einmal täglich verabreicht, 1 Tag vor Injektion von 0,05 mL Freundschem Adjuvans in die rechte Hinterpfote der Ratte beginnend, hemmte die Ödembildung zu 28 bzw. 47%. Die Referenzsubstanz Phenylbutazon, 10 mg/100 g KG, peroral, bewirkte eine Hemmung von 70%. Mit Hydrooxycortison, 0,5 mg/100 g KG, i.p., wurde eine Hemmung von 34,6% erzielt.[35]

Anthelmintische Wirkung. Das ätherische Öl, Dosierung 0,1, 0,2 und 0,4%, zeigte *in vitro* nach 54, 30 bzw. 24 min bei Bandwürmern letale Wirkung. Die Referenzsubstanz Piperazinphosphat wirkte in gleicher Dosierung nach 80, 58 bzw. 26 min letal. Bei Hakenwürmern zeigten sich nach 13, 10 bzw. 8 min Lähmungen, und nach 34, 15 bzw. 14 min trat der Tod ein. Mit der Referenzsubstanz Hexylresorcinol, Dosierung 0,1 und 0,2%, zeigten sich nach 14 bzw. 12 min Lähmungen, und nach 38 bzw. 20 min trat der Tod ein.[34]

Volkstümliche Anwendung und andere Anwendungsgebiete: Bdellium indicum wird in Indien bei Gelenkrheumatismus, Fettleibigkeit und damit verbundene Funktionsstörungen verwendet.[25,36] Die Wirksamkeit bei den genannten Anwendungsgebieten ist gegenwärtig nicht belegt.

Reproduktionstoxizität: Das Harz, Dosierung 20 mg/100 g KG, und eine saure Fraktion, 2 mg/100 g KG, peroral, 7 Tage einmal täglich verabreicht, bewirkten einen Gewichtsverlust der Reproduktionsorgane bei Ratten. Gleichzeitig stiegen der Glykogenspiegel der Organe bei beiden Testgruppen und der Sialinsäurespiegel bei der mit dem Harz behandelten Gruppe an. Nähere Angaben fehlen; die Ergebnisse bedürfen der Überprüfung.[37]

Toxikologische Daten: *LD-Werte.* Ätherisches Öl: LD_{50} 705 mg/kg KG Maus, i. p., und 1.669 mg/kg KG Maus, peroral.[38]

Commiphora opobalsamum (LE MOINE) ENGL.

Synonyme: *Amyris gileadensis* LE MOINE, *Balsamodendron ehrenbergianum* BERG, *B. gileadense* KUNTH, *B. meccanensis* GLED., *B. opobalsamum* KUNTH, *Commiphora opobalsamum* (LE MOINE) ENGL. var. *gileadensis* (LE MOINE) ENGL.

Sonstige Bezeichnungen: Dt.: Balsamstrauch, Mekka-Balsambaum, Opo-Balsambaum; engl.: Balsam tree; frz.: Balsamier de la Mecque; it. Balsamo della Mecca.

Botanische Beschreibung: Kleiner, dornloser, 5 bis 6 m hoher Baum oder Strauch mit papierdünner, hellgelber Rinde und rutenförmigen Ästen, nur im Winter und nach dem Regen belaubt; Blätter kahl mit ganzrandigen Blättchen, Seitenblättchen stumpf, Blätter gefiedert.[39]

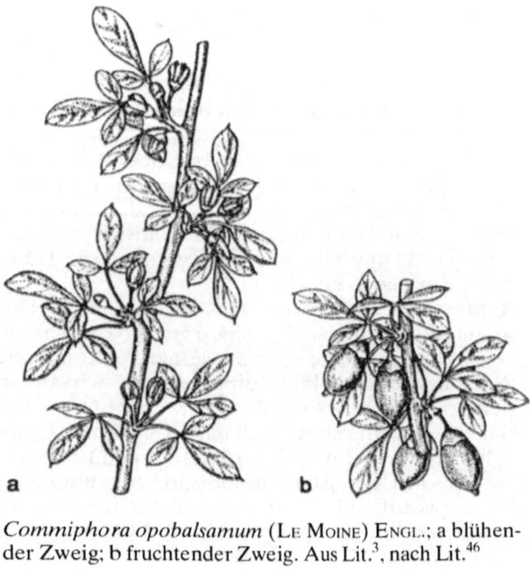

Commiphora opobalsamum (LE MOINE) ENGL.; a blühender Zweig; b fruchtender Zweig. Aus Lit.[3], nach Lit.[46]

Verbreitung: Arabien, Syrien, Ägypten, bis hin zur Somaliküste.[3]

Drogen: Balsamum de Mecca, Amyris gileadensis hom. *HAB 34*.

Balsamum de Mecca

Synonyme: Balsamum judaicum (gileadense verum), Opobalsamum verum.

Sonstige Bezeichnungen: Dt.: Arabischer Balsam, Carpobalsamum, Duhnual-Balsam, Echter Mekkabalsam, Gilead-Balsam, Jericho-Balsam, Utu-Balsam, Xylobalsamum.

Definition der Droge: Der aus dem Stamm und den Ästen ausfließende Balsam.

Stammpflanzen: *Commiphora opobalsamum* (LE MOINE) ENGL.

Herkunft: Arabien, Syrien, Ägypten und Äthiopien.[47]

Gewinnung: Auskochen der jüngeren Zweige mit Wasser oder durch freiwilliges Ausfließen bzw. durch Einschnitte in die Rinde oder Abreißen der Blätter, Schößlinge und Zweigspitzen.[39]

Ganzdroge: Dickflüssige, zähe, dunkelgelbe bis braunrote, leicht trübe Masse.[44]

Schnittdroge: *Geschmack.* Bitter, zusammenziehend.
Geruch. Aromatisch, intensiv.[44]

Verfälschungen/Verwechslungen: Terpentin, künstliche Produkte aus Harz und Terpentinöl, flüssiger Styrax, fettes Öl u. a.[44]

Inhaltsstoffe:
- 10 bis 30 % ätherisches Öl,
- 12 % ethanolunlösliches Harz (Burserin),
- 70 % ethanollösliches, klebendes Harz,
- 4 % Bitterstoffe.[44]

Volkstümliche Anwendung und andere Anwendungsgebiete: Der Mekkabalsam wird in der Heimat als Wundmittel, bei Magenbeschwerden, Fieber und bei Erkrankungen der ableitenden Harnwege verwendet. Die Wirksamkeit bei den genannten Anwendungsgebieten ist gegenwärtig nicht belegt.

Amyris gileadensis hom. *HAB 34*

Synonyme: Mekkabalsam.

Definition der Droge: Der aus dem Stamm und den Ästen ausfließende Balsam.

Stammpflanzen: *Commiphora opobalsamum* (LE MOINE) ENGL. *HAB 34* gibt hierfür dessen Synonym *Balsamodendron gileadense* KUNTH an.

Ganzdroge: Dickflüssige Substanz von braungelber Farbe, aromatischem Geruch und bitterlich-kratzendem Geschmack, in Ether, Aceton und Eisessig klar, in Weingeist, Chloroform und Petroläther trübe löslich.

Zubereitungen: Lösung nach § 6a mit 90%igem Weingeist, 2. und 3. Decimal-Potenz mit 90%igem, 4. Decimal-Potenz mit 60%igem, höhere Verdünnungen mit 45%igem Weingeist *HAB 34*.
Eigenschaften: Die Lösung ist eine braungelbe Flüssigkeit mit dem eigenartigen Geruch und Geschmack des gelösten Balsams.

Identität: *Lösung*. Die Lösung trübt sich mit Wasser und färbt sich nach Zugabe von Eisenchloridlösung braungrün *HAB 34*.

Reinheit: *Lösung*.
- Spez. Gewicht: 0,845 bis 0,846.
- Trockenrückstand: 9,95 bis 9,98 %.

Gehalt: *Lösung*. Arzneigehalt $^1/_{10}$.

Commiphora schimperi ENGL.

Botanische Beschreibung: Bis 10 m hohes, dorniges Bäumchen mit gedreiten Blättern und tief gekerbten Blättchen.[41]

Verbreitung: Äthiopien (Provinz Eritrea) sowie an der arabischen Westküste im Gebirgsland des Yemen.[39]

Drogen: Myrrha, s. unter Art *Commiphora molmol*.

1. Brieskorn CH, Noble P (1982) Planta Med 44:87–90
2. Cagnoli BN, Ceccherelli P (1968) Ann Chim (Rom) 58:541; zit. nach CA 69:52407
3. Schultze-Motel J (Hrsg.) (1968) Rudolf Mansfelds Verzeichnis landwirtschafticher und gärtnerischer Kulturpflanzen (ohne Zierpflanzen), Bd. 2, Akademie-Verlag, Berlin, S. 784–786
4. Provan GJ (1987) Flavour and Fragrance J 2:115
5. Tschirch A, Stock E (1933) Die Harze, Bd. 2, Teil 1, Gebrüder Bornträger, Berlin, S. 213–238
6. Martinetz D, Lohs K, Jansen J (1988) Weihrauch und Myrrhe, Wissenschaftliche Verlagsgesellschaft, Stuttgart
7. Craveiro A, Corsano S, Proietti G, Strappaghetti G (1983) Planta Med 48:97–98
8. Lohs K, Martinetz D (1985) Naturwissensch Rundsch 38:503–508
9. Guenet A (1990) Seifen, Oele, Fette, Wachse 116:598–601
10. Ma X, Yu X, Zheng Z, Mao J (1991) Chromatographia 32:40–44
11. Wilson RA, Mookherjee BD (1983) Paper No. 400, Internat Congress of Essential Oils, Singapur
12. Kreis P, Hener U, Mosandl A (1990) Dtsch Apoth Ztg 130:985–988
13. Brieskorn CH, Noble P (1980) Tetrahedron Lett 21:1511–1514
14. Brieskorn CH, Noble P (1983) Phytochemistry 22:187–189
15. Brieskorn CH, Noble P (1983) Phytochemistry 22:1207–1211
16. Minicione E, Iavarone C (1972) Chim Ind (Milano) 54:525, zit. nach CA 78:111467
17. Minicione E, Iavarone C (1972) Chim Ind (Milano) 54:424, zit. nach CA 78:13745
18. Máñez S, Alcaraz MJ, Payá M, Ríos JL, Hancke JL (1990) Planta Med 56:656
19. Tariq M, Ageel AM, Al-Yaha MA, Mossa JS, Al-Said MS, Parmar NS (1985) Agents and Actions 17:381–382
20. BAz Nr. 193a vom 15.10.1987
21. Wichtl M (Hrsg.) (1989) Teedrogen, 2. Aufl., Wissenschaftliche Verlagsgesellschaft, Stuttgart, S. 349–351
22. Weiss RF (1984) Lehrbuch der Phytotherpaie, 6. Aufl., Hippokrates, Stuttgart
23. Standard-Zulassungen für Fertigarzneimittel (1987/89) Govi, Pharmazeutischer Verlag, Deutscher Apotheker Verlag, Frankfurt
24. BAz Nr. 242a vom 28.12.1988
25. Patil VH, Nayak UR, Dev S (1972) Tetrahedron 28:2341–2352
26. Patil VH, Nayak UR, Dev S (1973) Tetrahedron 29:341–348
27. Patil VH, Nayak UR, Dev S (1973) Tetrahedron 29:1595–1598
28. Prasad RS, Dev S (1976) Tetrahedron 32:1437–1441
29. Mester L, Mester M, Nityanand S (1979) Planta Med 37:367–369
30. Malhotra SC, Ahuja MMS, Sundaram KR (1977) Indian J Med Res 65:390–395
31. Gupta M, Tripathi SN, Upadhyaya BN (1978) The Antiseptic 75:271–275
32. Dixit VP, Joshi S, Sinha R, Bharvava SK, Varma M (1980) Biochem Exp Biol 16:421–424
33. Tripathi YB, Malhotra OP, Triphathi SN (1984) Planta Med 50:78–80
34. Kakrani HK, Kalyani GA (1984) Fitoterapia 55:232–234
35. Arora RB, Taneja V, Sharma RC, Gupta SK (1972) Indian J Med Res 60:929–931
36. Wagner H, Wolff P (1976) New Natural Products and Plant Drugs with Pharmacological, Biological, or Therapeutical Activity, Springer, Berlin Heidelberg
37. Amma MKP, Malhotra N, Suri RK, Arya OP, Dani HM, Sareen K (1978) Indian J Exp Biol 16:1021–1023
38. Bagi MK, Kakrani HK, Kalyani GA, Satyanarayana D, Manvi FV (1985) Fitoterapia 56:245–248
39. Engler A (1931) Boswellieae. In: Engler A, Prantl K (Hrsg.) Die natürlichen Pflanzenfamilien,, 2. Aufl., Bd. 19a, Engelmann, Leipzig, S. 416–443
40. Leistikow KU (1992) pers. Mitt.
41. Thomas H (1931) Handbuch der praktischen und wissenschaftlichen Pharmazie, Bd V/2, Urban & Schwarzenberg, Berlin Wien, S. 1258–1260
42. Kom, Bd. 3, S. 2411–2415
43. Hgn, Bd. 3, S. 310–318, Bd. 8, S. 165–169
44. Hag, Bd. IV, S. 256–260
45. DAB 10
46. Engler A, Prantl K (1896) Die natürlichen Pflanzenfamilien, Bd. III/4
47. HAB 34, S. 64

SM

Conium

HN: 2011700

Familie: Apiaceae (Umbelliferae).

Tribus: Smyrnieae.

Gattungsgliederung: *Conium maculatum* L., einziger Vertreter der nördlichen Hemisphäre, ist gut charakterisiert.[35] Die südafrikanischen, weiß- oder gelbblühenden Arten, früher als *C. chaerophylloides* ECKL et ZEYH zusammengefaßt, sind taxonomisch noch nicht ausreichend bearbeitet.[1]

Gattungsmerkmale: Zweijährige, kahle Kräuter mit hohlem, meistens rostrot geflecktem Stengel und 2- bis 4fach fiederschnittigen Laubblättern; Hülle und Hüllchen vorhanden; Blüten zwittrig, Kelchrand als schmaler Ring das Griffelpolster umrandend, Kronblätter weiß oder gelb, verkehrt herzförmig, schwach ausgerandet mit kleinen spitzen, eingeschlagenen Läppchen, Griffel fädlich, abstehend; Frucht eiförmig, seitlich abgeflacht, Teilfrüchte im Querschnitt rundlich-fünfeckig mit fünfkantig vorspringenden, stumpfen, wellig gekerbten Hauptrippen, Ölstriemen zur Reifezeit fehlend, innerste Fruchtwandschicht als Alkaloide enthaltende, großzellige Sekretschicht ausgebildet.[35]

Verbreitung: Europa, Vorderasien, Mittelasien, Nordafrik; in Nord- sowie Südamerika, Australien und Neuseeland eingebürgert.[35]

Inhaltsstoffgruppen: Piperidinalkaloide (Pseudoalkaloide: Polyketide) Furanocumarine, Polyine.

Drogenliefernde Arten: *Conium maculatum*: Conii herba, Conium hom. *HAB 34*, Conium maculatum hom. *PF X*, Conium hom. *HPUS 78*.

Conium maculatum L.

Synonyme: *Cicuta maculata* GAERTNER, *C. major* LAM., *C. officinalis* CRANTZ, *Conium cicuta* NEKKER, *C. maculosum* PALLAS, *Coriandrum cicuta officinalis* CRANTZ, *C. maculatum* ROTH, *Selinum conium* E. H. L. KRAUSE, *Sium conium* VEST.

Sonstige Bezeichnungen: Dt.: Bangenkraut, Blutschierling, Erdschierling, Fleckenschierling, Gefleckter Schierling, Giftpetersilie, Krottenpeterlein, Mäuseschierling, Stinkender Schierling, Tollkerbel, Tollkraut, Vogeltod, Wütrich, Ziegendill; engl.: California fern, Hemlock, Nebraska fern, Poison fools parsley, Poison hemlock, Poison parsley, Spotted hemlock, Spotted parsley, St. Bennet's herb; frz.: Ciguë d'Athènes, Ciguë de Socrate, Ciguë tachée, Ciguë tachetée, Grande Ciguë; it.: Cicuta maggiore.

Systematik: Die Art läßt sich in Varietäten zerlegen, deren taxonomischer Wert unklar ist. *C. maculatum* var. *typicum* POSPICHAL mit rotgeflecktem Stengel, var. *leptophyllum* WILLK. mit sehr fein zerteilten Laubblättern, var. *divaricatum* (BOISS. et ORPH.) BOISS. mit nur 6 bis 15 Doldenstrahlen, var.

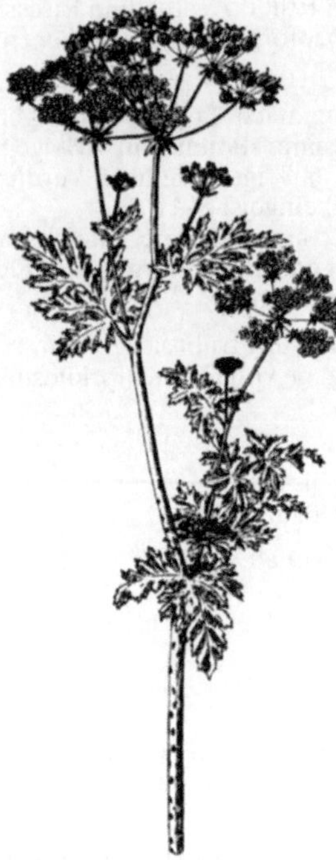

Gefleckter Schierling, *Conium maculatum* L. Aus Lit.[2]

leiocarpum RCHB. mit geraden oder nur wenig gebogenen, ganzrandigen Fruchtrippen.[35]

Botanische Beschreibung: Überwinternde ein- bis zweijährige, an günstigen Standorten auch mehrjährige, 0,5 bis 2,5 m hohe Pflanze mit hohlem, stielrundem, feingerilltem, kahlem, bläulich-bereiftem, unterwärts meistens rostrot geflecktem, ästigem Stengel, zwei- bis vierfach fiederschnittigen kahlen Laubblättern mit dreieckig-eiförmigem Umriß und flachen 7- bis 20strahligen Dolden, die 3 bis 5 dreieckig-lanzettliche, zugespitzte Hüllblätter, nur an der Außenseite der Döldchen ausgebildete 3 bis 6 Hüllchenblätter und Blüten mit weißen, etwa 1,5 mm langen Kronblättern tragen; die Frucht ist eirund bis eiförmig, 2,5 bis 3 mm hoch und etwa ebenso breit, die Hauptrippen sind wellig gekerbt, beim Querschnitt durch die Frucht wird der ovale Umriß mit 5 aufgesetzten Dreiecken, den Querschnitten der Rippen, sichtbar; Besonderheiten sind tiefe Einschnitte der Teilfrüchte an der Fugenseite und das Fehlen von Ölstriemen in den Tälern zur Reifezeit; an der Innenseite der Fruchtwand sind die innere Epidermis mit Zellen mit ölartigem Inhalt (Coniinschicht) und einer dicken Wand zu erkennen, die diese Zellen gegen die benachbarten, tangential gestreckten der Fruchtwand abgrenzt. Die Wurzel ist weißlich, spindelförmig oder ästig.[2,35] Die Pflanze riecht mäuseartig und schmeckt widerlich salzig und scharf.

Verwechslungen: Verwechslungen mit *Aethusa cynapium* L., Hundspetersilie, *Chaerophyllum temulum* L., Betäubender Kälberkopf, oder *Anthriscus* *silvestris* L., Wiesenkerbel, möglich. Bei der Hundspetersilie fehlt die Hülle meistens, selten hat sie bis 3 Hüllblättchen, die auffälligen, linealischen, einseitig herunterhängenden Hüllchenblättchen sind bei der Hundspetersilie länger als das Döldchen. Beim Betäubenden Kälberkopf ist der Stengel behaart, das Hüllchen besitzt sehr viele bewimperte Blättchen. Der Wiesenkerbel hat am Rande der Blattläppchen kurze, vorwärts angedrückte Börstchen, die Frucht ist schlank und rippenlos.

Inhaltsstoffe: In allen Teilen der Pflanze, besonders reichlich in den unreifen Früchten, (+)-Coniin ((*S*)-Coniin), *N*-Methylconiin und γ-Conicein, daneben wenig Conhydrin, Conhydrinon, Pseudoconhydrin und 2-Methylconiin. Alkaloidgehalt der frischen Organe, bezogen auf das Trockengewicht: Früchte 0,2 bis 2,0 %, höchster Gehalt in den unreifen Früchten, Blätter 0,1 bis 0,5 %, höchster Gehalt während der Blüte, Blüten 0,25 %, Stengel 0,06 % und Wurzel 0,05 %. Bei der Entwicklung von Blüten und Früchten steigt der Gehalt an Coniin und *N*-Methylconiin auf Kosten des Gehaltes an γ-Conicein.[3-5,20] Der Anteil der einzelnen Alkaloide am Alkaloidgemisch ist abhängig vom Chemotyp. Es dominieren in den Früchten entweder Coniin, *N*-Methylconiin oder γ-Conicein. Auch Klimafaktoren beeinflussen Alkaloidgehalt und Alkaloidspektrum entscheidend.[20]
Begleitsubstanzen in allen Organen der Pflanze sind u. a. Polyine, in besonders hohen Konzentrationen in der Wurzel, z. B. Falcarinon, Falcarinolon,[6] Furanocumarine, z. B. Bergapten und Xanthotoxin,[6,7] und Flavonoide, Diosmin (Diosmetin-3-*O*-(6-*O*-rhamnosyl)glucosid) und/oder Luteolin.[8,9]

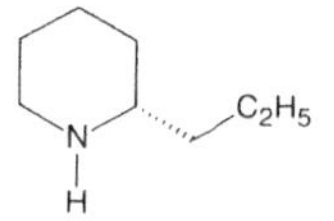
Coniin

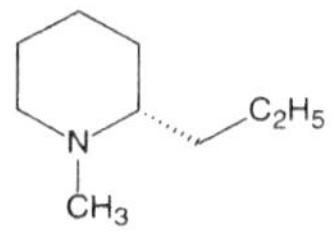
N-Methylconiin

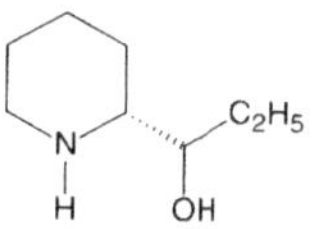
Conhydrin

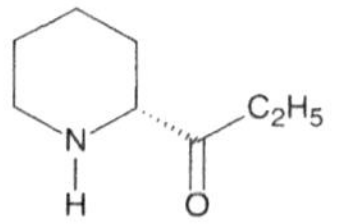
Conhydrinon

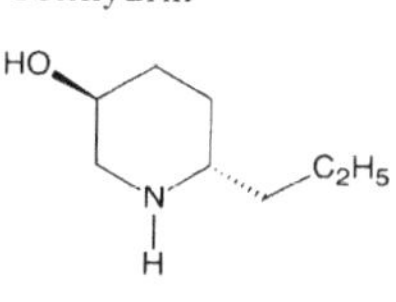
Pseudoconhydrin

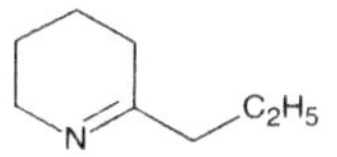
γ-Conicein

Verbreitung: Grenzen des Verbreitungsgebietes: Algerien, Norwegen, Finnland, Altai, Baikalgebirge, Hindukusch, Iran, Äthiopien; an frischen bis feuchten, meistens stickstoffreichen Ruderalstellen, in Gärten, auf Äckern, an Wegrändern, im Gebüsch vorkommend; in Südkanada, im nördlichen Teil der USA, in höheren Lagen Mexikos sowie Zentral- und Südamerikas, in Australien und Neuseeland eingeschleppt und auf Ödland, an Zäunen, entlang der Straßen und um Farmgebäude verbreitet.[35]

Anbaugebiete: Anbau möglich, bei Abmähen bereits im ersten Jahr blühend. Auf Grund der Bedeutungslosigkeit der Droge erfolgt nur bei Bedarf kleinflächiger Anbau.

Drogen: Conii herba, Conium hom. *HAB 34*, Conium maculatum hom. *PFX*, Conium maculatum hom. *HPUS 78*.

Conii herba (Schierlingskraut)

Synonyme: Herba Conii, Herba Conii maculati, Herba Cicutae maioris, Herba Cicutae terrestris.

Sonstige Bezeichnungen: Dt.: Bangenkraut, Blutschierlingskraut, Fleckenschierlingskraut, Mäuseschierlingskraut, Tollkraut, Ziegenkraut,; engl.: Hemlock leaves; frz.: Feuilles de grande ciguë; it.: Cicuta.

Monographiesammlungen: Herba Conii *EB 6*, *Port 35*; Conium leaf *BCP 49*.

Definition der Droge: Die getrockneten, im 2. Jahre von Juni bis September gesammelten Blätter und blühenden Zweigspitzen *EB 6*.

Stammpflanzen: *Conium maculatum* L.

Herkunft: Die Droge wird wegen ihrer heute geringen Bedeutung im Drogenhandel nicht geführt.

Gewinnung: Aus Wildbeständen oder kleinflächigem Anbau. Lufttrocknung im Schatten.

Ganzdroge: Blätter und blühende Sproßspitzen ohne die gröberen, rotfleckigen Teile des Stengels; Sprosse zylindrisch, krautig, längsgerillt, bis auf die Knoten hohl, vollständig unbehaart; grundständige Blätter mit bis über 20 cm langer, dreifach gefiederter Spreite und etwa gleichlangem hohlem Stiel mit kurzer Scheide; Blattfiedern erster und zweiter Ordnung gestielt, die dritter Ordnung unten tief fiederspaltig, nach oben zu sägezähnig, jeder Sägezahn in eine kurze, kegelförmige, farblose, scharfe Spitze auslaufend, Stengelblätter nach der Spitze zu immer kleiner und weniger reich gegliedert; Blütenstand zusammengesetzt, 7- bis 20strahlige Dolde, Hülle 3- bis 5blättrig, Hüllchen 3- bis 6blättrig; Kelch undeutlich saumrandig, Kronblätter umgekehrt herzförmig, schmutzig-weiß.[38]

Schnittdroge: Geruch, besonders nach Freisetzung der Alkaloide durch Befeuchten mit Laugen, mäuseharnartig. Geschmack widerlich salzig, bitter und scharf.
Das makroskopische Bild ist gekennzeichnet durch Bruchstücke fiederspaltiger, unbehaarter, dünner Blätter, unbehaarte, hohle Stengelstücke und schmutzig-weiße, kleine Blüten. Das mikroskopische Bild zeigt, daß jeder Zipfel der Fiederblättchen von einem Mittel- und zwei Randnerven durchzogen wird, welche unter dem Stachelspitzchen aufeinander treffen; die obere Blattepidermis läßt im Querschnitt kleine, gegen die Blattspitze ge-

richtete Zähnchen erkennen, die sich in der Aufsicht als Fältelung der Epidermis darstellen, Spaltöffnungen sind auf beiden Seiten vorhanden.[2,38]

Pulverdroge: Grau- bis dunkelgrünes Pulver, gekennzeichnet durch Epidermisfetzen mit kutikular gestreiften, oberseits schwach buchtigen, unterseits wellig-buchtigen, am Rande papillös vorgewölbten Zellen, die Schollen und Kriställchen von sich bei Laugenzusatz mit gelblicher Farbe lösenden Flavonoiden enthalten; weiter sind zu beobachten Bruchstücke der chlorophyllfreien, kegelförmigen Blattzahnspitzen mit großen Wasserspalten sowie sich pinselartig verbreiternden Nervenendigungen, sehr zart gekörnte, längliche Pollenkörner und Bruchstücke der Kronblätter, die ebenfalls reichlich Flavonoide führen. Haare und Calciumoxalatkristalle fehlen.[2,38]

Verfälschungen/Verwechslungen: Verfälschungen oder Verwechslungen mit *Aethusa cynapium* L., Hundspetersilie, *Cicuta virosa* L., Wasserschierling, *Anthriscus silvestris* HOFFM., Waldkerbel, *Chaerophyllum bulbosum* L., Knollenkerbel, *Chaerophyllum temulum* L., Betäubender Kälberkopf, werden mikroskopisch am Vorhandensein von Haaren, anderen Formen der Blattzipfel und den Nervenendigungen in den Blattzähnen erkannt.[37]

Minderqualitäten: Die gröberen, rotgefleckten Stengelteile müssen in der Droge fehlen.

Inhaltsstoffe: Coniin und weitere Piperidinalkaloide (s. Inhaltsstoffe der Art *C. maculatum*).

Identität: Die Identitätsbestimmung ist papierchromatographisch,[10,11] mit DC,[12,13] z. B. auf Kieselgel G mit dem FM Chloroform-MeOH (1 + 1) oder MeOH-Ammoniak (97 + 3), Detektion mit Dragendorff-Rg.[13], und durch Gasflüssigchromatographie[14] möglich.

Reinheit: Höchstens 14 % Asche *EB 6*.

Gehalt: In der frisch getrockneten Droge dürfte der Gehalt an Piperidinalkaloiden auf Grund von deren Flüchtigkeit weit unterhalb des Gehaltes der Frischpflanze (0,1 bis 0,5 %) liegen, bei der Lagerung ist eine weitere Abnahme zu erwarten. Im frisch getrockneten Kraut (3 d bei 65 °C) zweijähriger Pflanzen wurden nur 0,075 % Alkaloide nachgewiesen.[29] Das *EB 6* stellt keine Gehaltsforderungen.

Gehaltsbestimmung: Nach älteren Angaben gravimetrische Bestimmung der Alkaloide nach dem Ausschütteln mit Chloroform aus einem bas. wäßrigen Extr., nochmaligem Umverteilen zwischen Chloroform und Wasser und Umwandlung der Alkaloide in ihre Hydrochloride oder acidimetrisch nach Ausschütteln eines bas. Extr. mit Pet, Schütteln der Petroletherphase mit einer definierten Mengen 0,1 N Schwefelsäure und Rücktitration der nicht umgesetzten Säure mit 0,02 N Natronlauge, Methylrot als Indikator. Eine quantitative kolorimetrische Best. der Einzelalkaloide nach papierchromatographischer Trennung ist ebenfalls möglich.[3] Am exaktesten dürfte die quant. Best. mit Hilfe der GC[14,28,29] oder HPLC sein.

Lagerung: Über Ätzkalk, gut getrocknet in geschlossenen Gefäßen, nicht länger als 1 Jahr *Port 35*.

Stabilität: Wegen der Instabilität und Flüchtigkeit der Alkaloide gering.

Wirkungen: Die Wirkung der Droge wird in der Hauptsache durch das Coniin bestimmt. Das toxischere γ-Conicein ist in ihr nur in geringen Mengen enthalten. Die übrigen Alkaloide sind weniger wirksam.

Im Tierversuch kommt es nach Gabe akut toxischer Dosen der Coniumalkaloide bei Mäusen, Ratten, Meerschweinchen und Katzen zunächst zu einer Stimulation der autonomen Ganglien, gekennzeichnet durch Faszikulationen der Skelettmuskeln, klonische und tonische Kontraktionen einzelner Gliedmaßen und Krämpfe des ganzen Tieres, nachfolgend zu einer Lähmung. Auch der durch Coniin ausgelösten neuromuskulären Blockade geht eine anfängliche Stimulation voraus. Die Ansprechbarkeit für Acetylcholin wird stark eingeschränkt. Der Wirkungsmechanismus ist unbekannt.[21,22]

Kleine Dosen führen bei Mäusen bei i. v. Applikation zu einem geringen, kurzdauernden Blutdruckabfall (Coniin 0,5 bis 2 mg/kg KG, *N*-Methylconin 1 bis 4 mg/kg KG), der durch Atropin (1 mg/kg KG) verhindert werden kann. Größere Dosen haben Blutdruckanstieg zur Folge (Coniin 5 bis 10 mg/kg KG, γ-Conicein 2 bis 5 mg/kg KG). Kleine Dosen Coniin (1 bis 4 mg/kg KG, i. v.) und γ-Coniin (0,3 bis 1 mg/kg KG, i. v.) regen die Atmung der Katze an, größere Dosen hemmen sie nach anfänglicher Stimulation. Lokalanästhesie wurde bis zu Konzentrationen von 10 mg Coniin/mL am Kaninchenauge und im Frosch-Plexus-Test nicht beobachtet.[22]

Am isolierten Meerschweinchen-Ileum und Ratten-Duodenum werden Kontraktionen durch Coniin (15 bis 50 µg/mL), γ-Conicein (5 bis 15 µg/mL) und *N*-Methylconiin (250 µg/mL) ausgelöst. Die Wirkung wird durch Atropin (1 µg/mL) oder Hexamethonium (25 µg/mL) unterdrückt. Am isolierten perfundierten Kaninchenherzen wirken γ-Conicein (0,2 mg), Coniin (2 mg) und *N*-Methylconiin (4 mg) negativ inotrop, beeinflussen aber die Herzfrequenz nicht.[22]

Bei anästhesierten Katzen werden durch Coniumalkaloide (4 mg/kg KG Coniin, 4 mg/kg KG *N*-Methylconiin, 0,12 mg/kg KG γ-Conicein, i. v.) durch Wirkung auf das Rückenmark reflektorische Muskelkontraktionen unterdrückt.[22]

Bei Verfütterung des Krautes oder der i. m. Injektion von Coniin in letalen Dosen an Kühe, Pferde, Schweine, Schafe und Hamster kommt es zunächst zu einer Erregung, charakterisiert durch häufigen Abgang von Urin und Kot, sowie durch Zucken von Augen und Ohren. Nachfolgend traten Muskelschwäche, Kollaps und schlaffe Lähmung auf. Der Tod wurde durch Atemlähmung verursacht.[20]

Resorption: S. Toxikokinetik.

Verteilung: S. Toxikokinetik.

Elimination: S. Toxikokinetik.

Anwendungsgebiete: Durch klinische Studien belegte Anwendungsgebiete existieren nicht.

Volkstümliche Anwendung und andere Anwendungsgebiete: Früher wurden die Droge oder Coniin vor allem zur Beruhigung, bei Neuralgien, Genickstarre, tetanischen und epileptischen Krämpfen, spastischen Zuständen der Bronchien wie Asthma und Keuchhusten und bei Pylorospasmus innerlich angewendet.[5] Belege für eine Wirksamkeit liegen nicht vor.
Ebenso ist die äußerliche Anwendung in Form von Kataplasmen oder Salben bei Keuchhusten, Asthma, Ischias, Rückenschmerzen, Neuralgien und zur Zerteilung von Erhärtungen wegen der unkontrollierbaren Mengen an resorbiertem Coniin und möglicher Vergiftungsgefahren abzulehnen.

Dosierung und Art der Anwendung: *Droge.* Innerlich größte Einzelgabe 0,3 g, größte Tagesgabe 1,5 g, mittlere Einzelgabe 0,1 g *EB6*.

Unerwünschte Wirkungen: Nach Gabe therapeutischer Dosen wurden bisher keine unerwünschten Nebenwirkungen beobachtet.

Gegenanzeigen/Anwendungsbeschr.: Schwangerschaft.
Hinweis: Mißbildungen bei Tieren wurden bisher nur nach Aufnahme akut toxischer Dosen beobachtet[32] (s. a. Chronische Toxizität). Konkrete Hinweise für eine teratogene Wirkung am Menschen gibt es bisher nicht.

Tox. Inhaltsstoffe u. Prinzip: (+)-Coniin und Begleitalkaloide.

Toxikokinetik: Wie die quantitative Bestimmung von Coniin in verschiedenen Organen und Körperflüssigkeiten zu verschiedenen Zeiten nach p.o. oder p.e. Applikation an Meerschweinchen, Kaninchen und Hunden zeigte, wird Coniin nach p.o. Applikation innerhalb von 45 min zu 75 % resorbiert. In Form der Base wird es durch die Haut aufgenommen. Die Verteilung im Körper erfolgt rasch.
Nach i.v. Applikation ist nach 2 h kein Coniin mehr im Blut nachweisbar, die Hauptmenge wird in der Muskulatur und der Haut gefunden. Auch die Blut-Hirn-Schranke wird passiert, 1 % des applizierten Coniins ist nach 18 h im Gehirn nachweisbar. Die Elimination erfolgt durch Ausscheidung durch die Nieren, weniger durch die Galle. Da nur etwa 20 % des verabreichten Coniins wiedergefunden wurden, ist auch eine Entgiftung durch Biotransformation anzunehmen. Nach i.v. Applikation sind nach 2 h bereits 80 %, nach 4 h 95 % des Coniins eliminiert.[15]

Toxikodynamik: Zentral erfolgt Erregung, gefolgt von rasch aufsteigender Lähmung motorischer Rückenmarkszentren und schließlich Blockade der Medulla oblongata. Peripher werden nicotinerg-cholinerge Rezeptoren zunächst erregt, später curareartig gelähmt[33] (s. Wirkungen).

Akute Toxizität: Bei Aufnahme toxischer Dosen durch den Menschen, etwa 0,15 g Coniin entsprechend, kommt es zu Brennen im Mund, Kratzen im Schlund, Speichelfluß, Augenrollen, Sehstörungen und Schwäche in den Beinen. Bei Gaben, die etwa 0,25 g Coniin entsprechen, treten zusätzlich Bewußtseinstrübungen und beginnende Lähmung auf. Dosen über 0,5 g Coniin entsprechend verursachen Zungenlähmung, Mydriasis, Kopfdruck, Schwindel, Übelkeit, Erbrechen, Durchfälle, Verlust des Lagegefühls, aufsteigende zentrale Lähmung, zunehmende Dyspnoe, Cyanose und führen nach 0,5 bis 7 h schließlich, bei guter Herztätigkeit und erhaltenem Bewußtsein, zum Tod durch zentrale Atemlähmung, sehr hohe Dosen auch durch curareähnliche Lähmung der Atemmuskulatur.[5,16]
Die von Plato gegebene Beschreibung der Symptome beim Tod von Socrates werden heute als beschönigende literarische Version angesehen.[31]
Vergiftungen beim Menschen sind wegen des unangenehmen Geschmacks der Pflanze selten. Sie traten nach Verwechslung von Schierlingskraut mit Petersilie, der Schierlingsfrüchte mit Anisfrüchten, der Schierlingswurzeln mit Petersilienwurzel bzw. anderen eßbaren Wurzeln und bei Verwendung der hohlen Stengel als Blasrohre oder Flöten durch Kinder auf.[20] Ein zweijähriges Mädchen starb nach dem Kauen der Wurzeln.[25] Scheinbar durch den Verzehr von Vögeln ausgelöste Vergiftungen, die Früchte oder Knospen von *Conium maculatum* gefressen hatten, waren vor allem durch Rhabdomyolyse und Nierenschäden gekennzeichnet.[30] Sie bedürfen wegen ihrer ungewöhnlichen Symptome einer erneuten Ursachenanalyse.
Vergiftungen wurden auch bei Ziegen, Schafen, Rindern, Schweinen, Pferden, Elchen, Kaninchen, Hühnern und Truthühnern beobachtet. Die Symptome sind denen beim Menschen ähnlich.[17,20] Von 224 Schweinen starben 45 nach Aufnahme von mit 17 % Coniumfrüchten verunreinigter, gekochter Gerste.[23] Nach der Aufnahme von Grünfutter, das 60 % Kraut von *Conium maculatum* enthielt, starben von 160 Milchkühen 10 und von 66 Färsen 12, 26 weitere Tiere wurden notgeschlachtet. Die nach Coniin riechende Milch der Tiere mußte verworfen werden.[24]

Chronische Toxizität: Bei Aufnahme von etwa 1 bis 5 g/kg Frischpflanzenmaterial, also akut toxischen Dosen, durch tragende Rinder, Schweine oder Ziegen traten bei den Kälbern starke Skelettdeformationen und darüber hinaus bei Ferkeln und Ziegenlämmern Gaumenspalten auf. Die Aufnahme der Pflanze durch tragende Schafe hatte nur geringe, reversible Skelettveränderungen bei den Lämmern zur Folge. Coniin löst die gleiche Wirkung aus. Bei Pferden wurden keine teratogenen Effekte beobachtet.[18,20] Die teratogene Wirkung wird auf die Hemmung der Bewegungsfähigkeit der Gliedmaßen bzw. der Zunge durch Ganglienblokkade im sich entwickelnden Fötus zurückgeführt.[27] Beim Menschen wurden bisher keine teratogenen Wirkungen nachgewiesen.

Toxikologische Daten: *LD-Werte.* Der LD-Wert für (+)-Coniin für den Menschen, geschätzt, 10 mg/kg KG, p.o., das würde bei einem durchschnittlichen Gehalt der unreifen Früchte von 1,0 % und einem Körpergewicht von 50 kg etwa 50 g der Früchte entsprechen, 3 mg/kg KG, i.v.[18]

LD_{50} Coniin, Maus, 19 mg/kg KG, i. v., 80 mg/kg KG, s.c., 100 mg/kg KG, p.o.;[22] Meerschweinchen, 150 mg/kg KG, p.o., 40 mg/kg KG, i.v.,[15] für Kühe werden bei p.o. Applikation letale Dosen von 3,3 mg/kg KG, angegeben;[20]
LD_{50} γ-Conicein, Maus, 2,6 mg/kg KG, i.v., 12,0 mg/kg KG, s.c., 12,0 mg/kg KG, p.o.;[22]
LD_{50} *N*-Methylconiin, Maus, 27,5 mg/kg KG, i.v., 105,5 mg/kg KG, s.c., 204,5 mg/kg KG, p.o.[22] *Pflanzengiftklassifizierung.* Sehr stark giftig.[36]

Akute Vergiftung: Erbrechen auslösen durch Rachenreizung oder zartviolette Kaliumpermanganatlsg. bzw. Magenspülung mit 0,05 %iger Kaliumpermanganatlsg., anschließend 2 gestrichene Eßlöffel Natriumsulfat in 0,5 L lauwarmem Wasser unter Zusatz von reichlich Aktivkohle trinken lassen; Schutz vor Wärmeverlust.[19]

Gesetzl. Best.: *Apothekenpflicht.* Ja. *Verschreibungspflicht.* Droge und Zubereitungen, ausgenommen zum äußeren Gebrauch in Pflastern, Salben und ähnlichen Zubereitungen und als Zusatz zu erweichenden Kräutern, verschreibungspflichtig.[39]

Conium (Schierling) hom. *HAB 34*

Monographiesammlungen: Conium *HAB 34.*

Definition der Droge: Frisches, blühendes Kraut.

Stammpflanzen: *Conium maculatum* L.

Zubereitungen: Essenz nach § 1 *HAB 34.*
Die Essenz ist von hellbrauner Farbe, eigentümlichem Geruch nach Mäuseharn und von bitterem, widerlichem Geschmack *HAB 34.*
Urtinktur und flüssige Verdünnungen *HAB 1*, Vorschrift 2a mit EtOH 86 % (G/G).[34]
Darreichungsformen: Ab D4: Flüssige Verdünnungen, Verreibungen, Tabletten, flüssige Verdünnungen zur Injektion, Salben ab D3, Streukügelchen ab D2.[34]

Identität: Die Urtinktur reduziert Fehlingsche Lösung.

Gehalt: Arzneigehalt der *Essenz* $^1/_2$.

Lagerung: Urtinktur, D1 bis D3 vorsichtig!

Anwendungsgebiete: Die Anwendungsgebiete entsprechen dem homöopathischen Arzneimittelbild. Dazu gehören: Verkalkungen der Hirngefäße; Lähmungen und Lähmigkeit; Drüsenschwellungen; Neubildung in verschiedenen Organen; Verstimmungszustände.[34]

Dosierung und Art der Anwendung: *Zubereitung.* Bei akuten Zuständen häufige Anwendung alle halbe bis ganze Std. je 5 Tr. oder 1 Tablette oder 10 Streukügelchen oder 1 Messerspitze Verreibung einnehmen; parenteral 1 bis 2 mL bis zu 3mal täglich; Salben 1- bis 2mal täglich auftragen.[34]
Bei chronischen Verlaufsformen 1- bis 3mal täglich 5 Tr. oder 1 Tablette oder 10 Streukügelchen oder 1 Messerspitze Verreibung einnehmen; parenteral 1 bis 2 mL pro Tag; Salben 1- bis 2mal täglich auftragen.[34]

Unerwünschte Wirkungen: Es können vorübergehende, jedoch unbedenkliche Erstverschlimmerungen auftreten.[34]

Gesetzl. Best.: *Apothekenpflicht.* Ja. *Verschreibungspflicht.* Bis einschließlich D 3. *Offizielle Monographien.* Aufbereitungsmonographie der Kommission D am BGA "Conium maculatum (Conium)".[34]

Conium maculatum hom. *PFX*

Synonyme: Conium.

Monographiesammlungen: Conium maculatum pour préparations homéopathiques *PFX.*

Definition der Droge: Blühende, am Ende der Blütezeit gesammelte Triebspitzen.

Stammpflanzen: *Conium maculatum* L.

Zubereitungen: *Urtinktur.* Herstellung mit 65 % EtOH nach der allgemeinen Vorschrift für Urtinkturen der Monographie Préparations homéopathiques *PFX.*
Die Urtinktur ist von braungrüner Farbe, widerlichem Geruch und bitterem Geschmack.

Identität: Nach Versetzen der Urtinktur mit konz. Natronlauge ist bei Betrachtung im UV (365 nm) eine graugrüne Fluoreszenz zu beobachten.
Die Urtinktur wird mit einigen Tr. konz. Natronlauge versetzt und mit Chloroform ausgeschüttelt. Die Chloroformphase wird abgetrennt und mit verd. Salzsäure geschüttelt. Die nunmehr erhaltene salzsaure wäßrige Phase wird nach dem Abtrennen zur Vertreibung des Chloroforms auf dem Wasserbad erhitzt. Die Hälfte dieses Extraktes wird vorsichtig eingedampft und mit 2 Tr. schwefelsauerer, 0,5 %iger Kaliumpermanganatlösung versetzt. Es tritt Violettfärbung auf. Der Rest des Extraktes wird mit konz. Natronlauge alkalisiert und erhitzt, wobei ein widerlicher Geruch entsteht.
Dünnschichtchromatographie nach *PFX*:
- Sorptionsmittel: Kieselgel G.
- Untersuchungslösung: Urtinktur.
- FM: Butanol-Eisessig-Wasser (40 + 10 + 10).
- Detektion: Besprühen mit a) Dragendorff-Rg., b) 10 %ige ethanolische Schwefelsäure.
- Auswertung: Bei Betrachtung im UV (365 nm) blaue Bande nahe Rf 0,15, bläuliche Bande nahe Rf 0,30, blaßrote Bande nahe Rf 0,80, blaue Bande nahe Rf 0,85 und eine oder zwei rote Banden nahe Rf 0,90 sichtbar; nach Besprühen mit Dragendorff-Rg. Auftreten einer orangen Bande nahe Rf 0,30; nach Besprühen einer zweiten Platte mit 10 %iger ethanolischer Schwefelsäure und Erhitzen auf 100 bis 105 °C für 10 min Auftreten von zwei braunen Banden nahe Rf 0,30, einer gelbbraunen Bande nahe Rf 0,60, einer grauvioletten Bande nahe Rf 0,80 und einer braunen

Bande nahe der Front, bisweilen auch einer grünlichen Bande nahe Rf 0,95.

Reinheit: *Urtinktur.*
- Ethanolgehalt: Zwischen 60 und 70 %.
- Trockenrückstand: Mindestens 1,25 %.

Conium maculatum hom. *HPUS 78*

Monographiesammlungen: Conium maculatum *HPUS 78.*

Definition der Droge: Frisches, blühendes Kraut.

Stammpflanzen: *Conium maculatum* L.

Zubereitungen: *Urtinktur* und daraus hergestellte *Dilutionen.*

Gehalt: *Urtinktur.* Arzneigehalt $^1/_{10}$.

1. Roberts FM, Brown RT (1981) Phytochemistry 20:447–449
2. Karsten-Weber-Stahl (1962) Lehrbuch der Pharmakognosie, 9. Aufl., Gustav Fischer, Jena, S. 314–318
3. Cromwell BT (1956) Biochem J 64:259–266
4. Madaus G, Schindler H (1938) Arch Pharm 276:280–290
5. Kreitmair H (1948) Pharmazie 3:565–566
6. Bohlmann F, Zdero C, Trenel J, Hänel P (1971) Chem Ber 104:1.322–1.328
7. Agullo ME, Gonzales A, Rodriguez LF (1969) An Chim 65:1.165–1.166, zit. nach: CA 72:129 379w
8. Wasicky R, Rotter G, Thumer A (1934) Arch Pharm 272:290–296
9. Crowden RK (1969) Phytochemistry 8:1.963–1.984
10. Fairbairn JW, Suwal PN jr (1959) Pharm Acta Helv 34:561–570
11. Auterhoff H, Moll F (1960) Arch Pharm 297:132–141
12. Moll F (1963) Arch Pharm 296:205–207
13. Fairbairn JW, Ali AAER (1968) Phytochemistry 7:1.593–1.597
14. Fairbairn JW, Shellard EJ, Talalaj S (1963) Planta Med 11:92–97
15. Thaddea S (1931) Naunyn-Schmiedeberg's Arch Pharmacol 162:385–394
16. Krayer O (1931) Naunyn-Schmiedeberg's Arch Pharmacol 162:343–372
17. Panter KE, Bauch TO, Keeler RF, Sisson DV (1988) J Toxicol Clin Toxicol 26:175–187
18. Habermehl G (1985) Mitteleuropäische Giftpflanzen, Springer, Berlin, Heidelberg New York Tokyo, S. 51
19. Ludewig R, Lohs KH (1988) Akute Vergiftungen, Gustav Fischer, Jena, 1988, S. 168–169
20. Panter KE, Keeler RF (1989) Piperidine Alkaloids of Poison Hemlock (Conium maculatum). In: Cheeke PR (Ed.) Toxicants of Plant Origin. CRC Press, Boca Raton, Florida 1:109–132
21. Fodor GB, Colasanti B (1985) The Pyridine and Piperidine Alkaloids: Chemistry and Pharmacology. In: Pelletier SW (Ed.) Alkaloids: Chemical and Biological Perspectives, John Wiley and Sons, New York, S. 1
22. Bowmann WC, Snaghvi IS (1963) J Pharm Pharmacol 15:1–25
23. N. N. (1951) Calif Vet 2, S. 26
24. Kubik M, Refholec J, Zachoval Z (1980) Veterinarstvi 30:157
25. O'Leary SP (1964) Arch Environ Health 9:216
26. Panter KE, James LF (1990) J Anim Sci 68:P892–904
27. Panter KE, Bunch TD, Keeler RF, Sisson DV (1988) Clin Toxicol 26:175–187
28. Dring JV, Nash RJ, Roerts MF, Reynolds T (1984) Planta Med 50:442–443
29. Keeler RF (1974) Clin Toxicol 7:195–200
30. Rizzi D, Basile C, Di Maggio A, Sebastio A, Introna Jr F, Rizzi R, Bruno S, Scatizzi A, De Marco S (1989) Lancet 8677:1.461–1.462
31. Ober WB (1977) New York State J Med: 254–258
32. Hartley WJ (1978) Chronic Phalaris Poisoning or Phalaris Staggers. In: Keeler RF, Van Kampen KR, James LF (Hrsg.) Effects on Poisonous Plants on Livestock, Academic Press, New York San Francisco London, S. 391
33. Lampf KF (1986) Toxic Effects of Plant Toxins. In: Casarett and Doull's Toxicology, 3. ed., Macmillan Publishing Company, New York, S. 757
34. BAz Nr. 217a vom 22.11.1985
35. Heg (1975), Bd. V, Teil 2
36. RoD
37. Hag, Bd. IV, S. 262–269
38. EB 6
39. BGBl I, S. 1.866 vom 5. 9. 1990

ET

Convallaria

HN: 2021600

Familie: Convallariaceae.[1]

Tribus: Convallarieae.[1]

Gattungsgliederung: Die Gattung Convallaria L., die nach älterer Auffassung noch zu den Liliaceae gerechnet wird, umfaßt 3 Arten: *Convallaria keiskei* MIQ., *C. majalis* L. und *C. montana* RAFIN.[2]

Gattungsmerkmale: Pflanzen ausdauernd, 15 bis 30 cm hoch, krautig mit einem kriechenden, gewöhnlich monopodial verzweigten unterirdischen Rhizom und zahlreichen kleinen verzweigten Wurzeln. 2 (1 bis 4) elliptisch-lanzettliche Laubblätter aus der Sproßachse, Blattspreite ungeteilt und ganzrandig, zugespitzt, kahl, oft einseitig oder beiderseits mit Wachs bedeckt, Blattspreiten beiderseits mit Stomata; Blattuben der Laubblätter von Niederblättern umschlossen, einige Niederblätter anfangs (aber selten) laubblattähnlich. Blattlose Stengel, am Grund von Blattuben umschlossen, oben mit (morphologisch) vollständigem Blütenstand (einseitswendige Traube, 5- bis 8-, selten bis 13blütig), mit lanzettlichen Deckblättern, kürzer als die Blütenstiele. Blüten meist weiß, selten rosa (bis violett), kugelig-glockenförmig, zwittrig, Blütenstiele oft (aber nicht immer) nach unten gekrümmt, Blütenhülle einfach, kronenartig, Staubfäden am Grund mit der Blütenhülle verwachsen. Staubbeutel mit der Rückseite oberhalb des Grundes am Staubfaden befestigt, zweiteilig, mit länglichen Spalten öffnend. Pollen monokolpat, binukleär. Fruchtknoten oberständig, dreifächrig; in jedem Fach je 4 bis 8 Samenanlagen, Ovula horizontal, anatrop, zentralwinkelständig; Griffel stielartig, einfach, Narbe papillös; reife Beerenfrucht rot, fleischiges Perikarp, 2- bis 6samig, Samen fast kugelig. Chromosomengrundzahl n = 19.[2–4]

Verbreitung: Heimisch in Europa außer im Hohen Norden und Teilen des Südens, in Rußland, Kleinasien, China, Japan und Nordamerika in lichten Wäldern, Flußalluvionen, auf Kalk und weniger auf Urgestein, selten in feuchten Wiesen.[3,5]

Inhaltsstoffgruppen: *Cardenolide.* In Rhizomen und Wurzeln, Stengeln, Blättern und Blüten, nicht im Fruchtfleisch.[6–8]
Progesteron. Vorstufe der Cardenolide. In Rhizomen und Blättern.[9]
Saponine. Vom Furostanol- und Spirostanoltyp. Besonders in den unterirdischen Organen.[10–14,78]
Flavonoide. Flavon- und Flavonoltyp. Überwiegend in glykosidisch gebundener Form.[15–21]
Chelidonsäure. Im Kraut.[12,23,24]
Azetidin-2-carbonsäure.[25–28]
Cholin. In den Blättern.[7]
Ätherisches Öl. Wenig äth. Öl[29] mit Farnesol als wichtigstem Geruchsträger in den Blüten.[78]
Fette Öle. Besonders von Öl- und Linolsäure in den Samen.[30]

Drogenliefernde Arten: *Convallaria keiskei*: Convallariae herba.
Convallaria majalis: Convallariae flos, Convallariae herba, Convallariae rhizoma, Convallaria majalis hom. *HAB1*, Convallaria majalis hom. *PFX*, Convallaria majalis hom. *HPUS78*.
Convallaria montana: Convallariae herba.

Convallaria keiskei Miq.

Synonyme: *Convallaria japonica* Greene, *C. majalis* var. *keiskei* (Miq.) Mak., *C. majalis* subsp. *manshurica* (Kom.) Bordzilovs'kyj, *C. majalis* var. *manshuriensis* Kom., *C. manshurica* Kom.

Sonstige Bezeichnungen: Japanisch: Kimikagesō, Suzu-ran.

Systematik: *Convallaria keiskei* mit den Formen f. *colorata* Ponert und f. *desulavii* Ponert.

Botanische Beschreibung: Pflanze kahl; Laubblätter meist 2, diese 12 bis 18 cm lang und 3 bis 7 cm breit; länglich bis eiförmig-elliptisch, parallelnervig, kahl, beiderseits mit Wachs, zugespitzt, der Schaft (blattloser Stengelteil) 20 bis 35 cm lang, kürzer als die Blätter; Laubblattuben beider Laubblätter (bei zweiblättrigen Sprossen) von ungefähr gleicher Länge, das Verhältnis von Laubblattlänge zur Länge der blattlosen blütentragenden Stengel 1,1 bis 1,9, das Verhältnis von Blattube zur Laubblattspreite für die oberen Laubblätter liegt bei 0,7 bis 2,1; Infloreszenz 5 bis 10 cm lang, traubig, lockerblütig, mit etwa 10 Blüten, einseitswendig, die Tragblätter membranös, lineal-lanzettlich, kürzer oder so lang wie der 6 bis 12 mm lange Blütenstiel; Blüten 6 bis 9 mm lang; Perigon kugelig-glockig, die Lappen zurückgeschlagen; Antheren breit dreieckig-lanzettlich; etwa so lang wie die Filamente; Frucht eine rote Beere, diese etwa 6 mm im Durchmesser; Chromosomenzahl 2n = 38.[2,31]

Inhaltsstoffe: *Cardenolide.* Ähnliches Cardenolidspektrum wie *C. majalis*, jedoch höherer Wirkstoffgehalt (bis 1 %).[32–36]
Steroidsaponine.[13,14,37–39] Aus Blüten etwa 0,25 % Rohsaponingemisch isoliert, darunter Convallasa-

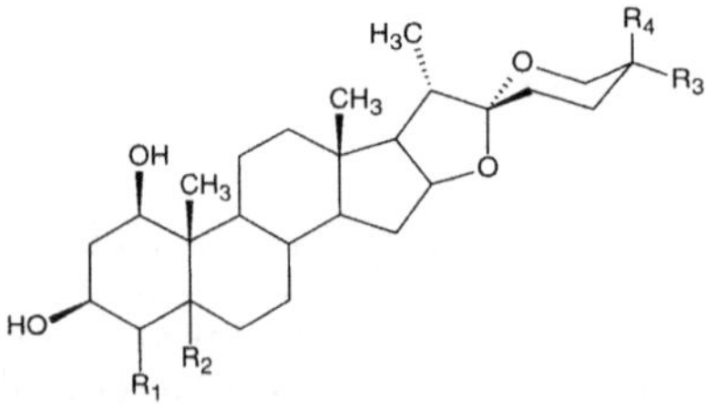

	R_1	R_2	R_3	R_4
Convallagenin A	—H	—OH	—H	—CH3
Convallagenin B	—OH	—OH	—H	—CH3
Isorhodeasapogenin	—H	—H	—CH3	—H
Rhodeasapogenin	—H	—H	—H	—CH3

ponin A (Convallagenin A als Aglykon, Arabinose an 3β-OH), Convallasaponin B (Convallagenin B, Arabinose an 5β-OH), Convallasaponin C (Isorhodeasapogenin, Rhamnose-[3]Rhamnose-[2]Arabinose an 3β-OH), Convallasaponin D (Rhodeasapogenin, Glucose an 1β-OH, Rhamnose-[2]Xylose-[3]Rhamnose an 3β-OH) und Convallasaponin E (Diosgenin, Arabinose-[2]Arabinose-[2]Arabinose an 3β-OH) sowie Glucoconvallasaponin A (Convallagenin A, Glucose-[2]Arabinose an 3β-OH) und Glucoconvallasaponin B (Convallagenin B, Glucose an 3β-OH, Arabinose an 5β-OH).[40]
Sonstige. Flavonoide in den Blüten (Isorhamnetin-3-rhamnosido-galaktosid, ohne Mengenangabe)[41,42] und Thymidin.[43]

Verbreitung: Ostasien. Das Areal erstreckt sich von Ostsibirien und Korea über China bis Japan.

Drogen: Convallariae herba (s. unter Drogen der Art *Convallaria majalis*).

Convallaria majalis L.

Synonyme: *Convallaria fragrans* SALISB., *C. latifolia* MILL., *C. mappii* C. C. GMEL., *C. scaposa* GILIB., *Polygonatum majale* ALL.[82]

Sonstige Bezeichnungen: Dt.: Faltrianblume, Maiblume, Maiglöckchen, Maililie, Marienglöckchen, Niesekraut, Springauf, Talblume;[5] engl.: Lily of the Valley, May lily; frz.: Lis des vallées, Muguet; it.: Giglio delle convalli, Mughetto; span.: Lirio de los valles; tsch.: Konvalinka.

Systematik: Folgende Subspecies mit verschiedenen Varietäten und Formen werden hauptsächlich aufgrund phänotypischer Eigenschaften wie Form und Farbe des Perigons, Form und Größe der Laubblattspreite sowie Größenverhältnis der Deckblattspreite zu den Blütenstielen unterschieden:
- subsp. *majalis* (2n = 38) mit den Varietäten var. *majalis* f. *angustifolia* ZAPALOWICZ, f. *laminaris* PONERT, f. *latifrons* PONERT, f. *latior* ZAPALOWICZ, f. *majalis*, f. *mappi* (GMEL.) PONERT, f. *picta* WILCZEK, var. *rosea* RCHB. und var. *variegata* (LOWE).
- subsp. *transcaucasica* (UTKIN) BORDZILOVS'KYJ (n = 19) mit den Formen f. *abchasica* PONERT und f. *transcaucasica*.[2]

Botanische Beschreibung: Perigon weiß oder rosa, Anzahl der Staubblätter 0 bis 7. Blütenstand: Traube oder zusammengesetzter Blütenstand. Deckblätter kürzer oder länger als die Blütenstiele. Die Blattspreite schmal- oder breit-länglich, nur an der Oberseite mit Wachs bedeckt. Adulte Pflanzen mit 1 bis 4 Blättern auf jedem Sproß. Nichtverwachsener oberer Teil der Blattuben des unteren Laubblattes meist kürzer als 3 cm. Die Pflanze ist autosteril.[2]

Verwechslungen: Verwechslungen der Blätter mit denen von Salomonssiegel *Polygonatum odoratum* (MILL.) DRUCE[76] und anderen Polygonatum-Arten wie *P. latifolium* (JACQ.) DESF. und *P. multiflorum* (L.) ALL.

Inhaltsstoffe: *Cardenolide.* Wichtigste Inhaltsstoffe sind die herzwirksamen Glykoside im Kraut (Blüten immer reicher an Cardenoliden als Blätter), höchster Gehalt während der Blütezeit).[8] Kultivierte Bestände erreichen das Maximum des Wirkstoffgehaltes später als Wildbestände (Juli/August).[44,45] Bisher sind mehr als 40 Glykoside folgender Aglyka in ihrer Struktur bekannt.[46,47] Bipindogenin, Cannogenol, Periplogenin, Sarmentogenin, Sarmentologenin, Sarmentosigenin, Strophanthidin und Strophanthidol. Die Hauptmenge liegt als Monoglykoside vor mit Rhamnose (6-Desoxymannose), Gulomethylose (6-Desoxygulose) oder Allomethylose (6-Desoxyallose) als Zuckerkomponenten. Auch einige Diglykoside, vor allem mit endständiger (1,4-, selten 1,2-verknüpfter) Glucose, aber auch Rhamnose und Arabinose sind von Bedeutung.

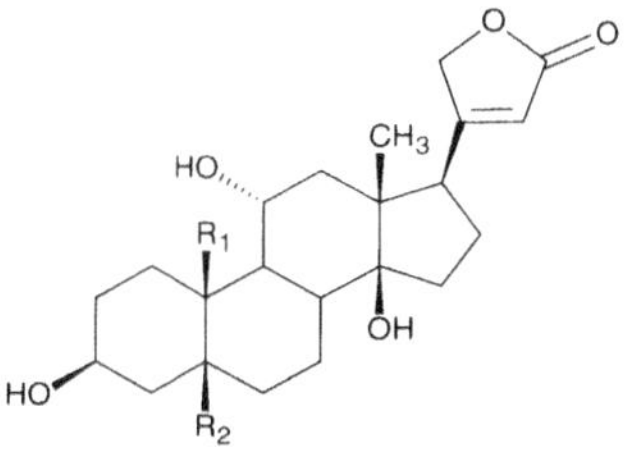

	R_1	R_2
Sarmentogenin	$-CH_3$	$-H$
19-Hydroxysarmentogenin	$-CH_2OH$	$-H$
Bipindogenin	$-CH_3$	$-OH$
Sarmentologenin	$-CH_2OH$	$-OH$
Sarmentosigenin	$-CHO$	$-OH$

Steroidsaponine. In der ganzen Pflanze, besonders in den Rhizomen und Wurzeln. In den Wurzeln Convallamaronin (Convallamarogenin, Rhamnose an 3β-OH, Rhamnose-[2]6-Desoxyglucose an 1β-OH) und Convallamarosid (Convallamarogenin, Glucose-[4]Rhamnose an 3β-OH, Rhamnose-[2]6-Desoxyglucose an 1β-OH, Glucose an 26-OH).[40,48] Gehalt des Gemisches beider Saponine 0,205 %.[11]
Flavonole. Vor allem Glykoside von Isorhamnetin, Kämpferol und Quercetin mit Rhamnose und Galaktose als Zuckereinheiten. Der Flavonoidgehalt in den oberirdischen Teilen ist ebenfalls in der Blühperiode am höchsten.[49] Er liegt, bezogen auf das Trockengewicht, zwischen 0,93 und 1,16 % je

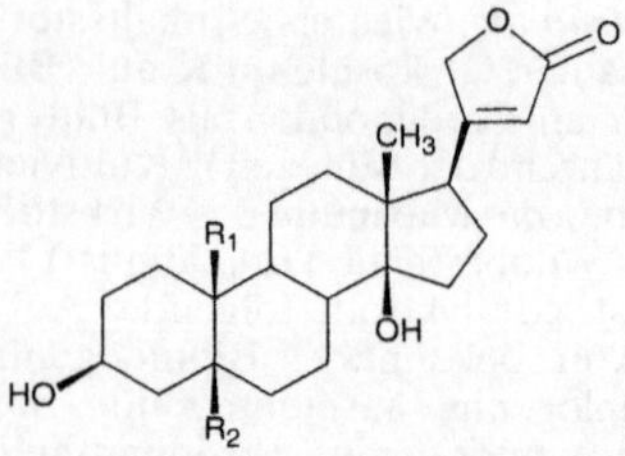

	R_1	R_2
Periplogenin	$—CH_3$	—OH
Strophanthidol	$—CH_2OH$	—OH
Stophanthidin	—CHO	—OH
Cannogenol	$—CH_2OH$	—H

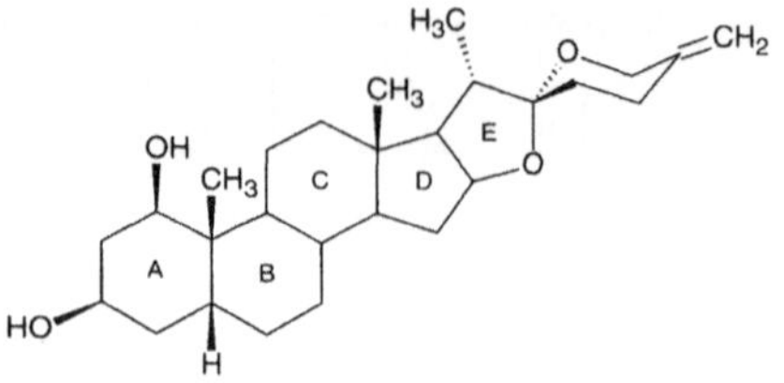

Convallamarogenin

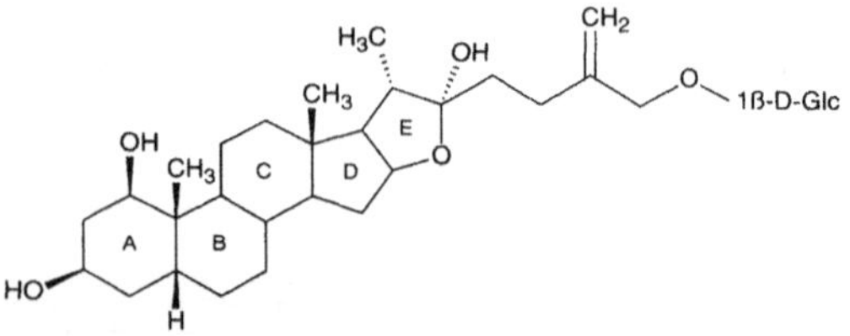

Convallamarosid

nach morphologischem Typ der Planze (schmale bis breite Blätter).[19]
Sonstige. Progesteron: 50 bis 60 µg/100 g frische Blätter nach der Blütezeit;[9]
Chelidonsäure und Azetidin-2-carbonsäure.

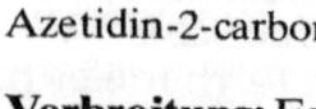

Azetidin-2-carbonsäure

Verbreitung: Europa.

Drogen: Convallariae flos, Convallariae herba, Convallariae rhizoma, Convallaria majalis hom. *HAB 1*, Convallaria majalis hom. *PF X*, Convallaria majalis hom. *HPUS 78*.

Convallariae flos (Maiglöckchenblüten)

Synonyme: Flores Liliorum convallium, Flores sternutatorii, Flos Convallariae.

Sonstige Bezeichnungen: Dt.: Maiblumen, Maililienblumen, Nieseblumen; engl.: Lily of the valley flowers; frz.: Fleurs de muguet.

Monographiesammlungen: Convallariae flos *Hisp IX*; Flos Convallariae *Helv V*; Flores Convallariae *EB 6*; Convallaria *BPC 49*, *Mar 29*.

Definition und Anforderungen: Die getrockneten Blütenspitzen *Hisp IX*/ der getrocknete Blütenstand *Helv V*, *BPC 49*/ die getrockneten Blüten *EB 6*.

Stammpflanzen: *Convallaria majalis* L.

Herkunft: S. Convallariae herba.

Gewinnung: S. Convallariae herba.

Ganzdroge: Getrocknete, kurzgestielte Blüten zeigen das glockige Perigon zusammengefallen, runzelig-faltig, etwa 0,4 cm im Durchmesser, gelblichweiß bis rosa, 6 meist auswärts gebogene Zipfel, 6 kurze Staubblätter, ein 3fächeriger, 3karpelliger Fruchtknoten mit kurzem Griffel.[50]

Schnittdroge: *Geschmack.* Zuerst süßlich, dann bitter und scharf.
Geruch. Trockene Maiglöckchenblüten sind geruchlos.
Die Schnittdroge ist durch die ganzen Blüten gekennzeichnet.
Mikroskopisches Bild. Die Blütenhülle hat eine aus geradlinig-polygonalen, fein getüpfelten Zellen bestehende äußere Epidermis, deren Cuticula in der Flächenansicht eine sehr deutliche, fein wellige oder gekräuselte Streifung aufweist, und eine aus ebenfalls geradlinig-polygonalen Zellen, aber ohne Cuticularfaltung oder -kräuselung, bestehende innere Epidermis. Spaltöffnungen nur in der äußeren Epidermis. Am Rande und besonders an der Spitze der Saumzipfel des Perigons ziemlich kurze, zylindrische, oben abgerundete oder keulenförmige, mit ziemlich derber Wand und feiner Cuticularkräuselung versehene Haare. Im zartwandigen Mesophyll des Perigons Gefäßbündel mit Spiralgefäßen und hier und da Bündel von etwa 50 bis 60 µm langen Calciumoxalatraphiden. Pollenkörner zartwandig, kugelig, mit 3 Austrittsstellen, glatt, etwa 35 µm dick.[51]

Pulverdroge: Gelblichweiß; Calciumoxalatnadeln in Schwammparenchymbruchstücken des Perigons, kugelige, glatte Pollenkörner, Bruchstücke des Narbengewebes mit kurzen, keuligen Papillen. Das Pulver reizt zum Niesen.

Verfälschungen/Verwechslungen: S. Convallariae herba.

Inhaltsstoffe: *Herzwirksame Glykoside.* 0,4 bis 1 % Cardenolide. Die Zusammensetzung des Cardeno-

lidkomplexes ist identisch mit derjenigen von Convallariae herba. Der Gehalt liegt mindestens doppelt so hoch wie bei Convallariae herba.[8]
Flavonole. Quercetin- und Isorhamnetin-3-galaktosido-rhamnosid sowie Isorhamnetin-3-galaktosido-rhamnosido-4'-rhamnosid und Quercetin-3-galaktosido-rhamnosido-4'-arabinosid.[15]
Ätherisches Öl. 0,058 %,[29] mit Farnesol.

Analytik: S. Convallariae herba.

Identität: S. Convallariae herba.

Reinheit:
- Stengelstücke und kleine Tragblätter sollen nicht vorhanden sein *EB 6.*
- Max. Aschegehalt: 10% *EB 6.*
- Alkohol(60%)-lösliche Extraktstoffe: Mind. 26% *BPC 49.*

Gehaltsbestimmung: S. Convallariae herba.

Wirkwertbestimmung: S. Zubereitung Convallariae pulvis normatus unter Convallariae herba.

Lagerung: Vor Licht geschützt *Hisp IX*; vor Licht geschützt, über Kalk *Helv V*; vorsichtig aufzubewahren, über Kalk *EB 6*; kühl und trocken *BPC 49.*

Wirkungen: S.Convallariae herba.

Anwendungsgebiete: S. Convallariae herba.

Volkstümliche Anwendung und andere Anwendungsgebiete: S. Convallariae herba.

Dosierung und Art der Anwendung: *Droge.* Max. Einzelgabe 0,5 g, max. Tagesgabe 1,5 g, mittlere Einzelgabe als Einnahme 0,2 g.[99]

Unerwünschte Wirkungen: S. Convallariae herba.
Artenschutz. S. Convallariae herba.

Convallariae herba (Maiglöckchenkraut)

Synonyme: Herba Convallariae, Herba Liliorum convallium.

Sonstige Bezeichnungen: Dt.: Maiblumenkraut, Maiglöckchenblätter; engl.: Herb of the Lily of the valley, Lily of the valley leaves; frz.: Herbe de muguet.

Monographiesammlungen: Maiglöckchenkraut *DAB 10*; Herba Convallariae *ÖAB 90*; Convallaria *BHP 83*; Convallaria *Mar 29.*
Hinweis: Wird Maiglöckchenkraut *DAB 10* verordnet, so ist, wenn aus der Verordnung nichts anderes hervorgeht, "Eingestelltes Maiglöckchenpulver" zu verwenden.

Definition der Droge: Die getrockneten, während der Blütezeit (Mai bis Juni) gesammelten, oberirdischen Teile *DAB 10*; die bei 60 °C getrockneten Blätter und Blütenstände *ÖAB 90*; die getrockneten Blätter *BHP 83.*

Stammpflanzen: *Convallaria majalis* L. Im *DAB 10* sind auch "nahestehende Arten" zugelassen. In Betracht kommt vor allem *C. keiskei* Miq.[76]

Herkunft: Neben einheimischem Aufkommen aus dem Anbau Importe aus den Balkanländern (Wildvorkommen).

Gewinnung: Die geernteten Teile müssen möglichst rasch getrocknet werden.[76] Trocknung bei 60 °C.[79]

Ganzdroge: Blätter 10 bis 20 cm lang, bis 6 cm breit, langgestielt, spitzelliptisch, in den Blattstiel verlaufend, ganzrandig, kahl, auf der Unterseite die parallelen Nerven hervortretend.
Blütenschaft 10 bis 15 cm, halbstielrund, trägt einen traubigen Blütenstand, kurzgestielte Blüten in den Achseln von kleinen, lanzettlichen, weißlichen Deckblättern, Perigon weiß (bis violett) und glokkenförmig, mit 6 breiten, dreieckigen Zipfeln, 6 kurzen Staubblättern und einem oberständigen, 3karpelligen Fruchtknoten mit kurzem Griffel und kopfiger Narbe.

Schnittdroge: *Geschmack.* Süßlich, dann bitter und etwas scharf. *Geruch.* Fast geruchlos.
Makroskopische Beschreibung. In der Schnittdroge überwiegen die oberseits matt dunkel- bis olivgrünen, unterseits glänzenden, eher graugrün gefärbten, quadratischen bis länglich rechteckigen Blattteilchen, deren Parallelnervatur so scharf hervortritt, daß man stärkere und schwächere Nerven unterscheiden kann. Silbrig glänzende, häutige, vielfach fast farblose, aber auch bläulichrote oder kupferfarbige, parallelnervige, rechteckig geschnittene Niederblatteilchen, röhrigstielartige Blattscheidenbruchstücke, die wie die Blatteilchen durch die Gefäßbündel längs gerippt sind, die gewunden zweikantigen, zusammengedrückten Blütenstandsachsen. Die meist vom Stengel gelösten Blüten und Knospen sowie ihre häutigen, meist auch vom Stengel abgefallenen Tragblättchen treten an Masse gegenüber den Blattfragmenten zurück, erleichtern aber das Erkennen der Droge.[52]
Mikroskopisches Bild. Der Blattquerschnitt zeigt ein homogenes Mesophyll ohne abgesetztes Palisadenparenchym, oben mit kleineren, unten mit größeren Interzellularen. In der Aufsicht erkennt man parallele, längliche, wenig gebuchtete Zellen, die senkrecht zur Blattlängsachse angeordnet sind. Im Mesophyll befinden sich Schleimzellen mit Oxalatraphiden (bis 40 µm) oder mit 1 bis 4 längeren Oxalatspießen (150 µm), in der Flächenansicht spitzwinklig zur Epidermis angeordnet. Beide Epidermen sind gleich; in der Flächenansicht bestehen sie aus länglichen, mehr oder weniger rechteckigen, parallel angeordneten, oft schwach verdickten, getüpfelten Zellen mit kleinen, rundlichen Spaltöffnungen, die in parallelen Längsreihen zwischen jeweils 1 bis 2 längsgestreckten Epidermiszellen angeordnet sind, Gefäßbündel mit großzelligen Parenchymscheiden und mit Fasern. Das Perigon enthält ein Schwammparenchym mit Raphidenbündeln. Am Rande der Perigonzipfel befinden sich stumpfkegelige und keulenförmige Papillen. Die Epidermiszellen sind in der Flächenansicht polygo-

nal mit körnig-runzeliger Cuticula. Die Pollenkörner sind kugelig, glatt, mit dünner Exine, bis zu 35 µm groß.[50,83]

Pulverdroge: Das Pulver ist hellgrün. Flächenansichten von Laubblatteilen zeigen langgestreckte (etwa 120 µm lange) 4- bis 6eckige Epidermiszellen mit dünnen, getüpfelten Zellwänden und längsstreifiger Cuticula. Spaltöffnungen mit 4 Nebenzellen treten beiderseits auf. Die Blattfragmente enthalten Raphiden und Oxalatspieße, die zu 1 bis 4 Stück in jeder Schleimzelle auftreten. Diese Ablagerungen und die im Perigongewebe vorkommenden Kristallnadeln stellen ein besonderes Charakteristikum dar. Typisch ist ferner die völlige Abwesenheit von Haaren.[52]

Verfälschungen/Verwechslungen: Verfälschungen kommen selten vor. Verwechslungen mit *Polygonatum odoratum* (s. Verwechselung der Art *C. majalis*) sind leicht möglich und können anhand folgender Unterschiede festgestellt werden: Polygonatum besitzt einen reich beblätterten Stengel und in den Blattachseln einzelne oder einige gestielte, unter die Laubblätter herabhängende Blüten mit grünlich-weißem, röhrig-glockigem Perigon. In der Schnittdroge ist die Verwechslung bei makroskopischer Betrachtung erschwert. Im mikroskopischen Bild findet man bei Blattbruchstücken in einer Zelle mehrere kleine Einzelkristalle verschiedener Form wie Doppelpyramiden, Würfel und Rhomboeder. Ferner erscheinen bis zu 30 µm lange Säulchen oder 70 bis 100 µm lange Raphiden.[52]

Inhaltsstoffe: *Cardenolide.*[44,45] Die Droge enthält 0,1 bis 0,5 % herzwirksame Glykoside. Die bisher über 40 isolierten und identifizierten Cardenolide aus *Convallaria majalis* leiten sich von 7 Geninen ab: Bipindogenin, Cannogenol, Periplogenin, 19-Hydroxysarmentogenin, Sarmentogenin, Sarmentosigenin, Strophanthidin, Strophanthidol und Sarmentologenin. Neben den Monoglykosiden mit Rhamnose (6-Desoxymannose), Gulomethylose (6-Desoxygulose) oder Allomethylose (6-Desoxyallose) als Zuckerkomponenten sind auch Cardenolid-diglykoside mit endständiger 1-4-, seltener 1-2- verknüpfter Glucose oder aber endständiger Rhamnose oder Arabinose enthalten.[46,47]
Die häufigsten Cardenolide sind – je nach Herkunft der Droge – Convallatoxin (Strophanthidin-rhamnosid, 4 bis 40 % des Gesamtglykosidgehaltes), Convallosid (Strophanthidin-rhamnosido-glucosid, 4 bis 24 %), Desglucocheirotoxin (Strophanthidin-gulomethylosid, 3 bis 15 %), Strophanthidin-allomethylosido-rhamnosid (3 bis 8 %), Convallatoxol (Strophanthidol-rhamnosid, 10 bis 20 %), Desglucocheirotoxol (Strophanthidol-gulomethylosid, 2 bis 5 %) und Lokundjosid (Bipindogenin-rhamnosid, 1 bis 25 %). Der Anteil der übrigen Cardenolide am Gesamtcardenolidgehalt ist kleiner als 5 %.[47]
Die Zusammensetzung des Glykosidkomplexes ist von der Herkunft der Droge abhängig:[53,54] Westeuropäische Proben zeichnen sich durch einen sehr hohen Convallatoxin- und einen sehr niedrigen Convallosid-Gehalt aus. Lokundjosid ist nur in kleiner Menge vorhanden oder fehlt. Mitteleuropäische Proben enthalten ungefähr gleiche Anteile an Convallatoxin, Convallatoxol und Convallosid und nur eine geringe Menge Lokundjosid. Nord- und osteuropäische Muster weisen einen hohen Convallosid-Gehalt auf. Lokundjosid tritt in etwa gleichen Anteilen wie Convallatoxol und Convallatoxin und in höherem Maße als in west- und mitteleuropäischen Pflanzen auf.
Flavonoide. Apigenin, Chrysoeriol, Isorhamnetin, Kämpferol, Luteolin und Quercetin wurden als Aglyka der Flavonoide identifiziert[16] sowie folgende Glykoside (ohne quantitative Angaben): Isorhamnetin-, Kämpferol-, Quercetin-3-galaktosid als Monoside, Isorhamnetin-, Kämpferol- Quercetin-3-galaktosidorhamnosid sowie die Trioside Isorhamnetin-, Kämpferol-, Quercetin-3-galaktodirhamnosid.[15,18,19,21,55]
Sonstige. Chelidonsäure[12,23,24] (1,63 %, bezogen auf Trockengewicht)[23], Cholin (0,405 %, bezogen auf Trockengewicht)[7] und Azetidin-2-carbonsäure[28,56] (19,7 bis 248 µmol/g Trockengewicht in den Blättern, zu Beginn der Vegetationsperiode am höchsten; 86,6 bis 219 µmol/g Trockengewicht in den Sproßachsen, höchster Gehalt während und kurz nach der Blütezeit; 41 µmol/g Trockengewicht in den Blüten).[28]

Zubereitungen: Eingestelltes Maiglöckchenpulver (Convallariae pulvis normatus) *DAB 10.* Die Droge besteht aus pulverisiertem Maiglöckchenkraut, dessen Wirkwert am Meerschweinchen einem Gehalt von 0,2 % Convallatoxin entspricht. Bei Bedarf wird durch Verschneiden mit Maiglöckchenkraut von niedrigerem oder höherem Wirkwert eingestellt.
Maiglöckchentinktur *ÖAB 90*: 22:100 in Ethanol (70 %), einzustellen auf die vorgeschriebene Wirkungsstärke.
Eigenschaften: Bräunlichgrüne Flüssigkeit, die eigenartig riecht und stark bitter schmeckt. Die Tinktur ist mit verdünntem Alkohol klar, mit Alkohol oder Wasser trüb mischbar *ÖAB 90.*
Flüssigextrakt 1:1 in Ethanol (25 %) *BHP 83*; Tinktur 1:5 in Ethanol (40 %) *BHP 83*; Tinktur (*BPC 34*) 1:8 in Ethanol (60 %) *BHP 83.*

Identität: Identitätsprüfungen von Maiglöckchenkraut und eingestelltem Maiglöckchenpulver. Nach *DAB 10* wird ein durch Blei(II)acetat-Zusatz gereinigter ethanolisch-wäßriger Auszug mit Chloroform ausgeschüttelt. Die Chloroformphase ist die Prüflösung. Ein Teil der Prüflösung wird zur Trockne gebracht, der Rückstand in Dinitrobenzoesäure-Lösung aufgenommen und mit Kaliumhydroxid-Lösung versetzt. Die Lösung färbt sich rasch violett (Kedde-Reaktion).
DC der Cardenolide nach *DAB 10*:
- Untersuchungslsg.: Ein Teil der oben genannten Prüflsg. in konzentrierter Form.
- Referenzsubstanz: Convallatoxin.
- Sorptionsmittel: Kieselgel G.
- Fließmittel: Wasser/Methanol/Chloroform (2 + 18 + 80).
- Detektion: Mit Anisaldehydreagenz und Erhitzen auf 100 bis 105 °C; Auswertung im Vis.

- Auswertung: Im DC des Drogenextraktes erscheint die grüne Zone des Convallatoxins auf derselben Höhe wie bei der Referenzsubstanz. Daneben sind im unteren und mittleren Rf-Bereich mehrere grüne (Strophanthinglykoside), graugrüne (Strophanthidolderivate) oder grauviolette (Bipindogeninglykoside) Zonen, im oberen eventuell auch graugrüne Zonen sichtbar.

Das *ÖAB 90* läßt Maiglöckchenkraut nur anhand makro- und mikroskopischer Merkmale, die Tinktur nur anhand des Aussehens und der Alkoholkennzahl prüfen.
Für weitere Identitätsprüfungen kommen andere Fließmittelgemische bei der DC in Betracht.[46,47,57,58]
Da mit dem Reagenz nicht nur die Cardenolide detektiert werden, kann für einen spezifischeren Nachweis Kedde-Reagenz[59] eingesetzt werden. Ferner ist die PC zu erwähnen mit dem Fließmittel Pentanol/Benzol/Wasser (1 + 1 + 2).[8,60] Die Methode ist zeitaufwendig und daher heute wenig angewandt. Große Bedeutung hat die HPLC erlangt, s. Gehaltsbestimmung.

Reinheit:
- Fremde Bestandteile: Höchstens 2% *DAB 10*, *ÖAB 90*.
- Trocknungsverlust: Höchstens 10,0% *DAB 10*; höchstens 5% *ÖAB 90*.
- Asche: Höchstens 10,0% *DAB 10*, *ÖAB 90*, *BHP 83*.
- Säureunlösliche Asche: Höchstens 3% *BHP 83*.
- Wasserlösliche Extraktivstoffe: Mehr als 20% *BHP 83*.

Gehaltsbestimmung: Die HPLC gewährleistet die quantitative Bestimmung des komplexen Cardenolidgemisches und die vollständige Trennung sowie quantitative Erfassung der Hauptkomponenten einschließlich einer Anzahl Nebenglykosiden in einem Arbeitsgang. Verwendet werden in Serie geschaltete RP-2- und RP-8-Säulen mit Acetonitril/Wasser als mobiler Phase.[61,62] Für die Trennung auf einer einzigen Säule eignet sich Hypersil ODS 3 µm; 4,0 · 125 mm, unter folgenden Bedingungen: Acetonitril/Wasser (12 + 88); Gradient 0,08 %/min, nach 25 min 0,23 %/min; Durchfluß 1 mL/min. Detektion der Cardenolide bei 220 nm; Raumtemperatur. Als innerer Standard dient Helveticosid; die ermittelten Korrekturfaktoren entsprechen den theoretischen, aus den Quotienten des Molekulargewichtes des jeweiligen Cardenolids und dem Molekulargewicht des Standards berechneten Werten.[54] Probeaufbereitung: Zu 1,5000 g Droge (Sieb V *ÖAB 90*) werden 5,00 mL Standardlösung (10,0 mg Helveticosid in 100,00 mL Ethanol 70%) zugesetzt, mit Ethanol 70% auf 15,0 g ergänzt und 15 min auf dem siedenden Wasserbad unter Rückfluß erhitzt; nach dem Abkühlen auf Raumtemperatur fügt man 35,0 g Wasser und 10,0 g Bleiessig (*DAB 6*) zu. Nach Zentrifugation wird abdekantiert und zur Flüssigkeit Dinatriumhydrogenphosphat (12,5 g einer 10%igen wäßrigen Lösung) zugefügt. Nach Zentrifugieren wird die Lösung zuerst mit 30 mL und dann viermal mit je 20 mL Chloroform-*n*-Butanol (2 + 1) ausgeschüttelt. Die organische Phase wird unter vermindertem Druck bei max. 60 °C eingedampft. Den Rückstand löst man in 1 mL Ethanol 70% und filtriert durch ein Millipore-Filter (FA, Porenweite 1 µm). 30 µL der Lösung dienen zur HPLC-Messung. Die Elutionsfolge von 28 Cardenoliden s. Lit.[54]. Die Korrekturfaktoren und die Einzelglykosidanteile bzw. der Gesamtcardenolidgehalt werden in der üblichen Weise berechnet.[63]
Durch die Bestimmung der Einzelglykoside am Gesamtcardenolidgehalt unter gleichzeitiger Berücksichtigung der Wirkwerte der Einzelglykoside sollte der "Wirkwert der Droge" zu ermitteln sein. Bedingt durch die Variabilität der Einzelcardenolidanteile müßten dazu auch die Wirkwerte der in geringerer Menge vorkommenden Cardenolide bestimmt werden. Hierüber liegen bisher keine Ergebnisse vor.
Die wegen der unzulänglichen Trennung und teilweise fehlender Zuordnung von auch mengenmäßig dominanten Cardenoliden keineswegs befriedigende HPLC-Methode nach Lit.[64] kann als erster Ansatz einer alternativen Bestimmung zum Tierversuch gesehen werden, ist aber aufgrund der oben angeführten Mängel für die Bestimmung der Convallaria-Cardenolide nicht zu verwenden. Eine gute Relation soll zwischen dem mittels Baljet-Reaktion photometrisch bestimmten Gesamtcardenolidgehalt und dem biologisch ermittelten Wirkwert bestehen, wobei die Beziehung DL der Droge in g/kg KG (Meerschweinchen) = 18,9/Gesamtglykosidgehalt der Droge in mg/100 g Droge aufgestellt wurde.[65] Der Berechnung liegt der Absorptionskoeffizient für Convallatoxin zugrunde; nach der heutigen Kenntnis über die mengenmäßige Verteilung zwischen Mono- und Diglykosiden in unterschiedlichen Proben (etwa $^2/_3$ Mono- und $^1/_3$ Diglykoside)[54,61,62] sollte der für die Berechnung angegebene Koeffizient diesen Erfahrungswerten angepaßt werden.

Wirkwertbestimmung: Ermittlung der letalen Dosis an Meerschweinchen nach Knaffl-Lenz.[76] Für "Eingestelltes Maiglöckchenpulver" *DAB 10* ist Convallatoxin das Referenzglykosid. Der für das Wirkungsäquivalent errechnete Wert W muß zwischen 1,50 und 2,67 mg je g Droge liegen, und der Wert für a darf 0,125 (= lg 1,33) nicht überschreiten. Für Herba Convallariae *ÖAB 90* ist die Referenzsubstanz ein österreichischer Standard von *Convallaria majalis* aus einem Gemisch getrockneter, gepulverter Blätter und Blüten des Maiglöckchens einheitlicher Herkunft. Nach *ÖAB 90* muß der biologische Wirkungswert des Maiglöckchenkrautes mindestens so groß sein wie der der Standarddroge von Herba Convallariae *ÖAB 90*; er wird angegeben in g Droge, die 1 g Standarddroge entspricht. Maiglöckchentinktur *ÖAB 90*: Der biologische Wirkungswert von 1 mL Maiglöckchentinktur entspricht dem von 0,2 g der Standarddroge von Herba Convallariae *ÖAB 90*.

Lagerung: Maiglöckchenkraut *DAB 10*: Vor Licht geschützt. Vorsichtig zu lagern.
Eingestelltes Maiglöckchenpulver *DAB 10*: Dicht verschlossen, vor Licht geschützt. Vorsichtig zu lagern.

Herba Convallariae *ÖAB 90*: Abgesondert, vor Licht geschützt, in dicht schließenden Gefäßen, mit einem geeigneten Trocknungsmittel.

Wirkungen: Zur Pharmakologie, Pharmakokinetik und Toxikologie liegen nur ältere Untersuchungen und fast ausschließlich zu Convallatoxin vor, das nicht in jedem Fall Hauptglykosid sein muß. Die chemische Ähnlichkeit und vergleichbare Polarität der das Convallatoxin begleitenden Glykoside sprechen für die Übertragbarkeit der Pharmakokinetik von Convallatoxin auf das Glykosidgemisch.[84] Diese Aussage ist nicht durch experimentelle Daten belegt. Sie steht im Widerspruch zu älteren Arbeiten, in denen Nebenglykosiden ein überproportionaler Beitrag zugeschrieben wird.[69]
Herzwirksamkeit. Convallaria-Glykoside wirken qualitativ digitoxin- und strophanthinartig (→ Convallatoxin, Digitoxin, Ouabain in Bänden Stoffe d. Hdb.), jedoch quantitativ wegen der geringen Resorptionsquote p. o. schwächer als Digitoxin. Sie steigern die Kontraktionskraft und -geschwindigkeit der Herzmuskulatur bei verzögerter Relaxationszeit (positiv inotrop), verlangsamen die Schlagfrequenz (negativ chronotrop), verzögern die Erregungsleitung (negativ dromotrop) und steigern die Erregbarkeit, besonders im Bereich der Kammermuskulatur (positiv bathmotrop). Bezüglich der Wirkungsäquivalente nach i. v. Applikation ergeben sich für Convallatoxin 0,2 mg, Strophanthin 0,25 mg, Lanatosid C 0,5 mg, Digitalis lanata-Glykoside 0,7 mg, Urginea-Gesamtglykoside 0,8 mg und Digitoxin 0,9 mg.[85] Convallatoxin und Convallatoxol wirken strophanthinartig und sind i. v. am Froschherzen und der Katze wirksamer als g-Strophanthin, während Convallosid digitoxinartig wirken soll.[69]
Wirkung auf die Nierenfunktion. Neben einer Verbesserung der Herzleistung mit Beseitigung des venösen Rückstaus wurde am Hund nach Infusion von $2{,}3 \cdot 10^{-8}$ mol/min Convallatoxin in die linke A. renalis bereits in der 2. Clearanceperiode eine deutliche Zunahme der Natrium- und Calciummehrausscheidung nachgewiesen. Die diuretische und natriuretische Wirkung erreichte in der 60. bis 90. min nach Infusionsbeginn das Maximum und fiel dann langsam ab. Die Hemmung der Rückresorptionsrate betrug 70 bis 80 % als Zeichen einer starken Hemmung des Natriumtransportes. Die Inulin- und PAH-Clearance waren deutlich vermindert. Aufgrund der geringen Eiweißbindung wird Convallatoxin gut filtriert. Die Convallatoxinclearance ist, bezogen auf die Inulinclearance, größer als die Digoxinclearance.[86] An der Ratte steigerte Convallatoxin nach i. v. Applikation die Harnausscheidung bis zu 1 mg/kg KG dosisabhängig. Die Mehrausscheidung betrug für Natrium 50 % und für Kalium 400 %.[87] Als Wirkungsmechanismus wird eine Hemmung von tubulären Resorptionsmechanismen von Natrium und Calcium, aber auch von Kalium angenommen. Convallatoxin senkt in einer Konzentration von $6{,}4 \cdot 10^{-6}$ mol/L Perfusionsflüssigkeit an der isolierten künstlich durchströmten Niere von *Rana ridibunda* die Glucose-Reabsorptionsquote von 86 % auf 53 %, wobei die Ausscheidung auf das Vierfache der Kontrollen anstieg.[88]
Venenwirksamkeit. Darüber hinaus wurde an der Hinterextremität der narkotisierten Katze nach intravenöser Injektion von Convallaria-Extrakt und Convallatoxin eine dosisabhängige venokonstriktorische Wirkung nachgewiesen. Zur Erzielung einer mittleren venokonstriktorischen Wirkung von 70 μL/100 g Weichteilgewicht (ED 70) werden für Convallaria-Extrakt 87,0 MSE/kg KG und für Convallatoxin 0,025 mg/kg KG benötigt.[89]

Resorption: Daten zu Drogenzubereitungen sind nicht bekannt.
Convallatoxin ist gut wasserlöslich, wird aber p. o. im Gegensatz zu Digitoxin (100 %) und Digoxin (70 bis 90 %) nur zu ca. 10 % resorbiert.[89–91] Die Resorptionsquote beträgt bei der narkotisierten Katze 36 % und bei der Ratte nach einer Dosis von 15 μmol/kg KG ca. 15 %.[92] Hiervon werden als Convallatoxin und Convallatoxol 10 % mit der Galle ausgeschieden, woraus sich ein enterohepatischer Kreislauf von 66 % errechnet. Die Resorptionsquote zeigt eine ausgeprägte Dosisabhängigkeit, beträgt zwischen 0,5 bis 2 μmol/kg KG 25 bis 30 % und fällt mit steigender Dosis von 8 bis 32 μmol/kg KG auf 17 bis 20 %.[93] Convallatoxin wird von Rattenleberschnitten zu Convallatoxol metabolisiert. Nach zweistündiger Inkubation von Convallatoxin mit einem Vollhomogenat aus Rattenleber werden 54 % als unverändertes Convallatoxin und 47 % als Convallatoxol wiedergefunden.[94] Resorptionsfördernde Begleitstoffe (Saponine) im Convallaria-Extrakt sollen die Resorptionsquote verbessern und die -geschwindigkeit steigern. Experimentelle Untersuchungen hierzu liegen nicht vor.

Verteilung: Untersuchungen zu Drogenzubereitungen liegen nicht vor.
Convallatoxin wird zu 16 % an Plasmaproteine gebunden.[95] Bei einer Untersuchung über die Verteilung und Elimination von Convallatoxin beim Meerschweinchen betrug 6 h nach i. p. Verabreichung von 69 nmol/kg KG die Konzentration im Skelettmuskel 6,6 ng, im Herzmuskel 2,3 ng, in der Leber 4,4 ng und in der Niere 7,4 ng/g Gewebe.[96] Der Vollwirkspiegel für die i. v. Applikation von Convallatoxin beträgt 0,4 bis 0,5 mg, die mittlere tägliche Erhaltungsdosis 0,2 mg; daraus errechnet sich eine perorale Erhaltungsdosis von 2 bis 3 mg.[97]

Elimination: Angaben zur Halbwertszeit fehlen. Wegen Hydrophilie werden Convallaria-Glykoside gut über die Nieren ausgeschieden. Die renale Elimination beträgt 13 % und die Ausscheidung über die Faeces 10 % nach i. p. Verabreichung von 69 nmol/kg KG bei Meerschweinchen.[96] Die Abklingquote liegt zwischen 40 bis 50 %.[90,97,98] Die Vollwirkdosis ist nach 2 Tagen ausgeschieden, woraus eine geringe Kumulationsgefahr resultiert.

Anwendungsgebiete: Bei Convallariae herba werden als Anwendungsgebiete leichte Belastungsinsuffizienz, Altersherz und chronisches Cor pulmonale angegeben.[66]
Kritisch zu dieser Indikation ist zu vermerken, daß sich zwar herzwirksame Digitaloide wie diejenigen

aus Convallaria pharmakodynamisch wie Digoxin, Digoxinderivate und Digitoxin verhalten, sich aber im pharmakokinetischen Verhalten, insbesondere durch die geringe Resorptionsquote unterscheiden. Wegen der sich hieraus ergebenden therapeutischen Unsicherheit einerseits und den Risiken durch Überdosierung anderseits scheinen Digitaloide wie Convallaria-Extrakte für eine rationale Behandlung der chronischen Herzinsuffizienz ungeeignet.[100,101] Dennoch finden viele Drogenzubereitungen eine therapeutische Anwendung. *Droge.* Mittlere Tagesdosis 0,6 g, gebräuchliche Einzeldosis 0,2 g eingestelltes Maiglöckchenpulver zum Einnehmen; Zubereitungen entsprechend.[66] *Zubereitung.* Tinktur (1:10): Einzeldosis 2,0 g, Tagesdosis 6,0 g.

Fluidextrakt (1:1): Einzeldosis 0,2 g, Tagesdosis 0,6 g.

Trockenextrakt (4:1): Einzeldosis 0,05 g, Tagesdosis 0,15 g.[84]

Diese Dosierungen ergeben sich rein rechnerisch unter Bezug auf eingestelltes Maiglöckchenpulver. Die Anwendung nicht eingestellter Zubereitungen ist jedoch nicht vertretbar.

Volkstümliche Anwendung und andere Anwendungsgebiete: Seit langer Zeit werden Zubereitungen aus Maiglöckchen genutzt bei Wehenschwäche, Epilepsie, Wassersucht, Schlaganfällen, bei Lähmung nach Apoplexie, bei Hydrops und Conjunctivitis. Hauptindikationen waren bereits die Verwendung als Cardiacum und Cardiotonicum bei Herzschwäche. Der Einsatz zur Heilung von Lepra entspricht einer Zeiterscheinung, da viele Kräuter versuchsweise für diese Indikation verwendet wurden.[67] Die Wirksamkeit der Droge bei diesen Indikationen ist mit Ausnahme bestimmter Herzerkrankungen nicht belegt. Wegen seiner Giftigkeit wird Maiglöckchenkraut nicht mehr volksmedizinisch verwendet.

Unerwünschte Wirkungen: Prinzipiell kommen für Convallaria-Zubereitungen die gleichen Nebenwirkungen infrage wie für die Digitalis-Glykoside. Sie bestehen in den subjektiven Symptomen Übelkeit, Erbrechen, Kopfschmerzen, Benommenheit, Störungen des Farbsehens und den objektiven Zeichen in Form von Arrhythmien.[66,73]

Gegenanzeigen/Anwendungsbeschr.: Convallaria-Glykoside sind kontraindiziert bei gleichzeitiger Anwendung von Digitalis-Glykosiden und Kalium-Mangelzuständen.[66]

Wechselwirkungen: Bei gleichzeitiger Gabe von Chinidin, Calcium, Saluretika, Laxantien, Glucocorticoiden ist wegen der Kaliumverluste mit einer Wirkungssteigerung zu rechnen.[66]

Tox. Inhaltsstoffe u. Prinzip: Die Dosis letalis des Glykosidkomplexes ist mit 0,189 mg/kg KG (Meerschweinchen, i. v.) wesentlich niedriger als jene des reinen Convallatoxins (0,309 mg/kg KG). Dies bedeutet, daß die Nebenglykoside beträchtlich toxischer sind als Convallatoxin.[69] Bei der Katze ergaben sich als Dosis letalis für die Nebenglykoside von Convallosid 0,215 mg/kg KG, von Convallatoxol 0,087 mg/kg KG, von Desglucocheirotoxin 0,096 mg/kg KG und von Convallatoxin 0,076 mg/kg KG. In akuten und subakuten Versuchen an Katzen, Meerschweinchen, Mäusen und Ratten wurde die LD_{50} nach i. v. und i. p. Gabe von Convallatoxol, Convallatoxin und g-Strophanthin verglichen.[75] Hierbei hatte Convallatoxol an der Katze (0,14 mg/kg KG i. p.) die stärkste Toxizität, am Meerschweinchen bestand zwischen den drei Glykosiden (0,2 mg/kg KG bzw. 0,3 mg/kg KG bzw. 0,21 mg/kg KG i. p.) kein Unterschied, und an der Maus (30 mg/kg KG i. p.) und Ratte (56 mg/kg KG i. p.) war Convallatoxol deutlich schwächer toxisch als Convallatoxin (10 mg/kg KG i. p.) bzw. g-Strophanthin (20 mg/kg KG i. p.). Am Meerschweinchen wurden die Kumulationsverhältnisse von Convallatoxin untersucht. Die durch $^3/_5$ der letalen Convallatoxin-Dosis erzeugte Herzschädigung verschwand rasch, und nach 18 h war der größte Teil der vorinfundierten Menge nicht mehr nachweisbar. Convallatoxin wird vom Meerschweinchen schneller als von der Katze abgebaut. Die Katze reagiert auf Convallatoxin empfindlicher als das Meerschweinchen. Bei chloroformgeschädigten Meerschweinchen sinkt die letale Dosis von Convallatoxin um 21 %.[68]

Akute Toxizität: *Mensch.* Beim Menschen können prinzipiell die gleichen Symptome wie bei einer Digitalisüberdosierung auftreten. Hauptsymptome sind Herzrhythmusstörungen, gastrointestinale und zentralnervöse Störungen. Wegen der geringen Resorption von ca. 10 % sind schwere Intoxikationen z. B. nach Ingestion von Früchten, aber auch anderen Pflanzenteilen allerdings kaum zu erwarten.[70] Wiederholte Angaben darüber, daß Blumenwasser, in dem längere Zeit Maiglöckchen gestanden haben, giftig sein soll, haben sich tierexperimentell nicht bestätigt.[70] Für Convallaria-Saponine werden lokale Reizwirkungen beschrieben. In den Früchten sind Fruchtfleisch und Samen saponinfrei, das Exokarp der Beeren enthält jedoch hämolysierende Substanzen, so daß nach Einnahme möglicherweise mit einer gewissen Saponinwirkung zu rechnen ist.[70,71]

Toxikologische Daten: *LD-Werte.* S. Toxische Inhaltsstoffe und Prinzip.

Pflanzengiftklassifizierung. Sehr stark giftig + + +.[81]

Akute Vergiftung: Falls nicht spontan, Erbrechen auslösen. Bei Aufnahme größerer Mengen sorgfältige Überwachung des Patienten. Bei schweren Intoxikationen mit bedrohlichen Herzrhythmusstörungen sollten die Patienten unter Beobachtung auf Intensivstationen betreut werden. Zu den Allgemeinmaßnahmen gehören Verhinderung der Resorption und Unterbrechung des enterohepatischen Kreislaufes durch Magenspülung, Gabe von Aktiv-Kohle oder Colestyramin. Bei bradycarden Rhythmusstörugnen sind Parasympathicomimetica z. B. Atropin, Ipatropiumbromid und bei Versagen ein passagerer Schrittmacher indiziert. Als Antiarrhythmica können Diphenylhydantoin oder Lidocain verabreicht werden. Bei einer Hypokaliämie ist der Kaliumspiegel anzuheben, und bei einer Hyperkaliämie kommen i. v. Infusionen mit hochprozentiger Glucose und Insulin in Frage.[72,73]

Sonst. Verwendung: *Landwirtschaft.* Fraßhemmende Wirkung der Saponine auf Termiten.[74]

Gesetzl. Best.: *Artenschutz.* In Deutschland geschützt, in Österreich teilweise geschützt. *Apothekenpflicht.* In Deutschland und Österreich apothekenpflichtig. *Verschreibungspflicht.* In Deutschland und Österreich verschreibungspflichtig. *Offizielle Monographien.* Aufbereitungsmonographie der Kommission E am BGA "Convallariae herba (Maiglöckchenkraut)".[66]

Convallariae (radix) rhizoma (Maiglöckchenwurzel)

Synonyme: Convallaria, Radix Convallariae, Rhizoma Convallariae.

Sonstige Bezeichnungen: Dt.: Maiblumenwurzel; engl.: Lily of the vally root; frz. Racine de muguet.

Monographiesammlungen: Convallaria *USP VIII;NF VIII.*

Definition und Anforderungen: Der getrocknete Wurzelstock mit den Wurzeln.

Stammpflanzen: *Convallaria majalis* L.

Ganzdroge: Wurzelstock verzweigt, zylindrisch und abwechselnd mit 1 bis 2 cm langen und mehreren kurzen Internodien zusammengesetzt, an den Stellen mit kurzen Internodien ist eine deutliche Verstärkung bemerkbar, sonst ist das Rhizom durchschnittlich 3 mm dick; am Ende etwa 2 cm lange, bräunliche Schuppenblätter, an den Knoten ringsum reichlich 1 mm dicke, graue Wurzeln, nach oben zu die Narben der Blütenstände tragend.

Mikroskopisches Bild: Epidermis des Rhizoms mit dicker Cutinschicht, die Rinde besteht aus etwa 20 Reihen Parenchymzellen, die vereinzelt Stärke enthalten oder Raphiden aus Calciumoxalat; zweireihige Endodermis, manchmal 1 bis 3 Reihen unregelmäßiger polygonaler Zellen, die an der Innenwand verdickt und verholzt sind; angrenzend an die Endodermis ein unterbrochener Kreis von geschlossenen kollateralen Gefäßbündeln, zahlreiche Interzellularräume im Parenchym. Wurzeln weisen neben der Rhizodermis mit meist kollabierten Wurzelhaaren eine einschichtige Exodermis auf mit dünnen, lignifizierten Zellwänden. Rindenparenchym besteht aus etwa 6 Zellreihen, zahlreiche kleine Interzellularen vorhanden, vereinzelt Stärke, Calciumoxalatraphiden oder Öl enthaltend; die Endodermiszellen sind dünnwandig, Caspary-Streifen aufweisend, radiales, polyarches Leitbündel.[77]

Pulverdroge: Hellbraunes bis gelbbraunes Pulver mit zahlreichen Bruchstücken von Tüpfelgefäßen, zum Teil in Verbindung mit Stabzellen. Derbwandiges Parenchym, vereinzelt mit einfachen Stärkekörnern von 3 bis 12 µm Durchmesser. Trümmer der Endodermen; einige dünnwandige Epidermisfetzen der Niederblätter, zum Teil mit rundlichen, großen Spaltöffnungen; hier und da Oxalatraphiden von 20 bis 60 µm Länge, selten bis 150 µm.[51]

Inhaltsstoffe: *Herzwirksame Glykoside.* 0,1 bis 0,4 % Cardenolide. Die Zusammensetzung des Komplexes ist ähnlich der von oberirdischen Teilen; der Gehalt ändert sich während der Vegetationsperiode kaum.[8]
Steroidsaponine. S. Inhaltsstoffe der Art *C. majalis.*
Sonstige. Azetidin-2-carbonsäure: Im Rhizom zwischen 13,9 und 99,1 µmol/g Trockengewicht, nach der Blütezeit am höchsten; in den Wurzeln zwischen 41,4 und 90,3 µmol/g Trockengewicht, Gehalt im Frühjahr (Mitte April) sowie nach der Blüte höher.[28]

Reinheit:
- Säureunlösliche Asche: Max. 6 % *NF VIII.*
- Fremde organische Beimengungen: Max. 5 % *NF VIII.*

Gehalt: 0,1 g der Droge soll die Wirksamkeit besitzen, die mindestens 3 *USP-VIII*-Digitaliseinheiten (= I.E. Digitalis) entspricht *NF VIII.*

Wirkwertbestimmung: Die Wirksamkeit ist wie bei Digitalis *USP* biologisch zu bestimmen. Convallaria entspricht den Anforderungen nach *NF VIII*, wenn das Ergebnis der Bestimmung nicht mehr als 20 % von der Vorschrift abweicht.[77]

Wirkungen: S. Convallariae herba.

Anwendungsgebiete: S. Convallariae herba.

Dosierung und Art der Anwendung: *Droge.* S. Convallariae herba.

Volkstümliche Anwendung und andere Anwendungsgebiete: S. Convallariae herba.

Dosierung und Art der Anwendung: *Droge.* Anwendung wie Convallariae herba; Dosierung 0,5 g.[85]

Unerwünschte Wirkungen: S. Convallariae herba.

Convallaria majalis hom. *HAB 1*

Monographiesammlungen: Convallaria majalis *HAB 1.*

Definition der Droge: Blühende oberirdische Teile.

Stammpflanzen: *Convallaria majalis* L.

Zubereitungen: Urtinktur und flüssige Verdünnungen nach *HAB 1*, Vorschrift 3a.
Eigenschaften: Die Urtinktur ist eine grünlichbraune Flüssigkeit.
Darreichungsformen: Urtinktur, flüssige Verdünnungen, Streukügelchen, Verreibungen, Tabletten, flüssige Verdünnungen zur Injektion.[22]

Identität: Aus der Urtinktur Nachweis von phenolischen Verbindungen mit Ammoniak bzw. mit Eisen(III)chlorid-Lösung. Aus der Prüflösung (Urtinktur durch Bleifällung gereinigt, mit Chloro-

form/Isopropanol ausgeschüttelt, konzentriert) Nachweis der Cardenolide mittels Kedde-Reaktion (Dinitrobenzoesäure + Natronlauge) bzw. mit Acetanhydrid/Schwefelsäure.
DC der herzwirksamen Glykoside nach *HAB 1*:
- Untersuchungslösung: Prüflösung.
- Referenzsubstanzen: Digitoxin und Lanatosid C.
- Sorptionsmittel: Kieselgel H.
- Fließmittel: Ethylacetat/Methanol/Wasser (81 + 11 + 8).
- Detektion: Chloramin T und Trichloressigsäure sowie anschließendes Erhitzen auf 100 bis 105 °C.
- Auswertung: Anhand der Referenzsubstanzen werden im Chromatogramm der Untersuchungslösung im UV 365 nm Digitoxin (gelbgrün fluoreszierend) und Lanatosid C (blau fluoreszierend) nachgewiesen. Weiterhin ist ein charakteristisches Muster gelb und blau fluoreszierender Flecke zu erkennen.

Reinheit: *Urtinktur.*
- Rel. Dichte *(PhEur)*: 0,895 bis 0,915.
- Trockenrückstand *(DAB 10)*: Mindestens 1,8 %, höchstens 3,8 %.

Grenzprüfung der D4. Maximalangabe der Extinktionserhöhung nach Zusatz von Kaliumhydroxid-Lösung.

Lagerung: Die Urtinktur und daraus hergestellte Verdünnungen sind vorsichtig und vor Licht geschützt aufzubewahren.

Anwendungsgebiete: Die Anwendungsgebiete entsprechen dem homöopathischen Arzneimittelbild. Dazu gehören: Herzrhythmusstörung, Herzschwäche.[22]

Dosierung und Art der Anwendung: *Zubereitung.* Soweit nicht anders verordnet: Bei akuten Zuständen und bei chronischen Verlaufsformen 1- bis 3mal täglich 5 Tropfen oder 1 Tablette oder 10 Streukügelchen oder 1 Messerspitze Verreibung einnehmen; parenteral 1 bis 2 mL pro Tag s. c. injizieren.[22]

Unerwünschte Wirkungen: Nicht bekannt. Hinweis: Es können sog. Erstverschlimmerungen vorkommen, die jedoch ungefährlich sind.[22]

Gegenanzeigen/Anwendungsbeschr.: Nicht bekannt.[22]

Wechselwirkungen: Bei einer Behandlung mit Herzglykosidpräparaten bis zur Sättigung sollte Convallaria majalis in Urtinktur nicht zusätzlich verabreicht werden, da sonst Unverträglichkeitserscheinungen auftreten können, insbesondere bei Niereninsuffizienz.[22]

Gesetzl. Best.: *Apothekenpflicht.* Convallaria majalis *HAB 1*, seine Zubereitungen und Darreichungsformen sind apothekenpflichtig. *Verschreibungspflicht.* Convallaria majalis *HAB 1* und all seine Zubereitungen und Darreichungsformen unterliegen bis einschließlich dem Verdünnungsgrad D3 der ärztlichen Verschreibungspflicht. *Offizielle Monographien.* Aufbereitungsmonographie der Kommission D am BGA "Convallaria majalis".[22]

Convallaria majalis hom. *PFX*

Monographiesammlungen: Convallaria majalis pour préparations homéopathiques *PFX*.

Definition der Droge: Die frische, blühende Ganzpflanze.

Stammpflanzen: *Convallaria majalis* L.

Zubereitungen: Urtinktur nach der Monographie "Préparations Homéopathiques" *PFX*, mit Ethanol 65 % (*V/V*). Eigenschaften: Die Urtinktur ist eine grünbraune Flüssigkeit mit einem aromatischen Geruch und leicht bitteren Geschmack.

Identität: *Droge.* Die Droge muß der makroskopischen Identitätsprüfung (s. *Convallaria majalis*) genügen *PFX*.
Urtinktur.
- Saponinnachweis: Nach Verdünnen der Urtinktur mit Wasser und Schütteln bildet sich reichlich beständiger Schaum.
- Nach Zugabe von 30%iger Kalilauge (*m/V*) und 50%igem Alkohol (*V/V*) zur Urtinktur zeigt sich allmählich eine blaugrüne Opaleszenz.
- Cardenolidnachweis: Ausfällung der Ballaststoffe durch Zugabe von Bleiacetatlsg. zur Urtinktur; Ausschütteln des Filtrats mit Chloroform-Butanol (2 + 1); Einengen eines Teils der organischen Phase zur Trockne und Zugabe von alkalischer Pikrinsäurelsg. (Baljet-Reagenz), worauf sich die Lsg. orange färbt; nach Einengen der verbleibenden organischen Phase zur Trockne Zugabe von frischbereiteter alkalischer Dinitrobenzoesäurelsg., worauf sich eine violette Färbung zeigt *PFX*.

Reinheit: *Urtinktur.*
- Ethanolgehalt: Zwischen 60 und 70 % (*V/V*).
- Trockenrückstand: Mindestens 1,40 %.

DC nach *PFX*: Es werden zwei unterschiedliche Chromatogramme entwickelt.
- Prüflsg.: 1. Urtinktur; 2. Ausfällung der Ballaststoffe aus der Urtinktur mit Bleiacetatlsg.; Anreicherung der Cardenolide durch Ausschütteln des Filtrats mit Chloroform; die zur Trockne eingeengte, in Alkohol gelöste organische Phase wird zur DC aufgetragen.
- Referenzsubstanz: 2. Convallatoxin.
- Sorptionsmittel: 1./2. Kieselgel G.
- Fließmittel: 1. Butanol/Eisessig/Wasser (40 + 10 + 10); 2. Ethylacetat/Methanol/Wasser (81 + 11 + 8).
- Detektion: 1. Direktauswertung im UV 365 nm, Besprühen mit 10%iger Schwefelsäure (*m/V*), Auswertung im Vis; 2. Besprühen mit Kedde-Reagenz, Auswertung im Vis.
- Auswertung: 1. Bei der Direktauswertung im UV 365 nm zeigt sich ein Muster verschiedenfarbig fluoreszierender Zonen, die von den in der Urtinktur vorhandenen Begleitstoffen (Flavonoide etc.) herrühren. Nach Besprühen mit dem Schwefelsäure-Reagenz zeigt sich im Vis ein charakteristisches Muster von vier bis fünf braun, rosa bzw. rotvioletten Zonen. 2. Nachweis 3 violet-

ter Cardenolidzonen im Vis, wovon eine Zone mit der Vergleichssubstanz Convallatoxin übereinstimmen muß.

Convallaria majalis hom. *HPUS78*

Monographiesammlungen: Convallaria majalis *HPUS78.*

Definition und Anforderungen: Ganze Pflanze.

Stammpflanzen: *Convallaria majalis* L.

Zubereitungen: *Urtinktur.* Zu einer feuchten Pflanzenmasse, bestehend aus 100 g Festanteil und 400 mL Pflanzensaft, gibt man 635 mL Alkohol 94,4 % (*V/V*) zur Bereitung von 1.000 mL Urtinktur.
Dilutionen. D 2 (2 ×) enthält 1 Teil Urtinktur, 3 Teile dest. Wasser und 6 Teile Alkohol; D 3 (3 ×) und höher mit Alkohol 88 % (*V/V*).
Medikationen. D 3 (3 ×) und höher.

Gehalt: *Urtinktur.* Arzneigehalt $^{1}/_{10}$.

Convallaria montana RAFIN.

Synonyme: *Convallaria majalis* auct. fl. bor.-americ. non L. ex parte, *C. majuscula* GREENE, *C. pseudomajalis* BARTR.

Systematik: Der Artstatus von *C. montana* wird bisweilen in Frage gestellt und dieses Taxon lediglich als Varietät von der weitverbreiteten *C. majalis* betrachtet.

Botanische Beschreibung: Blühende Sprosse mit einem blütentragenden Stengel (seltener mit zwei blütentragenden Stengeln); Laubblattspreiten länglich, etwa 17 cm lang, unterseits glänzend, ohne Wachs, oberseits mit dünner Wachsschicht, der nicht verwachsene Teil des unteren Laubblattes gewöhnlich länger als 3 cm; das Verhältnis von Laubblattlänge zur Länge des blattlosen blütentragenden Stengels 1,3 bis 2,0; das Verhältnis von Blatttubenlänge zur Blattspreitenlänge für das obere Laubblatt 0,5 bis 1,3. Blütenstand in einfacher Traube; Perigon breit glockig, Perigonlänge 7 bis 9 mm lang, die Breite des verwachsenen Perigonteils 5 bis 8 mm; Länge der unteren Tragblätter im Mittel 14 mm, meist länger als die Blütenstiele; Traube etwa 9blütig.[2]

Inhaltsstoffe: S. Inhaltsstoffe der Droge Convallariae herba. Hinweis: Es ist anzunehmen, da *C. majalis* in den USA nicht vorkommt und *C. montana* dort endemisch ist,[2] daß es sich bei *C. majalis USPVIII* um *C. montana* handelt.

Verbreitung: Gebirge im Osten der USA, vorwiegend Allegheny Mountains.

Drogen: Convallariae herba s. *C. majalis.*

1. Dahlgren RMT, Clifford HT, Yeo PF (1985) The Families of the Monocotyledons, Springer, Berlin Heidelberg New York Tokyo, S. 129–140
2. Ponert J (1975) Feddes Repetitorium Berlin 86:543–558
3. Kanarov VL (1968) Flora of the USSR IV: Liliiflorae and Mikrospoma, S. 357–358
4. FEu, Bd. 5, S. 70
5. Engler A, Prantl K (1959) Die natürlichen Pflanzenfamilien, Bd. 15a, Duncker und Humblot, Berlin, S. 371
6. Karrer W (1929) Helv Chim Acta 12:506–511
7. Laufke RAF (1957) Pharm Zentralhalle 96:452–453
8. Kopp B, Kubelka W, Jentzsch K (1981) Sci Pharm 49:265–281
9. Kopp B, Löffelhardt W (1980) Z Naturforsch 35c:41–44
10. Voss W, Vogt G (1936) Chem Ber 69:2333
11. Tschesche R, Hermann KH, Langlais R, Tjoa B, Wulff G (1973) Chem Ber 106:3010–3019
12. Kumura M (1964) J Pharm Soc Japan 84:1227–1229
13. Yoshizawa I, Tohma M, Kumura M (1967) Chem Pharm Bull 15:129–132
14. Kumura M, Tohma M, Yoshizawa I, Akiyama H (1968)Chem Pharm Bull 16:25–33
15. Elbanowska A, Ellnain-Wojtaszek M, Kowalewski M, Skrzypczakowa L (1973) Pol J Pharmacol Pharm 25:285–291
16. Kartnig T, Hiermann A (1978) Planta Med 33:412–413
17. Laracine C, Lebreton P, Berthet P (1985) Lett Bot:307–318
18. Malinowski J, Strzelecka H (1976) Acta Pol Pharm 33:767–776
19. Strzelecka H, Malinowski J (1977) Herba Pol 23:127–133
20. Strzelecka H, Malinowski J (1972) Acta Pol Pharm 29:361–362
21. Nartowska J, Strzelecka H (1983) Acta Pol Pharm 40:649–656
22. BAz Nr. 190a vom 10.10.1985, i. d. F. vom BAz Nr. 16 vom 24.01.1983
23. Stransky E (1920) Arch Pharm 258:56–69
24. Kaczmarek F (1968) Herba Pol 14:115–126
25. Su EFW, Levenberg B (1967) Acta Chem Scand 21:493–498
26. Leete E, Davis GE, Hutchinson CR, Woo KK, Chedekel MR (1974) Phytochemistry 13:427–433
27. Leete E, Louters LL, Rao HSP (1986) Phytochemistry 25:2753–2758
28. Schober E (1990) Bestimmung von Azetidin-2-carbonsäure und ihre Verteilung in einigen Monokotylen, Diplomarbeit, Universität Wien
29. Wakayama S, Namba S (1969) Nippon Kagaku Zasshi 90:1160–1163
30. Dolya VS, Kornievskii YI (1988) Farm Zh (Kiev) (3):75–76, zit. nach CA 109:70427n
31. Ohwi J (1965) Flora of Japan, Smithsonian Institution, Washington, D.C., S. 306
32. Kommissarenko NF (1968) Khim Prir Soedin 4:256, zit. nach CA 70:65169b
33. Kommissarenko NF, Stupakova EP (1983) Khim Prir Soedin 19:790, zit. nach CA 100:13584m
34. Kommissarenko NF, Stupakova EP (1986) Khim Prir Soedin 22:201–204, zit. nach CA 105:197033d
35. Karazinov NA, Puchkova El, Dzyuba NP (1969) Khim Farm Zh 3:42–44, zit. nach CA 71:98960b

36. Kommissarenko NF (1968) Khim Prir Soedin 4:256, zit. nach CA 70(15):65169b
37. Kimura M, Tohma M, Yoshizawa I (1968) Chem Pharm Bull 16:1228–1234
38. Kimura M, Tohma M, Yoshizawa I (1966) Chem Pharm Bull 14:55
39. Kimura M, Tohma M, Akaihura F, Yoshizawa I (1968) Chem Pharm Bull 16:2191
40. Mahato SB, Ganguly AN, Sahu NP (1982) Phytochemistry 21:959–978
41. Williams CA, Harborne JB, Mathew B (1988) Phytochemistry 27:2609–2629
42. Kommissarenko NF, Chernobai VT, Kolesnikov DG (1964) Dokl Akad Nauk SSSR 158:904
43. Yoshizawa I, Tohma M, Kimura M (1978) Yakugaku Zasshi 98:1129–1131, zit. nach CA 89:160186f
44. Hölzl J, Franz C (1973) Planta Med 24:378
45. Schenk B (1980) Ökologische und ontogenetische Einflüsse auf die herzwirksamen Glykoside von Convallaria majalis L., Dissertation Universität Marburg
46. Kopp B, Kubelka W (1982) Planta Med 45:87–94
47. Kopp B, Kubelka W (1982) Planta Med 45:195–202
48. Tschesche R, Tjoa BT, Noronka RV (1968) Tetrahedron Lett.: 5141
49. Malinowski J, Lubaszka J, Chorazewicz-Przychodni J, Strzelecka H (1979) Herba Pol 25:113–120
50. Wasicky R (1936) Leitfaden für die Pharmakognostischen Untersuchungen im Unterricht und in der Praxis, II. Teil, Franz Deuticke, Leipzig Wien, S. 84–85, S. 326–327
51. Thoms H (1929) Handbuch der praktischen und wissenschaftlichen Pharmazie, Bd. V/1, Urban & Schwarzenberg, Berlin Wien, S. 556–560
52. Auster F, Schäfer J (1956) Convallaria majalis L., VEB Georg Thieme, Leipzig
53. Bleier W, Kaiser S, Kubelka W, Wichtl M (1967) Pharm Acta Helv 42:423
54. Kopp B, Krenn L, Schlifelner L, Stimpfl T (1992) Publikation in Vorbereitung
55. Malinowski J, Strzelecka H (1977) In: Farkas L, Gabor M, Kallay F (Hrsg.) Flavonoids Bioflavonoids, Proc Hung Bioflavonoid Symp 5th, Elsevier, Amsterdam, S. 291–293
56. Fowden L (1955) Nature 176:347
57. Görlich B (1965) Arzneim Forsch 15:493
58. Wagner H, Bladt S, Zgainsky EM (1983) Drogenanalyse, Springer, Berlin Heidelberg New York
59. Lewbart ML, Wehrli W, Reichstein T (1963) Helv Chim Acta 46:505
60. Wichtl M, Peithner G, Fuchs L (1962) Planta Med 10:304–317
61. Jurenitsch J, Kopp B, Bamberg-Kubelka E, Kern R, Kubelka W (1982) J Chromatogr 240:125–135
62. Jurenitsch J, Kopp B, Bamberg-Kubelka E, Kubelka W (1982) J Chromatogr 240:235–242
63. Kaiser R (1969) Chromatographie in der Gasphase, 2. Aufl. Bd. IV, Bibliographisches Institut, Mannheim Zürich
64. Tittel G (1986) Pharm Ind 48:822
65. Wichtl M (1967) Arzneim Forsch 17:1277
66. BAz Nr. 76 vom 23.04.1987, i.d.F. vom BAz Nr. 22a vom 01.02.1990
67. Rath G (1959) Die Convallaria majalis, ihr Weg durch die Geschichte. In: Convallaria-Glykoside und die quantitativen Probleme der Herzglykosidwirkung, Dr. Madaus & Co., Köln
68. Enders A (1955) Arzneim Forsch 5:17–20
69. Fuchs L, Wichtl M, Peithner G (1963) Arzneim Forsch 13:220–222
70. Frohne D, Pfänder J (1987) Giftpflanzen, Wissenschaftliche Verlagsgesellschaft, Stuttgart, S. 167–168
71. Rohberg M (1937) Arch Pharm 275:84–103
72. Mutschler E (1991) Arzneimittelwirkungen, 6. Aufl., Wissenschaftliche Verlagsgesellschaft, Stuttgart, S. 389–403
73. Ammon PT (1991) Arzneimittelneben- und -wechselwirkungen, Wissenschaftliche Verlagsgesellschaft, Stuttgart, S. 584–593
74. Tschesche R (1970) Z Naturforsch 25b:999–1001
75. Förster W, Sziegoleit W (1964) Act Biol Med German 12:434–442
76. Kom, S. 2209
77. USP VIII; nach Hag, Bd. 4, S. 276
78. Hgn, Bd. II, S. 339; Bd. VII, S. 685
79. ÖAB 90
80. BHP 83, S. 73
81. RoD, S. 235
82. Schultze-Motel J (Hrsg.) (1986) Rudolf Mansfeld's Verzeichnis landwirtschaftlicher und gärtnerischer Kulturpflanzen (ohne Zierpflanzen), 2. Aufl., Springer, Berlin Heidelberg New York, S. 1363
83. DAB 10
84. Hänsel R (1991) Phytopharmaka, Springer, Berlin Heidelberg New York, S. 29–30
85. Hag, Bd. IV, S. 270–277
86. Vogel G, Lauterbach F (1963) Naunyn-Schmiedeberg's Arch Pharmacol 244:334–350
87. Vogel G, Kluge E (1961) Arzneim Forsch 11:848–850
88. Vogel G, Tervooren U (1964) Pflügers Arch 280:46–49
89. Lehmann HD (1984) Arzneim Forsch 34:423–429
90. Orzechowski G (1964) Medizin heute 13:385–388
91. Böhme H, Hartke K (Hrsg.) (1981) Deutsches Arzneibuch 8. Ausgabe, Kommentar, Wissenschaftliche Verlagsgesellschaft, Stuttgart, S. 123
92. Linger K, Hotovy R, Gillissen J, Küssner W (1963) Arzneim Forsch 13:764–767
93. Lauterbach F (1964) Naunyn-Schmiedeberg's Arch Pharmacol 247:391–411
94. Lauterbach F (1964) Naunyn-Schmiedeberg's Arch Pharmacol 247:71–86
95. Kobinger W, Wenzel B (1990) Wien Klin Wschr 82:195–199
96. Merk H (1980) Die Verteilung von Strophanthusglykosiden im Organismus des Meerschweinchens, Dissertation Düsseldorf
97. Blumenberger (1960) In: Thauer R (Hrsg.) Behandlung der Herzinsuffizienz, Verhandlungen der Deutschen Gesellschaft für Kreislaufforschung, Steinkopff, Darmstadt, S. 15
98. Niedner R (1960) Med Welt 20:1108–1111
99. EB 6
100. Larkin (1983) FDA Consumer 17. Oct., S. 5
101. Erdmann E (1991) Internist 32:472–478

Kr/Kp/DL

Conyza

HN: 2020700

Familie: Asteraceae (Compositae).

Unterfamilie: Asteroideae (Carduoideae, Tubuliflorae).

Tribus: Astereae.

Subtribus: Conyzinae.
Die Tribus Astereae wurde 1873 in sechs Subtribus eingeteilt. Dieses System hat auch heute noch Gültigkeit, obwohl es zu einer unnatürlichen Trennung von Arten, die offenbar nahe verwandt sind,[1] geführt hatte: Die Gattungen Erigeron und Aster werden einerseits der Subtribus Asterinae zugeordnet, andererseits stellt man die Gattungen Erigeron und Conyza zur Subtribus Conyzinae. Eine systematische Neubearbeitung der zur Tribus Astereae zugehörigen Arten wäre deshalb notwendig.[2]

Gattungsgliederung: Die Abgrenzung der Gattung Conyza LESS. von der Gattung Erigeron L. (→ Erigeron) ist sehr schwierig. Früher wurde das Vorhandensein (bei Erigeron) oder das Fehlen (bei Conyza) einer Zunge an den weiblichen Randblüten als ausschlaggebendes Merkmal zur Unterscheidung beider Gattungen angesehen. Hierbei wurden aber nahe verwandte Arten auseinandergerissen. Deshalb hat man "*Erigeron canadensis* L." (s. *Conyza canadensis* (L.) CRONQ.) und verwandte Arten mit kurzer Zunge, die kaum länger als der Pappus ist, bald wieder zur Gattung Conyza überführt, wofür auch embryologische Untersuchungen sprechen. Manche Autoren schlagen auch eine gänzliche Vereinigung beider Gattungen vor.[1]
Die Gattung Conyza umfaßt etwa 50 Arten.[2]

Gattungsmerkmale: Ein- bis zweijährige oder ausdauernde Kräuter, selten Sträucher. Stengel aufrecht oder aufsteigend, einfach oder meist oberwärts reich verzweigt. Blätter wechselständig, ungeteilt, ganzrandig oder gezähnt, selten fiederteilig. Köpfchen selten einzel und langgestielt, meist mehrere bis sehr viele in traubiger, doldentraubiger oder rispiger Anordnung, klein bis mittelgroß. Hülle halbkugelig bis zylindrisch. Hüllblätter meist undeutlich zwei- bis dreireihig, selten deutlicher dachziegelig, lanzettlich bis lineallanzettlich, meist krautig mit häutigem Rand, Köpfchenboden mehr oder weniger flach, kahl oder gewimpert. Randblüten weiblich, zahlreich, mit fadenförmig röhriger Krone ohne oder mit kurzer Zunge. Zunge, wenn vorhanden, kürzer als die Röhre, kaum länger als der Pappus. Scheibenblüten zwittrig, schmal röhrig, meist wenige. Staubbeutel am Grunde abgerundet. Griffeläste mit lanzettlichen, ziemlich kurzen Anhängseln. Achänen länglich, klein, zusammengedrückt, meist zweinervig. Pappus aus dünnen, haarförmigen, fein rauhen Borsten, einreihig, seltener mit einer zweiten äußeren Reihe kurzer Borsten.[1]

Verbreitung: Vorwiegend in den tropischen und subtropischen Gebieten der Alten und Neuen Welt.[1,2]

Inhaltsstoffgruppen: Etwa 20 Conyza-Arten wurden bisher phytochemisch untersucht. Die dabei aufgefundenen Inhaltsstoffe zeigen, daß die Gattung Conyza in chemischer Hinsicht nicht einheitlich zu sein scheint: Während Diterpene und Acetylenverbindungen für eine ganze Reihe von Conyza-Arten charakteristisch sind, enthalten andere Arten dieser Gattung keine derartigen Verbindungen, sondern beispielsweise Cumarine. Dennoch lassen die phytochemischen Ergebnisse deutlich Beziehungen zu den anderen Gattungen der Tribus Astereae, wie z. B. zu Aster, Baccharis, Erigeron, Grangea, Grindelia und Nidorella, erkennen.
Sesquiterpene. Die Blätter und die oberirdischen Teile einer Reihe von Conyza-Arten weisen Sesquiterpenkohlenwasserstoffe, wie α-Curcumen, β-Farnesen, Germacren D, und sauerstoffhaltige Sesquiterpene, wie Caryophyllenepoxid, auf. In den Wurzeln von *C. ulmifolia* (BURM. fil.) O. KUNTZE wurde auch ein Eudesmanketon, 8-Oxo-α-selinen, gefunden.[3-6]
Diterpene. Diterpene sind in der Gattung Conyza recht verbreitet, wobei der "Clerodan-Typ" vorherrscht:
Das Kraut von *C. stricta* WILLD. und *C. japonica* (THUNB.) LESS. enthält das furanoide 5,10-seco-Clerodatrien Strictinsäure (= Conyzasäure = Seconidoresedasäure).[7,8] Aus dem Kraut von *C. welwitschii* S. MOORE wurden mehrere furanoide seco-Clerodane vom Strictinsäuretyp und Furanoclerodane vom Welwitschisäuretyp isoliert.[9] Im Kraut von *C. ivaefolia* LESS. (Syn. *C. scabrida* DC.) fand man Strictinsäure, die Furanoclerodane Hautriwasäure und Hautriwasäurelacton, weitere Furanoclerodane vom Hautriwasäuretyp und die durch Umlagerung aus dem Clerodangrundgerüst entstandenen Diterpene vom Printziasäuretyp (z. B. Isoprintziasäure) und Conyscabrasäuretyp (z. B. 5,6-Dihydroconyscabrasäure).[10,11] Aus der Ganzpflanze *C. blinii* LÉVL. gewann man das Neoclerodan Blinin.[12] Das Kraut von *C. coulteri* GRAY enthält die Furanoclerodane Centipedsäure, Bacchotricuneatin A, Hardwickiasäure und 2-β-Hydroxyhardwickiasäure,[13] das Kraut von *C. podocephala* DC. Furanoclerodane vom Conycephaloidtyp.[3]
Daneben kommen vereinzelt weitere Diterpentypen vor: Im Kraut von *C. stricta* sind auch Diterpene vom Labdantyp, wie z. B. Conyzanol A und Conyzanol B, enthalten,[14] im Kraut von *C. podocephala* und *C. welwitschii* acyclische Furanoditerpene, wie z. B. Conypododiol.[3,9]

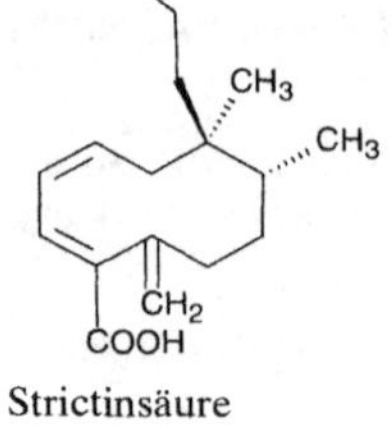

Strictinsäure

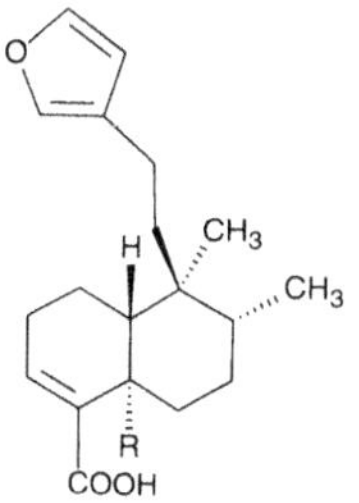

	R
Hardwickiasäure	—CH_3
Hautriwasäure	—CH_2OH

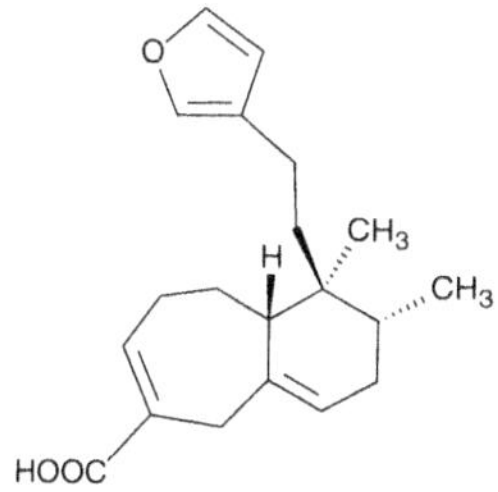

Isoprintziasäure

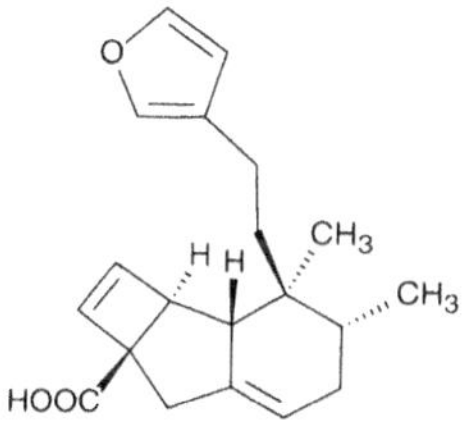

5,6-Dehydroconyscabrasäure

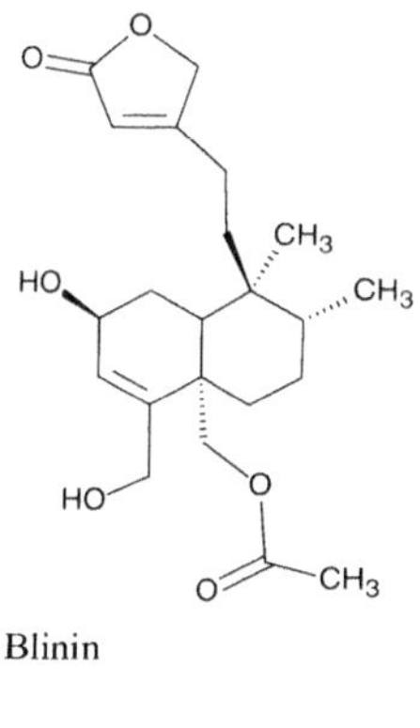

Blinin

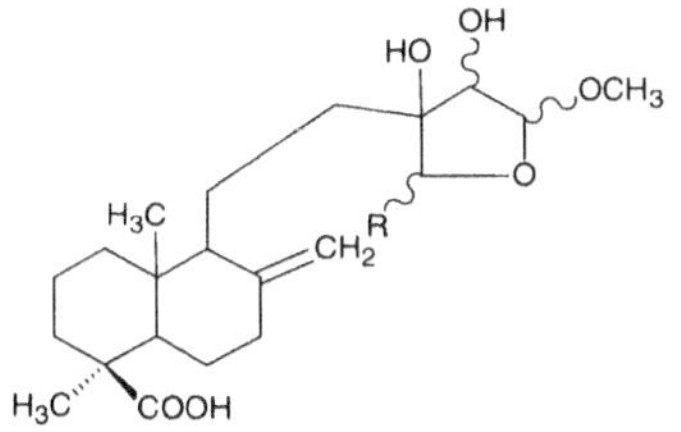

	R
Conyzanol A	····OCH_3
Conyzanol B	◀OCH_3

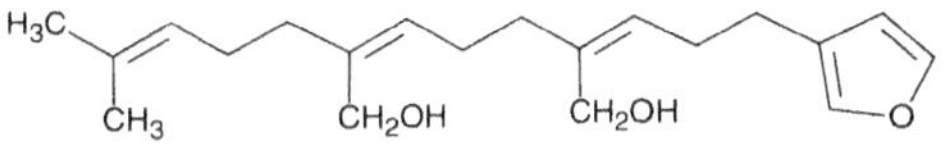

Conypododiol

Triterpene. Nach Lit.[15] wurde starke Hämolyse bei den Extrakten einiger Conyza-Arten beobachtet und diese sollen Triterpensaponine enthalten. In neuerer Literatur finden sich allerdings keine Angaben über das Vorkommen von Saponinen in der Gattung Conyza. Es wurden aber vereinzelt Triterpene wie β-Amyrin nachgewiesen.[4,16,17]

C_{10}-Acetylene. Vgl. a. Inhaltsstoffe der Art *C. canadensis*.

C_{10}-Acetylene, wie Matricarianol, Matricariaester, Lachnophyllumester, Matricarialacton und Lachnophyllumlacton, wurden in den oberirdischen Teilen und in den Wurzeln mehrerer Conyza-Arten aufgefunden.[4–6,9,18] Diese Ergebnisse weisen ebenso wie die anatomischen Merkmale[2] auf eine enge Beziehung zur Gattung Aster und vor allem zur Gattung Erigeron hin.

Phenolische Verbindungen.

Flavonole, Flavone. In den oberirdischen Teilen bzw. Blättern von Conyza-Arten wurden vereinzelt Flavonole, wie Quercetin und Quercetin-7-*O*-arabinosid, und 3-Methoxyflavone, wie Penduletin, Chrysosplenol B und Conyzatin, nachgewiesen.[8,10,19–22]

Cumarine. Im Kraut von *C. obscura* DC. wurden mehrere Scopoletinether, wie z.B. Scopoletin-(2',3'-epoxy-3'-methylbutyl-1')-ether, aufgefunden.[5]

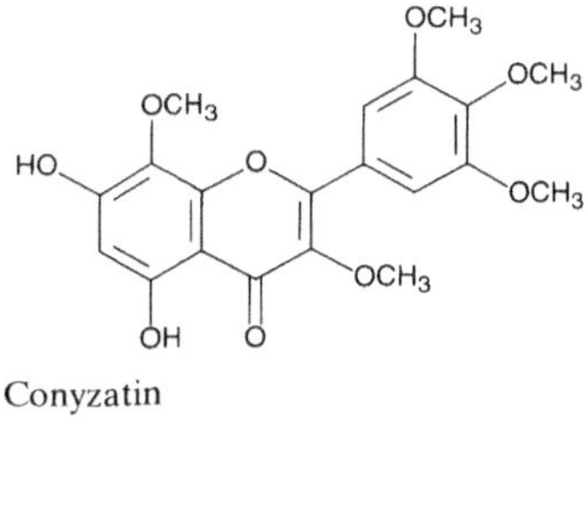

Conyzatin

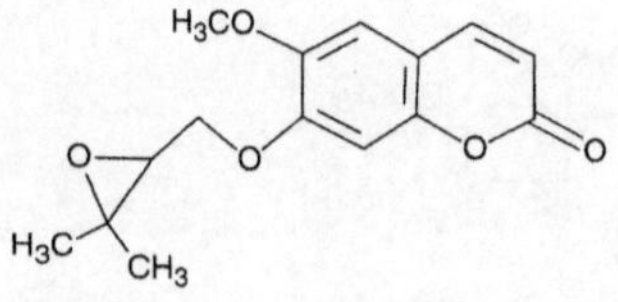

Scopoletin-(2',3'-epoxy-3'-methylbutyl-1')-ether

Drogenliefernde Arten: *Conyza canadensis*: Conyza-canadensis-Kraut, Conyza canadensis hom. *HAB1*.

Conyza canadensis (L.) Cronq.

Synonyme: *Caenotus canadensis* (L.) Rafinesque ex Jackson, *Erigeron canadensis* L., *Erigeron paniculatus* Lam., *Erigeron pusillus* Nutt., *Erigeron strictum* DC., *Leptilon candensis* (L.) Britton, *Senecio ciliatus* Walt.

Sonstige Bezeichnungen: Dt.: Berufskraut, Franzosenkraut, Franzosenstengel, Greisenblume, Hexenkraut, Kanadisches Berufskraut, Kanadisches Dürrwurz, Kanadischer Katzenschweif, Wilder Hanf; engl.: Canada Fleabane, Coltstail, Horseweed, Prideweed; frz.: Fausse camomille, Queue de renard, Vergerette du Canada.[1,23-25]

Systematik: Von *C. canadensis* sind zwei Varietäten beschrieben: *C. canadensis* var. *canadensis* – alleiniger Vertreter dieser Art in Mitteleuropa (s. Bot. Beschreibung der Art *C. canadensis*); *C. canadensis* var. *glabratus* A. Gray – in Nordamerika neben der var. *canadensis* vertreten und durch einen fast oder ganz kahlen Stengel gekennzeichnet.[1]

Botanische Beschreibung: Ein- oder zweijährige Pflanze, meist 20 bis 75 cm hoch, selten bis 1 m. Wurzel dünn, spindelförmig. Stengel aufrecht, rundlich, schwach gerippt, grünlich mit helleren Rippen, zerstreut abstehend streifhaarig, dicht beblättert, meist erst im Köpfchenstand verzweigt. Blätter wechselständig, auf der Fläche zerstreut behaart, am Rande regelmäßig abstehend borstlich bewimpert, die Länge der Haare zum Blattgrund hin zunehmend. Blätter spitz; untere Blätter zur Blütezeit zum Teil schon vertrocknet, schmallanzettlich, bis etwa 10 mm breit, in einen Stiel verschmälert, am Rande meist mit wenigen, entfernt stehenden, vorwärts gerichteten Zähnen; mittlere und obere Blätter lineal-lanzettlich, mit verschmälertem Grund sitzend; Tragblätter der Köpfchen pfriemlich. Blütenköpfchen sehr zahlreich, kurz gestielt, zu einem endständigen, reich verzweigten, rispenartigen Blütenstand von zylindrischer bis schmal pyramidaler Form zusammengedrängt. Hülle zylindrisch, etwa 3 bis 4 mm lang, 2 mm breit. Hüllblätter undeutlich zwei- bis dreireihig, lineal-lanzettlich, spitzlich, grün (trocken braun), mit häutigem, hellerem Rand, nach dem Verblühen zurückgeschlagen, kahl oder fast kahl, Rand zur Spitze hin oft schwach gezähnelt. Köpfchen reichblütig. Randblüten zungenförmig, weiblich, weiß oder rötlich. Zunge sehr kurz, nicht oder kaum länger als die Hülle, die Scheibenblüten kaum überragend. Scheibenblüten röhrig, zwittrig. Achänen ca. 1,2 bis 1,5 mm lang, bräunlich, kurz anliegend behaart. Pappus aus einer Reihe weißlicher bis gelblicher, etwa 2,5 mm langer, dünner, feinrauher Borsten. Staubblätter miteinander verbunden, am Grunde abgerundet. Griffeläste 2, mit lanzettlichen, ziemlich kurzen Anhängseln. Pollen vom Aster-Typ. Chromosomenzahl: 2n = 18. Blütezeit Juli bis August.[1,29]

Verwechslungen: Verwechslungen mit dem im Mittelmeergebiet eingebürgerten krausen Katzenschweif, *C. bonariensis* (L.) Cronq., sind möglich. Bestimmungsschlüssel:[1] *C. canadensis* – Blätter frischgrün, zerstreut lang behaart, am Rande regelmäßig lang bewimpert; Köpfchenstand mehr oder weniger zylindrisch, nicht von Seitenästen überragt; Hülle 3 bis 4 mm lang, 2 mm breit; Randblüten mit kurzer Zunge; Pappus 2,5 mm lang.
C. bonariensis – Blätter graugrün, kurz anliegend behaart, am Rande mit längeren Haaren; Köpfchenstand endständig, rispig, von schräg aufwärts gerichteten, zunächst sterilen Seitenästen übergipfelt; Hülle etwas größer; Randblüten meist ohne Zunge; Pappus 3 bis 3,5 mm lang.

Inhaltsstoffe: Die oberirdischen Pflanzenteile von *C. canadensis* enthalten ätherisches Öl, dessen Gehalt und Zusammensetzung (durch GC/MS ermittelt) mit dem Alter und Entwicklungsstadium der Pflanze variiert:[23]
Während junge Pflanzen ca. 1,3 % ätherisches Öl aufweisen (Wasserdampfdestillation der Frischpflanze), enthalten ältere Pflanzen (keine Altersangabe) ca. 1,5 % Öl folgender Zusammensetzung: Monoterpene: ca. 67,3 % (+)-Limonen, 4 % β-Pinen, 2,9 % Myrcen, 1 % *trans*-Ocimen, 0,9 % Cosmen, 0,4 % α-Thujen, u. a.; Sesquiterpene: ca. 4,3 % α-*cis*-Bergamoten, 0,9 % β-Cubeben, 0,8 % β-*trans*-Farnesen, 0,8 % β-Himachalen, 0,6 % α-Curcumen, 0,5 % β-*trans*-Bergamoten, 0,3 % *cis*-β-Farnesen, 0,2 % *trans*-Caryophyllen, 0,1 % β-Bisabolen, 0,1 % δ-Cadinen; C_{10}-Acetylene: ca. 9,2 % *cis,cis*-Matricariamethylester, 0,8 % *cis,trans*-Matriacariamethylester, 1 % *trans*-Lachnophyllummethylester neben Spuren von *trans,trans*-Matriacariamethylester, Matricariaethylester, *cis*-Matricarialacton und Lachnophyllumlacton.
Eine Veränderung des Sesquiterpenmusters im ätherischen Öl findet in der Zeit von Juni bis September statt. Vor der Knospenbildung, etwa im Juni, enthält die Sesquiterpenfraktion eines ätherischen Öles (aus der Frischpflanze) ca. 24 % α-*cis*-Bergamoten und 23 % β-*trans*-Farnesen; nach Ausbildung der Knospen, etwa im Juli, findet man praktisch den gleichen Anteil an α-*cis*-Bergamoten, aber einen auf ca. 12 % gesunkenen Anteil an β-*trans*-Farnesen; nach der Blüte, etwa im September, enthält die Sesquiterpenfraktion 48 % α-*cis*-Bergamoten und nur noch 3 % β-*trans*-Farnesen. Auch die übrigen Sesquiterpene im Öl zeigen Veränderungen in ihrem prozentualen Anteil, jedoch zu einem wesentlich geringeren Teil.[23]

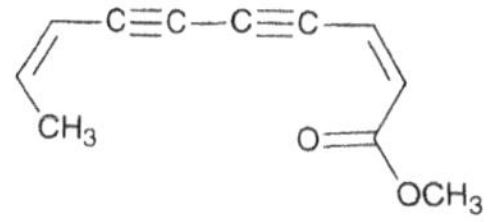

Matriacariamethylester

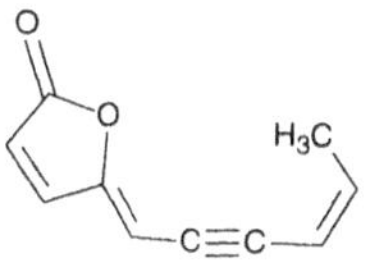

Matriacarialacton

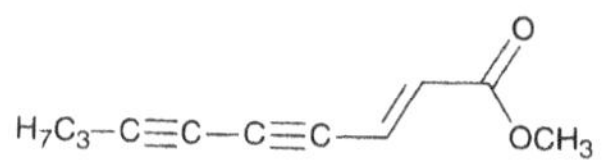

Lachnophyllummethylester

Verbreitung: Ursprünglich in Nordamerika (USA und südliches Kanada) einheimisch, heute als Neophyt fast auf der ganzen Welt eingebürgert. *C. canadensis* wurde erst im 17. Jahrhundert nach Europa eingeschleppt, breitete sich allerdings sehr schnell aus; heute an Wegen, Dämmen, Schuttplätzen, in Äckern, Brachen, Geröllfluren, Sandtrokkenrasen und auf Schlag- und Brandflächen in Wäldern verbreitet; auf mäßig trockenen bis frischen, nährstoffreichen, meist kalkarmen und wenig humosen, sandigen, steinigen oder reinen Ton- und Lehmböden sowie auf Sand- und Kiesboden. In den Subtropen zerstreut, in den Tropen nur gelegentlich anzutreffen.[1]

Drogen: Conyza-canadensis-Kraut, Conyza canadensis hom. *HAB 1*.

Conyza-canadensis-Kraut

Synonyme: Herba Erigeronis, Herba Erigeronis canadensis.

Sonstige Bezeichnungen: Dt.: Berufskraut, kanadisches Berufskraut.

Definition der Droge: Die getrockneten, oberirdischen Teile (meist blühender) Pflanzen.

Stammpflanzen: *Erigeron canadensis* L. (Syn. *Conyza canadensis* (L.) CRONQ.).

Herkunft: Sammlung aus Wildvorkommen.

Gewinnung: Das Kraut wird im Hochsommer zur Blütezeit gesammelt; es wird etwa handbreit über dem Erdboden abgeschnitten, gebündelt und zum Trocknen aufgehängt. Verwendet werden bevorzugt die oberen Teile der Pflanze, da die unteren oft sehr stark verholzt sind.

Ganzdroge: Vgl. Bot. Beschreibung der Art *C. canadensis*.

Schnittdroge: Mikroskopie der Blätter:[1]
Äquifazialer Blattaufbau mit oberseits 1 bis 3 und unterseits 1 bis 2 Reihen von Palisadenzellen. Zum Blattgrund hin Übergang zu bifazialem Bau. Spaltöffnungen auf beiden Seiten des Blattes, etwas über das Niveau der Epidermis emporgehoben. Sekretgänge, vor allem entlang der kleineren Gefäßbündel. Dickwandige Gliederhaare, aus meist 5 bis 8 Zellen, deren Länge zur Spitze hin zunimmt und deren Endzelle zwei- bis dreimal so lang ist wie die vorige. Zusätzlich noch walzenförmige, dünnwandige Haare mit langer, fadenförmiger Endzelle.

Inhaltsstoffe: *Terpenverbindungen.* Durch Wasserdampfdestillation gewinnt man aus der Droge ein farbloses bis hellgelbes ätherisches Öl (Oleum Erigerontis), das Monoterpenkohlenwasserstoffe, Sesquiterpenkohlenwasserstoffe und C_{10}-Acetylene vom Matricariaester-Typ enthält.[1,24,26] Vgl. Zusammensetzung des aus der Frischpflanze gewonnenen ätherischen Oles (s. Inhaltsstoffe der Art *C. canadensis*).
Durch Petroletherextraktion konnten die Sesquiterpenkohlenwasserstoffe β-Santalen, β-Himachalen, Cuparen, α-Curcumen und γ-Cadinen aus der Droge isoliert werden.[26]
Sonstige Verbindungen. Die Blätter enthalten Cholin sowie nicht näher definierte Gerbstoffe.[1,24,25]

Zubereitungen: Conyza-canadensis-Fluidextrakt: Zerkleinertes Kraut wird mit Mischungen aus EtOH und Wasser durch Perkolation so extrahiert, daß aus einem Teil Droge 1 Teil Fluidextrakt entsteht.[27]

Identität: Makro- und mikroskopische Identifizierung der Droge s. Ganzdroge und Schnittdroge.
Weitere Identifizierungsmöglichkeiten: Herstellung eines alkoholischen Drogenauszuges und Prüfung auf Identität entsprechend Identität der Droge Conyza canadensis hom. *HAB 1*; HPLC- oder GC-MS-Analyse[23] des durch Wasserdampfdestillation aus der Droge gewonnenen ätherischen Öles.

Wirkungen: *Entzündungshemmede Wirkung. In-vivo*-Modell: Carrageenin- und Formalin-induzierte Rattenpfotenödeme (Wistar Ratten).
Alle Proben, 1:10 mit Ethanol-Oleum Helianthi (30 + 70) verdünnt, werden in einer Konz. von 1,0 mL/kg KG oral verabreicht 60 min vor Ödeminduktion (linke Pfote: s.c. 0,1 mL einer 1 % Carrageeninlsg.; rechte Pfote: s.c. 0,1 mL einer 2 % Formalinlsg.). Kontrolltiere erhalten nur Ethanol-Oleum Helianthi (30 + 70).
Ein Petroletherextrakt und anschließender Ethanolextrakt aus der Droge werden in den beiden *in-vivo*-Testmodellen auf entzündungshemmende Aktivität untersucht. Als Referenz dient Extractum Chamomillae fluidum (Chamomilla Spofa). Der Kamillenextrakt bewirkt eine Ödeminhibition von ca. 29 % (Carrageeninödem) bzw. 37 % (Foramlinödem), der Petroletherextrakt ca. 25 % bzw. 34 % und der Ethanolextrakt ca. 37 % bzw. 39 %. Weitere Auftrennung des Petroletherextraktes ergibt unterschiedlich ödeminhibierende Fraktionen. Eine dieser Fraktionen, mit einer Ödeminhibition von ca. 34 % (Carageeninödem) bzw. 19 % (Formalinödem), wird phytochemisch untersucht und Sesquiterpenkohlenwasserstoffe werden darin nachgewiesen: β-Santalen, β-Himachalen, Cupa-

ren, α-Curcumen und γ-Cadinen. Die Reinsubstanz β-Himachalen wird getestet und zeigt eine Ödeminhibition von ca. 30 % bzw. 35 %.[26]

Volkstümliche Anwendung und andere Anwendungsgebiete: Da *C. canadensis* erst im 17. Jahrhundert aus Amerika (s. Verbreitung der Art *C. canadensis*) nach Europa gelangte, sind natürlich keine Angaben über volksmedizinische Anwendungen der Droge in den Schriften der Antike oder des Mittelalters zu finden. Dies mag auch der Grund sein, weshalb das kanadische Berufskraut heute in Europa relativ selten als Hausmittel eingesetzt wird. Es wird gelegentlich bei Durchfallerkrankungen, zur Wundheilung, zur Blutstillung und gegen Würmer verwendet.[1,25] In Nordamerika dagegen ist die Droge ein recht verbreitetes Heilmittel und wird in Form des Aufgusses, Fluidextraktes oder Dickextraktes (keine Spezifizierungen) bei Diarrhoe, Dysenterie, Harnblasenentzündung, Bronchialkatarrh und zur Blutstillung angewandt.[24,26]
In Frankreich findet die Droge seit Anfang dieses Jahrhunderts auch Anwendung bei Gicht und rheumatischen Beschwerden wie Arthritis.[1,24]
Die Wirksamkeit der Droge bei den genannten Indikationen ist nicht belegt.

Dosierung und Art der Anwendung: *Zubereitung.* Teezubereitung: 1 gehäufter Teelöffel voll Droge auf 1 Tasse Wasser; 2 min lang kochen lassen; nach 10 min abseihen. Täglich drei Tassen Tee nach den Mahlzeiten.[27]
Fluidextrakt: Tagesdosis etwa 2 Kaffeelöffel voll.[27]

Conyza canadensis hom. *HAB 1*

Synonyme: Erigeron canadensis.

Monographiesammlungen: Conyza canadensis *HAB 1*.

Definition der Droge: Die frischen, oberirdischen Teile blühender Pflanzen.

Stammpflanzen: *C. canadensis* (L.) CRONQ.

Ganzdroge: s. Bot. Beschreibung der Art *C. canadensis* sowie Lit.[29]

Zubereitungen: Urtinktur und flüssige Verdünnungen nach *HAB 1*, Vorschrift 3a; Eigenschaften: Die Urtinktur ist eine gelbgrüne bis grünbraune Flüssigkeit ohne besonderen Geruch und Geschmack. Darreichungsform: Urtinktur, flüssige Verdünnungen, Streukügelchen, Verreibungen, Tabletten, flüssige Verdünnungen zur Injektion.[28]

Identität: *Urtinktur.* Identitätsprüfung nach *HAB 1*: Nach Ausschütteln der Urtinktur mit Pentan wird die organische Phase abgetrennt und mit einer Lsg. von Dimethylaminobenzaldehyd in Schwefelsäure versetzt, worauf sich die schwefelsaure Schicht rot färbt.
Nach Einengen der Urtinktur auf dem Wasserbad wird der Rückstand in Ethanol 50 % aufgenommen und die Lsg. einer DC-Prüfung unterworfen:

- Referenzlösung: Aescin (I), Arbutin (II), Hydrochinon (III).
- Sorptionsmittel: Kieselgel H.
- Fließmittel: *n*-Butanol – Essigsäure 98 % – Wasser (68 + 16 + 16).
- Detektion: Besprühen mit einer 5 %igen Lsg. von Schwefelsäure in Ethanol, anschließend mit Vanillinlsg.
- Auswertung: Nach Detektion sind im Vis unterhalb von I jeweils ein rotvioletter bzw. graugrüner Fleck, zwischen I und II zwei oder drei gelbbraune bis graugrüne Flecken, oberhalb von II ein graugrüner Fleck und oberhalb von III ein grünvioletter Fleck zu sehen.

Reinheit: *Urtinktur.*
- Relative Dichte (*PhEur*): 0,898 bis 0,918.
- Trockenrückstand (*DAB*): Mindestens 1,4 %.

Lagerung: Vor Licht geschützt.

Anwendungsgebiete: Die Anwendungsgebiete entsprechen dem homöopathischen Arzneimittelbild. Dazu gehören: Blutungen der Gebärmutter, der Harnblase; Blutungen bei Hämorrhoidalleiden; Entzündungen des Magens, der Leber, der Gallenblase.[28]

Dosierung und Art der Anwendung: *Zubereitung.* Soweit nicht anders verordnet:[28]
Bei akuten Zuständen häufige Anwendung alle halbe bis ganze Stunde je 5 Tropfen oder 1 Tablette oder 10 Streukügelchen oder 1 Messerspitze Verreibung einnehmen; parenteral: 1 bis 2 mL bis zu dreimal täglich s. c. injizieren.
Bei chronischen Verlaufsformen ein- bis dreimal täglich 5 Tropfen oder 1 Tablette oder 10 Streukügelchen oder 1 Messerspitze Verreibung einnehmen; parenteral: 1 bis 2 mL pro Tag s. c. injizieren.

Unerwünschte Wirkungen: Nicht bekannt. Hinweis: Es können sogenannte Erstverschlimmerungen vorkommen, die jedoch ungefährlich sind.[28]

Gegenanzeigen/Anwendungsbeschr.: Nicht bekannt.[28]

Wechselwirkungen: Nicht bekannt.[28]

Gesetzl. Best.: *Offizielle Monographien.* Aufbereitungsmonographie der Kommission D am BGA "Conyza canadensis".[28]

1. Heg (1964–1979), Bd. VI, Teil 3, S. 73–105
2. Grau J (1977) Astereae–systematic review. In: Heywood VH, Harborne JB, Runer BL (Hrsg.) The Biology and Chemistry of the Compositae, Vol. I, Academic Press, London New York San Francisco, S. 539
3. Bohlmann F, Wegner P (1982) Phytochemistry 21:1.693–1.695
4. Metwally MA, Dawidar AAM (1984) Pharmazie 39:575–576
5. Bohlmann F, Jakupovic J (1979) Phytochemistry 18:1.367–1.370
6. Metwally MA, Dawidar AAM (1987) Pharmazie 42:355
7. Mahato SB, Sem AK, Mazumdar PC, Yamasaki K (1981) Phytochemistry 20:850–851

8. Pandey UC, Singhal AK, Barua NC, Sharma RP, Baruah JN, Watanabe K, Kulanthaivel P, Herz W (1984) Phytochemistry 23:391–397
9. Zdero C, Bohlmann F, Mungai GM (1990) Phytochemistry 29:2.247–2.252
10. Bohlmann F, Grenz M (1972) Chem Ber 105:3.132–3.135
11. Bohlmann F, Grenz M, Wegner P, Jakupovic J (1983) Liebigs Ann Chem:2.008–2.020
12. Yanc C, He Z, Li X, Zheng Q, He C, Yang J, Morita T (1989) Phytochemistry 28:3.131–3.134
13. Jolad SD, Timmermann BN, Hoffmann JJ, Bates RB, Camou FA (1988) Phytochemistry 27:1.211–1.212
14. Ahmed M, Ahmed AA (1990) Phytochemistry 29:2.715–2.716
15. Hgn (1964), Bd. 3, S. 486–487, 673
16. Metwally MA (1989) Z Naturforsch, Teil B 44:1.584
17. Dominguez XA, Quintero G, Butruille D (1991) Phytochemistry 11:1.855–1.856
18. Bohlmann F, Burkhardt T, Zdero C (1973) Naturally Occurring Acetylenes, Academic Press, London New York, S. 340–463
19. Tandon S, Rastogi RP (1977) Phytochemistry 16:1.455–1.456
20. Ismail SI, Hammouda FM, Rizk AM, El-Kady SE (1979) Pharmazie 34:112
21. Mossa JS, Hifnawy MS, Al-Yahya MA, Hafez MM, Shehata AA, El-Feraly FS (1988) Int J Crude Drug Res 26:181–184
22. Ferraro GE, Groussalis AM, Van Baren C, Muschietti LV, Coussio JD (1988) Rev Latinoam Quim 19:141–143 zit. nach CA 110:92112d
23. Hrutfiord BF, Hatheway WH, Smith DB (1988) Phytochemistry 27:1.858–1.860
24. Leclerc H (1929) Presse médicale 37:1.444
25. Millspaugh ChF (1974) American medicinal plants (Nachdruck der Ausgabe aus dem Jahre 1892), Dover Publications, New York, S. 317–320
26. Lenfeld J, Motl O, Trka A (1986) Pharmazie 41:268–269
27. Valnet J (1983) Phytothérapie, Maloine (ed.), Paris, S. 759–760
28. BAz Nr. 217a vom 22.11.1985
29. HAB 1

HB

Copernicia

HN: 2019100

Familie: Palmae.

Unterfamilie: Coryphoideae.

Tribus: Corypheae.

Subtribus: Livistoninae.

Gattungsgliederung: Die Gattung Copernicia MART. umfaßt 25 bis 30 Arten.[1,2]

Gattungsmerkmale: Schlanke Solitärpalmen. Stamm zumindest im unteren Teil von Blattresten bedeckt. Blätter fächerförmig, zu $^1/_4$ bis $^1/_3$ in steife Strahlen eingeschnitten. Blütenstände zwischen den Blättern, oft länger als die Blätter, verzweigt. Blüten dreizählig, Kelch- und Kronblätter an ihrem Grunde verwachsen. Frucht ei- oder kugelförmig, gewöhnlich nur aus einem Fruchtblatt hervorgegangen. Same mit stark zerklüftetem Nährgewebe.[1]

Verbreitung: Der Verbreitungsschwerpunkt liegt auf Kuba mit 20 bis 25 endemischen Arten in meist kleinen Arealen, ferner 2 Arten auf Hispaniola, 3 im tropischen Südamerika; in Savannen oder Waldgebieten der Ebene an verhältnismäßig trockenen Standorten.[1,2]

Inhaltsstoffgruppen: Wachsüberzüge auf den Blättern, die sich insbesondere bei *C. alba*, *C. hospita* und *C. prunifera* ausbeuten lassen. Pflanzliche Epicuticularwachse sind kompliziert zusammengesetzte Vielkomponentengemische lipophiler Substanzen wie Kohlenwasserstoffen, Wachsestern, langkettigen Mono- und Dialkoholen, Aldehyden, Ketonen, Steroiden und Triterpenen.[3] Die Zusammensetzung im Einzelnen ist taxoncharakteristisch.[4] Für die Copernicia-Arten ist das Auftreten von Estern aromatischer Carbonsäuren sowie von Carnaubadiol, eines tetracyclischen Triterpens, typisch.[4]

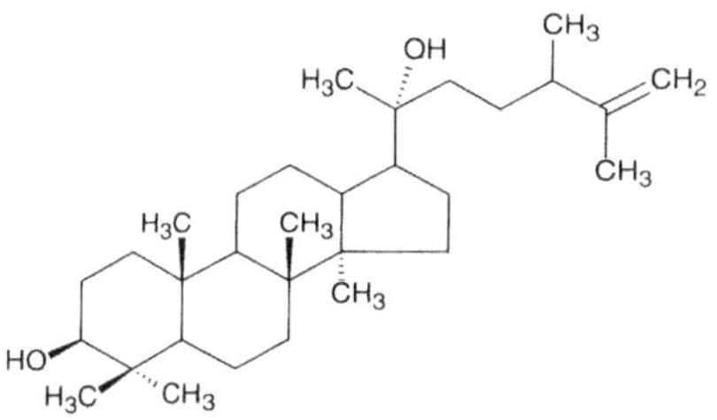

Carnaubadiol

Drogenliefernde Arten: *Copernicia prunifera*: Cera carnauba.

Copernicia prunifera (MILL.) H.E. MOORE

Synonyme: *Copernicia cerifera* (ARR. DA CAM. ex KOSTER) MART.

Sonstige Bezeichnungen: Dt.: Carnaubapalme, Carnauba-Wachspalme, Wachspalme; engl.: Brazilian wax palm, Carnauba, Carnauba wax palm; frz.: Copernicie à cire; holl.: Carnaubawaspalm; port. (Brasilien): Arruda da Camara, Carnauba.

Botanische Beschreibung: 10 bis 15 m hohe Solitärpalme. Stamm ca. 60 cm im Durchmesser, an der Basis verdickt. Bei alten, hohen Bäumen ist der obere Teil des grauen Stammes glatt, aber durch die Narben der abgefallenen Blätter gezeichnet; der untere Teil behält die sparrig abstehenden Blattbasenreste. Blätter fächerförmig, fast kreisrund, ca. 1,5 m im Durchmesser, blaugrün bereift, bis zu $^1/_3$ in steife, spitz abstehende Strahlen eingeschnitten, die Außenränder der peripheren Strahlen mit kleinen Zähnen; Blattstiele ebenso lang oder länger als die Spreite, bedornt; die Blätter bilden eine dichte kugelförmige Krone. Blütenstände zwischen den Blättern, über 2,5 m lang, dreifach verzweigt. Blüten zwittrig, radiär, klein, weißlich. Kelch- und

Kronblätter bis zur Hälfte zu einer Röhre verwachsen, Kronblätter etwas länger als Kelchblätter. Die 3 getrennten Fächer der Fruchtblätter laufen an der Spitze zu einem gemeinsamen Griffel zusammen, nur ein Fruchtblatt entwickelt sich zur ca. 2,5 cm langen und 2,0 cm breiten eiförmigen Frucht. Das Nährgewebe des Samens ist außergewöhnlich stark zerklüftet.[2]

Inhaltsstoffe: Wurzel und Blatt sind gerbstoffreich.[16]

Verbreitung: Nordost-Brasilien, besonders im Staat Mato Grosso, in semiariden Gebieten; sehr störend auf Viehweiden.

Anbaugebiete: In Brasilien, wo umfangreiche Wildvorkommen genutzt werden, wurden auch Versuchsplantagen angelegt.[5,6]

Drogen: Cera carnauba.

Cera carnauba

Synonyme: Cera Coperniciae, Cera foliorum, Cera Palmarum.

Sonstige Bezeichnungen: Dt.: Carnaubawachs, Cearawachs; engl.: Brasil Wax, Caranda Wax, Carnauba Wax; frz.: Cire de Carnauba; it.: Cera carnauba.

Monographiesammlungen: Carnaubawachs *DAB 10 (Eur)*; Carnauba Wax *USP*, *NF XVII*; Cera carnauba *Helv VII*; Cera Carnauba *AB-DDR*; Carnauba Wax *Mar 29*.

Definition der Droge: Das aus dem Wachsüberzug der Blattoberfläche gewonnene und gereinigte Wachs.

Stammpflanzen: Alle Monographien nennen als Stammpflanze *Copernicia cerifera* (Arr. da Cam. ex Koster) Mart., die nach den botanischen Nomenklaturregeln *Copernicia prunifera* (Mill.) H.E. Moore heißt.

Herkunft: Aus Wildbeständen Brasiliens.

Gewinnung: Die jungen, frisch entfalteten Blätter scheiden das Wachs, das ihnen an den trockenen Standorten als Transpirationsschutz dient, in feinen Schüppchen ab. Die Ernte erfolgt in der Trockenzeit, indem dreimal im Abstand von zwei Monaten 6 bis 8 Blätter vorsichtig abgeschnitten und auf Matten ausgebreitet werden. Beim Trocknen schrumpfen die Blätter, wodurch sich die Wachsschuppen lockern: Sie lassen sich abklopfen, der Rest wird abgebürstet. Das Rohprodukt wird gereinigt, indem es in heißem Wasser geschmolzen und nach dem Erstarren abgehoben wird. Neuerdings verarbeitet man auch jüngere Blattwedel, deren Wachs sich maschinell ausdreschen läßt. Jeder Baum liefert 120 bis 160 g Wachs pro Jahr.[2,17]

Handelssorten: Pulver, Flocken oder harte Massen, schwach gelb bis gelb, geruchlos oder von schwachem, fadem, aber nicht ranzigem Geruch und ohne Geschmack; praktisch unlöslich in Wasser und Ethanol, unter Erwärmen löslich in Ethylacetat, Toluol und besonders leicht in Chloroform.[17]

Verfälschungen/Verwechslungen: Beimengungen von Ouricouri-Wachs (Syn.: Uricury-Wachs), das durch Abkratzen von den Blättern der Ouricouri- oder Nicuri-Palme, *Syagrus coronata* (Mart.) Becc., gewonnen wird.[4]

Minderqualitäten: Carnaubawachs bester Qualität ist hellgelb. Weniger gute Ware kann gelb bis grüngelb gefärbt sein.[17]

Inhaltsstoffe: 40 % Ester von aliphatischen unverzweigten C_{20}- bis C_{30}-Säuren mit C_{30}- bis C_{34}-Alkoholen (unverzweigt, aliphatisch); 14 % Ester von ω-Hydroxycarbonsäuren mit C_{30}- bis C_{34}-Alkoholen; 23 % *p*-Hydroxyzimtsäureester; 7 % *p*-Methoxyzimtsäureester; 12 % freie Wachsalkohole und 1 % Kohlenwasserstoffe (alle Gehaltsangaben nach[4]) auf der Basis von säulenchromatographischen Auftrennungen).
Daneben dürften Polyester vorkommen, die zusammen mit den langkettigen C_{20}- bis C_{34}-Verbindungen für die Härte und für den hohen Schmelzpunkt des Carnaubawachses verantwortlich sind.[4] 0,4 % Carnaubadiol (isoliert).[7]

Identität: Die Prüfung erfolgt mittels Dünnschichtchromatographie *DAB 10*:
- Stationäre Phase: Kieselgel G.
- Fließmittel: Ethylacetat + Chloroform (2 + 98) (*V/V*).
- Detektion: Besprühen mit Molybdatophosphorsäure und anschließendes Erhitzen. Als Vergleiche werden Menthylacetat, Menthol und Thymol gelöst aufgetragen.
- Auswertung: Zwischen den Referenzsubstanzen Menthol und Thymol befindet sich die starke, dunkelblaue Zone von *n*-Triacontanol (= Melissylalkohol). Schwächere Zonen befinden sich im Bereich zwischen den Referenzsubstanzen Thymol und Menthylacetat. Weitere Flecke sind erwähnt *DAB 10*.

Ähnliche DC:[7] Fließmittel Chloroform + Ethanol (99 + 1) (*V/V*), Detektion mit 50 %iger Schwefelsäure und anschließendem Erhitzen. Die Chromatogramme verschiedener Wachse sind dort abgebildet.[7]
Eine Unterscheidung verschiedener Wachse, insbesondere auch die Abgrenzung von Carnaubawachs gegenüber Ourikouriwachs, gelingt auch gaschromatographisch nach Behandlung des Wachses mit Diazomethan und Acetylierung. Verwendet wird eine gepackte Säule (3 ft × 1,8') mit 1,5 % Dexsil 300 auf silanisiertem Chromosorb W, Temperaturprogramm: 125 °bis 400 °C, 3 °C/min.
Man erhält bei Carnaubawachs im Gegensatz zu anderen Wachsen keine Peaks für Kohlenwasserstoffe und für die freien Fettsäuren als Methylester. Vorhanden sind freie Alkohole als Acetate, langkettige Ester und Triacylglycerole.[8] Da es sich bei Wachsen um sehr schwer flüchtige Produkte handelt, läßt sich allerdings nicht abschätzen, welche Anteile auf der Säule bleiben.

Eine GC-Schnellmethode zur Bestimmung der Wachssäuren nach Verseifen des Wachses in Form ihrer Methylester ist ebenfalls beschrieben (Abbildungen für verschiedene Wachse inkl. Carnaubawachs). Säule 2m × 3mm, 5% Silikongumme SE 52 auf Celite 60 bis 100 mesh, Temperaturprogramm 150°bis 350°C, 6°C/min.[9] Die erwähnten GC-Methoden lassen sich auf die heutzutage üblichen Kapillarsäulen übertragen. Die Säulenhersteller bieten vergleichbare Phasen bzw. Säulen an.

Reinheit:
- Relative Dichte *DAB 10*: Etwa 0,97.
- Schmelztemperatur *DAB 10*: 80 bis 88°C, Carnaubawachs zeigt von allen Wachsen die höchste Schmelztemperatur.
- Säurezahl *DAB 10*: 2 bis 7.
- aus Löslichkeitsgründen wird Xylol/Ethanol als Lösungsmittel verwendet und heiß titriert.
- Verseifungszahl *DAB 10*: 78 bis 95 (heiß titriert).
- Asche *DAB 10*: Höchstens 0,25%.

Um zu dunkel gefärbte Handelssorten und in Chloroform nicht klar lösliche harzartige Verunreinigungen auszuschließen, muß die Lösung in Chloroform klar sein und darf nicht stärker gefärbt sein als eine zum Vergleich hergestellte Kaliumdichromatlösung.[17]
Die oben zitierte Gaschromatographie des mit Diazomethan behandelten acetylierten Wachses läßt sich auch zur Reinheitsprüfung heranziehen. Eine Verfälschung (Beimengung) mit Ouricuriwachs läßt sich durch einen Peak des Lupeylacetats nachweisen.[6]

Lagerung: Vor Licht geschützt.

Akute Toxizität: Dosen von 5g Wachs/kg KG – perorale Gaben (Intubation) – erwiesen sich an Ratten als nichttoxisch: Keines der Tiere starb innerhalb von 14 Tagen nach Applikation; die Autopsie ergab keine abnormalen Befunde.[10]
Phototoxische Effekte, Hautirritationen und Sensibilisierungen wurden nicht beobachtet, so daß die Verwendung von Carnaubawachs in Kosmetika unbedenklich ist. Dem Carnaubawachs wurde von der FDA auch der GRAS-Status unter 184.1976 als Lebensmittelzusatzstoff zuerkannt.[10]

Chronische Toxizität: Geprüft wurde die subchronische Toxizität an Beagle-Hunden.[11,12] In 2 Versuchsreihen wurden dem täglichen Futter 0,1% bzw. 1,0% Carnaubawachs zugesetzt. Innerhalb einer Versuchsdauer von 28 Wochen blieben Körpergewicht, Menge der Nahrungsaufnahme, hämatologische Daten sowie Zusammensetzung des Urins unverändert im Vergleich mit der Kontrollgruppe. Die Befunde der Autopsie erbrachten keine Anhaltspunkte für pathologische Veränderungen.[11]

Reproduktionstoxizität: Bei der Prüfung der Fertilität und allgemeine Fortpflanzungsfähigkeit erhielten je 25 weibliche und 25 männliche Ratten in unterschiedlichen Versuchsansätzen Futter dem 0,1%, 0,3% oder 1,0% Carnaubawachs beigemischt war. Es zeigten sich keine Unterschiede zur Kontrollgruppe hinsichtlich Paarungserfolg, Gewicht und Anzahl der lebenden Jungtiere oder auf den Lactationsindex.[12] Auch hämatologische Daten – Zahl der Leuko- u. Erythrozyten, Hämoglobingehalt, Prothrombinzeit – der F_1-Generation ließen keinen Einfluß der Carnaubagaben auf die geprüften Parameter erkennen.
Auffallend hingegen war, daß sich unter der Gabe von Carnaubawachs der Gehalt an freien Fettsäuren im Serum von zuvor 906 ± 66 μM/L auf 554 ± 58 μM/L erniedrigte. Der Verdacht, es könnten höherkettige Fettsäuren des Carnaubawachses in den Blutkreislauf gelangt sein, ließ sich bisher nicht erhärten: Zum einen erwies sich der Effekt als nicht dosisabhängig, zum anderen konnte das Phänomen der Senkung des Fettsäurespiegels am Hund als Versuchstier nicht beobachtet werden.[12]

Sonst. Verwendung: *Pharmazie/Medizin.* In der Zahnmedizin als Bestandteil von Abdruckmassen zur Plastizitätserhöhung.[13] In der pharmazeutischen Technologie als Poliermittel für Dragees, meist zusammen mit Bienenwachs.[14] *Kosmetik.* Als Zusatz (ca. 2 bis 5%) zu Lippenstiften, Schminkstiften und Nagelpoliermitteln.[15] *Industrie/Technik.* Wichtiger Bestandteil von Polituren, Isoliermaterial, Kerzen, Zündhölzern, Bohnermitteln, Lederpflegemitteln, Schuhcreme, wasserdichtem Papier, Firnis und Wachstuch.
In der Lebensmittelindustrie als Überzug zur Konservierung von Citrusfrüchten und anderen Früchten.[18]

1. Uhl NW, Dransfield J (1987) Genera Palmarum, a classification of palms based on the work of Harold E. Moore jr., Allen Press, Lawrence, Kansas USA, S. 204–205
2. Lötschert W (1985) Palmen, Verlag Eugen Ulmer, Stuttgart, S. 91
3. Thompson GA jr (1980) Plant lipids and taxonomic significance. In: Bell AE, Charlwood BV (eds) Secondary Plant Products, Springer, Berlin Heidelberg New York, S. 535–554
4. Kolattukudy PE (ed) (1976) Chemistry and Biochemistry of natural waxes, Elsevier, Amsterdam Oxford New York
5. Schultze-Motel J (Hrsg) (1986) Rudolf Mansfeld Verzeichnis landwirtschaftlicher und gärtnerischer Kulturpflanzen, 2. Aufl., Springer, Berlin Heidelberg New York, S. 1.631–1.632
6. Brücher H (1989) Useful plants of neotropical origin and their wild relatives, Springer, Berlin Heidelberg New York, S. 141
7. Tulloch AP (1976) Chemistry of waxes of higher plants. In: Kolattukudy PE (ed) Chemistry and Biochemistry of natural waxes, Elsevier, Amsterdam Oxford New York, S. 236–289
8. Tulloch AB (1973) J Am Oil Chem Soc 50:367–371
9. Miltenberger KH (1968) Fette Seifen Anstrichm 70:736–742
10. NN (1984) J Am Coll Toxicol 3:1–41
11. Parent RA, Cox GE, Babish JG et al (1983) Food Chem Toxic 21:85–87
12. Parent RA, Re TA, Babish JG et al (1983) Food Chem Toxic 21:89–93
13. The Merck Index (1989) 11. Aufl., Merck & Co, Rahway N.Y., S. 1.857

14. Sucker H, Fuchs P, Speiser P (1978) Pharmazeutische Technologie, Thieme, Stuttgart, S. 310, 349
15. Fey H, Otte I (1985) Wörterbuch der Kosmetik, Wissenschaftliche Verlagsgesellschaft, Stuttgart
16. Hgn, Bd. II und VII
17. Kom
18. Hag, Bd. VII, Teil B, S. 505

RH/SB/Ze

Coriandrum

HN: 2008200

Familie: Apiaceae (Umbelliferae).

Unterfamilie: Apioideae.

Tribus: Coriandreae.

Gattungsgliederung: Nach[38] besteht die Gattung Coriandrum L. aus zwei Arten, von denen nur *C. sativum* L. in Europa vorkommt.

Botanische Beschreibung: Pflanzen ein- bis zweijährig, krautig, kahl. Laubblätter 1- bis 3fach fiederschnittig. Blüten teils zwittrig, teils männlich, in Dolden; Hülle fehlend oder 1blätterig; Kelchblätter 5, zahnförmig, ungleich, bleibend; Kronblätter verkehrt herzförmig, mit einem eingebogenen, gestutzten oder ausgerandeten Läppchen versehen. Frucht kugelig, 1,5 bis 5 mm im Durchmesser, hart, Doppelachäne aus nur schwer trennbaren Teilfrüchten, außen in frischem Zustand glatt, mit zunehmender Trocknung meridianförmige Rippen zeigend: jede Teilfrucht mit 5 geschlängelten, wenig hervortretenden Hauptrippen und damit abwechselnd 4 geraden, deutlich hervortretenden Nebenrippen. Fugenfläche ziemlich kreisrund, an jeder Teilfrucht mit zwei Ölstriemen.[38]

Verbreitung: Im gesamten Mittelmeergebiet, in Mittel- und Osteuropa, Ostasien, Nord- und Südamerika.

Inhaltsstoffgruppen: Ätherisches Öl, dominiert von aliphatischen Aldehyden oder Monoterpenalkoholen; fettes Öl in den Samen; einfach gebaute Cumarine und Furoisocumarine; Flavonoide vom Flavonol-3-*O*-glykosid-Typ; Phenolcarbonsäuren; Triterpene.[39]

Drogenliefernde Arten: *Coriandrum sativum* L.: Coriandri aetheroleum, Coriandri fructus.

Coriandrum sativum L.

Synonyme: *Coriandrum maius* GOUAN = *C. diversifolium* GILIB. = *C. globosum* SALISB. = *Selenium coriandrum* E.H.L. KRAUSE = *Cuminum cyminum* WALLICH nec L.[38]

Sonstige Bezeichnungen: Dt.: Gartenkoriander, Klanner, Koriander, Schwindelkraut, Stinkdill, Wanzendill; engl.: Coriander; frz.: Coriandre, Persil arabe (in Algerien); it.: coriandolo, coriandro, Erba cimicina (im Tessin); dän., holl., norw.: Koriander; pol.: Kolender; port.: Coentro; rum.: Coriandru; span.: Cilantro, Culantro; tsch.: Koriandr.

Systematik: Je nach Fruchtgröße wird *C. sativum* L. in zwei bedeutende Varietäten unterteilt: var. *vulgare* ALEF. (= var. *macrocarpum* DC) mit einem Fruchtdurchmesser von 3 bis 5 mm und var. *microcarpum* DC mit 1,5 bis 3 mm.[38]

Botanische Beschreibung: Etwa 20 bis 70 cm hohe, unangenehm wanzenartig riechende Pflanze mit dünner spindelförmiger Wurzel. Stengel aufrecht, beblättert, Stiel rund, oberwärts ästig. Laubblätter hellgrün; die grundständigen langgestielt, ungeteilt oder eingeschnitten gekerbt oder 3lappig bis 3schnittig; die folgenden Laubblätter 1- bis 2fach fiederschnittig, mit wenigen, breiten, eiförmigen, am Grunde meist keilförmigen, fiederspaltigen Abschnitten 1. Ordnung und gedrängten, ziemlich breiten, grob eingeschnitten-gekerbten Zipfeln letzter Ordnung und breiten kurz zugespitzten Zähnen; mittlere und obere Stengelblätter auf den länglichen Scheiden sitzend, feiner zerteilt, 2- bis 3fach fiederschnittig mit entfernten und spreizenden, linealischen bis fast fädlichen, meist ganzrandigen, spitzen Zipfeln und ebensolcher Spindel. Dolden langgestielt, mittelgroß, flach, 3- bis 5strahlig. Hülle fehlend oder aus 1 unscheinbarem Blatt. Hüllchen einseitig, aus meist 3 sehr schmalen, fädlich-pfriemlichen, in eine Haarspitze auslaufenden Blättern bestehend; Kelchblätter dreieckig-lanzettlich bis linealisch, sehr ungleich, die beiden äußeren bedeutend länger als die drei inneren; Kronblätter weiß oder rötlich, das äußere unpaare der strahlenden randständigen Blüten 2 bis 4 mm lang, symmetrisch tief-zweispaltig, mit länglich-verkehrt-eiförmigem Lappen, die beiden anstoßenden seitlichen Kronblätter der gleichen Blüte unsymmetrisch-verkehrt-herzförmig-zweilappig, die zwei oberen Kronblätter viel kleiner und nahezu symmetrisch-verkehrt-herzförmig; innere Blüten der Döldchen nicht strahlend, nahezu strahlig-symmetrisch mit kleinen, schwach ausgerandeten Kronblättern. Frucht braun bis strohgelb (näheres s. Gattungsmerkmale); Griffel verlängert, ca. 2 mm lang, steif, gerade, 2- bis 3mal so lang wie das kegelförmige Griffelpolster, mit knopfförmiger Narbe.[38]

Verwechslungen: Im sehr frühen Entwicklungsstadium bis zum Abwerfen der grundständigen Laubblätter besteht große Ähnlichkeit mit der Anispflanze *Pimpinella anisum* L. Letztere riecht jedoch anders und ist feinflaumig behaart. Mit dem Auftreten der charakteristischen Früchte wird eine Verwechslung unwahrscheinlich.

Inhaltsstoffe: Alle Pflanzenteile führen in schizogenen Ölgängen und Ölbehältern ätherisches Öl mit organ- und entwicklungsstadienspezifischer Zusammensetzung. Es besteht in Wurzeln, Kraut und unreifen Früchten zu 80 % aus den aliphatischen Aldehyden Decanal und Tridecen-(2)-al. Letzterer ist Träger des typischen, unangenehm wanzenartigen Geruchs. Das ätherische Öl reifer Früchte ist dagegen nahezu frei von Aldehyden. Hier dominiert der Monoterpenalkohol Linalool mit seiner

blumigen, an Maiglöckchen erinnernden Geruchsnote.[1,2,40] Im Etherextrakt von Frischpflanze und grünen Früchten werden geringe Mengen Alkylphthalide gefunden.[3]
Die Blätter und Blattstiele junger Pflanzen führen ca. 20 bis 45 ppm der Furoisocumarine Coriandrin (= 4-Methoxy-7-methyl-5*H*-furo[2]benzo-pyran-5-on) und (7,8)-Dihydrocoriandrin.[4]

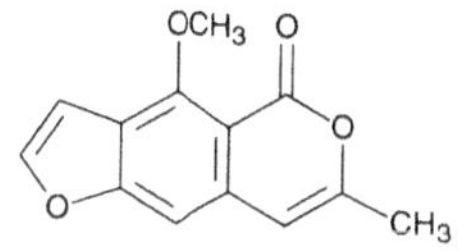

Coriandrin

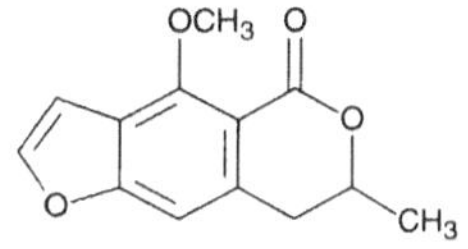

Dihydrocoriandrin

Die geringen Flavonoidvorkommen der Pflanze beschränken sich auf 3-*O*-Glykoside von Quercetin und Kämpferol. Das Kraut ist flavonoidreicher als die Früchte. Identifiziert sind Quercetin-3-*O*-*β*-D-glucuronid, Isoquercitrin und Rutin. Die Quantifizierung über die Aglyka ergibt für Quercetin 360 ppm im Kraut und 55 ppm in den Früchten, für Kämpferol 9 ppm im Kraut und 3 ppm in den Früchten, jeweils bezogen auf Frischgewicht.[5,6]

Verbreitung: Geographische Verbreitung s. Verbreitung der Gattung Coriandrum. Natürliche Wildvorkommen der traditionsreichen Kulturpflanze sind sehr selten. Sie wird allenfalls als Unkraut in Ackerlandflächen angetroffen, wenn sich die leicht rollenden Früchte an den Umschlagsplätzen des Handels als Verunreinigung unter anderweitiges Saatgut mischen. Dies erklärt auch die natürlichen Vorkommen in der Nähe von Lagerhäusern, auf Bahnhofsgelände und Schuttplätzen.

Anbaugebiete: Koriander wird weltweit angebaut. Haupterzeuger sind Frankreich, Italien, Mittelrußland, der Balkan, die Türkei, Nordafrika, Vorderindien, Japan und die USA.

Drogen: Coriandri aetheroleum (Korianderöl), Coriandri fructus (Korianderfrüchte).

Coriandri aetheroleum (Korianderöl)

Synonyme: Oleum Coriandri.

Sonstige Bezeichnungen: Engl.: Coriander oil; frz.: Huile essentielle de coriandre; it.: Coriandolo essenza; span.: Aceite de cilantro.

Monographiesammlungen: Coriander Oil *BP88*, *USP XX*, *Mar 29*.

Definition der Droge: Das durch Destillation aus den getrockneten reifen Früchten erhaltene Öl *BP88*/ das durch Wasserdampfdestillation aus der getrockneten reifen Frucht erhaltene Öl *USP XX*.

Stammpflanzen: *Coriandrum sativum* L.

Herkunft: Für die industrielle Produktion des Korianderöls kommt v.a. der ölreiche russische, polnische, rumänische und ungarische Koriander in Frage. Hauptlieferländer des Öls sind Rußland, Jugoslawien, Polen, Bulgarien und die USA.

Gewinnung: Zur Ölgewinnung werden die getrockneten Früchte mit Walzen zerquetscht und hierauf sofort der Wasserdampfdestillation unterworfen. Durch das Zerquetschen wird die Destillationsdauer verkürzt und die Ölausbeute gesteigert. Die Destillationsdauer beträgt bei diskontinuierlichem Betrieb ca. 10 h.[40]

Ganzdroge: Eigenschaften: Klare, farblose oder hellgelbe, wasserfreie Flüssigkeit mit Geruch und Geschmack nach Koriander *BP88*.

Verfälschungen/Verwechslungen: Die früher häufigen groben Verfälschungen mit Pommeranzenöl, Terpentinöl oder Anethol werden mit den mittlerweile üblichen chromatographischen Kontrollmethoden leicht erkannt.[40]

Minderqualitäten: Korianderöl wird oft mit reinem Linalool verschnitten.[11]

Inhaltsstoffe: Korianderöl besteht aus ca. 60 bis 75 % aus Linalool. Weitere Inhaltsstoffe s. Coriandri fructus.
Das Linalool des natürlichen Korianderöls liegt überwiegend als (3*S*)-(+)-Enantiomer neben sehr wenig (3*R*)-(−)-Linalool vor.[32]

Identität: *BP88* verlangt die Einhaltung der vorgegebenen organoleptischen Eigenschaften.
Eine spezifische Identitätsprüfung ermöglicht die für Korianderfrüchte vorgeschriebene DC *DAB 10*, *PF X*. Allerdings entfällt die Prüfung auf Triglyceride, die im ätherischen Öl fehlen.

Reinheit:
- Brechungsindex: 1,462 bis 1,472 *BP88*, *USP XX*;
- optische Drehung: + 8° bis + 12° *BP88*; + 8° bis + 15° *USP XX*;
- relative Dichte: 0,863 bis 0,870 *BP88*; 0,863 bis 0,875 *USP XX*;
- Löslichkeit: 1 Vol. Teil löst sich in 3 Vol. Teilen Ethanol 70 % *BP88*, *USP XX*;
- Schwermetalle: höchstens 0,004 % *USP XX*.

Gehalt: 65,0 bis 75,0 % (*m*/*m*) Linalool *BP88*.

Gehaltsbestimmung: Temperaturprogrammierte GC einer ethanolischen Lösung des Korianderöls an gepackter Säule (1,5 m × 4 mm), stationäre Phase Dimethylsilikon, Quantifizierung mit Hilfe von Geraniol als internem Standard *BP88*.
Die Wahl des internen Standards ist unglücklich, da Geraniol im Korianderöl bereits per se vorkommen kann, s. Coriandri fructus.
Methode der Wahl ist daher die Kapillar-GC mit Quantifizierung der aufgetrennten Komponenten in Flächenprozente.[11]
Jüngst entwickelte enantioselektive Phasen ermöglichen die Prüfung auf Verschnitt mit synthetischem Linalool.[32]

Lagerung: In vollständig gefüllten, dicht schließenden Behältnissen und vor Licht geschützt bei höchstens 25 °C *BP88*; in vollständig gefüllten, dicht schließenden Behältnissen und vor übermäßiger Erwärmung geschützt *USP XX*.

Stabilität: Unter dem Einfluß von Licht und Luftsauerstoff zeigt Korianderöl nach 3monatiger Lagerung bei Raumtemperatur im DC starke Zersetzungserscheinungen.[1] Die Lagerungsvorschrift der *USP XX* berücksichtigt die Lichtempfindlichkeit jedoch nicht.

Wirkungen: *Antimikrobielle Wirkung.* Korianderöl zeigt *in-vitro* antibakterielle Aktivität gegen *Bacillus cereus*, *Escherichia coli* und *Pseudomonas aeruginosa*. Es bewirkt vollständige Wachstumshemmung bei den Pilzen *Aspergillus aegypticus*, *Penicillium cyclopium* und *Trichoderma viride* (Agar-Diffusions-Test).[33]
Korianderöl-Dämpfe entfalten *in-vitro* antibakterielle Wirkung gegen *Bacillus subtilis*, *Salmonella typhosa* und besonders *Mycobacterium avium* (Hemmhöfe auf umgestürzten bebrüteten Agarplatten durch von einer imprägnierten Filterscheibe aufsteigende Dämpfe).[34]

Dosierung und Art der Anwendung: *Droge.* Einzeldosis 0,1 g[21], zwei- bis dreimal tgl. 1 bis 3 Tr. mit etwas Honig einnehmen.[32]

Volkstümliche Anwendung und andere Anwendungsgebiete: In verdünnter Form zur äußerlichen Behandlung von Neuralgie, Gelenkschmerzen, Rheumatismus und schlecht heilenden Wunden.
Die Wirksamkeit bei den genannten Anwendungen ist gegenwärtig nicht belegt.

Mutagenität: Die *in-vitro* Prüfung im Ames-Test an *Salmonella typhimurium* TA 92, TA 94, TA 98, TA 100, TA 1535 und TA 1537 ist aufgrund der antibakteriellen Wirkung des Korianderöls nicht auswertbar. An Chinesischen-Hamsterfibroblasten zeigen sich bis zur cytotoxischen Konz. von 0,125 mg/mL keine Chromosomenaberrationen.[35]

Immuntoxizität: Keine Sensibilisierungsreaktion nach äußerlicher Applikation einer 6%-Paraffinzubereitung an 25 freiwilligen Probanden (Maximization-Test).[36]
Die Wahrscheinlichkeit einer Kontaktallergie durch Korianderöl ist somit sehr gering.
Hautverträglichkeit.[36] Reizend bei unverdünnter Appl. auf intakte oder verletzte Kaninchenhaut; keine Reizung bei Appl. einer 6%-Paraffinzubereitung an 25 freiwilligen Probanden (48-Stunden-Closed-Patch-Test). Der Europäische Rat bewertet Korianderöl als unbedenklich, wenn es folgende Konzentrationen im Endprodukt nicht überschreitet: Seifen 0,05%, Cremes und Lotionen 0,06%, Parfüm 0,6%.

Toxikologische Daten: *LD-Werte.* LD_{50}: 4,13 g/kg Ratte.[36]

Sonst. Verwendung: *Pharmazie/Medizin.* Korianderöl könnte als Konservierungsmittel eingesetzt werden. Der Zusatz von 0,2% Korianderöl zu mit 2% verdorbenem Sirupus simplex überimpftem Pilzagar hemmt das Wachstum von Schimmel und anderen Mikroorganismen. Im gleichen Testsystem sind 0,1% Methyl-4-hydroxybenzoat wirksam.[37]
Kosmetik. Aus Korianderöl werden die Duftstoffe Linalool und Decanal gewonnen. Es wird bei der Herstellung von Maiglöckchenduft, Eau de Cologne und zur Seifenparfümierung verwendet.

Coriandri fructus (Korianderfrüchte)

Synonyme: Fructus Coriandri.

Sonstige Bezeichnungen: Dt.: Koriander, Koriandersamen, Schwindelkörner, Schwindelkrautsamen, Stinkdillsamen, Wanzendillsamen; engl.: Coriander, Coriander fruit, Coriander seed; frz.: Coriandre, Fruit de Coriandre; it.: Seme di coriandolo; dän, norw.: Koriander; holl.: Koriandervrucht, Korianderzaad; pol.: Owoc kolendry; port.: Fruto di coentro; span.: Fruto di cilantro.

Monographiesammlungen: Koriander *DAB 10*, Coriander, Powdered Coriander *BP 88*, Coriandre *PF X*, Coriandri Fructus *Hisp IX*, *Belg IV*, *Ned VI*, Fructum Coriandri[7], Fructus Coriandri *Dan IX*, *Norv V*, *ÖAB 90*, Coriander *Mar 29*.

Definition der Droge: Die getrockneten reifen Früchte *DAB 10*, *BP 88*, *Mar 29*; die getrockneten Früchte *PF X*, *Dan IX*; die reifen Früchte *Ned 6*; die Früchte *Hisp IX*, *Belg IV*, *Norv V*; die nicht in die Teilfrüchte zerfallene getrocknete Frucht *ÖAB 90*.

Stammpflanzen: Alle Monographiesammlungen nennen als Stammpflanze *Coriandrum sativum* L. Nur *DAB 10* erwähnt zusätzlich, daß damit sowohl die großfruchtige Varietät *vulgare* ALEF. (= var. *macrocarpum* DC) als auch die kleinfruchtige Varietät *microcarpum* DC offizinell sind.

Herkunft: Hauptlieferländer der Handelsdroge sind Marokko, Rußland und das gesamte Osteuropa.

Gewinnung: Sobald sie eine rostbraune Farbe angenommen haben, werden die Korianderfrüchte ausgedroschen. Sie werden in Speichern an der Luft getrocknet.[40]

Handelssorten: Herkunft und Fruchtgröße sind Kriterien für die Handelssorten:
- Fructus coriandri minor: kleinkörniger russischer Koriander mit einem Durchmesser von 1,5 bis 3 mm und kugeliger Gestalt;
- Fructus coriandri maior: großkörniger marokkanischer oder indischer Koriander mit bis zu 7 mm langen und 4 mm breiten Früchten von eiförmiger Gestalt;
- Sorten anderer Herkunft liegen größenmäßig dazwischen.

Herkunft und Sorte können anhand der Anzahl Früchte pro 1 g abgeleitet werden: < 75: marokkanische oder indische Ware, 80 bis 100: englische oder rumänische Ware, > 130: russische, polnische oder ungarische Ware.[1,8,40]

Ganzdroge: Gelbbraune, mehr oder weniger kugelige Doppelachänen aus fest zusammenhängenden Teilfrüchten; Durchmesser 1,5 bis 5 mm, ovale Formen bis zu 7 mm lang; Rest des 5zähnigen Kelches und des Griffels besonders bei Lupenbetrachtung

noch erkennbar; Oberfläche kahl und glatt, meist mit 10 geschlängelten, wenig hervortretenden Haupt- und 8 bis 10 geraden, deutlicher hervortretenden Nebenrippen *DAB 10*.
- Geruch: Würzig aromatisch mit blumig-süßlicher Note.
- Geschmack: Würzig *DAB 10*.

Mikroskopisches Bild. Querschnitt der Ganzdroge mit linsenförmigem Hohlraum zwischen den Teilfrüchten. Exokarpzellen der Fruchtwand polygonal, getüpfelt, mit kleinen Calciumoxalatkristallen; darunter weitlumiges Parenchym aus kollenchymatisch verdickten, nach innen größer werdenden Zellen; Mesokarp als geschlossene Sklerenchymplatte aus unregelmäßig angeordneten, kurzen, wellig gebogenen, deutlich getüpfelten, verholzten Faserzellen; Endokarp aus langen, schmalen, parkettartig gruppierten Zellen. Die Fugenseite jedes Teilfrüchtchens zwei Ölstriemen enthaltend. Samenschale sehr dünn, kaum zu erkennen; Endosperm nach innen eingebuchtet, kleinzellig, mit kleinen Calciumoxalatdrusen, Öltröpfchen und Aleuronkörnern *DAB 10*, *ÖAB 90*.

Pulverdroge: Offizinell als Powdered Coriander *BP 88*.
Gelbbraunes Pulver, v. a. aus Endospermbruchstücken mit Calciumoxalatdrusen, fettem Öl und Aleuronkörnern. Fragmente des Fruchtwandexokarps in der Aufsicht als Schicht polygonaler, dickwandiger, Oxalatkristalle enthaltender Zellen mit darunter anhaftender Querzellenschicht erkennbar; Bruchstücke des Mesokarps als "Faserplatten"; Fetzen der Parkettzellen des Endokarps vorhanden. Fragmente von Gefäßbündeln und Ölstriemen vereinzelt erkennbar; Stärke fehlt *BP 88*, *EB 6*. s. a.[9]

Verfälschungen/Verwechslungen: Verfälschungen der Ganzdroge sind aufgrund deren charakteristischer Morphologie nicht zu erwarten. Die Pulverdroge kann mit Getreide- und Leguminosenmehlen verfälscht sein. Diese sind anhand ihres Stärkegehaltes jedoch leicht nachzuweisen.

Minderqualitäten: Großfruchtige Droge enthält weniger ätherisches Öl als kleinfruchtige Ware. Genauen Aufschluß gibt die Gehaltsbestimmung.[1,8,40]

Inhaltsstoffe: *Ätherisches Öl.* Die Droge enthält 0,4 bis > 1 % ätherisches Öl, das fast ausschließlich aus Monoterpenen besteht. Der Gehalt variiert je nach Herkunft deutlich: Norwegen 1,4 bis 1,7 %, Rußland 0,8 bis 1,5 %, Rumänien 0,6 bis 0,8 %, Jugoslawien 0,5 bis 1,0 %, Italien 0,3 bis 0,5 %, Marokko 0,2 bis 0,3 %, Indien 0,1 bis 0,2 %. Hauptbestandteil mit 60 bis 75 % ist Linalool, früher "Coriandrol" genannt. Wesentliche weitere Bestandteile sind Borneol, *p*-Cymol, Campher, Geraniol, Limonen und α-Pinen (jeweils ca. 3 bis 6 %), sowie Camphen, Cineol, Geranylacetat, β-Pinen und γ-Terpinen (jeweils ca. 1 %). Die qualitative Zusammensetzung des Öles scheint herkunftsspezifisch zu variieren: Borneol wird nur in russischem, Thymol nur in indischem Koriander gefunden. Geringe Mengen Decanal sind Überreste der im Öl unreifer Früchte noch deutlich vorherrschenden aliphathischen Aldehyde.[1,8,10,11,40]

Fettes Öl. 13 bis 21 %, im Samen lokalisiert; unverseifbarer Anteil ca. 4 %. Petroselinsäure (ca. 38 %), Ölsäure (ca. 37 %) und Linolensäure (ca. 14 %) sind die dominierenden Fettsäurekomponenten.[39]
Weitere Inhaltsstoffe. Die Cumarine Scopoletin und Umbelliferon sind in der Droge mit jeweils ca. 1,5 bis 3 ppm in sehr geringer Menge enthalten.[12] Die Fraktion der Phenolcarbonsäuren besteht v. a. aus Kaffeesäure-, Ferulasäure- und Vanillinsäurederivaten. Hauptverbindung mit ca. 0,02 % ist Chlorogensäure.[13,14]
Der in[41] "Coriandrol" benannte Triterpenalkohol ist inzwischen als Coriandrinondiol genau identifiziert und wird in einer Ausbeute von ca. 0,006 % aus der Droge erhalten.[15]

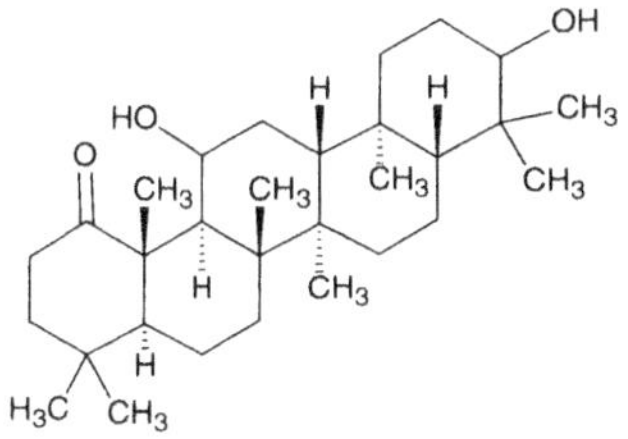

Coriandrinondiol

Zubereitungen: Keine offizinellen Zubereitungen; Extractum Coriandri fld. (1 : 2) ist im Handel erhältlich.[16] Er wird aus 1 Gew. T Droge durch Perkolation mit EtOH 45 Vol. % so hergestellt, daß 2 Gew. T Fluidextrakt erhalten werden.

Identität: Prüfung durch DC *DAB 10*, *PF X*. Die anderen Monographiesammlungen identifizieren nur anhand der morphologisch-anatomischen Merkmale.
DC-Prüfung *DAB 10*, *PF X*:
- Untersuchungslösung: Dichlormethanauszug aus gepulverter Droge *DAB 10*, Verdünnung des bei der Gehaltsbestimmung erhaltenen Wasserdampfdestillates *PF X*;
- Referenzsubstanzen: Linalool und Olivenöl *DAB 10*, Linalool, Geraniol und Geranylacetat *PF X*;
- Sorptionsmittel: Kieselgel 60;
- Fließmittel: Dichlormethan-Ethylacetat (97 + 3) *DAB 10*, Hexan-Ethylacetat (85 + 15) *PF X*;
- Detektion: Anisaldehydlösung und Erhitzen auf 100 °C;
- Auswertung: Im Tageslicht zeigen die Chromatogramme von Untersuchungs- und Referenzlösung hinsichtlich Rf-Wert und Färbung übereinstimmende Zonen. Im Bereich der Fließmittelfront eluiert die Zone der Terpenkohlenwasserstoffe *DAB 10*, *PF X*. Zwischen Startlinie und Linalool können Geraniol und Borneol, zwischen Linalool und der Triglyceridzone kann Geranylacetat zusätzlich vorhanden sein *DAB 10*.

Der Dichlormethanauszug enthält im Gegensatz zum Destillat auch das fette Öl, dessen Triglyceridzone mit Hilfe des Olivenöl-Vergleichs zugeordnet wird. *DAB 10* berücksichtigt die herkunftsbedingten Schwankungen im Terpenspektrum.

Reinheit:
- Fremde Bestandteile: Höchstens 2% *DAB 10*, *BP88*, *PFX*[7]; höchstens 1% *ÖAB90*; höchstens 10% gebrochene Früchte *Ned6*.
- Asche: Höchstens 12% *DAB10*; höchstens 8% *PFX*, *Dan IX*, höchstens 10% *Ned6*; höchstens 7% *Norv V*, *ÖAB 90*[7].
- Salzsäureunlösliche Asche: Höchstens 1,5% *BP88*, *Ned6*; höchstens 1% *Dan IX*.
- Trocknungsverlust: Höchstens 13% *DAB 10*; höchstens 10% *PFX*.

Gehalt: Ätherisches Öl: Mindestens 0,6% *DAB 10*; mindestens 0,5%, Pulverdroge mindestens 0,2% *BP88*; mindestens 0,5% *PFX*, *ÖAB 90*; mindestens 0,4%, Pulverdroge mindestens 0,1% *Ned6*; mindestens 0,3%;[7] höchstens 1% *Hisp IX*.

Gehaltsbestimmung: Volumetrische Bestimmung des Gesamtgehaltes an ätherischem Öl durch Wasserdampfdestillation der frisch gepulverten Droge unter Verwendung von Xylol als Vorlage *DAB 10*. Die anderen Monographiesammlungen verfahren sinngemäß.

Lagerung: Vor Licht geschützt. Nicht als zerkleinerte Droge lagern *DAB10*; trocken bei höchstens 25 °C, Pulverdroge: in dicht schließenden, vor Ölverlusten schützenden Behältnissen bei höchstens 25 °C *BP88*; dicht verschlossen, vor Licht und Feuchtigkeit geschützt *PFX*; vor Ungeziefer geschützt *Ned6*; dicht verschlossen *Hisp IX*; vor Licht geschützt in gut schließenden Behältnissen *ÖAB 90*.

Stabilität: Nach 1jähriger Lagerung der Droge zeigt das DC des ätherischen Öles nur geringfügige Zersetzungsprodukte.[1] Der Gehalt abgabefertig verpackter Teedroge soll um ca. 0,1% absolut pro Jahr abnehmen.[17]

Wirkungen: *Antimikrobielle Wirkung.* Aceton- und Etherextrakte sind *in-vitro* antibakteriell wirksam gegegen *Escherichia coli*, *Erwinia caratovora*, *Mycobacterium smegmatis* und *Streptomyces venezuelae*. Sie wirken antifungal gegen *Cryptococcus rhodobenhani*, *Epidermophyton interdigitale*, *Microsporum canis* und *Penicillium interdigitatum* (Agar-Diffusions-Test). Als Testsubstanz diente der Verdunstungsrückstand eines Mazerates aus 20 g Droge und 50 mL des jeweiligen Lösungsmittels.[18]
Die Wirksamkeit dieser Extrakte dürfte auf ihrem Gehalt in Ätherischem Öl beruhen.

Anwendungsgebiete: Bei Einnahme: Gegen dyspeptische Beschwerden und Appetitlosigkeit.[19] Diese Anwendung basiert auf schwachen spasmolytischen, blähungstreibenden und verdauungsfördernden Eigenschaften des Korianders.[20]
Zur Unterstützung bei der Behandlung von Oberbauchbeschwerden wie Völlegefühl, Blähungen und leichten Magen-Darm-Störungen, krampfartigen Magen-Darm-Störungen.[17]

Dosierung und Art der Anwendung: *Droge.* Bei Einnahme: Mittlere Tagesdosis 3 g zerquetschte Droge;[19] Einzeldosis 1 g Droge *EB 6*.[21]
Teebereitung: Zwei Teelöffel Korianderfrüchte werden zerquetscht, mit ca. 150 mL siedendem Wasser aufgegossen, 10 bis 15 min abgedeckt stehen gelassen und dann durch ein Teesieb gegeben. Soweit nicht anders verordnet, wird mehrmals täglich eine Tasse frisch bereiteter Teeaufguß warm zwischen den Mahlzeiten getrunken.[17] *Zubereitung.* 10 bis 20 Tr. Koriandertinktur innerlich nach den Mahlzeiten.[22]

Volkstümliche Anwendung und andere Anwendungsgebiete: Koriander wird innerlich bei Durchfall, sowie in Mischungen mit anderen Magenmitteln oder für sich allein bei Verdauungsbeschwerden mit Blähungen und Magenkrämpfen eingesetzt.
Zusätzliche Anwendung in anderen Kulturkreisen:[26–29] Im Indischen Kulturkreis innerlich bei Husten, Brustschmerzen, Blasenleiden, leprösem Aussatz, Fieber und Ruhr. Lokal bei Augenleiden als Infus für Spülungen; bei Kopfschmerzen als Paste auf der Stirn; bei Mundleiden-, Rachenleiden und Mundgeruch die zerkauten Früchte; in Pessaren bei postpartalen Komplikationen.
In Mittel- und Südamerika bei Blasenleiden, Menstruationsbeschwerden, zur Kontrazeption und als Abortivum.
Die Wirksamkeit bei den genannten Anwendungen ist gegenwärtig nur für die Anwendung bei Verdauungsbeschwerden belegt.[17,19]

Unerwünschte Wirkungen: Bei bestimmungsgemäßer Anwendung: keine bekannt.[19] *Allergische Wirkungen.* Der Koriander zählt zu den Arten mit sehr geringem Sensibilisierungspotential. Hierfür soll das schwache Kontaktallergen Linalool verantwortlich sein.[23]
Nur sehr selten treten bein Koriander trotz positivem Prick-, Scratch-Test oder RAST auch klinische Symptome auf. Lediglich intensive berufliche Exposition oder atopische Diathese bedingen hier ein geringes Risiko.[24]
Der einzige gut dokumentierte Fall einer Typ-I-Allergie gegen Koriander betrifft folgerichtig eine 51jährige Arbeiterin in der Gewürzindustrie. Bei ständiger inhalativer Einwirkung von Korianderpulver traten nach drei Jahren Beschwerdefreiheit plötzlich ausgeprägte Rhinitis- und Gaumensymptome auf.[25]
Die Austestung (Prick, Scratch) unterschiedlich aufgereinigter wäßriger Extrakte weist nicht auf das Ätherische Öl, sondern auf ein Protein als allergenes Agens hin.[24,25]
Für die bestimmungsgemäße innerliche Anwendung von Koriander sind diese allergologischen Befunde ohne Relevanz.
Gleiches gilt für das Risiko einer Photosensibilisierung durch die Furoisocumarine Coriandrin und Dihydrocoriandrin. Sie werden nur im frischen Kraut junger Korianderpflanzen gefunden, welches als exotisches Gewürz ("Cilantro", "Chinesische Petersilie") in Europa zusehends Beachtung findet.[4]

Mutagenität: Die *in-vitro* Prüfung von Korianderpulver an *Salmonella typhimurium* TA98 und

TA100 im Ames-Test mit und ohne Metabolisierung ergibt keinen Hinweis auf Genmutationen.[30]

Reproduktionstoxizität: Weibliche Ratten erhielten nach der Paarung 20 Tage jeweils 250 bzw. 500 mg wäßrigen Trockenextrakt entspr. 41,7 bzw. 83 g Droge oral verabreicht. Der Extrakt wirkt dosisabhängig signifikant kontrazeptiv. Der Progesteronspiegel ist in der Frühphase der Gravidität deutlich erniedrigt, in den späteren Phasen entspricht er wieder demjenigen der Kontrollgruppe. Selbst bei höherer Dosierung ist die Abortrate sehr gering. Teratogene Mißbildungen sind nicht festzustellen.[31] Aufgrund der hohen Dosierung im Tierversuch ergeben sich keine Konsequenzen für die therapeutische Anwendung am Menschen.

Immuntoxizität: Sensibilisierung ist bis jetzt nur für Atopiker oder bei konsequenter beruflicher Exposition bekannt. Die Symptome sind zumeist schwach ausgeprägt.[24,25]

Sonst. Verwendung: *Haushalt.* Die fein gemahlenen Korianderfrüchte oder auch die frischen Blätter sind Bestandteil von Currygewürz-Mischungen.
Korianderfrüchte sind ein beliebtes Gewürz bei der Zubereitung von Soßen, Fleisch- und Wurstwaren, Fisch, Gemüse, Brot, Lebkuchen, kandierten Früchten und Bonbons.
Eingelegte Fleischwaren werden in Algerien zur Konservierung mit einer Mischung aus Koriander, Salz und Pfeffer bestreut. *Industrie/Technik.* Der Spirituosenindustrie dient Koriander zur Aromatisierung von Apéritifs, Schnäpsen und Likören. In manchen Ländern verwenden die Brauereien Koriander zur Bierparfümierung.

Gesetzl. Best.: *Standardzulassung.* Standardzulassung Nr.:1079.99.99 *Offizielle Monographien.* Aufbereitungsmonographie der Kommission E des BGA "Coriandri fructus (Koriander)".[19]

1. Schratz E, Quadry SMJS (1966) Planta Med 14(3):310–325
2. Reisch J, Schratz E, Quadry SMJS (1966) Planta Med 14(3):326–336
3. Gijbels MJM, Scheffer JJC, Baerheim Svendsen A (1982) Fitoterapia 53:17–20
4. Ceska O, Chaudhary SK, Warrington P, Ashwood-Smith MJ, Bushnell GW, Poulton GA (1988) Phytochemistry 27(7):2.083–2.087
5. Herrmann K, Kunzemann J (1977) Dt Apoth Ztg 117(24):918–920
6. Kunzemann J, Herrmann K (1977) Z Lebensm Unters Forsch 164:194–200
7. Griechische Pharmakopoe 1974
8. Calcandi V, Ciropol-Calcandi I, Georgescŭ E (1961) Pharmazie 16(6):331–334
9. Eschrich W (1988) Pulver-Atlas der Drogen des Deutschen Arzneibuches, 5. Aufl., Fischer, Stuttgart New York
10. Jukneviciene G, Dagyte S, Stankeviciene N (1977) Liet TSR Mosklu Akad Darb, Ser C3:9–16, zit. nach: CA (1978) 88:3090
11. Formácek V, Kubeczka KH (1982) Essential Oils Analysis by Capillary Gas Chromatography and Carbon-13 NMR Spectroscopy, 1. Aufl., John Whiley & Sons, Chichester New York Brisbane Toronto Singapore
12. Kartnig T (1966) Fette Seifen Anstrichm 68(2):131–134
13. Schulz JM, Herrmann K (1980) Z Lebensm Unters Forsch 171:193–199
14. Dirks U, Herrmann K (1984) Z Lebensm Unters Forsch 179:12–16
15. Naik CG, Namboori K, Merchant JR (1983) Curr Sci 52(12):598–599, zit. nach: CA (1983) 99:11931
16. Chemische Fabrik Dr. Hetterich (1987) Preisliste Nr 9, S. 9, Fürth/Bayern
17. Standard-Zulassung für Fertigarzneimittel (1987/89), Govi Verlag, Pharmazeutischer Verlag, Deutscher Apotheker-Verlag, Frankfurt
18. Maruzzella JC, Freundlich M (1959) J Am Pharm Assoc 48(6):356–358
19. BAz Nr. 173 vom 18.09.1986
20. Weiß RF (1991) Lehrbuch für Phytotherapie, 7. Aufl., Hippokrates, Stuttgart
21. Schultz OE, Schmid W (1984) Haffner, Schultz, Schmid: Normdosen der gebräuchlichen Arzneistoffe und Drogen, 7. Aufl., Wissenschaftliche Verlagsgesellschaft, Stuttgart
22. Valnet J (1983) Aromathérapie, 10. Aufl., Maloine, Paris, S. 229–231
23. Hausen BM (1988) Allergiepflanzen – Pflanzenallergene, Handbuch und Atlas der Allergie induzierenden Wild- und Kulturpflanzen, 1. Aufl., ecomed, Landsberg München, S. 292–293
24. Niinimäki A, Björkstén F, Puukka M, Tolonen K, Hannuksela M (1989) Allergy 44:60–65
25. Suhonen R, Keskinen H, Björkstén F, Vaheri E, Zitting A (1979) Allergy 34:327–330
26. Dimayuga RE, Agundez J (1986) J Ethnopharmacol 17:183–193
27. Aresculeratne SN, Gunatilaka AAL, Panabokke RG (1985) J Ethnopharmacol 13:323–335
28. De Montellano BA, Browner CH (1985) J Ethnopharmacol 13:57–88
29. Fleurentin J, Pelt JM (1983) J Ethnopharmacol 8:237–243
30. Vinitketkumnuen U, Suttajit M, Matsushima T (1989) Environ Mol Mutagen 14 (Suppl 15):210–211
31. Al-Said MS, Al-Khamis KI, Islam MW, Parmar NS, Tariq M, Ageel AM (1987) J Ethnopharmacol 21: 165–173
32. König WA (1990) Kontakte (Darmstadt) 2:3–14
33. Ross SA, El-Keltawi NE, Megalla SE (1980) Fitoterapia 4:201–205
34. Maruzzella JC, Sicurella NA (1960) J Am Pharm Assoc 49(11):692–694
35. Ishidate M, Sofuni T, Yoshikawa K, Hayashi M, Nohmi T, Sawada M, Matsuoka A (1984) Food Chem Toxicol 22(8):623–636
36. Opdyke DLJ (1973) Food Cosmet Toxicol 11: Fragrance Raw Materials Monographs, S. 1.077
37. Lord CF, Husa WJ (1954) J Am Pharm Assoc 43(7):438–440
38. Heg, Bd. V/2, S. 1.071–1.074
39. Hgn, Bd. VI, S. 554–629
40. GHo, Bd. VI, S. 356–367
41. Hag, Bd. IV, S. 300–304

Br

Cornus HN: 2020600

Familie: Cornaceae.

Unterfamilie: Cornoideae.

Tribus: Corneae.

Gattungsgliederung: Die Gattung Cornus L. umfaßt 46 Arten und wird gemäß einem 1910 aufgestelltem System auf der Grundlage des Infloreszenzaufbaues in 7 Untergattungen eingeteilt:[1]
– Untergattung Thelycrania.
Sectio Bothrocaryum (= Alternifoliae), z. B. *C. alba* L., *C. amomum* MILL., *C. australis* C.A. MEYER, *C. baileyi* COULT., *C. bretschneideri* HENRY, *C. foemina* MILL., *C. glabrata* BENTH., *C. hemsleyi* SCHNEID. et WANG., *C. macrophylla* WALL., *C. paucinervis* HANCE, *C. poliophylla* SCHNEID. et WANG., *C. racemosa* LAM., *C. rugosa* LAM., *C. sanguinea* L., *C. stolonifera* MICHX., *C. walteri* WANG;
Sectio Amblycaryum (= Oppositifoliae), z. B. *C. alternifolia* L., *C. controversa* HEMSL.
– Untergattung Afrocrania, z. B. *C. volkensii* HARMS.
– Untergattung Arctocrania, z. B. *C. canadensis* L., *C. suecica L.*
– Untergattung Benthamia, z. B. *C. capitata* WALL., *C. kousa* HANCE.
– Untergattung Benthamidia, z. B. *C. florida* L., *C. nuttallii* AUDUB.
– Untergattung Discocrania, z. B. *C. disciflora* MOCINO et SESSÉ.
– Untergattung Macrocarpium, z. B. *C. chinensis* WANG., *C. mas* L., *C. officinalis* SIEB. ET ZUCC., *C. sessilis* TORR. ex DURAND.

Neben diesem System gibt es noch weitere, von verschiedenen Autoren unternommene Gliederungen der Gattung Cornus (Übersicht s. Lit.[2,3]). Sie unterscheiden sich von dem oben angegebenen System beispielsweise darin, daß die 7 Untergattungen Thelycrania bis Benthamia teilweise zu gemeinsamen Taxa zusammengefügt sind und andere Bezeichnungen tragen oder, wie bei der nachfolgenden Gliederung, welche von manchen Autoren[3,4] in der neueren Literatur favorisiert wird, die Sektionen der Untergattung Thelycrania zu eigenständigen Untergattungen erhoben werden:[5]
– Untergattung Afrocrania[5] (wie im obigen System[1]).
– Untergattung Arctocrania[5] (wie im obigen System[1]).
– Untergattung Benthamia[5] (wie im obigen System[1]).
– Untergattung Cornus[5] entspr. der Untergattung Macrocarpium[1].
– Untergattung Cynoxylon[5] entspr. der Untergattung Benthamidia[1].
– Untergattung Discocrania[5] (wie im obigen System[1]).
– Untergattung Kraniopsis[5] entspr. der Untergattung Thelycrania, Sectio Bothrocaryum[1].
– Untergattung Mesomora[5] entspr. der Untergattung Thelycrania, Sectio Amblycaryum[1].

Ansätze zur Überarbeitung der systematischen Gliederung der Gattung Cornus sowie ihrer Stellung innerhalb der Familie der Cornaceae auf der Grundlage chemischer Merkmale finden sich bei Lit.[3,4] (vgl. Inhaltsstoffgruppen der Gattung Cornus).

Gattungsmerkmale: Bäume oder Sträucher, selten ausdauernde Kräuter. Laubblätter gegenständig, selten wechselständig, gestielt oder fast sitzend, ungeteilt, ganzrandig oder schwach gezähnt. Blüten klein, in dichotom verzweigten Rispen, Dolden oder Köpfchen, häufig von Hüllblättern umgeben, zwitterig oder seltener eingeschlechtig. Kelch zu einer rundlichen, kantigen oder gerippten kreisel-, becher- oder glockenförmigen Röhre verwachsen, mit 4 mehr oder weniger deutlichen, zipfelförmigen Kelchblättern. Kronblätter 4, länglich oder eiförmig, in der Knospenlage klappig. Staubblätter 4, vor den Kelchblättern stehend, mit fadenförmigen oder pfriemlichen Staubfäden und länglichen, am Rücken angehefteten, nach einwärts aufspringenden Staubbeuteln. Diskus dick, polsterförmig oder undeutlich. Fruchtknoten zweifächerig, mit je 1 Samenanlage; Samenanlage von der Spitze herabhängend, einwärts und nach oben gekehrt; Griffel faden- oder säulenförmig, mit keulig angeschwollener, zuletzt kopfiger oder abgestutzter Spitze. Frucht steinfruchtartig, länglich oder eiförmig, an der Spitze vom Griffel und Kelch gekrönt, mit knochenartigem oder krustigem, zweifächerigem, zweisamigem Steinkern. Samen länglich zusammengedrückt, mit häutiger Samenschale und fleischigem Nährgewebe.[6]

Verbreitung: Vorwiegend in den nördlichen, extratropischen Gebieten Asiens, Europas und Amerikas; am zahlreichsten in Ostasien vertreten; wenige Arten auch in Ostafrika (*C. volkensii*), Mexiko und Costa Rica (*C. disciflora*), Bolivien (*C. boliviana*), Peru (*C. peruviana*) und im Himalaya (*C. capitata*).[4,6]

Inhaltsstoffgruppen: *Polyphenolische Verbindungen.*
Flavonole. In Blättern und Blüten von Cornus-Arten sind Quercetin- und Kämpferolglykoside, wie z. B. Quercitrin, Isoquercitrin, Rutin und Astragalin, verbreitet.[4,6,7]
Anthocyane. In den Früchten finden sich gehäuft Anthocyanidin-3-glykoside vom Cyanidin-, Delphinidin-, Pelargonidin- und Petunidintyp.[6]
Phenolglucoside und Iridoidglucoside. Das Vorkommen oder Fehlen von bestimmten Phenolglucosiden und Iridoidglucosiden innerhalb der Subgenera der Gattung Cornus hat chemotaxonomische Bedeutung:[3,4] Blätter aller bisher untersuchten Cornus-Arten der Untergattung Thelycrania enthalten keine Iridoidglucoside; stattdessen findet sich Hydroxycyclohexadienonglucosid, auch Cornus-Chinolglucosid oder Cornosid genannt,[6] oft von der entspr. reduzierten Form Salidrosid begleitet.
In allen anderen Untergattungen fehlen diese beiden Phenolglucoside; dafür treten charakteristische Blattiridoidglucoside auf: Alle untersuchten Ver-

treter der Untergattungen Afrocrania und Macrocarpium enthalten das Secoiridoid Secologanin. In der Untergattung Arctocrania fand man die Iridoide Monotropein und Geniposid. In den Untergattungen Discocrania, Benthamidia und Benthamia stellt das Iridoid Cornin (= Verbenalin) das vorherrschende Glucosid dar, bisweilen von Dihydrocornin begleitet.

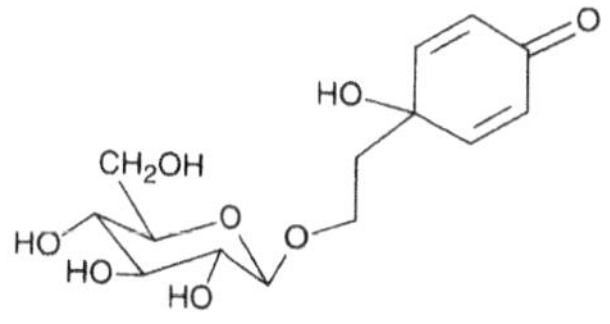

Cornus-Chinolglucosid

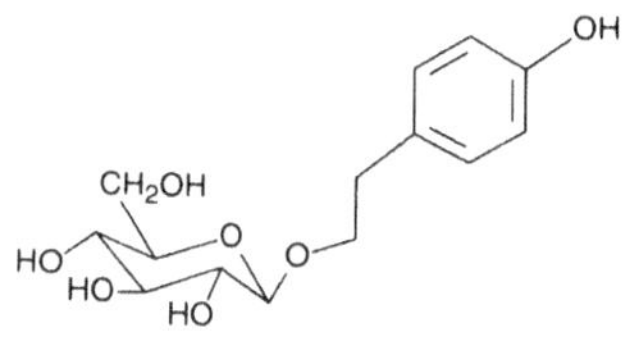

Salidrosid

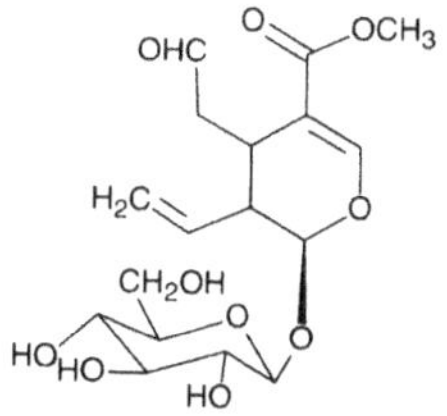

Secologanin

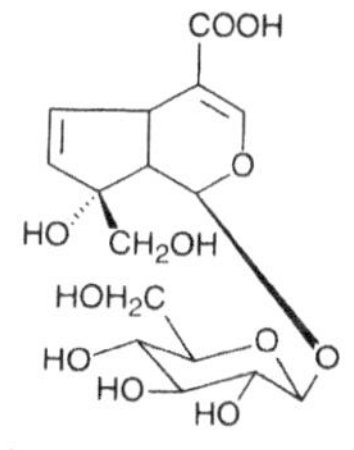

Monotropein

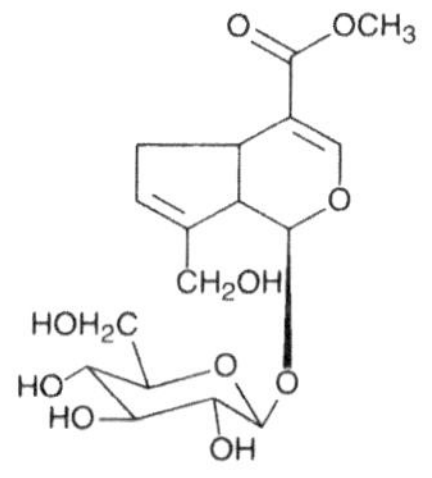

Geniposid

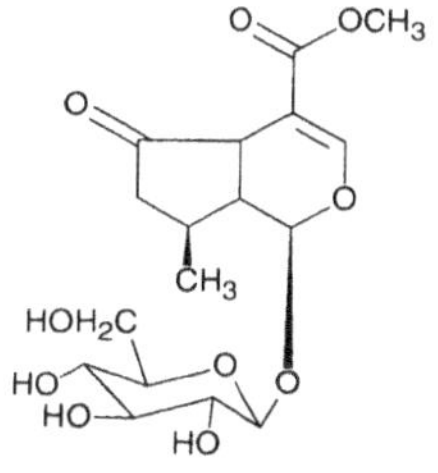

Cornin

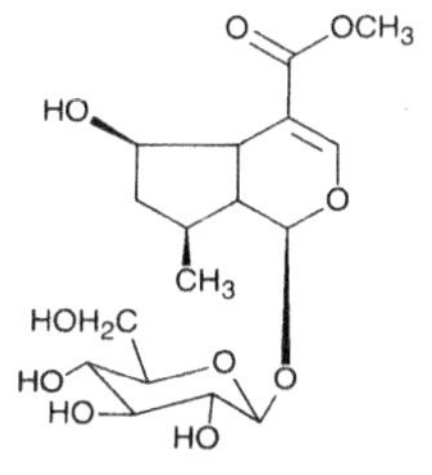

Dihydrocornin

Gerbstoffe. Hydrolysierbare Gerbstoffe: In einem phytochemischen Screening konnten in den Blättern aller 20 untersuchten Cornus-Arten Ellagtannine nachgewiesen werden.[4] Bisher wurden aus den Blättern bzw. Früchten einzelner Cornus-Arten monomere, dimere und trimere Ellagtannine, wie z. B. Tellimagrandin-I, Camptothin A, Cornusiin C, isoliert. Daneben wurden auch Gallotannine, vorwiegend Galloylglucosen, aufgefunden.[6] Vgl. Inhaltsstoffe der Art *C. mas* und *C. officinalis*, sowie der Droge Cornus-officinalis-Früchte.

Kondensierte Gerbstoffe: Hinweise auf die Anwesenheit von Proanthocyanidine, vorwiegend vom Procyanidintyp, in den Blättern einiger Cornus-Arten finden sich bei Lit.[4]

Triterpene. Triterpene scheinen in der Gattung Cornus sehr verbreitet zu sein; sowohl in Blütenständen als auch in Rinde, Wurzel, Zweigen und Stamm von verschiedenen Cornus-Arten konnten Triterpene, wie z. B. Betulin, Oleanol-, Ursol-, Maslin-, Betulin- und Arjunolsäure, aufgefunden werden.[6]

Steroidsaponine. Die Wurzeln von *C. excelsa* enthalten das Steroidsaponin Filiferin, die Rinde von *C. florida* (s. Inhaltsstoffe der Droge Cornus-florida-Rinde) und der Stamm von *C. capitata* Sarsasapogeninglykoside.[6]

Drogenliefernde Arten: *C. amomum*: Cornus sericea hom. *HAB 34*, Cornus sericea hom. *HPUS 78*; *C. florida*: Cornus-florida-Rinde, Cornus florida hom. *HAB 34*, Cornus florida hom. *HPUS 78*; *C. mas*: Cornus-mas-Früchte; *C. officinalis*: Cornus-officinalis-Früchte; *C. rugosa*: Cornus rugosa hom. *HAB 34*, Cornus rugosa hom. *HPUS 78*; *C. sanguinea*: Cornus-sanguinea-Blätter, Cornus-sanguinea-Früchte.

Cornus amomum MILL.

Synonyme: *C. coerulea* LAM., *C. cyanocarpus* MOEN., *C. ignorata* K. KOCH, *C. lanuginosa* MICHX., *C. obliqua* RAI, *C. sericea* L'HÉRIT.[6,8–10]

Sonstige Bezeichnungen: Dt.: Sumpf-Kornel; engl: American red cornel, American red-rod cornel, blue-berry cornel, blue-berried cornus, blue-berried dogwood, female dogwood, Kinnikinnik, New England dogwood, red osier, red rod, red willow, rose willow, silky cornel, silky cornus, silky-leaved dogwood, swamp dogwood, willow rose; frz.: Cornouille soyeuse.[8,9]

Botanische Beschreibung: Dichtwüchsiger Strauch, bis 3,5 m hoch. Zweige wollig. Rinde mit einem Stich ins Lila. Laubblätter gegenständig, gestielt, ganzrandig, ei-elliptisch, bis 12 cm lang, 6 cm breit, oberseits sattgrün, unterseits bräunlich behaart, mit 4 bis 7 Nervenpaaren. Blütenstand 4 bis 5 cm breit, kurz, grau oder bräunlich abstehend behaart. Kelch viel länger als der Diskus. Griffel 3 bis 4 mm lang. Blüten gelblich-weiß. Steinfrucht graublau oder bläulichweiß. Stein etwas gefurcht. Blütezeit Juni bis August.[6,9]

Inhaltsstoffe: Vgl. Inhaltsstoffgruppen der Gattung Cornus.

Die Blätter von *C. amomum* enthalten die Phenolglucoside Cornosid und Salidrosid sowie nicht näher definierte Ellagtannine und Proanthocyanidine; letztere vom Procyanidintypus. Nach Hydrolyse der Blattextrakte konnten Quercetin, Ellagsäure und Kaffeesäure nachgewiesen werden.[3,4,7]

Verbreitung: Atlantisches Nordamerika (von Kanada bis Louisiana); an feuchten Orten.[6,9]

Drogen: Cornus sericea hom. *HAB34*, Cornus sericea hom. *HPUS78*.

Cornus sericea hom. *HAB34*

Monographiesammlungen: Cornus sericea *HAB34*.

Definition der Droge: Frische Rinde.

Stammpflanzen: *C. sericea* L'Hérit. (Synonym: *C. amomum* Mill.).

Ganzdroge: Rinde der Äste in der Jugend weich seidenhaarig, von dunkel-rotbrauner Farbe, mit nur spärlichen Warzen besetzt.[10]

Zubereitungen: Essenz nach §3 *HAB34*; Eigenschaften: Die Essenz ist von hellbrauner Farbe, ohne besonderen Geruch und von herbem, schwach zusammenziehendem Geschmack. Mit dem gleichen Volumenteil Wasser mischt sich die Essenz opalisierend trübe.

Identität: *Essenz*. Mit Eisen(III)chloridlösung färbt sich die Essenz rotbraun. Fehlingsche Lösung wird durch die Essenz reduziert.

Gehalt: *Essenz*. Arzneigehalt $^1/_3$.

Cornus sericea hom. *HPUS78*

Sonstige Bezeichnungen: Swamp Dogwood.[9]

Monographiesammlungen: Cornus sericea *HPUS78*.

Definition der Droge: Die frische Rinde.

Stammpflanzen: *C. sericea* L'Hérit.

Zubereitungen: *Urtinktur*. Herstellung: Zu einer feuchten Pflanzenmasse, bestehend aus 100 g Festanteil und 200 mL Pflanzensaft, gibt man 200 mL dest. Wasser und 635 mL Alkohol 94,9 % (*V/V*) zur Bereitung von 1000 mL Urtinktur.
Dilutionen. D2 (2×) enthält 1 Teil Urtinktur, 3 Teile dest. Wasser und 6 Teile Alkohol; D3 (3×) und höher mit Alkohol 88 % (*V/V*) *HPUS78*.
Medikationen. D3 (3×) und höher.

Gehalt: *Urtinktur*. Arzneigehalt $^1/_{10}$.

Cornus florida L.

Synonyme: *Benthamidia florida* Spach. *Cornus nuttallii* And.[8,11]

Sonstige Bezeichnungen: Dt.: Amerikanischer Hornstrauch, Blumenhartriegel, Großblütige Kornel, Großblütiger Hartriegel, Virginische Kornelkirsche; engl.: American boxwood, American cornelian tree, bitter red-berry, box-tree, boxwood, dogtree, dogwood, false box, Florida cornel, Florida dogwood, flowering dogwood, great flowering dogwood, Indian arrow wood, large flowering cornel, male Virginian dogwood, New England boxwood, Virginia dogwood, white cornel; frz.: Cornouiller à grandes fleurs.[8-11]

Botanische Beschreibung: Strauch oder 4 bis 9 m hoher Baum, sommergrün, stark verzweigt. Stammrinde dunkelgrau, dick, rauh. Zweige glatt, mit Blattnarben. Laubblätter 7 bis 10 cm lang, gegenständig, gestielt, einfach, eiförmig, an beiden Enden zugespitzt, etwas rauh, oberseits dunkelgrün (im Herbst oberseits leuchtend rot bis violett verfärbend), unterseits weißlichgrün, mit 6 bis 7 Nervenpaaren, in der Jugend schwach behaart. Hüllblätter 4, an der Spitze herzförmig eingeschnitten, weiß oder bleichrötlich, eiförmig bis länglich, den Blütenstand überragend. Blüten, ungestielt, klein, grünlich, zu 12 bis 20 am verbreiterten Ende eines derben, ca. 3 cm langen Stieles sitzend. Früchte scharlachrot. Blütezeit Mai bis Juni.[6,9,12]

Inhaltsstoffe: Vgl. a. Inhaltsstoffgruppen der Gattung Cornus.
In den Blättern und Brakteen von *C. florida* wurden die Flavonole Kämpferol- und Quercetin-3-galactosid aufgefunden, in den Blättern und Zweigen die Iridoidglucoside Cornin (= Verbenalin) und Dihy-

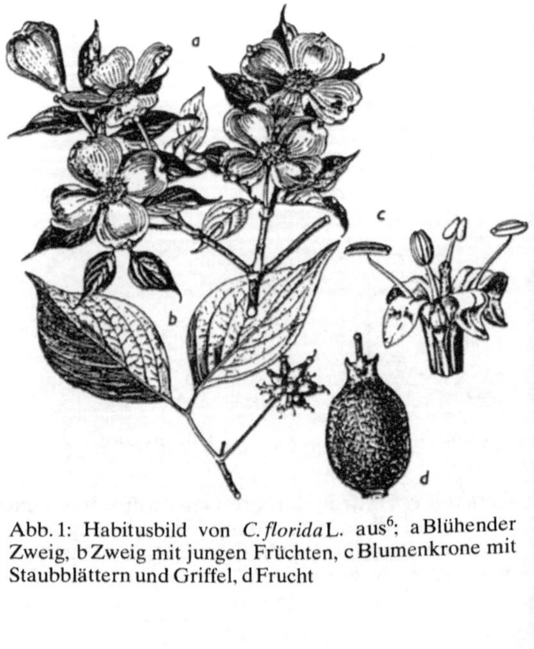

Abb. 1: Habitusbild von *C. florida* L. aus[6]; a Blühender Zweig, b Zweig mit jungen Früchten, c Blumenkrone mit Staubblättern und Griffel, d Frucht

drocornin. Die Blüten enthalten Quercetin- und Kämpferolglykoside, Gallussäure, Cornin und die Triterpene Ursolsäure und Nonacosan. In den Früchten konnten mehrere Anthocyane nachgewiesen werden: Cyanidin-3-galactosid, -3-glucosid und -3-arabinosid, Delphinidin-3-galactosid und -3-glucosid, und Pelargonidin-3-galactosid. Die Herbstblätter weisen dagegen nur Cyanidin-3-glucosid auf. Ein phytochemisches Screening der methanolischen Blattextrakte zeigte die Anwesenheit von Ellagtanninen und Proanthocyanidinen vom Procyanidin-Typ auf.[2-4,7] Die Wurzelrinde soll Gallussäure, Äpfelsäure sowie nicht näher definierte Gerbstoffe enthalten.[6]

Verbreitung: In Bergwäldern des östlichen und südlichen Teils von Nordamerika (von Ontario bis Florida, Texas, Mexiko).[6,8,12]

Drogen: Cornus-florida-Rinde, Cornus florida hom. *HAB34*, Cornus florida hom. *HPUS78*.

Cornus-florida-Rinde

Synonyme: Cortex Corni floridae.[11]

Sonstige Bezeichnungen: Dt.: Hartriegelrinde, Hornstrauchrinde; engl.: Dogwood bark.[11]

Definition der Droge: Die getrocknete Rinde. Gelegentlich wird auch die frische Rinde verwendet.[6,8,13]

Stammpflanzen: *C. florida* L.

Herkunft: Wildvorkommen.[8]

Ganzdroge: S. Schnittdroge.

Schnittdroge: *Geschmack.* Scharf, etwas bitter. *Geruch.* Aromatisch.
Makroskopisches Bild. Rindenstückchen röhren- oder rinnenförmig; Stücke der älteren Stämme mit einer rissigen, graubraunen Borke, von schwärzlicher Farbe; Stücke der Zweige ebenfalls mit einer Borke, außen entweder grünlichbraun oder rosenrot, auf der Innenfläche pfirsichblütenrot. Getrocknete Rinde von vielen Steinzellgruppen hartkörnig.[10,11]
Mikroskopisches Bild. Borke 3 mm dick, geschichtet, markig, braun; mehrere tangential verlaufende, braune Korklagen; zwischen den Korkschichten Rindenparenchym mit abgestorbenen, dunklen Steinzellgruppen. Bast rosenrot, etwa 1,5 mm dick, mit zerstreuten Steinzellnestern. Parenchymzellen Kristalldrusen enthaltend. Steinzellen häufig einzelne, unregelmäßige Kristalle aufweisend.[11]

Inhaltsstoffe: Vgl. Inhaltsstoffgruppen der Gattung Cornus.
Steroidsaponine. Spirostanolglykoside: Sarsapogenin-*O*-*β*-D-galactosid, Sarsapogenin-*O*-*β*-D-xylosyl-(1 → 2)-*β*-D-galactosid, Sarsapogenin-*O*-*β*-D-glucosyl-(1 → 2)-*β*-D-galactosid.[2,13,14]

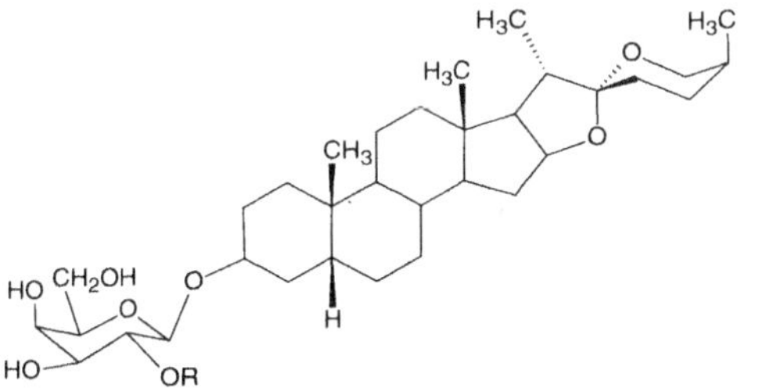

	R
Sarsapogeningalactosid	—H
Sarsapogeninxylosylgalactosid	- Xyl
Sarsapogeninglucosylgalactosid	- Glc

Iridoidglucosid. Cornin (= Verbenalin).[7,12]
Triterpen. Betulinsäure.[7,12]
Polyphenolische Verbindungen. Gallussäure und nicht näher definierte Gerbstoffe.[6,8,12]

Zubereitungen: Decoct[13], Tinktur[8] (keine Spezifizierungen).

Identität: Makro- und mikroskopische Identitätsprüfung s. Schnittdroge.

Wirkungen: *Molluscicide Wirkung.*[13,15] Abtötende Wirkung gegenüber *Biomphalaria glabratus*-Schnecken, welche zu den Überträgern der Schistosomiasis (Bilharziose) zählen.
Test: Jeweils 2 *B. glabratus*-Schnecken werden in eine Lösung der zu untersuchenden Substanz in demineralisiertem Wasser gegeben (Konz. in ppm angegeben); in best. Intervallen setzt man die Schnecken auf eine Petrischale und untersucht die Herztätigkeit mikroskopisch. Die Konzentration (ppm), bei der alle Schnecken innerhalb von 24 Stunden getötet werden (= LC_{100}), wird ermittelt.
Ein methanolischer Extrakt der Droge zeigt einen LC_{100}-Wert für *B. glabratus* von 100 ppm. Die aus dem Extrakt isolierten Steroidsaponine Sarsapogeninxylosylgalactosid und Sarsapogeninglucosylgalactosid (vgl. Inhaltsstoffe) weisen LC_{100}-Werte von 6 bzw. 12 ppm auf. Zum Vergleich: Trifenmorph, der stärkste synthetische molluscicide Wirkstoff, zeigt einen LC_{100}-Wert von 0,25 ppm für *C. glabratus* nach 24 Stunden. (Weitere Werte s. Lit.[15]).
Antiplasmodiale Wirkung.[16] Malaria-Infektionen werden in Küken durch Inokulation mit *Plasmodium gallinaceum*-befallenen Erythrocyten und in Peking Entchen durch Inokulation mit *P. cathemerium*- oder *P. lophurae*-befallenen Erythrocyten erzeugt. Direkt nach Inokulation werden die Testsub-

stanzen per oral für eine Dauer von 5 Tagen verabreicht. Aus Blutproben wird die Zahl an erregerbefallenen Erythrocyten ermittelt und mit den Blutproben von unbehandelten Tieren sowie mit Chinin (40 mg/kg p.o.) oder mit Sulfadiazin (als 0,4 %ige Futtermischung) behandelten Tieren verglichen. Während die aus dem methanolischen Drogenauszug gewonnene Chloroform-Ausschüttelung und wasserlösliche Fraktion keine Wirkung aufweisen, zeigt die wasserunlösliche Fraktion (als 2 %ige Futtermischung) eine antiplasmodiale Aktivität gegen *P. cathemerium*, ähnlich der Wirkung des Chinins bzw. Sulfadiazins. Da die Versuchsanordnung nicht genauer beschrieben ist und eine nähere Charakterisierung der wasserunlöslichen Fraktion fehlt, können die Ergebnisse nicht bewertet werden. Eine Überprüfung der antiplasmodialen Aktivität des methanolischen Drogenauszuges in den neueren *in-vitro* Testmodellen (Überblick s. Lit.[17]) erscheint aber sinnvoll.

Volkstümliche Anwendung und andere Anwendungsgebiete: Die getrocknete Rinde von *C. florida* (keine Angabe der Zubereitungsform) wurde in Nordamerika eingenommen zur Kräftigung und Appetitanregung, bei Fieber und bei chronischem Durchfall; äußerlich wurde die Droge als adstringierendes Mittel auf Wunden und Geschwüren aufgetragen.[6,8]
Die Droge wurde auch von vielen Ärtzen in Nordamerika als Chininersatz ("Dogwoodchinin") bei Malaria gebraucht.[12,17]
Die Wirksamkeit der Droge bei den genannten Indikationen ist nicht belegt.

Cornus florida hom. *HAB 34*

Sonstige Bezeichnungen: Großblütiger Hartriegel.[10]

Monographiesammlungen: Cornus florida.

Definition der Droge: Frische Rinde.

Stammpflanzen: *C. florida* L.

Zubereitungen: Essenz nach § 3 *HAB 34*; Eigenschaften: Die Essenz ist von brauner Farbe, schwach süßlichem Geruch und herbem Geschmack; mit dem gleichen Volumenteil Wasser mischt sich die Essenz etwas opalisierend trübe.
Urtinktur und flüssige Verdünnungen nach *HAB 1*, Vorschrift 3a. Darreichungsformen: Urtinktur, flüssige Verdünnungen, Tabletten, Verreibungen, Streukügelchen, flüssige Verdünnungen zur Injektion.[18]

Identität: *Essenz*. Mit Eisen(III)chloridlösung färbt sich die Essenz rotbraun. Fehlingsche Lösung wird durch die Essenz reduziert.

Gehalt: *Essenz*. Arzneigehalt $^1/_3$.

Anwendungsgebiete: Die Anwendungsgebiete entsprechen dem homöopathischen Arzneimittelbild. Dazu gehören: Chronische Fieberanfälle; Kopf- und Nervenschmerzen; Verdauungsschwäche.[18]

Dosierung und Art der Anwendung: *Zubereitung*. Soweit nicht anders verordnet: Bei akuten Zuständen häufige Anwendung alle halbe bis ganze Stunde je 5 Tropfen oder 1 Tablette oder 10 Streukügelchen oder 1 Messerspitze Verreibung einnehmen; parenteral 1 bis 2 mL bis zu dreimal täglich s. c. injizieren.
Bei chronischen Verlaufsformen ein- bis dreimal täglich 5 Tropfen oder 1 Tablette oder 10 Streukügelchen oder 1 Messerspitze Verreibung einnehmen; parenteral 1 bis 2 mL pro Tag s. c. injizieren.[18]

Unerwünschte Wirkungen: Nicht bekannt. Hinweis: Es können vorübergehend Erstverschlimmerungen vorkommen, die jedoch unbedenklich sind.[18]

Gegenanzeigen/Anwendungsbeschr. Urtinktur bis 2. Dezimalverdünnung: Schwangerschaft; ab D3: Nicht bekannt. Hinweis: Flüssige Verdünnungen zur Injektion sollen in der Schwangerschaft erst ab der 4. Dezimalverdünnung angewendet werden.[18]

Wechselwirkungen: Nicht bekannt.[18]

Gesetzl. Best.: *Offizielle Monographien*. Aufbereitungsmonographie der Kommission D am BGA "Cornus florida".[18]

Cornus florida hom. *HPUS 78*

Synonyme: Dogwood.[9]

Monographiesammlungen: Cornus florida (Dogwood) *HPUS 78*.

Definition der Droge: Die frische Rinde.

Stammpflanzen: *C. florida* L.

Zubereitungen: *Urtinktur*. Herstellung: Zu einer feuchten Pflanzenmasse, bestehend aus 100 g Festanteil und 185 mL Pflanzensaft, gibt man 215 mL dest. Wasser und 635 mL Alkohol 94,9 % (*V/V*) zur Bereitung von 1000 mL Urtinktur.
Dilutionen. D2 (2×) enthält 1 Teil Urtinktur, 3 Teile dest. Wasser und 6 Teile Alkohol; D3 (3×) und höher mit Alkohol 88 % (*V/V*).
Medikationen. D3 (3×) und höher.

Gehalt: *Urtinktur*. Arzneigehalt $^1/_{10}$.

Cornus mas L.

Synonyme: *C. mascula* L.[11]

Sonstige Bezeichnungen: Dt.: Dirlitze, Gelber Hartriegel, Gelber Hornstrauch, Hartriegel, Kornelkirsche; engl.: Cornelian Cherry, Corneltree, Male dogwood; frz.: Cornier, Corniolay, Cornouiller mâle; it.: Corniolo, Crognolo.[6,11,19]

Botanische Beschreibung: 2 bis 5, seltener 10 m hoher Strauch oder kleiner Baum mit rissiger, klein-

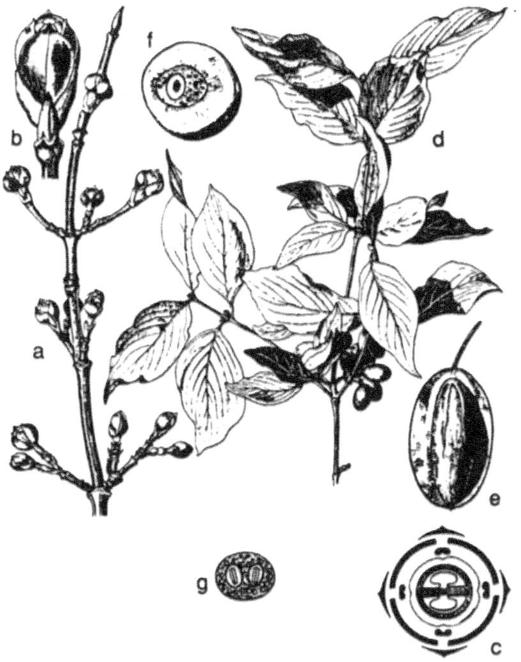

Abb. 2: Habitusbild von *C. mas* L. aus Lit.[6]; a Spross im Frühling, kurz vor dem Aufbrechen der Kurztrieb-Blütenstandsknospen, b Blütenstandsknospe, c Blütendiagramm, d Fruchtender Spross, e Frucht, der Steinkern freigelegt, f Querschnitt durch die Frucht, g Querschnitt durch den Steinkern

schuppiger, abblätternder Borke. Jüngere Zweige mehr oder wenig kantig, olivgrün oder rotbraun, fein (meist angedrückt) behaart. Unfruchtbare (Langtrieb-)Knospen schmal-eilänglich, gleich groß, behaart, die seitlichen abstehend. Blütenstands(Kurztrieb-)knospen kugelig. Laubblätter gegenständig, auf 5 bis 10 mm langen, oberseits rinnigen, angedrückt behaarten Stielen, eiförmig-elliptisch oder eiförmig, am Grunde abgerundet oder in den Stiel verschmälert, vorne lang zugespitzt, bis 11 cm lang, oberseits lebhaft grün, angedrückt behaart, unterseits heller grün, etwas reichlicher, besonder in den Nervenwinkeln behaart, mit 3 bis 4 Paar bogig aufsteigenden, erhabenen Seitennerven. Blüten vor den Laubblättern erscheinend, auf etwa 5 bis 8 mm langen, behaarten Stielen, in kugeligen Trugdolden, am Grunde mit 4 breiteiförmig-elliptischen, 10 bis 12 mm langen, vorne stumpfen, inneren und kurz zugespitzten äußeren, gelblichgrünen, oberseits kahlen, unterseits angedrückt behaarten Hüllblättern. Kelchblätter kurz, dreieckig, spitz. Kronblätter dreieckig-lanzettlich, 2 bis 2,5 mm lang, spitz, kahl, goldgelb. Staubblätter 1 bis 1,5 mm lang; Staubbeutel 0,6 bis 0,8 mm lang. Fruchtknoten becherförmig, 0,75 bis 1 mm lang, angedrückt behaart; Griffel etwa 1 mm lang; Narbe abgestutzt. Frucht hängend, glänzend, kirschrot bis scharlachrot, länglich-elliptisch, bis 12 mm, 5 mm breit. Steinkern ellipsoidisch, bis 10 mm lang. Blütezeit März und April, in sehr milden Wintern bereits von Dezember an.[6]

Inhaltsstoffe: Vgl. Inhaltsstoffgruppen der Gattung Cornus.
Die Blätter von *C. mas* enthalten das Secoiridoidglucosid Secologanin, die monomeren Ellagtannine Tellimagrandin I und II, nicht näher charakterisierte dimere Ellagtannine vom Typus der Gemine A bis C, Gallotannine (Galloylglucosen) und Proanthocyanidine (Procyanidintypus). Nach Hydrolyse der Blattextrakte konnten Quercetin, Kämpferol, Ellagsäure, Kaffeesäure und Ferulasäure nachgewiesen werden.[2–4,7]
Aus den Blüten wurden die Quercetinglykoside Rutin, Isoquercitrin und Quercituron sowie Gallussäure und Ellagsäure isoliert.[2,7]
Die beblätterten Zweige und Blütenstände enthalten Ursolsäure.[2]
Die Rinde soll nach älteren Angaben[7] reichliche Mengen des Iridoidglucosids Cornin enthalten.

Verbreitung: Heimisch in Mitteleuropa, im Mittelmeergebiet (Mittelitalien, südlich bis zum Peloponnes), in Südrußland, Kleinasien, Armenien und im Kaukasusgebiet.[6]

Drogen: Cornus-mas-Früchte.

Cornus-mas-Früchte

Sonstige Bezeichnungen: Dt.: Kornelle, Kornelkirsche; engl.: Cornelian Cherry.[6,19]

Definition der Droge: Die reifen Früchte.

Stammpflanzen: *C. mas* L.

Ganzdroge: Vgl. Botanische Beschreibung der Art *C. mas*.
Glänzend kirschrote Steinfrüchte mit Behaarung der Fruchtwandepidermis.

Mikroskopisches Bild: Das auffälligste Merkmal der Früchte ist die Behaarung der Epidermis: Parallel angeordnete, einzellige, T-förmige, an beiden Enden spitz zulaufende Haare mit warziger Oberfläche, deren Wände mit Calciumcarbonat inkrustiert sind.[19] Die Behaarung ist wesentlich weniger dicht als bei Cornus-sanguinea-Früchten (vgl. die Droge Cornus-sanguinea-Früchte) und die Haare sind häufig auch länger und ungleicharmiger.[6,19]

Inhaltsstoffe: *Anthocyane.* Die Früchte enthalten Pelargonidin-3-galactosid, -3-rhamnosylgalactosid, Cyanidin-3-galactosid, -3-rhamnosylgalactosid und Delphinidin-3-galactosid.[2,20]
Sonstige Verbindungen. Nach einer älteren Angabe soll das Fruchtmark 75,4 % Wasser, 24,6 % Trokkensubstanz, 17 % wasserlöslichen Extrakt, 0,12 % Stickstoff, 0,8 % Rohprotein, 0,84 % Mineralstoffe, 1,2 % Rohfaser, 5,8 % unlöslichen Rückstand, 14,14 % Gesamtzucker ber. als Invertzucker, 13,43 % Säuren und ca. 0,13 % Vitamin C enthalten.[21]

Volkstümliche Anwendung und andere Anwendungsgebiete: Die reifen Früchte (keine Angabe der Zubereitungsform) wurden früher bei chronischem Darmkatarrh und bei Fieber eingenommen.[6] Auch heute noch wird Kindern in Mittelitalien eine aus dem Fruchtmark hergestellte Marmelade bei Diarrhöe verabreicht.[22] Die Wirksamkeit der Droge bei den genannten Anwendungsgebieten ist nicht belegt.

Unerwünschte Wirkungen: *Verdauungstrakt.* Die Früchte sind roh ungenießbar und können, besonders bei Kindern, zu gastrointestinalen Beschwerden (Bauchschmerzen, Erbrechen, Gastroenteritis) führen.[19]

Akute Toxizität: *Mensch.* Es gibt keine Berichte über Vergiftungen mit Kornelkirschen.[19]

Sonst. Verwendung: *Haushalt.* Wegen des Vitamin-C-Gehaltes werden Kornelkirschen zur Herstellung von Fruchtsäften und Marmeladen verwendet und gelegentlich mit Zucker oder Essig zu Kompott verarbeitet.[6,19]

Cornus officinalis Sieb. et Zucc.

Synonyme: *C. mascula* var. *japonica* Sieb ex Miq., *Macrocarpium officinale* (Sieb. ex Zucc.) Nakai.

Sonstige Bezeichnungen: Dt.: Chinesischer Hartriegel; japanisch: Aki-sango, Haru-Koganebana, Sanshuyu.[23–26]

Botanische Beschreibung: Strauch oder Baum, sommergrün, bis 4 m hoch. Zweige glatt, bläulichgrün, mit abblätternder Rinde. Laubblätter eiförmig-elliptisch oder eiförmig, 4 bis 10 cm lang, 2,5 bis 5(6) cm breit, ganzrandig, vorne lang zugespitzt, mit stumpfer Spitze, am Grunde abgerundet, oberseits in der Jugend leicht angedrückt behaart, unterseits dauernd gelb-braun behaart, besonders reichlich in den Nervenwinkeln; Seitennerven 6 bis 7 Paare; Blattstiel 6 bis 10 mm lang. Blütenstand aus 20 bis 30 Blüten, sehr kurz gestielt; Hüllblätter 4, gelb-grün, früh abfallend, 6 bis 8 mm lang, elliptisch, zugespitzt; Blüten vor den Laubblättern erscheinend, gelb, 4 bis 5 mm im Durchmesser; Blütenstiele ca. 10 mm lang, leicht angedrückt behaart; Frucht länglich-elliptisch, etwa 15 mm lang, rot; Steinkern länglich, glatt. Blütezeit April.[23,24]

Inhaltsstoffe: Vgl. Inhaltsstoffgruppen der Gattung Cornus. Die Blätter von *C. officinalis* enthalten das Secoiridoidglucosid Secologanin und nicht näher definierte Flavonolglykoside vom Quercetin- und Kämpferoltyp. Außerdem konnten die folgenden Gallo- und Ellagtannine aus den Blättern isoliert werden: 1,7-Di-*O*-Galloyl-D-sedoheptulose (α- und β-Furanoside/ α-und β-Pyranoside im Gleichgewicht), je zwei Di-, Tri- und Tetra-*O*-Galloylglucosen, vier Galloylhexahydroxydiphenoylglucosen und Coriarin F.[2–4,27]

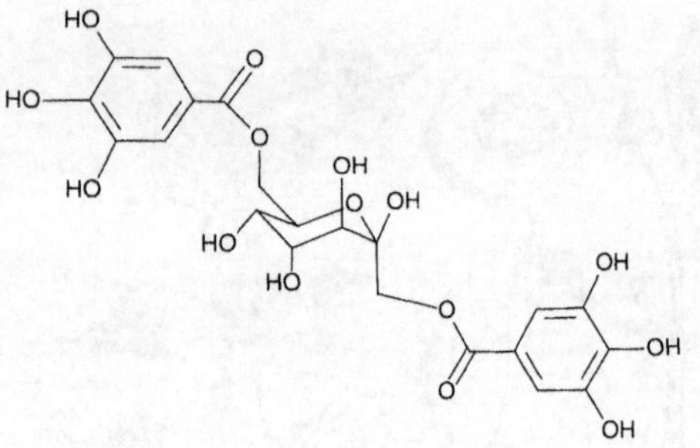

1,7-Di-*O*-Galloyl-D-sedoheptulose (in der β-Pyranoseform)

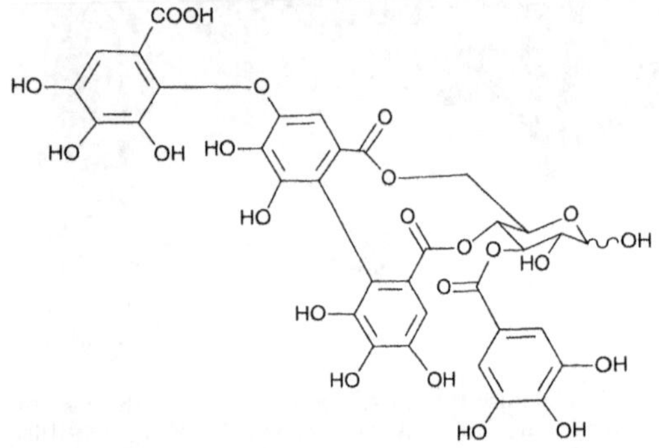

Coriarin F

Verbreitung: Japan, Korea und China.[6,23]

Anbaugebiete: Anbau in Ostasien, vor allem Japan und China.[6,23]

Drogen: Cornus-officinalis-Früchte.

Cornus-officinalis-Früchte

Synonyme: Corni fructus, Fructus Corni.[24–26,28,29]

Sonstige Bezeichnungen: Engl.: Asiatic Cornelian Cherry Fruit, Cornus Fruit, Dogwood fruit; chinesisch: Shanzhuyu; japanisch: Shan-chu-yü.[24–26,28,29]

Monographiesammlungen: Fructus Corni *ChinP IX*, Corni Fructus *Jap XI*.

Definition der Droge: Das getrocknete Fruchtfleisch.[25,26,28,29]

Stammpflanzen: *C. officinalis* Sieb. et Zucc.[25,26,28,29]

Herkunft: Anbau in Ostasien (China, Japan).[6,23]

Gewinnung: Die Früchte werden im Spätherbst oder zu Winterbeginn, wenn sie eine rote Färbung angenommen haben, geerntet. Sie werden unter Anwendung milder Hitze erwärmt oder mit kochendem Wasser überbrüht und nach Entfernung der Kerne getrocknet. Die so erhaltene Rohdroge wird noch von Verunreinigungen und verbliebenen Kernen befreit.[25,29]

Ganzdroge: Unregelmäßige Scheiben oder balgförmige Stücke, 1 bis 1,5 cm lang, 0,5 bis 1 cm breit.

Oberfläche rotviolett oder schwarzviolett gefärbt, runzelig, glänzend. Am Scheitel gelegentlich eine runde Kelchnarbe und an der Basis die Abbruchstelle des Fruchtstieles erkennbar. Konsistenz weich, bieglich.[25,28,29]

Schnittdroge: *Geschmack*. Sauer, adstingierend, schwach bitter. *Geruch*. Schwach. *Makroskopisches Bild*: s. Ganzdroge.
Mikroskopisches Bild. Querschnitt durch die Droge: Exokarp aus einer Lage flachgedrückter, von einer relativ dicken Cuticula außen bedeckter Epidermiszellen. Breites Mesokarp aus zahlreichen Lagen von Parenchymzellen uneinheitlicher Größe; Parenchymzellen im Inneren dunkelbraune Farbstoffklumpen enthaltend. Nach Innen schließt ein Ring aus 8 Gefäßbündeln an. Ein in der Nähe des Fruchtstieles angefertigter Drogenquerschnitt läßt außerdem Sklereiden und Faserbündel erkennen.[25]

Pulverdroge: Rotbraunes Pulver. In der Aufsicht polygonale oder rechteckige Epidermiszellen des Pericarps; Epidermiszellen im Durchmesser 16 bis 30 µm; Antiklinalwände perlschnurartig verdickt, äußere Periklinalwände mit körnigen, hornartigen Verdickungen. Im Zell-Lumen blaßorange Substanzen sichtbar. Mesocarpgewebe braunorange gefärbt, mit großteils runzelig kontrahierten Zellen. Gelegentlich Calciumoxalatdrusen mit Durchmessern von 12 bis 32 µm. Rechteckige Sklereiden mit deutlichen Tüpfeln und großen Zell-Lumen.[25,29]

Inhaltsstoffe: *Iridoidglucoside*. Iridoid: Loganin; Secoiridoide: Cornusid (= Secologanolgalloylester; nicht zu verwechseln mit dem Phenolglucosid Cornosid – s. Inhaltsstoffgruppen der Gattung Cornus), Swerosid, Morronosid und 7-*O*-Methylmorronosid.[2,30]

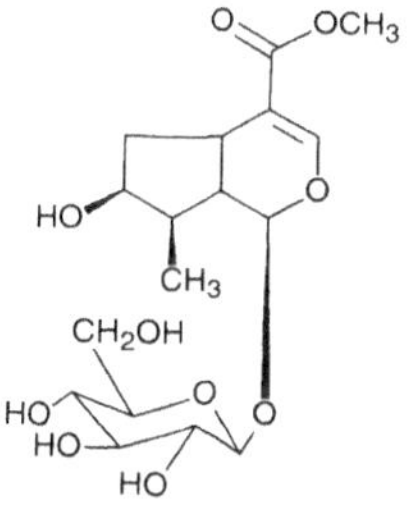

Loganin

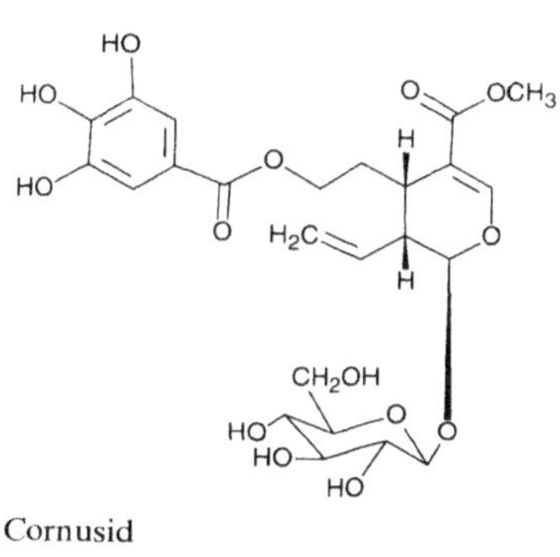

Cornusid

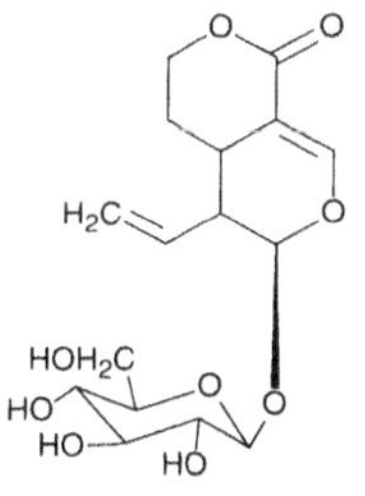

Swerosid

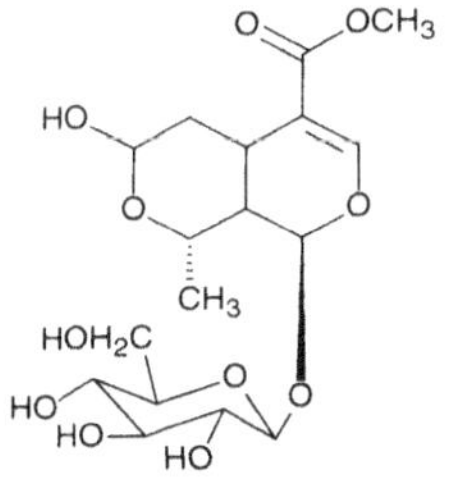

Morronosid

Anthocyane. Anthocyanidin-3-glykoside (vgl. Inhaltsstoffgruppen der Gattung Cornus).[2]
Gerbstoffe. Gallotannine: Bisher konnten vier Galloylglucosen aus den Früchten isoliert werden; Ellagtannine: Die Früchte enthalten monomere Ellagtannine, wie z. B. Cornusiin-B, Gemin D, Tellimagrandin-I und -II, dimere Ellagtannine, wie z. B. Cornusiin-A, -D, -E, -G, Camptothin-A und -B, und trimere Ellagtannine, wie z. B. Cornusiin-C und -F.[2,30–33]

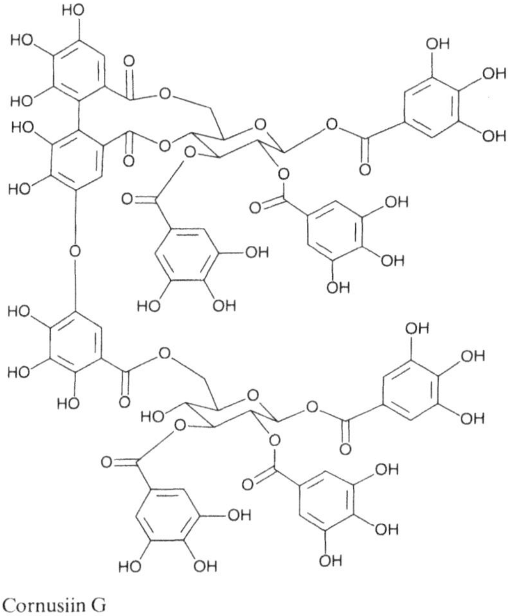

Cornusiin G

Triterpene. Oleanolsäure, Ursolsäure.[2]

Zubereitungen: Decoct (keine Spezifizierung);[24] Gekochte oder gedämpfte Früchte *Chinp IX*: Die gereinigte Droge wird mit Wein solange auf kleiner Flamme gedämpft oder gekocht, bis die gesammte Flüssigkeitsmenge aufgesogen worden ist.

Identität: Makro- und mikroskopische Identitätsprüfung s. Ganzdroge, Schnittdroge und Pulverdroge.

Reinheit:
- Verunreinigungen (Kerne, Stiele): Höchstens 3 % *ChinP IX*; höchstens 2 % *Jap XI*.
- Gesamtasche: Höchstens 5 % *Jap XI*.

– In verd. Ethanol lösliche Stoffe: Mindestens 35,0% *Jap XI*.

Lagerung: Trocken lagern; vor Insektenfraß schützen *ChinP IX*.

Wirkungen: Im klinischen Versuch soll mit Abkochungen der Droge eine harntreibende, blutdrucksenkende und die Leucocytopoese fördernde Wirkung erzielt worden sein.[24] Diese Angaben bedürfen noch der Prüfung.

Volkstümliche Anwendung und andere Anwendungsgebiete: Cornus-officinalis-Früchte gelten in der traditionellen chinesischen Medizin als "die Leber und die Nieren stärkend" und "einschnürend und zusammenziehend"; Sie finden daher Verwendung als Tonikum bei Schwäche und Schmerzen in den Lenden und Kniegelenken, Impotenz und Samenverlust, Bettnässen und Harndrang infolge neurovegetativer Störungen, Flimmern vor den Augen, Drehschwindel und Ohrensausen, übermäßigen gynäkologischen Blutungen und Scheidenfluß, heftigen Schweißausbrüchen und Kollaps sowie bei Diabetes.[24,25,29]
Auch in der japanischen Heilkunde gilt die Droge als adstringierendes Tonikum und wird eingesetzt bei Impotenz, Samenverlust, Hexenschuß, Schwindelerkrankungen und bei nächtlichen Schweißausbrüchen.[26]
Die Wirksamkeit der Droge bei den genannten Indikationen ist nicht ausreichend belegt.

Dosierung und Art der Anwendung: *Droge*. Tagesdosis: 5 bis 10 g;[26] 6 bis 12 g.[24,25,29]

Cornus rugosa Lam.

Synonyme: *C. circinata* L'Hérit., *C. tomentulosa* Mich.[8,12]

Sonstige Bezeichnungen: Dt.: Kanadische Kornel, Rundblättriger Hartriegel, Rundblättriger Hornstrauch, Rundblättrige Kornel; engl.: Alder dogwood, alder-leaved dogwood, broad-leaved dogwood, cornea, dogwood, green osier, moosewood, mountain willow, Pennsylvania dogwood, round dogwood, round-leaved cornel, round-leaved dogwood, swamp sassafras; frz.: Cornouiller à feuilles arrondies, Cornouiller en crosses.[8,9,12]

Botanische Beschreibung: Strauch, 1,8 bis 3 m hoch, sommergrün. Rinde grau. Zweige gegenständig, aufrecht, dünn, einjährig; jüngere Zweige rotgefleckt, ältere warzig. Laubblätter gegenständig, einfach, breit-eiförmig bis elliptisch, plötzlich zugespitzt, 5 bis 12 cm breit, bis 15 cm lang, unterseits wollig, mit 5 bis 8 Nervenpaaren. Blüten weiß, in endständigen, offenen, ausgebreiteten Trauben stehend; Kelch kürzer als der Diskus; Narbe deutlich länger als das Griffelende. Früchte hellblau. Blütezeit Juni.[6,9,12]

Inhaltsstoffe: Vgl. Inhaltsstoffgruppen der Gattung Cornus.
Die Blätter von *C. rugosa* enthalten die Phenolglucoside Cornosid und Salidrosid sowie nicht näher definierte Ellagtannine und Proanthocyanidine; letztere vom Procyanidintypus. Nach Hydrolyse der Blattextrakte konnten Quercetin und Kämpferol nachgewiesen werden.[3,4]
Im Gegensatz zu früheren Angaben enthält die Pflanze kein Cornin.[4]

Verbreitung: Atlantisches Nordamerika (von Kanada bis North Carolina, westlich bis zum Mississippi-Fluß).[6,8]

Drogen: Cornus circinata hom. *HAB34*, Cornus circinata hom. *HPUS78*.

Cornus circinata hom. *HAB34*

Sonstige Bezeichnungen: Rundblättriger Hartriegel.[10]

Monographiesammlungen: Cornus circinata (Rundblättriger Hartriegel).

Definition der Droge: Frische Rinde.

Stammpflanzen: *C. circinata* L'Hérit. (Synonym: *C. rugosa* Lam.).

Ganzdroge: Rinde der Äste grün, nur in der Jugend weißhaarig, später mit zahlreichen, braunen Warzen besetzt.[10]

Zubereitungen: Essenz nach § 3 *HAB34*; Eigenschaften: Die Essenz ist von gelbbrauner Farbe, ohne besonderen Geruch und von schwach aromatischem Geschmack. Mit dem gleichen Volumenteil Wasser mischt sich die Essenz opalisierend trübe.
Urtinktur und flüssige Verdünnungen nach *HAB 1*, Vorschrift 3a. Darreichungsformen: Urtinktur, flüssige Verdünnungen, Tabletten, Verreibungen, Streukügelchen, flüssige Verdünnungen zur Injektion.[18]

Identität: *Essenz*. Mit Eisen(III)chloridlösung färbt sich die Essenz rotbraun. Fehlingsche Lösung wird durch die Essenz reduziert.

Gehalt: *Essenz*. Arzneigehalt $^1/_3$.

Anwendungsgebiete: Die Anwendungsgebiete entsprechen dem homöopathischen Arzneimittelbild. Dazu gehören: Durchfallerkrankung bei Leberstörungen.[18]

Dosierung und Art der Anwendung: *Zubereitung*. Soweit nicht anders verordnet: Bei akuten Zuständen häufige Anwendung alle halbe bis ganze Stunde je 5 Tropfen oder 1 Tablette oder 10 Streukügelchen oder 1 Messerspitze Verreibung einnehmen; parenteral 1 bis 2 mL bis zu dreimal täglich s. c. injizieren.
Bei chronischen Verlaufsformen ein- bis dreimal täglich 5 Tropfen oder 1 Tablette oder 10 Streukügelchen oder 1 Messerspitze Verreibung einnehmen; parenteral 1 bis 2 mL pro Tag s. c. injizieren.[18]

Unerwünschte Wirkungen: Nicht bekannt. Hinweis: Es können vorübergehend Erstverschlimmerungen vorkommen, die jedoch unbedenklich sind.[18]

Gegenanzeigen/Anwendungsbeschr.: Nicht bekannt.[18]

Gesetzl. Best.: *Offizielle Monographien.* Aufbereitungsmonographie der Kommission D am BGA "Cornus rugosa (Cornus circinata)".[18]

Cornus circinata hom. *HPUS 78*

Sonstige Bezeichnungen: Round-leaved Dogwood.[9]

Monographiesammlungen: Cornus circinata *HPUS 78.*

Definition der Droge: Die frische Rinde.

Stammpflanzen: *C. circinata* L'HÉRIT. (Synonym: *C. rugosa* LAM.).

Zubereitungen: *Urtinktur.* Herstellung: Zu einer feuchten Pflanzenmasse, bestehend aus 100 g Festanteil und 185 mL Pflanzensaft, gibt man 215 mL dest. Wasser und 635 mL Alkohol 94,9 % (*V/V*) zur Bereitung von 1000 mL Urtinktur *HPUS 78.*
Dilutionen. D2 (2 ×) enthält 1 Teil Urtinktur, 3 Teile dest. Wasser und 6 Teile Alkohol; D3 (3 ×) und höher mit Alkohol 88 % (*V/V*).
Medikationen. D3 (3 ×) und höher.

Gehalt: *Urtinktur.* Arzneigehalt $^1/_{10}$.

Cornus sanguinea L.

Sonstige Bezeichnungen: Dt.: Blutrute, Blutroter Hartriegel, Hundsbeerstrauch, Roter Hartriegel, Roter Hornstrauch; engl.: Bloody twig, Common dogwood, dogberry, female corneltree, gaddridge, gadrise, gaitreberry, gatten, gatter, prickwood; frz.: Bois dur, Bois fusain, Bois-punais, Cornouiller sauvage, Fussaine, Sanguine; it.: Sanguina, verga sanguigna; port.: Sanguinho; span.: Cornejo encarnado, cornizo, durillo encarnado, sangüeño, sanguiñuelo, sanguino.[6,11,19,34,35]

Botanische Beschreibung: 2 bis 4 m hoher Strauch mit aufstrebenden, überneigenden Ästen. Borke durch Längs- und Querrisse kleingefeldert. Einjährige Zweige angedrückt kurzhaarig, glänzend rot oder braunrot, seltener grünlich, die zweijährigen kahl, olivbraun. Knospen alle einheitlich beschaffen, länglich, bis über 6 mm lang, behaart. Laubblätter gegenständig, auf oberseits rinnigen, zerstreut kurzhaarigen oder fast kahlen, 8 bis 15 mm langen Stielen, mehr oder weniger breit elliptisch, am Grunde abgerundet, seltener keilförmig, ziemlich rasch und kurz zugespitzt, bis 10 cm lang, oberseits hellgrün, angedrückt kurzhaarig, unterseits wenig lichter, reichlicher und länger abstehend behaart, mit 3 bis 4, seltener 5 Paar erhabener, gebogener Seitennerven, ohne Nervenwinkel. Blüten in schirmförmigen, 2,5 bis 3,5 cm lang gestielten, kurz angedrückt behaarten Blütenständen, nach dem Laubausbruch erscheinend. Kelchblätter sehr kurz, spitz, viel kürzer als der Diskus. Kronblätter lineallanzettlich, 4,5 bis 6 mm lang, weiß, unterseits angedrückt behaart, oberseits kahl. Staubblätter mit 4 bis 4,5 mm langen Staubfäden, 1,8 bis 2,5 mm langen Staubbeuteln. Fruchtknoten 1,5 bis 2 mm lang, angedrückt behaart; Griffel gegen die Spitze zu keulig verdickt, fast so lang wie die Staubblätter; Narbe flachkopfig. Frucht kugelig, 5 bis 8 mm lang, glatt oder undeutlich gerippt, schwarzblau bis schwarz-violett, mit weißlichen Punkten; Steinkern kugelig, etwa 5 mm lang, glatt. Blütezeit Mai, Juni; Früchte im August bis Herbst (Winter); häufig im Herbst nochmals blühend.[6,19,34]

Inhaltsstoffe: Nach Lit.[7] sollen die Blüten von *C. sanguinea* Gallussäure, Ellagsäure und ein nicht näher identifiziertes Flavonolglykosid enthalten, die Wurzeln und Zweige das Iridoidglucosid Cornin. Neueren Angaben[4] zufolge findet sich aber kein Cornin in der Pflanze.

Verbreitung: Heimisch in Europa und Kleinasien; in Mitteleuropa verbreitet, im Norden zerstreut. In Gebüschen, Hecken, Auen, Mooren und Laubmischwäldern, an Ufern, auf trockenen bis feuchten Böden, kalkliebend. Wegen seines weitreichenden Wurzelsystems vielfach zur Befestigung von steilen Abhängen gepflanzt.[6,19,34]

Drogen: Cornus-sanguinea-Blätter, Cornus-sanguinea-Früchte.

Cornus-sanguinea-Blätter

Definition der Droge: Die Blätter.

Stammpflanzen: *C. sanguinea* L.

Ganzdroge: Vgl. Botanische Beschreibung der Art *C. sangunea.*
Die Blätter weisen parallel angeordnete, warzige T-Haare auf, deren Wände mit Calciumcarbonat inkrustiert sind.[19]

Inhaltsstoffe: Vgl. Inhaltsstoffgruppen der Gattung Cornus.
Polyphenolische Verbindungen.
Flavonole. Nach älteren Angaben[7] enthalten die Blätter nicht näher charakterisierte Flavonolglykoside.
Phenolglucoside. Cornosid, Salidrosid.[3,4]
Phenolcarbonsäuren. Gallussäure, Ellagsäure, Salicylsäure.[7,35]
Gerbstoffe. In einem phytochemischen Screening konnten Ellagtannine und Proanthocyanidine vom Procyanidintyp nachgewiesen werden.[4]

Unerwünschte Wirkungen: *Haut.* Nach Berührung mit den Blättern können bei empfindlichen Hautstellen Reizerscheinungen (Rötung, andauernder

Juckreiz) auftreten. Diese Kontaktdermatitis ist den mit Calciumcarbonat inkrustierten Blatthaaren zuzuschreiben, denn die Symptome treten nur dann auf, wenn die Blätter in Richtung der parallel angeordneten T-Haare auf der Hautoberfläche bewegt werden.[19,34,36]

Cornus-sanguinea-Früchte

Sonstige Bezeichnungen: Dt.: Schietbeere, Totentraube.[19]

Definition der Droge: Die reifen Früchte.

Stammpflanzen: *C. sanguinea* L.

Ganzdroge: Vgl. Botanische Beschreibung der Art *C. sanguinea*. Steinfrüchte, 5 bis 8 mm, schwarz-violett mit Behaarung der Fruchtwandepidermis.[19,34]

Schnittdroge: *Geschmack.* Bitter.
Makroskopisches Bild. In der Lupenbetrachtung weiße Punktierung der Außenhaut aufgrund des dichten Haarbesatzes.[19]
Mikroskopisches Bild. Das auffälligste Merkmal der Früchte ist die Behaarung der Epidermis: Parallel angeordnete, einzellige, T-förmige, an beiden Enden spitz zulaufende Haare mit warziger Oberfläche, deren Wände mit Calciumcarbonat inkrustiert sind. Die Behaarung ist wesentlich dichter als bei den Früchten des als Zierpflanze in Europa häufig vorkommenden Weißen Hartriegels (*C. stolonifera* MICHX., Syn. *C. sericea* L.) und der Kornelkirsche (vgl. Cornus-mas-Früchte).[19]

Inhaltsstoffe: Nach Lit.[19,35] enthalten die Früchte Vitamin C, Calciummalonat und Calciumcarbonat.

Volkstümliche Anwendung und andere Anwendungsgebiete: Die reifen Früchte (keine Angabe der Zubereitungsform) werden in Spanien gegen Fieber eingenommen.[35]
In Mittelitalien wird eine aus dem Fruchtmark hergestellte Marmelade Kindern bei Diarrhöe verabreicht (vgl. Volkstümliche Anwendung der Droge Cornus-mas-Früchte).[22]
Die Wirksamkeit der Droge bei den genannten Anwendungsgebieten ist nicht belegt.

Unerwünschte Wirkungen: *Verdauungstrakt.* Die Früchte sind roh ungenießbar und können, besonders bei Kindern, zu gastrointestinalen Beschwerden (Bauchschmerzen, Erbrechen, Gastroenteritis) führen.[34]

Akute Toxizität: Es gibt keine Berichte über Vergiftungen mit Cornus-sanguinea-Früchten.[19]

Sonst. Verwendung: *Haushalt.* Wegen des Vitamin-C-Gehaltes werden Cornus-sanguinea-Früchte zur Herstellung von Fruchtsäften und Marmeladen verwendet.[19]

1. Wangerin W (1910). In: Engler A, Engelmann W (Hrsg.) Das Pflanzenreich, Bd. 4, W. Engelmann, Leipzig, S. 229 zit. nach[3]
2. Hgn (1989) Bd. VIII, S. 334–341
3. Jensen SR, Kjaer A, Nielsen BJ (1975) Biochem Syst Ecol 3:75–78
4. Bate-Smith EC, Ferguson IK, Hutson K, Jensen SR, Nielsen BJ, Swain T (1975) Biochem Syst Ecol 3:79–89
5. Ferguson IK (1966) J Arnold Arbor 47:100 zit. nach[3]
6. Heg (1966) Bd. V, Teil 2, S. 1.540–1.556
7. Hgn (1964) Bd. III, S. 565–569
8. Jacobs ML, Burlage HM (1958) Index of Plants of North Carolina with Reputed Medicinal Uses, USA, S. 69–70
9. HPUS 78, S. 216–219
10. HAB 34, S. 159–161
11. Hag (1973) Bd. IV, S. 306–309
12. Stübler M, Krug E (Hrsg.) (1988) Leesers Lehrbuch der Homöopathie, 2. Aufl., Bd. 4, Pflanzliche Arzneistoffe II, Haug-Verlag, Heidelberg, S. 310–313
13. Hostettmann K, Hostettmann-Kaldas M, Nakanishi K (1978) Helv Chim Acta 61:1.990
14. Hostettmann K (1981) Droplet Counter-Current Chromatography, an Ideal Method for Isolation of Natural Products. In: Beal JL, Reinhard E (Hrsg.) Natural products as medicinal agents, Hippokrates-Verlag, Stuttgart, S. 79
15. Marston A, Hostettmann K (1985) Phytochemistry 24:639–652
16. Spencer CF, Koniuszy FR, Rogers EF, Shavel JA jr, Easton NR, Kaczka EA, Kuehl, FA jr, Phillips RF, Walti A, Folkers K, Malanga C, Seeler AO (1947) Lloydia 10:145–174
17. Phillipson JD, O'Neill MJ, Wright CW, Bray DH, Warhurst DC (1987) Plants as Sources of Antimalarial and Amoebical Compounds. In: Leeuwenberg AJM (Hrsg.) Medicinal and poisonous plants of the tropics, Pudoc Wageningen, S. 70
18. BAz Nr. 109a vom 16.06.1987
19. Frohne D, Pfänder HJ (1987) Giftpflanzen. Ein Handbuch für Apotheker, Toxikologen und Biologen. 3. Aufl., Wissenschaftliche Verlagsgesellschaft mbH, Stuttgart, S. 102–104
20. Du CT, Francis FJ (1973) Phytochemistry 12:2.487–2.489
21. Koch H (1957) Pharm Zentralh 96:448 zit. nach[11]
22. Leporatti ML, Pavesi A, Posocco E (1985) J Ethnopharmacol 14:53–63
23. Ohwi J (1965) Flora of Japan (in English), Meyer FG, Walker EH (eds.), Smithsonian Institution, S. 687–688
24. Paulus E (1987) Handbuch der traditionellen chinesischen Heilpflanzen, Paulus E, Yu-he D (Hrsg.), Haug-Verlag, Heidelberg, S. 203–204, 449
25. Stöger EA (1989) Arzneibuch Der Chinesischen Medizin I., Monographien des Arzneibuches der Volksrepublik China 1985, Deca Verlag, Wasserburg Laufen Wien
26. Yen KY (1986) The Illustrated Chinese Materia Medica, Prepared Drugs, Southern Materials Center Inc., Taipei, Republic of China, S. 99
27. Lee SH, Tanaka T, Nonaka GI, Nishioka I (1989) Phytochemistry 28:3.469–3.472
28. Jap XI, S. 1183
29. ChinP IX, S. 47
30. Hatano T, Yasuhara T, Abe R, Okuda T (1990) Phytochemistry 29:2.975–2.978
31. Okuda T, Hatano T, Ogawa N, Kira R, Matsuda M (1984) Chem Pharm Bull 32:4.662–4.665
32. Hatano T, Ogawa N, Kira R, Yasuhara T, Okuda T (1989) Chem Pharm Bull 37:2.083–2.090
33. Hatano T, Yasuhara T, Okuda T (1989) Chem Pharm Bull 37:2.665–2.669

34. Roth L, Daunderer M, Kormann K (1988) Giftpflanzen. Pflanzengifte. Vorkommen, Wirkung, Therapie. Allergische und phototoxische Reaktionen, 3. Aufl., Ecomed, S.239–240

35. Font Quer P (1981) Plantas Medicinales, Editorial Labor, Barcelona, Madrid Bogotá Buenos Aires Caracas Lisboa Quito Río de Janeiro Mexico Montevideo, S.471

36. Evans FJ, Schmidt RJ (1980) Planta Med 38:290

HB

Corydalis

HN: 2012300

Familie: Papaveraceae.

Unterfamilie: Fumaroideae.
Einige Autoren[1–3,7] definieren die Unterfamilie Fumarioidieae der Papaveraceae als eigene Familie Fumariaceae. Blütenmorphologie und phytochemische Merkmale sprächen für diese Auffassung. Charakteristisch für die Unterfamilie sind Alkaloide vom Typ der Spirobenzylisochinoline, Indenobenzazepine, Secophthalidisochinoline und Cularine.[7]

Tribus: Corydaleae.

Gattungsgliederung: Corydalis VENT. ist eine sehr artenreiche Gattung (gegen 300 Arten vermutlich), die in 9 Sektionen gegliedert wird.[4] Es werden 14 europäische Arten genannt. Eine aktuellere Gliederung[3] schlägt in Anlehnung an Lit.[4] 5 Sektionen vor: I. Pesgallinaceus IRMISCH, II. Radix-cava IRMISCH, zu der *Corydalis cava* (L.) SCHWEIGG. et KOERTE gehört, III. Stylotome PRANTL, IV. Eucorydalis PRANTL, mit 4 Subsektionen, V. Capnogorium (BERNH.) ENDLICHER. Hinsichtlich der Umgrenzung der Arten gibt es Meinungsunterschiede; die Nomenklatur ist durch viele Synonyme und Homonyme unübersichtlich, dies gilt für die europäischen wie auch für die asiatischen Sippen; den Artnamen "*bulbosa*" z.B. findet man in *C. bulbosa* (L.) PERS., einem Synonym für *C. cava* SCHWEIGG. et KOERTE, aber auch in *C. bulbosa* DC., einer asiatischen Sippe. Artzuordnungen unter Einbeziehung chemotaxonomischer Merkmale, wie Alkaloidmuster[5] oder Esterase-Muster[6] sind vereinzelt versucht worden.

Gattungsmerkmale: Ein-, zweijährige oder ausdauernde Kräuter, ohne Milchsaft, mit geteilten Blättern und racemösen Blütenständen; Blüte quer-zygomorph, aber um 90° gedreht, mit 2 freien Sepalen, bald abfallend, manchmal fehlend; Petalen 4, alle oder nur 3 am Grunde verwachsen, die beiden inneren Petalen gleich, eines der äußeren Kronblätter zu einem Sporn ausgezogen; Frucht eine längliche, 2kammrige, schotenähnliche Kapsel, 2- bis vielsamig; Samen mit deutlichem, gekrümmtem Anhängsel.[98]

Verbreitung: Im borealen Florenbereich des extratropischen Gürtels der nördlichen Hemisphäre, im Süden bis an den Rand des nordafrikanisch-indischen Wüstengebietes, mit einem vereinzelten Vorkommen in den Hochgebirgen der ostafrikanischen Steppenprovinz.[98]

Inhaltsstoffgruppen: *Alkaloide.* In fast allen bisher untersuchten etwa 60 Arten[7,8] Isochinolinalkaloide vom Protoberberin-Typ, Protopin-Typ und Phthalidisochinolin-Typ; häufig auch Aporphine und Benzophenanthridine; in einigen Sippen Alkaloide vom Cularin-Typ, Spiroisochinolin-Typ, auch einfache Isochinolinalkaloide, wie z.B. *N*-Methylcorypallin;[9] vereinzelt Alkaloide mit Dibenzazonin- oder Indanobenzazepin-Skelett, wie z.B. Crassifolazonin[10] und Ribasin.[11]

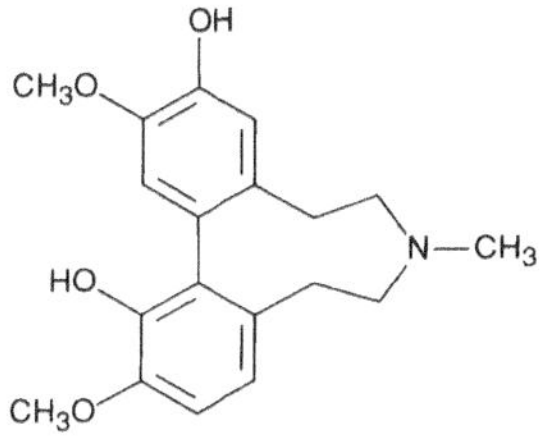

Crassifolazonin

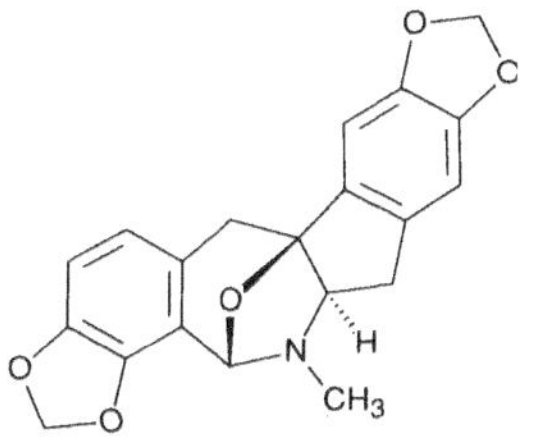

Ribasin

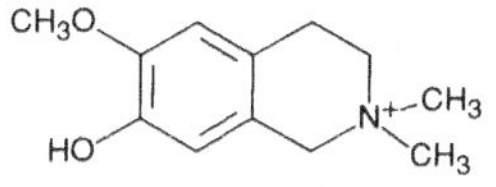

N-Methylcorypallin

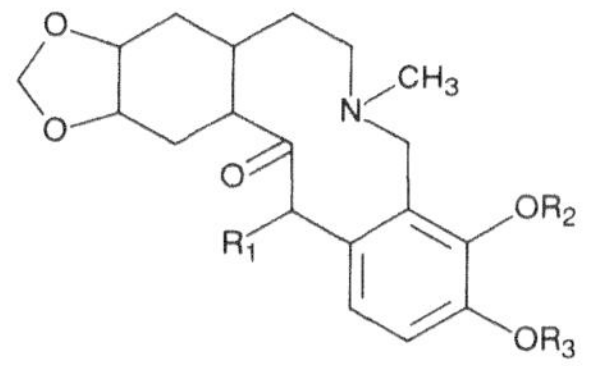

	R_1	R_2	R_3
Protopin	—H	—CH_2—	
Allocryptopin	—H	—CH_3	—CH_3
Corycavidin	—CH_3	—CH_2—	
Corycavamin	—CH_3	—CH_3	—CH_3

Alkaloide vom Protopin-Typ

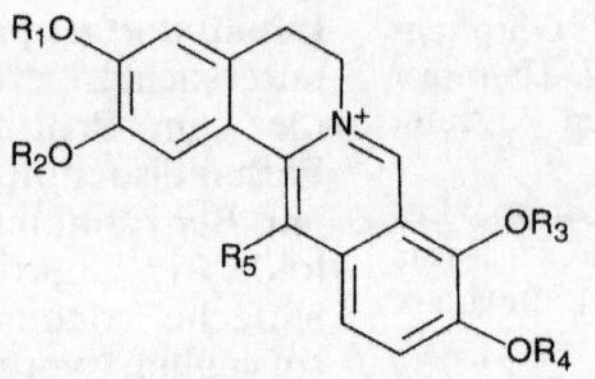

	R_1	R_2	R_3	R_4	R_5
Coptisin	$-CH_2-$		$-CH_2-$		$-H$
Dehydroapocavidin	$-CH_2-$		$-CH_3$	$-CH_3$	$-H$
Palmatin	$-CH_3$	$-CH_3$	$-CH_3$	$-CH_3$	$-H$
Berberin	$-CH_2-$		$-CH_3$	$-CH_3$	$-H$
Columbamin	$-CH_3$	$-H$	$-CH_3$	$-CH_3$	$-H$
Jatrorrhizin	$-H$	$-CH_3$	$-CH_3$	$-CH_3$	$-H$
Corysamin	$-CH_2-$		$-CH_2-$		$-CH_3$
Dehydrocorydalin	$-CH_3$	$-CH_3$	$-CH_3$	$-CH_3$	$-CH_3$
Dehydrocorybulbin	$-H$	$-CH_3$	$-CH_3$	$-CH_3$	$-CH_3$
Dehydrothalictricavin	$-CH_2-$		$-CH_3$	$-CH_3$	$-CH_3$

Alkaloide vom Protoberin-Typ-I

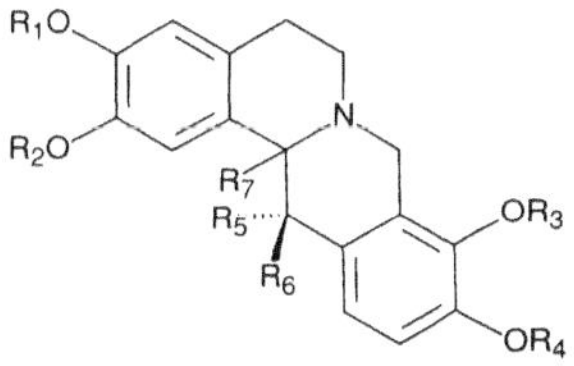

	R_1	R_2	R_3	R_4	R_5	R_6	R_7
(+)-Isocorypalmin	$-CH_3$	$-H$	$-CH_3$	$-CH_3$	$-H$	$-H$	····H
(+)-Canadin	$-CH_2-$		$-CH_3$	$-CH_3$	$-H$	$-H$	····H
(-)-Scoulerin	$-CH_3$	$-H$	$-CH_3$	$-CH_3$	$-H$	$-H$	◀H
(+)-Stylopin	$-CH_2-$		$-CH_2-$		$-H$	$-H$	····H
(+)-Tetrahydropalmatin	$-CH_3$	$-CH_3$	$-CH_3$	$-CH_3$	$-H$	$-H$	····H
(-)-Tetrahydrocolumbamin	$-CH_3$	$-H$	$-CH_3$	$-CH_3$	$-H$	$-H$	◀H
(+)-Corydalin	$-CH_3$	$-CH_3$	$-CH_3$	$-CH_3$	$-CH_3$	$-H$	◀H
(+)-Corybulbin	$-H$	$-CH_3$	$-CH_3$	$-CH_3$	$-H$	$-CH_3$	····H
(+)-Corypalmin	$-H$	$-CH_3$	$-CH_3$	$-CH_3$	$-H$	$-H$	····H
(+)-Thalictricavin	$-CH_2-$		$-CH_3$	$-CH_3$	$-H$	$-CH_3$	····H
(+)-Tetrahydrocorysamin	$-CH_2-$		$-CH_2-$		$-H$	$-CH_3$	····H
Yuanhunin	$-CH_3$	$-CH_3$	$-CH_3$	$-CH_3$	$-H$	$-CH_3$	◀H

Alkaloide vom Protoberin-Typ-II

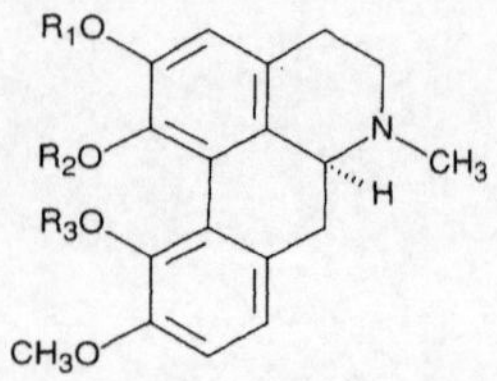

	R_1	R_2	R_3
(+)-Corytuberin	$-CH_3$	$-H$	$-H$
(+)-Corydin	$-CH_3$	$-H$	$-CH_3$
(+)-Bulbocapnin	$-CH_2-$		$-H$
(+)-Isocorydin	$-CH_3$	$-CH_3$	$-H$

Alkaloide vom Aporphin-Typ-I

Drogenliefernde Arten: *Corydalis ambigua*: Corydalis-ambigua-Knolle (Corydalis tuber *Jap XI*).
Corydalis bungeana: Corydalis-bungeana-Ganzpflanze.
Corydalis cava: Corydalis cavae rhizoma, Corydalis cava hom. *HAB 1*.
Corydalis goveniana: Corydalis-govaniana-Wurzel.
Corydalis incisa: Corydalis-incisa-Ganzpflanze, Corydalis-incisa-Knolle (Corydalis tuber *Jap XI*).
Corydalis lineariloba: Corydalis-lineariloba-Knolle (Corydalis tuber *Jap XI*).
Corydalis lutea: Corydalis-lutea-Kraut.
Corydalis racemosa: Corydalis-racemosa-Ganzpflanze.
Corydalis solida: Corydalis-solida-Ganzpflanze, Corydalis-racemosa-Knolle (Corydalis tuber *Jap XI*).
Corydalis vaginans: Corydalis-vaginans-Ganzpflanze.
Corydalis yanhusuo: Corydalis-yanhusuo-Knolle (Corydalis tuber *Jap XI*).

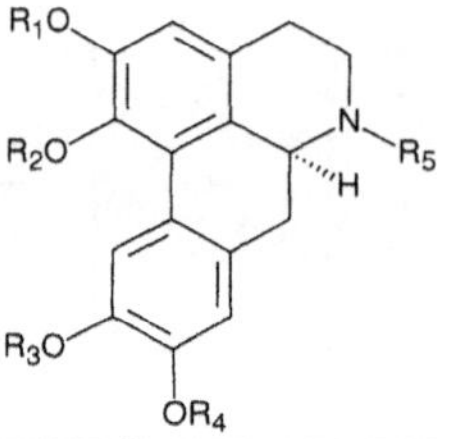

	R_1	R_2	R_3	R_4	R_5
(+)-Glaucin	$-CH_3$	$-CH_3$	$-CH_3$	$-CH_3$	$-CH_3$
(+)-Nantenin	$-CH_3$	$-CH_3$	$-CH_2-$		$-CH_3$
(+)-Isoboldin	$-CH_3$	$-H$	$-CH_3$	$-H$	$-CH_3$
(+)-Norglaucin	$-CH_3$	$-CH_3$	$-CH_3$	$-CH_3$	$-H$
(+)-Thaliporphin	$-CH_3$	$-H$	$-CH_3$	$-CH_3$	$-CH_3$
(+)-Lirioferin	$-CH_3$	$-CH_3$	$-H$	$-CH_3$	$-CH_3$
(+)-*N*-Methyllaurotetanin	$-CH_3$	$-CH_3$	$-CH_3$	$-H$	$-CH_3$

Alkaloide vom Aporphin-Typ-II

Corydalis ambigua (PALL.) CHAM. et SCHLECHTEND

Systematik: Vermutlich lediglich eine Unterart oder Varietät der *Corydalis yanhusuo* W.T. WANG.[93]

Botanische Beschreibung: Ausdauerndes Kraut, kahl, aufrecht, etwa 20 cm hoch; Blätter wechselständig, gefiedert, die endständige Fieder größer als die anderen, an der Spitze gezähnt; Blütentraube mit vielen grünlich-violetten Blüten.[92]

Verbreitung: Sibirien, Mandschurei, nördl. China, Korea, Japan.[4,92]

Drogen: Corydalis-ambigua-Knolle.

Corydalis-ambigua-Knolle

Sonstige Bezeichnungen: Chinesisch: Chung-Yao-Chi (in der Mandschurei).

Monographiesammlungen: Corydalis tuber *Jap XI*.

Definition und Anforderungen: Die getrockneten Wurzelknollen; vgl. Corydalis-yanhusuo-Knolle.

Definition der Droge: Die getrockneten Wurzelknollen *Jap XI*.

Stammpflanzen: *Corydalis ambigua* (PALL.) CHAM. et SCHLECHTEND.

Ganzdroge: Kleine, harte, ockerfarbige, abgeflachte Knolle, 1,7 cm lang, 2 cm dick; mit einer dünnen, runzeligen Cuticula; innen hellgelb, durchscheinend.

Inhaltsstoffe: *Alkaloide.* Folgende Isochinolinalkaloide kommen vor: Protopin, Canadin (Tetrahydroberberin), (+)-Tetrahydropalmatin, Palmatin, Dehydrocorydalin, Dehydrocorybulbin, untersucht an der var. *amurensis* MAXIM.;[12-14] außerdem 0,210 % Corydalin, 0,087 % Cavidin, 0,153 % Corybulbin,[15] Ambinin,[16] (–)-Scoulerin, (+)-Methylcorypallin und weitere Alkaloide.[7] Die Gehalte an Corydalin und Corybulbin sind am höchsten nach 4- oder 5jähriger Kultur,[17] hierbei jeweils im August oder September.[18]

Gehaltsbestimmung: HPLC-Methode zur Bestimmung der tertiären Alkaloide:[15]
- Stationäre Phase: Lichrosorb RP-18.
- Fließmittel: Acetonitril-Wasser-10 % Essigsäure (50 + 50 + 2), pH 5,3.
- Detektion: UV 280 nm; bestimmt wurden die Gehalte an Corybulbin, Corydalin und Cavidin.

Volkstümliche Anwendung und andere Anwendungsgebiete: Zur Schmerzlinderung bei allen Formen von innerlichen Schmerzen, sowie Geschwüren.[26] Kontrollierte Studien zur Wirksamkeit fehlen bisher.

Sonst. Verwendung: *Haushalt.* Die Knollen werden von dem japanischen Volksstamm der Ainu verzehrt.[19]

Corydalis bungeana TURCZ.

Botanische Beschreibung: Ausdauerndes Kraut mit verzweigten Stengeln; Wurzeln faserig, ohne Knollen; Blüten rosa; Früchte keulenförmige Schoten, an beiden Enden scharf abgesetzt, im Zustand der Reife hängend; Samen glatt, glänzend.[4,93]

Inhaltsstoffe: *Alkaloide.* In der ganzen Pflanze nachgewiesen sind Isochinolinalkaloide, vor allem Benzophenanthridine, darunter 0,084 % (+)-Corynolin und (+)-Corynolin, 0,054 % Acetylcorynolin,[20,21] (+)-Isocorynolin,[22] (+)-13-Epicorynolin, 11-Epicorynolin, Acetylisocorynolin,[23,24] Dihydrosanguinarin, 12-Hydroxycorynolin und (+)-Bungeanin;[25] außerdem Stylopin (Tetrahydrocoptisin), Protopin,[21] Tetrahydrocorysamin,[22] Cheilanthifolin, Corycavin,[23] Bicucullin, Scoulerin, Juziphin, Isoboldin und Norjuziphin.[25]

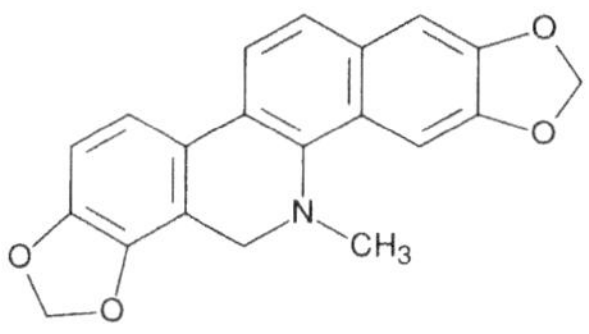

Dihydrosanguinarin

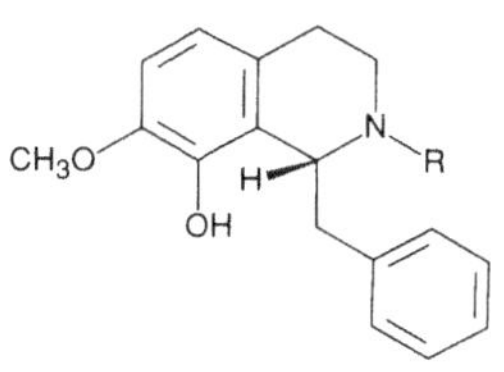

Norjuziphin: R= -H

Juziphin: R= $-CH_3$

Verbreitung: Sibirien, Mandschurei, Korea.

Drogen: Corydalis-bungeana-Ganzpflanze.

Corydalis-bungeana-Ganzpflanze

Definition der Droge: Die nach der Fruchtbildung gesammelte, getrocknete, ganze Pflanze.

Stammpflanzen: *Corydalis bungeana* TURCZ.

Gehaltsbestimmung: Eine HPLC-Methode zur Bestimmung der Corynolin-Derivate wurde beschrieben.[20]

Volkstümliche Anwendung und andere Anwendungsgebiete: Die Droge wird bei Fieber, bei Vergiftungen, innerlich und äußerlich bei Verbrennungen, Geschwüren und Skrofulose verwendet.[26] Für keine der Anwendungen ist eine Wirksamkeit belegt.

Corydalis cava (L.) SCHWEIGG. et KOERTE

Synonyme: *Borkhausenia cava* GAERTN., MEY., SCHERB., *Bulbocapnus cavus* BERNH., *Capnoides cava* MOENCH, *Corydalis bulbosa* (L.) DC., *C. bulbosa* PERS., *C. tuberosa* DC., *Fumaria bulbosa* var. *cava* L., *F. cava* MILL., *Pseudofumaria maior* BORKH.

Sonstige Bezeichnungen: Dt.: Gemeine Hohlwurz, Hohler Lerchensporn, Hohlwurz, Taubenkopf; engl.: Hollowroot-birthwort; frz.: Bec d'oie, Damotte, Poulette; holl.: Helmbloem, Holwortel; it.: Corydale cava.

Systematik: Die formenreiche Art wird unter dem synonymen Begriff *C. bulbosa* (L.) DC. in die, im gesamten Artareal vorkommende, subsp. *bulbosa*, die westgriechische subsp. *blanda* (= *C. blanda* SCHOTT) und die südosteuropäische subsp. *marschalliana* (= *C. marschalliana* (PALL.) PERS.) unterteilt.[97] Es werden die Formen f. *angustifolia* BECK. und f. *paniculata* P. JUNGE angegeben.[98] Eine eindeutige Zuordnung einiger Unterarten und Varietäten zu *C. cava* oder der nahe verwandten Art *C. solida* (L.) SW. ist schwierig.[99] Auf die mögliche Existenz verschiedener Chemotypen, die sich in Alkaloidgehalt und -muster unterscheiden, wurde mehrfach hingewiesen.[27-30] Andererseits wurde die Marschalliana-Sippe nach Untersuchungen zum Alkaloidmuster von Pflanzen verschiedener Standorte auch als eigene, gegenüber *Corydalis cava* (L.) SCHWEIGG. et KOERTE klar abgrenzbare Art gewertet.[31]

Botanische Beschreibung: Ausdauernd, 10 bis 35 cm hoch; Knolle tief im Boden sitzend, meist kugelig, bis walnußgroß, bald hohl werdend, braun, zuletzt unten ausgehöhlt erscheinend; Stengel aufrecht, fleischig, grün bis rotbraun, kahl, mit 2 gestielten, doppelt dreizähligen, kahlen, blaugrünen Laubblättern; Blättchen auf keiligem Grund, verkehrt-eiförmig, mit mehr oder weniger tief eingeschnittenen, vorn breit-eiförmigen, stumpfen bis schmal-länglichen und spitzen Lappen; Blüten erst im 4. oder 5. Jahr auftretend, in endständiger, aufrechter, 10- bis 20blütiger Traube, ziemlich gedrungen; Blüten trübrot oder gelblichweiß, selten lila, braunrot oder dunkelblau, 18 bis 28 mm lang, mit tief ausgerandeter Ober- und Unterlippe und langem, am Ende abwärtsgekrümmtem Sporn, harzig riechend, von großen eiförmigen, ganzrandigen Tragblättern gestützt; Nektarsporn an der Spitze abwärts gekrümmt, dem Blütensporn innen angewachsen; Schoten blaßgrün, 20 bis 25 mm lang, an 5 bis 7 mm langem Stiel, unmittelbar in den aufsteigenden Griffel übergehend, vielsamig, zuletzt hängend; Samen bis 3 mm breit, schwarz, rund, glatt, glänzend.[98]

Verwechslungen: Verwechslungen mit anderen Corydalis-Arten sind wegen des Formenreichtums möglich.

Inhaltsstoffe: *Alkaloide.* In den oberirdischen Teilen bis 0,84 %;[30] Hauptalkaloid ist mit 0,25 bis 0,35 % das Aporphinalkaloid Bulbocapnin,[32,33] weitere Aporphine (+)-Glaucin, Nantenin (Domestin), wahrscheinlich auch Dehydronantenin,[30] (+)-Predicentrin, Isoboldin; außerdem (+)-Adlumidicein, Apocavidin, Domesticin, Isocorybulbin, Isocorydin und weitere Alkaloide, die auch in der Knolle vorkommen.[30,32,34] In den Samen etwa 0,45 % Isochinolinalkaloide, darunter Bulbocapnin.[35] Bei Alkaloiden mit Chinonstruktur, wie Bulbodion[36] oder einem Dehydroaporphin-10,11-chinon,[30] handelt es sich wohl um Aufarbeitungsartefakte.[30] Axenisch kultiviertes Callusgewebe bildet Alkaloide, z. B. Bulbocapnin und Corydalin.[137]

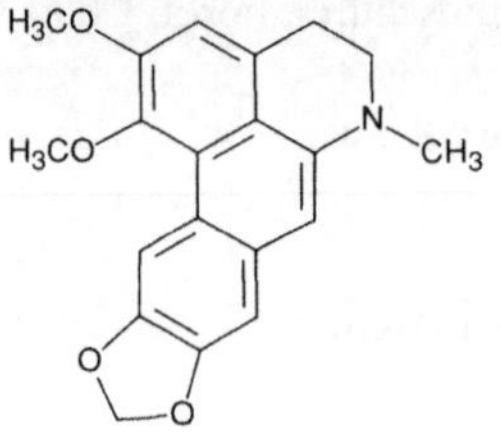

Dehydronantenin

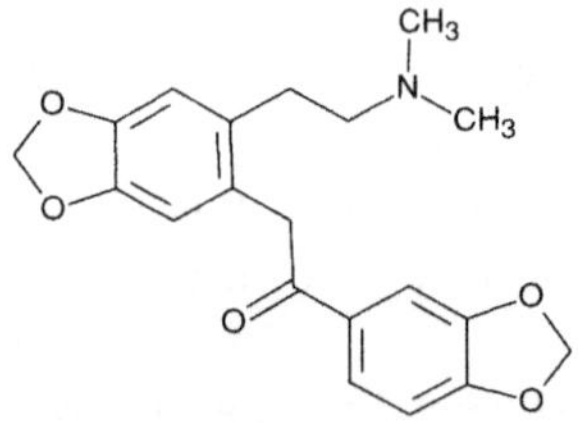

(+)-Adlumidicein

Verbreitung: Süd- und Mitteleuropa; meist herdenweise in lichten Gebüschen, Laubwäldern, Obst- und Baumgärten, an Hecken und Zäunen; von der Ebene bis in 1.800 m Höhe, auf frischen, fetten Böden.[98]

Drogen: Corydalidis cavae rhizoma, Corydalis cava hom. *HAB 1.*

Corydalidis cavae rhizoma

Synonyme: Aristolochiae cavae radix, Aristolochiae cavae tubera, Radix Aristolochiae cavae, Radix Aristolochiae rotundae (vulgaris), Radix Corydalis cavae, Rhizoma Aristolochiae cavae, Rhizoma Corydalis, Tubera Aristolochiae cavae.

Sonstige Bezeichnungen: Dt.: Hohlwurzel, Lerchensporn-Knollen, Lerchensporn-Wurzel; engl.: Hollow root; frz.: Racines de Corydale.

Definition der Droge: Die zur Zeit der Vegetationsruhe gesammelten, getrockneten Wurzelknollen.[96]

Stammpflanzen: *Corydalis cava* (L.) SCHWEIGG. et KOERTE.

Herkunft: Mitteleuropa, Rußland, Nordamerika.

Ganzdroge: Kegelförmige bis unregelmäßig-lappige Knollen, graubraun, oben mit Stengelresten; das untere Ende mit einer Vertiefung und einwärtsgebogenen Rändern; glatter Bruch, Bruchfläche grünlichgelb; bitterer Geschmack; geruchlos.

Inhaltsstoffe: *Alkaloide.* 4bis6%,[30,100] Gehalt und Zusammensetzung standortspezifisch stark schwankend;[27,28] 37 Alkaloide aus den folgenden Gruppen wurden isoliert:[29,30,38]
- Protoberberin-Typ: Coptisin, (+)-Corydalin, (+)-Corybulbin, (+)-Corypalmin, Corysamin, (+)-Isocorypalmin und (±)-Isocorypalmin, Dehydrocorydalin, (+)-Canadin [(+)-Tetrahydroberberin], (–)-Scoulerin, (+)-Scoulerin, (+)-Stylopin, (+)- und (±)-Tetrahydropalmatin, (+)- und (±)-Thalictricavin; nach den neueren Untersuchungen[30] außerdem (+)-Tetrahydrocorysamin, Dehydrocorybulbin, Dehydroapocavidin, Palmitin, Berberin, Columbamin, Jatrorrhizin, Dehydrothalictricavin, die α-Methohydroxide des (+)-Stylopins und des Tetrahydrocorysamins.
- Protopin-Typ: Neben Protopin (Macleyin/Fumarin), Corycavamin (Methylprotopin/Corycavin), (+)- und (±)-Corycavidin, Allocryptopin.
- Aporphin-Typ: (+)-Bulbocapnin, außerdem (+)-Corydin, (+)-Corytuberin, (+)-Bulbocapninmethohydroxid und Magnoflorin.
- Phthalidisochinolin-Typ: Capnoidin.

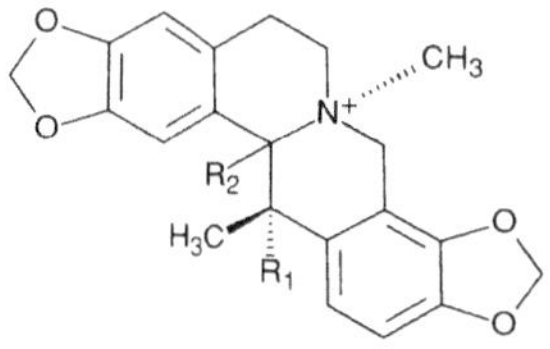

	R_1	R_2
(+)-α-Stylopin-methohydroxid	—H	···H
α-Tetrahydrocorysamin-methohydroxid	—CH_3	—H

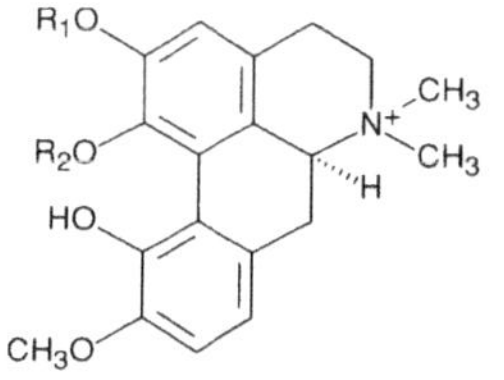

	R_1	R_2
(+)-Magnoflorin	—CH_3	—H
(+)-Bulbocapnin-methohydroxid	—CH_2—	

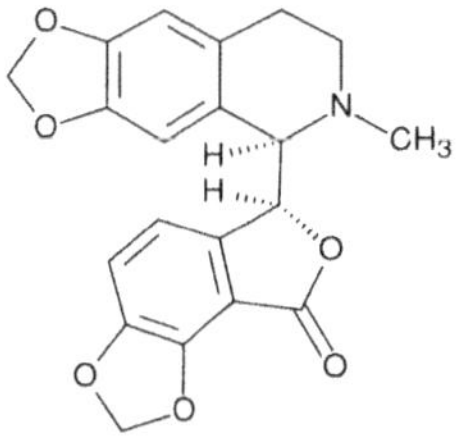

Capnoidin

Zubereitungen: Tinktur: Fluidextrakt (1:1) hergestellt nach den entsprechenden Vorschriften *DAB 10.*

Wirkungen: *Spasmolytische Wirkung.* Die Vorbehandlung mit nicht näher definierten Extrakten aus verschiedenen Pflanzenteilen von *Corydalis cava* soll die durch Histamin, Kalium, Kallidin und Acetylcholin ausgelöste Kontraktion am isolierten Meerschweinchendarm hemmen, die Ergebnisse sind nicht nachvollziehbar, da ausreichende Angaben zum Extrakt, zur Konzentration sowie zu den verwendeten Pflanzenteilen fehlen.[39]
Sedative Wirkung. Nachvollziehbare pharmakologische Untersuchungen mit Drogenextrakten sind nicht dokumentiert; die zahlreichen Befunde zu den isolierten Reinsubstanzen reichen zur Begründung der Wirksamkeit Corydalis-haltiger Präparate als "Sedativa" nicht aus.[86,91]

Anwendungsgebiete: Die Wirksamkeit der in der Volksmedizin beanspruchten Anwendungsgebiete ist nicht ausreichend belegt; von einer Anwendung der Droge und ihrer Zubereitung wird abgeraten.[89]

Volkstümliche Anwendung und andere Anwendungsgebiete: Der wäßrige Auszug der Droge äußerlich als Kompresse bei schlecht heilenden Wunden und Geschwüren;[40] Teeaufguß und Tinktur früher bei Eingeweidewürmern und bei Menstruationsstörungen;[88] bei Parkinsonismus und Ménier'scher Krankheit.[87] Für keine der Anwendungen ist eine Wirksamkeit belegt.

Dosierung und Art der Anwendung: *Droge.* Als Teedroge nicht geeignet, obwohl gelegentlich Dosierungsvorschläge gemacht werden;[40] äußerlich 3bis5g Droge auf 125mL Wasser, als Kompresse aufgelegt.[40] *Zubereitung.* In einigen Kombinationspräparaten zusammen mit pflanzlichen Sedativa, als Extr. fluid. (1:1) oder Extr. sicc. zugesetzt, die Tagesdosen entsprechend etwa 20bis30mg der Droge.

Toxikologische Daten: *Pflanzengiftklassifizierung.* +.[101]

Akute Vergiftung: Es sind bisher keine Vergiftungsfälle bekannt geworden; da die Inhaltsstoffe Bulbocapnin und Corytuberin in hohen Dosen zu klonischen Krämpfen mit Tremor der Muskulatur führen, ist bei erheblicher Überdosierung der Droge jedoch mit Vergiftungserscheinungen zu rechnen; bei bestimmungsmäßigem Gebrauch dürften die in den Fertigarzneimitteln enthaltenen Drogenmengen zu keinen Vergiftungssymptomen führen.

Chronische Vergiftung: Bei Langzeitgebrauch der Droge Vergiftungssymptome wie bei "Akuter Vergiftung" beschrieben.

Gesetzl. Best.: *Offizielle Monographien.* Entwurf der Stoffcharakteristik "Corydalis cavae tuber" der Kommission E am BGA.[89]

Corydalis cava hom. *HAB 1*

Synonyme: Corydalis bulbosa *HAB 1*.

Sonstige Bezeichnungen: Dt.: Lerchensporn.

Monographiesammlungen: Corydalis cava *HAB 1*.

Definition der Droge: Die vor der Blüte gesammelte, frische Knolle.

Stammpflanzen: *Corydalis cava* (L.) SCHWEIGG. et KOERTE.

Zubereitungen: Urtinktur und flüssige Verdünnungen nach der Vorschrift 3a, *HAB 1*; Verreibungen, Tabletten und Streukügelchen nach den Vorschriften 7, 9 und 10, *HAB 1*; Augentropfen entsprechende der Vorschrift 15, *HAB 1*.

Anwendungsgebiete: Die Anwendungsgebiete entsprechen dem homöopathischen Arzneimittelbild; dazu gehören: Schleimhautentzündungen des Auges, der Atemwege; Verdauungsschwäche, Herzklopfen, Rheumatismus,[90] Heißhunger, Diarrhö, Furunkulose.[41]

Dosierung und Art der Anwendung: *Zubereitung. Urtinktur.* 10 bis 20 Tr. tgl., etwa 200 mg der Droge entsprechend.[40]
Flüssige Verdünnungen. D2 bis D6:[41] 20 bis 60 Tr. tgl.; D12 bis D30, 15 bis 45 Tr. tgl.[40] Bei akuten Zuständen häufige Anwendung alle halbe bis ganze Stunde je 5 Tr. oder 1 Tablette oder 10 Streukügelchen oder 1 Messerspitze Verreibung einnehmen; parenteral 1 bis 2 mL bis zu 3mal tgl. Bei chronischen Verlaufsformen 1- bis 3mal tgl. 5 Tr. oder 1 Tablette oder 10 Streukügelchen oder 1 Messerspitze Verreibung einnehmen; parenteral 1 bis 2 mL tgl., Augentropfen 1- bis 3mal tgl. 1 Tr. in den Bindehautsack träufeln.

Unerwünschte Wirkungen: Nicht bekannt; es können Erstverschlimmerungen auftreten, die jedoch unbedenklich sind.[90]

Gegenanzeigen/Anwendungsbeschr.: Nicht bekannt.[90]

Wechselwirkungen: Nicht bekannt.[90]

Gesetzl. Best.: *Offizielle Monographien.* Aufarbeitungsmonographie "Corydalis cava (Corydalis bulbosa)" der Kommission D am BGA.[90]

Corydalis govaniana WALL.

Sonstige Bezeichnungen: Engl.: Govan's Corydalis; hindi: Bhutkis; sanskrit: Bhutakesi.

Botanische Beschreibung: Ausdauernde, buschige Staude, mit kräftigen, wenig verzweigten Stengeln, bis 70 cm hoch; kräftige, verholzte Wurzel; zweifach gefiederte Grundblätter in einer dichten Rosette, die 0 bis 4 Stengelblätter ähnlich den Grundblättern, aber kleiner; die obersten Blätter brakteenähnlich, meist sitzend, 2,5 bis 7 cm groß; Blüten gelb, etwa 2 cm lang, in endständiger, unverzweigter Traube; die inneren Petalen gelappt, an der Spitze zusammenlaufend; Sporn stumpf, gerade oder gebogen, etwa so lang wie die Petalen; Frucht eine längliche etwa 2 cm lange Kapsel.[66]

Inhaltsstoffe: *Alkaloide.* Die oberirdischen Teile mit den Isochinolinalkaloiden Protopin, Corlumin, Bicucculin, Isocorydin;[42] (–)-Govadin, (–)-Govanin;[43] in der ganzen Pflanze die Spiroisochinoline Ochotensin und 13-epi-Yenhusomin.[44]

Verbreitung: Westl. Himalaya von Kashmir bis Kumaon, häufige Hochstaude der steinigen Alpenfluren; 2.500 bis 3.500 m.[66]

Drogen: Corydalis-govaniana-Wurzel.

Corydalis-govaniana-Wurzel

Definition der Droge: Die getrocknete Wurzel.

Stammpflanzen: *Corydalis govaniana* WALL.

Wirkungen: *Herz-Kreislauf-Wirkung.* Eine i.v. applizierte Alkaloidfraktion der Droge zeigte bei der anästhesierten Katze eine hypotensive Wirkung.[45]

Volkstümliche Anwendung und andere Anwendungsgebiete: Eine nicht näher bezeichnete Zubereitung der Wurzel äußerlich bei Haut- und Geschlechtskrankheiten.[19,46] Die Wirksamkeit ist nicht belegt.

Corydalis incisa (THUNB.) PERS.

Synonyme: *Fumaria incisa* THUNB.

Systematik: Nahe verwandt mit den Sippen *C. ambigua* CHAM. et SCHLECHT. und *C. lineariloba* SIEB. et ZUCC.

Botanische Beschreibung: Kahle, weiche, zweijährige Pflanze ohne Knollen; bis 50 cm hoch, wenig verzweigt; Blätter gestielt, eiförmig-rundlich, 3 bis 8 cm lang, 2- oder 3fach geteilt; Blättchen dreizählig gefiedert oder fiedrig gelappt, die Lappen etwa 1 bis 1,5 cm lang; Blüten 1 bis 1,5 cm rosa-purpurn, in endständiger Traube; Tragblätter keilförmig; Frucht gerade, längliche Kapsel, an den beiden Enden verschmälert, etwa 1,5 cm lang.[47]

Verbreitung: Korea, Japan, China, Taiwan.

Drogen: Corydalis-incisa-Gesamtpflanze, Corydalis-incisa-Knolle.

Corydalis-incisa-Ganzpflanze

Definition der Droge: Die getrocknete Pflanze.

Stammpflanzen: *Corydalis incisa* (THUNB.) PERS.

Volkstümliche Anwendung und andere Anwendungsgebiete: Ein Decoct der ganzen Pflanze wird äußerlich bei Abszessen, innerlich bei Hämorrhoiden angewandt.[26] Eine Wirksamkeit ist nicht belegt.

Corydalis-incisa-Knolle

Sonstige Bezeichnungen: Japanische Corydalis-Knolle.

Monographiesammlungen: Corydalis tuber *Jap XI.*

Definition der Droge: Die getrockneten Wurzelknollen; vgl. Corydalis-yanhusuo-Knolle.

Stammpflanzen: *Corydalis incisa* (THUNB.) PERS.

Inhaltsstoffe: *Alkaloide.* Isochinolinalkaloide vor allem vom Benzophenanthridin-Typ: Coptisin, Corysamin, Protopin, Sanguinarin, (+)-Corynolin;[48–51] erstmalig ein Alkaloidsulfat, das (+)-Corynolin-11-*O*-sulfat;[52] außerdem Corynolamin und Corynoloxin.[53]

Corydalis lineariloba SIEB. et ZUCC.

Synonyme: *Corydalis vernyi* FR. et SAV.

Botanische Beschreibung: Pflanze grünlich-grau, aufrecht, verzweigt, 10 bis 30 cm hoch; Knolle rundlich, 1 bis 2 cm dick, 2 kurze, eiförmige Blattschuppen; Blätter ziemlich lang, geteilt, die 1 cm breiten und 15 bis 20 mm langen Fiederblättchen 1 cm lang gestielt; Blüte blaupurpurn, waagrecht, 18 bis 21 mm lang. Das obere Blumenblatt doppelt gelappt, das untere deutlich gewölbt, der stumpfe Sporn lang herabhängend.[95]

Drogen: Corydalis-lineariloba-Knolle.

Corydalis-lineariloba-Knolle

Sonstige Bezeichnungen: Japanische-Corydalis-Knolle.

Monographiesammlungen: Corydalis tuber *Jap XI.*

Definition der Droge: Die getrockneten Wurzelknollen; vgl. Corydalis-yanhusuo-Knolle.

Stammpflanzen: *Corydalis lineariloba* SIEB. et ZUCC.

Inhaltsstoffe: *Alkaloide.* 0,13 % Protopin.[94]

Volkstümliche Anwendung und andere Anwendungsgebiete: Vgl.Corydalis-yanhusuo-Knolle.

Corydalis lutea (L.) DC.

Synonyme: *Borkhausenia lutea* GAERT., MEY., SCHERB., *Corydalis capnoides β lutea* DC., *Fumaria capnoides* L., *F. lutea* L.

Sonstige Bezeichnungen: Dt.: Gelber Lerchensporn; engl.: Yellow fumitory, mother-of-thousand; frz.: Fumeterre jaune; it.: Coridali.

Botanische Beschreibung: Ausdauernd; kahl, zart, aufrecht, 10 bis 20, selten bis 40 cm hoch; kurzes, waagrechtes, knotiges Rhizom ohne Knolle; gewöhnlich von der Basis her reich verzweigt; Laubblätter lauchgrün, gestielt, 3zählig bis 3fach gefiedert, Endblättchen kurz gestielt, breit keilig-eiförmig, ganzrandig oder eingeschnitten, Blattstiele oberseits flach; eine bis mehrere Blütentrauben, einseitswendig, mit je etwa 10 Blüten, diese etwa 2 cm lang, goldgelb, vorn dunkler, hinten mit kurzem, sackartigem Sporn; Tragblätter länglich-lanzettlich, haarspitzig, deutlich kürzer als die Blütenstiele; die reifen Schoten mindestens so lang wie der Fruchtstiel, Samen schwarz, glänzend, feinkörnig gerunzelt, mit abstehendem, gezähntem Anhängsel.[3,98]

Inhaltsstoffe: *Alkaloide.* Die ganze Pflanze enthält 0,96 % Isochinolinalkaloide,[54] darunter (+)-Isocorydin und Protopin, außerdem die Protoberberin-Alkaloide (–)-Isocorypalmin, (–)-Stylopin und (–)-Tetrahydropalmatin[55] und Coptisin,[56] sowie Alkaloide vom Narcein-Typ, die allerdings als Artefakte betrachtet wurden;[57] bei neueren Untersuchungen konnten zusätzlich (+)-Isocorydin, Adlumidicein, Adlumidiceinenollacton (Aobamidin), (+)-Bicucculin, (–)-Corypalmin, Corysamin, Jatrorrhizin, 8-Oxocoptisin und 6-Oxosanguinarin isoliert werden.[58]

Verbreitung: Südfrankreich, Ober- und Mittelitalien, südliche Schweiz und Österreich; in Südtirol bis 1.560 m; feuchte schattige Stellen; an Mauern und Felswänden, auf Schotter.[3,98]

Drogen: Corydalis-lutea-Kraut.

Corydalis-lutea-Kraut

Synonyme: Herba fumariae lutea, Fumariae luteae herba.

Definition der Droge: Die getrockneten oberirdischen Organe.

Stammpflanzen: *Corydalis lutea* (L.) DC.

Volkstümliche Anwendung und andere Anwendungsgebiete: Eine nicht näher bezeichnete Zubereitung bei Gicht.[102]

Corydalis racemosa (Thunb.) Pers.

Synonyme: *Fumaria racemosa* Thunb.

Botanische Beschreibung: Kahl, zweijährig, ohne Knollen; Triebe ausladend, 40 cm lang; Blätter gestielt, 5 bis 10 cm lang, zweifach geteilt; Blättchen breit-eiförmig, dreigeteilt, Blütentraube mit gelben Blüten 5 bis 10 cm lang, Tragblätter viel länger als die Blütenstiele, Blüten gelb, 6 bis 7 mm lang.[47]

Verbreitung: Japan, China, Taiwan; in Gebüschen; von der Ebene bis ins Bergland.

Drogen: Corydalis-racemosa-Ganzpflanze.

Corydalis-racemosa-Ganzpflanze

Definition der Droge: Die getrocknete Pflanze.

Stammpflanzen: *Corydalis racemosa* (Thunb.) Pers.

Volkstümliche Anwendung und andere Anwendungsgebiete: Ein Decoct der ganzen Pflanze wird äußerlich bei Abszessen, innerlich bei Hämorrhoiden angewandt.[26] Eine Wirksamkeit ist nicht belegt.

Corydalis solida (L.) Sw.

Synonyme: *Borkhausenia solida* Gaertn., Mey., Scherb., *Capnoides solida* Moench, *Corydalis bulbosa* DC., *C. digitata* Pers., *C. halleri* Willd., *C. remota* Fisch., *C. solida* (L.) Clairv., *C. solida* (Mill.) Sw., *Fumaria bulbosa* Mill., *F. bulbosa* var. *solida* L., *F. halleri* Willd., *F. solida* Curt.

Sonstige Bezeichnungen: Dt.: Gefingerter Lerchensporn.

Systematik: Sehr variable Art, in den Blütenmerkmalen mit *C. cava* (L.) Schweigg. et Koerte übereinstimmend. Es wird die Art *C. tenelle* Ledeb. ex Nordm. eingeschlossen[77], und als vier Unterarten werden subsp. *solida*, dazu eine var. *densiflora*, subsp. *laxa*, subsp. *slivenensis* und subsp. *wettsteinii* genannt, aber darauf hingewiesen, daß diese Einteilung unbefriedigend sei.[97]

Botanische Beschreibung: Ausdauernd, 10 bis 20, selten bis 30 cm hoch; Knolle länglich-kugelig, massiv, nur am Grunde bewurzelt. Stengel aufrecht, grün bis rotbraun, nahe des Grundes mit einem bleichen Niederblatt, in dessen Achsel oft ein drittes Laubblatt oder ein steriler Ast entspringt; die beiden darüberstehenden Laubblätter gestielt, doppelt dreizählig, kahl, blaugrün; die Blättchen breitkeilig-eiförmig, an der Spitze gelappt; 1 endständige, aufrechte Blütentraube, meist 10- bis 20blütig; Blüten trübrot, selten weiß oder blaßrot, 16 bis 20, seltener bis 30 mm lang, mit tief ausgerandeter Unter- und Oberlippe und langem, am Ende abwärts gerichtetem Sporn; Tragblätter länger als die Blütenstiele, keilförmig, vorn fingerförmig eingeschnitten; Früchte 10 bis 25 mm lang, so lang wie der Blütenstiel, eiförmig-lanzettlich, während der Blüte geknickt in den Griffel übergehend, bei Fruchtreife hängend, mit zahlreichen Samen; Samen rundlich, etwa 2 mm, mit Anhängsel.[98]

Inhaltsstoffe: *Alkaloide.* Die Angaben zur Alkaloidführung sind teilweise widersprüchlich, so wurde von einigen Autoren Bulbocapnin als Hauptalkaloid des Krautes angegeben,[59,60] während man bei anderen Untersuchungen nur Spuren oder gar kein Bulbocapnin fand.[61] Wie bei *C. cava* könnten auch hier verschiedene chemische Rassen, bzw. Populationen stark unterschiedlicher Standorte untersucht worden sein. Bei neueren Untersuchungen an Pflanzen tschechoslowakischer Herkunft wurden im Kraut etwa 0,35 % Isochinolinalkaloide nachgewiesen; sproßtypisch sind Berberin und Coptisin; (+)-Corydalin, eines der Hauptalkaloide der Wurzel, fehlt völlig.[62] Weitere Aporphin- und Protoberberinalkaloide wurden isoliert, darunter auch solche, die aus den unterirdischen Teilen nicht bekannt sind: (±)-Tetrahydrocorysamin, (±)-Sinactin, Nantenin, (–)-Tetrahydropalmatin, (+)-Isocorydin, Domesticin, (+)-Corydin und Predicentrin;[63] in Extrakten der ganzen Pflanze wurden die Spiroisochinoline (±)-Corysolidin und (–)-Corpain nachgewiesen.[64]

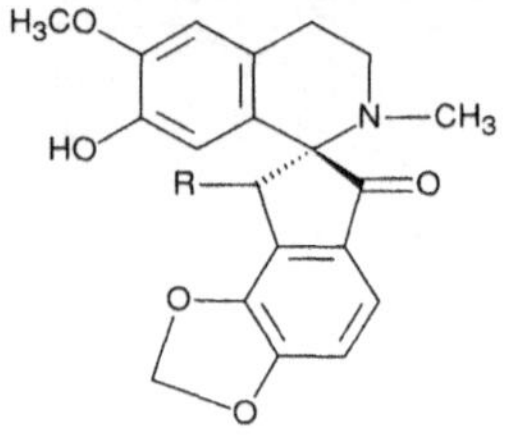

Corysolidin: R_1 = —OH

(-)-Corpain: R_1 = ····OH

Verbreitung: Fast in ganz Europa, außer im extremen Westen und Norden; selten im Mittelmeerraum; westl. und nördl. Asien. Von der Ebene bis 1.900 m; an lichten, buschigen Stellen, in lichten Wäldern und Auen.[98]

Drogen: Corydalis-solida-Ganzpflanze, Corydalis-solida-Knolle.

Corydalis-solida-Ganzpflanze

Stammpflanzen: *Corydalis solida* (L.) Sw.

Volkstümliche Anwendung und andere Anwendungsgebiete: Eine nicht näher bezeichnete Zubereitung der Droge bei Rückenschmerzen, Menstruationsstörungen und Völlegefühl.[26] Eine Wirksamkeit ist nicht belegt.

Corydalis-solida-Knolle

Sonstige Bezeichnungen: Dt.: Corydalis-remota-Knolle, Koreanische-Corydalis-Knolle; engl.: Korean Corydalis tuber.

Monographiesammlungen: Corydalis tuber *Jap XI*.

Definition der Droge: Die getrockneten Wurzelknollen; vgl. Corydalis-yanhusuo-Knolle.

Stammpflanzen: *Corydalis solida* (L.) Sw.

Inhaltsstoffe: *Alkaloide.* 0,37 % Isochinolinalkaloide folgender Gruppen:

- Protoberberin-Typ: Das Hauptalkaloid (+)-Tetrahydropalmatin, auch als Racemat isoliert; daneben, (+)-Corydalin, Dehydrocorydalin, Jatrorrhizin; als Nebenalkaloide (±)-Corybulbin, (+)-Corypalmin, (–)-Isocorypalmin, (–)-Scoulerin, (–)-Stylopin, Corysamin, Palmatin, (+)-*N*-Methyllaudanidiniumiodid, (–)-*cis*-*N*-Methylcanadin und *cis*-*N*-Methylstylopin; in Spuren schließlich Coptisin, Columbamin und Berberin.
- Protopin-Typ: Protopin und Allocryptopin.
- Aporphin-Typ: Wenig Bulbocapnin.[62] In der Unterart *C. solida* (L.) Sw. ssp. *brachyloba* (Boiss.) Cullen et Davis kommen die Spirobenzylisochinoline (+)-Fumarilin, (+)-Parfumin und (±)-Sibiricin vor; außerdem Protoberberine, Cularine, Benzophenanthridine, Phthalidisochinoline und Protopine: (–)-Canadin [(–)-Tetrahydroberberin], (–)-Sinactin, (–)-Corydalin, (+)-Scoulerin, Berberin, Dehydrocorydalin, Oxocularin, Oxosarcocapnidin, (+)-Bicucullin, (+)-α-Hydrastin, (+)-Bulbocapnin, (+)-Isoboldin, Norsanguinarin, (±)-Chelidimerin, Protopin, β-Allocryptopin und (–)-Norjuziphin.[65]

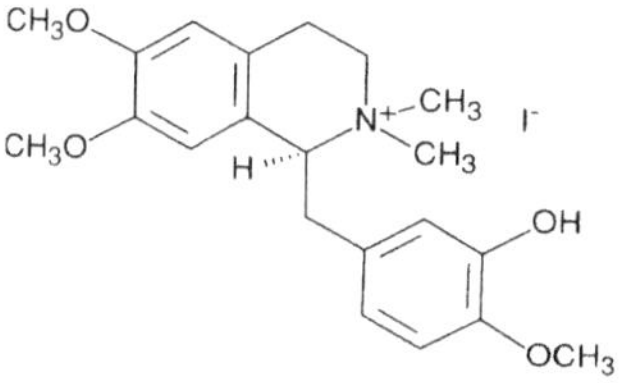

(+)-*N*-Methyllaudanidiniumiodid

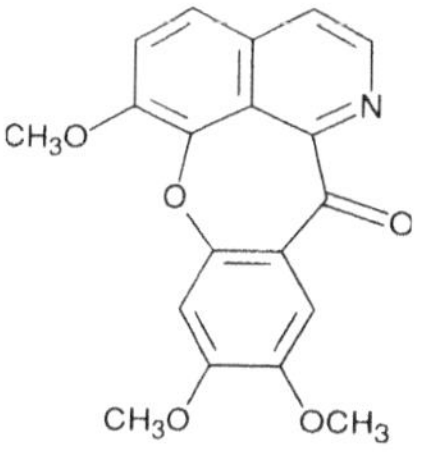

Oxocularin

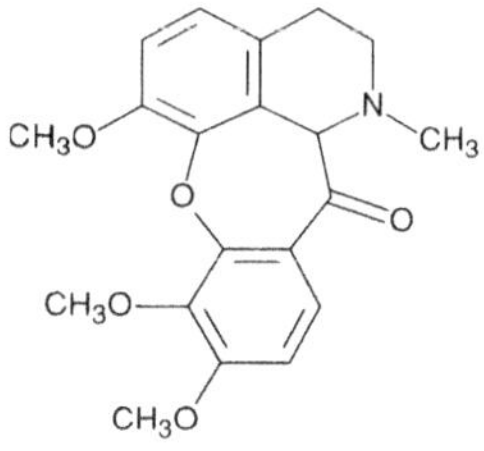

Oxosarcocapnidin

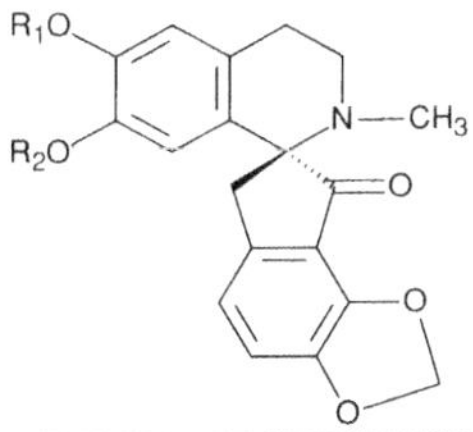

	R_1	R_2
(+)-Parfumin	—H	$—CH_3$
(+)-Fumarilin	$—CH_2—$	

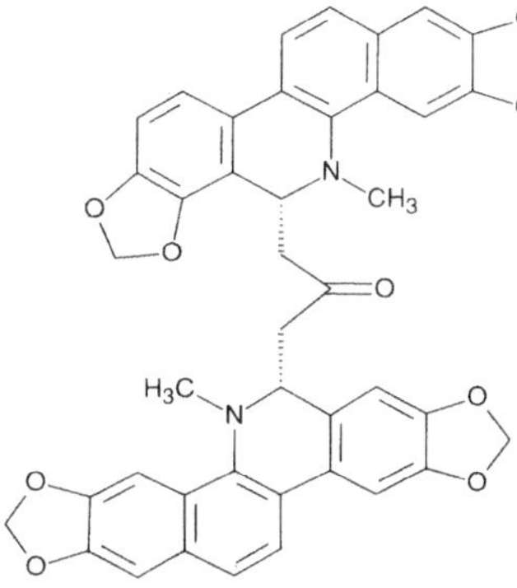

Chelidimerin

Volkstümliche Anwendung und andere Anwendungsgebiete: Eine nicht näher bezeichnete Zubereitung der Droge bei Fieber; früher bei Eingeweidewürmern und Menstruationsstörungen.[102] Für keine der Anwendungen ist eine Wirksamkeit belegt.

Corydalis vaginans Royle

Synonyme: *Corydalis erecta* Falconer., *C. ramosa* Wall.

Sonstige Bezeichnungen: Hindi: Mamiran.

Botanische Beschreibung: Ein- oder zweijähriges graugrünes Kraut mit dicker Pfahlwurzel; Stengel fast stielrund, meist liegend, manchmal auch aufrecht, mehrfach verzweigt; wenige Grundblätter, im Umriß dreieckig, zwei- bis dreifach geteilt, Stengelblätter mit länglichem Umriß, zwei- bis dreifach gefiedert, das untere Paar der Fiedern und die Endfieder größer als die anderen; die unteren Brakteen blattähnlich; Blütentraube meist einfach, Blüten 15 bis 20 mm lang; Blütenkrone hellgelb mit brauner Nervatur, der Sporn verjüngt, nach unten gebogen, stumpf; Schoten eiförmig-länglich, sich explosionsartig öffnend; Samen schwarz, weich, glänzend.[3,67]

Verbreitung: Nordwestl. Himalaya von Kashmir bis Sikkim.

Drogen: Corydalis-vaginans-Ganzpflanze.

Corydalis-vaginans-Ganzpflanze

Definition der Droge: Die frische, ganze Pflanze.

Stammpflanzen: *Corydalis vaginans* ROYLE.

Inhaltsstoffe: *Alkaloide.* Die Phthalidisochinolinalkaloide (+)-Adlumidin, (+)-Carlumin und (–)-Bicuccullin.[58]

Volkstümliche Anwendung und andere Anwendungsgebiete: Ein Preßsaft aus der frischen Pflanze bei Augenleiden.[46,58] Die Wirksamkeit ist nicht belegt und wenig plausibel.

Corydalis yanhusuo W.T. WANG

Synonyme: *Corydalis turtschaninovii* BESS. f. *yanhusuo* Y.H. CHOU et C.C. HSU.

Sonstige Bezeichnungen: Chin.: Yanhu, Yuanhu.

Systematik: Auch für diese asiatischen Sippen der Gattung, speziell jene, die zur Gewinnung der Droge "Yanhusuo" verwendet werden, ist, wegen der großen morphologischen Variationsbreite innerhalb eines Taxons, noch keine klare Artgliederung zu erkennen. Das Alkaloidmuster von Knollen der Sippe *C. yanhusuo*, die der *C. solida* nahe steht, unterscheidet sich von dem nahe verwandter Sippen so deutlich, daß dieses chemotaxonomische Merkmal die Abtrennung einer eigenen Art *C. yanhusuo* W.T. WANG von *C. turtschaninovii* BESS. zu rechtfertigen scheint.[68]

Verwechslungen: Verwechslungen mit anderen Corydalis-Sippen sind möglich, wahrscheinlich sogar üblich.

Inhaltsstoffe: *Alkaloide.* In den oberirdischen Teilen neben dem Hauptalkaloid (+)-Glaucin, dessen Gehalt 0,25% erreicht, weitere sproßtypische Alkaloide vom Aporphin-Typ, so Nantenin, Dehydroglaucin, (+)-Norglaucin, (+)-Thaliporphin, (+)-Lirioferin, (+)-*N*-Methyllaurotetanin, (+)-Isoboldin; außerdem weitere Isochinoline, die auch in der Droge vorkommen.[69] Aus axenischen Calluskulturen wurden 0,115% Alkaloide isoliert, darunter Tetrahydropalmatin.[70]

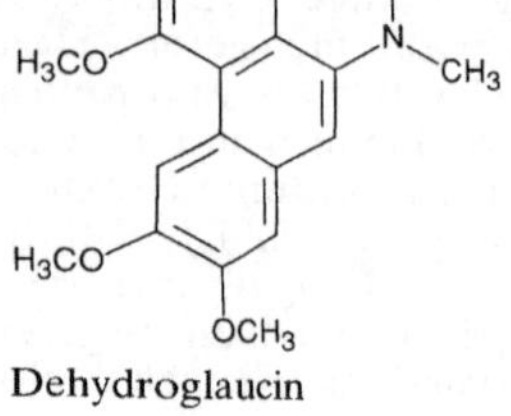

Dehydroglaucin

Verbreitung: China.

Drogen: Corydalis-yanhusuo-Knolle.

Corydalis-yanhusuo-Knolle

Sonstige Bezeichnungen: Dt.: Chinesische Corydalis-Knollen, Corydalis-Knollen; chinesisch: Hsüan-Hu-So, Yanhuso, Yanhusuo, Yen-hu-suo.

Monographiesammlungen: Corydalis tuber *Jap XI.*

Definition der Droge: Die getrockneten Wurzelknollen *Jap XI.*

Stammpflanzen: *Corydalis yanhusuo* W.T. WANG (= *Corydalis turtschaninovii* BESS. f. *yanhusuo* Y.H. CHOU et C.C. HSU), *C. ambigua* (PALL.) CHAM. et SCHLECHT. und andere Arten der gleichen Gattung *Jap XI.*

Herkunft: Wildsammlung und Anbau in verschiedenen Teilen Chinas, Koreas und Japans.

Ganzdroge: 15 bis 25 mm große, harte Knollen, abgeflacht-kugelig, leicht polygonal, bräunlichgelb bis graubraun, mit runzeliger Oberfläche, manchmal mit mehreren knotigen Vorsprüngen, am Ende mit einer vom Stengel stammenden Narbe versehen; Bruch glatt oder körnig, gelb bis graugelbgrün.

Schnittdroge: Geruchlos, bitterer Geschmack. Unregelmäßige Bruchstücke und bis 2,5 cm große, bräunlich-bernsteinfarbene Scheiben mit dunkel abgesetztem Kork; glänzend, häufig mit einem Loch in der Mitte.

Inhaltsstoffe: *Alkaloide.* Die Inhaltsstoffspektren der zur Drogengewinnung verwendeten Pflanzen unterscheiden sich z.T. beträchtlich; z.B. enthält die drogenliefernde Art *C. remota* FISCH. keine Aporphinalkaloide, die für *C. yanhusuo* W.T. WANG typisch sind, dafür aber Corynolinderivate, die bei der anderen Art fehlen. Da man die analgetische Wirkung der Droge dem (–)-Tetrahydropalmatin zuschreibt, gilt der Gehalt dieser Verbindung als Qualitätsmerkmal. Der Vergleich verschiedener Yanhusuo-Pflanzen erbrachte Gehalte zwischen 0,013 und 0,32% (±)Tetrahydropalmatin,[71] typische Gehalte guter Qualitäten liegen bei etwa 0,09%. Von *C. yanhusuo* bzw. *C. turtschaninovii* BESS. stammende Droge zeigt folgendes Alkaloidprofil:

Isochinolinalkaloide, Gehalt und Zusammensetzung je nach Drogenherkunft schwankend, darunter die Protoberberine: (±)-Tetrahydropalmatin 0,065 bis 0,112%, (+)-Corydalin 0,042 bis 0,134%, (–)-Tetrahydroberberin 0,001 bis 0,019%,[72,73] Stylopin (Tetrahydrocoptisin), (–)-Tetrahydrocolumbamin, Corybulbin, Palmatin, Columbamin, Yuanhunin, Dehydrocorydalin;[74] außerdem (+)-Glaucin 0,076 bis 0,122%,[72] Protopin, α-Allocryptopin, Dihydrosanguinarin, (+)-*N*-Methyllaurotetanin,[74] Leonticin, Dehydroglaucin, Dehydronantenin.[75]

Gesamtalkaloidgehalte, die bei der synonymen Art *C. bulbosa* DC. bestimmt wurden, variierten zwischen 0,19 und 0,89%; neben einigen der oben genannten Alkaloide, wurden auch Coptisin[99] und in Spuren Spallidamin und Yuanamid[76] isoliert.

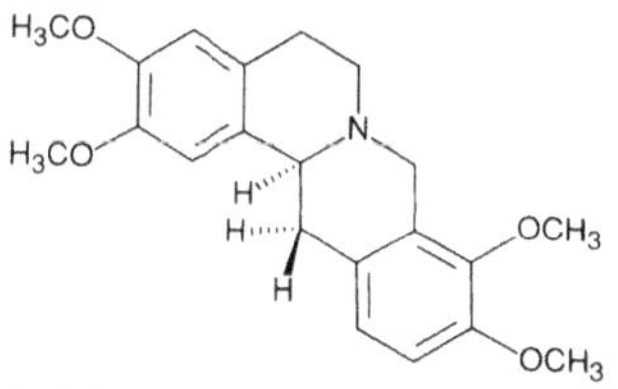

(±)-Tetrahydropalmatin

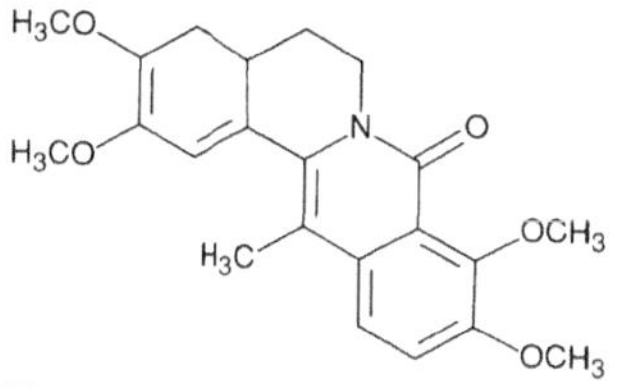

Yuanamid

Identität: Nachweis der Alkaloide *Jap XI*: Die pulverisierte Droge wird mit Essigsäure versetzt und erhitzt; im filtrierten Extrakt werden die Alkaloide mit Dragendorff-Reagenz gefällt, es bildet sich ein orangegelber Niederschlag.
Trennung der Aporphinalkaloide mittels DC:[77]
- Stationäre Phase: Kieselgel G.
- Fließmittel: Toluol-EtOH-Ammoniaklsg. (40 + 6 + 1,5).
- Detektion: Besprühen mit Dragendorff-Reagenz.

HPTLC-Methode:[78]
- Analysiert wird der ethanolische Extrakt.
- Stationäre Phase: Kieselgel.
- Fließmittel für 1. Entwicklung: Eth-Cyclohexan-MeOH (5 + 3 + 0,5).
- Detektion: nach einminütiger Joddampfbehandlung bei UV 280 nm.
- Auswertung: Getrennt sind Tetrahydropalmatin, Stylopin, Corydalin, Bicucullin und Glaucin. Nach anschließender Sättigung im Joddampf können bei 280 nm zusätzlich Protopin, Cryptopin und α-Allocryptopin detektiert werden.
- Fließmittel für 2. Entwicklung: Toluol-Chloroform-MeOH-Diethylamin (7 + 2 + 1 + 0,3).
- Detektion: Bei UV 354 nm.
- Auswertung: Coptisin, Palmatin und Berberin können detektiert werden. Weitere allgemeine Methoden zur Auftrennung und Detektion bei Lit.[79]

Reinheit: Max. Aschegehalt 3 % *Jap XI*.

Gehaltsbestimmung: Ionen-Paar-HPLC zur Bestimmung tertiärer und quartärer Alkaloide:[80]
- Stationäre Phase: Kieselgel RP-18.
- Fließmittel: A) Natriumdodecylsulfat-0,05 M Weinsäure-Acetonitril (0,5 + 62 + 38), B) Natriumdodecylsulfat-Britton-Robinson-Puffer, pH 3,0-Acetonitril (0,5 + 56 + 34).

Die folgenden Alkaloide können getrennt und quantifiziet werden: Tetrahydrocolumbamin, Glaucin, Tetrahydropalmatin, Corydalin, Columbamin, Coptisin, Palmatin, Berberin und Dehydrocorydalin.
Maßanalytische Bestimmung der Gesamtalkaloide:[81] Die Bestimmung beruht auf der Bindung der Alkaloide an den sauren Farbstoff Bromthymolblau: Nach Versetzen der Droge mit Ammoniumhydroxydlsg. werden die Basen mit Eth-Chloroform-EtOH (25 + 8 + 2,5) extrahiert, der Extrakt zur Trockene eingeengt, der Rückstand in Chloroform aufgenommen und mit Pufferlsg., pH 5,0 versetzt; danach Wiederfindungsraten: 96,0 bis 98,2 %.

Wirkungen: *Herz-Kreislauf-Wirkung.* Bei durch Adenosindiphosphat, Natriumarachidonat oder Collagen induzierter pulmonaler Thromboembolie betrug die Überlebensrate von Mäusen 15 bis 20 %, bei vorheriger (1 h) Gabe von p. o. 500 mg/kg KG eines Methanolextrakts der Droge stieg sie auf 40 bis 50 %.[82]
Im Blutplasma (Thrombozyten angereicherte Fraktion) von Pentobarbital-anästhesierten Kaninchen wurde die durch Collagen induzierte Blutgerinnung bei gleichzeitiger Gabe von 250 µg/mL eines Methanolextrakts der Droge um 75,1 % gehemmt. Den deutlichsten Effekt, eine 92,1 %ige Hemmung, erreichte man mit der Fraktion der tertiären nicht-phenolischen Alkaloide; das Reinalkaloid Protopin zeigte etwa den gleichen Effekt, wie der Aspirinstandard.[82]
Bei aconitininduzieter Arrhythmie in Ratten soll eine Gesamtalkaloidfraktion der Droge antiarrhythmatisch wirken.[83]

Volkstümliche Anwendung und andere Anwendungsgebiete: Ein Decoct der Droge bei Blutharnen, Kopfschmerzen, Menstruationsbeschwerden und Magenkrämpfen.[26,84] Eine Wirksamkeit ist nicht ausreichend belegt.

Dosierung und Art der Anwendung: *Droge.* Als Decoct: Einzeldosis 5 bis 10 g.[85]

Gegenanzeigen/Anwendungsbeschr.: Kontraindiziert während der Schwangerschaft.[84]

Sonst. Verwendung: *Haushalt.* Die Knollen werden von den Kalmücken, einem ursprünglich westmongolischen Volksstamm, gekocht verzehrt.[19]

1. Fedde F (1909) Papaveraceae-Hypecoideae et Papaveraceae-Papaveroideae. In: Engler A (Hrsg.) Das Pflanzenreich IV. 104, Bd. 40, Verlag von Wilhelm Engelmann, Leipzig
2. Hutchinson J (1921) Kew Bull:97–115
3. Ryberg M (1955) Acta Horti Bergiani 17:115–175
4. Fedde F (1936). In: Engler A, Harms H (Hrsg.) Die natürlichen Pflanzenfamilien, 2. Aufl., Verlag von Wilhelm Engelmann, Leipzig, S. 5–145
5. Fu XY, He ZQ, Liang WZ, Tu GS (1989) Yunnan Zhiwu Yanjiu 11:193–197, zit. nach CA 112:423156
6. Yoneda K, Kaga J, Nasu M (1987) Shoyakugaku Zasshi 41:48–54
7. Preininger V (1986). In: Brossi A (Hrsg.) The Alkaloids, Vol. 29, Academic Press, New York, S. 1–98
8. Southon IW, Buckingham J (Hrsg) (1989) Dictionary of Alkaloids, Chapman and Hall, London
9. Irgashev T, Israilov IA, Batsuren D, Yunusov MS (1983) Khim Prir Soedin:490–493, zit. nach CA 101:69362r
10. Boente JM, Dominguez D, Castedo L (1985) Heterocycles 23:1.069–1.072

11. Boente JM, Castedo L, Cuadros R, Saa JM, Suau R, Perales A, Martinez-Ripoll M, Fayos J (1983) Tetrahedron Lett 24:2.029–2.030
12. Taguchi H, Imaseki I (1963) J Pharm Soc Japan 83:578–581
13. Taguchi H, Imaseki I (1964) J Pharm Soc Japan 84:773–775
14. Taguchi H, Imaseki I (1964) J Pharm Soc Japan 84:955–961
15. Yasuda M, Konoshima M, Kano Y (1986) Shoyakugaku Zasshi 40:61–64
16. Cui Z, Qi ML, Lin L, Yu DQ (1984) Yaoxue Xuebao 19:904–908, zit. nach: CA 103:19853x
17. Yasuda M, Kano Y, Konoshima M (1988) Shoyakugaku Zasshi 42:214–215
18. Yasuda M, Kano Y, Konoshima M (1988) Shoyakugaku Zasshi 42:122–124
19. Uphof JCT (1968) The Dictionary of Economic Plants, 2nd ed., Verlag von J Cramer, Lehre
20. Zeng WG, Liang WZ, Tu GS (1987) J Chromatogr 408:426–429
21. Pan HC, Kuan MC, Fan CC (1981) Yao Hsueh T'ung Pao 16:57, zit. nach CA 95:138479f
22. He Ly, Zhang YB (1985) Yaoxue Xuebao, 20:377–382, zit. nach CA 103:129136y
23. Zeng WG, Liang WZ, Tu GS (1987) Yaowu Fenxi Zazhi 7:323–327, zit. nach CA 108:101409u
24. Zeng WG, Liang WZ, He CH, Zheng QT, Tu GS (1988) Phytochemistry 27:599–602
25. Zeng WG, Liang WZ, Tu GS (1987) Planta Med 53:418–420
26. Perry LM (1980) Medicinal Plants of East and Southeast Asia, Massachusetts Institute of Technology
27. Späth E, Julian PL (1931) Chem Ber 64:1.131
28. Späth E, Mosettig E, Tröthandl O (1923) Chem Ber 56:875
29. Henry TA (1949) The Plant Alkaloids, 4th ed., Churchill, London
30. Slavík J, Slavíkóva L (1979) Collect Czech Chem Commun 44:2.261–2.273
31. Kiryakov K, Iskrenova E, Kuzmanov B, Evstatieva L (1981) Planta Med 41:298–302
32. Gasic O, Popovic M, Dragutinovic A (1986) Zb Prir Nauke, 69:99–106, zit. nach CA 106:81572v
33. Trabert CH, Schneidewind U (1959) Pharm Zentralh 98:447
34. Preininger V, Thakur RS, Šantavý F (1976) J Pharm Sci 65:294–296
35. Trabert CH, Schneidwind U (1960) Pharm Zentralh 99:2
36. Kiryakov HG, Iskrenova ES (1984) Planta Med 50:136–138
37. Petri G, Doanh ND, Szoke E, Csapo E (1986) Acta Bot Hung 32:273–283
38. Santavy F (1970). In: Manske RHF (Hrsg) The Alkaloids, Vol XII, Academic Press, New York, S. 333–354
39. Werle E, Palm D (1953) Arzneim Forsch 3:210–212
40. Heinz UJ (1984) Handbuch der modernen Pflanzenheilkunde, Verlag Hermann Bauer, Freiburg, S. 331–332
41. Mezger J (1985) Gesichtete Homöopathische Arzneimittellehre, Karl F Haug Verlag, Heidelberg
42. Edwards OE, Handa KL (1961) Can J Chem 39:1.801–1.804
43. Mehra K, Garg HS, Bhakuni DS, Khanna NM (1976) Ind J Chem 14B:844
44. Mukhopadhyay S, Banerjee SK, Atal CK, Lin LJ, Cordell GA (1987) J Nat Prod 50:270–272
45. Pathak NN, Karnick CR (1981) J Sci Res Plantes Med 2:19–24
46. Ambasta SP (Hrsg) (1986) The Useful Plants of India, Publications & Information Directorate CSIR, New Delhi
47. Flora of Taiwan (1976), Epoch Publishing, Teipei, S. 656
48. Takao N (1963) Chem Pharm Bull (Tokyo) 11:1.306–1.312
49. Takao N, Kamigauchi M, Iwasa K (1979) Tetrahedron 35:1.977–1.979
50. Tani C, Takao N (1962) Yakugaku Zasshi 82:594–597; 598–600
51. Kametani T, Ihara M, Honda T (1971) Phytochemistry 10:1.881–1.883
52. Isawa K, Takao N, Nonaka G, Nishioka I (1979) Phytochemistry 18:1.725–1.728
53. Ishii H, Hosoya K, Takao N (1971) Tetrahedron Lett:2.429–2.432
54. Preininger V, Novak J, Simanek V, Santavy F (1978) Planta Med 33:396–402
55. Manske RHF (1939) Can J Res 17B:89–98
56. Grabarczyk K (1969) Diss Pharm Pharmacol 20:557
57. Forgacs P, Provost R, Tiberhien JF, Desconclois G, Buffard G, Pesson M (1973) C R Acad Sci 276D:105
58. Hakan KN, Shah AH, Miana GA (1987) Fitoterapia, 58:201–202
59. Gheorghiu A, Jonescu-Matiu E (1964) Ann Pharm Fr 22:589
60. Odenthal K-P, Molls W, Vogel G (1981) Planta Med 42:115
61. Manske RHF (1956) Can J Chem 34:1–3
62. Slavík J, Dolejs L, Slavíkova L (1985) Collect Czech Chem Commun 50:2.299–2.309
63. Kiryakov Kh, Daskalova E, Georgieva A, Kuzmanov B, Evstatieva L (1982) Folia Med (Plovdiv) 24:19–22, zit. nach CA 98:176209n
64. Rahimizadeh M, Miller RR, Onur MA, Gozler T, Shamma M (1986) Phytochemistry 25:2.245–2.246
65. Sener B, Temizer H (1988) Gazi Univ Eczacilik Fak Derg 5:9–11, zit. nach CA 110:21083j
66. Coventry BO (1927) Wild Flowers of Kashmir, Series II, Raithby, Lawrence & Co., London, S. 25–26
67. Coventry BO (1930) Wild Flowers of Kashmir, Series III, Raithby, Lawrence & Co., London, S. 29–30
68. Fu XY, He ZQ, Liang WZ, Tu GS (1989) Yunnan Zhiwu Ynajiu 11:193–197, zit. nach CA 112:42315t
69. Fu XY, Liang WZ, Tu GS (1986) Yaowu Fenxi Zazhi 6:6–9, zit. nach CA 104:165409u
70. Zhang ZQ, Yan X, Liang HM, Zhong HX (1987) Zhongyao Tongbao 12:203–206, zit. nach CA 107:55806a
71. He LY, Lo SY (1981) Chung Ts'ao Yao 12:8–10, zit. nach CA 95:192461g
72. Fu XY, Liang WZ, Tu GS (1985) Yaowu Fenxi Zazhi 5:194–198, zit. nach CA 103:211152j
73. Chu M, Chen BZ, Lian WY, Feng R, Fu GX, Xiao PG (1986) Zhongcaoyao 17:150–152, zit. nach CA 105:3593t
74. Fu XY, Liang WZ, Tu GS (1986) Yaoxue Xuebao 21:447–453, zit. nach CA 105:130688c
75. Fu XY, Liang WZ, Tu GS (1986) Zhongcaoyao 17:533–534, zit. nach CA 106:192787p
76. Ito C, Mizuno T, Wu TS, Furukawa H (1990) Phytochemistry 29:2.044–2.045
77. Fu XY, Liang WZ, Tu GS (1986) Yaowu Fenxi Zazhi 6:66–69, zit. nach CA 105:3588v
78. Zhu M (1985) Yaowu Fenxi Zazhi 5:139–142, zit. nach CA 103:166219y

79. Baerheim Svendsen A, Verpoorte R (1983) J Chromatogr Library 23A, Chromatography of Alkaloids, Part A: Thin-Layer Chromatography, Elsevier Scientific Publishing Company, Amsterdam
80. Sagara K, Ito Y, Ojima M, Oshima T, Suto K, Misaki T, Itokawa H (1985) Chem Pharm Bull 33:5.369–5.374
81. Chang XQ, Lu RM (1980) Yao Hsueh T'ung Pao 15:7–8, zit. nach CA 95:86368x
82. Matsuda H, Shiomoto H, Naruto S, Namba K, Kubo M (1988) Planta Med 54:27–33
83. Ma SX, Chen KJ, Ma YL, Bao XF (1985) Zhongyao Tongbao 10:41–42, zit. nach CA 104:61787z
84. Prokert M (1984) Klinische Chinesische Pharmakologie, Verlag für Medizin Dr Ewald Fischer, Heidelberg, S. 343
85. Yen KY (1986) The Illustrated Chinese Materia Medica, Prepared Drugs, Southern Materials Center Inc, Taipei, S. 95
86. Steinegger E, Hänsel R (1988) Lehrbuch der Pharmakognosie und Phytopharmazie, Springer-Verlag, Heidelberg, S. 665–666
87. Manuale di Fitoterapia (1951) Elli & Pagani SpA, Milano, S. 157
88. Kroeber (1938) Das neuzeitliche Kräuterbuch, Hippokrates-Verlag Marquardt & Cie, Stuttgart, S. 257–260
89. Mitteilung des BGA; dort erhältlich
90. BAz Nr. 109a vom 16.6.1987
91. Simon P, Chermat R, Larousse C, Boissier JR (1970) Therapie 25:393–394
92. Jeys JD (1981) Chinese Herbs, Their Botany, Chemistry, and Pharmacodynamics, Boxerbooks Inc, Zürich, S. 107–108
93. Nakai T (1906) J of the College of Science 26:47–49, Imperial University, Tokyo, Japan
94. Makoshi P (1908) Arch Pharm 246:401–402
95. Franchet A, Savatier L (1879) Enumeratio Plantarum Japonicarum, Vol. II, Apud F Savy, Paris, S. 273–276
96. Berger F (1960) Handbuch der Drogenkunde, Band V Radices, Wilhelm Maudrich Verlag, Wien, S. 56–62
97. FEu, Bd. 1, S. 252–254
98. Heg, Bd. 4, S. 36–42
99. Hgn, Bd. 5, S. 287–291
100. FRO, S. 163
101. RoD, S. 74–75
102. Hag, S. 311–315

WK

Corylus

HN: 2021400

Familie: Betulaceae.

Tribus: Coryleae.

Gattungsgliederung: Die Gattung Corylus L. umfaßt ca. 10 bis 20 Arten, die alle in nördlich gemäßigten Breiten vorkommen.[1]

Gattungsmerkmale: Sträucher oder Bäume mit schraubig gestellten, in der Knospenlage längs der Mittelnerven gefalteten Blättern. Blüten an den vorjährigen Zweigen. Männliche Blüten ohne Blütenhülle mit je 2 eiförmigen Vorblättern, einzeln in den Achseln breit eiförmiger Deckschuppen zu hängenden Kätzchen angeordnet. Staubblätter 4, Staubfäden 2teilig. Weibliche Blüten mit unscheinbarem Perigon, zu zweien in den Achseln hinfälliger Deckschuppen zu knospenförmigen Blütenständen vereinigt, mit einem ovalen, später zur becherförmigen Fruchthülle sich ausbildenden Vorblatt. Frucht eine einsamige, hartschalige Nuß, von einem tiefgeteilten oder bis auf die Spitze geschlossenen, schlauchförmigem Becher umgeben.[1]

Verbreitung: In den nördlichen, gemäßigten Breiten Europas und Asiens sowie in Teilen der USA.[1]

Inhaltsstoffgruppen: Flavonolglykoside, insbesondere Glykoside des Kämpferols, Quercetins und Myricetins,[2,3] Chlorogensäure,[4] Leucoanthocyane wie das Leucodelphinidin und Leucocyanidin,[5] Gerbstoffe bislang unbekannter Zusammensetzung,[5,6] Triterpene (Taraxerol, β-Sitosterin),[7] Citrullin,[8] ferner in den Pollen Hydroxyzimtsäureester sowie -Hydroxyzimtsäureamide.[9–11]

Drogenliefernde Arten: *Corylus avellana* L.: Corylus-avellana-Blätter, Corylus-avellana-Rinde, Corylus avellana hom. *PFX*.

Corylus avellana L.

Synonyme: *Corylus silverstris* SALISB.

Sonstige Bezeichnungen: Dt.: gemeine Haselnuß, Haselnuß; engl.: Hazel; frz.: Noisetier; it.: Avellano; span.: Avellano.

Systematik: Die Art wird in die beiden Varietäten *Corylus avellana* var. *avellana* und *Corylus avellana* var. *grandis* unterteilt.[12]

Botanische Beschreibung: 1 bis 4 m hoher Strauch. Rinde rötlich bis weißlichgrau, glatt, glänzend und von braunen Korkwarzen durchsetzt. Laubblätter an schwächeren Zweigen zweizeilig, sonst ringsum angeordnet, kurzgestielt und rundlich, verkehrt eiförmig, bis 13 cm lang und 6 bis 10 cm breit. Kätzchen vor dem Laubausbruch blühend, geschlossen überwinternd, länglich, walzlich, bis 10 cm lang und meist zu 2 bis 4 beieinanderstehend. Männliche Blüten ohne Blütenhülle, mit je zwei eiförmigen Vorblättern in den Achseln flaumiger Trugblätter. Weibliche Blütenstände sehr klein, aufrecht sitzend, zur Zeit des Stäubens der männlichen Blüten noch im Knospenzustand, ca. 0,5 cm lang und aus mehreren kleinen, trugdoldenartigen Blütenständen zusammengesetzt. Perigon mit Fruchtknoten verbunden, mit freiem, gezähneltem Rand. Narben zwei, fadenförmig und purpurrot. Fruchtbecher glockenförmig, offen, unregelmäßig zerschlitzt. Nußfrüchte anfänglich gelblichweiß, später bis auf den Scheitel braun, 1,5 bis 2 cm lang, im Herbst ausfallend.[1]

Verwechslungen: Evtl. mit anderen Corylus-Arten.

Inhaltsstoffe: S. Drogen. In den Pollen wurden ein Quercetinglycosid sowie Amide (Spermidin) der Kaffee- und Ferulasäure nachgewiesen.[9–11]

Verbreitung: Heimisch in fast ganz Europa und in Kleinasien, Vorkommen häufig in Gebüschen, Hecken und Wäldern.

Anbaugebiete: Vornehmlich Türkei, Italien und Spanien.[13]

Drogen: Corylus-avellana-Blätter, Corylus-avellana-Rinde, Corylus avellana hom. *PFX*.

Corylus-avellana-Blätter

Synonyme: Avellanae Coryli Folium, Folia Coryli avellanae.

Sonstige Bezeichnungen: Engl.: Hazel leaves; frz.: Feuilles de noisetier.

Definition der Droge: Die getrockneten Laubblätter.

Stammpflanzen: *Corylus avellana* L.

Herkunft: Türkei, Italien, Spanien, USA.[13]

Gewinnung: Aus Wildaufsammlungen oder Anbau.

Ganzdroge: Dünne, brüchige Blattfragmente mit dunkler Oberseite. Unterseits deutlich hervortretende Nervatur und zahlreiche, punktförmige Warzen sowie langgestielte Drüsenhaare.[14]

Schnittdroge: Epidermiszellen oberseits meist gestreckt polygonal mit wenig gebogenen Wänden, unterseits buchtig-wellig. Spaltöffnungen nur auf Unterseite. Deckhaare einzellig, dickwandig und mit getüpfeltem Fuß. Zweierlei Drüsenhaare. Auf den Blattnerven kleine, vielzellige Drüsenhaare von walzenförmiger Gestalt. Auf Blattstiel und unterem Teil der Hauptrippe einzelne Drüsenzotten mit langem mehrzelligem Stiel und vielzelligem Köpfchen. In zweireihiger Palisadenschicht große und kleine Oxalatdrusen, Schwammparenchym locker-maschig.[15]

Verfälschungen/Verwechslungen: Mit Hamamelis-Blättern.[15]

Inhaltsstoffe: Die Blätter enthalten Glykoside des Kämpferols (Kämpferol-*p*-cumaroylglucosid), Quercetins und Myricetins, insbesondere das Myricetin-3-rhamnosid[2,3] sowie Chlorogensäure.[4] Ferner kommen Leucoanthocyane (Leucodelphinidin und Leucocyanidin) vor.[5] Ferner finden sich Triterpene (Taraxerol, β-Sitosterin)[7] sowie Gerbstoffe bislang unbekannter Zusammensetzung.[5,6]

Volkstümliche Anwendung und andere Anwendungsgebiete: Innerlich bei Varizen, bei Schwellungen in den Beinen sowie bei Dermatosen.[18] Die Wirksamkeit bei den genannten Anwendungsgebieten ist nicht belegt. Äußerlich als blutstillendes Mittel bei blutenden Wunden,[15,18] auch bei Geschwüren.[18] Offensichtlich wird die adstringierende Wirkung der Gerbstoffe ausgenützt; die Wirksamkeit ist jedoch nicht hinreichend dokumentiert.

Dosierung und Art der Anwendung: Innerlich als Fluidextrakt (1:1), Tagesdosis 60 bis 80 Tropfen. Als Tee: 25 g mit 1 L kochendem Wasser übergießen, 10–12 Stunden lang macerieren lassen, abseihen.[18]

Corylus-avellana-Rinde

Synonyme: Avellanae Coryli Cortex, Cortex Coryli avellanae.

Sonstige Bezeichnungen: Dt.: Haselnußrinde; engl.: Hazel bark; frz.: Écorce de noisetier.

Definition der Droge: Die getrocknete Rinde.

Stammpflanzen: *Corylus avellana* L.

Herkunft: S. Blattdroge.

Gewinnung: Aus Wildaufsammlungen oder Anbau.

Inhaltsstoffe: Die Rinde enthält als Triterpen Betulin.[16,17]

Volkstümliche Anwendung und andere Anwendungsgebiete: Innerlich bei fieberhaften Zuständen.[18] Die Wirksamkeit ist nicht belegt. Äußerlich: Wie bei Corylus-avellana-Blättern.

Dosierung und Art der Anwendung: Innerlich als Dekokt (25 g auf 1 L Wasser).[18] Äußerlich: Als Infus (25 g Droge auf eine Mischung aus gleichen Teilen Wasser und Wein); man tränkt damit Leinen, Zellstoff oder ähnliches Material und legt es bei Unterschenkelgeschwüren als Kompresse auf die betroffenen Partien auf.

Corylus avellana hom. *PFX*

Monographiesammlungen: Corylus avellana pour Préparations Homéopatiques *PFX*.

Definition der Droge: Die Rinde der frischen Zweige *PFX*.

Stammpflanzen: *Corylus avellana* L.

Zubereitungen: Urtinktur aus frischer Zweigrinde mit EtOH 65 % (V/V) nach den allgemeinen Zubereitungsvorschriften *PFX*.
Eigenschaften: Braune Flüssigkeit mit schwachem Geruch und leichtem Holzgeschmack *PFX*.

Identität: A: Auf Zugabe von Eisen(III)-chlorid-Lsg. färbt sich die Urtinktur grünschwarz, auf Zugabe von Magnesiumspänen und Salzsäure rosa *PFX*.
B: DC *PFX*.
- Adsorptionsschicht: Kieselgel G;
- Fließmittel: Ethylacetat-Ameisensäure-Wasser (80 + 10 + 10).

Das Chromatogramm der Urtinktur zeigt im UV-Licht bei 365 nm zwei graubraune Zonen bei Rf 0,7 und 0,8 und eine rote Zone an der Laufmittelfront. Nach Besprühen mit Aluminiumchlorid-Lsg. zeigt

dasselbe Chromatogramm eine blaue Zone bei Rf0,45, zwei gelbe Zonen bei Rf0,7 und 0,8 und eine grüngelbe bei Rf0,95.
Ein zweites Chromatogramm, nach denselben Methoden hergestellt und mit Echt-Blau-Salz-Lsg. besprüht, zeigt nach Erhitzen auf 105 °C bei Tageslicht eine rosa Bande bei Rf0,60, eine fahlrosa Bande bei 0,75 und zwei bis vier mehr oder weniger dunkelrosa gefärbte Zonen zwischen Rf0,80 und der Laufmittelfront.
- Alkoholgehalt: zwischen 60 und 70 % *PFX*.
- Trockenrückstand: mindestens 70 % *PFX*.

1. Hegi G (1957) Flora von Mitteleuropa, Bd. III, 2. Aufl., Carl Hanser, München, S. 189–196
2. Staude M, Reznik H (1973) Z Pflanzenphysiol 68:346–356
3. Tissut M, Ravanel P (1980) Phytochem 19:2.077–2.081
4. Hörhammer L, Scherm A (1955) Arch Pharm 288:441–447
5. Hgn, Bd. 3, S. 255–268
6. Frohne D, Jensen U (1985) Systematik des Pflanzenreichs, Gustav Fischer Verlag, Stuttgart New York, S. 137–142
7. Seiler N, Mägerlein H (1966) Z Naturforsch 21b:78–79
8. Reuter G (1957) Flora 144:420–446
9. Strack D, Meurer B, Wray V, Grotjahn L, Austenfeld FA, Wiermann R (1984) Phytochem 23:2.970–2.971
10. Meurer B, Wray V, Grotjahn L, Wiermann R, Strack D (1986) Phytochem 25:433–345
11. Meurer B, Wiermann R, Strack D (1988) Phytochem 27:823–828
12. Mansfeld R (1986). In: Schultze-Motel J (Hrsg.) Verzeichnis landwirtschaftlicher und gärtnerischer Kulturpflanzen (ohne Zierpflanzen), Springer-Verlag, Berlin Heidelberg, S. 51–52
13. Rodriguez R, Rodriguez A, Gonzalez A, Perez C (1989) Hazelnut (Corylus avellana L.). In: Bajaj YPS (Hrsg.) Biotechnology in Agriculture and Forestry, Springer-Verlag, Berlin Heidelberg, Vol. 5, S. 129
14. Pfänder HJ (1991) Farbatlas der Drogenanalyse, Gustav Fischer Verlag, Stuttgart New York, S. 76
15. Berger F (1950) Handbuch der Drogenkunde, Verlag Wilhelm Maudrich, Wien, Bd. 2, S. 78–80
16. Brunner O, Wiedman G (1933) Monatsh f Chemie 63, S. 368
17. Brunner O, Wöhrl R (1934) Monatsh f Chemie 64, S. 21
18. Valnet J (1983) Phytothérapie, Traitement des maladies par les plantes. 5 Ed. Maloine, Paris, S. 577–579

PP

Corynanthe

HN: 2018300

Familie: Rubiaceae.

Unterfamilie: Cinchonoideae.[1]

Tribus: Cinchoneae.[1]

Gattungsgliederung: Die Gattung Corynanthe WELW. umfaßt 5 bis 6 Arten.[2] Sie ist eng verwandt mit der Gattung Pausinystalia PIERRE ex DUPOUY et BEILLE. Die ehemals in die Gattung Pseudocinchona A. CHEV. ex E. PERROT eingeordneten Arten *Corynanthe pachyceras* K. SCHUM. und *Corynanthe mayumbensis* (GOOD) N. HALLÉ bilden nach Auffassung verschiedener Autoren aufgrund der morphologischen und chemischen Ähnlichkeiten das Subgenus Pseudocinchona.[2,3]

Gattungsmerkmale: Kleine Bäume, vegetativer Teil kahl, Infloreszenzen terminal oder achselständig; zahlreiche kleine, kurzgestielte oder sitzende Blüten, 3- bis 6zählig; Kelch mit kleinen Lappen; Korolle mit langer, basaler Röhre mit glockigem oder trichterförmigen bis fast radförmigen Saum und keuligen oder kugeligen, ca. 6 mm großen Zipfelanhängseln; Antheren am Blütensaum sitzend, aus der Kronröhre heraushängend oder ihrem flachen Saum aufliegend; langer Griffel mit ungeteilter Narbe; Fruchtknoten zweifächerig, Plazenta herabhängend; zahlreiche flache, aufsteigend dachziegelartig angeordnete Samenanlagen.[3-5] Lokulicide Kapseln, von der Spitze her aufreißend; kleine, sehr leichte Samen mit dünnhäutigem, an der Basis tief zweiteiligem Flügel.[3,4]
Anatomisch unterscheidet sich Corynanthe von Pausinystalia durch den Bau des Endokaprs – dadurch bedingt unterschiedlicher Öffnungsmechanismus der Kapseln –, sowie durch vorwiegend ziemlich dünnwandige, relativ weitlumige Fasern der sekundären Zweigrinde und durch kubische oder prismatische Schwammparenchymzellen mit schmalen Interzellularen.[4]

Verbreitung: Die Gattung Corynanthe WELW. ist im tropischen Regenwald von West-Afrika beheimatet.[2]

Inhaltsstoffgruppen: In allen untersuchten Arten kommen Alkaloide der Corynanthein-Yohimbin-Gruppe, vor allem in den Rinden, vor.[6-8,25] Die Blätter von *C. mayumbensis* (GOOD) N. HALLÉ enthalten ebenfalls Heteroyohimbinderivate.[8]

Drogenliefernde Arten: *Corynanthe pachyceras*: Pseudocinchonae africanae cortex.

Corynanthe pachyceras K. SCHUM.

Synonyme: *Corynanthe macroceras* K. SCHUM. pro parte[4], *Pausinystalia pachyceras* (K. SCHUM.) DE WILD.[2,3], *Pseudocinchona africana* A. CHEV. ex E. PERROT[2,3], *Pseudocinchona pachyceras* (K. SCHUM.) A. CHEV.[2,3]

Sonstige Bezeichnungen: Twi: Hwema; Ashanti: Pamprama, Pramprama; Brosa, Esa: Ehwema; Anyi: Gawo ,Guahele, Twema;[9] weitere Bezeichnungen s. Lit.[3]

Botanische Beschreibung: Baum 15 bis 20 m hoch, Stammdurchmesser 25 bis 35 cm, dichte Krone, rauhe Rinde, dunkelgrün bis rötlich braun, Zweige kahl, kurze Internodien. Blätter gegenständig, mit Petiolen 10 bis 20 mm,[5] Blattspreite papierartig, 15 bis 25 cm lang, 5 bis 7 cm breit, länglich-eiförmig, 6 bis 7(8) Seitennerven, auf der Blattunterseite stark hervorspringend, Tertiärnerven parallel,

Blätter rot nach dem Trocknen; linear-lanzettliche Stipel von grün-roter Farbe, 12 mm lang, an der Basis 3 mm breit.[4,9,10] Weiße kleine Blüten in endständigen, 5 bis 10 cm langen Rispen, Blütenstand pyramidenförmig; Kelch mit 4 sehr kurzen, dicken Zipfeln; Kronröhre urnenförmig, 4 kleine, 2 mm lange, weiße Lappen mit kurzen kugeligen Anhängseln; 4 Antheren mit kurzem Filament, an der Basis mit der Kronröhre verwachsen; trockene 7 bis 10 mm lange und 2 bis 4 mm breite Kapsel, im oberen Drittel rot, zur Reife schwarz werdend, enthält zahlreiche, tief zweispaltig geflügelte Samen.[4,10]

Inhaltsstoffe: S. Pseudocinchonae africanae cortex.

Verbreitung: Im Unterholz des immergrünen Regenwaldes des tropischen Westafrikas, oft in Gruppen in Sierra Leone bis Kamerun, Gabun bis British Kongo.[3,9]

Drogen: Pseudocinchonae africanae cortex.

Pseudocinchonae africanae cortex

Synonyme: Cortex Pseudocinchonae, Corynanthe pachyceras cortex.

Sonstige Bezeichnungen: Corynanthe-pachyceras-Rinde.

Stammpflanzen: *Corynanthe pachyceras* K. SCHUM.[11,26]

Herkunft: Tropisches Afrika.

Gewinnung: Die Rinden werden am Ernteort im Schatten getrocknet oder im Umluft-Trockenschrank unterhalb von 70 °C.[12]

Ganzdroge: Die Rindenstücke sind gerollt oder gebogen, 3 bis 5 mm dick, bedeckt mit leicht abfallenden, schollenartig geschichteten Kork-Schuppen, diese Schuppen sind krustenartig mit weißlichen Flechten besetzt, Bruch kurzfaserig, Innenseite mahagonifarben, glatt.[10]

Schnittdroge: Die Droge besteht fast nur aus sekundärer Rinde, die nach außen durch eine dünne primäre Rinde begrenzt ist und durch unregelmäßigen Kork, der leicht in Schuppen abfällt und von Lentizellgruppen unterbrochen wird.[10]
Das Bastgewebe wird durch die geraden Markstrahlen zerschnitten, die aus 2 bis zu 4 Zellen bestehen und in unregelmäßigen geraden Banden verlaufen; weiterhin besteht es aus sehr großen Parenchymzellen und siebartigen Röhren, abwechselnd angeordnet mit radialen Banden von Fasern. Markstrahlzellen im Querschnitt +/- gefüllt mit Calciumoxalatsand.[10]

Verfälschungen/Verwechslungen: Verfälschungen mit Cinchonae Cortex, möglicherweise aufgrund des Namens Pseudo-"cinchona", sind bekannt.[13] Diese sollten jedoch mikroskopisch und anhand des Inhaltsstoffspektrums leicht feststellbar sein.
Aufgrund des Nachweises von Corynanthein in industriellen Rückständen von Yohimbehe Cortex zur Yohimbin-Gewinnung wird vermutet, daß möglicherweise Rinde von *Corynanthe pachyceras* mitverwendet wurde.[14]

Inhaltsstoffe: Die Rinde enthält ca. 5,8 % Indolalkaloide der Yohimbin-Corynanthein-Gruppe. Im einzelnen sind identifiziert: Corynanthin (= Rauhimbin) ca. 1,2 %,[16] Corynanthidin (= α-Yohimbin), Corynanthein,[15-18] im Gemisch mit Dihydrocorynanthein als β-Corynanthein[19] bezeichnet, Corynantheidin, Corynoxein, Corynoxin und β-Yohimbin.[20]

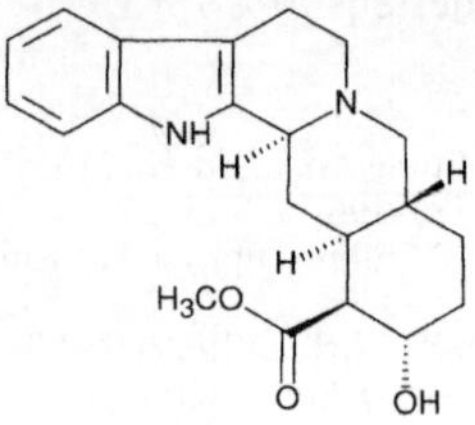

Corynanthin

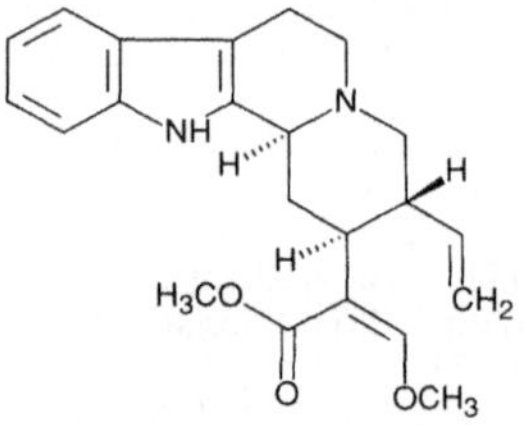

Corynanthein

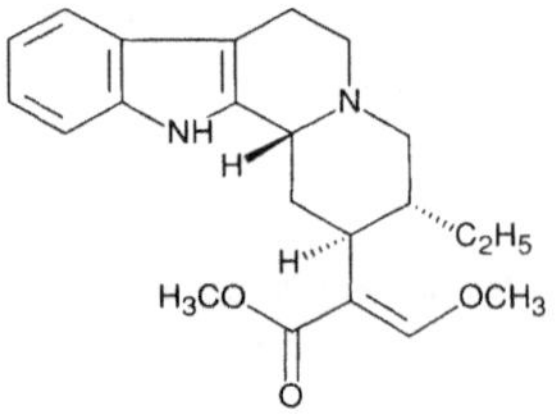

Corynantheidin

Zubereitungen: *Trockenextrakt.* Herstellung: Die pulverisierte Rinde wird mit der 10fachen Menge einer wäßrigen physiologischen Lsg., z. B. isotonischer Natriumchlorid-Lsg. oder 1,2 % Ammoniumcarbonat-Lsg. bei 95 °C 30 min lang geschüttelt. Nach dem Abkühlen wird filtriert und die Lsg. auf das zweifache Gewicht der Droge konzentriert. Nach 48stündigem Stehen zum Klären der Lsg. wird sprühgetrocknet oder gefriergetrocknet.[12] Man erhält ein braunes Pulver, Verhältnis Droge zu nativem Trockenextrakt: 10:1.

Identität: *Dünnschichtchromatographie:* Zwar ist keine DC-Methode zur Untersuchung der Droge bekannt, jedoch ist die zweidimensionale DC-Trennung von 15 aus Rauwolfia, Corynanthe und Pseudocinchona stammenden Indolakaloiden auf nicht modifiziertem Kieselgel beschrieben.[21] Zur Trennung der bislang aus Corynanthe-pachyceras-Rinde bekannten Alkaloide bietet sich aber nach[21] das Fließmittel Di-isopropylether-Methanol (9 + 1)

(*m/m*) an. Mit diesem Fließmittel zeigen Yohimbin, Corynanthin, α-Yohimbin, Dihydrocorynathein, Corynanthein und Corynantheidin folgende, aufsteigend geordneten Rf-Werte: 0,13, 0,20, 0,38, 0,54, 0,66 und 0,75. Die Detektion erfolgt mit Dragendorff's-Reagenz. Alternativ sollte auch eine Trennung mit Chloroform-Ethanol (9 + 1) (*V/V*) und Sichtbarmachung mittels Phosphormolybdänsäure, wie bei[22] für Corynanthin beschrieben, möglich sein. Zur Probenaufbereitung sei empfohlen, die Alkaloide aus der mit Natriumcarbonat alkalisierten Droge mit Dichlormethan zu extrahieren und den nach Abdampfen erhaltenen Rückstand in Ethanol gelöst zu verwenden. Als Vergleichslsg. dient eine Lsg. aus authentischem Corynanthin.
Zubereitung nach[12]: Zwar ist eine DC-Methode erwähnt, jedoch nicht reproduzierbar, da die Angaben zum Fließmittel fehlen. Als Fließmittel sollte eines der o.g. Systeme vewendet werden. Untersuchungslsg.: eine 10 %ige wäßrige Lösung des Trokkenextraktes wird alkalisiert und mit Dichlormethan ausgeschüttelt. Sorbens: Kieselgel; Vergleichslsg.: Corynanthin, Corynanthein. Im Chromatogramm der Untersuchungslsg. sind 2 der Vergleichslsg. entsprechende Flecken hinsichtlich Rf-Wert und Farbe nach Detektion mit Schwefelsäure im VIS und im UV 365 zu erkennen.

Reinheit: Der Trocknungsverlust wird mit 10,2 % angegeben.[12]

Gehalt: Zubereitung: Der wäßrige Trockenextrakt enthält 3 bis 3,2 % Gesamtalkaloide.[12]

Gehaltsbestimmung: Zwar werden Angaben zu den Gehalten an Alkaloiden gemacht, jedoch ohne Nennung der verwendeten Methode. Da Rauwolfiawurzel Alkaloide eines ähnlichen Strukturtyps enthält, sollte die Erfassung der Corynanthe-Alkaloide durch Salzbildung mit einem sauren Indikatorfarbstoff wie Eriochromschwarz und anschließender photometrischen Auswertung in Analogie der Methode des *DAB 9* für Rauwolfiawurzel möglich sein.[23]

Lagerung: Trockenextrakt: Trocken aufbewahren.[12]

Wirkungen: Eine Patentschrift[12] beschreibt folgende pharmakologische Wirkungen:
Wirkung auf das Zentrale Nervensystem. Eine orale Dosis von 500 mg/kg KG bei Mäusen vermindert die Motilität um 85 %, die Toxizität von Amphetamin wird um 100 % vermindert. Die Barbituratnarkose (Mebubarbital 43,75 mg/kg KG i.v.) wird mit gleicher Dosis um 164 % verlängert.
Für die behauptete schwache analgetische Wirkung (Phenylchinon-Test) und lokalanästhetische Wirkung (Test nach Tegnier-Pelletier) fehlen publizierte experimentelle Daten.
Wirkung auf das autonome Nervensystem: Die i.v. Gabe von 30 mg/kg KG bei Hunden führt zu einer Senkung des Blutdrucks über eine Dauer von mehr als 100 min. Bei Ratten provoziert der Extrakt eine Senkung des Blutdrucks ab einer i.v. Gabe von 37,5 µg/kg KG, ab 3,75 mg/kg KG hält dieser Effekt mehrere Stunden an.
Sympatholytische Wirkung. In einer Konzentration von $5 \cdot 10^{-5}$ bis $5 \cdot 10^{-4}$ (g/L) unterdrückt der Trokkenextrakt an der isolierten Herzvorkammer des Kaninchens die inotropen und chronotropen Effekte des Isoprenalins.

Dosierung und Art der Anwendung: *Zubereitung.* Dosierungsangaben für die Droge liegen nicht vor. Für die Anwendung des Trockenextraktes werden folgende Dosierungen angegeben:[12]
Tablette, Kapsel, Zäpfchen oder Trinkampulle mit 10 bis 40 mg Trockenextrakt. Als Tagesdosis werden bei 1- bis 4maliger Gabe bis zu 200 mg vorgeschlagen.

Volkstümliche Anwendung und andere Anwendungsgebiete: Gegen Erkältung wird die Rinde gekaut;[5,9] das Dekokt wird gegen Lepra verwendet; das Infus dient an der Elfenbeinküste als fiebersenkendes Mittel,[9] insbesondere auch bei Malaria,[5] sowie auch als Aphrodisiakum.[11]
Nach[12] soll der Trockenextrakt zur Senkung des Blutdrucks, z. B. in Kombination mit einem Diuretikum oder einem Betablocker oral oder als Suppositorium anwendbar sein.
Die Wirksamkeit bei den genannten Anwendungsgebieten ist bislang nicht belegt.

Toxikologische Daten: *LD-Werte.* An der Maus wurde für den wäßrigen Trockenextrakt bei i. v.-Injektion eine LD_{50} von 4,9 mg/kg KG bestimmt.[12] Der LD_{50}-Wert soll nach subkutaner Injektion für die Reinsubstanz Corynantheidin 0,55 g/kg KG Maus, für Corynanthin 0,25 g/kg KG Maus betragen.[24]

Sonst. Verwendung: *Pharmazie/Medizin.* Die Rinde wird an der Elfenbeinküste als Bestandteil der Pfeilgifte verwendet.[9] *Haushalt.* In Frz. Äquat. Afrika wird die Rinde zum Verstärken von fermentierten Getränken verwendet.[9] *Industrie/Technik.* Das Holz ist geeignet zum Bauen, für Kämme und Mörser.[9]

1. Melchior H (1964). In: A Engler's Syllabus der Pflanzenfamilien, Gebrüder Bornträger, Berlin Nikolassee, Band II, S. 417–418
2. Hutchinson J, Dalziel JM, Hepper FN (1963) Flora of West Tropical Africa, 2. Ed., Crown Agents for Oversea Governments and Administrations Millbank, London, Vol. II, S. 111
3. Hallé N(1966) Famille des Rubiacées. In: A. Aubréville Flora du Gabon, Musée National d'Histoire Naturelle, Paris, S. 60–66
4. Brandt W (1933) Arch Pharm 260:55–94
5. Chevalier MA (1926) C R Acad Sci 182:1.402–1.404
6. Melchio J, Bouquet A, Pais M, Goutarel R (1977) Tetrahedron Lett, S. 315–316
7. Raymond-Hamet M (1934) J Pharm Chim 8e série, t XIX, S. 209–214
8. Raymond-Hamet M (1951) C R Acad Sci 180:2.354–2.356
9. Irvine FR (1961) Woody Plants of Ghana, Oxford University Press, London, S. 665–666
10. Perrot E (1909) C R Acad Sci 148:1.465–1.466
11. Steinmetz EF (1976) Quart J Crude Drug Res 14(2):68

12. Bockstael M, Patentschrift, Omnium Chimique S.A. (1971) Hypotensive and sedative Pseudocinchona Africana extract, BE 758049 1.4.1971, zit. nach CA 76(16):90041k (1971)
13. Unveröffentlichte Untersuchungen des Verfassers
14. Raymond-Hamet M (1939) Rev Bot Appl 19:564–569
15. Watt JM, Breyer-Brandwijk MG (1962) The Medicinal and Poisonous Plants of Southern and Eastern Africa, E. & S. Livingstone Ltd., Edinburgh London, 2. Ed., 2.903–904
16. Raymond-Hamet M (1933) Bull Sci Pharm 40:523–527
17. Raymond-Hamet M (1941) C R Acad Sci 212:305–306
18. Raymond-Hamet M (1933) C R Acad Sci 197:860–862
19. Karrer P, Schwyzer R, Flam A (1952) Helv Chim Acta 108/109:851–862
20. Cu NA, Goutarel R, Janot MM (1957) Bull Soc Chim France 5(24):1.292–1.294
21. Le Xuan P, Munier RL, Meunire S (1980) Chromatographia 13(11):693–697
22. Roth L, Daunderer M, Kormann K (1988) Giftpflanzen Pflanzengifte, 3. Aufl., ecomed, Landsberg München, S. 835
23. DAB 9, Kommentar, Rauwolfiawurzel, Gehaltsbestimmung, S. 2.953
24. Paris R, Janot MM, Goutarel R (1945) C R Soc Biol, S. 663–666
25. Hgn, Bd. 6, S. 140
26. Hop, Bd. 1, 8. Aufl. 1975, S. 883

NC

Costus

HN: 2005600

Familie: Zingiberaceae.

Unterfamilie: Costoideae.
Einige Autoren stellen die Unterfamilie Costoideae in den Rang einer eigenen Familie – Costaceae.[1]

Gattungsgliederung: Costus L. stellt eine artenreiche Gattung dar. Die Zahlenangaben zur Artenzahl schwanken allerdings beträchtlich und liegen je nach Autor zwischen 70 und 175 Species.[1–3] Eine Unterteilung der Gattung in die Untergattungen Costus und Cadalvena, sowie eine weitere Auftrennung der Untergattung Costus in die Sektionen Costus und Ornithophilus wird für die amerikanischen Arten vorgeschlagen.[2] Arzneiliche Bedeutung besitzen vor allem die altweltliche Art *Costus speciosus* (KOENIG) J.E. SMITH (Untergattung Costus) sowie *C. afer* KER-GAWLER und *C. lucanusianus* J. BRAUN et K. SCHUM.

Gattungsmerkmale: Stauden, mit sympodialem Rhizom, auch epiphytische Vertreter, ohne Ölzellen, geruchlos. Echter Stamm, aufrecht, meist 1 bis 3 m hoch, selten kurz oder kriechend, selten verzweigt, oft verdreht. Blattstellung schraubig. Blatt mit röhriger, grüner bis roter Blattscheide. Ligula gestutzt oder zweilappig. Blattspreite variabel, breit bis schmal elliptisch oder lineal, zugespitzt, kahl oder flaumig behaart. Blattstiel kurz, bis 2,5 cm lang. Blütenstände zapfenförmig bis kopfig, endständig, entweder auf dem beblätterten Stengel entspringend oder auf einem getrennten, blattlosen Trieb. Blüten mit Tragblatt und Vorblatt; pro Tragblatt eine oder zwei Blüten. Tragblatt grün, gelb oder orange bis rot, ledrig bis krautig, breit oder schmal eiförmig-dreieckig, oft mit blattähnlichen Anhängseln; Vorblatt gefaltet oder röhrig. Blüten groß, zygomorph, weiß, gelb, orange oder rot, meist kahl. Kelch an der Basis röhrig, im oberen Teil kurz dreilappig, kaum größer als die Tragblätter. 3 Kronblätter, das mittlere Kronblatt meist größer als die seitlichen, an der Basis zu einer Röhre verwachsen. 5 der 6 Staubblätter zu Staminodien ausgebildet, blumenblattähnlich, zu einem auffälligen Gebilde, der Lippe, vereinigt; das fertile Staubblatt ebenfalls mehr oder weniger kronblattähnlich entwickelt, elliptisch, Anthere in der Staubblattmitte oder in Basisnähe angebracht; Lippe groß oder klein, unterschiedlich gefärbt, weiß, gelb oder orange bis rot, dreiteilig, aus einem Mittelteil und 2 Seitenlappen bestehend, Seitenlappen bei großblütigen Arten oft mit einer rötlichen Nervatur versehen, der Basalteil der Lippe und jener des freien Staubblattes zu einer schlanken, fleischigen Röhre unterschiedlicher Länge verwachsen, Basis der Lippe papillös. Griffel fadenförmig, zwischen den Theken des Staubblattes laufend, mit einer trichterförmigen oder zweiteiligen Narbe; Narbe am Rand bewimpert, die zweiteilige Narbe haftet mit einem zweilappigen dorsalen Fortsatz an der Anthere. 2 Septaldrüsen am Scheitel des dreifächerigen Fruchtknotens. Frucht eine Kapsel, mit persistierendem Kelch. Samen hart, glänzend schwarz oder braun, 2 bis 4 mm, mit meist großem, zerschlitztem Arillus.[2,3]

Verbreitung: Tropische und subtropische Gebiete. Hauptverbreitungsgebiet Amerika, wenige Arten in Südostasien, 25 Arten im tropischen Afrika.[3]

Inhaltsstoffgruppen: Steroidsaponine des Spirostanol- und Furostanoltyps mit Diosgenin als wichtigstem Sapogenin.[4–14] Von den bisher 15 auf ihren Diosgeningehalt untersuchten Arten enthalten die Rhizome von *C. malortieanus*, *C. spiralis*, *C. villosissimus*, *C. rumphianus* und *C. speciosus* erhebliche Mengen an Diosgenin (1,35 bis 4,9 %).[15,16]

Drogenliefernde Arten: *Costus afer*: Costus-afer-Kraut,
Costus lucanusianus: Costus-lucanusianus-Saft,
Costus speciosus: Costus-speciosus-Rhizom.

Costus afer KER-GAWLER

Synonyme: *Costus pterometra* K. SCHUM.

Sonstige Bezeichnungen: Engl.: Ginger lily.[10]

Botanische Beschreibung: Ausdauernd, 2 bis 4 m hoch, beblätterter Stamm. Blätter elliptisch bis verkehrt eiförmig, 15 bis 35 cm lang, 3,5 bis 9,5 cm breit; Blattrand aufsteigend schwach bewimpert; die Blattspreite meist kahl, manchmal unterseits anliegend behaart; Blattstiel 4 bis 12 mm; Ligula ledrig, grün, 4 bis 8 mm lang, kahl; Blattscheiden grün, oft mit violetten Flecken. Blütenstände terminal an den beblätterten Trieben. Tragblätter der Blüten ca. 3,5 cm lang, 3 cm breit, an der Spitze gestutzt bis abgerundet, jeweils 2 Blüten tragend; Vorblatt kahnförmig, mit einem verdickten starren Kiel, hellgrün mit rosafarbener Zeichnung und rosagefärbtem Rand, 2,5 cm lang, 0,8 cm breit. Kelch trichterförmig, 1,7 bis 2 cm lang, mit drei dreieckigen, 5 mm langen Zähnen, mit rosagefärbtem Rand. Kronröhre 2 cm lang, innen behaart; Kronblätter weiß, etwas durchscheinend, 3 bis 4 cm lang, 1,2 bis 1,4 cm breit, an der Spitze haubig ausgebildet; Lippe dreieckig-trichterförmig, 2,5 cm lang und breit, weiß, manchmal rosa überlaufen, mit einer deutlichen, orange-gelb gefärbten Mittellinie, die bis zur Basis der Röhre reicht. Staubblatt eiförmig, 3 cm lang, 1,2 cm breit, weiß, Antheren 7 bis 8 mm lang. Früchte und Samen sind in der Literatur nicht beschrieben.[49,50]

Verwechslungen: *Costus afer* ist nahe verwandt mit *C. sarmentosus* und *C. subbiflorus*. Die beiden Arten unterscheiden sich von *C. afer* u. a. dadurch, daß pro Tragblatt nur eine Blüte auftritt.[49]

Inhaltsstoffe: Im Rhizom können Costugenin (angeblich eine dem Sarmentogenin ähnliche Verbindung), Diosgenin und Stigmasterol nachgewiesen werden. Der gaschromatographisch ermittelte Gehalt an Costugenin beträgt 3,0%. Diosgenin und Stigmasterol sind zu 0,8% und 1,5% enthalten. Der Saft der frischen Blätter weist Furanderivate, 0,4% Salze der Oxalsäure und Stärke auf.[51]

Verbreitung: Tropisches Afrika, östlich von Sierra Leone, Tanzania, Kenya, Uganda; in feuchten Waldgebieten zwischen 190 m und 1200 m Seehöhe.

Drogen: Costus-afer-Kraut.

Costus-afer-Kraut

Definition der Droge: Die Droge besteht aus den getrockneten oberirdischen Pflanzenteilen.

Stammpflanzen: *Costus afer* KER-GAWLER.

Herkunft: Tropisches Afrika.

Inhaltsstoffe: Im Pet-Auszug (Sdt.: 40 bis 60 °C) der Droge sind die Steroide Diosgenin, Tigogenin und Lanosterol, im Chloroformauszug Diosgenin, Stigmasterol, *β*-Sitosterol und Costugenin nachweisbar.[10]

Identität: DC Nachweis von Diosgenin, Tigogenin und Lanosterol:[10]
- Sorptionsmittel: Kieselgel GF_{254}.
- FM: Bzl.-MeOH (80 + 20), $CHCl_3$-Aceton (1 + 1).
- Detektion: 50% H_2SO_4 und 5% $SbCl_3$ in HCl.

Gehaltsbestimmung: *Photometrische Bestimmung der Sapogenine.*[10] 20,0 g Droge werden 2 h mit 2 N HCl hydrolysiert, der säurefrei gewaschene Rückstand 16 h bei 60 °C getrocknet und im Soxhlet erschöpfend mit Pet (Sdt. 40 bis 60 °C) extrahiert. Der erhaltene Rückstand wird in 50,0 mL $CHCl_3$ gelöst. Ein aliquoter Teil, entsprechend 20 bis 100 µg Diosgenin, wird nach dem Entfernen des Lösungsmittels mit 20 µL einer Mischung aus $CHCl_3$ und EtOH (1:1) sowie 5 mL Reagens (25%ige Lösung von $SbCl_3$ in 60% Perchlorsäure) versetzt und 2 min geschüttelt. 10 min nach Reagenszugabe wird die Extinktion bei 500 nm gemessen. Der Sapogeningehalt der Droge, berechnet als Diosgenin, beträgt 0,12%.

Wirkungen: *Antiexsudative Wirkung.*[52] Zur Herstellung der Extrakte werden 500 g Droge nacheinander mit Chloroform, MeOH, 10% Natriumbicarbonatlösung, 2% Essigsäure und destilliertem Wasser extrahiert. Als Testsubstanz dient der extraktionsmittelfreie Rückstand.

Testmodelle.

Carrageenin-induziertes Rattenpfotenödem. Suspensionen von je 300 mg/kg KG Chloroform- bzw. MeOH-Auszug in Tween 60 zeigen nach p. o. Appl. eine dem Phenylbutazon (100 mg/kg KG) vergleichbare ödemhemmende Wirkung.

Arachidonsäure-induzierter Diarrhoetest an der Maus. Die Durchführung der pharmakologischen Prüfungen erfolgt nach der Methode von Randall und Baruth.[53] Für die verschiedenen Auszüge werden folgende ED_{50} angegeben:
- Chloroformauszug: 22 mg/kg KG p. o.; 2,4 mg/kg KG i. p.
- MeOH-Auszug: 40 mg/kg KG p. o.; 8 mg/kg KG i. p.
- Referenzsubstanz Indometacin: ED_{50}: 0,92 mg/kg KG p. o.; 0,08 mg/kg KG i. p.

Rizinusöl-induzierter Diarrhoetest an der Ratte. Die verschiedenen Auszüge werden als 1%ige Suspensionen in Tween 60 p. o. verabreicht. Die ED_{50} werden wie folgt angegeben:
- MeOH-Auszug: 60,32 mg ± 0,66/kg KG
- Natriumbicarbonat-Auszug: 46,42 mg ± 2,1/kg KG
- Saurer Auszug: 45,62 mg ± 2,63/kg KG
- Wäßriger Auszug: 28,54 mg ± 1,66/kg KG.

Adjuvans-induziertes Arthritis-Modell an der Ratte. Als Adjuvans wird *Mycobacterium butyricum* als 1%ige Suspension in Olivenöl in die linke Hinterpfote appliziert. 1%ige Suspensionen des Chloroform- bzw. MeOH-Auszuges in Tween 60 zeigen bei p. o. Verabreichung an 26 aufeinanderfolgenden Tagen in Dosen von jeweils 100 oder 200 mg/kg KG eine dem Phenylbutazon (150 mg/kg KG) vergleichbare kurative Wirkung (Beurteilung der Ödemhemmung in der linken Hinterpfote, der durchschnittlichen Zunahme des Körpergewichtes und des "arthritic score").

Volkstümliche Anwendung und andere Anwendungsgebiete: Die Droge wird in Afrika bei Fertilitätsstörungen des Mannes eingesetzt.[10] Die Wirksamkeit bei dem genannten Anwendungsgebiet ist nicht belegt.

Dosierung und Art der Anwendung: In der traditionellen Medizin wird die Droge in Form von Extrakten verabreicht.[52]

Costus lucanusianus J. BRAUN et K. SCHUM.

Synonyme: *C. dussii* SCHUMANN = *C. lucanusianus* JOH. BRAUN et SCHUMANN var. *lucanusianus*.[3]

Botanische Beschreibung: Ausdauernde Pflanze mit aufrechtem, beblättertem Stamm, 1,5 bis 3 m hoch. Blätter elliptisch, zugespitzt, in den abgerundeten oder annähernd herzförmigen Blattscheidengrund verschmälert, 21 bis 24 cm lang, 4,5 bis 6 cm breit, unterseits anliegend behaart, sonst kahl; Blattstiel 5 bis 9 mm lang. Ligula ledrig, 1,5 bis 3 mm lang, mit bewimpertem Rand, an der Basis stengelumfassend. Blattscheiden glatt, kahl, trocken etwas gestreift und grün, frisch oft mit dunkelroter Zeichnung. Blütenstände terminal an den beblätterten Trieben, kugelig bis zylindrisch. Tragblatt 2 Blüten tragend, länglich, an der Spitze abgerundet, 2,5 cm lang, 1 cm breit, grün, an der Basis violette Zeichnung. Vorblatt kahnförmig, gekielt, ledrig, hellgrün, 2 cm lang, 0,6 bis 1 cm breit. Kelch röhrig, grün, das Tragblatt überragend, 2,2 bis 3 cm lang, mit drei spitzen, oft zurückgebogenen Zähnen, diese 5 bis 6 mm lang mit trockenem, häutigem, behaartem Rand. Kronröhre rund 2 cm lang, innen behaart. Kronblätter weiß, etwas durchscheinend, länglich, 2,5 cm lang, an der Spitze haubig ausgebildet. Lippe breit dreieckig-trichterförmig, 3 cm lang und breit, gegen den Rand zu dunkelrot gefärbt, mit einem gelben Mittelstreifen, der nicht in die Röhre hineinreicht. Staubblatt schmal dreieckig, an der Spitze rot überlaufen, 2,5 cm lang, 1 cm breit; Antheren 8 bis 10 mm lang. Frucht eine kugelige Kapsel. Samen schwarz, mit weißem Arillus.[3,49,54]

Inhaltsstoffe: Das Rhizom enthält 0,72 % Saponine mit Diosgenin als Hauptkomponente (0,61 %).[12]

Verbreitung: Uganda, östlich von Sierra Leone; in feuchten Waldgebieten zwischen 1100 m und 1200 m Seehöhe,[49] eingebürgert in Martinique.[3]

Drogen: Costus-lucanusianus-Saft.

Costus-lucanusianus-Saft

Definition der Droge: Bei der Droge handelt es sich um den frischen Saft des geschälten Stammes.

Stammpflanzen: *Costus lucanusianus* J. BRAUN et K. SCHUM.

Herkunft: Tropisches Afrika.

Gewinnung: Die geschälten, frischen Stammteile werden zerstoßen und der austretende Saft abfiltriert.

Wirkungen: Das Lyophilisat des Saftes der frischen Stammteile zeigt am isolierten Rattenuterus eine relaxierende Wirkung.[54]
Versuchsbedingungen: Am Tag vor der Organentnahme wird den noch nicht erwachsenen weiblichen Versuchstieren 0,125 mg/kg KG Estradiol s.c. injiziert. Als uterusstimulierende Agentien dienen Oxytocin (5 UI/mL, ED_{50} 10^{-9} g/mL) und Bariumchlorid (ED_{50} $1{,}6 \cdot 10^{-4}$ g/mL), als Referenzsubstanz wird Papaverinhydrochlorid (0,1 mg/mL) eingesetzt.
Unter den gegebenen Versuchsbedingungen bewirkt eine Gabe von 2 mg/mL Lyophilisat 30 sec vor der Appl. von $8 \cdot 10^{-9}$ g/mL Oxytocin eine 100 %ige Hemmung der Kontraktionen. Mit Papaverinhydrochlorid (0,1 mg/mL) ist nur eine 58 %ige Hemmung erreichbar. Die Bariumchlorid-induzierten Kontraktionen werden durch das Lyophilisat nicht beeinflußt.

Volkstümliche Anwendung und andere Anwendungsgebiete: In der traditionellen Medizin Afrikas (südliche Elfenbeinküste) wird die Droge als Antiabortivum eingesetzt.[55]
Die Wirksamkeit der Droge bei dieser Indikation ist nicht belegt.

Costus speciosus (KOENIG) J. E. SMITH

Synonyme: *Banksia speciosa* KOENIG = *Costus arabicus* auct. non LINNAEUS = *C. formosanus* NAKAI = *C. lamingtonii* J. M. BAILEY = *C. potierae* F. VON MÜLLER = *C. spicatus* (JACQUIN) SWARTZ var *β pubescens* GRISEBACH = Hellenia grandiflora RETZIUS.[3,17]

Sonstige Bezeichnungen: Hindi: Keu, Kust; Sanskrit: Kemuka, Kushta; vern. Indien: Chengalvakoshtu, Kalihari, Keoli, Mulaka, Pushkara;[15] Sri Lanka: Koltan, Tebu; vietn.: Mia do.

Botanische Beschreibung: 0,5 bis 3 m hoch. Blattscheiden 0,7 bis 1,2 cm im Durchmesser, grün oder rotbraun gefärbt, dicht behaart bis kahl. Ligula gestutzt, 1 bis 2 mm lang. Blattstiel 2 bis 5 mm lang, dicht seidig behaart. Blätter 12 bis 25 cm lang, 3 bis 6 cm breit, schmal elliptisch, stachelspitzig, oberseits dunkelgrün, kahl, unterseits flaumig bis seidig behaart. Blütenstände eiförmig, 4 bis 7 cm lang; eine Blüte pro Tragblatt; Tragblatt schmal eiförmig-dreieckig, deutlich zugespitzt, ledrig, 2,5 bis 3,5 cm lang, dicht behaart, rot bis braunrot. Vorblatt ca. 2 cm lang, violett bis braunrot, wenig behaart. Kelch 2 bis 2,5 cm lang, grün bis rotbraun gefärbt, wenig behaart. Korolle ca. 6 cm lang, weiß bis blaßrosa, dicht seidig behaart, Kronröhre ca. 1,5 cm lang, Lappen elliptisch bis eiförmig. Lippe im ausgebreiteten Zustand breit verkehrteiförmig, mit gekerbtem Rand, 6 bis 7 cm lang, 8 bis 10 cm breit, weiß bis blaßrosa, Mittellappen im Zentrum gelb gefärbt. Fertiles Staubblatt weiß bis gelblich, 4,5 bis 5 cm lang, 0,7 bis 1,5 cm breit. Fruchtknoten schwach bis dicht behaart. Frucht hellrot, sich lokulizid öffnend. Samen schwarz, mit kleinem, fleischigem, weißem Arillus.[3,17,18]

Inhaltsstoffe: Den Hauptbestandteil der Saponinfraktion stellen Glykoside des Diosgenins dar, die in allen Pflanzenteilen anzutreffen sind. Diosgenin wird in den Blättern synthetisiert, in den verschiedenen Organen glykosidiert und im Rhizom, Samen und Blüte gespeichert. Ein hydrolytischer Ab-

bau der Saponine ist bisher nur im Rhizom beobachtet worden.
Untersuchungen zur Diosgeninverteilung in den verschiedenen Organen zeigten, daß der Gehalt in den einzelnen Organen beträchtlich differiert und im Rhizom zur Blütezeit sowie im Samen die höchsten Werte erreicht.[19] Im Rhizom einer saponinreichen Pflanze schwankt der Gehalt an glykosidisch gebundenem Diosgenin während der Vegetationsperiode zwischen 1,04 und 2,55 % (freies Diosgenin 0,05 bis 0,08 %), im Stengel zwischen 0,22 und 0,52 % (frei 0,12 bis 0,19 %), im Blatt zwischen 0,11 und 0,3 % (frei 0,04 bis 0,09 %) und im Samen zwischen 1,33 und 2,36 % (frei 0,09 bis 0,45 %).[20] Die Blüte weist einen Glykosidgehalt von 1,04 % auf (freies Diosgenin 0,01 %), bezogen auf das Trokkengewicht der Droge.
Die Diosgeninglykoside besitzen 2- bis 3gliedrige Zuckerketten, die aus L-Rhamnose und D-Glucose aufgebaut sind.[5,9] Der Samen und die Wurzel enthalten die Trioside Gracillin und Dioscin sowie Prosapogenin A und B des Dioscins.[6,9] Das Rhizom weist neben diesen beiden Triosiden ein weiteres Spirostanolderivat, Tigogenin, auf.[4–6]
Verschiedene Saponine des Furostanoltyps, wie Costusosid I, Smt. 220 bis 224 °C, und Costusosid J, Smt. 248 bis 250 °C, Protodioscin, Smt. 267 bis 271 °C, Methylprotodioscin, Smt. 192 bis 196 °C, sind bisher nur aus den Samen bekannt.[8,9] Es handelt sich um 3-*O*,26-*O*-bisdesmosidische Glykoside des 22-α-Methoxy-(25R)-furost-5-en-3β,26-diols und des (25R)-Furost-5-en-3β,22α,26-triols. Als Bausteine der Zuckerketten treten L-Rhamnose und D-Glucose auf.
Sterole kommen in verschiedenen Pflanzenteilen vor: β-Sitosterol im Samen und im Rhizom, β-Sitosterol-β-D-glucosid im Rhizom, Samen und in der Wurzel, α-Spinasterol im Samen, 5α-Stigmast-9(11)-en-3β-ol im Samen, im Rhizom und in der Wurzel.[4,6,14,21–23]
Triterpene, Cycloartanderivate, sind bisher nur aus der Wurzel isoliert worden.[24]
Langkettige aliphatische Verbindungen wie Ketone, Ester, Säuren und ein Alkohol, treten im Rhizom, der Wurzel und dem Samen auf.[7,22,25,26] Ketone sind in der Wurzel, Ester im Rhizom, Wurzel und Samen, Oxocarbonsäuren, eine C_{30}-Fettsäure und einen C_{30}-Alkohol im Rhizom aufzufinden. Im fetten Öl der Samen sind Öl-, Palmitin-, Linol- und Stearinsäure neben geringen Mengen anderer Fettsäuren nachzuweisen.[27]
Die Benzochinonderivate α-Tocopherylchinon, Dihydrophythylplastochinon und dessen 6-Methylderivat[23] sowie ζ-2-Tocopherol[28] sind bisher nur aus dem Samen bekannt.
In Kalluskulturen werden Diosgenin, Tigogenin sowie die Sterole Lanosterol, Stigmasterol, Sitosterol, Cholesterol und Campesterol gebildet.[29,30] Der gaschromatographisch ermittelte Diosgeningehalt liegt bei 0,7 % bezogen auf das Trockengewicht.[29]

Verbreitung: Indien, Indonesien, Philippinen, Sri Lanka, Taiwan.

Anbaugebiete: Indien, Süd- und Mittelamerika.

Drogen: Costus-speciosus-Rhizom.

Costus-speciosus-Rhizom

Definition der Droge: Als Droge wird das getrocknete Rhizom verwendet.

Stammpflanzen: *Costus speciosus* (KOENIG) J.E. SMITH

Herkunft: Indien.

Ganzdroge: 20 bis 45 cm lang, bis 3 cm dick, mit Stengel- und Wurzelnarben, wenige Wurzeln an der Unterseite, knorrig.

Schnittdroge: *Geschmack.* Etwas süßlich.
Geruch. Fehlend.
Makroskopische Beschreibung. Bruch faserig, Bruchfläche gelbbraun.
Mikroskopisches Bild. Dünnwandige Epidermis, die trotz Korkbildung erhalten geblieben ist. Kork 6 bis 8 Zellagen hoch. Parenchymatisches, stärkehaltiges Grundgewebe; Stärkekörner linsenförmig bis rundlich, 7 bis 14 µm lang, 5 bis 13 µm breit. Endodermiszellen dünnwandig. Gefäßbündel über den Querschnitt verteilt, leptozentrisch, an der Innenseite der Endodermis gehäuft, fast einen Ring bildend; meist Spiralgefäße, 20 bis 100 µm weit; Holzfasern, 18 bis 56 µm im Durchmesser.[31,32] Es sollen im Grundgewebe verstreut Ölidioblasten mit bräunlichem bis orangegelbem Inhalt auftreten.[31] Dies steht im Widerspruch zur botanischen Literatur, wo das Fehlen von Ölzellen als Charakteristikum für die Costaceae angesehen wird.[1,16]

Pulverdroge: Hellbraunes, geruchloses Pulver mit vielen parenchymatischen, stärkehaltigen Zellen, Gefäßen, und wenigen Holzfasern.

Verfälschungen/Verwechslungen: Die Droge wird in der Literatur öfters mit der als Costuswurzel – Costus root bezeichneten Wurzel von *Saussurea lappa*, Asteraceae, verwechselt,[16] welche ein ätherisches Öl mit stark allergener Potenz enthält (→ Saussurea). Unter der Bezeichnung "Costus dulcis – Weiße Zimtrinde" wird im *HAB 34* die Rinde von *Canella winterana* (L.) GAERTN. verstanden. In Nordindien dient das Rhizom von *Costus speciosus* als Verfälschung von *Gloriosa superba* L., Liliaceae.[32]

Inhaltsstoffe: *Steroide.* Hauptbestandteil der Saponinfraktion ist Diosgenin, das, vorwiegend glykosidisch gebunden, in unterschiedlicher Menge im Rhizom enthalten ist. Hauptsaponine sind die Trioside Dioscin und Gracillin. Je nach Standort, Erntezeitpunkt und Individuum liegt der Diosgeningehalt meist zwischen 0,6 und 2,6 %, selten werden Werte bis 4,9 % erreicht.[15,33–35] Der maximale Diosgeningehalt im Rhizom wird zur Blütezeit erreicht, eine Abnahme des Gehaltes ist gegen Ende der Vegetationsperiode festzustellen. Unterschiede im Gehalt sind auch in Abhängigkeit von der Rhizomdicke zu beobachten. Sehr dünne Rhizome, < 5 cm im Durchmesser, enthalten viel Diosgenin (2 %), dicke Rhizome, > 5 cm im Durchmesser, weniger (1,3 %).

Einen Einfluß auf die Variabilität des Diosgeningehaltes könnte auch der Ploidiegrad ausüben. Untersuchungen mit vier Populationen verschiedener Ploidiestufen – di-, tri- und tetraploide, 2n = 18, 2n = 27, 2n = 36 – zeigten, daß diploide Populationen einen höheren Diosgeningehalt (1,65 und 0,63 %) aufweisen als tri- (0,55 %) und tetraploide (0,39 %).[36]
Weitere Steroide sind Tigogenin, β-Sitosterol, dessen Glykosid sowie 5 α-Stigmast-9(11)-en-3β-ol.[4,22]
Neben Steroiden kommen langkettige aliphatische Ester, Oxocarbonsäuren, eine C_{30}-Fettsäure bzw. der entsprechende Alkohol,[22] ein *p*-Cumarsäuremethylester[37] bzw. ein Bis-(2-ethylhexyl)phthalsäureester vor.[38] Ferner sind in vorgereinigten Auszügen vier mit *Dragendorff*-Reagenz anfärbbare Substanzen nachweisbar. Ob es sich bei diesen Verbindungen tatsächlich um Alkaloide handelt, ist nicht eindeutig geklärt, da keine weiteren Untersuchungen zur Strukturaufklärung durchgeführt wurden.[39]
Einen weiteren Bestandteil des Rhizoms stellt Curcumin dar, das in der getrockneten Droge zu 3,21 % enthalten ist.[40]

Identität: Beim Schütteln des Pulvers mit konz. HNO_3 erhält man eine orangegelbe Färbung.
DC Nachweis von Diosgenin und Tigogenin:[41]
- Sorptionsmittel: Kieselgel G
- FM: A: Aceton-Bzl. (1 + 2); B: n-Hexan-Aceton (80 + 20)
- Detektion: H_2SO_4 50 % und Erhitzen auf 110 °C

Diosgenin: Rf = 0,71 (A), 0,57 (B); Tigogenin: Rf = 0,84 (A), 0,49 (B).
DC Nachweis verschiedener Glykoside: Im Chloroformauszug der entfetteten Droge sind dünnschichtchromatographisch Diosgeninglykoside und β-Sitosterolglucosid nachweisbar.[42,43]
- Sorptionsmittel: Kieselgel G
- FM: $CHCl_3$-EtOH (7 + 3)
- Detektion: Ac_2O-konz. H_2SO_4-EtOH (5 + 5 + 90)

Rf-Werte: 0,06 und 0,14 (3 Diosgeninglykoside mit Rhamnose und Glucose als Bestandteile der Zukkerkette); 0,20; 0,55; 0,76 (β-Sitosterolglucosid).
Die Substanzzonen mit Rf-Werten 0,06, 0,14 und 0,20 ändern die Farbe von Rosa nach Grün, jene mit Rf = 0,55 und 0,76 von Rosa nach Grau.
DC Nachweis von Curcumin.[40]
- Sorptionsmittel: Kieselgel G
- FM: $CHCl_3$-EtOH-Essigsäure (94 + 5 + 1)
- Probelösung: Wäßrig-methanolischer Auszug.

Gehaltsbestimmung: *Bestimmung des Diosgeningehaltes:* Probenvorbereitung: Nach Säurehydrolyse der Droge wird der säurefrei gewaschene Rückstand einer erschöpfenden Extraktion mit Pet unterworfen und der erhaltene Rückstand zur Chromatographie eingesetzt.
GC.[44]
- Gerät: Varian Aerograph Model 1868-4, FID
- Säule: Chromosorb W (80 bis 100 mesh), belegt mit 3 % SE 30, L: 1,5 m, Dm: $^1/_8$ Zoll
- Temperatur: Ofen 250 °C, Injektor 270 °C, Detektor 235 °C
- Trägergas: N_2, 100 mL/m
- Retentionszeit für Diosgenin: 20 min
- Standard: 5 mg Diosgenin/mL.

Der gaschromatographisch ermittelte Diosgeningehalt verschiedener Drogen schwankt zwischen 1,67 und 2,96 %, bezogen auf das Trockengewicht der Droge.
HPLC.[45]
- Geräte: Pumpe: Waters Assoc. Model 6000 A
- Injektor: U6K
- Detektor: Modell 440, 254 nm
- Differentialrefraktometer: R-401
- Säule: µ Porasil Kieselgel (10 µm)
- Mobile Phase: Pet (Sdt. 60 bis 80 °)-Isopropanol (12 + 1)
- Durchfluß: 0,8 mL/min
- Temp.: 20 °C
- Retentionszeit für Diosgenin: 347 s
- Standard: 0,226 bis 2,26 mg Diosgenin/mL.

Bestimmung des Curcumingehaltes.[40] 10 g gepulvertes Rhizom werden mit MeOH extrahiert und mit H_2O und Pet vermischt. Die wäßrig-methanolische Phase wird mit 1 mL Reagenz A versetzt und mit Reagenz B auf 50 mL verdünnt. Nach Zugabe von 1 mL Reagenz C schüttelt man mit 25 mL und 10 mL $CHCl_3$ aus, vereinigt die $CHCl_3$-Phasen und füllt mit $CHCl_3$ auf 50 mL auf. Die orangerot gefärbte Lösung wird bei 440 nm gegen eine Standardlösung gemessen.
Reagenz A: Frisch bereitete, filtrierte 2 %ige wäßrige Lösung von 4-Aminoantipyrin.
Reagenz B: 2 mL der Stammlösung werden mit H_2O auf 1000 mL verdünnt.
Stammlösung: 100 mL wäßrige Lösung enthalten 6,75 g NH_4Cl und 57 mL Natronlauge.
Reagenz C: Frisch bereitete 8 %ige wäßrige Lösung von $K_3Fe(CN)_6$.

Stabilität: Der Diosgeningehalt der Droge ist von der Trocknungsart und der Lagerdauer abhängig. Rund drei Monate nach der Ernte ist in einer luftgetrockneten Droge nur mehr ein Viertel der ursprünglichen Diosgeninmenge aufzufinden.[33]

Wirkungen: Pharmakologische Untersuchungen wurden mit dem aus der Droge isolierten Diosgenin, einer Saponinfraktion und dem Gemisch der *Dragendorff*-positiven Substanzen durchgeführt.
Die Saponinfraktin wird durch Extraktion der entfetteten Droge mit Chloroform und anschließender wiederholter Extraktion des Chloroformrückstandes mit Ethanol erhalten. Die DC dieser Saponinfraktion entspricht der unter "Identität der Droge" angeführten Vorschrift zum Nachweis verschiedener Glykoside.
Estrogene Wirkung. In verschiedenen Testsystemen an der Ratte (Bestimmung des Uterusgewichtes, der Scheidenöffnung und der Verhornung der Vagina) kann bei p.o. Verabreichung von 1,6 mg/100 g KG Diosgenin eine dem Neoclinestrol (150 µg/100 g KG) vergleichbare estrogene Wirkung festgestellt werden.[46]
An ovarektomierten Ratten zeigt die Saponinfraktion, in Gaben von 10 mg/100 g KG i.p. an fünf aufeinanderfolgenden Tagen, eine dem Stilbestrol (Einzelgabe 0,01 mg/100 g KG) vergleichbare Er-

höhung des Uterusgewichtes und der Glykogenkonzentration im Uterus.[43]

Antiexsudative Wirkung. In den beiden Testmodellen Carrageenin-induziertes bzw. Formalin-induziertes Rattenpfotenödem weist die Saponinfraktion (10 mg/100 g KG i.p.) eine dem Betamethason (25 µg/100 g i.p.) vergleichbare ödemhemmende Wirkung auf.[42]

Die folgenden pharmakologischen Untersuchungen werden mit einer wäßrigen Lösung der vier *Dragendorff*-positiven Substanzen durchgeführt.[39]

Spasmolytische Wirkung. Das Testgemisch zeigt in Konz. von 0,2 bis 2,0 mg/mL an isolierten Organen verschiedener Versuchstiere – Ratte, Meerschweinchen, Hase – eine relaxierende Wirkung (Methode nach Burn, 1952). Als Spasmogene dienen Acetylcholinbromid, Histaminphosphat, 5-Hydroxytryptaminkreatininsulfat, Dimethylphenylpiperazin, Oxytocin, Bariumchlorid und Kaliumchlorid. Am isolierten Uterus der Ratte wird die ED_{50} mit 0,95 mg/mL (acetylcholininduzierter Spasmus) angegeben. Am isolierten Meerschweinchenileum liegen die Angaben zur ED_{50}, je nach verwendetem Spasmogen – Dimethylphenylpiperazin, Histaminphosphat, Acetylcholinbromid, Bariumchlorid – bei 0,32 mg/mL, 0,53 mg/mL, 0,62 mg/mL bzw. 1,8 mg/mL.[39]

Choleretische Wirkung. Am anästhesierten Hund kann 60 min nach i.v. Appl. des Testgemisches (10 mg/kg KG) eine 400%ige Steigerung der Gallensekretion nachgewiesen werden.[39]

Verlängerung der Pentobarbital-Narkose. An mit Pentobarbital-Natrium (30 mg/kg i.p.) narkotisierten Ratten wird nach i.p. Appl. der Testmischung (10 mg/kg KG) eine Verlängerung der Narkosedauer von 114,05 ± 9,8 min auf 182,0 ± 16,4 min beobachtet.[39]

Volkstümliche Anwendung und andere Anwendungsgebiete: In Indien findet die Droge bei fiebrigen Erkrankungen, Husten, Dyspepsie, Wurmerkrankungen, Hautleiden und bei Schlangenbissen Anwendung.[39] In der Ayurvedischen Medizin wird die Droge bei mangelnder Uteruskontraktilität, Plazentaverhalt, postpartalen Blutungen und drohendem Abort eingesetzt.[43]

Die Wirksamkeit der Droge bei diesen Indikationen ist nicht belegt.

Sonst. Verwendung: *Pharmazie/Medizin.* Die Droge wird zur Gewinnung von Diosgenin herangezogen.[15,33–35,47] *Haushalt.* Das Rhizom soll in Indien zu einem Sirup und zu Eingemachtem verarbeitet werden.[48]

1. Dahlgren RMT, Clifford HT, Yeo PF (1985) The Families of the Monocotyledons, Springer-Verlag, Berlin Heidelberg New York Tokyo
2. Maas PJM (1977) in Flora Neotropica, Monograph No. 18, The New York Botanical Garden, New York
3. Maas PJM (1972) in Flora Neotropica, Monograph No. 8, Hafner Publishing Company, New York
4. Pandey VB, Dasgupta B (1970) J Inst Chemists (India) 42:131–134
5. Tschesche R, Pandey VB (1978) Phytochemistry 17:1.781–1.782
6. Gupta MM, Shukla YN, Lal RN (1983) Planta Med 48(1):64
7. Gupta MM, Lal RN, Shukla YN (1981) Phytochemistry 20(11):2.553–2.555
8. Singh SB, Thakur RS (1982) Phytochemistry 21(4):911–915
9. Singh SB, Thakur RS (1982) J Nat Prod 45(6):667–671
10. Iwu MM (1981) Planta Med 43:413–415
11. Willuhn G, Pretzsch G (1985) Planta Med (3):185–187
12. Lambert N, Baccou J-C, Sauvaire Y (1988) Planta Med 54(4):366–367
13. Dixit BS, Srivastava SN, Srivastava GS (1978) Indian J Pharm Sci 40(4):127
14. Dixit BS, Srivastava SN (1987) J Econ Tax Bot 9(1):193–194
15. Gupta MM, Misra LN, Lal RN, Srivastava GS, Singh P (1979) Indian Drugs 17:3–5
16. Hgn, Bd. VII, S. 780–793
17. Mass PJM (1979) Blumea 25:543–549
18. Li H, Liu T, Huang T, Koyama T, DeVol CE (Hrsg.) (1978) Flora of Taiwan, Epoch Publishing Co. Ltd., Taipei, Taiwan, Rep. of China
19. Akhila A, Gupta MM (1987) J Plant Physiol 130(2–3):285–290, zit. nach: CA 107(23):214894w
20. Gupta MM, Farooqui SU, Lal RN (1981) J Nat Prod 44(4):486–489
21. Gupta MM, Lal RN, Shukla YN (1981) Phytochemistry 20(11):2.557–2.559
22. Gupta MM, Verma RK, Akhila A (1986) Phytochemistry 25(8):1.899–1.902
23. Mahmood U, Shukla YN, Thakur RS (1984) Phytochemistry 23(8):1.725–1.727
24. Gupta MM, Singh SB, Shukla YN (1988) Planta Med 54(3):268
25. Gupta MM, Lal RN, Shukla YN (1982) Phytochemistry 21(1):230–231
26. Singh SB, Thakur RS (1984) Indian J Pharm Sci 46(4):150–151
27. Nainan MO, Pandey MB, Banerji R (1979) Quart J Crude Drug Res 17(3–4):113–114
28. Mahmood U, Shukla YN, Thakur RS (1985) Chem Ind (London) (2):56, zit. nach: CA 102(13):109826z
29. Rathore AK, Pushpa Khanna (1979) Planta Med 35:289–290
30. Indrayanto G, Voelter W, Reinhard E (1983) Chem Ztg 107(7–8):238–239
31. Kaphai BK, Kapur SK, Sarin YK (1977) Indian J Pharm 39(4):74–76
32. Prasad S, Khosa RL, Durve RS (1969) Jour Res Ind Med 3(2):162–173
33. Datta SC, Roy MM, Nigam MC (1977) Indian Drugs 14(5):101–102
34. Sarin YK, Kapahi BK, Kapur SK, Atal CK (1976) Curr Sci 45(19):688–690
35. Roy MM, Datta SC (1977) Indian Drugs 15(1):14–16
36. Banerjee S, Sharma AK (1989) Cytobios 58:141–147
37. Ratnayake Bandara BM, Hewage CM, Karunaratne V, Adikaram NKB (1988) Planta Med 54(5):477–478
38. Abad Farooqui AH, Shukla YN (1987) Indian Drugs 25(1):37
39. Bhattacharya SK, Parikh AK, Debnath PK, Pandey VB, Neogy NC (1973) Jour Res Ind Med 8(1):10–19
40. Gaitonde RV, Sapre SP (1989) Indian J Nat Prod 5(2):18–19
41. Rathore AK, Pushpa Khanna (1978) Lloydia 41:640–641

42. Pandey VB, Dasgupta B, Bhattacharya SK, Debnath PK, Singh S, Sanyal AK (1972) Indian J Pharm 34(5):116–119
43. Singh S, Sanyal AK, Bhattacharya SK, Pandey VB (1972) Indian J Med Res 60:287–290
44. Dixit BS, Srivastava SN, Sirkar KP, Bhatt GR (1981) Indian Drugs 19:251–252
45. Mahato SB, Sahu NP, Roy SK (1981) J Chromatogr 206:169–173
46. Tewari PV, Chaturvedi C, Pandey VB (1973) Indian J Pharm 35(1):35–36
47. Dasgupta B, Pandey VB (1970) Experientia 26(5):475–476
48. Satyavati GV, Raina MK, Sharma M (Hrsg.) (1976) Medicinal Plants of India, Indian Council of Medical Research, New Delhi, S. 282
49. Lock JM (1985). In: Flora of Tropical East Africa, Monogr. Zingiberaceae, Verlag Balkema AA, Rotterdam Boston
50. Lock JM (1985) Kew Bulletin 39:837–843
51. Oliver-Bever B (1986) Medicinal Plants in Tropical West Africa, Cambridge University Press, Cambridge, S. 198–199
52. Iwu MM (1982) J Ethnopharmacol 6:263–274
53. Randall LO, Baruth H (1976) Archives Internationales de Pharmacodynamie et Thérapie 220:94–114
54. Foungbe S, Sawadogo D, Declume C (1987) Ann Pharm Fr 45(5):373–377
55. Foungbe S, Kouassi G, Kablan J-B, Marcy R (1991) J Ethnopharmacol 33:221–226

CK

Cotyledon

HN: 2003800

Familie: Crassulaceae.

Unterfamilie: Cotyledonoideae.

Gattungsgliederung: Die Gattung Cotyledon L. besteht aus etwa 35 Arten. Mit Cotyledon nahe verwandt sind die Genera Umbilicus L., Andromischus LEM. und Tylecodon TOELKEN, letztere wurde erst kürzlich im Rahmen einer Revision als neue Gattung beschrieben.[1]
Viele der früher zu Cotyledon L. gerechneten Arten werden heute zu einer dieser verwandten Gattungen gestellt. So ist *Umbilicus pendulinus* D. C. der gültige Name für die Stammpflanze von *Cotyledon umbilicus HAB 34*: *Umbilicus pendulinus* D. C. = *Cotyledon umbilicus* (→ Umbilicus).

Gattungsmerkmale: Sträucher, selten Halbsträucher mit etwas holzigen Zweigen, Blätter gegenständig, ausdauernd, steif, mit glatter wachsartiger Oberfläche. Blütenstand ein Thyrsus mit 1 bis 6 Dichasien, die in Monochasien übergehen; normalerweise mit vielen hängenden Blüten. Hochblätter am Blütenstandsstiel wenige und viel kürzer als die Laubblätter.
Kelch 5teilig, kahl oder manchmal mit Drüsenhaaren auf der Außenseite. Kronröhre nur im unteren Teil verwachsen, der obere Teil aus 5 freien Kronblättern bestehend. Krone kahl oder selten mit Drüsenhaaren auf der Außenseite, gelb bis rot. Staubblätter 10, Staubfäden behaart an der Basis, wo sie mit der Kronröhre verwachsen sind. Karpelle frei, am Grunde erweitert, kegelig zusammenneigend, viel kürzer als die pfriemlichen oben spreizenden oder etwas zurückgebogenen Griffel. Fruchtknoten mit (50 bis) 100 oder mehr Samenanlagen in mindestens 2 Reihen an jeder Plazenta. Nektarschuppen seitlich mit den Karpellen verwachsen, einen Behälter bildend, in dem sich der Nektar sammelt. Balgkapseln vielsamig.[1]

Verbreitung: Das Hauptverbreitungsgebiet ist das außertropische Südafrika und Südwestafrika.[1,15]

Inhaltsstoffgruppen: Bekannt sind Gerbstoffe,[8] einige Arten führen Alkaloide[2,8] sowie Bufadienolidglykoside.[5]

Drogenliefernde Arten: *Cotyledon orbiculata* L.: Cotyledon-orbiculata-Blätter (frisch), Cotyledon-orbiculata-Kraut (frisch).

Cotyledon orbiculata L.

Synonyme: *C. orbiculata* L. var. *oblonga* (HAW.) DC. = *C. leucophylla* C. A. SMITH
C. orbiculata L. var. *orbiculata* = *C. decussata* SIMS.

Sonstige Bezeichnungen: Engl.: Pig's ear.

Systematik: Folgende Varietäten werden nach neueren Untersuchungen zu *Cotyledon orbiculata* L. gerechnet: var *dactylopsis* TOELKEN, var. *flanaganii* (SCHONL.) TOELKEN, var. *oblonga* (HAW.) DC., var. *orbiculata*, var. *spuria* (L.) TOELKEN.

Botanische Beschreibung: Sträucher mit ausgebreiteten Ästen, in der Regel stark verzweigt, zur Blütezeit bis zu 1 m hoch, ohne Blüten 20 bis 30 cm. Blütentragende Zweige (4 bis) 6 bis 12 mm dick, steif und holzig mit heller Rinde. Blätter gegenständig oder in dreizähligen Wirteln, verkehrt-lanzettlich, rund bis verkehrt-eiförmig oder manchmal läng-

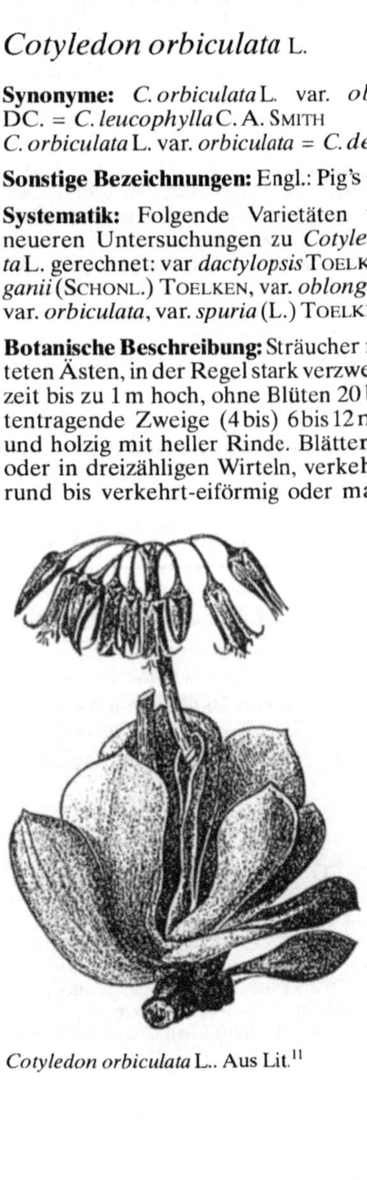

Cotyledon orbiculata L.. Aus Lit.[11]

lich, 35 bis 60 (bis 80) mm lang, 10 bis 35 (bis 45) mm breit, meist stachelspitzig bis zugespitzt, grün oder graugrün bis graubraun und mit einem tiefroten, selten hellgelben Rand. Blütenstand ein Thyrsus mit einem (20 bis) 25 bis 35 (bis 45) cm langen Blütenstandsstiel mit 1 bis 5 Paaren von Hochblättern. Krone tiefrot oder manchmal orange oder auch rosarot; Kronröhre zylindrisch oder trichterförmig oder in der Mitte ausgebaucht, 8 bis 25 mm lang, Kronlappen 5 bis 14 mm lang, zurückgebogen. Staubblätter 2 bis 3,5 mm lang.[3] Die Abb. zeigt die typischen Merkmale.

Inhaltsstoffe: Quantitativ nachgewiesen werden ca. 0,19 % Alkaloide in der getrockneten Pflanze.[2]

Verbreitung: Die Pflanze wird überall in Kapland und Südwestafrika in den Küstengegenden, aber auch bis in die Gebirge hinein angetroffen.

Drogen: Cotyledon-orbiculata-Blätter (frisch), Cotyledon-orbiculata-Kraut (frisch).
Die Drogen haben nur lokale Bedeutung in Südafrika und stellen keine Handelsware dar.

Cotyledon-orbiculata-Blätter (frisch)

Stammpflanzen: *Cotyledon orbiculata* L.

Herkunft: Südafrika, Sammlung von Wildbeständen.

Inhaltsstoffe: Die ursprünglich als Cotyledontoxine[4] bezeichneten Inhaltsstoffe konnten aus der frischen Pflanze isoliert und eindeutig als Bufadienolidglykoside identifiziert werden.[5] Die 4 nachgewiesenen Verbindungen werden als Orbicusid A bis Orbicusid C und Tyledosid C bezeichnet. In einer früheren toxikologischen Arbeit werden diese Stoffe Cotyledosid A bis D benannt.[13]

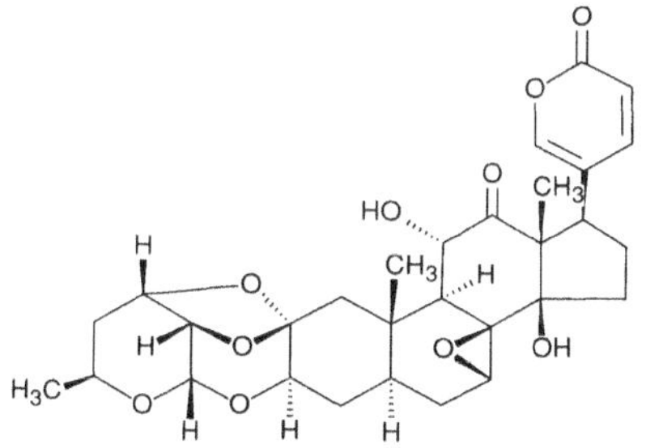

Orbicusid A

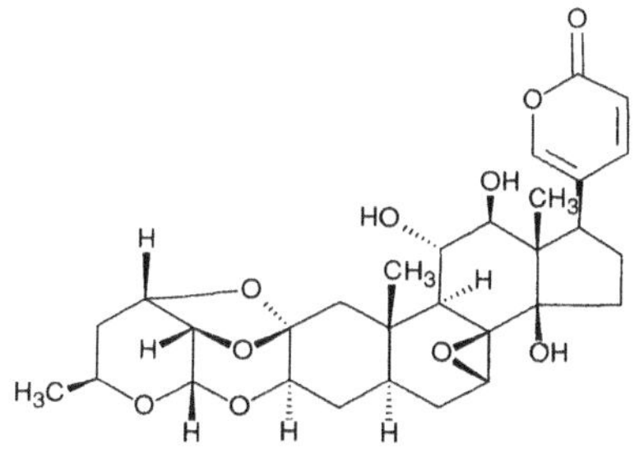

Orbicusid B

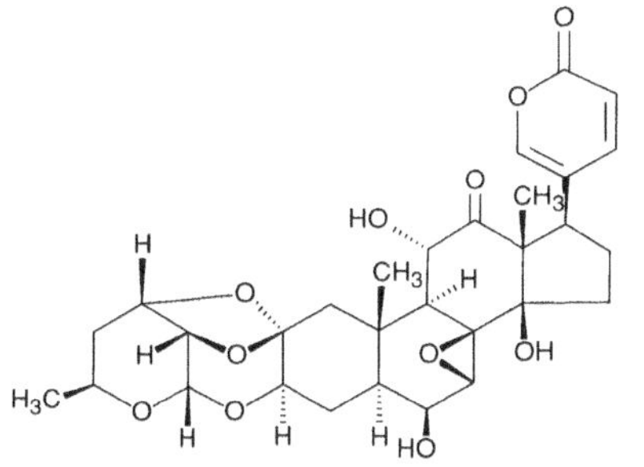

Orbicusid C

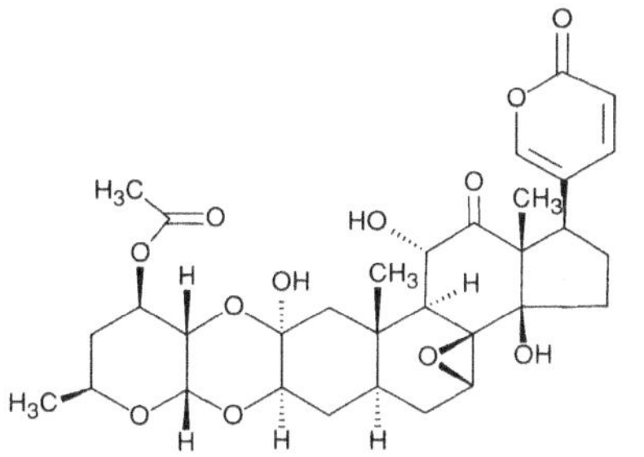

Tyledosid C

Die Gesamtkonzentration dieser Substanzen ist sehr gering. Sie beträgt bezogen auf die Frischpflanze weniger als 0,01 %.[5]

Zubereitungen: Frischer Blätterbrei, frischer Saft der Blätter.

Volkstümliche Anwendung und andere Anwendungsgebiete: In der Eingeborenenmedizin Südafrikas wird der frische Saft der Blätter gegen Epilepsie verwendet.[9,11] Frischer Blätterbrei wird gegen Hühneraugen und Warzen als Auflage benutzt.[11] Umschläge mit erhitzten Blättern bzw. Blätterbrei[11] sollen gegen Furunkel, Entzündung, Ohrenschmerzen und sogar gegen Mittelohrentzündung helfen. Besonders gute Wirkung soll dann auftreten, wenn zusätzlich noch warmer Blattsaft in die Ohren getropft wird. Auch bei Zahnschmerzen soll das Mittel helfen.[5,11] Der giftige Saft der Blätter wird in Südafrika gegen Hornhaut an den Füßen verwendet.[10]
Die Wirksamkeit bei den genannten Anwendungsgebieten ist jedoch nicht belegt.

Cotyledon orbiculata – frisches Kraut

Stammpflanzen: *Cotyledon orbiculata* L.

Herkunft: Südafrika, Sammlung von Wildbeständen.

Inhaltsstoffe: Die Inhaltsstoffe wurden bereits unter D-Cotyledon-orbiculata-Blätter (frisch) behandelt.

Zubereitungen: Frischer Saft des Krautes.

Volkstümliche Anwendung und andere Anwendungsgebiete: Von den Eingeborenen Südafrikas wird auch der frische Saft der ganzen Pflanze vorwiegend gegen Epilepsie verwendet.[6] Auch die anderen beim frischen Saft der Blätter erwähnten Anwendungen sind auf das Kraut zu übertragen.

Tox. Inhaltsstoffe u. Prinzip: Das Cotyledontoxin, ein Gemisch verschiedener Bufadienolidglykoside wird als das wesentliche toxische Prinzip der Drogen beschrieben.[4,11] Die Substanzen wirken auf das Herz-Kreislauf- und das Zentralnervensystem.

Akute Toxizität: *Tier.* Die Aufnahme von Pflanzenmaterial verursacht an Haustieren, insbesondere an Ziegen und Schafen eine als "Krimpsiekte" bezeichnete Erkrankung, auch Cotyledonosis genannt. Die dabei auftretenden Symptome sind unterschiedlich, äußern sich aber für gewöhnlich folgendermaßen: Hängenlassen des Unterkiefers mit teilweisem Hervortreten der Zunge und enormem Speichelfluß, nur unvollständiges Kauen des Futters, unregelmäßige und erschwerte Atmung, beschleunigter und schwacher Puls, der nach 1 bis 4 Tagen nicht mehr wahrnehmbar wird, zunehmende Kau- und Schluckunfähigkeit, übermäßiges Schwitzen, Blutandrang, Unruhe und erregtes Zittern der Körpermuskulatur bei Berührung. Die Tiere stehen mit gekrümmtem Rücken da und scheinen Anfälle akuter Leibschmerzen durchzumachen. Häufig beobachtet man ein krampfartiges Drehen des Halses, das mehrere Monate bis zu einigen Jahren andauern kann. Rezidive werden nicht ausdrücklich beschrieben. Trächtige Tiere neigen zu Aborten. Bisweilen werden die Symptome erst beim Aufscheuchen oder Antreiben erkennbar.[4,6,7,11]
Alle diese Wirkungen werden auch von den anderen als giftig bekannten Cotyledon-Arten hervorgerufen.
Toxizitätsuntersuchungen an Merino-Schafen und Ziegen zeigen, daß Pflanzenmengen von etwa 1 g/kg KG innerhalb von 1 bis 2 Tagen aufgenommen zum Tod führen können, ohne daß die Tiere die typischen Symptome zeigen. Eine weitere Untersuchung beschreibt die charakteristischen Merkmale einer Bufadienolidglykosid-Vergiftung bei Angora-Ziegen. Histopathologische Befunde zeigen Bereiche von Herzmuskeldegeneration und abgestorbenem Gewebe.[12]

Chronische Toxizität: *Tier.* Ergebnisse von chronischen Toxizitätsstudien an Schafen und Ziegen werden ebenfalls beschrieben.[7]
Auch hierbei treten die typischen Vergiftungssymptome auf, s. Akute Toxizität. Eines oder mehrere dieser Symptome können bereits nach einer wiederholten Tagesdosis von 50 mg halbgetrockneten Pflanzenmaterials pro kg Körpergewicht nach mehreren symptomfreien Tagen beobachtet werden.

Toxikologische Daten: Aus neueren Untersuchungen mit den aus der frischen Pflanze isolierten und beschriebenen 4 Glykosiden an Meerschweinchen lassen sich LD_{50} Werte entnehmen. Die LD_{50} bei s. c. Applikation beträgt für Orbicusid A 100 µg/kg, für Tyledosid C 200 µg/kg, für Orbicusid B 250 µg/kg und für Orbicusid C ebenfalls 250 µg/kg.[13]

1. Tölken HR (1978) Bothalia 12(3):377–393
2. Frigot P (1960) Thèse (Pharm) Université Paris
3. Tölken HR (1979) Bothalia 12(4):615–620
4. Kamerman PMSc (1926) S Afr J Sci 23:185–187
5. Steyn PS, Van Heerden FR, Vleggaar R (1986) J Chem Soc Perkin Trans 1(9):1.633–1.636
6. Koenen E (1978) Heil- und Giftpflanzen in Südwestafrika, 1. Aufl., Akademischer Verlag, Stuttgart
7. Terblanche M, Adelaar TF (1965) JS Afr Vet Med Assoc 36:555–559
8. Hgn
9. Uphof JCTh (1968) Dictionary of Economic Plants, 2. Aufl., J. Cramer Verlag, Lehre
10. Rothgang G (1976) Dt Apoth Ztg 116(32):1.164
11. Watt JM, Breyer-Brandwijk MG (1962) Medical and Poisonous Plants of Southern and Eastern Africa, 2. Aufl., E & S Livingstone Ltd., Edinburgh London
12. Anderson LAP, Schultz RA, Kellermann TS, Kotze SM, Prozesky L, Erasmus GL, Labuschagne L (1985) Onderstepoort J Vet Res 52(1):21–24
13. Tustin RC, Thornton DJ, Kleu CB (1985) JS Afr Vet Med Assoc 55:181–184
14. Heg
15. Zan

Sz

Coutarea

HN: 2024200

Einige Arten der Gattung Coutarea, Tribus Cinchoneae, Rubiaceae, insbesondere die pharmazeutisch relevante Art *C. latiflora*, wurde nach botanischer Revision der Gattung → Hintonia, Tribus Condamineae, Rubiaceae zugeordnet.

1. Bullock AA (1935) Hook Icon Pl 33:t.3295
2. Simpson DR (1974) Phytologia 29:277–279

RS

Crataegus

HN: 2014100

Familie: Rosaceae.

Unterfamilie: Maloideae.

Tribus: Crataegae.

Gattungsgliederung: Crataegus L. ist die größte Gattung der Maloideae (Pomoideae) und die am schwersten zu gliedernde.[87] Nordamerikanische Botaniker haben über 1100 Arten beschrieben, die jedoch heute größtenteils als Synonyme oder Unterarten angesehen werden. Nach heutiger Auffassung gibt es zwischen 100 bis 200 echte Arten.[1] Die einzelnen Arten der Gattung bastardieren sehr leicht, wodurch sich Schwierigkeiten bei der systematischen Einordnung ergeben.[88]
Es werden 2 Untergattungen unterschieden: 1. Subgenus Crataegus L. mit gelappten bis geteilten Blättern, in Eurasien vorkommend; 2. Subgenus Ameri-

canae EL GAZARR mit ganzrandigen bis schwach gelappten Blättern, in Nordamerika verbreitet.[2] Die drogenliefernden Arten gehören alle der Untergattung Crataegus an.

Gattungsmerkmale: Sträucher oder Bäume mit hartem Holz und meist verdornenden Zweigen. Laubblätter ungeteilt, gelappt oder fiederteilig; Blattrand einfach bis doppelt gesägt oder ganzrandig; Nebenblätter verschieden gestaltet, meist lanzettlich, besonders an den Langtrieben oft laubblattartig. Blüten in meist reichblütigen, trugdoldigen Blütenständen, selten einzeln. Kelchblätter meist kurz, mehr oder weniger dreieckig, ganzrandig oder, besonders bei den amerikanischen Arten, ziemlich lang und drüsig gezähnt. Kronblätter meist kreisrundlich, mehr oder weniger deutlich genagelt oder nagellos, meist weiß, seltener rot. Staubblätter 10 bis 20. Fruchtblätter 1 bis 5, an der Spitze, ebenso an der Innenseite bis fast zum Grunde frei, am Rükken entweder ganz mit dem Fruchtbecher verwachsen oder bis zur Hälfte frei. Samenanlagen je 2; die obere unfruchtbar, die untere fruchtbare mützenförmig bedeckend. Fruchtfächer knöchern verhärtet, einsamig. Scheinfrucht eiförmig oder kugelig, von den bleibenden Kelchblättern oder den Resten der abgefallenen Kelchblätter gekrönt, rot, schwarz oder gelb, mehlig.[87]

Verbreitung: Nördliche, gemäßigte Zone – Europa, Asien, Nordamerika.

Inhaltsstoffgruppen: *Flavonoide.* Alle bisher untersuchten Crataegus-Arten enthalten in Blättern, Blüten und Früchten Flavonole und Flavone, die zum sehr geringen Anteil frei, hauptsächlich an Zucker gebunden, als Flavonglykoside und als Flavonolglykoside vorliegen. Grundkörper der Flavonreihe sind Apigenin und Luteolin, der Flavonolreihe Quercetin, Kämpferol und 8-Methoxykämpferol. Als Zuckerkomponente wurden *β*-D-Glucose, *α*-L-Rhamnose, *α*-L-4-Acetylrhamnose, Xylose, Arabinose, Rutinose und Neohesperidose gefunden. Apigenin und Luteolin können als *C*-Glykosylflavone ("*C*-Glykoside") und als *O*-Glykoside vorliegen, wohingegen die Flavonole nur *O*-glykosidisch gebundene Zucker enthalten.[3]

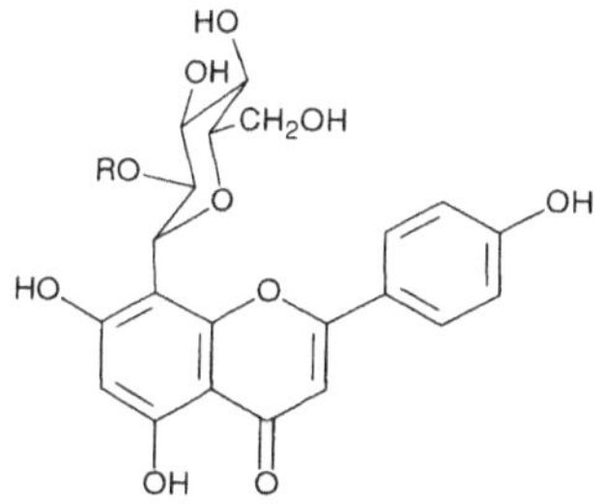

Vitexin: R = H
Vitexin-2"-*O*-rhamnosid: R = Rha

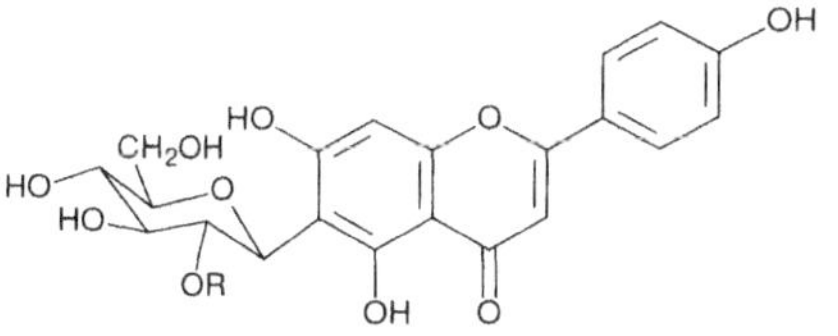

Isovitexin (Saponaretin): R = H
Isovitexin-2"-*O*-rhamnosid: R = Rha

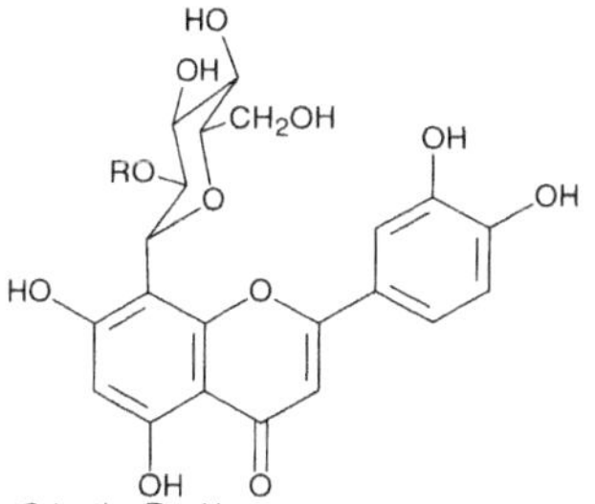

Orientin: R = H
Orientin-2"-*O*-rhamnosid: R = Rha

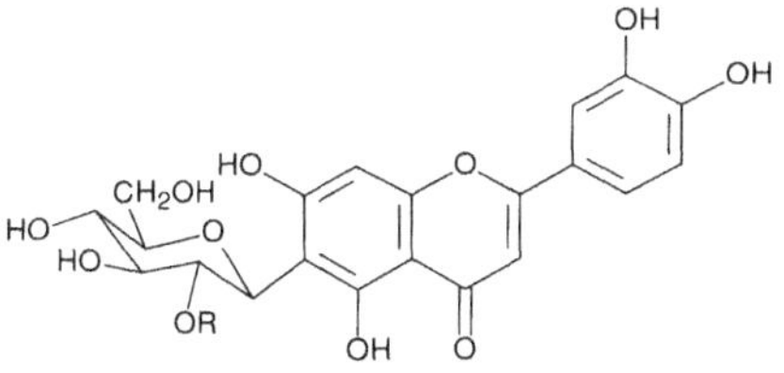

Iso-Orientin: R = H
Iso-Orientin-2"-*O*-rhamnosid: R = Rha

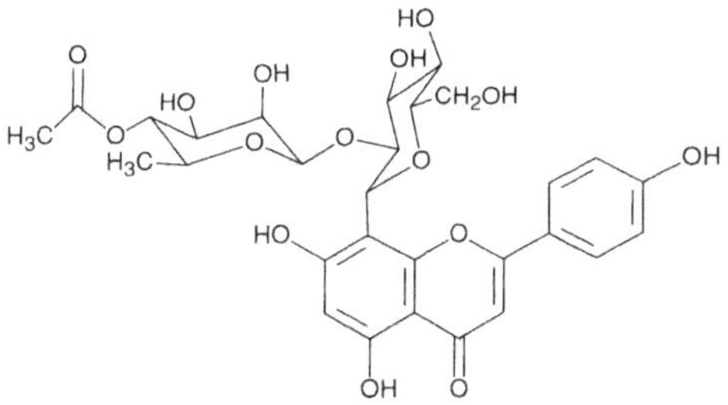

Vitexin-2"-*O*(4'"-*O*-acetyl)rhamnosid

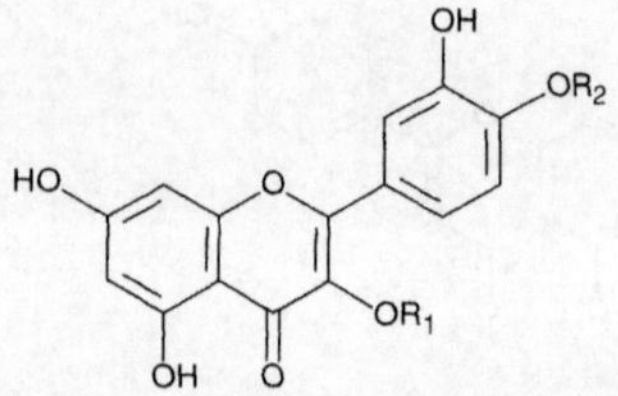

	R1	R2
Quercetin	—H	—H
Hyperosid	- Gal	—H
Spiraeosid	—H	- Glc
Rutin	—Rha - Glc	—H

Flavonolglykoside bei Crataegus-Arten

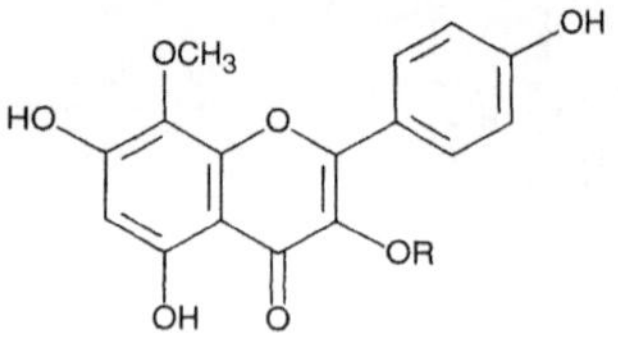

8-Methoxy-kämpferol: R=H

8-Methoxy-kämpferol-3-glucosid: R=Glc

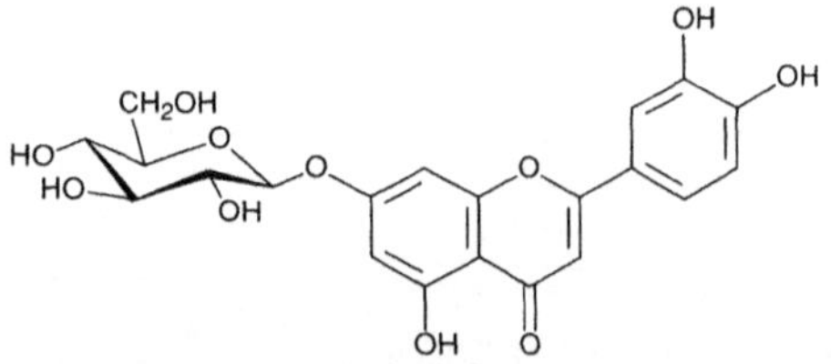

Luteolin-7-*O*-*β*-D-glucosid

Die verschiedenen Crataegus-Arten lassen sich durch das Flavonoidmuster der Blätter unterscheiden.[4]

Flavanverbindungen. (+)-Catechin und (–)-Epicatechin;[5] neben diesen monomeren Flavanen dimere und oligomere Dehydrocatechine, die von *C*-4 nach *C*-8 (seltener von *C*-4 nach *C*-6) verknüpft sind. Sie liefern bei Behandlung mit Mineralsäuren Cyanidine und werden daher Procyanidine genannt.

Es sind vier stereoisomere dimere Procyanidine mit 4,8-Verknüpfung bekannt, von denen in den Arten der Gattung Crataegus der sog. B-2-Typus, d. h. 4,8-all-2,3-*cis*-Procyanidine, häufig auftritt.[4] Als oligomere Procyanidine bezeichnet man eine Fraktion, die aus n = 2 bis n = 8 Catechin- und/oder Epicatechin-Einheiten besteht.

Der Begriff wird, wie folgt, präzisiert:

- Es handelt sich um Inhaltsstoffe oberirdischer Teile von Crataegus-Arten, die mit polaren Lösungsmitteln, beispielsweise mit Aceton
- Wasser (70 + 30), extrahierbar sind;
- sie sind an Polyamid absorbierbar;
- sie lassen sich mit Dimethylformamid von der Polyamidsäule eluieren und
- sie färben sich mit *n*-Butanol-Salzsäure (37%) rot (partielle säurekatalytische Bildung von Cyanidin).

Während das Spektrum der oligomeren Procyanidine in den verschiedenen Arten und Unterarten gleich ist, bestehen erhebliche quantitative Unterschiede. Das gleiche gilt für die verschiedenen Pflanzenorgane.[4]

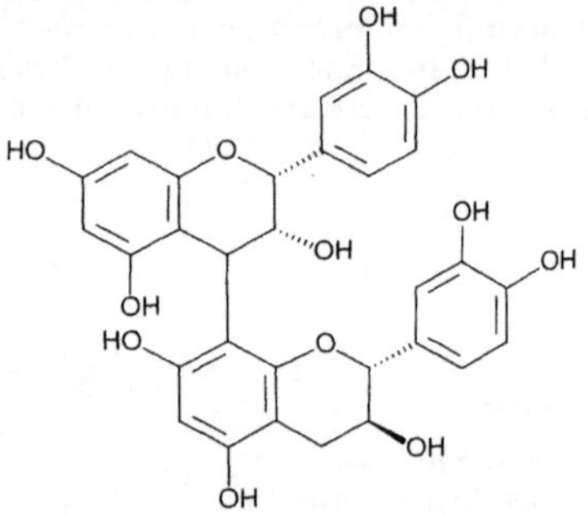

(–)-Epicatechin/(+)-Catechin (B-1)

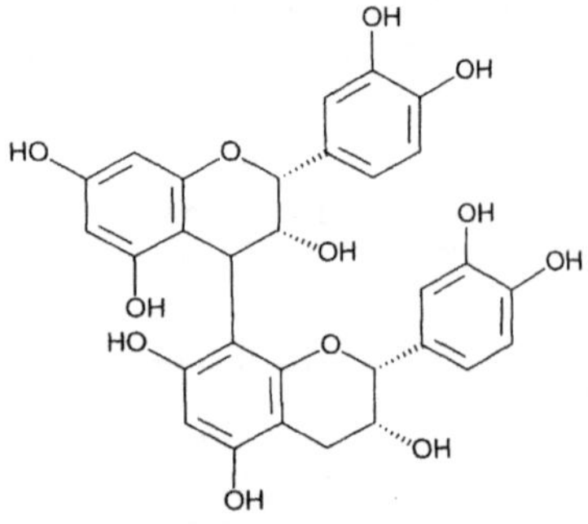

(–)-Epicatechin/(–)-Epicatechin B-2

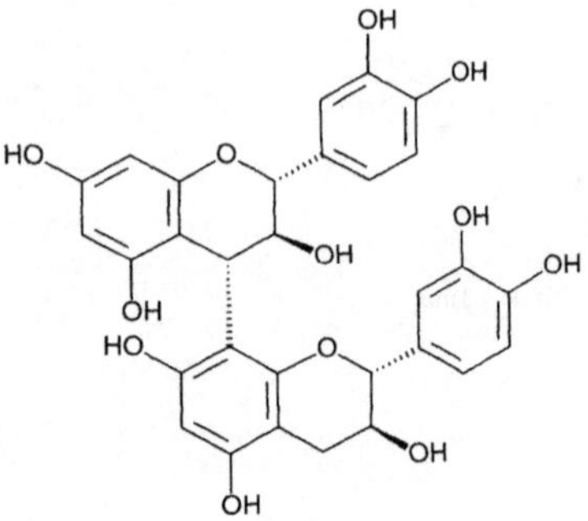

(+)-Catechin/(+)-Catechin (B-3)

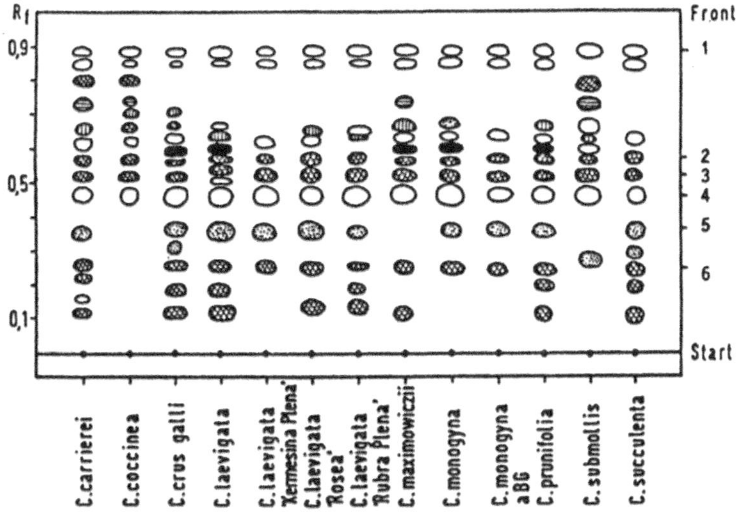

Übersichtschromatogramm der Flavonoid-Fraktionen von Blättern und Blüten einiger Crataegus-Arten und -Unterarten.[4] – Adsorptionsschicht: Kieselgel HPTLC; – Fließmittel: Ethylacetat- Ethylmethylketon-Ameisensäure-Wasser (50 + 30 + 10 + 10); – Detektion: Diphenylborsäure-β-aminoethylester und 1 %ige Polyethylenglykollösung; UV = 366 nm.
1 = Kaffeesäure; 2 = Luteolin-7-*O*-β-D-glucosid; 3 = Hyperosid; 4 = Chlorogensäure; 5 = Vitexin 2''-*O*-α-L-rhamnosid; 6 = Rutin

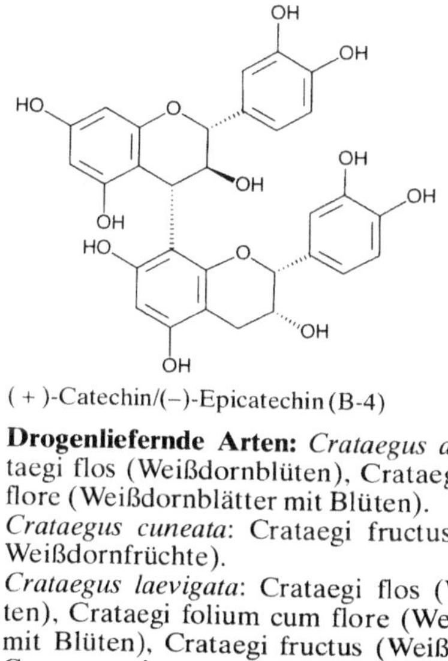

(+)-Catechin/(–)-Epicatechin (B-4)

Drogenliefernde Arten: *Crataegus azarolus*: Crataegi flos (Weißdornblüten), Crataegi folium cum flore (Weißdornblätter mit Blüten).
Crataegus cuneata: Crataegi fructus (chinesische Weißdornfrüchte).
Crataegus laevigata: Crataegi flos (Weißdornblüten), Crataegi folium cum flore (Weißdornblätter mit Blüten), Crataegi fructus (Weißdornfrüchte), Crataegus hom. *HAB 1*, Crataegus oxyacantha fruits hom. *PFX*, Crataegus oxyacantha sommite's fleuries hom. *PFX*, Crataegus oxyacantha hom. *HPUS 78*.
Crataegus monogyna: Crataegi flos (Weißdornblüten), Crataegi folium cum flore (Weißdornblätter mit Blüten), Crataegi fructus (Weißdornfrüchte), Crataegus hom. *HAB 1*, Crataegus oxyacantha fruits hom. *PFX*, Crataegus oxyacantha sommités fleuries hom. *PFX*.
Crataegus nigra: Crataegi flos (Weißdornblüten), Crataegi folium cum flore (Weißdornblätter mit Blüten).
Crataegus pentagyna: Crataegi flos (Weißdornblüten), Crataegi folium cum flore (Weißdornblätter mit Blüten).
Crataegus pinnatifida: Crataegi fructus (chinesische Weißdornfrüchte).

Crataegus azarolus L.

Synonyme: *Azarolus crataegoides* BORKH., *C. marokkana* PERS., *C. maura* L. fil., *C. pontica* KOCH, *Mespilus azarolus* SM., *M. azarolus* WILLD.

Sonstige Bezeichnungen: Dt.: Welsche oder Italienische Mispel; it.: Azzarolo, Lazzarin, Lazzarolo.

Botanische Beschreibung: Strauch oder meist breit verasteter, bis 8 m hoher Baum. Zweige anfangs mehr oder weniger dicht weißfilzig, später kahl, graubraun, Dornen mehr oder weniger zahlreich, kräftig, bis über 1 cm lang oder, namentlich bei in Kultur befindlichen Exemplaren, fast oder ganz fehlend. Laubblätter 6 bis 7 cm lang, auf 5 bis 13 mm langen, filzig behaarten, rinnigen Stielen, von ziemlich verschiedenartiger Gestalt, im Umriß meist breit verkehrt-eiförmig bis fast rautenförmig, tief drei- bis siebenspaltig; Abschnitte nur an der Spitze mit wenigen großen Zähnen und dort mehr oder weniger tief eingeschnitten, sonst ganzrandig; Textur der Laubblätter derb; Oberseite olivgrün, matt glänzend, schwach behaart oder kahl, Unterseite heller, reichlicher behaart, besonders auf den Nerven. Nebenblätter ei-lanzettlich, dicht behaart. Blütenstände dichtblütig, aufrecht, mehr oder weniger dicht grau- bis weißfilzig, Kelchbecher zottig-filzig. Kelchblätter kürzer als der Kelchbecher, fast gleichseitig dreieckig, ganzrandig, auf der Innenseite mehr oder weniger kahl, der Scheinfrucht dicht angepreßt. Kronblätter rundlich. Staubblätter 20. Griffel 2 bis 3, unter der Spitze der Steine (Carpelle!) entspringend. Scheinfrüchte bis 2 cm, in der Kultur bis 4 cm im Durchmesser, mispelartig, kugelig, orange oder gelb, zuweilen fast weißgelb, etwas behaart, eßbar. Steine an der Innenseite glatt, nur in der unteren Hälfte miteinander verwachsen.

Verbreitung: Heimisch nur im östl. Mittelmeergebiet von Kreta bis Turkestan, jedoch im ganzen Mittelmeergebiet häufig kultiviert und verwildert. Am häufigsten in Kultur zu finden auf Sizilien, in Süditalien und in Deutschland.

Drogen: Crataegi flos (Weißdornblüten), Crataegi folium cum flore (Weißdornblätter mit Blüten).

Crataegi flos (Weißdornblüten)

Synonyme: Flores Crataegi.

Sonstige Bezeichnungen: Dt.: Crataegus-azarolus-Blüten.

Monographiesammlungen: Crataegi flos *DAB 7*, *DAC 86*.

Definition der Droge: Die getrockneten Blüten.

Stammpflanzen: *Crataegus azarolus* L. Weitere Stammpflanzen s. unter *Crataegus laevigata*. Hinweis: Nach früheren Arzneibüchern galten die von *Crataegus azarolus* stammenden Herkünfte als Verfälschung der von *Crataegus laevigata* oder *Crataegus monogyna* stammenden Weißdornblüten.

Ganzdroge: S. unter *Crataegus laevigata*.
Eine anatomische Beschreibung der Crataegusazarolus-Blüten wurde nicht gefunden.

Crataegi folium cum flore (Weißdornblätter mit Blüten)

S. unter *Crataegus laevigata*.

Crataegus cuneata Sieb. et Zucc.

Synonyme: *Mespilus cuneata* Sieb. et Zucc.

Sonstige Bezeichnungen: Dt.: Japanischer Weißdorn.

Botanische Beschreibung: Spinnenartiger, sommergrüner, stark verzweigter Strauch mit geraden, 3 bis 8 mm langen Dornen; junge Zweige behaart; Blätter keilförmig stumpf, 2,5 bis 7 cm lang, 1 bis 4 cm breit, leicht bis tief dreilappig eingeschnitten, Rand unregelmäßig gezähnt oder gesägt, junge Blätter unterseits behaart, Oberseite meist glatt, sitzend oder auf bis zu 3 cm langen Blattstielen; Infloreszenzen 2- bis 6blütig, endständig an Kurztrieben, behaart; 5 weiße Blütenblätter nahezu kreisförmig, 5 Griffel, Frucht rot, länglich oder kugelförmig.[6]

Verbreitung: Ostchina, Japan.

Drogen: Crataegi fructus (chinesische Weißdornfrüchte).

Crataegi fructus (chinesische Weißdornfrüchte)

Synonyme: Fructus Crataegi.

Sonstige Bezeichnungen: Chinesisch: Nanshanzh; engl.: Hawthornfruit.

Monographiesammlungen: Fructus Crataegi (Shanzha) *ChinP IX*.[7]

Definition der Droge: Getrocknete, reife Früchte *ChinP IX*.[7]

Stammpflanzen: *Crataegus cuneata* Sieb. et Zucc., *Crataegus pinnatifida* Bunge, *Crataegus pinnatifida* Bge. var. *major* N. E. Braun *ChinP IX*.[7]

Gewinnung: Die Früchte werden zur Reifezeit im Herbst geerntet, entweder getrocknet oder zunächst mit kochendem Wasser überbrüht.[7]

Ganzdroge: Kleinere Früchte, rundlich 0,8 bis 1,4 cm im Durchmesser, gelegentlich zu Kuchenform plattgedrückt. Braun oder rotbraun gefärbt, mit feinen Falten überzogene Oberfläche, eingefallener Scheitel mit Resten des Blütenkelches; an der Basis ist ein Fruchtstiel erkennbar, dieser ist zuweilen auch bereits abgebrochen. Harte Konsistenz, dünnes Fruchtfleisch. Geruchlos, Geschmack säuerlich und adstringierend.[7]
Mikroskopisches Bild. Exokarp aus einer Lage annähernd rechteckiger, außen von einer Cuticula bedeckter Zellen, die braunen Farbstoff enthalten und regelmäßig angeordnet sind. Die äußeren 4 bis 5 Schichten des Mesokarps bestehen aus relativ dickwandigen Zellen, sie enthalten Calciumoxalat-Drusen und -Solitärkristalle mit Durchmessern von 8 bis 20 µm. Das nach innen anschließende Parenchymgewebe des Mesokarps enthält zahlreiche, blaßgelb gefärbte, runde oder ovale Sklereiden mit Durchmesser von 100 µm und deutlichen Tüpfelkanälen.[7]

Inhaltsstoffe: Citronensäure, Apfelsäure, Crataegolinsäure, Tannin.

Identität: 1 g der gepulverten Droge wird mit 10 mL Eth versetzt, 2 min kräftig geschüttelt und anschließend filtriert. Das Filtrat wird zur Trockene eingedampft, der Rückstand wird in 1 mL Essigsäureanhydrid gelöst und mit 1 bis 2 Tropfen Schwefelsäure versetzt: Die Lösung färbt sich braunviolett.[7]

Reinheit: Normalasche: Der Wert darf 6,0 % nicht überschreiten.[7]

Lagerung: Gut belüftet und trocken lagern; vor Insektenfraß schützen.[7]

Volkstümliche Anwendung und andere Anwendungsgebiete: Für die Droge, zu der sowohl C.-cuneata-Früchte als auch C.-pinnatifida-Früchte gehören, werden als Indikationen angegeben: Verdauungsbeschweden, Diarrhoe und Ruhr mit Unterleibsschmerzen, Emenorrhoe, stechende Schmerzen in der Herzgegend und im Unterleib, Hyperlipidämie, Bandwurmerkrankungen.[7,8]
Klinische Studien werden zitiert zu folgenden Indikationen:[8] Koronare Herzkrankheiten und Herzinsuffizienz, Bluthochdruck, Dyspepsie, Hepatitis, Pyelonephritis. Eingesetzt wurden dabei Fruchtsirup, alkoholische Extrakte oder lediglich mit "Frucht" bezeichnete Darreichungsformen. Eine Zuordnung zu einer bestimmten Art wird im Zitat nicht gegeben. Die chinesische Originalliteratur konnte nicht eingesehen werden.

Dosierung und Art der Anwendung: 9 bis 12 g.[7]

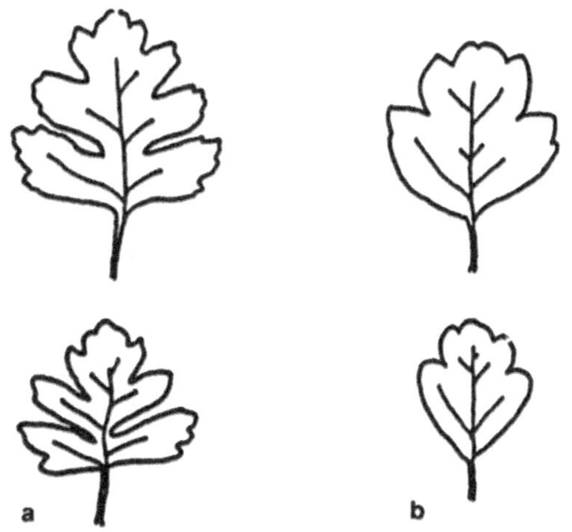

Blätter von *Crataegus monogyna* Jacq. und *Crataegus laevigata* (Poiret) DC. Nach Lit.[14]

Crataegus laevigata (Poiret) DC

Synonyme: *C. oxyacantha* L. P. P. et Auct., *C. oxyacantha* L. ssp. *polygyna* Lev., *Mespilus oxyacantha* (Gaertn.) Crantz.

Sonstige Bezeichnungen: Dt.: Hag(e)dorn, Mehlbeerbaum, Mehldorn, Stumpf gelappter Weißdorn, Weißdorn, Weißheckdorn, Zweigriffeliger Weißdorn, Zweikern-Weißdorn; engl.: Harthorne, Hawthorn, Hedge thorn, May thorn, White thorn. frz.: Aubépine; it.: Bianco spino.

Systematik: Weißdorn wurde von Linné im Jahre 1753 als *Crataegus oxyacantha* L. beschrieben und von Jacquin Ende des 18. Jahrhunderts in die beiden Arten *Crataegus oxyacantha* L. (heute *laevigata*) (Poiret) Dc und *Crataegus monogyna* Jacq. getrennt. Diese beiden Arten bastardieren stark und sind nicht immer klar zu unterscheiden.

Botanische Beschreibung: Mittelgroßer Strauch oder kleiner (bis 12 m hoher) Baum. Junge Zweige rotbraun, anfangs weichhaarig, später verkahlend. Dornen meist nur 0,6 bis 1,5 cm lang. Lentizellen spärlich, klein. Knospen klein, eiförmig-kugelig; Knospenschuppen mit leicht abfallenden Wimperhaaren.
Laubblätter auf 8 bis 15 mm langen, spärlich behaarten oder kahlen, rinnigen Stielen, rautenförmig, rundlich oder verkehrt-eiförmig, bis etwa 4 cm lang, in der vorderen Hälfte drei-, seltener fünflappig, ungleichmäßig gesägt, unterseits hellbläulichgrün, anfangs auf den Nerven spärlich behaart, fast oder ganz verkahlend, oberseits dunkler grün, anfangs auf den Nerven behaart, später verkahlend; Nebenblätter eiförmig bis lineal-lanzettlich oder halbherzförmig, drüsig gesägt, kahl. – Blüten in ziemlich reichblütigen, aufrechten Doldenrispen, auf kahlen, selten spärlich behaarten Stielen. Kelchblätter breitdreieckig, spitz oder stumpf, viel kürzer als der Kelchbecher, kahl oder meist auf der Innenseite behaart, an der Frucht erhalten bleibend. Kronblätter kreisrundlich bis breitlänglich, sehr kurz genagelt, weiß oder rosa, 5 bis 8 mm lang, kahl. Staubblätter zahlreich, meist 20. – Griffel 2 bis 3, selten 1, frei, kahl; Narbe flach, wenig breiter als der Griffel. Scheinfrucht oft undeutlich kantig, eikugelig, an der Spitze von den Kelchblättern gekrönt, bis 12 mm lang, rot, selten gelb oder weißlich; Steine 2 bis 3, knöchern verhärtet, ventral mit 2 tiefen, zackenrandigen, länglichen Gruben, ohne krustige Hülle, auf dem Scheitel dicht kurzhaarig, auf den Seiten nach unten zu abnehmend spärlicher behaart. – Samen länglich, etwa 5 mm lang, hellbraungelb, etwas zusammengedrückt.[87]

Inhaltsstoffe: Blätter, Blüten und Früchte zeigen eine unterschiedliche Verteilung von Flavonen und Flavonolen: In den Blättern ist der Gehalt an Vitexin-2"-rhamnosid höher als derjenige an Hyperosid, wohingegen die Verhältnisse bei der Blüte umgekehrt sind; in den Früchten schließlich ist das Vitexinderivat nicht nachweisbar, es fungiert das Hyperosid als alleiniges Hauptflavon.
Dieses Flavonoidmuster ist jedoch kein absolut konstantes Merkmal. Nach Untersuchungen aus fünf verschiedenen Gegenden der Schweiz ist mit der Existenz von chemischen Rassen oder Subvarietäten, sog. Chemocultivars, zu rechnen.[9]
Absolutgehalt an Procyanidinen und Polymerisationsgrad hängen von der Vegetationsperiode ab. Im Mai ist der Anteil an polymeren Procyanidinen, bezogen auf den Gehalt an dimeren Procyanidinen, am höchsten. Mit zunehmender Vegetationsperiode nimmt der Polymergehalt der Blätter ab und erreicht im August ein Minimum mit einem Anteil von ca. 50 %.[10,11]

Verbreitung: Heimisch in ganz Europa bis nach Mittelskandinavien und Südfinnland; in Amerika kultiviert. Vorwiegend auf trockenen Böden, in lichten Gebüschen und Laubwäldern.

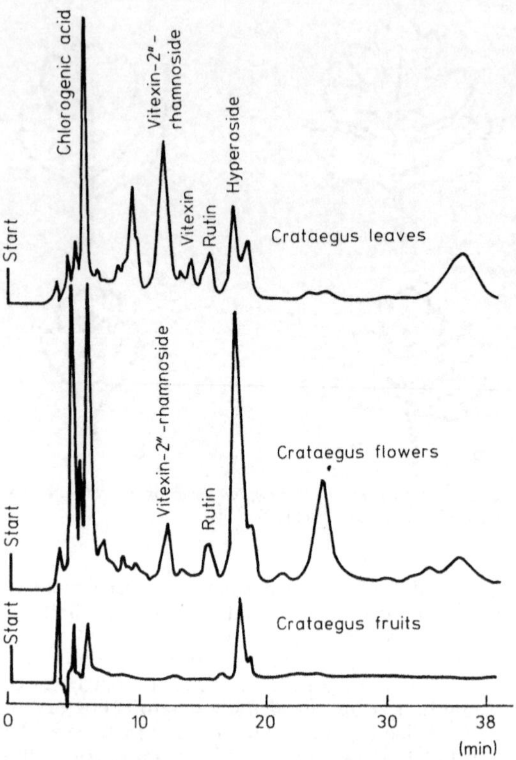

HPLC-Trennung der Hauptflavone aus Blatt, Blüte und Frucht. Aus Lit.[85]

Drogen: Crataegi flos (Weißdornblüten), Crataegi folium cum flore (Weißdornblätter mit Blüten), Crataegi fructus (Weißdornfrüchte), Crataegi hom. *HAB1*, Crataegus oxyacantha fruits hom. *PFX*, Crataegus oxyacantha sommités fleuries hom. *PFX*, Crataegus oxyacantha hom. *HPUS78*.

Crataegi flos (Weißdornblüten)

Synonyme: Flores Crataegi.

Sonstige Bezeichnungen: Frz.: Fleurs d'aubépine; span.: Flor de espino albar o blanco, Flor de majuelo, flor de oxiacanto.

Monographiesammlungen: Weißdornblüten *DAB7*, *DAC86*; Oxyacanthae Flos *Hisp IX*; Aubépine *PFIX*.

Definition der Droge: Die getrockneten Blüten.

Stammpflanzen: Europäische Arten der Gattung Crataegus L., besonders: *Crataegus azarolus* L. *DAB7*, *DAC86*; *Crataegus laevigata* (POIR.) DC *DAB7*, *Hisp. IX*, *PFIX*, *DAC86*; *Crataegus monogyna* JACQ. emend. LINDM. *DAB7*, *PFIX*, *DAC86*; *Crataegus nigra* WALDST. et KIT. *DAB7*, *DAC86*; *Crataegus pentagyna* WALDST. et KIT. *DAB7*, *DAC86*.

Herkunft: Vorwiegend Jugoslawien.

Gewinnung: Die gesamte Doldenrispe wird vorsichtig gepflückt. Laubblätter und Astteile werden ausgeschnitten. Die Droge wird an der Luft getrocknet.

Handelssorten: Flores Crataegi gerebelt.

Ganzdroge: Der Achsenbecher und die Kelchblattzipfel zeigen eine aus kleinen, unregelmäßigen bis geradwandigen Zellen bestehende äußere Epidermis mit wellig gestreifter Cuticula. Die Innenepidermis der Kelchblattzipfel besteht aus unregelmäßig gestalteten, mit stark wellig gestreifter Cuticula versehenen Zellen, das Mesophyll aus dünnwandigem Parenchym mit vereinzelten Calciumoxalatdrusen. Die Blütenblätter besitzen auf der Außenseite unregelmäßig gestaltete, im Querschnitt mehr oder weniger rechteckige, flache und dickwandige, mit stark wellig gestreifter Cuticula versehene Epidermiszellen; besonders am Rand befinden sich einzelne ovale Spaltöffnungen ohne deutliche Nebenzellen und einzelne, bis 320 µm lange, einzellige Haare. Die Epidermiszellen der Blütenblattinnenseite sind stark papillös, in der Aufsicht unregelmäßig polygonal, im Querschnitt, besonders an der Basis, verdickt und mit einer stark wellig gestreiften Cuticula überzogen. Das Mesophyll des Kronblattes besteht aus zahlreichen Lagen lockeren Parenchyms, dessen Zellen, besonders am Grunde des Blütenblattes, häufig bis 22 µm große Drusen oder seltener prismatische Einzelkristalle von Calciumoxalat enthalten. Die Filamente der Staubblätter zeigen eine Epidermis, die aus langgestreckt-rhombischen, schwach nach außen gewölbten, mit querverlaufenden Cuticularfalten versehenen Zellen zusammengesetzt ist; Im Parenchym liegen Calciumoxalatdrusen. Das Endothezium fällt durch enge, derbe, bügelförmige Zellwandverdickungen auf. Die bis 44 µm großen Pollenkörper sind dreieckig-rundlich bis elliptisch, mit glatter Exine und 3 Keimspalten.
Die Epidermiszellen der Griffel bestehen aus langgestreckten, rechteckigen Zellen mit querverlaufenden Cuticularfalten; im Griffelparenchym befinden sich zahlreiche Drusen und Einzelkristalle von Calciumoxalat. Die Haare des Griffelpolsters und der anderen Blütenteile sind ein-, mitunter zweizellig, mehr oder weniger derbwandig und weitlumig, mehr oder weniger gekrümmt, stumpf oder zugespitzt und an der Basis getüpfelt.[91,92]

Pulverdroge: Gelblichbraun, Kronblattfragmente mit papillöser unregelmäßig polygonaler, mit wellig gestreifter Cuticula versehener Innenepidermis; Fragmente des Achsenbechers und der Kelchzipfel mit polygonalen Epidermiszellen und wellig gestreifter Cuticula; Parenchymfragmente mit zahlreichen Drusen und Einzelkristallen von Calciumoxalat; ein- oder zweizellige, derbwandige, zugespitzte, mehr oder weniger gekrümmte, an der Basis getüpfelte Haare; Fragmente des Endotheciums der Antheren mit bügelförmigen Wandverdickungen; Stücke mit langgestreckten, etwas nach außen gewölbten Epidermiszellen mit querverlaufender Cuticularfaltung; dreieckig rundlich bis elliptisch, bis 44 µm große Pollenkörner mit glatter Exine und 3 Keimspalten.[91]

Verfälschungen/Verwechslungen: Blüten anderer Gattungen s. Crataegi folium cum flore.

Inhaltsstoffe: 2,48 % Gesamtflavonoide (Flavone und Flavonole), darunter Hyperosid (0,69 %), Vitexin-2"-*O*-α-L-rhamnosid (0,21 %), Rutin (0,16 %) und Vitexin (0,014 %), bestimmt mittels HPLC.[12] 3,73 % Procyanidine, davon 2,52 % oligomere Procyanidine und 1,13 % polymere Procyanidine.[13] Chlorogensäure (Gehaltsangaben fehlen; vermutlich in der Größenordnung von 1 %). 0,65 bis 0,78 % Triterpensäuren.[14]

Zubereitungen:
- Extrait d'aubépine (Fluide) *PF IX*, Crataegi extractum fluidum:

Hergestellt mit Ethanol 45 %.
1000 g zerkleinerter blühender Zweigspitzen werden mit Alkohol 45 % versetzt und extrahiert. Nach Abnahme der ersten 800 g wird die Extraktion bis zur Erschöpfung weitergeführt. Die Extraktlösung wird unter vermindertem Druck und erniedrigter Temperatur eingeengt, bis ein Spissumextrakt vorliegt. Dieser wird in den abgenommenen 800 g gelöst. Die so erhaltene Menge wird mit Alkohol 45 % auf 1000 g aufgefüllt. Nach 48 h Ruhezeit wird die Extraktlösung filtriert *PF IX*.
- Teinture d'aubépine *PF IX*, Crataegi tinctura:

Hergestellt mit Ethanol 60 %.
1000 g Tinktur werden durch Extraktion von 200 g geschnittener Zweigspitzen mit Alkohol 60 % hergestellt *PF IX*.

Analytik: S. Crataegi folium cum flore.

Identität: Ein methanolischer Drogenauszug wird mittels DC auf sein Flavonoidmuster geprüft.[15] Die Trennung erfolgt auf Kieselgel mit dem Fließmittel Ethylacetat-Ameisensäure-Eisessig-Wasser (100 + 11 + 11 + 27). Zum Sichtbarmachen dient Besprühen mit Diphenylboryloxyethylamin (10 % in Methanol) und Nachsprühen mit einer Lösung von Polyethylenglykol-400 in Ethanol (5 %). Als Leitsubstanzen zur Beschreibung des Fingerprintchromatogramms dienen Rutin (Rf ca. 0,35), Chlorogensäure (Rf ca. 0,45) und Hyperosid (Rf ca. 0,55). Charakteristisch sind zwei stark orange fluoreszierende Zonen im Rf-Bereich des Hyperosid (Hyperosid und ein Flavonolmonoglucosid), zwei stark blau fluoreszierende Zonen im Rf-Bereich der Chlorogensäure (Chlorogensäure und Neochlorogensäure) und die schwach orange Zone des Rutins.

Reinheit: *Droge*.
- Minderwertige Drogen: Höchstens 10 % Blatt- und Zweigstücke *DAB 7*.
- Fremde Beimengungen: Blüten anderer Gattungen dürfen nicht vorhanden sein. (S. Verfälschungen/Verwechslungen) *DAB 7*.
- Asche: 9 % *DAC 84*.

Gehaltsbestimmung: S. Crataegi folium cum flore.

Crataegi folium cum flore (Weißdornblätter mit Blüten)

Synonyme: Folia Crataegi, Herba Crataegi cum floribus.

Sonstige Bezeichnungen: Dt.: Hagedorn, Mehldorn, Weißheckdorn; engl.: Hawthorn herb; frz.: Feuille d'aubépine, Herbe d'aubépine avec fleurs; it.: Foglia di biancospino.

Monographiesammlungen: Crataegi folium cum flore *DAB 10, Helv VII*.

Definition der Droge: Die getrocknete bis etwa 7 cm langen, blühenden Zweigspitzen der Stammpflanzen *DAB 10, Helv VII*.

Stammpflanzen: *Crataegus laevigata* (POIR.) DC oder *Crataegus monogyna* JACQ. emend. LINDM., seltener andere europäische Crataegus-Arten wie *Crataegus azarolus* L., *Crataegus nigra* WALDST. et KIT., *Crataegus pentagyna* WALDST. et KIT.

Herkunft: Verschiedene osteuropäische Länder (besonders Bulgarien, Rumänien, Polen und Ungarn) sowie China.

Gewinnung: Aus Wildbeständen; Trocknung am besten bei Raumtemperatur, da Trocknung bei 40 bis 70 °C zu einer starken Abnahme des Flavonoidgehaltes führt.[93]
Der Gehalt an oligomeren Procyanidinen nimmt jedoch zu, wenn zunächst über 14 h bei 40 °C und anschließend bei Raumtemperatur getrocknet wird.[16]

Ganzdroge: Die Droge besteht aus den dunkelbraunen, holzigen, etwa 1 bis höchstens 2,5 mm dikken Stengelstücken, die in wechselständiger Anordnung gestielte Laubblätter mit kleinen, oft abgefallenen Nebenblättern und am Ende zahlreiche, zu Trugdolden angeordnete weiße Blüten tragen. Die Blätter sind mehr oder weniger stark gelappt und am Rande leicht bis kaum gesägt. Sie sind stumpf 3- bis 5- bis 7lappig, mit kurzen, höchstens bis zur Mitte jeder Blatthälfte reichenden Einschnitten. Die Blattoberseite ist dunkler grün bis bräunlichgrün, die Unterseite heller graugrün mit auffallender enger Netznervatur und leicht hervortretenden Hauptnerven. Die Blätter sind kahl bis zerstreut behaart. Die Blüten besitzen einen bräunlichgrünen Achsenbecher, an dessen oberem Rand 5 dreieckige Kelchzipfel, 5 freie, gelblichweiße bis bräunliche, rundliche bis breit eiförmige, kurz genagelte Kronblätter und zahlreiche Staubblätter stehen. Der mit dem Achsenbecher verwachsene Fruchtknoten trägt 2 bis 3 (selten einen) lange Griffel und enthält ebenso viele Fruchtknotenfächer mit nur je einer fruchtbaren Samenanlage. Geschmack: Schwach süßlich bis leicht bitter, etwas adstringierend.[93]
Mikroskopisches Bild. Die Unterseite der Laubblätter führt sehr zahlreiche große Spaltöffnungen vom anomocytischen Typ. Ihre Epidermiszellen sind gerundet-polygonal, stellenweise mit schwacher, welliger Kutikularstreifung. Die Epidermis

der Blattoberseite besteht aus unregelmäßig polygonalen Zellen mit deutlich wellig gestreifter Cutikula und nur sehr spärlichen Spaltöffnungen vom anomocytischen Typ. Das Mesophyll ist bifazial mit meist 2 Lagen sehr enger Palisaden. Die Nerven werden von Kristallzellreihen begleitet, die Einzelkristalle, seltener auch Drusen von Calciumoxalat enthalten. Kleine, etwa 10 bis 20 µm große Calciumoxalatdrusen, seltener Einzelkristalle, finden sich ferner in zahlreichen Mesophyllzellen. Die Deckhaare sind einzellig, mehr oder weniger derb- bis dickwandig und weitlumig, fast gerade bis mehr oder weniger gekrümmt bis wiederholt gewunden, stumpf oder zugespitzt und an der Basis getüpfelt. Die Blätter sind nur sehr spärlich und hauptsächlich über den Nerven behaart. Kelch und Achsenbecher sind wie die Laubblätter gebaut, besitzen jedoch nur wenige Spaltöffnungen. Die Innenseite des Achsenbechers trägt zahlreiche Deckhaare. Die Achsenbecher und die Kelchblattzipfel zeigen eine aus kleinen unregelmäßigen bis geradwandigen Zellen bestehende äußere Epidermis mit wellig gestreifter Cuticula. Die Innenepidermis der Kelchblattzipfel besteht aus unregelmäßig gestalteten, mit stark wellig gestreifter Cuticula versehenen Zellen, das Mesophyll aus dünnwandigem Parenchym mit vereinzelten Calciumoxalatdrusen. Die Blütenblätter besitzen auf der Außenseite unregelmäßig gestaltete, im Querschnitt mehr oder weniger rechteckige, flache und dickwandige, mit stark wellig gestreifter Cuticula versehene Epidermiszellen; besonders am Rand befinden sich einzelne ovale Spaltöffnungen ohne deutliche Nebenzellen und einzelne bis 320 µm lange, einzellige Haare. Die Epidermiszellen der Blütenblattinnenseite sind stark papillös, in der Aufsicht unregelmäßig polygonal, im Querschnitt, besonders an der Basis, verdickt und mit einer stark wellig gestreiften Cuticula überzogen. Das Mesophyll des Kronblattes besteht aus zahlreichen Lagen lockeren Parenchyms, dessen Zellen, besonders am Grunde des Blütenblattes, häufig bis 22 µm große Drusen oder seltener prismatische Einzelkristalle von Calciumoxalat enthalten. Die Filamente der Staubblätter zeigen eine Epidermis, die aus langgestreckt rhombischen, schwach nach außen gewölbten, mit querverlaufenden Cuticularfalten versehenen Zellen zusammengesetzt ist; im Parenchym liegen Calciumoxalatdrusen. Das Endothecium fällt durch enge, derbe, bügelförmige Zellwandverdickungen auf. Die bis 44 µm großen Pollenkörner sind dreieckig-rundlich bis elliptisch, mit glatter Exine und 3 Keimspalten. Die Epidermiszellen der Griffel bestehen aus langgestreckten, rechteckigen Zellen mit querverlaufenden Cutickularfalten; im Griffelparenchym befinden sich zahlreiche Drusen und Einzelkristalle von Calciumoxalat. Die Haare des Griffelpolsters und der anderen Blütenteile sind ein-, mitunter zweizellig, mehr oder weniger derbwandig und weitlumig, mehr oder weniger gekrümmt, stumpf oder zugespitzt, an der Basis getüpfelt. Der Stengel ist von mehrschichtigem, dunkelrotbraunem Kork bedeckt. Das Phelloderm besteht aus kollenchymatischen Zellen mit dicken, hellen Wänden. Das anschließende Rindenparenchym führt wechselnde Mengen Drusen und Einzelkristalle von Calciumoxalat, die zum Teil in kurzen Längsreihen angeordnet sind. Außerhalb des Phloems finden sich kleine Bündel englumiger, verholzter Sklerenchymfasern, die von Kristallzellreihen begleitet werden. Das von zahlreichen kollateralen Leitbündeln gebildete Xylem bildet an den dickeren Stengelstücken einen mehr oder weniger geschlossenen, nur von 1- bis 3reihigen Markstrahlen unterbrochenen Holzring, der aus zahlreichen englumigen Spiral-, Netz- und Hoftüpfeltracheen und -tracheiden, getüpfeltem Holzparenchym und einzelnen Sklerenchymfasern besteht. Er umgibt ein großes, aus rundlichen, derbwandigen, getüpfelten und teilweise verholzten Zellen bestehendes Mark, das zuweilen einzelne Drusen und Einzelkristalle von Calciumoxalat enthält.[93]

Verfälschungen/Verwechslungen: Blüten, Blätter, Früchte von *Robinia pseudoacacia*. Gelegentlich Blüten von *Sorbus aucuparia* L. und *Prunus spinosa* L. zu erkennen an abweichenden morphologischen und anatomischen Merkmalen. S. Reinheit. Verfälschungen kommen äußerst selten vor.[17]

Inhaltsstoffe: 1,78 % Gesamtflavonoide (Flavone und Flavonole), darunter Vitexin-2"-*O*-α-L-rhamnosid (0,53 %), Hyperosid (0,28 %), Rutin (0,17 %) und Vitexin (0,02 %).[12]
Mindestens 12 oligomere Procyanidine, darunter das dimere B-2. Gesamtgehalt an Procyanidinen 2,4 % (Photometrische Bestimmung nach DC-Abtrennung und Umsetzung mit Folin-Reagenz).[18]
Chlorogensäure, Kaffeesäure und verwandte Phenolcarbonsäuren (Mengenangaben fehlen). Ca. 0,6 % Triterpencarbonsäure,[14] darunter Oleanolsäure, Ursolsäure, 2-α-Hydroxyoleanolsäure (Crataegolsäure).[19–22]

Zubereitungen:
Zubereitung 1. Crataegi Extractum siccum normatum (eingestellter Weißdorntrockenextrakt) *Helv VII*:
Hergestellt durch Perkolation mit Ethanol 66,5 %. Der Extrakt enthält mindestens 0,8 % und höchstens 1,2 % Flavonoide *Helv VII.*
Zubereitung 2. Trockenextrakt (Verhältnis Droge : Extrakt = 5 : 1), hergestellt aus dem Primärextrakt von getrockneten Weißdornblättern mit Blüten und getrockneten Weißdornfrüchten durch Extraktion mit einer Ethanol-Wassermischung.
Der Extrakt ist eingestellt auf 5 % oligomere Procyanidine.
(Enthalten in Crataegutt® Tropfen, Crataegutt® Dragees (nicht mehr im Handel) und Crataegutt® novo Filmtabletten).
Zubereitung 3. Trockenextrakt für Injektionszwecke (Verhältnis Droge : Extrakt = 50:1,4), hergestellt aus dem Primärextrakt von getrockneten Weißdornblättern mit Blüten durch Extraktion mit einer Ethanol-Wassermischung.
Der Extrakt ist eingestellt auf 1,5 % oligomere Procyanidine.
(Enthalten in Crataegutt® Injektionslösung).
Zubereitung 4. Trockenextrakt (Verhältnis Droge : Extrakt = 5:1), hergestellt aus dem Primärex-

trakt von getrockneten Weißdornblättern mit Blüten durch Extraktion mit einer Ethanol-Wassermischung.
Die Einstellung erfolgt am Fertigprodukt auf 15 mg oligomere Procyanidine pro Kapsel bzw. pro mL Lösung.
(Enthalten in Crataegutt® forte Kapseln, Crataegutt® forte Lösung).

Identität: Zum qualitativen Nachweis dienen in erster Linie Farbreaktionen und chromatographische Methoden. Diese können direkt aus der Droge, einem Extrakt oder einer Ausschüttelung durchgeführt werden.
Nach *DAB 10* wird ein methanolischer Drogenauszug mittels Dünnschichtchromatographie (DC) auf sein Flavonoidmuster geprüft.
Die Trennung erfolgt auf Kieselgel mit dem Fließmittel Wasser-wasserfreie Ameisensäure-Ethylmethylketon-Ethylacetat (10 + 10 + 30 + 50).
Als Referenz-Substanzen werden verwendet: Chlorogensäure, Hyperosid und Rutosid.
Nach dem Trocknen bei 100 °C, wird mit Diphenylboryloxyethylamin in Methanol und anschließend mit Macrogol in Methanol besprüht. Die Auswertung erfolgt im UV-Licht.
Als unterste Zone der Referenzlösung und der Untersuchungslösung ist die mittelstarke, gelbbraun fluoreszierende Rutosid-Zone zu sehen. Nach oben folgt in beiden Chromatogrammen die hellblau fluoreszierende Zone der Chlorogensäure und die intensiv gelbbraun-orange fluoreszierende Hyperosid-Zone. Direkt oberhalb der Hyperosid-Zone liegt im Chromatogramm der Untersuchungslösung eine gleichfarbig fluoreszierende Zone. Nahe an der Fließmittelfront befindet sich eine hellblau fluoreszierende Zone. Weitere, schwächere Zonen sind im Chromatogramm der Untersuchungslösung vorhanden.
Vitexin und Vitexinrhamnosid können bei dieser Versuchsanordnung nicht mit Sicherheit von Hyperosid und Rutin getrennt werden. Das gelingt durch folgende Modifikation des Fließmittels:[15,23] Wasser-Eisessig-Ameisensäure-Ethylmethylketon-Ethyl-acetat (10 + 3 + 7 + 30 + 50).
Eine Identitätsprüfung läßt sich auch mit der Hochdruck-Flüssigkeitschromatographie (HPLC) durchführen, die ein charakteristisches Fingerprint liefert.[23]
Zur dünnschichtchromatographischen Unterscheidung der fünf offizinellen Arten anhand ihrer Flavonoidmuster s. Lit.[94]

Helv VII läßt die Droge nur makro- und mikroskopisch auf Identität prüfen; der in Ethanol gelöste eingestellte Weißdorntrockenextrakt *Helv VII* wird mittels DC ähnlich der *DAB 10*-Methode geprüft.

Reinheit: *Droge.*

- Fremde Bestandteile: Höchstens 2 %. Blüten anderer Gattungen dürfen nicht vorhanden sein. Blüten von Sorbus-Arten sind erkennbar am Fruchtknoten mit je 2 Samenanlagen im Fach, Blüten von *Prunus spinosa* L. an dem frei in der Mitte des Achsenbechers stehenden Fruchtknoten, der aus nur einem Fruchtblatt entsteht, und an kleinen Knospenschuppen (Kurztrieb) am Grunde der Blütenstiele *DAB 10*; Blüten von *Robinia pseudoacacia* mit 10 zu einer Röhre verwachsenen Staubgefäßen und einem oberständigen freien Fruchtknoten mit langem Griffel *Helv VII*. Höchstens 8 % verholzte Teile *Helv VII*.
- Trocknungsverlust: Höchstens 10 % *DAB 10*.
- Asche: Höchstens 9 % *DAB 10*.
- Sulfatasche. Höchstens 12 % *Helv VII*.

Trockenextrakt:

- Trocknungsverlust: Höchstens 5 % *Helv VII*.

Gehalt: *Droge.* Mind. 0,7 % Flavonoide, ber. als Hyperosid *DAB 10, Helv VII*.
Trockenextrakt. Mind. 0,8 und höchst. 1,2 % Flavonoide, ber. als Hyperosid Helv VII.

Gehaltsbestimmung: *Flavonole.* Die Glykoside werden zunächst mit Aceton/Salzsäure hydrolysiert und die Aglykone anschließend mit Ethylacetat ausgeschüttelt. Durch Zusatz von Aluminiumchlorid entstehen intensiv gelb gefärbte Aluminiumchelate der Flavonole, die sich photometrisch bei 425 nm bestimmen lassen. Gemessen wird gegen eine Kompensationsflüssigkeit und der Gehalt an Flavonoiden wird als Hyperosid berechnet. Dabei wird eine spezifische Absorption $A_{1\,cm}^{1\,\%} = 500$ zugrunde gelegt *DAB 10, Helv VII*.
Die Arzneibuchmethode hat den Nachteil, daß nur die Flavonole bzw. Flavonolglykoside, nicht aber die *C*-Glykosylflavone erfaßt weden.
Der mit Ethylacetat erfaßte Anteil Vitexin komplexiert zwar mit $AlCl_3$, jedoch liegen die Absorptionsmaxima des Al-Chelates bei 350 und 386 nm (Messung bei 425 nm *DAB 10*). Zur Bestimmung der *C*-Glykosylflavone eignen sich Direktauswertung von DC und HPLC-Methoden.
Direktauswertung von DC. Bereits 1968 wurde die quantitive Auswertung von Dünnschichtplatten beschrieben.[24] Ein methanolischer Drogenauszug wurde auf Polyamidplatten mit folgenden Fließmitteln getrennt:

- Für Hyperosid: 60 % Ethanol.
- Für Vitexinrhamnosid, Vitexinacetylrhamnosid: Wasser-Ethanol-Methylacetylaceton-Acetylaceton (1 + 3 + 3 + 1).

Die quantitative Auswertung der Flecken erfolgt fluorimetrisch bei einer Wellenlänge von 360 nm.
Andere Autoren[25] verwendeten als stationäre Phase ebenfalls Polyamidplatten und als Fließmittel Wasser-Ethanol-*n*-Butanol-Acetylaceton (9 + 13 + 2 + 1):

- Fluorimetrisch wurden quantifiziert: Vitexinrhamnosid und Vitexinacetylrhamnosid.
- Hyperosid wurde durch Transmission bei 465 nm quantitativ bestimmt.

Kieselgel als stationäre Phase und als Fließmittel Ethylacetat-Ethylmethylketon-Aceton-Wasser-Ameisensäure (50 + 70 + 30 + 10 + 15) wählte eine weitere Arbeitsgruppe.[26] Die quantitative Auswertung erfolgte durch Remission bei 350 nm.
HPLC-Methoden. Bestimmung von Rutin-Hyperosid-Vitexin und Vitexinrhamnosid in einem me-

thanolischen Drogenextrakt nach Abtrennung der lipophilen Bestandteile.[26]
- Stationäre Phase: C8 modifiziertes Kieselgel.
- Mobile Phase: Methanol-Essigsäure (43 + 57).
- Detektion: 355 nm.

Bestimmung von Vitexin, Vitexinrhamnosid, Hyperosid, Quercetin und Chlorogensäure.[27]
- Stationäre Phase: C18 modifiziertes Kieselgel.
- Mobile Phase: Gradientenelution.
- Laufmittel A: Wasser-Essigsäure (95 + 5).
- Laufmittel B: Acetonitril.
- Detektion: 340 nm.

Bei gleichen experimentellen Bedingungen konnte zusätzlich Rutin erfaßt werden.[23]

Procyanidine. Pharmakopoemethoden existieren bisher nicht. Die quantitative Erfassung der oligomeren (di- bis hexameren) Procyanidine wird aber angeraten, da nach dem gegenwärtigen Stand des Wissens die oligomeren Procyanidine wirksamkeitsbestimmende Inhaltsstoffe darstellen.

Die Auftrennung der procyanidinhaltigen Extrakte erfolgt im allgemeinen an Polyamid- und Sephadex LH-20-Säulen[29] und die anschließende Quantifizierung mit Folin-Reagenz oder *n*-Butanol-Salzsäure.[30] Getrennte Bestimmung der oligomeren und polymeren Procyanidine nach Lit.[13]: Die Gesamtprocyanidine werden aus der Drogenprobe mit Aceton-Wasser (70 + 30) extrahiert. Ein aliquoter Teil wird nach einer Reinigungsprozedur über eine Sephadex-G-25 Säule geschickt und mit Ethanol-Wasser (50 + 50) eluiert. Zwei während der Auftrennung sich bildende gefärbte Zonen werden getrennt aufgefangen. Die erste Zone im Elutionsbereich 9 bis 12 enthält die polymeren Procyanidine, die zweite Zone im Elutionsbereich 14 bis 25 bildet die Fraktion der oligomeren Procyanidine. Die Trockenrückstände der beiden Fraktionen werden mit *n*-Butanol/Salzsäure behandelt (110 min bei ca. 100 °C). Die Farbtiefe wird bei 540 nm gemessen, und die Gehalte werden auf Cyanidinhydrochlorid bezogen, wobei der Berechnung ein spezifischer Extinktionskoeffizient von 243 zugrunde gelegt wird.

Die Fraktion der oligomeren Procyanidine kann auch mit Folin-Ciocalteus-Reagenz (Merck-Art. Nr. 9001, s. a "Gesamtphenole") versetzt und bei 700 nm gegen Blindwert gemessen werden. Als Berechnungsgrundlage dient die unter gleichen Bedingungen erhaltene Extinktion von Epicatechin.[18] Der Kalibrierungsfaktor für die Berechnung muß jeweils ermittelt werden.

Bestimmungsmethoden für oligomere Procyanidine sind Konventionsmethoden, deren Ergebnisse vom wahren Gehalt mehr oder weniger stark abweichen. Die Meßergebnisse sind daher nur in Verbindung mit Angaben über die verwendete Methode aussagekräftig.

Gesamtphenole. Mit diesen Methoden werden Flavone, Flavonole, Flavane sowie alle Phenolcarbonsäuren insgesamt erfaßt. Geeignet sind wenig spezifische Phenolreagenzien als Basis photometrischer Verfahren, beispielsweise das Folin-Ciocalteus-Reagenz (Phosphormolybdänwolframsäure-Lösung).[30] Phenole reduzieren im alkalischen Milieu das Reagenz zu blauen Molybdän- und Wolframoxiden, die im Bereich 540 bis 780 nm Absorption zeigen. Üblicher Meßbereich bei Gehaltsbestimmung von Phenolen: 700 bis 720 nm.

Prinzip der Methode: Die Phenole werden mit Ethanol-Wasser (45 + 55) aus der Drogenprobe extrahiert, die Lösung wird mittels Natriumcarbonatlösung basisch gestellt und das Reagenz zugesetzt. Nach einer festgelegten Zeit (Stehenlassen bei Raumtemperatur) wird zentrifugiert und die überstehende Lösung photometriert. Als Berechnungsgrundlage dient die unter gleichen Bedingungen gefundene Extinktion von Phenolen bekannter Konstitution, beispielsweise von Catechin, Epicatechin oder auch Hyperosid.

Hinweis: Für Weißdornblätter mit Blüten ergeben sich durchschnittlich Werte zwischen 5 bis 6 %, berechnet als Epicatechin.

Lagerung: Vor Licht geschützt *DAB 10*; gut verschlossen, vor Licht geschützt *Helv VII*.

Wirkungen: Die vorliegenden Arbeiten zur Pharmakologie von Crataegus-Zubereitungen sind nur zum Teil abschließend bewertbar, da eine Reihe von Extraktzubereitungen und teilweise auch die verwendeten Modelle in den entsprechenden Publikationen unzureichend charakterisiert wurden. Eine Interpretation der Ergebnisse im Hinblick auf die Anwendung handelsüblicher Fertigarzneimittel am Menschen ist daher nur bedingt möglich. Die umfassendere Bewertung kann aber unter Einbeziehung klinischer Ergebnisse erfolgen.

Die pharmakologischen Wirkungen von Crataegus-Extrakten lassen sich wie folgt einteilen:[31–33] Steigerung der Kontraktilität des Myokards (positiv inotrope Wirkung);[34] Erniedrigung des peripheren Gefäßwiderstandes (Nachlastsenkung); mit den beiden vorhergehenden Wirkungen zusammenhängend: Erhöhung des Herzzeitvolumens und Zunahme der Herzleistung; Zunahme der Koronar- und Myokarddurchblutung;[34] Erhöhung der Toleranz des Myokards gegenüber Sauerstoffmangel; Beeinflussung der Reizbildung und Erregungsleitung am Herzen (positiv chronotrope, positiv dromotrope und negativ bathmotrope Wirkung).[34]

Als für die Pharmakodynamik wesentliche Inhaltsstoffe werden oligomere Procyanidine und verschiedene Flavonoide angesehen.[31,32,35–37]

Ein diskutierter Wirkmechanismus für Crataegus-Extrakt ist die nicht kompetitive, dosisabhängige Hemmung der Phosphodiesterase.[33,38,39]

Steigerung der Kontraktilität des Myokards (positiv inotrope Wirkung)[34].
- *In-vitro*-Versuche, *In-vivo*-Versuche

Positiv inotrope Wirkungen wurden an isolierten Vorhöfen und Herzmuskelfasern sowie am Langendorff-Herzen (Infusion von 0,15 mL eines nicht näher definierten Crataegus-Extraktes über 4,5 min) nachgewiesen.[40]

Ebenfalls am Langendorff-Herzen zeigten verschiedene Crataegus-Extrakte und Extrakt-Fraktionen – besonders ausgeprägt bei einem Glycerol-Alkohol-Mazerat aus jungen Crataegus-Trieben (5 mg getrocknete Droge), Vitexinrhamnosid, dimeren und oligomeren Procyanidinen – eine positiv inotrope Wirkung.[41]

Am Langendorff-Herzen von Meerschweinchen konnten dosisabhängige positiv inotrope Wirkungen von überwiegend Flavonoid-haltigen sowie oligomere Procyanidine enthaltenden Fraktionen eines wäßrigen Extraktes aus Crataegus-Blättern und -Blüten gezeigt werden. Die Dosis-Wirkungs-Kurven der Flavonoid-haltigen Fraktionen waren im Vergleich zu den oligomere Procyanidine enthaltenden Extrakt-Fraktionen (Wirkungsmaximum bei Konzentrationen von 50 µg/mL in der Perfusionslösung) nach rechts, d.h. in einen höheren Dosisbereich verschoben.[42]

Ebenfalls am Langendorff-Herzen ließ sich eine durch Erhöhung der Kaliumkonzentration bzw. durch Reduktion der Calciumkonzentration bedingte Abnahme der Inotropie durch Infusion von 0,15 mL Crataegus-Extrakt (Extrakt nicht näher definiert; Infusionsdauer 4,5 min) ganz bzw. teilweise aufheben[40] und bei Reserpin-vorbehandelten Meerschweinchen durch Zusatz von 75 µg Crataegus-Extrakt (Extrakt nicht näher definiert) die Kontraktionsamplitude erhöhen.[33]

Eine dosisabhängie (7,5, 15,0 und 30,0 mg/kg KG) positiv inotrope Wirkung (gemessen als dp/dt max. im linken Ventrikel) von i.v. appliziertem Crataegus-Extrakt (Extrakt nicht näher definiert) fand sich bei narkotisierten Hunden.[33]

Ein oligomere Procyanidine enthaltender, nicht näher definierter Crataegus-Extrakt (3,0 mg/Tier = 11,0 mg/kg KG i.v.) hob bei Meerschweinchen die negativ inotrope Wirkung des Beta-Rezeptorenblockers Propranolol auf, ohne die durch Propranolol bedingte Erniedrigung von arteriellem Druck und Herzfrequenz zu beeinflussen.[33]

In einem Akutversuch an narkotisierten Ratten wurde durch Vorbehandlung mit Propranolol (0,3 mg/kg KG i.v.) die Herz-Kreislauf-Wirksamkeit (Steigerung des mittleren arteriellen Druckes, des Herzzeitvolumens und des Schlagvolumens sowie Reduzierung des gesamtperipheren Widerstandes) von Crataegus-Extrakt (Extrakt nicht näher definiert; 30 mg/kg KG i.v.) nicht beeinflußt. Die Herzfrequenz blieb allerdings nach Propranolol-Vorbehandlung erniedrigt.[33]

Ebenfalls in einem Akutversuch konnte die ausgeprägte negativ inotrope Wirkung einer Überdosierung mit dem Calciumantagonisten Verapamil (1,9 mg/kg KG i.v.) durch Crataegus-Extrakt (Extrakt nicht näher definiert; 11,4 mg/kg KG i.v.) kompensiert werden, während die abgefallene Herzfrequenz nicht die Ausgangswerte vor Verapamilgabe erreichte (Abfall nach Verapamil von 300/min auf 100/min, durch Crataegus-Extrakt Wiederanstieg auf 200/min).[33]

Erniedrigung des peripheren Gefäßwiderstandes (Nachlastsenkung).

– *In-vivo*-Versuche

An narkotisierten Ratten führte die i.v. Gabe von Crataegus-Extrakt (Extrakt nicht näher definiert; 30 mg/kg KG; Beobachtungszeitraum 30 min) zu einer deutlichen Steigerung des Herzminutenvolumens, die bei gleichbleibendem mittleren arteriellen Druck mit einer gleichzeitigen Abnahme des gesamtperipheren Widerstandes verbunden war.[33]

An narkotisierten Hunden (Versuchszeit 90 min) ergaben sich nach i.v. Gabe von Crataegus-Extrakt (Extrakt nicht näher definiert; 15 mg/kg KG) für ca. 20 min eine Zunahme des Herzminutenvolumens und eine Abnahme des peripheren Widerstandes mit einer anfänglich deutlichen Steigerung der Herzfrequenz.[33]

Crataegus-Extrakte senkten, abhängig vom Ausgangsmaterial und Extraktionsverfahren – besonders ausgeprägt und dosisabhängig bei einem Glycerol-Alkohol-Mazerat aus jungen Crataegus-Trieben – bei normotensiven (12,5 mg/kg KG getrocknete Droge) und bei DOCA-hypertensiven Ratten (63 bis 500 mg/kg KG Mazerat, entsprechend 3,2 bis 25 mg/kg KG getrocknete Droge) nach einmaliger oraler Gabe den arteriellen Blutdruck bei Messungen 1 und 2 h nach Applikation.[43]

Bei Gabe eines Glycerol-Alkohol-Mazerates aus jungen Crataegus-Trieben (250 mg/kg KG/Tag Mazerat oral, entsprechend 12,5 mg/kg KG/Tag getrocknete Droge) über 15 Tage wurde sowohl bei den normotensiven als auch den hypertensiven Tieren der arterielle Blutdruck signifikant gesenkt.[43]

Zunahme der Koronar- und Myokarddurchblutung.[34]

– *In-vitro*-Versuche

Bei der Untersuchung verschiedener Extrakte aus *Crataegus-laevigata*-Blättern, Blüten und jungen Triebspitzen (Droge-Extrakt-Verhältnis = 1:20) am isolierten Kaninchenherzen nach Langendorff zeigten Zubereitungen aus jungen Triebspitzen und aus Blüten in einer Dosis entsprechend 5 mg Droge die größte Erhöhung des Koronardurchflusses. Aus Sicht der Autoren ist der Effekt nicht mit dem Gehalt an Flavonoiden zu korrelieren. Ein Zusammenhang mit dem Gehalt an biogenen Aminen wird zur Diskussion gestellt.[41]

Die durch Erhöhung der Kaliumkonzentration bedingte Abnahme des Koronarflusses wurde am Langendorff-Herzpräparat des Meerschweinchens durch Infusion von 0,15 mL Crataegus-Extrakt (Extrakt nicht näher definiert) normalisiert bzw. über den Ausgangswert vor der toxischen Kaliumkonzentration erhöht.[40]

Ebenfalls am Langendorff-Herzpräparat wurde bei Reserpin-vorbehandelten Meerschweinchen durch Zugabe von 75 µg Crataegus-Extrakt (Extrakt nicht näher definiert) der Koronarfluß erhöht.[33]

– *In-vivo*-Versuche

Orale Applikation von Crataegus-Extrakt (Extrakt nicht näher definiert; 3mal 0,5 bis 1,4 g/Tag oder 3mal 1,5 bis 2,4 g/Tag) steigerte bei wachen Hunden, gemessen mit linksventrikulär implantierten Wärmeleitsonden, signifikant die Koronar- und Myokarddurchblutung um maximal 39 bzw. 28 %, jeweils 1 h nach der dritten Applikation bestimmt. Bei Beendigung der Messung 1,5 h nach der dritten Gabe des Medikamentes war das Ausgangsniveau noch nicht wieder erreicht.[36]

Mit der gleichen Methodik ließ sich bei wachen Hunden bei oraler Gabe von oligomeren Procyanidinen (12 bis 70 mg/kg KG) eine dosisabhängige myokardiale Durchblutungszunahme mit tendenzieller Steigerung über die Versuchsdauer nachwei-

sen. Bei den wirksamsten Dosierungen (35 und 70 mg/kg KG) stieg die Durchblutung im Mittel um etwa 70 % des Ruhewertes an.[37]
Einmalige i. v. Gabe eines auf oligomere Procyanidine standardisierten Crataegus-Extraktes (Extrakt nicht näher definiert; 15, 25 und am wirksamsten 35 mg/kg KG) bei narkotisierten Katzen zeigte ebenfalls eine myokardiale Durchblutungszunahme. Die Zunahme der Wärmetransportzahl wurde über eine im Myokard des linken Ventrikels implantierte Sonde gemessen.[37]
An narkotisierten Hunden führte Crataegus-Extrakt i. v. (Extrakt nicht näher definiert; 7,5, 15,0 und 30,0 mg/kg KG) dosisabhängig zu einer Steigerung um 47 bis 89 % des Blutflusses im Koronarsinus (mL/min ± 100 g Myokardgewebe).[33]

Erhöhung der Toleranz des Myokards gegenüber Sauerstoffmangel.

– *In-vitro*-Versuche

Orale Vorbehandlung von Kaninchen mit Crataegus-Extrakt (Extrakt nicht näher definiert; im Mittel 30 mg/Tag über 6 Wochen) schützte, nach Tötung der Tiere und Isolierung der rechten Herzkammer, die einzelnen Herzmuskelzellen vor den elektrophysiologischen Auswirkungen eines Sauerstoffmangels im Gewebebad.[44]

– *In-vivo*-Versuche

In verschiedenen Hypoxiemodellen (z. B. Asphyxietest an Meerschweinchen, Hypoxietest an Mäusen) erhöhte Crataegus-Extrakt (Extrakt nicht näher definiert; im Hypoxietest an Mäusen 1,0, 2,5, 5,0, 10,0 und 20,0 mg/kg KG i. p.) die Hypoxietoleranz bzw. Überlebenszeit der Versuchstiere.[33]
Nach Gabe eines Flavonoidgemisches (aus Crataegus-Blättern extrahiert; 150 mg/kg KG oral) an Ratten, beginnend zwei Tage vor und durchgehend bis zehn Tage nach experimentellem Myokardinfarkt, wurde eine verminderte Ausdehnung des Infarktgebietes beobachtet.[45]

Beeinflussung der Reizbildung und Erregungsleitung am Herzen (positiv chronotrope, positiv dromotrope und negativ bathmotrope Wirkung)[34]

– *In-vitro*-Versuche

Ebenfalls am Langendorff-Herzpräparat des Meerschweinchens wurden nach Infusion von 0,15 mL Crataegus-Extrakt (Extrakt nicht näher definiert; Infusionsdauer 4,5 min) positiv chronotrope Effekte beschrieben.[40]
An isolierten Vorhofpräparaten von Meerschweinchen wurden mit oligomeren Procyanidinen und einem oligomere Procyanidine enthaltenden Crataegus-Extrakt positiv chronotrope, negativ bathmotrope bzw. antiarrhythmische Effekte beobachtet.[33]
Eine Flavonoide-enthaltende Fraktion eines wäßrigen Extraktes aus Crataegus-Blättern und -Blüten (Konzentration in der Perfusionslösung über 40 µg/mL) zeigte am Langendorff-Herzen ebenfalls eine negativ chronotrope Wirkung.[42]
Eine durch Erhöhung der Kaliumkonzentration bedingte Abnahme der Herzfrequenz am Langendorff-Herzpräparat des Meerschweinchens wurde durch Infusion mit 0,15 mL Crataegus-Extrakt (Extrakt nicht näher definiert; Infusionsdauer 4,5 min) normalisiert.[40]

– *In-vivo*-Versuche

Negativ chronotrope Effekte traten bei Ratten nach oraler Gabe unterschiedlicher galenischer Zubereitungen von Crataegus auf – am ausgeprägtesten und dosisabhängig bei einem Glycerol-Alkohol-Mazerat aus jungen Crataegus-Trieben (63 bis 500 mg/kg KG Mazerat, entsprechend 3,2 bis 25 mg/kg KG getrocknete Droge).[41]
An normotensiven Ratten zeigte sich nach oraler Gabe unterschiedlicher galenischer Zubereitungen von Crataegus – am ausgeprägtesten bei einem Glycerol-Alkohol-Mazerat aus jungen Crataegus-Trieben (125 bis 500 mg/kg KG Mazerat oral, entsprechend 6,3 bis 25 mg/kg KG getrocknete Droge) – 1 und 2 h nach Versuchsbeginn eine bradykarde Wirkung.[43]
Bei Aconitin-, $CaCl_2$- und Adrenalin-induzierten Arrhythmien zeigten insbesondere Glycerol-Alkohol-Mazerate aus jungen Crataegus-Trieben, Crataegus-Blättern oder -Blüten (25 mg/kg KG getrocknete Droge oral) antiarrhythmische Eigenschaften. Die zur Arrhythmieauslösung erforderliche Aconitin- bzw. $CaCl_2$-Dosis war nach Gabe der Crataegus-Mazerate bis zu 4mal höher als nach alleiniger Extraktionsmittelgabe.[43]
Beim Kaninchen verhinderten die i. v. Applikation von alkohol- bzw. wasserlöslichen Fraktionen eines Crataegus-Extraktes aus Rinde oder Blüten (300 bis 600 mg/Tier) im Aconitin-Modell das Auftreten von Arrhythmien.[46]

Klinische Untersuchungen am Menschen

In einer randomisierten, placebokontrollierten Doppelblindstudie mit einem nicht näher definierten Crataegus-Extrakt (Kneipp Pflanzendragees Weißdorn®) an gesunden Probanden nahm während ansteigender Ergometerbelastung von 50 bis 150 Watt das systolische Druck-Frequenz-Produkt als Ausdruck des myokardialen Sauerstoffverbrauchs und der Herzarbeit, ermittelt über die gesamte Belastung, signifikant um 10 % ab. Die Wirkdosen des α-Sympathomimetikums Noradrenalin (ED_{PM110}) und des β-Sympathomimetikums Isoprenalin (ED_{20}), die für eine definierte Erhöhung des mittleren Blutdrucks auf 110 mm Hg bzw. der Herzfrequenz um 20/min erforderlich sind, wurden durch die Behandlungsperiode nicht beeinflußt, d. h. die Reaktionslage auf exogene Catecholamine blieb unverändert. Das Ergebnis wird dahingehend interpretiert, daß diese Crataegus-Zubereitung nicht als einfacher peripherer α- bzw. β-Agonist wirkt.[47]
In einer klinisch-pharmakologischen Verlaufsbeobachtung bei Patienten mit "leichter" Herzinsuffizienz (Stadium I und II NYHA; allgemeine Einteilung der Herzkrankheiten in 4 Schweregrade durch die "New York Heart Association") wurde sowohl nach akuter Gabe als auch nach einer chronischen i. v. Behandlung mit Crataegus-Zubereitung 3 (s. Zubereitungen; Crataegutt® Injektionslösung; 2 bis 4 mL/Tag über im Mittel 14 Tage) ein Anstieg von Schlagvolumen und Herzzeitvolumen sowie eine Senkung des peripheren Widerstandes beobachtet.[48]
In einer weiteren Beobachtung bei Patienten mit "leichter" Herzinsuffizienz (Stadium I und II NY-

HA) wurde nach chronischer i. v. Gabe von Crataegus-Zubereitung 3 (Crataegutt® Injektionslösung; 6 mL/Tag über 20 Tage) ein Anstieg von Schlagvolumen und Herzzeitvolumen bei Senkung des peripheren Widerstandes beschrieben.[49]
Die hämodynamische Akutwirkung einer einmaligen i. v. Gabe von Crataegus-Zubereitung 3 (Crataegutt® Injektionslösung; 1mal 10 mL) wurde in einer offenen Studie bei Patienten mit Herzinsuffizienz Stadium II NYHA mittels Rechtsherzkatheter untersucht. Im Vergleich zu den Ausgangswerten war nach einer Stunde ein statistisch signifikanter Abfall der Herzfrequenz, des systolischen arteriellen Blutdruckes, des pulmonalarteriellen Druckes, des Pulmonalkapillardruckes sowie eine statistisch signifikante Verkürzung der Anspannungszeit der isometrischen Phase zu beobachten. Der mögliche Einfluß einer abnehmenden Streßsituation während der Untersuchungsdauer auf die geschilderten Veränderungen wird diskutiert.[50]
Bei einer gut definierten Patientengruppe mit kompensierter Herzinsuffizienz im Stadium II NYHA wurde nach vierwöchiger Behandlung mit Crataegus-Zubereitung 4 (Crataegutt® forte Kapseln; 3mal 160 mg Extrakt/Tag) ein signifikanter Anstieg der linksventrikulären Ejektionsfraktion von 40,2 % auf 43,5 % in Ruhe sowie von 41,5 % auf 46,6 % unter Belastung gefunden (Radionuklidventrikulographie; Vergleich vorher/nachher), desgleichen eine geringfügige Blutdrucksenkung in Ruhe und eine Senkung des ergometrischen systolischen Belastungsdruckes von 188 mm Hg auf 177 mm Hg. Ruhe- und Belastungsfrequenz zeigten keine signifikante Änderung.[51]
In zwei randomisierten, placebokontrollierten Cross-over-Doppelblindstudien mit Crataegus-Zubereitung 2 (Crataegutt® novo Filmtabletten; 3mal 60 mg Extrakt/Tag) über 6 Wochen an multimorbiden älteren Patienten wurden eine Reihe von Herz-Kreislauf-Parametern in Ruhe und unter Ergometer-Belastung sowie Befindlichkeit und mentale Leistungen (Beobachtungsskala NOSIE (Nurses Observation Scale for Inpatient Evaluation, CIPS 1978), Komplexe: soziale Anpassungsfähigkeit, soziales Interesse, persönliche Sauberkeit, Reizbarkeit, manifeste Psychose, Retardierung, Depression; Beurteilungsskala BPRS (Brief Psychiatric Rating Scale, CIPS 1977), Komplexe: emotionale Zurückgezogenheit, Angst, Körperbezogenheit) untersucht.[52,53]
In der ersten Untersuchung (Patienten mit "nachlassender Leistungsfähigkeit des Herzens" entsprechend NYHA-Stadium I und II) nahmen unter Belastung und in der Erholungsphase Herzfrequenz, systolischer Blutdruck und dementsprechend auch das systolische Druck-Frequenz-Produkt signifikant ab.[52]
In der Folgestudie (herzinsuffiziente Patienten im NYHA-Stadium I und II) wurden unter Belastung und in der Erholungsphase ebenfalls Herzfrequenz, systolischer Blutdruck und systolisches Druck-Frequenz-Produkt signifikant gesenkt. Ebenfalls signifikant gebessert wurden in beiden Studien Befindlichkeit und mentale Leistungen.[53]
Ein Anstieg der Belastungstoleranz fand sich in einer randomisierten Doppelblindstudie bei Patienten mit koronarer Herzkrankheit der NYHA-Stadien I und II (Crataegus-Zubereitung 2; Crataegutt® novo Filmtabletten; 3mal 60 mg Extrakt/Tag über 3 Wochen).[54]
In einer Doppelblindstudie über 4 Wochen (unzureichend definierter Extrakt aus *Crataegus pinnatifida*; 3mal 100 mg Extrakt/Tag) kam es bei Patienten mit Angina pectoris im Gruppenvergleich zu einem statistisch signifikanten Rückgang der pectanginösen Beschwerden (bei Verum in 84,8 % und bei Placebo in 37,0 % deutliche Besserung oder Besserung). Ebenfalls Signifikanzniveau erreichte der Vergleich der Besserung des EKG-Befundes (bei Verum in 46,4 % und bei Placebo in 3,3 % deutliche Besserung oder Besserung).[55]
In einer kontrollierten Doppelblindstudie (80 ausgewertete Patienten) mit Crataegus-Zubereitung 2 (Crataegutt® Dragees; 3mal 60 mg Extrakt/Tag) über 6 Wochen ergaben sich bei herzinsuffizienten Patienten im Stadium II NYHA statistisch signifikante Verbesserungen einer Reihe von klinischen Parametern wie Senkung des Druck-Frequenz-Produktes in Ruhe sowie der Symptome Dyspnoe, Palpitationen und kardiale Ödeme.[56]
Bei Patienten mit unterschiedlichen Herz-Kreislauf-Erkrankungen (funktionelle Herzbeschwerden bis im Einzelfall Herzinsuffizienz III NYHA) wurde der Einfluß von Crataegus-Zubereitung 2 (Crataegutt® Dragees; 3mal 60 mg Extrakt/Tag über 6 Wochen) auf eine Reihe von Parametern für die "Herztätigkeit" untersucht. Die Autoren deuten die unterschiedlich ausgeprägten Wirkungen auf z. B. klinischen Zustand, Blutdruck, systolische Zeitintervalle, echokardiografische Befunde, Verhältnis von Pulsschlag zu Atemfrequenz und arterielle Grundschwingung als Hinweise auf Angriffspunkte an der glatten Gefäßmuskulatur und insgesamt als "Harmonisierung von Herztätigkeit und Gefäßperipherie".[57]
In einer offenen ambulanten Studie (nicht näher definierter Crataegus-Extrakt; Esbericard®; über 6 Wochen) wurde bei Patienten mit Herzinsuffizienz-Stadium I und II NYHA ein Nachlassen von Herzinsuffizienz-bedingten Symptomen (Atemnot, Herzklopfen, Stenokardien, Schwindel, Schwäche, Schlafstörungen, Knöchelödem, Oligurie, Nykturie) berichtet.[58]
In einer Untersuchung (Zubereitung 3; Crataegutt® Injektionslösung; 5 bis 10 mL im Akutversuch, bzw. Zubereitung 2; Crataegutt® Tropfen; 2mal 25 Tropfen/Tag über 3 bis 4 Wochen) mit einer unbehandelten Kontrollgruppe fand sich ein verbesserter "Erholungsquotient" (Erholungsquotient = Fläche des Sauerstoffmehrverbrauchs in der Arbeitsphase : Fläche des Sauerstoffmehrverbrauchs in der Erholungsphase) und eine Abnahme des Sauerstoffverbrauchs in Ruhe und unter Belastung.[59]
In einer offenen, kontrollierten Studie bei Patienten mit nachlassender Leistungsfähigkeit des Herzens (geringgradige Hypertonie, beginnende Linksherzhypertrophie) nahm unter Crataegus-Zubereitung 2 (Crataegutt® Tropfen, 3mal 40 Trop-

fen über 4 Wochen) das Druck-Frequenz-Produkt in Ruhe und unter Belastung ab. Der Sauerstoffpartialdruck des Blutes stieg unter Ruhebedingungen von 76,8 auf 80,6 mm Hg an, der arterielle Lactatgehalt nahm unter Ruhe und Belastung ab.[60]

Resorption: Untersuchungen beim Menschen über Resorption, Verteilung, Metabolismus und Elimination von Crataegus-Präparaten und der in ihnen vorkommenden oligomeren Procyanidine und Flavonoide liegen nicht vor.
An Mäusen wurden orientierende Untersuchungen mit ^{14}C-markierten Catechinen, trimeren und oligomeren Procyanidinen und einer Procyanidin-Gesamtfraktion durchgeführt.[4] Gemessen wurde die Radioaktivität, die allerdings nicht einzelnen Inhaltsstoffen oder Metaboliten zugeordnet werden kann. Dabei ließ sich eine enterale Resorption (möglicherweise 20 bis 30 % oder mehr) nachweisen. Nennenswerte Mengen erscheinen im Körper bereits innerhalb 1 h, die Resorption scheint sich insgesamt über mehrere Stunden zu erstrecken. Bestandteile der oligomeren Procyanidine binden sich an Plasma- und Gewebsproteine und werden im Körper weit verteilt, einschließlich des Gehirns. Nach siebentägiger Fütterung waren die Organkonzentrationen durchschnittlich 2- bis 3mal höher als nach Einmalgabe. Eine Anreicherung erfolgt u. a. im Myokard. Die Ausscheidung bei chronischer Fütterung findet überwiegend in dic Faeces statt. Angaben über Placentargängigkeit und Übertritt in die Muttermilch liegen nicht vor.

Elimination: Angaben über einen eventuellen Einfluß von Alter und Krankheiten (z. B. Nieren-, Lebererkrankungen) liegen nicht vor.

Anwendungsgebiete: Nachlassende Leistungsfähigkeit des Herzens entsprechend der Stadien I bis II nach NYHA. Noch nicht digitalisbedürftiges Altersherz. Druck- und Beklemmungsgefühl in der Herzgegend. Leichte Formen von bradykarden Herzrhythmusstörungen.[34]
Unter "Altersherz" wird häufig ein Nachlassen der funktionellen Leistungsfähigkeit des Herzens entsprechend NYHA-Stadien I und II in der 2. Lebenshälfte verstanden. Bei Patienten mit Druck- und Beklemmungsgefühl in der Herzgegend muß eine anderweitig behandlungsbedürftige koronare Herzkrankheit ausgeschlossen sein. Für das Anwendungsgebiet "leichte bradykarde Herzrhythmusstörungen" liegt kein ausreichend dokumentiertes klinisches Erfahrungsmaterial vor. Eine abschließende Beurteilung ist angesichts widersprüchlicher pharmakologischer Ergebnisse noch nicht möglich.

Dosierung und Art der Anwendung: *Droge.* Crataegi folium cum flore (als Infus): ED 1,0 g, mehrmals täglich.[95]
Zubereitung. Die Mindest-Tagesdosis an wirksamen Inhaltsstoffen, auf die standardisiert wird, beträgt 5 mg Flavonoide (berechnet als Hyperosid *DAB 10*) oder 10 mg Gesamtflavonoide (bestimmt als Gesamtphenole, berechnet als Hyperosid) oder 5 mg oligomere Procyanidine (berechnet als Epicatechin).[34]
Die Dosisfindung zur therapeutischen Anwendung kann noch nicht als abgeschlossen angesehen werden.[61] Die empfohlene Tagesdosis einiger standardisierter Crataegus-Handelspräparate übersteigt die in Lit.[34] genannte Mindest-Tagesdosis zum Teil deutlich. Die meisten klinischen Studien wurden mit Crataegus-Extrakten, die auf 9 mg oligomere Procyanidine oder mehr standardisiert waren, durchgeführt.

Volkstümliche Anwendung und andere Anwendungsgebiete: In der volkstümlichen Medizin wird Crataegus als Herz- und Gefäßmittel angewendet, vor allem als allgemeines Herztonikum und Blutdruckregulans bei zu hohem , aber auch zu niedrigem Blutdruck, außerdem als Beruhigungsmittel für Herz und Seele.[62–68,89] Die sedierenden Eigenschaften sind umstritten, trotzdem findet sich Crataegus in zahlreichen Kombinationspräparaten mit anderen pflanzlichen Sedativa. Die berichteten entwässernden Eigenschaften könnten mit den kardialen Wirkungen zusammenhängen. Die Anwendungen zur Prävention und Behandlung der Arteriosklerose sind vermutlich im Zusammenhang mit den hypotensiven Wirkungen zu sehen.[17] Insgesamt ist die therapeutische Wirksamkeit in diesen Indikationen nicht ausreichend belegt.

Unerwünschte Wirkungen: Gravierende unerwünschte Wirkungen wurden bislang nicht beschrieben[34] bzw. beobachtet. Sehr selten wurden von einzelnen Patienten in wenigen klinischen Studien vorübergehende Übelkeit und Schwindel berichtet. Ein Zusammenhang mit der jeweiligen Prüfmedikation wurde von den Autoren der Studien in Frage gestellt.[53,56]

Beeinflussung des Reaktionsvermögens: Eine Beeinflussung des Reaktionsvermögens durch Crataegus-Präparate ist bislang nicht bekannt.

Abhängigkeitspotential: Hinweise auf physische und/oder psychische Abhängigkeit liegen nicht vor.

Schwangerschaft: Berichte über die Anwendung von Crataegus-Präparaten während der Schwangerschaft liegen nicht vor.

Stillperiode: Berichte über die Anwendung von Crataegus-Präparaten während der Stillperiode liegen nicht vor.

Gegenanzeigen/Anwendungsbeschr.: Überempfindlichkeit auf Crataegus bzw. seine Inhaltsstoffe. Fallberichte und weitere Gegenanzeigen sind derzeit nicht bekannt.[34]

Wechselwirkungen: Berichte über Wechselwirkungen mit anderen Arzneimitteln bzw. Therapien sind derzeit nicht bekannt.[34]

Toxikologische Eigenschaften: Crataegus-Präparate sind bislang bei kurzfristiger oder chronischer Anwendung mit keiner relevanten klinischen Toxizität in Erscheinung getreten.[69]

Akute Toxizität: *Mensch.* Nicht bekannt. *Tier.* Aus der Literatur sind keine eindeutigen Daten zu beziehen.

Zur Bestimmung der akuten Toxizität wurde der in Crataegutt® enthaltene Crataegus-Extrakt (Zubereitung 4) in Aqua dest. aufgenommen und intraperitoneal sowie oral an Maus (NMRI) und Ratte (Sprague-Dawley) einmalig verabreicht. Pro Geschlecht und Dosisstufe wurden je 5 Tiere verwendet. Die Beobachtungszeit betrug 14 Tage. Bis zur Maximaldosis von jeweils 3,0 g/kg KG peroral und i.p. konnte keine substanzbedingte Letalität festgestellt werden.
Toxizitätsbild: Nach oraler Verabreichung auch der Maximaldosis bei Maus und Ratte konnte kein besonderer Befund erhoben werden. Bei intraperitonealer Gabe von 3,0 g/kg KG traten leichte Koordinationsstörungen, Piloarrektion und Sedierung auf. Die Tiere erholten sich rasch und verhielten sich 24 h nach Applikation völlig normal.
Obduktion: Keine pathologisch-anatomischen Besonderheiten am Ende der Beobachtungszeit. Eine LD_{50} konnte nicht errechnet werden, da keine substanzbedingte Letalität (bis 3,0 g/kg KG i.p. und p.o.) vorhanden war.[70]

Chronische Toxizität: *Mensch.* Nicht bekannt. *Tier.* Zur subakuten und chronischen Toxizität liegen in der Literatur nur wenige Untersuchungen vor, die zudem den heutigen Anforderungen an eine toxikologische Prüfung nicht standhalten.[69]
Der in Crataegutt® enthaltene Crataegus-Extrakt (Zubereitung 4) wurde – zur Abklärung einer subchronischen Toxizität – über 4 Wochen täglich oral an Ratten in drei Dosisstufen (25, 100 und 400 mg/kg KG) verabreicht. Pro Dosis wurden 5 männliche und 5 weibliche Tiere verwendet.
Über die gesamte Versuchsdauer konnten keine symptomatischen Besonderheiten festgestellt werden. Insbesondere traten keine Beeinträchtigungen der Futteraufnahme oder der Körpergewichtszunahmen im Vergleich zu einer Vehikel-Kontrollgruppe auf. Eine an die Applikationsperiode sich anschließende pathologisch-anatomische Untersuchung erbrachte ebenfalls keine Auffälligkeiten. Dabei wurden die folgenden Organe untersucht: Herz, Lunge, Luftröhre, Leber, Speiseröhre, Magen, Darm (alle Abschnitte), Bauchspeicheldrüse, Mesenteriallymphknoten, akzessorische Geschlechtsdrüsen, Hoden bzw. Eierstöcke und Gebärmutter, Nieren, Harnblase, Haut, Brustdrüsen, Schilddrüse, Hypophyse, Nebennieren, Gehirn (mit Hirnstamm), Brustbein und Knochenmark.[71]
In einer chronischen Studie an der Ratte (Sprague-Dawley) wurde der in Crataegutt® enthaltene Crataegus-Extrakt (Zubereitung 4) ferner über 26 Wochen in den Dosisstufen 30, 90 und 300 mg/kg KG täglich oral verabreicht. Pro Dosisstufe und Kontrollgruppe wurden jeweils 20 weibliche und 20 männliche Tiere verwendet. Dabei resultierten keine behandlungsbedingten klinischen, hämatologischen oder klinisch-chemischen Veränderungen. Auch traten keine Beeinträchtigungen der Futteraufnahme oder nennenswerte Verminderungen der Körpergewichtszunahmen im Vergleich zu den Tieren der Vehikelkontrolle auf.
Auch die pathologisch-anatomische und histologische Untersuchung am Ende der Studie ergab keine Hinweise auf behandlungsbedingte Organ- oder Gewebsveränderungen. Das untersuchte Organ- und Gewebespektrum entsprach jenem bei der oben erwähnten subchronischen Toxizitätsstudie an der Ratte.[72]
Die orale Applikation desselben Crataegus-Extraktes über 6 Monate einmal täglich an Beagle-Hunden wurde entsprechend den OECD-Prüfrichtlinien[73] durchgeführt. 3 Dosisstufen (30, 90, 300 mg/kg KG) wurden an je 4 männlichen und 4 weiblichen Hunden gegen eine Kontrollgruppe geprüft. Es traten keine behandlungsbedingten klinischen Veränderungen auf. Weder waren die Futteraufnahme noch die Körpergewichtszunahmen über die Versuchsdauer bei Tieren der Behandlungsgruppen eingeschränkt. Die hämatologischen und klinisch-chemischen Befunde waren normal. Die im Anschluß an die Applikationsperiode durchgeführte pathologisch-anatomische und histopathologische Untersuchung erbrachte auch bei der höchsten Dosisgruppe keine substanzbedingten Auffälligkeiten. Dabei wurden die bereits bei der subchronischen Toxizitätsstudie an der Ratte erwähnten Organe sowie Gallenblase, Rückenmark, Augen und verschiedene Lymphknoten untersucht.[74]

Carcinogenität: Die Befunde zur Genotoxizität und Mutagenität ergeben keine Hinweise auf ein carcinogenes Risiko von Crataegus-Zubereitungen. Studien zur Carcinogenität von Crataegus-Zubereitungen liegen jedoch nicht vor.

Mutagenität: Über eine Mutagenität von Crataegus-Präparaten ist bislang wenig bekannt.
Crataegus-Fluidextrakt (1:1, *EB6*) aus Blüten wurde – neben anderen Pflanzen-Extrakten – im Ames-Test mit den Stämmen TA 98 und TA 100 mit und ohne metabolische Aktivierung untersucht. Der Extrakt wurde direkt eingesetzt mit einer max. Dosis von 160 µL/Platte. Es zeigte sich bei metabolischer Aktivierung (Rattenleber S9-Mix) eine mäßige mutagene Aktivität mit Stamm TA 98. Die Wirkung mit Stamm TA 100 war unbedeutend. Ohne Zugabe von S9-Mix war auch mit Stamm TA 98 die mutagene Aktivität gering. Die mutagenen Effekte wurden von den Autoren auf das im Extrakt enthaltene Flavonol Quercetin zurückgeführt. Dabei korrelierte die Zahl der Revertanten im Ames-Test mit Stamm TA 98 aber nur gering mit dem Quercetingehalt des geprüften Crataegus-Fluidextraktes.[75]
Allgemein kann in diesem Zusammenhang festgestellt werden, daß im Verhältnis zur mit der täglichen Nahrung (pflanzliche Kost) aufgenommenen Flavonoidmenge, der mit pflanzlichen Arzneimitteln aufgenommene Anteil so gering ist, daß ein Risiko für den Menschen praktisch ausgeschlossen werden kann.
Der in Crataegutt® enthaltene Crataegus-Extrakt (Zubereitung 4), dessen Gehalt an freiem Quercetin gering ist, wurde in 3 Mutagenitätstests untersucht: Im Ames-Test, in einem Chromosomenaberrationstest und im Mikrokerntest.[76]
1. Ames-Test: Es wurden Untersuchungen mit und ohne metabolische Aktivierung (Rattenleber S9-Mix) an folgenden Stämmen von *S. typhimurium*

durchgeführt: TA 1535, 1537, 1538, 98, 100. Bis zu einer Dosis von 1,5 mg/Platte (höchste erreichbare Konzentration) ergaben sich keinerlei Hinweise auf eine Erhöhung der Revertantenzahlen und damit auf ein mutagenes Potential.

2. Micronucleus-Test: Eine einmalige orale Gabe der sehr hohen Dosis von 5 g/kg KG an der Maus erbrachte keinerlei Hinweise auf Mutagenität oder Knochenmarks-Toxizität.

3. Im Chromosomenaberrationstest mit kultivierten menschlichen Lymphozyten (mit und ohne Verwendung von Rattenleber S9-Mix als metabolisches Aktivierungssystem) zeigte sich bis zu einer Konzentration von 150 µg/mL (höchste erreichbare Konzentration) im Vergleich zu Lösungsmittelkontrolle keinerlei Zunahme der chromosomalen Aberrationen.

Die negativen Ergebnisse in den 3 Mutagenitätstests stehen im Einklang mit dem geringeren Gehalt an quercetinhaltigen Flavon-*O*-glykosiden im Vergleich zu Flavon-*C*-glykosiden insbesondere in Blättern und Früchten von verschiedenen Crataegus-Arten.[23,77,78]

Immuntoxizität: Es liegen keine Daten über ein mögliches sensibilisierendes Potential von Crataegus vor.

Therapeutische Maßnahmen bei Vergiftungen: Berichte über akute oder chronische Überdosierungen bzw. Vergiftungen mit Crataegus liegen nicht vor[68,69,79,80] und dementsprechend auch keine Behandlungsvorschläge für solche Situationen.

Sollte absichtlich oder versehentlich die Einnahme hoher, d. h. weit über dem therapeutischen Bereich liegender Dosen vorkommen, scheint es sinnvoll, die Herz-Kreislauf-Funktionen zu überwachen (u. a. EKG, Blutdruck, Puls) und ggf. symptomatische Maßnahmen zu unternehmen.

Gesetzl. Best.: *Apothekenpflicht.* Crataegus-Blätter mit Blüten sind in bestimmten Zubereitungen frei verkäuflich, sonst besteht Apothekenpflicht. *Standardzulassung.* Standardzulassung Nr.1349. 99.99 für Weißdornblätter mit Blüten zur Teebereitung. *Offizielle Monographien.* Aufbereitungsmonographie der Kommission E am BGA "Crataegus (Weißdorn)".[34]

Crataegi fructus (Weißdornfrüchte)

Synonyme: Fructus Crataegi, Fructus oxyacanthae, Fructus Spinae albae.

Sonstige Bezeichnungen: Dt.: Hagedornbeeren, Mehlbeeren; engl.: Hawthorn berries; frz.: Fruits d'aubépine; it.: Frutti di biancospino; span.: Frutos de oxiacanta.

Monographiesammlungen: Weißdornbeeren *DAC79*, Crataegus Fruit *BHP83*.

Definition der Droge: Die Scheinfrüchte der Stammpflanzen.

Stammpflanzen: *Crataegus laevigata* (Poir.) DC, *Crataegus monogyna* Jacq. emend. Lindm. und deren Bastarde.

Herkunft: S. Crataegi folium cum flore.

Gewinnung: Aus Wildbeständen.

Ganzdroge: Die Scheinfrüchte sind bis 1,3 cm lang. Sie enthalten 2 bis 3 ventralseitig abgeplattete Steinkerne, die auf dem Scheitel dicht kurzhaarig, auf den Seiten nach unten zu spärlicher behaart sind. In der Mitte der Scheibe sind häufig noch zwei Griffelreste anzutreffen.[96]

Weißdornbeeren schmecken süß und schleimig.[96]

Schnittdroge: Sie besteht aus einzelnen, kleineren ganzen Beeren, oder deren geschrumpften Bruchstücken und gelbbraunen Steinfrüchten.

Mikroskopisches Bild: Die Epidermis des Griffelpolsters ist durch sehr dickwandige Haare charakterisiert, die schlangenartig gewunden in eine scharfe Spitze auslaufen. Die Oberhaut der Scheinfrucht besteht aus einer Lage ungleichmäßig dickwandiger polygonaler Zellen mit Tochterzellen, die gewöhnlich nur durch dünne Scheidewände voneinander getrennt sind. Darunter liegt eine der Epidermis völlig gleichende Zellschicht. Das Fruchtfleisch setzt sich aus großen, dünnwandigen Zellen zusammen. Im Fruchtfleisch liegen einzeln oder in Gruppen Sklereiden. Besonders in der Nähe von Gefäßsträngen liegen Einzelkristalle und Drusen aus Calciumoxalat. Das steinharte Endocarp besteht in der äußeren Schicht aus isodiametrischen, dickwandigen, farblosen Steinzellen, die oft mit verzweigten Tüpfeln versehen sind. Darunter liegen zwei in gekreuzter Richtung zueinander verlaufende Schichten aus Sklereiden, die in der untersten Lage zugespitzt und keilförmig verzahnt sind. Die oberste Schicht der Samenschale besteht aus zartwandigen Schleimzellen. Darauf folgt eine braune Pigmentschicht mit zwei Lagen zum Teil kollabierter Zellen. Zwischen diese Zellschichten sind zahlreiche prismatische Oxalatkristalle eingelagert. Das Endosperm ist schwach entwickelt und besteht nur aus wenigen Reihen polyedrischer Zellen, die Fett und Aleuronkörner enthalten. Die Zellen des stark entwickelten Keimlings sind in gleicher Weise gebaut wie das Endosperm.[96]

Pulverdroge: Das grau-rötliche Pulver ist vor allem gekennzeichnet durch zahlreiche, deutlich getüpfelte Sklereiden verschiedener Form und Wanddicke, die teils einzeln, teils in mehr oder weniger großen Gruppen vorliegen; reichlich Fruchtfleisch aus großen, dünnwandigen Zellen mit kleinen farblosen oder gelblichen Tropfen, seltener auch mit Calciumoxalatdrusen oder Einzelkristallen; Fragmente des Endokarps aus dichten Verbänden kleinerer, sehr dickwandiger, farbloser, polygonaler oder spindelförmiger, gestreckter Steinzellen. In geringerer Menge sind Leitbündelfragmente mit engen Spiralgefäßen und dickwandige, farblose, gekrümmte, spitze, einzellige Haare enthalten; spärlich finden sich Exokarpfetzen aus kleinen polygonalen derbwandigen Zellen, braune Fragmente der Samenschale mit zartwandigen Schleimzellen sowie kleinzelliges, farbloses Endosperm mit Fetttröpfchen.[96]

Verfälschungen/Verwechslungen: Selten durch Früchte anderer als der beiden zugelassenen Crataegusarten. Früchte von *Crataegus azarolus*, *C. nigra* oder *C. pentagyna* dürfen nicht vorhanden sein.[96]

Inhaltsstoffe: 0,42 % bis 0,45 % Triterpensäuren, darunter Ursol- und Crataegolsäure (= 2-α-Hydroxyoleanolsäure, Maslinsäure).[14]
Flavonoide (Flavonglykoside und *C*-Glykosylflavone): Mengenangaben fehlen; insgesamt ist der Gehalt wesentlich niedriger als derjenige der Blatt- und Blütendroge. Vitexin und Vitexinrhamnosid kommen nur in Spuren vor,[15] Hyperosid ist Hauptglykosid.
Procyanidine: 2,96 % Gesamtprocyanidine, davon 1,89 % oligomere Procyanidine, bestimmt nach der Methode von Lit.[26] Die qualitative Zusammensetzung ist nicht identisch mit der Procyanidinfraktion aus Blüten und aus Blättern.[26] Der Gehalt an Gesamtphenolen, bestimmt nach der unter Crataegi folium cum flore beschriebenen Methode und berechnet als Epicatechin, beträgt ca. 1 %.

Zubereitungen: S. Crataegi folium cum flore, Zubereitung 2.

Identität: Ein methanolischer Drogenauszug wird mittels DC untersucht.
Die Trennung erfolgt auf Kieselgel mit dem Fließmittel Ethylacetat-Wasser-wasserfreie Ameisensäure (100 + 40 + 10).
Als Referenz-Substanzen werden verwendet: Hyperosid, (–)-Epicatechin, Crataegolsäure.
Nach dem Trocknen wird durch Besprühen mit Diphenylboryloxyethylamin im unteren Teil des Chromatogramms die leuchtend orange erscheinende Zone des Hyperosid nachgewiesen. Durch Besprühen mit Vanillin-Phosphorsäure erscheinen im oberen Teil der Chromatogramme die violetten bis rötlichen Zonen des (–)-Epicatechins und der Crataegolsäure *DAC 79*.

Reinheit: *Droge.*
- Fremde Bestandteile: Höchstens 1 % *DAC 79*. Früchte mit mehr als 3 Steinkernen sind auszuschließen *DAC 79*.
- Trocknungsverlust höchstens 10 % *DAC 79*.
- Sulfatasche: Höchstens 5 % *DAC 79*.

Gehaltsbestimmung: Bestimmung der Gesamtprocyanidine nach Lit.[18]
Diese Methode sieht eine Abtrennung der Flavone und Flavonole von der Procyanidinfraktion an einer Polyamidsäule mit Ethanol als Eluierungsmittel vor. Mit Dimethylformamid werden die Procyanidine eluiert und im Eluat mit dem Folin-Ciocalteus-Reagenz (Phosphormolybdänwolframsäure-Lösung) umgesetzt. Als Standard dient Epicatechin.

Lagerung: Vor Licht geschützt *DAC 79*.

Volkstümliche Anwendung und andere Anwendungsgebiete: Als Gurgelmittel (bei leichten Schleimhautentzündungen im Mund- und Rachenraum).[81] Bei (unspezifischen, akuten) Durchfallerkrankungen.[81] Hinweis: Die in Klammer gesetzten Passagen sind ergänzt und stehen nicht in der Gewährsliteratur.
Die volksmedizinische Anwendung erscheint aufgrund des Gerbstoffgehaltes der Droge und der Teezubereitung plausibel.

Dosierung und Art der Anwendung: *Zubereitung.* Als Teeaufguß (2 %). Tassenweise nach den Mahlzeiten zu trinken.[81]

Sonst. Verwendung: *Haushalt.* Die Früchte lassen sich zu Kompott oder Marmelade verarbeiten.[82]

Crataegus hom. *HAB 1*

Monographiesammlungen: Crataegus *HAB 1*.

Definition der Droge: Frische, reife Früchte der Stammpflanzen.

Stammpflanzen: *Crataegus laevigata* (POIR.) DC, *Crataegus monogyna* JACQ. emend. LINDM. und ihre Bastarde.

Zubereitungen: Urtinktur und flüssige Verdünnungen *HAB 1*, Vorschrift 2a.
Eigenschaften: Die Urtinktur ist eine braune bis rotbraune Flüssigkeit mit etwas kratzendem Geschmack.

Identität: Nach Zugabe von Eisen(III)chlorid-Lösung zur Urtinktur entsteht dunkelviolette Färbung. Nach Zugabe von Fehlingscher Lösung zur Urtinktur entsteht ziegelroter Niederschlag.
Wird Urtinktur mit Resorcin und verdünnter Salzsäure im siedenden Wasserbad erhitzt, färbt sich die Mischung rot.
Dünnschichtchromatographie:
- Sorptionsmittel: Kieselgel HF254.
- Untersuchungslösung: Ausschüttelung der eingeengten Urtinktur mit Ethylacetat, Trocknen der organischen Phase über Natriumsulfat, Filtration und Einengung, Aufnahme in Methanol.
- Vergleichslösung: Chlorogensäure, Hyperosid und Quercetin in Methanol.
- Fließmittel: Ethylacetat-Methanol-wasserfreie Ameisensäure (90 + 5 + 5).
- Detektion: UV 254 nm.
- Auswertung: Das Chromatogramm der Vergleichslösung zeigt im ultravioletten Licht am Übergang vom unteren zum mittleren Drittel des Rf-Bereichs den Fleck des Hyperosids, im mittleren Drittel den der Chlorogensäure und im oberen Drittel den des Quercetins. Nach Besprühen mit Vanillin-Phosphorsäure und Erhitzen auf 100 °C über 15 min erscheinen die Flecke des Hyperosids und des Quercetins gelb. Das Chromatogramm der Untersuchungslösung zeigt nach Besprühen knapp unterhalb der Vergleichssubstanz Hyperosid und knapp unterhalb der Vergleichssubstanz Chlorogensäure je einen schwachen, gelben Fleck. Ein roter Fleck ist knapp unterhalb, ein gelblicher Fleck in Höhe und ein violetter Fleck knapp oberhalb der Vergleichssub-

stanz Quercetin sichtbar; direkt darüber liegt ein rotvioletter Fleck.

Anwendungsgebiete: Entsprechend dem homöopathischen Arzneimittelbild.
Dazu gehören: Herz- und Kreislaufstörungen wie Herzschwäche, Altersherz, Herzrhythmusstörungen, Angina pectoris und Störungen des Blutdrukkes.[83]

Dosierung und Art der Anwendung: Soweit nicht anders verordnet:[83] 1- bis 3mal täglich 5 bis 10 Tropfen, 1 Messerspitze Verreibung, 1 Tablette oder 5 bis 10 Streukügelchen einnehmen.
Injektionslösung 2mal wöchentlich 1 mL s. c. injizieren.
Salben 1- bis 2mal täglich auftragen.

Unerwünschte Wirkungen: Nicht bekannt.
Hinweis: Es können vorübergehend Erstverschlimmerungen vorkommen, die jedoch unbedenklich sind.[83]

Gesetzl. Best.: *Offizielle Monographien.* Aufbereitungsmonographie der Kommission D am BGA "Crataegus".[83]

Crataegus oxyacantha fruits hom. *PFX*

Monographiesammlungen: Crataegus oxyacantha fruits pour préparations homéopathiques *PFX*.

Definition der Droge: Reife, frische Früchte der Stammpflanzen.

Stammpflanzen: *Crataegus laevigata* (POIR.) DC (Syn.: *Crataegus oxyacantha* L.) und *Crataegus monogyna* JACQ. emend. LINDMAN.

Zubereitungen: Urtinktur, hergestellt mit 45 %igem Ethanol im Verhältnis Ausgangsmaterial : Urtinktur = 1:10.
Crataegus oxyacantha pour préparations homéopathiques, hergestellt durch Mischung gleicher Teile der Urtinkturen aus Früchten und aus blühenden Zweigspitzen.

Crataegus oxyacantha sommités fleuries hom. *PFX*

Monographiesammlungen: Crataegus oxyacantha sommités fleuries pour préparations homéopathiques *PFX*.

Definition der Droge: Frische blühende Zweigspitzen der Stammpflanzen.

Stammpflanzen: *Crataegus laevigata* (POIR.) DC (Syn.: *Crataegus oxyacantha* L.) und *Crataegus monogyna* JACQ. emend. LINDMAN.

Zubereitungen: Urtinktur, hergestellt mit 65 %igem Ethanol im Verhältnis Ausgangsmaterial : Urtinktur = 1:10.
Crataegus oxyacantha pour préparations homéopathiques, hergestellt durch Mischung gleicher Teile der Urtinkturen aus Früchten und aus blühenden Zweigspitzen.

Crataegus oxyacantha hom. *HPUS 78*

Sonstige Bezeichnungen: Engl.: Hathorne, Hedge thorn, May thorn, White thorn.

Monographiesammlungen: Crataegus oxyacantha *HPUS 78*.

Definition der Droge: Frische Früchte.

Stammpflanzen: *Crataegus laevigata* (POIR.) DC (Syn.: *C. oxyacantha* L).

Herkunft: Aus Anbau in den USA.

Zubereitungen: Urtinktur hergestellt aus 300 Teilen frischer Beeren, 200 Teilen destillierten Wassers und 635 Teilen konzentrierten Alkohols, Verdünnung mit Wasser und Alkohol.

Crataegus monogyna JACQUIN emend. LINDMAN

Synonyme: *C. apilfolia* MEDIK. non MICHX., *C. oxyacantha* L. ssp. *monogyna* LEV., *Mespilus elegans* POIR., *M. monogyna* ALL., *M. moogyna* EHRH.

Sonstige Bezeichnungen: Dt.: Eingriffeliger Weißdorn, Einkern-Weißdorn, Weißdorn.
Rotdorn ist die rotblühende Varietät *Crataegus monogyna* var. *kermesina-plena* hort. (Gartenform).

Systematik: Die Art ändert stark ab und hat viele Varietäten.

Botanische Beschreibung: Blätter breit ei- oder rautenförmig, am Grunde keilförmig bis fast ganz gestutzt, drei- bis sieben- (bis neun-) lappig, bzw. -teilig; unterste Einschnitte fast bis zur Mitte reichend, Lappen nur gegen ihre Spitze zu unregelmäßig einfach oder doppelt gesägt, sonst ganzrandig; Laubblätter oberseits dunkelgrün, nur schwach glänzend oder matt, anfangs (bes. auf den Nerven) spärlich behaart, später verkahlend, unterseits hellbläulichgrün. – Blütenstiel oft behaart. Kelchzipfel oft dreieckig-lanzettlich, ein Griffel (seltener zwei). – Früchte fast kugelig, mit einem Steinkern.[87]

Inhaltsstoffe: S. Inhaltsstoffgruppen der Gattung Crataegus.
Aus Blättern und Blüten wurden 25 verschiedene Flavonoide isoliert.[84] Der OPC-Gehalt wird mit 29,1 mg bezogen auf 1 g Trockensubstanz angegeben.[4]

Verbreitung: Heimisch in ganz Süd- und Nordeuropa, Rußland, Sibirien, in Armenien bis zum Kaukasus, im Himalaja, in Syrien und Nordafrika. In Gebüschen und Laubwäldern (seltener in Nadelwäldern), auf Felsheiden, in Hecken und an Zäunen, in Gärten und Anlagen. Gedeiht auf allen Bodenarten, am besten auf schweren, kalkreichen Lehmböden.

Drogen: Crataegi flos (Weißdornblüten), Crataegi folium cum flore (Weißdornblätter mit Blüten), Crataegi fructus (Weißdornfrüchte), Crataegi hom. *HAB1*, Crataegus oxyacantha fruits hom. *PFX*, Crataegus oxyacantha sommités fleuries hom. *PFX*.

Crataegi flos (Weißdornblüten)

S. unter *Crataegus laevigata*.

Inhaltsstoffe: Es wird allgemein angenommen, daß die chemische Zusammensetzung der Crataegus-monogyna-Blüten weitgehend mit derjenigen der Crataegus-laevigata-Blüten übereinstimmt, gesicherte Untersuchungen auf breiter Basis fehlen allerdings. Aus Crataegus-monogyna-Blüten wurden die folgenden Flavonoide isoliert:[3]
Rutin, Spiraeosid (Quercetin-4-β-D-glucosid) und 8-Methoxykämpferol-3-β-D-glucosid. Ob die beiden zuletzt genannten Flavonoide in Blüten von *C. laevigata* enthalten sind, ist bisher nicht bekannt. Der Gehalt an Triterpensäuren (1,01 bis 1,24 %) ist nach älteren Analysen[14] in den Crataegus-monogyna-Blüten höher als in der Crataegus-laevigata-Droge.

Crataegi folium cum flore (Weißdornblätter mit Blüten)

S. unter *Crataegus laevigata*.

Crataegi fructus (Weißdornbeeren)

S. unter *Crataegus laevigata*.
Unterschiede betreffen Ganzdroge.

Ganzdroge: Die Scheinfrüchte von *Crataegus monogyna* sind eiförmig bis kugelig, 0,6 bis 1 cm lang und 0,4 bis 0,8 cm breit, rotbraun bis dunkelrot und bei nicht voll ausgereiften Früchten gelbbraun gefärbt. Ihre Oberfläche ist fein netzig-runzelig, seltener auch gröber wabig-runzelig. Das obere Ende der Frucht schließt mit einer kleinen, eingesenkten, von einem mehr oder weniger erhöhten Wulst umgrenzten Scheibe ab. In der Mitte der Scheibe sind häufig noch die steifen, farblosen Haare des Griffelpolsters und ein Griffelrest erkennbar. Von den die Scheibe umschließenden 5 Kelchzipfeln sind meist nur Reste vorhanden. Einzelne Scheinfrüchte können durch einen weißlich-mehligen Belag auffallen. Das zimtbraune, krümelig bis klebrig-zähe Fruchtfleisch umschließt den rundlichen, hartschaligen Steinkern, in dem sich der hellbraune, annähernd mandelförmige, wenige Millimeter lange Samen befindet.[96]

Crataegus hom. *HAB 1*

S. unter *Crataegus laevigata*.

Crataegus oxyacantha fruits hom. *PFX*

S. unter *Crataegus laevigata*.

Crataegus oxyacantha sommités fleuries hom. *PFX*

S. unter *Crataegus laevigata*.

Crataegus nigra WALDST. et KIT.

Synonyme: *Crataegus melanocarpa* BIEB. var. *polyphylla* LANGE, *Mespilus nigra* WILLD.

Sonstige Bezeichnungen: Dt.: Schwarzdorn, Schwarzfrucht-Weißdorn.

Botanische Beschreibung: Strauch oder kleiner bis etwa 4 m hoher Baum. Junge Triebe stark weiß-filzig behaart, später verkahlend, rot bis purpur. Zahlreiche kurze Dornen kaum 1 cm lang. Blätter 5 bis 8 cm lang und 4 bis 7 cm breit, im Umriß eiförmig, tieffiederlappig bis fiederteilig. Die Lappen bzw. Fiederabschnitte sind stumpflich oder spitz, grob gesägt. Oberseite mattdunkelgrün, locker behaart, Unterseite hellgraugrün, auf der Fläche lokkerer, auf den Nerven dicht filzig behaart. Der Blattrand grob gesägt. Blütenstände: 10- bis 14blütig, dicht weißwollig filzig. Kelchblätter etwa dreiviertel so lang wie der Kelchbecher, verkehrt-spatelig, oben fast abgerundet, mehr oder weniger ganzrandig und besonders gegen die Spitze zu behaart, an der Scheinfrucht mehr oder weniger waagerecht ausgebreitet. Kronblätter rundlich, kurz und breit genagelt, mit etwas welligem Rand, weiß, im Verblühen trübrosa. Staubblätter 20. Griffel 5, etwas seitlich der Spitze der Steine entspringend. Scheinfrüchte kugelig, im Durchmesser 0,8 bis 1 cm glänzend schwarz, etwas saftig. Steine ventral im unteren Teil beiderseits tief ausgehöhlt, durch die Grenzlinie zwischen verwachsenem unteren und freiem oberen Teil das obere Drittel schräg abgeschnitten erscheinend.[87]

Verbreitung: Zentral- und Südungarn, Bosnien, Herzegowina, Serbien.

Drogen: Crataegi flos (Weißdornblüten), Crataegi folium cum flore (Weißdornblätter mit Blüten).

Crataegi flos (Weißdornblüten)

Synonyme: Flores Crataegi.

Sonstige Bezeichnungen: *Crataegus-nigra*-Blüten.

Monographiesammlungen: Flores Crataegi *DAB 7*, *DAC 86*.

Definition der Droge: Die getrockneten Blüten.

Stammpflanzen: *Crataegus nigra* WALDSTEIN et KIT.
Hinweis: *DAB 7*/*DAC 86* unter der Bezeichnung Weißdornblüten (Flores Crataegi) zugelassen. Nach anderen Arzneibüchern gelten *Crataegus-nigra*-Herkünfte hingegen als Verfälschung der von *Crataegus laevigata* und/oder *Crataegus monogyna* stammenden Weißdornblüten.

Ganzdroge: S. unter *Crataegus laevigata*.
Eine anatomische Beschreibung der *Crataegus nigra-Blüten* wurde nicht gefunden.

Crataegi folium cum flore (Weißdornblätter mit Blüten)

S. unter *Crataegus laevigata*.
Hinweis: Crataegus-nigra-Herkünfte unterscheiden sich von Crataegus-laevigata-Herkünften durch die dichtere Behaarung der Blätter.

Crataegus pentagyna WALDST. et KIT. ex WILLD.

Botanische Beschreibung: Bis 5 m hoch, junge Zweige behaart, mit wenigen, 1 cm langen Dornen; Blätter rhombisch-breit eiförmig, 2 bis 6 cm lang, mit 3 bis 7 ungleich gesägten Lappen, sattgrün, unten heller und kurz behaart, langgestielt, im Herbst goldgelb; Blüten 1,5 cm breit, in lockeren, 4 bis 7 cm breiten, grauzottigen Doldenrispen, Blütenstiele und Blütenbecher grauzottig, Kelchzähne nur an der Spitze behaart. Früchte länglich, tief purpurrot, im Fruchtknoten 4 bis 5 Fruchtfächer, Fruchtknoten am Gipfel behaart.

Inhaltsstoffe: Im Vergleich zu *C. monogyna* ist die Anzahl der Flavonoide geringer.[84] Es fehlen 8-Methoxykämpferol-3-*O*-β-D-glucosid, Isoschaftosid (6-*C*-Arabinosyl-8-*C*-glucosylapigenin), Schaftosid (6-*C*-Glucosyl-8-*C*-pentosylapigenin), Neoschaftosid (6-*C*-hexoxyl-8-*C*-pentosylapigenin), Neoisoschaftosid (6-*C*-Pentosyl-8-*C*-hexosylapigenin), Vicenin 1 (6-*C*-Xylosyl-8-*C*-glucosylapigenin), Vicenin 2 (6,8-Di-*C*-glucosylapigenin), Vicenin 3 (6-*C*-Glucosyl-8-*C*-xylosylapigenin), Kämpferol.
Dagegen scheint 2"-*O*-Rhamnosylorientin bevorzugt in *C. pentagyna* vorzukommen, über dessen Strukturaufklärung 1982 erstmals berichtet wurde.[85]

Verbreitung: Heimisch auf dem Balkan. Seine Verbreitung erstreckt sich von Serbien über den Orient, die Kaukasusländer bis Nordpersion und Südsibirien.

Drogen: Crataegi flos (Weißdornblüten), Crataegi folium cum flore (Weißdornblätter mit Blüten).

Crataegi flos (Weißdornblüten)

Synonyme: Flores Crataegi.

Sonstige Bezeichnungen: *Crataegus-pentagyna*-Blüten.

Monographiesammlungen: Flores Crataegi *DAB 7*, *DAC 86*.

Definition der Droge: Die getrockneten Blüten.

Stammpflanzen: *Crataegus pentagyna* WALDSTEIN et KIT. ex WILLDENOW.
Hinweis: In *DAB 7* und *DAC 86* unter der Bezeichnung Weißdornblüten (Flores Crataegi) zugelassen. Nach anderen Arzneibüchern gelten sie hingegen als Verfälschung der von *Crataegus laevigata* und/oder *Crataegus monogyna* stammenden Weißdornblüten.

Ganzdroge: S. unter *Crataegus laevigata*.
Eine anatomische Beschreibung von *Crataegus-pentagyna*-Blüten wurde nicht gefunden.

Crataegi folium cum flore (Weißdornblätter mit Blüten)

S. unter *Crataegus laevigata*.

Crataegus pinnatifida BUNGE

Synonyme: *Crataegus pinnatifida* BGE. var. *Major* N. E. BRAUN.

Sonstige Bezeichnungen: Dt.: Chinesischer Weißdorn, großer chinesischer Weißdorn.

Botanische Beschreibung: Bis zu 6 m hoher Baum mit kahlen Zweigen und nur wenigen bis zu 1 cm langen Dornen, Blätter, dreieckig-eiförmig, 5 bis 10 cm lang mit 5 bis 9 Fiederlappen, Oberseite dunkelgrün, Unterseite heller, beiderseits glänzend. Scheinfrüchte kugelig bis etwas länglich, leuchtend rot, fein punktiert an 2 cm langen, dünnen Stielen.[86]

Verbreitung: Korea, Mandschurei, Amur.

Drogen: Crataegi fructus (chinesische Weißdornfrüchte).

Crataegi fructus (chinesische Weißdornfrüchte)

Sonstige Bezeichnungen: Chinesisch: Beishanzha.

Definition der Droge: Getrocknete, reife Früchte *ChinP IX*.[7]

Monographiesammlungen: Fructus Crataegi (Shanzha) *ChinP IX*.[7]

Stammpflanzen: *Crataegus cuneata* SIEB. et ZUCC., *Crataegus pinnatifida* BUNGE, *Crataegus pinnatifida* BGE. var. *Major* N. E. BRAUN.

Gewinnung: Die Früchte werden zur Reifezeit im Herbst geerntet, in Stücke geschnitten und getrocknet.[7]

Ganzdroge: Rundliche Scheibchen, faltig und uneben. 1 bis 2,5 cm im Durchmesser, 0,2 bis 0,4 cm stark. Rote, runzelige Schale mit weißgrauen Pünktchen. Tiefgelbes oder hellbraunes Fruchtfleisch. Im durch die Mitte der Frucht angefertigten Querschnitt sind fünf hellgelbe Kerne erkennbar, diese sind jedoch oft bereits ausgefallen, in diesem Fall ist ein hohles Zentrum sichtbar. Manche Stücke lassen Stiele oder Reste von Kelchblättern erkennen.
Erfrischender, aromatischer Geruch, Geschmack sauer und schwach süßlich.[7]
Mikroskopisches Bild. Exokarp aus einer Lage länglich rechteckiger, tangential gestreckter, außen von einer Cuticula bedeckter Zellen; die Zellen enthalten braune Farbstoffe und sind regelmäßig angeordnet. Mesokarp zur Gänze aus Parenchymgewebe aufgebaut, an der Grenze zum Exokarp sind 10 Lagen flachgedrückter, langgestreckt rechteckiger Parenchymzellen erkennbar; nach inen nehmen die Zellen stetig an Größe zu, dazwischen finden sich zahlreiche Sklereiden eingelagert. Rundliche, vereinzelt auch unregelmäßig geformte Sklereiden mit Durchmessern von 40 bis 100 µm und Zellwänden uneinheitlicher Wandstärke sowie deutlichen Tüpfeln und Tüpfelkanälen. Weiter finden sich Calciumoxalat-Drusen mit Durchmesser von 12 bis 20 µm.[7]

Inhaltsstoffe: Weinsäure, Citronensäure, Apfelsäure, Crategulinsäure, Flavone, Lactone, Glucoside, Ursolsäure und Vitamin C, Tannin, Amygdalin, Quercetin, Chlorogensäure.

Volkstümliche Anwendung und andere Anwendungsgebiete: Entsprechend der traditionellen chinesischen Medizin[97] bei Verdauungsstörungen, Durchfallerkrankungen, Appetitlosigkeit der Säuglinge und Kinder, Singultus, Völlegefühl, Meteorismus, Bandwurmerkrankungen, Bluthochdruck, Hypercholesterinämie und bei Leistenbrüchen. Die Wirksamkeit bei den genannten Anwendungsgebieten im Sinne der naturwissenschaftlich orientierten Medizin ist nicht belegt.

Dosierung und Art der Anwendung: Tagesdosis 10–15 g vorzugsweise als Dekokt.[97]

Unerwünschte Wirkungen: Nicht bekannt.

Gegenanzeigen/Anwendungsbeschr.: Keine.[97]

1. Krüßmann G (1976) Handbuch der Laubgehölze, Parey, Berlin Hamburg, S. 427
2. Mabberley DI (1987) The Plant Book, University Press, Cambridge, S. 152
3. Nikolov N, Wagner H, Chopin J et al. (1981) Recent Investigations of Crataegus Flavonoids. In: Farkas L, Gábor M, Kállar F, Wagner H (Eds.) Studies in Organic Chemistry 11, Flavonoids and Bioflavonoids, Elsevier, Amsterdam Oxford New York, S. 325–351
4. Hecker-Niediek A (1988) Dissertation, Universität Marburg
5. Fiedler U, Hildebrand G, Neu R (1953) Arzneim Forsch (Drug Res) 3:436–437
6. Ohwi J (1965) Flora of Japan, Smithsonian Institution, Washington DC, S. 546
7. Stöger EA (1991) Arzneibuch der chinesischen Medizin (Übers.), Deutscher Apotheker Verlag, Stuttgart, S. 1–4
8. Chang H-M, But PH-H (1987) Pharmacology and Applications of Chinese Materia Medica, Vol. 2, World Scientific, Singapur, S. 100–107
9. Hoffmann F (1961) Pharm Acta Helv 36:30–39
10. Schrall R, Becker H (1977) Planta Med 32:297–307
11. Lewak S (1965) Acad Pol Ser Sci Biol 13:121–124
12. Wagner H, Tittel G (1983) HPLC als Analysen- und Standardisierungsmethode von herzwirksamen Drogen. In: Rietbrock N, Schnieders B, Schuster J (Hrsg.) Wandlungen in der Therapie der Herzinsuffizienz, Vieweg, Braunschweig Wiesbaden, S. 33–41
13. Hiermann A, Kartnig Th, Azzam D (1986) Sci Pharm 54:331–337
14. Schindler H (1955) Inhaltsstoffe und Prüfmethoden homöopathisch verwendeter Heilpflanzen, Edition Cantor, Aulendorf i. Württ., S. 82
15. Wagner H, Bladt S, Zgainski EM (1983) Drogenanalyse, Dünnschichtchromatographische Analyse von Arzneidrogen, Springer, Berlin Heidelberg New York, S. 166
16. Kartnig Th, Hiermann A, Azzam S (1987) Sci Pharm 55:95–100
17. Wichtl M (1989) Teedrogen, Wissenschaftliche Verlagsgesellschaft, Stuttgart, S. 526
18. Hölzl J, Strauch A (1977) Planta Med 31:141–153
19. Bersin T (1951) Helv chim Acta 34:1.868–1.890
20. Bersin T (1952) Helv chim Acta 35:1.891–1.895
21. Tschesche R, Poppel G (1953) Chem Ber 86:626–629
22. Tschesche R, Poppel G (1959) Chem Ber 92:320–328
23. Wagner H, Tittel G, Bladt S (1983) Dtsch Apoth Ztg 123:515–521
24. Flück H, Schwabe H (1968) Planta Med 16:257–268
25. Simova M, Pangarova T (1983) Pharmazie 38:791–792
26. Hiermann A, Kartnig Th (1984) Sci Pharm 52:30–35
27. Fiacarra P, Fiacarra R, Tommasini A (1984) Farmaco Ed Prat 39:149–157
28. Thompson D, Jacques D, Haslam E, Tanner RIN (1972) J Chem Soc Perk Trans I: 1.387–1.399
29. Bate-Smith EC (1975) Phytochemistry 14:1.107–1.113
30. Kakáč B, Vejdělek ZJ (1982) Handbuch der Photometr. Analyse organischer Verbindungen 2. Werg. B. Verlag Chemie, Weinheim, S. 43–44
31. Ammon HPT, Händel M (1981) Planta Med 43:209–239
32. Ammon HPT, Händel M (1981) Planta Med 43:313–322
33. Gabard B, Trunzler G (1983) Zur Pharmakologie von Crataegus. In: Rietbrock N, Schnieders B, Schuster J (Hrsg.) Wandlungen in der Therapie der Herzinsuffizienz, Friedr Vieweg, Braunschweig Wiesbaden, S. 43–53
34. BAz Nr. 1 vom 31.01.1984, berichtigt im BAz Nr. 85 vom 05.05.1988
35. Leukel-Lenz A (1988) Dissertation, Universität Marburg

36. Mävers WH, Hensel H (1974) Arzneim Forsch 24:783–785
37. Roddewig C, Hensel H (1977) Arzneim Forsch 27:1.407–1.410
38. Kukovetz W (1976) Pharm Ztg 121:1.429–1.432
39. Petkov E, Nikolov N, Uzunov P (1981) Planta Med 43:183–186
40. Trunzler G, Schuler E (1962) Arzneim Forsch 12:198–202
41. Occhiuto F, Circosta C, Costa R, Briguglio F, Tommasini A (1986) Plant Med Phytother 20:52–63
42. Leukel A, Fricke U, Hölzl J (1986) Planta Med 52:545–546
43. Occhiuto F, Circosta C, Briguglio F, De Pasquale A (1986) Plant Med Phytother 20:37–51
44. Kanno T, Suga T, Yamamoto M (1976) Jap Heart J 17:512–520
45. Guendjev J (1977) Arzneim Forsch 27:1.576–1.579
46. Thompson EB, Aynilian GH, Gora P, Farnsworth NR (1974) J Pharm Sci 63:1.936–1.937
47. Hellenbrecht D, Saller R, Rückbeil C, Bühring M (1990) Eur J Pharmacol 183:525–526
48. Koppermann E (1956) Ärztl Forsch 10:585–592
49. Wernze H (1958) Z Kreislaufforsch 47:514–534
50. Lang E (1991) Therapiewoche 41:2.448–2.454
51. Eichstädt H, Bäder M, Danne O, Kaiser W, Stein U, Felix R (1989) Therapiewoche 39:3.288–3.296
52. O'Connolly M, Jansen W, Bernhöft G, Bartsch G (1986) Fortschr Med 104:805–808
53. O'Connolly M, Bernhöft G, Bartsch G (1987) Therapiewoche 37:3.587–3.600
54. Hanak T, Brückel MH (1983) Therapiewoche 33:4.331–4.333
55. Weng Weiliang, Zhang Wenqu, Liu Fuzai, Yu Xiangchun, Zhang Peiwen, Liu Yougnian, Chi Huichang, Yin Guangxu, Huang Meibo (1984) J Trad Chin Med 4:293–294
56. Iwamoto M, Ishizaki T, Sato T (1981) Planta Med 42:1–16
57. Kümmell HC, Schreiber K, v Koenen J (1982) Herzmedizin 5:157–165
58. Bercker R (1984) Med Welt 35:1.567–1.569
59. Böhlau V, Böhlau E (1968) Fortschr Med 86:669–673
60. Pozenel H (1986) Z Allgemeinmed 62:526–530
61. Meier B (1989) Z Phytother 10:182–189
62. Gessner O, Orzechowski G (1974) Gift- und Arzneipflanzen von Mitteleuropa, 3. Aufl., Carl Winter, Heidelberg
63. Harnischfeger G, Stolze H (1981) Notabene Med 11:18–24
64. Kosch A (1939) Handbuch der Arzneipflanzen, Julius Springer, Berlin
65. Kroeber L (1948) Das neuzeitliche Kräuterbuch, Band I, Hippokrates, Stuttgart, S. 395–400
66. Madaus G (1938) Lehrbuch der biologischen Heilmittel, Band II, Thieme, Leipzig, S. 1.113–1.121
67. Schulz H (1929) Vorlesungen über Wirkung und Anwendung der deutschen Arzneipflanzen, 2. Aufl., Georg Thieme, Leipzig, S. 216–217
68. Weiß RF (1985) Lehrbuch der Phytotherapie, 6. Aufl., Hippokrates, Stuttgart, S. 206–214
69. Ammon HPT, Händel M (1981) Planta Med 43:105–120
70. Firma Dr. Willmar Schwabe GmbH, Karlsruhe (1981) Interner Bericht
71. Firma Dr. Willmar Schwabe GmbH, Karlsruhe (1989) Interner Bericht
72. Firma Dr. Willmar Schwabe GmbH, Karlsruhe (1991) Interner Bericht
73. OECD (1982) Principles of Good Laboratory Practice, Paris
74. Firma Dr. Willmar Schwabe GmbH, Karlsruhe (1990) Interner Bericht
75. Schimmer O, Häfele F, Krüger A (1988) Mutat Res 206:201–208
76. Firma Dr. Willmar Schwabe GmbH, Karlsruhe (1989) 3 Interne Berichte
77. Firma Dr. Willmar Schwabe GmbH, Karlsruhe (1991) Interne Mitteilung
78. Lamaison JL, Carnat A (1990) Pharm Acta Helv 65:315–320
79. IARC (1983) Some food additives, feed additives and naturally occurring substances. IARC Monographs, Vol 31:213–229, IARC Lyon
80. Steinegger E, Hänsel R (1988) Lehrbuch der Pharmakognosie und Phytopharmazie, Springer-Verlag, Berlin Heidelberg New York London Paris Tokyo, S. 582
81. Manfred L (1958) Siete mil recetas botanicas a bae de mil trescientas plantas medicinales. Editorial Kier, Talcahuano Buenos Aires, S. 264
82. Franke W (1981) Nutzpflanzenkunde. Thieme, Stuttgart New York, S. 301
83. BAz Nr. 190a v. 10.10.1985 i. d. F. v. BAz Nr. 109a v. 16.06.1987
84. Nicolov N, Seligmann O, Wagner H, Horowitz RM, Gentili B (1982) Planta Med 44:50–53
85. Tittel G, Wagner H (1982) Analysis and isolation of phenolics from plants by HPLC. In: Farkas L, Gábar M, Kállar F, Wagner H (Eds), Studies in Organic Chemistry 11, Flavonoids and Bioflavonoids. Elsevier, Amsterdam Oxford New York, S. 299–310
86. Parey Blumengärtnerei Berlin (1958) Parey, Berlin Hamburg, S. 809
87. Hegi G (1908–1931) Illustrierte Flora von Mitteleuropa, Bd. IV 2b, JF Lehmanns-Verlag, München, S. 725–739
88. Hgn, Bd. 6, S. 115
89. Duke JA (1985) CRC Handbook of Medicinal Herbs, CRC Press Inc, Boca Raton Florida, S. 146–147
90. ChinP IX
91. DAB 7
92. DAC 86
93. DAB 10
94. Schüssler M, Hölzl J (1992) Dtsch Apoth Ztg 132: 1.327–1.329
95. DAB 8-Kommentar
96. DAC 79
97. Paulus E, Yu-He D (1987) Handbuch der chinesischen Heilpflanzen. Haug, Heidelberg, S. 275–276

IB/Hh

Cryptostegia

HN: 2010100

Familie: Asclepiadaceae.[1]

Unterfamilie: Periplocoideae.[1]

Gattungsgliederung: Die Gattung Cryptostegia R. Br. besteht aus nur 2 Arten.[2]

Gattungsmerkmale: Schlingende Sträucher mit großen rosa- oder violettgefärbten glockenförmigen Blüten, mit dichtem Stamm und ledrigen Blättern. Pollenkörner in charakteristischen Tetraden. S. a. *C. grandiflora* – als Typus der Gattung – unter Artbeschreibung.

Verbreitung: Heimat vermutlich Madagaskar, jetzt in warmen Ländern Afrikas, Asiens und Amerikas weit verbreitet.[3]

Inhaltsstoffgruppen: Beide Arten, auch deren Hybride,[3] enthalten Milchsaft, dessen Coagulum vorzugsweise aus Kautschuk besteht, der früher technisch genutzt wurde (Palay-Gummi). Alle Organe führen Cardenolidglykoside vom Digitoxintyp.

Drogenliefernde Arten: *Cryptostegia grandiflora*: Cryptostegia-grandiflora-Blätter.

Cryptostegia grandiflora (Roxb.) R. Br.

Synonyme: *Cryptostegia grandiflora* R. Br.[3]

Sonstige Bezeichnungen: Engl.: India rubber vine, Rubber vine; Indien: Pala, papai, vilayati; Mexiko: Chirrionera, hieba de Judas, pinuco.[3,13]

Botanische Beschreibung: Immergrüner, großer aufsteigender oder kletternder Strauch, der eine Höhe von 1,5 bis 3 m erreichen kann. Die Äste sind an den Knoten verzweigt, windend und mit Warzen besetzt. Die ledrigen Blätter sind elliptisch. Die Blattspitze ist stumpfwinkelig, die Blattbasis hingegen zugespitzt. Die beidseitig glatten Blätter sind auf der Oberseite dunkelgrün, auf der Blattunterseite dagegen heller. Die seitlichen Nerven sind 10- bis 12paarig. Die großen, glockenförmigen Blüten sind violett oder rosa gefärbt und stehen in wenigblütigen, zweigeteilten Blütenständen. Die 1 bis 2 cm langen Blütenstiele sind dick und behaart. Der Blütenkelch ist in der Nähe der Basis zweigeteilt. Er ist eiförmig, an der Spitze zugespitzt und bis auf Basisnähe stark behaart. Die Blütenkrone besitzt im geöffneten Zustand einen Durchmesser von 6 bis 8 cm. Die Kronenröhre ist etwa 2 cm lang. Die eiförmigen Samen sind ca. 6 mm lang und glatt.[4]

Inhaltsstoffe: Neuere Analysen zum Inhaltsstoffspektrum der verschiedenen Organe fehlen. Der Milchsaft der oberirdischen Organe enthält außer Kautschuk nicht näher analysierte Proteine und Aminosäuren, ferner Apfel- und Zitronensäure sowie phenolische Inhaltsstoffe.[13]

Verbreitung: Vgl. Verbreitung der Gattung Cryptostegia.

Anbaugebiete: In Indien und anderen Ländern mit warmem Klima als Zierpflanze kultiviert.[3,5]

Drogen: Cryptostegia-grandiflora-Blätter.

Cryptostegia-grandiflora-Blätter

Synonyme: Cryptostegiae grandiflorae folia.

Definition der Droge: Die getrockneten Laubblätter.

Stammpflanzen: *Cryptostegia grandiflora* (Roxb.) R. Br.

Inhaltsstoffe: Die Blätter enthalten herzwirksame Cardenolidglykoside. Identifiziert wurden die Oleandrigeninglykoside Cryptograndosid A (Oleandrigen-β-D-Sarmentosid), Cryptograndosid B (Oleandrigenin-β-D-sarmentosido-β-D-glucosid), Rhodexin B (Oleandrigenin-α-L-rhamnosid) sowie die Gitoxigeninderivate Digitalinum verum (Gitoxigenin-β-D-digitalosido-β-D-glucosid) und 14,16-Dianhydrogitoxigenin-3-rhamnosid. Darüber hinaus wurden die Genine 16-Propionylgitoxigenin, Gitoxigenin und Oleandrigenin gefunden.[6–9,14]

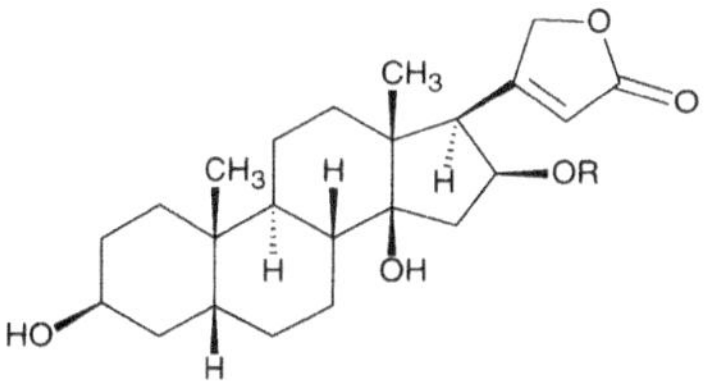

16-Propionylgitoxigenin :	R=-CO-CH_2-CH_3
Gitoxigenin :	R=-H
Oleandrigenin :	R=-CO-CH_3

Gehaltsbestimmung: Die Bestimmung des Cardenolidgehaltes durch einen kompetitiven Radioimmunoassay wurde beschrieben.[10]

Wirkungen: Die isolierten Cardenolidglykoside besitzen eine digitalisähnliche Wirkung. Oleandrigenin, 16-Propionylgitoxigenin, Gitoxigenin und Rhodexin B bewirken darüber hinaus *in vitro* eine Wachstumshemmung von Zellen des menschlichen Nasopharynx (KB-System). Ein Zusammenhang zwischen der Cytotoxizität gegen KB-Zellen, Herzwirkung und Hemmung der ATP-abhängigen Na^+/K^+-ATPase wird beschrieben.[6,7] Untersuchungen mit Drogenzubereitungen liegen nicht vor.

Volkstümliche Anwendung und andere Anwendungsgebiete: In Form einer niedrig dosierten Abkochung – Mengenangaben fehlen – wird die Droge auf Curaçao bei Magenschmerzen verwendet; auch soll sie gelegentlich Kindern als Wurmmittel gegeben werden.[13] Die Wirksamkeit bei den genannten Anwendungsgebieten ist nicht belegt und die Anwendung in Anbetracht der Risiken nicht vertretbar.

Unerwünschte Wirkungen: Reizung von Magen und Darm.[13]

Tox. Inhaltsstoffe u. Prinzip: Die toxische Wirkung beruht wahrscheinlich auf dem Gehalt an herzwirksamen Cardenolidglykosiden.

Akute Toxizität: *Mensch.* Vergiftungen mit der Droge äußern sich in starken Magen-Darm-Störungen. Todesfälle wurden aus Indian berichtet. Einzelheiten zum Verlauf der Vergiftungen wurden nicht beschrieben. Die getrockneten Blätter bilden einen Staub, der die Augen reizt.[13] *Tier.* Die Pflanze ist auch für Weidetiere toxisch.[11] Intoxikationen äußern sich in schweren Magen-Darm-Störungen.[11,13] Bei direkter Einführung in den Pansen betrug die letale Dosis 0,7 g frische Blätter prog kg KG. Die Autopsie der Tiere zeigte starke Veränderungen an den Blutgefäßen (arterielle Blutüberfüllung als Folge von Entzündungsreizung) insbesondere in Hirn und Herz.[12]

Chronische Toxizität: *Tier.* Weidetiere, die über längere Zeit kleinere Dosen der Blätter gefressen hatten, verendeten bei körperlicher Anstrengung. Ein Schaf, das 3 Tage lang mit 10 g frischen Blättern gefüttert wurde, verstarb innerhalb einer Minute nach einem Galopp von 80 m (Dropping-Death-Syndrom).[12]

Akute Vergiftung: *Erste Maßnahmen.* Wie bei Vergiftungen durch herzwirksame Glykoside üblich, dürften auch im Falle von Vergiftungen durch Cryptostegia-Zubereitungen Gabe von Medizinischer Kohle sowie von Natriumsulfat zweckmäßig sein. Medizinische Kohle: 1 g pro kg KG, wenn erforderlich alle 4 bis 6 h wiederholt. Natriumsulfat (Decahydrat): 20 bis 20 g = 1 Eßlöffel für Erwachsene, 10 bis 20 g = $^1/_2$ bis 1 Eßlöffel für Kleinkinder jeweils in mindestens 100 mL Wasser = 1 Glas voll gelöst. Zusätzlich bis 1 L Wasser, Kleinkinder 100 bis 300 mL Wasser nachtrinken.

1. Melchior H (Hrsg.) (1964) A Engler's Syllabus der Pflanzenfamilien, Band II, Bornträger, Berlin-Nikolassee
2. Mabberley DJ (1990) The Plant-Book, Cambridge University Press, Cambridge New York
3. Schultze-Motel H (Hrsg.) (1986) Rudolf Mansfeld Verzeichnis landwirtschaftlicher und gärtnerischer Kulturpflanzen, Springer, Berlin Heidelberg New York
4. Bhandari MM (1978) Flora of the Indian Desert, Pankaj Printers, Jodhpur
5. Kirtikar KR, Basu BD, AN ICS (eds) (1935) Indian Medicinal Plants, Vol. 4, Lalit Mohan Basu, Allahabad (Indien), S. 1.600–1.601
6. Doskotch RW, Malik MY, Hufford CD, Malik SN, Trent JE, Kubelka W (1972) J Pharm Sci 61:570–573
7. Oliver-Brever B (1986) Medicinal-Plants in Tropical West-Africa, Cambridge University Press, Cambridge
8. Baumgarten G (1963) Die herzwirksamen Glykoside, Thieme, Leipzig
9. Sandju R, Lo WYR, Euler KL, Alam M, Morton JF (1984) J Nat Prod 47:260–265
10. Radford D, Gillies AD, Hinds JA, Duffy P (1986) Medic Journ Australia 144:540–544
11. Kingsbury JM (1964) Poisonous Plants of the United States and Canada, Ptentice-Hall, Englewood Cliffs
12. McGavin MD (1986) Queensland J Agr Anim Sci 26:9–19
13. CRC (1986) S. 151, S. 553
14. Kar 58, S. 897, S. 902

Di/ML

Cucumis

HN: 2019800

Familie: Cucurbitaceae.

Tribus: Cucurbiteae.[1]

Subtribus: Cucumerinae.[1] Anmerkung: Auf eine abweichende Gliederung der Familie und somit auf eine andere Einordnung der Gattung sei hingewiesen.[2]

Gattungsgliederung: Die Gattung Cucumis L. umfaßt ca. 30 wildwachsende Arten.[3] Typus-Species des Genus ist *C. sativa* L. Die Gattung wird in zwei Untergattungen untergliedert: In das subgenus *Cucumis* (n = 7) und in das subgenus *Melo* (MILLER) C. JEFFREY (n = 12).[4]

Gattungsmerkmale: Cucumis-Arten sind einjährig; sie entwickeln ein oberflächiges Wurzelsystem und wachsen mittels einfacher Wickelranken kletternd oder am Boden kriechend. Blätter wechselständig, ungeteilt oder handförmig gelappt bis zerschlitzt. An den vierkantigen Stengeln, die mit steifen Haaren bedeckt sind, erscheinen zuerst die männlichen und später die weiblichen Blüten, einzeln oder gebüschelt in den Blattwinkeln stehend; Fruchtknoten unterständig mit 3 bis 5 Plazenten und zahlreichen Samenanlagen. Sehr große, vielsamige Beerenfrüchte, die außen fest und innen weich sind; Samen flachgedrückt und eiförmig, meist mit scharfem, nicht verdicktem Rand.[5,6]

Verbreitung: Die wildwachsenden Arten sind vor allem im östlichen Mittelmeergebiet, auf der arabischen Halbinsel und in Ostafrika beheimatet. Davon unabhängig existiert ein asiatisches Dispersionszentrum der Gattung, das deshalb wichtig ist, weil sich dort die Gartengurke herausgebildet hat.[6] Als einzige Art ist *C. anguria* L. im tropischen Amerika beheimatet.

Inhaltsstoffgruppen: In der Gattung weit verbreitet sind die in langgestreckten Idioblasten lokalisierten Cucurbitacine.[7,8] Zur Chemie der Cucurbitacine → unter Cucurbita sowie Lit.[9] Als Ergebnis züchterischer Maßnahmen sind die Früchte kultivierter Cucumis-Arten, der Gurken und Melonen, cucurbitacinfrei. Rückmutationen, die relativ häufig auftreten, führen zu Formen mit bitteren, toxischen Früchten, deren Nachkommen ebenfalls Cucurbitacine führen.[10]
Die Samen sind stärkefrei; sie enthalten reichlich Eiweiß und fettes Öl, das ölsäure- und linolensäurereich ist. Stark ausgeprägt ist die Tendenz zur Mineralisierung – Verkieselung, Verkalkung und Cystolithenbildung – von Blattzellen.

Drogenliefernde Arten: *Cucumis melo:* Cucumis-melo-Fruchtstiele, Cucumis-melo-Samen. *Cucumis sativus:* Cucumis-sativus Früchte.

Cucumis melo L.

Synonyme: *Cucumis acidus* JACQ., *C. callosus* (ROETL.) COGN. et HARMS, *C. campechianus* H.B.K., *C. cicatricosus* STOCKS, *C. cubensis* SCHRAD., *C. deliciosus* SALISB., *C. eriocarpus* BOISS. et NOE, *C. eu-melo* PANG., *C. maculatus* WILLD., *C. maderaspatanus* ROXB., *C. melo agrestis* NAUD., *C. melo* var. *cultus* KURZ, *C. moschatus* S.F. GRAY, *C. orientalis* S. KUDR., *C. pedatifidus* SCHRAD., *C. pubescens* WILLD., *C. reginae* SCHRAD., *C. sativus* var. *facus* FORSSK., *C. sativus* var. *schemman* FORSSK., *C. umbilicatus* SALISB., *C. vilosus* BOISS. et NOE, *Cucurbita aspera* SOL. EX FORST., *Melo agrestis* PANG., *M. figari* PANG., *M. orientalis* NABIEV, *M. sativus* SAG. ex ROEM.[1]

Sonstige Bezeichnungen: Dt.: Echte Melone, Gartenmelone, Melone, Zuckermelone; engl.: Melon, musk melon; frz.: Cantaloupe, melon; it.: Pepone; span.: Meló; port.: Melão; russ.: Dynja.

Systematik: Zum Unterschied von den Gurken, deren Früchte von langgestreckter Form sind, besitzen die Melonen meist eine runde, kugelige Gestalt. Der näheren Ausgestaltung nach unterscheidet man drei Kulturgruppen:[10] Die Kantalupe-Melonen (var. *cantalupo* SER.) besitzen breite, mit Warzen bedeckte Rippen, die durch schmale, tiefe Furchen getrennt werden. Das Fruchtfleisch ist rot, gelb oder grün und von ausgezeichnetem, ananasartigem Geschmack.
Die Netzmelonen (var. *reticulata* SER.) sind nicht gerippt, stattdessen ist das Perikarp mit weißen oder gelbbraunen, netzartig miteinander verbundenen Korkleisten besetzt. Die Früchte bleiben sowohl an Größe als auch im Geschmack hinter den Kantalupen zurück.
Die Frucht der glatten Melonen (var. *melitensis* SER.) ist länglich. Rippen und Korkleisten treten stark zurück. Der Geschmack ist weniger aromatisch, dafür aber sind die Früchte infolge des hohen Zuckergehaltes sehr süß.
Bei den asiatischen Formen, den Schlangenmelonen (var. *flexuosus* NAUD. = *Cucumis flexuosus* L.), sind die Früchte länglich, gurkenförmig gebogen und der Länge nach gefurcht.
Auf eine Untergliederung der Art unter Einschluß von Wildformen sei hingewiesen:[11] ssp. *agrestis* (NAUD.) GREB., ssp. *conomon* (THUNB.) GREB., ssp. *dudaim* (THUNB.) GREB. und ssp. *melo*.

Botanische Beschreibung: Einjähriges Kraut mit bis über 1 m langem, liegendem oder mittels einfachen Wickelranken kletterndem, stechend-steifhaarigem Stengel. Laubblätter gestielt, aus herzförmigem Grund kurz fünflappig, mit abgerundeten, gezähnelten seitlichen Lappen und viel breiterem, stumpfem, gezähneltem Mittellappen, steifhaarig. Männliche Blüten in blattwinkelständigen Büscheln; ihre Blumenkrone ist 2 bis 2,5 cm breit und goldgelb. Weibliche Blüten einzeln, kurz gestielt, mit stachelborstigem Fruchtknoten und etwas mehr glockiger, ungefähr ebenso großer Blumenkrone wie an den männlichen Blüten. Frucht sehr groß, wohlriechend, ellipsoid bis kugelig, ohne Kanten, mit fester, außen glatter, netzig geaderter oder tief längsrippiger, grüner, brauner oder gelber Schale und meist gelbrotem oder rötlichem, seltener grünlichem, im Innern zuletzt flüssig werdendem Fruchtfleisch.[5]

Inhaltsstoffe: In Blatt, Stengel, Frucht und Samen kommen Δ7-Stigmastenol, Δ7,22-Stigmastadienol (α-Spinasterin), Δ7,25-Stigmastadienol und Δ7,22,25-Stigmastatrienol vor.[14] In den Blättern Flavonglykosyle, z. B. die sich von Isovitexin und Isoorientin ableitenden Monoglucoside Melosid A und L sowie deren Kaffeesäureester Melosid-a und -l.[14] Die Samen enthalten 30 bis 40 % fettes, schwach trocknendes Öl.[11]

Verbreitung: Tropisches Asien und Afrika.

Anbaugebiete: Südeuropa, Süden der ehemaligen Sowjetunion, Westafrika und tropisches Asien.[4]

Drogen: Cucumis-melo-Fruchtstiele, Cucumis-melo-Samen.

Cucumis-melo-Fruchtstiele

Synonyme: Pediculus Cucumis.

Sonstige Bezeichnungen: Chinesisch: Guadi, Kudingxiang, Tianguadi.

Definition der Droge: Die getrockneten Fruchtstiele.

Stammpflanzen: *Cucumis melo* L.

Inhaltsstoffe: Die Droge enthält die Cucurbitacine B, E (Elaterin, Melotoxin) und D, Isocucurbitacin B und Cucurbitacin B-2-*O*-β-D-pyranoglucosid. Mengenmäßig dominiert Cucurbitacin B mit einem Gehalt von ca. 1,4 %.[12]

Wirkungen: Cucurbitacin E und B enthaltende Rohextrakte (keine konkreten Angaben) sollen vor einem durch Tetrachlorkohlenstoff induzierten akuten und chronischen Leberschaden (Ratten) schützen. Dies kann anhand der meßbaren Abnahme von Leberzellen mit porösen, vakuolären und Zell-Degenerationen sowie an der beträchtlichen Abnahme pathologischer Läsionen dargestellt werden. Der Leberschutz zeigt sich außerdem an schneller Reparatur der zentralen, lobulären, nekrotischen Bereiche, Verminderung der Serum-Transaminasen-Aktivität und einem Anstieg der Glykogenspeicherung.[12]
Die Erhöhung der zellulären Immunität wurde im Rahmen klinischer Beobachtungen an Patienten mit chronisch persistierender Hepatitis nach Gabe von "Guadi"-Pulver Nasenspray (keine genauen Angaben) beobachtet. Der Anstieg der Lymphozytentransformationsrate von durchschnittlich 36,3

auf 60,6% in 2 bis 3 Wochen und der absoluten Lymphozytenzahl im peripheren Blut diente hierbei als Parameter. Der Zellanstieg wurde begleitet von einer progressiven Verbesserung der Leberfunktionen und einer Abnahme der Gelbsucht. Als Schlußfolgerung ergab sich eine Verbesserung der zellulären Immunität des Körpers. Ähnliche Resultate wurden allerdings in weniger Fällen durch die orale Verabreichung eines Rohextraktes (keine genauen Angaben) erzielt. In einigen Fällen waren nur schwache Reaktionen zu beobachten. In vier Fällen (Hepatitis mit persistierendem positiven Rheumafaktor und Hypergammaglobulinämie) zeigte sich keine Wirksamkeit, da offensichtlich eine Autoimmunität vorgelegen hat. Andererseits findet sich ein Hinweis, daß "Guadi" die Autoimmunität unterdrücken soll (keine konkreten Angaben).[12]
Die tägliche Gabe eines Extrakts (gewonnen aus 5 g Droge durch Mazeration in 100 mL Wasser) in jeweils zwei Einzelgaben führte bei 103 untersuchten Fällen von akuter Hepatitis ungeklärter Genese nach 5 Tagen in 70,9% und nach 10 Tagen in 95% der Fälle zu einem Abklingen der Gelbsucht.[12] Bei Entlassung aus dem Krankenhaus waren alle Leberfunktionstests im Ergebnis normal. Bei klinischer Anwendung muß eventuell die Dosis reduziert werden. Weitere klinische Daten werden nicht mitgeteilt, so daß die Ergebnisse nicht beurteilbar sind.[12]

Volkstümliche Anwendung und andere Anwendungsgebiete: Ein Kräuterkundiger aus der Yuan Dynastie, Wang Haogu, nutzte "Guadi" Pulver (keine genauen Angaben) als Haupttheilmittel bei Fehlen des Geruchsinns. Das "Rhinitis Pulver" bestehend aus 3 g Pediculus Cucumis, 0,9 g Rhizoma Coptidis Pulver und 0.3 g synthetischem Borneol wurde zur Behandlung chronischer Rhinitis benutzt. Es war in 324 Fällen wirksam.[12] Klinische Daten liegen nicht vor, so daß eine Beurteilung nicht möglich ist. Die Wirksamkeit ist somit nicht belegt.

Akute Toxizität: Intoxikationen und Tod können nach Einnahme von 30 Stück "Guadi" auftreten. Die toxischen Symptome und Anzeichen beinhalten Erbrechen, Atmungs- und Kreislaufversagen, erhöhte Serumtransaminasen und Myokardschäden (darstellbar im EKG). Die direkte Todesursache war zentrale Atemlähmung. Da keine detaillierten Daten vorliegen, ist eine Beurteilung nicht möglich.[12]

Cucumis-melo-Samen

Synonyme: Semen cucumeris melonis, Semen melonis.
Semen cucumeris melonis

Sonstige Bezeichnungen: Dt.: Zuckermelonensamen; engl.: Melon seeds; frz.: Semences du melon sucré.

Definition der Droge: Der ganze Same.

Stammpflanzen: *Cucumis melo* L.

Ganzdroge: Die Samen sind von gelblicher Farbe und besitzen eine länglich-elliptische Form. Die glatten Samen sind etwa 10 bis 12 mm lang und 5 bis 6 mm breit, am Scheitel abgerundet und an der schwach zugespitzten Anheftungsstelle leicht gerandet. Die Samenschale ist leicht ablösbar und zeigt darunter den blendendweißen Embryo mit großen, flachen Keimblättern und kleiner Wurzelanlage.[15]

Inhaltsstoffe: Δ7-Stigmastenol, Δ7,22-Stigmastadienol (α-Spinasterin), Δ7,25-Stigmastadienol und Δ7,22,25-Stigmastatrienol.[14] 30 bis 40% fettes, schwach trocknendes Öl mit etwa 10 bis 13% Palmitin-, 4,5 bis 6% Stearin-, 27 bis 37% Öl-, 44 bis 50% Linol-und Myristinsäure im Säureanteil. L(-)-Tryptophan, L(-)-Histidin und β-Pyrazolylalanin sowie ca. 2,6% Globulin.[20]

Wirkungen: Wäßrige und alkoholische Extrakte aus den ganzen und geschälten Samen und das fette Öl der Samen sollen vermizid auf Rund- und Bandwürmer der Katze wirken. Die Präparate waren dabei in Dosen bis zu 8 g für Katzen nicht toxisch.[16] Nähere Angaben fehlen.

Volkstümliche Anwendung und andere Anwendungsgebiete: Die Samen als Diureticum (keine konkreten Angaben), selten auch als Anthelminthicum.[20] Die Wirksamkeit der Droge bei diesen Anwendungen ist nicht belegt.

Sonst. Verwendung: *Haushalt.* Das Öl der Samen (Oleum Melonis/Melonensamenöl; engl.: Melon seed oil; frz.: Huile de melon) als Speiseöl.[11] *Industrie/Technik.* Das Samenöl zur Seifenfabrikation und als Brennöl.[1]

Cucumis sativus L.

Synonyme: *C. esculentus* SALISB., *C. hardwickii* ROYLE, *C. muricatus* WILLD., *C. sativus* ssp. *hermaphroditus* FILOV, *C. sphaerocarpus* GABAEV.[4]

Sonstige Bezeichnungen: Dt.: Gurke; engl.: Cucumber; frz.: Concombre,Cornichon; arabisch: Khiar; chinesisch: Tseng kwa, wong kwa; grch.: Anguri; it.: Cetriolo, Cocomero; japanisch: Ki uri; russ.: Ogurec.

Systematik: Von *C. sativus* existieren zahlreiche Kultivare, die sich in Form, Farbe, Geschmack und Verwendung sowie in ihren photoperiodischen und ökologischen Ansprüchen stark unterscheiden.
Von besonderer praktischer Bedeutung war die Auslese nichtbitterer Gurkenfrüchte. Ursprünglich waren alle Cucumis-Formen, bedingt durch das Vorkommen des Bitterstoffs Elaterinid, welcher besonders am Fruchtstielansatz auftritt, bitter. Untersuchungen des Erbgangs des Faktors "Bitterkeit" zeigten, daß er von einem Allelenpaar abhängt. Bitterkeit ist als natürlicher Schutzfaktor (Fraßgift) dominant. Chromosomenzahl 2n = 14.[6]

Botanische Beschreibung: Einjähriges Kraut mit 1 bis 4 m langem, niederliegendem oder mittels einfacher Wickelranken kletterndem, borstig-steifhaarigem Stengel. Laubblätter gestielt, aus herzförmigem Grund handförmig-fünflappig oder fünfekkig mit fast gleichgroßen, spitzen spitz-gezähnten Lappen, borstig-behaart. Männliche Blüten in Büscheln, mit 2 bis 3 cm breiter, goldgelber Blumenkrone. Weibliche Blüten einzeln in den Blattwinkeln. Blumenkrone breit, goldgelb. Fruchtknoten mit auf Knötchen sitzenden Stachelborsten dicht besetzt. Frucht länglich bis lang walzlich, gerade oder gekrümmt, 3- bis 6-kantig, höckerig-warzig, gelb, mit 3 zweiteiligen, vielsamigen Fächern. Fruchtfleisch grün oder weißlich.[5]

Inhaltsstoffe: Die Blätter von *C. sativus* L. cultivar "Hanzil" stellen die einzige bekannt Quelle von Cucurbitacin C dar.[14] In Blatt, Stengel, Fruchtfleisch und Samen kommen ferner die in der Familie sehr verbreiteten Phytosterole Δ7-Stigmastenol, Δ7,22-Stigmastadienol (α-Spinasterin), Δ7,25-Stigmastadienol und Δ7,22,25-Stigmastatrienol vor.[14] Ein charakteristischer Aromastoff ist das *trans*-2-*cis*-6-Nonadienal. In Samen und Keimpflanzen finden sich 1,3-Diaminopropan und Spermidin.[14] Die Samen enthalten ca. 30 bis 50 % fettes Öl.[14]

Verbreitung: Heimisch im nördlichen Teil Ostindiens und in Afrika.

Anbaugebiete: Kultiviert in Afrika, Amerika, Europa und Asien.[4]

Drogen: Cucumis-sativus-Früchte.

Cucumis-sativus-Früchte

Sonstige Bezeichnungen: Dt.: Gurke, Salatgurke; engl.: Cucumber; frz.: Concombre.

Definition der Droge: Die unreifen Früchte.

Stammpflanzen: *Cucumis sativus* L. ssp. *sativus*.

Herkunft: Aus konventionellem Anbau.

Inhaltsstoffe: Δ7-Stigmastenol, Δ7,22-Stimastadienol (α-Spinasterin), Δ7,25-Stigmastadienol und Δ7,22,25-Stigmastatrienol.[14] Charakteristische Aromastoffe sind *cis*-3-*cis*-6-Nonadienal, *trans*-2-*cis*-6-Nonadienal und *cis*-3-Nonenal.[17] Das Fruchtfleisch enthält 0,8 % Eiweiß, 0,2 % Fett, 2,0 bis 2,8 % Kohlenhydrate und ca. 95,5 % Wasser. Mineralien (mg/100 g): Na (8), K (141), Ca (15), Mg (8), Fe (0,5), P (23), Mn (0,2), Cu (0,1), Zn (0,2), Cl (37), F (0,02), I (0,03). Vitamine (mg/100 g): A (0,028), B_1 (0,02), B_2 (0,03), Niacin (0,2), Folsäure (0,02) sowie Vitamin C (11).[17,18] Darüberhinaus werden Lectine beschrieben, welche Oligosaccharide mit 1,4-β-verknüpften *N*-Acetylglucosaminen binden.[13]

Volkstümliche Anwendung und andere Anwendungsgebiete: Bei Infektionen der Harnwege (Saft der überreifen Früchte vermischt mit Mußkatnuß). Es fehlen konkrete Angaben.[11] Zur Behandlung von Melaninhyperpigmentierungen wird auf die Anwendung von frischem Gurkensaft hingewiesen sowie auf "Tinctura cucumis" (= Gurkensaft und Alkohol im Verhältnis 1:10).[19] Es liegen keine klinischen Studien vor. Die Wirksamkeit ist nicht ausreichend belegt.

Sonst. Verwendung: *Kosmetik.* Gurkenmilch (Saft vermischt mit Milch);[20] Gurkenpomade (unter Verwendung von frisch gepreßtem Gurkensaft);[20] Gurken-Cold-Cream (nach Askinson): 434 g frischer Gurkensaft erwärmt auf ca. 65 °C, filtriert und zu einer Salbe mit je 28 g Walrat, Wachs und 450 g Mandelöl vermischt.[20] Gurken-Essenz (nach Evers): Filtriertes Mazerat aus 2 kg geschälten und zerkleinerten Gurken mit 2,5 L Spiritus.[20] *Haushalt.* Früchte in zahlreichen Versionen (roh, gekoch, saure Gurken, Essiggurken, usw.)

1. Melchior H (Hrsg.) (1964) Englers Syllabus der Pflanzenfamilien, Bd. II, Bornträger, Berlin-Nikolassee, S. 343–344
2. Jeffrey C (1980) A review of the Cucurbitaceae. Bot J Linn Soc 81:233–247
3. Cogniaux A, Harms H (1924) Cucurbitaceae. Englers Pflanzenreich 88 (IV, 275):1–246
4. Schultze-Motel J (Hrsg.) (1986) Rudolf Mansfeld Verzeichnis landwirtschaftlicher und gärtnerischer Kulturpflanzen. 2. Aufl., Bd. 2, Springer, Berlin Heidelberg New York, S. 915–924
5. Heg (1979) Bd. VI/2, S. A18
6. Brücher H (1977) Tropische Nutzpflanzen, Springer, Berlin Heidelberg New York, S. 283–288
7. Teuscher E, Lindequist U (1987) Biogene Gifte, Fischer, Stuttgart New York, S. 147–148
8. Rehm S (1960) Die Bitterstoffe der Cucurbitaceen. Ergeb Biol 22:108–136
9. Wolf HU (Hrsg.) (1992) Gifte. Hagers Handbuch der Pharmazeutischen Praxis, 5. Aufl., Bd. 3, Springer, Berlin Heidelberg New York, S. 358–360
10. Rauh W (1950) Morphologie der Nutzpflanzen, Quelle, Leipzig
11. Zan
12. Chang HM, But P PH (Hrsg.) (1987) Pharmacology and Applications of Chinese Materia Medica, Vol. 2, World Scientific, Singapore
13. Allen AK (1979) Biochem J 183:133–137
14. Hgn, Bd. 3, S. 614–624; Bd. 7, S. 155; Bd. 8, S. 365–372
15. Berger F (1964) Handbuch der Drogenkunde, Bd. VI, Maudrich, Wien, S. 319–320
16. Brand M (Hrsg.) (1962) Arzneipflanzen in der Sowjetunion, Berichte des Osteuropa-Instituts an der Freien Universität, Heft 44
17. Belitz HD, Grosch W (1987) Lehrbuch der Lebensmittelchemie, Springer, Berlin Heidelberg New York, S. 592, 615
18. Cremer HD, Aign W, Elmadfa I (1984) Die große GU Nährwert Tabelle, Gräfe und Unzer, München
19. Korting GW, Frank P (1987) Diagnose und Therapie der Hautkrankheiten, Schattauer, Stuttgart New York, S. 147
20. Hag, Bd. IV, S. 357–359

HM

Cucurbita

HN: 2024300

Familie: Cucurbitaceae.

Unterfamilie: Cucurbitoideae.

Tribus: Cucurbiteae.

Subtribus: Cucurbitinae.

Gattungsgliederung: Die Gattung Cucurbita L. (Syn.: Pepo MILLER; Kürbis) umfaßt etwa 25 Arten, von denen weltweit *C. pepo* L. (Gemeiner Ölkürbis, Garten- oder Sommerkürbis), *C. maxima* DUCH. (Riesen-, Speise- oder Winterkürbis), *C. moschata* DUCH. ex POIR. (Moschus-, Muskat- oder Bisamkürbis), *C. mixta* PANG. und *C. ficifolia* BOUCHÉ (Feigenblattkürbis) zur Gewinnung von "Kürbiskernöl" angebaut werden. Von den angebauten Arten existieren aufgrund intensiver züchterischer Bearbeitung noch zahlreiche Convarietäten, Varietäten, Sorten und Formen.[1-4] Besonders farbenprächtig und formenmannigfaltig hinsichtlich ihrer Früchte sind Zierkürbisse. Einige Varietäten werden auch als Nahrungspflanzen genutzt. Sie weisen länglich-gurkenartige Früchte auf und werden wie Gurken unreif als Gemüse verzehrt; bekannt sind z. B. Zucchini, die Früchte von *C. pepo* L. conv. *giromontiina* GREB.[3]
Die Abstammung der kultivierten Arten ist im einzelnen noch ungeklärt. Eine Schlüsselstellung dürfte die Wildart *C. lundelliana* BAILEY spielen. Verwendet man die Kulturarten in Kreuzungsexperimenten als männliche Pflanzen, so erhält man mit *C. lundelliana* leicht Bastarde; reziproke Kreuzungen gelingen meist weniger gut.[72]

Gattungsmerkmale: Einjährige oder selten ausdauernde, niederliegende oder mit Hilfe von ästigen, zwei- bis mehrspaltigen Ranken kletternde, krautige Pflanzen. Blätter wechselständig, ungeteilt oder handförmig gelappt (s. Abb.). Blüten einhäusig (ausnahmsweise zwittrig), einzeln stehend. Blütenboden glockig, mit 4 bis 7, meist aber 5 schmalen Kelchblättern. Krone gelb, in der Regel fünfspaltig, groß und glockig oder trichterförmig. Staubblätter 5, meist je 2 paarweise miteinander verwachsen. Antheren S-förmig gekrümmt, zu einer zentralen Säule verbunden, die bei paarweiser Verwachsung der Staubfäden von scheinbar 3 breiten Staubfäden getragen wird, die zwischen sich drei Lücken frei lassen; zuweilen auch alle 5 Staubfäden frei ausgebildet. Weibliche Blüten mit dreieckigen oder gelappten Staminodien und unterständigem, selten halbunterständigem, drei- bis fünffächerigem Fruchtknoten mit zahlreichen Samenanlagen. Griffel 1, kurz, mit 3 bis 5 zweilappigen Narben. Früchte verschieden gestaltet, sehr groß, mit derber Schale und saftigem Fruchtfleisch, reichsamig. Samen ellipsoid, flachgedrückt, meist wulstig umrandet.[72]
Die angebauten Arten der Gattung Cucurbita weisen in der Ausbildung von Samenflächen, Samenrand und Samenspitze eine Reihe von Unterschieden auf, die z. T. zur Artbestimmung herangezogen werden können,[4-6] da bei den einzelnen Arten die Samen nicht einheitlich sind; die Unterschiede treten in erster Linie aufgrund unterschiedlicher Verholzung einzelner Testaschichten sowie durch Einlagerung von Farbstoffen zu Tage. So findet man z. B. bei *C. ficifolia* neben Formen mit schwarz oder dunkelbraun gefärbten Samen auch weißsamige Typen, für *C. mixta* sind Formen mit brauner und andere mit weißer Samenschale, daneben Formen mit besonders breitem, häufig dunkel gefärbtem Samenrand beschrieben worden.

Verbreitung: Die meisten Kürbisarten sind in Süd- und Mittelamerika heimisch; einige sind nördlich bis in die Südstaaten der USA (vor allem Texas) verbreitet.[72] In der Vergangenheit hat man für die kultivierten Kürbisarten verschiedentlich einen altweltlichen Ursprung angenommen. Neuerdings wird jedoch übereinstimmend davon ausgegangen, daß alle Kürbisarten aus der Neuen Welt stammen.[3,72]
Die kultivierten Kürbisarten werden hauptsächlich in China, Rumänien, Ägypten, Argentinien, Türkei, Italien, Japan und Syrien angebaut und von dort aus in alle Welt exportiert.[3,4]

Inhaltsstoffgruppen: *Cucurbitacine.* In chemotaxonomischer Hinsicht fällt die Gattung Cucurbita durch ihre bitter schmeckenden Cucurbitacine (Cu) auf. In der Regel sind die Samen und somit auch die Embryonen völlig frei von Bitterstoffen. Sobald die Keimung beginnt, werden die Cucurbitacine synthetisiert. Möglicherweise besteht ein Zusammenhang zwischen dem Auftreten von Cu B (α-Ketoltyp) und Cu E (Diosphenoltyp) in den Keimpflanzen und der systematischen Stellung der Arten. Die primitiveren wild wachsenden Cucurbita-Arten wie *C. andreana*, *C. sororia* und *C. lundelliana* haben in den Keimwurzeln und/oder in den Keimblättern nur Cu B, die abgeleiteten Arten wie *C. texana*, *C. cylindrata*, *C. foetidissima*, *C. palmata*

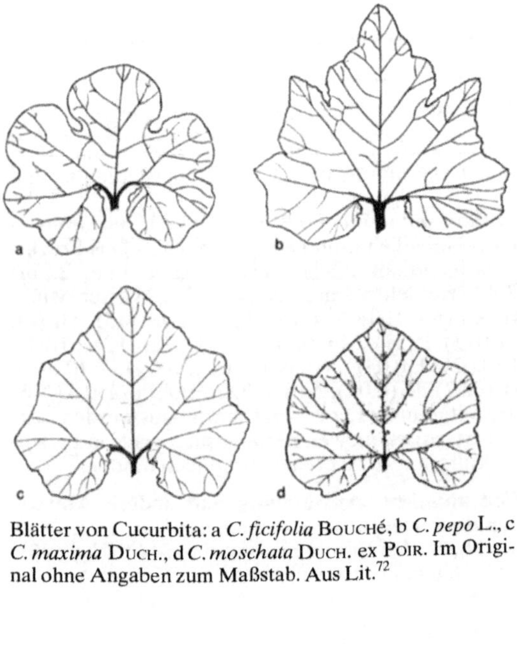

Blätter von Cucurbita: a *C. ficifolia* BOUCHÉ, b *C. pepo* L., c *C. maxima* DUCH., d *C. moschata* DUCH. ex POIR. Im Original ohne Angaben zum Maßstab. Aus Lit.[72]

und *C. okeechobeensis* besitzen Cu B und Cu E oder auch nur Cu E. Eine ähnliche Feststellung gilt auch für die kultivierten Cucurbita-Arten. *C. ficifolia* und *C. mixta* haben in den Keimwurzeln keine Bitterstoffe, in den Keimblättern findet man nur Cu B. Demgegenüber liegen bei *C. maxima*, *C. moschata* und *C. pepo* in den Keimwurzeln und Keimblättern in unterschiedlicher Menge Cu B und Cu E vor. Danach erscheinen *C. ficifolia* und *C. mixta* als primitiv und mögen mit den Wildarten *C. andreana*, *C. sororia* oder *C. lundelliana* in Verbindung gebracht werden.[7]
In der ausgewachsenen Pflanze kann man Cucurbitacin-Bitterstoffe in Wurzeln, Blättern, Stengeln und Früchten finden. Viele wildwachsenden Cucurbita-Arten wie *C. cylindrata*, *C. foetidissima*, *C. lundelliana* und *C. okeechobeensis* enthalten im Sproß relativ hohe Cucurbitacin-Mengen (0,01 bis 0,03 %).[7,8] Nachgewiesen wurden in *C. palmata* Cu B,D,I, in *C. andreana* Cu B,D, in *C. maxima* Cu B,D,E, in *C. microcarpina* Cu B,E,I, in *C. okeechobeensis* Cu D,J,K, in *C. pepo* Cu B,E, in *C. pepo* var. *ovifera* Cu B,D,E,G,H,I,J,K, in *C. mixta* Cu B, in *C. lundelliana* Cu B,D,R, Dihydrocucurbitacin B und in *C. foetidissima* Cu Iso-B,E,D und deren Glykoside.[8,9]
24-Alkyl-Δ^7-sterole. Als weitere typische Inhaltsstoffe der Gattung Cucurbita gelten 24-Alkyl-Δ^7-sterole, die von geringen Mengen Δ^5- und Δ^8-Sterolen begleitet werden. Die Sterole sind hauptsächlich im Samen lokalisiert, geringere Mengen im Pericarp und im Sproß. Alle Sterole besitzen das Cholestan-Grundgerüst mit einer β-ständigen OH-Gruppe am *C*-3. Bei den Δ^7- und Δ^8-Sterolen sind die Ringe A und B trans verknüpft (5α-Sterole). Die 24-Methyl-, 24-Methyl-Δ^{22}-, 24-Ethyl- und 24-Ethyl-Δ^{22}-Sterole liegen als *C*-24-Epimerengemisch vor, in dem das 24α-Epimer in der Regel dominiert. Demgegenüber bestehen die 24-Ethyl-Δ^{25}- und 24-Ethyl-$\Delta^{7,22,25}$-Sterole fast ausschließlich aus den 24-β-Epimeren. Δ^7-Sterole, die im Pflanzenreich relativ selten vorkommen, bilden mit 80 bis 90 % den Hauptanteil an der Sterolfraktion.[10-13]
Pentacyclische Triterpensäuren. In der Gattung Curarbita weitverbreitet sind auch pentacyclische Triterpensäuren, die vorwiegend in der Wurzel auftreten.[8,9]
Fette Öle. Die fetten Öle in den Samen der verschiedenen Kürbisarten sind relativ arm an konjugierten Dien- und Triensäuren. Von 17 geprüften Arten wiesen lediglich *C. cordata*, *C. digitata* und *C. palmata* in ihrem fetten Öl etwa 10 bis 25 % konjugierte Triensäuren auf.[14,15]
Cucurbitin. Die seltene Aminosäure Cucurbitin (3-Aminopyrrolidin-3-carboxylsäure) dürfte ein typischer Inhaltsstoff der Gattung Cucurbita sein, da die Substanz bisher in allen untersuchten Cucurbita-Arten nachgewiesen werden konnte.[16]

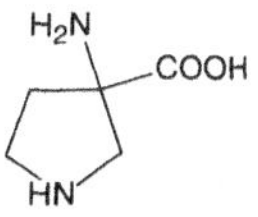

Cucurbitin

Drogenliefernde Arten: *Cucurbita maxima*: Cucurbitae semen.
Cucurbita moschata: Cucurbitae semen.
Cucurbita pepo: Cucurbitae peponis semen, Cucurbita pepo hom. *HAB34*.

Cucurbita maxima Duch.

Synonyme: *Cucurbita potiro* Pers., *Pepo macrocarpus* Rich. ex Spach, *Pepo maximus* Peterm., *Pepo potiro* Sag.

Sonstige Bezeichnungen: Dt.: Melonenkürbis, Riesenkürbis; engl.: Pumpkin, Winter Squash; frz.: Courge, Potiron; holl.: Reuzenkalebas; it.: Cocuzza, Zucca; pol.: Dynia olbrzymia; russ.: Tykva.

Systematik: Von *C. maxima* existieren zahlreiche Formen und Varietäten. So kann man Formen mit dicker, zumeist brauner, gelegentlich auch gelber, rötlicher oder schmutzig-dunkelbrauner Samenschale (*C. maxima* f. *pachysperma*) und Formen mit dünner, weißer Samenschale (*C. maxima* f. *leptosperma*) unterscheiden.[5,17] Der Unterschied der beiden Samentypen wird durch die verholzte bzw. nicht verholzte Testaepidermis hervorgerufen. Verholzung dieser Schicht führt zur Braunschaligkeit der Samen. Von *C. maxima* sind zwei Subspecies bekannt:[18]
ssp. *andreana* (Naud.) Filov (Syn.: *C. andreana* Naud.; *C. maxima* convar. *parvifructina* Greb.);
ssp. *maxima*. Hierher gehören alle bekannten Kulturformen:[18]

- convar. *bananina* Greb. Convarietät mit meist hochgezüchteten Sorten.
- convar. *hubbardina* Greb. Convarietät, die besonders in den USA kultiviert wird.
- convar. *maxima*. Winterkürbis; die Früchte sind groß bis sehr groß, bei einigen Sorten sind über die Blattfläche silbrigweiße Flecken verteilt.
- convar. *parvifructina* Greb. Kultursorte mit kleinen Früchten.
- convar. *turbaniformis* (Roemer) Alef. (Syn.: *C. turbaniformis* Römer; *Pileocalyx elegans* Gaspar). Turbankürbis; Blüten mit mittelständigem Fruchtknoten, Früchte niedergedrückt, mit deutlich sichtbarem höckerigem Rand. Die Convarietät erreicht ihre größte Mannigfaltigkeit in Chile und in den ehemaligen mittelasiatischen Sowjetrepubliken.
- convar. *zapallitina* Greb. (Syn.: *C. rapallito* Carr.; *C. zapallito* Carr.; *C. maxima* var. *zipinca* Millan; *C. maxima* var. *triloba* Millan). Einzige Convarietät, die bei *C. maxima* die kurztriebigen bzw. buschförmigen Pflanzen umfaßt. Sie wird hauptsächlich in Südamerika kultiviert und ist außerhalb ihrer Heimat kaum bekannt.

Botanische Beschreibung: Pflanze einjährig, krautig, Stengel niederliegend oder mittels der mehrspaltigen Ranken kletternd, bis über 4 m lang, rund, knotig steifhaarig, aber nicht stachelig behaart. Laubblätter gestielt, am herzförmigen Grunde fünf- bis siebenlappig, mit abgerundeten, durch schwache Buchten voneinander getrennten Lappen, steif-borstig bis steifhaarig (s. Gattungsmerkmale, Abb. der Blätter). Männliche Blüten in blattwinkelständigen Büscheln, die weiblichen einzeln; die Stiele sowohl der männlichen wie der weiblichen Blüten rund. Kelchröhre der männlichen Blüten trichterförmig mit linealen bis fast fädlichen Zipfeln. Blumenkrone 7 bis 10 cm breit, goldgelb. Frucht meist sehr groß, 60 bis 100 kg schwer, mit kaum faserigem Fleisch und nicht zerfließenden Plazenten. Chromosomenzahl: n = 20. Blütezeit: Juni bis September.[3,4,6,72]

Inhaltsstoffe: *Flavonoide.* Keimpflanzen enthalten in den Kotyledonen zehn verschiedene Flavonol-3-*O*-glykoside; Rutin, das Hauptflavonoid Nicotiflorin, Astragalin, Isoquercitrin, Narcissin, ein Isorhamnetin-3-*O*-biosid (mit Glucose, Galactose), zwei Kämpferol-3-*O*-trioside (mit Glucose, Rhamnose, Galactose), ein Quercetin-3-*O*-triosid (mit Glucose, Rhamnose, Galactose) und ein Isorhamnetin-3-*O*-triosid (mit Glucose, Rhamnose).[19]
Carotinoide. Im Fruchtfleisch findet man β-Carotin, Lycopin, α-Cryptoxanthin und β-Cryptoxanthin, Lutein, Zeaxanthin, Lutein-5,6-epoxid, Antheraxanthin, Violaxanthin, Neoxanthin, Cucurbitaxanthin A und B.[20]
Cucurbitacine. Die Antheren der Staubblätter enthalten bei allen untersuchten Sorten die Cucurbitacine B, D, G, H und E.[20]

Verbreitung: *C. maxima* ist im tropischen Amerika heimisch; das ursprüngliche Verbreitungsgebiet erstreckt sich vom nördlichen Argentinien und Bolivien bis in das südliche Peru. Heute ist die Kürbisart weltweit verbreitet.[72]

Anbaugebiete: Verschiedene Sorten von *C. maxima* werden weltweit als Gemüsepflanzen und Viehfutter angebaut.[72]

Drogen: Cucurbitae semen.

Cucurbitae semen (Cucurbita-maxima-Samen, Kürbissamen)

Synonyme: Semen Cucurbitae.

Sonstige Bezeichnungen: Dt.: Kürbiskerne/Kürbissamen; engl.: Pumpkin seeds; frz.: Graine de pépon.

Monographiesammlungen: Cucurbitae semen *Ned 6*/ Semen cucurbitae *EB 6*, Cucurbita *BPC 34*, Abóbora *Brasil 2*.

Definition der Droge: Die reifen, getrockneten oder frischen Samen oder die von der Samenschale befreiten Samenkerne.

Stammpflanzen: *Cucurbita maxima* DUCH. und Cultivare.

Herkunft: Die Droge stammt aus dem Anbau.

Ganzdroge: Samen 20 bis 29 mm lang, 12 bis 14 mm breit, 4 bis 5 mm dick, breit- oder schmal-eiförmig, meist flach berandet, ohne deutlich erhobenem Schwielenrand, wobei der weiße Rand gegen die Farbe des übrigen Teils der Samenschale absticht, weiß oder braun, mit haftender, durchscheinender Pulpahülle.[6,72,73]

Schnittdroge: Sensorische Eigenschaften: Der Kürbissamen schmeckt ölig-süßlich.[73]
Mikroskopisches Bild. Die Testa ist aus fünf unterschiedlich strukturierten Schichten aufgebaut, wobei die Schichten II bis V bei beiden Samenschalentypen gleichgestaltet sind; die Schichten II bis IV sind verholzt, Schicht V ist parenchymatisch. Der Unterschied zwischen dem braunen und weißen Samenschalentyp liegt im Aufbau der Epidermis (s. Abb.). Der braunschalige Typ besitzt meist langgestreckte Epidermiszellen mit gelblichen, stark verdickten und verholzten Zellwänden. Die Länge der Epidermiszellen kann von Pflanze zu Pflanze stark differieren (s. Abb.). Beim weißschaligen Typ sind die Epidermiszellen nicht verdickt. Man kann lediglich an den Radialwänden aus Cellulose bestehende Verdickungsleisten erkennen. Beim reifen Samen sind die Epidermiszellen zusammengedrückt oder es sind nur noch die Verdickungsleisten vorhanden. (s. Abb.).[6]

Inhaltsstoffe: *Sterole.* Im Samen kommen nebeneinander 24α- und 24β-Alkylsterole vor;[10–12,22–24] davon sind ca. 18 % Δ^5-Sterole (7,2 mg/100 g Samen), ca. 80 % Δ^7-Sterole (33 mg/100 g Samen) und ca. 2 % Δ^8-Sterole (1 bis 2 mg/100 g Samen).
Δ^5-Sterole. 24β-Ethyl-cholesta-5,22,25(27)-trien-3β-ol (25(27)-Dehydroporiferasterol) (1k), 24β-Ethyl-cholesta-5,25(27)-dien-3β-ol (Clerosterol) (1i), 24*Z*-Ethyliden-cholest-5-en-3β-ol (Isofucosterol) (1h), 24α-Ethyl-cholesta-5,22-dien-3β-ol (Stigmasterol) (1f), 24α-Ethyl-cholesta-5-en-3β-ol (Sitosterol) (1e), 24α-Methyl-cholest-5-en-3β-ol (Campesterol) (1c), 24β-Methyl-cholesta-5,25(27)-dien-3β-ol (Codisterol), Cholesterol (1a), Cholesta-5,24-dien-3β-ol (1b).
Δ^7-Sterole. 24β-Ethyl-cholesta-7,22,25(27)-trien-3β-ol (25(27)-Dehydroporiferasterol) (2k), 24β-Ethyl-cholesta-7,25(27)-dien-3β-ol (2i), 24*E*/*Z*-Ethyliden-cholest-7-en-3β-ol (Isoavenasterol/Avenasterol) (2h), 24α/β-Ethyl cholesta-7,22-dien-3β-ol (Spinasterol/Chondrillasterol) (2f), 24α-Ethyl-cholest-7-en-3β-ol (Dihydrospinasterol) (2e), 24α/β-Methyl-cholest-7-en-3β-ol (2c), 24-Methylen-cholest-7-en-3β-ol (Episterol) (2d), 24β-Methyl-cholesta-7,25(27)-dien-3β-ol (25(27)-Dehydrofungisterol).
Δ^8-Sterole. 24α-Ethyl-cholesta-8,22-dien-3β-ol und 24β-Ethyl-cholesta-8,22-dien-3β-ol (3f), 24β-Ethyl-cholesta-8,25(27)dien-3β-ol (3i), 24β-Ethyl cholesta-8,22,25(27)-trien-3β-ol (3k).
Weitere Inhaltsstoffe. Der Samen enthält noch die beiden pentacyclischen Triterpene α- und β-Amyrin,[22] Proteine wie z. B. Euglobuline,[25] über 30 verschiedene Diterpen-Derivate mit Gibberellan- und Kauran-Grundgerüst[26–28] sowie fettes Öl (ca. 32 %).[14,29] Der Fettsäureanteil setzt sich, je nach Herkunft und Varietät, aus 16 bis 22 % Palmitinsäure, 6 bis 8 % Stearinsäure, 27 bis 47 % Ölsäure und

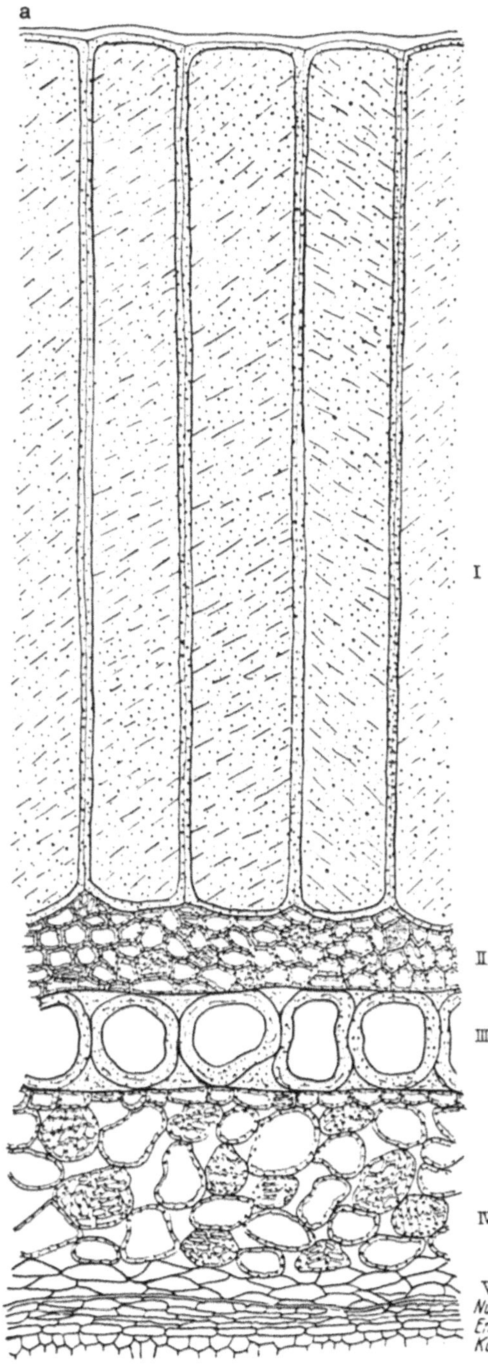

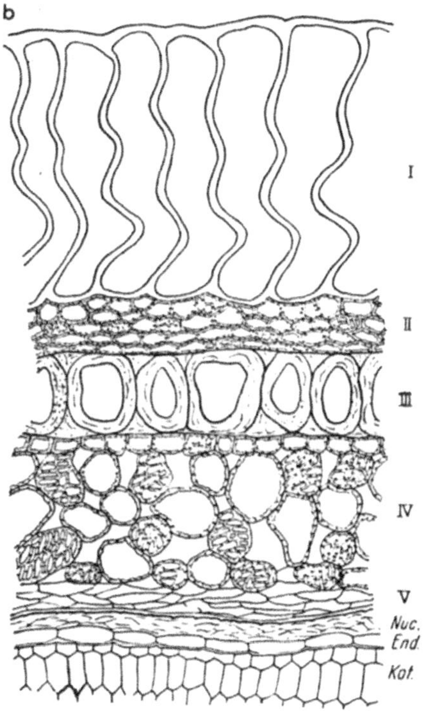

Querschnitt durch die Testa des reifen Samens von *C. maxima*: a braunschalige Form, b weißschalige Form; I bis V Testaschichten; Nuc. Nucellus; End. Endosperm; Kot. Kotyledonen. Im Original ohne Angaben zum Maßstab. Aus Lit.[6]

31 bis 43 % Linolensäure zusammen.[14,29] In den Samen konnten noch Trypsin-Inhibitoren[30,31] und zu 0,5 bis 1,9 % die seltene Aminosäure Cucurbitin nachgewiesen werden; letztere wird als vermifuges Prinzip der Droge Cucurbitae semen angesehen.[32–36] Cucurbitacine fehlen dagegen in der Droge.

Reinheit:
- Max. Aschegehalt: 5 % *EB6*, *Brasil2*.
- Max. Feuchtigkeitsgehalt: 12 % *Brasil2*.

Lagerung: Bei einer relativen Luftfeuchtigkeit unter 5 % und nicht länger als 1 Jahr *Ned6*.

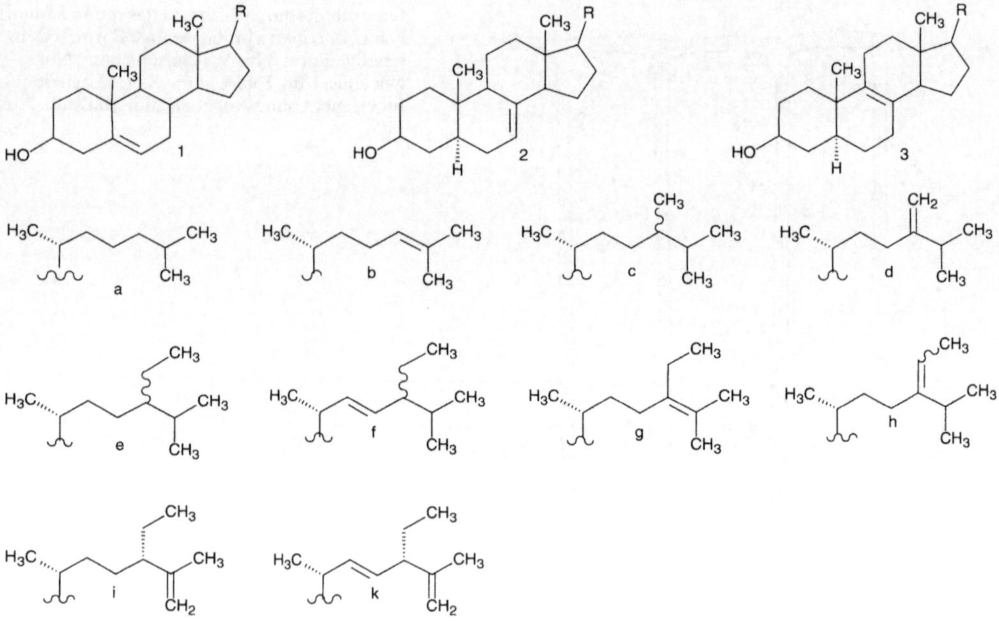

Sterole in der Gattung Cucurbita. Alle *C*-22-(*C*-23)-Doppelbindungen weisen (*E*)-Konfiguration auf. Bei den Δ^7- und Δ^8-Sterolen sind die Ringe A und B trans verknüpft (5α-Sterole). Die Zuordnung der Strukturen zu den einzelnen Verbindungen erfolgt im Text (s. Inhaltsstoffe der Droge Cucurbitae semen von *C. maxima*)

Anwendungsgebiete: Die Droge wird in gleicher Weise verwendet wie Cucurbitae peponis semen.

Cucurbita moschata Duch. ex Poir.

Synonyme: *Cucurbita hippopera* Ser., *C. macrocarpa* Gasp., *C. pepo* var. *melonaeformis* et var. *toonas* Makino, *C. spathularis* Schrad., *Gymnopetalum calyculatum* Miq., *Pepo moschatus* et *P. eximius* Sagaret.[18]

Sonstige Bezeichnungen: Dt.: Bisamkürbis, Moschuskürbis; engl.: Pumpkin, Squash Cushaw; frz.: Courge, Musquée; it.: Zucca di spaqua; pol.: Dynia pizmowa.

Systematik: Von *C. moschata* sind keine Wildformen bekannt. Beschrieben sind lediglich Kulturformen:

- convar. *abbreviatina* Greb. (Syn.: *C. moschata abbreviata* Alef.; *C. moschata melonaeformis* Bailey; *C. moschata melonaeformis* Carr.; *C. moschata* var. *turcestanica* Zhiteneva). Es handelt sich um meist hochgezüchtete Sorten.[18]
- convar. *japonica* (Zhit.) Greb. (Syn.: *C. moschata* var. *japonica* Zhiteneva; *C. moschata* var. *melonaeformis* Bailey; *C. moschata* var. *melonaeformis* et var. *toonas* Makino). Meist hochgezüchtete Gemüsesorten, gezüchtet in Südjapan.[18]
- convar. *moschata* (Syn.: *C. moschata barbarica* Alef.; *C. moschata* var. *indica* Zhiteneva; *C. moschata* var. *turcestanica* Zhiteneva). Die in Europa bekannteste Form.[18]
- convar. *nativa* Greb. (Syn.: *C. moschata* var. *columbica* Zhiteneva; *C. moschata* var. *melonaeformis*; *C. moschata* var. *mexicana* Zhiteneva). Häufig primitive Formen aus dem tropischen Amerika.[18]

Botanische Beschreibung: Pflanze einjährig, krautig. Stengel niederliegend oder mittels der mehrspaltigen Wickelranken kletternd, bis gegen 5 m lang, dünn, stielrund, weich behaart. Laubblätter gestielt, weichhaarig, aus herzförmigem Grunde handförmig fünf- bis sechslappig, mit meist spitzen, selten stumpfen, kerbsägigen Lappen, die stets durch spitze Buchten voneinander getrennt sind, oft grünweiß gefleckt. Männliche und weibliche Blüten einzeln stehend. Männliche Blüten in blattwinkelständigen Büscheln, die weiblichen einzeln in den Blattwinkeln. Blütenstiele der männlichen Blüten rundlich, die der weiblichen scharf fünfkantig. Blütenboden tellerförmig, mit an der Spitze oft verbreiterten oder sogar laubigen Kelchzipfeln. Blumenkrone 7 bis 10 cm breit, hellgelb. Frucht groß, meist länglich, melonenähnlich oder keulenförmig, schwarzbraun oder rötlichgelb, bereift, mit kaum faserigem, gelblichem oder dunkelorangem, etwas nach Moschus duftendem und schmeckendem Fruchtfleisch und mit bald sich verflüssigenden Plazenten. Chromosomenzahl: n = 20. Blütezeit: Juni bis September.[72]

Inhaltsstoffe: In den Keimlingen kann man 4-Hydroxybenzylalkohol nachweisen.[37]

Verbreitung: *C. moschata* ist von Peru bis Mexiko beheimatet und wird auch in Asien als Nahrungs- und Futterpflanze kultiviert.[18,72]

Anbaugebiete: *C. moschata* wird heute in allen wärmeren Regionen der Erde auf dem Feld oder im Garten angebaut, z. B. in Mittelasien und an der unteren Wolga. Aufgrund der großen Wärmebedürftigkeit der Art lohnt ihr Anbau in den kälteren Regionen Europas nicht.[72]

Drogen: Cucurbitae semen.

Cucurbitae semen (Cucurbita-moschata-Samen, Kürbissamen)

Synonyme: Semen Cucurbitae.

Sonstige Bezeichnungen: Dt.: Kürbiskerne, Kürbissamen.

Monographiesammlungen: Cucurbitae semen *Ned6*; Semen cucurbitae *EB6*.

Definition der Droge: Die reifen, getrockneten Samen oder die aus den Samenschalen befreiten Samenkerne.

Stammpflanzen: *Cucurbita moschata* DUCH. ex POIR. und Cultivars.

Herkunft: Die Droge stammt aus dem Anbau.

Ganzdroge: Samen braun, selten weiß, breit-eiförmig und von einem kräftigen, rauh-wulstigen, dunkelgefärbten Schwielenrand umgeben. Pulpahülle lose.[4,72,73]

Inhaltsstoffe: *Fettes Öl.* Die Samen enthalten 31 bis 34 % fettes Öl. Der Fettsäureanteil setzt sich aus 17 bis 19 % Palmitinsäure, 7 % Stearinsäure, 40 bis 50 % Ölsäure und 26 bis 34 % Linolensäure zusammen.[14]
Cucurbitin. Darüber hinaus kann man in den Samen noch 0,4 bis 0,8 % Cucurbitin nachweisen.[32,33] Ansonsten dürften die Samen von *C. moschata* die gleichen Inhaltsstoffe wie die von *C. pepo* und *C. maxima* enthalten; genauere Untersuchungen darüber liegen nicht vor.

Reinheit: Max. Aschegehalt: 5 % *EB6*.

Anwendungsgebiete: Die Droge wird in gleicher Weise verwendet wie Cucurbitae peponis semen.

Cucurbita pepo L.

Synonyme: *Cucurbita courgero* SER., *C. esculenta* GRAY, *C. fastnosa* SALISB., *C. melopepo* et *C. verrucosa* L., *C. ovifera* L., *C. subverrucosa* WILLD., *Pepo melopepo* MOENCH, *P. verrucosus* MOENCH, *P. vulgaris* MOENCH.[18]

Sonstige Bezeichnungen: Dt.: Feldkürbis, Gartenkürbis, Gemeiner Kürbis, Ölkürbis; dän.: Gräskar; engl.: Pumpkin, Summer squash; frz.: Citrouille iroquoise, Citrouille pépon, Cougourdette, Giroumont, Pépon; holl.: Kalebas, Pompoen; it.: Zucca, Zucca commune; norw.: Gresskar; pol.: Zwyczajna; russ.: Tykva; schwed.: Pumpa; ung.: Tök.[72]

Systematik: *Cucurbita pepo* ist eine sehr formenreiche Art, deren Formenmannigfaltigkeit nicht geographisch lokalisiert ist. Es werden zwei Subspezies unterschieden:[18]
ssp. *pepo*. Hierher gehören alle Kulturformen. Sie werden in langtriebige (= longicaules) und buschförmige (= brevicaules) Pflanzen eingeteilt:[3,18]
Gruppe: Longicaules. In diese Gruppe gehören alle kriechenden und kletternden Formen. Ihre Hauptsproßachse ist länger als 3 m und besitzt lange Internodien. Die Gruppe wird in zwei Convarietäten eingeteilt, die sich besonders durch die Zahl und Größe ihrer Früchte sowie durch die Größe ihrer Blüten unterscheiden.

- convar. *microcarpina* GREB. (Syn.: *C. aurantia* WILLD.; *C. ovifera* L.; *C. pepo* var. *ovifera* ALEF.; *C. pyxidaris* DC.). Die zahlreichen kleinen Früchte sind stark bitter und gewöhnlich kaum eßbar. Sie werden häufig für dekorative Zwecke kultiviert.
- convar. *pepo* NAUD. (Syn.: *C. pepo* convar. *citrullinina* GREB.; *C. pepo* convar. *pepo* GREB.; *C. pepo* ssp. *longicaulis* (GREB.) FILOV.). Die großen bis mittelgroßen Früchte werden gegessen, als Tierfutter oder zur Gewinnung von Speiseöl verwendet. Die Zahl der Früchte ist klein.
- var. *styriaca* GREB. hat weichschalige Samen.

Gruppe: Brevicaules. Bei den buschförmigen Formen wird der Hauptsproß nicht länger als 2 m, seine Internodien sind kurz. Die Gruppe wird in drei Convarietäten eingeteilt, die sich in ihrer Behaarung und in ihren Fruchtformen unterscheiden.

- convar. *giromontiinia* GREB. (Syn.: *C. pepo giromontia* ALEF.; *C. pepo* var. *giromont*, var. *serediformis*, var. *fardhuk* FILOV.). Die Behaarung ist grobstachelig, die Früchte sind mittelgroß, mehr oder weniger verlängert, überwiegend zylindrisch.
  - var. *oleifera* PIETSCH hat weichschalige Samen.
- convar. *patissonina* GREB. (Syn.: *C. pepo patison* ZHITENEVA; *C. pepo* var. *patisson* FILOV.; *C. pepo* convar. *patissonina* var. *radiata* GREB.; *C. pepo radiata* et *C. pepo clypeata* ALEF.). Die Behaarung ist weichstachelig, die Früchte sind mittelgroß und werden als Sommergemüse im Fruchtknotenstadium genutzt. Bei der Reife werden die Früchte hartschalig und können dann nur noch als Zierkürbisse verwendet werden.
- convar. *torticollis* GREB. (Syn.: *C. pepo torticollis* ALEF.; *C. pepo* var. *melopepo torticollis* BAILEY; *C. pepo* convar. *patissonina* var. *torticollis* GREB.). Die Früchte sind mittelgroß und keulenförmig mit gebogenem Hals (Drehhals- bzw. Krummhalskürbisse). Die Früchte werden wie bei der convar. *patissonina* genutzt.

ssp. *texana* (Syn.: *Cucurbita pepo* conv. *microcarpina* GREB.; *C. texana* GRAY; *Tristemon texanum* SCHEELE). Sie ist in Zentral- und Südtexas verbreitet und dürfte wahrscheinlich die Urform der ganzen Art *Cucurbita pepo* darstellen.

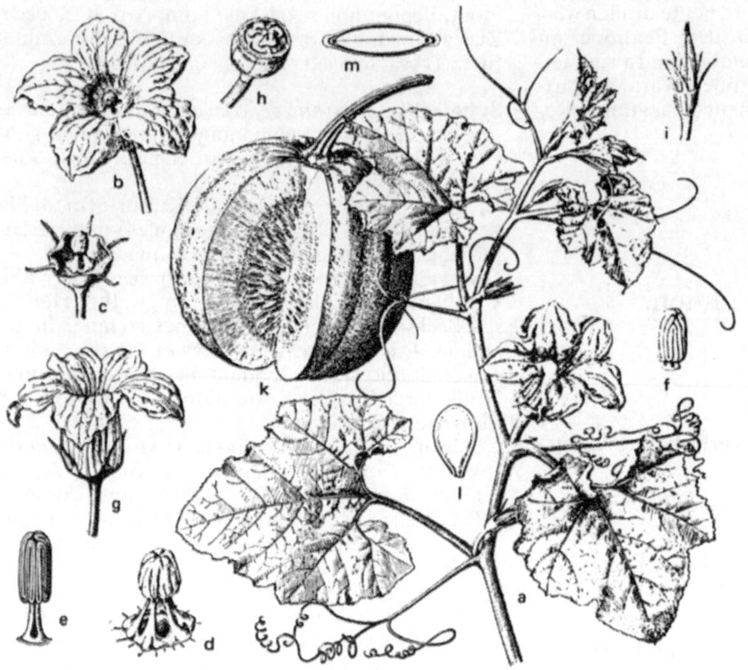

Cucurbita pepo L.: a Blütensproß; b männliche Blüte; c ebenso, aber die Kronblätter entfernt; d bis f Androeceum in verschiedenen Stadien; g männliche Blüte (von außen); h junger Fruchtknoten mit Narbe; i Blütenknospe; k Frucht; l Samen; m Schnitt durch den Samen. Im Original ohne Angaben zum Maßstab. Aus Lit.[72]

Formen mit weichschaligen Samen gibt es nur bei *Cucurbita pepo*; hierbei dürfte es sich um eine neuere Entwicklung handeln, da bei den Eingeborenen in Amerika solche Formen noch nicht bekannt waren. Aufgrund ihrer höheren Gehalte an wertgebenden Inhaltsstoffen wurden besonders die beiden weichschaligen Cucurbita-pepo-Varietäten *styriaca* und *oleifera* eingehend züchterisch bearbeitet und verstärkt kultiviert.[3,6]

Botanische Beschreibung: Pflanze einjährig, monöcisch. Stengel niederliegend oder mittels mehrspaltiger Ranken kletternd, scharfkantig und oft längsgefurcht, mehr oder weniger stachelig behaart, bis 12 m lang oder aber kurz aufrecht, mit verkürzten Internodien und dann mit wenigspaltigen oder fehlenden Ranken. Laubblätter groß, gestielt, aus herzförmigem Grund fünflappig, mehr oder weniger stark zerteilt, mit spitzen, durch deutliche Buchten voneinander getrennten Lappen, borstig steifhaarig, Basalrand der Spreite gesägt. Männliche und weibliche Blüten einzeln stehend, die männlichen Blüten in blattwinkelständigen Büscheln, die weiblichen einzeln. Blütenstiele sowohl der männlichen wie der weiblichen Blüten stumpf fünfkantig. Blütenboden glockig, unterhalb der breit linealen oder fast fadenförmigen Kelchblätter verengt. Blumenkrone 7 bis 10 cm breit, hellgelb oder goldgelb. Beerenfrucht unterschiedlich groß, rundlich oder länglich, 15 bis 40 cm im Durchmesser, sehr verschieden gestaltet und verschiedenartig gefärbt. Fruchtfleisch faserig, gelborange bis weiß mit sich verflüssigenden Plazenten. Samen zahlreich, meist weißlich, 7 bis 15 mm lang, breit oder schmal-eiförmig, deutlich und glatt gerandet, mit loser, durchscheinender Pulpa-Hülle. Chromosomenzahl: $n = 20$. Blütezeit: Juni bis August. Früchte: Oktober.[72]

Inhaltsstoffe: *Cucurbitacine.* Manche Formen von *C. pepo* enthalten im Fruchtfleisch die Cucurbitacine B und E in glykosidischer Form, wobei das Cucurbitacin E-glucosid vorherrscht. Das Cucurbitacin E-glucosid ist der Hauptbitterstoff mancher Früchte von *C. pepo*. Es gibt Formen mit niedrigem (ca. 15 mg/100 g Frischgewicht), mittlerem (ca. 60 mg/100 g Frischgewicht) und hohem Bitterstoffgehalt in den reifen Früchten.[7]
Flavonolglykoside. Die männlichen Blüten enthalten die Flavonolglykoside Rhamnazin-3-*O*-rutinosid, Isorhamnetin-3-*O*-rutinosid-4'-*O*-rhamnosid und Isorhamnetin-3-*O*-rutinosid.[40] Im Gegensatz zu *C. maxima* findet man in den Antheren der Staubblätter von *C. pepo* keine Cucurbitacine.[21]
Stachyose. In den Blättern wird Stachyose, ein Oligosaccharid, gebildet.[41]
Sterole. Im Samen liegen nebeneinander Δ^5-, Δ^7- und Δ^8-Sterole vor.[10,12] Im Pericarp der Frucht und in den Blättern werden dagegen ausschließlich Δ^7-Sterole akkumuliert.[42]
Sonstige. Aus der Frucht wurde außerdem ein Lektin[38] und ein trypsin-inhibierendes Protein[39] isoliert.

Verbreitung: Heimisch in Amerika (Mexiko, Texas), heute weltweit kultiviert und verwildert. Als Kulturplanze der Indianer fand *C. pepo* schnell weite Verbreitung in Mittel- und Nordamerika. Nach der Entdeckung Amerikas wurde der Kürbis in Europa eingeführt und von dort aus in die ganze übrige Welt verbreitet. In Südtirol wird *C. pepo* bis 1.000 m Höhe kultiviert; gelegentlich auf Schutt und an Wegen verwildert.[72]

Anbaugebiete: *C. pepo* wird in zahlreichen Varietäten und Sorten weltweit als Gemüsepflanze und Viehfutter auf dem Feld oder im Garten angebaut und auch als Zierpflanze genutzt. Hauptanbaugebiete: Ehemalige UdSSR, Türkei, ehemaliges Jugoslawien, China, Österreich, Ungarn, Mexiko. Der Ölkürbis gedeiht am besten auf humosem Lehm bei guter Düngung oder auf Komposthaufen.[72]

Drogen: Cucurbitae peponis semen, Cucurbita pepo hom. *HAB 34.*

Cucurbitae peponis semen (Cucurbita-pepo-Samen, Kürbissamen)

Synonyme: Semen Cucurbitae.

Sonstige Bezeichnungen: Dt.: Babenkern, Bisamkürbissamen, Herkulessamen, Jonaskern, Kürbiskerne, Kürbissamen, Kürbschsamen, Kürwessam, Peponensamen, Plumperskern; engl.: Gourd seed, Pumpkin seed; frz.: Graine de courage, Graine de pépon, Pépins de citrouille.[74]

Monographiesammlungen: Semen cucurbitae *Helv V, EB 6; Brasil 2.*

Definition der Droge: Verwendet werden die reifen, getrockneten Samen von *Cucurbita pepo* L. und Cultivars von *Cucurbita pepo* L. *Helv V*; die ganzen Samen oder die von den Samenschalen befreiten Samenkerne *EB 6*; die reifen, frischen Samen von *C. pepo Brasil 2.*

Stammpflanzen: *Cucurbita pepo* L.; *Cucurbita pepo* L. convar. *citrullinina* GREB. var. *styriaca* GREB.; *Cucurbita pepo* L. convar. *giromontiina* GREB. var. *oleifera* PIETSCH.

Herkunft: Aus dem Anbau; Lieferländer sind die ehemalige UdSSR, Türkei, das ehemalige Jugoslawien, China, Österreich, Ungarn, Mexiko.[43]

Handelssorten: Vor allem von weichschaligen Varietäten des Ölkürbis wie z. B. *C. pepo* L. convar. *citrullinina* GREB. var. *styriaca* GREB. und *C. pepo* L. convar. *giromontiina* GREB. var. *oleifera* PIETSCH.[3,44–46]

Ganzdroge: Die Ausbildung der Samenschale bei *C. pepo* ist sehr verschieden. Man unterscheidet zwei Grundtypen, die Übergänge oder Abwandlungen zeigen können:
- Formen mit harter, gelblichweißer Samenschale.
- Formen mit weicher, grüngefärbter Samenschale.

Samen des hartschaligen Ölkürbis eiförmig, die beiden Breitseiten flach gewölbt, etwa doppelt so lang wie breit, stark erhaben berandet, schmutzigweiß, mehr oder weniger erdfarben. An dem verjüngten und zugespitzten Ende die Mikropyle, das entgegengesetzte Ende abgerundet.

Schnittdroge: *Geschmack.* Schleimig-süßlich, ölig.[73]

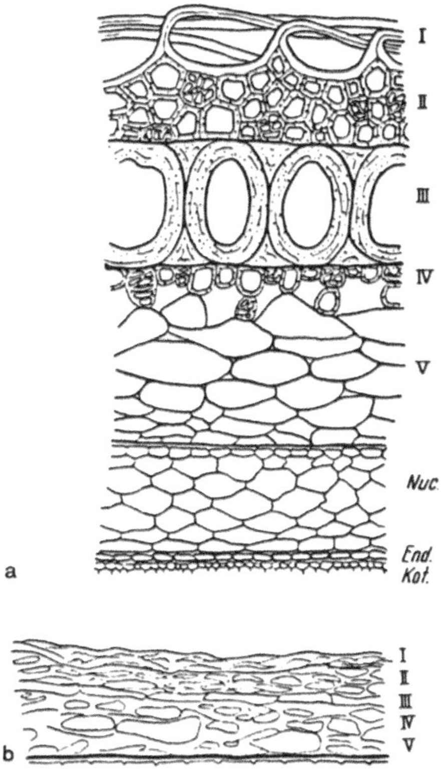

Querschnitt durch die Testa des reifen Samens von *C. pepo*: a hartschalige Form; b weichschalige Form. I bis V Testaschichten; Nuc. Nucellus; End. Endosperm; Kot. Kotyledonen. Im Original ohne Angaben zum Maßstab. Aus Lit.[6]

Mikroskopisches Bild. Samenschale (Testa) sowohl der hartschaligen als auch der weichschaligen Formen aus fünf Schichten aufgebaut. Die Testaepidermis (Schicht I) der hartschaligen Form aus einer Reihe prismatischer Zellen mit stark verdickten Außenwänden und leistenförmigen Verdickungen in den Seitenwänden. Darunter (Schicht II) das Hypoderm, mit vier bis sechs (am Rande zahlreichere) Lagen kleiner, runder, verdickter Zellen. Schicht III (Sklerenchymschicht) aus einer Reihe stark verdickter Zellen bestehend, die zwei- bis viermal so lang wie breit sind, ihre Längsachse parallel zur Längsachse des Samens ausgerichtet. Darunter ein Gewebe (Schicht IV) wie die zweite Schicht. Schicht V nicht verholzt, Protochlorophyll enthaltend.[6]
Unter der Testa liegen noch die zusammengepreßten Zellschichten des Nucellus (Nuc.), des Endosperms (End.) und der Kotyledonen (Kot.).[6]

Pulverdroge: Farbe gelblichbraun, gekennzeichnet durch die stärkehaltigen, palisadenartig gestreckten, bis über 200 µm langen Epidermiszellen der Samenschale mit stark verdickten Außenwänden und leistenförmig verdickten Seitenwänden, durch starkwandige, reichgetüpfelte, in der Flächenansicht wellig begrenzte Steinzellen, durch Sternparenchymzellen mit sehr engen, netzartigen Verdickungsleisten und durch Keimblattgewebefetzen mit fettem Öl und 3 bis 5 µm großen Aleuronkörnern.[73] Die Angaben zur Pulverdroge[73] beziehen sich hauptsächlich auf die Samen des hartschaligen Ölkürbisses und seiner entsprechenden Cultivars. Den Samen der weichschaligen Kultursorten des Ölkürbisses fehlen in der Testa weitgehend die Verholzungen. So sind die Schichten II bis IV im reifen Samen der weichschaligen Formen kollabiert. In der Pulverdroge dieser Samen fehlen daher die langen, verholzten Palisadenzellen, die wellig-buchtigen Steinzellen und das netzförmig getüpfelte Sternparenchym. Zwischen beiden Formen gibt es Übergänge. Das Protochlorophyll der Schicht V verursacht bei den weichschaligen Formen die grüne bis graugrüne Farbe der Samen.[6]

Minderqualitäten: Durch nicht genügend reife Samen oder durch insektenbefallene Droge; beides ist makroskopisch feststellbar.[43] Ein phytochemischer Parameter für den Reifegrad der Droge ist ihr Gehalt an Protochlorophyll.[46]

Inhaltsstoffe: Die Samen enthalten ca. 1 % Sterole und Sterolglykoside, 35 bis 53 % fettes Öl, Fettsäuren, 6 bis 10 % Kohlenhydrate, 25 bis 42 % Proteine, 4 bis 6 % Rohfasern, 385 bis 483 mg β- und γ-Tocopherol pro kg Öl, 0,7 bis 0,9 % Phosphatid, trypsininhibierende Proteine, Diterpene, Squalen, Carbonsäuren, Cucurbitol, seltene Aminosäuren, Carotinoide wie β-Carotin, Lutein, Cryptoxanthin und Spurenelemente wie z. B. Mangan, Zink, Kupfer und besonders Selen (bis zu 0,5 µg/g Samen).[14,39,44–53]
Fettsäurezusammensetzung des fetten Öles. 14 bis 15 % Palmitinsäure, 2 bis 7 % Stearinsäure, 15 bis 48 % Ölsäure, 35 bis 68 % Linolsäure, 0,2 bis 5 % Linolensäure, 0,3 % Arachidonsäure, Spuren Eicosensäure. Erucasäure ist nicht nachweisbar.[14,48,49]
Seltene Aminosäuren. *m*-Carboxyphenylalanin, *p*-Pyrazolylalanin, γ-Aminobuttersäure, Ethylasparagin und Citrullin.[44] Die seltene Aminosäure Cucurbitin (= 3-Amino-3-carboxypyrrolidin), die zu 0,2 bis 0,7 % im Samen vorkommt, wird für die anthelminthische Wirkung der Droge verantwortlich gemacht.[16,32]
Diterpene. Verschiedene Wachstumsregulatoren vom Kaurenolid- und Gibberelinsäure-Typ.[50]
Carbonsäuren. (+)-Abscisinsäure, (+)-2-*trans*-Abscisinsäure, (+)-Dehydrovomifoliol, (+)-Vomifoliol, Cucurbinsäure, Cucurbinsäureglucosid, Cucurbinsäuremethylesterglucosid, Oxycerotinsäure, 9,10-Dihydroxy-12-octadecensäure sowie dem Methylester der letzteren.[44,50,51]

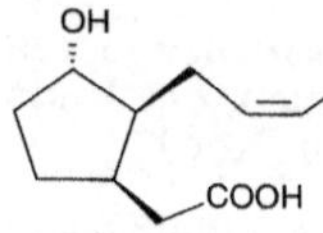

Cucurbinsäure

Δ^5-Sterole. Codisterol, 25(27)-Dehydroporiferasterol (1k), Clerosterol (1i), Isofucosterol (1h), Stigmasterol (1f), Campesterol (1c), Sitosterol (1e), Cholesterol (1a) und 24-Methylen-cholest-5-en-3β-ol (1d).[10–13] Siehe Formelübersicht bei *Cucurbita maxima*: Cucurbitae semen.
Δ^7-Sterole. 24α/β-Ethyl-cholesta-7,22-dien-3β-ol (Spinasterol/Chondrillasterol) (2f), 24β-Ethyl-cholesta-7,25(27)-dien-3β-ol (2i), 24β-Ethyl-cholesta-7,22,25(27)-trien-3β-ol (25(27)-Dehydroporiferasterol) (2k), 24β-Ethyl-cholesta-7,24(25)-dien-3β-ol (Peposterol), 25(27)-Dehydrofungisterol, 25(27)-Dehydrochondrillasterol, 24-Ethyl-25(27)-dehydrolathosterol, Avenasterol/Isoavenasterol (2h), 24α/β-Methyl-cholest-7-en-3β-ol (2c), Episterol (2d), 22-Dihydrospinasterol (2e) sowie die drei Sterolglykoside 24β-Ethyl-cholesta-7,22-dien-3β-*O*-glucosid, 24β-Ethyl-cholesta-7,25(27)-dien-3β-*O*-glucosid und 24β-Ethyl-cholesta-7,22,25-trien-3β-*O*-glucosid.[10–12,54–56] Siehe Formelübrsicht bei *C. maxima*: Cucurbitae semen.
Δ^8-Sterole. 24α- und 24β-Ethyl-cholesta-8,22-dien-3β-ol (3f), 24β-Ethyl-cholesta-8,25(27)-dien-3β-ol (3i), 24β-Ethyl-cholesta-8,22,25(27)-trien-3β-ol (3k).[10–12] Siehe Formelübersicht bei *C. maxima*: Cucurbitae semen.
100 g Samen enthalten 12 bis 13 mg Δ^5-Sterole, 37 bis 50 mg Δ^7-Sterole und 1 bis 2 mg Δ^8-Sterole.[10,12,13]
Aschegehalt: 4 bis 5 % mit 1 % Phosphor, 0,05 % Calcium, 0,52 % Magnesium und 1,17 % Kalium.[44]
Art und Menge der im Samen enthaltenen Inhaltsstoffe sind stark abhängig von Sorte, Standort und Anbaujahr.

Identität: Eine wirklich befriedigende Methode ist bisher nicht beschrieben worden. Am besten gelingt die Identitätsprüfung über das ausgepreßte fette Öl mittels Dünnschichtchromatographie:[47]
- Untersuchungslösung: Unverseifbarer Rückstand des fetten Öls;
- Referenzlösung: Spinasterol, β-Sitosterol, Lanosterol, Squalen, gelöst in Chloroform;
- Sorptionsschicht: Kieselgel F 254 nm;
- Fließmittel: *n*-Hexan-Ethylacetat (65:35);
- Sprühreagenz: Anisaldehyd/Schwefelsäure;
- Auswertung: Nach der Chromatographie wird die DC-Platte getrocknet, mit Anisaldehyd/Schwefelsäure besprüht und im Trockenschrank bei 130 °C bis zur optimalen Farbentwicklung erhitzt. Im Tageslicht zeigt die Untersuchungslösung auf der DC-Platte im unteren Rf-Wertbereich (Rf 0,2 bis 0,3) einen blaugrauen und im oberen Rf-Wertbereich (Rf 0,7 bis 0,8) einen violetten Fleck, die bezüglich ihrer Rf-Werte und Farbreaktionen den Vergleichssubstanzen Spinasterol und Squalen entsprechen. Im Rf-Wertbereich von β-Sitosterol und Lanosterol sollten bei der Untersuchungslösung lediglich Spuren sichtbar sein.

Reinheit:
- Max. Aschegehalt: 5 % *EB 6*, *Helv V*, *Brasil 2*.
- Max. Feuchtigkeitsgehalt: 12 % *Brasil 2*.

Gehaltsbestimmung: Die Gehaltsbestimmung der Sterole kann mit Hilfe der Gaschromatographie durchgeführt werden.[55]

Lagerung: Vor Licht und Feuchtigkeit geschützt aufbewahren.[75]

Wirkungen: Die Droge Cucurbitae peponis semen wird in Monopräparaten oder in phytotherapeutischen Kombinationspräparaten bei Reizblase und benigner Prostatahyperplasie (BPH), Stadium I und II, eingesetzt.[57-62] Die empirisch nachgewiesene prophylaktische Wirksamkeit der Kürbissamen bei BPH könnte u. a. auf die im Samen vorhandenen Δ^7-Sterole (ca. 0,37 %) zurückzuführen sein, die dem DHT (Dihydrotestosteron) konformativ sehr ähnlich sind. Nach dem gegenwärtigen Stand des Wissens ist für das proliferate Geschehen in der Prostata nicht das Testosteron, sondern das DHT verantwortlich, das sich in der Prostata anreichert; DHT-Werte sind häufig 4- bis 6fach erhöht.[63] So deuten erste Untersuchungen mit isolierten Δ^7-Sterolen an Patienten mit BPH sowie an menschlichen Zellkulturen darauf hin, daß die in den Kürbissamen enthaltenen Δ^7-Sterole, die eine hohe Affinität zum menschlichen Prostatagewebe zeigen, in der Lage sind,

- die Bindung des DHT an zelluläre Rezeptoren zu hemmen,
- die DHT-Konzentration im Prostatagewebe zu vermindern,
- verschiedene prostatische Stoffwechselparameter (z. B. saure Phosphatase, prostatisches Antigen) zu normalisieren.

Prostatapatienten erhielten das aus Kürbissamen isolierte Δ^7-Sterolgemisch in Hartgelatinekapseln (je 90 mg) 3 bis 4 Tage vor der offenen Prostataektomie peroral verabreicht. Bei den Patienten wurde sowohl im Serum als auch im Prostatagewebe der Gehalt an Testosteron, SHBG (sexualhormonbindendes Globulin), PSA (prostataspezifisches Antigen) und saurer Phosphatase gemessen. Die DHT-Menge und die Δ^7-Sterole wurden dagegen nur im Prostatagewebe bestimmt. Die biochemischen Meßwerte im operierten Prostatagewebe wurden mit denen einer gleichgroßen Patientengruppe verglichen, die vor der Operation keine Δ^7-Sterole aus Kürbissamen erhalten hatten. Im operierten Prostatagewebe der mit Sterolen behandelten Gruppe waren die ermittelten DHT-Werte signifikant niedriger (0,94 ng/g Gewebe) als bei der Kontrollgruppe (1,28 ng/g Gewebe). Schon 24 Stunden nach Einnahme der Kürbissterole sank im Serum der behandelten Patienten der Gehalt an saurer Phosphatase und an PSA, wogegen die SHBG-Werte im Serum im Beobachtungszeitraum keine signifikanten Veränderungen aufwiesen. In fünf von acht untersuchten Operationsproben konnten außerdem Δ^7-Sterole nachgewiesen werden.[63]

Als zelluläres Testsystem wurden menschliche Fibroblasten verwendet, die man vor Zugabe von DHT 24 Stunden lang mit dem isolierten Δ^7-Sterolgemisch vorinkubiert hatte.[64] Der Gehalt an DHT im zellfreien Überstand wurde dann mittels Radioimmunassay bestimmt. Es wurde dosisabhängig eine signifikant niedrigere DHT-Bindung an die Zellen festgestellt. Zellproliferationen, die schon stattgefunden hatten, konnten nicht mehr rückgängig gemacht werden.

Da derzeit die Ätiologie und Pathogenese der BPH noch unklar ist, kann aus den Ergebnissen nicht endgültig der Schluß abgeleitet werden, daß durch eine prophylaktische Gabe von Δ^7-Sterolen eine BPH verhindert werden kann.

Die Samen von *C. maxima*, *C. moschata* und *C. pepo* werden in verschiedenen Ländern zur Behandlung von Infektionen mit *Taenia saginata*, *Taenia solium*, *Hymenolepis nana*, *Hymenolepis diminuta* und anderen Würmern eingesetzt.[4,32,34-36,65-68] Als anthelmintisches Prinzip wird die seltene Aminosäure Cucurbitin angesehen.[34,69] Bei Versuchen an isolierten Würmern oder mit Würmern infizierten Mäusen und Ratten erwiesen sich alkoholische Auszüge als wirksamste Zubereitungsform. Die Wirksamkeit der alkoholischen Zubereitung reichte in den verschiedenen Versuchsmodellen von gut wirksam bis unwirksam.[35,69,70] Dieser Befund überrascht nicht, da die Qualität der Droge (z. B. Cucurbitingehalt) und somit ihre Wirksamkeit u. a. von der Sorte, Herkunft, Ernte und Lagerung abhängt. Das Aufkommen gut verträglicher, synthetischer Anthelmintika hat daher die Droge Cucurbitae semen als Wurmmittel stark in den Hintergrund gedrängt.

Anwendungsgebiete: Reizblase und Miktionsbeschwerden bei Prostataadenom Stadium I und II.[71]

Dosierung und Art der Anwendung: *Droge.* Ganze oder grob zerkleinerte Samen zum Einnehmen. Mittlere Tagesdosis: 10 g Samen.[71] Gemäß Standardzulassung werden morgens und abends 1 bis 2 gehäufte Eßlöffel voll (15 bis 30 g) Kürbissamen gemahlen oder zerkaut mit Flüssigkeit eingenommen. Es wird eine Anwendung über mehrere Wochen bzw. Monate empfohlen.[75]

Volkstümliche Anwendung und andere Anwendungsgebiete: Als Diuretikum bei Nierenentzündungen, als Wurmmittel besonders gegen Band- und Spulwürmer sowie äußerlich zur Wundheilung. Die Wirksamkeit bei den genannten Anwendungsgebieten ist nicht belegt.

Unerwünschte Wirkungen: Es sind keine Nebenwirkungen bekannt.[71]

Gegenanzeigen/Anwendungsbeschr.: Es sind keine Gegenanzeigen oder Anwendungsbeschränkungen bekannt.[71]

Hinweis: Kürbissamen und Zubereitungen daraus bessern lediglich Beschwerden bei einer vergrößerten Prostata, ohne die Vergrößerung selbst zu beheben. Daher ist eine regelmäßige Kontrolle des Prostatikers durch den behandelnden Arzt erforderlich, um ein schleichendes Fortschreiten der Erkrankung rechtzeitig zu erkennen.[71]

Wechselwirkungen: Es sind keine Wechselwirkungen bekannt.[71]

Tox. Inhaltsstoffe u. Prinzip: Kürbissamen sind ungiftig. Sie enthalten weder Cucurbitacine noch ein anderes toxisches Prinzip.

Sonst. Verwendung: *Haushalt.* Kürbissamen werden für die menschliche und tierische Ernährung eingesetzt, besonders zur Gewinnung von "Kürbiskernöl", das in bestimmten Regionen ein beliebtes Speiseöl ist. Es hat einen angenehmen nußartigen Geschmack.[72]

Gesetzl. Best.: *Standardzulassung.* Standardzulassung 1559.99.99.[75] *Offizielle Monographien.* Monographie "Cucurbitae peponis semen (Kürbissamen)" der Kommission E am BGA.[71]

Cucurbita pepo hom. *HAB 34*

Monographiesammlungen: Cucurbita pepo *HAB 34.*

Definition der Droge: Die frischen Samen.

Stammpflanzen: *Cucurbita pepo* L.

Zubereitungen: Urtinktur und flüssige Verdünnungen nach *HAB 1*, Vorschrift 3 a. Eigenschaften: Die Urtinktur ist eine gelbe Flüssigkeit von unangenehmem Geruch und ölig-ranzigem Geschmack. Darreichungsformen: Urtinktur, flüssige Verdünnungen, Tabletten, Verreibungen, Streukügelchen, flüssige Verdünnungen zur Injektion.[76]

Identität: *Urtinktur.* Mit einem gleichen Raumteil Wasser mischt sie sich opalisierend trübe, Fehlingsche Lösung wird reduziert.

Gehalt: *Urtinktur.* Arzneigehalt $1^1/_3$.

Anwendungsgebiete: Die Anwendungsgebiete entsprechen dem homöopathischen Arzneimittelbild. Dazu gehört: Erbrechen.[76]

Dosierung und Art der Anwendung: *Zubereitung.* Soweit nicht anders verordnet: Bei akuten Zuständen häufige Anwendung alle halbe bis ganze Stunde je 5 Tropfen oder 1 Tablette oder 10 Streukügelchen oder 1 Messerspitze Verreibung einnehmen; parenteral 1 bis 2 mL täglich s.c. injizieren. Bei chronischen Verlaufsformen 1 bis 3mal täglich 5 Tropfen oder 1 Tablette oder 10 Streukügelchen oder 1 Messerspitze Verreibung einnehmen; parenteral 1 bis 2 mL pro Tag s. c. injizieren.[76]

Unerwünschte Wirkungen: Nicht bekannt. Hinweis: Es können vorübergehend Erstverschlimmerungen vorkommen, die jedoch unbedenklich sind.[76]

Gegenanzeigen/Anwendungsbeschr.: Nicht bekannt.[76]

Wechselwirkungen: Nicht bekannt.[76]

Gesetzl. Best.: *Offizielle Monographien.* Aufbereitungsmonographie der Kommission D am BGA "Cucurbita pepo".[76]

1. Engler U (1964) Syllabus der Pflanzenfamilien, Bd. II, Gebr. Bornträger, Berlin
2. Heywood VH (1982) Blütenpflanzen der Welt, Birkhäuser, Basel Boston Stuttgart
3. Grebenscikov I (1950) Der Züchter 20:194–206
4. Berger F (1964) Handbuch der Drogenkunde, Bd. VI, Wilhelm Maudrich Verlag, Wien
5. Weiling F (1956) Der Züchter 26:22–25
6. Prym-v. Becherer L (1955) Der Züchter 25:1–13
7. Rehm S (1960) Ergebn Biol 22:108–136
8. Dubois MA, Bauer R, Cagiotti MR, Wagner H (1988) Phytochemistry 27:881–885
9. Seifert K, Budzikiewicz H, Schreiber K (1976) Pharmazie 31:816–817
10. Akihisa T, Thakur S, Rosenstein FU, Matsumoto T (1986) Lipids 21:39–47
11. Akihisa T, Shimizu N, Ghosh P, Thakur S, Rosenstein FU, Tamura T, Matsumoto T (1987) Phytochemistry 26:1693–1700
12. Akihisa T, Ghosh P, Thakur S, Rosenstein FU, Matsumoto T (1986) J Am Oil Chem Soc 63:653–657
13. Garg VK, Nes WR (1986) Phytochemistry 25:2591–2597
14. Bemis WP, Berry JW, Kennedy MJ, Woods D, Moran M, Deutschman AJ (1967) J Am Oil Chem Soc 44:429–430
15. Chisholm MJ, Hopkins CY (1966) J Am Oil Chem Soc 43:390–392
16. Dunhill PM, Fowden L (1965) Phytochemistry 4:933–944
17. Weiling F (1966) Der Züchter 36:49–65
18. Mansfeld R (1986) in Schultze-Motel J (Hrsg) Verzeichnis landwirtschaftlicher und gärtnerischer Kulturpflanzen (ohne Zierpflanzen), 2. Aufl., Bd. 2, Springer, Berlin Heidelberg New York Tokyo
19. Strack D, Reznik H (1972) Z Pflanzenphysiologie 67:171–179
20. Matsuno T, Tani Y, Maoka T, Matsuo K, Komori T (1986) Phytochemistry 25:2837–2840
21. Rehm S (1968) Dtsch Apoth Ztg 26:878
22. Cattel L, Balliano G, Caputo O (1979) Planta Med 37:264–267
23. Garg VK, Nes WR (1984) Phytochemistry 23:2919–2923
24. Garg VK, Nes WR (1984) Phytochemistry 23:2925–2929
25. Mourgue M, Baret R, Renai J, Savary J (1968) CR Soc Biol 16:1128–1133, zit. nach CA 70:112342g
26. Beale MH, Bearder JR, Hedden P, Graebe JE, McMillan J (1984) Phytochemistry 23:565–567
27. Hedden P, Graebe JE (1981) Phytochemistry 20:1011–1015
28. Blechschmidt S, Castel U, Gaskin P, Hedden P, Graebe JE, McMillan J (1984) Phytochemistry 23:553–558
29. Tewari JP, Srivastava MC (1968) J Pharm Sci 57:328–329
30. Szewczuk A, Kurowska E, Prusak E, Wilusz T, Polanowski A, Otlewski J, Sobczyk K, Siemion IZ (1983) Hoppe-Seylers Z Physiol Chem 364:941–947
31. Krishnamoorthi R, Gong YC, Richardson M (1990) FEBS-Lett 29:163–167
32. Mihranian VH, Abou-Chaar CI (1968) Lloydia 31:21–29
33. Xu RS, Qiao-Zhen Z, Yu-Yuan X (1985) J Ethnopharmacol 14:223–253
34. Gonzales A, Bravo O, Garcia M, Santos de la R, Tomas del M (1974) An R Acad Farm 40:475–486, zit. nach CA 82149, 446a
35. Elisha E, Twaij H, Ali N, Tarish J, Al-Omari M, Karim S (1987) Int J Crude Drug Res 25:153–157
36. Bailenger J, Sequin F (1966) Bull Soc Pharm Bordeaux 105:189–200
37. Mumford FE, Stark M, Smith DH (1963) Phytochemistry 2:215–220
38. Allen AK (1979) Biochem J 183:133–137
39. Pham TC, Leluk J, Polanowski A, Wilusz T (1985) Biol Chem Hoppe Seyler 366:939–941
40. Itakawa H, Oshida Y, Ikuta A, Inatomi H, Ikegami S (1981) Phytochemistry 20:2421–2422

41. Gaudreault PR, Webb JA (1981) Phytochemistry 20:2629–2633
42. Nes WR, Krevitz K, Joseph J, Nes WD, Harris B, Gibbson GF, Patterson GW (1977) Lipids 12:511–527
43. Wichtl M (1989) Kürbissamen. In: Wichtl M (Hrsg.) Teedrogen, Wissenschaftliche Verlagsgesellschaft, Stuttgart, S. 294
44. Sauter M (1984) Dissertation, Freie Universität Berlin
45. Schilcher H (1982) Pharm Ztg 127:2174–2180
46. Schilcher (1986) Z Phytotherapie 7:19–23
47. Sauter M, Schilcher H, Segebrecht S (1985) Pharm Ztg 130:73–75
48. Schuster W, Zipse W, Marquard R (1983) Fette Seifen Anstrichm 85:56–64
49. Woidich H, Galinovsky E, Gnauer H (1964) Dtsch Lebensm Rundschau 60:69–71
50. Fukui H, Koshimizu K, Usuda S, Yamazaki Y (1977) Agric Biol Chem 41:175–180
51. Fukui H, Koshimizu K, Yamazaki Y, Usuda S (1977) Agric Biol Chem 41:189–194
52. Otlewski J, Polanowski A, Leluk J, Wilusz T (1984) Acta Biochem Pol 31:267–278
53. Lewis RW (1972) Phytochemistry 11:417–419
54. Sucrow W, Slopianka M, Kircher HW (1976) Phytochemistry 15:1533–1535
55. Rauwald HW, Sauter M, Schilcher H (1985) Phytochemistry 24:2746–2748
56. Sucrow W, Reimersders A (1968) Z Naturforsch 23b:42–45
57. Lenau H, Höxter G, Müller A, Maier-Lenz H (1984) Therapiewoche 34:6054–6059
58. Auel W (1962) Der Landarzt 38:1–4
59. Haefele H (1977) Ärztliche Praxis 29:3321–3322
60. Nitsch-Fitz R, Egger H, Wutzl H, Maruna H (1979) Erfahrungsheilkunde 12:1009–1013
61. Nitsch-Fitz R, Egger H, Wutzl H, Maruna H (1979) Dr. Med 5:1–3
62. Lützelberger H (1974) Ärztliche Praxis 26:3278–3283
63. Schilcher H, Dunzendorfer U, Ascali F (1987) Urologe (B) 27:316–319
64. Schilcher H, Schneider HJ (1990) Urologe (B) 30:62–66
65. Valentin J, Brockelt G (1956) Pharmazie 1:412–416
66. Oliver-Bever B (1983) J Ethnopharmacol 9:1–83
67. Yoseph A, Lemma A (1976) Ethiopian Medical J 14:118–119
68. Neely JS, Dang ED (1931) F Am Pharm Assoc 20:555
69. Fang S, Li L, Niu C, Tseng K (1961) Sci Sinica (Peking) 10:845–851
70. Seelkopf K, Graf E (1952) Arzneim Forsch 2:352–355
71. BAz Nr. 223 vom 30.11.1985 sowie Ergänzung Nr. 11 vom 17.01.1991
72. Heg, Bd. VI/2.2, S. A1–A12
73. EB 6, S. 439
74. Hag, Bd. IV, S. 359–362
75. Standardzulassung für Fertigarzneimittel 81988) Govi Verlag, Pharmazeutischer Verlag, Deutscher Apotheker Verlag, Frankfurt/Main
76. BAz Nr. 109a vom 16.06.1987

Rg/KH

Cuminum L.

HN: 2007700

Familie: Apiaceae (Umbelliferae).

Unterfamilie: Apioideae.

Tribus: Apieae.

Gattungsgliederung: Die Gattung Cuminum ist mit nur einer Art monotypisch.[1]

Gattungsmerkmale: Blätter doppelt dreizählig, Kelchblätter pfriemlich, auffallend, Blütenblätter weiß oder rosa, ausgerandet, Spitze lang, gebogen. Frucht eiförmig bis länglich, vom Rücken her zusammengedrückt. Haupttripen fädlich, Rippen zweiter Ordnung breiter, auffällig, Ölgänge einzeln.[69]

Verbreitung: Südostasien, Südwestasien, Nord- und Ostafrika, naturalisiert in Südeuropa.

Inhaltsstoffgruppen: S. *C. cyminum*, da monotypisch.

Drogenliefernde Arten: *C. cyminum* L.: Cumini fructus.

Cuminum cyminum L.

Synonyme: *Cuminia cyminum* J.F. GMELIN, *Luerssenia cyminum* O. KTZE, *Ligusticum cuminum* CRANTZ, *Selinum cuminum* E.H.L. KRAUSE, *Kuminum odoratum* SALISB., *Cyminon longeinvolucellatum* ST. LAGER.[70]

Sonstige Bezeichnungen: Dt.: Kreuzkümmel, Römischer Kümmel, Italienischer Kümmel, Spanischer Kümmel, Welscher Kümmel, Polnischer Kümmel, Türkischer Kümmel, Ägyptischer Kümmel, Mutterkümmel; engl. cummin, cumin; frz.: cumin; it.: comino comune; span.: comino comun; holl.: komyn; dän.: kommen.

Botanische Beschreibung: Einjährige Pflanze, zart, 15–50 cm hoch, Wurzel spitz zulaufend, Stengel vom Grunde an gabelästig, kahl; Laubblätter kahl, feinzerteilt, mit lang linealischen, spitzen Zipfeln, die unteren meist doppelt dreizählig, Dolden drei- bis fünfstrahlig. Hüll- und Hüllchenblätter lang, meist länger als die Dolden- bzw. Döldchenstrahlen. Kelchzipfel deutlich, verlängert, Kronblätter weiß oder rosa, länglich, tief ausgerandet und mit langer, eingeschlagener Spitze. Griffel kurz, zuletzt nach außen gebogen. Blütezeit Juni bis August. Fruchtknoten unterständig, zweifächrig. Die Frucht ist eine gelbbraune Spaltfrucht, ca. 6 cm lang und 1,5 mm breit, von den pfriemlichen Kelchzipfeln gekrönt, beiderends verschmälert, von der Seite etwas abgeflacht und an der Fuge zusammengezogen, sich nicht leicht spaltend. Teilfrucht im Querschnitt fast rund, mit fünf fädlichen, stachelborstigen Hauptrippen, Nebenrippen ebenfalls behaart. Geruch aromatisch.[70]
Chromosomenzahl: $2n = 14$.

Inhaltsstoffe: Taxonomisch relevante Inhaltsstoffe zur Charakterisierung von Chemotypen, Unterarten oder Kleinarten sind nicht beschrieben.
Das Vorkommen von Luteolin als Aglykon der Flavonoidfraktion in frischen Blättern ist das Ergebnis einer chemotaxonomischen Untersuchung der Apiaceae und reiht *C. cyminum* in die flavonbildenden (Luteolin) Vertreter der Apiaceen ein (im Gegensatz zu den flavonolbildenden).[2]
Polyacetylene vom Falcarinon-Typ werden in Wurzeln und Blättern beschrieben (ohne Mengenangabe).[3]
Die Zusammensetzung des ätherischen Öls und des fetten Öls sowie der Flavonoidfraktion der Früchte ist bei Cumini fructus beschrieben.

Verbreitung: Heiße Gebiete, warme Lagen mit gutem Sandboden. Heimisch in Turkestan, heute im ganzen Mittelmeerraum, vor allem in Ägypten und Türkei; im Iran, Pakistan, Indien, China, USA, Chile und Argentinien kultiviert.

Drogen: Cumini aetheroleum, Cumini fructus (Kreuzkümmel).

Cumini Aetheroleum

Synonyme: Oleum cumini, Aetheroleum cumini.

Sonstige Bezeichnungen: Dt.: Kreuzkümmelöl, Cuminöl; engl.: oil of cumin; frz.: essence de cumin.

Definition der Droge: Kreuzkümmelöl ist das aus reifen Früchten gewonnene ätherische Öl.

Stammpflanzen: *C. cyminum* L.

Herkunft: Mittelmeergebiet, Indien.

Gewinnung: Wasserdampfdestillation.

Inhaltsstoffe: Hauptbestandteile des ätherischen Öls sind Cuminaldehyd 25 bis 35 %, γ-Terpinen 15 bis 25 %, β-Pinen 10 bis 20 %, *p*-Cymen 8 bis 12 % und 1,3-*p*-Menthadien-7-al. Weitere Komponenten in Konzentrationen zwischen 1 bis 3 % sind Δ3-Caren, Cuminalkohol (Artefakt), α-Pinen und *p*-Mentha-3-en-7-al. In Konzentrationen unter 1 % sind die Terpene β-Bisabolen, Camphen, Caryophyllen, Limonen, Linalool, Perillaldehyd (= Dihydrocuminaldehyd), Sabinen, Sabinenhydrat, α-Terpineol u. a. enthalten.[54,55] Frischer, ungemahlener Kreuzkümmel enthält im Gegensatz zu gemahlenem Kreuzkümmel 1,4-*p*-Menthadien-7-al als Hauptbestandteil.[56] Bei Lagerung bzw. durch Hitzeeinwirkung bei der Destillation können daraus durch Disproportionierung Cuminaldehyd und 3-*p*-Menthen-7-al und durch Isomerisierung 1,3-*p*-Menthadien-7-al entstehen.[56] Diese Tatsache ist sicher ein Grund für die stark unterschiedlichen Angaben der Gehalte an 1,3-*p*-Menthadien-7-al und 1,4-*p*-Menthadien-7-al einerseits und an Cuminaldehyd andererseits. Es wird jedoch nirgends bestritten, daß Cuminaldehyd auch im genuinen Öl enthalten ist.
Hinweise auf die Einflüsse verschiedener Lagerungsbedingungen auf die physikalisch-chemischen Eigenschaften und die chemische Zusammensetzung von Kreuzkümmelöl gibt.[57]

Identität: Kreuzkümmelöl ist eine anfangs fast farblose, später gelb bis bräunlich werdende Flüssigkeit mit einem unangenehmen aber charakteristischen Geruch des Cuminaldehyds und gewürzhaftem, etwas bitterlichem Geschmack.[71]
Der Nachweis des Cuminaldehyds im Öl kann nach der Vorschrift des *DAB 10* für Kümmel vorgenommen werden (s. a. D-Droge Cumini fructus). Rf-Wert für Cuminaldehyd 0,8.

Reinheit: Nach Angaben der "Essential Oil Association of USA" soll Kreuzkümmelöl folgende Konstanten haben: d_{25}^{25} 0,905 bis 0,925, $[\alpha]_D$ + 3° bis + 8°, n_D^{20} 1,5010 bis 1,5060. Löslich in 4 bis 8 Vol. 80 % igen Alkohols.[71]

Gehalt: Aldehydgehalt 45 bis 52 % berechnet als Cuminaldehyd (Essential Oil Association of USA).[71]

Gehaltsbestimmung: Hydroxylaminmethode nach der Vorschrift der Carvon-Bestimmung bei Kümmelöl im *DAB 9*. Das ätherische Öl wird mit Hydroxylaminhydrochlorid-Lösung ($[H_3NOH]Cl$) im Überschuß erhitzt. Die bei der Reaktion freiwerdende HCl wird mit 0,5 N-ethanolischer Kaliumhydroxidlösung bis zum Umschlag nach Olivgrün titriert. Bromphenolblau als Indikator.
1 mL 0,5 N-ethanolische Kaliumhydroxidlösung entspricht 75,1 mg Cuminaldehyd ($C_{10}H_{16}O$).

Wirkungen: *Antimikrobielle Wirkung* Im Agardiffusionstest zeigt reines Öl Wirkung auf *Escherichia coli*,[58,59,60,51] *Staphylococcus aureus*,[58,59,60,61] *Pseudomonas aeroginosa*,[58,61] *Streptococcus faecalis*,[58] *Proteus*,[58] *Klebsiella*[58] und *Candida albicans*.[60,61] Im selben Test waren 15 µl Öl 6,25 µg Amphotericin B bei *C. albicans* überlegen.[61] Im Agardiffusionstest mit reinem Öl auch komplette Hemmung der Pilze *Aspergillus aegyptiacus*, *Penicillium cyclopium* und *Trichoderma viride*.[59]
Im Verdünnungstest zeigt Kreuzkümmelöl Wirkung gegen *Staphylococcus aureus* (MHK-Wert 300 ppm), *Escherichia coli* (MHK-Wert 300 ppm), *Salmonella typhi* (MHK-Wert 400 ppm), *Shigella dysentery* (MHK-Wert 400 ppm) und *Vibrio cholera* (MHK-Wert 1200 ppm).[62]
Im Verdünnungstest wirkt Kreuzkümmelöl schwach hemmend auf die Dermatophyten *Epidermophyton floccosum*, *Trichophyton mentagrophytes* var. *interdigitale* und *Trichophyton rubrum* (MHK-Wert zwichen 312 ppm und 625 ppm).[63] Außerdem wird das Wachstum (Mycelgewicht pro Kulturlösung) und die Aflatoxinproduktion (µg/mL Kulturlösung) von *Aspergillus parasiticus* gehemmt (MHK-Wert 0,4 mg/mL).[64] Dieselben MHK-Werte gelten bei *C. parasiticus* auch für Cuminaldehyd allein.[64]
Erwähnt wird die Wirksamkeit gegen die Larven von Anisakis und Terranova; Cuminaldehyd allein zusätzlich gegen Contracaecum Typ A Larven.[65]

Dosierung und Art der Anwendung: *Droge.* Einzeldosis 0,06 bis 0,2 mL (1 bis 3 Tr.).[45]

Volkstümliche Anwendung und andere Anwendungsgebiete: Blähbeschwerden.

Unerwünschte Wirkungen: *Haut.* Deutliche phototoxische Wirkung wird von unverdünntem Kreuzkümmelöl berichtet, nicht jedoch für sein Hauptbestandteil Cuminaldehyd.[66,67]

Tox. Inhaltsstoffe u. Prinzip: Cuminaldehyd, Prinzip unbekannt.

Immuntoxizität: Kreuzkümmelöl und Cuminaldehyd zeigen keine Sensibilisierung getestet an 25 Freiwilligen in vierprozentiger Lösung in Vaseline.[66,67]

Toxikologische Daten: *LD-Werte.* LD_{50} oral bei Ratten: Kreuzkümmelöl 2,5 mL/kg (2,0 bis 3,1 mL/kg), Cuminaldehyd 1,39 g/kg.
LD_{50} dermal bei Kaninchen: Kreuzkümmelöl 3,56 mL/kg (2,92 bis 4,35 mL/kg), Cuminaldehyd 2,8 g/kg (2,24 bis 3,50).[66,67]

Sonst. Verwendung: Gewürzindustrie, Parfümindustrie.

Cumini fructus (Kreuzkümmel)

Synonyme: Fructus cumini, Semen cumini, Semen cymini, Semen carvi romani, Semen carvi aegyptiaci.

Sonstige Bezeichnungen: Dt.: Kreuzkümmel, Mutterkümmel, Römischer Kümmel, Ägyptischer Kümmel, Italienischer Kümmel, Spanischer Kümmel, Türkischer Kümmel; engl.: cumin, cumin (fruit, seed); frz.: semence (fruits) de cumin, cumin de Maroc; it.: comino; span.: comino; holl.: komynzaad, komynfruchten; dän.: rommersk kommen.

Monographiesammlungen: Cumin *BPC 34.*

Definition der Droge: Getrocknete, reife Früchte.

Stammpflanzen: *C. cyminum* L.

Herkunft: Kreuzkümmel wird vorwiegend aus Feldkulturen gewonnen. Ägypten, Indien, Pakistan, Marokko, Iran, Türkei, Indonesien, Syrien, China. Haupteinfuhrland für Deutschland ist die Türkei.

Gewinnung: Nicht beschrieben.

Ganzdroge: Früchte hellgrau-gelblich bis grünstichig, ca. 5 bis 6 mm lang, 1,5 mm dick, borstig-rauh, mit Stielresten versehen und meist nicht in Teilfrüchte getrennt. Teilfrüchte zeigen fünf hellgelbe Hauptrippen mit je einem Leitbündel, dazwischen vier flachere Nebenrippen. Haupt- und Nebenrippen sind behaart.[4,5]
Mikroskopisches Bild. Die Rippen sind mit zahlreichen, mehrreihigen und vielzelligen, 120 bis 200 µm langen, stumpf-endigen, spröden Zottenhaaren besetzt. Die Epidermis besitzt deutliche Spaltöffnungen. In den Rippen verläuft ein Leitbündel, dem ein kleiner Sekretgang vorgelagert ist. Unter jeder Nebenrippe liegt ein im Querschnitt meist flach drei-

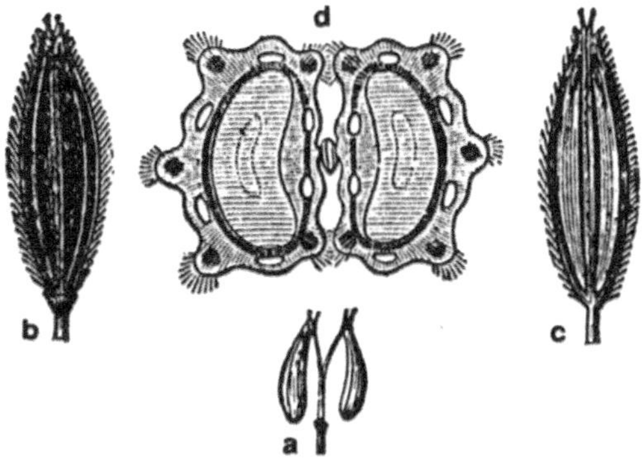

Mutterkümmel. a natürliche Größe; b Rückseite, vergr.; c Bauchseite, vergr.; d Querschnitt, stärker vergrößert. Aus Lit.[5]

eckiger, 300 µm breiter Sekretgang. An den Fugenflächen liegen noch je zwei ovale Ölgänge. Das Mesocarp ist durch stabförmige Steinzellen ausgezeichnet, die einzeln oder in Gruppen liegen. Die Querzellen des Endocarps sind tangential gestreckt, am oberen Ende der Frucht dickwandiger, die Wände in Quer- und Flächenansicht reichlich getüpfelt. Die Samenschale besteht aus zwei Zellschichten. Sie umschließt das Endosperm, dessen Zellen außer fettem Öl reichlich Aleuronkörner mit je ein bis drei winzigen Oxalatrosetten enthalten.[4,5]

Pulverdroge:
- Farbe: Gelbgrau.
- Geruch: Eigenartig aromatisch.
- Geschmack: Bitterlich.

Das mikroskopische Bild des Kreuzkümmelpulvers zeigt vorwiegend braune, dunkel- und hellgelbe Teile. Auf der Epidermis findet man nur noch die mehrzelligen Ansatzstellen der Borstenhaare, die sich kraterartig emporwölben. Weiterhin sind die derbwandigen Querzellgruppen des Endocarps mit den Tüpfeln und ihrer leicht winkeligen Anordnung auffallend sowie die stabförmigen Steinzellen des Mesocarps.[4,5] Stärke fehlt.[6]

Verfälschungen/Verwechslungen: Bei Drogen indischer Herkunft wird über Verfälschungen mit den Früchten von Kümmel, *Carum carvi* L. (Apiaceae), und den Früchten der Erdkastanie, *Bunium bulbocastanum* L. (= *Carum bulbocastanum* (L.) KOCH) (Apiaceae), berichtet. Vermutlich handelt es sich dabei um Verwechslungen, da in Indien alle drei Früchte unter dem Namen "zira (= zeera)" gehandelt werden. Mit "White zira" werden die Kreuzkümmelfrüchte bezeichnet. Die anderen beiden sind unter dem Namen "Black oder Kala Zira" bekannt.[7] Andere Autoren benutzen für Kreuzkümmel den Namen "zeera", für Kümmel "shiazeera" und "Kala-zeera" für *Nigella sativa* L. (Ranunculaceae), wobei nicht ausgeschlossen wird, daß es sich bei letzterem auch um die Früchte der Erdkastanie (*Bunium bulbocastanum* L.) handeln kann.[6] Zumischung von Früchten des Indischen Dills (*Anethum sowa* KURZ) zum Kreuzkümmel kommen vor.[8] Die Unterscheidung von Kreuzkümmel und Kümmel ist leicht möglich. Abgesehen davon, daß Kreuzkümmel heller ist, kaum in Teilfrüchte zerfällt und anders riecht als Kümmel, können mikroskopisch die Borstenhaare bzw. Haarreste auf der Fruchtwand leicht nachgewiesen werden.

In der Mischung ist der Nachweis schwieriger, zumal eher Kreuzkümmel zu Kümmel gemischt wird als umgekehrt. Im Zweifelsfall muß eine Unterscheidung durch dünnschichtchromatographische Untersuchung der ätherischen Öle durchgeführt werden (vgl. D-Identität der Droge Cumini fructus). Die Öle der beiden Drogen unterscheiden sich in ihren Hauptinhaltsstoffen.[9] Eine solche Untersuchung ist für die Unterscheidung von Kreuzkümmel und Früchten der Erdkastanie nicht geeignet. Beide ätherischen Öle enthalten Cuminaldehyd als Hauptkomponente. Ebenfalls dünnschichtchromatographisch kann eine Zumischung von Früchten von *Anethum sowa* KURZ (Indischer Dill) zu Kreuzkümmel oder umgekehrt erkannt werden.[8]

In dem als Gewürz auf türkischen Märkten feilgebotenen Kreuzkümmelpulvern sind häufig synthetische Farbstoffe zugesetzt (speziell Orange II).[10]

Minderqualitäten: Drogen mit einem hohen Anteil an fremden Bestandteilen, z. B. Fruchtstielen und Stengelanteilen, oder mit vielen unreifen, nußfarbenen, beschädigten und geschrumpften Früchten sind als minderwertig anzusehen.

Inhaltsstoffe: *Fettes Öl.* Kreuzkümmel enthält 10 bis 15% fettes Öl. Die Verseifungszahl liegt zwischen 160 bis 190, Jodzahl zwischen 95 bis 110 und Säurezahl 9,5 bis 10,5. Einfach ungesättigte C18-Fettsäuren bilden den Hauptanteil der Fettsäurereste (60 bis 80%).[11,12,13,14] Abgesehen davon, daß die Lage der Doppelbindung nicht bestimmt wird,[13] werden unterschiedliche Angaben bezüglich des Verhältnisses von Petroselinsäure (18:1 Δ6) zu Ölsäure (18:1 Δ9) gemacht.[11,12,14] Es ist in jedem Fall davon auszugehen, daß, wie bei den Fetten anderer Apiaceenfrüchte, Petroselinsäure neben Ölsäure eine mengenmäßig bedeutende Fettsäure in Kreuzkümmel ist. Sie wird vorwiegend in die *sn*-2-Position der Triacylglycerole eingebaut, während die anderen Fettsäuren die *sn*-1,3-Position bevorzugen.[15] Auch das Vorkommen einer weiteren C18-Fettsäure (18:1 Δ7) wird beschrieben.[16]

Die Fettsäuren der Glycolipide (10% der Gesamtlipidfraktion) sind hauptsächlich Petroselinsäure (78,7%) und Palmitinsäure (21,3%) während bei den Phospholipiden (5% der Gesamtlipidfraktion) zu 89,3% Linolensäure beteiligt ist.[14]

Der unverseifbare Anteil des fetten Öls von Kreuzkümmel beträgt 8%. Der Gehalt an Tocopherolen und Tocotrienen beträgt 0,05% (berechnet auf das Fett).[17]

Kohlenhydrate. Kreuzkümmel enthält 4,45% Gesamtzucker (1,75% reduzierende, 2,70% nichtreduzierende).[18] Das Vorkommen von *d*-Mannitol ohne Mengenangaben ist beschrieben.[19] Die Droge ist stärkefrei.[6]

Eiweiß. Rohprotein 15 bis 20%.[18,20]

Ätherisches Öl. Die Droge enthält 2 bis 5% ätherisches Öl mit einem Aldehydgehalt von 35 bis 52%, berechnet als Cuminaldehyd (Hydroxylaminmethode),[GHo] weitere Monoterpene. Die Destillationszeit für eine erschöpfende Destillation des ätherischen Öls beträgt 4 bis 5 h.[21]

Der für Kreuzkümmel typische Geruch ist in erster Linie auf die Aldehyde Cuminaldehyd, 1,3-*p*-Menthadien-7-al und 1,4-*p*-Menthadien-7-al zurückzuführen.[22]

Flavonoide. Kreuzkümmel enthält 0,05 bis 0,1% Flavonglykoside in Form von Luteolin-7-*O*-pyranoglucosid und Apigenin-7-*O*-pyranoglucosid.[23,24,25] Des weiteren wird über das Vorkommen von Apigenin- und Luteolin-7-glucuronosylglucosid,[23] Apigenin-5-*O*-glucopyranosid[24] und Apiin (Apigeninapiosylglucosid)[19] berichtet.

Weitere Inhaltsstoffe. Fasergehalt 11%;[18] 45,0 mg% Salicylate;[26] Cholin, Acetylcholin;[27] 0,1% "Cuminin" ($C_6H_{10}O$, Schmelzpunkt 253 °C).[28]

Chlorophyll, Xanthophyll und Spuren von Carotin im fetten Öl;[29] 900 mg% Calcium, 527 mg% Phosphor, 15,4 mg% Eisen; 853 mg% Oxalsäure;[30] 185 mg% Oxalat;[31] K, Cl, Mg, Na, Fe, Al, Zn, Mn, Br, Ba, Spuren von Cr, Ca, Ce, Co, Th, Hf, Sm (nach ppm geordnet).[32]

Fe, Zn, Mn, Cu, Cr, Ni, Co,[33] zusätzlich Mo, W, As, Au, Cd, Sb;[34] 0,7 µg/g Mn(II);[35] 432 ppm Al.[36]

Identität: Die Identitätsprüfung von Kreuzkümmel kann nach der Vorschrift des *DAB 10* für Kümmel vorgenommen werden. Untersucht wird ein Dichlormethanextrakt des Kreuzkümmels oder das mit Toluol verdünnte ätherische Öl.

- Referenzsubstanz: Cuminaldehyd;
- Sorptionsmittel: Kieselgel GF_{254};
- Fließmittel: Dichlormethan, einmal entwickeln;
- Detektion: Fluoreszenzminderung UV-Licht 254 nm, Anisaldehyd-Reagenz, Erhitzen auf 100 bis 105 °C, alternativ 2,4-Dinitrophenylhydrazin-Reagenz.
- Auswertung: Im Chromatogramm der Referenzlösung liegt bei einem Rf-Wert von ca. 0,8 die violette, vor dem Besprühen fluoreszenzmindernde Zone des Cuminaldehyds. Mit 2,4-Dinitrophenylhydrazin-Reagenz ist dieses Feld orange. Im Chromatogramm des Dichlormethanextrakts befindet sich ein Fleck desselben Rf-Wertes und gleicher Farbe, darunter bei Rf-Wert 0,5 ein weiterer, wesentlich schwächerer Fleck ebenfalls gleicher Farbe.

Reinheit:
- Fremde Bestandteile: höchstens 2%;[68]
- Asche: höchstens 8%.[68]

Gehalt: Mindestens 2,5% ätherisches Öl.[68]

Wirkungen: *Antimikrobielle Wirkung.* Eine Suspension von 1 g Drogenpulver in 9 mL Sporensuspension (Sporenkonzentration 10^4/mL) hemmt völlig die Bildung von Ochrotoxin A (Fluoreszenzintensität nach DC) von *Aspergillus ochraceus* und teilweise dessen Mycelwachstum (Myceltrockengewicht), sowie teilweise das Mycelwachstum und die Toxinproduktion von *C. versicolor* (Sterigmatocystin) und *C. flavus* (Aflatoxin B_1).[37] Wird *C. flavus* in Form einer Agar-Kultur zugegeben, wirken Konzentration von 5% und 10% (g gepulverte Dro-

ge/100 mL) total hemmend auf die Aflatoxinproduktion.[38]
Ein ethanolischer Extrakt zeigt kaum Hemmwirkung auf *Clostridium botulinum* (MHK-Wert > 2000 ppm bezogen auf die Droge).[39]
Beeinflussung der Blutgerinnung.[40] *In vitro* inhibieren Ethertrockenextrakte von Kreuzkümmel (25 µg und 50 µg Trockenextrakt/mL Plasma), die durch Arachidonsäure induzierte Plättchenaggregation in plättchenreichem Humanplasma. Extraktkonzentrationen von 65,5 µg, 125 µg und 250 µg/mL Plättchensuspension inhibieren die Thromboxan TxB_2-Bildung aus (^{14}C) Arachidonsäure um 65 %, 54 % und 50 % gegenüber der Kontrolle.
Mutagene Wirkung. Die polaren Fraktionen eines Chloroform- und Methanolextraktes aus Kreuzkümmel zeigen mutagene Wirkung gegenüber *Salmonella typhimurium* TA 100 Stämmen. Ebenso zeigen nach Verfütterung dieser Fraktionen an Ratten der Harn und die daraus isolierten Metabolite mutagene Wirkung gegenüber TA 100 Stämmen.[41] Ethanolische Extrakte (10 bis 20 mg/Platte) zeigen gegenüber Streptomycin-abhängigen TA 98 Stämmen Mutagenität.[42]
Beeinflussung des Arzneimittelmetabolismus.[43] Injektion von 100 mg/kg KG eines Ethertrockenextrakts aus Kreuzkümmel verlängert die Phenobarbitalhypnose (50 mg/kg) weiblicher Albinomäuse auf 120 % (Kontrolle: 100 %, 30 mg/kg SKF-525 A: 700 %). 200 mg/kg KG desselben Extrakts sieben Tage lang gegeben verkürzt die Phenobarbitalhypnose (100 mg/kg, 48 h nach letzter Extraktapplikation) auf 83,2 % (Kontrolle: 100 %, Phenobarbital 50 mg/kg wie Extrakt gegeben: 26,9 %). Die Wirkung wird durch eine Beeinflussung der Monooxidaseaktivität in der Leber erklärt und ist im Vergleich zu anderen Gewürzen bei Kreuzkümmel schwach.
Östrogene Wirkung.[44] 100, 200 und 250 µg/100 g KG eines Acetonextrakts aus Kreuzkümmel über zehn Tage an weibliche ovariectomisierte Albinoratten verabreicht führt dosisabhängig zur Gewichtszunahme des Uterus (140 %), zur Zunahme des Proteingehalts des Endometriums (110 %) und des Myometriums (44 %), zum Anstieg der Alkaliphosphatasen (150 bzw. 210 %) und zum Anstieg der Na^+-K^+-ATPase (120 % bzw. 50 %) jeweils gegenüber der Kontrolle. Mg^{++}-ATPase und Ca^{++}-ATPase bleiben gleich bzw. nehmen ab.
Sonstige Wirkungen. Eine an Albino-Ratten beobachtete fertilitätshemmende Wirkung[48] konnte später nicht bestätigt werden.[49]
Für die in der Literatur beschriebene galaktagoge Wirkung[50] gibt es keine experimentellen Belege, auch nicht für eine antispasmodische, diuretische oder aphrodisiatische Wirkung.[51]

Dosierung und Art der Anwendung: Einzeldosis 300 bis 600 mg (fünf bis zehn Früchte).[45]

Volkstümliche Anwendung und andere Anwendungsgebiete: Als Carminativum bei Magenbeschwerden, Durchfall und Koliken, vor allem in der Veterinärmedizin. Als Abortivum und Emenagogum in El-Salvador, Brasilien, Afrika und Indien,[46] auch in der Ayur-Veda-Medizin.[47] In Indonesien gegen blutige Diarrhoe, als Paste auf der Stirn gegen Kopfschmerzen und oral eingenommen gegen rheumatische Erkrankungen.[52] Die Wirksamkeit ist nicht belegt.

Sonst. Verwendung: *Haushalt.* Als Küchengewürz vor allem in Vorder- und Ostasien. Bestandteil des Currypulvers, Gewürz für bestimmte holländische Käsesorten, in der Likörindustrie. Kreuzkümmel hat antioxidative Wirkung und kann zur Haltbarmachung von Fetten verwendet werden, auch das Braunwerden von Fetten wird verzögert.[53]

1. Engler A (1964) Syllabus der Pflanzenfamilien 12. Aufl.; Gebr. Borntraeger, Berlin, S. 376
2. Crowden RK, Harborne JB, Heywood VH (1969) Phytochemistry 8:1.963–1.984
3. Bohlmann F, Burkhardt T, Zdero C (1973) Naturally Occurring Acetylenes, Academic Press, London New York, S. 468
4. Melchior H, Kastner H (1974) Gewürze 2, Paul Parey, Berlin Hamburg, S. 98
5. Gassner G, Hohmann B, Deutschmann F (1989) Mikroskopische Untersuchung pflanzlicher Lebensmittel, 5. Aufl., Gustav Fischer Verlag, Stuttgart, S. 308
6. Mitra SN, Roy SC (1975) J Proc Inst Chem 29:85–91
7. Qadry SMJS, Atal CK (1963) Planta Med 11:427–431
8. Sen AR, Sardar PK (1979) J Inst Chemists (India) 51:204–207
9. Sen AR, Sengupta P, Mondal A, Roy BR (1974) J AOAC 57:763–764
10. Bayhan A, Yentur G (1988) Gazi Univ Eczacilik Fak Derg 5:175–183
11. Menon KN, Raman FA, Raman PS (1953) Proc Indian Acad Sci 38A:128–131
12. Karawya MS, Warraki AG, Hifnawy MS, El-Hawary SS, Mohamed OA (1980) Egypt J Pharm Sci 21:265–276
13. Mannan A, Farooqi JA, Ahmad I, Asif M (1986) Fette Seifen Anstrichmittel 88:301–302
14. Hemavathy J, Prabhakar JV (1988) J Food Sci 53:1.578–1.579
15. Seher A, Fiebig HJ (1983) Fette Seifen Anstrichmittel 85:333–338
16. Kartha ARS, Khan RA (1969) Chem & Ind, S. 1.869–1.970
17. Ivanov SA, Konova B (1976) Dokl Bulg Akad Nauk 92:371–374
18. El-Wakeil F, Khairy M, Morsi S, Farag RS, Shihata AA, Badel AZMA (1986) Seifen Öle Fette Wachse 112:77–80
19. Chakraborti K (1956–1958) Trans Bose Research Inst Calcutta 21:61–66
20. Toghrol F, Daneshpejouh H (1974) Environm Child Health, S. 109–111
21. Koedam A, Scheffer JJC, Baerheim Svendsen A (1979) Z Lebensm Unters Forsch 168:106–111
22. Tassan CG, Russel GF (1975) J Food Sci 40:1.185–1.188
23. Harborne JB, Williams CA (1972) Phytochemistry 11:1.741–1.750
24. Halim AF, Ross SA (1977) Egypt J Pharm Sci 18:245–252
25. Khafagy SM, Sarg TM, Abdel Salam NA, Gabr O (1978) Pharmazie 33:296–297
26. Swain AR, Dutton SP, Truswell AS (1985) J Am Diet Ass 85:950–960

27. Haranath PSRK, Akther MH, Sharif SI (1987) Phytother Res 1:91–91
28. Saleh MRI, Gabr O (1963) J Pharm Sci UAR 4:35–40
29. Hadzijski CT, Surtalova ZV (1969) CR Acad Bulg Sci 22:57–60
30. Ramasastri BV (1983) Qual Plant Plant Foods Hum Nutr 33:11–15
31. Najjar MF, Ben Amor MA, Queslati A (1987) Lyon Pharm 38:291–296
32. Ila P, Jagam P (1980) J Radioanal Chem 57:205–210
33. Khan HH, Bibi N, Zia GM (1985) Pakistan J Sci Ind Res 28:234–237
34. Sherif MK, Awadallah RM, Mohamed AE (1979) J Radioanal Chem 53:145–153
35. Laila AAR (1988) Anal Chim Acta 204:355–358
36. Sullivan DM, Kehoe DF, Smith RL (1987) J AOAC 70:118–120
37. Hitokoto H, Morozumi S, Wauke T, Sakai S, Kurata H (1980) Appl Environ Microbiol 39:818–822
38. Mabrouk SS, Nefisa MA, El-Shayeb MA (1980) Z Lebensm Unters Forsch 171:344–347
39. Huhtanen CN (1980) J Food Prot 43:195–196
40. Srivastava KC (1989) Prostaglandins Leukotrienes and Essential Fatty Acids 37:57–64
41. Rockwell P, Raw J (1979) Nutr Cancer 1:10–15
42. Shashikanth KN, Akiyoshi Hosono (1986) Agric Biol Chem 50:2.947–2.948
43. Yong Bong Han, Kuk Hyun Shin, Won Sick Woo (1984) Arch Pharm Res 7:53–56
44. Malini T, Vanithakumari G (1987) Indian J Exp Biol 25:442–444
45. Todd RG (editor) Martindale (1967) The Extra Pharmacopoeia, 28. Ed., The Pharmaceutical Press, London, S. 1.517
46. Farnsworth NR, Bingel AS, Cordell GA, Crane FA, Fong HS (1975) J Pharm Sci 64:535–598
47. Middelkoop TB, Labadie RP (1983) J Ethnopharmacol 8:313–320
48. Garg SK (1976) Indian J Red Res 64:1.133–1.135
49. Prakash AO (1986) Int J Crude Drug Res 24:19–24
50. Kirtikar KR, Basu BD (1988) Indian Medicinal Plants, 3. Ausgabe, Band II, Intern Book Distributors, Deshradon (Indien), S. 1288
51. Al-Yahya MA (1986) Fitoterapia 57:179–182
52. Elliott S, Brimacombe J (1987) J Ethnopharmacol 19:285–317
53. El-Zeany BA, Abdel Fattah LE (1979) Riv Ital Sostanze Grasse 56:438–440
54. Varo PT, Heinz DE (1970) J Agric Food Chem 18:234–238
55. Lawrence BR (1980) Perfum Flav 5:6–16
56. Varo PT, Heinz DE (1970) J Agric Food Chem 18:239–242
57. El-Wakeil F, Khairy M, Morsi S, Farag RS, Shihata AA, Badai AZNA (1986) Seifen Öle Fette Wachse 112:348–353
58. Rasheed A, Chaudhri KN (1974) Pak J Sci Res 26:25–36
59. Ross SA, El-Keltawi NE, Megalla SE (1980) Fitoterapia 51:201–205
60. Janssen AM, Chin NLJ, Scheffer JJC, Baerheim Svendsen A (1986) Pharm Weekbl 8:289–292
61. Menghini A, Savino A, Lollini MN, Caprio A (1987) Plant méd phytothér 21:36–42
62. Syed M, Hanif M, Chaudhary FM, Bhatty MK (1986) Pakistan J Sci Ind Res 29:183–188
63. Janssen AM, Scheffer JJC, Parhan-Van Atten AW, Baerheim Svendsen A (1988) Pharm Weekbl 10:277–280
64. Farag RS, Daw ZY, Abo-Raya SH (1989) J Food Sci 54:74–76
65. Oishi Keiichi, Mori Kazuo, Nishiura Y (1974) Nippon Suisan Gakkaishi 40:1.241–1.250
66. Opdyke DLJ (1974) Food Cosmet Toxicol 12:869
67. Opdyke DLJ (1974) Food Cosmet Toxicol 12:395
68. Pharmacopoeia of India, Manager of Publications, New Delhi, S. 1.955–1.960
69. FEu, Bd. 2, S. 351
70. Heg, Bd. V/2, S. 1.138–1.139
71. GHo, Bd. 6

SB

Curcuma

HN: 2019900

Familie: Zingiberaceae.

Unterfamilie: Zingiberoideae.

Tribus: Hedychieae.

Gattungsgliederung: Die Gattung Curcuma L. umfaßt etwa 40 Arten und wird in 2 Untergattungen gegliedert:[1]

- Subgenus Curcuma K. SCH. im engeren Sinne (= Eucurcuma K. SCH.) mit z. B. *C. angustifolia* ROXB., *C. aromatica* SALISB., *C. domestica* VAL., *C. xanthorrhiza* ROXB., *C. zedoaria* (BERG.) ROSC.
- Subgenus Hitcheniopsis (BAK.) K. SCH., eine kleine, heterogene Gruppe mit z. B. *C. aurantiaca*, *C. parviflora*, *C. burtii* LARSEN et SMITH.[1]

Gattungsmerkmale: Ausdauernde Kräuter mit dicht fleischigen, verzweigten Rhizomen. Wurzeln fleischig, oft mit elliptischen Wurzelknollen. Blätter grundständig, zweizeilig, in Scheide, Stiel und Spreite gegliedert, mit Ligula zwischen Scheide und Stiel bzw. Spreite. Blattscheiden einander umschließend, offen, bilden einen bis ca. 1 m hohen Scheinstamm; Blattstiele der äußeren Blätter sehr kurz oder fehlend, die der inneren Blätter ziemlich lang, rinnig; Blattspreiten gewöhnlich aufrecht, länglich-eiförmig, oft sehr groß, zuweilen mit rötlichen Streifen beiderseits der Mittelrippe. Blütenstände in Form einer zusammengesetzten, dichten, zylindrischen, zapfenähnlichen Ähre, endständig, entweder an einem Sproß im Zentrum des Scheinstammes oder an einem separaten Sproß. Hochblätter groß, bis zur Mitte miteinander zu Taschen vereinigt, die freien Enden gewöhnlich ausgebreitet. Blüten in 2 bis 7blütigen Wickeln in den Achseln der Hochblätter. Deckblättchen dünn, elliptisch, mit eingerollten Rändern. Kelch röhrig, einseitig gespalten, ungleich gezähnt; Kronröhre trichterförmig, Kronblattzipfel gewöhnlich oval, die oberen länger und etwas ausgerandet. Nur 1 Staubblatt des inneren Kreises fertil; Antheren ohne Anhängsel. Filament kurz, an der Basis verbreitert, mit den kronblattartigen Staminodien des inneren Kreises zum Labellum verwachsen; Labellum kreisförmig, in der Mitte mit kleiner zurückgeschlagener Spitze. Seitliche Staminodien des äußeren Kreises kronblattartig, länglich-eiförmig, groß. Fruchtknoten unterständig, dreikarpellig; Samenanlagen zahlreich, in zentralwinkelständiger

Plazentation. Griffel fadenförmig, in der Rinne des Staubblattes liegend; Narbe zweilippig, die Lippen bewimpert. Fruchtkapsel elliptisch, leicht dreikantig, dreifächerig, dünnwandig, häutig, nicht aufspringend, bis zur Reife von den Hochblättern umschlossen. Samen eiförmig oder länglich, gewöhnlich mit seitlichem Arillus.[2,3]

Verbreitung: Die Gattung ist heimisch in Südostasien, von Indien bis in den pazifischen Raum. Die Untergattung Hitcheniopsis ist beschränkt auf die Monsungebiete Asiens.[1]

Inhaltsstoffgruppen: Die Curcuma-Arten sind reich an ätherischem Öl, das sich in Exkretzellen von Blättern, Scheinstämmen, Rhizomen und Samenschalen befindet. Die Öle verschiedener Organe einer Pflanze stimmen in ihrer Zusammensetzung nahezu überein.
An Bestandteilen der ätherischen Öle sind die Terpene Camphen, Pinen sowie Cineol, Borneol und Campher in der Gattung Curcuma verbreitet. Wesentliche Ölbestandteile der Gattung sind die Sesquiterpene: Zingiberen, Curcumen, Zingiberol, Curcumol sowie α- und β-Turmeron und α- und γ-Atlanton. Weitere Sesquiterpenderivate kommen in verschiedenen Arten vor und sind z.T. artspezifisch. Weniger häufige Ölbestandteile sind Zimtsäure und p-Hydroxyzimtsäure und deren Ester.[95]

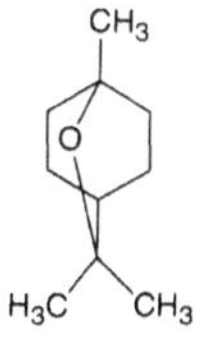
Cineol

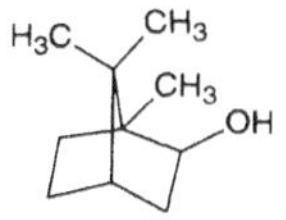
Borneol

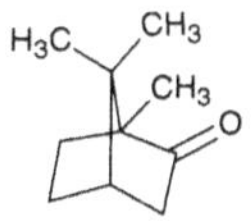
Campher

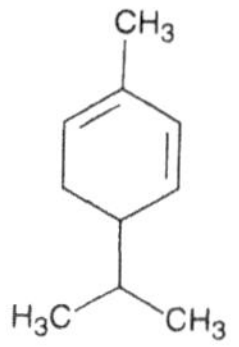
α-Phellandren

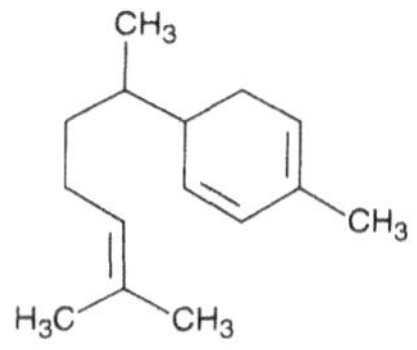
Zingiberen

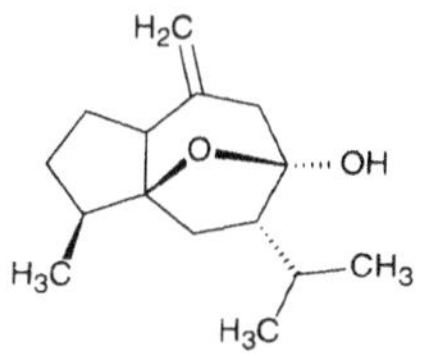
Curcumol

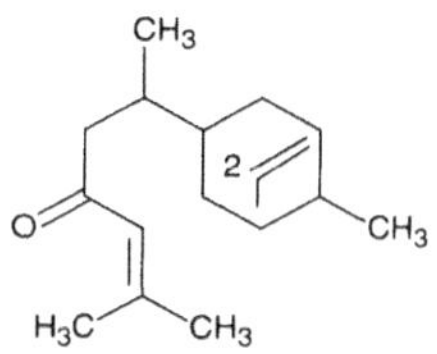
Turmeron

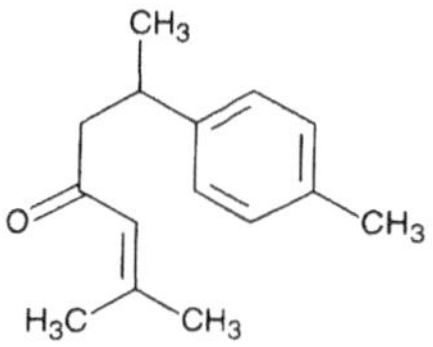
ar-Turmeron

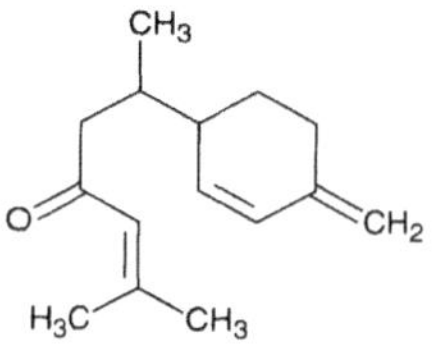
β-Turmeron

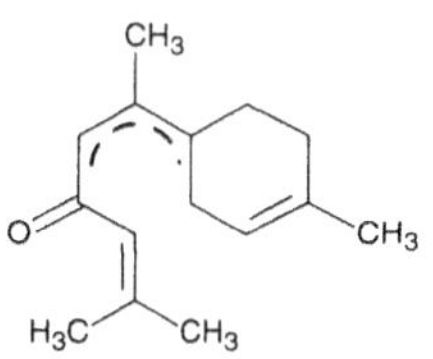
Atlanton (α und γ)

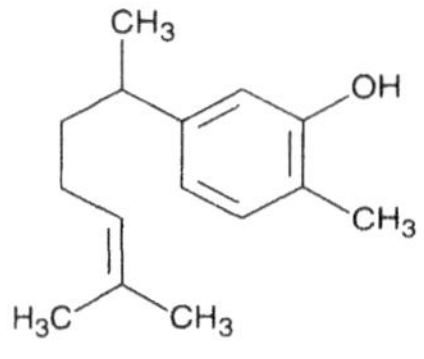
Xanthorrhizol

Curcuminoide (Dicinnamoylmethan-Derivate) sind in der Gattung Curcuma weit verbreitet. Ob sie generell in allen Curcuma-Arten vorkommen, wurde noch nicht untersucht. Sie sind ebenfalls in den Idioblasten lokalisiert und zeigen enge biogenetische Beziehungen zu den Zimtsäurederivaten in den ätherischen Ölen und zu den Scharfstoffen in verwandten Gattungen der Zingiberoideae.[95] Die Curcuminoide stellen Mischungen nächstverwandter Verbindungen dar, deren Zusammensetzung in den einzelnen Arten verschieden ist. Nach dem Vorkommen der verschiedenen Curcuminoide lassen sich die Curcuma-Arten in 2 Typen einordnen: Den Domesticatypus mit *C. domestica*, *C. aromatica*, der alle 3 Curcuminoide enthält, und den Xanthorrhizatypus mit *C. xanthorrhiza*, dem das Di-p-cumaroylmethan fehlt.[4]

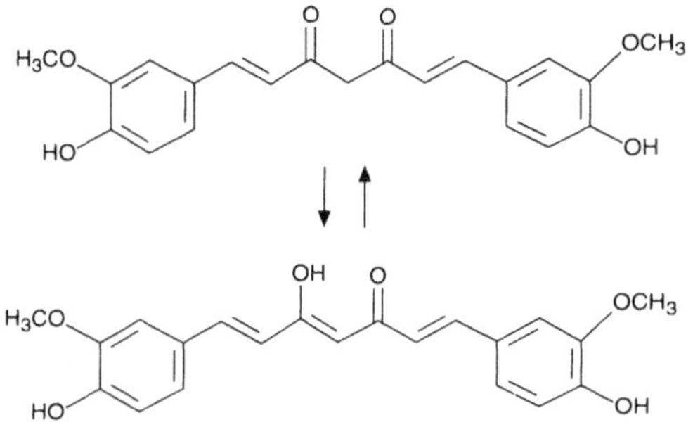
Curcumin (= Diferuloylmethan)

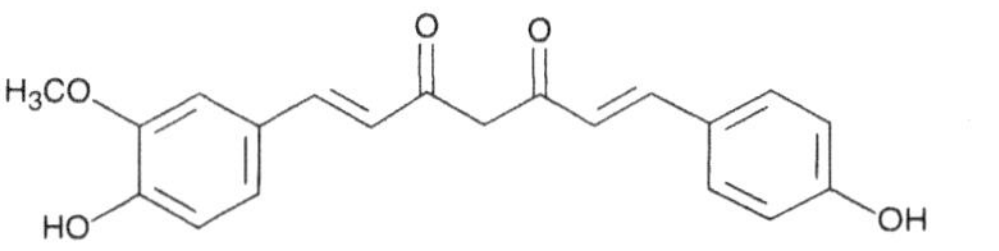
Monodesmethoxycurcumin (= p-Cumaroylferuloylmethan)

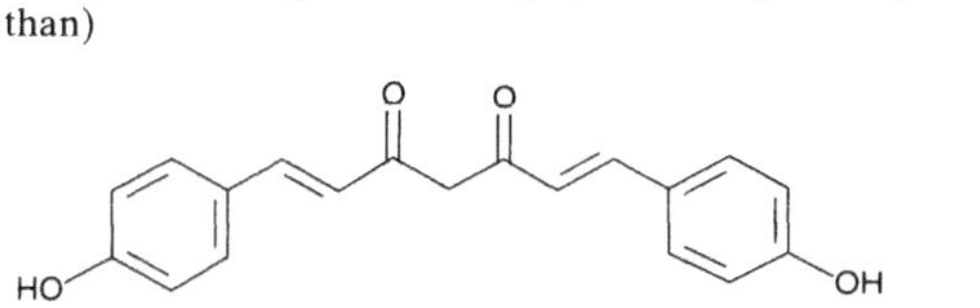
Didesmethoxycurcumin (= Di-p-cumaroylmethan)

Daneben können noch hydrierte Curcuminoide in geringer Menge vorkommen, z.B. Dihydrocurcumin in *C. domestica*,[5] Dihydro-, Hexahydro- und Octahydrocurcumin in *C. xanthorrhiza*.[6]

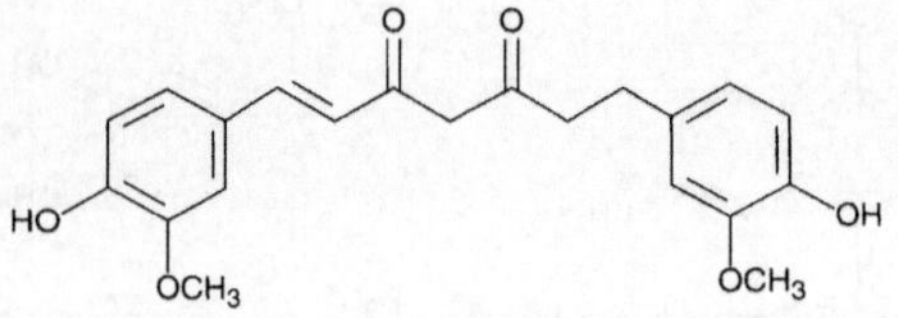

Dihydrocurcumin

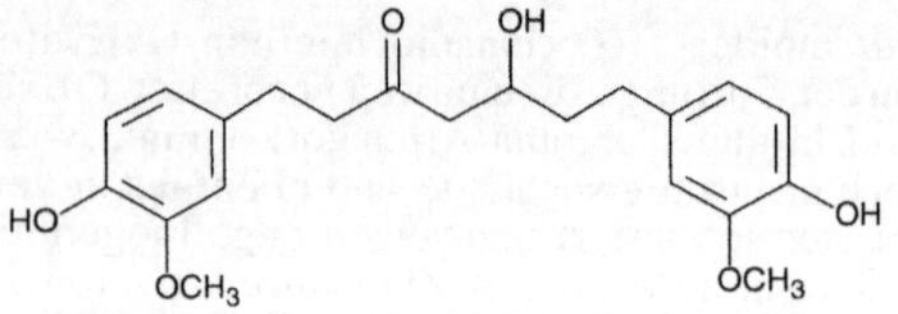

Hexahydrocurcumin

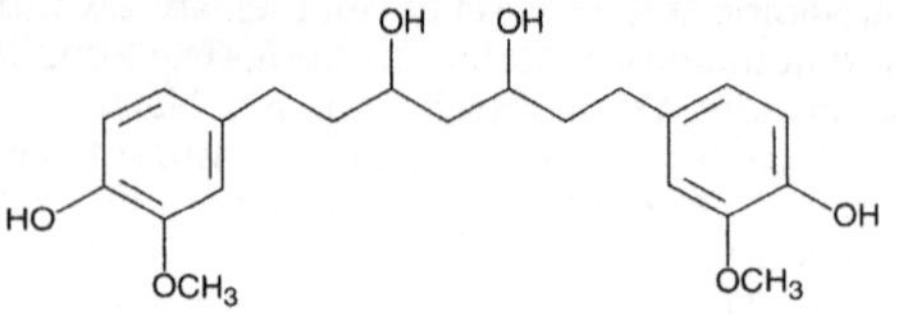

Octahydrocurcumin

Außer den Zimtsäurederivaten der ätherischen Öle kommen vor allem in den Blättern von Curcuma-Arten weitere organische Säuren vor: Vanillinsäure wurde in allen, Syringasäure und Protocatechusäure in den meisten untersuchten Arten nachgewiesen, während *o*- und *p*-Cumarsäure, die sich gegenseitig ausschließen, nur in wenigen Arten gefunden wurden: *o*-Cumarsäure in *C. domestica* und *C. inodora*, *p*-Cumarsäure in *C. aromatica*.[7]
Als Reservestoff sämtlicher Arten werden sowohl im Parenchym der Rhizome als auch im Perisperm der Samen große Mengen Stärke gespeichert.

Drogenliefernde Arten: *Curcuma aromatica*: Curcuma-aromatica-Wurzelstock.
Curcuma domestica: Curcumae longae rhizoma.
Curcuma xanthorrhiza: Curcumae xanthorrhizae rhizoma.
Curcuma zedoaria: Zedoariae rhizoma.

Curcuma aromatica Salisb.

Sonstige Bezeichnungen: Bengal.: Banhalud; dt.: Blockzitwer; engl.: Cochin turmeric, Wild tumeric; hindi.: Banhaldi, Janglihaldi; ind.: Ranhalada, Kasturiarishina, Kasturimajal; sanskr.: Aranyaharidra, Sholi.[3]

Botanische Beschreibung: Ausdauernde, bis über 1 m hohe, krautige Pflanze mit knolligem, handförmig verzweigtem Rhizom. Blätter mit langen, grünen Blattscheiden dem Rhizom aufsitzend. Blattspreite länglich-eiförmig oder länglich-lanzettlich, 30 bis 60 cm lang und 10 bis 20 cm breit, grün, an der Spitze oft verschiedenfarbig, unterseits behaart. Blütenstände gewöhnlich vor den Blättern erscheinend, mit scheidig umhülltem, ca. 5 bis 8 cm langem Stiel. Infloreszenz 15 bis 30 cm lang und 9 cm im Durchmesser. Blütentragende Hochblätter 3,8 bis 6 cm lang, an den Spitzen zurückgebogen, blaß grünlichweiß, oberseits schwach behaart. Hochblätter an der Spitze des Blütenstandes 5 bis 7,5 cm lang, mehr oder weniger rötlich getönt. Blüten rötlich-weiß, duftend, wenig kürzer als die Hochblätter. Kelch 0,8 bis 2 cm lang, weiß, schwach behaart, 3lappig. Kronröhre 2,5 cm lang, die seitlichen Lappen länglich, dorsale Lappen breit oval, über die Anthere gebogen. Labellum tief gelb, kreisförmig, schwach dreilappig, zurückgebogen. Seitliche Staminodien länglich-eiförmig, stumpf, so lang wie die Kronlappen.[2,3]

Inhaltsstoffe: Alle Untersuchungen der Inhaltsstoffe von *Curcuma aromatica* beziehen sich auf das Rhizom, welches zugleich die Droge darstellt, s. unter Curcuma-aromatica-Wurzelstock.

Verbreitung: Heimisch im östlichen Himalaya, Bengalen. Verbreitet in ganz Indien, Ceylon, Vietnam bis Südchina.

Anbaugebiete: In Indien wird *Curcuma aromatica* stellenweise auch kultiviert.

Drogen: Curcuma-aromatica-Wurzelstock.

Curcuma-aromatica-Wurzelstock

Sonstige Bezeichnungen: Bengal.: Banhalud; dt.: Blockzitwerwurzel, Wilde Gelbwurz; engl.: Cochin turmeric, Wild turmeric, Yellow zedoary; hindi: Banharidra; indones.: Temu Potre, Temu Puteri; port.: Zedoaria amarella; sanskr.: Sholi, Vanahaladi; sinhales.: Dudakaha.

Definition der Droge: Die gebrühten und getrockneten Haupt- und Nebenrhizome oder die in Scheiben oder Längsviertel geschnittenen, getrockneten Haupt- und Nebenrhizome.[96]

Stammpflanzen: *Curcuma aromatica* Salisb.

Herkunft: Indien, Sri Lanka, Vietnam, Südchina.

Gewinnung: Sammlung aus Wildbeständen, seltener aus Kulturen.

Ganzdroge: Gebrühte Droge sehr ähnlich Curcumae longae rhizoma (s. dort). Hauptrhizome, selten in der Droge, eirund, bis 2,5 cm dick, quergeringelt, mit Wurzelnarben und seitlichen Abschnitten von Nebenrhizomen. Nebenrhizome, Rhizomäste, fingerförmig, leicht gekrümmt, bis etwa 4 cm lang und bis 12 mm dick mit zahlreichen Ansätzen kleiner Seitenzweige. Alle Drogenstücke dicht, schwer, hornartig hart, außen graubeige, etwas runzelig, Bruch glatt, etwas glänzend graugelb bis orangegelb, fein punktiert, außen mit dunkler Rindenzone.
Ungebrühte Droge ähnlich Zedoariae rhizoma (s. dort), aber Querscheiben nur bis 2,5 cm Durchmesser, und innen dunkler graugelb bis orangegelb.[97]

Schnittdroge: *Geruch*. Schwach aromatisch, kampferartig, sehr ähnlich Zedoriae rhizoma.
Geschmack. Aromatisch, bitter, leicht brennend. Beim Kauen färbt sich der Speichel gelb.

Unregelmäßige graugelbe bis orangegelbe Rhizomstücke mit glatter, hornartiger Schnittfläche. Außenstücke mit schmaler, dunkler Rindenzone und runzeligem, gelblichgrauem Kork.[97]

Mikroskopisches Bild. Der Querschnitt gebrühter Droge ist dem von Curcumae longae rhizoma sehr ähnlich, nur ist das mit verkleisterter Stärke gefüllte Parenchym von Rinde und Zentralzylinder nur blaßgelb bis graugelblich gefärbt, die zahlreichen Exkretzellen orangegelb oder rotbraun. Im Zentrum noch vereinzelte unverkleisterte Stärkekörner. Diese in ungebrühter Droge sehr zahlreich. Stärkekörner flach, eiförmig, exzentrisch, 15 bis 50 µm lang und 12 bis 32 µm breit mit sehr undeutlicher Schichtung.[97]

Pulverdroge: Gelbes bis graugelbes Pulver mit zahlreichen Korkfragmenten; einzelne dickwandige, zugespitzte, über der Basis gekrümmte, einzellige Haare oder deren Bruchstücke; wenig Netz- und Treppengefäße, reichlich großzelliges dünnwandiges Parenchym mit zahlreichen kleineren kugeligen, orangegelben oder rotbraunen Exkretzellen; in ungebrühter Droge zahlreiche Stärkekörner, frei und in den Parenchymzellen; in gebrühter Droge Parenchymzellen mit verkleisterter, blaßgelb gefärbter Stärke gefüllt, reichlich blaßgelbe Klumpen verkleisterter Stärkekörner; Sklerenchymfasern fehlen.[97]

Inhaltsstoffe: Die Rhizome von *Curcuma aromatica* enthalten dasselbe Curcuminoidgemisch wie *C. domestica*,[4] d. h. Curcumin = Diferuloylmethan, *p*-Cumaroylferuloylmethan und Di-*p*-cumaroylmethan. Der Gesamtcurcumingehalt beträgt jedoch nur 0,03 bis 0,3 %, d. h. ca. $^1/_{10}$ des Curcumingehaltes von C-domestica-Rhizomen.[13]
Aus den Rhizomen wurden 6,1 % ätherisches Öl gewonnen, dieses besteht aus Camphen, Campher, 65 % Sesquiterpenen (überwiegend Curcumene), 22 % Sesquiterpenalkoholen, sowie Caprylsäure und *p*-Methoxyzimtsäure (zusammen 0,7 %).[95] Aus der Sesquiterpenfraktion wurde Germacron, Curdion, (4*S*,5*S*)-Germacron-4,5-epoxid, Dehydrocurdion, Procurcumenol, Zedoarondiol, Curcumenon, Isozedoaron, Methylzedoarondiol und Neocurdion isoliert.[90] Zedoarondiol und Isozedoarondiol sind Diasteromere. Methylzedoarondiol erwies sich als Monomethylether des Zedoarondiols.[90]

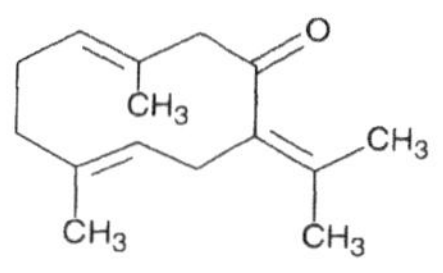
Germacron

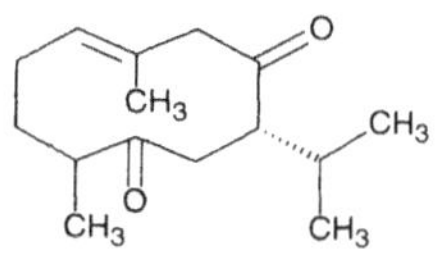
Curdion

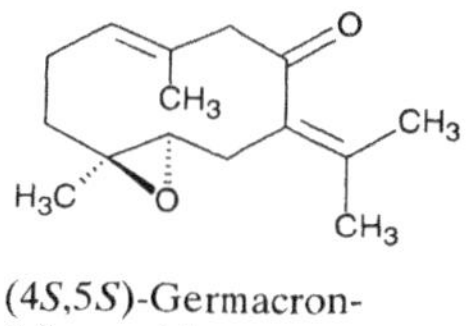
(4*S*,5*S*)-Germacron-4,5-epoxid

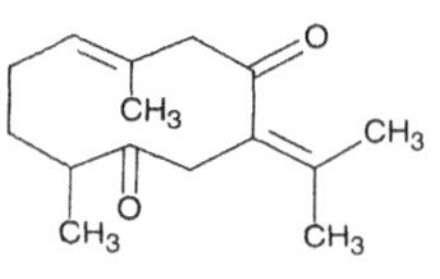
Dihydrocurdion

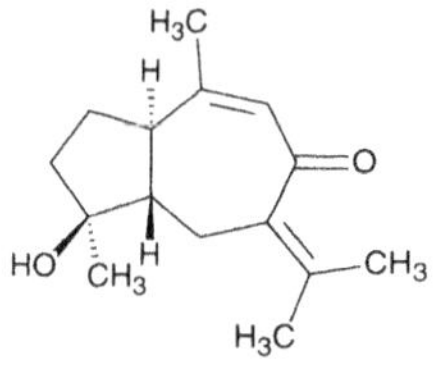
Procurcumenol

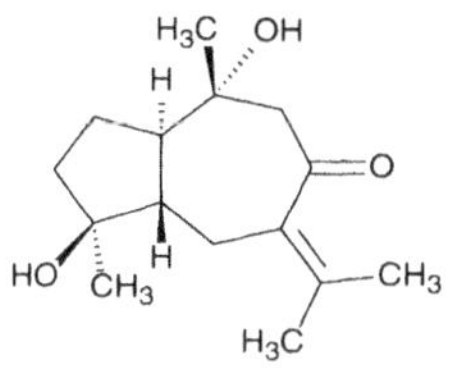
Zedoarondiol

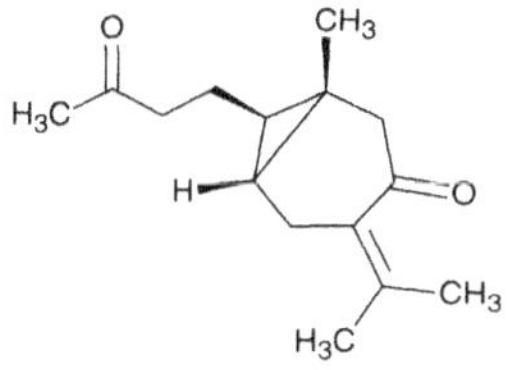
Curcumenon

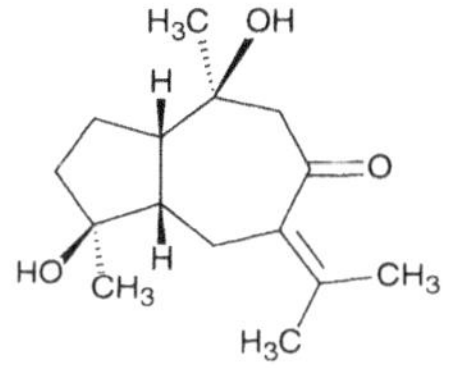
Isozedoarondiol

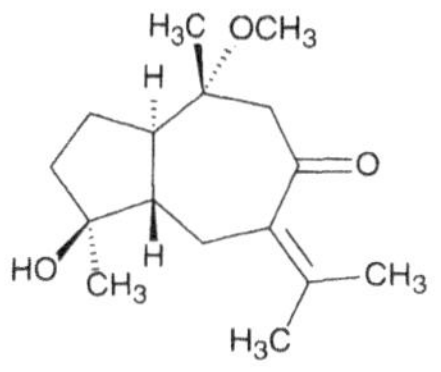
Methylzedoarondiol

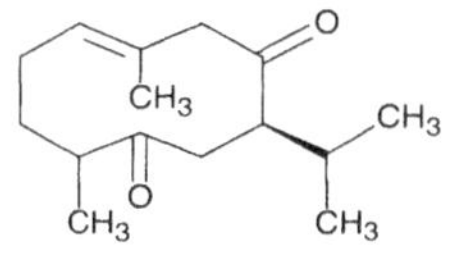
Neocurdion

Mittels GC wurde im äth. Öl verschiedener Cultivare von *C. aromatica* 8 bis 40 % Limonen, 3,5 bis 6,4 % Cineol, 0,8 bis 4,2 % Curcumen, 4,6 bis 12,8 % Zingiberen, 3,3 bis 7,5 % Bisabolen, 5 bis 23,2 % ar-Turmeron, 4,1 bis 36,2 % Turmeron sowie 4 nicht identifizierte Substanzen nachgewiesen.[91] Das Rhizom enthält reichlich Stärke.

Identität: Curcumine: s. Curcumae longae rhizoma. Ätherisches Öl: s. Reinheitsprüfung von Curcumae longae rhizoma auf Beimengungen des Rhizoms von *Curcuma aromatica*.

Wirkungen: *Fungicide Wirkung.* Wasser-, Ethanol-, 0,1 N-HCl-, 0,1 N-NaOH- und Acetonextrakte zeigten bei einem Screening *in vitro* eine deutliche Hemmwirkung gegen *Aspergillus niger* und *Trichophyton rubrum*.[87] Das durch Wasserdampfdestillation gewonnene äth. Öl zeigte – rein, sowie in Verdünnungen 1 : 10, 1 : 100 und 1 : 1000 mit Ethylenglykol – *in vitro* fungicide Wirkung gegen *Aspergillus niger*, *A. flavus*, *Penicillium chrysogenum*, *P. javanicum*, *Pestalotia lapagericola*, *Trichoderma viride*, *Curvularia oryzae* und *Helminthosporum oryzae* (Filterpapier-Agar-Diffusions-Test). Die stärkste Wirkung war gegen *Penicillium chrysogenum*, die schwächste gegen *Helminthosporum oryzae* zu verzeichnen. Selbst in der Verdünnung 1 : 1000 wirkte das äth. Öl noch deutlich aktiv mit Ausnahme gegen *Pestalotia lapagericola*, *Curvularia oryzae* und *Helminthosporum oryzae*. Das Öl war unwirksam gegen *Microsporum gypseum* und *Trychophyton mentagrophytes*.[92]
Wundheilende Wirkung. Das gepulverte Rhizom beschleunigte in Form einer 1 %igen Salbe in weißer Vaseline die Heilung 400 mm² großer Wunden

bei Kaninchen auf 9 Tage; gegenüber 16 Tagen bei Kontrollen mit reiner Vaseline.[93]

Volkstümliche Anwendung und andere Anwendungsgebiete: In verschiedenen Gegenden Indiens wird das Rhizom von *Curcuma aromatica* vor allem äußerlich angewendet bei Hautausschlägen und Krätze, sowie – meist in Verbindung mit Adstringentia – bei Wunden und Quetschungen.[3]
Mit Vaseline zu einer Paste verrieben ist es ein gebräuchliches Hausmittel zum Einreiben des Gesichtes bei Kopfschmerzen. In der Ayurveda-Medizin wird es bei Appetitlosigkeit, Leucodermie und Blutkrankheiten gebraucht.[3] In China wird es bei frühen Stadien des Gebärmutterhalskrebses verwendet.[94] Die Wirksamkeit bei den genannten Anwendungsgebieten ist gegenwärtig nicht belegt.

Sonst. Verwendung: *Pharmazie/Medizin.* Das Rhizom von *Curcuma aromatica* wird gelegentlich als Ersatz oder zur Verfälschung von Curcumae longae rhizoma und von Zedoariae rhizoma verwendet. *Haushalt.* Das Rhizom dient zuweilen, wie das von *C. domestica* und von *C. zedoaria*, als Gewürz. Es wird ferner, wie das von *C. zedoaria*, zur Gewinnung von Stärke verwendet.

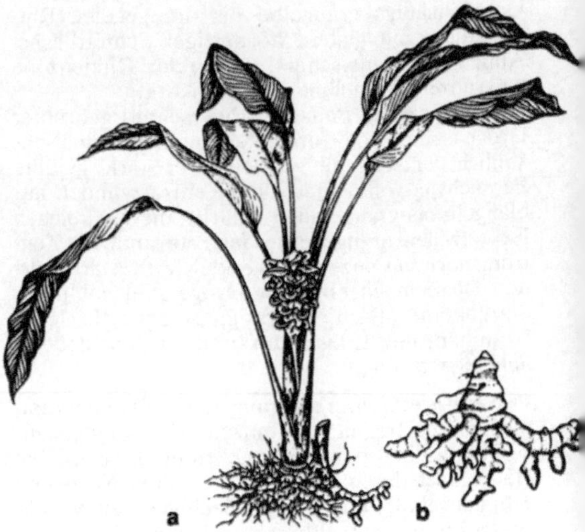

Curcuma domestica VAL., a blühende Pflanze; b Rhizom. Aus Curits's Bot. Mag. 96, 1870, Tab 5821. Zeichnung: Ruth Kilian

Curcuma domestica VAL.

Synonyme: *Amomum curcuma* JACQ., *Curcuma longa* KOEN, VON L., *C. longa* L.
Den richtigen Namen *C. domestica* VAL. gab VALETON 1918 der Pflanze, da er nachgewiesen hatte, daß die von LINNÉ ursprünglich *C. longa* L. genannte Pflanze nicht mit der von späteren Autoren (KOENIG u. a.) *C. longa* genannten Gelbwurz identisch ist.[8] Nach[95] gibt es aber Autoren, die anderer Ansicht sind, da aus der einschlägigen Literatur nicht eindeutig ersichtlich sei, ob *C. longa* L. und *C. longa* Koen. tatsächlich verschiedene Arten sind. Sollte dies nicht der Fall sein, dann wäre *C. longa* L. der gültige Name und *C. domestica* VAL. das Synonym.[95]

Sonstige Bezeichnungen: Dt.: Gelbwurzel, Kurkuma; engl.: Long rooted Curcuma, Turmeric plant; frz.: Curcuma, Souchet des Indes, Souchet long, Souchet odorant; it.: Curcuma; span.: Turmérico; arab.: Kurkum, Zarsud; hindi.: Halada, Haldi; sanski.: Haridra, Varnavati; indones.: Goeratji, Kakoenji, Koening, Koenir, Kunyet, Kunyiing, Kunyit; thai.: Kamin, Wan-ngu, chin.: Chiang-huang, Yüchin; Samoa: Ago; Cook-Ins.: Renga.

Botanische Beschreibung: Ausdauernde, aufrechte, krautige Pflanze. Hauptrhizom knollig verdickt mit zahlreichen Wurzeln. Wurzeln z. T. am Ende zu elliptischen Knollen verdickt. Nebenrhizome fingerförmig ohne Wurzeln, seitlich am Hauptrhizom entspringend und schräg abwärts wachsend.
Einzelne Nebenrhizome an der Spitze aufwärts wachsend, knollig anschwellend, Wurzeln tragend, werden zu neuen Hauptrhizomen. Alle Rhizome mit Niederblättern besetzt und nach deren Absterben quergeringelt erscheinend. Blätter am oberen Ende des Hauptrhizomes spiralig angeordnet, dieses mit breitem Blattgrund umschließend. Blätter mit Stiel bis 1,2 m lang, zuweilen auch länger. Blattspreite eiförmig-lanzettlich, dünn, ganzrandig, in den langen scheidenartigen Blattstiel verschmälert. Blütenstand zapfenartig, ca. 10 bis 15 cm lang und 5 bis 7 cm im Durchmesser, auf einem ca. 15 bis 20 cm langen, von den scheidenartigen Blattstielen umschlossenen Stengel. Große, zu Taschen vereinigte Hochblätter blaßgrün, 5 bis 6 cm lang. Deckblättchen weißlich, oft rötlich getönt. Einzelblüten gelblichweiß oder gelb mit röhrenförmigem, dreilappigem Kelch und trichterförmiger, dreizipfeliger Krone. Staminodien gelblich; Labellum mit zentralem gelbem Streifen; Fruchtkapsel kugelig.[2,3]

Inhaltsstoffe: Der Gehalt an Curcumin und ätherischem Öl in den Rhizomen nimmt während der Vegetationsperiode von der Pflanzung März/April an kontinuierlich zu. Der höchste Gehalt sowohl an Curcumin (je nach Sorte 4,0 bis 8,6 %) als auch an ätherischem Öl (5,7 bis 8,8 %) wird vor der Reife der Rhizome, etwa 22 bis 26 Wochen nach der Pflanzung erreicht, wenn sie ihre endgültige Größe etwa erreicht haben aber die Blätter noch frisch grün sind.[9] Sie haben in diesem Zustand erst wenig Stärke gespeichert, ihr Trockengewicht ist gering und sie schrumpfen stark beim Trocknen. Wenn während des Reifeprozesses die Parenchymzellen mit Stärke prall gefüllt werden, nehmen, bezogen auf das Trockengewicht, die Gehalte an Curcumin und ätherischem Öl auf die normalen Werte (ca. 3,8 bis 6,1 % Curcumin, ca. 3,5 bis 5,5 % ätherisches Öl) ab.[9]
Die Reife der Rhizome und damit ihre Erntezeit ist angezeigt durch das Welken der Blätter, etwa 8 bis 9 Monate nach der Pflanzung. Wöchentliche Curcuminbestimmungen an in Nepal kultivierten Pflanzen, zur Ermittlung des günstigsten Ernteter-

mins, vom 1. Beginn des Blattwelkens (Ende Oktober) an bis in den Mai (ca. 1 Monat nach dem vollständigen Absterben der oberirdischen Organe) ließen keine signifikanten Änderungen sowohl des Gesamtcurcumingehaltes von ca. 3,6% als auch der Einzelkomponenten Curcumin (I), *p*-Cumaroylferuloylmethan (II) und Di-*p*-cumaroylmethan (III) erkennen.[10]
Verschiedene Cultivare von *C. domestica* weisen unter gleichen Kulturbedingungen deutliche Unterschiede im Gehalt an ätherischem Öl (2,5 bis 7,2%) und im Curcumingehalt (1,8 bis 5,5%) auf.[9,11,12] Auch das Mengenverhältnis der einzelnen Curcuminoide I, II und III schwankt in weiten Grenzen, ist aber für die einzelnen Cultivare konstant und vermutlich genetisch festgelegt. Meist ist Curcumin (I) die Hauptkomponente. Es wurden Verhältnisse I:II:III von annähernd 4:2:1 bzw. 4:2:2,5 gefunden[13] sowie 6:3:1/4,7:2,4:2,9/4,9:2,9:2,2, während bei den in Nepal kultivierten Pflanzen das Verhältnis etwa 1:0,77:1,46 beträgt, d. h. Di-*p*-cumaroylmethan hier die Hauptkomponente ist.[10]
Ob ein Cultivar mehr oder weniger curcuminreiche Rhizome ausbildet, zeigt sich an *in vitro* kultivierten Sproßspitzen- oder Calluskulturen schon, sobald diese die erste Sproßschwellung unter den Blättern (= Rhizomprimordien) und Wurzeln ausbilden. In diesem Zustand wurden die Pflanzen im Juni in den Boden gepflanzt und der Curcumingehalt der sich entwickelnden Rhizome monatlich bis zur Ernte im März untersucht. In jedem Fall stieg der Curcumingehalt der Rhizome kontinuierlich an. Die curcuminreiche indische Sorte Duggirala mit 5,5% Curcumin wies bereits in den Rhizomprimordien einen Gehalt von 1,8%, die weniger curcuminreiche Sorte Tekurpeta mit 5,0% Curcumin dagegen nur 1,2% Curcumin in den Rhizomprimordien auf. Mit dieser Methode lassen sich curcuminreiche Rhizome bereits vor dem Auspflanzen selektieren.[12]
Der Hauptreservestoff im Parenchym der Rhizome ist Stärke (30 bis 40%), daneben wurden noch 1,1% Arabinose, 12% Fructose und 28% Glucose gefunden.[14]

Verbreitung: Die Heimat von *Curcuma domestica* ist nicht genau bekannt, wahrscheinlich in Indien im Gebiet von Bihar in ca. 1200 bis 1800 m Höhe.[3]

Anbaugebiete: Hauptanbaugebiet ist Indien. Kulturen finden sich auch in anderen tropischen Gebieten Südostasiens, in Sri Lanka, Indonesien, Thailand sowie im südlichen und südöstlichen China, in geringerer Menge auch in anderen Tropengebieten wie Afrika und Westindien. Die Pflanze verlangt ein heißes, feuchtes Klima und reichlich Wasserversorgung.

Drogen: Curcumae rhizoma.

Curcumae rhizoma (Curcumawurzelstock)

Synonyme: Rhizoma Curcumae, Rhizoma Curcumae longae.

Sonstige Bezeichnungen: Dt.: Gelbsuchtwurzel, Gelbwurzel, Gelbwurzelstock, Gilbwurzel, Gurkumei, Kurkumawurzel, Langer Gelbwurzelstock; engl.: Curcuma root, Indian saffron, Turmeric root; frz.: Racine de curcuma, Rhizome de curcuma, Safran des Indes, Terre-mérite; holl.: Curcuma wortel, Koenjit, Kunjir; indones.: Goeratji, Kondin, Kunyet, Kunying, Kunyit, Rame; it.: Rizoma di curcuma longa; jap.: Ukan; port.: Acafrao da India, Acafrao da terra, Raiz da curcuma; span.: Rizoma de cúrcuma, Turmérico.

Monographiesammlungen: Curcumae rhizoma *Belg IV*; Rhizoma Curcumae longae *DAB 7-DDR*; Curcumae longae rhizoma *DAC 86*; Rhizoma Curcumae *EB 6*; Curcuma *Ind PC 53*.

Definition der Droge: Gebrühte und getrocknete Wurzelstöcke *DAC 86*, *EB 6*; Getrocknete Wurzelstöcke *DAB 7-DDR*, *Ind PC 53*.

Stammpflanzen: *Curcuma domestica* VAL. (*C. longa* L.).

Herkunft: Aus Kulturen. Hauptlieferland ist Indien. Indonesien, China und Haiti liefern geringere Mengen.

Gewinnung: In der Kultur werden die Pflanzen ausschließlich vegetativ vermehrt. Die knolligen Hauptrhizome mit der Sproßknospe werden von April bis Juni ausgepflanzt. Um ein günstiges Rhizomwachstum zu erreichen, werden die Jungpflanzen angehäufelt und die Blütenstände entfernt. Die Ernte erfolgt am Ende der Vegetationsperiode, wenn die oberirdischen Teile welken, gewöhnlich von Februar bis April. Die Rhizome werden ausgegraben, von Wurzeln, Blattresten und anhaftender Erde befreit und in siedendes Wasser geworfen, etwa 5 bis 10 min gekocht oder auch nur mit heißem Wasser gebrüht, um ein Austreiben während der Trocknung zu verhindern. Dabei verkleistert die Stärke, und der gelbe Farbstoff tritt aus den Exkretzellen aus und färbt das gesamte Gewebe gleichmäßig orangegelb. Die Trocknung erfolgt gewöhnlich an der Sonne auf erhöht angebrachten Matten oder auf speziellen Trockengestellen, um einen Kontakt mit den Mikroorganismen des Bodens zu verhindern. Die getrockneten Rhizome werden in die knolligen Hauptrhizome und die fingerförmigen Nebenrhizome getrennt. Ein großer Teil der Hauptrhizome wird gleich bei der Ernte aussortiert für die weitere Kultur.[96]

Handelssorten: Rhizoma Curcumae rotundae = die knolligen Hauptrhizome, Rhizoma Curcumae longae = die fingerförmigen Nebenrhizome.

Ganzdroge: Hauptrhizome: Eirund oder birnenförmig, ca. 4 cm lang und 3 cm dick, quergeringelt, mit seitlichen Schnittnarben von abgeschnittenen Ne-

benrhizomen, zuweilen mit Resten dünner Wurzeln.
Nebenrhizome, Rhizomäste: Walzenförmig oder leicht zusammengedrückt, gerade oder gekrümmt, bis etwa 4 cm lang und bis 1,5 cm dick, schwach quer geringelt, mit Narben von Seitenzweigen.
Alle Drogenstücke dicht, schwer, hornartig hart; außen gelbbraun, orangegelb oder graubraun, fleckig, oft gelb mehlig bestäubt. Bruch feinkörnig, glatt, etwas glänzend, gleichmäßig orangegelb, außen mit schmaler, dunklerer Rindenzone.[98]

Schnittdroge: *Geruch*. Kräftig aromatisch-würzig. *Geschmack*. Etwas brennend, nicht scharf, bitter. Beim Kauen wird der Speichel gelb gefärbt.
Unregelmäßige, orangegelbe, leicht gelb bestäubte Rhizomstücke mit glatter, hornartiger Schnitt- oder Bruchfläche.
Außenstücke mit schmaler dunklerer Rindenzone.[98]
Mikroskopisches Bild. Epidermiszellen oft noch über dem Kork erhalten, polygonal, mit derben, etwas vorgewölbten Außenwänden; selten Reste meist abgebrochener, dickwandiger, spitzer, zylindrischer, einzelliger Haare. Kork mehrschichtig, aus relativ dünnwandigen, gelbbraunen Zellen. Endodermiszellen verkorkt, unverdickt und stärkefrei. In der Rinde vereinzelte, im Zentralzylinder zahlreiche kollaterale Leitbündel, besonders gehäuft dicht unter der Endodermis. Parenchym von Rinde und Zentralzylinder dünnwandig, großzellig, infolge des Brühens der Droge gelblich, mit gelbgefärbter, verkleisterter Stärke gefüllt. Dazwischen zahlreiche kleinere orangegelbe oder gelbbraune Exkretzellen, zuweilen mit Harzklumpen. Im Zentrum des Rhizoms zuweilen noch einzelne, ca. 15 bis 30 μm lange und ca. 12 bis 18 μm breite, ovale, exzentrische, flache, nicht gelbgefärbte Stärkekörner.[97,98]

Pulverdroge: Gelbes bis gelbbraunes Pulver: Im Wasserpräparat mit zahlreichen gelben Klumpen verkleisterter Stärke, die sich mit Jodlösung dunkelblau (Stärke) und mit einer 20 %igen (m/V) Lösung von Kaliumhydroxid braun (Curcumin) färben. Zuweilen einzelne farblose, unverkleisterte, exzentrische, flache Stärkekörner.
Im Chloralhydratpräparat überwiegend schwach gelbliche großzellige Parenchymverbände mit kleineren orangegelben Exkretzellen, zahlreiche Korkfragmente, wenig Netz- und Treppengefäße, zuweilen einzelne dickwandige, über der Basis gekrümmte, einzellige Haare oder deren Bruchstücke. Sklerenchymfasern fehlen.[98]

Verfälschungen/Verwechslungen: Verfälschungen sind selten. Vor allem in indonesischer und chinesischer Droge können Verwechslungen mit dem Rhizom von *Curcuma xanthorrhiza* vorkommen. Beschreibung s. dort; Chem. Nachweis s. bei Prüfung auf Reinheit.
In chinesischer Droge können gelegentlich Verwechslungen oder Verfälschungen durch Rhizome von *Curcuma aromatica* SALISB. vorkommen.[15] Sogar Verfälschungen durch Rhizome von *Curcuma zedoaria* wurden beschrieben.[16] Da diese Rhizome im Falle einer Verwechslung oder Verfälschung ebenso wie die von *C. domestica* gekocht oder gebrüht werden, ist eine mikroskopische Erkennung aufgrund der Stärkekörner unmöglich.
C. aromatica und *C. zedoaria* lassen sich durch DC ihrer ätherischen Öle oder an einem Hexanextrakt direkt aus der Droge nachweisen.[15] S. Reinheit.
Gepulvertes Curcumarhizom wird zuweilen, auch noch in jüngster Zeit, durch Zusätze von synthetischen Farbstoffen verfälscht. So wird von Beimengungen von Bleichromat, Metanilgelb (einem Azofarbstoff) und Auramin (einem Anilinfarbstoff) berichtet.[17] In einem tansanischen Gelbwurzelpulver wurden 0,09 % des Azofarbstoffes Sudanrot G = 1-(2-Methoxyphenylazo)-2-naphthol nachgewiesen.[17]

Inhaltsstoffe: Die Droge enthält 3 bis 5 % ätherisches Öl, in dem Sesquiterpenketone mit 60 % den Hauptanteil bilden: ar-Turmeron, α-, β-Turmeron, Atlanton,[95] Curlon.[8,19] Der Geruch des Öls beruht auf den Turmeronen. Weitere Bestandteile sind 25 % Zingiberen,[21] Curcumol[95] und geringe Mengen α-Phellandren, Sabinen, Cineol und Borneol.[20]
Im Rhizom sind 3 bis 5 % Curcuminoide enthalten: Curcumin (Diferuloylmethan, $C_{21}H_{20}O_6$), *p*-Cumaroylferuloylmethan (Hydroxycinnamoylferuloylmethan, Monodesmethoxycurcumin, $C_{20}H_{28}O_5$) und Di-*p*-Cumaroylmethan (Di-*p*-Hydroxycinnamoylmethan, Didesmethoxycurcumin, Bisdesmethoxycurcumin, $C_{19}H_{16}O_4$), die je nach Herkunft und/oder Cultivar der Stammpflanze in wechselnden Verhältnissen vorliegen. Das Vorkommen von Di-*p*-cumaroylmethan dient zur Unterscheidung von *C. xanthorrhiza*, in der Di-*p*-cumaroylmethan fehlt. Desweiteren wurde für *C. domestica* Dihydrocurcumin beschrieben.[5]
In der Droge enthalten sind 30 bis 40 % Stärke.[14] Da C. domesticae rhizoma bei traditioneller Gewinnung gebrüht wird, dient die verkleisterte Stärke zur Unterscheidung von *C. xanthorrhiza*.

Identität: Die dünnschichtchromatographische Trennung von methanolischen Drogenextrakten auf Kieselgelplatten mit Dichlormethan-Ethanol 96 %-Essigsäure 98 % (90 + 4 + 1) *DAC 86* erlaubt den Nachweis der Curcumine durch Eigenfärbung.

Reinheit:
- Fremde Beimengungen: Höchstens 2 % *DAC 86*.
- *Curcuma xanthorrhiza*: Die DC erlaubt unter den unter "Identität" angegebenen Bedingungen auch die Unterscheidung von *C. xanthorrhiza*: Im Chromatogramm darf sich nach dem Besprühen mit Echtrotsalz B-Lösung höchstens eine sehr schwach orange oder rot gefärbte Zone des Xanthorrhizols in Höhe des als Vergleich aufgetragenen Thymols zeigen *DAC 86*.
- *Curcuma aromatica* und *C. zedoaria*: Der Nachweis von Campher und Camphen, die in *C. domestica* fehlen, erlaubt die Erkennung von Verfälschungen mit *C. aromatica* oder *C. zedoaria*: DC des ätherischen Öls auf Kieselgel mit Ethylacetat-Hexan (3 + 17), Detektion durch Besprühen mit Anisaldehyd-Schwefelsäure-Reagenz. Bei Verfälschung zeigen sich bei Rf-Wert ca. 0,72 ein

oranger Fleck des Camphens und bei Rf-Wert ca. 0,55 ein dunkelrosa Fleck des Camphers. Noch ein 5%iger Zusatz von *C. aromatica* oder *C. zedoaria* können nachgewiesen werden.[16]

- *Curcuma aromatica*: Der Nachweis einer *Curcuma-aromatica*-Verfälschung läßt sich nach Lit.[15] durch DC eines Hexanextraktes direkt aus der Droge durchführen. Darin zeigen sich Unterschiede im Phenolspektrum. Fließmittel: Benzol. Mit Gibbs Reagenz erscheint nur bei *C. aromatica* bei Rf 0,5 ein deutlicher blauer Fleck, der auch in Beimengungen von 5 bis 10% zu *C. domestica* noch deutlich ist, während bei reiner *C. domestica* an dieser Stelle nur ein sehr schwacher brauner Fleck erscheint. Welche chem. Verbindung den blauen Fleck gibt, wurde nicht untersucht.[15]
  Mit dem Fließmittel *n*-Hexan und Entwicklung mit 5% Vanillin-Schwefelsäure-Reagenz erscheinen im Hexanextrakt von *C. aromatica* bei Rf 0,21 und 0,27 deutlich rosafarbene Flecken, die ebenfalls in Beimengungen von 5 bis 10% zu *C. domestica* noch deutlich sind, während der Hexanextrakt aus reinem C.-domestica-Rhizom dort kaum sichtbare Flecken zeigt. Wegen des niedrigen Rf-Wertes der beiden Flecken wird angenommen, daß es sich um hoch siedende Sesquiterpene der *C. aromatica* handelt, was nicht weiter untersucht wurde.[15]
- Trocknungsverlust: Höchstens 12,0% *DAC 86*.
- Asche: Höchstens 7,0% *DAC 86*.

Gehalt: Mindestens 3,0% Dicinnamoylmethan-Derivate, berechnet als Curcumin ($C_{21}H_{20}O_6$; M_r: 368,4); mindestens 3,0% (V/m) ätherisches Öl, bezogen auf die getrocknete Droge *DAC 86*.

Gehaltsbestimmung: Die Gehaltsbestimmung des ätherischen Öls erfolgt durch Destillation von 5 g gepulverter Droge mit einer Destillationsgeschwindigkeit von 2 bis 3 mL/min und einer Destillationsdauer von 90 min mit 0,5 mL Xylol als Vorlage *DAC 86*.
Die Bestimmung der Dicinnamoylmethan-Derivate erfolgt durch photometrische Bestimmung des intensiv rotgefärbten Rubrocurcumin-Komplexes, der beim Erhitzen von 0,1 g gepulverter Droge mit 2 g Borsäure und 2 g Oxalsäure in Essigsäure 98% entsteht.[22] Nach Lit.[23] hat der Rubrocurcumin-Komplex folgende Struktur:

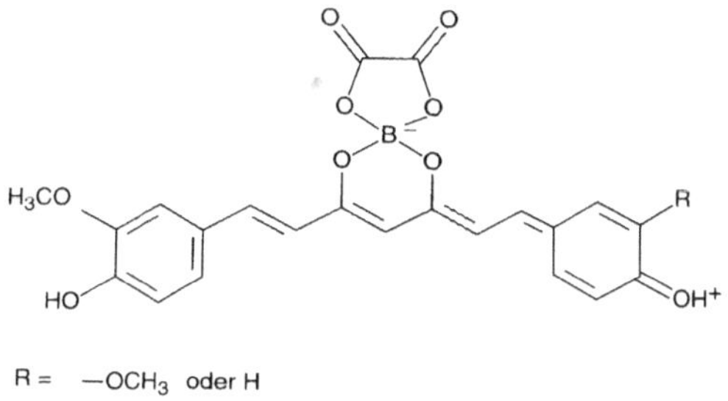

Rubrocurcuminkomplex

Als weitere Methode zur Gehaltsbestimmung der Dicinnamoylmethan-Derivate kommt besonders die Flüssigchromatographie in Frage.[10]

Lagerung: Vor Licht geschützt *DAC 86*.

Wirkungen: *Choleretische Wirkung.* Untersuchungen an Menschen mit der Duodenalsonde und der Cholecystographie zeigten, daß nach Gabe einer wäßrigen Abkochung von ca. 3 g gepulverten Curcumarhizoms auf 200 mL Wasser die pro Stunde gebildete Galleflüssigkeit um das Doppelte bis Dreifache zunahm, wodurch es mittelbar auch zu einer Anregung der Cholekinese kam.[24]
I. v. Applikationen von Natriumcurcuminat (25 mg/kg) führten bei Hunden zu einer Zunahme der Galleflüssigkeit um etwa 100%. Das ätherische Öl hat eine ähnliche, aber weniger ausgeprägte Wirkung.[25]
Die i. v. Applikation von 2 mL/kg KG einer Lösung der einzelnen isolierten Curcuminoide (12,5 mg/mL) in 0,1 N-NaOH-Lösung hatte bei Ratten mit Choledochus-Fistel unterschiedliche Wirkungen auf die Galleproduktion. Während reines Curcumin eine deutliche choleretische Wirkung zeigte, führte das Di-*p*-cumaroylmethan zu einer leichten Hemmung der Galleproduktion. In einer Mischung von Curcumin und Di-*p*-cumaroylmethan 1:1 war die choleretische Wirkung des Curcumins um etwa die Hälfte vermindert.[26] Wegen der geringen Zahl der Versuche (3 Tiere pro Versuch) und der aus der Darstellung ersichtlichen Streuung der Effekte sind die Befunde nicht abschließend bewertbar.
Wegen der choleresehemmenden Wirkung des Di-*p*-cumaroylmethan wird als Cholagogum meist die Di-*p*-cumaroylmethan-freie *C. xanthorrhiza* bevorzugt, was aber wegen der unzureichenden Daten unbegründet ist.
Die i. v. Applikation von 5 bis 25 mg/kg KG Natriumcurcuminat führte bei Hunden zu einer dosisabhängigen, unmittelbar einsetzenden und bis zu 2 h anhaltenden Steigerung der Gallenproduktion. Bei niedriger Dosierung (5 mg/kg KG) wurde nur die Ausscheidung der Galleflüssigkeit um 10 bis 20% erhöht, während die in 30minütigen Abständen gemessenen Ausscheidungen an Feststoffen, anorganischen und Gallesalzen sowie Bilirubin und Cholesterol gleich blieben. Bei höheren Dosen (10 bis 25 mg/kg KG) wurde die Produktion der Galleflüssigkeit um 75 bis 100% erhöht. Der Anteil an Feststoffen nahm zwar in der Galleflüssigkeit etwas ab. Diese Abnahme wurde jedoch nicht nur voll kompensiert durch die stark vermehrte Galleflüssigkeit, sondern die Gesamtmenge des ausgeschiedenen Bilirubins war nach der Natriumcurcuminatgabe von 10 bzw. 25 mg/kg KG um 8,3 bzw. 80% und das ausgeschiedene Cholesterol um 54% bzw. 72,7% gegenüber den Kontrollen erhöht. Nur der Gehalt an Fettsäuren blieb konstant.[28]
Cholikinetische Wirkung. Die Gallenblasenmuskeln werden durch Natriumcurcuminat stimuliert. Der Zusatz von 1 µg/mL Natriumcurcuminat in das Perfusionsbad isolierter Gallenblasen von Hunden und Meerschweinchen führte zu einer deutlichen Kontraktion der Gallenblasen, die mit zunehmender Curcuminatkonzentration (bis 50 µg/mL) dosisabhängig zunahm und durch Histaminzusatz verstärkt wurde. Nur bei den Meerschweinchengallen-

blasen hielt die Kontraktion längere Zeit an, selbst noch nach dem Auswaschen des Curcuminats aus der Badlösung.[29]
Antihepatotoxische Wirkung. Ein mit 50%igem Ethanol bereiteter Extrakt aus Curcuma-domestica-Rhizomen zeigte eine signifikante Leberschutzwirkung gegen durch CCl_4 induzierte Leberschäden bei Mäusen sowie *in vitro* gegen CCl_4-Vergiftungen von isolierten Rattenhepathocyten. Durch Fraktionierung des Extraktes wurde festgestellt, daß diese Wirkung allein den 3 Curcuminoiden zuzuschreiben ist. Curcumin (1 mg/mL), dem Hepathocytenkulturmedium zugesetzt, verminderte den durch CCl_4 induzierten Anstieg der GOT auf 53% und der GPT auf 20% der curcuminfreien Kontrollen. Der durch D-Galactosamin induzierte Anstieg der GPT wurde durch Curcumin (1 mg/mL) auf 44% der curcuminfreien Kontrollen reduziert. Nahezu dieselbe Wirkungsintensität hatten *p*-Cumaroylferuloylmethan und Di-*p*-cumaroylmethan (je 1 mg/mL).[30]
Antihyperlipidämische Wirkung. Orale Gaben (300 mg/100 g) eines mit 50%igem Ethanol hergestellten Extraktes (Trockenextrakt) aus dem Curcuma-domestica-Rhizom alle 6 h gegeben, bewirkten bei mit Triton WR 1339 vorbehandelten Ratten nach 48 h eine signifikante Abnahme des Plasmacholesterols (bis 85%) und der Triglyceride (bis 88%) sowie der VDL- (bis 43%), LDL- (bis 38,6%) und HDL-Werte (bis 76,02%). Der HDL-Cholesterol/Gesamtcholesterol-Index stieg an.[31]
Diese Wirkung wird – wie auch die choleretische – dem Curcumin zugeschrieben. Erhielten Ratten 7 Wochen lang 0,1% isoliertes Curcumin und 1% Cholesterol ihrem Futter beigemischt, so waren ihre Serum- und Lebercholesterolgehalte nur $^1/_2$ bis $^1/_3$ so hoch wie bei den Kontrolltieren, die nur 1% Cholesterol erhalten hatten. Cholesterolablagerungen in der Leber wurden nur bei den Tieren gefunden, die Cholesterol aber kein Curcumin erhalten hatten. Die Ausscheidung von Cholsäure, Desoxycholsäure und freiem Cholesterol mit dem Kot nahm nach der Curcumin enthaltenden Diät signifikant zu, sowohl wenn es allein als auch zusammen mit 1% Cholesterol gegeben wurde. Die Wirkung des Curcumins war nicht durch Änderungen in der Darmflora bedingt, von der bekannt ist, daß sie die Gallensäuren metabolisiert.[32]
Antiinflammatorische Wirkung. Die intraperitoneale Applikation des Petrolether (40 bis 60 °C) – sowie des mit 50%igem Ethanol hergestellten – und des Wasserextraktes aus dem getrockneten Rhizom (jeweils 5 g/mL) verminderte bei Mäusen die Ausbildung carrageeninduzierter Pfotenödeme. 4 h nach Applikation hatte der Wasserextrakt die stärkste Wirkung mit einer ED_{50} von 4,7 mg/kg KG. Sie war stärker als die des reinen Curcumins (ED_{50} = 8,7 mg/kg KG). Die Wirkung des Petroletherextraktes war schwächer (ED_{50} = 40,7 mg/kg KG). Der mit 50%igem Ethanol hergestellte Extrakt hatte eine erheblich schwächere Wirkung (ED_{50} = 309 mg/kg KG i.p.).[33] Demnach ist das Curcumin für die antiinflammatorische Wirkung verantwortlich, darüber hinaus nicht identifizierte Substanzen des Wasserextraktes aber auch das ätherische Öl (Petroletherextrakt). Orale Gaben von reinem Curcumin (20,0 bis 80,0 mg/kg KG) verminderten bei Ratten die Ausbildung carrageenininduzierter Pfotenödeme. Die ED_{50} betrug 4 h nach Applikation 48,0 mg/kg KG und war gleich der von Phenylbutazon und nur wenig höher als von Cortisonacetat (ED_{50} = 45,0 mg/kg KG).[34] Die oralen Curcumindosen liegen wesentlich höher als die peritonealen Dosen, die dieselbe Wirkung erzielen. So betrug die orale ED_{50} von Curcumin bei Ratten 48,0 mg/kg KG, bei Mäusen 100,2 mg/kg KG gegenüber der i.p. ED_{50} bei Mäusen von 8,7 mg/kg KG (s.o.) Danach scheint Curcumin nach oraler Applikation nur eine relativ geringe Bioverfügbarkeit zu besitzen, weshalb Vergleiche der antiinflammatorischen Wirkung oral applizierten Curcumins oder entspr. Extrakte mit oral applizierten Referenzsubstanzen mit Vorsicht zu interpretieren sind.[35]
Von den 3 im Curcuma-domestica-Rhizom vorkommenden Curcuminoiden hatte das *p*-Cumaroylferuloylmethan nach oraler Gabe die stärkste antiinflammatorische Wirkung beim carrageenininduzierten Pfotenödem. Eine dosisabhängige Wirkung war aber nur bis zu einer Dosis von 30 mg/kg KG festzustellen; bei einer Erhöhung auf 60 mg/kg KG verminderte sich die antiinflammatorische Wirkung.[35]
Das ätherische Öl von *Curcuma domestica* verminderte bei Ratten (p.o. 0,1 mL/kg KG) die Ausbildung carrageeninduzierter Pfotenödeme um 40,56% gegenüber Kontrollen, während Cortisonacetat (p.o. 10 mg/kg KG) nur eine Verminderung um 28,9% bewirkte, wenn sie jeweils 1 h vor der Carrageeninjektion gegeben wurden.[36] Die zwischen 80° und 110 °C siedende Fraktion des ätherischen Öles aus getrocknetem Curcumarhizom verminderte bei Ratten (p.o. 0,1 mL/kg KG pro Tag) die Ausbildung einer durch Freunds Adjuvans induzierten Arthritis nach 3 Tagen um 57,9% gegenüber Kontrollen, während Cortisonacetat (p.o. 10 mg/kg KG pro Tag) nach 3 Tagen nur eine Verminderung um 27,55% gegenüber Kontrollen bewirkte. 13 Tage nach der Injektion von Freunds Adjuvans hatte die Wirkung der täglichen Ätherischöl-Gaben abgenommen (auf 33,02% gegenüber Kontrollen) und war damit etwa gleich der der täglichen Cortisonacetatgaben (33,4%).[37]
Antiinflammatorische Wirkung gegen chronische Entzündungen. Beim Vergleich des Petrolether (40 bis 60 °C) –, des mit 50%igem Ethanol bereiteten – und des Wasserextraktes (jeweils 5 g/mL) aus dem getrockneten Rhizom mit reinem Curcumin, Natriumsalicylat, Hydrocortison, Oxyphenbutazon und Indomethazin im Granuloma-pouch-Test und Cotton-pellet-Test hatte der Wasserextrakt die stärkste Wirkung im Granuloma-pouch-Test. Tägliche i.p. Applikation von 20 mg/kg KG des Wasserextraktes verminderte bei Mäusen nach 6 Tagen signifikant das Gewicht des durch Crotonöl erzeugten Granuloms (von 3,419 mg bei unbehandelten Kontrollen auf 1,325 mg). Reines Curcumin (i.p. 20 mg/kg KG) bewirkte nur eine Reduktion auf 2,743 mg und Hydrocortison (i.p. 25 mg/kg KG) auf 2,346 mg. Im Cotton-pellet-Test hatte der Petroletherextrakt (i.p. 25 mg/kg KG pro Tag) die stärk-

ste Wirkung (= Reduktion des Granulationsgewebegewichtes von 43,2 mg der Kontrollen auf 24,0 mg), die nur wenig stärker war als die des Wasserextraktes (i. p. 20 mg/kg KG pro Tag) mit Reduktion auf 25,2 mg und nur vom Indomethazin (i. p. 4 mg/kg KG pro Tag) mit einer Granulationsgewebereduktion auf 22,0 mg übertroffen wurde. Reines Curcumin (i. p. 20 mg/kg KG pro Tag) bewirkte nur eine Reduktion auf 33,7 mg und war vergleichbar mit Natriumsalicylat (400 mg/kg KG), Hydrocortison 25 mg/kg KG und Oxyphenbutazon (100 mg/kg KG).[33] Nach diesen Untersuchungen ist das Curcumin sowie das ätherische Öl und möglicherweise weitere Inhaltsstoffe des Curcumarhizoms für die Wirkung gegen chronische Entzündungen verantwortlich.

Tägliche orale Gaben reinen Curcumins verminderten, in gleichem Maße wie Phenylbutazon, innerhalb von 7 Tagen die formalininduziete Arthritis bei Ratten mit einer ED_{50} von 40 mg/kg KG pro Tag. Im Granuloma-pouch-Test, wie auch im Cotton-pellet-Test war jedoch die antiinflammatorische Wirkung des Curcumins bei Ratten p.o. nur halb so stark wie die des Phenylbutazons (Curcumin 80 mg/kg KG pro Tag p. o. entsprach Phenylbutazon 40 mg/kg KG pro Tag p. o.). Durch die täglichen oralen Curcumingaben (80 mg/kg KG) blieben die sonst bei Entzündungen auf ca. das Dreifache erhöhten Serum-Transaminasen SGOT und SGPT auf dem Normalniveau.[34]

Der Wirkungsmechanismus des Curcumarhizoms gegen Entzündungen ist noch unbekannt. Sowohl für den des Curcumins[34] als für den des ätherischen Öles[37] wird eine Beteiligung der Corticosteroide vermutet, da die Wirkung bei Tieren, deren Nebennieren entfernt worden waren, nicht auftrat.[34,37] Natriumcurcuminat hatte jedoch in intraarteriellen Dosen von 0,3 bis 3,0 mg bei Hunden keinen Einfluß auf die Steroidfreisetzung aus der Nebennierenrinde.[38] Es läßt sich nicht ausschließen, daß an der entzündungshemmenden Wirkung der sog. Counter-irritation-Effekt beteiligt ist.

Wirkung auf die Prostaglandinbildung. Curcumin hemmt die bei Entzündungen stattfindende Biosynthese der phlogistisch wirksamen Prostaglandine. In einem *in vitro* Testmodell, bei dem das aus Schaf-Samenblasen erhaltene Enzym Cyclooxygenase die aus den Phospholipiden freigesetzte Arachidonsäure in die phlogistisch wirkenden Prostaglandine PGE_2, PGE_{2a} und PGD_2 umsetzt, welche mittels HPLC quantitativ bestimmt wurden, zeigte Curcumin (37 µM in Ethanol) eine ausgeprägte Hemmwirkung von 81 % gegenüber einer curcuminfreien Blindprobe.[39]

Antioxidative Wirkung. Curcumin hemmt auch die bei Entzündungen in der Leber stattfindende Lipidperoxidbildung. Die beim carrageeninduzierten Pfotenödem bei Mäusen nach 3 h um etwa 60 % über den Normalwert gesunder Tiere angestiegenen Lipidperoxide in der Leber blieben nach oraler Gabe von 500 mg/kg KG Curcumin 1 h vor der Carrageeninjektion auf dem Normalniveau.[40] Aufgrund dieser Befunde wird die antiinflammatorische Wirkung des Curcumins auch seiner antioxidativen Eigenschaft zugeschrieben.[35]

Nicht nur das lipophile Curcumin sondern auch ein Heißwasserextrakt aus gepulvertem Curcumarhizom (50 mg/5 mL) besitzt *in vitro* antioxidative Eigenschaften und vermindert den durch die Lipidperoxide bedingten Abbau der Desoxyribonucleinsäure. In aus Eidotter-Phosphatidylcholin und Cholesterol (1:1) hergestellten Liposomen (4 µmol Gesamtlipide/0,5 mL) verminderte Curcumin (400 µM) die Lipidperoxidation nach 1 h um 85 % gegenüber Kontrollen, während β-Carotin bzw. α-Tocopherol (400 µM) nur eine Verminderung um 50 % bzw. 57 % bewirkte.[41]

Der Heißwasserextrakt aus Curcumarhizom verminderte konzentrationsabhängig die Lipidperoxidation nach 60 min auf 10 bis 70 %. Die halbmaximale Hemmung (= I_{50}) betrug 200 ng/µL.[41]

Wurden die Lipidperoxide aus den Liposomen (1 nmol Gesamtlipid/µL) mit Kälberthymus-DNS (125 ng/µL) bei 37 °C versetzt, so verminderte der Heißwasserextrakt aus Curcumarhizom (100 ng/µL) den DNS-Abbau innerhalb von 6 Tagen um 80 % gegenüber Kontrollen. Die antioxidative und DNS-schützende Eigenschaft des wäßrigen Curcumaextraktes wird auch als anticancerogene Eigenschaft angesehen, da die durch Lipidperoxide veränderte DNS als Tumorpromotor gilt.[41]

Antitumor Wirkung. Die Dosis von 1 % Curcumapulver im Futter reduzierte p.o. bei Mäusen den durch Benzpyren und Dimethylbenzanthracen induzierten Magenkrebs um 58 % und verhinderte den spontanen Gebärmutterkrebs um 60 % gegenüber Kontrollen mit curcumafreiem Futter. Das wird u.a. mit der antioxidativen Eigenschaft der Curcuma erklärt.[42]

Ein mit 50 %igem Ethanol bereiteter Extrakt aus Curcumarhizom verhinderte in einer Konzentration von 0,4 mg/mL *in vitro* innerhalb von 30 min bei Raumtemperatur das Wachstum von Zellkulturen aus dem Ovar des Chinesischen Hamsters und wirkte cytotoxisch gegen normale und leukämische Lymphozyten und Dalton's Lymphoma-Zellen. Die Wirkung wird dem Curcumin zugeschrieben, das in Dosen von 1 bis 4 µg/mL dieselbe Wirkung hatte.[43]

Die in 10 Tagen täglich durchgeführte i. p. Injektion des mit 50 %igem Ethanol bereiteten Curcumaextraktes (40 mg/Tier) sowie des in Liposomen verkapselten Curcumins (1 mg/Tier) verhinderte bei mit Dalton's Lymphoma-Zellen einen Tag vor der ersten Curcumainjektion injizierten Mäusen die Tumorbildung und erhöhte die Überlebensrate. 50 % aller Tiere lebten noch 60 Tage nach der Lymphoma-Zell-Injektion und waren tumorfrei.[43]

Antimikrobielle Wirkung. Der Ethanolextrakt (0,5 bis 5 mg/mL), sowie reines Curcumin (15 bis 40 µg/mL) und ätherisches Öl (10 bis 100 µg/mL) aus dem Rhizom der *Curcuma domestica* hemmten *in vitro* das Wachstum der meisten Mikroorganismen, die bei Entzündung der Gallenblase auftreten, wie Sarcina-, Gaffkya-, Corynebacterium-, Streptococcus-, Staphylococcus- und Bacillus-Arten, sowie den anaeroben Sporenbildner Clostridium (Röhrchen-Verdünnungs-Test). Dagegen waren fast alle untersuchten gramnegativen Bakterien sowie manche Hefen und Pilze unempfindlich gegen Konzentrationen von 50 bis 100 µg/mL der un-

tersuchten Substanzen. Standardstämme und klinische Stämme zeigten die gleiche Empfindlichkeit. Der Ethanolextrakt (50 mg/mL) und das ätherische Öl (100 µg/mL) hatten bactericide Wirkung, Curcumin (100 µg/mL) dagegen nur bacteriostatische Wirkung gegen Staphylococcen.[44]
Der Ethanolextrakt aus dem Curcumarhizom (10 bis 200 mg/100 mL) und das ätherische Curcuma-domestica-Öl (4,5 bis 90 µL/100 mL) unterdrückten *in vitro* das Wachstum zahlreicher Darmbakterien sowie pathogener Bakterien mit Ausnahme von *Escherichia coli* und riefen morphologische Veränderungen bei Streptococcen, Lactobacillen und Staphylococcen hervor. Curcumin (2,5 bis 50 mg/100 mL) hemmte nur das Wachstum von *Staphylococcus aureus* und *Bacillus cereus*. *Escherichia coli* wurde durch keinen der Inhaltsstoffe von *Curcuma domestica* gehemmt (Röhrchen-Verdünnungs-Test).[45]
Das ätherische Öl zeigte (rein, sowie in Verdünnungen bis 1:1000) *in vitro* antibakterielle Aktivität gegen gramnegative Bakterien. Rein, sowie in der Verdünnung 1:10 hemmte es das Wachstum zahlreicher pathogener Pilze (Agar-Diffusions-Test).[46]
Das ätherische Öl aus dem Rhizom von *Curcuma domestica* zeigte *in vitro* in Konzentrationen von 1000 bis 3000 ppm dosisabhängig fungitoxische Wirkung gegen *Aspergillus flavus*. In der Konzentration von 3000 ppm betrug die Hemmung des Mycelwachstums 50 %.[47]
Insekten abwehrende Wirkung. Das gepulverte Rhizom von *Curcuma domestica* zeigte, in Konzentrationen von 1% und 2% lagerndem Weizen und Reis beigemengt, innerhalb von 24 h eine ausgeprägte Insekten abwehrende Wirkung gegen die Vorratsschädlinge *Rhyzopertha dominica* F. und *Sitophilus granarius* L. gegenüber curcumafreien Kontrollen.[48]
Der Petroletherextrakt (30° bis 60°C) zeigte in einer Konzentration von 680 µg/cm², auf Folien verbracht, innerhalb 1 Woche 92,6 %, innerhalb 8 Wochen durchschnittlich 71,5 % Repellenz gegen *Tribolium castaneum* HERBST. Curcumin (200 µg/cm²) war dagegen unwirksam.[48] Die Insekten abwehrende Wirkung wird vor allem den beiden aus dem Petroletherextrakt isolierten Sesquiterpenderivaten ar-Turmeron und Turmeron zugeschrieben. Diese zeigten in Konzentrationen von 200 µg/cm² innerhalb von 8 Wochen eine durchschnittliche Repellenz von 62,9 % bzw. 43,1 %.[49]
Antifertile Wirkung. Tägliche orale Gaben von 200 mg/kg KG des Petroletherextraktes (60° bis 80°C) und des wäßrigen Extraktes aus dem Curcuma-domestica-Rhizom an den ersten 7 Tagen nach der Paarung zeigten 100%ige Antifertilität bei weiblichen Ratten. Das Einnisten der Eier bzw. die Trächtigkeit wurde vollständig verhindert. Dagegen wurde keine ovulationshemmende Wirkung bei Kaninchen festgestellt.[50]

Resorption: Untersuchungen liegen ausschließlich über Curcumin vor.
Bei Ratten wurde nach oralen Gaben von 1 g/kg Curcumin, suspendiert in Erdnußöl, innerhalb von 72 h etwa 75 % über die Faeces und nur Spuren über den Urin ausgeschieden. Äußerst geringe Curcumin-Konzentrationen im Blutplasma und im Gallesekret deuten auf eine mäßige Resorption durch den Darm hin.[52] Orale Gaben von ^{3}H-Curcumin (0,6 mg/Ratte) führten innerhalb von 72 h zur Ausscheidung von 89 % der Radioaktivität in den Faeces und 6 % im Urin. Nach i.p. Applikation wurden 73 % der Radioaktivität in den Faeces und 11 % in der Galle gefunden.[53]
Nach einer oralen, in Wasser suspendierten Curcumingabe von 400 mg/Ratte wurden innerhalb von 3 Tagen fast 40 % Curcumin in den Faeces und kein Curcumin im Urin wiedergefunden. Im Portalblut sowie im Leber- und Nierengewebe wurden nur Spuren (weniger als 5 µg/mL) festgestellt.[54]
Versuche an isolierten, gewendeten Rattendärmen zeigten, daß von 50 bis 750 µg Curcumin in 10 mL Inkubationsmedium 30 bis 80 % von der Schleimhautseite verschwanden, ohne daß Curcumin auf der Serumseite nachweisbar war. Nur wenn die höchste Konzentration (750 µg) an Curcumin gegeben wurde, enthielt das Gewebe eine geringe Menge an Curcumin (weniger als 3 %). Wurde ^{3}H-Curcumin in das Inkubationsmedium gegeben, so traten 5 bis 6 % der Radioaktivität auf der Serumseite auf. Diese gehörte nicht dem Curcumin an, sondern einer weniger polaren, farblosen Verbindung, die bisher noch nicht identifiziert wurde. Auf der Schleimhautseite fanden sich 2 radioaktive Verbindungen: das unveränderte ^{3}H-Curcumin und derselbe Stoff, der auf der Serumseite gefunden wurde. Diese Versuche deuten an, daß Curcumin in der Darmschleimhaut in einen resorptionsfähigen Metaboliten umgewandelt wird, so daß ein großer Teil des verabreichten Curcumins in Form dieses Stoffwechselproduktes in das Serum gelangt.[55]
Wurde Curcumin (gelöst in 0,1 M NaOH) Ratten i.v. injiziert oder der isolierten Leber perfundiert, so wurde es – oder seine Metabolite – auch gegen einen hohen Konzentrationsgradienten – aktiv in die Galle transportiert. Die Hauptmenge des Curcumins wird sehr schnell metabolisiert. In Suspensionen aus isolieten Hepatocyten oder Lebermicrosomen wurden 90 % des zugefügten Curcumins innerhalb von 30 min metabolisiert.[52] Die hauptsächlichsten Metaboliten des Curcumins in der Galle waren Glucuronide des Tetrahydrocurcumins und Hexahydrocurcumins, ein geringerer Metabolit war Dihydroferulasäure mit Spuren von Ferulasäure.[53] Somit wird Curcumin, falls es resorbiert wird, nach Metabolismus in der Leber hauptsächlich durch die Galle ausgeschieden. Hierfür spricht auch, daß Curcumin im Urin nicht nachweisbar war, aber die Ausscheidung konjugierter Glucuronide und Sulfate im Urin signifikant anstieg.[54]

Verteilung: Aufgrund der genannten Befunde über Resorption, Metabolismus und Ausscheidung ist es unwahrscheinlich, daß nach oraler Aufnahme wesentliche Mengen von Curcumin im Körper bleiben.[52] Bei Ratten wurden innerhalb von 15 min bis 24 h nach oraler Applikation von 400 mg Curcumin/Ratte im Herzblut kein Curcumin gefunden, im Blut der Portalvene nur Spuren (weniger als 5 µg/mL) sowie in Leber und Niere nur geringe

Mengen (unter 20µg/g).[54] Über die Verteilung der Metabolite liegen keine Untersuchungen vor.

Elimination: S. o.

Anwendungsgebiete: Dyspeptische Beschwerden.[56] Aufgrund der cholagogen Eigenschaften von Curcumin ist die Anwendung bei dyspeptischen Beschwerden plausibel, speziell bei Völlegefühl nach den Mahlzeiten und vermehrtem Meteorismus.

Dosierung und Art der Anwendung: *Droge.* Mittlere Tagesdosis 1,5 bis 3,0 g Droge, Zubereitungen entsprechend.[56]
Einnahme als Drogenpulver: 0,5 bis 1 g (½ bis 1 gestrichener Teelöffel) 2- bis 3mal täglich in der Verdauungsruhe zwischen den Mahlzeiten.
Teebereitung: 0,5 bis 1 g Curcumae longae rhizoma pulv. gross. mit 1 Tasse kochendem Wasser (ca. 150 mL) übergießen, 5 min abgedeckt ziehen lassen und abseihen. 2 bis 3 Tassen täglich zwischen den Mahlzeiten trinken.[57] *Zubereitung.* Tinktur (1:10) 3mal täglich 10 bis 15 Tropfen in etwas Wasser.[56]

Volkstümliche Anwendung und andere Anwendungsgebiete: In Indien wird die Droge bei Durchfällen, intermittierendem Fieber, Wassersucht, Bronchitis, Erkältungen und Würmern gebraucht, am häufigsten ist dort die äußerliche Anwendung einer Abkochung des Rhizoms bei Prellungen, Blutsaugerbissen und eiternden Augenentzündungen.[3] In Indonesien wird das Rhizom bei Lepra, Blasen- und Nierenentzündung, Kopfschmerzen, Blähungen, Oberbauchschmerzen, Brustinfektionen, Fieber, Erkältungen und Durchfällen verwendet sowie äußerlich bei Entzündungen der Mundschleimhaut.[58] In China wird das Rhizom innerlich bei Koliken, Amenorrhoe und Blutandrang, äußerlich bei entzündlichen Hauterkrankungen benutzt[3] und auf den Cook-Inseln bei Gelbsucht, Nieren- und Blasenerkrankungen, sowie äußerlich bei septischen Wunden.[59]
Die Anwendung bei Blähungen und Oberbauchschmerzen ist aufgrund der belegten cholagogen Wirkung der Droge plausibel. Die äußerliche Anwendung bei entzündlichen und septischen Haut- und Augenerkrankungen ist aufgrund der belegten antimikrobiellen und antiinflammatorischen Eigenschaft plausibel. Die Wirksamkeit bei den anderen genannten Anwendungsgebieten ist gegenwärtig nicht belegt.

Unerwünschte Wirkungen: Aufgrund der mit *C. xanthorrhiza* vergleichbaren Inhaltsstoffe und Pharmakodynamik ist bei längerem Gebrauch mit Magenbeschwerden zu rechnen.

Gegenanzeigen/Anwendungsbeschr.: Verschluß der Gallenwege. Bei Gallensteinleiden nur nach Rücksprache mit einem Arzt anzuwenden.[56]

Wechselwirkungen: Keine bekannt.

Akute Toxizität: *Tier.* Eine Toxizität ist nicht festzustellen. Ratten, Meerschweinchen und Affen vertrugen einmalige orale Gaben von 2,5 g/kg KG Curcumapulver, sowie von 300 mg/kg KG des ethanolischen Extraktes aus Curcumapulver, ohne daß irgendwelche Veränderungen in Aussehen, Verhalten oder Körpergewicht festzustellen waren. Herz, Leber und Niere der Tiere zeigten keine histologischen oder cytologischen Veränderungen.[60]

Chronische Toxizität: *Tier.* Ratten vertrugen Curcumapulver in Mengen von 0,1 bis 10 %, bzw. isoliertes Curcumin von 0,1 bis 2,0 % jeweils dem Futter beigemischt 8 Wochen lang. Das entspricht der normalen bzw. 1,25 bis 125fachen vom Menschen als Gewürz konsumierten Dosis. Die Ratten zeigten keine Veränderungen in Wachstum, Nahrungsverwertung, in den Erythrocyten, Leucocyten oder in den Werten der Blutbestandteile (Hb, Gesamt-Serumprotein, Albumin, Globulin, Serum-Aminotransferasen und alkalischer Phosphatase). Lediglich bei der höchsten Konzentration von 10 % Curcumapulver war die Nahrungsaufnahme und dadurch auch das Wachstum geringer. Der Effekt wird auf die Geschmacksveränderung des Futters zurückgeführt.[61]
Das ätherische Öl von *Curcuma domestica* zeigte bei Schweinen, die an 102 bis 109 Tagen täglich p. o. Dosen von 60 bzw. 296 oder 1551 mg/kg KG äth. Öl in ihrem Futter erhielten, toxische Wirkungen. Zu einer Gewichtsreduktion kam es nur bei der Dosis von 1551 mg/kg infolge verminderter Nahrungsaufnahme wegen des Geschmackes. Bei allen Dosen war eine statistisch signifikante dosisabhängige Gewichtszunahme der Leber und der Schilddrüse festzustellen. Bei 296 und 1551 mg/kg KG wurden Pericholangitis, Hyperplasie der Schilddrüse sowie Veränderungen des Nieren- und Harnblasenepithels beobachtet.[62]
Die lang andauernde orale Anwendung von Curcumindosen, die gegen Entzündungen eingesetzt werden (ED_{50} = 50 mg/kg KG), kann zur Bildung von Magengeschwüren führen. Der Ulcus-Index ist gegenüber Kontrollen 8- bis 10mal erhöht. Er liegt aber noch um ⅓ niedriger als der von Phenylbutazon mit gleicher entzündungshemmender Wirkung.[34]
Die orale Applikation der antiinflammatorisch wirksamen ED_{50} (50 mg/kg KG) an 6 aufeinanderfolgenden Tagen führt nicht zu Magengeschwüren. Die Sekretion des Magensaftes nimmt dabei etwas ab ohne Einfluß auf die Magensäure-, Pepsin- oder Mucinsekretion. Die doppelte Dosis ($2 \times ED_{50}$ = 100 mg/kg KG) Curcumin, oral gegeben an 6 aufeinanderfolgenden Tagen, hat eine ulcerogene Wirkung (Ulcus Index = 1,6), die begleitet ist von einer bemerkenswerten Reduktion der Mucinsekretion (auf ⅙ der Kontrollen) ohne Einfluß auf die Säuresekretion und Verdauungsaktivität. Da Mucin die Magenschleimhaut vor schädlichen Wirkungen der Säure und des Pepsins schützt, die gewöhnlich mit der Magengeschwürbildung in Zusammenhang gebracht werden, wird geschlossen, daß die ulcerogene Wirkung der doppelten ED_{50} (= 100 mg/kg KG Curcumin) auf der Senkung der Mucinsekretion beruht.[51]
Die Befunde stehen im Einklang mit den "Magenbeschwerden bei längerem Gebrauch bzw. Überdosierung".

Mutagenität: Eine einzige i. p. Dosis von 500 mg/kg KG des Methanolextraktes (entspr. ca. 6 g/kg Curcumarhizom) führte bei Knochenmarkzellen von Mäusen zu 6,22 % Chromosomenveränderungen (Spalten, Brüche, Fragmente). Diese Wirkung wird dem Curcumin zugeschrieben.[63] Tägliche orale Gaben von Curcumapulver (zu 0,5 %) bzw. Curcumin (zu 0,015 % mit dem Futter vermischt) über 12 Wochen lösten dagegen bei Ratten und Mäusen keine Veränderungen in den Chromosomen des Knochenmarkes aus.[64] Im Salmonella/Säugetiermikrosomentest zeigten weder Curcumin noch das ätherische Öl (jeweils in Dosen von 1,28 bis 160 µg/Platte) *in vitro* mutagene Eigenschaften.[65] Bei demselben Test zeigte auch ein Ethanolextrakt in Dosen von 50 und 200 µg/Platte (entspr. ca. 1 bis 4 mg Curcumarhizom) *in vitro* keine mutagenen Eigenschaften, weder vor noch nach einer Aktivierung durch eine Lebermikrosomenfraktion oder einen zellfreien Extrakt aus Mikroorganismen des Rattendarmes.[66]

Reproduktionstoxizität: *Teratogenität.* Tägliche orale Gaben von Curcumapulver (zu 0,5 %) bzw. Curcumin (zu 0,015 % mit dem Futter vermischt) über 12 Wochen hatten bei Mäusen keinen Einfluß auf die Trächtigkeit und die Zahl der lebenden und toten Embryonen und bewirkten keine Mutagenität bei den Jungtieren.[64]
S. a. "Antifertile Wirkung".

Sonst. Verwendung: *Haushalt.* Das gepulverte Rhizom von *Curcuma domestica* wird hauptsächlich als Gewürz verwendet. Es ist der Hauptbestandteil des Currypulvers. Dem Speisesenf wird es als würzender, aber vor allem färbender Bestandteil beigemengt.[67] *Landwirtschaft.* In Indien wird Curcumapulver zum Vertreiben von Ameisen verwendet.[49] Es wird in Indien und Pakistan auch zum Fernhalten von Vorratsschädlingen in Mengen von 2 % dem lagernden Reis und Weizen beigemengt.[49] Diese Anwendung ist aufgrund der belegten Insekten vertreibenden Wirkung plausibel. *Industrie/Technik.* Das Rhizom von *Curcuma domestica* dient zur Gewinnung des Curcumins, das als Reagenz sowie zum Färben von Baumwolle, Seide, Lederwaren, Holz, Papier, Lacken, Firnissen, Wachsen usw., als Farbstoff für Lebensmittel wie Butter, Käse, Gebäcke, Likör u. ä., sowie für Puder, Cremes, vor allem Lichtschutzcremes verwendet wird.[96]

Gesetzl. Best.: *Offizielle Monographien.* Aufbereitungsmonographie der Kommission E des BGA "(Curcumae longae rhizoma Curcumawurzelstock)".[56]

Curcuma xanthorrhiza Roxb.

Synonyme: *Curcuma zanthorrhiza* Roxb.

Sonstige Bezeichnungen: Dt.: Javanische Kurkuma; indons.: Témulawak; malay.: Témulawas; Sunda Ins.: Konèng gedè.

Botanische Beschreibung: Ausdauernde, bis 1,75 m hohe, krautige Pflanze. Hauptrhizom knollig verdickt, eiförmig, bis faustgroß, mit zahlreichen Wurzeln und dünnen Nebenrhizomen. Wurzeln z. T. am Ende zu eiförmigen Knollen verdickt. Blätter mit langen grünen Blattscheiden dem Rhizom aufsitzend. Blattspreiten breit-lanzettlich oder länglich-eiförmig, mit schmalem pupurnem Fleck an der Mittelrippe. Blütenstand groß, purpurn oder karmesinrot. Blumenkrone mit rotem Rand, im übrigen der *C. domestica* sehr ähnlich.[69]

Inhaltsstoffe: Alle Untersuchungen der Inhaltsstoffe von *Curcuma xanthorrhiza* beziehen sich auf das Rhizom, das zugleich die Droge liefert, s. Curcumae xanthorrhizae rhizoma.

Verbreitung: Heimisch in den Wäldern von Indonesien und der Malayischen Halbinsel.

Anbaugebiete: Indonesien, vor allem auf Java, sowie in Malaysia, Thailand und auf den Philippinen.

Drogen: Curcumae xanthorrhizae rhizoma.

Curcumae xanthorrhizae rhizoma (Javanische Gelbwurz)

Synonyme: Curcumae amarae rhizoma, Rhizoma Curcumae javanicae, Rhizoma Curcumae xanthorrhizae.

Sonstige Bezeichnungen: Dt.: Javanische Gelbwurz, Javanischer Gelbwurzelstock, Javanische Kurkumawurzel; frz.: Temoé Lawaq; holl.: Bittere Curcumawortel, Temoe Lawak; indones.: Temu Labak, Tennu Lawak; jap.: Kusuri Ukon; malay.: Temu Raya, Tennu Lawas.

Monographiesammlungen: Curcumae xanthorrhizae rhizoma *DAB 10*; Curcumae amarae rhizoma *Ned 6*; Rhizoma Curcumae xanthorrhizae *AB-DDR, Mar 29.*

Definition der Droge: Die in Scheiben geschnittenen, getrockneten, knolligen Wurzelstöcke *DAB 10, Ned 6.*
Getrocknete, grob zerkleinerte Wurzelstöcke *AB-DDR.*

Stammpflanzen: *Curcuma xanthorrhiza* Roxb.

Herkunft: Aus Kulturen. Hauptlieferland ist Indonesien.

Gewinnung: Die feldmäßige Kultur mit ausschließlich vegetativer Vermehrung ist der der *C. domestica* ähnlich. Im Gegensatz zu letzterer werden hier nur knospentragende Stücke der viel größeren, knolligen Hauptrhizome im April bis Mai in einem Abstand von 60 × 60 cm in den Boden gepflanzt. Da *Curcuma xanthorrhiza* eine Schattenpflanze ist, wird sie oft unter Bäumen oder zusammen mit dem Baum *Albizia falcata* (L.) Baker, Fabaceae, dessen Laub zugleich als Stickstofflieferant dient, kultiviert. Die Ernte der Rhizome erfolgt gewöhnlich erst im 2. Vegetationsjahr, da erst dann die Blätter welken und die Rhizome ausgereift sind. Sofort nach der Ernte werden die Rhizome sorgfältig gewaschen und von Blattresten, Wurzeln und Nebenrhizomen befreit. Nur die knollig verdickten Hauptrhizome liefern die offizinelle Droge. Nach Abschneiden der knospentragenden Stücke, die zur Weiterkultur dienen, werden die Rhizome oft geschält und in Scheiben, seltener in Längsviertel geschnitten, die in dünner Schicht bei Temperaturen von maximal 50 bis 55 °C getrocknet werden.[96]

Ganzdroge: Scheiben unregelmäßig verbogen, ca. 2 bis 6 mm dick; Durchmesser ca. 1,5 bis 5, zuweilen bis 7 cm, orangegelb bis gelbbraun oder graubraun, häufig geschält, stellenweise noch mit bräunlichgrauem Kork. Querschnitt gelb oder gelbgrau, im Zentrum etwas heller mit dunklen Flecken. Bruch stäubend, hell orangegelb bis orangebraun, glatt und feinkörnig.

Schnittdroge: *Geruch.* Aromatisch.
Geschmack. Bitter, etwas brennend; beim Kauen färbt sich der Speichel gelb.
Etwas bemehlte gelbe, gelbbraune oder graubraune Stücke zuweilen mit Resten des bräunlichgrauen Korkes.
Mikroskopisches Bild. An ungeschälten Stücken mehrschichtiger Kork aus dünnwandigen, gelbbraunen Zellen. Darüber zuweilen polygonale Epidermiszellen mit dicken, vorgewölbten Außenwänden. Reste dickwandiger, lang zugespitzter, einzelliger Haare können vorkommen. Endodermis aus verkorkten, unverdickten, stärkefreien Zellen. Kollaterale Leitbündel unregelmäßig über den Querschnitt verteilt, vor allem im Zentralzylinder, dort unter der Endodermis zu einem unregelmäßigen Ring gehäuft. Gefäße mit treppenförmigen oder spiraligen Wandverdickungen, werden beim Schneiden oft als lange Fäden herausgezogen (Gegensatz zu *C. domestica*).[70] Im Parenchym von Rinde und Zentralzylinder zahlreiche orangegelbe bis gelbbraune Exkretzellen mit ätherischem Öl, Harz und Curcumin. Im Chloralhydratpräparat färben sich Exkretzellen z. T. olivgrün, das ganze Präparat schmutzig-grünlich bis oliv-gelblich, bei *C. domestica* dagegen orangegelb bis tomatenrot.[70] Im Wasserpräparat sehr zahlreiche, exzentrisch geschichtete, flache Stärkekörner, ca. 30 bis 50 µm lang und ca. 10 bis 30 µm breit.[99]

Pulverdroge: Gelbes bis gelbbraunes Pulver, im Chloralhydratpräparat schmutzig grünlich bis olivgelblich. Reichlich Parenchymfragmente aus großen polygonalen, dünnwandigen Zellen mit zahlreichen kleineren orangegelben bis gelbbraunen, durch Chloralhydrat z. T. olivgrün gefärbten Exkretzellen. Bruchstücke breiter Netz-Treppen- und Spiralgefäße; gelbbraunes Korkgewebe zuweilen mit Epidermiszellen und vereinzelten Bruchstükken dickwandiger einzelliger Haare. Im Wasserpräparat sehr zahlreiche etwa eiförmige Stärkekörner, oft aneinander geklebt, mit exzentrischer, parallel laufender Schichtung; ca. 30 bis 50 µm lang und ca. 10 bis 30 µm breit.[99]

Verfälschungen/Verwechslungen: Verwechslungen mit dem Rhizom von *Curcuma domestica* werden beobachtet. Die Verwechslung erfolgt wahrscheinlich erst im Drogenhandel.[71]
Erkennung a) mikroskopisch nach Lit.[70] und vor allem an den gelben Klumpen verkleisterter Stärke in dem gebrühten C.-domestica-Rhizom. b) dünnschichtchromatographisch nach *DAC 86* am Auftreten eines 3. gelben Fleckes von Di-*p*-cumaroylmethan, das in *C. xanthorrhiza* fehlt, s. Analytik v. *Curcuma domestica* VAL. c) UV-Prüfung s. Prüfung auf Identität *DAB 10*.

Inhaltsstoffe: Die Droge enthält 3 bis 12 % ätherisches Öl, für das (+)-α-Phellandren, Borneol, Campher, Cineol (zusammen 10 %), 30 % Zingiberen, α-Curcumen, die Ketone β-Atlanton,[72] Turmeron, ar-Turmeron[72,73] und Isofuranogermacren[95] als Inhaltsstoffe angegeben werden. Bei den früher beschriebenen Inhaltsstoffen Cycloisoprenmyrcen und *p*-Tolylmethylcarbinol[74] handelt es sich um Artefakte, die bei der Wasserdampfdestillation und vor allem beim Fraktionieren des Öls bei höherer Temperatur auftreten.[72,95] Das phenolische Sesquiterpen Xanthorrhizol ist artspezifisch[75] und dient zur Unterscheidung der Droge von C. domesticae rhizoma.
In neuerer Literatur werden ar-Curcumen (23,3 %), Xanthorrhizol (20,3 %), β-Curcumen (16,5 %), Germacren (10,1 %), Furanodienon (5 %), Furanodien (4 %), Campher (3,3 %), Germacren B (3,3 %), Germacral (2,0 %) beschrieben; ar-Turmeron, und β-Turmeron sollen *C. xanthorrhiza* fehlen.[76]
C. xanthorrhizae rhizoma enthält 0,8 bis 2 % Curcuminoide, hauptsächlich Curcumin und *p*-Cumaroylferuloylmethan,[26] und einige hydrierte Curcumine.[6] Das Fehlen von Di-*p*-cumaroylmethan wird zur Unterscheidung von C. domesticae rhizoma genutzt; allerdings wird neuerdings über C. domesticae rhizoma mit extrem geringen Di-*p*-cumaroylmethangehalten berichtet.[77]
Daneben enthält die Droge 30 bis 40 % Stärke.[27] Da C. xanthorrhiza erhizoma üblicherweise nicht gebrüht wird, kann der Nachweis unverkleisterter Stärke zur Drogenidentifizierung beitragen.

Identität: Die Behandlung pulverisierter Droge mit Acetanhydrid/Schwefelsäure läßt neben der Identifizierung vor allem auch eine Unterscheidung zwischen C. xanthorrhizae rhizoma und C. domesticae rhizoma zu. Die in C. xanthorrhizae rhizoma enthaltenen Curcuminoide Curcumin und *p*-Cumaroyl-feruloylmethan verursachen im UV-Licht bei 365 nm eine schwach graue bis gelbliche Fluoreszenz, während das in C. domesticae rhizoma zusätzlich enthaltene Di-*p*-cumaroylmethan eine rote Fluoreszenz bedingt *DAB 10*.
Dünnschichtchromatographischer Nachweis der Curcuminoide: s. C. domesticae rhizoma.
Beim Besprühen des Chromatogramms mit Dichlorchinonchlorimid-Lösung und Bedampfen mit Ammoniak wird in Höhe des als Vergleich aufgetragenen Thymols die blaue Zone des Xanthorrhizols sichtbar *DAB 10*.
Der dünnschichtchromatographische Nachweis der Curcuminoide in einem Extrakt der Droge ist auch auf Kieselgelplatten nach Entwicklung mit Chloro-

form-Essigsäure 98 % (90 + 10) und Besprühen mit Acetanhydrid/Schwefelsäure möglich. Es zeigen sich zwei rotviolette, im ultravioletten Licht (366 nm) rotbraun fluoreszierende Zonen mit Rf-Wert ca. 0,35 und Rf-Wert ca. 0,75 *AB-DDR*.

Reinheit: *Droge*.
- Fremde Beimengungen: Höchstens 2 %. Stücke des Rhizoms von *Curcuma domestica* VAL. (Syn. *Curcuma longa* L.) dürfen nicht vorhanden sein *DAB 10*. Höchstens 1,0 % unschädliche Beimengungen: *C. domestica* darf im Dünnschichtchromatogramm nicht nachweisbar sein *AB-DDR*.
- Trocknungsverlust: Höchstens 18,0 % *DAB 10*.
- Asche: Höchstens 8,0 % *DAB 10*; höchstens 7,0 % *AB-DDR*.

Gehalt: Mindestens 5,0 % (*V/m*) ätherisches Öl; mindestens 1,0 % Dicinnamoylmethan-Derivate, berechnet als Curcumin ($C_{21}H_{20}O_6$; M_r: 368,4) *DAB 10*.
1,0 bis 1,5 % Diferuloylmethanderivate, berechnet als Curcumin und auf die wasserfreie Substanz; 6,0 bis 12,0 % (*V/m*) ätherisches Öl, berechnet auf die wasserfreie Substanz *AB-DDR*.

Gehaltsbestimmung: s. Curcumae longae rhizoma.

Lagerung: Vor Licht geschützt *DAB 10*.

Stabilität: Höchstens 18 Monate *AB-DDR*. Gepulverte Substanz: Höchstens 24 h *AB-DDR*. Das ätherische Öl ist sehr unbeständig, es verharzt beim Lagern.[95]

Wirkungen: *Choleretische Wirkung*. 75 mg eines ethanolischen Extraktes aus dem Rhizom von *C. xanthorrhiza* (Trockenextrakt standardisiert auf 9,6 % Curcumin) suspendiert in 10 mL Wasser wurden über eine Magenverweilsonde leberkranken Patienten verabreicht. Die Untersuchung des Duodenalsekretes vor und 10 bis 100 min nach der Curcumaapplikation zeigte eine statistisch signifikante Zunahme des Bilirubins zwischen + 148 % und + 411 %, sowie des Cholesterols zwischen + 109 % und + 206 % gegenüber der Ruhesekretion 20 bis 70 min nach der Curcumagabe.[78]
Daß Curcumin für die choleretische und cholekinetische Wirkung vor allem verantwortlich ist, geht aus den Untersuchungen mit reinem Curcumin und Natriumcurcuminat[25–32] hervor, s. bei *Curcuma domestica*.
Da der Javanischen Gelbwurz im Curcuminspektrum das choleresehemmende Di-*p*-cumaroylmethan fehlt,[26] wird sie gewöhnlich der *C. domestica* vorgezogen. Die vorhandene Untersuchung reicht allerdings für eine Begründung dieser Auffassung nicht aus.
Die choleretische Wirkung des ätherischen Öles der Javanischen Gelbwurz wurde in verschiedenen älteren Arbeiten im Tierexperiment wie auch durch klinische Beobachtungen festgestellt (zit. bei Lit.[79]). Der deutliche choleretische Effekt des ätherischen Öls wurde dem *p*-Tolylmethylcarbinol zugeschrieben.[80] Dieses war zwar im Reinzustand außerordentlich wirksam, kann aber nicht die Wirksubstanz sein, da es als Artefakt bei der Ölgewinnung erkannt wurde,[72] und selbst im äth. Öl nicht vorkommt. Neuere Untersuchungen über die choleretische oder cholekinetische Wirkung des ätherischen Öles der *C. xanthorrhiza* liegen nicht vor.
Antitumor Wirkung. Die wäßrige Lösung des methanolischen Extraktes aus *C. xanthorrhiza* zeigte deutlich antitumorale Wirkung gegen den Sarkom-180-Aszites bei Mäusen. Die Wirkung beruht auf den nach Fraktionierung und Chromatographie isolierten Sesquiterpenderivaten α-Curcumen, ar-Turmeron, β-Atlanton und Xanthorrhizol. Die stärkste dosisabhängige Wirkung hatte α-Curcumen: 20 mg/kg KG i. p. reduzierten das Tumorwachstum um 32 %, 50 mg/kg KG hemmten es vollständig. Die Wirkung von β-Atlanton und Xanthorrhizol war nur etwa halb so groß. Andererseits hatte α-Curcumen in Dosen von 50 bis 200 mg/kg KG keine signifikante Wirkung gegen P388-Lymphocytische Leukämie bei Mäusen.[81]

Resorption: Sie wurde bisher nur für das isolierte Curcumin untersucht, s. bei *Curcuma domestica*.

Verteilung: S. *Curcuma domestica*.

Elimination: S. *Curcuma domestica*.

Anwendungsgebiete: Dyspeptische Beschwerden.[68]

Dosierung und Art der Anwendung: *Droge*. Mittlere Tagesdosis 2 g Droge, Zubereitungen entsprechend.[68]
Tee-Aufguß: $^1/_2$ Teelöffel gepulverte Javanische Gelbwurz mit 1 Tasse kochendem Wasser (ca. 150 mL) übergießen und nach 5 bis 10 min abseihen. 2 bis 3 Tassen täglich in Verdauungsruhe zwischen den Mahlzeiten.[57]

Volkstümliche Anwendung und andere Anwendungsgebiete: In Indonesien wird die Droge schon seit Jahrhunderten bei Leber- und Gallebeschwerden verwendet.

Unerwünschte Wirkungen: Bei längerem Gebrauch bzw. Überdosierung Magenbeschwerden.[68]

Gegenanzeigen/Anwendungsbeschr.: Verschluß der Gallenwege. Bei Gallensteinleiden nur nach Rücksprache mit einem Arzt anzuwenden.[68]

Gesetzl. Best.: *Offizielle Monographien*. Aufbereitungsmonographie der Kommission E des BGA "Curcumae xanthorrhizae rhizoma" (Javanische Gelbwurz).[68]

Curcuma zedoaria (BERG.) ROSC.

Synonyme: *Amomum latifolium* LAM., *A. zedoaria* WILLD., *A. zerumbeth* KOEN. non L., *Curcuma speciosa* HORT. ex LINK., *C. zerumbeth* (KOEN.) ROXB..

Sonstige Bezeichnungen: Arab.: Zadwar; chin.: O-shu; dt.: Zedoarie, Zitwer; engl.: Zedoary; frz.: Zédoaire, Zédoire; hindi: Kachura; holl.: Ronde Zedoar; ind., bangladesh.: Shoti; indones.: Temu Puteh; it., span., port.: Zedoaria; malay.: Temu kuning; sanskr.: Dravida, Sati, Shathi.

Botanische Beschreibung: Ausdauernde, aufrechte, krautige Pflanze, Rhizom eiförmig bis birnenförmig, dick, nach unten handförmig verzweigt, weißlich-gelb, stark nach Campher riechend, mit zahlreichen dünnen Wurzeln. Wurzeln z.T. am Ende zu eiförmigen, weißen, nur sehr schwach campherartig riechenden Wurzelknollen verdickt. Blätter zu 4 bis 6 dem Rhizom aufsitzend, bis ca. 1 m lang; Blattstiele kürzer als die Spreite, scheidig, geflügelt; Blattspreite 20 bis 60 cm lang und 8 bis 10 cm breit, länglich-eiförmig oder schmal länglich-lanzettlich, zugespitzt, kahl, mit einem purpurnen Fleck in der Blattmitte. Blütenstände vor den Blättern erscheinend; Blütenstandsstiel 5 bis 15 cm lang, von stumpfen, scheidigen Hochblättern umhüllt. Ährenförmige Blütenstände 7,5 bis 12,5 cm lang und 5 bis 7,5 cm breit. Blüten tragende Hochblätter ca. 3,8 cm lang, eiförmig, mit zurückgeschlagener Spitze, blaßgrün mit rötlichen Rändern, dicht drüsig punktiert, mit wenigen sehr steifen, kurzen Haaren auf der Oberseite, besonders an der Spitze. Hochblätter an der Spitze des Blütenstandes bis 5 cm lang, anfangs weißlich, dann rosarot bis karmesinrot gefärbt. Blüten blaß gelb. Kelch 8 mm lang, stumpf 3zähnig. Kronröhre doppelt so lang wie der Kelch; Kronblattzipfel breit dreieckig, an der Spitze sehr schwach rosa. Labellum ca. 1,5 cm breit, rundlich, hellgelb, im Zentrum leuchtend gelb, mit sehr schwach rötlich getönten Rändern im unteren Teil. Seitliche Staminodien blaß gelb, ca. 1,5 cm lang und 1 cm breit, länglich-eiförmig. Fruchtknoten 4 bis 5 mm lang, sehr schwach behaart. Kapsel eiförmig, dünn, glatt, unregelmäßig aufspringend. Samen elliptisch mit einem weißen, seitlichen Arillus.[2,3]

Inhaltsstoffe: Alle Untersuchungen der Inhaltsstoffe von *Curcuma zedoaria* beziehen sich auf das Rhizom, das zugleich die Droge liefert; s. Zedoariae rhizoma.

Verbreitung: Heimisch in Nordost-Indien, im Ost-Himalaya; verbreitet in Wäldern, Brachgebieten und an Straßenrändern in Indien bis zu den Molukken, Philippinen und Neuguinea.

Anbaugebiete: Ganz Indien, Sri Lanka, Süd-China, Taiwan, auf den Inseln von Ozeanien und auf Madagaskar.

Drogen: Zedoariae rhizoma.

Zedoariae rhizoma (Zitwerwurzel)

Synonyme: Rhizoma Zedoariae.

Sonstige Bezeichnungen: Arab.: Zadwar; dt.: Zitterwurzel, Zitwerwurzel; engl.: Zedoary root; frz.: Rhizome de zédoaire, Zédoaire bulbeux, Zédoaire longue et ronde; hindi: Kachura; holl.: Ronde zedoar wortel; ind.: Shoti; it.: Rizoma di zedoaria; malay.: Temoe poetih; pers.: Djadwar; port.: Raiz da zedoaria; sanskr.: Sati; singapur: Kunchor; sinhales.: Harankaha; span.: Rhizoma de zedoaria.

Monographiesammlungen: Rhizoma Zedoariae *DAB 6, Helv V.*

Definition der Droge: Die in Querscheiben oder Längsviertel geschnittenen, getrockneten, knolligen Teile des Wurzelstockes.

Stammpflanzen: *Curcuma zedoaria* (BERG.) ROSC.

Herkunft: Sammlung aus Wildbeständen, überwiegend jedoch aus Kulturen. Hauptlieferländer sind Indien und Sri Lanka.

Gewinnung: Für die feldmäßige Kultur mit ausschließlich vegetativer Vermehrung werden – wie bei *C. xanthorrhiza* – knospentragende Stücke der knolligen Hauptrhizome verwendet.
Nach der Ernte werden die Wurzeln mit den weißen, fast geruchlosen Wurzelknollen entfernt. Nach dem Waschen werden die dicken knolligen Rhizomteile in bis 8 mm dicke Querscheiben, die dünneren Rhizomteile in Längsviertel geschnitten und ohne Anwendung von Wärme getrocknet.

Ganzdroge: Querscheiben fast kreisrund, 2 bis 8 mm dick, Durchmesser 2 bis 4 cm; Längsviertel bis 1,5 cm dick. Alle Stücke bräunlichgrau oder gelblich- bis rötlichgrau, hart. Kork gelblichgrau bis bräunlich, runzelig. Dickere Scheiben durch Blattreste quer geringelt, mit Wurzelresten oder -narben. Querschnittsfläche mit großem Zentralzylinder, gelblich-grau, fein punktiert, nach außen dunkler grau. Rinde heller gelblich, scharf abgesetzt, 2 bis 5 mm breit. Bruch glatt, fast hornartig.

Schnittdroge: *Geruch.* Schwach aromatisch, campherartig.
Geschmack. Aromatisch, campherartig und bitter.
Flache bräunlichgraue oder gelblichgraue, harte Stücke, z.T. mit gelblichgrauem bis bräunlichem, runzeligem Kork.

Mikroskopisches Bild: Epidermis meist über dem Kork erhalten, Zellen derbwandig. Haare einzellig, lang zugespitzt, über der Basis umgebogen, mit dicken, gelblichen Wänden. Kork vielschichtig, aus dünnwandigen Zellen. Parenchym von Rinde und Zentralzylinder aus großen, dünnwandigen, mit Stärke gefüllten Zellen; dazwischen zahlreiche kleinere kugelige, farblose bis gelbliche oder bräunlichgelbe Exkretzellen. Endodermis kleinzellig, dünnwandig, stärkefrei. Leitbündel kollateral, im Zentralzylinder zerstreut, nahe der Endodermis gehäuft; vereinzelt auch in der Rinde, ohne Sklerenchymscheide, nur zuweilen von einzelnen dünnwandigen Fasern begleitet. Stärkekörner exzentrisch, scheibenförmig, flach, nur 10 bis 12 µm dick, in Flächenansicht eiförmig bis keulenförmig, 35 bis 55, selten bis 75 µm lang und 20 bis 30 µm breit, am breiten Ende etwas abgestutzt, am schmalen Ende mit vorgezogener Spitze; Bildungs- und Schichtungszentrum in dieser Spitze; exzentrische Schichtung relativ deutlich sichtbar.[100,101]

Pulverdroge: Graubräunliches Pulver mit sehr zahlreichen großen, flachen, exzentrischen Stärkekörnern; zahlreiche Fragmente großzelligen, dünnwandigen Parenchyms mit eingestreuten kugeligen, kleineren, farblosen oder gelblichen bis bräunlichen Exkretzellen; hellgraue Korkfragmente aus dünnwandigen Zellen; dickwandige, gelbliche, über der Basis gekrümmte, einzellige Haare und deren Bruchstücke; Fragmente von Treppengefäßen; nur sehr vereinzelte dünnwandige Sklerenchymfasern.

Verfälschungen/Verwechslungen: Verfälschungen sind sehr selten. In Betracht kommen die Curcumin enthaltenden, innen gelben Rhizome von *Curcuma aromatica* SALISB. s. dort und die ebenfalls in Scheiben geschnittenen gelben Rhizome von *Zingiber cassumunar* ROXB., die ebenfalls Curcumin enthalten und früher unter der Bezeichnung Rhizoma Zedoariae luteum oder Gelber Zitwer gehandelt wurden. Diese haben einen unangenehmen campherartigen Geruch und einen bitterlich aromatischen Geschmack.[96]

Inhaltsstoffe: Die Droge enthält 1,0 bis 1,5 % ätherisches Öl[95] mit 48 % Sesquiterpenalkoholen, Sesquiterpenen, darunter vermutlich Zingiberen, α-Pinen, Camphen, Cineol, Borneol, Campher.[95] Als weitere Bestandteile werden genannt: Curcumenol, Curculon, Curzerenon (= Zedoaron), Epicurzerenon, Zederon, Dihydrocurdion, Curcumol, Isocurcumenol, Procurcumenol, Curdion,[94] sowie *p*-Methoxyzimtsäureethylester.[82] Camphen und Campher dienen zum Nachweis von Verfälschungen von *C. domestica* mit *C. zedoaria* (s. C. longae rhizoma).
An Curcuminoiden wurden Curcumin, *p*-Cumaroylferuloylmethan und Di-*p*-cumaroylmethan nachgewiesen.[83]
Das Rhizom enthält ca. 50 % Stärke und 10 bis 13 % Rohprotein.[84] Außerdem wurden 0,3 % eines Phytopolysaccharides isoliert.[85]

Identität: Die Curcuminoide lassen sich wie bei C. longae rhizoma beschrieben nachweisen.

Reinheit: Asche: Höchstens 7 % *DAB 6, Helv V.*

Gehalt: Mindestens 0,8 % ätherisches Öl *DAB 6.*

Gehaltsbestimmung: S. C. longae rhizoma.

Wirkungen: *Choleretische Wirkung.* Orale Gaben von 1,25 bzw. 2,5 g/kg KG gepulverten Zitwerrhizoms bewirkten bei Ratten eine signifikante Steigerung der Gallensekretion in der 1. Stunde nach Applikation. Bei der Dosis von 2,5 g/kg KG war sie stärker als eine durch 0,1 g/kg KG Natriumdehydrocholat bewirkte Steigerung. Die durch Zitwerwurzelpulver gesteigerte Gallensekretion hielt länger an als die Steigerung nach Applikation von Dehydrocholat; 5 h nach der Applikation des Zitwerwurzelpulvers war das relative Volumen der Gallenflüssigkeit bei beiden Dosen noch etwas höher als 5 h nach Dehydrocholatapplikation.[86]
Antacide Wirkung. Orale Gaben von 1,25 bzw. 2,5 g/kg KG gepulverten Zitwerrhizoms hatten bei Ratten nur eine schwache Wirkung auf die Magensaftsekretion. Die Salzsäureproduktion wurde gegenüber der Kontrolle leicht verringert, die Pepsinproduktion blieb unbeeinflußt (Säurebildung bei 1,25 g/kg KG = 220,6 µeq/h, bei 2,5 g/kg KG = 207,7 µeq/h, Kontrollen 257,3 µeq/h). Die Unterschiede waren statistisch nicht signifikant.[86]
Verlängerung der Darmtransitzeit. Gepulvertes Zitwerrhizom (1,25 bzw. 2,5 g/kg KG) p.o. bewirkte bei Mäusen eine signifikante Hemmung (9,88 % bzw. 17,74 %) der Darmpassage von Kohlepulver. Atropin (p.o. 0,1 g/kg KG) führt zu einer Hemmung von 41,65 %.[86]
Spasmolytische Wirkung. 1 bzw. 2 mL eines 10 %igen wäßrigen Zitwerwurzelextraktes (mit Locke-Ringerlösung) in 9 bzw. 8 mL Badflüssigkeit bewirkten am isolierten Rattenduodenum und -ileum eine unspezifische Hemmung der kontraktilen Reaktion auf Acetylcholin, Histamin und Kaliumionen und bewirkte eine Verminderung der spontanen Motorik des isolierten Rattenduodenums und -ileums.[86]
Fungicide Wirkung. Wasser-, Ethanol-, 0,1 N-HCl-, 0,1 N-NaOH-, Aceton- und Petrolether- (68° bis 80 °C) extrakte zeigten bei einem Screening *in vitro* eine deutliche Hemmwirkung gegen *Aspergillus niger* und *Trichophyton rubum.*[87] Die weitaus stärkste fungicide Wirkung hatte der Extrakt mit heißem Ethanol (Konzentration ist nicht angegeben). Der Ethanolextrakt wirkte stark fungicid gegen *Trichophyton rubrum, Saccharomyces cerevisiae* und *Aspergillus niger* bei einer Minimalkonzentration von 10 µg/mL. Die Hauptkomponente des Ethanolextraktes ist *p*-Methoxyzimtsäureethylester. Dieses verhinderte in einer Konzentration von 10 µg/mL zusätzlich auch das Wachstum von *Epidermophyton floccosum*, in einer Minimalkonzentration von 25 µg/mL das Wachstum von *Aspergillus fumigatus, Penicillium purpurogenum, Trignopsis variabilis, Microsporum gypseum, Sclerotium rolfsii, Geotricular candidae, Fusarium oxysporum* und *Helminthosporium oryzae*, sowie in einer Minimalkonzentration von 50 µg/mL das Wachstum von *Candida krusei* und *Trichophyton mentagrophytes* (Agar-Cup-Diffusions-Test). Die Sporen von *Trichophyton rubrum* verloren ihre Lebens- und Keimfähigkeit nachdem sie 2 h der ethanolischen Lösung (30 µg/mL) des *p*-Methoxyzimtsäureethylesters ausgesetzt waren.[82]
Antitumor Wirkung. Die i.p. Injektion einer die Phytopolysaccharide enthaltenden Fraktion des alkalischen wäßrigen Extraktes des Rhizoms (10,10 mg/kg KG/d) an 10 aufeinanderfolgenden Tagen, verminderte innerhalb 21 Tagen in mit 1×10^6 Sarcoma-180-Zellen implantierten Mäusen das Tumorwachstum um 61,1 % gegenüber unbehandelten Kontrollen.[85]

Volkstümliche Anwendung und andere Anwendungsgebiete: Bei Magenerkrankungen, bei Verdauungsschwäche, Koliken und Krämpfen.[68]
In der indischen Ayurveda-Medizin wird das Rhizom auch bei Appetitlosigkeit, Mundgeruch, Fieber, Bronchitis, Asthma, Tumoren, Tuberkulose sowie bei Wunden, Leukodermien und epileptischen Anfällen verwendet.[3] Die Wirksamkeit bei den genannten Anwendungsgebieten ist gegenwärtig nicht belegt.

Tox. Inhaltsstoffe u. Prinzip: Das Rhizom enthält neben ca. 50 % Stärke 10 bis 13 % Rohprotein, das bei der traditionellen Gewinnung des Stärkemehles

(= Indisches Arrowroot, Shotimehl) bis auf 1% ausgewaschen wird.
Ein nicht ausgewaschenes rohproteinhaltiges Shotimehl erwies sich als toxisch. Eine Diät von 310 g/kg Futter dieses Shotimehles bewirkte bei 5 Wochen alten Ratten eine 100%ige Mortalität innerhalb von 6 Tagen. Bei einer Diät von 161 g/kg Futter p. o. überlebten alle Ratten aber erlitten tägliche Gewichtsverluste von ca. 3,2 g.
Dasselbe Shotimehl vertrugen 1 Tag alte Küken in Dosen von 100 bzw. 200 g/kg Futter p. o. über 20 Tage, aber Körpergewicht, Nahrungsaufnahme und Nahrungsverwertung nahmen mit steigender Shotimehldosis ab.
Eine Diät von 400 g/kg Futter des gepulverten Gesamtrhizoms von *C. zedoaria* bewirkte bei Ratten eine rasche Gewichtsabnahme und 40%ige Mortalität innerhalb von 4 Tagen.[84]
Eine Bewertung dieser Befunde ist nicht möglich, da das toxische Prinzip nicht bekannt ist. Diskutiert wird dabei auch eine Toxizität des ätherischen Öles, da ein Chloroformextrakt des proteinhaltigen Shotimehles ätherisches Öl enthält und auf Salzwassergarnelen tödlich wirkt.[84]
Bei der traditionellen Herstellung von Shotimehl werden durch wiederholtes Waschen in Wasser neben dem Protein auch das toxische Prinzip, das ätherische Öl (campherartiger Geruch) und Farbstoffe ausgewaschen.[84]

Sonst. Verwendung: *Haushalt.* Zitwer wird in kleinen Mengen als Küchengewürz gebraucht.[88] Es ist manchmal im Currypulver enthalten.[89] Zitwer wird zur Aromatisierung und in der Likörindustrie sowie zur Gewinnung des ätherischen Öles verwendet.
Das frische Rhizom dient in Indien, Bangladesh, Sri Lanka und China zur Gewinnung der Stärke (Indisches Arrowroot, Shotimehl), die als Brei zur Ernährung vor allem von Kindern und Kranken verwendet wird.[84] Die frischen Rhizome werden nach dem Zerkleinern und Waschen von der ärmeren Landbevölkerung als Nahrungsmittel gekocht. Die zarten Knospen werden zuweilen zu Salaten benutzt.[84]

Gesetzl. Best.: *Offizielle Monographien.* Negativmonographie der Kommission E des BGA "Zedoariae rhizoma (Zitwerwurzelstock)".[68]

1. Larsen K, Smith RM (1978) Notes Roy, Bot Garden Edinb 36:269–272
2. Dassanayake MD, Fosberg FR (1983) Flora of Ceylon, 1. Aufl., Bd. 4, Oxford u. IBH Publishing CO., New Delhi Bombay Calcutta
3. Kirtikar KR, Basu BD, An ICS (1975) Indian Medicinal Plants, 2. Aufl., Repr. Bd. 4, MS Bishen Singh, M Pal Singh, Dehra Dun, Delhi, S. 2.417–2.426
4. Jentzsch K, Spiegl P, Kamitz R (1968) Sci Pharm 36:251–256
5. Ravindranath V, Satyanarayana MN (1980) Phytochemistry 19:2.031–2.032
6. Uehara S, Yasuda J, Akiyama K, Morita H, Takeya K, Itokowa H (1987) Chem Pharm Bull 35:3.298–3.304
7. Merh PS, Daniel M, Sabnis SD (1986) Curr Sci 55:835–839
8. Jentzsch K, Sackl H (1954) Sci Pharm 22:109–110
9. Satheesan KV, Ramadasan A (1987) J Plant Crops 15:31–37
10. Tonnesen HH, Karlsen J, Adhikary SR, Pandey R (1989) Z Lebensm Unters Forsch 189:116–118
11. Krishnamurthy N, Mathew AG, Nambudiri ES, Shivashankar S, Lewis YS, Natarajan CP (1976) Trop Sci 18:37–45
12. Nadgauda RS, Mascarenhas AF (1986) J Plant Physiol 124:359–364
13. Jentzsch K, Spiegl P, Kamitz R (1970) Sci Pharm 38:50–58
14. Khalique A, Amin MN (1968) Sci Research (Dacca) 5:44
15. Raghuveer KG, Govindarajan VS (1979) J Assoc Off Anal Chem 62:1.333–1.337
16. Sen AR, Gupta PS, Dastidar NG (1974) Analyst 99:153–155
17. Salmen R, Pedersen BF, Malterud KE (1987) Z Lebensm Unters Forsch 184:33–34
18. Kiso Y, Suzuki Y, Oshima Y, Hikino H (1983) Phytochemistry 22:596–597
19. Purseglove JW, Brown EG, Green CL, Robbins SRJ (1981) Spices, Vol. 2, Longman, New York, S. 532–580
20. Kelkar NC, Rao BS (1934) J Indian Inst Si 17A:7–24
21. Srinivasan KR (1953) J Pharm Pharmacol 5:448
22. Müller KH, Honerlagen H (1959) Arzneim Forsch 9:134–135
23. Roth HJ, Miller B (1964) Arch Pharm 297:660–673
24. Kalk H, Nissen K (1931) Dtsch Med Wochenschr 57:1.613–1.615
25. Ramprasad C, Sirsi M (1956) J Sci Industr Res 15C:262–265
26. Jentzsch K, Gonda T, Höller H (1959) Pharm Acta Helv 34:181–188
27. Paris RR, Moyse H (1967) Précis de Matière Médicale, Tome II, Pharmacognosie spéciale, 1. Aufl., Masson et Cie, Paris, S. 80
28. Ramprasad C, Sirsi M (1956) J Sci Industr. Res 16C:108–110
29. Ramprasad C, Sirsi M (1957) Ind J Physiol Pharmacol 1:136–143
30. Kiso Y, Suzuki Y, Watanabe N, Oshima Y, Hikino H (1983) Planta Med 49:185–187
31. Dixit VP, Jain P, Joshi SC (1988) Ind J Physiol Pharmacol 32:299–304
32. Rao DS, Sekhara NC, Satyanarayana MM, Srinivasan M (1970) J Nutr 100:1.307–1.316
33. Yegnanarayan R, Saraf AP, Balwani JH (1976) Ind J Med Res 64:601–608
34. Srimal RC, Dhawan BN (1973) J Pharm Pharmac 25:447–452
35. Ammon HPT, Wahl MA (1991) Planta Med 57:1–7
36. Gupta SS, Chandra D, Mishra N (1972) Ind J Physiol Pharmacol 16:264
37. Chandra D, Gupta SS (1972) Ind J Med Res 60:138–142
38. Mukhopadhyay A, Basu N, Ghatak N, Gujral PK (1982) Agents Actions 12:508–515
39. Wagner H, Wierer M, Bauer R (1986) Planta Med 52:184–187
40. Sharma SC, Mukhtar H, Sharma SK, Murt CRK (1972) Biochem Pharmacol 21:1.210–1.214
41. Shalini VK, Srinivas L (1987) Mol Cell Biochem 77:3–10
42. Nagabhushan M, Bhide SV (1987) J Nutr Growth Cancer 4:83–89

43. Kuttan R, Bhanumathy P, Nirmala K, George MC (1985) Cancer Lett 29:197–202
44. Lutomski J, Kedzia B, Debska W (1974) Planta Med 26:9–19
45. Shankar TNB, Murthy VS (1979) Indian J Exp Biol 17:1.363–1.366
46. Banerjee A, Nigam SS (1978) Indian J Med Res 68:864–866
47. Singh S, Dube NK, Tripathi SC, Singh SK (1984) Indian Perfum 28:164–166
48. Jilani G, Su HCF (1983) J Econ Entomol 76:154–157
49. Su HFC, Horvat R, Jilani G (1982) J Agr Food Chem 30:290–292
50. Garg SK (1974) Planta Med 26:225–227
51. Gupta B, Kulshrestha VK, Srivastava RK, Prasad DN (1980) Indian J Med Res 71:806–814
52. Wahlström B, Blennow G (1978) Acta Pharmacol Toxicol 43:86–92
53. Holder GM, Plummer JL, Ryan AJ (1978) Xenobiotica 8:761–768
54. Ravindranath V, Chandrasekhara N (1980) Toxicology 16:259–265
55. Ravindranath V, Chandrasekhara N (1981) Toxicology 20:251–257
56. BAz Nr. 223 vom 30.11.1985 in der Fassung vom 01.09.1990
57. Hänsel R (1985) Dtsch Apoth Ztg 125:1.373–1.378
58. Elliott S, Brimacombe J (1987) J Ethnopharmacol 19:285–317
59. Whistler WA (1985) J Ethnopharmacol 13:239–280
60. Shankar TNB, Shantha NV, Ramesh HP, Murthy JAS, Murthy VS (1980) Indian J Exp Biol 18:73–75
61. Sambaiah K, Ratankumar S, Kamanna VS, Satyanarayana MN, Rao MVL (1982) J Food Sci Technol 19:187–190
62. Bille N, Larsen JC, Hansen EV, Würtzen G (1985) Food Chem Toxic 23:967–973
63. Jain AK, Tezuka H, Kada T, Tomita J (1987) Curr Sci 56:1.005–1.006
64. Vijayalaxmi (1980) Mutat Res 79:125–132
65. Jensen NJ (1982) Mutat Res 105:393–396
66. Shah RG, Netrawali MA (1988) Bull Environ Contam Toxicol 40:350–357
67. Unterhalt B (1980) Z Lebensm Unters Forsch 170:425–428
68. BAz Nr. 122 vom 06.07.1988 in der Fassung vom 01.09.1990
69. Roxburgh W (1832) Flora Indica or descriptions of Indian plants, Bd. 1, 2. Aufl., Serampore
70. Sirait M, Langhammer L, Rimpler H (1971) Dtsch Apoth Ztg 111:1.526–1.528
71. Schilcher H (1981) Pharm Ztg 126:2.119–2.128
72. Gunster PF (1951) Diss Groningen 1943, zit. nach: Schweiz Apoth Ztg 89:277
73. Rupe H, Gassmann R (1934) Helv Chim Acta 17: 372
74. Dieterle H, Kaiser P (1932) Arch Pharm 270:413
75. Rimpler H, Hänsel R, Kochendoerfer L (1970) Z Naturforsch 25B:995–998
76. Matusch R, Pietschmann P, Marburg, unveröffentlicht zit. in Wichtl M (1987) DAB 9 Kommentar zu Javanische Gelbwurz
77. Wichtl M (1987) DAB 9 Kommentar zu Javanische Gelbwurz
78. Baumann JC (1975) Med Monatschr 29:173–180
79. Maiwald L, Schwantes PA (1991) Z Phytother 12:35–45
80. Grabe F (1934) Arch exp Path Pharmakol 176:673–682
81. Itokawa H, Hirayama F, Funakoshi K, Takeya K (1985) Chem Pharm Bull 33:3.488–3.492
82. Gupta SK, Banerjee AB, Achari B (1976) Lloydia 39:218–222
83. Kuronayagi M, Natori S (1970) Yakugaku Zasshi 90:1.467–1.470, zit. nach: CA 74:61612
84. Latif MA, Morris TR, Miah AH, Hewitt D, Ford YE (1979) Br J Nutr 41:57–63
85. Moon CK, Park KS, Lee SH, Yoon YP (1985) Arch Pharmacol Res 8:42–44
86. Maeda H, Sunagane N, Kubota K (1984) J Pharm Soc Japan 104:640–643
87. Gupta SK, Banerjee AB (1972) Econ Bot 26:255–259
88. Pahlow M (1986) Dtsch Apoth Ztg 126:963–964
89. Staesche K (1970) Gewürze. In: Schormüller J (Hrsg.) Handbuch der Lebensmittelchemie, Bd. 6, 4. Aufl., Springer, Berlin Heidelberg New York
90. Kuroyanagi M, Ueno A, Ujiie K, Sato S (1987) Chem Pharm Bull 35:53–59
91. Gopalam A, Ratnambal MJ (1987) Ind Perfum 31:245–248
92. Rao JT (1975) Indian J Pharmacy 38:53–54
93. Santhanam G, Nagarajan S (1990) Fitoterapia 61:458–459
94. Peigen X (1983) J Ethnopharmacol 7:95–109
95. Hgn, Bd. II, S. 458–466, Bd. VII, S. 781–783
96. Hag, Bd. 4, S. 380–389
97. Eigene Untersuchungen
98. DAC 86
99. DAB 10
100. DAB 6
101. Helv V

Se/SH

Cyamopsis

HN: 2031200

Familie: Fabaceae (Papilionaceae).

Tribus: Indigofereae.[1]

Gattungsgliederung: Die Angaben über die Zahl der Arten innerhalb der Gattung Cyamopsis DC. schwanken zwischen zwei,[2] zwei oder drei[3] und vier;[4] zumeist werden drei Arten genannt.[1,5-8] Synonym des Gattungsnamens ist Cordaea SPRENGEL.[6] Hinweis: Die Gattung Cyanopsis CASS./ Cyanopsis ENDL. gehört zur Familie der Asteraceae,[10] wird in der Literatur jedoch öfter mit Cyamopsis verwechselt.[9]

Gattungsmerkmale: Aufrechte Kräuter mit unpaarig gefiederten Blättern mit 3 bis 7 Fiederblättchen. Nebenblätter klein, borstenförmig. Blüten klein, purpurn, in lockeren achselständigen Trauben; Hochblätter abfallend, Vorblätter fehlen. Kelch breit, schief, untere Kelchzipfel länger als die übrigen. Fahne verkehrt-eiförmig, sitzend. Flügel länglich, frei; Schiffchen stumpf, leicht aufwärts gebogen, ohne seitliche Anhängsel. Staubblätter zu einer geschlossenen Röhre verwachsen. Fruchtknoten sitzend, mit 6 bis 10 Samenanlagen; Griffel kurz, an der Spitze eingekrümmt, mit kopfiger Narbe. Frucht eine aufspringende, zweiklappige Hülse, linealisch, aufrecht, schwach vierkantig, zugespitzt, innen gefächert. Samen abgeflacht.[1,3,5]

Verbreitung: Die Gattung ist ursprünglich verbreitet in Indien, Afghanistan, Arabien, im tropischen Afrika und in Südafrika.[1]

Inhaltsstoffgruppen: Bislang wurde ausschließlich *Cyamopsis tetragonoloba* untersucht, s. Inhaltsstoffe dieser Art.

Drogenliefernde Arten: *Cyamopsis tetragonoloba*: Guar-Gummi.

Cyamopsis tetragonoloba (L.) TAUB.

Synonyme: *Cyamopsis psoraloides* DC., *C. tetragonolobus* (L.) TAUB., *Dolichos fabaeformis* L'HÉRIT., *D. psoraloides* LAM., *Psoralea tetragonoloba* L., *Lupinus trifoliatus* CAV.

Sonstige Bezeichnungen: Dt.: Büschelbohne, indische Büschelbohne; engl.: Aconite bean, Calcutta lucerne, cluster bean, field vetch, four-angled bean, guar, Siam bean; frz.: Guar, gouaré, guara; Burma: Paipazoon; Indien: Bakuchi, bavachi, bururaher, chitquimitqui, dararhi, dridhabija, gauri, gavar, gawar, godibavachi, gorakshaphalini, gorani, gorchikudu, gorikayi, gouree, govar, gowar, gowaree, gowaro, guwar, gwar, kachhur, kauri, khulti, khurti, kothaveray, kulti, kuwara, mutki, nishandyaghni, phaligawar, sushaka, syansuhdari, vakrashimbi; swahili: Mgwaru.[4,8,11,12]

Systematik: Es sind zahlreiche Zuchtformen bekannt, von denen in Indien besonders die Kulturformen Sotia Gowar, Pardeshi, Deshi, Makania und Wakadia genannt seien.[13] Chromosomenzahl 2n = 14.[4] Nach dem Trans-Domestikations-Konzept nimmt man an, daß *Cyamopsis tetragonoloba* von der afrikanischen Wildform *C. senegalensis* GUILL. et PERR. abstammt, die in Indien eingeführt wurde und sich dort durch Selektion zu der weit verbreiteten Kulturart *C. tetragonoloba* entwickelt hat.[4]

Botanische Beschreibung: Aufrechtes, einjähriges Kraut von etwa 30 bis 60 cm Höhe, mehr oder weniger mit anliegenden Haaren bedeckt. Fiederblätter dreiteilig; Blattstiel 2,5 bis 3,8 cm lang, schwach behaart; Nebenblätter 6 bis 10 mm lang, schmal. Fiederblättchen 3,8 bis 7,5 cm lang und 1,2 bis 5 cm breit, elliptisch, zugespitzt, am Rand scharf gezähnt, beiderseits mit anliegenden Haaren bedeckt; Hauptnerven deutlich hervortretend; seitliche Fiederblättchen mit 3 mm langen Stielen, Endfieder mit 6 bis 12 mm langem Stiel. Blüten klein, rötlich, in achselständigen 6- bis 30blütigen dichten Trauben. Kelch außen behaart, mit den längsten Abschnitten 5 bis 6,5 mm lang; Kelchzähne ungleich lang, die unteren länger als die oberen. Krone länger als der Kelch. Hülsen aufrecht, schwach vierkantig, 3,8 bis etwa 5 cm lang, schwach behaart. Samen zumeist 5 bis 6 pro Hülse, abgeflacht, mit gebogenem, mäßig verdicktem Embryo und stark entwickeltem Schleimendosperm.[11,14] Wurzelknöllchen mit stickstoffbindenden symbiontischen Bakterien.[15,16]

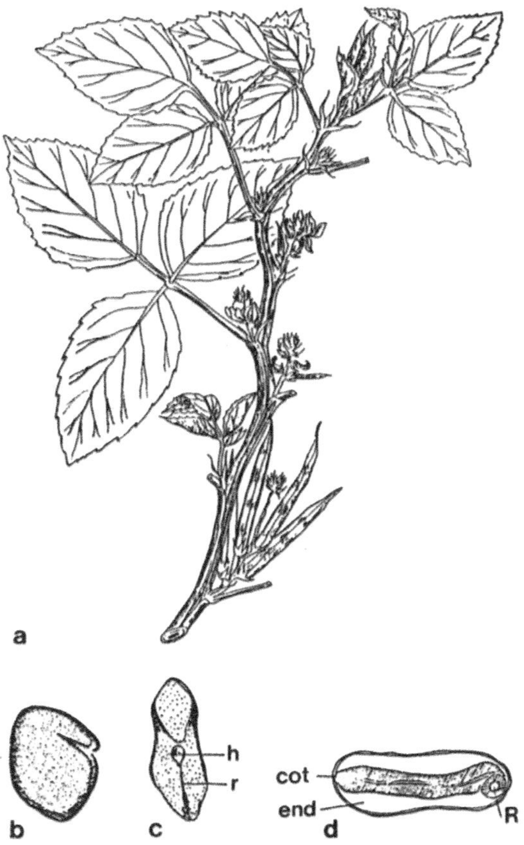

Cyamopsis tetragonoloba (L.) TAUB. a) Teil einer blühenden und fruchtenden Pflanze b) intakter Same, seitlich c) intakter Same, Aufsicht auf Schmalseite mit Hilum (h) und Raphe (r) d) Aufsicht auf Schnittfläche (Same senkrecht zur Abflachung längs halbiert); end = Schleimendosperm; cot = Cotyledonen; R = Radikula. a) nach Lit.[8], b-d) nach Lit.[14]

Inhaltsstoffe: *Schleimstoffe in Samen.* Das Schleimendosperm (35 bis 42% des Samengewichts)[17] enthält Guar-Gummi (26,8 bis 32,25% des Samens);[18] Galaktomannangehalt der Samen 22,7 bis 30,8%.[19-22]

Saponine. In Samen, nach der Abtrennung des Schleimendosperms, etwa 10% Saponine,[23] mit dem Hauptsapogenin 3-Epikatonsäure = 11-Deoxy-18β-liquiritiasäure.[23]

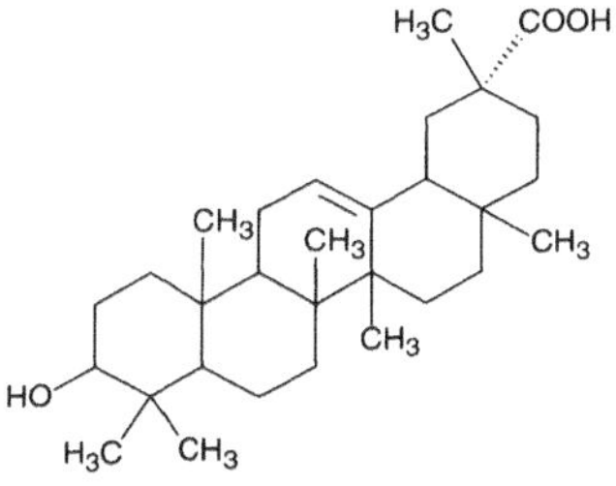

3-Epikatonsäure

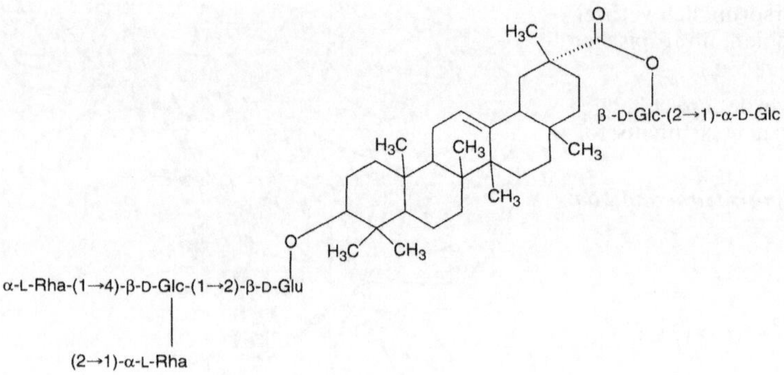

3-*O*{[α-L-Rhamnopyranosyl(1→ 2)] -[α-L-rhamnopyranosyl(1→ 4)] -β-D-glucopyranosyl(1→2)] -[β-D-glucuronopyranosyl(1→)} -29-*O*-[α-D-glucopyranosyl(1→ 2) -D-glucopyranosyl(1→)]-3β-hydroxyolean-12-en-29-oat

In Guar-Gummi Saponingehalt 1,2 g/kg.[24] Aus dem Methanolextrakt des entfetteten Guar-Samen-Mehls (= Nebenprodukt, verbleibend nach der Abtrennung des Schleimendosperms) wurde als Hauptsaponin 3-*O*-{[α-L-Rhamnopyranosyl (1→ 2)] -[α-L-rhamnopyranosyl(1→ 4]-β-D- glucopyranosyl(1→ 2)]-[β-D-glucuronopyranosyl(1→)} -29-*O*-[α-D-glucopyranosyl(1→ 2)-D- glucopyranosyl (1→)]-3β-hydroxyolean-12-en-29-oat nachgewiesen.[25]

Gerbstoffe. Aus dem Methanolextrakt der Samen nach Hydrolyse mit 3 M-HCl Gallussäure nachgewiesen.[26] Aus reifen Früchten 3,44 % kondensierte Gerbstoffe und freie Gallussäure.[27] Aus Samen unterschiedlichen Reifegrades 0,49 bis 0,12 % Gallussäure, 0,5 bis 0,21 % Gallotannine, Gallussäurederivate und Ellagsäure.[28]

Phenolische Verbindungen, phenolische Säuren, Flavonoide. Aus Samen unterschiedlichen Reifegrades 1,26 bis 0,69 % phenolische Verbindungen und 0,13 bis 0,23 % Flavonole.[28] Aus Samen nachgewiesen Myricetin-7-glucosid-3-glykosid, Kämpferol-7-glucosid-3-glykosid, Kämpferol-3-rutinosid, Kämpferol-3-glucosid, Chlorogensäure, Kaffeesäure und Isoflavone.[28] Aus Blättern 0,74 bis 1,24 % phenolische Verbindungen; 0,18 bis 0,84 % Flavonole und 0,05 bis 0,24 % Hydroxyzimtsäuren (in Trockensubstanz);[28] ferner Myricetin-7-glucosid-3-glykosid, Kämpferol-7-glucosid-3-glykosid, Kämpferol-3-rutinosid, Kämpferol-3-glucosid, Quercetin-3-rutinosid, 2,3,4-Trihydroxybenzoesäure, Texasin-7-*O*-glucosid, Daidzein-7-*O*-glucosid, Chlorogensäure und *p*-Cumaroylchinasäure.[28] Aus reifen Früchten *p*-Cumarsäure, Kaffeesäure, Protocatechusäure, Gentisinsäure, Flavonol- und Flavonol-Glykoside sowie Kämpferol-3-arabinosid.[27] Als Bestandteil des Lignins aus Früchten *p*-Hydroxyzimtalkohol und Coniferylalkohol.[27] Aus unreifen und reifen Früchten nachgewiesen Rutosid (Rutin), *cis*-Kaffeesäure, Chlorogensäure, *p*-Hydroxybenzoesäure, Protocatechusäure, *cis-p*-Cumarsäure, Vanillinsäure, Salicylsäure, Quercetin, Syringinsäure, Kaffeesäure, *p*-Cumaroylchinasäure, Gentisinsäure und Phloretinsäure.[29] Das Pigment der Samenschale enthält komplex gebundenes Eisen (III), Galaktose, Gallussäure und 2,3,4-Trihydroxybenzoesäure.[30]

Lipide, Fettsäuren. In Samen 6,04 bis 7,68 % fettes Öl.[18,31] Das aus dem Guar-Samen-Mehl (nach Abtrennen des Schleimendosperms) gewonnene fette Öl (etwa 7 %) enthält Kohlenwasserstoff-Sterol-Ester 1,1 %, Triacylglyceride 94,6 %, freie Fettsäuren 1,0 %, Sterole 0,9 %, unvollständig veresterte Glyceride 1,8 % und polare Lipide 0,5 %;[132] Brechungszahl (bei 40 °C) 1,4680; Verseifungszahl 205; Iodzahl 108; unverseifbarer Anteil 2,0 %; Säurezahl 3,0; Hydroxylzahl 20,3;[32] nachgewiesene Fettsäuren Myristinsäure (Spuren), Palmitinsäure (etwa 20 %), Stearinsäure (5 %), Ölsäure (29 %), Linolsäure (47 %) und Linolensäure (Spuren).[32,33]

Hemicellulose. Aus der Samenschale nachgewiesen Hemicellulose A, ein lineares neutrales Xylan.[35]

Fluoressigsäure. In Samen 1,00 μg/g Fluoressigsäure.[36]

Hämoglobin. In Wurzelknöllchen mit symbiontischen N_2-fixierenden Bakterien 275 μg Hämoglobin/g Frischgewicht.[15]

Enzyme. Aus keimenden Samen nachgewiesen Galaktomannanase,[37] *α*-D-Galaktosidase,[38–41] *β*-Mannosidase,[42] Exo-*β*-Mannanase[41] und Exo-*β*-D-Mannanase.[43] Im Guar-Samen-Mehl nachgewiesen saure Phosphatase, alkalische Phosphatase, Urease[44] und Phenylphosphatase.[45] Alkalische Phosphatase aus Keimblättern des Samens.[46]

Proteine. Samen enthalten etwa 30 bis 41 % Protein,[18,31,47,48] mit 13,9 % Albuminen, 31,8 % Globulinen, 16,5 % Prolaminen und 21,8 % Glutelinen.[47] Die Hauptproteinfraktion der Samen hat ein Molekulargewicht von 223.000.[49] Die Keimblätter sind reich an 11 S-Proteinen, 7 S-Proteine sind in geringer Menge vorhanden; die Hypokotylgewebe enthalten 11 S-Proteine sowie in größerer Menge 7 S-Proteine.[50] Guar-Samen-Mehl, nach Abtrennen des Schleimendosperms, enthält etwa 36 bis 55 % Protein.[44,51–54]

Aminosäuren. In Guar-Samen-Mehl, nach Abtrennen des Schleimendosperms 18 gewöhnliche Aminosäuren nachgewiesen;[54] die Angaben über die Anteile der einzelnen Aminosäuren variieren beträchtlich.[31,51,52,56]

Trypsin-Inhibitor, Hämagglutinin-Aktivität. Trypsin-Inhibitor in Samen und in Guar-Samen-Mehl nachgewiesen;[53,54,57,58] Die Hämagglutin-Aktivität in Samen und in Guar-Samen-Mehl[53,58] ist umstritten.[57]

Verbreitung: Indien, Pakistan und Afghanistan,[4,8] zumeist kultiviert oder verwildert; als Wildform nicht bekannt.[4]

Anbaugebiete: Indien, Pakistan, Burma, Ceylon, Australien, Südafrika und USA (Arizona, Kalifornien, Texas, Oklahoma).[4,8,9,23,25,59]

Drogen: Guar-Gummi

Guar-Gummi

Synonyme: Cyamopsis gummi

Sonstige Bezeichnungen: Dt.: Guar, Guaran, Guar-Mehl; engl.: Cyamopsis gum, guar gum, guar flour, gum cyamopsis, jaguar gum; frz.: Gomme guar. Hinweis: Guar-Mehl ist nicht zu verwechseln mit Guar-Samen-Mehl, guar meal oder guar seed meal, dem Nebenprodukt der Samen nach Abtrennen des Schleimendosperms.

Monographiesammlungen: Gomme guar *PFIX*; Guar gum *USP XXI-NF XVI*; Guar gum *IndP 66*; Guar gum *Mar 28*.

Definition der Droge: Das durch Mahlen des Endosperms gewonnene Pulver.

Stammpflanzen: *Cyamopsis tetragonolobus* (L.)TAUB. *PF IX*, *USP XXI-NF XVI*, *Mar 28*. *Cyamopsis tetragonolobus* (L.)TAUB. oder andere Cyamopsis-Arten *IndP 66*.

Herkunft: Gewinnung aus Anbau in Indien, Australien, Südafrika und USA.[4,8,9,23,25,59]

Gewinnung: Die Trennung des Endosperms von Samenschale und Embryo kann mit trockenem oder nassem Mahlprozeß durchgeführt werden.[17,60–63]

Pulverdroge: *Sensorische Eigenschaften.* Fast farbloses bis gelblich-weißes Pulver, annähernd geruchlos und mit charakteristischem Geschmack.[114,115]
Mikroskopisches Bild. Das Lactophenolpräparat (20 g Phenol, 20 g Milchsäure, 40 g Glycerol in 20 mL Wasser) zeigt im Mikroskop unregelmäßige, kantige Stücke von unterschiedlicher Größe und Form, die im Wasserpräparat schnell verquellen und eine durchscheinende Suspension bilden.[114]

Inhaltsstoffe: *Galaktomannan.* Guar-Gummi enthält in der wasserlöslichen Fraktion (86 bis 87 %) Galaktomannan mit etwa 35 % Galaktose und etwa 64 % Mannose.[9,14,22] Dieser zellwandständige Schleimstoff besteht aus einer 1,4-β-D-Mannopyranosylhauptkette, die an jeder zweiten Mannosyl-Einheit in 1,6-Bindung einen α-D-Galaktopyranosylrest trägt.[22,64,67]
Protein, Aminosäuren. Proteingehalt etwa 2,5 bis 5 %.[14,55,68,69] Die Aminosäuren Glycin, Glutaminsäure, Asparaginsäure, Serin und Alanin variieren in ihrer mengenmäßigen Verteilung stark, während die Aminosäuren Histidin, Isoleucin, Phenylalanin, Threonin, Tyrosin und Valin in der mengenmäßigen Verteilung konstanter sind.[55]
Lipide, Fettsäuren. Fette Öle und etherlösliche Anteile 0,7 bis 1,5 %,[14,68] mit freien und veresterten Fettsäuren.[34] Durch GLC/MS nachgewiesene freie Fettsäuren in Guar-Gummi (Konzentrationen in µg/g; ohne Angabe, wenn unter 1 % des Gesamtfettsäuregehalts): 2-Hydroxytetradecansäure, *n*-Hexadecansäure (119), *n*-Octadecansäure (181), 9,12-Octadecadiensäure (88), 9,12,15-Octadecatriensäure, *n*-Eicosansäure, *n*-Heneicosansäure, *n*-Docosansäure, 2-Hydroxydocosansäure, *n*-Tricosansäure, *n*-Tetracosansäure, *n*-Pentacosansäure; veresterte Fettsäuren *n*-Tetradecansäure, *n*-Pentadecansäure (53), *n*-Hexadecansäure (355), 11-Hexadecensäure (21), *n*-Heptadecansäure, 15-Methyl-11-hexadecensäure, *n*-Octadecansäure, 9-Octadecensäure (639), 9, 12-Octadecadiensäure (466), 9, 12,15-Octadecatriensäure (60), *n*-Eicosansäure, 12-Eicosensäure, *n*-Heneicosansäure, *n*-Docosansäure (21), *n*-Tricosansäure, *n*-Tetracosansäure, *n*-Pentacosansäure und *n*-Hexacosansäure.[34]
Saponine. Durch quantitative DC nachgewiesen im Methanolextrakt 0,12 % Saponine.[24]
Fluoressigsäure. Fluoressigsäure durch GC/MS in Guar-Gummi in Mengen von 0,07 bis 1,42 µg/g nachgewiesen.[36]

Identität: Fügt man zu 0,1 g Drogenpulver 1 mL einer 0,2 N-Iodlösung, so darf die Mischung keine olivgrüne Farbe annehmen *IndP 66*.
Löst man 0,1 g Drogenpulver unter Schütteln in 20 mL Wasser, fügt 0,5 mL Wasserstoffperoxidlösung und 0,5 mL einer 1 %igen (*m/V*) alkoholischen (90 %) Benzidinlösung hinzu, schüttelt und läßt die Mischung stehen, so darf sich keine blaue Farbe zeigen (Unterscheidung von Acacia) *IndP 66*.
Suspendiert man eine geringe Menge Drogenpulver in einer frisch zubereiteten Lösung von Ruthenium-Rot, so dürfen die Teilchen unter dem Mikroskop keine rosa Farbe annehmen (Unterscheidung von Sterculiagummi, Agar, Tragant, Gelose, Alginat und Carrageenat) *PF IX*, *IndP 66*.
Fügt man zu einer 0,5 %igen (*m/V*) Lösung eine 20 %ige Lösung von Bleicacetat, so erhält man einen flockigen Niederschlag (Unterscheidung von Acacia, Ghattigummi und Sterculia) *IndP 66*.
Das saure Hydrolysat von 2 g Drogenpulver zeigt im Papierchromatogramm (1 %ige Mannoselösung als Vergleichssubstanz) zwei braune Flecken von Galaktose und Mannose, sowie einen rosa Fleck von Xylose (*PF IX*).
Mischt man eine Suspension von 0,1 g Drogenpulver in 10 mL Wasser mit 1 mL einer 5 %igen Natriumtetraborat-Lösung (*m/V*), so bildet sich ein Gel *PF IX*. Fügt man in ein Reagenzglas 0,2 g Drogenpulver, gibt rasch 5 mL Wasser hinzu und schüttelt kräftig 0,5 min lang, so bildet sich nach 5 bis 10 min ein konsistentes Gel, das nach Umdrehen des Reagenzglases nicht herausläuft *PF IX*.
Unter Rühren in 50 Teilen Wasser formt sich eine dicke Gallerte und nach Zufügen von weiteren 150

Teilen Wasser erhält man eine dicke, transparente Suspension *Ind66*.
Unlöslich in Alkohol *PFIX, IndP66, Mar28*.

Reinheit: Eine 0,5 %ige Lösung (*m/V*) des Drogenpulvers reagiert gegen Lackmus neutral *IndP66, Mar28*.
Fügt man zu 5 mL einer 0,5 %igen (*m/V*) Lösung des Drogenpulvers 0,1 mL einer Eisen(III)chloridlösung, so darf keine blauschwarze Farbe entstehen (Tannin) *IndP66*. Suspendiert man eine geringe Menge Drogenpulver in 0,02 N-Iodlösung und betrachtet unter dem Mikroskop, so dürfen keine blauen Teilchen sichtbar sein (Stärke) *IndP66*.
- Aschegehalt: Maximal 1,5 % *USP XXI-NF XVI*, maximal 1 % *IndP66*.
- Sulfatasche: Maximal 2 % *PF IX*.
- Säureunlösliche Asche: Maximal 0,5 % *IndP66*.
- Trocknungsverlust: Maximal 8 % (bei 105 °C) *IndP66*.
- Fremde organische Beimengungen: Maximal 0,5 % *IndP66*.
- Säureunlösliche Anteile: Maximal 7 % *USP XXI-NF XVI*.
- Protein: Maximal 10 % *USP XXI-NF XVI*.
- Arsen: Maximal 3 ppm *USP XXI-NF XVI*.
- Schwermetalle: Maximal 0,002 % *USP XXI-NF XVI*.
- Blei: Maximal 0,001 % *USP XXI-NF XVI*.

Gehalt: Subtrahiert man von 100,0 die Prozentwerte für Trocknungsverlust, Asche, säureunlösliche Anteile und Protein, so darf der Galaktomannan-Gehalt nicht unter 66,0 % liegen *USP XXI-NF XVI*.

Lagerung: In gut verschlossenen Behältern *USP XXI-NF XVI, IndP66*.

Wirkungen: *Senkung postprandialer Blutzuckerwerte*. Bei einer Dosierung von 3mal 5 g Guar täglich unmittelbar vor den Mahlzeiten genommen, bewirkt Guar-Gummi eine Senkung postprandialer Blutzuckerwerte, eine Reduktion der Glucosurie, eine Abnahme von HbA_1, eine Glättung des Blutzuckerprofils.[70] Das Hydrokolloid Guar beeinflußt die Glucoseresorption; auch die begleitenden hormonellen Reaktionen, etwa die von Insulin, werden moduliert; zugleich mit der Blutzuckerkurve senkt sich die Kurve des Seruminsulins. Die Abflachung der postprandialen Blutzuckerwerte nach Guar-Gummi-Einnahme beruht wahrscheinlich auf einem verzögerten Übertritt des Mageninhalts in das Duodenum; zudem werden die Diffusionsstrecken durch die Quellfähigkeit von Guar und der dadurch bedingten Viskositätserhöhung im Bereich der "unstirred water-layer" verlängert; adsorptive Interaktionen zwischen Guar und dem Darminhalt spielen wahrscheinlich auch eine wichtige Rolle.[70]
In einer klinischen Studie erhielten 11 Patienten mit einem Typ-II-Diabetes 3mal täglich unmittelbar vor den Hauptmahlzeiten ein Guarpräparat in einer Dosierung von jeweils 5,2 g eine Woche lang. Die letzten drei Tage vor dem Versuch galten als Ausgangskontrolle ohne Guar. Nach 7tägiger Applikation galt der 8. Tag erneut als Kontrolle ohne Guar. Die Erkrankung der Patienten war mit Diät, Sulfonylharnstoffen oder Insulin ungenügend eingestellt. In allen Fällen lag eine Glucosurie vor. Untersucht wurden der Median des Nüchternblutzuckers, des 11-Uhr-Blutzuckers und des 15-Uhr-Blutzuckers, die Harnzuckerausscheidung, getrennt nach Tag- und Nachtportion. Gegenüber der dreitägigen Vorbehandlung kam es zu einer signifikanten Senkung von Nüchternblutzucker um 19,4 %, des 11-Uhr-Blutzuckers um 29,8 % und des 15-Uhr-Blutzuckers um 32,9 %. Die Harnzuckerausscheidung ging ebenfalls signifikant zurück.[70,71] In einer weiteren Studie wurde der Einfluß von Guar-Gummi auf den Kohlenhydratstoffwechsel bei ambulanten Glibenclamid-behandelten Patienten mit Diabetes mellitus mit Glucosurie (5 g/24 h) in sechsmonatiger Versuchsdauer bei täglicher Gabe von 3mal 5 g Guar-Gummi ermittelt. Dabei wurde eine Verminderung der Glucoseausscheidung im 24-h-Urin um 31 bis 63 % bzw. um 44 bis 58 % festgestellt. Durch die Guartherapie wurden 1-h-postprandiale Werte von Blutglucose um 3 bis 22 % bzw. um 7 bis 15 % gesenkt.[72] In zahlreichen weiteren Arbeiten wird auf den Einfluß von Guar auf Senkung der Blutzuckerwerte und Verminderung der Glucoseausscheidung im Harn eingegangen.[73-78] Der Einfluß von Guar-Gummi auf die Entleerung des Mageninhalts in das Duodenum wurde im Versuch an Mäusen nachgewiesen; danach bewirkt die p. o. Zufuhr von Guar-Gummi (0,5 mL einer Lösung von 6 mg/mL Guar-Gummi) eine signifikante Verzögerung der Magenentleerung in das Duodenum.[79]
Lipidsenkende Wirkung. In klinischen Untersuchungen bei Patienten mit Hyperlipidämie Typ II und IV wurde festgestellt, daß Guar-Gummi in Dosen von 10 bis 25 g/Tag die Serumcholesterol-Konzentration um 10 bis 16 % senkt; außerdem konnte nachgewiesen werden, daß Guar-Gummi in Langzeitstudien bei Diabetikern Cholesterol senkt. Der Abfall des Gesamtcholesterols war hauptsächlich durch Reduktion von LDL-Cholesterol bedingt, HDL-Cholesterol veränderte sich nicht; die Triglyceride sollen leicht gesenkt worden sein. Nach der Gabe von Guar-Gummi gingen die beobachteten Senkungen von Cholesterol mit einem Anstieg der fäkalen Ausscheidung sowohl säurehaltiger als auch neutraler Steroide einher. Darüberhinaus wurden in einigen Untersuchungen auch Zunahmen der fäkalen Fettausscheidung beobachtet. Der Wirkmechanismus zur Cholesterolsenkung könnte in einer Bindung von Gallensäuren beruhen.[73] Die Wirkung von Guar-Gummi 3mal täglich 5 g auf den Lipidstoffwechsel bei ambulanten Typ-II-Diabetikern wurde in einer offenen, kontrollierten, randomisierten, multizentrischen Cross-over-Studie untersucht. Einer 4wöchigen Vorperiode war eine 6wöchige Prüfperiode nachgeschaltet. Die Prüfperiode beinhaltete eine 2wöchige Guar-Periode (Therapieperiode 1), an die sich die Cross-over-Studie anschloß. Die eine Hälfte der Patienten erhielt weitere 2 Wochen lang Guar (Therapieperiode 2), woran sich eine 2wöchige Auslaßperiode anschloß. Die andere Hälfte der Patienten wurde in umgekehrter Reihenfolge behandelt. Am Ende der 2. Therapieperiode war die Senkung der 1-h-postprandialen Werte von Cholesterol (-25 %) und Tri-

glyceride (-14%) nach 2wöchiger Behandlung mit Guar im Vergleich zur Auslaßperiode signifikant.[71] In einer anderen Studie erhielten 11 Patienten mit einem Typ-II-Diabetes 3mal täglich unmittelbar vor den Hauptmahlzeiten Guar-Gummi in einer Dosierung von jeweils 5,2 g eine Woche lang. Die letzten 3 Tage vor dem Versuch galten als Ausgangskontrolle ohne Guar. Nach 7tägiger Applikation galt der 8. Tag erneut als Kontrolle ohne Guar. Untersucht wurden das Serumcholesterol und die nüchtern bestimmten Serumtriglyceride. Gegenüber der 3tägigen Vorbehandlung kam es zu einer signifikanten Senkung des Gesamtcholesterols um 11,7%; der Abfall der nüchtern gemessenen Serumtriglyceride lag bei 4,3%.[70] In weiteren Studien wird die Senkung des Gesamtcholesterols durch Guar-Gummi beschrieben.[74,78,80,83–85,115] Die exokrinen Pankreasenzyme Lipase und Chymotrypsin werden von Guar *in vitro* dosisabhängig adsorbiert. Guar hemmt signifikant die lipolytische exokrine Pankreasfunktion *in vivo*. Dieser Effekt könnte therapeutisch, über eine Reduktion der enteralen Fettaufnahme, zur Senkung der Serum-Triglyceride genutzt werden.[81] Bei Ratten wurde in einem 7wöchigen Versuch bei Verfütterung einer Nahrung mit 0,5% Guar-Gummi eine Reduktion der Serumcholesterolwerte um etwa 30% beobachtet.[82]

Anwendungsgebiete: Das Bundesgesundheitsamt hat 1991/92 guarhaltige Fertigarzneimittel mit folgenden Indikationen zugelassen:
- Bei Zuckerkrankheit (Diabetes mellitus): Zum Ausgleichen ernährungsbedingter Blutzuckerschwankungen (postprandiale Hyperglykämie) und zur Verminderung der Zuckerausscheidung im Harn (Glucosurie).
- Bei erhöhten Blutfettwerten (Hyperlipoproteinämie): Zum Senken des Fett- (Triglycerid-) und Cholesterolspiegels.[109,110] S. auch Lit.[70–78]

Dosierung und Art der Anwendung: *Droge.* Guar-Gummi wird zumeist als Fertigpräparat in Granulat- oder in Tablettenform in Dosen von 5 g 3mal täglich vor den Mahlzeiten eingenommen. Guarpräparate sind stets mit viel Flüssigkeit einzunehmen. Die Dosierung richtet sich nach dem Ergebnis der Stoffwechseluntersuchungen (Blutglucose-, Harnglucose- und Lipidbestimmungen). Grundsätzlich wird eine einschleichende Dosierung empfohlen, um den Darm an die erhöhte Ballaststoffzufuhr zu gewöhnen und damit unerwünschte Wirkungen zu vermindern oder zu vermeiden.[109,110]

Volkstümliche Anwendung und andere Anwendungsgebiete: Guar-Gummi wird auch zur Gewichtsregulierung (als "Schlankheitsmittel") verwendet. Diese Anwendung ist weder sinnvoll noch sicher und wurde in den USA verboten.[111] Es wurden selbst bei langfristiger Verabreichung von Guar-Gummi an Diabetiker und Hyperlipidämie-Patienten nur geringe Gewichtsabnahmen (1,5/2,5 kg) beobachtet,[73] die in keiner vertretbaren Relation zu den unerwünschten Wirkungen bei der Einnahme stehen.[111]

Zur Erhöhung des Ballaststoffanteils wird sogenanntes Guarmehl zur Verdauungsregulierung und Kalorienreduktion vermischt in Suppen, Brot, Gebäck, Knäckebrot oder zusammen mit Fruchtsäften eingenommen.[73]

Unerwünschte Wirkungen: *Verdauungstrakt.* Unverträglichkeiten wie Völlegefühl, Magendruck, Übelkeit, Blähungen und Durchfall können zu Behandlungsbeginn auftreten. Diese Nebenwirkungen sind eine natürliche Reaktion auf die enthaltenen Pflanzenstoffe und klingen im Verlauf der konsequenten weiteren Anwendung ab.[109,110] Ebenso wie die selten beobachteten hypoglykämischen Symptome (Schwitzen, Schwindel, Heißhunger) machen sie einen Abbruch der Therapie nicht erforderlich.[74] Bei unzureichender Flüssigkeitszufuhr besteht die Gefahr einer Bolusobstruktion.

Gegenanzeigen/Anwendungsbeschr.: Guarpräparate sollen nicht angewendet werden bei Erkrankungen von Speiseröhre, Magen und Darm, die eine Behinderung des Nahrungsdurchgangs bedingen können, da die Gefahr einer Bolusobstruktion nicht auszuschließen ist. [109] Bei Einnahme oraler Kontrazeptiva kann durch veränderte Resorptionsbedingungen eine Beeinträchtigung des Empfängnisschutzes nicht ausgeschlossen werden.[110]

Wechselwirkungen: Bei gleichzeitiger Gabe von Guar-Präparaten und peroral zu verabreichenden Arzneimitteln kann nicht ausgeschlossen werden, daß deren Wirkstoffe nur verzögert oder unvollständig resorbiert werden. Bei Patienten mit gestörten Resorptionsverhältnissen ist nach längerer Guareinnahme eine Resorptionsbeeinträchtigung von Mineralstoffen und Vitaminen denkbar und eine Kontrolle der entsprechenden Parameter angezeigt.[109] Insgesamt liegen noch relativ wenig Studien zu Nebenwirkungen und Wechselwirkungen von Guar-Gummi vor.[74,86–92]

Carcinogenität: Für eine cancerogene, mutagene oder teratogene Potenz von Guar-Gummi haben sich bislang keine Anhaltspunkte ergeben.[74]
In einer Carcinogenitätsstudie von Guar-Gummi wurden über 103 Wochen an 50 F344-Ratten und 50 B6C3F1-Mäusen beiderlei Geschlechts Diäten mit 25.000 resp. 50.000 ppm Guar-Gummi-Anteil verfüttert. Weder für die Ratten noch für Mäuse beiderlei Geschlechts war Guar-Gummi unter diesen Versuchsbedingungen carcinogen.[112]

Toxikologische Daten: Als perorale LD_{50}-Werte werden genannt:
Bei Ratten: 7.060 bzw. 6.70 mg/kg KG,[74,113]
bei Mäusen: 8.100 mg/kg KG,
bei Kaninchen: 7 g/kg KG,
bei Hamstern: 6 g/kg KG.[113]

Sonst. Verwendung: *Pharmazie/Medizin.* Angewandt als Binde- oder Sprengmittel für Tabletten[9,14,115] zur Herstellung von pharmazeutischen Präparaten zur Verhinderung der Bildung von Calcium-Oxalat-Kristallen in Harnleitern,[94] für diätetische Produkte.[95] *Kosmetik.* Angewandt in Zahnpasten,[9] für Hautlotionen,[96] zur Herstellung von Cremes für Haar und Haut[93]. *Haushalt.* Angewandt in der Nahrungsmittelindustrie als Stabilisierungs-, Verdickungs- und Suspendiermittel für Käse, Salatsaucen, Eiscreme, Konditoreiwaren[9], Schaummassen für Süßwaren, Pudding, Joghurt, Obst- und Milchgetränke, Mayonnaisen, Dressings, Trockensuppen, Fischgelee, Stabilisator für Eiklarpulver, flüssige Aromen und Essenzen, kalorienreduzierte Lebensmittel, Margarine, Suppen, Kekse, Kartoffelbrei, Teigwaren und Brot.[70,97] *Industrie/Technik.* Guar-Gummi spielt eine bedeutende Rolle in unterschiedlichsten Anwendungsbereichen, zumeist als Dickungs- und Bindemittel wie auch als Stabilisator für Suspensionen und Emulsionen.[21] U. a. werden Guar-Gummi oder chemisch modifizierte Guarprodukte in der Papier- und Farbenindustrie[9,98,99,102], zur Abwasserreinigung[100], zur Feuchtigkeitsregulierung von Holz[101], in der Metallindustrie[103], in der Erdölindustrie[104], zur Herstellung photographischer Lösungen[105] und in der Sprengstoffindustrie[106–108] verwendet.

1. Hutchinson J (1964) The genera of flowering plants, Bd. I, Clarendon Press, Oxford
2. Hooker JD (1879) Flora of British India, Bd. II, Reeve & Co. Ltd., Kent
3. Gillett JB, Polhill RM, Verdcourt B (1971) Leguminosae, Papilionoideae. In: Milne-Redhead E, Polhill RM (Hrsg.) Flora of tropical East Africa, Crown Agents for Oversea Governments and Administrations, London
4. Hymowitz T (1972) Econ Bot 26:49–60
5. Taubert P (1894) Leguminosae. In: Engler A, Prantl K (Hrsg.) Die natürlichen Pflanzenfamilien, III. Teil, 3. Abt., Engelmann, Leipzig
6. Gunn CR (1983) USDA, Agric Res Serv, Tech Bull 1680:1–224
7. Mabberley DJ (1989) The plant-book, Cambridge University Press, Cambridge
8. Chevalier A (1939) Rev Bot Appl 19:242–249
9. Hag, Bd. 4, S. 393–394
10. Darwin BCR, Hooker JD, Jackson BD (1977) Index Kewensis 3. Nachdruck, Oxford University Press, Oxford
11. Kirtikar KR, Basu BD (1975) Indian medicinal plants, 2. Aufl., Bd. I, M/S Periodical Experts, Delhi
12. Ambasta SSP (Hrsg.) (1986) The useful plants of India, Publications & Information Directorate, CSIR, New Delhi
13. Nadkarni KM (1976) Indian materia medica, Nachdruck, 3. Auflage, Bd. I, Popular Prakashan, Bombay
14. Saber AH, Ahmed ZF, Darwish M (1965) Bull Inst Desert Egypte 6:67–78
15. Iyer NR (1976) Plant Soil 44:451–454
16. Sheoran IS, Luthra Yp, Kuhad MS, Singh R (1982) Plant Physiol 70:917–918
17. Rehm S, Espig G (1984) Die Kulturpflanzen der Tropen und Subtropen, 2. Aufl., Ulmer, Stuttgart
18. Jain V, Das B (1984) Agric Sci Dig 4:163–166
19. McCleary BV (1981) Lebensm Wiss Technol 14:188–191
20. Hegnauer R (1956) Pharmazie 11:638–686
21. Grubert M (1981) Mucilage or gum in seeds and fruits of angiosperms. A review, Minerva Publikation, München
22. Smith F, Montgomery R (1959) The chemistry of plant gums and mucilages, Reinhold Publishing Corporation, New York
23. Coxon DT, Wells JW (1980) Phytochemistry 19:1.247–1.248
24. Fenwick DE, Oakenfull D (1983) J Sci Food Agric 34:186–191
25. Curi CL, Price KR, Fenwick GR (1986) Phytochemistry 25:2.675–2.667
26. Nagpal ML, Parkash O, Bajaj KL, Bhatia IS (1971) Indian J Appl Chem 34:231–232
27. Bajaj KL, Rani M, Arora YK (1978) Plant Biochem J 5:140–145
28. Kaushal GP, Bhatia IS (1982) J Sci Food Agric 33:461–470
29. Venkataramaiah C, Ramaiah JK, Rao PG, Rao KN (1984) Proc Natl Acad Sci India B 54:55–60
30. Bhatia IS, Nagpal ML, singh P, Kumar S, Singh N, Mahindra A, Parkash O (1979) J Agric Food Chem 27:1.274–1.276
31. Mehrotra ON, Tripathi RD, Srivastava GP, Misra MC (1975) Indian J Agric Res 9:37–42
32. Singh SP, Misra BK (1981) J Agric Food Chem 29:907–909
33. Varade PB, Misra BK, Sikka KC, Sing SP (1984) J Agric Food Chem 32:1.073–1.075
34. Gynther J, Huhtikangas A, Kari I, Wickstrom K (1982) Planta Med 46:60–63
35. Sajjan SU, Salimath PV (1986) Carbohydr Res 145:348–350
36. Vartiainen T, Gynther J (1984) Food Chem Toxicol 22:307–308
37. Sehgal J, Nainawatee HS, Lal BM (1973) Biochem Physiol Pflanz 164:423–428
38. McCleary BV, Matheson NK (1974) Phytochemistry 13:1.747–1.757
39. Shivanna BD, Ramakrishna M (1985) J Biosci 9:109–116
40. McCleary BV (1988) Methods Enzymol 160 A:627–632
41. McCleary BV (1983) Phytochemistry 22:649–658
42. McCleary BV (1982) Carbohydr Res 101:75–92
43. McCleary BV (1988) Methods Enzymol 160 A:598–595
44. Kalyan N, Saren KN, Amma MKP, Singh R (1975) Indian J Biochem Biophys 12:408–409
45. Amma MKP, Kalyan N, Sagar M, Jaggi MS, Dani HM, Sareen K (1981) Res Bull Panjab Univ Sci 31:91–96
46. Popli S, Singh R (1977) Phytochemistry 16:885–888
47. Nagpal ML, Bhatia IS (1972) Indian J Nutr Diet 9:5–7
48. Bhatnagar R, Bhushan R, Garg SP, Kapoor RC (1977) Trans Indian Soc Desert Technol Univ Cent Desert stud 2:13–16
49. Nath JP, Subramanian N, Rao MSN (1980) J Agric Food Chem 28:844–847
50. Sugimoto T, Kim CS, Momma M, Hashizume K, Saio K (1987) Agric Biol Chem 51:2.249–2.251
51. Nagpal ML, Bhatia IS (1970) Indian J Sci Ind B 4:91–94
52. Del Re-Jimenez BL, Amado R (1989) Food hydrocolloids 3:149–156
53. Kaur P, Bhatia IS (1984) J Sci Food Agric 35:987–995
54. Misra BK, Singh SP, Varade PB, Singh R, Sikka KC (1984) J Agric Food Chem 32:1.075–1.077
55. Anderson DM, Howlett JF, McNab CG (1985) Food Addit Contam 2:225–230
56. Singhal KK, Mudgal VD (1983) Indian J Anim Sci 53:652–654

57. Nath JP, Subramanian N, Rao MSN (1978) J Agric Food Chem 26:1.243–1.246
58. Ramamani S (1986) J Food Sci Technol 23:339–340
59. Poats FJ (1960 Econ Bot 14:241–246
60. Whistler RL (1982) Econ Bot 36:195–202
61. Tookey HL, Pfeifer VF, Martin CR (1963) Agric Food Chem 11:317–321
62. Yashimura K, Fujimoto K, Tanabe K (1973) JP 48091100, Jpn Kokai: 2 pp., zit nach CA 81:25725
63. Société Française Hoschst S. A. (1985) JP 60144302, Jpn Kokai Tokyo Koho: 3 pp., zit nach CA 103:162124
64. Selvendran RR (1984) Am J Clin Nutr 39:320–337
65. Mc Cleary BV, Clark AH, Dea ICM, Rees DA (1985) Carbohydr Res 139:237–260
66. Grasdalen H, Painter T (1980) Carbohydr Res 81:59–66
67. McCleary BV (1988) Methods Enzymol 160 A:523–527
68. Bhatti MB, Sial MB (1971) Pak J Sci 23:1–5
69. Anderson DM (1986) Food Addit Contam 3:231–234
70. Huth K (1983) Guar-Therapie bei Diabetes mellitus. In: Huth K, Bräuning C (Hrsg.) Pflanzenfasern, Karger, Basel
71. Laube H; Federlin K, Knick B, Irsigler K, Najemnik C, Wahl P, Klimm HD, Vollmar J, Bräuning C (1983) Multicenterstudie zum Effekt von Guar auf den Kohlenhydrat-und Lipidstoffwechsel bei ambulanten Typ-II-Diabetikern. In: Huth K, Bräuning C (Hrsg.) Pflanzenfasern, Karger, Basel
72. Klimm HD, Vollmar J, Bräuning C (1983) 1-Jahres-Untersuchung zum Effekt von Guar auf den Kohlenhydrat- und Lipidstoffwechsel sowie zur Verträglichkeit bei ambulanten Glibenclamid-behandelten Patienten mit Diabetes mellitus. In: Huth K, Bräuning C (Hrsg.) Pflanzenfasern, Karger, Basel
73. Jenkins DJA, Taylor RH (1983) Die therapeutische Anwendung von Pflanzenfasern. In: Huth K, Bräuning C (Hrsg.) Pflanzenfasern, Karger, Basel
74. Kohl E (183) Pharm Ztg 128:1.060–1.062
75. Jenkins DJA, Leeds AR, Gassull MA, Cochet B, Alberti KGMM (1977) Ann Intern Med 86:20–23
76. Jenkins DJA, Wolever TMS, Leeds AR, Gassull MA, Haisman P, Dilawari J, Goff DV, Metz GL, Alberti KGMM (1978) Br Med J 1(6124):1.392–1.394
77. Morgan LM, Goulder TJ, Tsiolakis D, Marks V, Alberti KGMM (1979) Diabetologia 17:85–89
78. Braeuer H, Szelenyi I (1973) Dtsch Apoth 25:614–619, 622
79. Gynther J, Huhtikangas A (1984) Planta Med 50:116
80. Ehrhardt-Schmelzer S, Lembcke B, Cremer P, Hilgers R, Caspary WF, Creutzfeldt W (1983) Kontrollierte Studie über den Effekt von Guar bei amublanten Typ-II-Diabetikern. In: Huth K, Bräuning C (Hrsg.) Pflanzenfasern, Karger, Basel
81. Schneider MU, Domschke S, Domschke W (1983) Einfluß von Guar auf die lipolytische und proteolytische exokrine Pankreasfunktion in vitro und in vivo. In: Huth K, Bräuning C (Hrsg.) Pflanzenfasern, Karger, Basel
82. Sarathy R, Saraswathi G (1983) Am J Clin Nutr 38:259–299
83. Wolfram G (1983) Guar-Therapie bei Hyperlipoproteinämie. In: Huth K, Bräuning C (Hrsg.) Pflanzenfasern, Karger, Basel
84. Wirth A, Schlierf G, Middelhoff G, Arntz HR, Hansen W, Vollmar J, Bräuning C (1983) Einfluß einer kombinierten Verabreichung von Guar-Bezafibrat auf Lipide, Apolipoproteine und Lipoproteine bei Patienten mit primärer Hyperlipoproteinämie Typ II. In: Huth K, Bräunig C (Hrsg.) Pflanzenfasern, Karger, Basel
85. Arntz HR, Najemnik C, Irsigler K, Hansen W, Vollmar J, Bräuning C (1983) Einfluß von Guar auf Lipide, Lipoproteine und Körpergewicht bei Patienten mit primärer Hyperlipoproteinämie Typ II. In: Huth K, Bräuning C (Hrsg.) Pflanzenfasern, Karger, Basel
86. Kasper H, Rabast U, Fassel H, Fehle F (1979) Am J Clin Nutr 32:1.847–1.849
87. Abele R, Cochet B, Balant L, Gorgia A, Tinguely D, Estreicher J (1978) Pharm Acta Helv 53:253–260
88. Harmuth-Hoene AE (1983) Der Einfluß von Guar auf die Stickstoffbilanz, die Resorption von Mineralstoffen und Spurenelementen und die verdauliche Energie bei 6 weiblichen Versuchspersonen. In: Huth K, Bräuning C (Hrsg.) Pflanzenfasern, Karger, Basel
89. Kasper H, Barthel S, Feldmann K, Trobisch H, Schrezenmeir J (1983) Der Effekt von Guar auf die Phenprocoumonkonzentration im Serum und das Verhalten von Gerinnungsparametern bei oraler Gabe von Phenprocoumon. In: Huth K, Bräuning C (Hrsg.) Pflanzenfasern, Karger, Basel
90. Lembcke B, Häsler K, Kramer P, Caspary WF, Creutzfeldt W (1983) Digoxin-Bioverfügbarkeit unter dem Einfluß von Guar. In: Huth K, Bräuning C (Hrsg.) Pflanzenfasern, Karger, Basel
91. Neugebauer G, Akpan W, Abshagen U (1983) Interaktion von Guar mit Glibenclamid und Bezafibrat. In: Huth K, Bräuning C (Hrsg.) Pflanzenfasern, Karger, Basel
92. Caspary WF (1983) Klinische Untersuchungen zum Wirkmechanismus und Interaktionen mit anderen Medikamenten. In: Huth K, Bräuning C (Hrsg.) Pflanzenfasern, Karger, Basel
93. Caster SA (1980) FR 2437829, Fr Demande: 4 pp., zit. nach CA 93:245268
94. Wolf E (1986) DE 3441502 A1, Ger Offen: 10 pp., zit. nach CA 105:66469
95. Iaccheri E, Crimella T, Ponti G (1986) BE 903829 A1, Belg: 17 pp., zit. nach CA 105:113974
96. Bergerhausen H (1985) DE 3413475 A1, Ger Offen. 9 pp., zit. nach CA 105:11853
97. Bruemmer JM (1988) Veroeff Arbeitsgem Getreideforsch 214:52–72
98. Schwanzer P (1984) CS 217699 B, Czech: 2 pp., zit. nach CA 102:47274
99. Weber R, Andree H, Wetzel G (1980) DE 2911857, Ger Offen: 14 pp., zit. nach CA 93:206523
100. Kalani SL, Prakash A, Kapoor RC (1985) Cellul Chem Technol 19:9–14
101. Wienhaus O, Blossfeld O, Wonka R, Knorr G, Magister G, George J (1980) DD 141002, Ger(East): 6 pp., zit. nach CA 94:67541
102. Ong SL (1985) DE 3325083 A1, Ger Offen: 15 pp., zit. nach CA 102:186614
103. Société de Prayon (1972) BE 773906, Belg: 10 pp., zit. nach CA 77:129544
104. Holtmyer MD, Githens CJ, Tinsley JM (1972) DE 2058629, Ger: 7 pp., zit. nach CA 77:142077
105. Friedel M (1973) DE 2204870, Ger Offen: 10 pp., zit. nach CA 79:120473
106. Lingens P, Kluensch M (1972) DE 2116353, Ger Offen: 16 pp., zit. nach CA 78:32245
107. Jordan WA (1972) US 3666577, US: 2 pp., zit. nach CA 77:50941
108. Ambrozek M, Borosz Z, Drzyzga J, Guga J, Lanczak T (1984) DE 3346011 A1, Ger Offen: 9 pp., zit. nach CA 101:154314

109. Zulassung von Fertigarzneimitteln am BGA, Zul. Nr. 8658.00.00 vom 21.03.1991
110. Zulassung von Fertigarzneimitteln am BGA, Zul. Nr. 14177.00.00 vom 16.04.1992
111. FDA TAlk Paper vom 18.03.1992 in Food Drug Cosm Law Rep, §42, 775
112. National Toxicology Program (1991) Carcinogenesis Bioassay of Guar Gum, NTP TR No. 229, US Department of Health and Human Services, Bethesda
113. DIMDI-RTECS, Dok. Nr. MG 0185000 vom 13.06.1992
114. IndP 66
115. Mar 28

MG

Cymbopogon

HN: 2026800

Familie: Gramineae (Poaceae).

Unterfamilie: Panicoideae.[1]

Tribus: Andropogoneae.[1]

Subtribus: Andropogoninae.[1]

Gattungsgliederung: Die Gattung Cymbopogon SPRENGEL besteht aus 55 Arten, die in 5 Serien untergliedert werden.[2] Nähere verwandtschaftliche Beziehungen bestehen zu den Gattungen Andropon L. und Hyparrhenia FOURN.

Gattungsmerkmale: Ausdauernde seltene einjährige Gräser mit polsterförmigem Wuchs, Halm aufrecht, 30 bis 300 cm hoch, unverzweigt, Blattspreiten lang, linealisch, Blattspitze fadenförmig ausgezogen, an der Basis abgerundet, parallelnervig, bisweilen mit aromatischem Duft. Ligula papierartig-membranös, kahl oder am Rücken behaart. Blütenstand mit paarweise angeordneten Ährchen, das eine an der Achse sitzend, leicht zusammengedrückt, zweigeschlechtlig, der sehr kurze Ährchenstiel als Anschwellung erkennbar, fast vollständig mit dem Internodium verwachsen. Obere Hüllspelze konkav, zweikielig, an der Spitze leicht geflügelt, oft mit Öldrüsen besetzt, die Deckspelze zweilappig, kurz zugespitzt, grannenlos. Das zweite Ährchen deutlich gestielt und männlich. Ährchen oft von scheidigen Hüllblättern eingeschlossen, diese sekundär zu Trauben oder komplexen, meist hängenden Rispen vereinigt. Lodiculae 2. Griffel mit 2 fedrigen Narbenlappen, Staubblätter 3. Frucht eine elliptische Karyopse, Embryo halb so lang wie die Frucht. Chromosomenzahl 2n = 20,40,60.
Grundlegende Unterschiede zwischen den Arten der Gattung Cymbopogon sowie den verwandten Vertretern der Gattungen Andropogon und Hyparrhenia bestehen im Aufbau der Infloreszenz, in der Gestalt der Hüllspelzen und Deckspelzen sowie hinsichtlich des Vorkommens aromatischer Substanzen im Blatt.[3,4]

Verbreitung: Ursprünglich in den Tropen und Subtropen der Alten Welt beheimatet.[2] Heute auch in Mittel- und Südamerika sowie in Queensland (Australien) kultiviert.[5,6]

Inhaltsstoffgruppen: In den oberirdischen Teilen, lokalisiert in schlauchförmigen Zellen mit verkorkter Wand, ätherisches Öl, dessen Zusammensetzung von Art zu Art unterschiedlich ist. Als mengenmäßig hervortretende Komponenten gelten einfache acyclische und monocyclische Monoterpene wie Citral, Geraniol, Citronellal und (+)-Piperiton.[6,7] Für die kommerziell ausgewerteten Cymbopogon-Arten mag das zwar zutreffen. Es handelt sich um kein gattungsspezifisches Merkmal, vielmehr kommen von Art zu Art variierend die unterschiedlichsten flüchtigen Stoffe vor, wie Mono- und Sesquiterpenkohlenwasserstoffe,[8] Sesquiterpenalkohole,[8,9] ungewöhnliche Menthadienole, wie z. B. *p*-Mentha-2,8-dien-2-ol[10] und auch Phenylpropane wie Methyleugenol, Elemicin und Isoelemicin.[11,12] Die Verbreitung nichtflüchtiger Inhaltsstoffe innerhalb der Gattung ist bisher nicht systematisch untersucht worden. An seltenen Pflanzenstoffen wurde aus *C. distans* ein Eudesmandiol,[13] aus *C. martinii* (ROXB.) W. WATS. ein neuartiges Dihemiacetal-bismonoterpenoid isoliert.[14]

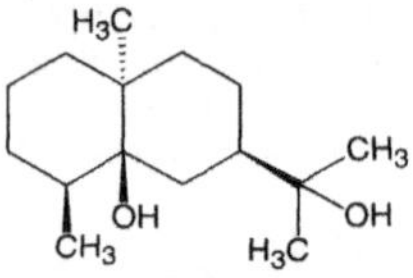

Eudesmandiol[13]

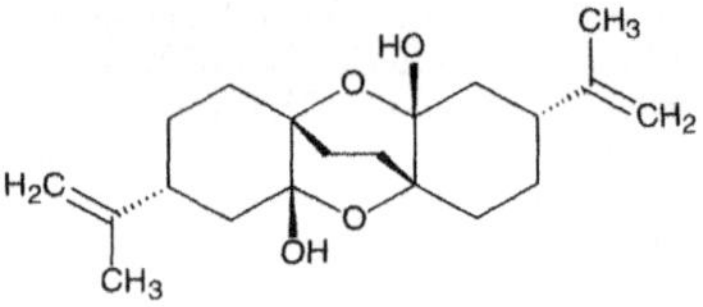

Cimbodiacetal[14]

Drogenliefernde Arten: *Cymbopogon citratus*: Cymbopogon-citratus-Blätter, Cymbopogonis citrati aetheroleum.
Cymbopogon winterianus: Citronellae aetheroleum.

Cymbopogon citratus (DC.) STAPF

Synonyme: *Andropogon ceriferus* HACK., *Andropogon citratus* DC., *Andropogon citriodorum* DESF., *Andropogon roxburghii* NEES ex STEUD., *Andropogon schoenanthus* L.

Sonstige Bezeichnungen: Dt.: Lemongras; engl.: Citron grass, fever grass, West Indian lemon grass; frz.: Verveine des Indes; indonesisch: Serai dapur; span.: Sontol, zacate lemón verba Luisa (Peru).[2]

Botanische Beschreibung: Ausdauernde Pflanze: Halm bis 2 m hoch, glatt, kahl; Blattspreite lineal, spitz zulaufend, bis 90 cm lang und 5 mm breit, auf beiden Seiten glatt. Blattscheiden stielrund, kahl, glatt; Ligula papierartig, unter 1 mm lang; Scheinähren 30 cm lang; Scheiden im Infloreszenzbereich rötlichbraun, 15 bis 25 mm lang, Trauben 15 bis

17 mm lang. Sitzendes Ährchen 6 mm lang, obere Hüllspelze 0,7 mm breit, lanzettlich, schmal geflügelt, am Rücken abgeflacht, im unteren Teil schwach konkav, ohne Nerven. Gestieltes Ährchen 4,5 mm lang; untere Hüllspelze 0,7 mm breit. Chromosomenzahl 2n = 40,60. Die Art bildet nur höchst selten Infloreszenzen aus.[2]

Verwechslungen: Die Art ist durch ihren zitronenartigen Geruch der Blätter hinreichend gekennzeichnet, so daß Verwechslungen am Standort nicht vorkommen.

Inhaltsstoffe: Es liegen keine Angaben über Inhaltsstoffe des Rhizoms vor; auch fehlen nach Organen getrennte Analysen. Über Inhaltsstoffe der Blätter s. Cymbopogon-citratus-Blätter.

Verbreitung: Heimat unbekannt, vielleicht Indien oder Indonesien.[5]

Anbaugebiete: In den Tropen weltweit kultiviert, mit einem Schwerpunkt im südlichen Asien.

Drogen: Cymbopogon-citratus-Blätter, Cymbopogonis citrati aetheroleum.

Cymbopogon-citratus-Blätter (Zitronengras)

Sonstige Bezeichnungen: Dt.: Sereh-Gras; indonesisch: Sereh betoel;[34] port.: Abafado.

Definition der Droge: Die getrockneten oberirdischen Teile.

Stammpflanzen: *Cymbopogon citratus* (DC.) STAPF.

Herkunft: Malayische Halbinsel, besonders bei Singapur, wo das Gras vor allem auch für Küchenzwekke kultiviert wird.

Pulverdroge: Nach Lit.[34] besteht die Epidermis der Blattunterseite aus langgestreckten Zellen (100 bis 200 µm lang und 20 µm breit). Ihre dicken getüpfelten Wände sind stark gewellt (wellig-buchtig). Zahlreiche Kurzzellen und die für Gramineen typisch gebauten Spaltöffnungen (mit den hantelförmigen Schließzellen) sind im Pulver deutlich zu erkennen, ebenso die vielen walzenförmigen, starren und leicht zugespitzten Haare mit verdickten Wänden. Die Haare sind ca. 50 µm lang und 30 µm breit. An der Ansatzstelle verjüngen sie sich etwas (ca. 20 µm).
Unter der Epidermis liegt das großzellige, zartwandige Parenchym mit den etwa 60 µm großen, gelbbraunen Ölbehältern. Die äußere Epidermis der Blattscheide ist gelblich gefärbt. Auf ihr sitzen sehr lange, spitz zulaufende Haare dicht nebeneinander. Sie sind etwa 250 µm lang, manchmal bis zu 1.000 µm. Ihr Lumen verringert sich rasch zur Spitze hin. An der Basis sind die Haare etwa 10 bis 20 µm breit. Man findet jedoch seltener Stücke der Blattscheide als Stücke der Spreite.
Die Epidermis der Blattoberseite besteht aus langgestreckten, dünnwandigen und schwach gewellten Zellen. Sie sind etwas breiter und kürzer (80 bis 100 µm lang und 30 bis 40 µm breit) als die Zellen der unteren Epidermis, Spaltöffnungen sind kaum vorhanden. Die kurzen, walzenförmigen Haare sind nicht so zahlreich wie auf der Blattunterseite. Die innere Epidermis der Blattscheide ist durch Carotinoide rotbraun gefärbt. Die langen Haare fehlen hier.
Gewebestücke vom Blattrand sind deutlich an der sägezahnähnlichen Anordnung der Randhaare zu erkennen. Diese starren und spitzen Haare sind dicht hintereinander angeordnet und kommen oft in Verbindung mit 1 bis 3 Zellreihen weitlumiger, deutlich getüpfelter Sklereiden vor.
Häufig sind Gefäßbündelstücke zu finden, die von Bastfasern und verschiedenen starkwandigen Sklereiden umgeben sind. Auffallend sind die Ringgefäße mit den großen und breiten Ringversteifungen. Diese Gewebestücke stammen vom Stengel.
Im Präparat sind auch gelbbraune, eiförmig-ovale Pollenkörper zu finden (20 µm breit, 30 µm lang).

Inhaltsstoffe: *Ätherisches Öl.* Die Gehaltsangaben der Literatur, gewöhnlich 0,2 bis 0,4 %, beziehen sich auf technische Ausbeuten, bezogen auf das frisch geerntete Gras. Zur Zusammensetzung s. Westindisches Lemongrasöl.
Triterpene. Zwei als Cymbopogon[35] und Cymbopogonol[36] bezeichnete Triterpene wurden isoliert, Mengenangaben fehlen. Sie gehören beide zum Typus der irregulär gebauten pentacyclischen Triterpene. Ferner ein Fucosterolglucosid mit Saponincharakter.[37] Mengenangaben fehlen.
Flavonoide. Luteolin und 6-*C*-Glucosylluteolin.[38] Keine Mengenangaben.

Zubereitungen: Keine Angaben. Hinweis: Das ätherische Öl des Handels wird nicht aus der Droge, sondern aus dem frischen Gras destilliert.

Identität: Bisher keine Vorschrift ausgearbeitet. Denkbar wäre die DC des bei der Gehaltsbestimmung anfallenden ätherischen Öles.

Gehaltsbestimmung: Volumetrische Bestimmung des Gesamtgehaltes an ätherischem Öl durch Wasserdampfdestillation mit Xylolvorlage nach der Methode des *DAB 10* wird vorgeschlagen. Es liegen aber bisher keine Erfahrungen vor.

Wirkungen: Die antipyretische, intestinal-motorische und die zentrale Wirkung verschiedener Drogeninfuse wurden an der Ratte und Maus geprüft. 1 mL Infus enthielt eine nicht gewogene Menge von Extraktivstoffen aus 27 mg Droge. Zum Vergleich: Einzeldosis beim Menschen: 150 mL Infus aus 2 g Droge entsprechen ca. 2 mL Infus/kg KG.
Perorale Dosen von 10 bis 40 mL Infus zeigten ebenso wie Dosen bis 200 mg Citral/kg KG keine Wirkung auf die normale oder erhöhte Körpertemperatur, auf die intestinale Transitzeit, auf den Rotarod-Test, auf die Spontanmotilität, auf die Barbituratschlafzeit, auf das EEG, auf den Pentetrazol-Schock oder auf die Krampfbereitschaft nach Elektroschock, während sich nach i. p. Gaben Tempera-

turabfall und ein Trend zur Transitzeitverlängerung bemerkbar machten.[39]
I. v. Gaben im Dosisbereich von 1 bis 3 mL Infus/kg KG (Ratte) entsprechend 27 bis 81 mg Droge/kg KG (Berechnungsgrundlage s. o.) ließen einen Abfall des arteriellen Mitteldrucks erkennen, der nach der Dosis von 3 mL/kg KG für 35 min auf tieferem Niveau verharrte. Auch zeigte sich ein schwacher diuretischer Effekt.[40] Wegen der geringen Versuchszahlen kann aber vorerst nicht auf das Vorkommen eines hypotensiven Prinzips in der Droge geschlossen werden.
Bei einer Verträglichkeitsprüfung bei gesunden Probanden über einen Zeitraum von 14 Tagen mit täglicher Einnahme von 150 mL Infus aus 4 g Blattpulver ergab sich außer einer leichten Erhöhung von direktem Bilirubin und Amylase keine Veränderung der Laborparameter von EKG und EEG. In einer ähnlich angelegten placebokontrollierten Studie wurde weder ein Einfluß auf die Schlafanbahnung noch auf die Schlaf- und Traumqualität oder die Schlafdauer beobachtet. Auch ergab sich kein Hinweis auf eine akut-anxiolytische Wirkung.[41]

Volkstümliche Anwendung und andere Anwendungsgebiete: In Indien bei Appetitlosigkeit, Magen-Darm-Beschwerden mit Flatulenz.[42] In Brasilien vor allem bei nervöser Unruhe sowie fieberhaften Erkrankungen.[39] Die Wirksamkeit bei den genannten Anwendungsgebieten ist nicht belegt.

Dosierung und Art der Anwendung: *Innerlich.* Als Infus. Einzeldosis 2 g; Tagesdosis 6 g.
Äußerlich. Als Absud zu Bädern und zur Inhalation.[43] Für Bäder liegen keine Dosierungsangaben vor; je nach Belieben.

Unerwünschte Wirkungen: Bei Überschreitung der Einzeldosis und insbesondere nach längerer Anwendungsdauer wurde Schläfrigkeit, Polyurie und Diarrhoe beobachtet.[41]

Akute Toxizität: *Mensch.* Zwei Fälle von Lungenödem infolge toxischer Alveolitis nach Dampfinhalation einer komplexen Mischung mit unbekanntem Anteil von Cymbopogon-citratus-Blättern wurden beschrieben, wobei allerdings auch der Rauch des verwendeten Feuerholzes als Verursacher in Frage kommt.[43]

Chronische Toxizität: *Tier.* Ratten erhielten für die Dauer von 2 Monaten tägliche perorale Gaben von 4 bzw. 8 mL Infus (6,7% ig)/kg KG, was der 10- bzw. 20fachen Einzelgabe am Menschen entspricht. Geprüft wurde auf Veränderungen von Körpergewicht, Körpertemperatur, Blutzucker, Estrus und Fertilität. Die Tiere wurden schließlich autopsiert. Es ergaben sich keine Hinweise für irgendwelche Veränderungen, die auf toxische Effekte der Medikation hinweisen würden.[44]

Sonst. Verwendung: *Haushalt.* In Ostasien, vor allem in Indonesien, findet das Zitronengras Verwendung bei der Würzung von Fleisch. Es ist auch in den als Boemboe bezeichneten pulverförmigen Gewürzmischungen sowie in pastenförmigen, Samballan genannten Zubereitungen enthalten.[34]

Gesetzl. Best.: *Offizielle Monographien.* Aufbereitungsmonographie der Kommission E am BGA.[33]

Cymbopogonis citrati aetheroleum (Lemongrasöl)

Synonyme: Oleum Andropogonis citrati.

Sonstige Bezeichnungen: Dt.: Westindisches Lemongrasöl, Zitronengrasöl; engl.: Lemongrass oil; frz.: Essence de Lemongrass; it.: Lemongras; span.: Lemongrass.

Definition der Droge: Das durch Wasserdampfdestillation aus dem frisch geschnittenen oder teilweise angetrocknetem Kraut erhaltene Öl.

Stammpflanzen: *Cymbopogon citratus* (DC.) STAPF.

Herkunft: Das Pflanzenmaterial stammt ausschließlich aus Kulturbeständen. Vermehrt werden die Pflanzen durch Wurzelteilung, nicht durch Saatgut, da *C. citratus* nur selten zur Blüte und Fruchtbildung gelangt. Nach 4 bis 6 Wochen kann das Gras zum ersten Mal geschnitten werden; es wächst sehr rasch nach und kann etwa alle 3 bis 4 Monate erneut geschnitten werden.
Hauptlieferländer sind Brasilien, Guatemala, Haiti, die Komoren, Madagaskar, Malaysia, Taiwan und Vietnam.

Gewinnung: Man destilliert das Öl in der Regel mit direktem Dampf. Es fehlen aber neuere Angaben zu den heute verwendeten Destillationsanlagen.

Handelssorten: Man differenziert gelegentlich nach Herkunftsländern.

Ganzdroge: Eine klare, leicht bewegliche, schwach gelblich bis bräunlichgelb gefärbte Flüssigkeit mit dem charakteristischen Geruch nach Citral. 1 Teil löslich in 10 Teilen EtOH 95% (*V/V*).

Inhaltsstoffe: 65 bis 86% Citral, bestimmt mit der Bisulfitmethode; 12 bis 20% Myrcen; 1 bis 2% Alkohole, darunter Geraniol, Linalool, Nerol und Methylheptanol; 0,2 bis 0,3% Ketone, insbesondere Methylheptenon.[15,16]
Anmerkung. Das im Lemongrasöl vorliegende Citral = 3,7-Dimethyl-2,6-octadienal stellt ein Gemisch zweier geometrischer Isomere, des Geranials (*E*) und des Nerals (*Z*) dar.[17] Geranial wird auch als Citral a und Neral als Citral b bezeichnet.

Identität: Keine systematisch erprobte DC-Methode beschrieben. Brauchbar dürfte die für Citronenöl *DAB 10* beschriebene Methode sein. Sie erlaubt den Nachweis des Citrals: Citral als Referenzsubstanz, Kieselgel als Sorptionsmittel, Dichlormethan als Fließmittel, Nachweis durch Fluoreszenzminderung.[59] Zur Identifizierung von Citral s. Lit.[18] Durch Mitlaufenlassen einer Probe von authentischem Lemongrasöl läßt sich die Identifizierung auch über das vergleichende Fingerprint-DC führen: Besprühen mit Anisaldehyd-Reagenz und Vergleich der

Zonen. Leitsubstanz für Westindisches Lemongrasöl ist Myrcen, dessen Vorkommen durch GC/MS nachweisbar ist.[19]

Reinheit:
- Relative Dichte bei 20 °C: 0,872 bis 0,897.
- Brechungsindex: 1,4830 bis 1,4890.
- Optische Drehung: −3 ° bis + 1 °.

Alle Daten nach Lit.[20]

Gehalt: Mindestens 70 % Citral, bestimmt nach der Bisulfitmethode, oder 69 %, mit Hydroxylamin bestimmt.[21]

Gehaltsbestimmung: Bestimmt wird Citral durch Oximierung mit Hydroxylaminhydrochlorid nach der für Citronenöl im *DAB 10* beschriebenen Methode, s. a. Citronellae aetheroleum.

Lagerung: Vor Licht geschützt, in dicht verschlossenen dem Gebrauch angemessenen Behältnissen.
Anmerkung. Frisch destilliertes Öl löst sich klar in 1 bis 2 Teilen EtOH 70% (*V/V*). Die Löslichkeit nimmt während der Lagerung immer mehr ab. Selbst in 90%igem oder 95%igem EtOH lösen sich dann die Öle allenfalls nur unklar unter Opaleszenz und Trübung.[20] Es hängt dies mit einer zunehmenden Polymerisation des im Öl enthaltenen Myrcens zusammen.[60]

Wirkungen: Lemongrasöl hemmt in einer Verdünnung von 1:10.000 die Cholinesterase des Pferdeserums um 34 %; im Vergleich dazu bewirkt Pfefferminzöl eine Hemmung um 60 %.[22]
Antibakterielle Wirkung. Die Einwirkung von Lemongrasöl im Vergleich mit einigen anderen Ölen auf Bakterienzellen auf halbfestem Agar bei 45 °C führte zu einer konzentrationsabhängigen Abnahme der Zellzahl. 6 Testorganismen wurden eingesetzt: *Escherichia coli*, *Salmonella enteritidis*, *Provodencia* spec., *Staphylococcus aureus* (Oxford), *Streptococcus faecalis* (A.T.C.C. 4080) und *Bacillus cereus* (P.C.J. 213). Durch Lemongrasöl wurden speziell *E. coli* und *Str. faecalis* innerhalb einer Einwirkungsdauer von 1 min vollständig gehemmt.[23] Damit wurden Untersuchungen bestätigt, nach denen Lemongrasöl baktericid ist. Es wurde ein Phenolkoeffizient nach Rideal-Waker von 20 ermittelt. Im Vergleich dazu weist Eukalyptusöl einen Koeffizienten von 3,0 auf.[24] Die antibakteriell wirksamen Bestandteile des Öles sind Geranial und Neral; Myrcen selbst ist inaktiv, wirkt aber synergistisch.[25]
Wirkungen auf das Zentralnervensystem. In einer Dosis von 75 mg und 150 mg Öl/kg KG (Versuchstier Maus; i. p. Gabe als Emulsion mittels Polysorbat 80) reduzierte Lemongrasöl die Spontanmotilität um den gleichen Betrag (keine Zahlenangaben) wie 5 mg Promazin/kg KG.[26] Gaben von 75 mg und 150 mg Öl/kg KG (i. p.) führten zu einer Verlängerung der Pentobarbitalschlafzeit nach Gabe von 25 mg Pentobarbital/kg KG (54,8 ± 4,2 min) um 35,4 bzw. 56,2 %.[26]
Gaben von 75 mg und 150 mg Öl/kg KG (i. p.) bewirkten bei 60 % der Versuchstiere eine Analgesie für die Dauer von 3 h; im Vergleich dazu wurde nach Gabe von 4 mg Morphin/kg KG bei 80 % der Versuchstiere Analgesie beobachtet.[26]
Demgegenüber zeigten sich nach peroraler Verabreichung von bis zu 1 g/kg KG bei Mäusen keine unterschiedlichen Verläufe der Spontanaktivität im Vergleich zu Kontrollgruppen.[27]
Wegen der hohen Dosen von Öl, die zur Erzielung der beschriebenen Effekte aufgewendet werden müssen, ist es unsicher, ob es sich um spezifische Wirkungen handelt.
Irritierende Wirkung auf die Haut. Im Epikutantest an verschiedenen Tieren – haarlose Maus, Schwein, Kaninchen – auch unter Okklusivbedingungen – erwies sich Lemongrasöl als ein nur schwach irritierendes Produkt. Beim Menschen wurde keine Hautirritation gesehen.[28]

Volkstümliche Anwendung und andere Anwendungsgebiete: *Innerlich.* Bei krampfartigen Schmerzen im Magen-Darm-Bereich. In Indien auch bei Brechdurchfällen, selbst bei Cholera, wegen der angeblichen antiemetischen Wirkung.[29]
Äußerlich. Als hyperämisierendes Mittel bei Lumbago, chronischem Rheumatismus, neuralgischen Schmerzen und Verstauchungen. Die Wirksamkeit bei den genannten Anwendungsgebieten ist nicht belegt.

Dosierung und Art der Anwendung: *Innerlich.* Einzelgabe 3 bis 6 Tropfen auf Zucker.[29]
Äußerlich. Mit der mindestens doppelten Menge eines neutralen Öles verdünnen, als Liniment einreiben.

Unerwünschte Wirkungen: In der Literatur keine beschrieben.

Gegenanzeigen/Anwendungsbeschr.: *Innerliche Anwendung.* Entzündliche Erkrankungen im Magen-Darm-Bereich sowie im Bereich der Gallenwege; Lebererkrankungen. Diese Angaben sind nicht der Literatur entnommen, sondern aus den allgemein bekannten Eigenschaften ätherischer Öle extrapoliert.
Äußere Anwendung. Es liegen keine konkreten Fallberichte vor, die eine Anwendungsbeschränkung rechtfertigen würden. Vorsorglich jedoch bei Säuglingen und Kleinkindern nicht im Bereich des Gesichts, speziell der Nase, auftragen.

Akute Toxizität: *Mensch.* Es liegen keine Berichte über akute Vergiftungen durch Lemongrasöl vor. Offensichtlich hält der intensive Geruch von einer unbeabsichtigten Einnahme ab.

Immuntoxizität: Dermatitis und Bläschenausschlag wurden bei Arbeitern beobachtet, die mit Lemongrasöl in Kontakt kamen; dabei wird das Citral als das eigentliche, die Kontaktdermatitis auslösende Agens angesehen.[30] Allerdings soll reines Citral ein wesentlich höheres Sensibilisierungspotential aufweisen als ein Citral im Verband mit Begleitstoffen, wie sie im ätherischen Öl vorliegen: Die Begleitstoffe sollen einen sog. Quencheffekt ausüben.[31]
Der Quencheffekt besteht darin, daß die allergene Wirkung des Sensibilisators durch die Begleitstoffe aufgehoben oder zumindest erheblich vermindert wird. Allerdings konnte von anderen Autoren die Existenz eines Quencheffektes experimentell nicht

überzeugend bestätigt werden. Literaturübersicht dazu in Lit.[30]

Toxikologische Daten: *LD-Werte.* Die akute orale LD_{50} beträgt >5 g Lemongrasöl/kg KG (Kaninchen) bzw. 7,3 g Lemongrasöl/kg KG (Ratte).[29,32]

Sonst. Verwendung: *Kosmetik.* Zur Parfümierung von Seifen und kosmetischen Produkten. *Haushalt.* In der Lebensmittelindustrie zum Aromatisieren von Limonaden, Süßwaren und Backwaren,[15] in den USA als Zusatz zu Fleischwaren, offensichtlich wegen eines erwünschten antioxidativen Effektes.

Gesetzl. Best.: *Offizielle Monographien.* Aufbereitungsmonographie der Kommission E am BGA.[33]

Cymbopogon winterianus JOWITT

Synonyme: *Cymbopogon nardus* var. *mahapangiri* auct.[5]

Sonstige Bezeichnungen: Dt.: Citronellgras; engl.: Java citronella, old citronella grass, Winter's grass.

Botanische Beschreibung: Pflanze ausdauernd, in großen Horsten wachsend; Halm 2 bis 2,5 m hoch, glatt und kahl. Blattspreite bis 1 m lang und 1,5 cm breit, gewöhnlich hellgrün, Blattoberseite glatt, Blattunterseite rauh, ebenso der Blattrand. Blattscheiden kahl, gelblichgrün; basale Blattscheiden ebenfalls kahl, aber grün bis rötlich. Ligula papierartig, ca. 1 mm lang. Infloreszenz sehr groß, bis 1 m lang mit vielen in Zickzackform angeordneten bis 20 mm langen Trauben. Sitzendes Ährchen 5 mm lang; untere Hüllspelze länglich-lanzettlich, meist flach, schmal geflügelt, 3nervig; Granne, wenn vorhanden, 5 mm lang. Gestieltes Ährchen 5 mm lang; untere Hüllspelze lanzettlich, 7nervig.

Inhaltsstoffe: Abgesehen vom ätherischen Öl (s. Citronellae aetheroleum) liegen keine Angaben über Inhaltsstoffe der verschiedenen Organe vor.

Verbreitung: Heimat des Citronellgrases ist Sri Lanka; als wilde Vorform der Kulturform gilt das wilde Managras, *Cymbopogon confertiflorus* STAPF.[60]

Anbaugebiete: Fast überall in den Tropen kultiviert, besonders im südlichen Teil von Sri Lanka, auf Java sowie in Guatemala und Honduras.[60]

Drogen: Citronellae aetheroleum.

Citronellae aetheroleum (Citronellöl)

Synonyme: Aetheroleum Citronellae, Cymbopogonis winteriani aetheroleum, Oleum Citronellae, Oleum Citronellae javanicum, Oleum Melissae indicum.

Sonstige Bezeichnungen: Dt.: Ätherisches Citronellöl, Cymbopogon-winterianus-Krautöl, Ostindisches Melissenöl; engl.: Java citronella oil, Maha Pengiri citronella oil;[15] frz.: Huile essentielle de citronelle; it.: Citrella essenza java; Mahapangiri.[45]

Monographiesammlungen: Oleum Citronellae *DAB 6*; Aetheroleum Citronellae *ÖAB 9*; Oleum Citronellae *Helv VI*; Citronella Oil *BPC 73*.

Definition der Droge: Das durch Wasserdampf aus den oberirdischen Teilen gewonnene ätherische Öl.

Stammpflanzen: *Cymbopogon winterianus* JOWITT.

Herkunft: Hauptexportländer sind China (Hainan), Taiwan, Guatemala, Honduras, Java und Malaysia.

Gewinnung: Man destilliert das zuvor luftgetrocknete Gras, da dadurch Energie eingespart wird. Üblich sind die gewöhnliche Wasserdampfdestillation und Destillieren mit überhitztem Dampf.

Ganzdroge: Klare, farblose bis gelbliche Flüssigkeit, von melissen- und zitronenähnlichem Geruch und aromatischem, später etwas brennendem und bitterem Geschmack. Mischbar mit EtOH 90 % (*V/V*), Ether, Chloroform, Benzol, Petroläther, flüssigem Paraffin und fetten Ölen.

Verfälschungen/Verwechslungen: Verwechslungen sind möglich mit Citronellölen des sog. Ceylon-Typs, die von *Cymbopogon nardus* RENDLE destilliert werden. Sie gelten als weniger wertvoll – es geht ihnen die frische und süße Geruchsnote ab – und sie sind daher preislich billiger. Ceylon-Citronellöle unterscheiden sich von Java-Citronellölen durch folgende Merkmale:[45] Geringere Gehalte an Citronellal (6,1 %) und Citronellol (6,2 %); höhere Gehalte an Monoterpenen (23,9 %), womit die größere Oxidationsempfindlichkeit der Ceylonherkünfte zusammenhängt; Vorkommen von vergleichsweise viel Borneol (5,2 %), Methyleugenol (1,0 %), (*Z*)-Methylisoeugenol (1,2 %) und (*E*)-Methylisoeugenol (8,4 %). Hinsichtlich des Geraniolgehaltes bestehen keine nennenswerten Unterschiede. Weitere Analysen bei Lit.[46,47]

Inhaltsstoffe: Abhängig vom Anbaugebiet, Erntezeitpunkt und der Destillationsführung zeigen die im Handel befindlichen Java-Citronellöle beträchtliche Schwankungen. Hauptbestandteile sind Citronellal (32 bis 45 %), Geraniol (12 bis 18 %), Citronellol (11 bis 15 %), Geranylacetat (3 bis 8 %) und Citronellylacetat (2 bis 4 %).[30]
Mittels der GC/MS-Analysentechnik wurden 58 Komponenten identifiziert und quantitativ bestimmt, darunter Citronellal (34 bis 36,6 %), Geraniol (22,1 bis 25,4 %), Citronellol (9,9 bis 11,5 %), Elemol (1,10 bis 2,45 %) und Citronellylacetat (1,01 bis 1,97 %).[44] Weitere Analysen finden sich bei Lit.[19,46–48]

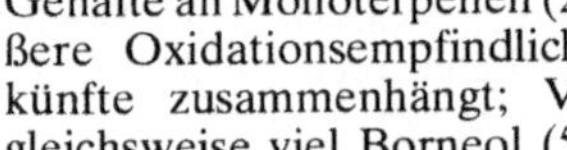

(*R*)-(+)-Citronellal

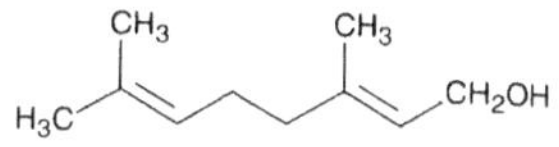
Geraniol

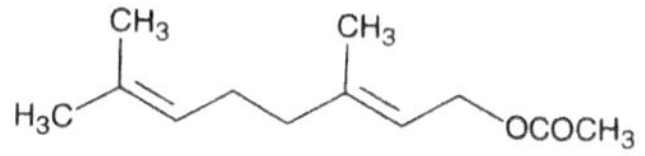
Geranylacetat

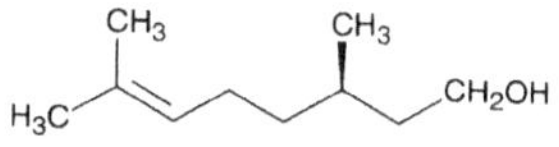
(*R*)-(+)-Citronellol

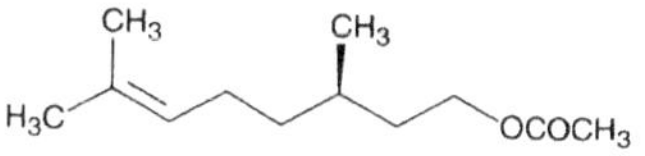
(*R*)-(+)-Citronellylacetat

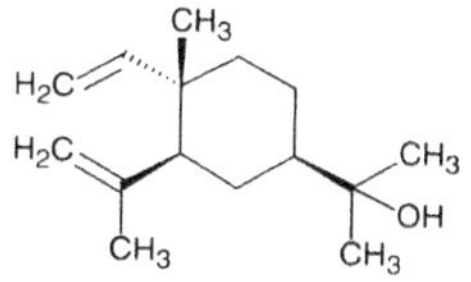
(–)-Elemol

Zubereitungen: Citronellae spiritus compositus *Helv VI*; Spiritus Melissae comp. *DAB 6* (Karmelitergeist, Melissengeist). Zur Zusammensetzung s. Lit.[61]

Identität: DC: Kieselgel G; Toluol-Ethylacetat (9 + 1), Geraniol als Referenzsubstanz; Besprühen mit Vanillin-Schwefelsäure-Reagenz. Zahlreiche im Vis violette und braunviolette Zonen, im UV gelb, grün und violett fluoreszierende Zonen, darunter bei Rf ca. 0,26 die Zone des Geraniols im Vis braunviolett, vor der Analysenquarzlampe UV 365 violett.[61]

Reinheit:
- Relative Dichte: 0,880 bis 0,896 *ÖAB 9*; 0,881 bis 0,901 *Helv VI*; 0,880 bis 0,8895 *BPC 73*; 0,894 bis 0,910.[47]
- Brechungsindex: 1,463 bis 1,474 *Helv VI*, *ÖAB 9*; 1,468 bis 1,473 *BPC 73*.
- Optische Drehung: 0° bis 4° *ÖAB 9*; + 1,5° bis –4° *Helv VI*; + 2° bis –5° *BPC 73*; –5° bis 0°.[49]
- Löslichkeit in EtOH: 1,00 mL Öl muß sich mit 2,00 mL EtOH 80 % (*V/V*) von 20 °C klar lösen. Bei weiterem Zusatz von EtOH 80 % (*V/V*) kann gelegentlich eine schwache Opaleszenz auftreten.[49]

Gehalt: Mindestens 85 % (*m/m*) freie Alkohole, berechnet als Geraniol ($C_{10}H_{18}O$; Mr 154,2).[47] Diese Forderungen entsprechen einer Esterzahl von 250 nach Acetylierung und einer Carbonylzahl von mindestens 127.
Hinweis: Bei der Bestimmung der freien acetylierbaren Substanzen wird Citronellal mit erfaßt, da es unter Acetylierungsbedingungen quantitativ zu Isopulegylacetat umgesetzt wird.[50]

Gehaltsbestimmung: *ÖAB 9* läßt die acetylierbaren Substanzen mit einer Einwaage von 5 mL Öl bestimmen. Das Acetylierungsgemisch besteht aus Essigsäureanhydrid und wasserfreiem Natriumacetat. Auf andere Acetylierungsmethoden, wie auf die *DAB-10*-Methode und die DFG-Methode sei hingewiesen, s. a. Lit.[61] Zeitdauer der Verseifung nach Lit.[49]: 1 1/2 h.
Aldehydgehalt. Geeignet ist die Hydroxylaminmethode, wie sie nach *DAB 10* für Citronen- und für Kümmelöl vorgesehen ist.[59] Ausführung nach Lit.[61]: 1,000 g ätherisches Öl in 10 mL Ethanol 90 % lösen, mit 10,0 mL Hydroxylaminhydrochlorid-Lsg. versetzen und langsam mit 0,5 N ethanolischer Kaliumhydroxid-Lsg. bei Raumtemperatur mit Bromphenolblau als Indikator bis zum Umschlag nach Olivgrün titrieren. 1 mL 0,5 N ethanolische Kaliumhydroxid-Lsg. entspricht 77,1 mg Citronellal.
Hinweis: Die Hydroxylamin-Lsg. soll 15 min lang einwirken, ehe titriert wird.[50]

Lagerung: Vor Licht geschützt, in dicht verschlossenen dem Verbrauch angemessenen Behältnissen. Öle aus verschiedenen Lieferungen dürfen nicht miteinander gemischt gelagert werden.

Wirkungen: *Wirkungen auf das Zentralnervensystem.* Motilitätsprüfung: Mäuse erhielten perorale Gaben von 0,01, 0,1 und 1,0 g Citronellöl/kg KG. In der Dosis 1,0 g Öl/kg KG wurde die Spontanaktivität 15 bis 90 min nach Applikation auf die Hälfte der Kontrollgruppe gesenkt. Lemongrasöl als Vergleich zeigte keine Wirkung.[27] Wegen der hohen Dosierung, die nötig war, um die Spontanmotilität zu senken, sind die Versuchsergebnisse schwer interpretierbar.
In einer placebokontrollierten Doppelblindstudie an gesunden Probanden sowie an Patienten mit nervösen Befindlichkeitsstörungen wurde die Wirkung von Bädern untersucht, denen 0,04 und 0,08 g Citronellöl/L Badewasser zugesetzt wurden. Aufgrund der Auswertung eines Befindlichkeitsfragebogens konnte eine signifikante und dosisabhängige Zunahme der Desaktivität erfaßt werden. Anhand eines genormten Schlaffragebogens wurde festgestellt, daß nach einem Verumbad die Schlafqualität verbessert war. Der mittels EMG verfolgte Verlauf des Muskelruhetonus erwies sich beim Verumbad stärker relaxiert im Vergleich zum Placebobad.[51]

Anwendungsgebiete: Innere Unruhe bei nervösen Befindlichkeitsstörungen nach Ausschluß organischer Ursachen.[52]

Dosierung und Art der Anwendung: Anwendung als Dreiviertelbad mit mindestens 0,04 g Citronellöl/L Badewasser; Badetemperatur 26 bis 38 °C; Badedauer 10 bis 20 min.

Unerwünschte Wirkungen: Bei der Verwendung als Badzusatz keine bekannt.[52]
Anmerkung. Einige in der Literatur beschriebene Fälle von Kontaktdermatitis[53–55] betreffen nicht das Bad, sondern Einreiben mit dem unverdünnten Öl; auch ist die Herkunft des Öles, ob Java-Citronellöl oder ob Ceylon-Citronellöl, nicht angegeben.

Gegenanzeigen/Anwendungsbeschr.: Keine spezifischen Gegenanzeigen, lediglich die bei Arzneibädern generell bekannten Gegenanzeigen: größere Hautverletzungen, Hautkrankheiten, schwere fieberhafte und infektiöse Erkrankungen, Herzinsuffizienz, Hypertonie.

Akute Toxizität: *Mensch.* Intoxikationen gehören zu den allergrößten Seltenheiten, da der auffallende Geruch und Geschmack von zufälliger Einnahme abhalten. In der Literatur[50] wird von der akzidentiellen Vergiftung eines 21 Monate alten Mädchens berichtet, das etwa 10 mL eines citronellölhaltigen Mittels eingenommen hatte, das zur Anwendung gegen läufige Hündinnen bestimmt war. Trotz sofort herbeigeführten Erbrechens war bei Einlieferung 1 h später der Puls auf 180 bis 200/min gestiegen, die Atmung war tief und rasch. 5 h nach Einnahme wurde das Kind cyanotisch, es stellten sich milde Krämpfe ein, der Puls war nicht fühlbar, doch war das Bewußtsein erhalten. Das Kind starb etwa 15 min später. Die ganze Zeit über hatte es mehrfach eine bluthaltige Flüssigkeit erbrochen. Bei der Autopsie zeigten sich die Schleimhäute des Magen-Darm-Traktes stark entzündlich, teilweise oberflächlich nekrotisiert, mit Ablösungen im unteren Ösophagus; im Gehirn wurden punktförmige Hämorrhagien gesehen, in der Lunge fiel ein basaler Kollaps auf.[56]

Immuntoxizität: In einer Studie an 750 Ekzematikern reagierten 11 positiv auf einen Hautkontakt mit 1 % Citronellöl (Angaben zur Trägersubstanz fehlen).[57]

Sonst. Verwendung: *Kosmetik.* Beliebter Zusatz zur Seifenparfümierung. Als Rohmaterial zur Herstellung von Citronellal und Geraniol, die ihrerseits als Ausgangsmaterialien für die partialsynthetische Herstellung zahlreicher Duftstoffe dienen.[44]
Als Bestandteil in Insektenabwehrmitteln.[15,58]

Gesetzl. Best.: *Offizielle Monographien.* Aufbereitungsmonographie der Kommission E am BGA.[33] Aufbereitungsmonographie der Kommission B8 am BGA.[52]

1. Clayton WD, Renovize SA (1986) Genera Gramium – Grasses of the World; Kew Bulletin additional Series XIII, Royal Botanical Gardens, London
2. Soenarko S (1977) The genus Cymbopogon Sprengel (Gramineae) Reinwardtia, Vol. 9, Part 3:225–375
3. Nasir E, Ali SI (1982) Flora of Pakistan; Nr. 143; Poaceae, Kew, England
4. Jagadishandra KS (1975) Recent studies on Cymbopogon Spreng. (aromatic grasses) with social reference to Indian taxa: taxonomy, cytogenetics, chemistry and scope. J Plantation Crops 3:1–5
5. Schulze-Motel J (Hrsg.) (1986) Rudolf Mansfeld Verzeichnis landwirtschaftlicher und gärtnerischer Kulturpflanzen, Bd. 3, Springer, Berlin Heidelberg New York, S. 1579–1583
6. Sreenath HL, Jagadishandra KS (1991) Cymbopogon: In vitro Culture, Regenerations, and the Production of Essential oils. In: Bajac YPS (Ed.) Biotechnology in Agriculture and Foresty, Vol. 15, Springer, Berlin Heidelberg, S. 211–236
7. Banthorpe DV, Duprey RJH, Hassan M, Modawi BM (1976) Planta Med 29:10–19
8. Mathela CS, Joski P (1981) Phytochemistry 20:2770–2771
9. Mathela CS, Dey V, Melkani AB, Pant AK (1988) Dev Food Sci (Flavors Fragrances) 18:301–307
10. Mathela CS, Lohani Hema, Pande CH, Mathela DK (1988) Biochem Syst Ecol 16:167–169
11. Mathela CS, Pande CH, Mathela DK, Singh AK (1990) J Indian Chem Soc 67:526–528
12. Liu CH, Zhang J, Yiao R, Gan L (1981) Huaxue Xuebo, zit. nach CA 98:104358n
13. Mathela CS, Melkami AV, Pand A et al. (1984) Phytochemistry 28:936–938
14. Bottini AT, Dev V, Garfagnoli DJ et al. (1987) Phytochemistry 26:2301–2302
15. Leung A (1980) Encyclopedia of common natural ingredients used in food, drugs and cosmetics, Wiley, New York, S. 218–220
16. De Silva MG (1959) Mfg Chemist 30:415–416, zit. nach CA 60:363d
17. MI 11, S. 2322
18. Pachaly P (1991) Dünnschichtchromatographie. In: Nürnberg E, Surmann P (Hrsg.) Hagers Handbuch der Pharmazeutischen Praxis, 5. Aufl., Bd. 2, Springer, Berlin Heidelberg, S. 276
19. Masaday Y (1976) Analysis of Essential Oils by Gas Chromatography and Mass Spectrometry, Wiley, New York, S. 268–279
20. International Standard Organisation Ref. Nr. ISO 3217–1974 (6)
21. Wiesner v J (1968) Die Rohstoffe des Pflanzenreiches. Lieferung 7 Ätherische Öle, Verlag J Cramer, Lehre
22. Caujolle F, Vincent D, Franck C (1984) Compt Rend Soc Biol 138:556–558
23. Ramadan FM, El-Zanfaly HT, Allian AM, El-Wakeil FA (1972) Chem Microbiol Technol Lebensm 1:96–102
24. Bose SM, Bhima RCH, Subramany V (1969) J Sci Ind Res 68:157–162
25. Onawunmi GO, Yisak W, Ogunlana EO (1984) J Ethnopharmacol 12:279–286
26. Seth G, Kokata CK, Yarma KC (1976) Indian J Exp Biol 14:370–371
27. Anazodo MJ, Hagenloh L, Amon HPT (1992) (zur Publikation eingereicht)
28. Opdyke DLJ (1976) Food Cosmet Toxicol 14:455–457
29. Nadkarni KM (1984) Indian Materia Medica, Sangam Book, Bombay, S. 104–106
30. Hausen BM (1988) Allergiepflanzen Pflanzenallergene, ecomed, Landsberg München, S. 96, 295
31. Opdyke DLJ (1976) Food Cosmet Toxicol 14:197–198
32. Skramlik EV (1959) Pharmazie 14:436–445
33. BAz Nr. 22a vom 01.02.1990
34. Strauss D (1969) Deutsche Lebensmittel-Rundschau 65:176–177
35. Crawford M, Hanson SW, Koker MES (1975) Tetrahedron Lett:3099–3102
36. Hanson SW, Crawford M, Koker MES, Menezes FA (1976) Phytochemistry 15:1074–1075
37. Olaniyi AA, Sofowora EA, Oguntimehin BO (1975) Planta Med 28:187–189
38. Gunasingh CBG, Nagarajan S (1981) Indian J Pharm Sci 43:115, zit. nach CA 96:139659x
39. Carlini EA, Contar Juide de DP, Silva-Filho AR et al. (1986) J Ethnopharmacol 17:37–64
40. Carabajal D, Casaco A, Arruzazabala L et al. (1984) J Ethnopharmacol 25:103–107
41. Leite JR, Seabra M, de Lourdes V, Maluff E et al. (1986) J Ethnopharmacol 17:75–83

42. Kirtikar KR, Basu BD (1935) Indian Medicinal Plants, Lahit, Mohan Basni, Allahabad, S. 2683
43. Jarikre LN (1986) East Afr Med J 63:656–659
44. Formigomi MLOS, Lodder HM, Filho OG et al. (1986) J Ethnopharmacol 17:65–74
45. Carlin JT, Carmer St, Ho CT (1988) Comparison of commercial Citronella oils. In: Lawrence BM, Mookherje BO, Willis BJ (Eds.) Flavours and Fragrances, Elsevier, Amsterdam, S. 495–504
46. Lawrence BM (1977) Parfum and Flav 2:3–7
47. Wijseekers ROB (1973) J Nat Sci Council (Sri Lanka) 1:67–83, zit. nach Lit.[43]
48. Kubeczka KH (Hrsg.) (1981) Vorkommen und Analytik ätherischer Öle, Thieme, Stuttgart
49. International Organisation for Standardization Ref. Nr. 150 3849/1981 (E)
50. Bauer K, Garbe D (1985) Common fragrance and flavour materials, VCH, Weinheim, S. 126
51. Uehleke B, Pischel H (1991) Naunyn-Schmiedeberg's Arch Pharmacol Suppl. 343:R 130, Nr. 520
52. Kommission B8 am BGA, Citronell-Bäder/Indische Melissenbäder (im Druck)
53. Lane CC (1922) Archiv Dermatol Syphil 5:589–590
54. Keil H (1947) J Invest Dermatol 8:327–334
55. Corrigan D (1992) Cymbopogon Species. In: De Smet PAGM et al. (Eds.) Adverse effects of herbal drugs, Vol. 1, Springer, Berlin Heidelberg New York, S. 115–123
56. Mant AKC (1960) Med Sci Law 1:170–171
57. Rudzki E, Grzywa Z (1985) Dermatosen 33:59–62
58. Fey H, Otte I (1986) Wörterbuch der Kosmetik, Wissenschaftliche Verlagsgesellschaft, Stuttgart, S. 223
59. Kom, S. 662–664
60. GHo
61. Hag, Bd. 1, S. 409–413

RH/BU

Cynanchum

HN: 2032400

Für die Gattung Cynanchum gilt nach neuer systematischer Nomenklatur der Gattungsname → Vincetoxicum MOENCH.

1. Heg, Bd. V, Teil 3, S. 2.067
2. Zan

RS

Cynara

HN: 2002100

Familie: Asteraceae (Compositae).

Unterfamilie: Asteroideae.

Tribus: Cynareae.

Gattungsgliederung: Die Gattung Cynara besteht aus ca. zehn Arten und wird in drei Sektionen eingeteilt:[34]

- Sectio Bourgaea (COSSON) FRANCO mit *C. humilis*.
- Sectio Cynara mit *C. alba* BOISS. ex DC., *C. algarbiensis* COSSON ex MARIZ, *C. cornigera* LINDLEY in SIBTH. & SM, *C. cardunculus* L., *C. scolymus* L.
- Sectio Acaulon FRANCO mit *C. tournefortii* BOISS. & REUTER.

Gattungsmerkmale: Ausdauerndes Kraut mit distelartigem Habitus. Stengel aufrecht, gerieft bis rippig, manchmal fehlend. Laubblätter als grundständige Rosette oder wechselständig angeordnet, gewöhnlich tief geteilt und mit bedornten Fiederabschnitten. Blütenköpfe einzeln oder in einer wenig verzweigten Rispe; Hülle eiförmig bis kugelig; Hüllkelchblätter dachziegelartig angeordnet, unbehaart, die äußeren und mittleren an der Spitze zu einem langen Dorn ausgezogen oder zu einem dreieckigen bis abgerundeten Zipfel auslaufend. Alle Einzelblüten zwittrig, röhrenförmig, fünfspaltig; Kronblätter purpurn, blau oder weiß; Griffel weit herausragend. Achänen umgekehrt pyramidenförmig oder verkehrt eiförmig bis zylinderförmig, unbehaart. Pappus mehrreihig, gefiedert, mit schmutzig weißen an der Basis zusammengewachsenen Haaren.[34]

Verbreitung: Gesamtes Mittelmeergebiet bis zu den Kanarischen Inseln; Südamerika. Im mitteleuropäischen Raum wegen der fehlenden Winterhärte keine Wildvorkommen; die Arten *C. cardunculus* und *C. scolymus* werden dort als Nutz- und Zierpflanzen angebaut.[35]

Inhaltsstoffgruppen: Sesquiterpenlactone vom Guajanolid-Typ; Hydroxyzimtsäuren als Caffeoylchinasäuredepside; Flavonoide als 7- und/oder 4'-*O*-Glykosylflavone.[36]

Drogenliefernde Arten: *Cynara scolymus*: Cynarae folium, Cynarae herba, Cynara scolymus hom. *HAB 34*, Cynara scolymus hom. *HPUS 78*, Cynara scolymus hom. *PFX*.

Cynara scolymus L.

Synonyme: *Cynara cardunculus* L. ssp. *scolymus* (L.) HAY, *C. cardunculus* var. *sativa* MORIS.[35,37]

Sonstige Bezeichnungen: Dt.: Artischocke, Französische Artischocke, Grüne Artischocke, Kugelartischocke; engl.: Artichoke, Artichoke globe, Bur artichoke, Garden artichoke; frz.: Artichaut commun; it.: Carciofo, Carciofolo; span.: Alearrhofa; port.: Alcachofar; holl.: Artisjok; dän.: Artiskok; rum.: Anghinare.

Systematik: *C. scolymus* L. ist nur aus der Kultur bekannt. Sie soll aus einer Urform *C. cardunculus* L. hervorgegangen sein.[1,35] Dies manifestiert sich in der Systematik:[35] die Art *C. cardunculus* L. gliedert sich in die beiden Formenkreise ssp. *cardunculus* (L.) und ssp. *scolymus* (L.), die wiederum in zahlreiche Zuchtsorten aufspalten.

Botanische Beschreibung: Krautige Pflanze mit kurzem, ausdauerndem Wurzelstock. Stengel bis zu 2 m hoch, unbehaart. Laubblätter ein- bis zweifach

fiederschnittig, 80 × 40 cm, weich, oberseits hellgrün und unbehaart, unterseits graufilzig behaart; die weit auseinanderstehenden Fiederabschnitte unbedornt oder einfach bedornt; die unteren Blätter gestielt, die oberen sitzend. Hüllkelch eiförmig bis kugelig, 6 bis 7 cm breit und 7 bis 8 cm tief; Hüllkelchblätter fleischig, an der Spitze zu einem abgeflachten Zipfel auslaufend, grünlich oder purpurfarben; Zipfel 15 bis 40 mm breit und 12 bis 35 mm lang, abgerundet bis dreieckig, stumpf, zugespitzt oder buchtig. Kronblätter blau, lila oder weißlich. Achänen 3 bis 4 mm im Durchmesser und 6 bis 8 mm lang, braun gesprenkelt, glänzend; Pappus 25 × 40 mm.[34]
Die Angaben zum Vegetationszyklus sind widersprüchlich. Einerseits soll die Artischocke im ersten Vegetationsjahr nur die grundständige Blattrosette ausbilden, während Höhenwachstum und Blütenbildung im zweiten Jahr erfolgen.[2,35] Andererseits kann die Pflanze bei optimierter Kultivierung bereits im ersten Vegetationsjahr zur Blüte gebracht werden.[3,4]

Verwechslungen: Aufgrund des ausschließlichen Kulturvorkommens der Artischocke sind keine Verwechslungen zu erwarten.

Inhaltsstoffe: Die Verteilung der Inhaltsstoffe auf die einzelnen Pflanzenteile ist unterschiedlich. Das Ausmaß der beobachteten Gehaltsschwankungen während der Vegetationsperiode ist wohl abhängig von Standort und Kultivierung:
Die Sesquiterpenlactone haben Bitterstoffcharakter. Sie befinden sich nur in den grünen Pflanzenteilen, v. a. den Blattspreiten, nicht dagegen in Blattstielen, vollentwickelten Blüten und Früchten. Der Bitterstoffgehalt steigt mit zunehmender Insertionshöhe des Blattes am Sproß. Er durchläuft während der Vegetationsperiode zwei Maxima: Das erste kurz vor der Blüte ist höher als das zweite zum Zeitpunkt der Fruchtreife. Die Bitterstoffe werden von zahlreichen, ungeschützt auf der Blattoberseite lokalisierten Asteraceen-Drüsenhaaren sezerniert. Durch Regen oder Waschen der Blätter werden sie leicht entfernt.[4,36]
Die Hydroxyzimtsäuren werden in der Literatur als Kaffeesäurederivate, Caffeoylchinasäurederivate oder ortho-Dihydroxyphenole bezeichnet. Sie sind in allen Pflanzenteilen enthalten. Im ersten Vegetationsjahr nimmt der Gehalt in den Grundblättern stetig zu. Die Blattspreiten führen deutlich mehr als Blattstiel und Mittelnerv. Im zweiten Jahr nimmt der Gehalt in allen Pflanzenteilen mit Ausnahme von Blütenboden und Früchten ab.[2,5] Dagegen folgten in einer anderen Untersuchung die Schwankungen im Phenolgehalt keinem gesetzmäßigen Zusammenhang.[1] Cynarin = 1,5-Dicaffeoylchinasäure ist genuin in der Artischocke nicht enthalten. Es entsteht artefiziell aus 1,3-Dicaffeoylchinasäure je nach Pflanzenverarbeitung, Extraktgewinnung und analytischer Aufarbeitung.[6,7,8]
Das von Asteraceen häufig geführte aetherische Öl ist in frischen Blütenköpfen nur zu 10 bis 22 µg/kg enthalten.[9,10]

Anbaugebiete: Die Artischocke wird in Süd-, West-, Mitteleuropa und den USA in großem Maßstab kultiviert. Hauptanbaugebiete in Europa sind Italien, Spanien und Rumänien, in den USA Florida. Als Gartenpflanze kann sie vor Frost geschützt überall gehalten werden.[9,34]

Drogen: Cynarae folium (Artischockenblätter), Cynarae herba (Artischockenkraut), Cynara scolymus hom. *HAB 34*, Cynara scolymus hom. *HPUS 78*, Cynara scolymus hom. *PFX*.
Die Monographiesammlungen lassen bei getrockneter Droge nur die Blätter zu. Handelsdroge ist jedoch zumeist als Herba-Ware deklariert.

Cynarae folium (Artischockenblätter)

Synonyme: Folia Cynarae.

Sonstige Bezeichnungen: Engl.: Artichoke leaves; frz.: Artichaut, Feuilles d'artichaut; it.: Foglie di carciofo; rum.: Frunzele de anghinare.

Monographiesammlungen: Artichaut *PFX*; Cynarae folium *Rom IX*; Alcachofra *Brasil 3*; Cynara *Mar 29*.

Definition der Droge: Die getrockneten, ganzen oder geschnittenen Grundblätter *PFX*; die getrockneten Blätter *Rom IX*; die Blätter *Brasil 3*, *Mar 29*.

Stammpflanzen: *C. scolymus* L. *PFX*, *Brasil 3*, *Mar 29*, (syn. *Cynara cardunculus* L. ssp. *scolymus* (L.) HAY) *Rom IX*.

Herkunft: Hauptlieferländer sind der gesamte Balkan, Spanien, Portugal, Italien, Frankreich und Marokko.

Gewinnung: Entweder aus Gemüsekulturen nach dem Abernten der Blütenköpfe oder aus reinen Blattkulturen; selbst schonende Lufttrocknung bei 40 °C führt bereits zu erheblichen Verlusten an Sesquiterpenlactonen und Kaffeesäurederivaten durch blatteigene Enzymaktivitäten. Ideal wäre eine Vorbehandlung der frischen Blätter mit Alkoholdampf zur Stabilisierung der Inhaltsstoffe oder die Gefriertrocknung. Dies ist beim Arbeiten im industriellen Maßstab kaum möglich.[3,4,5,11,12]

Ganzdroge: Das Blatt erreicht Abmessungen bis zu 50 cm. Es ist fiederspaltig geteilt. Die Fiederabschnitte sind gezähnt. Es ist unbedornt, oberseits graugrün und kahl, unterseits weißlich und bedeckt mit ineinander verschlungenen Haaren. Die unterseits deutlich hervortretende Nervatur ist tief gefurcht *PFX*.

Schnittdroge:
Geschmack. Zunächst leicht salzig, dann sehr bitter.
Geruch. Schwach beißend.
Im Gesamteindruck graugrüne, wollig-filzige Aggregate, von groben und feineren, markhaltigen Blattstiel- und Nervaturbruchstücken sowie sehr feinen, langen, gelblichen Fasern durchsetzt; die

unbehaarten, graugrünen Oberseiten der Blattbruchstücke sind wegen der üppigen, filziggrauen Behaarung der Unterseiten nur schwer zu erkennen.[13]

Mikroskopisches Bild. PFX: Epidermiszellen ober- und unterseits aus Zellen mit gewellten Wänden. Die Unterseite von Blattrand und Nervatur trägt sehr viele, mehrzellige, einzellreihige Deckhaare in drei verschiedenen Bauarten: Wenige aus fünf oder sechs annähernd kugelförmigen Zellen; wenige aus vier kleinen Zellen; die meisten aus einem kurzen, mehrzelligen Stiel und einer langen, fädig gewundenen Endzelle. Kurze, mehrzellige Drüsenhaare sind ebenfalls vorhanden. Das Nervaturgewebe im Mesophyll besteht aus Kollenchym und Leitbündeln, deren Anzahl je nach Entwicklungszustand des Nervs schwankt und die annähernd symmetrisch angeordnet sind. Im Inneren des Nervs erkennt man einen oder mehrere Hohlräume.
Dagegen werden ober- und unterseits unterschiedliche Epidermiszellkonturen beobachtet: Oberseits große, fünf- bis siebeneckige, geradwandige Zellen und Spaltöffnungen vom anomocytischen Typ, unterseits deutlich kleinere, wellig-buchtige Zellen und nur wenige Spaltöffnungen.[13]

Pulverdroge: Graugrünes Pulver (300) mit Epidermisbruchstücken aus gewelltwandigen Zellen, Parenchymbruchstücken und zahlreichen Deck- und Drüsenhaaren *PFX*.

Minderqualitäten: Ein hoher Anteil von Blattstielen in der Droge bedingt eine Verringerung des Gehaltes an Bitterstoffen und Hydroxyzimtsäuren.

Inhaltsstoffe: *Hydroxyzimtsäuren.* Es liegt ein instabiles Gemisch aus Mono- und Di-Caffeoylchinasäuren (Ccs) vor. Die Mengenangaben sind je nach Bestimmungsmethode verschieden: 1,7 bis 4,2% *ortho*-Dihydroxyphenole ber. als Kaffeesäure,[5] 0,9 bis 1,4% Phenolcarbonsäuren ber. als Cynarin,[1] ca. 3% Gesamtkaffeesäure.[14] Diese Werte sind für Handelsware nicht repräsentativ, da meist frische Blätter untersucht und die Ergebnisse auf Trockengewicht umgerechnet werden. Eine neue repräsentative Untersuchung von Handelsdroge ergibt Gehaltswerte von 0,02 bis 1,4% Gesamt-Ccs ber. als Chlorogensäure. Cynarin = 1,5-Di-Ccs wird nur in Spuren gefunden.[12]
Hauptkomponenten der Ccs-Fraktion sind stets Chlorogensäure = 5-Ccs und 1,3-Di-Ccs, daneben Neochlorogensäure = 3-Ccs und Cryptochlorogensäure = 4,Ccs.[8,12,14,15] Ihre quant. Zusammensetzung ist je nach Art des Drogenaufschlusses unterschiedlich: ca. 90% 1,3-Di-Ccs + Chlorogensäure, aber < 1% Cynarin nach methanolischer Heißextraktion; dagegen ca. 40% Chlorogensäure, ca. 30% Neo- und Cryptochlorogensäure, ca. 20% Cynarin und nur noch ca. 8% 1,3-Di-Ccs nach Extraktion mit siedendem Wasser. Der wäßrige Extrakt gibt somit nicht das genuine Ccs-Spektrum der Droge wieder.[8,11,12]

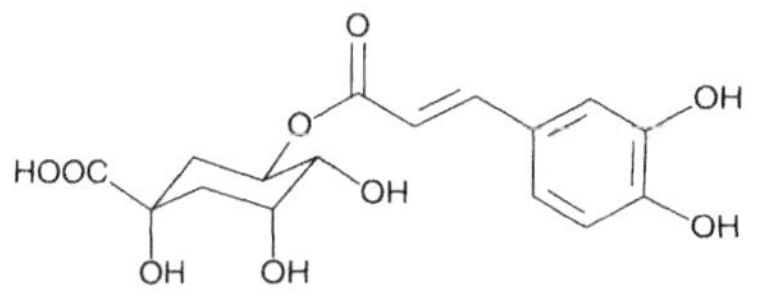

Chlorogensäure

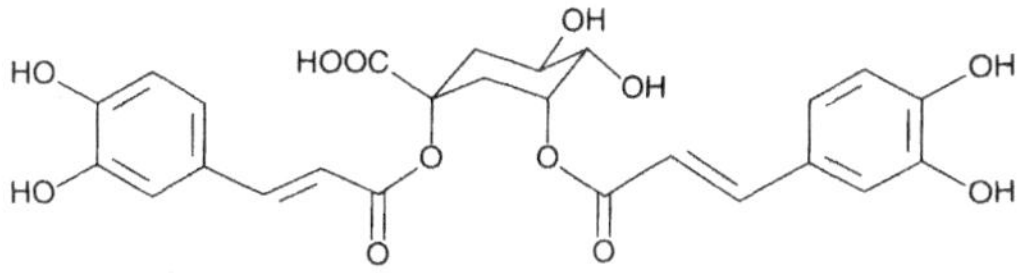

Cynarin

Flavonoide.[1,8,16–18] Ca. 0,5% ermittelt als Rutin und ber. als Luteolin; neben sehr wenig freiem Aglykon Luteolin vor allem sein 7-*O*-Glucosid = Cynarosid; daneben noch Luteolin-7-*O*-rutinosid (= Scolymosid) und Luteolin-7-*O*-rutinosyl-4'-*O*-glucosid (= Cynarotriosid).

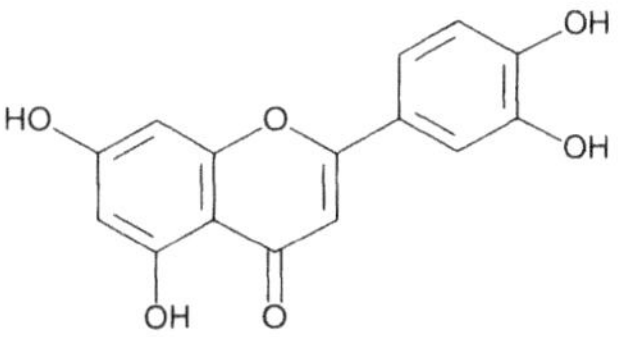

Luteolin

Sesquiterpenlactone.[19,20–22] 0 bis 4% in Handelsdroge; Hauptkomponente mit 47 bis 83% der Fraktion ist Cynaropikrin mit einem Bitterwert von 400.000, daneben Dehydrocynaropikrin, Grosheimin und Cynaratriol.

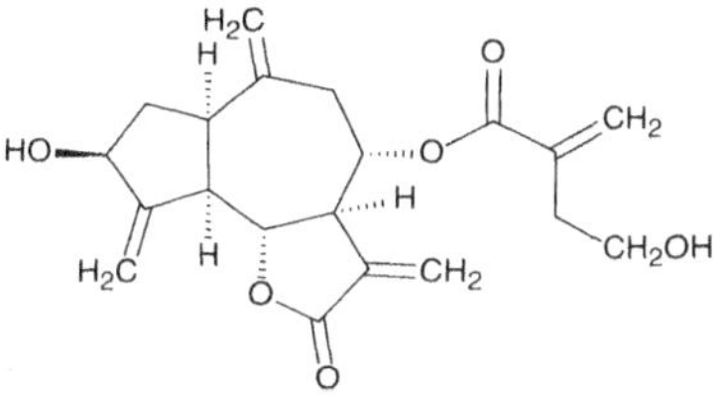

Cynaropikrin

Zubereitungen: Keine offiziellen Zubereitungen; der Trockenextrakt ist Bestandteil von Fertigarzneimitteln. Er wird meist durch Heißwasserextraktion gewonnen, was die Umesterung von 1,3-Di-Ccs zu Cynarin fördert. Bei Einsatz frischer Blätter wird der Ccs-Verlust während der Drogentrocknung umgangen. Dies gilt auch für den Frischpflanzenpreßsaft.

Identität: Nach *PFX* mikroskopisch und mittels zweier Farbreaktionen aus dem wäßrigen Heißextrakt: Orangegelbfärbung im Salzsauren nach Zugabe von Magnesiumspänen = Reduktionstest auf Flavone mit nascierendem Wasserstoff; Grünbraunfärbung der Phenole mit Eisen(III)chlorid.

DC des mit 60% EtOH erhaltenen Auszugs nach *PF X*:
- Referenzsubstanzen: Luteolin-7-glucosid (I) und Kaffeesäure (II).
- Sorptionsmittel: Kieselgel G_{60}.
- Fließmittel: Ethylacetat-Essigsäure-Ameisensäure wasserfrei-Wasser (100 + 11 + 11 + 27).
- Detektion: Naturstoff-Reagenz/ PEG 4000 und Beobachtung der im UV-Licht bei 365 nm farbig fluoreszierenden Zonen.
- Auswertung: Die Hauptzonen im Chromatogramm der Untersuchungslösung sind von unten nach oben eine hellblaue Zone in der Plattenmitte, eine gelbe Zone auf Höhe von (I) und darüber mehrere hellblaue Zonen von Dicaffeoylchinasäuren und (II). Die farbige Abb. eines DC unter diesen Bedingungen findet sich bei.[18]

Reinheit: Fremde Beimengungen: Höchstens 2% *PF X*; höchstens 1% *Rom IX*.
Asche: Höchstens 15% *PF X*, *Brasil 3*, *Rom IX*; salzsäureunlösliche Asche höchstens 5% *Brasil 3*.
Trocknungsverlust: Höchstens 8% *PF X*; 65 bis 72% *Brasil 3*; höchstens 13% *Rom IX*.
Extraktgehalt: 28 bis 35% *Brasil 3*.
Schwermetalle: max. 10 ppm. *Brasil 3*.
Arsen: Grenzprüfung negativ *Brasil 3*.
Eisen: max. 200 ppm. *Brasil 3*.

Gehalt: 0,7 bis 1,5% Cynarin *Brasil 3*; mindestens 0,2% Flavonoide ber. als Luteolin und mindestens 1,0% Polyphenole vom Kaffeesäuretyp ber. als Cynarin *Rom IX*.

Gehaltsbestimmung: *Brasil 3*: Nitrosierung der ortho-Dihydroxyphenole mit Natriumnitrit-Reagenz im Sauren; es resultiert eine Gelbfärbung, die beim Alkalisieren in Rot übergeht; beim Absorptionsmaximum der Farbprodukte $\lambda max = 505$ nm wird photometrisch gegen Cynarin als Standard gemessen. Von[23] zur Bestimmung von reinen Cynarinlösungen eingeführt.
Rom IX: Bestimmung der Flavonoide nach Zusatz von Natriumacetatlösung zum methanolischen Drogenauszug und Reaktion mit $AlCl_3$. Photometrische Messung bei 430 nm; Quantifizierung mittels einer Rutin-Eichgeraden; Umrechnung des Ergebnisses von Rutin auf Luteolin über das Molekulargewichtsverhältnis. Genaue Beschreibung bei[1].
Bestimmung der Polyphenole vom Kaffeesäuretyp als ortho-Dihydroxyphenole mit dem Reagenz nach Arnow: Natriumnitrit, jedoch mit einem Zusatz von Natriummolybdat. Im Vergleich zur Methode nach *Brasil 3* resultieren stabilere und intensivere Rotfärbungen.[24] Photometrische Messung bei 500 nm; Quantifizierung mit Hilfe einer Cynarin-Eichgeraden.
Die Erfassung der Kaffeesäurederivate als *ortho*-Dihydroxyphenole mit $NaNO_2$/Ammoniummolybdat wurde als Methode der Wahl zur Gehaltsbestimmung vorgeschlagen.[25] Sie wurde wegen fehlender Spezifität zu Recht kritisiert, da die Cynara-Flavonoide ebenfalls überwiegend *ortho*-Dihydroxyphenole darstellen und dadurch zu hohe Werte resultieren.[1]
Weitere Bestimmungsmethoden. Alkalische Hydrolyse der Caffeoylchinasäuren, Ausetherung der freien Kaffeesäure und Bestimmung der Gesamtkaffeesäure nach chromatographischer Abtrennung.[14,26]
Der Praktiker wird die heute nicht mehr ausreichende Validität dieser Methoden bemängeln. Die Berechnung des Gehaltes auf die Nebenkomponente Cynarin ist irreführend, zudem ist dieses als Standardsubstanz nicht mehr erhältlich. Die HPLC ermöglicht dagegen die selektive Bestimmung von Ccs und Flavonoiden in einem Arbeitsgang, und somit eine fundierte Aussage zur Drogenqualität.[12]

Lagerung: Vor Licht und Feuchtigkeit geschützt *PF X*; in gut schließenden und vor Insekten schützenden Behältnissen *Brasil 3*.

Wirkungen: *Choleretische Wirkung.* Alkoholische Trockenextrakte steigerten bei der Ratte die Galleproduktion um 20 bis 40%.[27] Zwei wäßrig-alkoholische Extrakte mit 19% sowie 46% Caffeoylchinasäurederivaten wurden Ratten zu 200 mg/kg sowie 25 mg/kg intraperitoneal verabreicht. Das Volumen und der Trockenrückstand der Gallenflüssigkeit nahmen in Abhängigkeit von der Caffeoylchinasäuredosis zu. Nicht Cynarin, sondern die Chlorogensäure-Isomere werden als Wirkprinzip genannt.[28]
Wirkung auf den Fettstoffwechsel. Ein wäßrig-alkoholischer Extrakt mit 46% Caffeoylchinasäurederivaten senkte an hyperlipidämisierten Ratten nach mehrmaligen, intraperitonealen Gaben von 25 mg/kg die Triglyceridwerte um 33% und die Cholesterinwerte um 45%. Letztere sanken auch nach oraler Applikation.[28]
Hepatostimulierende Wirkung. Ratten erhielten vor und nach partieller Hepatektomie täglich oral eine 2,5 g Droge entsprechende Menge eines angereicherten Blattextraktes. An ihren Lebern waren eine Gewichts- und Durchblutungszunahme, eine Mobilisierung der Energiereserven und eine Steigerung der Proteinbiosynthese feststellbar. Daraus wurde eine Stimulierung der Leberregeneration abgeleitet.[29]
Bitterstoffwirkung. Je nach Sesquiterpenlactongehalt schmecken die Droge und ihre Zubereitungen stark bitter. Folgende Bitterwerte können genannt werden: Droge mit 1% Cynaropikrin = 11.500,[30] Extractum Cynarae fluidum 1:2 = 3.000 bis 4.000, Tinctura Cynarae 1:5 = 1.000 bis 2.000.[13] Damit ist die Voraussetzung für eine Bitterstoffwirkung gegeben.

Anwendungsgebiete: Bei Einnahme: Gegen dyspeptische Beschwerden.[31]

Dosierung und Art der Anwendung: *Droge.* Mittlere Tagesdosis zum Einnehmen: 6 g getrocknete, zerkleinerte Droge.[31] *Zubereitung.* Am häufigsten eingesetzt werden Trockenextrakte und Frischpflanzenpreßsäfte. Deren Dosierung kann aufgrund des Verhältnisses Droge zu Zubereitung näherungsweise festgelegt werden. Als Einzeldosis für einen Trockenextrakt werden 500 mg angegeben.[32]

Volkstümliche Anwendung und andere Anwendungsgebiete: Als Medizinalwein wird Vinum Cynarae nicht nur bei Verdauungsbeschwerden, son-

dern auch als Roborans in der Rekonvaleszenz gerne getrunken.
Die Wirksamkeit für diese Anwendung ist gegenwärtig nicht belegt, aufgrund einer Bitterstoffwirkung jedoch plausibel.

Unerwünschte Wirkungen: *Allergische Wirkungen.* Bei bestimmungsgemäßer Anwendung: Keine bekannt.[31]
Ein allergisches Kontaktekzem v.a. der Hände wird als gelegentliche Berufskrankheit bei Artischokkenpflückern, Gemüsehändlern und Küchenpersonal beobachtet.[33]

Gegenanzeigen/Anwendungsbeschr.: Bekannte Allergie gegen Artischocken und andere Korbblütler; Verschluß der Gallenwege; Gallensteine.[31]

Sonst. Verwendung: *Haushalt.* Die fleischigen Blütenböden und Hüllkelchblätter der kurz vor dem Aufblühen stehenden Blütenkörbchen der Artischocke gelten als wertvolles Gemüse. Aufgrund seines hohen Inulingehaltes kann es besonders Diabetikern empfohlen werden.
In Italien und Spanien werden bittere Artischokkenauszüge zu appetitanregenden Likörweinen verarbeitet.

Gesetzl. Best.: *Offizielle Monographien.* Aufbereitungsmonographie der Kommission E am BGA "Cynarae folium (Artischockenblätter)".[31]

Cynara scolymus hom. *HAB 34*

Monographiesammlungen: Cynara Scolymus *HAB 34.*

Definition der Droge: Die frische Pflanze.

Zubereitungen: Essenz nach § 3. Herstellung aus einer einem Teil Saft entsprechenden Menge Pflanzenmasse und zwei Teilen Weingeist 90 %.

Gehalt: Essenz: Arzneigehalt $^1/_3$.

Cynara scolymus hom. *PF X*

Monographiesammlungen: Cynara scolymus pour préparations homéopathiques hom. *PF X.*

Definition der Droge: Frische Blätter von *Cynara scolymus* L.

Zubereitungen: Urtinktur, hergestellt aus frischen Blättern und Ethanol 55 % *V/V* nach dem in der Monographie "Préparations homéopathiques" *PF X* beschriebenen allgemeinen Verfahren.
Eigenschaften: Die Urtinktur ist eine braune Flüssigkeit mit eigenartig aromatischem Geruch und schwach bitterem Geschmack.

Identität: nach *PF X*: Dunkelgrüne Färbung der Urtinktur nach Zugabe einiger Tr. Eisen-III-chlorid-Lsg. – Schwarzer Niederschlag nach Erhitzen einer Mischung von 2 mL Urtinktur und 0,5 mL ammoniakalischer Silbernitrat-Lsg. – Orange Färbung nach Vermischen von 3 mL Urtinktur, 1 mL Natriumnitrit-Lsg. und einigen Tr. Natriummolybdat-Lsg.
Dünnschichtchromatographie nach *PF X*:
- Sorptionsmittel: Kieselgel G.
- Untersuchungslsg.: Urtinktur direkt.
- Referenzlsg.: Rutin, Chlorgensäure, Luteolin-7-Glucosid (Cynarosid) in Methanol.
- Fließmittel: Ethylacetat-Eisessig-Ameisensäure wasserfrei-Wasser (100 + 11 + 11 + 27).
- Detektion: UV 365 nm vor und nach dem Besprühen mit Naturstoffreagenz/ PEG 4000.
- Auswertung: Das Chromatogramm der Urtinktur zeigt Zonen, die mit den Referenzzonen hinsichtlich Rf-Wert und Farbe übereinstimmen. Zusätzlich sind zu erkennen: Eine vor und nach dem Besprühen blaue Zone bei Rf ca. 0,9 (1,3-di-Ccs), eine nach dem Besprühen orangene Zone bei Rf ca. 0,95 (Luteolin) und eine vor dem Besprühen rote Zone (Chlorophyll) nahe der Fließmittelfront.

Bei der in Höhe von Rutin eluierenden Flavonoid-Zone handelt es sich um Scolymosid.[12,18] Ein Vergleich der DC-Beschreibungen ergibt, daß bei gleichem DC-System das Flavonoidspektrum für die Urtinktur präziser definiert, als nach *PF X* für die Droge: Mit Cynarosid, Scolymosid und Luteolin werden die wichtigsten Cynara-Flavone beschrieben. Beim Drogen-DC wird dagegen nur die Cynarosid-Zone genannt.

Reinheit: Urtinktur:
- Ethanolgehalt: 50 bis 60 %.
- Trockenrückstand: mindestens 1,5 %.

Cynara scolymus hom. *HPUS 78*

Monographiesammlungen: Cynara Scolymus, Artichoke *HPUS 78.*

Definition der Droge: Die ganze Pflanze zum Zeitpunkt der Blüte.

Zubereitungen: *Urtinktur.* Arzneigehalt $^1/_{10}$. Herstellung von 1000 mL: 333 g Cynara, feuchte Masse mit 100 g Trockensubstanz und 233 mL Saft, + 267 mL dest. Wasser + 537 mL EtOH 94,9 Vol %.
Dilution D2. 1 Teil Urtinktur + 4 Teile dest. Wasser + 5 Teile EtOH 94,9 Vol %.
Dilution D3 und höher. Potenzierung mit EtOH 88 Vol %.

1. Constantinescu DG, Platon F, Pavel M (1967) Pharmazie 22:176–178
2. Nichiforesco E (1966) Ann Pharm Fr 24:451–456
3. Paris R, Hérisset A (1969) Plant Méd Phytothér 3:44–63
4. Schneider G, Thiele K (1974) Planta Med 26:174–183
5. Nichiforesco E, Coucou V (1966) Ann Pharm Fr 24:127–132
6. Panizzi L, Scarpati ML (1965) Gazz Chim Ital 95:71–82
7. Michaud J (1967) Bull Soc Pharm Bordeaux 106:181–191

8. Adzet T, Puigmacia M (1985) J Chromatogr 348:447–453
9. Buttery RG, Guadagni DG, Ling LC (1978) J Agric Food Chem 26:791–793
10. MacLeod AJ, Pieris NM, Gonzales De Troconis N (1982) Phytochemistry 21:1.647–1.651
11. Brand N (1990) ZPT 11:169–175
12. Brand N, Weschta H (1991) ZPT 12:15–21
13. Brand N (1990) Galenika Dr. Hetterich, unveröffentlicht
14. Scarpati ML, Oriente G, Panizzi L (1957) Ann Chim (Rom) 47:150–154
15. Nichiforesco E (1970) Plant Méd Phytothér 4:56–62
16. Masquelier J, Michaud J (1956) Bull Soc Pharm Bordeaux 95:65–67
17. Dranik LI, Chernobai VT (1966) Khim Prir Soedin 2:16–20; ref. CA (1966) 65:3947
18. Wagner H, Bladt S, Zgainski EM (1983) Drogenanalyse, 1. Aufl., Springer, Heidelberg
19. Suchy M, Herout V, Sorm F (1960) Coll Czech Chem Chommun 25:507–514
20. Samek Z, Holub M, Drozdz B, Jommi G, Corbella A, Gariboldi P (1971) Tetrahedron Lett S. 4.775–4.778
21. Thiele K, Schneider G (1971) Pharm Ztg 116(42):1.600
22. Bernhard H (1982) Pharm Acta Helv 57:179–180
23. Longo E (1962) Boll Chim Farm 101:41–42
24. Arnow LE (1937) J Biol Chem 118:531–537
25. Nichiforesco E, Coucou V (1965) Ann Pharm Fr 23:419–427
26. Benk E, Treiber H (1963) Riechstoffe, Aromen, Körperpflegemittel 13:162–163
27. Böhm K (1959) Arzneim Forsch 9:376–378
28. Lietti A (1977) Fitoterapia 48:153–158
29. Maros T, Seres-Sturm L, Rácz G, Rettegi C, Kovács VV, Hints M (1968) Arzneim Forsch 18:884–886
30. Thiele K, Schneider G (1972) Pharm Unserer Zeit 1:64–65
31. BAz Nr. 122 vom 6.7.1988
32. Schultz OE, Schmid W (1984) Haffner, Schultz, Schmid: Normdosen der gebräuchlichen Arzneistoffe und Drogen, 7. Aufl., Wissenschaftliche Verlagsgesellschaft, Stuttgart, S. 136
33. Hansen BM (1988) Allergiepflanzen – Pflanzenallergene, Handbuch und Atlas der Allergie induzierenden Wild- und Kulturpflanzen, 1. Aufl., Ecomed, Landsberg München, S. 107–110
34. FEu, Bd. 4, S. 249
35. Heg, Bd. VI/2, S. 921-926
36. Hgn, Bd. III, S. 447–544
37. Rom IX

Br

Cypripedium

HN: 2005700

Familie: Orchidaceae.

Unterfamilie: Cypripedioidae.

Tribus: Cypripediae.
In einem alternativen Untergliederungsvorschlag werden die Cypripedien als eigenständige Familie (Cypripediaceae) von den Orchidaceae abgetrennt.[1]

Gattungsgliederung: Die Gattung Cypripedium L. besteht aus 30 bis 40 Arten. Sie läßt sich in 6 Subgenera unterteilen.[2,3] Eine gültig publizierte Untergliederung der Gattung fehlt; die taxonomische Gliederung der Cypripedien bedarf einer Überarbeitung.

Gattungsmerkmale: Sprosse, einjährig, einzeln oder zu mehreren, unverzweigt, einblütig, oder mit traubigen Infloreszenzen. Rhizom unterirdisch, sympodial verzweigt, Wurzeln kriechend, mit feinen Haaren besetzt. Blüten zygomorph, seitliche Sepalen zu einem Synsepalum verwachsen, Labellum pantoffelförmig. Karpellenenden zu einer Griffelsäule verwachsen mit drei fertilen, fast gleichen Narbenlappen. Zwei fertile Stamina sind seitlich mit der Griffelsäule verwachsen, ein schildförmiges Staminodium überragt sie. Kapselfrüchte.

Verbreitung: Nördliche Hemisphäre, von arktischen Regionen bis in die Subtropen. In Mitteleuropa nur *Cypripedium calceolus*, weitere 9 bis 10 Arten in Nordamerika, Hauptverbreitungszentrum im ostasiatischen Raum.[2,3]

Inhaltsstoffgruppen: In einzelnen Arten wurden allergene und hautirritierende Phenanthrenchinone nachgewiesen, darunter in *Cypripedium calceolus* L. var. *calceolus* das 2,8-Dimethoxy-7-hydroxy-1,4-phenanthrenchinon mit dem Trivialnamen Cypripedin.[5,7]
Bei Gärtnern wurden nach dem Umgang mit den Pflanzen Dermatitiden beobachtet.[4]

Drogenliefernde Arten: *Cypripedium calceolus* L. var. *pubescens* (Willd.) Corell: Cypripedii rhizoma (Frauenschuhwurzelstock), Cypripedium calceolus var. pubescens hom. *HAB 1*, Cypripedium pubescens hom. *PFX*, Cypripedium pubescens hom. *HPUS 78*.

Cypripedium calceolus L. *var. pubescens* (Willd.) Correll

Synonyme: *C. calceolus* L., *C. luteum* Ait. var. *pubescens* Willd.[3]

Sonstige Bezeichnungen: Dt.: Amerikanischer Frauenschuh, Frauenschuh; engl.: Yellow lady's-slipper, yellow moccasin-flower.

Botanische Beschreibung: Terristisch wachsende, bis 80 cm hohe, dicht drüsig behaarte Pflanzen, mit waagrechtem Rhizom und faserigen Wurzeln. Blätter oval-lanzettlich, hellgrün, parallelnervig, stengelumfassend, mehr als zwei, zweizeilig angeordnet. Terminale Infloreszenz mit 1 bis 2 Blüten, blattartige Brakteen. Blüten mit 4 bis 9 cm langen und 0,5 bis 1 cm breiten, linear-lanzettlichen, gedrehten, grünen, grünbraunen oder gelben Petalen, Lippe schuhförmig, 3 bis 5 cm, gelb.

Verwechslungen: Mit *C. calceolus* var. *parviflorum* (Salisb.) Fern.

Inhaltsstoffe: In den oberirdischen Teilen wahrscheinlich Cypripedin und ähnliche Chinone neben ihren phenolischen Vorstufen, die bei Pilzbefall zu

Chinonen vom Typ des Cypripedins oxidiert werden.[5,6]

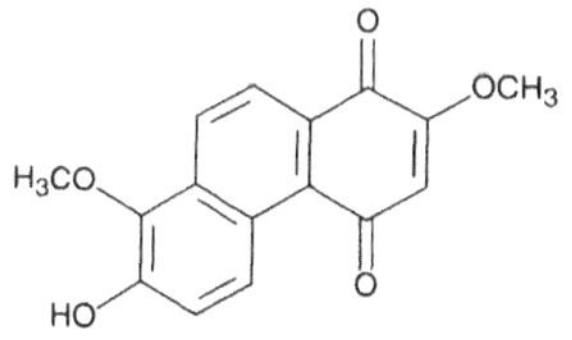

Cypripedin

Verbreitung: Östliches bis nordwestliches Nordamerika.

Drogen: Cypripedii rhizoma (Frauenschuhwurzelstock), Cypripedium calceolus var. pubescens hom. *HAB 1*, Cypripedium pubescens hom. *PFX*, Cypripedium pubescens hom. *HPUS 78*.

Cypripedii rhizoma (Frauenschuhwurzelstock)

Synonyme: Radix Cypripedii, Rhizoma Cypripedii.

Sonstige Bezeichnungen: Dt.: Amerikanische Frauenschuhwurzel, Frauenschuhwurzel, Gelbfrauenschuhwurzel, Nervenwurzel; engl.: American Valerian, Lady's slipper, Nerve Root.

Monographiesammlungen: Cypripedium *BHP 83*.

Definition der Droge: Getrocknete Rhizome und Wurzeln.

Stammpflanzen: *Cypripedium calceolus* L. var. *pubescens* (WILLD.) CORRELL.

Ganzdroge: Braune bis tiefbraune Rhizome, wenige Millimeter dick, 2 bis 8 cm lang, auf der Unterseite mit faserigen Wurzeln von 1 mm Dicke, auf der Oberseite mit becherförmig vertieften Stengelnarben besetzt, wenige rotbraune Knospen. Bruchflächen gelbbraun mit dicker Rinde und Zentralzylinder. Geruch schwach baldrianartig. Geschmack bitter.[8]

Mikroskopisches Bild: Leptozentrische Gefäßbündel und Sclerenchymfasern innerhalb der Endodermis. Stärkehaltige, kleine Parenchymzellen. Häufig Calciumoxalatraphiden (10 bis 20 µm).[8]

Verfälschungen/Verwechslungen: Andere Cypripedium-Arten.

Inhaltsstoffe: Nicht untersucht.

Reinheit: *Droge.*
- Asche: Nicht mehr als 12 % *BHP 83*.
- Säure-unlösliche Asche: Nicht mehr als 5 % *BHP 83*.
- Wasserlösliche Extraktivstoffe: Nicht weniger als 20 % *BHP 83*.

Volkstümliche Anwendung und andere Anwendungsgebiete: Bei Schlaflosigkeit, Erregungszuständen und emotionaler Spannung.[8] In Nordamerika bei Nervosität und hysterischen Affektionen.

Die Wirksamkeit bei den genannten Anwendungsgebieten ist bisher nicht belegt.

Dosierung und Art der Anwendung: *Droge.* Innerlich 2 Teelöffel (2 bis 4 g) der getrockneten Droge als Infus. Fluidextrakte 1:1 in 45 %igem Alkohol.

Akute Toxizität: Die Droge soll in höheren Konzentrationen Unruhe, Kopfschmerzen, Erregungszustände und Halluzinationen verursachen.[9]

Gesetzl. Best.: *Artenschutz.* Der Handel mit Pflanzen- und Drogenmaterial unterliegt strengen artenschutzrechtlichen Bestimmungen. Ein- und Ausfuhr von Pflanzen oder Drogen, auch aus Anbau, sind zur Zeit verboten.

Cypripedium calceolus var. pubescens hom. *HAB 1*

Synonyme: Cypripedium pubescens.

Monographiesammlungen: Cypripedium calceolus var. pubescens *HAB 1*.

Definition der Droge: Frische, im Herbst geerntete unterirdische Teile.

Stammpflanzen: *Cypripedium calceolus* L. var. *pubescens* (WILLD.) CORRELL.

Zubereitungen: Urtinktur und flüssige Verdünnungen *HAB 1*, Vorschrift 3a. Eigenschaften: Die Urtinktur ist eine rotbraune Flüssigkeit mit angenehm würzigem Geruch und leicht bitterem Geschmack.

Identität: Die Urtinktur wird mit Wasser versetzt und mit Petrolether ausgeschüttelt. Der Rückstand der Petrolether-Phase ergibt mit Vanillin-Schwefelsäure eine rotbraune Färbung. Widerlicher Geruch bei Erhitzen der Urtinktur mit Magnesium/Salzsäure. Grünbraune Farbe beim Versetzen der Urtinktur mit Eisen(III)chlorid-Lösung.
Dünnschichtchromatographie:
- Sorptionsmittel: Kieselgel H.
- Untersuchungslösung: Ausschüttelung der mit Wasser verdünnten Urtinktur mit Pentan. Trocknung, Filtration und Einengung der organischen Phase, Aufnahme in MeOH.
- Vergleichslösung: Anethol und Borneol in MeOH.
- Fließmittel: Toluol-Ethylacetat (93 + 7).
- Detektion: Nach Besprühen mit Molybdatophosphorsäurelösung und Erhitzen auf 110 °C Auswertung bei Tageslicht.
- Auswertung: Das Chromatogramm der Untersuchungslösung zeigt blaue bis blauviolette Flecke: Zwischen Start und der Vergleichssubstanz Borneol drei Flecke und knapp unterhalb der Vergleichssubstanz Anethol ein Fleck.

Reinheit: *Urtinktur.*
- Relative Dichte (*PhEur*): 0,900 bis 0,915.
- Trockenrückstand (*DAB*): Mindestens 1,6 %.

Lagerung: Vor Licht geschützt.

Anwendungsgebiete: Entsprechend dem homöopathischen Arzneimittelbild. Dazu gehört: Schlaflosigkeit.[10]

Dosierung und Art der Anwendung: *Droge.* Soweit nicht anders verordnet: 1-bis 3mal täglich 5 bis 10 Tropfen, 1 Messerspitze Verreibung, 1 Tablette oder 5 bis 10 Streukügelchen einnehmen.[10] Injektionslösungen 2mal wöchentlich 1 mL s.c. injizieren.[10]

Unerwünschte Wirkungen: Nicht bekannt.
Hinweis: Es können vorübergehend Erstverschlimmerungen vorkommen, die jedoch unbedenklich sind.[10]

Gesetzl. Best.: *Offizielle Monographien.* Aufbereitungsmonographie "Cypripedium calceolus var. pubescens" der Kommission D am BGA.[10]

Cypripedium calceolus var. pubescens hom. *PFX*

Monographiesammlungen: Cypripedium pubescens pour préparations homéopatiques *PFX*.

Definition der Droge: Das getrocknete Rhizom.

Stammpflanzen: *Cypripedium calceolus* L. var. *pubescens* (WILLD.) CORRELL.

Zubereitungen: Urtinktur und flüssige Verdünnungen. Es handelt sich um braun-orange Flüssigkeiten mit leicht aromatischem Geruch und bitterem Geschmack.

Cypripedium pubescens hom. *HPUS 78*

Synonyme: Lady's Slipper.

Monographiesammlungen: Cypripedium pubescens *HPUS 78*.

Definition der Droge: Die frische Wurzel.

Stammpflanzen: *Cypripedium calceolus* L. var. *pubescens* (WILLD.) CORRELL.

Zubereitungen: *Urtinktur.* Hergestellt aus 333 g zerkleinerter, feuchter Pflanzenmasse, 167 mL destilliertem Wasser und 635 mL Ethanol 95 % (*V/V*).
- *Verdünnungen.* D2 aus 1 Teil Urtinktur, 3 Teilen destilliertem Wasser und 6 Teilen Ethanol 95 %; D3 und höhere Verdünnungen mit Ethanol 88 % (*V/V*).
- *Anwendung.* D3 und höhere Verdünnungen.

Gehalt: Arzneigehalt der Urtinktur $^{1}/_{10}$.

1. Vermeulen P (1966) Acta Bot Neerl 15:224–253
2. Schlechter R (1971) Die Orchideen, Verlag Paul Parey, Berlin Hamburg
3. Luer CA (1975) The native orchids of the United States of Canada, The New York Botanical Garden
4. Hausen BM (1984) Toxic and sensitizing orchids. In: Arditti J (Hrsg.) Orchid Biology Cornell Univ press Ithaca, New York, S. 261–282
5. Schmalle H, Hausen BM (1979) Naturwissenschaften 66:527–528
6. Hausen BM (1988) Allergiepflanzen – Pflanzenallergene: Handbuch und Atlas der allergie-induzierenden Wild- und Kulturpflanzen, ecomed, Landsberg München, S. 254
7. Heg, Bd. II, Teil 2
8. BHP 83
9. CRC
10. BAz Nr. 217a vom 22.11.1985

MV

Cytisus

HN: 2007400

Familie: Leguminosae (Fabaceae).[1]

Unterfamilie: Papilionoideae.[1]

Tribus: Genisteae.[1]

Subtribus: Genistinae (früher auch Cytisinae).[1]

Gattungsgliederung: Über die Artenzahl und systematische Einteilung der globalen Gattung Cytisus L. herrscht auch heute noch keine allg. Übereinstimmung.[2] Gemäß Lit.[3] umfaßt die Gattung Cytisus in Europa 23 Arten, nach Lit.[1] jedoch 33 Arten. Bei Lit.[3] wird die Gattung Cytisus in die Untergattungen Cytisus und Sarothamnus untergliedert. Die Untergattung Sarothamnus, in der sich volksmedizinisch und toxikologisch relevante Cytisus-Arten befinden, spaltet sich in 4 Sektionen auf:[3]
- Section Alburnoides DC.: *C. ardoini* E. FOURN., *C. multiflorus* L'HÉR. (Syn. *C. albus* (LAM.) LINK, *C. lusitanicus* WILLK., *Genista alba* (LAM.) *purgans* (L.) BOISS. (Syn. *Sarothamnus purgans* (L.) GODRON, *Genista purgans* (L.) DC.), *C. lusitanicus* WILLK., *Genista alba* LAM.), *C. sauzeanus* BURNAT et BRIQ.
- Sectio Corothamnus (KOCH) NYMAN: *C. agnipilus* VELEN, *C. decumbens* (DURANDE) SPACH (Syn. *Genista prostrata* LAM., *Genista pedunculata* ssp. *decumbens* (DURANDE) GAMS, *Spartium decumbens* DURANDE), *C. procumbens* SPRENGEL (Syn. *Genista procumbens* WALDST. et KIT., *Genista pedunculata* ssp. *procumbens* GAMS), *C. pseudoprocumbens* MARKGRAF (Syn. *C. diffusus* VIS. pro parte, *Genista diffusa* auct. non WILLD., *Genista pedunculata* ssp. *diffusa* GAMS pro parte).
- Sectio Sarothamnus (WIMMER) BENTHAM: *C. baeticus* (WEBB) STEUDEL (Syn. *Sarothamnus baeticus* WEBB), *C. cantabricus* (WILLK.) REICHENB. (Syn. *Sarothamnus cantabricus* WILLK.), *C. commutatus* (WILLK.) BRIQ. (Syn. *Sarothamnus commutatus* WILLK.), *C. grandiflorus* DC. (Syn. *Sarothamnus grandiflorus* (DC.) WEBB, *Sarothamnus virgatus* WEBB), *C. ingrammii* BLAKELOCK, *C. malacitanus* BOISS. (Syn. *Sarothamnus malacitanus* (BOISS.) BOISS., *Sarothamnus rotunda-*

tus PAU), *C. patens* L. (Syn. *Genista patens* DC.), *C. reverchonii* (DEGEN et HERVIER) BEAN (Syn. *Sarothamnus reverchonii* DEGEN et HERVIER), *C. scoparius* (L.) LINK (Syn. s. *Cytisus scoparius*), *C. striatus* (HILL) ROTHM. (Syn. *C. pendulinus* L. fil., *Genista striata* HILL, *Sarothamnus patens* WEBB), *C. tribracteolatus* WEBB (Syn. *Genista bracteolata* (WEBB) PAUL).
- Sectio Trianthocytisus GRISEB.: *C. aeolicus* GUSS. ex LINDLEY, *C. emeriflorus* REICHENB. (Syn. *Genista glabrescens* BRIQ.), C. villosus POURRET (Syn. *C. triflorus* L'HÉR.).

Als eigenständige Taxa werden die nahe verwandten Gattungen Chamaecytisus LINK, Chronanthus (DC.) KOCH und Lembotropis GRISEB. behandelt.[3]

Neuere Gliederungsvorschläge[1,4,5] gehen von anderen taxonomischen Gruppierungen aus.

So wurde aufgrund neuerer serologischer Untersuchungen[5] die Gattung Cytisus in acht Sektionen eingeteilt; diese Sektionen entsprechen zwar teilweise den Sektionen von Lit.[3], schließen aber auch beispielsweise als "Sect. Tubocytisus DC." bzw. "Sect. Chronanthus DC." die ursprünglich bei Lit.[3] als eigenständige Taxa aufgeführten Gattungen "Chamaecytisus LINK" bzw. "Chronanthus (DC) KOCH" mit ein.

Andere Arten, die früher unter der Gattung Cytisus liefen: Genista, Teline.

Gattungsmerkmale: Mehrjährige Halbsträucher und Sträucher mit oft kantigen, grünen, photosynthetisch aktiven Stengeln, sogenannten "Ruten". Ohne Dornen bzw. Stacheln. Laubblätter meist klein, kurzstielig, 1- bzw. 3zählig gefingert oder gefiedert. Blüten meist gelb, zwittrig, groß, zygomorph, axillär, in racemösen Blütenständen angeordnet. Oberes Kronblatt zur Fahne vergrößert, die beiden seitlichen Flügel bildend, die beiden unteren zum Schiffchen (Kiel) verwachsen. Schiffchen stark gekrümmt, erst vorgestreckt, bei Auslösung der Explosionseinrichtung (Insektenbestäubung) herabschnellend. Staubblätter 10, Fäden alle zu einer Röhre verwachsen. Fruchtblatt 1. Hülsenfrüchte flach, vielsamig, erst im Winter zweiklappig aufspringend. Samen eiförmig, mit zweilappigem, als Elaiosom ausgebildetem Nabelwulst. Symbiose mit stockstoffbindenden Bakterien (Rhizobium) in Wurzelknöllchen.[2,3]

Verbreitung: Ursprünglich altweltlich, heute aber über die ganze Erde verbreitet; besonders häufig in Europa, ferner Nord- und Nordwestafrika, Asien.

Inhaltsstoffgruppen: Die Gattung Cytisus ist durch das Vorkommen von Chinolizidinalkaloiden, insbesondere vom Spartein-Typ, geprägt (vgl. Formelübersicht); ferner kommen Piperidinalkaloide vom Ammodendrin-Typ und Abkömmlinge des Phenylalanins, wie z.B. Tyramin, Hydroxytyramin und Salsolidin vor. Die Phenylethylamine sind bislang noch nicht gründlich mit moderner Analytik überarbeitet worden.[6]

In den Blättern von Cytisus-Arten finden sich Isoflavone, Flavonole, Flavone und ihre Glykoside sowie *C*-Glykosylflavone.[7] In den Samen von Cytisus-Arten wurden Phythaemagglutinine (Lektine) gefunden.[8]

Chinolizidinalkaloide sind in den nachfolgend aufgeführten Arten enthalten:

C. ardoini: Relativ alkaloidarm mit 0,02 % Alkaloiden in den Früchten und Sprossen; Alkaloidzusammensetzung: Spartein, α-Isospartein, 11,12-Dehydrospartein, Ammodendrin, Tetrahydrorhombifolin, 17-Oxospartein, Isolupanin, 5,6-Dehydrolupanin, Lupanin, 4-Hydroxylupanin, 13-Hydroxylupanin.[12]

C. baeticus: Spartein als Hauptalkaloid, daneben Lupanin, 13-Hydroxylupanin, Cineverin.[11]

C. commutatus: Spartein als Hauptalkaloid, daneben Lupanin, 13-Hydroxylupanin.[11]

C. decumbens: Relativ alkaloidarm mit 0,01 % Alkaloide in den Sprossen; Alkaloidzusammensetzung: Spartein, 11,12-Dehydrospartein, Ammodendrin, 17-Oxospartein, Lupanin, 13-Hydroxylupanin, 13-Tigloyloxylupanin.[12]

C. emeriflorus: 0,27 % Alkaloide (Trockengewicht = TG) in den Sprossen mit Spartein (40 %), α-Isospartein (0,1 %), 11,12-Dehydrospartein (12 %), Ammodendrin (3 %), 17-Oxospartein (9 %), Isolupanin (0,3 %).

C. ingramii: Spartein als Hauptalkaloid (90 %), daneben 11,12-Dehydrospartein, 17-Oxospartein.[9]

C. malacitanus ssp. *catalaunicus*: enthält (–)-Spartein, (+)-Lupanin, 13-Hydroxylupanin, Angustifolin und Ester des 13-Hydroxylupanin, wie Cineverin, Sarodesmin, Catalauverin, Catalaudesmin.[10]

C. multiflorus: Spartein als Hauptalkaloid, daneben Lupanin, 13-Hydroxylupanin, Cineverin.[11] In einer neueren GC-MS-Untersuchung von *C.-multiflorus*-Samen ergab sich ein unterschiedliches Spektrum: Alkaloidgehalt 0,19 % (TG); Spartein (0,5 %), 11,12-Dehydrospartein (20 %), 5,6-Dehydrolupanin (4 %), Lupanin (38 %), 4-Hydroxylupanin (38 %).[12]

C. purgans: In den Samen 0,2 %, in den Sprossen und Blättern 0,5 % Alkaloide; Samen: Spartein (92 %), ferner 11,12-Dehydrospartein, Ammodendrin, Retamin, 17-Oxospartein, 5,6-Dehydrolupanin, Lupanin; Sprosse: Spartein (67 %), α-Isospartein (0,5 %), 11,12-Dehydrospartein (7 %), Ammodendrin (10 %), Retamin (4 %), 17-Oxospartein (1 %), Lupanin (8 %).[12]

C. reverchonii: Spartein als Hauptalkaloid, daneben Lupanin, 13-Hydroxylupanin.[11]

C. scoparius: (s. *Cytisus scoparius*).

C. striatus: Spartein, Lupanin, 13-Hydroxylupanin, Cineverin, Sarodesmin, Iso-Cinevanin.[13]

C. villosus: enthält im Sproß 0,4 % Alkaloide (TG), mit Spartein (76 %), α-Isospartein (3 %), 11,12-Dehydrospartein (9 %), 17-Oxospartein (6 %), Lupanin (4 %), geringe Mengen an Isolupanin, Ammodendrin.[12]

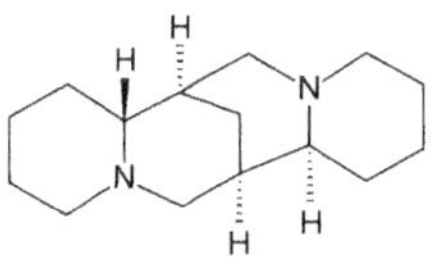

Spartein

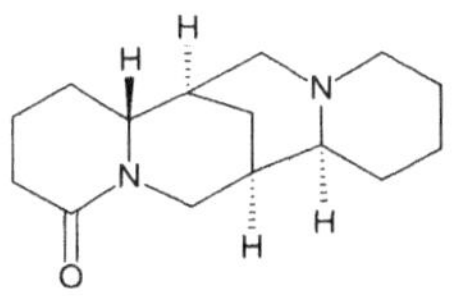

Lupanin

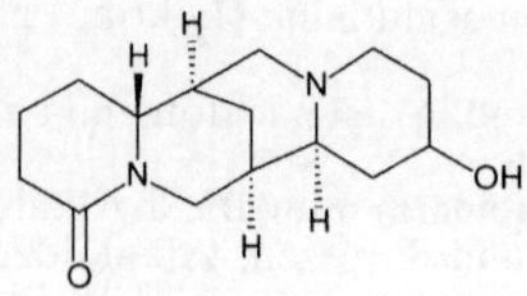

13-Hydroxlupanin

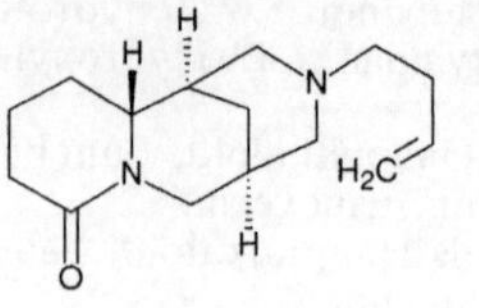

Tetrahydrorhombifolin

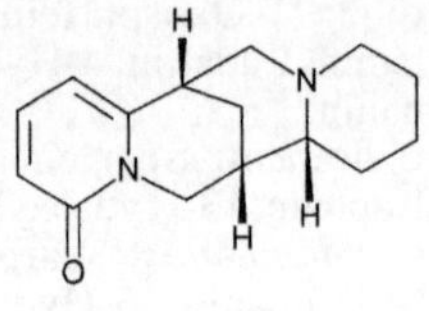

Anagyrin

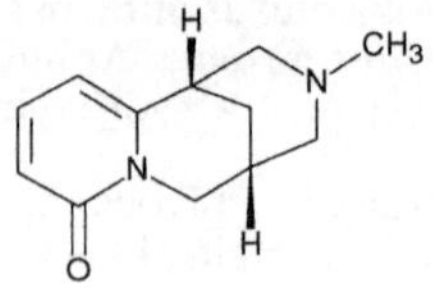

N-Methylcytisin

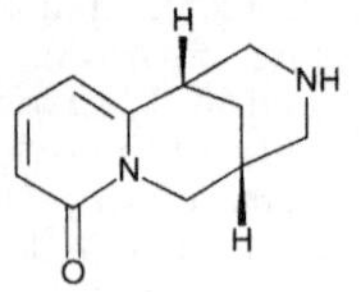

Cytisin

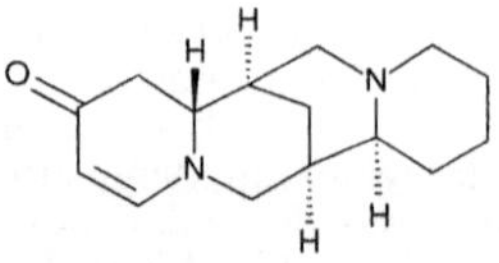

Multiflorin

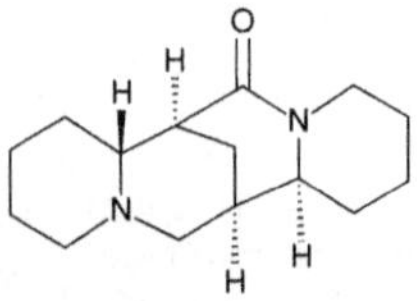

17-Oxospartein

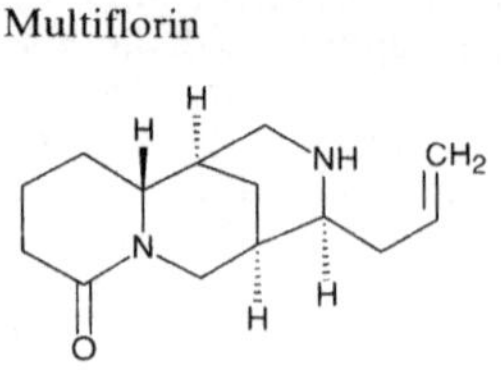

Augustifolin

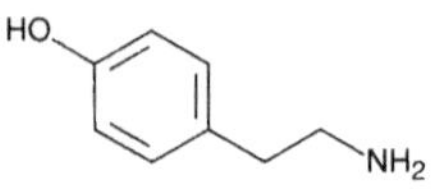

Tyramin

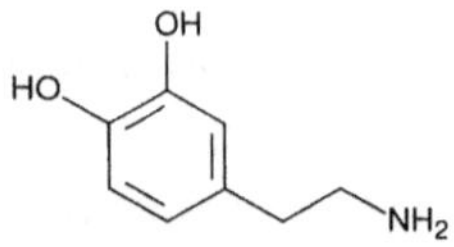

Dopamin

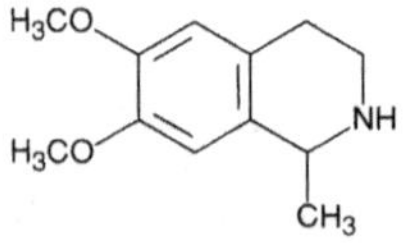

Salsolidin

Drogenliefernde Arten: *Cytisus scoparius*: Cytisi scoparii flos, Cytisi scoparii herba, Cytisi scoparii radix, Cytisus scoparius hom. *HAB 1*, Cytisus scoparius hom. *HPUS 78*.

Cytisus scoparius (L.) LINK

Synonyme: *Genista angulata* POIRET, *Genista glabra* SPACH, *Genista hirsuta* MOENCH, *Genista scoparia* (L.) LAM., *Genista scoparius* DC., *Genista vulgaris* GRAY, *Sarothamnus ericetorum* GANDOGER, *Sarothamnus obtusatus* GANDOGER, *Sarothamnus scoparius* (L.) WIMMER ex KOCH, *Sarothamnus vulgaris* WIMMER, *Spartium angulosum* GILIB., *Spartium glabrum* MILL., *Spartium scoparium* L.

Sonstige Bezeichnungen: Dän.: Gyvel; dt.: Bram, Besenginster, Besenpfriem, Besenstrauch, Pfriemenstrauch; engl.: Broom; frz.: Brande, Genêt, Genêt à balai, Genêt à balais; hol.: Braem; it.: Ginestra, Ginestra scopareccia, Ginestra scopareccia o de'carbonai; schwed.: Hareris.

Systematik: *C. scoparius* (L.) LINK gliedert sich in folgende Unterarten: – subsp. *scoparius*; – subsp. *maritimus* (ROUY) HEYWOOD; – subsp. *cantabricus* (WILLK.) RIVAS MARTINEZ; – subsp. *reverchonii* (DEGEN et HERVIER) RIVAS GODAY et RIVAS MARTINEZ; – subsp. *bourgeii* (BOISS.) RIVAS MARTINZE.[14]

Botanische Beschreibung: Strauch von 0,5 bis 2 m Höhe, seltener baumförmig, 3 bis 5 m hoch. Pfahlwurzel sehr kräftig, holzig, mit brauner Rinde; Seitenwurzeln mit Wurzelknöllchen zur Stickstoffixierung. Äste dick, meist schief, mit brauner Rinde. Sprosse grün, photosynthetisch aktiv, beim Trocknen schwarz werdend durch aktive Phenoloxidase; junge Sprosse behaart, ältere kahl. Zweige rutenförmig (vgl. Name und Verwendung als Besen), aufrecht, fünfkantig. Laubblätter meist klein, mit kurzem Stiel (max. 1 cm), 3 verkehrt-eiförmigen bis lanzettlichen, 1 bis 2 cm langen 1,5 bis 9 mm breiten, meist spitzen, vor allem unterseits seidenhaarigen Blättchen. Blättchen oft hinfällig. Nach der Blüte an den oberen Langtrieben sich bildende, ungestielte, ungeteilte Laubblätter. Blüten leuchtend gelb, 20 bis 25 mm lang, sitzend an meist auf 2 oder 3 verkehrt-eiförmigen Hochblättern und 1 oder 2 Blüten beschränkten Kurztrieben, scheinbar einzeln in den Achseln normaler Laubblätter stehend, mit diesen anscheinend sehr lange Trauben bildend. Krone leuchtend gelb, seltener weiß; Fahne zurückgeschlagen; Flügel stumpf. Fruchtknoten kurz gestielt, weißzottig, mit kahlem, stark gekrümmtem Griffel. Trockene Blüten schwarz. Hülse länglich, zusammengedrückt, auf den Flächen kahl, an den Nähten behaart. Trockene Hülsen schwarz. Samen zahlreich, braunschwarz, mit Elaiosom. Blütezeit Mai bis Juni, an warmen Standorten schon ab (März) April.[2] Chromosomenzahl: 2n = 46.[3]
Die Subspecies *C. scoparius* ssp. *maritimus* (ROUY) HEYWOOD ist relativ kleinwüchsig mit einer Höhe von 40 cm und niederliegenden Sprossen. Blätter und junge Zweige stark seidenhaarig. Chromosomenzahl: 2n = 46.[3]

Verwechslungen: In Mitteleuropa sind Verwechslungen mit kultivierten Cytisus-Arten bzw. -Hybriden möglich. Zahlreicher sind die Verwechslungsmöglichkeiten in Süd- und Südwesteuropa, wo viele ähnliche Arten nebeneinander vorkommen. Auch wird *C. scoparius* (L.) LINK mit dem Pfriemenginster, *Spartium junceum* L., verwechselt, der im Mittelmeerraum heimisch ist, aber auch an warmen Standorten in Mittel- und Westeuropa eingebürgert wurde (Südengland; Oberrheinebene); *Spartium junceum* L. weist aber im Gegensatz zu den Cytisus-Arten Chinolizidinalkaloide vom Cytisin- und *N*-Methylcytisin-Typ auf,[9,15,16] die als besonders humantoxisch eingestuft werden können.

Inhaltsstoffe: Vgl. Formelübersicht unter Inhaltsstoffgruppen der Gattung Cytisus.

Alle Teile der Pflanze enthalten Chinolizidinalkaloide, wobei die Gesamtalkaloidgehalte (mittels Kapillar-GC und HPLC bestimmt) zwischen den Organen und den Entwicklungsstadien variieren: Blatt: 0,2 bis 5,5 mg/g FG (= Frischgewicht); Sproß: alte, untere Teile: 0,9 bis 2,2 mg/g FG; mittlere Sproßbereiche 4,4 bis 5,2 mg/g FG; junge Sproßspitzen 24 mg/g FG, dabei 15,1 mg/g FG in der Rinde und 0,05 mg/g FG im Holz; reifende Früchte: 0,1 bis 1,3 mg/g FG; reife Samen: 2 bis 6 mg/g TG (= Trockengewicht); Wurzel: 0,03 mg/g TG;[17–19] besonders alkaloidreich sind die epi- und subepidermalen Zellschichten der Sprosse mit bis zu 200 mmol/kg.[20] Neben einer jahreszeitlichen Variation unterliegen die Alkaloidgehalte auch einer diurnalen Rhythmik.[21]
(–)-Spartein ist das Hauptalkaloid der grünen Pflanzenteile, mit 90 bis 98 % des Gesamtalkaloidgehaltes in den Sprossen, 62 % in den Blättern, 54 % in den Hülsen, aber nur 4 % in den Samen. (–)-Spartein ist häufig von 17-Oxospartein und 11,12-Dehydrospartein begleitet, deren Anteil bis zu 20 % betragen können. In Samen überwiegt das Lupanin mit einem Anteil von 40 bis 60 %. Als Nebenalkaloide mit einer Häufigkeit unter 2 % des Gesamtalkaloidgehaltes wurden die folgenden Alkaloide nachgewiesen: α-Isospartein, α-Isolupanin, 3-Hydroxylupanin, 13-Hydroxylupanin, 3,13-Dehydroxylupanin (in Samen), Angustifolin, Tetrahydrorhombifolin, Ester des 13-Hydroxylupanins, 5,6-Dehydrolupanin, Ammodendrin.[6,19] Als einfache Derivate des Phenylalanins wurden Tyramin, Hydroxytyramin (= Dopamin), Epinin und Salsolidin genannt;[17,18] ferner wurden Phythaemagglutinine in den Samen nachgewiesen.[8]

Verbreitung: Europa, Nordafrika, Kanaren. Eingebürgert und verbreitet in den USA, Japan, Südafrika und Südamerika (Chile). *C. scoparius* (L.) LINK bildet Besenginsterheiden aus, die für die Mittelgebirge typisch sind;[22] ansonsten auf Schlägen, Gebüschrändern und bodensauren Eichenwäldern; meidet Kalkböden.[23]
Die Subspecies *C. scoparius* ssp. *maritimus* (ROUY) HEYWOOD besiedelt maritime Klippen der Küsten von Nordwest-Europa.[3]

Anbaugebiete: *C. scoparius* (L.) LINK wird schon seit langem forstmäßig angepflanzt, so zur Verbesserung stickstoffarmer Sandböden, zur Befestigung von Dünen, Fluß- und Bahnböschungen, und zum Schutz von Kiefer- und Fichtensämlingen vor Kälte, Hitze und Tierfraß.[2]

Drogen: Cytisi scoparii flos (Besenginsterblüten), Cytisi scoparii herba (Besenginsterkraut), Cytisi scoparii radix (Besenginsterwurzel), Cytisus scoparius hom. *HAB 1*, Cytisus scoparius hom. *HPUS 78*.

Cytisi scoparii flos (Besenginsterblüten)

Synonyme: Flores Genistae, Flores Genistae scoparii, Flores Spartii scoparii, Flos Genistae scopariae, Sarothamni scoparii flos.

Sonstige Bezeichnungen: Dt.: Ginsterblüten, Pfriemenblüten (nicht zu verwechseln mit Pfriemenginsterblüten, s. Verfälschungen, Verwechslungen); engl.: Broom flowers; frz.: Fleur de genêt.

Definition der Droge: Die getrockneten, abgestreiften Blüten.[25]

Stammpflanzen: *Cytisus scoparius* (L.) LINK.[25]

Herkunft: Sammlung aus Wildvorkommen.

Ganzdroge: Vgl. Cytisi scoparii herba und Cytisus scoparius hom. *HAB 1*.
Mikroskopisches Bild. Beide Kelchepidermen aus geradlinigen, polygonalen Zellen; die äußere spaltöffnungsfrei, die innere Spaltöffnungen führend. Der größte Teil der äußeren Epidermiszellen der Flügel zu großen, konischen Papillen ausgewachsen. Die beiden Schiffchenblätter am unteren, kielbildenden Rand sehr reichlich mit anscheinend einzelligen, schlauchförmigen Haaren besetzt; Schiffchenblätter durch Verfilzung der Haare zusammengehalten. Die fibröse Schicht der Antheren eine feine Spiralleistenverstärkung zeigend. Pollenkörner kugelig, bis etwa 25 µm groß, mit 3 Austrittsschlitzen in ihrer sehr dünnen Exine. Fruchtknoten aus einer kleinzelligen, Spaltöffnungen tragenden Epidermis.[26,27]

Verfälschungen/Verwechslungen: Die Blüten des Spanischen Ginsters, *Spartium junceum* L., auch Pfriemenginster genannt, sind zwar ähnlich, aber im Gegensatz zu den Besenginsterblüten wohlriechend.

Inhaltsstoffe: *Chinolizidinalkaloide.* 0,004 % Chinolizidin-Alkaloide (TG), mit dem Hauptalkaloid (–)-Spartein (Alkaloidanalyse mit HPLC).[19]
vgl. a. Inhaltsstoffe der Art *Cytisus scoparius* und Formelübersicht unter Inhaltsstoffgruppen der Gattung Cytisus.
Phenylethylaminderivate. 0,13 % (TG) Tyramin (Aminanalyse mit HPLC).[19] Nach Lit.[25] kann die Droge aber auch über 2 % Tyramin enthalten.
C-Glykosylflavone. Scoparin (8-*C*-glucosylchryseriol).[7]

Zubereitungen: Aufguß: Einen Kaffeelöffel voll Blüten pro Tasse; mit siedendem Wasser übergießen und 10 min ziehen lassen.[36] Extraktzubereitung (keine Spezifizierung).[25]

Identität: Nachweis der Amine und Flavone analog Cytisus scoparius hom. *HAB 1*.
Weitere Identifizierungsmöglichkeiten: Blüten wie unter Identität (weitere Identifizierungsmöglichkeiten) der Droge Cytisi scoparii herba beschrieben aufarbeiten; Nachweis der Alkaloide durch DC oder GC.[15–18,20,34] Falls eine Verfälschung durch

Spartium-junceum-Blüten vorliegt, treten bei der DC-Analyse mit Laufmittelsystem (I) zwei intensive, orangerote Flecken mit einem Rf-Wert von 0,07 (Cytisin) bzw. 0,23 (*N*-Methylcytisin) auf.[24]

Wirkwertbestimmung: Für die Droge liegen keine expliciten Untersuchungen vor, jedoch wurde der Wirkstoff Tyramin, der bis zu 2 % in der Droge enthalten sein kann, gründlich untersucht und als indirektes Sympathomimetikum mit vasokonstriktorischer und blutdrucksteigernder Wirkung eingestuft. Aufgrund der sehr geringen (–)-Sparteinmengen in der Droge sind entspr. Sparteinwirkungen nicht zu erwarten.[25]

Volkstümliche Anwendung und andere Anwendungsgebiete: Ärztlich-klinische Berichte und sonstiges medizinisches Erfahrungsmaterial zur Anwendung der reinen Besenginsterblüten liegen nicht vor. Eine therapeutische Anwendung ist daher nicht vertretbar. Gegen die Verwendung als Schmuckdroge in Teemischungen in Mengen bis zu 1 % bestehen aber keine Bedenken. Besenginsterblüten kommen außerdem in Arzneistoffkombinationen (mit mehr als 5 Bestandteilen) aus dem Indikationsgebiet Herz-Kreislauf-System und Niere vor.[25]
In der Volksmedizin wurde die Droge in Form eines Aufgusses bei krankhaften Wasseransammlungen eingenommen, ferner bei Rheuma, Gicht, Nierensteinen, Gelbsucht, Leberleiden, vergrößerter Milz und zur Blutreinigung. Eine mit den Blüten hergestellte Salbe wurde äußerlich bei Gicht aufgetragen.[2,25,38] Die genannten Indikationen sind nicht belegt.

Dosierung und Art der Anwendung: *Droge.* Anwendung in Teemischungen.[25] *Zubereitung.* Aufguß: Eine Tasse pro Tag trinken, bei guter Verträglichkeit 2 oder 3 Tassen pro Tag; bei krankhaften Wasseransammlungen einen Liter Infus pro Tag auf 4 Portionen verteilt, während der Mahlzeiten, einen Monat lang.[36]
Anwendung als Extraktzubereitung (keine Spezifizierung).[25]

Gegenanzeigen/Anwendungsbeschr.: Behandlung mit MAO-Hemmstsoffen; Bluthochdruck.[25]

Wechselwirkungen: Aufgrund des Tyramingehaltes der Droge kann es bei gleichzeitiger Behandlung mit MAO-Hemmstroffen zu eine Blutdruckkrise kommen.[25]
Konkrete Beobachtungen sind in der Literatur bisher aber nicht beschrieben.

Gesetzl. Best.: *Offizielle Monographien.* Aufbereitungsmonographie der Kommission E am BGA "Besenginsterblüten".[25]

Cytisi scoparii herba (Besenginsterkraut)

Synonyme: Herba Genistae scopariae, Herba Sarothamni scoparii, Herba Spartii scoparii, Sarothamni scoparii herba, Scoparii cacumina, Scoparium, Summitates Scoparii, Summitates Scoparii Genistae.

Sonstige Bezeichnungen: Dt.: Besenstrauch, Ginsterkraut; engl.: Broom tops, Scotch broom tops; frz.: Herbe de genêt, Herbe de genêt à balais.

Monographiesammlungen: Sarothamni scoparii herba (Besenginsterkraut) *DAC86*; Scoparium *BHP83, Mar29.*

Definition der Droge: Die getrockneten, besonders im Frühjahr und Spätherbst gesammelten oberirdischen Teile *DAC86*; Die getrockneten und während der Blütezeit gesammelten Zweigspitzen *BHP83*; Die getrockneten Zweigspitzen *Mar29*; Die oberirdischen Teile.[25]

Stammpflanzen: *Cytisus scoparius* (L.) LINK *DAC86, BHP83, Mar29.*

Herkunft: Sammlung aus Wildvorkommen, z. T. kleinflächiger Anbau in Süd- und Südwesteuropa. Die Droge wird z. T. aus Jugoslawien und Bulgarien importiert.

Ganzdroge: Sie besteht aus holzigen Sprossen mit Zweigen, Blättern und Blüten. Die dicken Sprossen tragen aufrechte, rutenförmige, bis 2 mm dicke, grüne, später schwarzbraune Zweige. An diesen sitzen am Grunde sehr kleine, kurzgestielte, graugrüne Laubblätter mit 3 verkehrteiförmigen bis lanzettlichen, 1 bis 2 cm langen, meist spitzen, besonders unterseits seidig behaarten Blättchen und in den oberen Zweigabschnitten kleine, ungeteilte, verkehrteiförmige Laubblätter und gelbbraune Blütenknospen mit einem zweilippigen, glockenförmigen Kelch.[26]

Schnittdroge: *Geschmack.* Stark bitter.
Geruch. Ohne Geruch.
Makroskopisches Bild. Schwarzbraune, etwa 2 bis 3 mm dicke Zweigstückchen, an denen die Fünfkantigkeit der Stengel noch zu erkennen ist. Blättchen, Blütenknospen und Blütenteile treten mengenmäßig gegenüber den Zweigstückchen deutlich zurück.[27]
Mikroskopisches Bild. Typisch sind die schon makroskopisch sichtbaren 5 ausgeprägten, hellgrünen Längskanten der Stengelquerschnitte. Epidermis der Stengel durch dickwandige, vieleckige Zellen und zahlreiche Spaltöffnungen ohne Nebenzellen charakterisiert. Blattchen mit 3zelligen, bis 600 µm langen, gewundenen Haaren. Ihre Cuticula ist fein gekörnt, ihre Basalzellen sind flachgedrückt, kurz und dickwandig.[28] S. a. Lit.[26]
Mikroskopie der Blüten: s. Cytisi scoparii flos.

Pulverdroge: Das braune Pulver ist gekennzeichnet durch braune Stengelepidermisfetzen mit kleinen, vieleckigen, dickwandigen Zellen und zahlreichen Spaltöffnungen; lange, schmale Fasern und bis 600 µm lange, einzellige, fein kutikular gekörnelte, stark gewundene Haare der Blätter.[26]

Verfälschungen/Verwechslungen: Andere Cytisus- und Genista-Arten, z. B. *Genista tinctoria* L. und *Spartium junceum* L.; Unterscheidung anhand des Alkaloidspektrums möglich (s. Identität). *Spartium junceum* L. und *Genista tinctoria* L. sind speziell an dem Auftreten von den α-Pyridonalkaloiden Cytisin und *N*-Methylcytisin, *Spartium junceum* L. auch morphologisch an den kreisrunden Stengelquerschnitten leicht zu erkennen.[6,9,16]

Inhaltsstoffe: Vgl. Formelübersicht unter Inhaltsstoffgruppen der Gattung Cytisus.
Chinolizidinalkaloide. 0,5 bis 1,6 % Chinolizidinalkaloide (GLC, HPLC, Photometrie), mit dem Hauptalkaloid (–)-Spartein (85 bis 98 % der Gesamtalkaloide); ferner als Nebenalkaloide 11,12-Dehydrospartein, 17-Oxospartein, Lupanin, α-Isospartein und weitere Chinolizidinalkaloide.[17-20,25] s.a. Inhaltsstoffe der Art *Cytisus scoparius*.
Derivate des Phenylalanins. Tyrosin, Tyramin, Epinin, Dopamin, Methyloxytyramin.[6,19]
Flavone, Flavonole, Isoflavone. 0,2 bis 0,6 % Flavonoidgehalt; Flavonole wie Spiraeosid, Isoquercitrin und weitere Quercetin- und Kämpferolglykoside; *C*-Glykosylflavone des Apigenins und Luteolins und das 8-*C*-Glucosylchrysoeriol Scoparin; als Isoflavone Sarothamnosid, Genistein.[7,29-31]

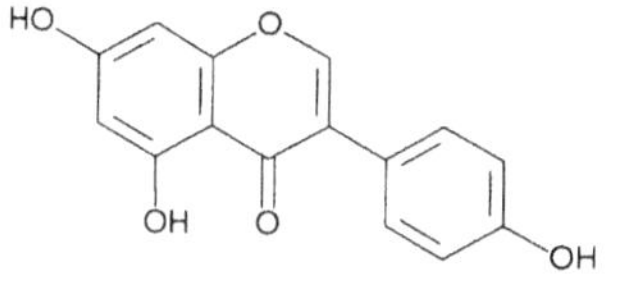

Genistein

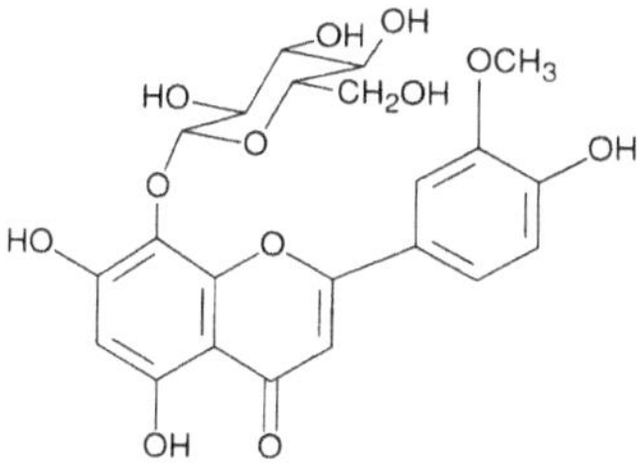

Scoparin

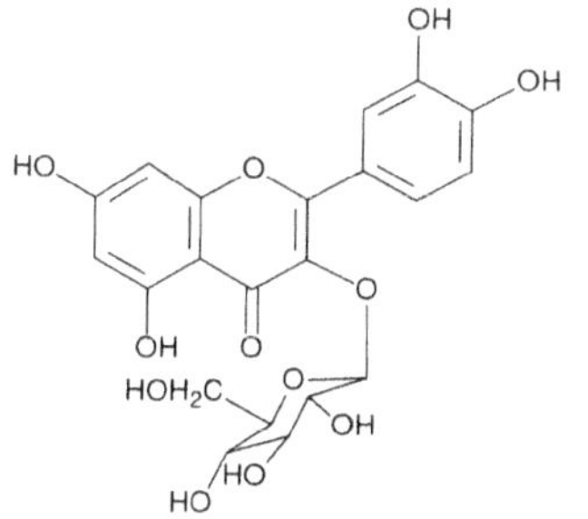

Isoquercitrin

Zubereitungen: Teeaufguß: "Ein knapper Teelöffel voll (1 bis 2 g) wird mit siedendem Wasser (ca. 150 mL) übergossen und nach 10 min durch ein Teesieb gegeben."[32]
Decoct *BHP 83*: Zubereitung aus 1 bis 2 g Droge.
Fluidextrakt 1:1 in Ethanol 25 % (*V/V*) *BHP 83*; Tinktur 1:5 in Ethanol 45 % (*V/V*) *BHP 83*; Decoct (keine Spezifizierung) *Mar 29*; Infus (keine Spezifizierung) *Mar 29*; wäßrig-ethanolischer Auszug (keine Spezifizierung)[25].
Aus der Droge werden wäßrig-ethanolische Extrakte mit max. 1 mg/mL (–)-Spartein hergestellt,[25] die Bestandteil von mehr als 20 Fertigarzneimitteln sind.
Wichtig sind Monopräparate, die reines (–)-Spartein enthalten; Gewinnung des wasserdampfflüchtigen (–)-Sparteins: Die freie Base, die als flüssiges Öl anfällt, kann nach Alkalisierung der sauren Extraktlösung durch Wasserdampfdestillation und anschließender Extraktion mit Dichlorethan gewonnen werden. Zur Darstellung des Sparteinsulfats · $5\,H_2O$ wird der Extrakt mit 4 N Schwefelsäure behandelt; nach Eindampfen der Lösung kristallisiert das Spartein als Sulfat-Pentahydrat aus: Farblose Kristalle von schwach salzigem und bitterem Geschmack.[33]

Identität: *Besenginsterkraut. DAC 86*: Der wäßrige, schwefelsaure Drogenauszug wird mit verd. Ammoniaklösung alkalisiert, mit Ether ausgeschüttelt und die Etherlösung einer DC-Prüfung unterzogen:
- Referenzlösung: Sparteinsulfat.
- Sorptionsmittel: Kieselgel G.
- Fließmittel: Chloroform-Methanol-konz. Ammoniak (100 + 18 + 2).
- Detektion: Dragendorff-Sprühreagenz, Auswertung im Vis.
- Auswertung: Nachweis der orangeroten Alkaloidzone des Sparteins im Chromatogramm der Untersuchungslösung sowie 3 schwach orangerote Alkaloidzonen darunter.

Weitere Identifzierungsmöglichkeiten.[17,18,20,34]
Nachweis des Sparteins und der anderen in der Droge enthaltenen Chinolizidinalkaloide: Die gepulverte Droge wird in 0,5 N HCl oder 1 N H_2SO_4 homogenisiert und nach ca. 1 h abfiltriert. Das Filtrat wird mit 6 N NaOH auf ca. pH 13 eingestellt und die Alkaloide durch Flüssig-Fest-Extraktion auf Extrelutsäulen mittels Dichlormethan oder Ether isoliert. Die am Rotationsverdampfer eingeengten Eluate werden durch DC oder Kapillar-GLC analysiert.
DC-Trennung der Alkaloide.
- Referenzlösung: (–)-Spartein (als freie Base und als Sparteinsulfat kommerziell erhältlich).
- Sorptionsmittel: Kieselgel G 60.
- Fließmittel: (I) Cyclohexan-Diethylamin (7 + 3) oder (II) Chloroform-Methanol-konz. Ammoniak (100 + 18 + 2).
- Detektion: Dragendorff-Sprühreagenz (Platten müssen vorher 15 min bei 110 °C trocknen).
- Auswertung: Chinolizidinalkaloide erscheinen als orangerote Flecke; Spartein weist in den o.a. Fließmitteln einen Rf-Wert von 0,9 (I) bzw. 0,1 (II) auf.

Eine vollständige Auftrennung und Quantifizierung der Chinolizidinalkaloide ist mit GC unter Verwendung von Quarzkapillarsäulen (z.B. DB1 oder DB5; 30 m × 0,3 mm) möglich.

Reinheit:
- Trocknungsverlust: Höchst. 6,0 % *DAB 86*.
- Asche: Höchst. 6,0 % *DAC 86*; höchst. 3 % *BHP 83*.
- Säureunlösliche Asche: Höchst 1,5 % *BHP 83*.

- Organische Verunreinigungen: Höchst. 2% *BHP83*.
- Wasserlösliche Extraktstoffe: Mind. 9% *BHP83*.

Gehalt: Mind. 0,8% Alkaloide, berechnet als Spartein und bezogen auf die getrocknete Droge *DAC86*.

Gehaltsbestimmung: Nach *DAC86* werden die Gesamtalkaloide nach der sogenannten "Acid-dye-Methode" photometrisch bestimmt. Ein aliquoter Teil des salzsauren Drogenauszuges wird mit dem sauren Indikatorfarbstoff Eriochromschwarz T versetzt. Die entstandenen Alkaloid-Farbstoff-Ionenpaare werden aus der wäßrigen Lösung mit Chloroform abgetrennt und einer Extinktionsmessung bei 520 nm gegen Chloroform unterzogen. Die Farbintensität der rot gefärbten Chloroformphase ist dabei der Alkaloidkonzentration proportional. Der Gesamtalkaloidgehalt wird als Spartein berechnet, dessen spezifische Extinktion der Berechnung zugrundegelegt wird.
Weitere Bestimmungsmethoden. Die Gehaltsbestimmung kann auch spektralphotometrisch unter Verwendung von KJ/J_2 erfolgen,[17,18,20] genauer jedoch nur gaschromatographisch oder mittels HPLC.[17,19,20,34]

Lagerung: Vor Licht und Feuchtigkeit geschützt, vorsichtig zu lagern *DAC86*.

Wirkungen: Für die Droge und ihre Zubereitungen liegen keine expliciten Untersuchungen vor, jedoch wurde der Wirkstoff (–)-Spartein gründlich untersucht und als antiarrhythmisch wirksame Substanz klassifiziert (zur Pharmakologie des (–)-Sparteins → Stoffband). Das Tyramin wirkt als indirektes Sympathomimeticum vasokonstriktorisch und blutdrucksteigernd (zur Pharmakologie des Tyramins → Stoffband).

Anwendungsgebiete: Funktionelle Herz- und Kreislaufbeschwerden.[25] Zur Unterstützung der Therapie von Kreislaufregulationsstörungen und zu niedrigem Blutdruck.[32]

Dosierung und Art der Anwendung: *Zubereitung.* Tagesdosis: Wäßrig-ethanolische Auszüge zum Einnehmen mit einem maximalen Spartein-Gehalt von 1 mg/mL, entsprechend 1 bis 1,5 g Droge.[25]
Teeaufguß: "3- bis 4mal täglich wird 1 Tasse frisch bereiteter Teeaufguß getrunken."[32]

Volkstümliche Anwendung und andere Anwendungsgebiete: In der Volksmedizin wird Besenginsterkraut auch heute noch in Form des Fluidextraktes, Aufgusses, Decoctes oder der Tinktur bei krankhaften Wasseransammlungen im Gewebe eingenommen,[35,36] was mit der diuretischen Wirkung der Flavone und der gefäßverengenden Wirkung des Sparteins in Zusammenhang gebracht werden kann.
Die o.a. Zubereitungen werden auch bei Rhythmus- und Reizleitungsstörungen des Herzens, nervösen Herzbeschwerden und zu niedrigem Blutdruck (vgl. Anwendungsgebiete) angewendet;[35–38] ferner bei zu starker Menstruation oder zu starken Blutungen nach der Geburt und als Wehenmittel.[35–37]
Einige dieser Anwendungen sind wohl aufgrund der in der Droge enthaltenen Chinolizidinalkaloiden, insbesondere Spartein, und des Tyramins erklärbar.
Weitere Anwendungsgebiete: Zahnfleischblutungen, Bluterkrankheit, Gicht, Rheumatismus, Ischias, Gallen- und Harnsteine, vergrößerte Milz, Gelbsucht[36,38] und Bronchialerkrankungen.[36]
Ferner wurden Besenginsterkraut-Auszüge (keine Spezifizierung) innerlich zur Behandlung nach Schlangenbissen verwendet.[33,36] Diese heute obsolete Anwendung hat möglicherweise ihre reale Basis darin, daß Spartein an nicotinerge Acetylcholinrezeptoren bindet[39] und Na^+- und K^+-Kanäle hemmt,[40] denn einige Schlangengifte blockieren nicotinerge Rezeptoren und aktivieren Na^+-Kanäle.[41]
Klinische Erfahrungsberichte zur Wirksamkeit der Droge liegen jedoch nicht vor.

Dosierung und Art der Anwendung: *Zubereitung.* Fluidextrakt *BHP83*: 1 bis 2 mL zur Einnahme.
Tinktur *BHP83*: 0,5 bis 2 mL zur Einnahme.

Gegenanzeigen/Anwendungsbeschr.: Besenginsterkrautzubereitungen sollen nicht bei Bluthochdruck und auch nicht während der Schwangerschaft (wehenauslösend ab dem 7. Monat[33]) angewendet werden;[32,35] Besenginsterzubereitungen und (–)-Spartein sind auch bei partiellem und totalem AV-Block (Adams-Stokes-Anfälle) kontraindiziert.[33]

Wechselwirkungen: Die Verabreichung der Droge kann aufgrund ihres Tyramingehaltes bei gleichzeitiger Behandlung mit MAO-Hemmstoffen zu einer Blutdruckkrise führen.[25]

Toxikologische Eigenschaften: Die Toxizität der Droge und ihrer Zubereitungen beruht wahrscheinlich allein auf dem Vorkommen von Alkaloiden. Spartein und die anderen tetracyclischen Chinolizidinalkaloide haben mehrere Zielpunkte: a) membranständige Transportsysteme für Ionen,[33,40] b) nicotinerge Acetylcholin-Rezeptoren[39] und c) leichte Hemmung der Proteinbiosynthese.[42]
→ Stoffband (–)-Spartein.

Akute Toxizität: *Mensch.* Ein konkreter Vergiftungsfall mit der Droge wird geschildert:[43] Ein 45jähriger Landwirt hatte, vermutlich zur Linderung seines Bronchialasthmas und seiner Herzinsuffizienz, eine starke Abkochung von Besenginsterkraut mehrmals täglich 6 Tage lang getrunken. Es folgte eine schwere, periphere Kreislaufschwäche mit kalten, blauen Extremitäten, kaltem Schweiß und Frieren, eine Tachykardie, ein stark abgesunkener Blutdruck und ein Ileus. Der Ileus konnte zwar durch Anwendung von Kreislaufmitteln, Darmeinläufen und Wärmebehandlung behoben werden, aber die schwere periphere Kreislaufschwäche hielt an und schließlich trat der Tod ein.
Für die Toxikologie der Droge dürfte auch der genetisch determinierte Defekt im Sparteinabbau bei manchen Menschen (→ Stoffband (–)-Spartein)

wichtig sein; bei diesen Personen ist die Plasma-Halbwertszeit des (–)-Sparteins um das dreifache verlängert und die Toxizität erhöht.[44,45]
Bei Erwachsenen sollen nach Lit.[46] ab etwa 300 mg (–)-Spartein die Vergiftungsdosen beginnen und folgende Vergiftungserscheinungen auftreten: Schwindel, Kopfschmerzen, Herzklopfen, Prickeln in den Extremitäten, Abnahme des Kraftgefühls in den Beinen, Schweißausbrüche, Schläfrigkeit, Pupillenerweiterung und Augenmuskellähmung.
Ein 2 Jahre und $4^1/_2$ Monate altes Kind starb 3 h nach Einnahme von 413 mg (entspr. ca. 30 mg/kg KG) (–)-Spartein in 10 "Perivar®"-Dragees. Als toxisch werden bereits Mengen von etwa 50 mg der Reinsubstanz (–)-Spartein bei einem solchen Kleinkind angesehen. Der Verlauf der Vergiftung entsprach den bekannten pharmakologischen Wirkungen des (–)-Sparteins (→ Stoffband). Das Kind wurde auffallend müde und hatte zunehmend Atemlähmung bei gleichzeitiger hochgradiger Pulsbeschleunigung. Durch künstliche Atmung und analeptische Mittel konnte die Atmung zwar kurzfristig wieder in Gang gebracht werden, aber danach folgten tonische Krämpfe, und 3 h nach Giftaufnahme trat der Tod ein.[47]

Toxikologische Daten: *LD-Werte.* Folgende LD_{50}-Werte wurden für die Reinstoffe (–)-Spartein (→ Stoffband) und Lupanin ermittelt:
(–)-Spartein. LD_{50}-Werte: Maus i. v. 17 bis 20 mg/kg, i. p. 55 bis 67 mg/kg, p. o. 350 bis 510 mg/kg,[48] i. p. 36 (34 bis 37) mg/kg, p. o. 220 (180 bis 268) mg/kg;[39] MLD-Werte: Meerschweinchen i. p. 23 bis 30 mg/kg,[49] Ratte i. p. 45 bis 50 mg/kg,[50] Kaninchen i. v. 20 bis 30 mg/kg, p. o. 450 mg/kg.[51]
Lupanin. LD_{50}-Werte: Maus i. p. 175 (154 bis 197) mg/kg, p. o. 410 (341 bis 492) mg/kg;[39] MLD-Werte: Meerschweinchen i. p. 210 mg/kg, Ratte i. p. 180 mg/kg, Maus i. p. 75 bis 85 mg/kg.[52]

Sonst. Verwendung: *Haushalt.* Verwendung zur Herstellung von Besen (vgl. den Namen!) und Flechtwerk. Das Holz ist als Brennholz und, besonders in Italien, zur Gewinnung von Holzkohle geschätzt. Seit alters her werden die "Ginsterfasern" zur Herstellung von Netzen, praktisch als Juteersatz, und Tüchern verwendet. Die Sprosse wurden früher, vor allem in England und Frankreich, zum Gerben von Fellen und zum Färben von Papier und Tüchern gebraucht. In Frankreich (Auvergne) und Deutschland (Bayern) wurden die Blätter und Knospen als Salat zubereitet bzw. die Knospen in Essig und Salz eingelegt ("Deutscher Brahm- oder Geiß-Kapern").[2]

Gesetzl. Best.: *Apothekenpflicht.* Besenginsterkraut ist apothekenpflichtig.[32] *Standardzulassung.* Standardzulassung Nr. 1439.99.99 (Besenginsterkraut).[32] *Offizielle Monographien.* Aufbereitungsmonographie der Kommission E am BGA "Besenginsterkraut".[25]

Cytisi scoparii radix (Besenginsterwurzel)

Synonyme: Radix Genistae scopariae, Radix Genistae scoparii, Radix Sarothamni scoparii, Radix Spartii scoparii, Sarothamni scoparii radix.

Sonstige Bezeichnungen: Dt.: Ginsterwurzel; engl.: Broom root; frz.: Racine de genêt.

Definition der Droge: Die getrocknete Pfahlwurzel mit Nebenwurzeln.[27]

Stammpflanzen: *Cytisus scoparius* (L.) LINK.[27]

Herkunft: Sammlung aus Wildvorkommen.

Ganzdroge: Geruch und Geschmack nicht charakteristisch.
Wurzel bis 50 cm lang, mit einem Durchmesser am oberen Ende bis 40 mm, am untersten Ende bis 5 mm, leicht gebogen, holzig, ockerfarben bis hellbraun, fein längstreifig. Nebenwurzeln rechtwinklig abstehend, 1 bis 5 mm stark. Im Querschnitt der Wurzel eine bräunliche Rinde und ein mächtiger, weißlicher, durch Markstrahlen deutlich radial gestreifter Holzkörper.[27]

Schnittdroge: S. Ganzdroge.

Inhaltsstoffe: *Chinolizidinalkaloide:* 0,002 % Chinolizidinalkaloide (FG), mit den Hauptalkaloiden (–)-Spartein (27 % des Gesamtalkaloidgehaltes), Lupanin (20 %) und 13-Hydroxylupanin (4 %), den Nebenalkaloiden 17-Oxospartein, Tetrahydrorhombifolin, 17-Oxolupanin, Anagyrin und 13-Tigloyloxylupanin (Analyse mittels Kappilar-GLC).[17] s. a. Inhaltsstoffe der Art *Cytisus scoparius* und Formelübersicht unter Inhaltsstoffgruppen der Gattung Cytisus.

Identität: Identifzierungsmöglichkeit: Nachweis der Chinolizidinalkaloide nach Anreicherung analog Identität der Droge Cytisi scoparii herba.

Volkstümliche Anwendung und andere Anwendungsgebiete: In der Volksmedizin wurden Decocte aus der Droge innerlich bei vergrößerter Milz, Gelbsucht, Rheumatismus und bei einer ganzen Reihe weiterer Leiden verwendet.[38] Alle diese Anwendungsgebiete sind nicht belegt.

Tox. Inhaltsstoffe u. Prinzip: Vgl. Cytisi scoparii herba.

Cytisus scoparius hom. *HAB 1*

Synonyme: Spartium scoparium.

Monographiesammlungen: Cytisus scoparius (Spartium scoparium) *HAB 1*.

Definition der Droge: Die frischen, abgestreiften Blüten zusammen mit den bei der Blütenernte anfallenden Blättern, jedoch ohne Zweigspitzen *HAB 1*.

Stammpflanzen: *Cytisus scoparius* (L.) LINK *HAB 1*.

Ganzdroge: Blüten mit 1,0 bis 1,5 cm langem Stiel. Kelch früh vertrocknend, zweilippig; Oberlippe aus 2, Unterlippe aus 3 miteinander verwachsenen Kelchblättern. Blumenkrone 2,0 bis 2,5 cm lang, leuchtend gelb, mit großer, zurückgeschlagener Fahne, 2 stumpfen Flügeln und einem die Flügel kaum überragenden Schiffchen. Staubblätter 10, im unteren Abschnitt zu etwa $^2/_3$ zu einer in der Mitte bauchig erweiterten Röhre verwachsen. Fruchtknoten grünlich, weißzottig behaart, mit stark gekrümmtem Griffel, kurzgstielt erscheinend. Daneben können Laubblätter (s. Ganzdroge Cytisi scoparii herba) und ähnlich geformte Hochblätter vorkommen. Rutenförmige, kantige Zweige dürfen nicht vorkommen.[53]

Zubereitungen: Urtinktur und flüssige Verdünnungen nach *HAB 1*, Vorschrift 3a; Eigenschaften: Die Urtinktur ist eine grünlichgelbe bis grünbraune Flüssigkeit mit arteigenem Geruch und Geschmack.

Identität: *Urtinktur.*
Nachweis der Amine. Nach Zugabe von verd. Natriumhydroxidlösung zur Urtinktur und Erhitzen der Mischung Blaufärbung von angefeuchtetem rotem Lackmuspapier durch die Dämpfe *HAB 1*.
Nachweis der Flavone. Rotbraune Färbung der Urtinktur nach Reduktion mit Zinkstaub, Magnesiumspänen und Salzsäure (Shinoda-Test) *HAB 1*.
Dünnschichtchromatographie der Urtinktur nach HAB 1:

- Referenzlösung: Hyperosid, Rutin.
- Sorptionsmittel: Kieselgel HF_{254}.
- Fließmittel: Ethylacetat-Methanol-Ameisensäure-Wasser (70 + 10 + 10 + 10).
- Detektion: Auswertung im UV 254 nm; Besprühen mit 1 %iger Lösung (*G/V*) von Diphenylboryloxyethylamin in Methanol (Naturstoff-Reagenz = NST), gefolgt von 5 %iger Lösung Polyethylenglycol (PEG) in Methanol, Auswertung im UV 365 nm.
- Auswertung: Im Chromatogramm der Untersuchungslösung Nachweis fluoreszenzmindernder (UV 254 nm Direktauswertung) und verschiedenfarbig fluoreszierender (Detektion mit NST/PEG, UV 365 nm) Flecken auf der Höhe der Vergleichssubstanzen Rutin und Hyperosid bzw. darunter oder darüber.

Reinheit: *Urtinktur.* Mind. 0,002 und höchstens 0,015 % Alkaloide, berechnet als (–)-Spartein.

Gehaltsbestimmung: Urtinktur *HAB 1*: Spektrophotometrische Methode zur Alkaloidbestimmung analog Gehaltsbestimmung der Droge Cytisi scoparii herba.

Lagerung: *Urtinktur.* Vor Licht geschützt.

Cytisus scoparius hom. *HPUS 78*

Sonstige Bezeichnungen: Broom tops.

Monographiesammlungen: Cytisus scoparius (Broom trops) *HPUS 78*.

Definition der Droge: Die frischen Blüten.

Stammpflanzen: *Cytisus scoparius* (L.) LINK.

Zubereitungen: *Urtinktur*. Zu einer feuchten Pflanzenmasse, bestehend aus 100 g Festanteil und 400 mL Pflanzensaft, gibt man 635 mL 94,9 % (*V/V*) Ethanol zur Bereitung von 1000 mL Tinktur; Dilutionen: 2 × (D2) enthält 1 Teil Tinktur, 3 Teile dest. Wasser und 6 Teile Alkohol; 3 × (D3) und höher mit 88 % (*V/V*) Ethanol; Medikationen: 3 × (D3) und höher.

Gehalt: *Urtinktur*. Arzneigehalt $^1/_{10}$.

1. Bisby FA (1981) Genisteae. In: Polhill RM, Raven PH (Eds.) Advances in Legume Systematics, Part 1, Royal Botanical Gardens, Kew, England
2. Heg (1975), Bd. IV, Teil 3, S. 1.182–1.189
3. FEu (1968), Bd. 2, S. 86–90
4. Polhill RM (1976) Bot Systematics 1:143–368
5. Chiapella LF, Cristofolini FG (1980) Pl Syst Evol 136:209–216
6. Mears JA, Mabry TJ (1971) Alkaloids in the Leguminosae. In: Harborne JB, Boulter D, Turner BL (Hrsg.) Chemotaxonomy of the Leguminosae, Academic Press, London New York, S. 73
7. Harborne JB (1971) Distribution of Flavonoids in the Leguminosae. In: Harborne JB, Boulter D, Turner BL (Hrsg.) Chemotaxonomy of the Leguminosae, Academic Press, London New York, S. 31
8. Toms GC (1971) Phytohaemagglutinins. In: Harborne JB, Boulter D, Turner BL (Hrsg.) Chemotaxonomy of the Leguminosae, Academic Press, London New York, S. 367
9. Wink M (1984) Habilitationsschrift TU Braunschweig
10. Faugeras G, Paris RR (1972) Anales de Quimica 68:811–819
11. Faugeras G, Valdes-Bermejo E, Paris R (1973) Plantes medicinal phytother 7:68–76
12. Greiner R (1988) Dissertation Universität Würzburg
13. Faugeras G, Paris R, Valdes-Bermejo E (1972) Ann Pharm Fr 80:527–534
14. Greuter W, Burdet HM, Long G (1989) Med-Checklist, Vol. 4, Conservatoire et jardin botanique, ville de Genève
15. Wink M, Witte L (1985) Z Naturforsch 40c:767–775
16. Wink M, Witte L (1991) Entomol Gener 15:237–254
17. Wink M, Witte L, Hartmann T (1981) Planta Med 43:342–352
18. Wink M, Hartmann T, Witte L, Rheinheimer J (1982) Z Naturforsch 37c:1.081–1.086
19. Murakoshi I, Yamashita Y, Ohmiya S, Otomasu H (1986) Phytochemistry 25:521–524
20. Wink M, Heinen HJ, Vogt H, Schiebel HM (1984) Plant Cell Rep 3:230–233
21. Wink M, Hartmann T (1982) Z Naturforsch 37c:369–375
22. Wink M (1974) Vogelwelt 96:121–135

23. Rothmaler W (1972) Exkurisonsflora, Gefäßpflanzen, Volk und Wissen, VEB Berlin
24. Wink M (1992). In: Methods in Plant Biochemistry, Vol. 6, Alkaloids and sulphur compounds, Academic press (in Druck)
25. BAz Nr. 11 vom 17.01.1991
26. DAC86
27. Hag, Bd. 4, S. 430–434
28. Wichtl M (1989) Teedrogen, Wissenschaftliche Verlagsgesellschaft, Stuttgart
29. Brum-Bousquet M, Delaveau P (1981) Plantes Méd Phytothér 15:201
30. Brum-Bousquet M, Tillequin F, Paris RR (1977) J Nat Prod (Lloydia) 40:591
31. Abathi FS, Auletta FJ, Sadlegi D, Djahanguire B, Scommegna A (1978) Prostaglandins 16:473
32. Standardzulassung für Fertigarzneimittel (1987/89) Govi Verlag, Pharmazeutischer Verlag, Deutscher Apotheker Verlag, Frankfurt/M.
33. Thies PW (1986) Pharm Unserer Zeit 15:172–176
34. Wink M, Witte L, Hartmann T, Theuring C, Volz V (1983) Planta Med 48:253–257
35. BHP83, S. 191–192
36. Valnet J (1983) Phytothérapie. Traitment des maladies par les plantes, 5. Edition, Maloine SA, Paris
37. Schönfelder P, Schönfelder I (1988) Der Kosmos-Heilpflanzenführer. Europäische Heil- und Giftpflanzen, Kosmos, Gesellschaft der Naturfreunde, Franckh'sche Verlagshandlung, Stuttgart
38. CRC, S. 155
39. Yovo K, Huguet F, Pothier J, Durand M, Breteau M, Narcisse G (1984) Planta Med:420–424
40. Kleinhaus AL (1980) J Physiol 299:309
41. Teuscher E, Lindequist U (1987) Biogene Gifte, Gustav Fischer Verlag, Stuttgart New York, S. 418–425
42. Wink M, Twardowski T (1992) In: Rizvi SJH (Hrsg.) Allelopathy: Basic and applied aspects, Chapmann and Hall, London, S. 129–150
43. Müller AH (1951) Dtsch Med Wschr 76:1.027
44. Wirth W, Gloxhuber C (1981) Toxikologie, für Ärzte, Naturwissenschaftler und Apotheker, Georg Thieme Verlag, Stuttgart New York
45. Eichelbaum M (1976) Habilitationsschrift, Bonn zit. nach[44]
46. Fischer H (1940) Spartein- und Lupinenalkaloide. In: Neureiter FV, Pietrusky F, Schütt E, Handwörterbuch der gerichtlichen Medizin und naturwissenschaftlichen Kriminalistik, Springer, Berlin, zit. nach[47]
47. Schmidt G (1961) Arch Toxicol 19:244–253
48. Zetler G, Strubelt O (1980) Arzneim Forsch 30:1.497–1.502
49. Couch JF (1926) J Agr Res 32:51–67
50. Poe CF, Johnson CC (1954) Acta Pharmacol et Toxicol 10:338–346
51. Lu GC (1963) Toxicol Appl Pharmacol 6:328–333
52. Gordon WC, Henderson JHM (1951) J Agr Sci 41:141–145
53. HAB 1

MW

D

Dactylopius

HN: 2030400

Familie: Coccidae.

Unterfamilie: Coccinae.

Gattungsmerkmale: Sechsfüßige Schildläuse, bei denen die Weibchen flügellos, eiförmig und 6 bis 7 mm lang sind, die Männchen Flügel besitzen und eine längliche Form aufweisen.[1,2]

Drogenliefernde Arten: *Dactylopius coccus*: Coccionella, Dactylopius coccus hom. *HAB 1*, Coccus cacti hom. *PFX*, Coccus cacti hom. *HPUS78*.

Dactylopius coccus Costa

Synonyme: *Coccus cacti* L., *Pseudococcus cacti* Westw.

Sonstige Bezeichnungen: Dt.: Cochenille-Laus, Cochenille-Schildlaus, Kaktus-Schildlaus; engl.: Cochineal-insect.

Zoologische Beschreibung: Die Cochenille-Schildlaus ist grau- bis schwärzlichpurpurn gefärbt. Sie hat einen plankonvexen Körper mit etwa eiförmigem Umriß (s. Abb.). Die Rückenfläche ist konvex mit 9 bis 12 Segmenten, die Bauchfläche konkav. Am vorderen Ende der Bauchfläche befinden sich zwei gerade siebengliederige Fühler, weiterhin 3 Paare kurzer Füße mit je einer einzelnen Kralle und ein stark differenzierter Mund, auf dessen Außenseite sich ein langer, fadenförmiger Rüssel befindet, der aus 4 sehr feinen, paarweise angeordneten Chitinteilen besteht. Das vordere Paar davon sind die Mandibeln, das hintere Paar die ersten Maxillen. Antennen, Füße und Freßwerkzeuge sind mehr oder weniger gebrochen. 4 der Tracheen sind sichtbar, die ersten beiden befinden sich zwischen den mittleren und den hinteren Füßen. Die gesamte Oberfläche ist chitinös, mit vielen einzelnen oder gehäuft vorkommenden, röhrenförmigen Spinnwachsdrüsen. Nach dem Entfärben zeigt das Insekt zahlreiche Larven mit charakteristischen Mundwerkzeugen, die als 2 kreisrunde Ringe ausgebildet sind. Sie zeigen weiterhin Reihen röhrenförmiger Wachsdrüsen und in den höher entwickelten Stadien 3 Paar Füße, Fühler und andere Kennzeichen des reifen Insektes. Die Cochenillelaus zeigt einen ausgeprägten Geschlechtsdimorphismus. Die Männchen haben bräunliche Beine und Fühler,

1Paar große, grau-weißbehauchte Flügel, 1Paar Facettenaugen und ein Paar einfache Augen und am Hinterende doppelt körperlange Schwanzborsten. Die Weibchen sind flügellos, eiförmig, bedeutend größer als die Männchen (6bis7mm lang, 3bis4,5mm breit). Fühler und Beine sind kurz und dick, die Mundteile zu Stechborsten umgewandelt. Die deutliche Segmentierung des dunkelbraunroten Körpers wird von einer weißen, mehligen Wachsmasse fast völlig verdeckt, die von ein- oder mehrzelligen Drüsenfeldern, Drüsendornen oder Drüsenhaaren abgeschieden wird. Das Weibchen ist vor der Befruchtung 2mm lang, eirund, als Larve mit Saugrüssel versehen, verpuppt sich nicht, schwillt nach der Begattung um mehr als das Doppelte an, der Kopf und die 3Paar Beine hingegen nicht. Die Vermehrung der Cochenille ist gewaltig. Es kommen jährlich 3, ausnahmsweise auch bis zu 5Generationen vor. Die Entwicklung einer Generation dauert etwa 3bis4 Monate, teilweise auch 2Monate. Jedes Weibchen legt mehrere tausend Eier, kurz nach der Begattung stirbt das Männchen. Das Weibchen setzt sich mit einem Opuntiensproßglied fest, bohrt seine Saugborsten in das Pflanzengewebe und beginnt mit der Eiablage. Die Brut wird in die "Wachswolle" abgesetzt, in der die jungen, beweglichen Larven etwa 8Tage bleiben, bis auch sie sich festsetzen und nach mehreren Häutungen in etwa 2Wochen bereits geschlechtsreif werden. Es sind vorwiegend weibliche Larven, Männchen kommen nur selten vor (300:1). Die Ausbreitung der Tiere ist nur im jungen Larvenstadium möglich. Sie erfolgt in erster Linie passiv durch den Wind, durch den Menschen, durch Vögel und Käfer. Die Temperaturempfindlichkeit der Cochenille ist nicht erheblich. Zwar hemmen extrem kalte Winter die Entwicklung; doch werden Temperaturen bis –14°C noch ertragen. Bei +40°C sterben die erwachsenen Tiere, bei +44°C die Larven. Auch große Feuchtigkeit wirkt ungünstig auf die Entwicklung ein, Trockenheit dagegen ist für die Tiere nur indirekt über die Wirtspflanze schädlich.[2,3]

Verwechslungen: Die Kermeskörner, die mitunter ebenfalls unter Cochenille gefunden wurden, sind pfefferkorn- bis erbsengroß, fast kugelig, glatt und glänzend, schwarzfleckig, innen oft hohl. Sie stammen von *Coccus* (*lecanium* FABR.) *ilicis* L., einer auf *Quercus coccifera* L. lebenden Schildlaus.[2]

Verbreitung: Heimisch in Zentralamerika; durch Ausweitung der Cochenillekulturen im 18.Jahrhundert umfaßt das heutige Verbreitungsgebiet das tropische und subtropische Amerika, Indien, Südostasien, Algerien, Spanien und die Kanarischen Inseln.

Anbaugebiete: Mit der Erfindung der Anilinfarben gingen gegen Ende des 18.Jahrhunderts die meisten Kulturen ein. Die heutigen Anbaugebiete dürften sich auf Peru, Honduras, Algerien und auf die Kanarischen Inseln beschränken.[4]

Drogen: Coccionella, Dactylopius coccus hom. *HAB1*, Coccus cacti hom. *PFX*, Coccus cacti hom. *HPUS78*.

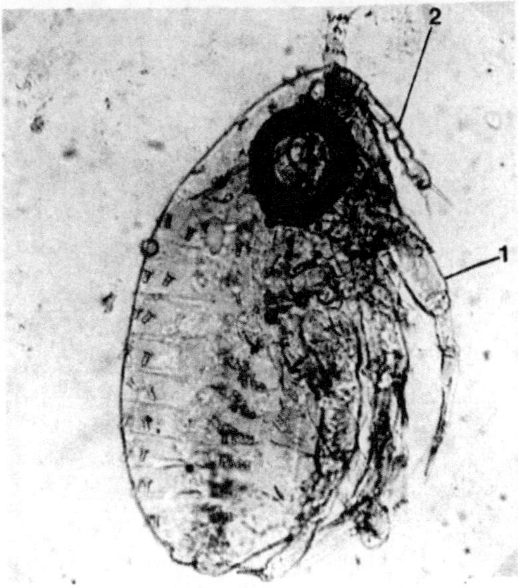

Larve im Entwicklungsstadium, Seitenansicht; 1 Beine, 2 Fühler

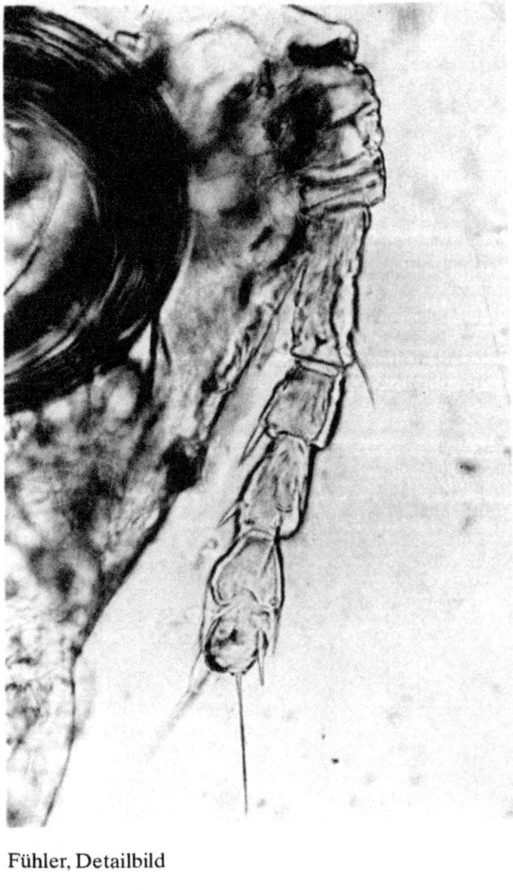

Fühler, Detailbild

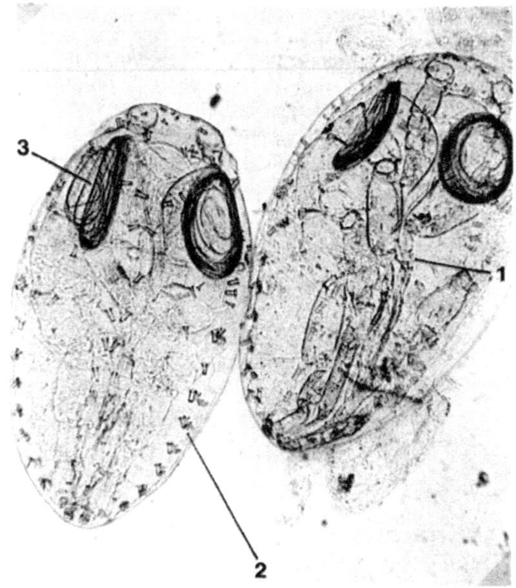

Larve im Entwicklungsstadium, Unterseite; 1 Beinpaare, 2 Rumpfdorn, 3 Dhitinspiralen, welche bei dem Imago den Saugrüssel bilden

Coccionella (Cochenille)

Sonstige Bezeichnungen: Dt.: Alkermeskörner, Cochenille, Cocionella, Koschenille; engl.: Cochineal; frz.: Cochenille; span.: Cochinilla.

Monographiesammlungen: Coccionella *Dan IX, Helv V, EB6*; Cochineal *BP88, BPC68*; Cochonisha *Brasil 1*.

Definition der Droge: Die Droge besteht aus den getrockneten befruchteten Weibchen mit Eiern und Larven.

Stammtier: *Dactylopius coccus* COSTA.

Herkunft: Die Cochenillelaus lebt auf *Opuntia ficus-indica* (L.) MILL. var. *splendida* ROLAND-GOSSELIN und auf *Opuntia tomentosa* SALM-DYCK als Wirtspflanzen, die beide gegen die Läuse widerstandsfähiger sind, als die ursprünglich in Kulturen als Wirtspflanze verwendete *Nopalea cochenillifera* (L.) SALM-DYCK (Synonyme: *Cactus cochenillifer* L., *Opuntia cochinelifera* (L.) MILL.).[4]
Die Droge stammt aus Kulturen. Hauptlieferant ist Peru; weitere Lieferländer sind Algerien, Honduras und die Kanarischen Inseln.[5]

Gewinnung: In den Plantagen (Nopalerien) besetzt man die Opuntien nach abgelaufener Regenperiode mit Weibchen, die zu diesem Zwecke aufbewahrt worden sind. Die Ausbreitung der Schildläuse geschieht in erster Linie passiv durch den Wind. Der Züchter hängt Säckchen in die Kakteen, durch deren Stoff hindurch die Weibchen ihre Eier ablegen. Die ausgeschlüpfte Brut überzieht nach kurzer Zeit die gesamte Pflanze. Die Empfindlichkeit der Schildlaus gegen Wind, Regen, Hitze und Kälte spielt in der Zucht eine wesentliche Rolle.[3] Die für das Gedeihen der Tiere ideale Temperatur liegt zwischen 18 und 20°C. Am besten sagt ihnen das ausgeglichene Klima der Kanarischen Inseln zu. In Gebieten mit Regenzeiten ist man gezwungen, in diesen Perioden die Tiere in Körben, zwischen Palmblättern verpackt, in höhere, trockene Lagen zu transportieren. Die "Ernte", d.h. das Einsammeln der ausschließlich verwendeten trächtigen Weibchen, geschieht mit Pinseln (Mexiko) oder Palmwedeln oder mittels Abschaben mit einer Kelle von den Pflanzen (Kanaren), mit denen die Tiere auf Tücher oder hölzerne Schüsseln gestreift werden. Rund 140.000 Tierchen wiegen 1 kg. 1 ha Nopalpflanzung kann bis zu 400 kg Cochenille liefern. Die jährliche Produktion der Kanarischen Inseln beträgt ca. 30.000 kg, wobei etwa 300 kg von 1 ha geerntet werden.
In den Kaktusplantagen werden die befruchteten Weibchen 3- bis 4mal im Jahr kurz vor völliger Entwicklung der in ihnen enthaltenen Eier abgebürstet. Einen Teil der Tiere läßt man beim ersten Abbürsten sitzen, die dann nach 2 Monaten eine neue Brut hervorbringen. Eine dritte Brut kommt kurz vor der Regenzeit, entwickelt sich aber nicht vollständig und liefert deshalb ein schlechtere Cochenillesorte.[1,6]
Die Tiere werden durch verschiedene Methoden getötet: Durch Einbringen in siedendes Wasser, durch Wasserdampf, Kohlenrauch, Schwefeldämpfe oder durch Austrocknen auf Blechen in der heißen Sonne. Bei letzterem Verfahren bleiben die Wachsausscheidungen ziemlich erhalten, wodurch die Tiere ein silbergraues Aussehen erhalten.[6]

Handelssorten: Nach der Herkunft, der Erntezeit und der Art des Trocknens bekommt die Cochenille ein diverses Aussehen. Die erste Ernte (Zaccatilla) ergibt fast ausschließlich trächtige Weibchen. Den folgenden Ernten sind auch mehr oder weniger junge Tiere, sowie Rudimente von verödeten Tieren beigemischt (Granilla; zur Bezeichnung s. a. unten). Die mit Schwefeldämpfen getötete und in Öfen bei niedriger Temperatur getrocknete Cochenille ist am stärksten weiß bestäubt, sie liefert die Silbercochenille, Grana jaspeadea, "silver grain"; die Farbe rührt von an der Oberfläche abgelagertem Wachs her. Bei höherer Temperatur schmilzt der Wachsüberzug und die rotbraune Körperfarbe tritt hervor (Grana renegrida). Die mit Schwefeldämpfen getötete und in der Sonne getrocknete Cochenille liefert die graue Cochenille, Grana grisea. Die in kochendem Wasser getötete und auf Metall getrocknete Cochenille ist glänzend und rot- bis braunschwarz, Grana negrilla, "black grain", ohne jedoch an Färbungsvermögen zu verlieren. Jede dieser Sorten zerfällt wieder in zahlreiche Untersorten, deren Benennungen wenig übereinstimmen. Als beste Sorte gilt die erste Ernte der in Honduras gezüchteten Cochenille, Grana fina, unterschieden im Handel als silbergraue und rötliche bzw. schwarzbraune (sog. Zaccatilla) Sorte. Außer diesen von gezüchteten Insekten gewonnenen Sorten kommt eine Sorte Granilla, Grana silvestris, vor, die von wilden Insekten stammt. Unter diesem Namen versteht man jedoch auch unentwickelte und zerbrochene Insekten der anderen Sorten, die man durch Absieben gewinnt und die daher reichlich mit Pflanzenresten und mit Erde (Asche bis zu 50%) verunreinigt sind. Peru als bedeutendster Lieferant erzeugt fast nur graue Cochenille. Auf Teneriffa werden die Tiere fast ausschließlich von Wildstandorten gesammelt und die Ernte an die Händler verkauft. Auf Lanzarote werden die Schildläuse an der Südküste gezüchtet.[1,6]

Ganzdroge: Die Droge besteht aus den getrockneten, befruchteten Weibchen mit Eiern und Larven. Purpur-schwarz oder grau, etwa 2 bis 7 mm lang und 3 bis 4,5 mm breit. Plankonvex bis breit oval; die konvexdorsale Oberfläche (Rücken) ist transversal gefaltet und zeigt etwa 9 bis 12 Segmente; die flache oder weniger konkave ventrale Oberfläche (Bauch) trägt am vorderen Ende zwei siebengliedrige Fühler, 3 Paar kurzer Beine in einer einzelnen Kralle endend, und einen stark differenzierten Mund. Die Anhangsorgane sind häufig mehr oder weniger gebrochen. Abb. s. *Dactylopius coccus*.

Schnittdroge: *Geschmack.* Etwas bitterlich-zusammenziehend, beim Kauen färbt sich der Speichel intensiv violettrot.
Geruch. Nahezu geruchslos.[6]
Makroskopisches Bild. Rundlich-eckige, runzelige, nach einer Seite stark eingekrümmte Körner von ca. 3 mm Durchmesser, die schwärzlichrot, dunkelbraunrot oder silbergrau sind.
Mikroskopisches Bild. Viele einzelne oder in Gruppen, kurze tubulare Wachsdrüsen, unregelmäßig über die gesamte Dermis verteilt; in jedem Insekt befinden sich viele Larven, die durch ihre als zwei kreisförmige Rollen erscheinenden Rüssel charakterisiert sind (s. Abb.).[6]

Pulverdroge: Zahlreiche spiralförmige Tracheenbruchstücke, Muskelfaserbündel mit paralleler Zickzackstreifung, Chitinplättchen, die durch die Mündungen der zahlreichen Wachsdrüsen fein punktiert sind; weiterhin Eier in verschiedenen Entwicklungsstadien.[12]

Verfälschungen/Verwechslungen: Die Verfälschungen bestehen meist in der Wiederverwendung schon vorextrahierter Ware oder im Zusatz von Bleiweiß, Talk, Schwerspat und Kreide. Bei schwarzen Sorten wird gelegentlich auch dunkler Sand beigemischt. Die Ware wird dazu aufgeweicht, mit dem Verfälschungsmittel und einem Klebstoff versetzt und wieder getrocknet. Auch mit Teerfarbe wird Cochenille gelegentlich verfälscht. Die weißbestäubte Sorte wird vielfach mit Schwerspat, Talk, Bleicarbonat, Bleichlorid, Bleisulfat u.a. beschwert. Der graue Reif, irrtümlich für ein Zeichen der Echtheit gehalten, wird durch Bestäuben mit Mehl oder einem anderen Pulver nachgeahmt. Infolgedessen bietet die unbestäubte Sorte mehr Gewähr für Reinheit. Es wurde auch Braunstein, Bleisulfid, Eisenoxid oder Graphit zugesetzt. Man soll deshalb bei größeren Mengen nur nach Bestimmung des Aschegehaltes einkaufen.

Künstliche Cochenille wird aus ausgezogenem, mit Rosanilin versetztem Cochenillepulver bereitet, in Körner geformt und mit Kalk bestreut. Auch aus Teig, Ton und Tragant geformte Cochenille wurde gefunden. Die Form ist unregelmäßig, die Körner sinken im Wasser unter und lösen sich darin zu einem Brei auf. Der Aschegehalt ist erheblich höher als der der echten Cochenille.[6]

Inhaltsstoffe: Etwa 10% Carminsäure, ca. 10% Fett und 2% Wachs.[5]

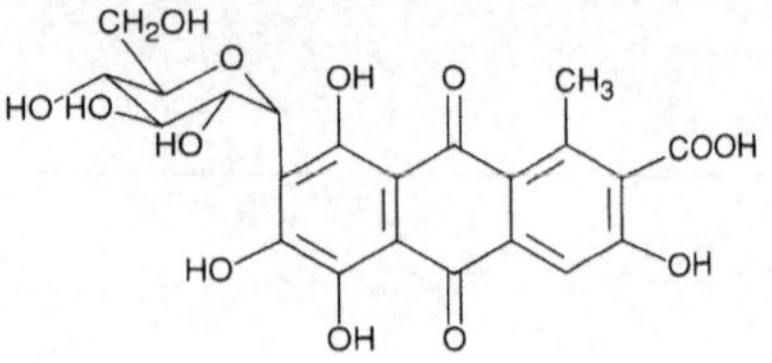

Carminsäure

Zubereitungen: *Carmin.* Synonyme: Carminum, Nacarot. Zur Gewinnung wird ein wäßriger Cochenille-Auszug mit Alaun und Kalkmilch versetzt. Stellt im wesentlichen den Aluminium-Calcium-Lack der Carminsäure dar. Feurigrote, voluminöse, geruch- und geschmacklose Stücke, die sich leicht zerreiben lassen; praktisch unlöslich in Wasser und verdünnten Säuren, leicht löslich in wäßriger Ammoniak- oder Alkalicarbonatlsg. unter Bildung tiefroter Lösungen.[7]
Carminsäure. Synonyme: Acidum carminicum, Karminsäure. Mit Hexan entfettete Cochenille wird mit heißem Wasser extrahiert; der durch Versetzen mit Blei(II)acetatlsg. sich bildende Bleilack wird abgetrennt und mit methanolischer Schwefelsäurelösung zerlegt. Purpurbraunes, nach dem Zerreiben dunkelrotes Pulver, leicht löslich in Wasser, löslich in Ethanol und Alkalilaugen, wenig löslich in Ether, praktisch unlöslich in Chloroform und Benzol. Lösungen in Wasser sind tiefrot gefärbt, in Säuren gelb bis violett; Umschlaggebiet: pH 4,8 gelb bis pH 6,2 violett.[7,8]

Identität: Cochenille muß in Wasser aufquellen, darf dabei aber kein unlösliches Pulver abscheiden. In Chloroform darf Cochenille nicht sinken *EB 6*.
Wird gepulverte Cochenille mit Wasser geschüttelt, so entsteht eine rotgefärbte Flüssigkeit, die durch Alkalien rötlich gelb wird *Helv V*.
Cochenille wird mit Ethanol 70% extrahiert. Das Filtrat soll mit Pufferlösung pH = 4,0 eine orangegelbe, mit Lsg. pH = 6,0 eine rote Farblsg. geben, die nach Zusatz von 2N-NaOH-Lsg. in Rotviolett umschlägt *Dan IX*.
Das Filtrat des Benzolauszuges läßt man auf einem Uhrglas eindunsten. Der Schmelzbereich des mikrokristallinen, seidenglänzenden Rückstandes muß nach Umkristallisieren aus Ether im Intervall 103° bis 107°C liegen. Der Eindampfrückstand darf nach kurzem Kochen in einer Mischung von ethanolischer Kaliumhydroxid-Lsg. sein Aussehen nicht verändern *Dan IX*.
Prüfung auf Identität mittels DC: Vgl. Dactylopius coccus hom. *HAB 1*.

Reinheit: *Droge.*
- Lösliche Extraktivstoffe: Mindestens 35% in Ethanol (45%) *BPC68.*
- Maximaler Aschegehalt: 5% *DanIX, EB6*; 6% *Helv V, Brasil 1, BP88, BPC68.*
- In Wasser darf sich kein unlösliches Pulver abscheiden *BP88, BPC68, NFXII.*
- Prüfung auf mikrobielle Kontamination: In 1g Cochenille dürfen keine Keime von *Escherichia coli* und in 10g Cochenille keine Salmonellen nachweisbar sein *BPC68.*

Gehaltsbestimmung: Durch Vergleich der Farbtiefe einer Lsg. von Cochenille in KOH-Lsg. mit der einer Kaliumpermanganat-Lsg. bekannter Konzentration *EB6.* Einzelheiten vgl. Dactylopius coccus hom. *HAB1.*
Die Farbtiefe einer bekannten Einwaage, extrahiert mit Phosphatpuffer-Lsg. pH = 8,0, wird spektralphotometrisch gemessen *BPC68.*

Lagerung: Vor Licht und Feuchtigkeit geschützt, in gut verschlossenen Behältern.[6]

Volkstümliche Anwendung und andere Anwendungsgebiete: Früher als Keuchhustenmittel, ferner bei Konkrementen in den Harnwegen, bisweilen gegen Fieber.[6,9] Die Wirksamkeit bei den genannten Anwendungsgebieten ist weder belegt, noch ist sie plausibel.

Mutagenität: Eine Prüfung unter Standardbedingungen mittels des DNA-Repairtests verlief negativ.[10]

Sonst. Verwendung: *Kosmetik.* Als Farbstoff in Lippenstiften, Schminke, Mundwässern und Zahnpasten. *Industrie/Technik.* Zum Färben von Lebensmitteln, besonders Zuckerwaren.

Dactylopius coccus hom. *HAB1*

Synonyme: Coccus cacti.

Monographiesammlungen: Dactylopius coccus *HAB1.*

Definition der Droge: Die befruchteten, getrockneten Weibchen.

Stammtier: *Dactylopius coccus* COSTA.

Zubereitungen: Urtinktur aus der pulverisierten Droge und flüssige Zubereitungen nach *HAB1*, Vorschrift 4b.
Eigenschaften: Die Urtinktur ist eine dunkelrote Flüssigkeit mit charakteristischem Geruch und bitterem Geschmack.
Darreichungsformen: Urtinktur, flüssige Verdünnungen, Streukügelchen, Verreibungen, Tabletten, flüssige Verdünnungen zur Injektion.[11]

Identität: *Droge.* Prüflsg. bestehend aus dem Filtrat eines Auszuges aus 0,5g pulverisierter Droge mit 5mL Ethanol 90% (*V/V*).
- Mit Bleinitratlösung versetzt entsteht ein violetter Niederschlag.
- Mit 1N-Salzsäure versetzt färbt sich die Lösung orangerot, nach dem Alkalisieren rotviolett.
- Mit Borsäurelösung färbt sich die Lsg. orange und zeigt im UV-Licht bei 365nm eine orangegelbe Fluoreszenz.

DC der Prüflsg:
- Referenzsubstanz: Amaranth S;
- Sorptionsmittel: Kieselgel H (DC-Fertigplatte);
- FM: Ethylacetat-Wasser-*n*-Propanol (10 + 30 + 60);
- Detektion: Auswertung im Vis;
- Auswertung: Unterhalb der Referenzsubstanz eine kräftige rote Zone, etwa in Höhe der Referenzsubstanz zwei rotviolette Zonen und oberhalb eine schwache, gelbe Zone.

Reinheit: *Droge.*
- Asche *(DAB)*: Höchstens 5%.
- Verhalten gegen Chloroform: Pulverisierte Droge wird mit Chloroform versetzt; nach dem Stehenlassen muß der größte Teil auf der Oberfläche schwimmen, nur eine kleine Menge darf im Lösungsmittel schweben.
- Wertbestimmung: Zur Prüfung des Färbevermögens werden 0,200g pulverisierte Droge mit 4,0mL KOH-Lsg. 20% auf dem Wasserbad erwärmt. Nach dem Erkalten wird mit Wasser zu 1000,0 aufgefüllt. 10mL der Lösung dürfen nicht schwächer gefärbt sein als 1:100 verdünnte 0,1 N-Kaliumpermanganat-Lsg.

Urtinktur.
- Relative Dichte *(PhEur)*: 0,830 bis 0,845.
- Trockenrückstand *(DAB)*: Mindestens 1,5%.

Lagerung: *Urtinktur.* Vor Licht geschützt.

Anwendungsgebiete: Die Anwendungsgebiete entsprechen dem homöopathischen Arzneimittelbild. Dazu gehören: Entzündungen des Nasen-Rachen-Raumes, der Atemwege; Gebärmutterblutungen; Nieren- und Nierensteinleiden.[11]

Dosierung und Art der Anwendung: *Zubereitung.* Soweit nicht anders verordnet: Bei akuten Zuständen häufige Anwendung alle halbe bis ganze Stunde je 5 Tropfen oder 1 Tablette oder 10 Streukügelchen oder 1 Messerspitze Verreibung einnehmen; parenteral 1 bis 2mL bis zu 3mal täglich s.c. injizieren.
Bei chronischen Verlaufsformen 1- bis 3mal täglich 5 Tropfen oder 1 Tablette oder 10 Streukügelchen oder 1 Messerspitze Verreibung einnehmen; parenteral 1 bis 2mL pro Tag s.c. injizieren.[11]

Unerwünschte Wirkungen: Nicht bekannt.[11]
Hinweis: Es können sogenannte Erstverschlimmerungen vorkommen, die jedoch unbedenklich sind.[11]

Gegenanzeigen/Anwendungsbeschr.: Nicht bekannt.[11]

Wechselwirkungen: Nicht bekannt.[11]

Gesetzl. Best.: *Offizielle Monographien.* Aufbereitungsmonographie der Kommission D am BGA "Dactylopius Coccus (Coccus cacti)".[11]

Coccus cacti hom. *PFX*

Monographiesammlungen: Coccus cacti pour préparations homéopathiques *PFX*.

Definition der Droge: Die Droge besteht aus den weiblichen getrockneten Insekten.

Stammtier: *Dactylopius coccus* COSTA.

Zubereitungen: Urtinktur nach der Monographie "Préparations Homéopathiques" *PFX*, mit Ethanol 65 % (*V/V*); Eigenschaften: Die Urtinktur ist eine rotgefärbte Flüssigkeit von unangenehm charakteristischem Geruch und unauffälligem Geschmack.

Identität: *Urtinktur.*
- Nach Zugabe einiger Tropfen Salpetersäure tritt eine leichte Entfärbung ein.
- Man verdünnt mit 3 mL Wasser und schüttelt mit 5 mL Ether aus. Zur Etherphase füge man 1 mL NaOH-Lösung, die 2 % NH_3 enthält. Die wäßrige Phase färbt sich violett.
- Werden zu 1 mL der Urtinktur 3 Tropfen verd. NH_3-Lsg. hinzugefügt, so färbt sich die Lsg. violett. Setzt man nunmehr 2 Tropfen einer Bleinitratlsg. hinzu, fällt ein hellvioletter Niederschlag aus.

Reinheit: DC der Urtinktur:
- Referenzsubstanz: Carminsäure;
- Sorptionsmittel: Kieselgel G;
- Fließmittel: Butanol-Eisessig-Wasser (40 + 10 + 10);
- Auswertung: Im Vis eine violette Zone auf der Höhe der Referenzsubstanz sowie eine gelbe Zone bei höherem Rf. UV_{365}: Über einer rosafarbenen Zone bei Rf 0,15 eine violette Zone bei Rf 0,20 bis 0,30, die der Carminsäure entspricht; auffallend weiterhin eine blaue Zone bei Rf 0,50 und eine rote Zone bei Rf 0,85. Beim Bedampfen mit NH_3 verändert die der Carminsäure entsprechende Zone ihre Fluoreszenzfarbe nach Rotviolett.

Coccus cacti *HPUS 78*

Synonyme: Cochineal.

Definition der Droge: Getrocknete, befruchtete, flügellose Weibchen.

Stammtier: *Dactylopius coccus* COSTA.

Zubereitungen: *Urtinktur.* Zu 100 g mäßig grob gepulverten Coccus cacti gibt man 500 mL dest. Wasser, 537 mL Alkohol 94,9 % (*V/V*) zur Bereitung von 1000 mL Urtinktur.
Dilutionen. D2 (2×) enthält 1 Teil Tinktur, 2 Teile dest. Wasser und 5 Teile Alkohol; D3 (3×) und höher mit Alkohol 88 % (*V/V*).
Medikationen. D3 (3×) und höher.
Triturationen. D1 (1×) und höher.

Gehalt: *Urtinktur.* Arzneigehalt $^1/_{10}$.

1. Brüggmann T (1987) Pharm Ztg 132:1.136
2. Schindler H, Frank H (1962) Tiere in Pharmazie und Medizin, Hippokarates, Stuttgart, S. 128–130
3. Wyniger R (1974) Insektenzucht, Eugen Ulmer, Stuttgart, S. 152–153
4. Mansfeld R (1986) Schultze-Motel J (Hrsg.) Verzeichnis landwirtschaftlicher und gärtnerischer Kulturpflanzen, Bd. 1, Springer, Berlin Heidelberg New York, S. 192
5. Trease GE, Evans WC (1983) Pharmacognosy, 12. Aufl., Baillère Tindall, London, S. 408
6. Hag, Bd. IV, S. 435–438
7. MI 11
8. Ull (1976)
9. Leeser O (1970) Lehrbuch der Homöopathie, Spezieller Teil: Arzneimittellehre, C: Tierstoffe, Haug, Ulm
10. Mori H, Yoshimi N, Iwata H (1988) J Toxicol Sci 13:161–166
11. BAz Nr. 217a vom 22.11.1985
12. EB 6

LK/Gu/FK

Datura

HN: 2011300

Familie: Solanaceae.

Tribus: Datureae.

Gattungsgliederung: Zur Gattung Datura L. gehören etwa 20 bis 25 Arten. Sie wird in 4 Sektionen eingeteilt:[1–4]
- Brugmansia (PERS.) BERNH.: z. B. *Datura arborea* L., *Datura sanguinea* RUIZ et PAV., *Datura suaveolens* HUMB. et BOUPL. ex WILLD.
- Stramonium GÄRTNER: z. B. *Datura ferox* L., *Datura quercifolia, Datura stramonium* L.
- Dutra BERNH.: z. B. *Datura innoxia* MILL., *Datura metel* L.
- Ceratocaulis BERNH.: *Datura ceratocaula* ORT.

Gattungsmerkmale: Kräuter, Sträucher oder seltener Bäume; Laubblätter ungeteilt, meist gestielt und oft gezähnt oder buchtig; Kelch röhrig, 5lappig; große, trichterförmige Blütenkrone mit langer, walzenförmiger Röhre und radförmig ausgebreitetem Saum, meist weiß; Staubfäden nicht länger als Blütenkrone, Staubbeutel der Länge nach aufspringend.
Fruchtknoten zweifächrig, erscheint durch zusätzliche Scheidewände vierfächrig.
Frucht Kapsel oder Beere; sehr zahlreiche, flache Samen.[1,2]

Verbreitung: In gemäßigter und heißer Zone weltweit verbreitet.

Inhaltsstoffgruppen: – In allen Arten der Gattung Gemische von *Tropanalkaloiden*; in Blättern und Samen als Hauptalkaloide meist Hyoscyamin oder Scopolamin.

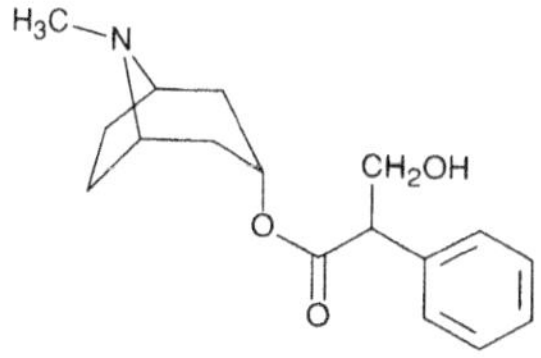

(–)-Hyoscyamin

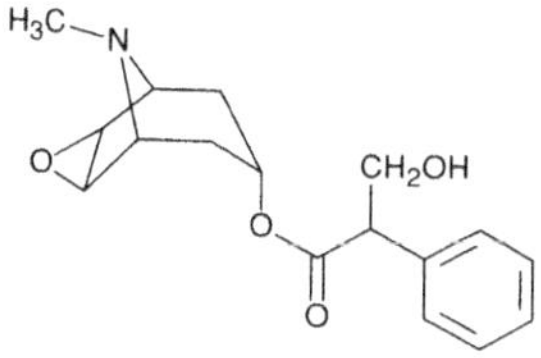

(–)-Scopolamin

In Wurzeln und Blüten komplexere Gemische von Tropinestern und Estern weiterer Tropanderivate, außerdem Hygrine;[5,6] außer den getrennt aufgeführten Arten wurden die Alkaloide folgender Datura-Arten während der letzten Jahre genauer analysiert:
Datura aurea (LAGERH.) SAFF.: 0,66 % vom TG Scopolamin, 0,17 % Hyoscyamin;
Datura x candida (PERS.) SAFF.: 0,25 % vom TG Scopolamin, 0,04 % Hyoscyamin, als Nebenalkaloide bei beiden Apohyoscin, Meteloidin, Norhyoscin, Noratropin,[7] Gesamtalkaloidgehalt von *D. candida* 0,3 bis 0,55 %;[4]
Datura ferox L.: 0,02 (Stengel) bis 0,52 % (Samen) Gesamtalkaloide;[8]
Datura sanguinea RUIZ et PAV.: 0,8 bis 1,2 % Scopolamin,[8] daneben z. B. 3-Tigloyloxynortropan-6β-ol;[10]
Datura wrightii REGEL: 0,14 % Gesamtalkaloide, Hauptalkaloid Scopolamin, daneben Meteloidin und Hyoscyamin.[11,12]

- *β-Carbolin-Alkaloide* in den Samen von *Datura stramonium*.[13]
- *Withanolide* wurden bisher gefunden in den oberirdischen Teilen von *Datura ferox*, *Datura metel*, *Datura quercifolia*, *Datura stramonium* (nicht von allen Autoren und nicht bei allen Herkünften) und verschiedenen Hybriden.[14,15]

In *Datura quercifolia* wurden z. B. mehrere Daturalactone identifiziert.[14,16,119]

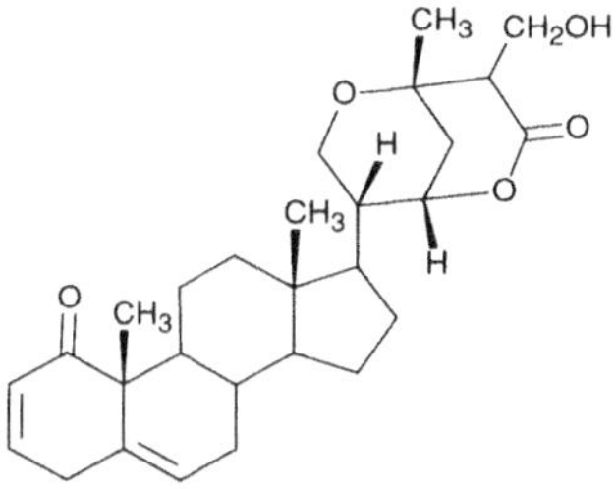

Daturilinol, ein Withanolid aus *Datura metel* L.

- *Lectine.*
- *Flavonoide.*
- *Kaffeesäure und Derivate.*
- *Cumarine.*[5]

Drogenliefernde Arten: *Datura arborea*: Datura arborea hom. *HAB 34*, Datura arborea *HPUS 78*.

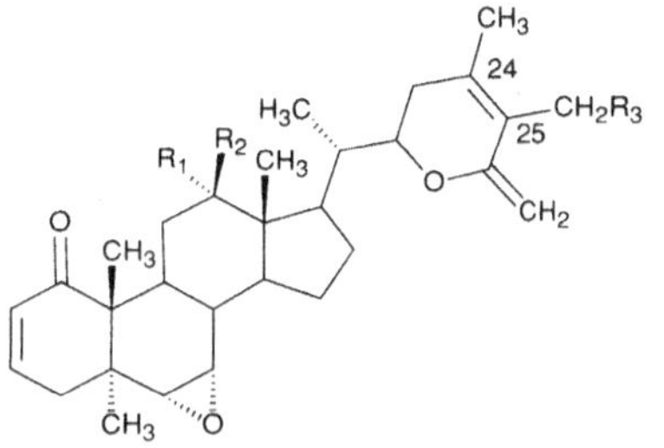

Daturalactone	R_1	R_2	R_3	24-25
1	—OH	—H	—H	-epoxy
2	=O		—H	-epoxy
3	—H	—OH	—H	
4	—H	—H	—H	-epoxy

Datura innoxia: Daturae innoxiae herba.
Datura metel: Datura metel hom. *HAB 34*.
Datura stramonium: Stramonii folium, Stramonii semen, Datura stramonium hom. *HAB 1*, Datura stramonium hom. *PFX*, Stramonium hom. *HPUS 78*.

Datura arborea L.

Synonyme: *Brugmansia arborea* (L.) LAGERH., *Brugmansia candida* PERS.

Sonstige Bezeichnungen: Dt.: Großer Stechapfel; engl.: Tree Stramonium; span.: Floripondio.

Systematik: *Datura arborea* ist taxonomisch bisher nur wenig untersucht. *Brugmansia* x *candida* PERS. ist nicht synonym mit *Datura arborea* L., sondern mit *Datura* x *candida* (PERS.) SAFF., einem Hybrid aus *Datura aurea* (LAGERH.) SAFF. und *Datura versicolor* (LAGERH.) SAFF.[126]

Botanische Beschreibung: Strauchförmige, bis 4,50 m hohe Pflanze mit prächtigen, zuweilen gefüllten, 20 bis 25 cm langen, hängenden Blüten, einzeln in den Achseln der Blätter und jungen Zweige auf langen, nickenden Stielen. Kelch röhrenförmig, fünfzipfelig, mit eiförmigen Zipfeln. Blumenkrone sehr groß, bis zu 25 cm lang, trichterförmig, fünfzipfelig, mit zurückgebogenen Zipfeln, Trichteröffnung 12 bis 15 cm breit. Staubbeutel getrennt. Farbe innen elfenbeinweiß, außen schwach gelblichweiß; Geruch vor allem nachts sehr stark. Frucht beerenartig. Blätter länglich-elliptisch, ganzrandig, an beiden Enden spitz oder zugespitzt, häufig ungleichseitig, flaumhaarig.[21]

Inhaltsstoffe: *Alkaloide.* In den Blättern 0,2 bis 0,4 % Gesamtalkaloide, davon 0,01 % Hyoscyamin, 0,13 % Scopolamin, 0,07 % Hyoscyamin/Atropin; in den Stengeln 0,16 % Gesamtalkaloide mit 0,01 % Hyoscyamin, 0,1 % Scopolamin und 0,04 % Hyoscyamin/Atropin; in den Samen Hyoscyamin und Scopolamin im Verhältnis 4:1.[105] In den Wurzeln (–)-3,6-Ditigloyloxytropan, 7-Hydroxy-3,6-ditigloyloxytropan, Scopolamin, Hyoscyamin, Tropin und Pseudotropin.[106]
Cumarin. Scopoletin.[21]

Verbreitung: Heimisch in Südamerika, besonders in Peru und Chile.[126]

Anbaugebiete: Indien, Andengebiet, Brasilien, Südstaaten der USA.[107,127]

Drogen: Datura arborea *HAB 34*, Datura arborea *HPUS 78*.

Datura arborea hom. *HAB 34*

Monographiesammlungen: Datura arborea *HAB 34*.

Definition der Droge: Die frischen Blüten.

Stammpflanzen: *Datura arborea* L.

Inhaltsstoffe: In den Blüten 0,43 % Gesamtalkaloide mit 0,015 % Hyoscyamin, 0,28 % Scopolamin und 0,12 % Hyoscyamin/Atropin.[80]

Zubereitungen: Essenz, hergestellt nach §2 *HAB 34*; Eigenschaften: hellbraune Farbe, etwas süßlicher Geschmack, ohne besonderen Geruch; Potenzierung nach der Dezimalskala.

Gehalt: Arzneigehalt der Essenz $^1/_2$.

Lagerung: Bis zur 3. Dezimalpotenz vorsichtig.

Datura arborea hom. *HPUS 78*

Monographiesammlungen: Datura arborea *HPUS 78*.

Definition der Droge: Die frischen Blüten.

Stammpflanzen: *Datura arborea* L.

Zubereitungen: *Urtinktur.*
- Herstellung: Zu einer feuchten Pflanzenmasse, bestehend aus 100 g Festanteil und 300 mL Pflanzensaft, werden 730 mL starker Alkohol (94,9 Vol. %) gegeben;

Verdünnungen. 2 ×: 1 Teil Tinktur, 3 Teile dest. Wasser und 6 Teile Alkohol; 3 × und höher mit dispensiertem Alkohol.

Gehalt: *Urtinktur.* $^1/_{10}$.

Dosierung und Art der Anwendung: Medikation 3 × und höher.

Datura innoxia MILL.

Synonyme: *Datura guayaquilensis* H. B. K., *Datura inoxia* MILL., *Datura metel* UCRIA, *Datura meteloides* DC. ex. DUN., früher oft als identisch mit *Datura metel* L. angesehen.

Botanische Beschreibung: 1 bis 2 m hohe, einjährige Pflanze mit vielen Verzweigungen; Wurzel 30 bis 60 cm lang, 2 bis 4 cm dick, spindelförmig mit zahlreichen Nebenwurzeln; Blätter etwa 12 cm lang und 7 cm breit, leicht gezähnt oder ganzrandig und asymmetrisch, herzförmig, mit scharfer Blattspitze. Blätter und junge Zweige im Unterschied zu *Datura metel* weich behaart; Blüten aufrecht, weiße, zehnzipfelige Krone; Frucht mit 0,5 bis 1 cm langen Stacheln, rund und herabhängend, unregelmäßig aufreißend, mit braunen, nierenförmigen Samen; Perikarp mit kleinen Dornen. Fruchtknoten eiförmig konisch, mit Emergenzen bedeckt; schwacher unangenehmer Geruch.[21]

Verwechslungen: Andere Datura-Arten, besonders *Datura metel*.

Inhaltsstoffe: Das Alkaloidmuster ist organabhängig, in den oberirdischen Teilen überwiegen Scopolamin (meist Hauptalkaloid) und Hyoscyamin, in den Blüten ist daneben Tyramin ein wesentlicher Bestandteil und im Stengel Meteloidin; in den Wur-

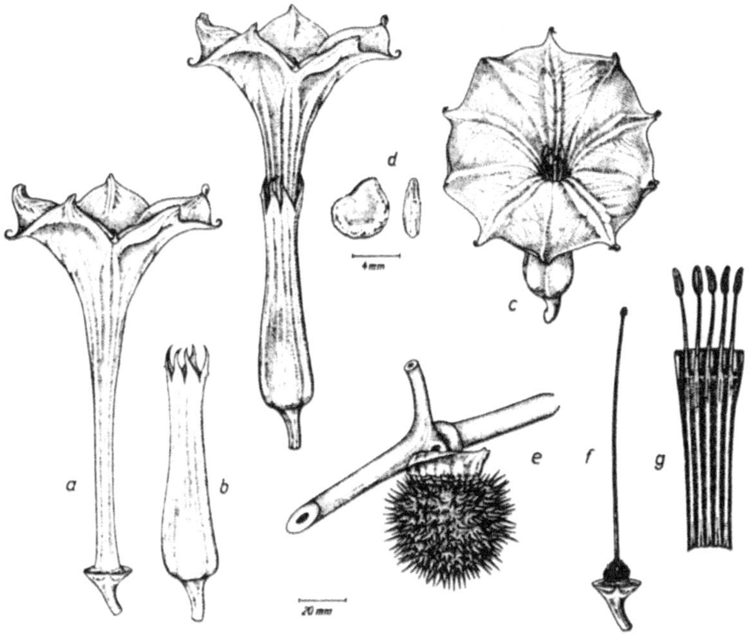

Datura innoxia MILL. a und c Blüten, b Kelch, d Samen e Frucht, f Gynoeceum, g Androeceum. Aus Lit.[107], S. 1216, Zeichnung R. KILIAN

zeln ist ein bedeutend größeres Alkaloidspektrum nachweisbar, insgesamt wurden mehr als 30 Alkaloide gefunden, dabei auch Pyrrolidinalkaloide, z. B. 2 isomere 4-*N*-Methylpyrrolidinylhygrine;[45] in den Samen 0,3 % Alkaloide mit 0,09 % Scopolamin und 0,21 % Hyoscyamin.[128]

Verbreitung: Mexiko, Westindien, Südamerika, in subtropischen Gebieten weithin eingebürgert, Ruderalpflanzen.[107]

Anbaugebiete: Kultiviert in Mittelamerika, Nordafrika, Äthiopien, Indien, auch in Europa, z. B. Großbritannien.[107]

Drogen: Daturae innoxiae herba.

Daturae innoxiae herba

Definition der Droge: Die getrockneten Blätter und Blüten tragenden Zweigspitzen.

Stammpflanzen: *Datura innoxia* MILL.

Inhaltsstoffe: *Alkaloide.* In den Blättern 0,05 bis 0,5 % Gesamtalkaloide,[11,44,45,110–112] in den Blüten 0,2 bis 0,5 %.[28]
Phenol. Verb. Kaffee- und Cumarsäureester.[113]

Zubereitung: Zur Isolierung von Scopolamin z. B. nach folgendem Prinzip: Droge mit Natriumcarbonat-Lösung durchfeuchten und in Kupfergefäßen mit Ether erschöpfend extrahieren; Lösung eindampfen, Rückstand in verd. Essigsäure aufnehmen, zur Entfernung der Begleitstoffe ausethern, mit Natriumcarbonat vorischtig übersättigen und nochmals mit Ether extrahieren; nach dem Eindampfen Scopolamin als Rückstand; mit 50 %iger Bromwasserstoffsäure Umwandlung in das Hydrobromid, daraus freie Base mit Natriumbicarbonat und Extrahieren mit Chloroform.[122]

Volkstümliche Anwendung und andere Anwendungsgebiete: In asiatischen, südamerikanischen und nordafrikanischen Ländern bei medizinischen Eingriffen (Narkose), Husten, Asthma, Schmerzen, Rheuma und psychischen Erkrankungen, außerdem als Rauschmittel und bei bestimmten Indianerstämmen zu kultischen Handlungen ("jimsonweed-kult").[28,64,113,118]

Datura metel L.

Synonyme: *Datura alba* NEES, *Datura fastuosa* L., *Datura hummatu* BERNH., *Datura nilhummatu* DUNAL, *Stramonium fastuosa* (L.) MOENCH.

Sonstige Bezeichnungen: Engl.: Hindu datura.

Botanische Beschreibung: 0,9 bis 1,5 m hohes, unbehaartes Kraut; Blätter eiförmig, lanzettlich, mit ungleichem Blattgrund, wellig-gezähnten oder gebuchtetem Blattrand und vorn spitz; Blätter entweder einzeln stehend oder im oberen Teil der Pflanze paarweise mit je einem größeren und einem kleineren Blatt; Blüten weiß oder blaßviolett, aufrecht stehend, 15 bis 20 cm lang; Kelch purpurfarben, kantig, röhrenförmig, 5 cm lang, mit 5 spitzen dreieckigen Zähnen; Blütenkrone weiß, an der Außenseite oft violett bis gelblich, Saum mit 5, manchmal auch 6 länglich becherförmigen Spitzen, innere Blütenkronen fünf- bis zehnteilig; 5 bis 6 Staubgefäße,

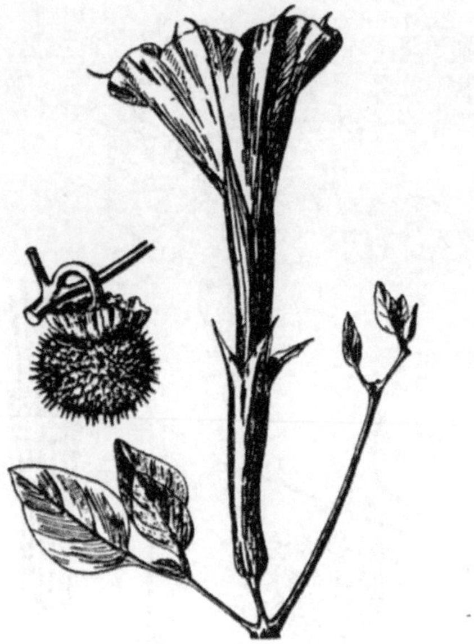

Datura metel L. Blühende Pflanze mit Frucht. Aus Lit.[21], S. 467, nach C. Letty

Fruchtknoten eiförmig-konisch, mit Emergenzen bedeckt; knotige Kapsel fast kugelig mit kurzem Dorn, 3,1 cm im Durchmesser, unregelmäßig aufspringend.[21]

Verwechslungen: Andere Datura-Arten, besonders *Datura innoxia.*

Inhaltsstoffe: *Alkaloide.* In den Blättern etwa 0,5 % Gesamtalkaloide,[115] in den Blüten 0,1 bis 0,8 %,[28] in den Früchten 0,12 %, in den Wurzeln 0,1 bis 0,2 %, in den Samen 0,2 bis 0,5 %;[128] den höchsten Anteil in adulten Blättern besitzt Scopolamin (bis zu 75 % der Gesamtalkaloide, *Datura metel* ist die Datura-Art mit dem höchsten Scopolamingehalt), daneben Hyoscyamin (in jungen Blättern oft noch dominierend), Atropin und als Nebenalkaloide Meteloidin, Norscopolamin, Norhyoscyamin, Hydroxy-6-hyoscyamin u. a., als neues Tropanalkaloid wurde Datumetin (*p*-Methoxybenzoesäure als Säurekomponente) identifiziert.[116]
Withanolide. In den oberirdischen Pflanzenteilen wurden u. a. folgende Withanolide identifiziert: Daturilin,[117] Withametelin,[118] Daturilinol (s. Inhaltsstoffgruppen der Gattung Datura),[119] Secowithametelin,[120] und die Daturameteline.[121]

Verbreitung: Tropische und subtropische Gebiete Asiens und Afrikas, weltweit verschleppt und eingebürgert.[107]

Anbaugebiete: Kultiviert in Indien, China, Südostasien, daneben auch in Äthiopien, Australien, Südamerika und im Mittelmeergebiet.[107]

Drogen: Datura metel hom. *HAB 34.*

Datura metel hom. *HAB 34*

Monographiesammlungen: Datura metel *HAB 34.*

Definition der Droge: Reife Samen.

Stammpflanzen: *Datura metel* L.

Ganzdroge: 4 bis 5 mm lange, 3 bis 4 mm breite und 1 mm dicke, flache und ohrenförmige Samen; wellig verdickter Rand mit dreifacher Furche; Samenschale gelbbraun, dick, mit feinen Tüpfeln, umschließt dünnes, durchsichtiges Endosperm und gekrümmten Embryo.[21]

Mikroskopisches Bild: Samenschale aus breiten, ovalen, verholzten, meistens 180 µm langen und 90 µm breiten Zellen mit sehr dicken Zellwänden; Basalwände auffallend stark getüpfelt; in den Samen Öltropfen und Aleuronkörner.[21]

Zubereitungen: Tinktur nach § 4 *HAB 34*, hergestellt mit 90 %igem Weingeist.

Gehalt: Arzneigehalt der Tinktur $1/_{10}$.

Datura stramonium L.

Synonyme: *Datura bernhardii* Lundstr., *Datura bertolonii* Parlat. ex Guss., *Datura lurida* Salisb., *Datura parviflora* Salisb., *Datura spinosa* Lam., *Stramonium foetidum* Scop., *Stramonium spinosum* Lam., *Stramonium vulgatum* Gaertn., auch Moench.

Sonstige Bezeichnungen: Dt.: Asthmakraut, Gemeiner Stechapfel, Kratzkraut, Schwarzkümmel, Stachelnuß, Teufelsapfel, Weißer Stechapfel; engl.: Apple of Peru, Devil's apple, Jamestown weed, Jimsonweed, Simpson weed, Stink weed, Thorn apple; frz.: Chasse-taupe, Endormeuse, Herbe aux sorciers, Herbe des taupes, Pomme de diable, Pomme epineuse, Stramoine; it.: Mezzettoni, Noce puzza, Noce spinosa, Stramonio; span.: Estramonio.

Systematik: Die Art *Datura stramonium* kann in 4 Varietäten eingeteilt werden:
- var. *godronii* Danert, Früchte glatt, Blüten hellviolett, Sprosse, Blattstiele und Blattnerven violett angelaufen.[21,22,126]
- var. *inermis* (Juss. ex Jacq.) Timm. = *D. bertolonii* Parl. ex Guss. = *D. inermis* Juss. ex Jacq. = *D. stramonium* f. *inermis* (Juss. ex Jacq.) Hupka, Früchte glatt, Blüten weiß, Sprosse grün.
- var. *tatula* (L.) Torr. = *D. praecox* Godr. = *D. tatula* L. = *Stramonium tatula* (L.) Moench, Früchte bestachelt, Blüten hellviolett, Sprosse, Blattstiele und Blattnerven violett angelaufen.
- var. *stramonium* Off., Früchte bestachelt, Blüten weiß, Sprosse grün.

Botanische Beschreibung: Einjährige, bis 1,2 m hoch werdende Pflanze mit einfachem oder gabelästig verzweigtem kahlen Stengel, Blätter bis 20 cm lang, langgestielt, eiförmig und buchtig gezähnt.

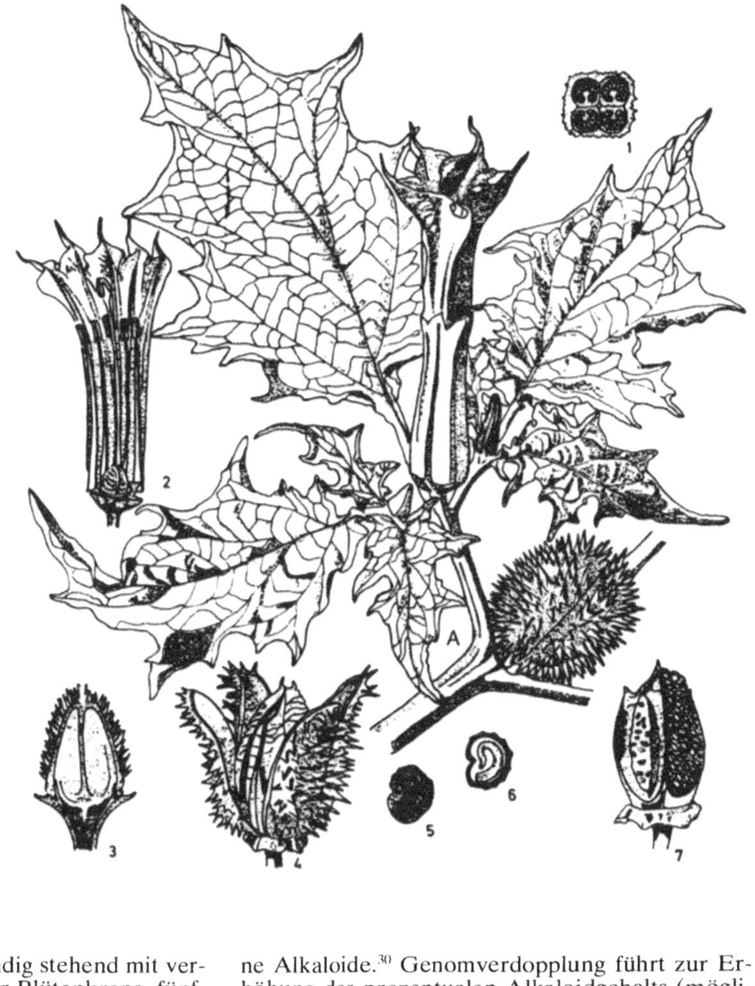

Datura stramonium L. Teil des blühenden und fruchtenden Sprosses; 1 Fruchtknoten im Querschnitt; 2 Blüte von einem Teil der Krone befreit; 3 Fruchtknoten im Längsschnitt; 4 reife geöffnete Frucht; 5 Samen; 6 Samen im Längsschnitt; 7 von der Kapsel befreite Frucht. Aus Lit.[23], S. 364, nach Köhler; Sh.

Blüten einzeln blattachselständig stehend mit verwachsener, trompetenförmiger Blütenkrone, fünfkantiger, röhriger Kelch mit 5 Zähnen, 5 Staubblätter, Griffel mit zweilappiger Narbe.
Frucht bis 5 cm lange Kapsel, diese kann mit weichen Stacheln besetzt sein (s. Systematik), in den Kapseln zahlreiche, bis 3,5 mm lange, platte, nierenförmige, braunschwarze Samen.
Geschmack unangenehm.[21,23]

Inhaltsstoffe: *Alkaloide.* Der Gesamtalkaloidgehalt ist sehr stark schwankend und wird für die oberirdischen Pflanzenteile je nach Herkunft und Entwicklungsstand der Pflanze mit 0,25 bis 0,36 %, für die Wurzel mit 0,18 bis 0,22 % angegeben.[24-26] Als Richtwerte für den Alkaloidgehalt der einzelnen Pflanzenteile können für die Blüten 0,61 %, die Sproßachse 0,16 %, die Früchte 0,66 % und die Fruchtwand 0,05 % angenommen werden.[27] In Blüten chinesischer Provinzen wurde ein Alkaloidgehalt von 0,14 bis 0,33 % ermittelt.[28] Der Alkaloidgehalt ist am höchsten während der Phase der Fruchtreife und am stabilsten bei der var. *tatula*.[25,29] Die Alkaloide reichern sich bevorzugt im apicalen Teil der oberirdischen Organe und im Gefäßgewebe dieser Teile an, die Epidermis enthält praktisch keine Alkaloide.[30] Genomverdopplung führt zur Erhöhung des prozentualen Alkaloidgehalts (möglicherweise sekundär durch Verringerung der Pflanzenmasse).[26]
Hauptalkaloide sind in allen Pflanzenteilen Hyoscyamin und Scopolamin, daneben wurden beispielsweise Apoatropin, Tropin, Belladonnin[24] und Hyoscyamin-*N*-oxid[31] gefunden. Das Mengenverhältnis von Hyoscyamin zu Scopolamin ist stark abhängig von äußeren Faktoren und vom Entwicklungszustand der Pflanzen. Bei jungen Pflanzen überwiegt meist Scopolamin, bei älteren Hyoscyamin.[26]
Withanolide. Außer in *Datura stramonium* auch in Datura-stramonium-Hybriden untersucht.[5,14,15]
Lectine. Vor allem in den Samen, daneben auch in Blüten, Kotyledonen und Wurzeln.[32-35]
Peptide. γ-L-Glutamyl-L-aspartat verursacht durch Eingriff in Bindung und Metabolismus excitatorischer Aminosäuren Defizite im Lernverhalten von Mäusen.[36]
Cumarine.[5]

Verbreitung: Allgemein verbreitet in gemäßigten und subtropischen Gebieten, beheimatet vermutlich in Zentralamerika, in Mitteleuropa bereits seit dem 16. Jahrhundert heimisch; zerstreut, besonders an stickstoffreichen Ruderalstellen, Wegrändern, in Weinbergen und Gärten.[1]

Anbaugebiete: USA, Balkanländer.[130]

Drogen: Stramonii folium, Stramonii semen, Datura stramonium hom. *HAB1*, Datura stramonium hom. *PFX*, Stramonium hom. *HPUS78*.

Stramonii folium (Stramoniumblätter)

Synonyme: Folia Daturae, Folium Daturae stramonii, Folia Stramonii, Folium Stramonii, Herba Stramonii, Stramonii folia, Stramonii herba.

Sonstige Bezeichnungen: Dt.: Stechapfelblätter, Stechapfelkraut, Stramonium; engl.: Jamestown weed, Jimson weed, Stramonium leaves, Thornapple leaves; frz.: Feuilles de stramoine; it.: Foglia die stramonio, Stramonio; span.: Hoja de hierba hedonda, Hoja de manzane del diabolo, Hoja des estramonio.

Monographiesammlungen: Stramonii folium *DAB10 (Eur)*, *PI*,[135] *ÖAB90*, *HelvVII*; Datura *BHP83*; Stramonium leaf *Mar29*.

Definition der Droge: Die getrockneten Blätter oder die getrockneten Blätter mit blühenden Zweigspitzen und gelegentlich Früchten *DAB10 (Eur)*, *PI*,[135] *ÖAB90*, *HelvVII*, *BHP83*.

Stammpflanzen: *Datura stramonium* L. und Varietäten *DAB10 (Eur)*, *PI*,[135] *ÖAB90*, *HelvVII*, *BHP83*.

Herkunft: Vorwiegend Sammlung aus Wildvorkommen (Hauptlieferländer Rußland, Rumänien, Ungarn, CSFR, Österreich), Aufkommen aus einheimischem Anbau begrenzt und marktmäßig ohne Bedeutung.[37]

Gewinnung: Sammlung der Blätter von Juni bis September, des blühenden Krautes (Zweigspitzen) ab Mitte Juni bis Ende Juli; Trocknung der Blätter in Trocknungsanlagen bei 40 bis 50 °C.
Anbau einjährig auf nahrhaftem, kalkhaltigem, gut Feuchtigkeit haftendem Boden nach Hack- und Hülsenfrüchten, Einsaat direkt auf den Acker ab Mitte April, Ernte der Blätter ab Ende Juni, Ertrag an Trocken(Handels)ware 22 dt Blätter/ha.[37] Bei höheren Lufttemperaturen steigen Pflanzenertrag und Alkaloidgehalt.[12]

Ganzdroge: Blätter an der Oberseite dunkelbraun bis tief graugrün, an der Unterseite heller und matter, durch Trocknung oft verknäult, geschrumpft und brüchig; oval oder dreieckig-oval, an Basis oft ungleichhälftig, kurz gestielt, Rand tief ausgebuchtet mit 5 bis 7 Lappen und unregelmäßig gesägt; Blattspreite bei jungen Blättern filzig behaart, bei alten kahl; beiderseits 4 bis 5 Seitennerven, bilden mit dem Hauptnerv einen Winkel von etwa 45° und laufen direkt in die Spitzen der Lappen, auf der Oberseite des Blattes eingesenkt, auf der Unterseite hervortretend.
Stengel grün bis purpurgrün und dünn, oft verzweigt, an den Gabelungen einzeln stehende kurz gestielte Blüte oder unreife Frucht.
Blüten etwa 7,5 cm lang mit etwa 3,5 cm langem gamesopalem, spitz gezähntem Kelch; Krone weiß oder purpurfarben, gefaltet, trichterförmig, mit 5 epipetalen Staubgefäßen und oberständigem, kugelförmigem Fruchtknoten; dieser in seinem oberen Teil zweifächerig, im unteren vierfächerig, oft mit kurzen, steifen Erhebungen bedeckt.[21,38]

Schnittdroge: Sensorische Eigenschaften: Unangenehmer, schwach widerlicher Geruch, bitterer Geschmack.
Mikroskopisches Bild. Epidermis mit glatter Kutikula, Epidermiszellen mit mehr oder weniger welligen antiklinen Wänden; zahlreiche Deck- und Drüsenhaare, Deckhaare einfach, einreihig, kegelförmig, aus 3 bis 5 Zellen gebildet, mit feinwarziger Oberfläche; Drüsenhaare keulenförmig mit einem zwei- bis siebenzelligen Köpfchen und einem ein- bis zweizelligen Stiel.
Spaltöffnungen vom anisocytischen Typ, etwa 200/mm^2 auf der Blattunterseite und etwa 85/mm^2 auf der Blattoberseite.
Im bifazialen Mesophyll einreihige Palisadenschicht, darunter Zellschicht mit Kristallen in Form sehr vieler 10 bis 30 µm großer Drusen, einiger Prismen und manchmal Kristallsand, in der Nähe der Nerven kleine Drusen und Prismen, Mittelnerv mit Bogen aus Leitbündeln mit darunter befindlichen isolierten Gruppen von Siebgewebe.
Stengelbruchstücke mit einfachen, einreihigen warzigen, bis zu 800 µm langen Deckhaaren, Xylem mit zahlreichen Holzfasern und großen Spiral-, Ring- oder Netzgefäßen, markständiges Phloem, im Mark Kristallzellen wie in den Blättern.
Kelch: Äußere Epidermis mit Spaltöffnungen vom anisocytischen Typ und einzelnen einfachen, einreihigen 20 bis 40 µm langen Deckhaaren, innere Epidermis mit wenigen Spaltöffnungen und kurzen köpfchenförmigen Drüsenhaaren, Epidermiszellen mit welligen antiklinen Wänden, im Mesophyll Idioblasten mit Drusen und vereinzelten Prismen.
Besonders am Grund der Blumenkrone einfache, einreihige, etwa 40 µm lange Deckhaare; Mesophyll mit zahlreichen kleinen Drusen; Antheren mit Zellen der Faserschicht, durch anostomisierte Verdikkungen verstärkt.
Pollenkörner 60 bis 80 µm groß, beinahe kugelig, mit grobkörniger Oberfläche und 3 Poren.[21,38]

Pulverdroge: Grünes bis graugrünes Pulver, bestehend aus:
- Epidermisbruchstücken mit glatten Zellen mit schwach welligen Wänden und zahlreichen Spaltöffnungen,
- Deckhaaren,
- wenigen Drüsenhaaren,
- Spiralgefäßen,
- Tüpfelgefäßen und
- großen Ringgefäßen und Fasern,
- Bruchstücken mit drusenenthaltenden Zellen,

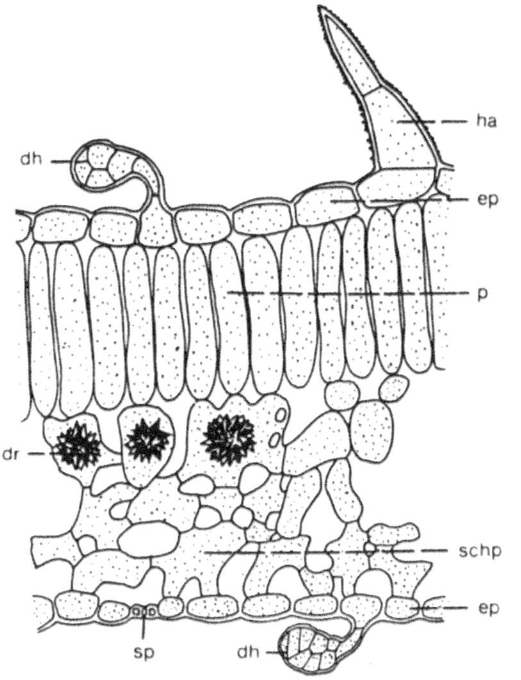

Blattquerschnitt von *Datura stramonium*
Datura stramonium L., Blatt-Querschnitt der Spreite: ha Haar; dh kurzes gekrümmtes Drüsenhaar; dr Calciumoxalatdrusen; sp Spaltöffnung; ep Epidermis; p Palisadenzellen; schp Schwammparenchym. Vergr. 212×. Aus Lit.[23], S. 366, nach KARSTEN

- zahlreichen isolierten Drusen, Kristallsandzellen und Calciumoxalatprismen.[38]

Verfälschungen/Verwechslungen: Dafür kommen in Frage:
- Die Blätter von *Chenopodium hybridum* L.; sie sind kleiner, zarter, ganz kahl, im Umriß fast gleichschenkelig, der Blattstiel ist oberseits rinnig, sie besitzen eine blasenartige, wasserhaltige Endzelle.
- Die Blätter von *Solanum nigrum* L.; diese sind viel kleiner, kürzer gestielt, ganzrandig oder stumpf gezähnt, Geschmack kaum bitter.
- Die Blätter von *Carthamus helenioides* DESF.; Algier, sie haben weitgezähnte, federartig geäderte, lanzettförmige Blätter und gut ausgebildete Sekretbehälter. Kristalldrusen fehlen.
- Die Blätter von *Xanthium strumarium* L.; sie sind gestielt, eiherzförmig, dreinervig, gekerbt, wellig und rauh, der Stiel so lang wie das Blatt, besitzen gewöhnlich dreizellige große Haare mit Cystolithen, keine Calciumoxalatkristalle.
- Die Blätter von *Scopolia carniolica* JACQ. (→ Scopolia).[21]

Inhaltsstoffe: *Alkaloide.* Der Gesamtalkaloidgehalt der Blätter der vier Varietäten liegt zwischen 0,10 und 0,65 % und ist sehr abhängig vom Entwicklungsstand der Pflanzen. Er liegt bei der var. *stramonium* zwischen 0,15 und 0,60 %, bei der var. *tatula* zwischen 0,26 und 0,65 %, bei der var. *godronii* zwischen 0,28 und 0,41 % und bei der var. *inermis* zwischen 0,28 und 0,42 %. Der Scopolaminanteil beträgt in den Blättern der var. *stramonium* etwa 18 %. Er nimmt im Lauf der Vegetationsperiode ab.[4,24,39,40] Als Nebenalkaloide wurden u. a. Apoatropin, Belladonnin, Tigloylmeteloidin, Cuskhygrin und Nicotin gefunden.[41]

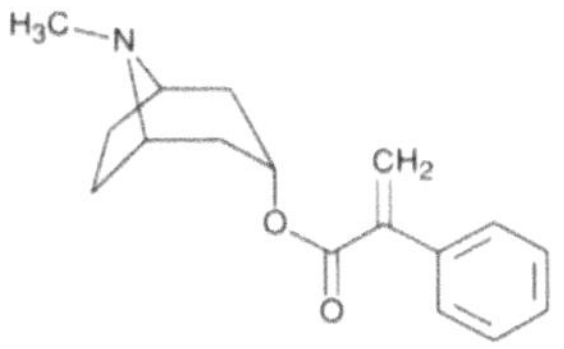

Apoatropin

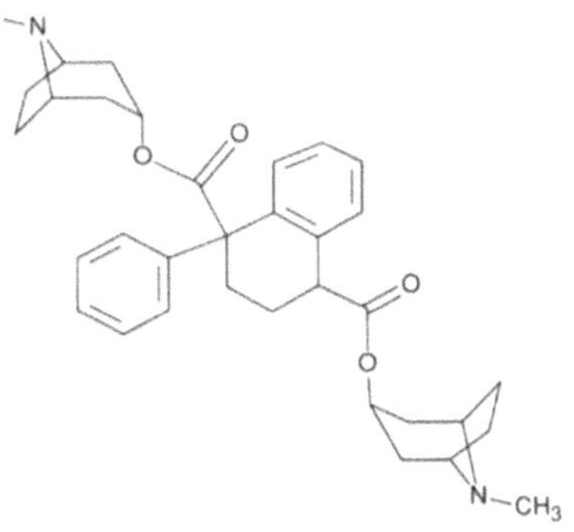

Belladonnin

Withanolide. z. B. Withastramonolid.[14,15,42]
Flavonoide. Vorwiegend Bioside des Quercetins und Kämpferols.[43]
Cumarine. z. B. Umbelliferon, Scopolin, Scopoletin.[5]

Zubereitungen:
- Stramonii Pulvis Normatus (Eingestelltes Stramoniumpulver) hergestellt durch Einstellen von gepulverten Stramoniumblättern auf den erforderlichen Alkaloidgehalt mit gepulverter Laktose oder gepulverten Stramoniumblättern mit niederemGehalt *DAB 10* (*Eur*), *Helv VII*; entspricht Folium Stramonii titratum, (Eingestelltes Stechapfelblatt) *ÖAB 90* und Stramonium prepared *BP 88*.
- Stramonii Herba Pulvis, Powdered Stramonium Herb *PI.*[135]
- Extractum Stramonii (Stramoniumkrautextrakt, Stechapfelextrakt) *EB 6*.
- Stramonii Tinctura (Stramoniumtinktur), klare, grünbraune Flüssigkeit, hergestellt durch Perkolation von gepulvertem Stramoniumkraut mit verdünntem Ethanol *PI.*[135]

In geringem Maße zur Isolierung von Scopolamin, Prinzip der Isolierung s. *Datura innoxia*.

Identität: *Droge.*
- Mikrochemische Prüfmethode *DAB 10* (*Eur*), *Helv VII*. Extraktion der Alkaloide aus dem Drogenmaterial mit verdünnter Schwefelsäure, Aus-

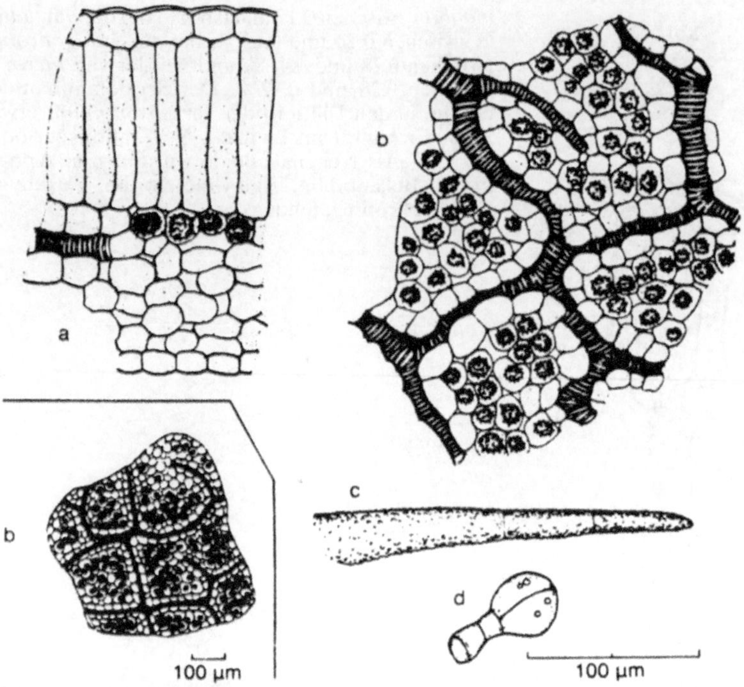

Stramonii Folium, Pulver. a Bruchstücke von Blattquerschnitten mit Palisaden- und Schwammparenchym, darin Gefäße und in den benachbarten Zellen Kristalldrusen; zahlreich, weniger charakteristisch. b Bruchstücke aus dem Mesophyll mit Gefäßen in Aufsicht; auffallend die große Anzahl der Ca-Oxalat-Drusen; sehr zahlreich, charakteristisch. c Bruchstücke von Gliederhaaren; zuweilen schwach gebogen mit körnig-rauher Kutikula; selten, charakteristisch. d Kurzgestielte, mehrzellige Drüsenhaare; Köpfchen oft der Epidermis anliegend; selten, charakteristisch. Aus Lit.[23], S. 367

schütteln aus dem mit Ammoniak alkalisiertem Filtrat mit Ether oder Chloroform, Nachweis der Alkaloide durch intensive Violettfärbung bei Zusatz von Salpetersäure in alkalischer Lösung (Vitali-Morin-Reaktion).

- Dünnschichtchromatographische Identitätsprüfung *AB-DDR*: Extraktion der Droge mit Ethanol, Kieselgel G mit doppelter Schichtdicke, als Laufmittel Chloroform-Aceton-Diethylamin (50 + 40 + 10), als Referenzlösung Atropinsulfat in Methanol, Detektion mit Kaliumtetraiodowismutat(III)-RL, Auswertung durch Vergleich der orangebraunen Flecken von Atropinsulfat (Rf im Bereich von 0,35 bis 0,50), im Chromatogramm der Testlösung weitere Flekke.

Reinheit: *Droge.*

- Fremde Bestandteile: Nicht mehr als 3 % Stengel mit einem Durchmesser von mehr als 5 mm *DAB 10 (Eur), PI,*[135] *ÖAB 90, Helv VII, BHP 83.*
- Salzsäureunlösliche Asche: Höchstens 4,0 % *DAB 10 (Eur), ÖAB 90, Helv VII, BHP 83.*
- Asche: Höchstens 20,0 % *PI.*[135]
- Fremde organische Masse: Nicht mehr als 2,0 % *PI.*[135]

Zubereitung. Bei Stramonii Pulvis Normatus zusätzlich Trocknungsverlust höchstens 5,0 % *DAB 10 (Eur), Helv VII.*

Gehalt:

- Stramonii folium: Mindestens 0,25 % Gesamtalkaloide, berechnet als Hyoscyamin und bezogen auf die bei 100 bis 105 °C getrocknete Droge *DAB 10 (Eur), PI,*[135] *ÖAB 90, Helv VII.*
- Stramonii Pulvis Normatus: 0,23 bis 0,27 %. Gesamtalkaloide, berechnet als Hyoscyamin und bezogen auf die bei 100 bis 105 °C getrocknete Droge *DAB 10 (Eur), PI,*[135] *ÖAB 90, Helv VII.*
- Stramonii Tinctura: 0,0225 bis 0,0275 % Alkaloide, berechnet als Hyoscyamin *PI.*[135]

Gehaltsbestimmung: *DAB 10 (Eur), ÖAB 90* und *Helv VII* fordern zunächst die Bestimmung des Feuchtigkeitsgehaltes bzw. des Trocknungsverlustes. Zur Bestimmung des Gesamtalkaloidgehalts dienen folgende Methoden:

Indirekte maßanalytische Bestimmung. DAB 10 (Eur), PI,[135] *ÖAB 90, Helv VII* (hier diese Methode auch für Gehaltsbestimmung der Tinktur angegeben) Die Alkaloidbasen werden durch Perkolation mit einem Gemisch aus Chloroform und peroxidfreiem Ether quantitativ aus dem mit Ammoniak und organischem Lösungsmittel befeuchtetem Drogenpulver extrahiert. Das eingeengte Perkolat wird mit Ether versetzt und mit Schwefelsäure ausgeschüttelt. Die vereinigten sauren Fraktionen werden alkalisiert und mit Chloroform ausgeschüttelt. Nach Entfernen der flüchtigen Basen durch Erhitzen wird der Säureüberschuß mit Natronlauge zurücktitriert.

Photometrische Bestimmung nach Ionenpaarextraktion mit Bromkresolgrün AB-DDR. Das Prinzip der Methode besteht darin, daß sich Alkaloide aus gepufferten wäßrigen Lösungen mit Farbstoffen als Ionenpaare in die organische Phase überführen lassen. Extraktion der Alkaloide mit Chloroform aus dem alkalisierten Drogenmaterial, Überführung des Eindampfrückstandes in Pufferlösung pH 5,5, Versetzen mit einem Überschuß Bromkresolgrün, Ausschütteln der Alkaloid-Farbstoff-Verbindung mit Chloroform, Zerlegung des Komplexes durch Zugabe von Piperidin und photometrische Messung bei 590 nm; die ermittelte Farbstoffmenge ist der Alkaloidmenge äquivalent, als Referenzprobe Atropinsulfat.

Als weitere Methoden zur Gehaltsbestimmung kommen die bei Belladonnae folium (→ Monographie Belladonnae folium) angegebenen in Betracht. Im Einzelnen werden angewendet:

- Gaschromatographie,[11,44] eventuell gekoppelt mit Massenspektrometrie,[45]
- Dünnschichtchromatographie mit anschließender densitometrischer, colorimetrischer oder fluorimetrischer Auswertung,[8] auch HPTLC,[12]
- Radioimmunoassay, z. B. zur Scopolaminbestimmung in Gewebekulturen von Datura-Arten, 0,15 bis 3,0 ng Scopolamin erfaßbar,[46]
- Enzymimmunoassay, Empfindlichkeit 0,1 ng.[30]

Wirkwertbestimmung: Beobachtung und Messung der Pupillenerweiterung am Kaninchen- oder Katzenauge nach Einträufeln einer entsprechenden Alkaloidlösung, Drogenzubereitung o. ä., heute kaum noch durchgeführt.[47]

Lagerung: *Stramonii folium.* Vor Licht geschützt, vorsichtig aufzubewahren *DAB 10* (*Eur*); dicht verschlossen, vor Licht geschützt *ÖAB 90*, *Helv VII*; dicht verschlossen, trocken *Pl.*[135]

Stramonii Pulvis Normatus. Dicht verschlossen, vor Licht geschützt, vorsichtig *DAB 10* (*Eur*), *ÖAB 90*, *Helv VII*.

Stramonii Tinctura. Dicht verschlossen, vor Licht geschützt, kühl, nicht länger als 1 Jahr nach Herstellung *Pl.*[135]

Wirkungen: Die Wirkungen der Droge und der Drogenzubereitungen sind auf die von Hyoscyamin bzw. seinem Racemat Atropin und von Scopolamin zurückzuführen. Im Vergleich zu Belladonnae folium kommt der Scopolaminanteil stärker zum Tragen. Systematische pharmakologische Untersuchungen wurden vorwiegend mit den reinen Alkaloiden, kaum mit der Droge und ihren Zubereitungen, durchgeführt. Hyoscyamin bzw. Atropin und Scopolamin wirken parasympathikolytisch durch antagonistischen Angriff am muskarinergen Acetylcholinrezeptor und bewirken damit Hemmung der Acetylcholinfreisetzung. Während Hyoscyamin und Atropin zentral vorwiegend erregend wirksam sind, überwiegt beim Scopolamin ein zentral dämpfender Effekt. Die mydriatische und sekretionshemmende Wirkung des Scopolamins ist stärker, die spasmolytische ist schwächer als die des Atropins (→ Stoffmonographien Scopolamin, Atropin, Hyoscyamin).

Auf Grund des Alkaloidgehalts sind beim Menschen nach Zufuhr der Droge in Abhängigkeit von der Dosis u. a. folgende Wirkungen zu erwarten: Spasmolyse der glatten Muskulatur, Sekretionseinschränkung, Erhöhung der Puls- und Herzfrequenz, Akkomodationslähmung, Mydriasis und zentrale Effekte, u. a. zentrale Dämpfung, aber auch Verwirrtheit, Desorientierung, Gedächtnisverlust und Halluzinationen,[27,39,49] (s. a. "Akute Toxizität"). Extrakte aus *Datura sanguinea* zeigen ebensolche anticholinerge Aktivität am isolierten Meerschweinchen-Ileum und auf das Verhalten von Mäusen wie eine quantitativ vergleichbare Mischung von Scopolamin und Hyoscyamin.[48]

Resorption: Die Resorption der Alkaloide aus der Droge erfolgt, wie Vergiftungsfälle zeigen (s. "Akute Toxizität"), aus dem Magen-Darm-Trakt relativ rasch.[50] Die maximale Plasmakonzentration soll nach p. o. Zufuhr nach ca. 1 h erreicht sein.[51,52]

Verteilung: Die Plasmaeiweißbindung der Alkaloide beträgt 30 bis 50 %, das Verteilungsvolumen 2 bis 4 L/kg.[41,53] Die Alkaloide passieren die Blut-Liquor-Schranke und die Plazenta. Sie wurden in der Muttermilch nachgewiesen.[48,53]

Wirkungsverlauf: Der Wirkungseintritt nach p. o. Zufuhr oder Inhalation von Drogenzubereitungen bzw. anderer Pflanzenteile erfolgt schnell, das Wirkungsmaximum ist nach ca. 1 h erreicht. Die Wirkungsdauer beträgt einige Stunden, Mydriasis und zentrale Effekte können wesentlich länger andauern, u. U. mehrere Tage.[41,50,54]

Elimination: Die Plasmahalbwertzeit der Alkaloide liegt beim Menschen zwischen 13 und 38 h. Sie werden in der Leber zu etwa 50 % metabolisiert und zu etwa 50 % unverändert im Urin ausgeschieden.[50,51] (Zu Fragen der Pharmakokinetik der Alkaloide → Stoff- und Giftbände.)

Anwendungsgebiete: Die therapeutische Anwendung der Droge wird auf Grund der nicht ausreichend belegten Wirksamkeit und der sich aus dem Alkaloidgehalt ergebenden toxikologischen Risiken (s. Akute Toxizität) heute abgelehnt.[55] In der Veterinärmedizin werden Zubereitungen der Droge bei Brechreiz von Pferden verabreicht.[131]

Volkstümliche Anwendung und andere Anwendungsgebiete: *Datura stramonium* wird beinahe weltweit gemeinsam mit anderen Datura-Arten in der Volksmedizin angewendet.[108,123–125] In Mitteleuropa wird der Stechapfel 1762 zum ersten Mal als Heilmittel gegen epileptische Krämpfe genannt. Wahrsagerinnen (vor allem bei den Zigeunern, die die Pflanze in Europa eingeführt haben sollen) nutzten die halluzinogene Wirkung, um die Menschen für ihre Weissagungen empfänglicher zu machen. Auch als Bestandteil von Zauber- und Hexenmitteln sowie von Zombi-Giften wurde *Datura stramonium* nachgewiesen.[60–62]

Gegenwärtige Anwendungsgebiete von Stramoniumzubereitungen sind Asthma, Krampfhusten, Pertussis bei Bronchitis und Grippe, hartnäckige

Verschleimung sowie innere Erkrankungen mit vegetativen Dysregulationen. Die Wirksamkeit gilt als nicht ausreichend belegt.[55]
In Südamerika[4] und einigen Gebieten Nordamerikas[63] werden die narkotischen und rauscherzeugenden Wirkungen genutzt, in Jemen wird die Droge als hypnotisches, sedatives und analgetisches Mittel verwendet,[64] in Indien und auf den südpazifischen Inseln werden die Blätter gemeinsam mit Tabak gegen Asthma und Magenschmerzen geraucht. Der Saft der Blätter wird in diesen Gebieten bei Zahn- und Ohrenschmerzen, Furunkeln und Hautkrankheiten eingesetzt. Bei Gelenkschmerzen werden die Blätter über den Körper gerieben.[65,66] Die narkotische und rauscherzeugende Wirkung kann in Auswertung zahlreicher Vergiftungsfälle als belegt angesehen werden (s. "Akute Toxizität"). Wegen großer Risiken wird von einer Anwendung dringend abgeraten.

Dosierung und Art der Anwendung: *Droge.* Anwendung der Droge bzw. von Auszügen daraus vorwiegend als Rauch- (z. B. Zigaretten) und Räuchermittel, daneben auch (selten) p. o. in Form flüssiger und fester Arzneiformen (Tropfen, Saft, Dragees, u. a.), zur Aerosolbehandlung und in Suppositorien.[56]
Dosierung: Eingestelltes Stramoniumpulver – 0,05 g[57] bzw. 0,05 bis 0,1 g *ÖAB 90* p. o. Einzeldosis, bis zu 3mal täglich 0,1 bis 0,2 g,[136] EMD 0,2 g, TMD 0,6 g *ÖAB 90*; als Rauchmittel 1,0 g;[57]
Stramoniumkrautextrakt – p. o. Einzeldosis 0,01 g *EB 6*; Tinktur 0,5 bis 2 mL *BHP 83*.
Die Verwendung nicht eingestellter Zubereitungen ist angesichts der geringen therapeutischen Breite nicht vertretbar. Bei der inhalativen Anwendung ist die Menge der applizierten Alkaloide nicht kalkulierbar.[55]

Unerwünschte Wirkungen: *Allergische Wirkungen.* Überempfindlichkeit gegenüber tropanalkaloidhaltigen Pflanzen wurde beobachtet.[132] *Zentralnervensystem.* Wirkungen auf das ZNS gehören zum Wirkungsbild, vorwiegend zentraldämpfende Effekte, bei höheren Dosen Halluzinationen und Verwirrtheit möglich (s. "Akute Toxizität"). *Herz, Kreislauf, Gefäße.* Tachykardie, Bradykardie, bei hohen Dosen Gefahr der Arrhythmie. *Respirationstrakt.* Hemmung des Flimmerepithels und damit der Selbstreinigung der Atemwege, bei sehr hohen Dosen Atemlähmung möglich, bei Anwendung als Räuchermittel kann der Rauch durch Reizung der Atemwege eine bestehende Bronchitis noch verschlimmern.[132] *Verdauungstrakt.* Durch Sekretionseinschränkung Mundtrockenheit, Sprach- und Schluckschwierigkeiten; Obstipation. *Niere, Harnwege, Elektrolythaushalt.* Miktionsbeschwerden, Dysurie. *Haut.* Regelmäßig Hautrötung und Hauttrockenheit, Hyperthermiegefahr. *Sonstige.* Sehstörungen, Akkomodationslähmung.

Beeinflussung des Reaktionsvermögens: Einschränkung der Fahrtauglichkeit.

Abhängigkeitspotential: S. Chronische Toxizität.

Schwangerschaft: S. Chronische Toxizität.

Stillperiode: Übergang der Tropanalkaloide in Muttermilch nachgewiesen.[48,51,53,58]

Gegenanzeigen/Anwendungsbeschr.: Kontraindikationen bestehen bei Glaukom bzw. Glaukomverdacht, paralytischem Ileus, Pyolorusstenose, Prostatavergrößerung, tachykarden Arrhythmien und akutem Lungenödem, Anwendungsbeschränkungen bei Patienten mit Urinretention oder Koronarsklerose und bei sehr hohen Außentemperaturen. Bei alten Menschen, Kindern bis zu 3 Jahren sowie mongoloiden und spastisch gelähmten Kindern muß die Anwendung mit besonderer Vorsicht erfolgen.[51,53,58]

Wechselwirkungen: Wirkungsverstärkung bei gleichzeitiger Gabe anderer parasympathikolytisch wirksamer Pharmaka, von Antihistaminika, Antiparkinsonmitteln, tri- und tetracyclischen Antidepressiva, Amantadin und Chinidin.[59]

Tox. Inhaltsstoffe u. Prinzip: Für die Toxizität der Droge und daraus hergestellter Zubereitungen sind wie für die pharmakologisch genutzten Wirkungen in erster Linie die Tropanalkaloide Hyoscyamin/Atropin und Scopolamin verantwortlich.

Toxikokinetik: S. Pharmakologische Eigenschaften.

Wirkungsmechanismus: S. Pharmakologische Eigenschaften.

Akute Toxizität: *Mensch.* Vergiftungssymptome beim Menschen sind Mundtrockenheit, extremer Durst, Trockenheit der Haut, Pupillendilatation und Sehstörungen, Urinretention, beschleunigter Herzschlag, Konfusion, Ruhelosigkeit und Halluzinationen vor allem visueller Natur.[67] Sie beginnen kurze Zeit (ca. $^1/_2$ bis 4 h) nach Aufnahme des Giftes und können mehrere Tage anhalten. Die zentralerregenden Atropinwirkungen sind häufig zugunsten der zentrallähmenden Scopolaminwirkung zurückgedrängt. Im Vergleich zu Vergiftungen durch *Atropa bella-donna* können Pulsbeschleunigung und Gesichtsrötung fehlen.[28,39]
Vergiftungsquellen können sein:
– Die mißbräuchliche Verwendung der Droge bzw. daraus hergestellter Zubereitungen zur Erzeugung von Rauschzuständen.[50,68–77,109]

Beispiele: In einem regionalen Vergiftungszentrum in Baltimore/USA wurden in 5 Jahren 69 Fälle mißbräuchlicher Anwendung von *Datura stramonium*, meist der Samen (s. dort), registriert.[77]
In einem texanischen Krankenhaus wurden in 3 Jahren 29 Jugendliche wegen des Mißbrauchs von *Datura stramonium* (Rauchen getrockneter Blätter, p. o. Aufnahme der Samen, Kauen der Wurzel) hospitalisiert.[50]
3 junge Männer im Alter von 16 bis 17 Jahren wurden nach dem Trinken von Tee aus Blättern von *Datura stramonium* (Extrakt aus ca. $^1/_2$ kg grünen Blättern) in manischpsychotischem Zustand ins Krankenhaus eingeliefert. Nach 12stündiger Behandlung waren die Pupillen noch weit dilatiert, der Zustand ansonsten wieder normalisiert.[70]
Ein 25jähriger Student, der von Freunden erfahren hatte, daß Tee aus dem Kraut von *Datura stramonium* ähnliche Wirkungen wie Haschisch entfalten

soll, trank eine Tasse davon zur "Entspannung". Nach einem heißen Bad und einer weiteren Tasse Tee kam es zu Sehstörungen (ein angefangener Brief konnte nicht weiter geschrieben werden), starker motorischer Unruhe, wirrem Reden, Mundtrockenheit und Halluzinationen. Der Betroffene war nicht ansprechbar. Der Zustand hielt 1 bis 2 Tage an.[72]

$^1/_2$ bis 1 h nach absichtlicher p.o. Aufnahme von Asthma-Räucherpulver (zu etwa 50 % aus *Datura stramonium* bestehend) in Mengen von $^2/_3$ bis zu 4 Teelöffeln kam es bei mehreren jungen Männern zu Gesichtsrötung, Mundtrockenheit, Mydriasis, Koordinationsstörungen, Erhöhung der Pulsrate, Gedächtnisverlust, Desorientierung, Nausea und visuellen Halluzinationen. Bis auf die Mydriasis waren die Symptome nach 4 bis 12 h verschwunden.[75,78] 4 Patienten im Alter von 17 bis 23 Jahren hatten Asthmazigaretten, bestehend aus den Blättern von *Datura stramonium*, zu psychostimulatorischen Zwecken aufgenommen und zeigten u.a. Verhaltensänderungen und Halluzinationen.[74]

- Verwechslung. Über die irrtümliche Abgabe von Stechapfelblättern anstelle von Brennesseltee wird in der älteren Literatur berichtet.[78] Vergiftungen durch Verwechslung der Pflanzen selbst sind selten.

Bei dem tödlichen Vergiftungsfall eines 20jährigen jungen Mannes, der bei einem Ausflug Pflanzen gesammelt und daraus für sich und einige Freunde Tee gekocht hat, ist nicht klar, ob es sich um Verwechslung, Unkenntnis oder Mißbrauch handelt. Das Pflanzenmaterial bestand aus Blättern, Blüten und Früchten von *Datura stramonium*. Schnell einsetzende Vergiftungssymptome waren Sehstörungen, extreme Mundtrockenheit und beginnende Halluzinationen. Der 20jährige starb kurz darauf, die anderen wurden im Krankenhaus rechtzeitig behandelt. Massenspektrometrisch wurden im Urin der Patienten Hyoscyamin und Scopolamin nachgewiesen.[79]

- Akzidentelle Aufnahme der Pflanze durch Kinder. Auf Grund der Unattraktivität der Pflanze spielt diese Vergiftungsquelle keine große Rolle, jedoch existieren z.B. Berichte aus Saudi-Arabien[80] und den USA[54].
- Unsachgemäße medizinische oder volksmedizinische Anwendung.

Beispiele: Irrtümlich innerer Gebrauch von als Rauchmittel verordneten Präparaten.[81]

Nach dem Trinken von Tee aus den Blättern (laxierende Wirkung war angestrebt) zeigen die Kinder einer Familie Hautrötung, Mydriasis und erhöhte Reizbarkeit bis hin zu Delirien.[54]

Tier. Tiervergiftungen durch die Blätter von *Datura stramonium* sind sehr selten. Bei subakut verlaufenden Vergiftungen ist die Nitratspeicherkapazität der Pflanzen als mögliche Vergiftungsursache in Betracht zu ziehen.[82]

Chronische Toxizität: *Mensch.* s. Sonderformen der Toxizität. *Tier.* s. Sonderformen der Toxizität.

Mutagenität: In verschiedenen Zelltypen der Maus wurden durch Alkaloide aus *Datura stramonium* verursachte Chromosomenschäden beobachtet.[83]

Reproduktionstoxizität: Das Auftreten von Arthrogrypose bei neugeborenen Schweinen wird von einigen Autoren auf die Aufnahme von *Datura stramonium* durch die Muttertiere während des 2. und 3. Gestationsmonats zurückgeführt. Die Muttertiere zeigten während dieser Zeit akute Vergiftungssymptome, nach Entfernen der Pflanzen kam es zu keinen weiteren Fällen. Die Hypothese wird unterstützt durch andere Untersuchungen, bei denen nach Injektion von Scopolaminhydrobromid in belegte Hühnereier (100 oder 200 µg/Ei) oder nach p.o. Gabe der Substanz an Kaninchen (473 µg/kg KG) bei allen bzw. einigen Feten Mißbildungen gefunden wurden.[85] Dem widersprechen Ergebnisse, daß bei Verfütterung von *Datura stramonium* an tragende Sauen zwar akute Vergiftungssymptome, jedoch keine Mißbildungen des Nachwuchses beobachtet werden konnten.[86] Auch bei Ratten konnte nach p.o. Gabe von Dosen bis zu 900 mg/kg KG/d Scopolaminhydrobromid vom 6. bis 15. Gestationstag kein eindeutiger Beweis für teratogene Effekte des Alkaloids erbracht werden.[87]

Immuntoxizität: Idiosynkrasie wurde beobachtet, jedoch selten.[54]

Abhängigkeitspotential: Bei mißbräuchlicher Verwendung zur Erzeugung von Rauschzuständen ist Ausbildung einer Abhängigkeit denkbar.

Toxikologische Daten: *LD-Werte.* LD_{50} Atropin, p.o., Ratte 622 mg/kg KG,
LD_{50} Atropin, p.o., Maus 400 mg/kg KG,
LD_{min} Atropin, Kaninchen 1.450 mg/kg KG,
LD Atropin, p.o., Erwachsene etwa ab 100 mg, Kinder wenige Milligramm;
LD_{50} Scopolamin, s.c., Maus 1.700 mg/kg KG,
LD_{50} Scopolamin, i.v., aus 163 mg/kg KG.[51,88]
LD Scopolamin für den Menschen etwa so wie Atropin, LD (–)-Hyoscyamin, p.o., Erwachsene ab 10 mg.[52]
Tödliche Alkaloiddosis in 4 bis 5 g Blättern enthalten.[54]
Pflanzengiftklassifizierung. + + +.

Akute Vergiftung: *Erste Maßnahmen.* Nach peroraler Aufnahme sollte möglichst schnell Erbrechen ausgelöst werden, z.B. durch Trinken von Salzwasser. Zur primären Giftentfernung dient weiterhin die Gabe von Natriumsulfat und Aktivkohle. Als temperatursenkende Maßnahmen kommen Umschläge mit nassen Tüchern in Frage, keinesfalls Antipyretika.
Wegen der Halluzinationen und Delirien ist auf ständige Beobachtung des Patienten zu achten. Klinikeinweisung sollte umgehend erfolgen. Die Prognose ist bei entsprechender ärztlicher Behandlung gut.[27,39,52] *Präventivmaßnahmen.* Nicht möglich.

Gesetzl. Best.: *Artenschutz.* Nein. *Apothekenpflicht.* Ja. *Verschreibungspflicht.* Ja, ausgenommen Stramonii folium zum Rauchen und Räuchern. *Standardzulassung.* Keine. *Offizielle Monographien.* Aufbereitungsmonographie Stramonii folium und Stramonii semen der Kommission E am BGA.[55]

Stramonii semen (Stramoniumsamen)

Synonyme: Semen Daturae, Semen Stramonii, Stramonium e seminibus.

Sonstige Bezeichnungen: Dt.: Stechapfelsamen; engl.: Stramonium seed, Thorn apple seed; frz.: Semence de Stramoine; it.: Seme di stramonio; port.: Semillas de estramonio; span.: Sementes de estramonio.

Monographiesammlungen: Stramonii semen *EB6*, *Helv V*.

Definition der Droge: Die reifen Samen *EB6*.

Stammpflanzen: *Datura stramonium* L.

Herkunft: Vorwiegend Sammlung aus Wildvorkommen.

Gewinnung: Gewinnung der Samen von Mitte Juli bis September aus der reifen Frucht.[64]

Ganzdroge: Flach gedrückte, rundlich-nierenförmige, mattviolettschwarze, feingrubige, bis 4 mm lange Samen; spröde Samenschale umschließt Endosperm, darin hakenförmig gekrümmter Keimling.
Sensorische Eigenschaften. Beim Zerreiben widerlicher Geruch, bitterer und scharfer Geschmack.
Mikroskopisches Bild. Epidermis der Samenschale zeigt eigenartig verdickte Zellen. Die sehr dicken, gelbbraunen Seiten- und Innenwände sind deutlich geschichtet, die Innenwand verbogen. Außen an den Epidermiszellen zapfenartige Fortsätze. Am Hilum sind die Epidermiszellen höher als an den flachen Seiten des Samens; hier auch einige zarte Spiralgefäße. Dunkelfärbung des Samens durch den braunen Inhalt der Epidermiszellen. Auf die Epidermis folgt eine mehrreihige Gewebezone aus dünnwandigen, farblosen, nach unten zu etwas gebräunten und zusammengedrückten Zellen, dann das derbwandige Endosperm mit seinem Aleuron- und Fettinhalt; die unregelmäßig gestalteten Aleuronkörner messen 3 bis 11 µm, meistens 7 µm. Sie besitzen Einschlüsse von Kristalloiden und Globoiden. Auch im zartzelligen Embryo Eiweiß und fettes Öl gespeichert. Alkaloide lokalisiert in der kollabierten Nährschicht der Samenschale.[21]

Pulverdroge: Grauschwarzes Pulver, darin zahlreiche Bruchstücke der dunklen Samenschale mit den gelben, auf dem Querschnitt radial gestellten, stark verdickten und deutlich geschichteten, von der Fläche gesehen tafelförmigen und tief wellig verzahnten Epidermiszellen, viele Gewebestücke des Endosperms und des Keimlings, in deren Zellen bis 11 µm große Aleuronkörner und fettes Öl, aber keine Stärke.[21,133]

Verfälschungen/Verwechslungen: In Frage kommen die Samen von *Nigella sativa* L. und *N. damascena* L. (heller gefärbte, unreife Samen und scharfkantige, nicht rundliche Samen, erkennbar auch durch andere Fluoreszenz, s. Identität).

Inhaltsstoffe: *Tropanalkaloide.* Der Alkaloidgehalt der Samen liegt zwischen 0,4 und 0,6 %.[25,40–42] Hauptalkaloide sind Hyoscyamin (55 bis 74 %) und Scopolamin (15 bis 20 %).[25,89]
β-Carbolin-Alkaloide. Als Begleitalkaloide wurden u. a. die stark fluoreszierenden Verbindungen Fluorodaturatin (2,3,5,6-Tetrahydro-9-hydroxy-1*H*-pyrido(1,2,3-l,m)*β*-carbolin), das eventuell erst bei der Aufarbeitung entstehende 1,2-Dehydrofluorodaturatin und Homodaturatin gefunden.
4-Methylsterole. In großer Varietät.[91]
Lectine.[34] Besitzen hohe Affinität zu *N*-Acetyllactosamin (Gal-*β*1,4 Glc*N*Ac).[92]
Fettes Öl. 15 bis 45 % mit Linolsäure als Hauptfettsäure.
Eiweiß. 12 bis 25 %.[5]

Zubereitungen: Tinctura Stramonii Seminis, Stramoniumsamen-Tinktur *EB6*.

Identität: Die Identitätsprüfung der Samen ist anhand ihrer Fluoreszenz möglich. Die Samen fluoreszieren im trockenen Zustand weißlich, im neutralen Milieu bläulich, im sauren mattgrün und im alkalischen goldgelb.[21]

Reinheit: Asche: Nicht mehr als 4 % *EB6*, 3,5 % *Helv V*.

Gehalt:
- Stramonii semen: Mindestens 0,3 % Hyoscyamin *EB6*, 0,25 % *Helv V*.
- Tinctura Stramonii Seminis: Mindestens 0,33 % Hyoscyamin *EB6*.

Gehaltsbestimmung: Herstellung eines Etherauszuges der Droge, nach Ausschütteln indirekte Titration mit KOH *EB6*.

Wirkwertbestimmung: Wie Stramonii folium.

Lagerung: Vorsichtig aufzubewahren *EB6*.

Anwendungsgebiete: Die therapeutische Anwendung der Droge und ihrer Zubereitungen ist auf Grund der nicht ausreichend belegten Wirksamkeit und des toxikologischen Risikos (s. Akute Toxizität) nicht mehr vertretbar.[55]

Volkstümliche Anwendung und andere Anwendungsgebiete: Die Anwendung erfolgt in vielen Ländern ähnlich wie die von Stramonii folium, z. B. bei Asthma, spastischer Bronchitis, Emphysem-Bronchitis und als Adjuvans bei Pertussis, darüber hinaus in Rwanda wegen angeblicher acaricider Wirksamkeit.[93] Von einer Anwendung wird abgeraten.

Dosierung und Art der Anwendung: *Droge.* Extrakte der Samen und Tinktur einzeln oder in Kombination in verschiedenen Arzneiformen (Sirup, Tropfen).
Dosierung: Stramoniumsamen – p. o. Einzeldosis 0,05 g, EMD 0,2 g, TMD 0,6 g *EB6*;
Stramoniumsamen-Tinktur – p. o. Einzeldosis 0,3 g, EMD 1,0 g, TMD 3,0 g *EB6*.

Die Verwendung nicht eingestellter Zubereitungen ist auf Grund der geringen therapeutischen Breite nicht vertretbar.[55]

Unerwünschte Wirkungen: S. Stramonii folium.

Gegenanzeigen/Anwendungsbeschr.: S. Stramonii folium.

Wechselwirkungen: S. Stramonii folium.

Weitere medizinische Verwendung: Anwendung der Lectine in medizinischer Forschung und Diagnostik.[94]

Tox. Inhaltsstoffe u. Prinzip: S. Stramonii folium.

Toxikokinetik: S. Stramonii folium.

Wirkungsmechanismus: S. Stramonii folium.

Akute Toxizität: *Mensch.* Die Vergiftungssymptome entsprechen denen nach Aufnahme von Stramoniumblättern. Vergiftungsquellen sind
- die Beimengung von Stramoniumsamen zu Mehl,[95]
- die Verwechslung mit Mohnsamen oder Schwarzkümmel,
- die Verwendung als Rauschmittel.

Die p.o. Aufnahme der Samen scheint neben der entsprechender Arzneizubereitungen eine der Hauptformen der mißbräuchlichen Anwendung von *Datura stramonium* zu sein.[50,77,96,97,128]
Beispiele: In ausgewerteten Fällen wurden Mengen von 2 bis zu 300 Samen gegessen.[77] Als Vergiftungssymptome wurden u. a. Hyperpyrexie, Tachykardie, Mydriasis, neurologische Störungen und Halluzinationen beobachtet. In den meisten Fällen erfolgte eine schnelle Besserung des Zustandes.[77,96]
2 Studenten einer paramedizinischen Schule, die oft Marihuana rauchten, kochten Tee aus den Samen von *Datura stramonium* und tranken einige Tassen davon. Es kam zu Doppeltsehen, Hyperthermie, trockener roter Haut, extremer Mundtrockenheit und Halluzinationen. Einer der beiden Männer ging hinaus zum See (Hyperthermie!), wo er am nächsten Tag tot aufgefunden wurde. Der andere erholte sich ohne medizinische Hilfe.[97]
- Die akzidentelle Aufnahme durch Kinder.

Beispiele: Tod eines 7jährigen Jungen nach dem Essen von 120 Samen.[98]
Akute Vergiftungssymptome (Mydriasis, Verwirrtheit usw.) bei 30 Jungen im Alter von 6 bis 8 Jahren nach Verzehr der Samen.[99]
- Die medizinische oder volksmedizinische Anwendung.

Beispiele: Tee aus 4 Eßlöffeln Samen in einem kleinen Kessel Wasser, 13jähriger asthmakranker Junge trinkt 1 Tasse davon, unmittelbar danach extremer Durst, Delirien, später Bewußtlosigkeit, Heilung.[100]
- Die Verwendung als Mord- und Selbstmordgift.[77,101]

Tier. Akute Tiervergiftungen sind sehr selten.

Chronische Toxizität: *Mensch.* Keine Angaben. *Tier.* In Fütterungsversuchen an Ratten wurden bei einem Gehalt von mehr als 0,5 % Stechapfelsamen im Futter toxische Effekte (sinkende Gewichtszunahme, veränderte Blut- und Enzymwerte) beobachtet. Sie waren bei weiblichen Tieren stärker ausgeprägt als bei männlichen.[67] Für Küken liegt diese Grenze bei mindestens 1 %.[102,103] Auch bei Schweinen wurde eine Reduzierung der Futteraufnahme und der Gewichtszunahme durch Stechapfelsamen im Futter festgestellt.[104]

Toxikologische Daten: *LD-Werte.* 0,3 g der Samen von *Datura stramonium* werden als giftig für den Menschen angesehen.[51] Für Kinder können 15 Samen tödlich sein.[52] *Pflanzengiftklassifizierung.* + + +.

Therapeutische Maßnahmen bei Vergiftungen: S. Stramonii folium.

Gesetzl. Best.: *Artenschutz.* Nein. *Apothekenpflicht.* Ja. *Verschreibungspflicht.* Ja. *Offizielle Monographien.* Aufbereitungsmonographie Stramonii folium und Stramon semen der Kommission E am BGA.[55]

Datura stramonium hom. *HAB 1*

Synonyme: Stramonium.

Monographiesammlungen: Datura stramonium hom. *HAB 1.*

Definition der Droge: Frische, oberirdische Teile blühender Pflanzen.

Stammpflanzen: *Datura stramonium* L.

Zubereitungen: Urtinktur und flüssige Verdünnungen *HAB 1*, Vorschrift 2a; Eigenschaften: Die Urtinktur ist eine grüngelbe Flüssigkeit mit schwachem, arteigenem Geruch.

Identität:
- Ausschütteln der mit Wasser, konz. Ammoniaklösung und NaCl versetzten Urtinktur mit Ether; Etherphase nach Trocknen und Einengen mit rauchender Salpetersäure versetzen sowie mit Aceton und ethanolischer Kalilauge, Violettfärbung (Vitali-Morin-Reaktion).
- Dünnschichtchromatographie auf Kieselgel HR:
- Untersuchungslösung: Urtinktur erwärmen bis zum Verschwinden des Ethanolgeruchs, mit Ammoniak versetzen, mit Ether ausschütteln, trocknen und filtrieren, Filtrat waschen, einengen und Rückstand in Methanol lösen;
- Vergleichslösung: Scopolaminhydrobromid und Atropinsulfat in Methanol;
- Laufmittel: Aceton-Wasser-konz. Ammoniaklösung (90 + 7 + 3);
- Detektion: Mit Natriumtetraiodobismutat in Schwefelsäure;
- Auswertung: Vergleich der Flecke in Bezug auf Lage, Größe und Farbe (Atropin im unteren Drittel, Scopolamin im oberen).

Reinheit: *Urtinktur.*
- Relative Dichte: 0,930 bis 0,950 *HAB 1.*
- Trockenrückstand: Mindestens 1,2 %.

– Prüfung auf Anwesenheit von *Atropa bella-donna*: Nach Verdünnen der Urtinktur mit Wasser, Ausschütteln des Filtrats mit Chloroform, Einengen, waschen, Aufnehmen in Wasser und Zusatz von konz. Ammoniaklösung darf höchstens eine ganz schwache blaugrüne Fluoreszenz auftreten (Scopoletin).

Gehalt: In der Urtinktur mindestens 0,015 und höchstens 0,040 % nicht flüchtige Basen, berechnet als Hyoscyamin.

Gehaltsbestimmung: Ausschütteln der ammoniakalischen Urtinktur mit Ether, nach Zusatz von Traganth filtrieren, Einengen und Rückstand in Ethanol aufnehmen, nach Zusatz von Wasser, verd. HCl und Methylrot-Mischindikator-Lösung mit NaOH titrieren.
Grenzprüfung D4: 4. Dezimalverdünnung nach Zugabe von Ammoniak mit Ether ausschütteln und Vitali-Morin-Reaktion durchführen, Mischung darf nicht stärker gefärbt sein als Vergleichslösung mit $KMnO_4$.

Lagerung: Vor Licht geschützt, vorsichtig.

Anwendungsgebiete: Entsprechend dem homöopathischen Arzneimittelbild.
Dazu gehören: Hochfieberhafte Infektionen; Krampfzustände; Krankheiten mit Beeinträchtigungen seelischer Funktionen; Entzündungen der Augen.[134]

Dosierung und Art der Anwendung: *Droge.* Soweit nicht anders verordnet:
- Ab D4: 1- bis 3mal täglich 5 bis 10 Tropfen, 1 Messerspitze Verreibung, 1 Tablette oder 5 bis 10 Streukügelchen einnehmen.[134]
- Injektionslösungen 2mal wöchentlich 1 mL sc. injizieren.[134]
- Augentropfen 1- bis 3mal täglich 1 Tropfen in den Bindehautsack träufeln.[134]

Unerwünschte Wirkungen: Nicht bekannt.
Hinweis: Es können vorübergehend Erstverschlimmerungen vorkommen, die jedoch unbedenklich sind.[134]

Gesetzl. Best.: *Verschreibungspflicht.* Urtinktur und 1. bis 3. Dezimalverdünnung. *Offizielle Monographien.* Aufbereitunsmonographie der Kommission E am BGA "Datura stramonium".[134]

Datura stramonium hom. *PFX*

Synonyme: Stramonium pour préparations homéopathiques *PFX*.

Monographiesammlungen: Datura stramonium *PFX*.

Definition der Droge: Frische, oberirdische Teile von Datura stramonium einschließlich der Blüten.

Zubereitungen: Urtinktur, hergestellt nach der generellen Monographie der Préparations Homéopathiques.
Eigenschaften: Braun-orange oder zumindest dunkle Flüssigkeit, Geruch an Süßholz erinnernd, Geschmack leicht bitter.

Identität: *Urtinktur.*
- Nachweis der Alkaloide nach Extraktion aus der Tinktur durch intensive Violettfärbung bei Zusatz von Salpetersäure in alkalischer Lösung und Aceton (Vitali-Morin-Reaktion).
- Prüfung auf Verfälschung durch Belladonna-Tinktur (bei Verfälschung Fluoreszenz bei 365 nm nach Extraktion mit Chloroform und Zugabe konz. Ammoniaklösung).

Reinheit: *Urtinktur.*
- Trockenrückstand: Höher oder gleich 1,20 %.
- Chromatographie: a) Dünnschichtchromatographie im Laufmittel Butanol-Eisessig-Wasser (40 + 10 + 10), Lufttrocknung; es darf keine blau fluoreszierende Bande bei Rf 0,90 nachweisbar sein (Verfälschungen durch Belladonna-Tinktur, Scopoletinnachweis) *PFX*. b) Dünnschichtchromatographie der aus der Tinktur extrahierten Alkaloide im Vergleich mit Hysocyaminsulfat, Scopolaminhydrobromid und Atropinsulfat, Laufmittel konz. Ammoniak-Wasser-Aceton (3 + 7 + 90); Detektion mit Dragendorffs Reagens und anschließend Natriumnitrit.

Gehalt: In der Urtinktur 0,010 bis 0,020 % Alkaloide, berechnet als Hyoscyamin; Alkoholgehalt 40 bis 50 % *V/V*.

Gehaltsbestimmung: Indirekte maßanalytische Bestimmung der aus der Tinktur extrahierten Alkaloide, Titration des Überschusses an Schwefelsäure mit 0,02 N Natronlauge mit Methylrot als Indikator.

Lagerung: Tinktur 1 Jahr verwendbar, nach Kontrollen bis zu 5 Jahre nach Herstellung.

Datura stramonium hom. *HPUS 78*

Synonyme: Datura lurida, Datura stramonium, Solanum maniacum, Stramonium foetidum, Stramonium majus album, Stramonium spinosum, Stramonium vulgatum.

Sonstige Bezeichnungen: Dt.: Stechapfel; engl.: Apple of Peru, Devil's apple, Jamestown weed, Jimpson weed, Stink weed, Stramonia, Thorn apple; frz.: Pomme epineuse.

Monographiesammlungen: Datura stramonium *HPUS 78.*

Definition der Droge: Die frische Pflanze in Blüte und Fruchtreife.

Stammpflanzen: *Datura stramonium* L.

Zubereitungen: *Urtinktur.*
- Herstellung der Tinktur: Zu einer feuchten Pflanzenmasse, bestehend aus 100 g Festanteil und 200 mL Pflanzensaft, werden 200 mL dest. Wasser und 635 mL starker Alkohol gegeben.

Verdünnungen. 2 × : 1 Teil Tinktur mit 3 Teilen dest. Wasser und 6 Teilen Alkohol; 3 × und höher: Mit dispensiertem Alkohol.

Gehalt: *Urtinktur.* $^1/_{10}$.

Dosierung und Art der Anwendung: *Droge.* Medikation 3 × und höher.

---

1. Hegi G (2. Auflage ab 1936), Illustrierte Flora von Mitteleuropa, Bd. V, Teil 4, Carl Hauser Verlag, München, S. 2.612–2.616
2. Avery AG, Satina S, Rietsema J (1959) Blakeslee: The Genus Datura, Chronica Botanica 20, Ronald Press, New York
3. D'Arcy WG (1979). In: Hawkes JG, Lester RN, Shelding AD (eds.) The biology and taxonomy of the Solanaceae, Linnean Soc Symp Ser 7:3–47, Academic Press, London
4. Schultes RE (1979). In: Hawkes JG, Lester RN, Shelding AD (eds.) The biology and taxonomy of the Solanaceae, Linnean Soc Symp Ser 7:137–160, Academic Press, London
5. Hgn, Bd. VI, S. 407–408, 417–419, 443–444, Bd. IX, S. 569, 572, 577
6. Evans WC (1979). In: Hawkes JG, Lester RV, Shelding AD (eds.) The biology and taxonomy of the Solanaceae, Linnean Soc Symp Ser 7:241–254, Academic Press, London
7. El-Dabbas SW, Evans WC (1982) Planta Med 44:184–185
8. Padula LZ, Baudoni AL, Rondina RVD, Coussio JD (1976) Planta Med 29:357–360
9. Weiler EW, Stöckigt J, Zenk MH (1981) Phytochemistry 20:2.009–2.016
10. Evans WC, Woolley VA (1978) Phytochemistry 17:1.714
11. Mechler E, Kohlenbach HW (1978) Planta Med 33:350–355
12. Harz I, Vömel A (1985) Pharm Ztg 130:2.313
13. Maier I, Jurenitsch J, Heresch F, Haslinger E, Schulz G, Poehm M, Jentzsch K (1981) Monatsh Chem 112:1.425
14. Evans WC, Grout RJ, Mensah LK (1984) Phytochemistry 23:1.717–1.720
15. Tursunova RN, Maslennikova VA, Abubakirov NK (1977) Khim Prir Soedin (2):147–156, zit. nach CA 87:98771w
16. Ourishi MA, Kalla AK, Dhar KL (1979) Phytochemistry 18:1.756–1.757
17. Bye RA (1979) J Ethnopharmacol 1:23–48
18. Kamboj VP, Dhawan BN (1982) J Ethnopharmacol 6:191–226
19. Jaspersen-Schib R (1987) Dtsch Apoth Ztg 127:1.417–1.423
20. Hall RCW, Popkin MK, Michenry LE (1977) Am J Psychiatry 134:312–314
21. Hag, Bd. IV, S. 449–471
22. Danert S (1954) Pharmazie 9:349–367
23. Deutschmann F, Hohmann B, Sprecher E, Stahl E (1985) Pharmazeutische Biologie, Drogenanalyse I, Morphologie und Anatomie, Gustav Fischer Verlag, Stuttgart
24. Sharova EG, Aripova SY, Abdilalimov OA (1977) Khim Prir Soedin (1):126–127, zit. nach CA 87:50201h
25. Mirazamatov RT, Lutfulling KL (1986) Khim Prir Soedin (3):381, zit. nach CA 105:112091y
26. Schratz E (1961). In: Kappert H, Rudorf W (Hrsg.) Handbuch der Pflanzenzüchtung, 2. Aufl, Bd. 5, Parey, Berlin Hamburg, S. 430–439
27. Frohne D, Pfänder HJ (1987) Giftpflanzen, Wiss. Verlagsgesellschaft mbH, Stuttgart
28. Peigen X, Liyi H (1983) J Ethnopharmacol 8:1–18
29. Sovova M, Spurna V, Sramek B (1985) Cesk Farm 34:321–324, zit. nach CA 104:31898u
30. Desailly I, Fliniaux M, Jacquin-Dubreuil A (1988) C R Acad Sci Ser 3, 306:591–598
31. Phillipson JD, Handa SS (1975) Phytochemistry 14:999–1.003
32. Levitskaya SV, Asatov SI, Yunusov TS (1984) Khim Prir Soedin: 86–88, zit. nach CA 100:188790t
33. Kilpatrick DC, Yeoman MM, Gould AR (1979) Biochem J 184:215–219
34. Crowley JF, Goldstein IJ (1982) Meth Enzymol 83:368–373
35. Crowley JF, Goldstein IJ, Arnarp J, Lonngren J (1984) Arch Biochem Biophys 231:524–533
36. Ungerer A, Schmitz-Bourgeois M, Melan C, Boulanger Y, Reinbolt J, Anuri I, De-Barry J (1988) Brain Res 446:205–211
37. Ebert K (1982) Arznei- und Gewürzpflanzenanbau, Ein Leitfaden für Anbau und Sammlung, Wiss. Verlagsgesellschaft mbH, Stuttgart
38. PhEur, Bd. 1, S. 358–362
39. Teuscher E, Lindequist U (1988) Biogene Gifte, Akademie-Verlag Berlin, Gustav Fischer Verlag, Stuttgart
40. Mechler E, Hann N (1981) Planta Med 42:102–103
42. Tursunova RL, Maslennikova VA, Abubakirov NK (1978) Khim Prir Soedin (1):91–95, zit. nach CA 89:43962v
43. Sonanini D, Rzadkowska-Bodalska H, Steinegger E (1970) Pharm Acta Helv 45:153–156
44. Kibler R, Neumann KH (1979) Planta Med 35:354–359
45. Witte L, Müller K, Arfmann HA (1987) Planta Med 53:192–197
46. Savary BJ, Dougall DK (1990) Phytochemistry 29:1.567
47. Tonnesen M (1948) Acta Pharmacol 4:186–189
48. Chiu TH, Totsuka K, Kobayashi S, Saito H, Okamoto T (1987) Taiwan Yao Hsueh Tsa chih 39:173–181, zit. nach CA 109:31566n
49. Forth W, Henschler D, Rummel W (Hrsg) (1986) Allgemeine und spezielle Pharmakologie und Toxikologie, Wissenschaftsverlag, Mannheim Wien Zürich
50. Shervette RE, Schydlower M, Lampe RM, Fearnow RG (1979) Pediatrics 63:520–523
51. Seeger R, Neumann HP (1986) Dtsch Apoth Ztg 126:1.930–1.934
52. Ludewig R, Lohs KH (1981) Akute Vergiftungen, Gustav Fischer Verlag, Jena
53. Ammon HPT (Hrsg) (1986) Arzneimittelneben- und -wechselwirkungen, Wiss. Verlagsgesellschaft mbH, Stuttgart
54. Mitchell JE, Mitchell FN, Charlottesville V (1955) J Pediatr 47:227–230
55. BAz Nr. 22a vom 01.02.1990
56. Braun H, Frohne D (1987) Heilpflanzenlexikon für Ärzte und Apotheker, Gustav Fischer Verlag, Stuttgart
57. Pharmazeutische Stoffliste, 7. Auflage, ABDA, Frankfurt am Main
58. Rote Liste (1990) Editio Cantor, Aulendorf/Württ.
59. Förster W, Sziegoleit W, Griegel B, Arnold D (1987) Allgemeinmedizinische Arzneitherapie, S. Hirzel Verlag, Leipzig

60. Wein K (1954) Kulturpflanze 2:18–71
61. Kreitmair H (1947) Pharmazie 2:422–423
62. Davis EW (1983) J Ethnopharmacol 9:85–104
63. Wellman KF (1978) J Am Med Assoc 239:1.524–1.527
64. Fleurentin J, Pelt JM (1982) J Ethnopharmacol 6:85–108
65. Singh YN (1986) J Ethnopharmacol 15:57–88
66. Shah NC (1982) J Ethnopharmacol 6:293–301
67. Dugan GM, Gumbmann MR, Friedman M (1989) Food Chem Toxicol 27:501–510
68. Gowdy JM (1972) J Am Med Assoc 221:585–587
69. Tugrul L 81985) Bull Narc 37:75–78
70. Ramen T (1986) Ugeskr Laeger 148:2.763
71. Engelmeier MP, Finke J (1970) Pharmakopsychiatr Neuro-Psychopharmakol 3:248–253
72. Dieckhofer K, Vogel T, Meyer-Lindenberg J (1971) Nervenarzt 42:431–437
73. Mahler DA (1976) JACEP 5:440–442
74. Grandjean EE, de Moorelose P, Zwahlen A (1980) Schweiz Med Wochenschr 110:1.186–1.190
75. Dean ES (1963) J Am Med Assoc 185:882
76. Koff M (1966) J Am Med Assoc 198:170
77. Klein-Schwartz W, Oderda GM (1984) Am J Dis Childhood 138:737–739
78. Vollmer H, Roberg M (1943/44) Sammlung von Vergiftungsfällen 13:189
79. Urich RW, Bowerman DL, Levisky JA, Pflug JL (1982) J Forensic Sci 27:948–954
80. Taha SA, Mahdi AH (1984) Trans Roy Soc Trp Med Hyg 78:134–135
81. Wirth W, Gloxhuber C (1985) Toxikologie für Ärzte, Naturwissenschaftler und Apotheker, Georg Thieme Verlag, Stuttgart
82. Bethel RGH (1978) Brit Med J 2:959
83. Liu D, Yin X, Zhou Y, Zhan X, Wang H, Wang S, Gu N, Ping Ch (1988) Yichuan 10:30–32, zit. nach CA 109:32085s
84. Leipold HW, Oehme FW, Cook JE (1973) J Am Vet Assoc 162:1.059–1.060
85. McBride WG, Vardy PH, French J (1982) Aust J Biol Sci 35:173–178
86. Keeler RF (1981) Vet Human Toxicol 23:413
87. George JD, Price CJ, Marr MC (1987) Gov Rep Announce Index (U.S.) 87: Abstr. 758 252, zit. nach CA 109:695z
88. Duke JA (1977) Crit Rev Toxicol 5:189–237
89. Friedman M, Levin CE (1989) J Agric Food Chem 37:998–1.005
90. Jurenitsch J, Piccardi K, Pöhm M (1984) Sci Pharm 52:301–306
91. Itoh T, Ishii T, Tamura T, Matsumoto T (1978) Phytochemistry 17:971–977
92. Egea G, Goldstein IJ, Roth J (1989) Histochemistry 92:515–522
93. Van Puyvelde L, Geysen D, Ayotangira FX, Hakizamundu E, Nshimiyimana A, Kalisa A (1985) J Ethnopharmacol 13:209–215
94. Taketa K, Ichikawa E, Yamamoto T, Kato H, Matsuura S, Taga H, Hirai H (1990) Tumour-Biol. 11:220–228
95. Pulewka P (1949) Klin Wochenschr 27:672
96. Mikolich JR, Paulson GW, Cross CJ (1975) Ann Intern Med 83:321–325
97. Michalodimitrakis M, Koutselinis A (1984) J Forensic Sci 29:961–962
98. McNally WD (1915) J Am Med Assoc 65:1.640
99. Garvin JA, Ruh HO (1923) Arch Pediatr 40:827–831
100. Hughes JD, Clark JA (1939) J Am Med Assoc 112:2.500–2.502
101. Simmat G, Robert R, Gil R, Lefevre JP (1983) Presse Med 12:2.399
102. Day EJ, Dilworth BC (1984) Poult Sci 63:466–468
103. Flunker LK, Damron BL, Sundlof SF (1987) Nutr Rep Int 36:551–556
104. Worthington TR, Nelson EP, Bryant MJ (1981) Vet Rec 108:208–211
105. Shah CS, Saoji AN (1966) Planta Med 14:465–467
106. Shah CS, Saoji AN (1967) Indian J Pharm 29:199
107. Schultze-Motel J (Hrsg) (1986) Rudolf Mansfelds Verzeichnis landwirtschaftlicher und gärtnerischer Kulturpflanzen (ohne Zierpflanzen) Akademie Verlag, Berlin
108. De Smet PAGM (1983) J Ethnopharmacol 9:129–166
109. O'Grady (1983) Military Med 149:732–734
110. Shah CS, Khamna PN (1965) J Pharm Pharmacol 17:115
111. Herouart D, Sangwan RS, Fliniaux MA, Saugwan-Norreel BS (1988) Planta Med 54:14–17
112. Chandrasekharan I, Amalraj VA, Khan HA, Ganim A (1984) Trans Indian Soc Desert Technol Univ Cent Desert Stud 9:23–25, zit. nach CA 102:163735g
113. Pagani F (1982) Boll Chim Farm 121:230–238
114. Vogt HH (1981) Dtsch Apoth Ztg 121:1.070–1.071
115. Oliver-Bever B (1983) J Ethnopharmacol 7:1–93
116. Siddiqui S, Sultana N, Ahmed SS, Haider SJ (1986) J Nat Prod 49:511–513
117. Siddiqui S, Sultana N, Ahmad S, Haider S (1987) Phytochemistry 26:2.641–2.643
118. Oshima Y, Bagchi A, Hikino H, Sinha SC, Sahai M, Ray AB (1987) Tetrahedron Lett:2.025–2.028
119. Mahmood T, Ahmad SS, Siddiqui S (1988) Heterocyclus 27:101–103
120. Kundu S, Sinha SC, Bagchi A, Ray AB (1989) Phytochemistry 28:1.769
121. Shingu K, Furuawa Y, Nohara T (1989) Chem Pharm Bull 37:2.132–2.135
122. Chemnitius F (1929) J Prakt Chem 120:221
123. Macfoy CA, Sama AM (1983) J Ethnopharmacol 8:215–223
124. Mehra KL (1979). In: Hawkes JG, Lester RV, Shelding A (eds.) The biology and taxonomy of the Solanaceae, Linnean Soc Symp Ser 7:161–170, Academic Press, London
125. Haerdi F, Kerharo J, Adam JG (1964) Afrikanische Heilpflanzen, Verlag für Recht und Gesellschaft AG, Basel
126. Zan, S. 215–216
127. HPUS 78, S. 234, 541–542
128. CRC, S. 158–162
129. Ind PC 53, S. 88–91, 230–233, 280
130. BHP 83, S. 76–77
131. MI, S. 2.819, 8.781
132. Mar, S. 543
133. EB 6, S. 151, 271–272, 445–446, 501
134. BAz Nr. 108a vom 19.06.1986
135. PI (1967)
136. Kom

UL

Dicentra

HN: 2012400

Familie: Papaveraceae.[1,3]
Einige Autoren[2,14] definieren die Unterfamilie Fumarioideae der Papaveraceae als eigene Familie Fumariaceae; vgl. Gattung Corydalis.

Unterfamilie: Fumarioideae.

Tribus: Corydaleae.

Gattungsgliederung: Die Gattung Dicentra BERNH. umfaßt die 3 Untergattungen Chrysocapnos ENGELM., Dicentra und Dactylicapnos (WALL.) K. R. STERN mit insgesamt 19 Arten;[14] die Untergattung Chrysocapnos wird in die Sektionen Chrysocapnos, Hedycapnos (PLANCH.) K. R. STERN und Macranthos K. R. STERN aufgeteilt.[14] Chemisch steht Dicentra der Gattung Corydalis näher als der Gattung Fumaria.[4]

Gattungsmerkmale: Aufrechte, einjährige oder ausdauernde Kräuter mit meist unbehaarten Stengeln und mehrfach gefiederten Blättern; racemöse Blütenstände, grund-, achsel- oder endständig; Blüten bisymmetrisch mit 2 freien, schuppenartigen Sepalen, bald abfallend; 4 Petalen in 2 Paaren, frei oder verwachsen, die beiden äußeren am Rücken gekielt, am Grunde ausgesackt bis gespornt; 6 Staubblätter, in 2 Bündeln, den äußeren Petalen gegenüberstehend; Fruchtknoten einfächrig, lineal bis länglich-eiförmig, mit zwei fadenförmigen Plazenten und zahlreichen Samenanlagen; Frucht eine schotenartige, 2klappige Kapsel, lineal bis eiförmig, oft wulstig, mit Plazenten, die samt Griffel nach Abfall der Klappen stehenbleiben; Samen zahlreich, mit oder ohne Elaiosom.[1,5,13,14]

Verbreitung: In Ostasien und Nordamerika zwischen 20. Breitengrad und Polarkreis, mit Verbreitungszentren in der chinesischen Provinz Yünnan, in Kalifornien und im östlichen Nordamerika.[14]

Inhaltsstoffgruppen: *Alkaloide.* Bisher wurden 7 Arten untersucht;[4] typisch für die Gattung sind Cularin-Alkaloide, daneben kommen vor: Isochinolin-Alkaloide vom Benzylisochinolin-, Aporphin-, Protoberberin-, Protopin-, Spirobenzylisochinolin- und Phthalidisochinolin-Typ.
Flavonoide und Anthocyane. In einer chemotaxonomischen Studie wurden die Anthocyan- und Flavonoidmuster von 10 Dicentra-Arten und 16 Arthybriden untersucht; die Komponenten wurden nur unvollständig identifiziert.[16]

Drogenliefernde Arten: *Dicentra canadensis*: Dicentra-canadensis-Knolle; Corydalis formosa hom. *HAB34*.
Dicentra cucullaria: Dicentra-cucullaria-Knolle.
Dicentra formosa: Dicentra-formosa-Rhizom.

Dicentra canadensis (GOLDIE) WALP.

Synonyme: *Bicuculla canadensis* (GOLDIE) MILLSP., *Capnorchis canadensis* (GOLDIE) KTZE., *Corydalis canadensis* GOLDIE, *Diclytra canadensis* DC., *Dielytra canadensis* (GOLDIE) G. DON, *Dielytra eximia* (KER) G. DON var. *β* HOOK.

Sonstige Bezeichnungen: Engl.: Squirrel corn, Turkey corn.

Botanische Beschreibung: Kahl, ausdauernd, 15 bis 30 cm hoch mit schmalem, horizontalem Wurzelstock und zahlreichen gelben, kugeligen, erbsengroßen Knollen; Blätter unterseits bläulichgrün, im Umriß breit dreieckig, dreifach gefiedert; Blütenstand racemös; 5 bis 8 hängende, weiße, herzförmige, duftende Blüten; die äußeren Petalen am Grunde ausgesackt; Frucht eiförmig, 9 bis 13 mm lang; Samen schwarz, glänzend, mit Elaiosom.[1,13,14]

Verbreitung: Nordamerika; südliches Quebec bis Minnesota, nach Süden bis North Carolina, Tennessee und Missouri; von Meereshöhe bis 1500 m, auf reichen Lehmböden in Laubwäldern.[1,13,14]

Drogen: Dicentra-canadensis-Knolle, Corydalis formosa hom. *HAB34*.

Dicentra-canadensis-Knolle

Synonyme: Corydalis.

Sonstige Bezeichnungen: Dt.: Marienherzwurzel; engl.: Bleeding heart root, Squirrel corn root, Turkey corn root; frz.: Racine du Coeur de Marie; holl.: Canadese Helmbloem wortel.

Monographiesammlungen: Corydalis *BPC34*, Corydalis *NFVI*.

Definition der Droge: Die getrockneten Wurzelknollen.

Stammpflanzen: *BPC34* und *NFVI* lassen für die Droge Corydalis *Dicentra canadensis* (GOLDIE) WALP. und *Dicentra cucullaria* (L.) BERNH. zu.

Ganzdroge: Die maiskorngroßen, dunkelgelben Knollen sind fast geruchlos und schmecken bitter.

Inhaltsstoffe: *Alkaloide.* Protopin, Bulbocapnin, Corydin, Isocorydin;[6] Cancentrin, Dehydrocancentrin A und B.[12]

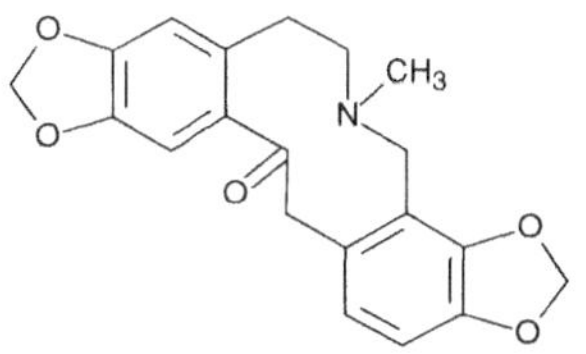

Protopin

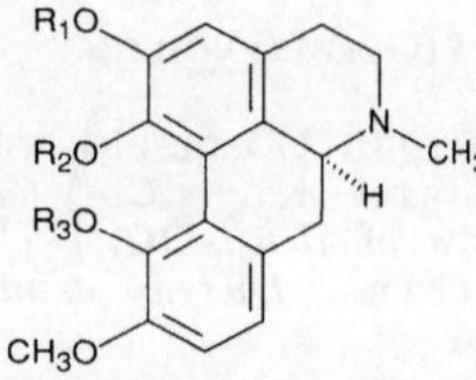

	R1	R2	R3
(*S*)-Bulbocapnin	–CH2–		–H
(*S*)-Corydin	—CH3	—H	—CH3
(*S*)-Isocorydin	—CH3	—CH3	—H

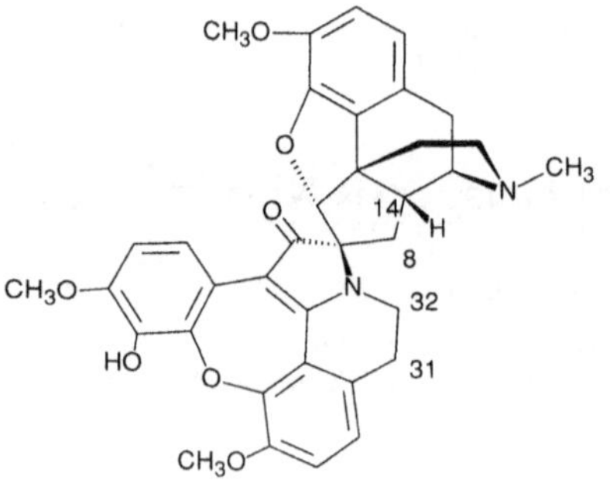

Cancentrin
8,14-Dehydro = Dehydrocancentrin A
31,32-Dehydro = Dehydrocancentrin B

Identität: Für die Analyse und Beurteilung der Droge sind keine speziellen DC-Methoden beschrieben, wegen der Ähnlichkeit des Alkaloidspektrums mit dem in Corydalis-Arten können die dort beschriebenen Methoden verwendet werden. Weitere, allgemeinere Vorschläge zur DC-Analytik finden sich bei[7].

Reinheit: Max. 3 % fremde Bestandteile; max. 2 % in Säure unlösliche Asche *NFVI*.

Volkstümliche Anwendung und andere Anwendungsgebiete: Bei krampfartigen Menstruationsbeschwerden, bei Hautausschlägen, bei mangelhafter Elimination der Nieren; früher zur Behandlung syphilitischer Beschwerden.[15,18] Die Wirksamkeit bei den genannten Anwendungen ist nicht belegt.

Immuntoxizität: Kann Kontaktdermatitiden verursachen.[8]

Corydalis formosa hom. *HAB 34*

Monographiesammlungen: Corydalis *HAB 34*.

Definition der Droge: Frischer Wurzelstock.

Stammpflanzen: *Dicentra canadensis* (GOLDIE) WALP.; im *HAB 34* ist irrtümlicherweise WAHLB. als Autorenname zu *Dicentra canadensis* angegeben.

Zubereitungen: Essenz nach § 1, *HAB 34*.

Gehalt: *Essenz*. Arzneigehalt 1/3.

Dicentra cucullaria (L.) BERNH.

Synonyme: *Bicuculla cucullaria* (L.) MILLSP., *Bicuculla orientalis* RYDB., *Bicucullata canadensis* BORCKH., *Capnorchis americana* BOERH. ex BORCKH., *Capnorchis cucullaria* (L.) MILLSP., *Capnorchis occidentalis* (RYDB.) HOUSE, *Corydalis cucullaria* (L.) PERS., *Cucularia bulbosa* RAF., *Dicentra cucullaria* (L.) BERNH. f. *purpuritincta* E.H. EAMES., *Dicentra cucullaria* (L.) BERNH. var. *occidentalis* (RYDB.) M.E. PECK, *Dicentra occidentalis* (RYDB.) FEDDE, *Diclytra bracteosa* DC., *Diclytra canadensis* BORCKH., *Diclytra cucullaria* DC., *Diclytra cucullaria* DC. var. *β* DC., *Dielytra bracteosa* (DC.) SPRENG., *Dielytra cucullaria* (L.) SPRENG., *Fumaria cucullaria* L., *Fumaria pallida* SALISB.

Sonstige Bezeichnungen: Engl.: Breeches flower, Dutchman's breeches, Monks-hood, Soldier's cap.

Botanische Beschreibung: Zierliche, unbehaarte, 15 bis 40 cm hohe Pflanze, auf knolligem Wurzelstock; tropfenförmige, 0,5 cm lange, weiß bis rosafarbene Knöllchen; alle Blätter basal, im Umriß breit dreieckig, dreifach geteilt, unterseits bläulichgrün; Blütenstand racemös; Blüten geruchlos, 4 bis 10, weiß, häufig rosa überlaufen, hängend, mit gelben bis gelborangen Spitzen und weit auseinanderlaufenden Spornen; Frucht oval, 9 bis 13 mm lang; Samen nierenförmig, 2 mm groß, schwarz, glänzend, mit Elaiosom.[1,13,14]

Inhaltsstoffe: *Alkaloide*. Aus einem Extrakt der gesamten Pflanze wurden isoliert: Bicucin, (+)-Corlumin, (*S*)-Cularidin, (*S*)-Cularin, (+)-Ochotensin.[4,10,11]

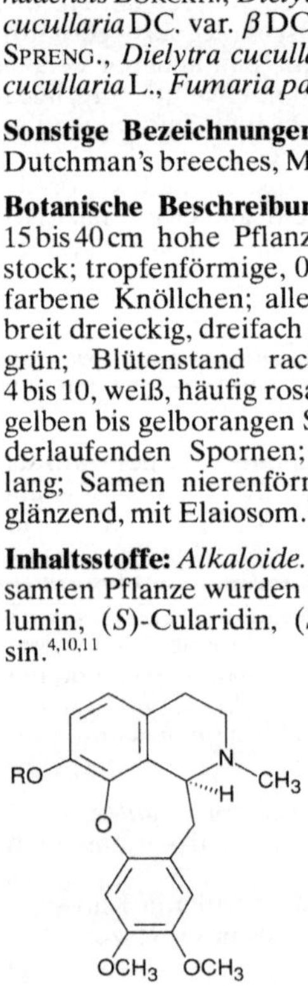

(*S*)-Cularin R=-CH3
(*S*)-Cularidin R=-H

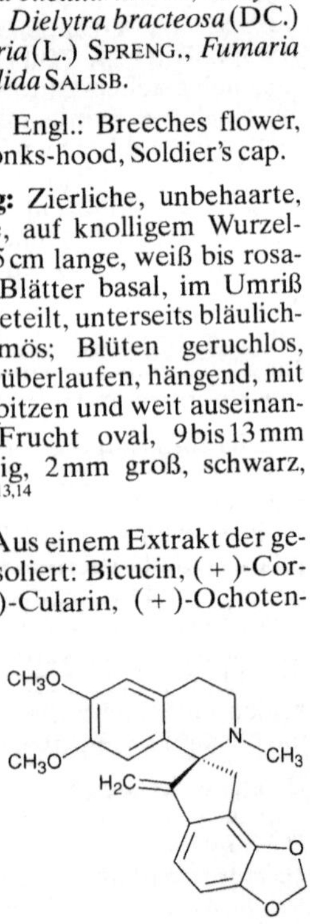

Ochotensin

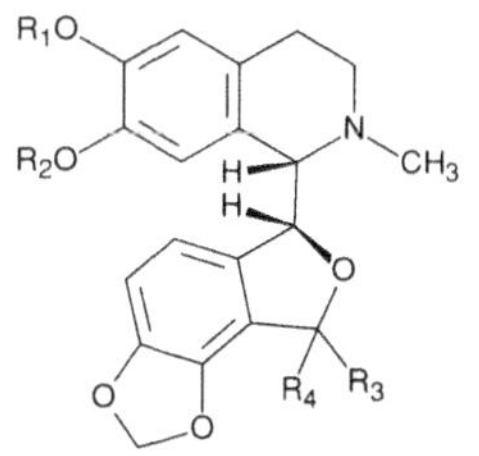

	R_1	R_2	R_3	R_4
(+)-Corlumin	$—CH_3$	$—CH_3$	=O	
Bicucin	$—CH_2—$		—H	—OH

Verbreitung: Nordamerika; von Nova Scotia über Quebec nach Westen bis Nord- und Süddakota, südlich bis South Carolina, Georgia, Alabama, Arkansas und Kansas; außerdem mit einem westlichen Vorkommen in Oregon, Washington, dem westlichen Idaho; auf lehmigen Böden, in Wäldern, an bewaldeten Hängen und auf Waldlandweiden; bis 1500 m.

Drogen: Dicentra-cucullaria-Knolle.

Dicentra-cucullaria-Knolle

Synonyme: Corydalis.

Monographiesammlungen: Corydalis *BPC 34*; Corydalis *NFVI*.

Definition der Droge: Die getrockneten Wurzelknollen.

Stammpflanzen: *Dicentra cucullaria* (L.) BERNH.; zugelassene Stammpflanzen für die Droge Corydalis s. Dicentra-canadensis-Knollen.

Ganzdroge: Die maiskorngroßen, dunkelgelben Knollen sind fast geruchlos und schmecken bitter.

Inhaltsstoffe: *Alkaloide.* Protopin, Cryptopin;[17] Bicucullin.[11]

Volkstümliche Anwendung und andere Anwendungsgebiete: s. *Dicentra canadensis*; Dicentra-canadensis-Knolle.

Akute Toxizität: Gelegentlich wurden bei Weidetieren Vergiftungen beobachtet.[8]

Dicentra formosa (HAW.) WALP.

Synonyme: Für *Dicentra formosa* (HAW.) WALP. subsp. *formosa*: *Bicuculla formosa* (HAW.) HOWELL, *Bikukulla formosa* (HAW.) COV., *Capnorchis formosa* (HAW.) PLANCH., *Corydalis formosa* (HAW.) PURSH, *Dicentra formosa* (HAW.) var. *breviflora* L. F. HENDERSON, *Dicentra saccata* (NUTT. ex T. & G.) WALP., *Diclytra formosa* (HAW.) DC., *Dielytra formosa* (HAW.) SPRENG., *Dielytra saccata* NUTT. ex T. & G., *Eucapnos formosa* (HAW.) BERNH., *Fumaria formosa* HAW.
Für *Dicentra formosa* (HAW.) WALP. subsp. *oregana* (EASTW.) MUNZ: *Dicentra formosa* (HAW.) WALP. f. *oregana* (EASTW.) VAN MELLE, *Dicentra oregana* EASTW.

Systematik: Von der sehr variablen Art existieren zahlreiche Rassen und Formen, die sich besonders in Größe, Form, Anzahl und Farbe der Blüten unterscheiden; diploide und triploide Rassen sind bekannt.[14] Man unterscheidet die Unterarten subsp. *formosa* und subsp. *oregana* (EASTW.) MUNZ; letztere wurde früher als eigene Art *D. oregana* EASTW. betrachtet.[14]

Botanische Beschreibung: Wurzel kriechend, nicht knollig; Stengel sehr kurz, dicht beblättert; die Blätter im Umriß breit dreieckig, dreifach geteilt, nur unterseits (subsp. *formosa*) oder beiderseits (subsp. *oregana*) bläulichgrün.
Blütenschäfte lang, weit über das Laub hinausragend, in Rispen endend; Blüten länglich-herzförmig; die Petalen bis über die Mitte verwachsen, die inneren Petalen weiß mit rosa Spitzen, die äußeren rosaviolett bis rosa, selten weiß (subsp. *formosa*) oder ockergelb bis gelb (subsp. *oregana*); Anhänge der äußeren Petalen stumpf; Frucht eine längliche Kapsel, 15 bis 25 mm lang und 4 bis 5 mm breit; Samen 2 mm, schwarz, glänzend, mit Elaiosom.[1,14]

Inhaltsstoffe: *Alkaloide.* Aus Extrakten der gesamten Pflanzen (subsp. *formosa*) wurden isoliert: Dicentrin, Glaucin, Corydin, Protopin, Corytuberin[19] und (*S*)-Cularin.[9] Die oberirdischen Organe von *Dicentra formosa* subsp. *oregana* enthalten die Alkaloide des Rhizoms.[20]

Verbreitung: Pazifisches Nordamerika, von British-Columbia bis in das mittlere Kalifornien; in Wäldern häufig.[1] Die dominierende Unterart stellt die subsp. *formosa* dar, lediglich in Oregon (Bezirke Josephine und Curry) und Kalifornien (Bezirke Del Norte und Siskiyou) findet man die subsp. *oregana*.[14]

Drogen: Dicentra-formosa-Rhizom.

Dicentra-formosa-Rhizom

Definition der Droge: Das Rhizom.

Stammpflanzen: *Dicentra formosa* (HAW.) WALP.

Inhaltsstoffe: *Alkaloide.* Aus der Droge der subsp. *oregana*: Protopin, Corydin, Dicentrin, Glaucin, α-Allocryptopin; Glaucentrin.[20]

Volkstümliche Anwendung und andere Anwendungsgebiete: Ein Decoct der Droge von Indianern gegen Eingeweidewürmer; die Droge wurde bei Zahnschmerzen gekaut.[8] Die Wirksamkeit bei den genannten Anwendungen ist nicht belegt.

1. Fedde F (1909) Papaveraceae-Hypecoideae et Papaveraceae-Papaveroideae. In: Engler A (Hrsg.) Das Pflanzenreich IV.104, Bd. 40, Verlag von Wilhelm Engelmann, Leipzig
2. Hutchinson J (1921) Kew Bull: 97–115
3. Fedde F (1936) Papaveraceae. In: Engler A, Harms H (Hrsg.) Die natürlichen Pflanzenfamilien, Bd. 17b, Verlag von Wilhelm Engelmann, Leipzig
4. Preininger V (1986) In: Brossi A (Hrsg.) The Alkaloids, Vol 29, Academic Press, New York, S. 1–98
5. FEu, Bd. 1, S. 252
6. Manske RHF (1932) Can J Res 7:258–264
7. Baerheim Svendsen A, Verpoorte R (1983) J Chromatogr Library 23A, Chromatography of Alkaloids, Part A: Thin-Layer Chromatography, Elsevier Scientific Publishing Company, Amsterdam
8. Lewis WH, Elvin-Lewis MPF (1977) Medical Botany, Plants Affecting Man's Health, John Wiley and Sons, New York
9. Manske RHF (1968) In: Manske RHF (Hrsg.) The Alkaloids Vol X, Academic Press, London New York, S. 463–466
10. Southon IW, Buckingham J (Hrsg.) (1989) Dictionary of Alkaloids, Capman and Hall, London
11. Manske RHF (1938) Can J Res, Sect B 16:81–90
12. Clark GR, Manske RHF, Palenik GJ, Rodrigo R, MacLean DB, Baczynskyj L, Gracey DEF, Saunders JK (1970) J Amer Chem Soc 92:4.998
13. Britton N, Brown A (1913) An Illustrated Flora of the Northern United Statess, Canada and the British Possessions, 2nd Ed, Charles Scribner's Sons, New York
14. Stern KR (1961) Brittonia 13:1–57
15. Steinmetz FE (1954) Materia medica vegetabilis, Amsterdam
16. Fahselt D, Ownbey M (1968) Am J Bot 55:334–345
17. Manske RHF (1932) Can J Res 7:265–269
18. Hoppe HA (1975) Drogenkunde, 8. Auflage, De Gruyter, Berlin, S. 408–409
19. Manske RHF (1934) Can J Res 10:521–526
20. Manske RHF (1934) Can J Res 10:765–770

WK

Dictamnus

HN: 2007100

Familie: Rutaceae.

Unterfamilie: Rutoideae.

Tribus: Ruteae.

Subtribus: Dictamninae.

Gattungsgliederung: Die Einteilung der Gattung Dictamnus L. ist umstritten. Die große Formenvielfalt von *D. albus* L. hat zur Beschreibung weiterer Taxa geführt. In der Flora Europaea[1] wird *D. albus* L. als polymorphe Art eingestuft, die die Varianten bzw. Arten *D. caucasicus* FISCH., *D. gymnostylis* STEV. und *D. hispanicus* WEBB. ex WILLK. einschließt. In der Flora der USSR[2] werden *D. angustifolius* G. DON., *D. caucasicus* FISCH., *D. dasycarpus* TURCZ. und *D. tadshikorum* VVED. als eigene Arten unterschieden. Die Unterteilung erfolgt vor allem auf Grund von Unterschieden in der Form und Größe der Fiederblätter, der Ausbildung der Rhachisflügel und der Schnäbelung der Früchte sowie durch Unterschiede in der Stengel-, Stempel- und Filamentbehaarung. Die Tendenz geht dahin, die verschiedenen Arten als Kleinarten einer Sammelart *Dictamnus albus* s.l. zusammenzufassen.[1,3,4]

Gattungsmerkmale: Mittelgroße (0,5 bis 1,5 m) Stauden (Hemikryptophyten), aus deren ausdauernden Wurzeln zahlreiche, aufrechte Sprosse entspringen. Blätter wechselständig, unpaarig gefiedert; Blüten in endständigen Trauben. Blüten fünfzählig, schwach zygomorph, mit zwei Vorblättern; Kelchblätter hinfällig, am Grunde zusammenhängend; Blütenblätter auffällig, die vier oberen paarweise nach oben, das untere abwärts gerichtet; Staubblätter 10, lang, fadenförmig, nach vorne gebogen, am Grunde eines Diskus eingefügt; Fruchtknoten mit fünf, an der Basis verwachsenen Fruchtblättern auf kurzem Gynophor; Kapselfrucht in fünf mehrsamige Teilfrüchte zerfallend, die Samen bei trockenem Wetter durch das abspringende Endocarp ausschleudernd; Samen mit fleischigem Endosperm und einem Embryo mit Speichercotyledonen.[5,6]

Verbreitung: Das Verbreitungsareal der Gattung Dictamnus ist disjunkt: Südliches und gemäßigtes Europa und Kleinasien, östliches Kasachstan, Himalayagebiet, in nördlichen und westlichen Teilen Chinas, Korea; nördliche Verbreitungsgrenze etwa beim 55. Breitengrad.[3,6]

Inhaltsstoffgruppen: Ätherisches Öl (Mono- und Sesquiterpene, Phenylpropanderivate), Cumarine und Furanocumarine, Furochinolinalkaloide, limonoide Bitterstoffe.

Drogenliefernde Arten: *D. albus*: Dictamnus-albus-Blätter, Dictamnus-albus-Wurzel, Dictamnus-albus-Wurzelrinde, Dictamnus albus hom. *HAB 34*, Dictamnus albus e radice hom. *HAB 34*, Dictamnus albus hom. *HPUS 78*.

Dictamnus albus L.

Synonyme: *Dictamnus fraxinella* PERS., *Fraxinella dictamnus* MOENCH.

Sonstige Bezeichnungen: Dt.: Aeschenwurz, Aschwurz, Deiwelspflanz, Eschenwurz, Feuerpflanze, Gichtwurz, Hexenkraut, Hirzwurz, Spechtwurz, Springwurz, Spritzessigkraut, Weiße Aschwurz, Weißer Dictam; engl.: Bastard Dittany, Dittany, Hart's Eye, White Fraxinella; frz.: Dictame Blanc, Dictame Commun, Dictame des Boutiques, Fraxinelle; it.: Dittamobianco, Frasinella, Limonella; span.: Dictam, Díctamo blanco, Lletimó, cabruna de llei, Fraxinela, Fresnillo; grch.: Racobotano.

Systematik: Aufgrund unterschiedlicher Form der Laubblätter, der Blütenblätter und des Fruchtknotenstiels sind für Mitteleuropa folgende Varietäten und Formen unterschieden worden:
- *D. albus* var. *genuina* ROUY, die häufigste Varietät, mit den Formen f. *angustifolia* (DON.) (= *D. albus* var. *lanceolata* PASQ.), f. *microphylla* SCHUR., f. *macrophylla* SCHUR., f. *sessilis* (WALLR.), f. *stipitata* BECK mit den Linien l. *albiflora* (KOCH), l. *grandiflora* HORT. (= *D. major* HORT.) und l. *purpurea* ROUY, und f. *typica* BECK;
- *D. albus* var. *obtusiflora* (KOCH);
- *D. albus* var. *Caucasica* BOISS. (= *D. gymnostylis* STEV.);
- *D. albus* var. *Macedonica* BORB.[6]

Botanische Beschreibung: Zwischen 0,6 und 1,2 m große Staude. Untere Laubblätter fast sitzend, einfach, verkehrt eiförmig. Übrige Laubblätter gestielt, mit 7 bis 9 sitzenden, eiförmigen, am Rande gekerbt bis gesägten, durch Ölbehälter durchscheinend punktiert erscheinenden Fiederblättern. Proterandrische Blüten auf 2,5 cm langen Stielen; Kelchblätter 0,5 cm lang, lineal bis lanzettlich; Kronblätter 2 bis 2,5 cm groß, breitlanzettlich, nagelförmig in den Grund verschmälert, rosafarben bis weiß, mit kräftigen, dunkelrot bis violetten Adern. Staubfäden 3 bis 3,5 cm lang, fadenförmig, zugespitzt, gegen die Spitze hin drüsig, im unteren Bereich behaart; Staubbeutel rundlich-herzförmig. Griffel fadenförmig, aus der Mitte des Fruchtknotens entspringend, wie die Staubblätter abwärts gebogen. Kapsel etwa 1 cm lang, mit birnenförmigen bis kugeligen, 0,4 cm großen, schwarz glänzenden Samen.[6,77]

Inhaltsstoffe: Blütenfarbstoffe (Anthocyane): Delphinidin-rhamnoglucosid, Cyanidin-rhamnoglucosid.[7]
Ätherisches Öl aus den Früchten: Zu 90 % aus Monoterpenen zusammengesetzt; Limonen als Hauptkomponente (53 %), ferner α-und β-Pinen, Camphen, Sabinen, Myrcen, α- und β-Phellandren, α- und γ-Terpinen, *cis*- und *trans*-Ocimen, *p*-Cymen, Terpinolen. Die Sesquiterpenkohlenwasserstoffe β-Bourbonen, β-Caryophyllen, α-Humulen und Germacren D machen etwa 3 % der Ätherischöl-Fraktion aus.[4]
Die Blätter sind die Organe mit dem höchsten Skimmianin-Gehalt (vgl. Dictamnus-albus-Blätter). Das Maximum wird während der Blütezeit erreicht, anschließend nimmt der Skimmianin-Gehalt wieder ab.[8]

Verbreitung: Von der Ebene bis in die untere montane Stufe zerstreut, aber stellenweise zahlreich auf kalkreichen Böden an sonnigen, trockenen Orten: In Trockenwiesen, an felsigen Hängen, in lichten Gebüschen und auf Laubwaldlichtungen, in Eichen- und Kieferntrockenwäldern, z. T. aus Gärten verwildert an den Rändern von Weinbergen und Wegen. In Deutschland hat *D. albus* s. str. sein Hauptverbreitungsgebiet in Rheinland-Pfalz, Baden-Württemberg und im nördlichen Bayern; seltene Vorkommen im südlichen Hessen, Thüringen. Allgemeine Verbreitung reicht vom südlichen und mittleren Europa über Mittelrußland und Sibirien bis zum Amurgebiet, dem Himalaya und bis Nordchina.[6,9-11]

Drogen: Dictamnus-albus-Blätter, Dictamnus-albus-Wurzel, Dictamnus-albus-Wurzelrinde, Dictamnus albus hom. *HAB34*, Dictamnus albus e radice hom. *HAB34*, Dictamnus albus hom. *HPUS78*.

Dictamnus-albus-Blätter

Synonyme: Dictamni folium, Folia Dictamni, Herba Dictamni, Herba Dictamni albi.

Sonstige Bezeichnungen: Dt.: Diptam, Diptamblätter.

Definition der Droge: Getrocknete Blätter; gelegentlich finden auch frische Blätter Verwendung.

Stammpflanzen: *D. albus* L.

Ganzdroge: Unpaarig gefiederte Blätter mit 3 bis 5 Paaren elliptischer, länglich-eiförmiger, am Rande ungleich-kleingekerbt-gesägter Fiedern an der schmal geflügelten Spindel. Die Fiederblättchen sind oberseits dunkelgrün, unterseits heller, derb bis lederartig und stumpf zugespitzt. Auf der Unterseite sind sie mehr oder weniger behaart und durch Ölbehälter durchscheinend punktiert.[6,12]

Schnittdroge: *Geruch.* Stark, angenehm aromatisch.
Mikroskopisches Bild. Das Blatt ist bifazial, hypostomatisch mit anomocytischen Spaltöffnungen. Die Epidermiszellen der Blattoberseite sind wellig-buchtig. Es fallen Gruppen von 3 bis 6 isodiametrischen, gradwandigen Zellen ohne Kutikularstreifung auf, die die Deckel der Ölbehälter sind. Die Kutikularstreifung läuft strahlenförmig auf diese Zellgruppen zu. Der Sekretraum der Ölbehälter erscheint als grünlichgelbe, kreisrunde Zone von etwa 95 µm Durchmesser. Dickwandige, bis 0,45 mm lange Wollhaare auf der ganzen Blattunterseite verteilt und auf den Nerven der Blattoberseite. Die wellig-buchtigen Epidermiszellen der Unterseite weisen kaum eine Kutikularstreifung auf. Im Palisaden- und Schwammparenchym sind Ca-Oxalat-Drusen häufig. In den Epidermiszellen kommen

Kristallaggregate in Büschelform vor, die sich in Kalilauge mit gelber Farbe lösen sollen.[12,77]

Verfälschungen/Verwechslungen: Herba Dictamni cretici stammt von *Origanum dictamnus* L. Diese Lamiaceae wird ebenfalls als Diptam bezeichnet, was zu Namensverwechslungen führen kann.[4,6,12]

Inhaltsstoffe: *Flavone, Flavonole.* Rutin, Isoquercitrin, Myricetin-3-rhamnoglucosid,[7,13] Diosmin,[14] Luteolin-7,3'-dimethylether, Luteolin-3'-methylether, Luteolin-3',4'-dimethylether-7-*O*-β-D-methylglucuronid,[15] Kämpferol-3,6,7-trimethylether, Quercetagetin-3,6-dimethylether (= Axillarin).[16] *Furochinolin-Alkaloide.* Dictamnin,[17] Skimmianin,[18,19] γ-Fagarin,[20,21] Dubinidin, Evoxin.[22]

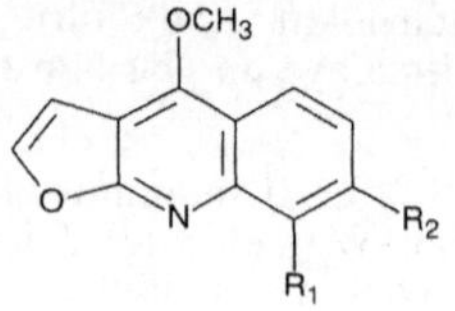

	R1	R2
Dictamnin	—H	—H
γ-Fagarin	—OCH3	—H
Skimmianin	—OCH3	—OCH3

Furanocumarine. Psoralen,[23-25] Bergapten,[25-28] Xanthotoxin,[23-25] und als einfache Cumarine Isoimperatorin, Umbelliferon, Esculetin, Scopoletin[25] und Aurapten.[29]

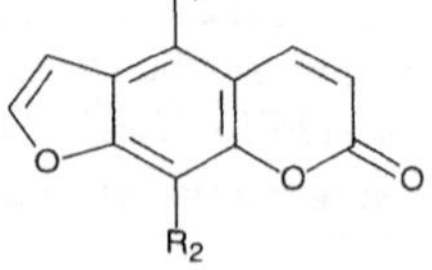

	R1	R2
Xanthotoxin	—H	—OCH3
Bergapten	—OCH3	—H
Psoralen	—H	—H

Limonoide. Limonin,[30-33] Obacunon,[34,35] Obacunonsäure,[36] Rutaevin,[35] 7-α-Nomilylacetat;[37] ferner Fraxinellon, ein biogenes Limonoid-Abbauprodukt.[38]

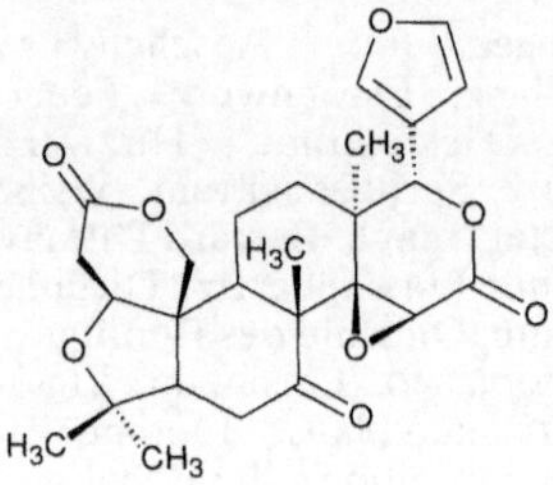

Limonin

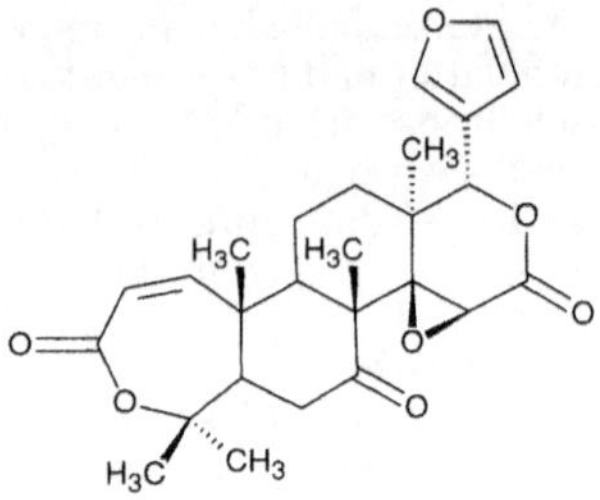

Obacunon

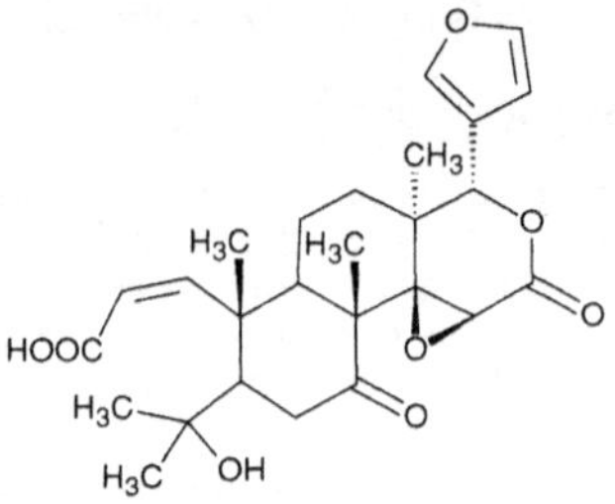

Obacunonsäure

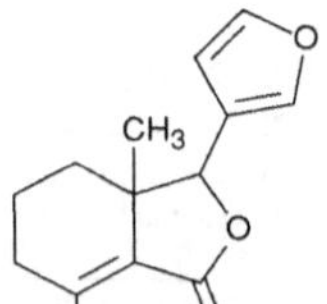

Fraxinellon

Ätherisches Öl. Im ätherischen Öl aus den Blättern (Wasserdampfdestillation) wurden unterschiedliche Hauptkomponenten gefunden:[7] Anethol und Estragol bzw. Myrcen, Limonen, 1,8-Cineol, *p*-Cymen und Estragol. Eine detaillierte Untersuchung[4] ergab folgende Zusammensetzung: Ca. 30 % Monoterpenkohlenwasserstoffe mit Limonen (3 %), *cis*-Ocimen (10 %), *trans*-Ocimen (13 %) und ferner α-Pinen, β-Pinen, Sabinen, Myrcen, α-Phellandren, γ-Terpinen, *p*-Cymen und Terpinolen; ca. 50 % Sesquiterpenkohlenwasserstoffe mit β-Bourbonen, β-Caryophyllen, α-Humulen, δ-Cadinen und Germacren D, das mit einem Anteil von 40 %

dominiert. In Abhängigkeit vom Entwicklungszustand der Blätter war ferner bis zu 10 % γ-Palmitolacton vorhanden (GC-Analyse).

Zubereitungen: Infus: "20 g getrocknete Droge auf 1 L Wasser";[30] "1 g frische oder 2 g getrocknete Droge auf 1 Tasse".[40]

Gehaltsbestimmung: Der Gehalt an Furochinolinalkaloiden kann sowohl durch HPLC[41] als auch mittels GC[41,42] bestimmt werden. Der Gehalt an Furanocumarinen kann ebenfalls mittels HPLC[43] oder GC[44] ermittelt werden. Bestimmung des ätherischen Ölgehaltes durch Wasserdampfdestillation,[4] zur weiteren Untersuchung des ätherischen Öles eignet sich die GC.[4]

Wirkungen: Perorale Gabe zweimal täglich von 3 mL Extrakt, der durch Auskochen (2 h) von 200 g getrockneter Droge mit 1 L Wasser und Einengen auf 200 mL hergestellt wurde, reduziert im Test an infizierten Kaninchen 24 Tage nach Behandlungsbeginn die Eiablage von *Clonorchis sinensis* (chinesischer Leberegel) um ca. 40 %.[45]

Volkstümliche Anwendung und andere Anwendungsgebiete: Im Mittelalter wurden Diptamblätter als Wundheilmittel, zur Verstärkung der Monatsblutung und zur Austreibung der Nachgeburt eingesetzt. Sie dienten als harntreibendes Mittel u.a. bei Steinleiden. Insbesondere wurden sie bei Epilepsie zusammen mit Mistel und Paeonie angewandt.[46,47,78]
Als Einreibung wurde die Droge Ende des 19. Jahrhunderts bei Rheuma eingesetzt;[48] ein Infus der Droge ist bei Magenbeschwerden, Krämpfen, als Wurmmittel und zur Förderung der Menstruation in Gebrauch.[39,40]
In der griechischen Volksmedizin werden die Blätter bei Krämpfen und Wurmerkrankungen sowie als Tonikum und Stimulanz eingesetzt.[16]
In Tadshikistan finden sie Verwendung bei rheumatischen Beschwerden, gastrointestinalen Beschwerden.[49]
Die Wirksamkeit der Droge bei den genannten Indikationen ist nicht belegt.

Dosierung und Art der Anwendung: *Zubereitung.* Infus: "Dreimal täglich eine Tasse trinken";[39] "zweimal täglich eine Tasse nach den Hauptmahlzeiten einnehmen".[40]

Tox. Inhaltsstoffe u. Prinzip: Die Furanocumarine und die Furochinolin-Alkaloide (s. Toxikologische Eigenschaften der Droge Dictamnus-albus-Wurzel) haben mutagene und phototoxische Eigenschaften. Für Fraxinellon liegen Daten zur akuten Toxizität vor (s. Toxikologische Daten der Droge Dictamnus-albus-Wurzel).

Mutagenität: Vgl. Mutagenität der Droge Dictamnus-albus-Wurzel.

Immuntoxizität: Wiederholt wurden Fälle von Photodermatitis nach dem Kontakt mit oberirdischen Teilen von Dictamnus albus berichtet.[50-52,78] Die phototoxischen Furanocumarine und Furochinoline (vgl. Droge Dictamnus-albus-Wurzel) sind als verantwortliche Substanzen anzusehen. Nähere Angaben zur Phototoxizität der Furanocumarine, die im Unterschied zu den Furochinolinen außer Monoaddukten auch Diaddukte mit DNA, sogenannte "cross-links", bilden, s. Lit.[53,54]

Gesetzl. Best.: *Artenschutz.* In Deutschland geschützt.[10]

Dictamnus-albus-Wurzel

Synonyme: Radix Fraxinellae, Radix Dictamni.

Sonstige Bezeichnungen: Dt.: Aschwurz, Diptamwurzel, Escherwurzel, Hierzwurz, Spechtwurz, Springwurz; frz.: Racine de Dictamne Blanc, Racine de Fraxinelle; chinesisch: Bai-xian-pi, Pai-hsienpi; japanisch: Hakusen-pi.

Definition der Droge: Die getrocknete Wurzel. Auch die frische Wurzel soll gelegentlich verwendet werden.[46]

Stammpflanzen: *D. albus* L.

Ganzdroge: Walzenförmige bis stielrunde, glatte, bisweilen verzweigte, schmutzigweiße bis hellbraune Wurzeln, bleistift- bis kleinfingerdick, leicht. Der schmale, marklose Holzkörper ist gelb. Die etwas schwammige Rinde läßt sich leicht vom festen Holzkörper ablösen. Die Feinwurzeln und teilweise die äußere Rinde sind durch Schaben entfernt.

Schnittdroge: *Makroskopisches Bild.* Weißliche, riemenförmig zusammengebogene Stücke.[77]

Pulverdroge: Stärkereiches Rindenparenchym mit großen Ca-Oxalatdrusen; kurze, spindelförmige, stark verdickte Fasern;[55] das Vorkommen von Ölbehältern mit gelbem Inhalt[77] konnte nicht bestätigt werden,[4] vereinzelt färben sich aber Zellen durch Einwirken von Bromdämpfen an.

Verfälschungen/Verwechslungen: Alte Angaben nennen Verfälschungen mit Caryophyllaceenwurzeln.[55]

Inhaltsstoffe: Vgl. a. Inhaltsstoffe der Droge Dictamnus-albus-Blätter.
Furochinolinalkaloide. 0,04 bis 0,09 % Dictamnin, 0,003 % γ-Fagarin, 0,002 % Skimmianin[41] sowie Robustin, Isoptelein,[56-58] Isodictamnin,[56-59] Isomaculosidin,[32,33,56-60] *O*-Ethylnordictamnin, *O*-Ethylnor-gamma-Fagarin, *O*-Ethylnorskimmianin, Preskimmianin.[32,33]
Ätherisches Öl. Hauptkomponente zu ca. 30 % ein Fraxinellonderivat mit bislang ungeklärter Struktur, 1,2 % Fraxinellon, 2,8 % Isofraxinellon und Spuren von Calodendrolid. Außer diesen vier biogenen Limonoidabbauprodukten finden sich Thymolmethylether (5,2 %), α-Terpineol (0,8 %), 4-Terpineol (0,4 %) sowie 60 % Terpenkohlenwasserstoffe mit β-Pinen (23 %), und den Norsesquiterpenen Pregeijeren (22 %) und Geijeren (8,6 %) als weitere Hauptkomponenten (GC-Analyse).[4]
Limonoide. Obacunon, Limonin, Limonin-diosphenol, Dictamdiol.[61]

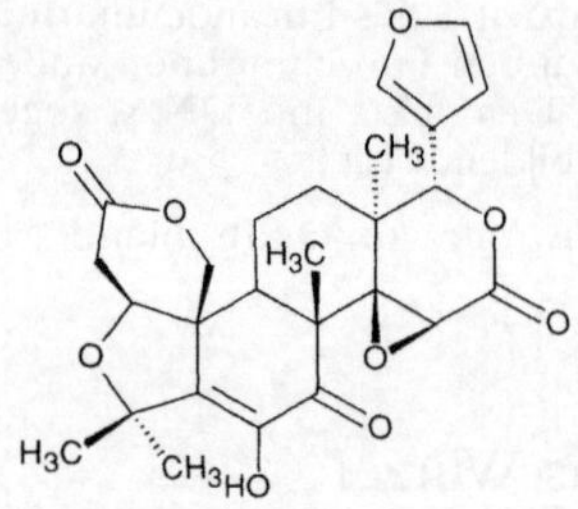

Limonin-diosphenol

Sonstige Verbindungen. Trigonellin, Cholin und eine nicht näher charakterisierte Phenolcarbonsäure.[62,77]

Gehaltsbestimmung: Vgl. Dictamnus-albus-Blätter.

Wirkungen: Zur kontrazeptiven Wirkung sowie zur Haarwuchsförderung vgl. Dictamnus-albus-Wurzelrinde.

Volkstümliche Anwendung und andere Anwendungsgebiete: Im Mittelalter wurde die Droge zur Entwässerung, zur Förderung des Menstruationsflusses, gegen Würmer, Hysterie und vor allem als Mittel gegen Epilepsie verwendet.[6,12,46] In der Volksmedizin ist die Droge auch heute noch zur Förderung des Monats- und Wochenflusses, gegen Fluor albus, Hysterie, Krämpfe und bei Urogenitalerkrankungen in Gebrauch.[48,63,78]
In China und Korea wird die Droge eingesetzt gegen Gelbsucht,[41,64] bei Hautaffektionen als entzündungshemmendes Mittel,[41,64,65] bei rheumatischen Erkrankungen,[64] bei Fieber,[64,65] bei Gebärmutterblutungen,[64] zur Förderung des Menstruationsflusses und zum Austreiben der Nachgeburt,[65] bei Fadenpilzerkrankungen,[64] zur Beruhigung, als Tonikum, und bei nervösem Weinen bei Kindern.[65] Abkochungen werden äußerlich bei Ekzemen, Grindflechte und Krätze aufgetragen.[65]
In Indien werden wäßrige Extrakte bei Amenorrhoe und zur Geburtenregelung eingesetzt; in Chile zur Förderung des Menstruationsflusses.[66]
Die Wirksamkeit der Droge bei diesen Indikationen ist nicht belegt.

Dosierung und Art der Anwendung: *Droge.* Ein Teeaufguß von einem Teelöffel Droge mit 2 Glas heißem Wasser soll tagsüber getrunken werden.[46]

Tox. Inhaltsstoffe u. Prinzip: Die Furochinolinalkaloide sind verantwortlich für eine phototoxische und mutagene Wirkung. Fraxinellon wirkt akut toxisch (vgl. Toxikologische Daten).

Mutagenität: Das Furochinolinalkaloid Dictamnin ist in einer Konzentration von 20 µg/mL bereits unter Dunkelbedingungen an *E. coli* WP2, Thiamin⁻, lac-mutagen. Es zeigt dabei eine höhere Mutagenitätsrate als das Furanocumarin 8-Methoxypsoralen: Bei 40 µg/mL Dictamnin kommt es zu ca. 93 Mutationen, bei 40 µg/mL 8-Methoxypsoralen zu ca. 51 Mutationen pro 108 Zellen.[67] Dictamnin, γ-Fagarin und Skimmianin sind in einer Konzentration von 1 µg/ml im Ames-Test mit *Salmonella typhimurium* TA 100 unter Zugabe von Leberhomogenat (S9-Mix) mutagen.[41]
Die Mutagenität der Furochinoline nimmt mit zunehmendem Methylierungsgrad ab. Untersuchungen an verschiedenen *Salmonella typhimurium* Stämmen mit unterschiedlichen genetischen Eigenschaften (TA 98, TA 100, TA 1538, TA 1535) und unter Einsatz verschiedener Rattenleber-Präparationen (Enzyminduktion durch Phenobarbital, 3-Methylcholanthren) sowie Einsatz verschiedener Hemmstoffe (CO, Metyrapon, SKF-525A, 7,8-Benzoflavon und Methimazol) machen eine Cytochrom P 450- bzw. Cytochrom P 448-aktivierte Metabolisierung zur eigentlichen mutagenen Verbindung wahrscheinlich.[68]
Untersuchungen zur Phototoxizität gegenüber gram-positiven und gram-negativen Bakterien sowie Hefen:[69] Testsubstanzen werden in Ethanol 95 % gelöst und die Lösungen auf sterile Filterpapierscheiben gegeben, welche dann im Agar-Plattentest eingesetzt werden. Inkubation erfolgt bei 37 °C entweder im Dunkeln oder während der ersten 2 Stunden unter UV-Licht (max. 350 nm) mit einer Intensität von 15 W/m². Substanzen, welche erst nach UV-Bestrahlung und nicht im Dunkeln eine Hemmzone bilden, werden als phototoxisch eingestuft, solche mit Hemmzonen nach UV-Bestrahlung und im Dunkeln als antibiotisch. Dictamnin und Isodictamnin sind gegenüber allen Bakterien (*Staphylococcus albus*, *Streptococcus faecalis*, *Bacillus subtilis*, *Escherichia coli*, *Proteus mirabilis*) und Hefen (*Saccharomyces cerevisiae*, *Candida albicans*) phototoxisch, Dictamnin zusätzlich auch gegenüber *Pseudomonas fluorescens*. Beim Vergleich der Phototoxizität von Dictamnin und 8-Methoxypsoralen zeigt sich, daß 8-Methoxypsoralen bei geringerer Konzentration als Dictamnin phototoxisch wirkt (8-Methoxypsoralen LC_{100} ≈ 2,5 ppm bei *E. coli* und *S. cerevisiae*, Dictamnin LC_{100} ≈ 58 ppm bei *E. coli*, ≈ 43 ppm bei *S. cerevisiae* nach 10 Min UV-Bestrahlung; 350 nm; 15 W/m²). Unter ähnlichen Bedingungen[70] wird auch das Wachstum der Fadenpilze *Mucor hiemalis*, *Fusarium graminearum* und *Penicillium italicum* durch Dictamnin-Konzentrationen ab 10 µg/mL gehemmt. In einer Konzentration von 40 µg/mL wirkt Dictamnin unter UV- Beleuchtung auf Zellkulturen von chinesischen Hamstern letal. Es löst dabei Schwesterchromatidaustausch aus. Konzentrationen von 5 µg/mL Dictamnin sind in den jeweiligen Experimenten ebenso wirksam, wenn die UV-Licht-Dosis entsprechend erhöht wird. Skimmianin ist dagegen unwirksam.[67]
Im Test mit UV-A ausgelöster Prophageninduktion ist das strukturverwandte 5-Methoxypsoralen stärker phototoxisch als Dictamnin. Die Versuche werden mit *E. coli* K-12 und dem Prophagen Lambda AB1157 durchgeführt, die Konzentration der getesteten Substanzen beträgt 50 µM.[54]
Als Ursache für die Phototoxizität des Dictamnins wird eine Monoadduktbildung mit der DNA nachgewiesen. In keinem Fall erfolgt nach UV-Bestrahlung eine Vernetzung der DNA-Stränge durch Bildung von Diaddukten, sogenannten "crosslinks".[67,70,71]

Toxikologische Daten: *LD-Werte.* Mit Fraxinellon wurde eine LD_{50} von 120 mg/kg KG für Ratten und 355 mg/kg KG für Mäuse bei intraperitonealer Gabe bestimmt. Oral war die LD_{50} 430 mg/kg für Mäuse und 275 mg/kg für Ratten.[66]

Gesetzl. Best.: *Artenschutz.* In Deutschland geschützt.[10]

Dictamnus-albus-Wurzelrinde

Synonyme: Cortex radicis Dictamni.

Sonstige Bezeichnungen: Vgl. Dictamnus-albus-Wurzel.

Definition der Droge: Die getrocknete Wurzelrinde. Gelegentlich findet auch die frische Wurzelrinde Verwendung.[40]

Stammpflanzen: *D. albus* L.[40]

Ganzdroge: Rinnenförmig zusammengerollte Stükke. In der ganzen Rinde zahlreiche, einzeln liegende, kurze, gelbliche, dicke Bastfasern mit engem Lumen und dicker, sehr deutlich geschichteter Wand mit spärlichen Tüpfeln. Markstrahlen ein- bis zweireihig.[55,77]

Pulverdroge: Vgl. Dictamnus-albus-Wurzel.

Verfälschungen/Verwechslungen: Vgl. Dictamnus-albus-Wurzel.

Inhaltsstoffe: Vgl. a. Inhaltsstoffe der Drogen Dictamnus-albus-Blätter und Dictamnus-albus-Wurzel.
Furochinolinalkaloide. Robustin, Dictamnin (0,29 %), γ-Fagarin (0,014 %), Skimmianin und Haplopin.[72,73]
Limonoide. Obacunon, Limonin, Limonin-diosphenol, Dictamdiol und das biogene Abbauprodukt Fraxinellon.[61]

Zubereitungen: Infus: "1 g frische oder 2 g getrocknete Droge auf 1 Tasse".[40]

Wirkungen: Extrakte aus Dictamnus-albus-Wurzelrinde haben eine kontrazeptive Wirkung, wie in Versuchen mit Sprague-Dawley- Ratten gezeigt werden kann: Nach täglicher Gabe von 1,5 bis 2,2 g/kg KG des methanolischen Wurzelrindenextraktes über 10 Tage nach Koitus ist die Zahl der Schwangerschaften auf 30 bis 60 % reduziert. Als Ursache wird eine Verhinderung der Implantation festgestellt. Isoliertes Fraxinellon zeigt eine vergleichbare Wirkung nach täglicher Gabe von 75 mg/kg KG und kann somit als aktives Prinzip der Droge angesehen werden.[66]
Externe Applikation (100 µL/cm^2) von alkoholischen Extrakten (1 Teil Droge in 4 Teilen Ethanol) fördert im Test an rasierten Mäusen den Haarwuchs in begrenztem Umfang.[74]

Volkstümliche Anwendung und andere Anwendungsgebiete: In einer Patentschrift[75] wurden Tampons mit Diptam-Wurzelrindenextrakt zur Behandlung von Pruritus vulvae angemeldet; im übrigen Anwendung wie Diptam-Wurzel (vgl. Dictamnus-albus-Wurzel). Belege zur Wirksamkeit der Droge bei diesen Indikationen liegen nicht vor.

Dosierung und Art der Anwendung: *Zubereitung.* : "Zweimal täglich eine Tasse nach den Hauptmahlzeiten einnehmen".[40]

Tox. Inhaltsstoffe u. Prinzip: Vgl. Toxikologische Eigenschaften der Droge Dictamnus-albus-Wurzel.

Mutagenität: Die mutagene Wirkung methanolischer Extrakte im Ames-Test beruht auf den Furochinolinalkaloiden Dictamnin und γ-Fagarin.[73]

Gesetzl. Best.: *Artenschutz.* In Deutschland geschützt.[10]

Dictamnus albus hom. *HAB 34*

Synonyme: Diptam.

Monographiesammlungen: Dictamnus albus *HAB 34.*

Definition der Droge: Frische Blätter.

Stammpflanzen: *D. albus* L.

Zubereitungen: Essenz nach § 3 *HAB 34*; Eigenschaften: Die Essenz ist von grünlichgelber Farbe, angenehm aromatischem Geruch und bitterem Geschmack.
Urtinktur und flüssige Verdünnungen nach *HAB 1*, Vorschrift 3a. Darreichungsformen: Urtinktur, flüssige Verdünnungen, Tabletten, Verreibungen, Streukügelchen, flüssige Verdünnungen zur Injektion.[76]

Gehalt: *Essenz.* Arzneigehalt $^1/_3$.

Anwendungsgebiete: Die Anwendungsgebiete entsprechen dem homöopathischen Arzneimittelbild. Dazu gehören: Krampfschmerzen der Gebärmutter, Regelschmerzen.[76]

Dosierung und Art der Anwendung: *Zubereitung.* Soweit nicht anders verordnet: Bei akuten Zuständen häufige Anwendung alle halbe bis ganze Stunde je 5 Tropfen oder 1 Tablette oder 10 Streukügelchen oder 1 Messerspitze Verreibung einnehmen; parenteral 1 bis 2 mL bis zu dreimal täglich s. c. injizieren.
Bei chronischen Verlaufsformen ein- bis dreimal täglich 5 Tropfen oder 1 Tablette oder 10 Streukügelchen oder 1 Messerspitze Verreibung einnehmen; parenteral 1 bis 2 mL pro Tag s. c. injizieren.[76]

Unerwünschte Wirkungen: Nicht bekannt. Hinweis: Es können vorübergehend Erstverschlimmerungen vorkommen, die jedoch ungefährlich sind.[76]

Gegenanzeigen/Anwendungsbeschr.: Nicht bekannt.[76]

Wechselwirkungen: Nicht bekannt.[76]

Gesetzl. Best.: *Offizielle Monographien.* Aufbereitungsmonographie der Kommission D am BGA "Dictamnus albus".[76]

Dictamnus albus e radice hom. *HAB 34*

Monographiesammlungen: Dictamnus albus e radice *HAB 34*.

Definition der Droge: Die ganze, frische Wurzel.

Stammpflanzen: *D. albus* L.

Zubereitungen: Essenz nach § 3 *HAB 34*.

Gehalt: *Essenz.* Arzneigehalt $^1/_{10}$.

Dictamnus albus hom. *HPUS 78*

Sonstige Bezeichnungen: Engl. White Fraxinella.

Monographiesammlungen: Dictamnus albus *HPUS 78*.

Definition der Droge: Die Wurzelrinde.

Stammpflanzen: *D. albus* L.

Zubereitungen: *Urtinktur.* Herstellung: Zu einer feuchten Pflanzenmasse, bestehend aus 100 g Festanteil und 300 mL Pflanzensaft, gibt man 730 mL Alkohol 94,9 % (*V/V*) zur Bereitung von 1000 mL Urtinktur.
Dilutionen. D2 (2 ×) enthält 1 Teil Urtinktur, 2 Teile dest. Wasser und 7 Teile Alkohol; D3 (3 ×) und höher mit Alkohol 88 % (*V/V*).
Medikationen. D3 (3 ×) und höher.

Gehalt: *Urtinktur.* Arzneigehalt $^1/_{10}$.

1. FEu (1968) Bd. 2, S. 229
2. Shishkin BK (1974) Flora of the USSR 14:153–174
3. Meusel H, Jäger E, Rauschert S, Weinert E (1978) Vergleichende Chorologie der Zentraleuropäischen Flora II, VEB Gustav Fischer Verlag, Jena, S. 266
4. Koch V (1983) Über die organspezifische Akkumulation flüchtiger Stoffwechselprodukte in Dictamnus albus L. (Rutaceae), Dissertation, Würzburg
5. Engler A, Prantl K (1931) Die natürlichen Pflanzenfamilien, 19, W Engelmann Verlag, S. 248–249
6. Hegi G (1966) Illustrierte Flora von Mitteleuropa, Band V, Teil 1, JF Lehmanns Verlag, München, S. 74–77
7. Renner W (1962) Pharmazie 12:763–776
8. Kikvidze IM, Kereselidze DA (1978) Soobshch Akad Nauk Gruz SSR 89:381–384
9. Förster M (1979) Phytocoenologia 5:367–446
10. Rothmaler W, Vent W (1988) Exkursionsflora, Volk und Wissen Volkseigener Verlag, Berlin, S. 354–355
11. Haeupler, H, Schönfelder P (1988) Atlas der Farn- und Blütenpflanzen der Bundesrepublik Deutschland, Eugen Ulmer, Stuttgart, S. 318
12. Ney EM (1985) Untersuchung zur Korrelation von Drüsenstruktur und ätherischer Ölzusammensetzung bei Diptam, Diplomarbeit, Würzburg
13. Grabarczyk H (1964) Diss Pharm 16:177–183
14. Plouvier V (1966) CR Acad Sci Paris 263 D:439–442
15. Souleles C (1989) J Nat Prod 52:1.311–1.312
16. Souleles C (1989) Planta Med 55:402
17. Asahina Y, Ohta T, Inubuse M (1930) Ber Dtsch Chem Ges 63:2.045–2.055
18. Gertig H, Grabarczyk H (1961) Acta Polon Pharm 18:97–102
19. Renner W (1961) Naturwiss 48:53
20. Stuckert GV (1933) Invest Labor Quim Biol Uni nac Cordoba 1:69–93
21. Ha-Huy-Ke, Luckner M (1966) Pharmazie 21:771
22. Sultanov SA, Yunusov SY (1969) Khim Prirodn Soedin 5:195–196
23. Szendrei K, Novak I, Varga E, Buzas G (1968) Pharmazie 23:76–77
24. Kommissarenko NF (1968) Khim Prirodn Soedin 4:377–378
25. Kommissarenko NF, Levashova IG, Akhmedov UA (1984) Khim Prir Soedin 2:247-248
26. Berrens L, van Dijk E (1964) Experientia 20:615
27. Parareda JS, Banuls OJ, Seoane E (1976) An Quim 73:914–916
28. Gonzalez AG, Diaz CE, Lopez DH, Luis JR, Rodriguez LF (1975) An Quim 73:430–438
29. Reisch J, Szendrei K, Minker E, Novak I (1967) Planta Med 15:320–322
30. Schechter MS, Haller HL (1940) J Am Soc 62:1.307–1.309
31. Arigoni D, Barton DH, Corey EJ, Jegr O (1960) Experientia 16:41–48
32. Storer R, Young DW (1972) Tetrahedron Lett 22:2.199–2.202
33. Storer R, Young DW (1973) Tetrahedron 29:1.217
34. Kaku T, Ri H (1935) J Pharm Soc Japan 55:219–221
35. Dreyer DL (1966) Phytochemistry 5:367
36. Dreyer DL (1968) Fortschr Naturst 26:190
37. Monkovic I, Spenser ID, Plunkett AO (1967) Can J Chem 45:1.935
38. Pailer M, Schaden G, Spiteller G, Fenzl W (1965) Monatsh Chem 96:1.324–1.346
39. Valnet J (1983) Phytothérapie, Maloine (ed.), Paris, S. 385
40. Font Quer P (1981) Plantas Medicinales, Editorial Labor S.A., Barcelona Madrid Bogotá Buenos Aires Caracas Lisboa Quito Río de Janeiro Mexico Montevideo, S. 431–432
41. Kanamori H, Sakamoto I, Mizuta M (1986) Chem Pharm Bull 34:1.826–1.829
42. Paulini H, Eilert U, Schimmer O (1987) Mutagen 2:271–273
43. Beier RC, Ivie GW, Oertli EH, Holt DL (1983) Food Chem Tox 21:163–165
44. De Vries JN, Tauscher B, Wurzel G (1988) Biomed Environ Mass Spectrom 15:413–417
45. Rhee JK, Byeong KB, Byung ZA (1985) Am J Chin Med 13:65–69
46. Madaus G (1938) Lehrbuch der biologischen Heilmittel II, G Thieme Verlag, Leipzig, S. 1.179–1.181
47. Mezger J (1977) Gesichtete Homöopathische Arzneimittellehre I, 4. Aufl., KF Haug Verlag, Heidelberg, S. 600
48. Dragendorff G (1898) Die Heilpflanzen der verschiedenen Völker und Zeiten, F Enke, Stuttgart, S. 885
49. Khodzhimatov M (1973) Izv Akad Nauk Tadzh SSR Otdbiol Nauk 4:16–21
50. Cummer CL, Dexter R (1937) J Am Med Assoc 109:495–497
51. Engel S, Horn K (1972) Derm Mschr 158:22–27
52. Möller H (1978) Contact Dermat 4:264–269
53. Fitzpatrick TB, Forlot P, Pathak MA, Urbach F (1989) Psoralens. Past, Present and Future of Photochemo-

protection and other biological activities, Editions John Libbey Eurotext, Paris, S.90–92, 329–389
54. Fujita H, Kakishima H (1989) Chem Biol Interact 72:105–111
55. Thoms H (1931) Handbuch der praktischen und wissenschaftlichen Pharmazie, V Urban und Schwarzenberg, S.1.231–1.232
56. Kikvidze IM, Bessonova IA, Mudzhiri KS, Yunusov SY (1971) Khim Prirodn Soedin 5:675–676
57. Asatiani VS, Kikvidze IM, Bessonova IA, Mudzhiri KS, Yunusov SY (1971) Soobshch Akad Nauk Gruz 64:85–88
58. Akhmedzhanova VI, Bessonova IA, Yunusov SY (1978) Chem Nat Compounds 14:404–406
59. Gellert M, Novak I, Szendrei K, Reisch J, Minker E (1971) Herb Hung 10:123–130
60. Lin TP, Shieh B (1986) Hua Hsueh 44:96–100
61. Hu C, Han J, Zhao J, Song G, Li Y, Jin D (1989) Zhiwu Xuebao 31:453–458
62. Thoms H, Dambergis C (1930) Arch Pharm 268:39
63. Pharmazeutische Stoffliste (1990) 7. Auflage, ABDA, Frankfurt
64. Hsu HY (1986) Oriental Materia Medica. A Concise Guide, Oriental Healing Arts Institute, Long Beach, S.186
65. Duke JA, Ayensu ES (1985) Medicinal Plants of China II, Reference Publications Inc., Algonac, S.574
66. Woo WS, Lee EB, Kang SS, Shin KH, Chi HJ (1987) Planta Med 53:399–401
67. Ashwood-Smith MJ, Towers GHN, Abramowski Z, Poulton GA, Liu M (1982) Mut Res 102:401–412
68. Häfele F, Schimmer O (1988) Mutagenesis 3:349–353
69. Towers GHN, Graham EA, Spenser ID, Abramowski Z (1981) Planta Med 41:136–142
70. Pfyffer GE, Towers GHN (1982) Can J Microbiol 28:468–473
71. Pfyffer GE, Panfil I, Towers GHN (1982) Photochem Photobiol 35:63–68
72. Woo WS, Dang SS (1985) Saengyak Hakhoechi 16:125–128
73. Mizuta M, Kanamori H (1985) Mutat Res 144:221–225
74. Tanaka S, Saito M, Tabata M (1980) Planta Med (Suppl):84–90
75. Qui S (1986) Faming Zhuanli Shenqing Gongkai Shuomingshu CN 85,103,316 (Cl. A61F13/00), 15 Oct 1986, Appl. 01 Apr 1985
76. BAz Nr. 217a vom 22.11.1985
77. Hag, Bd.4, S.541–542
78. RoD

Ei/HB

Dieffenbachia

HN: 2004200

Familie: Araceae.

Unterfamilie: Philodendroideae.

Tribus: Dieffenbachieae.

Gattungsgliederung: Die Gattung Dieffenbachia SCHOTT umfaßt etwa 30 Arten, die z.T. schwer voneinander zu unterscheiden sind.[1]

Gattungsmerkmale: Dieffenbachia trägt an einem geraden, kräftigen Stamm dicke, steife Blattstiele und große Blätter mit unregelmäßiger Zeichnung, grün und rahmweiß gefleckt oder gestreift. Die Blätter haben auf ihrer Oberseite meist eine rinnige Hauptrippe. Der Blütenstand zeigt die Zugehörigkeit zu den Aronstabgewächsen. Er hat eine schmale Spatha, die als leicht eingeschnürte Röhre den aufrechten, etwas kürzeren Kolben umschließt. Der Kolben trägt männliche Blüten mit einem Synandrium von 3 bis 4 verwachsenen Staubblättern und weibliche Blüten mit Staminodien.[1,20,21]

Verbreitung: Tropisches Amerika und Westindien;[1,17] einige Arten dienen als Zierpflanzen.

Inhaltsstoffgruppen: *Cyanogene Verbindungen.* In der Gattung Dieffenbachia ist wie in der ganzen Familie Cyanogenese verbreitet. Die charakteristische Verbindung der Familie, das cyanogene Glycosid Triglochinin erweist sich auch als die einzig nachweisbare cyanogene Substanz des Genus, in Verbindung mit einer triglochininspezifischen β-Glucosidase.[14,34]

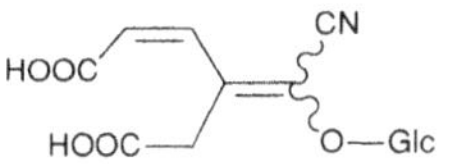

Triglochinin

Sonstige. Leucoanthocyane in den Blättern einiger Arten;[34] Calciumoxalat in großen Mengen in allen Pflanzenteilen in Form von Raphiden;[6,9,11,12] lösliche Proteine und Aminosäuren, in drei Arten Asparagin;[23,24] proteolytische Enzyme in Blättern und Stielen;[15] echter Latex in einigen Arten.[34]

Drogenliefernde Arten: *Dieffenbachia seguine*: Dieffenbachia-seguine-Frischpflanze, Caladium seguinum hom. *HAB 34*, Caladium seguinum hom. *HPUS 78*

Dieffenbachia seguine (JACQ.) SCHOTT

Synonyme: *Arum seguine* JACQ., *Arum seguinum* L.[18], *Caladium picta* LODD.[17], *Caladium seguinum* VENT., *Dieffenbachia picta* (LODD.) SCHOTT, *Dieffenbachia plumieri* SCHOTT[22].

Sonstige Bezeichnungen: Dt.: Dieffenbachie, Giftaron, Schierlings-Caladium, Schweigrohr; engl.: Dumbcane, Poison Arum, Poisonous American Arum, Poisonous Pediveau; frz.: Pédiveau vénéneux.

Botanische Beschreibung: Die ausdauernde, 1 bis 2 m hohe Pflanze weist einen dicken Wurzelstock und einen aufrechten, gegliederten Stengel auf. Die Blätter sind gestielt, eiförmig bis länglich, an der Basis abgerundet, fast herzförmig, zugespitzt, tiefgrün und zuweilen weißgefleckt. Der Blattstiel ist am Grund nicht rillig, der Blütenkolben länglich mit hellgrüner, zylindrischer Spatha. Er trägt an der Spitze die männlichen, weiter unten die weiblichen Blüten. Die Früchte sind orangerote, erbsengroße Beeren.[17]

Verbreitung: West- und Ostindien, Mittelamerika und tropisches Südamerkia, hin und wieder in Deutschland in Gärten gezogen.

Drogen: Dieffenbachia-seguine-Frischpflanze, Caladium seguinum *HAB34*, Caladium seguinum *HPUS78*.

Dieffenbachia-seguine-Frischpflanze

Sonstige Bezeichnungen: Dt.: Dieffenbachie.

Definition der Droge: Die oberirdischen Teile der frischen Pflanze.

Stammpflanzen: *Dieffenbachia seguine* (JACQ.) SCHOTT.

Ganzdroge: S. Caladium seguinum hom. *HAB34*.

Inhaltsstoffe: *Oxalsäure* und -salze. In allen Organen Calciumoxalat in Form von Grieß und Raphiden, besonders angereichert als lange Raphidenbündel in sog. Ampullen- oder Schießzellen[25] in der Sproßachse und in den Blattspreiten.[6,9,11,12,25] Bis zu 0,21 % Oxalsäure im Frischpflanzengesamtextrakt.[16]
Aminosäuren und Proteine. 0,89 % Asparagin und nicht identifizierte proteolytische Enzyme, genannt Dumbcaine, (ohne Mengenangabe) im Frischpflanzengesamtextrakt;[15,16] lösliche Proteine mit MW um 150.000 und 1.000 bis 4.500 in den Stielen.[12]
Sonstige. Das cyanogene Glycosid Triglochinin wurde in jungen Blättern nachgewiesen (ohne Mengenangabe).[14]

Volkstümliche Anwendung und andere Anwendungsgebiete: Soll zeitweilige oder ständige Sterilität verursachen und wurde daher als Kontrazeptivum angewendet. Als weibliches Aphrodisiakum, gegen Frigidität und Impotenz.[7]
Gegen Angina, Krebs, Coma, Dysmenorrhoe, Ödeme, Geschwüre, Prurigo, Varicosen, Warzen, Wassersucht und Schwindel.[7]
Die Wirksamkeit der Droge bei den genannten Indikationen ist nicht belegt und daher die Anwendung der Frischpflanze besonders angesichts der Risiken nicht vertretbar.

Tox. Inhaltsstoffe u. Prinzip: Über das toxische Prinzip von Dieffenbachia existieren z. T. sehr widersprüchliche Vermutungen. Es besteht weitgehende Übereinstimmung darin, daß eine Kombination von mechanischer Beschädigung durch Oxalatraphiden und anschließende Vergiftung durch Oxalat und/oder Begleitsubstanzen an den toxischen Effekten beteiligt sind. Die Oxalatraphiden befinden sich in sog. Schießzellen und werden bei Verletzungen des Pflanzengewebes mit dem übrigen Zellinhalt herausgeschleudert. Möglicherweise provozieren sie eine Histaminausschüttung im Gewebe, evtl. bahnen sie auch Wirkstoffen (evtl. Proteasen) den Weg.[5,7,9,13,16,19,27] Proteasen können eine Kininausschüttung bewirken.[15]

Akute Toxizität: *Mensch.* Bei Kontakt mit dem Saft von Stengel oder Blättern von Dieffenbachia werden sehr starke Schwellungen der Mundschleimhaut und der Zunge, Schluckbeschwerden und in schweren Fällen Verlust der Sprache ("Schweigrohr, Dumb Cane") für mehrere Tage verursacht. Es treten starke Schmerzen im Mund-, Rachen- und Speiseröhrenbereich auf. Bei Kindern können zusätzlich Durchfall, Tachykardie und Hypersalivation beobachtet werden. Die Symptome klingen nach einigen Stunden, oft aber auch erst nach Tagen oder Wochen wieder ab.[6–10,13,16,17,19,30,31]
Hautkontakt mit Stengel- oder Blättersaft führt zu Ödembildung und starken Hautschwellungen.
Gelangt der Saft von Stengeln oder Blättern in die Augen, verursacht er starkes, schmerzhaftes Augenbrennen begleitet von Tränenfluß, die bedingt sind durch die Einlagerung unzähliger Oxalatkristalle in die oberen Schichten der Hornhaut.[8,28,29,32]
Tier. Intraperitoneal beträgt die LDL_0 bei Mäusen 40 g/kg KG eines 10%igen wäßrigen Blatt- und Stengelextraktes von *D. seguine*.[23]
Die LD_{50} bei peroraler Applikation von 100 mg/35 g KG gefriergetrocknetem, in Wasser suspendiertem Pflanzenmaterial von *D. seguine* (von den Autoren mit dem Synonym *D. picta* bezeichnet) beträgt 2.857 mg/kg KG, die LD_{50} von Ratten bei p. o. Applikation eines 25%igen wäßrigen Blattextraktes von *D. seguine* (genannt *D. picta*) (3 g/100 g KG) beträgt 15 g/kg KG.[24] Bei peroraler Applikation (40 mL/kg KG) eines frisch gepreßten Pflanzensaftes von *D. seguine* beträgt die LD_{50} bei Ratten 160 mL/kg KG.[16]
In Haut- und Augenirritationsstudien am Kaninchenauge mit frisch gepreßtem Pflanzensaft (keine Angabe der appl. Menge) zeigten sich reversible Schädigungen an Conjunctiva und Cornea. Trübungen der Hornhaut waren durchschnittlich nach 72 h wieder verschwunden.[16]

Akute Vergiftung: *Erste Maßnahmen.* Kohle-Pulver, Erbrechen; bei Augenverletzungen Augen spülen; Haut- und Schleimhautblasen steril abdecken; Tetanus-Prophylaxe.[4,6,26–29]

Sonst. Verwendung: *Landwirtschaft.* Als Insektizid.

Caladium seguinum hom. *HAB34*

Sonstige Bezeichnungen: Dt.: Schweigrohr.

Monographiesammlungen: Caladium seguinum *HAB34*.

Definition der Droge: Frischer Wurzelstock, Stengel und Blätter.

Stammpflanzen: *D. seguine* (JACQ.) SCHOTT.

Ganzdroge: Knolliger Wurzelstock mit großen Mengen an Oxalatraphiden in seinen Zellen; aufrechter, gegliederter, runder, bis 2 m hoher Stengel; länglich ovale, fein zugespitzte Blätter, die die Blattstiele nach unten rinnig umfassen.

Zubereitungen: Urtinktur (Essenz) nach § 3 mit Ethanol 90 % (*V/V*).
Eigenschaften: Die Essenz ist von gelblichbrauner Farbe, ohne besonderen Geruch und Geschmack.
Urtinktur und flüssige Verdünnungen nach *HAB1*, Vorschrift 3a mit Ethanol 62 % (*V/V*).[33]

Darreichungsformen: Urtinktur, flüssige Verdünnungen, Tabletten, Verreibungen, Streukügelchen, flüssige Verdünnungen zur Injektion ab D4.[33]

Identität: Die Essenz reduziert Fehlingsche Lösung *HAB34*.

Gehalt: *Urtinktur.* Arzneigehalt $^1/_3$.

Lagerung: Urtinktur, 1., 2. und 3. Dec.-Potenz vorsichtig lagern.

Anwendungsgebiete: Entsprechend dem homöopatischen Arzneimittelbild. Dazu gehören: Juckreiz der Genitalorgane.[33]

Dosierung und Art der Anwendung: Soweit nicht anders verordnet: Ein- bis dreimal täglich 5 bis 10 Tropfen, 1 Messerspitze Verreibung, 1 Tablette oder 5 bis 10 Streukügelchen einnehmen.
Ab D4: Injektionslösungen zweimal wöchentlich 1 mL s.c. injizieren.
Hinweis: Urtinktur und D1 nur nach den Mahlzeiten mit Wasser einnehmen.[33]

Unerwünschte Wirkungen: Nicht bekannt.
Hinweis: Es können vorübergehend Erstverschlimmerungen vorkommen, die jedoch unbedenklich sind.[33]

Gegenanzeigen/Anwendungsbeschr.: Nicht bekannt.[33]

Wechselwirkungen: Nicht bekannt.[33]

Gesetzl. Best.: *Offizielle Monographien.* Aufbereitungsmonographie der Kommission D am BGA "Dieffenbachia seguine (Caladium seguinum)".[33]

Caladium seguinum hom. *HPUS78*

Synonyme: Arum seguinum, Dieffenbachia seguine.

Sonstige Bezeichnungen: Engl.: American Arum.

Monographiesammlungen: Caladium seguinum *HPUS78*.

Definition der Droge: Frische Pflanze oder Wurzel.

Stammpflanzen: *D. seguine* (JACQ.) SCHOTT.

Herkunft: Westindien und Südamerika.

Zubereitungen: *Urtinktur.* Herstellung: Zu einer feuchten Pflanzenmasse, bestehend aus 100 g Caladium-Festanteil und 233 mL Pflanzensaft, gibt man 267 mL dest. Wasser und 537 mL Ethanol 94,9% (*V/V*) zur Bereitung von 1.000 mL Urtinktur.
Dilutionen. D2 (2 ×) enthält 1 Teil Urtinktur, 4 Teile dest. Wasser und 3 Teile Ethanol 88% (*V/V*); D3 (3 ×) und höher mit Ethanol 88% (*V/V*).
Medikationen. D3 (3 ×) und höher.

Gehalt: *Urtinktur.* Arzneigehalt $^1/_{10}$.

1. Dahlgren RMT, Clifford HT, Yeo PF (1985) The Families of the Monocotyledons, 3. Aufl., Springer, Berlin Heidelberg
2. Williams CA, Harborne JB, Mayo SJ (1981) Phytochemistry 20:217–234
3. Hutchinson J (1959) The Families of Flowering Plants, 2. Aufl., Oxford at the Clarandon Press
4. RoD, IV I D, S. 13
5. Kuballa B, Lugnier AAJ, Anton R (1980) Planta Med 39:250
6. Schilcher B (1988) Pharm Ztg 133:12
7. Duke JA (1985) Handbook of Medicinal Herbs, CRC Press, Boca Raton, Florida
8. Jaspersen-Schib R (1987) Dtsch Apoth Ztg 127:1419
9. Arditti J, Rodriguez E (1982) J Ethnopharmacol 5:293–302
10. Kuballa B, Lugnier AAJ, Anton R (1981) Toxicol Appl Pharmacol 58:444–451
11. Kuballa B, Anton R (1977) Plant Med Phytother 11:58–70
12. Cherian S, Smith Jr. WT, Stoltz LP (1976) Trans Ky Acad Sci 37:16–19, zit. nach: CA (1976) 85:74967x
13. Ladeira AM, Andrade SO, Sawaya P (1975) Toxicol Appl Pharmacol 34:363–373
14. Nahrstedt A (1975) Phytochemistry 14:2.627–2.628
15. Walter WG, Khanna PN (1972) Econ Bot 26:364-372
16. Fochtman FW, Manno JE, Winek CL, Coo JA (1969) Toxicol Appl Pharmacol 15:38–45
17. Leeser O (1971) Lehrbuch der Homöopathie, Pflanzliche Arzneistoffe, Bd. II, S. 1123–1125, Karl F Haug, Heidelberg
18. Burger A, Wachter H (1986) Hunnius Pharmazeutisches Wörterbuch, 6. Aufl., Walter de Gruyter, Berlin New York
19. Teuscher E, Lindequist U (1987) Biogene Gifte, Fischer, Stuttgart New York
20. Herwig R (1983) Parays Zimmerpflanzen Enzyklopädie
21. Enger A (1915) Das Pflanzenreich IV, 23, Bornträger, Berlin-Nikolassee
22. Haword RH (1979) Flora of the Lesser Antilles, Vol. 3
23. Feng PC, Haynes LJ, Magnus KE, Plimmer JR, Sherratt HSA (1962) J Pharm Pharmacol 14:556–561
24. Der Marderosian AH, Giller FG, Roja jr FC (1976) J Toxicol Environ Health 1:939–953
25. Brodersen HP, Schreiner WD, Pfänder HJ, Frohne D (1979) Dtsch Apoth Ztg 119:1617–1620
26. Ippen H (1986) Derm Beruf Umwelt 34:93–98
27. Smith MC (1978) J Am Vet Med Assoc 173:78
28. Frühauf A, Riedel B, Walther A (1986) Folia Ophthalmol 11:153–155
29. Egerer I (1977) Klin Mbl Augenheilk 170:128–130
30. Drach G, Maloney WH (1963) J Am Med Assoc 184:1047–1048
31. Evans CRH (1987) Br Dent J 162:467–468
32. Ellis W, Barfort P, Mastman GJ (1973) Am J Ophthalmol 76:143–147
33. BAz Nr. 109a vom 16.06.1987
34. Hgn, Bd 2, S. 92 und Bd 7, S. 487 ff.
35. Nahrstedt (1985) Cyanogenic Compounds as Protecting Agents for Organisms. Plant Syst Evol 150:35–47

Kr

Digitalis

HN: 2003600

Familie: Scrophulariaceae.[1]

Unterfamilie: Rhinanthoideae.[1]

Tribus: Digitaleae.[1]

Gattungsgliederung: Die Gattung Digitalis L. wird nach Lit.[2] wie folgt in vier Sectionen mit 19 Arten unterteilt:

- Section Frutescentes BENTH. mit der Art *Digitalis obscura* L. em. PAU;
- Section Digitalis mit zwei Subsectionen:
  Subsection Digitalis mit den Arten *D. dubia* RODS., *D. thapsi* L., *D. mariana* BOISS., *D. heywoodii* (P. et M. SILVA) P. et M. SILVA und *D. purpurea* L.;
  Subsection Grandiflorae (BENTH.) WERNER mit *D. grandiflora* MILL., *D. davisiana* HEYW., *D. atlantica* POMEL und *D. ciliata* TRAUTV.;
- Section Tubiflorae BENTH. mit den Arten *D. lutea* L., *Digitalis subalpina* BR.-BL., *D. viridiflora* LINDL. und *D. parviflora* JACQ.;
- Section Globiflorae BENTH. mit zwei Subsectionen:
  Subsection Hymenosepalae IVAN. mit *D. laevigata* WALDST. et KIT., *D. nervosa* STEUD. et HOCHST. ex BENTH. in DC. und *D. ferruginea* L.;
  Subsection Blepharosepalae IVAN. em. WERNER mit *D. lanata* EHRH. und *D. cariensis* BOISS. ex JAUB. et SPACH.

Gattungsmerkmale: Gleichmäßig beblätterte Kräuter (fast stets Halbrosettenstauden) mit Blüten in langen, häufig einseitswendigen Trauben. Selten handelt es sich um nur an den Zweigenden beblätterte, niedrige Sträucher mit Blüten in lockeren, fast allseitswendigen Trauben. Die Blüten haben einen 5zipfeligen, glockigen Kelch mit röhriger oder glockiger Blumenkrone, ungleich zweilippigem Saum und 4 Staubblättern. Die Blätter sind meist ungeteilt.[2,72,73]

Verbreitung: Heimisch in Europa, Asien und Nordafrika.[2,72,73]

Inhaltsstoffgruppen: Es wurden Cardenolidglykoside, Digitanolglykoside, Steroidsaponine und Flavonoide nachgewiesen. Ferner wurden phenolische Carbonsäuren, Monoterpene (Loliolid) und Anthrachinone identifiziert.[3,4,73,74]

Cardenolidglykoside. Bis heute sind mehr als 80 Cardenolidglykoside bekannt. Sie leiten sich von folgenden Aglyka ab: Digitoxigenin (A-Reihe), Gitoxigenin (B-Reihe), Digoxigenin (C-Reihe, therapeutisch wichtigste Gruppe), Diginatigenin (D-Reihe) und Gitaloxigenin (E-Reihe). Die Genine sind Steroide mit besonderer Stereochemie des Ringsystems. Die Ringe A und B sind *cis*-, die Ringe B und C sind *trans*- und die Ringe C und D sind *cis*-verknüpft. Ein weiteres gemeinsames Strukturmerkmal stellt der an C_{17} gebundene β-ständige, α,β-ungesättigte Lactonring (Butenolidring) dar. Ferner tragen alle Genine am C_3 und am C_{14} eine β-ständige Hydroxylgruppe.

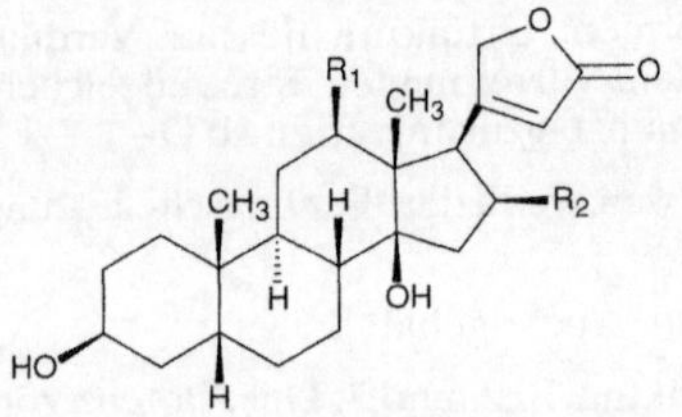

	R_1	R_2	Reihe
Digitoxigenin	—H	—H	A
Gitoxigenin	—H	—OH	B
Digoxigenin	—OH	—H	C
Diginatigenin	—OH	—OH	D
Gitaloxigenin	—H	-O-CHO	E

Die Genine der Cardenolidglykoside aus Blättern von Digitalis-Arten

Die Zuckerreste der Cardenolidglykoside sind glykosidisch an die Hydroxylgruppe am C_3 der Aglyka gebunden. Die große Anzahl der Glykoside kommt durch die Variabilität der Zuckerkette zustande. Bestandteile der Zuckerketten sind zehn Monosaccharide, die mit Ausnahme der Glucose und Xylose zu den Desoxyzuckern zählen.

Der Aufbau der Zuckerkette läßt folgende Gesetzmäßigkeiten erkennen:

1. Die meisten Digitalisglykoside enthalten mindestens einen Desoxyzucker. Ausnahmen sind Digitoxigeninglucosid und Gitorin, bei denen das jeweilige Aglykon direkt mit einem Molekül Glucose verbunden ist.
2. Sind gleichzeitig Glucose und Desoxyzucker vorhanden, so steht die Glucose am Ende der Zuckerkette.
3. Die Zucker sind mit dem Aglykon β-glykosidisch und auch untereinander 1,4-β-glykosidisch verknüpft. Ausnahmen mit α-glykosidischer oder 1,2-Verknüpfung werden als Neoverbindungen bezeichnet.
4. D-Glucose enthaltende Tetra-, Tri- und Diglykoside werden Primärglykoside genannt. Aus ihnen können durch Glucoseabspaltung die sogenannten Sekundärglykoside hervorgehen.
5. Liegt Digitoxose acetyliert vor, so sind drei Stellungsisomere möglich:

α-Form: Die Hydroxylgruppe am C_3 des dritten Moleküls Digitoxose (vom Aglykon aus gerechnet) ist acetyliert.

β-Form: Die Hydroxylgruppe am C_4 des dritten Moleküls Digitoxose trägt die Acetylgruppe. (β-Acetyldigoxin entsteht nach Abspaltung der Glucose aus Lanatosid C. Während im Lanatosid C die energetisch ungünstige axiale Position der Acetoxygruppe vorliegt, kann der Acylrest nach Freiwerden der Hydroxylgruppe am C_4 die energetisch günstigere äquatoriale Positin einnehmen. Es kommt schließlich zu einer Gleichgewichtseinstellung zwischen beiden Formen.)
γ-Form: Die mit dem Aglykon verknüpfte erste Digitoxose trägt am C_3 eine Acetoxyfunktion (Purlanosid A und Acetyldigitoxin-γ).[4,5,73]

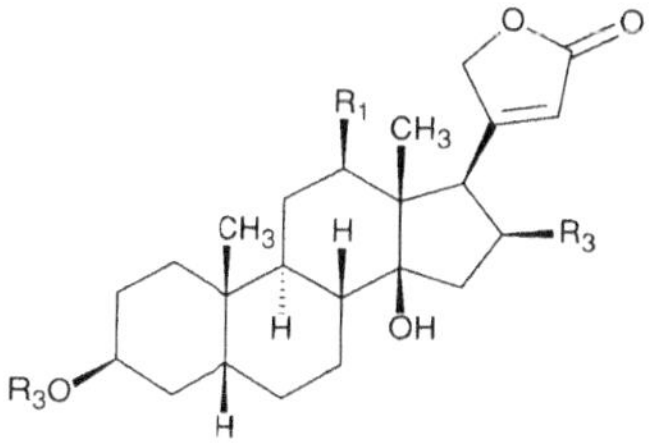

In Digitalis-Arten vorkommende Cardenolidglykoside.

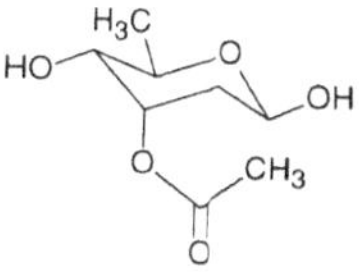

β-D-3-*O*-Acetyldigitoxose

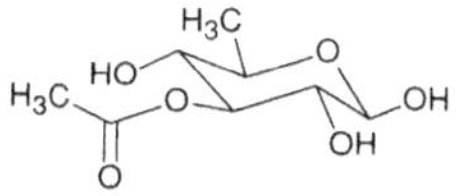

β-D-3-*O*-Acetylglucomethylose

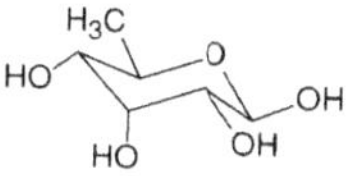

β-D-Allomethylose

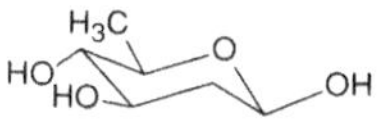

β-D-2,6-Didesoxyglucose

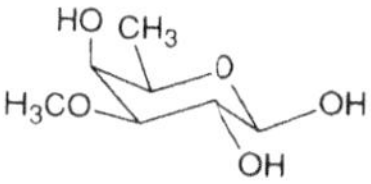

β-D-Digitalose

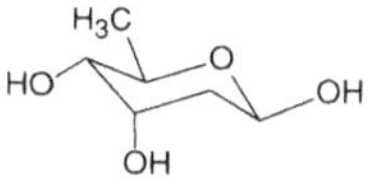

β-D-Digitoxose

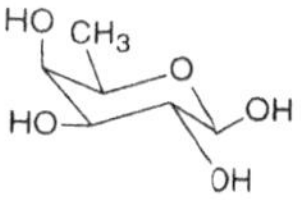

β-D-Fucose

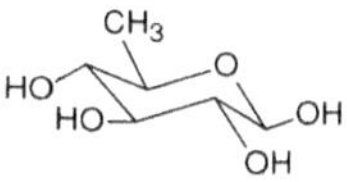

β-D-Glucomethylose

Digitanolglykoside. In Digitalis-Arten wurden etwa 20 Verbindungen dieses Typs nachgewiesen. Sie gehören zur Gruppe der Pregnanderivate. Das Aglykon ist aus 21 C-Atomen aufgebaut. Weitere Strukturmerkmale sind: die *trans*-Verknüpfung der Ringe C und D, eine β-ständige Hydroxylgruppe am C_3, eine Sauerstoffunktion am C_{20} und ein bis drei weitere Sauerstoffunktionen im gesamten Steroidgerüst. Ihr Anteil am Glykosidgemisch beträgt 6 bis 10 %.[4-6,72,74,75]

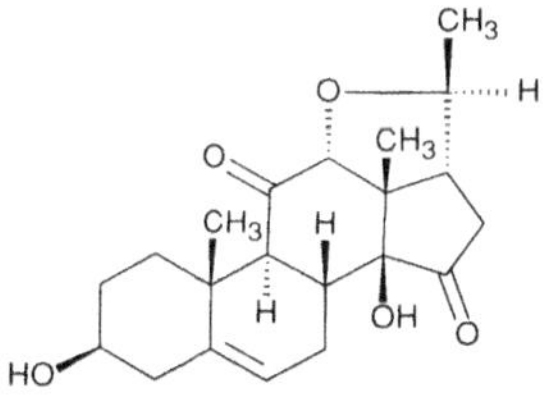

Diginigenin

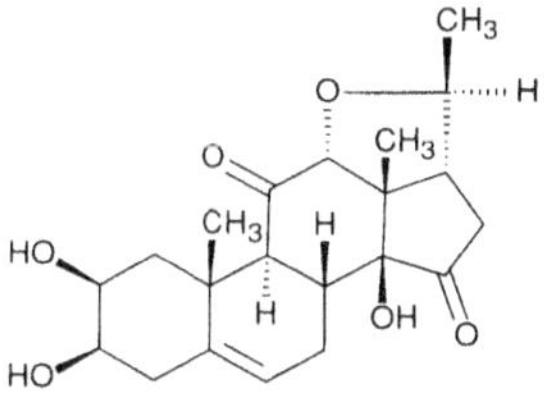

Digifologenin

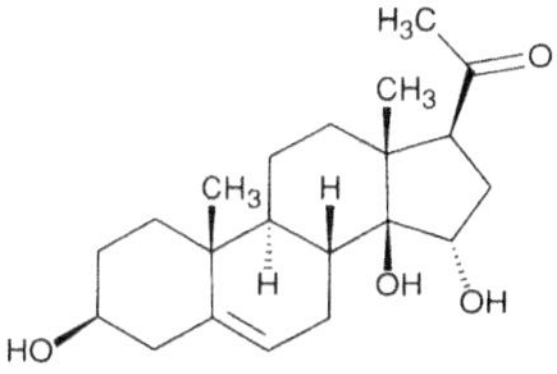

Purpnigenin

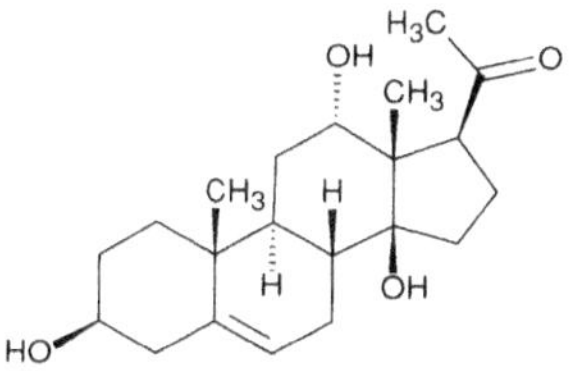

Digipurpurogenin

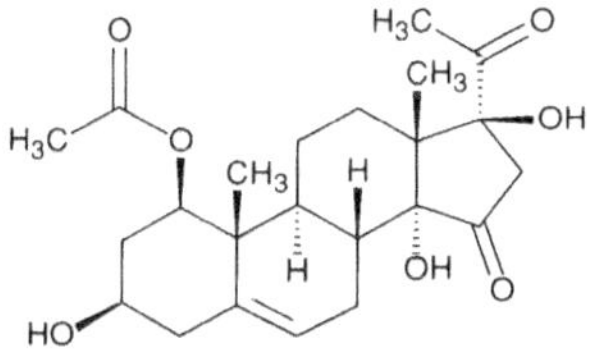

Digacetigenin

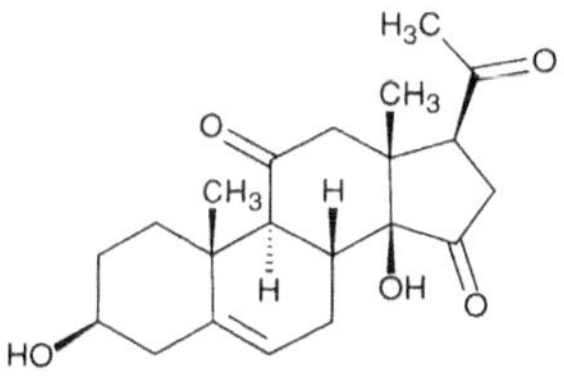

Digiprogenin

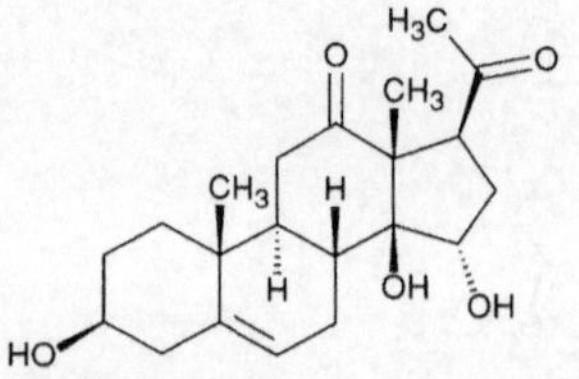

Purpurogenin

Steroidsaponine. Steroidsaponine sind sowohl in den Blättern als auch in den Samen gefunden worden. Die Aglyka aller bisher bekannten Steroidsaponine enthalten 27 C-Atome im Molekül. Die Ringe E und F werden durch Cyclisierung der 8 C-Atome der Sterolseitenkette und Fusion mit dem Ring D des Steroidringsystems gebildet.
Die in Digitalis-Arten enthaltenen Steroidsaponine lassen sich in zwei Gruppen einteilen:
1. Steroidsaponine vom Spirostanoltyp. Die OH-Gruppe am C_3 des Steroidgrundgerüstes ist β-glykosidisch mit einer komplexen Zuckerkette verbunden. Da die Verbindungen nur eine Zuckerkette enthalten, werden sie als Monodesmoside bezeichnet.
2. Steroidsaponine vom Furostanoltyp. Hier handelt es sich um Substanzen, die sich formal durch Öffnen des Ringes F von den Spirostanolen ableiten. Neben einer komplexen Zuckerkette an der OH-Gruppe in Position 3 ist eine zweite Zuckerkette an die OH-Gruppe in Position 26 gebunden. Diese besteht in den bisher untersuchten Fällen jedoch nur aus einer einzigen D-Glucose-Einheit, die ebenfalls β-glykosidisch verknüpft ist. Auf Grund der Anwesenheit von zwei Zuckerketten werden diese Steroidsaponine als Bisdesmoside bezeichnet.[5,7,9,75]

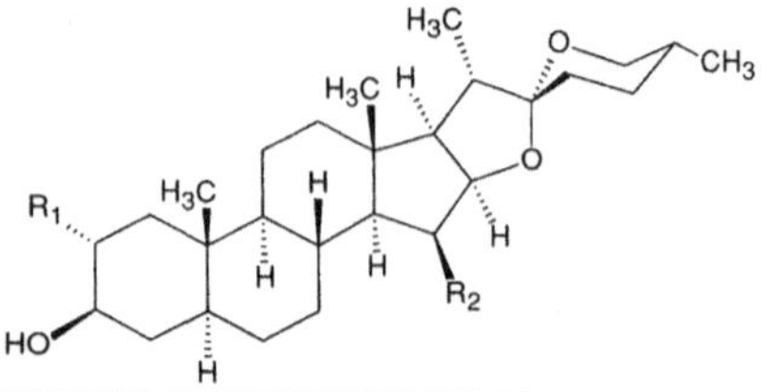

	R_1	R_2
Digitogenin	—OH	—OH
Tigogenin	—H	—H
Gitogenin	—OH	—H
Digalogenin	—H	—OH

Aglyka der bei *D. lanata* und *D. purpurea* vorkommenden Steroidsaponine vom Spirostanoltyp.

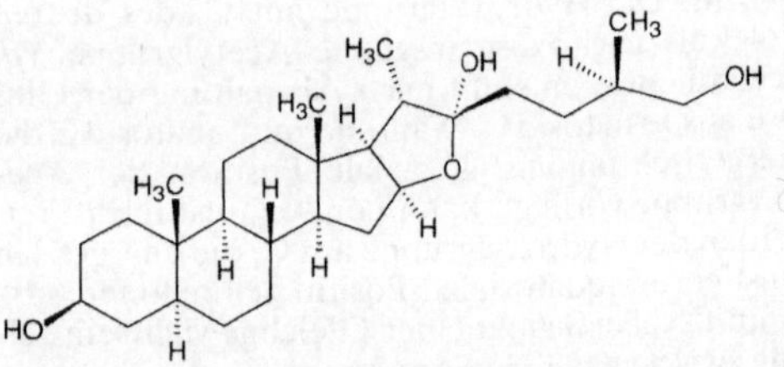

(25 *R*)5α-Furostan-3β-22α-26-triol

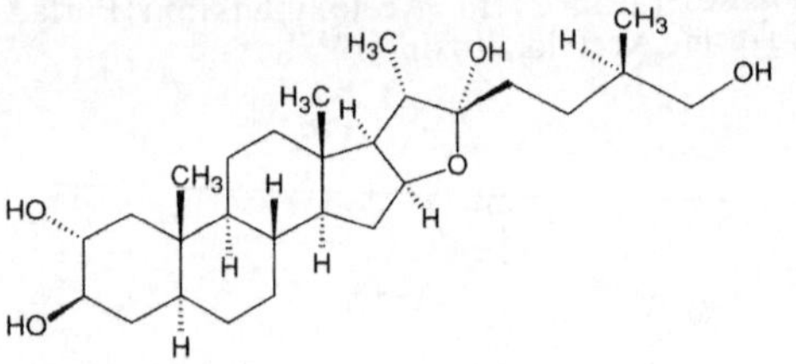

(25 *R*)5α-Furostan-2α-3β-22α-26-tetraol

Anthrachinone. Bis jetzt sind in Digitalis-Arten mehr als 30 Anthrachinonderivate gefunden worden. Allgemeines Merkmal der vorkommenden Anthrachinone ist die vorherrschende Substitution am Ring C, während Ring A keinen oder nur einen Substituenten trägt.[5,10] Digitolutein ist für die Gattung besonders charakteristisch. Es wurde in nahezu allen Digitalisarten nachgewiesen. Anthrachinone kommen bevorzugt in den Blättern vor, sind aber auch in den Wurzeln in geringen Mengen vorhanden.

Drogenliefernde Arten: *Digitalis grandiflora*: Digitalis grandiflorae folium;
Digitalis lanata: Digitalis lanatae folium, Digitalis lanatae pulvis normatus;
Digitalis lutea: Digitalis lutea hom. *HAB 34*;
Digitalis purpurea: Digitalis purpureae folium, Digitalis purpureae pulvis normatus, Digitalis semen, Digitalis purpurea hom. *HAB 1*, Digitalis purpurea *PF X*, Digitalis purpurea *HPUS 78*.

Digitalis grandiflora MILL.

Synonyme: *D. magniflora* MILL. ex JACKS., *D. orientalis* MILL., *D. lutea* CRANTZ, *D. ambigua* MURR., *D. ochroleuca* JACQ., *D. milleri* G. DON., *D. appendicula* PORTA ex HUTER.[2,72,85]

Sonstige Bezeichnungen: Dt.: Blaßgelber Fingerhut, Großblütiger Fingerhut;[48,72] engl.: Yellow foxglove;[72] frz.: Digitale à grandes fleurs.[72]

Systematik: Nach Lit.[2] werden folgende Varietäten unterschieden: var. *acutiflora* KOCH und var. *ochroleuca* LEJ. et COURT.

Botanische Beschreibung: Ausdauernde Halbrosettenpflanze. Das Wurzelwerk besteht aus dem ausgedehnten Hauptwurzelsystem und zahlreichen sproßbürtigen Wurzeln. Das Rhizom ist walzlich bis knollig, mehr oder minder plagiotrop und ver-

zweigt. Die marklose Hauptachse ist 30 bis 100 cm hoch, aufrecht, abgerundet drei- bis fünfkantig und unten kahl.[2,72]
Die Laubblätter sind sitzend, oberseits kahl oder fast kahl, unterseits auf den Nerven rauhaarig. Die Spreite an den unteren Blättern ist schmal lanzettlich, an den mittleren und oberen lanzettlich bis eiförmig, spitz. Der Rand ist unregelmäßig flach gesägt und gewimpert. Der Unterbau ist umfangreich. Die Bereicherungszone fehlt oder ist nur kurz. Die Bereicherungstriebe sind viel kürzer als die Hauptinfloreszenz. Basaltriebe fehlen oder sind nur in geringer Anzahl vorhanden. Die 30- bis 40blütige Hauptinfloreszenz ist dicht und einseitswendig. Die Spitze ist nach der Schauseite der Blüten zu nickend und brakteos bis frondobrakteos beblättert. Die Tragblätter sind lanzettlich bis lineal lanzettlich, etwa doppelt so lang wie die Blütenstiele und meist drüsig behaart. Die unteren Tragblätter sind oft noch laubartig.[2,72]
Die Blüten sind 30 bis 35 mm lang; der Blütenstiel ist 5 bis 12 mm lang, sich postfloral etwas streckend und drüsig-flaumig behaart. Der Kelch ist der Blumenkrone nicht fest anliegend, meist etwas kürzer als der Blütenstiel und drüsig behaart. Die Sepalen sind 6 bis 8 mm lang, schmal lanzettlich und nicht häutig berandet. Das hintere Sepalum ist kleiner als die übrigen. Die schwefelgelbe Blumenkrone ist glockig, außen dicht und kurz behaart, innen bis auf die über die Unterlippe ausgreifende Behaarung fast kahl, nicht drüsig. Die Blumenkronröhre ist bauchig und auf der Innenseite mit schwach grünlichbrauner bis dicht dunkelbrauner, unregelmäßiger Netzzeichnung gekennzeichnet. Die Kronenzipfel sind etwa dreieckig, mit einzelnen Zähnen und brauner, unregelmäßiger Netz- und Fleckenzeichnung besetzt. Die Zipfel der Oberlippe sind kleiner als die der innen schütter mit aufrechten, langen Haaren besetzten Unterlippe. Die Blüte besitzt vier Staubblätter (Staminodium fehlt). Die Staubblätter sind oberhalb der basalen Einschnürung in die Blumenkronröhre eingefügt und aus ihr nicht herausragend. Die Antheren sind gelb, nicht gepunktet. Der Fruchtknoten ist länglich bis kegelförmig, grün, drüsig behaart und vom Kelch eingeschlossen.[2,72]
Die Samen sind rötlich bis gelbbraun gefärbt.[2,72]

Inhaltsstoffe: *Cardenolidglykoside.* Die Angaben über die in den Blättern vorhandenen Cardenolidmengen differieren erheblich, so daß eine große Variabilität innerhalb der Art, ähnlich wie bei *Digitalis purpurea*, angenommen werden muß. Nachgewiesen wurden bisher 30 Cardenolidglykoside. Auffällig ist das reichliche Vorkommen von Neoverbindungen (s. Formelübersichten Inhaltsstoffgruppen (Cardenolidglykoside) der Gattung Digitalis).[4]

Verbreitung: Heimisch in Mittel-, Ost- und Südeuropa sowie in subalpinen Regionen unter Ausschluß Italiens und der südöstlichen Balkangegenden. Auf Kahlschlägen, Triften und Steinhalden. Geeigneter Boden ist ziemlich trocken, schwach kalkhaltig, nährstoff- und basenreich.[2,72]

Drogen: Digitalis-grandiflora-Blätter.

Digitalis-grandiflora-Blätter

Monographiesammlungen: Folium Digitalis *Ross 10.*

Definition der Droge: Verwendet werden die frischen Blätter einjähriger Pflanzen oder die zu Beginn der Blütezeit gesammelten Blätter zweijähriger Pflanzen.
Blätter wildwachsender *D. grandiflora*-Pflanzen können in der GUS in gleicher Weise wie die Blätter kultivierter *D. purpurea*-Pflanzen zur Gewinnung der Droge Folium Digitalis benutzt werden.[89]

Stammpflanzen: *Digitalis grandiflora* L.

Inhaltsstoffe: Nachgewiesen wurden die Cardenolidglykoside Acetyldigitoxin *α/β*, Acetylgitoxin *α/β*, Desacetyllanatosid D, Digiprosid, Digitalinum verum, Digitoxigeninglucosid, Digitoxigeninglucomethylosid, Digitoxin, Digoxin, Evatromonosid, Gitorosid, Gitoxigeninfucosid, Gitoxin, Glucodigifucosid, Glucodigitoxigeninbisdigitoxosid, Glucodigitoxigeninglucomethylosid, Glucoevatromonosid, Glucogitofucosid, Glucogitorosid, Lanatosid A, Lanatosid B, Lanatosid C, Neo-Digitalinum verum, Neo-Glucodigifucosid, Neo-Odorobiosid G, Odorobiosid G, Odorosid H, Purpureaglykosid A, Purpureaglykosid B und Strospesid (s. Formelübersichten Inhaltsstoffgruppen (Cardenolidglykoside) der Gattung Digitalis). Hauptverbindungen sind: Neo-Digitalinum verum (0,06 bis 0,08 %), Neo-Glucodigifucosid (0,03 bis 0,15 %), Glucoevatromonosid (0,06 bis 0,12 %), Neo-Odorobiosid G (0,05 bis 0,08 %) und Lanatosid A (0,01 bis 0,05 %).[4,73,74]

Volkstümliche Anwendung und andere Anwendungsgebiete: Die Blätter werden bei nicht zu schweren Formen von Herzinsuffizienz und solchen Fällen empfohlen, in denen auf die diastolische Wirkung besonderer Wert gelegt wird.[48]
Auf Grund des Gehaltes an Herzglykosiden ist eine Anwendung der Droge bei dieser Indikation zwar denkbar, jedoch liegen keine ausreichenden klinischen Untersuchungen vor. Da entsprechende Präparate mit Reinglykosiden zur Verfügung stehen, ist die Droge heute obsolet.

Gesetzl. Best.: *Artenschutz.* Wildvorkommen von Digitalis grandiflora stehen unter Naturschutz.

Digitalis lanata Ehrh.

Synonyme: *D. epiglottidea* Brera ex Steud., *D. eriostachya* Besser, *D. ferruginea β.* Lam., *D. nova* Winterl, *D. orientalis* Elmig., *D. orientalis* Velen., *D. winterli* Roth.[2]

Sonstige Bezeichnungen: Dt.: Wolliger Fingerhut.

Systematik: Nach Lit.[2] werden die Unterart *lanata* und die Unterart *leucophaea* (Sibth et Sm.) Werner unterschieden.

Glycosid	Genin	Zuckerkette am C3	Vorkommen
Desgluco-lanatigonin	Tigogenin	Xyl (1→3) Glc (1→4) Gal (1→3) Genin (1→2) | Gal (3←1) Glc	Blätter, Samen
Digitonin	Digitogenin	Xyl (1→3) Glc (1→4) Gal (1→3) Genin (1→2) | Gal (3←1) Glc	Samen
Gitonin	Gitogenin	Xyl (1→3) Glc (1→4) Gal (1→3) Genin (1→2) | Gal	Blätter, Samen
Lanadigalonin I	Digalogenin	Xyl (1→3) Glc (1→3) Gal (1→3) Genin (1→2) | Gal (3←1) Glc	Samen
Lanadigalonin II (Isomeres von Lanadigalonin I)	Digalogenin		Samen
Lanagitosid I	(25 *R*)-5α-Furostan-2α, 3β,22α,26-tetraol	Xyl (1→3) Glc (1→4) Gal (1→3) Genin (1→2) | (1→26) | Gal (3←1) Glc Glc	Blätter
Lanagitosid II (Isomeres von Lanagitosid I)			Blätter
Lanatigonin I	Tigogenin	Xyl (1→3) Glc (1→3) Gal (1→3) Genin (1→2) | Gal (3←1) Glc	Samen
Lanatigonin II (Isomeres von Lanatigonin I)	Tigogenin		Samen
Lanatigosid I	(25 *R*)-5α-Furostan-3β, 22α,26-triol	Xyl (1→3) Glc (1→4) Gal (1→3) Genin (1→2) | (1→26) | Gal (3←1) Glc Glc	Blätter
Lanatigosid II (Isomeres von Lanatigosid I)			
Tigonin	Tigogenin	Xyl (1→3) Glc (1→4) Gal (1→3) Genin (1→2) | Gal (3←1) Glc	Blätter, Samen

Steroidsaponine in den Blättern und Samen von *Digitalis lanata*

Botanische Beschreibung: *Digitalis lanata* ist eine krautige, zwei oder mehrere Jahre ausdauernde Pflanze. Sie besitzt ein Hauptwurzelsystem, dem sproßbürtige Wurzeln fehlen. Die Hauptachse wird 40 bis 120 cm hoch. Sie ist aufrecht, rinnig-kantig, unten kahl oder sehr kurz behaart, oben drüsig, langwollig, meist grün.

Die sitzenden Laubblätter sind 15 bis 35 cm lang. Ihre Spreite ist schmal lanzettlich. Der Blattrand ist glatt, bei den oberen Laubblättern spärlich gewimpert. Der Unterbau ist umfangreich, oft mit kurzer Bereicherungszone. Basaltriebe fehlen meist. Die sehr lange Infloreszenz, oft länger als der Unterbau, ist meist dichtblütig, seltener lockerblütig, stets allseitswendig und frondo-brakteos beblättert. Ihre Tragblätter sind auf der Fläche drüsig behaart, am Rande lang gewimpert.

Die 20 bis 27 mm lange Blüte besitzt 3 bis 4 mm lange, drüsig lang- und weißwollig behaarte Blütenstiele. Der Kelch liegt der Blütenkrone nicht fest an. Die Sepalen sind 7 bis 8 mm lang, lanzettlich, allmählich in die scharfe Spitze verschmälert. Das hintere Sepalum ist nur wenig kleiner als die anderen. Die 18 bis 25 mm lange Blumenkrone ist außen dicht kurzdrüsig behaart. Sie zeigt gelbbraune Flekke auf weißem Untergrund. Die Kronröhre ist durch eine Einziehung in zwei bauchige Abschnitte gegliedert, deren oberer fast kugelförmig ist. Dieser Abschnitt ist innen gelbbraun gefärbt und zeigt eine violette Aderung. Die Blumenkronzipfel sind stark ungleich entwickelt. Die vierzipfelige Oberlippe ist flach und saumartig. Die Unterlippe ist fast so lang wie die Kronröhre, von ihr abgebogen und oberseits kurz- und feindrüsig behaart. Sie ist weiß und

besitzt am Schlund eine braune Aderung. Die Blüte hat vier Staubblätter. Diese ragen oft etwas aus der Blumenkrone heraus und sind der Blumenkronröhre oberhalb der Einziehung eingefügt. Die Antheren besitzen kurze und sehr zerstreut behaarte, gelbe Theken. Die Filamente sind schmutzig orange überlaufen. Der Fruchtknoten ist kegelförmig, drüsig behaart, grün und geht allmählich in den zerstreut behaarten Griffel über. Die Narbe ist kurz zweilappig. Die Narbenlappen sind abgerundet.
Die Frucht ist eine 10 mm lange, kegelförmige, septizid-septifrage Kapsel. Sie ist zerstreut drüsig behaart. Die Samen sind etwa 1,5 mm lang und rotbraun.[2,72]

Inhaltsstoffe: *Cardenolidglykoside*. Diese Verbindungen kommen in allen Pflanzenteilen und Geweben vor. Einen besonders hohen Gehalt an Cardenolidglykosiden besitzen die Laubblätter (s. Digitalis lanatae folium).[11,12]
Steroidsaponine. Saponine mit Steroidringsystem[5] kommen sowohl in den Samen als auch in den Blättern vor. Die Glykoside leiten sich von den Aglyka Tigogenin, Digalogenin und Gitogenin ab.[7-9,76]
Vgl. Formelübersicht Inhaltsstoffe (Steroidsaponine) der Gattung Digitalis.

Verbreitung: *Digitalis lanata* ist in Südosteuropa heimisch. Die Pflanze gedeiht auf sonnigem Trockenrasen und Brachfeldern, aber auch an Waldrändern und auf Lichtungen. Der Boden am Standort ist trocken, meist etwas kalkhaltig, bevorzugt steinig oder sandig. Die Pflanze kommt oft in Massenbeständen vor.[2,72]

Anbaugebiete: *Digitalis lanata* wird in großem Umfang in Mittel- und Westeuropa, in Indien, Mittelamerika und Afrika kultiviert.[13-15]

Drogen: Digitalis lanatae folium (Digitalis-lanata-Blätter), Digitalis lanatae pulvis normatus (Eingestelltes Digitalis-lanata-Pulver).

Digitalis lanatae folium (Digitalis-lanata-Blätter)

Sonstige Bezeichnungen: Engl.: Austrian Digitalis, Austrian Foxglove, Woolly Foxglove.

Monographiesammlungen: Digitalis lanatae folium *DAB 10*; Folium Digitalis lanatae *ÖAB 90*; Digitalis lanata leaf *Mar 29*.

Definition der Droge: "Die getrockneten Laubblätter" *DAB 10, ÖAB 90*.

Stammpflanzen: *Digitalis lanata* EHRH.

Herkunft: Die Niederlande sind gegenwärtig der größte Produzent und Exporteur von Digitalis-lanata-Blättern in Mittel- und Westeuropa. Darüberhinaus wird die Droge in Mitteldeutschland gewonnen.

Gewinnung: Der Anbau von *Digitalis lanata* erfolgt einjährig (Frühjahrsaussaat). Die Aussaat beginnt Mitte April mit speziell dafür ausgerüsteten Maschinen. Die Blätter werden am Ende der ersten Vegetationsperiode (Rosettenstadium) im Zeitraum zwischen Ende September und Mitte November geerntet, da der Gehalt an herzwirksamen Glykosiden dann höher liegt als im zweiten Vegetationsjahr. Die Ernte ist vollständig mechanisiert. Der Durchschnittsertrag liegt bei 30 t frischen Blättern pro Hektar Anbaufläche. Die frisch geernteten Blätter werden grob geschnitten und 10 bis 12 h bei 50 °C getrocknet.[14-18]
Die heute angebauten *Digitalis-lanata*-Zuchtsorten wurden seit Beginn der 60er Jahre durch Selektion geeigneter Pflanzen und deren Kreuzung aufgebaut.[14,15,19,20] Zuchtziele waren: (a) Ein hoher Gehalt an Lanatosid C in den Blätter; (b) Eine aufrechte Stellung der Blätter an der Blattrosette. Dies ermöglicht bei der vollmechanisierten Ernte die Gewinnung möglichst vieler und sauberer Blätter; (c) Ein hoher Gehalt an Blatttrockenmasse pro Flächeneinheit; (d) Widerstandsfähigkeit und Resistenz gegenüber Krankheiten; und (e) Ausbildung der Blüten erst im zweiten Vegetationsjahr, da in den blühenden Pflanzen der Gehalt an Cardenoliden geringer ist.
Zur Bewahrung der Sorteneigenschaften erfolgt eine ständige Erhaltungszüchtung. Hierzu wurden bis vor kurzem im Zuchtgarten angebaute, dem Zuchtziel entsprechende Pflanzen ausgelesen und manuell miteinander gekreuzt. Dabei muß bei der chemischen Analyse der Pflanzen und der Kreuzung ein hoher Aufwand betrieben werden.[21] In den letzten Jahren hat sich mit der *In-vitro*-Verklonung ausgelesener Hochleistungspflanzen ein neuer Weg zur Rationalisierung der Erhaltungszüchtung von *Digitalis lanata* entwickelt.[22-24] Die *In-vitro*-Verklonung ermöglicht die schnelle Vermehrung und die Erhaltung einmal selektierter, dem Zuchtziel entsprechender Pflanzen über viele Jahre. In Feldversuchen zeigen die erhaltenen Klonpflanzen die gleiche morphologische Entwicklung wie Samenpflanzen. Geeignete Klonlinien werden durch freies Abblühen untereinander gekreuzt. Sie ergeben ein Elitesaatgut, das in seinen Eigenschaften dem Saatgut entspricht, das nach den klassischen Verfahren erhalten wurde. Aus dem im Zuchtgarten erzeugten Elitesaatgut wird durch Zwischenvermehrung das Saatgut für den Anbauer erzeugt. Hierbei läßt man die Pflanzen frei abblühen. Die Ausbeute an Saatgut kann durch Befall der Blütenstände mit dem Grauschimmel *Botrytis cinerea* erheblich vermindert werden. Die Behandlung befallener Pflanzen mit Ronilan® (Vinchlozolin) während der Blütezeit hat sich bei der Bekämpfung dieser Erkrankung bewährt.[15]

Ganzdroge:
- *Geruch*. Fast nicht wahrnehmbar.
- *Geschmack*. Stark bitter.[77]

Die Blätter sind 10 bis 20 cm lang und 1 bis 2,5 cm breit. Die Spreite ist lanzettlich bis lineal-lanzettlich, tiefgrün und fast kahl. Der Hauptnerv und zwei bogenläufige Seitennerven treten deutlich hervor. Der Blattrand ist glatt. Er ist in der Nähe der Spitze manchmal schwach gezähnt.[77]

Mikroskopisches Bild: In der Flächenansicht bestehen beide Epidermen aus etwa 10 bis 30 µm breiten und 20 bis 60 µm langen Zellen mit wellig-buchtigen Seitenwänden. Diese können charakteristische, knötchenartige Verdickungen aufweisen. Spaltöffnungen vom anomocytischen Typ kommen beiderseits vor. Sehr selten sind Gliederhaare (am Blattrand) vorhanden. Selten, meist in Nähe der Leitbündel, finden sich Köpfchenhaare mit einzelligem Stiel und ein- bis zweizelligen Köpfchen mit einer kleinen, mehr oder wenig deutlichen Vorstülpung an jeder Köpfchenzelle. Das Mesophyll besteht aus zwei bis drei Lagen Palisadenzellen und einem ziemlich festgefügten Schwammparenchym. Calciumoxalatkristalle fehlen.[77]

Pulverdroge: Das Pulver ist grün bis graugrün und enthält zahlreiche Blattfragmente mit wellig-buchtigen Epidermiszellen, deren Seitenwände knötchenartig verdickt und getüpfelt sind. In der Epidermis befinden sich Spaltöffnungen vom anomocytischen Typ, selten Köpfchenhaare mit einzelligem Stiel und ein- bis zweizelligem Köpfchen und sehr vereinzelt Gliederhaare. Calciumoxalatkristalle und sklerenchymatische Elemente fehlen.[77]

Verfälschungen/Verwechslungen: Da die Droge von Pflanzen gewonnen wird, die in der Landwirtschaft angebaut werden, sind Verwechslungen und Verfälschungen selten.

Inhaltsstoffe: *Cardenolidglykoside.* Die Droge enthält 0,5 bis 1,5 % Cardenolidglykoside. Bisher wurden nahezu 80 Vertreter dieser Stoffgruppe identifiziert. Gefunden wurden: Acetyldiginatin α/β, Acetyldigitoxin α/β, Acetyldigoxin $\alpha/\beta/\gamma$, Acetylgitaloxin α/β, Acetylgitoxin α/β, Desacetyllanatosid C, Desacetyllanatosid D, Diginatigenindigitalosid, Diginatin, Digiprosid, Digitalinum verum, Digitoxigeninallomethylosid, Digitoxigeninbisdigitoxidoglucomethylosid, Digitoxigeninbisdigitoxosid, Digitoxigenindigitoxidoxylosid, Digitoxigeninglucosid, Digitoxigeninglucomethylosid, Digitoxin, Digoxigeninbisdigitoxido-2,6-didesoxyglucosid, Digoxigeninbisdigitoxidoxylosid, Digoxigeninbisdigitoxosid, Digoxigenindigitalosid, Digoxigeninmonodigitoxosid, Digoxigenin-2,6-didesoxyglucosid, Digoxin, Digoxosid, Evatromonosid, Gitaloxigeninbisdigitoxosid, Gitaloxin, Gitorin, Gitorosid, Gitoxigeninbisdigitoxosid, Gitoxigeninfucosid, Gitoxin, Glucodigifucosid, Glucodigitoxigeninacetylglucomethylosid, Glucodigitoxigeninallomethylosid, Glucodigitoxigeninglucomethylosid, Glucodigoxigeninbisdigitoxosid, Glucodigoxigenindigitoxosid, Glucodigoxosid, Glucoevatromonosid, Glucogitaloxigeninbisdigitoxosid, Glucogitaloxin, Glucogitofucosid, Glucogitorin, Glucogitorosid, Glucogitoxigeninbisdigitoxosid, Glucolanadoxin, Glucoverodoxin, Lanadoxin, Lanatosid A, Lanatosid B, Lanatosid C, Lanatosid D, Lanatosid E, Neogitaloxin, Neo-Acetyldigoxin, Neo-Desacetyllanatosid C, Neo-Digitalinum verum, Neo-Digoxin, Neo-Digoxosid, Neo-Glucodigifucosid, Neo-Glucoverodoxin, Neo-Lanatosid C, Neo-Odorobiosid G, Odorobiosid G, Odorosid H, Purpureaglykosid A, Purpureaglykosid B, Strospesid und Verodoxin.[74]

Alle diese Glykoside leiten sich von den Aglykonen Digitoxigenin, Gitoxigenin, Digoxigenin, Diginatigenin und Gitaloxigenin ab (s. Formelübersichten Inhaltsstoffgruppen (Cardenolidglykoside) der Gattung Digitalis). In jungen Blättern ist der Anteil der Diglykoside (Glucofucoside, Glucodigitaloside, Glucodigitoxide) am Gesamtgehalt hoch.[17] Zur Erntezeit dominieren die Tetraglykoside (Lanatoside). Obwohl das Verhältnis der einzelnen Cardenolidglykoside zueinander stark von ökologischen und genetischen Faktoren abhängt, können folgende Verbindungen als Hauptinhaltsstoffe bezeichnet werden (die angegebenen Gehaltswerte beziehen sich auf luftgetrocknete Blätter): Lanatosid C (0,10 bis 0,30 %), Lanatosid A (0,05 bis 0,25 %), Digitalinum verum (0,02 bis 0,12 %), Glucogitorosid (0,02 bis 0,1 %), Glucodigifucosid (0,01 bis 0,15 %), Glucoverodoxin (0,01 bis 0,14 %), Glucolanadoxin (0,01 bis 0,12 %), Glucoevatromonosid (0,01 bis 0,05 %) und Lanatosid B (0,01 bis 0,05 %).[4]
Digitanolglykoside. Die Droge enthält die Digitanolglykoside Digifolein, Diginin, Digipronin, Glucodigifolein, Glucolanafolein und Lanafolein.[4,6,75]
vgl. Strukturformeln Inhaltsstoffe (Digitanolglykoside) der Gattung Digitalis.
Steroidsaponine. Die wichtigsten in der Droge enthaltenen Steroidsaponine sind Desglucolanatigonin, Gitonin, Lanagitosid I, Lanagitosid II und Tigonin.[5,7–9,76]
S. Formelübersichten Inhaltsstoffe (Steroidsaponine) der Art *Digitalis lanata.*

Zubereitungen: Von Bedeutung ist die Tinktur, die durch eintägiges Schütteln von gepulverter Droge in 25 %igem Ethanol im Verhältnis 1 : 10 hergestellt wird.[68] Das früher häufig verwendete Infus (noch enthalten in älteren Arzneibüchern[78]), der Digitaliswein sowie der aus der Tinktur hergestellte Sirup[78] sind wegen ihres schwankenden Gehalts an Cardenolidglykosiden heute obsolet.
Zur Herstellung von Digoxin und Digitoxin werden die getrockneten, gepulverten und mit Petrolether entfetteten Blätter mit Wasser angeteigt und mehrere Tage bei 35 bis 45 °C stehen gelassen.[57] Dabei spalten pflanzeneigene Enzyme die Glucosereste ab. (In Mitteldeutschland wurde diese Fermentation direkt in den landwirtschaftlichen Erzeugerbetrieben unter Verwendung von frischem Erntegut vorgenommen.[14,58]) Dann wird mit einem Wasser-Methanol-Gemisch extrahiert. Durch Zusatz von Ammoniak werden Acetyldigoxin und Acetyldigitoxin zu Digoxin und Digitoxin verseift. Der dabei entstehende Niederschlag wird über ein Vakuum-Drehfilter abfiltriert. Aus der verseiften und filtrierten Extraktlösung werden unter Anwendung von Chloroform die Cardenolidglykoside extrahiert. Die erhaltenen Extrakte werden bis zur Trocknung eingedampft. Zurück bleibt ein schwarz-grüner Trockenextrakt, dessen Digoxin-Anteil mehr als 20 % beträgt. Die in diesem Präparat enthaltenen Cardenolidglykoside werden stufenweise von den Begleitglykosiden abgetrennt. Hierbei werden multiplikative Verteilungsvorgänge und säulenchromatographische Verfahren eingesetzt. Die erhaltenen Herzglykosidfraktionen

werden durch Umkristallisieren gereinigt.[57] Da eine völlige Abtrennung aller Begleitglykoside unwirtschaftlich ist, enthalten handelsübliche Präparate stets noch Nebenglykoside. Ihre Menge darf einen festgelegten Höchstwert nicht überschreiten.
Zur Gewinnung von Lanatosid C und Desacetyllanatosid C werden die Digitalisblätter schnell getrocknet. Anschließend wird mit Essigsäureethylester, Chloroform oder ethanolhaltigem Chloroform extrahiert. Der Extrakt wird im Vakuum eingedampft und der Rückstand zur Entfernung von Verunreinigungen mit Ether oder Petrolether behandelt. Vorhandene Gerbstoffe werden durch Bleisalze aus wäßrig-ethanolischer Lösung ausgefällt. Durch Gegenstromverteilung, Adsorptions- und Verteilungschromatographie sowie durch Kristallisation werden Lanatosid C und Desacetyllanatosid C abgetrennt und gereinigt.[34]
In den letzten Jahren wurden biotechnologische Verfahren für die Produktion und Umwandlung der in *Digitalis lanata* gebildeten Cardenolide entwickelt. Sie basieren auf den Techniken zur Kultur pflanzlicher Zellen *in vitro*[56]. Alle von *Digitalis lanata* angelegten Zell- und Gewebekulturen bilden bisher jedoch nur geringe Mengen an Herzglykosiden.[25,26] Eine wirtschaftliche Nutzung ihrer Synthesekapazität war deshalb bisher nicht möglich. Eine bessere Rentabilität zeigt dagegen die biotechnologische Hydroxylierung von Digitoxigenin- zu Digoxigeninderivaten, da für letztere ein größerer Bedarf besteht. Verfahren zur 12β-Hydroxylierung von Methyldigitoxin zu Methyldigoxin und von Digitoxin zu Desacetyllanatosid C durch *Digitalis-lanata*-Zellkulturen wurden entwickelt,[27,28] bisher aber nicht in die industrielle Praxis eingeführt. Auch die Umwandlung von Digitoxin in Digoxin durch Streptomyces sp. wurde patentrechtlich geschützt.[29,30]

Identität: Wichtigste Identitätsprüfung ist der Nachweis der Cardenolidglykoside.
Nach Anreicherung der Cardenolidglykoside aus der Droge werden vom *DAB 10* folgende Farbreaktionen vorgeschrieben:
1. Nachweis des Butenolidringes nach Kedde: Cardenolide reagieren mit aromatischen Polynitroverbindungen unter Bildung von farbigen Produkten. Die Reaktion beruht auf der Umsetzung der aktivierten Methylengruppe des Butenolidrings (Bufadienolide haben diese Gruppierung nicht) in alkalischer Lösung mit aromatischen Nitroverbindungen, wobei farbige Meisenheimer-Addukte entstehen. Zunächst kommt es zur Abspaltung eines Protons von der CH_2-Gruppe in Position 21. Durch Bildung des Anions erhöht sich die Elektronendichte im Lactonring. Dieser kann dadurch als Elektronendonator gegenüber der aromatischen Nitroverbindung wirksam werden. Im Kern der Nitroverbindung ist die Elektronendichte auf Grund der elektronenziehenden Kraft der Nitrogruppen herabgesetzt. Die Nitrogruppen wirken deshalb als Elektronenakzeptoren. Es entstehen aromatische Molekülkomplexe. Die erhaltene Farblösung ist nicht stabil, da der Lactonring im alkalischen Milieu langsam verseift wird. Nach Baljet wird Pikrinsäure, nach Raymond *m*-Dinitrobenzol und nach Kedde 3,5-Dinitrobenzoesäure als Nitroverbindung verwendet.[34]
2. Mit 3,5-Dinitrobenzoesäurelsg. entsteht auf Zusatz von NaOH-Lsg. eine violette Färbung *DAB 10*.
Nachweis der 2-Desoxyzucker durch Reaktion mit Xanthydrol: Beim Erwärmen entsteht eine Rotfärbung *DAB 10*. Die Reaktion kann auch für quantitative Bestimmungen herangezogen werden. Der Reaktionsverlauf ist noch nicht geklärt.[31-34]
Die ersten Untersuchungen zur chromatographischen Trennung und Identifizierung der in *Digitalis lanata* vorliegenden Cardenolidglykoside erfolgten mit Hilfe der Papierchromatographie.[33-35] In den letzten 20 Jahren überwog die Dünnschichtchromatographie.[36-38] Heute ist die HPLC das am häufigsten angewendete Verfahren.[39-41]
Bei der Dünnschichtchromatographie hat sich Kieselgel als Trennmaterial besonders bewährt. Folgende Fließmittel haben sich als günstig erwiesen: Gemische aus Ethylacetat-Methanol-Wasser[36,38], Chloroform-Methanol-Wasser[77], Methylenchlorid-Methanol-Formamid[36] und Methylketon-Chloroform-Formamid[36].
Zum Nachweis der Cardenolidglykoside können verschiedene Sprühreagenzien eingesetzt werden, die entweder mit dem Aglykon oder mit dem Zuckeranteil eine spezifische Reaktion eingehen. Besonders geeignet sind:[31-38]
1. Jensen's Reagenz (Trichloressigsäure/Tosylchloramid-Natrium): Die bei der Detektion mit dem Reagenz im UV-Licht bei 365 nm auftretenden unterschiedlichen Fluoreszenzfarben liefern Hinweise auf die Struktur des jeweiligen Aglykons (Digitoxigeninderivate = gelbe Fluoreszenz; Gitoxigenin- und Gitaloxigeninderivate = leuchtend blaue Fluoreszenz; Digoxigenin- und Diginatigeninderivate = blaue Fluoreszenz). Sie entstehen durch Dehydratisation des Steroidgerüstes unter Bildung unterschiedlicher Anhydroderivate;[32]
2. Kedde's Reagenz (Dinitrobenzoesäure/Kalilauge): Cardenolide mit Butenolidring ergeben auf Grund der Anwesenheit der reaktiven Methylengruppe in Position 21 mit alkalischer 3,5-Dinitrobenzoesäurelösung eine blaue bis blauviolette Färbung (s. o.);
3. Xanthydrol: Die Reaktion mit Xanthydrol dient zum Nachweis von 2-Desoxyzuckern sowie von Glykosiden mit entsprechenden Zuckerresten. Es ist jedoch zu beachten, daß Glykoside, die nur einen Desoxyzucker enthalten, sehr schwach oder nahezu gar nicht reagieren. Zur sicheren Identifizierung müssen die Desoxyzucker hydrolytisch abgespalten werden;
4. Aminohippursäure-Phthalsäure-Reagenz:
Durch das Reagenz werden die Zucker in Verbindungen umgesetzt, die im UV-Licht bei 365 nm gelb fluoreszieren und im Tageslicht gelblichbraun erscheinen;
5. Thymol-Schwefelsäure-Reagenz: Die Detektion mit Thymol-Schwefelsäure führt zu einer unterschiedlichen Anfärbung der Zucker.
In kritischen Fällen kann die Identifizierung von Cardenoliden nach hydrolytischer Spaltung direkt auf der DC-Platte (Reaktions-DC) durch Nachweis

des gebildeten Aglykons und der freigesetzten Zukker erfolgen.[42]
Nach Fällung eines ethanolischen Drogenauszuges mit Blei(II)acetat und Ausschüttelung mit Chloroform DC der Chloroformphase nach *DAB 10*:
- Referenzsubstanzen: Digitoxin und Lanatosid C;
- Sorptionsmittel: Kieselgel G;
- FM: Wasser-Methanol-Chloroform (2 + 18 + 80);
- Detektion: Besprühen mit einer Mischung von 2 Volumenteilen einer frisch bereiteten 3%igen Lösung von Chloramin T und 8 Volumenteilen einer 25%igen Lösung von Trichloressigsäure mit EtOH 96%, 5 bis 10 min Erhitzen auf 100 bis 105 °C; Auswertung im UV 365 nm;
- Auswertung: Anhand der Referenzsubstanzen Nachweis der gelbgrün fluoreszierenden Zonen von Digitoxin, Lanatosid A und B, eine blau fluoreszierenden Zone auf der Höhe der Referenzsubstanz Lanatosid C sowie sieben bis acht weiterer grüngelb fluoreszierender Zonen.

Mit Hilfe der HPLC können alle mengenmäßig bedeutenden Cardenolide in Extrakten aus Blättern von *Digitalis lanata*, *Digitalis purpurea* und anderen Digitalis-Arten qualitativ und quantitativ erfaßt werden. Im einfachsten Falle werden dabei mit Methanol oder Methanol-Wassergemischen hergestellte Extrakte eingesetzt. Bessere Ergebnisse werden jedoch bei Verwendung von Blattauszügen erhalten, die durch eine Bleiacetat-Fällung gereinigt wurden.[39–41] Für die Auftrennung sind lipophil beschichtete Kieselgele, z. B. RP8 und RP18, besonders geeignet. Als Fließmittel werden meist Acetonitril-Wassergemische und Methanol-Wasser-Gemische verwendet. Unter isokratischen Bedingungen gelingt jedoch keine völlige Trennung der Glykoside, da kritische Substanzpaare auftreten. Durch Gradientenelution kann diese Schwierigkeit überwunden werden. Die Detektion erfolgt anhand der Absorption der Cardenolide bei 220 nm.[39–41]

Reinheit:
- Fremde Beimengungen: Da die Droge aus Kulturen stammt, kommen fremde Bestandteile kaum vor. Ein Wert von max. 2% ist zugelassen *DAB 10*.
- Trocknungsverlust: Höchstens 6,0%, bestimmt mit 1,000 g pulverisierter Droge durch zweistündiges Trocknen im Trockenschrank bei 100 bis 105 °C *DAB 10*. Höchstens 5,0% *ÖAB 90*.
- Asche: Höchstens 12,0%, bestimmt mit 1,000 g pulverisierter Droge *DAB 10*, *ÖAB 90*.
- Säureunlösliche Asche: Höchstens 1,5% *ÖAB 90*.

Gehaltsbestimmung: Zur Bestimmung des Gesamtcardenolidgehaltes sind photometrische Verfahren geeignet. Die für Digitalis-purpurea-Blätter beschriebene Methode des *DAB 10* ist auch für Digitalis-lanata-Blätter anwendbar.
HPLC-Methoden können sowohl zur Bestimmung des Gehaltes an Einzelcardenoliden als auch des Gesamtcardenolidgehaltes benutzt werden. Die quantitative Auswertung der Chromatogramme erfolgt an Hand von Eichkurven, die unter den gleichen Bedingungen mit reinen Glykosiden aufgezeichnet wurden.[39–41]
Auch mit Hilfe der Fluorometrie ist die Bestimmung des Gehaltes an Einzelglykosiden und des Gesamtcardenolidgehaltes der Droge möglich. Die Reaktion des Steroidgerüstes mit geeigneten Reagenzien (meist Säuren) führt zur Bildung von Fluorophoren, die für die einzelnen Cardenolidaglykone charakteristisch sind. Anwesenheit und Menge der Fluorophore können mit spezifischen Anregungs- und Emissionsstrahlungen bestimmt werden. Die Fluorometrie wird gewöhnlich nach DC-Auftrennung der Cardenolide eingesetzt, wobei die Fluoreszenz direkt auf der Dünnschichtplatte gemessen wird. In der Regel werden Fluoreszenzvergleichsmessungen durchgeführt. Dabei werden chromatogramminterne Standards mit einem bekannten Gehalt an Glykosiden verwendet.[37,43]
Die Bestimmung des Gesamtcardenolidgehaltes von Digitalis-lanata-Blättern kann auch mittels einer enzymatischen Methode erfolgen. Hierbei wird die Hemmung der Na^+/K^+-ATPase aus tierischen Geweben durch Cardenolidglykoside bestimmt. Ausgewertet wird die Verringerung der Bildung von anorganischem Phosphat aus dem bei der Reaktion benötigten ATP.[44]

Wirkwertbestimmung: S. Droge Digitalis lanatae pulvis normatus.

Lagerung: Vor Licht geschützt und vorsichtig zu lagern *DAB 10*.
Abgesondert, vor Licht geschützt, in dicht schließenden Gefäßen, mit einem geeigneten Trocknungsmittel *ÖAB 90*.
Unter Ausschluß von Feuchtigkeit.[79]

Wirkungen: Untersuchungen zur Droge liegen nicht vor. Die Wirkstoffe der Droge und ihrer Zubereitungen sind Cardenolidglykoside.[61,69,70] Diese steigern die Kontraktionskraft der Herzmuskulatur (positiv inotrope Wirkung), verlangsamen die Schlagfrequenz (negativ chronotrope Wirkung) und begünstigen durch Senkung der Reizschwelle eine heterotope Erregungsbildung, die zunächst zu Extrasystolen und nach toxischen Dosen zu Kammerflimmern führt. Zu Wirkung und Wirkungsmechanismus vgl. a. → Digoxin und → Digitoxin.[47]

Resorption: Die unterschiedliche Lipophilie der Cardenolidglykoside beeinflußt Geschwindigkeit und Ausmaß der enteralen Resorption, die Verteilung im Organismus und die renale Elimination. Oral an Katzen applizierte Digitalis-lanata-Tinktur besaß nur ein Viertel der Wirksamkeit, die bei intravenöser Applikation auftrat.[68] Durch die in der Droge enthaltenen Begleitsubstanzen, insbesondere die Saponine, wird die enterale Resorption und die hiervor abhängige biologische Verfügbarkeit der Cardenolidglykoside beeinflußt.[48] Resorption und Verfügbarkeit werden darüberhinaus durch die Füllung und Motilität von Magen und Darm, die Durchblutung der Magen- und Darmschleimhaut und den pH-Wert des Darminhaltes modifiziert.[46]

Verteilung: Vgl. a. → Digitoxin und → Digoxin.

Wirkungsverlauf: Untersuchungen zu Drogenzubereitungen liegen nicht vor. Die Latenzzeit reiner Cardenolidglykoside bis zum Wirkungseintritt beträgt bei oraler Gabe 2 bis 3 h. Das Wirkungsmaximum wird nach 5 bis 7 h erreicht (s. → Digitoxin und → Digoxin). Nach dem Erreichen der Vollwirkdosis liegt die Wirkungsdauer bei 4 bis 8 Tagen. Die in der Droge hauptsächlich vorkommenden Cardenolidglykoside Lanatosid A und C bilden eine für die Theapie ungünstige Kombination, da Lanatosid A stark kumuliert, während Lanatosid C schnell abklingt.

Elimination: Vgl. a. → Digitoxin und → Digoxin.

Anwendungsgebiete: Detaillierte Untersuchungen zur therapeutischen Anwendung der Droge und ihrer Zubereitungen liegen nicht vor. Der therapeutische Einsatz der Droge ist wegen der Beeinflussung der Wirkung der Cardenolidglykoside durch Begleitsubstanzen und wegen ungenügender Reproduzierbarkeit bei der Herstellung der Drogenauszüge heute weitgehend obsolet. Es wird die Anwendung der entsprechenden reinen Cardenolidglykoside empfohlen.[46]

Dosierung und Art der Anwendung: *Droge.* Die Droge wird als "Eingestelltes Digitalis-lanata-Pulver" angewendet,[77] s. Droge Digitalis lanatae pulvis normatus.

Volkstümliche Anwendung und andere Anwendungsgebiete: Eine volkstümliche Anwendung ist nicht bekannt.

Unerwünschte Wirkungen: Vgl. a. → Digitoxin und → Digoxin. *Verdauungstrakt.* Gastrointestinale Störungen kommen nach der Applikation von Zubereitungen der Droge gelegentlich vor.[68] Sie äußern sich in Appetitlosigkeit, Nausea und Erbrechen. Diese Nebenwirkungen werden jedoch nur selten durch direkte lokale Reizung ausgelöst, sondern kommen meist durch Erregung der Chemorezeptor-Triggerzone (Area postrema im vierten Ventrikel) des Zentralnervensystems zustande.[47]

Beeinflussung des Reaktionsvermögens: Für die Droge und ihre Zubereitung liegen keine Untersuchungen vor.

Schwangerschaft: Die in der Droge enthaltenen Cardenolidglykoside sind nicht teratogen. Daher gilt die Therapie mit der Droge in der Schwangerschaft als unbedenklich.[47]

Stillperiode: Cardenolidglykoside gehen in die Muttermilch über. Die Konzentrationen, die dadurch im kindlichen Blut entstehen, sind jedoch gering. Bei einer hochdosierten Digitalistherapie ist in Anbetracht der geringen therapeutischen Breite, vorsichtshalber ein Abstillen in Erwägung zu ziehen.[47]

Gegenanzeigen/Anwendungsbeschr.: Vgl. a. → Digitoxin und → Digoxin.

Wechselwirkungen: Vgl. a. → Digitoxin und → Digoxin.

Tox. Inhaltsstoffe u. Prinzip: Die in der Droge enthaltenen Cardenolidglykoside sind bei Überdosierung stark toxisch.[49–52]

Resorption: Die Resorption der Cardenolidglykoside erfolgt aus dem Magen nur in geringem Maße, gut dagegen aus den oberen Abschnitten des Dünndarms. Das Ausmaß der Resorption ist bei den einzelnen Patienten unterschiedlich. Es wird durch die in der Droge enthaltenen Saponine stark verbessert.[48]

Metabolismus: Bei der Metabolisierung der Cardenolidglykoside spielen die folgenden Reaktionen eine Rolle: (a) β-Hydroxylierung am C_{12} und damit Umwandlung von Digitoxin- zu Digoxinderivaten; (b) Schrittweise Abspaltung von Zuckerresten nach vorhergehender Dehydrierung der Zucker. Dabei entstehen z. B. aus den Tridigitoxosiden Bis- und Monodigitoxoside;[71] (c) Konjugation über Hydroxylgruppen der Zucker oder des Steranringsystems mit Glucuron- oder Schwefelsäure; (d) Abspaltung des Digitoxoserestes aus dem Monodigitoxosid unter Bildung des Genins. Danach erfolgt eine Umlagerung (Epimerisierung) der am C_3 befindlichen OH-Gruppen unter Bildung von 3-Epidigitoxigenin und eine Konjugation der Hydroxylgruppen am C_3 mit Glucuron- bzw. Schwefelsäure; (e) Hydratisierung des Lactonringes unter Fortfall der Doppelbindung zwischen C_{20} und C_{22} (Bildung von Dihydrodigitoxin).
Die Schritte (a) bis (c) führen zu einer Verkürzung der Wirkung und zu einer schnelleren Elimination. Die Konjugation beschleunigt die Elimination durch eine Erhöhung der Polarität. Die Konjugation am Aglykon und die Schritte (c) bis (e) verursachen darüberhinaus eine Abnahme der pharmakologischen Wirkung und führen zur Inaktivierung.[46,53]

Exkretion: Die Cardenolidglykoside und ihre im menschlichen Organismus gebildeten Abbauprodukte werden im wesentlichen über die Niere ausgeschieden.[46,47] Eine Elimination erfolgt aber auch über die Galle in den Darm. Dort erfolgt teilweise Rückresorption (enterohepatischer Kreislauf).[48,53]

Akute Toxizität: *Mensch.* 2 bis 3 g der Droge gelten als letale Dosis.[50] Schwere Vergiftungsfälle sind selten, weil der stark bittere Geschmack der Cardenolidglykoside vom "Genuß" abhält. Auch setzt nach der Einnahme größere Glykosidmengen meist spontan Erbrechen ein, so daß eine Resorption verhindert wird. Toxische Symptome treten auf, wenn die therapeutische Dosis um das 1,5- bis 3fache überschritten wird.[47]
Werden toxische Mengen von Digitalisblättern oder ihren galenischen Zubereitungen aufgenommen, so kommt es im Magen-Darm-Kanal zu lokalen Reizungen. Sie äußern sich in Übelkeit, Erbrechen und Durchfall. Erst nach Stunden macht sich, als Folge der Resorption der Glykoside, eine Pulsverlangsamung bemerkbar, die von Extrasystolen und Überleitungsstörungen begleitet wird. Im weiteren Verlauf der Vergiftung beschleunigt sich der Puls. Es kommt zu einem raschen und sehr schwachen Puls (bis zu 140 Schläge/min) und schließlich unter Blutdruckabfall zur Herzlähmung. Der Tod wird meist durch Kammerflimmern verursacht. Bei der Obduktion wird das Herz in kontrahiertem Zu-

stand vorgefunden. Der Kaliumgehalt des Herzmuskels ist vermindert, der Natriumgehalt erhöht. Der Tod kann im Verlauf des ersten Tages oder erst nach mehreren Tagen eintreten.[47,48,50]
Die Herzwirkungen werden begleitet von zentral bedingtem Erbrechen, Cyanose, Angstgefühl, äußerster Schwäche, Schwindel, kaltem Schweiß, Sehstörungen und Ohrensausen. Auch Halluzinationen und Delirien treten auf.[48,50–52] *Tier.* Mit der Nahrung aufgenommene Herzglykoside beeinflussen den Organismus gesunder Wiederkäuer (Rind, Schaf, Ziege) nicht. Es wird angenommen, daß die Cardenolide im Magen der Wiederkäuer durch Zersetzung unwirksam werden. Kühe vertragen ohne Reaktion die für Pferde tödliche Dosis von ca. 30 g Droge mehrere Tage hintereinander (z. B. 120 g Droge in vier Tagen). Wird eine Digitalisinfusion intravenös appliziert, so reagiert das Wiederkäuerherz ebenso auf Cardenolidglykoside wie das der übrigen Säugetiere. Auch Digitoxin wirkt, peroral gegeben, bei einem Schaf in der 50fachen Tagesdosis des Menschen (0,1 g) nicht, während es bei subkutaner Gabe schon bei einer Dosis von 0,01 g eine starke Herzwirkung besitzt.[54]
Die tödliche Dosis beträgt beim Pferd etwa 25 g, beim Hund etwa 5 g Droge. Das Pferd ist somit gegenüber Digitalisblättern, bezogen auf das Körpergewicht, erheblich empfindlicher als Hund und Wiederkäuer. Es gibt einige Wirbeltierspecies, deren Herz gegenüber Cardenolidglykosiden resistent ist. So stirbt z. B. die Ratte nach Zufuhr hoher Dosen nicht an einer Herzvergiftung, sondern auf Grund einer Hirnschädigung (Lähmung des Atemzentrums).[54]
Digitalisvergiftung beim Schwein (Fallbeispiel): In einem Schweinemastbetrieb wurde an zehn Läuferschweine im Gewicht von etwa 50 kg versehentlich ein Fertigfutter verabreicht, das ca. 50 bis 100 g getrocknete Digitalis-lanata-Blätter enthielt. Es zeigten sich deutliche Symptome einer Vergiftung (Bradykardie, erhöhte Körpertemperatur, starker Speichelfluß als Folge einer Gastroenteritis). 12 h später waren drei Tiere verendet. Zwei weitere Läufer verendeten innerhalb von 24 h. Im Stadium der toxischen Bradykardie mit Temperaturen von durchschnittlich 38,6 °C wurde bei sechs Tieren eine Behandlung mit 1,0 mL 1 %iger Atropinlösung und 0,3 mL 1 %iger Apomorphinlösung vorgenommen. Fünf Tiere überlebten und zeigten im folgenden Mastverlauf eine gute körperliche Entwicklung. Pathologisch-anatomisch wurden bei einem Tier außer einer mittelgradigen Gastroenteritis mehrere stecknadelkopfgroße Milzrandinfarkte festgestellt. Bei der histologischen Untersuchung des Herzmuskels konnte eine stärkere Verfettung von Fasern des Reizleitungssystems gegenüber denjenigen des Arbeitsmyokards sichtbar gemacht werden. Damit wurde das von Lit.[55] in der Humanmedizin beschriebene Phänomen, das mit erheblichen funktionellen Störungen einhergeht, auch beim Schwein bestätigt.[54]

Chronische Toxizität: *Mensch.* Vergiftungsfälle wurden für die Droge nicht beschrieben.

Akute Vergiftung: *Erste Maßnahmen.* Vgl. a. → Digitoxin und → Digoxin.

Sonst. Verwendung: *Pharmazie/Medizin.* Die Droge dient zur Gewinnung reiner Cardenolidglykoside.

Gesetzl. Best.: *Apothekenpflicht.* Digitalis lanatae folium und die aus Digitalis lanata Blättern hergestellten Präparate und Cardenolidglykoside sind apothekenpflichtig. *Verschreibungspflicht.* Wie alle Präparate, die herzwirksame Glykoside enthalten, unterliegen auch Digitalis-lanata-Blätter der ärztlichen Verschreibungspflicht.

Digitalis lanatae pulvis normatus (Eingestelltes Digitalis-lanata-Pulver)

Monographiesammlungen: Digitalis lanatae pulvis normatus (Eingestelltes Digitalis-lanata-Pulver) *DAB 10*; Folium Digitalis lanatae titratum (Eingestelltes Blatt des Wolligen Fingerhutes) *ÖAB 90*.

Definition der Droge: "Die pulverisierten, auf einen bestimmten Wirkwert (s. Gehalt) eingestellten Digitalis-lanata-Blätter" *DAB 10, ÖAB 90.*

Stammpflanzen: *Digitalis lanata* EHRH.

Herkunft: S. Digitalis lanatae folium.

Gewinnung: S. Digitalis lanatae folium.

Pulverdroge: Dunkelgrünes bis graugrünes Pulver, das fast geruchlos ist und stark bitter und etwas kratzend schmeckt.[77,86]

Inhaltsstoffe: S. Digitalis lanatae folium.

Identität: Die Droge muß der in der Monographie "Digitalis-lanata-Blätter" beschriebenen Prüfung auf Identität entsprechen *DAB 10.*

Reinheit: Die Droge muß den in der Monographie "Digitalis-lanata-Blätter" beschriebenen Prüfungen entsprechen *DAB 10, ÖAB 90.*

Gehalt: Der Wirkwert am Meerschweinchen (s. Wirkwertbestimmung) muß einem Gehalt von 0,5 % Digoxin entsprechen *DAB 10.*
Erforderlichenfalls wird dieser Wert durch Verschneiden mit Digitalis-lanata-Blättern eingstellt, die einen niedrigeren oder höheren Wirkwert besitzen *DAB 10.* Zur Einstellung können auch extrahierte cardenolidglykosidfreie Digitalis-lanata-Blätter verwendet werden *ÖAB 90.*

Wirkwertbestimmung: Die Wirkwertbestimmung erfolgt nach der "Bestimmung des Wirkwertes von Drogen mit herzwirksamen Glykosiden" *DAB 10.* Als Referenzglykosid dient Digoxin.
Der Wirkwert von Drogen mit herzwirksamen Glykosiden wird als der äquieffektive Gehalt an dem in der Monographie genannten Referenzglykosid angegeben. Bei Digitalis lanatae pulvis normatus ist dies Digoxin. Er ergibt sich aus dem Vergleich der

letalen Dosen von Droge und Referenzglykosid und wird mit der Meeschweinchenmethode gemessen. Dabei wird die Dosis bestimmt, die den systolischen Herzstillstand bewirkt.[41,45]
Das Meerschweinchen gehört zu den glykosidempfindlichen Tierarten. Bei diesen kann für die biologische Standardisierung der toxische Effekt (Herzstillstand) als Maß für den pharmakodynamischen (therapeutischen) Effekt gelten, da beide Wirkungen parallel verlaufen. Die einzelnen herzwirksamen Glykoside besitzen unterschiedliche letale Dosen. Der Wirkwert der Drogen wird daher auf das Glykosid bezogen, das als charakteristisch für die Wirkung angesehen wird (hier: Digoxin). Der Wirkwert sagt nichts über die qualitative und quantitative Zusammensetzung des Glykosidgemisches aus. Ferner läßt diese Art der Bestimmung des Wirkwertes keine Aussagen zur Pharmakokinetik (z. B. Resorption, Elimination) zu, die für den therapeutischen Einsatz am Menschen von Bedeutung ist. Wegen des Einflusses von Begleitstoffen auf den Wirkwert wird meist die HPLC als Referenzmethode zur Bestimmung der Herzglykoside herangezogen (s. Identität und Gehaltsbestimmung von Digitalis lanatae folium).

Lagerung: Dicht verschlossen, vor Licht geschützt *DAB 10, ÖAB 90.*
Vorsichtig aufzubewahren *DAB 10, ÖAB 90.*

Wirkungen: S. Digitalis lanatae folium.

Resorption: S. Digitalis lanatae folium.

Verteilung: S. Digitalis lanatae folium.

Wirkungsverlauf: S. Digitalis lanatae folium.

Elimination: S. Digitalis lanatae folium.

Anwendungsgebiete: S. Digitalis lanatae folium.

Dosierung und Art der Anwendung: Gebräuchliche Einzeldosis oral 0,1 g; Einzelmaximaldosis 0,3 g; Tagesmaximaldosis 1,0 g.[79,86]

Toxikologische Eigenschaften: S. Digitalis lanatae folium.

Gesetzl. Best.: *Apothekenpflicht.* Digitalis lanatae pulvis normatus ist apothekenpflichtig. *Verschreibungspflicht.* Wie alle Präparate, die herzwirksame Glykoside enthalten, unterliegt auch eingestelltes Digitalis-lanata-Pulver der ärztlichen Verschreibungspflicht.

Digitalis lutea L.

Sonstige Bezeichnungen: Dt.: Kleinblütiger Fingerhut.

Botanische Beschreibung: *Digitalis lutea* ist eine ausdauernde Halbrosettenstaude mit basalen und subfloralen Verzweigungszonen, die bei erstmals blühenden Pflanzen besonders gut entwickelt sind. Der Stengel ist meist kahl, selten rauhhaarig flaumig behaart. Die Stengelblätter sind lanzettlich bis länglich lanzettlich, die Kelchzipfel eiförmig lanzettlich und fast gleich groß. Die Blütenkrone ist schwefelgelb und röhrig bauchig.[2,72]

Inhaltsstoffe: *Cardenolidglykoside.* Die wichtigsten Inhaltsstoffe sind Cardenolidglykoside. Der Gesamtgehalt ist jedoch nur klein. Gefunden wurden: Lanatosid A (0,02 bis 0,10 %), Acetyldigitoxin (0,01 bis 0,08 %), Digitoxin (0,01 bis 0,02 %), Lanatosid B, Lanatosid C, Lanatosid D, Lanatosid E, Strospesid, Verodoxin und Acetylgitaloxin.[4,73,74]
s. Formelübersichten Inhaltsstoffgruppen (Cardenolidglykoside) der Gattung Digitalis.
Steroidsaponine. In den Blättern kommen Steroidsaponine vor.[48]
Anthrachinonderivate. Die Blätter enthalten das Anthrachinonderivat Digitolutein.[10]

Verbreitung: Heimisch in West- bis Mitteleuropa, vor allem in den Pyrenäen, Ostfrankreich und in den Alpen.[2,4,72]

Drogen: Digitalis lutea hom. *HAB 34.*

Digitalis lutea hom. *HAB 34*

Monographiesammlungen: Digitalis lutea *HAB 34.*

Definition der Droge: Frische Blätter.

Stammpflanzen: *Digitalis lutea* L.

Herkunft: Wildvorkommen in Europa.[48]

Zubereitungen: Essenz nach *HAB 34*, § 1.

Gehalt: *Essenz.* Arzneigehalt: $^1/_3$.

Lagerung: Bis einschließlich 3. Decimal-Potenz vorsichtig aufzubewahren.

Gesetzl. Best.: *Apothekenpflicht.* Digitalis lutea *HAB 34* ist in allen Zubereitungen apothekenpflichtig. *Verschreibungspflicht.* Bis einschließlich 3. Decimal-Potenz ist Digitalis lutea *HAB 34* verschreibungspflichtig.

Digitalis purpurea L.

Synonyme: *D. speciosa* SALISB., *D. thapsi* DC.[2]

Sonstige Bezeichnungen: Dt.: Fingerhut, Fingerkraut, Fuchskraut, Roter Fingerhut, Schwulstkraut, Unsererliebenfrauenhandschuh, Waldglöckchen, Waldschelle; engl.: Fairy fingers, Fairy's gloves, Foxglove, Purple fox glove, Purple glove;[72,80] frz.: Digitale pourprée, Gant de bergère, Gant de Notre Dame, Gantelée, Gantière.[72,80]

Systematik: Der Formenkreis um *D. purpurea* L. ist taxonomisch noch sehr unklar. Nach Lit.[2] werden die folgenden Varietäten unterschieden: var. *purpurea*, var. *tomentosa* (HOFFMGG. et LINK) WEBB, var. *amandiana* (SAMP.) WERNER, var. *miniana* (SAMP.) COUT, var. *valida* MERINO, var. *albarracinensis* SENN. et PAU, var. *carpetana* RIV. MAT., var. *gredensis* RIV. MAT., var. *toletana* FONT QUER, var. *nevadensis* (KZE.) AMO, var. *mauretanica* HUMB et MAIRE ex

Glycosid	Genin	Zuckerkette am C_3	Vorkommen
Desgalactotigonin	Tigogenin	Xyl $\xrightarrow{(1\to3)}$ Glc $\xrightarrow{(1\to2)}$ Gal $\xrightarrow{(1\to3)}$ Genin (1→2) | (an Glc) Gal	Blätter
Digalonin	Digalogenin	Xyl $\xrightarrow{(1\to3)}$ Glc $\xrightarrow{(1\to2)}$ Gal $\xrightarrow{(1\to3)}$ Genin (1→2) | (an Glc) Gal $\xleftarrow{(3\leftarrow1)}$ Glc	Blätter
Digitonin	Digitogenin	Xyl $\xrightarrow{(1\to3)}$ Glc $\xrightarrow{(1\to4)}$ Gal $\xrightarrow{(1\to3)}$ Genin (1→2) | (an Glc) Gal $\xleftarrow{(3\leftarrow1)}$ Glc	Samen, Blätter
F-Gitonin	Gitogenin	Xyl $\xrightarrow{(1\to3)}$ Glc $\xrightarrow{(1\to4)}$ Gal $\xrightarrow{(1\to3)}$ Genin (1→2) | (an Glc) Glc	Samen
Purpureagitosid	(25 *R*)-5 α-Furostan-2α,3β, 22α,26-tetraol	Xyl $\xrightarrow{(1\to3)}$ Glc $\xrightarrow{(1\to4)}$ Gal $\xrightarrow{(1\to3)}$ Genin (1→2) | (an Glc) Glc	Blätter
Tigonin	Tigogenin	Xyl $\xrightarrow{(1\to3)}$ Glc $\xrightarrow{(1\to4)}$ Gal $\xrightarrow{(1\to3)}$ Genin (1→2) | (an Glc) Glc	Samen, Blätter

Steroidsaponine in *Digitalis purpurea.*

MAIRE et EMB und var. *gyspergerae* (ROUY) BURNAT ex BRIQ.

Botanische Beschreibung: Zweijähriges Kraut mit verästelten Pfahlwurzeln. Im ersten Vegetationsjahr bildet die Pflanze eine Blattrosette. Im zweiten Jahr entwickelt sie einen bis zu 2 m hohen, meist unverzweigten, blütentragenden Stengel. Dieser ist steif aufrecht und graufilzig behaart.
Die Laubblätter sind oberseits fein flaumig, unterseits angedrückt graufilzig behaart. Die grundständigen Blätter und die untersten Stengelblätter sind ziemlich langgestielt, eiförmig bis lanzettlich. Die folgenden Blätter sind allmählich kürzer gestielt. Die obersten sind sitzend und haben eine verschmälerte Basis. Alle Blätter sind gekerbt, nur die obersten sind ganzrandig.
Die Blüten stehen anfangs in eine zunächst gedrungenen, kegeligen, später in einer lockeren, einseitswendigen Traube. Sie sind nickend. Die Tragblätter sind breit lanzettlich und etwa so lang wie die filzigen, 10 bis 15 mm langen Blütenstiele. Die Kelchzipfel sind breit eiförmig, spitz und 10 bis 12 mm lang. Der oberste Kelchzipfel ist kürzer als die anderen. Die Blumenkrone ist röhrig glockig, 4 bis 5 cm lang, mit kurzer, ausgerandeter Oberlippe und etwas längerer, stumpf dreilappiger Unterlippe. Sie ist lebhaft hellpurpurn, sehr selten weiß und läßt innen dunkle, hellumrandete Flecken erkennen. Sie ist innen behaart und außen kahl. Die Kapsel ist eiförmig und behaart. Sie wird vom Kelch eingeschlossen.[2,59,72]

Inhaltsstoffe: *Cardenolidglykoside.* Alle Organe der Pflanzen enthalten Cardenolidglykoside (s. Formelübersichten Inhaltsstoffgruppen der Gattung Digitalis). Ein besonders hoher Gehalt findet sich in den Laubblättern der Rosette am Ende der ersten Vegetationsperiode.[73,74]
Steroidsaponine. Verbindungen dieses Typs kommen sowohl in den Blättern als auch in den Samen vor. Die wichtigsten Saponine leiten sich von Tigogenin und Gitogenin ab.[7–9,73,75]
Vgl. auch Formelübersichten Inhaltsstoffgruppen (Steroidsaponine) der Gattung Digitalis.

Verbreitung: Heimisch in Europa, besonders an der Westküste Norwegens, in Großbritannien, Deutschland, in den atlantischen und subatlantischen Teilen von Frankreich, Belgien, Holland, den Pyrenäen und in den atlantischen Teilen der iberischen Halbinsel. Durch Verschleppung hat sich das Areal in Europa weit nach Osten und auf den amerikanischen Kontinent vom südlichen Alaska bis Argentinien und Chile ausgedehnt. *Digitalis purpurea* ist gesellig und kommt meist auf halbschattigen Kahlschlägen und Waldlichtungen vor. Der bevorzugte Boden ist kalkarm bis kalkfrei, mäßig sauer und stickstoffhaltig.[2,59,72,80]

Anbaugebiete: *D. purpurea* wird in den USA, der GUS, Österreich und der Schweiz angebaut. Weitere Herkunftsgebiete sind die Balkanländer, Italien und Frankreich.[16]

Drogen: Digitalis purpureae folium, Digitalis purpureae pulvis normatus, Digitalis semen, Digitalis purpurea hom. *HAB 1*, Digitalis purpurea hom. *PFX*, Digitalis purpurea hom. *HPUS 78*.

Digitalis purpureae folium (Digitalis-purpurea-Blätter)

Sonstige Bezeichnungen: Dt.: Digitalisblätter, Fingerhutblätter;[81] engl.: Digitalis leaf, Foxglove leaf;[82] frz.: Feuille de digitale.[83]

Monographiesammlungen: Digitalis purpureae folium *DAB10 (Eur)*, *Helv VII*; Digitalis *USP XX*; Digitalis folium *PI1*; Folium Digitalis purpureae *ÖAB90*; Digitalis leaf *Mar29*.

Definition der Droge: "Die getrockneten Blätter" *DAB10 (Eur)*, *ÖAB90*, *Helv VII*.

Stammpflanzen: *Digitalis purpurea* L.

Herkunft: Bis zu Beginn der 60er Jahre spielte die Sammlung aus Wildvorkommen eine wichtige Rolle. Heute stammt die Droge fast ausschließlich aus Kulturen in Europa und den USA.[16,59]

Gewinnung: Geerntet werden aus ökonomischen Gründen die Rosettenblätter im Frühherbst der ersten Vegetationsperiode. Von großem Einfluß auf den Gehalt der Droge an Cardenolidglykosiden ist die Art der Trocknung. Von den meisten Arzneibüchern wird eine Trocknungstemperatur von 30 bis 50 °C vorgeschrieben.[16]

Ganzdroge:
- *Geruch.* Schwach, charakteristisch.
- *Geschmack.* Bitter.

Die Blätter sind einfach, spröde und vielfach gebrochen, oberseits grün, unterseits graugrün, etwa 10 bis 40 cm lang und 4 bis 15 cm breit. Die Spreite ist eiförmig bis gestreckt eiförmig, an der Spitze leicht gerundet, am Rand unregelmäßig gekerbt oder sägeartig gezähnt, am Grunde herablaufend. Der geflügelte Blattstiel kann die Länge der Blattspreite erreichen. Die Nervatur ist fiedrig, wobei die Seitennerven an der Blattunterseite besonders hervortreten. Sie bilden zum Mittelnerv einen Winkel von etwa 45° und sind in Randnähe miteinander verbunden. Ein schwacher Nerv endigt in jedem Zahn des Randes. Die untersten Nerven verlaufen in den geflügelten Blattstiel. Die obere Blattfläche ist uneben und behaart, die untere weist ein Netz kleiner, vorspringender Nerven auf und ist dicht behaart.[81]

Mikroskopisches Bild. In Flächenansicht lassen beide Epidermen 30 bis 75 µm lange Zellen erkennen. Die Zellen der oberen Epidermis weisen gerade bis schwach wellige Antiklinalwände auf. Bei den Zellen der unteren Epidermis sind diese Wände ausgesprochen wellig. Beide Epidermen sind stark behaart. Anomocytische Spaltöffnungen sind auf der unteren Epidermis häufig. Das Mesophyll enthält eine, seltener zwei Schichten dorsiventral angeordneter, kurzer Palisadenzellen. Unterhalb der Palisadenzellen befindet sich Schwammparenchym. Der Mittelnerv ragt auf der Unterseite weit heraus. Er enthält strahlig angeordnetes Xylem und wenig Phloem. Beide Gewebe sind durch ein schmales Collenchymband voneinander getrennt. Das Leitbündel ist von einer schmalen Endodermis mit vereinzelten Stärkekörnern umgeben. Oxalatkristalle und sklerenchymatische Gewebe fehlen.[81]

Pulverdroge: Das grüne bis graugrüne Pulver ist durch folgende Elemente charakterisiert: Epidermisstücke von der Blattoberseite mit dünnwandigen, meist geradlinig polygonalen Zellen; Epidermisstücke der Blattunterseite mit dünnwandigen, stark wellig gebuchteten Spaltöffnungen, die sich fast nur an der Blattunterseite finden; Mesophyllgewebefetzen mit einer einreihigen, zuweilen zwei- bis dreireihigen Palisadenschicht und lockerem Schwammgewebe; sehr zahlreiche einfache, höchstens sechszellige, stumpfe, handschuhfingerartig zulaufende, dünnwandige Borstenhaare mit kleinwarziger Kutikula, einzelne Zellen kollabiert; Drüsenhaare mit ein- bis zweizelligem, kurzem Stiel und meist zwei-, auch drei- und vierzelligem Köpfchen. Die Haare sind je nach der Feinheit des Pulvers entweder im ganzen oder in Bruchstücken erhalten; Fragmente zarter, ring- oder spiralförmig verdickter Tracheiden und breiterer treppenförmig verdickter Gefäße; keine Sklerenchymfasern und Oxalatkristalle.[81]

Verfälschungen/Verwechslungen: Da der Bedarf an Digitalis-purpurea-Blättern durch Anbau gedeckt wird, sind Verfälschungen und Verwechslungen selten.

Inhaltsstoffe: *Cardenolidglykoside.* Digitalis-purpurea-Blätter enthalten ein Gemisch aus etwa 30 Cardenolidglykosiden. Bisher wurden identifiziert: Acetylgitoxin α/β, Digiprosid, Digitalinum verum, Digitoxigeninbisdigitoxosid, Digitoxigeninglucomethylosid, Digitoxin, Evatromonosid, Gitaloxigeninbisdigitoxosid, Gitaloxin, Gitorosid, Gitoxigeninbisdigitoxosid, Gitoxin, Glucodigifucosid, Glucodigitoxigeninbisdigitoxosid, Glucodigitoxigeninglucomethylosid, Glucoevatromonosid, Glucogitaloxigeninbisdigitoxosid, Glucogitaloxin, Glucogitorosid, Glucogitoxigeninbisdigitoxosid, Glucolanadoxin, Glucoverodoxin, Lanadoxin, Odorobiosid G, Odorosid H, Purpureaglykosid A, Purpureaglykosid B, Strospesid und Verodoxin.[74] Diese Verbindungen leiten sich von den Aglyka Digitoxigenin (A-Reihe), Gitoxigenin (B-Reihe) und Gitaloxigenin (E-Reihe) ab (s. Formelübersichten Inhaltsstoffgruppen (Cardenolidglykoside) der Gattung Digitalis). Der Gesamtgehalt an Cardenolidglykosiden wurde durch Züchtung auf etwa 0,6 % erhöht.[60] In luftgetrockneten Blättern wurden gefunden: Purpureaglykosid A (0,02 bis 0,12 %), Purpureaglykosid B (0,02 bis 0,08 %), Glucogitaloxin (0,01 bis 0,10 %), Digitalinum verum (0,01 bis 0,04 %) und Glucoverodoxin (0,01 bis 0,04 %).[4]

Digitanolglykoside. Hauptglykosid ist Digipurpurin. Es macht bis zu 14 % des Gesamtdigitanolgehaltes aus.[6,75]

Steroidsaponine. Die Steroidsaponine Desgalactotigonin, Digatonin, Digitonin, Purpureagitosid und Tigonin kommen in einer Gesamtmenge bis zu etwa 1 % in der Droge vor.[7,9,58,76]

S. Formelübersicht Inhaltsstoffe (Steroidsaponine) der Art *Digitalis purpurea*.

Identität: S. Digitalis lanatae folium, Farbreaktionen nach *DAB 10*.

Reinheit:
- Fremde Bestandteile: Da die Droge fast ausnahmslos aus Kulturen stammt, kommen fremde Bestandteile kaum vor. Geprüft wird auf Verunreinigungen mit Digitalis-lanata-Blättern. Die Droge darf keine unbehaarten oder schwach behaarten Blätter enthalten, deren beide Epidermen in Flächenansicht rosenkranzartig getüpfelte Wände aufweisen *DAB 10 (Eur)*, *ÖAB 90*.
- Trocknungsverlust: Höchstens 6,0 %, bestimmt durch zweistündiges Trocknen von 1,00 g pulverisierter Droge im Trockenschrank bei 100 bis 105 °C *DAB 10 (Eur)*, *ÖAB 90*.

Nach Ausschütteln eines unter Zusatz von Blei(II)acetat hergestellten ethanolischen Drogenauszuges mit Chloroform DC der Chloroformphase nach *DAB 10 (Eur)* und *ÖAB 90*.
- Referenzsubstanzen: Purpureaglykosid A, Purpureaglykosid B, Digitoxin und Gitoxin;
- Sorptionsmittel: Kieselgel G;
- FM: Wasser-Methanol-Ethylacetat (7,5 + 10 + 75);
- Detektion: Besprühen mit einer Mischung von 2 Volumenteilen einer 1 %igen Lösung von Chloramin T und 8 Volumenteilen einer 25 %igen Lösung von Trichloressigsäure in EtOH 96 %, 10 min Erhitzen auf 100 bis 105 °C; Auswertung im UV 365 nm;
- Auswertung: Die hellblau fluoreszierenden Zonen von Purpureaglykosid B und Gitoxin sowie die bräunlichgelb fluoreszierenden Zonen von Purpureaglykosid A und Digitoxin müssen in Untersuchungslösung und Referenzlösung hinsichtlich Rf-Werte, Größe und Fluoreszenz ähnlich sein. Weitere fluoreszierende Zonen können beim Chromatogramm der Untersuchungslösung sichtbar sein.

Gehalt: Mindestens 0,3 % Gesamt-Cardenolidglykoside, bezogen auf Digitoxin und bezogen auf die getrocknete Droge *DAB 10 (Eur)*, *ÖAB 90*.

Gehaltsbestimmung: Bei der im *DAB 10 (Eur)* beschriebenen Gehaltsbestimmung werden die Cardenolidglykoside mit Wasser aus der Droge extrahiert. Ballaststoffe werden mit Blei(II)acetat gefällt. Der Überschuß an Blei-Ionen wird mit Natriummonohydrogenphosphat entfernt. Anschließend werden die Cardenolidglykoside durch Erhitzen mit Salzsäure hydrolysiert und die Aglykone mit Chloroform ausgeschüttelt. In gleicher Weise wird eine bestimmte Menge der Referenzsubstanz Digitoxin hydrolysiert. Bei Umsetzen der Cardenolide mit 3,5-Dinitrobenzoesäure (Reaktion nach Kedde, s. Identität Digitalis lanatae folium) entsteht eine rotviolette Färbung, die bei 540 nm vermessen wird. Aus den gemessenen Absorptionen wird der Gehalt an Cardenolidglykosiden, ausgedrückt als Digitoxin, berechnet.

Wirkwertbestimmung: S. "Eingestelltes Digitalis-lanata-Pulver".

Lagerung: Vor Licht geschützt und vorsichtig zu lagern *DAB 10 (Eur)*, *ÖAB 90*; vor Feuchtigkeit geschützt *ÖAB 90*.

Wirkungen: S. Digitalis lanatae folium, → Digitoxin und → Digoxin.

Resorption: S. Digitalis lanatae folium, → Digitoxin und → Digoxin.

Verteilung: S. Digitalis lanatae folium, → Digitoxin und → Digoxin.

Wirkungsverlauf: S. Digitalis lanatae folium, → Digitoxin und → Digoxin.

Elimination: S. Digitalis lanatae folium, → Digitoxin und → Digoxin.

Anwendungsgebiete: Genauere Untersuchungen zur therapeutischen Anwendung der Droge und ihrer Zubereitungen liegen nicht vor. Der therapeutische Einsatz der Droge ist wegen der Beeinflussung der Wirkung der Cardenolidglykoside durch Begleitsubstanzen und wegen nichtgenügender Reproduzierbarkeit bei der Herstellung der Drogenauszüge heute weitgehend obsolet. Es wird die Anwendung der entsprechenden Reinglykoside empfohlen.[46]

Dosierung und Art der Anwendung: *Droge.* Die Droge wird als "Eingestelltes Digitalis-purpurea-Pulver" angewendet.[81]
S. Eingestelltes Digitalis-purpurea-Pulver.

Volkstümliche Anwendung und andere Anwendungsgebiete: Die früheste Nachricht über die medizinische Verwendung des Roten Fingerhuts kommt aus Irland. Irische Mönche haben den Gebrauch später auch nach Schottland, England und Mitteleuropa verbreitet.
Die Anwendung des Fingerhutes in Irland ist in einer Sammlung alter Rezepte und Heilmethoden belegt, die die Jahre 500 bis 1200 n. Chr. umfaßt. Hier wird *Digitalis purpurea* bei Geschwülsten des Unterleibes, bei Geschwüren, Kopfschmerzen, Abszessen und Lähmungen empfohlen.[62] Die Wirksamkeit der Droge bei diesen Indikationen ist nicht belegt.
Der Ursprung der modernen Digitalistherapie geht auf William Withering zurück, der 1786 in seinem Werk "An Account of the Foxglove and Some of its Medical Uses; with Practical Remarks on Dropsy and Other Diseases" über Erfolge bei der Behandlung von Wassersucht mit Digitalis-purpurea-Blättern berichtet.[63] Der Name Digitalis wurde von Leonhart Fuchs 1542 in die Literatur eingeführt.[64] Angaben über die neuere Geschichte finden sich in der Monographie von Baumgarten.[34]
Äußerlich wurde die Droge zur Förderung der Granulation bei schlecht heilenden Wunden und Geschwüren eingesetzt.[79]
Die Wirksamkeit der Droge bei diesen Indikationen ist nicht belegt.

Unerwünschte Wirkungen: S. Digitalis lanatae folium.

Wechselwirkungen: S. Digitalis lanatae folium.

Tox. Inhaltsstoffe u. Prinzip: S. Digitalis lanatae folium.

Toxikokinetik: S. Digitalis lanatae folium.

Akute Toxizität: S. Digitalis lanatae folium. *Mensch.* Berichtet wird über die Vergiftung eines 85 Jahre alten Mannes durch einen irrtümlich aus Digitalis-purpurea-Blättern hergestellten Teeaufguß[67]. Wenige Stunden nach dem Trinken einer Tasse des stark bitteren Getränks fühlte sich der Mann sehr elend und schwach, litt an heftigem Erbrechen, Sehstörungen und Halluzinationen. Er wurde ins Krankenhaus gebracht, wo an Hand der Analyse der Teeblätter die Ursache für seinen Zustand erkannt wurde. Das EKG zeigte einen Sinus-Rhythmus mit verlängertem PR-Intervall und markierter ST-Strecke. Die ventrikuläre Tachykardie des Patienten wurde mit Phenytoin behandelt. Am 6. Tag war der normale Sinus-Rhythmus des Patienten wieder hergestellt, Sehstörungen und Erbrechen waren bereits am 4. Tag abgeklungen.[65]
Über die akute Toxizität von Digitalis-purpurea-Blättern und einigen ihrer heute obsoleten Zubereitungen liegen aus der Vergangenheit wegen fehlender Standardisierung des Wirkwertes widersprüchliche Angaben vor: So waren zwei Aufgüsse zu je 3,5 g Digitalis-pururea-Blättern, innerhalb zwei Stunden eingenommen, letal, während ein Patient nach der Anwendung von 45 g Digitalis-purpurea-Blättern im Aufguß wiederhergestellt werden konnte. Von der Digitalistinktur waren Dosen von etwa 30 g tödlich, während gelegentlich auch Dosen von 50 bis zu 100 g toleriert wurden. Ebenso wurde der Tod nach der Einnahme von 2,4 g Digitalispulver und Genesung nach 4 g beobachtet.[87]
Die Vergiftungssymptome beim Menschen können mit Kopfschmerzen und Schwindel, der besonders bei Bewegungen hervortritt, beginnen; oft zeigen sich zuerst Speichelfluß, Brechneigung und gelegentlich mehrtägiges Erbrechen. Wenn frühzeitig Erbrechen erfolgt, ist die Rettung des Patienten wahrscheinlich. Weitere Vergiftungssymptome sind außer unerträglichen Magenschmerzen vor allem Beeinträchtigungen des Sehvermögens wie Schwachsichtigkeit, Verminderung der zentralen Sehschärfe, Flimmern vor den Augen, Gelb- oder Grünsehen und Blindheit sowie Frostgefühl, Kolikschmerzen, Verlangsamung und Unregelmäßigkeit des Pulses, Präkordialangst, Schlaflosigkeit, Muskelzittern und Halluzinationen. Die Vergiftungssymptome erscheinen ein bis vier Stunden nach Einnahme von Digitalis-purpurea-Blättern und ihren Zubereitungen, gelegentlich auch erst nach einigen Tagen; der Tod tritt entweder plötzlich oder aber erst nach 5 bis 13 Tagen ein.[87]

Chronische Toxizität: Chronische Vergiftung führt zu Appetitmangel, rascher Abmagerung, Augenflimmern, Gliederschwäche, Gelenkschmerzen, Abnahme der Potenz und des Gedächtnisses, Ohnmachten, Schwindelanfällen und unregelmäßiger Herzaktion. Es wird von einem Fall berichtet, der innerhalb von fünf Jahren etwa 500 bis 600 g Digitalis-purpurea-Blätter in Form des Aufgusses eingenommen hatte.[87]

Sonst. Verwendung: *Pharmazie/Medizin.* Die Droge wurde früher in größerem Umfang als Rohmaterial bei der Isolation von Cardenolidglykosiden benutzt. Heute werden hierfür fast ausschließlich die Blätter von *D. lanata* eingesetzt (s. Digitalis lanatae folium).

Gesetzl. Best.: *Apothekenpflicht.* Digitalis purpureae folium sowie die aus Digitalis-purpurea-Blättern hergestellten Präparate sind apothekenpflichtig. *Verschreibungspflicht.* Die Droge und alle Präparate, die aus Digitalis purpureae folium hergestellt werden, unterliegen der ärztlichen Verschreibungspflicht.

Digitalis purpureae pulvis normatus (Eingestelltes Digitalis-purpurea-Pulver)

Monographiesammlungen: Digitalis purpureae pulvis normatus *DAB 10*; Powdered Digitalis *USP XX*; Folium Digitalis purpureae titratum *ÖAB 90*.

Definition der Droge: Die Droge besteht aus pulverisierten, auf einen bestimmten Wirkwert (s. Gehalt) eingestellten, Digitalis-purpurea-Blättern *DAB 10, ÖAB 90.*
Erforderlichenfalls wird dieser Wert durch Verschneiden mit Digitalis-purpurea-Blättern von niedrigerem oder höherem Wirkwert eingstellt *DAB 10.* Zur Einstellung können auch die extrahierte Droge *ÖAB 90, USP XX,* gepulverte Luzerne oder gepulvertes Gras *BP 68*, bzw. Lactose oder Stärke *USP XX* verwendet werden.

Stammpflanzen: *Digitalis purpurea* L.

Herkunft: S. Digitalis purpureae folium.

Gewinnung: S. Digitalis purpureae folium.

Pulverdroge: Grünes bis gräulichgrünes Pulver mit schwachem, aber charakteristischem Geruch, bitterem Geschmack und den in der Monographie Digitalis purpureae folium beschriebenen mikroskopischen Merkmalen.

Inhaltsstoffe: S. Digitalis purpureae folium.

Identität: Die Droge muß der in der Monographie "Digitalis-purpurea-Blätter" beschriebenen Prüfung auf Identität entsprechen *DAB 10, ÖAB 90.*

Reinheit: Die Droge muß den in der Monographie "Digitalis-purpurea-Blätter" beschriebenen Prüfungen auf "Trocknungsverlust" und "Salzsäureunlösliche Asche" entsprechen *DAB 10, ÖAB 90*; zusätzlich der Prüfung auf "Fremde Bestandteile" *DAB 10.*

Gehalt: Der Wirkwert am Meerschweinchen (s. Wirkwertbestimmung) muß einem Gehalt von 1 % Digitoxin entsprechen.

Wirkwertbestimmung: Die Wirkwertbestimmung erfolgt nach der "Bestimmung des Wirkwertes von

Drogen mit herzwirksamen Glykosiden" *DAB 10*, und zwar durch Ermittlung der Dosis letalis am Meerschweinchen. Als Referenzglykosid dient Digitoxin.
S. a. Wirkwertbestimmung von Digitalis lanatae pulvis normatus.

Lagerung: Dicht verschlossen, vor Licht geschützt und vorsichtig zu lagern *DAB 10*. Abgesondert, vor Licht geschützt, in dicht schließenden, höchstens 100 g fassenden Gefäßen, mit einem geeigneten Trocknungsmittel *ÖAB 90*.

Anwendungsgebiete: S. Digitalis purpureae folium.

Dosierung und Art der Anwendung: Initialdosis für die schnelle Digitalisierung 1,0 bis 1,5 g verteilt in mehreren Dosen; Erhaltungsdosis 0,1 bis 0,2 g pro Tag.[90]
Gebräuchliche Einzeldosis oral 0,1 g; Einzelmaximaldosis 0,3 g; Tagesmaximaldosis 1,0 g.[79,86]

Toxikologische Eigenschaften: S. Digitalis purpureae folium.

Gesetzl. Best.: *Apothekenpflicht.* Digitalis purpureae pulvis normatus ist apothekenpflichtig. *Verschreibungspflicht.* Wie alle Präparate, die herzwirksame Glykoside enthalten, unterliegt auch eingestelltes Digitalis-purpurea-Pulver der ärztlichen Verschreibungspflicht.

Digitalis semen

Definition der Droge: Die Droge besteht aus den reifen, trockenen Samen.

Stammpflanzen: *Digitalis purpurea* L.

Ganzdroge:
– *Geruch.* Nicht wahrnehmbar;
– *Geschmack.* Widerlich bitter.
Die Samen sind braungrau, klein, elliptisch-länglich bis kugelig, kantig und runzlig.[84]

Inhaltsstoffe: *Cardenolidglykoside.* Die Samen enthalten ca. 0,75 % Cardenolidglykoside.[48] Hauptglykosid ist Digitalinum verum. Weitere Glykoside sind Gitoxinallobiosid, Purlanosid A, Purlanosid B, Purpureaglykosid A, Purpureaglykosid B, Glucogitaloxin, Glucodigitoxigeninbisdigitoxosid, Glucogitaloxigeninbisdigitoxosid, Glucoevatromonosid, Glucogitorosid, Glucolanatoxin, Odorobiosid G, Gitoxin, Neogitoxin, Glucoverodoxin, Digifucocellobiosid und Glucodigifucosid.[84]
S. Formelübersichten Inhaltsstoffgruppen (Cardenolidglykoside) der Gattung Digitalis.
Steroidsaponine. Die Samen enthalten ca. 1 % eines Steroidsaponingemisches, das sich aus ca. 40 % Digitonin und 25 % Desglucodigitonin zusammensetzt. Weitere in größerer Menge vorkommende Steroidsaponine sind Gitonin-F (15 %) und Tigonin (15 %).[76]
S. Formelübersicht Inhaltsstoffe (Steroidsaponine) der Art *Digitalis purpurea*.

Zubereitungen: Das aus den Samen isolierte Gemisch der Cardenolidglykoside ist Grundstoff für Arzneispezialitäten. Therapeutische Anwendung s. Digitalis lanatae folium.

Wirkungen: Untersuchungen mit der Droge liegen nicht vor. Auf Grund des Gehaltes an Cardenolidglykosiden ist mit den üblichen Cardenolid-Wirkungen zu rechnen (s. Digitalis purpureae folium).

Sonst. Verwendung: *Pharmazie/Medizin.* Die Samen dienen zur Herstellung des Saponingemisches. Seine Komponenten bilden mit Cholesterol und ähnlichen Sterolen schwerlösliche Komplexe. Diese werden zur Abtrennung und zur quantitativen Bestimmung der Sterole z. B. in Blut, Plasma und Gallenflüssigkeit benutzt.[66,76]

Digitalis purpurea hom. *HAB 1*

Synonyme: Digitalis.

Monographiesammlungen: Digitalis purpurea *HAB 1*.

Definition der Droge: Die frischen Blätter einjähriger Pflanzen oder die zu Beginn der Blütezeit gesammelten Blätter zweijähriger Pflanzen.

Stammpflanzen: *Digitalis purpurea* L.

Zubereitungen: Urtinktur und flüssige Verdünnungen nach *HAB 1*, Vorschrift 2a.
Eigenschaften: Die Urtinktur ist eine hell grünlichbraune Flüssigkeit.
Darreichungsformen: Ab D4: Flüssige Verdünnungen, Verreibungen, Tabletten, flüssige Verdünnungen zur Injektion; Streukügelchen ab D2.[88]

Identität: Die Identitätsprüfung erfolgt aus der Urtinktur oder der aus ihr hergestellten Prüflösung.
Prüflösung: Ausschüttelung der mit Wasser verdünnten Urtinktur mit Blei(II)acetat und einer Mischung aus Chloroform und Isopropanol. Nach dem Eindampfen der organischen Phase wird der Rückstand in Methanol gelöst.
(a) Die Urtinktur gibt mit verdünnter Ammoniaklösung eine intensiv gelbe Färbung. (Die Reaktion wurde bisher nicht näher untersucht.)
(b) Die Urtinktur gibt mit verdünnter Eisen(III) chloridlösung eine dunkelgrüne Färbung. (Nachweis phenolischer Verbindungen). Wird die Mischung kräftig geschüttelt, ist eine starke und beständige Schaumbildung zu beobachten. (Nachweis der in der Droge vorhandenen Saponine, vgl. Digitalis purpureae foilum.)
(c) Der Rückstand der zur Trockne eingedampften Prüflösung ergibt mit Dinitrobenzoesäurelösung und NaOH eine rotviolette Färbung. (Nachweis des Butenolidringes der Cardenolidglykoside nach Kedde, s. Digitalis lanatae folium.)
(d) Der Rückstand der zur Trockne eingedampften Prüflösung ergibt mit Acetanhydrid und Schwefelsäure eine schmutziggrüne Färbung. (Der Chemismus dieser Reaktion wurde bisher nicht näher untersucht.)

(e) Dünnschichtchromatographie:
- Sorptionsmittel: Kieselgel H;
- Untersuchungslösung: Prüflösung;
- Vergleichslösung: Digitoxin und Lanatosid C in Methanol;
- Fließmittel: Ethylacetat-Methanol-Wasser (81 + 11 + 8);
- Detektion: Mischung aus Chloramin T und Trichloressigsäure in Ethanol (vgl. Digitalis lanatae folium).
- Auswertung im UV-Licht bei 365 nm. Das Chromatogramm der Vergleichslösung zeigt im mittleren Rf-Bereich den gelbgrün fluoreszierenden Fleck des Digitoxins und im unteren Rf-Bereich den blau fluoreszierenden Fleck des Lanatosids C. Das Chromatogramm der Untersuchungslösung zeigt einen intensiv gelb fluoreszierenden Fleck auf der Höhe des Digitoxins und einen gelbbraun fluoreszierenden Fleck etwas unterhalb des Lanatosids C bei R_{st} 0,31 bis 0,36. Blau fluoreszierende Flecke treten bei R_{st} 0,17 bis 0,21, bei 0,56 bis 0,61 und bei R_{st} 0,80 bis 0,85 auf.

Reinheit:
- Relative Dichte *(PhEur)*: 0,930 bis 0,950;
- Trockenrückstand *(DAB)*: Mindestens 2,5 % und höchstens 3,8 %.

Lagerung: Die Urtinktur und daraus hergestellte Verdünnungen sind vorsichtig und vor Licht geschützt aufzubewahren.

Anwendungsgebiete: Die Anwendungsgebiete entsprechen dem homöopathischen Arzneimittelbild. Dazu gehören: Herzschwäche; Migräne.[88]

Dosierung und Art der Anwendung: *Zubereitung.* Soweit nicht anders verordnet: Bei akuten Zuständen häufige Anwendung alle halbe bis ganze Stunde je 5 Tropfen oder 1 Tablette oder 10 Streukügelchen oder 1 Messerspitze Verreibung einnehmen; parenteral 1 bis 2 mL bis zu 3mal täglich s. c. injizieren.
Bei chronischen Verlaufsformen 1- bis 3mal täglich 5 Tropfen oder 1 Tablette oder 10 Streukügelchen oder 1 Messerspitze Verreibung einnehmen; parenteral bis 2 mL pro Tag s. c. injizieren.[88]

Unerwünschte Wirkungen: Nicht bekannt. Hinweis: Es können sogenannte Erstverschlimmerungen vorkommen, die jedoch ungefährlich sind.[88]

Gegenanzeigen/Anwendungsbeschr.: Nicht bekannt.[88]

Wechselwirkungen: Nicht bekannt.[88]

Gesetzl. Best.: *Apothekenpflicht.* Digitalis purpurea *HAB 1*, seine Zubereitungen und Darreichungsformen sind apothekenpflichtig. *Verschreibungspflicht.* Digitalis purpurea *HAB 1* und all seine Zubereitungen und Darreichungsformen unterliegen bis einschließlich dem Verdünnungsgrad D3 der ärztlichen Verschreibungspflicht. *Offizielle Monographien.* Aufbereitungsmonographie der Kommission D am BGA "Digitalis purpurea".[88]

Digitalis purpurea hom. *PFX*

Synonyme: Digitalis.

Monographiesammlungen: Digitalis purpurea pour préparations homéopathiques *PFX*.

Definition der Droge: Verwendet werden die Blätter zweijähriger Pflanzen von *D. purpurea* L. kurz vor der Blüte. Dadurch soll Verwechslungen vorgebeugt werden, die bei der Sammlung der Blätter wild wachsender Rosettenpflanzen von *D. purpurea* sonst möglich sind.

Stammpflanzen: *Digitalis purpurea* L.

Zubereitungen: Urtinktur aus den frischen Blättern mit Ethanol 65 % *(V/V)* nach der Monographie Préparations homéopathiques *PFX*.
Eigenschaften: Braune Flüssigkeit mit leicht aromatischem Geruch und bitterem Geschmack.

Identität: A) Beim Ausschütteln von 1 mL der Urtinktur mit 10 mL Wasser bildet sich eine einheitliche Lösung.
B) Prüflösung: 10 mL der Urtinktur werden mit 10 mL Bleiacetatlösung versetzt. Der Niederschlag wird in einer Kühlzentrifuge abzentrifugiert, der Überstand zweimal mit 15 mL Chloroform ausgeschüttelt. Die vereinigten Chloroformphasen werden durch wasserfreies Na_2SO_4 filtriert.
a) 5 mL der Lösung werden im Wasserbad zu Trockne eingedampft. Der Rückstand wird in 2 mL einer Lösung aus Dinitrobenzoesäure und 1 mL 1N NaOH aufgenommen. Die Lösung entwickelt eine rot-violette Färbung.
b) Der Rückstand von 5 mL der eingedampften Prüflösung wird mit 3 mL einer Xanthydrol-Lösung versetzt und 3 min geschüttelt. Es entwickelt sich eine rote Farbe.
c) Der Rückstand von 10 mL eingedampfter Urtinktur wird in 2 mL Eisessig aufgenommen und mit Eisen(III)chlorid-Lösung versetzt. Das Gemisch wird auf 2 mL Schwefelsäure geschichtet. Nach der Phasentrennung färbt sich die obere Lösung blau und die untere braun-rot.
Chromatographie
- Sorptionsmittel: Kieselgel G;

a) Untersuchungslösung: In einer Bande von 10 mm werden 20 µL der Urtinktur aufgetragen.
- Fließmittel: Chloroform-Eisessig-Methanol-Wasser (15 + 8 + 3 + 2).
- Detektion: Auswertung im UV-Licht bei 365 nm. Das Chromatogramm zeigt zwei bläulich fluoreszierende Banden bei Rf 0,10 und 0,20; eine blau fluoreszierende Bande bei Rf 0,55; eine braune Bande bei Rf 0,75 und eine rote Bande an der Laufmittelfront. Nach Detektion mit einer Diphenylboryloxyethanolamin-Lösung zeigen sich im UV-Licht bei 365 nm eine gelb fluoreszierende Bande bei einem Rf-Wert von 0,1, eine braunorange Bande bei einem Rf-Wert von 0,25, eine grüne Bande bei einem Rf-Wert von 0,90 sowie eine rot fluoreszierende Bande an der Laufmittelfront.

b) Prüflösung: Die nach B) hergestellte Prüflösung wird zur Trockne eingedampft. Der Rückstand wird in 1 mL einer Mischung aus Chloroform und Methanol aufgenommen.
- Vergleichslösung: 5 mg Purpureaglykosid A, 2 mg Purpureaglykosid B, 5 mg Digitoxin und 2 mg Gitoxin werden in 10 mL einer Mischung aus Chloroform und Methanol gelöst. Je 20 mL der Prüflösung und der Vergleichslösung werden in 10 mm breiten Banden aufgetragen.
- Laufmittel: Ethylacetat-Methanol-Wasser (30 + 4 + 3).
- Detektion: Die Platten werden mit einer Lösung aus 1 % Chloramin T und 8 Volumenteilen Trichloressigsäure in 25 % Ethanol besprüht und 10 min bei 100 bis 105 °C erhitzt. Die Auswertung erfolgt im UV-Licht bei 365 nm.
  Die Vergleichslösung zeigt eine blau fluoreszierende Bande bei einem Rf-Wert von 0,20 (Purpureaglykosid B), eine gelb-braune Bande bei einem Rf-Wert von 0,25 (Purpureaglykosid A), eine blaue Bande bei einem Rf-Wert von 0,50 (Gitoxin) und eine braune Bande bei einem Rf-Wert von 0,60 (Digoxin). Die Untersuchungslösung zeigt die gleichen Banden wie die Vergleichslösung; die den Purpureaglykosiden A und B entsprechenden Banden sind manchmal weniger deutlich.

Reinheit:
- Ethanolgehalt: 60 bis 70 % (*V/V*);
- Trockenrückstand: 1,80 %.

Gehalt: Urtinktur: 0,018 bis 0,028 % (*m/m*) Cardenolidglykoside, bezogen auf Digitoxin.

Gehaltsbestimmung: Die aus der Urtinktur gewonnenen Reinglykoside werden mit Salzsäure hydrolysiert und mit einer Lsg. von Dinitrobenzoesäure in NaOH umgesetzt. Die Bestimmung erfolgt photometrisch bei 540 nm im Vergleich zu einer definierten Menge von gleich behandeltem Digitoxin.

Lagerung: Die Urtinktur kann 5 Jahre lang verwendet werden.

Digitalis purpurea hom. *HPUS 78*

Sonstige Bezeichnungen: Engl. Fox Glove.

Monographiesammlungen: Digitalis purpurea *HPUS 78*.

Definition der Droge: Die vor der Blüte gesammelten Blätter der zweijährigen Pflanze.

Zubereitungen: *Urtinktur.*
Herstellung: Zu einer feuchten Pflanzenmasse, bestehend aus 100 g Festanteil und 567 mL Pflanzensaft, gibt man 468 mL Ethanol 94,9 % (*V/V*) zur Bereitung von 1000 mL Urtinktur.
Verdünnungen. 2 × (D2) aus 1 Teil Urtinktur, 4 Teilen destilliertem Wasser und 5 Teilen Ethanol 94,9 % (*V/V*); 3 × (D3) und höher mit Ethanol 88 % (*V/V*).
Medikationen. 3 × (D3) und höher.

Gehalt: *Urtinktur:* Arzneigehalt $^1/_{10}$.

1. Engler A (1964) Syllabus der Pflanzenfamilien, Band 2, Angiospermen, Übersicht über die Florengebiete der Erde, Gebr. Borntraeger, Berlin
2. Werner K (1960) Bot Jb 79:218–254
3. Glasby JS (1982) Encyclopedia of the Terpenoids, John Wiley & Sons, Chichester
4. Wichtl M, Bühl W, Huesmann G (1987) Dtsch Apoth Ztg 127:2.391–2.400
5. Luckner M (1990) Secondary Metabolism in Microorganisms, Plants, and Animals, Gustav Fischer Verlag, Jena und Springer Verlag, Berlin
6. Tschesche R, Brügmann G(1964) Tetrahedron 20:1.469–1.475
7. Mahato SB, Ganguly AN, Sahu PN (1982) Phytochemistry 21:959–978
8. Kar 77 S. 244, 246
9. Voigt G, Hiller K (1987) Sci Pharm 55:201–207
10. Imre S, Sar S, Thomson RH (1976) Phytochemistry 15:317–320
11. Vogel E, Luckner M (1981) Planta Med 41:161–165
12. Weiler EW, Zenk MH (1976) Phytochemistry 15:1.537–1.545
13. Wichtl M (1978) Pharm Unserer Zeit 7:33–45
14. Luckner M, Diettrich B (1979) Pharmazie 34:477–481
15. Mastenbroek C (1985) Br Heart J 54:262–268
16. Heeger EF (1956) Handbuch des Arznei- und Gewürzpflanzenbaues, Drogengewinnung, Deutscher Bauernverlag, Berlin
17. Wichtl M, Freier R (1978) Dtsch Apoth Ztg 118:798–802
18. Freudenberg G, Caesar R (1954) Arzneipflanzen, Anbau und Verwertung, Paul Parey, Berlin
19. Schwerdtfeger G (1961) Züchter 31:202–211
20. Mastenbroek C (1980) Acta Horticult 96:167–173
21. Heinrich C, Breuel K, Hahn HJ (1986) Pharmazie 41:409–414
22. Schöner S, Reinhard E (1986) Planta Med:478–481
23. Diettrich B, Mertinat H, Luckner M (1990) Planta Med 56:53–58
24. Luckner M, Diettrich B (1991) Micropropagation of wolly foxglove (Digitalis lanata) by shoot tip culture. In: Bajaj YPS (ed.) Biotechnology in Agriculture and Forestry, Vol. 19: Medicinal and Aromatic Plants III, Springer, Berlin, S. 400–423
25. Luckner M, Diettrich B (1988) Cardenolides. In: Constabel F, Vasil IK (eds.) Cell Culture and Somatic Cell Genetics of Plants, Academic Press, San Diego, S. 193–212
26. Rücker W (1988) Digitalis ssp.: In vitro culture, regeneration, and the production of cardenolides and other secondary products. In: Bajaj YPS (ed.) Biotechnology in Agriculture and Forestry, Vol. 4: Medicinal and Aromatic Plants I, Springer, Berlin, S. 388–418
27. Alfermann AW, Spieler H, Reinhard E (1985) Biotransformation of cardiac glycosides by Digitalis cell cultures in airlift reactors. In: Neumann KH, Barz W, Reinhard E (eds.) Primary and Secondary Metabolism of Plant Cell Cultures, Springer, Berlin, S. 316–322
28. Kreis W, Reinhard E (1989) Planta Med 55:409–416
29. Karoly A, Szeleczky Z, Udvardy-Nagy E, Herpay M, Szabo I (1981) Herstellung von 12β-Hydroxy-cardenoliderivaten auf mikrobiologischem Wege. Patent DD 147113
30. Natonek M, Albrecht K, Szeleczky Z, Szarka E, Szentirmai A, Udvardy-Nagy E, Trinn M, Nagy L, Budai M, Trompler A, Kiss J, Balogh T, Tölgyesi L, Ila L (1980) Verfahren zur Herstellung von 12β-Hydroxy-cardenolidverbindungen. Patent DD 143927

31. Luckner M (1966) Prüfung von Drogen, Fischer, Jena
32. Kakac B, Vejdelek ZJ (1962) Handbuch der Kolorimetrie, Bd. 1: Kolorimetrie in der Pharmazie, Fischer, Jena
33. Wichtl M (1971) Die Pharmakognostisch-Chemische Analyse: Untersuchung und Wertbestimmung von Drogen und galenischen Präparaten, Akademische Verlagsgesellschaft, Frankfurt
34. Baumgarten G (1963) Die herzwirksamen Glykoside, Thieme, Leipzig
35. Nover L, Baumgarten G, Luckner M (1968) J Chromatogr 32:93–122
36. Stahl E (1967) Dünnschicht-Chromatographie, ein Laboratoriumshandbuch, Springer, Berlin
37. Foss PRB, Benezra SA (1980) Digoxin. In: Florey K (ed.) Analytical Profiles of Drug Substances, Vol. 9, Academic Press, New York, S. 207–243
38. Wagner H, Bladt S, Zgainski EM (1983) Drogenanalyse: Dünnschichtchromatographische Analyse von Arzneidrogen, Springer, Berlin
39. Wichtl M, Mangkudidjojo M, Wichtl-Bleier M (1982) J Chromatogr 234:503–508
40. Wichtl M, Wichtl-Beier W, Mangkudidjojo M (1982) J Chromatogr 247:359–365
41. Tittel G (1986) Pharm Ind 48:822–836
42. Krüger D, Wichtl M (1985) Dtsch Apoth Ztg 125:55–57
43. Gavrilova D, Djanovska L, Ivanova N (1983) Farmacija 33, Heft 5:1–5
44. Vignola R, Canella M (1982) Planta Med 46:127–128
45. Moser U (1987) Bestimmung des Wirkwertes von Drogen mit herzwirksamen Glykosiden. In: Hartke K, Mutschler E (Hrsg.) DAB 9 Kommentar, Band 1: Allgemeiner Teil (Methoden und Reagenzien), Wissenschaftliche Verlagsgesellschaft, Stuttgart und Govi-Verlag, Frankfurt, S. 85–87
46. Greef K (1984) Med Monatsschr Pharm 7:37–49
47. Kurz H (1986) Positiv inotrop wirkende Stoffe. In: Ammon HPT (Hrsg.) Arzneimittelneben- und -wechselwirkungen, Wissenschaftliche Verlagsgesellschaft, Stuttgart, S. 448–456
48. Geßner O (1953) Die Gift- und Arzneipflanzen von Mitteleuropa, Carl Winter, Universitätsverlag, Heidelberg
49. Akera T, Brown BS (1982) Cardiovascular toxicology of cardiotonic drugs and chemicals. In: Van Stee EW (ed.) Cardiovascular Toxycology, Raven Press, New York, S. 109–124
50. Teuscher E, Lindequist U (1988) Biogene Gifte: Biologie – Chemie – Pharmakologie, Akademie-Verlag, Berlin
51. Wirth W, Gloxhuber C (1981) Toxikologie, Thieme, Stuttgart New York
52. Frohne D, Pfänder HJ (1982) Giftpflanzen: Ein Handbuch für Apotheker, Ärzte, Toxikologen und Biologen, Wissenschaftliche Verlagsgesellschaft, Stuttgart
53. Pfeifer S, Borchert HH (1981) Biotransformation von Arzneimitteln, Bd. 4, Verlag Volk und Gesundheit, Berlin
54. Barnikol H, Hofmann W (1973) Tierärztl Umsch 28:612–616
55. Doerr W, Schiebler TH (1963) Pathologische Anatomie des Reizleitungssystems. In: Bargmann W, Doerr W (Hrsg.) Das Herz des Menschen, Bd. 2, Thieme, Stuttgart, S. 793–836
56. Alfermann AW, Schüller J, Reinhard E (1980) Planta Med 40:218–223
57. Anonym (1990) Digitalis: Die Produktion bei BM, Firmenschrift der Fa. Boehringer Mannheim
58. Pötter H, Stary F (1984) Untersuchungen zur Gewinnung einer hochwertigen Digitalis-lanata-Droge. In: Methoden und Verfahren der Züchtung, des Anbaus, der Sammlung und der industriellen Verarbeitung von Arznei- und Gewürzpflanzen, Artern 18.–22. Juni 1984, Vortragstexte, Teil 1, VEB Pharmazeutisches Werk Halle, Halle, S. 235–240
59. Wirth H (19861) Der Rote Fingerhut, A. Ziemsen Verlag, Wittenberg
60. Breuel K (1989) Drogenreport 2:65–66
61. Allen DG, Eisner DA, Wray SC (1985) Nature 316:674–675
62. Overhamm A (1976) Zur Geschichte von Digitalis unter besonderer Berücksichtigung ihrer äußerlichen Anwendung. Quellen und Studien zur Geschichte der Pharmazie, Bd. 13, Würzburg
63. Withering W (1785) An Account of the Foxglove, and some of its medical uses with practical remarks on dropsy and other diseases. In: Boehringer & Söhne (Hrsg.) (1929) Bericht über den Fingerhut und seine medizinische Anwendung mit praktischen Bemerkungen über Wassersucht und andere Krankhreiten, Spamersche Buchdruckerei, Leipzig, S. 5–202
64. Fuchs L (1542) De historia stirpium commentarii – Officina Isingriniana, Basel
65. Dickstein S, Kunkel FW (1980) Am J Med 69:167–169
66. E. Merck AG (1961) Index Merck, Verlag Chemie, Weinheim
67. Bain RJI (1985) British Med J 290:1624
68. Schaumann W, Kaiser F (1967) Arzneim Forsch 17:1.264–1.270
69. Vogel G, Krüger S (1967) Arzneim Forsch 17:1.237–1.240
70. White WF (1955) J Am Pharm Assoc Sci Ed 44:607–610
71. Wright SE (1962) J Pharm Pharmacol 14:613
72. Heg, Bd. VI, Teil 1, S. 111–132
73. Hgn, Bd. VI, S. 372–387
74. Kar 81, S. 508–519
75. Zem, Bd. 24, S. 99–105
76. Zem, Bd. 30, S. 464–499
77. DAB 9
78. Belg IV, 1930, 4e Edition
79. Kom, S. 1449
80. HPUS 78
81. DAB 9(Eur)
82. BPC 79
83. Reynolds JEF (Hrsg.) Martindale (1982) The Extra Pharmacopoeia, 28. Edition, The Pharmaceutical Press, London
84. Hag, Bd. 4, S. 560
85. Ross 9
86. ÖAB 90
87. Lewin L (1962) Gifte und Vergiftungen, 5. Aufl., Karl F. Haug Verlag, Ulm, S. 832–836
88. BAz Nr. 217a v. 22.11.1985
89. Ross 10
90. Mar 29

ML/Di

Doronicum

HN: 2013600

Familie: Asteraceae (Compositae).

Unterfamilie: Asteroideae.

Tribus: Senecioneae.

Gattungsgliederung: Die Gattung Doronicum L. besteht aus etwa 40 Arten.[1]

Gattungsmerkmale: Ausdauernde, krautige Pflanzen mit einfachen oder wenig verzweigten Stengeln, ungeteilten, wechselständigen Laubblättern und langgestielten, großen Blütenköpfen mit gelben Blüten. Köpfe heterogam, Scheibenblüten zwittrig mit röhriger Krone, Randblüten weiblich, zungenförmig, 1-reihig. Hüllblätter krautig, fast alle gleich lang, 2- bis 3-reihig, ohne Außenhüllblätter. Blütenboden gewölbt, oft kurzhaarig. Griffel der weiblichen Blüten abgestutzt, mit einem Kranz von endständigen Fegehaaren, auch unterhalb von diesen oft noch mit kürzeren Fegehaaren besetzt. Früchte länglich, 10rippig. Pappus aus 1 bis 2 Reihen einfacher Haare, an den Randblüten oft fehlend.[2]

Verbreitung: Hauptsächlich im gemäßigten Eurasien sowie in Nordafrika.[1,2]

Inhaltsstoffgruppen: Aus Doronicum-Arten wurden bisher Thymol-Derivate, Benzofurane, Sesquiterpene sowie Pyrrolizidinalkaloide isoliert.[3–7] Unter den Pyrrolizidinalkaloiden befindet sich u. a. das Doronin,[15] das Chlor als Substituenten aufweist und eines der wenigen bislang bekannten chlorierten Alkaloide aus terrestrischen Organismen darstellt.[8]

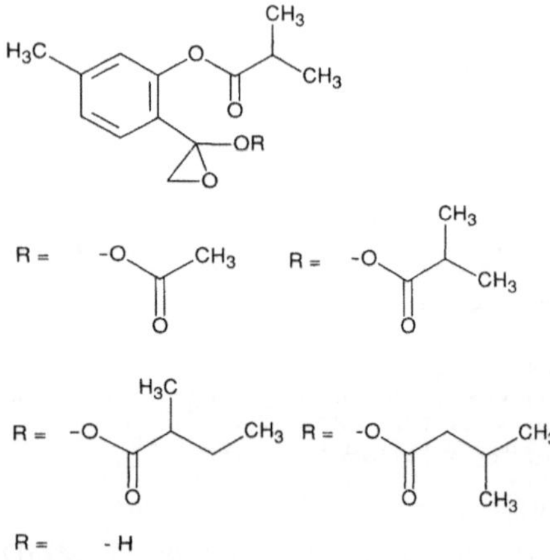

Thymolderivate aus *D. pardalianches*

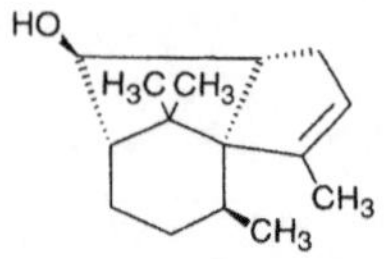

Pardalianchol

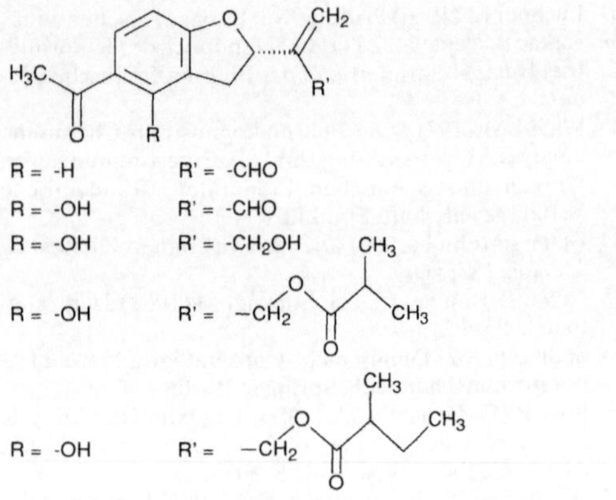

Tremetonderivate (Bezofurane) aus *D. pardalianches*

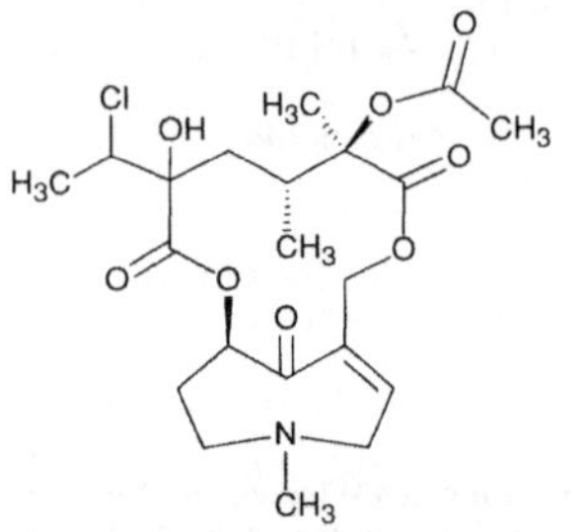

Doronin (aus D. macrophyllum)

Drogenliefernde Arten: *Doronicum pardalianches*: Doronicum-pardalianches-Kraut, Doronicum-pardalianches-Wurzeln.

Doronicum pardalianches L.

Synonyme: *D. cordatum* LAM. nec. SCHUTZ-BIP., *D. macrophyllum* BERNH., *D. matthioli* TAUSCH., *D. procurrens* DUM., *D. romanum* GARS.[2]

Sonstige Bezeichnungen: Dt.: Kriechende Gemswurz; engl.: Leopard's bane; frz.: Doronic mort aux panthères.

Botanische Beschreibung: Ausdauernde, 30 bis 85 cm hohe Pflanze mit schräg liegendem Wurzelstock; Ausläufer vorhanden, lang, unterirdisch, am Ende knollig verdickt, neben den blühenden Stengeln grundständige Laubblattbüschel und einzelne Laubblätter treibend; Achseln der Laubblätter seidig wollhaarig. Stengel aufrecht, mehr oder weniger samt-weichhaarig oder zottig und gegen die Spitze zu drüsig, entfernt beblättert, oben ästig, wenigköpfig. Grundständige Laubblätter zur Blütezeit vorhanden, mit langem, geflügeltem Stiel, tief herz-eiförmig, mit stumpfer Grundbucht, mehr oder weniger ganzrandig, wie die Stengelblätter beidseitig etwas behaart, am Rande von mehrreihigen Wimperzotten und 1-reihigen mehrgliedrigen Wollhaaren gewimpert. Untere Stengelblätter eiförmig, spitz, in den am Grund breit geöhrten Stiel rasch zusammenlaufend, mehr oder weniger buchtig-gekerbt, die oberen eilanzettlich, mit herzförmigem Grund stengelumfassend sitzend, bisweilen geigenförmig, gezähnt oder ganzrandig. Köpfe 4 bis 6 cm breit, die älteren häufig von den jüngeren übergipfelt. Hüllblätter schmallanzettlich, spitz, von mehrreihigen Wimperzotten und zahlreichen Drüsenhaaren gewimpert. Blüten goldgelb, die 3 mm breiten und 20 bis 25 mm langen Zungenblüten etwas heller als die röhrenförmigen Scheibenblüten. Früchte 10-rippig, die randständigen ohne Pappus, kahl, reif kohlschwarz, die mittleren mit einem sie an Länge übertreffenden Pappus, schwärzlich.[2]

Verbreitung: *D. pardalianches* ist heimisch in Westeuropa und kommt dort gelegentlich scharenweise in Bergwäldern, Waldschluchten oder an schattigen Bächen vor. In Deutschland ist das Vorkommen auf Rheinland-Pfalz und Nord-Bayern beschränkt.[2]

Drogen: Doronicum-pardalianches-Kraut, Doronicum-pardalianches-Wurzeln.

Doronicum-pardalianches-Kraut

Definition der Droge: Das Kraut.

Stammpflanzen: *Doronicum pardalianches* L.

Verfälschungen/Verwechslungen: Blüten von *Arnica montana* werden zuweilen durch Blüten von Doronicum-Arten verfälscht.[10]

Inhaltsstoffe: Das Sesquiterpen-Derivat Pardalianchol in einer Ausbeute von 0,3 mg,[3] ferner ca. 9 mg an Thymolderivaten[3] (jeweils bezogen auf 100 g Frischgewicht).

Identität: Die Terpene (Pardalianchol sowie Thymolderivate) wurden durch mehrfache DC auf Kieselgelschichten (Kieselgel GF_{254}) getrennt. Als mobile Phase dienten Ether/Petrolether-Mischungen, z. B. im Volumenverhältnis 1:2.[3]

Volkstümliche Anwendung und andere Anwendungsgebiete: Die Zubereitung und Verwendung ist ähnlich wie bei Arnika. Zusätzlich wird die Anwendung gegen Schwindel, Epilepsie und Tumoren beschrieben.[13] Die Wirksamkeit der Droge ist bei diesen Indikationen nicht belegt.

Unerwünschte Wirkungen: *Allergische Wirkungen.* Beim Ernten von *D. pardalianches* kann es zu einer Dermatitis sowie zu Reizhusten kommen.[11] Für die beschriebene Kontaktdermatitis könnten Epoxythymolderivate verantwortlich sein, die in Doronicum- sowie in Arnica-Arten vorkommen und in letzteren als Kontaktallergene identifiziert wurden.[12]

Doronicum-pardalianches-Wurzeln

Stammpflanzen: *Doronicum pardalianches* L.

Herkunft: Westeuropa, Sammlung aus Wildbeständen.

Inhaltsstoffe: Aus dem Wurzelstock (100 g Frischmaterial) wurden bislang isoliert: Ca. 1 mg des Polyacetylens Pentainen, insgesamt 32 mg an Benzofuranen, insgesamt 53 mg an epoxidierten Thymolderivaten (alle Angaben nach Lit.[3]) sowie ca. 10 mg des Sesquiterpens Pardalianchol.[4]

Identität: Trennung sämtlicher beschriebenen Verbindungen durch mehrfache DC auf Kieselgelschichten (Kieselgel GF_{254}) mit Ether/Petrolether-Mischungen (z. B. im Volumen-Verhältnis 1:2) als mobile Phase.[4]

Volkstümliche Anwendung und andere Anwendungsgebiete: Als Herztonikum bei Herzbeschwerden, ferner bei melancholischen oder depressiven Zuständen.[14] Diese Anwendungsgebiete sind nicht belegt.

Unerwünschte Wirkungen: *Allergische Wirkungen.* S. Doronicum-pardalianches-Kraut.

1. Nordenstam B (1977) Senecioneae und Liabeae – systematic review. In: Heywood VH, Harborne JB, Turner BL (Hrsg.) The Biology and Chemistry of the Compositae, Bd. II, Academic Press, London New York San Francisco, S. 799
2. Heg, VI. Band, 2. Hälfte, S. 710–725
3. Bohlmann F, Dhar AK, Ahmed M (1980) Phytochemistry 19:1.850–1.851
4. Bohlmann F, Abraham WR (1979) Phytochemistry 18:668–671
5. Bohlmann F, Zdero C (1970) Tetrahedron Lett:3.575–3.576
6. Bohlmann F, Grenz M (1979) Phytochemistry 18:179–181
7. Engvild KC (1986) Phytochemistry 25:781–791
8. Danninger T, Hageman U, Schmidt V, Schönhöfer PS (1983) Pharm Ztg 128:289–303
9. Rothmaler W (1972) Exkursionsflora für die Gebiete der DDR und der BRD. Volk und Wissen VEB, Berlin, S. 419
10. Willuhn G (1989) Arnikablüten. In: Wichtl M (Hrsg.) Teedrogen, 2. Auflage, Wissenschaftliche Verlagsgesellschaft mbH, Stuttgart, S. 65
11. Geßner O (1953) Die Gift- und Arzneipflanzen von Mitteleuropa. Carl Winter Universitätsverlag, Heidelberg, S. 410
12. Paßreiter CM (1990) Untersuchungen zur Inhaltsstoffführung der Blüten von Arnica sachalinensis (Regl.) A. Gray und Arnica amplexicaulis Nutt. sowie Identifizierung eines Epoxythymolderivates als Kontaktallergen von Arnica sachalinensis, Dissertation, Universität Düsseldorf
13. Dragendorff G (1898) Die Heilpflanzen der verschiedenen Völker und Zeiten, Verlag von Friedrich Enke, Stuttgart, S. 683
14. Nadkarni KM (1982) Indian Materia Medica, Vol. I, Sangam Books, Bombay London, S. 463–464
15. Alieva Sh A, Abdullaev UA, Telezhenetskaya MV, Yunusov SYu (1976) Chem Nat Compd Engl Transl 12:173

PP

Dregea

HN: 2015300

Familie: Asclepiadaceae.[1]

Unterfamilie: Asclepiadoideae.

Tribus: Marsdenieae.

Gattungsgliederung: Die Eigenständigkeit der Gattung Dregea E. MEYER ist eng verknüpft mit der taxonomischen Bewertung der verwandten Gattungen Traunia K. SCHUM., Marsdenia R. BR., Pterygocarpus HOCHST., Hoya R. BR. und Wattakaka HASSK. So werden nicht selten die Dregea-Arten auch den oben erwähnten Gattungen zugeordnet (s. Synonyme). Einer neuen Revision zufolge[2] besteht die Gattung Dregea aus etwa 15 Arten, die sich auf 2 Untergattungen verteilen lassen: Subgenus Dregea und Subgenus Traunia.

Gattungsmerkmale: Pflanze strauchig, verholzt, kletternd-windend, 2 bis 10 m hoch; Blätter länglich-eiförmig bis elliptisch-oval, an der Basis herzförmig, gestutzt oder asymmetrisch, kahl; Blüten achselständig, meist in hängenden Trugdolden angeordnet; Kelch 5teilig, auf der Innenseite mit 5 basalen Drüsen; Kronröhre glockenförmig, die Segmente im Knospenstadium und auch zur Blütezeit nach rechts gedreht; Kronblätter grünlich, mit breiten sich überdeckenden Lappen; Nebenkrone (Corona) mit der staminalen Säule verwachsen, aus 5 fleischigen, aufrecht abstehenden, kleinen Lappen bestehend; Staubblätter an der Basis der Kronröhre inseriert, die Spitzen der Antheren kurz einwärts gebogen, mit weißer apikaler Membran, diese die Narbe überdeckend; Translatoren der Pollinien gerade, klebrig; Antheren mit nur 1 fertilen Pollenfach je Theka, darin 1 Pollinium (Gesamtheit der Pollenmasse) enthalten, dieses länglich-stumpf, aufrecht, wachsartig, fast sitzend; Narbe kegelförmig oder kuppelförmig, in der Mitte mit kleiner Spitze; Balgfrucht dick, weit abstehend, im trockenen Zustand oft gerippt; Samen mit Haarschopf.

Verbreitung: Die Gattung Dregea ist ausschließlich in den tropischen und subtropischen Regionen der Alten Welt verbreitet. Das Areal erstreckt sich von Zentralafrika und Madagaskar über den Indischen Subkontinent und den Malayischen Archipel bis China.

Inhaltsstoffgruppen: In den bisher untersuchten Dregea-Arten kommen in Stengeln, Früchten und Samen als Dregeoside[3] bezeichnete C_{21}-Steroidglykoside vor. Die Aglyka, die sog. Drevogenine, stellen hydroxylierte Pregnanderivate dar. Die an die 3-β-OH gebundene Oligosaccharidkette enthält in der Regel einen oder mehrere Desoxyzucker. Beispielsweise leiten sich die in den Samen von *D. abyssinica* (HOCHST.) K. SCHUM. vorkommenden Dregeoside von den Aglykonen Drevogenin D und Drevogenin P ab, die in 11α- und 12β-Stellung mit Essigsäure-, Valeriansäure-, Isovaleriansäure- und Tiglinsäure-Resten verestert sind. Als Zuckerkomponenten fungieren Cymarose, Asclepiobiose, Pachybiose, Drebyssobiose und Digitoxose.[5-7]

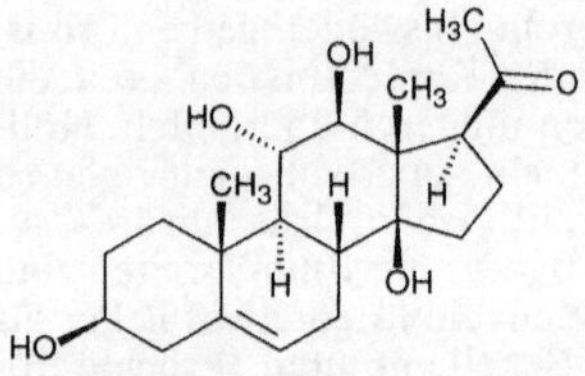

Drevogenin D

Drogenliefernde Arten: *Dregea rubicunda*: Dregea-rubicunda-Wurzel.
Dregea volubilis: Dregea-volubilis-Samen.

Dregea rubicunda K. SCHUM.

Synonyme: *Marsdenia rubicunda* (K. SCHUM.) N. E. BR.

Botanische Beschreibung: Aufrechte, holzige Kletterpflanze, mit rötlich behaarten jungen Zweigen und Blättern; Laubblätter 3 bis 10 cm lang und 2 bis 7,5 cm breit, elliptisch bis eiförmig, zugespitzt, an der Basis keilförmig bis herzförmig; Infloreszenz vielblütig, die kleinen Blüten in Trugdolden angeordnet; Kelchblätter 2 bis 3 mm lang, elliptisch-eiförmig, stumpf; Krone etwa 10 bis 15 mm im Durchmesser, Kronröhre kurz, die freien Lappen ca. 5 bis 7 mm lang, gedreht, auf der Innenseite behaart; Nebenkrone (Corona) 3 bis 5 mm lang, viel länger als die staminale Säule, die freien Spitzen pfriemlich oder linealisch, eingekrümmt; Staubblattröhre an der Basis der Kronröhre inseriert, 2 bis 3 mm lang, die Antherenanhängsel eiförmig, zugespitzt, über der konvex gekrümmten Narbe eingekrümmt; Bälge 7,5 bis 9 cm lang, lanzettlich, mit 4 Flügelleisten, diese gekerbt oder stumpf gezähnt; Samen etwa 10 mm lang und 6 bis 7 mm breit, eiförmig, braun, mit hellbraunen Flügelleisten.[2,8]

Verwechslungen: Die Art ist leicht mit *Dregea abyssinica* zu verwechseln. Wichtige Unterscheidungsmerkmale liegen in der rötlichen Behaarung der jungen Zweige sowie in den geraden Flügelleisten der Bälge.

Inhaltsstoffe: Die giftigen Samen enthalten ca. 2,5 % eines scharf und bitter schmeckenden Glucosides mit strophanthinähnlicher Wirkung.[2]

Verbreitung: Von Ethiopien über den Sudan und Kenya bis Uganda und Tanganyika verbreitet.[2,8]

Drogen: Dregea-rubicunda-Wurzel.

Dregea-rubicunda-Wurzel

Synonyme: Dregeae rubicundae radix.

Definition der Droge: Die getrockneten unterirdischen Teile.

Stammpflanzen: *Dregea rubicunda* K. SCHUM.

Volkstümliche Anwendung und andere Anwendungsgebiete: Als Expectorans bei Verschleimung sowie als Purgans bei Verstopfung.[4] Nähere Angaben fehlen.

Unerwünschte Wirkungen: Keine Angaben. Die volkstümliche Verwendung spricht für das Vorkommen von saponinartigen Substanzen, deren Einnahme häufig mit Reizungen des Gastro-Intestinal-Traktes verknüpft ist. Daß mit diesen Nebenwirkungen zu rechnen ist, dafür sprechen Angaben, wonach die Wurzel der botanisch verwandten *Dregea volubilis* brecherregend wirkt.[9]

Dregea volubilis (L. FIL.) BENTH. ex HOOK. FIL.

Synonyme: *Asclepias volubilis* L., *Marsdenia volubilis* (L.) HOOKER, *Wattakaka volubilis* (L. FIL.) STAPF.

Botanische Beschreibung: Kletterstrauch, 5 bis 10 m hoch, mit sehr langen, aschgrauen älteren und grünlichen, dicht behaarten jüngeren Zweigen, diese meist mit Lentizellen sowie kleinen schwarzen Flecken besetzt; Blätter dünn, ledrig, 6,5 bis 18 cm lang und 4,5 bis 13 cm breit, eiförmig oder rundlich, oft zugespitzt, kahl oder schwach behaart, netznervig, mit einigen wenigen Drüsen unmittelbar oberhalb des Blattstiels, Spreitenbasis abgerundet oder herzförmig, Blattstiel furchig, 1,5 bis 4,5 cm lang; Blüten zahlreich, grün oder gelblich-grün, in lateralen hängenden Trugdolden angeordnet; Blütenstandsstiel 2,5 bis 7,5 cm lang; Blütenstiel 6 bis 25 mm lang, sehr dünn, locker behaart; Kelch bis fast zur Basis geteilt, die Segmente etwa 2,5 mm lang, länglich-eiförmig, stumpf, fein behaart, drüsig; Krone 12 bis 16 mm im Durchmesser, hellgrün, kahl, tief geteilt, die Lappen ca. 5 mm lang, breit eiförmig, stumpf, sich rechtsdrehend überlappend; Nebenkrone gelblich-grün, die Segmente groß, fleischig; Staminale Säule an der Basis der Kronröhre inseriert, die apikale Membran der Antheren weiß, Pollinien länglich, die Translatoren der Pollinien gerade; Narbe kuppelförmig; Bälge 7,5 bis 10 cm lang, sich in eine derbe Spitze verjüngend, runzelig-streifig, kahl; Samen breit eiförmig, 13 mm lang und 8 mm breit, abgeflacht, ausgerandet, bleich gelblich-braun, mit etwa 4,5 cm langem Haarschopf.

Inhaltsstoffe: Die Stengel enthalten mindestens 7 chemisch nahe verwandte Dregeoside, darunter das Dregeosid Apl mit Drevogenin A als Aglykonkomponente und einer Tetrose als Zuckerkomponente.[12] Angaben über weitere Inhaltsstoffe fehlen.

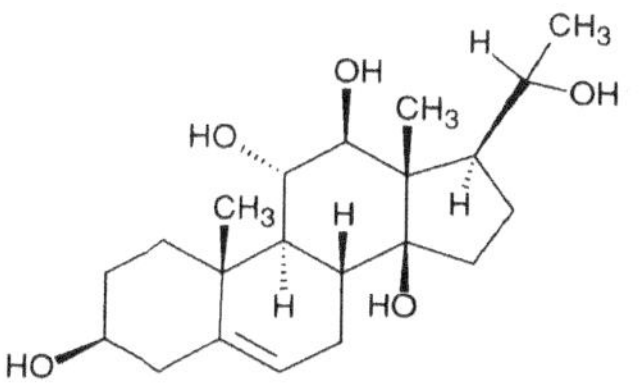

Drevogenin

Verbreitung: Das Areal erstreckt sich von Nepal südwärts über die küstennahen Trockengebiete Indiens bis Sri Lanka und ostwärts bis zur Malayischen Halbinsel.

Drogen: Dregea-volubilis-Samen.

Dregea-volubilis-Samen

Synonyme: Dregeae volubilis semen.

Definition der Droge: Getrocknete Samen.

Stammpflanzen: *Dregea volubilis* (L. fil.) BENTH. ex HOOK. fil.

Ganzdroge: Die Samen sind ca. 1 cm lang und 0,5 cm breit, braun, schuppenförmig flach, oval und glänzend. Sie schmecken stark bitter.

Inhaltsstoffe: Die Hauptinhaltsstoffe sind Pregnanderivate. Isoliert wurden u. a. die Drevoside A, B, C und D, die wahrscheinlich jedoch chemisch nicht einheitlich sind. Sie leiten sich von den Aglykonen Drevogenin A, B, D und P, sowie von Isodrevogenin P ab. Bei der Hydrolyse wurden u. a. D-Cymarose, D-Oleandrose und D-Digitoxose erhalten.[4,7,10,11]

Wirkungen: Für zwei der sich vom Drevogenin A ableitenden Glykoside wurde eine cancerostatische Aktivität bei Ehrlich-Karzinom und Melanom B16 nachgewiesen.[8]

Volkstümliche Anwendung und andere Anwendungsgebiete: In Südostasien als Expectorans bei Verschleimung, auch bei Asthma; ferner gegen Fieber.[11] Diese Anwendungsgebiete sind nicht belegt.

Dosierung und Art der Anwendung: Es liegen keine Angaben vor.

1. Engler A (1964) Syllabus der Pflanzenfamilien, Bd. II, Gebrüder Bornträger, Berlin
2. Bullock AA (1956) Notes on the African Asclepiadaceae VIII, Kew Bulletin Vol 11:512–521
3. Yoshimura SH, Narita H, Hayashi K, Mitsuhashi H (1985) Chem Pharm Bull 33:2.287–2.293, zit. nach CA 103:175373w
4. Hag. S. 719–720
5. Bhatnagar AS, Stöcklin W, Reichstein T (1968) Glykoside und Aglykone, 305: Die Pregnanderivate der Samen von Dregea abyssinica (HOCHST.) K. Schusm. (Asclepiadaceae) I. Isolierungen. Helv Chim Acta 51:117–133
6. Bhatnagar AS, Kaufmann H, Stöcklin W, Reichstein T (1968) Glykoside und Aglykone, 305: die Pregnanderivate der Samen von Dregea abyssinica (HOCHST.) K. Schum. (Asclepiadaceae) II. Strukturbestimmungen. Helv Chim Acta 51:133–147
7. Hayashi K, Nakao A, Mitsuhashi H (1969) Studies on the constituents of Ascelpiadaceae plants. XXVI. Isolation of a new glucoside from Dregea volubilis (L.) BENTH. Chem Pharm Bull 17:2.629–2.632
8. Thisleton-Dyer WT (1904) Flora of Tropical Africa; Vol. IV, Section 1. Lovell Reeve & Co, London
9. Perry LM (1980) Medicinal Plants of East and Southeast Asia, MIT Press, Cambridge Massachusetts (USA)

10. Kar 58, S. 243
11. Yoshimura S, Narita H, Hayashi K, Mitsuhashi H (1983) Studies on the constituents of Asclepiadaceae plants. LVI. Isolation of new antitumor-active Glycosides from Dregea volubilis. Chem Pharm Bull 31:3.971–3.983
12. Hayashi K, Nakagawa T, Wada K, Yoshimura S, Tsukamoto S et al. (1983) Tennen Yuki Kagobutsu Toronkai Koen Yoshishu (jap.), 26th, S.204–211; zit. nach CA 100 (17):135778p

ML/Di

Drimia HN: 2032600

Nach neuerer systematischer Gliederung ist die Gattung Urginea der Gattung Drimia JACQ. unterstellt. Entsprechend dem Verfahren der meisten Arzneibücher wird jedoch die Meerzwiebel weiterhin unter → Urginea abgehandelt.

1. Mabberley DJ (1990) The Plant-Book, Cambridge University Press, Cambridge
2. Schultze-Motel J (Hrsg.) (1988) Rudolf Mansfeld Verzeichnis landwirtschaftlicher und gärtnerischer Kulturpflanzen, Springer, Berlin Heidelberg New York.

RS

Drimys HN: 2006200

Familie: Winteraceae.

Gattungsgliederung: Die Gattung Drimys J. R. et G. FORST. (= Wintera MURR.) umfaßt 40 Arten.[1] Sie zerfällt in Drimys Sect. Wintera (MURR.) DC. mit den vier Arten *D. confertifolia*, *D. Winteri*, *D. granadensis*, *D. brasiliensis*, und Drimys Sect. Tasmania (R. BR.) F. v. MUELLER mit 36 Arten. Die Sektionen sind morphologisch, anatomisch und geographisch klar voneinander abgegrenzt.[2,3,4] Untersuchungen der Chromosomenzahl ergeben für Drimys Sect. Wintera n = 43, für Drimys Sect. Tasmannia n = 13, wodurch die Sect. Tasmannia von allen anderen Winteraceengattungen (n = 43 oder n = 86) deutlich abgetrennt ist.[5] Aufgrund der gravierenden Unterschiede wird eine Behandlung der Sektionen als eigenständige Gattungen Drimys J. R. et G. FORST. s. str. und Tasmannia R. BR. befürwortet,[6] aber nicht allgemein akzeptiert.[7]

Gattungsmerkmale: Drimys Sect. Wintera (MURR.) DC. bzw. Drimys J. R. et G. FORST. s. str.: Immergrüne, relativ niedrige Bäume oder aber Sträucher mit bräunlichen bis aschgrauen, runzeligen oder längs gerieften Zweigen. Blätter wechselständig, oft unregelmäßig gehäuft. Blattspreite mehr oder weniger ledrig, meist länglich-eiförmig, ganzrandig; oberseits grün. Blattunterseite bläulichgrün, bereift oder punktiert erscheinend. Blüten einzeln oder zu doldigen Blütenständen vereinigt, zwittrig, mit häutigen, früh abfallenden Brakteen. Zwei Kelchblätter, selten drei, frei, häutig, rundlich-deltoid. 4 bis 17 Kronblätter, gelegentlich auch 22 oder 25, frei, spiralig angeordnet, weiß. 15 bis 50 Staubblätter, selten bis 65, mit fleischigen Filamenten, gelb. 3 bis 12 Fruchtblätter, selten bis 24, frei. Fruchtknoten oberständig. 2 bis 26 Samenanlagen, zweireihig an den Samenleisten. Eiförmig-elliptische, beerenartige Früchte mit zur Reife weichem, fast fleischigem Pericarp; oft leicht sichelförmig, zur Reife 6 bis 15 mm lang und 4 bis 8 mm breit; dunkelviolett bis schwarz. Meist zwei oder drei Samen, kastanienbraun bis schwarz, glänzend, sichelförmig gebogen, 3 bis 5 mm lang und 1,5 bis 2 mm breit.[3]
Drimys Sect. Tasmannia (R. BR.) F. v. MUELLER bzw. Tasmannia R. BR.: Wichtige Unterscheidungsmerkmale zur Sect. Wintera bietet die Blüte. Drimys Sect. Tasmannia hat eingeschlechtliche Blüten; die Filamente sind schmal, die Fruchtblätter nicht blasenförmig; Brakteolen fehlen. Die Früchte sind oft weniger fleischig. Ausführliche Beschreibungen der Arten gibt Lit.[2,7]

Verbreitung: Die vier Arten von Drimys Sect. Wintera kommen in Mittel- und Südamerika von Mexiko bis Kap Horn vor. Die Verbreitungsareale der einzelnen Arten und Varietäten sind geographisch meist voneinander getrennt (s. Abb.).[3]
Die zur Sect. Tasmannia gehörenden Arten sind in Australien, Neu Guinea, Amboina, Celebes, Borneo und auf den Philippinen beheimatet.[1]

Inhaltsstoffgruppen: Die Familie Winteraceae ist phytochemisch nicht sehr gut untersucht. Einige Arten von Drimys s. l. sollen digitalisähnlich wirkende Substanzen,[8] cyanogene Glykoside und Saponine enthalten.[9] Isolierung und Strukturaufklärung stehen noch aus. Besser untersucht sind die phenolischen Inhaltsstoffe. In den Blättern von Drimys Sect. Wintera überwiegt Quercetin, das meist von geringen Mengen Kämpferol begleitet ist. Daneben finden sich Taxifolin, Apigenin, Luteolin und Luteolin-7,3'-dimethylether sowie Leucocyanidine.[9,10,11] Das Flavonoidmuster der Sect. Tasmannia ist weniger einheitlich.[12] Aus Blättern und Rinde verschiedener Drimysarten wurden Sesquiterpene mit Drimanskelett isoliert.[11,13,14,15] Weiterhin kommt ätherisches Öl in Ölzellen vor.[11] Angaben über Art und Menge von Gerbstoffen in Zweigen[16] und Rinde[16,17] sind nicht verläßlich und bedürfen der Überprüfung.

Drogenliefernde Arten: *D. Winteri*: Cortex Winteranus.

Drimys Winteri J. R. et G. FORST

Synonyme: *D. aromatica* DESCOURT., *D. punctata* LAM., *D. Winterana* THELL., *Wintera aromatica* MURR.

Sonstige Bezeichnungen: Dt.: Winters Gewürzrindenbaum, Chilenischer Canelobaum.

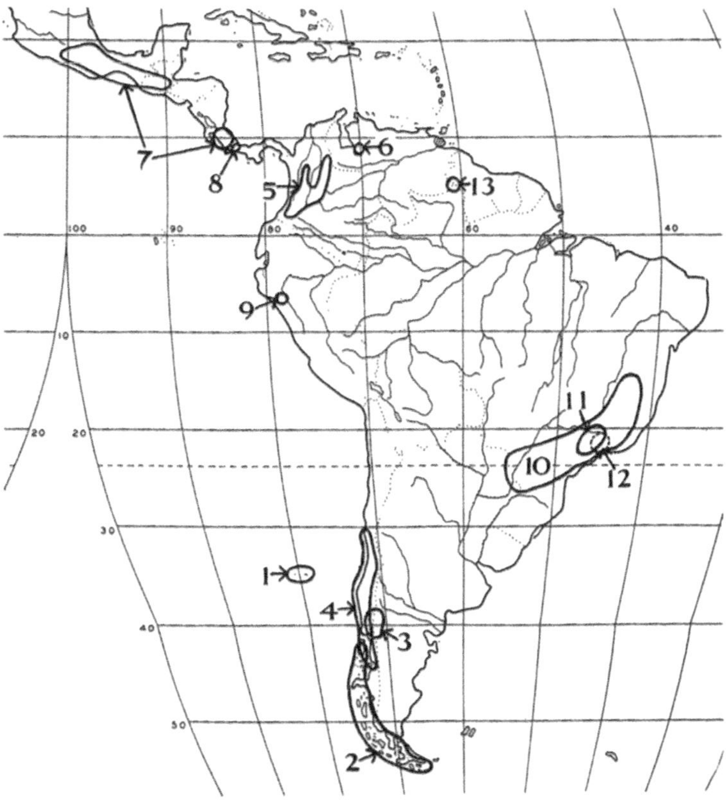

1. *D. confertifolia*; 2. *D. Winteri* var. *punctata*; 3. *D. Winteri* var. *andina*; 4. *D. Winteri* var. *chilensis*; 5. *D. granadensis* var. *grandiflora*; 6. *D. granadensis* var. *uniflora*; 7. *D. granadensis* var. *mexicana*; 8. *D. granadensis* var. *chiriquiensis*; 9. *D. granadensis* var. *peruviana*; 10. *D. brasiliensis* var. *campestris*; 11. *D. brasiliensis* var. *retorta*; 12. *D. brasiliensis* var. *angustifolia*; 13. *D. brasiliensis* var. *roraimensis*. Aus Lit.[3] *D. brasiliensis* var. *roraimensis* und *D. brasiliensis* var. *angustifolia* werden auch als eigenständige Arten *D. roraimensis* und *D. angustifolia* behandelt.[38]

Systematik: Smith[3] unterteilt die Art in die drei Varietäten *D. Winteri* var. *punctata* (LAM.) DC., *D. Winteri* var. *andina* REICHE und *D. Winteri* var. *chilensis* (DC.) A. GRAY. Die Varietäten unterscheiden sich in der Größe, Form der Blattspreite, Blattnervatur und Anordnung der Blüten. Die unterschiedlichen Verbreitungsareale gehen aus Abb. 1. hervor.

Botanische Beschreibung: Strauch oder relativ kleiner Baum mit bräunlichen oder grauen, meist runzeligen Zweigen. Blattspreite ledrig, länglich-eiförmig bis elliptisch, manchmal schwach ausgerandet und am Rand leicht zurückgebogen; 4 bis 18 cm lang, 1,3 bis 7 cm breit, sich an der Basis verjüngend und am Blattstiel herablaufend. Blattunterseite gewöhnlich deutlich punktiert erscheinend. Mittelrippe unterseits hervorragend, mit 5 bis 15 Nebenrippen pro Seite. Blüten einzeln oder in Dolden, oft an den Zweigspitzen gehäuft. Kelchblätter häutig, breit-eiförmig bis nierenförmig, 4 bis 7 mm lang und 4 bis 12 mm breit. 4 bis 14 Kronblätter, häutig, länglich bis schmal-eiförmig, 6 bis 20 mm lang, 2 bis 7 mm breit. 15 bis 40 Staubblätter in zwei bis vier Reihen. Filamente fleischig, fast drüsenlos, 0,8 bis 3 mm lang. 2 bis 10 Karpelle, frei, eiförmig oder elliptisch, 2 bis 3,5 mm lang. 9 bis 18 Samenanlagen an kurzen Samenleisten. Früchte beerenartig, dunkelviolett bis schwarz, 6 bis 15 mm lang und 4 bis 8 mm breit, meist mit nur zwei oder drei Samen[3] (s. Abb.).

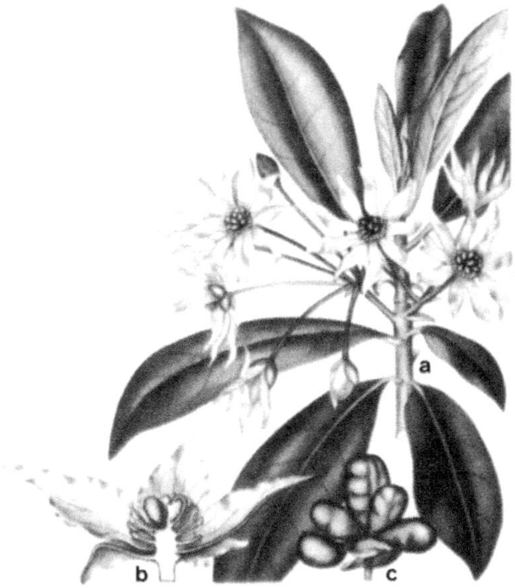

Drimys Winteri; a Trieb mit Büscheln auffälliger Blüten ($x^2/_3$); b Halbierte Früchte mit freien Kelch- und Kronblättern, zahlreichen kurzen Staub- und freien Fruchtblättern mit Samen längs der Bauchnaht (x2); c Beerenartige Früchtchen (x2). Aus Lit.[18]

Verwechslungen: Trotz der Ähnlichkeit der vier amerikanischen Drimysarten sollten Verwechslungen nicht vorkommen, da die Verbreitungsgebiete der einzelnen Arten meist geographisch klar voneinander getrennt sind. Bestimmungsschlüssel gibt Lit.[3]

Inhaltsstoffe: Aus den Blättern wurden die Flavonoidaglyka Quercetin, Kämpferol, Cirsimaritin (5,4'-Dihydroxy-6,7-dimethoxyflavon), Apigenin, Luteolin, Luteolin-7,3'-dimethylether, Taxifolin und Cyanidin isoliert.[10,19,20] Weitere Blattinhaltsstoffe sind *p*-Cumarsäure und Kaffeesäure,[19] die Sesquiterpene Cryptomeridiol,[20] Drimenol, 3*β*-Acetoxydrimenin und Polygodial (s. D-Inhaltsstoffe der Droge Cortex Winteranus) sowie das Phenylpropan Safrol.[21]

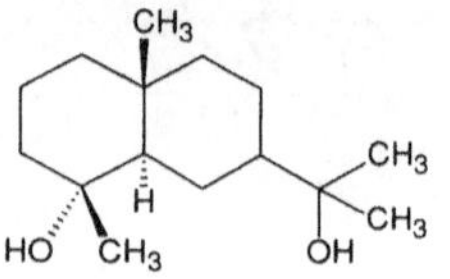

Cryptomeridiol

Verbreitung: Von Zentralchile bis Kap Horn und im benachbarten Argentinien von Neuquén südwärts (s. Abb. 1). Die maximal 5 m hohe Varietät *andina* kommt bis in Höhen von 2300 m vor.[3]

Drogen: Cortex Winteranus.

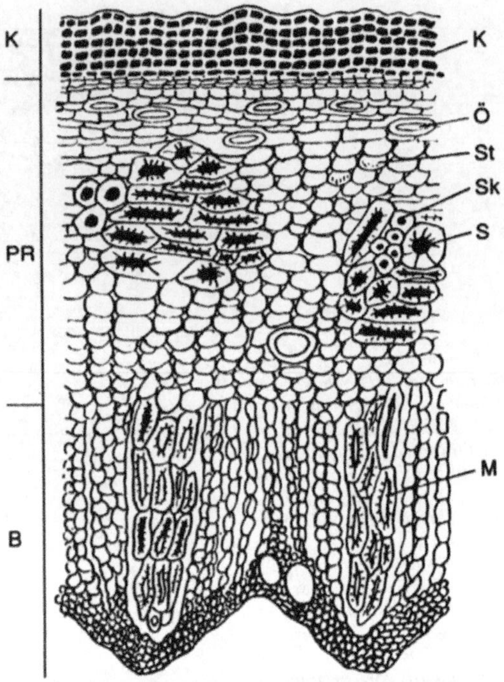

Winterianae cortex im Querschnitt; K Kork, PR Primäre Rinde, B Bast, M Markstrahl, Ö Ölzelle, St Stärke, SK Sklerenchym-, Bastfaser, S Steinzelle. Nach Lit.[24]

Winterianae cortex

Synonyme: Cortex Winteranus verus, Cortex Winteranus aromaticus, Cortex Winterianae, Cortex Winteri, Cortex magellanicus, Cinnamomum magellanicum.

Sonstige Bezeichnungen: Dt.: Echte Wintersrinde, Magelhaenscher Zimt, Magellanischer Zimt; engl.: Winters bark; frz.: Ecorce de Winter, Canelle de Magellan; holl.: Winter-bast.

Definition der Droge: Vom Stamm oder den stärkeren Ästen gewonnene, getrocknete Rinde.

Stammpflanzen: *D. Winteri* J. R. et G. Forst.

Herkunft: Wildvorkommen.

Ganzdroge:
Geschmack. Brennend scharf und aromatisch.
Geruch. Ähnlich einem Gemisch aus Zimt, Nelken und Pfeffer.
Makroskopische Beschreibung. Röhrig eingerollte oder rinnenförmige, harte, spröde, bis 1,5 cm dicke Rindenstücke; außen ziemlich glatt, stellenweise querrunzelig, hellgrau, braun oder rötlichbraun mit rundlichen Narben; Innenseite braun, längsstreifig. Bruch grobkörnig, etwas harzig.
Lupenbild. Im Querschnitt zahlreiche, im roten Rindengewebe gleichmäßig verteilte, ungleich große, z. T. etwas radial angeordnete, helle, gelbe Sklerenchymbündel.
Mikroskopisches Bild. Periderm aus vier bis sieben Reihen fast quadratischer Korkzellen dunkelbraunen Inhalts, die innersten Reihen mit dickeren Wänden. Nach innen Reste der primären Rinde, gebildet aus im Querschnitt tangential gestreckten, nach außen derbwandigen, innen schlaffen Parenchymzellen mit spärlichen, sehr kleinen Stärkekörnern. In der primären Rinde zerstreut zahlreiche Ölzellen und Nester von Steinzellen. Zwischen den Steinzellen Bündel von wenigen, sehr stark verdickten Sklerenchymfasern, einzelne in die Steinzellgruppen eingeschlossen; sonst keine Bastfasern. Zum Holz hin sekundäre Rinde mit radial angeordneten Zellreihen, gegen die primäre Rinde von einem Kreis größerer, genähert oder entfernt stehender Gruppen von sehr ungleich großen und ungleich langen Zellen begrenzt. Zwischen den primären Markstrahlen breite, radiale Streifen von sekundärem Phloem. In letzterem abwechselnd langgestreckte Bastparenchymzellen, lange Siebröhren und Ölzellen. Primäre Markstrahlen dreireihig, in diesen nach innen an Umfang abnehmende Steinzellgruppen, die in der inneren Partie der sekundären Rinde radial gedehnt, in der äußeren mehr keilförmig sind. Zwischen den Steinzellgruppen kleinere Partien unverdickter Zellen. Am inneren Ende der Markstrahlen keilförmig ins Holz vorspringende Steinzellgruppen, die die makroskopisch sichtbaren groben Längsleisten bilden[22,23] (s. Abb.). Eine detaillierte Beschreibung mit Zeichnungen und Photographien mikroskopischer Schnitte gibt Lit.[39]

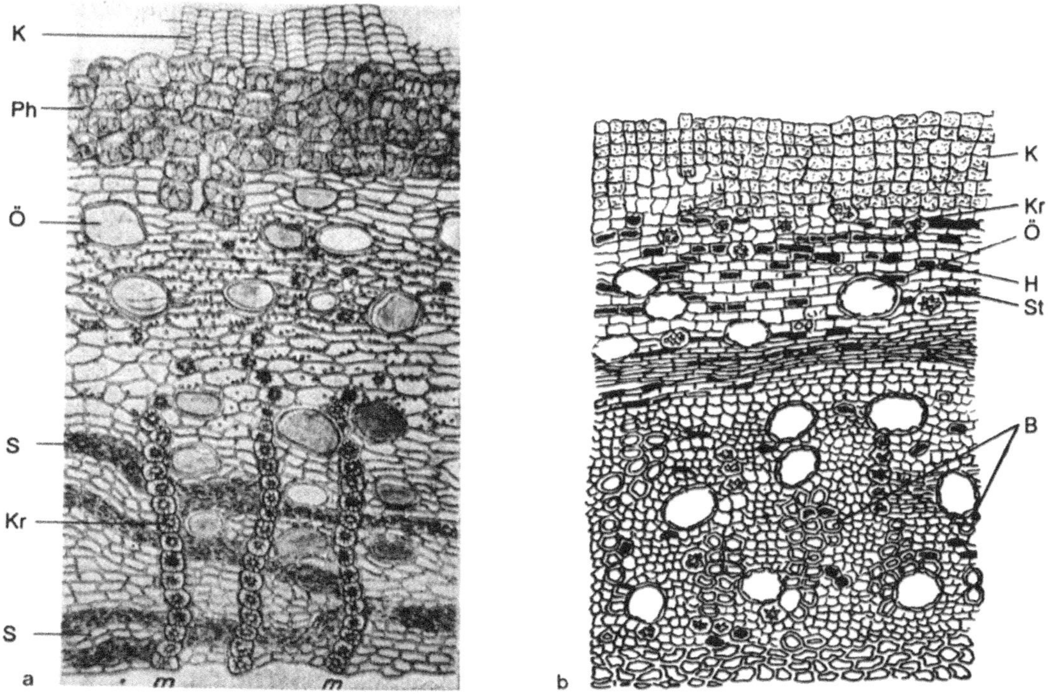

a Querschnitt durch die Rinde von *Canella alba* MURR. (nach *Tschirch*) K Kork, Ph Phelloderm, Ö Ölzelle, Kr Kristalle, S Siebelemente. Aus Lit.[23]; b Querschnitt durch die Rinde von *Cinnamodendron corticosum* MIERS. (nach *F. Berger*) K Kork, Kr Kristalle, Ö Ölzelle, H Harzkörper, St Stärke, B Bastfaser. Aus Lit.[24]

Verfälschungen/Verwechslungen: Winterianae Cortex wird sehr häufig mit Cortex Canellae albae (= Cortex Winteranus falsus = Cortex Winteranus spurius) von *Canella alba* MURR., Canellaceae, und mit der Rinde von *Cinnamodendron corticosum* MIERS., Canellaceae, verwechselt. Beide Rinden sind durch das Vorkommen von Kristalldrusen gekennzeichnet, die bei Winterianae cortex fehlen. Eine mikroskopische Unterscheidung ist somit gut möglich.[23] (s. Abb.).
Die als Wintersrindenersatz gehandelte Melambo-rinde stammt von *Drimys granadensis* L. (Syn.: *Drimys Winteri* var. *granadensis* EICHL., *Wintera granadensis* MURR.).

Inhaltsstoffe: Die Rinde enthält ätherisches Öl und Harz.[11] Der Terpengehalt der Rinde liegt bei 10 bis 30% des Trockengewichtes, ausnahmsweise auch beträchtlich höher. Die Zusammensetzung der Terpenfraktion ist je nach Herkunft der Rinde sehr unterschiedlich.[11,25] Hauptbestandteile können die Sesquiterpene Drimenol[26–28] (ca. 6% der getrockneten Rinde), Drimenin[29,30] (ca. 2% der getrockneten Rinde) sowie das Sesquiterpenlacton Confertifolin[30] (ca. 3,8% der getrockneten Rinde) sein. Daneben finden sich Polygodial,[31,32] Isodrimenin[30] und in sehr kleinen Mengen Valdiviolid, Fuegin, Winterin und Futronolid.[33] Weiterhin erhält man aus der Rinde ca. 1,5% (11ξ,12ξ)-11,12-Di(7-drimen-11-oxy)-11,12-epoxy-7-drimen.[34] An Monoterpenen wurden α-Pinen, β-Pinen und Limonen isoliert.[32] Auch das Lignan Sesamin kommt vor.[32] Das beschriebene Vorkommen von Gallo- und Ellagitanninen in Zweigen und Rinde[16] erscheint nicht verläßlich und sollte überprüft werden. Das Vorliegen kondensierter Gerbstoffe ist wahrscheinlicher.[11]

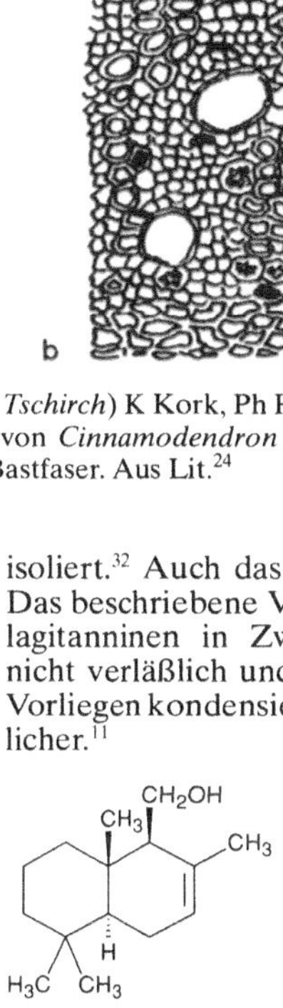

Drimenol

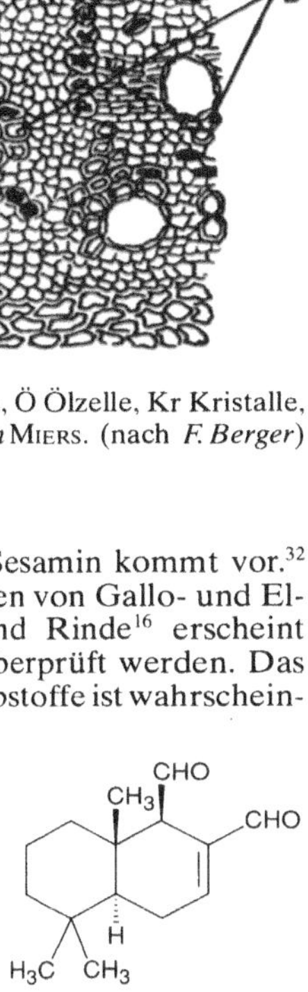

Polygodial

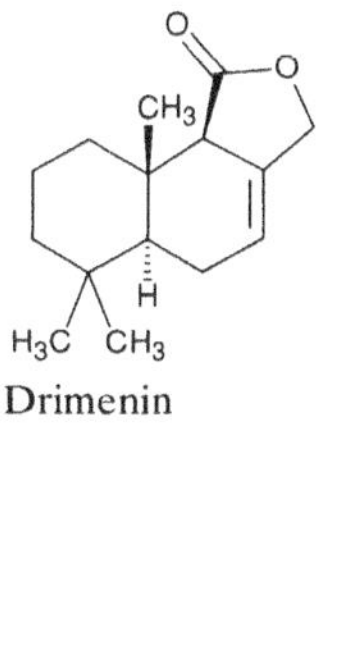

Drimenin

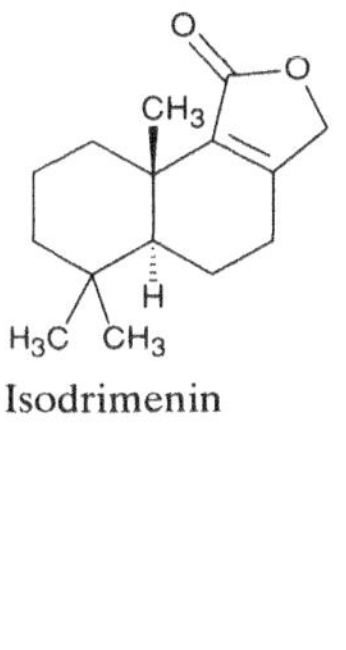

Isodrimenin

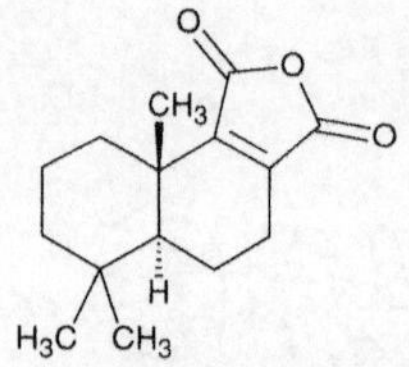

Winterin

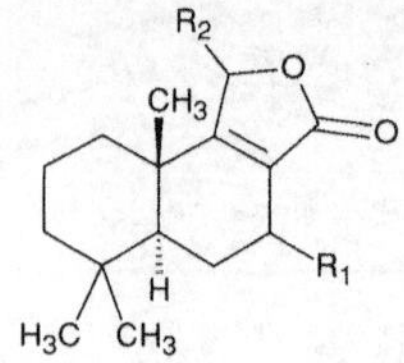

	R_1	R_2
Confertifolin	—H	—H
Valdiviolid	—H	—OH
Futronolid	—OH	—H
Fuegin	—OH	—OH

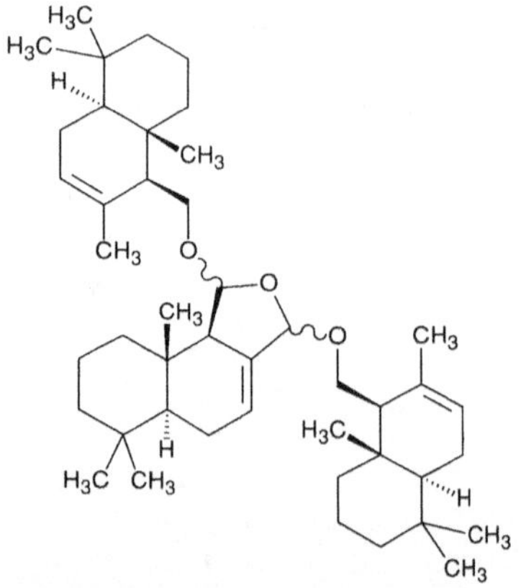

(11ξ,12ξ)-11,12-Di(7-drimen-11-oxy)-11,12-epoxy-7-drimen

Identität: Neben dem mikroskopischen Bild können folgende Prüfungen die Identität bestätigen: Winterianae Cortex schwimmt in Wasser. Der wäßrige Extrakt erscheint unter der Quarzlampe dunkelbraun mit sehr hellem Leuchten. Ein Dekokt aus 2 g Droge in 20 ml Wasser färbt sich nach Zugabe von zwei Tropfen Tinctura Jodi rotbraun. Die als Verfälschungen beschriebenen Rinden von *Cinnamodendron corticosum* MIERS. und *Canella alba* MURR. sinken in Wasser, wäßrige Extrakte erscheinen unter der Quarzlampe bläulichgrau und die Dekokte färben sich mit zwei Tropfen Tinctura Jodi schwarz bzw. oliv.[25]

Volkstümliche Anwendung und andere Anwendungsgebiete: Die Droge soll in Südamerika bei Zahnschmerzen,[35] Magenbeschwerden[36] und Dermatitiden[40] Anwendung finden. Die Wirksamkeit ist nicht belegt.

Toxische Inhaltsstoffe und Prinzip: Angaben zur Toxizität der Droge fehlen. Einzelne Inhaltsstoffe sind besser untersucht. Einen Überblick über deren Wirkung und Toxizität gibt Lit.[40]

Sonst. Verwendung: *Haushalt.* Die Droge wird als Gewürz[36] und selten als Aromaticum in der Likörfabrikation[24] verwendet. Auch als Färbemittel soll sie gebraucht werden.[37]

1. Smith AC (1945) J Arnold Arb 26: 48-59
2. Smith AC (1943) J Arnold Arb 24: 119-164
3. Smith AC (1943) J Arnold Arb 24: 1-33
4. Bailey IW, Nast CG (1945) J Arnold Arb 26: 37-47
5. Ehrendorfer F, Krendl F, Habeler E, Sauer W (1968) Taxon 17: 337-353
6. Smith AC (1969) Taxon 18: 286-290
7. Vink W (1970) Blumea 18: 225-354
8. Jaretzky R, Lier W (1938) Arch Pharm 276: 138-149
9. Gibbs RD (1974) Chemotaxonomy of Flowering Plants, Vol. III, McGill-Queen's University Press, Montreal and London
10. Williams CA, Harvey WJ (1982) Phytochemistry 21: 329-337
11. Hgn (1973), Bd. VI, S. 700–707
12. Kubitzki K, Vink W (1967) Bot Jahrb Syst 87: 1-16
13. Vichnewski W, Kulanthaivel P, Herz W (1986) Phytochemistry 25: 1476-1478
14. Loder JW (1962) Australian J Chem 15: 389-390
15. Ferreto L, Ciccio JF, Castro V, Andrade R (1988) Spectroscopy 6: 133-136
16. Lemesle R (1942) Bull Sci Pharmacol 49: 41-47 (Verkürzt auch in: Comptes rendus des séances de l'académie des sciences 214: 237-238)
17. Dekker J (1908) De Looisstoffen, Verlag H.J. de Bussy, Amsterdam
18. Heywood VH (1982) Blütenpflanzen der Welt, Birkhäuser Verlag, Basel
19. Bate-Smith EC (1962) J Linn Soc (Bot) 58: 95-173
20. Cruz A, Silva M, Sammes PG (1973) Phytochemistry 12: 2549-2550
21. Sierra JR, López JT, Cortés MJ (1986) Phytochemistry 25: 253-254
22. Gilg E, Brandt W (1922) Lehrbuch der Pharmakognosie, 3. Aufl., Springer Verlag, Berlin
23. Berger F (1939) Pharmazeut Zentralhalle 80: 225-230
24. Berger F (1949) Handbuch der Drogenkunde, Bd. 1, Verlag Wilhelm Maudrich, Wien
25. Appel HH (1961) Dtsch Apoth Ztg 101: 1665 (auch in: Pharmazie 17: 252)
26. CA (1948) 42: 9088 [Appell HH (1948) Scientia 15: 31-32]
27. Brooks CJW, Overton KH (1957) Proc Chem Soc 322-323
28. Appel HH, Brooks CJW, Overton KH (1959) J Chem Soc 3322-3332

29. CA (1960) 54: 4663 [Appel HH, Dohr R (1958) Scientia 25: 137-142]
30. Appel HH, Connolly JD, Overton KH, Bond RPM (1960) J Chem Soc 4685-4692
31. Cortés M, Oyarzún ML (1981) Fitoterapia 52: 33-35
32. CA (1982) 96: 196576 [Cortés MJ, Urrejola R, Oyarzun ML (1982) Bol Soc Chil Quim 27: 307-309]
33. Appel HH, Bond RPM, Overton KH (1963) Tetrahedron 19: 635-641
34. Aasen AJ, Nishida T, Enzell CR, Appel HH (1977) Acta Chem Scand B 31: 51-55
35. Hirschhorn HH (1981) J Ethnopharmacol 4: 129-158
36. Uphof JCT (1968) Dictionary of Economic Plants, 2. Ausgabe, Verlag J. Cramer, Lehre bei Braunschweig
37. CA (1946) 40: 6819 [Hahn FL (1945) Ciencia 6: 385-391]
38. Ehrendorfer F, Silberbauer-Gottsberger I, Gottsberger G (1979) Plant Syst Evol 132:53–83
39. Esau K, Cheadle VJ (1984) Int Assoc Wood Anatomists Bull N.S.5:13–43
40. Jansen BJM, de Groot A (1991) Nat Prod Rep 8:309–318

KH/Rg

Dryas

HN: 2016200

Familie: Rosaceae.

Unterfamilie: Rosoideae.

Tribus: Dryadeae.[1]

Subtribus: Dryadinae.[1]

Gattungsgliederung: Eine Einteilung erfolgt durch Gliederung der Gattung Dryas L. in 4 Arten;[2] wird der Artbegriff sehr viel enger gefaßt, sind es mehr als 20.[3]
Nahe verwandt mit *Dryas octopetala* L. ist *Dryas integrifolia* VAHL, die sich von ihr durch die ganzrandige Blattspreite und das Fehlen verzweigter Haare am Blütenstiel und dem Hauptnerv des Blattes unterscheidet. *Dryas grandis* JUZ. stimmt bezüglich der Behaarung mit *Dryas octopetala* überein, weicht aber durch die am Grunde keilförmige Blattspreite und die während der Blütenentfaltung (Anthese) aufrechten Kronblätter von ihr ab. Aufrechte Kronblätter in der Anthese, nickende Blüten von hellgelber Blütenfarbe und lang behaarte Filamente weist *Dryas Drummondii* RICHARDS. auf. Diese Art zeigt am wenigsten Ähnlichkeit mit *Dryas octopetala* L. Wo mehrere Dryas-Arten beieinander stehen, bilden sie spontan Bastarde.[2,15]
Ein Bestimmungsschlüssel zu Dryas findet sich bei Lit.[2]

Gattungsmerkmale: Unbewehrte, immergrüne Spaliersträucher mit ausdauernder Pfahlwurzel und stark zu dorsiventraler Ausbildung neigenden, wechselständig beblätterten Achsen. Laubblätter ledrig, ungeteilt, gekerbt oder ganzrandig. Nebenblätter trockenhäutig, schmal lanzettlich bis lineal, etwa zu $^2/_3$ ihrer Länge mit dem Blütenstiel verwachsen. Niederblätter und Knospenschuppen fehlen. Blüten zwittrig oder polygam, einzeln an langen blattlosen Stielen aus den Blattachseln entspringend. Kein Außenkelch. Kelch- und Kronblätter in wechselnder Anzahl, meist 6 bis 18. Kelchblätter eiförmig bis lanzettlich, am Grunde mit dem Blütenbecher verwachsen. Kronblätter elliptisch bis länglich verkehrt-eiförmig, den Kelch überragend. Staubblätter sehr zahlreich, wie die Kronblätter am Saum des Blütenbechers eingefügt. Fruchtblätter sehr zahlreich, frei, mit aufsteigender Samenanlage und fedrig behaartem, nach dem Verblühen weiterwachsendem und an der Frucht erhaltenen Griffelchen. Reife Früchtchen nußartig, der vertrockneten Blütenachse aufsitzend.[15]

Verbreitung: Die Gattung ist zirkumpolar verbreitet.[4,15] In Europa ist die weit verbreitete *Dryas octopetala* L. beheimatet, in Westgrönland und Kanada findet man v. a. *Dryas integrifolia* VAHL. *Dryas grandis* JUZ. stammt aus dem östlichen Sibirien, während *Dryas Drummondii* RICHARDS. in Neufundland und dem nordwestlichen Nordamerika zu Hause ist.

Drogenliefernde Arten: *Dryas octopetala*: Dryas-octopetala-Kraut.

Dryas octopetala L.

Synonyme: *Dryas alpina* SALISB., *Dryas chamaedrifolia* S.F. GRAY, *Dryas Drummondii* var. *minor* MEINSH., *Dryas inzisa* JUZ., *Dryas montana* BUB., *Dryas octopetala* var. *typica* REGEL et TILING, *Dryas pentaphyllea* HILL., *Geum chamaedryfolium* CRANTZ, *Geum octopetalum* STURM, *Psilolum octopetalum* DULAC.[2]

Sonstige Bezeichnungen: Dt.:(achtblättrige) Silberwurz, Frauenhaar, Petersbart, Rosenhaar, Schneehuhnkraut, Steichrürere, weißer Gathau;[6] engl.: Mountain avens; frz.: Chênette, thé suisse; it.: Camedrio alpino; norw.: Reinrose; schwed.: Fjällsippa;[2] tsch.: Dryádka osmiplátečná.

Systematik: *Dryas octopetala* L. neigt, wie bereits oben erwähnt, zur Bastardisierung und kann darüberhinaus je nach Umgebung in unterschiedlichen Modifikationen auftreten.[2,5] Es werden deshalb viele beschriebene Arten[3] als Unterarten bzw. Formen von *Dryas octopetala* aufgefaßt.[2,5]

Botanische Beschreibung: Zwergstrauch mit reich verzweigtem bis 0,5 m langem und über 1 cm dikkem, stark gewundenem Stämmchen. Zweige sich 2 bis 10 cm über den Boden erhebend, die waagerechten zweizeilig, die senkrechten rundum beblättert, anfangs von den lange erhalten bleibenden Blattbasen bekleidet, aber diese schließlich mit der rotbraunen oder schwärzlichen Ringelborke abstoßend. Laubblätter kurz gestielt, die Spreite aus gestutztem oder herzförmigem Grund spatelig, verkehrt eiförmig oder länglich elliptisch, 0,5 bis 4 cm lang und 2 bis 25 mm breit (2 bis 8 mm[6]), stumpf oder allmählich in eine Spitze verschmälert, mit gleichmäßig gekerbtem Blattrand, dieser häufig umgerollt. Oberseite meist dunkelgrün und kahl, durch das eingesenkte Adernetz runzelig, unterseits dicht

weißfilzig mit vorspringender Aderung. Abgestorbene Blätter intensiv rotbraun, später silbergrau gefärbt.[6] Nebenblätter scharf zugespitzt, am Rande und im freien Teil auch auf der Fläche behaart.
Blütenstiele aufrecht, zur Blütezeit, Juli bis August, 2 bis 8 cm, zur Fruchtzeit 5 bis 15 cm lang, einfach oder drüsig behaart. Blüten zwittrig oder polygam, 2 bis 4 cm im Durchmesser. Kelchblätter meist 6 bis 9, ca. 7 bis 11 mm lang, 2 bis 4 mm breit,[6] innen kahl, außen braunfilzig und drüsig. Kronblätter meist 6 bis 9, ca. 10 bis 18 mm lang und 5 bis 12 mm breit, kahl, rein weiß, nach dem Verblühen rasch abfallend. Fruchtblätter dicht behaart mit endständigem, nicht gegliedertem, anfangs schraubig gedrehtem Griffelchen.[15]
Chromosomenzahl 2n = 18,36.[7]

Verbreitung: In der Arktis und Subarktis, den Hochgebirgen von Europa bis Zentralasien und dem pazifischen Nordamerika, hier südlich bis nach Colorado; fehlt lediglich zwischen den Rocky Mountains und Ostgrönland.[4]
Kalkanzeiger, festigt losen Schutt, bildet Teppiche und Inseln, auf denen sich nachher andere Pflanzen ansiedeln, z. B. Vaccinium und Arctostaphylos. Kalkfeste Zwergsträucher wie *Erica carnea* und *Rhododendron hirsutum* verdrängen sie alsbald.
Fossilfunde von Blättern, Früchtchen und Pollen von Dryas wurden in hoch- und spätglazialen Ablagerungen gefunden, v. a. in Nord-, Ost- und dem nördlichen Mitteleuropa sowie den Britischen Inseln. Sie belegen, daß die Silberwurz eine Leitart der Pionierfloren ist, die nach dem Rückzug der Gletscher das eisfrei gewordene Gebiet besiedelt haben. Daher heißt dieser Zeitabschnitt die "Dryas-" oder "Tundrenzeit".[15]

Drogen: Dryas-octopetala-Kraut.

Dryas-octopetala-Kraut

Synonyme: Herba Dryadis octopetalae[6], Herba Chamaedryos alpinae.[9]

Sonstige Bezeichnungen: Dt.: Silberwurzkraut.[16]

Definition der Droge: Die getrocknete ganze Pflanze.

Stammpflanzen: *Dryas octopetala* L.

Schnittdroge: *Geruch.* Fast geruchlos.
Geschmack. Schwach adstringierend.[6]
Mikroskopisches Bild.
Wurzel im Querschnitt.[6] Abschlußgewebe der Wurzel eine Korkschicht, i. a. 6 Zellagen hoch, dünnwandig, tangential gestreckte Zellen. Darunter der Perizykel aus 1 bis 2 Lagen verdickter, ovaler oder rechteckiger, tangential gestreckter, dicht aneinanderschließender Zellen. Im Phloem dickwandige, verholzte, in Gruppen angeordnete Bastfasern, dazwischen 1 bis 3 Zellreihen breite Markstrahlen aus dünnwandigen, viereckigen Zellen. 1 bis 3 Lagen dünnwandiges Kambium, darunter das Xylem aus sehr dickwandigen, 10 bis 60 µm großen Gefäßen, unregelmäßig oder mehr oder weniger in radialen Reihen angeordnet. Dazwischen Markstrahlen mit reich getüpfelten, sehr stark radial gestreckten Zellen. Dickwandiges Holzparenchym, radial angeordnet. Mark fehlt.
Blatt im Querschnitt.[6] Obere Kutikula etwa doppelt so dick wie die Zellwand der Epidermis. Zellen der Epidermis quadratisch mit geraden Zellwänden, etwa 25 µm hoch (entspricht $^{1}/_{10}$ des Gesamtquerschnitts). Dreireihiges Palisadenparenchym (entspricht mehr als der Hälfte des Mesophylls), wobei die innerste Reihe nur halb so hoch ist wie die beiden anderen, oft durch tangentiale Wände geteilt. Lockeres Schwammparenchym. 30 µm große Oxalatdrusen und -kristalle in Zellen ober- und unterhalb der Leitbündel. Untere Epidermis aus rechteckigen, flacheren Zellen als obere Epidermis. Zahlreiche einzellige, gewundene Haare. Untere Kutikula dünner als obere.
Flächenschnitt obere Epidermis.[6] Polygonale Zellen, etwa 30 µm, mit geraden Wänden, z. T. perlschnurartig verdickte Zellwände. Wenige bis 500 µm lange, unverholzte Haare. Spaltöffnungen fehlen.
Flächenschnitt untere Epidermis.[6] Polygonale Zellen mit gebogenen, wenig, selten perlschnurartig verdickten Zellwänden, zahlreichen Spaltöffnungen, diese 16 bis 20 µm groß. Dichter filziger Belag von einzelligen, unverholzten, stark gewundenen Haaren, vereinzelt unterseits der Leitbündel Köpfchenhaare mit zweizelligem Stiel und kleinem rundlich-ovalen Köpfchen.

Pulverdroge: *Fragmente der Wurzel.* Korkzellen, verholzte Fasern, Gefäße.
Fragmente von Blatt und Blüte. Häufig Epidermiszellen mit perlschnurartigen Verdickungen, Flächenansicht der unteren Epidermis mit weißem Haarfilz, einzellige, bis 500 µm lange Haare, Oxalatdrusen und Einzelkristalle, selten dreieckig gerundete Pollenkörner mit rauher Exine.[6]

Inhaltsstoffe: *Gerbstoffe.* Als Monomere der vorhandenen Catechingerbstoffe konnten in den Blättern Procyanidin und Propelargonidin[10] sowie 2*S*,3*S*-(+)-Epicatechin (ent-Epicatechin)[11] nachgewiesen werden. Die für Rosoideae charakteristische Ellagsäure, die bei der Hydrolyse von Ellagitanninen entsteht, fehlt.[10]
Flavonoide. Die oberirdischen Pflanzenteile enthalten zur Blütezeit Flavonoide vom Typ des Quercetins, Kämpferols, Isorhamnetins, Limocitrins und Gossypetins,[10] darüberhinaus auch die des sehr seltenen Corniculatusins (= 8-Methoxyquercetin) sowie des Sexangularetins (= 8-Methoxykämpferol).[10]

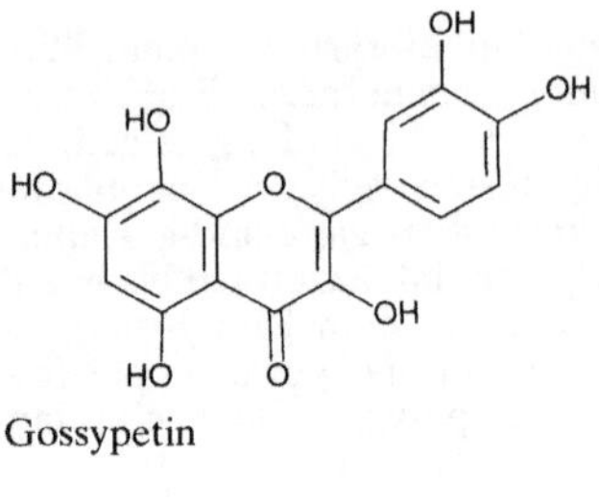

Gossypetin

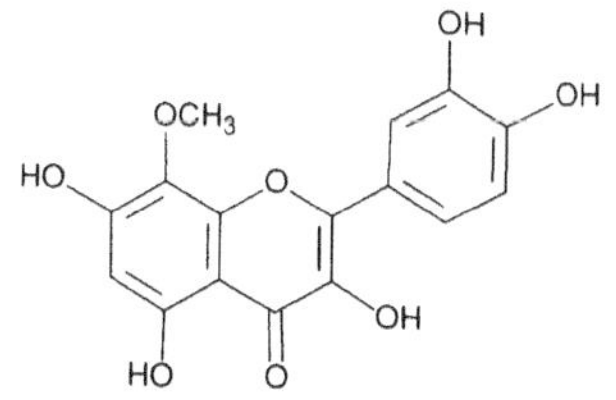

Corniculatusin

Die Hauptkomponenten sind je nach Standort Glykoside des Quercetins, Gossypetins und Corniculatusins.[10] Ersteres liegt entweder als 3-*O*-β-D-Galaktopyranosid (= Hyperin), 3-*O*-α-L-Arabinofuranosid (= Avicularin) oder 3-*O*-β-L-Arabinosid vor.[11] Die beiden 8-Methoxyflavone konnten jeweils als 3-*O*-β-D-Galaktopyranoside nachgewiesen werden, Corniculatusin außerdem in Verknüpfung mit α-L-Arabinose.[11]
Das Muster der Flavonoidaglykone von *Dryas octopetala* französischer und norwegischer Herkunft stimmte überein.[10] Es ist fraglich, ob neben den *O*-Glykosiden auch Flavonoidaglykone genuin in Dryas enthalten sind.[11]
Flavonolgehalt: 0,72 bis 1,57 % zur Blütezeit (je nach Standort).[10]
Triterpene und Wachse. Das Kraut von *Dryas octopetala* enthält Tormentosid,[8] ein Diglucosid der Tormentillsäure (= 2α,19α-Dihydroxyursolsäure).[17] Vermutlich bildet Tormentosid mit den vorhandenen Gerbstoffen wasserlösliche Komplexe, wie dies bei anderen Rosaceen nachgewiesen wurde.[12]
Triterpenole sind auch zu über 50 % am Aufbau der relativ dicken Kutikula der oberen Blattepidermis beteiligt; sie liegen hier ebenso wie die zu ca. 30 % vorhandenen Wachse als Ester vor.[13]

Gehalt:
- In Wurzeln: 2,5 bis 5,5 % Gerbstoffe.
- In Blättern: 7,5 bis 14 % Gerbstoffe.

Der Gerbstoffgehalt der Pflanze steigt bis zur Blütezeit an und sinkt anschließend fast um die Hälfte ab. Auf Grund von Untersuchungen wird vorgeschlagen, lediglich die Blätter als Gerbstoffdroge einzusetzen, da sie einen deutlich höheren Gehalt als die Wurzeln aufweisen, und diese zur Blütezeit Ende Juni zu ernten.[6] Dies käme auch dem Erhalt der natürlich vorkommenden Dryasflora zugute.[6]

Wirkwertbestimmung: *Hautpulvermethode.* 2 bis 4 g Drogenpulver mit 250 mL Wasser 30 min unter Rückfluß erhitzen, abkühlen, filtrieren. Die ersten 10 mL verwerfen, 25 mL einengen, im Trockenschrank bis zur Gewichtskonstanz trocknen, veraschen. 50 mL des oben gewonnenen Filtrats mit 2 bis 4 g Hautpulver 30 min schütteln, filtrieren, davon 25 mL einengen, bis zur Gewichtskonstanz trocknen und veraschen. Trockenrückstand und Asche des Hautpulvers im Blindversuch ermitteln. Diese Werte vom zweiten Trockenrückstand und der Asche abziehen. Aus der Differenz von Trokkenrückstand und Asche ergibt sich die Masse an löslichem organischen Anteil, der beim zweiten Ansatz um die Menge an Gerbstoffen vermindert ist.[6]

Wirkungen: Die gereinigten Flavonoidglykoside zeigten *in vitro* keine Wirkung am isolierten Herzen des Meerschweinchens.[11]

Volkstümliche Anwendung und andere Anwendungsgebiete: Bei Diarrhoe und Magenleiden;[6] in den Alpenländern dienen die Laubblätter als Tee-Ersatz (Kaisertee, Schweizertee).[15]
Da die oben aufgeführten adstringierend wirkenden Gerbstoffe ebenso wie die Flavonoidglykoside mit heißem Wasser extrahierbar sind,[11] erscheint die Anwendung sinnvoll.

Sonst. Verwendung: *Industrie/Technik.* Die in der Arktis beheimatete *Dryas integrifolia* VAHL reichert Caesium-137 im Pflanzengewebe an; hier kann es mit entsprechenden Methoden nachgewiesen werden, wenn im Boden bereits keine radioaktive Kontamination mehr aufzufinden ist.[14] Die Autoren bezeichnen die Pflanze deshalb als biologischen Monitor zur Bestimmung des Fallouts.

1. Melchior H (1964) A Engler's Syllabus der Pflanzenfamilien, 12. Aufl., Gebrüder Borntraeger, Berlin-Nikolassee
2. Hultén E (1959) Sv Bot Tidskr 53:507–542
3. Komarov VL, Shishkin BK, Yuzepchuk SV (1941) Flora of the U.S.S.R., Vol. X, Moskva, Leningrad in engl. Übersetzung Israel Program for Scientific Translations, Jerusalem 1971, S. 197–208
4. Hultén E, Fries M (1986) Atlas of North European Vascular Plants, 1. Aufl., Koeltz Scientific Books, Königstein
5. Elkington TT (1965) Studies on the variation of the genus Dryas in Greenland, CA Reitzels Forlag, København
6. Schulthess H (1945) Pharmakognostisch-anatomische und chemische Untersuchungen von Drogen der Genera Geum, Sieversia und Dryas, Dissertation Zürich
7. FEu, Bd. 2, S. 34
8. Steinegger E, Peters K (1966) Pharm Acta Helv 41:102–108
9. Berger F (1981) Synonyma-Lexikon der Heil- und Nutzpflanzen, österreichische Apotheker-Verlags GmbH, Wien
10. Pangon JF, Jay M, Voirin B (1974) Phytochemistry 13:1.883–1.885
11. Servettaz O, Colombo ML, De Bernardi M, Uberti E, Vidari G, Vita-Finzi P (1984) J Nat Prod 47:809–814
12. Pourrat A et al (1963) Ann Pharm Fr 21:55, zit. nach[17]
13. Lütz C, Gülz PG (1985) Z Naturforsch 40c:599–605
14. Svoboda J, Hutchinson-Benson E, Taylor HW (1986), J Environ Radioact 4:65–76
15. Heg
16. Hoppe HA (1975–1987) Drogenkunde, 8. Aufl., W. de Gruyter Verlag, Berlin New York
17. Hgn

CS

Dryopteris HN: 2011100

Familie: Dryopteridaceae.

Unterfamilie: Dryopteridoideae.

Gattungsgliederung: Die Gattung Dryopteris L. wird in die 4 Untergattungen Pycnopteris (MOORE) CHING, Dryopteris, Erythrovariae (H. ITO) FRASER-JENKINS und Nephrocystis (H. ITO) FRASER-JENKINS, diese wiederum in Sectionen, gegliedert und umfaßt etwa 225 Arten. Die arzneilich genutzten Arten werden alle der Untergattung Dryopteris (11 Sectionen) zugeordnet.[1]
Section 4: Dryopteris: *D. filix-mas* (L.) SCHOTT.
Section 6: Pallidae FRASER-JENKINS: *D. marginalis* (L.) A. GRAY.
Section 8: Cinnamomae FRASER-JENKINS: *D. athamantica* (KUNZE) KTZE.
Viele Arten sind durch Hybridisation, Alloploidie usw. entstanden. Aufgrund ungewöhnlich polymorpher Formenkreise ist die scharfe Abgrenzung mancher Arten schwierig.[2]

Gattungsmerkmale: Mittelgroße bis ansehnliche, ausdauernde Farne. Rhizom kräftig, kurz, senkrecht oder aufsteigend, dicht mit mehr oder weniger breiten, weichen, oft bewimperten Spreuschuppen bedeckt. Blätter dicht gedrängt; Stiel von 5 bis 7 Leitbündeln durchzogen; Spreite ein- bis vierfach gefiedert. Sori rundlich, nicht randständig; Schleier (Indusium) nierenförmig, meist bleibend, in seiner Bucht mit einer niedergedrückten Falte angeheftet. Chromosomen-Grundzahl n = 41.[2]

Verbreitung: In der nördlich gemäßigten Zone und in den Gebirgen der Tropen und Subtropen, jedoch in der arktischen Zone gar nicht, im eigentlichen Afrika und Australien nur selten anzutreffen.[2]

Inhaltsstoffgruppen: *Acylphloroglucinole.* Die Acylphloroglucinole sind in den Drüsenhaaren, die in die Interzellularräume der Parenchyme von Rhizom und Blattstielbasen hineinragen, lokalisiert. Farn-Acylphloroglucinole, von denen etwa 50 bekannt sind, kommen in allen mitteleuropäischen Dryopteris-Arten vor. Die Zusammensetzung ist konstant und wenig abhängig vom Alter der Pflanze, Sammelzeitpunkt oder Herkunft.[3] Das Phloroglucinolmuster ist in der Regel artcharakteristisch. Ausnahmen sind *D. assimilis*, *D. carthusiana* und *D. cristata*. Das Phloroglucinolmuster kann als chemischer Marker für die bestimmten taxonomischen Beziehungen zwischen verschiedenen Taxa von Dryopteris und für die Ableitung möglicher Eltern und Vorfahren von Hybriden und Alloploiden genutzt werden.[4,5] Acylphloroglucinole sind an das Vorhandensein von Drüsenhaaren gebunden. Es sind Dimere (Flavaspidsäure), Trimere (Filixsäure) und Tetramere (Dryocrassin) von monomeren Acylphloroglucinolen. Ein Acylphloroglucinolring kann durch ein Pyran-2,4-dion substituiert sein. Drei Hauptringtypen, Acylphloroglucinoltyp und *O*- und/oder *C*-Methylderivate (I-V), Acylfilicinsäuretyp (VI) sowie der 6-Propyl-3,4-dihydro-2*H*-pyran-2,4-diontyp (VII), sind nach der allgemeinen Formel R_1-CH_2-R_2-CH_2-R_3-CH_2-R_4 über Methylenbrücken unterschiedlich verbunden. Der Acylrest der Acylphloroglucinole ist meist eine Butylgruppe, aber auch Derivate mit Acetyl-, Propionyl- sowie *n*-Valeryl- und Isobutyrylseitenkette (letztere in einer afrikanischen und einer japanischen Art) sind bekannt geworden. Monomere müssen als Artefakte, wahrscheinlich Abbauprodukte während der Isolierung, angesehen werden.[3,4]

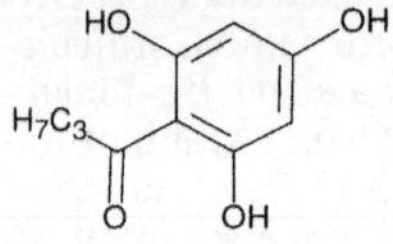

Phlorobutyrophenon (I)

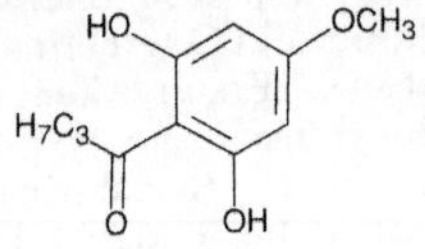

Desapidinol (II)

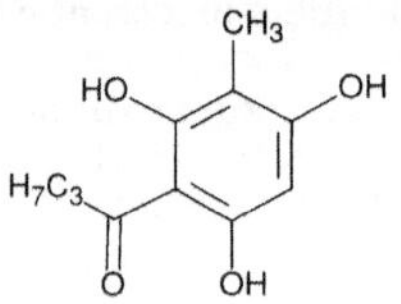

3-Methylphlorobutyrophenon (III)

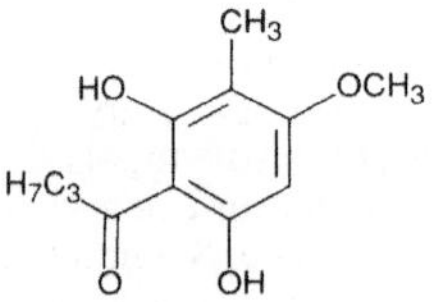

Aspidinol (IV)

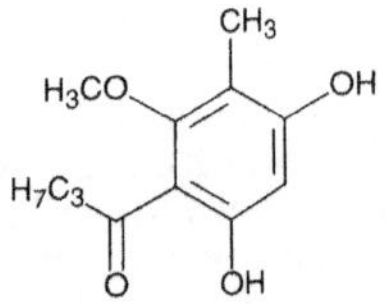

Pseudoaspidinol (V)

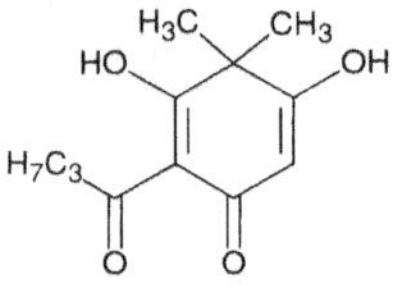

Butyrylfilicinsäure (VI)

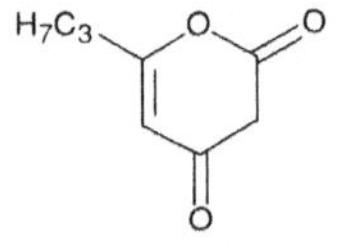

6-Propyl-3,4-dihydro-2*H*-pyran-2,4-dion (VII)

Drogenliefernde Arten: *Dryopteris athamantica*: Dryopteris-athamantica-Wurzelstock, Panna hom. *HAB 34*.
Dryopteris filix-mas: Filicis herba, Filicis rhizoma, Dryopteris filix-mas hom. hom *HAB 1*, Dryopteris filix-mas *HPUS 78*. Dryopteris filix-mas ex herba hom.
Dryopteris marginalis: Dryopteris-marginalis-Wurzelstock.

Dryopteris athamantica (KZE) O. KTZE

Synonyme: *Aspidium athamanticum* O. KTZE, *Lastrea athamantica* MOORE, *Nephrodium athamanticum* (KZE) HOOK.

Sonstige Bezeichnungen: Dt.: Afrikanischer Wurmfarn.

Botanische Beschreibung: Bis 0,7 m hohe Pflanze, "Wedelstiel bis 20 cm lang, Spreite länglich-lanzettlich, bis 50 cm lang, dreifachfiederschnittig, kahl. Sori auf den oberen Fiedern".[52]

Inhaltsstoffe: Acylphloroglucinole im Rhizom und in den Wedelbasen.[53]

Verbreitung: Südafrika (Kapland, Natal, Angola).

Drogen: Dryopteris-athamantica-Wurzelstock, Panna hom. *HAB 34*.

Dryopteris-athamantica-Wurzelstock (Afrikanisches Wurmfarnrhizom)

Synonyme: Pannae rhizoma, Radix (Rhizoma) Pannae, Radix Uncomocomo, Rhizoma Aspidii athamantici.

Sonstige Bezeichnungen: Dt.: Afrikanisches Wurmfarn-Rhizom.

Stammpflanzen: *Dryopteris athamantica* (KZE) O. KTZE.

Herkunft: Südafrika, Angola und Natal.

Ganzdroge: Bis 15 cm lange Rhizome, mehrere Zentimeter dick, zuweilen halbiert, dicht mit bis 2 cm dicken, unregelmäßig buchtigen Wedelbasen und feinen schwarzen Wurzeln besetzt, meist von brauner Farbe. Wedelbasen mit großen, lanzettlichen, am Rande gewimperten Spreuschuppen dicht besetzt. Unregelmäßig geformter Rhizomquerschnitt mit Kreis von 9 bis 13 Leitbündeln und schwarzen Sekreträumen. Wedelbasen im Querschnitt halbrund mit 7 bis 8 Leitbündeln. Zahlreiche Interzellularen im Parenchym mit einzelligen Drüsenhaaren wie bei *Dryopteris filix-mas*. Stärke 3 bis 24 µm groß, ei- oder nierenförmig. Interzellularräume etwas spärlicher, Zellwände des Parenchyms dichter als bei *D. filix-mas*.[54]

Inhaltsstoffe: Die Droge enthält etwa 1,5 % Butylhomologe der Phloroglucinole. Hauptbestandteile des Phloroglucinolgemisches sind Para-Aspidin (VI-CH_2-IV) und Albaspidin-1 (BP) (VI-CH_2-VI). Ferner sind Flavaspidsäure (VI-CH_2-III), Albaspidin-2 (BA) und Trisflavaspidsäure (VI-CH_2-I-CH_2-III) nachgewiesen worden. Nach reduktiver Spaltung beträgt der Anteil der Acylfilicinsäurehomologen: 45 % Butyl-, 45 % Propionyl- und 10 % Acetylseitenketten.[53]

Volkstümliche Anwendung und andere Anwendungsgebiete: Bei Einnahme: Als Bandwurmmittel. Wegen möglicher Risiken wird von der Verwendung abgeraten und auf synthetische Wurmmittel verwiesen.

Dosierung und Art der Anwendung: Nach Lit.[55] werden 12 g der frisch gepulverten Wurzel in 3 Portionen im Abstand von 5 min gegeben und 15 min nach der letzten Gabe 50 g Ricinusöl. Für Kinder von 7 bis 14 Jahren sollen 3 Gaben zu je 1 g genügen. Der ätherische oder alkoholische Extrakt soll weniger wirksam als die frisch gepulverte Droge sein.[54]

Gesetzl. Best.: *Apothekenpflicht*. Ja.

Panna hom. *HAB 34*

Monographiesammlungen: Panna *HAB 34*.

Definition der Droge: Getrockneter Wurzelstock *HAB 34*.

Stammpflanzen: *Dryopteris athamantica* (KZE) O. KTZE.

Herkunft: S. Dryopteris-athamantica-Wurzelstock.

Ganzdroge: S. Dryopteris-athamantica-Wurzelstock.

Inhaltsstoffe: S. Dryopteris-athamantica-Wurzelstock.

Zubereitungen: Tinktur nach Vorschrift 4 *HAB 34* mit 96 %ig. Weingeist. Abgabe im Handverkauf erst ab D4.

Gehalt: Arzneigehalt der Tinktur $^{1}/_{10}$ *HAB 34*.

Lagerung: Bis D3 vorsichtig *HAB 34*.

Dryopteris filix-mas (L.) SCHOTT

Synonyme: *Aspidium filix-mas* (L.) SW., *Lastrea filix-mas* (L.) PRESL., *Nephrodium filix-mas* MICHX. od. (L.) RICH., *Polypodium filix-mas* L., *Polystichum filix-mas* ROTH.

Sonstige Bezeichnungen: Dän.: Ager-Bregne, Almindelig angelov; dt.: Bandwurmkraut, Farnkraut, Farnmännlein, Federfarn, Flohkraut, Gemeiner Wurmfarn, Johanniswurz, Männliches Farnkraut, Waldfarn, Wanzenkraut; engl.: Male fern; frz.: Fougère male; holl.: Bijwortels; it.: Felce machio; norw.: Ormetelg; poln.: Paprotka samera; russ.: Muzskoj poprotnik; schwed.: Trägon; span.: Felco machio.

Systematik: Dryopteris-Arten sind ein systematisch schwieriger Formenkreis, da häufig Bastarde auftreten.[6] *D. filix-mas* ist allotetraploid mit einer Chromosomenzahl von 2n = 164. Als Vorfahren wurden *D. oreades* und mit großer Wahrscheinlichkeit *D. caucasica* ermittelt. *D. filix-mas* ist reich an Formen, die aber teilweise unter Einfluß von Umweltfaktoren stehen oder unter Einfluß von Frost, Viruskrankheiten usw. entstehen können.[2] *D. filix-mas* (L.) SCHOTT s. str. wird häufig mit *D. borreri* NEWM. und *D. abbreviata* (DC) NEWM. zur Sammelart *D. filix-mas* s. l. (Filix-mas-Komplex) zusammengefaßt. Die Gesamtheit der Phloroglucide dieser Arten wird als Rohfilicin bezeichnet.[5]

Botanische Beschreibung: 30 bis 140 cm hohe, ausdauernde Pflanze mit kurzem, dickem, aufsteigendem Rhizom, das dicht mit Blattresten besetzt ist. Am Ende mit trichterförmig angeordneten Blättern. Diese im Herbst ziemlich rasch faulend. Blattstiel 6 bis 30 cm lang und bis 5 mm dick. Blattstiel nur am Grunde dicht, sonst wie die Blattspindel spärlich mit braunen Spreuschuppen besetzt. Blätter 30 bis 130 × 5 bis 25 cm einfach gefiedert, oberseits dunkelgrün, unterseits blasser. Die Fiedern sind tief fiederspaltig mit gesägten Abschnitten. An den Fiederchen des mittleren und oberen Teils der Blätter sind mindestens 3, meist 5 bis 6 Sori, dem Mittelnerv genähert, vorhanden. Diese sind klein, rundlich und von nierenförmigem Schleier (Indusium) bedeckt. Sporen dunkelbraun mit unregelmäßigen, gewundenen Leisten. Geruch: eigenartig.[2]

Verwechslungen: Als mögliche Verwechslungen kommen 5 Arten in Frage. *D. affinis* (LOWE) FRASER-JENKINS (= *D. borreri* NEWMAN), *D. carthusiana* (VILL.) H. P. FUCHS, *D. cristata* (HOFFM.) A. GRAY, *D. dilatata* (HOFFM.) A. GRAY, *D. oreades* FOMIN (= *D. abbreviata* (DC.) NEWMAN ex MANTON).[1,2]

Inhaltsstoffe: Etherlösliche Acylphloroglucinole, deren Verhältnis zueinander variiert. Weit invariabler ist als Hauptkomponente von *D. filix-mas* die Flavaspidsäure (Flavaspidsäure BB = VI-CH_2-III),[3] die wesentlich an der pharmakologischen Wirkung beteiligt ist.[7]

Verbreitung: In der gemäßigten Zone Europas sowie im nördlichen Asien, in Nord- und Südamerika verbreitet. Von der Ebene bis in alpine Regionen (bis über 2.600 m) anzutreffen. Wächst in schattigen Zonen der Wälder, bevorzugt auf kalkfreien Böden. Anzeiger guter Mineral- und Lehmböden.[2]

Drogen: Filicis herba, Filicis rhizoma, Dryopteris filix mas hom. *HAB1*, Dryopteris filix-mas hom. *HPUS78*, Dryopteris filix-mas ex herba hom.

Filicis herba (Wurmfarnkraut)

Synonyme: Filicis maris herba, Herba Filicis maris.

Sonstige Bezeichnungen: Dt.: Farnkraut, Wurmfarn-Kraut.

Definition der Droge: Die getrockneten Farnwedel.

Stammpflanzen: *Dryopteris filix-mas* (L.) SCHOTT.

Herkunft: S. Filicis rhizoma.

Ganzdroge: 25 bis 60 cm hohe, doppelt gefiederte Wedel. S. a. Filicis rhizoma.

Mikroskopisches Bild: Epidermiszellen der Blattoberseite 45 bis 100 µm mit stark wellig-buchtigen, über den Nerven gestreckten Seitenwänden, keine Spaltöffnungen. Zellen der Blattunterseite 45 bis 65 µm groß von gleichem Bau und größere, zahlreiche Spaltöffnungen in paralleler Richtung verlaufend. Nebenzellen meistens 3 bis 5. Die Trennwand der beiden Schließzellen und die fühlerförmigen Fortsätze an den Polenden verholzt. Behaarung nicht sehr häufig, aus einzellreihigen, aus wenigen Zellen aufgebauten Gliederhaaren bestehend: 1 bis 2 kurzgegliederte Basalzellen und 3 bis 5 etwas gestreckte Gliedzellen. Zuweilen kurze Drüsenhaare mit einzelligem Köpfchen. Basiszelle an einer Spreuschuppe verankert oder aus dem Sporangienstiel entspringend. Auf der Unterseite des Blattes und am Blattrand in den Einbuchtungen zahlreiche Spreuschuppen. Epidermis im Querschnitt dünn. Mesophyll aus vier- bis fünfschichtigem Sternparenchym bestehend. Palisaden fehlen oder nur andeutungsweise vorhanden. In den großen Interzellularen bisweilen einzellige, in die Hohlräume keulenförmig hineinragende Drüsenhaare, identisch mit denen im Grundgewebe von Rhizom und Blattstielbasis vorkommenden, jedoch weniger häufig. Leitbündel der Haupt- und Seitennerven von mehr oder weniger dickwandigen, chlorophyllfreien Parenchymzellen begleitet, die bis zur oberen und unteren Epidermis reichen.[8]

Verfälschungen/Verwechslungen: Beimengungen von *Pteridium aquilinum* (L.) KUHN, Adlerfarn, bis zu 70 % werden beschrieben.[45]

Inhaltsstoffe: Die Phloroglucinolzusammensetzung entspricht der des Rhizoms, jedoch ist der Gehalt nur $^1/_{12}$.[46]
Das Wurmfarnkraut enthält 34 % Glykolipide, 13 % Phosphatide und 40 % Neutrallipide. An Polyensäuren wurden $\Delta^{7,10,13}$Hexadecatriensäure, $\Delta^{9,10,15}$Octadecatriensäure, $\Delta^{9,11,14}$Eicosatriensäure, $\Delta^{5,8,11,14}$Eicosatetraensäure und $\Delta^{5,8,11,14,17}$Eicosapentaensäure nachgewiesen.[47]
Ferner wurden gefunden: Kämpferol-3-*O*-glucosid, Quercetin-3-*O*-glucosid, Dryopterin, Epicatechin, Procyanidin B2.[46]

Volkstümliche Anwendung und andere Anwendungsgebiete: Äußerlich angewendet als Bestandteil von Salben zur Behandlung von Fuß- und Beinschmerzen, schmerzhafter Ballenbildung und Durchblutungsstörungen. Die Krautwedel sollen als Kissen aufgelegt gegen Rheumatismus, schmerzlindernd bei Hexenschuß und Ischias wirken.[30,31]

Die Wirksamkeit bei den genannten Anwendungen ist gegenwärtig nicht belegt.

Tox. Inhaltsstoffe u. Prinzip: S. Filicis rhizoma.

Akute Toxizität: *Mensch.* Bei einem 13jährigen Jungen traten nach dem Genuß eines Aufgusses aus 2 g Farnwedel bereits nach Minuten Kopfschmerzen und Sehstörungen auf. Der Blutdruck betrug 140/100 mm Hg, der Puls 110/min.[48] *Tier.* Bei Kühen, die mit dem Weidefutter Wedel und Wurzelstöcke von *D. filix-mas* und *D. borreri* aufgenommen hatten, trat häufig Erblindung auf. Im getöteten Tiermaterial wurden nach Obduktion zahlreiche Geschwüre in der Speiseröhre, im Blinddarm und oft auch im Dickdarm gefunden. Ferner kam es zur Leberzirrhose und zu Nekrosen im Maul.[49]

Sonst. Verwendung: In Rußland sollen die Farnkrautwedel als Ersatz für Hopfen in der Bierbrauerei Verwendung gefunden haben.[57]

Gesetzl. Best.: *Apothekenpflicht.* Ja.

Filicis rhizoma (Wurmfarnwurzelstock)

Synonyme: Dryopteris-filix-mas-Wurzelstock, Radix Filicis maris, Rhizoma Filicis.

Sonstige Bezeichnungen: Dän.: Bregnerod; dt.: Farnkrautwurzel, Farnwurzel, Johannishand, Johanniswurzel, Männliche Farnwurzel, Teufelsklaue, Wurmfarn-Rhizom, Wurmfarnwurzel; engl.: European aspidium, Male fern (root); frz.: Fougère male, Rhizome de fougère male: holl.: Varenwortel; it.: Felce maschio, Rhizoma di felce maschio; schwed.: Tragonrot; span.: Raiz de Helecho macho.

Monographiesammlungen: Rhizoma Filicis *DAB 6*, *Helv VI*, *Nord 63*, *Port 35*; Filicis Rhizoma *Belg IV*, *Ned 6*; Filicis maris rhizoma *Hisp IX*; Fougère male *PF VIII*; Felce maschio *Ital 7*; Male Fern *BP 68*, *BPC 79*, *Mar 29*; Aspidium (Male fern) *USP XVI*; Filix Mas *PI 1*; Radix Filicis maris *ÖAB 9*.[63]

Definition der Droge: Der im Herbst gesammelte, von den Wurzeln befreite, ungeschälte und unzerschnittene, getrocknete Wurzelstock mit daransitzenden Blattbasen *DAB 6*. Die Droge muß im Inneren eine grüne Farbe aufweisen *BP 68*, *BPC 79*. Das im Spätherbst gesammelte, von abgestorbenen Teilen und Wurzeln befreite, sorgfältig getrocknete Rhizom einschließlich Wedelbasen und apikalen Blattknospen *Mar 29*, *PI 1*. Das von abgestorbenen Teilen befreite, getrocknete Rhizom samt Wedelbasen *ÖAB 9*, *Helv VI*.

Stammpflanzen: *Dryopteris filix-mas* (L.) SCHOTT.

Herkunft: Die Droge stammt aus Wildbeständen. Hauptherkunftsgebiete sind Finnland, Italien, Balkanländer, Kaukasus sowie Nordasien, Nordafrika und Nordamerika.[56]

Gewinnung: Der Wurzelstock wird im Herbst gesammelt und bei gelinder Wärme *DAB 6*, bis maximal 50 °C *ÖAB 9* getrocknet.

Ganzdroge: Wurzelstock 10 (bis 30) cm lang und 1 bis 2 cm, mit den Wedelbasen bis 6 cm dick, von bis 3 cm langen und bis 1 cm dicken schwarz-braunen Blattbasen umhüllt und wie diese mit braunen bis gelbbraunen Spreuschuppen bekleidet. Die jüngsten, mit braunen Spreuschuppen bedeckten Blätter häufig noch an der Stammknospe vorhanden und schneckenförmig eingerollt. Droge nur als Ganzdroge bzw. Pulver zur umgehenden Verarbeitung vorgesehen. Oft sind die Stücke im Handel der Länge nach halbiert.[8]

Schnittdroge: *Geschmack*. Zuerst süßlich, zusammenziehend und etwas kratzend, später bitter.
Geruch. Eigenartig.
Makroskopisches Bild. Der vielkantige, grünliche Querschnitt des Wurzelstocks zeigt 8 bis 12 größere, kreisförmig um einen Markteil gelagerte sowie zahlreiche äußere kleine Leitbündel. Auf dem Querschnitt einer Blattbasis 5 bis 9 hufeisen- oder halbkreisförmig gelagerte Leitbündel. Die frische Bruchfläche muß grün sein.[64]

Mikroskopisches Bild: Der anatomische Bau von Rhizom und Wedelbasen ist sehr ähnlich. Dünnwandige Epidermis mit dunkelgefärbten Zellwänden. Darunter eine vielschichtige Hypodermis aus braunen, langgestreckten, dickwandigen, unverholzten Fasern mit getüpfelten Wänden, nach innen kollenchymatisch. Grundgewebe aus interzellularen-reichem Parenchym bestehend, deren rundliche, dünnwandige Zellen in der Längsrichtung etwas gestreckt, mit länglichen Stärkekörner (3 bis 18 µm Durchmesser) gefüllt sind, oft Tropfen mit fettem Öl enthaltend. In zahlreiche Interzellularräume ragen 1, selten 2 bis 3 einzellige, kurzgestielte, kleine, birnenförmige Drüsenhaare hinein. Hadrozentrische Leitbündel im Parenchym, von einer Endodermis aus meist langgestreckten Zellen und einer darunterliegenden Stärkescheide umschlossen. Der ovale Holzteil aus leiterförmig oder treppenförmig verdickten Tracheiden mit spitzen Enden und eingesprengtem, mit Stärke gefülltem Holzparenchym. Die Siebröhren werden von Siebparenchym begleitet. Ei-lanzettliche Spreuschuppen sind eine Zellage dick, bestehen aus bis 450 µm langen Zellen und besitzen am Grunde höchstens zwei einzellige Drüsenhaare, die oft fehlen. Die Randzellen laufen häufig in zweizellige, meist gebogene Zähne aus.[8]

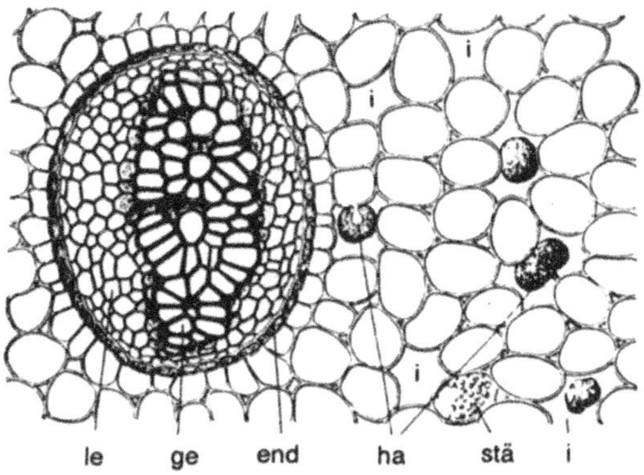

Filicis rhizoma. Querschnitt durch das Rhizom mit einem konzentrischen Leitbündel. le Siebteil; ge Gefäßteil, hauptsächlich aus Tracheiden bestehend; end Endodermis; ha die Sekret abscheidenden Drüsenhaare; stä eine Parenchymzelle mit ihrem Stärkeinhalt; i Interzellularräume (Vergr. 150fach). Aus Lit.[8], nach Gilg

Pulverdroge: Gelb-grünes Pulver mit stärkereichem, dünnwandigem Parenchym, vereinzelt Drüsenhaare in den Interzellularräumen, Stärkekörner einfach (3 bis 18 µm groß), Fragmente von Leiter- und Treppentracheiden, dunkelbraune Stücke der Sklerenchymfasern, Stücke der braunen, nur eine Zellschicht dicken Spreuschuppen. (Vanillin-Salzsäure färbt das Parenchym rot, Eisen(III)chloridlösung tiefgrün).[8]

Verfälschungen/Verwechslungen: Die Rhizome der meisten in Mitteleuropa heimischen Dyopteris-Arten sind im Aussehen dem Filixrhizom ähnlich. In der Praxis spielen hauptsächlich Rhizome von *Dryopteris carthusiana* (VILL.) H. P. FUCHS eine Rolle. Wurzelstöcke der anderen Arten sind viel kleiner als *D. filix-mas*. Rhizome folgender Arten sind bei Angeboten zur Extraktbereitung aufgetreten: *Athyrium filix-femina* (L.) ROTH, gemeiner Frauenfarn, weiblicher Waldfarn; *Dryopteris cristata* (L.) A. GRAY, Kammfarn; *D. dilatata* (HOFFM.) A. GRAY, großer Dornfarn; *D. villarii* (BELL.) WOYNAR, steifer Wurmfarn; *Polystichum aculeatum* (L.) ROTH,

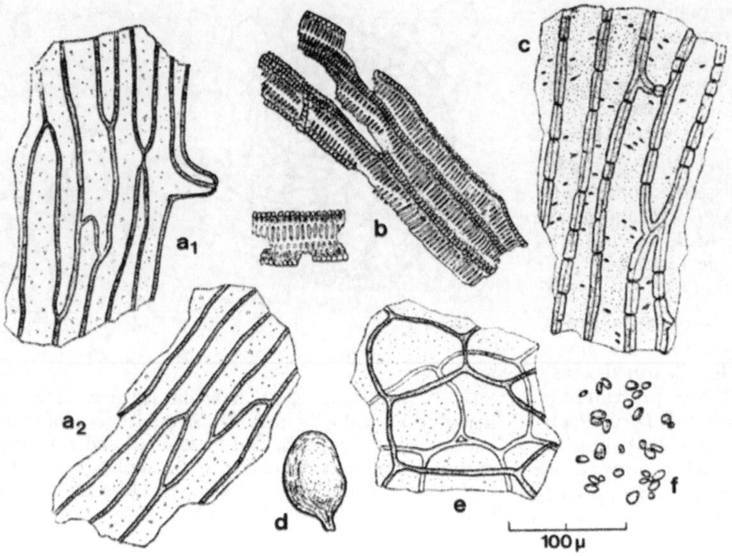

Pulver von Filicis rhizoma. a_1 Randstück; a_2 Mittelstück einer Spreuschuppe; b Treppentracheiden; c Sklerenchymfasern der Stärkescheide; d Drüsenhaar, an der Basis abgebrochen (selten); e Parenchymzellen aus dem Grundgewebe; f Stärke (3 bis 18 µm). Aus Lit.[8], nach Weber

gelappter Schildfarn, stachliger Schildfarn; *Thelypteris oreopteris* (EHRH.) SLOSSON, Bergfarn.[8,9]

Minderqualitäten: Droge, deren frische Bruchflächen keine grüne Färbung aufweisen. Braungewordene Farnwurzeln sind meistens verharzt, liefern häufig größere Ausbeute an Magnesium-Rohfilicin als grüne, sind aber in der biologischen Wirkung minderwertig.[10]

Inhaltsstoffe: *Phloroglucinole.* Acylphloroglucinole, die in den internen Drüsenhaaren von Rhizom und Blattbasen lokalisiert sind. Die Gesamtheit der etherlöslichen Phloroglucide wird "Rohfilicin" oder "Filicin" genannt, darin 50 bis 60 % Flavaspidsäuren (Flavaspidsäure BB = VI-CH_2-III) und ca. 25 % Filixsäuren (Filixsäure BBB = VI-CH_2-I-CH_2-VI) sowie Para-Aspidin, Desaspidin und weitere Phloroglucinole.[11] Der Anteil der Acylfilicinsäuren nach reduktiver Spaltung der rohen Phloroglucinole beträgt: 60 % Butyryl-, 30 % Propionyl- und 10 % Acetylfilicinsäure.[12]
Weitere Inhaltsstoffe. 0,0008 bis 0,04 % ätherisches Öl,[13] 7,8 % Gerbstoffe,[14] 5 bis 6 % fettes Öl,[15] Terpenoide,[16] etwa 11 % Zucker und Stärke.

Zubereitungen: Extractum Filicis (maris) (Farnextrakt) *DAB 6*, *Helv VI*, *PI 1*. Die Bereitung erfolgt durch erschöpfende Perkolation mit Ether, Abdestillieren des Ethers und Eindampfen bei maximal 50 °C zu einem von Ether völlig freien Extrakt *DAB 6* bzw. im Vakuum zum Trockenextrakt *Helv VI*. Der Extrakt wird mit einer entsprechenden Menge fetten Speiseöls auf den geforderten Gehalt eingestellt *PI 1*. Apsidinol filicinum oleo solutum (= Aspidinolfilizinöl, = Filmaronöl) *DAB 6*, eine 10 %ige Lösung von Aspidinolfilicin in neutralem Pflanzenöl.

Identität: Nach *Helv VI* erfolgt der Nachweis von Flavaspidsäure im Rohfilicin mittels DC.

- Sorptionsmittel: Kieselgel GF_{254}.
- Vergleichssubstanz: Flavaspidsäure.
- FM: Chloroform – Aceton – Wasser (75 + 25 + 2).
- Detektion: 1 %ige Echtblausalz-B-Lösung.
- Auswertung: Bei Rf ca. 0,15 langgezogener, im Tageslicht violett-rosa gefärbter Fleck entsprechend dem Fleck der Flavaspidsäure. Oberhalb können weitere Flecken sichtbar sein.

Da auf Kieselgelschichten schon unter leicht alkalischen Bedingungen Acylphloroglucinole durch Polymerisation und Autoxidation chemischen Veränderungen unterliegen, ist die DC auf gepufferten Schichten (pH 6) mit Hexan-Chloroform (1 + 1) vorzuziehen.[3,17–19]
Neben der DC ermöglicht auch die HPLC eine gute Auftrennung der Phloroglucinole, teilweise sogar der unterschiedlichen Acylverbindungen.
HPLC: Reversed-phase-HPLC an einer 300 × 4 mm I. D. Bondapak C_{18}-Säule und UV-Detektor (254 nm Filter) mit Tetrahydrofuran-Phosphorsäure-Wasser (65 + 0,1 + 35). Seitenkettenhomologe, insbesondere der bicyclischen Phloroglucinole werden gut getrennt.[17]

Reinheit: *Droge.*
- Fremde Beimengungen: Rhizome und Wedelbasen anderer Farnarten *ÖAB 9*, *Helv VI*, fremde organische Bestandteile nicht mehr als 2 % *USP XVI*.
- Asche: Höchstens 3 % *Hisp IX*, 4 % *ÖAB 9*, *DAB 6*, *PI 1*, bis 5 % *Nord 63*, *Ned 6*, 6 % *Helv VI*, höchstens 3 % säureunlösliche Asche *USP XVI*.

Gehalt: Mindestgehalt an Filicin bzw. Rohfilicin: 1,8 % *Hisp IX*, 1,5 % *PF VIII*, *Helv VI*, *BP 68*, *USP XVI*, *Ital 7*, *BPC 63*, *PI 1*, *Mar 29*.
Mindestens 8 % (bei 100 °C) getrockneter Etherextrakt, der mindestens 25 % Rohfilicin (nach der Baryt-Methode) enthält *DAB 6*; 6 bis 8 % Etherextrakt mit 24 bis 25 % Rohfilicin *Hisp IX*. Das Rohfi-

licin muß mindestens 20 % Flavaspidsäure enthalten *Helv VI*.

Gehaltsbestimmung: Photometrische Bestimmung durch Extinktionsmessung des Flavaspidsäure-Gehaltes des nach DC-Trennung in Aceton gelösten Rohfilicins (s. Identität), sowie Extraktion des Flavaspidsäurefleckes.[20] Die Extinktion der Prüf- und Standardlösung wird bei 295 nm gegen den Leerpulverauszug gemessen *Helv VI*.

Wirkwertbestimmung: Gravimetrische Bestimmung des Extraktgehaltes nach erschöpfender Extraktion der gepulverten Droge mit Ether und Trocknen des Rückstandes der Etherfraktion bei 100 °C *DAB 6*.
Gravimetrische Bestimmung des Rohfilicins aus Extrakten und Drogenauszügen (Ether). Die Wirkstoffe werden in Form ihrer wasserlöslichen Barium- oder Magnesiumphenolate abgetrennt und das als Rohfilicin bezeichnete Gemisch durch Zusatz von Säure ausgefällt. Das mit Ether ausgeschüttelte Produkt wird bei 100 °C getrocknet *DAB 6*, *Helv VI*.
Der Rohfilicingehalt gibt wegen der wechselnden Zusammensetzung der Filix-Phloroglucide keinen Aufschluß über die Wirksamkeit der Droge. Die Bestimmung der Flavaspidsäure im Rohfilicin ermöglicht, alte, minderwertige Droge von der Extraktherstellung auszuschließen.[10]
Neben "*in vitro*" Versuchen mit niederen Tieren wie Regenwürmer, Blutegel, Enchyträen[9] und dem Schlammröhrenwurm *Tubifex tubifex*[21] wurden auch "*in vivo*" Untersuchungen zur biologischen Wertbestimmung von Filix-Rhizom und Zubereitungen genutzt.
Bei der "*in vivo*" Prüfung werden Warmblüter wie Maus und Ratte mit geeigneten Bandwürmern, meist *Hymenolepis nana* und *H. diminata*, infiziert. Die Tiere weden mit der zu prüfenden Substanz behandelt und der Grad der Deparasitierung ermittelt.[9,10]

Lagerung: Farnwurzel und Farnwurzelpulver höchstens 1 Jahr (Extrakt höchstens 2 Jahre); über gebranntem Kalk *DAB 6*, bei relativer Feuchtigkeit unter 0,05 *Ned 6*, in gut schließenden Behältnissen, vor Licht geschützt, mit einem geeigneten Trocknungsmittel *ÖAB 9*. Pulverisierte Droge darf nicht gelagert weden *ÖAB 9*, *Helv VI*.

Stabilität: Taenifug wirksame Filix-Inhaltsstoffe sind gegenüber Sauerstoffeinwirkung und Licht sehr empfindlich. Verlust an biologischer Wirksamkeit der Droge bei Trocknung 1,5fach, nach einem Jahr Lagerung ca. 4,5fach.[22] Droge in Pulverform noch schnellere Wirkungsabnahme. Die meisten Acylphloroglucide sind gegenüber Alkali sehr empfindlich.[4]

Wirkungen: *Anthelmintische Wirkung.* Aus der Analyse der Wirkung der Filixinhaltsstoffe folgerte man, daß diese Wirkstoffe Gifte für jeder Art organisierten Plasmas sind und eine hohe Affinität zur glatten, aber auch zur quergestreiften Muskulatur höherer Tiere besteht.[23] Wirksam sind die Inhaltsstoffe besonders gegen Bandwürmer und Leberegel, auffällig hoch ist die Resistenz von Ascariden und Oxyurenlarven.[24]

In-vitro-Versuche. Aus dem Darm von Mäusen isolierte Zwergbandwürmer (*Hymenolepis nana*) wurden in einer Nährbrühe mit und ohne Etherextrakt des Farnrhizoms (37,8 % Filicin) 24 h bei pH 8,5 und 37 °C inkubiert und die minimale letale Konzentration mit 1 : 500.000 ermittelt.[7]
In-vivo-Versuche am Tier. Zur Bestimmung der anthelmintischen Wirkung von Filixextrakten wurden Mäuse mittels Magensonde mit ca. 500 Eiern des Zwergbandwurms (*Hymenolepis nana*) infiziert. 12 h nach Infektion wurde der Etherextrakt mit einem Gehalt von 37,8 % Filicin und 1 % Na-Glykocholatlösung p. o. gegeben. Nach Obduktion wurde die Reduktion des Wurmbefalls durch Auszählen der aus dem Darm isolierten Bandwürmer bestimmt. Bei 50 mg Farnextrakt/kg KG waren 10 %, bei 400 mg/kg KG waren 91 % der Tiere wurmfrei. Nach p. o. Appl. von 100 mg Flavaspidsäure/kg KG waren alle Tiere wurmfrei.[7]
Klinische Untersuchungen am Mensch. Patienten mit einem Befall durch *Dibothriocephalus latus* (Breite Grubenkopf), 24 h ohne Nahrungsaufnahme, wurden p. o. mit 1 bis 4 g Farnextrakt behandelt und nach 2 h ein Abführmittel gegeben. Der Abgang des Bandwurms wurde registriert und nach 3 Wochen eine Stuhlkontrolle vorgenommen. Bei 3 bis 4 g Farnextrakt sind 91 % der Patienten wurmfrei.[25]
Die p. o. Behandlung von 29 Patienten im Alter zwischen 12 und 60 Jahren mit 0,07 g Farnextrakten/kg KG in Gelatinekapseln nach vorheriger Verabreichung einer hypertonischen Magnesiumsulfat-Lsg. (15 g auf 200 mL Wasser) führte bei 25 Patienten zum Erfolg.[26]
Virostatische Wirkung. Eine Monolayer der BGM-Zellinie von afrikanischen grünen Meerkatzennieren (*Ceropithecus aethiops*) wurde mit ethanolischem Farnextrakt (5 g/100 mL) behandelt und danach mit dem Stomatitis-vescularis-Virus infiziert. Die Plaquebildung von mit Farnextrakt behandelten und nichtbehandelten Monolayerkulturen wurde nach 17 h Inkubation bei 37 °C durch Anfärben der Zellen mit Kristallviolett verglichen. Die Differenz der Titer der nichtbehandelten und der behandelten Zellen wird als antiviraler Effekt gewertet.[27]

Resorption: Es wird die Resorptioin über die Magen-Darmschleimhaut angegeben, nähere Angaben liegen nicht vor.[14] Durch Alkohol soll die Resorption gefördert und damit die Toxizität erhöht werden. Weitere Angaben werden nicht gemacht.[28]

Elimination: Die wirksamen Acylphloroglucinole sollen nach Aufspaltung zum Teil über die Galle[29] bzw. teilweise unverändert über die Niere[58] ausgeschieden werden. Nähere Daten liegen nicht vor.

Anwendungsgebiete: Bei Einnahme: Gegen Wurminfektionen, insbesondere durch Bandwürmer und den gefährlichen Hakenwurm. Wegen der geringen therapeutischen Breite und damit verbundenem häufigen Auftreten von Intoxikationen wird von der Verwendung abgeraten und auf synthetische Bandwurmmittel verwiesen. Droge und Zubereitungen heute obsolet.

Dosierung und Art der Anwendung: *Droge.* Rhiz. Filicis *Helv VI* darf nicht als Arzneimittel abgegeben werden, sondern dient nur zur Herstellung von "Extractum Filicis siccum".
Zubereitung. Extractum Filicis DAB 6. Gebräuchliche Einzel- und Tagesdosis: 6 bis 8 g für Erwachsene, 4 bis 6 g für Kinder von 4 bis 12 Jahren. Einzel- und Tagesmaximaldosis für Erwachsene: 10 g.
Wegen der magenreizenden und Übelkeit hervorrufenden Wirkung wurde die Anwendung in Gelatinekapseln oder mit einer Magensonde empfohlen. Nach erfolgloser Kur sollte die Verabreichung niemals innerhalb der nächsten 7 bis 10 Tage, möglichst erst nach mehreren Wochen, wiederholt werden.
Extractum Filicis siccum Helv VI. Einzel- und Tagesmaximaldosis: 3,0 g.
Aspidinolfilicinum oleo solutum DAB 6. Größte Einzel- und Tagesabgabe: 20,0 g.
Die Dosierungen liegen häufig im toxischen Bereich.

Volkstümliche Anwendung und andere Anwendungsgebiete: *Äußerlich.* Eine Abkochung 1:5 des Rhizoms zu Fußbädern, bei Rheuma, Krampfadern und gichtigen Fußleiden. In Nord-Ost-Italien das alkoholische oder wäßrige Mazerat bei Rheumatismus.[30] Eine Aufkochung mit Weißwein oder Wasser zu Waschungen und Umschlägen zur Behandlung alter eitriger Gechwüre und Wunden. Bei Verbrennungen der frische Preßsaft aus dem Rhizom. Als Salbe bei Hämorrhoiden.[31]
Die Wirksamkeit bei den genannten Anwendungen ist gegenwärtig nicht belegt.

Unerwünschte Wirkungen: Häufig treten lokale Reizerscheinungen und Hyperämie im Magen-Darmtrakt auf. In diesem Zusammenhang kann es zu Unwohlsein, Übelkeit, gelegentlichem Erbrechen und Diarrhöen kommen. Starke Kopfschmerzen können auftreten.[31] Teils durch Überdosierung, teils durch Überempfindlichkeit des Erkrankten bzw. wenn nicht ordnungsgemäß abgeführt wird (1 h, maximal 2 h nach p.o. Aufnahme gelähmten Bandwurm mit salinischem Abführmittel abtreiben) erfolgt Resorption toxischer Mengen. Zentralnervöse Störungen bis zu Dauerschäden oder Lähmung lebenswichtiger Funktionen (z.B. Atemzentrum) werden angegeben.[32] *Leber, Pankreas, Stoffwechsel.* Nach p.o. Appl. von 3 bis 4 g Farnextrakt in Gelatinekapseln ist eine Tendenz zur Erhöhung der GOT- und GPT-Aktivität zu beobachten. Für die GOT werden in seltenen Fällen pathologische Werte erreicht. Der Bilirubingehalt des Serums ist signifikant erhöht.[28] Die Glucuronidbildung von Bilirubin und *o*-Aminophenol in Rattenleberschnitten (100 mg) und Kaninchenleberhomogenaten wird durch Farnextrakt (0,0001 bis 0,005 mL) gesenkt.[33]
Die i.p. Appl. von 0,02 mg Farnextrakt/100 g Wistarratte verringert den Prozentsatz konjugierten Bilirubins sowie die maximale hepatische Clearance von Bilirubin und konjugiertem Bilirubin.[33]

Gegenanzeigen/Anwendungsbeschr.: Die Filix-Zubereitungen sollen bei älteren Menschen und Kindern unter 4 Jahren nicht zur Anwendung kommen.[28,59] Bei Anämie, Schwangerschaft, Herz-, Leber- und Nierenkranken und Diabetikern ist eine Wurmfarnkur mit Filixpräparaten kontraindiziert.[32]

Tox. Inhaltsstoffe u. Prinzip: Die taenifugwirksamen Acylphloroglucinole sind Cytoplasmagifte, die besonders auf die glatte Muskulatur des Bandwurms[23] und auf nervenfreie Wurmmuskelpräparate,[34] nach Resorption aber auch auf die glatte Muskulatur des Wirtes lähmend wirken.

Akute Toxizität: *Mensch.* Symptome der Vergiftung zeigen sich zuerst am Magen-Darmkanal mit Übelkeit, Erbrechen, Leibschmerzen und Durchfällen. Nach Resorption können Erscheinungen am ZNS mit Schwindel, Kopfschmerzen, Benommenheit, Krämpfen, selten Psychosen auftreten. In schweren Fällen kommt es zu Sehstörungen bis zur Erblindung durch Optikusatrophie. Herz-, Kreislauf-, Leber- und Nierenschädigungen werden beschrieben.[24,29,35] Tod durch Atemlähmung.[36]
Die Appl. von 20 mL Filmaron-Öl (10 % aktive Bestandteile) mittels Duodenalsonde bei der klinischen Behandlung einer Bandwurminfektion eines $2^1/_2$ Jahre alten Jungen und anschließender Gabe von Magnesiumsulfat führte zum Tod.[37]
Bei zwei gesunden Frauen trat 5 bis 6 h nach Gabe von 8 bzw. 10 g Filmaron-Öl mittels Duodenalsonde und von Bittersalz 1 bis 2 h später der Tod ein.[34]
Eine Bandwurmkur mit 10,0 g Filmaron-Öl und eine zweite Kur mit 10,0 g Extraktum Filicis und Ricinusöl wahrscheinlich ca. 14 Tage später führte nach 17 Tagen infolge einer akuten Dilatatio cordis zum Tod.[38] *Tier.* Als Muskelgifte führen die Filixinhaltsstoffe bereits in niederen Konzentrationen nach wenig heftiger Erregung zu Lähmung und schließlich zum Tod der Tiere.[34]
Nach i.v. Appl. von 25 bis 30 mg Filmaron/kg KG als 0,12 %ige Emulsion in Ringerlösung, trat bei Katzen und Kaninchen in Urethannarkose nach 20 bis 30 min der Tod unter Symptomen eines Anfalls von Angina pectoris und Atemlähmung ein.[39]
Die p.o. Appl. von 10 bis 12 mL Filixextrakt/kg KG mittels Schlundsonde führte bei Kaninchen zu Blutdruckschwankungen, Pulsunregelmäßigkeiten und nach 3 bis $3^1/_2$ h zu Herz- und Atemstillstand.[39]
S. a. Filicis herba.

Toxikologische Daten: *LD-Werte.* LD Extraktum Filicis ab 10 g beim Mensch.[32]
LD_{50} Extraktum Filicis 350 bis 500 mg/kg KG Maus bzw. Ratte (p.o.), Rohfilicin 455 bis 485 mg/kg KG Maus.[40]
LD_{50} Flavaspidsäure 94,0 mg/kg KG Maus (i.v.),[41] 690,0 mg/kg KG Maus (p.o.);[41]
LD_{50} Albaspidin 27,7 mg/kg KG Maus (i.v.).[42]

Therapeutische Maßnahmen bei Vergiftungen: Sofortige Magen-Darm-Entleerung durch Magenspülung und Gabe von Natriumsulfat und Medizinalkohle.[32,36]

Sonst. Verwendung: *Pharmazie/Medizin.* In der Veterinärmedizin zur Behandlung von Bandwurm- und Leberegelerkrankungen von Rind, Ziege und

Schaf angewendet. Für Rinder und Pferde werden 100 g Droge und mehr angegeben.[43] Dosierung von Filmaron (entspricht etwa dem Rohfilicin): Rinder 15 bis 45 mL, Pferde 12 bis 24 mL, Schafe 4 bis 6 mL, Hunde 0,2 bis 3 mL, Katzen 0,2 bis 0,5 mL.[43] Heute obsolet.

Gesetzl. Best.: *Apothekenpflicht.* Ja.

Dryopteris filix-mas hom. *HAB 1*

Synonyme: Aspidium filix-mas, Filix.

Monographiesammlungen: Dryopteris filix-mas *HAB 1.*

Definition der Droge: Frischer, im Herbst gesammelter, von Wurzeln befreiter Wurzelstock mit daransitzenden Blattbasen.

Stammpflanzen: *Dryopteris filix-mas* (L.) SCHOTT.

Herkunft: S. Filicis rhizoma.

Ganzdroge: *Geruch.* Arteigen.
Geschmack. Zunächst süß, dann herb und kratzend.
Morphologie und Anatomie. S. Filicis rhizoma.
Der Querschnitt des jüngeren Rhizoms ist im frischen Zustand grün, in seinen älteren Teilen gelbgrün bis gelb.

Zubereitungen: Herstellung: Urtinktur und flüssige Verdünnungen nach Vorschrift 3a *HAB 1.*
Eigenschaften: Die Urtinktur ist eine rotbraune, klare Flüssigkeit mit arteigenem Geruch und unangenehmem Geschmack.

Identität: *Droge.*
- Bildung eines mehr als 2 h beständigen Schaums beim kräftigen Schütteln einer Mischung von 1 mL Urtinktur mit 15 mL Wasser.
- dunkelolivgrüne Fbg. nach Zugabe von 0,05 mL Eisen(III)chlorid-Lsg. R1 zu 0,5 mL Urtinktur.
- Braunfärbung der gelblichen Lsg. nach Zugabe von 0,05 mL Natriumhydroxid-Lsg. 8,5 % R zu der Mischung von 1 mL Urtinktur und 5 mL Wasser.

Dünnschichtchromatographie:
- Sorptionsmittel: Kieselgel H.
- Untersuchungslsg.: Urtinktur *HAB 1.*
- Vergleichslsg.: Eugenol, Phloroglucin und Guajazulen in MeOH.
- FM: Aceton-Toluen (20 + 80).
- Laufstrecke: 15 cm.
- Detektion: Nach Verdunsten des Laufmittels mit Anisaldehyd-Rg. besprüht, 5 bis 10 min lang auf 105 bis 110 °C erhitzt.
- Auswertung: Das Chromatogramm der Vergleichslsg. zeigt nach Detektion im Tageslicht im unteren Drittel des Rf-Bereichs die intensiv orangefarbene Zone des Phloroglucins, im mittleren Drittel die grauviolette Zone des Eugenols und im oberen Drittel die rot-orangefarbene Zone des Guajazulens. Das Chromatogramm der Untersuchungslsg. zeigt in Höhe der Vergleichssubstanz Phloroglucin eine schwach gelbe Zone. Darüber kann eine violette Zone liegen. Deutlich unterhalb der Vergleichssubstanz Eugenol ist eine violette Zone und knapp unterhalb sind eine braunorangefarbene und eine schwach violette Zone zu sehen. In Höhe der Vergleichssubstanz Guajazulen erscheint eine violette Zone.

Reinheit: *Urtinktur.*
- Rel. Dichte: 0,895 bis 0,915.
- Trockenrückstand: Mindestens 1,8 und höchstens 3,5 %.

Lagerung: Vor Licht geschützt. Vorsichtig!

Anwendungsgebiete: Entsprechend dem homöopathischen Arzneimittelbild. Dazu gehören Sehschwäche durch Schädigung der Sehnerven.

Dosierung und Art der Anwendung: *Zubereitung.* Soweit nicht anders verordnet: Bei akuten Zuständen häufige Anwendung alle halbe Stunde je 5 Tropfen oder 1 Tablette oder 10 Streukügelchen oder 1 Messerspitze Verreibung; parenteral 1 bis 2 mL bis zu 3mal täglich. Bei chronischen Verlaufsformen 1- bis 3mal täglich 5 Tropfen oder 1 Tablette oder 10 Streukügelchen oder 1 Messerspitze Verreibung einnehmen; parenteral 1 bis 2 mL pro Tag. Darreichungsformen ab D4, Streukügelchen ab D2.[50]

Unerwünschte Wirkungen: Nicht bekannt.
Hinweis: Es können vorübergehend Erstverschlimmerungen vorkommen, die jedoch unbedenklich sind.[50]

Gesetzl. Best.: *Offizielle Monographien.* Monographie der Kommission D am BGA "Dryopteris filix-mas".[50]

Dryopteris filix-mas ex herba hom.

Synonyme: Filix ex herba.

Definition der Droge: Die frischen, oberirdischen Teile.

Stammpflanzen: *Dryopteris filix-mas* (L.) SCHOTT.

Zubereitungen: Dilution D4 als Bestandteil von Präparaten.

Anwendungsgebiete: Sind nicht ausreichend belegt.

Gesetzl. Best.: *Offizielle Monographien.* Negativmonographie der Kommission D am BGA "Dryopteris filix-mas ex herba".[60]

Dryopteris filix-mas hom. *HPUS 78*

Synonyme: Male Fern.

Monographiesammlungen: Dryopteris filix-mas *HPUS 78.*

Definition der Droge: Wurzel (Rhizom) von Dryopteris filix-mas.

Stammpflanzen: *Dryopteris filix-mas* (L.) SCHOTT.

Zubereitungen: *Urtinktur.* Herstellung: Zu einer feuchten Pflanzenmasse, bestehend aus 100 g Festanteil und 233 mL Pflanzensaft werden 797 mL Alkohol *USP* (88 Vol %) gegeben.

Dilutionen. D2 und höher mit Alkohol USP (88 Vol %).

Dryopteris marginalis (L.) A. GRAY

Synonyme: *Aspidium filix-mas* var. *marginalis* (L.) C. CHR., *Aspidium marginale* (L.) SW., *Nephrodium marginale* (L.) MICHX.

Sonstige Bezeichnungen: Dt.: Amerikanischer Wurmfarn; engl.: American male fern.

Botanische Beschreibung: Rhizom aufrecht, fest, dicht beschuppt; Blätter (Farnwedel) immergrün, zahlreich, 35 bis 100 cm lang; Blattstiel 9 bis 30 cm lang, 1,5 bis 4 mm dick, dicht schuppig, die Spreuschuppen lanzettförmig, 10 bis 25 mm lang, hellbraun, am Grunde dunkel, zugespitzt, ganzrandig; Blattspreite lanzettförmig, 23 bis 75 cm lang, 8 bis 22 cm breit, zum Grunde hin leicht verschmälert, tief gefiedert bis fiederschnittig oder annähernd doppelt gefiedert. Fiedern zu 15 bis 20 Paaren, länglich-lanzettlich, 5,5 bis 15 cm lang, 1,5 bis 3,5 cm breit, kurz gestielt. Die Segmente länglich, die unteren nahezu frei, 9 bis 20 mm lang, 4 bis 9 cm breit, stumpf, fast ganzrandig bis gekerbt, nicht dornspitzig. Blätter ledrig, Rachis und Blattnerven mit linealischen, nahezu ganzrandigen Schuppen bedeckt, die Buchten der Fiederzähne borstig; Nerven pro Fieder 6 bis 9 Paare, alle gegabelt. Sori in den Buchten der Fiederchen; Indusium rund, derb, drüsenlos, ca. 1 mm groß.[51]

Inhaltsstoffe: Etherlösliche Acylphloroglucinole.[3,12]

Verbreitung: Charakteristischer Farn des östlichen Nordamerika, auf Kalkstein und Granit, talwärts unter verschiedenen Koniferen und Laubbäumen, auf Erdhügeln in Mooren wachsend.[12]

Drogen: Dryopteris-marginalis-Wurzelstock.

Dryopteris-marginalis-Wurzelstock (Amerikanisches Wurmfarnrhizom)

Synonyme: Filicis marginalis rhizoma, Male Fern, Rhizoma filicis, Rhizoma filicis marginalis.

Sonstige Bezeichnungen: Dt.: Amerikanische Wurmfarnwurzel, Filix-marginalis-Rhizom; engl.: American aspidium, American male fern root, Maginal Fern.

Monographiesammlungen: Aspidium (Male fern) *USP XVI*, Filix mas *PI 1*.

Definition der Droge: Die Droge besteht aus dem Rhizom, den Wedelbasen *USP XVI* und gelegentlich auch der Spitzenknospe *PI 1*.

Stammpflanzen: *Dryopteris marginalis* (L.) A. GRAY.

Herkunft: Aus Wildbeständen des östlichen Nordamerika.

Gewinnung: Die Droge wird im Spätherbst gesammelt, von dem größten Teil der Wurzeln und allen toten Teilen befreit und sorgfältig getrocknet.[61]

Ganzdroge: S. Filicis rhizoma und Lit.[61,62] Die *PI 1* und die *USP XVI* geben keine Unterscheidungsmerkmale an, jedoch sollen bei *D. marginalis* die Drüsenhaare, 55 bis 75 µm, zahlreicher vorkommen.

Schnittdroge: S. Filicis rhizoma und Lit.[61,62] Die *PI 1* und die *USP XVI* geben keine Unterscheidungsmerkmale an, jedoch sollen bei *D. marginalis* die Drüsenhaare, 55 bis 75 µm, zahlreicher vorkommen.

Pulverdroge: S. Filicis rhizoma.

Inhaltsstoffe: Hauptbestandteile des etherlöslichen Phloroglucinolgemisches sind Margaspidin (III-CH_2-IV) und Desaspidin (VI-CH_2-II). Filixsäure wurde nicht gefunden. Ansonsten entspricht das Phloroglucinol-Muster dem des Rhizoms von *Dryopteris filix-mas*.[3,12] Es wurden jedoch nur die Butyryl- (98 %) und Acetylhomologen (2 %) nachgewiesen.[11]

Anwendungsgebiete: S. Filicis rhizoma und Lit.[58]

1. Fraser-Jenkins CR (1986) Bull Br Mus nat Hist (Bot) 14:183–218
2. Heg, Bd. I, S. 136–169
3. Euw J, Lounasmaa M, Reichenstein T, Widen CJ (1980) Studia Geobotanica 1:275–311
4. Zem, Bd. 54, S. 1–328
5. Hgn, Bd. I, S. 283–286
6. Fickenscher LH, Hegnauer R (1963) Planta Med 11:355–361
7. Blakemore RC, Bowden K, Broadtent JL, Drysdale AC (1964) J Pharm Pharmacol 16:464–471
8. Hag, Bd. IV, S. 731–743
9. Berger F (1960) Handbuch der Drogenkunde Bd. V, S. 187–201
10. Tatrai OZ (1967) Dissertation. Mathematisch-Naturwissenschaftliche Fakultät der Universität Bern
11. Widen CJ, Vida G, Euw JV, Reichenstein T (1971) Helv Chim Acta 54:2.824–2.850
12. Widen CJ, Britton DM (1971) Canad J Bot 49:1.589–1.600
13. Ehrenberger A (1893) Arch Pharm 231:345–456
14. Wollenberger W (1906) Arch Pharm 244:466–486
15. Katz J (1898) Arch Pharm 236:655–662
16. Bottari F (1972) Phytochemistry 11:2.519–2.523
17. Widen CJ, Pyysalo H, Salovaara P (1980) J Chomatogr 188:213–220
18. Stahl E, Schild W (1981) Pharmazeutische Biologie, Bd. 4, Gustav-Fischer Verlag, Stuttgart New York
19. Pentillä A, Sundman J (1970) J Pharm Pharmacol 22:393–404
20. Calderwood JM, Couper JA, Fish F (1969) J Pharm Pharmacol 21 (Suppl):555–565
21. Mühlemann H, Tatrai O (1969) Pharm Acta Helv 44:94–113
22. Wasicky R (1923) Arch exp Pathol Pharmakol 97:454
23. Straub W (1902) Naunyn-Schmiedebergs Arch exp Path Pharmacol 48:1–47
24. Oelkers HA (1950) Pharmakologische Grundlagen der Behandlung von Wurmkrankheiten, S Hirzel-Verlag, Leipzig

25. Takki S (1967) Ann Med exp Fenn 45:341–351
26. Mello EBF, Vilela HP, Mauge GC, Malheiro DM (1978) Zbl Bakt Hyg, I. Abt Orig A 241:384–387
27. Husson GP, Vilagines R, Delaveau P (1986) Ann Pharm Fr 44:41–48
28. Hänel L (1950) Pharmazie 5:18–23
29. Hauschild F (1960) Pharmakologie und Grundlagen der Toxikologie, 2. Aufl., Georg Thieme Verlag, Leipzig
30. Cappelletti EM, Trevisan R, Caniato R (1982) J Ethnopharmacol 6:161–190
31. Kwasniewski V (1952) Pharmazie 7:381–386
32. Ludewig R, Lohs KH (1981) Akute Vergiftungen, Gustav-Fischer Verlag, Jena
33. Hargreaves T (1966) Br J Pharmacol 26:34–40
34. Oelkers HA, Rathje W (1941) Naunyn-Schmiedebergs Arch exp Path Pharmacol 198:317
35. Wirth W, Gloxhuber Ch (1981) Toxikologie für Ärzte, Naturwissenschaftler und Apotheker, Georg Thieme Verlag, Stuttgart
36. Moeschlin S (1980) Klinik und Therapie der Vergiftungen, Georg Thieme Verlag, Stuttgart
37. Heyndrick A, Coulier V, Ureel J (1966) J Pharmac Belique 21:387–395
38. Greiner H (1952) Arch Toxikol 14:124–125
39. Oelkers HA, Ohnesorg G (1954) Klin Wochenschr 32:226–227
40. Takki S (1967) Ann Med exp Fenn 45:352–356
41. Pentilä A, Kapadia H (1965) J Pharm Sci 54:1.362–1.364
42. The Merck-Index, (1983) Merck & Co., Inc, Rahway, New York
43. Hag, Bd. I, S. 922
44. Hag, Bd. I, S. 921
45. Berger F, (1954) Handbuch der Drogenkunde, Bd. IV, S. 229–234
46. Karl C, Pedersen PA, Müller G (1981) Z Naturforsch 36C:607–610
47. Radunz A (1968) Hoppe-Seylers Z physiol Chem 349:303–306
48. Fabian P (1970) Cesk ped 25:150
49. Macleod NS, Greig A (1978) Vet Rec 102:239–240
50. BAz Nr. 29a vom 12.02.1988
51. Gleason HA (1958) The New Britton and Brown Illustrated Flora of the Northeastern United States and Adjacent Canada, Bd. 1, Lancaster Press, Inc., Lancaster, Penna, S. 52–54
52. Thoms H (1924) Handbuch der praktischen und wissenschaftlichen Pharmazie, Bd. 5, Urban & Schwarzenberg, Berlin Wien, S. 398
53. Widen CJ, Faden RB, Lounasmaa ML, Vida G, v Euw J, Reichstein T (1973) Helv Chim Acta 56:2.125–2.154
54. Hag, Bd. IV, S. 742
55. Altan A (1903) J Pharm Chim 18:497
56. Hoppe HA (1977) Drogenkunde, de Gruyter, Berlin New York
57. Hag, Bd. IV, S. 739
58. Mar 29, S. 98
59. BPC 79, S. 513
60. BAz Nr. 146 vom 08.08.1989
61. PI 1, S. 111–113
62. USP XVI, S. 67–68
63. Österreichisches Arzneibuch, 9. Ausgabe
64. DAB 6

Pi

GPSR Compliance

The European Union's (EU) General Product Safety Regulation (GPSR) is a set of rules that requires consumer products to be safe and our obligations to ensure this.

If you have any concerns about our products, you can contact us on ProductSafety@springernature.com

In case Publisher is established outside the EU, the EU authorized representative is:

Springer Nature Customer Service Center GmbH
Europaplatz 3
69115 Heidelberg, Germany

Batch number: 10704763

Printed by Printforce, the Netherlands